U0189444

脑卒中 MDT 国际经典教材

7th
EDITION
原书第 7 版

J. P. Mohr
作 序 推 荐

脑卒中 Stroke

病理生理学、诊断与治疗
Pathophysiology, Diagnosis, and Management

原著　[美] James C. Grotta　　[美] Gregory W. Albers　　[美] Joseph P. Broderick
　　　[美] Arthur L. Day　　　[美] Scott E. Kasner　　　[美] Eng H. Lo
　　　[美] Ralph L. Sacco　　　[中] Lawrence K.S. Wong

主译　曹学兵　张兆辉　彭小祥

中国科学技术出版社
·北 京·

图书在版编目（CIP）数据

脑卒中：病理生理学、诊断与治疗：原书第 7 版 /（美）詹姆斯·C. 格罗塔（James C. Grotta）等原著；曹学兵，张兆辉，彭小祥主译 . — 北京：中国科学技术出版社，2024.1

书名原文：Stroke: Pathophysiology, Diagnosis, and Management, 7E

ISBN 978-7-5236-0254-6

Ⅰ.①脑… Ⅱ.①詹… ②曹… ③张… ④彭… Ⅲ.①脑血管疾病—诊疗 Ⅳ.① R743

中国国家版本馆 CIP 数据核字（2023）第 084451 号

著作权合同登记号：01-2023-2717

策划编辑　王久红　孙　超
责任编辑　王久红
文字编辑　张凤娇
装帧设计　佳木水轩
责任印制　李晓霖

出　　版　中国科学技术出版社
发　　行　中国科学技术出版社有限公司发行部
地　　址　北京市海淀区中关村南大街 16 号
邮　　编　100081
发行电话　010-62173865
传　　真　010-62179148
网　　址　http://www.cspbooks.com.cn

开　　本　889mm×1194mm　1/16
字　　数　2173 千字
印　　张　78.5
版　　次　2024 年 1 月第 1 版
印　　次　2024 年 1 月第 1 次印刷
印　　刷　北京盛通印刷股份有限公司
书　　号　ISBN 978-7-5236-0254-6 / R·3100
定　　价　798.00 元

Elsevier (Singapore) Pte Ltd.

3 Killiney Road, #08–01 Winsland House Ⅰ, Singapore 239519

Tel: (65) 6349–0200; Fax: (65) 6733–1817

译校者名单

荣誉主译　章军建　武汉大学中南医院

主　译　曹学兵　华中科技大学同济医学院附属协和医院

　　　　张兆辉　武汉大学人民医院

　　　　彭小祥　湖北省第三人民医院

执行主译　王云甫　湖北医药学院

　　　　查运红　三峡大学基础医学院

　　　　匡良洪　黄石市中心医院

　　　　李　俊　湖北省第三人民医院

　　　　常丽英　湖北文理学院附属医院（襄阳市中心医院）

　　　　周敬华　宜昌市中心人民医院

　　　　龚道恺　荆州市中心医院

　　　　经　屏　武汉市中心医院

　　　　郭珍立　湖北省中西医结合医院

副主译　刘群会　湖北民族大学附属恩施州中心医院

　　　　周佩洋　襄阳市第一人民医院

　　　　李　威　荆门市人民医院

　　　　朱先理　浙江大学邵逸夫医院

　　　　陈　俊　湖北医药学院附属太和医院

　　　　李庭毅　孝感市中心医院

　　　　徐峻峰　鄂州市中心医院

　　　　虞冬辉　咸宁市中心医院

　　　　何小明　湖北省中医院

译　校　（以姓氏笔画为序）

　　　　万　锋　华中科技大学同济医学院附属同济医院

　　　　王军民　武汉大学人民医院

　　　　邓　倾　武汉大学人民医院

　　　　叶　飞　武汉市中心医院

　　　　付　朋　华中科技大学同济医学院附属协和医院

　　　　朱雄飞　仙桃市第一人民医院

　　　　危晴天　仙桃市第一人民医院

　　　　刘　暖　武汉大学中南医院

　　　　刘雅芳　黄石市中心医院

　　　　孙　强　湖北医药学院附属太和医院

　　　　严钢莉　武汉科技大学附属普仁医院

　　　　李　俊（女）湖北民族大学附属恩施州中心医院

李欢欢　湖北省第三人民医院

李景东　华中科技大学同济医学院附属协和医院

杨文琼　湖北医药学院附属国药东风总医院

别毕洲　湖北省第三人民医院

汪志忠　湖北省第三人民医院

宋　健　中部战区总医院

张　强　宜昌市中心人民医院

张刚成　武汉大学中南医院结构性心脏病中心

张振涛　武汉大学人民医院

陈迎春　湖北省第三人民医院

林　力　湖北省第三人民医院

林爱龙　湖北省第三人民医院

宛　丰　黄冈市中心医院

赵沃华　华中科技大学同济医学院附属协和医院

胡小辉　荆州市中心医院

袁　江　湖北医药学院附属太和医院

徐　岩　华中科技大学同济医学院附属协和医院

郭东生　华中科技大学同济医学院附属同济医院

程　伟　随州市中心医院

谢明星　华中科技大学同济医学院附属协和医院

谢模英　湖北科技学院神经病学教研室

蔡烈松　仙桃市第一人民医院

魏　东　仙桃市第一人民医院

魏　钧　宜昌市中心人民医院

译　者（以姓氏笔画为序）

万　梅　黄石市中心医院

万丽君　华中科技大学同济医学院附属同济医院

马卓然　华中科技大学同济医学院附属协和医院

王　丽　孝感市中心医院

王　钦　湖北医药学院

王　娜　湖北医药学院附属太和医院

王　娜　宜昌市中心人民医院

王　倩　鄂州市中心医院

王　曼　孝感市中心医院

王　渊　咸宁市中心医院

王声播　湖北省第三人民医院

王媛媛　湖北医药学院附属国药东风总医院

王群丰　武汉市中心医院

王嘉玲　浙江省宁波市康复医院

王震雨　湖北文理学院附属医院（襄阳市中心医院）

牛　璇　武汉大学人民医院

毛　瑞　湖北医药学院附属国药东风总医院

毛如雪　黄石市中心医院

文婷婷　武汉大学人民医院

叶志禹　杭州师范大学哈尔科夫学院

叶建锋　湖北省第三人民医院

付姝洁　鄂州市中心医院

付雪雯　宜昌市中心人民医院

兰怡然　湖北医药学院

尧小龙　湖北省第三人民医院

吕　晨　武汉大学人民医院

吕　晶　湖北医药学院

朱柯东　武汉大学人民医院

朱艳含　湖北文理学院附属医院（襄阳市中心医院）

朱晨仪　湖北省第三人民医院

朱嘉诚　三峡大学科技学院

伍　怡　华中科技大学同济医学院附属协和医院

任自敬　襄阳市第一人民医院

刘　杰　鄂州市中心医院

刘　征　武汉大学中南医院

刘　珂　华中科技大学同济医学院附属协和医院

刘　慧　武汉大学人民医院

刘心甜　武汉大学中南医院心内科

刘秀峰　湖北文理学院附属医院（襄阳市中心医院）

刘彤宇　湖北医药学院

刘晓丽　湖北民族大学

刘晓春　咸宁市中心医院

刘梦玲　宜昌市中心人民医院

刘感哲　武汉市中心医院

刘聪聪　武汉大学人民医院

许卫攀　黄石市中心医院

孙延鹏　湖北医药学院附属太和医院

阳玉洁　孝感市中心医院

李　通　湖北文理学院附属医院（襄阳市中心医院）

李一鸣　武汉大学人民医院

李永乐　荆门市人民医院

李炎亮　南昌大学玛丽女王学院

李祚雯　湖北民族大学附属恩施州中心医院

李浩男　宜昌市中心人民医院

李雅琴　荆州市中心医院

李智轩　武汉市第六中学

杨　军　宜昌市中心人民医院

杨　园　湖北民族大学附属恩施州中心医院

杨　靖　湖北文理学院附属医院（襄阳市中心医院）

杨小曼　武汉大学人民医院

杨晓梅　武汉科技大学附属普仁医院

杨韵颖　武汉大学人民医院

来瑞慧　咸宁市中心医院

连飘飘　华中科技大学同济医学院附属协和医院

肖祎男　湖北省第三人民医院

吴慧文　宜昌市中心人民医院

邱　冰　咸宁市中心医院

何业虎　咸宁市中心医院

何志伟　武汉大学人民医院

但　亮　武汉大学人民医院

余　铖　华中科技大学同济医学院附属协和医院

余　樱　武汉大学人民医院

余泓飞　湖北文理学院附属医院（襄阳市中心医院）

余雅婕　宜昌市中心人民医院

汪　慧　湖北省中西医结合医院

汪佩涵　湖北医药学院

宋　越　华中科技大学同济医学院附属协和医院

张　倩　武汉大学人民医院

张钊源　华中科技大学同济医学院附属协和医院

张星雨　武汉大学人民医院

张晓倩　南京医科大学附属无锡人民医院

张雪意　湖北省中西医结合医院

张曼雨　荆门市人民医院

张新凯　中山大学附属孙逸仙医院

陈　延　湖北省中西医结合医院

陈锡禹　宜昌市中心人民医院

武星星　湖北医药学院附属太和医院

林一凡　荆州市中心医院

罗佳颖　武汉大学人民医院

周华军　宜昌市中心人民医院

周晨希　湖北医药学院

郑　聪　中国科学院脑科学与智能技术卓越创新中心（神经科学研究所）

胡　松　孝感市中心医院

胡　梅　湖北文理学院附属医院（襄阳市中心医院）

胡昕倩　宜昌市中心人民医院

姚　艺　荆州市中心医院

贺致礼　武汉市中心医院

秦文静　湖北文理学院附属医院（襄阳市中心医院）

袁宇浩　华中科技大学同济医学院附属协和医院

聂淑科　武汉大学人民医院

夏丹豪　武汉大学人民医院

徐　煜　华中科技大学同济医学院附属协和医院

徐亚萍　襄阳市第一人民医院

殷　欢　湖北医药学院

高　萌　华中科技大学同济医学院附属梨园医院

郭　阳　华中科技大学同济医学院附属同济医院

黄　申　华中科技大学同济医学院公共卫生学院

黄　娟　武汉大学人民医院

黄　晶　荆州市中心医院

黄丽琴　武汉大学人民医院

曹子秦　美国密西根州立大学安娜堡分校公共卫生学院

曹治华　襄阳市第一人民医院

龚贤琳　武汉科技大学附属普仁医院

盛柳青　湖北省第三人民医院

崔　敏　荆州市中心医院

隋思蓓　宜昌市中心人民医院

董美学　武汉大学人民医院

董望梅　湖北省第三人民医院

焦雯钰　武汉大学人民医院

童艳飞　湖北文理学院附属医院（襄阳市中心医院）

曾玮琪　广东省佛山市第一人民医院

曾星星　宜昌市中心人民医院

谢丁玲　咸宁市中心医院

詹雪春　鄂州市中心医院

谭　旸　武汉市中心医院

熊　敏　武汉大学人民医院

熊　婧　武汉大学人民医院

操基清　武汉市中心医院

薛晓婕　黄石市中心医院

戴莉君　武汉大学人民医院

魏　衡　湖北省中西医结合医院

学术秘书　李　玲　湖北省第三人民医院

王嘉玲　浙江省宁波市康复医院

内容提要

Stroke: Pathophysiology, Diagnosis, And Management, 7E，引进自 ELSEVIER 出版集团，全书共六篇 78 章，由多名国际脑卒中界领军人物撰写，重视脑卒中多学科管理，囊括专业的临床指南、全面的病理生理学分析、新近的诊断试验进展、卓越的预防研究、新疗法等当今脑卒中的医学全貌。尤其值得关注的是，书中用了近 30 章的篇幅，探索了重组脑卒中中心、资源和人员配置的不同模式和方法，更新了内科治疗、外科手术、介入治疗的特色内容，以及院前和紧急救护，凝聚了大量权威人士的新鲜视角和综合经验。每一章都会让读者有所收获，有助于我国神经病学内科、外科医师，尤其是专门从事脑卒中防治工作的医师及相关工作者学习和掌握脑卒中领域的全新科研成果和管理方法，对推动我国脑卒中中心建设及规范脑卒中的科学管理具有十分重要的意义。

原著编者名单

JAMES C. GROTTA, MD
Director of Stroke Research and Mobile Stroke
    Unit
Clinical Innovation and Research Institute
Memorial Hermann Hospital-Texas Medical
    Center
Houston, Texas

GREGORY W. ALBERS, MD
Professor
Department of Neurology and Neurological
    Sciences
Stanford University
Stanford, California

JOSEPH P. BRODERICK, MD
Professor
Department of Neurology and Rehabilitation
    Medicine
University of Cincinnati Gardner Neuroscience
    Institute

Cincinnati, Ohio

ARTHUR L. DAY, MD
Professor and Co-Chairman
Director of Cerebrovascular Surgery
Residency Program Director
Department of Neurosurgery
University of Texas Medical School at Houston
Houston, Texas

SCOTT E. KASNER, MD
Professor, Department of Neurology
University of Pennsylvania
Director, Comprehensive Stroke Center
University of Pennsylvania Health System
Philadelphia, Pennsylvania

ENG H. LO, PhD
Professor of Neurology and Radiology
Harvard Medical School
Boston, Massachusetts

Director, Neuroprotection Research Laboratories
Massachusetts General Hospital
Charlestown, Massachusetts

RALPH L. SACCO, MD
Chairman, Department of Neurology
Olemberg Family Chair in Neurological Disorders
Miller Professor of Neurology, Public Health
    Sciences, Human Genetics, and Neurosurgery
University of Miami Miller School of Medicine
Chief of Service, Neurology
Jackson Health System
Miami, Florida

LAWRENCE K.S. WONG, MD
Professor
Department of Medicine and Therapeutics
Chinese University of Hong Kong
Shatin, Hong Kong, China

Harold P. Adams Jr., MD
Professor
Department of Neurology
Carver College of Medicine
University of Iowa
Iowa City, Iowa

Opeolu Adeoye, MD
Vice Chair, Research
Co-Director, UC Stroke Team
Professor
Department of Emergency Medicine
University of Cincinnati
Cincinnati, Ohio

Gregory W. Albers, MD
Professor
Department of Neurology and Neurological Sciences
Stanford University
Stanford, California

Andrei V. Alexandrov, MD, RVT
Semmes-Murphey Professor and Chairman
Department of Neurology
The University of Tennessee Health Science Center
Memphis, Tennessee

Sepideh Amin-Hanjani, MD
Professor and Program Director
Department of Neurosurgery
Co-Director, Neurovascular Surgery
University of Illinois at Chicago
Chicago, Illinois

Hongyu An, PhD
Associate Professor
Department of Radiology
Washington University School of Medicine
St. Louis, Missouri

Craig S. Anderson, MD, PhD
Professor of Neurology
The George Institute for Global Health
University of New South Wales

Sydney, Australia

Josef Anrather, VMD
Professor of Neuroscience
Feil Family Brain and Mind Research Institute
Weill Cornell Medicine
New York, New York

Hugo J. Aparicio, MD, MPH
Assistant Professor
Department of Neurology
Boston University School of Medicine
Investigator, The Framingham Heart Study
Boston, Massachusetts

Ken Arai, PhD
Associate Professor
Neuroprotection Research Laboratory
Departments of Radiology and Neurology
Massachusetts General Hospital
Harvard Medical School
Boston, Massachusetts

Jaroslaw Aronowski, PhD, MD
Professor and Vice Chair
Roy M. and Phyllis Gough Huffington Chair in Neurology
McGovern Medical School
University of Texas Health Science Center at Houston
Houston, Texas

Kunakorn Atchaneeyasakul, MD
Clinical Instructor of Neurology
StrokeNet Fellow
Department of Neurology
University of Pittsburg School of Medicine
Pittsburg, Pennsylvania
Stroke Vascular Fellow
UCLA Health
Los Angeles, California

Heinrich Audebert, MD
Senior Physician
Assistant Director of the Department CBF
Department of Neurology

Center for Stroke Research
Charité University Medicine Berlin
Berlin, Germany

Roland N. Auer, MD, PhD
Professor and Neuropathologist
Department of Pathology
Royal University Hospital
Saskatoon, Saskatchewan, Canada

Issam A. Awad, MD
The John Harper Seeley Professor of Surgery
    (Neurosurgery)
Director, Neurovascular Surgery
Department of Neurosurgery
University of Chicago
Chicago, Illinois

Hakan Ay, MD
Associate Professor
Departments of Neurology and Radiology
Massachusetts General Hospital
Harvard Medical School
Boston, Massachusetts
Takeda Pharmaceutical Company Limited
Cambridge, Massachusetts

Selva Baltan, MD, PhD
Professor and Vice Chair for Basic Research
Anesthesiology and Peri-Operative Medicine
Oregon Health and Science University School of
    Medicine
Portland, Oregon

Ramani Balu, MD, PhD
Assistant Professor
Division of Neurocritical Care
Department of Neurology
University of Pennsylvania
Philadelphia, Pennsylvania

Mandana Behbahani, MD
Resident
Department of Neurosurgery

University of Illinois at Chicago
Chicago, Illinois

Oscar R. Benavente, MD
Professor
Department of Medicine
Director
Stroke and Cerebrovascular Health Research
Brain Research Center
Division of Neurology
University of British Columbia
Vancouver, British Columbia, Canada

Eric M. Bershad, MD
Associate Professor
Neurology, Neurosurgery, and Space Medicine
Baylor College of Medicine
Houston, Texas

Jimmy V. Berthaud, MD, MPH
Assistant Professor
Department of Neurology
University of Michigan Medical School
Ann Arbor, Michigan

Spiros L. Blackburn, MD
Associate Professor
Department of Neurosurgery
University of Texas Houston Health Science Center
Houston, Texas

Leo H. Bonati, MD
Professor of Neurology
Head Stroke Center
Department of Neurology
University Hospital Basel
Department of Clinical Research
University of Basel
Basel, Switzerland

Julian Bösel, MD
Professor
Department of Neurology
Klinikum Kassel
Kassel, Germany

Marie Germaine Bousser, MD
Department of Neurology and CERVCO Reference
    Center for Rare Vascular Diseases of the Eye and
    Brain
Hôpital Lariboisiére
Assistance Publique Hôpital de Paris;
Université of Paris
Paris, France

Joseph P. Broderick, MD
Professor
Department of Neurology and Rehabilitation Medicine
University of Cincinnati Gardner Neuroscience Institute
Cincinnati, Ohio

Martin M. Brown, MA, MD
Emeritus Professor of Stroke Medicine
UCL Queen Square Institute of Neurology
University College London
London, United Kingdom

Wendy Brown, MD
Stroke Director
Sutter Roseville Medical Center
Roseville California

John C.M. Brust, MD
Professor
Department of Neurology
Columbia University College of Physicians and Surgeons
New York, New York

Cheryl Bushnell, MD, MHS
Department of Neurology
Wake Forest School of Medicine
Winston-Salem, North Carolina

Patrícia Canhão, MD, PhD
Department of Neurosciences (Neurology)
Hospital de Santa Maria-CHULN
Instituto de Medicina Molecular João Lobo Antunes
Faculdade de Medicina

Universidade de Lisboa
Lisbon, Portugal

Louis R. Caplan, MD
Professor
Department of Neurology
Harvard University
Beth Israel Deaconess Medical Center
Boston, Massachusetts

Julián Carrión-Penagos, MD
Neurology Resident
Department of Neurology
University of Chicago
Chicago, Illinois

Mar Castellanos, MD
Department of Neurology
Complexo Hospitalario Universitario A Coruña
Biomedical Research Institute of A Coruña
A Coruña, Spain

Michelle R. Caunca, PhD
Medical Scientist Training Program
University of Miami Miller School of
Medicine
Miami, Florida

Hugues Chabriat, MD, PhD
Department of Neurology and CERVCO Reference
    Center for Rare Vascular Diseases of the Eye and
    Brain
Hôpital Lariboisiére
Assistance Publique Hôpital de Paris
Ambroise Paré
INSERM U 1161
Genetics and Physiopathology of Cerebrovascular
    Diseases
Université of Paris
Service de Neurologie
Hôpital Lariboisière
Paris, France

Angel Chamorro, MD, PhD
Professor of Neurology
Department of Neurosciences
Hospital Clinic of Barcelona
Barcelona, Spain

Jieli Chen, MD
Senior Scientist
Department of Neurology
Henry Ford Hospital
Detroit, Michigan

Jun Chen, MD, PhD
Professor
Department of Neurology
University of Pittsburgh
Pittsburgh, Pennsylvania

Michael Chopp, PhD
Senior Scientist
Department of Neurology
Henry Ford Hospital
Detroit, Michigan
Distinguished Professor
Department of Physics
Oakland University
Rochester, Michigan

Greg Christorforids, MD
Professor
Department of Radiology
University of Chicago
Chicago, Illinois

E. Sander Connolly, Jr., MD
Bennett M. Stein Professor
Chairman
Department of Neurological Surgery
Columbia University Medical Center
New York, New York

Steven C. Cramer, MD
Professor
Department of Neurology

David Geffen School of Medicine
University of California, Los Angeles
Los Angeles, California

Brett L. Cucchiara, MD
Professor
Department of Neurology
University of Pennsylvania
Philadelphia, Pennsylvania

Alexandra L. Czap, MD
Neuro-oncologist
Assistant Professor
Department of Neurology
McGovern Medical School
University of Texas Health Science Center at Houston
Houston, Texas

Mark J. Dannenbaum, MD
Assistant Professor
Department of Neurosurgery
University of Texas Houston Health Science Center
Houston, Texas

Patricia H. Davis, MD
Professor Emeritus
Department of Neurology
Carver College of Medicine
University of Iowa
Iowa City, Iowa

Ted M. Dawson, MD, PhD
Director, Institute for Cell Engineering
Professor of Neurology
John Hopkins University School of Medicine
Baltimore, Maryland

Valina L. Dawson, PhD
Director, Neuroregeneration and Stem Cell Programs
Institute for Cell Engineering
Professor of Neurology, Neuroscience, and Physiology
Johns Hopkins School of Medicine
Baltimore, Maryland

Arthur L. Day, MD
Professor and Co-Chairman
Director of Cerebrovascular Surgery
Residency Program Director
Department of Neurosurgery
University of Texas Medical School at Houston
Houston, Texas

T. Michael De Silva, PhD
Lecturer in Physiology
Department of Physiology, Anatomy, and Microbiology
School of Life Sciences
La Trobe University
Melbourne, Victoria, Australia

Diana Aguiar de Sousa, MD, PhD
Department of Neurosciences (Neurology)
Hospital de Santa Maria-CHULN
Instituto de Medicina Molecular João Lobo Antunes
Faculdade de Medicina
Universidade de Lisboa
Lisbon, Portugal

Victor J. Del Brutto, MD
Assistant Professor
Department of Neurology
Stroke Division
University of Miami Miller School of Medicine
Miami, Florida

Gregory J. del Zoppo, MD
Professor
Division of Hematology
Department of Neurology
University of Washington
Seattle, Washington

Colin P. Derdeyn, MD
Professor and Chair
Radiology and Neurology
Department of Neurology
Carver College of Medicine
University of Iowa

Iowa City, Iowa

Marco R. Di Tullio, MD
Professor of Medicine
Division of Cardiology
Columbia University College of Physicians and Surgeons
Associate Director
Adult Cardiovascular Ultrasound Laboratories
Cardiologist
Cardiology Division
Columbia University Irving Medical Center
New York, New York

Hans Christoph Diener, MD, PhD
Professor of Neurology Emeritus
Medical Faculty of the University Duisburg-Essen
Institute for Medical Informatics, Biometry and
    Epidemiology
Essen, Germany

Michael N. Diringer, MD
Professor
Department of Neurology
Washington University School of Medicine
St. Louis, Missouri

Bruce H. Dobkin, MD
Professor
Department of Neurology
David Geffen School of Medicine
University of California, Los Angeles
Los Angeles, California

Imanuel Dzialowski, MD
Head of ELBLAND Center for Neuro-Rehabilitation
Teaching Faculty
Technical University Dresden
Dresden, Germany

Mitchell S.V. Elkind, MD
Professor
Department of Neurology
Columbia University College of Physicians and Surgeons
Professor
Department of Epidemiology
Columbia University Mailman School of Public Health
New York, New York

Jordan Elm, PhD
Associate Professor
Department of Public Health Sciences
Medical University of South Carolina
Charleston, South Carolina

Valery L. Feigin, MD, PhD
Professor of Epidemiology and Neurology
National Institute for Stroke and Applied Neurosciences
Faculty of Health and Environmental Studies
Auckland University of Technology
Auckland, New Zealand

José Manuel Ferro, MD, PhD
Department of Neurosciences (Neurology)
Hospital de Santa Maria-CHULN
Principle Investigator
Instituto de Medicina Molecular João Lobo Antunes
Faculdade de Medicina
Professor
Universidade de Lisboa
Lisbon, Portugal

Thalia S. Field, MD
Associate Professor
Department of Medicine
University of British Columbia
Vancouver, British Columbia, Canada

Marlene Fischer, MD, PhD
University Medical Center Hamburg-Eppendorf
Center for Anesthesiology and Intensive Care Medicine
Department of Intensive Care Medicine
Hamburg, Germany

Myriam Fornage, PhD
Professor, Center for Human Genetics
Laurence and Johanna Favrot Distinguished Professor in
    Cardiology

Brown Foundation Institute of Molecular Medicine
McGovern Medical School
University of Texas Health Science Center at Houston
Houston, Texas

Karen L. Furie, MD, MPH
Neurologist-in-Chief
Rhode Island Hospital
The Miriam Hospital and Bradley Hospital
Samuel I. Kennison, MD, and Bertha S. Kennison
    Professor of Clinical Neuroscience
Chair of Neurology
The Warren Alpert Medical School of Brown University
Providence, Rhode Island

Lidia Garcia-Bonilla, PhD
Assistant Professor of Research in Neuroscience
Feil Family Brain and Mind Research Institute
Weill Cornell Medicine
New York, New York

Steven L. Giannotta, MD
Professor
Chair, Neurological Surgery
Department of Neurosurgery
Keck School of Medicine
University of Southern California
Los Angeles, California

Y. Pierre Gobin, MD
Professor of Radiology in Neurology and Neurosurgery
Director, Interventional Neurology
Weill Cornell Medical Center
New York Presbyterian Hospital
New York, New York

Mark P. Goldberg, MD
Professor of Neurology
Associate Vice Chair of Institutional Advancement
University of Texas Southwestern Medical Center
Dallas, Texas

Larry B. Goldstein, MD
Ruth L Works Professor and Chairman
Department of Neurology
University of Kentucky
Co-Director, Kentucky Neuroscience Institute
Lexington, Kentucky

Nicole R. Gonzales, MD
Professor
Department of Neurology
McGovern Medical School
University of Texas Health Science Center at Houston
Houston, Texas

David M. Greer, MD
Richard B. Slifka Chief of Neurology
Boston Medical Center
Professor and Chair
Department of Neurology
Boston University School of Medicine
Boston, Massachusetts

James C. Grotta, MD
Director of Stroke Research and Mobile Stroke Unit
Clinical Innovation and Research Institute
Memorial Hermann Hospital-Texas Medical Center
Houston, Texas

Ruiming Guo
Department of Neurology
Pittsburgh Institute of Brain Disorders and Recovery
University of Pittsburgh
Pittsburgh, Pennsylvania

Jose Gutierrez, MD, MPH
Assistant Professor of Neurology
Department of Neurology
Columbia University College of Physicians and Surgeons
New York, New York

Peter Harmel, MD
Department of Neurology
Charité University Medicine Berlin
Berlin, Germany

George Howard, DrPH
Professor
Department of Biostatistics
School of Public Health
University of Alabama at Birmingham
Birmingham, Alabama

Virginia J. Howard, PhD
Professor
Department of Epidemiology
School of Public Health
University of Alabama at Birmingham
Birmingham, Alabama

Jee-Yeon Hwang, PhD
Assistant Professor
Department of Pharmacology and Neuroscience
Creighton University
Omaha, Nebraska

Costantino Iadecola, MD
Director and Chair
Feil Family Brain and Mind Research Institute
Weill Cornell Medicine
New York, New York

Reza Jahan, MD
Professor
Division of Interventional Neuroradiology
Department of Radiology
David Geffen School of Medicine
University of California, Los Angeles
Los Angeles, California

Glen C. Jickling, MD
Associate Professor
Department of Medicine
Division of Neurology
University of Alberta
Edmonton, Alberta, Canada

Anne Joutel, MD, PhD
INSERM U 1266
Pathogenesis of Small Vessel Diseases of the Brain;
Université of Paris
Paris, France

Scott E. Kasner, MD
Professor
Department of Neurology
University of Pennsylvania
Director, Comprehensive Stroke Center
University of Pennsylvania Health System
Philadelphia, Pennsylvania

Mira Katan, MD, MS
Assistant Professor
Department of Neurology
University Hospital of Zurich
Zurich, Switzerland

Christopher P. Kellner, MD
Assistant Professor
Department of Neurosurgery
Icahn School of Medicine at Mount Sinai
New York, New York

Muhib Khan, MD
Clinical Assistant Professor
Department of Clinical Neuroscience
Michigan State University College of Human Medicine
Division Chief, Inpatient Neurology
Director, Comprehensive Stroke Center
Spectrum Health
Grand Rapids, Michigan

Chelsea S. Kidwell, MD
Professor
Vice Chair of Research
Department of Neurology
University of Arizona College of Medicine
Tuscon, Arizona

Helen Kim, MPH, PhD
Professor
Department of Anesthesia and Perioperative Care
Director, Center for Cerebrovascular Research

University of California, San Francisco
San Francisco, California

Jong S. Kim, MD, PhD
Professor
Department of Neurology
University of Ulsan
Asan Medical Center
Seoul, South Korea

Charles E. Kircher, MD
Assistant Professor
Department of Emergency Medicine
University of Cincinnati
Neurointensivist
Gardner Neuroscience Institute
University of Cincinnati Medical Center
Cincinnati, Ohio

Timo Krings, MD, PhD
The David Braley and Nancy Gordon Chair in
    Interventional Neuroradiology
Chief, Diagnostic and Interventional Neuroradiology
Toronto Western Hospital and University Health Network
Program Director, Interventional Neuroradiology
Toronto Western Hospital
Professor
Departments of Radiology and Surgery
University of Toronto
Toronto, Ontario, Canada

Rita V. Krishnamurthi, BSc, MApplSc, PhD
Associate Professor
National Institute for Stroke and Applied Neurosciences
Faculty of Health and Environmental Studies
Auckland University of Technology
Auckland, New Zealand

Tobias Kurth, MD, ScD
Professor of Public Health and Epidemiology
Institute of Public Health
Charité-Universitätsmedizin Berlin
Berlin, Germany

Maarten G. Lansberg, MD, PhD
Professor
Neurology and Neurological Sciences
Stanford University
Stanford, California

Elad I. Levy, MD, MBA
Professor and L. Nelson Hopkins, MD, Chairman
Department of Neurological Surgery
Jacobs School of Medicine and Biomedical Sciences
University at Buffalo
Director, Interventional Stroke Services
Endovascular Neurosurgery Fellowship
Kaleida Health
Buffalo, New York

David S. Liebeskind, MD
Professor of Neurology
Director, Neurovascular Imaging Research Core
Director, Outpatient Stroke and Neurovascular Programs
Director, UCLA Cerebral Blood Flow Laboratory
Director, UCLA Vascular Neurology Residency Program
UCLA Department of Neurology
Los Angeles, California

Sook-Lei Liew, PhD, OTR/L
Assistant Professor
Chan Division of Occupational Science and Occupational
    Health
Division of Biokinesiology and Physical Therapy
Department of Neurology
Keck School of Medicine
University of Southern California
Los Angeles, California

David J. Lin, MD
Clinical Fellow
Center for Neurotechnology and Neurorecovery
Department of Neurology
Massachusetts General Hospital
Boston, Massachusetts

Benjamin Lisle, PM, PhD
Department of Neurology
University of Missouri Medical School and Cox Health
Springfield, Missouri

Eng H. Lo, PhD
Professor of Neurology and Radiology
Harvard Medical School
Boston, Massachusetts
Director, Neuroprotection Research Laboratories
Massachusetts General Hospital
Charlestown, Massachusetts

Patrick D. Lyden, MD
Professor
Department of Neurology
Cedars-Sinai Medical Center
Los Angeles, California

Takakuni Maki, MD
Neuroprotection Research Laboratory
Departments of Radiology and Neurology
Massachusetts General Hospital
Harvard Medical School
Boston, Massachusetts
Department of Neurology
Kyoto University Graduate School of Medicine
Kyoto, Japan

Georgios A. Maragkos, MD
Post-Doctoral Research Fellow
Department of Neurosurgery
Beth Israel Deaconess Medical Center
Harvard Medical School
Boston, Massachusetts

Miklos Marosfoi, MD
Assistant Professor of Radiology
Tufts University School of Medicine
Beth Israel Lahey Health
Lahey Hospital and Medical Center
Burlington, Massachusetts

Louise D. McCullough, MD, PhD
Professor and Chair
Department of Neurology
McGovern Medical School
University of Texas Health Science Center at Houston
Houston, Texas

Jason M. Meckler, MD
Neurologist
Norton Neurology Services
Louisville, Kentucky

James Frederick Meschia, MD
Professor
Department of Neurology
Mayo Clinic
Jacksonville, Florida

Steven R. Messé, MD
Professor
Department of Neurology
Perelman School of Medicine at the University Hospital
    of Pennsylvania
Philadelphia, Pennsylvania

J Mocco, MD
Professor
Department of Neurosurgery
Icahn School of Medicine at Mount Sinai
New York, New York

Maxim Mokin, MD, PhD
Associate Professor
Department of Neurosurgery
University of South Florida College of Medicine
Vascular Neurologist
Neurosciences Center
Tampa General Hospital
Tampa, Florida

Michael A. Mooney, MD
Instructor
Department of Neurosurgery
Brigham and Women's Hospital

Harvard Medical School
Boston, Massachusetts

Lewis B. Morgenstern, MD
Professor
Department of Neurology
Director, Stroke Program
University of Michigan Medical School
Ann Arbor, Michigan

Michael A. Moskowitz, MD
Professor of Neurology
Harvard Medical School
Senior Neuroscientist
Departments of Radiology and Neurology
Massachusetts General Hospital
Boston, Massachusetts

Michael T. Mullen, MD
Assistant Professor
Department of Neurology
Perelman School of Medicine at the University Hospital
    of Pennsylvania
Philadelphia, Pennsylvania

Steffen Nägel, MD
Departement of Neurology
Martin-Luther-University Halle-Wittenberg
University Hospital Halle
Halle, Germany

Maiken Nedergaard, MD, PhD
Professor and Director
Center for Translational Neuromedicine
University of Rochester Medical Center
Rochester, New York
Professor and Director
Center for Basic and Translational Neuroscience
University of Copenhagen
Copenhagen, Denmark

Justin A. Neira, MD
Resident
Department of Neurological Surgery
Columbia University Medical Center
NY-Presbyterian Hospital
New York, New York

Sarah Newman, NP
Beth Israel Lahey Health
Lahey Hospital and Medical Center
Burlington, Massachusetts

Patrick J. Nicholson, MB, BCh, BAO
Diagnostic and Interventional Neuroradiologist
Toronto Western Hospital and University Health Network
University of Toronto
Toronto, Ontario, Canada

Bo Norrving, MD, PhD
Professor
Department of Clinical Sciences
Neurology Division
Lund University
Lund, Sweden

Martin O'Donnell, MB, PhD
Department of Medicine
NUI Galway and Saolta University Healthcare Group
Galway, Ireland

Dimitry Ofengeim, PhD
Department of Cell Biology
Harvard Medical School
Boston, Massachusetts

Jun Ogata, MD, PhD
Internal Medicine
Hirakata General Hospital for Developmental Disorders
Hirakata-shi, Osaka, Japan

Christopher S. Ogilvy, MD
Professor
Department of Neurosurgery
Harvard Medical School
Director, Brain Aneurysm Institute
Director, Endovascular and Operative Neurovascular

Surgery
Beth Israel Deaconess Medical Center
Boston, Massachusetts

Emanuele Orrù, MD
Assistant Professor of Radiology
Tufts University School of Medicine
Beth Israel Lahey Health
Lahey Hospital and Medical Center
Burlington, Massachusetts

Santiago Ortega-Gutiérrez, MD
Associate Clinical Professor
Neurology, Neurosurgery, Radiology, and Anesthesia
Department of Neurology
Carver College of Medicine
University of Iowa
Iowa City, Iowa

Matthew Maximillian Padrick, MD
Resident Physician
Department of Neurology
Cedars-Sinai Medical Center
Los Angeles, California

Kaushik Parsha, MD
Institute for Stroke and Cerebrovascular Diseases
Department of Neurology
McGovern Medical School
University of Texas Health Science Center at Houston
Houston, Texas

Mark Parsons
Professor of Medicine and Neurology
Department of Neurology
South Western Sydney Clinical School
University of New South Wales
Sydney, Australia
Liverpool Hospital
Ingham Institute for Applied Medical Research
Liverpool, Australia

Neil V. Patel, MD
Assistant Professor of Radiology
Tufts University School of Medicine
Beth Israel Lahey Health
Lahey Hospital and Medical Center
Burlington, Massachusetts

Virendra I. Patel, MD, MPH
Chief of Vascular Surgery
Co-Director, Aortic Center
Columbia University Irving Medical Center
New York, New York

Ludmila Pawlikowska, PhD
Associate Professor
Department of Anesthesia and Perioperative Care
Center for Cerebrovascular Research
University of California, San Francisco
San Francisco, California

Adriana Pérez, PhD
Professor
Department of Biostatistics and Data Science
The University of Texas Health Science Center at
    Houston
Austin, Texas

Miguel A. Perez-Pinzon, PhD
Professor and Vice-Chair for Basic Science of Neurology
Peritz Scheinberg Endowed Professor in Neurology
Director, Peritz Scheinberg Cerebral Vascular Disease
    Research Laboratories
Department of Neurology
University of Miami Miller School of Medicine
Miami, Florida

John M. Picard, MD
Fellow
Division of Neurocritical Care and Emergency Neurology
Yale New Haven Hospital
New Haven, Connecticut

Sean P. Polster, MD
Neurosurgery Resident
Department of Neurosurgery

University of Chicago
Chicago, Illinois

William J. Powers, MD
Professor of Neurology
Department of Neurology
University of North Carolina School of Medicine
Chapel Hill, North Carolina

Volker Puetz, MD
Department of Neurology
University Clinics Carl Gustav Carus
Technische Universität Dresden
Dresden, Germany

Jukka Putaala, MD, PhD
Associate Professor
Department of Neurology
Helsinki University Hospital and University of Helsinki
Helsinki, Finland

Margarita Rabinovich, NP
Beth Israel Lahey Health
Lahey Hospital and Medical Center
Burlington, Massachusetts

Bruce R. Ransom, MD, PhD
Professor and Chair
Department of Neuroscience
City University of Hong Kong
Hong Kong, China

Jorge A. Roa, MD
Post-doctoral Research Fellow
Neurology and Neurosurgery
University of Iowa Hospitals and Clinics
Iowa City, Iowa

Gary A. Rosenberg, MD
Professor
Department of Neurology
University of New Mexico Health Sciences Center
Director, Center for Memory and Aging
University of New Mexico
Albuquerque, New Mexico

Christina P. Rossitto, BS
Medical Student
Icahn School of Medicine at Mount Sinai
New York, New York

Tatjana Rundek, MD, PhD
Professor of Neurology
Department of Neurology
Evelyn F. McKnight Endowed Chair for Learning and
    Memory in Aging
Scientific Director, Evelyn F. McKnight Brain Institute
University of Miami Miller School of Medicine
Miami, Florida

Jonathan J. Russin, MD
Assistant Professor
Director, Cerebrovascular Surgery
Department of Neurosurgery
Keck School of Medicine
University of Southern California
Los Angeles, California

Ralph L. Sacco, MD
Chairman, Department of Neurology
Olemberg Family Chair in Neurological Disorders
Miller Professor of Neurology, Public Health Sciences,
    Human Genetics, and Neurosurgery
University of Miami Miller School of Medicine
Chief, Department of Neurology
Jackson Memorial Hospital
Miami, Florida

Apostolos Safouris, MD, PhD
Acute Stroke Unit
Metropolitan Hospital
Piraeus, Greece

Edgar A. Samaniego, MD
Associate Professor
Neurology, Neurosurgery, and Radiology
Department of Neurology

Carver College of Medicine
University of Iowa
Iowa City, Iowa

Lauren H. Sansing, MD, MSTR
Associate Professor
Academic Chief
Division of Stroke and Vascular Neurology
Department of Neurology
Yale School of Medicine
New Haven, Connecticut

Nikunj Satani, MD, MPH
Institute for Stroke and Cerebrovascular Diseases
Department of Neurology
McGovern Medical School
University of Texas Health Science Center at Houston
Houston, Texas

Ronald J. Sattenberg, MD
Radiologist
Louisville, Kentucky

Jeffrey L. Saver, MD
Professor of Neurology
David Geffen School of Medicine
Director, UCLA Stroke Center
University of California, Los Angeles
Los Angeles, California

Sean I. Savitz, MD
Professor of Neurology
Stroke Program Director
Institute for Stroke and Cerebrovascular Diseases
Department of Neurology
McGovern Medical School
University of Texas Health Science Center at Houston
Houston, Texas

Christian Schmidt, MD
Neurologist
Department of Neurology
Klinikum Kassel
Kassel, Germany
Department of Neurology
Faculty of Human Medicine
Georg August University
Göttingen, Germany

Sudha Seshadri, MD
Director, Glenn Biggs Institute for Alzheimer's and
    Neurodegenerative Diseases
University of Texas Health Sciences Center
San Antonio, Texas
Senior Investigator
Framingham Heart Study
Framingham, Massachusetts
Adjunct Professor
Department of Neurology
Boston University School of Medicine
Boston, Massachusetts

Vijay K. Sharma, MD
Associate Professor
Yong Loo Lin School of Medicine
National University of Singapore
Senior Consultant
Department of Neurology
National University Hospital
Singapore

Frank R. Sharp, MD
Professor
Department of Neurology
School of Medicine
University of California, Davis
Sacramento, California

Kevin N. Sheth, MD
Professor of Neurology and Neurosurgery
Chief, Division of Neurocritical Care and Emergency
    Neurology
Associate Chair, Clinical Research
Department of Neurology
Yale School of Medicine and Yale New Haven Hospital
New Haven, Connecticut

Omar K. Siddiqi, MD
Assistant Professor
Section of Cardiovascular Medicine
Department of Medicine
Boston University School of Medicine
Boston, Massachusetts

Aneesh B. Singhal, MD
Vice Chair of Neurology
Massachusetts General Hospital
Associate Professor of Neurology
Harvard Medical School
Boston, Massachusetts

Christopher G. Sobey, PhD
NHMRC Senior Research Fellow and Professor in
    Physiology
Department of Physiology, Anatomy, and Microbiology
School of Life Sciences
La Trobe University
Melbourne, Victoria, Australia

Clemens J. Sommer, MD
Director, Institute of Neuropathology
University Medical Center of the Johannes Gutenberg-
    University Mainz
Mainz, Germany

Robert F. Spetzler, MD
Emeritus President and Chief Executive Officer
Emeritus Chair, Department of Neurosurgery
Barrow Neurological Institute
Phoenix, Arizona

Christopher J. Stapleton, MD
Instructor
Department of Neurosurgery
Massachusetts General Hospital
Boston, Massachusetts

Ben A. Strickland, MD
Department of Neurosurgery
Keck School of Medicine
University of Southern California
Los Angeles, California

Hua Su, MD
Professor
Department of Anesthesia and Perioperative Care
Center for Cerebrovascular Research
University of California, San Francisco
San Francisco, California

José I. Suarez, MD
Director, Division of Neurosciences Critical Care
Professor
Departments of Anesthesia and Critical Care Medicine,
    Neurology, and Neurosurgery
The Johns Hopkins University School of Medicine
Baltimore, Maryland

Hiroo Takayama, MD, PhD
Director of Cardiovascular Institute
Co-Director, HCM Program, Division of Cardiac,
    Vascular & Thoracic Surgery
Co-Director, Aortic Program
Co-Director, Marfan Clinic
Columbia University Irving Medical Center
New York, New York

Joseph Tarsia, MD
Neurologist
Ochsner Health
New Orleans, Louisiana

Turgut Tatlisumak, MD, PhD
Professor of Neurology and Stroke Medicine
Department of Clinical Neuroscience
Institute of Neuroscience and Physiology
Sahlgrenska Academy at University of Gothenburg
Chief Physician
Department of Neurology
Sahlgrenska University Hospital
Gothenburg, Sweden

Ajith J. Thomas, MD
Assistant Professor

Department of Neurosurgery
Harvard Medical School
Co-Director
Brain Aneurysm Institute
Beth Israel Deaconess Medical Center
Boston, Massachusetts

John W. Thompson, PhD
Director of Basic Science Research
Department of Neurosurgery
University of Miami Miller School of Medicine
Miami, Florida

Georgios Tsivgoulis, MD, PhD, RVT
Professor of Neurology
Second Department of Neurology
National and Kapodistrian University of Athens
School of Medicine
Attikon University Hospital
Athens, Greece

Elizabeth Tournier-Lasserve, MD, PhD
Molecular Genetics Department and CERVCO Reference
    Center for Rare Vascular Diseases of the Eye and
    Brain
Hopital Lariboisiére
Assistance Publique Hôpital de Paris;
Université of Paris
Paris, France

Gabriel Vidal, MD
Neurologist
System Stroke Medical Director
Ochsner Health
New Orleans, Louisiana

Ajay K. Wakhloo, MD PhD FAHA
Professor of Radiology
Tufts University School of Medicine
Beth Israel Lahey Health
Lahey Hospital and Medical Center
Burlington, Massachusetts

Babette B. Weksler, MD
Professor Emerita
Department of Medicine
Weill Cornell Medicine
New York, New York

Joshua Z. Willey, MD
Associate Professor
Department of Neurology
Columbia University Irving Medical Center
New York, New York

Max Wintermark, MD
Professor
Department of Radiology/Neuroimaging and
    Neurointervention
Stanford University
Stanford, California

Lawrence K.S. Wong, MD
Professor
Department of Medicine and Therapeutics
Chinese University of Hong Kong
Shatin, Hong Kong, China

Guohua Xi, MD
Professor of Neurosurgery
Associate Director, Crosby Neurosurgical Laboratories
Richard C. Schneider Research Professor
University of Michigan
Ann Arbor, Michigan

Jinchong Xu, PhD
Assistant Professor
Neuroregeneration and Stem Cell Programs
Institute for Cell Engineering
Johns Hopkins University School of Medicine
Baltimore, Maryland

Shadi Yaghi, MD
Associate Professor
Department of Neurology
NYU Grossman School of Medicine
Director, Vascular Neurology

NYU Langone Hospital-Brooklyn
Director, Clinical Vascular Neurology Research
NYU Langone Health
New York, New York

Takenori Yamaguchi, MD, PhD
President Emeritus
National Cerebral and Cardiovascular Center
Suita, Osaka, Japan

Tuo Yang, MD
Research Instructor
Department of Neurology
Pittsburgh Institute of Brain Disorders and Recovery
University of Pittsburgh
Pittsburgh, Pennsylvania

Masahiro Yasaka, MD, PhD
Director, Cerebrovaascular Center
National Hospital Organization Kyushu Medical Center
Fukuoka, Japan

Darin B. Zahuranec, MD
Associate Professor
Department of Neurology
University of Michigan Medical School
Ann Arbor, Michigan

Feng Zhang, MD, PhD
Assistant Professor
Department of Neurology
Pittsburgh Institute of Brain Disorders and Recovery
University of Pittsburgh
Pittsburgh, Pennsylvania

John H. Zhang, MD, PhD
Professor of Neurosurgery, Anesthesiology, Neurology,
    and Physiology and Pharmacology
Director of Neuroscience Research
Associate Chair and Physiology Graduate Program
    Coordinator
Loma Linda University School of Medicine
Loma Linda, California

Zhitong Zheng, MD
Visiting Fellow
Department of Neurology
Henry Ford Hospital
Detroit, Michigan

R. Suzanne Zukin, PhD
Professor
Department of Neuroscience
F.M. Kirby Chair in Neural Repair and Protection
Director, Neuropsychopharmacology Center
Albert Einstein College of Medicine
Bronx, New York

Richard M. Zweifler, MD
Associate Medical Director
Medical Services
Co-Medical Director of Neurosciences
System Chair of Neurology
Ochsner Health
New Orleans, Louisiana

中文版序一

"有时去治愈，常常去帮助，总是去安慰。"这是 19 世纪美国结核病专家爱德华·特鲁多医生的墓志铭。

一个多世纪过去了，医务工作者们依然用它来表达临床实践中的那种无奈。

现代的医务工作者，或多或少都曾遭遇过对诊断的一筹莫展、对病情进展的无计可施、对功能残疾的无能为力。正是临床实践中的各种无奈，鞭策着临床科学家们前仆后继，让医学取得了前所未有的进步。

现代医学已进入了一个以个体诊断和治疗为主导的时期，医学干预不断推进其发展，从宏观到微观，再到器官、组织、细胞、分子、基因，从循证医学进入精准医学，并逐步迈向高清医学。

作为一名致力于脑卒中诊疗的临床工作者，卒中领域的进步更是令我振奋和惊叹。*Stroke: Pathophysiology, Diagnosis and Management, 7E* 对近年来脑卒中领域快速发展的基础、临床研究及诊疗技术等进行了系统回顾，被誉为脑卒中专业工作者快速了解和掌握学科发展前沿的"武功秘籍"。

当看到全新版本的中译本时，感叹于我们的同事在繁忙的医疗、教学及科研工作的同时，仍然抱有对脑卒中事业的那份热忱！

是的，我们从未停止追求卓越的脚步，我们期待为改变脑卒中诊疗做出更多贡献！

中国医学科学院学部委员

首都医科大学附属北京天坛医院院长

国家神经系统疾病医疗控制中心主任

中华医学会神经病学分会第八届委员会主任委员

中文版序二

　　有幸读到由曹学兵、张兆辉和彭小祥三位教授主译的《脑卒中：病理生理学、诊断与治疗（原书第 7 版）》一书，收益良多。原版为 James C. Grotta 等国际知名脑血管病学专家主持编写的脑卒中权威著作，涵盖了脑卒中流行病学、危险因素、病理生理学、临床表现、诊断和治疗相关的所有内容，系统介绍了近年脑卒中领域基础研究成果、新型检查和评估手段，以及最新国际临床诊疗指南。全书内容丰富翔实，编排科学有序，紧跟国际学术前沿。

　　本书特色明显。首先基于脑卒中相关的病理生理学机制的新发现，全面论述了脑卒中诊疗研究进展和临床指南，可帮助读者较全面、系统地了解脑卒中领域的最新发展。其次书中配有丰富的脑卒中病理学和影像学图片，把复杂的病理机制和临床诊疗理念变得简明易懂。此外，本书还概括了国际脑卒中领域的基础研究、临床影像学和治疗策略的新成就。相较于前一版，增加了脑卒中遗传学、外科治疗、康复机器人和远程康复训练等内容。确为临床医生和脑卒中研究者的首选参考书。

　　诚然，本书可以帮助读者更好地了解脑卒中基础研究和诊疗领域的最新进展，知晓国际权威的诊疗指南，有利于指导临床工作和科研实施。此书卷帙浩繁，翻译能够做到"信、达、雅"殊为不易。愿脑卒中领域的临床医生和研究人员以此为生，精于此道，共同切磋，推动脑卒中临床诊疗和基础研究的进步，造福广大患者！

中山大学附属第一医院

中华医学会神经病学分会第八届委员会候任主任委员

原书序

　　我们一直为脑卒中领域的进步感到惊叹，这也证明修订出版第 7 版的决定是正确的。本书的前一版用了 15 章的篇幅介绍了脑卒中的治疗，内容涉及危险因素的管理和康复训练。全新第 7 版中则用了 28 章的篇幅，集中介绍了药物治疗、介入治疗及手术治疗康复训练等内容。书中所述各主题的篇幅都有所增加，这也从侧面证明了脑卒中领域的发展与进步。对脑卒中感兴趣的学者因缺乏明确的治疗方法而被认为与临床无关的日子已一去不复返，取而代之的是，脑卒中的预防及治疗不再是一个神秘的亚专业，其对许多医疗和外科领域的临床实践产生了影响，而这些领域的培训不久前几乎还没有涉及。

　　现在，从事脑卒中相关专业的临床医生发现，他们的临床判断力受到了考验（有时让他们很苦恼），因为他们应用了主要由评分系统、Meta 分析和临床试验结果驱动的超急性期管理算法。几乎没有人能够反驳快速评估和干预的积极作用，特别是对急性缺血性脑卒中。跨越了遗传学、基础生物学、计算机驱动的人群研究、基于网络的 Meta 分析，以及越来越普遍的纵向结果报告的见解是令人欣喜的进步。我们期待在可预见的将来会有更进一步的改变，并证明未来修订出版第 8 版的合理性。

　　尽管越来越多相关领域的学者参与了脑卒中的治疗，但神经血管领域临床医生的作用并没有被取代，他们仍承担研究大脑工作的任务。现代基础生物学的见解、日益精密的影像学、详细的前瞻性临床数据库，甚至通过 Zoom 视频随访，都为症状学的研究提供了窗口。几十年前，神经病学文献中充斥着"×× 神经病学"的标题，并以此展开介绍临床症状，让人们了解诊断或预后。过去被认为是静态的、能被阻止发展或被认为通过急性干预有利于改善的急性局灶性综合征的研究结果数量也很惊人。如今，人们正在深入了解功能重组的奥秘，且了解这种效应的机会越来越多，这为以文献为导向的神经血管临床医生提供了便捷，使他们有机会成为追溯到古代研究链中的一环。

J. P. Mohr, MD
Daniel Sciarra Professor of Neurology
Department of Neurology
Director and Neurologist
Doris and Stanley Tanenbaum Stroke Center
Columbia University Irving Medical Center
New York, New York

译者前言

  2022 年初，作为主译之一的我有幸翻阅了 *Stroke: Pathophysiology, Diagnosis, and Management, 7E* 的英文原著，马上就被其丰富、前沿、跨学科的知识内容所撼动，其信息量巨大，几乎囊括了当前有关脑卒中的所有重要信息。历时半年余，大家在紧张且繁忙的临床医疗、教学、科研，乃至各种社会公益活动之余，不辞辛劳，甚至挑灯夜战，反复揣摩，终于完成了全部译稿。书中所述一定可以让各位读者开卷有益，我们愿与读者一起徜徉在知识海洋之中，吸取营养，尽情享受精神上的愉悦和满足感。

  原著作者均为从事脑卒中临床、教学和科研多年的教授级专家学者，其中不乏国际知名的权威学者。原著经不断修订，目前已更新至第 7 版，其读者众多，是一部学术浓郁、内容上乘且精练实用的权威著作。基于近 5 年来基础研究的深掘与新技术的不断涌现，以及大量临床医学研究的数据，相比前一版，新版几乎更新了所有章节，同时还增加了许多新章节。原著作者参阅了大量文献，对巨量的数据进行了系统归纳、提炼和整理，以表格和图片的形式，简洁明了地呈现在书中。

  相信中译本的出版，将有助于我国神经病学的内科和外科医师，尤其是专门从事脑卒中防治工作的医师及相关工作者了解和掌握脑卒中在分子、细胞水平的病理生理机制、临床诊断与治疗等领域的发展和研究动向，提高他们的理论与临床实践水平，对推动我国卒中中心建设及规范脑卒中的科学管理具有十分重要的意义。

  全书译毕，掩卷回首，深感当前对脑卒中领域的探索仅为冰山一角。既往许多未知的问题虽已在抽丝剥茧，变不可为为可为，但仍有许多未知、未解之谜，尚待破解。书中内容涵盖广泛，涉及基础医学与临床医学的众多学科，对于专业性较强的部分，译者都进行了反复推敲、求教查证，但由于中外术语规范及语言表达习惯有所不同，书中如有表述不够准确之处，敬请读者斧正。

武汉大学人民医院　张兆辉

原书前言

全新第 7 版的内容有了一些重要变化。新版本有更多的在线功能，比如参考文献等内容可以通过网络获取。此外，新版本还增加了由 Arthur Day 博士执笔编写的外科治疗部分。Day 博士是脑动脉瘤、颅内出血和颅外血管疾病外科治疗方面的国际权威，是众多神经外科卓越成就奖的获得者。他不仅对教学充满热情，数十年来熟练处理众多复杂神经血管外科病例更令其拥有无比的智慧。在神经外科领域，从开放性治疗到血管内治疗及与血管神经病学合作进行临床试验的发展过程中，他一直是重要的领导者。由于他对整个神经血管领域及其领导者的深入了解，你会看到手术治疗部分几乎所有章节的著者都发生了变化，也对这些章节的内容进行了更新。读者一定会对该部分各章的综合体验、新观点和新信息印象深刻。

全新版本中的其他显著变化也证明，有理由扩大对该领域中几个未受重视和尚未解决问题的关注。随着越来越多的证据表明，血管疾病是痴呆最重要的可修饰因素，是对小血管病生物学基础的迫切关注。书中病理生理学部分增加了一个由 Lo 博士撰写的该主题新章节。此外，在流行病学和危险因素部分，由 Rundek、Seshadri 和 Caunca 博士等新著者修订更新了有关血管性痴呆和小血管病方面的章节，同时在遗传学和皮质下梗死伴白质脑病的常染色体显性遗传性脑动脉病的章节也增加了一些重要的新信息。由 Jickling 和 Sharp 博士编写的组学相关章节，也反映出对非影像学脑卒中生物标志物日益浓厚的兴趣。

脑卒中发病率和结局的差异已成为热门话题之一，且日益凸显。由 Howard 和 McCullough 博士编写的有关脑卒中差异的章节在前一版的基础上进行了更新，同时这一主题也在其他相关章节中得到了呈现。

其他尚未解决的问题也得到了大量更新，包括新著者 Anderson 博士编撰的脑出血部分，以及 Samaniego、Roa、Ortega-Gutierrez 和 Derdeyn 博士编撰的动静脉畸形和其他血管异常部分（第 30 章）。此外，关于不同类型脑出血外科治疗的章节也都由新著者进行了更新。

前一版的出版恰逢证明血管内血栓切除术益处的研究刚刚发表，因此对这项治疗技术的报道尚不完善。在新版本中，Broderick 博士编写的介入治疗部分，尤其是 Saver 和 Jahn 博士编写的急性缺血性脑卒中的血管内治疗章节（第 67 章）都进行了大量更新，内容包括了所有这些关键临床试验的结果及随后的海量研究。

新版本增加了如何更好地提供有效的新治疗方法，如脑卒中救护系统（第 51 章），由 Czap、Harmel、Audebert 博士和我本人编写，探讨了重组脑卒中中心、资源和人员配置的不同模式和方法。此外，新著者 Kircher 和 Adeoye 博士扩展了院前和急诊护理的章节。

虽然此次更新的重点集中在一些此前未解决的问题上，但我想强调的是，我们对书中的每一章都有更新。新著者 Balu 和 Fischer 博士编写了可逆性后部脑病综合征的新章节，取代了高血压脑病的旧章节；更新了关于 CT 和 MRI 的影像学证据，进一步讨论了影像学在急性期治疗中对患者选择的重要作用；对于心脏疾病、隐源性脑卒中的章节则提供了更多有关心房颤动检测、其他不明原因的栓塞性脑卒中的可能原因及其长期管理的信息；脑卒中二级预防的抗血小板聚集治疗的章节涵盖了双重抗血小板聚集治疗试验的最新数据；

脑卒中相关临床试验设计的章节由新编者 Perez、Elm 和 Saver 博士重新撰写，内容包括验证新的治疗是否有效的方法。

总而言之，海量的相关研究数据使脑卒中成为充满活力的有趣领域，希望这些令人兴奋的数据能够以可读和权威的形式收录书中，这将有助于读者了解他们的患者及所遇到的各种潜在疾病，同时为该领域的新发展提供基础，并成为未来再版时的基石。

James C. Grotta, MD

补 充 说 明

本书收录图片众多，其中部分图表存在第三方版权限制的情况，为保留原文内容完整性计，存在第三方版权限制的图表均以原文形式直接排录，不另做中文翻译，特此说明。

书中参考文献条目众多，为方便读者查阅，已将本书参考文献更新至网络，读者可扫描右侧二维码，关注出版社医学官方微信"焦点医学"，后台回复"9787523602546"，即可获取。

目 录

第一篇 病理生理学

第二篇 流行病学和危险因素

第三篇 临床表现

第四篇　特殊情况与脑卒中

第五篇　诊　断

第六篇　治　疗

第一篇　病理生理学
Pathophysiology

Eng H. Lo　著

张新凯　王嘉玲　译　曹学兵　校

　　本篇首先对脑在缺血和出血过程中的分子、细胞和病理生理机制进行了内容更新和全面的阐述。由于在细胞水平上，脑卒中影响了止血通路，扰乱了血液成分、血管和脑实质的相互作用；在功能层面上，血流动力学和代谢的调节和失调共同介导了一种综合的神经反应；在器官层面上，脑卒中会导致所有神经细胞、胶质细胞和血管细胞产生组织病理学反应。因此，本篇从脑血管生物学、血栓形成和溶解的机制、脑血流与代谢开始介绍。更新的内容包括血栓切除术和再灌注的血流动力学反应，以及讨论实验动物模型和临床病理学相关性的章节。

　　在这些基本原则的基础上，接下来的几章探讨了细胞死亡和存活的分子机制。坏死和程序性细胞死亡的基因和通路与不断扩大的内源性神经保护介质家族相平衡（第5章、第6章）。关于神经血管单元的章节仍然是细胞-细胞信号传导整体概念的核心。而除了大脑本身，从与神经炎症级联反应和免疫细胞的串扰方面，探讨了与其他器官系统的相互作用。新的章节描述了在耐受性和预处理中出现的

机会，以及免疫系统和微生物群之间的相互作用。关于脑卒中恢复的章节回顾了驻留前体细胞和循环祖细胞的复杂补偿反应。内容中增加了一些新的见解，探讨了外泌体和 miRNA 在重塑神经血管单元中在所有细胞类型之间传递和协调信号的作用。关于脑白质的章节也有所扩展，增加了将运动与少突胶质细胞内稳态和复原力联系起来的内容。关于脑出血的章节，介绍了分子和细胞现象的进展，并提出了可能将铁死亡与转化机会和临床试验联系起来的新观点。关于血管畸形的章节已经更新，将高级斑马鱼和小鼠模型中的信号级联与临床疾病相关的基因联系起来。在本篇最后，作者还介绍了神经血管单元中的新通路，该通路介导了血管对认知障碍和痴呆的作用。

　　如果不对神经血管和胶质血管生物学的分子和细胞原理进行严格的剖析，就不可能实现脑血管疾病的最佳转化。本篇确立的基本原则不仅为脑卒中提供了机制上的基础，也为治疗和诊断提供了合理依据。

第 1 章 健康和疾病中的脑血管生物学
Cerebral Vascular Biology in Health and Disease

T. Michael De Silva Christopher G. Sobey 著

阳玉洁 王 丽 胡 松 王 曼 译 王嘉玲 李庭毅 校

本章要点

- 生理状态下，脑动脉张力主要受血管内皮来源的 NO、ROS，以及几种类型的 K^+ 通道超极化介导的调节。
- 内皮功能障碍会导致血管舒张机制受损，而脑血管功能对内皮功能障碍（慢性疾病状态下发生的）非常敏感。
- 脑循环中出现的氧化应激和炎症反应（受动脉粥样硬化和慢性高血压产生的）是心血管危险因素影响下的结果，这些危险因素分别导致血浆胆固醇升高和血管紧张素 II 水平升高。

大脑的营养供应有限，正常的大脑功能依赖于脑循环的充分灌注来输送氧气和营养物质，以及清除代谢废物。正因如此，脑血管张力严格受到精密调控，任何调节脑血管功能的机制发生改变都可能导致脑血管疾病乃至脑卒中的发生。动脉粥样硬化是冠状动脉和脑动脉疾病（这两种最常见的心脑血管疾病）共同的潜在病理基础[1]。

为此，本章旨在深入阐述调节大脑动脉功能的主要机制，以及这些机制在世界范围内对健康造成重大负面影响的两种主要临床事件——高血压和动脉粥样硬化的改变。重点探讨生理条件下或相关激动药的作用下脑血管及其张力调节的机制。

一、脑循环的构成

大脑主要由三对脑内动脉供血：大脑前、中、后动脉（分别为 ACA、MCA、PCA）。这些动脉来自大脑动脉环，即一个由前交通动脉和后交通动脉组成的动脉环，连接基底动脉和颈内动脉的末端。ACA、MCA 和 PCA 沿着大脑的软脑膜分支成更小的动脉。重要的是，这三个主要的动脉树的小动脉之间存在吻合，当一个区域的血流受损时，侧支血流非常重要[2]。然后，软脑膜小动脉深入大脑，形成实质小动脉。实质小动脉是绵长且相对无分支的小动脉，向特定区域脑组织供血[3]。毛细血管网起源于实质小动脉，大部分的营养和气体交换发生于此。虽然人们对健康或疾病状态下脑小静脉和静脉的功能知之甚少，但它们也是脑内血液循环的重要组成部分。例如，急性高血压期间血脑屏障功能受损主要发生于脑膜小静脉[4]。

二、脑血管张力的生理调节

调节大脑动脉功能的机制涉及诸多方面。最近，大多数关于这类机制的实验证据均源于药理学研究和转基因小鼠研究。主要机制包括一氧化氮（nitric oxide，NO）从血管内皮释放到平滑肌细胞；K^+ 通道，其中包括新发现的双孔结构域（K_{2P}）通道；Rho/Rho 激酶活性；活性氧（reactive oxygen species，ROS），最近描述的瞬时受体电位（transient receptor potential，TRP）通道。

（一）一氧化氮和环鸟苷酸

内皮维持血管张力的一个主要机制涉及内皮衍生的 NO。在内皮中，NO 由内皮型一氧化氮合酶（endothelial nitric oxide synthase，eNOS）合成，然后扩散到下面的平滑肌，激活可溶性鸟苷酸环化酶，进而导致胞内环鸟苷酸水平增加，随后平滑肌松弛[5]。体内和体外研究通过对几种不同物种的脑血管应用 NOS 抑制药，发现内皮起源的 NO 对脑血管张力起调节作用。这些抑制药引起血管收缩（Faraci 和 Heistad 进行了全面性回顾[6]）。

受体（如乙酰胆碱、缓激肽）、非受体介导的激动药或剪切应力也可以刺激内皮释放 NO。这种激动药引起的内皮依赖性、NO 介导的脑血管舒张反应通常用于评价内皮细胞功能的完整性。表现为内皮依赖性血管舒张的损害引起 NO 生物利用度减少，或 NOS 抑制药引起的血管收缩减少的内皮功能障碍，是许多脑血管相关疾病的共同特征。外源性应用激动药在实验中通常以上述方式发挥作用，内源性作用也是如此。例如，某些脑区的神经血管耦合由神经元释放的乙酰胆碱作用于内皮细胞以刺激 eNOS 介导[7]。

（二）K+ 通道

K+ 通道活性是平滑肌细胞膜电位的主要调节因子，也是血管张力的重要调节分子。这是因为血管直径在很大程度上依赖于细胞内 Ca^{2+} 浓度，而后者又依赖于膜电位。目前已知在脑血管中涉及五种主要类型的 K+ 通道：钙（Ca^{2+}）-激活 K+（calcium-activated K+，K_{Ca}）通道、ATP 敏感 K+（ATP sensitive K+，K_{ATP}）通道、电压敏感 K+（voltage-sensitive K+，K_V）通道、内向整流 K+（inwardly rectifying K+，K_{IR}）通道和串联孔隙（tandem-pore，TREK-1）通道，这些都是血管张力的调节器。通过使用药理抑制药、基因靶向小鼠研究膜电位和血管功能调节，我们获得了丰富的信息支持。另外，K+ 通道也是几种调节血管张力的血管扩张药反应的重要介质。

1. K_{Ca} 激活的 K+ 通道 血管中存在三种亚型的通道：大电导 K_{Ca}（large-conductance K_{Ca}，BK_{Ca}）通道、中电导 K_{Ca}（intermediate-conductance K_{Ca}，IK_{Ca}）通道和小电导 K_{Ca}（small-conductance K_{Ca}，SK_{Ca}）通道。

大多数关于 K_{Ca} 通道功能重要性的研究，特别是在大脑动脉中，都围绕着 BK_{Ca} 通道。

顾名思义，这些通道随着细胞内 Ca^{2+} 的增加而被激活。膜去极化、肌源性反应（压力诱导的血管收缩，在基础血管张力的发展和维持中很重要）、动脉压的升高与血管细胞内 Ca^{2+} 浓度的升高有关[8]。因此，这些通道的一个重要功能似乎是在 Ca^{2+} 的增加过程中作为一种负反馈机制来限制血管收缩。细胞内 Ca^{2+} 升高的一个主要机制似乎是通过 Ca^{2+} 活化，这是由于肌浆网中的利阿诺定（Ryanodine）对 Ca^{2+} 释放通道打开到位于质膜上的 K_{Ca} 通道，引起的胞质 Ca^{2+} 的局部升高敏感。

这些通道在调节大脑动脉的基础张力中很重要，因为用四乙基铵（tetraethylammonium，TEA）离子选择性抑制 BK_{Ca} 通道会使血管收缩[8-10]。在 BK_{Ca} 通道 β_1 亚基缺失的小鼠中，利阿诺定导致细胞内 Ca^{2+} 浓度增加（在低浓度时耗尽肌浆网存储的 Ca^{2+}，从而使细胞内 Ca^{2+} 浓度增加）及伊比利亚毒素（BK_{Ca} 通道的选择性抑制药）引起的脑血管收缩减少，这表明 Ca^{2+} 活化活性是通过激活 BK_{Ca} 通道来调节肌源性张力[11]。这些通道可能在调节脑大动脉的基础张力中尤为重要[8]。

最近的证据表明，Ca^{2+} 活化活性和 BK_{Ca} 通道是重要的血管扩张药介质，因为四乙基铵离子和伊比利亚毒素抑制了血管扩张药激活腺苷酸环化酶和鸟苷酸环化酶后引起的血管舒张反应[12]。酸中毒显著增加了 Ca^{2+} 活化活性，并引起了脑实质小动脉的扩张。利阿诺定受体抑制药和 BK_{Ca} 通道抑制药（蕈青霉素）均可抑制扩张，在缺乏 BK_{Ca} 通道的小鼠内也可出现此抑制[13]。硫化氢（调节血管张力和血压的重要信号分子）也增加了 Ca^{2+} 活化和 BK_{Ca} 电流频率，并引起脑小动脉的扩张。利阿诺定和伊比利亚毒素可抑制血管舒张作用，表明 Ca^{2+} 活化活性在反应中非常重要[14]。间歇性缺氧通过降低 K_{Ca} 通道上硫化氢的活性来增加肌源性张力[15]。缺氧对 Ca^{2+} 的活化频率没有影响，但降低了 K_{Ca} 通道的活性[16]。据报道，脑动脉中有 $K_{Ca2.2}$、$K_{Ca2.3}$、$K_{Ca3.1}$ 及 BK_{Ca} 通道 17α 和 β_1 亚基的蛋白表达[17]。

2. K_{ATP} 通道 K_{ATP} 通道的定义为其对细胞内 ATP 的敏感性，其活性被细胞内 ATP 所抑制[18]。一般来说，在正常的条件下细胞内 ATP 的浓度是足够的，

可使 K_{ATP} 通道在大多数血管平滑肌细胞中具有较低的开放率[19]。这似乎也是格列本脲（一种 K_{ATP} 通道的选择性抑制药）在脑循环中对脑血管张力没有影响的原因[20]。然而，基于 K_{ATP} 通道表达的直接证据及大量关于 K_{ATP} 通道激活导致格列本脲敏感性脑动脉舒张的间接证据，该通道存在于脑血管中并发挥作用[18]。

最近的一些研究发现，K_{ATP} 在脑血管中表达。K_{ATP} 通道被认为是两个亚基的异质多聚复合体：一种是形成孔隙的向内整流 K 通道 6（即 6.1 或 6.2）；另一种是磺酰脲类受体（sulfonylurea receptor，SUR）1 和 SUR2，SUR2 基因产生了两个剪接变体 SUR2A 和 SUR2B[21]。已证实，$K_{IR6.1}$、$K_{IR6.2}$ 和 SUR1 和 SUR2A/2B 的信使 RNA（messenger RNA，mRNA）在大脑动脉中表达[21, 22]。另一项关于 SUR 表达的研究没有发现 SUR1 表达，仅报道了 SUR2B 表达[23]。$K_{IR6.1}$、$K_{IR6.2}$ 及 SUR1 和 SUR2B 的蛋白表达也有报道[22]。在小鼠脑小动脉中发现有 $K_{IR6.1}$ 和 SUR2B 表达[24]，人类脑动脉同样也发现有 SUR2B 表达[23]。

酸中毒和细胞内 PO_2 的减少会导致脑血管舒张。K_{ATP} 通道已被证明参与了酸中毒引起的脑血管舒张[25, 26]，以及 NMDA 引起的血管舒张，可能在脑代谢和血流的耦合中起着重要作用[27]。更直接的证据表明，与野生型小鼠相比，SUR 敲除 K_{ATP} 通道的小鼠介导氧 / 葡萄糖剥夺状态下的血管舒张作用受损[23]。缺氧时的肌源性张力和血管舒张并不依赖于 SUR2 的表达[23]。尽管缺氧时格列本脲可以抑制血管舒张[18, 28]，可是缺氧诱导的血管舒张中 K_{ATP} 通道依然发挥了作用却不涉及 SUR2 机制。硫化氢也可以扩张脑动脉，这种作用会被格列本脲所抑制，这种现象无法在 SUR2 敲除小鼠中呈现[24]。

3. K_V 通道 K_V 通道在脑动脉压力增加时被激活，并调节脑血管张力，4- 氨基吡啶对 K_V 通道的药理性抑制导致大脑动脉去极化和收缩[29, 30]。K_V 通道也被认为介导包括 NO 引起的脑动脉扩张[29, 31]。K_V 通道亚基（如 $K_{V1.2}$ 和 $K_{V1.5}$[32-34]，$K_{V2.1}$ 和 $K_{V2.2}$[35, 36]）在包括人类的脑血管中表达。K_{V2} 介导的电流被认为是 K_V 依赖的大脑动脉张力调节的基础，用基质毒素抑制 K_{V2} 通道引起大脑动脉收缩[36]。

4. K_{IR} 通道 K_{IR} 通道之所以这样命名，是因为它在广泛的膜电位范围内更容易使 K^+ 进入细胞内而不是细胞外。然而，在生理范围内的膜电位，这些通道实际上传导一个小的外向电流。因此，当该通道被药物阻滞药（Ba^{2+}）抑制时，可以观察到去极化和脑动脉收缩[38-44]。此外，在缺乏 $K_{IR2.1}$ 亚基（被认为是介导血管 K_{IR} 电流的重要亚基）的小鼠中，大脑动脉 K_{IR} 通道电流缺失[45]。

脑循环中，K^+ 在神经元活动过程中被释放，并在神经元激活后可能被星形胶质细胞直接虹吸到脑血管中[46]。脑脊液中 K^+ 的基础浓度约为 3mmol/L，在神经元活动期间可能增加到 4~7mmol/L。在这个浓度范围内（即 3~10mmol/L），K^+ 会导致脑动脉[38, 40-42, 47, 48] 和小动脉的扩张[39, 43, 44, 49-56]。此外，在这个浓度范围内，K^+ 诱导的超极化和血管舒张被 Ba^{2+} 抑制[38-42, 48, 53-55, 57-59]，提示 K_{IR} 介导的 K^+ 诱导血管舒张可能是脑代谢和血流耦合（神经血管耦合）的重要机制。此外，缺乏 $K_{IR2.1}$ 亚基的小鼠对 K^+ 引起的脑血管舒张反应缺失[45]。已有报道称，$K_{IR2.1}$ 通道在脑动脉中表达[38, 58]。关于 $K_{IR2.1}$ 通道在神经血管耦合中的作用，最近的研究发现，毛细血管上的 $K_{IR2.1}$ 通道对感知神经元活动（通过 K^+ 释放）至关重要，可启动逆行信号来扩张上游小动脉，从而增加局部血流[60]。

5. K_{2P} 通道 最近发现了一个新的通道家族——两孔结构域 K^+（two pore domain K^+，K_{2P}）通道[61]。这些通道需要两个蛋白质亚基，每个亚基贡献两个孔结构域，形成一个功能通道。K_{2P} 家族中有几个成员在血管系统中表达。据报道，其中有一些在脑血管系统中具有重要的功能。TREK-1、TREK-2、TASK-1、TWIK-2、TRAAK 和 THIK-1 在大脑动脉中表达。其中，TREK-1 是最丰富的[62, 63]。基底动脉中 TREK-1 的蛋白和 mRNA 表达与多不饱和脂肪酸（这对于改善大脑对脑缺血的抵抗非常重要）诱导的血管舒张有关，如野生型小鼠中的 α- 亚麻酸；而在 TREK-1 缺陷的小鼠中，亚麻酸引起的血管舒张反应缺失[64]。然而，另一项研究报道了野生型和 TREK-1 缺陷小鼠的基底动脉对 α- 亚麻酸有类似的血管扩张药反应[65]。脑动脉 TRAAK 的表达与介导内皮非依赖性血管舒张的重要作用有关[66]。

（三）RhoA/Rho 激酶

平滑肌细胞的收缩性最终受肌球蛋白轻链（myosin

light chain，MLC）磷酸化状态的控制。血管平滑肌张力与 MLC 磷酸化水平的增加有关。MLC 被 MLC 激酶（一种 Ca^{2+} – 钙调蛋白依赖的酶）磷酸化，并被 MLC 磷酸酶（myosin light chain phosphatase，MLCP）去磷酸化。MLC 磷酸化和平滑肌收缩力并不总是与细胞内 Ca^{2+} 浓度成正比。其他机制也可以调节平滑肌的收缩力，而不依赖于细胞内 Ca^{2+} 浓度的变化，即一种被称为 Ca^{2+} 敏化的现象。Ca^{2+} 敏化可通过多种途径发生，最终导致 MLCP 的抑制。其中一个途径是 RhoA/Rho 激酶（RhoA/Rho-kinase，ROCK）途径。当 ROCK 被激活时，它会磷酸化 MLCP 的肌球蛋白结合亚基，从而抑制 MLCP 活性，最终导致平滑肌（及血管）收缩[67,68]。

在血管肌肉中，RhoA 可以被拉伸激活。这一点很重要，因为肌源性张力的特征是压力诱导的血管收缩，这使得它对基础血管张力的发展很重要。使用 Rho 激酶的药理抑制药 Y-27632 和法舒地尔（HA-1077）可以研究 ROCK 活性对脑动脉肌源性反应的作用[69]。例如，Y-27632 使经压力诱导后收缩的脑动脉舒张[70]。Y-27632 和法舒地尔可抑制压力诱导的脑动脉收缩[71-73]。一些研究报道，在体内存在肌源性张力的地方，Y-27632 和法舒地尔会导致脑动脉[74-78] 和小动脉[79] 扩张。最近的工作已经开始确定 ROCK 亚型在脑血管系统中的作用。选择性 ROCK2 抑制药 SLX-2119（也称为 KD025）的使用表明，脑实质小动脉的肌源性张力是 ROCK2 依赖性的[80]。此外，SLX-2119 可以在体内扩张小动脉[80]。

ROCK 通过影响 NO 信号传导，在内皮细胞功能的调节中也很重要。ROCK 已被证明会降低 NO 生物利用度，这是通过减少刺激丝氨酸的磷酸化[11,77]、内皮细胞上抑制性苏氨酸 495 残基的直接磷酸化和（或）降低 eNOS 信使 RNA 的稳定性来减少生成 NO 而发生的。这些发现结合 ROCK 在血管肌肉中的作用，为 RhoA/Rho 激酶通路是促进脑血管张力的主要机制提供了很好的证据。

（四）活性氧

众所周知，ROS 会影响脑血管张力，这已经在其他报道中进行了广泛的回顾总结[81]。这些物质包括超氧化物自由基（superoxide，O_2^-）、羟自由基（hydroxyl radical，OH）和过氧化氢（hydrogen peroxide，H_2O_2）。密切相关的活性氮（reactive nitrogen species，RNS）– 过氧亚硝酸盐（$ONOO^-$）也通常参与这种效应。

超氧化物是一种带负电荷的阴离子，可以引起脑动脉扩张[82-85] 或收缩[82,86]。超氧化物与 NO 可以非常有效地进行反应。如前所述，NO 是脑血管张力的主要调节因子。因此，随着超氧化物水平增加，NO 生物利用度的降低可能会导致血管收缩。据报道，超高浓度的超氧化物会导致血管收缩[82,83]，而低浓度下引起血管舒张[82]。

H_2O_2 是一种化学上比超氧化物更稳定的物质，而且它更容易穿过细胞膜扩散，因此，这可能是一种潜在的重要信号分子。许多研究报道，无论是在体内和体外[85,87-94]，H_2O_2 可以作为一种脑血管扩张药，但是也有引起血管收缩的报道[95]。

过氧亚硝酸盐是由超氧化物与 NO 的快速化学反应形成的，也会影响脑血管张力，并有脑动脉扩张[96,97] 和收缩[97-99] 的报道。较低浓度的过氧亚硝酸盐似乎会引起脑血管收缩，而较高的浓度通常会导致血管舒张[97,100]。

（五）瞬时受体电位通道

TRP 通道是阳离子通道的一个超家族，包含至少 28 个成员，根据其序列同源性被划分为 6 个亚家族[101]。这些药物分别是 TRPC（经典）、TRPV（香草酸）、TRPM（美拉他汀）、TRPA（锚蛋白）、TRPP（多囊蛋白）和 TRPML（黏脂蛋白）[102]。TRP 通道的结构、表达谱和功能已有详细描述[103]。

根据特定的 TRP 通道，激活可导致大脑动脉的收缩或扩张。已有报道表明，内皮素 –1 作用于 TRPC1 通道，促进受体操纵性钙内流介导大脑动脉的收缩[104]。内皮素 –1 也可通过 TRPC3 通道促进血管收缩[105]，但这并不是通过受体操作性钙内流而发生的。TRPC3 也被证明介导由核苷酸、尿苷三磷酸引起的收缩[106]。SKF93635（在该研究中使用的浓度下，是 TRPC6 通道的一种特异性抑制药）可抑制从高血压小鼠分离的脑动脉的肌源性张力。SKF93635 在老年小鼠的动脉中没有影响，这表明在老年小鼠的脑动脉中，TRP 通道功能被破坏[107]。一些 TRP 通道［如香草酸 TRP 通道（vanilloid TRP channel，TRPV3）］是化学敏感的。TRPV3 通道在大脑动脉内皮中表达，饮食激动药香芹酚（可能具有心脏保护作用）介导内皮依赖性的脑血管舒张，并且受到 TRPV1～4 通道的药理抑制药抑制[108]。TRPV4 通道在内皮细胞和血管肌细胞中表达，似乎介导血管舒张。TRPV4 通道的激活导致钙进入血管肌细胞，而由此产生的钙活化激活 BK 通道，从而导致动脉的超极化和扩张[109]。内皮细胞 TRPV4 通道被激活（导致钙流入）并介导扩张以应对剪切应力[110]和尿苷三磷酸[111]。TRPV1、TRPV5 和 TRPV6 通道在脑动脉中似乎不表达[112]。美拉他汀 TRP 通道 4（melastatin TRP channel 4，TRPM4）被细胞内高水平的 Ca^{2+} 激活，已知在大脑动脉中表达[113]。其在平滑肌细胞的表达与肌源性反应的作用一致，即给予 TRPM4 反义治疗后脑动脉中肌源性血管收缩减弱[114]。9- 菲醇对 TRPM4 通道的药物抑制能够引起超极化，阻止肌源性张力的发展和维持，进一步强调了其在维持脑循环中肌源性张力中的重要性[115]。另一项研究也报道了 TRPM4 蛋白在脑血管表达，该蛋白一旦失活，会减少由 PKC 激活剂引起的肌源性血管收缩[116]。已知 TRPA1 通道在脑血管中表达，特别是在内皮细胞中表达，并介导内皮依赖性的血管舒张[117]。最后，TRPP2 通道已被证明有助于脑动脉肌源性张力的产生[118]。其他 TRP 通道在脑血管系统中的作用目前尚不清楚。

三、高血压和动脉粥样硬化期间脑血管功能的改变

（一）动脉粥样硬化

动脉粥样硬化是冠状动脉和大脑动脉疾病的潜在病理过程。然而，与动物模型和人类的颅外动脉相比，颅内动脉的动脉粥样硬化病变进展速度较慢[119]。动脉粥样硬化被认为由内皮下层的脂质捕获所引起，导致具有生物活性的氧化物（即氧化低密度脂蛋白）的产生。最终趋化白细胞聚集到动脉壁[120]。因此，ROS 对内膜中 LDL 的氧化修饰可能是动脉粥样硬化的关键起始步骤[121]；内皮细胞功能异常是动脉粥样硬化发展的早期阶段，传统的心血管危险因素（如血脂异常、高血压）与内皮功能障碍相关[122]；此外，动脉粥样硬化的特征是血管系统的慢性炎症。因此，这三个关键的动脉粥样硬化过程（氧化应激、内皮功能障碍和炎症）将在这里讨论（图 1-1），大

部分讨论资料涉及来自载脂蛋白缺乏（ApoE$^{-/-}$）的小鼠。ApoE$^{-/-}$ 小鼠的特征是载脂蛋白基因（对胆固醇代谢非常重要）缺失导致血浆胆固醇高水平，为理解疾病起始机制提供了一个非常有用的实验模型[1]。

1. 动脉粥样硬化模型中的脑血管氧化应激 一些证据表明，高胆固醇血症或硬化期间脑血管中普遍存在氧化应激。例如，在野生型小鼠接受胆固醇饮食 2 周[123]，ApoE$^{-/-}$ 小鼠接受高脂饮食 7 周后[124]，发现脑动脉中存在氧化应激。Miller 等[124]的研究继续表明，NOX2 氧化酶是氧化应激的来源，因为在载脂蛋白和 NOX2 均缺失（即 ApoE$^{-/-}$/NOX2$^{-/y}$）（图 1-2）的小鼠中，ApoE$^{-/-}$ 小鼠的氧化应激被消除。

2. 动脉粥样硬化模型中的脑血管内皮功能障碍 一些证据表明，动脉粥样硬化与 NO 生物利用度和内皮细胞功能降低有关。在早期的报道中，与正常家兔相比，高胆固醇血症家兔基底动脉对乙酰胆碱的舒张反应受损[125]。而在动脉粥样硬化期间，脑血管保留了对乙酰胆碱反应[126, 127]，甚至有所增强[128]。与正常的猴子相比，动脉粥样硬化的猴子中，可溶性鸟苷酸环化酶抑制引起的基底动脉收缩减少。结果表明，在动脉粥样硬化期间可溶性鸟苷酸环化酶对脑动脉基础张力的影响减弱，这可能反映了动脉粥样硬化期间 NO 产生 / 活性减少[129]。同样，与正常小鼠相比，在 ApoE$^{-/-}$ 小鼠的血管中给予 L-NAME（一种 NOS 抑制药）后，其大脑动脉收缩减少[124]。这表明，在动脉粥样硬化过程中 NO 生物利用度降低。与正常小鼠相比，ApoE$^{-/-}$ 小鼠脑血管对乙酰胆碱引起的舒张反应减少，进一步提示动脉粥样硬化期间 NO 生物利用度降低与脑循环内皮功能障碍有关[130, 131]。有趣的是，与对照组相比，MRI 显示高胆固醇饮食的兔子大脑动脉更窄[132]，这可能说明血管张力增加或潜在的结构改变。

进一步的实验提供了氧化应激和血管功能障碍之间的联系。ApoE$^{-/-}$ 小鼠脑血管 NO 依赖性反应受损，这一反应可被 ROS 清除剂（Tempol）[124, 130]、NADPH 氧化酶抑制药（夹竹桃麻素）[130]或在 ApoE$^{-/-}$/NOX2$^{-/y}$ 小鼠中逆转[124]。这强烈表明，NOX2 氧化酶衍生的超氧化物是动脉粥样硬化过程中脑血管功能障碍的主要介质（图 1-2）。尽管脑血管明显缺乏病变，但氧化应激和内皮功能障碍确实存在[124, 130]。

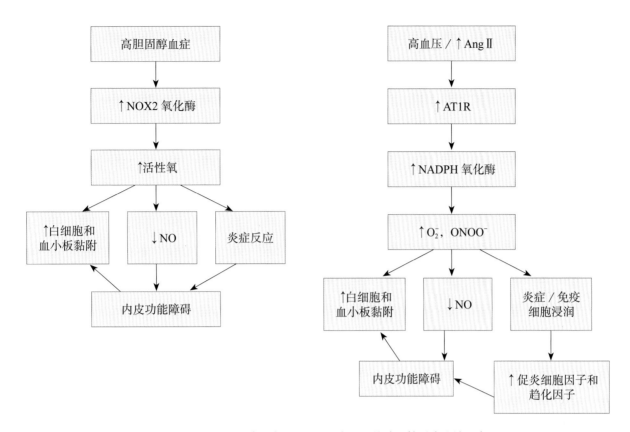

▲ 图 1-1　**高胆固醇血症、Ang Ⅱ 和高血压的脑血管影响总结示意**
高胆固醇血症会引起氧化应激，最终导致炎症反应，包括白细胞和血小板黏附增加，以及内皮功能障碍。这些影响在 NOX2 氧化酶缺陷小鼠中均减弱。Ang Ⅱ 增加白细胞和血小板黏附、炎症 / 免疫细胞的浸润，并由于 NO 生物利用度降低而导致内皮功能障碍。这些影响在很大程度上被 AT1 受体（AT1 receptor，AT1R）抑制药和 AT1R 缺陷小鼠、ROS 清除剂和 NOX2 氧化酶缺乏，以及 T 淋巴细胞和 B 淋巴细胞缺乏（RAG⁻╱⁻）小鼠抑制，表明 AT1R 和 NADPH 氧化酶衍生的 ROS 和适应性免疫系统在脑循环中对慢性高血压的有害影响。NO. 一氧化氮；Ang Ⅱ. 血管紧张素 Ⅱ；ONOO⁻. 过氧亚硝酸盐

3. 动脉粥样硬化模型中的脑血管炎症　动脉粥样硬化的特点是血管系统的慢性炎症。血小板内皮细胞黏附分子 –1（platelet endothelial cell adhesion molecule-1，PECAM-1）参与了炎症过程和白细胞 – 内皮细胞之间的相互作用，其在 ApoE⁻╱⁻ 小鼠的脑小动脉中表达增加[133]。高胆固醇血症小鼠脑血管中白细胞和血小板黏附及氧化应激升高，P– 选择素发挥免疫中和作用，以及 NOX2 缺陷小鼠可抑制白细胞和血小板黏附，提示 P– 选择素和 NOX2 依赖的氧化应激是高胆固醇血症诱导的脑炎症的重要机制[123]。ApoE⁻╱⁻ 小鼠脑血管中精氨酸酶 1 型的表达也增加[134]。这与上述机制也是相关的，因为氧化的 LDL 增加了精氨酸酶活性，降低了内皮细胞 NO 水平，最终导致血管内皮细胞的 NO 功能受损[135]。ApoE⁻╱⁻ 小鼠脑微血管中血管细胞黏附分子 –1（vascular cell

adhesion molecule-1，VCAM-1）的表达没有改变[136]。

（二）高血压

高血压严重危害脑循环和大脑，是脑卒中的主要危险因素，也是认知功能下降和痴呆的主要原因[137]。高血压可能促进脑动脉和小动脉粥样硬化斑块的形成[137]，有大量的实验证据表明，高血压损害脑循环功能。许多最初的研究集中在自发性高血压大鼠（spontaneously hypertensive rat，SHR），其中报道了 NADPH 氧化酶衍生的超氧化物产生增多[91] 和内皮依赖性反应受损[58, 75, 138–141]。随后是关于高血压对脑循环影响的最新数据的讨论，特别是血管紧张素 Ⅱ（angiotensin Ⅱ，Ang Ⅱ）水平升高引起的高血压（图 1-1）。Ang Ⅱ 非常重要，因为它参与了慢性高血压期间脑循环中发生的许多功能和结构变化[5, 119, 137]。

1. 高血压的氧化应激涉及 Ang Ⅱ 升高　Ang Ⅱ 增

加了脑循环中 ROS 的产生。Iadecola 研究小组的研究发现，急性静脉注射 Ang Ⅱ 的小鼠血压和脑血管产生的 ROS 水平升高[142-146]。用 ROS 清除剂 MnTBAP 治疗可防止 ROS 水平的升高[146]。据报道，这种治疗也增加了小鼠脑血管内皮细胞的 3- 硝基酪氨酸免疫反应性（硝化应激的提示）。这一效应可被 ONOO⁻ 清除剂和 NOS 抑制药所阻止，并且在 NOX2 氧化酶

缺陷小鼠中缺失[143]。因此，这些发现表明，Ang Ⅱ 主要通过 NOX2 氧化酶衍生的超氧化物与 NO 的反应，增加脑血管系统中的 ONOO⁻（图 1-2）。

2. 高血压的内皮功能紊乱涉及 Ang Ⅱ 升高　据报道，急性静脉注射 Ang Ⅱ 可损害 NO 依赖性的脑血流量（cerebral blood flow，CBF）增加[145, 146]，MnTBAP 和血管紧张素 1 型（angiotensin type 1，AT1）受体

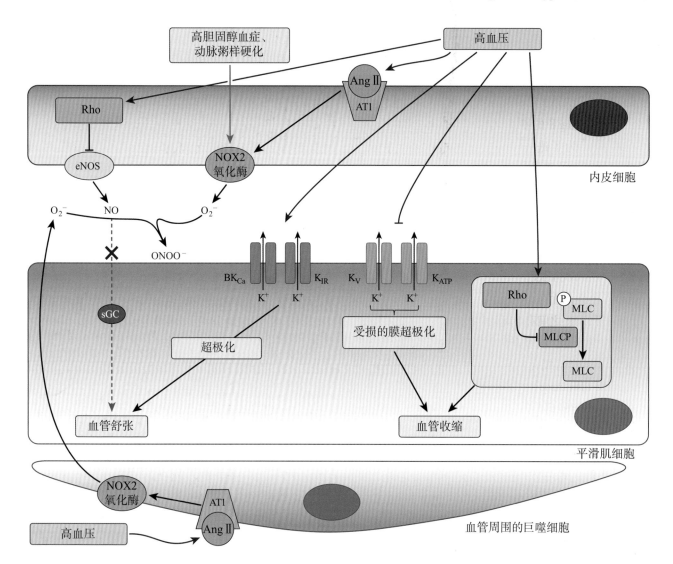

▲ 图 1-2　动脉粥样硬化、高胆固醇血症和高血压极大地改变了调节大脑动脉张力的关键机制

动脉粥样硬化、高胆固醇血症和高血压通过激活 NOX2 氧化酶来增加氧化应激。增加的超氧化物自由基（O_2^-）水平清除了 eNOS 衍生的 NO，导致 NO 生物利用度降低，从而减少 NO 介导的血管舒张并形成 ONOO⁻。ONOO⁻ 可直接影响脑血管张力。K⁺ 通道活跃可调节血管张力。多数研究调查了高血压对 BK_{Ca} 通道功能影响，其结果（即通道功能的增加或减少）取决于所研究的高血压模型。与正常血压条件下相比，基线 K_V 通道功能受损，K_{ATP} 介导的血管舒张也受损。基线 K_{IR} 通道功能增强，而 K_{IR} 介导的 K⁺ 诱导的血管舒张功能受损。在内皮细胞中，Rho 激酶可以降低 eNOS 的活性。在血管肌肉中，Rho 激酶磷酸化（并失活）MLCP，导致 MLC 磷酸化增强，血管收缩性增加。在高血压期间，Rho 激酶活性增加，损害了正常的脑血管调节。Ang Ⅱ. 血管紧张素 Ⅱ；ONOO⁻. 过氧亚硝酸盐；eNOS. 由内皮型一氧化氮合酶；sGC. 可溶性鸟苷酸环化酶；BK_{Ca}. 大电导 K_{Ca}；K_{IR}. 内向整流 K⁺；K_{ATP}. ATP 敏感 K⁺；MLC. 肌球蛋白轻链；MLCP.MLC 磷酸酶

拮抗药氯沙坦可逆转该效应[146]。在体内局部应用 Ang Ⅱ 于脑小动脉会导致 NO 依赖性反应受损，这可以被超氧化物清除剂铁 Tiron 所阻止[147]。同样，Ang Ⅱ 诱导的 ECSOD 缺陷小鼠体内脑小动脉内皮功能障碍被 Tempol 逆转[148]。在一个更慢性的 Ang Ⅱ 依赖性高血压模型中，Ang Ⅱ 导致血压升高，并导致基底动脉内皮功能障碍。Ang Ⅱ 的这种作用在 NOX2 氧化酶缺陷小鼠中不存在，而在 NOX1 氧化酶缺陷小鼠中部分减弱，提示 Ang Ⅱ 诱导的内皮功能障碍依赖于 NOX2 氧化酶，也可能在某种程度上依赖 NOX1 氧化酶[149]。尽管有这些发现，Ang Ⅱ 还是增加了 NOX2 和 NOX1 氧化酶缺陷小鼠的血压，这表明 Ang Ⅱ 的脑血管作用和升压作用是相互独立的[149]。为了进一步证实这一点，先前的研究报道了全身给予非加压剂量的 Ang Ⅱ 会导致脑循环内皮功能障碍[150]。此外，对于低剂量 Ang Ⅱ 的反应，内皮功能障碍先于高血压发生[151]。ROS 清除剂逆转 Ang Ⅱ 引起的内皮功能障碍[150, 152]。最近有报道称，通过一种涉及 TRPV4 的机制抑制盐皮质激素受体（mineralocorticoid receptor，MR）拮抗药改善了 Ang Ⅱ 急性高血压患者的内皮功能障碍[153]。因此，在 AT1R 和 MR 之间存在潜在的交叉效应。在高血压的遗传模型中（小鼠过表达人肾素和血管紧张素原），使用聚乙二醇超氧化物歧化酶（polyethylene glycol superoxide dismutase，PEG-SOD）可完全逆转基底动脉的内皮功能障碍[154]。综上所述，这些数据表明，Ang Ⅱ 通过激活血管壁表达的 AT1R 使脑循环内皮功能障碍，超氧化物产生增加，从而导致 NO 氧化失活（图 1-2）。最近的证据表明，MR 也可能参与了 Ang Ⅱ 引起的功能障碍。

3. 高血压的脑血管炎症反应涉及 Ang Ⅱ 升高　高血压诱发脑循环炎症反应，这包括 Ang Ⅱ 的模型。Ang Ⅱ 导致脑血管内白细胞和血小板黏附升高。这一反应可被 AT1 受体拮抗药坎地沙坦和氯沙坦、二亚苯基碘鎓及一种黄素蛋白抑制药（如 NADPH 氧化酶）阻止[155]。在这些发现的扩展研究中表明，Ang Ⅱ 诱导的高血压与脑血管中白细胞和血小板黏附的显著增加相关，而在 RAG⁻/⁻ 小鼠（即 T 和 B 淋巴细胞缺陷小鼠）及 AT1R⁻/⁻ 小鼠中减弱，然后用氯沙坦来治疗[156]，提示免疫细胞和 AT1 受体参与了这一效应。Tempol 也能阻止体内小血管中 Ang Ⅱ 引起的白细胞

黏附[157]。进一步证实了脑血管炎症涉及 ROS 的产生和氧化应激。有趣的是，尽管在 Ang Ⅱ 和醋酸脱氧皮质酮（deoxycorticosterone acetate，DOCA）- 盐高血压模型中，脑血管中的白细胞和血小板黏附增强，这个反应在轻度高胆固醇血症的情况下可被预防，可能是由于高密度脂蛋白（high-density lipoprotein，HDL）的参与，这表明某些类型的胆固醇轻度升高可能有利于高血压的发生[158]。

其他的高血压模型也表明 Ang Ⅱ 在脑血管炎症中的作用。例如，在 DOCA- 盐高血压模型中，氯沙坦和在 AT1R⁻/⁻ 小鼠中可以防止白细胞和血小板黏附[159]。此外，这些作用不仅被 Tempol 所抑制，还被线粒体 Tempol 所抑制[159]，这表明线粒体来源的 ROS 存在于脑血管炎症反应。这些抗炎作用发生在没有任何降压作用的情况下，表明血压不一定是参与 Ang Ⅱ 相关的脑血管炎症的关键介质。在 SHR 中，坎地沙坦抑制了细胞内黏附分子 -1（intracellular adhesion molecule-1，ICAM-1）表达的增加，以及脑微血管中浸润和黏附的巨噬细胞数量的增加[160]。坎地沙坦也抑制了 SHR 大鼠许多脑区的广泛炎症[161]，进一步提示了 Ang Ⅱ 激活 AT1R 的作用，并证明了 AT1R 抑制药有利于预防与脑血管疾病相关的炎症反应。

血管周围的巨噬细胞似乎在 Ang Ⅱ 引起的脑血管功能障碍中起着核心作用[162]。Faraco 等的研究表明，Ang Ⅱ 作用于血管周围巨噬细胞上的 AT1R，导致 NOX2 氧化酶依赖的 ROS 的产生和内皮功能障碍[162]。因此，炎症似乎是导致氧化应激和随后的内皮功能障碍的关键机制。

4. 慢性高血压中的 K⁺ 通道功能　K⁺ 通道在脑血管系统中的表达及其在调节动脉张力的重要作用，包括调节血管扩张药反应（已有阐述）。慢性高血压对脑血管的有害作用也是众所周知的[137]。因此，K⁺ 通道功能改变与慢性高血压相关也就不足为奇了（图 1-2）。

（1）BK_{Ca} 通道：在慢性高血压期间，BK_{Ca} 通道的基础活动可能是脑动脉的重要因素，相比血压正常的大鼠，这些通道的药物抑制（TEA 和伊比利亚毒素）引起高血压大鼠更大的脑动脉收缩[10]。与此相一致的是，与正常大鼠相比，高血压大鼠中伊比利亚引起的脑小动脉收缩增强，这一效应与脑血管 K_{Ca}

通道 α 亚基表达增强有关[163]。TEA 和北非蝎毒素抑制 BK_{Ca} 通道可引起高血压大鼠而不是正常血压大鼠的脑血管收缩[164]。

相比之下，在 Ang Ⅱ 依赖性高血压的模型中，与正常血压大鼠相比，高血压大鼠中伊比利亚毒素引起的脑动脉收缩减少，这与 Ca^{2+} 活化和 BK_{Ca} 通道之间的耦合效率降低有关，以及 β_1 亚基表达降低，尽管 α 亚基表达在慢性高血压期间没有改变[165]。其机制可能与钙调磷酸酶 /NFATc3 信号传导有关，因为在钙调磷酸酶 /NFATc3 缺陷的小鼠中，Ang Ⅱ 诱导的 β_1 亚基表达的减少反应缺失。钙调磷酸酶 /NFATc3 在 Ang Ⅱ 依赖性高血压的发展中也很重要[166]。此外，虽然伊比利亚毒素在正常小鼠中引起肌源性收缩，但在 Ang Ⅱ 依赖性高血压模型中，它对大脑动脉的肌源性收缩没有影响[107]。在饮食诱导的肥胖模型中伴有血压升高，虽然肌源性张力没有改变，但脑血管 $BK_{Ca}\beta_1$ 亚基表达升高[17]。因此，K_{Ca} 通道的功能改变似乎依赖于所研究的实验性高血压模型。

(2) K_{ATP} 通道：据我们所知，关于 K_{ATP} 通道功能的信息很少。与正常血压大鼠相比，高血压大鼠的脑动脉对 K_{ATP} 通道激活药阿里卡林的血管扩张反应明显受损，提示高血压期间 K_{ATP} 通道功能受损[138]。虽然与正常血压对照组相比，高血压大鼠大脑的小动脉中 SUR2B 的表达似乎增加[167]，但这一发现的确切意义尚不清楚。

(3) K_V 通道：实验性高血压可能与脑动脉去极化和肌源性反应增加有关，可能表明 K_V 通道功能受损。K_V 通道的药物抑制药科雷内酯和紫杉醇 –4 收缩血压正常大鼠的脑动脉，但对两种高血压模型动物的大脑动脉没有影响，表明 K_V 通道对基础张力调控的作用减少。这和高血压大鼠中组成 K_V 通道的成孔 $\alpha_{1.2}$ 和 $\alpha_{1.5}$ 亚基的表达降低有关[168]。另外，这与在 Ang Ⅱ 依赖性高血压模型中报道的脑动脉 K_{V_2} 通道功能受损相一致，与正常大鼠相比，高血压大鼠中基质毒素诱导的大脑动脉收缩减少[36]。在 Dahl 盐敏感大鼠中，高血压大鼠与正常大鼠相比，脑动脉肌细胞 K_V 通道电流密度降低[169]。与 WKY 组相比，SHR 组的脑血管平滑肌细胞的 K_V 电流密度较低[170]。

(4) K_{IR} 通道：慢性高血压期间 K_{IR} 通道功能受损的第一个证据是，与正常血压对照组相比，高血压大鼠中 K^+ 引起的对 Ba^{2+} 敏感的脑血管松弛反应受损[171]。随后的一项研究报道了慢性高血压期间 K_{IR} 通道功能的改变，与正常动物不同，K_{IR} 通道并不是 K^+ 引起脑血管扩张的主要介质。尽管对 K^+ 的反应被保留（甚至增强），$K_{IR2.1}$ 的表达被保留，并且 K_{IR} 通道在慢性高压期间调节动脉张力中的作用增强[58]，但在慢性高血压期间，脑微血管系统中保留（甚至增强）的对 K^+ 引起的血管舒张是由 K_{IR} 通道介导的[55]。因此，至少在介导对 K^+ 的反应方面，慢性高血压的 K_{IR} 通道功能可能在小动脉中保留[55]，相对而言，在大动脉中功能出现受损[58, 171]。

5. 慢性高血压中的 Rho 激酶　在慢性高血压模型中，基底动脉对 Y-27632 的扩张反应增强，表明高血压模型中的 Rho 激酶功能增加[75, 77, 78]（图 1–2）。此外，与正常血压大鼠相比，Y-27632 在更大程度上抑制了脑动脉肌源性张力的压力依赖性发展[172]，因此，支持了 Rho 激酶在脑动脉肌源性张力增加中的重要作用。最近的一项研究表明，全身的内皮素 –1 水平急性升高会损害脑内血管内皮功能，这一效应可被 Y-27632 所逆转[173]。有趣的是，Rho 激酶作为慢性高血压期间脑血管功能障碍的关键中介的作用可能依赖于高血压，因为 Y-27632 并没有逆转 Ang Ⅱ 诱导的脑内皮功能障碍[173]。

结论

目前已经提出了一些调节脑血管功能主要机制的实验证据，以及多少机制在高血压和动脉粥样硬化这两种易导致临床脑卒中的疾病状态中发生改变。因此，可能有利于脑血管疾病，尤其是缺血性脑卒中的预防和（或）治疗的分子靶点正在确定中。然而，由于这些疾病目前控制不佳，显然还需要进一步的工作来最终确定有效的治疗方法。

第 2 章　血栓形成和溶解的机制
Mechanisms of Thrombosis and Thrombolysis

Gregory J. del Zoppo　著

阳玉洁　王　丽　胡　松　王　曼　译　　王嘉玲　李庭毅　校

本章要点

- 血栓形成、血栓溶解和血栓稳定性的基本过程及其与中枢神经系统的相关性。
- 内源性纤溶酶原激活物（PA），包括 t-PA、scu-PA、u-PA，在血栓溶解与体内调节中的作用，由其派生的疗法备受关注。
- 纤溶药物包括重组和纯化的内源性 PA 和外源性 PA（包括链激酶、葡萄球菌激酶、源自吸血蝠物种的 PA 和新型 PA）。
- 阐明了 PA 抑制和调节血管纤维蛋白溶解的分子基础。
- 目前的这些信息为探索 PA 和纤溶酶对中枢神经系统血管和微血管完整性的影响奠定了基础。
- 探索内源性 PA 在中枢神经系统发育、完整性和神经功能中的作用，以及治疗性 PA 对中枢神经系统的潜在影响。
- 将治疗性 PA 开创性用于急性发作的缺血性 / 血栓形成性脑卒中、急性脑动脉再通。
- 讨论了 PA 在实验性脑缺血、血管再通和组织损伤减轻中的应用，以及它们在临床应用中的局限性和相关性。
- PA 在缺血性脑卒中急性干预中的风险及对脑出血的量效关系，讨论了临床上将纤溶药物应用于缺血性脑卒中治疗上的局限性。

血栓形成与血栓的生长、溶解和迁移有着千丝万缕的联系。血栓的形成包括血小板的激活、凝血系统的激活和纤维蛋白降解的过程。这些过程的核心特征是凝血酶原生成凝血酶，凝血酶反过来通过裂解循环，将纤维蛋白原酶解为纤维蛋白，从而产生血栓纤维蛋白网。局部血管的纤维蛋白过量沉积可导致血栓生长，而血管损伤和血管损伤部位"止血栓"中纤维蛋白过量降解可导致出血。纤溶酶可以降解纤维蛋白和纤维蛋白原。纤溶酶原激活物（plasminogen activators，PA）可将纤溶酶原转化为纤溶酶，已被临床上用于急性溶栓。值得注意的

是，所有促进纤溶酶形成的物质都有可能增加出血的风险。

在选定的急性期局灶性脑缺血患者中使用 PA，可以观察到患者的临床症状得到明显改善 [1-9]。目前，急性溶栓在缺血性脑卒中的治疗中占有重要地位。目前，重组组织型纤溶酶原激活物（rt-PA）已在美国、日本、欧洲及其他多个国家获得许可，用于治疗症状出现 3h 内的缺血性脑卒中，一些地区治疗时间窗可达 4.5h [6, 9]。一项早期的Ⅲ期前瞻性试验及最近的经验表明，在严格筛选患者的前提下，延长治疗时间窗是可能的 [3-5, 9]。然而，在早期研究中很

少有影像学证据表明，急性期使用 rt-PA 能改善患者预后与阻塞的脑供血动脉再通相关[4]。

纤维蛋白降解剂在临床中的发展起源于 19 世纪时对凝结的血液自发液化和纤维蛋白血栓溶解的观察。随着对血浆中纤维蛋白溶解的不断了解，对链球菌纤维蛋白溶解机制的研究也在不断深入。链激酶（streptokinase，SK）是第一个被用来溶解封闭空间内（胸膜内）纤维蛋白凝块的 PA，但需要纯化的制剂来溶解血管内血栓。随着对血栓形成和降解机制的深入了解，PA 用于溶栓治疗已经取得了一定进展。值得注意的是，临床上用于降解纤维蛋白血栓的 PA 浓度远远超过内源性降解相同血栓所需的浓度。

一、血栓形成机制

特定血栓的血小板 - 纤维蛋白的相对组成取决于血管床、纤维蛋白的局部发育、血小板活化和局部血流或剪切应力。即使在同一动脉区域，血栓的组成也可能存在相当大的变异性和局部异质性，原位切除的血栓可以证明这一点[10-13]。药物抑制血小板活化 / 聚集和凝血过程也可以改变血栓的组成和体积。在动脉血流速率下，血栓主要富含血小板，而在静脉血流的低剪切速率下，凝血激活似乎占主导地位。有研究表明，药物溶栓的疗效取决于纤维蛋白的相对含量和可反映血栓年龄（新旧）和血栓重构的血栓纤维蛋白交联程度，后者可能因血管床的位置而异（如动脉、毛细血管或静脉）。

凝血酶（因子 II a）是血栓形成的核心角色（图 2-1）。凝血酶是一种丝氨酸蛋白酶，切割纤维蛋白原生成纤维蛋白，相互交织的纤维蛋白形成了不断增长的血栓支架。纤维蛋白链交联需要活化因子 XIII，这是一种与纤维蛋白原结合的谷氨酰胺转移酶，其本身被凝血酶激活。XIIIa 因子能稳定纤维蛋白网[14, 15]（图 2-2）。凝血酶介导的纤维蛋白聚合导致纤维蛋白 I 和纤维蛋白 II 单体、纤维蛋白肽 A（fibrinopeptide A，FPA）和纤维蛋白肽 B（fibrinopeptide B，FPB）的产生。

在动脉流动条件下，血栓形成需要血小板活化，并伴随凝血酶介导的纤维蛋白形成。血小板膜受体和磷脂为内源性和外源性凝血途径形成凝血酶提供了场所[16]。血小板通过一个涉及 XI 因子受体和高分子量激肽原（high-molecular-weight kininogen，HMWK）的过程促进早期内源性凝血的激活[17]（图

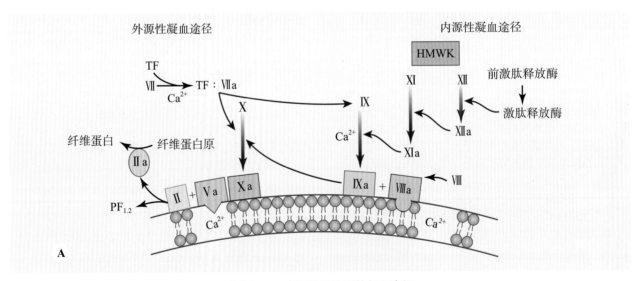

▲ 图 2-1　内源性和外源性凝血途径

含磷脂的膜（如血小板）为加速凝血通路激活提供了支架。内源性和外源性途径都导致凝血酶原（因子 II）的激活，并将循环中的纤维蛋白原生成纤维蛋白。外源性途径通过因子 VII 与组织因子（TF）的相互作用，在血管外膜、脑血管周围实质和激活的单核细胞中启动凝血。TF：VIIa 复合物可催化因子 X 的激活和加速凝血酶的生成。内在系统包括血管腔内成分的激活。通过这一途径启动凝血包括前激肽酶、激肽酶、高分子量激肽酶原（HMWK）及因子 XI 和 XII。A. 凝血酶生成。内源性系统通过 "张力酶" 复合体激活因子 X（因子 VIIIa 和 IXa，以及磷脂上的 Ca^{2+}）。内源性和外源性途径都通过共同的 "凝血酶原" 复合体（Xa、Va 和 Ca^{2+} 因子）激活凝血酶原。血小板表面有 Va 和 VIIIa 因子的受体。凝血酶原的裂解产生 PF$_{1.2}$ 和凝血酶（因子 II a）

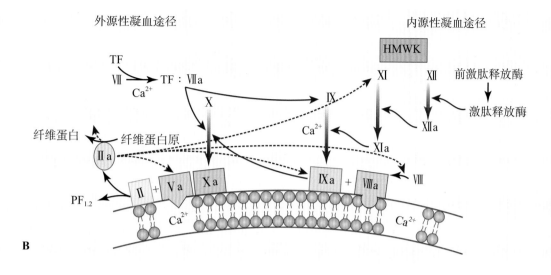

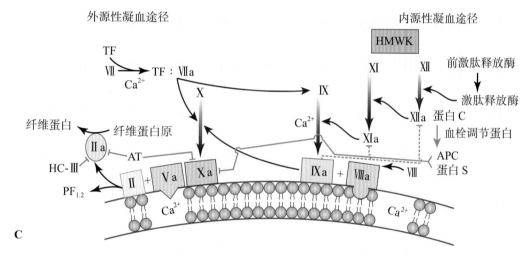

▲ 图 2-1（续）　内源性和外源性凝血途径

含磷脂的膜（如血小板）为加速凝血通路激活提供了支架。内源性和外源性途径都导致凝血酶原（因子 Ⅱ）的激活，并将循环中的纤维蛋白原生成纤维蛋白。外源性途径通过因子 Ⅶ 与组织因子（TF）的相互作用，在血管外膜、脑血管周围实质和激活的单核细胞中启动凝血。TF：Ⅶa 复合物可催化因子 Ⅹ 的激活和加速凝血酶的生成。内在系统包括血管腔内成分的激活。通过这一途径启动凝血包括前激肽酶、激肽酶、高分子量激肽酶原（HMWK）及因子 Ⅺ 和 Ⅻ。B. 凝血酶具有多重正反馈刺激作用，它能催化活化因子 Ⅺ 和 Ⅷ 及张力酶和凝血酶原复合物的活性。凝血酶还通过其表面的特定凝血酶受体刺激血小板的活化和颗粒的分泌。C. 凝血激活是由交叉的抑制物途径调节的。Ⅴa、Ⅹa、Ⅷa 等因子的作用受蛋白 C 途径调控。APC 是内皮细胞受体血栓调节蛋白作用于蛋白 C 及其辅因子蛋白 S 而产生，抑制因子 Ⅴ 的作用。AT. 抗凝血酶；HC-Ⅲ. 肝磷脂辅因子 Ⅲ

2-1）。此外，因子 Ⅴ 和 Ⅷ 与特定的血小板膜磷脂（受体）相互作用，促进因子 Ⅹ 活化为 Ⅹa（"张力酶复合体"），并在血小板表面将凝血酶原转化为凝血酶（"凝血酶原复合体"）[18]。血小板结合凝血酶修饰因子 Ⅴ（因子 Ⅴa）作为 Ⅹa 因子的高亲和力血小板受体[19]。这些机制加速了凝血酶的产生，进一步催化纤维蛋白的形成和纤维蛋白网。

这一过程也导致纤溶酶原转化为纤溶酶，并激活内源性纤维蛋白溶解。凝血酶通过内皮细胞局部释放 t-PA 和单链尿激酶型纤溶酶原激活物（single chain urokinase，scu-PA），在血栓形成和纤溶酶生成之间提供了一种直接联系。凝血酶已被证明在体外和体内能显著刺激内皮细胞释放 t-PA[19, 20]。在一项实验中，向非人类灵长类动物注入 Ⅹa 因子和磷脂会导致循环中 t-PA 活性显著增加，这表明血管储存的大量 PA 可以通过凝血活性成分被释放。其他血管和

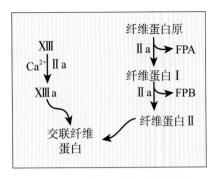

▲ 图 2-2 交联纤维蛋白的产生

纤维蛋白原被凝血酶（因子Ⅱa）先后裂解形成纤维蛋白Ⅰ和纤维蛋白Ⅱ，同时释放出 FPA 和 FPB。凝血酶激活因子ⅩⅢ可活化谷氨酰胺转氨酶，促进纤维蛋白的交联和血栓的稳定。FPA. 纤维蛋白肽 A；FPB. 纤维蛋白肽 B

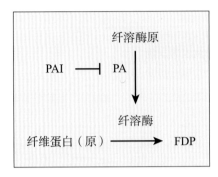

▲ 图 2-3　纤溶酶原激活和纤维蛋白（原）溶解

纤溶酶催化纤维蛋白原和纤维蛋白的降解。PA 包括 t-PA、u-PA 和新型结构物，可将纤溶酶原裂解成活性纤溶酶，产生纤维蛋白和 FDP 的特征产物。PAI. 纤溶酶原激活物抑制物；PA. 纤溶酶原激活物；FDP. 纤维蛋白降解产物

细胞刺激也会增加 PA 释放，从而推动止血平衡向血栓溶解发展。

　　动脉或静脉血栓的发展需要内皮细胞基本抗血栓特性的丧失。除了内皮细胞和循环抗凝血药及其辅助因子［即活化蛋白 C（activated protein C，APC）和蛋白 S］的抗血栓特性外，血栓的生长还受到内源性溶栓系统的限制。血栓溶解或重构是由血栓表面纤溶酶原向纤溶酶的优先转化引起的。在这里，纤维蛋白在其底物（纤维蛋白结合型纤溶酶原）附近结合 t-PA，从而加速局部纤溶酶的形成，与局部剪切应力协同作用[21]。

　　这些过程也可能促进栓塞进入下游的脑血管。然而，关于脑血管内源性 PA 的产生和分泌，目前还知之甚少[22]。外源性药物剂量的 PA 可以加速纤溶酶原向纤溶酶的转化，从而防止血栓形成，促进血栓溶解。

二、纤维蛋白溶解系统

　　纤溶酶的形成是血管血栓溶解的关键。内源性纤溶系统包括纤溶酶原、scu-PA、u-PA 和 t-PA，以及它们的抑制物。因此，纤溶酶降解纤维蛋白（和纤维蛋白原）、纤溶酶原，其激活物及其抑制物有助于血管血栓形成和出血之间的平衡（图 2-3，表 2-1 和表 2-2）。

　　纤溶酶的形成发生在血浆中，它可以将循环中的纤维蛋白原和纤维蛋白裂解成可溶性产物[23]，或者在反应物表面形成。纤维蛋白网为纤溶酶原激活提供了支架，而各种细胞，包括多形核（polymor-

phonuclear，PMN）、白细胞、血小板和内皮细胞，均可表达与纤溶酶原结合的受体[23]。特异性细胞受体将纤溶酶原和特异性激活物（如 u-PA）集中在细胞表面，从而促进局部纤溶酶的产生。肿瘤细胞上类似的受体［如尿激酶型纤溶酶原激活物受体（urokinase plasminogen activator receptor，u-PAR）可聚集 u-PA］也能促进基底膜和基质的溶解，从而促进转移。u-PA 和 u-PAR 均由缺血床的微血管和神经元表达[24, 25]。纤溶酶还可以切割各种细胞外基质（extracellular matrix，ECM）糖蛋白组分（如层膜蛋白、Ⅳ型胶原、基底膜聚糖），这些糖蛋白存在于中枢神经系统和其他器官的微血管基板中[26-28]。

（一）纤溶酶原

　　自然循环的 PA、单链 t-PA 和单链 u-PA（scu-PA 或 pro-UK）均可催化纤溶酶的形成[29, 30]。纤溶酶来自酶原纤溶酶原，即一种糖基化的 92kDa 单链丝氨酸蛋白酶[31, 32]。从结构上看，纤溶酶原包含 5 个 kringles 结构域和 1 个蛋白酶结构域，其中 2 个（K1 和 K5）通过特征的赖氨酸结合位点介导纤溶酶原与纤维蛋白的结合[31, 33, 34]（图 2-4）。

　　谷氨酰胺 - 纤溶酶原有一个 NH_2 末端的谷氨酸，而裂解 - 纤溶酶原缺少一个 8kDa 的肽，有一个 NH_2 末端的赖氨酸。纤溶酶裂解葡萄糖型纤溶酶原 NH_2 末端片段产生溶栓型纤溶酶原。葡萄糖型纤溶酶原的血浆清除半衰期（$t_{1/2}$）为 2.2d，而溶栓型纤溶酶原的 $t_{1/2}$ 为 0.8d。t-PA 和 u-PA 均可通过两种中间产物（葡萄糖型纤溶酶或溶栓型纤溶酶原）催化葡萄糖型纤溶

表 2-1 纤溶酶原激活物

纤溶酶原激活物（PA）	分子量（kDa）	链	血浆浓度（mg/dl）	血浆浓度半衰期（$t_{1/2}$）	底 物
内源性					
纤溶酶原	92	2	20^{-4}	2.2d	纤维蛋白
t-PA	68（59）	$1 \rightarrow 2$	5×10^{-4}	5～8min	纤维蛋白 / 纤溶酶原
scu-PA	54（46）	$1 \rightarrow 2$	（2～20）$\times 10^{-4}$	8min	纤维蛋白 / 纤溶酶（原）
u-PA	54（46）	2	8×10^{-4}	9～12min	纤溶酶原
外源性					
链激酶	47	1	0	41min 和 30min	纤溶酶原、纤维蛋白（原）
纤溶酶原 – 链激酶激活物复合物	131	复合体	0	70～90min	纤维蛋白（原）
葡萄球菌激酶	16.5		0		纤溶酶原
去氨普酶	52	1	0	138min	纤溶酶原

t-PA. 组织型纤溶酶原激活物；scu-PA. 单链尿激酶型纤溶酶原激活物；u-PA. 尿激酶型纤溶酶原激活物

表 2-2 纤溶酶原激活物抑制物

抑制物	分子量（kDa）	链	血浆浓度（mg/dl）	血浆浓度半衰期（$t_{1/2}$）	抑制物底物
纤溶酶抑制物					
α_2 抗纤溶酶	65	1	7	3.3min	纤溶酶
α_2 巨球蛋白	740	4	250		纤溶酶（过量）
纤溶酶原激活物抑制物					
PAI-1	48～52	1	5×10^{-2}	7min	t-PA、u-PA
PAI-2	47，70	1	$<5 \times 10^{-4}$	24h	t-PA、u-PA
PAI-3	50				u-PA、t-PA

PAI. 纤溶酶原激活物抑制物；t-PA. 组织型纤溶酶原激活物；u-PA. 尿激酶型纤溶酶原激活物

酶原转化为溶栓型纤溶酶[35]。纤溶酶原的赖氨酸结合位点介导纤溶酶原与 α_2 抗纤溶酶、血小板反应蛋白、血管外基质成分和富含组氨酸糖蛋白（histidine-rich glycoprotein，HRG）的结合[32]。α_2 抗纤溶酶通过这种机制阻止纤溶酶原与纤维蛋白的结合[35]。纤维蛋白网的部分降解增强了葡萄糖型纤溶酶原与纤维蛋白的结合，进一步促进了局部纤维蛋白溶解。

（二）纤溶酶原的激活

纤溶酶原的激活与凝血系统的激活有关，并可涉及生理性 PA 的分泌（"外源性激活"）。有研究表明，在 HMWK 存在的情况下，激肽酶、XIa 因子和 XIIa 因子可以直接激活纤溶酶原[35, 36]。多项证据表明，scu-PA 在生理条件可激活纤溶酶原。t-PA 是由内皮细胞和其他细胞来源分泌的，似乎是脉管系统主要的 PA。凝血酶通过内源性或外源性凝血途径产生，刺激内皮细胞分泌 t-PA[19, 37]。

几种丝氨酸蛋白酶可通过切断 arg^{560}–val^{561} 键将纤溶酶原转化为纤溶酶[31]。丝氨酸蛋白酶具有共同的结构特征，包括一个具有底物结合亲和力的 NH_2 末端 "A" 链，一个具有活性位点的 COOH 末端 "B" 链，以及链内二硫键。纤溶酶原裂解丝氨酸蛋白酶包括凝血蛋白因子 IX、因子 X、凝血酶原（因

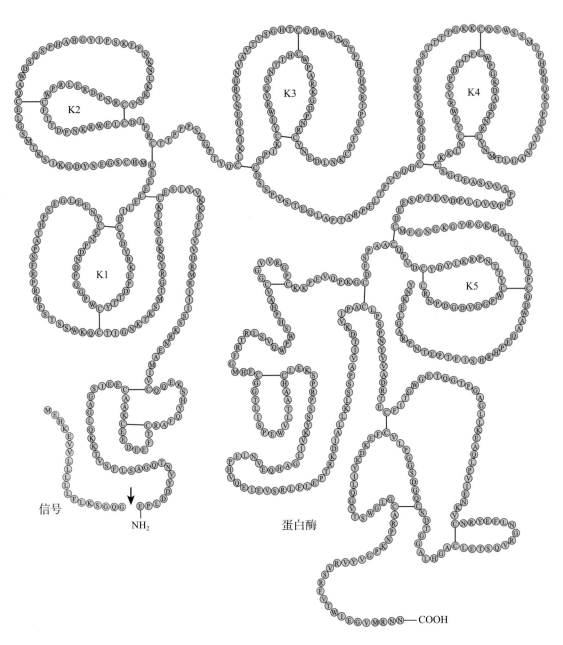

▲ 图 2-4　纤溶酶原的二级结构

子 Ⅱ）、蛋白 C、胰凝乳蛋白酶和胰蛋白酶、各种白细胞弹性蛋白酶、PA（u-PA 和 t-PA）及纤溶酶本身[31]。

　　纤维蛋白三聚体能加速 t-PA 活化纤溶酶原。在循环中，纤溶酶与抑制物 α₂ 抗纤溶酶迅速结合，从而失活。血栓结合型纤溶酶原的激活也可以保护纤溶酶不受抑制物 α₂ 抗纤溶酶和 α₂ 巨球蛋白的影响[31]。在这里，纤溶酶的赖氨酸结合位点和催化位点被纤维蛋白占据，从而阻断了其与 α₂ 抗纤溶酶的相互作用[31]。此外，纤维蛋白和纤维蛋白结合型纤

溶酶原使 t-PA 相对难以被其他血浆循环中的抑制物所抑制。

（三）血栓的溶解

　　纤维蛋白溶解主要发生在表面，因此局部和血栓内的血流增加都会加快纤维蛋白溶解[38, 39]。在血栓巩固过程中，纤溶酶原与纤维蛋白和血小板结合，使局部的纤溶酶释放。在循环中，纤溶酶裂解纤维蛋白原 Aα 链侧链，产生片段 X（DED）、Aα 片段和 Bβ。X 片段的进一步裂解导致片段 DE、D 和 E 的生成。

相比之下，纤维蛋白网降解产生 YY/DXD、YD/DY 和唯一的 DD/E（片段 X=DED，片段 Y=DE）。DD 与片段 E 的交联容易进一步裂解，产生 D- 二聚体片段。D- 二聚体水平的测定具有临床应用价值，因为循环中 D- 二聚体的缺乏与大量血栓的缺乏相关[40]。一般局灶性脑缺血发作时，血栓负荷较小，D- 二聚体升高的意义不确定。降解产物的产生有两个后果：①将这些产物中的一些纳入形成的血栓中，会破坏血栓的纤维蛋白网；②减少循环中的纤维蛋白原及纤维蛋白（原）分解产物的产生，限制了止血血栓对出血的保护。

三、纤溶酶原激活物

所有的纤溶剂都是专性 PA（表 2-1）。t-PA、scu-PA 和 u-PA 是参与生理性纤维蛋白溶解的内源性 PA。重组 t-PA、scu-PA、u-PA、SK、酰基型纤溶酶原链激酶激活物复合物（acylated plasminogen streptokinase activator complex，APSAC）、葡萄球菌激酶（staphylokinase，STK）、源自吸血蝠物种的 PA 及其他临床使用的新型药物［如瑞替普酶（r-PA）、替奈普酶（Tenecteplase，TNK）］均称为外源性 PA[38, 39]。t-PA、scu-PA 和一些新型药物具有相对的纤维蛋白和血栓特异性[40]。

（一）内源性纤溶酶原激活物

1. t-PA　t-PA 是一种 70kDa 的单链糖基化丝氨酸蛋白酶，有四个不同的结构域：手指（F）结构域；表皮生长因子（epidermal growth factor，EGF）结构域（残基 50～87）；两个 kringle 结构域（K1 和 K2）；一个丝氨酸蛋白酶结构域[41]（图 2-5）。COOH 末端的丝氨酸蛋白酶结构域包含纤溶酶原裂解的活性位点，F 和 K2 结构域负责纤维蛋白的亲和力[41, 42]。两个 kringle 结构域与纤溶酶原的 kringle 区域同源。

通过纤溶酶裂解 arg[275]-isoleu[276] 键，t-PA 的单

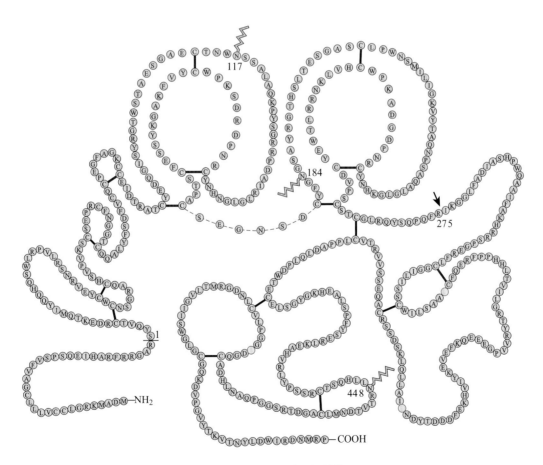

▲ 图 2-5　t-PA 的二级结构

纤溶酶在 arg[275]-isoleu[276] 键处（箭）将单链 t-PA 转化为双链 t-PA。t-PA. 组织型纤溶酶原激活物

链结构转化为双链结构。单链和双链 t-PA 都具有酶活性，并具有相对的纤维蛋白选择性。在人体的研究中表明，单链和双链 t-PA 在血浆中的 $t_{1/2}$ 值均为 3～8min，尽管其在生物学上的 $t_{1/2}$ 更长。t-PA 被认为是具有纤维单蛋白选择性的，因为它对纤维蛋白结合型纤溶酶原具有良好的结合常数，并且它对纤溶酶原的激活与纤维蛋白有关。注入 rt-PA 时，循环因子 V 和Ⅷ不会明显失活，一般不会产生抗凝状态。然而，如果使用足够大剂量的 rt-PA，可以产生临床上可测量的纤维蛋白原溶解和纤溶酶原消耗。

在生理学上，凝血酶[37, 43]、APC[44]、组胺[37]、肉豆蔻酸酯酶和其他介质[45]均可刺激内皮细胞分泌 t-PA。物理运动和某些血管活性物质可使循环中 t-PA 水平显著升高，一些患者在静脉注射 1- 脱氨基（8- 精氨酸）血管加压素［1–deamino（8–D–arginine）vasopressin，DDAVP］60min 内，可使 t-PA 抗原水平增加 3～4 倍。据报道，内皮细胞、神经元、星形胶质细胞和小胶质细胞在体内或体外均可分泌 t-PA 和 u-PA[22, 46–51]。然而，这种广泛细胞表达的原因尚不清楚。

2. u-PA scu-PA 是由内皮细胞、肾细胞及某些恶性细胞合成的 54kDa 糖蛋白[23]（图 2-6）。u-PA 这种单链酶原的不同寻常之处在于，它具有纤维蛋白选择性纤溶酶生成活性[52]，并且是通过重组技术合成的[53]。

scu-PA 与 u-PA 的关系很复杂，纤溶酶从 scu-PA 中裂解或去除 lys^{158}，产生 54kDa 的双链 u-PA。该 PA 由一个 A 链（157 个残基）和一个糖基化的 B 链（253 个残基）组成，它们通过 cys^{148} 和 cys^{279} 之间的二硫键连接。在 lys^{135} 和 arg^{156} 处进一步裂解产生低分子量（31kDa）的 u-PA[41]。高分子量和低分子量的物质都具有酶活性。

54kDa u-PA 通过一级动力学激活纤溶酶原[38, 53]。两种 u-PA 在体外和体内均表现出可测量的纤溶和纤溶活性，血浆 $t_{1/2}$ 值为 9～12min[54, 55]。当作为治疗剂注入时，药物剂量的 u-PA 导致纤溶酶原消耗和因子Ⅱ（凝血酶原）、V、Ⅷ失活，后者的变化造成了系统的溶解状态。

据推测，t-PA 主要通过溶解纤维蛋白参与止血的维持，而 u-PA 则通过表达 u-PA 受体产生胞外蛋白水解活性，这是 ECM 降解迁移所必需的。这两种 PA 在中枢神经系统细胞功能中的作用尚未完全了解。然而，最近的研究为 t-PA 和 u-PA 前体之间的相互作用提供了进一步的见解。

（二）关于内源性溶栓治疗血栓形成性脑卒中的最新思考

血管内皮的抗血栓环境部分是通过分泌 t-PA、

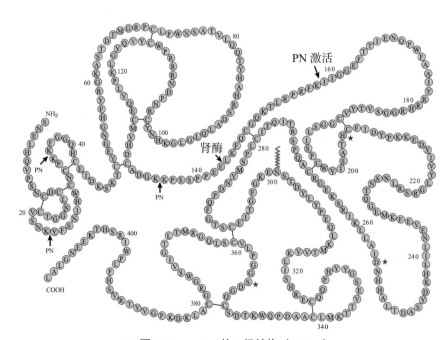

▲ 图 2-6 **scu-PA 的二级结构（54kDa）**

纤溶酶在 158—159 键处激活（箭），锯齿形线表示糖基化位点。scu-PA. 单链尿激酶型纤溶酶原激活物

scu-PA 及双链 u-PA 来维持的。如上所述，t-PA 以三聚体的形式与血栓中的纤维蛋白和纤维蛋白结合型纤溶酶原结合，有效地启动了纤维蛋白降解[56, 57]。由此产生的纤溶酶暴露了两个新的纤溶酶原结合位点[58, 59]，其中第一个引起纤溶酶原的构象改变，使 scu-PA 可以识别纤溶酶原，然后激活纤溶酶原[60]。纤溶酶进一步激活 scu-PA 形成双链 u-PA，u-PA 反过来又在第二个结合位点激活纤维蛋白结合型纤溶酶原[61]。因此，t-PA 最初激活一个纤维蛋白结合型纤溶酶原，u-PA 激活在降解血栓中的纤维蛋白时新暴露的结合位点上的纤溶酶原[62, 63]。这为内源性溶栓提高了效率，并为潜在的进一步细化血管内溶栓药物奠定了基础[64]。

（三）外源性纤溶酶原激活物

1. 链激酶　链激酶是一种 47kDa 的单链多肽，源自 C 组 β 溶血性链球菌。活性 SK- 纤溶酶原复合物将循环中的纤溶酶原直接转化为纤溶酶，并进一步活化形成 SK- 纤溶酶原复合物。SK- 纤溶酶原、SK- 纤溶酶和多种纤溶酶一起循环[65]。SK- 纤溶酶复合物（不被抑制物 α_2 抗纤溶酶结合）和自由循环的纤溶酶可降解纤维蛋白原和纤维蛋白，使凝血酶原、因子 V 和因子Ⅷ失活。

SK 消除的动力学是很复杂的。由前驱感染形成的抗链球菌抗体会中和输入的 SK，并在开始输注 SK 后的 4～7d 达到高峰。因此，实现稳态的纤溶酶原激活所需的 SK 剂量必须是个体化的。纤溶酶原是通过转化为纤溶酶而耗竭，迄今为止，对 SK- 纤溶酶原复合物导致低纤溶酶原血症的清除机制了解其少。由于纤溶酶原转化不足和纤溶酶原消耗不足，在低和高剂量 SK 输注率下，纤溶酶原的产生受到限制。

APSAC（如阿尼普酶）是由纤溶酶原和 SK 非共价结合而成的人工激活物。纤维蛋白选择性依赖于纤溶酶原 K 结构域的纤维蛋白附着特性。APSAC 的活性取决于酰基纤溶酶原组分的脱酰速率。纤溶酶原的酰基保护活性位点的水解激活，允许 SK 在纤维蛋白存在的情况下在复合物内形成纤溶酶。基于 SK 末端的 $t_{1/2}$ 和 APSAC 脱酰反应的 $t_{1/2}$ 来观察，APSAC 的循环时间比 SK 长[66, 67]。然而，尽管有这些良好的临床特点，APSAC 仍未在血管血栓形成的治疗中占有一席之地。

2. 葡萄球菌激酶　葡萄球菌激酶是一种 16.5kDa 的多肽，来源于某些金黄色葡萄球菌菌株[67-69]。STK 与纤溶酶原按化学计量比（1∶1）结合，形成不可逆复合物，激活游离纤溶酶原。对 STK 与纤溶酶的结合已进行了详细的研究[67, 69, 70]。重组 STK 是由已知的基因核苷酸序列制备，已在急性心肌梗死（myocardial infarction，MI）中进行了测试，并在局灶性脑缺血模型研究中进行了初步测试[71, 72]。

3. 源自吸血蝠的纤溶酶原激活物　重组 PA 与那些来自吸血蝠类唾液的 PA 相同之处是都依赖纤维蛋白。吸血蝠唾液 PA 的 α 型（DSPA-α，去氨普酶）和吸血蝠蝠唾液纤溶酶原激活物（vampire bat salivary plasminogen activator，bat-PA）比 t-PA 更具有纤维蛋白依赖性，在不溶解纤维蛋白原的情况下，可达到血管持续再通，这方面可能优于 t-PA[73, 74]。DSPA-α 的血浆 $t_{1/2}$ 明显长于 rt-PA[73]。到目前为止，一些将去氨普酶作为缺血性脑卒中急性治疗的研究项目未能证明其可改善患者的预后[75]。最近，对症状出现后 3～9h 的缺血性脑卒中患者，使用去氨普酶治疗与安慰剂治疗相比，没有发现有不同的预后（mRS 为 0～2 分），在出血风险或死亡率方面也没有观察到差异[76]。目前没有额外的关于该化合物的研究报道。

4. 新型纤溶酶原激活物　为改变内源性 PA 的稳定性和血栓选择性所做的努力，导致越来越多的可能的药物出现。t-PA 和 u-PA 的点突变和缺失突变提供了具有独特性的分子[77]。例如，缺乏 K1 和 K2 结构域的 t-PA 序列具有纤维蛋白特异性，但正常的特异性活性会被 PA 抑制物 -1（PA inhibitor-1，PAI-1）抑制减少[42]。理论上，增加的纤维蛋白选择性可能提供更强的溶栓作用；然而，在一项将该药物用于冠状动脉血栓形成的研究中，并未发现明显的优势。

对于心肌缺血的临床靶点，已经设计出几种 t-PA 突变体，它们具有延长 $t_{1/2}$ 和延迟清除的特性，当单剂注入 t-PA 突变体时，可能会对心肌缺血有好处[78, 79]。

- 瑞替普酶：由 t-PA 的 K2 和蛋白酶结构域组成的非糖基化 PA，具有 4.5～12.3 倍长的 $t_{1/2}$，部分原因是其对肝细胞 t-PA 受体的亲和力较低。它还具有较低的纤维蛋白选择性[79, 80]。

- 替奈普酶（TNK-t-PA 或 TNK）：与 t-PA 在三个突变位点 [T103N、N117Q 和 KHRR（296～299）AAAA] 上不同，替奈普酶能改变两个糖基化位点，增加纤维蛋白的选择性。这种变化也导致其清除减少和 $t_{1/2}$ 延长[81]。基于有限的实验研究，TNK 在临床缺血性脑卒中的应用已经在一项小型试验中进行了正式测试[82]。最近的一项非随机探索性研究报道表明，在症状出现 3～6h 静脉注射 TNK 治疗是可行的[83]。除了增强纤维蛋白的选择性外，TNK 对 PAI-1 的抑制具有一定的抵抗。最近的一份报道表明，TNK 可能是一种相对有用的清除动脉血栓的血管内制剂[84]。然而，需要对这种分析进行进一步的论证。
- 拉诺替普酶（n-PA）：另一种 t-PA 突变体，具有更长的 $t_{1/2}$，源于纤连蛋白手指结构 F 和 EGF 结构域的缺失，以及 asn^{117}–gln^{117} 的突变[78]。
- 孟替普酶（E6010）：是一种具有中等纤维蛋白选择性的 t-PA 类结构。这种分子在二硫键的位置和结构、糖基化的复杂性等方面不同于 t-PA。
- 帕米普酶（YM866）：具有与 t-PA 几乎相同的纤维蛋白选择性和特异性活性，但帕米普酶具有较长的 $t_{1/2}$[85, 86]。

这些突变体已被用于急性心肌梗死的输注。t-PA 突变体的延迟清除或延长 $t_{1/2}$ 在急性缺血性脑卒中的应用的好处还有待证实[87]。脑卒中患者的剂量调整研究尚未报道。一个未经证实的担忧是，长 $t_{1/2}$ 分子可能会增加缺血性脑卒中发生时的脑出血风险。

类似的情况也存在于其他新型的 PA 结构中，包括单位点突变和变异，如 rt-PA 和重组 scu-PA、t-PA/scu-PA 和 t-PA/u-PA 嵌合体、u-PA/ 抗纤维蛋白单克隆抗体、u-PA/ 抗血小板单克隆抗体、双功能抗体耦联物和 scu-PA 缺失突变体[88-90]。

最近，基于一份关于重组 pro-UK（scu-PA）在急性心肌梗死中的潜在应用的报道[91]，使重组 pro-UK（scu-PA）再次引起了人们的兴趣。M5 是 pro-UK 的一个单位点突变（K300H），在血浆中比 pro-UK 更稳定，在治疗剂量下仍能保持其亲酶形式[92, 93]。这种突变将 pro-UK 的内在活性降低了 5 倍，并增加了其对血浆 C_1 抑制物的反应性，C_1 抑制物与酶形成复合物，这种复杂的形式可能降低出血的风险，而不干扰溶栓作用。

5. 外源性溶栓中纤溶酶原激活物的顺序组合 与单独使用 rt-PA 相比，在低剂量 rt-PA 单次输注后，给予 pro-UK 可以在急性冠状动脉血栓形成患者中观察到动脉再通[91]。这为开发一种比野生型分子循环时间更长、更稳定的 pro-UK 类似物奠定了基础，这种分子将用于急性缺血性脑卒中患者。

四、内源性纤维蛋白溶解的调节

内源性纤维蛋白溶解受多种纤溶酶抑制物和 PA 的调节。

在循环中，$α_2$ 抗纤溶酶直接抑制纤溶酶，是纤维蛋白溶解的主要抑制物。过量的纤溶酶被 $α_2$ 巨球蛋白灭活。血管血栓的形成取决于循环中纤溶酶原激活和纤溶酶活性及其各自抑制物之间的平衡。

血小板反应蛋白会干扰 t-PA 激活纤维蛋白相关纤溶酶原。接触激活系统的抑制物和补体（C_1 抑制物）对纤维蛋白溶解有间接作用。HRG 是一种竞争性纤溶酶原抑制物。然而，一般来说，这些纤溶活性的生理调节剂会被 PA 的药理学浓度所压倒。

对于 SK、APSAC 和 STK，循环中和抗体的出现会直接抑制其对纤溶酶原的激活。

$α_2$ 抗纤溶酶和 $α_2$ 巨球蛋白

纤溶过程中产生的循环中的纤溶酶与血浆中的 $α_2$ 抗纤溶酶结合。$α_2$ 抗纤溶酶有两种形式：与纤溶酶原结合的天然形式；不能结合纤溶酶原的第二种形式[94]。一般情况下，$α_2$ 抗纤溶酶以与纤溶酶原结合或自由循环的形式存在。由于与纤维蛋白的相互作用及 $α_2$ 抗纤溶酶已经被占据，因此，纤维蛋白结合型纤溶酶受到保护。过剩的游离纤溶酶与 $α_2$ 巨球蛋白结合。$α_2$ 巨球蛋白是一种相对非特异性的纤维蛋白溶解抑制物，可以使纤溶酶、激肽酶、t-PA 和 u-PA 失活。

五、纤溶酶原激活物抑制物和纤维蛋白溶解

纤溶酶原激活物抑制物 PAI 通过直接结合降低 t-PA、scu-PA 和 u-PA 的活性（表 2-2）。

PAI-1 特异性抑制血浆中 t-PA 和 u-PA。PAI-1 来源于内皮细胞和血小板[95]。多项证据表明，t-PA 的 K2 结构域负责 t-PA 和 PAI-1 之间的相互作用，这种

相互作用在纤维蛋白存在时，可发生改变[96]。PAI-1 也是一种急性期的反应物[97]，例如，在深静脉血栓形成、败血症和 2 型糖尿病等均与血浆中 PAI-1 水平升高相关。

PAI-2 以 70kDa 的形式和 47kDa 的低分子量形式存在，对 u-PA 和双链 t-PA 来说，其 K_i 值较低。PAI-2 来源于胎盘组织、粒细胞、单核 / 巨噬细胞和组织细胞[98]。该抑制物可能对 t-PA 的生理拮抗作用不大，但在子宫 – 胎盘循环中非常重要[99]。PAI-2 抑制 PA 的动力学与 PAI-1 不同。

PAI-3 是在血浆和尿液中发现的可抑制 u-PA、t-PA 和 APC 的丝氨酸蛋白酶抑制物。

凝血酶激活型纤溶抑制物（thrombin-activable fibrinolysis inhibitor，TAFI）是一种可致纤维蛋白溶解的内源性葡萄糖 – 纤溶酶原抑制物。TAFI 是血浆羧肽酶 B 的前体，当被血浆中的凝血酶激活时，会产生抗纤溶作用。

六、治疗性纤溶酶原激活物的临床效果

药物剂量的 PA 能显著改变凝血，并已被用作急性血管血栓形成的治疗。通过测量纤维蛋白原浓度的下降及循环中的纤溶酶原和 α_2 抗纤溶酶的减少（通过与产生的纤溶酶结合），可检测到 u-PA、SK 和 t-PA 产生的纤维蛋白（原）降解。u-PA 和 SK 均可使因子 V 和Ⅷ失活，导致"系统性溶血状态"或"抗凝状态"。纤维蛋白（原）碎片会干扰纤维蛋白多聚化，并促进血栓的不稳定，而循环碎片、低纤维蛋白原血症和因子耗竭可产生一种抗凝状态，限制血栓的形成和进展。u-PA 或 SK 输注的临床结果包括循环纤溶酶原和纤维蛋白原的逐渐减少或耗尽，由于纤维蛋白原显著减少，以及因子 V 和Ⅷ的失活，APTT 延长。随着这些物质的补充，抗凝状态可能是短暂的。

血小板功能也会受到影响。临床研究证实，rt-PA 可延长标准化样本的出血时间[100]。在实验模型中，输注 rt-PA 会引起更大的出血[101]。此外，已知 t-PA 通过血小板间纤维蛋白的选择性蛋白水解引起人血小板的解聚，而这可被 α_2 抗纤溶酶抑制[102]。溶栓型纤溶酶原和葡萄糖型纤溶酶原能增强 rt-PA 的血小板解聚作用。在输注 PA 时发生脑出血的风险可能与血小板聚集的持续破坏和血管损伤部位形成的纤维蛋白的溶解有关。

七、缺血性脑卒中纤溶药物临床应用的局限性

临床环境中使用 PA 的重要变量是其疗效和降低出血风险。脑出血是临床上使用 PA 的一个已知风险。急性缺血性脑卒中患者在药物剂量上使用 rt-PA 必须符合随后证实[103]的原始报告[6]和包装说明书。

使用纤维蛋白溶解剂的严格禁忌证包括：①既往颅内出血史；②败血症性栓塞；③恶性高血压或持续收缩压或舒张压超过 180/110mmHg；④存在持续性实质出血（如胃肠来源）；⑤妊娠或分娩；⑥近期有创伤或手术史；⑦已知的获得性（如使用抗凝血药）或遗传性出血性疾病。这些禁忌证目前适用于选定的在出现症状后 3h 内的缺血性脑卒中患者使用 rt-PA，以及其他获批准的可使用 rt-PA、u-PA 或 SK 的临床适应证。在随后的随机安慰剂对照研究 ECASS Ⅲ中，对 4.5h 的时间窗采用了一些不同的选择标准[9]。

八、脑组织的纤溶酶原激活物

虽然目前的临床重点是使用 PA 作为血管再灌注的治疗剂，但脑组织也产生和使用 PA。PA 的活性与脑组织发育、血管重塑、细胞迁移、神经元活性、肿瘤发育和中枢神经系统的血管侵袭有关。然而，涉及的途径仍在研究中。

在正常的脑组织中，t-PA 抗原在与主动脉血管膜大小相似的微血管中表达[21]。PA 活性的表达在非缺血组织的小鼠、自发性高血压和 Wistar-Kyoto 大鼠及灵长类动物中都有报道[104]。Sappino 等描述了 t-PA 和蛋白酶连接素（protease nexin，PN）–1 在成年小鼠大脑中的定位[105]，而 u-PA mRNA 已被证实在成人大脑中也有表达[50]。t-PA 和 u-PA 在体内或体外由内皮细胞、神经元、星形胶质细胞和小胶质细胞分泌[46-51]。在鼠脑生长过程中，u-PA mRNA 在神经元和少突胶质细胞中表达[105]。尽管 t-PA 在大脑的许多区域的神经元中表达，但细胞外蛋白水解似乎局限于特定、离散的大脑区域。研究表明，t-PA 可介导兴奋性毒性期间或海马局灶性脑缺血后的神经退行性变，这引发了关于 PA 是否在纤溶系统外的细胞活性中发挥作用的讨论[106]。Strickland 和同事总结了 t-PA 参与 CNS 细胞功能和实验性局灶性脑缺血的结

果研究[107]。其他近期的总结强调了这一结果的具体方面[108, 109]。

纤溶酶原的产生局限于中枢神经系统的离散区域[105]。在局灶性脑缺血早期，PA 通过微血管和邻近神经元表达（如 u-PA）[25]。然而，很少有证据表明纤溶酶活性本身是在缺血区域产生的。尽管纤溶酶发挥作用伴随着基底膜成分的损失[28]，但产生的其他蛋白酶可以解释这一现象。此外，原位酶谱显示了局部纤溶酶原激活的证据[110]。在实验环境中，基质成分（如层粘连蛋白）的蛋白水解片段与中枢神经系统兴奋性毒性增强有关[111]。虽然 t-PA 水平在非人灵长类动物的缺血中没有明显上调[25]，但其与神经元的存活和损伤有关[112]。

（一）纤溶酶原激活物与神经元功能

PA 参与了中枢神经系统的发育[105, 113]。这并不奇怪，因为许多细胞都具有 PA 受体，PA 系统可能在中枢神经系统的发育和功能中发挥独特的作用。u-PA 已经被证明参与以下方面：①前脑产后发育（连同 u-PAR）；②中枢神经系统中神经元和轴突的生长[113]；③癫痫发生（连同 u-PAR）[114, 115]。在常氧状态的实验体系中，t-PA 由神经元合成并参与以下方面：①海马神经元的功能和反应[116]；②癫痫发生[115, 117]；③神经元兴奋性毒性损伤[49]。小胶质细胞在吞噬过程中需要 t-PA 来发挥正常功能[118]。

Tsirka 等已经证明 t-PA 的缺失可以阻止（海马）神经元兴奋性毒性损失的产生[49]。相反，对于缺血性脑卒中，阿替普酶可促进神经元损伤。Wang 等报道，与野生型小鼠相比，t-PA$^{-/-}$ 小鼠（129/Sv 和 C57 Bl/6 背景）的短暂缺血损伤体积明显更小[119]。在这两种物种中，以 0.9～1.0mg/kg 灌注人类 rt-PA 可增加梗死体积[119]。高剂量 t-PA（10mg/kg）可增加大脑中的 MMP-9 水平[120]。阿替普酶通过增强 N– 甲基 –D– 天冬氨酸受体（N-methyl-D-aspartate receptor，NMDAR）信号转导的能力，导致神经元损伤，使损伤体积增加[121]。在海马和杏仁核中，通过 rt-PA[121] 或 t-PA 表达来直接蛋白水解该受体 NR1 亚基[117]。有人认为，蛋白水解活性可能与细胞生长的血清和（或）小鼠制剂中使用的人类 rt-PA 的高浓度剂量有关（如 10mg/kg）。另外，由于物种对照尚未报道，小鼠细胞可能对人类 rt-PA 更敏感。在个别报道中，PA 作用的角色和机制通常很难定义，部分原因是实验的方法学和设置经常没有被充分描述。在另一组实验中，用阿替普酶（100μg/ml）调节 NMDAR 的 NR2B 成分，增加了小鼠乙醇戒断发作（C57BL/6 背景）[117]。

进一步的技术问题已经出现。Yi 等已经证明，与对照组相比，在脑室内注射 rt-PA、t-PA S478A 突变体或变性的 rt-PA 时，Sprague-Dawley 大鼠大脑中动脉（middle cerebral artery，MCA）闭塞模型的梗死体积减少[122]。人们还注意到，人类 rt-PA 商业制剂中的低分子量污染物（可能是 L– 精氨酸）可能导致细胞毒性，同样，纤溶酶制剂中的污染物也可能刺激神经元的 Ca^{2+} 超载[123]。这些研究表明，在小鼠模型系统中，非纤溶性脱靶效应可能是高浓度人类 rt-PA 导致损伤增加的原因。这些观察结果与缺血性脑卒中的关系尚不确定。

许多研究没有考虑到物种差异对凝血系统激活的重要性。Korninger 等已经证明，对于溶栓而言，非人类的系统需要的人类 rt-PA 浓度是人类相关的体外溶栓系统浓度的 10 倍[124]。这一结果适用于血管血栓形成。通常，在 MCA 闭塞的非血栓栓塞模型中，rt-PA 的使用与梗死体积的增加有关。

在非人灵长类动物中，静脉注射不同剂量的阿替普酶或杜替普酶（Duteplase）时，未观察到梗死体积的变化[125]。此外，Overgaard 等发现，在 MCA 闭塞的大鼠缺血模型中，使用 10mg/kg 剂量的 rt-PA 显著减少梗死体积[126-128]。这些观察结果表明，在大鼠中溶栓是可行的，可以减少梗死体积，而在小鼠中获得的 rt-PA 浓度是有毒的。

在培养中，rt-PA 药理学上浓度的变化使细胞损伤持续发生[129-131]。此外，目前还没有明确的迹象表明，在适当治疗的脑卒中患者中，rt-PA 会导致损伤范围的恶化，而不是出血。

因此，为了更好地理解 PA 系统的角色，需要进一步研究 PA 系统及其与神经血管单元内基质的相互作用。

（二）纤溶酶原激活物与脑血管完整性

一个临床相关的概念被提出，rt-PA 可通过增加血管基质降解，从而增加脑血管通透性和出血风险。研究的重点是基质金属蛋白酶（matrix metalloproteinases，MMP）和其他具有基质蛋白降解活性的蛋白酶。

基底膜基质的缺失[28, 132-137]、微血管内皮细胞的快速重组和星形胶质细胞基质黏附受体出现，均可在局灶性脑缺血期间发生[28, 135, 138-140]。Heo 等首次描述了缺血组织中 pro-MMP-2 的出现，以及在灵长类动物中 pro-MMP-9 与出血性转化的关系[141]。Rosenberg 等探索了明胶酶在通透性屏障丧失、神经元损伤和梗死演化中的作用[142-145]。在局灶性脑缺血时，细胞外基质 ECM 内的IV型胶原、层粘连蛋白和纤连蛋白均显著降低[28, 140]。

对于 MCA 闭塞后出现的脑血管 ECM 变化，一个合理的解释是缺血区域内活性基质裂解蛋白酶的急性出现。在非人灵长类动物中，MCA 闭塞后有四个家族的基质改变酶急剧增加：①（pro-）MMP-2、（pro-）MMP-9[141] 和 pro-MMP-2 的激活系统；②丝氨酸蛋白酶，包括 u-PA 和凝血酶[24, 146]；③组织蛋白酶 –L[135]；④肝素酶[28, 135]。它们单独参与脑损伤的作用已经被证实[135, 137, 141, 143, 147-152]。然而，到目前为止，还没有研究显示出明显的因果关系，它们的参与大多是间接的。

在实验性局灶性脑缺血的情况下，目前尚不清楚蛋白酶是以活性形式释放并直接降解微血管 ECM，还是由细胞或基质源释放的非活性前体激活。炎症过程中，血管内皮细胞释放失活的明胶酶 pro-MMP-2，而 PMN 白细胞、单核细胞、小胶质细胞、血管周细胞等细胞释放 pro-MMP-9。pro-MMP-2 由膜结合的 MT1–MMP 和 MT3–MMP、纤溶酶和其他蛋白酶激活。大量关于局灶性脑缺血模型实验的工作都集中在活性明胶酶上[120, 145, 153]。在灵长类动物中，MMP-2 抗原在整个缺血核心中被发现[24]，但不活跃的 pro-MMP-2 仅在高灵敏度酶谱图中被观察到[141]。在缺血的基底神经节中，只有不到 1% 的 MMP-2 是活跃的[141]。

rt-PA 在小鼠局灶性脑缺血模型中引起的出血是由 rt-PA 在缺血组织中生成 MMP-9 引起的[154]。支持这一观点的数据已经在小鼠模型中得到了发展[120, 131, 155-157]，然而，这一观点最近在另一个模型系统中遭到了反驳[157]。这个问题仍未解决，可能取决于技术问题[11]。

技术问题阻碍了对缺血模型组织中基质裂解活性的确认：①保留未灌注的脑样本的血浆；②出血的存在；③蛋白酶提取过程中样品的激活；④分子质量分配与活性形式的不一致；⑤在准备方法上缺乏足够的细节。灵长类（pro-MMP-2）和小鼠（pro-MMP-9）在局灶性脑缺血期间蛋白酶表达的物种差异突出了这一问题[135, 149]。基因缺失研究仅提供了特异性基质蛋白酶对缺血性损伤可能的间接影响[120, 149, 150, 153, 158]，并受到显著的限制。这些包括了发育过程中的代偿性变化，几种具有不同表型的 MMP-9$^{-/-}$ 结构，无法识别其他蛋白酶家族、未知的细胞来源及不同基因结构的类似损伤表型的出现（如在 PA 家族中）[159]。这些观点强烈地支持了确切的酶途径和在中枢神经系统损伤时的细胞来源。

（三）实验性脑缺血中的纤溶酶原激活物

局灶性脑缺血使灵长类动物纹状体组织中内源性 u-PA 和 PAI-1 的表达迅速增加[25, 141]。内源性 t-PA 在结合 PAI-1 时短暂减少，但除此之外是不变的。u-PA 是 pro-MMP-2 的间接激活物，它也在 MCA 闭塞后早期产生[24]。我们推测，基底膜完整性的丧失导致了梗死的出血性转化[28, 140]。外源性 PA 是否以这种方式导致微血管完整性的丧失，目前还在研究中。

有关 PA 导致动脉再通的研究是有限的。啮齿类动物模型中，在血栓栓塞后不久用 PA（主要是 rt-PA）治疗局灶性脑缺血，已有报道可改善临床［行为和（或）神经］结局。在多发性血栓栓塞兔模型中，与未治疗的对照组相比，早期输注 rt-PA 可显著改善临床结局[160]。使用 rt-PA 与 PMN 白细胞黏附抑制物支持这一观点，尽管在不同的实验组中观察到 rt-PA 队列之间的差异。在非人类灵长类的非栓塞脑卒中模型中进行的一项有关 rt-PA 剂量率的研究中发现，与对照组相比，神经功能结果没有观察到显著差异[125]。然而，另一项研究表明，在相同模型中，MCA 区域再灌注后梗死体积显著减少[161]。

九、缺血性脑卒中时纤溶酶原激活物与再通的关系

实验和临床研究表明，需要及时恢复缺血脑实质的血流以改善临床结局。PA 的底物和条件要求支持其在脑血管缺血中的潜在应用。血管造影研究提供了有关血管系统解剖、血栓负荷大小和 PA 再通成功的有价值的信息[3, 162-164]。u-PA 和 rt-PA 似乎与所

预期的那样有助于动脉再灌注（表 2-3）。

（一）纤溶酶原激活物的干预

与静脉给药相比，当 PA 是由动脉途径给药到脑供血动脉的缺血区域，动脉再通的概率似乎更大（表 2-3）。这一观察结果与血栓表面 PA 的局部浓度较高可使疗效增强的概念相一致。然而，这还没有在临床中表现出来。

只有少数前瞻性研究比较了 PA 治疗组与匹配对照组的再通率[4, 162, 165]。在这些研究中，经血管造影证实 MCA 闭塞而接受 PA 治疗的患者再通率明显更高。在重组 scu-PA（pro-UK）的 Ⅱ 期研究中，联合

应用肝素，再通率会显著提高[162]，这在后续的开放 Ⅲ 期研究中得到证实[165]。在那些早期再通的研究中，许多（但不是所有）受试者都有临床改善。再灌注时间较长、灌注不良和（或）侧支循环不良可能影响再灌注的临床改善，尽管这一问题尚未得到证实。

在有限的临床研究中，导管式设备或超声波扫描术的机械破坏已被用于加强血管再通。高超声频率已被证明可以改变纤维蛋白网的性质，以增加 rt-PA 转运进入结构，增加血栓渗透[166]，增加 rt-PA 与纤维蛋白的结合[167]，并增加体外系统中纤维蛋白凝胶的流动，纤维蛋白也可以分解。据推测，如此高的频率也会对脑实质和血管壁结构造成损伤。

表 2-3　急性缺血性脑卒中的纤溶酶原激活物：颈内动脉区域

研　究	年　份	试　剂	患者数 (n)	Δ(T-0)[a] (h)	再通率 (%)	总脑出血发生率（%）	症状性脑出血发生率（%）
动脉内给药							
del Zoppo 等[1]	1988	SK/u-PA	20	<24	90.0	20.0	0.0
Mori 等[2]	1988	u-PA	22	<7	45.5	18.2	9.1
Matsumoto 等[181]	1991	u-PA	39	<24	59.0	33.3	–
PROACT[162]	1997	scu-PA/h	26	<6	57.7	42.3	15.4
		C/ 肝素	14	<6	14.3	7.1	7.1
Gönner 等[182]	1998	u-PA	33	<6	58.0	21.2	6.1
PROACT Ⅱ[165]	1999	scu-PA/h	121	<6	65.7	35.2	10.2
		–/ 肝素（IV）	59	<6	18.0	13.0	1.8
静脉内给药							
Yamaguchi[183]	1991	rt-PA	58	<6	43.1	20.7	–
del Zoppo 等[3]	1992	rt-PA	93 (104)[b]	<8	34.4	30.8	9.6
Mori 等[4]	1992	rt-PA	19	<6	47.4	52.6	–
		C	12		16.7	41.7	–
von Kummer 和 Hacke[184]	1992	rt-PA	32	<6	53.1	37.5	9.4
Yamaguchi 等[5]	1993	rt-PA	47 (51)	<6	21.3	47.1	7.8
		C	46 (47)		4.4	46.8	10.6

a. 从症状出现到治疗的时间；b. 治疗目的；c. 对照组或安慰剂；IV. 静脉注射；rt-PA. 重组组织型纤溶酶原激活物；scu-PA. 单链尿激酶型纤溶酶原激活物；SK. 链激酶；u-PA. 尿激酶型纤溶酶原激活物

（二）血管内介入

最近，人们对近端 MCA、颈内动脉（internal carotid artery，ICA）或颈动脉"T"闭塞，使用 rt-PA 急性再通可能性低的脑卒中患者亚群（约 25%）产生了兴趣[3]。直接动脉内取栓已被证明可以影响再通，并在某些病例中可显著地改善临床症状[168-174]。在这些研究中，静脉溶栓经常被用作试验组比较[168-175]，和（或）被用作血管内手术的辅助手段[168-175]。虽然目前的实践正在发展，但 PA 作为血管内治疗的辅助手段的好处目前还没有得到证实。

十、纤溶酶原激活物与脑出血的关系

缺血性脑卒中时急性使用 rt-PA 可伴有症状性实质出血。大量随机研究表明，静脉注射 PA 增加了症状性出血性转化的风险[6-8]。在这种情况下，大脑半球脑卒中的症状性出血发生率为 3.3%～9.6%[3, 7-9, 162]。此外，在适当的对照试验，如 NINDS 研究[6-8] 和 ECASS Ⅲ 中[9]，rt-PA 治疗患者的症状性出血的发展是导致死亡的原因。然而，总的来说，在那些设计良好的试验中使用 rt-PA 已经显示对神经系统有显著的益处。

在使用 PA 的情况下，与较高的脑出血风险相关的临床特征包括年龄的增长和首次头颅 CT 上的早期梗死迹象。早期的梗死迹象可能反映了微血管床基质的无法察觉的损伤[6-8]。治疗时间延长、体重低（rt-PA 剂量相对较高）、舒张期高血压、年龄增大、早期缺血迹象均与脑出血风险相关[3, 176, 177]。从最近的灌注加权成像（perfusion-weighted imaging，PWI）和弥散加权成像（diffusion-weighted imaging，DWI）研究中，已经确定接受 rt-PA 治疗的亚组患者中出血风险增加[178, 179]。在 PA 暴露期间，局灶性脑缺血的深度和持续时间是导致最终脑出血风险的一个因素[180]。

后一种局灶性脑缺血的特征也符合实验系统中观察到的缺血区域微血管基质降解的情况[27, 135, 141]。这些过程通过 PA 暴露（如 rt-PA）及与组织的基线代谢环境（如高血糖）的相互作用而增强的可能性尚未得到充分的探索。

组织损伤和药物干预均可增加出血的风险。尽管与 rt-PA 相关的出血风险较高，但适当使用该药物可获得良好的临床效益[6]。两项动脉内重组 scu-PA 的随机试验的结果与 scu-PA 抗凝（肝素）增加症状性脑出血风险的作用是一致的[162, 165]。在接受高剂量肝素的患者中出现了大量的症状性出血和再通率的显著增加。尽管如此，到目前为止还没有确凿的证据表明，使用 PA 增加的出血与更大的再通有关。然而，在选定的患者中，早期输注 PA 与出血风险的降低有关[3]。

结论

血栓的形成及内源性血栓重构和溶解的过程涉及众所周知但互不相连的生化途径。它们需要脉管系统及其内部的血小板的激活、凝血的激活的相互作用。这些过程导致了脑供血动脉的闭塞，这是缺血性脑卒中的一个原因。

抗血栓药物是来源于可干扰血栓形成通路中的各个步骤的内源性因子或药物。例如，PA 的药理应用是基于内源性 PA 已知的活性和特性，以及从天然来源纯化具有 PA 活性的蛋白质。在急性缺血性脑卒中，急性期使用 PA 溶解脑动脉血栓和再通闭塞动脉就是从了解 PA 及其作用中发展而来的。

PA 与演变中的缺血脑组织之间的相互作用目前还不完全清楚。然而，很明显的是：① PA 可使中枢神经系统的血管血栓迅速溶解；②急性使用 rt-PA 可引起显著的临床改善；③在这种情况下使用 PA 会增加脑出血的风险。血管损伤是缺血性脑卒中出血和使用抗血栓药物（包括 PA）导致出血的必要组成部分。目前关于脑出血产生的未知因素包括：① PA（如 rt-PA）是否能引起血管基质溶解；② rt-PA 是否、在何处及如何刺激基质蛋白酶生成；③在临床环境中这些事件发生的时间；④非血管因素。越来越多的了解是关于 PA 对非血管的影响，包括大脑发育、个体脑细胞活动，特别是神经元损伤。同时，凝血因子在中枢神经系统中的非血管作用的研究也在继续。

这些研究的结果需要高质量地应用科学方法，就像在血栓通路的研究中一样。

第 3 章　脑血流量与代谢：脑血管疾病的调节与病理生理学

Cerebral Blood Flow and Metabolism: Regulation and Pathophysiology in Cerebrovascular Disease

William J. Powers　Hongyu An　Michael N. Diringer　著

王　钦　孙延鹏　袁　江　译　　杨小曼　孙　强　陈　俊　王云甫　校

本章要点

- 大脑自身存储能量极少，通常需要从血液中持续地获取氧气和葡萄糖来维持其功能和结构的完整。

- 在正常脑灌注压（CPP）情况下，脑血流量（CBF）取决于阻力血管的管径大小，其中主要是小动脉，也包括管径较大的颅内和颅外动脉。这些动脉受到刺激时可扩张和收缩。静息状态下，脑代谢决定了脑血流量。血管通过收缩和舒张维持供氧（CBF × 动脉血氧含量）和耗氧的平衡。在低氧血症和贫血状态下，CBF 随着动脉氧含量的减少而增加，以维持脑氧供应。当大脑的耗氧量降低，如体温过低时，CBF 也随之下降。

- 脑血管对动脉二氧化碳分压（PCO_2）急性变化反应明显，但静息状态对脑血管的控制作用常常被忽略。急性降低的动脉 PCO_2 可使脑血流灌注减少，动脉 PCO_2 增高可使 CBF 增加，而氧代谢不会或很少受影响。但是在低氧血症合并呼吸性碱中毒时，CBF 会增加，抵消二氧化碳产生的效应。

- 生理状态下脑血管具有自我调节功能，维持 CPP 在 70～150mmHg，CBF 波动幅度最小。慢性高血压病将使调节能力的上下限水平整体上移。

- 脑血管的自身调节能力有限，当同时受到多个刺激时，脑血管对单一刺激的反应会削弱或消失。

- 当 CBF 小于 20～25ml/（100g·min）时，脑细胞存活取决于 CBF 减少的幅度和持续时间，以及单个脑细胞自身特性。

- 动物及人类实验为探索急性缺血性脑卒中自我调节受损机制奠定了基础。然而，根据最近基于患者的研究，梗死周围区域对于血压变化的自我调节存在非选择性损害，这与治疗干预的血压变化区域类似。

- 急性脑出血时，血肿周围无缺血区域，自动调节亦无损害。

- 在急性动脉瘤性蛛网膜下腔出血中，CBF 和氧代谢的调节呈波动性，它与大血管的痉挛相关，也可能与小血管反应性受损相关；其他降低 CBF 的因素尚未确定。组织损伤程度各异，则代谢需求不同。

一、正常大脑能量代谢与血流动力学

大脑中的能量依赖于高能量的外源性化合物的代谢，主要来源于血液供应葡萄糖的氧化。大脑自身存储能量代谢的底物很少，需要不断消耗血液供应氧气和葡萄糖来保持其功能和结构的完整性[1]。

二、脑血流量及脑灌注的测量方法

脑血流量（cerebral blood flow，CBF）是指单位时间内血液通过脑血管某横截面积的流量，常以 ml/（100g·min）或 ml/（g·min）形式表达（图 3-1A 至图 3-3）。脑血容量（cerebral blood volume，CBV）是单位时间内脑血管循环的血容量，通常表示为 ml/100g（图 3-1B 至图 3-3）。血管平均通过时间（mean transit time，MTT）是血管内物质在特定大脑范围内通过血管床所需的平均时间（图 3-1C 和图 3-2）。这些物质可能是红细胞、血浆蛋白、MRI 对比剂。不同物质的 MTT 值会略有不同[2]。根据中心体积原理，血管 $MTT=CBV/CBF$[3]。达峰时间（time-to-peak，TTP）和 T_{max} 是脑血管疾病 MRI 研究中另外两种常用的测量脑灌注方法[4, 5]（图 3-1D 和图 3-2）。

两者都描述了静脉注射对比剂的时间 - 浓度曲线的性质。TTP 是对比剂到达后，在实际注射的大脑区域出现对比剂峰值浓度的时间。T_{max} 是用于计算的对比剂到达脑动脉与经任何对比离散度校正的理想组织浓度曲线的峰值之间的延迟。然而，该计算并不完善，测量的 T_{max} 仍然受到色散度的影响，并在较小程度上受到 MTT 的影响[5]。

（一）脑血流量和脑代谢的正常值

大脑重量占体重的 2%，其所需要的血流量占心输出量的 16%[6]。正常成年人全脑 CBF 约为 46ml/（100g·min），脑氧代谢率（cerebral metabolic rate of oxygen，$CMRO_2$）为 3.0ml/（100g·min）[134μmol/（100g·min）]，脑葡萄糖代谢率（cerebral metabolic rate of glucose，CMRglc）为 25μmol/（100g·min）[7-10]。通过正电子发射断层扫描（positron emission tomography，PET）获得的正常值具有可比性：CBF 为 48ml/（100g·min），$CMRO_2$ 为 2.8ml/（100g·min）[125μmol/（100g·min）]，CMRglc 为 22μmol/（100g·min）。PET 测量的 CBV 为 3.7ml/100g，血管 MTT 为 4.7s（1 例数据）。当血浆酮类通过生酮饮食或禁食而升高时，酮类的氧化代谢部分取代了葡萄糖的氧化代谢[11]。

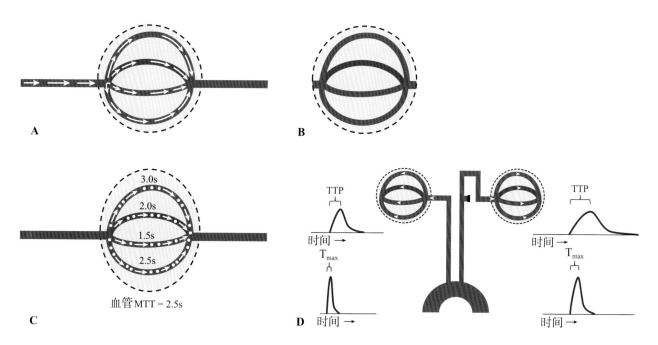

▲ 图 3-1　脑灌注各项指标

A. 脑血流量：一定脑组织量（100g）在单位时间（s）内通过的血流量（ml）。B. 脑血容量：一定脑组织量（100g）中循环血管内的血液容量（ml）。C. 血管 MTT：血流通过特定脑组织量的平均时间（s）。D. TTP 和 T_{max}：对比剂至脑内兴趣区 TTP（s），TTP 为实际注射的达峰时间，T_{max} 为校正弥散后的理想达峰时间

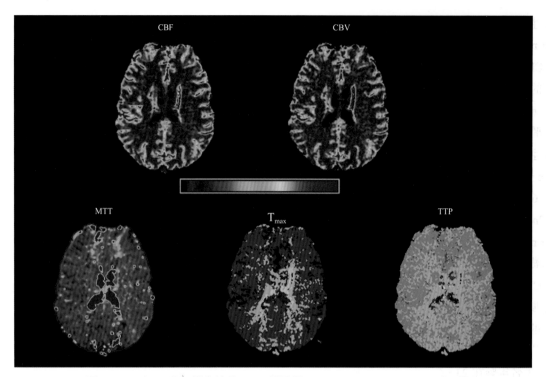

▲ 图 3-2 一名 27 岁正常女性的 MRI 显示了 CBF、CBV、MTT、T_{max} 和 TTP

CBF. 脑血流量；CBV. 脑血容量；MTT. 平均通过时间；T_{max}. 校正弥散后的理想达峰时间；TTP. 实际注射的达峰时间

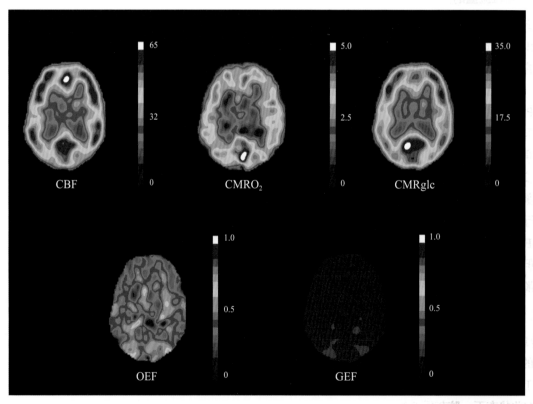

▲ 图 3-3 正常 PET 显示了 CBF [ml/(100g·min)]、$CMRO_2$ [ml/(100g·min)]、CMRglc [μmol/(100g·min)]、OEF、GEF

CBF. 脑血流量；$CMRO_2$. 脑氧代谢率；CMRglc. 脑葡萄糖代谢率；OEF. 氧摄取指数；GEF. 葡萄糖摄取分数

新生儿的平均全脑 CBF 较低，为 6～35ml/（100g·min）[12-17]。而早产儿经历正常发育到 6 个月大时，CBF 也可能低于 10ml/（100g·min）[18]。正常新生儿的全脑 CMRO$_2$ 同样也很低，通常低于 1.3ml/（100g·min）[12, 19]。据报道，新生儿全脑 CMRglc 的平均水平为 4～19μmol/（100g·min）[20-22]。

新生儿期之后，平均全脑 CBF、CMRO$_2$ 和 CMRglc 逐渐增加，在 3—10 岁达到最大值，CBF 峰值为 60～140ml/（100g·min），CMRO$_2$ 峰值为 4.3～6.2ml/（100g·min），CMRglc 峰值为 49～65μmol/（100g·min）[16, 23-29]。到青春期晚期，脑流量、氧气和葡萄糖代谢下降到成人的水平[16, 23, 24, 27]。研究认为，CBF 从第 3 个 10 年开始进一步下降，尽管比青春期的下降要慢得多[30-33]。CMRO$_2$ 和 CMRglc 随年龄的变化并不明显，部分研究显示其发生了减少[30, 32, 34-36]，而部分研究显示无明显变化[37-39]。一位作者对 23 名年龄在 23—71 岁的正常受试者的脑萎缩进行了校正，结果显示 CBF 或 CMRO$_2$ 没有显著变化，但 CMRglc 略有下降。

（二）脑血流量的控制

CBF 受脑灌注压（cerebral perfusion pressure，CPP）和脑血管阻力（cerebrovascular resistance，CVR）的调节如下。

$$CBF=CPP/CVR$$

CPP 等于动脉静脉压和脑静脉压的差值。除非有颅内压升高（intracranial pressure，ICP）或静脉阻塞，否则脑静脉压可以忽略不计。在恒定的 CPP 条件下，CBF 的变化一定是由 CVR 的变化引起的。CVR 由血液黏度、血管长度和血管半径决定（只有血管半径易于进行快速的生理调节）。因此，在正常 CPP 条件下，CBF 的控制取决于阻力血管的口径，主要是小动脉，但也有较大的颅内动脉，这些动脉在各种刺激下扩张和收缩[43]。

（三）脑血流量与新陈代谢的关系

"静息大脑"这一概念对我们理解 CBF 和新陈代谢之间的关系非常有帮助。人在闭眼状态、不做特殊认知工作或行为活动时，大脑被认为处于"静息"状态。在此状态下，脑灰质 CBF［80ml/（100g·min）］大约是脑白质 CBF［20ml/（100g·min）］的 4 倍[44]。同时，局部的血流量与氧和葡萄糖的静息代谢率密切相关，两者在灰质区域的代谢率明显高于白质[45-47]（图 3-3）。氧气和葡萄糖由动脉血输送到大脑的量（CBF × 动脉血浓度）超过了正常组织的代谢率，大约 1/3 的血氧和 1/10 的血糖被代谢[45, 46, 48-50]。由于静息 CBF 与 CMRO$_2$ 和 CMRglc 的区域紧密耦合，大脑摄取的有效氧［氧摄取指数（oxygen extraction fraction，OEF）］和葡萄糖［葡萄糖摄取分数（glucose extraction fraction，GEF）］明显比 CBF 或代谢更统一（图 3-3）。同样，静息状态下的 CBV 在灰质中也高于白质，并与 CBF 紧密匹配，从而在整个正常大脑中形成均匀的血管 MTT（CBV/CBF）（图 3-2）。

正常人全脑静息状态下，CBF、CMRO$_2$ 和 CMRglc 值存在显著的个体差异。正常情况下，CBF 的变化与 CMRO$_2$ 和动脉氧含量的变化显著相关，但与 CMRglc 或动脉血糖浓度的变化无关，这说明正常大脑静息状态下控制 CBF 的代谢因子是 CMRO$_2$ 而不是 CMRglc[51]。当脑细胞代谢率初步降低时，CBF 随之出现相应程度下降，而 OEF 几乎没有变化。在低温或巴比妥麻醉下代谢抑制时，静息脑 CBF 减少与 CMRO$_2$ 减少的这种密切耦合的现象在实验中得到了证实。这也是在各种生理和病理条件下影响 CBF 的一种重要调节机制[52-56]（图 3-4）。同时，由于这种耦合现象，在不明确 CMRO$_2$ 的情况下无法准确解释 CBF 值。CBF 值低可能只是由于代谢需求减少，而不是血流供应不足[55, 57]。

当同时测量人类脑静息状态下的颈动脉 – 静脉差异时，CMRO$_2$/CMRglc 的摩尔比为 5.4，而不是葡萄糖完全氧化时的 6.0。即使在氧气完全充足的条件下，糖酵解也会产生少量乳酸[7, 9, 58]。

当大脑参与特定的认知或行为活动时，神经元活动增加的区域中 CBF 和 CMRglc 相应都会增加[59]，但 CMRO$_2$ 的值基本无明显变化[60, 61]。因此，这些区域的供氧量超过需氧量，导致 OEF 下降，静脉血氧浓度升高。即使在氧气充足的条件下，这些区域的代谢部分会转变为无氧糖酵解，也会引起乳酸生成水平升高[62]。有人提出，神经元和星形胶质细胞存在两种不同的代谢方式，神经元主要是有氧氧化，而星形胶质细胞则通过糖酵解产生乳酸，再分配给其他活跃的神经元[63-65]。

血氧水平依赖（blood-oxygen-level-dependent，BOLD）MRI 序列对血液脱氧血红蛋白的变化极为敏

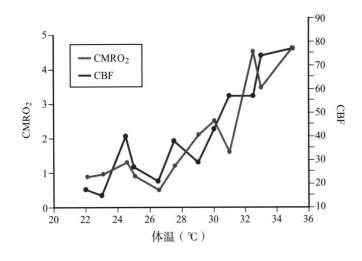

◀ 图 3-4 低温对恒河猴 $CMRO_2$ 和 CBF 的影响

$CMRO_2$. 脑氧代谢率；CBF. 脑血流量（引自 Table 3.1 in Bering EAJ, Taren JA, McMurrrey JD, Bernhard WF. Studies on hypothermia in monkeys. Ⅱ. The effect of hypothermia on the general physiology and cerebral metabolism of monkeys in the hypothermic state. *Surg Gynecol Obstet*. 1956;102:134–138.）

感。BOLD 对比剂的变化可用于检测在神经元生理活动时静脉血氧浓度的增加[66]，即使在特定的大脑区域参与运动、感觉、语言或认知活动的执行情况下也能测定[67]。通过研究静息大脑中 BOLD 区域活动随时间推移的相关性，发现大脑区域存在多个网络紧密耦合。这种被称为静息状态功能连接的分析方法，有助于我们对大脑内在功能的认识[68]。神经元活性增加引起局部 CBF 增加的机制仍是一个热点研究领域[69-72]。

（四）脑血流量对动脉氧分压、氧含量变化的反应

由于血红蛋白 - 氧解离曲线呈 S 状，直到动脉 PO_2 下降到 50～60mmHg 时，动脉血氧含量（arterial oxygen content，CaO_2）和脑供氧（CBF × CaO_2）才显著降低[73, 74]。在动脉低氧血症期间，动脉 PO_2 降低到 50mmHg 以下时，CBF 才会增加[74, 75]。这表明引起血管舒张效应的主要是 CaO_2 而不是 PO_2。贫血可导致 CaO_2 减少代偿性引起的 CBF 增加，而红细胞增多症时 CaO_2 增多可引起 CBF 减少[7, 74, 76-78]。在这两种情况下，脑氧代谢都没有发生变化[74, 78]。与动脉低氧血症引起的血管舒张相比，贫血会导致动脉的直径减小，同时黏度降低，从而引起 CBF 的变化[79, 80]。不同血红蛋白水平引起的 CaO_2 的慢性变化，在正常的氧含量水平范围内，CaO_2 和 CBF 呈反比关系。由于血红蛋白或 PO_2 的减少而引起急性的 CaO_2 变化，对应性地使 CBF 增加，但比慢性变化时要小[81-83]。急性低氧血症会引起 $CMRO_2$ 的小幅增加，而急性血管稀释性贫血则不会[84-86]。这些变化可理解为积极的脑血管调控机制，可以通过调节氧气的输送以维持组织的氧合。

（五）脑血流量对血糖变化的反应

与 CBF 和 CaO_2 之间明确的相互关系相反，动脉血糖水平对 CBF 的影响不大。在正常受试者中，将血糖浓度降低至 2.3～3mmol/L，不会引起 CBF 出现统计学意义的变化[87, 88]。一项测量精度更高的研究显示，当血糖浓度为 3.0mmol/L 时，CBF 轻度下降 6%～8%。如果血糖严重降低到 1.1～2.2mmol/L，CBF 会出现轻度增加。但这并不是传输葡萄糖到大脑的代偿机制。2mmol/L 的血糖水平早已触发脑功能紊乱的负反馈调节。此外，CBF 的增加并不增加脑的葡萄糖运输[96, 97]。

（六）脑血流量对动脉二氧化碳分压变化的反应

脑血管系统可对动脉 PCO_2 的快速变化产生反应，但是静息状态 CBF 可被氧化代谢调控却被忽略了。过度通气使动脉 PCO_2 快速降低 25mmHg，可产生血管收缩，并导致 CBF 降低 30%～35%；而通过二氧化碳吸入使 PCO_2 超过 50mmHg 时，可引起血管舒张，并增加 CBF 约 75%[76, 98-101]。在过度通气和通气不足情况下，CBF 仍然会因 CaO_2 降低（缺氧）而增加[102]。在被动过度通气时，$CMRO_2$ 没有减少[98, 103, 104]。然而有报道称，在主动过度通气时，$CMRO_2$ 略有增加[76, 98]。

过度通气伴有脑血管收缩，同时也伴有 CBV 的减少[105]（图 3-5）。在颅内压升高的情况下，减少颅内的内容物体积可以暂时降低颅内压。然而，脑血管对过度通气的反应随着时间的推移而减弱，CBF 大约 6h 内可恢复正常。如果在较长时间后突然停止过度通

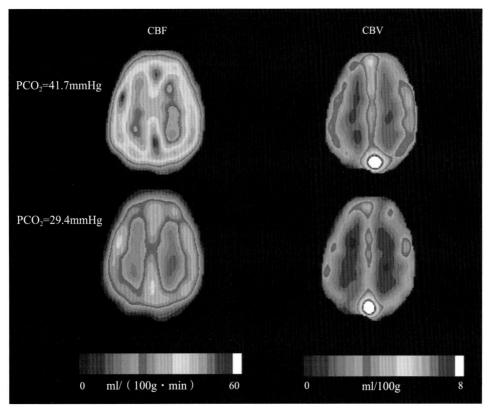

▲ 图 3-5　创伤性脑损伤患者的 CBF 和 CBV

CBF. 脑血流量；CBV. 脑血容量；PCO₂. 二氧化碳分压

气，动脉血管舒张的同时 CBF 也会高于基线水平[101]。

（七）大脑血流量对血液黏度变化的反应

在大多数情况下，任何血液黏度的变化都会引起代偿性的血管扩张或收缩，以维持 CBF 和脑氧输送[106]。在 CaO_2 的降低与黏度的变化无关的贫血、副蛋白血症受试者中，黏度与 CBF 之间没有相关性，但 CaO_2 与 CBF 之间存在高度显著的负相关性[107]。在正常情况下，创伤性脑损伤患者过度通气时 CBF 和脑血容量降低。正常受试者中，通过血浆交换降低黏度，不会改变血红蛋白浓度或 CaO_2 的变化，也不会增加 CBF[108]。在血液稀释、高碳酸血症和缺氧条件下，大鼠的 CBF 会代偿增加，而血浆黏度增加 1 倍，会使 CBF 减少近一半[109, 110]。因此，在血管预先扩张状态下，缺乏进一步扩张调节的能力，其中黏度增加这一代偿机制失效后，不能有效降低 CBF[110]。

（八）脑血流量对脑灌注压变化的自动调节

在 CPP 改变时，维持 CBF 的代偿性生理反应被称为脑血流自动调节。CPP 在 70～150mmHg 的范围内变化时对 CBF 的影响很小[111-113]。超出这个调节范围后，CBF 略有下降，一般降至 18%（个体间存在差异）[114-116]。CPP 降低到 70mmHg 以下时，CBF 会急剧下降，而 CPP 增加到 150mmHg 以上时，CBF 会急剧上升[111, 112]。慢性高血压将脑血流自动调节的范围上调，例如，长期高血压患者自动调节的下限是 100～120mmHg[111, 117]（图 3-6）。这个限度会受到长期抗高血压药物治疗的影响，而且不可预知。因此，慢性高血压患者对 CPP 急剧降低的情况耐受度比正常人差，增加了出现脑缺血的风险[111]。需要强调的是，脑血管自动调节是对局部 CPP 的反应，而不是对全身平均动脉血压（mean arterial pressure，MAP）的反应。如果颅内压、全身 MAP 较高，那么自动调节的下限也会更低[118]（图 3-6）。

这种自动调节的代偿机制是由血管直径的变化所介导的。当 CPP 降低时，主要是小动脉的血管扩张，但也有较大的颅内和颅外动脉的血管扩张，使 CVR 下降。当 CPP 增加时，血管收缩使 CVR 增加[43, 119-122]。CPP 降低所引起的血管扩张可以间接测

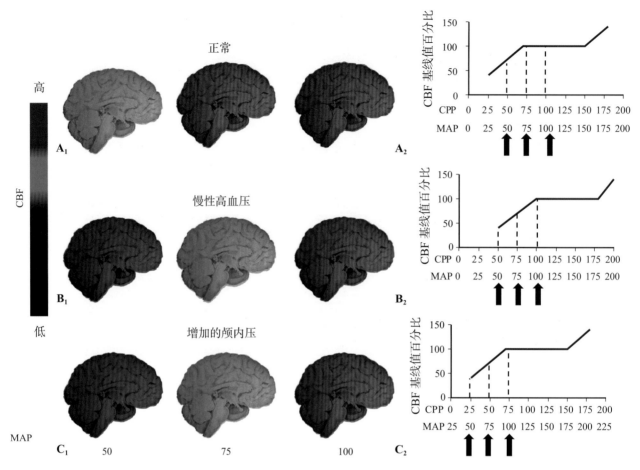

▲ 图 3-6　在三种不同情况下，MAP 分别为 50mmHg、75mmHg 和 100mmHg 时，CBF 自动调节的模拟图示

A_1 和 A_2. MAP 等于 CPP，正常自动调节。B_1 和 B_2. 慢性高血压完整的自动调节曲线向上偏移，MAP 等于 CPP。C_1 和 C_2. 颅内压升高 25mmHg，MAP 比 CPP 高 25mmHg。CBF. 脑血流量；CPP. 脑灌注压；MAP. 平均动脉压

量为 CBV 的增加[123]。血管的反应一般滞后于血压的变化，约为 10s[122]。对血管自身调节反应机制的研究有两种不同看法，分别是肌源性因素和代谢性因素。体外研究中，离体的动脉血管表现出明显的肌源性反应，即跨膜压力降低导致血管扩张，跨膜压力增加导致血管收缩[124]。在体内，CPP 降低使血管出现舒张反应，直接向组织局部输送氧气后血管舒张反应会被逆转，这表明血管扩张是一种维持 CBF 和氧气输送的反应[125]。在颈静脉高压的活体动物模型中，在透壁压增加的情况下 CPP 降低，自动调节功能得以保留，这表明体内代谢性血管扩张反应优于肌源性血管收缩反应[126]。

通过以分钟为单位改变 CPP，然后在新的稳定压力下测量 CBF，观察 CPP 变化对 CBF 的影响，这类反应被称为"静态脑自动调节"。而"动态脑自动调节"是基于脑血管对 CPP 瞬时、更快速波动的动态反应的研究，或对伴随脑血管张力、皮质氧合或颅内压自发振荡的 MAP 中节拍变化进行传递函数分析[127]。MAP 可能不是导致这些脑灌注指标变化唯一因素，血管舒缩张力或神经元活动的波动等因素也与之相关。动态自动调节的生理基础是复杂的，这一过程依赖于 CPP 波动的频率、特定的测量技术和使用的分析算法[116, 128-134]。

动态脑自动调节的异常可能与正常或异常的静态自动调节有关[116, 135-137]。关于用不同方法获得的自动调节平台的宽度和斜率存在争议[116, 134, 138, 139]。静态自动调节研究中选择了临床应用的血管活性药物来调控血压变化，从而为这些疗法对 CBF 的影响提供了指导。动态自动调节研究的临床意义在于根据经验证明其与临床相关结果的相关性。

1. 脑血流量对多种同时刺激的反应　脑血管收缩或扩张的能力是有限的。因此，当同时受到多个刺激时，脑血管对单个刺激的反应可能减弱或丧失。例如，当脑血管已经因 CPP 降低而扩张时，正常的 CBF 对二氧化碳分压（partial pressure of carbon dioxide，PCO_2）和增加的神经元活动的反应可能会丧失[140, 141]。同样，当已经对一些其他刺激有反应时，脑血管对 CPP 降低的反应减小。因此，在先前存在的高碳酸血症、贫血或低氧血症的情况下，自动调节反应减弱或丢失[113, 142, 143]。

2. 动脉狭窄对血流动力学的影响　在血管管腔出现 60%～70% 的临界狭窄前，颈动脉狭窄一般不会产生血管内血流动力学效应。同时，即使存在更重程度的狭窄，局部 CPP 也是可变的，甚至可能在颈动脉狭窄超过 90% 时仍保持正常[144]。这是因为颈动脉狭窄的下游血流动力学效应不仅取决于血管管腔狭窄程度，还取决于侧支循环是否充分。然而，闭塞颈动脉的远端大脑中动脉的侧支循环，其模式与脑血流动力学较差的患者并不一致[145-149]。血管成像技术（如血管造影术或多普勒超声）可以识别这些侧支血管的存在，但不能明确它们提供的血液供应是否充分[147]。

（九）脑血流量减少的代偿性反应

在自动调节范围内，CBF 略下降时 OEF 表现为略上升，随着 CBF 的降低，OEF 上升最高可达18%[114, 115, 150]。一旦超过自动调节能力，CBF 被动下降至基线的 50%，OEF 可能从基线增加至 100%[151]。在 CPP 下降的整个范围内，由于自身调节性血管扩张和 OEF 增加，$CMRO_2$ 可保持不变[151, 152]。这种 OEF 增加的代偿机制，能够充分维持大脑代谢和正常脑功能[153]。在自动调节范围内，CBV 可能不会改变或增加[150, 154, 123, 152, 155]，但超过自身调节能力时，CBV 可能会略有增加（10%～20%）[150, 154]、保持升高[123, 152]或持续增加（最高达 150%）[155]。由于血管 MTT=CBV/CBF，它将随着 CBF 的减少或 CBV 的增加而增加。MTT 延长程度可敏锐评估血管对 CPP 降低的反应，具有较大的动态范围[155]（图 3-7）。

根据 CBF、CBV 和 OEF 对 CPP 降低的生理反应，采用三阶段序贯分类系统来描述动脉闭塞性疾病的局部脑血流动力学效应[156]（图 3-7 和图 3-8）。0 期

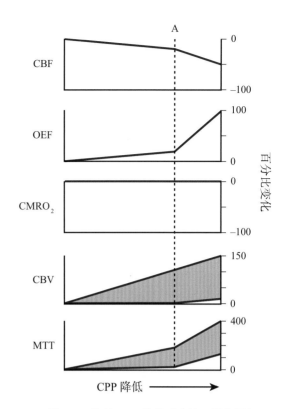

▲ 图 3-7　降低 CPP 代偿反应的理想化图解

随着 CPP 下降，CBF 最初通过小动脉扩张来维持（仅略有减少）。当超过血管舒张能力时，大脑自我调节失败，CBF 开始迅速下降（A）。OEF 的逐渐增加保留了$CMRO_2$。CBV 对 CPP 降低的反应是可变的，从稳定上升（高达 150%）到自我调节失败点开始轻微增加。由于血管 MTT=CBV/CBF，因此，它会随着 CBF 的减少或 CBV 的增加而增加。MTT 延长是一种敏感的测量血管对 CPP 减少反应的一个广泛动态范围。CBF. 脑血流量；OEF. 氧摄取指数；$CMRO_2$. 脑氧代谢率；CBV. 脑血容量；MTT. 平均通过时间

是正常的 CPP，血流和代谢紧密匹配，因此，OEF 在整个大脑中相对均匀。CBV 和血管 MTT 没有升高，CBF 对高碳酸血症等血管舒张刺激的反应正常。Ⅰ 期血流动力学损害发生在 CPP 降低时，表现为小动脉的自身调节性血管扩张以维持恒定的 CBF。因此，CBV 和血管的 MTT 增加，CBF 对血管扩张刺激的反应降低，但 OEF 保持不变。在 Ⅱ 期血流动力学衰竭时，CPP 低于自我调节能力。由于 CBF 相对于$CMRO_2$ 有所下降，OEF 有所增加。$CMRO_2$ 维持在某一水平反映了组织的潜在能量需求，但由于先前缺血损伤的影响，$CMRO_2$ 可能低于正常水平[57, 157-159]。Ⅱ 期血流动力学衰竭也被称为"低灌注"[160, 161]。

三阶段分类方案在概念上是有用的，但它过于简单化。首先，CBV 和血管 MTT 的增加不是 CPP

降低的可靠指标。虽然在实验降低 CPP 的过程中，可以测量到 CBV 的增加，但这种增加并不总是明显的，甚至可以观察到 CPP 严重下降时 CBV 减少[123, 146, 150, 152, 154, 155]。在低流量和正常灌注压的情况下，血管 MTT 可能延长，如低碳酸血症[105, 162]。其次，同一患者对不同血管扩张药的 CBF 反应可能为受损或正常[163-165]。在 CBV 增加的情况下，可能出现正常的血管扩张反应[166, 167]。最后，根据三阶段理论，所有患者 OEF 增加时 CBV 都应该增加，但实际上这种变化并不明显[168]。

三、急性缺血性脑卒中

（一）急性缺血性脑卒中患者脑血流量及代谢的变化

通过对大型哺乳动物脑动脉闭塞的实验研究，以及对症状出现后不同时间点的患者的研究，建立了急性缺血性脑卒中后血流和代谢变化的模型图（图 3-9）。来自动物实验的数据表明，最初 CBF 的减少在动脉的中央灌注区最严重，在更广泛的外围区域逐渐减轻，因为那里有来自其他动脉的侧支循环提

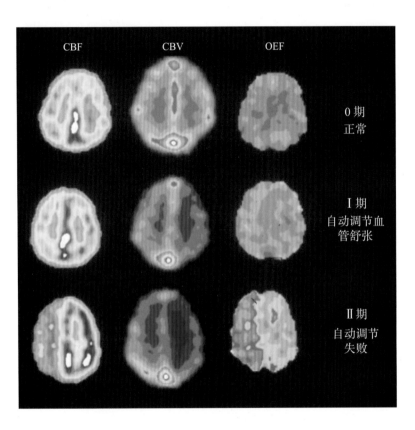

◀ 图 3-8　3 名左颈动脉闭塞患者的 PET 图像及脑血流动力学三阶段分类系统

在所有图像中，图中所示的左侧即为患者左侧大脑半球。0 期显示对称性 CBF、CBV 和 OEF。在 I 期，以 CBV 增加为表现的脑左半球自主调节性血管扩张维持对称的 CBF 和 OEF。在 II 期，脑左半球的自主调性血管扩张不能再维持 CBF。左脑半球 CBF 减少，OEF 增加。CBF. 脑血流量；CBV. 脑血容量；OEF. 氧摄取指数

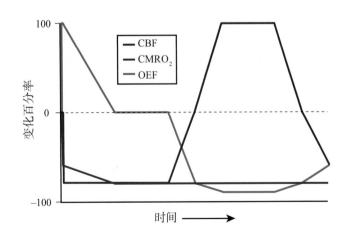

◀ 图 3-9　脑梗死时未早期再灌注的部位 CBF、OEF 和 $CMRO_2$ 病理生理变化的理想化图解

在缺血发作时，区域 CBF 的初始下降反映在区域 OEF 的上升中。由于 OEF 的增加不能够维持大脑的能量需求，局部 $CMRO_2$ 下降。随着时间的推移，$CMRO_2$ 进一步下降，导致 OEF 下降，CBF 没有进一步下降。通过闭塞动脉再通或梗死后侧支循环再灌注导致 CBF 增加（"高灌注"），同时 OEF 降至基线以下，而 $CMRO_2$ 无变化。随着进展到慢性梗死期，CBF 逐渐下降，OEF 升高，但一般仍低于基线值。CBF. 脑血流量；$CMRO_2$. 脑氧代谢率；OEF. 氧摄取指数

供额外的血流[169]。在急性闭塞 1h 内，CBF 最初可见显著下降，同时 OEF 有所增加。$CMRO_2$ 在初期有所减少，但在随后 2～3h CBF 略有下降后，其仍进一步下降[170-174]。OEF 在最初显著增加，此后是逐渐降低的。到 24h 后，缺血区中心的 CBF 达到其最低点（低于基线值的 20% 以下），$CMRO_2$ 达到基线值的 25%。同时，区别于原发灌注紊乱的区域，在梗死核心附近的其他组织中可见 OEF 增加[174]。严重低代谢组织的体积在闭塞后 1～7h 保持稳定，但在 7～24h 增加，这一效应甚至达到病程的 17d 左右[175]。在核心和周围组织中高 OEF 的区域的结局可有不同，一部分可能继续梗死，另一部分可能存活[170]。选择性神经元坏死的区域发生在梗死区域之外[176]。

发作后 2～24h 获得的人体数据显示 CBF 降低、$CMRO_2$ 降低、OEF 升高的区域[172, 173]（图 3-10）。在核心梗死区周围的组织边缘，通常可以在发作后数小时内显示出 CBF 减少、OEF 增加的区域，最长持续 16h。与动物数据一样，核心梗死区和周围组织的高 OEF 区域，其后续结局是可变的，有的会梗死，有的则不会[177, 178]。侧支循环在决定缺血的范围和严重程度中起着重要作用[179, 180]。在脑卒中发病后的前 24h 内，人缺血性脑卒中的组织灌注是高度变化的，可以同时发生再灌注和新的低灌注[181]（图 3-11 和图

3-12）。这些动态变化影响了组织梗死的可能性[181]。随着时间的推移，侧支循环可能失效，梗死范围扩大[179]。约有 1/5 的患者在 6～8h 发生血管自发再通，并在第 14 天达到最高峰[182-184]。梗死区域出现再通，其 CBF 升高，但 $CMRO_2$ 不会同时升高；相反，$CMRO_2$ 通常进一步下降。因此，区域 OEF 低于正常值水平，反映了 CBF 的上升。这种效应被称为"过度灌注"[185]，表明静息大脑中 CBF 与氧代谢的正常耦合是紊乱的。CBF 大于正常值时，过度灌注可能是绝对的（图 3-13，上排），CBF 值小于或等于正常值时，过度灌注可能是相对的（图 3-13，下排）。CBF 值过低或正常，这仍然超过了为减少 $CMRO_2$ 而产生一个正常的 OEF 所需的量[186]。1/3 的患者在 48h 内出现明显过度灌注[187, 188]，并在 1～2 周达到峰值，与自发再灌注的时间过程平行[186]。梗死亚急性期后，CBF 逐渐下降，OEF 恢复正常，慢性稳定梗死区显示出血流和代谢接近于零，OEF 处于或低于基线水平[189]（图 3-14）。

PET 和 ^{18}F-fluorodexyglucose（^{18}FDG）对亚急性心肌梗死的研究表明，葡萄糖代谢并不像氧代谢那样减少[46, 50, 187, 190]。在氧气充足条件下，糖酵解是相对增加的，这归因于中性粒细胞和巨噬细胞的糖酵解途径的活化[50]。

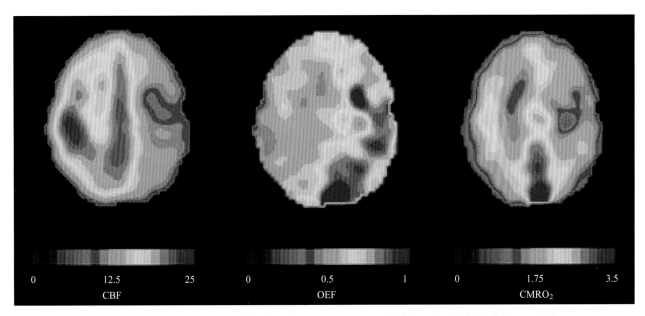

| 0 | 12.5 | 25 | 0 | 0.5 | 1 | 0 | 1.75 | 3.5 |
| CBF | | | OEF | | | $CMRO_2$ | | |

▲ 图 3-10　一位 **54** 岁女性在蛛网膜下腔出血 **9d** 后，因血管痉挛而出现左侧偏瘫的 **PET** 图像

在所有的图像中，大脑的左侧位于读者的左侧。右半球 CBF 和 $CMRO_2$ 减少，OEF 增加，提示缺血。CBF. 脑血流量；OEF. 氧摄取指数；$CMRO_2$. 脑氧代谢率

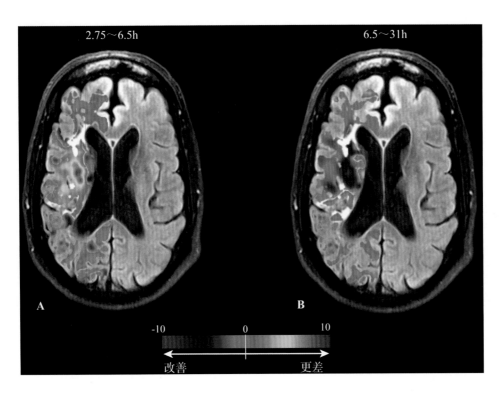

◀ 图 3–11 急性缺血性脑卒中患者局部脑血流灌注的变化

一位 57 岁男性急性缺血性脑卒中患者，未接受再灌注治疗。分别于发病后 2.75h、6.5h、31h 采集 MTT MRI。脑血流灌注变化表现为发病后 2.75～6.5h（A）和 6.5～31h（B）的几秒内出现 MTT 改善（更短）和更差（更长）

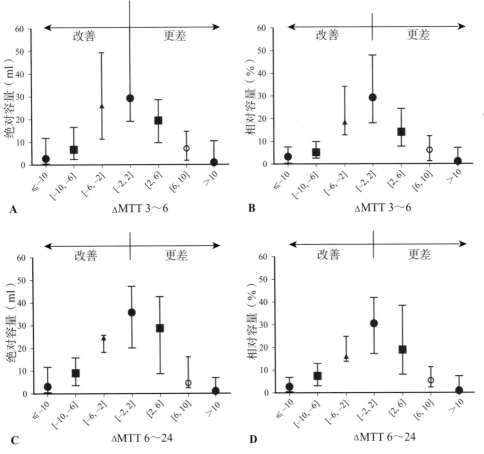

◀ 图 3–12 急性缺血性脑卒中的动态血流灌注

绝对血流量体积（A 和 C）和百分比血流量体积（B 和 D）随 MTT 的变化在 3～6h（A 和 B）和 6～24h（C 和 D）之间增加 4s ΔMTT。数据显示为患者的中位数（第 25 四分位数和第 75 四分位数）。MTT. 平均通过时间。数据来自 9 名没有接受再灌注治疗的患者（未公布的数据引自 Hongyu An, Washington University）

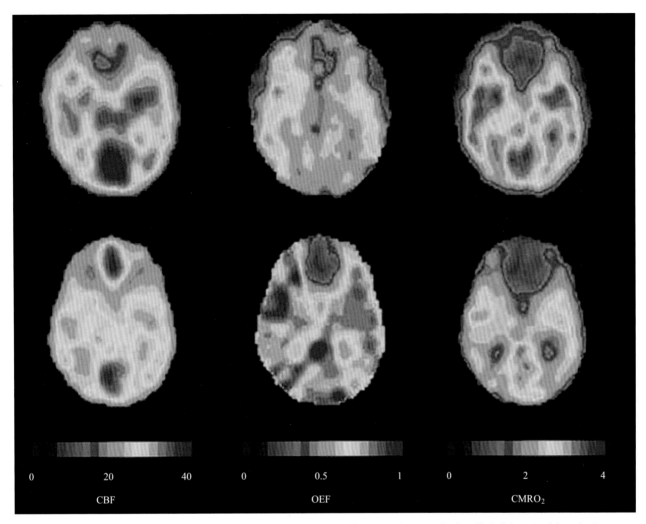

| 0 | 20 | 40 | 0 | 0.5 | 1 | 0 | 2 | 4 |
| CBF | | | OEF | | | CMRO$_2$ | | |

▲ 图 3-13　对一位 22 岁女性患者进行顺序性 PET 显示，蛛网膜下腔出血引起的血管痉挛与双额叶梗死相关

第一项研究在出血后第 6 天进行，显示相对高的血流灌注，CBF 减少，但仍超过 CMRO$_2$，导致 OEF 降低（上排）。在第 20 天进行的第二项研究显示，CBF 增加，CMRO$_2$ 和 OEF 降低，这与绝对高血流灌注（下排）一致。CBF. 脑血流量；OEF. 氧摄取指数；CMRO$_2$. 脑氧代谢率

（二）急性缺血性脑卒中组织功能和生存能力的血流代谢阈值

当 CPP 和 CBF 过度下降，使 OEF 的增加不再足以供给大脑的氧需求时，就会发生一系列的脑功能和生化的改变。首先，当 CBF 降低超过 50%，蛋白质合成逐渐减少。CMRglc 在 CBF 为 20～30ml/（100g·min）时升高，在 CBF 低于 20ml/（100g·min）时下降。当 CBF 为 15～20ml/（100g·min）时，正常细胞功能被破坏。神经元电活动最初受损，然后消失，继而出现神经功能缺陷。高能量磷酸化合物水平下降，pH 下降，乳酸水平上升。当 CBF 进一步下降至 10ml/（100g·min）以下时，K$^+$ 逐渐从细胞内转运到细胞外。如果血流恢复足够快，这些变化是可逆的，但若 CBF 持续低于 20～25ml/（100g·min），细胞可能死亡。脑细胞在 CBF 低于 20～25ml/（100g·min）时存活的能力取决于 CBF 降低的幅度和持续时间。脑细胞存活在 5～10ml/（100g·min）的 CBF 下可耐受 1h，而在 10～15ml/（100g·min）的 CBF 下则可耐受 2～3h。此外，细胞死亡的速率不仅取决于 CBF 减少的幅度和持续时间，还取决于神经元的个体特性。有些神经元在一段时间内耐受 CBF 降低能力较强，而其他神经元细胞会出现死亡，例如白质比灰质具耐受力[191-198]。在短暂性大脑中动脉闭塞的狒狒模型中，14/14 的闭塞小于 1h，8/11 的闭塞为 2～4h，1/3 的闭塞为 8h，1/6 的闭塞为 16～24h，实验结果证明

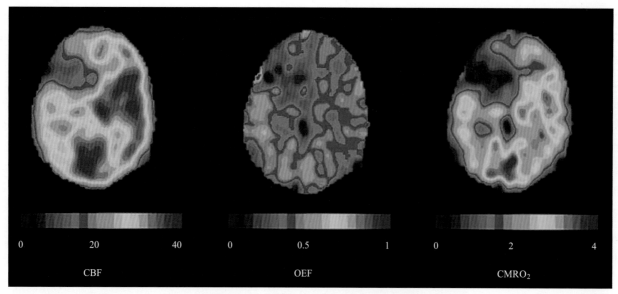

▲ 图 3-14　左额叶梗死后 5 个月 PET 图像

在所有的图像中，大脑的左侧位于读者的左侧。CBF 和 CMRO$_2$ 严重减少，OEF 低于正常。CBF. 脑血流量；OEF. 氧摄取指数；CMRO$_2$. 脑氧代谢率

了这一可逆性，例如偏瘫症状可恢复[196, 199-201]。

在脑动脉闭塞后的最初几小时，脑灌注减少的区域内几类细胞变化，包括已受到不可逆转损伤而必定会死亡的细胞、出现异常生化改变可能将会死亡的细胞。但是，如果用药物治疗或 CBF 重建中断导致细胞死亡的生化过程，这些细胞可能会恢复。受到不可逆损伤的细胞在血流量减少最严重的中心区域更为常见，而潜在可挽救的神经元细胞更常见于外围区域，后者也被称为缺血半暗带。仅通过测量单一时间点的 CBF 难以识别缺血半暗带[202]，因为在确定细胞死亡时，缺血程度和持续时间都很重要，并且白质和灰质的耐受敏感性不同，灰质内不同神经元的耐受敏感性也不同。同时，死亡组织中可出现过度灌注，随后的自发恶化和灌注改善都会对脑组织命运产生影响[49, 178, 181, 203]。在 CBF<20ml/（100g·min）之前，脑组织不存在梗死的风险[191, 204]。然而，CBF>20ml/（100g·min）表明无梗死风险但脑组织可能已经处于梗死后高灌注状态。CBF 在 10~20ml/（100g·min）表示脑组织可能处于危险之中，如果是灰质组织，通过立即再灌注可挽救；如果是白质组织，则可能已死亡或不存在危险。CBF<10ml/（100g·min）表示脑组织可能在危险之中，神经细胞可以挽救或已经死亡。因此，虽然通过测量 CBF 可识别有问题的脑组织，但依然

无法可靠地区分处于危险之中而可以挽救的脑组织。相比之下，在研究中已证明测量 CMRO$_2$ 来识别死亡脑组织是相当可靠的，但在不同研究中尚存在一些差异。在其他的研究中有报道，人类不可逆脑梗死的 CMRO$_2$ 阈值在 0.87~1.7ml/（100g·min）[49, 205-207]。不同的阈值是由不同的研究方法而来的，阈值的下限来自灰质和白质的单体素检测，而阈值的上限则由对灰质的较大区域检测得出。CBF 小于正常值的 60% 及 CMRO$_2$ 大于正常值的 40% 时，可准确识别缺血半暗带的区域，如果再灌注治疗成功，神经元将存活保留下来[49, 170, 175, 203, 207-209]。这些数据包含了人类和非人类灵长类动物的研究对象，其中人类再灌注数据极少。未来研究需要更多的人类再灌注研究数据，进一步证实这些标准在临床异质性群体中识别可预防梗死的可靠性。由于 OEF 升高的组织区域代表的是相对氧需求减少，却仍有代谢活跃细胞的区域，故 OEF 作为能够预测组织存活率的因素而受到广泛关注，但目前 OEF 已被证明是一个较差的组织预后预测因素[170, 178, 203, 209]。

在神经系统正常发育的新生儿中，已观察到的 CBF 和 CMRO$_2$ 值与在成年人大脑存在较大差异。在没有脑损伤证据的新生儿中观察到 CBF 可低至 5ml/（100g·min）和 CMRO$_2$<1.3ml/（100g·min）（有时几乎不存在）[12, 18, 19, 210]。

MRI 提供了一种定量测量急性缺血性脑卒中患者局部 CBF、OEF 和 CMRO$_2$ 的方法，无须 ^{15}O PET 的现场回旋加速器[211-213]。然而，这种定量测量方法在技术上具有挑战性[214-216]。大多数人类缺血性脑卒中的 MRI 研究都依赖于技术上更容易的 ADC 测量，以确定不可逆损伤组织的核心，并通过测量 T$_{max}$、MTT 和 TTP 的灌注测量来确定缺血半暗带区域[217-220]（图 3-15）。与 PET 相比，MRI 上的异常扩散区域可能包含低 CBF、高 OEF 和适度减少的 CMRO$_2$ 区域，这表明可修复且不可逆的受损组织与弥漫性病变可逆性的报道一致[221-223]。根据 PET 测量的 CBF<20ml/（100g·min）、OEF 增加和 CMRO$_2$<1.5ml/（100g·min）定义的带半暗标准，对应的是 MRI T$_{max}$>5.6s 和 TTP 延迟（与对侧大脑半球相比）>3.8s，这与 MRI 研究得出的 T$_{max}$>6s 和 TTP 延迟>4.5s 的结果标准是一致的[217, 219, 224, 225]。

（三）缺血性脑卒中的血管反应性和自身调节

在实验动物和人类中进行了很多开创性研究，这为急性缺血性脑卒中患者自动调节功能受损的学说提供了广泛的基础。然而，来自人类的最新数据对这一学说提出一些质疑。在狒狒中，大脑中动脉闭塞，当脑血流量低于 20% 时，自动调节功能消失，但当脑血流量大于基础血流量的 40% 时，自动调节功能部分保留[169]。在同侧大脑中动脉闭塞产生的急性实验性局灶性脑缺血的自发性高血压大鼠模型中也获得了一致的结果，自动调节功能在 CBF 低于闭塞前 30% 的区域中丧失，而在 CBF 大于闭塞前 30% 的缺血性脑组织中部分保留[115]。在大脑中动脉闭塞 3 年后再次对狒狒进行研究发现，梗死区域丧失了对 MAP 降低后的自动调节功能，而梗死周围区域自动调节功能也存在受损，离核心梗死渐远，其自动调节功能损伤逐渐减轻。所有这些研究都是通过在持续动脉闭塞期间改变系统 MAP 来进行的[226]，从而提出了一种假说，即缺血对调节血管自动调节的内在机制没有影响，CBF 的变化只是反映了闭塞下游的 CPP 低于自动调节下限（图 3-16A）。与这种解释相反的是，沙土鼠短暂前脑缺血后，自动调节功能受损诱发高血压[227]（图 3-16D）。在急性大脑中动脉

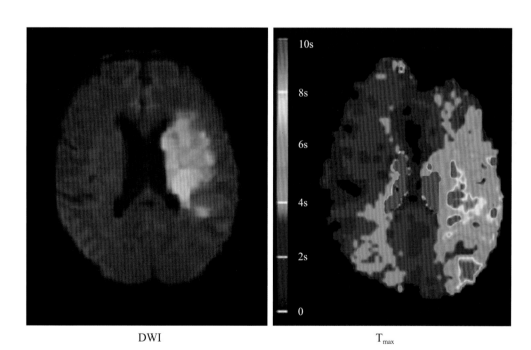

DWI　　　　　　　　　　　　T$_{max}$

▲ 图 3-15　1 例 71 岁男性左半球急性缺血性脑卒中发病 7.5h 后行磁共振 DWI 和 T$_{max}$ 成像
T$_{max}$>6s 的异常面积大于 DWI 病变的面积。DWI. 弥散加权成像；T$_{max}$. 校正弥散后的理想达峰时间（引自 Tsai YH, Yuan R, Huang YC, et al. Altered resting-state fMRI signals in acute stroke patients with ischemic penumbra. *PLOS ONE*. 2014;9(8):e105117. https://doi.org/10.1371/journal. pone.0105117. Available under Creative Common Attribution 4.0 International License. https:// creativecommons.org/licenses/by/4.0/ Cropped and relabeled from the original. ）

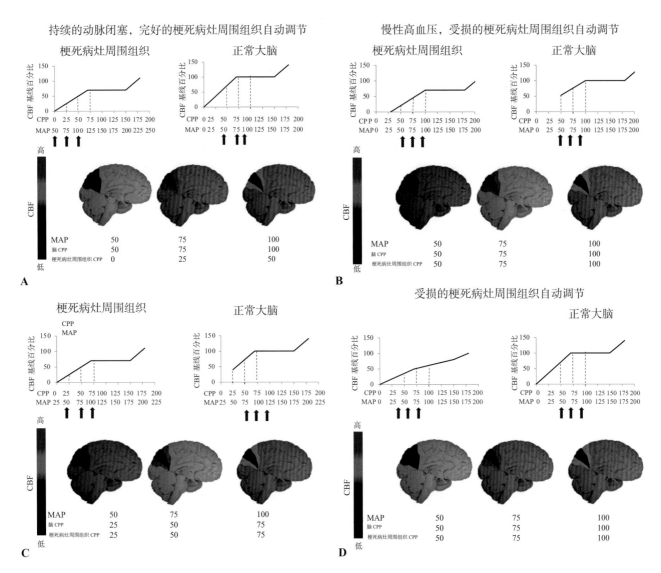

▲ 图 3-16　在四种不同条件下，MAP 分别为 50mmHg、75mmHg 和 100mmHg 时，对缺血半暗带 CBF 影响的理想化图解

A. 持续动脉闭塞，半暗带自动调节功能正常，半暗带的 CPP 比大脑其他部分的 MAP 和 CPP 低 50mmHg；B. 伴有慢性高血压且具有完整的自我调节曲线在半暗带向上移动，而没有持续的动脉闭塞，使得半暗带的 CPP 等于大脑其余部分的 MAP 和 CPP，MAP 等于 CPP；C. 颅内压升高 25mmHg，半暗带自动调节功能正常，半暗带和大脑其他部分的 CPP 比 MAP 低 25mmHg；D. 在没有持续性动脉闭塞的情况下，半暗带的自动调节功能受损，使得半暗带的 CPP 等于大脑其余部分的 MAP 和 CPP。CBF. 脑血流量；CPP. 脑灌注压；MAP. 平均动脉压

闭塞的猴子中，血压不升高的情况下，血管内容量扩张引起的心输出量增加会增加缺血区的 CBF，而对正常脑区域的 CBF 没有影响[228]。

在 CT、PET 和 MRI 等脑成像方式出现之前，对人类的早期研究中使用放射性同位素注入颈动脉的技术，通过头皮上的闪烁晶体进行放射性检测来测量 CBF。在缺血性脑卒中后的最初几天，血管对 PCO_2 升高的正常舒张反应通常会消失。其他异常，如脑内盗血（其他部位血管舒张导致缺血区域 CBF 降低）、反向盗血（由于其他部位血管收缩导致缺血区域 CBF 增加）和错误的自动调节（CPP 增加导致缺血区域 CBF 降低）也会发生。这些脑血管控制异常可能持续数周甚至更长时间。这些研究主要使用增加 MAP 的方法来研究自动调节，并证明受影响的脑半球存在局灶性异常[229-233]。一项研究调查了 6 名无动脉闭塞的受试者 MAP 快速降低 12～67mmHg 的影响，研究时间从 1d 到 11 年后，报道称非局灶性脑半球 CBF 降低了 9%～24%[230]。目前尚不能确定这些变化是在梗死组织、梗死周围区域还是非缺血组织中，但这在临床上很有意义。因为已梗死组织中 CBF 的进一步降低没有产生临床后果，而梗死周围区域 CBF 的轻微降低可能导致 CBF 水平降低到发生急性梗死的水平（图 3-14）。

使用具有更好空间分辨率的断层成像技术测量人类急性缺血性脑卒中患者的 CBF，得到的一些新数据呈现了与早期研究不同的结果。有 4 项研究很好地复制了动物和早期人体研究中的设计，即通过使用静脉内钙通道阻滞药或 β 受体阻滞药来降低并稳定血压，在发病 6h、72h 和 1～11d，没有选择损害梗死周围区域的自动调节功能以降低 MAP[234-236]。在其中一项研究中，2 名慢性高血压患者的双侧脑血流量总体降低，MAP 降低与慢性高血压导致的全脑自动调节曲线上移一致。另外两项使用口服血管紧张素转换酶抑制药培哚普利或血管紧张素受体阻滞药氯沙坦在 6～8h 降低 MAP 的研究，未能证明患者在发病后 2～8d 的自动调节功能受损[137, 237, 238]。

目前，急性缺血性脑卒中后脑血流量静态自动调节的不同数据与 MAP 的降低数据不能保持一致。有足够空间分辨率的临床研究没有显示脑血流量的选择性降低与半暗带 MAP 降低，但这并不意味着降低全身 MAP 就不能导致 CBF 的减少。这些研究没有涉及导致 ICP 局部增加的大面积水肿性脑梗死或持续大动脉闭塞的患者，因为这两种情况都可能导致明显的（"假"）自动调节功能障碍。当全身 MAP 仍然正常时，局部 CPP 降低到自动调节下限以下（图 3-16A 和 C）。在这种情况下，对于自身调节下限上移的慢性高血压患者，即使在正常的自我调节范围内，MAP 的降低也可能导致 CBF 的降低（图 3-16B）。

对人类缺血性脑卒中动态自我调节的研究普遍表明，即使是轻微的脑卒中，也会发生血管调节功能受损，而且往往是双侧的。目前，这些发现的临床相关性尚不清楚[134, 137]。

（四）缺血性脑卒中中的远距离血流与代谢效应

在缺血性脑卒中患者中常发现远离梗死部位的非梗死组织中血流和代谢减少，CMRO₂[186, 239-241] 和 CMRglc 均证实存在远距离低代谢[242, 243]，但这些远处部位的代谢值始终高于缺血核心内的代谢值[242]。

CBF 减少程度略高于代谢，导致 OEF 轻微增加[244]。与"低灌注"效应不同，这种情况被解释为初级代谢抑制和继发性灌注减少。

远端低代谢常被归因于缺血性损害引起传入或传出纤维通路中断，神经元活动减少，这种现象常被称为神经功能障碍[239]。但该术语不是十分准确，因为神经功能障碍是指急性和可逆的，在远离损伤部位但与损伤部位相关的部位出现功能性抑制[245]，而这些缺血的远距离影响通常会持续数月[240, 246]，并且可能是永久性的。跨突触神经元变性已被提出作为远距离低代谢的另一种解释[241]。有研究证据表明，在急性和慢性脑缺血性对象中，对侧 CMRO₂ 常表现下降[247]，但这不能解释所有病例，因为可在急性脑卒中后数小时内观察到远距离低代谢[248]。

能够反映缺血性脑卒中远距离代谢效应最好的例子是对侧小脑代谢减退（"交叉小脑神经功能障碍"），约 50% 的脑半球梗死患者会出现这种情况[241, 248]（图 3-17）。这些远程变化的临床相关性尚不清楚，与预后的相关报道也不一样[241, 249-251]。交叉小脑萎缩可能在数月至数年后发生[252, 253]。对于同源皮质区和整个大脑半球，脑梗死对侧半球的血流和代谢减少也有报道[186, 254, 255]。在皮质下脑卒中的同侧皮质及皮质脑卒中后的基底节、丘脑、皮质远端都能够观察到脑代谢减退[242, 254, 256-259]。

四、脑出血

（一）脑血流量和代谢

在实验模型和脑出血患者中[260, 261, 262]，大部分情况下可见血肿周围区域的 CBF 经常降低[263, 264]。这种 CBF 的降低归因于血栓周围微血管的机械压迫导致的脑缺血[260, 265]。然而，PET 和 MRI 研究虽然证实血肿周围 CBF 减少，但未显示缺血的证据，而是发现原发性代谢抑制，这与血肿周围组织中线粒体功能障碍的测量结果一致[266-268]（图 3-18）。

在一些患者中报道了脑出血后 2～4d 血肿周围区域葡萄糖代谢出现短暂的局灶性增加，在 5～8d 再次检测时，这些效应正在消退或已恢复到基线[269]（图 3-19），其病理生理学基础和临床意义仍有待明确。脑出血中，形态完整的组织结构中 CMRglc 的远距离抑制与在缺血性脑卒中中所见相似[270, 271]。

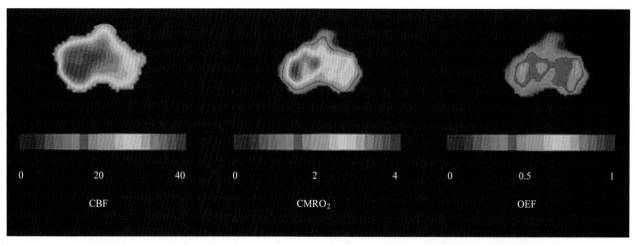

▲ 图 3-17　左额叶梗死后 5 个月对小脑进行 PET 显示交叉性小脑低代谢伴继发性低灌注
在所有的图像中，大脑的左侧位于读者的左侧。CBF. 脑血流量；CMRO₂. 脑氧代谢率；OEF. 氧摄取分数

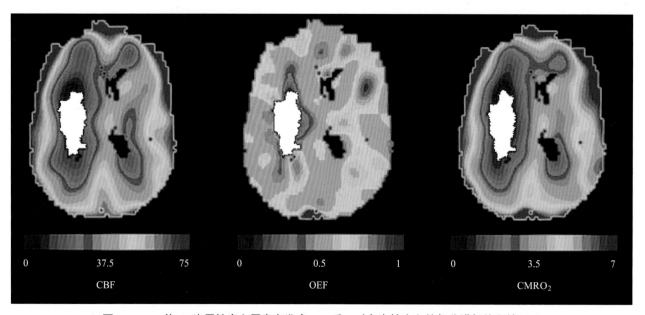

▲ 图 3-18　一位 44 岁男性高血压患者发病 21h 后，对左壳核出血的部分进行体积校正 PET
在所有的图像中，大脑的左侧在读者的左侧，出血用白色描绘。与对侧大脑半球相比，血肿周围的血流量、新陈代谢和氧摄取均减少，提示原发性代谢抑制。CBF. 脑血流量；CMRO₂. 脑氧代谢率；OEF. 氧摄取分数

（二）自动调节

近期脑出血患者的静态自动调节的研究表明，局部和整体自动调节至少保持在下限 MAP100mmHg 或入院 MAP 的 80% 左右，并且有显著的个体差异性。MAP 降低超过 20% 与 CBF 降低有关 [272, 273]。这些研究均未提供有关 ICP 的数据，除了一项未指定血肿大小的研究外，所有研究都是对小到中度血肿患者进行的。如果 ICP 因大血肿或脑积水而升高，则 CPP 将低于 MAP，并且自动调节下限发生时的 MAP 水平可能会上调到更高的值。此外，许多急性脑出血患者有慢性高血压，其自身调节曲线可能上移。在这两种情况下，在正常自动调节范围内，降低 MAP 可能会降低 CBF。

五、动脉瘤性蛛网膜下腔出血

（一）脑血流量和代谢

解释动脉瘤性蛛网膜下腔出血（aneurysmal

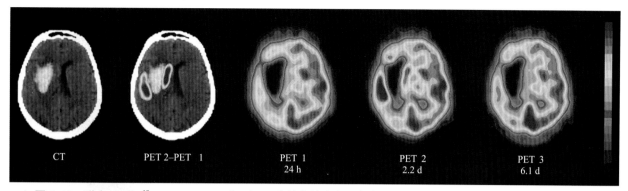

▲ 图 3-19　联合 CT 和 ^{18}F-FDG PET，对一名 77 岁的女性患者，在左侧核壳出血后 24h、2.2d 和 6.1d 后进行研究，图像归一化为 PET1 的平均活性。PET2-PET1 代表了这两种 PET 研究叠加在 CT 上的减影图像，并显示了葡萄糖代谢增加的区域。色阶是相对的，蓝色代表最低值，红色代表最高值

subarachnoid hemorrhage，SAH）后 CBF 和代谢的变化比较困难，因为这些变化通常是多种因素相互作用产生的。其中研究较好的是对引起缺血的大动脉血管痉挛的发生。血管痉挛定义为大脑底部大动脉的节段性或弥漫性狭窄，在动脉瘤破裂后 4～12d 可通过血管造影在多达 70% 的患者中检测到[274-276]。在动脉瘤性 SAH 患者中获得的数据表明，在许多情况下，大动脉血管痉挛会降低 CBF 并引起缺血，如果程度较重，会导致可逆的缺血性神经功能缺损或永久性梗死[277-283]。当 CBF 研究和血管造影同时进行时，最好在 1h 内进行，因为经常出现造影血管口径减小与 CBF 减小相结合[277, 284-28]。然而，低灌注和血管痉挛的区域分布可能不同[284]。在大血管直径减少70% 之前，血管痉挛不会影响下游的血流。此外，这种影响也取决于侧支循环情况和远端小动脉的自动调节能力。在没有痉挛的情况下可能会看到低 CBF区域，甚至梗死区域可能发生在血管区域，但临床没有检测到痉挛[278, 289]。与急性缺血性脑卒中（大动脉流量减少是由单一、突然、适时的事件引起）不同的是，大动脉血管痉挛在几天内可由不同血管在不同时间、不同程度地逐渐发生，并以相同的渐进方式消退。因此，在动脉瘤性 SAH 后的最初几周内，区域 CBF 在时间和空间上都会发生变化[290, 291]。

在任何给定时间，大动脉痉挛对 CBF、CBV、CMRO$_2$ 和 OEF 的影响可以对应图 3-7 中三个阶段中的任何一个：如果局部血管内 CPP 降低的程度不足以产生梗死，可对应图 3-9 中的任何时间点；如果局部血管内 CPP 降低并持续足够长的时间，当降低到 20ml/（100g·min）以下便导致梗死产生[279]（图

3-10 和图 3-13）。未处于痉挛状态的血管所供血的区域在这些血管先前处于痉挛状态时可能已经遭受了缺血性损伤，随后会出现 CBF 和 CMRO$_2$ 的永久性降低[281]。因此，低 CBF 水平与 CT 上出现低密度病变的一致性较差时，或者在动脉瘤破裂后 1～13d内对患者的评估发现出现新的局灶性缺陷，这可能代表高灌注后发生高流量的亚急性脑梗死[285]。

几位研究者已经报道了 CBF 和 CMRO$_2$ 的降低，而 OEF 为正常或升高的病例[277, 281, 283, 286-288, 292]。CBF和 CMRO$_2$ 的降低并伴有 OEF 升高与血管痉挛诱导的缺血一致（图 3-10），代谢降低伴 OEF 正常被解释为非缺血性原发性代谢抑制的证据，血管痉挛不会引导致缺血，但会发生代偿性血管收缩以减少代谢需求。而代谢降低伴有正常或低的 OEF 与亚急性脑梗死相一致（图 3-12）。与后一种解释一致的是，一些研究人员发现，在 CBF 和 CMRO$_2$ 减少而 OEF没有变化时，大多数患者随后发生脑梗死或中到重度残疾[277, 288]。为了研究大动脉血管痉挛是否由无缺血的原发性代谢抑制引起的，Carpenter 及其同事研究了一组没有后续梗死的血管痉挛患者[280]，表现为CBF 减少、CMRO$_2$ 正常、OEF 升高，提示缺血[280]。

然而，最近几个大型临床试验的结果令人惊讶，其质疑了大动脉血管痉挛在导致低灌注中的重要作用。内皮素是一种强大的血管收缩因子，在 SAH 后释放，被认为是血管痉挛的重要原因，提示阻断其作用将减少血管痉挛并改善预后。克拉生坦是一种选择性内皮素 α 受体拮抗药，最近在一系列大型临床试验中进行了测试。这些试验一致表明，尽管克拉生坦持续减少血管造影性血管痉挛，但结果没有改变[293-295]。

Dhar 等证明，大动脉痉挛时血管分布以外的区域中，脑血流量低于 25ml/（100g·min）[278]。在这些区域，CMRO$_2$ 降低，OEF 升高至与痉挛大动脉分布区域内的低 CBF 区域相同的程度（一位作者自己的数据）。这些发现表明，大血管痉挛并不是导致缺血的唯一原因。在另一项 PET 研究中，与一组颈动脉闭塞患者相比，在血管造影性痉挛血管供应的 OEF 增加的区域内，局部 CBV 减少而不是增加；一组显示 OEF 增加的区域 CBV 增加。在类似的组织缺血条件下，血管痉挛时实质 CBV 减少，导致颈动脉闭塞患者 CBV 增加，这些发现被解释为 SAH 后伴有血管造影性痉挛动脉远端的实质血管没有正常的自动调节血管舒张功能[282]。

这些观察结果表明，SAH 后 CBF 晚期降低、神经功能恶化和梗死的现象应被称为迟发性脑缺血（DCI），而不是血管痉挛[296, 297]。目前已提出了许多机制来解释低灌注，包括最初出血引起的早期脑损伤延迟效应、小血管的反应性受损、皮质去极化扩散、炎症和微血栓[298, 299]。

除了血管痉挛引起的缺血，SAH 本身对大脑代谢也有影响。在动脉瘤性蛛网膜下腔出血后 1～4d 的一系列患者中，那些没有接受手术且没有血管痉挛、脑积水或脑出血的患者，在 OEF 正常的情况下，双侧脑半球 CMRO$_2$ 和 CBF 均显著降低[280]。针对这一现象，作者认为最初动脉瘤破裂这一阶段产生了主要的代谢减少效应，而 CBF 的减少是继发于代谢需求减少。微透析和颈静脉取样均提示缺血和氧化代谢受损，与线粒体功能障碍一致[300, 301]。

影响脑血流量和代谢的其他复杂因素还包括颅内压升高、脑内血肿和脑回缩造成的损伤。一项小型的 PET 研究显示，在右额颞叶进行开颅手术夹闭破裂的前循环动脉瘤前后，局部 CMRO$_2$ 降低了 45%，局部 OEF 降低了 32%，而收缩期的 CBF 没有明显变化[302]。这些改变表明主要代谢减少，以及血流和代谢解耦合（相对过度的血流灌注）。

（二）自动调节

由于脑出血、脑积水、贫血、局部缺血、梗死和血管痉挛的影响，动脉瘤性 SAH 内在自动调节机制的研究变得复杂。如果没有这些因素影响，CBF 对 CPP 变化的静态脑自动调节很可能在 SAH 后的最初几天内得以保留[303-306]。在 1990 年之前的一项研究报道说，在大多数动脉瘤性 SAH 后血管造影性大动脉痉挛患者中，静态脑自动调节缺陷导致 MAP 降低和升高[303-305, 307-309]。最近，一项对照研究表明，诱发高血压的 CBF 变化很小或没有变化[278, 310, 311]。在另一项研究中，尽管血压急剧升高＞20%，但区域 CBF 没有变化，即使在痉挛血管的血管灌注区域或灌注不足的区域也是如此[311]。

动态自动调节的研究已经描述了 SAH 后血管痉挛前的早期异常，他们已证实除了那些有严重初始脑损伤的患者，自动调节可能在 SAH 发生后的前 2～3d 保留。几项研究发现，这些早期动态自动调节的异常可以预测随后的神经功能缺损[312-315]。

结论

通过测量 CBF 和代谢的研究，为脑血管疾病的病理生理学提供了有价值的信息，为当前的治疗提供了基础，并对临床试验的设计有重要帮助。了解 CBF 对 PCO$_2$ 变化的反应对正确管理颅内压升高至关重要。在处理复杂的临床情况时，了解缺血、低氧血症、低碳酸血症和低血压对脑血流量的不同影响及其相互作用非常重要。了解动脉狭窄或闭塞对下游灌注压的血流动力学影响，对设计治疗试验很有帮助[316]。在急性缺血性脑卒中中，CBF 和组织存活的代谢阈值在"缺血半暗带"概念的形成和指导早期干预试验的设计中起着至关重要的作用[220]。脑出血的血流和代谢研究证明了自动调节的完整性，并表明血肿对周围组织的代谢产生了原发的抑制作用，而不是诱导缺血。这一基本观察为脑出血急性降压临床试验铺平了道路，即尝试限制血肿扩大[317, 318]。在动脉瘤性 SAH 中，更好地了解诱发性高血压对 CBF 的影响，使其临床价值得到重新评估[319]。综上所述，明确脑血管病 CBF 和代谢的病理生理变化将为新治疗策略的制订和试验提供理论基础。

第4章 脑组织对脑卒中、损伤反应的组织病理学研究
Histopathology of Brain Tissue Response to Stroke and Injury

Roland N. Auer　Clemens J. Sommer　著
刘彤宇　袁　江　译　　杨韵颖　孙　强　陈　俊　王云甫　校

本章要点

- 脑卒中引起的四种脑缺血类型：短暂性局灶性脑缺血、永久性局灶性脑缺血、短暂性全面性脑缺血和永久性全面性脑缺血。
- 小血管病变包括小血管堵塞或血管破裂，尤其在高血压患者，这两种情况可同时发生。
- 颈部大血管病变的病理包括血管内皮溃疡、动脉斑块破裂出血、颈动脉斑块脱落、斑块导致栓塞。
- 梗死是一种界限清楚的组织病变和 pH 阈值化的广泛坏死，而选择性的神经元缺失是一种较小的组织损伤，临床上最常表现为全面性脑缺血后双侧海马神经元损伤导致的记忆丧失。
- 脑淀粉样血管病和常染色体显性遗传性动脉病伴皮质下梗死和白质脑病等小血管病变的病理机制不同于高血压导致的脑小血管病理改变。
- 脑卒中的动物模型（包括局灶性脑缺血半暗带区的细胞反应和全面性脑缺血的选择性海马损伤）可能作为研究脑血管病治疗机制和靶点的实验基础。

这一章探讨的脑卒中病理机制包含了大血管疾病、小血管疾病及心脏疾病。同时还讨论大脑本身对缺血过程的病理反应。脑组织对缺血的反应主要局限于两个方面：神经元选择性死亡和梗死。一方面，低血流量导致神经元选择性死亡，而神经胶质细胞和神经纤维选择性保留。另一方面，整个组织全面性坏死，由缺血导致，被称为梗死。大脑和脊髓的所有组织对缺血的反应是不一样的，即选择性的神经元损失或梗死。

全面性脑缺血时，导致脑组织坏死的时间要比局灶性脑缺血时短得多。心脏骤停时脑组织全面缺血只能耐受几分钟，而局灶性脑缺血时却可以耐受更长的时间。这一简单的事实表明，跨突触效应在脑缺血中起着重要的作用，我们首先考虑一般缺血类型的可能因素。

一、四大类脑缺血

血流量不足会对整个大脑（全面性脑缺血）或部分脑组织（局灶性脑缺血）产生影响。缺血可以是永久性的，也可以是短暂的（再灌注损伤）。由此分为四种类型的脑缺血（表 4-1）。

表 4-1　四种主要的脑缺血类型

	局灶性	全面性
短暂性	再灌注栓塞	心脏骤停伴再灌注
永久性	血管末端闭塞	脑死亡

除了缺血的基本类型外，脑组织损伤程度还取决于生理因素，如血流减少的程度、大脑温度和葡

萄糖水平。如果发生全面的脑血流中断，再灌注就会造成局灶性损伤，这也被称为选择易损区，选择易损区可存在于大多数神经疾病中，不仅仅是脑卒中和心脏骤停。

如果发生局灶性脑缺血，血管的大小和位置，以及病变类型（闭塞或出血）决定了脑卒中的结局。不同于全面性脑缺血改变中的选择易损区，局灶性脑缺血最终的神经功能缺陷取决于局部血管闭塞引起的损害部位。

"stroke"在英语中除了有脑卒中的意思，同样有"打、击"的含义，也体现了脑卒中是所有神经系统疾病中变化最快的疾病。同时脑卒中一词也反映了两种潜在的病理原因：梗死（血管阻塞）或出血（血管破裂）。

所有的脑血管发生阻塞或破裂时都会导致脑组织损伤。脑的大血管闭塞时会导致大面积脑梗死，破裂时会导致致命的微出血。小血管的病变包括腔隙性脑梗死和脑出血，腔隙性脑梗死是由小动脉闭塞导致的，微出血是由小动脉破裂导致的。

一些影响脑小动脉的疾病可以同时导致血管出血和血管闭塞。代表性疾病就是高血压，可以使脑小动脉同时发生破裂和阻塞，同样在视网膜病变中亦可发生，如棉絮斑代表神经纤维层的梗死，而检眼镜下可见的出血点代表视网膜小动脉的破裂。

脑卒中的初期改变是血管闭塞或破裂，然后症状会在数秒、数分钟或数小时内快速变化，这一快速变化特征独立存在于神经系统疾病。

在临床缓慢进展的脑卒中类型一般少见，主要发生在血流动力学原因导致的脑卒中，其进展可发生在数小时到数天内[1]。血流动力学脑卒中的发病机制是由心脏原因引起血压降低，脑血流量严重下降，从而导致部分动脉闭塞，或导致两个或三个大脑主要动脉之间的分水岭区缺血梗死。因此，血流动力学脑卒中起源于心脏，而不是大脑的血管，更不同于上述的血管"阻塞或破裂"。

二、大血管脑卒中

大多数缺血性的大血管脑卒中是由颅外（颈动脉或心脏）引起的，最常见的是动脉粥样硬化（见第 1 章）。动脉粥样硬化导致脑卒中主要有两种方式，第一种是冠状动脉粥样硬化并发心脏病，第二种是颈动脉分叉处的动脉粥样硬化。心脏（图 4-1）和颈动脉（图 4-2）导致脑卒中都是因为栓子脱落而导致梗死。心搏骤停或颈动脉血栓形成造成的脑卒中与其他原因的脑卒中大不相同。心搏骤停会发生心搏骤停性脑病，脑组织可以产生多种形式的损伤（大脑皮质、海马、基底神经节或不同类型的小脑损伤）。如果颈动脉闭塞，通常会导致恶性缺血性大脑半球水肿和死亡。我们将首先介绍常见的心脏和颈动脉因素导致脑卒中的原因，以及血栓栓塞导致的脑卒中。伴随着完全性的梗死和水肿发生，脑组织的病理改变也将随之而来。

（一）心脏病和脑栓塞

在缺血性心脏病中，由于心肌收缩及运动不良，会在心肌壁上形成血栓，一旦血栓脱落，便可以从左心室流入大脑发生栓塞（图 4-1A）。不单是缺血性心脏病可引起栓塞性脑梗死，心脏瓣膜病同样可以导致栓塞，包括风湿性心内膜炎、非细菌性血栓性心内膜炎和细菌性心内膜炎（图 4-1B）。

（二）颈动脉粥样硬化

动脉粥样硬化是一种全身性疾病，最初影响降主动脉、腹主动脉等大中动脉，随后逐渐累及胸主动脉和髂动脉，也影响肾动脉。尽管升主动脉和主动脉弓的血流大于降主动脉及其分支，但其动脉粥样硬化程度却小于降主动脉及其分支。主动脉弓及其分支血管（见第 33 章）也会发生栓子脱落导致栓塞，但是这一比例远小于颈动脉栓塞[2]。

动脉粥样硬化性颈动脉斑块改变包括脂质、胆固醇的沉积[3]，平滑肌、成纤维细胞改变，局部毛细血管增生和斑块内出血[4]。颈动脉的重构可表现为动脉粥样硬化的斑块增大，导致占位效应，进而发生颈动脉闭塞。然而，由于斑块表面被光滑的内皮覆盖，这种慢性改变导致的闭塞并不是脑卒中的常见发病机制，因为斑块形成缓慢，可以使颈动脉能够建立侧支循环。

由于慢性闭塞使得侧支循环有充足的时间建立，从而避免颈动脉闭塞导致的梗死。相反，颈动脉粥样硬化斑块可发生突然破裂，导致血管内皮细胞破坏。内皮细胞被破坏使内皮下结缔组织暴露在血液中，导致血小板聚集并形成栓子，最终发生栓子脱落。

发生血管内皮细胞破坏的机制主要有两个：一

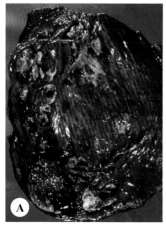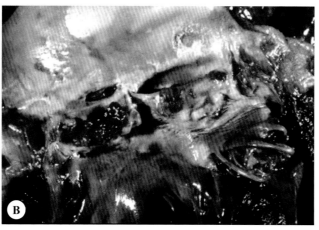

◀ 图 4-1　心脏疾病引起脑卒中的原因包括心肌病和瓣膜病

A.（白色）栓子黏附到心肌壁上，由于缺血心肌的运动异常导致栓子脱落；B. 癌症患者非细菌性血栓性心内膜炎导致主动脉瓣血栓（红色）。在这两种情况下，脱落的凝块都会栓塞到颅内

个是动脉粥样硬化斑块内出血[5]（图 4-2A 和 B）；另一个是动脉粥样硬化斑块溃疡（图 4-2C 和 D）。斑块内出血发生快，斑块破裂导致内皮细胞无法保持内皮完整性，引起血管内皮暴露；而溃疡性斑块则会出现持续性血管内皮暴露。因此，颈动脉粥样硬化的这两种并发症都破坏了内皮细胞的完整性，暴露内皮下结缔组织，激活凝血系统，最终发生血栓栓塞。血管内皮细胞破裂机制解释了阿司匹林的治疗益处[6,7]，它可以抑制血小板聚集及颈动脉栓子的形成。当颈动脉狭窄小于 70% 时，血流动力学因素很少会引起脑卒中，多是由血管内皮细胞损伤的机制造成的。

在颈动脉诱发脑卒中的发病机制中，斑块出血（图 4-2B、D 和 E）的说法已得到越来越多的认可。突发的斑块内出血意味着斑块表面内皮细胞被撕裂。内皮下胶原蛋白暴露，激活凝血系统导致血栓形成。凝血系统中的 Hageman 因子（Ⅻ，启动内在凝血途径）对内皮下的胶原结缔组织成分非常敏感。这可以解释为何在动脉内膜切除术标本中可见到血块形成（图 4-2F 至 H）。这些血栓如果能持续存在而不脱落和栓塞，则可以看到血管内皮呈铺路石样生长（图 4-2I）。这种内皮细胞的过度生长进一步降低了栓子脱落的可能性，并可能最终在凝块中形成瘢痕，最终形成愈合的壁结节并入颈动脉壁。

除凝血机制外，栓塞也可能是动脉粥样硬化栓子本身（图 4-2J），动脉粥样硬化碎片包括胆固醇结晶和巨细胞（图 4-2K）。有些斑块内含钙[8]（图 4-2L）。当栓子成分不复杂时，新血管腔形成于旧血管腔内，形成血管套叠的"腔内腔"现象（图 4-2M）。

（三）梗死与选择性神经元坏死的比较

梗死可定义为缺血性广泛坏死。我们所说的广泛坏死是指大脑中所有细胞的死亡，包括神经元、神经胶质细胞和血管细胞。选择性神经元坏死是指神经元的选择性死亡，保留胶质细胞（少突胶质细胞和星形胶质细胞）。这说明了大脑对缺血反应的两种不同方式的根本差异（图 4-3）。

广泛性坏死和选择性神经元坏死的临床意义有很大的不同。选择性神经元坏死的组织结构保持完整，无论是在海马体（图 4-3A）还是在大脑皮质（图 4-3B）。任何留存的神经细胞都可能继续发挥作用，包括它们的突起（轴突和树突），仍然被神经胶质细胞包围。相反，广泛坏死则丧失了包括胶质细胞在内的所有细胞，仅存在一个充满间质液的囊腔。广泛性坏死是临床上局灶性脑卒中永久性损害的病理基础。相反，选择性神经元坏死是构成心脏骤停性脑病的记忆缺陷的基础，一般有超过 50% 的 CA1 锥体细胞坏死[9]。

选择性神经元坏死和广泛性坏死早期病变的超微结构不同。选择性神经元坏死表现为早期树突状肿胀（图 4-3C），主要发生在神经元上 NMDAR 和其他兴奋性氨基酸受体的树突。广泛坏死表现为超微结构的反向病变，轴突肿胀，保留树突（图 4-3D）。

随着广泛坏死的发生发展（图 4-3G），梗死灶早期的界限变成囊腔（图 4-3E 至 F）。大脑皮质第 1 层通常被保留（图 4-3H），这表明在缺血损伤中，血管因素和神经解剖学因素共同起作用。这说明大

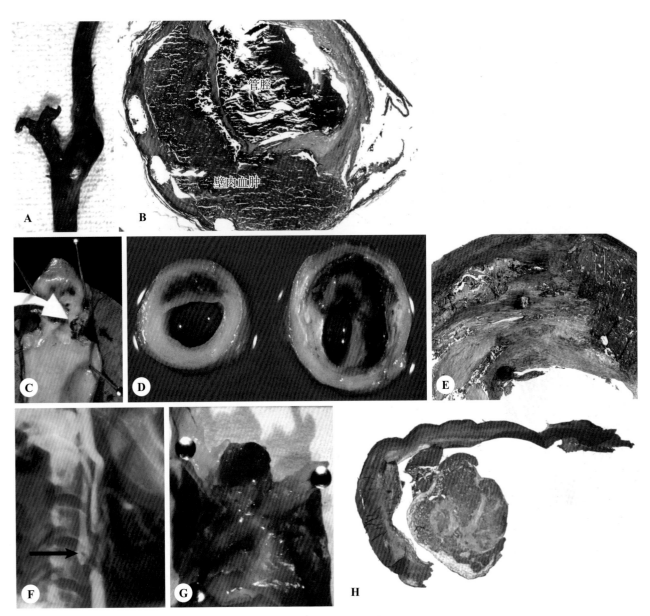

▲ 图 4-2　颈动脉引起脑卒中的原因

A. 尸检标本中所见，动脉粥样硬化斑块内出血导致斑块增大，颈内动脉壁出血发生在位于颈动脉分叉上方的斑块中；B. 颈动脉内膜切除术后显示管腔压迫程度，管腔与壁内血肿大小相同；C. 将动脉内膜切除术的标本打开并固定在软木上，一名 79 岁男性梗死患者的颈动脉有溃疡斑块（肉眼观，白箭）；D. 可见左侧为光滑的动脉粥样硬化表层，右侧的溃疡破坏了管腔上侧内皮细胞和内皮下结缔组织，正常情况下为白色；E. Masson 三色染色显示，动脉粥样硬化的主要部分是血液（紫色），与胶原蛋白（蓝色）混合存在；F 至 H. 内膜切除术前血管造影（F）可见球状血栓（箭），内膜切除术后宏观（G）和显微镜（H）显示为附着的"红色斑块"

脑皮质第 1 层保留是由于"脑脊液"的说法是不成立的，并且这个说法必须从缺血性病理描述中删除，因为组织反应的分界在神经解剖学上位于第 1～2 层交界处，平行于软脑膜。此外，脑脊液并不是氧气的来源。作为脑损害累及部位，海马 CA1 锥体层可以发生选择性神经元坏死（图 4-3A）或广泛坏死（图 4-3I）。

广泛坏死清晰的边界是一个经常被忽视的缺血线索，但提示阈值效应在影响组织坏死的病理生理机制中起作用，如 pH。众所周知，酸中毒会导致组织局部缺血坏死[9, 10]，同时也可导致保留神经元的广泛坏死，如 Wernicke 脑病和 Leigh 病，这两种疾病

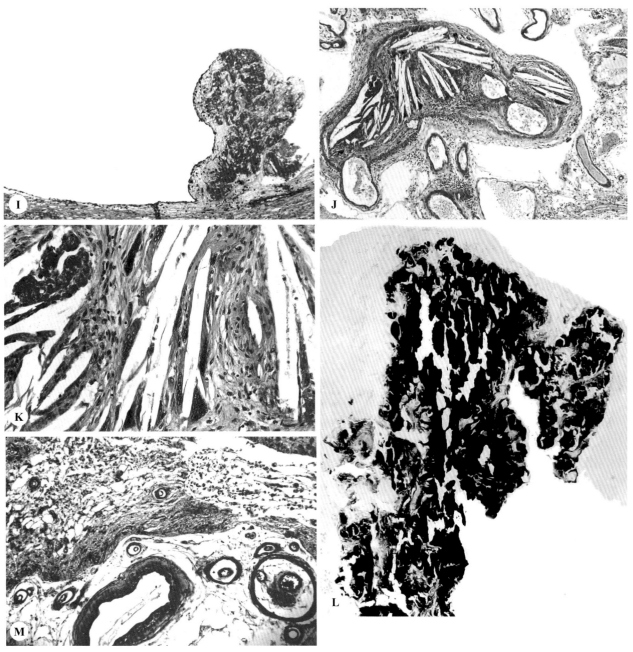

▲ 图 4-2（续）　颈动脉引起脑卒中的原因

I. 随着时间的推移，内皮过度生长成为血管的附壁结节，同时连续的内皮覆盖这些附壁结节，几乎没有脱离和栓塞的残留风险；J 和 K. 动脉粥样硬化本身的碎片也可能脱落和栓塞，颈动脉壁的血栓脱落栓塞至脑血管（J），可伴有胆固醇晶体、巨细胞和出血（K）；L. von Kossa 染色上显示的凝块中存在大量的钙沉积（黑色），可以导致 t-PA 无法完全溶解斑块；M. 更常见的情况是，当凝血块由纯血栓组成时，会发生再通，留下双腔，套叠或"腔内腔"血管。注：HE 染色（B、H、I、J、K 和 M）、胶原三染色（E）和 von Kossa 钙染色（L）

都会产生大量的乳酸。Kraig 实验表明，在 pH 阈值以下，乳酸诱导的坏死依赖于 pH，而不依赖于乳酸浓度[10]。这可以解释梗死病灶边缘的清晰，因为脑血流的最初下降依赖于缺血半暗带。

两种脑酸[11] 被认为与脑组织对酸中毒的反应息息相关：乳酸和碳酸（图 4-4）。乳酸的 pKa 为 3.86，会导致组织坏死；而碳酸的 pKa 为 6.37，这意味着乳酸脱质子化的可能性是碳酸的 300 倍以上。相比之下，醋酸的 pKa 为 4.76，因此，比乳酸弱近 1 个对数单位。在组织水平上，即使在极端呼吸性酸中毒

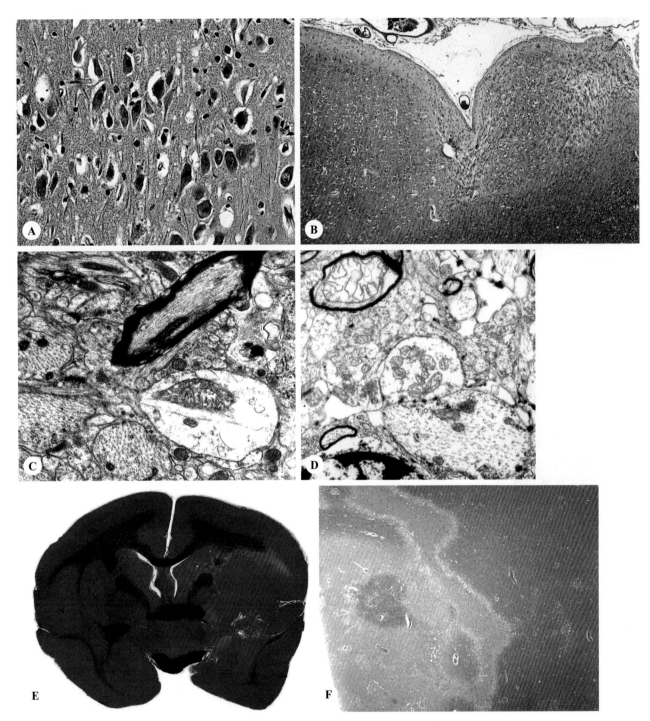

▲ 图 4-3 选择性神经元坏死与广泛性坏死（梗死）

A. 选择性神经元坏死（嗜酸红色神经元）易发生于海马 CA1 神经元（易于受损）；B. 在皮质，选择性神经元坏死留下一个神经胶质瘢痕，没有形成囊腔，通常被称为不完全梗死；C 和 D. 选择性神经元坏死出现早期树突肿胀（C），而泛坏死出现早期轴突肿胀（D）；E 和 F. 大脑中动脉梗死的广泛坏死表现早期的分界，可见一条分界线划分出灰白交界，在猴（E）和人类（F）的实验中可以看到这一病理改变

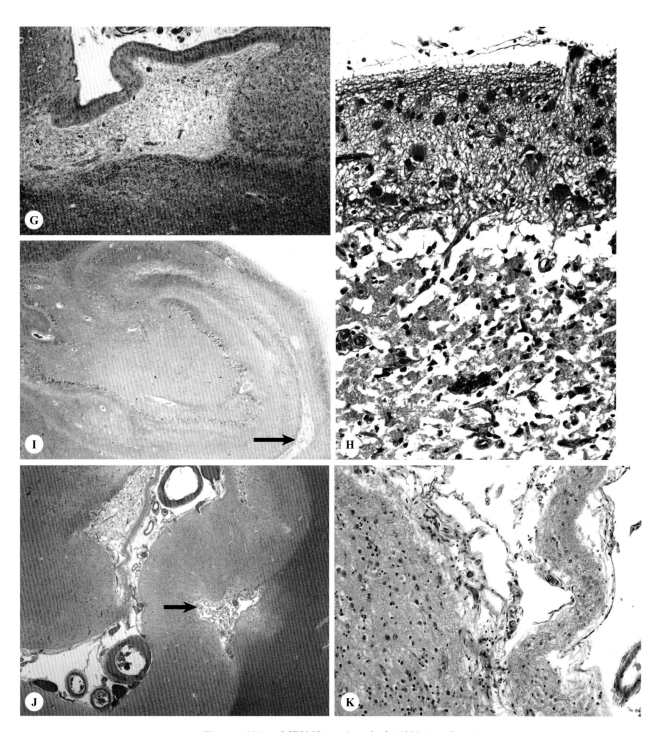

▲ 图 4-3（续）　选择性神经元坏死与广泛性坏死（梗死）

G 和 H. 随着广泛性坏死后时间的推移，囊腔内充满脑组织液，轮廓逐渐清晰（G），通常保留在皮质（H）；I. 海马 CA1 锥体层也可能发生广泛性坏死；J 和 K. 一个小的囊性梗死灶（J，箭），被选择性的神经元坏死的神经元有序地围绕（K，左）

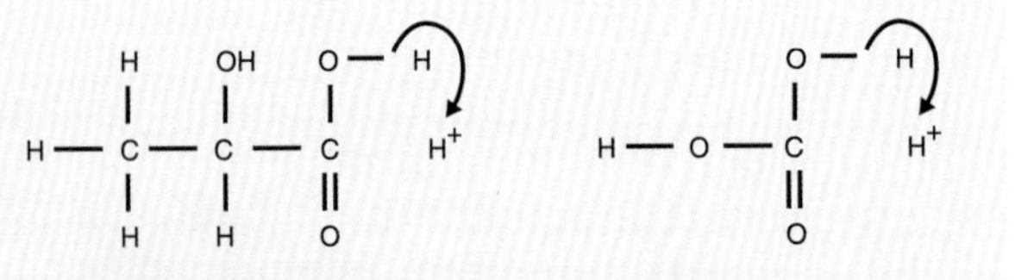

乳酸 pKa=3.86　　　　碳酸 pKa=6.37

▲ 图 4-4　脑组织中存在两种不同酸的 pKa 值（乳酸 3.86 和碳酸 6.37）

去质子化影响 pKa 改变，引起组织的 pH 变化。碳酸的 pKa 过低，不足以引起广泛坏死，而乳酸酸中毒在几种疾病状态下可引起广泛坏死，包括缺血性脑卒中

条件下用光镜和电子显微镜检查大脑，呼吸性酸中毒也不会引起脑坏死[12, 13]。脑组织酸中毒似乎需要 pH 在 5.3 或更低才能导致坏死[10]，但伴随其他疾病时，会使组织损伤更严重。因此，酸中毒增加了脑缺血[14]甚至低血糖的组织病理学损伤[15]。

梗死和选择性神经元坏死都可发生在大脑的任何区域。也就是说，所有的脑组织或神经元都可能死亡（梗死），保留胶质细胞和其他细胞完好无损（选择性神经元坏死），而且两者都可以发生在大脑的任何地方。损伤的区别在于脑损伤的程度，而不是脑损伤的位置。脑损伤位置的含义是指选择易损区，而不是选择性神经元坏死。

选择易损区几乎存在于所有的大脑疾病中，这意味着大脑的某些区域比其他区域更脆弱。脑缺血也是如此，在整个大脑半球，海马体是选择性易损区。具体来说，海马 CA1 锥体神经元在大多数心脏骤停脑病病例中是最早死亡的。选择性神经元坏死发生在全面性脑缺血后高度脆弱的 CA1 区域。因为 CA1 树突在大脑中 NMDAR 密度最高[16]，这使它们最容易受到缺血诱导的谷氨酸释放和钙内流的影响。

"不完全梗死"这个专业名词已被用于缺血性脑卒中的病理学[17]，被认为是可能因血流供应进一步减少而转变成广泛坏死的潜在梗死区域的选择性神经元坏死（图 4-3A 和 B）。选择性 γ- 氨基丁酸（γ-aminobutyric acid，GABA）受体的丢失已在这些区域被检测到[17]。在动物[19]和人类[20]全面性脑缺血的端脑（特别是丘脑的 GABAergic 核[18]）中也发现了类似的选择性 GABAergic 神经元丢失。GABAergic 传递受到局灶性脑缺血和全脑缺血的影响[21]，这极大程度地说明缺血时抑制作用的丧失，

倾向于兴奋机制引起病理学改变，而不是缺血直接导致细胞和组织死亡。

三、小血管脑卒中

小血管是指未命名的由大动脉到毛细血管之间的三级分支血管。它们的直径为 40~250μm。如 Mönckeberg 钙化硬化症[22]，该疾病无中枢神经系统（central nervous system，CNS）病变，因为该疾病未破坏内在的血管壁（图 4-5A 和 B）。血管壁内的钙化也不会引起脑卒中。这种病变既没有发生血管阻塞也没有破裂，故不会引起神经组织的器质性疾病。

高血压小动脉病变可以被认为经历三个阶段：增生性小动脉硬化；被膜中平滑肌细胞死亡；血管扩张或闭塞。前两个阶段（图 4-5C 和 D）为缺血前，病变血管周围可见正常的神经元和组织（图 4-5D）。

当长时间高血压后发生血管闭塞（图 4-5E）时，小血管病变的脑组织变化不同于心脏或大血管病变导致的大梗死（选择性神经元坏死），对比见图 4-1 至图 4-3。相反，小动脉引起的小面积坏死称为腔隙性脑梗死（图 4-5F）（见第 27 章）。

腔隙性脑梗死（简称腔梗）不同于一些影响大血管的疾病，同时在脑或脊髓组织内定位不同的缺血反应。高血压小动脉硬化、脑淀粉样血管病和伴皮质下梗死和白质脑病的常染色体显性遗传性脑动脉病（cerebral autosomal dominant arteriopathy with subcortical infarcts and leukoencephalopathy，CADASIL）（见第 41 章）是排名前三的导致脑卒中的小动脉疾病，无论是缺血性（见第 27 章）还是出血性（见第 28 章），它们的一部分发病机制都是平滑肌发生蛋白代谢异常[23]。

（一）高血压小动脉硬化

高血压（图 4-5C）可导致小动脉平滑肌细胞在初始增殖阶段死亡（图 4-5D）。中膜细胞脱落，被胶原蛋白取代。如果胶原蛋白沉积过多，向血管腔内聚集导致闭塞（图 4-5E），形成一个缺乏内膜、中膜和外膜的结构紊乱的节段[24]。如果胶原蛋白沉积得太少，就会发生血管扩张和破裂，很少形成囊状动脉瘤[25, 26]。因此，高血压性小动脉硬化可导致向内或向外的病变，进而导致两种脑卒中，即梗死和

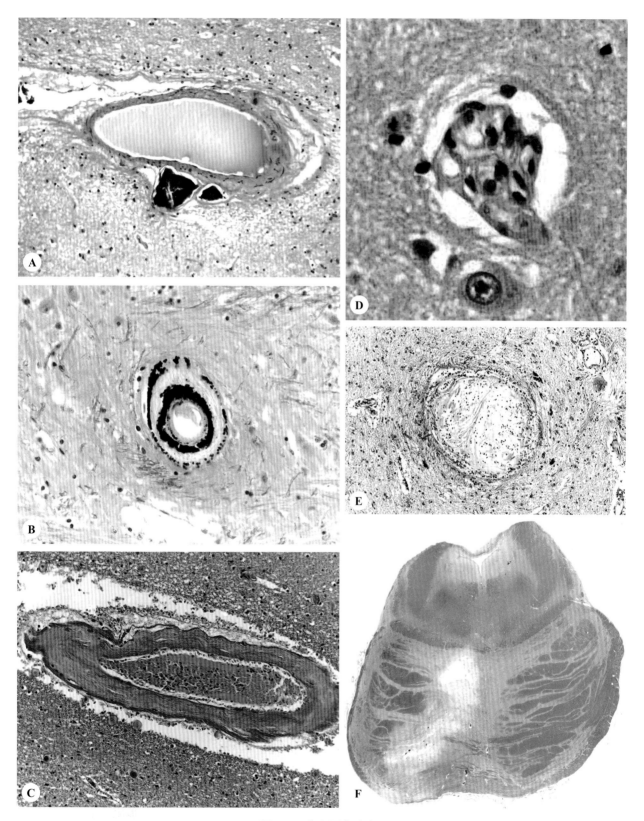

▲ 图 4-5　高血压小动脉硬化

血管不发生破裂及阻塞是无症状的。A 至 C. Mönckeberg 内侧钙化硬化症及其他疾病（A 和 B）对比，尽管钙沉积明显，但血管在中膜（A）中显示完整的平滑肌细胞核，与平滑肌细胞核基本消失的纤维型中膜（C）形成对比；D. 高血压小动脉硬化，平滑肌细胞增殖，早期的血管显示细胞扭曲，肾小球样外观；E. 随着疾病的持续，小动脉最终闭塞，但闭塞血管周围的黑色沉积物是铁，表明也发生了出血；F. 小动脉闭塞导致腔隙性梗死，如图中腔隙性梗死发生在脑桥，导致共济失调和偏瘫

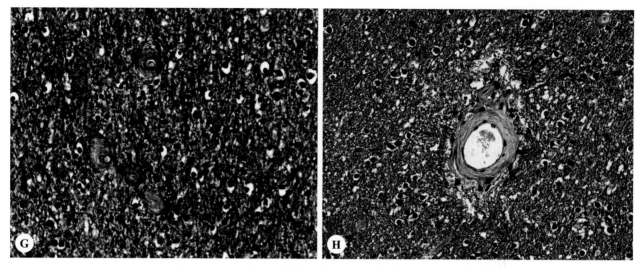

▲ 图 4-5（续） 高血压小动脉硬化

血管不发生破裂及阻塞是无症状的。G 和 H. 在脑室周围白质，小血管闭塞（G）发生时间比较大的小动脉（H）更早，因为它们的直径不同

出血。随着时间的推移，这些病变发生在同一条血管中：闭塞的小动脉不能显示出管腔，但周围的铁沉积表明它们出现了出血（图 4-5E）。

在中膜细胞全部死亡之前，早期小动脉的改变包括高血压小动脉硬化引起的平滑肌细胞畸形改变。血管变得更长更厚，形成曲折的肾小球样外观（图 4-5D），称为小动脉线圈[25]。在高血压患者的其他器官（包括胰腺、肾脏和心脏等）中也发现了类似的血管样小动脉结节[27]。

控制血压从动脉水平到毛细血管水平的生理改变可以观察到高血压对血管的易感性。这些小血管的闭塞会导致脑组织形成小腔梗，而不是大面积的选择性神经元坏死或广泛坏死。腔梗的特征是靠近来自大血管的小动脉，有三个易发的位置，即基底神经节、脑桥（图 4-5F）和小脑，但它们也可以发生在大脑和脊髓的其他地方。这与淀粉样血管变性（图 4-6）完全不同，后者的脑卒中通常发生在大脑半球的远端、大脑动脉环和主要脑血管。第 38 章详细介绍了高血压性脑病。

（二）白质不完全性梗死

在脑室周围的后半球白质中，老年患者经常有神经放射学和病理学上的改变。这类患者常存在高血压、潜在性心脏病或颈动脉疾病[28]，常使用"白质疏松症"来描述这一改变[29]。这些区域的病理检查显示为小动脉水平的小血管疾病（见第 27 章），包括小动脉扭曲[30]。在脑室周围白质中可见小动脉闭塞的胶原形成过程（图 4-5G 和 H），这可能与白质改变有关，在放射学上称为白质疏松症，即一种在脑室周围可见的稀疏性改变。

在小动脉的三个分支中（图 4-6），当胶原蛋白形成时，由于它们的直径较小，因此首先闭塞的是最小的血管（图 4-5H）。较大的小动脉可以发生胶原蛋白增厚，但是并不发生闭塞。

这些最小的动脉发生的弥漫性病变可引起小梗死及脑白质缺血，进而导致血管性认知功能障碍[31, 32]（见第 18 章）。脑白质缺血（见第 9 章）对髓鞘的损伤比对轴索的损伤更大，由于轴浆流动不断地将轴浆从非缺血区带到缺血区域并产生修复。因此，选择性脱髓鞘代表了早期缺血性病变，如果持续或更严重的缺血，最终将导致轴突损害。早期脱髓鞘病变可被认为是类似于灰质的不完全性梗死。当缺血性脱髓鞘及轴突组织全部被破坏取代时，就会出现放射影像学的表现，称为白质疏松症和 Binswanger 病[33]。

（三）淀粉样脑血管病

这种散发性疾病通常可以被定义为 β 纤维病，伴随大脑淀粉样蛋白的沉积[23]。在脑组织中，该疾病的病灶分布与高血压导致的脑小血管病在脑内形成互补。也就是说，该病的病理分布与高血压脑卒中的病理分布呈负相关（图 4-6A），尽管两者均可引起颅内出血[34]。

疾病的共同表现。

　　HE 染色类似于高血压脑小动脉疾病，血管壁被一种染色较差的蛋白质物质所取代。小动脉中膜的异常脆性蛋白质沉积将影响小动脉功能，不能将大动脉的较高血压调整到适合毛细血管床水平的较低血压（图 4-6B），亦不能完成 CBF 的自动调节功能。

（四）皮质下梗死伴白质脑病的常染色体显性遗传性脑动脉病

　　CADASIL 是由 NOTCH3 基因突变引起一种表现为痴呆和白质梗死的动脉病变[35]。特别是当表现出有精神异常时，该疾病的诊断较为困难[36]。详细的报道见第 41 章。CADASIL 从宏观上看会引起脑白质病，并且在脑部很少有局灶性病变（图 4-7F）。在超微结构上，其特征是颗粒状嗜锇物质在小动脉中膜积累，最终导致平滑肌细胞死亡。CADASIL 可以被定义为一种蛋白质清除障碍的血管病[23]。

　　CADASIL 是白质小动脉有选择性的闭塞，这些小动脉闭塞导致腔隙性脑梗死（图 4-7G）及缺血性脱髓鞘病变（图 4-7H）。

　　在对比高血压、脑淀粉样血管病和 CADASIL 时，我们注意到这三种小动脉疾病都最容易闭塞直径最小的血管，因为它们的初始直径较小。这些最小的小动脉分支就位于毛细血管循环的附近。反复的 40μm 大小的血管在微循环的近端发生闭塞，逐渐参与疾病发生发展。高血压中的胶原蛋白[26]、脑淀粉样血管病中的淀粉样蛋白及 CADASIL 中的 NOTCH3 蛋白取代了中膜正常的平滑肌细胞，导致了小血管的病变。

四、脑缺血组织治疗的反应

　　除了关注大脑对缺血有反应，脑组织对治疗和再灌注同样有反应。最近关于脑缺血治疗知识的介绍（见第六篇）对脑卒中病理学产生了一定影响。溶栓（见第 54 章）通常可以成功地挽救大脑新皮质的损伤，但不能恢复纹状体的损伤，因为纹状体动脉是末端动脉。尽管最近小动物模型的研究发现了很多有前景的药物，但这些药物还不能应用到人类。目前最有效的治疗方法不是药物治疗，而是再灌注治疗[37]。虽然再灌注对于潜在受损的组织是非常重

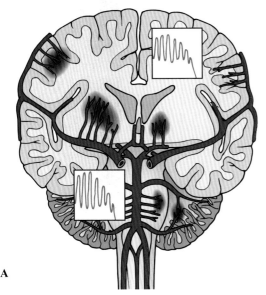
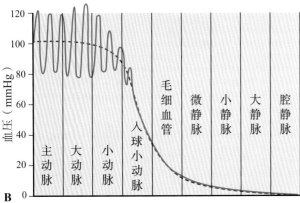

▲ 图 4-6　高血压和淀粉样蛋白小动脉疾病的互补样分布
高血压主要影响深部脑组织和脑桥小脑，而淀粉样蛋白沉积发生在远离大脑动脉环和椎 - 基底动脉循环的地方。这两个分布之间呈负相关（A）。脑淀粉样血管病是一种动脉壁 β 纤维病沉积病，往往发生在远离大脑动脉环和椎 - 基底动脉系统附近（虚线外），而高血压疾病主要发生在脑腹侧血管的高压起点附近（虚线内）。靠近大脑腹侧血管（B）位置的血压和脉压在较高的位置，而小动脉位于循环中血压较低的位置

　　这种小动脉疾病与高血压脑小动脉疾病的第二个主要区别是，该疾病导致的小动脉闭塞少于高血压脑小动脉疾病，而破裂是淀粉样血管变性的常见表现。淀粉样 β 原纤维在脑实质中分泌产生后，很难从血管壁上清除。小动脉平滑肌和弹性纤维被 β 纤维蛋白取代，血管壁的物理脆性增加，使得血管壁破裂出血。同时也解释了一旦平滑肌细胞死亡及弹性纤维被其他蛋白替代就会导致出血（图 4-7A），这也是高血压脑小动脉疾病和脑蛋白淀粉样小血管

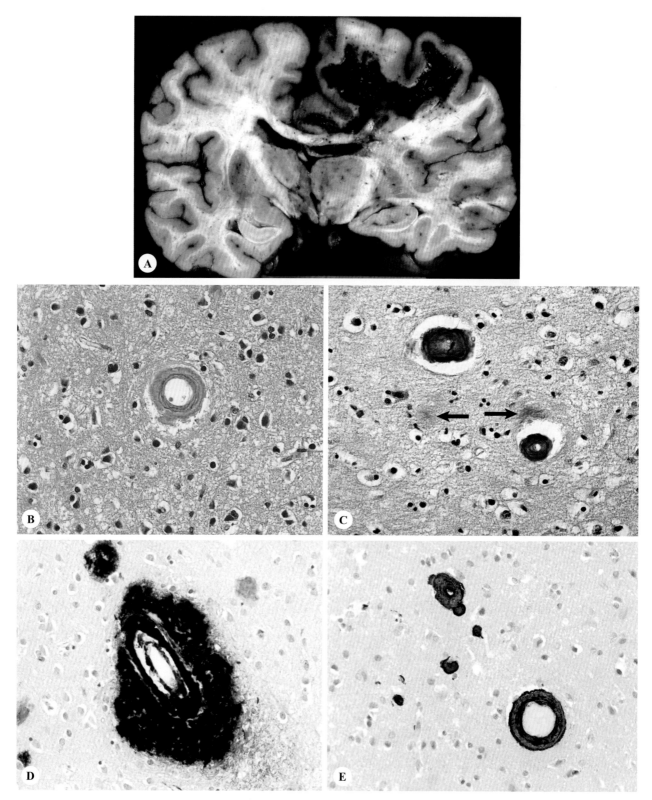

▲ 图 4-7　淀粉样变和 CADASIL 的病理

A. 淀粉样蛋白引起脑浅表位置出血，远离动脉循环高压供应的脑组织；B. 夜间偏瘫的 78 岁女性，显微镜下类似于高血压改变，平滑肌细胞核被取代；C. 刚果红染色显示淀粉样蛋白沉积（箭）导致血管周围的神经膜增厚；D. 免疫组化显示淀粉样蛋白从脑实质进入血管，不仅在血管中积累，堵塞血管，而且在脑血管周围间隙，甚至神经鞘中沉积；E. 由于小血管直径较小，淀粉样蛋白沉积增厚更容易阻塞小血管。CADASIL. 伴皮质下梗死和白质脑病的常染色体显性遗传性脑动脉病

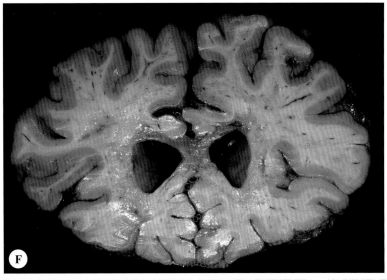

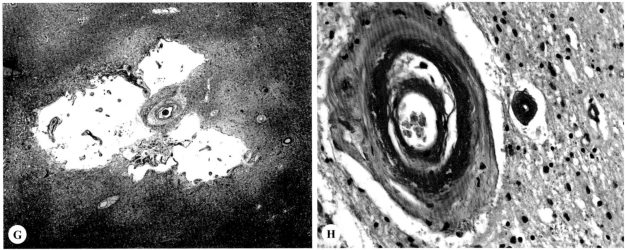

▲ 图 4-7（续）　淀粉样变和 CADASIL 的病理

F 和 G. CADASIL 中白质出现弥漫的虫噬样改变，可见胼胝体膝部的白质塌陷并呈褐色（F），包括腔隙性梗死在内的多发缺血性病变（G）；H. 这是由于该疾病闭塞选择性地影响最小的动脉分支。CADASIL.伴皮质下梗死和白质脑病的常染色体显性遗传性脑动脉病

要的，但再灌注引起的损伤仍需要考虑。虽然组织再灌注损伤的理论被接受，而且与再灌注毒性相关的理论基础似乎是合理的，但几乎没有病理证据表明短暂缺血后再灌注会增加梗死的风险。事实上，有实验表明，即使是高氧状态下发生再灌注，梗死面积也会减少而不是增加[38]。即使高氧仅存在于再灌注期亦可获益[39]。无论处于何种血氧水平，几乎没有病理学证据表明应当避免在人类缺血性脑卒中应用再灌注治疗。由于缺血性脑损伤本质上存在病理过程，我们很容易把这一病理过程误认为再灌注损伤，而实际上再灌注并没有增加梗死面积。随着机械取栓增多，再灌注到底是损伤还是神经保护，

必须被严格分析[40]。

（一）实验性脑卒中模型的组织病理学研究

在脑卒中病理生理学的研究中，许多重要的里程碑可以归因于脑卒中实验模型的研究。半暗带的概念、脑卒中后神经再生的监测、预处理模型及特定神经元亚群对缺氧和缺血的等级易损性，已经在实验模型中得到确定，并在人类脑卒中的研究中得到了证实[41-43]。就潜在的病因和众多影响因素而言，脑卒中是一种复杂和异质性的疾病，不同的实验性脑卒中模型只能涵盖人类疾病的一个或最多几个特定的方面。然而，大量标准化的缺血性脑卒中模型

可用于解决脑卒中研究中的具体问题。

在接下来的章节中，我们将讨论局灶性脑缺血和全面性脑缺血的两个重要方面，啮齿动物局灶性脑缺血时半暗带的组织病理学，以及短暂性全面性脑缺血模型中海马 CA1 锥体神经元的选择性神经元死亡。

（二）啮齿动物局灶性脑缺血半暗带的组织病理学

缺血半暗带的概念是 20 世纪 70 年代末在实验结果的基础上发展起来的，证明了存在两种不同的脑血流阈值，分别对应脑组织的功能完整性和结构完整性[44, 45]。一方面，持续性死亡是神经元发生了不可逆的细胞膜去极化，而处于电衰竭状态，但形态和结构完整的被称为"半暗带"[46]。半暗带的概念迅速引起了临床的兴趣，因为如果及时进行再灌注，这种"高危组织"被认为是可以挽救的。目前，半暗带的定义被更精确地重新定义为"血液供应受限的区域，其组织的能量代谢仍然保留"。因为半暗带的定义是基于功能和生理参数的，所以对半暗带的组织病理学界定在理论上是不可行的[47]。特别是正常组织和高危组织之间的精确界定不能仅靠组织病理学来识别。因此，许多描述半暗带的组织病理学变化的出版物必须谨慎分析。在这种情况下，"缺血周围组织"或"病灶周围组织"或"梗死周围组织"或"靠近缺血核心的组织"的术语会更充分。另一方面，识别半暗带的内部边界也构成一个问题，因为明确可见的梗死灶划分已经是 24h，而此时的大部分半暗带组织已被纳入不可逆的损伤缺血性核心[48]。此外，由于并非所有局灶性脑缺血的实验模型都有显著的半暗带[49]，只有通过实验设计的事后分析，才能正确评估这些病灶周围组织。进一步需要注意的是，核心和半暗带影都不是静态的，而是动态的，所有半暗带的影像学方法都只提供了一个特定的缺血后时间点。在过去的几年里，由多个概念，如"小核心"和"小半暗带"组成的异质半暗带使情况更加复杂[50]。

鉴于这些问题，有什么可以作为一个实用的方法来分析假定半暗带的组织学变化？啮齿动物脑梗死的模型，组织切片使用 HE 染色或 Nissl 染色，只能在缺血约 24h 后可以观察到梗死核心，但此时只剩

一小部分半暗带组织存在。邻近和存活的组织可能代表着健康组织、高风险组织或必将梗死的组织（图 4-8）。它代表了缺血后的一刻，只有缺血核心的边界可以被识别，而半暗带的外边界是不能识别的（图 4-8）。检测各种分子标记（图 4-9）可以得到更准确的图像，这甚至可能有助于预测单个细胞的命运，伴随时间和空间上的动态变化，以及局灶性脑缺血后可能存在的"多分子的半暗带"[51, 52]。

在这种情况下，最有用和最常用的标记之一是 Hsp70（图 4-9）。缺血和其他因素导致细胞内蛋白变性诱导细胞分子应激反应。这种应激反应发生的一个重要组成条件是以 Hsp70 为主要代表的 Hsp 家族基因的诱导。来自啮齿动物缺血性脑卒中模型的大量数据表明，合成 Hsp70 蛋白的细胞可以存活，而缺血核心和半暗带外缘附近组织中的细胞在蛋白水平上没有表现出这种蛋白的合成[50]。因此，免疫组化检测 Hsp70 蛋白可以很好地为半暗带做标记[52]。因为有"多分子半暗带"[51]，故必须根据实际问题来选择标志物的种类。

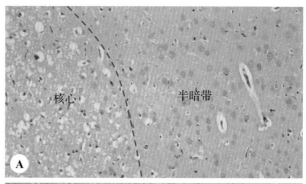
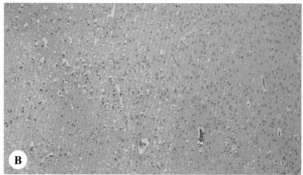

▲ 图 4-8　小鼠缺血核心周围组织染色

组织病理学被认为是小鼠缺血核心周围的组织是局灶性脑缺血后半暗带的一部分。A. 缺血核心可以明确识别，而半暗带的内外边界不能通过组织学明确（HE 染色）；B. 有时甚至很难清楚鉴别梗死核心，更不用说半暗带

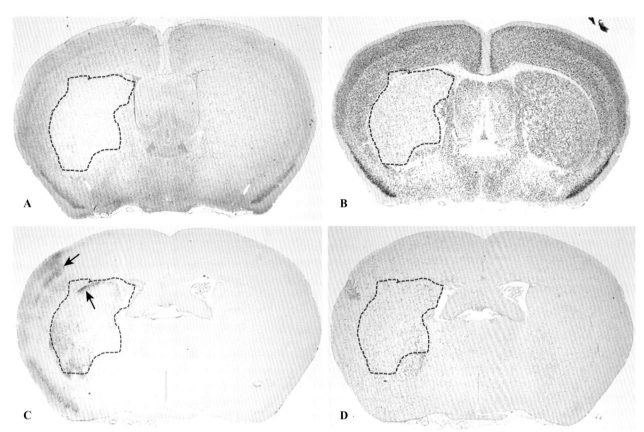

▲ 图 4-9　使用不同的标记可以勾画出不同的梗死边界（小鼠大脑中动脉闭塞 30min，再灌注间隔 24h）

A 至 C. 结晶紫（Nissl 染色）（A）和 NeuN 免疫组化（B）描绘了一个非常接近的梗死核心（虚线），而 HSP70 免疫组化（C）识别了不同的区域，提示属于可修复的半暗带（箭）；D. Iba1 免疫组化作为小胶质细胞的标志物，显示梗死灶内和增大的范围

　　另一个重要的问题是可视化和鉴定这部分即将死亡的细胞，最终是在缺血周围组织（半暗带或半暗带的一部分）中选择性的神经元丧失。虽然有许多技术可用来识别和界定缺血后神经元死亡的类型（凋亡或坏死），但其他形式的细胞死亡目前并不容易确定[53]。在 HE 染色切片中，早期缺血后神经元改变的特征是胞体收缩、胞质嗜酸性颗粒增多和细胞核改变，如固缩、核破裂或核溶解，代表经典的"嗜酸性粒颗粒"或"红色"神经元。虽然有人试图将特定的形态变化与细胞死亡的不同激活模式对应，以区分细胞死亡，但实际上有大量的重叠，嗜酸性变化是否可逆也处于热议中[54]。同样可以使用其他染色［如结晶紫（Nissl 染色）］来明确梗死组织（图 4-9）。

　　除了组织学染色方法外，还有其他研究细胞死亡的技术。鉴定凋亡细胞的一种常用方法是末端脱氧核苷酸转移酶 dUTP 缺口末端标记法（TUNEL）。

染色质聚集后断裂成 DNA 链是凋亡的形态学标志，可以通过 TUNEL 染色在单个细胞基础上识别[55]。尽管 TUNEL 染色被广泛应用且在方法上得到改进，但它并不是特异性区分细胞凋亡和坏死的可靠标志物[53]。其他标志物也可以用于标记，如线粒体损伤、胱天蛋白酶、钙蛋白酶、组织蛋白酶或 pARP1 标志物，磷脂酰丝氨酸暴露，或使用重要的活性染料[53]。

　　另一个问题是，当发生梗死后，死亡的神经元细胞已经消失。为了检测未发生梗死的缺血半暗带中神经元细胞选择性丢失，最好的方法是使用 NeuN 免疫组化（图 4-9），其也适用于石蜡包埋组织[56, 57]。NeuN 代表一种 DNA 结合和神经元特异性蛋白。目前可以确定受损的神经元可被这种抗体染色，但是由于免疫反应性丧失的情况存在，NeuN 免疫反应可能出现短暂消失的情况[56, 58]。针对 NeuN 免疫组化的无偏差分析和定量，需要定量立体计数方法从二维组织玻片中获得三维空间的绝对细胞数[59]。

总之，要清楚地将缺血核心周围的脑组织的组织病理学变化对应到半暗带是一个关键问题，因为仅通过组织病理学不可能准确地确定半暗带的内边界和外边界。因为半暗带不是静态的，而是动态的，组织学切片只代表缺血后一瞬间，只有发生完全梗死才可以用组织学明确识别。部分可修复的半暗带在内的邻近组织的命运尚不清楚。唯一可靠的半暗带组织学描述是通过使用各种复杂的生化成像技术来进行研究。例如，通过证明蛋白质合成和 ATP 消耗之间的不匹配，或通过组织酸中毒和 ATP 消耗之间的不匹配[48]。一种实用的方法是使用各种不同的分子标志物来界定缺血周围组织，以获得更详细的图像。在这种情况下，一个常用的标记是 Hsp70，它被认为可以很好地标记可修复的半暗带（图 4-9）。

最后，半暗带不仅在经历着进行性细胞死亡，而且还可能是重构的早期过程。因此，动态半暗带代表了损伤和修复之间过渡，伴有大量分子的上调和下调，这些分子可能在早期和慢性阶段有完全不同的影响[60]。"昏迷的脑组织如何、何时何地从损伤到修复"[60]是进一步加强我们理解这个动态结构的中心问题，也是我们治疗脑卒中的思路。

（三）短暂性全身缺血中 CA1 神经元死亡的组织病理学研究

众所周知，人类和啮齿类动物的海马 CA1 神经元都非常容易发生缺血。在 20 世纪 80 年代早期，Kirino 观察到沙鼠在短暂的全脑缺血后海马 CA1 锥体神经元的"不寻常、缓慢进展的神经元损伤"[61]。这种现象被称为"延迟性神经元死亡"，并已被证明也发生在大鼠[62]和其他啮齿类动物全脑缺血模型中。细胞死亡在组织学上表现为再灌注后延迟 2~4d，与"经典"的缺血性细胞死亡不同（图 4-10）。在早期再灌注间隔时间内，锥体 CA1 神经元改变不明显。然而，使用电子显微镜的半薄塑料切片，在缺血后

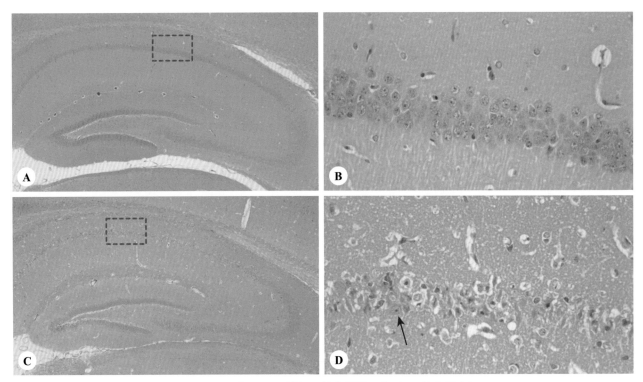

▲ 图 4-10　海马 CA1 神经元的选择性死亡（HE 染色标本）

A. 沙鼠的海马；B. 在更高的放大倍数下的 CA1 锥体细胞（×400）；C. 沙鼠仅 5min 的短暂性全面性脑缺血后，于再灌注 4d 后观察到海马 CA1 锥体细胞出现选择性变性和延迟变性；D. 只有少数中间神经元存活（箭），而其他神经元退化，细胞核固缩和胞质嗜酸性改变（所有切片 HE 染色）

的早期也可以检测到细微的变化，如突触囊泡的聚集或内质网的积累[61]。当再灌注模型中发现明显的形态学变化时，可见到凋亡和坏死同时混合存在[63]。从全面缺血实验中也可以清楚地看到，随着缺血时间的延长，海马 CA1 神经元的细胞死亡发展得也更快[64]。

结论

脑组织对脑缺血和脑损伤的反应是复杂的。来自临床样本和实验模型的全部证据都表明了这是一个动态的多细胞过程。探索解析其发生机制和寻求潜在的治疗方法，需要将严格的组织病理学分析和先进的分子研究结合起来。

第 5 章 脑缺血诱导神经元死亡的分子和细胞机制
Molecular and Cellular Mechanisms of Ischemia-Induced Neuronal Death

Tuo Yang   Ruiming Guo   Dimitry Ofengeim   Jee-Yeon Hwang   R. Suzanne Zukin   Jun Chen   Feng Zhang   著

任自敬 徐亚萍 曹治华 译   马卓然 周佩洋 校

本章要点

- 脑缺血通过坏死、细胞凋亡、坏死性凋亡或铁死亡诱导神经元死亡。
- 钙是缺血性神经元死亡的关键因素。谷氨酸的兴奋性毒性和非兴奋性毒性机制均可通过 Ca^{2+} 引发缺血性细胞死亡。
- 氧化应激导致缺血性脑卒中后缺血性神经元死亡。
- 表观遗传失调导致缺血性神经元死亡。

一、脑缺血的分类

根据细胞死亡命名委员会的说法，细胞死亡主要分为两类：细胞意外死亡和调节性细胞死亡。细胞意外死亡是由严重的物理、化学和机械损伤引起的，这些损伤不能被分子扰动逆转，它的主要形式是坏死。受调控的细胞死亡受到内在细胞机制的控制，这些机制可以通过药物或基因的方式进行调节。调节性细胞死亡的主要形式包括凋亡、坏死性凋亡、自噬细胞死亡和铁死亡。细胞程序性死亡是调控细胞死亡的一个子集，它可以在正常的生理环境中发生，例如在发育过程中。脑缺血包括两种主要类型：即全面性脑性脑缺血和局灶性脑缺血。它们可以通过细胞意外死亡、调节性细胞死亡或两者兼有来诱导神经元死亡。

（一）全面性脑缺血

短暂的全脑性脑缺血每年影响大约 20 万美国人 [1]。它通常由心脏骤停、心脏手术、大量出血休克、溺水或一氧化碳中毒引发。在大多数情况下，全面性脑缺血会导致选择性、延迟性神经元死亡，进而导致严重的认知障碍。海马 CA1 神经元特别容易受到全面性脑缺血的影响 [2-4]。其他可能受损的神经元包括纹状体的中棘神经元，新皮质层 Ⅱ、Ⅳ 和 Ⅴ 中的锥体神经元和小脑的浦肯野神经元 [5,6]。

（二）局灶性脑缺血

人类局灶性脑缺血最常见的原因是脑循环中血管闭塞引起的缺血性脑卒中 [1,7-9]。这是美国第五大死亡原因，也是成年人残疾的主要原因。每年约有 60 万新受害者，其中近 30% 死亡，20%～30% 为严重和永久性残疾。由局灶性脑缺血引起的神经缺陷包括瘫痪和协调异常、感觉功能和语言能力异常。

处于危险中的组织位于脑卒中的核心或中心（细胞基本上无血供）及半暗带或周围区域（细胞有部分血供）[10]。核心中的细胞死于多种压倒性原因，如果不立即清除凝块，可能无法通过任何治疗挽救。虽然梗死开始于缺血核心，但在其最大范围时包括核心和半暗带，这通常发生在诱导永久性缺血后 6～24h[10]。缺血发作的持续时间决定了大鼠的损伤程度或等级[11]。在局灶性脑缺血开始后 10～20min，在核心中仅观察到少量散在的死亡神经元。当缺血 60min 时，梗死出现在纹状体和皮质中，并随着累积闭塞时间而持续增加，在闭塞持续时间为 3h 时达到最大值。核心细胞死亡的潜在机制很复杂，但它们肯定包括谷氨酸受体介导的坏死性细胞死亡。

二、全面性脑缺血和局灶性脑缺血的实验模型

（一）全面性脑缺血模型

椎动脉永久闭塞和颈总动脉短暂闭塞（大鼠）或颈总动脉短暂闭塞（大鼠和小鼠）后再灌注或颈总动脉短暂闭塞（沙鼠）可导致全面性脑缺血。最常用的全面性脑缺血模型有：①大鼠四血管闭塞（four-vessel occlusion，4-VO）模型[2, 12]（图 5-1A）；②沙鼠[13, 14]或小鼠[15, 16]双血管闭塞（two-vessel occlusion，2-VO）模型；③大鼠 2-VO 联合低血压模型[17, 18]。全面性脑缺血的持续时间通常很短，为 5～20min。在缺血发作期间，流向整个大脑的血流立即减少到 1% 以下，并且整个大脑细胞中的 ATP 被耗尽。

大鼠中的 4-VO 模型是一种成熟且广泛使用的全面性脑缺血模型，其中神经元死亡主要限于海马 CA1 的锥体神经元，并且直到损伤后 3d 才表现出来[2, 12]。简单地说，暴露大鼠的椎动脉并对其进行永久性电烧灼。暴露颈总动脉，用 3-0 丝线分离，缝合伤口。24h 后重新打开伤口，用血管夹暂时阻断颈总动脉（亚致死缺血 4min，全致死缺血 10min）。当颈动脉被阻塞时，海马体、纹状体和新皮质的血流量通常会减少到正常的 3% 以下[2, 12]。

（二）局灶性脑缺血模型

局灶性脑缺血是最接近人类脑卒中或脑梗死的动物模型[19]。它通常在大鼠和小鼠上进行，通过实验产生大脑中动脉闭塞（middle cerebral artery occlusion，MCAo）。动脉闭塞可以是永久性的（即在整个实验过程中维持动脉阻滞），也可以是暂时性的（闭塞长达 3h，然后再灌注）。闭塞可以是近端或远端。这些操作诱导产生不可逆损伤的坏死核心，以及可以被拯救的半暗带（图 5-1B）。

结扎颈总动脉和颈外动脉最常近端 MCAo，然后将线栓插入颈内动脉。线栓的涂层部分应该超出后交通动脉的起点及 MCA 的起点[20]。缺血核心区是血流量减少到 15% 以下的区域，包括尾壳和顶叶皮质的外侧部分。半暗带是血流减少到 40% 以下的区域，包括新皮质、内嗅皮质和尾状内侧壳核等部分。在远端 MCAo 中，流向基底神经节的血流没有中断，损伤仅限于新皮质。这种类型的闭塞可以通过手术诱导，用夹子或血栓凝块与短暂的颈总动脉单侧闭塞组合[21, 22]。核心区和半暗带的血流量减少与近端模型相似。

除 MCAo 外，局灶性脑缺血也可由缺氧 / 缺血模型诱导。

该模型结合了颈总动脉的永久单侧闭塞和短暂的全身缺氧，从而使流向大脑的氧气在成人中减少到 3%，在新生儿中减少到 8%[23-25]。缺氧 15～30min 后，皮质、纹状体和海马发生梗死。

三、缺血性细胞死亡的方式

缺血性损伤激活多个死亡级联。哺乳动物细胞死亡有三种主要分类，即细胞凋亡、坏死和自噬，每一种都有独特的组织学和生化特征[26]。细胞凋亡是一种进化保守的细胞死亡过程，它是由一组专门的基因产物介导的一系列内部程序事件[26-29]。细胞凋亡发生在全面性脑缺血后的海马 CA1 神经元和局灶性脑缺血后缺血半暗带的神经元中[30-32]。传统上，坏死被认为是一种非程序性、意外的细胞死亡形式以应对与细胞生存不相容的巨大应激[26, 28]。然而，有证据表明，坏死也可以受到严格的调控，神经元可以以一种称为程序性坏死性凋亡的形式死亡[33-35]。形态学上，坏死的特征是细胞肿胀或破裂，释放细胞内容物到周围环境，从而引发炎症[36]。自噬是一种分解代谢过程，细胞通过消化自身的细胞器和大分子产生能量和代谢物[26, 37]。其也是一个严格监管的过程，对胚胎发育、组织稳态和细胞存活至关重要，有助于在细胞产物的合成、降解和随后的再循环之间保持平衡[38]。自噬具有保护作用，它通过将营养物质从不必要的过程中重新分配到更重要的活动中，使能量匮乏的细胞能够在饥饿期间存活下来。然而它也在死亡细胞中发挥作用，介导细胞死亡[39-42]。最近发现的一种细胞死亡形式是铁死亡，

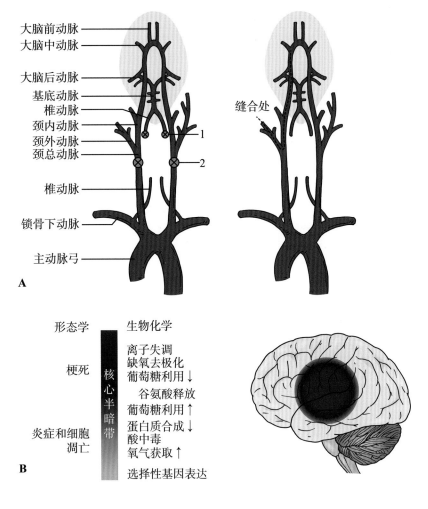

大脑前动脉
大脑中动脉
大脑后动脉
基底动脉
椎动脉
颈内动脉
颈外动脉
颈总动脉
椎动脉
锁骨下动脉
主动脉弓

缝合处

1
2

A

形态学　　生物化学

梗死

核心半暗带

离子失调
缺氧去极化
葡萄糖利用↓

谷氨酸释放
葡萄糖利用↑
蛋白质合成↓
酸中毒
氧气获取↑

炎症和细胞凋亡

选择性基因表达

B

◀ **图 5-1　全面性脑缺血和局灶性脑缺血的实验模型**

A. 大鼠脑血管解剖图，显示了四血管闭塞模型中椎动脉（1）的永久性电灼和手术夹在颈总动脉（2）中的位置（左），以及暂时性局灶性脑缺血模型（右）闭塞期间的腔内缝合；B. 缺血的核心和半暗带是由脑动脉局灶性阻塞引起的。脑低灌注区细胞终末失去膜电位（核心区），周围有中间灌注区（半暗带），细胞间歇去极化（梗死周围去极化）。值得注意的是，从局灶性灌注不足开始，核心区和半暗带在空间和时间上都是动态的。存在灌注阈值，低于此值某些生化功能就会受到阻碍（用颜色渐变显示）（A. 引自 Longa EZ, Weinstein PR, Carlson S, et al. Reversible middle cerebral artery occlusion without craniectomy in rats. *Stroke*. 1989;20:84–91；B. 引自 Dirnagl U, Iadecola C, Moskowitz MA. Pathobiology of ischaemic stroke: an integrated view. *Trends Neurosci*. 1999;22:391–397.）

也可能导致脑缺血后神经元死亡[43-45]。

（一）坏死

坏死或坏死性细胞死亡的形态学特征是细胞肿胀，线粒体和其他细胞器肿胀，质膜破裂，随后细胞内容物释放[36, 46]。细胞核表现出染色质的固缩和不规则聚集（外周染色质溶解），与细胞凋亡中染色质稀疏、形状规则及分布均匀的聚集形成鲜明对比[28]。

（二）坏死性凋亡

坏死性凋亡是一种调节性细胞死亡，具有坏死和凋亡的特征。坏死性凋亡是一种不依赖于胱天蛋白酶（caspase）的坏死细胞死亡途径，受受体相互作用蛋白 1（receptor-interacting protein 1，RIP1）激酶及其下游介质 RIP3 激酶的调节[36, 47, 48]。在提出的坏死性凋亡信号通路中，肿瘤坏死因子（tumor necrosis factor，TNF）-TNF 受体 1（TNF receptor，TNFR1）介导的通路最为突出。简而言之，TNF 与

TNFR1 结合后，形成 TNFR 相关死亡结构域（TNFR-associated death domain，TRADD），被称为复合物 I。然后，死亡域受体参与细胞内信号级联，激活称为 RIP1 的必需丝氨酸 / 苏氨酸激酶[49]。RIP1 激活核因子（nuclear factor，NF）-κB 信号通路可以促进细胞存活和炎症[50]（图 5-2A）。FAS 相关死亡域（FAS-associated death domain，FADD）、RIPK3、FLIP 和胱天蛋白酶原（procaspase）8 形成复合物 II，调节凋亡（复合物 IIa）和坏死（复合物 IIb）[51]。在复合体 IIa 中，FLIP 的长同型（FLIP$_L$）和 procaspase8 通过形成异源二聚体 caspase 使 RIPK1 和 RIPK3 失活，从而防止坏死性凋亡。同时，复合体 IIa 通过激活 caspase8 导致细胞凋亡，caspase8 介导执行者 caspases（caspase3 和 caspase7）信号通路（图 5-2B）。

在复合物 IIb 中，乙酰化的 RIP1 与复合物 I 解离，在 RIP1 和 RIP3 之间形成不稳定的连接。然而研究表明，要使 RIP1 去乙酰化，需要与去乙酰化酶 sirtuin-2（SIRT2）和 RIP3 相互作用。去乙酰

化 RIP1 成为复合物Ⅱb 的突出部分，直接导致坏死性凋亡[50, 52]（图 5-2C）。活化的 RIP3 可以引导 TNF 诱导的细胞凋亡向坏死性凋亡，甚至完全坏死的方向发展，部分原因是能量代谢的中断、活性氧的产生、硝酸引起的氧化应激[9, 53]、细胞内 Ca^{2+} 的增加、Ca^{2+} 依赖的非 caspase（如钙蛋白酶和组织蛋白酶）的激活、亲环素 D 的激活、线粒体膜过渡孔（mitochondrial membrane transition pore，MOMP）的打开、线粒体释放聚二磷酸腺苷核糖聚合酶 -1（poly adenosine diphosphate ribose polymerase-1，PARP-1）[54-56]。

在坏死死亡的最后阶段，肿胀的细胞通过一个称为巨胞饮的过程被内化，在这个过程中，只有部分细胞被吞噬细胞吸收[33]。在人类局灶性脑缺血和缺血性脑卒中模型中，坏死被认为是神经元死亡的主要形式[9]。亲环素 D 的遗传消融作用可消除坏死细胞死亡[57-59]，或通过坏死抑制素 1（RIP1 的小分子抑制物）[60] 抑制坏死，可显著减少梗死体积，改善局灶脑缺血后的神经功能。这些观察表明 RIP1 可能是缺血性脑卒中中的治疗靶点。

（三）细胞凋亡

1. caspase 依赖的细胞凋亡　caspase 是一种结构相关的 caspase 家族，是凋亡过程的启动者和执行者[28, 36]。人类基因组编码 13～14 种不同的 caspase，其中 caspase2、caspase3、caspase6、caspase7、caspase8、caspase9 和 caspase10 主要在细胞死亡中起主要作用，而其他类型参与调节免疫应答[61]。caspase 分为"启动 caspases"（caspases2、caspase8、caspase9 和 caspase10）和"效应 caspases"（caspases3、caspase6 和 caspase7），前者整合了上游的凋亡刺激，后者被启动的 caspases 激活并切割一系列不同的细胞靶点。

caspase 级联可以通过外在或内在途径激活[31]。在外源性或死亡受体依赖途径中，当损伤刺激（如缺血）激活 CD95-Fas（CD95-Fas 配体受体）时，细胞凋亡就开始了。CD95-Fas 是死亡结构域受体中 TNFR- 神经生长因子超家族的成员，包括 TNFR1、CD95-Fas 和 TRAIL 受体[49, 62, 63]（图 5-3）。在激活后数秒内，CD95-Fas 与其衔接蛋白形成胞质死亡

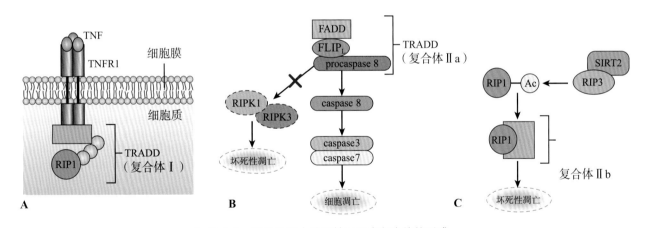

▲ 图 5-2　坏死性凋亡的调控和死亡复合体的形成

A.TRADD 由 TNF 和 TNFR1 结合形成，称为复合体Ⅰ。死亡域受体参与细胞内信号级联，激活关键的丝氨酸 / 苏氨酸激酶 RIP1。RIP1 激活 NF-κB 信号通路，促进细胞存活和炎症反应。B 和 C. 复合体Ⅱ，包括 FADD、RIPK3、FLIP 和 procaspase8，决定细胞凋亡（复合体Ⅱa）和坏死（复合体Ⅱb）。B. 在复合体Ⅱa 中，$FLIP_L$ 和 procaspase8 通过形成异源二聚体 caspase 使 RIPK1 和 RIPK3 失活，从而阻止坏死性凋亡发生。复合体Ⅱa 也通过激活 caspase8 导致细胞凋亡，caspase8 活化下游的执行蛋白 caspase3 和 caspase7 介导的信号通路。C. 在复合体Ⅱb 中，乙酰化的 RIP1 与复合物Ⅰ解离，在 RIP1 和 RIP3 之间形成不稳定的连接。去乙酰化 RIP1 需要与去乙酰化酶 sirtuin-2（SIRT2）和 RIP3 相互作用。去乙酰化 RIP1 成为复合物Ⅱb 的重要组成部分，直接导致坏死性凋亡。TNF. 肿瘤坏死因子；TNFR1.TNF 受体 1；RIP. 受体相互作用蛋白；TRADD.TNFR 相关死亡结构域；RIPK. 受体相互作用蛋白激酶；FADD.FAS 相关死亡域；FLIPL. 凋亡抑制蛋白；procaspase. 胱天蛋白酶原；caspase. 胱天蛋白酶；Ac. 腺苷酸环化酶；SIRT2. 沉默调节蛋白 2［引自 Zhou W, Yuan J. Cell biology: death by deacetylation. *Nature*. 2012;492:194–195. Vanden Berghe T, Linkermann A, Jouan-Lanhouet S, et al. Regulated necrosis: the expanding network of non-apoptotic cell death pathways. *Nat Rev Mol Cell Biol*. 2014;15(2):135–147.］

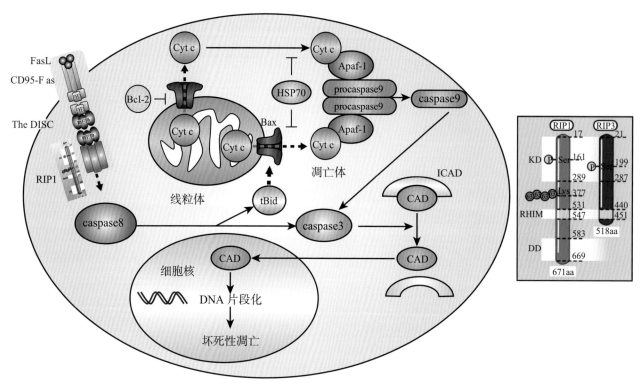

▲ 图 5-3　**caspase 激活的外源性或死亡受体途径**

在外源性或死亡受体依赖途径中，细胞凋亡由 CD95-Fas 的刺激触发，CD95-Fas 是死亡结构域受体中 TNFR- 神经生长因子超家族的成员，包括 TNFR1、CD95-Fas 和 TRAIL 受体。在激活的几秒内，CD95-Fas 形成一个胞质 DISC，招募 procaspase8。DISC 激活 procaspase8 生成"起始"caspase8。当 caspase8 切割 Bcl-2 家族蛋白 Bid 产生截短的 tBid 时，外源性途径可以连接内源性途径，从而增加线粒体外膜的通透性，促进线粒体凋亡途径。此外，caspase8 激活效应因子 caspase3、caspase6 和 caspase7，促进蛋白裂解和包括 DNA 酶在内的多种靶标蛋白，为凋亡细胞的死亡铺平道路。箭表示靶标蛋白的激活，而末端钝的线表示靶标蛋白的失活。FasL. 脂肪酸合成酶配体（Fas 配体）；DISC. 死亡诱导信号复合物；RIP. 受体相互作用蛋白；caspase. 胱天蛋白酶；Cyt c. 细胞色素 C；Bcl-2.B 细胞淋巴瘤 2；Bax.Bcl-2 相关 X 蛋白；tBid. 截短型 Bid；HSP70. 热激蛋白；Apaf-1. 激活凋亡蛋白酶激活因子 1；procaspase. 胱天蛋白酶原；ICAD .DNA 阶梯诱导核酸内切酶 CAD 的抑制亚基；CAD . 胱天蛋白酶激活脱氧核糖核酸酶［引自 Vandenabeele P, Declercq W, Van Herreweghe F, et al. The role of the kinases RIP1 and RIP3 in TNF-induced necrosis. Sci Signal. 2010;3(115):re4. Zimmermann KC, Bonzon C, Green DR. The machinery of programmed cell death. *Pharmacol Ther*. 2001;92:57-70. ］

诱导信号复合物（death-inducing signaling complex，DISC），该复合物通过其死亡结构域与 CD95-Fas 结合，并通过其死亡效应结构域募集 procaspase8[49, 62-64]（图 5-4）。DISC 催化 RIP1 和 RIP3 的裂解和失活，促进活化的 procaspase8 生成 caspase8。当 caspase8 切割 Bcl-2 家族蛋白 Bid 产生截短型 Bid（truncated Bid，tBid）时，外部途径可连接到内部途径，该截短的 Bid 易位到线粒体，在线粒体外膜开始渗透，启动线粒体凋亡途径。因此，外源性途径可能通过以下途径之一激活 caspases 依赖性细胞死亡执行途径：①死亡受体介导并触发 caspase8（或 caspase10）-caspase3 途径；②死亡受体介导并触发 caspase8- tBid-MOMP-caspase9-caspase3 途径；③配体剥夺诱导的依赖受体信号传导，随后激活 caspase9-caspase3 途径[31, 36]。

　　在内源性或线粒体途径中，当细胞死亡刺激激活促死亡 Bcl-2 家族蛋白时，凋亡开始，促死亡 Bcl-2 家族蛋白反过来通透化线粒体外膜，导致线粒体蛋白［如细胞色素 C（cytochromec，Cytc）］、线粒体衍生的第二个 caspase 激活因子（second mitochondria-derived activator of caspases，Smac）和凋亡诱导因子（apoptosis-inducing factor，AIF）释放到细胞质中[28, 29, 65-67]（图 5-5）。一旦进入细胞质，细胞色素 C 与 ATP 结合，激活凋亡蛋白酶激活因

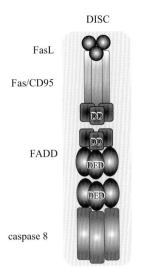

▲ 图 5-4　DISC 的结构

适配器蛋白复合物或凋亡小体负责启动 caspases 的激活。caspase2 的激活是由 DISC 介导的。DISC 是在死亡配体与受体结合后组装的，包含 FADD 和 caspase8（或caspase10）。FasL. 脂肪酸合成酶配体（Fas 配体）；Fas. 脂肪酸合成酶；FADD.FAS 相关的死亡域结构蛋白；caspase.脱天蛋白酶；DISC. 死亡诱导信号复合物；DD. 死亡结构域；DED. 死亡效应结构域（改编自 Bao Q, Shi Y. Apoptosome: a platform for the activation of initiator caspases. *Cell Death Differ*. 2007;14:56–65.）

子 1（apoptotic protease activating factor 1，Apaf-1），该因子寡聚化并募集 procaspase9，形成 caspase 激活复合物或"凋亡小体"[68–71]（图 5–6）。活化的 caspase9 然后切割 procaspase3，产生活性"效应子"caspase3。caspase3 通过蛋白水解裂解下游靶蛋白，包括多聚（ADP–核糖）聚合酶、核层蛋白、DNA 依赖蛋白激酶及 ICAD（DNA 阶梯诱导核酸内切酶 CAD 的抑制亚基）等，促进细胞死亡，赋予细胞凋亡的形态学特征。DNA 片段化和其他事件导致细胞解体，随后碎片化的细胞被周围细胞吞噬[28, 29, 66, 67]。因此，凋亡小体使细胞色素 C 能够独立于配体激活的死亡受体启动蛋白水解的 caspase 级联反应。

2. caspase 激活的替代途径　另一个对启动 caspase（如 caspase2）激活至关重要的途径是 DNA 损伤。DNA 损伤促进依赖 p53 的 p53 诱导的具有死亡结构域的蛋白质（p53–induced protein with a death domain，PIDD）转录上调[72]。在对损伤刺激的反应中，PIDD 形成 PIDDosome 死亡复合物，即一个大的（分子量＞670kDa）大分子信号平台，招募和激活 procaspase2 以响应 DNA 损伤和应激[73]（图 5–7）。PIDDosome 包含 PIDD、具有死亡结构域且与接头蛋白 RIP 相关的 Ich-1/Ced-3 同源蛋白及 procaspase2。PIDD 通过其死亡结构域与 RAIDD 结合，并通过其 caspase 募集结构域（caspase-recruitment domain，CARD）募集 procaspase2[74]。虽然 caspase2 激活的细节还不清楚，但 PIDDosome 被认为促进 procaspase2 的自动切割而产生 caspase2[75]。激活后，caspase2 作用于线粒体上游，促进 BH3–only 蛋白 Bid 的蛋白水解裂解，Bax 易位到线粒体，打开 MOMP，释放细胞色素 C[64]。它是唯一一种添加到纯化线粒体中直接诱导细胞色素 C 释放的 caspase。Chan 小组在 2008 年发表的一篇文章[76]表明，短暂的全面性脑缺血可促进海马 CA1 中 PIDD 短裂片段（PIDD-CC）的表达、PIDDosome 的形成、PIDD 依赖的 procaspase2 的激活、Bid 的裂解和神经元死亡。这些发现提示，PIDDosome 在全面性脑缺血诱导的神经元死亡中起作用。

3. Bcl-2 蛋白家族　Bcl-2 蛋白是一个结构相关的蛋白家族，作为内部程序性细胞死亡的中央调节因子[66, 67, 77–83]。Bcl-2 家族蛋白被证明具有抗凋亡或促凋亡作用。抗凋亡成员为 Bcl-xL、Bcl-2、Bcl-w 和 Mcl-1，它们都含有 4 个 Bcl-2 同源域（BH1-4）。它们可以定位于细胞质、线粒体和内质网膜。Bcl-2 家族的促凋亡成员被进一步归类为包含 3 个 BH 结构域的多结构域蛋白：BH1-3（Bak 和 Bax）和"BH3-only"的蛋白（Bid、Bad、Bim、Puma、Noxa、BIK、BMF）[66, 77, 78]。基于它们诱导细胞凋亡的机制，将 BH3-only 蛋白进一步分为两组：与抗凋亡蛋白反应的"失活因子"（如 Bad、Noxa）和直接结合并激活多结构域蛋白 Bax 和 Bak 的"直接激活因子"（如 tBid，可能还有 Bim 和 Puma）[80]。当促凋亡 Bcl-2 家族成员的细胞内浓度超过抗细胞凋亡成员时，细胞色素 C 和其他凋亡因子从线粒体释放，从而引发细胞凋亡。

在内源性途径中，普遍的观点是，在生理条件下，促存活的 Bcl-2 家族成员要么结合并抑制促凋亡的 BH3-only 蛋白 Bid 和 Bim，要么结合并抑制多结构域的促死亡蛋白 Bax 和 Bak，或者两者都抑制[66, 77]。抗凋亡蛋白和多结构域促凋亡 Bcl-2 蛋白之间的联系阻止了 Bax 和 Bak 的同源寡聚，否则会渗透线粒体外

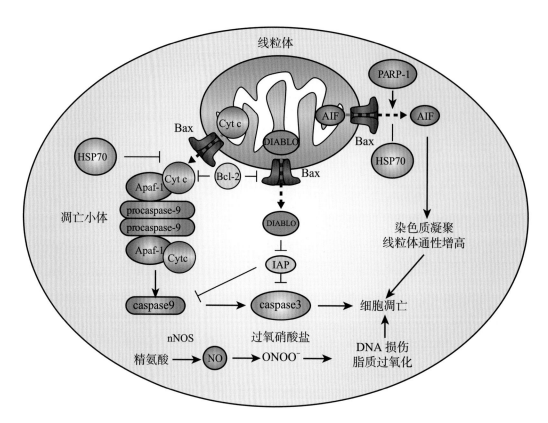

▲ 图 5-5　**caspase 活化的内源性途径或线粒体途径**

在内源性或线粒体途径中，当缺血损伤刺激活化 Bcl-2 家族蛋白时，起始细胞凋亡，促死亡 Bcl-2 家族蛋白反过来通透化线粒体外膜，导致线粒体蛋白（如细胞色素 C）、线粒体衍生的第二个 caspase 激活因子（Smac）或低 pI 的直接 IAP 结合蛋白（DIABLO）和 AIF 释放到细胞质中，这一事件可被抗凋亡 Bcl-2 家族成员阻断。细胞色素 C 一旦进入细胞质，会结合 ATP 激活 Apaf-1，之后寡聚及招募 procaspase9 形成 caspase 活化复合物或凋亡小体。活化的 caspase9 依次裂解 procaspase3，产生活化的 caspase3。caspase3 通过蛋白水解裂解下游靶蛋白，包括多聚（ADP- 核糖）聚合酶、核层蛋白、DNA 依赖蛋白激酶、ICAD（DNA 阶梯诱导核酸内切酶 CAD 的抑制亚基）等，促进细胞死亡，赋予细胞凋亡的形态学特征。线粒体渗透性增加和 DNA 碎片化导致细胞死亡，随后被巨噬细胞吞噬。细胞色素 C 激活 Apaf-1，而 Smac/DIABLO 使 IAP 失效。HSP70 通过抑制细胞色素 C 的释放和凋亡小体的形成，以及抑制 AIF 的释放来抑制细胞死亡。HSP. 热激蛋白；Bcl-2 相关 X 蛋白；Apaf-1. 凋亡蛋白酶激活因子 1；procaspase. 胱天蛋白酶原；caspase. 胱天蛋白酶；Cyt c. 细胞色素 C；Bcl-2.B 细胞淋巴瘤 2；DIABLO. 低 pI 直接 IAP 结合蛋白；IAP. 细胞凋亡抑制物；NO. 一氧化氮；ONOO-. 过氧亚硝酸盐；PARP-1. 聚二磷酸腺苷核糖聚合酶 -1；合酶 -1；AIF. 凋亡诱导因子（引自 Zimmermann KC, Bonzon C, Green DR. The machinery of programmed cell death. *Pharmacol Ther*. 2001;92:57–70.）

膜[83]。此外，抗凋亡 Bcl-2 蛋白家族（如 Bcl-2）可以直接结合"效应子"Bax 和 Bak，抑制通道 / 孔的形成。在对损伤刺激的反应中，"非活化剂"BH3-only 蛋白（如 Bad）可以结合并抑制抗凋亡家族成员，释放 Bax 和 Bak，可能还会释放"活化剂"BH3-only 蛋白 Bid 和 Bim[84]。当 Bid 和 Bim 被释放时，Bid 和 Bim 触发 Bak 和 Bax 的同源寡聚化，在线粒体外膜中形成通道，允许细胞色素 C、Smac/ 低 PI 直接 IAP 结合蛋白（direct IAP-binding protein with low pI，DIABLO）和 AIF 等凋亡蛋白逃逸[67, 77, 78]。

通常认为，在缺血后神经元和大多数其他类型细胞的凋亡细胞死亡执行过程中，线粒体外膜的渗透和"效应因子"caspase3 的激活是一个"不归点"[85]。通过一种 caspase3 的选择性抑制药 Z-DEVD-FMK，证实了早期 caspase3 激活在全面性脑缺血诱导的神经元死亡中的重要性。如果在缺血时（而不是在缺血后 24h 或更晚时）给予该抑制药，则呈现出神经保护作用[86]。因此，明确凋亡机制在缺血后早期起作用。

然而，神经元可以在细胞色素 C 释放和 caspase3

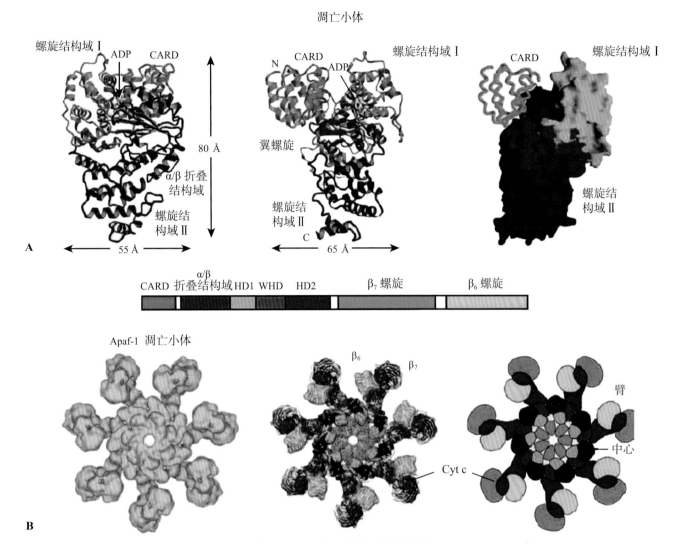

▲ 图 5–6　**Apaf-1 和凋亡小体的结构**

A. WD40 删除的 Apaf-1 的整体结构。左图和中间图显示了两个垂直的 Apaf-1 结构带状图（Apaf-1 残基 1591 与 ADP 结合），ADP 结合在 α/β 折叠结构域和螺旋结构域 1（HD1，右箭）之间的铰链区，但也由 WHD 的两个关键残基协调。右图显示了除 CARD 域外的表面结构。B.Apaf-1 凋亡小体的结构域。左图为凋亡小体的俯视图，中间图显示了半透明表面中凋亡小体的结构域，右图为凋亡小体的示意图。颜色代表物与（A）中的相同。在 dATP 或 ATP 存在下，细胞色素 C 和 Apaf-1 组装成大约 1.4MDa 的复合物，称为凋亡小体。凋亡体由 7 个 Apaf-1 分子组成，它们以 ATP/dATP 依赖性方式与细胞色素 C 结合。Apaf-1 通过其 CARD 结构域发挥作用，形成凋亡小体的信号平台。凋亡小体募集并激活 procaspase9 以产生活化的 caspase9。因此，凋亡小体通过内源性的线粒体途径启动细胞凋亡。ADP. 二磷酸腺苷；CARD. caspase 招募域；Apaf-1. 激活凋亡蛋白酶激活因子 1；Cyt c. 细胞色素 C（引自 Bao Q, Shi Y. Apoptosome: a platform for the activation of initiator caspases. *Cell Death Differ*. 2007;14:56–65.）

激活中存活[87–89]。因此，最近的共识挑战了 caspase 在全面性脑缺血中的因果作用，即成人脑中的缺血性神经元可能不仅仅死于经典的细胞凋亡[9, 90, 91]。其他形式的程序性细胞死亡也可能导致缺血后的神经元死亡[65, 92, 93]。

4. 细胞凋亡抑制物　细胞凋亡抑制物（IAP）蛋白通过抑制 caspase 活化来抑制细胞凋亡[94]。IAP

含有杆状病毒 IAP 重复（baculoviruses IAP repeat, BIR）结构域，该域由大约 80 个氨基酸折叠在锌原子周围并能结合特定的蛋白质，如 caspase[94, 95]。已鉴定出 8 种人类 IAP，包括 X 染色体连锁 IAP（X chromosome-linked IAP，XIAP）、c-IAP、c-IAP2 和生存素。在细胞培养中均表现出抗细胞凋亡活性。根据它们具有的 BIR 结构域的数量，IAP 可以结合

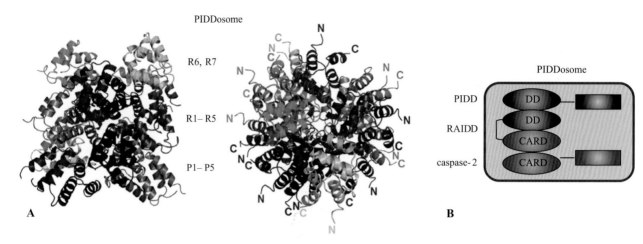

▲ 图 5-7　**PIDDosome 复合体的结构**

A. 复合体的侧视图，顶层包含 2 个 RAIDD 死亡域分子（绿色和黄色），中间层包含 5 个 RAIDD 死亡域分子（红色、紫色、橙色、品红色和粉红色），底层包括 5 个 PIDD 死亡域分子（不同深浅的蓝色）；B. 复合体的俯视图。PIDDosome. 一种由 PIDD1、RAIDD 和 caspase - 2 组成的多蛋白复合物；caspase. 脱天蛋白酶；DD. 死亡结构域；PIDD.p53 诱导的具有死亡结构域的蛋白质；RAIDD.RIP 相关的 Ich-1/Ced-3- 同源蛋白，具有死亡结构域（引自 Park HH, Logette E, Raunser S, et al. Death domain assembly mechanism revealed by crystal structure of the oligomeric PIDDosome core complex. *Cell*. 2007;128:533–546.）

一种或两种 caspase。具有多个 BIR 结构域的 IAP，如 XIAP 和 c-IAP，既能绑定和抑制启动子 caspase9，也能抑制效应子 caspase3 或 caspase7。例如，XIAP 中的 BIR3 和相邻序列介导对激活的 caspase9 的抑制，而 BIR1 和 BIR2 之间的接头区域选择性地靶向 caspase3。仅有一个 BIR 结构域的 IAP（如生存素）只能结合启动子 caspase9 或效应子 caspase[96, 97]。

XIAP 因其有效的细胞凋亡抑制活性而被称为 IAP 家族的"害群之马"。XIAP 可逆地结合 caspase3 和 caspase7，并具有高亲和力。因此，它可以通过掩蔽 caspase 活性位点来抑制它们的切割活性。IAP 中的中心功能单元是 BIR 结构域，它包含大约 80 个氨基酸折叠在一个锌原子周围。大多数 IAP 都有多个 BIR 域，这些域负责介导特定的功能，例如绑定到 caspases。XIAP 中的 BIR3 和相邻序列介导对激活的 caspase9 的抑制，而 BIR1 和 BIR2 之间的接头区域选择性地靶向 caspase3。

除 caspase 抑制外，IAP 还展示了更多促进神经元存活的方法[88]。IAP 亚组羧基端远端存在锌结合基序或 RING（E3 泛素连接酶）域，赋予蛋白质降解活性。这些 IAP 通过基于泛素的蛋白酶体降解触发靶蛋白的降解。在 IAP 催化下，连接特定赖氨酸残基的泛素（一个 76 个氨基酸部分）会与靶蛋白依次

共价连接，然后修饰的残基形成多聚泛素链，标记蛋白质并将其标记为破坏。

报道表明，IAP 具有额外的功能。例如，c-IAP 和 XIAP 可以通过将泛素连接到底物，而不是停止 caspase 级联来作为细胞迁移和发育的重要调节因子[98]。此外，由于 IAP 的泛素连接酶活性，其作用范围从调节 NF-κB、丝裂原活化蛋白激酶（mitogen-activated protein kinase，MAPK）或 IRF 信号通路到调节先天免疫和炎症[99, 100]。

除 caspase 外，IAP 还可以结合其他蛋白质，从而抑制其抗细胞凋亡活性。至少 3 种这样的蛋白质已经被鉴定出，Smac、HtrA2/Omi 及 XIAP 相关因子 1，其中 Smac 和 HtrA2/Omi 是线粒体蛋白质，而 XIAP 相关因子 1 是核蛋白质[96]。

5. caspase 非依赖性细胞凋亡　除了 caspase 依赖性细胞凋亡之外，局灶性和全面性脑缺血后，大脑中也可能发生受调节的细胞死亡的替代途径[36, 65, 72, 101-103]。这种不依赖于 caspase 的细胞凋亡的特征是影响线粒体外膜的通透性和细胞色素 C 以外的凋亡线粒体蛋白的释放。特别值得一提的是，该途径中的线粒体蛋白 AIF 和内切核酸酶（endonuclease，Endo）G 能诱导神经元死亡[93, 104]。AIF 是一种线粒体蛋白，对氧化磷酸化和线粒体结构

完整性至关重要[104]。Endo G 是含有核定位序列的线粒体内切核酸酶[104]。因此，在对缺血等损伤刺激的反应中，AIF 和 Endo G 被从线粒体释放并转移到细胞核，在那里它们促进 DNA 碎片和染色质凝结。

AIF 诱导细胞死亡的一种方法是过度激活 PARP-1，而 PARP1 是一种丰富的核酶，每 1000 个 DNA 碱基对约有 1 个分子[29, 105, 106]。PARP-1 活化的强制性触发因素是双链 DNA 的切口和断裂，PARP-1 通过其 DNA 结合域识别这些切口和断裂点。PARP-1 催化 β− 烟酰胺腺嘌呤二核苷酸（NAD⁺）转化为烟酰胺和聚（ADP− 核糖）。一旦被激活，PARP-1 会将 50～200 个 ADP 核糖分子转移到靶蛋白上，这可能会激活或抑制它们的功能。PARP-1 的靶标包括组蛋白、DNA 聚合酶、拓扑异构酶 I 和拓扑异构酶 II 及 PARP-1 本身[107]。在组蛋白上，多聚 ADP− 核糖修饰后可以促进染色质松弛。

PARP-1 的过度活化促进聚（ADP− 核糖）的过量产生和 NAD⁺ 的消耗，它们共同诱导能量衰竭并发出 AIF 的线粒体释放信号[105-108]（图 5-8）。从线粒体排出后，AIF 转化为强大的细胞毒素，并迅速转移至细胞核，促进染色质凝结和碎裂。此外，细胞溶质 AIF 作用于线粒体以进一步损害线粒体外膜的完整性并启动细胞色素 C 的释放，激活 caspase3。PARP-1 是 caspase3 的关键下游靶标，但是由于 caspase 抑制物不能提供保护作用，所以 caspase 的激活对于依赖 PARP-1 的细胞死亡显然是非必要的[106]。

依赖 PARP-1 的细胞死亡表现出不同于坏死、凋亡和自噬的形态学特征。为了区别于其他形式的细胞死亡，PARP-1 介导的细胞死亡被称为依赖性细胞死亡[107, 109]。依赖性细胞死亡由 PAR polymer 和 Thanatos 组成，两者在希腊语中均是死亡的意思[107, 109]。在动物模型中观察到 PARP-1 抑制药或

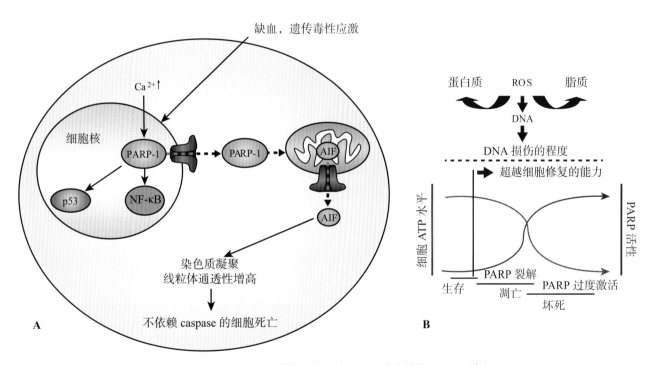

▲ 图 5-8　**PARP-1 介导程序性细胞死亡的非依赖性 caspase 途径**

A. PARP-1 在凋亡细胞死亡中的作用。缺血和应激等细胞损伤可以激活 PARP-1，促进线粒体释放 AIF。AIF 可以独立于细胞色素 C 诱导染色质凝聚和线粒体通透增加，从而引发细胞凋亡性死亡。PARP-1 可以激活 NF-κB（一种转录因子），调节与炎症反应相关的基因表达。PARP-1 还反式激活执行细胞凋亡的关键转录因子 p53。AIF 从线粒体释放后迅速转移到细胞核，促进染色质凝结和碎裂。此外，胞质 AIF 促进线粒体的通透化，将细胞色素 C 和其他凋亡因子释放到胞质中。ATP 耗竭抑制 caspase 活化并改变死亡级联的平衡，从而有利于坏死。B. PARP-1 过度激活介导的细胞毒性模型。在缺血再灌注过程中会产生 ROS，如 NO、超氧化物或过氧亚硝酸盐。ROS 会破坏蛋白质、脂质和 DNA。DNA 损伤会激活 PARP-1（一种 DNA 修复酶），将 NAD⁺ 转化为多聚（ADP− 核糖）和烟酰胺。PARP-1 的过度激活促进了多聚（ADP− 核糖）的过度产生和 NAD⁺ 的消耗，它们共同诱导能量衰竭，并发出 AIF 从线粒体释放的信号。caspase. 胱天蛋白酶；NAD⁺. β− 烟酰胺腺嘌呤二核苷酸；PARP-1. 聚二磷酸腺苷核糖聚合酶 -1；AIF. 凋亡诱导因子；ROS. 活性氧

PARP-1 基因缺失可以预防与脑缺血、心肌梗死和炎性损伤相关的神经元死亡，这表明 PARP-1 是这些疾病的重要参与者[105, 106, 110]。caspase 非依赖性死亡也可能是由溶酶体膜的渗透改变及溶酶体释放的组织蛋白酶所致，组织蛋白酶可以激活 Endo G[111]。利用海马神经元进行原代培养得到的氧葡萄糖剥夺（oxygen-glucose deprivation，OGD）是一种体外缺血模型，可以促进 Endo G 从线粒体到细胞核的转运，从而在神经元死亡中发挥作用[112]。

（四）自噬性细胞死亡

自噬分类中的巨自噬的特征是空泡或自噬小体，它们隔离和吞噬过多、老化的或损坏的细胞器或部分细胞质，以供溶酶体进行大量降解[36, 41, 113]。自噬的最后阶段以自噬体和溶酶体融合形成自溶酶体为标志。自噬体的内膜及其腔内的内容物被溶酶体水解酶降解。自噬性细胞死亡的形态学特征在于没有染色质凝聚，但存在大量自噬空泡或自噬小体。Shen 和 Codogno 引入了三个标准来阐明自噬性细胞死亡[114]：①细胞死亡途径与细胞凋亡无关；②自噬潮的增加比自噬标志物的增加更显著；③自噬性细胞死亡可以通过遗传手段和化学抑制药来抑制。

自噬性细胞死亡在脑卒中中的作用是有争议的。尽管一些报道表明，过度自噬导致缺血后神经元死亡[39, 115]，但更多的研究报道显示，自噬的细胞保护作用可能优于其细胞毒性作用[116-118]。此外，缺血预处理可诱导自噬反应，这可能对随后的严重脑缺血有保护作用[41, 119, 120]。

（五）铁死亡

"铁死亡"一词始于 2012 年，指的是一种受铁依赖和脂质过氧化驱动的细胞死亡的调节形式[44]。铁死亡不呈现典型的细胞凋亡和坏死表现，是不同于细胞凋亡、典型坏死和其他形式的细胞死亡[36, 44]。铁死亡的特征包括完整的细胞质膜、线粒体膜密度增加伴随嵴减少或消失、氧化膜磷脂水平增加、细胞质中脂质过氧化产物增加[36]。如图 5-9 所示，铁死亡分子途径涉及跨膜胱氨酸 / 谷氨酸转运体（也称为系统 Xc⁻），该转运体将细胞内谷氨酸交换为细胞外胱氨酸，后者对谷胱甘肽（glutathione，GSH）合成至关重要。GSH 是谷胱甘肽过氧化物酶 4（glutathione peroxidase 4，GPX4）的重要辅因子，

GPX4 是分解 H_2O_2 并还原氧化膜磷脂的 2 相酶。此外，ROS 可以将膜多不饱和脂肪酸（polyunsaturated fatty acid，PUFA）氧化成 PUFA-O，导致铁死亡。重要的是，铁（特别是二价铁的存在）加速了 PUFA 的脂质过氧化。在铁存在下，氧化（ROS）和抗氧化（GPX4）之间的不平衡可以引发铁死亡。如果氧化应激超过抗氧化能力，则会发生氧化损伤，导致铁死亡[121]。因此，抑制系统 Xc⁻（Erastin）或抑制 GPX4（RAS 合成致死因子 3）后可以诱导铁死亡，而螯合铁（去铁胺）或清除脂质自由基（维生素 E、ferrostatin-1 和 lipostatin-1）后可以抑制铁死亡。

传统上，铁死亡及其调节剂主要在癌症研究[122]及脑、心脏、肾脏和其他组织急性损伤后的细胞死亡事件中报道[123-125]。铁死亡也被认为是缺血性脑卒中诱发的一种细胞死亡类型。在小鼠缺血性脑卒中模型中，GSH 含量显著降低，脂质 ROS 含量增加[126]，并且施用铁死亡抑制药可以减少梗死体积[43-45, 124]。

迄今为止，已报道了四种机制可以促进脑缺血后的神经元铁死亡（图 5-9）。首先，血脑屏障（blood-brain barrier，BBB）损伤导致全转铁蛋白和游离铁的渗透性和血管渗漏增加，从而导致神经元铁负荷增加并促成 ROS 产生[127]。其次，局部和全身铁超负荷增加铁蛋白，随后可上调神经元中铁浓度。再者，氧气和营养物质的消耗直接导致神经元激活缺血级联反应，使线粒体损伤和 ROS 产生[128]。上述三种机制导致过量的氧化应激，最后一种机制通过 GSH 和 GPX4 的消耗导致抗氧化能力不足，这是由于过量的细胞外谷氨酸破坏了系统 Xc⁻。

（六）缺血性脑卒中中的细胞死亡模式和途径

诱导神经元死亡的典型类型是坏死和凋亡[9, 36]。在全面性脑缺血中，对大鼠、沙鼠[129, 130]和死于心脏骤停患者[131, 132]的 CA1 神经元延迟死亡的超微结构研究显示了一些坏死的形态学特征，如细胞器扩张和核内空泡，但不表现出典型的凋亡特征，如凋亡小体。这些发现表明，坏死可能是神经元死亡的主要形式，并且典型的凋亡可能不会在全面性脑缺血后 CA1 神经元死亡中发生。然而，这些理论面临一些挑战，其中之一是在全面性脑缺血后中性粒细胞和巨噬细胞很少浸润 CA1 区域，并且有强有力的证据表明，在诱导的神经元死亡过程中也会发生受

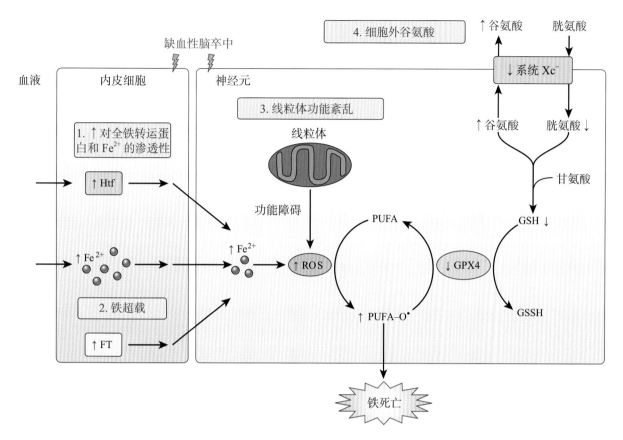

▲ 图 5-9 铁死亡的分子通路和对缺血性脑卒中的影响

铁死亡是由于氧化和抗氧化能力之间的失衡而发生的。一方面，线粒体功能障碍和游离铁会导致 ROS 生成，从而将 PUFA 氧化为 PUFA-O。跨膜系统 Xc^- 用于将细胞内谷氨酸交换为胱氨酸。细胞内的胱氨酸是合成 GSH 所必需的，而 GSH 的还原性则通过谷胱甘肽过氧化物酶 4（GPX4）得到。GPX4 是一种二相酶，在减少不饱和脂肪酸自由基方面发挥着核心作用。如果氧化应激超过细胞的抗氧化能力，自由基和氧化的多不饱和脂肪酸就会积累，导致铁死亡。缺血性脑卒中通过以下机制促进铁死亡：①血脑屏障损伤导致全转铁蛋白和游离铁的渗透性和血管渗漏增加，从而导致神经元铁负荷增加并促成 ROS 产生；②局部和全身铁超负荷增加铁蛋白，随后可上调神经元中铁浓度；③氧气和营养物质的消耗直接导致线粒体损伤和 ROS 产生；④细胞外谷氨酸的增加使系统 Xc^- 失效，GSH 和 GPX4 的消耗增加，导致抗氧化能力不足。Htf. 全转铁蛋白；FT. 铁蛋白；ROS. 活性氧；PUFA. 膜多不饱和脂肪酸；PUFA-O. PUFA 自由基；GPX4. 谷胱甘肽过氧化物酶 4；系统 Xc^-. 谷氨酸转运体；GSH. 谷胱甘肽；GSSH. 氧化谷胱甘肽

调节的细胞死亡。这些证据来自分子研究，结果表明线粒体释放 AIF、细胞色素 C 和其他凋亡蛋白，caspase 死亡级联的激活和 DNA 切割也出现在损伤神经元中[3, 65, 86]。最近，一份报道显示，全面性脑缺血还可以通过坏死性凋亡途径诱导神经元死亡。在体外全面性脑缺血模型中，OGD 依次升高内源性 RIP3 蛋白水平，促进坏死复合体的组装[133]。因此，CA1 神经元可能通过可调控的方式死亡，也许是以不依赖 caspase 的凋亡形式单独出现或是合并坏死性凋亡形式共同出现。

局灶性脑缺血也可以诱导以坏死和凋亡为特征的神经元死亡[9, 134, 135]。在缺血核心中，所有细胞都死于凝固性坏死。缺血后，细胞收缩和线粒体肿胀，之后是细胞分散，细胞核收缩而周围没有细胞质。早期线粒体肿胀和质膜完整性丧失是坏死细胞死亡的关键特征[136, 137]。最近，已经报道了支持半暗带中存在凋亡的证据，包括 DNA 片段化[138-140]、死亡受体的激活[141]、细胞色素 C 的线粒体释放[142]、caspase 死亡级联的激活[143]。支持坏死性凋亡和细胞凋亡的更多实质性证据来自遗传和药理学研究，这些研究表明 RIP1 和亲环素 D 发挥着关键作用[47, 144, 145]，生化研究显示能量代谢中断，产生 ROS 和硝酸引起的硝基氧化应激，细胞内 Ca^{2+} 升高，非 caspase 激活，线粒体外膜透性激活[145]，线粒体释放 AIF[65]。

四、缺血性细胞死亡的诱因

（一）ATP 缺乏症

ATP 是神经元能量的主要形式，并且在全脑和局灶性脑缺血中都发生减少甚至消耗，导致神经元的功能障碍或死亡[146-148]。Na^+/K^+-ATPase 是一种 ATP 依赖性酶[149]。它有助于维持静息电位和离子传输。当 ATP 不足或缺乏时，该酶不能起作用，导致电活动的丧失、突触功能的丧失及细胞内 Na^+ 的积累和水肿。在神经元内，ATP 缺乏会停止所有蛋白激酶的活性。ATP 是诱导溶酶体酸中毒所必需的，这对其功能至关重要。因此，ATP 缺乏可能导致溶酶体的功能或结构改变[150]。ATP 缺乏对神经元死亡的影响将在后面进一步讨论。

（二）钙

Ca^{2+} 本身在正常条件下充当神经元信号分子。然而，在缺血发作期间，缺氧去极化触发突触谷氨酸的释放。谷氨酸通过离子型和代谢型受体起作用，诱导细胞外空间大量流入 Ca^{2+}，并动员储存在细胞内的 Ca^{2+}。此外，谷氨酸诱导 Na^+/Ca^{2+} 交换体的逆向操作，这加剧了胞质 Ca^{2+} 的积累，并引起细胞外 Ca^{2+} 消耗超过 90%[90]。最终，胞质 Ca^{2+} 的急速上升导致细胞进一步去极化，如果缺血持续存在，细胞变得不可兴奋，甚至死亡。如果发生早期再灌注，可以恢复 Ca^{2+} 稳态，细胞可能在形态上正常，表现出生理性的细胞内 Ca^{2+}，并在再灌注后不久恢复产生动作电位的能力。然而，环境中的谷氨酸会引起细胞内 Ca^{2+} 和 Zn^{2+} 的延迟升高，随之而来的是神经元的死亡，表现出细胞凋亡或坏死的特征。

缺血发作期间细胞内 Ca^{2+} 的增加引发一系列细胞质和核事件，这些事件损害细胞活性并严重损害组织[90]。胞质 Ca^{2+} 浓度升高触发 Ca^{2+} 依赖性 ATP 酶，消耗细胞的能量储存，中断线粒体氧化磷酸化，导致细胞死亡[151]。此外，细胞内 Ca^{2+} 的流入激活磷脂酶、核酸内切酶和非 caspase，如钙蛋白酶和组织蛋白酶，这些蛋白酶扰乱细胞骨架蛋白（如肌动蛋白和血影蛋白）、细胞外基质蛋白（如层粘连蛋白）和 Ca^{2+} 敏感转录因子[152]。钙蛋白酶是具有木瓜蛋白酶样活性的 Ca^{2+} 依赖性蛋白酶，并且是许多神经疾病中神经元死亡的关键参与者[90]。此外，胞质 Ca^{2+}

浓度升高诱导 NOS 的过度活化，促进自由基和氧化剂的产生。钙蛋白酶的其他靶标包括抗凋亡 Bcl-2 家族成员 Bcl-xL，Bcl-xL 被切割生成产促凋亡对应物 ΔN-Bcl-xL81、NMDAR、α- 氨基 -3- 羟基 -5- 甲基 -4- 异噁唑 – 丙酸受体（α-amino-3-hydroxy-5-methyl-4-isoxazole-propionic acid receptor，AMPAR）、Na^+/Ca^{2+} 交换体、L 型 Ca^{2+} 通道、肌浆 / 内质网 Ca^{2+}-ATP 酶、雷诺丁受体和 Ins（1、4、5）P3，调节细胞内储存的 Ca^{2+} 释放[90]。

以下通道可渗透 Ca^{2+}，并导致脑缺血后神经元死亡。

1. 谷氨酸兴奋毒性　兴奋性毒性是指超生理水平的兴奋性氨基酸（如谷氨酸）过度激活兴奋性氨基酸受体（如 NMDAR）的病理过程，导致胞质 Ca^{2+} 超载和致死信号传导途径的激活，以及神经元死亡[90]。半个世纪前，Lucas 和 Newhouse 观察到体内给予动物谷氨酸导致视网膜神经元死亡，表明谷氨酸是有毒的[153]。在谷氨酸诱导的神经元死亡中，突触后结构（如树突和细胞体）被破坏，而轴突、突触前末梢和非神经元细胞可以存活[154]。

在缺血发作期间，缺氧去极化激活电压敏感的 Ca^{2+} 通道，引发突触谷氨酸的大量释放[90]。突触释放的谷氨酸通过离子型谷氨酸受体、NMDAR、AMPAR 和红藻氨酸受体起作用，进一步使突触后细胞去极化。谷氨酸还激活代谢型谷氨酸受体（mGluR）[155-157]。mGluR 中的 mGluR1 和 mGluR5 参与促存活 ERK/MAPK 和磷脂酰肌醇 3- 激酶(α-amino-3-hydroxy-5-methyl-4-isoxazole-propionic acid receptor，PI3K) / 蛋白激酶 B（protein kinase B，Akt）信号通路。此外，mGluR1/5 通过磷脂酶 C 和 Ins（1、4、5）P3 起作用以触发细胞内储存的 Ca^{2+} 释放。内质网中 Ca^{2+} 的消耗引发内质网应激，激活细胞凋亡。细胞内 Ca^{2+} 内流导致细胞进一步去极化并变得不可兴奋。缺氧去极化也驱动星形胶质细胞中谷氨酸转运蛋白的逆向操作，有助于细胞外谷氨酸的增加[158]。在全面性脑缺血期间，细胞外谷氨酸从大约 $0.6\mu m$ 增加到 $1\sim2\mu m$[159]，而在局灶性脑缺血中，缺血核心的谷氨酸上升到 $16\sim30\mu m$[160, 161]。细胞外谷氨酸升高的一个值得注意的后果是，不仅激活了突触，而且还激活了突触外离子型谷氨酸受体（AMPAR、NMDAR 和红藻氨酸受体），随之而来的是毒性 Ca^{2+} 的内流，并关闭了由转录因子 cAMP 响应元件结合蛋白（cAMP response element-binding protein，CREB）启动的存活信号通路。

由于谷氨酸和兴奋性毒性在与缺血和其他神经紊乱和疾病相关的神经元死亡中起关键作用，谷氨酸拮抗药应该显示出减少缺血性神经元损伤的作用。实际上，提高细胞外镁浓度显著降低了培养的海马神经元对缺氧的不耐受性[162, 163]。此外，其他谷氨酸拮抗药已被证明可减少体外和体内缺血模型中的神经元损伤[164, 165]。

(1) NMDAR：NMDAR 是谷氨酸门控离子通道，在调节大脑的突触活动和功能中起关键作用[166-169]。它们是 NR1、NR2 和 NR3 亚基的异质组装体，在内质网中组装形成功能通道。NMDAR 介导的 Ca^{2+} 内流对于突触发生、依赖于经验的突触重塑和突触功效的长期变化［如长期增强（long-term potentiation，LTP）和抑制（depression，LTD）］至关重要，这是细胞学习和记忆的过程[169-171]。

NMDAR 介导的有毒 Ca^{2+} 流入导致几种急性和慢性神经系统疾病中的神经元死亡，特别是在脑缺血中[90, 169]。局灶性脑缺血导致 NMDAR 过度活化、Ca^{2+} 内流过多和兴奋毒性细胞死亡。细胞内 Ca^{2+} 增加的靶点包括神经元 NOS（neuronal NOS，nNOS）、c-Jun N 端激酶（c-Jun N-terminal kinase，JNK）通路、钙蛋白酶和组织蛋白酶、Ca^{2+} 依赖性转录因子。活化诱导型 NOS（activated inducible NOS，iNOS）产生 NO，导致氮氧化应激。NMDAR 还可以促进 JNK 的激活[172]。激活 JNK 后，磷酸化 Bim-long（BimL）并诱导其向线粒体易位，导致 Bax 通道的形成[173]。JNK 还可以通过磷酸化丙酮酸脱氢酶将其激活，导致 ATP 消耗[174]。

NMDAR 的定位会影响其功能发挥，进而影响神经元的命运[175, 176]。突触 NMDAR 激活促进生存的 CREB，而突触外 NMDAR 触发 CREB 关闭[166, 169]。有趣的是，通过 bath-applied NMDA 同时激活突触和突触外 NMDAR，也会关闭 CREB，这表明突触外 NMDAR 代表了一个主导的细胞死亡信号，覆盖了突触 NMDAR 的 CREB 促进作用[169, 175]。NMDAR 的突触或突触外位置决定缺血性损伤后细胞存活或死亡，这一发现可能会增加对潜在治疗策略的理解[177-179]。

除神经元外，功能性 NMDAR 还在神经胶质细胞中表达；所有神经胶质和神经元 NMDAR 都可渗透 Ca^{2+}[180]。在少突胶质细胞中，NMDAR 主要定位于突起[181]。在生理条件下，它们响应从邻近神经元释放的谷氨酸，调节葡萄糖输入和轴突能量[182]、少突胶质细胞前体细胞（oligodendrocyte precursor cells，OPC）的迁移和 OPC 向成熟少突胶质细胞的分化[183]。在缺血等病理条件下，NMDAR 过度活化，导致髓鞘损伤[184, 185]和少突胶质细胞死亡[186]。通过神经胶质 NMDAR 的 Ca^{2+} 内流也会破坏轴突连接和暴露近旁节点处的 K^+ 通道，导致神经元的轴突传导受损[187]。

(2) Ca^{2+} 可渗透的 α- 氨基 -3- 羟基 -5- 甲基 -4- 异噁唑丙酸受体：AMPAR 介导大脑兴奋性突触的快速突触传递。这些受体是亚基 GluR1-GluR4 的四聚体组装体[188, 189]。AMPAR 的一个特点是缺乏 GluR2 亚基，这增加了它对 Ca^{2+} 的通透性；GluR2 在异源 AMPAR 中的存在使得通道不能渗透 Ca^{2+}[188, 189]。在生理条件下，海马的主要锥体神经元大量表达含有 GluR2 的 AMPAR，这些 AMPAR 是 Ca^{2+} 不可渗透的。因为这些细胞不表达高水平的 Ca^{2+} 结合蛋白或局部 Ca^{2+} 快速挤出泵，所以 GluR2 的丧失会立即增强内源性谷氨酸的致病性和对神经元损伤的易感性。

Ca^{2+} 渗透性 AMPAR 在突触可塑性和兴奋性毒性中的双重作用在神经系统疾病广泛存在[188, 190, 191]。因此，缺血性损伤触发选择性脆弱的 CA1 神经元中 GluR2 mRNA 表达和蛋白质丰度的下调，并诱导 AMPAR 表型从含有 GluR2 到缺乏 GluR2 的长期转换[192-197]（图 5-10）。

AMPAR 拮抗药即使在缺血性损伤后数小时施用也能防止全面性脑缺血诱导的细胞死亡[198]。即使在没有缺血性损伤的情况下，通过反义寡核苷酸敲除 GluR2 也会导致锥体神经元的死亡[196]。体内过度表达 Ca^{2+} 渗透性 GluR2 通道，可以增加缺血诱导的 CA1 神经元死亡，甚至促进通常具有抗性的 CA3 锥体细胞和齿状回颗粒细胞的死亡[199]。亚单位特异性通道阻滞药 N-naphthylspermine 和 Philanthotoxin 可以选择性抑制缺乏 GluR2 的 AMPAR，在全面性脑缺血模型中提供神经保护作用[197, 200]。

2. 非兴奋毒性机制　NMDAR 和 AMPAR 在缺血后兴奋性毒性和神经元死亡中的关键作用已被充分证明。其他通道也参与了缺血诱导的神经元死

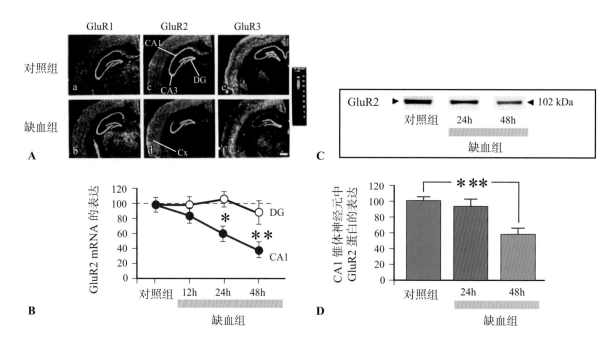

▲ 图 5–10　全面性脑缺血抑制 CA1 中的 GluR2 mRNA 和蛋白质的表达

A. 在全面性脑缺血后 12h、24h 和 48h，通过原位杂交检测对照和缺血大鼠的海马中 GluR2 mRNA 表达的胶片放射自显影图；B. 对 CA1 锥体细胞层和 DG 颗粒细胞层中 GluR2 mRNA 表达的定量分析。从全面性脑缺血 24h 起，在 CA1 锥体神经元中的 GluR2 mRNA 的表达被显著抑制，并且在 48h 抑制最为显著。在 DG 或 CA3 中未检测到任何变化。在与相应的对照组进行归一化处理后，展示对应区域的平均光密度值。通过方差分析（ANOVA）和 Newman-Keuls 检验评估统计显著性（$*P<0.05$，$**P<0.01$）。C. 在缺血后 24h 和 48h，分离对照和实验大鼠的 CA1 中的蛋白质样品，通过蛋白质印迹法，用针对 GluR2 亚基 N 端结构域序列的单克隆抗体检测 GluR2 的蛋白表达；D.C 中 GluR2 丰度的相对定量。结果显示，相比对照组，缺血后 48h，CA1 区域内 GluR2 丰度显著下降。条形图展示结果为平均值 ± SEM。使用 Student 非配对 t 检验（$***P<0.001$）评估统计显著性（A. 引自 Pellegrini-Giampietro DE, Zukin RS, Bennett MV, et al. Switch in glutamate receptor subunit gene expression in CA1 subfield of the hippocampus following global ischemia in rats. *Proc Natl Acad Sci U S A*. 1992;89:10499–10503.；B. 引自 Calderone A, Jover T, Noh K-M, et al. Ischemic insults de-repress the gene silencer rest in neurons destined to die. *J Neurosci*. 2003;23:2112–2121.）

亡，包括酸敏感离子通道（acid-sensing ion channels，ASIC）和阳离子通道的瞬时受体电位（transient receptor potential，TRP）超家族。

（1）酸敏感离子通道：ASIC 在整个大脑的神经元中大量表达，包括大脑皮质、小脑、海马、杏仁核和嗅球中的神经元[201, 202]。这些通道是对低 pH、膜拉伸、乳酸和花生四烯酸敏感的配体门控多聚体通道，并且对钠和钙具有渗透性[201–204]。在哺乳动物中，4 个基因编码 6 种 ASIC 亚基蛋白：ASIC1a、ASIC1b、ASIC2a、ASIC2b、ASIC3 和 ASIC4。其中 ASIC1a 亚基可渗透 Ca^{2+} 并导致酸中毒引起的神经元损伤[204, 205]。

先前的报道指出，ASIC 通道在缺血诱导的神经元死亡中起作用[206, 207]。脑缺血导致酸中毒，激活可渗透 Ca^{2+} 的 ASIC，进一步触发细胞内 Ca^{2+} 超载和

神经元损伤。缺乏 ASIC 的细胞对酸中毒和缺血性损伤具有抗性，而过表达 ASIC1a 通道可以增强神经元对酸中毒和细胞死亡的敏感性。在活体动物中施用 ASIC1a 阻滞药或敲除 ASIC1a 基因可以保护大脑免受局灶性脑缺血诱导的脑损伤，并且比谷氨酸拮抗药更有效[206]。另一项研究报道，线粒体 ASIC1a 通道调节 MOMP，参与过氧化氢处理后的氧化应激和神经细胞死亡[208]。

（2）瞬时受体电位通道：TRP 通道超家族是一组弱电压敏感、非选择性强的阳离子通道，可渗透钠和钙等阳离子。这些 TRP 通道可以响应周围环境中涉及疼痛、温度或味觉的化学物质的浓度变化[209, 210]。在大脑中，TRP 通道参与神经突生长和膜兴奋性的调节，整合外部信号，并调节 Ca^{2+} 敏感的细胞内信号。其中几种类型是 TRPM（"M"

代表 melastatin）和 TRPV（"V" 代表 vanilloid）。TRPM2/7 和 TRPV1/4 与氧化应激和脑卒中导致的细胞死亡有关[211, 212]。一旦被细胞应激激活，这些通道有助于膜去极化、细胞内 Ca^{2+} 的积累和细胞肿胀，从而导致神经元死亡[213]。

TRPM7 是一种融合蛋白，含有可渗透 Ca^{2+} 通道和离子通道功能所必需的丝氨酸 / 苏氨酸蛋白激酶[214]。TRPM7 会因细胞外二价阳离子和 ROS 的增加而被激活，而在缺血时，这两种现象均会出现[215, 216]。研究表明，TRPM7 参与 OGD 和局灶性脑缺血的兴奋性毒性和神经元死亡，TRPM7 的敲除或抑制可减少脑卒中后的梗死体积[215, 217, 218]。TRPM2 在大脑中高度表达。它可以被氧化和硝化应激激活，通过钙的流入和促存活信号传导途径的下调促成神经元细胞死亡[219-221]。与野生型（wild-type，WT）小鼠相比，TRPM2$^{-/-}$ 小鼠瞬时 MCAo 后的梗死体积较小[222]。TRPM2 的抑制也减少了全面性脑缺血后的 CA1 神经元死亡[219, 221]。

TRPV1 和 TRPV4 是温度敏感通道。低温的神经保护作用可能是通过关闭这些通道来应对低温，这一假设在局灶性脑缺血模型中得到了验证[223]。TRPC4 的激活可导致脑缺血后的水肿和神经元死亡[213, 224, 225]，抑制 TRPC4 可减轻脑水肿和血脑屏障损伤[226, 227]。

因此，钙是缺血性神经元死亡的关键因素。

3. 锌　过渡金属 Zn^{2+} 是另一种神经元信号分子，是缺血性细胞死亡的关键因素[190, 228]。Zn^{2+} 通过电压敏感的 Ca^{2+} 通道、NMDAR、缺乏 GluR2 的 AMPAR 和 Na^+/Zn^{2+} 反向转运蛋白进入神经元[188, 190, 191]。其中，缺乏 GluR2 的 AMPAR 对 Zn^{2+} 的渗透性最高，但在生理条件下，它们在海马锥体神经元的远端树突上以低密度表达[229-231]。在神经元中，Zn^{2+} 是金属酶和含锌指转录因子的重要功能成分。突触释放的 Zn^{2+} 被认为是在 CA3 中突触 LTP 诱导所必需的[232, 233]。因此，Zn^{2+} 缺乏可导致认知障碍[190]。在大脑中，Zn^{2+} 与谷氨酸共定位于兴奋性突触亚群的突触前囊泡。在海马中，Zn^{2+} 在投射到 CA3 的苔藓纤维束中含量特别高[234]（图 5-11）。Zn^{2+} 与谷氨酸协同释放，并以活性依赖的方式自发释放，其突触浓度达到 $10\sim100\mu m$[235]。释放后，突触 Zn^{2+} 调节多种突触后受体的活性。Zn^{2+} 抑制 NMDAR 和 GABA$_A$ 受体[236-238]，但它能增强 AMPAR[239, 240]。

Zn^{2+} 可能是神经毒性的想法源于刺激海马的穿质通路可以释放 Zn^{2+}，而 Zn^{2+} 能损伤中间神经元和 CA3 锥体神经元的突触后靶点[241, 242]。培养的皮质神经元暴露于含有 $300\mu m$ Zn^{2+} 溶液 15min，或暴露于 1mmol/L Zn^{2+} 溶液 5min，可导致几乎所有神经元全部死亡。同时，同时膜去极化显著增强了对 Zn^{2+} 的脆弱性。高浓度的 Zn^{2+} 是与全面性脑缺血、癫痫、创伤性脑损伤和其他脑疾病相关的神经元损伤的关键介质[190, 243-245]。

短暂性全脑或前脑缺血的一个显著特征是，在缺血发作期间细胞内 Ca^{2+} 浓度早期升高，缺血后 24~48h，即神经元死亡发生之前，CA1 神经元中的细胞内游离锌增加[198, 246]（图 5-11）。缺血后早期，Zn^{2+} 参与抗凋亡 Bcl-xL 的切割和线粒体上大通道的形成[84, 246, 247]。在后期（即全面性脑缺血后 48~72h），Zn^{2+} 集聚在退化的和选择性脆弱的 CA1 神经元中，与 p75NTR 表达和 DNA 片段化同时发生[246, 248]。用 Zn^{2+} 指示染料进行的研究表明，细胞内 Zn^{2+} 浓度可能高达 $0.5\mu m$。Zn^{2+} 通过缺乏 GluR2 的 AMPAR 进入缺血后神经元[198, 246, 249]，并从细胞内储存中释放出来[250]。最终，Zn^{2+} 诱导 CA1 神经元死亡，表现出坏死的形态学特征。然而，如果在缺血前给予膜不渗透性金属螯合剂乙二胺四乙酸钙二钠（calcium disodium ethylenediamine tetraacetate，CaEDTA）会阻断 Zn^{2+} 的升高，并保护 CA1 神经元。Zn^{2+} 在不同的时间范围内通过多种机制发挥其神经毒性作用[251]，包括 AMPAR 介导的电流增强[239]、ROS 的产生[252]和代谢酶活性的破坏[253]，最终导致急性坏死和细胞凋亡[190, 251]。

五、缺血性神经元死亡的机制与调控
（一）代谢应激

缺血细胞表现出 ATP 耗竭和能量动态改变。神经元消耗大量的氧气和葡萄糖，几乎仅依赖于氧化磷酸化来产生能量。当缺血发生时，脑血流阻塞在很大程度上限制了氧和葡萄糖的输送[151]。缺氧去极化触发谷氨酸的释放和细胞内 Ca^{2+} 的升高[9, 90]。

在全面性脑缺血中，胞质高浓度的 Ca^{2+} 激活 Ca^{2+}-ATPase，中断线粒体氧化磷酸化，立即导致树突和细胞胞体肿胀，并发生坏死性细胞死亡[28, 36, 151]。

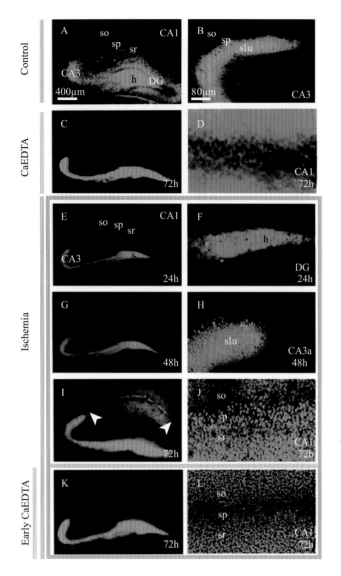

◀ 图 5-11　全面性脑缺血可引起选择性脆弱 CA1 神经元中 Zn^{2+} 水平的延迟升高

TSQ- 染色显示冠状脑组织切片上的 Zn^{2+} 荧光信号，假手术组（A 至 D）、全面性脑缺血（E 至 L）或 CaEDTA 治疗后的全面性脑缺血（K 和 L）。手术前 30min 注射 CaEDTA，在手术后 72h 进行评估，但并没有在假手术对照动物中观察到 Zn^{2+} 荧光信号的明显改变（C 和 D）。在假手术对照动物海马中，TSQ 染色结果显示出 CA3 齿状颗粒神经元的苔藓纤维轴突末端有强烈的荧光（B），而在 CA1（A）含锥体细胞轴突透明层和辐射层有微弱的荧光。全面性脑缺血损伤 24h 后，于散在的神经元胞体中观察到 Zn^{2+} 荧光信号显著增加（E 和 F）。全面性脑缺血损伤 48h 后，CA3a 锥体神经元中可见 Zn^{2+} 荧光，并延伸至 CA1/CA3 的过渡区，而 CA1 无 Zn^{2+} 荧光（G、F 和 H）。全面性脑缺血损伤 72h 后，CA1 锥体神经元胞体中出现 Zn^{2+} 荧光［I（箭头）和 J］。缺血前 30min 注射 CaEDTA 对过渡区 Zn^{2+} 荧光升高无影响，但可减弱 CA1 Zn^{2+} 荧光晚期升高（K 和 L）。A、C、E、G、I 和 K 中的比例尺为 400μm，B、D、F、H、J 和 L 比例尺为 80μm。slu. 透明层；so. 含锥体细胞轴突透明层；sp. 锥体层；sr. 辐射层（引自 Calderone A, Jover T, Mashiko T, et al. Calcium EDTA rescues hippocampal CA1 neurons from global ischemia-induced death. *J Neurosci*. 2004;24:9903–9913.）

在整个大脑细胞中 ATP 急剧下降，但通过再灌注几乎可以恢复到生理水平 [139, 254]。低水平的 ATP 会导致神经元因离子泵故障、去极化、谷氨酸盐大量释放、谷氨酸转运蛋白反向操作、细胞肿胀（水肿）和质膜破裂（一种典型的坏死）而死亡 [151]。因为 ATP 对于形成激活 caspase 死亡级联反应的凋亡小体至关重要，ATP 的消耗会改变死亡级联反应的平衡，使之向有利于坏死的方向转移 [151]。尽管如此，全面性脑缺血也激活了 caspase3，催化下游靶标（如 PARP-1）的切割和活化。过量的 PARP-1 活化会耗尽细胞的 NAD$^+$。线粒体中 NAD$^+$ 的消耗导致糖酵解、电子传递和 ATP 形成的显著减慢，从而导致进一步的能量衰竭和细胞死亡 [105-107, 151]。

局灶性脑缺血引起核心和半暗带中不同的代谢变化模式。在 1~3min，缺血核心中的细胞 ATP 耗尽，缺氧去极化，导致突触谷氨酸的释放 [9, 90]。Na$^+$ 通过 NMDAR、AMPAR 和其他可被单价离子渗透的通道进入神经元，K$^+$ 通过 NMDAR 流出细胞。在 Na$^+$ 和 Cl$^-$ 的流入量超过 K$^+$ 流出量的驱动下，水是被动地跟随。与此同时，由于细胞失去能量，通常驱动离子进出细胞的泵不能反向工作。这些因素导致细胞外 K$^+$ 升高和细胞外 Ca^{2+} 减少。暂时性局灶性脑缺血 2h 后，细胞外 K$^+$ 的浓度恢复到生理水平 [9, 90]。

相比之下，半暗带的细胞面临能量减少，但它们没有表现出缺氧去极化或细胞外 K$^+$ 增加 [151]。在半暗带，低水平的 ATP 通过诱导离子泵的反向操作或故障、细胞肿胀和质膜破裂来促进坏死。同时，ATP 消耗抑制凋亡小体的形成和 caspase 活化，但在半暗带中会发生细胞凋亡。在全面性脑缺血中，活化的 caspase3 激活 PARP-1，导致 NAD^+ 耗竭和进一步的能量衰竭。

（二）线粒体通透性

线粒体不仅容纳了参与氧化磷酸化的蛋白质，而且容纳了包括细胞色素 C 在内的促凋亡蛋白。在生理条件下，细胞色素 C 定位于线粒体的外膜，在那里充当电子载体，参与氧化磷酸化。当胞质的 Ca^{2+} 浓度升高时，细胞凋亡和坏死刺激汇聚，破坏线粒体外膜的完整性，释放细胞色素 C 和其他凋亡因子[90]。细胞色素 C 一旦进入细胞质，就结合 dATP 形成凋亡小体，凋亡小体是一种分子信号平台，可募集并反式激活 procaspase9 以产生活化的 caspase9。

缺血引发细胞内高浓度的 Ca^{2+}，促进钙调神经磷酸酶（一种蛋白丝氨酸 / 苏氨酸磷酸酶）的活化。钙调神经磷酸酶使 Bad 去磷酸化，Bad 结合 Bcl-2 和 Bcl-xL，释放线粒体中的 Bak 和 Bax。Bax 和 Bak 在线粒体膜上形成通道，促进线粒体膜的通透性并启动细胞凋亡。脑源性神经营养因子（brain-derived neurotrophic factor，BDNF）和胰岛素样生长因子 –1（insulin-like growth factor-1，IGF-1）等生长因子和其他促生存因子参与 PI3K/Akt 信号级联反应，对抗促死刺激[255]。Akt 磷酸化 Bad，促进与 14–3–3 的结合，进而将 Bad 隔离在细胞质中，阻断其促凋亡作用。最近的一项研究表明，在脆弱的海马神经元中，全面性脑缺血可触发一种有效的选择性的内源性 Akt 抑制物羧基末端调节蛋白（carboxyl-terminal modulator protein，CTMP）的表达和激活，CTMP 与 Akt 结合并抑制其活性[256]。尽管缺血诱导 Akt 的显著磷酸化和核易位，但磷酸化的 Akt 在缺血后神经元中不具有活性，这是通过激酶实验测定和下游靶标 GSK-3β 和叉头框 O3A（forkhead boxO3A，FOXO-3A）的磷酸化所评估的。在临床相关的脑卒中模型中，通过 RNA 干扰下调 CTMP 可以恢复 Akt 活性挽救海马神经元[256]。最近，抗凋亡激活转录因子 3（activating transcription factor 3，ATF3）通过 ATF3–CTMP 信号级联和促凋亡 CTMP 共同调节神经元死亡，从而为脑缺血的治疗提供了一个新靶点[257]。

（三）自由基和脂质过氧化

自由基（包括超氧阴离子、羟自由基和单态氧）是神经元损伤的关键介质。自由基通过诱导脂质过氧化、破坏 DNA 和蛋白质而扰乱细胞膜电位，并引起神经元死亡，其形态学特征为凋亡、坏死或铁死亡[44, 45, 258–260]。NMDAR 介导的 Ca^{2+} 内流促进自由基的产生，导致细胞凋亡[259, 261]。除了破坏 DNA 外，ROS（如过氧亚硝酸盐）氧化还会破坏关键的线粒体酶，如线粒体细胞色素 C 氧化酶，促进 MOMP 的形成和 AIF 的线粒体释放，从而激活 PARP-1，并通过与膜中不饱和脂肪酸反应引发脂质过氧化[259, 260]。此外，ROS 可以激活 Ca^{2+} 渗透性 TRPM7 通道[211]。

Ca^{2+} 内流促进超氧化物的产生，这对于生理条件下细胞的正常功能是必需的[258–260]。然而，NMDAR 的过度活化导致过量的 Ca^{2+} 内流、超氧化物产生及神经元死亡。NMDA 诱导的超氧化物产生的重要来源是细胞质酶 NADPH 氧化酶。NADPH 氧化酶 –2（NADPH oxidase-2，NOX2）是 NADPH 氧化酶的同型酶，也是神经元超氧化物的主要产生者，因此在脑卒中的结果中起关键作用。除了线粒体钙超载外，NMDAR 介导的 NOX2 信号也导致缺血性损伤后神经元超氧化物的产生[262]。

在神经元中，自由基抑制和破坏关键膜蛋白，如 Na^+ 和 Ca^{2+} 泵、肌酸激酶和线粒体脱氢酶。它们还促进 Na^+/K^+–ATPase 交换体的氧化，使其对钙蛋白酶介导的蛋白水解敏感[263]。自由基主要通过侧链和二硫键的氧化破坏蛋白质。自由基还通过引起单链和双链断裂、化学修饰核酸碱基、破坏核糖和单个碱基之间的糖基键，以及使蛋白质与 DNA 交联来破坏 DNA[264]。

（四）一氧化氮

NO 是一种小的可扩散的信号分子，不会从囊泡中释放出来，也不会通过经典的膜受体发挥作用[265, 266]。它由 NOS 的神经元同工型 nNOS 合成。在兴奋性突触中，nNOS 通过支架蛋白、突触后密度（postsynaptic density，PSD）蛋白 –95（PSD-95）/ 突触相关蛋白 –90（synapse-associated protein-90，SAP-90）物理锚定到突触后膜中的 NMDAR。NMDAR 的激活引起突触后 Ca^{2+} 水平的升高和 Ca^{2+} 依赖性钙调蛋白的激活，从而迅速激活 nNOS 并刺激 NO 的产生[265–267]。

NO 是 NMDA 依赖性神经元信号、突触可塑性及 NMDA 诱导的兴奋性毒性的重要下游介质[258]。缺氧和局灶性脑缺血等有害刺激引起 NMDAR 过度活化、Ca^{2+} 内流和兴奋毒性细胞死亡。NO 的过量产生是兴奋性毒性和局灶性脑缺血诱导的神经元死亡的重要介质。NO 和超氧阴离子的自由基形式与细胞 DNA 的氧化损伤、脂质过氧化和兴奋毒性细胞死亡有关[267]。NO 从线粒体和细胞质扩散到细胞核，在那里被切割形成羟自由基或单线态氧。它与超氧阴离子反应形成过氧亚硝酸盐。另外，NO 可以与特定的蛋白质相互作用。例如，它干扰超氧化物歧化酶，从而降低其抗氧化活性。最近的证据表明，过量 Ca^{2+} 诱导的 NO 生成会导致 S– 亚硝基化动力蛋白相关蛋白 1 的形成，进而导致异常的线粒体断裂并损害突触功能[258]。研究还表明，在脑卒中实验模型中，缺乏 nNOS 或用 nNOS 抑制药 7– 硝基吲唑治疗的小鼠可防止神经元死亡[258, 259]。

（五）转录调控

缺血等有害刺激可以触发多条转录通路。与缺血性神经元死亡相关的转录因子包括但不限于 p53、FOXO-3A、限制性元件 –1 沉默转录因子（restrictive element-1 silencing transcription factor，REST）和 NF-κB。

1. p53 作为肿瘤抑制蛋白，p53 的促死亡活性是多种多样的，但主要归因于其转录依赖机制[268]。例如，p53 上调多种促凋亡分子，包括 caspase、Bcl-2 家族成员（如 Puma、Noxa、Bax 和 Bid）、Fas/CD95 和区域性产生 ROS 的线粒体酶[268-271]。p53 还可以下调抗凋亡分子，如 Bcl-2 和生存素。相反，p53 可以通过与转录无关的途径促进细胞凋亡。积累在胞质的 p53 可以直接激活 Bax[272]。此外，p53 可通过与 Bcl-2 或 Bcl-xL 形成复合物，易位至线粒体，增加线粒体外膜的通透性，导致缺血后细胞色素 C 的释放[273, 274]。和预期一致，研究显示抑制 p53 可减少缺血性神经元损伤[271]。例如，p53 的耗竭减少了局灶性脑缺血性脑卒中模型中的梗死体积[275, 276]。

2. FOXO-3A FOXO-3A 是叉头基因转录因子家族的成员，可诱导促凋亡靶基因的表达[277-280]。在哺乳动物中，叉头基因转录家族有 4 个进化保守成员（FOXO-1、FOXO-3A、FOXO-4 和 FOXO-6），它们受 PI3K/Akt 信号通路负调控。叉头基因转录因子是细胞功能的核心，例如，参与 G1–S 和 G2–M 检查点

的细胞周期停滞、ROS 的消除、受损 DNA 的修复和细胞凋亡[277-280]。

在生理条件下，FOXO-3A 存在于胞质中，因此无活性（图 5–12）。神经营养因子（如神经生长因子）、BDNF 及其他生长因子（如 IGF-1）通过 PI3K/蛋白激酶 B（Akt）途径促进 FOXO-3A 磷酸化[280]。FOXO-3A 是 Akt 磷酸化的关键靶点，FOXO-3A 的磷酸化促进其与保留因子 14-3-3 的结合，而保留因子 14-3-3 能将 FOXO-3A 保留在细胞质中，远离靶基因，如 TNF-α、CD95–Fas 配体和 TRAIL[62, 63]。

有害刺激触发 FOXO-3A 去磷酸化和核移位。其基因产物通过外源性或死亡受体介导的途径起作用，以启动 caspase 死亡级联反应。全面性脑缺血触发 CD95–Fas 配体的表达，这与 caspase 激活的外源性或死亡受体途径有关[62, 63]。FOXO 还调节氧化应激诱导的神经元死亡。例如，甲基转移酶 Set9 对 FOXO-3A 270 位点的赖氨酸进行甲基化修饰，抑制了 FOXO-A3 的转录活性，从而减少神经元细胞死亡[281]。雌二醇通过磷酸化 FOXO-A3 降低全面性脑缺血后的 CA1 神经元死亡[282]。

3. REST REST 在胚胎发生过程中广泛表达，并在终末神经元分化中起重要作用[1, 283, 284]。在多能干细胞和神经祖细胞中，REST 抑制了一系列对突触可塑性和结构重塑至关重要的编码和非编码神经元特异性基因[285, 286]。在成熟的神经元中，REST 是静止的。缺血后，它在选择性脆弱的 CA1 神经元中表达上调[287]，并在 CA1 神经元中被激活[193, 287]。与 REST 的诱导一致，GluR2 启动子上的核心组蛋白表现出明显的去乙酰化，这表明 GluR2 启动子活性降低，并且在 CA1 神经元中 GluR2 mRNA 和蛋白表达受到抑制[287]。因为 GluR2 亚基控制 AMPAR Ca^{2+} 通透性，AMPAR 与全面性脑缺血相关的兴奋毒性死亡有关，所以预期这些变化会影响神经元存活[188, 191]。与此概念一致，敲除 REST 基因可以挽救神经元免于缺血性死亡[287]。最近的报道将 REST 对神经元存活的不利影响扩大到局灶性脑缺血。例如，REST 的敲除显著降低了 MCAo 后的梗死体积[288, 289]，表明 REST 诱导与神经元死亡之间存在因果关系。

4. NF-κB 该转录因子的功能单元是由 RelA/p65、RelB、c-Rel、p50 和 p52 5 个亚基组成的同二聚体或异源二聚体。在静息条件下，NF-κB 是无活

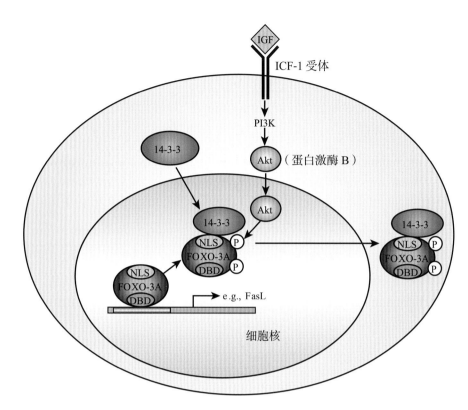

◀ 图 5-12 全面性脑缺血激活转录因子的叉头基因家族，与细胞存活和细胞死亡有关

在细胞核内，FOXO-3A 通过反式激活 FasL 和 TRAIL 等靶点触发细胞凋亡。FasL 反过来激活细胞表面的 Fas，通过凋亡细胞死亡的外在途径启动 caspase 死亡级联反应。在有存活因子存在的情况下，丝氨酸 / 苏氨酸激酶 Akt 磷酸化 FOXO-3A，导致其与 14-3-3 蛋白结合并保留在细胞质中，远离核中的靶基因。缺血促进 CA1 中 FOXO-3A 的去磷酸化（激活），在缺血 12h 和 24h 最为显著。雌二醇通过将对照组中 CA1 的 FOXO-A3 磷酸化（失活），降低缺血诱导的 FOXO-3A 去磷酸化。IGF. 胰岛素样生长因子；PI3K. 磷脂酰肌醇 3- 激酶；Akt. 蛋白激酶 B；FOXO-3A. 叉头框 O3A；NLS. 核定位信号；DBD.DNA 结合域（引自 Burgering BM, Kops GJ. Cell cycle and death control: long live forkheads. *Trends Biochem Sci.* 2002;27:352–360.）

性的，因为它与抑制其活性的 IκB 结合[290]。NF-κB 可在各种外部的刺激下激活，包括细胞因子 TNF-α、神经递质（如谷氨酸）、细胞黏附分子和其他各种应激类型[291]。NF-κB 的启动诱导 IκB 磷酸化及其蛋白酶体降解，释放活性 NF-κB。NF-κB 激活后易位至细胞核，与 κB 反应基因中的上游调节元件结合。这些基因包括细胞因子 TNF-α、IL-2κ、锰超氧化物歧化酶、抗凋亡蛋白 Bcl-xL 和 Bcl-2 及促凋亡蛋白 Bim 和 Noxa[290, 292-294]。

脑缺血后，NF-κB 被激活并转移至缺血神经元、星形胶质细胞和小胶质细胞的细胞核[291, 295]。NF-κB 在缺血性神经元死亡中的作用存在争议。尽管一些报道显示，NF-κB 通过抑制细胞凋亡或促进神经发生发挥有益作用[296, 297]，但大多数研究显示，NF-κB 通过抑制细胞凋亡显示出有害作用[291, 293, 294]。这种差异可能取决于细胞类型和 NF-κB 的位置，以及形成 NF-κB 亚基的组分。例如，RelA 亚基的缺失减少了梗死体积，而 p52 和 c-rel 缺乏对梗死体积没有影响[291, 294]。

缺血后小胶质细胞 NF-κB 的激活也可导致神经元死亡[293]。活化的小胶质细胞释放 TNF-α，然后通过 TNFR、caspase8 和 caspase3 介导的凋亡机制杀死未激活的神经元[293]。

综上所述，脑缺血导致大量神经元死亡，导致感觉运动和认知功能障碍，甚至死亡。尽管缺血核心中的神经元死于坏死或意外死亡，但半暗带或海马 CA1 中的神经元可能死于调节性死亡。调节性细胞死亡是逐步发生的，并且通过早期再灌注和神经保护方法可以挽救受调节性死亡的神经元。进一步研究调节死亡机制的每个步骤可能有助于确定脑卒中治疗中有希望的干预分子。

声明

这项工作得到了以下支持:NIH NS46742（R.S.Z），NS045048、NS062157 和 NS089534（J.C.），退伍军人管理局 RX000420（J.C.），NS103810 和 NS092810（F.Z）。R.S.Z 是 F.M.Kirby 神经修复与保护学教授。J.C. 是 R.K.Mellon 大学神经学和药理学的客座教授。

第6章　细胞内信号转导：介质和保护性反应
Intracellular Signaling: Mediators and Protective Responses

John W. Thompson　Jinchong Xu　Valina L. Dawson　Miguel A. Perez-Pinzon　Ted M. Dawson　著

徐亚萍　任自敬　曹治华　译　　杨晓梅　朱雄飞　周佩洋　校

本章要点

- 大脑和其他器官的预适应是对有害但非致死经历的适应性反应，这种反应会激活细胞内的效应，使组织对随后的潜在致死事件产生抵抗力。预适应由早期和延迟的保护窗口组成，其特征不仅表现在保护的时间分布上，而且表现在神经保护反应的激活机制和稳健性上。
- 交叉耐受是一种可以通过不同干预来激活预适应的方式，这些干预可以增强大脑对来自未来不同应激源的伤害事件的抵抗力。与相同应激的预适应相比，交叉耐受的有效性程度可能会有所降低。
- 预适应诱导了一种网络反应，即参与细胞防御、细胞维护和再生、修复机制的蛋白质表达增加。
- 预适应可诱导可塑性和神经发生，这可能会替换濒死的细胞，重塑神经元通路，以防止进一步的功能丧失。
- 预适应和缺血耐受是临床发展的特别有吸引力的目标，因为组成神经系统的所有部分都受到保护，如神经元、胶质细胞和内皮细胞。

大脑可以说是人体中最复杂的器官。人类大脑中，数十亿个神经元构成了正常大脑功能所必需的数万亿个连接。虽然大脑只占总体重的 2%，但它却是代谢最活跃的器官，消耗了身体总葡萄糖和氧气的 25%。这种高水平的能量代谢会使（主要由脂质和细胞组成的）器官中产生氧化应激，这些细胞结构精细，作用广泛。众所周知，大脑细胞对应激反应非常敏感。然而，神经元是终末分化的有丝分裂后细胞，其再生能力有限。所幸的是，神经元已经进化出强大的适应性策略来抵御正常活动中产生的高强度的氧化应激反应，并具有损伤后进行修复的能力。这些神经保护和修复信号通路在很大程度上还不为人所知，但却是科学研究的活跃领域。下一代神经保护的治疗靶点可能来自应激过程中激活的神经元存活和修复策略的研究，这一过程称为预适应。

一、预适应

大脑和其他器官的预适应是对有害但非致死体验的适应性应答，它激活了细胞内的反应，使组织对随后的潜在致死事件具有抵抗力[1, 2]。细胞对破坏性应激的耐受力增加首先由 Murry 等[3] 描述。之后不久，Schurr 等[4] 在大脑中进行了研究。由于这些开创性的研究，世界各地的实验室研究证明了预适应在器官、组织和细胞水平及在众多物种中的保护作用。到目前为止，视网膜[5]、骨骼肌[6]、肝脏[7]、肾脏[8]、小肠[9]、胰腺[10] 都显示出适应性的内源性保护反应。自然界中人们也观察到了预适应，某些动物似乎处于持续的预适应状态，使它们能够在极端环境条件下生存。例如，一些种类的海龟（如 Trachemys 属和 Chrysemys[11] 属的淡水海龟）、海洋斑鳖 Caretta carreta[12]、淡水鱼 Carassius carassius[13] 都已知能耐受长时间的缺氧。事实上，对极端或其他致死环境的耐受性在自然界中无处不在，Belkin 在 20 世纪 60 年代首次报道了爬行动物对缺氧的耐受性[14,15]。新陈代谢适应也见于更高（身体）温度的动物，如北极地松鼠，它在冬眠的几个月里大脑血液灌注极度减少[16,17]，觉醒时，在没有脑损伤的情况下，血液流动像再灌注一样恢复[18,19]。北极地松鼠的这种耐受性不仅仅归因于冬眠，因为北极地松鼠即使在不冬眠的时候也能耐受缺氧[20-23]，研究表明，北极地松鼠在活动时对缺血 / 再灌注损伤的抵抗力可能持续存在。

预适应是一个术语，适用于激活对有害但非致死的事件的保护性反应。对后续致死事件的抵抗力增强的状态称为耐受性。预适应的临床效用尚不明显。在心脏方面，回顾性研究表明，与无梗死前心绞痛病史的患者相比，在急性心肌梗死前有心绞痛的患者具有更小的梗死面积、更少的心室功能障碍和心律失常，以及接受溶栓治疗后更好的住院结果[24,25]。同样，对有短暂性脑缺血发作病史的患者进行的回顾性研究表明，人类大脑中存在预适应和耐受，这些患者具有较好的预后，梗死面积更小、临床损害更轻，脑卒中后发病率降低[26-29]。尽管结局良好，但经历短暂性脑缺血发作的患者脑卒中风险却会增加 10 倍或更高[30,31]，然而这些回顾性研究并未评估脑卒中死亡的患者。此外，人们怀疑这种内在保护是否会随着年龄的增长而具有普遍性[32,33]。尽管如此，这些数据还是提供了一种启发性推测，即人类的大脑和心脏可以经过预适应，处于一种耐受状态。深入了解这一过程可能为有脑卒中和心肌梗死风险的患者研发崭新的治疗方法。

二、预适应的窗口

预适应由早期和延迟的保护窗口组成，其特征不仅表现在保护的时间分布上，还表现在激活机制和神经保护反应的稳健性上（图 6-1）。早期或快速的保护窗口在预适应刺激后立即激活，并持续约 1h[34]。这种快速的保护是由可释放因子和代谢物的组合介导开始的，它改变了细胞间的信号级联。第二个保护窗口在预适应后 24～48h 被激活，并持续至少几天[35]。这个延迟的保护窗口的特点是细胞的

表观遗传重新编程，与早期保护窗口相比，它呈现出更强大和持续的耐受状态[36,37]。最近发现了 2 个新的保护窗口。为期 2 周的重复低氧预适应（repetitive hypoxic preconditioning，RHP）方案可对短暂性局灶性脑卒中提供保护，持续 8 周[38]。此外，单次给予白藜芦醇的药理学预适应方案可在 2 周后对局灶性脑缺血提供神经保护[39]。

预适应反应由各种触发信号启动，这些触发信号激活受体和下游效应通路，促发早期和延迟的保护窗口。许多触发机制已有报道，包括神经活性细胞因子[40]、谷氨酸[41]、腺苷[42]、ATP 敏感的 K+-ATP 通道[43] 和缺氧[44] 等。我们的实验室和其他人已经证明，腺苷和突触后 NMDAR 都是缺血触发的预适应所必需的[41,45,46]。腺苷是 ATP 代谢的最终产物，在缺血预适应后释放出来，激活腺苷 A1 受体（A1R）[47]。NMDA 和 A1 受体通路的激活都导致新的蛋白激酶 C 家族成员 PKCε 的激活[47]。PKCε 是预适应反应的核心，其本身足以诱导耐受性[48]。诱导耐受的过程中还发现了许多其他信号通路，包括 Akt[49]、MAP 激酶信号级联、细胞外信号调节激酶（extracellular signal-regulated kinase，Erk）、JNK 和 p38[49-51]。预适应后许多信号级联通路的激活表明，促存活激酶级联之间可能存在串扰，因此，耐受可能是多个信号通路协同作用的结果，这些信号通路协同作用于许多导致细胞损伤的病理生理机制。大量综述深入概述了这些信号通路及其对 IPC 的影响[52-54]。

三、预适应的诱导

如前所述，预适应几乎可以被任何应激刺激所激活。细胞培养中，预适应可以由多种刺激因素所触发，包括腺苷[42,43]、去甲肾上腺素[55,56]、钙[57]、缓激肽[58,59]、热休克[60,61]、线粒体解偶联剂[62,63]、化学氧化磷酸化抑制[64-66]、暴露于兴奋性毒素[41,67]、细胞因子[40,68]、神经酰胺[69,70]、NO[71,72]、各种其他吸入气体（氙气[73]、一氧化碳[74,75]、氢[76] 和硫化氢[77,78]）、氯化钾[79,80]、低剂量 NMDA[45,81,82]、低氧[44,83]、缺氧[72,84]、运动[85-87]、高热[5,88,89]、低温[90,91]、γ 辐射[92-95]、饮食改变[96-98]、暴露在丰富的环境中[99-101]、远程调节[102-104]、脂多糖[105,106] 和氧糖剥夺[107]。

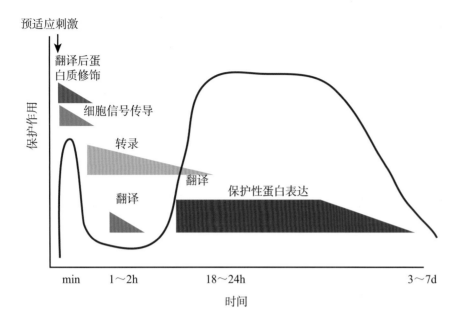

◀ 图 6-1　预适应的窗口

预适应刺激可导致持续数分钟至 1~2h 的急性暂时性神经保护期，这是蛋白质翻译后修饰所致。随后，新的基因转录和蛋白质翻译发生，产生 24~48h 稳定的神经保护，在大多数实验模型中 72h 神经保护消失，尽管一些模型描述了长达 7d 的保护

多条细胞内信号通路参与预适应。调节耐受性的分子事件是一个活跃的研究领域。在活体内，大脑中的预适应也可以由各种刺激（在实验中）诱导。短时的全面性脑缺血（双侧颈总动脉闭塞）和局灶性脑缺血（大脑中动脉闭塞）都能在 24h 内激活耐受性 [108, 109]。将动物放在室内并暴露于低氧 1~6h，可诱导对缺氧事件后 1~3d 的暂时性或永久性局灶性脑缺血的耐受性 [110]。向腹腔注射小剂量的脂多糖足以在注射后 2~3d 诱导耐受性，并持续约 7d [105, 111-114]。琥珀酸脱氢酶的不可逆抑制药 3- 硝基丙酸对氧化磷酸化的抑制作用可激活出生 1~4d 的沙土鼠和大鼠的预适应，从而防止短暂的局灶性脑缺血 [115-117]。暴露在寒冷或高温下会引发实验动物的耐受性。低温（25~32℃）[91, 118] 或高温（42~43℃）[119, 120] 会在 24h 后诱导对局灶性脑缺血的耐受性。然而，这种预适应似乎比其他持续耐受 24~72h 的应激源有更短的机会窗口。温度应激在 18~24h 提供保护，但这种保护会在 48h 后消失。通过在硬脑膜或皮质表面应用氯化钾可以实验性地触发跨大脑皮质缓慢传播的去极化波的皮质扩散抑制。皮质扩散抑制诱导缺血耐受期延长，提供对短暂性和永久性局灶性脑缺血持续 1~7d [79, 121, 122] 的保护。令人惊讶的是，吸入麻醉药可以在实验动物模型中对大脑进行化学预适应。给予动物异氟醚、七氟醚和氟烷可防止永久性或局灶性脑缺血。在使用异氟醚的情况下，保护作用是立竿见影的，至少持续 24h。这表明异氟醚可以激活

急性和慢性预适应 [123]。由于所有的实验性脑卒中研究都是在麻醉下进行的，这些观察结果在探索动物模型的预适应方面带来了很大的困惑。由于预适应可以被多种应激源激活，启动和维持保护性反应的分子机制是研究的活跃领域。预适应是否积极参与脑血流量改变很容易理解。然而，脑血流量测量结果表明，缺血期间或之后诱导的耐受性并未伴随局部组织灌注的改善 [109, 124]。因此，缺血耐受可能是脑神经元、胶质细胞和血管在细胞水平上因应激而发生变化的结果。

四、交叉耐受性

大量研究表明，化学、药理学或物理上的各种刺激都可以激活预适应。几乎任何可以改变大脑功能的刺激似乎都有能力增强大脑对未来伤害事件的抵抗力。此外，激活预适应的一种应激源可以诱导对不同损伤性应激源的耐受，如 LPS 诱导对缺血的耐受。这种现象被称为交叉耐受。与 IPC 诱导的缺血耐受相比，交叉耐受的有效程度可能有所降低。此外，耐受性发生的窗口可能会改变。例如，在许多模型中，注射 LPS 后需要 2~3d 才能实现最大耐受性，而不同于缺血模型 1d 就能产生耐受性 [125]。由于耐受性是跨器官系统观察到的，而且耐受性可由多种应激源诱导，因此，假设这些应激信号将汇聚到最终的共同途径以促进细胞存活是合乎逻辑的，但可能过于简单化。虽然这一假设很有吸引力，但

似乎并不成立。对暴露在不同预适应应激源的组织进行的一些遗传分析表明，根据预适应刺激的性质，不同的基因组会有不同的表达[125, 126]。对单个蛋白质及其参与预适应和耐受的研究也支持这一观察结果[2, 125, 127]。从概念上讲，潜在的机制可能包括增强细胞防御和增加细胞监视功能，通过这些应激反应维持细胞状态。这两种途径的证据都是存在的。预适应可以通过蛋白质的翻译后修饰或通过表达新的蛋白质而产生。这些新表达的蛋白和增强的信号级联既可以加强生存机制，也可以抑制细胞死亡信号。细胞应激反应的激活和应激蛋白的合成普遍增加了细胞维持的能力，从而保证了细胞的正常功能。最广为人知的应激反应蛋白是蛋白质伴侣，它可以展开受损或错误折叠的蛋白质，以便于细胞处理这些不需要的蛋白质。目前还不清楚这两种策略是协同工作还是独立工作。然而奇怪的是，在许多实验模型系统中，系统敲除或单个预适应分子的敲除足以阻止预适应的发展，而单个分子的表达往往足以提供保护。这些观察表明，即使没有最终的共同途径，也会有某种网络反应来提供保护。

五、细胞防御

（一）活性氧

强有力的证据表明，ROS 在预适应反应中是必不可少的。在体外和体内，谷氨酸受体刺激后产生的 NO 通过 Ras、Raf、Mek 和 Erk 信号级联[129]激活预适应和耐受[128, 129]以触发基因转录（图 6-2）。超氧阴离子的产生也很重要，因为超氧化物歧化酶（一种降解超氧阴离子的酶）水平的增加足以阻止大鼠对超氧阴离子的耐受发展[130]。由于 ROS 被认为参与了脑缺血损伤的发病机制，因此，ROS 是预适应的强大诱导剂也就不足为奇了。缺血和再灌注期间，大脑的所有组分包括神经元、胶质细胞和内皮细胞都会产生高水平的 ROS。此外，再灌注期间，缺血时产生的过量 NO 可以在与超氧阴离子反应后转化为过氧亚硝酸盐，生成剧毒的活性氮。因此，一个合理推测是，耐受反应的一个组成部分是抗氧化酶表达的增加，包括超氧化物歧化酶、过氧化氢酶、谷胱甘肽过氧化物酶和硫氧还蛋白。IPC 和一些其他应激源作用下，体外和体内都观察到超氧化物歧化酶、过氧化氢酶、谷胱甘肽过氧化物酶和硫氧还蛋白的

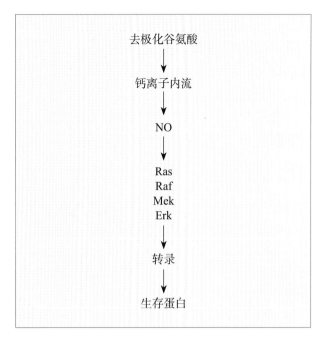

▲ 图 6-2　谷氨酸触发基因转录过程

神经元去极化导致谷氨酸释放和谷氨酸受体刺激，通过 Ras、Raf、Mek 和 Erk 信号级联激活 NO 的产生和预适应和耐受，从而触发基因转录和生存蛋白的产生

显著诱导。耐受性的形成与这些酶的表达增加无关，表明抗氧化能力的增强可以促进耐受性，但这并不是耐受性所必需的。

考虑到氧气对维持生命复杂性的重要性，对氧气水平的适应极有可能有助于神经系统中细胞的存活。从进化的角度来看，这是有意义的，因为生命和氧气的汇聚和耦合。生命的爆发和脊椎动物的多样化与不同地质时期大气氧浓度从零增加高度相关，这可能是大脑进化的主要驱动力之一[131-135]。有趣的是，大气含氧量并不总是稳定的，大气含氧量从约 31% 下降到目前的 21% 很可能是导致大型昆虫灭绝的原因，但脊椎动物很可能发展出一系列的适应能力，使它们的大脑能够在低氧环境中生存[136-138]。

处理环境含氧量的机制已经得到进化。一些物种对低氧环境具有难以置信的耐受性，包括鲸等潜水动物、骆驼等山地物种、候鸟和各种鱼类[12, 139-141]。暴露在大气（低压）低氧适应中的自然人类实验，如在高海拔地区的居民，表明了潜在的好处。对居住在较高海拔的 164 万德国瑞士居民进行的元数据分析表明，脑卒中和冠心病死亡率较低[142]。在对所有其他环境因素进行调整后（如低污染或增加体育锻炼），

较高海拔的有益影响仍然存在[143-146]。据预测，居住在较高海拔的居民在特定血管闭塞事件中的梗死严重程度将会降低[147]。

（二）线粒体

缺血再灌注后线粒体功能障碍是神经细胞死亡的主要原因[148]。如前所述，ROS 的轻度增加是诱导预适应信号通路的触发因素[149, 150]。这种 ROS 的轻度增加似乎是线粒体 ATP 敏感性钾通道（mitoK$^+_{ATP}$）暂时开放的结果。大量研究表明，mitoK$^+_{ATP}$ 的抑制药可阻断预适应的神经保护，而 mitoK$^+_{ATP}$ 的激动药可诱导预适应反应[151, 152]。例如，使用 mitoK$^+_{ATP}$ 通道拮抗药（如 5- 羟基癸酸）可阻断 IPC 介导的大鼠心脏保护[153]；而 mitoK$^+_{ATP}$ 通道激动药二氮嗪可诱导预适应反应[154, 155]。相反，过量的 ROS 形成是缺血再灌注后线粒体损伤的一个主要促成因素[148]。线粒体对 ROS 和 RNS 高度敏感，这两种物质主要但不完全由线粒体产生。ROS 和 RNS 是电子传递链和 Krebs 循环、DNA 和线粒体特定磷脂心磷脂的靶蛋白[156-158]。ROS 的形成还增加了线粒体通透性转移孔对钙开放的敏感性，促使线粒体释放促凋亡因子[159]。因此，正如预期的那样，线粒体有几种防御氧化应激的机制，如抗氧化酶，有助于改善 ROS 水平的大幅上升[160]。这些抗氧化防御系统既包括低分子抗氧化剂，如谷胱甘肽、辅酶 Q、硫辛酸和抗坏血酸，也包括抗氧化剂相关蛋白，如锰超氧化物歧化酶（SOD2）、谷胱甘肽过氧化物酶、过氧化氢氧化还蛋白、谷氧还蛋白、硫氧还蛋白、谷胱甘肽还原酶和硫氧还蛋白还原酶[161-163]。预适应调节抗氧化系统涉及核红系相关因子 2（Nrf 2）的机制。在啮齿动物脑组织培养和活体实验中，以白藜芦醇为预适应模拟物（resveratrol as a preconditioning mimetic，RPC），发现 Nrf2 被激活[164]。野生型和 *Nrf2*$^{(-/-)}$ 基因敲除小鼠的预适应模拟物比较表明，Nrf2$^{(-/-)}$ 星形胶质细胞显示线粒体抗氧化剂表达减少，并且不能上调细胞抗氧化剂的表达。敲除小鼠中 *Nrf2* 基因的表达阻断了 RPC 诱导的 MCAO 后脑梗死体积的减少[164]。

（三）神经营养支持

耐受期经常观察到促进生存的分子增加。神经营养因子支持生存和生长，表达增加的分子包括神经生长因子[165]、脑源性生长因子[165, 166]、bFGF[167, 168]、胰岛素样生长因子[169]、表皮生长因子[170, 171]、VEGF[110, 172, 173] 和中性调节蛋白[174]。这些蛋白的表达可提供对各种神经毒性损伤的保护。因此，在预适应刺激后表达增加将提供对后续损伤的保护。这些生长因子不仅对神经元的维持和生存很重要，对胶质细胞和内皮细胞也是如此。此外，这些生长因子参与了缺血损伤后的神经发生、血管发生和重塑事件，并可能在耐受性的发展中发挥类似的作用。神经营养因子也与临床研究有关。据报道，脑源性神经营养因子在运动过程中会升高[175, 176]，而预适应增加了它在大脑中的 mRNA 水平[165] 和蛋白质水平[177]。已知脑源性神经生长因子（brain-derived nerve growth factor，BDNF）是一种多效性生长因子，但在预适应环境中，与突触可塑性主要调节因子 Arc 水平的增加有关。因此，BDNF 是神经元电生理特性的调节器，导致氧糖剥夺过程中缺氧去极化的减少[177, 178]。另一种重要的神经营养因子，即 VEGF，在进行体力活动的缺血性脑卒中患者血清中的水平显著升高[179]。

（四）生存激酶

蛋白激酶使蛋白质磷酸化，从而激活信号反应。丝氨酸 / 苏氨酸特异性蛋白激酶 Akt（蛋白激酶 B），当被磷脂酰肌醇 -3- 激酶磷酸化时，是耐受的关键介质[180]。这种保护似乎是通过 Akt 的磷酸化和激活混合谱系激酶 -3 来实现的。然而，文献中提出的 Akt 在耐受中的作用是复杂的。在一些模型系统中，很容易观察到磷酸化 Akt，机制研究可以将其与神经元存活联系起来[181, 182]。在其他研究中，研究人员尚未观察到 Akt 的作用[183, 184]。这些观察中的差异可能是由于这些研究中使用的实验模型不同，并反映了耐受途径的多样性。最近研究表明，低氧预适应参与 Akt 的磷脂酰肌醇 -3- 激酶激活和生存素的磷酸化以促进内皮细胞存活[185]。这再次表明，了解 Akt 的作用及其磷酸化靶点（如生存素）可能会为保护大脑免受缺血性损伤提供洞察力和治疗靶点。

另一个关键的生存激酶是蛋白激酶 Cε，它在预适应损伤后被腺苷 A1[47, 186] 和 NMDA[45] 受体激活。PKCε 介导缺血保护并移位到线粒体，调节线粒体 K$_{ATP}$ 通道，增加线粒体呼吸，减少 ROS 产生，并抑制细胞色素 C 的释放[152, 187]。此外，在大脑皮质神经

元缺血预适应后，PKCε 在增加线粒体 Nampt、NAD⁺
和改变 NAD⁺/NADH 比值方面起着关键作用[188]，这
一作用需要一个关键的代谢激酶感受器 AMPK。

（五）转录因子

这些强大的适应性表型强调了信号反应最终聚
集在一组共同的转录因子上的机制，从而导致大量
参与细胞生存和修复的基因转录。几组转录因子参
与了预适应，以调节基因表达和蛋白质合成，例如
c-jun、c-Fos、Fosl1、JunB、JunD、Nr4a1 和早期生
长反应家族成员（Egr1、Egr2 和 Egr3）的转录活性
上调[189, 190]。许多预适应刺激，包括低氧、远端肢体
缺血和高压氧，都会导致缺氧诱导因子（HIF）-1α
蛋白表达的一过性增加[191, 192]。鉴于 HIF-1α 在氧气
供应减少反应中的作用，许多关于条件反射机制的
研究集中在 HIF-1α，它调节着糖酵解、红细胞生
成、血管生成和儿茶酚胺代谢中的一些重要基因[193]。
HIF-1α 的激活通常被认为具有神经保护作用，尽管
在某些情况下抑制 HIF-1α 可能是有益的。HIF-1α 的
药理抑制破坏了缺氧和远端肢体缺血预适应的神经
保护作用[194, 195]。其中 HIF-1α 活性通常与耐受性有
关，其功能在神经元预适应的背景下是有争议的。
虽然 HIF-1α 的神经元失活轻度增加了小鼠的缺氧
性脑损伤，但并不影响低氧预适应[196]，提示神经元
HIF-1α 对于低氧预适应并不是关键的[196]。几项体外
研究表明，星形胶质细胞中 HIF-1α 的激活有助于低
氧预适应诱导的神经保护[191, 197]，提供了旁分泌的神
经保护作用。非 HIF-1α 依赖的途径也可能是重要的。
利用网络算法对小鼠大脑皮质 IPC 差异表达的蛋白质
进行路径分析，揭示了 NF-κB 的依赖关系[198]。脑卒
中时神经元和神经胶质细胞中的 NF-κB 被激活。IPC
通过增加其 DNA 结合活性、核转位及其表达来诱导
NF-κB 的快速和瞬时激活[199-201]。有趣的是，NF-κB
反式激活的靶点之一是编码 HIF-1α 的基因。NF-κB
的激活上调了涉及细胞存活和细胞死亡相关蛋白质
的编码基因，这表明 NF-κB 似乎扮演着相互矛盾的
角色[201, 202]。因此，在预适应过程中，NF-κB 可能处
于细胞死亡和存活途径的交叉点[203]。

（六）促红细胞生成素

促红细胞生成素（erythropoietin，EPO）是预适
应和耐受领域的一个有趣的分子（图 6-3）。EPO 是

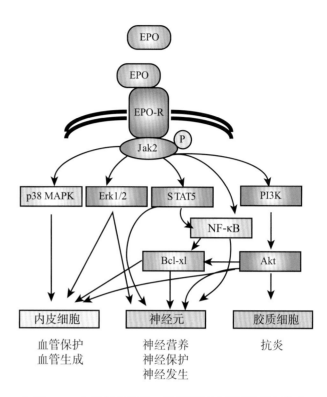

▲ 图 6-3 在低氧条件下，转录因子缺氧诱导因子稳定，
导致 EPO 与其受体（EPO-R）在内皮细胞、神经元和胶
质细胞上表达

EPOR 的激活促进 JAK2 的磷酸化，触发其他信号分子，
包括 P38MAPK、Erk1/2 信号转导和 STAT5 和 PI3K。此外，
Akt 和 NF-κB 也被激活。Erk1/2 在 EPO 介导的神经保护和
血管生成中起着至关重要的作用。STAT5 可能参与了外源
性的 NF-κB 核转位，但这是否有助于神经保护尚不清楚。
EPO 介导的 PI3K/Akt 磷酸化活化参与预防炎症、血管保护
和血管生成。PI3K/Akt 通过刺激 Bcl-xl 介导 EPO 依赖的血
管保护和神经保护。NF-κB 移位到核内触发神经发育和神
经保护的事件。EPO. 促红细胞生成素；Erk. 细胞外信号调
节激酶；NF-κB. 一种转录因子；Akt. 蛋白激酶 B

一种临床批准的糖蛋白激素，由 IPC 通过激活 HIF-
1α 而诱导。由于 EPO 的潜在临床应用价值，近年来
的研究进展明确了 EPO 信号级联反应，包括 Janus
激酶 -2 通路、磷酸肌醇 -3 激酶[197]、Akt[204, 205] 通
路、Erk，以及信号转导和转录激活因子（STAT）通
路[206]。在一定程度上，EPO 的保护作用被认为集中
在诱导 Bcl-2 蛋白阻断细胞死亡信号上。在实验性的
局灶性脑缺血中，EPO 可以减少梗死体积[204]。EPO
被用于一项小型 I / II 期临床脑卒中研究，结果发现
EPO 是安全的，可以渗透到大脑，并通过减少梗死
面积和改善功能结局提供一些改善[207]。这些结果令
人鼓舞，表明 EPO 或 EPO 衍生物可能是脑卒中后

有用的保护剂，或是将大脑置于风险程序中的预适应剂。

（七）细胞死亡的抑制

细胞死亡的机制可能有两种，通向细胞死亡的途径各有不同。许多不同形式的细胞死亡因细胞类型不同而各异，并受所处生化环境的影响。尤其像大脑这样由许多不同类型的细胞组成的异质结构中，很难确定单一的细胞死亡途径。神经元、神经胶质细胞和内皮细胞都对缺氧缺血敏感，因程度不同，导致细胞死亡的信号事件也因细胞类型而异。实验性脑卒中模型动物大脑中观察到混合形式的细胞死亡并不少见。在不同的细胞死亡形式中，迄今为止在大脑中描述的主要形式包括外源性凋亡、内源性凋亡、坏死性凋亡、类凋亡、依赖性细胞死亡、未折叠蛋白反应（内质网应激）和自噬等[208]。细胞凋亡被广泛研究和定义为通过两条主要的信号通路发生，这两条通路被称为外在通路和内在通路，外在通路源于细胞表面死亡受体的激活，导致 caspase8 或 caspase10 的激活，内在通路源于线粒体释放细胞色素 C 和相关的激活 caspase9。最近，起源于内质网的一个不太明确的内在途径也导致 caspase9 的激活。caspase 是半胱氨酸 - 天冬氨酰特异性蛋白水解酶，是细胞凋亡背后的生化标志。通过这些蛋白酶的作用，细胞被解构并形成凋亡小体。坏死性凋亡是一种细胞死亡形式，其中可观察到细胞凋亡和坏死的特征。类凋亡是一种非凋亡形式的细胞死亡，它是程序性的，因为需要转录和翻译，以及 Erk2 和 ASK 相互作用蛋白 -1 的激活。依赖性细胞死亡是由 PAR 聚合酶 -1（PARP-1）过度产生聚腺苷二磷酸核糖（PAR）所介导的细胞死亡。缺氧缺血性损伤后，包括大脑在内的全身许多组织中都观察到了依赖性细胞死亡。PAR 的产生导致线粒体释放 AIF，后者募集巨噬细胞抑制因子（macrophage inhibitory factor，MIF），它们一起进入细胞核，通过 MIF 的核酸酶活性触发染色体降解，导致核收缩和细胞死亡[209]。未折叠的蛋白质反应在细胞应激后被激活，从而导致新的蛋白质表达以促进内质网的效率和适当的蛋白质折叠。这是一个精心设计的反应，以防止蛋白质的积累，以便有时间消除未折叠的蛋白质并重新建立细胞内环境平衡。然而，如果应激不能得到解决，

系统就会不堪重负，细胞就会死亡。细胞死亡的确切机制尚不清楚，但部分涉及转录因子的调节以及 caspase 级联的激活。自噬分为巨自噬、微自噬和分子伴侣介导的自噬，是泛素蛋白酶体系统通过溶酶体降解蛋白质、蛋白质聚集体和细胞器的补充途径。人们通常认为自噬是一种促进受损蛋白质和细胞器清除的生存反应，最近的数据表明，干扰自噬会导致神经元死亡，而刺激自噬可以提高存活率[210]。

抑制这些细胞死亡信号级联蛋白质的诱导将成为耐受性表达的一部分也就不足为奇了。在大多数情况下，研究最多的是那些参与凋亡级联反应的事件，并且大多数研究描述了蛋白质表达的变化，但蛋白质表达变化的相对功能价值并不总是明显的。在许多情况下，抑制细胞死亡程序可能是提供保护、存活和功能恢复的更大反应的一部分。例如，可以介导细胞死亡的肿瘤抑制转录因子蛋白 p53 在耐受的大脑中受到抑制[211]。用 K_{ATP} 通道拮抗药二氮嗪预处理的海马细胞培养物表达较少的 p53，并且对凋亡具有抵抗力[212]。此外，p53 的过度表达加剧了细胞死亡。综上所述，这些数据表明，p53 在调节耐受程度方面发挥了作用。许多研究人员探索了 Bcl 家族蛋白在预适应和耐受中的作用，因为它们在促进或防止细胞凋亡方面发挥了积极作用[213-220]。尽管研究结果存在一些差异，但大多数研究表明，耐受与促存活的 Bcl-2 或 Bcl-xl 蛋白的持续增加有关。不太一致的是对促死亡蛋白 Bax 的观察。有趣的是，有报道称，caspase3 的激活是一种最常见的与快速和显著的细胞死亡有关的事件，对于耐受性的发展很重要[221]。Iduna（RNF146）是一种 PAR 依赖性泛素 E3 连接酶，由预适应诱导，阻断 PAR 释放 AIF 的能力，并在体外和体内防止细胞死亡[82]。我们尚不知道是否有蛋白质的产生来阻止在缺血损伤中观察到的其他形式的细胞死亡。然而，预适应减少缺血细胞死亡的能力可能涉及尚未明确的具有直接和独特的细胞生存功能的蛋白质网络。这些新的蛋白质可能并不完全通过现有的促凋亡或促死亡途径发挥作用。

六、细胞维护

在重大应激事件发生后，细胞通过合成一类称为应激蛋白的蛋白质来做出反应。应激蛋白的表达增加可以使细胞对随后的潜在伤害应激具有抵抗

力[222]。针对这种应激反应的研究已经有几十年，可以追溯到对热休克获得耐受性，导致这些应激蛋白被称为 HSP。HSP 可分为 6 个亚家族，包括许多成员[223]，它们促进新合成的多肽折叠成功能蛋白。HSP 在维持蛋白质的正确折叠、促进蛋白质间的相互作用和防止蛋白质聚集方面也发挥着重要作用。这些操作通常被称为伴侣功能。通过它们与共同伴侣蛋白和客户蛋白的相互作用，结构性和诱导性 HSP 都能调节信号级联反应。有许多关于 HSP70 在预适应、耐受和脑缺血反应中的调控表达的报道[224, 225]（图 6–4）。大量已发表的研究表明，HSP70 在适应性细胞保护和耐受中具有显著作用，HSP70 的表达升高具有神经保护作用。HSP70 在耐受性的形成和维持中所起的作用尚不完全清楚，可能是由触发 HSP70 表达的不同应激和所研究的模型系统所致。HSP70 的表达可早期激活并持续增加。表达的早期阶段，它可能促进预适应诱导的转录因子 NF-κB 的激活，普遍认为该转录因子具有促进预适应作用[52]。HSP70 还可以通过维持线粒体的生理学来促进耐受期的细胞存活。然而，HSP70 在线粒体功能保存中的直接作用尚不清楚。正常和损伤的神经元中，HSP70 都是 Bcl-2 表达的调节者[226]。HSP70 还可以与凋亡蛋白激活因子 –1（APAF-1）结合，阻止凋亡小体的发育和随后的 caspase 激活和细胞死亡[227]。重要的是，HSP70 既阻止 AIF 的线粒体释放，又阻止 AIF 在胞

质中滞留，导致降解[228]。由于 AIF 是缺血性损伤的主要介质，阻止其进入细胞核可能具有重要的神经保护作用。虽然 HSP70 及其家族成员在脑缺血中的作用已经得到了研究，但其他 HSP 家族成员在预适应和耐受的形成及对缺血损伤的反应中的作用尚未得到很好的研究或发展。关于 HSP70 作为神经保护分子的数据强调了蛋白质维持作为相关治疗策略的重要性。

七、再生与修复

1 个多世纪以来，人们一直认为成熟的神经系统是唯一一个缺乏更新和修复能力的器官系统。最近，我们逐渐认识到，大脑再生和修复神经细胞的能力有限。这种神经发育过程源于神经系统特定区域中的祖细胞或干细胞。齿状回和脑室下区的细胞是研究最深入的[229, 230]。正在进行的研究只是确定这些新细胞发挥的作用，以及它们如何融入现有的环路。从目前有限的文献来看，有理由认为新生细胞不仅取代了陈旧和受损的细胞，而且对于塑造现有神经回路所需的可塑性可能是重要的，以响应学习和记忆、情绪和对损伤的反应。预适应产生足够的应激以触发可塑性和神经发育反应[231-233]。这种神经发育与改善的记忆分数相对应[233]，并且可能在耐受性的发展中很重要[232]。然而，后者很难用目前可用的阻断神经发育的工具来确定。虽然目前的研究重点是促进内源性神经发育以取代因损伤而丢失的细胞，但这些新生细胞也可能在重塑神经系统以抵抗进一步损伤和功能丧失方面发挥重要作用。这些可能性有待进一步的科学研究。

（一）转录组学的应用

预适应通常以平衡的双模态方式上调神经保护通路并下调神经毒性通路[202, 203]。预适应的细胞内机制似乎涉及进化过程中出现的一些相同的机制，以保护处于危险暴露的宿主器官和物种。这些自适应的动态平衡通路可能聚集在一组共同的转录因子上以诱导预适应保护。因此，为了将治疗目标和策略转化为临床实践，需要发现新的信号通路，而不是专注于单一的信号通路或靶点。使用高通量转录 RNA 序列及单细胞序列来研究基因组在一个细胞或一群细胞中预适应下产生的一整套 RNA 转录本将是

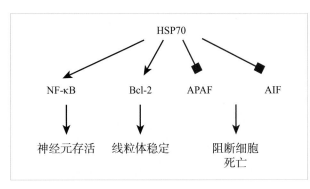

▲ 图 6–4　HSP 的调控表达

HSP 参与了耐受性的形成和维持。HSP70 的表达可以被早期激活，并可能促进预适应诱导的转录因子 NF-κB 的激活，以及稳定线粒体功能和对 Bcl-2 的作用。HSP70 通过与 APAF-1 结合，阻止细胞凋亡体的发育，阻止线粒体释放 AIF，阻止细胞转位，从而阻断细胞死亡信号。HSP. 热激蛋白；NF-κB. 一种转录因子；Bcl-2.B 细胞淋巴瘤 2；Apaf. 凋亡蛋白酶激活因子；AIF. 凋亡诱导因子

非常有用的[234]。

基因表达的变化、对受预适应调控的潜在途径的分类可以为转录因子的识别提供有洞察力的机制线索。这些机制的性质可能受到对预适应反应的动态基因表达的时间分布的强烈影响。进一步通过多组学（如表观遗传学、蛋白质组学和代谢组学）技术来扩大细胞对预适应的反应范围将为预适应的潜在机制提供新的见解。它还可能提供新的方法来实现神经保护或预防脑损伤。

（二）人体细胞系统

将任何治疗方法从临床前研究转换到患者身上的一个问题就是物种差异是否存在。人类胚胎干细胞（embryonic stem cell，ESC）和（或）诱导的多能干细胞（induced pluripotent stem cell，iPSC）在培养脑神经元方面取得了巨大的进展。ESC/iPSC 来源的神经元可以为研究条件性刺激对人神经元的影响提供一个很好的资源。在人类神经元中可能发现新的信号通路，神经血管单元的其他成分，如星形胶质细胞、少突胶质细胞、小胶质细胞、周细胞和内皮细胞，可以揭示保护整个神经血管单元的策略，以及神经血管单元内各个细胞类型之间的相互作用。重要的是，最近的研究表明，氧糖剥夺对人类神经元的细胞毒性与啮齿类神经元相似[235]。

（三）临床意义

由于许多治疗脑卒中的神经保护性药物试验都以失败告终[236]。研究人员正在寻找新的方法来开发有效的疗法。预适应和缺血耐受机制独具魅力，因为神经系统、神经元、神经胶质细胞和内皮细胞的所有部分似乎都受到保护。希望通过对预适应和耐受过程中活跃分子事件的了解，我们可以发现新的治疗方法。功能性和描述性研究有助于理解触发基因转录（这又导致新的蛋白质翻译）导致预适应和耐受现象的初始细胞事件。基因组和蛋白质组学实验已经产生了大量可能的候选蛋白质清单，这些蛋白质可能介导预适应并发挥神经保护。然而，随着我们认知的增加，这些事件启动了一个复杂的信号网络。

将预适应作为一种治疗工具方面存在着几个挑战。第一个挑战是观察到触发预适应的最有效的应激源，如缺血、谷氨酸、NO 和细胞因子也在急性脑卒中促进缺血组织损伤中发挥着重要作用。为了开发新的治疗策略，重要的是将神经保护通路从这些药物诱导的神经毒性通路中分离出来，并从功能上确定介导神经保护的分子。第二个挑战是由于 IPC 是一个复杂的信号事件网络，因此有必要进行联合治疗来充分保护神经系统免受缺血损伤。人们希望找到一种化学预适应药物，挑战在于确定找到一种化合物，它将激活应激反应而本身没有毒性，并且具有宽广的治疗窗口。第三个挑战是确定可以从治疗中明显受益的临床人群。从逻辑上讲，这些可能是发生缺血性损伤的情况，如手术环境。冠状动脉搭桥手术虽然可以挽救生命，但通常会产生不良反应，如缺血性事件导致的神经损伤和认知障碍。预适应定向治疗在这一环境和其他外科环境中可能是有用的。根据治疗方法的不同，急性脑卒中患者在脑卒中恢复期接受治疗也可能获益。我们对神经系统的可塑性的了解才刚刚开始，利用预适应和耐受性的力量有望成为开发新的治疗方法来保护神经系统免受缺血损伤的新领域。

（四）展望

2016 年举办了两次大型科学聚会，为庆祝 Murry 等[3] 首次在心脏和 Schurr 等[4] 在大脑中发现 IPC30 周年。第一次于 5 月在西班牙巴塞罗那举行（缺血预适应和靶向再灌注损伤：30 年的发现之旅），心脏病学领域在那里聚集一堂，回顾了预适应的历史和未来。第二次会议于去年 12 月在中国苏州举行（第四届耐受和预适应国际研讨会），神经科学小组在会上讨论该领域的未来方向。这两次会议的结果都很清楚，该领域的复杂性要求定期召开科学会议，加强从基础预适应研究到使用不同预适应方式进行的新临床试验的思想交流。其目标不仅是在心脏病学和神经学领域，而且在包括表现出对代谢应激抵抗这种显著特性的其他组织和系统方面，增加在条件调节领域的交流。这些会议的一个重要成果是成立了一个新的预适应学会［美国预适应医学协会（American Association of Conditioning Medicine）］，并创刊发行了一本新杂志［预适应医学（Conditioning Medicine）］，该杂志将整合概念并设计未来专注于预适应医学领域的临床试验。这些会议和杂志中提出的目标不仅会使人们更好地理解预适应保护的基本机制，而且还会在未来的临床试验中发挥作用。

声明

这项工作得到了以下支持：NIH/NIDA NIDA_ P50 DA044123（T.M.D. & V.L.D.）；NIH/NINDS R37 NS067525（T.M.D. & V.L.D.），R01 NS45676（M.P.P），R01 NS054147（M.P.P），R01 NS34773（M.P.P）；R01 NS097658（M.P.P.）；MDSCRF 2009-MSCRFII-0125-00 独立研究员奖（State of Maryland）（V.L.D.）；和美国心脏协会博士后奖 12POST12090006（J.W.T）.T.M.D 是 Leonard 和 Madlyn Abramson 是神经退行性疾病教授。

第 7 章 神经血管单元及其对缺血的反应
The Neurovascular Unit and Responses to Ischemia

Gregory J. del Zoppo   Michael A. Moskowitz   Maiken Nedergaard   著

曹治华   任自敬   徐亚萍   译   郑聪   曾玮琪   周佩洋   校

本章要点

- 神经血管单元是一个结构和功能性概念，旨在将微血管事件与神经元、神经胶质细胞和脑基质整合起来，并作为基础和新发现的框架（如淋巴脑脊液运输网络）。
- 在每个腔室中，由细胞、基质和膜构成的网络相互作用并受到支持细胞的调节。
- 尽管确切的信号机制仍在研究中，脑血管、脑微血管口径和血流之间的协调变化提供了神经血管耦联的范例。
- 疾病过程（如缺血性脑卒中、先天性免疫和炎症性疾病）对神经血管单元的功能完整性产生负面影响，并可能导致区域功能障碍。
- 关于细胞 – 细胞和小室 – 小室之间相互作用的认识还不完整（例如，周细胞在微血管中的确切作用，以及小胶质细胞和少突胶质细胞在神经纤维网中的确切作用）。充分了解神经血管单元各成员之间的信号相互作用可能具有预测价值。

一、中枢神经系统

中枢神经系统由包括微血管和神经组织的区域组成，它们相互作用以维持内环境稳态和神经元功能，防止对神经元有毒性的物质从血管进入，促进神经元和血管对周围刺激进行有组织的反应，并限制对大脑区域的损伤。以往认为它是神经元与支持其营养、活力和功能的细胞共同组成的区域，然而，关于对脑组织缺血损伤反应的研究揭示了更复杂的合作关系。

中枢神经系统的细胞属于至少 6 个相互作用网络：①传递电信息的神经元网络；②服务于神经元并且作为微血管一部分的星形胶质细胞合胞体；③覆盖微血管和大血管内部管腔表面的内皮；④构成血管树基底膜的细胞外基质；⑤位于微脉管系统的内皮和星形胶质细胞之间的周细胞，它们在血管 ECM 内形成网络；⑥淋巴脑脊液（cerebrospinal fluid，CSF）运输网络。

常氧条件下区域和局部脑血流量的调控依赖于神经血管耦联[1-3]。这依赖于神经元到微血管的通讯。微血管内皮细胞靠近毛细血管周围的星形胶质细胞终足，并由薄的基底层 ECM 隔开[2, 4]。星形胶质细胞对神经元的支持表明，微血管可以直接作用于它们所供应的神经元[5, 6]。这些依赖于微血管到神经元的通讯。因此，神经元和微血管的相互作用可以在由微血管（内皮细胞、基底膜 ECM、星形胶质细胞终足和周细胞组成）、星形胶质细胞、神经元及其轴突，以及神经纤维的支持细胞组成的神经血管单元的概念下进行描述[7]。神经血管单元提供了一个结构框架，用于研究神经元及其供应的微血管通过干预星形胶质细胞的双向作用，以及其他细胞（如小胶质细胞、少突胶质细胞）对这些作用的潜在调节。它还提供了一个功能框架，用于研究神经血管单元的组成对血流、缺血、炎症刺激和其他过程变化的反应。这些结构和功能关系是在脑组织发育过程中随着血管系统的成熟而建立起来的。对这些细胞和结构关系日益深入的了解使研究重点更加突出，并解释了基础和临床研究试验的结果和局限性。

二、中枢神经系统和神经血管单元的结构

尽管神经元网络辅助脑组织的连续输入和输出，但其功能的复杂性是由有组织的血管供应支持的，其中包含单个内皮细胞、基底层 ECM、星形胶质细胞和周细胞网络。正如内皮细胞功能所示，这些网络也存在异质性。脉管系统内的复杂性表现为局部和区域内皮细胞的特化，以及沿着血管轴的基底 ECM 成分的变化[8, 9]。其他网络可能也有类似的局部结构特化。

（一）结构关系：脑血管的解剖学

在常氧条件下，脑血管能特异性地保护神经纤维网免受血浆离子浓度变化，还能避免神经元受血浆中细胞毒性物质的影响。它根据需要将血流转移到激活区域实现保护神经细胞功能，维持血管内的抗血栓和抗炎环境，并提供必要的营养。在局部或全脑缺血或其他损伤的情况下，这种保护可能会被破坏。

保护大脑皮质和深部结构免受 CBF 阻塞的一般策略包括通过软脑膜侧支吻合将大脑半球和大脑动脉环上的供血区域相互连接。软脑膜和皮质穿支动脉的组成包括内皮细胞层、基底层、包裹在 ECM 中的平滑肌细胞层（肌内膜）和源自软脑膜的外膜[4]。在皮质和纹状体，蛛网膜下腔的延伸形成了脑血管周围间隙，它围绕着穿支小动脉直到"消失"在胶质界膜。胶质细胞的非管腔面由星形胶质细胞终足形成。随着微血管的进一步分支，毛细血管水平的胶质界膜与薄的基底层融合。ECM 的组成因目标血管而异[9, 10]。在这种情况下，星形胶质细胞同时服务于微血管和神经元（图 7-1 至图 7-3），并被认为是神经血管单元的血管部分。除了有限的肌内膜层外，毛细血管后微静脉网络与毛细血管在超微结构上非

常相似。它是中性粒细胞与血小板相互作用、白细胞黏附和迁移的场所[11]。

此外，最近的研究表明，血管旁间隙作为脑脊液流入的高速公路起着重要的生理功能，脑脊液随后与间质液混合，成为所谓的淋巴清除系统的一部分[12]。淋巴系统与脑血管周围间隙相交，并清除脑脊液和 CNS 中的溶质[13]。

神经纤维网由多种亚型的神经元、星形胶质细胞、少突胶质细胞、小胶质细胞、肥大细胞和含有硫酸软骨素蛋白多糖（如 CAT-301pg）、轴突蛋白和其他蛋白多糖的 ECM 组成[14]。这些细胞和成分的相对比例及相互关系可能取决于所研究的 CNS 区域。

大脑毛细血管的独特特征是通透性屏障，这是一种防止神经纤维与血液及血浆成分接触同时允许氧气输送的策略。通透性屏障的组成包括内皮细胞间的紧密连接和有限的胞饮作用[15]、基底层 ECM[16, 17]、周细胞[18]和星形胶质细胞终足与完整的基底层的黏附[6]。脑毛细血管中，内皮细胞和星形胶质细胞之间发展性的相互关系突出了它们之间密切的功能联系。星形胶质细胞和内皮细胞相互作用，形成中间的基底层屏障和内皮间紧密连接，作为毛细血管通透性屏障的一部分[19-23]。巧妙的异种移植实验表明，内皮细胞和星形胶质细胞终足是形成和维持低渗透屏障表型所必需的[24]。脑微血管内皮细胞显示沿微血管轴的局部功能特化[8, 25]，这似乎取决于其细胞成分的相互作用[26, 27]。据推测，星形胶质细胞产生的可溶性因子能够维持血脑屏障的内皮特性，包括紧密连接、跨内皮阻抗和葡萄糖－氨基酸运输的极性[24, 28]。

另外 2 个屏障包括完整的基底层，以及内皮和星形胶质细胞终足的受体与其 ECM 配体的黏附。完整的基底层 ECM 保护脑实质免受出血影响[16, 29-33]。基板含有层粘连蛋白、Ⅳ 型胶原、纤维连接蛋白和其他成分，包括硫酸乙酰肝素蛋白多糖（如基底膜聚糖）、巢蛋白和其他次要成分[29, 34]。内皮细胞和星形胶质细胞与基底层的黏附需要细胞与其基质配体的相互作用[29, 30]。Haring 等的研究成果描述了正常 CNS 微血管亚类中整合素亚基的受体表达模式[30]。近年来 Haring 团队对其在微血管和通透性屏障中的潜在作用进行了研究[6]。整合素 $\alpha_1\beta_1$ 存在于包括脑毛细血管在内的所有脑微血管内皮细胞[30, 32, 35, 36]。整合

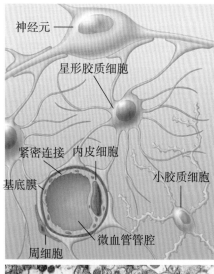
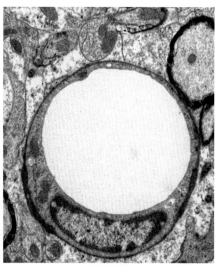
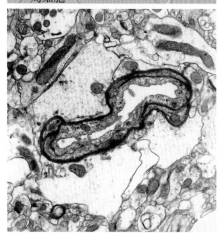
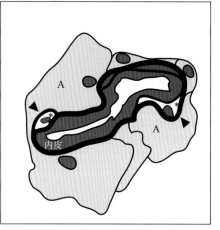

◀ 图 7-1 常氧条件下脑微血管的特征

左上图描绘了一个神经血管单元，显示了神经元和它们的供应毛细血管之间的关系。右上图显示取自大鼠下丘脑的毛细血管，可见内皮细胞、基底层基质和周围的星形胶质细胞终足，直径 4.5～5.0μm。左下图来自大鼠皮质的毛细血管后小静脉，直径 10μm。右下图是左下角图片的图例说明，表示内皮（Endo）、基板基质（箭头）、星形胶质细胞和星形胶质细胞终足（A）及周细胞（*）（引自 del Zoppo GJ. Stroke and neurovascular protection. *N Engl J Med*. 2006;354:553-555；图片由 Dr.C.Willis，J.H.Heo 提供）

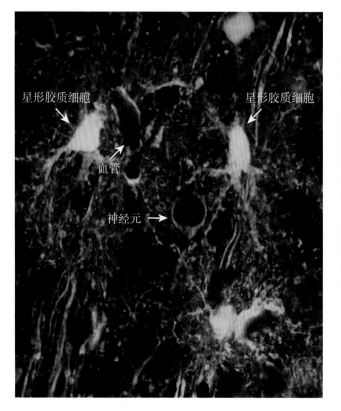

◀ 图 7-2 中枢神经系统血管星形胶质细胞终足围绕所有血管结构

神经血管单元中星形胶质细胞和神经元的空间组织。星形胶质细胞延伸为两种类型的突起：①围绕血管壁的血管终足；②包裹突触的细小突触周围突起。图中星形胶质细胞表达增强的绿色荧光蛋白（eGFP）（黄色），而神经元被 MAP-2（蓝色）抗体标记。一条小血管由 eGFP 阳性的星形胶质细胞终足勾勒出（引自 Nedergaard M, Ransom BR, Goldman SA. New roles for astrocytes: redefining the functional architecture of the brain. *Trends Neurosci*. 2003;26:523-530.）

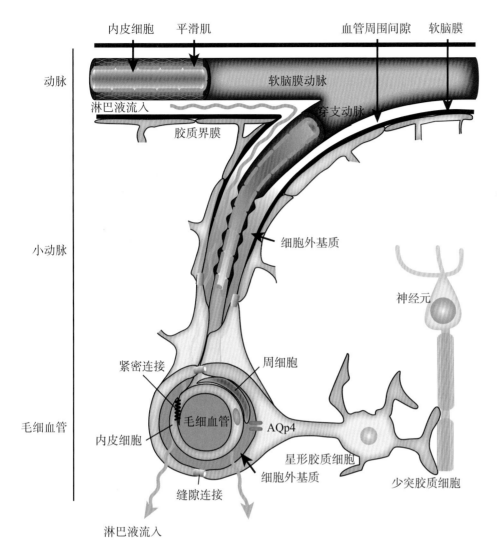

▲ 图 7-3　血管树示意图（软脑膜动脉➡穿透动脉➡小动脉➡毛细血管）

横截面位于毛细血管水平。星形胶质细胞终足由缝隙连接，表达 AQp4，包围着中枢神经系统的整个血管系统。血管周围空间是由血管星形细胞终足（外壁）和血管（内壁）组成的环状隧道系统。穿透动脉周围的血管周围间隙也称为脑血管周围间隙。"基底层"指的是大脑毛细血管内皮细胞和星形胶质细胞终足之间的基质，它包围着微血管中的血管周围空间。淋巴系统利用血管周围的空间使沿静脉流出的脑脊液快速流入（动脉）（图片由 T. Takano 提供）

素 $\alpha_3\beta_1$ 和 $\alpha_6\beta_1$ 也在脑内皮细胞表达。整合素 $\alpha_6\beta_4$ 在特定微血管周围的星形细胞终足上表达，而整合素 $\alpha_1\beta_1$ 表达在其纤维上，尽管也在特定星形胶质细胞上表达且表达频率要更低 [31, 32]。$\alpha\beta$ 肌萎缩蛋白是一个独立的基质黏附受体家族中唯一的成员，主要由星形胶质细胞终足表达 [37]。大脑中动脉闭塞扰乱了黏附受体 – 基质的关系，这与星形胶质细胞终足脱离基底层的情况一致 [37]。

目前，对脑微血管中表达的黏附受体的信号功能知之甚少。Osada 团队和 Izawa 团队已经证明，干扰整合素 – 基质黏附会破坏通透性和紧密连接 [38, 39]，表明内皮细胞间黏附和内皮细胞 – 基底层黏附是相关的。

周细胞嵌入所有脑微血管的基底层基质中。这些功能多样的细胞在应对特定刺激包括局灶性脑缺血和炎症时，会被激活并进行迁移 [18]。周细胞也被证明具有在某些炎症细胞中发现的特性 [18, 40]。周细胞在微血管通透性屏障形成中的作用及其保真度已得到证实 [41]。周细胞还参与了淋巴系统的发育 [42]。随着年龄增长，周细胞的数量减少 [43]，还伴随着微血管密度和淋巴液的减少 [44]。周细胞也被认为影响毛细血管直径，并可能在常氧状态下参与局部血流调节 [45]，尽管其他研究组对这些发现提出了质疑 [46, 47]。

微血管系统的特化可能与内皮功能、基底膜 ECM 组成和黏附受体表达的差异有关，这些差异可能与神经元的局部特化有关。尽管目前尚未对微血管 – 星形胶质细胞 – 神经元的协作关系进行探索，但是已经有证据表明了神经元 – 微血管的功能关系。

（二）功能关系

支持神经血管单元概念的功能特征已通过局部 CBF 动力学的生理学研究和暗示微血管系统和神经

束之间的功能配对的神经元间通讯而被揭示。这些可能看起来是单向的（如神经元到微血管），然而基于已建立的网络，它们的功能更可能是多向的。

1. 神经元 - 微血管通讯 在大脑发育过程中建立的结构关系允许神经元通过（微）脉管系统影响血流变化。自 Sherrington 时代以来，神经血管耦联已得到认可[48]，它指的是 CBF 与神经元之间的内在关系，以此来平衡能量需求和营养供应。至少在生理条件下，实现血流和神经元活动耦联的机制似乎并不涉及对能量消耗的直接感知。它似乎取决于神经血管单元的完整性，以及神经元、星形胶质细胞、动脉血管（血管平滑肌）和微血管之间通过神经递质、星形胶质细胞信号和外分泌效应器的交叉对话。从神经元和神经胶质细胞释放的与血管反应有关的效应物包括 NO、腺苷、H^+、K^+、CO_2 和花生四烯酸代谢物[1-3]。星形胶质细胞在神经元活动、递质释放（即谷氨酸）和局部 CBF 变化之间起到联系的作用[49]。星形胶质细胞释放调节供血血管直径变化的血管活性分子[50]。最近的证据已经表明充血是由毛细血管引起的，潜在机制可能涉及周细胞、PO_2 下降或细胞外 K^+ 升高[45, 51, 52]。

根据另一种说法，轴突末梢释放的神经递质接近血管平滑肌细胞，并可能有助于血流变化。目前，我们对神经血管耦联的观点还不完整。局部 CBF 的改变可能反映星形胶质细胞 - 平滑肌 - 内皮相互作用、神经元 - 血管相互作用和（或）其他耦联。

(1) 神经元 - 星形胶质细胞通讯：神经血管耦联支持神经元与星形胶质细胞之间的通讯。然而，神经元和星形胶质细胞之间的相互作用是双向的[53]。突触通过高亲和力的缓慢脱敏受体进行通讯，并涉及通过特定的星形胶质细胞受体进行信号传递（如 Eph 酪氨酸激酶和肝配蛋白）[54]。在体内，星形胶质细胞内的 Ca^{2+} 瞬变是由激活的神经元释放去甲肾上腺素启动的[55, 56]。神经元 - 星形胶质细胞代谢相互作用将谷氨酸 /Na^+ 摄取与葡萄糖摄取[57, 58] 及去甲肾上腺素诱导的糖原降解联系起来[59, 60]。此外，体外研究表明，神经元 - 星形胶质细胞相互作用的环境是相关的，星形胶质细胞对轴突生长的调节可能取决于暴露于 ECM 或 ECM 产物（如层粘连蛋白）[61]。因此，星形胶质细胞与神经元的接近允许它们发生密切的交互作用。

(2) 星形胶质细胞 - 内皮细胞（血管）通讯：CBF 的改变可以通过激活中枢神经启动。神经依赖血管调控的具体途径可能因区域而异。然而，皮质血流的调控机制提示了一个普遍的模式，它有三种变体。第一种，皮质锥体谷氨酸能神经元被基底前脑刺激激活时，有助于诱发 CBF 反应[62]。此外，从终末投射释放的乙酰胆碱靠近血管，似乎与 GABA 中间神经元一起参与血流调节。进一步研究证实，单个 GABA 中间神经元的放电可以改变相邻微血管的口径[63]。第二种，类似于基底前脑刺激，胡须刺激后通过锥体细胞内合成的前列腺素或星形胶质细胞作为中介实现血流调节[63]。第三种，谷氨酸能和 GABA 受体阻滞药都可以减弱蓝斑诱发的血流反应的刺激[64, 65]。因此，复杂的血流调节模式涉及长投射神经元、锥体细胞、中间神经元，特别是星形胶质细胞，它们与血管平滑肌，或许还有内皮相互作用以调节 CBF。如功能性神经影像学所示，这些模式中的一些变体（包括 NO 的重要性[66]）可以很好地调节表面神经血管耦联的时空定位[67]。

(3) 星形胶质细胞 - 平滑肌通讯：毛细血管前小动脉接受星形胶质细胞和微血管内皮细胞的信号输入，在局部 CBF 调节中起重要作用[68]。在神经血管耦联中，星形胶质细胞与平滑肌存在相互作用，但是这种作用仍在研究中（图 7-4）。星形胶质细胞可以调节血管平滑肌细胞内的 Ca^{2+} 信号[69]。此外，Strickland 研究小组已经证明，星形胶质细胞 - 平滑肌细胞周围的 ECM 特性对于细胞间通讯非常重要[70]。

2. 微血管 - 神经元通讯 在复杂的（生物）系统中，反馈回路维持动态平衡和交流。虽然神经血管耦联的理论很有说服力，但除了营养供应的变化外，我们对微血管系统如何与依赖的神经元进行沟通知之甚少。这种交流的发生是由于内皮细胞、星形胶质细胞和中间基质对局灶性脑缺血的快速反应，这与同一系统中神经元功能改变的时间框架一致[71]。

(1) 星形胶质细胞 - 神经元通讯：在常氧状态下，星形胶质细胞在神经元和血管系统之间的通信中扮演着双重角色，终足构成脑微血管的一部分，星形胶质细胞与神经元直接通信。在小鼠 / 大鼠，星形胶质细胞与神经元的比例为 3 : 1，而在人类，这一比例为 4 : 1[3]。一个星形胶质细胞可包裹 4~8 个神

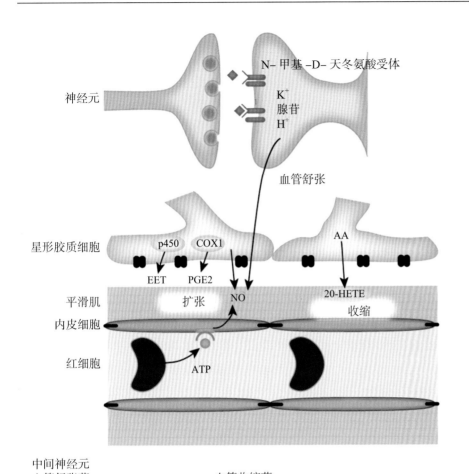

◀ 图 7-4　多种途径可介导功能性充血

功能性充血的机制有多种。神经元系统（主要是自主神经系统和感觉神经系统）及中间神经元释放的血管活性化合物可以促进动脉扩张和收缩。此外，兴奋性传递过程中释放的产物通常是细胞代谢的副产物，包括乳酸、腺苷或 K^+，可以介导功能性充血。最后，一些信号通路，包括 Ca^{2+} 依赖的前列腺素 E_2 的释放或受体介导的 NO 的产生都可以触发动脉扩张。P450. 细胞色素 P450；COX1. 环氧化酶 1ATP；EET. 表氧化二十碳三烯酸；PGE2. 前列腺素 E2；NO. 一氧化氮；AA. 花生四烯酸；20-HETE. 20- 羟 - 二十烷四烯酸；ATP. 腺苷三磷酸

中间神经元	
血管舒张药	血管收缩药
GABA	生长激素抑制素
神经元型一氧化氮合酶	
血管活性肠多肽	

血管周围神经	
血管舒张药	收缩药
NO	去甲肾上腺素
乙酰胆碱	神经肽 Y
血管活性肠多肽	5- 羟色胺
降钙素基因相关肽	
P 物质（肽类神经递质）	
缩胆囊素神经激动素 A	

经元胞体和 300～600 个树突，其组织形式暗示着某种功能联系[72, 73]。星形胶质细胞可释放 D- 丝氨酸、谷氨酸、ATP、牛磺酸和细胞因子（如 TNF-α)[73]。ATP 可以是腺苷的来源之一。暴露于缓激肽的星形胶质细胞释放的谷氨酸已被证明能刺激 NMDAR 介导的神经元内 Ca^{2+} 的释放[74]。有证据表明，星形胶质细胞和神经元内的通讯可能是相互的[73]。这可能涉及星形胶质细胞网络内 ATP 释放介导的细胞间 Ca^{2+} 瞬变[75]。临床上，星形胶质细胞 - 神经元的通讯可以在可塑性、记忆和知觉中展现出来[76-78]。

(2) 内皮细胞 - 星形胶质细胞通讯：星形胶质细胞的终足包裹着大脑毛细血管和较大的微血管，它们潜在的亲密关系暗示着与内皮的直接联系。在模型系统中的研究已经证实，星形胶质细胞通过改变内皮细胞的行为来增加血脑屏障的完整性[79, 80]。然而，关于内皮细胞是否及用何种方式与星形胶质细胞的终足交流来影响胶质反应，目前还知之甚少。存在有几种可能途径，但大多数还只是理论上的。

基底板 ECM 的孔隙可能允许小分子在内皮和其下的星形胶质细胞网络之间双向扩散。例如，已有

研究表明，当星形胶质细胞内 HIF-1α 被激活时，内皮细胞来源的 NO 可以参与维持星形胶质细胞的高糖酵解活性[81]。此外，在毛细血管前小动脉，来自内皮细胞的 NO 调节平滑肌激活[68]。由于内皮细胞来源的 NO 参与脑（微）血管内皮细胞和星形胶质细胞与基质的黏附，$β_1$ 整合素和 αβ 肌萎缩蛋白分别参与了信号转导事件。目前尚不清楚内皮细胞和星形胶质细胞终足之间的跨基质通讯是否通过这些受体进行，尽管这是一个有吸引力的假说。

此外，ATP/ADP 可以通过内皮管腔表面的胞外 ecto-apyrase 转化为腺苷，并有助于维持抗血栓环境[82, 83]。血管内皮细胞产生的 ATP/ADP 或腺苷是否被用来作为神经纤维（特别是星形胶质细胞）在腔隙中的信号传递尚不清楚。然而，ATP/ADP 可以激活星形胶质细胞，并在星形胶质细胞网络内启动 Ca^{2+} 依赖的信号转导，导致 PGE2 的释放[50, 69]。星形胶质细胞释放的 ATP 可被 CD39 降解为 ADP，进而激活内皮 $P2Y_1$ 受体，导致 NO 的释放[84]。星形胶质细胞终足被认为是嘌呤信号转导的部位，$P2Y_2$ 和 $P2Y_4$ 受体定位于这些部位[85, 86]。

内皮和星形胶质细胞对拉伸的反应是已知的，ECM 可能是拉伸的传感器。内皮细胞通过机械信号对拉伸[87-89]或细胞外基质（如层粘连蛋白）改变的反应进行传输[90, 91]。机械力也可以影响星形胶质细胞、内皮和体积反应[92]。因此，内皮-星形胶质细胞对微血管系统内的机械事件的反应也可能涉及基底层 ECM 的扭转，这是有理论基础的。

三、神经血管单元的证据

神经血管单元的基本关系包括脑微血管向神经元提供营养物质，星形胶质细胞介导神经元调节微血管区域的血流。潜在的细胞间相互作用已经从细胞成分对特定情况的反应中有所体现。

（一）提示单元通信的交互作用

细胞间的相互作用包括主动和被动的过程，这也意味神经血管单元内的通信。在生理条件下，单个神经血管单元的通信不会表现得非常活跃。然而，在局灶性脑缺血的急性期和炎症环境下，神经血管单元通信会变得比较活跃。随着持续血流的停止，神经血管单元的所有成分都会改变。

1. 局灶性脑缺血时的结构变化　局灶性脑缺血的必要条件是，由于供应动脉的持续阻塞，在高危区域的微血管内，局部 CBF 的阈值损失导致神经元功能紊乱。缺血性脑卒中是一种 CNS 血管疾病。此外，神经元功能障碍可导致神经血管单元的相关神经胶质和微血管成分功能障碍，这体现在对细胞活力的影响[31]、ECM 改变[29]和病变扩散的结果[93]。

2. 微血管（内皮-星形胶质细胞）通讯　在局灶性脑缺血过程中，缺血微血管发生了一系列的代谢和形态学改变，同时单元的神经胶质和神经元成分也发生了反应[94, 95]。靶区神经元的损伤既反映了神经元的特征（选择性易损性）[96-98]，也反映了神经元与邻近微血管的距离[99]。

在脑缺血发作后，神经元损伤区的微血管会出现急性反应：①内皮细胞通透性屏障丧失，随后出现水肿；②基底层 ECM 丢失；③微血管内皮细胞-基质和星形胶质细胞-基质黏附的改变；④微血管丧失通畅性（形成局灶性"无复流"）；⑤内皮细胞产生白细胞黏附受体。这些事件会导致血管外积液（如水肿），基底层完整性降低，血液成分外渗（如出血），以及炎症反应的激活[5, 100]。在缺血区内，这些损伤分布不均，如果不加以控制会很快融合[101]。它们对神经元功能产生负面影响。

毛细血管通透性的屏障功能在局灶性脑缺血 30min 后丧失。这种功能障碍与微血管内皮细胞和星形胶质细胞的超微结构改变有关[102, 103]。在临床和实验环境中，损伤区域内的水肿伴随着血管通透性屏障的渗漏[17, 104, 105]。选择性 K^+ 通道的丧失与星形胶质细胞终足的肿胀有关[104, 106]。在局灶性脑缺血期间，星形胶质细胞上表达 SUR1 通道，这个通道促进 H_2O 进入受损组织[86, 107]。细胞分隔的肿胀可能导致病灶的"无复流"现象[108]。有证据表明，血脑屏障和微血管 ECM 的丧失是由缓激肽[109, 110]、VEGF[111-113]、凝血酶[110, 114]、活性 MMP[115]、半胱氨酸蛋白酶[34]、激活的白细胞释放的蛋白酶[116, 117]和其他酶作用所致[118]。阻断缓激肽受体与阻断 SUR1 通道一样[119]，与减少损伤和减少水肿形成有关[107]。

Garcia 等在灵长类动物中证实，在 MCAO 后毛细血管会扩张和破裂[120]。局灶性脑缺血后，基底层主要的血管基质成分层粘连蛋白-1、层粘连蛋白-5、Ⅳ型胶原和细胞纤维连接蛋白的局部表达减少[29, 121]。

这些变化与缺血损伤区域内血红蛋白在血管外积聚（出血转化）有关[121]。值得注意的是，缺血区域内的内皮细胞P-选择素和E-选择素及β1整合素的表达只发生在基底层完整的微血管上[122, 123]。

微血管内皮细胞的β1整合素免疫反应性降低，与微血管通透性增加一致[31, 32, 37, 38]。另有研究表明，β1整合素通过参与细胞-基质黏附，与其他参与维持血脑屏障完整的分子共同在防止漏出和水肿形成方面发挥作用，并可能在缺血期间受到小胶质细胞和星形胶质细胞局部产生的细胞因子的干扰[124-126]。在局灶性脑缺血的前2h内，星形胶质细胞末端足部的αβ营养不良聚糖丢失[37]。这与缺血后终足脱离基底层[120, 127]及H2O转运的改变有关[128]。

所有这些事件发生于局灶性脑缺血发作后1~2h，表明微血管功能完整性和超微结构会迅速受到影响。此外，变化的微血管黏附受体表达的空间分布并不均匀，与神经元损伤一致[31, 32, 111]。

3. 固有的炎症 局灶性脑缺血引起的危险区域内的炎症反应涉及神经血管单元的所有细胞。外周炎症反应是由内皮细胞-中性粒细胞黏附受体快速有序的上调所致。在非人类灵长类动物中，中性粒细胞向缺血核心的迁移最早发生在MCAO后1h[11, 111]。尽管这些观察结果细节有所不同，但已经在局灶性脑缺血的啮齿动物模型中得到证实，并且在实验和患者中都有系统记录[129]。在麻醉的啮齿动物模型中，IL-1β和TNF-α产生于局灶性脑缺血的早期阶段[130-132]。

脑毛细血管和毛细血管后小静脉的内皮细胞对通过P-选择素（储存在Weibel-Palade小体中）转移至管腔表面的TNF-α和IL-1β反应是合成细胞间黏附分子-1并在管腔表面表达，以及后续在管腔表面表达E-选择素[122, 123]，这促进了中性粒细胞牢固黏附在局部内皮上[133, 134]。这两种细胞因子都能下调内皮细胞上的整合素α6β1[135]。这一变化与体内观察到的脑微血管中β1整合素表达的迅速丧失是一致的[32, 136]。

del Zoppo和他的同事们假设，除了公认的内皮细胞间紧密连接蛋白发生变化外（已知发生时间较晚），这些事件还可能导致局灶性脑缺血期间水肿的发展[6, 137]。内皮通透性增加导致血管周围组织因子暴露在血浆中及内皮的抗血栓特性丧失[138, 139]。

脑供血动脉短暂闭塞显著降低远端微血管床的通畅性，导致局灶性"无复流"现象[11, 140, 141]。血管内阻塞是由于缺血区的微血管系统内的中性粒细胞，以及毛细血管和毛细血管后小静脉中活化的血小板和纤维蛋白产生局部黏附[11, 123, 138]。

星形胶质细胞可以发挥免疫、抗原呈递、吞噬等功能，并能在多种刺激下产生细胞因子和趋化因子[142]，包括TNF-α和IL-1β。星形胶质细胞可以在多种条件下产生潜在的MMP-2。相反，循环中的中性粒细胞释放MMP-8和MMP-9前体，周细胞可能产生MMP-9前体[143]，单核/巨噬细胞系的细胞产生MMP-9前体。这些基质蛋白酶对基底膜和内皮通透性的激活和潜在影响正在研究中。

当发生局灶性脑缺血时，神经元损伤的同时还伴随着基底膜ECM完整性改变和细胞-基质黏附受体表达的显著变化，这反映了对局灶性脑缺血的快速动态变化。在非人类灵长类动物中，在局灶性脑缺血条件下，缺血核心区迅速产生能够分解ECM的蛋白酶[34]，它们属于四个家族：MMP（如pro-MMP-2和-9及其MMP激活物）、丝氨酸蛋白酶（如u-PA）、半胱氨酸蛋白酶（如组织蛋白酶L）和乙酰肝素酶（图7-5）。所有这四个家族的成员在MCAO后1~2h出现在缺血核心区。

某些基质蛋白的降解产物具有细胞因子或趋化因子活性。中性粒细胞脱颗粒时释放的弹性蛋白酶可以裂解层粘连蛋白-5，产生一种能够促进粒细胞趋化的肽[144]。同样，从中性粒细胞释放的MMP-8可以降解胶原蛋白，产生有趋化性的甘氨酸前体多肽[145]。组织蛋白酶L介导的基底膜聚糖裂解产生了具有促血管生成特性的V结构域片段[146]。例如，Ⅳ型胶原的降解可以产生具有抗血管生成活性的多肽[147, 148]。Rosenberg和他的同事已经描述了MCAO后大鼠中MMP-9前体"活性"和水肿形成之间的时间相关性[149, 150]：在灵长类动物中，缺血组织中MMP-9前体表达增加与出血转化有关[115, 151]。

神经元对缺血的反应包括对迅速生成的细胞因子的炎症反应。IL-1β如何介导中枢神经系统神经元损伤一直是人们积极探索的课题。例如，Dietrich的研究小组发现，在局灶性脑缺血后不久，神经元、星形胶质细胞和巨噬细胞/单核细胞中就表达了一个由caspase1、含有caspase激活招募结构域（caspase-activating recruitment domain，ASC）的凋亡相关斑点

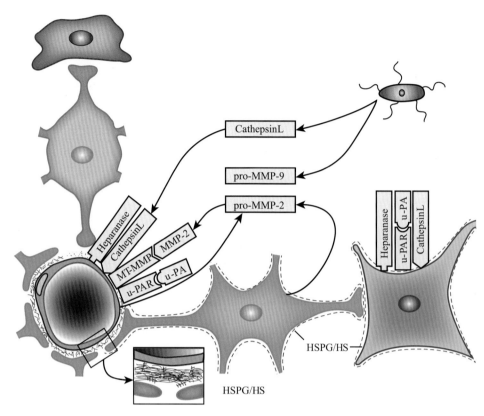

▲ 图 7-5　局灶性脑缺血对神经血管单元潜在影响

非人灵长类基底节的微血管和神经元上的膜型 MMP、MMP-2 前体、u-PA、u-PAR、组织蛋白酶 L 和类肝素酶的协同表达。小胶质细胞表达 MMP-2 前体和组织蛋白酶 L。本文提出的假说是局灶性脑缺血时微血管和细胞周围基质的成分发生改变，导致神经血管单元结构和功能的改变。Heparanase. 类肝素酶；Cathepsin L. 组织蛋白酶 L；MT-MMP. 膜型基质金属蛋白酶；MMP-2. 基质金属蛋白酶 -2；u-PA. 尿激酶型纤溶酶原激活物；u-PAR. 尿激酶型纤溶酶原激活物受体；pro-MMP-9. 基质金属蛋白酶 -9 前体；pro-MMP-2. 基质金属蛋白酶 -2 前体；HSPG/HS. 硫酸乙酰肝素蛋白多糖 / 硫酸乙酰肝素侧链（引自 del Zoppo GJ. Toward the neurovascular unit. A journey in clinical translation: 2012 Thomas Willis Lecture. *Stroke*. 2013;44:263–269.）

样蛋白，以及与核苷酸结合、富含亮氨酸重复序列、含 NLR 家族 Pyrin 域蛋白 1（NLRP1）组成的分子平台[152]。此外，缺血期间产生的具有基质蛋白酶活性的酶可以直接或间接地促进神经元损伤[153]。

　　小胶质细胞参与中枢神经系统对局灶性脑缺血的早期炎症反应。生理条件下，这些细胞表达 Fc 受体、补体受体、多种细胞因子受体、趋化因子受体、CD40、Fas 和 Fas 配体[154]。小胶质细胞除产生其他细胞因子外，还产生 TNF-α 和 IL-1β，调节 T 细胞介导的免疫过程[154]。当被激活时，小胶质细胞表达 MMP-9 前体[155]。Mabuchi 团队详细观察了缺血脑实质内小胶质细胞和单核 / 巨噬细胞系细胞的相对形态和动力学变化[156]。

　　肥大细胞位于微血管附近的星形胶质突起的分支点及其管腔上[157, 158]，与星形胶质细胞和基质（如层粘连蛋白、纤维连接蛋白）相联系[159]。肥大细胞可释放 TNF-α 和 IL-1β。

　　虽然已经对这些单个细胞对细胞因子的反应有所了解。然而，在缺血和固有炎症的条件下，神经血管单元内的细胞和网络如何相互通信和相互影响还没有得到研究。

　　4. 淋巴清除网络　作为脑血管周围间隙的延伸，CSF 的淋巴清除网络也可能在固有炎症中发挥作用，CSF 通过淋巴转运进入血管周围可能是受损脑组织发生积水的关键途径[160]。事实上，最近的研究增加了对这一假说的支持[161]。最近的一项研究表明，在脑缺血的情况下，血管周围的间隙促进了 CSF 的快速流入。放射性标记示踪剂流入分析表明，脑脊液是水肿和组织肿胀的重要来源。因此，淋巴系统也可能导致局灶性脑缺血的急性水肿[160, 161]。

5. 传播性去极化与神经血管单元功能障碍　损伤和代谢应激可扰乱神经血管单元的综合功能，破坏神经血管耦联及血脑屏障的完整性。神经 - 血管网络内的改变可以产生扩散性去极化（spreading depolarizations，SD）。SD 由连续的实体组成[93]。皮质扩散性抑制（cortical spreading depression，CSD）是神经元和胶质细胞缓慢传播的去极化，以特定的速度扩散并在其他正常组织中爆发。这些事件可以解释偏头痛的先兆。SD 描述了在大脑受损及恢复延迟的情况下发生的传播去极化。缺氧性去极化发生在膜电位未恢复的情况下，如在缺血损伤的核心。

传播的去极化波扰乱了神经血管单元，给健康的大脑带来了巨大的生物能量负担。CSD 的特点是离子稳态被破坏，离子梯度被破坏（Ca^{2+}、Cl^-、Na^+ 和 H_2O 内流，K^+/H^+ 外流），神经元释放神经递质到细胞外间隙[162]。

为了支持这种代谢需求及恢复离子梯度，大量暂时性增加的脑血流将氧气和葡萄糖输送到大脑并消耗[163]。血流量在直流（direct current，DC）移位期间开始增加，随后是长期的血流量减少，部分原因是血管反应性受损。已经证实了 CSD 过程中存在花生四烯酸的释放和血管收缩因子、20-羟基二十碳四烯酸（20-hydroxyeicosatetraenoic acid，20-HETE）[164]。然而，20-HETE 的合成并不能解释 CSD 所特有的血流与神经元活动长期解耦的现象[163]（图 7-6）。尽管 CSD 期间血流短暂增加，但氧气供应不足以支持增加的组织能量需求[165]。此外，体内 ATP 水平随着 NAD 水平的升高而降低[165]。葡萄糖消耗的激增造成大脑葡萄糖水平下降和乳酸增加，这可能导致轻度酸中毒[166, 167]。为了满足这一需求，$CMRO_2$ 在早期就增加，并持续升高长达 2h[163]，远远超过了 Na^+-K^+-ATP 酶活动恢复离子梯度所需的时间[168]。虽然有这些代偿性调整，脑组织仍处于缺氧状态且功能受损达 1~2h，尽管在其他健康的大脑中 CSD 后的血管和代谢变化是完全可逆的[169, 170]。CSD 伴随着显著的神经细胞而非星形胶质细胞的肿胀和

细胞外空间的减少[165]。大多数代谢和血流变化在 2h 内恢复到基线[163]，恢复的速度和程度部分取决于足够的脑灌流压以确保能量底物的输送。虽然细胞肿胀可能对氧气扩散梯度和由神经血管连接直接调节的血流产生负面影响，但这些变化对神经血管单元功能的影响尚未被研究。关于这个话题有多个很好的综述[1, 171, 172]。

CSD 可能通过特定 MMP 的作用改变基质完整性[173]。在 CSD 同侧，MMP-9 水平升高，24h 达到最大值并持续至少 48h。在皮质血管内可检测到明胶酶活性，随后在 3h 内可在神经元和血管丰富的蛛网膜下腔内检测到明胶酶活性。3~24h 内，同侧皮质出现明显的层粘连蛋白和 ZO-1 丢失。CSD 后 3h 出现血浆蛋白渗漏和脑水肿，而 MMP-9 基因缺失小鼠则未见这些现象。MMP 的来源不清楚。

局灶性脑缺血期间会发生谷氨酸释放和离子失衡[174-176]：细胞外 K^+ 和谷氨酸参与了 SD 的发生，特别是在梗死周围区域。在动物模型中，单个 SD 使严重低灌注区扩大超过 20%[177]，据报道，直流移位的频率和累积持续时间与梗死区加速形成和核心区扩张相对应[178, 179]。至少部分组织损伤与 SD 诱导的灌注减少和氧气、葡萄糖供应不足有关[180, 181]。有人提出，继发性损伤导致的"无复流"区域扩大，使外周区域成为缺血核心[32, 101]。

四、结论和意义

神经血管单元是一个概念性框架，即通过微血管联系供血区域的神经元，而星形胶质细胞又与这两个结构产生紧密连接。它们（神经元和星形胶质细胞）都靠近完整的大脑毛细血管，这就意味着内皮细胞和星形胶质细胞之间，以及星形胶质细胞和神经元之间有很好的联系。神经元到微血管通讯的证据是确凿的，微血管到神经元通讯由微血管内皮细胞、星形胶质细胞之间、星形胶质细胞与神经元之间交互联络。诸多的证据来自于对缺血损伤的协调反应性的研究，如 CSD、基质蛋白酶的释放和细胞关联，以及当通透性增加时微血管渗漏的血浆内容物对神经纤维的影响。

在众多相互影响的结构中，神经血管单元为单个结构与其他结构发生相互联系提供了可能。这一理论框架也为我们了解病理生理状态（如缺血性脑卒

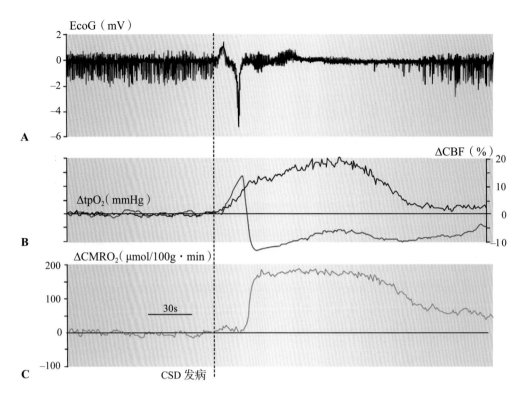

▲ 图 7-6　皮质扩散性抑制：血管和生物能量应激

单一的 CSD 会导致健康大鼠皮质神经血管单元的显著紊乱，包括血流、组织氧合和氧气消耗的中断。生理记录显示，在 CSD 发作后（A，垂直虚线），血流量和组织氧分压显著增加（B）根据脑 $CMRO_2$ 测量，预测对氧气有强烈和持续（数小时）的代谢需求。随着组织氧分压的增加（C），随后的氧分压下降（B）反映了由于大量血流量的增加，氧气的利用和新陈代谢远远超过了它的输送。血流和新陈代谢之间的不匹配也反映在线粒体氧化还原状态受损和氧化磷酸化的指标上，以及相对持久的异常血管反应上。因此，CSD 提供了灰质对神经血管单元紊乱产生综合反应的一个很好的例子。CBF. 脑血流量；CSD. 皮质扩散性抑制；EcoG. 皮质电图；tpO_2. 组织氧分压；$CMRO_2$. 脑氧代谢率（改编自 Pilgaard H, Lauritzen MJ. Persistent increase in oxygen consumption and impaired neurovascular coupling after spreading depression in rat neocortex. *Cereb Blood Flow Metab*. 2009;29:1517–1527.）

中）下多个结构的交互影响奠定了基础：病理生理状态不仅影响神经元，而且还影响相邻的多个细胞，细胞间的相互作用决定了最终损伤和恢复过程。例如，在神经血管单元内，所有单个细胞虽然都具有免疫和（或）炎症反应特性，然而，整个神经血管单元对刺激的反应及众多结构如何相互作用尚不清楚。神经血管单元理念的提出，为我们理解临床神经保护性药物在脑卒中后 CNS 损伤治疗效果不佳及应用的局限性提供了思考与解决方向。

目前，仍有许多悬而未决的问题。神经血管单元的组成和沟通途径可能存在区域差异。动脉闭塞

后，缺血过程如何进展，它们如何影响微血管完整性、新生血管、胶质细胞及神经元在这一缺血事件中的作用仍缺乏完整证据。例如，在血管生成中，尚未解决神经血管单元的细胞结构之间的 VEGF 表达和受体结合的协调问题，几个蛋白酶家族成员的联合作用，蛋白酶家族抑制因子的相对特异性，以及活性蛋白酶对止血和血管内细胞 – 基质相互作用的影响。

作为科学研究的框架，神经血管单元旨在反映静息及缺血性脑损伤组织的解剖和功能关系。随着时间的推移，这个理论需要不断修正、完善。

第 8 章　脑出血后的损伤机制
Mechanisms of Damage after Cerebral Hemorrhage

Jaroslaw Aronowski　Lauren H. Sansing　Guohua Xi　John H. Zhang　著

余雅婕　吴慧文　译　徐　煜　魏　钧　查运红　校

本章要点

- 与缺血性脑损伤的机制不同，脑出血后引发脑损伤的机制更多样。
- 渗出的血液对神经血管单元所有结构成分的毒性是脑出血介导脑损伤的特征。
- 炎症和氧化应激可能在脑出血病理生理机制中发挥重要作用。
- 脑出血后的继发性损伤持续数天，表明治疗干预的窗口相当大。
- 针对血液中有害成分的解毒方式是治疗脑出血的一个有前途的靶点。
- 临床前动物模型为研究脑出血的发病机制提供了有效的指导，但是仍迫切需要更好的模型来评估再出血（血肿扩大）。

脑出血（intracerebral hemorrhage，ICH）是一种严重的脑卒中，其病死率高，预后差，并且目前尚无有效的治疗方法[1-8]。脑实质内血液的快速积聚会导致颅内压升高和最初的细胞和组织损伤[9]。由于脑出血相关的死亡有一半发生在脑出血后的 2d 内[10,11]，因此毒性血肿衍生产物（如溶血产物[12-22]）、氧化应激和促炎反应显然是导致继发性脑损伤的重要因素[23-26]。实际上，与缺血性脑卒中相比，脑出血的治疗时间窗可能更宽。本章将从脑出血的实验模型角度来概述目前的研究现状，包括损伤的细胞机制和对抗脑出血介导的脑损伤的实验方法（图 8-1）。

一、脑出血的实验模型

过去的 20 年里，许多动物模型应用于研究脑出血的病理生物学机制。然而，大多数脑出血的实验研究都是在两种模型中进行的，即自体输血或胶原酶注射[27-30]。自体输血的模型是直接将动脉血注入特定的大脑结构，如啮齿类动物的基底节或猪的额叶白质。而胶原酶模型是通过注射细菌酶、胶原酶，降解脑血管外层的基底膜，从而导致脑血管破裂和出血来建立的[31]。猪的另一种模型是通过气囊在白质中充气形成一个空腔，然后向空腔中注入血液建立[32]。

所有的脑出血模型都有其局限性[30,33]。自体输血的模型不能模拟血管破裂这一人类脑出血的基础。胶原酶模型中，细菌酶也可诱导显著的炎症反应，与人类脑出血或输血模型相比，胶原酶模型血肿周围血脑屏障开放的时间进程、程度和稳定性有显著差异。此外，尽管初始血肿体积相似，但是胶原酶还会产生相当大的损伤体积[34]。球囊膨胀模型中，白质束被"撕裂"，并以不同于输血模型和人类脑出血的方式受损。最后，这些模型没有一个能复制随年龄增长可能出现的血管病理变化，如淀粉样变性[2]。

尽管存在局限性，但是如本章所述，这些模型的发现[2,5,35,36]为脑出血的病理生理学和病理化学

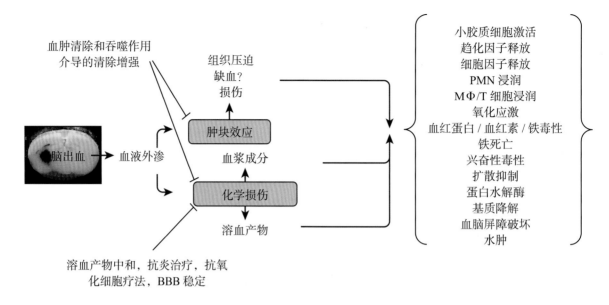

▲ 图 8-1　脑出血试验模型

脑出血时由于血液外渗，脑组织会受到与占位效应相关的物理损伤，并可能出现缺血（在大血肿的情况下），以及通过血浆成分（如凝血因子、补体成分或免疫球蛋白）和溶血产物（如血红蛋白、血红素或铁）的毒性导致的化学损伤。这些有害事件引发炎症反应，包括小胶质细胞激活、PMN 浸润和血源性单核细胞进入。这些反应与局部脑细胞死亡 / 损伤一同放大了氧化应激，导致兴奋性毒性、离子失衡、扩散抑制，并促进蛋白水解介导的细胞外基质损伤，导致神经血管单元解体、血脑屏障损伤和致命性水肿。BBB. 血脑屏障；PMN. 多形核白细胞

提供了重要的新认识。此外，这些模型支持潜在的药物和手术治疗，包括最近开发的使用磁共振引导聚焦超声的微创手术方法[37]。值得注意的是，脑出血动物模型的研究结果为正在进行的几项临床治疗试验提供了直接基础，包括铁螯合去铁胺（iron chelation with deferoxamine，iDEF）[38, 39]、吡格列酮治疗血肿（SHRINC）[40] 和微创手术加溶栓清除血凝块（MISTIE）[41, 42]。

二、脑出血后脑损伤的机制探讨

（一）脑出血后的炎症反应

大量文献证明，炎症细胞参与了脑出血后的病理生理过程，包括血源性白细胞、常驻小胶质细胞、星形胶质细胞和肥大细胞。这些细胞可通过释放多种毒性因子（包括细胞因子、趋化因子、自由基和一氧化氮）来加重脑出血引起的继发性脑损伤[43]。

活化的小胶质细胞很可能是最先对脑损伤做出反应的非神经元细胞[1]，它会发生形态和功能变化。被归类为促炎性激活表型的小胶质细胞通常参与脑出血后损伤的过程，而另一种"修复"表型可能有助于"愈合"过程。小胶质细胞在脑出血发作后数分钟

内被激活[1]。这些细胞的初始活化导致促炎细胞因子的产生[5, 44]，包括 TNF-α、IL-1β、IL-6、各种趋化因子[45]、蛋白酶和自由基，这会引发神经炎症和白细胞及其他白细胞的脑浸润[25, 46, 47]。几项研究表明，抑制小胶质细胞活化（例如，通过米诺环素、促吞噬素蛋白片段 1～3、TGF-β 或小胶质细胞耗竭[48] 等方式）可减少继发性脑损伤并改善脑出血啮齿动物模型的神经功能[49, 50]。活化的小胶质细胞及时清除渗出的血肿成分和受损的组织碎片，可以减少红细胞（red blood cell，RBC）溶解造成的局部损伤，从而有利于培养环境，促进组织恢复[19, 51, 52]。小胶质细胞和血单核细胞来源的巨噬细胞的吞噬功能与清除血肿 / 血液成分的过程有关[52]，其细胞机制涉及清道夫受体，如 CD36[19, 53] 或 LRP1[54, 55]、AXL/MERTK 辅助吞噬红细胞。CD47 通常抑制吞噬作用介导的吞噬，它受到抑制也可能是重要的因素[56]。小胶质细胞的体外研究表明，单个吞噬细胞可以在很短的时间内吞噬多个红细胞[19]（图 8-2）。人类和动物研究中，已在血肿和血肿周围检测到具有强吞噬能力的多核巨小胶质细胞 / 巨噬细胞[57]。有趣的是，研究表明脑出血后的体育锻炼有助于血肿清除，因为增加体育活动

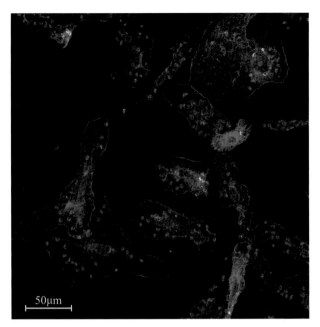

50μm

▲ 图 8-2　将培养中的原代大鼠小胶质细胞暴露于从大鼠尾静脉收获的红细胞（红色染色）

共聚焦图像显示小胶质细胞内存在被吞噬的红细胞（红色）（用 Iba1 可视化，绿色），表明小胶质细胞具有吞噬红细胞的能力，这可能在血肿清除中发挥重要作用

的动物表现出更快的血肿消退[58]。

其他血源性炎症细胞，如白细胞和单核细胞衍生的巨噬细胞，在脑出血诱导的炎症中的作用越来越受到关注。临床前动物模型中，中性粒细胞［多形核白细胞（polymorphonuclear leukocyte，PMN）］是最早侵入颅内血肿的白细胞亚群，发生在脑出血后 4～5h，并在 3d 达到峰值[47, 59-61]。PMN 可以阻塞毛细血管，释放各种蛋白水解酶，并产生 NADPH 氧化酶和髓过氧化物酶依赖的氧化应激，从而损伤局部细胞并损害血脑屏障[46, 62-66]。这些死亡的浸润性 PMN，如果不及时被吞噬细胞清除，可能会刺激小胶质细胞 / 巨噬细胞释放促炎介质，导致继发性坏死和继发性脑损伤进一步恶化。然而，脑出血后期的中性粒细胞可能是有益的[67, 68]，包括通过释放乳铁蛋白来螯合铁和调节小胶质细胞表型[69, 70]。最近的研究表明，芬戈莫德是一种用作治疗多发性硬化症的抗炎药，可有效减少 T 淋巴细胞的脑浸润，从而抑制局部炎症，改善实验性脑出血后的神经行为和认知结果[71]，并减少脑出血患者的血肿周围水肿[72]。在脑出血小鼠模型中，芬戈莫德和实验性 T 淋巴细胞缺乏症可保护血脑屏障免受损伤[73]。与大多数

CD4 和 CD8 T 细胞相比，调节性 T 细胞被证明是脑出血发病机制中的重要且有益的参与者[74]，包括将小胶质细胞 / 巨噬细胞极化为"愈合"表型。

活化的星形胶质细胞可以分泌炎症介质并增加胶质纤维酸性蛋白（glial fibrillary acidic protein，GFAP）的产生，导致所谓的反应性神经胶质增生，从而干扰轴突再生。星形胶质细胞还表达和释放多种参与脑部炎症的 MMP 和趋化因子。因此，阻断小胶质细胞与红细胞的相互作用可能是一种潜在的有效策略，可以最大限度地减少脑出血后继发性脑损伤[75]。星形胶质细胞可能通过调节小胶质细胞炎症介质的产生来促进神经保护[76, 77]。此外，据报道，抑制肥大细胞可以减少脑水肿和血肿体积，这与实验性脑出血后神经功能缺损的改善有关[78]。脑出血小鼠模型中，氢气吸入还可以通过减少肥大细胞的激活和脱颗粒，减轻脑水肿，增强血脑屏障的保护[79]。

越来越多的证据表明，细胞因子会加剧脑出血后的继发性损伤。TNF-α 和 IL-1β 是脑出血导致脑损伤过程中两个重要的促炎介质[1, 49, 80, 81]。IL-10 和 TGF-β 是抗炎细胞因子，具有调节和减轻炎症的作用。临床患者中，两者都与改善预后相关[44, 82]。脑出血后，血肿周围 TNF-α 水平显著升高[23, 83, 84]，这导致脑水肿和神经功能缺损。临床证据与动物研究都支持 TNF-α 可加重脑出血引起的脑损伤这一理论[85]。同样，已发现脑出血后 IL-1β 上调，其表达增加与严重脑水肿和血脑屏障破坏有关[49]。用受体拮抗药 IL-1Rα 抑制 IL-1β 可减少脑出血介导的损伤。此外，IL-6 同时具有促炎和抗炎作用[86]，并可能在脑出血的病理生理学机制中发挥重要作用。

Toll 样受体 4（Toll-like receptor 4，TLR4）募集一组特定的与 TIR 结构域相互作用的衔接分子，如 MyD88 和 TRIF，进而激活转录因子 NF-κB。TLR4/NF-κB 信号通路在脑出血的发病机制中起重要作用[87, 88]。血红素降解产物通过激活 TLR4 通路导致 TNF-α、IL-1β 和 IL-6 的合成。NF-κB 是促炎细胞因子合成的重要转录调节因子，包括 TNF-α 和 IL-1β。活化的 NF-κB 在脑出血后数分钟出现于血肿周围，持续 1 周左右[24, 89]。它和大鼠脑出血模型中病灶周围细胞死亡呈正相关。抑制 TLR4/NF-κB 可显著减轻血肿周围炎症反应和外周炎性细胞的浸润，具

有显著的保护作用。此外，体外和体内脑出血模型中，使用过氧化物酶体增殖物激活受体（peroxisome proliferator-activated receptor，PPAR）γ 激动药（如吡格列酮、罗格列酮或 15d-PGJ$_2$）可促进小胶质细胞 / 吞噬细胞对红细胞的吞噬，加速血肿消退，并改善神经功能缺损[19, 51]。评估吡格列酮治疗脑出血的 Ⅱ 期临床试验正在进行[40]。

用我们目前的动物模型来研究脑出血引起的炎症有几个缺点。胶原酶和血液注射脑出血模型中，将针插入动物的大脑会加剧炎症反应。此外，胶原酶本身可能会放大炎症反应。聚焦超声或激光脉冲通过毛细血管破裂和内皮损伤引起的脑出血比脑内注射胶原酶或血液制品的动物模型更具有可转化性[90]。进而，在不注射外源性药物（如胶原酶）的情况下建立自发性脑出血的动物模型将是这一领域的重大突破。由于临床前动物脑出血模型与人类情况不同，因此需要进行人类组织病理学研究或细胞分析来证实其有效性。更好地了解脑出血背后的炎症信号通路，特别是新发现的通路或分子，应该有助于确定这种疾病的治疗靶点。

（二）脑出血后的氧化应激反应

脑出血后 ROS 水平显著升高。在向猪脑内注射自体血后不久，就通过蛋白质羰基形成的测量发现了高水平的氧化应激[91, 92]。脑出血后第 1 天和第 3 天，小鼠模型的血肿周围脑组织区域观察到高水平的 ROS 标志物乙锭或 4- 羟基壬烯醛[93, 94]。ROS 是氧代谢的天然副产物。血肿释放的铁和凝血酶可产生羟自由基[5]。最近的研究表明，髓过氧化物酶（一种强效氧化酶）的血清浓度与血肿体积和美国国立卫生研究院脑卒中（NIHSS）评分相关，并与脑出血患者 6 个月后不良预后风险增加有关[95]。脑出血后的 ROS 来源之一是外周免疫细胞（如中性粒细胞和单核细胞），它们在出血后不久就开始侵入大脑，并参与小胶质细胞的活化。随后，活化的小胶质细胞进一步促进 ROS 的生成。

ROS 的过量生成对细胞是致命的。血红蛋白降解产物可通过氧化链断裂的方式直接损伤 DNA[96]。ROS 还可引起脂质过氧化、蛋白质氧化、线粒体功能障碍和信号转导改变，最终导致细胞死亡，包括铁死亡。最近证实了自由基清除剂在临床前脑出血模型中的有益作用，包括 α- 苯基 -N- 叔丁基硝酮（α-phenyl-N-tert-butyl nitrone，PBN）、NXY-059（PBN 的衍生物）和依达拉奉[1, 97-99]。此外，NADPH 氧化酶缺失的 gp91phox KO 小鼠在脑出血的反应中表现出比野生型小鼠更轻的损伤，而 NADPH 氧化酶是参与 ROS 生成的关键酶（中性粒细胞中含量很高的酶)[100]。

此外，考虑到脑出血后产生 ROS 的潜在来源，其他针对促氧化血红素或铁（包括去铁胺、卟啉衍生物、Adaptaquin）等其他方向的研究已取得越来越多的进展[96, 101, 102]。

血红素毒性和自由基产生而引起的抗氧化系统清除能力的耗竭 / 故障可能进一步增强脑出血的氧化损伤。涉及 Kelch 样 ECH 相关蛋白 1（Kelch-like ECH-associated protein 1，Keap1）和核转录因子红系 E2 相关因子 2（nuclear factor erythroid 2–related factor 2，Nrf2）的途径目前被认为是中枢内源性抗氧化系统。Nrf2 表达在颅内血液注射后 2h 显著增加，在 24h 达到峰值，而 Keap1 在脑出血诱导后 8h 下降。脑出血的早期阶段，Nrf2 调控的下游抗氧化酶，包括血红素氧合酶 -1（haemeoxygenase-1，HO-1）、过氧化氢酶、超氧化物歧化酶（superoxide dismutase，SOD）、谷胱甘肽(glutathione,GSH)、硫氧还蛋白(thioredoxin，TRX)和谷胱甘肽 -S- 转移酶(glutathione-S-transferase，GST-α$_1$）均有不同程度升高[94, 103, 104]。Nrf2$^{-/-}$ 小鼠比接受全血注射脑出血模型的野生型小鼠表现出更严重的神经损伤[94, 103, 105]。相反，Nrf2 诱导剂萝卜硫素或富马酸二甲酯（dimethyl fumarate，DMF）（用于治疗多发性硬化症的药物）可减少氧化损伤、增加触珠蛋白产生（可促进红细胞清除）、减少中性粒细胞数量和改善行为缺陷[94, 103, 106, 107]。脑出血的细胞治疗中，氧化应激导致移植后移植细胞死亡。铜 / 锌超氧化物歧化酶（superoxide dismutase，SOD1）是一种特异性的抗氧化酶，通常是 Nrf2 的基因靶点。对移植的神经干细胞（neural stem cells，NSC）进行基因操作以过度表达 SOD1，可以提高移植的 NSC 的存活率并改善脑出血的预后[108]。除了 Nrf2，SOD1、SOD2 和过氧化氢酶也可能因 PPARγ 激活而上调，包括使用 TZD 药物［如吡格列酮、罗格列酮或外源性激活剂 15- 脱氧 -δ（12，14）前列腺素 J2][19, 51, 109-111]。最近的研究表明，在星形胶质细胞衍生的线粒体转移或暴露于线粒体基因组编码的小肽 Humanin 后，线粒体内主要的抗氧化酶 MnSOD 在小胶质细胞中上调，而作为治疗剂的 Humanin 可有效减少脑出血小鼠模型的神经损伤[112]。

具有抗氧化特性的药物有望成为脑出血治疗的候选药物。然而，传统的抗氧化剂不能中和细胞内形成的 ROS，因为天然酶不能穿过神经元和星形胶质细胞的细胞膜。因此，人们设计了不同的酶传递替代物以改善酶的融合，如纳米颗粒、聚乙二醇化和卵磷脂化[113]。最近发现，线粒体的 ROS 通过触发脑出血后 NLRP3 炎性小体激活而放大了炎症反应[114]。因此，抑制 NLRP3 炎症小体可有效地阻断脑出血后氧化应激和炎症之间的相互作用。新型自由基中和剂的药代动力学尚需探索。另一项转基因小鼠研究发现，E3 泛素连接酶环指蛋白 34（ring finger protein 34，RNF34）的过度表达通过促进线粒体功能失调介导的氧化应激而加剧脑出血后的脑损伤[115]。右旋美托咪啶是线粒体功能障碍介导的氧化应激抑制药，可减轻小鼠脑出血后的神经功能缺损[116]。

（三）血液成分与脑出血诱导的损伤

研究表明，红细胞溶解和凝血级联激活是导致脑出血后脑水肿、血脑屏障破坏、神经元死亡和神经功能缺损的主要因素。

1. 红细胞溶解与神经元毒性　血肿内的红细胞会在脑出血后几天内保持其正常的双凹结构[117]。此后，它们会失去正常形状并开始裂解。红细胞溶解似乎在脑出血后很早就开始了。例如，在脑出血的啮齿动物模型中，红细胞在 24h 内开始溶解，这可以通过 MRI 检测到[118-122]。脑出血患者中，脑脊液中的血红蛋白水平在脑出血后的头几天升高[123]。然而，红细胞裂解大多发生在脑出血后数天[8, 124, 125]，这可能是由于细胞内能量储备耗尽或补体系统激活后形成膜攻击复合物，或两者兼而有之[126-129]。红细胞溶解导致脑出血后水肿形成、氧化应激和神经元死亡[130, 131]。一项关于水肿和脑出血的临床研究表明，迟发性脑水肿与人类脑出血后显著的中线移位有关[132]。这种迟发性脑水肿（在人类发病后第 2 周或第 3 周）可能是由血红蛋白及其降解产物所致[133]。最近的一项研究表明，触珠蛋白是一种急性反应蛋白，也是关键的中和血红蛋白的成分，它对脑出血

引起的脑损伤具有神经保护作用[106]。

血红蛋白引起的脑损伤可能是直接的或血红素降解产物间接影响的结果[134, 135]。大脑中的血红素加氧酶将血红素降解为铁、一氧化碳和胆绿素[16]。脑内注射血红蛋白或其降解产物导致脑损伤[136]。研究表明，脑出血后，血红素加氧酶 -1 蛋白水平增加[122, 137]，血红素加氧酶抑制药、锡 - 中卟啉和锌 - 原卟啉可减少脑出血动物模型中血肿周围的水肿、神经元丢失和神经功能障碍[138-140]。

此外，其他红细胞成分也会造成脑损伤。例如，碳酸酐酶 -1 是 14 种碳酸酐酶同工酶之一，在红细胞中含量很高。细胞外碳酸酐酶 -1 也参与了血脑屏障破坏和脑出血引起的脑损伤[141, 142]。硫氧还蛋白过氧化物酶 -2（Peroxiredoxin-2）是红细胞中含量第三丰富的蛋白质。在脑出血模型中，脑内硫氧还蛋白过氧化物酶水平升高。脑内注射硫氧还蛋白过氧化物酶会导致血脑屏障破坏、炎症和神经元死亡，这表明，从血肿中释放的细胞外硫氧还蛋白过氧化物酶可能导致脑损伤[143]。

2. 脑铁超载　脑出血后，铁在大脑中积聚，并导致脑损伤[6, 16, 144, 145]。血凝块溶解过程中血红蛋白降解释放的铁导致非血红素脑组织铁的积聚。在实验性脑出血模型和脑出血患者中，高水平的非血红素铁长期存在于脑组织中[122]。通过增强的 Perls 反应，早在第 1 天就在血肿周围区发现铁阳性细胞[122, 146]。研究还表明，脑出血后第 3 天脑脊液中的游离铁水平显著增加，并在至少 1 个月内保持较高水平[147]。最近的研究表明，在动物模型[148, 149]和脑出血患者[150]中，通过 MRI 进行铁定量将为脑铁超载测量提供一个重要的无创工具（图 8-3）。

铁在脑出血后脑水肿的形成中起关键作用[151, 152]。脑出血后立即形成血肿周围脑水肿，并在几天后达到高峰[151, 153, 154]。脑出血后形成的水肿会升高颅内压并可能导致脑疝[155]。在实验性脑出血模型中，脑水肿在出血第 3 天或第 4 天左右达到峰值，然后缓慢下降[131, 156-158]。在白质显著的物种中，血肿周围水肿主要位于该组织中[157, 159]。在人类中，水肿在症状出现后 3h 内发展，并在发病后 1～3 周达到高峰[132, 160, 161]。几项研究表明，血肿周围的脑水肿程度与患者的不良预后有关[132, 155, 162]。最近的研究表明，铁与去铁胺的螯合作用可减少老年大鼠和猪的血肿

周围脑水肿和脑出血诱导的脑损伤[125, 163-165]（图 8-4）。

脑铁超载也会导致脑出血后的神经毒性[166]和脑萎缩。临床和实验研究表明，脑出血后会出现脑萎缩[9, 167]。最近的一项研究表明，脑萎缩在大鼠脑出血后逐渐发展，并在脑出血后 1～2 个月达到高峰[167]。脑萎缩与长期的神经功能缺损有关。去铁胺是一种铁螯合剂，可以减少脑萎缩和脑铁蛋白水平，并改善大鼠脑出血后的神经功能缺损[163, 164, 167]。这些研究促成了一项评估去铁胺在脑出血患者中应用的临床试验[38]。

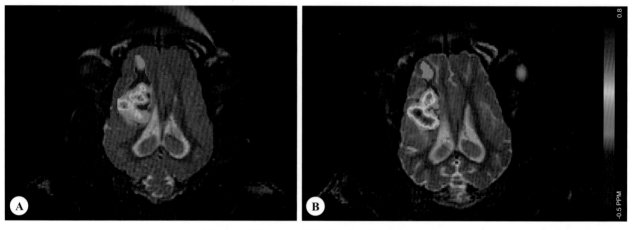

▲ 图 8-3　利用 MRI 研究猪仔脑出血中的铁分布

通过对猪脑中诱导的血肿进行单层序列 T$_2$ 加权叠加 QSM。图片是在血肿诱导后 1d 和 7d 内获得的，显示了血肿内铁分布不均匀，颜色编码为 0.5～0.8ppm 浓度范围。红色表示最高浓度（图片由 Dr.Muhammad Haque 和 Sert Boren，UTHealth，Houston.TX 提供）

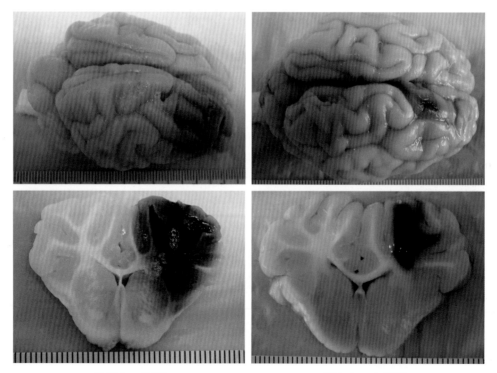

脑出血 + 溶剂　　　　　　　　　脑出血 + 去铁胺

▲ 图 8-4　在猪脑出血模型中，去铁胺可在第 3 天减少血肿周围的红色区域。用去铁胺（**50mg/kg，每 12h** 肌内注射 **1** 次，连续 **3d**，从脑出血后 **2h** 开始）或溶剂治疗

3. 凝血酶形成 凝血酶是一种丝氨酸蛋白酶，是凝血级联反应中的重要组成部分。它在脑出血后的血肿中立即产生。虽然凝血酶的形成对止血至关重要，但高浓度的凝血酶具有神经毒性。例如，直接脑内注射凝血酶会导致炎症细胞渗透、血脑屏障破坏、脑水肿形成和神经元死亡[152, 168, 169]。凝血酶诱导的脑损伤是部分通过激活其受体实现的[168, 170]。三种蛋白酶激活的受体（protease-activated receptors，PAR）（PAR-1、PAR-3 和 PAR-4）是凝血酶受体[171]。

通过使用阿加曲班治疗脑出血后的大鼠，探索全身应用凝血酶抑制药以减少脑出血诱导损伤的治疗窗。从脑出血后 6h 开始全身应用阿加曲班可显著减轻水肿，但不会增加胶原酶诱导的血肿体积[172]。

凝血酶诱导的脑损伤可能是由补体级联介导的[173]。大鼠脑内输注凝血酶可使补体 C9 增加 7 倍，并在神经元膜上沉积。聚集素（Clusterin）是一种膜攻击复合物形成的抑制物，它可以被凝血酶上调并被发现存在于神经元中。凝血级联对补体活化的影响尚未得到充分研究。然而，研究表明，凝血酶和补体之间存在着非常密切的关系。例如，凝血酶裂解的 C3a 样片段对白细胞具有趋化作用，并诱导中性粒细胞释放酶[174]。

TNF-α 和 IL-1α 是两种主要的促炎细胞因子，它们可能参与脑出血后的脑损伤。脑出血后，脑内注射凝血酶颅内 TNF-α 的水平升高[84]。TNF-α 基因敲除小鼠脑出血诱导的脑水肿程度轻于野生型小鼠[175]。IL-1 受体拮抗药的过度表达也可以减少脑出血和凝血酶诱导的炎症反应和脑水肿[176]。最近的一项研究表明，除了几种其他蛋白酶（如钙蛋白酶）外[177]，凝血酶还可以裂解 IL-1α 前体并产生成熟的具有生物活性的 IL-1α[178]。此外，凝血酶还激活内皮细胞中的 MMP-2[179]。

（四）脑出血后细胞死亡机制

1. 细胞凋亡 细胞死亡主要分为坏死和凋亡[180]，尽管已知许多依赖于特定分子途径的细胞死亡方式[181]。坏死是一种更"混乱"的死亡方式，其特征是细胞水肿和质膜破坏，导致细胞成分释放和组织炎症反应。细胞凋亡是一种程序性细胞死亡，其形态学特征是细胞皱缩、核凝聚、染色体 DNA 断裂成核间小体片段，以及形成可被吞噬细胞清除的"凋亡小体"。

对 12 名脑出血后接受血液清除手术的患者进行末端脱氧核苷酸转移酶 dUTP 缺口末端标记（terminal deoxynucleotidyl transferase dUTP nick end labeling，TUNEL）染色（评估 DNA 断裂情况）和组织学评估，发现其中有 10 名患者的血肿周围脑组织中存在大量的凋亡细胞。虽然 TUNEL 染色不能选择性标记凋亡细胞，它同样也可以标记坏死细胞和有丝分裂细胞，但是作者指出，TUNEL 阳性细胞并不呈现坏死形态。与此研究一致的是，在脑出血的动物模型中也报道了在血肿周围脑组织中存在具有凋亡形态的 TUNEL 阳性细胞，这表明细胞凋亡在脑出血诱导的脑细胞死亡途径中发挥了重要作用[89, 182-184]。

值得强调的是，IL-1β 通常被翻译为"酶原"（proIL-1β），需要通过 caspase1（IL-1 converting enzyme，ICE）进行蛋白水解才能生成生物活性肽[185, 186]。有研究发现，脑出血后 IL-1β 水平显著升高[1, 187]，这可能是脑出血后 caspase 激活的又一证据。IL-1β 是最有效的 NF-κB 活性激活因子之一，它可通过几种促炎基因（包括 IL-1β 本身）的转录激活而导致炎症反应的扩大[188]，并且是将 caspase1 定位为脑出血诱导炎症的关键调节因子。

有充分证据表明，细胞色素 C 从线粒体释放到胞质会激活涉及 caspase9 和 caspase3 激活的蛋白水解途径，从而启动 caspase 激活的 DNA 酶（caspase-activated DNase，CAD）和多聚腺苷二磷酸核糖聚合酶［poly（ADP-ribose）polymerase，PARP］，导致细胞凋亡[189-191]。脑出血后 24h 大鼠脑组织分析显示，在血肿周围过渡区细胞色素 C 染色强度增加[9]。脑出血后第 3 天仍存在细胞色素 C 阳性细胞，但在第 7 天消失，这表明线粒体损伤和细胞色素 C 介导的 caspase 活化可能在脑出血诱导的细胞凋亡中起到重要作用。与此观点一致的是，在脑出血发生之前注射 zVADfmk（一种广谱半胱天冬酶抑制药）可以显著减少受脑出血影响的脑组织中 TUNEL 阳性细胞的数量[1, 182]。

除线粒体途径外，受体介导的凋亡途径通过激活死亡诱导配体/受体系统，如 FasL/FasR 在脑血管病变中发挥病理作用[192, 193]。脑出血后 Fas 抗原升高[194, 195]提示 Fas 介导的死亡也可能在脑出血后的细胞死亡中发挥作用。这种受体介导的凋亡途径可能独立于线粒体途径而存在，并导致 PARP 裂解和

CAD 激活，产生 DNA 损伤和细胞死亡。

2. 脑出血后兴奋性毒性和细胞死亡 有研究表明，由于细胞外兴奋性氨基酸（excitatory amino acids，EAA）的长期增加或这些受体的上调，过量的 Ca^{2+} 通过 NMDA 和 AMPA– 谷氨酸亚型受体内流导致神经元损伤，称为兴奋性毒性[196-198]。脑出血后，血肿周围脑组织的谷氨酸水平显著升高[199]，提示可能存在损伤作用。美金刚是 NMDA 亚型谷氨酸受体的非竞争性阻滞药，常以 20mg/kg 的高剂量使用。在 Soon-Tae Lee 等的研究中发现，美金刚可以减少大鼠脑出血模型（使用脑内注射细菌胶原酶诱导出血）的炎症和神经功能缺损[200]。此外，美金刚可以诱导抗凋亡线粒体蛋白 Bcl-2 的表达和改善脑出血诱导的 caspase3 的激活。美金刚可以减少胶原酶诱导的血肿体积，并且抑制脑出血诱导的 t-PA、u-PA 和 MMP-9 的表达，这些蛋白酶已被证明可影响血管完整性和产生出血性转化。Ruth Thiex 等的研究发现，另一非竞争性 NMDA 拮抗药 MK-801 与 rt-PA 联合使用可以减少猪脑出血模型中迟发性血肿周围水肿[201]。

Timothy D.Ardizzone 等的研究发现，AMPA 受体或 NMDAR 拮抗药可以改善血肿周围脑组织的葡萄糖高代谢[202]，由此可以推断细胞外兴奋性氨基酸在脑出血后的致病作用。Patrick D.Lyden 等的研究表明，$GABA_A$ 受体激动药（一种主要的抑制性神经递质受体）蝇蕈醇可以改善脑出血（由胶原酶诱导）后的神经系统预后，这个发现进一步证实了过度兴奋是脑出血诱导损伤的一个因素[203]。然而，在这个研究中发现，NMDAR 拮抗药 MK-801 并不影响脑出血的预后，这与之前别的研究团队结果不一致。这些阴性结果的一个可能的解释是，Patrick D.Lyden 等的研究中，MK-801 是在脑出血后 4h 给药的，而在之前的研究中，MK-801 是在脑出血前 30min 使用。

3. 脑出血后其他死亡形式 自噬在大多数细胞中发生在较低的基础水平，其参与蛋白质和细胞器的更新，具有一系列分解代谢功能，并且被认为代表程序性细胞死亡的一种形式[204]。最近有研究报道自噬发生在脑出血后[205, 206]。Yangdong He 团队的研究发现，在成年大鼠发生脑出血后，微管相关蛋白轻链 –3（light chain-3，LC3– I）转化为其磷脂酰乙醇胺结合物（LC3– II），组织蛋白酶 D 的表达和液泡形成增加。此外，这一过程可以通过脑内注射铁来模

拟，并通过服用铁螯合剂去铁胺来阻断。Necrostatin-1 是一种选择性抑制程序性坏死的化合物[207]，该程序性细胞死亡受到损伤相关分子模式（damage-associated molecular patterns，DAMPs）的触发[208]。已有研究表明，Necrostatin-1（RIPK 激酶抑制剂）可以减少实验性和体外模型脑出血后诱导的损害[209, 210]。

最近的研究发现了另一种机制，即脑出血后产生的铁如何损害受损脑组织。铁死亡是一种铁依赖的细胞程序性死亡方式，是由毒性氧化脂质的积累和半胱氨酸摄取中断导致的谷胱甘肽耗竭引起。在血红素诱导的体外损伤和体内脑出血模型中发现这一过程可以被脂质过氧化抑制药铁抑素和氧化还原调节剂 N– 乙酰半胱氨酸阻断[210-212]。此外，硒是包括抗氧化剂谷胱甘肽过氧化物酶 4（glutathione peroxidase 4，GPX4）在内的几种硒蛋白的基本成分。硒通过激活脑出血后神经保护性转录反应来减少神经元铁死亡[213]。

（五）血脑屏障破坏

血脑屏障是一种物理屏障，维持大脑间质室和脑循环之间的分离[214]。脑微血管内皮细胞的紧密连接是这一物理屏障的细胞基础[215]。脑出血对脑内皮细胞连接的影响具有减少脑水肿 / 神经炎症的临床意义，但仍未得到充分研究[216]。临床研究表明，血脑屏障损伤与出血性脑卒中之间存在致病关联，这个关联是通过增加可以裂解血脑屏障结构蛋白的 MMP 水平来实现的[217]。脑出血发生后，血脑屏障受各种机制的损伤，导致血管源性脑水肿的发生[35]。靶向脑出血发病机制（包括血脑屏障完整性）的一种泛效方法是细胞治疗。有研究发现，间充质干细胞可以阻止小胶质细胞和中性粒细胞的活化，并降低促炎细胞因子和 MMP-9 的表达[218]。

动物研究表明，脑出血后的最初几小时内，没有伊文斯蓝的渗漏，这表明血脑屏障保持相对完整[35, 219]。但是，脑出血发生 8～12h，血脑屏障通透性增加[35, 220]。血凝块形成和凝血级联反应的组成部分对血脑屏障损伤和血肿周围水肿的形成起着重要作用[8, 12, 221]。脑出血和血脑屏障破裂后，白质纤维束的水肿液明显积聚，这可以通过远离血肿的伊文斯蓝染色[36] 和 T_2 加权成像上的高信号来证明[222]。另外，有研究表明 Src 激酶信号通路参与了脑出血后凝

血酶诱导血脑屏障损伤的多种机制[223]。

脑出血后的炎症反应也是脑出血后血脑屏障损伤的原因之一。脑出血后，循环中的中性粒细胞迅速进入大脑[23, 47, 224, 225]。脑出血发生前使用抗多形核白细胞抗体减少中性粒细胞数量，可以减少血脑屏障崩解并显著减少脑白质损伤[46, 225]。

MMP 可以修饰细胞外基质并破坏血脑屏障，它也是脑出血诱导的炎症反应中的重要成分[226-229]。*MMP* 基因表达普遍较低，但在脑出血发生后其表达上调[184]。药理学 MMP 抑制可减少水肿的进展，表明 MMP 在血脑屏障损伤中发挥作用[1, 230]。此外，*MMP-9* 基因敲除小鼠中脑水肿减轻，表明星形胶质细胞 MMP-9 可导致脑出血后血脑屏障损伤[226]。此外，脑出血后红细胞溶解产生的血红蛋白可导致氧化应激、MMP 上调和血脑屏障损伤[231]。米诺环素可降低 TNF-α 水平和 MMP 活性，脑出血发生后保护血脑屏障并减轻水肿[232]。此外，脑出血后局部低温显著下调促炎细胞因子 IL-1β 的 mRNA 水平，并且减轻猪脑白质的血管源性水肿从而保护血脑屏障[233]。凝血酶与金属蛋白酶结合后，可以增加脑出血后血脑屏障功能障碍和急性水肿形成，提示它可能是主要的分子靶点。最近一项使用脑内凝血酶输注来模拟脑出血环境的研究发现，大麻素受体 2 激动药 JWH-133 部分通过抑制 MMP-9 活性和阻止闭锁小带蛋白 1（zonula occludens-1，ZO-1）的衰减来缓解凝血酶诱导的血脑屏障破裂[234]。

三、脑出血所致损伤的影响因素

（一）高血压

高血压是自发性脑出血的主要原因。最近的一项研究表明，中度慢性高血压（SBP＜200mmHg）并没有扩大自发性高血压大鼠脑出血后的血肿或加重脑水肿。然而，它确实导致神经元死亡增加和功能恶化，这可能与小胶质细胞激活和铁毒性有关[235]。然而，值得注意的是，自发性高血压大鼠在 7 周龄时可发生脑积水，并与神经丛上皮细胞的激活有关[236]。

（二）性别

雌性动物对缺血性和出血性脑损伤的易感性降低[237, 238]。雌性大鼠获得更多的神经保护作用可能是

受循环中的雌激素和孕激素的影响[239]。用外源性雌激素治疗雄性大鼠可减少脑出血所致的脑损伤，这表明雌性大鼠体内雌激素的正常循环水平足以诱导神经保护[237]。雌激素可以减少血红蛋白和铁诱导的神经毒性[240, 241]。众所周知，血红蛋白和铁是导致脑出血后脑损伤的两个主要因素。因此，脑出血后雌激素诱导的保护作用可能是由降低血红蛋白和铁毒性所致。

（三）年龄

脑出血主要是一种老年性疾病，但目前使用的脑出血实验模型主要是幼年动物。年龄是决定动物和人类脑出血后脑损伤的重要因素[242, 243]。研究表明，相比于幼年动物，老龄动物发生脑出血后会导致更严重的脑肿胀、白质损伤和神经功能缺损[242, 244]。老龄动物严重脑损伤与小胶质细胞活化增强有关。动物行为学数据还表明，老龄动物和幼年动物恢复的时间分布是相同的。这个结果表明，急性损伤的差异导致老龄大鼠脑肿胀和神经功能缺损，而不是可塑性降低。

四、动物研究中针对脑出血发病机制的治疗方法

（一）脑出血的外科治疗

在脑出血动物模型中进行血肿清除手术的实验研究相对有限。有两个研究报道了使用溶栓剂来液化难以吸出的脑内血栓。20 世纪 80 年代的一项研究表明，t-PA 能迅速液化血栓并诱导再吸收[245]。20 世纪 90 年代后期在猪脑出血模型中进行的一项研究表明，早期（3.5h）t-PA 诱导的血凝块溶解加抽吸可以将血栓和白质水肿的体积减少 70% 以上，有效防止血脑屏障开放[246]。相比之下，猪球囊扩张血肿模型中进行的另一项研究表明，t-PA 溶栓可改善迟发性水肿发生发展[247]。然而，值得注意的是，球囊扩张对白质造成的创伤性损伤与输血模型中发生的白质束剥离不同。有趣的是，最近在猪脑出血模型中报道了一种新的血肿液化方法，使用经颅磁共振引导聚焦超声（MR-guided focused ultrasound，MRgFUS）超声溶栓有助于通过颅骨造瘘术和抽吸管进行微创血肿清除[37]。一项包括 506 名非创伤性脑出血患者的 MISTIE Ⅲ 研究发现，MISTIE 组 45% 的

患者和保守治疗组 41% 的患者在 365d 时达到改良 Rankin 量 表 0～3 分（OR=0.04，95%CI 0.04～0.12，P=0.33）[41]。这项研究证实，尽管 MISTIE 不能提高 365d 内获得良好结局患者的比例，但这样的治疗是安全的。

动物模型的研究加上 t-PA 可用于液化脑出血患者的血肿[248-250] 的结果为多中心 MISTIE 试验提供了支持。Hanley 团队[42] 报道在 t-PA 诱导的血肿溶解后，通过微创方法进行血肿清除可以显著减少水肿体积。此外，在脑室内血肿扩大的脑出血患者中，将 rt-PA 注入脑室可加快血液清除速度，减少血肿周围水肿[251]。Ⅱ期随机试验（MISTIE Ⅱ）证明该方法在降低血肿大小方面有效，并且安全性可接受[252]。接受 MISTIE 治疗的受试者在长期护理机构的人数较少，住院时间更短，成本显著降低[252a]。一项国际 MISTIE Ⅲ 期随机临床试验中显示微创手术并没有改善整体功能结局[41]。然而，预先指定的分析中，达到手术目标（最终血肿量≤15ml）的患者在 365d 时，经严重程度调整后的功能结局有所改善，这支持继续寻找有效手术方法的研究。

这些结果与无血栓溶栓治疗的外科血栓切除术（n=7）的随机临床试验（这项临床试验已经进行了 50 多年）形成对比[253]。其中最大的一项是脑内出血外科治疗临床试验（STICH），该试验于 2005 年报道，并证明脑出血的外科和内科治疗的治疗效果是难以解释清楚的[254, 255]。导致这一结果的原因包括手术时机延迟、手术技术导致的损伤及脑室内出血等[253, 256]。一项包含 601 名早期（发病 48h 内）脑出血患者的 STICH Ⅱ 随机对照临床试验研究结果显示，早期手术不会增加 6 个月死亡率或致残率，对于自发性浅表性脑内出血且无脑室内出血的患者，可能具有较小但与临床相关的生存优势[257]。然而，该团队在 2015 年关于 STICH Ⅲ 研究的报道中发现结果不确定，造成这个结果尤为可能是由于过早终止研究导致样本量较小[258]。综上所述，实验动物和人类脑出血的研究中清除血凝块都支持以下结论：手术可以改善预后，而液化血肿更有助于清除血肿，减少血肿周围水肿。

（二）脑出血的药物及其他实验治疗

多年来，除了以清除血肿为目的的外科手术方法外，许多实验药理或物理（如低温）策略已经在脑出血的动物模型中进行了评估。理论上可以通过血肿清除术或阻止血肿扩大来改善组织移位伴血液外渗（血肿）对脑造成的机械性损伤。此外，中和脑实质中的血液毒性也是脑出血治疗的一个重要和有前景的靶点。如本章其他部分所述，脑出血后损害脑组织的成分包括溶血产物和局部脑组织破坏产生的碎片。由于红细胞溶解、细胞毒性血红蛋白和铁的释放（包括氧化应激和炎症）在出血后数天内进展，与缺血性脑卒中相比，致力于中和血源性损伤的治疗可能提供更多的机会。脑出血部位的局部危象累及各种外周器官，如骨髓、脾脏，它们可以通过各种分泌和电刺激／活动改变机体的反应，如免疫／炎症失调。这些反应的改变也可能成为各种疗法的靶点。许多治疗方法已经在动物脑出血模型中进行了评估，其中许多在血脑屏障完整性、水肿或行为功能障碍方面显示出显著的益处。表 8-1 列出了针对脑出血发病机制各个方面的可选择的实验方法，这些方法在临床前测试中显示出有益的效果。

结论

脑出血临床前研究得出的最值得注意的结论是，脑出血的病理生理学非常复杂，在许多方面与缺血性脑卒中不同。这些差异主要与局部缺血（在大多数情况下）的有限作用及与渗出血细胞和分子介质的毒性相关的化学损伤的存在有关。实验模型表明，与缺血性脑卒中相比，脑出血后的脑损伤（至少是涉及继发性损伤级联的脑损伤）进展较慢，因此可能为成功干预提供更长的时间窗。这个时间窗不仅可以为手术和细胞保护方法提供治疗机会，还可以为使用预处理和后处理模式的新方法打开大门。最后，值得注意的是，尽管临床前脑出血模型尚未对其转化价值提供最终验证，但现有的模型谱似乎可以重现许多脑出血诱导的病理事件，有望成为评估和开发未来治疗机会的有意义的工具。

表 8-1 针对 ICH 发病机制方面选定的实验方法

干预 / 目标	机 制	ICH 模型	检测指标
卟啉类似物 [139, 259, 260]	HO-1/2 抑制药	大鼠和猪、AB	水肿、行为学、萎缩
NS-398 [261]	COX-2 抑制药	大鼠、AB	水肿
EPO [262-265]	多效性	大鼠、小鼠、AB、C	行为学、组织损失、炎症
萝卜硫素 /DMF/Nrf2 [9, 4, 103, 105-107]	抗氧化	大鼠、小鼠、AB、C	行为学、炎症
他汀类药物 [266-270]	HMG-CoA 还原酶抑制药 / 多效性	大鼠、AB、C	行为学、组织损失、神经发生、炎症
粒细胞集落刺激因子 [271-273]	生长因子、多效性	大鼠、C	行为学、水肿、炎症、神经发生、星形胶质细胞增生
米诺环素 [149, 184, 274-278]	抗炎、多效性	大鼠、小鼠、AB、C	行为学、炎症、水肿、脑组织丢失、血脑屏障完整性
罗格列酮、吡格列酮 [5, 19, 51]	PPARγ 激动药	大鼠、小鼠、AC	行为学、水肿、血肿消退、炎症
去铁胺 [118, 147, 279-282]	铁螯合剂	大鼠、小鼠、乳猪、C、AC	行为学、水肿、炎症
美金刚 [200]	NMDAR 拮抗药	大鼠、C	细胞丢失、炎症、行为学
阿加曲班 [172, 283-286]	凝血酶抑制药	大鼠、小鼠、AC、C	水肿、炎症
胞磷胆碱 [287]	细胞膜前体	小鼠、C	行为学
高压氧 [288]	氧合作用、HIF-1α	大鼠、AB	水肿
地塞米松 [289-291]	糖皮质激素受体	大鼠、C	行为学、水肿、血肿体积、炎症
雌激素 [292-295]	雌激素受体	大鼠、AB	水肿、行为学
细胞疗法 [296-308]	多效性	大鼠、小鼠、C、AB	行为学、血肿体积
外泌体 [309, 310]	多效性	大鼠、AB、C	行为学、病变大小、WM 完整性、轴突生长
甘草甜素 [311]	HMGB1 抑制药	大鼠、C	水肿、行为学、神经元丢失
CP-1 [312]	组织蛋白酶 B 和 L 抑制药	大鼠、AB	行为学、细胞保护
低温 [313]	多效性	大鼠、AB	行为学、水肿、炎症、氧化损伤
替米沙坦 [314]	血管紧张素 II 受体（AT1）抑制药	大鼠、C	水肿、血肿体积、炎症、细胞保护
丙戊酸 [315]	组蛋白去乙酰化酶抑制药	大鼠、C	行为学、神经保护标志物
PP1 [316]	Src 激酶抑制药	大鼠、AB	葡萄糖代谢亢进、细胞死亡、行为学

（续表）

干预 / 目标	机　制	ICH 模型	检测指标
硼替佐米[317]，PS-519[318]	蛋白酶体抑制药	大鼠、AB、C	炎症、行为学、血肿量、水肿
15d-Prostaglandin J₂[109]	PPARγ-Nrf2 激动药 / NF-κB 拮抗药	大鼠、AB	行为学、氧化应激
CGS 21680[319]	腺苷 2A 受体激动药	大鼠、C	炎症、细胞死亡
NXY-059[320]	自由基捕获剂	大鼠、C	行为学、炎症
氙气[321]	NMDA 拮抗药，多效性	小鼠、C	炎症、行为学、水肿
格列卫[322]	PDGF 受体拮抗药	小鼠、AB	水肿、行为学、血脑屏障
IL-27[67]	免疫调节	小鼠、AB	水肿、行为学、血肿清除
Dickkopf（DKK3）[323]	Wnt，免疫调节	小鼠、C	行为学
拉喹莫德[324]	AhR 激活药，免疫调节	小鼠、C	行为学、炎症、神经胶质增生
Humanin[112]	免疫调节，抗氧化	小鼠、AB	行为学、炎症
锂[325-327]	WM 保护，小胶质细胞，GSK-3β	小鼠、大鼠、AB、C	行为学、电生理学
丙帕锗（Propagermanium）[328]	CCL2 受体抑制药	大鼠、C	行为学、水肿、血脑屏障
脂联素[329-332]	炎症，线粒体呼吸，NLRP3	小鼠、大鼠、AB	行为学、水肿、血脑屏障、细胞死亡
贝沙罗汀[333]	RXR 激动药	小鼠、AB、C	行为学、血肿消退
抗 CD47 抗体[56, 334, 335]	吞噬作用的去抑制	小鼠、大鼠、AB	行为学、水肿、铁
芬戈莫德、西波莫德、RP101075[336-338]	S1PR 调节剂	小鼠、C	行为学、水肿、脑萎缩
膜联蛋白 1[339]	FPR2 信号	小鼠、C	行为学、认知、水肿
硒[213]	抑制铁死亡，GPX4	小鼠、C	行为学、细胞死亡
IGF-1[340]	多效性	小鼠、C、AB	行为学、水肿、血脑屏障
N- 乙酰半胱氨酸[212]	抑制铁死亡，谷胱甘肽	小鼠、C	行为学、细胞死亡
乳铁蛋白[67, 69]	铁螯合，免疫调节	小鼠、大鼠、AB	行为学、水肿、萎缩、血肿清除
FcLTF	铁螯合，细胞保护	小鼠、大鼠、AB	行为学、水肿
亚甲蓝[341]	PI3K-Akt/GSK3β 通路	大鼠、C	行为学、水肿、血脑屏障、组织学
MCC950[342]	炎症小体 NLRP3 抑制药	小鼠、C、AB	行为学、水肿、炎症
博舒替尼[343]	酪氨酸激酶抑制药，SIK-2	小鼠、AB	行为学、水肿、炎症
白藜芦醇[344-346]	多效性	小鼠、大鼠、AB、C	行为学、水肿、炎症

（续表）

干预 / 目标	机　制	ICH 模型	检测指标
Tat-NR2B9c[347]	中断 PSD95/Nr2B/nNOS	大鼠、AB、C	行为学 / 认知
甘氨酸[348]	PTEN，Akt 通路	大鼠、AB	行为学、血脑屏障、细胞死亡
拉罗皮兰[349]	PGD2–DP1R 拮抗药	小鼠、C	颅内出血、行为学
AE1–259–01[350]	PGE$_2$R-EP2 激动药	小鼠、C	行为学、水肿、细胞死亡、氧化应激
免疫球蛋白[351]	肥大细胞失活，SHIP1	小鼠、C	行为学、水肿、炎症
Adropin[352]	Pleotropic，Notch1 通路	小鼠、C	行为学、水肿、BBB
VK-28[353]	铁螯合剂	小鼠、C	行为学、水肿、WM 损伤、死亡率
PHA-543613[354]	α7nAChR 激动药	小鼠、大鼠、AB、C	行为学 / 认知、组织学
炎　症			
艾替伏辛[355]	TSPO，免疫调节	小鼠、AB、C	行为学、水肿、炎症、BBB
铁抑素 -1[356]	Ferroptosis 抑制药	小鼠、C	行为学、组织学、细胞死亡
NMN[357]	Nrf2/HO-1 信号	小鼠、C	水肿、细胞死亡、氧化应激、炎症
尼古丁[358]	乙酰胆碱受体	小鼠、C	行为学、组织学、细胞死亡、炎症
TGF-β1[44]	TGF-βR，炎症，小胶质细胞	小鼠、AB、C	行为学、炎症
PLX3397[48]	CSF-1R 抑制药，小胶质细胞耗竭	小鼠、AB、C	行为学、水肿、血脑屏障、氧化应激、组织学
IL-33[359, 360]	IL-33R	小鼠、大鼠、AB、C	行为学、水肿、细胞死亡、炎症
TO901317[361]	肝 X 受体激动药 / 多效性	小鼠、C	行为学、组织学、水肿、BBB
黄体酮[362]	多效性，炎症	小鼠、AB、C	行为学 / 认知、水肿、炎症
锻炼 / 康复[58, 363, 364]	多效性	大鼠、C	行为学、病变体积、神经元丢失、血肿清除

BBB. 血脑屏障；ICH. 脑出血；HMG-CoA.3– 羟基 –3– 甲基戊二酰辅酶 A；IGF. 胰岛素样生长因子 –1；IL. 白介素；NMDA.N–甲基 –D– 天冬氨酸；TGF. 转化生长因子；WM. 白质

第9章　脑白质病理生理学
White Matter Pathophysiology

Bruce R. Ransom　Mark P. Goldberg　Ken Arai　Selva Baltan　著

胡昕倩　刘梦玲　译　　徐　煜　魏　钧　查运红　校

本章要点

- 大多数缺血性脑卒中累及白质和灰质，20% 的脑卒中主要累及白质。
- 白质缺血性损伤的机制与灰质不同，并且研究更少。
- 轴突和少突胶质细胞最容易受到白质缺血性损伤的影响：轴突受钠浓度梯度的丧失及 Ca^{2+} 的累积毒性的影响，而少突胶质细胞及其髓鞘则受非 NMDA 介导的谷氨酸兴奋性毒性的影响。
- 潜在的治疗方法包括调节离子平衡、抑制谷氨酸介导的损伤和招募内源性修复机制。
- 只有当白质和灰质损伤的不同病理生理学都得到有效解决时，才能实现真正意义上的脑卒中神经保护。

哺乳动物中枢神经系统的缺氧或缺血会损害灰质和白质，包括伴随创伤性脑和脊髓损伤[1, 2] 的血管二次打击（图 9-1）。事实上，20% 的缺血性脑卒中主要累及白质，这是由供应大脑半球深部区域的穿支小动脉阻塞所致[3]（见第 27 章）。临床上，白质损伤可导致严重残疾，如脑卒中、脊髓损伤和创伤性脑损伤、某些形式的血管性痴呆及低血糖[2, 4, 5]。脑卒中"神经保护"药物临床试验失败的部分原因可能是由于药物对受损的白质缺乏挽救作用。尽管如此，缺血如何损伤白质受到的关注仍比灰质要少得多。造成这种现象的主要原因有两个：首先，最常用于研究脑卒中的啮齿动物的大脑几乎没有白质；其次，人们倾向于认为仅仅保护神经元胞体就足以挽救脑卒中累及的脑组织。

在过去 10 年中，对缺血缺氧性脑白质损伤的病理生理机制的认识取得了巨大进展，并且这方面的研究步伐正在加快。已经开发出的模型可以独立于灰质来研究白质。对于白质缺血引发的离子和分子事件的基本知识正在促进关于脑卒中时如何保护脑白质的可验证的假说的产生。最重要的是，人们越发意识到挽救受损的白质在实现有效、早期治疗缺血性脑卒中方面的重要性。本章回顾了目前已知的白质缺氧或缺血引发的细胞和分子事件，以及这些事件如何导致脑白质的功能丧失和不可逆损伤。

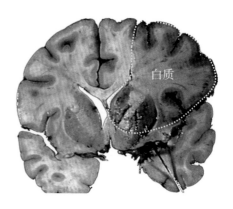

▲ 图 9-1　受脑卒中影响的白质和灰质

大脑中动脉血管分布的亚急性梗死显示大量白质受损，包括皮质下白质、半卵圆中心和内囊、灰质结构，如新皮质和基底神经节（图片由 Dr.Kevin A.Roth 提供）

一、脑白质解剖学和生理学

哺乳动物中枢神经系统的白质由传入和传出神经纤维束组成，这些纤维束连接含有神经元胞体的大脑和脊髓的皮质和核区。白质不含神经元胞体或突触，它由紧密排列的神经胶质细胞和有髓或无髓轴突组成，髓鞘的存在使这种组织呈白色。白质区域的有髓轴突与无髓轴突的比例差异很大。例如，视神经的所有轴突都有髓鞘，但胼胝体只有约30%的轴突有髓鞘[6, 7]。与无髓轴突相比，有髓轴突在解剖学、生理学和代谢上均具有高度的特殊性和独特性[8, 9]。因此，在白质损伤的病理生理学中发现区域差异也就不足为奇了[10-12]。

大脑白质中的大多数轴突在皮质区域内相连接。这些连接包括相邻皮质区之间的短纤维束（U纤维）和投射在对侧半球（胼胝体纤维）或不同脑区（联合纤维）之间的长轴突。基底神经节、脑干或脊髓的输出或输入投射仅占中枢神经系统总轴突的一小部分。因为大多数白质轴突在皮质区域相连接，所以不管是小的无脑动物还是具有较大脑回的动物，皮质区域的显著生长均与白质体积的巨大而不成比例的扩大有关（图9-2）。白质仅占啮齿动物前脑体积的一小部分（对于小鼠来说，白质约为10%，前脑总体积为125mm³），但在人脑中占很大比例（约50%，

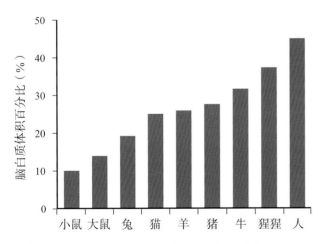

▲ 图9-2　几种哺乳动物（从小鼠到人）中由白质组成的大脑半球的体积百分比

脑白质的比例随着脑容量的增大而升高（引自 Zhang K, Sejnowski TJ. A universal scaling law between gray matter and white matter of cerebral cortex. *Proc Natl Sci USA*. 2000;97:5621–5626.）

总体积为 1 000 000mm³)[13]（图9-2）。这种巨大的超过4倍的脑白质体积百分比，意味着在缺血时人类大脑有更多的白质面临损伤风险。这也可能有助于解释为什么在脑卒中动物模型中成功的治疗方法尚未被证明对人类有效[14]。

尽管我们对中枢神经系统中神经胶质细胞功能的理解在逐渐深入[15, 16]，但很显然，星形胶质细胞对于大脑细胞外间隙（extracellular space，ECS）的离子稳态、谷氨酸摄取[17]和突触生成[16]至关重要。星形胶质细胞在维持大脑中抗氧化剂合成方面起着复杂且核心的作用[18]。只有星形胶质细胞中含有糖原，当葡萄糖利用受到限制时，它们可以以乳酸的形式为神经元和轴突（可能还有少突胶质细胞）提供可用的能量[19]。因为星形胶质细胞内含糖原及其天然厌氧的特性，它们是大脑中唯一能够在缺血期间维持足够的ATP来发挥功能的细胞，尽管这种功能持续短暂[20, 21]。少突胶质细胞为CNS中的轴突提供髓鞘，有髓轴突受损可导致其与少突胶质细胞或其髓鞘的连接传导失败。当然，缺血最终会影响白质所有成分，导致轴突–神经胶质相互作用，这对于了解损伤是如何发生的很重要。目前才开始在白质中研究这些在缺血或其他能量代谢中断期间[22]的复杂细胞相互作用。例如，小胶质细胞被认为在缺血期间会产生破坏性的自由基，而星形胶质细胞是能够抵御自由基介导的损伤的关键细胞类型[17]。然而，关于这些机制知之甚少，因为它们与白质缺氧缺血性损伤有关。

轴突的能量代谢是不依赖于其起源的细胞的，这一点很重要。轴突与细胞体相距甚远，其依赖于局部生成的ATP来维持离子浓度梯度和能量消耗。这种代谢隔离也意味着轴突以独立于神经元胞体的方式遭受能量剥夺。根据耗氧量计算，白质的代谢率约为灰质的一半[23]。相较于神经胶质细胞，轴突对于灰质的这种高代谢率贡献更大[24]。通常认为，在缺氧的情况下，成年哺乳动物的中枢神经系统会迅速遭到破坏。然而这缺乏实际数据，因为在不影响血液供应的情况下使动物缺氧是具有挑战性的。令人惊讶的是，年轻成年啮齿动物视神经中约25%的有髓轴突可以在厌氧状态下发挥功能[25]，但这种能力会随着年龄的增长而逐渐下降，最终在老年小鼠中丧失[26]。这一发现表明，年轻成年动物白质中

的一些轴突可以耐受长时间的缺氧而不会造成永久性伤害。

因为白质的代谢活性低于灰质，因此，它只需要较低的血流量（每组织体积）。脑白质的平均血流量为 30ml/（100mg·min），而灰质的平均血流量为 50ml/（100mg·min）。白质的毛细血管网络密度远低于灰质[27]。大脑白质的大部分血供来源于软脑膜较大血管的穿支动脉。皮质下深部白质的血供来自大脑动脉环的纹状动脉。其中最重要的是内侧纹状动脉，它直接来自于颈内动脉，并在穿过基底神经节时供应大部分内囊。当白质束通过脑干下行时，它们接受来自椎动脉和基底动脉或其周围分支的穿支动脉的血液供应。

白质的不同区域有不同的血液供应模式[28]（图 9-3）。例如，在半卵圆中心，血液供应由长小动脉组成，这些小动脉是典型的末端血管，几乎没有吻合支。其中一条血管的闭塞可导致对应区域缺血，由于与相邻血管没有吻合支连接，因此无法通过血流重新分配来挽救这一缺血区。相反，皮质下直接联系束（U 纤维）、胼胝体、外囊 – 屏状核和最外囊的血供由来自两条或多条软脑膜血管的交叉指状小动脉提供。这种双重血管供应可能解释了这些白质区域在缺氧或低灌注后对损伤具有相对抵抗力。

二、白质缺血模型研究系统

白质缺氧或缺血的实验研究系统需要适当模拟有髓轴突和神经胶质细胞的生物学和生理学特性。更好地了解白质损伤途径有助于找到相应的治疗方法，这些方法可以在复杂的体外和体内系统中进行验证，并最终在临床试验中进行验证。然而，了解每个模型系统的潜在优势和局限性，并确保实验可适当检验神经损伤和修复特性是很重要的。

（一）细胞培养

细胞培养模型可单独检测白质单个细胞成分，并且不受灌注和血管供应的影响。原代培养实验可评估富集的脑细胞对能量剥夺的影响，能量缺乏通常是通过短暂的氧剥夺和葡萄糖剥夺而实现。在此条件下，细胞的相对脆弱性从大到小大致如下：神经元＞少突胶质细胞＝小胶质细胞＞内皮细胞＞星形胶质细胞[29-32]。在少突胶质细胞系中，未成熟的

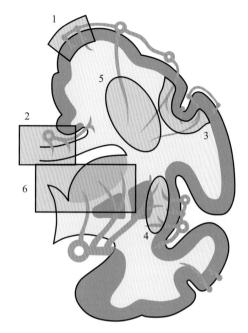

▲ 图 9-3 幕上脑血管供血

区域：1. 皮质；2. 胼胝体；3. 皮质下 U 纤维；4. 外囊 / 屏核 / 最外囊；5. 半卵圆中心；6. 基底节和丘脑。显微放射学研究表明，灰质中的毛细血管床比白质中的要密集得多。对缺氧性或低灌注性损伤最敏感的区域（皮质、半卵圆中心、基底节、丘脑）由重叠很少的孤立穿支小动脉供应，而不易发生缺氧性或低灌注性损伤的区域（U 纤维、外囊）有来自两条或多条动脉供应的交叉血管（引自 Moody DM, Bell MA, Challa VR. Features of the cerebral vascular pattern that predict vulnerability to perfusion or oxygenation deficiency: an anatomic study. *AJNR Am J Neuroradiol.* 1990;11:431–439.）

少突胶质细胞比成熟的细胞更易遭受能量剥夺[33]。少突胶质细胞易受缺血性损伤的原因包括高代谢需求、对氧化应激的抵抗力差、易受细胞外谷氨酸的毒性损伤[34, 35]。

细胞培养模型为研究缺血性损伤的分子生物学、药理学和神经化学提供了良好的基础，但必须考虑到其局限性。大多数培养的细胞来自围产期动物的大脑，因此可能反映了成年大脑不具备的未成熟表型。从体内神经元胞体中分离培养中枢轴突的研究相对较少。重要的是，细胞培养模型通常不包括完整的白质特征：细胞 – 细胞相互作用。但有方法可解决上述问题，因为分离轴突的实验系统已完善[36]，并且少突胶质细胞在共培养时可选择性地使轴突产生髓鞘[37]。例如，通过使用隔室系统，可以确定孤立轴突（另一个隔室中的胞体）的缺血性损伤主要是由 Ca^{2+} 和 Na^+ 内

流介导的，而不依赖于谷氨酸受体的激活[38]。

（二）体外组织模型

使用立即分离、灌注的完整白质的模型，避免了细胞培养的许多局限性。对分离的啮齿动物视神经（一种仅由有髓轴突组成的中枢神经系统白质束）的研究[39-44]，使得在了解白质损伤方面取得了相当大的进展。其他中枢神经系统白质体外模型包括分离脊髓背柱[45]和脑片（包括胼胝体）[10]。这些离体白质纤维束为研究白质损伤机制提供了几个优势，包括使用电生理学对细胞成分进行共聚焦成像定量评估轴突功能[42,44]。重要的是，每个白质束都提供了神经胶质细胞和轴突之间完整的三维（three-dimensional，3D）相互作用。使用不同的白质束有助于检测不同区域白质损伤机制的差异[10,44]。尽管这些模型不适合研究缺氧或缺血性损伤后的长期影响，但轴突在体外至少可保持数小时的电生理功能，从而可以评估轴突短期恢复情况。必须强调的是，在正常体温下研究白质损伤十分重要。脑片研究通常在低于体温几摄氏度的条件下进行，因为它们在这些较冷的温度下存活得更好。然而，白质的缺氧缺血性损伤对温度十分敏感[46]。随着温度下降，损伤程度明显降低。较低的温度会改变损伤机制，从而导致错误的结论[47]。

（三）体内模型

已经在啮齿动物模型中进行了数百项局灶性脑缺血研究，但仅在少数研究中检测到白质损伤的程度（Pantoni 等[48]和 Dietrich 等[49-52]）。造成这种情况的部分原因是小鼠和大鼠的脑白质所占的比例非常小（图 9-2）；在这些模型中，无论白质是否受损，最常见的评估指标（梗死的体积）没有明显改变。此外，最常用的局灶性脑缺血模型：大脑中动脉闭塞始终不影响胼胝体，胼胝体是啮齿动物中最大的白质束之一（Ginsberg 和 Busto[53]）。此外，在啮齿动物模型中常用的梗死体积评估方法包括用三苯基四氮唑（TTC，一种活性染料）染色，然而这种染料几乎不能标记完整的白质[54]。白质损伤需要特殊的组织学技术来识别轴突、髓鞘和胶质细胞的损伤。

目前损伤胼胝体的方法包括局部注射谷氨酸类似物[30,55]、脱髓鞘物质[56]或血管收缩药[57]。这些模型不能很好地模拟缺血，并且可能由于创伤而导致

混杂的组织损伤。灵长类动物的大脑含有约 35% 的白质，其大脑中动脉的灌注区域也更接近人脑。基于这些原因，灵长类动物的白质损伤模型更具吸引力[58,59]。在考虑进行人体试验之前，未来可能有必要进行此类研究，以验证啮齿动物白质缺血保护是否有希望应用于人类。

三、缺血对脑白质的影响

可以通过电激发组成轴突的复合动作电位（compound action potential，CAP）来监测白质功能（图 9-4A）。在 37℃ 缺血情况下中枢神经系统白质的功能（即兴奋性）迅速失效[10,42-44,60,61]。在有完整髓鞘的白质束中，小鼠视神经 CAP 在缺血开始后的 5~10min 开始下降，15~20min 后几乎消失[42,44]（图 9-4B）。在缺血或缺氧后的复氧过程中，CAP 在 1h 内部分恢复到新的稳定水平。白质恢复的速度和幅度都随着缺血或缺氧持续时间的延长而降低。在缺血 60min 后，白质功能的平均恢复率约为 25%[43,44]。这一结果说明，约 75% 的轴突受到了不可逆转的损伤。事实上，电子显微镜表明，大多数轴突在 60min 的缺血或缺氧状态下都会发生严重的结构变化[10,62,63]，其中大轴突比小轴突受到的影响更严重。体外实验表明，在损伤的一定时间内白质比灰质恢复得更好[60,64]，这意味着在缺血性损伤中挽救白质的治疗窗比灰质长。缺血导致的白质功能障碍模式存在区域差异[64]。缺血导致视神经和胼胝体的单相功能丧失，但胼胝体的 CAP 恢复模式更为复杂[10]（图 9-5）。视神经兴奋性的恢复是单相的，并且在葡萄糖和氧气恢复 30~60min 后趋于稳定[42,44]，而胼胝体以多相的方式恢复兴奋性，并在晚期进行性下降[10]（图 9-5C）。这种差异证明，白质束对损伤具有不同的易感性，并且提示在不同的区域内有不同的病理机制。

（一）跨膜离子浓度梯度紊乱

当氧气缺乏、葡萄糖缺乏或两者同时缺乏时，脑细胞外离子浓度会发生快速变化[65]。这些变化反映了局部脑组织的代谢状态[66]，并可对神经功能产生直接影响。细胞外 K^+ 浓度升高使神经元细胞膜去极化，减少并阻断动作电位，导致不受控制的递质释放[67]，诱导细胞肿胀[68]，并可能影响脑血流[69]。

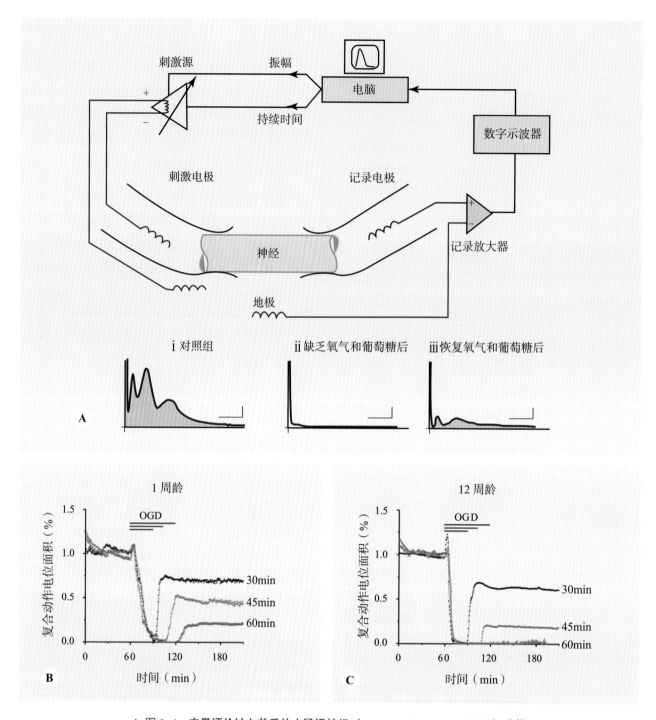

▲ 图 9-4　定量评价缺血前后的小鼠视神经（mouse optic nerve，MON）功能

A. 记录操作示意图。在视神经一端超高电压脉冲刺激，可在另一端记录 CAP，并通过电脑对收集到的信号进行处理及储存。B. 缺血对白质功能的影响。MON 的功能可以用 CAP 下面积来表示（阴影区域）。该图显示了在缺血之前、期间和之后 60min（恢复）的 CAP。对于不同周龄的小鼠的比较，CAP 面积的变化应该表现为自身对比的 CAP 面积比例。给予不同持续时间的缺血处理（30min、45min 及 60min），同一时间记录 CAP。CAP 面积在缺血处理后 15～20min 迅速下降至接近零。在给予氧气和葡萄糖后，CAP 面积逐渐恢复到刚缺血时的 25% 左右，并且在较短的缺血时间内恢复到更大程度。对于持续 45min 或 60min 的损伤，与周龄小的小鼠相比，周龄大的小鼠损伤程度明显更严重。校准参数为 1ms 和 1mV。OGD. 缺乏氧气和葡萄糖（改编自 Stys PK, Ransom BR, Waxman SG, et al. Role of extracellular calcium in anoxic injury of mammalian central white matter. *Proc Natl Acad Sci U S A*. 1990;87:4212–4218; and Baltan S, Besancon EF, Mbow B, et al. White matter vulnerability to ischemic injury increases with age because of enhanced excitotoxicity. *J Neurosci*. 2008;28:1479–1489.）

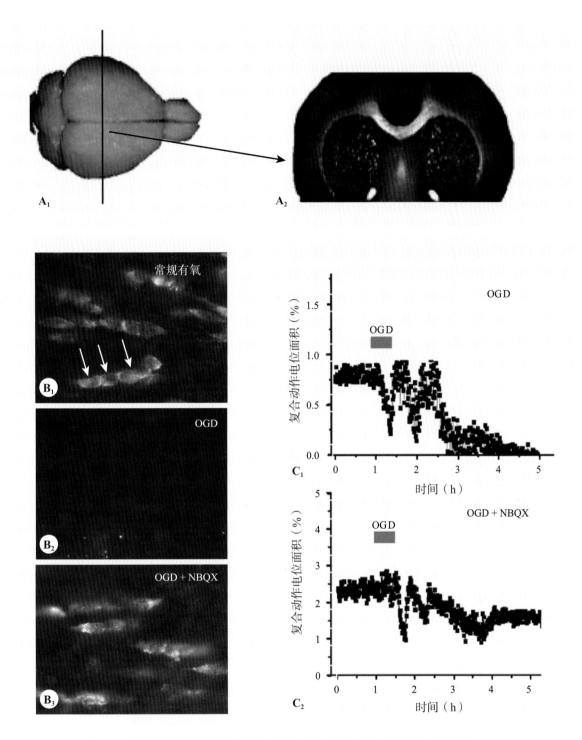

▲ 图 9-5　谷氨酸受体抑制药保护脑白质损伤体外模型中的少突胶质细胞和轴突

A_1 和 A_2. 来自成年小鼠的新鲜冠状面脑切片，厚度为 400μm，每个切片包括皮质下白质和完整的胼胝体。B_1 至 B_3. 免疫荧光显微镜检查胼胝体中的少突胶质细胞体。在正常氧灌注条件下（B_1），少突胶质细胞可以在数小时内保持完整（箭）。少突胶质细胞在缺乏 OGD 30min 后会在 2h 内死亡（B_2），但在添加谷氨酸受体拮抗剂 NBQX（B_3）的 OGD 中可存活，该拮抗药选择性地抑制 α- 氨基 - 谷氨酸受体的 3- 羟基 -5- 甲基 -4- 异噁唑 - 丙酸和红藻氨酸亚型。C_1 和 C_2. 胼胝体中记录的刺激诱发 CAP 的下降，表明短时间缺乏氧气和葡萄糖扰乱了白质中的轴突传导（C_1）。给予 NBQX 后避免了 CAP 下降（底部）并防止轴突形态被破坏（未显示）。这些结果表明，谷氨酸受体介导的神经胶质损伤可能参与了缺氧缺血条件下的轴突损伤。OGD. 缺乏氧气和葡萄糖（改编自 Tekkök SB, Goldberg MP. AMPA/kainate receptor activation mediates hypoxic oligodendrocyte death and axonal injury in cerebral white matter. *J Neurosci*. 2001;21:4237–4248.）

正如设想的那样，升高的细胞外 K^+ 本身并不会降低神经胶质细胞对兴奋性毒素谷氨酸的摄取[70, 71]。细胞外酸中毒可对神经元和神经胶质细胞膜产生直接毒性作用[72, 73]，改变离子通道功能[74]，并阻断由 NMDA 受体激活产生的电流[75]。这种情况下，白质缺氧产生的细胞外离子浓度变化容易导致其他对损伤至关重要的离子事件。

在白质中，缺氧或缺血会导致细胞外 K^+ 和 H^+ 浓度的快速变化，这与灰质中所见的相似，但其变化幅度更小[65, 76, 77]。缺氧开始后的 3min 或 4min 内，细胞外 K^+ 浓度在视神经中开始增加，从基线 3mmol/L 达到约 15mmol/L 的最终浓度。与大多数灰质区域相比，在缺氧期间白质不会发生扩散性抑制事件[65, 78]，这也解释了为什么细胞外 K^+ 在白质中的增加少于在灰质中的增加[77, 79]。

细胞外 pH（pH_o）在缺氧期间降低。标准生理溶液的最大值约为 0.3 个 pH 单位[77]，缺氧后，pH_o 缓慢恢复到其基线水平并表现出未知意义的二次酸化阶段。缺氧期间白质和灰质中 pH_o 的酸变化可能是厌氧代谢增加导致细胞外乳酸积累的结果[76, 77, 80]。未解离形式的乳酸可以通过扩散或直接运输的方式排出细胞外[81]。体外研究表明，在缺氧期间，神经胶质细胞和神经元含有等量的细胞内乳酸，但胶质细胞向内皮细胞输送更多的乳酸[81]。星形胶质细胞（而非神经元）含有糖原[19]，在缺血期间糖原被分解并代谢为乳酸。因此，星形胶质细胞可能在缺氧或缺血时出现的 pH_o 酸移位中发挥重要作用[77]。缺血导致脑组织中 ATP 迅速下降[66, 82]。白质中 ATP 的下降速度似乎明显慢于灰质[83]，其可能原因是，与灰质相比，白质的代谢率更低，这意味着白质可能会保留足够的 ATP 以延长其耐受缺血的时间，因而不会遭受不可逆的伤害。ATP 的减少会导致能量依赖性的离子泵失效，包括 Na^+-K^+ 泵和 Ca^{2+}-ATP 酶，这种离子泵失效会影响轴突和神经胶质细胞。离子泵失效导致离子沿着其浓度梯度重新分布，继而导致膜去极化，从而激活电压门控离子通道。其他 K^+ 通道可能被激活并导致细胞外 K^+ 浓度增加，包括 Ca^{2+} 依赖性 K^+ 通道、ATP 依赖性 K^+ 通道和 Na^+ 依赖性 K^+ 通道[65, 84]。缺氧或缺血会导致大鼠视神经内皮细胞的体积减少多达 20%[85]，这可能是由于细胞外 K^+ 浓度增加引发神经胶质细胞肿胀[68]。在缺血性动物

实验中，当葡萄糖浓度高于正常浓度时，灰质会受到更大的损害[86, 87]，目前尚不清楚这种现象是否也存在于白质。然而，在缺氧期间，高血糖可保护白质功能[77]，尽管高血糖会导致更严重的细胞外酸转移，恶化脑卒中结局[88]。奇怪的是，与体内研究相比，体外研究表明，灰质和白质都因葡萄糖浓度升高而免受缺氧损伤[77, 89]。

（二）钙离子假说与缺氧缺血性脑白质损伤

钙离子假说认为，细胞内 Ca^{2+}[$(Ca^{2+})i$] 不受调控的升高代表了细胞损伤的"最终共同途径"[66, 90]。这一假说在白质缺血或缺氧性损伤的情况下似乎是正确的，但具体机制尚不清楚。一般来说，缺血会在损伤开始后数分钟内导致轴突中的细胞内 Ca^{2+} 浓度增加（Nikolaeva 等[64]）。细胞内 Ca^{2+} 累积是来自内皮细胞的 Ca^{2+} 内流和细胞内储存的 Ca^{2+} 释放的结果。这两种机制的相对重要性似乎因动物年龄而异，也可能因白质区域而异。钙离子假说可能也适用于白质神经胶质细胞，尤其是星形胶质细胞和少突胶质细胞，但对此知之甚少。导致细胞内 Ca^{2+} 浓度增加的离子梯度紊乱可能首先发生在少突胶质细胞中，因为星形胶质细胞内的糖原在缺血的 15~20min 可供应 ATP 的生成。

有数据表明，细胞外 Ca^{2+}[$(Ca^{2+})_o$] 对幼年、成年动物的白质损伤是必需的[42]（图 9-6）。缺血 60min（即零葡萄糖和零氧）会严重损伤白质，大约 80% 的轴突受到不可逆转的损伤。相反，当用零 Ca^{2+} 溶液进行灌注损伤时，缺血 60min 后 CAP 区域恢复到对照组相同水平（图 9-6A）。这种恢复在几小时内是稳定的，表明在没有细胞外 Ca^{2+} 的情况下，脑组织不受 1h 完全缺血的影响。在幼年、成年小鼠中，这种影响是分级的，即使在缺氧期间细胞外 Ca^{2+} 浓度的适度减少（如 0.5~2mmol/L）也会有一定帮助[39]。其他白质部分，特别是胼胝体和脊髓的缺氧缺血性损伤也依赖于细胞外 Ca^{2+}[10, 91]。因此，在幼年、成年动物中，胞外 Ca^{2+} 可能是细胞质 Ca^{2+} 内流的来源。这一观点在以下现象中得到了验证：细胞外 Ca^{2+} 在缺氧期间下降，并且其下降与不可逆损伤的发展过程具有时间吻合性[92]。

在 CAP 缺失的基础上，由于白质轴突在缺血时功能失调，很有可能轴突内 Ca^{2+} 损伤增加。事实上，

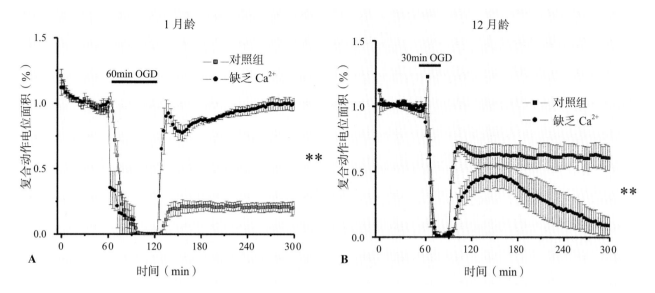

▲ 图9-6 在年轻的成年动物中，白质的缺血诱导损伤取决于细胞外 Ca^{2+}，但在老年动物中情况更为复杂。在缺血缺氧模型下，将小鼠视神经在不同时间段（**OGD 处理 30min 前、OGD 处理期间、OGD 处理 30min 后**）放入正常人工脑脊液（artificial cerebrospinal fluid，**ACSF**）（含有 **2mmol/L Ca^{2+}**）或在不含 Ca^{2+}（加 **200μmol/L EGTA**）的 ACSF

A. 在 1 月龄的 MON 中，用无 Ca^{2+} ACSF 进行的预处理后，OGD 损伤几乎完全恢复 [（95.6%±4.3%），n=6]；B. 在没有 Ca^{2+} 的情况下应用 OGD 时，12 月龄的 MON 的 CAP 面积恢复未能显示出优于对照恢复的改善。OGD. 缺乏氧气和葡萄糖（引自 Tekkök S, Ye Z, Ransom BR. Excitotoxic mechanisms of ischemic injury in myelinated white matter. *J Cereb Blood Flow. Metab.* 2007;27:1540–1552; and from Baltan S, Besancon EF, Mbow B, et al. White matter vulnerability to ischemic injury increases with age because of enhanced excitotoxicity. *J Neurosci.* 2008;28:1479–1489. ）

缺氧 60min 可引起大鼠视神经轴突发生明显的病理改变[62]。轴突与其髓鞘之间出现大的空泡，轴浆线粒体肿胀和破坏，轴浆中的神经丝和微管消失（图 9-7）。在药物诱导细胞内 Ca^{2+} 增加后，外周轴突显示出上述类似的超微结构异常，因而这种病理变化是由细胞内 Ca^{2+} 毒性增加而导致的观点得到了更多的认可[93]。这些变化在大轴突中更为明显。在某些纤维中，结旁髓鞘从结节处收缩，这种变化可能对跳跃传导产生不利影响（图 9-7B，箭）。尽管缺氧 60min 后出现的一些超微结构变化在复氧 60min 后可以部分恢复，但神经丝和微管的损伤仍然存在。轴突膜和副节髓鞘之间纤维的正常连接存在部分恢复，这可能提示一些超微结构基质在缺氧后的部分恢复（通过检测 CAP 的部分复位）（图 9-4B）。然而，必须强调的是，缺氧后 CAP 恢复到新的稳定水平可能是一个多因素过程，其中肯定涉及重新建立重要的跨膜离子梯度，这是轴突兴奋的基础[94]。

如果神经在没有 Ca^{2+} 时暴露于缺氧条件下，则未发现上述超微结构异常[95]。因此，轴突结构变化与轴突功能变化（即 CAP 区域）在幼年动物中相关

性非常好。在正常的细胞外 Ca^{2+} 存在下，缺氧会破坏轴突的结构和功能，而在细胞外没有 Ca^{2+} 的情况下，缺氧不会对轴突结构和功能产生长期破坏。这些超微结构的观察是在有缺氧而不是缺血的幼年、成年小鼠视神经上进行的。虽然这与真正缺血的病理生理学有关，但需要进一步的超微结构研究来验证这一点。

在年长的成年动物中，缺血造成的损伤更具破坏性，胞外 Ca^{2+} 在介导损伤中的作用不太确定[42]（图 9-4B 和图 9-6B）。给定的缺血时间内，与 1 月龄的小鼠相比，12 月龄的小鼠不可逆性缺血损伤的程度可增加 50%[42]。换而言之，老年动物的白质更容易受到缺血的影响，并且完全独立于血管通畅等血管因素。此外，年幼和年老动物之间的损伤机制不同。以上事实说明了 2 点：①动物年龄是脑卒中病理生理学临床前研究中的一个关键变量；②对老年动物的研究可能与人类缺血性脑卒中的细胞机制最相关，这种疾病的发病率随着年龄的增长而大幅增加。

在 12 月龄的小鼠实验中，缺血期间去除细胞外 Ca^{2+} 并不能使白质免于不可逆的功能丧失[42]（图

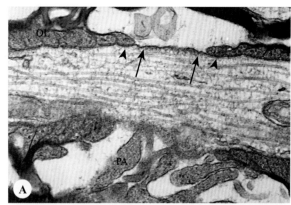

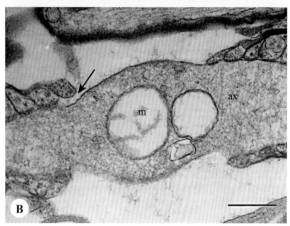

▲ 图 9-7　电子显微镜显示缺氧视神经郎飞结的超微结构变化

A. 在对照视神经中，注意到终末的 OL 与结侧区内的轴突（箭头）的紧密相对，以及正常轴突膜的致密底膜（箭）。足周星形胶质细胞突起（PA）靠近郎飞结。轴浆内含有致密的微管网络。B. 在缺氧性视神经中，偶有终末髓鞘环脱离轴突（箭）。线粒体肿胀及其嵴扭曲（m）。轴浆内的微管损伤（ax）。A 和 B. × 40 000，标尺 0.5μm（改编自 Waxman SG, Black JA, Stys PK, et al. Ultrastructural concomitants of anoxic injury and early post-anoxic recovery in rat optic nerve. *Brain Res.* 1992;574:105–119.）

9-6B）。白质在无 Ca^{2+} 溶液中损伤后，CAP 部分恢复，然后在接下来的 2h 内缓慢恶化。在脊髓背柱中，无 Ca^{2+} 溶液也不能使白质免受缺血性损伤[96]。许多研究直接测量轴突细胞内 Ca^{2+} 浓度并发现它会随着缺血而增加，即使在无 Ca^{2+} 的细胞外溶液中也是如此[64, 96, 97]。正如这一发现所提示的，缺血也会导致细胞内 Ca^{2+} 释放。

缺血也会以依赖 Ca^{2+} 的方式影响白质中的神经胶质细胞和髓鞘[10, 91]。组织病理学研究表明，胼胝体和脊髓背柱中的少突胶质细胞和髓鞘受到严重损伤[10, 91]。总的来说，在所评估的缺血持续时间内，

星形胶质细胞的损伤程度似乎相对较小。这一发现可能反映了星形胶质细胞在缺血的数十分钟内从其糖原储存中制造 ATP 的能力[19, 20]。

四、脑缺血时轴突白质损伤

（一）Ca^{2+} 内流和细胞内 Ca^{2+} 释放的机制

Ca^{2+} 内流在介导神经元细胞体[98]和轴突[92]缺氧缺血性损伤中的重要性已得到充分验证。然而，就白质而言，Ca^{2+} 内流似乎只是幼年动物损伤中的主要机制[42]。当一个特定的病理机制与其他病理过程同时存在时，很难判断哪个更重要。在富含突触的灰质中，Ca^{2+} 进入神经元的主要机制是通过 NMDA 型谷氨酸受体。白质没有突触，并且对能够迅速杀死神经元胞体的长时间高浓度的谷氨酸具有耐受性[42, 99]（Li 等[100]）。然而事实证明，白质如何因缺血而丧失功能的机制比预期的要更复杂和有趣。一些关于白质损伤的早期假说，尤其是谷氨酸不参与白质损伤的观点被证明是错误的。关于白质是如何受到损伤的仍是一个悬而未决的问题，目前缺血诱导白质损伤的模型无疑需要更进一步的探索和修正。目前，有充分的证据表明，缺血会损伤白质中的轴突和神经胶质细胞，并且是通过不同的机制造成的。考虑到这一点，轴突和神经胶质的损伤将分开进行讨论。缺血或缺氧介导的轴突细胞内 Ca^{2+} 病理性增加的机制是：① Na^+–Ca^{2+} 交换体的反向转运，Na^+–Ca^{2+} 交换体是一种普遍存在（红细胞除外）的膜蛋白，通常用于排出胞质内 Ca^{2+} 并引起 Na^+ 内流；②电压门控 Ca^{2+} 通道；③细胞内储存的 Ca^{2+} 释放。

（二）Na^+–Ca^{2+} 交换的反向转运

Na^+–Ca^{2+} 交换不消耗 ATP，主要由跨膜 Na^+ 浓度梯度驱动。该交换体在正向和反向转运上都可以同样发挥作用，该交换体是一种高容量、相对低亲和力的 Ca^{2+} 转运体[101]。转运过程的经典途径是 3 个 Na^+ 交换 1 个 Ca^{2+}，这种交换比使该过程产生电，膜电流由此产生[102]。因此，交换体也受膜电位的影响[103]，膜去极化有利于反向转运（即 Na^+ 流出和 Ca^{2+} 流入）。胞外 Ca^{2+} 的转运方式可以通过跨膜 Na^+ 浓度梯度、膜电位或两者同时来调节[11]。需要注意的是，细胞内 Na^+[（Na^+）$_i$] 或膜电位即使是相对较小的变化也可显著改变细胞内 Ca^{2+} 浓度，尤其是细

胞内 Na^+ 的增加和膜去极化的增加可导致细胞内 Ca^{2+} 大幅增加。

脑白质缺血性损伤假说的病理生理演变过程如下：①缺血导致 ATP 快速下降，细胞外 K^+ 浓度增加，导致轴突去极化；②由于 Na^+ 泵功能受损，Na^+ 通过电压依赖性 Na^+ 通道流入细胞导致细胞内 Na^+ 浓度增加[104, 105]；③轴突膜去极化和细胞内 Na^+ 浓度的增加促进 Na^+–Ca^{2+} 交换体的反向转运，导致细胞内 Ca^{2+} 浓度持续稳定在较高浓度。在缺血期间抑制钠钙交换体应该可以改善预后，在年轻的成年动物中也是如此[11, 42]。这种交换体的抑制药（如苯丙地尔或 KB-R7943）明显改善了缺血后恢复。而且还可以通过抑制 Na^+–Ca^{2+} 交换体的反向转运导致缺氧期间细胞外 Ca^{2+} 浓度下降速度减慢[92]。以上表明，细胞内 Na^+ 浓度的增加促进反向 Na^+–Ca^{2+} 交换。轴突在能量代谢中断期间通过激活电压依赖性 Na^+ 通道导致细胞内 Na^+ 浓度增加［有髓轴突具有极高密度（> $10^3/mm^2$）的节点 Na^+ 通道］[8]。用河豚毒素（tetrodotoxin，TTX）阻断 Na^+ 通道或降低胞内 Na^+ 显著促进缺氧后复合动作电位恢复[106]。视神经中 Na^+ 的内流在整个缺氧期间持续存在[11]。传统的 Na^+ 通道随着去极化而迅速失活，无法介导持续的 Na^+ 内流。然而，一些 Na^+ 通道失活缓慢或根本不失活[107]。视神经轴突就存在非失活 Na^+ 通道[106]，它参与病理 Na^+ 内流，导致白质轴突功能障碍。奇怪的是，TTX 未能阻止小鼠胼胝体缺血后的复合动作电位恢复[10]，可能是因为这两个白质束中 Na^+ 通道表达类型差异。

（三）激活电压门控 Ca^{2+} 通道

电压门控 Ca^{2+} 通道参与某些能量中断损伤模型[108]。Ca^{2+} 通道阻滞药可减轻这种损伤的程度，其机制可能是通过阻止因缺氧或缺血而去极化神经元的 Ca^{2+} 内流[108, 109]。事实上，L 型 Ca^{2+} 通道存在于中枢神经系统有髓轴突上[92]，并在缺氧期间介导中枢神经系统白质中的毒性 Ca^{2+} 流入[92, 110]。在缺氧或缺血期间应用的 L 型 Ca^{2+} 通道阻滞药可改善功能恢复。

Na^+–Ca^{2+} 交换体的反向转运和 Ca^{2+} 通道的激活可能同时起作用，以保证 Ca^{2+} 在缺氧或缺血期间进入轴突。或者通过 Ca^{2+} 通道的 Ca^{2+} 内流可能触发反向 Na^+–Ca^{2+} 交换。而高水平的细胞内 Ca^{2+} 浓度是反向 Na^+–Ca^{2+} 交换的先决条件[111]。因此，轴突 Ca^{2+} 通

道可能起到"启动"由钠钙交换体介导的 Ca^{2+} 积累阶段的作用。

图 9–8 显示了缺血如何导致白质轴突中 Ca^{2+} 积累。在氧气和葡萄糖存在的情况下，会产生足够的 ATP 来维持 Na^+ 泵。它保持较低的胞内 Na^+ 浓度并防止胞内 Na^+ 浓度随神经动作电位大幅增加[105]。它还负责轴突的静息电位的维持。正常的跨膜 Na^+ 浓度梯度和静息电位这两个条件决定了 Na^+–Ca^{2+} 交换体以"正向"模式运行，排出细胞内的 Ca^{2+}（图 9–8A）。在缺乏氧气和葡萄糖的情况下，ATP 急剧下降，Na^+ 泵不再能够维持 K^+ 和 Na^+ 的跨膜梯度[104]。而且部分非失活的 Na^+ 通道会导致胞内 Na^+ 浓度持续增加[105]。有髓轴突可能特别容易受到这种级联事件的影响，因为它们在郎飞结处的 Na^+ 通道密度非常高，容易导致细胞内局灶性 Na^+ 浓度的大量增加。在这些情况下，Ca^{2+} 通道会持续开放。在这种情况下，Ca^{2+} 通道会持续开放，由此产生的 Ca^{2+} 流入会导致细胞内 Ca^{2+} 浓度升高。膜电位和跨膜 Na^+ 浓度梯度的逐渐失衡，以及细胞内 Ca^{2+} 浓度的增加，导致 Na^+–Ca^{2+} 交换体的反向转运，导致细胞内 Ca^{2+} 浓度[101]的快速上升（图 9–8）。综述强调了细胞内外离子浓度失衡导致细胞内 Ca^{2+} 浓度增加，并最终导致不可逆损伤[90]。通过细胞内 Ca^{2+} 浓度增加介导细胞死亡的信号通路[66, 112, 113]尚未在白质中得到确定，可能包括一系列由蛋白酶和脂肪酶等酶介导的生化反应，以及自由基的产生[114]。

（四）激活细胞内 Ca^{2+} 释放

缺血状态下的轴突细胞内 Ca^{2+} 浓度的迅速增加[64, 96]。这种增加多数发生在细胞外 Ca^{2+} 不存在的情况下，并且与细胞内储存的 Ca^{2+} 释放有关，特别是与轴突内质网（endoplasmic reticulum，ER）和线粒体释放的 Ca^{2+} 有关[96, 97]。缺血期间细胞内 Ca^{2+} 释放的机制很复杂的。轴突去极化通过 L 型 Ca^{2+} 通道[92]与兰尼碱受体耦联导致轴突内皮细胞释放 Ca^{2+}[96]。Ca^{2+} 激活第二信使级联反应导致一氧化氮的形成和线粒体释放 Ca^{2+} 等其他一些通路可能也参与其中[97]。缺血期间阻断这几条途径可改善功能预后。鉴于年龄对啮齿类动物视神经缺血性损伤机制和结果的重要影响[42]，探索老年动物的细胞内 Ca^{2+} 释放机制显得尤为重要。

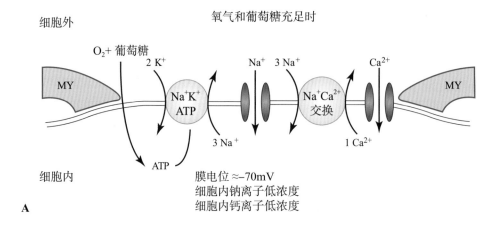

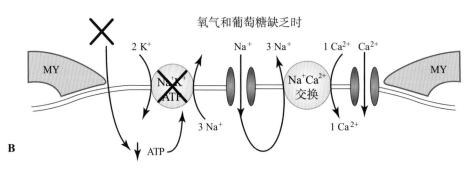

▲ 图 9-8 中枢神经系统郎飞结区缺血时导致细胞内 Ca^{2+} 积聚的重要离子流通方式

A. 在正常情况下，有足够的氧气和葡萄糖来产生足够的腺苷三磷酸（ATP），以维持兴奋性所需要的离子泵。若细胞内 Na^+ 浓度由于动作电位而增加，从而增加驱动 Na^+ 泵活动。Na^+ 泵产生的高的 Na^+ 梯度差与高负膜电位一起驱动高容量的 Na^+-Ca^{2+} 交换体向正向转运，帮助维持细胞内 Ca^{2+} 低浓度。由于有髓轴突中 ATP 依赖的离子通道在结区，Na^+ 泵和 Na^+-Ca^{2+} 交换体就可能位于结区前面。结区也存在电压门控的 Ca^{2+} 通道，但不是产生动作电位所必需的。B. 在缺乏氧气和葡萄糖的情况下，ATP 的生成严重减少，因为它在这种情况下完全来自糖酵解。ATP 的缺乏导致离子浓度梯度失衡，电压门控 Na^+ 通道加速了离子浓度梯度失衡，并且其中部分通道是非失活的，从而增加了 Na^+ 泵的工作量。随着跨膜 Na^+ 梯度的下降和膜的去极化，Na^+-Ca^{2+} 交换体变为反向转运，并开始向轴突转运 Ca^{2+}。Ca^{2+} 也通过电压门控 Ca^{2+} 通道进入轴突。细胞完整性的最终破坏可能是由 Ca^{2+} 激活的破坏性酶，如蛋白酶和脂肪酶，以及产生的自由基所介导（改编自 Ransom BR, Stys PK, Waxman SG. Anoxic injury of central myelinated axons: ionic mechanisms and pharmacology. In: Waxman SG, ed. *Molecular and Cellular Approaches to the Treatment of Brain Disease*. New York: Raven Press; 1993: 121–151. ）

（五）兴奋性神经毒性通路损伤白质中的神经胶质细胞

内源性谷氨酸的释放和神经元谷氨酸受体的激活（兴奋性神经毒性）是导致缺血性脑卒中灰质损伤的主要途径。由于白质缺乏突触，缺乏常见的兴奋性毒性靶点、神经元细胞体和树突，因此兴奋性神经毒性常被人认为可能不会导致白质损伤；然而，目前证明这一观点是错误的[14]。在缺血期间，白质中的谷氨酸大量释放[44]通过激活少突胶质细胞及髓鞘上的谷氨酸受体介导不可逆的白质损伤。

与神经元一样，星形胶质细胞和少突胶质细胞表达具有功能活性的 α- 氨基 -3- 羟基 -5- 甲基 -4- 异恶唑 - 丙酸（α-amino-3-hydroxy-5-methyl-4-isoxazole propionic acid，AMPA）和红藻氨酸（kainite，KA）谷氨酸受体亚基[115-117]。最近，在发育过程中的白质少突胶质细胞[118-120]和成熟动物[42]中发现了 NMDA 型谷氨酸受体。这些不同谷氨酸受体的生理意义有待确定。在培养过程中，少突胶质细胞谱系细胞极易受到谷氨酸兴奋性神经毒性的影响，并且可以通过阻断谷氨酸受体来避免缺氧损伤[30, 33, 117, 121]。

这些体外研究提出了这样的假设，即 AMPA/KA 受体的激活导致体内少突胶质细胞的缺氧缺血性死亡，从而参与脑白质损伤。然而，体外培养的少突胶质细胞在成熟状态、受体表达和轴突 – 胶质细胞相互作用等几个重要方面与体内少突胶质细胞不同。随后的研究证实了谷氨酸介导的少突胶质细胞损伤在体内成熟白质组织的不同，包括胼胝体切片[10]（图 9–5）、脊髓白质[45]和小鼠视神经[42, 44]。事实上，在老年动物中看到的更严重的缺血性损伤至少部分归因于与更早和更强烈的谷氨酸释放相关的兴奋毒性[42]。在缺血性白质中，释放毒性谷氨酸非突触来源可能包括轴突[45]、星形胶质细胞[122, 123]和少突胶质细胞[33]。尽管其来源尚未明确，但谷氨酸释放由依赖 Na^+ 的谷氨酸反向转运蛋白介导，而星形胶质细胞是这些转运蛋白密度最高的细胞，我们认为星形胶质细胞可能是谷氨酸释放的来源[42, 44]。

白质兴奋性毒性主要由 AMPA/KA 型谷氨酸受体介导，但在不同白质区域亚型存在一些差异[42, 124-127]。尽管 NMDA 受体存在于少突胶质细胞上，但这些受体可能参与发育过程[119]中缺血性白质损伤而不参与成年后的损伤（Baltan 等[42]）。然而，仅由低血糖引起的白质损伤在很大程度上依赖于 NMDA 受体的激活[22]。在一些情况下，AMPA/KA 受体阻断已被证明可以保护轴突和神经胶质细胞[10]。最近研究发现，轴突可能表达功能性谷氨酸受体[97]（Brand-Schieber 和 Werner[128]）；尽管如此，与谷氨酸受体阻断相关的轴突保护可能主要是通过对相关神经胶质细胞的作用间接介导的[10]，包括谷氨酸介导的胶质细胞损伤和离子通道、离子交换体和细胞内 Ca^{2+} 释放介导的轴突损伤涉及的平行通路（图 9–9）。以上说法并不适用于大脑中所有的白质。事实上，我们认为有髓鞘纤维比无髓鞘纤维更容易在少突胶质细胞和髓鞘损伤后发生失效和损伤这一说法更合理，但这一理论尚未得到严格的检验。那么，这些平行路径的比较时间过程呢？换句话说，这些平行路径是否一个比另一个进展得更快？这些问题的答案对于治疗干预措施的发展至关重要。

五、脑白质中的自我保护

中枢神经系统中的神经纤维束不包含突触，但它们包含神经递质及其同源受体。除了谷氨酸和谷氨酸受体外，白质还含有神经递质 GABA[129]和腺苷[83]及其受体[130]。虽然 GABA 或腺苷在白质中的正常生理功能尚不清楚，但这两种物质在缺血期间都出现在细胞外液中[129, 131]。极低浓度的 GABA 和腺苷都能减轻缺氧诱导的白质损伤的严重程度，因此构成了该组织独特的自我保护系统[132, 133]。

图 9–10 显示了 GABA 从标准 60min 缺氧期对 CAP 恢复程度的影响[133]。缺氧时将 GABA（$1\mu mol/L$）应用于视神经损伤可有明显改善效果。GABA 的保护作用是由 $GABA_B$ 型受体（GABA-B-type receptors，$GABA_B R$）介导的；因此，选择性 $GABA_B$ 激动药巴氯芬可以介导 GABA 诱导的保护作用，并被 $GABA_B$ 拮抗药法克罗芬阻断。高浓度的 GABA 或巴氯芬不能提供保护，可能是因为受体脱敏[132]。$GABA_B$ 受体阻滞药法克罗芬使得缺氧的预后更差。这说明 GABA 是从内源性储存中释放出来，并直接提供保护作用[132]。$GABA_B R$ 通过 G 蛋白发挥作用，而 G 蛋白拮抗药阻断了 GABA 对缺氧损伤的保护作用[132]。而在没有添加 GABA 的情况下，也可以通过激活 GABA 的第二信使蛋白激酶 C（protein kinase C，PKC）模拟了 GABA 的保护作用[132]。因此，阻断 PKC 也就阻止了 GABA 的保护作用。

基于这些发现提出了以下假说。在白质缺血缺氧期间，GABA 被释放到内皮细胞中，这些 GABA 可能来自内源性储存。在这些条件下 GABA 的细胞来源尚未确定，但神经胶质细胞含有 GABA，如果失去维持摄取的离子梯度，就有释放 GABA 的能力，就像在缺血期间一样[132]。一旦释放，GABA 就会作用于 $GABA_B$ 受体，通过 G 蛋白 /PKC 通路，部分保护视神经免受损伤。据推测，这种保护是通过轴突内关键蛋白质 PKC 磷酸化实现的，但目前还不知道这一靶点，可能包括 $Na^+–Ca^{2+}$ 交换体的磷酸化和下调。降低非失活的 Na^+ 通道或电压门控的 Ca^{2+} 通道的电导率也可以减轻一段时间的缺血或缺氧的影响。

腺苷作用于白质内的特定受体，以减少与缺氧暴露相关的 CAP 损失程度，这种方式与上述的 GABA 作用机制类似[132]。事实上，GABA 和腺苷通过相同的 G 蛋白 /PKC 途径协同保护白质。这两种物质都被认为在缺氧时以纳摩尔浓度释放，以补充"自我保护"机制[132]。白质损伤病理生理学的这一方面可以通过药物阻断的研究仍要进一步探索。

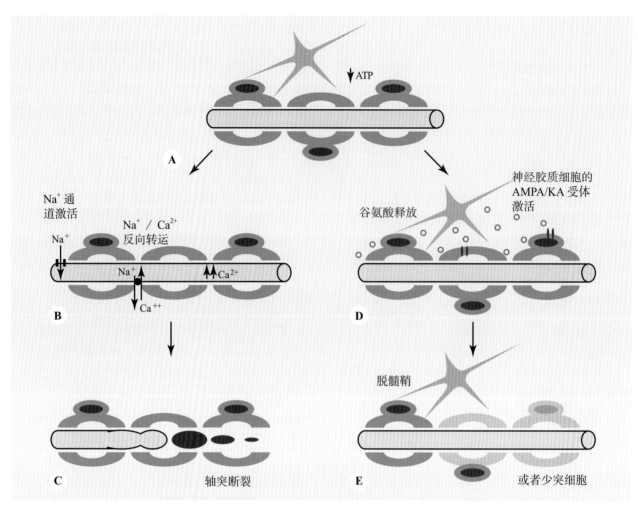

▲ 图 9-9　缺氧缺血性脑白质损伤的轴突和神经胶质损伤途径

示意图显示有髓轴突、少突胶质细胞（附着于髓鞘）和星形胶质细胞（星形）。A. 缺氧、缺血或缺糖会导致能量耗竭和 ATP 的丢失；B. Na^+/K^+-ATP 酶失活和去极化导致非失活轴突电压门控 Na^+ 通道开放，Ca^{2+} 通过反向 Na^+-Ca^{2+} 交换和激活电压门控 Ca^{2+} 通道进入轴突，动作电位因离子梯度浓度的丧失而可逆地停止；C. 轴浆 Ca^{2+} 水平过高会触发破坏性途径，导致轴突细胞骨架和细胞器降解，局部轴突肿胀，最终破坏轴突的完整性；D. 此外，能量缺乏导致谷氨酸从轴突、星形胶质细胞和（或）少突胶质细胞释放到细胞，谷氨酸激活神经胶质细胞上的离子型 AMPA/KA 受体；E. 持续的谷氨酸受体激活会引发少突胶质细胞突起（髓鞘）的兴奋性毒性的损伤作用和少突胶质细胞的死亡，髓鞘损伤可导致传导延迟或阻断。AMPA.α- 氨基 -3- 羟基 -5- 甲基 -4- 异噁唑 - 丙酸；KA. 红藻氨酸（引自 Tekkök SB, Goldberg MP. AMPA/kainate receptor activation mediates hypoxic oligodendrocyte death and axonal injury in cerebral white matter. *J Neurosci*. 2001;21:4237–4248.）

多种保护白质免受缺氧缺血性损伤的策略

脑白质缺血性损伤的临床重要性和病理生理独特性从未像现在这样明显。白质损伤过程的复杂性为干预治疗提供了许多潜在的策略。这些损伤级联反应尚未被完全研究清楚，尤其是在老年动物中，电压门控 Na^+ 通道、电压门控 Ca^{2+} 通道、Na^+-Ca^{2+} 交换体、细胞内 Ca^{2+} 浓度释放和 AMPA/KA 受体的抑制药都对缺氧缺血性损伤具有保护作用。GABA-

腺苷（GABA-adenosine，$GABA_A$）自身保护系统的增强对白质也具有保护作用[132, 133]。这些药理学机制可阻止在损伤级联反应中发生相对较早的事件。例如，Na^+-Ca^{2+} 交换体抑制药苯普地尔具有保护作用，因为它可以防止缺氧期间的 Ca^{2+} 内流，阻止高细胞内 Ca^{2+} 浓度引发的级联反应，如破坏性酶的激活。早期阶段中断事件链是完全阻止伤害过程的最佳机会。这些药物的缺点是，如果它们要具有显著的保护作用，则必须在缺氧缺血事件发生之前或之后立

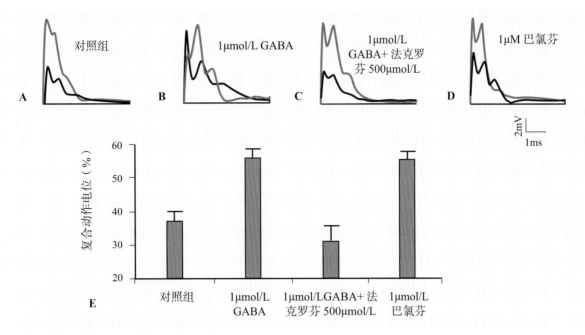

▲ 图 9-10　**抑制性神经递质 GABA 在低浓度下可保护大鼠视神经轴突免受缺氧造成的损伤图中显示了在对照条件下和各种试剂的情况下测得的缺氧前（绿色）和缺氧后（红色）CAP**

A. 在对照条件下，缺氧后 CAP 的平均恢复率为（36.5±2.9）%；B. 1μmol/L 的 GABA 显著提高恢复率，平均为（55.7±2.5）%；C. 选择性 GABA$_B$ 拮抗药法克罗芬（500μmol/L）阻断 GABA 对缺氧损伤的保护作用；D. 选择性 GABA$_B$ 激动药巴氯芬（1μmol/L）可防止缺氧损伤；E. 综合统计以上实验的结果（引自 Fern R, Waxman SG, Ransom BR. Endogenous GABA attenuates CNS white matter dysfunction after anoxia. *J Neurosci.* 1995;15:699–708.）

即存在。因此，识别高危患者以预防性浓度的药物进行长期治疗可能是减少腔隙性脑梗死等白质缺血性损伤的最有效方法。为了证明以这种先发制人的方式使用是合理的，此类药物必须具有很好的耐受性，并且几乎没有不良反应。

因此，治疗策略的效用将取决于其疗效和患者的耐受程度。在这些限制下，有以下两种可能有效的干预措施。目前临床上用于治疗其他疾病的许多药物已被证明可以通过阻断 Na$^+$ 通道而保护白质免受缺氧缺血性损伤。这些药物包括抗心律失常药物，如普拉马林和美西律[135, 136]，以及抗癫痫药物苯妥英和卡马西平[137]。其中一些药物已被证明，在低于当前临床使用的浓度时可以保护白质免受损伤。例如，1μmol/L 苯妥英将 60min 的缺氧期中白质损伤恢复比例提高约 80%，该浓度低于服用苯妥英治疗癫痫的患者脑脊液中的浓度[137]。

干扰 GABA 摄取和降解的药物是第二种以最小不良反应阻断损伤级联反应的方法。这些药物，包括癫痫药物氨己烯酸和加巴喷丁，通过增加 GABA

的细胞外浓度发挥作用[138]。而提高细胞外 GABA 水平可减少白质损伤[132, 133]，这表明，这些药物对白质缺血治疗有一定作用。这为长期使用加巴喷丁等药物用于治疗白质损伤高风险患者提供了可能。

除了神经递质和离子通道调节相关治疗外，其他方法也在探索中。例如，已在白质缺血中检测到组蛋白去乙酰化酶（histone deacetylases，HDAC）调控表观遗传通路。尽管表观遗传通路的改变通常是一个缓慢的过程，但一些证据表明，有意义的变化可以在几分钟内发生。HDAC 似乎影响神经元修复，包括轴突和相关的神经胶质细胞[139, 140]。HDAC 具有不同的细胞和亚细胞定位，显示出区域和年龄相关的表达模式[139]。Ⅰ 类 HDAC 抑制药似乎对缺血后的脑白质具有保护作用[140, 141]。这种保护的机制可能包括提高谷氨酸清除率和保护线粒体结构和功能。HDAC 抑制药已经在临床上用于治疗癌症患者，它们可能在未来的脑卒中治疗中发挥作用[140]。

在缺血性损伤后：在白质中能否募集内源性修复机制也很重要。在白质自身代偿反应机制中，少突胶质细胞前体细胞[142-146] 作为终末分化少突胶质细胞的祖细胞，可能在白质修复 / 恢复中发挥重要作用。一般来说，OPC 在发育过程中是活跃的，但即使在成人大脑中，仍有部分 OPC 在损伤后参与髓鞘 / 少突胶质细胞修复[147, 148]。当脑白质在脑卒中或血管性痴呆中受损时，残留的 OPC 会迅速增殖，迁移到脱髓鞘区域[149, 150]，并分化为成熟的少突胶质细胞以恢复髓鞘的完整性[150-152]。在受损的大脑中，脑室下区（subventricular zone，SVZ）中的祖细胞将作为新少突胶质细胞的主要前体，从 SVZ 迁移至胼胝体、邻近纹状体和穹隆伞分化为无髓和有髓少突胶质细胞[153]。作为一种代偿机制，SVZ 细胞衍生的 OPC 的数量会在脱髓鞘损伤后增加，因此，激活内源性代偿机制的药物可能为改善受损白质的功能提供希望。事实上，慢性缺氧小鼠模型的研究表明，激活促生存信号或抑制 ROS 信号可能促进 OPC 进入少突胶质细胞更新的代偿机制，从而为促进白质损伤后的修复提供了潜在的途径[154, 155]。当然，在研发脑卒中后白质修复 / 恢复的有效治疗方法方面仍然存在许多转化困难。然而，OPC 分化的细胞和分子机制已被广泛研究，一些外在信号分子已被确定为 OPC 分化为少突胶质细胞的调节因子[156-158]。例如，表观遗传调控（如 DNA 染色质修饰）参与细胞命运决定，包括少突胶质细胞谱系细胞的决定，因此，通过少突胶质细胞再生进行白质修复将是一个前景的靶点。HDAC 使组蛋白的赖氨酸残基乙酰化，可能是预防脑卒中保护白质的治疗靶点。此外，有研究表明，HDAC 的表观遗传调节与 OPC 分化过程密切相关[159-167]，支持了 HADC 调节可以促进白质损伤后代偿性少突胶质细胞再生的观点。同样在最近，DNA 甲基转移酶（DNA methyltransferase enzymes，DNMT）是负责 DNA 甲基化的其他主要表观遗传调节因子，被证明可调节 OPC 存活、增殖和分化[168]。因此，有必要进一步研究 OPC 分化的调节机制以进行药物研发。但值得注意的是，促进白质修复的治疗方法可能不仅限于"药物"，我们也应该寻求非药物治疗，因为老年患者的多种药物治疗已成为全球严重的社会问题[169]。最近的临床数据表明，身体活动与阿尔茨海默病的进展呈负相关[170]。同样，有大量证据表明，轻度血管性认知障碍和痴呆患者在有氧运动后的认知功能测试中表现更好[171]。最近的基础研究证实，在白质损伤的啮齿动物模型中，运动对少突胶质细胞的保护和再生是有效的[172-174]。综上所述，对白质内源性修复机制的更深入了解最终将引导我们找到一种新疗法，以促进代偿反应，从而改善脑卒中后的功能。

脑白质缺血预处理（ischemic preconditioning，IPC）是另一种有效的神经保护。IPC 主要在灰质中进行研究，传统方法是给予短暂的缺血处理，从而对随后的缺血反应产生耐受性。一种利用短暂的双侧颈总动脉结扎结合体内 / 体外小鼠模型的新方法确定了两种天然免疫细胞受体，即 Toll 样受体 4 和 1 型 IFN 受体（type 1 interferon receptor，IFNAR1），它们介导了白质保护。此外，使用小胶质细胞靶向 *IFNAR1* 基因敲除，小胶质细胞中特异性的 IFN 信号被证明对这种保护至关重要。这是首次在体内证明单个基因的细胞类型特异性表达在 IPC 介导的白质保护中发挥着不可或缺的作用[175]。抑制线粒体分裂是神经元缺血预处理对抗缺血的另一种机制。相比之下，仅在缺血损伤前应用线粒体分裂抑制药 Mdivi-1 预处理白质，无法保护线粒体的形状或运动性，并且不利于轴突功能。因此，与灰质不同，抑制线粒体分裂不足以使白质对缺血进行预处理[176]。同样，远端 IPC 是一种有效的灰质缺血预处理方法，但不能预防新生儿缺血性白质损伤[177]。IPC 作为白质的一种新发现的重要内在能力，必须在白质中进行严谨的试验，否则它不会对缺血后的预后起保护作用。

我们对脑白质缺血切实可行神经保护和（或）恢复性治疗的探索，取决于我们对这些损伤如何急性发生和随时间演变的基本理解的进一步进展。

声明

作者实验室的部分工作得到了美国国立卫生研究院（BRR、SB、MPG、KA）、东部瘫痪退伍军人协会（BRR）、AHA（MPG、SB）和青少年糖尿病研究基金会（MPG）的资助。Selva Baltan 之前曾以 Selva Tekkök 的名义出版。

第 10 章　炎症和免疫反应
Inflammation and Immune Response

Lidia Garcia-Bonilla　Costantino Iadecola　Josef Anrather　著

任自敬　徐亚萍　曹治华　译　　谭旸　郑聪　周佩洋　校

本章要点

- 炎症是临床脑卒中患者与脑卒中模型动物共同具备的显著特征。
- 脑内常驻及外周来源的免疫细胞参与炎症反应。
- 脑缺血后，局部血管内和脑实质发生了无菌性炎症反应。
- 缺血后免疫反应在急性期可能是有害的，但在亚急性期和慢性期有助于脑修复。
- 清道夫受体和 Toll 样受体作为缺血事件相关分子的感受器。
- 在脑卒中后的特定时间段，渗入脑内的不同免疫细胞群与脑内常驻免疫细胞相互作用。
- 免疫系统通过介导吞噬作用、血管生成和神经生成机制来促进脑卒中后的脑修复。
- 靶向特异性免疫疗法有可能有益于临床脑卒中治疗。

一、脑卒中后免疫反应的启动和局部扩散

缺血性脑细胞死亡引发局部无菌性炎症反应，产生包括细胞黏附分子、细胞因子、趋化因子和损伤相关分子模式（damage-associated molecular patterns, DAMP）在内的分子表达水平上调。该反应能够削弱血脑屏障的防御功能、产生趋化梯度并激活血液中的白细胞，这些过程为募集外周免疫细胞奠定了基础。在缺血早期（几分钟到几小时），内皮细胞上表达的细胞黏附分子招募中性粒细胞、单核细胞和淋巴细胞等白细胞进入大脑。在缺血损伤后期，白细胞逐渐浸润到脑实质中，在缺血性脑损伤的发病机制中发挥着重要的作用[1-3]。炎性反应募集的白细胞以多种方式加剧脑缺血损伤。首先，白细胞与内皮的黏附，以及与血小板的相互作用可以减少微血管系统中红细胞的流动，从而导致脑"无复流"现象，加重脑损伤。内皮表面活化的白细胞也会释放蛋白酶、ROS、明胶酶和胶原酶，这会加重缺血半暗带区的血管和脑组织的损伤。白细胞中活化的磷脂酶会产生生物活性物质，如白三烯、二十烷类化合物、前列腺素和血小板激活因子，从而导致血管收缩和血小板聚集时间延长。除了对血管腔隙的这些影响外，浸润的白细胞和脑内常驻免疫细胞释放促炎细胞因子和其他免疫调节剂，进一步导致脑实质梗死区周围的神经元损伤[2]。我们将分别叙述缺血后血管和脑实质内发生的炎症机制。

（一）引发炎症的血管内事件

在发生缺血性脑卒中事件时，血小板被局部激活并黏附在脑血管内皮细胞上，促进血栓的形成。同时，脑微血管内皮细胞迅速转化为促炎和血栓前状态，导致炎症级联反应的即刻激活[1]。血流停滞和流变学改变在血管内皮细胞和血小板上产生剪切应力，导致黏附分子 P- 选择素在缺血刺激后几分钟内

从内皮中的 Weibel-Palade 小体或血小板中的 α 颗粒释放到细胞表面[4]（图 10-1）。P- 选择素介导白细胞在毛细血管内皮细胞的初始募集和滚动。一项脑卒中相关动物研究证实，缺乏 P- 选择素的小鼠、使用克隆抗体抑制 P- 选择素的小鼠或非人灵长类动物，缺血后血管内多形核白细胞聚集减少、"无复流"现象的证据减少、脑梗死体积减少[5-7]。尽管靶向糖蛋白（glycoproteins，GP）Ib 或 GPVI 抑制减少血小板与脉管系统的黏附已被证明可以减少脑卒中模型的缺血性损伤，但是在短暂性大脑中动脉闭塞小鼠模型中，靶向 GP IIb/IIIa 通路阻断不可逆的血小板聚集后，并不会缩小梗死范围或改善小鼠运动功能，却明显增加脑出血的发生率和死亡率[5, 8]。

血栓炎症是缺血性脑卒中病理生理学中的一个新概念，用来定义发生在神经血管单元内的血栓（如血小板、凝血因子）和炎症（如免疫细胞、内皮）之间的相互作用[6, 9]。血浆激肽释放酶（plasma kallikrein，PK）是一种丝氨酸蛋白酶，具有促炎症和促血栓形成的双重作用。其促炎作用与激活时释放促炎肽缓激肽（bradykinin，BK）有关。Gob 等进行的一项研究表明[9]，使用 PK 抑制剂的野生型小鼠或是 PK 缺陷小鼠，在制备缺血模型后，其缺血所致的脑损伤明显减轻。其潜在的机制可能与减少血栓形成，改善脑血流，以及抑制局部炎症有关[9]。Jin 等[10]报道了细胞外基质金属蛋白酶（matrix metalloproteinase，MMP）诱导剂 CD147 加剧小鼠 MCAo 模型后的血栓形成和炎症反应。CD147 表达于包括白细胞、血小板和内皮细胞在内的细胞表面，CD147 的功能性阻断可通过减少血栓炎症改善急性缺血性脑卒中的预后[10]。凝血酶通过激活蛋白酶活化受体诱导内皮细胞表达黏附分子[11]，黏附分子对白细胞起趋化作用，破坏内皮细胞屏障功能，激活补体系统的 C3 和 C5 成分[12]。补体系统作为先天体液免疫的分支，一直被认为与脑卒中的病理生理学有关，而且它的激活与脑卒中患者的不良结局有关[13]。与脑卒中有关的补体级联的生物活性产物是调理素（iC3b、C3dg、C3d）和过敏性毒素（C3a、C5a）。虽然血管内产生的补体成分可能通过受损的血脑屏障进入脑实质，但也有证据表明小胶质细胞促进了补体合成[14]。脑卒中后产生的过敏性毒素大多数作用于髓系来源的免疫细胞上的补体受体，从

而促进 ROS 的产生，促炎细胞因子的分泌，脱颗粒和吞噬功能。有关 C3a 受体（C3aR）与脑卒中的病理学各项研究结果表现出一致性，C3 缺乏或使用 C3aR 拮抗药治疗可以减轻缺血性脑损伤并改善小鼠的功能预后[15]。有证据表明，凝集素途径是一种不依赖补体结合抗体的替代性补体激活途径，可能参与了缺血造成的脑损伤，而缺乏凝集素途径的主要激活剂甘露糖结合凝集素的小鼠在 MCAo 后表现出更好的神经功能。此外，人体内缺乏甘露糖结合凝集素与较好的脑卒中结局相关[16, 17]。补体已被证明在脑卒中后的长期结果中增加神经毒性。受损的神经元会被天然产生的免疫球蛋白 M 修饰，该免疫球蛋白 M 能够识别新抗原表位，如经修饰的膜联蛋白（annexin）IV。这触发了补体级联的激活和 C3d 的沉积，从而增强了小胶质细胞 / 巨噬细胞对应激神经元的吞噬作用[18]。

（二）引发炎症的脑实质事件

脑细胞包括小胶质细胞、星形胶质细胞、少突胶质细胞和周细胞血管细胞。这些细胞共同维持大脑微环境的稳态，这对正常神经元新陈代谢和功能至关重要。缺血后血流不足会引起脑实质缺氧和葡萄糖缺乏，从而导致细胞应激反应。应激细胞产生 ROS 和炎症介质，如 TNF 和 IL-1β，进一步促进神经元死亡[19-21]。由于这些病理过程和细胞应激反应促使受伤的大脑释放出 DAMP，激活常驻免疫细胞和脑血管上的天然免疫受体模式识别受体（pattern recognition receptors，PPR），进一步增强炎症反应（图 10-1）。一些重要的 DAMP，如高迁移率族蛋白 1（high mobility group box 1，HMGB1）、S100B 蛋白、IL-1α、硫酸肝素、透明质酸、ATP、过氧化物还原酶（peroxiredoxin，Prdx）、脱氧核糖核酸（DNA）和核糖核酸（RNA）。通过 PPR 和细胞因子受体激活内皮细胞，诱导黏附分子的表达。其中，E- 选择素、细胞间黏附分子 1（intercellular adhesion molecule 1，ICAM-1）和血管细胞黏附分子 1（vascular cell adhesion molecule 1，VCAM-1）在血液白细胞募集、牢固黏附和迁移中起重要作用[22]。湿润和浸润的白细胞在脑缺血后炎症反应中的参与将在下一节中详细描述。

1. 细胞损伤和损伤相关分子模式的产生 DAMP 是细胞内的蛋白质和一些小的代谢物（如 ATP、

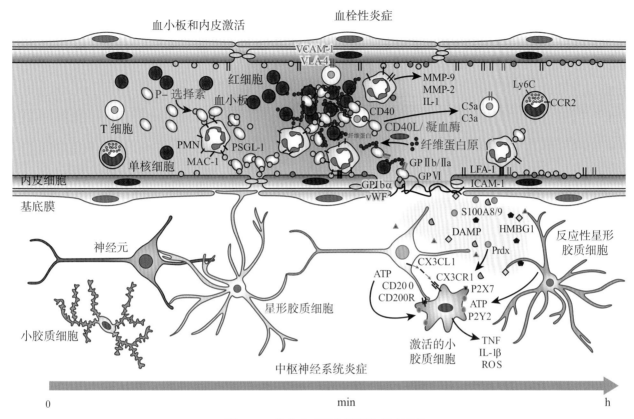

▲ 图 10-1 脑卒中后超急性期的炎症事件

缺血性脑卒中事件发生时，血小板和内皮均被激活，导致黏附分子 P-选择素的释放。中性粒细胞滚动和向内皮的初始募集是由 P-选择素与 PSGL-1 结合所介导的，从而促进血小板聚集及形成松软的血栓。缺血脑组织持续灌注不足，内皮和循环细胞上的黏附分子会进一步上调，促进白细胞的募集。白细胞与内皮的牢固黏附依靠 ICAM-1/LFA-1 与 VCAM-1/VLA-4 的相互作用。T 淋巴细胞通过 CD40/CD40L 与活化的血小板相互作用形成牢固的血栓。中性粒细胞表达的 MAC-1、PSGL-1 分别与血小板上的 GP I bα、P-选择素结合；同时 MAC-1 也可以与纤维蛋白相互作用，促进血栓形成。内皮受损后纤维状胶原暴露，血小板通过 GP VI、GP I bα、vWF 与之结合，激活凝血级联反应及上调 GP II b/ III a 的表达，促进凝血酶和纤维蛋白的形成，最终加强血栓的产生。凝血酶还激活补体系统的 C3 和 C5 成分，产生具备白细胞趋化活性的补体成分 C3a 和 C5a。与此同时，缺血区域脑细胞由于氧气及营养物质供应不足，将 DAMP（如 HMGB1、S100B 蛋白或 Prdx）释放至细胞外，激活脑血管系统或小胶质细胞中的先天免疫受体，促进 CNS 炎症。激活的细胞产生 ROS 和炎症介质，如 TNF 和 IL-1β，进一步增加神经元死亡。此外，反应性星形胶质细胞分泌的 ATP、神经元 CX3CR1 配体 fractalkine（CX3CL1）和 CD200 的缺失使小胶质细胞的活化增加，加剧缺血后神经炎症反应。PMN. 多形核白细胞；VCAM-1. 血管细胞黏附分子 -1；VLA-4. 极晚抗原 -4；PSGL-1.P-选择素糖蛋白配体 1；MMP. 基质金属蛋白酶；IL. 白细胞介素；vWF. 血管性血友病因子；LFA-1. 淋巴细胞功能相关抗原 -1；ICAM-1. 细胞间黏附分子 1；DAMP. 损伤相关分子模式 ;Prdx. 过氧化物还原酶；CX3CL1. 神经元 CX3CR1 配体 fractalkine；ATP. 腺苷三磷酸；TNF. 肿瘤坏死因子；ROS. 活性氧

RNA、尿酸），具有维持细胞内稳态的生理作用。然而，一旦受到损伤刺激，DAMP 即被释放到细胞外环境，导致急性炎症效应[23]。在脑卒中过程中，从缺血坏死核心释放的 DAMP 与小胶质细胞和内皮细胞上的 PPR（如 Toll 样受体）结合，可引发炎症反应。HMGB1、Prdx、热激蛋白（heat shock protein, HSP）和嘌呤是在缺血后炎症损伤中起重要作用的 DAMP[24]。

HMGB1 是一种非组蛋白的核蛋白，具有维持核功能和核小体形成稳态的作用。在脑卒中的超急性期，在小鼠和人类濒死神经元中均检测到 HMGB1 的释放，发挥着 DAMP 的作用[25, 26]。脑缺血后 2~4h 内释放的 HMGB1 作用于某些 PPR，扩大组织损伤[24]。HMGB1 与胶质细胞和巨噬细胞上的晚期糖基化终末产物受体（receptor for advanced glycation end products，RAGE）、TLR2 和 TLR4 结合，诱导 TNF、

IL-1β 和 MMP-9，介导细胞死亡和血脑屏障通透性增加[27, 28]。缺血损伤后第 2 天，各种免疫细胞（非神经元细胞，如小胶质细胞、巨噬细胞、星形胶质细胞和内皮细胞）释放 HMGB1，由此产生了 HMGB1 的第二个高峰[27, 29]。此外，HMGB1 可以进入循环导致全身效应，包括通过 RAGE 激活脾单核细胞和树突状细胞（dendritic cell, DC），导致促炎细胞因子释放，从而导致疾病行为综合征。此外，过度激活外周免疫系统的衰竭导致单核细胞衰竭，这是脑卒中后免疫抑制的标志[28]。

脑卒中的另一个关键 DAMP 是 Prdx，这是一种高度保守的胞质蛋白，可以清除细胞内的 ROS，但从濒临死亡的细胞中释放出来时却成为了促炎分子。Prdx 通过激活 TLR2 和 TLR4 诱导巨噬细胞 IL-23 的表达。IL-23 诱导 γδT 细胞产生 IL-17，导致中性粒细胞募集和迟发性神经细胞死亡[30]。

HSP70 是另一种细胞内蛋白，根据其位置具有不同的作用。脑缺血后，神经元、小胶质细胞、星形胶质细胞和内皮细胞内 HSP70 水平升高，通过减少炎症信号发挥保护作用。然而，如果从濒死细胞释放到细胞外环境，HSP70 可以与免疫细胞上的 PRR 结合，通过激活 NF-κB 来启动炎症反应[24]。

2. 小胶质细胞反应　小胶质细胞是一种特殊的脑内常驻巨噬细胞，在胚胎发育早期由卵黄囊的红髓样前体细胞发育而来，是脑缺血最早的应答细胞之一。在生理条件下，其形态呈分叉状，动态监测着脑实质是否有入侵的病原体或内源性 DAMP。在缺血后几分钟内，DAMP 与小胶质细胞相互作用，诱导小胶质细胞形态迅速转变为阿米巴状，从而使小胶质细胞能够迁移到损伤部位或进行吞噬[31]。因此，细胞膜表面分子和释放的细胞因子表达的变化，可作为小胶质细胞活化的标志[31]。小胶质细胞激活和炎症小体产生 IL-1β 是神经炎症的标志。在脑缺血及其他几种急、慢性中枢神经系统炎症性疾病中，IL-1β 的活性受核苷酸结合域和富含亮氨酸重复序列的家族嘌呤结构域 3（nucleotide-binding domain and leucine-rich repeat family pyrin domain containing 3，NLRP3）多蛋白复合体的调节，NLRP3 是小胶质细胞中存在的一个主要炎症体[32]。NLRP3 炎症体受 2 个连续信号的调控。信号 1 的激活，也称为启动，通过 TLR 介导，上调 NF-κB 依赖基因，包括诱

导 IL-1β mRNA 的表达。尽管 ROS、HMGB1、Prdx、缺氧和补体都可能是启动急性期炎性小体的候选因子，但负责启动脑缺血后信号 1 的特定 DAMP 仍不清楚[33]。随后，信号 2 触发细胞内 NLRP3 型炎症小体的组装，导致 caspase1 激活，IL-1β 前体被切割，成熟的 IL-1β 释放到细胞外环境。信号 2 的激活可能是由 ATP 等非蛋白 DAMP 介导的。损伤细胞释放的 ATP 作用于嘌呤能 P2X7 受体，导致 Ca^{2+} 内流和炎性小体激活[34, 35]。然而，NLRP3 炎性小体在脑卒中预后中的作用仍然存在争议[36]。

此外，病原体相关分子模式（pathogen-associated molecular patterns，PAMP）可以放大脑卒中发病后的炎症反应。脑缺血损伤后，肠道的交感神经输入信号增多，增加肠道通透性，导致微生物来源的 PAMP 从肠腔释放到循环中。外周髓系细胞上的 PRR 识别肠道产生的 PAMP 并向缺血的大脑移动。重要的是，髓样细胞触发受体 1（triggering receptor expressed on myeloid cells 1，TREM1）可以增强 PRR 对肠道 PAMP 反应，从而加重缺血后炎症和脑组织损伤[37]。

3. 脑卒中后其余脑内常驻免疫细胞、星形胶质细胞和神经元在炎症中的作用　脑膜中，尤其是硬脑膜内含有丰富的肥大细胞[38]。由于肥大细胞含有血管活性分子和蛋白酶等颗粒，它们与脑缺血过程中血脑屏障的破坏和中性粒细胞的外渗有关，使用药物抑制肥大细胞脱颗粒或肥大细胞缺陷（Kit$^{-/-}$ 小鼠）可产生神经保护作用[38, 39]。

脑膜和血管周围巨噬细胞的作用研究较少。在诱导脑卒中前，用细胞毒剂氯屈膦酸钠耗竭此区域内巨噬细胞，可以减少脑膜血管中血脑屏障的破坏，并改善神经行为缺陷，但不影响梗死体积[40]。

星形胶质细胞通过上调 C-X-C 类趋化因子等多种促炎基因参与脑缺血的免疫应答[41]。神经元间接参与了脑卒中后免疫稳态的破坏。神经细胞死亡导致胶质细胞因子 IL-34 水平降低[42, 43]，这可能导致缺血区域小胶质细胞丢失。此外，神经元 CX3CR1 配体 fractalkine（CX3CR1 ligand fractalkine，CX3CL1）和 CD200 的丢失增加了脑卒中后小胶质细胞的激活[44, 45]。

二、脑卒中后外周免疫反应

（一）外周免疫反应时间轴

外周免疫细胞的渗入导致缺血性脑损伤，与

此同时，缺血状态下大脑对外周免疫系统的细胞组成和免疫特性也产生深远的影响。这种作用是通过缺血区域释放 DAMP 至全身循环、下丘脑应激反应中心产生的体液信号及自主神经系统的神经信号介导的。在缺血性损伤的早期阶段，脑组织产生的 DAMP 和细胞因子可以通过被破坏的血脑屏障或脑脊液引流系统（包括静脉和淋巴流出）进入体循环。已有研究表明，急性缺血性脑卒中患者循环中 HMGB1 增加，阻断 HMGB1/RAGE 轴对实验性脑卒中有保护作用[28]。一旦进入循环，DAMP 和细胞因子就会在初级和次级淋巴器官中诱导免疫反应，导致全身炎症反应。实验性脑卒中的特征是在缺血后数小时内血清中细胞因子水平（IL-6、IFN-γ、CXCL1）升高，循环和脾脏免疫细胞产生的炎性介质（TNF、IL-6、IL-2、CCL2 和 CXCL2）增多[46]。但是这种反应很短暂，大多数血浆细胞因子在脑卒中后 24h 恢复到基线水平，而细胞的变化持续时间较长。

在脑卒中患者中也可以观察到类似的变化，TNF 和 IL-6 在脑卒中发病后 24h 内升高[47]，并且 IL-6 血清水平与脑卒中严重程度和不良结局呈正相关[48]。临床研究通过转录组分析，证实脑卒中后循环中先天免疫细胞的 mRNA 水平显著改变[49, 50]，而脑卒中动物模型证实骨髓、脾脏、淋巴结和肠道的免疫细胞亚群发生变化。

除了产生 DAMP，缺血性脑损伤还会迅速激活自主神经系统和 HPA 轴，造成去甲肾上腺素、乙酰胆碱和糖皮质激素的释放[51]。肾上腺素能和 HPA 轴通路协同作用，以诱导脾萎缩、T 细胞凋亡和自然杀伤（natural killer，NK）细胞缺陷，从而导致脑卒中后免疫抑制。在骨髓中，酪氨酸羟化酶和去甲肾上腺素水平在小鼠 MCAo 模型制备后 1d 增加[52]。这可能通过激活 β_3 肾上腺素能受体触发间充质基质细胞的反应，导致包括 IL-7、CXCL12、VCAM-1 和血管生成素 angiopoietin-1 在内的细胞因子下调。因此，更多的免疫细胞从骨髓（bone marrow，BM）中释放，造血功能增强，但偏向髓系[52]。

副交感神经系统的激活与脑卒中后的神经保护有关。刺激迷走神经或激活 α7 烟碱型乙酰胆碱受体（α7 nicotinic acetylcholine receptor，α7-nAchR）在局灶性脑缺血中具有保护作用[53, 54]。据推测，α7-nAchR

的激活导致脑卒中后小胶质细胞 / 巨噬细胞中抗炎表型的表达[54]。未来的研究需要去探索迷走神经激活后所出现的神经保护作用是由血管因素引起的，还是由胆碱能系统对免疫细胞的直接作用介导的。

1. 脑卒中引起的免疫缺陷综合征 脑卒中高炎症期渡过后，往往会出现免疫抑制期。这会导致患者易患感染。临床研究发现，30%～50% 的脑卒中患者会发生感染，其中最常见的是肺炎和尿路感染[55, 56]。一项对脑卒中患者免疫状态的早期研究发现，外周血淋巴细胞减少症持续时间变长及 T 细胞反应性降低是此期的两大特征[57, 58]。同样，在接受一过性 MCAo 的小鼠中也观察到循环系统和脾脏 B、T 和 NK 细胞的丢失[59, 60]。交感神经系统参与了这种反应，即用 β 肾上腺素能受体拮抗药普萘洛尔干预实验动物，可以有效抑制菌血症，减少肺部细菌定植，并显著提高存活率，同时保护脾脏和血液中的淋巴细胞[51]。虽然 α7-nAchR 的激活可以减轻急性缺血性脑损伤，但它也通过影响肺和骨髓来源的免疫细胞抑制肺部抗菌反应，从而增加肺部感染，限制了靶向 α7-nAchR 治疗急性缺血性脑卒中的转化价值[61]。

2. 脑卒中后的微生物群及其免疫反应 胃肠道在缺血性脑损伤中起双重作用。一方面，肠道是脑卒中病理相关的免疫细胞储存库；另一方面，也是同肠道功能和免疫动态平衡相关的神经体液信号的靶点。已有研究表明，脑卒中后，T 细胞和 γδT 细胞从小肠运输到脑和脑膜，加剧缺血性脑损伤[62]。脑缺血产生的神经体液信号反过来影响免疫平衡、屏障功能和肠道微生物群。重要的是，多达 50% 的脑卒中患者会出现胃肠道并发症，包括吞咽困难、胃肠道运动下降、微生物失调和肠道出血，这些并发症与死亡率增加和功能恢复受损有关[63]。在脑卒中的小鼠模型中，β 肾上腺素能信号扰乱了肠道黏蛋白的生成，增加了肠道通透性，并改变了脑卒中后的肠道微生物群落构成。屏障的破坏与肠道细菌向血液、肝脏和肺部播散有关[64]。高龄小鼠比低龄小鼠更容易发生细菌移位，并且很难清除，这归因于老年动物脑卒中后更严重的免疫抑制[65]。最近的一项研究发现，TREM1 可能是 β 肾上腺素能信号引起的肠屏障破坏的介质[37]。该研究显示，脑卒中后肠道巨噬细胞上 TREM1 的表达增加，这与肠道通透性增加和细菌移位有关。

（二）外周免疫细胞进入大脑的入口

1. 大脑实质的入口 在脑缺血过程中，血脑屏障会相应发生一些变化，起初这些变化是可逆的，但在缺血损伤后期是永久性的[66]。血脑屏障首次开放发生在脑缺血后数小时内，与内皮紧密连接功能障碍、肌动蛋白重排和跨内皮细胞转运过程的干扰有关。其第 2 次开放发生在缺血性损伤的后期，其特征是基底膜的蛋白降解和血管细胞的丢失，包括内皮细胞、周细胞和星形胶质细胞终足[67]。正是在这一阶段，观察到大量的外周免疫细胞浸润。但不是所有循环中免疫细胞都会从血管周围间隙向缺血实质浸润。有研究发现，由于胶质基底膜提供的第二个解剖屏障，缺血区域以中性粒细胞为代表的血源性免疫细胞通常包绕在血管周围，而不进入神经纤维。但内皮迁移过程中白细胞的重新编程及执行新转录程序的滞后也可能导致炎症细胞在血管周围滞留[68, 69]。

2. 脉络丛 生理情况下，脑中巡逻的淋巴细胞（主要是中央记忆 T 细胞）在有孔内皮细胞的帮助下，通过脉络丛（choroid plexus，CP）进入大脑[70]。为了促进白细胞的运输，CP 上皮细胞表达组成型 ICAM-1 和 VCAM-1。在炎症条件下及缺血改变时，这两种蛋白与黏膜地址素细胞黏附分子（mucosal addressin CAM，MAdCAM）-1 同时上调[71, 72]。CP 上皮细胞还表达趋化因子 CCL20，该趋化因子作用于分泌 IL-17 的淋巴细胞表面的 CCR6 受体，促进其进入 CSF[73]。此外，CP 的间质含有丰富的组织驻留巨噬细胞和 DC，它们表达 MHC Ⅱ 类分子，并向进入 CSF 的 T 细胞呈递抗原[74]，缺血性脑卒中后发现单核细胞通过 CP 进入到 CSF[75]。CD73 是一种表达在 CP 上皮细胞和淋巴细胞上的胞外 ATP 酶，已经被证明在脊髓损伤模型中[76]介导了单核 / 巨噬细胞通过 CP 的运输，并且 CD73 缺失加剧了小鼠的缺血性脑损伤，这表明 CP 可能是"神经保护性"单核细胞的进入部位[77]。虽然已经证明，在大脑中动脉远端闭塞的小鼠模型中，T 细胞通过 CP 迁移，但这一途径对脑卒中结局的重要性仍需确定[78]。

3. 脑膜 目前已有多项研究证实了软脑膜血管是脑卒中后血液免疫细胞的主要来源。与脑膜起源一致，在啮齿动物的永久性和短暂性缺血模型中，脑卒中后数小时内在软脑膜血管的开放部位发现了嗜中性粒细胞[79]。在人类脑卒中患者的组织样本中，也观察到中性粒细胞与软脑膜血管有很强的相关性[80]。虽然脑膜局部的中性粒细胞是否继续渗透到缺血区仍有待确定，但研究发现在脑实质中的中性粒细胞出现之前，中性粒细胞已经在脑膜中的聚集，可作为该观点的支持依据[80, 81]。有研究观察到在脑卒中早期，IL-17$^+$γδT 积聚在脑膜中，它可能促进中性粒细胞从脑膜进入脑实质。另一项研究表明，IL-17 的释放是诱导 CXCL1 和 CXCL2 趋化因子促进中性粒细胞进入脑实质的必要条件[62, 82]。

（三）先天免疫细胞

1. 中性粒（白）细胞 脑卒中早期，循环中的中性粒细胞数量增加，它是第一批进入缺血大脑的外周免疫细胞（图 10-2）。它们的募集主要由与中性粒细胞受体 CXCR2 结合的 CXCL1 和 CXCL2 趋化因子介导。在实验性和临床脑卒中，血管闭塞后 6h，便能在软脑膜中检测到这些趋化因子，随后在血管周围间隙和皮质浅层中均可检测到。缺血损伤释放的 DAMP 信号流入血管周围间隙可能会吸引中性粒细胞进入软脑膜。最终，一旦实质基底膜被破坏，中性粒细胞便进入梗死和梗死周围区域[83-86]。在啮齿动物脑卒中模型中，脑中性粒细胞的数量在 24h 达到高峰，从 48h 到 96h 逐渐减少。但这一结论，在永久性和暂时性 MCAo 模型中有所不同[87]。有充足的证据表明，中性粒细胞与脑卒中的严重程度相关，增加梗死面积且导致功能结果的恶化[88]。中性粒细胞的有害作用主要包括血管内聚集抑制组织灌注，通过释放 MMP 破坏血脑屏障的稳定，以及产生 ROS 和 NO 而导致缺血性脑损伤[83, 84]。然而，到目前为止，抗中性粒细胞疗法的临床试验并没有显示出对脑卒中患者的有益效果，而且也没有确凿的证据能够证实中性粒细胞转运水平与缺血性损伤的严重程度之间的直接联系[86, 89, 90]。最新的研究又提出了更为复杂的观点，中性粒细胞可以转化成不同的功能状态（神经毒性 N1 和神经保护性 N2），这可能会对脑卒中预后造成不同的影响[85, 86]。由此可知，抑制保护性中性粒细胞的募集可能会加重缺血性脑损伤。

2. 单核细胞来源的巨噬细胞（M/MΦ） 巨噬细胞在脑卒中的病理生理学中起主要作用。脑缺血

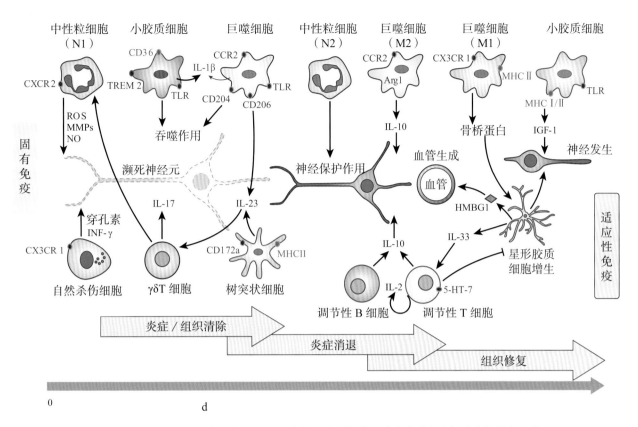

▲ 图 10-2 在缺血后免疫反应的早期和晚期，外周招募和脑内常驻免疫细胞之间的相互作用

中性粒细胞是第一个被招募到缺血性大脑的白细胞，并释放 MMP、ROS 和 NO，促进神经毒性和炎症。NK 细胞在脑卒中后的最初几小时内通过穿孔素和 IFN-γ 以不依赖于 T 细胞和 B 细胞的方式介导神经毒性。通过 TLR 和 CD36 免疫受体激活小胶质细胞 / 巨噬细胞产生 IL-1β，从而加剧促炎反应。树突状细胞和巨噬细胞分泌 IL-23 导致 γδT 细胞产生 IL-17 中，随后招募中性粒细胞。在脑卒中后 1～3d，小胶质细胞或 CCR2 募集的巨噬细胞中特定受体（如 TREM2、CD36、CD204 和 CD206）的上调促进了 DAMP 的吸收和凋亡细胞的清除。在后期，2 型巨噬细胞、调节性 B 细胞和调节性 T 细胞细胞产生抗炎 IL-10 有助于缓解对组织损伤的炎症反应。局部调节性 T 细胞的增殖依赖于自身产生的 IL-2、星形胶质细胞分泌 IL-33 及通过 Htr7 受体的血清素信号。同时，调节性 T 细胞抑制星形胶质细胞增生和神经毒性作用。此外，2 型星形胶质细胞，有可能通过分泌 HMGB1 诱导神经发生和血管生成。小胶质细胞通过 IGF-1 促进神经发生。M₂ 巨噬细胞分泌的骨桥蛋白诱导星形胶质细胞极化和内皮细胞覆盖于星形胶质细胞末端，重建血脑屏障。ROS. 活性氧；MMP. 基质金属蛋白酶；NO. 一氧化氮；CX3CL1. 神经元 CX3CR1 配体 fractalkine；TREM. 髓样细胞触发受体；IL. 白细胞介素；TLR.Toll 样受体；MHC Ⅱ. 组织相容性复合体 Ⅱ 类；Arg1. 精氨酸酶；LFA-1. 淋巴细胞功能相关抗原 -1；5-HT-7.5- 羟色胺 -7

后脑细胞产生 CCL2，其可作为配体与循环中单核细胞上表达的 CCR2 受体结合，并在单核细胞向脑内募集的过程中起着关键作用[89, 91]。在脑卒中后 3d 内，缺血脑内积聚的 M/MΦ 的数量达到峰值，并呈时空分布[92, 93]。CCR2⁺M/MΦ 细胞在急性期浸润整个缺血区。而在脑卒中亚急性期，高表达 CX3CR1 和低水平的 CCR2 的 M/MΦ 细胞聚集在梗死灶边缘，表现出不同的形态学表型[93]。有证据表明，脑中 CX3CR1⁺M/MΦ 细胞是从浸润的 CCR2⁺M/MΦ 细胞分化而来的，而不是由血 CX3CR1⁺ 单核细胞招

募的[93]。由于 CX3CR1⁺M/MΦ 细胞已被证明参与组织修复[94]，旨在抑制 CCR2⁺M/MΦ 细胞的治疗策略可能会耗尽参与修复的巨噬细胞，从而产生有害影响[90, 95]。大量新证据表明，在缺血后炎症的早期阶段，M/MΦ 细胞通过清除 DAMP 和吞噬死亡 / 濒死细胞（胞葬作用）来促进脑修复。例如，脑卒中后 1～3d，浸润的巨噬细胞清道夫受体 1（macrophage scavenger receptor 1，Msr1）的表达增加，使 DAMP（HMGB1、Prdx）的摄取和溶酶体的降解增加，导致炎症的消退[96]。除此之外，其他几种受体，如小胶

质细胞或 M/MΦ 细胞上表达的补体受体 3、甘露糖受体 CD206、酪氨酸激酶受体 MerTK 和 TREM2 等，也参与凋亡细胞的清除[97]（图 10-2）。从永久性大脑中动脉闭塞小鼠的外周血或脑组织中分离出单核细胞或 M/MΦ 细胞进行转录分析，结果表明，血单核细胞浸润缺血大脑后，其基因组重编程以增强它们的胞吞能力，促进死亡细胞的清除，并促进神经恢复[98]。此外，自噬参与了缺血后炎症的消退，提示 M/MΦ 细胞通过减轻炎症介质发挥保护作用[99]。

3. 树突状细胞 DC 是一种专职的抗原提呈细胞（antigen presenting cells，APC），它可以感知自身抗原，并将其呈递给 T 细胞，从而在缺血损伤后启动免疫应答或诱导耐受。传统的观念认为，健康的大脑中并不存在 DC。然而最近 10 年，已经有足够充分的证据证明了在啮齿动物的脑组织中存在常驻脑 DC[100]。此外，目前研究充分证实脑卒中后 DC 在大脑中增加[100, 101]，大多数观点认为，巨噬细胞通过吞噬死亡的细胞和碎片来减少免疫原性细胞的死亡量，而 DC 塑造脑卒中大脑的适应性免疫反应[102]。

通常使用 CD11c 和（或）组织相容性复合体 II 类（histocompatibility complex class II，MHC II）细胞表面标志物的表达来鉴定 DC[103]。目前主要通过表达 eYFP 报告基因的转基因小鼠研究大脑中 DC 的分布[104]。在健康的大脑中，DC 主要分布在脑膜、脑脊液和脑室周围器官[101, 104, 105]。脑卒中发生后，DC 在缺血组织中积聚；缺血早期 24h 内便可被检测到，之后的第 1 周内显著增加[92, 105, 106]。然而，CD11c 的表达并不局限于 DC，尤其是在炎症条件下，其他细胞（如巨噬细胞、小胶质细胞、B 细胞或 NK 细胞）均可上调 CD11c 的表达[101, 107]。

由于 DC（尤其是巨噬细胞来源的 DC），在疾病中的表型分化非常复杂。目前根据其个体发育分为三大亚型：常规或经典 DC（classical DC，cDC）、浆细胞样 DC（plasmacytoid DC，pDC）和单核细胞来源的 DC 或炎症性 DC（inflammatory DC，infDC）[101, 108, 109]。Gelderblom 等采用流式细胞术鉴定出 CD172a$^+$IRF4$^+$2 型 cDC 是小鼠大脑短暂性脑缺血模型中主要 DC 类型。研究证实，脑卒中发生的第 3 天，DC 聚集达到峰值，并且是脑内 IL-23 的主要来源。IL-23 促进 γδT 细胞中 IL-17 的产生，随后将中性粒细胞招募到缺血病灶。这一结论揭示了 cDC 亚群在启动早期炎

症反应中的作用[110]（图 10-2）。脑缺血后，DC 是否能够将抗原运送到引流淋巴结（即颈部淋巴结），并启动适应性免疫反应；或者是否不依赖于向次级淋巴器官的迁移或抗原递呈而产生局部免疫反应，这需要进一步的研究[111, 112]。

4. NK 细胞和先天淋巴细胞 对淋巴细胞缺陷的小鼠构建局灶性脑缺血模型后发现，其缺血损伤程度减轻，从而证明了 T 细胞在缺血早期是有害的[113]。其机制不涉及抗原介导的 T 细胞激活，但其细胞毒活性却可能与先天 T 细胞的功能有关[113]。因此，分泌 IL-17 的 γδT 细胞通过促进中性粒细胞浸润而参与缺血性损伤[41, 62, 114]。NK 细胞也参与缺血性脑损伤[115]。NK 细胞上 CX3CR1 的表达是脑招募所必需的，其损害作用不依赖于 T 细胞和 B 细胞，但依赖于 IFN-γ 和穿孔素的表达，这表明 NK 细胞对缺血神经元具有直接的细胞毒性[115]。

（四）获得性免疫细胞

越来越多的实验和病理证据也表明，缺血性脑损伤的慢性期过程有适应性免疫系统的参与。脑卒中急性期间血脑屏障的破坏会释放新的中枢神经系统抗原。这些抗原通常局限在大脑中，血脑屏障的破坏使它们暴露在免疫系统中。在缺血性脑损伤后，终止于颈深淋巴结的脑膜淋巴管也可能参与抗原性大分子或 APC 的颅外输出。在脑卒中的动物模型中已经发现了抗原特异性 T 细胞反应性的证据，而且越来越多的中枢神经系统衍生的肽被证明可以诱导脑卒中后的外周 T 细胞反应，包括但不限于来源于髓鞘碱性蛋白、神经元特异性烯醇化酶、蛋白脂蛋白、N- 甲基 -D- 天冬氨酸受体 2A 和微管相关蛋白的肽[116-118]。小鼠接受短暂性局灶性脑缺血后 4d，颈淋巴结和脾脏即可检测到多肽活性 B 细胞和 T 细胞[116, 117]。在动物和人类脑卒中的慢性阶段中，均可检测到反应性 T 细胞和 B 细胞浸润，它们嵌入到类似于第三级淋巴器官的组织结构中[119]。在人类脑卒中，颈部淋巴结和腭扁桃体的 T 细胞区被发现了携带中枢神经系统衍生多肽的 APC[118]。然而，诱导自身反应性 B 细胞和 T 细胞并不是在所有情况下都是有害的。相关研究表明，对神经源性抗原的反应性增强与较小的梗死面积和较好的长期预后有关，而对髓鞘碱性蛋白敏感则会导致严重的梗死和较差的

预后[118]，这表明对缺血性脑损伤的适应性免疫反应可能偏向反应性（Th1/Th17）或耐受性（Th2）表型。诱发对大脑或血管内皮细胞抗原的免疫耐受已在临床前脑卒中模型中得到应用。通过喂养特定的抗原来诱导对该抗原的免疫耐受是目前很成熟的口服耐受模型[120]。口服抗原进入肠道相关淋巴组织（gut-associated lymphoid tissue，GALT）。GALT 具备发达的免疫网络，其进化是为了保护宿主不受外来病原体的侵袭，同样重要的是，它已经进化出了抑制宿主对摄入的无害蛋白质和共生微生物群产生免疫反应的特性。耐受性的性质取决于抗原喂养的时间和数量。单次喂食非常高剂量的抗原后，可能会发生抗原反应性 T 细胞的克隆缺失[121]。反复喂食低剂量抗原后，出现主动耐受，产生调节性 T 细胞（regulatory T cells，Treg）[122, 123]。在低剂量抗原刺激状态下产生的 T 细胞，再次接触抗原时，能分泌细胞因子（如 TGF-β1 和 IL-10），这会抑制细胞介导的免疫反应[122]。虽然这些 T 细胞的激活是导致耐受的抗原所特有的，但激活后分泌的免疫调节细胞因子具有非特异性效应。因此，只要存在引起耐受的抗原，就会发生局部免疫抑制。这种被称为细胞主动调节或旁侧抑制的现象会导致相对器官特异性的免疫抑制[124]。其他形式的黏膜耐受也被研究过，特别是鼻腔或气雾剂途径施用抗原。在动物模型中，鼻腔途径在抑制自身免疫性疾病方面似乎与口服途径一样有效，有时甚至比口服途径更有效[125]。据报道，通过诱导对中枢神经系统抗原（髓鞘碱性蛋白）的口服耐受来控制大脑中的炎症，可以使大鼠大脑中动脉闭塞后的梗死体积减小[126]。对患有自发性高血压且具有遗传性脑卒中倾向的大鼠反复鼻腔给予 E– 选择素诱导其免疫耐受，可以有效抑制缺血性脑卒中和出血性脑卒中的发展[127]。

效应淋巴细胞可能参与局部缺血性损伤，而 Treg 可以通过下调缺血后炎症起到保护作用。急性期后，缺血组织出现 Treg 并通过分泌 IL-10 发挥神经保护作用[128]。最近的一项研究确定了在脑卒中的慢性阶段，Treg 可于大脑中不断累积[129]。Treg 的累积依赖于 5– 羟色胺 –7（5–hydroxytryptamine-7，5–HT-7）受体传递的 IL-2、IL-33 和 5– 羟色胺信号。这项研究还显示，与脾脏 Treg 相比，脑 Treg 中的 T 细胞受体谱系有限，这表明 TCR 结合的差异可能揭示

了局部脑源性抗原具有反应性。大脑 Treg 可限制星形胶质细胞增生，抑制星形胶质细胞的神经毒性表型，并在不影响梗死体积的情况下促进功能恢复。B 细胞在急性缺血性损伤中是无害的[113]，但调节性 B 细胞（regulatory B cell，Breg）虽然不进入缺血大脑，但可能通过 IL-10 提供神经保护[130]（图 10–2）。此外，分泌 IgG 和 IgA 抗体的效应 B 细胞参与脑卒中后的慢性炎症反应[119]。B 细胞基因缺陷的小鼠（μMT 小鼠）或脑卒中后 5d 接受 B 细胞耗竭治疗的野生型小鼠，没有出现迟发性认知损害，这表明 B 细胞会对脑卒中的长期预后产生负面影响[119]。未来的研究必须解决这些细胞是否分泌自身反应性抗体，以及特定抗原是否与脑卒中后认知能力下降有关。

（五）非编码 RNA 和外泌体作为免疫反应的调节器

非编码 RNA（noncoding RNA，ncRNA）被定义为未翻译的调节性 RNA 分子，可分为短的（<200bp）和长的（>200bp）ncRNA。ncRNA 调节生理和病理生理过程，包括免疫和炎症，通过在表观遗传、转录和翻译水平改变基因表达[131]。

microRNA（miRNA 或 miR）是一种短的 ncRNA，在调节脑卒中等病理条件下失控的神经炎症方面发挥着重要作用[132]。从机制上讲，miRNA 可能通过与靶 mRNA 的 3' 未翻译区结合来调节翻译，从而促进或抑制炎症反应[133]。有一些细胞特异性 miRNA 可以调节小胶质细胞和巨噬细胞的活化状态，如 miR-21、miR-124、miR-146a 和 miR-155[133, 134]。例如，miR-124 作为脑内含量最丰富的特异性 miRNA，能够促进静息小胶质细胞的表型转化，在实验性脑卒中大脑内注射 miR-124，可诱导小胶质细胞 / 巨噬细胞的抗炎表型，从而提供神经保护[135]。一些 miRNA，如 miR-124 或 miR-21 可能抑制缺血后的炎症反应[133]；而另外的 miRNA，包括 miR-155 和 miR-210 促进脑卒中后的炎症反应[136, 137]。此外，某些 miRNA 通过调节 TLR 信号调节脑卒中后神经炎性反应。在实验性脑卒中后，miR-1906 在梗死周围区域的表达显著上调。然而，外源性给予 miR-1906 抑制了 TLR4 的表达，这与更好的脑卒中结局相关[138]。此外，miR-124 和 let-7 miRNA 分别针对 TLR6 和 TLR4，因此，可能通过脑卒中后的 TLR 信号调节神经炎症[133]。

实验性脑缺血还引起脑内广泛的 lncRNA 改变[139]，并且脑卒中患者血液中 lncRNA 的表达模式发生改变[140]。有关 lncRNA 调节缺血后炎症的研究中，Zhang 等[141] 报道了转移相关肺腺癌转录本 1（metastasis-associated lung adenocarcinoma transcript 1，Malat1）lncRNA 在脑缺血中的作用。小鼠短暂性 MCAo 后脑血管 Malat1 表达上调，Malat1 缺失导致脑梗死体积增大，神经功能恶化[141]。RNA 免疫沉淀分析显示 Malat1 与促凋亡因子 Bim 和黏附分子 E-选择素的 mRNA 相互作用，提示 Malat1 可能通过抑制这些分子的表达来减轻脑卒中后炎症反应[141]。

ncRNA 可以与其他分子一起从细胞外纳米囊泡，即外泌体中脱落。外泌体是由晚期的内泌体与质膜融合而成的。大多数体细胞都能产生外泌体，当它们被释放到循环中时，它们的囊内所携带的物质可以转移到邻近细胞或远处细胞。外泌体可以调节从细胞因子的释放到抗原的呈递等多种免疫过程，更重要的是，它可以跨越血脑屏障[142, 143]。然而，关于脑缺血时免疫细胞来源或免疫细胞靶向外泌体的生物学研究很少。一些体外研究指出，小胶质细胞可以产生含有抗原提呈分子（MHC Ⅰ 和 MHC Ⅱ）和 miRNA（如 mir-146a）的免疫调节外泌体[144]。小胶质细胞外泌体的释放依赖于 P2X7 受体激活，并且其外泌体携带 IL-1β 可能参与炎症反应的传播[145]。鉴于小胶质细胞在脑卒中中的重要作用，可以推断在缺血性炎症反应过程中也发生了类似的免疫调节外泌体过程。

三、免疫系统在脑卒中后脑修复中的作用

尽管脑的修复能力有限，但血管生成、神经发生、突触形成、髓鞘再形成和轴突萌发等机制在脑卒中后期自然发生，并在一定程度上促进了缺血性损伤的自然恢复。常驻和渗入的免疫细胞参与修复机制。因此，在急性炎症阶段之后，免疫反应持续存在，有助于恢复大脑功能[146]。描述免疫系统如何参与缺血性损伤恢复的最新发现总结如下。

（一）吞噬作用有助于消解炎症反应

有效清除死亡组织是脑损伤后神经元网络重建和重组的基础[147]。如前所述，小胶质细胞和巨噬细胞表达几种类型的受体，这些受体参与吞噬清除细胞碎片，促进脑组织修复。在这些受体中，表面受体 TREM2[148, 149] 和甘露糖受体 CD206[150] 介导死亡细胞吞噬功能。A 类清道夫受体 Msr1 和具有胶原结构的巨噬细胞受体（Marco）在清除 DAMP 中起作用，如 Prdx、HMGB1 和 S100 钙结合蛋白 A8/9[96]。值得关注的是，虽然缺血损伤急性期死亡神经元释放 HMGB1 可加速炎症反应，但亚急性期反应性星形胶质细胞释放 HMGB1 可能促进神经血管重构[151]。此外，B 类清道夫受体 CD36 和补体因子 C1q、C3a、C3b 参与了脑卒中后凋亡神经细胞的吞噬作用[152-154]。

中枢神经系统中的微环境信号随着急性缺血后炎症的消退而改变，同时影响免疫细胞保持抗炎表型。大量证据表明，免疫细胞分化成多样的功能状态，协同修复受损的大脑。通过类比 Th1 和 Th2 反应[155]，使用 M2、N2 和 A2 命名法分别用于表示"2 型"小胶质细胞 / 巨噬细胞、中性粒细胞和星形胶质细胞。它们产生抗炎介质或促进组织修复的分子，如精氨酸酶、细胞因子（如 IL-10）和神经营养因子[156]。例如，实验性脑卒中后 IL-4 的上调已被证明伴随着小胶质细胞 / 巨噬细胞向 M2 表型的极化。M2 细胞释放 IL-10，这些效应与炎症消退、感觉运动和认知恢复有关[157]。

（二）神经血管修复机制：血管生成、神经发生和神经可塑性

脑卒中后成人大脑中存在一定程度的血管生成、神经发生和突触可塑性过程。内源性机制刺激新血管的形成，以增加侧支循环，为已岌岌可危的大脑提供养分[158]。一方面，小胶质细胞、星形胶质细胞和外周免疫细胞通过分泌促血管生成因子和抗血管生成因子，如生长因子（TGF-β、PDGF、VEGF、FGF）和一些致炎因子（IL-1β、IL-6、MMP、TNF、NO）来调节脑卒中后血管生成[146]。另一方面，也有人提出了"清理"假说，即新生血管的作用可能是为了循环免疫细胞更好地进入损伤区，从而清除已缺血的脑组织[159]。在实验性脑卒中研究中，Manoonkitiwongsa 等[159] 观察到，血管生成只短暂地发生在梗死周围区域。根据这一结果，他们认为新形成的血管只是参与了坏死细胞的清除，而不是有助于神经修复[159]。然而研究发现，在神经发生区域血管增加了脑卒中后的重塑，如脑室下区（subventricular zone，SVZ）[160]。事实上，有

人认为血管可能是神经前体细胞从 SVZ 迁移到大脑皮质梗死周围区域的桥梁[158]。此外，小胶质细胞 / 巨噬细胞可能通过在 MCAo 后的亚急性期和慢性期分泌 IGF-1 而促进脑卒中后的自发神经发生和神经元可塑性[161, 162]。

神经发生也被证明受到 T 细胞的不同影响。包括 Treg、CD25⁺T 细胞在内的 T 细胞可能通过释放 IL-10 促进神经发生，而表达糖皮质激素诱导的 TNF 受体（glucocorticoid-induced TNF receptor，GITR）的 CD4⁺T 细胞被报道减少脑卒中后缺血皮质神经干 / 祖细胞的生成[117-119]。此外，浸润性巨噬细胞已被证明参与了血脑屏障的修复。巨噬细胞通过分泌基质 GP 骨桥蛋白，诱导反应性星形胶质细胞极化和星形细胞终末覆盖内皮细胞，重建实验性缺血性脑卒中后的血脑屏障[163]。

四、作为治疗手段的免疫调节和免疫细胞治疗

抗炎策略治疗脑缺血损伤的临床前研究前景可观，但在临床环境中并未显示出益处。因此，人们对脑卒中炎症的看法发生了改变，现在人们普遍认为缺血后的炎症反应有利有弊。这启发了大量新的研究将目光转至揭示脑卒中后神经免疫反应的有益途径，并以此开发新的治疗方法。一些研究表明，免疫系统与缺血脑组织的相互作用能够触发神经保护，并且一些参与免疫反应关键的角色在缺血损伤后可以发挥相反的作用[164, 165]。一般来说，在急性期触发的炎症反应可能是有害的，而在后期可能是有益的。因此，针对缺血性神经毒性的免疫调节治疗方法最好应用于早期促炎阶段，而寻求通过免疫调节增强脑修复的方法最好应用于亚急性和慢性阶段[166]。

（一）以神经保护为靶点的免疫细胞疗法

基于细胞的治疗方法在临床前和临床环境中越来越多地被用于治疗包括脑卒中在内的各种急性中枢神经系统损伤。虽然干细胞疗法一直处于治疗工作的前沿，但越来越多的证据表明，骨髓单个核细胞（bone marrow mononuclear cells，BMMNC）可以在创伤性脑损伤和脑卒中中提供保护[167, 168]。然而，很难将神经保护作用归因于确定的细胞群，因为 BMMNC 是由不同种类的成熟的白细胞组成[167]。

另一项研究中，从不同外周器官分离的各种类型的免疫细胞，然后通过静脉给药的方式注射入脑卒中动物模型中，结果显示出有益的神经保护作用[169]。Breg 和 Treg 通过抑制过度免疫反应和产生抗炎细胞因子提供神经保护[170]。例如，采用将分泌 IL-10 的脾脏 B 细胞转移到接受 MCAo 的 B 细胞缺陷小鼠体内，可以减少梗死体积、死亡率和炎性细胞的募集[130]。与之类似，在小鼠和大鼠的 MCAo 模型中，全身应用从淋巴结和脾脏中分离出来的 Treg 可以减少梗死面积和大脑炎症[171]。此外，通过使小胶质细胞 / 巨噬细胞向 M2 型极化或适宜的刺激预处理的单核 / 巨噬细胞可能是治疗脑卒中的理想治疗策略[172]。据报道，在脑卒中后 4d 和 6d，采用将 IL-4 极化的骨髓来源的巨噬细胞转移到 CCR2 KO 小鼠体内，可改善死亡率并促进功能恢复[173]。此外，从 LPS 预处理的小鼠中分离的单核细胞或体外 LPS 激活的单核细胞，在小鼠大脑中动脉阻塞后转移到其体内，能够减少脑损伤[174]。令人深思的是，这两项研究及其他研究的发现并不支持将转移的细胞归巢到大脑中，这表明应该考虑系统的免疫调节机制，以解释外源性细胞如何在不进入原始损伤部位的情况下提供神经保护[167, 169]。

（二）针对组织重塑的免疫调节治疗方法

尽管脑卒中能激发内源性再生机制，但遗憾的是，大脑的自我修复能力非常有限。越来越多的研究正在寻求脑卒中后新的治疗策略，以增强亚急性和慢性炎症阶段的内源性再生过程。某些观点支持以免疫系统为靶点可能是增强神经血管大脑修复的一种有前途的策略。这些包括缺血性脑与外周免疫系统之间的长期相互作用，白细胞浸润和滞留对脑卒中后恢复的关键作用，以及新的发现表明将白细胞极化成某些"修复"表型可能具有加速大脑恢复的潜力[146]。

白细胞，特别是髓系细胞，对微环境的变化具有非常强烈的可塑性反应，并能够在炎症组织中产生各种不同的功能表型，对损伤和修复都有贡献[175]。M1 和 M2 巨噬细胞 / 小胶质细胞表型分别与脑卒中后的有害和有益改变有关[173]。一系列研究已经报道，在体内诱导 M2 表型有助于脑缺血后的组织恢复。Han 等[175a]的研究显示，在小鼠接受大脑中动脉

阻塞后连续 2 周，每天使用 PPAR-γ 激动药罗格列酮治疗，可以长期改善脑白质的完整性。这一效应部分是由 M2 极化的小胶质细胞诱导的少突胶质细胞增多所致。根据这些发现，Cuartero 等[85] 报道了罗格列酮治疗在永久性 MCAo 小鼠模型中诱导中性粒细胞向 N2 表型极化。N2 细胞与更有效地消除炎症有关，从而改善了组织清除和小胶质 / 巨噬细胞的吞噬能力，并起到了神经保护作用[85]。

关于淋巴细胞的研究表明，在缺血性脑卒中的啮齿动物模型中，使用 IL-2/ 抗 IL-2 抗体复合物或抗 CD28 超激动性单克隆抗体在体内诱导的 Treg 扩增与改善脑卒中结果有关[176, 177]。

五、从实验到临床的转化

最近的临床试验报道了脑卒中后 24h 内血栓切除术的有益效果，这使脑卒中的治疗方案发生巨大的改变[178, 179]。此外，强大的成像技术可以监测缺血区免疫反应的时间及空间变化。用 PET 配体 PK11195 靶向线粒体 18kDa 转位蛋白（translocator protein，TSPO）是临床上最常用的检测脑卒中炎症反应的方法之一[180]。这些研究表明，梗死周围区域的小胶质细胞激活时间延长。出乎意料的是，在对侧大脑半球、锥体束和脑干也发现了激活的小胶质细胞，这表明，脑缺血后的免疫改变在人体内也是弥漫且持久的[180]。

目前，脑卒中动物模型主要目标在于如何抑制脑卒中后相关炎性反应。一些临床试验使用抗炎方法治疗缺血性脑卒中，结果却好坏参半（表 10-1）。一项使用鼠抗 ICAM-1 抗体的临床试验未能显示出对缺血性脑卒中患者的益处。在一项前瞻性、随机、盲法的 III 期试验中，对 625 名脑卒中患者，在出现症状后 6h 内使用这种鼠源性抗 ICAM-1 单克隆抗体，即恩莫单抗（Enlimomab），并对其临床疗效进行了评估[181]。使用抗 ICAM-1 抗体的治疗与更高的死亡率和稍大的梗死面积相关。接受恩莫单抗治疗患者中，发热的人数几乎是接受安慰剂治疗患者的 2 倍。目前，有关抗 ICAM 抗体未能改善人类缺血性脑卒中的原因仍存在争议[182]。一种可能是，注射异源抗体会导致免疫学不良反应，导致组织损伤恶化。这一观点得到以下研究的支持：恩莫单抗促进人中性粒细胞的激活[183]，并且在临床前脑卒中模型

中，恩莫单抗可以激活补体，诱导抗小鼠抗体，并增强黏附分子 P- 选择素和 E- 选择素及 ICAM-1 的表达[184]。除此之外，在诱导脑缺血之前产生对恩莫单抗的耐受会增加梗死体积[184]。因此，未来测试基于异源蛋白的抗炎策略的临床研究将不得不考虑这些因素，以避免脑卒中患者出现有害的免疫调节不良反应。

HALT 脑卒中试验使用人源化抗 MAC-1（CD11b/CD18）抗体（Hu23F2G，LeukoArrest）治疗出现症状后 12h 内的患者。由于并未改善脑卒中预后，该试验在招募 400 名患者后停止[185, 186]。然而，在动物试验中，Hu23F2G 在缺血后 20min 给药是有效的[187]，但在临床试验中没有在合适的时间窗（脑卒中后 12h）内进行测试[188]。ASTIN 试验检测了选择性结合 MAC-1 的 CD11b 整合素的 GP，即重组中性粒细胞抑制因子（recombinant neutrophil inhibitory factor，rNIF），在 6h 的时间窗口内对急性脑卒中的疗效。3h 内出现症状的患者还接受 t-PA 或安慰剂治疗。这项试验在招募了 966 名患者后因缺乏疗效而提前终止[189]。尽管 ICAM-1 和 rNIF 试验有局限性，但这些临床观察提出了这样一种可能性，使用类似恩莫单抗和 rNIF 的药物以改变白细胞运输对人类脑卒中没有显著的益处。因此，在进一步应用于脑卒中患者之前，必须仔细重新评估基于预防白细胞浸润的治疗方法。临床试验需要建立在严格的动物研究的基础上，以尽可能接近模拟试验的条件（如剂量、治疗窗口、性别二态性效应和有效的脑浓度）。新的成像方法可以显示缺血后大脑中炎性细胞的转运，从而监测治疗效果，促进这些成果向临床转化[190]。

米诺环素是一种四环素衍生物，通过多种机制（包括抗炎作用）在脑卒中动物模型中提供神经保护作用。在一项开放性、单盲研究中，对脑卒中发病后 6～24h 使用米诺环素的 152 名急性缺血性脑卒中患者显示出有希望的结果[191]。这项研究遵循安全性和基础剂量，进行了米诺环素改善神经系统预后研究（MINOS），其中米诺环素在脑卒中症状出现 6h 后静脉注射[192]。该研究显示出良好的耐受性，并且与 t-PA 治疗没有负面相互作用。然而，在中期分析表明无效后，一项更大的多中心随机、双盲和安慰剂对照试验（NeuMAST）被提前终止[193]。

表 10-1　缺血性脑卒中抗炎治疗的临床试验选择

试验名称	所处阶段	患者数量	所使用药物	时间窗	主要临床终点	疗效	参考文献
大剂量类固醇治疗脑梗死	2a	113	地塞米松	<48h	死亡时间为 21d, 第 2、4、6、8、10、12、21 天的 TSSS 评分	无效	Norris 等[198]
EAST（恩莫单抗急性脑卒中试验）	3	625	恩利莫单抗（鼠抗-ICAM-1 抗体）	<6h	90dmRS	无效	Investigators EAST[181]
HALT（Hu23F2GⅢ期脑卒中试验）	3	400（已终止）	LeukoArrest（Hu23F2G，人源化抗 MAC-1 抗体）	<12h	—	无效	Becker[186]
ASTIN（抑制中性粒细胞的急性脑卒中治疗）	3	966	rNIF（重组中性粒细胞抑制因子），UK-279、276	<6h	90dSSS	无效	Krams 等[189]
急性脑卒中患者 IL-1 受体拮抗药的研究	2	34	IL-1ra（IL-1 受体拮抗药）	<6h	72h 内 NIHSS 评分增加>4 分	改善结局	Emsley 等[194]
急性脑卒中中的米诺环素治疗	2	152	米诺环素（小胶质细胞活化抑制药）	6~24h	90d 的 NIHSS 评分	改善结局	Lampl 等[191]
ONO-2506 在急性缺血性脑卒中	2/3	757	Arundic acid（同义词：ONO-2506、MK0724、星形胶质细胞活化调节剂）	<72h	90dmRS 评分	N/A	完成
RREACT（用星形胶质细胞调节剂快速反应治疗急性皮质脑卒中）	2	1320	Arundic acid（ONO-2506、MK0724，星形胶质细胞活化调节剂）	<6h	90dmRS 评分	N/A	终止
MINOS（米诺环素改善神经系统结果研究）	2	60	米诺环素（小胶质细胞活化抑制药）	<6h	90d 内的不良事件	单独或与 rt-PA 一起使用时安全且耐受性	Fagan 等[192]

（续表）

试验名称	所处阶段	患者数量	所使用药物	时间窗	主要临床终点	疗效	参考文献
APCAST（急性脑卒中试验中的 APC）	2	12	APC	<6h	36~48h 的不良事件（主要 ICH）	N/A	终止
依诺肝素和（或）米诺环素对急性脑卒中的作用		64	米诺环素＋依诺肝素	<6h	可挽救脑组织指数	N/A	终止
NeuMAST（用米诺环素治疗急性脑卒中的神经保护）	4	139	米诺环素	3~48h	90dmRS 评分	无效	在中期分析表明无效后终止
SCIL-STROKE（缺血性脑卒中的皮下 IL-1 受体拮抗药）	2	80	IL-1RA		3d 时的 IL-6 血浆水平；90 天 mRS 评分	没有结果，降低 IL-6 水平	Smith 等[195]
ACTION（纳他珠单抗对急性缺血性脑卒中患者的安全性和有效性）	2	161	那他珠单抗（人源化抗整合素 α4 单克隆抗体）	<9h	第 5 天梗死加重程度；NIHSS、BI、90d mRS 评分	梗死程度无加重，改善结果	Elkins 等[199]
芬戈莫德治疗急性大血管缺血性脑卒中	2	46	FTY720（芬戈莫德）	<6h	24h NIHSS 评分；90d mRS 评分	改善结局	Tian 等[197]

TSSS. 多伦多脑卒中评分系统；ICAM-1. 细胞间黏附分子 -1；MAC-1. 巨噬细胞 -1 抗原复合物；SSS. 斯堪的纳维亚脑卒中量表；mRS. 改良 Rankin 量表；ICH. 脑出血；ICN/A. 不适用；NIHSS. 美国国立卫生研究院脑卒中量表

一项小型随机、双盲、安慰剂对照的 II 期临床试验测试了在急性脑卒中症状出现后 6h 内静脉注射重组人 IL-1 受体拮抗药（recombinant human IL-1 receptor antagonist，hIL-1RA）72h 的安全性和初步疗效[194]。使用 hIL-1RA 是安全的，并且降低了血液中的炎症标志物，包括中性粒细胞和白细胞总数、C 反应蛋白和 IL-6 浓度。治疗组 3 个月后临床疗效较好。在停止静脉注射 hIL-1RA 后，另一项 II 期随机对照试验测试了皮下注射 hIL-1RA3d 以上对缺血性脑卒中发病 5h 内的患者的有效性。尽管 hIL-1RA 能有效降低 IL-6 血浆水平，但没有迹象表明 hIL-1RA 治疗会改善 3 个月的预后[195]。

针对 IL-1β 的人源化单克隆抗体卡那单抗（Canakinumab）在 39 个国家进行了大规模的 III 期临床试验，包括 10 000 多名患者（CANTOS）。该研究的目的是，对于既往心脏病发作且高敏 C 反应蛋白水平持续升高的患者，减少炎症是否可以降低包括脑卒中在内的心血管事件的风险。试验表明，与安慰剂组相比，每季度给药 1 次的卡那单抗显著降低了心血管事件的复发率[196]。

一些用于治疗多发性硬化（multiple sclerosis，MS）的有效免疫调节药物也被尝试着用于脑卒中治疗。人源化抗体那他珠单抗（Natalizumab）能够阻断白细胞上的 α4-β1 整合素，目前已被用于减轻 MS 的神经炎症和防止复发。ACTION 研究是一项随机、多中心、对照的 II 期试验，比较症状出现后 9h 内单次注射那他珠单抗与安慰剂的疗效。虽然该试验发现，在早期（在第 1 天到第 5 天期间），那他珠单抗并未对梗死区的扩大产生显著影响，但在连续接受那他珠单抗治疗 30d 和 90d 的患者中可产生更好的临床结果[191]。芬戈莫德（Fingolimod）作为一种鞘氨醇 -1 磷酸受体调节剂已被批准成为治疗 MS 的口服药，其主要药理作用是防止淋巴细胞进入循环。目前在患有大血管缺血性脑卒中的患者中进行了临床研究。这项小型研究包括 23 名患者，并通过 Barthel 指数和改良 Rankin 量表证明了更好的 90d 结果[197]。

结论

越来越多的证据表明，缺血性炎症可能在脑缺血性损伤的各个阶段发挥重要作用。在缺血性脑卒中治疗中使用抗炎策略很有前景，因为它们比现在的再灌注疗法具有更宽的治疗窗口。动物脑卒中模型的研究表明，旨在减轻白细胞浸润的干预措施可能对改善缺血性脑损伤的进展具有有益作用。然而，使用抗白细胞药物的临床试验未能显示出益处。最近临床前研究的结果揭示了淋巴细胞在缺血性脑损伤中的先前未被认识的作用。因此，调节特定淋巴细胞亚型的运输和（或）功能可能是影响缺血性脑损伤结局的重要靶点。对特定的脑抗原产生耐受性的新策略也提供了相当大的神经保护潜力。然而，需要额外的转化研究来制订适用于脑卒中患者的策略。从理论上讲，鉴于控制缺血后炎症因素的多样性，针对控制多种炎症途径的上游调节元件（如 ncRNA 或免疫调节细胞）的策略将优于针对单个损伤效应器的策略。然而，由于炎症同样参与了组织修复过程，因此还应考虑在缺血级联展开后的特定时间沉默特定的损伤效应物。基于抗炎策略的综合治疗方法需要更全面地了解缺血性脑炎症的多方面影响。

声明

这项工作得到了以下支持：美国国立卫生研究院（JA：NS094507 and NS081179；CI：NS034179）和莱杜克基金会（JA）。

第 11 章 可塑性重构与恢复的机制
Mechanisms of Plasticity Remodeling and Recovery

Zhitong Zheng　Jieli Chen　Michael Chopp　著

吕　晶　武星星　袁　江　译　　孙　强　陈　俊　王云甫　校

本章要点

- 血管生成、神经发生、轴突重塑、少突胶质细胞发生、突触发生和炎症反应是脑卒中恢复过程中主要相互交织的脑修复过程。
- microRNA 在介导修复过程中起着重要作用。
- 外泌体通过转移选定的 RNA 和蛋白质介导细胞间通信，它们的产生和分子运输受脑卒中影响。
- 基于细胞和药物基础的治疗可以进一步促进脑修复的过程，并导致脑卒中后神经功能的改善。
- 新的治疗方法，如细胞再编程、修饰和靶向细胞 microRNA，或传递丰富的 microRNA 外泌体含量的外泌体工程，有促进脑卒中后大脑修复和神经恢复的潜在作用。

大脑具有一定的修复功能，几乎所有脑卒中患者的脑功能都有一定程度的恢复。大脑的自我修复和恢复过程包括很多方面，如血管生成、神经发生、轴突重塑、少突胶质细胞生成、突触发生和炎症反应[1-3]。这些相互交织的事件依赖于神经血管单元（neurovascular unit，NVU）内细胞之间的相互作用和协调[4, 5]。NVU 由神经元、血管细胞（内皮细胞和周细胞）和胶质细胞（星形胶质细胞、少突胶质细胞和小胶质细胞）组成[4, 6]。为了确保足够的脑血流量和功能性神经元的活性，这些细胞间的信号传递受到严格的调控，而这种信号传递和通讯网络的重要介质就是外泌体[7]。外泌体是一种纳米大小的囊泡（直径 30～100nm），它携带和传递复杂的生物分子［核酸，如 DNA、核糖体 RNA、环状 RNA、长非编码 RNA 和 microRNA（miR）、蛋白质和脂质］，并在细胞之间转运脂质、细胞因子和核酸[8]。有研究表明，外泌体 miR 的载体在调节脑卒中后 NVU 内细胞间的信号传递中发挥重要

作用[9]。miR 是 20～30 个核苷酸长的单链非编码 RNA，通过调控多种基因转录后表达来控制多方面的生物过程[10-12]。脑卒中会影响大脑和循环中的 miR 水平[13, 14]。受影响的 miR 进一步调节脑卒中后的修复过程[15]。在这里，我们将回顾脑卒中后内源性脑修复机制，以及外泌体和 miR 对这些修复和重塑事件的影响。

新出现的临床前数据表明，外源性神经修复治疗通过促进和放大自我恢复过程，从而改善脑卒中的预后[16-19]。自从这本书的第 6 版出版以来，在开发外源性细胞和分子疗法治疗脑卒中方面取得了很大进展。新的治疗方式，如直接细胞重编程、干细胞和干细胞来源的外泌体疗法，为脑卒中后重塑神经回路和获得更好结果开辟了可能性[20]。直接细胞重编程可以绕过多能阶段直接将体细胞转化为神经元[21-24]。干细胞疗法，如使用人脐带血细胞（human umbilical cord blood cells，HUCBC）和间充质干细胞，在脑卒中动物模型中有良好的治疗效果[25-27]。细胞

来源的外泌体已被证明是基于细胞疗法发挥治疗效果的主要介质[8, 25]。与原始细胞来源相比，从细胞获得的外泌体在治疗方面除了具有同等的治疗效果外，还显示出比亲代细胞具有更多的优势[8]。此外，为了提高外泌体的疗效和效率，涉及工程化外泌体修饰其内容的新技术正在开发中[28, 29]。另外，药物治疗对脑卒中的治疗也显示出有益的效果[30-33]。在本章中，我们总结和讨论了以外源性细胞为基础的治疗和药物治疗在促进脑卒中后脑重塑和神经功能恢复方面的现有知识和潜力。

一、脑卒中后的内源性脑重构

脑卒中发生后，诱导的缺氧和炎症环境触发内源性修复机制，包括血管生成、神经发生、突触发生和轴突重塑，以重新连接神经元网络[19, 34]。我们将简要地描述这些过程（图 11-1）。

（一）血管生成

血管反应早在脑卒中后 1h 开始，并持续数天到数周[35]。组织缺氧刺激血管生成因子诱导毛细血管从预先存在的血管中萌发，这个多步骤的过程称为

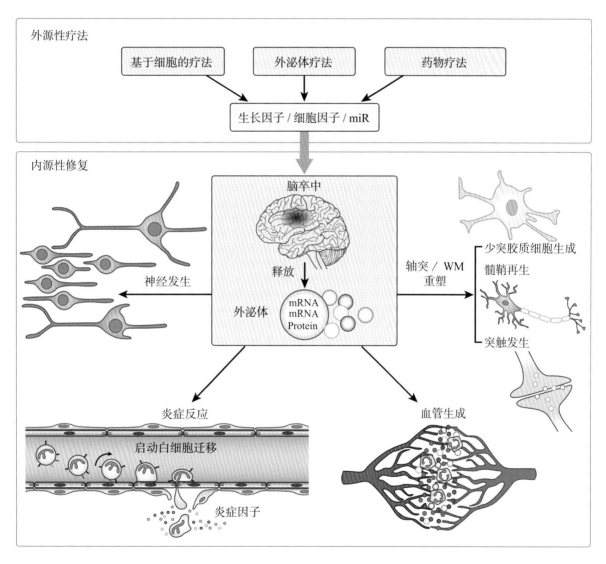

▲ 图 11-1 脑卒中后的内源性脑重构过程

自发修复和恢复过程是多方面的，包括血管生成、神经发生、轴突/白质重塑、少突胶质细胞生成、突触发生和脑卒中后炎症反应的调节。外源性治疗，如基于细胞的治疗、外泌体治疗和药物治疗，进一步促进了中枢神经系统的恢复和重塑过程，共同导致脑卒中后神经功能的改善。WM. 白质

血管生成[36-38]。啮齿类动物成年后大脑中的生理性血管生成停止[39]。然而，脑卒中可以重新诱导人和啮齿动物大脑中的血管生成[40, 41]。缺血半暗带是缺血灶周围的低灌注区，有可能被从不可逆转的梗死中拯救出来[42]。血管生成可增加缺血区域的微循环，这为半暗带及其他区域的神经元可塑性提供了有利的环境，从而改善了实验性脑卒中和脑卒中患者的神经系统预后[43-45]。

血管生成始于现有血管的血管舒张，伴随着血管通透性增加和细胞外基质降解。因此，增殖的内皮细胞可以被招募来形成血管腔[37, 46]。血管内皮生长因子（vascalar endothelial growth factor，VEGF）作用于其受体 VEGFR2，启动血管新生萌芽。侵袭性内皮细胞发生迁移，随之而来的是内皮细胞的增殖和分化。新生血管内皮细胞释放的血管生成素 2 诱导周细胞脱离，从而促进血管失稳和进一步的血管萌发[47, 48]。由活化的内皮细胞和其他活化的实质细胞分泌的 MMP 促进周细胞从血管壁脱离，裂解内皮细胞与细胞之间的粘连，并降解细胞外基质[49, 50]。血管生成素由多种细胞表达，它能够稳定新形成的血管网络，并介导血管重塑，导致血管管径增加[51]。在啮齿动物缺血性脑组织中，VEGF、血管生成素及其各自的受体 VEGFR2 和 Tie2 的上调至少持续28d[52]。脑卒中发生后 7d 患者血清 VEGF 浓度较高，并持续到脑卒中后 14d[53]。值得注意的是，VEGF 在脑卒中的急性期诱导血管通透性增高，一方面允许作为临时支架的血浆蛋白外溢，为萌发的内皮细胞铺平道路；另一方面，随着时间的推移，血管不成熟和血浆渗漏，可以引起水肿和血管退化，特别是在血液供应不足的糖尿病脑卒中中[27, 37, 54, 55]。作为一种潜在的治疗方法，VEGF 活性和给药的时机对脑卒中后的神经预后有不同程度的影响。临床前研究表明，在脑卒中发病后 24h 内，给予 VEGF 可诱导不成熟的血管生成，并加重血脑屏障渗漏[40, 54]。然而，无论是脑卒中前的长期预防性给药还是脑卒中后的晚期给药（48h），都显示出 CBF 的改善和神经功能恢复的改善[40, 56]。因此，作为一种治疗方法，应该充分考虑和研究 VEGF 的应用或抑制的时机[57]。

外泌体参与了脑卒中后的血管生成。在实验性脑卒中中，与非缺血脑来源的外泌体相比，脑卒中大鼠脑内神经干细胞（neural stem cells，NSC）来源

的外泌体促进内皮细胞迁移的毛细血管形成[58]。除外泌体外，脑卒中后大脑和循环中的促血管生成 miR 均增加[11, 12, 58-62]。例如，miR-126 是一种在血管内皮细胞中高度富集的 miR，并正向调节内皮细胞对血管生成信号的反应[63]。miR-126 抑制 VEGF 通路的负性调控因子，如芽胞相关蛋白 SPRED1 和磷酸肌醇 -3 激酶调节亚基 2（PIK3R/p85-β）[63]。通过这种方式，miR-126 可以促进 VEGF 和成纤维细胞生长因子（fibroblast growth factor，FGF）的促血管生成作用，从而在血管发育过程中诱导内皮细胞的分化和增殖[59, 63]。在血管成熟过程中，miR-126 增强 Ang I 活性以稳定新生血管[59, 64]。缺血性脑卒中患者的血中 miR-126 水平明显下调[65]。在实验性糖尿病缺血性脑卒中中，miR-126 在血清和脑组织中的表达减少，伴随着血管和白质重塑的减少[66]。用 HUCBC 治疗糖尿病脑卒中小鼠可显著减少 miR-126 下降，并改善神经功能结局[66]。此外，miR-126 缺失会损害小鼠脑卒中后的心功能，提示 miR-126 可能在脑心相互作用中发挥功能[67]。因此，提高 miR-126 表达的治疗可能对脑卒中后的心脏和大脑都有益。

其他 miR 同样可能影响脑卒中后的血管生成和功能恢复。miR-146a 调节神经炎症[68, 69] 和少突胶质细胞增生[70]，并能诱导血管生成，促进缺血性脑卒中后内皮干细胞的增殖和迁移[71]。miR-146a 靶向下游 Toll 样受体（Toll-like receptor，TLR）信号通路，该信号通路与脑卒中患者预后不良相关[72]。针对 TLR 信号的治疗显著消除了由脑卒中诱导的脑血管纤维蛋白沉积引起的 miR-146a 下降[73]。最近，在脑卒中患者中发现循环中 miR-15a/16-1 簇的失调[14]。在血管内皮细胞中过表达 miR-15a/16-1 会减少脑卒中相关的血管生成，扩大梗死范围，并加重了小鼠的神经功能缺损[74]。总的来说，miR 调节脑卒中后的多种生理和病理生理过程，其中重要的是血管生成，这是一个重要的治疗靶点。随着更多 miR 图谱研究的进行，miR 在脑卒中中的作用可能会得到进一步的确认[60]，从而可能建立更精确和更具体的脑卒中治疗方法。

（二）神经发生

大部分的神经元是在胚胎期形成的。出生后，成熟神经元通过 NSC 和神经前体细胞（neural progenitor cells，NPC）的增殖和分化不断得到补充，

这些细胞终身位于海马齿状回颗粒下区和侧脑室下区（subventricular zone of the lateral ventricle，V/SVZ），这一过程被称为成体神经发生[75, 76]。生理上，这一过程通过细胞的凋亡和增殖受到严格的控制[77, 78]。脑卒中后，通过多种方式激活神经发生。基因图谱分析表明，脑卒中通过上调细胞周期蛋白依赖性激酶（cyclindependent kinase，CDK）的基因表达，下调其抑制物 p27kip1 的表达，从而诱导 NPC 的增殖[79]。在脑卒中啮齿动物模型中，脑卒中后 2d，V/SVZ 中 NPC 进入细胞周期的比例（31%）高于正常（15%～21%），使 NPC 的增殖在脑卒中后 4～7d 达到高峰。这种增加可能归因于细胞周期 G_1 期的下降，细胞周期长度从 19h 缩短到 11h，并伴随着新分裂的子细胞保留在细胞周期内，扩大了 SVZ 的祖细胞库[80]。脑卒中后 14d，随着 G_1 期的延长，细胞周期长度恢复到正常水平，允许更多的子细胞进入细胞周期并分化为神经母细胞[81, 82]。然后，神经母细胞成链或单独迁移，沿着侧向路径到达缺血边界区（ischemic boundary zone，IBZ），这与正常大脑中通常的背侧和腹侧迁移不同[83, 84]。在这个过程中，神经母细胞持续分裂，NSC 促进 NPC 的产生和迁移[84, 85]。

外泌体和 miR 也参与脑卒中后的神经发生。来自脑缺血大鼠脑内皮细胞的外泌体促进 NPC 的增殖和向神经元的分化[58]。脑卒中后，SVZ 内 NPC 中成熟 miR 的数量上调和下调[86]。miR-17-92 簇同时调节神经发生和血管生成[87, 88]。miR-17-92 簇不仅在发育过程中调节 NPC 的增殖，而且在脑卒中等神经疾病期间也调节 NPC 的增殖[89]。在脑卒中后，miR-17-92 簇在 V/SVZ NPC 中显著上调，其过度表达促进了脑卒中诱导的 NPC 增殖，而 miR-17-92 簇的敲除则产生相反的结果[86, 90]。miR-17-92 对神经发生的这种积极作用部分归因于抑制 10 号染色体缺失的磷酸酶和张力蛋白同源物（phosphatase and tensin homolog，PTEN），PTEN 是一种负向调节胚胎 NSC 增殖和存活的蛋白质[91, 92]。miR-17-92 簇受 Shh 信号通路调控，其下游蛋白 c-Myc 与 NPC 中 miR-17-92 簇的启动子区域结合，这种结合在脑卒中后增强[90, 93]。外源性 Shh 进一步上调 V/SVZ 中 NPC miR-17-92 簇的表达，进而放大 NPC 的增殖[90]。

miR-124a 是一种大脑中富含的 microRNA，通过抑制 SRY-box 转录因子 9（SRY-box transcription factor 9，SOX9）的表达而介导神经元分化[94-96]。miR-124 在脑卒中发病后 24h 内显著降低，并且大面积脑卒中患者的血清 miR-9 降低[15]。脑卒中后 24h 内血清 miR-124 和 miR-9 水平与脑梗死体积和血浆超敏 C 反应蛋白水平呈负相关[15]。脑卒中降低了 SVZ 中 NPC miR-124a 的表达，miR-124a 可通过靶向激活 Notch 受体的配体 Jagge-1 来促进 NPC 的增殖[97]。Notch 信号通路在维持胚胎 NSC 池和神经胶质形成中起关键作用，激活 Notch 可促进脑卒中后 NPC 的增殖，而阻断 Notch 则可消除脑卒中刺激的祖细胞增殖[86, 98, 99]。此外，脑卒中下调了 Let-7 和 miR-9 的表达，这两种受体都通过孤儿核受体 TLX 调节 NSC 增殖和分化之间的平衡，从而调节成体神经发生[86, 100, 101]。脑卒中还改变了 Wnt 信号和骨形态发生蛋白（bone morphogenic protein，BMP）家族基因的表达，这些基因调控着成人大脑中的神经发生[102-104]。Wnt/β-catenin 信号通路抑制肿瘤细胞中的 Let7，而 miR-92 调节 BMP 信号[105, 106]。miR-145 是脑卒中后表达增加的另一种 miR，它通过 Sox2-Lin28/let-7 信号通路引导 NSC 分化[86, 107]。因此，这些 miR 和相关的信号通路可能形成一个控制脑卒中后成体神经发生的网络。关于单个 miR 和信号通路，以及它们在 SVZ 干细胞向神经元转化过程中的相互作用，还需要进一步的研究。

（三）轴突重塑，少突胶质细胞发生和突触发生

伴随着血管生成和神经发生，轴突重塑对脑卒中后神经功能的恢复具有重要意义[108, 109]。几种分子促进了轴突的生长。ATRX 是一种依赖于 ATP 的 DNA 修饰酶，是脑卒中后轴突出芽所必需的，而 IGF-1 有助于维持脑卒中后的皮质轴突[110]。脑卒中后数周，局灶性皮质脑卒中和白质脑卒中模型鼠脑半暗带轴突数量和顶端树突密度持续增加[3, 110]，梗死灶周围皮质内形成新的轴突起始节段[111]。因此，轴突萌发是由脑卒中引起的。然而，这发生在轴突重塑的不利环境中。少突胶质细胞和髓鞘碎片通过释放髓鞘相关抑制物来限制轴突生长[112]，这些抑制物包括 Nogo 受体（Nogo-receptor，NgR）[110]、髓鞘相关糖蛋白（myelin-associated glycoprotein，MAG）[113, 114]、少突胶质细胞髓磷脂糖蛋白（oligodendrocytes myelin glycoprotein，OMgp）[115, 116]、跨膜信号 4D（transmembrane semaphoring 4D，sema4D）[117]、Ephrin B3 [118] 和 ephrin-A5 [119]。脑卒中后反应性星形胶质细胞分泌一类细胞外基质大分子硫酸软骨素蛋白多糖（chondroitin sulphate proteoglycans，CSPG）来抑制轴突生长 [120-123]。CSPG 在病变中心表达最丰富，到病变边界表达逐渐减弱 [120]。CSPG 的确切抑制机制尚不完全清楚。蛋白多糖可能是一种物理屏障，间接防止神经元暴露于细胞外基质的促进轴突的成分中 [124]。然而，我们注意到 CSPG 在轴突生长中的作用是多方面的。某些蛋白多糖，如层粘连蛋白、纤维连接蛋白和神经细胞黏附，对轴突生长起正向调节作用 [125-127]。因此，仍然需要进一步了解针对 CSPG 和髓鞘的机制，以促进轴突重塑的治疗。

除轴突生长外，脱髓鞘轴突或新长出的轴突的髓鞘再生对于恢复突触传导、恢复轴突完整性和重建丢失的神经元回路是必不可少的 [128, 129]。少突胶质细胞介导髓鞘形成 [130]。少突胶质细胞是从广泛分布于成人中枢神经系统的非髓鞘少突胶质前体细胞分化而来的 [131]。在成年小鼠的大脑中，少突胶质祖细胞（oligodendrocyte progenitor cell，OPC）通过平衡活跃的生长、自我排斥和少突胶质细胞的生成来维持适当的密度，尽管频率较低 [132]。它们还通过低氧诱导因子（hypoxia-inducible factor，Hif）和 Wnt 途径促进血管生成，以确保足够的血液供应，以保证白质中适当的出生后髓鞘形成 [133]。除 OPC 外，GFAP 阳性的星形胶质细胞、NSC 和 NPC 也可在成年小鼠的 V/SVZ 内产生少突胶质细胞 [134-136]。

少突胶质细胞易受脑卒中的影响 [137]。由于成熟的少突胶质细胞不能增殖，损伤的少突胶质细胞不再具有功能，实现髓鞘再分化需要新的少突胶质细胞的产生 [134, 138, 139]。通过对成年小鼠 NPC 进行基因谱系示踪技术发现，参与脑卒中后白质重塑的少突胶质细胞来源于白质中的 OPC 及 SVZ 中的 NPC [140]。在脑卒中发病后的前 2 周内，小鼠脑缺血边界区域的 OPC 显著增加 [140]。2 个月后，在啮齿类动物实验性脑卒中模型中，脑梗死周围白质中的部分 OPC 显示出少突胶质细胞的形态，并表达髓鞘、环核苷酸 3′- 磷酸二酯酶（cyclic nucleotide 3′-phosphodiesterase，CNPase）和髓鞘碱性蛋白（myelin basic protein，MBP）的蛋白成分 [136, 140]。另一项关于白质脑卒中啮齿动物模型的研究报道称，OPC 在脑卒中后增殖，

但在脑卒中后第 4 天达到峰值，早于先前的研究，然后在脑卒中后第 14 天下降 [141]。这项研究表明，大多数增殖的 OPC 保留在祖细胞阶段，少数 OPC 具有星形胶质细胞的命运，而不是成熟为少突胶质细胞。在白质脑卒中甚至在轴突完整的候选梗死区周围中均没有检测到初始的髓鞘再生，而在胼胝体中检测到了无髓鞘纤维 [141]。这一现象在老年小鼠中更为明显，并涉及 NgR1 信号，其阻断减少了 OPC 星形胶质细胞的转化，增强了少突胶质细胞的形成，并促进了脑卒中后的行为恢复 [110, 141]。能够分化的 OPC 最有可能起源于白质中的 OPC 池。无论梗死区周围距离 SVZ 多近，SVZ 谱系细胞对 OPC 池无任何贡献 [141]。这些差异可能是由于脑卒中亚型和研究设计的不同，因此应该考虑不同脑白质损伤的不同进展。对于炎性或毒性白质损伤，SVZ 来源的 OPC 可以促进少突胶质细胞的形成，这一机制也可以在大脑中动脉闭塞脑卒中的啮齿动物模型中看到 [140, 142, 143]。相比之下，在白质脑卒中中，局部 OPC 补充所需的少突胶质细胞 [138, 141, 144]。

与轴突生长一样，少突胶质细胞的发生也受到内在和外在抑制因素的控制。血源性因子，如纤维蛋白原和纤维蛋白，不仅以自噬依赖的方式触发成熟少突胶质细胞的死亡，而且还抑制 OPC 的分化 [145, 146]。OPC 中 Wnt-β-catenin 信号的失调导致啮齿动物中枢神经系统髓鞘再分化的严重延迟 [147]。体外和体内研究表明，信号素 3A 可逆地抑制 OPC 的分化和髓鞘再生 [148]。同样，Lingo1 [149]、髓鞘碎片 [150] 及 ECM，如透明质酸 [151, 152] 和 CSPG [121, 122] 等细胞外基质都对脱髓鞘疾病啮齿动物模型中的少突胶质细胞分化和髓鞘形成具有负面调节作用。在 NVU 中，星形胶质细胞可能通过连接蛋白 47 促进 OPC 的增殖，并通过分泌脑源性神经营养因子促进少突胶质细胞的生成 [153, 154]。在髓鞘再生过程中，周细胞通过释放 Lama2 诱导 OPC 分化，从而促进 OPC 存活 [155, 156]。白质中高活性的阿米巴样小胶质细胞对成人脑中少突胶质细胞和 OPC 的止血是必不可少的 [157]。脑损伤后，小胶质细胞吞噬阻碍髓鞘再生的有毒髓鞘碎片，其抗炎亚型（M2 小胶质细胞）可进一步促进 OPC 分化 [150, 158]。促炎亚型小胶质细胞（M1）可促进出生后早期少突胶质细胞的形成，但在髓鞘再生过程中可能是有害的 [159, 160]。

新出现的数据表明，miR 是维持 OPC 处于未分化状态及在成熟的少突胶质细胞中保存髓鞘所必需的[161, 162]。miR-146、miR-219、miR-138、miR-9、miR-200b、miR-23、miR-19b 和 miR-17–92 簇参与调节少突胶质细胞的存活、增殖和分化，以及影响脱髓鞘相关疾病（如多发性硬化症、缺血性脑卒中和脑白质营养不良）的髓鞘维持[70, 163-165]。例如，临床前研究表明，脑卒中显著下调白质中 miR-9 和 miR200b 的表达，它们的水平与血清反应因子（serum response factor，SRF）的表达呈负相关，SRF 是 OPC 分化所必需的转录因子[166, 167]。miR-17–92 簇和 miR-219 在人白质中含量丰富，并在培养的原代人少突胶质细胞中表达[168]。在小鼠研究中，OPC 中 miR-17–92 簇的胚胎缺失导致 OPC 增殖下降和 OPC 死亡增加，这可能归因于 PTEN 蛋白增强诱导的蛋白激酶 B（Akt）信号的失活[168, 169]。与 OPC 相比，miR-219 富含髓鞘少突胶质细胞[164, 165]。在少突胶质细胞谱系中，它在耦联分化和增殖阻滞之间起着关键作用，使得从增殖的 OPC 快速过渡到髓鞘少突胶质细胞[164, 165]。OPC 中 miR219 的表达通过抑制血小板衍生生长因子受体 α（platelet-derived growth factor receptor α，PDGFRα）、SRY Sox6 和 Hes 家族 bHLH5 转录因子 5（Hes5）等抑制 OPC 分化的基因，促进 OPC 向成熟少突胶质细胞分化[164, 165]。值得注意的是，miR 在脑卒中诱导的少突胶质细胞形成中的作用才刚刚开始研究。另外，有必要进行体内实验，通过调节 miR 水平来增加脑卒中诱导的少突胶质细胞生成。

突触发生是在不同的突起之间产生新突触的过程[170]。血管生成可以通过提供更多的氧气供应来促进突触生成[171]。突触素是一种突触前囊泡蛋白，提示突触生成。脑卒中动物进行细胞治疗后，其突触素的表达增加，并伴随着脑卒中后功能结局的改善[30, 172-174]。体外和体内研究表明，miR-181 促进了皮质神经元的突触发生，但减少了轴突的生长[175]。抑制 miR-181 有利于脑卒中小鼠的长期行为恢复[176]。在小鼠脑内，miR-29a/b 抑制了海马神经元上丝状突起向成熟树突棘的分化，但在脑梗死组织中 miR-29b 减少，从而导致神经细胞死亡和梗死面积扩大[177, 178]。此外，脑卒中患者循环中下调或上调的几个 miR 会影响突触的形成[179-182]。例如，在小鼠中，miR-185 是脊髓形成和树突分支和生长所必需的。

脑卒中患者急性期和亚急性期的循环 miR-185 均减少[182-184]。体内外研究表明，miR-132 能增加树突状细胞的长度，扩大树突状突起，miR-125 能促进细长树突状突起的形成[179]。脑卒中患者血浆 miR-132 和 miR-125 水平均升高[180, 181]。

（四）炎症反应

炎症反应是一把双刃剑，既可加重脑卒中急性期的脑损伤，也有利于脑卒中的长期康复[185]。炎症反应可在脑卒中后几分钟内发生[186]，并始于血管内。缺血和再灌注导致血液凝结、血小板聚集和促炎细胞因子释放[187-189]。血小板和内皮细胞在其表面表达 P– 选择素，以介导白细胞募集[190]。血管周围巨噬细胞和肥大细胞分别被缺血和再灌注激活，释放促炎细胞因子和血管活性介质[191-194]。一方面，促炎细胞因子通过促进内皮细胞表达黏附分子来促进白细胞的渗透，引导白细胞的生长[195]。另一方面，促炎细胞因子加剧血脑屏障渗漏，促进白细胞渗入脑实质[196]。组胺、蛋白酶和 TNF 等血管活性物质也是导致脑卒中后高通透性血脑屏障的原因之一[186, 191]。随着脑卒中的进展，死亡和死亡细胞或神经元和星形胶质细胞去极化释放的大量细胞外 ATP 激活小胶质细胞的 P2X7 嘌呤能受体[197]。被激活的小胶质细胞可能呈现不同的表型[185]。在一个简化的模型中，小胶质细胞的形态可以改变为 M1，表达 CD80 和 CD86 的表型；或者 M2，表达 YM-1 和 CD206 的表型[198-200]。M1 小胶质细胞被认为是促炎亚型。它们可能直接分泌促炎细胞因子或释放含有 IL-1β 和 TNF 的外泌体，以加强和放大血管和血管周围细胞诱导的炎症效应[185]。相比之下，脑卒中小鼠 M2 小胶质细胞产生抗炎因子，并可能在 24h 内迁移到缺血核心，随后梗死周围区域 M2 小胶质细胞减少，M1 小胶质细胞逐渐增加[198]。在脑卒中恢复期，占优势的小胶质细胞再次呈现 M2 表型，它们促进死亡细胞和组织碎片的清除，创造抗炎环境，并为受损脑的结构和功能重塑做好准备[185]。促进小胶质细胞向 M2 表型转化和减少 M1 表型的治疗可能支持脑卒中后内源性脑重构。

有几种 miR 调节脑卒中后的炎症反应。miR-22 靶向于 P2X7 嘌呤能受体[201]。在实验性癫痫发作中，miR-22 表达减少增加了 P2X7R 受体[201]。因此，上调 miR-22 水平可能有助于小胶质细胞 P2X7R 受体的失活。各种所谓的损伤相关的分子模式分子是从坏死的细胞中释放出来的，可以激活内皮细胞、小胶质细胞和血管周围巨噬细胞的 TLR [202]。miR-146a 靶向 TLR 信号通路下游，该信号通路与脑卒中患者预后不良有关 [72]。在实验性脑卒中中，miR-146a 上调抑制了 NF-κB 途径，从而减轻了脑卒中后的炎症反应 [73]。同样，miR-203 也可以抑制 NF-κB 通路，从而减弱小胶质细胞的激活 [203]。miRlet-7c 和 miR-145 可以将小胶质细胞 / 巨噬细胞的极化从 M1 表型转变为 M2 表型 [204, 205]。作为对 NF-κB 依赖的 TLR 信号的响应，miR-155 在小胶质细胞中表达上调，并促进 TNF-α 的表达 [206]。miR-181a 通过直接抑制 IL-1α 的 3′–非编码区而降低 IL-1α 水平 [207]。miR-21 通过抑制免疫系统的重要调节因子 Fas 配体来保护小胶质细胞介导的神经元死亡 [208, 209]。总的来说，miR 在脑卒中后的炎症反应中起着重要作用。针对不同 miR 的治疗可能会增强炎症的益处，并减轻脑卒中后的有害影响。

二、脑卒中的外源性治疗

在这一部分中，我们主要关注基于细胞治疗和药物治疗，这些治疗可能会进一步促进脑卒中的内源性恢复。在基于细胞的治疗方面，我们将介绍神经发生中直接神经元重编程技术的最新发展，以及基于细胞和细胞来源的外泌体治疗脑卒中的最新进展。对于药物治疗，我们有选择地介绍在实验性脑卒中中似乎证明有效的药物，并简要讨论目前正在进行的脑卒中临床试验的药物。

（一）基于细胞的治疗

1. 神经发生中的细胞重编程 虽然终末分化的神经元损伤后自我修复能力有限，但中枢神经胶质细胞在脑损伤后由于其高增殖率而相当活跃。随着细胞谱系重编程技术的进步，通过转录因子的调节将非神经元细胞直接转化为神经元已成为中枢神经系统修复的一种新的选择。例如，NeuroD1 可以高效地介导皮质星形胶质细胞重新编程为谷氨酸能神经元 [21]。在出生后 12～16d 的小鼠中，Ascl1 可以将背侧中脑星形胶质细胞重新编程为 GABA 能神经元，无论是否有 Brn2 和 Myt11 [210, 211]。脑卒中后，

Ascl1 可以将 SVZ 来源的星形胶质细胞转化为神经元，尽管效率较低 [212]。在添加大剂量生长因子的情况下，Ngn2 可以在脑损伤后将星形胶质细胞转化为神经元 [213]。除了星形胶质细胞外，纹状体 NG2 胶质细胞还可以通过 Ascl1、Lmx1a 和 Nurr1 转化为神经元 [23]。同样，存在 Ascl1、Brn2 和 Myt11 的成纤维细胞及存在 Sox2 和 Mash1 的周细胞也实现了神经元转化 [22, 210]。转录因子的数量不一定是成功重新编程的关键 [214]。保护神经元免受有害代谢物伤害的良好局部环境有助于细胞重新编程 [20, 214, 215]。无氧糖酵解和 β 氧化是星形胶质细胞和成纤维细胞的主要代谢模式，有利于胚胎早期和脑损伤后细胞的快速增殖 [216]。然而，神经元是依赖于氧化代谢的 [217]。因此，脑损伤后神经元在无氧环境中的存活面临风险。从有氧代谢到无氧代谢的转换产生了过度的氧化应激，使细胞容易发生铁死亡和脂质过氧化，这是神经元重新编程过程中的两个关键限制因素 [215]。Bcl-2 和铁死亡抑制药可能帮助神经元度过这一具有挑战性的转变，而抗氧化剂则有力地促进新诱导神经元的成熟 [215]。与 Ngn2 和生长因子（FGF2 和 VEGF）共同表达相比，Ngn2 与 Bcl-2 和抗氧化剂共表达可导致更有效的神经元转化 [218]。因此，对于细胞重新编程的治疗方法，应该注意到尽量减轻氧化应激和优化局部环境的策略。尽管体内神经元重编程可能是一种很有前途的治疗方法，但神经元亚型的精确生成和靶向仍处于起步阶段，诱导的神经元与其内源性神经元之间的差异在很大程度上仍不清楚，这使得将细胞重编程转化为临床实践具有挑战性 [219]。

2. 基于细胞的治疗：HUCBC 和 MSC 在脑卒中的疗效

（1）HUCBC 治疗效果：HUCBC 很容易获得，并且没有伦理问题。人脐血干细胞是神经、造血细胞和间充质干细胞的丰富来源。移植物抗宿主病是干细胞移植潜在的威胁生命的并发症，但在 HUCBC 治疗中的发生风险较低，这使其成为一种有前途的治疗方式 [25, 128, 220]。在脑卒中后第 1 天、第 7 天和第 30 天静脉注射 HUCBC 显著改善了实验性脑卒中患者的功能恢复 [221, 222]。HUCBC 的有益效果也见于脑卒中后第 1 天或第 3 天接受 HUCBC 治疗的糖尿病大鼠 [26, 66, 223]。HUCBC 的多潜能治疗特性可能体现在多个方面，其中包括调节免疫反应和释放营养

因子[128, 224]。HUCBC 治疗可明显减少实质内粒细胞和单核细胞的浸润，减弱星形胶质细胞和小胶质细胞的激活[225]。HUCBC 治疗可抑制促炎因子的表达，包括 TNF-α、CD45/CD11b⁻ 和 CD45/B220 阳性（C）细胞及 NF-κB 的 DNA 结合活性[224, 226]。HUCBC 治疗还促进巨噬细胞从促炎的 M1 表型向抗炎的 M2 表型分化，并通过降低促炎的辅助性 T 细胞 1 应答来增强抗炎的辅助性 T 细胞 2 应答[16, 26, 223]。此外，HUCBC 治疗通过减少脑卒中后脾的收缩和与脑损伤严重程度相关的脾 CD8⁺T 细胞计数来调节外周免疫反应[227]。就 HUCBC 的营养作用而言，HUCBC 本身含有造血祖细胞集落刺激因子 –1、IL-11 和血小板生成素，它们可能是大脑的生长因子[228, 229]。此外，HUCBC 治疗还可增加胶质细胞源性神经营养因子（glial cell-derived neurotrophic factor，GDNF）、神经生长因子和 BDNF[230]，以及血管生成因子（如 VEGF、FGF）和血管生成素 –1 的水平。因此，HUCBC 治疗可通过提高内皮细胞数量和紧密连接表达来增强内源性血管生成，促进 NPC 迁移以增强神经发生，并增强实验性脑卒中中的突触可塑性和轴突生长[16, 26, 222]。研究表明，与辛伐他汀或 EPO 等血管生成药物联合应用可进一步增强 HUCBC 的治疗效果[231-233]。分泌 microRNA 是 HUCBC 展示其益处的另一种方式。与非糖尿病脑卒中小鼠相比，糖尿病脑卒中小鼠血清和脑缺血组织中 miR-126 的表达均显著降低[66]。HUCBC 治疗可显著提高血清及脑组织中 miR-126 的水平，而 HUCBC 中 miR-126 的敲除显著减弱了疗效，凸显了 HUCBC 中 miR-126 在治疗糖尿病脑卒中中的突出贡献[66]。

(2) 骨髓 MSC 的治疗效果：骨髓 MSC 是目前研究最多的成体干细胞，已被广泛应用于多种疾病的治疗[234-236]。MSC 治疗可减轻神经功能缺陷，当在脑卒中发病后几天或 1 个月后给予 MSC 时，神经功能障碍似乎持续至少 12 个月[237-242]。脑卒中后血脑屏障通透性的增加有助于 MSC 通过血脑屏障进入中枢神经系统缺血区[243]。MSC 在神经血管内放大内源性修复过程[171]。MSC 通过激活 PI3K 和 ERK1/2 等途径促进血管生成和神经发生[237, 238, 244-246]。MSC 治疗增强了脑卒中后健侧运动皮质发出的皮质脊髓束纤维进入失神经脊髓[19]，提示 MSC 在轴突重塑中起积极作用。MSC 不仅能自身分泌也能刺激实质细胞

分泌多种营养因子[43, 247]。MSC 表达 Ang Ⅰ、FGF2、IGF、胎盘生长因子和 VEGF[43, 247]。人 MSC 与缺血大鼠脑提取液共同培养时，可增加 BDNF、HGF 和 VEGF 的释放[248]。静脉注射 MSC 可导致时间依赖性的神经营养因子和血管生成生长因子，如 BDNF、VEGF、bFGF、NGF、HGF 和 GDNF 的释放[247-250]。MSC 刺激脑实质细胞释放 bFGF 和 BDNF。MSC 移植所产生的 BDGF 可促进 NSC 和 NPC 的增殖，减少细胞凋亡性死亡[251]。给予外源性 MSC 可促使脑实质细胞产生和刺激 VEGF，促进血管生成，而 MSC 刺激实质细胞产生的 Ang Ⅰ 作用于内皮细胞的 Tie-2 受体，从而促进缺血半暗带新生血管的成熟[247]。因此，通过趋化因子和营养因子的整合，新血管改善了组织灌注量，促进了神经发生[171]。

（二）外泌体疗法

外泌体是由真核细胞和其他细胞产生的纳米大小的囊泡。它们通过转移蛋白质、脂类和核酸来调节细胞间的通讯[8]。与亲代细胞相比，外泌体被受体细胞特异性地内化，可能提供了更有利、更安全和更有效的脑卒中治疗方法[8]。外泌体免疫原性低，血管阻塞作用小。它们和它们运载的蛋白质 /miR 很容易通过血脑屏障[8]。外泌体具有很高的表面积 / 体积比，可以放大配体门控的信号通路[8]。此外，外泌体可以被改造成含有核酸，并包裹蛋白质和脂类，以增强它们的治疗效果。鉴于这些优势，外泌体有望成为治疗脑卒中和神经损伤及其他神经疾病的有效和安全的疗法[8, 25]。

1. HUCBC– 外泌体疗法　来自脑内皮细胞的外泌体比来自许多其他体细胞的外泌体含有更高水平的 miR-126，这一特征与 HUCBC 相同[25]。此外，从 HUCBC 中提取的外泌体在治疗创伤性脑损伤、阿尔茨海默病[252, 253] 及糖尿病脑卒中[66] 方面显示出良好的效果。识别 HUCBC 来源的外泌体中的关键 miR 和其他分子货物非常重要，因为它可以提供更精确的靶细胞分子通路的调控，以及亲代细胞中 miR 表达的工程，以调节外泌体的含量，从而进一步增强神经修复作用[254]。

2. MSC– 外 泌 体 疗 法　MSC 来源的外泌体（MSC-Exo）治疗脑卒中的疗效至少与直接应用 MSC 治疗脑卒中的疗效相当[8, 255-260]。MSC 产生大量的外

泌体，在其中发现了 2000 多种可能在大脑修复中发挥作用的蛋白质[255]。MSC-Exo 由内皮细胞、神经元、少突胶质细胞和小胶质细胞摄取。当 MSC-Exo 在体外内化到神经元细胞体和轴突时，它会增加轴突的生长[261]。当脑卒中后 24h 全身应用 MSC-Exo 时，MSC-Exo 显著增加神经母细胞迁移、血管生成、轴突重建和突触可塑性[256]。皮质下脑卒中的 MSC-Exo 治疗促进轴突从完整的皮质向受损的纹状体萌发，并增加 OPC 的分化，与对照组相比，实现了更稳定的髓鞘再生[257]。MSC-Exo 治疗皮质下脑卒中的总体益处体现在长期的功能恢复上[257]。同样，另一项发现表明，对脑卒中进行人源 MSC-Exo 的治疗增加了长期的神经保护作用，并调节了脑卒中后的外周免疫反应，而对大脑免疫细胞的渗透没有影响[258]。在脑卒中后 3h 开始的脂肪来源的 MSC-Exo 治疗也改善了神经学预后，同时伴随着病变体积减少、强大的血管生成和有利的免疫反应[259]。为了进一步加强 MSC-Exo 的治疗效果，对 MSC-Exo 携带的 miR 进行了操纵。例如，在 MSC-Exo 中过表达 miR-17-92 簇通过激活受体神经元中的 PTEN/mTOR 信号通路来促进轴突生长[261]。MSC-Exo 过表达 miR-133b 可增强脑卒中大鼠的治疗效果[17]。同样耐人寻味的是，过表达 miR-133b 的 MSC-Exo 诱导星形胶质细胞二次释放促进轴突生长的外泌体，这提供了治疗强化[17]。总体而言，MSC 治疗的积极效果似乎归因于 MSC-Exo 和 MSC-Exo 内的 miR。

3. 改良 - 外泌体疗法 最近，为了获得更精确和更有效的基于外泌体的治疗，新的修饰外泌体的方法正在涌现[262, 263]。从正常和缺氧糖剥夺的 MSC 共培养中获得的外泌体可能比单独从正常 MSC 中具有更好的神经修复效果[28]。来自正常 ADSC 的外泌体可促进血管生成和神经发生，并抑制缺血性脑卒中后小胶质细胞的激活和炎症反应。来自 miRNA-126 上调的 ADSC 的外泌体进一步增强了这些效应[29]。用 Sema3A 抑制药处理的缺血型星形胶质细胞的外泌体比未经处理的缺血型星形胶质细胞的外泌体可以促进更有力的轴突延长[264]。由转铁蛋白、外泌体和脑啡肽组成的特定囊泡在穿过血脑屏障后能够被动进入神经元，抑制缺血性脑卒中后神经元的凋亡[265]。静脉注射环状（Arg-Gly-Asp-D-Tyr-Lys）多肽［c（RGDyK）结合外泌体（RGD-exo）］可以靶向脑卒中的缺血区[262]。与未修饰的外泌体（cRGD-exo）或没有负载姜黄素的外泌体相比，负载姜黄素的 RGD-exo 具有更高的递送效率和更强的抗炎作用[262]。当负载 miR-210 时，所产生的外泌体（RGD-exo：miR-210）比单独使用 RGD-exo 能更大程度地增加 VEGF 的表达和促进血管生成[266]。

（三）药物疗法

药物治疗也可能促进内源性血管生成和神经发生，并改善脑卒中康复期间的功能结局。已被临床前和临床评估为脑卒中后恢复效应的药物，包括磷酸二酯酶 -5（phospho-diesterase type 5，PDE5）抑制药（西地那非）[30, 267]、他汀类药物[268, 269]、EPO[270-272]、G-CSF[273, 274]、烟酸缓释片（Niaspan）[275-277]、NO[278, 279] 和米诺环素[280, 281]。

EPO 与其受体 EPOR 相互作用，诱导血管生成和神经发生[282-284]。全身应用重组人促红细胞生成素（recombinant human EPO，rhEPO）可促进脑缺血后血管生成和神经发生[285-287]。由 rhEPO 激活的脑内皮细胞分泌活性形式的 MMP-2 和 MMP-9，促进神经母细胞迁移[288]。应用 MMP 抑制药可消除内皮细胞促进的神经母细胞迁移[288]。EPO 可提高 NPC 中 VEGF 的水平，从而增强体外血管生成[288]。用 VEGFR2 拮抗药或针对 VEGFR2 的小干扰 RNA(small interfering RNA，siRNA）阻断 VEGFR2 可抑制神经前体细胞增加的血管生成[288]。这些数据表明，MMP 和 VEGF 可能介导 EPO 促进的血管生成和神经发生的耦合。MSC、rhEPO 或西地那非治疗实验性脑卒中显著增加了缺血灶周围的轴突密度[289-291]。通过弥散张量成像（diffusion tensor imaging，DTI）和各向异性分数（fractional anisotropy，FA）测量，对活体动物脑缺血边界脑白质结构的动态变化进行了成像[291]。来自这些 MRI 指数的数据表明，给予 rhEPO 或西地那非可以增强轴突重塑和血管生成，而且两者在空间和时间上都是相关的[291, 292]。MSC、rhEPO 和胸腺肽 β_4（thymosin β_4，Tβ_4）可显著增加缺血侧大脑皮质、纹状体和缺血区 V/SVZ 的 OPC 数量，以及缺血区靠近有髓轴突的成熟少突胶质细胞的数量。哥廷根 EPOStroke 研究（Gottingen EPOStroke Study）的单中心脑卒中临床试验表明，对于大脑中动脉区域的缺血性脑卒中患者，给予 rhEPO 似乎是安全和

有益的 [271]。然而,德国多中心 EPO 脑卒中试验表明,由于脑卒中患者接受一种有效溶栓剂 rt-PA 治疗的比例很高,因此,额外的 EPO 治疗会导致更糟糕的结果 [267]。没有接受 rt-PA 治疗的患者可能会从 EPO 治疗中受益 [293]。因此,由于脑卒中患者可能同时接受几种治疗,未来有必要进行临床试验,研究 EPO 与不同的联合治疗方法。

烟酸即维生素 B₃,在临床上是一种有效的升高高密度脂蛋白胆固醇的药物 [294]。烟酸可改善内皮细胞功能,抑制炎症,并可能降低患者的心血管风险 [295, 296]。烟酸缓释剂 Niaspan 可以增加 Ang I 的表达,上调 BDNF-TrkB 通路,这些通路在实验性脑卒中神经血管重塑中起到重要作用 [32, 297]。当在脑卒中后 24h 给予 Niaspan 时,提高了轴突密度和突触可塑性,导致脑卒中大鼠的长期功能恢复 [297]。随机胆固醇药物项目(Cholesterol Drug Project,CDP)试验报道说,与安慰剂组相比,服用烟酸的受试者脑卒中显著减少 25% [298]。然而,这一结果在不同的临床研究中并不一致,特别是当烟酸与他汀类药物联合使用时 [275, 276, 299, 300]。因此,仍然需要更多的转化和临床研究来了解烟酸在脑卒中治疗中的意义。

米诺环素是一种高度亲脂的四环素类抗生素,已被证明对实验性脑卒中和脑卒中患者具有神经保护和神经恢复作用 [280, 281, 301–303]。在实验性纹状体脑卒中中,米诺环素抑制小胶质细胞的激活并减轻细胞凋亡 [304]。还能保持血脑屏障的完整性,阻止血管通透性和出血性转化,克服 rt-PA 的不利影响。米诺环素联合 rt-PA 治疗急性实验性脑卒中可降低出血发生率,延长 rt-PA 的治疗时间窗 [281]。除了对急性脑卒中的疗效外,米诺环素还通过促进脑白质重塑和神经发生来提高脑卒中的长期预后 [302]。米诺环素和坎地沙坦(血管紧张素 II 受体拮抗药)的序贯治疗可以促进血管生成,改善脑卒中的长期康复 [303]。此外,II 期临床试验数据显示,与接受安慰剂治疗的患者相比,接受米诺环素治疗的急性脑卒中患者有更好的结果 [280, 301, 305]。因此,米诺环素有望成为治疗脑卒中的药物。

据报道,他汀类药物、磷酸二酯酶 5 抑制药、NO 供体和粒细胞集落刺激因子具有相似和互补的数据,这些数据表明,试验性脑卒中内的神经血管及轴突发生重塑 [30, 31, 269, 274, 277, 281, 285, 306]。在临床试验中,脑卒中患者早期使用他汀类药物与提高脑卒中后存活率密切相关 [307]。然而,入院 24h 内早期应用他汀类药物与入院后 7d 延迟使用他汀类药物在减轻残疾程度方面无可比性 [308]。在急性脑卒中和高血压患者中,使用 NO 供体确实降低了血压,但没有改善功能预后 [278]。粒细胞集落刺激因子治疗对急性脑卒中患者也没有明显的益处 [273]。总体而言,为了识别和测试药物的安全性和有效性,应该在临床前和临床研究上做出进一步的努力。

结论

在本章中,我们讨论了缺血性脑卒中后脑重塑的机制,包括血管生成、神经发生、轴突重塑、少突胶质细胞发生、突触发生和炎症反应的调节。需要进行额外的临床前研究,以评估脑卒中后恢复性事件发生与年龄的关系,以及其与临床常见的糖尿病和高血压等合并症的关系。此外,还必须评估脑卒中病理中的性别差异。

脑卒中急性期的溶栓和取栓术不断取得新的进展。实验研究证实,miRNA、外泌体、神经元细胞重编程治疗技术和药物可以放大内源性重塑并改善神经学结果。进一步阐明细胞间通信网络的分子复杂性,特别是外泌体和 miR,可能会产生新的治疗方法。将这些新疗法与美国 FDA 批准的 rt-PA/ 血栓切除术联合使用,可促进协同作用和附加的神经血管保护和神经恢复作用。最后,有必要进行临床试验,以确定这些治疗方法在脑卒中患者中的安全性和有效性。

第 12 章　脑血管畸形的遗传学与血管生物学
Genetics and Vascular Biology of Brain Vascular Malformations

Helen Kim　Ludmila Pawlikowska　Hua Su　著

刘晓春　谢丁玲　来瑞慧　译　　徐　煜　王嘉玲　虞冬辉　校

本章要点

- 脑血管畸形是年轻人和儿童颅内出血的主要原因，需要大量医疗资源来进行管理，对机制和危险因素知之甚少。
- 大多数情况下的脑动静脉畸形（AVM）是散发的，但其可以发生在孟德尔疾病中，特别是遗传性出血性毛细血管扩张症，是常染色体 TGF-β/BMP-9 信号通路基因 *ENG*、*ACVRL1/ALK-1* 和 *SMAD4* 常染色体显性突变导致，而毛细血管畸形 – 动静脉畸形（CM-AVM）是由 EPHB4–RAS-ERK 信号通路基因 *RASA1* 和 *EPHB4* 突变引起的。
- 通过将 *HHT* 基因的条件缺失与血管生成刺激相结合，建立了脑 AVM 的动物模型。目前的模型模拟了人类疾病的各个方面，并显示了 AVM 的一个显著特征，即动静脉分流。
- 脑海绵状血管畸形（CCM）是一种低血流量、血管造影隐匿性病变，常与神经系统疾病和出血有关。家族性 CCM 常表现为多重病变，表现为常染色体显性遗传，由 *KRIT1*、*MGC4067*、*PDCD10* 三个基因突变引起。
- 大多数脑血管畸形会发生体细胞突变，包括 CCM、CM-AVM、血管畸形 – 毛细血管畸形、Sturge Weber 综合征，以及大多数最近发生的散发性 AVM。
- 硬脑膜动静脉瘘是由创伤和（或）静脉血栓形成所致，以静脉高压为特征。
- 不同的脑血管畸形在影响血管生成、血管重塑、炎症和损伤反应的信号通路上具有共同点。

本章重点介绍脑动静脉畸形（arteriovenous malformation，AVM）和脑海绵状血管畸形（cerebral cavernous malformation，CCM）的血管生物学和遗传学，也对其他脑血管畸形进行了简要讨论。尽管这些畸形相对罕见，但它们构成了常见的挑战：它们需要大量医疗资源来进行有效管理；严重的神经系统发病率高；而且缺乏常规药物治疗。

每一种疾病的特点是独特的血管畸形和独特的临床和表型结果，其生物学危险因素尚不清楚。对这些危险因素的识别将改善对患者的监测和管理。

由于缺乏针对这些疾病的特定药物治疗方法，更好地理解分子病因学和病理生理学将为设计药物治疗带来希望。适当的治疗（疗效）试验需要风险分层来进行选择，并为试验的发展提供替代结果。因此，需要更好的生物标志物，特别是在评估出血风险时。

一、脑动静脉畸形

脑 AVM 是一种罕见病，但在年轻人里发病率较高[1]。人口流行率为每 10 万名成年人中有 10～18 人[2, 3]，根据 6 项 Meta 研究分析估计，新的检出率为每 10 万人年 1.3 例[4]。脑 AVM 的基本形态是一种称为病灶的血管肿块，是一种复杂的异常扩张的通道，动脉或静脉不清楚，伴有胶质细胞增生，直接将血液从动脉分流到静脉循环，没有真正的毛细血管床，通常有较高的血流量[5]。

癫痫发作、占位效应和头痛是相关发病率的原因，但预防新发或复发性颅内出血是治疗 AVM 的主要理由，通常需要结合手术切除、栓塞和立体定向放射治疗。未破裂 AVM 患者在未治疗过程中发生自发性脑出血的风险估计为每年 2%～4%，未破裂 AVM 的风险估计为每年 1%～2%[6-8]。除了对头痛和癫痫等症状的非特异性控制外，仍然缺乏常规的药物治疗。

（一）病因和发病机制

AVM 的起源一直是个谜。除原发性高血压外，没有已知的环境或流行病学风险因素影响 AVM 的易感性[9]。虽然在子宫内已经发现了 AVM[10]，但考虑到产前超声的高利用率，几乎没有证据表明人们普遍认为的 AVM 是胚胎发育过程中出现的先天性病变（Galen 静脉病变是一个有趣的反例，但可能代表了一个不同的疾病过程），其病因机制可能更为复杂。平均发病（检测）年龄约为 40 岁，呈正态分布。流行病学数据表明，大多数 AVM 的出血行为在儿童时期发生了一些根本性的变化。来自 1581 例散发性 AVM 病例的大型队列研究显示，在 10 岁左右，脑出血发生率增加[11]，这可能是对激素水平变化的反应。其他人则注意到，患有 AVM 的育龄[12] 及妊娠或产后期间[13, 14] 女性的脑出血发生率较高，尽管并没有发现出血风险增加[15, 16]。

有多种关于 AVM 生长或退化及治疗后局部 AVM 再生的报道，但几乎仅限于儿童时期[17]。AVM 偶尔会在正常血管造影后重新出现，或在切除后重新生长，或是从残留的碎片中重新生长[18-20]，或是从接受放射治疗的病灶中生长[20, 21]。虽然这类事件在临床实践中相对罕见（1%～5%，放射治疗比例较高），但它们支持了病变中活动性血管变化的假设[22]。观察到的这些再生或新生的 AVM 可能是一系列虽然生长缓慢的病变出现活动性行为的极端情况。与这一假设一致的是，手术切除的 AVM 组织的内皮增殖是对照组（结构正常的颞叶）的 7 倍[22]。检测后 AVM 生长纵向评估的稀缺数据表明，约 50% 的病例显示间隔生长[22]。尽管这种生长与临床风险（如出血性风险）之间的关系尚不清楚，但治疗的预期目标是希望随着时间的推移能够减缓病变血管的生长。

（二）散发性动静脉畸形中的体细胞镶嵌现象

最近，RAS/MAPK 通路基因的体细胞突变已被证明与颅内和颅外 AVM 相关[23-25]。体细胞突变不是遗传的，也不是在种系中从头发生，而是在体细胞发育过程中出现，随后在每个受影响个体的细胞亚群中发现。Nikolaev 等[23] 对来自散发性脑 AVM 组织的 DNA 进行了全外显子组测序，首次报道了 KRAS（c.35G＞A p.G12D，c.35G＞T p.G12V，c.183A＞T p.Q61H）中低等位基因表达（＜5%），但反复出现的体细胞激活突变的存在。这些突变在配对血液样本的 DNA 中并不存在，却在 62% 使用液滴数字 PCR 检测的脑 AVM 损伤样本中得到证实[23]。随后，据报道，在中国人群中，90% 的大脑和 100% 的脊髓 AVM 样本中出现了复发的 KRAS 突变[24]，在第三项研究中占 29%[26]。已在颅外 AVM 病变中被报道的 RAS/MAPK 通路的其他成员的体细胞 MAP2K1 和 BRAF 基因突变[25, 27]，提示了颅内和颅外 AVM 治疗的一个潜在的共同信号通路。这些基因的突变是肿瘤发生的有力驱动因素，并导致 ERK 活性的增加[23, 25]。具体来说，内皮细胞（endothelial cells，EC）中突变体 KRAS^{G12V} 经体外诱导后，表达 ERK1/2 磷酸化水平增加，但 AKT 或 p38 磷酸化水平没有增加，这表明突变的 KRAS 特异性激活了散发性脑 AVM 中特异性的 MAPK-ERK 通路[23]。KRAS^{G12V} 表达也导致了一些血管生成和 NOTCH 信号基因的表达增加（这在 AVM 中都很重要），并增强了迁移行为。此外，可以通过抑制 MAPK-ERK 信号来逆转这种行为。这些令人兴奋的发现暗示了脑 AVM 研究的新途径。在 AVM 发病机制中，MAPK-ERK 通路、VEGF 或其他血管生成通路和 TGF-β 通路之间的相互作用有待进一步研究。

（三）动静脉畸形的病理生物学

AVM 表型的一个显著特征是 VEGF 在 mRNA 和蛋白水平上的相对过表达[28]。动物模型提示，VEGF 可能与出血性倾向有关[29, 30]。其他可能有助于 AVM 形成的上游因子包括同源盒（homeobox，HOX）转录因子，如促血管生成 HOXD3 的过表达，或抗血管生成 HOXA5 的表达不足[31, 32]。AVM 组织的血管表型可以部分解释为内皮周围支持结构的募集不足，该结构是由血管生成素 /TIE2 信号通路和血小板源性生长因子 B（PDGF-B）/PDGF 受体 β（PDGFRβ）信号通路介导的[33]。例如，ANG-2 允许细胞间接触松动，并在 AVM 的血管周围区域过表达。而在动物模型的脑 AVM 中 PDGFRβ 的表达减少[34, 35]。

VEGF 和 ANG-2 信号通路促进血管生成的一个关键下游结果是 MMP 的表达。特别是 MMP-9 在 AVM 中的表达比在对照组中高一个数量级[36, 37]，而自然产生的 MMP 抑制药的水平，如 TIMP-1 和 TIMP-3 也会增加。其他过表达的炎症标志物包括髓过氧化物酶（myeloperoxidase，MPO）和 IL-6，与 MMP-9 高度相关[37, 38]。MMP-9 的表达与脂质运载蛋白 –MMP-9 复合物相关，提示中性粒细胞是其主要来源。在一个未破裂、未栓塞的 AVM 中，在血管壁和 AVM 组织的间质中发现了大量的中性粒细胞、巨噬细胞 / 小胶质细胞（CD68+）[39]。人脑 AVM 病变中也存在 T 淋巴细胞和 B 淋巴细胞[40]。与巨噬细胞不同，T 淋巴细胞（CD3+）与铁沉积无关，而铁沉积是微出血的一个指标，提示在脑 AVM 发病机制中可能存在独立的细胞介导的免疫机制[40]。在脑 AVM 组织中也有免疫球蛋白（immunoglobulin，Ig）水平升高的报道[41]。破裂和未破裂脑 AVM 患者血液的全基因组表达谱发现了超过 1490 个差异表达的基因，其中 MAPK、VEGF、Wnt 信号通路等 8 种通路的基因在一些炎症通路中过度表达[42]。

NOTCH 信号在正常的血管发生和血管生成及异常的血管重塑中起着关键作用。与对照组血管相比，脑 AVM 组织中 NOTCH-1 和下游靶点 HES-1 的表达增加[43-45]。NOTCH-1 配体 DLL4 和 JAGGED-1 在 AVM 组织中增加，并在平滑肌细胞中表达，而 HES-1 主要在 EC 的细胞核中表达[43]。破裂的脑 AVM 患者 NOTCH-1 的水平高于未破裂的脑 AVM 病例。与对照组相比[45]，脑 AVM 患者中 NOTCH-4 的水平也显著升高[45]，NOTCH-4 变异的频率更高[46]。这些数据表明，在人脑 AVM 疾病中 NOTCH 信号被激活，这与下面描述的动物模型中观察到的一致。

内皮祖细胞可融入 AVM 血管壁，介导病理性血管生成和血管重塑[47]。与癫痫和基底动脉对照组相比，脑和脊髓 AVM 病灶中的 EPC 被鉴定为 CD133 和 KDR 双阳性细胞，并且数量增加[47]。AVM 血管壁中 SDF-1 表达的增加可能是 EPC 归巢的原因[47]。除了 EPC 外，其他骨髓来源的细胞也与 AVM 的发病机制有关，如 CD68+ 巨噬细胞[35, 47-49]，骨髓来源的单核 / 巨噬细胞可能在损伤时提供关键的修复功能[50-52] 和（或）提供在血管生成过程中涉及 NOTCH 信号的指导[53, 54]。

（四）动静脉畸形相关的遗传因素

大多数脑 AVM 是散发性的。然而，一些证据支持 AVM 表型的家族成分，并且遗传变异与病程相关。大约 5% 的 AVM 发生在罕见的遗传性血管疾病中。这些孟德尔型疾病、人体组织调查和动物模型所提出的潜在相关通路[55-58] 见图 12-1。

（五）孟德尔病

在遗传性出血性毛细血管扩张症患者中包括大脑在内的各种器官中的 AVM 非常普遍，这是一种常染色体显性的黏膜皮肤脆性疾病。HHT 的两种主要亚型（HHT1 和 HHT2）是由两种最初涉及 TGF-β 信号通路基因的功能缺失突变引起的[59]（图 12-1）。第一种是内皮糖蛋白（ENG），它编码 TGF-β 受体复合物的一个辅助蛋白；第二种是激活素样激酶 1（ALK-1 或 ACVRL1），它编码一种参与 TGF-β 信号转导的跨膜激酶。ALK-1 和 ENG 基因有数百个突变[60]，功能效应似乎是有效的单倍剂量不足。

ALK-1 和 ENG 的信号通路是复杂且相互关联的，而相对的重要性和细胞特异性尚存争议[56]。ENG 与 TGFBR2（Ⅱ 型 TGF-β 受体）及 Ⅰ 型 TGF-β 受体，ALK-1 和 ALK-5 相互作用[61]，还可以结合除 TGF-β 之外的配体，包括激活素和骨形态发生蛋白属[62, 63]。

BMP-9 可能是 ALK-1 的生理相关内皮信号配体。ENG 可以增强信号，这是 HHT 发病机制的关键相互作用[62, 64, 65]。缺乏 ALK-1（ACVRL1）的小鼠在早期血管发育过程中通过大动脉和静脉融合形成系统性动静脉瘘（arteriovenous fistulas，AVF）[66]。EC 特异性的 Alk-1 消融在发育期间和成年小鼠中导致血管畸形，而 EC 特异性敲除 ALK-5 或 TGFBR2 的小鼠在血管形态发生中没有显示任何干扰[67, 68]。

涉及 AVM 发病机制的第三个基因是 SMAD4，它编码 TGF-β 和 BMP 信号通路的下游参与者。在青少年息肉病和 HHT 联合综合征中 SMAD4 发生突

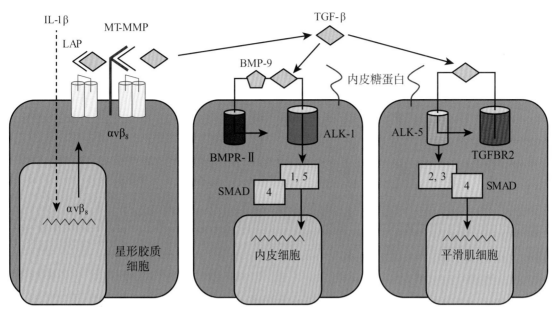

▲ 图 12-1　与动静脉畸形相关的 TGF-β 超家族信号通路

TGF-β 超家族信号通路与 AVM 相关。整合素 αvβ₈ 对于 TGF-β 从 LAP 中释放出来至关重要；在人类和小鼠中，β₈ 编码基因 *Itgb8* 的启动子中都有一个 IL-1β 响应元件。TGF-β 信号通路同时涉及 ALK-1 和 ALK-5 受体。ALK-5 受体主要在血管 SMC 上表达，而 ALK-1 在内皮细胞中表达。TGF-β 和 BMP-9 都是 ALK-1 信号传导的生理配体。这些信号通路有相当大的串流。ALK-1 信号参与了内皮细胞的迁移和增殖。ENG 是一种辅助受体，可以调节 ALK-5 和 ALK-1 信号通路；ALK-1 和 ALK-5 信号通过不同的 SMAD 亚型传递，所有这些都需要共同的 co-SMAD（SMAD4），从而移位到细胞核来影响下游基因的表达。*ALK-1*、*ENG*、*SMAD4* 和 *BMP-9* 基因的突变会导致以 AVM 为特征的人类疾病。IL-1β. 白细胞介素 -1β；LAP. 潜伏期相关肽；MT-MMP. 膜型基质金属蛋白酶；TGF-β. 转化生长因子 -β；BMP-9. 骨形态发生蛋白 9；BMPR-Ⅱ. 重组人骨形成蛋白受体Ⅱ；ALK. 激活素样激酶；TGFβR-Ⅱ. Ⅱ型 TGF-β 受体

变[69]。另外，目前已报道有两个独立的位点，称为 HHT3 和 HHT4[70, 71]，但其潜在的基因还有待确定。

最近，有报道称 *BMP-9* 的突变会导致与 HHT 表型重叠的血管异常综合征[72]。此外，*RASA1* 和 *EPHB4* 的种系突变导致两种与 AVM 相关的多灶性毛细血管畸形（CM-AVM）[73, 74]。这些患者也有一些与 HHT 重叠的表型特征。

由于 ENG 或 ALK-1 信号通路的缺陷导致了 HHT 中的 AVM，通过推断，这一共同的途径可能也有助于散发性脑 AVM 的发展。该通路在 AVM 发病机制中的作用的潜在机制包括正常 EC 成熟需要 ALK-1[75, 76]。该信号通路的破坏会损害 EC 的成熟，导致 EC 的迁移和增殖。这与 EC 异常迁移和增殖是 AVM 发展的早期阶段的观点相一致。然而，另一种观点是，TGF-β/ALK-1 诱导和 TGF-β/ALK-5 抑制细胞迁移和增殖[77]。需要更多的工作与体内模型系统来解决这些明显的矛盾。

在 HHT1 和 HHT2 EC 中，ENG 和 ALK-1 水平降低[78]。ALK-1 和 ENG 都主要在 EC 中表达[79-81]，但 ENG 也在其他类型的细胞中表达，特别是在单核细胞中[82]。单核细胞 ENG 似乎对其他器官的血管修复至关重要，如心脏[50]。在散发性和 HHT 脑 AVM 中 ENG 表达均大致正常[83]。在一个小系列中，散发性 AVM 中 ALK-1 的表达降低[84]。因此需要更多研究来阐明这些蛋白在正常出生后大脑和散发性 AVM 中的表达和功能[55, 56, 67, 85, 86]。

ENG 和 ALK-1 可能通过内皮、平滑肌或骨髓来源细胞中典型的 TGF-β 信号通路以外的机制导致疾病。ENG 和 ALK-1 信号通路可能调节内皮型一氧化氮合酶（endothelial nitric oxide synthase，eNOS）的激活，从而影响血管张力和完整性的局部调节[87, 88]。*Eng*⁺/⁻ 小鼠的研究发现，受损的动脉肌源性反应和 *Eng* 缺陷的 EC 产生更少的一氧化氮，并产生更多的 eNOS 来源的超氧化物（O₂⁻）[89]。用 O₂⁻ 清除剂治疗逆转了 *Eng*⁺/⁻ 动脉的血管舒缩异常，这表明未耦合的 eNOS 活性和由此产生的肌源性反应受损代表了与

氧化应激相关的 HHT1 发病机制的早期事件。正如计算建模研究所预测的那样，仅局部微血管血流调节的丧失本身就可能导致动静脉分流的发展[90]。关于血管舒缩反应的性质，有一些相互矛盾的数据[91]，但这种血流动力学机制已在肺循环中得到证实[92]。

HHT AVM 作为一个类别，具有明显的形态学特征，如体积较小、单孔瘘管发生率较高、皮质位置发生率较高等。然而，HHT 和散发性 AVM 通常相似，不能通过它们的血管结构来单独区分[93, 94]。脑 AVM 的多样性可高度预测诊断 HHT，这在散发性疾病中很少见[95]。HHT 脑 AVM 在破裂前也更容易被诊断出来，但这可能反映了对 HHT 患者更积极的筛查，而不是任何潜在的生物学差异。

HHT1/ENG 基因突变患者（约 20%）脑 AVM 的发生率大约是 *HHT2/ALK-1* 基因突变患者（约 2%）的 10 倍[96-98]。与正常人群中散发性病变的患病率相比，*ENG* 或 *ALK-1* 突变使发生脑 AVM 的风险分别增加了约 1000 倍和 100 倍。HHT 中脑 AVM 的风险显著升高表明，这些基因和其他共享通路中的基因的种系序列变异可能同样对散发性脑 AVM 发育构成重大风险。

（六）家族聚集性

虽然罕见，家族性病例的脑 AVM 以外的 HHT 已被报道[99-101]。一项文献综述在 25 个 AVM 家族中发现了 53 例非 HHT 患者，其中大部分是一级关系（79%）[100]。虽然没有出现明确的遗传模式，但除了诊断年龄较小外，家族性和散发性 AVM 之间的临床特征没有显著差异，这与遗传影响相一致。在至少有 2 名患有非 HHT 脑 AVM 的受累亲属的日本家庭中进行的两项小型连锁研究表明一种常染色体显性遗传模式疾病[99, 101]。连锁分析显示，有 7 个候选区域在 6q25（LOD=1.88，*P*=0.002）上证据最多[99]，但未能确定致病基因。这些连锁区域与在第二项研究中发现的连锁区域没有重叠[101]。

目前缺乏基于人群的对 AVM 复发风险的估计，但从上述研究中可以提示[99] 有一个显著的遗传成分，估计兄弟姐妹的复发风险为 16%[102]。假设 AVM 的人群流行率为 18/10 万[2]，一个兄弟姐妹的复发风险即使低至 0.05%，也会对兄弟姐妹产生 2.78 的相对风险[102]，这与观察到的缺血性脑卒中的情况相似（2.0～5.0)[103]。

二、非家族性动静脉畸形遗传学研究

（一）候选基因和全基因组研究

无论是否存在真正的家族性非 HHT AVM 病例，都有可能评估候选基因或全基因组基因中的遗传变异是否与疾病或疾病进展相关。在研究设计中，一个重要的考虑因素是人们解释"遗传性疾病"的性质的方式。

AVM 发生的启动机制尚不清楚。然而，即使它涉及结构畸变或机械损伤（本身不是遗传特征）或获得性体细胞突变，病变后的后续生长和行为仍可能受到遗传基因变异的影响。例如，多个基因位点影响 VEGF 诱导的血管生成[104, 105]。已经在小鼠中发现了 TGF-β 敲除表型的修饰因子，该修饰因子可能存在影响 HHT 疾病严重程度的遗传变异[106]。同样，*ALK-1* 或 *ENG* 的常见遗传变异与 HHT 患者更严重的表型相关，特别是器官 AVM 的存在[107]。最近的一项研究表明，细胞周期蛋白依赖性激酶抑制药 2A（cyclin-dependent kinase inhibitor 2A, *CDKN2A*）基因的甲基化增加了脑 AVM 的风险[108]。

脑 AVM 表型中评估的候选基因包括：①孟德尔脑血管疾病中突变的基因（如 HHT 中的 *ALK-1* 和 *ENG*）；② AVM 病变组织通路中改变的基因（如炎症或血管生成基因）；③动物或体外模型中与相关表型相关的基因；④通常易诱发脑出血的基因，如载脂蛋白 E（apolipoprotein E, *APOE*）[109, 110]。在这些病例中，常见的遗传多态性可能会微妙地改变蛋白质的功能或表达，从而产生与 AVM 相关的表型（图 12-2）。

例如，*ALK-1* 的一种常见的内含子变异，IVS3-35A＞G，与美国白种人的 AVM 相关[111]。这种关联在德国有重复[112, 113]，但在荷兰没有[114]，这种现象表明了有一些人口差异性。同样的变异也与 HHT 的器官 AVM 有关[107]。这种变异体的功能尚不清楚，但它可能会影响 mRNA 的剪接或影响调节元件。因此，可引起 HHT 的常见基因变异发生突变时，也可能导致散发性 AVM 表型。

动物模型提出的一个候选蛋白是星形细胞整合素 αvβ8，它是 TGF-β 信号通路的上游调控因子。整合素 β8 的去除导致小鼠血管不稳定和脑出血[115]。*ITGB8* 的常见遗传变异与 AVM 易感性相关，并与

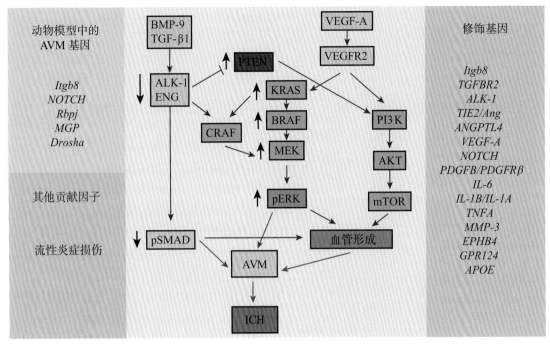

▲ 图 12-2　脑动静脉畸形发病机制中信号通路及影响因素的合成

该方案的主要组成部分是：①导致组织中 *VEGF-A* 水平升高的刺激事件；② TGF-β₁、PI3K 或 KRAS 通路中信号异常（黄色框，蓝箭表示血管生成中信号反应正常，红箭表示 AVM 中观察到的异常信号反应，黑垂直箭表示 AVM 中表达增加或减少）；③修饰基因（如相关的基因变异和在人脑 AVM 中异常表达的基因）（紫色框）；④在动物模型中突变导致脑 AVM 形成的其他基因（绿色框）；⑤其他贡献因子（粉色框）。正常血管稳定，但早期 AVM 发生发育不良反应。相似或不同的修饰基因和影响因素影响 AVM 最终发生破裂和颅内出血。BMP-9. 骨形态发生蛋白 9；TGFβ1. Ⅰ 型 TGF-β 受体；ALK-1. 激活素样激酶 1；ENG. 内皮糖蛋白；pSMAD.TGF-β 信号蛋白 1；AVM. 动静脉畸形；ICH. 脑出血；VEGF-A. 血管内皮生长因子 A；VEGFR2.VEGF 受体 2

切除的 AVM 组织中 αvβ₈ 表达降低相关[116]。另一个来自动物模型的候选蛋白是 G 蛋白耦联受体 124（protein-coupled receptor 124，GPR124），这是一种孤儿受体，在中枢神经系统内皮中高表达并介导血管生成[117]。*GPR124* 的常见变异与 AVM 易感性相关，但在 AVM 病例与对照组之间未发现 *GPR124* 的表达有差异[118]。

一些炎性细胞因子和受体基因的多态性也与 AVM 易感性相关，包括美国西班牙裔的 *IL-6*（-174G＞C）[119]，美国白种人的 *IL-1β*（-31T＞C 和 -511C＞T）[120]，意大利人的 *IL-1α*（-889C＞T）[121]，中国人的 *IL-17A*（-875A＞G）[122]。据报道，*MMP-3*（-707A＞G）[123] 和细胞因子受体 TGFBR2（-875A＞G）[122] 的多态性与中国人群 AVM 易感性相关，而血管生成相关基因 *ANGPTL4* 和 *VEGF-A* 的多态性与美国白种人、荷兰和中国人群的 AVM 易感性相关[124-126]，*VEGF-A* 也与脑出血风险有关[127]。据报道，NOTCH-4 变异与德国人群中 AVM 和脑出血的风险

增加相关[46]。

最近对白种人患者及健康的性别和年龄匹配对照组中进行全基因组扫描，未能发现全基因组水平上与散发性脑 AVM 显著相关的常见基因变异或拷贝数变异[128, 129]。这些研究说明了在不同种族 / 民族的人群中进行遗传关联研究的困难，并且需要在多个研究中进行复制[119, 130]。

在三种情况下报道了遗传因素对 AVM 破裂导致脑出血的临床过程的影响：以脑出血为首发症状[131, 132]，诊断后新发脑出血[120, 133, 134]，治疗后的脑出血[135]。IL-6-174G＞C 启动子多态性的 GG 基因型与颅内出血的临床表现[131]、AVM 组织中最高的 IL-6mRNA 和蛋白水平相关[38]。*EPHB4* 编码一种酪氨酸激酶受体，其多态性参与胚胎源性动静脉测定，也与脑出血的风险增加有关[132]。TNF-α-238G＞A[133] 和 APOEε2[134] 均与 AVM 自然病史过程中的新发出血独立相关[133]。此外，*APOEε2* 和 *TNF-α-238A* 等位基因导致放射术后和手术后出血的风险更大[135]。最

后，与 AVM 易感性相关的 *IL-1β* 启动子变异也与诊断后发生新的脑出血的风险增加相关[120]。因此，修饰候选基因的遗传变异可以在 AVM 发病机制的任何阶段发挥作用。

（二）来自实验性动静脉畸形模型的见解

需要 AVM 的动物模型系统来验证机制假设和开发新的治疗方法。早期的"AVM"模型主要基于硬膜外 AVM，用于研究血流动力学变化、开发技术平台[136-154]、研究术后并发症的病理生理学特征[155]，或者开发栓塞子或放射治疗方法[156]。然而，在这些模型中既没有形成实质病灶，也没有发生类似于人类疾病的病灶生长和出血。

脑 AVM 建模的一个重要概念进展是鉴于它们在 AVM 表型上的相似性，假设 HHT 通路可以阐明散发性 AVM 的发病机制[59]。在小鼠模型中，失活 *Eng* 或 *LK-1* 的单一等位基因可以重现人类疾病的某些方面[157, 158]，但大脑中自发的血管病变是罕见和微妙的，主要发生在老年小鼠中[157, 159]。在 Eng[+/-] 或 Alk-1[+/-] 小鼠中，使用 VEGF 刺激可诱导更明显的脑微血管发育不良[160-162]，并通过增加组织灌注率而加重这种发育不良[161]。然而，Eng[+/-] 或 Alk-1[+/-] 小鼠发生的畸形血管处于毛细血管水平，未检测到动静脉分流。在小鼠中，*Eng* 或 *Alk-1* 这两个等位基因的缺失是胚胎致死性的[66, 163]。在表达 *ALK-1* 的细胞中条件性敲除 *ALK-1* 可导致新生儿大脑中的动静脉内瘘[164]。

第一个成人发病的脑 AVM 模型是通过将表达 Cre– 重组酶的腺病毒载体介导的局部敲除 *ALK-1* 和腺相关病毒载体（adeno-associated viral vector, AAV）介导的 VEGF 刺激的相结合而开发的[49]。该模型模拟了人脑 AVM 表型的许多方面，如动静脉分流、微出血和巨噬细胞浸润[35, 49, 165]。然而，腺病毒相关的炎症使机制分析复杂化。

随后，使用雌激素诱导的 Cre 转基因小鼠系建立了另外两种成人发病的脑 AVM 小鼠模型。在以下几类转基因小鼠中均可检测到发育完全的脑 AVM：成年 *Eng*[2f/2f]；R26CreER 小鼠诱导 *Eng* 基因缺失和脑血管生成 8 周后[166]，在 *ALK-1*[2f/2f]、*Pdgfb-iCre* 基因缺失小鼠脑血管生成诱导 4 周后和 EC *ALK-1* 基因缺失 2 周后[68]。*ALK-1*[2f/2f]、*Pdgfb-iCre* 基因缺失小鼠的脑动静脉畸形发育迅速，但在他莫昔芬诱导 *ALK-1* 基因缺失后 10～14d 小鼠死亡。*Eng*[2f/2f]、*R26CreER* 基因缺失的小鼠的脑 AVM 发育较慢，并且 *Eng* 基因缺失后小鼠存活 8 周以上。因此，*Eng*[2f/2f]；*R26CreER* 基因缺失的小鼠模型更适合于测试新疗法。

在胚胎发育过程中，SM22α-Cre 介导的 *ALK-1* 或 *Eng* 基因缺失的小鼠也会发生脑和脊髓 AVM[166, 167]。大多数 SM22α-Cre；*ALK-1*[2f/2f] 基因缺失的小鼠出生后不久就会死亡。SM22α-Cre；*Eng*[2f/2f] 基因缺失的小鼠活得更长。超过 95% 的小鼠在 5 周时大脑和脊髓中会有 AVM[166]，并表现出人类病变的重要临床特征，包括动静脉分流和自发性出血。由于脑 AVM 在没有局部操作的情况下自发发展，病变的进展更接近于人类疾病，使其成为机制研究和新药测试的一个更好的模型。

NOTCH 信号对于决定动脉和静脉的命运很重要，这是一个依赖于 VEGF 局部水平的过程[168]。此外，NOTCH 在血管生成过程中影响血管内皮尖端细胞和茎细胞表型[169]。NOTCH 激活是损伤正常反应的基本组成部分，这也在缺血诱导的神经发生中得到了证明[170]。参与 NOTCH 信号通路的蛋白质，包括受体、其配体和下游信号，都在脑 AVM 组织中表达[43, 44]。在出生后早期的小鼠中，过表达 NOTCH-4（int3）的胞内结构域诱导了模仿人类 AVM 各个方面的表型[171]。在停止 int3 的表达后，病变消退[171, 172]。在成年小鼠中，构成型活性 NOTCH-4 的 EC 表达诱导了可逆的"AVM"[173]，EC 中 NOTCH-4 胞内结构域的过表达导致了年轻小鼠的脑 AVM[171]。因此，NOTCH 通路值得进一步探索[174]。

有趣的是，基质 Gla 蛋白（matrix Gla protein, MGP）是一种 BMP 抑制药，它会导致 NOTCH 配体的诱导、内皮分化的失调和脑 AVM 的发展[175]。MGP[-/-] EC 中 BMP 活性增加诱导 ALK-1 在脑血管 EC 中的表达，增强了 NOTCH 配体 Jagged1 和 2 的表达。因此，Notch 活性增加，EPH B2 和 EPH B4 的表达发生改变[175]。有趣的是，在出生后的小鼠中，典型 NOTCH 信号的一个介质 Rbpj 的内皮缺失导致了出生后第 14 天表现出脑 AVM 的特征。AVM 的特征也存在于肠道和心脏中[176]。这些数据表明，NOTCH 积极参与了脑 AVM 的发病机制。

此外，最近的一项研究表明，*Drosha* 的失活突变会导致小鼠中类似于 HHT 的血管异常和斑马鱼中的血管生成缺陷[177]。预测有害的 *Drosha* 变异在 HHT

患者中比在对照组中更常见[177]，提示 microRNA 的加工也可能在 AVM 的发病机制中发挥作用。

斑马鱼通常是被用作遗传学研究和生物医学研究的模式生物。斑马鱼在研究血管疾病方面的主要优势是，它们的胚胎几乎是透明的，并且可以在光学显微镜下实时研究活体动物的血管发育[178]。向斑马鱼引入多种基因突变也比向啮齿动物引入更容易。斑马鱼 *ALK-1*$^{-/-}$ 胚胎显示出明显增大和高血流量的颅 AVM，这种畸形将血液从动脉分流到静脉[179, 180]。有趣的是，对斑马鱼的研究也表明，*ALK-1* 基因的表达会影响血流[180]，以及 *ALK-1* 基因的缺失影响动脉内皮的迁移，但不影响增殖[181]。

最近的研究表明，散发性脑 AVM 和神经外 AVM 存在 RAS/MAPK 通路基因的体细胞突变，包括 *KRAS*、*MAP2K1* 和 *BRAF*[23-25, 27]。*BRAF* 的突变导致斑马鱼形成 AVM。重要的是，用 BRAF 抑制药维莫非尼治疗 *AVM-BRAF* 突变的斑马鱼，可以恢复 AVM 的血流[25]。这些研究表明，RAS-MAPK 通路在 AVM 的发病机制中起着重要的作用。

对小鼠特定基因的操作可导致出现产前或围产期脑出血，在某些情况下，还会导致血管出现类似于 AVM 的结构。一些突变蛋白可能与 AVM 生物学有关，如整合素 αvβ$_8$，它参与调节 TGF-β 蛋白前体的蛋白裂解，从而产生成熟的 TGF-β 分子（图 12-1）[115, 116]。整合素 αvβ$_8$（*itgb*8）敲除加上局灶性 VEGF 刺激诱导脑内毛细血管发育不良[116]，并促进 *ALK-1*$^{+/-}$ 小鼠发育不良血管的形成和出血[182]。

包括 *EPHB2* 在内的许多基因[183]，*PDGF-B*[33, 35]、delta 样蛋白 4（delta-like protein 4，*Dll4*）[184]、*Adam10*[185] 和 *Adam17*[186] 也被认为在脑 AVM 发病机制中发挥作用。例如，在正常血管生成过程中，PDGF-B 对于壁细胞的招募是必不可少的，包括迁移、附着和增殖[187-189]。与正常脑血管相比，人和小鼠脑 AVM 血管的壁细胞覆盖较少[35, 49, 190]。周细胞的数量与脑 AVM 出血的程度[35] 和通过 AVM 病灶的快速血流呈负相关[190]。将表达 PDGF-B 的慢病毒载体（lentiviral vector expressing PDGF-B，lenti-PDGF-B）注射到脑 AVM 病变中，可改善脑 AVM 血管的壁细胞覆盖，减少脑 AVM 出血[33]。

Hao 等通过将 GFP 供体小鼠移植到野生型小鼠，结果发现骨髓来源的细胞被招募到 VEGF 诱导的血管生成病灶中，并通过激活 MMP-9 参与血管生成[191]。将野生型骨髓移植到 MMP-9 敲除小鼠中可恢复脑血管生成反应[192]。此外，在 VEGF 刺激的 *Eng*$^{+/-}$ 小鼠的大脑中和在 VEGF 刺激后移植的 *Eng*$^{+/-}$ 野生型骨髓小鼠的大脑中都可见一定程度的毛细血管发育不良[193]。这些数据表明，骨髓来源的细胞在脑 AVM 的发病机制中发挥作用。

从 HHT 脑 AVM 建模中获得的证据表明，AVM 的起始和进展需要几个因素之间的相互作用（图 12-2 和图 12-3）：①体细胞 EC 关键信号基因纯合子功能丧失或杂合功能获得；②血管生成刺激（损伤反应）；③骨髓来源细胞的参与；④单核/巨噬细胞功能的改变；⑤血流动力学的变化。首先，这很可能与遗传突变或体细胞突变有关。这些突变可能包括：① HHT 基因的功能缺失杂合突变；② RAS/MAPK 通路基因（*KRAS*、*MAP2K1*、*BRAF* 等）的体细胞突变[23-25, 27]；③ *ALK-1* 或 *ENG* 中，或 TGF-β/BMP-9 信号通路的上游或下游成分中发生的遗传突变或多态性变异。血管生成表型似乎可能是由于损伤或对损伤的异常反应（如创伤、炎症、干预）的结果。切除的人 AVM 标本可在角膜移植实验中诱导血管生成[194]。这种反应几乎肯定涉及在人类样本[195] 及静脉高压（venous hypertension，VH）模型的大鼠和小鼠大脑中表达的 VEGF[196, 197]。我们最近在小鼠模型中发现，VEGF 水平的升高或 VH 的诱导加重了脑 AVM 的出血[30]。此外，在人 AVM 的血管中存在高血液流速和 VH[198-200]。

（三）动静脉畸形的病因及发病机制综述

一种普遍的假设是，AVM 的病理生理学是由先天性病变引起的慢性血流动力学紊乱所致。最近的研究结果提出了一系列的替代假说，即血管生成和炎症途径与潜在的体细胞突变和（或）血流动力学损伤协同产生临床表型，并可能与其他的遗传或环境影响相结合。阐明这些机制为开发创新的治疗方法和更好的风险分层提供了希望，并可能为了解血管生物学的机制提供见解。

三、脑海绵状畸形

（一）概述

CCM 或海绵状血管瘤是发生在中枢神经系统

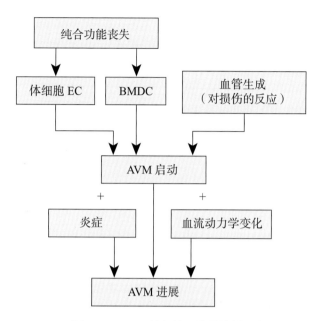

▲ 图 12-3　AVM 的起始和进展的新理论

AVM 的启动可能需要：体细胞 EC 和（或）BMDC 中关键信号基因的纯合功能丧失或杂合功能获得，血管生成刺激（损伤反应或早期发育环境），以及血流动力学变化、炎症（如单核 / 巨噬细胞功能的改变）有助于 AVM 的进展和负面结局，如出血。EC. 内皮细胞；BMDC. 骨髓来源细胞；AVM. 动静脉畸形

的血管畸形，最常发生在大脑中。与脑 AVM 相比，CCM 是一种渗漏性、低血流量的血管造影隐匿性病变。CCM 是一簇扩大的毛细血管腔，排列着单层内皮，没有正常的脑实质。超微结构研究显示，其血脑屏障成分异常或缺失，EC 间紧密连接形成不良，星形胶质细胞足突缺失，周细胞少[201]。

　　根据 MRI 和尸检研究，CCM 的人群患病率估计为 0.1%～0.5%[202, 203]；CCM 占所有脑血管畸形的 5%～15%。CCM 可以以散发性或家族性形式发生；家族性病例通常表现为多个病变，其数量和大小随时间的推移而增加，反映了这些病变的动态性质[204-208]。最常见的临床后遗症包括癫痫发作（40%～70%）和脑出血（32%～59%），可导致急性或永久性的局灶性神经功能缺损，甚至死亡[206, 209]。尽管了解 CCM 的疾病基因和信号通路，但仍缺乏针对 CCM 的初级药物治疗。

（二）脑海绵状畸形遗传学

　　家族性 CCM 病例表现为常染色体显性遗传伴有不完全外显率，占所有病例的 10%～50%。已经

在三个基因中发现了致病突变：7q21-q22（CCM1）上的 KRIT1[210-215]，7p13（CCM2）上的 MGC4067（malcavernin）[216-218]，以及 3q26-q27（CCM3）上的 PDCD10（程序性细胞死亡 10）[216, 219]。大多数已识别的突变都会导致蛋白质功能的丧失。然而，在 20%～40% 的家族性 CCM 个体中，任何已知的 CCM 基因均未检测到突变。已在 3q26.3-q27.2.[220] 上发现第四个 CCM 位点（CCM4）。图 12-4 总结了目前涉及三个已知 CCM 蛋白的信号通路的知识[221]。

（三）CCM1/KRIT1

　　KRIT1 编码一个 736 个氨基酸的蛋白，该蛋白包含三个锚蛋白结构域和一个 FERM 结构域[222]。在 KRIT1 中已经发现了 100 多个突变，包括位于整个基因中的微缺失突变、无义突变和移码突变。大多数这些突变导致蛋白质过早终止，表明功能丧失。在墨西哥血统的家族性 CCM1 西班牙裔美国人病例中发现了一种常见的始祖突变[214, 223, 224]。突变分析最初将其确定为 KRIT1（Q248X）核苷酸 742 处第 6 外显子的 C-T 转变[223]，后来在基因 5′ 端发现了 4 个额外的编码外显子，并将其分配到第 10 外显子（Q455X）[222, 225, 226]。该突变用过早终止密码子代替了谷氨酰胺。大多数西班牙裔美国人的家族性和散发性 CCM 病例是由于这种常见的始祖突变的遗传[214, 223]。

　　KRIT1 是一种 Rap1 结合蛋白，通过抑制应力纤维和稳定细胞 – 细胞连接来调节内皮连接的完整性[227]。Rap1 和 KRIT1 在多个细胞系中都作为典型的 β– 连环蛋白信号的抑制药，而 KRIT1 的缺失导致小鼠 β– 连环蛋白信号的增加[228]。此外，KRIT1 调节整合素胞质结构域相关蛋白 –1（integrin cytoplasmic domain-associated protein-1，ICAP-1）与整合素 β_1 的结合，从而调节细胞的黏附和迁移[229, 230]。整合素 β_1 的细胞质尾部和 KRIT1 的 N 端都包含对结合 ICAP-1α 至关重要的 NPXY 基序[229]。过表达 KRIT1 减少了 ICAP-1α 与整合素 β_1 之间的相互作用[230]。因此，受损的 KRIT1 可能干扰整合素 β_1 依赖的血管生成，这表明整合素信号通路在 CCM 发病机制中发挥作用。

　　目前已在成人的星形胶质细胞、神经元和上皮细胞，早期血管生成的血管 EC 中检测到 KRIT1 mRNA 和蛋白[231-233]。小鼠 Krit1−/− 敲除在妊娠中期死于动脉标志物，如 Efnb2、Dll4 和 NOTCH-4 下调

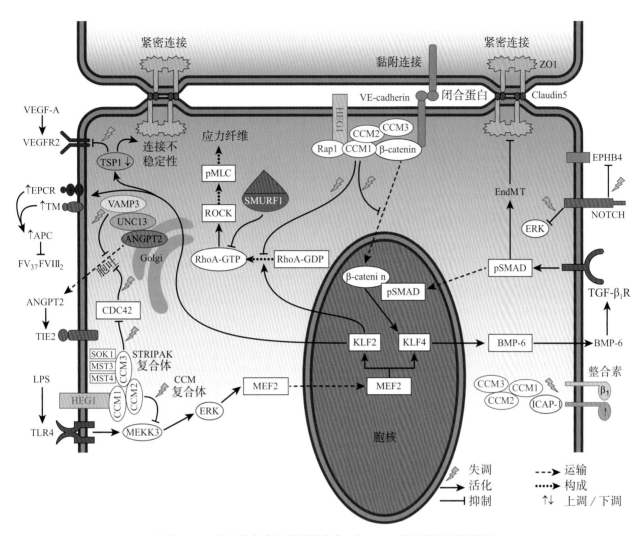

▲ 图 12-4　在人类疾病和模型系统中，与 CCM 相关的信号异常图

VEGFA. 血管内皮生长因子 A；VEGFR2.VEGF 受体 2；EPCR. 内皮蛋白 C 受体；TM. 血栓调节蛋白；APC. 活化蛋白 C；FVa.Va 因子；FⅦa.Ⅶa 因子；ANGPT2. 血管生成素 2；TIE2.TEK 受体酪氨酸激酶；LPS. 脂多糖；TLR4. Toll 样受体 4；TSP1. 血小板反应蛋白 -1；VAMP3. 突触小泡膜蛋白 3；UNC13.UNC13 同源物；CDC42. 细胞分裂控制蛋白 42；SOK1. 丝 / 苏氨酸激酶 25；MST3. 丝 / 苏氨酸激酶 24；MST4. 丝 / 苏氨酸激酶 26；STRIPAK. 与纹蛋白相互作用的磷酸酶和激酶；ERK. 细胞外信号调节激酶；MEF2. 肌细胞增强因子 2；pMLC. 磷酸化肌球蛋白轻链；SMURF1.SMAD 特异 E3 泛素蛋白连接酶 1；ROCK.Rho 相关蛋白激酶；RhoA.Ras 同源基因家族成员 A；GDP. 鸟苷二磷酸；GTP. 鸟苷三磷酸；KLF.Krüppel 样因子；VE-cadherin. 血管内皮钙黏蛋白；HEG1.EGF 样结构域 1；Rap1.Ras 相关蛋白 1；pSMAD.TGF-β 信号蛋白 1；ZO1. 带状闭合蛋白 -1；TGF-β1R.TGF-β1 受体；EndMT. 内皮间充质转化；BMP-6. 骨形态发生蛋白 6；ICAP-1. 整合素细胞质结构域相关蛋白 -1（经 AwadIA，Polster SP. 许可转载，引自 Cavernous angiomas:deconstructing a neurosurgical disease. J Neurosurg. 2019; 131:1–13.）

相关的血管发育异常[234]。在人类中，与 CCM 相关的小动脉中，*NOTCH-4* 的表达显著降低[212, 223]。这些结果表明，CCM1 的基本缺陷与异常的动 - 静脉特征有关。有趣的是，这也可能在上述 AVM 的发病机制中发挥作用[171]。

（四）CCM2/MGC4607

MGC4607 基因编码 malcavernin 蛋白，称为海绵

状畸形，该基因的突变导致 CCM2[217, 218]。迄今为止发现的突变包括无义、错义、移码和剪接突变，以及更大的片段缺失。

CCM2 在血管系统中表达，也是适当的空泡化导致内皮管形成的必要条件[234, 235]。Kleaveland 等[236]研究了斑马鱼中 CCM2 与玻璃心脏（heart of glass，HEG1）受体的相互作用，发现 EC 空泡化和管腔

化被保留，但 EC- 细胞相互作用存在缺陷。在小鼠和斑马鱼中，$CCM2^{-/-}$ 敲除后可导致胚胎发育早期由于血管缺陷而死亡[237, 238]。组织特异性突变体表明，EC 中 CCM2 的选择性缺失足以重现生殖系突变体中胚胎死亡的血管缺陷和时间，而神经细胞或平滑肌细胞中缺乏 CCM2 的小鼠正常发育[239]。CCM2 的缺失通过 CCM2-SMURF1 相互作用的缺失可导致 RhoA GTPase 的激活，从而将 SMURF1 定位为 RhoA 的降解[240]。CCM2 似乎也通过神经细胞（如成神经管母细胞 瘤或神经母细胞瘤）中的酪氨酸激酶（tyrosine kinase，Trk）A 受体介导细胞死亡信号传导[241]。

Malcavernin 包含一个磷酸酪氨酸结合域（phosphotyrosine binding domain，PTB），它与 KRIT1 相互作用，调节 KRIT1 的亚细胞定位[242]。当过表达时，malcavernin 可以将 KRIT1 隔离在细胞质中，并与 MEKK3 形成分子复合物，MEKK3 是一种参与 p38 通路激活的激酶，并作为支架蛋白发挥作用[242]。MEKK3 或 p38Map 激酶缺失的小鼠在胎盘血管成和血管发育方面存在显著缺陷，特别是在头部区域[243, 244]。对导致外显子 2 编码的 58 个氨基酸的框内缺失的 CCM2 突变的研究表明，该结构域对 KRIT1 结合和 KRIT1-PDCD10（CCM3）相互作用至关重要[245]。

（五）CCM3/PDCD10

PDCD10[219] 在 CCM3 中发生突变。迄今为止发现的突变包括无义突变和剪接位点突变，以及更大的大缺失，包括整个基因的缺失[219]。PDCD10 没有已知的保守功能域或基序。它最初被鉴定为一种在发生凋亡的髓系细胞系中表达增加的转录物[246]，最近发现，PDCD10 在细胞培养中过表达是诱导细胞凋亡的必要和充分条件[247]。

PDCD10 mRNA 在胚胎和出生后大脑发育过程中高表达，但在静脉内皮和神经元细胞层中不表达[248, 249]。Voss 等[250] 表明 PDCD10 与 CCM2 共沉淀并共定位。他们推测 PDCD10 通过与 CCM2 的相互作用，是 CCM1/CCM2 蛋白复合物的一部分，因此可能参与了 CCM1 依赖的整合素 $β_1$ 信号通路的调节[250]。有研究发现，CCM2 的框内缺失可以抑制 CCM1/CCM2/CCM3 复合物的形成[245]。

（六）脑海绵状血管畸形的发病机制与生物学研究

CCM 病变的发生需要 CCM 基因功能完全丧失。因此，CCM 病变显示了已知 CCM 基因的遗传、新生种系和体细胞突变的组合[251-258]。Knudson 的双重打击假说的证据已经在人类 CCM 病变[251-254] 和小鼠模型中得到证实[239, 259, 260]。根据双重打击模型，具有两种突变（种系或体细胞）的血管细胞会导致功能蛋白的完全丢失；突变细胞的克隆扩增会导致 CCM 病变的形成。在小鼠模型中，CCM1、CCM2 或 CCM3 的纯合子缺失是胚胎致死性的，而杂合子小鼠是可存活且表型正常的[237, 259]。然而，当杂合子 CCM1、CCM2 或 CCM3 小鼠被杂交到有利于体细胞突变的遗传不稳定背景中时（$Trp53^{-/-}$ 或 $Msh2^{-/-}$），它们发生的病变类似于人类 CCM 病变，具有高外显率[259-261]。CCM3 模型比 CCM1 或 CCM2 显示出更大的病变负担，与人类情况相似[262]。目前已经在所有三种遗传性 CCM 的病变中发现了双等位基因种系和体细胞突变[251, 252, 254]，海绵状病变的血管 EC 中存在相应的 CCM 蛋白缺失[263]。此外，放疗后可发生新生病变，这一现象也间接支持了双重打击假说[264-266]。

研究推测异常的炎症或免疫反应在 CCM 的发病机制和进展中发挥作用[41, 267]。对 CCM 病变的基因芯片分析显示，与 AVM 组织和正常颞浅动脉相比，10 个 Ig 基因表达上调[268]。在 CCM 病变中检测到 B 细胞，在 AVM 或对照脑标本中未观察到 IgG 寡克隆模式[267]。减少 CCM 缺陷小鼠中的 B 细胞阻止了成熟病变的进展，但不能阻止病变的发生[269]。海绵状血管瘤的家族性发生及更具侵袭性的临床行为与 Ki-67、Bcl-2 和 TGF-β 的高表达相关[208]。具有较大尺寸（>2cm）、占位效应、有记录的生长或显著病灶外症状性出血的侵袭性更强的海绵状瘤中，病灶周围脑实质显示 TGF-β、PDGF 和生腱蛋白（一种正常大脑中缺失的细胞外基质的糖蛋白）的表达显著升高。根据血浆炎症细胞因子（IL-2、IFN-γ、TNF-α 和 IL-1β）水平将 CCM 患者分为高炎症状态和低炎症状态；高炎症状态与癫痫发作、出血性活动、较高的新出血、病变生长或新病变形成率显著相关[270]。最近，发表了一份全面的 CCM 疾病转录组文库，为了解三个不同物种和两个 CCM 疾病基因（CCM1 和

CCM3）的差异表达基因提供了进一步的见解[271]。除了为 CCM 发病机制提供线索外，这些差异表达的基因可能作为疾病严重程度的生物标志物。同时，正在开发更多的 CCM 血浆生物预后标志物[272]。

所有三个 *CCM* 基因的突变都导致了表型上相似的病变，这表明这三种蛋白在同一途径中起作用。生化研究表明，这三种蛋白质可以在物理上形成一个三元配合物[273]，但也有独立的功能。CCM 蛋白不具有明确的催化活性，而是被认为有助于蛋白质复合物的支架以调节细胞骨架，包括 EC 黏附连接和血管通透性。许多信号通路都与此事有关。EC 中 CCM1、CCM2 或 CCM3 的缺失导致 RhoA 激活并通过 Rho 相关蛋白激酶（ROCK）信号转导，导致肌动蛋白应力纤维增加，细胞 – 细胞相互作用受损，血管通透性增加[239, 274, 275]。在使用 RhoA 抑制药（他汀类药物或法舒地尔）[239, 274, 276] 或 RNAi 敲除后，所有这些功能都得到了恢复[275]。研究发现，CCM1 可以强烈诱导 DLL4–NOTCH 信号通路，并使用抗血管生成药物索拉非尼阻断 NOTCH 活性。索拉非尼是一种靶向 VEGF 受体和 Raf/ERK 通路的多重激酶抑制药，可以在体内外挽救异常的血管系统[277]。有趣的是，小鼠 EC 中 *CCM1* 的缺失诱导了内皮 – 间充质转化（EndMT），这是由 BMP-6 和激活的 TGF-β 和 BMP 信号通路介导的[278]。这些通路的抑制药在体内和体外都能阻止 EndMT，并减少 *CCM1* 缺陷小鼠血管病变的数量和大小[278]。

在新生小鼠模型中，EC 内的 *CCM* 基因的条件纯合子敲除导致早期 CCM 病变中 *Mekk3* 靶基因、KLF2 和 KLF4、Rho 和早期 ADAMTS 蛋白酶活性的表达增加，但 SMAD 的表达、EndMT 的证据或 Wnt 信号并未增加[279]。在人类家族性和散发性病例的 CCM 病变中，*KLF2* 和 *KLF4* 的表达增加，而在新生儿 CCM 模型中，EC 特异性的 MEKK3、KLF2 或 KLF4 的缺失阻止了病变的形成，降低了 Rho 活性，并降低了致死率[279]。这些结果表明，CCM 形成过程中 ROCK 的激活发生在 KLF2/4 升高的下游。此外，KLF2 和 KLF4 抑制血小板反应蛋白 –1（thrombospondin-1，TSP1）的表达，给予 3TSR（一种抑制 VEGF 信号的抗血管生成 TSP1 片段）后可在不抑制 KLF2 和 KLF4 的情况下抑制病变形成并恢复 CCM1 缺陷小鼠的紧密连接[280]。Tang 等[281] 进一步表明，肠道微生物群的脂多糖或革兰阴性菌激活上游 TLR4，通过 MEKK3–KLF2/4 通路显著加重和加速了 CCM 的形成，TLR4 信号的遗传或药物阻断可以阻止病变的形成。无菌小鼠免受 CCM 形成，单疗程的抗生素永久改变了 CCM 的易感性。在家族性 CCM 病例中，增加 TLR4 及其共受体 CD14 表达的多态性也与更高的 CCM 病变负担相关，这支持了这些发现的相关性[281, 282]。这些结果表明，肠道微生物群和先天免疫信号在 CCM 发病机制中非常重要，并揭示了潜在的新治疗策略。

有趣的是，新生小鼠模型中 *CCM* 基因的内皮特异性缺失导致病变在空间和时间上都受到限制[279, 283, 284]，这表明病变的进展或生长需要额外的因素或 "打击"。这些因素可能包括基因修饰物、微环境应激源、损伤或异常反应[285]。例如，氧化应激在 CCM 疾病的病理生理学中的作用已经在 *CCM1* 和 *CCM3* 中得到证明[284, 286, 287]，氧化应激相关的细胞色素 P450 基因的变异与 *CCM1* 突变患者的病变负担增加相关[288]。此外，通过无偏倚、高通量药物筛选独立识别出胆钙化醇（维生素 D_3）和 Tempol（超氧化物清除剂）。在 *CCM2* 缺陷小鼠模型中，使用这些药物治疗降低了 50% 的病变负担[284]。

尽管机制研究显示了 CCM 的几种疗法的强大概念证明和有希望的益处，但测试人类疗效的临床试验出现的速度较慢。然而，最近资助了一项第一阶段的 Ⅰ / Ⅱ 期随机、安慰剂对照、双盲、单中心研究，旨在测试阿托伐他汀（40～80mg 最佳剂量）在 CCM 病例中二级预防再出血的安全性和剂量，并且正在进行招募（NCT02603328）[289]。此外，正在进行一项伴随的观察性研究，其目的在于前瞻性地识别和确定症状性出血率和其他终点，并根据未来 CCM Ⅲ 期随机对照试验的标准化方案建立一个中心研究网络[290]。

（七）基因型 – 表型相关性

随着对 CCM1、CCM2 和 CCM3 潜在突变的识别，基因型 – 表型相关性正在显现[291]。CCM1 突变携带者似乎有较轻的出血表型，但可能出现更多的癫痫发作[292] 及神经外系统的表现，如皮肤毛细血管 – 静脉血管畸形[293, 294]。后者还表明，CCM 和毛细血管畸形 – 动静脉畸形（capillary malformation-arteriovenous malformation，CM-AVM）之间可能存在类似的细胞机制重叠，这是另一种类似于 HHT 且存在皮肤毛细血管扩张的血管疾病[74]。在连续的 417 例家族性 CCM 患者中，9% 表现为皮肤血管畸形表型，包括角化过度的皮肤毛细血管 – 静脉畸形（CCM1）、毛细血管畸形（CCM1）和静脉畸形（包括 CCM1 和 CCM3）[293]。CCM3 患者的临床病程更具侵袭性，症状发病年龄越早，病变负担和脑出血风险越大[206, 262]。视网膜血管畸形在所有三种家族形式中，估计患病率为 5%[295]。然而，需要有更好的特征和随访的大型前瞻性研究来证实这些表型差异。为此，作为脑血管畸形联盟的一部分[296]，已开展了一项针对家族性 CCM1 患者的队列研究。这些患者都具有相同的常见西班牙裔始祖突变（Q455X）[214, 223]。该研究也确定了 CCM 疾病的严重程度和进展的几个重要的遗传与环境修饰因子[282, 288, 297]。

（八）脑海绵状畸形生物学及发病机制综述

过去 10 年中，在阐明 CCM 发病机制的分子遗传学和生物学方面取得了显著的进展。现在这些基因和蛋白质已经被确定，这些蛋白质如何相互作用和发挥作用导致 CCM 的具体机制正在深入研究中。最近来自 CCM 动物模型的数据显示，靶向 CCM 信号通路的药物有良好的益处，而阿托伐他汀对人类疗效的第一阶段 I/II 期临床试验正在进行中。需要更好的 CCM 患者的临床特征，以获得更准确的估计基因型 – 表型相关性、临床外显率、症状的频率和严重程度、进展和对治疗的反应。还需要进行纵向研究来提高对散发性和家族性病例中疾病进展的了解。毫无疑问，其他的修饰基因和其他因素将成为解释疾病可变表达的重要预测因子，并可能有助于阐明涉及共同下游信号通路的相关血管畸形的进展。

四、其他血管畸形

还有几种其他类型的血管畸形，影响血液和淋巴管，包括脑血管系统。对于其中一些罕见的异常，遗传病因学已被确定提供了与血管畸形一般相关的生物学见解，特别是当不同的畸形具有相似的信号通路或生物学机制，如体细胞突变，这似乎是大多数脑血管畸形的一个促成机制。

CM-AVM 综合征是一种常染色体显性疾病，患者存在皮肤毛细血管畸形（也称为红酒斑染色）和包括大脑在内的器官 AVM（如颅内 AVM 或颈动脉 AVM）。CM-AVM 患者与 HHT 具有相同的表型特征，即毛细血管扩张和 AVM，但他们没有频繁的鼻出血，而频繁的鼻出血是 HHT 的特征[74]。CM-AVM 是由两个基因的杂合子失活突变引起的，RASA1（编码 p120–RasGtpase 激活蛋白，p120RasGAP）[73] 和 EPHB4（编码 Ephrin 受体 B4，是受体酪氨酸激酶家族的一个成员）[74]。突变可以是遗传的，也可以是新生的[298]。RASA1 的体细胞二次打击突变也有报道，这解释了 CM-AVM 中可见的多灶性血管病变[298–302]。RASA1$^{-/-}$ 小鼠在胚胎期死亡，此时血管生成缺陷和细胞凋亡增加，但杂合子表型正常[303]。EPHB4$^{-/-}$ 小鼠在胚胎中死于外周血管生成、动静脉边界和血管重塑缺陷[183]。RASAL 编码的 p120RasGAP 是 EC 中 RAS/MAPK 信号通路的负性抑制因子，该信号通路介导来自生长因子受体的信号传导，并影响 EC 的运动和凋亡。EPHB4 是一种跨膜蛋白。在血管发育过程中，该蛋白优先在静脉 EC 中表达，并与在动脉 EC 中表达的 EPHB2 结合。EPHB4 和 EPHB2 的协调表达对于决定血管形成过程中的动 – 静脉命运非常重要[304, 305]。动脉凋亡 EC 表达 EPHB2，抑制静脉标志物 EPHB4 的表达，静脉凋亡 EC 表达 EPHB4，抑制 NOTCH 信号的表达。p120RasGAP 与 EPHB4 的结合对于抑制 RAS-MAPK-ERK1/2 和 PI3K-AKTmTORC1 通路信号转导是必要的[306]。在 CM-AVM 患者的静脉 EC 中，EPHB4 或 p120RasGAP 的缺失导致其他被抑制的 RAS-MEK-ERK 和 RAS-AKT-mTORC1 通路的结构性激活，导致 EC 分化异常和血管发育紊乱[74]。

静脉异常是一种慢血流病变，可分为静脉畸形（venous malformations，VM），包括皮肤黏膜静脉畸形（cutaneomucosal VM，VMCM）和血管球静脉畸形（glomuvenous malformations，GVM）。VMCM 是常染色体显性遗传，由编码 EC 特异性受体酪氨酸激酶 TIE2（TEK）的基因突变引起的[307–309]。TIE2 通过 PI3– 激酶途径和 AKT 结合血管生成素和信号，抑制细胞凋亡，并通过 MAPK 通路介导 EC 增殖。TIE2 突变的 EC 缺乏 PDGFB 的产生，显然是由于 AKT 的慢性、非配体的激活[310]。在 VMCM 病变组织[311, 312] 及至少 50% 的更常见的散发性 VM 中发现了体细胞第 2 次打击突变，相同的突变出现在同一患者的多个远处病变中，提示有共同的发育起源[312]。当在体外过表达时，所有静脉畸形致病突变都导致配体独立的受体过度磷酸化，但 R849W（最常见的VM-CM 种系突变）作用远弱于反复发生的体细胞突变 L914F[310]。

硬脑膜动静脉瘘（dural arteriovenous fistulas，DAVF）是一种罕见的神经血管畸形，包括一个或多个位于硬脑膜上的动静脉短路[313]。DAVF 约占颅内血管畸形的 1/10。与 AVM 一样，硬 DAVF 涉及血液从动脉循环到静脉循环的主动分流，但一个主要的区别是，DAVF 通常由颅外动脉供应。DAVF 与脑出血的高风险相关，主要与静脉引流从颅外途径转移到颅内途径时血流动力学的变化有关。VH 是该疾病发展过程的一个标志[313]，并可通过诱导 VH 在啮齿动物中诱导 DAVF 的发生[141, 142]。

与其他脑血管畸形的另一个不同之处在于，DAVF 被认为是由已知或未知的创伤引起的获得性病变，其病理生理学可能涉及静脉血栓形成[314, 315]。基于这一假设，导致血栓形成易感性的遗传变异已被评估与 DAVF 相关[316-320]。在几个小病例系列中，易栓性突变，如 V Leiden 因子突变和凝血酶原 G20210A，与 DAVF 相关[316]。然而，这些关联在不同的研究之间并不一致，需要在更大的队列中进行重复[320]。最后，与健康对照组相比，与脑 AVM 相关的 ALK-1（IVS3–35A＞G）多态性[111] 在 DAVF 病例中出现的频率也更高[112]。与 AVM 不同的是，这种关联尚未在 DAVF 中独立重复，但提示了 AVM 和DAVF 病因学的共性，特别是考虑到这两种畸形中都存在动静脉分流。

Sturge Weber 综合征（Sturge Weber syndrome，SWS）是一种散发性先天性疾病，其特征是沿三叉神经眼支分布的皮肤葡萄酒样痣、静脉血管异常、青光眼、癫痫、脑卒中和智力残疾[321]。SWS 的血管畸形包括软脑膜血管扩张迂曲和深静脉血管扩张，导致静脉回流受损和动脉灌注减少。在 SWS 中已经发现了GNAQ 的体细胞杂合子激活突变。GNAQ 编码 Gαq。Gαq 是一个 G 蛋白 α 亚基，介导向下游效应因子的信号传导。有趣的是，在 88% 的 SWS 患者和 92%的非综合征性葡萄酒样痣样本中发现了相同的突变，R183Q[322]；体细胞突变的发育时间可能决定了是SWS（早期）还是只有葡萄酒样痣（晚期）的发生。R183Q 突变体表现出 ERK 的中度结构性过度磷酸化和 JNK 磷酸化增加的趋势。与癫痫对照组组织相比，在异常软脑膜 SWS 血管的 EC 中，磷酸化的 ERK 表达也显著增加，而 Gαq 的表达水平较低[323]。Gαq 与内皮素、血管紧张素和血清素等受体相关，这些受体可影响血管的发育、重塑和功能。由于许多药物靶向 G 蛋白耦联受体信号，SWS 中 GNAQ 突变的发现为治疗的发展提供了直接的途径。

五、其他血管畸形综述

不同的脑血管畸形有不同的病因，但在影响血管生成、血管重塑、炎症和损伤反应的信号通路中有共同点。DAVF 与其他脑血管畸形的不同之处在于，它们是由已知或隐蔽的创伤和（或）静脉血栓形成引起的获得性病变，并以 VH 为特征。在大多数脑血管畸形中都发现了体细胞突变，包括 CCM、VM-CM、SWS、CM-AVM，以及最近在散发性脑 AVM中，提示了一个共同的生物学机制和潜在的治疗靶点。

声明

本章是为了纪念我们的合作者和导师 WilliamL.Young 医学博士，感谢他对脑 AVM 和其他血管畸形的研究的开创性贡献。作者感谢 UCSF 脑 AVM研究项目的合作 http://avm.ucsf.edu 和脑血管畸形联盟 NIH 资助（R01NS034949，R01NS099268，R01NS027713，R01HL122774，P01NS044155，U54NS065705）；感谢 Michael Ryan Zodda 基金会。

第 13 章 血管性认知障碍和痴呆的胶质血管机制和脑白质损伤

Gliovascular Mechanisms and White Matter Injury in Vascular Cognitive Impairment and Dementia

Gary A. Rosenberg Takakuni Maki Ken Arai Eng H. Lo 著

何业虎 王 渊 邱 冰 译 连飘飘 谢模英 虞冬辉 校

本章要点

- 脑血管疾病是老年人痴呆的主要原因。
- 脑白质易受缺血损伤的影响，主要是少突胶质细胞缺氧性损害。
- 脑白质中的神经血管单元包括少突胶质细胞形成的有髓轴突。
- 小胶质细胞影响少突胶质细胞的健康，也影响内皮细胞功能。
- 了解细胞因子、蛋白酶和生长因子对少突胶质细胞的复杂影响可能有助于开展保护脑白质的治疗。

脑血管疾病是导致老年认知能力下降的重要因素。血管性认知障碍和痴呆（vascular cognitive impairment and dementia，VCID）被定义为与脑供血障碍相关的认知功能衰退（图 13-1）。VCID 包含广泛的疾病谱，包括重要部位脑梗死、多发脑梗死性痴呆和皮质下缺血性脑血管病（subcortical ischemic vascular disease，SIVD）[1, 2]。血管调节异常也是阿尔茨海默病病理生理学的重要组成部分[3, 4]。

尽管灰质中的神经元破坏最终会导致认知能力下降，但越来越多的人认识到白质机制在 VCID 的众多疾病谱中发挥着重要作用。SIVD 是 VCID 最常见的亚型之一[5, 6]，表现为进行性小动脉硬化和供应深部白质的小血管纤维透明质增生，从而导致慢性脑低灌注[7-9]，皮质下和脑室周围区域损伤累积[10]。当白质损伤广泛时，Binswanger 病就是这类血管脱髓鞘改变的代表[11, 12]。

脑白质易损性是基于供应深部白质的主要动脉

的分布[13]。来自颅底和脑表面的终末动脉供给脑室周围区域，形成分水岭[14]。其他血流受限的易损区域是皮质和半卵圆中心的灰白质交界区。当脑血流量或含氧量降低时，这些区域就会受到影响。高血压、糖尿病和高脂血症易导致小血管管腔狭窄，外层纤维化增厚。睡眠呼吸暂停会导致间歇性缺氧。白质损伤在 CT 上显示为低密度改变，在 MRI 液体衰减反转恢复（fluid-attenuated inversion recovery，FLAIR）序列中显示为高信号区域。由于正常老年人 FLAIR 图像可见白质高信号，所以 DTI 更能显示出受损的纤维束[15]。DTI 微结构损伤患者的临床综合征包括执行功能受损、反射亢进、平衡障碍和排尿问题。他们的脑白质可能有小的或腔隙性脑梗死，并可能表现出精神症状，常包括淡漠和抑郁。这些患者不同于主要有记忆和语言障碍的阿尔茨海默病患者。阿尔茨海默病和血管疾病的双重病理变化加速了认知能力的下降，这表明在许多混合性痴呆患

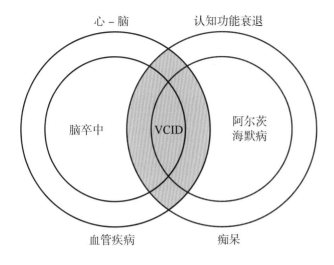

▲ 图 13-1　VCID 与常见脑血管疾病的关系

血管性认知障碍和痴呆包括几种脑血管疾病相关的认知减退。NINDS 提出了这张图，强调 VCID 科学覆盖了几种中枢神经系统疾病（心 / 脑血管疾病、脑卒中、阿尔茨海默病、认知功能衰退和痴呆）的相关诊断和条件［引自 Corriveau RA，Bosetti F，Emr M，et al. The science of vascular contributions to cognitive impairment and dementia(VCID): a framework for advancing research priorities in the cerebrovascular biology of cognitive decline. *Cell Mol Neurobiol*. 2016; 36: 281–288.］

者中，两种疾病引起的炎症具有协同作用[16, 17]。读者可以参考本书后面的章节来详细讨论血管性痴呆的临床和神经影像学（见第 18 章和第 41 章）。

在本章中，我们将重点讨论 VCID 脑白质损伤的机制，并且将神经血管单元作为一个概念框架来分析正常和疾病条件下的胶质血管信号。我们首先探讨用来研究 VCID 的各种动物模型，然后讨论血脑屏障、细胞外基质、少突胶质细胞谱系细胞和神经血管单元中其他成分之间的相互作用的分子和细胞机制。最后，我们将介绍通过胶质和血管的定位这一新兴领域，作为发现 VCID 病理生理学新机制和靶点的系统方法。

一、血管性认知障碍和痴呆的神经血管单元

研究 VCID 脑白质损伤的分子和细胞机制是具有挑战性的，因为其临床机制比较复杂。在这方面，神经血管单元的概念框架可能提供一些实用性。最初是在 2003 年 NIH 的一个研讨会上提出神经血管单元的概念[18, 19]。它的基本前提在于脑卒中、脑

损伤和神经退行性变的病理生理学是由中枢神经系统中所有细胞类型之间的相互作用介导的（见第 7 章）。正常情况下，神经元、神经胶质细胞和血管间隙共同支持大脑功能。中枢神经系统发育过程中，血管系统和神经前体细胞之间的协同作用介导神经和血管的发生，来自放射状胶质细胞的基质信号引导未成熟神经元的迁移，从而实现皮质的分层构建。成年人大脑中，星形胶质细胞和周细胞的信号对血脑屏障功能的维持至关重要。对于神经连接，星形胶质细胞是适当调节神经递质的释放 – 再摄取动力学所必需的，而小胶质细胞是突触的动态修剪所必需的。综上所述，所有中枢神经系统细胞之间的营养和基质信号是神经血管单元内维持稳态的基础[20, 21]。

然而，VCID 在病变情况下，神经胶质细胞、血管和神经细胞之间的耦合被破坏，神经胶质血管信号的丢失导致神经功能障碍[22]。一方面，内皮细胞、星形细胞和周细胞之间的相互作用可能扰乱白质血脑屏障的完整性，从而放大炎症反应。此外，少突胶质细胞易受脑灌注不足引发的兴奋性毒性和氧化应激的影响。由于单个少突胶质细胞可使多个轴突发生髓鞘化，因此，仅一个少突胶质细胞损伤就可引起严重的白质功能障碍。作为一种补偿反应，在疾病的慢性期，残留的少突胶质前体细胞（oligodendrocyte precursor cell,OPC）可能会增殖并分化为成熟的少突胶质细胞，使损伤的轴突重新形成髓鞘。VCID 患者死后脑组织分析也显示，脑室旁区和梗死周围区各种祖细胞显著增加，包括双皮质素（doublecortin，DCX）、巢蛋白和多聚唾液酸神经细胞黏附分子（polysialylated neural cell adhesion molecule，PSA-NCAM）阳性的细胞[23]。VCID 患者的白质中，OPC 增加，成熟少突胶质细胞减少[23]，间接提示少突胶质细胞发生是一种内源性反应。由此推测，少突胶质细胞修复和重构过程中，需要白质中多种细胞类型之间的协调信号传导。在脑白质老化的背景下，由于许多生长因子可能会被下调，以及脑灌注可能会减少，代偿性适应可能会受到损害[24]。最终，神经胶质血管信号的紊乱可能会显著增加老年性 VCID 的风险。由此可见，对胶质血管机制的深入了解可能有助于更好地分析 VCID 白质损伤的病理生理学。

二、血管性认知障碍和痴呆的实验模型

为了探索 VCID 的脑白质损伤机制，利用体外和体内评估的综合方法应该是有帮助的。将少突胶质细胞和 OPC 共培养于不同的代谢损伤、氧化和炎症应激源中，可用于模拟 VCID 中白质损伤的各个方面（框 13-1）。利用这些体外系统，广泛的细胞内和细胞间信号已被确定为可能导致少突胶质细胞损伤和再生的候选通路（框 13-2）。此外，已经确定了几种可溶性因子（如生长因子、激素、细胞因子）介导星形胶质细胞 / 内皮细胞 / 小胶质细胞向少突胶质细胞谱系细胞的营养支持（框 13-3）。读者也可参阅总结了少突胶质细胞损伤和损伤后修复机制的综述[25-28]。

框 13-1	体外少突胶质细胞损伤模型
体外缺血模型	氧糖的剥夺
代谢应激	缺氧，生长因子缺失
氧化应激	过氧化氢，谷胱甘肽耗竭
兴奋性氨基酸	NMDA 受体激动药，AMPA 受体激动药，ATP
细胞因子	TNF-α/IFN-γ 合并疗法

NMDA.N- 甲基 -D- 门冬氨酸；AMPA.α- 氨基 -3- 羟基 -5- 甲基 -4- 异噁唑丙酸；ATP. 腺苷三磷酸；TNF. 肿瘤坏死因子；IFN. 干扰素

虽然体外系统有助于剖析分子途径，但在解释多细胞稳态的动态变化的复杂性方面，仍存在局限性。因此，该领域之后相继开发了一系列的体内模型来检测脑白质中的胶质血管相互作用。下文总结了 VCID 的体内啮齿类动物模型的现状。

（一）原发性高血压脑卒中易发大鼠

高血压是 VCID 的主要危险因素，自发性高血压脑卒中易发大鼠（spontaneously hypertensive stroke prone rat，SHRSP）是常用的动物模型[29]。SHRSP 能存活 9～12 个月，通常死于脑出血或脑卒中[30]。SHRSP 显示出小动脉狭窄，白质损伤，以及与小血管疾病患者类似的行为学变化。为了促进病理生理学研究和药物试验发展，已经通过改变饮食加速

框 13-2	损伤后调节少突胶质细胞功能的细胞内 / 细胞间信号通路

细胞损伤的途径：
1. 神经胶质细胞分泌谷氨酸，并聚积于胞外
2. AMPA/Kainate 受体在少突胶质细胞中的激活
3. 少突胶质细胞中 NMDA 受体的激活
4. 少突胶质细胞中 Ca^{2+} 内流异常
5. 降解细胞基质以诱导少突胶质细胞死亡的蛋白酶活化
6. ATP 介导的少突胶质细胞毒性
7. 反应性氧化物质的积累

调节少树突胶质细胞生成的分子途径：
1. 神经干细胞向 OPC 分化
   Shh[141]，Indian hedgehog[142]，Wnt signaling[143]，Ezh2[144]，Zfp488[145]
2. OPC 增殖
   PI3K/Akt 通路[100]，DNMT[146]，Shh[141]，PDGF[147]，NOTCH-1[148]
3. OPC 向少突胶质细胞 bHLH（Olig1/2[149]，Ascl1[150]）分化，HDAC[151]，Shh[141]，Zfp488[152]，CNTF[153]，miRNA[154, 155]

AMPA.α- 氨基 -3- 羟基 -5- 甲基 -4- 异噁唑丙酸；NMDA. N- 甲基 -D- 门冬氨酸；ATP. 三磷酸腺苷；OPC. 少突胶质前体细胞；Shh. 音猬因子；Ezh2.zeste 同源蛋白 2 增强子；DNMT.DNA 甲基转移酶；PDGF. 血小板衍生生长因子；NOTCH. 易位关联 Notch 蛋白；HDAC. 组蛋白去乙酰化酶；CNTF. 睫状神经营养因子；miRNA. 微小核糖核酸

病程：喂食低蛋白质、高盐食物［日本许可饮食（Japanese permissive diet，JPD）］[31]。单侧颈动脉闭塞（unilateral carotid artery occlusion，UCAO）通过对闭塞侧的保护作用来延缓进展，从而改变病程。到 12 周时，动物的血压升高。植入小晶体的电子顺磁共振（electron paramagnetic resonance，EPR）可用于在较长时间内测量氧浓度[32]。EPR 结合 MRI 提供了一种独特的体内相对无创的方法来评估病损进展和确定药物影响。在伴有 UCAO 和 JPD 的 SHRSP 中，EPR 显示大鼠 12 周时白质缺氧，16 周时出现白质受损，此时行为变化明显。在一项研究中，使用抗生素类四环素药物米诺环素治疗能够阻断对白质的损害并改善行为[33]。SHRSP 的研究表明，缺氧性低灌注启动了一个分子级联反应，该级联反应始于 HIF-α 的表达。这激活了一系列的炎症过程，包括基质金属蛋白酶的激活，它攻击紧密连接蛋白（tight junction proteins，TJP）破坏血脑屏障，水分子和有

框 13-3　星形胶质细胞 / 内皮细胞 / 小胶质细胞在 OPC 体外成熟中的作用		
星形胶质细胞	BDNF	OPC 增殖，[156] OPC 分化[103, 156, 157]
	PDGF	OPC 增殖[158]
	bFGF	OPC 增殖[159]，OPC 迁移[160]
	CNTF	OPC 增殖[161]，OPC 分化[153]
	IGF-1	OPC 增殖[162, 163]
内皮细胞	BDNF	OPC 增殖[91]
	bFGF	OPC 增殖[91]
	VEGF	OPC 迁移[93]
小胶质细胞	Activin-A	OPC 分化[164]
	IGF-1	OPC 增殖[162, 163]
	CNTF	OPC 分化[153]

BDNF. 脑源性神经营养因子；PDGF. 血小板衍生生长因子；bFGF. 碱性成纤维细胞生长因子；CNTF. 睫状神经营养因子；IGF-1. 胰岛素样生长因子 -1；VEGF. 血管内皮生长因子；OPC. 少突胶质前体细胞

毒分子从血管渗漏到白质[34]。MMP 产生了开放血脑屏障和随后攻击有髓纤维的双重效应。这两个过程是导致白质损伤的主要原因。随着时间的推移，损伤开始恢复，该过程也涉及 MMP 在血管生成和神经发生中的作用。由于 MMP 既有不利影响（早期），也有后期的有利影响（晚期），因此，使用 MMP 抑制药可能会导致更严重的损害。然而，通过向上游移动并抑制导致 MMP 表达的炎症小体，有可能阻断神经炎症过程[35]。

（二）双侧颈总动脉闭塞的大鼠

双侧颈总动脉永久闭塞造成的两支血管闭塞被用作大鼠脑白质缺血模型[36]。该模型的特点是胼胝体、内囊、视神经和视神经束发生病理改变[37, 38]，这也是 VCID 患者的主要特征。在该模型中，结扎 7d 后脑白质中的少突胶质细胞数量减少，在少突胶质细胞中也相应出现 caspase3 的激活水平上调[39]。此外，模型动物出现脱髓鞘和轴突损伤[38]，这与人类脑灌注不足引起的白质损伤相似[40]。髓鞘碱性蛋白是髓鞘的主要成分，其表达水平也降低。相反，OPC 的数量暂时增加，但 OPC 在稍后的时间点似乎也受到损伤[40]。此外，与 SHPSR/JPD 模型相似，该模型也显示 MMP 增加，血脑屏障破坏的变化[41]。虽然这个模型在技术上易操作，而且病理变化也得到了很好的验证，但至少存在一个潜在的缺点。由于颈动脉闭塞损伤了视觉通路，一些标准的行为测试不适用于神经功能评估[37]。

（三）双侧颈总动脉狭窄的小鼠

现在，已相对接受双侧颈总动脉狭窄的小鼠模型作为 SIVD 的小鼠模型进行研究[42]。该模型中，双侧颈总动脉处放置微弹簧（通常使用直径 0.18mm 的弹簧）以引起脑低灌注。动物表现出与临床观察相似的白质病理，包括脱髓鞘、轴突损伤和少突胶质细胞丢失。白质病变伴血脑屏障破坏，其部分原因可能与基质 MMP-9 上调有关[43]。与大鼠双侧颈总动脉闭塞（bilateral common carotid artery occlusion，BCAO）模型相似，该小鼠模型的 OPC 数量暂时急剧增加，这可能是一种代偿反应[44]。值得注意的是，与大龄鼠白质相比，该 OPC 的反应要低得多[45]。与大鼠 BCAO 模型不同的是，该小鼠模型的视觉通路几乎是完整的，因此，该模型动物可以用于行为学测试。事实上，八臂径向迷宫、水迷宫和 Y 迷宫实验表明，长时间脑灌注不足的小鼠在学习能力上存在明显障碍[46-48]。本模型潜在的一个缺点是放置微弹簧会导致脑血流量急剧下降，这可能与临床的现象不太一致（这一点也适用于 BCAO 大鼠模型）。

（四）双侧血管逐渐闭塞的大鼠

该模型是为了避免大鼠 BCAO 模型和小鼠双侧颈总动脉狭窄模型出现脑血流急性下降而建立的。在双侧颈总动脉放置 Ameroid 缩窄环后，该装置会使动脉逐渐变窄[49, 50]。大鼠缩窄环尺寸为内径 0.5mm，外径 3.25mm，长度 1.28mm。使用 Ameroid 缩窄环的大鼠 4 周后出现选择性白质病变。脑白质损伤、少突胶质细胞丢失和脱髓鞘现象较 BCAO 大鼠更为轻微[49]。Ameroid 缩窄环模型大鼠和 BCAO 大鼠在低灌注后 3h 时脑葡萄糖代谢均出现下降。而 Ameroid 缩窄环模型大鼠的代谢在 4 周后恢复正常。然而在该模型中，少突胶质细胞发生和髓鞘再生仍然是未知的。此外，小鼠的 Ameroid 缩窄环仍在研发中。使用 Ameroid 缩窄环的小鼠的灰质和白质均出现多发性脑梗死，这可能是由为小鼠制造合适尺寸的 Ameroid 缩窄环的技术限制所致[50]。

1. 血管收缩药局部注射 啮齿类动物的白质体积不大。一般来说，在啮齿类动物的白质损伤模型中，很难控制其梗死灶体积。然而，立体定向注射血管收缩药可在一定程度上控制梗死病变。在大鼠和小鼠中，直接向皮质下白质注射血管收缩药已被用于诱导局灶性白质脑卒中的模型构建[51-53]。例如，向大鼠的内囊注射内皮素 –1（endothelin-1，ET-1）后，14d 内脑组织发生坏死和脱髓鞘，最终导致大鼠感觉运动障碍[51]；此外，在小鼠中，将 ET-1 微注射到皮质下白质会产生一个与人类皮质下脑卒中类似的梗死核心，并伴有少突胶质细胞凋亡、髓鞘丢失、轴突纤维丢失和小胶质细胞 / 巨噬细胞激活[52]。白质发生脑卒中后，梗死周围皮质轴突初始节段长度缩短，存活神经元的初始节段出现新的变化[54]。该模型显示脑卒中后 1 个月 BrdU 标记的 OPC 和少突胶质细胞减少，但其潜在机制仍不清楚[52]。N5–（1– 亚氨基乙基）–L– 鸟氨酸也被用作血管收缩药来诱导白质缺血。在小鼠模型中，与年轻小鼠相比，注射 N5–（1– 亚氨基乙基）–L– 鸟氨酸会导致老龄小鼠出现严重的少突胶质细胞损伤[55]。最近一项使用该模型的研究表明，脑源性神经营养因子（brain-derived neurotrophic factor，BDNF）可影响脑卒中后少突胶质细胞的生成和髓鞘再生[56]。

2. CADASIL 转基因小鼠 CADASIL 是最常见的单基因遗传性退行性小血管疾病[57]，并且已成功构建转基因动物模型。CADASIL 与 NOTCH-3 基因突变有关，CADASIL 的病理改变是靠近血管平滑肌细胞膜的中膜内颗粒状嗜锇物质（granular and osmiophilic material，GOM）的病理性积聚[58]。最近的一份报道显示，不仅血管平滑肌细胞，周细胞也与 CADASIL 的微血管变化有关[59]。为了解 CADASIL 的病理，已经开发了 NOTCH-3 基因敲除、敲入、转基因小鼠模型和 NOTCH-3 基因突变斑马鱼等模型[58, 60, 61]。在斑马鱼模型中，脑白质改变是髓鞘内的微液泡形成，该变化与局灶性髓鞘降解有关，并在无少突胶质细胞丢失的情况下发生，而节段性髓鞘内水肿是 CADASIL 模型小鼠的早期改变特征[60]。另一项研究表明，NOTCH-3 通过斑马

鱼 NOTCH-3 突变体调控 OPC 发育和髓鞘碱性蛋白基因表达，并维持血管的完整性[61]。NOTCH-3 可能在 OPC 发育和促进血管完整性方面发挥相应的作用，NOTCH-3 可能包含 OPC 和血管细胞之间的通信[61]。

3. 大脑中动脉闭塞 严格地说，标准的大脑中动脉闭塞模型可能不属于 VCID 动物模型。然而，MCAO 大鼠 / 小鼠的梗死有时包括皮质下白质区，因此，可以通过大鼠 / 小鼠 MCAO 模型来评估白质病理生理和少突胶质细胞损伤 / 修复机制。MCAO 动物脑缺血早期出现白质病变。一般情况下，血脑屏障破裂后会出现少突胶质细胞的损伤，包括肿胀和液泡化。由于髓鞘的破碎，还可以观察到轴突 / 髓鞘结构的改变[62-64]。相反，MCAO 后缺血半暗区 OPC 数量增加，导致未成熟（无髓鞘）少突胶质细胞增殖[63, 65, 66]。缺血后少突胶质细胞谱系细胞的反应可能受到合并症的影响，如高血压或糖尿病。事实上，老年脑卒中易发性高血压大鼠白质损伤较多，OPC 数量较少，脱髓鞘较多[67]。此外，糖尿病动物可加重脱髓鞘过程并延缓髓鞘再生过程[68]。

4. 星形胶质细胞和细胞外基质功能障碍 胶质 – 血管对神经功能的调节应该发生在微血管和脑实质的交界面。在病变的白质中，这些相互作用可能是通过破坏内皮细胞的通透性、星形胶质细胞的终足和细胞外基质组成的。早期通过向脑室灌注大量惰性分子和取样脑组织的研究证实，细胞外间隙（extracellular space，ECS）为 15%～20%[69]。在 ECS 中发现了能够容纳水的大分子，如透明质酸和其他糖胺聚糖，包括硫酸软骨素和硫酸乙酰肝素。这些物质限制了致密灰质内分子的运动[70]。在白质中，纤维束固定更松散，因此可以被水肿液体分开。这就是相比灰质水肿更易通过白质的原因[71]。一层基底膜包围着小血管，起到了尺寸和电荷过滤器的作用。与肾脏的基膜相似，该基底膜有可能提供一种过滤机制。

血脑屏障是由血液和脑组织之间的一系列界面维持的。在每一个界面位点上都发现了特殊的蛋白质，这些蛋白质形成了内皮细胞之间的紧密连接[72]。紧密连接蛋白的本质是将这些血管"密封"在一起，从而产生高阻。只有高脂溶性物质才能通过紧密连接。基质金属蛋白酶攻击细胞外基质分子，包括紧密连接，进而破坏血脑屏障。

脑间质液(interstitial fluid, ISF)与脑脊液(cerebrospinal fluid，CSF)相邻，并通过室管膜和皮质表面与脑组织自由交换，而室管膜和皮质表面具有的是缝隙连接而非紧密连接。ISF-CSF 的交互作用发生在 ECS 细胞之间，以及血管周围通路。1925 年，Weed 和 Cushing 首次提出的一个重要概念是将 ISF 作为大脑的淋巴系统。他们称之为"第三循环"[73]。脑脊液中的物质与 ISF 沿着血管周围路径进行交换，为输送营养物质和清除代谢产物提供了途径。间质液是由脑血管产生的，其机制与脉络丛产生脑脊液的机制相似。由于灰质密度太大，其内液体无法流动。但沿着白质束有大量流动，流向脑室的液体增加了30%～60% 的脑脊液产量，该产量多少取决于研究的种类。淋巴样脑脊液沿血管周围和白质纤维束的流动是清除淀粉样蛋白的一种机制，当流动受阻时，淀粉样蛋白可能参与淀粉样斑块的形成[74]。因此，脑脊液流动动力学的干扰可能会使老化和白质不健康中的神经元功能恶化。如何挽救 VCID 脑白质中的内皮细胞、星形细胞和细胞外基质功能，有待进一步研究。

5. 少突胶质细胞谱系细胞　如前所述，少突胶质细胞也是脑白质中的主要胶质细胞。少突胶质细胞产生富含脂质的膜，并围绕轴突束形成髓鞘。一个少突胶质细胞可使多达 50 个轴突节段形成髓鞘。髓鞘具有独特的成分和丰富的脂质，其低含水量通过形成髓鞘使轴突电绝缘。髓鞘独特的节段性结构可

实现跳跃性神经冲动传导及神经的快速传导[75]。一方面，白质缺血一般因血流量低、侧支血供少而表现为细胞迅速肿胀和组织水肿[18]。而且，少突胶质细胞易受兴奋性氨基酸和氧化应激的影响。另一方面，在 VCID 的慢性期，残留的 OPC 可以增殖并分化为成熟的少突胶质细胞，作为一种补偿性反应使受伤的轴突重新形成髓鞘。这些内源性代偿反应不仅发生在少突胶质细胞谱系细胞。相反，正如神经血管单位的概念所暗示的，白质中多种细胞类型之间的协调信号传递可能是少突胶质细胞修复和重塑所需要的（图 13-2）。我们将阐述胶质 - 血管信号在白质损伤和修复中，少突胶质细胞谱系细胞相互作用的关键机制。

三、少突胶质细胞与其他细胞的相互作用

（一）少突胶质细胞 - 内皮细胞的相互作用

神经血管单元中，细胞 - 细胞相互作用的一个很好的例证就是神经元 - 内皮细胞营养耦联。大脑内皮细胞和神经前体细胞之间的细胞信号传导有助于在成人大脑中调节和维持正在进行的神经发生和血管生成[76, 77]。即使在脑损伤后的重塑阶段，仍然保持这些密切的关系（或有时被激活）。此外，在神经血管龛中发生了神经发生和血管生成，以促进修复[76, 78, 79]。同样，在白质中，少血管龛可能介导了大脑内皮细胞和少突胶质细胞谱系细胞之间的细胞 - 细胞相互作用，从而调节白质稳态。尽管成熟的少

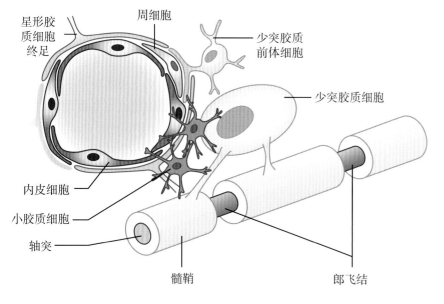

星形胶质细胞终足
周细胞
少突胶质前体细胞
少突胶质细胞
内皮细胞
小胶质细胞
轴突
髓鞘
郎飞结

◀ **图 13-2　神经元轴突、星形胶质细胞、大脑内皮细胞、周细胞和少突胶质细胞 / 少突胶质前体细胞构成白质中的神经血管单位**

细胞的组成部分位置紧密，可能会交换信号来支持它们的功能协调。由于白质中含有丰富的少突胶质细胞谱系细胞，剖析少突胶质细胞相关细胞相互作用的机制可能对理解血管性认知障碍和痴呆中白质损伤的胶质血管机制至关重要 [改编自 Shindo A, Liang AC, Maki T, et al. Subcortical ischemic vascular disease: roles of oligodendrocyte function in experimental models of subcortical white-matter injury. *J Cereb Blood Flow Metab.* 2015;35(41):14002–14008.]

突胶质细胞是否与内皮细胞发生物理接触尚未被证实，但啮齿类动物的免疫组织 / 电镜研究显示，OPC 与脑白质血管周围区域的内皮细胞黏附在一起[80-82]。因此，大脑内皮细胞可能参与了少突胶质细胞的成熟和重塑过程[83]。事实上，在发育阶段，大脑内皮细胞支持少突胶质细胞的生成。SVZ 中神经干 / 祖细胞（neural stem/progenitor cell，NSPC）来源的 Olig2 表达细胞分化为靠近血管的高度迁移的 OPC。这些血管通过释放 BDNF 和 bFGF 等化学引诱剂，充当细胞向损伤区域迁移的支架[84-87]。过去的研究使用体外细胞培养系统仔细检查了脑血管内皮细胞参与调节少突胶质细胞谱系细胞的功能。例如，内皮细胞与 NSPC 共培养表明，在 CCL2/MCP-1 的作用下，内皮细胞与神经前体细胞之间的相互作用促进了 NSPC 向少突胶质细胞（及星形胶质细胞和神经元）的分化[88]。另一项研究表明，来自内皮细胞的条件培养基促进了 NSPC 向少突胶质细胞谱系的转化[89]。体外细胞培养研究也表明，在细胞培养研究中，内皮细胞显示出一些增强 OPC 增殖和迁移的潜力[90]。大脑内皮细胞释放 BDNF 和 bFGF 促进 OPC 增殖[91]。此外，大脑内皮细胞分泌的 VEGF-A 可以促进 OPC 的迁移而不影响增殖[92, 93]。值得注意的是，亚致死性氧化应激降低了内皮细胞产生生长因子的能力，因此，应激后的内皮细胞不再支持 OPC[91]。故而，在病理条件下，从大脑内皮细胞到少突胶质细胞谱系细胞的信号转导可能发生改变，该变化可能导致了 VCID 条件下的白质功能障碍。

与轴突 – 少突胶质细胞的相互作用相似，内皮细胞 – 少突胶质细胞的相互作用是双向的。已知少突胶质细胞谱系可释放多种可调节白质中血管系统的营养因子[83]。例如，OPC 衍生的 TGF-β 在发育过程中加强了血脑屏障的紧密性。一方面，在成年人白质损伤后的慢性阶段中，白质中的少突胶质细胞可能通过分泌 MMP-9 来促进血管重塑[94]。另一方面，在脑低灌注应激条件下，OPC 衍生的 MMP-9 可在白质中启动有害级联反应，导致血脑屏障损伤、髓鞘降解和行为障碍[95]。最近的一项研究显示，相比正常培养的 OPC，在缺氧条件下培养的 OPC 分泌更多的促血管生成因子，如 VEGF。这些因子能增加体外内皮细胞的活力和管状形成[96]。同样的实验也表明，将低氧培养的 OPC 条件培养基引入小鼠 MCAO 引起

的病变，有助于脑卒中后血管生成，减轻梗死体积。这些大脑内皮细胞和少突胶质细胞之间的双向和双向营养耦合可能在脑白质功能中发挥重要作用。因此，深入了解其机制将有助于我们找到 SIVD 的新治疗靶点。

（二）少突胶质细胞 – 星形胶质细胞的相互作用

少突胶质细胞谱系细胞属于中枢神经系统神经胶质细胞的一类，其与其他神经胶质细胞，如星形胶质细胞、小胶质细胞的相互作用对中枢神经系统白质生理和病理生理也具有重要意义。众所周知，星形胶质细胞与邻近细胞相互作用，以维持大脑中严格调节的微环境。例如，在血管周围区域，星形胶质细胞通过与血管形成密切联系的精细突起调节血管张力和 CBF[97]。星形胶质细胞还支持血管内皮细胞形成血脑屏障，以保护脑细胞免受几种有害物质的侵害。星形胶质细胞通过缝隙连接直接与少突胶质细胞相互作用以支持其功能[98, 99]。此外，从星形胶质细胞到少突胶质细胞之间的间接相互作用可能也很重要。据报道，星形胶质细胞分泌的可溶性因子可以保护少突胶质细胞谱系细胞免受缺氧等外部应激的影响[100]。星形胶质细胞分泌的 EPO 可在体外保护 OPC 免受缺氧和再氧化损伤[101]。在 IL-1α/bFGF 处理后，星形胶质细胞接种的 OPC 比分层蛋白涂层板上的 OPC 表现出更高的运动性[102]。同样在体内，在铜离子诱导的脱髓鞘模型中，星形细胞来源的 BDNF 可能对白质髓鞘存在支持作用[103]。尽管少突胶质细胞谱系细胞影响星形胶质细胞功能的机制尚不清楚，但最近的一份报道显示，OPC 抑制脑损伤后星形胶质细胞的激活[104]。因此，星形胶质细胞和少突胶质细胞 /OPC 可以相互帮助调节白质功能。

（三）少突胶质细胞 – 小胶质细胞的相互作用

小胶质细胞与少突胶质细胞也有重要的相互作用。它们通过清除髓鞘碎片（髓鞘碎片抑制 OPC 成熟）和分泌促再生因子来影响 OPC 分化率[105-108]。最近的基因表达显示，一种以前被描述为"小胶质细胞之源"的独特阿米巴样小胶质细胞群只出现在出生后有髓鞘的区域，如胼胝体，并来自独立于循环骨髓细胞的 CNS 内源小胶质细胞库。同样的实验通过活体小胶质细胞缺失的研究证明了出生后小胶质细胞对少突胶质细胞谱系细胞的正常发育和稳态的重

要作用[109]。另一项发现表明，在脱髓鞘小鼠模型中，在存在细胞外基质蛋白层粘连蛋白的情况下，小胶质细胞来源的谷氨酰胺转移酶 -2（transglutaminase-2，TG2）信号传递到 OPC 上的黏附 G 蛋白耦联受体 ADGRG1，促进了 OPC 增殖并改善髓鞘再生[110]。小胶质细胞具有多种功能表型，从促炎性 M1 表型到免疫抑制 M2 表型。过去的研究表明，M2 型细胞极化对于有效的髓鞘再生至关重要。因为研究证明，在体外，M2 细胞条件培养基可增强少突胶质细胞的分化，而在 MS 模型小鼠体内，M2 细胞清除可使少突胶质细胞分化受损[107]。最近的一项研究也表明，在 MS 小鼠模型中，M1 小胶质细胞在髓鞘再生前经历了坏死和再生状态[111]。据了解，小胶质细胞的变化导致年龄相关的髓鞘再生效率下降[110, 112, 113]。最新研究表明，老年大鼠循环中 TGF-β 水平的升高刺激老年小胶质细胞释放蛋白多糖 NG2，从而使 OPC 从少突胶质细胞分化为星形胶质细胞[114]。在细胞培养系统中，小胶质细胞的存在被证明可以增加培养的 OPC 中髓鞘特异性蛋白的合成[115]。其他研究也证实，来自非活化小胶质细胞的条件培养基在体外提高了 OPC 的生存 / 成熟[116, 117]。这些研究使用的是未活化的小胶质细胞，但小胶质细胞表型可能与调节 OPC 功能密切相关。在创伤性损伤的小鼠模型中，HDAC 抑制可能是通过表型切换到 M2 小胶质细胞，阻止了白质损伤。该 M2 小胶质细胞在体内和体外保留了相邻的少突胶质细胞谱系细胞[118]。总之，与其他胶质细胞亚型的相互作用是少突胶质细胞谱系细胞在病理和生理条件下保持其作用所必需的。

四、胶质组和血管组

到目前为止，我们关于神经血管单元中胶质血管信号的大部分知识都来自于单分子或单通路假设验证方法。然而，强大的"组学"方法的最新进展可能会让我们明显改变发现新机制的方式。这就是新兴的胶质组和血管组的概念，可以为 VCID 研究提供新的机会。

神经胶质反应是中枢神经系统正常功能和功能障碍的中心，特别是在反应性小胶质细胞和星形胶质细胞方面。小胶质细胞可以是有害的或有益的，这取决于表型。根据最初为巨噬细胞创造的模式，小胶质细胞可以被定义为 M1 型或 M2 型[119]。M1 型

小胶质细胞通过释放神经毒性介质、蛋白酶和活性自由基而造成损害。M2 型小胶质细胞通过其"清理"特性及它们协助突触重塑的能力而恢复。尽管不同的大脑离散区域存在着关键性差异，但近年来已经进行了一些广泛的观察。衰老似乎会上调与阿尔茨海默病相关的易感基因[120]，在早期反应的小胶质细胞中增加细胞因子，在晚期反应的小胶质细胞中增加 MHC Ⅰ 类分子[121]。同样，星形胶质细胞也可以被认为是神经健康的负（A1 样）或正（A2 样）调节因子[122]。目前已建立星形胶质细胞数据库，并积极研究老化的影响。对激光捕获的人脑星形胶质细胞的微阵列分析表明，痴呆与星形胶质细胞信号通路的改变有关，特别是与胰岛素、PI3K/Akt 和 MAP 激酶相关的通路[123]。对小鼠整个生命周期的胶质组学的系统分析表明，随着年龄的增长，星形胶质细胞向神经炎症 A1 样形态转移，补体产量增加，释放毒性因子杀死神经元和少突胶质细胞[124]。

在血管系统中也可以观察到类似的概念。现在人们普遍认为，微血管不仅仅是被动向大脑输送氧气和葡萄糖的管道。取而代之的是，内皮细胞由一个重要的内分泌器官组成，位于神经血管单元内，并积极地产生可支持神经功能的信号及因子。这个概念被称为血管组[125]。血管组为周围神经元提供营养支持[125, 126]，可能有助于调节小胶质细胞[127]，甚至在发生疾病的情况下是血液中循环生物标志物的重要来源[125]。血管组学受到衰老和高血压、糖尿病等合并症的严重影响。众所周知，这些都是 VCID 的危险因素。最近的研究表明，大脑微血管尤其脆弱；与心脏血管组学相比，衰老、高血压和糖尿病会影响大脑血管组学中更多的基因和通路[128]。尽管涉及免疫抑制的常见途径出现在所有类别中，但值得注意的是，衰老、高血压和糖尿病触发了血管组学中大多数独特的反应。在脑血管组学中，补体级联反应被高血压激活，而 IFN 通路主要被衰老和糖尿病激活。也有人认为，血管组学可能介导中枢神经系统的治疗效果。例如，内皮祖细胞治疗的有益效果包括挽救血管组学[129]。努力绘制脑微血管的区域差异，使人们了解特定回路对小血管疾病的易感性[130, 131]。除了内皮细胞外，完整的血管组学数据库还应包括其他血管细胞（包括平滑肌细胞和周细胞）的转录组学、蛋白质组学和代谢组学。最近，周细胞对血脑

屏障功能和神经血管重构至关重要[132]，周细胞机制可能在痴呆的发病机制中起重要作用[133, 134]。这些异质血管组如何影响 VCID 的风险和脑白质损伤的后遗症值得仔细研究。

胶质组和血管组数据库可以让人们重新检查推定的 VCID 疗法，并将它们作为"探针"来追踪潜在的目标。例如，减少痴呆风险的最有效方法之一是锻炼和保持整体心血管健康[139, 140]。最近的一项实验研究让自发性高血压的大鼠在跑步机上跑步 3 个月，然后将它们的血管组学与那些"久坐"的高血压大鼠的血管组学进行比较[135]。在这些大鼠模型中，运动似乎并没有影响血压。然而，运动部分恢复了它们的血管组，也就是说，运动使它们回到正常血压的基线。基因富集分析表明，显著重整的通路在 K^+ 通道、GPCR 配体结合和 A/1 类视紫红质样受体之间聚集。

最近中枢神经系统的单细胞图谱已经揭示除了简单的神经元或胶质细胞类别之外细胞的多样性和丰富的亚群[136-138]。这些高分辨率的图谱应该可以让人们更严格地研究在衰老和认知衰退期间存在风险的白质。最终，系统地绘制动物模型中的胶质组和血管组，以及来自脑库的人体组织，应为预防 VCID 脑白质损伤的新机制和靶点提供新的见解。

五、结论和展望

VCID 是我们老龄化社会面临的一个主要健康挑战。VCID 患者经常出现脑血管功能紊乱，包括血脑屏障受损和低灌注。如前所述，脑白质尤其容易受到这些应激形式的影响。脑白质损伤可能是认知功能障碍的一个关键因素。到目前为止，还没有既定的治疗方法。VCID 的病理是复杂的，仍有待充分阐明。然而正如本章所概述的，胶质血管机制可能为研究 VCID 中脑白质损伤和修复的多细胞途径提供一个有用的概念框架。

第二篇　流行病学和危险因素
Epidemiology and Risk Factors

Ralph L. Sacco 著

张新凯　王嘉玲 译　曹学兵 校

　　脑卒中疾病继续在全球产生深远影响。由于老年人群存在脑卒中及痴呆和认知障碍增加的风险，人口老龄化将会导致更大的公共健康负担。大量的流行病学研究有助于确定脑卒中的多种可改变的决定因素，随机试验有助于支持基于证据的预防脑卒中和改善大脑健康的建议。联合国和世界卫生组织致力于到 2025 年减少非传染性疾病所带来的负担，其中脑卒中和其他血管疾病占据了中心位置。减少这些风险需要全球对脑卒中和其他威胁大脑健康的血管疾病的流行病学、全球负担、危险因素、差异、预后和遗传决定因素有更多的了解。在第 7 版流行病学和危险因素部分进行了广泛的更新和修订。来自"全球疾病负担"合作者的新数据在"脑卒中的全球疾病负担"的章节（见第 14 章）中提供了广泛的概述，内容包括发病率、死亡率、患病率和致残率变化的国际数据。脑卒中对某些人群的影响仍然比其他人群更大，关于"脑卒中的差异性"的最新章节（见第 15 章）强调了种族、民族、性别、地理、城市与农村及社会经济地位的重要差异。在"危险因素和预防"的章节（见第 16 章）中对脑卒中的危险和决定因素，以及一级预防的随机试验证据进行了全面阐述。该章节包括了有关生活方式改变、血压控制、降脂、口服抗凝血药治疗心房颤动和使用阿司匹林预防脑卒中的最新循证建议。"脑卒中的预后"（见第 17 章）重点关注了缺血性脑卒中后结局，包括死亡率、复发、功能障碍、生活质量和抑郁的危险和决定因素。脑卒中后的另一个重要结局，同时也是老龄化人口日益关注的问题是认知障碍和痴呆。"血管性痴呆与认知障碍"一章（见第 18 章）对最新的定义、标准、影像学特征和血管因素在认知障碍和痴呆的作用进行了回顾。人类基因组学领域的最新发现在"脑卒中发生、预防和预后的遗传基础"一章（见第 19 章）中进行了讨论。该章节讨论了以脑血管疾病为主要表型的几种遗传性疾病，如 Fabry 病、CADASIL 和镰状细胞贫血。对全基因组关联研究也进行了介绍，该项研究确定了缺血性和出血性脑卒中及颅内动脉瘤的风险位点。

第 14 章　脑卒中的全球疾病负担
Global Burden of Stroke

Rita V. Krishnamurthi　Valery L. Feigin　著
董望梅　马卓然　译　黄　申　彭小祥　校

本章要点

- 2016 年全球疾病负担研究表明，虽然脑卒中的死亡率、死亡率与发病率之比均有所下降，但就其发病，幸存与相关死亡人数的绝对数量、伤残调整寿命年损失的绝对数量而言，脑卒中依旧造成了较高的全球疾病负担，并且该负担在过去的 30 年中持续增加。

- 虽然高收入国家脑卒中的发病率、死亡率、死亡率与发病率之比及伤残调整寿命年均有所下降，但过去 20 年间，低 – 中社会人口指数国家的脑卒中发病率和患病率均有所上升。与高收入国家相比，低 – 中社会人口指数国家脑卒中的死亡率和伤残调整寿命年下降幅度较小。因此，低社会人口指数国家的脑卒中疾病负担明显高于高社会人口指数和中社会人口指数国家。

- 虽然缺血性脑卒中是最常见的脑卒中亚型，但全球脑卒中的大部分伤残调整寿命年疾病负担却是由出血性脑卒中造成的。在过去的 20 年中，全球出血性脑卒中的发病率增加了 18.5%，而缺血性脑卒中的发病率没有显著变化。低 – 中社会人口指数国家因出血性脑卒中致死的人数占 80%。

- 在过去的 20 年中，75 岁以下人群的脑卒中疾病负担有所增加。低 – 中等社会人口指数国家缺血性脑卒中造成的疾病负担更重，此外，低 – 中等社会人口指数国家的年轻人更易发生突发性、致命性的出血性和（或）缺血性脑卒中。

- 在过去的 20 年中，全球 20—64 岁的成年人脑卒中发病率惊人地增加了 25%。研究首次表明，全世界每年有超过 83 000 名 20 岁及 20 岁以下的儿童和青少年受到脑卒中的影响。儿童和青少年（年龄<20 岁）、青年和中年人（20—64 岁）的脑卒中发病人数分别占全人群脑卒中发病人数的 0.5% 和 31%。

- 在全人群和个人层面提高脑卒中防范意识，针对脑卒中的危险因素（如高血压、高胆固醇、吸烟和不健康的生活方式）实施有目的性的预防措施在减轻脑卒中疾病负担中扮演至关重要的角色，特别在低 – 中收入国家及年轻人中，尤为重要。

脑卒中是仅次于心脏病[1-3]的全球第二致死疾病，2016 年造成 610 万人死亡和 1.306 亿伤残调整寿命年（disability adjusted life-years，DALY）。脑卒中的许多危险因素是可控的，因此在很大程度上脑卒中是可防可控的。脑卒中的可控危险因素包括高血压、吸烟、肥胖、缺乏体育锻炼和不健康的饮食[4]。据报道，最大比例的脑卒中疾病负担发生在低收入国家[3, 5]，大多数脑卒中相关死亡发生在低收入和中等收入国家[2]。

全球疾病、伤害和风险因素负担研究（GBD，

2016 版）系统对 1990—2016 年间按年龄、性别和地理区域划分的疾病、危险因素和伤害造成的关于健康损失程度的全球数据比较进行了系统分析和更新 [1, 6, 7]。GBD2016 版的调查人员分析了 195 个国家过去 30 年的流行病学数据，对 328 种疾病、伤害及包括脑卒中在内的 264 种死因的负担提供了最新和最全面的评估。研究人员开发了统计方法来处理不完整的流行病学数据，特别是低 – 中等社会人口统计指数（sociodemographic index，SDI）国家的数据 [1, 8, 9]。脑卒中造成了重大的健康、经济和社会负担，特别是在发展中国家。然而，它是高度可预防的。因此，有可能通过包含充分控制已知的危险因素在内等几种方法大幅降低脑卒中的影响 [10]。当务之急需要我们清楚地了解脑卒中疾病负担的全球人口模式、分布和时间趋势，以便最好地为卫生政策提供信息，以减轻脑卒中疾病负担。

GBD 研究的先前预测显示，全球总体疾病负担从传染病、孕产妇、新生儿和营养性疾病转向非传染性疾病 [11]。这一转变很可能是世界人口增加、人口老龄化及过去 30 年按年龄、性别和死因划分的死亡率下降的结果 [12]。2017 年，缺血性心脏病和脑卒中共导致 1290 万人（或每 4 个人中 1 个）死亡，而 1990 年每 5 个死亡的人中有 1 个是由缺血性心脏病和脑卒中导致的 [12]。世界卫生组织（World Health Organization，WHO）先前的估计显示，缺血性心脏病和脑卒中是 2004 年成人死亡的主要原因 [13]。本章概述了 GBD2016 年脑卒中研究的最新进展，并简要介绍 GBD 研究方法和脑卒中全球疾病负担的最新分析数据与结果。

一、全球疾病、伤害和风险因素负担研究方法（GBD 方法）

GBD 2016—2017 报告了脑卒中发病率、死亡率和脑卒中总损失的伤残调整寿命年，以及缺血性和出血性脑卒中亚型的估计值 [1, 7, 14-16]。包括 Medline、EMBASE、LILACS、Scopus、PubMed、Science Direct、全球卫生数据库、WHO 图书馆和 WHO 区域数据库在内的多个数据库的先前研究更新了有关脑卒中患病率、发病率和死亡率及严重程度的新数据来源。急性脑卒中被定义为发病后 28d 内的首次脑卒

中。慢性脑卒中定义为所有后遗症和发病后 29d 内复发的脑卒中。2016 年对脑卒中的全球疾病负担估计是使用之前详细描述的方法得出的 [17, 18]。用研究分析工具（DisMod-MR2.1）按年龄组（＜75 岁；≥75 岁；总计）计算特定区域（包括 95%UI）每 10 万人脑卒中发病率、患病率、死亡率、伤残所致的健康寿命损失年（years lived with disability，YLD）、因早死所致的寿命损失年（years of life lost，YLL）、损失的伤残调整寿命年间，以及 1990—2016 年每 10 万人的社会人口指数 [19]。社会人口指数是一个基于人均收入、教育程度和总生育率的地理区域社会人口发展的总体衡量标准 [18]。每 10 万人年的年龄标准化发病率和死亡率及每 10 万人的伤残调整寿命年估计值是使用以 WHO 标准人群作为参考人群的直接标准化方法计算的 [16]。纳入数据提取和分析的研究符合以下标准：使用 WHO 对脑卒中的定义研究 [20] 和已报道的确定脑卒中病例的方法，区分首次脑卒中和复发性脑卒中（这些分析中只包括偶发脑卒中），以及报道了值得关注的特殊年龄段流行病学参数和人群分母［即 5 岁或 10 岁年龄组中的脑卒中发生率和（或）患病率］的研究，其详细程度足以估计年龄调整参数。采用了新的分析方法从以前因数据不足而未使用的地点获取数据。最大年龄范围（80 岁及以上）扩大到包括 5 岁年龄组，最高可达 95 岁及以上。为了估计死亡率，使用了 GBD 死亡率数据库和综合死因建模方法 [11]。虽然非正式尸检和生命登记数据都用于脑卒中整体评估，但脑卒中亚模型只使用生命登记数据，因为需要神经影像学来进行准确的诊断。本章提供的评估参考 The Lancet Neurology，March 11，2019，https://doi.org/10.1016/S1474-4422（19）30034-1 和 https://doi.org/10.1016/S1474-4422（19）30030-4。最新的预测数据可在 https://vizhub.healthdata.org/gbd-compare/ 网站中获取 [21]，并用于本章中提出的所有估算和数据分析。

在 1993 年世界发展报告中 [22]，以伤残调整寿命率来描述 1990 年 GBD 的脑卒中疾病负担，并作为估计因健康状况不佳或残疾而损失的健康生活年限的一种手段。伤残调整寿命年是衡量人口健康状况的一种指标，是因早死所致的寿命损失年和伤残所致的健康寿命损失年的总和 [23]。GBD2017 项目中计算伤残调整寿命年的详细方法已在其他文献

中进行了描述[23]。"因早死所致的寿命损失年"是每个年龄的死亡人数与该年龄的标准预期寿命的乘积。"伤残所致的健康寿命损失年"是疾病患病率乘以该疾病的伤残权重。伤残权重是根据疾病的健康损失水平计算的，反映了疾病的严重程度，范围从 0（完全健康）到 1（死亡）。每个伤残调整寿命年指的是由于疾病、损伤或死亡而失去的健康生命的 1 年。

二、脑卒中整体评估

根据 2017 年突发脑卒中病例的最新数据，全球共有 1190 万例突发脑卒中病例，而 1990 年该数据为 680 万例。自 1990 年以来，发病率和患病率都大幅增加（图 14-1）。病例主要集中在中等和高 – 中等社会人口指数国家（分别为 29.4% 和 29.1%），其次是高社会人口指数国家（20.7%）、低 – 中等社会人口指数国家（13.6%）和低社会人口指数国家（6.9%）。

GBD2017 的最新估计显示，脑卒中仍然是仅次于缺血性心脏病的最常见的第二大死亡原因（表 14-1）[1]。自 1990 年以来，脑卒中一直是第二大死因，但死于脑卒中的人数已从 1990 年的 430 万人增加到 2017 年的 620 万人。女性脑卒中的死亡人数（290 万）低于男性（310 万）。脑卒中是增加伤残调整寿命年负担的第二大原因，总共 1.164 亿。女性的伤残调整寿命年（5930 万）低于男性（7130 万）。出血性脑卒中导致的伤残调整寿命年（6450 万）多于缺血

性脑卒中（5190 万）。年龄标准化的伤残调整寿命年比率在高 – 中社会人口指数国家最高，其次是中等社会人口指数国家（图 14-2）。图 14-3 显示了 2017 年伤残调整寿命年数目最大的 20 个国家及地区，以及自 1990 年以来的变化。中国和印度的伤残调整寿命年绝对数最高，并且自 1990 年以来显著增加（表 14-2）。年龄标准化的伤残调整寿命年比率在全球范围内差异很大，巴布亚新几内亚、马达加斯加和土库曼斯坦的伤残调整寿命年比率最高，欧洲、北美和澳大拉西亚的伤残调整寿命年比率最低（图 14-4）。可以发现年龄标准化脑卒中发病率存在国家及地区差异，2017 年的研究结果显示，每 10 万人年中，中国的发病率最高 [226（211～245）]，而新西兰最低 [79（74～85）]（表 14-3）。

在全球范围内，年龄标准化脑卒中发病率下降了 11.3%，从 1990 年的 169.65（160.33～179.42）/10 万人下降到 2017 年的 150.53（140.2～161.77）/10 万人。年龄标准化脑卒中死亡率减少了 30.9%，在 2017 年从 2392.71（2316.54～2478.87）/10 万人下降至 1657.23（1587.35～1723.80）/10 万人。同样，年龄标准化的伤残调整寿命年比率下降了 33.4%，从 1990 年的 120.8（118.4～125.26）下降至 2017 年的 80.45（78.86～82.56）。

尽管在全球范围内发病率总体呈现下降趋势，但在过去 30 年中，脑卒中发病率（75%）、脑卒中幸存者率（95%）、脑卒中相关死亡率（41%）和

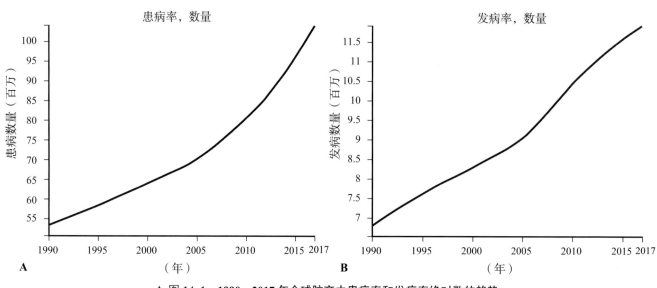

▲ 图 14-1　1990—2017 年全球脑卒中患病率和发病率绝对数的趋势

表 14–1 2007 年和 2017 年非传染性疾病因早死所致的寿命损失年前十大原因

排 序	疾病（2007 年）	疾病（2017 年）	2007—2017 年年龄标准化因早死所致的寿命损失年比率的平均百分比变化
1	缺血性心脏病	缺血性心脏病	−9.8
2	脑卒中	脑卒中	−26.2
3	先天畸形	慢性阻塞性肺疾病	−13.8
4	慢性阻塞性肺疾病	先天畸形	−32.6
5	肝硬化	肺结核	−38.1
6	肺癌	肺癌	−19.6
7	慢性肾病	肝硬化	−14.3
8	糖尿病	糖尿病	−56.6
9	阿尔茨海默病	慢性肾病	−18.8
10	肝癌	阿尔茨海默病	−39.1

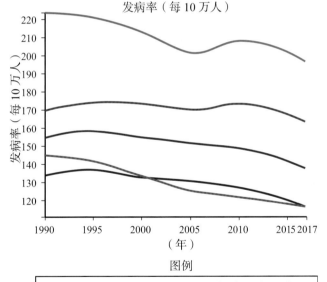

发病率（每 10 万人）

图例

——中社会人口指数地区，全性别，年龄标准化，脑卒中

——低 – 中等社会人口指数地区，全性别，年龄标准化，脑卒中

——高 – 中等社会人口指数地区，全性别，年龄标准化，脑卒中

——低社会人口指数地区，全性别，年龄标准化，脑卒中

——高社会人口指数地区，全性别，年龄标准化，脑卒中

▲ 图 14–2 全年龄段的年龄标准化伤残调整寿命年比率（每 10 万人），按 SDI 五等分位数

SDI. 社会人口统计指数

伤残调整寿命年损失的绝对人数有所增加（33%）。1990—2017 年脑卒中疾病负担的变化因收入水平而异，在过去 30 年中，低社会人口指数国家和高社会人口指数国家之间，脑卒中发病率和患病率的绝对值差距越来越大。就死亡人数而言，缺血性脑卒中和出血性脑卒中的死亡人数大致相等。

（一）缺血性脑卒中

2016 年全球缺血性脑卒中病例达 750 万例，其中高 – 中、中社会人口指数地区居多。缺血性脑卒中死亡人数为 270 万，其中大多数发生在高 – 中和中社会人口指数地区。中国因缺血性脑卒中死亡的人数最多。缺血性脑卒中导致 5410 万伤残调整寿命年的损失，其中 61% 为高 – 中和中等社会人口指数区域。最高的年龄标准化伤残调整寿命年比率出现在阿富汗、塞尔维亚、也门和俄罗斯联邦（图 14-4）。缺血性脑卒中的年龄标准化死亡率从 1990 年的 55.7（53.9～57.9）/10 万人降至 2017 年的 36.6（35.4～38.0）/10 万人。缺血性脑卒中的发病率变化不大，在 1990 年为 98.7（89.7～108.4），在 2017 年为 98.0（88.1～109.7）。所有发病率、死亡率和伤残调整寿命年比率的降幅最大的是在高社会人口指数地区，而在低社会人口指数和低 – 中社会人口指数地区较小[16]。

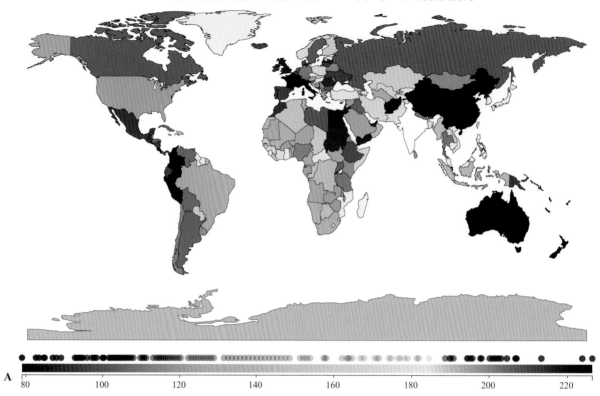

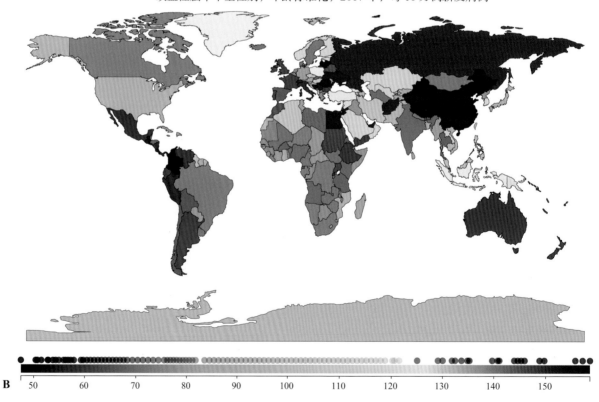

▲ 图 14-3 **2017 年脑卒中和脑卒中亚型每 10 万人的年龄标准化伤残调整寿命年（DALY）比率的全球差异**

A. 最高的是中国（226.4/10 万人）和阿富汗，最低的是新西兰（79.03/10 万人）；B. 缺血性脑卒中：最高的是立陶宛（157.12/10 万人）和中国，最低的是哥伦比亚（47.47/10 万人）、危地马拉和哥斯达黎加

脑出血全性别，年龄标准化，2017 年，每 10 万新发病例

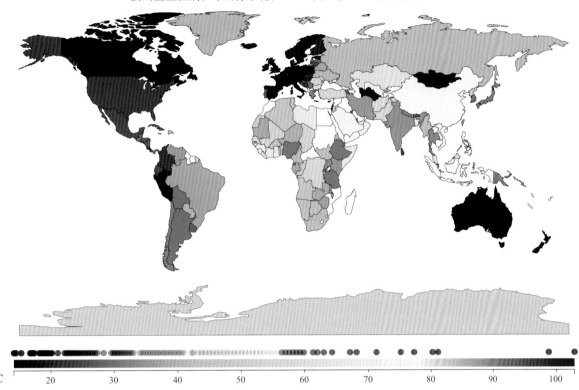

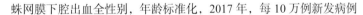

C

蛛网膜下腔出血全性别，年龄标准化，2017 年，每 10 万例新发病例

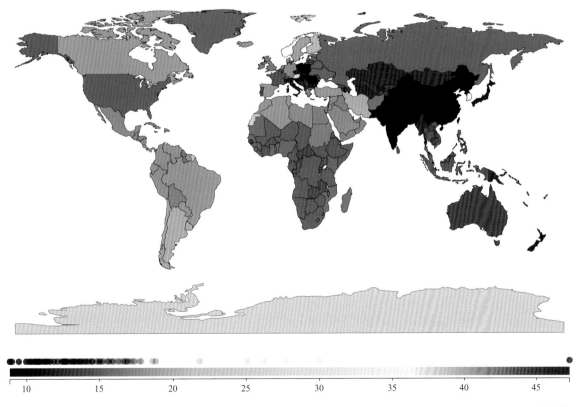

D

▲ 图 14-3（续）　**2017 年脑卒中和脑卒中亚型每 10 万人的年龄标准化伤残调整寿命年（DALY）比率的全球差异**

C.脑出血：最高的是蒙古（102.86/10 万人）和土库曼斯坦，最低的是澳大拉西亚、北美、加拿大和欧洲；D.蛛网膜下腔出血：日本（7.23/10 万人）和韩国（26.28/10 万人）最高，中国（8.82/10 万人）和波兰最低

表 14-2　1990 年和 2017 年全球脑卒中年龄标准化率

每 10 万的比率	1990 年			2017 年		
	比　率	95%UI 区间上限	95%UI 区间下限	比　率	95%UI 区间上限	95%UI 区间下限
发病率	169.65	179.42	160.33	150.53	161.77	140.30
伤残调整寿命年	2392.71	2478.87	2316.54	1657.23	1723.80	1587.35
死亡率	120.80	125.26	118.40	80.45	82.56	78.86

UI. 不确定性指数

（二）出血性脑卒中

2017 年出血性脑卒中年龄标准化发病率为 56.9（53.6～60.4），自 1990 年以来增加了 1.4 倍。2017 年伤残调整寿命年比率为 800.4（773.3～826.2），自 1990 年以来下降了 1.4 倍。同样，死亡率自 1990 年以来下降了 1.4 倍，2017 年为 38.2（36.96～39.42）/10 万人。2017 年蛛网膜下腔出血的发病率为 13.18（11.85～14.64），与 1990 年相似。

脑出血的年龄标准化率最高的是巴布亚新几内亚、蒙古和土库曼斯坦，而蛛网膜下腔出血伤残调整寿命年比率最高的是巴布亚新几内亚和老挝（图 14-4）。2017 年因出血性脑卒中死亡 250 万人，致伤残调整寿命年高达 7690 万，其中高 – 中、中等社会人口指数地区占比最高。

（三）性别差异

图 14-5 展示了 2017 年不同社会人口指数（高、高 – 中、中、低 – 中、低）区域男性和女性脑卒中亚型的年龄标准化发病率和死亡率。在所有研究地区，男性缺血性脑卒中和脑出血的发病率和死亡率均较高。缺血性脑卒中在高、高 – 中、中社会人口指数的区域发病率和死亡率显著升高。仅在高和高 – 中社会人口指数区域，男性的脑出血发病率显著较高，而在高、高 – 中和中等社会人口指数区域，男性的脑出血死亡率显著增高。蛛网膜下腔出血发病率的性别差异显示出相反的趋势，女性发病率较高（在高社会人口地区明显较高）。男性和女性蛛网膜下腔出血的死亡率相似，在高社会人口指数国家是最低的。

三、GBD 脑卒中趋势解读

GBD2017 年的研究从发病率、患病率、死亡率和伤残调整寿命年损失等方面，详细分析了自 1990 年以来 GDB 各地区和所有国家及所有年龄组的全球脑卒中疾病负担及其病理亚型。这些研究为之前的 GBD 研究增加了新的视角，旨在通过社会人口指数对区域分类及对脑卒中进行缺血性和出血性亚型分类，为过去 30 年脑卒中疾病负担提供动态评估。根据目前 GBD 的估计，缺血性心脏病和脑卒中仍然是全球最常见的两个死因 [12, 17]。最近的评估证实，在世界范围内，脑卒中的平均发病年龄、患病年龄和死亡年龄均显著增加。高收入国家脑卒中的平均发病年龄和患病年龄比低收入和中等收入国家高出至少 5 岁 [1]。就数量而言，缺血性和出血性脑卒中之间的死亡人数分布大致相等。2017 年，脑卒中和缺血性心脏病共导致 1510 万人死亡 [21]。此前的 GBD 研究表明，脑卒中和缺血性心脏病导致的死亡人数占比从 1990 年世界死亡人数的 1/5 上升到 2017 年世界死亡人数的 1/4。

在全球范围内，脑卒中发病和脑卒中幸存者的绝对数量在过去 30 年中有所增加，其中脑卒中发病绝对人数增幅最大的是低 – 中社会人口指数国家，几乎翻了 1 倍。这一增长可能归因于世界人口的增加，特别是在发展中国家（鉴于高社会人口指数国家的脑卒中数量显示数量下降），以及预期寿命的增加。根据 WHO 的预测，在低收入和中等收入国家，脑卒中死亡率将上升得更快 [2]。目前的研究表明，在低收入和中等收入国家，53% 的脑卒中死亡发生在年轻

脑卒中全性别，年龄标准化，2017 年，每 10 万人的伤残调整寿命年

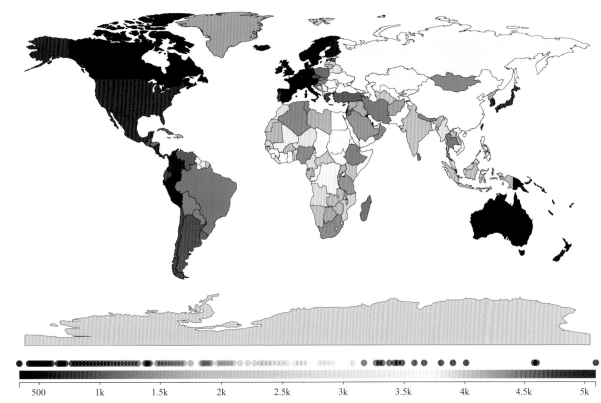

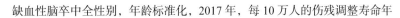

缺血性脑卒中全性别，年龄标准化，2017 年，每 10 万人的伤残调整寿命年

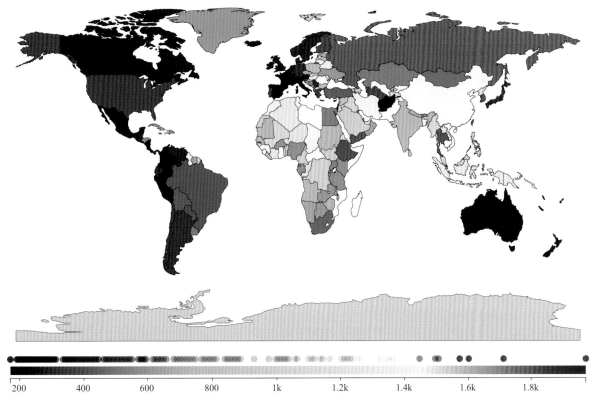

▲ 图 14-4 **2017 年，脑卒中和脑卒中亚型的年龄标准化伤残调整寿命年比率的全球差异**

A. 所有脑卒中；B. 缺血性脑卒中：阿富汗、塞尔维亚、也门和俄罗斯联邦最高

脑出血全性别，年龄标准化，2017 年，每 10 万人的伤残调整寿命年

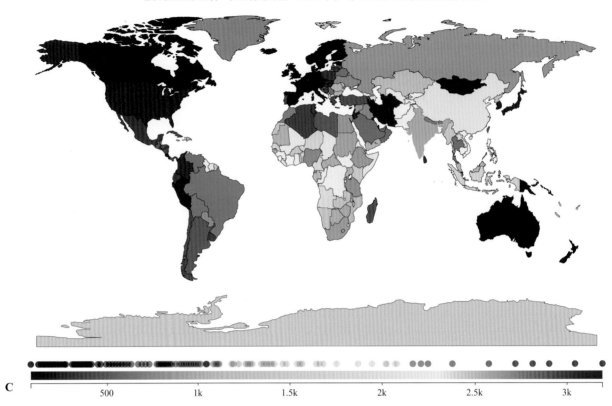

C

蛛网膜下腔出血全性别，年龄标准化，2017 年，每 10 万人的伤残调整寿命年

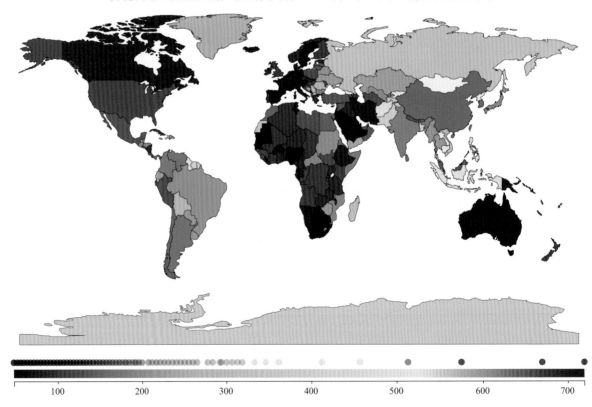

D

▲ 图 14-4（续） **2017 年，脑卒中和脑卒中亚型的年龄标准化伤残调整寿命年比率的全球差异**

C. 脑出血；D. 蛛网膜下腔出血：巴布亚新几内亚和老挝最高

表 14-3　2017 年各国 / 地区脑卒中发病率、死亡率和伤残调整寿命年的年龄标准化率（**95%CI**）

国家 / 地区	发病率	死亡率	伤残调整寿命年
阿富汗	224（207～241）	166（144～188）	3665（3206～4186）
阿尔巴尼亚	151（140～164）	121（103～140）	1918（1662～2208）
阿尔及利亚	168（155～181）	68（59～76）	1253（1104～1405）
美属萨摩亚群岛	157（146～170）	90（81～98）	1977（1800～2156）
安道尔共和国	98（90～108）	28（24～31）	497（439～558）
安哥拉	116（108～125）	94（81～109）	1837（1587～2109）
安提瓜和巴布达	113（105～122）	59（55～64）	1130（1057～1208）
阿根廷	103（96～109）	43（39～48）	930（839～1026）
亚美尼亚	120（111～130）	65（62～68）	1231（1150～1305）
澳大利亚	83（76～90）	25（23～28）	428（386～470）
奥地利	117（108～128）	23（21～25）	445（399～492）
阿塞拜疆	153（143～165）	135（125～146）	2436（2252～2625）
巴林岛	140（128～154）	29（27～32）	655（585～727）
孟加拉国	136（126～146）	153（139～168）	2870（2603～3155）
巴巴多斯	117（109～126）	60（55～64）	1080（990～1164）
白俄罗斯	181（167～197）	96（90～101）	1917（1777～2059）
比利时	100（93～105）	29（27～32）	526（480～571）
伯利兹城	111（103～120）	50（47～53）	1044（983～1106）
贝林	117（108～126）	94（79～110）	1853（1551～2194）
百慕大群岛	95（87～103）	30（28～32）	549（508～592）
不丹	96（88～105）	63（50～78）	1227（985～1523）
玻利维亚	104（96～112）	62（51～74）	1216（996～1445）
波斯尼亚和黑塞哥维那	178（161～196）	124（114～132）	2041（1881～2196）
博茨瓦纳	122（113～132）	85（76～97）	1476（1314～1661）
巴西	118（110～126）	57（55～58）	1145（1108～1185）
文莱	167（155～180）	57（52～62）	1219（1112～1327）
保加利亚	190（175～206）	136（129～143）	2472（2305～2625）
布基纳法索	115（107～125）	79（70～89）	1607（1411～1817）
布隆迪	120（111～129）	104（84～126）	2050（1688～2446）
柬埔寨	145（135～156）	154（140～172）	2884（2613～3209）

（续表）

国家 / 地区	发病率	死亡率	伤残调整寿命年
喀麦隆	118（109～127）	95（78～114）	1895（1552～2286）
加拿大	100（93～110）	23（22～24）	492（438～547）
佛得角	110（102～118）	48（42～54）	1005（886～1131）
中非共和国	137（126～148）	156（128～187）	3319（2689～4001）
乍得	127（117～137）	109（93～128）	2210（1866～2614）
智利	108（100～116）	44（40～48）	847（764～937）
中国	226（211～245）	122（119～127）	2342（2218～2470）
哥伦比亚	85（78～92）	29（26～32）	595（535～656）
科摩罗	114（106～124）	87（73～103）	1693（1431～2006）
刚果	124（115～134）	110（93～130）	2160（1827～2509）
哥斯达黎加	89（83～97）	30（28～33）	572（528～621）
科特迪瓦	132（122～142）	109（95～125）	2269（1944～2603）
克罗地亚	152（143～160）	72（68～78）	1275（1182～1370）
古巴	104（97～112）	50（46～56）	940（849～1046）
塞浦路斯	93（87～100）	31（28～35）	534（480～591）
捷克共和国	143（130～156）	48（45～51）	905（818～984）
刚果民主共和国	122（114～133）	108（90～126）	2095（1759～2472）
丹麦	98（90～106）	32（30～35）	562（515～608）
吉布提	114（106～124）	84（65～107）	1667（1270～2154）
多米尼加岛	115（107～125）	60（55～65）	1111（1033～1203）
多米尼加共和国	125（116～135）	78（69～88）	1598（1409～1810）
厄瓜多尔	96（89～104）	40（36～43）	816（744～890）
埃及	213（197～232）	121（107～136）	2378（2120～2660）
萨尔瓦多	89（83～97）	34（30～40）	683（589～782）
赤道几内亚	103（95～112）	61（44～82）	1173（859～1566）
厄立特里亚国	111（102～120）	117（96～139）	2378（1973～2789）
爱沙尼亚	140（127～155）	37（32～49）	856（733～1036）
埃塞俄比亚	98（91～106）	62（52～74）	1194（1026～1373）
密克罗尼西亚联邦	176（163～191）	156（136～178）	3446（2862～3997）
斐济	153（141～166）	92（82～103）	2010（1802～2240）
芬兰	127（115～139）	33（30～35）	607（552～666）

（续表）

国家 / 地区	发病率	死亡率	伤残调整寿命年
法国	85（79～91）	21（20～23）	420（380～461）
加蓬	116（107～125）	77（67～90）	1504（1314～1733）
格鲁吉亚	167（159～177）	167（159～180）	2927（2765～3113）
德国	107（99～116）	29（26～32）	543（486～599）
加纳	138（128～148）	123（108～139）	2420（2120～2764）
希纳	117（108～126）	55（52～58）	851（788～912）
格陵兰	151（140～164）	70（64～76）	1375（1258～1498）
格林纳达	127（118～136）	78（73～84）	1516（1422～1613）
关岛	144（133～156）	62（57～67）	1580（1447～1718）
危地马拉	93（86～100）	44（40～48）	882（803～964）
几内亚	129（120～139）	131（114～149）	2680（2324～3071）
几内亚比绍	142（133～153）	148（129～170）	3170（2742～3654）
圭亚那	152（142～162）	127（115～141）	2603（2352～2869）
海地	145（135～158）	153（129～180）	3082（2573～3662）
洪都拉斯	103（95～112）	56（46～67）	1064（895～1246）
匈牙利	141（129～155）	57（54～61）	1200（1100～1296）
冰岛	96（89～104）	23（22～25）	422（385～463）
印度	105（98～114）	77（73～81）	1592（1509～1665）
印度尼西亚	172（160～185）	178（168～190）	3481（3285～3685）
伊朗	163（151～176）	61（59～65）	1141（1071～1211）
伊拉克	189（175～204）	67（63～72）	1481（1364～1593）
爱尔兰	94（87～102）	28（26～30）	481（438～527）
以色列	98（90～107）	24（22～26）	443（400～482）
意大利	83（79～87）	30（28～34）	458（422～498）
牙买加	134（125～144）	93（81～106）	1747（1524～1994）
日本	154（146～162）	30（29～31）	684（620～747）
约旦	203（186～221）	59（53～67）	1068（959～1197）
哈萨克斯坦	165（152～178）	135（128～143）	2642（2464～2832）
肯尼亚	110（102～119）	85（72～99）	1635（1440～1856）
基里巴斯	190（176～204）	182（161～204）	4582（4021～5210）
科威特	144（132～157）	30（28～33）	715（647～782）

（续表）

国家 / 地区	发病率	死亡率	伤残调整寿命年
吉尔吉斯斯坦	144（135～155）	115（110～120）	2490（2363～2623）
老挝	158（147～171）	169（148～191）	3421（2950～3902）
拉脱维亚	201（184～219）	100（90～112）	1868（1670～2071）
黎巴嫩	152（140～166）	41（37～47）	801（710～911）
莱索托	147（137～159）	173（139～210）	3291（2650～3945）
利比里亚	124（115～134）	95（81～109）	1910（1648～2223）
利比亚	191（175～207）	71（56～86）	1517（1207～1802）
立陶宛	194（177～213）	75（70～79）	1527（1401～1645）
卢森堡公国	88（82～96）	30（27～34）	510（453～567）
马其顿	185（169～200）	150（140～160）	2661（2481～2851）
马达加斯加岛	149（139～161）	182（153～214）	3899（3268～4591）
马拉维	114（105～124）	79（68～91）	1558（1366～1772）
马来西亚	138（128～149）	84（76～92）	1686（1539～1848）
马尔代夫	100（92～109）	41（37～44）	859（774～939）
马里	120（111～129）	107（91～127）	2079（1761～2485）
马耳他	94（88～102）	36（34～38）	597（553～644）
马绍尔群岛	189（175～203）	201（178～229）	4600（4002～5317）
毛里塔尼亚	117（108～127）	79（68～92）	1543（1307～1789）
毛里求斯	125（117～135）	68（64～73）	1419（1321～1518）
墨西哥	93（86～100）	34（33～35）	683（656～713）
摩尔多瓦	182（168～196）	101（97～109）	2154（2033～2296）
蒙古	181（171～193）	178（163～194）	3808（3490～4146）
黑山共和国	196（183～210）	185（172～199）	2882（2676～3103）
摩洛哥	198（182～214）	100（81～119）	1920（1581～2279）
莫桑比克	147（136～157）	153（131～179）	3267（2810～3769）
缅甸	123（114～133）	92（83～100）	1878（1682～2063）
纳米比亚	119（110～128）	92（79～106）	1623（1409～1870）
尼泊尔	107（98～116）	74（63～85）	1454（1230～1678）
荷兰	103（94～113）	29（28～32）	520（473～565）
新西兰	79（74～85）	28（27～30）	489（450～529）
尼加拉瓜	95（88～102）	34（30～38）	657（590～734）

（续表）

国家 / 地区	发病率	死亡率	伤残调整寿命年
尼日尔	117（108～127）	99（82～117）	1968（1637～2333）
尼日利亚	108（99～117）	68（52～90）	1252（951～1666）
朝鲜	202（188～219）	172（149～195）	3583（3149～4045）
北马里亚纳群岛	143（132～154）	69（62～76）	1519（1368～1667）
挪威	132（123～142）	28（27～30）	531（478～582）
阿曼	171（157～186）	57（50～65）	1223（1064～1388）
巴基斯坦	132（122～143）	134（113～156）	2534（2117～2948）
巴勒斯坦	170（157～185）	82（76～87）	1495（1378～1604）
巴拿马	97（90～104）	43（40～46）	767（720～814）
巴布亚新几内亚	198（184～214）	198（168～228）	5091（4299～5991）
巴拉圭	127（118～137）	67（58～77）	1276（1113～1474）
秘鲁	87（80～95）	25（22～28）	530（464～596）
菲律宾	148（138～159）	119（106～133）	2597（2294～2915）
波兰	132（121～140）	53（50～56）	1093（1008～1173）
葡萄牙	95（88～102）	54（51～57）	824（769～880）
波多黎各	94（86～103）	23（22～25）	481（443～521）
卡塔尔	158（143～173）	35（30～40）	702（603～806）
罗马尼亚	200（182～216）	125（119～133）	2211（2063～2346）
俄罗斯联邦	191（177～206）	135（133～139）	2511（2397～2625）
卢旺达	96（88～105）	76（58～94）	1390（1098～1670）
圣卢西亚	125（116～134）	75（69～80）	1401（1303～1500）
圣文森特和格林纳丁斯	127（119～136）	76（71～81）	1549（1449～1653）
萨摩亚	167（155～180）	117（102～131）	2334（2051～2615）
圣多美和普林西比	137（127～148）	103（88～123）	2058（1781～2433）
沙特阿拉伯	176（163～192）	69（62～77）	1315（1169～1470）
塞内加尔	124（115～134）	87（77～99）	1752（1539～1998）
塞尔维亚	182（168～196）	168（158～180）	2494（2324～2676）
塞舌尔	115（106～125）	56（52～60）	1266（1166～1367）
塞拉利昂	136（127～147）	116（101～133）	2410（2093～2777）
新加坡	140（129～152）	22（21～24）	568（498～634）

（续表）

国家 / 地区	发病率	死亡率	伤残调整寿命年
斯洛伐克	164（151～177）	59（54～63）	1189（1085～1304）
斯洛文尼亚	102（96～109）	39（36～44）	710（645～776）
所罗门群岛	179（166～192）	164（148～181）	3477（3100～3854）
索马里	129（119～139）	136（104～168）	2783（2130～3511）
南非	119（110～128）	66（62～70）	1254（1180～1333）
韩国	143（131～154）	39（36～42）	754（682～825）
南苏丹	117（108～127）	106（84～133）	2146（1687～2730）
西班牙	96（88～104）	25（24～27）	464（419～507）
斯里兰卡	110（101～120）	58（50～66）	1051（914～1197）
苏丹	205（189～222）	115（90～142）	2337（1888～2851）
苏里南	144（134～154）	102（92～111）	2055（1852～2244）
斯威士兰	132（123～143）	126（104～153）	2408（1984～2890）
瑞典	102（94～111）	30（28～33）	518（469～567）
瑞士	84（77～90）	20（18～22）	338（300～375）
叙利亚	177（165～191）	68（60～77）	1517（1323～1711）
中国台湾	122（112～134）	36（34～38）	872（786～953）
塔吉克斯坦	141（131～151）	112（103～122）	2380（2181～2597）
坦桑尼亚	106（98～115）	66（55～78）	1306（1114～1521）
泰国	106（98～115）	46（42～51）	1128（1020～1257）
巴哈马	116（108～125）	60（55～66）	1248（1137～1362）
冈比亚	135（126～145）	115（99～132）	2309（1983～2692）
东帝汶	154（143～167）	161（136～184）	3067（2542～3539）
多哥	127（117～137）	103（88～121）	2077（1779～2463）
汤加	138（127～150）	73（63～82）	1492（1332～1672）
特立尼达和多巴哥	123（114～133）	65（55～76）	1290（1090～1512）
突尼斯	174（161～189）	75（63～89）	1258（1073～1479）
土耳其	153（141～165）	45（41～48）	954（874～1035）
土库曼斯坦	175（164～186）	149（139～159）	3379（3155～3603）
乌干达	102（95～111）	78（65～91）	1476（1248～1712）
乌克兰	195（179～211）	110（105～116）	2312（2165～2456）
阿拉伯联合酋长国	207（190～226）	93（78～110）	1856（1561～2197）

（续表）

国家 / 地区	发病率	死亡率	伤残调整寿命年
英国	89（83～97）	31（31～32）	548（511～584）
美国	115（107～125）	29（28～30）	692（625～759）
乌拉圭	111（104～120）	54（49～59）	1029（935～1137）
乌兹别克斯坦	162（151～175）	149（135～163）	2828（2560～3084）
瓦努阿图	181（168～197）	177（142～219）	4009（3110～5075）
委内瑞拉	103（96～111）	51（44～58）	977（858～1114）
越南	141（132～151）	136（124～150）	2619（2372～2917）
美属维尔京群岛	105（97～113）	51（44～57）	992（858～1105）
也门	207（192～224）	135（107～167）	2708（2149～3379）
赞比亚	115（106～124）	81（71～92）	1605（1416～1825）
津巴布韦	114（105～123）	83（72～95）	1640（1420～1888）

95%CI. 95% 置信区间

引自 Roth GA，Abate D，Abate KH，et al.Global, regional, and national age-sex-specific mortality for 282 causes of death in 195 countries and territories, 1980–2017: a systematic analysis for the Global Burden of Disease Study 2017.The Lancet.2018；392（10159）：1736–1788.

群体中，而在高收入国家，这一比例为 27%。脑卒中发病率的巨大地理差异很可能是由于脑卒中危险因素的普遍性和重要性不同[24-26]，以及在获得充分医疗保健和风险因素控制的便利性不同[27]。高收入国家较低的脑卒中死亡率和伤残调整寿命年损失可能与较高的脑卒中患病率和较低的发病率 / 死亡率有关。鉴于高收入国家更有可能提高脑卒中风险管理和预防的水平，这一结果在某种程度上是意料之中的[28-31]。然而，低收入和中等收入国家死亡率的下降有些出乎意料，但部分原因为各地区在改善脑卒中风险管理和医疗保健方面的异质性。

在这项研究中，脑卒中不同亚型的影响是不同的，尽管缺血性脑卒中的绝对数量与出血性脑卒中相似，但以年龄标准化伤残调整寿命年比率衡量的脑卒中的总体疾病负担是高于缺血性脑卒中的。特别是在高 - 中等社会人口指数国家，脑出血的发病率是缺血性脑卒中发病率的 2 倍以上。在发病率和死亡率方面，高 - 中等社会人口指数国家受到出血性脑卒中的疾病负担影响过大。据观察，虽然蛛网膜下腔出血的发病率在高社会人口指数国家显著较高，

尤其是女性，但与高社会人口指数国家相比，所有其他地区的死亡率都较高。与低社会人口指数国家相比，高 - 中社会人口指数国家出血性脑卒中的发病率和死亡率更高，可能与这些国家对脑卒中病理亚型的更好诊断有关（例如更高的住院率，更多地使用神经影像技术）。

虽然世界范围内脑卒中患者的平均年龄有所增加，但是 65 岁以下人群中脑卒中的比例很高。令人担忧的是，在 20—64 岁的年龄组中，缺血性和出血性脑卒中的发病率都有显著增加。这些发现表明，脑卒中的总体疾病负担正向年轻群体转移，特别是在低社会人口指数国家。所有出血性脑卒中的患者约有一半年龄在 65 岁以下，其中 80% 以上的患者在低社会人口指数和中社会人口指数国家。这些趋势在以前的研究中也有报道[32, 33]。糖尿病[34, 35]和其他心血管危险因素在年轻人[36, 37]中的流行有所上升，包括俄罗斯等一些地区的过度饮酒[38]，均可以解释这些流行病学变化。在俄罗斯男性中，超过一半的死亡可以归因于心血管疾病，高血压、高胆固醇血症、吸烟、饮食不足、肥胖、体力活动不足和酒精是

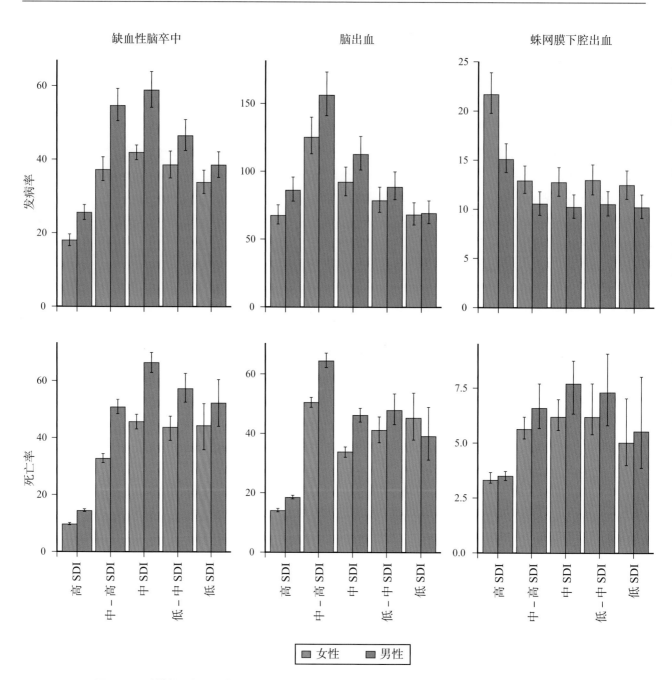

▲ 图 14-5　计算的男性和女性每 10 万人的年龄标准化死亡率和发病率，按 SDI 五分位数，2017 年

SDI. 社会人口统计指数

死亡的主要危险因素[39]。中国的脑卒中疾病负担较大，特别是出血性脑卒中，可能是由于高血压和吸烟在中国人群中较为普遍[40]。血管原因是印度死亡的主要原因之一，而吸烟是造成这些死亡的主要危险因素[41]。

　　这些差异可能归因于高社会人口指数国家更好的卫生服务和脑卒中预防和管理策略，导致发病率、死亡率、死亡率与发病率之比及伤残调整寿命年损

失水平降低。相反，在低社会人口指数地区，脑卒中疾病负担的增加可能是由于缺乏筛查脑卒中风险的初级保健治疗，以及没有足够的预防措施来控制高血压等危险因素[42]。令人倍受鼓舞的是，在低收入和中等收入国家，缺血性脑卒中和出血性脑卒中的死亡率、伤残调整寿命年及死亡率与发病率之比均呈下降趋势。考虑到低 – 中社会人口指数国家地区内的社会经济发展异质性，这可能反映出一些发展

中地区在诊断和更有针对性的医疗保健方面的改善。

GBD2017 年的研究表明，如果目前的趋势继续下去，到 2030 年，全球估计将有 1200 万人死于脑卒中，1.5 亿脑卒中幸存者，以及超过 2 亿伤残调整寿命年的损失。由于低收入和中等收入国家从传染性疾病向非传染性疾病的持续转变，按收入水平划分的区域差距可能会扩大[43]。脑卒中疾病负担的差距可能会进一步加剧，因为发展中国家政府对脑卒中发病危险因素的医学管理较少，并且对脑卒中预防的重视程度较低；而许多高收入国家已经为脑卒中等慢性病实施了改进的预防策略和更针对性和专业化的医疗保健措施[44]。如果在个人层面和政府 / 组织层面不采取紧急干预措施，那么年轻群体脑卒中的疾病负担可能会继续快速增加。

在政府层面减轻脑卒中疾病负担的战略应包括提高全人群对脑卒中的认识，减少食品的含盐量，并增加获得降血压药物的机会[45, 46]。在国家（如通过媒体）和个人（如脑卒中风险监测应用程序）两个层面开展健康教育活动，减少酒精和烟草的使用，增加体力活动及水果和蔬菜的摄入，都是很有效的预防策略。

2017 年的 GBD 研究试图尽可能纳入更多的低收入和中收入国家的数据。然而，特别是低收入国家的高质量数据是较少的。由于无法获得脑部成像，这些地区在准确诊断脑卒中亚型方面也可能存在局限性。也有证据表明，在中 - 低收入国家的脑卒中监测研究对标准化方法的遵守程度较差，在这些国家，纳入标准化程序将增强概括性，并提高脑卒中负担估计的准确性[47]。中亚和撒哈拉以南非洲等大区域可能存在异质性，部分区域有可能在未来进行高质量的流行病学研究。系统回顾中建议建立可持续的系统，以获得与其他非传染性疾病共享的脑卒中数据，并广泛应用可行的实用技术，低收入国家可以对这一系统进行调整[44]。因此，尽管 GBD2017 版存在不可避免的局限性，但这些发现为脑卒中的全球视角和脑卒中亚型研究提供了宝贵的资源，并可作为未来全球脑卒中预防策略的可靠参考。

第 15 章　脑卒中的差异性
Stroke Disparities

George Howard　Louise D. McCullough　Virginia J. Howard　著

肖玮男　马卓然　译　黄　申　彭小祥　校

本章要点

- 尽管在所有种族/族裔中，脑卒中的死亡率都有显著下降，但脑卒中死亡率在黑种人与白种人之间的差异一直存在（甚至可能在不断扩大）。
- 虽然黑种人和白种人在各年龄段的平均死亡率差异为40%，但这种跨年龄段的集合统计掩盖了45—65岁黑种人的超高死亡率。这种超高死亡率主要归因于黑种人发生脑卒中的发病率较高（脑卒中病死率所起的作用较小）。
- 黑种人中大约一半的超高发病率似乎归因于"传统"脑卒中危险因素和社会经济地位的差异，高血压的潜在差异也可能对这种差异产生很大的影响。
- 西班牙裔人群的脑卒中死亡率差异更为复杂，虽然其死亡率低于白种人，但两项独立研究表明，西班牙裔人群的脑卒中发病率明显高于白种人。
- 虽然调整年龄后的脑卒中死亡率男性更高，但这种性别产生的脑卒中疾病负担差异因年龄和种族而异；然而，由于女性的预期寿命更长，故死于脑卒中的女性人数更多。
- 尽管美国国家卫生研究院要求调查疾病的城乡差异，但描述脑卒中差异的数据却少得惊人。然而，农村地区的脑卒中死亡率似乎比城市地区高出约20%，农村地区高发病率造成了高死亡率（病死率的差异所起的作用较小）。
- 美国东南部脑卒中死亡率较高的"脑卒中高发地带"已经存在了半个多世纪，并持续至今，一些地区的脑卒中死亡率超高。农村地区是脑卒中的高发地带，其高发病率（或许还有更高的病死率）导致了过高的死亡率。
- 强有力的证据表明，较低的社会经济地位与较高的脑卒中发病率和较差的脑卒中预后相关。

一、历史回顾

美国自20世纪初以来，脑卒中死亡率一直在下降，脑卒中在2008年从第三大死因下降到第四大死因，在2013年更是下降为第五大死因[1]。然而，近年来，这种下降已经停止甚至逆转[1]。随着"美国人口老龄化"，到2050年[2]，脑卒中人数可能会增加1倍以上，到2030年，脑卒中的总费用可能会增加129%[3]。不幸的是，脑卒中的疾病负担在人群中的分布并不均等，在黑种人群体、东南部"脑卒中高发带"、农村地区的居民、男性和社会经济地位（socioeconomic status，SES）较低的个人，脑卒中疾病负担更高[4]。虽然整体脑卒中死亡率显著下降，但年龄调整后的黑种人脑卒中死亡率仍高于白种人[5]。《少数族裔健康和健康差异教育法案》(*Minority Health and Health Disparities and Education Act*)(2000年)要求美国国立卫生研究院评估以下方面差异的影响和促成因素：①少数族裔健康和相关活动；②农村健康和相关活动；③城市环境中社会经济弱势群体的相关活动[6]。除了持续存在的脑卒中城乡差异外[5]，美国东南部各州的"脑卒中高发带"展示了脑卒中的另一个地理差异[7]。虽然脑卒中的风险随着年龄的增长而增加，但是脑卒中年轻化也是一项重大的公共卫生挑战[8]。值得注意的是，大多数报道要么根据年龄进行调整，要么只单单关注年轻人群或老年人群。早在 1992 年，就出现了 SES 较低，脑卒中死亡率较高的记录[9]。最后，虽然经年龄调整后的脑卒中死亡负担更多地落在男性身上，但这种特定性别的脑卒中负担因年龄和种族而异[10, 11]。

二、脑卒中患者的种族和族裔差异

最早描述脑卒中死亡率种族差异的是来自 1970年的一份出版物，该出版物提供了 1949—1950 年间非白种人与白种人之间的脑卒中死亡率比率，其

中估计男性为 1.63，女性为 1.92[12]。在此期间，非白种人人口主要是非裔美国人。使用疾病控制和预防中心(Centers for Disease Control and Prevention, CDC)WONDER 提供的 2017 年特定年龄的脑卒中死亡率[13]，并根据 1950 年的人口分布标准化计算的年龄调整后的脑卒中死亡率来看，2017 年的黑种人与白种人脑卒中死亡率之比为：男性 1.83；女性1.56。因此，近 70 年来，脑卒中死亡率的总体差异（非白种人与白种人）几乎没有变化。

此外，还可以使用 1999—2017 年疾病控制和预防中心系统的数据描述特定种族的脑卒中死亡率，图 15-1 中显示了非西班牙裔白种人、黑种人、黄种人及所有西班牙裔人群的脑卒中死亡率（ICD-10：I60～I69）。1999—2013 年，不同种族和族裔人群的脑卒中死亡率下降了 37%（黑种人）至 45%（美洲原住民），2013—2017 年上升了 2%（美洲原住民）至 8%（西班牙裔和亚裔）（图 15-1A）。尽管随着时间的推移发生了相当大的变化，除了黑种人的差异略有增加外，与白种人相比，每个少数民族的脑卒中死亡率仍然相对稳定（图 15-1B）。与白种人

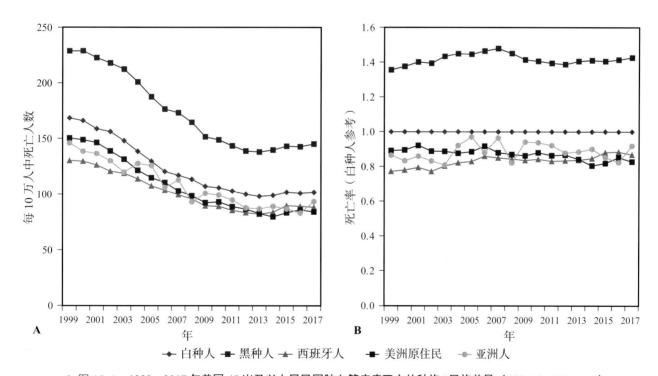

▲ 图 15-1　1999—2017 年美国 45 岁及以上居民因脑血管疾病死亡的种族 / 民族差异（ICD-10：I60～I69）

左图显示了相互排斥种族 / 民族的每 10 万人的校对年龄（2000 年标准）死亡率：非西班牙裔白种人、非西班牙裔黑种人、所有种族的西班牙裔、非西班牙裔美洲原住民 / 阿拉斯加原住民（美洲原住民）和非西班牙裔亚洲人（亚裔）。右图显示了少数族裔群体相对于非西班牙裔白种人的脑血管疾病死亡率

相比，仅黑种人高脑卒中死亡率明显下降，随着时间的推移，脑卒中高死亡率为 36%～48%。数据表明，1999—2008 年间，黑种人与白种人的脑卒中死亡率有所增加，在 2008—2012 年间有所下降，而在 2012—2017 年间一直在上升。数据还表明，随着时间的推移，西班牙裔人群相对于白种人的脑卒中死亡率一直较低。

然而，脑卒中死亡率在黑种人与白种人之间的差异在各年龄组中分布不一。在 45—54 岁和 55—64 岁的年龄段，黑种人的患病相对风险是白种人的 2.5 倍，但随着年龄的增长，85 岁以上人群，黑种人患病的风险较白种人相比并未增加（图 15-2）。除了 45—54 岁的美洲原住民之外，脑卒中死亡率没有显著的种族 / 民族差异。

虽然脑卒中死亡率数据中的种族 / 族裔差异一直存在，但这些数据可能存在两个问题。首先，作为分子的脑卒中和其他疾病死亡的数据来自生命统计系统（信息通常由医生和殡仪馆负责人收集），而人口的分母数据则基于人口普查中自我报告的种族 / 族裔，这两个来源对种族 / 族裔的报道可能有所不同。Arias 及其同事的一份报道中指出，这对白种人、黑种人及西班牙裔、亚裔人群 / 太平洋岛民来说是微不足道的，但对美洲原住民来说影响重大[14]。错误的死因分类也可能导致误差出现；然而，在一项全国性队列研究中，发现死亡证明相对于医生判定的脑卒中事件具有 82% 的敏感性和 96% 的特异性[15]。因此，分类错误可能在各种疾病中发挥着潜在的不同

作用，尤其是对美洲原住民而言。

黑种人和白种人之间的脑卒中死亡率差异可能是因为黑种人脑卒中发病率高于白种人，或者是黑种人脑卒中病死率高于白种人。有强有力的证据表明，黑种人人群的脑卒中发病率高于白种人人群，北曼哈顿研究（Northern Manhattan Study，NOMAS）[16] 和大辛辛那提 / 北肯塔基州脑卒中研究（Greater Cincinnati/Northern Kentucky Stroke Study，GCNKSS）[17] 均显示，黑种人与白种人的发病率之比为 ≥2.0。此外，脑卒中地理和种族差异的研究表明，黑种人与白种人的发病率模式与死亡率模式惊人地相似，在 45—54 岁，黑种人患脑卒中的风险是白种人的 3 倍，而在 85 岁及以上的人群中，患脑卒中的风险又几乎没有差异[18-20]。社区动脉粥样硬化风险（Atherosclerosis Risk in Communities，ARIC）研究显示，基线年龄在 45—54 岁的人群中，黑种人与白种人的发病率之比为 2.77［95% 置信区间（confidence interval，CI）1.37～5.62］，同时在 55—65 岁的人群间两者发病率之比为 2.23（95%CI 1.66～3.00）[21]。ARIC 的这一发现涵盖了 1990—2011 年期间的发病情况，每年白种人的脑卒中发病率为 2.96‰ 人年（95%CI 2.74～3.20），黑种人为 6.02‰ 人年（95%CI 5.47～6.62）[22]。相比之下，几乎没有证据表明黑种人的病死率高于白种人。例如，GCNKSS 显示黑种人和白种人脑卒中发病后 30d、90d 和 1 年的死亡率非常相似[17]，这种相似没有随着时间的推移改变[23]。也没有证据表明黑种人与白种人的 30d 病死率存在差异[20]。在 ARIC 研究中，1999—2011 年白种人脑卒中发病后 30d 的病死率为 0.11（95%CI 0.09～0.14），而黑种人为 0.09（95%CI 0.07～0.12）[22]。总的来说，研究表明黑种人的住院死亡率或脑卒中发病后 30d 死亡率低于或类似于白种人[21, 24-29]。因此，似乎黑种人与白种人在脑卒中发病率上的差异在很大程度上是由种族差异造成的。

GCNKSS 不仅反映了黑种人和白种人脑卒中死亡率的时间变化，还报道了 1993—1994 年、1999 年和 2005 年期间，白种人脑卒中发病率随着时间推移呈下降趋势，但黑种人脑卒中发病率下降并不显著[30]。虽然 20—44 岁脑卒中患者在总脑卒中患者人群中所占比例相对较小，但仅在这一年龄层中，白种人脑卒中发病率从 1993/1994 年的 12/10 万

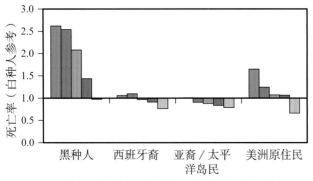

▲ 图 15-2　2017 年按年龄层（相对于白种人）划分的黑种人、西班牙裔、亚裔 / 太平洋岛民（PI）和美洲原住民人口的死亡率
显示非西班牙裔人口的种族，并显示所有种族的西班牙裔人口

（95%CI 9～15）增加到 26/10 万（95%CI 20～31）（P=0.02），并且黑种人的脑卒中发生率从 1993/1994 年的 46/10 万（95%CI 31～62）增加到 58/10 万（95%CI 40～75）（P＞0.05）[31]。ARIC 研究发现，在 1987—2011 年，65 岁以上的黑种人和白种人的脑卒中发病率都显著下降[22]。

黑种人与白种人的危险因素差异可能通过多种途径导致脑卒中发病率产生种族差异。

1. 首次使用国家健康和营养检查调查（National Health and Nutrition Examination Survey，NHANES）数据评估了主要脑卒中危险因素的较高流行率导致脑卒中风险差异的可能性。研究表明，脑梗死风险的种族差异约有 1/3 可归因于危险因素流行率的种族差异[32]。ARIC 还表明，调整高血压和糖尿病后，黑种人和白种人脑卒中发病率之比从 2.41（95%CI 1.85～3.15）降低至 1.57（95%CI 1.18～2.09），降低了 60%，进一步调整教育水平后，差距进一步缩小了 13% 至 1.38（95%CI 1.01～1.89）[21]。最后，REGARDS 表明，Framingham 脑卒中危险因素[33] 和 SES 的调整（以收入和教育为指标）与脑卒中风险增加约 50% 相关；例如，在 45 岁时，黑种人对比白种人的发病风险从近 3 倍（HR=2.90，95%CI 1.72～4.89）降低到 2 倍（HR=2.01，95%CI 1.16～3.47）[19]。总的来说，这些报道表明，30%～60% 的黑种人与白种人脑卒中危险因素的差异可能归因于"传统"危险因素的普遍存在。即使控制得当，黑种人人群更高的脑卒中危险因素的流行可能会导致脑卒中风险的增加。例如，经药物治疗的高血压患者的收缩压（systolic blood pressure，SBP）低于 120mmHg 时，如果需要 1 种药物治疗，其风险增加 1.42 倍（95%CI 0.94～2.15），如果需要 2 种药物治疗，其风险增加 1.60 倍（95%CI 1.06～2.42），如果需要 3 种及其以上药物，风险增加 2.48 倍（95%CI 1.63～2.77）[34]。

2. NHANES[35] 和 REGARDS[36] 都记录了以下情况，尽管患有高血压的黑种人更有可能了解自己的病情，并且知道自己有高血压的黑种人更有可能接受治疗，但是接受高血压治疗的黑种人，其血压达到指南要求的可能性要小得多。例如，在调整 SES 和其他危险因素后，黑种人充分控制疾病的概率比白种人低 35%（OR=0.65，95%CI 0.57～0.72）[36]。

3. 其他或"新的"危险因素在黑种人群体中更普遍，并且与脑卒中风险密切相关，这些因素可能是导致脑卒中发病率差异的重要原因。例如，黑种人在衡量 SES 方面中处于劣势，而较低的 SES 与脑卒中风险密切相关（与病死率的相关性较弱）[37-40]。要研究 SES（如压力、抑郁、歧视等心理社会因素）在多大程度上减轻了脑卒中患者的种族差异，以及它是直接影响还是通过增加传统危险因素（如高血压和糖尿病）的患病率来影响，仍有许多工作要做。也可能存在新的生理学危险因素，如C 反应蛋白和脂蛋白（a）在黑种人人群体内的平均水平高于白种人[41, 42]。早已被证明与脑卒中风险有关[42, 43]。然而，要评估这些新的危险因素是否会减少黑种人与白种人之间脑卒中风险的差异，仍有很多工作要做。同样，黑种人群体体内较高水平的 IL-6 已被证明可导致大约 28% 的黑种人与白种人的脑卒中风险差异[44]。

4. 危险因素也可能通过一种机制导致脑卒中发病率的差异，在这种机制作用下，相同水平的危险因素对黑种人群体的影响可能比白种人群体更大。例如，REGARDS 数据表明，在白种人参与者中，10mmHg 的收缩压差异与脑卒中风险增加 8%（HR=1.08，95%CI 1.00～1.16）相关；而在黑种人队列中，SBP 相差 10mmHg 的收缩压差距与脑卒中风险增加 24%（HR=1.24，95%CI 1.14～1.35）相关。这表明黑种人更容易受到未能控制的收缩压升高的影响[45]。

西班牙裔人群的脑卒中差异更为复杂，上述死亡率数据显示，1999 年，西班牙裔人群死于脑卒中的风险比白种人低约 30%，这一优势在 2017 年降低约 14%（图 15-1）。这与科珀斯克里斯蒂脑卒中监测（Brain Attack Surveillance in Corpus Christi，BASIC）的 2000—2010 年发病率数据形成鲜明对比。该研究显示，45—59 岁的西班牙裔人群中发生脑卒中的风险是白种人的 1.94 倍（95%CI 1.67～2.25）。60—74 岁该风险是 1.50 倍（95%CI 1.35～1.67），75 岁及以上人群发生脑卒中的风险与上述人群没有显著差异（RR=1.00，95%CI 0.90～1.11）[46]。1993—1997 年的 NOMAS 数据显示，西班牙裔人群发生颅内动脉粥样硬化性脑卒中（RR=5.00，95%CI 1.69～14.76）、颅外动脉粥样硬化性脑卒中（RR=1.71，95%CI 0.80～3.63）、腔隙性脑卒中（RR=2.32，95%CI 1.48～3.63）、心源性脑卒中（RR=1.42，95%CI 0.97～2.09）、隐源性脑卒中（RR=1.44，95%CI 1.09～1.92）和其他脑卒中（RR=2.27，95%CI 0.42～51.91）[47] 的风险高于白种人。2019 年 4 月 NOMAS 的新数据发现，黑种人的发病率最高（13‰ 人年），其次是西班牙裔（10‰人年），白种人最低（9‰ 人年）[48]。

西班牙裔死亡率较低，但发病率较高，可能是多种因素的结果。首先，如上所述，在人口动态统计和人口普查中可能存在种族 / 族裔误报。然而，也可能存在种族和地理的混杂影响。另外，也可能是西班牙裔白种人脑卒中死亡率的种族差异与西班牙裔白种人脑卒中死亡率的地理差异相混淆。具体而言，纽约州（主要是 NOMAS 研究所在地曼哈顿）在报道西班牙裔人群脑卒中死亡率的县中处于第 9 位，但在报道白种人脑卒中死亡率的县中处于第 10 位 [5]。同样，得克萨斯州纽塞斯县（BASIC 研究所在地）在报道西班牙裔人群脑卒中死亡率的县中排名第 88 位，但在报道白种人脑卒中死亡率的县中排名第 53 位 [5]。因此，对于西班牙裔人群脑卒中发病率高但死亡率低的悖论的另一种可能解释是，NOMAS 的研究是在一个西班牙裔脑卒中死亡率低但是白种人脑卒中死亡率更低的县进行的，而 BASIC 的研究是在一个西班牙裔脑卒中死亡率高但白种人脑卒中死亡率一般的县进行的。鉴于西班牙裔人群差异的存在和程度的不确定性，加上美国西班牙裔人口的显著增长，因此继续进行 BASIC 和 NOMAS 等研究，并扩大监测和纵向工作力度，以了解西班牙裔人群与白种人的差异是至关重要的。有关西班牙裔人群脑卒中差异的研究较少。

与西班牙裔人群相似，全国死亡率数据表明，美洲原住民的脑卒中死亡率低于白种人；然而，如上所述，死亡率数据中的种族分类对美洲原住民来说尤其成问题 [14]。美洲原住民的脑卒中死亡率相对较低，这与 Strong Heart 研究的脑卒中发病率形成了鲜明对比。除 1939—1947 年出生的女性外，其他年龄和性别阶层的脑卒中发病率在 Strong Heart 研究中，美洲原住民是 ARIC 研究中白种人的 1.62～3.52 倍。在美洲原住民中，这种过高的风险在很大程度上是通过危险因素的调整来调节的，种族差异不显著。同一报道对比了美国原住民和 ARIC 中的黑种人风险，显示出相似的风险，以及危险因素调整的影

响相对较小 [49]。这些观察结果的解释是复杂的，因为除了人群中的种族差异外，发病率的差异也可能归因于不同来源之间研究方法的差异，与地理差异的混杂作用，以及脑卒中风险的时间变化。无论如何，美洲原住民脑卒中发病率的显著差异显然值得进一步研究。

三、脑卒中的性别差异

虽然脑卒中是美国第五大致死原因，但它是女性第三大致死原因。女性预期寿命较长，再加上年老时脑卒中风险的增加，导致美国每年发生的约 79.5 万例新发或复发性脑卒中，女性占一半以上（53.5%），导致女性脑卒中患者比男性多约 55 000 人 [4]。然而，除美洲原住民以外的所有种族 / 族裔群体，45—84 岁年龄段的女性脑卒中死亡率均低于男性，但 85 岁以上的女性脑卒中死亡率高于男性（图 15-3）[13]。众所周知，一段时间以来，男性和女性在脑卒中发病率、死亡率、病死率和结局方面存在差异 [50]。然而，这些差异随着寿命的延长而变化，并可能受到女性特有危险因素的影响，如绝经和妊娠。在儿童期和成年早期中，相较于女性，男性缺血性脑卒中的发病率较高，功能预后较差 [51, 52]。到了中年，女性缺血性脑卒中的发病率开始增加，这与绝经期和女性性激素的降低密不可分 [53]。中年后，女性脑卒中发病率继续上升，与老年男性相比，老年女性（年龄＞80 岁）脑卒中发病率上升 [11]。而 Framingham、ARIC 和 GCNKSS 研究数据普遍支持，随着时间的推移，女性和男性的脑卒中发病率都在下降。但 GCNKSS 研究也发现了特定年龄组中存在性别差异 [22, 54, 55]。1993—2015 年，在最年轻的 20—44 岁年龄组中，男性脑卒中显著增加；而在最年长年龄组，即≥85 岁年龄组中，女性脑卒中显著增加，男性脑卒中显著减少 [55]。年龄和性别之间的复杂关系使脑卒中相关死亡率的性别差异评估变得复杂。许多研究报道缺血性脑卒中女性的死亡率较高，但脑卒中患者年龄的性别差异是主要的混杂因素 [51, 56]。调整年龄和脑卒中前功能（预后的最大预测因素之一）后，未观察到性别对脑卒中死亡率的独立影响（19～23）[56-60]。许多人认为，女性死亡率较高的主要原因是年龄和脑卒中严重程度的差异 [61]。尽管女性可能无法独立预测死亡率，但重要的是要

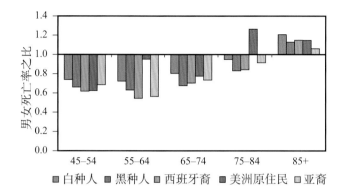

显示非西班牙裔人口的种族，并显示所有种族的西班牙裔人口

▲ 图 15-3　2017 年年龄和种族 / 民族特定的男女死亡率
引自 CDC WONDER [13]

认识到，虽然女性脑卒中患者的平均死亡风险比男性高，但可能有机会进行干预，因为常见的血管危险因素可能会对男性和女性的风险产生不同的影响[62]。例如，对世界各地 64 个队列研究的系统回顾和 Meta 分析发现，女性因为糖尿病导致的脑卒中的特定性别相对风险为 2.28（95%CI 1.93～2.69），男性为 1.83（95%CI 1.60～2.08）[63]。此外，还有数据表明，危险因素与脑卒中风险的关联因种族和性别而异。REGARDS 发现，在白种人中，糖尿病、SBP、抗高血压药物的使用和心脏病与脑卒中发病率之间存在性别差异，但没有证据表明任何危险因素在黑种人中的作用存在性别差异[11]。正如美国卒中协会关于女性脑卒中预防指南所指出的，需要开展更多的研究以提供脑卒中发病率、死亡率和病死率的性别特异性、种族 / 族裔特异性和年龄特异性等相关数据[64]。

四、脑卒中的地理差异

（一）脑卒中的城乡差异

尽管呼吁 NIH 调查与城乡因素相关的健康差异的影响和促成因素，但文献中很少描述与脑卒中相关的这一领域的潜在差异。有关于城市和农村地区脑卒中患者护理的文献，包括资源（如脑卒中中心）的可用性[65]，城市医院[66]相对于农村医院远程脑卒中服务的可用性更高，农村和城市中心在使用 t-PA 方面的差距不断扩大[67]，以及美国缺血性脑卒中退伍军人的护理质量没有城乡差异[68]。然而，关于脑

卒中的城乡差异，基本的流行病学研究非常少。

使用 CDC WONDER 和美国国家卫生统计中心的城乡分类方案（一个从大型中央城市到最农村的非核心城市的 6 点量表），对数据进行了汇编，以描述脑卒中死亡率的城乡差异[13]。图 15-4 显示了 45 岁以上非西班牙裔白种人脑卒中死亡率城乡差异的估计值（人口仅限于白种人，以避免与种族混淆）。两个最具城市特色的分类（大型中央城市和大型边缘城市）的脑卒中死亡率几乎没有差异，到 2013 年，两者都呈现出稳步下降的趋势，但到 2019 年，死亡率增加了 8%～9%。在两个最农村的地区（微型城市和非核心地区），脑卒中死亡率在 1999 年高出 16%～17%，这种差异在 2008—2010 年之前一直在稳步增加，在这些农村地区，大约有 30% 的额外脑卒中死亡率。然而，与城市地区不同的是，大部分这些农村地区的脑卒中死亡率持续下降，随着城市地区脑卒中死亡率的增加，2017 年两者的差距已降至 12%～13%。中间地区，即中小型城市地区的模式显示出类似但有些平稳的模式，从 1999 年开始，脑卒中死亡率增加 8% 和 12%，到 2009 年左右增加到 12% 和 20%。然而近年来，这些地区的脑卒中死亡率增幅小于城市地区，2017 年，这一差距已降至 8% 左右。

如上所述，很少有关于城乡脑卒中差异的流行病学报道。只有一份出版物记录了农村地区脑卒中患病率是城市地区的 1.45 倍[69]。另一份报道描述了农村与城市的死亡率之比，报道显示脑卒中高发带以外的各州死亡率高出 1.37 倍（未提供全国数据）[70]。然而据我们所知，只有一篇论文研究了农村地区较高的脑卒中死亡率是归因于这些地区较高的脑卒中发病率或较高的脑卒中病死率，这表明，农村地区死亡率的增加在很大程度上归因于这些地区的较高发病率（而不是较高的病死率）[71]。根据人口普查区 4 级城乡通勤区（Rural-Urban Commuting Area，RUCA）分类，相对于城市地区的参与者，调整年龄、种族、性别后，脑卒中发病率在广大农村地区高出 1.23 倍（95%CI 1.01～1.51），在农村小城镇或偏远地区要高出 1.30 倍（95%CI 1.03～1.62，P=0.0073）。相比之下，城市和农村地区的病死率没有差异（P=0.61）。着重开展以社区为基础，降低农村地区脑卒中的工作将是减少城乡差异所致发病率的最佳干预措施。

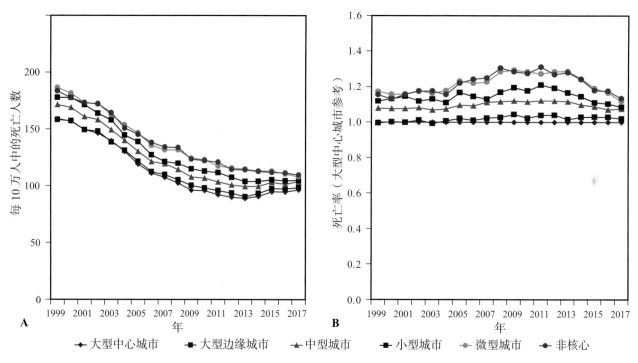

▲ 图 15-4　1999—2017 年，美国 45 岁以上非西班牙裔白种人居民因脑血管疾病死亡的城乡差异（ICD-10：I60～I69）

A. 显示根据 NCHS 城乡分类方案，被划分为大型中心城市（大部分城市）、大型边缘城市、中型城市、小型城市、微型城市或非核心城市（大多数农村）的县的校对年龄后（2000 年标准）每 10 万人的死亡率。B. 显示了城乡人群相对于大型中央城市人群的脑血管疾病死亡率

（二）脑卒中的地区差异

在美国，脑卒中死亡率也存在显著的地区差异，美国东南部"脑卒中高发带"地区脑卒中死亡率较高[72]（图 15-5）。脑卒中高发带在 20 世纪 40 年代就已经存在，在过去 70 年中，这种差异几乎没有变化（图 15-6 显示了过去 19 年的趋势，脑卒中死亡率平均增加 27%）[73]。脑卒中高发带区域没有统一的定义。然而，大多数调查人员来自北卡罗来纳州、南卡罗来纳州、乔治亚州、田纳西州、亚拉巴马州、密西西比州、阿肯色州和路易斯安那州[74-78]。对于黑种人群体来说，这一地区风险增加比白种人群体更大[79]。由于该地区黑种人人口比例过高（脑卒中高发带占美国总人口的 13%，但占美国黑种人人口的 25%），地理和种族影响的混淆可能会导致上文讨论的黑种人脑卒中风险更高[79, 80]。

虽然脑卒中带最常在州一级被描述，但脑卒中高发存在相当大的地理异质性，包括相对低风险的地区，如亚特兰大、乔治亚州和北卡罗来纳州山区。在脑卒中高发带内，沿北卡罗来纳州、南卡罗来纳

州和佐治亚州沿海平原上脑卒中死亡率更高的区域，被称为"脑卒中高发带的中心[81]"，其脑卒中死亡率比非热带地区（纽约市、迈阿密等）的最低风险地区高出 300%[82]。对 1995—1996 年至 2005—2006 年的 10 年间，对因诊断脑卒中而住院的医疗保险受益人 10 年间的变化进行了空间分析，结果表明，虽然脑卒中高发带持续存在，但也可能会出现一些变化，即新加入发病率最高的地区（得克萨斯州中东部、乔治亚州中南部、南卡罗来纳州中部和宾夕法尼亚州西部）更多，而其他地区不再是发病率最高的地区（田纳西州中部和乔治亚州东南部）[83]。

对该地区较高的脑卒中发病率与较高的脑卒中病死率的相对贡献的评估显示，在脑卒中死亡率为最低四分位数的县中，REGARDS 参与者的脑卒中发病率为 658/10 万（95%CI 588～735），在脑卒中死亡率最高四分位数的县中，发病率增至 844/10 万（95%CI 761～937），增长趋势的 P 值为 0.0023，最高四分位脑卒中死亡率县和最低四分位脑卒中死亡率县的危险比为 1.29（95%CI 1.10～1.52）[84]。相反，脑卒中死亡率最低四分位县，病死率为 16.5/10 万

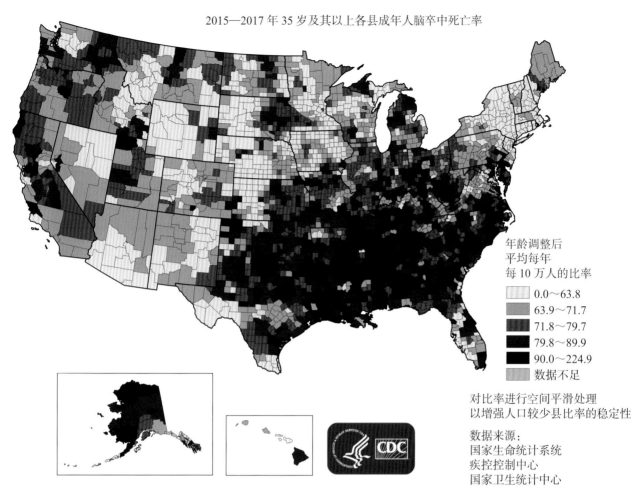

2015—2017 年 35 岁及其以上各县成年人脑卒中死亡率

年龄调整后
平均每年
每 10 万人的比率

- 0.0～63.8
- 63.9～71.7
- 71.8～79.7
- 79.8～89.9
- 90.0～224.9
- 数据不足

对比率进行空间平滑处理
以增强人口较少县比率的稳定性

数据来源：
国家生命统计系统
疾控控制中心
国家卫生统计中心

▲ 图 15-5　2015—2017 年，美国 35 岁以上人口脑卒中死亡率的地理分布 [72]

（95%CI 12.3～21.4），在脑卒中死亡率为第二四分位数的县中，其病死率为 23.9/10 万（95%CI 19.0～29.3），在脑卒中死亡率分别为第三、第四四分位数的县中，其病死率分别为 18.2/10 万（95%CI 13.8～23.2）和 23.8/10 万（95%CI 19.3～28.9），并且后者的 P 值为 0.058，呈上升趋势，第四四分位数和第一四分位数之比为 1.71（95%CI 1.13～2.59）。因此，有明确证据表明，在脑卒中死亡率高的地区，较高的脑卒中发病率会增加死亡率，但在脑卒中死亡率较高的地区，病死率增加的模式不太一致 [84]。因此，可能需要社区（也可能是医院）的努力来减少高脑卒中死亡率地区的差异。

在理解脑卒中高发带的成因方面已经取得了实质性进展，最近的一篇综述文章表明，该地区脑卒中危险因素更流行 [73]。该地区较高的脑卒中发病率可能是该地区危险因素较多、感染和炎症水平较高

及居民平均 SES 较低的结果。此外，该地区认知功能的快速下降可能表明与脑血管病相关 [85]。相反，获得医疗护理的机会减少，可能会导致脑卒中高发地带潜在病死率更高，每 10 万人医师数量比全国其他地区少 13%（357/10 万 vs. 408/10 万 [86]）。医生不足反过来可能导致在初级脑卒中中心（Primary Stroke Center，PSC）治疗的脑卒中患者不足，在脑卒中高发地带，只有 44% 的人口居住在初级脑卒中中心 60min 以内，而非脑卒中高发地带居民的比例为 69% [87]。在 REGARDS 中，发生在脑卒中高发带的脑卒中中只有 14.7% 在 PSC 接受治疗，而发生在脑卒中高发带外的脑卒中则有 27.3% 在 PSC 接受治疗 [88]。

五、社会经济地位与脑卒中

早在 1992 年，就有文献记录美国较不富裕的县脑卒中死亡率较高，这一发现还表明，较低的 SES

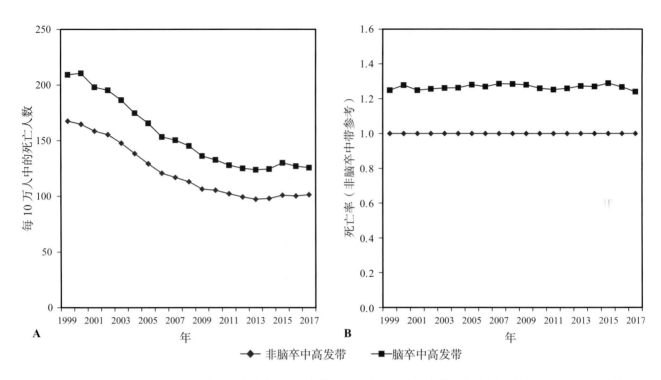

▲ 图 15-6　1999—2017 年，45 岁及以上的非西班牙裔美国白种人居民脑卒中带与非脑卒中带的脑血管疾病死亡差异（ICD-10：I60～I69）

A. 显示了根据 REGARDS 定义的脑卒中带（北卡罗来纳州、南卡罗来纳州、乔治亚州、田纳西州、亚拉巴马州、密西西比州、阿肯色州和路易斯安那州）和非脑卒中带地区（所有未被纳入脑卒中带的州）的每 10 万人年龄调整（2000 年标准）后的死亡率。B. 显示脑卒中带相对于非脑卒中带的脑血管疾病死亡率

对黑种人脑卒中死亡率的影响比白种人更大，这也与上述黑种人与白种人的脑卒中差异也有关[9]。记录 SES 与脑卒中之间关系的文献持续增加，有两篇综述文章对他们进行了很好的总结[37, 38]。

在美国，评估 SES 与脑卒中发病率之间关系的一些报道使用了社区 SES 测量[89-91]，而非个体 SES 测量[92, 93]。研究发现，一般在年纪较轻的人群中（<65 岁），较低水平的 SES 与脑卒中风险增加约 1 倍有关。有趣的是，SES 与老年人脑卒中事件之间关系的研究表明，在白种人中，SES 对老年人脑卒中事件的发生要么起保护作用[92]，要么没有关联[92]，SES 对白种人老年人脑卒中有影响而对黑种人老年人没有影响[91]。尽管在老年人群中的研究结果存在着这些不一致，但似乎有强有力的证据表明，在较低的 SES 人群中，发生脑卒中的风险大约增加了 1 倍。

一项 Meta 分析发现，儿童时期较低的 SES 对成年后脑卒中风险有独立影响[94]，研究还发现，儿童时期生活在脑卒中高发带也与成人后较高的脑卒中

风险有关[95]。

低 SES 与高脑卒中风险相关的机制需要进一步调查研究。然而，由于低 SES 与高血压患病率[96]、血压控制[97]、糖尿病患病率[98, 99] 及吸烟[100] 密切相关，因此，低 SES 对脑卒中风险的不利影响很可能至少有一部分是通过传统危险因素途径产生的。

与脑卒中的种族差异不同，脑卒中的死亡率差异似乎与高发病率相关，而不是与脑卒中后的高病死率相关。有大量文献表明，脑卒中的死亡率差异与脑卒中后较差的预后相关。例如，来自心血管健康研究的数据显示，尽管脑卒中后初期的死亡率差异相对较小，但在脑卒中后，与 SES 更好的社区相比，SES 较差的社区脑卒中后死亡风险（HR=1.77，95%CI 1.17～2.68）要高出 77%[101]。安大略市（美国加州南部城市）的一个基于人口的登记处的报道也有类似的结果，该地区不同社区的脑卒中后即刻死亡率相似，但相较于高收入社区，低收入社区人群的脑卒中后 1 年死亡风险增加了 18%（HR=1.18，95%CI

1.03～1.29)[102]。同样，来自州一级出院数据库的数据显示，较贫穷社区的住院死亡率比富裕社区高 8%（OR=1.08，95%CI 1.02～1.15)[27]。尽管有人指出，较贫穷社区的人脑卒中的严重程度更高，这可能是因为药物依从性较低、获得护理的机会较少，或是将脑卒中作为未诊断疾病的替代指标，但依然还需要进行更多的研究去发现脑卒中后较差预后的机制[103]。

综上所述，虽然较低的 SES 似乎与脑卒中高发病率和脑卒中预后较差有关。但在美国，关注个体（而非社区）SES 的影响，进一步了解低 SES 与较高脑卒中发病率和死亡率相关的机制依然任重道远。

结论

尽管脑卒中死亡率在短期内显著下降被认为是近代公共卫生的重大成就之一[104, 105]，但在脑卒中方面存在着巨大的持续的差异，必须加以解决。虽然死亡率的种族差异似乎与发病率的种族差异密切相关，但发病率与病死率对地域（城市 – 农村和地区）和 SES 差异的相对贡献仍不清楚。因此，我们同意国家神经疾病和脑卒中研究所目前的努力，即"确定和实施有效的解决方案，以消除脑卒中差异，需要学术界共同努力"[106]。

第 16 章 危险因素和预防

Risk Factors and Prevention

Larry B. Goldstein　Sudha Seshadri　Ralph L. Sacco　著

朱晨仪　林　力　译　　聂淑科　彭小祥　校

本章要点

- 脑卒中决定因素的关键证据，重点在于相对常见和可改变的危险因素，以及可降低首次脑卒中风险的干预措施。
- 大型前瞻性流行病学队列研究的数据和选定的临床试验数据。
- 颈动脉杂音使脑卒中风险增加 2～3 倍，其应被视为全身动脉粥样硬化负荷的标志，而不仅仅是提示无症状患者颈动脉局部狭窄的指标。
- 脑卒中的主要危险因素包括高血压、糖尿病、吸烟、既往心血管事件或现患的心血管疾病（冠心病、心力衰竭、心房颤动、外周血管疾病）、肥胖、高密度脂蛋白胆固醇降低、低水平体力活动、65 岁前有脑卒中家族史，以及几种循环生物学标志物，如同型半胱氨酸水平和炎症指数。
- 代谢综合征、口服避孕药的使用和绝经后雌激素替代治疗、偏头痛、酗酒、阻塞性睡眠呼吸暂停综合征、压力、HIV、可卡因的使用、空气污染和社交网络是其他潜在的脑卒中危险因素，也在讨论之列。
- 各种风险因素往往集中在一起，在评估个人脑卒中风险时需要一并考虑。Framingham 脑卒中风险量表可帮助预测脑卒中风险，一般心血管风险评分[1] 和动脉粥样硬化综合风险计算表分别可预测心血管和脑卒中事件的 10 年综合风险。
- 血压升高和高血压、糖尿病、高胆固醇血症和心房颤动的治疗方法可以降低首次脑卒中的风险。

　　预防是减少脑血管疾病带来的健康问题和经济负担的最有效的策略。在世界各主要地区，不同种族、不同性别、不同年龄的人群中，10 个潜在的可变危险因素与约 90% 的人群脑卒中归因危险相关[2]。流行病学和其他观察性研究确定了疾病负担和与脑卒中相关的因素，这些将在本章前半部分讨论。危险因素的识别也可以基于研究改变假定危险因素平均水平的公共卫生策略对降低脑卒中风险的影响。对照试验是评估特定危险因素改变效果的金标准，将在本章后半部分讨论。

一、流行病学和危险因素

问题的严重性

　　在世界范围内，脑卒中是 2016 年的第二大死因，造成了 550 万人 [95% 不确定区间（uncertainty interval, UI）530 万～570 万] 的死亡和 1.164 亿（1.114 亿～1.214 亿）伤残调整寿命年的损失[3, 4]。脑血管疾病目前是美国第五大死因，仅次于心脏病、癌症、慢性下呼吸道疾病和意外事件[5]。在全球神经系统疾病中，脑卒中占总死亡人数（67.3%）和伤残调整年数（47.3%）的比例最大[6]。随着预期寿命的延长，脑卒中是一个日益严重的问题，有脑卒中风险的老年人越来越多。在世界范围内，脑卒中的平均风险从 1990 年的 22.8% 上升到 2016 年的 24.9%［相对增加 8.9%（95%UI 6.2%～11.5%）][7]。关于脑卒中的全球影响的进一步讨论见第 14 章。

二、死亡率

2015 年，美国每 19 例死亡中约有 1 例是脑卒中[8]。这些死亡中约有 62% 发生在院外。全国脑卒中调整后的死亡率为 37.6/10 万人。与其他种族 - 族裔群体相比，黑种人男性（57.0/10 万）和黑种人女性（47.9/10 万）的死亡率更高。2015 年，近 60% 的脑卒中死亡病例发生在女性身上。根据流行病学研究，不同地区和国家的 28～30d 脑卒中相关的病死率不同，法国 Dijon 在 2000—2004 年间的病死率为 10%，而印度则为 37%～42%[9]。1990—2015 年间，脑卒中导致的死亡增加了 36.4%（95%UI 32.4%～40.8%）[6]。

尽管美国脑卒中相关死亡率在过去 40 年中有所下降，但 2015 年的数据显示，年降幅有所下降，而在某些亚人群中实际上有所上升，这引发了一个新的公共卫生问题[10]。

三、成本

2014—2015 年，美国脑卒中的直接和间接成本估计为 455 亿美元，平均直接成本为 280 亿美元[8]。平均每位患者的直接护理费用估计为 7902 美元。预计脑卒中的总直接成本将增加 1 倍以上，从 2015 年的 367 亿美元增加到 2035 年的 943 亿美元。

四、脑卒中发病率

美国缺乏一个全国性的流行病学系统来追踪脑卒中发病率。虽然主要限于白种人，但 Framingham 研究提供了 9152 名 30—62 岁的男性和女性的前瞻性脑卒中发病率数据，这些人在 1950 年进入研究时没有发生脑卒中。在 1950—2004 年期间，每 2 年对该人群进行 1 次脑卒中风险因素的评估，在三个时期（1950—1977 年，1978—1989 年，1990—2004 年）对新的脑卒中进行评估[11]。在 9152 人（年龄≥55 岁）中记录了 1030 起临床脑卒中事件（61% 为缺血

性脑卒中），随访时间超过 174 917 人年。男性年龄标化年发病率从每 1000 人年 7.6 例降至 5.3 例，女性从 6.2 例降至 5.1 例。在 55 岁以后的连续几十年里，脑卒中的平均年发病率大约翻了一番。总的来说，年龄标化（35—94 岁）年度初始完成的总脑卒中事件发生率，男性为 5.89‰，女性为 4.91‰；男性多出 20%（表 16-1）。短暂性脑缺血发作（transient ischemic attack，TIA）的年龄标化（35—94 岁）年发病率，男性为 1.2‰，女性为 0.7‰，且随年龄增长而增加。表 16-1 还提供了动脉粥样硬化性脑梗死（atherosclerotic brain infarction，ABI）的发病率数据，其中包括大动脉和腔隙性脑卒中。在社区动脉硬化风险研究（ARIC）中，一项对 14 357 名参与者（282 097 人年数）的前瞻性研究发现，基线时无脑卒中，并在 1987—2011 年期间进行跟踪，缺血性脑卒中的总体发病率为 3.73（95%CI 3.51～3.96）‰人年，出血性脑卒中为 0.49（95%CI 0.41～0.57）‰人年[12]。

最近的数据表明，青年人群的脑卒中发病率保持稳定或有轻度增加[13]。2000—2010 年间，每 10 万人口中急性缺血性脑卒中（acute ischemic stroke，AIS）的住院人数，在 65—84 岁（846～605 人）和≥85 岁（2077～1618 人）的人群中有所下降，但在 25—44 岁（16～23 人）和 45—64 岁（149～156 人）的人群中有所上升[14]。最近一项对 35—55 岁 Framingham 研究参与者脑卒中发病率时间趋势的研究表明，自 1962 年以来的 50 年间，脑卒中发病率没有显著下降[15]。虽然在 Framingham 研究中，脑出血（intracerebral hemorrhage，ICH）的年龄标化发病率从 1948 年到 2016 年略有下降，但在 75 岁及以上的患者中发现发病率不断上升[15a]。四个风险因素（高血压、低运动量、吸烟和饮酒）解释了近 80% 的风险[16]。与妊娠相关的脑卒中发病率，尤其是在产后期间，也在增加[17]。这种风险与妊娠高血压疾病（特别是子痫前期）有最密切的关系。年轻人脑卒中的风险不断增加，与该年龄组传统脑卒中危险因素的流行率不断增加有关，这加强了预防干预的关键作用[18]。西班牙裔和黑种人社区的脑卒中风险高于白种人（图 16-1）。种族和族裔对脑卒中风险的影响在第 15 章中进一步描述。

表 16-1　在 35—94 岁的男性和女性中，动脉粥样硬化血栓性脑梗死和完全性脑卒中的年发生率

年 龄	男 性		女 性		男女合计	
	n	发生率‰	*n*	发生率‰	*n*	发生率‰
ABI						
35—44	1	0.12	1	0.1	2	0.11
45—54	15	0.97	13	0.67	28	0.81
55—64	37	1.94	35	1.4	72	1.64
65—74	80	5.14	68	3	148	3.87
75—84	79	9.06	119	7.52	198	8.07
85—94	16	8.64	72	13.79	88	12.44
总计	228	3.60[a]	308	2.90[a]	536	3.21
完全性脑卒中						
35—44	3	0.37	3	0.30	6	0.33
45—54	25	1.61	20	1.04	45	1.29
55—64	60	3.15	60	2.41	120	2.73
65—74	127	8.16	115	5.08	242	6.33
75—84	126	14.45	203	12.83	329	13.41
85—94	30	16.21	121	23.18	151	21.35
总计	371	5.89[a]	522	4.91[a]	893	5.35

a. 年龄标化
数据引自 Framingham Heart Study: 55-year follow-up.

五、按类型划分的脑卒中频率

在 Framingham 研究中，腔隙性脑梗死的诊断是基于临床和脑部 CT 和 MRI 扫描结果，而栓塞性脑梗死的标准需要有明确的心脏来源的血栓。鉴别颅外与颅内动脉疾病导致的脑梗死主要依靠无创性颈动脉检查和 MRA，因为纳入研究的对象很少接受主治医师开具的脑血管造影检查，除非是存在动脉内膜切除术前的颅外颈动脉狭窄或蛛网膜下腔出血（subarachnoid hemorrhage，SAH）的情况下才进行该检查。通过对 1971 年以后的每两年一次的检查进行系统的常规询问，以及对医生记录和医院记录的审查，获得了 TIA 的发生情况。除了 15.1% 的 ABI 患

者之前有 TIA 之外，还有 148 人最初的脑血管症状符合 TIA 的标准，但后来并没有发生脑卒中。这些孤立的 TIA 占男性脑血管事件总数的 14.8%，占女性事件的 12.7%。

男性和女性完全脑卒中的相对频率几乎相同（表 16-2）。ABI，包括继发于大血管动脉粥样硬化的梗死、腔隙性脑梗死和原因不明的梗死，男性（61.5%）比女性（60.0%）发生率高。颅内出血占男性脑卒中的 14.0%，占女性 13.4%。尽管女性发生的 ICH 和 SAH 数量更多，但男性的年龄标化后的 ICH 年发病率更高（0.52‰ vs. 0.38‰），SAH 的发病率没有明显差异（男性为 0.29‰，女性为 0.28‰）。ICH 和 SAH 的相对发生率因研究人群的年龄而异：65 岁以下以

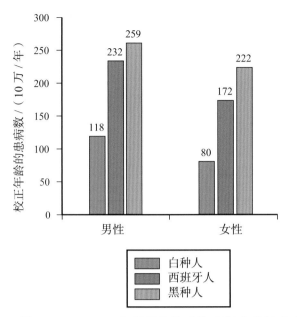

▲ 图 16-1　**NOMAS 中根据种族或族裔划分的脑卒中发病率**

引自 Sacco RL, Boden-Albala B, Gan R, et al. Stroke incidence among whites, blacks and Hispanics from the same community of Northern Manhattan. *Am J Epidemiol.* 1998;147:260.

SAH 为主;65—74 岁时与 ICH 相当。在 75—84 岁时，ICH 占主导地位，每年的发病率为 1.26‰，而 SAH 为 0.29‰。

基于 1993—2015 年期间进行的 65 项研究的 Meta 分析显示，白种人的心源性栓塞（每年增加 2.4%，$P=0.008$）和亚洲人的大动脉粥样硬化（每年增加 5.7%，$P<0.001$）有上升趋势，而白种人的小动脉闭塞（每年减少 4.7%，$P=0.001$）则有下降[19]。

然而，研究之间存在相当大的异质性。

（一）无症状性脑卒中

在没有已知相关症状的人群中，CT 或 MRI 上缺血性脑损伤和小血管型疾病的放射学证据是常见的。1989 年，Framingham 研究报道了首次基于人群的 CT 证实无症状性脑梗死的高患病率（10%～11%），这一发现后来也在其他研究中得到注意。在心血管健康研究中，36% 的参与者在脑部 MRI 中发现了类似梗死的病变[20]。在其他健康的高血压、糖尿病和血浆同型半胱氨酸（plasma homocysteine，tHcy）水平升高的人群，以及有其他动脉粥样硬化性血管疾病（atherosclerotic vascular disease，ASVD）证据的患者中也发现了这些病变。孟德尔随机化研究证实，血压升高是无症状性脑卒中的一个风险因素[21]。尽管这些无症状性梗死的临床表现不明显，但它们与日后脑卒中、认知障碍和抑郁情绪的风险增加有关。一项系统性综述发现，约 20% 临床上无脑卒中的老年人存在无症状性脑梗死，并且与未来脑卒中风险增加 2 倍相关[22]。

（二）复发性脑卒中

美国每年有 79.5 万人发生脑卒中，其中约 61 万人是首次发作，18.5 万人发生在有脑卒中病史的人身上[8]。复发性脑卒中很常见，随着预期寿命的延长和脑卒中病死率的下降，复发性脑卒中在人群中的频率可能会上升。脑卒中后的一段时间是复发的关键时期。

表 16-2　**35—94 岁男性和女性按类型分类的完全性脑卒中频率**

完全性脑卒中	男　性		女　性		总　计	
	n	%	*n*	%	*n*	%
动脉粥样硬化性脑梗死	228	61.5	308	59	536	60
脑血栓形成	87	23.5	137	26.2	224	25.1
蛛网膜下腔出血	20	5.4	28	5.4	48	5.4
颅内出血	32	8.6	42	8	74	8.3
其他	4	1.1	7	1.3	11	1.2
总计	371	100	522	100	893	100

数据引自 Framingham Heart Study: 55-year follow-up.

对 13 项医院或社区研究的 Meat 分析发现，30d 内的累计脑卒中复发风险为 3.1%（95%CI 1.7%～4.4%），1 年内为 11.1%（95%CI 9.0%～13.3%），5 年 内 为 26.4%（95%CI 20.1%～32.8），10 年内为 39.2%（95%CI 27.2%～51.2%）[23]。复发性脑卒中的死亡率高于首次脑卒中后的死亡率。

许多容易导致初次脑卒中的危险因素也会增加复发的风险。已知可改变的脑卒中危险因素包括高血压、吸烟、肥胖、大量饮酒、糖耐量受损和缺乏运动[24]。脑卒中后的预后在第 17 章讨论。

多种生物标志物，包括炎症标志物，与脑卒中复发风险相关，但数据不一致。一项病例队列研究发现，脑卒中复发时间与脂蛋白相关磷脂酶 A2、单核细胞趋化蛋白 –1（monocyte chemoattractant protein-1，MCP-1）、抵抗素、MMP-9、B 型利钠肽前体的 N 末端片段、可溶性血管细胞黏附分子 –1、可溶性细胞间黏附分子 –1 或可溶性 CD40 配体的水平之间没有关联[25]。在校正分析中，骨桥蛋白（标准差变化 HR=1.362，$P<0.0001$）、新蝶呤（HR=1.137，$P=0.0107$）、髓过氧化物酶（HR=1.177，$P=0.0022$）和脂联素（HR=1.207，$P=0.0013$）与第 2 次脑卒中独立相关。在调整了脑卒中预测工具 Ⅱ 和治疗后，骨桥蛋白、新蝶呤和髓过氧化物酶仍然与复发性脑卒中独立相关。

缺血性脑卒中往往反映了弥漫性血管粥样硬化。ABI 与心力衰竭和冠心病的风险增加约 2 倍相关，这可能是基于弥漫性动脉粥样硬化的原因。在 10 年内，大约 15% 的脑卒中患者发生心力衰竭，男性和女性的发生率基本相同（表 16–3）。由于高血压和糖尿病等共同的危险因素，44% 的男性和 25% 的女性脑卒中患者预期会发生冠状动脉事件。反之，各种心脏疾病会增加脑卒中风险。

流行病学数据表明，一个动脉血管区域发生临床动脉粥样硬化事件通常是弥漫性动脉粥样硬化的标志，并且增加了其他区域中临床动脉粥样硬化事件的风险。某些心血管危险因素可共存于所有动脉粥样硬化性心血管疾病中，这些危险因素的存在表明了一种可促进所有血管区域动脉粥样硬化发生的共同发病机制，但也存在差异。每个共同的危险因素都独立地对脑卒中和其他 ASVD 的发生起作用，但每个危险因素所带来的风险却因其他危险因素的

表 16–3　心房颤动患者脑卒中的多变量风险评估：Framingham 研究队列——预测的 5 年脑卒中风险

	分数 [a]	总计	5 年风险（%）
年龄（岁）		0～1	5
50—59	0	2～3	6
60—62	1	4	7
63—66	2	5	8
67—71	3	6～7	9
72—74	4	8	11
75—77	5	9	12
78—81	6	10	13
82—85	7	11	14
86—90	8	12	16
91—93	9	13	18
>93	10	14	19
糖尿病		15	21
无	0	16	24
有	5	17	26
既往脑卒中或 TIA		18	28
无	0	19	31
有	6	20	34
收缩压（mmHg）		21	37
<120	0	22	41
120～139	1	23	44
140～159	2	24	48
160～179	3	25	51
>179	4	26	55
性别		27	59
男性	0	28	63
女性	6ss	29	67
		30	71
		31	75

a. 增加分数以确定 5 年脑卒中风险，如总分数所示；TIA. 短暂性脑出血发作

相关负担而不同。这就需要使用多变量风险评估来进行全面的风险评估，本章后面将对其进行讨论。

认识到脑卒中相关的发病率和死亡率受到其他心血管事件的强烈影响也很重要。例如，脑卒中患者的死亡风险增加，但这种死亡风险不仅发生在脑卒中中，还发生在心力衰竭和冠心病中。例如，颈动脉杂音与脑卒中风险增加有关，还可以表明冠心病、心力衰竭和外周动脉疾病的存在。

血管杂音　由血流紊乱引起的血管杂音，可以标志着弥漫性和局部血管疾病的存在。股动脉和颈动脉可以很容易进行听诊和无创评估，以检测血流是否受阻，如果存在血流受阻，可以作为脑卒中和心血管事件风险的一个指标。虽然股部杂音与20%~30%的间歇性跛行患病率相关，但它们也与其他血管区域动脉粥样硬化血栓性疾病的患病率增加相关。

同样，颈前部杂音可以是脑循环中血管疾病的指标。在这个位置出现的杂音与脑卒中风险增加2~3倍有关。然而，颈前部杂音也与发生外周动脉疾病的风险增加2~3倍有关。颈前部的检测是发现杂音最常见的体检，可提示无症状颈动脉狭窄的诊断。TIA是症状性颈动脉狭窄最常见的表现。基于人群的数据表明，45岁以上人群中有4%~5%存在颈前杂音，其患病率从45—54岁人群的1%~3%增加到75岁以上人群的6%~8%。

Framingham研究的人口数据表明，颈前部杂音与脑卒中患病率相关，是年龄和性别预期的2倍。然而，脑梗死最常发生在不同的血管区域，在近一半的病例中，腔隙性脑梗死是脑卒中的机制。颈前部杂音显然是脑卒中风险增加的一个指标，但最常见的是作为全身性血管疾病的结果，而不一定是局部狭窄的直接影响。

六、脑卒中的危险因素

尽管脑梗死和ICH存在几个共同的危险因素，但由于各种类型脑卒中的病理生理学不同，两者的危险因素仍有不同。此外，ICH的前兆与SAH的前兆不同。颈动脉和椎动脉粥样硬化引起的脑卒中的危险因素与腔隙性脑梗死和栓塞性脑卒中的危险因素相比，其影响可能不同。然而，某些诱发因素，如血压升高和可燃性烟草烟雾暴露，在大多数脑卒中类型中是常见的。

（一）动脉粥样硬化的危险因素

缺血性脑卒中的危险因素，无论是大动脉粥样硬化、腔隙性脑梗死还是心源性栓塞，都包括高血压、血脂异常、糖尿病、高纤维蛋白原和其他凝血因子、肥胖、心脏病［冠心病、充血性心力衰竭（congestive heart failure，CHF）、心房颤动（atrial fibrillation，AF）、左心室肥大和超声心动图异常］、种族、家族史和一些循环生物标志物，如同型半胱氨酸水平和炎症指数。生活方式因素，如吸烟、缺乏运动、饮食、饮酒和非法药物的使用、环境条件（如空气污染），以及药物的使用，如口服避孕药（oral contraceptives，OC）或激素替代疗法（hormone replacement therapy，HRT），也是缺血性脑卒中的危险因素。

1. 高血压　高血压是缺血性脑卒中和ICH最重要的可改变的危险因素。高血压还容易导致心脏脑卒中前兆（尤其是心肌梗死和心房颤动），增加脑栓塞的风险。此外，血压升高也会增加动脉瘤性SAH的风险。

(1) 高血压和脑卒中的风险：第1次脑卒中的人中约有77%，第1次心脏病发作的人中约有69%，心力衰竭的人中约有74%的人血压高于140/90mmHg（国家心肺和血液研究所未发表的估计）。收缩压（systolic blood pressures，SBP）≥160mmHg和（或）舒张压（diastolic blood pressures，DBP）≥95mmHg的人，脑卒中的相对风险是血压正常的人4倍左右。高血压会增加所有年龄段男女的脑卒中风险，包括75—84岁的人。在调整了年龄和其他相关的危险因素后，对风险的影响仍然存在（图16-2）。

脑卒中的风险随着血压的升高而增加，即使在高血压前期（120~139/80~89mmHg）范围内也是如此[26]。当Framingham队列受试者按国家联合委员会Ⅶ SBP分类时，很明显，脑卒中的发生率随着血压水平的增加而增加（图16-2）。然而，更多的初始脑卒中事件（包括梗死和出血）发生在Ⅰ期（轻度）高血压患者（SBP 140~159mmHg）中，发生的初始脑卒中事件（包括梗死和出血）多于其他任何组（图16-2）。在Framingham队列中，约有一半的初始脑卒中事件发生在压力处于高血压前期/正常高

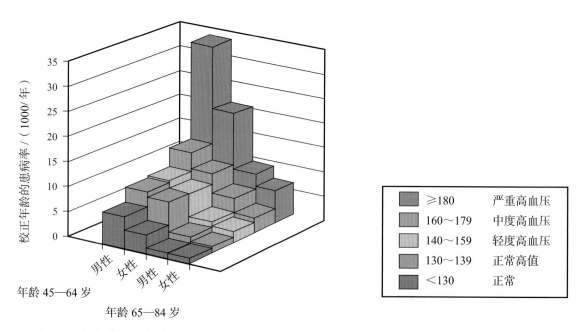

▲ 图 16-2 　根据全国联合委员会第六类类别划分的脑卒中发生率和收缩压水平。**Framingham** 研究的 **50** 年随访

引自 Wolf PA. Cerebrovascular risk. In: Izzo JL, Black HR, eds. *Hypertension Primer, The Essentials of High Blood Pressure*. 3rd ed. Philadelphia: Lippincott Williams & Wilkins; 2003:239–242.

压（SBP 130～139mmHg）或轻度高血压类别的受试者身上（图 16-3）。这一观察结果证明，目前的指南建议将目标血压定为 130/80mmHg，以用于心血管疾病的一级或二级预防，包括脑卒中的预防。根据 61 项前瞻性观察研究的数据，对 100 万名没有血管疾病的成年人进行了基线评估，结果表明，通常 40—69 岁的 SBP（115mmHg）每超过 20mmHg 或 DBP 升高 10mmHg，脑卒中、缺血性心脏病和其他血管疾病的死亡率就会增加约 1 倍[27]。80—89 岁时的比例差异为一半，男性和女性以及缺血性和出血性脑卒中的比例相似。所有年龄段的风险都随着 SBP 和 DBP 的增加而增加。

(2) 单纯收缩期高血压：单纯收缩期高血压（≥160/<90mmHg）在老年人中越来越普遍，大约 25% 的≥80 岁的人受到影响。在 Framingham 研究中，65—84 岁患有单纯收缩期高血压的男性脑卒中风险增加了 1 倍，女性的风险增加了 1.5 倍。对年龄≥80 岁的人进行降压治疗，可使致命和非致命的脑卒中减少 30%[28]。

(3) 远期血压和脑卒中的风险：与血压有关的脑卒中风险预测一般是基于对当前血压的测量。然而，风险取决于长期血压升高的程度。Framingham 研究

50 年的血压评估数据显示，中年时血压升高，在 60 岁和 70 岁时，女性每增加一个标准差，脑卒中的相对风险（relative risk，RR）就增加 1.7 倍，男性每增加一个标准差，脑卒中的 RR 就增加 1.9 倍[28]。

2. 血脂 　虽然血清胆固醇水平与冠心病之间存在明显的线性关系，但血清胆固醇与脑卒中之间的关系却更为复杂。通常胆固醇水平增加与脑卒中风险之间的联系是微弱和不稳定的[29]。一项对 45 个前瞻性队列的 Meta 分析发现，总胆固醇和脑卒中之间没有任何关系，这些队列涉及 45 万人和 13 000 起脑卒中事件[30]。其他研究发现，较高的总胆固醇或低密度脂蛋白胆固醇水平与缺血性脑卒中风险的增加之间存在小的关联。然而，较低的总胆固醇或低密度脂蛋白胆固醇与出血性脑卒中风险的增加有关[29]。这些竞争性风险可能部分解释了胆固醇水平与总体脑卒中率之间缺乏关系。

一项对 61 项研究的近 90 万名患者进行的个体数据 Meta 分析发现，在 40—59 岁，总胆固醇和总脑卒中死亡率之间有微弱的正相关，而在更大的年龄段则不存在关联[31]。总胆固醇和缺血性脑卒中之间也存在弱的正相关，与出血性脑卒中之间存在负相关。对于总脑卒中和缺血性脑卒中的死亡率，与基

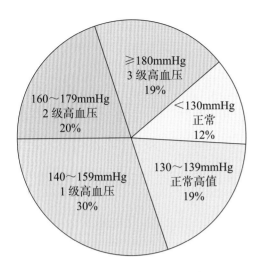

▲ 图 16-3　**Framingham 研究中，45—64 岁的受试者因收缩压导致脑卒中的百分比**

引自 Wolf PA. Cerebrovascular risk. In: Izzo JL, Black HR, eds. *Hypertension Primer, The Essentials of High Blood Pressure.* 3rd ed. Philadelphia: Lippincott Williams & Wilkins; 2003:239–242.

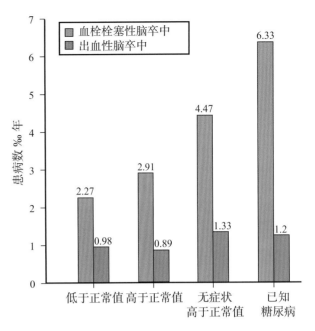

▲ 图 16-4　**脑卒中和葡萄糖耐受不良的发生率。Honolulu 心脏研究的 22 年随访**

引自 Burchfiel CM, Curb JD, Rodriguez BL, et al. Glucose intolerance and 22-year stroke incidence. The Honolulu Heart Program. *Stroke.* 1994;25:951–957.

线 SBP 小于 145mmHg 的关联更大。

　　大多数研究，包括 Framingham 研究，发现高密度脂蛋白胆固醇和脑卒中风险之间存在反相关[32]。大动脉粥样硬化性梗死的风险可能与高密度脂蛋白胆固醇水平降低[33] 和总胆固醇与高密度脂蛋白的比率关系最为密切[34]。

　　甘油三酯与缺血性脑卒中之间的关系并不一致。在 ARIC 研究中，甘油三酯水平与缺血性脑卒中无关[35]，但亚太地区的一项前瞻性研究的 Meta 分析显示，甘油三酯水平最高者与最低者相比，其缺血性脑卒中风险增加 50%[36]。

　　随机试验的数据显示，他汀类药物治疗可以降低已患冠心病和血管风险增加患者的脑卒中风险[37]。低密度脂蛋白胆固醇每降低 1mmol/L，脑卒中的风险就会减少约 21%[37]。其他调脂疗法，包括烟酸、纤维酸衍生物、胆汁酸螯合剂和依折麦布，也对血脂状况有良好的影响。

　　3. 糖尿病和葡萄糖不耐受　檀香山心脏项目发现，葡萄糖不耐受程度的增加会增加血栓栓塞性脑卒中的风险，这与其他风险因素无关。但葡萄糖水平与出血性脑卒中之间没有关系[38]（图 16-4）。在另一项基于人群的队列研究中，即使调整了其他相关的风险因素，与糖尿病相关的脑卒中 RR 在男性中为

1.8，女性为 2.2[39]。在 Framingham 研究中，所有年龄葡萄糖不耐受的男性和女性患 ABI 的风险是没有糖尿病人的 2 倍左右[40]。

　　Framingham 研究的数据还发现，那些有代谢综合征（胰岛素抵抗的指标）的人有很大的脑卒中风险[40]。同时患有糖尿病和代谢综合征的人的风险（RR=3.28，95%CI 1.82~5.92）高于单独的任何一种情况（单独代谢综合征 RR=2.10，95%CI 1.37~3.22；单独糖尿病 RR=2.47，95%CI 1.31~4.65）。单纯代谢综合征的人群归因危险大于单纯糖尿病（19% vs. 7%），尤其是女性（27% vs. 5%）。预防和控制代谢综合征及其组成部分，特别是高血压，可能会降低脑卒中发病率（图 16-5）。

　　4. 肥胖症　在最初的 Framingham 队列中，肥胖（相对体重高于中位数≥30%）是影响年轻男性和老年女性 ABI 的一个独立因素。这种效应可能部分是通过血压升高、糖耐量受损和胰岛素抵抗来介导的。然而，在檀香山心脏研究中，肥胖是一个独立于高血压、葡萄糖不耐受和其他合并症的脑卒中危险因素。在护士健康研究中，在调整了其他危险因素后，30—55 岁女性的脑卒中发病率随着体重指数（body

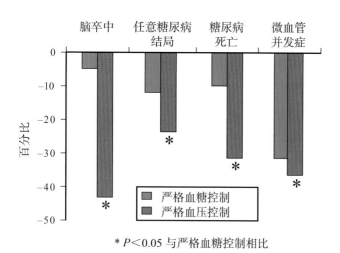

▲ 图 16-5　严格控制血糖与血压对糖尿病患者心血管疾病结局的影响

任意糖尿病结局：心肌梗死、猝死、心绞痛、充血性心力衰竭、脑卒中、肾衰竭、截肢。* P＜0.05 与严格血糖控制相比（引自 United Kingdom Prospective Diabetes Study Group. Tight blood pressure control and risk of macrovascular and microvascular complication in type 2 diabetes: UKPDS 38. *BMJ*. 1998;317:703–713; and United Kingdom Prospective Diabetes Study Group. Efficacy of atenolol and captopril in reducing risk of macrovascular and microvascular complication in type 2 diabetes: UKPDS 39. *BMJ*. 1998;317:713–720.）

mass index，BMI）的增加而增加，但在健康专业人员随访研究中，40—75 岁男性的肥胖与脑卒中风险之间没有关系。与整体升高的 BMI 相比，腹部或中央性肥胖与包括脑卒中在内的不良心血管后果关系更为密切。在曼哈顿北部脑卒中研究（NOMAS）中，腰臀比（waist-hip ratio，WHR）大于或等于中位数的人发生缺血性脑卒中的总体优势比（odds ratio，OR）为 3.0（95%CI 2.1～4.2），即使在调整了其他危险因素和 BMI、性别和种族 - 族裔后，也是如此[41]。然而，近年来，"男性"或内脏型肥胖，即腰围（waist circumference，WC）和腰臀比较高，已成为比 BMI 更好的脑卒中风险预测因素[42, 43]。在 MORGAM 对无血管疾病的 31 201 名男性和 23 516 名女性的研究中，在对包括 BMI 在内的血管和代谢危险因素进行充分调整后，腰围的脑卒中 RR 仍然显著 [1.19（1.02～1.34）]，男性腰臀比为 1.14（1.03～1.26），女性腰围为 1.19（0.96～1.47），腰臀比为 1.08（0.97～1.22）。甚至注意到在瘦人中也存在这种升高的风险。最近一项孟德尔随机化研究表明，较高 BMI 的遗传

风险与脑卒中风险的增加无关，而遗传预测的腰臀比每增加 10%，大动脉缺血性脑卒中风险增加 75%（95%CI 44%～113%），小血管缺血性脑卒中风险增加 57%（95%CI 29%～91%），ICH 的风险增加 197%（95%CI 59%～457%）[42]。

5. 睡眠呼吸紊乱　即使调整了年龄、性别、种族、吸烟状况、饮酒、BMI 及糖尿病、高脂血症、心房颤动和高血压、阻塞性睡眠呼吸暂停综合征等危险因素后，仍使脑卒中风险增加 1 倍（与脑卒中或死亡复合终点的关联 HR=1.97，95%CI 1.12～3.48）[44]。一项纵向的前瞻性研究也发现，睡眠呼吸暂停使首次脑卒中的风险增加 1 倍以上（HR=2.52，95%CI 1.04～6.01）[45]。另一项研究发现，严重的睡眠呼吸暂停与已患冠心病的患者脑卒中风险增加 3～4 倍有关（HR=3.56，95%CI 1.56～8.16）[46]。

6. 脑卒中家族史　脑卒中家族史是脑卒中风险增加的一个重要标志。例如，在瑞典男性队列中，即使考虑了高血压、腹部肥胖和纤维蛋白原水平，母亲的脑卒中死亡史也与脑卒中发病率有关[44]。在 Framingham 研究中，即使调整了其他危险因素，母亲或父亲在 65 岁前的脑卒中史也与他们子女 65 岁前的脑卒中风险增加约 3 倍相关[47]。这种遗传性表明，除了环境因素外，还有脑卒中的遗传倾向或与环境因素相结合（见第 19 章）。

7. 纤维蛋白原、凝血因子　流行病学研究发现，较高的纤维蛋白原水平与心血管疾病发病率的增加有关，包括脑卒中[48]。在一项对瑞典男性的前瞻性研究中，纤维蛋白原水平与升高的 SBP 一起是一个潜在的脑卒中危险因素[49]。纤维蛋白原水平还与心血管疾病发病率（包括 Framingham 队列中的脑卒中）有关[50]。在一项基于 31 项前瞻性研究的 154 211 人的个体参与者 Meta 分析中，发现血浆纤维蛋白原水平与健康中年人的脑卒中风险之间存在中等强度的关联和连续的对数线性关联[48]。其他凝血因子也与脑卒中风险相关[51, 52]。

8. 炎症　在 Framingham 队列中，C 反应蛋白是脑卒中和 TIA 的独立风险标志。对于男性来说，CRP 水平在上四分位数的人与下四分位数的人相比，脑卒中和 TIA 的风险增加了 1 倍。对于女性来说，在调整了其他风险因素后，CRP 上四分位数的风险增加了近 3 倍[53, 54]。牙周病可能通过促进全身炎症

增加脑卒中风险[55]。全身炎症或内皮炎症的许多其他炎症标志物也可能与脑卒中风险有关[56-59]。最近一项对 6 个队列 17 000 多人的 Meta 分析发现，循环 MCP-1 水平较高的人与水平最低的人相比，其风险高出 38%。目前这种分子正被作为药物靶点进行研究[60]。

9. 血液中的同型半胱氨酸水平　tHcy 血浆同型半胱氨酸水平升高与脑卒中的高发病率有关[61, 61a]。在 Framingham 队列中，即使调整了其他风险因素，脑卒中的风险仍与非空腹 tHcy 水平独立相关。在近 10 年的随访中，与第一四分位数的 tHcy 水平相比，第四四分位数的脑卒中 RR 为 1.82（95%CI 1.14～2.91），在各四分位数间呈线性趋势（$P<0.001$）[62]。另一项队列研究也发现非空腹 tHcy 水平与脑卒中发病率之间存在独立关系（＜10.3μmol/L 的 OR=1.2，15.4μmol/L 的 OR=4.7，$P=0.03$）[63]（图 16-6）。在调整了血清肌酐水平（与 tHcy 水平增加有关）、年龄、社会经济地位、血压和其他风险因素后，仍存在这种分级反应。

然而，tHcy 和脑卒中风险间的这种关系在不同的研究中并不完全一致（例如，在 ARIC 研究、医生健康研究、芬兰研究和 MRFIT 中没有发现这种关系）[64]。在 ARIC 中发现空腹 tHcy 浓度和颈动脉内膜中层壁增厚之间存在强烈的独立关系[65]。在 Framingham 队列中[66]，空腹 tHcy 水平的增加也与颅外颈总动脉狭窄超过 25% 有关。在曼哈顿北部研究中，颈动脉斑块面积和密度的增加也与此有关[66a]。tHcy 水平与饮食、血浆叶酸、维生素 B_{12}、维生素 B_6 的水平成反比[67]。脑卒中幸存者的临床试验并未发现补充叶酸（含维生素 B_6 和维生素 B_{12}）可降低脑卒中复发风险[68, 69]。相反，在心脏预后预防评估 2（HOPE2）试验中，用叶酸和维生素 B_6 和维生素 B_{12} 降低同型半胱氨酸确实能降低总体脑卒中的风险，但不能降低脑卒中严重程度或残疾[70]。一项基于 14 项随机试验结果的 Meta 分析发现，为降低同型半胱氨酸而补充 B 族维生素，可全面降低脑卒中风险（RR=0.93，95%CI 0.86～1.00，$P=0.04$），特别是在没有慢性肾脏疾病和没有谷物叶酸强化背景的人群中[71]。

（二）心脏病和心功能受损

心脏疾病和心功能受损容易导致脑卒中。这些导致脑卒中的心脏因素的发生率随年龄增长而增加（图 16-7）。

1. 冠心病　在急性心肌梗死后的前 2 周，脑卒中的发生率为 0.7%～4.7%[72]。老年人和心肌梗死后的

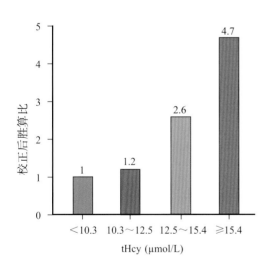

▲ 图 16-6　男性同型半胱氨酸水平与脑卒中风险：病例对照研究

tHcy. 血浆同型半胱氨酸水平升高（引自 Wolf PA. Epidemiology and risk factor management. In: Welch M, Caplan LR, Reis DJ, et al, eds. *Primer on Cerebrovascular Disease.* San Diego: Academic Press; 1997:751–757.）

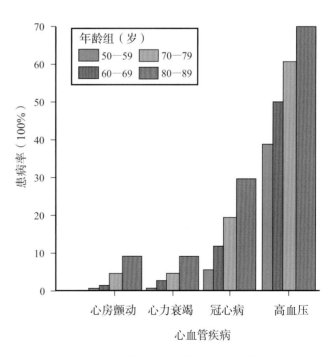

▲ 图 16-7　不同年龄组容易导致脑卒中的心脏因素

随着年龄的增长，男性和女性心血管异常的患病率相加，34 年随访。（引自 Framingham Heart Study）

心室功能障碍（射血分数下降）会增加脑卒中的风险。与栓塞机制一致，使用阿司匹林或华法林抗凝治疗可降低心肌梗死后脑卒中的发生率[72]。脑卒中最常发生在前壁心肌梗死后的患者中（2%～6% 的病例），主要由左心室附壁血栓引起，40% 的病例在超声心动图检查中可发现血栓。下壁心肌梗死是导致附壁血栓或脑卒中的一个不常见的原因。无并发症的心绞痛、非 Q 波心肌梗死和临床无症状心肌梗死患者的缺血性脑卒中发生率也增加。来自 Framingham 研究的数据表明，在患有无症状或未被识别的心肌梗死患者中，有 17.8% 的男性和 17.3% 的女性在 10 年内发生脑卒中。

2. 心房颤动　心房颤动的发生率随着年龄的增长而增加，从 30—39 岁的 0.2‰ 到 80—89 岁的 39.0‰。心房颤动在老年人中尤为重要，因为与这种心律失常相关的总脑卒中比例也随着年龄的增长而增加，在 80—89 岁的人群中达到 36.2%[73, 74]。尽管导致脑卒中的其他心脏因素的发生率也随着年龄的增长而增加，但心房颤动患者脑卒中发病率的增加更可能是心房颤动的结果，而不是相关的冠心病或心力衰竭所致（图 16-8）。当考虑到心房颤动相关的脑卒中风险的年龄趋势时，这一点就变得很明显了[74]。来自 Framingham 研究的数据表明，脑卒中可能是心房颤动的最初表现，初发率为每万人年 2～5 例[75]。

如果不进行治疗，心房颤动患者的复发脑卒中率每年高达 20%，并且与年龄、性别、既往心肌梗死、心房颤动是慢性还是阵发性无关[76]。与心房颤动有关的脑卒中梗死范围一般较大，30d 的病死率很高（32.5%），1 年的死亡率为 49.5%[76, 77]。

心房颤动的致病因素大部分可导致脑卒中风险增加 5 倍。然而，其风险随患者的特征而变化，如年龄增长、女性、糖尿病、高血压或既往脑卒中或 TIA 病史[78]。在曼哈顿北部，与非裔美国人和西班牙裔相比，白种人心房颤动对脑卒中风险的影响更大[78a]。CHADS2 评分被广泛用作预测心房颤动患者脑卒中风险的简单临床工具，对存在 CHF、高血压（JNC-7 阶段 I 或 II）和 75 岁以上的年龄各给予 1 分，如果该人以前有过脑卒中或 TIA 病史，则给予 2 分[79]。CHA2DS2-VASc 风险评分也是常用的，较少患者被归类为中度风险[80]。这种风险分层有助于预后判断和选择抗凝治疗的对象（见第 32

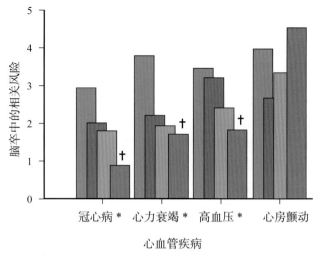

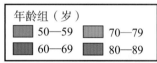

▲ 图 16-8　不同年龄组几种心血管疾病导致脑卒中的风险
根据冠心病、心力衰竭、高血压和心房颤动的存在，估计老年脑卒中的相关风险，34 年的随访。引自 Framingham 心脏研究的数据。*. 年龄呈显著负相关（P＜0.05）；†. 没有明显的过度脑卒中（引自 Framingham Heart Study）

章和第 64 章）。观察性研究与临床试验结果基本一致，支持在高危心房颤动患者中直接口服抗凝血药与华法林相比更有优势这一结论[81]。即使没有任何记录在案的心房颤动，在一些队列研究中，由一系列指标定义的心房病变，如 V_1 中 P 波末端异常深负波，也与较大的脑卒中风险和脑卒中死亡率有关[82-84]。

3. 临床心力衰竭　心房颤动和 CHF 经常同时发生，但关于其时间关系和它们对死亡率综合影响的信息有限。在 Framingham 研究中，心房颤动患者中 CHF 的发生率为 33‰ 人年，而 CHF 患者中心房颤动的发生率为 54‰ 人年[85]。在心房颤动患者中，CHF 的进展与死亡率增加有关（男性：HR=2.7，95%CI 1.9～3.7；女性：HR=3.1，95%CI 2.2～4.2）。同样，在患有 CHF 的人中，晚期心房颤动与死亡率增加有关（男性：HR=1.6，95%CI 1.2～2.1；女性：HR=2.7，95%CI 2.0～3.6）。预先存在的 CHF 对心房颤动患者的生存有不利影响，但预先存在的心房颤动与 CHF 患者的死亡率增加没有关系。患有心房颤动或 CHF 的个体，如果随后发展为另一种疾病，则预后较差。尽管 HFpEF（射血分数保留的心力衰竭，以前称为舒张性心力衰竭）的死亡风险更低，但与 HFrEF（射血分数降低的心力衰竭，以前称为收缩性心力衰竭）患者相比，HFpEF 患者的脑卒中风险是否较低尚不清楚，并且 HFpEF 是女性和少数民族中 CHF 更常见的原因[86]。事实上，HFpEF 与较高的亚临床梗死风险有关[87]。在北曼哈顿队列中发现，左心室射血分数和其他更敏感的超声心动图测量，如整体纵向应变，可以预测血管事件，包括缺血性脑卒中和静息性脑梗死[87a, 87b]。

4. 左心室肥大　心电图提示的左心室肥大的发生率随着年龄和血压的增加而增加。它与男性 ABI 风险增加 4 倍以上和女性风险增加 6 倍有关。即使在调整了年龄和其他致动脉粥样硬化的危险因素（包括 SBP）后，其风险仍旧持续增加。超声心动图中对心脏肥大更敏感和精确的测量指标，即左心室质量（left ventricular mass，LVM），也与脑卒中直接相关[88]。与 LVM/ 身高比的最下四分位数相比，调整年龄、性别和心血管危险因素后，最上四分位数的脑卒中和 TIA 的估计 HR 是 2.72。LVM/ 身高比每增加 1 个四分位数，风险就增加 1.45 倍。

5. 周围动脉疾病　周围动脉疾病的存在是广泛 ASVD 的一个标志。在 Framingham 研究中，20% 年龄大于 75 岁人的踝臂指数很低（<0.9），反映了外周动脉循环受损。在这些人中，只有 18% 有间歇性跛行的症状。50% 的踝臂指数低的人有心血管疾病，其中 15% 有脑卒中。

脑卒中和冠心病的发病率随着踝臂指数的下降而不断增加。踝臂指数低与脑卒中或 TIA 的风险增加 2.2 倍有关，即使调整了相关的心血管危险因素，也是如此[89]。

6. 偏头痛　虽然无先兆的偏头痛与脑卒中之间没有明确的联系，但有先兆的偏头痛患者发生缺血性脑卒中的风险会增加 1 倍[90]。这种风险主要发生在年轻的成年人身上，女性的风险更高，特别是在吸烟的 OC 使用者中。偏头痛也是与脑缺血相关的罕见疾病的一部分，如 CADASIL[91]。非典型偏头痛综合征，如偏瘫偏头痛，也与脑卒中有关，但相当罕见。偏头痛背景下脑卒中风险增加的机制尚不清楚。相关理论包括皮质扩散性抑制及潜在的卵圆孔未闭的影响（见第 32 章），前者可降低局部血流量，后者则

与偏头痛和脑卒中相关。有先兆的偏头痛和脑卒中之间的联系是否同样适用于那些原发性或继发性头痛疾病，目前还不确定[90]。

（三）环境因素

1. 烟草使用　吸烟与男性和女性缺血性脑卒中、ICH 和 SAH 的风险增加有关[8]。20 世纪 70 年代末，几项关于 OC 的研究进一步确定吸烟是年轻女性脑卒中的重要危险因素。这种关联主要与 SAH 的风险有关。在皇家全科医师学会对 OC 使用的研究中，SAH 风险的增加主要发生在 35 岁以上、目前或以前使用 OC 且吸烟的女性身上[92]。在护士健康研究中，对近 12 万名女性进行了为期 8 年的前瞻性随访，研究发现吸烟者 SAH 和血栓性脑卒中的风险增加。吸烟和脑卒中之间存在剂量反应关系，如轻度吸烟者的脑卒中风险增加 4 倍，而每天吸烟 25 支或更多者增加 9.8 倍。值得注意的是，调整其他相关危险因素后，在每个吸烟类别中，SAH 的 RR 是血栓栓塞性脑卒中的 2 倍（表 16-4）。病例对照研究发现，吸烟和动脉瘤性 SAH 之间的关系也存在于男性中[93, 94]。尽管这种关系的潜在病理生理学基础仍不清楚，但对 32 个国家进行的 75 项研究的数据进行 Meta 分析后，包括 8176 名 SAH 患者，随访时间每年超过 67 746 051 人，发现全世界 SAH 的发病率及其下降因地区而异，与吸烟率和高血压的下降相平行[95]。

檀香山心脏计划的数据也支持了日本血统的夏威夷男性吸烟与 ICH 之间的关系[96]。吸烟者发生出血性脑卒中的风险（RR=2.5）大于不吸烟者，即使调整了其他风险因素（即年龄、DBP、血清胆固醇水平、饮酒、血细胞比容和 BMI），这种超额风险仍然存在。

纳入了 32 项研究的 Meta 分析（包括已经引用的研究）表明，吸烟是所有年龄段男女脑卒中发病率的一个独立因素，与不吸烟者的风险相比，总体风险增加约 50%[97]。脑卒中风险，尤其是缺血性脑卒中风险，随着男女每天吸烟数量的增加而增加。

戒烟与脑卒中风险减少约 60% 有关。这种降低发生在很短的时间内，类似于与冠心病风险的降低。冠心病风险在戒烟 1 年内降低约 50%，5 年内达到从未吸烟者的水平。在 Framingham 研究的男性和女性中，曾经吸烟的人与从未吸烟的人在 5 年内的脑卒

表 16-4　根据当前吸烟者每天吸烟量计算的校正年龄后的脑卒中相对风险（致死性和非致死性相结合）

事　件	从不吸烟者	既往吸烟者	目前吸烟者	目前吸烟者中每天吸烟的人数			
				1～14	15～24	25～34	≥ 35
总脑卒中	1.00	1.35（0.98～1.85）	2.73（2.18～3.41）	2.02（1.29～3.14）	3.34（2.38～4.70）	3.08（1.94～4.87）	4.48（2.78～7.23）
蛛网膜下腔出血	1.00	2.26（1.16～4.42）	4.85（2.90～8.11）	4.28（1.88～9.77）	4.02（1.90～8.54）	7.95（3.50～18.07）	10.22（4.03～25.94）
缺血性脑卒中	1.00	1.27（0.85～1.89）	2.53（1.91～3.35）	1.83（1.04～3.23）	3.57（2.36～5.42）	2.73（1.49～5.03）	3.97（2.09～7.53）
脑出血	1.00	1.24（0.64～2.42）	1.24（0.64～2.42）	1.68（0.34～5.28）	2.53（0.71～6.05）	1.41（0.39～5.05）	

括号中的数字是 95%CI。相对风险：调整了 5 年间隔的年龄、随访期（1976—1978 年、1978—1980 年、1980—1982 年、1982—1984 年、1984—1986 年或 1986—1988 年）、高血压史、糖尿病、高胆固醇水平、体重指数、口服避孕药的既往使用、绝经后雌激素治疗和开始吸烟的年龄。经许可转载，改编自 Kawachi I, Colditz GA, Stampfer MJ. Smoking cessation and decreased risk of stroke in women. *JAMA*. 1993;269:233, Table 1.

中风险没有差别。与年龄没有相互影响，这表明无论年龄大小或吸烟时间长短，吸烟都会诱发脑卒中。护士健康研究的类似结果表明，曾经吸烟的人在 2 年内风险降低 60%，与从未吸烟的女性的风险相近（图 16-9）。因为在调整其他相关危险因素后，吸烟会使男性脑卒中风险增加 40%，女性增加 60%，所以戒烟是降低脑卒中风险的重要生活方式。在 ARIC 研究中，即使调整了吸烟状况，肺功能下降（以 1s 用力呼气容积衡量）与脑卒中风险增加 25% 有关[98]。

反映与"吸食"或使用水烟有关的脑卒中风险的数据很少。这些其他尼古丁输送系统的烟雾成分表明，它们可能是有害的。使用水烟与心脏事件的风险增加有关[99]。

2. 空气污染　长期以来，人们一直怀疑空气污染会导致心血管疾病风险增加，但近年来，这种怀疑在几项观察研究中得到了证实。这些研究涉及在环境空气污染相对较低的地区，如加拿大的埃德蒙顿和马萨诸塞州的波士顿[100, 101]，以及空气污染程度较高的城市，如印度的城市和 2020 年前的中国武汉[102] 和北京[103, 104]。风险的增加似乎与大颗粒（PM10）、细颗粒（PM2.5，在最近涵盖 84 项研究的 Meta 分析中，脑卒中风险增加 13%）[105] 和超细颗粒（PM1.0）的水平及可能的病理生理机制有关，这在最近的一

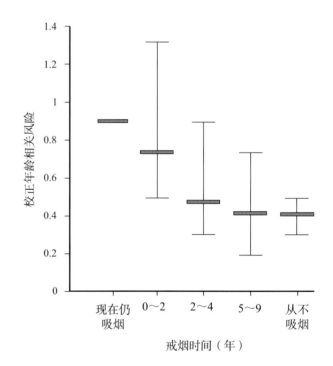

▲ 图 16-9　女性戒烟与脑卒中风险

引自 Kawachi I, Colditz GA, Stampfer MJ, et al. Smoking cessation and decreased risk of stroke in women. JAMA. 1993; 269: 232-236.

篇综述中有所讨论[106]。除了颗粒物的水平，一氧化二氮和臭氧水平的增加也可能增加脑卒中的风险。此外，在曼哈顿北部，靠近主干道的住宅区与缺血性脑卒中风险的增加有关[106a]。

3. 口服避孕药 早在 20 世纪 70 年代，就发现使用 OC 的女性脑卒中的风险增加了 5 倍。这种风险的增加在 35 岁以上的女性中最为明显，而且主要发生在有其他心血管危险因素（特别是高血压和吸烟）的女性中[107]。然而，OC 使用者脑卒中的机制尚不清楚。因为 OC 诱导的血小板聚集性增加及它对凝血因子的改变会使凝血功能增强，所以缺血性脑卒中更可能是由血栓形成所致，而非动脉粥样硬化的严重程度。在不明原因的缺血性脑卒中的年轻女性中，有时会认为使用 OC 是其梗死的原因。然而，在一系列仔细研究的患者中，脑卒中归因于使用 OC 的比例不超过 10%[108]。

在护士健康研究中，曾经使用 OC 的人的脑卒中或其他心血管事件没有增加[109]。一项关于缺血性脑卒中和使用 OC 的国际研究评估了欧洲和欠发达国家女性的脑卒中风险[110]。所有 OC 使用者的脑卒中风险都增加了（OR=2.99，95%CI 1.65～5.40），但无血压升高的年轻非吸烟者的风险最低。患有高血压的女性的 OR 为 10.7（95%CI 2.04～56.6）。低剂量 OC（<50μg 雌激素；OR=1.53，95%CI 0.71～3.31）的风险没有增加[110]。在美国，一项对使用低剂量雌激素的脑卒中女性的基于人群的病例对照研究发现，在调整其他风险因素后，比较目前或以前使用者与从未使用者，缺血性脑卒中的 OR 为 1.18（95%CI 0.54～2.59）[111]。

一项包括 1960 年以来发表的 16 项研究的 Meta 分析说明了 OC 的使用与脑卒中的关系[112]。在所有制剂和研究设计中，缺血性脑卒中的总 RR 为 2.75（95%CI 2.24～3.38）。在基于人群的低剂量雌激素制剂研究中，对吸烟和高血压进行调整的 RR 为 1.93（95%CI 1.35～2.74）。根据这一分析，低剂量 OC 可能导致每 24 000 名女性使用者出现 1 次脑卒中，或者导致美国每年有 425 次缺血性脑卒中。必须谨慎解释这些结果，因为其他研究并没有发现低剂量雌二醇避孕药与脑卒中之间有相同的关联。

较早的 OC 制剂（含有高剂量的雌激素）、吸烟和 SAH 风险之间也可能存在相互作用。对超过 40 000 名女性（其中一半服用 OC）的前瞻性观察显示，OC 使用者中致命性 SAH（不是脑梗死）的风险增加。35 岁以上的吸烟者的风险增加了 4 倍，大多数病例发生在该群体中[113]。

前面提到的对使用低剂量雌激素的脑卒中女性进行的基于人群的病例对照研究没有发现 OC 使用者中出血性脑卒中的风险增加[111]。另一项研究发现年轻女性的出血性脑卒中风险没有增加，在老年女性中只是轻微增加[114]。发生的大多数出血为 SAH（81%），35 岁以上女性出血风险显著增加（OR=3.91，95%CI 1.54～9.89）。

4. 激素替代疗法 观察性研究发现，HRT 对脑卒中没有影响，或者保护作用较弱[115]。一个例外是 Framingham 研究的数据，它显示接受 HRT 的人脑卒中风险增加了 1 倍[116]。与观察数据不同的是，女性健康计划将 16 608 名参与者随机分配到结合雌激素加黄体酮组或安慰剂组，在 5.2 年后停止，因为治疗的风险超过了益处[117]。接受 HRT 的女性发生脑卒中的风险增加（RR=1.41，95%CI 1.07～1.85）。观察性研究中，HRT 的益处可能与健康用户效应有关。因此，不能推荐 HRT 作为预防心血管疾病的措施。

5. 酒精和非法药物的使用 饮酒和脑卒中风险之间的关系与饮酒量有关。一方面，大量饮酒，无论是习惯性的每天大量饮酒还是暴饮，都与较高的心血管疾病发生率有关。另一方面，轻度或中度饮酒与冠心病的发生率成反比[118]。饮酒与脑卒中的关系很复杂[119]。饮酒水平与缺血性脑卒中风险之间存在 U 型关系。在北曼哈顿研究中，少量饮酒或完全戒酒和大量饮酒与缺血性脑卒中风险的增加有关，而适度饮酒则与较低的风险有关[119a, 119b]。然而，出血导致的脑卒中风险随着饮酒量的增加而线性增加[120]。

在以美籍日本人为研究对象的檀香山心脏研究中，饮酒与 ICH 和 SAH 的发病率之间存在着强烈的剂量反应关系。饮酒量的增加与血压升高、吸烟和血清胆固醇水平降低有关，所有这些都是 ICH 的危险因素。调整混杂因素后，饮酒仍与 ICH 和 SAH 的发生率独立相关（与不饮酒者相比，轻度饮酒者 ICH 的调整 RR=2.1，中度饮酒者 RR=2.4，重度饮酒者 RR=4.0）[120]。Framingham 研究的数据也表明，随着饮酒水平的增加，缺血性脑卒中的风险也会增加，但仅限于男性[119]。适度饮酒可以通过几种机制起到保护作用，而大量饮酒会增加脑卒中的风险[121]。重度饮酒者吸烟更频繁，并导致伴随大量饮酒的血液浓缩，从而增加血细胞比容和黏度。此外，在戒酒期间可能会出现反弹性血小板增多。酒精中毒会导致心律失常，尤其是心房颤动，从而产生"假日心脏"[122]。急性酒精中毒可能是年轻人血栓性脑卒中和 SAH 的诱发因素[123]。

非法药物的使用，包括海洛因、可卡因和苯丙胺，与缺血性和出血性脑卒中的风险增加有关[124-126]。这些药物可引起血液学和代谢紊乱，包括血小板聚集增加、血压波动和血管病变，并引起继发性心脏疾病或心内膜炎的脑栓塞[127]。静脉注射药物的并发症，包括感染性心内膜炎，可导致脑卒中。

6. 体育活动 体育活动可能对动脉粥样硬化疾病的危险因素产生有益的影响，它可以降低升高的血压，诱导减肥，减慢心率，提高高密度脂蛋白和降低低密度脂蛋白胆固醇水平，改善葡萄糖耐量，并促进有利于减少有害健康的生活方式，如吸烟。在 Framingham 研究中，体力活动与较低的脑卒中发病率直接相关[128, 129]。虽然对女性没有影响，但在调整了潜在的混杂因素（包括 SBP、血清胆固醇水平、葡萄糖不耐受、肺活量、肥胖、心电图左心室肥大、心房颤动、瓣膜性心脏病、CHF、冠心病和职业）的影响后，进行体力活动的男性与那些久坐的人相比，其脑卒中风险降低 60%。相比之下，在其他研究中也发现了运动对女性的有益影响[129]。与冠心病一样，适度的体力活动所带来的益处与较高强度的运动水平相似。

在英国男性公务员中发现了对运动的分级反应：强度最大的运动对减少脑卒中发病率有最大的好处；而中等水平的运动则有中等的保护作用[130]。在檀香山心脏研究中，在对其他危险因素进行调整后，较高的运动水平与较低的缺血性和出血性脑卒中发生率有关[131]。国家健康和营养调查 1（NHANES1）流行病学随访研究的数据显示，在女性、男性及黑种人、白种人中低水平的体力活动与脑卒中风险增加有一致的联系[132]。在 31 项研究的 Meta 分析中，与不活动相比，中等强度的体力活动与较低的脑卒中风险有关（职业活动的 RR 为 0.64，95%CI 0.48～0.87；休闲时间活动的 RR 为 0.85，95%CI 0.78～0.93）[133]。在北曼哈顿研究中，那些积极锻炼的人无症状脑卒中的发生率也较低[134]。

7. 饮食 多种饮食成分与脑卒中的风险有关。饮食中摄入过量的盐与高血压、心血管疾病和脑卒中的发病率增加有关[135, 136]。饮食中水果和蔬菜含量增加与脑卒中风险减少有关[137]。在护士健康研究和健康专家随访研究中，每天每增加一份水果和蔬菜的摄入，脑卒中的风险就会降低 6%[138]。在护士健康研究中，对 75 000 多名女性进行了调查，在调整了其他脑卒中风险因素后，最高 1/5 的谷物消费量与最低 1/5 的谷物消费量相比，其缺血性脑卒中的 RR 为 0.69[139]。美国心脏协会（American Heart Association，AHA）建议，理想的心血管饮食包括以下 4～5 种成分：①水果和蔬菜，每天≥4.5 杯（约 127.6g）；②鱼（最好是油性的），每周≥23.5 盎司（约 666g）；③富含膳食纤维的全谷物（每 10g 碳水化合物含 1.1g 膳食纤维），每天≥31 盎司（约 879g）；④钠，每天少于 1500mg；⑤含糖饮料，每周≤450kcal［36 盎司（约 1021g）］[140]。如前所述，并反映在 AHA 指南中，建议采用阻止高血压（dietary approaches to stop hypertension，DASH）的饮食模式或地中海饮食方法，从而减少脑卒中的风险[141]（表 16-5）。

在护士健康研究中，与每月食用不到 1 份鱼的女性相比，每周食用 5 份或更多鱼的护士的脑卒中风险大约降低了 60%，这表明 ω-3 脂肪酸具有保护作用[142]。每周至少食用 1 次鱼肉与女性和黑种人男性脑卒中发病率大约降低 50% 有关。坚持 DASH 与降低脑卒中风险和 CAD 相关的死亡风险有关[143, 144]。与对照组饮食相比，坚持地中海饮食与脑卒中风险减少 42% 有关（HR=0.58，95%CI 0.42～0.82）[145]。在曼哈顿北部，坚持地中海饮食与血管事件发生率降低和颈动脉粥样硬化减少相关[145a, 145b]。

较高的维生素 C 或维生素 E 水平与脑卒中发病率有关，但研究结果并不一致。例如，根据 Shibata 研究的 20 年随访结果发现，在调整了所有风险因素后，维生素 C 水平最高的人与维生素 C 水平最低的人相比，其脑卒中风险要低 30%。相反，在随访 8 年的健康专业人员随访研究中，维生素 C 和维生素 E 的摄入与脑卒中风险之间没有显著关系[146]。

在 Framingham 研究的 2888 人中，饮用含有人工甜味剂的饮料与脑卒中风险的增加有关。将每天摄入量与每周 0（参考）相比，缺血性脑卒中的 HR 为 2.96（95%CI 1.26～6.97）[147]。在北曼哈顿研究中也有关于饮料消费与脑卒中及其他血管结果之间关联的类似发现[147a, 147b]。其他已经探讨过的假定的脑卒中风险因素包括愤怒和心理压力及工作压力（高要求

表 16–5　AHA 对生活方式风险因素的管理建议

因　素	目　标	建　议
吸烟	停止	建议戒烟和（目前吸烟者）戒烟（Ⅰ级，证据水平 B）。建议积极吸烟者寻求咨询，联合使用尼古丁替代疗法、安非他酮或伐尼克兰进行药物治疗，以帮助戒烟（Ⅰ级，证据水平 A）
体育活动	避免久坐的生活方式	建议进行体育活动，因为这与降低脑卒中风险有关（Ⅰ级，证据水平 B）。健康的成年人应该进行至少40min/d的中等强度到高强度的有氧运动，每周3~4天（Ⅰ级，证据水平 B）
肥胖	BMl<25kg/m²	在超重（BMI 25~29kg/m²）和肥胖（BMI >30kg/m²）的个体中，建议减轻体重以降低脑卒中风险（Ⅰ级，证据水平 B）
饮食	富含水果和蔬菜，富含钾的饮食是有益的	建议减少钠的摄入和增加钾的摄入以降低血压（Ⅰ级，证据水平 A）。强调多摄入水果、蔬菜和低脂乳制品，以及减少饱和脂肪的 DASH 饮食被推荐用于降低血压（Ⅰ级，证据水平 A）。在降低脑卒中风险方面，可以考虑补充坚果的地中海饮食（Ⅱa 级，证据水平 B）
酒精	限制	建议通过 2004 年美国预防服务工作组更新中描述的既定筛查和咨询策略，减少或消除重度饮酒者的酒精消费（Ⅰ级，证据水平 A）。对于选择饮酒的个人，男性每天饮酒≤2 杯，非妊娠女性每天饮酒≤1 杯可能是合理的（Ⅱb 级，证据水平 B）

AHA. 美国心脏协会；BMI. 体重指数。(引自 Meschia JF, Bushnell C, Boden-Albala B, et al. Guidelines for the primary prevention of stroke. *Stroke*. 2014; 45: 3754–3832.)

的工作，事件不受个人控制），也与较高的脑卒中发病风险有关[148]。

七、识别高危人群预防脑卒中

多变量风险预测模型的使用是基于以下的认识，即没有一个单一的危险因素不可避免地导致疾病的发展或给予免疫力。纳入预测模型的危险因素的选择取决于分配风险的目的，以及与获得所需数据有关的成本和危险。Framingham 研究在各种人群样本中测试了冠心病和脑卒中的多变量风险概况，发现除心血管疾病发病率非常低的地区外，其他地区都相当准确[149]。即使在这些地区，也能区分高危人群与低危人群。然而，危险因素与心血管疾病的关系是连续分级的，没有一个临界值来区分正常与不正常。在每个危险因素的任何水平上，心血管疾病的风险与伴随的危险因素的负担有很大差异。

心血管病的危险因素很少是孤立的，因为它们在代谢上是相关联的，并且倾向于聚集在一起。据推测，胰岛素抵抗是其他致动脉粥样硬化危险因素聚集的代谢基础。当面对一个具有任何特定心血管疾病危险因素的患者时，还必须考虑其在伴随合并症中的作用。超过 80% 的患者会出现这种共存现

象。减少风险治疗的候选方法最好是进行全面的风险评估，以便将预防一个事件所需的治疗数量降到最低。

Framingham 脑卒中风险量表（Framingham Stroke Risk Profile，FSRP）是利用 36 年的随访数据开发出来的量表，它可以估计患者发生脑卒中的条件性概率[149]。它可以根据从病史和体检中收集的信息及心电图来进行计算。使用针对不同性别的危险因素评分表，并根据患者的年龄、SBP、降压治疗的使用情况、糖尿病、吸烟、心血管疾病（冠心病或 CHF）史和心电图异常（左心室肥大或心房颤动）来确定脑卒中的概率。也有使用其他脑卒中风险评估工具，但 FSRP 表的应用最为广泛。来自北曼哈顿队列的全面血管风险评分表明，显著增加传统 Framingham 量表评分的其他变量包括腰围、饮酒和体育活动[149a]。

这种对整体脑卒中风险的评估可以帮助医疗机构确定哪些患者需要更积极的危险因素管理（图 16-10）。例如，使用 70 岁男性患者且 SBP 水平为 120mmHg 或 180mmHg 的脑卒中风险量表，可以看出其 10 年内发生脑卒中的概率从低于平均水平的一半到接近 100%，这取决于相关的危险因素负担。在多种危险因素异常的情况下，正常 SBP 为 120mmHg

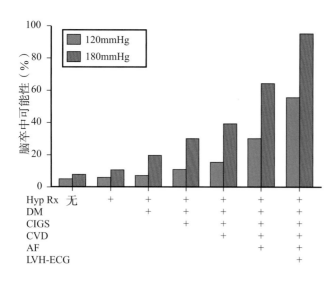

▲ 图 16-10　两种收缩压水平下合并其他疾病，10 年内脑卒中的发生概率

其他风险因素的影响：70 岁的老人。Hyp Rx. 高血压治疗；DM. 糖尿病；CVD. 心血管疾病；AF. 心房颤动；LVH-ECG. 超声心动图显示左心室肥大（引自 Wolf PA, D'Agostino RB, Belanger AJ, et al. Probability of stroke: a risk profile from the Framingham Study. *Stroke*. 1991;22:312–318.）

的人发生脑卒中的概率可能高于血压为 180mmHg、没有糖尿病和心血管疾病、不吸烟的男性。因此，使用这种风险量表可以对风险水平进行定量评估，在存在多种临界危险因素异常的情况下特别有帮助。图形和百分比显示为患者和健康护理提供者提供了一个具体的估计，即脑卒中的概率低于、达到或高于平均水平。它还可以为患者提供一个例证，说明治疗他们的某些危险因素将如何减少脑卒中的概率。例如，患者将其 SBP 从 180mmHg 降至 140mmHg 以下，同时戒烟并在有心房颤动的情况下服用抗凝血药，可将其升高的风险降至接近正常[149]。

自最初的评分制订以来，FSRP 所包含的危险因素的人群患病率发生了变化，白种人男性和女性的脑卒中发生率降低。较低的风险主要归因于 5 个危险因素的变化：吸烟率降低；平均 SBP 水平降低；心房颤动和非脑卒中心血管疾病的影响降低；高危人群的老龄化，加上大于 65 岁的人中糖尿病的影响降低[150]。当应用于当代队列时，改良 FSRP 表现优于传统评分。

不仅对确定脑卒中的具体风险有帮助，而且对实践中确定患者发生 ASVD 相关事件的总体风险也

是有帮助的。美国心脏病学院（American College of Cardiology，ACC）、AHA 集合风险计算器最常用于此目的（http://tools.acc.org/ldl/ascvd_risk_estimator/index.html#!/calulate/estimator/）[151]（表 16-6）。该风险计算器包括基于性别、年龄、种族（非裔美国人或白种人）、总胆固醇、高密度脂蛋白胆固醇、SBP、高血压治疗、糖尿病和吸烟的组合的加权函数。虽然在引入时有争议，但一项独立的验证研究发现，风险方程可被很好地校准，并表现出中度到良好的区分度[152]。由于汇集风险方程可能高估或低估某些亚组的风险，建议考虑额外的风险增强因素，以指导对处于边缘或中度风险的人进行预防干预的决定[153]。

八、防止首次脑卒中

一级预防仍然是减少脑卒中公共卫生负担的最有效手段。一级预防是一种以人群为基础的方法，旨在减少疾病危险因素的发生，包括上文中列出的几个危险因素，通常是通过环境的改变。一级预防也可以包括社区或个人干预，旨在减少脑卒中事件的概率，包括生活方式和行为干预。识别高危、易发脑卒中的个体，进一步帮助选择接受一般和特殊危险因素改变干预的人。目前已经进行了大量的随机临床试验，这为危险因素管理提供了全面、以证据为基础的指南，以预防首次脑卒中和其他心血管事件的发生[141, 153]。

本部分的主要重点是可改变的脑卒中危险因素的管理，包括生活方式（如吸烟、饮酒、缺乏运动、饮食和肥胖）、高血压、糖尿病、血脂异常、心房颤动、睡眠呼吸障碍的管理，以及在初级脑卒中预防中使用抗血小板聚集药物。第 22 章讨论了颈动脉狭窄，第 42 章讨论了血液系统疾病。其他章节中也有对炎症、感染、偏头痛和高凝血症等危险因素的讨论。

（一）一级预防

尽管脑卒中有多种病因，但动脉粥样硬化是脑卒中的主要原因之一。对死于非相关原因的儿童和青少年进行尸检，结果在所有 15—19 岁人的主动脉和一半以上的冠状动脉内膜病变中，均发现了动脉粥样硬化的病理证据[154]。在美国 12—19 岁青少年中，近 15% 患有高血压前期或高血压，22% 总胆固

醇水平较高（即＞200mg/dl），12.4% 患有糖尿病前期或糖尿病，这些都是脑卒中的危险因素[8]。年轻人的疾病和危险因素的证据表明，需要采取基于人群的方法，从最早的年龄开始减少风险因素的发展。以人群为基础的方法极大地降低了美国和其他工业化国家的心血管死亡率，这种降低现在存在被逆转的风险[10]。降低风险的环境方法不仅具有成本效益，而且至少在某些情况下可以节省成本[155]。

事实上，几乎没有美国成年人和极低比例的儿童具有理想的心血管健康状况[8]。如前所述，环境策略包括减少烟草使用和接触环境烟草烟雾，食用低钠、高钾、低糖和富含谷物、水果和蔬菜的饮食（如 DASH 或地中海饮食），以及鼓励体育锻炼。这些目标可以通过各种公共政策的干预来实现。例如，支持烟草控制立法，清洁室内空气法规，在餐馆提供营养信息，鼓励将水果和蔬菜带到内城并在学校提供健康食品选择的计划，强制学校进行体育教育，以及将公共土地用于公园和其他娱乐中心以促进体育活动。

（二）生活方式的改变

改变各种生活方式的因素可以降低脑卒中风险（表 16-5）。与不遵循下面五种生活方式的人相比，遵循的人首次脑卒中的风险降低 80%，并有剂量效应[156]。男性和女性的收益相似。

1. 戒烟 戒烟与 2～5 年脑卒中风险的降低有关，并接近从未吸烟者的风险水平。暴露于环境烟草烟雾中的风险与吸烟者相似[141]。全社区或全州范围内禁止在公共场所吸烟对于降低脑卒中和心肌梗死的风险是合理的（Ⅱa 类，证据水平 B）。

有效的戒烟计划通常需要社会支持、行为治疗（如催眠）和药物治疗（包括尼古丁替代）的结合（表 16-5）。已经证明有效的三种主要药物治疗方法，特别是与行为支持相结合时，是尼古丁替代疗法（nicotine replacement therapy，NRT）、安非他酮和伐尼克兰[157]。多种市售的 NRT 形式（口香糖、透皮贴、鼻腔喷雾剂、吸入剂和舌下含片/舌片）都有助于戒烟，可将戒烟率提高 50%～70%[158]。相对于安慰剂，安非他酮可提高已确认的 7d 点状戒烟率和自我报告的长期戒烟率[159]。伐尼克兰作为部分尼古丁受体激动药，在实现戒烟和减少戒断现象（如吸烟冲动和

戒断症状）方面优于标准尼古丁贴片[160, 161]。需要对伐尼克兰进行进一步研究，以评估戒烟的长期疗效，而且使用该药物可能与各种不良反应有关，包括抑郁症和自杀意念。美国 CDC 有在线支持工具来帮助人们戒烟（http://betobaccofree.hhs.gov/quit-now/index.html）。最有效的预防措施是绝不吸烟，以及尽量减少接触环境中的烟草烟雾。

2. 体育活动 体力活动对不同的年龄段、男性和女性及不同的种族人群均有保护作用[162, 163]。在女性中，即使是步行计划也与较低的缺血性和出血性脑卒中风险有关[164]。这种保护作用可能部分是通过控制其他血管危险因素（包括血压、体重、血脂和糖尿病）来实现的[165]。CDC、美国国立卫生研究院和 AHA 指南都强调了体育锻炼的好处，建议每天至少进行 30min 的适度锻炼（表 16-5）。尽管有这些建议，在美国，只有 49% 的 20—49 岁的成年人和 30% 的 50 岁以上的人有适当的体育活动[8]。增加体育活动可以在预防心血管疾病和脑卒中方面产生重大的公共健康收益。

3. 体重管理和饮食 2014 年，据估计美国有 37% 的儿童超重或肥胖（BMI＞25kg/m^2），只有 25%～32% 的成年人拥有理想体重[8]。

减肥与其他血管危险因素的减少有关，可能降低脑卒中风险。尽管缺乏评估减轻体重对脑卒中风险影响的具体临床试验，但减轻体重对血压的有益影响是有据可查的。在纳入 25 项临床试验的 Meta 分析中，血压降低了 3.6～4.4mmHg，平均体重下降了 5.1kg[166]。减肥是 AHA 指南推荐的生活方式的一个重要组成部分[141]（表 16-5）。

4. 酒精和非法药物的使用 尽管适度饮酒有潜在的好处，但过量饮酒会带来其他不良健康后果。酗酒仍然是美国的一个主要公共卫生问题。鉴于过量饮酒带来的健康风险，在不喝酒的人中推荐饮酒预防脑卒中是不谨慎的，即使它确实有保护作用。对于饮酒的人，建议男性每天饮酒不超过 2 杯，非妊娠女性每天不超过 1 杯[141]（表 16-5）。

非法药物使用的识别和管理可能是非常具有挑战性的。当患者被确认有毒瘾问题时，建议转诊进行适当的咨询[167]。需要各种策略，通常需要长期的承诺、药物治疗和心理咨询。同时也需要开展社区外展计划，以防止非法药物使用，并降低药物依赖

的流行。

5. 管理可改变的危险因素以预防第一次脑卒中 详细的以证据为基础的指南可用于管理首次脑卒中的几个可改变的危险因素[141]。表 16-6 至表 16-8 给出了部分 AHA 指南建议。

(1) 高血压：高血压是预防首次脑卒中最重要的可改变的危险因素之一[141]。AHA 指南提供了血压升高和高血压的分类和治疗方案，适用于心血管疾病和脑卒中的预防[168]（表 16-8）。

Meta 分析显示，各种降压方案可使脑卒中发生率降低 35%～44%[169]。已对几类降压药物降低脑卒中的情况进行了评估，包括噻嗪类利尿药、血管紧张素转换酶抑制药（angiotensin converting enzyme inhibitors，ACEI）、血管紧张素受体阻滞药（angiotensin receptor blockers，ARB）、β 受体阻滞药和钙通道阻滞药。个别试验和 Meta 分析表明，其中一些类别的降压药具有不同的疗效[169]。除了绝对血压外，血压变异性增加可能会增加脑卒中风险[170]。

降压药对脑卒中风险的影响可能部分取决于其对血压变异性的影响[171]。在这方面，与其他降压药相比，β 受体阻滞药与更大的血压变异性和更高的脑卒中风险有关。还需要根据其他合并症来决定选择特定的降压方案。例如，使用 ACEI 或 ARB 与不依赖透析的慢性肾脏病患者的更高生存率有关[172]。

一些试验提供了降压药在特定患者亚群中预防脑卒中的有效性证据。对于 60 岁以上的单纯收缩期高血压患者，老年收缩期高血压研究（SHEP）发现，使用噻嗪类利尿药加或不加 β 受体阻滞药治疗，脑卒中发生率可降低 36%[173]。预防心脏病发作的降压和降脂治疗试验（ALLHAT）在一项包括 24 316 名参与者的随机、双盲、积极、对照的临床试验中证明了，以利尿药为基础的降压治疗在预防脑卒中和心血管事件方面优于 α 受体拮抗药[174]。

关于钙通道阻滞药对预防脑卒中的疗效，存在矛盾的证据。在欧洲收缩期高血压（Syst-Eur）试验中，与安慰剂相比，使用钙通道阻滞药（尼群地

表 16-6　AHA 关于预防首次脑卒中的选定风险因素管理的建议

因　素	建　议
高血压[141]	建议对高血压患者进行定期的血压筛查和适当的治疗，包括生活方式改变和药物治疗（Ⅰ类，证据 A 级）。建议进行自我测量的血压监测以改善血压控制（Ⅰ类，证据 A 级）。对于高血压前期患者（SBP120～139mmHg 或 DBP80～89mmHg）（Ⅰ类，证据 A 级），建议每年进行高血压筛查和促进健康的生活方式改变。患有高血压的患者应该接受降压药物治疗，使目标血压<140/90mmHg（Ⅰ类，证据 A 级）。在降低脑卒中风险方面，成功地降低血压比选择特定的药物更重要，治疗应该根据其他患者的特征和药物耐受性（Ⅰ类，证据 A 级）进行个体化治疗
糖尿病	建议 1 型或 2 型糖尿病患者将血压控制在<140/90mmHg 的目标（Ⅰ级，证据 A 级）。建议成人糖尿病患者使用他汀类药物治疗，特别是那些有其他危险因素的患者，以降低首次脑卒中的风险（Ⅰ类，证据 A 级）。在糖尿病患者的他汀类药物中加入贝特类药物，对降低脑卒中风险没有用处（Ⅲ类，证据 B 级）
非瓣膜性心房颤动（抗凝候选）[217]	对于心房颤动且 CHA2DS2-VASc 评分升高（男性≥2 分，女性≥3 分）的患者，建议口服抗凝血药。选项包括华法林（证据 A 级）、达比加群（证据 B 级）、利伐沙班（证据 B 级）、阿哌沙班（证据 B 级）或依多沙班（证据 B 级）。对于符合 DOAC 标准的心房颤动患者（中度至重度二尖瓣狭窄或机械心脏瓣膜除外），DOAC（达比加群、利伐沙班、阿哌沙班和依多沙班）优于华法林
非瓣膜性心房颤动（非抗凝候选）[236]	对于 CHA2DS2-VASc 评分为 1 分的非瓣膜性心房颤动患者，可不考虑进行抗血栓治疗或口服抗凝血药或阿司匹林治疗（证据 C 级）
睡眠呼吸紊乱[141]	由于睡眠呼吸暂停与脑卒中风险相关，可考虑通过详细的病史筛查睡眠呼吸暂停，包括 Epworth 嗜睡量表和 Berlin 问卷等结构化问卷、体检和多导睡眠图（如有必要）（Ⅱb 级，证据 C 级）。治疗睡眠呼吸暂停以降低脑卒中风险可能是合理的，尽管其对脑卒中一级预防的有效性尚不清楚（Ⅱb 级，证据 C 级）

AHA. 美国心脏协会；SBP. 收缩压；DBP. 舒张压；DOAC. 直接口服抗凝药（引自参考文献 141、217 和 236）

表 16-7 **AHA** 推荐使用选择性治疗 / 评估预防首次脑卒中

治疗 / 评估	部分建议
风险评估[141]	使用 AHA/ACC CV 风险计算器等风险评估工具是合理的，因为这些工具可以帮助确定哪些人可以从治疗性干预中受益，哪些人可能无法根据任何单一风险因素进行治疗。这些计算器有助于提醒临床医生和患者可能存在的风险，但根据结果做出治疗决定需要考虑患者的整体风险状况（Ⅱa 级，证据 B 级）
阿司匹林[153]	低剂量阿司匹林（每天口服 75～100mg）可被视为 40—70 岁的成年人 ASVD 的一级预防，这些人具有较高的 ASVD 风险，但没有增加出血风险（证据 A 级）。低剂量阿司匹林（每天口服 75～100mg）不应作为 70 岁以上成年人 ASVD 一级预防的常规用药（证据 B 级）。低剂量阿司匹林（每天口服 75～100mg）不应用于出血风险增加的任何年龄的成年人的 ASVD 一级预防（证据 C 级）
他汀类药物	在中度风险（10 年 ASVD 风险≥7.5% 至＜20%）的成人中，他汀类药物治疗可降低 ASVD 的风险，在风险讨论的背景下，如果决定进行他汀类药物治疗，应推荐中等强度的他汀类药物（证据 A 级）。在 40—75 岁的成年糖尿病患者中，不考虑估计的 10 年 ASVD 风险，需要中等强度的他汀类药物治疗（证据 A 级）

AHA. 美国心脏协会；ACC. 美国心脏病学院；CV. 心血管；ASVD. 动脉粥样硬化性血管疾病（引自参考文献 141 和 153）

表 16-8 血压的分类和治疗

分 类	血压（mmHg）	建 议
正常升高	SBP＜120 和 DBP＜80 SBP120～129 和 DBP＜80	一般的健康生活方式 体重减轻、DASH 或类似饮食、减少饮食中的钠、补充钾（最好通过饮食）、增加身体活动、适度饮酒（证据 A 级）
第一阶段高血压	SBP130～139 或 DBP80～89	估计 10 年 ASVD＜10% 的成年人应接受非药物治疗，并在 3～6 个月内重复进行血压评估（证据 B 级）。估计 10 年 ASVD 风险≥10 的成年人应首先接受非药物和抗高血压药物联合治疗，并在 1 个月内再次进行血压评估（证据 B 级）
第二阶段高血压	SBP≥140 或 DBP≥90	对于没有 CVD 病史、估计 10 年 ASVD 风险＜10%、SBP＞140mmHg 或更高或 DBP≥90mmHg 的成人，建议使用降压药物作为 CVD 的一级预防

SBP. 收缩压；DBP. 舒张压；DASH. 阻止高血压的饮食方法；ASVD. 动脉粥样硬化性血管疾病；CVD. 心血管病（引自 Whelton PK, Carey RM, Aronow WS, et al. 2017 ACC/AHA/AAPA/ABC/ACPM/AGS/APHA/ASH/ASPC/NMA/PCNA guideline for the prevention, detection, evaluation, and management of high blood pressure in adults. *Hypertension*. 2018;71:e13–e115.)

平）治疗的单纯性收缩期高血压患者的脑卒中风险降低了 42%[175]。然而，心血管终点的控制性发病维拉帕米调查（CONVINCE）试验的数据显示，与利尿药或 β 受体阻滞药治疗相比，另一种钙通道阻滞药（维拉帕米）对降低心血管风险并无益处[176]。在 ASCOT-BPLA 试验中，阿替洛尔（β 受体阻滞药）与噻嗪类药物的联合治疗比氨氯地平（钙通道阻滞药）与培哚普利（ACEI）的联合治疗能预防更多的主要心血管事件，并且糖尿病发生率更低[177]。

一些关于 ACEI 益处最有说服力的证据来自于 HOPE 研究。该研究表明，与安慰剂相比，雷米普利（ACEI）在没有心力衰竭的患者中降低了约 20%

的心血管事件风险[178]。一项子研究，即评估使用雷米普利和维生素 E 治疗的患者颈动脉超声变化的研究（SECURE）也发现，雷米普利减少了颈动脉硬化[179]。在卡托普利预防项目（CAPPP）的 10 985 名患者中，未发现基于 ACEI 的治疗方案（卡托普利）与常规降压治疗（利尿药、β 受体阻滞药）在预防心血管疾病发病率和死亡率方面存在疗效差异[180]。

相较于 ACEI，ARB 被认为具有更好的耐受性。氯沙坦干预减少高血压终点事件（LIFE）研究发现，在 9193 名 55—80 岁的原发性高血压患者中，使用 ARB 治疗与使用阿替洛尔（β 受体阻滞药）的常规治疗相比，在血压降低幅度相似的情况下，前者脑卒中风险大幅降低[181]。

正在进行的替米沙坦单独和联合雷米普利全球终点试验（ONTARGET）评估了联合使用 ACEI 和 ARB 治疗可能有益的假设[182]。这项大型试验比较了 ACEI 治疗、ARB 治疗及 ACEI 和 ARB 共同治疗的益处。在平行研究 ACEI 不耐受患者的泰美沙坦随机评估研究（Telmisartan Randomized Assessment Study in ACEI Intolerant Patients with Cardiovascular Disease，TRANSEND）中，无法耐受 ACEI 的患者被随机分配接受 ARB（替米沙坦）或安慰剂。这些具有里程碑意义的试验结果表明，替米沙坦是一种第二代 ARB，在降低广大高危心血管疾病患者的脑卒中、心肌梗死、心血管疾病死亡和 CHF 住院的风险方面与现行标准雷米普利（ACEI）一样有效。然而，ACEI（雷米普利）和 ARB（替米沙坦）的联用与单一阻断相比没有显示任何优势。

ACEI 和钙通道阻滞药的联合治疗也得到了评估。通过联合治疗避免收缩期高血压患者的心血管事件（ACCOMPLISH）试验比较了两种形式的降压联合治疗（贝那普利加氢氯噻嗪和氨氯地平加贝那普利）的效果，以减少 11 454 名心血管高危患者的主要致命和非致命心血管事件[183]。该研究提前结束，因为联合使用 ACEI 加钙通道阻滞药比联合使用 ACEI 加利尿药的治疗效果更好。

高血压的治疗对年轻和老年患者都是有益的。在老年人高血压试验（HYVET）中，在 3845 名≥80 岁、持续 SBP 为 160mmHg 的人中，与安慰剂相比，积极治疗（利尿药吲达帕胺，必要时加用 ACEI 培哚普利，可以达到 150/80mmHg 的目标血压）可使致命或非致命的脑卒中率减少 30%，脑卒中死亡率减少 39%[184]。在另一项对 31 项试验的 Meta 分析中，在 190 606 名参与者中，发现降低血压对年轻（<65 岁）和年长（≥65 岁）的成年人都有好处，没有强有力的证据表明降低血压对脑卒中和其他血管事件的保护随年龄的变化而变化[185]。

SBP 干预试验（SPRINT）研究了 SBP 130～180mmHg 的心血管事件风险增加的患者，将 SBP 治疗目标小于 120mmHg 与治疗目标小于 140mmHg 进行了比较[186]。脑卒中率从每年 1.5% 降至 1.3%，但差异并不明显（HR=0.89，95%CI 0.63～1.25，P=0.50）。HOPE-3 试验发现，在没有心血管疾病的中度风险人群中，降压治疗没有好处，可能是因为测试的降压药（坎地沙坦和氢氯噻嗪）和与治疗相关的血压降低幅度小（平均 6/3mmHg）[187]。

早期的一项随机对照试验的 Meta 分析，将降压药与安慰剂或不治疗进行了比较，有 73 500 名参与者发生了近 2900 次脑卒中事件，发现 ACEI（28%）、β 受体阻滞药或利尿药（35%）和钙通道拮抗药（39%）的风险降低程度相似，分别与血压的平均降低 5/2mmHg、13/6mmHg 和 10/5mmHg 有关[188]。如前所述，β 受体阻滞药等与血压变异性相对较高的药物使用，导致脑卒中的减少可能较小[170, 189]。氯噻酮在减少心血管事件方面可能比氢氯噻嗪更有效[190]。

降低血压对脑卒中和其他心血管疾病的一级预防是有效的，这一点已得到公认。然而，全世界只有不到 25% 的高血压人群的血压水平得到了充分的控制[191]。如果对高血压进行更有效的治疗，可以预防更多的脑卒中。目前 AHA 的一级脑卒中预防指南要求对高血压进行定期筛查和适当的管理（Ⅰ类，证据 A 级），包括改变饮食习惯、生活方式和药物治疗[141]。建议自我血压监测，以改善血压控制（Ⅰ级，证据 A 级）。

(2) 糖尿病：虽然一般认为糖尿病是一种具有与血糖控制受损有关的病理生理效应的疾病，但仍没有证据表明严格控制血糖水平一定会降低糖尿病患者的脑卒中或心血管事件的风险。然而，有几种经证实的方法可以降低糖尿病患者的脑卒中风险。

2 型糖尿病心血管风险控制行动（ACCORD）研究将 10 251 名糖化血红蛋白中位数为 8.1% 的患者随机分为强化血糖控制（目标糖化血红蛋白小于 6%）或标准控制（糖化血红蛋白 7.0%～7.9%）[192]，由于强化控制组的死亡率较高（HR=1.22，95%CI 1.01～1.46，P=0.04），该研究被停止。非致命性脑卒中的风险没有差异（HR=1.06，95%CI 0.75～1.50，P=0.74）。Preterax 和 Diamicron 缓释对照评估（ADVANCE）试验将 11 140 名糖尿病患者随机分配到强化血糖控制（目标糖化血红蛋白<6.5%）或标准疗法中[193]，尽管与治疗有关的肾病减少，但大血管事件没有减少（HR=0.94，95%CI 0.84～1.06，P=0.32），包括非致命脑卒中没有减少（RR 减少 –2%，95%CI 15～24）。英国前瞻性糖尿病研究（United Kingdom Prospective Diabetes Study，UKPDS）也发现，新诊断的 2 型

糖尿病患者在强化治疗后，微血管并发症的风险较低[194]。试验后的 10 年随访发现，虽然最初的糖化血红蛋白差异在第 1 年后并不明显，但微血管并发症的减少持续存在，心肌梗死和死亡的比率也随着时间的推移而减少[195]。然而，脑卒中的发生率并没有显著降低（RR=0.80，95%CI 0.50~1.27，P=0.35）。退伍军人事务糖尿病试验（VADT）将 1791 名患糖尿病平均 11.5 年但对治疗反应不理想的退伍军人（40%有心血管事件）随机分配到强化血糖控制或标准疗法中[196]。强化控制（平均糖化血红蛋白 6.9% vs. 8.4%）对主要心血管事件的发生没有影响（HR=0.88，95%CI 0.74~1.05，P=0.14），同样包括对脑卒中没有影响（HR=0.78，95%CI 0.48~1.28，P=0.32）。因此，缺乏证据表明强化血糖控制会降低糖尿病患者的脑卒中或其他心血管事件的风险。在糖尿病心血管事件研究（ASCEND）试验中，在 15 480 名没有心血管疾病或脑卒中的糖尿病患者中，随机接受 ω-3 脂肪酸补充剂的患者与接受安慰剂的患者相比，在严重血管事件方面没有明显差异（RR=0.97，95%CI 0.87~1.08），在非致命性脑卒中方面没有差异（RR=1.01，95%CI 0.84~1.22）[197]。

尽管这些结果令人失望，但除强化血糖控制外，其他治疗方法都与糖尿病患者脑卒中风险的降低有关。UKPDS 比较了 1148 名 2 型糖尿病高血压患者严格控制血压（目标值<150/85mmHg，平均达到 144/82mmHg）与不太严格控制（平均 154/87mmHg）的效果，发现严格控制可使脑卒中风险在 8.4 年内减少 44%（RR=0.56，95%CI 0.35~0.89，P=0.01）[198]。试验结束后，组间血压差异变得不明显，效益随着时间的推移而减少。到 10 年时，脑卒中的减少量减少了一半，不再有意义（RR=23%，P=0.12），这表明严格的血压控制需要持续进行[199]。SHEP 发现，对老年糖尿病患者进行降压治疗可使主要心血管事件减少 34%（RR=0.66，95%CI 0.46~0.94），包括脑卒中减少 22%（RR=0.78，95%CI 0.45~1.034）[200]。一项针对 3577 名曾发生过心血管事件或有额外心血管危险因素的糖尿病患者的子研究（HOPE 研究的总人数为 9541 人）发现，在其他降压药物的基础上增加 ACEI，可使心肌梗死、脑卒中和心血管死亡的综合结果减少 25%（95%CI 12%~36%，P=0.0004），脑卒中减少 33%（95%CI 10%~50%，

P=0.0074）[178]。氯沙坦干预降低高血压终点（LIFE）的预先指定的子分析研究比较了血管紧张素 II 1 型受体阻滞药与 β 受体阻滞药对患有原发性高血压（160~200/95~115mmHg）和心电图确定的左心室肥大的糖尿病患者的影响[201]。在接受 ARB 治疗的患者中，其主要血管事件减少了 24%（RR=0.76，95%CI 0.58~0.98），脑卒中减少了 21%（RR=0.79，95%CI 0.55~1.14），但并不显著。现有数据表明，治疗糖尿病患者的高血压可以降低首次脑卒中的风险。建议对 1 型或 2 型糖尿病患者进行血压控制（I 类，证据 A 级）[141]。

糖尿病患者也可以从 HMG-CoA 还原酶抑制药（他汀类）的治疗中获益。MRC/BHF 心脏保护研究（HPS）发现，在 5963 名糖尿病患者中，在现有治疗基础上增加他汀类药物，可使主要血管事件减少 22%（95%CI 13%~30%），脑卒中减少 24%（95%CI 6%~39%，P=0.01）[202]。与这些结果一致，阿托伐他汀糖尿病合作研究（CARDS）发现，对患有 2 型糖尿病、低密度脂蛋白胆固醇低于 160mg/dl 和至少有一个额外危险因素（视网膜病变、蛋白尿、目前吸烟或高血压）的参与者使用他汀治疗，可使首次脑卒中的风险降低 48%（95%CI 11%~69%）[203]。建议成人糖尿病患者使用他汀类药物治疗以降低首次脑卒中的风险（I 类，证据 A 级）[141]。

在 3297 名有心血管疾病和（或）慢性肾脏疾病的患者中，对一种治疗 2 型糖尿病的较新药物进行了评估，该药物是胰高血糖素样肽 1 拮抗药[204]。治疗后，心血管死亡、非致命性心肌梗死或非致命性脑卒中的发生率降低了 36%（HR=0.74，95%CI 0.58~0.95），仅脑卒中就降低了 39%（HR=0.61，95%CI 0.38~0.99）。虽然没有在一级预防人群中进行评估，但研究人群中只有 11.6% 在基线时有缺血性脑卒中病史。

(3) 心房颤动：非瓣膜性心房颤动是一个重要的可治疗的脑卒中危险因素。根据患者年龄的不同，人群归因危险为 1.5%~23.5%，RR 为 2.5~4.5[141]。一项系统的文献回顾确定了 29 项随机试验，包括 28 000 多名受试者，评估了抗血栓治疗对心房颤动患者的影响[205]。使用抗血小板药物治疗可使脑卒中风险降低 22%（95%CI 6%~35%），而剂量调整后的华法林可使风险降低 64%（95%CI 49%~74%），华

法林比抗血小板治疗更有效（RR 降低 39%，95%CI 22%～52%）。这些降低的风险包括抗血栓相关的颅内出血风险。

所有非瓣膜性心房颤动患者的脑卒中风险，以及抗血栓治疗的益处和风险并不一致。如前所述，心房颤动相关脑卒中的人群归因和 RR 随着年龄的增长而增加。一项系统回顾评估了一系列潜在因素对心房颤动患者脑卒中风险的影响，其依据是采用多变量回归分析的研究[206]。年龄增长（RR=1.5/10，95%CI 1.3～1.7，75 岁以上每年绝对率 1.5%～3%）、高血压史（RR=2.0，95%CI 1.6～2.5，每年绝对率 1.5%～3%）和糖尿病（RR=1.7，95%CI 1.4～2.0，每年绝对率 2.0%～3.5%）是最强、最一致的独立风险因素。

已有超过 12 个对心房颤动患者的脑卒中风险进行分层的方案被开发和公布[207]。这些不同方案预测的脑卒中率差别很大。该系统综述发现，被归类为低风险者的观察率为每年 0～2.3%，被归类为高风险者的观察率为每年 2.5%～7.9%[207]。当这些方案应用于同一队列时，被归类为低风险的患者比例为 9%～49%，被归类为高风险的患者比例为 11%～77%[207]。尽管 CHADS2（CHF、高血压、年龄＞75 岁、糖尿病，各 1 分；脑卒中或 TIA，2 分）评分是常用的，可以预测脑卒中风险（评分 =0～1，低风险，每年脑卒中率约 1%；评分 =2，中度风险，每年 2.5%；评分≥3，高风险，每年＞5%），但它包括既往脑卒中或 TIA 史[208]。在没有特殊禁忌证的情况下，当预测的年脑卒中率超过 4% 时，华法林的益处通常大于风险[209]。然而，系统综述认为，需要进行额外的研究来确定一级预防的最佳方案[207]。

除了前面讨论的 CHADS2 评分的局限性外，大约 60% 的人得到 1 分，相当于 2.8% 的年脑卒中风险，抗凝治疗风险和益处的平衡，导致治疗的不确定性。CHA2DS2-VASc 包括额外的风险预测变量（CHF/左心室功能障碍、高血压、糖尿病、既往脑卒中或 TIA、其他血管疾病和性别），当应用于同一队列时，确定具有中级风险的患者较少[210]。然而，这两个分数的校准是相似的（CHADS2，c=0.59，95%CI 0.48～0.70 vs. CHA2DS2-VASc，c=0.61，95%CI 0.51～0.70）[210]。

医生普遍担心老年人使用华法林的风险。然而，年龄的增长与心房颤动相关的脑卒中风险的增加有关。一项针对 80—89 岁心房颤动患者的小型、开放安全性研究发现，调整剂量的华法林比每天 300mg 阿司匹林的耐受性更好[211]。Birmingham 老年心房颤动治疗（BAFTA）研究是一项开放随机对照研究，对 75 岁以上心房颤动患者每天服用调整剂量的华法林和每天服用 75mg 阿司匹林进行比较[212]。根据对结果的治疗盲法评估，华法林的脑卒中风险降低了近一半（年风险 1.8% vs. 3.8%，RR=0.48，95%CI 0.28～0.80，P=0.003）。华法林的颅外出血年风险为 1.4%，而阿司匹林为 1.6%。这些结果表明，对老年人华法林相关出血风险的担忧可能被高估了，在没有特定禁忌证的情况下，其益处大于风险。

由于担心药物相互作用、食物相互作用、需要监测出血并发症的风险，临床上显然需要华法林的抗凝血药替代品。一些直接口服抗凝血药（direct oral anticoagulants，DOAC）已经在随机试验中与华法林进行了比较评估。达比加群是一种直接的凝血酶抑制药，在长期抗凝治疗的随机评估（RE-LY）试验中进行了研究[213]，也有 3 种 X a 因子抑制药的试验。ROCKET 心房颤动试验对利伐沙班进行了评估[214]，ARISTOTLE 试验中对阿哌沙班进行了评估[215]，ENGAGE 心房颤动试验对依多沙班进行了评估[216]。对这些替代华法林的心房颤动患者的详细讨论超出了本章范围。在预防脑卒中 / 系统性栓塞方面，每种药物都不比华法林差，而且与颅内出血的风险较低。直接口服抗凝血药的直接比较研究尚未进行。AHA/ACC 指南推荐对心房颤动和 CHA2DS2-VASc 评分高（男性≥2 分或女性≥3 分）（表 16-6）的患者进行口服抗凝治疗[217]。可供选择的药物包括华法林（证据 A 级）、达比加群（证据 B 级）、利伐沙班（证据 B 级）、阿哌沙班（证据 B 级）或依多沙班（证据 B 级）。对于符合 DOAC 条件的心房颤动患者（中重度二尖瓣狭窄或机械心脏瓣膜除外），推荐使用 DOAC（达比加群、利伐沙班、阿哌沙班和依多沙班）而不是华法林[217]。

DOAC 与 P- 糖蛋白抑制药（如维拉帕米、奎尼丁和胺碘酮）及 CYP3A4 抑制药和诱导剂有明显的临床相互作用[218]。中度肾功能损害的患者需要调整剂量，根据药剂的不同，某些其他情况也需要调整剂量，严重肾功能损害、机械心脏瓣膜患者禁用这些药物[218]。

每种 DOAC 都可能延长或不延长凝血酶原或活化凝血活酶时间，在急性出血或考虑使用溶栓药物治疗的情况下，可能需要直接检测以确定它们是否具有抗凝作用。透析或给予激活的凝血酶原浓缩物可能对接受达比加群的患者有帮助，而四因子凝血酶原浓缩物（因子Ⅱ、Ⅶ、Ⅸ、Ⅹ）可能对接受利伐沙班、阿哌沙班及可能接受依多沙班的患者有帮助[219]。一种单克隆抗体片段 idarucizumab 可以迅速并完全逆转达比加群的抗凝作用[220]。一种改良的非活性重组人Ⅹa 因子 andexanet αlfa 可以逆转通过该机制作用的 DOAC 的Ⅹa 因子抑制药活性，并对急性出血的患者有止血作用[221, 222]。这两种药物都没有进行凝血酶原浓缩物的测试，故无法确定它们对临床结果的影响。

阿司匹林通常用于预防被认为不适合或不能服用华法林的心房颤动患者的脑卒中。ACTIVE 试验对阿司匹林与阿司匹林联合氯吡格雷在该人群中进行了比较[223]。联合治疗与减少脑卒中、系统性栓塞或血管死亡的风险有关（RR=0.89，95%CI 0.81~0.98），但会增加大出血风险（RR=1.57，95%CI 1.29~1.92），无整体获益（RR=0.97，95%CI 0.89~1.06）。阿司匹林和氯吡格雷的双重抗血小板治疗可能是合理的，因为它比阿司匹林提供更多的脑卒中保护，但大出血的风险增加（Ⅱb 类，证据 B 级）[218]。

在 AVERROES 试验中评估了阿哌沙班与阿司匹林对不适合或拒绝华法林的心房颤动患者的治疗效果[224]。该试验因疗效而提前终止。与阿司匹林相比，阿哌沙班的出血并发症发生率相似，但脑卒中或系统性栓塞发生率较低（HR=0.45，95%CI 0.32~0.62）。阿哌沙班对于不适合使用华法林的特定非瓣膜性心房颤动患者来说，可以作为阿司匹林的替代品（Ⅰ类，证据 B 级）[218]。

(4) 睡眠呼吸障碍：没有前瞻性试验显示治疗睡眠呼吸障碍会降低脑卒中风险。AHA 初级脑卒中预防指南指出，治疗睡眠呼吸障碍以降低脑卒中风险可能是合理的，但其对脑卒中一级预防的有效性尚不清楚（Ⅱb 类，证据 C 级）（表 16-6）[141]。

6. 其他预防疗法

(1) 阿司匹林：没有证据表明血小板抗凝血药可以降低无心房颤动者的脑卒中风险[225-227]。AHA 先

前的心血管疾病和脑卒中一级预防指南建议 10 年内发生 ASVD 事件的风险≥10% 的人使用阿司匹林治疗[228]。阿司匹林预防研究中的大多数患者是男性。女性健康研究（WHS）将 39 876 名最初无症状的 45 岁或以上的女性随机分为隔天接受 100mg 阿司匹林或安慰剂（合并主要终点为非致命性心肌梗死、非致命性脑卒中或心血管死亡）[229]，阿司匹林对主要终点的降低并不显著（RR=0.91，95%CI 0.80~1.03，P=0.13），但脑卒中风险明显降低（RR=0.83，95%CI 0.69~0.99，P=0.04；阿司匹林治疗患者每年 0.11%，安慰剂治疗患者每年 0.13%；绝对风险降低 = 每年 0.02%，需要治疗的人数 =5000）。需要输血的消化道出血在阿司匹林组更为常见（RR=1.40，95%CI 1.07~1.83，P=0.02）。亚组分析显示，在 10 年心血管风险≥10% 的女性中，治疗的益处最为一致（RR=0.54，95%CI 0.30~0.98，P=0.04）。

尽管糖尿病与冠心病相当，但支持在没有其他症状性血管疾病的糖尿病患者中使用阿司匹林的数据很少。一项对阿司匹林预防心血管疾病的试验进行的 Meta 分析发现，阿司匹林在糖尿病患者中没有明确的益处，但不能排除其益处的可能性（RR=0.88，95%CI 0.67~1.15）[230]。POPADAD 试验发现，阿司匹林对糖尿病和无症状外周血管疾病患者没有益处（冠心病或脑卒中、非致命性心肌梗死或脑卒中或因严重肢体缺血而截肢的综合风险，HR=0.98，95%CI 0.76~1.26），包括没有减少致命性（HR=0.89，95%CI 0.34~2.30）或非致命性（HR=0.71，95%CI 0.44~1.14）脑卒中风险[231]。

鉴于目前的数据和他汀类药物的使用，2019 年 ACC/AHA 心血管疾病一级预防指南重新评估了阿司匹林的风险与益处[153]。对先前的建议进行了修订：在 40—70 岁有较高 ASVD 风险但没有增加出血风险的特定成人中，可以考虑使用低剂量阿司匹林（每天口服 75~100mg）进行 ASVD 一级预防，但没有提供启动阿司匹林治疗的具体风险水平（证据 A 级）（表 16-7）。

(2) 降脂治疗：与冠心病不同，血脂水平与脑卒中风险之间只有微弱的关系[232]；然而，血脂可能与颈动脉粥样硬化和动脉粥样硬化性脑卒中亚型有更具体的关系[233, 234]。Meta 分析发现，各种降脂疗法没有显著降低脑卒中风险，包括饮食（10 项

试验，RR=0.99，95%CI 0.85～1.15）、贝特类药物（11 项试验，RR=1.04，95%CI 0.92～1.19）、树脂（4 项试验，RR=1.03，95%CI 0.54～2.00），或 ω-3 脂肪酸（8 项试验，RR=0.91，95%CI 0.56～1.48）[235]。相反，Meta 分析显示，用他汀类药物治疗有冠心病史或其他高危条件的患者，可将首次非致命性或致命性脑卒中的风险大幅降低 19%（RR=0.81，95%CI 0.75～0.87），出血性脑卒中也有类似的降低趋势（RR=0.81，95%CI 0.60～1.08）[37]。因此，推荐他汀类药物用于冠心病或其他高危疾病（如糖尿病）患者缺血性脑卒中的一级预防（Ⅰ 类，证据 A 级）[141]（表 16-7）。

第 17 章　脑卒中的预后

Prognosis after Stroke

Victor J. Del Brutto　Tatjana Rundek　Ralph L. Sacco　著

林　力　马卓然　译　　曾玮琪　彭小祥　校

本章要点

- 脑卒中是世界上第二大死亡原因，也是导致长期残疾的主要原因。
- 在美国，脑卒中已经从第三位死因下降到第五位。尽管这一趋势令人振奋，但在脑卒中死亡率和其他事件终点上，种族 – 民族和地理差异仍十分巨大。
- 脑卒中患者在 1 年内复发的比例为 6%～13%，大多数复发发生在首次脑卒中的 90d 内。
- 大多数复发性脑卒中不能用传统的危险因素解释。然而，结合脑卒中严重程度和其他临床信息的脑卒中预测量表有望成为预测脑卒中预后的可靠工具，因此在临床实践中是有用的。
- 脑卒中后早期再入院的比例很高。出院后 30d 内脑卒中患者再入院率高达 25%，主要原因是脑卒中的复发和感染。这一事实表明，脑卒中出院后系统护理的持续性与协调性不足。
- 脑卒中患者还面临着其他疾病的巨大风险，如心血管意外、残疾、生活质量差、抑郁、认知能力下降和痴呆。
- 随着人口老龄化，对及时有效的二级预防策略的需求比以往任何时候都更加迫切。

如第 14 章所述，尽管在脑血管疾病的管理方面取得了巨大进展，但脑卒中依然是一种常见的高致残性的疾病，脑卒中是世界上第二大常见的死因，也是导致长期致残的主要原因，对公众健康影响巨大[1-3]。

鉴于脑卒中对健康的重要影响，全球脑卒中负担可能被严重低估[4]。显性和隐性的脑血管疾病会增加抑郁症、血管性认知障碍和痴呆（包括阿尔茨海默病）的风险。公众对包括步态障碍和吞咽困难在内的其他脑卒中相关不良后果认识不足，这些都是导致生活质量较差（quality of life，QOL）的原因。脑卒中复发、功能性残疾、不佳的 QOL、抑郁和脑卒中后痴呆的重要性将随着脑卒中幸存者的增多而增加。脑卒中二级预防是否成功取决于对脑卒中后相关不

良事件的发生时间及风险、脑卒中后相关不良事件危险因素能否有足够的了解，以及以循证医学为基础的公共卫生脑卒中预防和干预策略的实施。

本章节侧重于最常见的脑卒中类型缺血性脑卒中的预后，回顾了缺血性脑卒中死亡率、复发、功能残疾、QOL 和脑卒中后抑郁的证据。脑卒中后的认知障碍和痴呆将在第 18 章进行探讨。

一、缺血性脑卒中的死亡率

在过去的几十年里，脑卒中死亡率一直在下降。从全球来看，1990—2016 年，年龄标准化脑卒中死亡率下降了 36.2%[1]。同样，在美国，脑卒中从第三位死因下降到第五位，排在心脏病、癌症、慢性下呼吸道疾病和意外伤害或事故之后[3]。2006—2016 年，

年龄调整后的脑卒中死亡率下降了 16.7%，而脑卒中死亡的实际人数增加了 3.7%（从 137 119 例死亡增加到 142 142 例死亡）[2]。与 25—34 岁（0）、35—44 岁（-9.8%）、45—54 岁（-14.4%）和 55—64 岁（-9.7%）人群相比，65—74 岁（-19.9%）、75—84 岁（-20.5%）和 85 岁及以上（-14%）人群脑卒中死亡率下降最多[2]。然而，尽管自 2006 年以来死亡率出现了改善，但最近美国所有年龄组的死亡率均呈平稳或上升趋势[1, 2]。在 2001—2010 年，英国脑卒中死亡率下降了 55%。55 岁以下人群死亡率的降低主要是由于病死率下降，而在老年人中，病死率和脑卒中相关事件发生率的下降发挥了同样的作用[5]。此外，在其他国家也观察到了病死率的下降[6-12]。病死率的下降是由于实施了循证医学的治疗方法，如溶栓、血管内取栓、48h 内使用抗血小板药物、入院接受卒中单元治疗及更好地控制脑血管危险因素[13, 14]。

（一）缺血性脑卒中的早期死亡率

脑卒中后早期死亡的风险极高。各国脑卒中后 30d 病死率差别很大，为 10%～37%[2, 3, 15]。美国和加拿大的大型队列研究发现，脑卒中后 7d 的病死率约为 7%[16, 17]，30d 的病死率在 8%～15%[17-21]。北曼哈顿研究（NOMAS）发现，脑卒中后 30d 死亡率从 20 世纪 80 年代（1983—1988 年）的 7.7% 下降到 20 世纪 90 年代（1990—1997 年）的 5.0%[22]。NOMAS 中，30d 累计死亡风险为 5%，低于其他队列报道的死亡率，这可能是因为既往的脑卒中被排除、腔隙性脑梗死的比例较高及纳入的脑卒中患者较轻等原因[22]（表 17-1）。2010—2013 年期间，在佛罗里达 - 波多黎各的注册中心，62 家医院参与了 Get With the Guidelines 质量改进计划，该研究共纳入了 44 013 名住院的缺血性脑卒中患者，结果发现脑卒中后 30d 死亡率为 9%～15%[23]。在最近的随机对照试验中，研究者评估了两种抗血小板药物对轻型脑卒中或高风险短暂性脑缺血发作患者的治疗价值，结果提示患者脑卒中后 90d 的死亡率为 0.4%～0.7%[24, 25]。然而，纳入了严重神经系统缺损和大血管闭塞的患者的机械取栓随机对照试验报道的脑卒中后 90d 死亡率为 15%～26%[26-28]。

在超过 60% 的脑卒中病例中，直接死亡原因与脑卒中有关[29-32]。入院时意识障碍、后循环梗死和小脑幕裂孔疝是脑卒中发生后第 1 周死亡的最重要的神经系统病因。此后，心源性疾病、肺炎、肺栓塞、败血症和其他医疗并发症是脑卒中后 1 个月内死亡的主要原因[33]。在整个脑卒人群中，肺炎导致死亡的风险最高，约占所有死亡的 1/3[33, 34]。一项纳入了 14 293 名因急性脑卒中住院的患者研究发现，肺炎增加了约三成的住院死亡风险[35]。一项对共 137 817 名患者的 87 项研究的系统回顾和 Meta 分析显示，肺炎导致脑卒中后早期死亡率增加了 4 倍[36]。

（二）缺血性脑卒中的晚期死亡率

对缺血性脑卒中患者的纵向研究表明，5 年死亡风险范围为 40%～60%，该风险包括了早期死亡[16, 18, 22, 30, 37-40]。NOMAS 研究中，脑卒中后 30d、1 年和 5 年死亡率的累计风险分别为 5%、16% 和 41%[29]（表 17-1）。30d 脑卒中幸存者的平均年死亡率在 8%～9%，死亡风险是年龄和性别相匹配的普通人群的 2～3 倍[29, 39]。新西兰奥克兰的一项长达 21 年的随访研究发现，脑卒中缩短了预期寿命，脑卒中人群死亡风险比一般人群高出 70%[41]。同样，Framingham 研究发现，脑卒中存活 20 年以上患者的死亡率仍高于年龄和性别匹配的对照组[42]。

在脑卒中后最初几个月存活的患者中，心血管疾病是死亡的主要原因，这反映了动脉粥样硬化的普遍性[32, 37, 43, 44]。哥本哈根脑卒中研究发现，脑卒中

表 17-1 脑卒中死亡率和复发率

	脑卒中死亡率	NOMAS 脑卒中死亡率[22]	脑卒中复发率	NOMAS 脑卒中复发率
30d	3%～20%	5%	1%～6%	2%
1 年	20%～35%	16%	5%～25%	8%
5 年	38%～75%	41%	15%～40%	16%

NOMAS. 北曼哈顿研究

是第 1 年死亡的主要原因，绝对风险为 20%，心血管疾病为 5%，非血管疾病为 6.5%。随后每年死亡的绝对风险为脑卒中 2.8%，心血管疾病 4.5%，非血管疾病 5.2%[43]。牛津郡社区脑卒中项目发现，17% 脑卒中后 30d 幸存者死于第 1 次脑卒中，16% 死于复发性脑卒中，35% 死于心血管原因，30% 死于非血管因素[37]。与心血管疾病相关的高死亡率也在年轻成年人中出现。在赫尔辛基青年脑卒中登记处，21% 的患者死于脑卒中，36% 死于心血管和其他血管疾病，12% 死于恶性肿瘤，9% 死于感染[45]。

二、缺血性脑卒中的死亡预测因素

对于脑卒中后早期和晚期的死亡率，预测因素可能有所不同（表 17-2）。然而，大多数因素同时影响早期和晚期死亡率，两者之间没有明显的区别。

当某个临床变量在脑卒中后的 72h 内被考虑时，意味着该变量对脑卒中早期死亡的预测是特别重要的。虽然可以通过引入一些变量进行后期评估，提高对脑卒中预后的预测，但由于不能及早给出预测结果，其实际应用价值有限。此外，在开发早期预测模型时，只纳入了在发病后 24h 内评估的变量，这对急性脑卒中的临床介入试验非常重要。此外，由于目前对急性脑卒中的治疗非常积极，了解早期死亡预测因素对于优化脑卒中生存策略至关重要。

（一）年龄、性别和种族

一些不可改变的因素，如年龄、性别和种族是脑卒中预后的重要决定因素。年龄是脑卒中早期和晚期死亡率的独立危险因素[46-50]。年龄在复发性脑卒中的死亡原因中起重要作用，复发性脑卒中的死亡率高于心脏原因的死亡率[51]。老年患者脑卒中后出现住院并发症的风险较高，因此脑卒中康复的机会较低。在 Get With the Guidelines Stroke（GWTG-S）项目中，年龄每增加 10 岁，老年脑卒中患者在医院死亡概率就增加 27%[52]。80 岁以上患者与年轻患者接受静脉溶栓和血管内取栓等急诊干预的获益率相似。因此，在这些情况下年龄不应被视为禁忌[53-55]。

女性的脑卒中预后比男性差。在国际脑卒中预后研究（INSTRUCT）中，女性的病死率较高，1 年和 5 年的粗死亡率比分别为 1.35 和 1.24[56]。然而，在调整年龄、脑卒中前功能状态、脑卒中严重程度

表 17-2 缺血性脑卒中死亡和不良预后的明确和潜在预测因素

	明确预测因素	潜在预测因素
人口统计学特征	• 年龄	• 性别 • 种族 – 民族 • 社会经济地位地区 • 国家
临床症状	• 脑卒中的初始严重程度（NIHSS） • 意识障碍 • 梗死面积 • 大脑半球或基底动脉综合征 • 缺血性脑卒中亚型 • 发热 • 高血压 • 心房颤动 • 糖尿病 • 充血性心力衰竭	• 其他心脏病 • 既往脑卒中史 • 脑卒中前残疾 • 脑卒中前抑郁 • 脑卒中前痴呆 • 阻塞性睡眠呼吸暂停
生活方式	• 吸烟 • 饮酒 • 肥胖	
生化生物标志	• 高血糖 • C 反应蛋白	• 胆固醇 • 红细胞沉降率 • 纤维蛋白原 • 白细胞计数 • 尿酸 / 肌酐 • 微量白蛋白尿 / 白蛋白 – 球蛋白比值 • Lp-PLA2 • 同型半胱氨酸
神经影像学标志		• 脑白质疾病 • 无症状脑梗死 • 微出血
医疗救治系统		• 获得救治 • 紧急响应 • 远程医疗

NIHSS. 美国国立卫生研究院脑卒中量表；Lp-PLA2. 脂蛋白相关磷脂酶 A2

和心房颤动后，死亡率的性别差异发生逆转。同样，国际脑卒中试验（International Stroke Trial，IST）报道了女性在脑卒中后 14d 和 6 个月死亡率较高，而经过协变量调整后性别差异消失 [57]，这表明年龄、脑卒中特征和危险因素的基线差异可能是观察到的大部分病死率的性别差异的原因。GWTG-S 项目中，来自美国 1139 家医院的 383 318 名急性缺血性脑卒中患者被纳入研究，研究发现与男性相比，女性得到较少的护理，并有较高的住院原始死亡率（6.0% vs. 5.2%）[58]。这种性别特异性的脑卒中存活率差异被年龄所改变。小于 45 岁的女性和男性脑卒中死亡率相似，但 45—74 岁的女性中，脑卒中死亡率比男性低 20%～35%。在老年群体中，女性不再有类似的益处，例如 85 岁及以上女性的死亡率比男性高 12%～14% [59]。此外，脑卒中后女性活动和功能受到更大的限制，健康相关生活质量（health-related QOL，HRQOL）更低，脑卒中后抑郁的发生率更高 [59, 60]。还需要进一步的研究来明确脑卒中结果中性别差异的原因，并制订有效的干预措施来减少这些性别差异。

尽管在所有种族群体中，年龄调整脑卒中死亡率有所下降，但与白种人相比，黑种人的年龄调整脑卒中死亡率仍然较高 [2]。在美国，45 岁及以上的非西班牙裔黑种人的年龄调整脑卒中死亡率比其他种族高出 30%～68% [61]。在 2003—2008 年的 GWTG-S 研究中，与白种人患者相比，黑种人患者的住院脑卒中死亡率更高，并且比白种人或西班牙裔患者接受的循证治疗更少 [62]。在心血管健康研究（Cardiovascular Health Study，CHS）的 65 岁以上患者队列发现，黑种人在缺血性脑卒中后的死亡风险高于其他组 [63]。在一组生活在美国东南部的脑卒中退伍军人队列研究表明，非西班牙裔黑种人患者脑卒中后 38 个月的死亡率明显高于非西班牙裔白种人 [64]。2003—2007 年对 27 744 名患者进行的脑卒中地理和种族差异的原因国家队列研究发现，在全国范围内，黑种人和白种人在地区脑卒中发病率的差异与脑卒中死亡率的差异相似 [65]。在 NOMAS 中，脑卒中后 5 年累计死亡率在三个人种族组之间只有轻微的差异 [29]。尽管在 NOMAS 中不同种族间的总体脑卒中死亡率相似，但在加勒比拉美裔中观察到脑卒中相关的早期死亡率较高。一项包含了 200 900 名

脑卒中患者与医疗保险索赔相关的 GWTG-S 数据分析发现，即使在调整了脑卒中严重程度、其他预后变量和医院特征之后，黑种人和西班牙裔患者的长期死亡率也高于白种人和亚洲患者 [66]。

黑种人、西班牙裔和白种人患者脑卒中危险因素（如高血压、糖尿病和心房颤动）的患病率和社会经济地位的差异，可能部分解释了不同种族 - 族裔群体在脑卒中后的死亡率差异 [67]。然而在美国，大部分脑卒中死亡的额外负担是由相对年轻的黑种人和生活在东南部各州的黑种人承担的 [65, 68, 69]。需要进一步的研究确定脑卒中死亡率的种族差异在多大程度上可以通过脑卒中危险因素和缺血性脑卒中亚型、社会经济地位、获得卫生保健机会、健康社会决定因素和脑卒中卫生保健系统缺陷方面的差异得到解释。

（二）脑卒中的严重程度

采用美国国立卫生研究院脑卒中量表进行脑卒中早期严重程度的评分仍然是脑卒中死亡率和不良预后的主要预测因素之一 [46, 70-74]。随着时间的推移，NIHSS 已经被纳入了大多数残疾和死亡率的预测模型 [75]。TOAST 试验发现，基线 NIHSS 每增加 1 分，脑卒中后第 7 天和第 3 个月的生存和良好结局的可能性分别降低 24% 和 17%。NIHSS 得分≥16 分，预示着更高的死亡率或严重残疾率；而得分≤6 分，预示着良好的预后 [70]。GWTG-S 项目表明，NIHSS 评分是住院死亡率最强的预测因子，并提供了患者短期死亡风险的大量增量信息 [76]。另外，早期神经功能缺损程度改善是指 NIHSS 评分在最初 24h 内较基线评分降低≥4 分，这与良好的预后和血管再通有关，主要见于接受静脉溶栓和（或）机械取栓的患者 [77-80]。

早期脑卒中严重程度的其他指标，如意识状态、梗死面积、神经功能缺损的严重程度、入院脑卒中综合征的类型和癫痫发作，已被认为是脑卒中后早期预后的临床预测指标 [81-85]。早期脑卒中综合征的类型是死亡的一个重要临床决定因素。NOMAS 发现，累及大脑半球或基底动脉尖综合征患者的早期死亡率最高，轻度半球综合征患者的生存率居中，腔隙综合征患者的预后最好 [22]。牛津郡队列研究提示，大脑前动脉供血区广泛脑梗死患者的生存率最差 [86]；大脑后部梗死的死亡率似乎很低，但运动障碍和认

知缺陷不容忽视。在对有大脑后部梗死患者的 7 项临床试验 Meta 分析表明，脑卒中死亡率为 2%～5%[87]。失忆和皮质盲是后循环梗死预后不良的预测因素[88]。

（三）缺血性脑卒中亚型

缺血性脑卒中亚型是脑卒中死亡率和复发风险的重要决定因素。一般来说，腔隙性脑卒中预后更好，大动脉粥样硬化性脑卒中有很高的复发率，心源性栓塞性脑卒中死亡率较高。腔隙性脑卒中后 30d 和 1 年病死率为 1%～2% 和 7%～12%，大动脉粥样硬化性脑卒中为 8%～16% 和 10%～20%，心源性栓塞性脑卒中为 13%～30% 和 22%～53%[89-92]。

与非腔隙性脑梗死相比，腔隙性脑梗死患者的生存机会明显更好[89-96]。腔隙性脑卒中患者的长期预后数据显示，在最初几年里，死亡风险与一般人群相似或略有增加[97]。然而，长期的研究观察到腔隙性脑梗死患者出现明显的死亡，这表明腔隙性脑梗死的长期预后似乎不如以前报道的好[92, 93, 95]。腔隙性脑梗死表现出前后矛盾的临床病程，即早期死亡率低，但从中长期来看，死亡、脑卒中复发和痴呆的风险会增加。小血管病变且无症状进展是腔隙性脑梗死的典型特征，因此，腔隙性脑梗死应该视为需要及时、严格处理的疾病[96]。

心源性脑卒中是最致命的脑卒中亚型[89-92]。心源性脑卒中患者在脑卒中后 30d 死亡的可能性是因大血管动脉粥样硬化而脑卒中的患者 4 倍，5 年后死亡的可能性是后者的 2.5 倍[98]。心源性栓塞性脑卒中比其他亚型脑卒中严重程度更高，并伴有更多的血管合并症，这可能是导致这些患者预后较差的主要因素[99]。

（四）血压

心房颤动和心力衰竭　据全球疾病负担研究估计，64% 的脑卒中风险可归因于高血压，这是缺血性和出血性脑卒中能被干预的最强决定因素[100]。3/4 的急性缺血性脑卒中患者在就诊时血压升高[101]。2/3 的患者在脑卒中后的第 1 周血压会自动下降，并恢复到脑卒中前的水平。大多数研究发现，脑卒中急性期的高血压，无论是随机血压还是 24h 动态血压数值，都与预后不良相关[102]，并且高血压还增加早期脑卒中复发、出血转化和脑水肿的风险[101]。另外，入院时血压与不良预后的关系呈 "U 型模式"，低血压也是预后不良因素之一，因为低血压可能影响脑

灌注，导致死亡率增加[103-106]。

纳入了 17 398 名脑卒中患者的 IST 研究发现，高血压和低血压都是脑卒中后 6 个月预后不良的独立预后因素[106]。在 150mmHg 基础上，血压每增加 10mmHg，死亡风险增加 3.8%；每低于 10mmHg，死亡风险增加 17.9%。在国家健康和营养检查调查（NHANES）纳入的 455 例脑卒中患者中，同收缩压较高的患者相比，较低收缩压患者死亡风险增加[107]。瑞典一项对 799 例老年脑卒中患者的研究发现，入院时血压升高和入院后血压降低分别与功能预后改善和死亡率降低相关[108]。这些结果表明，发生缺血性脑卒中后出现的高血压是对缺血的适应性反应，而随后的血压下降可能是组织再灌注的结果。入院时的血压也与脑卒中的长期预后有关。入院时血压降低提示存在心脏合并症，而血压增高则与高血压有关，密切监测血压和开展进一步检查对降低死亡率和改善脑卒中预后很重要[109]。

一项多中心 rt-PA 治疗脑卒中的研究中，1205 例患者在缺血性脑卒中症状出现 3h 内接受静脉注射 rt-PA 治疗，治疗前平均血压升高是增加患者死亡率和颅内出血率的主要原因[110]。最近，一项名为 ENCHANTED 的试验将 2227 名患有高血压且接受静脉溶栓的急性缺血性脑卒中患者随机分为强化降压组（130～140mmHg）和温和降压组（＜180mmHg）。研究结果发现，强化降压是安全的，并且与较低的颅内出血发生率相关，遗憾的是，强化降压没有明显改善临床预后[111]。在接受机械取栓术的大血管闭塞患者中，术中较高的血压与更好的预后和更小的梗死体积相关[112, 113]，而取栓后高血压则与症状性出血、接受开颅减压手术和死亡率增高有关[114-117]。

多个研究表明，心脏病是脑卒中预后的一个显著预测因子。心力衰竭是脑卒中后 1～5 年死亡的仅次于年龄增长的最强预测因子[118-120]。Framingham 研究发现，心力衰竭在心源性脑卒中风险中排名第二，其使缺血性脑卒中的相对风险增加了 2～3 倍[121]。充血性心力衰竭与死亡率增高相关，合并充血性心力衰竭的患者在脑卒中后 15 年内女性死亡率为 39%，男性为 72%[122]。另一项持续 4 年的随访研究结果发现，在调整年龄和性别等相关因素后，充血性心力衰竭使死亡风险增加了 1 倍，并使脑卒中和心血管疾病的死亡风险增加了 4 倍[123]。NOMAS 研究纳入

的脑卒中 30d 幸存者的研究结果提示，充血性心力衰竭是患者 5 年内死亡的独立预测因子[48]。明尼苏达州罗彻斯特的一项研究发现，首次脑梗死后死亡的独立危险因素为充血性心力衰竭、持续性心房颤动和缺血性心脏病[16]。在加拿大脑卒中网络登记中，9% 的缺血性脑卒中患者合并心力衰竭，心力衰竭是脑卒中后 30d 死亡、残疾和再次住院的独立预测因子[124]。珀斯社区脑卒中研究发现，1 年内死亡的预测因素包括心力衰竭和心房颤动[32]。一项瑞典持续 14 年的随访研究表明，心力衰竭和糖尿病史是长期死亡率的预测因素[118]。另一项基于社区医院的脑卒中研究则发现，患有心脏病的脑卒中幸存者 1 年生存率较低[125]。此外，Framingham 研究也发现合并心脏病脑卒中患者的 10 年生存率较低[121]。

心房颤动是老年人中最常见的慢性心律失常，心房颤动对首次脑卒中的预后有显著的影响[2, 3, 120]。在 Framingham 队列中，25% 心房颤动患者在脑卒中后 30d 结局为死亡或严重脑卒中，而非心房颤动患者为 14%[126]。德国一项纳入了近 30 万例缺血性脑卒中患者的全国性研究发现，心房颤动患者的死亡率是非心房颤动患者的 1.9 倍（12.1% vs. 6.5%）[127]。有研究报道，心房颤动患者 30d 死亡率为 23%～35%，非心房颤动患者为 7%～14%[120-123]。心房颤动患者与非心房颤动患者的死亡率差异在老年人中更为明显。在 ≥75 岁的心房颤动患者中，一半的脑卒中是严重或致命的。对加拿大脑卒中网络登记的 10 528 例急性缺血性脑卒中患者的分析表明，心房颤动与脑卒中后 30d 和 1 年的严重残疾和死亡有关，但当根据年龄和脑卒中严重程度进行调整后，这种关联的程度大大减弱[128]。强烈的证据表明，使用华法林抗凝治疗可使心房颤动患者致死性和非致死性缺血性脑卒中降低约 50%[129]。与未服用华法林的患者相比，服用华法林患者的病死率有所降低[130]。直接口服新型抗凝血药治疗心房颤动已成为一种有效的治疗方法，新型抗凝血药在改善临床结果（包括降低死亡率）方面比华法林具有优势，目前已被应用于心房颤动患者预防脑卒中的一线治疗[131]。

（五）高血糖和糖尿病

糖尿病在脑卒中患者中很常见，并与较差的预后相关。高达一半的患者存在脑卒中后高血糖，

高血糖与脑卒中严重程度[132, 133]、住院死亡率增加[134-137]、脑卒中复发[138]和功能预后不良独立相关[139-141]。NINDS rt-PA 脑卒中试验发现，无论是否接受 rt-PA 治疗，较高的入院血糖水平与更高的临床不良预后发生率相关[139]。NOMAS 研究发现，入院时血糖大于 140mg/dl 与死亡率增加相关，这种影响与缺血性脑卒中的病灶大小或严重程度无关[30]。GWTG-S 登记分析结果表明，入院时的急性高血糖（＞140mg/dl）和慢性高血糖（糖化血红蛋白＞6.5%）均与接受 rt-PA 治疗患者的死亡率和症状性出血增加相关[134]。高血糖对急性缺血性脑卒中的影响机制可能为增加脑损伤和导致脑出血，或两者兼有[132, 139]。另外，高血糖的影响可能会被继发于梗死的急性应激反应所掩盖。急性脑卒中住院期间的强化血糖控制（通常定义为血糖目标≤150mg/dl）是否能降低脑卒中死亡率和改善预后是一个热门研究领域。最近，脑卒中高血糖胰岛素临床效果（SHINE）试验显示，与标准治疗相比，接受静脉注射胰岛素进行强化血糖控制的急性脑卒中患者在脑卒中后 90d 的良好功能结果没有显著差异[142]。虽然最近这些结果并不支持在脑卒中急性期进行强化血糖控制，但术后血糖控制对脑卒中长期良好的预后很重要。

（六）发热

多达一半的患者在脑卒中后出现发热，并与相对较大的梗死体积和更严重的脑卒中相关[143, 144]。无论初始脑卒中的严重程度如何，发热（37.5～39℃和＞39℃）被认为是功能预后不良及脑卒中后的短期和长期死亡率的主要决定因素[145-147]。一项 Meta 分析对纳入了 2986 名患者的 6 项研究进行了总结，发现发热使缺血性脑卒中的短期死亡率增加 1 倍[147]。然而，到目前为止，还没有强有力的证据表明进行机体降温可以降低脑卒中后的死亡率和改善功能预后[148, 149]。

（七）炎症标志物和其他血液生化参数

炎症性生物标志物，如 C 反应蛋白（C-reactive protein，CRP）和脂蛋白相关磷脂酶 A2（Lp-PLA2），可以预测急性缺血性脑卒中后动脉粥样硬化性血栓事件的发展和患者长期死亡率[150-153]。脑卒中发病后 12～72h 入院时 CRP 水平升高与短期和长期死亡风险增加相关[153-159]。对急性缺血性脑卒中患者的 Meta 分析表明，CRP 升高与全因死亡率[153]和长期功能结

局不良独立相关[160]。CRP 与脑卒中后死亡率之间的关系可能部分反映了炎症诱导的内皮细胞功能障碍和血小板活化。此外，CRP 水平随着脑卒中严重程度的增加而增加，而 Lp-PLA2 可能是脑卒中复发风险更强的预测因子[161, 162]。Lp-PLA2 是一种白细胞衍生相关的酶，参与低密度脂蛋白胆固醇（LDL-C）的代谢，可预测脑卒中的发生[163, 164]和复发[161, 162]。

在脑卒中早期，免疫和应激相关标志物表达升高，这可以解释脑卒中患者对感染和并发症的易感性及随之而来的高死亡率。中性粒细胞 - 淋巴细胞比值升高是一种非特异性炎症标志物，与缺血性脑卒中早期神经功能恶化、住院并发症的发生和功能预后不良相关[165-173]。此外，脑卒中 24h 内 DR 型人白细胞抗原降低和 IL-6 升高与脑卒中后 3 个月功能预后不良和死亡率增高相关[174]。

除了炎症指标，一些代谢异常，如肾功能异常[175-178]、高尿酸血症[179-181]、贫血[182, 183]、低钠血症[184-186]、平均血小板体积[187, 188]及心脏损伤的标志物（包括肌钙蛋白[189, 190]和 B 型利钠肽升高[191]），均已被证明影响脑卒中预后和死亡率。

可溶性生物标志物的实用性及其能否影响临床决策以改善脑卒中患者，还需要进一步的研究。纠正这些标志物水平在降低不良脑卒中预后风险方面的临床相关性尚未确定，目前关于此类问题正在深入研究中。

三、缺血性脑卒中的复发

复发性脑卒中是脑卒中幸存者残疾和死亡的主要原因。与首次脑卒中事件相比，复发性脑卒中与更高的死亡率、残疾水平和治疗成本相关。随着人口老龄化加剧、脑卒中后生存率的提高、康复循证二级预防策略的进步，复发性脑卒中可能在未来脑卒中相关医疗保健的支出中占据更大的份额[4]。复发性脑卒中是脑卒中幸存者及其家人将要面对的主要风险。

美国每年 80 万例脑卒中，复发性脑卒中占比为 23%[2]。脑卒中复发的风险在脑卒中后的第 1 年最高，随后下降至一个较低且稳定的水平。大型前瞻性、以社区为基础的研究发现，脑卒中复发的风险在首次脑卒中 30d 内为 1%～6%，第 1 年为 6%～13%，第 2～5 年每年为 5%～8%，5 年内脑卒中复发的累

计风险为 12%～42%[16, 18, 22, 37, 40, 118, 192-198]。明尼苏达州的罗彻斯特市的一项研究结果显示，复发性脑卒中的风险在首次脑卒中后第 7 天为 2%，第 30 天为 4%，第 1 年为 12%，第 5 年为 29%[20]。Framingham 研究表明，5 年的累计脑卒中复发率男性为 42%，女性为 24%[18]。珀斯社区脑卒中研究提示，大约 1/6（15%）的脑卒中患者在 5 年内出现复发性脑卒中，其中 25% 在复发性脑卒中的 28d 内死亡[30]。5 年首次脑卒中复发的累计风险为 23%，10 年为 43%[40, 198]。脑卒中复发后 30d 的病死率为 41%，明显高于首次脑卒中后 30d 的病死率（22%）[198]。纳入了 992 例首次缺血性脑卒中患者的 NOMAS 队列中，30d 累计脑卒中复发风险为 2%，1 年为 8%，5 年为 16%[30]（表 17-1）。在大型临床试验中，如 IST、WARSS、PRoFESS、SAMPRISS、SPS3、RESPECT-ESUS、NAVIGATE-ESUS，观察到较低的脑卒中复发率[199-206]。不同研究之间复发率差异的原因可能反映了研究之间设计（基于医院和社区）、纳入和排除标准、研究人群的社会人口统计学特征、复发性脑卒中的定义、急性干预和预防性药物使用的差异。

随着时代的进步，脑卒中复发率一直在下降。对脑卒中二级预防随机试验的对照组分析结果显示，20 世纪 90 年代的脑卒中复发率比 60 年代下降了近 50%[207]。一项对来自医院或社区脑卒中登记的 13 项研究的系统回顾结果显示，5 年脑卒中复发风险从 32% 降低到 16%，但这些研究在病例组合和脑卒中复发定义方面，各研究存在显著差异[208]。临床试验已经证明了开展脑卒中二级预防治疗能使患者获益，二级预防治疗包括抗高血压治疗、他汀类药物和抗血栓治疗[199, 200, 204, 209, 210]。通过对二级预防方案的进一步改进，如结合多种方法（如饮食调整、运动、阿司匹林、他汀类药物和抗高血压药物）进行二级预防，可以减少脑卒中患者 80% 的复发性血管事件[211]。

（一）缺血性脑卒中后复发的预测因素

在社区和住院队列中，与脑卒中复发风险增加相关的因素包括年龄[16, 118, 192-194, 197]、男性[18, 212, 213]、高血压[18, 22, 107, 194, 196, 214, 215]、糖尿病和血糖升高[16, 22, 215-219]、高脂血症[220]、吸烟[37, 212, 213, 221]、酗酒[22, 214, 222]、脑卒中史[118, 196, 212, 214]、冠心病史[16, 18, 194, 214, 215]、心房颤动[194, 212, 214, 215, 223]、心力衰竭[16, 18, 222, 224]、左心房增大[225]、

神经影像学阳性发现［如异常的头部 CT、CTA 和 MRI（DWI）][196, 216, 214, 226–228]、脑白质病[229–234]、脑微出血等[235, 236]。此外，与首次脑卒中一样，脑卒中复发的风险受到地理、种族 / 民族、社会经济地位和医疗系统差异的影响[3, 237]，脑卒中后的痴呆[238, 239] 和抑郁症对脑卒中复发也有影响[240, 241]。

脑卒中复发的预测因素可能是时间特异性的，因此，脑卒中后早期和晚期复发预测因素可能有所不同。梗死亚型是早期脑卒中复发的重要预测因素。然而，它通常不能在患者入院时确定。在制订早期复发的预测因素时，最好的方法是依赖于初次接诊患者时容易得到的信息，如临床病史、检查、初次神经影像学和实验室检测等。在 NOMAS 中，除缺血性脑卒中亚型外，与早期脑卒中复发相关的最显著预测因子为心房颤动（RR=4.0，95%CI 1.1～14.6）、饮酒（每天 2～4 杯 vs. 不喝酒, RR=6.8，95%CI 1.2～39.9）和高胆固醇血症（RR=0.15，95%CI 0.1～0.7）[242]。一些研究也确定了心房颤动和潜在的心源性栓子是早期脑卒中复发的预测因素[223, 243]。此外，酗酒、高血压、瓣膜病、恶心呕吐和既往脑卒中史与早期脑卒中复发的风险增加相关[243]。适当进行抗血栓治疗显著降低了早期脑卒中复发的风险[244]。最近的试验表明，在轻型缺血性脑卒中或高危 TIA 的急性期，双联抗血小板药物比单一药物更有效[24, 25]。

血流动力学状态会影响脑卒中后的早期结局和复发风险[105, 106, 245, 246]。在 PRoFESS 试验中，对近期非心源性缺血性脑卒中患者的事后分析显示，随访期间 SBP 水平在低（＜120mmHg）、高（140～149mmHg）或非常高（≥150mmHg）范围与脑卒中复发的风险增加有关[245]。在 IST 研究中，对来自 17 398 例急性脑卒中患者数据分析结果显示，过高或过低的 SBP 与脑卒中后 14d 内的复发增加相关[106]。SBP 每增加 10mmHg，14d 内缺血性脑卒中的复发率就会增加 4.2%，并且这种关联在致死性和非致死性复发中都存在。此外，相对较低的血压（SBP＜120mmHg）也与不良预后相关（虽然出现低血压的患者占比仅有 5%）。血压与复发性脑卒中的相关关系似乎与年龄、脑卒中的严重程度、意识水平和心房颤动无关。这可能解释了为什么使用了钙通道阻滞药后，有些患者病情出现了恶化，这很可能是由血流灌注减少而导致的[247, 248]，这种病情恶化

在 ACEI 和血管紧张素 Ⅱ 受体阻滞药的相关缺血性脑卒中的临床研究中并未观察到[249]。

一些晚期缺血性脑卒中复发可干预和不可干预的预测因子已被确定。不可改变的预测因素中，年龄是决定因素[16, 119, 192–194, 197]，年龄被纳入了早期复发预测评分［即 ABCD2（年龄≥60 岁，血压，临床特征，持续时间，糖尿病）][250, 251]、晚期复发预测评分［即 CHADS2（充血性心力衰竭，高血压，≥75 岁，糖尿病和之前脑卒中或短暂性脑缺血发作或血栓栓塞）]和 CHA2DS2D-VASc（充血性心力衰竭，高血压，≥75 岁，糖尿病、脑卒中或短暂性脑缺血发作，血管疾病，65—74 岁，性别类别）之中[251, 252]。大量研究显示，年龄和复发性脑卒中之间显著相关。少数研究发现年龄与复发性脑卒中之间缺乏显著相关性[22, 37, 216, 212]。有报道称，男性的脑卒中复发率高于女性[18, 212, 213]，但这与我们在其他研究中对脑卒中后复发事件和性别差异的理解上存在明显的差距[253]。对不同种族 – 民族群体的脑卒中复发情况的差异性研究较少。脑卒中复发在黑种人和西班牙裔患者中略高，但这些差异未达到统计学意义[31]。

对高血压和脑卒中复发之间关系的研究较少，目前推定高血压在脑卒中复发的影响与在初次脑卒中中类似[14]。一些研究发现高血压对脑卒中复发没有影响，而另一些研究则表明高血压会增加脑卒中复发风险[18, 22, 106, 194, 196, 214, 215]。未能将高血压识别为复发的预测因素可能反映了这样一种现象，即高血压患者的脑卒中复发风险压倒了其他特定风险因素的任何影响。或者说，高血压可以作为一个对脑卒中患者进行二分法的指标，再去定义其他危险因素的阈值。从某种意义上说，对于一个脑卒中患者而言，即使是"正常"的血压也可能是过高的[254]。强烈的证据表明，治疗高血压可以降低脑卒中复发的风险[254–258]。在 PROGRESS 研究中（一项针对既往有脑卒中或 TIA 病史的患者中进行随机对照试验），使用培哚普利和吲达帕胺的降压方案能使脑卒中复发风险降低 1/4 以上[257]。在随访的 4 年中，脑卒中年复发率从 3.8% 下降到 2.7%。重要的是，研究还发现非高血压患者的脑卒中风险也降低了。这与抗高血压药物干预试验的 Meta 分析结果一致，降压药物的应用降低了脑卒中的复发风险[258]。然而，专门用于研究二级脑卒中预防的最佳血压目标值的数据有

限。SPS3 试验纳入了 3020 例腔隙性脑卒中患者，并将患者随机分为两个组（血压目标 SBP<150mmHg vs. <130mmHg），结果发现，低 SBP 目标组患者缺血性脑卒中复发率（HR=0.81，95%CI 0.64～1.03）和脑出血发生率显著降低（HR=0.37，95%CI 0.14～0.89）[203]。AHA 目前建议对所有 SBP≥140mmHg 或舒张压≥90mmHg 且有脑卒中或 TIA 病史的成年人开展降压治疗[14]。

流行病学数据显示，血清 LDL-C 升高与更高的脑卒中复发风险之间联系并不紧密[14, 259]。然而，通过积极降低胆固醇水平预防脑卒中（SPARCL）临床试验和 Meta 分析的数据显示，他汀类药物可显著降低 LDL-C 水平，已被证明能有效降低脑卒中复发风险，而没有任何显著的脑出血风险[199, 260, 261]。

糖尿病是脑卒中复发的一个决定因素[16, 22, 212, 215, 217-219]。然而，支持糖尿病作为脑卒中复发危险因素的数据却很少。罗彻斯特研究结果提示，年龄和糖尿病是脑卒中复发的重要独立预测因素[16]。在一项纳入首次缺血性脑卒中患者的 CHS 子研究中，糖尿病可增加 60% 脑卒中复发风险[219]。对 18 项研究（共 43 899 名受试者）的 Meta 分析显示，糖尿病患者的缺血性脑卒中复发风险显著高于非糖尿病患者（HR=1.44，95%CI 1.28～1.6）[217]。脑卒中发病时的高血糖在糖尿病患者中更为常见，并已被发现可以预测脑卒中复发，高血糖的一些影响可能取决是否存在确诊或未确诊的糖尿病[14]。在参加前瞻性吡格列酮大血管事件临床试验（PROactive）的脑卒中史患者中，吡格列酮治疗与复发性脑卒中的 RR 降低 47% 相关（HR=0.53，95%CI 0.34～0.85）[262]。脑卒中后胰岛素抵抗干预（IRIS）试验显示，对于合并胰岛素抵抗但非糖尿病的脑卒中患者，吡格列酮治疗组的脑卒中复发和心肌梗死发生率（9%）低于安慰剂（11.8%）（HR=0.76，95%CI 0.62～0.93），表明吡格列酮是糖尿病前期患者脑卒中二级预防的有效治疗方法[263, 264]。

吸烟是公认的脑卒中危险因素，戒烟是脑卒中二级预防的推荐策略[14]。一项纳入了 3069 例中国初次脑卒中患者研究表明，调整后的脑卒中复发 HR 为 1.16（95%CI 0.75～1.79），初次脑卒中事件后戒烟者为 1.31（95%CI 0.99～1.75），持续吸烟者为 1.93（95%CI 1.43～2.61）。在持续吸烟者中，脑卒中复发

HR 与每天吸烟量有关，每天 1～20 支患者复发 HR 为 1.68（95%CI 1.14～2.48），超过每天 40 支的患者复发 HR 为 2.72（95%CI 1.36～5.43）。这些结果证实了吸烟增加了脑卒中复发的风险，并显示了吸烟量与脑卒中复发风险之间的剂量 – 反应关系[221]。缺乏前瞻性临床试验检验戒烟对脑卒中或 TIA 二级预防的有效性，但鉴于吸烟危害的压倒性证据和戒烟益处的观察性研究的结果，这类试验不太可能进行。

在大量饮酒的患者中，脑卒中患者的复发率显著增加[22, 214, 222]。在 NOMAS 中，近一半有酗酒史的患者在 5 年内出现了脑卒中复发，而没有酗酒史的人则为 22%[22]。酒精的影响在吸烟者、不吸烟者、黑种人和西班牙裔患者中被观察到，但在白种人患者中却没有。乙醇理论上可以通过多种机制增加脑卒中复发的风险，包括高血压、高凝状态、心律失常、心肌病、糖尿病和脑血流减少[265-267]。一般来说，轻度到中度饮酒与降低首次脑卒中和心血管事件复发的风险有关[14, 268]。酒精摄入量与缺血性脑卒中风险之间似乎存在 J 型关联，轻度至中度饮酒者（女性每天约喝 1 杯，男性每天约喝 2 杯）有积极效果，但大量饮酒会增加脑卒中风险。因为饮酒和吸烟都是可改变的行为，所以确定它们对脑卒中复发的影响是很重要的。在城市人群中，这些行为可能更为普遍，并可能需要在脑卒中复发预防项目中得到更多的关注。

心脏病也是缺血性脑卒中复发的一个重要决定因素[14, 269]。罗彻斯特研究表明，心脏瓣膜病和充血性心力衰竭是脑卒中复发的独立预测因素[270]。而 Framingham 研究显示，存在冠心病和（或）充血性心力衰竭的患者，调整年龄后的 5 年生存率降低[18]。此外，与非 AF 组相比，AF 组在随访 1 年期间生存率较差，脑卒中复发率较高[271]。伦敦南部的一项基于人群脑卒中登记研究分析表明，既往心肌梗死和心房颤动是脑卒中后 1 年和 5 年复发的危险因素[193]。对包括 9173 例缺血性脑卒中患者（18.2% 合并心力衰竭）7 项研究的 Meta 分析表明，心力衰竭使得脑卒中复发风险增加 2 倍[224]。在一项系统回顾和 Meta 分析中，心房颤动（OR=1.88，95%CI 1.56～2.25）和冠心病（OR=1.77，95%CI 1.31～2.39）被认为是与脑卒中复发相关的重要危险因素[215]。血栓形成的风险可以使用 CHADS2 或 CHA2DS2-VASc 评分进行量化[215, 272, 273]（表 17-3）。CHADS2 和

表 17-3　非瓣膜性心房颤动患者的脑卒中风险评分

	评分系统		年脑卒中率		
	CHADS2	CHA2DS2-VASc	总　分	CHADS2	CHA2DS2-VASc
CHF 或 LVEF<40%	1分	1分	0	1.9%	1.0%
高血压	1分	1分	1	2.8%	1.3%
年龄>75 岁	1分	2分	2	4.0%	2.2%
糖尿病	1分	1分	3	5.9%	3.2%
脑卒中 /TIA/ 血栓栓塞	2分	2分	4	8.5%	4.0%
血管性疾病（MI，PPD）	–	1分	5	12.5%	6.7%
年龄 65—74 岁	–	1分	6	18.2%	9.8%
性别（女性）		1分	7	N/A	9.6%
			8	N/A	6.7%
			9	N/A	15.2%

CHADS2. 充血性心力衰竭，高血压，年龄≥75 岁，糖尿病、脑卒中 /TIA/ 血栓栓塞史、血管性疾病；CHA2DS2-VASc. 充血性心力衰竭，高血压，年龄≥75 岁，糖尿病、脑卒中 /TIA/ 血栓栓塞史，血管性疾病，年龄 65—74 岁，性别（女性）；CHF. 充血性心力衰竭；LVEF. 左心室射血分数；TIA. 短暂性脑缺血发作；MI. 心肌梗死；PVD. 周围血管病；N/A. 不适用

CHA2DS2-VASc 都可能低估了近期发生 TIA 或无其他危险因素的缺血性脑卒中患者的脑卒中风险。这些患者每年脑卒中的风险可能接近 7%～10%[274]。因此，对既往合并缺血性脑卒中患者的心房颤动进行治疗是二级脑卒中预防项目的主要重点。幸运的是，有大量的临床试验结果表明，抗凝治疗对降低心房颤动患者初次 / 二次脑卒中风险非常有效。此外，新型口服抗凝药物，如直接因子抑制药（利伐沙班、阿哌沙班、伊多沙班）和凝血酶抑制药达比加群，克服了传统抗凝药物的局限性，在不增加出血并发症的情况下显著降低脑卒中风险[131]。

脑卒中复发与炎症和止血生物标志物之间关系的证据得到积累[275-284]。脑卒中复发可能的生化和临床预测因子包括 CRP、Lp-PLA2、同型半胱氨酸、脂肪酸结合蛋白 -4、凝血因子、D 二聚体、狼疮抗凝血剂、抗心磷脂抗体、白细胞计数、白蛋白 - 球蛋白比值和肥胖水平。虽然一些标志物具有一定的预测能力，但没有一个对经过验证的临床预测模型具有额外的预测能力。血液生物标志物在预测缺血性脑卒中预后方面的临床应用价值尚未确定。

（二）复发性脑卒中和缺血性脑卒中亚型

缺血性脑卒中的复发形式和复发风险因脑卒中亚型而异，在脑卒中早期大动脉粥样硬化性脑卒中复发的风险最高[89, 96, 197, 285-289]。而长期而言，心源性脑卒中的风险较高，并与更高的死亡率相关[92, 285, 290]。此外，一些有着特殊损伤机制的脑卒中，如表现为内囊预警综合征的小血管疾病，则表现为早期神经功能恶化[291]。

大动脉粥样硬化性脑卒中的 30d 复发率为 2%～18%，而由小血管疾病引起的脑卒中的复发率为 1%～2%，心源性栓塞性脑卒中复发率为 3%～5%[16, 242, 288, 292]。NOMAS 研究结果表明，颅外动脉粥样硬化性梗死（9%）和颅内动脉粥样硬化性梗死（8%）的早期脑卒中复发率高于心源性栓塞（4%）、腔隙性（1.4%）和隐源性梗死（0.4%）。大动脉粥样硬化性梗死患者在初次脑卒中后 30d 复发的可能性是其他缺血性脑卒中亚型患者的 7 倍[242]（表 17-4）。该研究还发现，脑卒中亚型的晚期复发风险无显著差异。此外，有其他研究报道了不同脑卒中亚型 1 年和 5 年的复发率：大血管动脉粥样硬化性脑卒中

为 8%～24% 和 14%～40%，小血管疾病引起的脑卒中为 7%～10% 和 13%～24%，心源性脑卒中为 7%～13% 和 14%～31%，隐源性脑卒中为 6%～13% 和 12%～33%[89, 92, 95, 96, 242, 288, 290, 292]。

表 17-4　北曼哈顿脑卒中研究中缺血性脑卒中亚型的复发风险[30, 31]

脑卒中亚型	30d	1 年	5 年
所有脑卒中	2%	8%	16%
颅外动脉粥样硬化性脑卒中	9%	11%	23%
颅内动脉粥样硬化性脑卒中	8%	12%	16%
心源性栓塞	4%	7%	21%
腔隙性脑梗死	1.4%	10%	14%
隐源性脑卒中	0.4%	6%	15%

临床试验也提供了间接证据，表明与其他脑卒中亚型相比，颈动脉或颅内动脉粥样硬化性患者的脑卒中复发率更高[200-206, 293, 294]。虽然经过治疗脑卒中复发率有所下降，但该亚型的患者在接受积极的药物或介入治疗下，仍然有很高的复发风险[295]。

心源性脑卒中早期脑卒中复发风险似乎低于既往研究发现的每天 1%[92, 96, 288]。规范使用抗凝药物可预防早期心源性栓塞事件，从而降低早期复发的风险。然而，如 PRoFESS 试验所报道的，不愿或不能服用口服抗凝药物的心源性脑卒中患者脑卒中复发的风险最大[213]。此外，隐源性脑卒中很可能是由不明来源（心脏或血管）的血栓栓塞引起的，因此可能有脑卒中复发的风险。到目前为止，在隐源性脑卒中二级预防上，随机临床试验还没有发现新型抗凝药优于抗血小板治疗[205, 206]。因此，隐源性脑卒中更适合的二级预防方案仍然是一个值得积极研究的领域。

（三）复发性脑卒中和早期再入院

脑卒中的早期再入院率很高，为 12%～25%[23, 296-298]。与入院指数相比，它与更高的院内死亡率相关[299]。大约一半的早期再入院的原因是复发性脑卒中，其次是感染（30%）、心脏疾病（14%）、

跌倒和骨折（5%）[298-300]。

再入院率随患者年龄的增加而增加，而心源性脑卒中患者的再入院率显著升高[301]。再入院率和种族 / 民族差异也有关系[23, 300]，全国医疗保险患者数据分析显示，黑种人和西班牙裔 1 年再住院率高于白种人[302]，这可能与前者接受有循证证据支持的二级预防管理不足有关[303]。

从医院到家庭的健康管理模式过渡，对于降低急性脑卒中的再入院率至关重要。从非脑卒中护理单元[299]和非教学医院[298]出院的脑卒中患者早期再入院的风险更高。佛罗里达 - 波多黎各脑卒中登记研究比较了采用基于 GWTG 的质量改善计划和未使用 GWTG-S 计划的医院短期脑卒中患者结果[23]。发现采用质量改善计划的医院经治患者，除了住院率和 1 年死亡率较低以外，30d 再入院率也较低，同时种族 / 民族差异对再入院率影响也较小，这表明，参与脑卒中质量改善计划对改善脑卒中预后是有效的[23, 299]。

脑卒中幸存者对康复计划的坚持和对二级预防治疗依从性已经受到特别的关注。例如，综合急性期后脑卒中服务（COMPASS）是一项基于电话随访、早期临床访问和以患者为中心的随机试验，旨在评估脑卒中急性期后综合护理模式的有效性[304]。对 871 例出院后完成 14d 随访的患者研究显示，超过一半的患者不能列出脑卒中的主要危险因素，36% 的患者不认为血压是脑卒中危险因素，19% 的患者不遵守处方药物[305]。一系列的临床试验[306, 307]将提供循证策略，期望最大限度地提高脑卒中恢复率，并减少从脑卒中存活过渡到家庭相关的社会心理和健康带来的一系列困难。

（四）脑卒中结局预测模型

在不同的研究中，用于确定脑卒中结局的预测因素存在差异。原因可能是在不同研究中，队列的年龄和脑卒中亚型组成、研究中使用的预测因子的定义、随访时间长短、出现感兴趣目标结果的时间不同，以及其他预测因子的相对贡献值不同。脑卒中患者预后的巨大变异性使人们开始关注通过预测模型进行脑卒中预后的预测。影像学资料和临床症状可作为脑卒中预后的有效预测指标。临床预测模型或评分结合多种危险因素来评估未来临床事件

的绝对风险。没有一个模型是完美的，但是一个优秀的脑卒中复发风险预测的模型，并不劣于经验丰富的临床医生，甚至可能会改变临床决策。一些预测模型在临床实践中被广泛用于量化未来血管事件的风险，如 Framingham、ABCD2、CHADS2 和 CHA2DS2–VASc 评分[250, 252, 272]。近年来，多个脑卒中患者残疾和死亡率的预测模型得到设计、评估和验证，大多数模型的准确性在 80% 左右[308-328]。其中绝大多数预测模型将患者年龄和脑卒中严重程度作为常见的预测变量[329]。然而，由于预测脑卒中后复发事件的模型使用复杂、统计性能不够理想，导致其并未得到广泛应用。

风险分层作为确定脑卒中患者最佳二级预防方案的工具，需要考虑患者的总体绝对血管风险水平，而不是单独考虑脑卒中复发的风险。初次脑卒中的人具有较高的相对风险及后续心血管事件的绝对风险。其随后的事件更可能是脑卒中而不是心肌梗死，但其他血管性疾病包括心肌梗死和血管源性死亡，是常见的潜在结果。TIA 后 90d 内，心脑血管结局的风险也高达 25%，而且结局事件并不限于脑卒中[330]。预测评分是根据未来血管事件的风险对患者进行分层和选择适合的预防治疗方案的重要工具。

已经提出了多个评分用于脑卒中二级预防的风险分层，包括脑卒中预后评分Ⅱ（Stroke Prognostic Instrument Ⅱ，SPI-Ⅱ）[331]、来自脑卒中患者氯吡格雷与阿司匹林缺血性事件风险试验（Clopidogrel versus Aspirin in Patients at Risk of Ischemic Events，CAPRIE）中的 Essen 脑卒中风险评分（Essen Stroke Risk Score，ESRS）[332]、第 90 天时的复发风险估计值（Recurrence Risk Estimator at 90 days，RRE-90）[333]、脑缺血后的寿命评估（Life Long After Cerebral ischemia，LiLAC）[334]。ESRS 和 SPI-Ⅱ有 4 个共同的预测因子，分别为年龄、TIA 或脑卒中史、糖尿病和血压。ESRS 使用了欧洲二次脑卒中预防研究（ESPS-2）的数据集，并在 15 605 例既往有 TIA 或脑卒中的门诊患者中进行了验证[335]。NOMAS 研究则开发了一个加权评分系统，通过 7 个预测因子（年龄、NIHSS、心房颤动、外周动脉疾病、酗酒、缺乏体育活动和高密度脂蛋白胆固醇水平＜40mg/dl）对 5 年脑卒中复发进行预测。一项对脑卒中复发和心肌梗死预测量表的系统回顾和评估的研究，对 4 种临床预测模型进行了外部评估，包括 ESRS、SPI-Ⅱ、RRE-90 和 LiLAC[336]，发现 4 种预测模型的诊断性能相似，但诊断效能仍然差强人意，受试者工作特征曲线下的面积为 0.60～0.72。

一些预测评分纳入了现成的患者人口统计学资料和临床数据，因此易于使用，并且可能更适用于广泛的脑卒中患者人群。然而，在各种模型开发过程中使用的一些方法学处理可能导致临床预测模型的结果不那么准确。目前还没有关于脑卒中预后评分模型的指南和报道，这是未来的研究和临床实践的方向。

一些研究已经使用了神经影像学结果预测脑卒中的结局。在 ABCD2 评分中加入影像学指标（同侧颈内动脉狭窄≥50% 和急性期 DWI 高信号）在预测 TIA 患者脑卒中风险方面表现出优越性[337-339]。阿尔伯塔脑卒中计划早期 CT 评分（Alberta Stroke Program Early CT Score，ASPECTS）已被开发为利用 CT[339] 的早期缺血变化预测脑卒中结局，并已广泛用于筛选可接受血管内再灌注治疗的前循环大血管闭塞患者[340]。此外，通过 CTP 上的脑血流变化[341, 342] 或 DWI[343-345] 识别梗死核心体积对于急性脑卒中是有价值的，这提高了预测脑卒中预后的能力。最近，人们开始对临床资料和神经影像学数据进行综合分析[346, 347]，通过灌注成像识别组织半暗带和梗死核心，评估不可逆的损伤缺血组织及尚未完全死亡的脑组织体积[348, 349]。这些模型已被证明可以识别大血管闭塞脑卒中患者，这些血管闭塞患者在症状出现 6h 内对血管内再灌注治疗有良好的反应[27, 28]。

（五）脑卒中后的功能障碍和残疾

功能障碍是指无法完成个体本应完成的任务或技能，是脑卒中后重要的不良后果。目前人们已经开发了可靠且有效的量表用于评估日常生活活动（activities of daily living，ADL）和其他功能依赖的指标。其中最广泛使用的 2 种是 Barthel ADL 或 Barthel 指数（BI）[350] 和改良 Rankin 量表（modified Rankin Scale，mRS）[351, 352]。这些工具简单、可靠，是相当敏感的评估功能障碍的方法（表 17–5 和表 17–6）。

基于国际功能、残疾和健康分类（International Classification of Functioning，Disability and Health，ICF）的新量表已被提出用于评估脑卒中后的残

表 17-5 Barthel 日常生活活动指数

评定项	评 分			
	0	**5**	**10**	**15**
吃饭	不能	需帮助	能自理	
洗澡	依赖	能自理		
修饰	需帮助	能自理		
穿衣	依赖	需帮助	能自理	
大便	失禁或昏迷	偶尔失禁	能控制	
小便	失禁或昏迷或需他人导尿	偶尔失禁	能控制	
如厕	依赖	需帮助	能自理	
转移（床、椅）	依赖	需大量帮助	需少量帮助	能自理
活动（在水平面上）	不能步行	在轮椅上独立行动，较大依赖	需 1 人帮助步行	独立步行
上下楼	不能	需帮助	能自理	

表 17-6 改良 Rankin 量表

评 分	症 状
0	完全无症状
1	尽管有症状，但无明显残疾；能够执行所有日常职责和活动
2	轻微残疾；不能进行以前的所有活动，但不需要帮助，能照顾自己的事务
3	中度残疾，需要一些帮助，但行走不需要帮助
4	重度残疾，不能独立行走；不能满足自身需求
5	严重残疾，卧床不起，需要持续的护理和照顾
6	死亡

注：mRS 为 6 分的评分是为临床试验目的而添加的，不属于原量表的一部分

疾[353-355]。这些量表通过患者及患者的代理人上报日常活动，与传统的评估脑卒中严重度及脑卒中后依赖性量表有很强的关联性[354]。

根据研究人群的特征，在 6 个月时脑卒中幸存者重获生活自理能力的大致比例为 40%～65%。其中一个针对患者功能结局开展的大规模研究为奥克兰脑卒中研究，该研究在基线水平纳入了 1761 例患者，639 例（36%）患者在 6 年后仍然存活，研究者收集了存活患者的残疾和 HRQOL 的信息[356]。结果显示，42% 的患者在脑卒中 6 年后至少遗留有 ADL量表的某一方面的异常。珀斯社区脑卒中研究显示，初次脑卒中幸存者在发病后 30d，1/3 患者仍然残疾，1/7 的人正在接受永久性的机构护理[357]。在NOMAS 研究的 359 名脑卒中幸存者中，35% 可以独立生活，37% 中度依赖的照护者，28% 在初次脑卒中后 7～10d 存在某方面的依赖（由 ADL 量表评定），55% 在初次脑卒中后 6 个月仍有依赖。在多变量模型中，只有在脑卒中后 7～10d 内评估的 ADL结果可以预测 6 个月的功能独立性，这表明长期的功能独立性受到脑卒中后早期功能恢复的强烈影响。随机脑卒中临床试验中，经常 ADL 评分对功能活动进行评定，并作为主要终点事件，对患者功能独立的定义各不相同，30%～70% 使用 ADL 评分（ADL95～100 分）和 20%～50% 使用脑卒中后 3 个月时 Rankin 评分（0 分或 1 分），这取决于临床试验的选择标准[26-28, 71]。

一旦患者从脑卒中存活，康复和摆脱对他人依赖长期生存的可能性是患者、家属和医疗保健专业

人员需关注的问题。与 ADL 的长期独立性密切相关的预后因素是年龄、脑卒中严重程度和通过 BI 或 mRS 评分评估的早期功能表现[358, 359]。年轻与良好的功能结果相关，良好的功能结果定义为 mRS≤2 或 BI>95[360, 361]。入院时 NIHSS 评分较低（<10）预示着良好的结局；同时，NIHSS 越接近于零，对独立预测的效果越好[362-375]。脑卒中后早期评估的更高的 BI 评分或更低的 mRS 评分与良好的预后相关[360, 366-368]。第 5 天似乎是使用 BI 对 ADL 的最终结果进行最佳预测的最早时间[365]。因此，BI 应在医院卒中单元的第 1 周结束时评估，以进行早期康复管理。BI 在脑卒中后最初 48h 内不可靠，可能是由于在脑卒中入院后早期无法准确确定功能能力[366]。一些研究已经提出了专注于预测长期功能结果的评分系统[369, 370]。最被广泛验证的是 ASTRAL 评分，它使用患者的年龄、NIHSS、从脑卒中到入院的时间、视野缺损、入院血糖和入院时的意识水平来预测 3 个月或以后的死亡率和不良预后（mRS 评分>2）[372-374]。

功能障碍是指脑卒中患者无法完成或仅能部分完成其作为某一社会角色本应完成的使命（取决于年龄、性别、社会和文化因素）[375]。虽然脑卒中后残疾一直是文献中大量讨论的主题，但功能障碍却很少受到关注。一些功能障碍是可以接受的，但是目前尚不清楚哪些功能障碍对脑卒中幸存者影响最大。墨尔本脑卒中研究发现，脑卒中幸存者在许多领域都有功能障碍[376]。大多表现为生理独立能力差、工作能力下降。功能障碍随着残疾的严重程度增高而增加。在脑卒中后 3 个月和 12 个月，前循环梗死的残疾最多[366]。牛津郡社区脑卒中项目和珀斯社区脑卒中研究发现，大面积前循环梗死患者在脑卒中后 12 个月独立生活的可能性较低[355, 377]。腔隙性脑梗死的患者残疾最少。同样，罗彻斯特流行病学项目指出，腔隙性脑梗死患者的功能结局最好：超过 80% 的患者在脑卒中后 1 年出现轻微或没有功能障碍[378]。与其他亚型患者相比，心源性脑卒中患者在脑卒中前功能状态较差；脑卒中时神经功能缺损更严重，功能预后较差[378]。一项纳入了 2820 例腔隙性脑卒中患者的 SPS3 试验亚分析表明，在平均 3.7 年的随访中，70% 的人群能够生活自理[379]。

需要注意的是 ADL 和 Rankin 量表存在一些局限性。ADL 量表存在"天花板效应"，在 ADL 量表上

显示功能独立（得分最高）的患者在脑卒中后可能继续改善，而这种改善目前不能用 ADL 量表检测到。mRS 虽然易于使用，并且作为一种衡量障碍的测量方法，在脑卒中临床试验中被广泛采用。但是 mRS 是一种非特异性的工具，当评估自然病史和干预措施对结果的影响时，它衡量的是损伤、残疾和功能障碍的组合[380]。此外，基于汇总数据的汇总分数可能会隐藏个体之间的广泛差异[381]。有些患者能迅速、早期康复，而另一些患者恢复时间更长。衰老和其他可能与脑卒中相关的残疾进展也可能会使持续改善的程度降至最低。最近采用了几种新的脑卒中结局量表分析方法，包括全局统计、应答者分析和移位分析[354, 355, 375, 382-385]。每一种方法都有不同的优点和缺点。主要终点和分析技术的选择应根据研究人群、预期的治疗反应和研究目的进行调整。移位分析，也称为分布分析或秩分析，通常提供最全面的临床指标，是临床试验中脑卒中结局分析的首选[383]。

已经开发了许多量表来评估 ADL 的特定领域。最初，Twitchell 在 1951 年提出的一种可预测的恢复模式（框 17–1），使得运动恢复得到了广泛的研究[386]。在这些原则上，后续人们开发了多种运动量表，包括运动评估量表、Fugl-Meyer 评估、脑卒中患者清醒运动评估、脑卒中运动康复评估、运动指数和 Rivermead 运动评估量表[384]。在临床领域最合适的量表似乎是简化版的 Fugl-Meyer 评估量表和脑卒中运动的康复评估量表[385]。此外，基于强弱侧滚动、仰卧起坐、患者坐姿平衡的躯干控制测试[361] 是预测患者未来独立行走的有用标志[387, 388]。相比之下，针对脑卒中后语言和认知领域的评估研究则较少[359]。最后，某些预测脑卒中后恢复的"临床关键点"很少在临床实践中得到统计和评估，如用于预测手臂力量恢复的肩外展和手指伸展情况，预测独立行走能力的坐姿平衡，以及预测语言恢复[359] 的理解和复述能力。

目前，NIHSS、mRS 和 BI 是被广泛使用的脑卒中量表，20 多年来它们已被常规使用，经过充分验证，并广泛应用于临床试验。许多脑卒中临床试验的结果都是由这些量表的使用驱动的，并为脑卒中管理指南提供了基础。可靠的脑卒中后预后的预测结果与患者最终预后高度相关，因此它可以在脑卒中早期根据患者情况制订医疗计划。未来的研究应

框 17-1	偏瘫后运动功能的恢复
1	初级自主运动和反射能力的丧失
2	反射迅速恢复，导致反射亢进
3	肌张力的增加
4	肩膀和臀部的第 1 次随意运动
5	上肢屈肌和下肢伸肌的进一步自主运动
6	上肢和下肢均出现屈肌和伸肌运动
7	随着独立的关节和手指运动的出现，痉挛的程度减少

恢复良好的预测因素
- 最严重的时候只有轻微的痉挛，并且不涉及肩膀
- 通过协同作用快速发展到独立运动

恢复不佳的预测因素
- 反射的延迟
- 随意运动开始较晚
- 痉挛严重程度增加

集中于在脑卒中后功能和认知能力的多个领域选择最佳的筛查工具，根据评估的时机、临床区分度开发更好的脑卒中亚型分层的预测工具。

最佳的跨学科康复是最大化脑卒中后功能结果的基石。强烈的证据表明，注重高强度、高重复性、任务导向和特定任务训练的物理疗法能够以剂量依赖的方式改善功能结局[389]。然而，由于费用、交通困难或区域资源短缺，许多患者没有接受适当的康复治疗。基于家庭的远程康复已被证明是增加脑卒中患者获得适当治疗机会的一个合适选择[390]。此外，还有一些新兴的尖端技术的康复干预措施，它们可能会改善脑卒中幸存者的功能预后[391]。

（六）脑卒中后的生活质量

QOL 是脑卒中后的另一个重要结局。大多数脑卒中幸存者在返回家庭后，无论他们的功能是否已经完全恢复，娱乐和社交活动都减少了。HRQOL 没有被广泛接受的公认定义。它被认为是一个广泛的多维的结构，HRQOL 评估了身体状态、精神和心理状态、社会活动状态和功能状态。

相当大一部分脑卒中幸存者的 HRQOL 很差[356, 376, 392-395]。以社区为基础的墨尔本东北部脑卒中发病率研究（North East Melbourne Stroke Incidence Study，NEMESIS）显示，8% 的患者 HRQOL 评估结果等同于或比死亡更糟糕，近 25% 的患者在脑卒中后 2 年总体预后较差[376]。NOMAS 是一项以人群为基础的病例对照研究，纳入了 207 名首次脑梗死患者，采用健康质量（quality of well-being，QWB）量表来评估脑卒中后的 QOL。与脑卒中前的 QWB 评分相比，患者 6 个月的 QWB 评分下降了 27%[394]。即使在 6 个月时功能独立的患者中，QWB 仍下降了 12%。NOMAS 的另一项分析使用了 Spitzer QOL 指数（QLI 为 10 分）[395]，发现在无脑卒中复发或心肌梗死且独立于其他危险因素或功能独立的脑卒中幸存者中，在脑卒中后 5 年内 QOL 每年均下降（每年 -0.10，95%CI -0.17～-0.04）。在接受医疗补助患者中，QLI 下降更多，并与年龄、情绪、脑卒中严重程度、尿失禁、功能状态、认知和脑卒中偏侧性相关。在 SPS3 试验中，腔隙性脑卒中患者平均随访 3.5 年，结果显示 QOL 略有增加，每年增加 0.6%[396]。最近，INSTRUCT 研究报道称，女性在脑卒中后始终表现出比男性更差的 HRQOL，这可能与高龄、更严重的脑卒中程度、脑卒中前依赖和脑卒中后抑郁有关[397]。一项包括来自西方国家和中国的 43 项研究的大型系统回顾显示，影响脑卒中后患者的 QOL 的因素包括人口统计学因素（年龄、性别、婚姻状况、教育水平和社会经济地位）、临床相关因素（脑卒中的严重程度、身体功能、抑郁/焦虑、认知障碍、尿失禁等共病）、环境因素（居住地位、社会支持和社会参与）及个体因素（应对策略和自我感知）[398]，大多数影响因素在中国和西方国家中是一致的。

许多工具已经开发并应用于评估脑卒中预后，包括脑卒中影响量表（Stroke Impact Scale，SIS）、疾病影响量表、社会功能量表 36（Short Form-36，SF-36）、诺丁汉概况量表、欧洲生活质量量表（European Quality of Life Scale，EuroQOL）和 QWB[393, 399-402]。所有量表都提供多维评估，但维度的数量和组合有所不同。所有这些都包括对身体功能的评估，大多数包括心理健康、社会健康和角色活动等概念。脑卒中后 QOL 的评估对临床实践和研究都很重要，但在临床实践或研究中对脑卒中结局的最佳衡量标准还没有达成共识。现有的评估体系对轻度脑卒中患者的变化并不敏感[403]。很少有研究量化了脑卒中对

QOL 的影响。然而，目前还没有开发出针对脑卒中的结局衡量 HRQOL 的其他维度的方法（如情绪、沟通、记忆、思维及社会角色功能）。

SIS 被开发为一种脑卒中特定的结局测量指标，特别是对于轻度至中度脑卒中[401]。它是从患者和护理者的角度进行开发的，它还结合了现在设备开发的标准。这种脑卒中特异性结局指标似乎是全面、可靠、有效和对变化敏感的。然而，需要更多的研究来评估更大、更异质性人群中的 SIS，并评估其对严重脑卒中患者的预测效应的可行性和有效性。

SF-36 是 QOL 评估中使用最广泛的通用工具，尽管它并不是专门为脑卒中患者开发的[402]。该工具被翻译成多种语言，SF-36 的 8 个分量表的有效性在一般人群和各种患者群体中得到证实。虽然 SF-36 可能是一种有效的脑卒中后 QOL 测量方法[401, 404]，但它仅在一项研究中被证实能够用于脑卒中患者[405]，并且有明显的地板和天花板效应，这限制了它的应用[406]。EuroQOL 已在脑卒中人群中得到验证[407]，然而只有一小部分脑卒中幸存者（在一项研究中为 61%）可以在没有外部帮助的情况下完成该量表。另一种脑卒中特异性 QOL 量表是基于对脑卒中幸存者的访谈开发的[408]，它在脑卒中人群中得到了验证，并建立了"最小可检测变化"和"临床重要差异"的值[409]。该量表还对脑卒中后失语症患者进行了改进[410]。

疾病特异性 HRQOL 测量对脑卒中后 HRQOL 的有意义变化更为敏感，因此可能有助于识别脑卒中后功能的特定方面，临床医生和"脑卒中试验人员"可以针对其来改善脑卒中后患者的 HRQOL。最近在对 HRQOL 量表的回顾中，一个通用量表（疾病影响概况）和 2 个脑卒中特定量表（SIS 和脑卒中特定生活质量量表）似乎是最为全面的[397]。这些评估是否足以描述脑卒中后的 HRQOL 尚不清楚，目前正在开展相关研究。

需要强调 QOL 量表的几个局限性。大多数现有的脑卒中 QOL 结果测量存在地板和（或）天花板效应，同时量表的总评分可能不能充分反映患者的身体和心理健康。当使用传统的多项目工具，如 SF-36 时，综合分数取决于不同工具中所包含的不同项目数量。因此，很难比较在不同的工具上获得的分数[411]。此外，对综合评分的临床解释并不简单。例如，对于大多数神经学家来说，脑卒中患者 SF-36 的平均得分为 47.6 的临床意义并不清楚。这个问题被总和分数的顺序性质放大了。也就是说，量表上某一点上的分数差异并不一定代表量表上另一点上相同数量的功能变化。随着对经典量表日益增长的不满，替代项目反应理论（Item Response Theory，IRT）方法被引入[403, 412]。该统计范式使用 Logistic 回归分析来模拟患者对单个项目的反应。因此，可以将项目放在相同的层次连续量表上，这有助于评估和解释量表。尽管最近人们对 IRT 的临床结果测量很感兴趣，但这些方法作为传统 QOL 方法的补充，仍需要在脑卒中临床试验中进一步探索。关于各种统计技术的相对优点的争论仍在继续，包括二分法和一个规模的完整范围的使用[404, 406, 409]。没有单一的指标可以描述或预测脑卒中后恢复和残疾的所有维度，每个量表可能在患者护理和结果研究中有潜在的作用。综合测量和多重量表可能有助于确定脑卒中预后的多个维度（图 17-1）。此外，目前正在尝试将患者的心理情况纳入这些量表，因为心理健康最终是衡量 QOL 的关键指标。

（七）脑卒中后抑郁

严重的抑郁是脑卒中患者常见的症状[413-418]。对 61 项研究的汇总分析报道称，33% 的患者在脑卒中后 1 年患有抑郁症，这个比例在脑卒中后 1～5 年下降到 25%，5 年下降到 23%[415]。然而，在不同的研究中，抑郁症的风险差异似乎很大，从患脑卒中最初 3～6 个月的 9%～34%，到第 1 年的 30%～50%[417]。丹麦的一项基于登记的大型队列研究纳入了 157 243 例脑卒中患者，该研究报道了在 2 年的随访期内，患者罹患抑郁症的风险为 25.4%，同期对照人群为 7.8%。与对照人群相比，脑卒中患者在住院后的前 3 个月内发生抑郁的风险更高（HR=8.99，95%CI 8.61～9.39），风险在随访第 2 年下降（HR=1.93，95%CI 1.85～2.08）[418]。与脑卒中后抑郁相关的最常见危险因素是年龄较大[418]、独居状态[418]、抑郁史[418, 419]、认知障碍[420, 421]、脑卒中严重程度[418, 419, 422, 423] 和躯体残疾程度[418, 419, 422, 423]。还没有发现抑郁症与其他人口统计学参数或脑卒中特征之间一致的关系。

除了脑卒中幸存者的情绪健康之外，对抑郁症

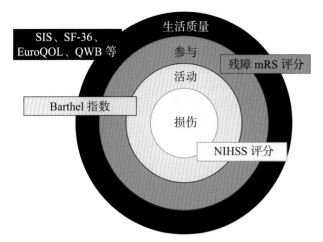

▲ 图 17-1　对脑卒中后的功能结局和生活质量的多重评估
SIS. 脑卒中影响量表；SF-36. 社会功能量表 36；EuroQol. 欧洲生活质量量表；QWB. 健康质量；mRS. 改良 Rankin 量表；NIHSS. 美国国立卫生研究院脑卒中量表

的识别和治疗也很重要，抑郁症与过度脑卒中的长期残疾[424, 425]、死亡率[418, 425-431]、自杀倾向和自杀计划有关[430, 431]。缺血性脑卒中纵向（AVAIL）登记的依从性评估发现，脑卒中后抑郁与脑卒中事件发生后 3 个月和 12 个月的较差功能结局相关[427]。一项对包含了 250 294 名脑卒中患者的 15 项前瞻性队列研究进行的 Meta 分析显示，脑卒中后抑郁患者的死亡率合并 OR 为 1.59（95%CI 1.30~1.96）[427]。此外，一项基于大规模人群的队列研究显示，与对照组相比，脑卒中后抑郁患者的自杀风险上涨 2 倍[426]。尽管有这些压倒性的数据，但在绝大多数患者中，在标准脑卒中治疗中发现的抑郁症仍然被主管医生所忽视[241]。

虽然脑卒中后抑郁这个术语已经在文献中建立起来，但其标准化的诊断标准并不存在。在大多数情况下，临床医生使用精神疾病诊断和统计手册（Diagnostic and Statistical Manual of Mental Disorders, DSM）–4 或国际疾病分类系统对脑卒中后抑郁进行诊断，而其他研究人员则使用了各种精神病学评分量表。除了基于精神病学访谈和 DSM 标准的诊断外，还使用了各种自我评价情绪量表（如贝克抑郁量表[432]）和访谈者管理的量表（如汉密尔顿抑郁评定量表[433]）进行脑卒中后抑郁的诊断。这些量表或者标准并不是专门为脑卒中患者设计的，脑卒中患者的各种身体和认知障碍可能会给量表或标准的应用带来困难。

脑卒中后抑郁的治疗或预防在很大程度上依赖于对脑卒中和抑郁之间的病理生理学的理解。尽管 DSM-Ⅳ 分类提示脑卒中通过一种直接的生物学机制"导致"抑郁症，但脑卒中和抑郁症之间的联系及其机制在文献中仍存在争议。一种观点认为是以生物学机制为主，即缺血性损伤直接影响参与情绪调节的神经回路；而另一种观点则认为是社会心理机制占主导地位，社会心理机制与脑卒中相关的社会和心理压力源被认为是导致抑郁症的主要原因[434]。

在积极的康复计划中，脑卒中幸存者患抑郁症的概率较低[420]。也有报道称，有认知障碍的抑郁脑卒中幸存者比没有明显认知障碍的抑郁脑卒中幸存者有更严重的慢性抑郁[421]。此外，左侧前循环缺血性病变与伴有重度抑郁症的脑卒中幸存者的认知功能障碍相关。这一发现表明，脑成像识别的纹状体额叶回路区域的缺血性损伤与认知障碍和慢性抑郁症发生发展有关[435]。

有研究报道了 T₂ 加权 MRI 上的白质高强度与抑郁和执行功能障碍之间存在联系[436]。有人提出了更广泛的血管性抑郁症的概念，认为血管性抑郁症是前额叶系统的破坏和病变导致纹状体 – 苍白球 – 丘脑 – 皮质通路的损伤结果[437]。一些证据表明，血管危险因素和血管性脑损伤影响抑郁症的长期病程，这种现象在老年患者中尤为明显[438]。不仅影响大、中血管的脑卒中能够引起脑卒中后抑郁，小血管缺血性病变也能够诱发脑卒中后抑郁[439]。从本质上讲，血管性抑郁假说似乎包括主要位于脑白质、小血管缺血引起的小病变和调节情绪的灰质集合之间的脑连接病变的综合效应[440]。这表明血管性痴呆和血管性抑郁是相关的，因为这两种情况都可以在广泛的白质疾病患者中观察到，因此血管性抑郁和血管性痴呆可能不容易分开[441]。

脑卒中后早期开始服用抗抑郁药物已被证明可以预防抑郁症的发展[442, 443]。8 项随机对照试验的 Meta 分析显示，选择性 5– 羟色胺再摄取抑制药能够减少脑卒中后抑郁发生率（OR=0.37，95%CI 0.22~0.610）[444]。对于符合抑郁诊断标准的脑卒中患者，抗抑郁药物已被证实能够缓解和治疗抑郁，患者的情绪评分降低约 50%[444]。

总之，脑卒中后抑郁是一种常见的现象，与严重残疾、认知障碍和死亡率增加有关。脑卒中后抑郁似乎不是"纯粹"的生物和心理原因的结果。相反，它似乎起源于多因素，并与精神疾病的生物心理社会模式相一致[445]。残疾和神经递质系统活动减少对脑卒中后抑郁的相对影响仍不确定。同样，尽管脑卒中后使用抗抑郁药的作用已被证实[443]，但还需要更好地了解脑卒中后抑郁的病理机制和相关因素。现有的数据为脑卒中后抗抑郁药的预防性使用和有效性提供了强有力的证据，但确切的治疗时间、首选药物和最佳剂量仍有待确定。

第 18 章　血管性痴呆与认知障碍

Vascular Dementia and Cognitive Impairment

Sudha Seshadri　Michelle R. Caunca　Tatjana Rundek　著

毛　瑞　王媛媛　译　　高　萌　王嘉玲　曹子秦　杨文琼　校

本章要点

- 传统意义上，血管性痴呆（VaD）是最常见的痴呆类型之一。此外，当把血管因素参与其他类型痴呆也包括在内时，VaD 可以说是最常见的痴呆类型。
- VaD 的诊断标准逐渐扩展，现在的概念包含更广泛的认知表型，而记忆受损并不是诊断 VaD 的必要条件。
- 血管性轻度认知障碍是一种新近被认识的疾病，表现为轻度认知障碍。它不会对日常生活能力产生显著影响，因此不能被归类为痴呆，其主要的病因是血管相关因素而不是神经退行性疾病相关因素。
- 通过更新、更灵敏的成像技术包括高场强（3T 和 7T）MRI、DTI 和 SWI 序列，以及钆增强 MRI 可以测量血脑屏障破坏。此外，在疑似 VaMCI 和 VaD 患者中可检测到潜在的脑血管损伤。
- 已经发现了一些 VaD 的潜在危险因素，控制这些因素可能有助于防止 VaMCI 和 VaD 患者出现临床症状或减缓病情恶化的速度。

目前的预测表明，2030 年美国 65 岁以上的老年人将达到 7200 万人，这一数字在 1 个世纪中增长了 10 倍以上[1]。在老年人群中，有一个或多个血管危险因素是常态，而非个例。因此，在以社区为基础的 Framingham 心脏研究（Framingham Heart Study，FHS）样本中，老年人群患高血压的风险超过了 90%[2]。不足为奇的是，与年龄相关的神经疾病的风险随着预期寿命的延长而增加。2006 年对 FHS 样本数据的分析预测是，目前 65 岁且未患脑卒中和痴呆的人中，有 1/3 的人在其一生中会经历其中 1 种或 2 种情况[3]。研究普遍认为，血管危险因素对认知功能有不利影响，但其发病程度和机制尚不确定。观察性研究表明：在中年而不是在晚年时发现的血管危险因素，可以预测后期的认知障碍和痴呆[4]。心血管健康研究认为，80 岁的白种人中阿尔茨海默病

（Alzheimer disease，AD）和血管性痴呆（vascular dementia，VaD）的发病率分别为 19.2‰ / 人·年和 14.6‰ / 人·年[5]。然而，VaD 的概念仍然在完善中[6]。人们越来越重视识别因血管病变而早期认知受损的人，因为这些人患 VaD 的风险最大，可能从预防措施中获益最多。

一、血管性痴呆概念的历史演变

Roman 对 VaD 概念的演变进行了总结[7]。公元 7 世纪初，塞维利亚大主教 Saint Isadore 使用"痴呆症"一词（源自拉丁语词根 demens，意为"心不在焉"）来描述一种逐渐发展的迟钝或老年痴呆。1672 年 Thomas Willis 在其著作 *De Anima Brutorum* 中描述了伴随着偏瘫而出现的相当突然的"头脑迟钝和健忘"的现象。1904 年，AD 被首次描述，并且被

认为是一种罕见的过早衰老形式的痴呆。在 1910 年的《精神病学》中，被称为精神病学中的林奈的 Kraeplin 将一种过早衰老性痴呆与老年性痴呆分离开来并得出结论，大多数老年性痴呆是动脉硬化性精神病，这后来被归因于"动脉逐渐硬化导致的缺血性神经元的缓慢丢失"。这一观点一直被广泛认可，直到 1970 年，Blessed 和 Tomlinson 通过仔细的尸检研究确定，大多数痴呆病例的病理基础是与 AD 相关的斑块和神经原纤维缠结[8]。VaD 被定义为多梗死性痴呆。有观点认为，血管性病理主要是通过多发的或小或大的脑梗死而导致痴呆[9]。在接下来的 20 年里，详尽的临床研究证实：如果单个梗死处于关键部位，也可导致痴呆。CT 显示，在脑卒中病灶数量和部位相似的人群中，伴随皮质萎缩会增加症状性痴呆的风险[10]。随着脑 MRI 的出现，隐蔽性脑梗死（covert brain infarcts，CBI）和白质高信号（white matter hyperintensities，WMH）的存在被广泛发现，并与认知障碍的风险增加有关。通过新的 MRI 成像序列和高强度及超高强度 MRI 扫描，还可以检测到脑微出血（cerebral microbleeds，CMB），以及白质完整性的细微改变和显微镜下的梗死[11, 12]。近几十年来，作为 AD 前期症状的轻度认知障碍（mild cognitive impairment，MCI）的概念已经被广为接受，与此同时，一个更广泛的血管性认知障碍（vascular cognitive impairment，VCI）的概念也被提出，它包括与脑血管疾病（cerebrovascular disease，CVD）相关的所有认知障碍状态，包括 VaD、AD 伴脑血管疾病及继发于血管病理的 MCI（VaMCI），以前也称非痴呆性 VCI（VCI with no dementia，VCIND）[6, 8, 13-15]。

二、血管性痴呆的诊断标准

自 20 世纪 70 年代以来，科学家制订了几套诊断标准，试图对 VaD 的定义进行标准化。这些标准对在临床实践中作为诊断工具、比较不同人群样本的流行率和发病率、发现危险因素、为药物试验招募同质队列都是至关重要的。这些标准包括主要用于研究背景，完全用于临床实践的 Hachinski 缺血性评分（Hachinski Ischemic Score，HIS），用于科研实践的严格的国家神经疾病研究所和国际脑卒中协会神经科学研究和工程协会（NINDS-AIREN）标准[16]。上述标准包括 2011 年美国心脏协会 - 美国脑卒中协会（American Heart Association and American Stroke Association，AHA-ASA）最新的 VCI 标准、更适用于流行病学的诊断和统计手册（DSM-Ⅲ，ⅢR，Ⅳ）标准、国际疾病分类第 10 版（International Classification of Disease 10th revision，ICD-10）标准及加州阿尔茨海默病诊断和治疗中心（Alzheimer's Disease Diagnostic and Treatment Centers，ADDTC）的标准[17-19]。2014 年，国际血管行为与认知障碍学会（Vascular Behavioral and Cognitive Disorders，VASCOG）提出了进一步完善血管性认知障碍诊断标准的建议，这些复杂的诊断标准都有一些共同的核心特征[20]。最后，国际血管损伤认知分类共识研究（Vascular Impairment of Cognition Classification Consensus Study，VICCCS）推出了综合 VCI 和 VaD 的概念框架和统一诊断标准[21, 22]。

HIS 并没有对痴呆进行分类，而是试图研究其潜在的病理特点。它完全建立于血管危险因素和临床体征的基础上。在简写版本的 12 分总分中≥7 分可诊断为 VaD，而<4 分可排除 VaD。NINDS-AIREN 和 ADDTC 标准还考虑了 CT 和 MRI 数据。每一种标准都满足脑卒中或血管性脑损伤（如广泛 WMH）的临床和（或）成像记录及表明血管损伤和痴呆的短期表现（如突然发作或脑卒中发作后 3 个月内出现症状，断续或逐步进展）和血管因素导致的局灶性神经体征，并需要确定诊断的程度："很有可能"或"有可能"。当每种不同的标准应用于单个样本时，一组变化的且仅有部分重叠的受试者被归类为 VaD[23]。以病理学作为金标准，不同临床标准的敏感度为 0.2~0.7（ADDTC 标准定义下的可能 VaD 是最敏感的标准），特异度为 0.78~0.93（NINDS-AIREN 标准定义下的很可能为 VaD 是最特异的标准）。因此，这些标准大多数强调的是特异性而不是敏感性。在所有伴中度严重程度的血管病变患者尸检中，不到 50% 的人被诊断为 VaD[24]。

AHA-ASA 2011 声明中提出的标准建议：VCI 一词可用于所有与 CVD 和脑血管功能障碍或损伤相关的认知障碍，而不考虑它们共存的病理特征。VaD 的几个标准，包括 AHA-ASA 标准，强调记忆受损并不是诊断 VaD 所必需的，只需要在一个或多个领域存在认知缺失。血管起源的轻度认知障碍（mild cognitive impairment of vascular origin，VaMCI）也被提到，并规定在至少一个认知领域的认知功能下降，但日常生活正常或影响轻微。与 MCI 一样，VaMCI包括四种亚型：遗忘型、遗忘型加其他认知域受损、非遗忘型单认知域受损和非遗忘型多认知域受损。该声明中也介绍了"不稳定型血管性 MCI"这个术语，用来描述从认知受损到未受损的患者。这些标准的局限性是缺乏确定的敏感性和特异性。2014 年，

VASCOG 的标准确定了一个连续的 VCI，分为轻度VCI 和重复 VCI，遵循 DSM-V 指南，将 MCI 和痴呆重新分别命名为轻度和重度神经认知障碍，并详细说明了可能被认为支持这些诊断的神经影像、临床和（或）病理标准。VaD 的各种标准已经在以前的出版物中进行了总结和比较 [19, 25, 26]。表 18-1 比较了 VASCOG、AHA-ASA 和 NINDS-AIREN 的 VaD标准。

表 18-1　血管性痴呆的标准对照表

标　准	VICCCS-2（2017 年）	VASCOG（2014 年）	AHA-ASA（2011 年）	NINDS-AIREN（1993 年）
痴呆症的诊断	至少 1 个领域存在临床显著缺陷，ADL/IADL 严重受损	≥1 个干扰独立性的认知域下降	≥2 个影响日常生活的认知领域 [a]	影响日常生活的记忆障碍和≥2 个认知领域的下降 [a]
认知领域评估	执行功能、注意力、记忆力、语言、视觉空间功能	注意力和处理速度；额叶执行功能；学习和记忆；语言；视觉构造 – 知觉；实践 – 认知 – 身体图式；社会认知	执行 / 注意；记忆；语言；视觉空间功能	方向、注意力、语言、视觉空间功能、执行功能、运动控制、实践
记忆缺陷所需的诊断类别	否	否	否	是
	脑卒中后痴呆、皮质下缺血性 VaD、混合性痴呆、多发性梗死性痴呆（根据可用的MRI，为可能性）	严重血管性认知障碍或VaD	很可能的、可能的VaD	明确的（组织病理学证实的）、很可能的、可能的 VaD
血管事件和认知缺陷之间的时间关系	是的，用于脑卒中后痴呆（6个月内）	是的，或者前额叶执行、处理和注意力下降，伴随：①早期步态障碍；②早期尿频；③性格 / 情绪变化	是（很可能）；否（可能）	是（很可能）；否（可能）
血管疾病的放射学证据		是	是（很可能）；否（可能）	是（很可能）；否（可能）
允许并存神经退行性疾病		否	否（很可能）；是（可能）	否
不包括的项目		替代性神经病学诊断；其他医学疾病	谵妄；经常滥用药物 / 酒精 [b]	意识障碍、谵妄；精神病，严重失语症，主要感觉运动障碍

a. 必须独立于血管事件的运动 / 感觉后遗症
b. 必须不含任何物质＞3 个月
VICCS-2. 血管性认知障碍分类共识研究 2 期；VASCOG. 国际血管行为与认知障碍学会；AHA-ASA. 美国心脏协会 – 美国脑卒中协会；NINDS-AIREN. 国家神经疾病研究所和国际脑卒中协会神经科学研究和工程协会；ADL. 日常生活活动；IADL. 日常生活的工具性活动；VaD. 血管性痴呆

最近，VICCCS 发表了两项关于 VCI 的概念（VICCCS-1）和诊断（VICCCS-2）的声明。在 VICCCS-1 中，通过回顾与 VCI 或 VaD 有关且在该领域已经发表过论文的专家，调查了他们对 VCI 的定义、分类的问题看法[21]。大多数人首选引用了 O'Brien 等的概念框架，并从中挖掘出一个修订的 VCI 框架[27]。最终，VICCCS-1 将 VCI 概念细化为轻度或重度（即 VaD）。在 VaD 类别下，划分了四种不同的亚型：脑卒中后痴呆、皮质下缺血性 VaD、多梗死（皮质）痴呆和混合性痴呆[21]。VICCCS-2 采用 VICCCS-1 的概念，旨在进一步实施 VCI 及其亚型的诊断[22]。上述 AHA-ASA 和 NINDS-CSN 声明作为本修订指南的参考[6, 28]。VICCCS-2 还涵盖了适用于评价 VCI 的神经影像学标记物。

三、脑卒中后认知障碍和痴呆

脑卒中患者新发痴呆的风险大约是年龄和性别匹配人群的 2 倍，第 1 次脑卒中后的平均风险约为 10%[29, 30]，这与病灶部位、受损脑组织的体积、临床严重程度和脑卒中后早期并发症（癫痫、谵妄、缺氧及低血压），以及脑卒中前的认知状态和伴随的影像学异常有关，如隐性或亚临床梗死（covert or subclinical infarcts，CBI）、CMB、WMH、内侧颞叶萎缩[9, 15, 31-33]。2009 年的一项综述指出：年龄较大、受教育程度较低、脑卒中前认知障碍、糖尿病和心房颤动是增加风险的因素，但第 1 次脑卒中后认知能力下降是脑卒中再发的一个可靠的预测因素[31]。在脑卒中复发的患者中，无论血管危险因素的数量和严重程度，痴呆的风险都上升约 30%。虽然在大面积脑梗死患者发生 VaD 是普遍现象，但在小梗死患者中也可以发生 VaD。在皮质下脑卒中试验（SPS3）的 1636 名腔隙性脑卒中患者中，47% 的人被归类为 VaMCI 亚型的不同组合：约 1/3 的遗忘型，1/3 的遗忘型 Hz 其他多认知域受损，1/3 的非遗忘型。最常见的损害出现在情景记忆、语言和执行功能（语言流畅性）及运动速度和灵活性方面[34]。脑卒中后痴呆的决定因素（Determinants of Dementia After Stroke，DEDEMAS）研究是一项国际多中心观察性前瞻性研究，旨在识别和描述脑卒中后认知障碍的决定因素。这个研究自 2013 年以来一直在进行[35]。

血管性认知障碍的扩展概念

2006 年，NINDS 与加拿大脑卒中网络（Canadian Stroke Network，CSN）合作，在一份关于统一数据收集标准的声明中概述了 VCI 的概念，并在 2011 年 AHA-ASA VCI 声明中进一步阐述了 VCI 的概念[118]。VCI 包括但不限于脑卒中后的痴呆。"血管性认知障碍"一词可用于描述任何由影响大脑的血管因素造成的认知和行为障碍的综合征。因此，其范围涵盖糖尿病患者较之无糖尿病患者发生的轻微认知缺陷，这是多发脑梗死导致多灶认知缺陷及出血导致的临床 VaD。最后一项要求存在严重到足以影响社会或职业功能的认知或行为问题（即相当于"痴呆症"），影响部分或全部大脑血管或血流的疾病记录，以及由 NINDS-CSN 提到的这些血管因素导致的大脑结构损伤的临床或放射学证据[28]。也有人试图定义皮质下 VaD 综合征的临床诊断标准，这种疾病被描述为 Binswanger 综合征，即广泛的 WMH 和认知发展缓慢，没有临床脑卒中或 CT/MRI 梗死和出血[36, 37]。DSM-V 中提出的标准用"严重的神经认知障碍"取代了"痴呆症"，MCI 或 VaMCI 的前驱期被称为"轻微的神经认知障碍"。2011 年，AHA-ASA 关于血管对认知障碍和痴呆影响的科学声明将 VCI 定义为"一种具有临床脑卒中或亚临床血管脑损伤和至少影响一个认知领域的认知障碍证据的综合征"。所有的认知障碍都包含在内，包括各种形式的血管性脑损伤，从轻度认知障碍到痴呆症。重要的是，记忆障碍并不是诊断的必要条件，这是因为不同于 VCI，AD 在大多数情况下始于内侧颞叶结构，通过影响海马从而影响记忆功能。血管损伤在形态学上是不均匀的，可涉及不同于其他区域的损伤缺陷[38]。写作小组强调，除了识别生物标志物和病理 – 放射学的相关性之外，还需要继续开发和完善 VCI 的认知成套工具。

四、血管及神经退行性病变同时存在

VaD 和 AD 的各种标准定义了"很可能的 AD"和"很可能的 VaD"，但这些标准没有针对大量的 AD 和 VaD 共病患者[16, 17, 39]。VICCCS 小组已经在他们最新的 VCI 概念化中解决了这个问题[21, 22]。目前临床医生和流行病学家的共识是独立决定是否存在临床上很可能的 AD 和 VaD，而不要求存在一种情况就排除了另一种诊断。这里有两个问题：首先，虽然临床上在尸检研究中大约 90% 的 AD 的诊断是准确的[40, 41]，但临床医生更容易遗漏混合型痴呆的诊断[42-45]。其次，临床医生对血管病理的评估仅与用于评估的成像模态（MRI）一致。7T 的高场强磁共振扫描仪可开始显示出微梗死，这在磁场功率较小的旧机器上可能看不到。微梗死在 VCI 和 VaD 中的作用程度是一个热门的研究领域[46-48]。动物实验证明，AD 和 VCI 可能有共同的致病机制[49, 50]，与痴呆相关的血管危险因素将在本章后面进一步讨论。

最近的研究探索了血管病理学与神经退行性病理学的危险因素和影像学标记物间的联系，试图阐明这两者之间的关系。哈佛大学大脑老化研究已经证实了血管影像学标记物与神经退行性病变之间的联系。哈佛大学大脑老化研究发现，在 223 名非痴呆老年人中，更高的 Framingham 心脏研究心血管疾病（FHS-CVD）风险评分和更重的 β 淀粉样蛋白沉积（由 PET 成像）与更快的认知衰退有关[51]。此外，他们观察到 FHS-CVD 风险评分和 β 淀粉样蛋白负荷之间有显著倍增的相互作用，这表明血管风险和神经退行性病变之间有协同关系[51]。当检查 tau 病理负荷的成像标记时也观察到类似的联系，这也进一步支持了血管风险和神经退行性病理之间的相互作用[52]。然而尚不清楚这些病理改变是否直接相互影响。来自梅奥诊所的数据表明，大脑白质完整性损失与淀粉样蛋白负担无关[53]。然而 ARIC 研究的证据表明，中年时的血管危险因素负担与更大的淀粉样蛋白负担相关，这意味着暴露的时间可能起了作用[54]。

五、流行病学

当使用一套类似的标准时，年龄调整后的 VCI 流行率在处于人口转型早期的中低收入国家可能较低[55]。然而这些国家可能是 VCI 发病率增长最快的国家。据估计，美国 65 岁以上人群中 VaD 的年发病率为 14.6‰ 人[5]。所有 VaD 病例的比例因年龄、种族、地理和所用定义的差别而存在差异[56]。AD 和 VaD 共病可能是老年人认知障碍最常见的原因[57]。定义完整的 CVD 谱的理想方式似乎是，对暴露于血管危险因素的流行病学队列进行前瞻性跟踪，以确定与这些血管危险因素相关的所有结构和认知变化，并确定哪些中间表型导致临床疾病（图

18-1）。这种方法是可行的，因为在过去的 20 年里，许多心血管疾病的研究已经将脑成像和认知测试结合起来[58-63]，少数几项研究还另外启动了脑库，以研究临床成像与病理改变之间的相关性[64]。

（一）临床诊断

VCI 综合征的最佳诊断和识别特征的方法是：①通过临床和正式的神经心理学测试来确定认知缺陷的存在和量化程度（以及是否存在 VaD 和 VaMCI）；②通过大脑神经影像和全身血管成像来确定血管脑损伤的存在和量化程度。术语"VCI"可用于与各种形式的血管性脑损伤相关的认知障碍：动脉粥样硬化性血栓形成、血栓栓塞性、出血性和罕见的遗传性血管障碍。其他血管病变，包括白质病变和微出血，在 VCI 中的作用尚不清楚[65]。最近的研究指出了无症状颈动脉狭窄（定义为没有公认的神经功能缺损的狭窄）和主要在处理速度和学习 / 记忆领域的认知功能障碍之间的联系。需要进一步的研究来证实这种联系和潜在的机制[65-67]。

VaD 的临床神经病学表现可能因潜在的病理、患者年龄和教育程度及是否伴有 AD 病理而各不相同。然而，VaD 患者通常更年轻，更有可能是男性。与典型 AD 患者相比，VaD 患者更常见的一些临床症状和体征是多灶性而非全身性缺陷、存在局灶性神经体征（包括步态异常）、早期且不成比例的严重执

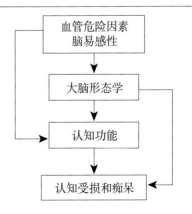

▲ 图 18-1　如何制订诊断和预后标准，并定义完整的临床谱系

行功能障碍（不同于阿尔茨海默病的早期语言记忆丧失）及与自发记忆相比，识别能力相对保持（当提供分类或音位线索时表现改善）[67]。抑郁和情绪不稳定也更常见。VaD 常见的鉴别诊断包括 AD、额颞叶痴呆、正常压性脑积水、路易体痴呆及与人类免疫缺陷病毒（human immunodeficiency virus，HIV）等脑感染相关的痴呆。在 CT 或 MRI 上发现脑血管损伤有助于 VaD 的临床诊断。

（二）血管性轻度认知障碍

基于社区的数据显示，之后会发生脑卒中的人群即使在首次脑卒中发生之前进行认知测试（如简易精神状态检查）在整体中的表现也比年龄和性别匹配的对照组更差[68]。这一特征可能代表了前几年累积暴露于血管危险因素的微妙影响。事实上 VCI 的一种模式可以被定义为与隐性或亚临床脑损伤相关，并使随后脑卒中的风险增加 1 倍[69, 70]。相反，在一系列以社区为基础的 MCI 人群中，有相当一部分人的记忆功能相对保留，注意力、处理速度和执行功能领域的参与程度也不相称。他们更有可能有血管危险因素、隐性血管性脑损伤的影像学证据，并且比临床 AD 前有明显遗忘型轻度认知障碍的人有更高的脑卒中风险，因此这些受试者经常被认为患有 VaMCI。然而 MCI 的情况可能更复杂，因为神经退行性疾病和血管性疾病都有多种表现。因此，所有 MCI 可沿多个轴被归类为单个或多个结构域，主要为遗忘型或非遗忘型，病理学上可能为血管性或神经退行性[13, 71-73]。在随访中，任何样本中 VaMCI 患者恢复正常，都被认为是患有"不稳定型 MCI"［他们要么从血管损伤（如脑卒中）的影响中恢复过来，要么他们的临床表现是由于可逆的原因（如抑郁症）］，还有一些人继续表现出 VaD，还有一些人有典型的 AD[74, 75]。MCI 及其亚型的定义既用于研究，也作为临床实践中对患者进行分类的一个有用的方法。

六、血管性认知障碍的神经心理学评估

对疑似 VCI 患者的神经心理学评估需要一套全面的认知测试，其中应包括对执行功能异常（该疾病的一个显著特征）的测试[27]。因此，蒙特利尔认知评估可代替 MMSE，也称为 Folstein 测验[76]，因为前者对执行功能异常的检测更为敏感。2006 年

NINDS-CSN VCI 协调指南描述了不同时长（30min 和 60min）的几种神经心理学测试方案，每种方案都涵盖了额叶执行功能（动物命名和音位流畅性、数字 – 符号替代 ± 轨迹生成测试）、视觉感知和组织（图形复制任务，如使用 Rey-Osterreith 图形）、言语学习和记忆任务（如 Hopkins 言语学习测试）、词汇提取任务（如 Boston 命名测试）和基于问卷的神经精神和抑郁症状筛查（神经精神量表 NPI、流行病学研究中心 – 抑郁量表）等方面，他们还建议 MOCA 作为 5min 的测试用于疑似 VCI 的患者[28]。对这些方案的详细讨论超出了本章的范畴，但是列出的测试已经被很好地标准化，并在 NINDS-CSN 指南中被引用。涵盖这些领域的其他测试已用于现有的流行病学研究和临床[58, 60]。美国国家人类遗传学研究所（National Human Genetics Research Institute，NHGRI）的一个小组推荐了一个认知测试集，其中包括 MOCA 和轨迹生成测试，该小组为进行全基因组关联研究的非专家提供测试建议（www.phenxtoolkit.org）。旨在识别执行功能异常（如 MOCA）的神经心理学测试的主要局限性在于执行功能的缺陷并不是 CVD 所特有的[77]。在一项 FHS 研究中，研究对象比较了脑卒中后出现的新发认知缺陷与非脑卒中患者随时间推移出现的认知缺陷，脑卒中患者在多个领域的认知功能较差，包括对言语的即时记忆和视觉记忆、言语学习和语言功能，以及执行功能、视觉空间和运动技能等更传统的领域[78]。VaD 和 AD 共病也使得依赖神经心理学测试来进行诊断变得更加困难。

七、血管性认知障碍的影像学相关性（图 18-2）

VCI 也可定义为一系列与影像学（体内）或尸检发现的结构性脑血管脑损伤（cerebrovascular brain injury，CVBI）相关的认知和功能障碍。影像学上的 CVBI 包括有临床症状的大小动脉梗死和出血。然而临床上无症状（隐蔽）的脑梗死更为常见，并且完整的 CVBI 谱还包括 WMH 及全面性和局部脑萎缩[11, 60, 61, 79-99]（表 18-2）。脑影像上的 CVBI 和认知障碍之间的关系不是简单或线性的，并且它们之间的关系仍然没有被充分理解。在某种程度上，CVBI 的检出率和程度随着所用的成像技术而变化。因此，

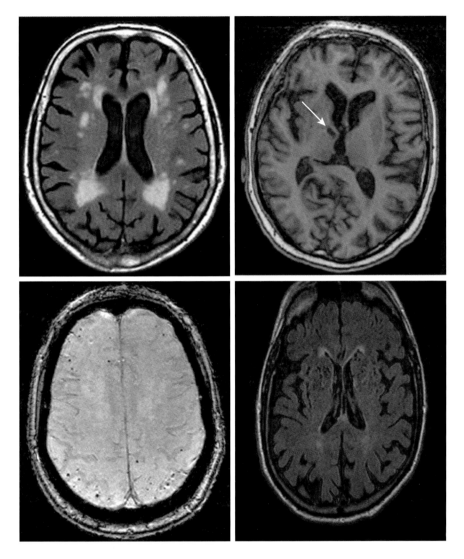

◀ 图 18-2　脑 MRI 图像显示血管性认知障碍患者的典型表现

从左上顺时针方向：白质高信号、腔隙性脑梗死、脑微出血、血管周围间隙增大

只有通过 DTI 才能检测到正常白质中出现的细微白质损伤[100]，某些形式的 CVBI，如微梗死，虽然可以通过超高分辨率的 7T 脑 MRI 成像检测到，但不能通过常规的 1.5 或 3T MRI 成像检测到[101]。此外，许多可归因于缺血的变化（如全面性脑叶萎缩、海马硬化，以及在较小程度上的 WMH）也与 AD 和其他神经退行性病变相关。最后，在大多数老年人中血管性和非血管性病变并存，这使得很难将检测到的认知障碍或痴呆归因于特定的病因。使用较新的 PET 淀粉样蛋白成像技术，利用 ^{11}C 标记的匹兹堡化合物 B（Pittsburgh compound B，PiB）和其他 ^{18}F 标记的淀粉样蛋白标记化合物，在体内定量 AD 的病理程度是朝着这个方向迈出的一步。虽然罕见，但已经使用 ^{11}C-PiB 确定了纯粹的皮质下 VaD，以排除淀粉样病变[102]。在临床和流行病学背景下，结合

这些方法（体积 MRI 和淀粉样 PET）的研究正在进行中[103]。

历史上，由于这些原因，神经影像学目前被用于检查血管系统和 CVBI，而不是诊断 VCI 或 VaD。然而，VICCCS-2 诊断指南建议在诊断 VCI 和 VaD 时使用影像学，这是基于 NINDS-CSC 指南中概述的"可接受的 MRI 指标"，包括梗死和出血的数量、大小和位置，在定量或有效的半定性尺度上的 WMH 的体积[59, 104, 105]，以及全脑（或脑室）和海马体积的测量。此外，NINDS-CSC VCI 协调指南建议，在研究中，最小成像数据集应包括具有 3D T_1 加权、T_2 加权、液体衰减反转恢复（fluid-attenuated inversion recovery，FLAIR）和梯度回波（gradient echo，GRE）序列的 MRI（≥1T）。DWI（用于急性脑卒中），用于评估白质束状态的 DTI [正常白质的异常 DTI（低

表 18-2 主要流行病学队列研究中与认知功能相关的血管性认知障碍的影像学相关性——所选论文的研究结果摘要

队列研究	简要描述	SBI	WMH	总脑容量	局部脑容量	笔记
Framingham 后代研究	n=2040, 53%女性, 平均年龄 62 岁, 大部分是非西班牙亚裔	Albert 等, 2010[89]	Au 等, 2006[82]; Stavitsky 等, 2010[86]; Albert 等, 2010[89]	Seshadri 等, 2004[60]	—	WMH 越大, 认知能力越差, 包括执行功能和视觉组织, 脑容量越大, 认知能力越好。在男性中, 较大的 WMH 和出现梗死与较差的执行功能有关
心血管健康研究	n=3660, 平均年龄 76 岁	Price 等, 1997[61]	Longstreth Jr. 等, 2005[90]	—	—	存在 SBI 和更高的 WMH 等级与较差的认知相关
社区动脉粥样硬化风险	n=1846, 平均年龄 76 岁, 60%女性, 28%非西班牙亚裔的黑种人	Mosley Jr. 等, 2005[91]	Mosley Jr. 等, 2005[91]	Schneider 等, 2019[92]	Schneider 等, 2019[92]	存在 SBI 和更高的 WMH 等级与较差的认知相关。记忆力下降最大的人, 内侧颞叶、杏仁核、海马体和内嗅皮质体都较小。语言或执行功能下降最严重的人, 大脑区域的容量都较小
北曼哈顿研究	n=1290, 平均年龄 70 岁, 66%西班牙裔/拉丁裔	Wright 等, 2016[85]	Dong, 2015[84]; Glazer 等, 2015[83]; Wright 等, 2016[85]	Dong 等, 2015[84]	Dong 等, 2015[84]	WMH 越大, 认知能力越差, 包括一般认知能力、学习能力和处理速度。海马体积越小, 在多个领域的认知能力就越差。执行功能越差
3C-Dijon	n=1677, 62%女性, 平均年龄 72 岁	—	Kaffashian 等, 2016[88]	Godin 等, 2010[93]	Godin 等, 2010[93]	WMHV 越大, 认知能力就越差。海马体积越大, 认知能力越好
AGES-Reykjavik	n=2612, 41%男性, 平均年龄 75 岁	Sigurdsson 等, 2017[95]	—	—	—	偶发脑梗死与更严重的认知能力下降有关
华盛顿高地/英伍德哥伦比亚老化项目	n=638, 平均年龄 80 岁, 29%非西班牙裔白种人, 36%非裔美国人, 35%西班牙裔	Zahodne 等, 2015[87]	Zahodne 等, 2015[87]	Zahodne 等, 2015[87]	Zahodne 等, 2015[87]	更大的 WMHV 和出现梗死与包括语言和执行功能在内的认知能力更差相关。海马体积越大, 记忆力越好
鹿特丹研究	n=1015, 平均年龄 72 岁	Vermeer 等, 2003[11]; Prins 等, 2005[99]	de Groot 等, 2000[98]; Prins 等, 2005[99]	Vibha 等, 2018[97]; Prins 等, 2005[99]	Ikram 等, 2010[96]; Vibha 等, 2018[97]	脑容量越小, 认知能力下降越严重, 包括处理速度和执行功能。灰质体积越小, 记忆力越差; 白质体积越大, 处理速度越慢, 一般认知功能越差。WML 体积越大, 执行功能和处理速度越差。出现梗死和执行功能有关

对于每一个神经成像标记, 我们列出的参考数据, 可以找到相关的神经成像标记的认知。我们着重研究 VICCCS 标准中主要可接受的 MRI 指标。SBI. 亚临床脑梗死; WMH. 白质高信号; WMHV. 白质高信号体积; WML. 白质病变; VICCCS. 国际血管损伤认知分类共识研究

各向异性分数）与较差的执行功能和血管危险因素有关][106]，鼓励通过 PET 对 β 淀粉样蛋白进行检查，并对脑血管进行无创性评估［颈动脉超声和（或）MRA］。

与 VCI 的概念和诊断类似，目前科学家正在努力进行 VCI 相关脑血管损伤的影像学标记物的测量。协调脑成像方法对血管因素对神经退行性变的作用（Harmonizing Brain Imaging Methods for Vascular Contributions to Neurodegeneration，HARNESS）小组已经提供了公开可用的用于研究使用的磁共振方法和分析工具（https://harness-neuroimaging.org/）。这一倡议遵循了 Wardlaw 等关于建立神经成像血管变化报告标准（Standards for Reporting Vascular Changes on Neuroimaging，STRIVE）的内容，旨在统一常见脑血管病理的定义[107]。同样，由 NINDS 资助的 MarkVCID 项目目前旨在建立和验证 VCI 的神经成像和基于血清或体液的生物标志物（https://markvcid.partners.org/）。

脑血管损伤的新成像方法逐步显现，并将为 VCI 的未来研究和定义提供信息，特别是通过钆增强 MRI 成像进行的血脑屏障完整性的测量[108-112]。在较小的临床样本中，血脑屏障完整性的测量与认知功能障碍相关[113]。但是与其他测量白质完整性的方法不同，血脑屏障的破坏并没有在更大的研究中被广泛地测量。未来的工作需要纵向捕捉血脑屏障的破坏，并探究其与血管和神经退行性病变的关系。

最近的声明建议，将包括血脑屏障紊乱在内的血管功能障碍[114-117]，加入到以生物标志物为基础的 AD 定义的研究框架中。WMH 仍然是脑血管疾病最普遍的标志，与认知功能下降和 VCID 密切相关[118]。未来的工作需要将多种生物标志物的应用转化为临床实践。

（一）脑血管病的患病率

隐匿性或偶然发现的梗死数量是症状性梗死的 5 倍。在基于社区的样本中，MRI 脑梗死的预计患病率为 5.8%～17.7%，这取决于年龄、种族、有无合并症和成像技术[119]。平均而言，10%～20% 的中年或老年个体存在 CBI。大多数有单一病变，梗死最常位于基底节（52%），其次是其他皮质下（35%）和皮质区（11%）[120]。CBI 的危险因素通常与临床

脑卒中的危险因素相同[119, 121]。大多数 30 岁以上的人[7]都存在一定程度的 WMH，随着年龄的增长和暴露于血管的危险因素增加，WMH 的体积也会增加[59, 104, 105, 122]。可以创建广泛的 WMH 的年龄特异性的定义，并可用于定义高于 VCI 平均风险的人[82]。随着年龄的增长 CMB 也很常见，其患病率随着所使用的成像技术的高灵敏度而上升[120, 123-125]。脑血管损伤的患病率存在种族差异。总的来说，在美国，非西班牙裔和西班牙裔／拉丁裔黑种人比非西班牙裔白种人的风险更大[126-128]。CVD 的这些差异可能是痴呆风险的种族差异的原因[129]。

（二）脑血管脑损伤与认知改变的关系

在对鹿特丹研究参与者大约 4 年的随访中，基线 CBI 的存在使痴呆的风险增加了 2 倍以上（使脑卒中的风险增加了 3 倍），即使在对 WMH 的范围和脑萎缩的程度进行数据调整后也是如此[11]。在对年轻的 FHS 后代研究样本的随访中也发现了类似的结果[12]。在横断面研究中，有令人信服的数据表明，以人群为基础的样本中，较高的 WMH 容量与较差的认知功能相关，而在连续 MRI 中，WMH 的增大甚至比单一估计的 WMH 更能预测认知功能下降[82, 91, 99, 130]。WMH 的位置也很重要。一项综述发现，与皮质下病变相比，脑室周围病变更常与认知功能下降相关，特别是在执行功能和处理速度方面[131]。已经发现脑室周围 WMH 也与痴呆风险的增加有关[132]。然而，有趣的是，华盛顿 Heights Inwood Columbia 衰老项目的一项研究发现，顶叶 WMH 比海马体积更能预测 AD 的发生[133]。这支持了 WMH 在病因学上是异质性的观点，其中一些可能是由于神经退行性改变，而不是小血管损伤。除了 CBI 和 WMH，即使是在根据 NINDSAIREN 标准临床诊断为可能的 VaD 的个体中，大脑灰质和海马体积的测量值都与记忆力下降有关。

（三）小结

CVBI 的临床表现和病程差异较大，在脑卒中相关的表型中，典型的渐进性认知功能下降是 VCI 一种相对罕见的表现。结构 MRI 为 CVBI 提供了一个相当敏感和特异的标志物，但 CVBI 和认知障碍之间的关系被 AD 频繁出现的大脑病变所混淆。因此，建议在基线和每次随访影像评估时仔细记录以下方

面：①描述颅外和颅内血管疾病的严重程度和类型；②梗死或出血的体积和位置的定义（总体积＞100ml，双侧病变，以及涉及丘脑、尾状核和基底前脑的病变被认为更有可能解释 VCI 和 VaD）；③白质病变的体积和位置；④幕上脑实质和海马的总体积。在临床情况下，应在基线成像时定性记录相同的测量值，但后续成像的指征尚不清楚，如果突然恶化增加了急性梗死或出血的可能性，则这种成像可能有提示意义。如何将脑 MRI 的 CVBI 与 PET 和 MRI 测量血流及淀粉样蛋白负荷相结合仍在研究中 [28]。

八、神经病理学方面

定义 VCI 的病理范围和严重程度仍然很困难。脑梗死和出血是血管性脑损伤的最明显迹象，其大小、位置和数量可能不同（检测到的梗死数量，特别是小梗死的数量，取决于大脑检查的仔细程度），并且它们在认知正常的社区居民中普遍存在。尽管隐匿性和显性病变在引起 VCI 方面可能同样重要，但是这些病变可能伴有或不伴有脑卒中的临床症状或体征。此外，在接受检测的大脑中，有相当大比例的大脑存在相关的 AD 病理 [57, 116, 137-141]。

从概念上讲，普遍认为 VCI 和 VaD 的病理基础可能包括关键区域的局灶性梗死（对认知方面至关重要的皮质和深部核团区域，破坏白质中的关键关联通路），损伤组织的总体积大（通常认为＞100ml），以及脱髓鞘和神经胶质增生的程度。然而由于 VCI 的病理基础是高度异质性的，因此，确定 VaD 的典型损伤模式或病理标准［包括诊断所需的最小损伤量和（或）足以引起 VCI 的最大损伤量］是困难的 [32, 142]。

导致认知障碍的最重要的脑血管病理学是脑梗死 [143]。脑梗死是由肉眼（宏观）或显微镜（微观）观察到的组织丢失的离散区域。死亡前梗死的临床意义尚不确定，但 1/3～1/2 的老年人发生慢性肉眼可见的梗死。包括脑血管病理学的其他指标，如显微镜下的梗死、小血管疾病和白质改变，使老年人脑血管疾病的发生率增加到 75% 以上 [57, 116]。

在临床病理研究中，体积较大的 [58, 69] 和大量肉眼可见的梗死 [13, 16, 58, 71] 会增加患痴呆的风险。然而，确定 VCI 或痴呆的临床诊断所必需的 CBI 的体积或数量是困难的。与 AD 和其他神经退行性疾病不同，目前没有公认的神经病理学标准来确认 VCI 的临床诊断。事实上，尽管 Tomlinson 等 [8] 认为 100ml 的组织损失就足以引起 VaD，但梗死组织体积小得多的人也可以发生 VaD。在某些部位，如丘脑、角回和基底神经节的梗死，即使是小而单一的损伤，也有可能导致认知障碍。然而，并不是所有这些区域的梗死都会导致痴呆，其他皮质和皮质下区域的小梗死也与临床痴呆相关。最后，即使考虑到肉眼可见的梗死体积，多发性显微镜下的梗死也与痴呆风险增加相关 [139]。这可能是继发于显微镜下累积的大量组织（神经元和轴突途径）损伤的梗死。然而，这可能只是其他形式的脑血管损伤的标志，如弥漫性缺氧或血脑屏障的破坏。决定梗死是否与损伤相关的其他因素可能包括认知储备（cognitive reserve，CR）的变化和共存的病理 [144]。Rush 记忆和衰老项目的病理学研究支持这样一种观点，即大多数老年人包括 CVD 都有混合性病理改变 [116, 117]，并且将血管疾病纳入 AD 的标准可能有助于研究多种生物标志物的检测。死后观察到的严重梗死和动脉粥样硬化与生前认知能力下降有关，尤其是在感知速度方面 [134]。这项研究还检测了与认知能力下降密切相关的神经变性的病理学指标 [134]。来自同一组的类似研究考察了这些血管（和神经退行性）病变是如何影响认知功能的基线水平及认知功能随时间的轨迹变化 [135]。

在老年人的大脑中，梗死经常与 AD 病理共存，并且血管疾病可能以两种方式增加临床痴呆的风险：①血管性病变和 AD 病变叠加；②血管性病变促进 AD 的病理过程。Snowdon 等 [145] 的研究表明，在调整年龄和 AD 病理程度的数据后，皮质下梗死患者和较轻程度的大面积皮质梗死患者出现痴呆临床症状和体征的可能性是未伴有血管病变患者的几倍。此外，在 AD 小鼠模型中，缺血可诱导早老素 1（ps1）基因表达和淀粉样前体蛋白水平变化 [146]。

其他血管病变

老年人中常见的其他血管病变包括白质变性、CMB、脂质透明变性、动脉粥样硬化和 CAA，但关于如何将这些其他病变纳入 VCI 和 VaD 的病理诊断标准的数据很少。对疑似 VCI/VaD 的患者进行病理学评估有助于检测和量化显微镜下的梗死，以及描述神经退行性病变（AD 和路易小体病变、创伤性脑病、嗜银颗粒性疾病、海马硬化）的程度和严重性，这些病变可能与生前观察到的认知状态有关。这些微梗死和神经退行性改变在生前不易被发现。前瞻性定量临床病理 – 神经影像学研究正在进行中，这将有助于阐明在 VCI、VaD 和临床 AD 的演变过程中血管和 AD 病理之间复杂的相互作用。

九、预防血管性认知障碍

（一）血管危险因素与血管性认知障碍和血管性痴呆的关系

增加脑卒中风险的血管危险因素和生物标志物也将增加 VCI 和 VaD 的风险 [147]。然而，在解释血管危险因素与 VCI 和 VaD 风险之间的关系时，存在一些困难。横断面研究不能确定观察到的关联是在认知障碍发生之前还是之后。此外，流行病学研究可能是为因果推断而设计的，但需要特定的标准、数据要求和分析方法。

1. 遗传因素　在一些研究中，载脂蛋白 Eε4（apolipoprotein Eε4，APOE-ε4）等位基因与全因性痴呆和 VaD 的风险增加有关，还有其他几个候选基因，如 *MTHFR* 和 *VLDLR*，以及最近的全基因组关联研究已经确定了 X 染色体上的一个基因位点（靠近雄激素受体基因）与 VaD 相关 [148]。通过全基因组关联研究已经鉴定出特定基因与显性 CBI 和 WMH 的风险相关 [149-151]，但是这些基因在决定 VCI 和 VaD 风险中的作用还没有被研究 [152, 153]。

2. 可变危险因素　那些在 VCI 和 VaD 中列出的都是基于观察性研究的发现（框 18-1）。到目前为止，临床试验并没有显示改变这些因素可以可靠地降低 VCI 和 VaD 的风险。

3. 生活方式因素　以下人口和生活方式因素会影响 VCI 的风险。

(1) 较低的教育水平：与 VaD 风险增加相关，受教育程度较高的人在认知测试中的表现通常更好。VCI 中的 CR 概念在很大程度上还没有得到研究。最近的一项双中心研究分析了一组 CADASIL 作为纯 VCI 的模型，发现教育对轻中度血管病变有独立影响，而教育对重度病变患者的认知能力没有影响 [154]。此外，不良的教育状况可能反映了较低的社会经济地位，这又与不太健康的生活方式有关。

(2) 饮食因素：虽然很少有研究专门针对饮食因素对 VaD 的风险，但一些饮食因素通常与较低的痴

框 18-1	血管性认知障碍和血管性痴呆的可危险因素

- 高血压
- 胰岛素抵抗
- 糖尿病
- 高脂血症
- 代谢综合征
- 饮酒
- 吸烟
- 低教育水平
- 节食
- 久坐
- 维生素水平低
- 高同型半胱氨酸水平
- 全身炎症标志物

呆风险相关。这些研究很难进行，因为饮食评估容易受到回忆偏差的影响，而且饮食模式而不是单个项目的摄入量可能很重要。

(3) 抗氧化剂：在一些研究中，抗氧化剂（包括富含维生素 E、维生素 C 和 β 胡萝卜素的水果和蔬菜）与低风险的认知障碍有关，但一项干预性研究显示没有很大相关性 [155-157]。最近对 14 项评估营养和 VaD 之间关系的研究进行了综述，总结出口服微量营养素补充剂具有最佳的保护作用，然而还需要更多的研究来证实 [158]。

(4) 多不饱和脂肪酸：在大多数研究中，鱼油中发现的 ω-3 脂肪酸、每周摄入的鱼肉量与更好的认知功能、更低的认知衰退、痴呆风险有关 [159, 160]。这也适用于循环系统和红细胞膜上多不饱和脂肪酸的水平 [161, 162]。多不饱和脂肪酸可能因其抗氧化和抗炎特性而有益，但其作为膜磷脂成分的水平也可能直接影响神经元功能。2012 年 Cochrane 的一项综述发现，对年龄超过 60 岁的患者没有改善认知方面的益处 [163]。虽然鱼油的早期随机试验没有显示出益处，但更大的试验正在进行中 [164]。

(5) 维生素 D：维生素 D 缺乏是增加心血管疾病和脑卒中风险的一个新因素。一些研究已经描述了循环中维生素 D 水平较低与认知功能较差之间的联系，但是还没有随机试验评估补充维生素 D 对认知功能下降的影响 [165-168]。此外，与维生素 D 代谢相关

的其他代谢物（如 FGF-23）与痴呆、脑卒中和 CVD 的风险增加有关[169-171]。因此，需要进一步的工作来检验这些是否为 VaD 和 VCI 的可靠生物标志物。

(6) 同型半胱氨酸：同型半胱氨酸升高是血管损伤的危险因素[172]。横向和纵向研究一致表明，血浆总同型半胱氨酸（total homocysteine，tHcy）水平升高与全球多个认知领域的较差表现相关[173-179]。升高的血浆 tHcy 值也与具有 MRI 证据的 CVBI 和较小的脑体积相关，这表明认知下降的一部分原因是通过血管因素介导的[180-182]。叶酸、维生素 B_{12} 和维生素 B_6 是同型半胱氨酸产生和代谢途径的关键成分。关于补充维生素 B 对认知能力下降风险的影响的临床试验结果在很大程度上令人失望。对所有这些试验数据的大规模 Meta 分析正在进行中[183]。

(7) 体育活动：体育活动可能有利于预防脑卒中和维持认知功能。长期有规律的体育活动与较高水平的认知功能和较低的 VCI 和 VaD 风险相关[184-188]。体育活动甚至与大脑老化的重要标志物有关[189]。尽管 AHA 建议每周至少 5 次 30min 的中等强度有氧运动和每周 2 次中等到高等强度的肌肉力量训练，但关于所需的身体活动类型和频率的数据很少。这些益处可能通过改善血管危险因素（改善血压、体重和胰岛素敏感性）、减少炎症和增加神经营养因子（如脑源性神经营养因子）的水平而产生[190, 191]。几个关于认知功能（作为主要或次要结果）的运动干预临床试验正在进行中（http://www.clinicaltrials.gov）[186, 192, 193]。最后，美国国家科学、工程和医学科学院关于"预防认知衰退：前进之路"的报告建议进一步对预防认知障碍的身体活动干预进行研究[194]。

(8) 饮酒：尽管大量饮酒与脑容量减小和认知能力下降的风险增加有关，但适量饮酒可能是有益的，这可能是因为白藜芦醇的作用[195-199]。然而，一些研究确实发现，即使是适度的酒精摄入也与脑容量减小有关[200, 201]，建议进一步深入探讨这种联系。可能有一些亚群体（遗传或基于性别或饮酒模式）可能从轻度至中度的饮酒中受益，而其他一些亚群体则可能因接触相同的酒精而有认知能力下降的风险。

(9) 肥胖：尤其是中年肥胖，与痴呆风险增加相关，并且与脑卒中风险增加独立相关[202-207]。因此，这可能与 VCI 风险增加有关。与整体 BMI 相比，中心性肥胖（通过腰围、腰臀比或矢状腹径评估）的相关性更强[206]。在 Framingham 后代研究中，12 年后测量的腰臀比与认知功能呈负相关，同时也注意到前者与高血压的协同作用[208]。腹部 CT 扫描显示内脏脂肪，而不是皮下脂肪，与 MRI 评估的大脑总体积相关[209]。在健康、衰老和身体成分研究中，全身脂肪的 CT 测量与整体认知下降相关[210]。在对伴随的血压水平的数据进行调整后，这些相关性仍然存在，但可能是通过炎症、胰岛素抵抗、较低的体力活动或通过脂肪因子（如瘦素和脂联素）的作用来介导[211]。

(10) 吸烟：吸烟会增加脑卒中[147]、心房纤维性颤动的风险，加速全身性动脉粥样硬化，并增加全身性炎症，因此，预计会增加 VCI 的风险。然而，尼古丁是海马中乙酰胆碱受体的激动药，因此也有望改善认知。虽然最初的病例对照研究表明，吸烟对患痴呆症的风险可能有有益的影响，但这一建议很可能是与存活率有关的偏见[212]。几项前瞻性研究表明，吸烟者比不吸烟者有更高的认知衰退和 VaD 风险[213-215]。二手烟也可能与认知能力下降有关[216]。

(11) 高血压：尤其是收缩压、平均压或脉压水平，长期以来被认为是脑卒中风险的主要调节因素[148]。中年高血压被列为老年认知减退和 VaD 的一个重要的可改变的危险因素，这种相关性在大多数观察性研究中相当一致，包括随访数十年的队列研究[217-224]。晚年血压测量与痴呆相关的研究结果并不一致，大多数研究发现痴呆与高血压没有关联，甚至与较低的收缩压有关[225-227]。这可能是由于在痴呆发病前的 10 年中体重和血压同时下降，以及脑卒中和心血管疾病等共存疾病的影响。重要的是，收缩压干预试验（Systolic Blood Pressure Intervention Trial，SPRINT）组发现强化血压控制（即目标<120/80mmHg）与降低 MCI 和全因痴呆的风险有关（尽管全因痴呆的可信区间为 0）[228]。美国国家科学、工程和医学科学院提出血压管理是预防认知障碍的最有证据支持的干预措施之一[229]。

在关于抗高血压药物和痴呆风险的观察性研究中，一些纵向研究评估了抗高血压药物的使用对痴呆风险的影响，并观察到一些有利的证据[230]。治疗持续时间越长、开始治疗的年龄越小，保护作用越强。大多数研究表明，降低血压本身就有效，而不局限于某一类药物的作用。然而，两项基于人群的观察性研究表明，利尿药比其他抗高血压药物更有帮助[231, 232]。在美国退伍军人事务数据库的一项研究中发现，服用血管紧张素受体阻滞药（ARB）的男性比服用血管紧张素转换酶抑制药（ACEI）赖诺普利和其他心血管药物的男性患痴呆症的风险更低[233]。这些发现可能代表了指示性偏倚。

迄今为止，10 项大型抗高血压药物随机临床试验也评估了认知功能。在这些研究中，只有一项提出了微弱的治疗益处。"阴性结果"研究包括：①老年人收缩期高血压项目（SHEP），其将利尿药和（或）β 受体阻滞药治疗与安慰剂治疗进行了比较[234, 235]；②老年人认知和预后研究（SCOPE），其将 ARB 和利尿药的组合与常规治疗进行了比较[236]；③培哚普利预防复发性脑卒中研究（PROGRESS）试验，其中既往患有脑卒中或短暂性脑缺血发作的患者被随机分配接受 ACEI 和利尿药或安慰剂治疗（对脑卒中和痴呆的联合有益处）[237]；④老年高血压 - 认知评估（HYVET-COG）研究，其中 80 岁以上的高血压患者接受吲达帕胺缓释剂和培哚普利或安慰剂治疗[238]；⑤在糖尿病和血管疾病中的作用为，Preterax 和 Diamicron 改良释放对照评价（ADVANCE），其中检验了培哚普利 / 吲达帕胺联合降压对痴呆的继发影响[239]；⑥有效避免二次脑卒中的预防方案（PRoFESS）试验，其中用替米沙坦治疗最近患有缺血性脑卒中的人[240]；⑦在患有心血管疾病的血管紧张素转换酶不耐受受试者中进行的替米沙坦随机评估研究（TRANSCEND），其中检查了雷米普利、替米沙坦或两者的组合[241]；⑧控制糖尿病心血管风险行动（ACCORD）试验的糖尿病记忆（MIND）子研究，旨在糖尿病患者中强化血压控制（收缩压＜120mmHg）[242]。唯一表明降低血压对痴呆风险有好处的研究是欧洲收缩期高血压（Syst-Eur）试验，该试验比较了尼群地平治疗和安慰剂[243]治疗及之前讨论过的 SPRINT-MIND 试验[228]。SPRINT-MIND 试验干预使用了所有可用的抗高血压药物，主要目的是将治疗组参与者的强化血压目标控制在 120/80mmHg 以下。尽管 SPRINT-MIND 试验对全因性痴呆的结果在技术上没有统计学意义，但效果是显著的，可信区间几乎不包含 0。此外结果对轻度认知障碍确实有重要意义。鉴于 MCI 和痴呆不是最初 SPRINT 研究的主要目标，并且由于心血管受益而提

前停止了血压干预，该研究可能已经失去了检测全因痴呆的显著差异的能力。有无可争议的证据表明，降低血压可以预防脑卒中，初次和随后的脑卒中会增加 VaD 的风险，但没有令人信服的证据表明，降低血压会增加痴呆的风险。因此，如果经济和身体条件的考虑允许用药，抗高血压治疗似乎确实适用于认知障碍患者。

(12) 高血糖、胰岛素抵抗、代谢综合征和糖尿病：高血糖和胰岛素抵抗可通过促进动脉粥样硬化和脑卒中，通过直接促进 AD 病理、氧化应激和炎症，以及通过其他机制导致血管和神经元损伤。它还可能通过与 AD 相关的认知能力下降的叠加或协同效应，或通过更频繁的医疗护理导致的确定偏差，做出更早的诊断。糖尿病本身及其慢性高血糖症、胰岛素抵抗、高胰岛素血症和代谢综合征的组成都与较差的认知功能有关[60, 244-248]。在众多研究中，认知功能下降与 VCI[246, 249-252] 及 VaD 的模式一致[252-258]。这种效应因全身炎症加剧而加剧[259]。糖尿病持续时间较长的患者认知能力下降的风险最高。

谨慎控制高血糖可能会减少血管损伤，但尚未证明能降低脑卒中、认知能力下降或 VCI 或 VaD 的风险。此外，有一种观点认为，低血糖也可能导致持续的认知障碍，因此，在试图积极控制血糖时需要谨慎[260]。控制糖尿病心血管风险的行动 - 糖尿病记忆（Action to Control Cardiovascular Risk in Diabetes-Memory in Diabetes，ACCORD-MIND）试验的结果未显示严格控制糖尿病对认知功能有任何有益影响[261]。此外，来自 ACCORD-MIND 观察扩展研究（ACCORDION MIND）的证据表明，强化高血糖控制既不会产生改善认知能力下降的长期益处，也不会对脑容量产生影响[262]。在 ADVANCE 试验中，认知功能状态并没有改变控制高血压在降低脑卒中和死亡风险方面的益处[263]。总的来说，降低 2 型糖尿病病患者初始或持续认知减退风险的最有益的干预措施可能仍然是有效控制伴随的血管危险因素，如高血压、高胆固醇血症和吸烟。

(13) 血脂：在几个大型队列研究和 Kaiser Permanente 数据库中，中年总胆固醇的测量值预测了以后的认知障碍[204, 264-266]。然而晚年或一生中累积的血清胆固醇水平与老年人群中临床痴呆风险的增加并不一致[267]。

他汀类药物治疗与较低脑卒中风险相关，在观

察性研究中，与较低的 VCI 和痴呆（包括 VaD）风险相关 [268, 269]。老年普伐他汀心血管疾病风险人群（PROSPER）试验发现安慰剂组和治疗组在认知功能下降方面没有差异 [270]。一项 Cochrane 数据库系统综述得出结论：他汀类药物与认知能力下降之间可能没有相关性 [271]。

(14) 炎症和内皮功能的标志物：炎症是将几种心血管危险因素与血管和神经元损伤联系起来的关键过程。它与脑卒中风险增加、大脑体积变小和痴呆症风险增加有关 [272, 273]。几项研究发现，在 VaD 发病前，血浆和外周血单核细胞产生的炎症蛋白，特别是 IL-6、α_1 抗糜蛋白酶和 CRP 都增加了 [274]。在 Conselice 的大脑老化研究中，高 CRP 和高 IL-6 的结合使 VaD 的风险增加了近 3 倍 [275-284]。不对称二甲基精氨酸（asymmetric dimethyl arginine，ADMA）是内皮功能的调节因子，其血浆水平与 MRI 上的 CBI、脑卒中风险和 VCI 的增加有关 [285]。此外，由 NINDS 发起的 MarkVCID 计划的一部分是建立和验证 VCID 的生物标志物，包括内皮功能的液体标志物（https://markvcid. partners.org/）。

请参阅专栏框 18-1 以获得可改变的 VCI 和 VaD 危险因素的简明列表。

（二）血管疾病严重程度与血管性认知障碍的相关性

许多影像学标记物可显示系统性或脑动脉粥样硬化的严重程度（如冠状动脉钙化、主动脉壁硬度的张力测量、颈动脉狭窄）、系统性动脉硬化［如颈动脉内膜中层厚度（intima-medial thickness，IMT）］及累积暴露于较高的血压或其他血管危险因素（如超声心动图左心室质量），这与较差的认知功能和较高的 VCI 和 VaD 风险有关。

在一些研究中，对颈动脉 IMT 和认知功能之间的关系已经进行了横向和纵向的分析 [286-293]。总的来说，在这些研究中，颈动脉 IMT 和认知功能之间存在显著的负相关关系，即壁厚度越大，认知能力越差。在控制了年龄、教育程度及一些研究中伴随的心血管危险因素水平后，这种关系仍是显著的。目前尚不清楚这种相关性是由血管危险因素对颈动脉壁和大脑的影响介导的，还是由颈动脉变化引起的脑循环变化的直接结果。总的来说，颈动脉粥样硬

化标志物可以预测认知能力下降，但小血管疾病作为认知功能受损的一个更重要的决定因素已被广泛重视，尤其是在老年人中。

主动脉硬化最好的评估方法是测量颈动脉 – 股动脉脉波速度（carotid-femoral pulse wave velocity，CFPWV），更粗略的评估方法是测量脉压（收缩压、舒张压）或平均动脉压。CFPWV 与认知功能之间的负相关在横断面（如 Maine-Syracuse 研究）[294] 和纵向研究 [295, 296] 之间均有报道，并在调整年龄和血压数据后持续存在 [293, 297]。CFPWV 还与 WMH 体积和脑容量减少相关 [298, 299]。超声心动图显示左心室质量、重构和肥厚与较高频率和严重程度的亚临床脑损伤、较差的认知能力及痴呆风险的增加相关 [300, 301]。

眼底镜检查或激光扫描血流仪检查视网膜血管，可反映脑小动脉，这些血管变窄与动脉硬化增加、脑小血管疾病、脑卒中和认知功能差有关 [230, 232]。来自鹿特丹研究的数据表明，视网膜微血管管径与脑小血管疾病进展和 WM 微结构恶化的几个标志物有关 [302-304]。来自洛锡安出生队列的最新数据表明，血管复杂性的降低（以分形维数衡量）与更多的 WMH 有关 [305]。

（三）常见临床疾病状态与血管性认知障碍的关系

1. 冠状动脉疾病 心血管健康研究 [306]、年龄 / 基因 / 环境易感性 Reykjavik 研究 [307] 及着眼于冠状动脉粥样硬化严重程度的 CT 冠状动脉钙化（coronary artery calcium，CAC）研究与认知障碍的高风险相关。在 CAC 评分较高的人群中，WMH 和 CBI 的风险同时增加，在对这些病变的数据进行调整后，CMB 和脑容量减弱了 CAC 和认知之间观察到的相关性，暗示了各种血管机制的作用。冠状动脉疾病也被认为是 VaD 的独立危险因素 [308]。冠状动脉旁路移植术（coronary artery bypass grafting，CABG）与较差的初始认知功能相关，并被确定为晚期痴呆风险的标志。然而，在 1 年、3 年和 6 年的随访中，这些患者的认知功能下降与选择药物治疗或经皮介入治疗的同等风险的冠心病对照组没有差异 [309-311]。

2. 慢性肾脏疾病 严重的慢性肾功能不全与代谢性疾病（如尿毒症）和高血压脑病、动脉粥样硬化、高同型半胱氨酸血症和脑卒中风险增加有关 [312]。

来自心脏雌激素 / 孕激素替代研究（Heart Estrogen/ Progestin Replacement Study，HERS）、健康老化和身体组成（Health Aging and Body Composition，Health ABC）研究、第 3 次全国健康和营养检查调查（NHANES Ⅲ）、脑卒中地理和种族差异的原因（Reasons for Geographic and Racial Differences in Stroke，REGARDS）研究及缅因州 – 锡拉丘兹研究的数据表明，在所有患中度和严重慢性肾病［估计的肾小球滤过率（estimated glomerular filtration rate，eGFR）分别小于 30ml/（min・1.73m^2）和 60ml/（min・1.73m^2）］的患者中，认知障碍的患病率呈分级持续上升趋势，并影响注意力、学习、记忆、定向和视觉空间组织等认知领域[313-317]。NOMAS 采用了一种全球认知测量方法，即改良认知状态电话访谈（modified Telephone Interview for Cognitive Status，TICS-m）将这一观察扩展到轻度肾功能不全［eGFR＞60ml/（min・1.73m^2）但＜90ml/（min・1.73m^2）］的患者中来[318]。然而 Dijon 3C 研究发现，基线水平较低的 eGFR 并未增加认知能力下降或痴呆的风险，尽管 eGFR 在前 4 年的快速下降与整体认知能力下降和 VaD 相关[319]。CKD 在改善临床痴呆风险方面的作用尚不确定。在心血管健康研究中，中度 CKD 与 VaD 发生相关，但与 AD 发生无关[320]。在最近的一项调查了痴呆症的发病情况的日本队列研究中，中重度 CKD 与 VaD 相关，甚至轻度 CKD 也与 AD 相关[321]。

3. 心房颤动　如果不进行充分的抗凝治疗，心房颤动是脑卒中的一个重要危险因素[147]。在几个基于大型社区样本的研究和一个登记了地域内所有接受心导管插入术患者的大型前瞻性研究发现，即使在对相关心血管危险因素和中期临床脑卒中的数据进行调整后，心房颤动都被认为是认知能力较差和 VaD 风险的独立危险因素[322-325]。其机制可能是心房颤动与亚临床血管性脑损伤（WMH 和 CBI）或海马萎缩的独立关联[119, 326]。然而一些研究没有观察到心房颤动与痴呆的关系[327, 328]。其中一些差异可能与年龄（老年人的效果不一致）、性别（在男性中观察到更强的效果）及抗凝治疗的流行率和有效性有关。

4. 外周动脉疾病　在檀香山 – 亚洲老龄化研究（Honolulu–Asia Aging Study，HAAS）和心血管健康研究中，低踝臂指数（一种外周动脉疾病测量的指标）与 VaD 风险增加相关[329, 330]。

5. 心力衰竭和心输出量　在系列病例中，患有临床心力衰竭的患者表现出注意力和执行功能的缺陷，这似乎是这些患者功能障碍严重程度的独立相关因素[136, 331, 332]。在心动过缓患者中，起搏已被证明可以改善认知能力，同时观察到心输出量的改善。Framingham 后代研究表明，心输出量的亚临床变化不足以导致临床心力衰竭，也能与较低的 MRI 脑体积和认知功能有关[333]。这一发现可能代表了早期变化，并且在随访过程中，心输出量较低的受试者患临床痴呆的风险较大，但这些仍不确定。

6. 抑郁　即使考虑到伴随的血管危险因素水平，抑郁也与脑卒中和痴呆的发病风险增加有关[334-337]。最近一项对 23 个社区队列研究进行的 Meta 分析得出结论，即老年抑郁症确实会增加 VaD 的风险[338]。此外，抑郁会影响认知能力。这些影响可能是通过疗效欠佳、血管危险因素的残留影响、与抑郁症相关的生活方式改变（如社交网络、身体和认知活动的减少）、神经营养因子水平的改变或其他机制介导的。然而根据血管抑郁假说，由于脑血管损伤也可能在增加抑郁风险中发挥作用，因此需要更多的探究来阐明这种联系[339]。

7. 血栓形成和抗血小板聚集　纤维蛋白原和 D- 二聚体水平与脑卒中和 VaD 风险增加相关。阿司匹林可以降低脑卒中风险，一些观察性研究表明，每天服用阿司匹林对认知能力有额外的益处。在阿司匹林或无症状动脉粥样硬化（Aspirin or Asymptomatic Atherosclerosis，AAA）试验中：3350 名年龄在 50—75 岁的参与者被随机分配接受 100mg 阿司匹林肠溶片或安慰剂。在 5 年的随访中，阿司匹林组和安慰剂组的认知能力没有差异[340]。在 PRoFESS 试验中，20 000 多名缺血性脑卒中患者按照 2×2 析因设计被随机分配。接受 25mg 阿司匹林和 200mg 缓释双嘧达莫，每天 2 次，或 75mg 氯吡格雷，每天 1 次，或 80mg 替米沙坦或安慰剂，以评估预防二次脑卒中的有效性，认知能力下降作为次要目的进行评估。在中位数为 2.4 年的随访后，两种抗血小板治疗方案在 MMSE 评分变化方面没有观察到差异[341]。

十、临床血管性痴呆患者的治疗

针对 VaD 的血管风险管理和对症药物治疗已成为 VaD 患者治疗的主要途径[342]。标准化的筛查和监测以记录基线状态、疾病轨迹和治疗反应是至关重要的。除此之外，还应提供详细的病史、社交和日常功能评估，并酌情进行额外的血液检查及血管和大脑成像。此外，应解决加剧临床疾病表现的因素（如睡眠障碍、疼痛、压力）。对患者的认知和行为干预、社会支持、临时护理和护理人员的支持对 VaD 和 AD 同样重要，因为这些措施对于确保患者和护理人员的最佳生活质量至关重要。

十一、血管危险因素的控制

目前，在缺乏明确的数据或指南的情况下，临床医生应该理想地使用筛查工具来检测那些有较高水平的血管危险因素和有 1 次或多次脑卒中病史人的认知障碍。血管风险应根据国家认可的预防脑卒中和心脏事件的指南进行处理[343]。有一些证据表明，通过血脑屏障的钙通道阻滞药，如尼莫地平，除了在降低血压方面发挥作用外，可能在减缓认知能力下降方面有一定的益处，尽管一项致力于该方向的研究并未达到主要终点[344]。在个体患者中，区分血管和 AD 病理对观察到的认知缺陷的相对贡献是困难的。建议以全域和特定领域的方式在多个领域准确评估和记录基线认知功能，检测和处理所有血管危险因素，以及监测认知功能下降率。预防额外的脑卒中是降低认知能力下降风险和比率的最有效的干预措施。

十二、认知障碍的药物治疗

有病理学和临床证据表明，VCI 与 AD 一样存在胆碱能受损。双盲、安慰剂对照、随机临床试验测试了胆碱酯酶抑制药在改善 VaD 患者（包括 CADASIL 所致 VCI 患者亚组）的认知、整体和日常功能方面的有效性[345, 346]。总的来说，这些研究显示了一些益处，特别是在执行功能测试方面，但后来的一项 Meta 分析得出的结论是，该结果不足以建议在 VCI 中常规使用这些药物[347]。美国 FDA 尚未批准 VaD 作为使用这些药物的适应证。然而，伴随 VaD 的存在并不需要排除 AD 患者接受这些药物的试验，除非存在心脏禁忌证，如心动过缓或低血压。

类似的研究表明，NMDA 拮抗药美金刚在一些领域的认知改善很小，不足以产生任何功能益处。其他可能的疾病修饰剂的试验，如银杏、吡拉西坦和石杉碱甲，也同样没有显示任何益处。选择性 5- 羟色胺能药物对情感淡漠的对症治疗未经临床试验验证。对患者行为问题的评估和管理与对 AD 患者的描述相似[300]。

总结

血管危险因素导致老年人常见的认知障碍和痴呆。VCI 是一个广泛的概念，目前用于描述所有可能与各种形式的 CVBI 相关的认知障碍，从临床 VaD 到仅在认知测试中可见的轻度认知困难，再到 VaMCI。确定血管疾病对所观察到的认知障碍或痴呆综合征的影响是困难的，而敏感的神经成像研究（如 MRI）可以显示 WMH 和 CBI，有助于确定这些影响。晚年认知障碍的神经病理学通常是 AD 和血管病理学的混合体，这可能会重叠和协同增加认知障碍的风险（图 18-3）。VCI 的危险指标与传统的脑卒中危险因素基本相同。这些风险包括但不限于心房颤动、高血压和糖尿病。目前，FDA 还没有批准针对 VCI 的特定治疗方法。常见的神经行为和精神症状可通过常规药物和支持策略治疗。最后，建议大多数 VCI 患者采取标准的脑卒中预防措施。目前还需要进一步的前瞻性研究，整合遗传、危险因素、临床定量、神经影像学和病理数据，以提高我们对 VCI 和 VaD 临床综合征的认识。

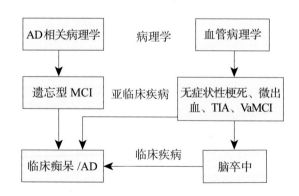

▲ 图 18-3 与血管性认知障碍相关的血管性脑损伤标志物
AD. 阿尔茨海默病；MCI. 轻度认知障碍；TIA. 短暂性脑缺血发作；VaMCI. 血管性轻度认知障碍

第 19 章　脑卒中发生、预防和预后的遗传基础
Genetic Basis of Stroke Occurrence, Prevention, and Outcome

James Frederick Meschia　Myriam Fornage　著

毛　瑞　王媛媛　译　　肖祎男　高　萌　杨文琼　校

本章要点

- Fabry 病是一种由 α 半乳糖苷酶活性降低引起的 X 连锁隐性疾病，可用酶替代治疗。
- 大脑常染色体显性动脉病伴皮质下梗死和脑白质病变是一种由 NOTCH3 基因突变引起的小血管脑卒中疾病。
- 大脑常染色体隐性动脉病伴皮质下梗死和脑白质病是一种由 HTRA1 基因突变引起的脑卒中疾病。
- 同型半胱氨酸血症，通常是由于胱氨酸 β 合酶缺乏导致的，可以通过限制饮食中的蛋氨酸摄入和补充维生素 B_6 来治疗。
- 线粒体突变可导致脑病、乳酸酸中毒和脑卒中样发作综合征，称为线粒体脑病、乳酸酸中毒和脑卒中样发作。
- 在镰状细胞贫血患儿中，TCD 超声可以确定脑卒中高危人群，输血治疗可以显著降低脑卒中风险。
- COL4A1 基因突变可导致小血管脑卒中、脑出血、遗传性血管病变、肾病、动脉瘤和痉挛综合征。
- 几种单基因疾病可引起脑淀粉样血管病。
- 一些单基因疾病可导致脑海绵状血管畸形。
- 全基因组关联研究已经确定了大血管和心源性栓塞脑卒中的风险基因位点。

回顾现代遗传流行病学的基本术语和概念，为本章提供了一个写作框架。20 世纪末最重要的成就之一是人类基因组计划的完成。随着数以百万计的遗传变异的鉴定，为筛选众多复杂性状的遗传风险提供了可能。

简单性状是指具有孟德尔遗传（即常染色体隐性遗传、常染色体显性遗传、X 连锁隐性遗传和 X 连锁显性遗传）或线粒体遗传模式的疾病（或表型）。通常，单个基因的突变对于 Huntington 病这样的孟德尔病的发生是必要且充分的。而复杂性状指的是一种疾病（或表型），它不遵循简单的遗传模式，而是包括基因在内的多种因素的结果。脑卒中、癌症和许多其他常见病是非常复杂的，有多种相互作用的遗传和环境危险因素。复杂性状的其他特征包括不同基因导致相同疾病的遗传异质性和同一疾病基因导致不同表型的表型变异。

遗传学的中心原则是：DNA 被转录成 RNA，RNA 再被翻译成蛋白质。基因组是指储存在 DNA 中的生物体所有遗传信息。同样，转录组指的是所有从 DNA 转录而来的信使 RNA。蛋白质组是指所有表达的蛋白质。常染色体（非性染色体）以大小为特征，从最大到最小依次为 1 号染色体到 22 号染色体。

在基因组的任何特定位置（位点），基因型可以是指父系和母系染色体上的序列。多态性表明遗

传变异，而不同的变异称为等位基因。多态性的多种类型包括称为单核苷酸多态性（single nucleotide polymorphisms，SNP）的单碱基对变化，以及单碱基对或 DNA 片段的插入、删除或易位。其他类型的多态性包括可变数量串联重复（variable numbers of tandem repeats，VNTR），它指的是同一核苷酸序列的连续重复。VNTR 多态性的例子如在亨廷顿病中看到的三核苷酸重复。这些多态性也被称为微卫星序列。虽然大多数微卫星序列是非致病性的，但它们经常发生并具有多个等位基因。因此，微卫星序列既可用于法医鉴定个体，也可作为连锁分析的标记。

拷贝数变异指的是 DNA 的不同部分被复制到相同位置的不同次数。神经病学的一个典型例子发生在外周髓鞘蛋白 22（peripheral myelin protein 22，PMP22）基因，该基因 1 个拷贝的丢失可导致遗传性神经病变，容易导致压力性麻痹，又称腓骨肌萎缩症。尽管拷贝数变异尚未作为疾病标记被使用，但在基因组中已经确定了几十万个拷贝数变异。

识别易感基因的两种经典方法分别是关联研究和连锁研究。遗传关联指的是单种或多种基因型和某种特定的表现型共同出现的频率超过了它们单独出现的频率。然而，关联并不等同于因果关系，遗传标志物可能由于偶然性、混杂性或与因果变异的关联而与疾病相关。关联研究的主要优点是能够识别影响较小的风险，相对于收集家系而言，更容易收集不相关的病例和对照。

鉴定易感基因的另一种主要方法是连锁分析（图 19-1）。孟德尔的独立分类定律指出，一个性状的遗传模式独立于另一个性状的遗传。这个定律对在不同染色体上的性状或在同一染色体上，但在物理空间上明显分开的性状是适用的。然而，在同一条染色体上，物理空间上彼此接近的基因组不会独立分离，反而会比预期更大概率地一起遗传下去。

一、脑卒中及其亚型遗传力的证据

许多证据都支持脑卒中风险的家族因素。一项对 53 项独立研究的 Meta 分析发现，同卵双胞胎同时患脑卒中的概率比异卵双胞胎高 65%[1]。然而，由于可信区间很宽，孪生研究常常不能区分出血性脑卒中和缺血性脑卒中。病例对照研究表明，具有阳

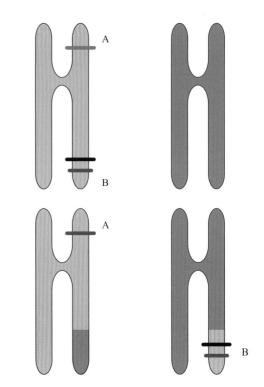

▲ 图 19-1　亲本染色体（上）和重组后的染色体（下）

在这张图中，假设一个突变发生在紫色带，但它还没有被确定。标记 A 和 B 的位置是已知的，因为 B 比 A 更接近致病位点，它会随着脑卒中的特征而遗传，而不是我们的预期来遗传。一个典型的性状连锁的例子是血友病和色盲。这两种性状都不会导致另一种性状的发生，但它们在同一个体中发生的概率比预期的要高，因为对应这两种性状的基因在同一染色体上的物理空间是相邻的。利用这一基本现象，我们可以检查整个基因组的一系列标记。即使该标记本身不会导致疾病，但如果它与真正的致病基因足够接近，它被遗传的概率也会比预期更高

性脑卒中家族史的患者脑卒中风险增加 76%。病例对照研究的一个局限性是，严重脑卒中患者的存活时间可能不够长，无法继续纳入研究（幸存者偏差）。此外，患者可能存在记忆偏差，即经历脑卒中可能会触发对有类似情况家庭成员的记忆（信息偏差）。最后，可能存在一种主要发表积极结果的趋势（发表偏倚）。队列研究的优点是不存在与病例对照研究相同的幸存者偏差或信息偏差。因此，有可信的队列研究表明，有脑卒中家族史的人患脑卒中的风险增加了约 30%。

有研究证明，先证者患脑卒中时的年龄介于 55—80 岁，其兄弟姐妹患脑卒中史的风险几乎呈线性增加[2]。然而家族脑卒中史可能是 70 岁以下人群脑卒中的一个更大的危险因素[1]。母亲有脑卒中病史

的女性患脑卒中的风险比父亲有脑卒中病史的女性高近 50%[3]。这些观察结果是否归因于遗传、表观遗传或非遗传因素尚不确定。

遗传风险可能因缺血性脑卒中的类型不同而存在差异。对牛津郡的两项基于人群的研究和三项基于医院的研究回顾发现，与大血管、小血管或不明原因脑卒中患者相比，心源性脑卒中患者的脑卒中家族史最少[4]。缺血性脑卒中的非心源性栓塞病因之间的遗传率似乎是相似的。值得注意的是，大血管脑卒中和小血管脑卒中等疾病的家族史对比，让我们了解了脑卒中风险中遗传因素的大小，但这些比率并没有说明各种类型的缺血性脑卒中的遗传因素是否存在定性差异，也就是说，不同的基因变异可能易患不同类型的缺血性脑卒中。

利用全基因组基因型数据估算出的缺血性脑卒中的遗传率在年轻脑卒中（年龄＜55 岁）中为 42%，在老年脑卒中中为 34%[5]。利用全基因组基因型数据估算脑出血的遗传率为载脂蛋白 E（apolipoprotein E，APOE）位点的 15% 和非载脂蛋白 E 位点的 29%[6]。

二、缺血性或出血性脑卒中相关疾病

一些疾病以脑血管病变为突出特征。脑卒中是一种很常见的通常与明显的遗传性疾病无关的一种疾病。再加上遗传疾病的种类繁多，使得精确诊断的任务十分艰难。目标基因检测应在考虑体格检查结果（表 19-1）和详细家族史结果一致的遗传模式（表 19-2）后进行。

（一）Fabry 病

Fabry 病（Anderson-Fabry 病或弥漫性身体血管角化瘤）是一种由 α 半乳糖苷酶活性降低引起的 X 连锁隐性疾病。这种酶对脂类的生物降解是必不可少的，其活性降低导致内皮细胞和血管平滑肌细胞溶酶体中的脂质积累，造成细胞损伤从而导致脑卒中。

Fabry 病患者在患病早期可能表现为灼痛或因小纤维感觉神经病变、角膜云翳（轮状角膜 - 角膜涡状营养不良）或血管角化瘤所致的肢端感觉异常。由于周围神经病变通常只涉及小纤维，因此，在神经传导和肌电图检查中可能被遗漏。晚期 Fabry 病的主要后遗症是脑卒中、心脏病和血管扩张引起的肾脏疾病症状。据 Grewal[7] 报道，脑血管并发症患者脑卒中患病率为 24%，8 名患者中有 6 名在 40 岁之前发生脑卒中。

虽然 Fabry 病传统上被归类为一种 X 连锁隐性疾病，其中男性表现出完全外显率，而女性是携带者，但该疾病的流行病学可能比最初想象的更复杂，特别是杂合子的女性显示出广泛的临床表现，涵盖了从整个正常生命周期无症状到像许多受影响的男性一样严重的各种表现[8]。这种变异被归因于 X 染色体的失活[9]。除了 α 半乳糖苷酶 A（α-galactosidase A，GLA）基因突变外，很可能还有其他的遗传和非遗传修饰。在 721 名 18—55 岁的德国成年隐源性脑卒中患者中，4.9% 的男性患者和 2.4% 的女性患

表 19-1　与基因突变有关的体格检查结果

系　统	疾　病	发　现
眼科学	• MELAS • Fabry 病 • RVCL • 高胱氨酸尿症 • 烟雾病	• 双侧白内障 • Whorl 样角膜营养不良 • 视网膜血管畸形 • 晶状体异位、青光眼 • 牵牛花视盘
皮肤病学	• Fabry 病 • 血管性 Ehlers-Danlos 综合征	• 血管角化瘤（"游泳躯干"分布） • 皮肤薄而透明，有过多瘀青
耳科学	MELAS	进行性双侧感音神经性聋

表中体检结果是脑血管疾病相关遗传病的线索
MELAS. 线粒体脑肌病伴高乳酸血症和脑卒中样发作；RVCL. 视网膜血管病变伴脑白质营养不良

表 19-2　脑血管疾病相关疾病的遗传模式

遗传模式	疾病 / 条件
常染色体显性	• CADASIL • CARASAL • RVCL • 血管性 Ehlers-Danlos 综合征 • 脑海绵状畸形 • 脑海绵状畸形 1 • 脑海绵状畸形 2 • 脑海绵状畸形 3 • 脑淀粉样血管病 • 遗传性脑出血伴淀粉样变性（荷兰） • 遗传性脑出血伴淀粉样变性（冰岛） • FAP • 多囊肾疾病 • 常染色体显性多囊肾病 1 • 常染色体显性多囊肾病 2
常染色体隐性	• 镰状细胞病 • CARASIL • 同型胱氨酸尿症
X 连锁隐性	Fabry 病（可影响女性）
线粒体	MELAS

CADASIL. 伴皮质下梗死和白质脑病的常染色体显性遗传性脑动脉病；CARASAL. 组织蛋白酶 A 相关动脉病变伴皮质下梗死脑白质病；RVCL. 视网膜血管病变伴脑白质营养不良；FAP. 家族性淀粉样多神经病；CARASIL. 伴皮质下梗死和白质脑病的常染色体隐性遗传性脑动脉病；MELAS. 线粒体脑肌病伴高乳酸血症和脑卒中样发作

者有显著的 *GLA* 基因突变[10]。男性脑卒中患者中，38.1% 表现为典型的椎 – 基底动脉扩张；不到一半的患者患有血管角化瘤、肢端感觉异常或轮状角膜，这表明存在广泛的表型变异。在一项对比利时 103 名年轻隐源性脑卒中患者的研究中，只有 3 名患者的 α 半乳糖苷酶活性较低，并且没有发现 *GLA* 突变[11]。

在男性患者中，可以通过测定 α 半乳糖苷酶活性低于平均值的 35% 来诊断 Fabry 病，但在女性患者中诊断该疾病的金标准是对 α 半乳糖苷酶基因进行测序[12]。酶替代疗法在商业上是可行的，但其疗效可能因中和药物抗体而减弱。这种抗体在男性中更常见，可能是由于男性完全缺乏天然酶[12]。

（二）伴皮质下梗死和白质脑病的常染色体显性遗传性脑动脉病

伴皮质下梗死和白质脑病的常染色体显性遗传性脑动脉病（Cerebral autosomal dominant arteriopathy with subcortical infarcts and leukoencephalopathy，CADASIL）是由 19 号染色体上的 *NOTCH3* 受体基因突变引起的。*NOTCH3* 的表达几乎只发生在平滑肌细胞中，受体的突变导致该蛋白的积累。病理上，颗粒状嗜锇物质在血管平滑肌中积累，导致平滑肌变性，最终导致皮质下白质脑病。MRI、PET 和经颅多普勒（transcranial Doppler，TCD）研究表明，脑白质中血流减少[13-16]。

尽管这种情况在发病前数年就可以通过磁共振检查出来，但症状显露的平均年龄仍在 40 岁以上[17]。超过 85% 的患者有偏头痛、短暂性脑缺血发作和情绪障碍的表现，2/3 的患者可能出现典型的腔隙性脑卒中综合征。进展性白质脑病患者，特别是没有高血压的年轻患者，应该考虑 CADASIL。在英格兰东北部，CADASIL 的最低患病率为 1/5 万～25/5 万[18]。脑 MRI 扫描显示在白质和深部灰质核团中对称地出现 T_2 加权高信号。据报道，直接位于前颞叶皮质下的小腔隙性病变（O'sullivan 征）对 CADASIL 具有 100% 特异性和 59% 敏感性[19]。

基因检测的方法是可行的，但可能需要对 *NOTCH3* 基因进行广泛的测序，该基因包含 33 个外显子。在早发型脑白质缺血性脑卒中、痴呆和偏头痛等适当的临床环境下，从皮肤、肌肉或周围神经的活检标本中鉴定血管组织中的颗粒状嗜锇物质，可能足以诊断。

每天剂量为 10mg 的多奈哌齐可显著改善试验 A、B 部分和执行功能面谈量表（Executive Interview 25，EXIT25），但这种轻微改善的临床意义有限[20]。有趣的是，每天 125～500mg 的乙酰唑胺可能有助于预防偏头痛[21]。

（三）伴皮质下梗死和白质脑病的常染色体隐性遗传性脑动脉病

伴皮质下梗死和白质脑病的常染色体隐性遗传性脑动脉病（cerebral autosomal recessive arteriopathy with subcortical infarcts and leukoencephalopathy，CARASIL），也称为前田综合征（Maeda syndrome）。

它是一种独特的临床实体，尽管有中国和高加索血统的报道，但仍主要影响日本血统的个体[22]。CARASIL 是由编码丝氨酸肽酶 / 蛋白酶 1 的 *HTRA1* 基因突变引起的[23]。皮质下脑病导致患者在 20—30 岁时精神运动功能出现恶化。偏头痛不是其特征。这种疾病特有的脑外表现通常早于神经系统出现，包括过早性脱发、腰椎间盘突出和脊柱畸形等。T_2 加权 MRI 显示大脑半球脑白质有广泛的高信号区域，丘脑和脑桥的变化则不太明显[24]。白质改变常常不伴有明显的血压变化。病理上可见广泛的动脉内侧平滑肌细胞严重缺失。与 CADASIL 相比，硬化性改变不常见[25]。另外，与 CADASIL 不同的是，异常血管不呈现周期性的过碘酸 – 希夫染色反应[24]。

（四）高胱氨酸尿

最常见的遗传性同型半胱氨酸升高可归因于胱硫醚 β 合成酶的缺乏，又被称为高胱氨酸尿。该性状以常染色体隐性模式遗传，因此父母双方都是典型的无症状携带者。1962 年，首次在智力迟钝患者的血清和尿液中发现同型半胱氨酸水平升高，此后这种酶缺陷被报道[26-28]。

高胱氨酸尿患者通常分为补充维生素 B_6（吡哆醇）后有效和无效的两类。1985 年，Mudd 等[29] 报道了 629 例高胱氨酸尿患者：到 10 岁时，55% 的维生素 B_6 反应良好的患者和 82% 的维生素 B_6 无反应的患者出现了晶状体脱位。与马方综合征、梅毒和创伤一样，对晶状体脱位的患者来说，高胱氨酸尿也是需要纳入考虑的诊断之一[29]。与马方综合征类似，高胱氨酸尿患者可能会出现骨骼异常，如长四肢、高身高、漏斗胸（塌陷胸）或隆突胸（鸽子胸），以及蛛形节趾畸形。典型情况下，高胱氨酸尿患者的皮发特征为稀疏的金发、颊红和网状青斑。年轻脑卒中患者可能缺乏典型的表现[30]。如果不进行治疗，2/3 的儿童患者可能会出现智力迟钝[29]。高同胱氨酸水平与血栓性脑卒中和栓塞性脑卒中有关，12% 的维生素 B_6 反应良好患者和 27% 的维生素 B_6 无反应性患者在 15 岁时发生血栓性脑卒中[29]。60% 以上的高胱氨酸尿患者在 40 岁以前发生脑卒中[29]。

同型半胱氨酸血症是通过测量血浆同型半胱氨酸水平来筛选的，并通过基因检测加以确认。在出生时进行常规检查可以在早期识别出患者。建议限制饮食中蛋氨酸的摄入和补充维生素 B_6 来进行治疗。

（五）线粒体脑肌病伴高乳酸血症和脑卒中样发作

MELAS 综合征是由线粒体 DNA 突变引起的。与其他线粒体疾病一样，它是由母系遗传的。临床诊断标准包括 40 岁前发生脑卒中、以癫痫或痴呆为特征的脑病、乳酸酸中毒或骨骼肌病理检查中的破碎红纤维[31]。脑 MRI 通常显示病变累及枕叶。病变通常不符合指定的血管区域的界限。MELAS 突变会导致呼吸链酶的损伤，尤其是复合体 Ⅰ 型。80% 的病例是由编码转运 RNA（tRNA）Leu（UUR）的基因碱基置换突变（A3243G）引起的[31a]。其他碱基置换突变和缺失也已被描述[32, 33]。

据报道，一氧化氮前体（L– 精氨酸和 L– 瓜氨酸）、抗癫痫药物、抗氧化剂、生酮饮食和类固醇对脑卒中样发作有良好的反应，但尚无对照试验[34]。癫痫发作不应使用丙戊酸治疗，因为患者可能会有反常的反应[35]。

（六）镰状细胞贫血

认识镰状细胞贫血是至关重要的，因为其有明显有效的治疗方法。镰状细胞贫血是一种常染色体隐性遗传病：缬氨酸取代了位于血红蛋白 β 多肽链第 6 位的谷氨酸。

突变使得红细胞内发生异常血红蛋白的聚合或聚集，导致红细胞形状发生镰状变化。患者通常患有代偿性溶血性贫血、轻度黄疸和血管闭塞性危象，从而导致背部、胸部和四肢剧烈疼痛。脑卒中也是镰状细胞贫血的主要并发症。

这种情况在非洲裔患者中最为普遍。在未经治疗的人群中，尤其是上小学年龄的患者，镰状细胞贫血可导致脑卒中。镰状细胞贫血合作研究（Cooperative Study of Sickle Cell Disease，CSSCD）是一项多中心研究，从 20 世纪 70 年代末—80 年代末对大约 4000 名患者进行了跟踪研究。在这项研究中，脑卒中的第一个发病高峰在 2—5 岁[36]。首次脑卒中的累计风险在 20 岁时为 11%，在 45 岁时为 24%。在 20 岁以下的患者中，大多数脑卒中是缺血性的；20 岁以后，大多数都是出血性的。

镰状细胞贫血与烟雾病有关。烟雾病导致近端颅内动脉狭窄，TCD 显示血流速度升高。CSSCD 发现，幼童的手指炎、严重贫血和白细胞增多症是脑卒中、死亡和疼痛等不良后果的危险因素。然而，当在达拉斯新生儿队列（Dallas Newborn Cohort，DNC）的一系列新生儿和幼儿中测试这些风险因素时，发现其临床实用性较差[37]。DNC 中的所有儿童都接受了预防性青霉素，这可能解释了不同的发现。脑卒中仍然是 DNC 和 CSSCD 记录的最常见的不良事件。这两个队列均未反映 TCD 筛查对自然史的影响。

镰状细胞贫血脑卒中预防试验（简称 STOP 试验）明确证实，输血治疗可显著降低高危患者复发脑卒中的风险，其中"高危"主要由 TCD 研究的值来定义[38]。在 STOP 试验中，大约 2000 名 2—6 岁的儿童接受了 TCD 筛查，以检测符合颅内狭窄的血流速度。约 9% 的受试者两侧大脑中动脉或颈内动脉的平均血流速度超过 200cm/s。根据标准实践，患者被随机分配到间歇性输血或长期输血治疗，旨在将血红蛋白 S 水平降低到总血红蛋白的 30% 以下。积极的输血方案非常有效，因此该研究提前完成。

在后续 STOP2 试验中，在输血 30 个月，TCD 血流速度恢复正常的患者，脑卒中发生率很高，并在停止输血后恢复到异常血流速度[38a]。尽管有明显的脑卒中预防的益处，但长期积极的输血疗法并不容易耐受。儿童必须接受每月 1 次的输血，以达到与 STOP 一致的目标血红蛋白 S 水平（小于总血红蛋白的 30%）。长期输血治疗使患者面临铁超负荷的风险。由于输血治疗的复杂性，在治疗镰状细胞贫血患者方面，有经验的儿科神经学家和儿科血液学家通常会对患者进行监测。与一级预防相比，长期输血疗法预防复发性脑卒中的疗效研究较少。然而，在为输血疗法作为二级预防手段论证时，STOP 试验显示，在 37% 的基线 MRI 临床无症状性脑梗死患者中，输血疗法降低了新的无症状性脑梗死或脑卒中的风险[39]。

除了输血之外，其他疗法的测试也取得了不同的成效。骨髓清除干细胞移植是一种有吸引力的替代疗法[40]。在接受异基因造血干细胞移植治疗的 87 名患者中，成功植入的患者没有一人发生脑卒中或无症状缺血性损害。值得进一步肯定的是，患者移植 1 年后动脉血流速度显著降低。然而需要注意的是，由于环孢素和皮质类固醇治疗的不良反应，接受此类移植的患者有癫痫发作和可逆性脑白质病的风险，而女童则存在卵巢衰竭的风险。

对一些患者来说，羟基脲是慢性输血的替代品。一项对 121 名患有镰状细胞贫血和 TCD 异常但血管病变不严重的儿童进行的随机试验发现，与长期输血治疗相比，改用羟基脲 [20mg/（kg·d），滴定至最大耐受剂量] 对脑卒中的预后无不良影响[41]。

（七）肌纤维发育不良

肌纤维发育不良（fibromuscular dysplasia，FMD）通常被认为是散发及亚临床的，脑血管造影通常显示颈动脉的颈段和岩段所谓硬币堆或串珠样表现。在患有脑卒中和手 FMD 的儿童中，局灶性狭窄远比串珠或血管造影更常见[42]。FMD 可导致颈动脉夹层、脑卒中及肾血管性高血压。在美国肌纤维发育不良登记中，高血压、头痛和搏动性耳鸣是最初 447 名登记患者中最常见的症状[43]。使用颈动脉回声追踪并对肾血管性 FMD 家系进行分离分析，发现支持 FMD 是常染色体遗传的证据[44]。在一组儿童脑卒中病例中，FMD 与 7% 的脑卒中病例有关。FMD 可能是颈动脉夹层及其复发的危险因素[45]。支架植入术可以以最小的风险进行，但这种手术的长期效益仍有待确定[46]。

FMD 也是 Grange 综合征的一部分。在最初描述的 Grange 综合征家系中，患者有肾动脉、腹动脉和脑动脉狭窄或闭塞、先天性心脏缺陷、短指畸形（尤其是第 2 指和第 5 指）、并指畸形、骨脆性和学习障碍等症状[47]。

（八）血管性 Ehlers-Danlos 综合征

血管性 Ehlers-Danlos 综合征（Ehlers-Danlos syndrome，EDS），也称为Ⅳ型 EDS，是一种由Ⅲ型胶原 α_1 多肽基因（COL3A1）突变引起的常染色体显性遗传疾病。尽管胸腹部血管病变更常见，但个体仍可发生颈动脉和颅内动脉夹层、动脉瘤和颈动脉海绵窦瘘[48]。EDS 与不到 2% 的颈动脉夹层相关[49]。这种情况的表型特征包括薄嘴唇、无耳垂、皮肤容易损伤、所谓的香烟纸瘢痕及易发生瘀青。除了神经系统并发症，还有危及生命的并发症，包括妊娠期肠破裂和子宫破裂。患者手术和血管内治疗的并发症发生率高，因此，只有在危及生命的紧急情况下才建议使用血管内治疗[50]。

（九）Ⅳ型胶原 α₁ 突变

Ⅳ型胶原 α₁（collagen type Ⅳ alpha 1，COL4A1）基因突变可导致常染色体显性脑卒中综合征，从而导致小血管疾病和脑出血[51]。这些突变似乎是通过单倍缺陷发挥作用的[52]。除了脑卒中综合征，基因突变还与婴儿痉挛和脑穿通畸形有关。与 CADASIL 患者一样，脑 MRI 表现包括脑白质疏松症、梯度成像上的微出血和腔隙。血管周围间隙扩张在 COL4A1 疾病中也很明显。复发性颅内出血额外的特征包括视网膜小动脉弯曲和视网膜出血[53]。COL4A1 突变也可引起 HANAC 综合征［遗传性血管病变、肾病、动脉瘤和痉挛（hereditary angiopathy，nephropathy，aneurysms，and cramps）][54]。早期诊断在临床上可能是有利的，因为可以建议患者避免可能导致脑出血的行为。出血的可能危险因素包括分娩、运动相关的头部创伤和抗凝治疗。

（十）高凝性疾病

公认的血栓性疾病包括蛋白 C、蛋白 S 和抗凝血酶Ⅲ缺乏，因子 V Leiden 突变，凝血酶原 G20210A 点突变与脑卒中的关系已被研究。脑卒中后患者的原发性蛋白 C、蛋白 S 和抗凝血酶Ⅲ缺乏症很难立即诊断，同时急性脑卒中环境下的检测可能会产生误导。华法林和维生素 K 缺乏会降低血液中的蛋白 C 和蛋白 S 水平。肝素可降低抗凝血酶Ⅲ水平。在脑卒中后早期发现的蛋白低水平，应在脑卒中后 1 个月及无活动性感染的情况下确认为持续低水平。原发性蛋白 C、蛋白 S 和抗凝血酶Ⅲ缺乏症是不常见的，并且与成人缺血性脑卒中只有微弱的关联。通过基因测试确定的因子 V Leiden（激活蛋白 C 缺乏症的最常见原因）和凝血酶原 G20210A 在脑卒中的急性期或慢性期可以同等有效地被检测出。对候选基因关联研究的 Meta 分析表明，这些基因可能会一定程度地增加缺血性脑卒中的风险[55]。

在评估脑卒中患者时，尚无明确的指南描述进行这些测试的最合适时间，因此这些测试很可能被过度使用。在儿科脑卒中和脑静脉血栓形成的病例中，这些测试得到的数据结果是最多的[56]。

（十一）烟雾病

烟雾病也称为大脑动脉环自发性闭塞，其特征是双侧颈内动脉末端狭窄或闭塞，动脉闭塞处附近存在异常血管网。这种疾病在日本最为普遍。华盛顿州和加利福尼亚州的一项关于烟雾病的流行病学研究发现，每 10 万人的总发病率为 0.086[57]。尽管这一发病率低于日本全国调查中发现的每 10 万人中 0.35 人的发病率[58]，但仍与加利福尼亚州的亚裔美国人和日本原住民的发病率相当。在日本人群中，至少有 5 个染色体区域与烟雾病有关：3p24.2-p26、6q25、8q23、12p12 和 17q25[59]。RNF213 基因对应 17q25 位点。初始突变 p.R4859K 显著增加了患烟雾病的风险（OR=190.8）[60]。

烟雾病是根据常规血管造影结果诊断的。其他放射学研究有助于描述新生血管的程度和血流中的病理生理紊乱。高场强成像，如 3.0T TOF MRA 比 1.5T 成像对烟雾血管的检测更敏感[61]。狭窄闭塞动脉显示平滑肌细胞增生和重复的内部弹性层永久弯曲[62]。

MRI 技术可以在超过 40% 的烟雾病患者中检测到无症状微出血[63]。微出血的外科病理标本表明，与动脉和一些小动脉相对应，小动脉周围有破裂的内弹力层[64]。烟雾病患者中，计算机断层血管造影（computed tomographic angiography，CTA）可显示假"斑点征"[65]。

临床上，烟雾病会导致梗死、出血和头痛。严重头痛是年轻患者的突出症状[66]。在 3T MRI 上检测到的微出血数量成功地预测了之后颅内出血的可能性[67]。

外科治疗包括两种不同的方法：直接和间接血供重建。直接技术包括颞浅动脉至大脑中动脉旁路术。间接技术包括软脑膜联合血管形成术。软脑膜联合血管形成术通常对复发性脑卒中患者和 TIA 患儿预后良好[68]，但没有关于手术干预的随机试验报道。

在斯坦福大学医学中心进行的涉及 450 例血供重建手术的连续系列研究中，每个治疗的手术发病率为 3.5%，死亡率为 0.7%[69]。

除了烟雾病，还有继发于全身疾病的烟雾综合征。与烟雾血管异常相关的疾病包括神经纤维瘤病、结节性硬化症和镰状细胞贫血。除了这些单基因疾病外，接受外照射放射治疗的儿童也有可能患上烟雾综合征[70]。

烟雾综合征使镰状细胞病患者发生脑血管事件的风险增加了 1 倍[71]。关于筛查烟雾病患者的一级亲属，目前尚无研究共识。日本的一项小型研究支持对烟雾病患者的无症状亲属进行 MRA 筛查[72]。日本的一项多中心研究表明，无症状的烟雾病可能不是良性的，每年患者脑卒中风险为 3.2%[73]。

无症状的患者可以看到所谓的牵牛花样视盘异常，其特征是从异常视盘边缘向外辐射的辐条状血管。通常，牵牛花样视盘是单侧看到的，女性发病率是男性的 2 倍。有人认为，任何有这种眼科特征的患者（通常是 2—12 岁的儿童），都应该进行 MRA 或 CTA，以检测包括烟雾病在内的大脑血管或结构的异常[74]。

（十二）孟德尔脑淀粉样血管病

脑淀粉样血管病（cerebral amyloid angiopathy，CAA）是一些罕见的单基因疾病的主要表现。遗传性脑损伤伴荷兰型淀粉样变性出血（hereditary cerebral hemorrhaging with amyloidosis of the Dutch type，HCHWA-D）是由淀粉样前体蛋白（amyloid precursor protein，APP）基因突变引起的常染色体显性遗传疾病。在 APP 的第 22 位，谷氨酰胺（Q）取代了谷氨酸（E），这是第 693 位碱基点突变的结果。大约 2/3 的 HCHWA-D 患者出现脑内出血，其余患者出现血管性痴呆。已有 4 个意大利家族因同一 APP 密码子 693 位碱基点的突变而出现 HCHWA，但这会导致谷氨酸（E）到赖氨酸（K）的替换[75]。患者出现反复头痛和多发性脑卒中，导致出现认知能力下降和癫痫。

半胱氨酸蛋白酶抑制药 C（cystatin C，CST3）基因 68 位（C68Q）突变的谷氨酰胺替代亮氨酸会导致冰岛型淀粉样变性（hemorrhage with amyloidosis of the Icelandic type，HCHWA-I）的遗传性脑出血[76]。这种氨基酸替代会破坏 α 螺旋结构，将色氨酸残基暴露在更极端的环境中。这种结构更开放的突变蛋白更容易形成不溶性 β 折叠[77]。在冰岛，35 岁之前发生脑卒中的患者中，约有 17% 是由于 HCHWA-I 引起的[78]。多数 HCHWA-I 患者在 30 岁之前经历首次脑卒中，并在 50 岁之前死亡。

转甲状腺素（transthyretin，TTR）基因突变通常表现为小纤维感觉和自主神经家族性多发性神经病。在极少数情况下，点突变可导致脑出血。Phe64Ser 突变引起视网膜淀粉样变和脑出血[79, 80]。在 1 例尸检证实的病例中，Val30Met 突变导致了脑出血[81]。甘氨酸 53 致一个家族的同胞蛛网膜下腔出血复发[82]。

（十三）孟德尔脑海绵状畸形综合征

脑海绵状畸形（cerebral cavernous malformations，CCM）可以是散发性或显性遗传的，在普通人群中的患病率为 0.1%～0.5%。这些病变通常是在 MRI 检查中偶然发现的，它们可以作为脑出血的病灶。已从分子上定义三种家族性 CCM 综合征。

CCM1 是由 KRIT1 基因的各种突变引起的，该基因编码 Krev-1 蛋白。KRT1 突变包括移码突变、无义突变、错义突变和剪接连接突变。框移突变占到观察到的突变的一半。KRIT1 被认为是一种肿瘤抑制基因。KRT1 突变具有很高的不完全临床性和放射学外显率。在对来自多个家庭的 33 名 KRT1 突变携带者的研究中，57.6% 的人没有症状[83]。无症状携带者中，82.3% 在 MRI 上发现 CCM 病变。

CCM2 是由 CCM2 基因突变引起的，CCM2 基因编码一种磷酸酪氨酸结合蛋白，即脑海绵状血管畸形蛋白 2（malcavernin）。CCM1 和 CCM2 之间存在一种有趣的潜在病理生理联系，磷酸酪氨酸结合蛋白与 KRIT1 蛋白中的两个 NPXY 基序结合。NPXY 代表天冬酰胺、脯氨酸—— 一种未确定 / 可变氨基酸和酪氨酸的氨基酸基序。

CCM3 是由程序性细胞死亡 10（programmed cell death 10，PDCD10）基因突变引起的[84]。1 例伴有脑和多发性脊柱海绵状畸形的 CCM3 病例已被报道[85]。

（十四）常染色体显性遗传多囊肾病

与普通人群相比，常染色体显性遗传多囊肾疾病（autosomal dominant polycystic kidney disease，ADPKD）患者发生颅内动脉瘤（intracranial aneurysms，IA）的风险显著增加。ADPKD 患者的 IA 患病率为 4%～12%。此外，分离分析表明 ADPKD 是动脉瘤性蛛网膜下腔出血的危险因素[86]。对于动脉瘤筛查的最佳成像方案，目前还没有共识。一项针对日本 ADPKD 患者的研究发现，在 18～72 个月的随访期间，连续 MRA 研究在 15 名患者中发现了新的 IA[87]。

（十五）遗传性出血性毛细血管扩张症

遗传性出血性毛细血管扩张症（hereditary hemorrhagic telangiectasia，HHT）也被称为 Osler-Weber-Rendu 综合征，其临床特征为鼻出血、毛细血管扩张和阳性家族史。HHT 是一种常染色体显性遗传病。HHT 会导致肺、肝、脑和胃肠道血管畸形。已经有三种类型的 HHT 被定义。HHT1 是由内皮素（endoglin，ENG）基因突变引起的。HHT2 是由 ACVRL1 基因突变引起的。ENG 和 ACVRL1 是参与 TGF-β 途径的细胞表面受体。HHT1 和 HHT2 可能都是单倍体缺陷产生的结果。基因突变导致血管内皮细胞上野生型受体数量减少。SMAD4 基因突变可导致青少年息肉病 HHT 综合征。与尤文尼罗息肉病遗传性出血性毛细血管扩张症（juvenile polyposis-hereditary hemorrhagic telangiectasia，JP-HHT）相比，HHT1 和 HHT2 的鼻出血出现得更早更严重[88]。对 HHT 患者进行分子诊断是很重要的，这样就可以确定患者是否有 SMAD4 基因缺陷，因为如果有这种基因缺陷，则需要对青少年息肉病和结肠直肠癌进行筛查和监测[89]。

有趣的是，虽然 HHT 会导致血管畸形，但缺血性脑血管病比出血更常见。在 300 多名患者中，几乎 2% 的患者出现颅内出血。相比之下，近 30% 的人曾经历过脑梗死或短暂性脑缺血发作[90]。在这种情况下，急性缺血性脑血管病常被归因于肺动静脉畸形引起的血栓或脓毒性栓子的反常栓塞。梗死或短暂性脑缺血发作患者应进行肺动静脉畸形筛查，如果有阳性发现，应考虑对这些病变进行消融。

（十六）视网膜血管病变伴脑白质营养不良

视网膜血管病变伴脑白质营养不良（retinal vasculopathy with cerebral leukodys trophy，RVCL）患者通常有视力损害和肾功能不全[91]。眼科检查结果包括黄斑水肿伴毛细血管脱落和中央凹周围微血管病性毛细血管扩张。尿液分析可检测血尿和蛋白尿。在神经学上，患者可能会经历偏头痛、脑卒中和精神症状。在脑成像上可以看到对比剂增强的皮质下病灶。这种遗传是常染色体显性遗传，是由 3′-5′ DNA 内切酶 TREX1 的突变引起的[92]。有时患者会出现肿瘤样病变[93]。

1. 组织蛋白酶 A 相关动脉病伴脑卒中和白质脑病　组织蛋白酶 A 相关动脉病伴脑卒中和白质脑病（cathepsin A-related arteriopathy with strokes and leukoencephalopathy，CARASAL）的患者在生命的第 3～5 个 10 年会出现头痛或偏头痛、轻度认知障碍和轻度步态障碍。大多数患者出现明显的血管疾病症状，包括难治性高血压、TIA 和脑卒中。患者也会有脑干功能障碍的症状，如眼睛干燥、口干及吞咽困难[94]。

CARASAL 患者的编码组织蛋白酶 A 的 CTSA 基因中有一个显性突变，这是在两个可能不相关的荷兰家庭中通过全外显子组测序确定的[94]。CARASAL 的病理生理机制尚不清楚。组织蛋白酶 A 稳定酶体多酶复合物还包括 β 半乳糖苷酶和神经氨酸酶 –1，它能抑制血管活性肽内皮素 –1 的活性。有趣的是，包括其他小血管疾病，CARASAL 患者的白质中星形细胞内皮素 –1 的含量高于对照组[94]。内皮素 –1 是否在白质损伤中起作用仍有待确定。

2. 非孟德尔风险因素　全基因组关联研究（genome-wide association studies，GWAS）使用整个基因组的标记来识别易感基因，被称为无假设方法。SNP 约占人类所有遗传变异的 90%，在整个基因组中频繁出现（每 200～300 个碱基中就有 1 个）。与相距较远的 SNP 相比，物理距离上接近的同一染色体上的 SNP 更有可能一起遗传。连锁不平衡是标记这种非随机关联的一种衡量标准。因此，如果一个易感疾病的多态性接近用作标记的 SNP，那么该标记与疾病相关，与它们之间的连锁不平衡程度成正比。在目前的技术条件下，欧洲和非洲血统人群中超过 90% 的基因组与标准基因分型集上可用的标记存在合理程度的连锁不平衡。

GWAS 旨在通过比较病例患者和对照受试者在基因组中分布的特定标记 SNP 的基因型，确定整个基因组中可能存在疾病易感多态性的区域。GWAS 基于两个假设：①疾病患者比对照个体更容易携带疾病易感多态性；②与该疾病易感多态性一起遗传的邻近标记 SNP 的特定等位基因，在病例组患者中也比对照组受试者更常见。

（十七）缺血性脑卒中

GWAS 在理解缺血性脑卒中风险的遗传基础方面取得了进展。一个反复出现的结论是，遗传风险因素往往与缺血性脑卒中亚型有关。在一项由维康基金会支持的多阶段研究中，对 3548 例缺血性脑卒中患者和 5972 例对照组进行了 GWAS[95]。第二阶段包括在 5859 例和 6281 例对照中建立相关性。PITX2 和 ZFHX3 基因附近的单核苷酸多态性与心源性脑卒中相关。A9p21 位点和 7p21.1 染色体上的 HDAC9 位点与大血管脑卒中相关。随后，一项对 12 389 名缺血性脑卒中患者和 62 004 名欧洲血统对照者的 Meta 分析显示，PITX2 和 ZFHX3 通过与心房颤动的关联与心源性栓塞相关[96]。染色体 9p21 和 HDAC9 上的一个位点与大血管脑卒中有关。对终末期凝血和纤维蛋白原的结构和功能进行了一项三个阶段的研究，以评估其与缺血性脑卒中及其亚型的相关性，ABO 基因（rs505922）中的单核苷酸多态性与大血管和心肌梗死性脑卒中相关，但与小血管脑卒中无关[97]。来自澳大利亚的 1162 例缺血性脑卒中和 1244 例人群对照的 GWAS 发现染色体 6p21.1 位点与大血管脑卒中相关[98]。当在 1715 例病例和 52 695 例对照组的独立人群中进行测试时，这种关联重复了。迄今为止，样本量越来越大的 GWAS 已经确定了 35 个脑卒中位点[99, 100]。其中许多是在相关血管特征中共有的，包括血压、心脏疾病和静脉血栓栓塞。脑卒中亚型之间也存在共同的遗传影响，但有几个位点仅限于特定的脑卒中亚型。例如，EDNRA、TSPAN2 和 LINC01492 附近的基因座显示仅与大动脉脑卒中相关[100, 101]。虽然这些发现为病因机制提供了新的见解，但它们多来自于欧洲血统的人群，是否适用于更多种族的人群仍不确定。此外，这些基因座中的每一个基因座所赋予的脑卒中风险都不大（每个等位基因的增加幅度小于 30%）。

在脑卒中遗传研究中使用成像手段作为内表型可能为更好地理解脑卒中病因的生物学机制提供了新的途径[102]。例如，研究发现与大血管脑卒中相关的 HDAC9 基因中的前导单核苷酸多态性与颈总动脉内膜中层厚度（在 31 210 人中检测）和无症状颈动脉斑块的存在（在 25 179 人中检测）相关[103]。这些发现支持了 HDAC9 与大血管脑卒中、动脉粥样硬化

相关的理论。迄今为止，GWAS 已经确定了 13 个影响 MRI 上大脑白质高信号的位点[104-106]。有趣的是，PMF1 位点也被鉴定为非叶性脑出血的风险位点，进一步证明了神经成像内表型在寻找脑卒中基因中的应用。此外，由 18 个与白质高信号最显著相关的 SNP 构建的遗传风险评分与腔隙性脑卒中风险增加相关，但与心源性脑卒中或大血管脑卒中无关[107]。这些数据表明，这两种疾病有共同的病理过程，可能影响大脑的小血管。

研究试图评估脑卒中遗传危险因素与各种临床条件的重叠程度。例如，一项研究旨在了解冠状动脉疾病和缺血性脑卒中之间的共同点和区别。一项对 42 个与冠状动脉疾病相关的全基因组显著 SNP 的研究发现，其中 3 个与缺血性脑卒中相关，5 个与大血管脑卒中相关[108]。15 个基因座在缺血性脑卒中或冠状动脉疾病中具有全基因组意义，17 个基因座在大血管脑卒中或冠状动脉疾病中具有全基因组意义。

基因关联研究也为脑卒中预防试验提供了见解。例如，对 MTHFR C677T 突变和缺血性脑卒中的 Meta 分析显示，饮食中叶酸水平低的地区与叶酸水平高的地区相比，两者之间的关联更大[109]。作者假设叶酸补充的阴性试验可能是阴性的，因为它们通常在膳食叶酸含量高的地区进行。对叶酸补充相同和随机试验的另一项 Meta 分析表明，这些随机试验可能是阴性的，因为它们是在常规每天联合使用阿司匹林治疗的人群中进行[110]。

（十八）脑出血

CAA 曾被认为是脑叶出血的罕见原因，现在被认为是老年人脑叶出血的重要原因[111-113]。其主要病理特征是软脑膜动脉、小动脉、毛细血管和静脉中淀粉样蛋白沉积[114, 115]。在 50%～79% 的 AD 患者中发生 CAA[116, 117]。许多研究表明载脂蛋白（apolipoprotein，Apo）E2、APOE4 或两者与 CAA 或脑叶内出血相关。McCarron 和 Nicoll[118] 报道称，APOE2 与 CAA 的风险发生在患有和不患有 AD 的受试者之间，而 APOE4 与 CAA 的相关性与伴发 AD 相关。这一发现表明 APOE2 是 CAA 相关出血的一个特定危险因素，而 APOE4 与 CAA 总体相关。

当 APP 被 α- 分泌酶切割时，蛋白质的跨膜部分被保留下来，长度为 37～42 个氨基酸不等。研究人

员发现，AD 患者及其一级亲属的 β 淀粉样蛋白 42 水平显著升高[119]。McCarron 等[120] 报道，CAA 相关出血患者对 β 淀粉样蛋白 42 的反应更强。Rosand 等[121] 报道了 41 例华法林相关脑出血患者与 66 名对照受试者之间的 APOE2 相关性，其中 11 名受试者中有 7 名有 CAA 的病理证据。在动物模型中，携带人类 APOE4 的敲除小鼠出现淀粉样斑块和 CAA，而 APOE3 敲除小鼠几乎没有出现 CAA 或实质性斑块[122]。

最初的报道表明，多达 60% 的脑叶出血病例在 GRE MRI 上可能有点状出血的证据[123]。此外该技术在 47% 可能的 CAA 病例中检测到新的出血[124]。Roob 等[125] 发现，在其他健康的老年人中，有 6.4% 的人出现点状出血，这表明这是一种早期发现 CAA 的方法。在一项对来自鹿特丹的 1062 人的研究中发现，微出血的总体患病率从 60—69 岁人群的 17.8% 到 80 岁以上人群的 38.3%，而 APOE4 携带者比非携带者有更严重的脑叶微出血[126]。

一项 Meta 分析发现，载脂蛋白 E 等位基因在其与脑叶脑出血的关系中达到了全基因组水平的显著性，并提示载脂蛋白 E4 可能与深部 ICH 有关[127]。此外，载脂蛋白 E2 与更大的出血量和更高的死亡率相关（未发现与载脂蛋白 E4 相关）[128]。

脑出血的 GWAS 在染色体 1q22 上发现了一个位于 PMF1、SLC24A44 和 SEMA4A 附近的位点，影响非脑叶脑出血[100, 129]。COL4A1/COL4A2 常见变异也与非脑叶性脑出血有关[130]。这两个基因座都与腔隙性脑卒中和 WMH 有关，表明这些疾病之间存在共同的可能与小血管疾病有关的病理生理学基础。

尽管一些研究表明，抗凝治疗可能会增加脑出血的风险，但目前不建议根据基因检测结果改变治疗和管理[121]。

三、颅内动脉瘤

根据检测方法的不同，2%～5% 的健康普通人群中发现了颅内动脉瘤（intracranial aneurysms，IA）[131]。在大约 25% 的病例中发现有多个动脉瘤[132]。未破裂的 IA 被发现的平均年龄约为 50 岁。尽管绝大多数 IA 无症状，但每年仍有 1%～2% 的病例导致蛛网膜下腔出血[131]。蛛网膜下腔出血约占所有脑卒中的 5%，但由于其影响的人群年龄比其

他类型的脑卒中要小，并且发病率和死亡率非常高，因此，其社会经济影响与缺血性脑卒中相当。超过 80% 的 IA 位于前循环，主要在大脑动脉环上。最常见的部位是前交通动脉、后交通动脉和大脑中动脉。在后循环中，动脉瘤影响基底动脉的顶部、小脑上动脉、前下动脉或后下动脉。动脉瘤更常见于女性，尤其是 50 岁以上的女性，这个年龄段的动脉瘤患者人数可能是男性的 2 倍。

（一）颅内动脉瘤遗传成分的证据

对于这样一种常见且可造成毁灭性打击的疾病，IA 和蛛网膜下腔出血的病因仍然是个谜。虽然已知的危险因素会导致 IA，特别是吸烟、高血压和酒精摄入[133, 134]。IA 的遗传因素早已被认识到，最初的证据来自家族内聚集的报道，以及 IA 在已知遗传疾病（包括 EDS 和弹力纤维性假黄瘤、常染色体显性成人多囊肾病和烟雾病）中的详细描述。即使没有任何已知遗传综合征的证据，IA 患者的一级亲属患 IA 的风险是普通人群的 4 倍[135]。例如，在欧洲的研究中（芬兰和荷兰），一级亲属中 IA 的患病率为 4%～9%[136, 137]。在家族性 IA 中，遗传模式是混合的，表明存在异质性遗传因素。家族性动脉瘤比散发性动脉瘤更容易在早期破裂，体积也更小[136, 138]，在兄弟姐妹中，IA 可能会在生命的同一个 10 年中破裂。动脉瘤往往发生在家族内相似的位置，这表明特定的解剖脆性可能是遗传的[139]。然而，所有 IA 中只有 5%～20% 是家族性的，并且有 2 个以上患者的家庭是罕见的。因此，研究遗传性在散发性 IA 中的作用引起了人们的极大兴趣。

最近的一项系统综述和 Meta 分析证实，在散发性 IA 的发生中有重要的遗传因素，这暗示了与血管内皮维持、细胞外基质完整性和炎症相关的多种病理生理途径[140]。已确定的研究包括 60 个候选基因关联研究（candidate gene association studies，CGAS）和 6 个 GWAS。表 19-3 显示了在至少两项研究中显示稳健关联的选定位点。

（二）候选基因关联研究

散发性 IA 的 CGAS 已经测试了基因变异与动脉瘤发展或破裂的相关性。CGAS 已经发现了许多潜在的风险位点，但这些研究由于样本量小和缺乏复制能力而受到限制。然而最近的一项系统综述发现，

表 19-3　与颅内动脉瘤相关的遗传变异的选择

基因或位点	单核苷酸多态性	病例 / 对照	OR（95%CI）	潜在的生物学机制
CDKN2B（9p21.3）	rs1333040	11 949/29 014	1.24（1.20～1.29）	血管内皮
ANRIL（9p2121.3）	rs10757278	3394/17 075	1.29（1.21～1.38）	血管内皮
SOX17（8q11）	rs9298506 rs10958409	9246/26 331 9873/27029	1.21（1.15～1.27） 1.20（1.15～1.26）	血管内皮
EDNRA（4p31.23）	rs6841581	4370/14 181	1.22（1.14～1.31）	血管内皮
BOLL（2q33）	rs1429412 rs700651	2675/7632 4283/13 236	1.20（1.12～1.30） 1.11（1.03～1.19）	内皮发展？
SERPINA3	rs4934	892/1029	2.22（1.68～2.94）	细胞外基质
COL1A2	rs42524	812/806	1.77（1.14～2.75）	细胞外基质
COL3A1	rs1800255	546/2235	1.55（1.21～2.00）	细胞外基质
HSPG2	rs3767137	1316/1742	1.22（1.08～1.39）	细胞外基质
Versican	rs251124	1316/1742	1.22（1.08～1.39）	细胞外基质

至少在两项研究中，来自 CGAS 的 8 个 SNP 与 IA 显著相关。这些 SNP 与 IA 生物学相关的基因有关，包括那些对细胞外基质完整性、血管内皮维持和炎症介质重要的基因。SERPINA3（rs4934）编码一种血浆蛋白酶抑制药及与胶原基因 [COL1A2（rs42524 G.C）和 COL3A1（rs1800255 G.A）] 相关的两种变异，这项变异与 IA 的相关性最强。其余显著相关的 CGAS 单核苷酸多态性包括硫酸肝素蛋白多糖 2（rs3767137）、versican（rs251124 和 rs173686）和 IL-6 G572C [140]。细胞外基质基因变异可能通过削弱动脉壁而易于发生 IA。例如，COL1A2 rs42524 SNP 位于染色体 7q22.1 上，靠近弹性蛋白基因，这是动脉壁的关键蛋白成分。动脉瘤发展或破裂的另一个潜在机制是通过循环炎症介质对血管重塑的影响，这可能有遗传成分。这种机制是特别有趣的，因为如果可以确定特定的靶点，就会有治疗性栓塞的潜力和可能性。然而，目前的数据尚无定论，虽然促炎细胞因子 IL-6 G572C SNP 在隐性模型中与 IA 有整体的保护性关联，但存在显著的统计学异质性。敏感性分析显示，在排除一项仅针对未破裂动脉瘤的中国研究后，两者之间没有关联 [141]。IL-6 可通过抑制胶原合成损伤血管壁，从而增加血管壁脆性，增加动脉瘤扩张的风险，并已被证明影响腹腔动脉瘤的预后 [142]，但还需要进一步研究未破裂 IA 和破裂 IA 人群中与炎症相关的基因。

（三）全基因组关联研究

IA 的第一个包括欧洲（芬兰和荷兰）的人群的 GWAS 发表于 2008 年，随后是日本重复队列（共 2196 例病例，8085 例对照）[143]。IA 相关位点分别为 2q33.1、8q11.23 和 9p21.3。随后对 5891 例病例和 14 181 例对照的复制研究证实了 IA 与 8 号、9 号染色体上位点的关联 [144]。在最近的 Meta 分析中，9p21.3 基因座证实了最强的相关性，共有 11 949 个病例和 29 014 个对照，其 OR 为 1.24（1.20～1.29）[140]。SNP rs1333040 位于染色体 9p21.3，属于细胞周期蛋白依赖激酶抑制药 2B 反义基因（cyclin-dependent kinase inhibitor 2B antisense gene，CDKN2B），在细胞周期信号转导中发挥作用。有趣的是，这个位点与广泛的动脉疾病相关，包括冠状动脉疾病和腹主动脉瘤 [145]，增加了一种尚未查明的常见动脉病变的可能性。IA 与这个位点的关联独立于吸烟和高血压 [146]，并表现出与后交通动脉瘤的优先相关性，初步证明 IA 位点可能与遗传因素有关。

另一个靠近染色体 9p21.3 的 SNP（rs10757278）位于一个称为 *ANRIL*（INK4 位点的反义非编码 RNA）的非编码 RNA 区域，显示出与 IA 的强烈关联，但其功能尚不清楚，它也可能影响细胞周期基因的调节[147]。在最近的家族性和偶发性 IA 白种人群的 GWAS 中[148]，6 个 SNP（也位于 9p21.3 区域）与 IA 相关；其中一个（rs6475606）与散发性和家族性 IA 的相关性达到了 GWAS 水平的统计意义。

在欧洲和日本的人群中研究了染色体 8q 上的两个 SNP（rs10958409 和 rs9298506），研究围绕着对内皮和造血系干细胞的维持，以及血管内皮的形成和维持至关重要的 *SOX17* 基因，rs10958409 在两个人群中均有关联，但 rs9298506 SNP 仅在欧洲人群中与 IA 相关。观察到的异质性强调了潜在的不同种群间的遗传效应。进一步支持了 8 号染色体 *SOX17* 位点，该位点是最近的 GWAS 中发现的一个白种群体[148]的新位点（rs1072737：OR=1.22，95%CI 1.07～1.39），独立于吸烟，但与吸烟相互作用。

最近的另一种 GWAS 提出了另一种潜在的 IA 机制[149]，发现了一个编码内皮素受体 A 型（endothelin receptor type A，*EDNRA*）基因的位点（rs6841581），与 IA 显著相关（OR=1.22，95%CI 1.14～1.31，*P*=2.2×10⁻⁸）。另一个 GWAS[150]也发现 *EDNRA* 基因附近的一个位点（rs6842241）与 IA 显著相关。*EDNRA*

是内皮素的 G 蛋白耦联受体，可调节内皮素血流动力学损伤后血管收缩和扩张及血管损伤部位激活的通路。

一项包括 32 887 例 IA 病例和 83 683 例对照的主要 IA GWAS 的 Meta 分析确定了 7 个基因座，涉及多个病理生理途径，主要涉及血管内皮细胞的维持和细胞外基质的完整性[140]。

（四）结论及未来方向

IA 遗传学研究在短时间内发现了许多新的令人兴奋的风险位点。这些位点极有潜力阐明 IA 的疾病机制，随着研究信息进一步的获得，最有力的关联将出现。现有的研究仍然不能解释大多数的遗传风险。许多基因座仍然没有被复制，或者有相互矛盾的数据。也有证据表明，不同人群的风险存在异质性[140]，强调需要来自不同祖先（不同血统）的患者进行大队列研究。要更好地理解不同人群遗传风险的复杂性，需要充分考虑已知的强烈环境风险因素，以及动脉瘤的表型（位置、大小、多样性）。蛛网膜下腔出血后（如血管痉挛和身体恢复）的遗传相关性研究也很有必要。也许遗传学在 IA 中最令人兴奋的潜力在于预测破裂风险，这需要比较破裂和未破裂动脉瘤的基因变异，这可能为未来理解并最终通过血管内或手术治疗，以及合理的生物疗法预防 IA 破裂开辟可能性。

第三篇　临床表现
Clinical Manifestations

Lawrence K. S. Wong　著

张新凯　王嘉玲　译　　曹学兵　校

　　本篇主要对脑卒中综合征继续进行概述，并尽可能指出与脑卒中亚型（包括缺血性和出血性）诊断有关的病理生理学和管理问题。

　　不断发展的影像信息提供了越来越多有关不同脑卒中亚型的病理生理学新的见解。脑卒中和短暂性脑缺血发作的分类在影像学标准的基础上，取得了新的进展。脑卒中量表对于评估脑卒中严重程度和对采用不同治疗方法的患者进行分层（尤其是急性脑卒中）是非常重要的。更先进的心脏监测、高分辨率 MRI 和管壁成像，为颈动脉、大脑前动脉、大脑中动脉、大脑后动脉、椎 – 基底动脉等与大动脉闭塞性疾病相关的脑卒中的病理生理学提供了更清晰的描述。脑卒中临床表现及治疗方法都可能由于病因不同而有所区别。

　　小动脉疾病的分类已经通过详细的影像学及许多前瞻性研究进行了阐明。在 1/3 或更多的病例中，临床腔隙综合征可能是由小动脉疾病以外的其他机制引起的。更重要的是，腔隙性脑梗死是脑小血管疾病谱（表现为无症状脑梗死、白质病变和脑微出血）的一部分。脑小血管病变在脑血管疾病中占有重要地位，是导致老年人认知功能下降和功能丧失的主要原因。临床医生常着迷于后循环脑卒中临床症状和体征的各种综合征，而病变的地形图提供了对潜在病因的深入见解。

　　在过去的 10 年中，我们对脑出血的演变和进展有了更多的认识。虽然与高血压相关的脑出血仍然是一个主要的全球性问题，但在实践中越来越多地遇到与使用溶栓、抗凝和抗血小板聚集药物，这是因为以上治疗在老年人群中被更多地使用。这一现象必将带来对血肿扩大风险的放射学特征的识别研究，以及使用抗凝逆转剂为临床医生制订治疗计划提供了潜在可能。蛛网膜下腔出血通常表现为剧烈而突然的头痛。临床医生应注意神经系统并发症，如脑积水、迟发性脑缺血、再出血、癫痫发作和低钠血症。动静脉畸形引起的自发性出血比其他出血性脑卒中原因少见。动静脉畸形出血的危险因素包括既往出血史和形态学特征，如静脉引流方式和位置较深。

第 20 章　缺血性脑卒中的分类
Classification of Ischemic Stroke

Hakan Ay　著

付雪雯　杨　军　陈锡禹　曾星星　译　　徐　煜　周敬华　校

本章要点

- 缺血性脑卒中广泛的病因学异质性使得有必要根据患者不同的表型、病理生理学、治疗和预后特征进行分类。
- 病因学分类的主要目的是在该领域建立一种共同语言，以便更好地进行科学交流。
- 表型分类提供了在主要病因学类别中组织的异常检测结果，在存在多种病因的情况下，不对最可能的原因进行加权。它的优点是尽可能多地保留了患者的信息。它的缺点是将脑卒中的分类数量增加。
- 病因学分类通过需要整合临床、实验室和影像信息的决策过程来确定最可能的脑卒中原因。它的优点是，将脑卒中病因分为少数相互排除的类别。它的缺点是，将破坏个体病因归类，导致个体信息的丢失。
- 在脑卒中检查中发现异常并不一定意味着这种异常就是其病因，较新的基于概率的分类系统考虑了因果关系的相对强度来确定最可能的病因。
- 在短期内引起另一次脑卒中的病因称为不稳定病因，脑成像上的梗死特征（如梗死的大小、时间、部位和梗死模式）可以帮助识别不稳定的病因。

病因学一词源于希腊语 aitiología，意思是"给出一个理由"。脑卒中的病因学指的是可引起脑梗死的心脏、血管、血流动力学和血液流变学异常的情况。病因学和危险因素这两个词经常交替使用，但它们表示不同的事情。危险因素并不直接导致脑卒中，但它们会增加发生脑卒中的概率。在因果链中，危险因素促进了病因的发展，而病因则导致了脑卒中的发生。例如，糖尿病是脑卒中的一个危险因素，但不是病因。糖尿病促进了全身和心血管异常的发展，如颈动脉的狭窄、斑块或豆纹动脉起始处的微动脉粥样硬化，而这些异常又会引起脑卒中。同样，某些癌症可以诱发高凝状态，促进血栓在心脏（心脏栓塞）或深静脉系统（反常栓塞）的形成，因此，血栓产生后继而导致脑卒中。虽然病因学和危险因素之间的界限并不总是容易辨别，但两者之间的病理学区分是至关重要的，因为在因果链中离疾病较近的因素（病因学）通常比在因果链中较远的因素（危险因素）构成更高的疾病风险。其临床意义在于，一旦危险因素已经产生了病因（如颈动脉斑块溃疡），仅关注危险因素的治疗措施在降低疾病风险方面预计获益有限。

脑卒中的因果框架可能是医学中最复杂的一个。在缺血性脑卒中的发病机制中，有 100 多种病理情况可以发挥作用[1-3]。脑卒中的病因常常是相互影响的，也是与危险因素相互影响的，如此复杂的病因学需要一种有效的方法将患者分门别类。病因学分类是确保该领域有共同语言，以便更好地进行科学交流。病因学分类的主要目标是产生具有不同表型、病理生理学、治疗和预后特征的同质性亚型。病因学亚型可用于在临床试验中选择患者，确定表型遗传和流行病学研究，评估治疗反应，为管理目的编码，并预测预后。此外，脑卒中亚型是未来复发脑卒中风险的预测因素[4-7]。因此，深入评估以确定脑卒中的病因机制是有效二级预防的当务之急。

一、历史回顾

过去脑卒中的亚型主要是根据临床依据来确定，如临床综合征、神经系统表现和并存的危险因素。对于死亡的患者，尸检确认往往是分类的基础。随着脑成像、颅外和颅内血管成像、心脏超声检查、长期心脏监测和其他诊断研究的广泛应用，临床表现得到了完善，并得到了实验室确认的脑卒中亚型的支持。在过去的 60 年中，人们提出了各种分类方法。每个分类系统在设计时都是该领域的一项重大进步。随着新诊断技术的出现，旧系统过期并被新系统取代。

主要的传统亚型（如大动脉粥样硬化、心脏栓塞或隐源性脑卒中）源自 1958 年国家神经疾病和失明研究所（National Institute for Neurological Disorders and Blindness，NINDB）任命的专家委员会的报告[8]。NINDB 项目的具体目标是定义机制上类似的亚群，用于抗凝血试验。作者将其范围设定为"将所有已知的脑血管疾病类型进行分类，并通过对所有术语进行明确的定义来赋予这种分类意义，以便全国各地的所有调查人员可以互换使用"。作者强调了评分者之间的可靠性和重要性，这是病理学分类的一个重要方面。NINDB 的分类有四个主要的病因学类别：血栓伴动脉粥样硬化、脑栓塞、其他原因和未确定原因的脑梗死。脑栓塞类别包括一个亚类，即"未确定来源的脑栓塞"，指的是在尸检时诊断为脑栓塞但没有证据表明有明确的栓塞来源的情况。NINDB 分类中的脑卒中亚型主要是根据临床情况确定的，如在睡眠中或醒来后 1h 内开始的脑卒中，表明有动脉粥样硬化的血栓形成，而心脏来源的栓塞是快速发病且缺乏预警症状。

20 世纪 60 年代和 70 年代初，由于大脑 CT 和经导管血管造影的广泛使用，对临床症状的依赖开始减少。更好地了解深部和脑干穿透动脉梗死的临床解剖学相关性，有助于腔隙性脑梗死的诊断[9-12]。

1978 年设计的哈佛合作脑卒中登记分类纳入了这些进展，并将脑卒中病因分为大动脉血栓、腔隙性脑梗死（简称腔梗）和栓塞三类[13]。经 CT 证实没有动脉血管闭塞情况下的梗死提示栓塞。在哈佛合作登记分类之前，曾经在尸检时做出栓塞的诊断。同时使用脑部和血管成像，使得栓塞性脑卒中的识别率比以前仅根据临床标准和尸检所认为的要高（31% vs. 3%）[14, 15]。现在众所周知，栓塞是一种普遍存在的机制，约占脑卒中的 2/3[16, 17]。

在 20 世纪 80 年代和 90 年代，临床更易使用脑成像、超声心动图和颅外血管多普勒超声检查，这些设备可广泛检测腔隙性脑梗死、颅外大动脉粥样硬化和心脏栓塞的来源。1986 年的脑卒中数据库分类[18]和 1993 年 ORG10172 急性脑卒中治疗试验（Trial of ORG 10172 in Acute Stroke Treatment，TOAST）的分类[19]通过纳入当时诊断技术的发现进一步修订了亚型定义。脑卒中数据库的分类将缺血性脑卒中分为大动脉血栓、有串联动脉病变或动脉栓塞的梗死、由心脏或经心源性的栓塞、腔隙性脑梗死、原因不明的梗死及血管造影正常的梗死。最后一个类别类似于 NINDB 原始分类中的"未确定来源的脑栓塞"，指定为影像学证实的梗死、无明显的脑卒中病因、血管造影正常的病例。2007 年设计的脑卒中病因分类系统（Causative Classification of Stroke System，CCS）继承了将未确定病因的栓塞性脑卒中作为一个单独的类别命名为"隐源性栓塞"的传统。隐源性栓塞指的是病因未定的脑卒中，与血管造影证据有关，即在看起来正常的动脉突然中断，或随后以前闭塞的动脉完全重新通畅[1, 20]。

与 NINDB 分类相似，TOAST 也被设计用于抗凝血试验[19]。TOAST 有几个创新之处，它将心源性栓塞分为高风险和中风险两类，为大动脉狭窄的诊断设定了较低的标准（50% 的狭窄），并将未确定的类别进一步分为临床相关的三个子集：未知、未分类（多个竞争性病因）和不完整的评估。此外，与之前的大多数系统不同，TOAST 将每个脑卒中患者归入互斥的五个亚型之一。这些类别包括大动脉粥样硬化、心脏栓塞、小动脉闭塞、其他确定病因的脑卒中和不明病因的脑卒中。尽管 TOAST 是病因学分类的一个重要步骤，它的可靠性和有效性有限，这限制了它作为一种有效的临床和研究工具。

二、病因学亚型诊断方面的挑战

在没有金标准来证明脑卒中的真正原因时，很难推断其因果关系。早期主要依赖于临床标准，但仅凭临床依据年龄、危险因素等并不足以按不同的脑梗死机制对患者进行分类。常见的危险因素（如高血压和糖尿病）对脑卒中亚型缺乏特异性，其特征性不足以推断病因[1]。同样，目前的临床综合征对提示脑卒中亚型的价值也不大，这个问题在急性期更加明显，因为在急性期，患者常见的认知障碍、焦虑和不配合会阻碍对神经系统功能的全面评估。当危险因素或临床综合征与一个以上的病因学亚型相一致时，仅仅依靠临床标准就会变得更加困难。仅根据临床标准将如此复杂的病例归类到一个病因学类别中会增加不确定性，并导致脑卒中分类的不一致。

CT、MRI、无创血管成像、超声心动图和长期心脏监测的使用极大地提高了我们诊断病因学亚型的能力，但仍有很多问题没有得到解决。即使为确定脑梗死的准确机制付出了努力，目前的诊断技术也远远不够精确。现有的血管成像技术并不总是能区分某个动脉狭窄或闭塞是否由动脉粥样硬化引起的。另外，当发现明显的颈动脉狭窄时，判断临床症状是由栓塞还是血流动力学机制引起的往往十分棘手。急性期的血管成像可能提示颅内大动脉的突然闭塞，但是，血管突然闭塞并不总是能解决栓子的潜在来源问题。血管成像技术在临床应用中的敏感性不足以细微地观察到导致小动脉闭塞（small-artery occlusion，SAO）的深部动脉、皮质动脉和脑干穿支动脉的病理情况。识别实质损害和脑水肿的早期迹象被证明是有用的预后指标，但对区分病因机制没有太大帮助[21-25]。最后，在脑卒中检查中发现异常并不一定意味着该异常是脑卒中的原因。在美国国家神经疾病和脑卒中研究所 – 脑卒中遗传学网络研究（NINDS-SiGN)[26]，其中包括大约 17 000 名缺血性脑卒中患者，脑卒中的原因可以归因于大动脉粥样硬化，在有动脉粥样硬化病变导致 50% 或更严重狭窄的患者中，只有 54% 的患者可以高度明确脑卒中的原因是大动脉粥样硬化。同样，只有 45% 的主要心源性栓塞患者和 40% 的典型腔隙性脑梗死患者可很有把握被归入相同的病因类别（图 20-1）。

三、脑卒中病因学分类的概率方法

如前所述，仅凭临床标准和诊断评估结果都不足以推断因果关系。一方面，病因学亚型的划分需要一个基于规则的方法，即以算法的方式整合了脑卒中的临床和诊断特征。这种方法可以根据因果证据的强弱，以一定的置信度来确定病因学亚型。将病因归因于脑卒中原因可以通过并存的脑卒中特征及诊断调查完成的程度来确定[1, 2, 20]。例如，只有在进行其他病因的诊断检查而未能发现病源时，将因果机制归于心房颤动才具有较高的置信度。另一方面，当脑卒中检查发现有其他病因，或没有获得其他病因的诊断性检查时，可将心房颤动视为脑卒中的原因，但置信度不高。在一个复杂的心房颤动患者中，如果出现强烈暗示潜在血管问题的脑卒中特征（如反复出现的单侧短暂性视网膜或半球缺血症状，或 MRI 上的单侧内分水岭梗死），在不排除同侧血管病变的情况下，不能将心房颤动高度归于脑卒中的原因。虽然本部分介绍的概率方法不需要最低水平的调查，但人们能通过完整的诊断评估，使得以高置信度确定病因学机制的可能性增加。在临床环境中，如果进行粗略的诊断研究或在获得阳性结果后过早停止研究，那么病因学亚型信息的质量很可能不佳。

目前的诊断技术能够广泛地识别多种异常情况。在 50%～70% 的脑卒中患者中，通过超声心动图可以检测到至少一个心脏来源的栓塞[26-28]。同样，近1/4 的腔隙性脑梗死患者存在同侧大动脉粥样硬化，存在 50% 以上的狭窄[26, 29]。总的来说，大约 1/2 的脑卒中患者有多种病因，其中 20% 有多种主要病因，如心内血栓和重度动脉硬化性血管狭窄[26]。非概率分类系统缺乏客观标准，无法在有多种竞争性病因的情况下确定最可能的病因。因此，严格使用这种系统的结果是将多种相互竞争的病因归入不明原因类别中。然而，在实践中，根据个人意见，这类病例往往被归入一个已知的亚型，而不是不明原因类别。这最终减少了不明原因类别的规模，但因为每个医生的个人意见各不相同，这种减少是以丧失评分者之间的可靠性为代价的。独立调查员的报告一直显示出不优于中等程度的可靠性，常规病因学分类系统的符合率徘徊在 50% 左右[30-34]。

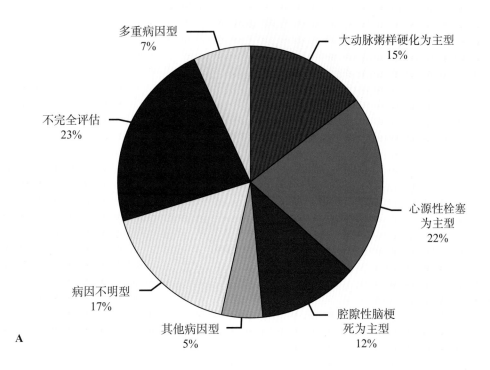

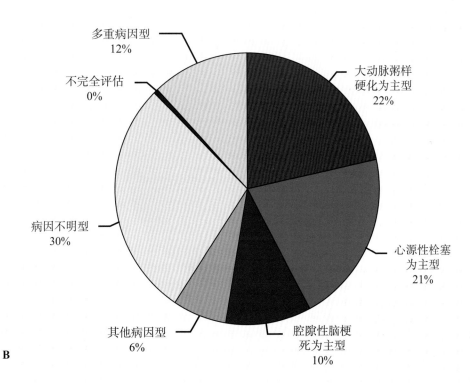

▲ 图 20-1　美国国家神经疾病和脑卒中遗传学网络中的表型和致病性脑卒中亚型的分布

A. 整个人群的表型亚型（ n =16 954）；B. 有完整血管和心脏检查的亚型（ n =7748）

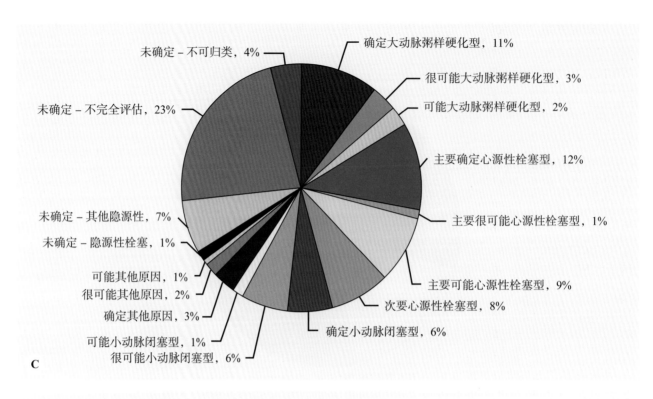

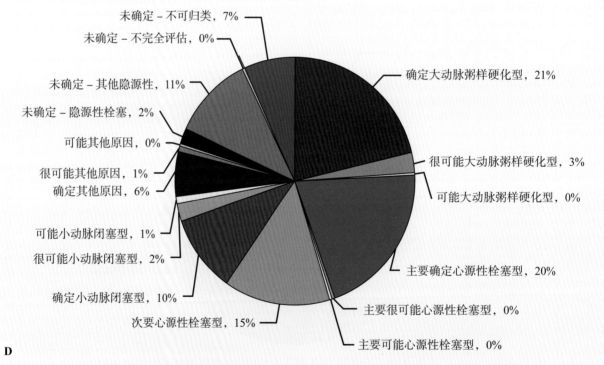

▲ 图 20-1（续） 美国国家神经疾病和脑卒中遗传学网络中的表型和致病性脑卒中亚型的分布

C. 整个人群的致病亚型；D. 有完整血管和心脏检查子集中的致病亚型。B 和 D 标题中的"完整"一词表示有脑成像、血管成像和心脏评估。确定表示唯一的、重要的脑卒中机制；"很可能"表示当有一个以上的明显机制时，最可能的脑卒中机制；"可能"表示明显的机制，但缺少替代病因的检测，或仅根据临床综合征诊断的病因。"主要心源性栓塞型"表示具有高脑卒中风险的来源，"次要心源性栓塞型"表示具有低或不确定的脑卒中风险来源（框 20-1）（引自 Ay H, Arsava EM, Andsberg G, et al. Pathogenic ischemic stroke phenotypes in the National Institute of Neurological Disorders and Stroke—Stroke Genetics Network. *Stroke*. 2014;45:3589–3596. https://doi.org/10.1161/STROKEAHA.114.007362.）

较新的概率分类系统采用几个标准来确定，在存在多种竞争性病因的情况下最可能的病因[1, 20]。这些标准包括每种病因导致脑卒中的相对可能性，支持一种机制而非其他机制的临床和影像学脑卒中特征，以及脑卒中病因与脑梗死在时间和空间上的关系。

并非所有的脑卒中病因都表现出同样的风险来引起脑卒中。脑卒中病因可根据其在缺乏有效治疗的情况下引起脑卒中的可能性进行排序。例如，心脏异常，如左心室肥大和二尖瓣环钙化，具有低的或不确定的脑卒中风险，因此被认为是轻微病因。相比之下，心房颤动或扩张型心肌病等异常情况构成了巨大的风险，被认为是重大风险。框 20-1 列出了轻微和主要的心脏来源，使用 2% 的年风险或一次性初级脑卒中风险为分界线[1]。使用客观标准对病因进行排序，可以在有多种竞争性病因的情况下确定最可能的病因。例如，在同时存在次要心脏来源和主要动脉粥样硬化性狭窄（导致≥50% 狭窄）的患者中，因为后者比前者造成更高的脑卒中风险，故大动脉粥样硬化可被认为是最有可能导致脑卒中的原因。

某些临床和影像学的脑卒中特征支持其中一种机制而非其他机制。在存在一个以上的主要病因的情况下，根据这些支持性脑卒中特征的存在与否，可以适度推断出致病亚型。例如，当它们同时存在时，单侧分水岭梗死的存在使得同侧颈内动脉（internal carotid artery，ICA）的动脉粥样硬化性狭窄比心房颤动更可能成为脑卒中的机制。最近的一项研究确定了八个特征，这些特征表现出鉴别价值[1]。

第一条，大动脉粥样硬化的三个特征：前 1 个月内曾有 1 次或多次短暂性单眼失明、短暂性脑缺血发作（transient ischemic attack，TIA）或动脉粥样硬化区域脑卒中的病史；同侧和单侧分水岭梗死；在狭窄动脉区域内有多个时间上独立的梗死。

第二条，心源性栓塞的两个特征：在所有相关血管没有非栓塞性闭塞或接近闭塞性狭窄的情况下，左右前循环或前后循环有多个急性和亚急性缺血性病变；或两者都有并有全身性栓塞的证据。

第三条，小动脉闭塞的三个特征：在脑卒中前 1 周内开始的刻板的腔隙性 TIA；表现为腔隙综合征；

框 20-1　脑栓塞的心脏和主动脉来源

缺血性脑卒中高原发风险的来源

- 左心房血栓
- 左心室血栓
- 心房颤动
- 阵发性心房颤动
- 病态窦房结综合征
- 持续的心房扑动
- 近期心肌梗死（1 个月内）
- 二尖瓣狭窄或风湿性瓣膜疾病
- 生物瓣和机械心脏瓣膜
- 慢性心肌梗死伴有低射血分数（<28%）
- 扩张型心肌病
- 非细菌性血栓性心内膜炎
- 感染性心内膜炎
- 乳头状弹力纤维瘤
- 左心房黏液瘤
- 卵圆孔未闭和并发的系统性栓塞

缺血性脑卒中低或不确定风险来源

- 二尖瓣环的钙化
- 卵圆孔未闭
- 房间隔瘤
- 房间隔瘤和卵圆孔未闭
- 无血栓的左心室室壁瘤
- 孤立的左心房云雾影（无二尖瓣狭窄或心房颤动）
- 升主动脉或近端弓的复杂动脉硬化
- 症状性充血性心力衰竭，射血分数<30%
- 无左心室血栓的心尖无活动
- 除心尖无活动外的室壁运动异常（低运动、无运动、运动障碍）
- 肥厚型心肌病
- 左心室肥大
- 左心室肌过度小梁化 / 致密化不全
- 其他罕见来源（心房或室间隔缺损、预激综合征、左心房扩张）

在脑干、深灰质或内囊的穿支动脉区域内出现单个急性梗死，最大直径达 20mm。

要肯定地将异常情况归于脑卒中发病原因，需要仔细考虑原因（病因学）和结果（脑梗死）在时间和空间上的关系。时间上的关系意味着有一个前因后果、清晰可辨的事件，在时间上与脑卒中密切相关，如急性动脉夹层、急性心肌梗死或血管或心脏手术后的脑卒中。空间关系是指将病因与发生梗死的区域相联系。一般来说，建立空间关系比时间关系更难，因为它需要识别临床相关的动脉，这在一些有复杂闭塞模式的病例中可能是一项具有挑战性的任务。例如，当对侧 ICA 闭塞时或存在 A_2 段或对侧 A_1 段发育不全时，ICA 狭窄可能导致双侧前循环梗死。在有多种竞争性病因的情况下，与脑卒中有时间或空间关系的病因被认为是更可能的机制。例如，在小脑急性梗死（空间关系）和并发慢性心房颤动的患者中，远端椎动脉的急性夹层（时间关系）被视为可能的致病原因。

病因学分类是一个复杂的多维问题。它需要仔细综合大量来自临床评估和诊断评估的信息。这一领域的自动化是不可避免的。CCS 是一种自动概率算法的原型，是为了提高病因学分类的可靠性和有效性而开发的。CCS 通过协调脑卒中检查结果、诊断研究的完整性及支持性的临床和影像学检查来建立因果关系。CCS 将缺血性脑卒中分为与 TOAST 相同的五个主要病因组 [1, 20, 27]（表 20-1）。然而，TOAST 和 CCS 之间对亚型的定义有几个不同之处。

后者将无创颅内血管造影、DWI 和 PWI 及心脏成像等诊断技术纳入亚型定义。一项包括 13 596 名缺血性脑卒中患者的研究，同时使用 CCS 和 TOAST 分类，结果显示这两个系统之间只有中等程度的一致性（$\kappa=0.59$）[35]，大动脉粥样硬化的一致性最高（$\kappa=0.71$），而 SAO 的一致性最低（$\kappa=0.56$）。

已发表的研究表明，自动分类评分者一致率可以在 80%～95% [1, 20, 26, 27]。然而，这些研究也表明，即使是基于证据和规则的自动算法，由于源数据的模糊性和对测试结果解释的差异，在病因学分类方面仍可能出现分歧。此外，自动化也提高了病因学分类的有效性。最近的一项研究表明，尽管传统的分类方法产生了具有不同脑卒中特征的病因学脑卒中亚型，但自动分类的结果是具有分散的临床特征和严重脑卒中结果的显著不同的亚型 [36]。

动脉粥样硬化 – 小血管疾病 – 心脏原因 – 其他不常见的原因 – 夹层（Atherothrombosis–Small vessel disease-Cardiac causes-Other uncommon causes-Dissection，ASCOD）是另一个常用的算法系统 [37]。它根据脑卒中患者的表型特征将其分为五个领域（A、S、C、O、D），其中每个领域可以定义为五种可能的状态：0 代表没有异常；1 代表有明确的原因；

表 20-1　缺血性脑卒中的病因学亚型的定义

脑卒中机制	置信度	标　准
大动脉粥样硬化	非常可能	1. 被判断为临床相关的颅外或颅内动脉的动脉粥样硬化引起的闭塞性或狭窄性（直径减少≥50% 或直径减少<50% 且有溃疡斑块或血栓形成，或直径减少<50% 的斑块位于急性腔隙性脑梗死区域的穿支动脉起始部位）血管疾病 2. 狭窄或闭塞的动脉以外的血管区域没有急性梗死
	较大可能	1. 在首次脑卒中前 1 个月内，有 1 次或多次受动脉粥样硬化影响的动脉区域的短暂性单眼失明、TIA 或脑卒中发作史。（或） 2. 临床上相关的颅外或颅内动脉（椎动脉除外）有血栓形成、接近闭塞的狭窄或非慢性完全闭塞的证据。（或） 3. 存在同侧和单侧急性分水岭梗死，或在受影响的动脉区域内出现多个、时间上独立的梗死
	可能	1. 在临床相关的颅外或颅内动脉中，存在突入管腔的动脉粥样硬化斑块，并导致轻度狭窄（<50%），而没有任何可检测到的溃疡斑块或血栓形成，并且之前有 2 次或更多次来自受动脉粥样硬化影响的动脉区域的短暂性单眼失明、TIA 或脑卒中的发作史，在过去 1 个月内至少有 1 次事件

（续表）

脑卒中机制	置信度	标 准
心脏 – 主动脉栓塞	非常可能	1. 存在高危的心源性脑栓塞
	较大可能	1. 有系统性栓塞的证据。（或） 2. 存在多个急性梗死，其与发生的时间密切相关。在左右前循环或前后循环中出现多个急性梗死，而所有相关血管没有出现非栓塞性闭塞或接近闭塞性狭窄。其他可以引起多灶性缺血性脑损伤的疾病，如脉管炎、脉管病、凝血或血流动力学紊乱等其他可导致多灶性缺血性脑损伤的疾病必须排除
	可能	1. 存在低或不确定的脑栓塞风险的心脏疾病
小动脉闭塞	非常可能	1. 有影像学证据表明，在基底动脉或脑干穿支动脉的区域内，有一个单一的、与临床相关的急性梗死，其最大直径不超过 20mm。而穿支动脉起源处的载体动脉没有任何局部病理改变（局部动脉瘤、载瘤血管夹层、脉管炎、血管痉挛等）。（或）
	较大可能	1. 在过去 1 周内出现刻板样腔隙性 TIA。（或） 2. 存在腔隙综合征
	可能	1. 表现为典型的腔隙综合征，但没有足够敏感的影像学检查来发现小的梗死。（或） 2. 存在多个慢性腔隙性脑梗死或分散或汇合成片的皮质下（在或不在脑室周围）慢性白质病变（白质疏松症）的情况下，出现最大直径小于 20mm、单一、与临床相关的皮质下白质急性梗死的影像学证据
其他不常见的原因	非常可能	1. 存在一个特定的疾病过程，涉及临床上相关的脑动脉
	较大可能	1. 与脑梗死发病有明确而密切的时间或空间关系的特定疾病过程，如动脉夹层、心脏或动脉手术、心血管干预等
	可能	1. 在没有对前面列出的机制进行完整诊断调查的情况下，有证据表明有明显的其他原因
未确定的原因	未知	**隐源性栓塞** 1. 血管造影证据表明，在其他血管造影正常的颅内动脉内有血凝块脱落。（或） 2. 以前闭塞的动脉完全再通的影像学证据。（或） 3. 存在多发急性梗死，其与发生时间密切相关。而相关血管没有发现异常 **其他隐源性** 1. 不符合隐源性栓塞的标准者 **评估不完整** 1. 没有进行诊断性检查，而根据检查者的判断，这些检查对揭示潜在的病因至关重要
	未分类	1. 存在一个以上的可能或明显的机制，而每个机制都有可能的证据，或者没有可能的证据能够确定一个单一的原因

TIA. 短暂性脑缺血发作（改编自 the CCS system Ay H, Furie KL, Singhal A, et al. An evidence-based causative classification system for acute ischemic stroke. *Ann Neurol*. 2005;58:688–689; and Adams HP Jr., Bendixen BH, Kappelle LJ, et al. Classification of subtype of acute ischemic stroke. Definitions for use in a multicenter clinical trial. TOAST. Trial of Org 10172 in Acute Stroke Treatment. *Stroke*. 1993;24:35–41.）

2 代表不确定的原因；3 代表不可能是直接原因的情况；9 代表调查不完整。ASCOD 将诊断评估的完整性和质量纳入三个级别的置信度，分别为明确的原因、因果关系不确定和不太可能是直接原因。已公布的数据显示，ASCOD 的前身是 ASCO 系统[2, 38]，与 ASCOD 有着相似的框架，表现出中度到良好的评分者间可靠性[39-41] 和高鉴别效力[36]。

四、表型与病因学的分类

脑卒中的病因学分类有两大类：表型和病因学。表型分类记录了异常的检测结果，但在有多种病因的情况下，没有考虑最可能的原因。不同病因之间没有取舍。异常检测结果被映射到以下四个主要病因类别中的一个或多个：大动脉粥样硬化、心源性栓塞、腔隙性脑梗死和其他不常见的原因。因此，一个患者可以被归入一个以上的病因学类别。例如，一个具有典型的腔隙性脑梗死、50% 或更严重的动脉粥样硬化性狭窄和扩张型心肌病的患者被归类为"腔隙性脑梗死 + 大动脉粥样硬化 + 心脏栓塞"。Baltimore-Washington 分类[42]、CCS[1, 20] 和 ASCOD[37] 系统是表型分类系统。表型分类对于在大规模流行病学和遗传学研究中选择患者和为行政管理目的进行编码是很有用的。它的主要优点是尽可能多地保留了患者的信息。它的缺点是把脑卒中分成了多种病因。例如，一个三类表型系统，每个类别被定义为四种可能的状态（如主要、次要、缺失和未知），可导致 81 种可能的亚类型（3 的 4 次方）。Baltimore-Washington 分类有 257 个亚型，CCS 的表型版本有 96 个，ASCOD 有 3125 个。

在处理病因学亚型的研究中，病因学类别的数量与统计能力成反比。因此，当务之急是通过病因学分类来减少表型亚型的数量。与表型分类不同，病因可以映射到一个以上的病因类别上，而病因学分类将病因分配到相互排斥的类别中。成因亚型的确定是一个决策过程，需要整合缺血性脑卒中评估的多个方面，包括临床和影像学脑卒中特征。TOAST 和 CCS 是有因果关系的系统。由于缺乏金标准，病因学分类对脑卒中病因的明确分配能力是有限的。将个别病因归为一类会造成个别信息的损失，但如前所述，这种损失会被研究中统计能力的提高所补偿。

五、不稳定病因

第 1 年内发生的复发性脑卒中大约有一半发生在前 90d 内。在脑卒中后的最初几天，复发脑卒中的风险最高，此后迅速下降，90d 后达到稳定的低比率[43-47]。必须区分在短期内（90d）有可能导致再次脑卒中的致病病因（不稳定病因）。不稳定病因是一个重要的概念，这些脑卒中中心拥有及时评估和治疗的基础设施，这使得人群可能受益于及时的预防性治疗，如颈动脉内膜切除术或急性期抗凝治疗。目前已经开发了一些预后模型来识别高风险人群，如 CHA_2DS_2-VASc 的心房颤动评分[48]、ECST[49] 和 SCAIL[50] 症状性颈动脉狭窄的评分。尽管基于病因学的工具在临床实践中被广泛使用，但获得必要的预测变量有时需要额外的调查、时间、资源和长时间的住院治疗。进一步增加其复杂性的是只有一半的患者能够找到单独的脑卒中病因，其余一半的患者患有多种并发病因。

越来越多的证据表明，病因学上的脑卒中亚型传递了重要的预后信息。根据最近的一项研究，90d 的脑卒中复发率因病因学脑卒中亚型而异[36]。大动脉粥样硬化和其他不常见的原因 90d 复发风险最高（11%～14%），其次是心脏栓塞（6%）、未确定的类别（3%～5%）和 SAO（1%）。其他不常见原因类别中的高风险是由急性非动脉硬化性动脉病变介导的，如动脉夹层、活动性脉管炎和医源性因素。

脑卒中病因似乎在大脑中留下了特定的足迹，这取决于其在短期内引起另一次脑卒中的可能性[4]。与复发脑卒中风险增加相关的脑部影像学特征包括两个半球或前后循环同时出现急性梗死，多个急性或亚急性梗死及孤立的皮质部位[4, 51-54]（图 20-2）。一个自动化的仪器将这种不稳定病因的影像足迹与病因学亚型信息及临床预测因素结合起来，即脑卒中前 1 个月内曾发生过 TIA 或脑卒中[4, 55]，并提供了 90d 的脑卒中风险估计值，范围为 1%～40%，该值取决于预测因素的数量[4]。未来的工具如果能进一步整合脑卒中亚型的结构、蛋白组学和基因特征，可望进一步提高不稳定病因的诊断准确性。

六、大动脉粥样硬化

定义大动脉粥样硬化的许多描述都源于过去的

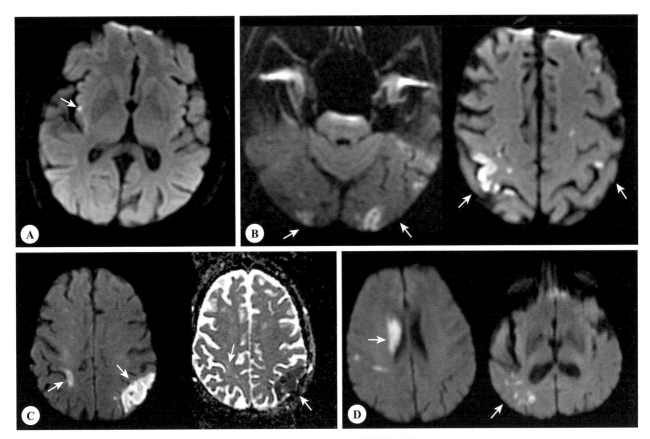

▲ 图 20-2　不稳定病因的影像特征

A. 孤立的皮质梗死（箭）；B. 前后循环同时出现的急性梗死（箭）；C. 不同时期的梗死（箭）（DWI 和右侧相应的 ADC）；D. 多发散在的梗死（箭）

病理研究[14]。动脉粥样硬化病变出现在大血管的分叉处和转折处，越靠近血管树的位置，动脉粥样硬化病变就越严重[56, 57]。位于大脑表面的远端动脉的原发性闭塞较少见[58, 59]。动脉粥样硬化斑块通常会导致进行性狭窄，最终大动脉闭塞往往是由于狭窄的管腔内出现血栓。斑块内出血的发生有时可导致加速闭塞[60-64]。

（一）梗死机制

1. 灌注失败　大动脉粥样硬化患者的脑卒中可能是由大血管严重狭窄或闭塞部位的远端灌注缺陷造成的[59, 65]。在某些情况下，大血管闭塞在动脉树的近端，在闭塞处和有梗死风险的脑区之间有一定程度的侧支循环[66]。一些有侧支循环的病例可以免于梗死。而在其他病例中，梗死主要位于最远端的脑区，该区域最初由闭塞的血管供应[59, 67-70]。颈动脉供血区域，包括大脑半球的外侧裂上前额叶、中央和顶叶部分；在椎 – 基底动脉供血区域是双侧枕极。

在由大脑中动脉（cerebral artery，MCA）软膜支和皮质动脉供应的放射冠白质中也显示出了内分水岭区域。

在闭塞性疾病中更容易识别出通常接受的灌注失败的机制，但当颅外血管通畅但高度狭窄时更难界定。基于 PET 的研究表明，TIA 和严重颈动脉狭窄的患者不总是出现选择性的血流动力学损伤[71, 72]。分水岭区缺血的进展可能取决于多种因素，而不仅仅是狭窄的严重程度[70, 73, 74]。

2. 动脉 – 动脉的栓塞　动脉树远端分支动脉粥样硬化病变产生的栓子可引起梗死[75]。栓子碎片可能源自狭窄或溃疡的颅外动脉[67, 76-83]或来自闭塞的 ICA 的残端[84]，血栓甚至可以从闭塞的颈动脉顶部顺行至颅内尾部[85, 86]。据推测，在动脉狭窄或闭塞的情况下，栓塞是比血流动力学衰竭更常见的脑卒中机制[87-89]。有报道称，MCA 皮质支栓塞后出现分水岭区梗死[90]。这一发现可能是栓塞性脑卒中的一个例子，其最终机制可能是局部血流动力学效应。

区分大动脉疾病患者的梗死机制（血流动力学与栓塞）可能相当困难。突然发病的方式可能提示但不能确诊梗死机制为栓塞[91]。其他临床特征可能无法进行区分。此外，更难区分心源性栓子和动脉源性栓子。一项研究报道称，孤立的浅表性梗死在动脉到动脉的栓塞中更为常见，而脑卒中发病时意识下降与心源性栓塞有关[22]。在以下情况中，CT 和 MRI 有助于支持动脉栓塞的诊断：①发现大面积的局部梗死[92]；②在非增强 CT 上看到沿 MCA 走行的高密度影[68]；③ DW MRI 上看到分散的梗死灶[93, 94]；④没有明显的心源性栓塞证据且狭窄程度小于 80%（不能以血流动力学不足解释）；⑤无论狭窄程度如何，都有溃疡性或血栓性斑块。灌注成像技术的[95-102]广泛应用于动脉粥样硬化性狭窄或闭塞性疾病患者，应该能够在临床上更准确地区分栓塞和灌注失败。

（二）临床特征

仅仅从临床角度区分病因学亚型是很困难的。在动脉粥样硬化性脑梗死中，发现部分手臂无力（肩部与手部不同）、高血压、糖尿病和男性患者比心源性梗死更常见，但其鉴别价值有限[1, 103-105]。脑卒中前 1 个月在动脉粥样硬化区域有 1 次或多次缺血事件（短暂性单眼盲、TIA 或脑卒中）的既往病史，强烈提示诊断为大动脉粥样硬化[103-105]。肢体抖动性 TIA 的特征是以肢体持续数分钟的不自主单侧颤抖、扭动或抽搐，可能是对侧颈动脉闭塞疾病的一种表现[106, 107]。将这些痉挛与局灶性癫痫发作区分开来具有实际意义。抖动与发作间期脑电图中的癫痫样活动无关，对抗癫痫药物没有反应，而且有时会因颈动脉受压的动作而诱发。

（三）诊断测试的结果

1. 脑成像 颈动脉粥样硬化所致脑梗死的 MRI 或 CT 异常，可解释为沿内外边界区域的远端场效应的异常。动脉粥样硬化性狭窄引起的外分水岭梗死通常发生在大脑中和大脑前之间，特别是 MCA[59, 65, 67, 108]。这种地形模式涉及大脑外侧裂上额区和中央区域，顶枕部区域逐渐消退到正常，而不影响大脑外侧裂区（脑盖，岛叶）和纹状体的穿动脉供血区域。在更严重的病例中，向心性扩散可能涉及大脑半球太多区域，以至于不能与 MCA 主

干的栓塞相区分。内分水岭梗死发生在位于半卵圆中心或放射冠的浅层和深层穿支动脉之间。它们的特点是串珠样的梗死（通常是 3 个或更多，每个直径≥3mm），与侧脑室呈线性平行排列[109, 110]。近端（心脏、主动脉或静脉）来源的微栓子栓塞可导致外分水岭梗死和内分水岭梗死[111-114]。双侧分水岭梗死可能提示近端的来源。相比之下，单侧分水岭梗死尤其是单侧内分水岭梗死提示同侧颈动脉疾病[109, 110]。仅位于一侧半球的急性、亚急性和慢性梗死也提示有潜在的颈动脉疾病[109, 115]。同样，局限在单一动脉区域的多个时间上独立的梗死表明有反复的缺血损伤，最有可能来自同侧的动脉[4, 54]。

2. 血管成像 在临床上，血管造影、MRA、CTA 和多普勒超声检查仍然是诊断大动脉硬化闭塞性疾病最重要的实验室检查。在传统的脑血管造影中，ICA 起源端或虹吸端的闭塞看起来像一个铅笔尖，可呈钝端、光滑端或肩部，ICA 的颅内部分或 MCA 的主干和分支是开放的[116]。ICA 颅外部分的螺旋状闭塞超过其起始部 2cm（与夹层部位发现一致）[117]，提示颈动脉病变可能是脑卒中的病因，但并非以动脉粥样硬化的方式。由于脑血管造影的风险[118-120]，人们越来越依赖颅外双相多普勒和经颅多普勒超声（transcranial Doppler，TCD）检查技术，以显示颅外颈动脉无血流或血流高度受阻且同侧 MCA 搏动减弱[121-125]。MRA 和 CTA 已经成为检测颅外和颅内大动脉狭窄的可靠诊断工具[126, 127]，减少了对传统血管造影的依赖性[77]。

颅内狭窄或闭塞可能是由于动脉硬化引起的，但往往难以与任何颅外来源的栓子相区别[128-130]。如果在过去 30d 内发生 1 次或多次 TIA，诊断大动脉粥样硬化可能是正确的。不过，随后只通过连续的血管成像发现大范围管腔通畅时，这个问题才能得到解决[131]。后者可诊断为栓塞，而持续的闭塞则使其机制不确定。

通常认为血管造影显示的基底动脉闭塞是脑干脑卒中的机制，尽管在许多这样的病例中，临床综合征符合基底动脉粥样硬化闭塞导致的腔隙性脑梗死[132-135]。至于颈动脉，基底动脉狭窄的发现妨碍了对梗死机制的明确诊断，因为椎 - 基底动脉区域更远端的梗死很可能是远端栓塞的结果[128, 136]。基底动脉的粥样病变常常影响到局部分支的血管直接供应

脑组织[135, 137]。当基底动脉脑卒中的临床综合征可以定位到血管狭窄点时，梗死可能是由粥样硬化斑块引起的，虽然粥样硬化斑块只是使基底动脉轻微狭窄，但该狭窄位置阻塞了从基底动脉出发的小穿支。

七、心源性栓塞

任何来源的栓塞可能占所有缺血性脑卒中病例的 70%[87, 138-141]。其中许多源自心脏和近端动脉。虽然栓塞的话题似乎很清楚，即一个颗粒在血液中被扫过，直到它卡在一个无法通过的小动脉中，但栓塞过程的许多复杂性使它很难根据具体情况进行解释。

诊断栓塞的最大临床问题是确定栓塞的来源。在早期的研究中，栓塞被诊断出来主要为心源性[68]。后来的研究结果表明，尽管为确定栓子的来源做了种种努力，但从孤立的分支闭塞处进行血管造影诊断的栓子仍可能发生。鉴于许多的可能性，以及传统上使用"栓塞"一词指的是心脏来源，故下面的讨论仅限于这个主题。

（一）栓子的特性

栓塞物质的不稳定性是栓塞病例临床和血管造影分析中最重要的一点。血管壁血栓和血小板聚集物是最常在大脑发生栓塞的物质。正如从血管造影的结果中反复推断的那样，这些物质非常容易消失。在脑卒中发生后 8h 内通过血管造影研究的病例中，75% 以上发现了栓塞碎片[87, 142, 143]。相比之下，在脑卒中临床发作后，血管造影延迟 72h 的临床相同病例中，有 40% 的病例显示栓塞[144]；而在脑卒中发作后 72h 以上的研究病例中，只有 15% 的病例显示栓塞。这些比例的下降意味着，在相当多的情况下栓塞有可能自发再通。TCD 检查的连续研究表明，在脑卒中的最初 48h 内，有高达 52% 的病例 MCA 主干或分支闭塞处重新再通[145-149]。在早期血管造影显示动脉闭塞的患者中，对其进行第 2 次血管造影评估，显示 30%～60% 的病例出现再通[18, 131]。在再通的过程中，栓子和动脉壁之间形成一个血栓，扩大并侵蚀栓子，直到管腔最终被清理干净。在人体物质中，事件的确切顺序还没有被完全理解，但这一过程中不同阶段案例记录清楚地表明，再通是在短短几小时到几天的时间内完成的[150-152]。逐渐侵蚀栓

子的血管造影表现与动脉粥样硬化性狭窄没有区别。这个过程中管腔可能出现狭窄[153-155]。

到目前为止，还没有开发出可靠的手段来确定哪些栓塞会持续存在，哪些会消失。然而可以推断，越易碎的物质分得越快。在一项 TCD 检查中，动脉源性栓塞患者血管再通的频率低于心源性的患者，这表明栓子的成分或大小不同[146]。血栓的结构较复杂，由纤维蛋白、红细胞、白细胞和血小板组成。在一项研究中，对从 22 名心房颤动患者的瓣膜置换手术或血栓切除术中获得的血栓进行组织病理学检查显示有血小板和纤维蛋白[156]。栓塞血栓的血小板含量是原位心脏血栓的 2 倍，这表明血小板成分增加了栓塞的倾向。在远端 MCA 闭塞的情况下，栓子的大小也可能（至少部分）导致较高频率自发性血管再通[146, 147, 149]和药理学[157-159]血管再通。

栓塞物在血管树内的分布取决于分叉的角度、重力方向、每个血管分支内的相对流量及栓塞物的物理特性[160]。小的栓塞颗粒（直径<250μm）根据体积流量分布到分支动脉。较大的栓塞颗粒往往输送至分叉处直径较宽的分支，超出容积流量的输送[160-162]。栓塞物的大小决定了它最初在循环中停留的部位，但并不决定其最终的停滞点。比如，栓塞物质因为管腔直径太小不允许其通过而停留。动脉中的分叉或弯曲处的动脉粥样斑块是栓子停留的两个部位。纤维蛋白 - 血小板复合物的大小差异很大，有些很大以至于阻塞了 MCA 的主干，有些则很小以至于无症状地停留在一个较小的分支。钙化斑块很少产生较大的栓塞性脑卒中[78, 79, 163]。对于弹丸等不可压缩物体，可以很容易地从其大小预测出栓塞的部位[145]。然而，对于更常见的纤维蛋白 - 血小板复合物来说，还涉及其他因素，特别是人们不了解的肿块的可压缩性和通过动脉树中特定狭窄点所需的时间。记录纤维蛋白 - 血小板栓子通过动脉树的少数病例[151]显示，物质的长度和宽度在不同点有相当大的变化，这表明栓子具有显著的弹性和易碎性。足够的管腔缩小不足以让它在几分钟到几小时内改变形状或碎裂，使原栓塞的部位广泛通畅。

（二）临床特征

曾经有人认为，突然出现的临床缺损是典型的栓塞，而非突然出现的则更多的是血栓形成。大量

的案例现在已经充分证明，在任何一种情况下，患者可突然发病。5%～6% 记录在案的栓塞性脑卒中出现了非突发性或波动性发作，这种综合征往往需要 36h 左右才能演变 [59, 164]。临床有时诊断为多发性 TIA，有时是典型的 TIA。其机制与血流的重建、栓塞物质的进一步迁移及随后这些事件的重复相关。这与传统的预测相反，甚至有文献记载，栓塞物会反复进入同一部位 [165]。

尽管很少遇到一种综合征，但它似乎一直被作为栓塞的标志。当栓子被引入 ICA 时，会出现显著的收缩缺陷导致严重的半球综合征，之后栓子沿动脉向上移动，最终停留在如 MCA 的分支上，几天或 1 周后只留下轻微的失语症 [166]。MCA 迁移性栓塞的特征是伴有 Wernicke 失语症的渐进性偏瘫综合征：栓子最初停留在 MCA 的主干，长时间阻塞豆纹动脉穿通支，在基底节和内囊产生散在梗死灶，内囊受累导致偏瘫，然后栓子发生远端迁移，最后在颞上平面及更远处阻塞 MCA 的下支，这种梗死产生了 Wernicke 失语症。虽然出现两个独立的梗死灶，但它们是由同一栓塞事件引起的。

患者的心脏病史往往提供了有关潜在栓塞源的重要线索。心源性梗死患者常表现为意识减退、非局部手臂无力、有全身性栓塞病史及突然发病的特点 [22, 105, 167]。除了并发全身性栓塞外，这些临床特征对单独区分心源性栓塞组与其他亚型的能力有限 [1, 168]。在缺血性脑卒中之前或之后不久发生的全身性栓塞，强烈提示存在心源性、主动脉性或反常栓塞源 [1, 20, 169]。仔细评估四肢、肺、脾、肾和胃肠的栓塞症状和体征，可能有助于推断心源性栓塞脑卒中的可能机制。

（三）诊断测试结果

同时涉及主要大脑动脉不同分支的梗死，特别是分布在两个半球或前后循环的梗死，强烈提示心源性栓塞是一些已发生临床脑卒中的原因 [170, 171]。大面积的脑梗死，包括整个脑动脉或其主要分支的区域可提示梗死的诊断 [36]。局限于单个分支大脑表面区域的梗死和出血性转化的存在也提示栓塞 [172, 173]。在血肿或多或少扩大的情况下，后者的这种假设是合理的，但对于其他显示边缘或梗死区散在高密度影的病例可能是不成立的 [174]。在 30%～50% 的病例中，

CT 扫描（或 MRI）可以显示闭塞本身，即出现高密度血管影。最后，DW MRI 上的分散性梗死模式可能提示有栓塞 [93, 94, 175]。血管造影曾被认为足以诊断栓塞，如果血管造影显示分支闭塞且在其他地方没有血管闭塞 [176-178]。这一规则在实际应用中仍然有效，但动脉炎也可能出现孤立的分支闭塞。

心脏诊断评估从仔细审查患者的心脏病史和心电图开始，进而识别心房颤动、急性心肌梗死或其他心律失常。有时需要进行 24h 的 Holter 监测以发现阵发性心房颤动。识别心源性脑卒中也要依赖于经胸和经食管超声心动图。当临床病史、体格检查和心电图没有发现心脏病变，没有对患者进行超声心动图的进一步心脏评估时，那么可以认为心脏检查是不完整的。偶尔，足以产生局灶性脑卒中的栓塞物可能非常小以至于无法被超声心动图检测到，而且往往会逃避所有的诊断。

八、小动脉闭塞

SAO 是指在脑干、深层灰质或内囊的穿支动脉区域内的单个腔隙性脑梗死，急性成像中最大直径小于 20mm。穿支动脉起源部位的动脉没有已知的病变，如栓塞、病灶突出的动脉瘤、夹层或血管痉挛 [1, 20]。梗死必须完全局限于深部或脑干穿支动脉的区域。它不应该伴随着其他区域的急性梗死或灌注障碍或在血管造影上表现为明显的急性动脉中断。SAO 仅限于深部和脑干穿支动脉内的梗死。应特别考虑前内侧、前外侧和后内侧的丘脑梗死，因为与其他深部病灶相比，供应这些区域的动脉更易发生栓塞 [179-181]。偶尔，在典型的腔隙性脑梗死的患者中，仔细检查 DWI 可以发现额外的与脑梗死一致的高信号小病灶。这些附属病变常位于小动脉区域内，并且常与可识别的脑卒中原因有关，表明是栓塞性病因 [93]。

引起 SAO 的确切血管病理尚不清楚。腔隙性脑梗死作为一组常见的临床综合征，血管造影结果通常正常，缺血区局限于单条血管的区域，通常缺血区域是相当小的。只有少数人通过尸检得到研究，接受连续切片的人数则更少 [182]。最常见的病变是微小动脉粥样硬化或脂肪透明变性的深穿支动脉狭窄。较少见的原因是原发性动脉疾病或血栓性闭塞 [183, 184]，血管通透性增加导致血液和液体渗漏到血

管周围空间[185]，微栓塞发生在穿支动脉区域[10, 93]。

小血管疾病（small-vessel disease，SVD）和 SAO 这两个词经常交替使用。尽管 SVD 暗示大脑小动脉存在问题，但它不一定指出问题的确切性质。SVD 可继发于一系列不同的机制，包括动脉粥样硬化性血管壁病变、脂肪变性、纤维素坏死及脉管病、脉管炎和感染性过程。此外，SVD 一词并没有区分发生在高压系统与低压系统的小梗死。大脑的动脉表现出一种独特的压力 - 口径关系，血压不一定随着动脉口径的缩小而降低。小动脉至少形成两个不同的压力网络[186, 187]：高压系统包括起源于大脑动脉环分支和椎 - 基底动脉系统的基底穿支动脉；低压系统包括起源于软脑膜表面动脉的小穿通动脉，以及由源自皮质表面动脉的小穿透性动脉组成的低压系统。高压系统中的平均动脉压与手臂上的肱动脉测量的压力基本相同。相反，当血液在皮质凸面上通过阻力动脉时，动脉压会下降，在皮质分支的水平上达到全身压力的一半以下[187]。大多数临床上有症状的小梗死（SAO）都发生在高压系统内[188]。相反，低压系统的单发性脑梗死一般较小，而且往往没有症状[189, 190]。那些有症状的往往与其他潜在的脑卒中原因有关，如颈动脉狭窄和近端栓塞源，提示血流动力学机制或微栓塞[191, 192]。在极少数情况下，有单个小的有症状的皮质下急性梗死，但没有其他病因，频繁检测到晚期白质高信号提示更广泛的病理过程，如纤维玻璃样变性和动脉硬化[188, 190, 193]（表 20-1）。

（一）临床特征

腔隙性脑梗死的诊断是基于临床特征和影像学检查结果。腔隙综合征指的是一系列的临床特征，这些特征可能表明（尽管并非总是如此）深部或脑干穿支动脉区域的小梗死。所有这些综合征的特点是，它们的相对单纯和不涉及高级的大脑功能，如语言、实践、由非优势半球控制的行为、记忆和视觉[194]。经典的腔隙综合征包括纯运动、纯感觉综合征、感觉运动综合征、共济失调性偏瘫，以及构音障碍 - 手笨拙综合征。腔隙综合征和腔隙性脑梗死之间的对应关系取决于发病和检查的时间。在脑卒中发病后 96h 内接受检查的患者中一致性最高[195, 196]。而在脑卒中发生的最初几小时内接受检查的患者一致性要低得多[88, 139, 197]。一项研究认为，腔隙综合征，特别是纯感觉综合征和共济失调性偏瘫，对小的深部梗死有很高的预测性[198]。然而，约有 1/4 的腔隙综合征患者最终可能被证实为有非腔隙性脑梗死机制。对这些患者进行过完整的诊断性评估是有必要的，并且有必要对大血管和潜在的心源性栓塞来源进行研究。

考虑到认知改变的出现，将诊断扩大到新的分类的努力，将影响早期分类的清晰性和综合征简洁性的要求[199]，导致一些人质疑腔隙性脑梗死的独立疾病学特征[200, 201]。一些怀疑论者建议废除腔隙综合征、腔隙和腔隙性脑梗死等术语，因其会造成混淆。然而，大多数调查包括对临床综合征的分析、影像诊断结果、临床 - 解剖学相关性和治疗意义，证明了可继续将 SAO 作为一个独特的病因学类别。腔隙性脑梗死获得临床认可的速度较慢，但现在认为它们占所有脑卒中病例的 10%～20%[26, 36, 69, 138, 140, 202]（图 20-1）。

有些 SAO 引起的即将发生脑卒中的患者会出现一种特殊的综合征，称为内囊预警综合征[14, 203, 204]。这种综合征的特点是重复、刻板、短暂、腔隙灶。在 2 次发作之间，患者可能完全正常（腔隙性 TIA）或可能恢复到接近正常，仅有轻微的缺损。在几乎一半的重复性腔隙性发作中，一连串发作后终将发展为持续性的功能缺损[204]。在出现永久性缺损时，CT 或 MRI 通常显示为腔隙性脑梗死。对该综合征的最初描述是基于一系列因豆纹动脉或脉络膜前动脉分支闭塞而引起的内囊梗死的病例。因此，"内囊预警综合征"一词应运而生。随着 DWI 等敏感成像技术的更广泛使用，人们已经清楚地认识到，该综合征并不特异于内囊位置。由于源自椎 - 基底动脉系统的穿支动脉闭塞，小的脑干梗死也会出现类似的临床特点[205, 206]。

（二）诊断检查

由于血管病变位于直径只有 200～400μm 的血管中，所以血管造影结果正常并不奇怪。大约 20% 的病例可能偶尔发现原发性动脉疾病[26]。但它是否与梗死的部位有因果关系，往往不清楚。如果微栓塞是深部梗死的原因，那么血管造影结果显示正常也是可能的。CT 只对大约一半的病例呈阳性[81]。MRI 在评估病变方面优于 CT，特别是颅后窝病变[207, 208]。

然而，即使是 DW MRI，有时也会在出现腔隙综合征的患者中漏掉明确的病变，尤其是当梗死位于在脑干部位时 [209-211]。2d 或 2d 后重复 MRI 检查，往往能显示出腔隙性脑梗死。

大面积的深部梗死（有些被称为超级腔梗或巨大腔梗）在 CT 或 MRI 上可以看到深部病灶梗死而不涉及大脑皮质 [212]。在解释这些深部病变时出现了一个问题，因为栓子最初可能在 MCA 的主干被捕获，导致大片梗死散布在皮质区域。当它们伴有单独的脑表面低密度区时，这种大的深部梗死很容易被重新归类为栓塞、非血栓性梗死或其他原因的梗死的病例。因此，这些大的深部梗死灶大多不是腔隙性梗死。

九、脑卒中的不常见原因

该类别由一组难以进一步归类为更同质组的杂项疾病组成（框 20-2）。总的来说，不常见的原因占缺血性脑卒中的 3%～7% [26]。本书的相关章节对这一类别中的每种疾病都有更详细的描述。

十、病因不明的脑卒中

尽管努力做出了诊断，但梗死的原因可能仍未确定。可以提供几种解释。三个失败的主要原因中的第一个很容易理解：没有进行适当的实验室研究。高龄、资源有限、同时存在预后不良的严重疾病及患者或医生不愿意，只是推迟评估的众多原因中的几个。每个脑卒中患者都需要进行脑部影像学检查、颅外和颅内循环影像学检查、心脏评估，并根据对特定病因的怀疑程度进行特定的血液和脑脊液检查。尽管如此，诊断评估的程度在实践中还是有很大差异。在一项研究中，来自 9 个国家的 23 个学术机构通过脑成像、颅内和颅外血管成像及心脏评估确定的完整调查率在 5% 至 97% 之间变化 [26]。不完整的评估是指在没有阳性检测结果的情况下未能进行病因学调查。在存在提示病因的临床或影像学脑卒中特征的情况下未能调查病因也被认为是不完整的评估。例如，心房颤动患者的病因学亚型，如果在一个半球上有时间上分离的梗死（大动脉粥样硬化的提示性特征），但没有血管造影评估，即使有主要的栓塞来源，也被认为是不完整的评估 [1, 20]。

未能将脑卒中病因划分为一个确定的亚型的第

框 20-2　导致脑卒中的不常见原因

- 急性动脉夹层
- 大脑血管异常（慢性夹层、延长扩张综合征、放射后动脉病变、动静脉畸形）
- 大脑脉管炎
- 大脑静脉血栓
- 急性播散性血管内凝血
- 药物引起的脑卒中
- 肌肉纤维发育不良
- 肝素引起的血小板减少症 II 型
- CADASIL
- 高黏度综合征（多发性骨髓瘤和其他单克隆丙种球蛋白病、红细胞增多症、白血病、原发性血小板增多症、骨髓增生异常综合征）
- 低灌注综合征（脓毒症、严重低血压、心源性休克）
- 医源性原因
- 部分血栓形成的脑动脉瘤
- 线粒体和代谢性病因
- 脑膜炎
- 偏头痛诱发的脑卒中
- 烟雾病
- 原发性抗磷脂抗体综合征
- 动脉壁的原发性感染
- 镰状细胞性贫血症
- Sneddon 综合征
- 血栓性血小板减少性紫癜 – 溶血性尿毒症综合征
- 节段性血管收缩或血管痉挛（蛛网膜下腔出血、可逆性脑血管收缩综合征、中枢神经系统的良性血管病变、药物）
- 血栓形成和止血的异常情况
- 其他原因（神经肉瘤病、Fabry 病、继发于颅内肿块病变压迫导致的脑卒中、癌症相关脑卒中）

CADASIL. 伴皮质下梗死和白质脑病的常染色体显性遗传性脑动脉病

二个原因：源于多种相互竞争性病因。将具有一种以上病因的患者归入一个独特的未确定的类别，增强了其他病因类别的同质性。然而，如果没有基于规则的方法，在当今的脑卒中检查中，经常发现多种竞争性病因，导致约 1/2 的脑卒中患者被归入未确定的类别 [1, 20, 26, 28, 29]。

无法将脑卒中病因划分为确定的亚型的最后一

个原因是：尽管在适当的时间进行了适当的实验室研究，但仍得出正常或不确定的结果（隐源性脑卒中）。诊断性检查的敏感性不足和时机不当是导致无法确定脑卒中病因的部分原因。后者尤其重要，因为脑卒中病因是动态的异常，可以及时转变或消失。与急性动脉夹层相关的瓣膜或双腔可能在重复的血管造影中消失，由于覆盖的血栓溶解，临界狭窄可能会退缩为中度甚至轻度狭窄，心脏血栓可能在脑卒中后几小时至几天内消失，或者当疾病进入缓解期时，潜在的血液学或免疫学异常可能不会被发现。在发作后 48h 以上进行的栓塞血管造影术以证明负责任的闭塞血管的检出率低至 15%[142]。在缺血性脑卒中发生后几小时内进行 1 次头部扫描，对小面积梗死的检出率也同样低。总之，过早或过晚进行的诊断性研究可能会增加假阴性的诊断。对每种病因进行评估的最佳时机尚不清楚。一般来说，发现异常的概率会随着从脑卒中发病到诊断评估的时间缩短而上升。

在 SiGN 研究中，传统的诊断方案（脑成像、颅外和颅内循环成像，必要时用超声心动图进行心脏评估）将研究人群中的 13% 归入隐源性类别[26]（图 20-1）。另有 15% 的人有轻微或不确定风险的心脏来源。一个宽松的定义将轻微的心源性和未知病因组混为一个隐源性类别，将导致 28% 的隐源性脑卒中发生率。相比之下，如果采用保守的定义，排除小的心脏来源，则隐源性脑卒中的发生率会低得多，但这是以过多的致病可能性归于次要的心源性脑卒中为代价的。在一些调查研究中，如何提供足够的证据来准确地组成隐源性脑卒中的类别是至关重要的。

虽然隐源性脑卒中被认为是一种排除性诊断，但鉴别隐源性脑卒中基本上需要一种算法，该算法考虑了诊断检查的深度和完整性、诊断检查的结果及脑卒中的相关临床和影像特征[1, 20]。与所有其他亚型一样，隐源性脑卒中的诊断需要仔细考虑相关的临床和影像学脑卒中特征，这些特征带有因果信息。例如，当双侧半球多发梗死或并发全身性栓塞时，将轻微的心脏病变（如卵圆孔未闭）归入隐源性类别是不正确的。

隐源性脑卒中的一个亚型称为隐源性栓塞，值得特别注意。隐源性脑卒中的血管造影可能正常，也可能显示远端分支闭塞或大脑动脉干的闭塞。颅内闭塞的血管造影识别通常可以被认为是典型的栓塞，前提是对动脉闭塞没有其他解释，如分支动脉粥样硬化或血管壁的炎症、感染或其他疾病。这种脑卒中机制被称为隐源性栓塞，意味着导管、CT 或 MRA 证据显示在一个看起来正常的动脉中突然出现了血管切断[1]。血管造影方法或超声显示先前闭塞的完全再通，进一步支持了栓塞性病因的说法[1]。隐源性栓塞作为一个独特的类别，可望以更精细的方式研究新的栓子来源。

有人提出了一个不太严格的隐源性栓塞定义，该定义不需要血管造影证据证明血管突然中断或随后的再通[213]。根据这个定义，当出现非腔隙性脑梗死而无近端动脉狭窄或心脏栓塞或其他不常见的来源时，可诊断为未确定来源的栓塞性脑卒中（embolic stroke of undetermined source，ESUS）[213]。ESUS 是一种排除性诊断，需要进行最低水平的检测，包括脑和血管成像、超声心动图、心电图和 24h Holter 监测。ESUS 中的栓塞一词是基于栓塞是脑卒中中的一种常见机制的假设。一些分支闭塞可能是由于非栓塞机制，如远端动脉粥样硬化、夹层或感染性或炎症性脉管病变，认定低风险或不确定风险的心源性和动脉源性（例如导致轻度狭窄但覆盖大部分动脉的动脉粥样硬化）[214]归入隐源性类别，可能会使这一类别被一些已知的脑卒中原因所干扰，从而降低处理隐源性脑卒中的研究力量。

对每个病例都应努力确定是否存在不常见的脑卒中原因。新兴技术使人们认为，一些隐源性脑卒中仍可由心脏栓塞和大动脉粥样硬化解释。对过去 6 个月内有隐源性脑卒中的患者进行了长期（30d~6 个月）的无创心电图监测，结果发现约有 10% 发现了心房颤动[215, 216]。有症状的动脉粥样硬化病变引起的狭窄小于 50%，通常被归入隐源性类别，除非它们与明显的叠加血栓或溃疡有关。最近的磁共振斑块成像研究表明，大量的此类病变表现出复杂的斑块特征（如纤维帽破裂和斑块内出血），这表明造成轻度狭窄的斑块可能不是偶然的[217, 218]。

第21章　评估脑卒中患者的临床量表
Clinical Scales to Assess Patients with Stroke

Harold P. Adams, Jr.　著

贺致礼　叶志禹　译　　朱雄飞　叶　飞　校

本章要点

- 许多量表可用于评估有缺血性或出血性脑卒中的患者病情。
- 这些量表简化了医疗保健机构之间专业研究的差异，促进脑卒中护理，对脑卒中患者研究至关重要。
- 该量表可在多个方面应用，包括在紧急情况下筛查脑卒中、描述神经损伤的严重程度、区分出血性和缺血性脑中风、确定缺血性脑中风最可能的亚型、监测神经改善或恶化、评估疗效，以及描述包括残疾、残障和生活质量等结果。
- 临床医生和研究人员都应该熟悉并使用，并保证量表评估的有效性。
- 使用最广泛的量表是格拉斯哥昏迷量表、美国国立卫生研究院脑卒中量表、改良 Rankin 量表和 Barthel 指数。

许多临床脑卒中量表的应用有助于临床研究、患者管理和卫生保健人员间的沟通。因此，对于神经科医生来说，需要认识到使用这些常见的评级工具是非常重要的，同时也应该意识到每种量表评估的局限性：它不能描述所有临床症状中所有的变异和细小的区别；所有的评定量表都是在将每个患者进行同质化分组。因此，任何评定量表都应该兼顾仔细的病史询问和神经系统检查。本章讨论的量表主要是基于临床发现，而不是根据大脑影像或其他诊断结果来打分的量表（框 21-1）：一些临床量表帮助紧急医疗服务（emergency medical services，EMS）人员和急诊医生诊断脑卒中；还有一些量表可以根据血管范围、脑卒中的大小、脑损伤的位置或推定的病因进行鉴别，用于区分出血性脑卒中和缺血性脑卒中，或定义缺血性脑卒中的亚型；临床量表可用于评估神经损伤的类型和严重程度，以提示了脑损伤的程度，这些量表也用于动态评估神经系统症

状的变化，从而提供临床诊断；一些改良量表，用于评价康复患者具体的功能和对干预措施的具体反应；其他的量表被用来评估患者的状态：脑卒中后包括残疾、残障、总体预后及生活质量。许多量表是互补的，在病情的不同阶段可以使用几种量表评定。最常用的量表是那些评估损伤、残障和大致结局。需要医生、公共卫生保健提供者和大众对于这些量表有一定的认识，并且世界卫生组织也从不同维度（主体维度、活动维度和参与维度）重新定义了损害、残疾和残障。

一、脑卒中量表的预期效果

目前使用的大多数量表虽然都是基于受试者所参加的临床试验的描述而开发出来的，但量表的使用范围却扩大到临床应用中。脑卒中量表的结果（分数）应该与临床相关，为临床应用提供显著的区分度，即表面有效性[1-4]。量表设计的目的是明确的。

框 21-1 脑卒中量表的类型和目的

- 脑卒中紧急识别
  - 紧急医疗服务人员
  - 紧急内科医师
- 出血性与缺血性脑卒中的鉴别
- 缺血性脑卒中综合征的鉴别
- 确定缺血性脑卒中最可能的病因
- 量化神经系统损伤（脑卒中）的类型和严重程度，以提供预后信息和指导治疗决策
  - 缺血性脑卒中
  - 出血性脑卒中
- 监测神经系统改善或恶化
- 测量特定康复治疗模式的特异反应
- 脑卒中预后
  - 残疾
  - 残障
  - 生活质量

对于脑卒中量表而言，它需要提供与临床相关分类的具体数值。临床医生可以通过量表得分，得出对患者心理状态的清晰印象。这些延伸信息都可能会影响到诊断、治疗或建议。量表的适用范围和应用时间都十分明确，例如，在入院时采用预后量表（改良 Rankin 量表）来治疗脑卒中是不恰当的，因为预后量表是无法在脑卒中急性期进行准确的评估[5, 6]。一些量表是通过多项可计分的子项予以叠加来计算总分的方式进行量化，如临床广泛应用的美国国立卫生研究院脑卒中量表（National Institutes of Health stroke scale, NIHSS）[7]，是通过各单项相加得到总分。与此相对，也有一些量表是提供基础分，在单项上进行相应的减分。那么在这种情况下，低分值就反映了严重的脑损伤。无论是哪种方式，这些评分都能提供患者预后的重要信息，也就会相应影响临床治疗的决策[8]。因此，临床医生需要熟知每种量表评价系统。

在某种程度上，量表的评估应当同其他的临床检查一样进行使用，因为脑卒中量表的评估事实上是基于临床发现的一种辅助检查手段。量表需要一定的灵敏度，能够识别那些最感兴趣的发现。同时，也需要一定的特异性，只对重要的异常项进行识别并计分。而且尽可能地排除可能影响患者治疗的假阳性或假阴性结果。总之，如果可能，量表的阳性

预测值和阴性预测值都应与标准值进行校正后再确定。尤其是用于区分脑卒中和其他急性神经系统疾病的临床量表及缺血性脑卒中引起的出血性疾病的临床量表、缺血性脑卒中的亚型分类的临床量表。这样进行标准化校正后的结果，就能够进行比较后续的临床诊断、效果和诊断研究的结果（如脑成像）。总之，量表的评估要力求准确。然而，那些区分出血性脑卒中和缺血性脑卒中的量表还没有达到这个要求。

没有单一的量表能提供脑卒中患者临床的全部信息。在大多数情况下，患者的评估是在不同的时间进行不同组合的量表评估，所有的量表都有各自的优缺点，例如被广泛使用的 NIHSS 在评估左侧大脑半球脑卒中时分数更高[9]，因此，所有从业者都需要知道每个量表的局限性和特性。

临床上使用的量表应易于操作并与临床情况密切相关。此外，用于紧急情况评估的量表应能迅速完成。有些量表评估是基于患者或在场者提供的病史信息：发病表现、患者基本信息（如年龄等）、既往存在的脑卒中危险因素、加重动脉粥样硬化的危险因素等。有些量表仅评估直接体格检查的结果，尤其是神经专科体检结果。还有一些量表，尤其是那些用来评估神经损伤严重程度的量表，在评分体系中就采取了分级评分，如对肌力水平的分级、意识觉醒程度的分级。有些量表虽然使用分数进行评分，但这些得分不是量表中所包含单项的总分，而是代表所对应的级别，如 Hunt-Hess 蛛网膜下腔出血（subarachnoid hemorrhage，SAH）（表 21-2）量表有5 个评分等级，它是将符合条件的单项直接进行分级评分，而不是将各个单项评分相加来进行分级[10]。

单项的权重在某些量表中的体现不一。例如，在加拿大脑卒中（神经）量表（表 21-1）（中枢神经系统）中，相比于运动和语言功能，意识状态所占的权重更高[11, 12]。由 Gotoh 等开发的更精细的评分系统（日本脑卒中量表）[13]，他们选择了从意识状态到瞳孔变化中的 10 个变量，单项权重范围不等：意识状态占49.8%，足底反射占2.2%，感觉障碍占2.1%。这种复杂模式的应用导致得分的不确定性。无论评级工具如何，一个设计成功的量表的基础是其置信度。医生需要认识到量表评估在脑卒中患者的评估和护理过程中的效用。已经有些量表是经过

表 21-1　加拿大脑卒中（神经）量表

项　目	评　分	项　目	评　分
• 意识水平		• 言语	
－ 清醒	3	－ 正常或无失语	1
－ 嗜睡	1.5		
－ 定向障碍	1	－ 表达缺陷	0.5
－ 完全失定向	0	－ 表达缺失	0
运动功能（理解能力正常时评分）			
• 面部		• 下肢近端	
－ 无面瘫	1	－ 肌力正常	1.5
－ 面瘫	0	－ 肌力轻度减弱	1
• 上臂			
－ 肌力正常	1.5	－ 肌力重度减弱	0.5
－ 肌力轻度减弱	1		
－ 肌力重度减弱	0.5	－ 瘫痪	0
－ 瘫痪	0	• 下肢远端	
• 上臂远端		－ 肌力正常	1.5
－ 肌力正常	1.5	－ 肌力轻度减弱	1
－ 肌力轻度减弱	1		
－ 肌力重度减弱	0.5	－ 肌力重度减弱	0.5
－ 瘫痪	0		
		－ 瘫痪	0
运动功能（理解能力正常时评分）			
• 面部			
－ 对称	0.5		
－ 不对称	0		
• 上肢肌力			
－ 相同	1.5		
－ 不等	0		
• 下肢肌力			
－ 相同	1.5		
－ 不等	0		

引自 Cote R,Hachinski VC,Shurvell BL,et al.The Canadian Neurological Scale. A preliminary study in acute stroke. Stroke.1986;17:731–737.

表 21-2　格拉斯哥昏迷量表

眼球活动	分数范围 1～4 分
自动睁眼	4 分
按指令睁眼	3 分
疼痛刺激睁眼	2 分
无睁眼	1 分
肢体活动	**分数范围 1～6 分**
按吩咐动作	6 分
对痛苦刺激定位反应	5 分
躲避疼痛	4 分
刺激时肢体屈曲	3 分
刺激时肢体过伸	2 分
对疼痛刺激没有运动反应	1 分
言语反应	**分数范围 1～5 分**
微笑，声音定位，注视物体，正确互动	5 分
	4 分
哭闹，但可以安慰，不正确的互动	3 分
对安慰异常反应，表现为呻吟	2 分
无法安慰	1 分
无言语反应	

如果患者插管，则无法评分（引自 Jennett B, Teasdale G, Braakman R, et al. Prognosis of patients with severe head injury. *Neurosurgery*. 1979;4:283–289.）

多年验证、得到临床共识的，例如格拉斯哥昏迷量表（Glasgow Coma Scale，GCS）（表 21-2）是开发用于鉴定颅脑损伤患者的大脑受损程度的，现如今已成为评估包括脑卒中在内各种意识障碍的危重患者的全球标准[8]。

一份有效的量表必须具有高度的评价者一致性和可重复性。对于描述脑卒中亚型的量表、评估神经系统损伤程度及其预后转归的量表而言，以上特点尤其重要，总体目标是将患者的病情进行准确的评估。缺乏诊断和对临床发现评估的一致性，对于多中心临床试验而言是灾难性的，同样也会降低这些采集到的数据的适用性。例如，在开发 TOAST 量表的分类时，研究人员发现，即便是提供同样的信息，医生对于缺血性的脑卒中的亚型判断也存在分歧[14]。在一些比较直观的病例中，医生们容易达成一致，但是，当案例具有其他可能的解释或重要信息缺失时，医生们的分歧更大。因此，研究人员发现，对脑卒中患者的量表评估需要视具体情况来进行 κ 检验（概率改善程度）。可以采取一些措施来提高量表的一致性，但是研究人员和临床医生都应当明白，像脑卒中这种诸多因素造成的复杂疾病，没有一种量表能够达到完美的一致性。

提高量表的一致性和可重复性，研发者需要制订多种规则来定义得分项目的不同级别。基于病史信息的量表评估，应当解释特定的具体问题及需要提供的具体答案。基于体格检查中主要发现的量表评估，应当描述具体的评估步骤和评估方法。有些量表包括对突发事件的评分反应，如肢体缺失或存在严重共患病。最佳的量表是可以做到对包括正在评估的项目中的所有潜在可能得分点的详细定义，但是这些定义也可以由评分者自行解释，并且它们可能无法解决在脑卒中群体中可能广泛存在的潜在情况。作为提高有效性的额外方式，研究人员创建了临床医生使用量表的培训系统。这些系统中通常包括对临床医生准确使用量表评估的能力认证。由于 mRS 和 NIHSS 是临床试验中使用最广泛的评级工具，因此，它们拥有最广泛的培训和认证系统，这已成为临床试验重要的组成部分[15-17]。

在多中心研究中，由于量表的评估方法和研究人员之间存在的显著差异，一些临床试验会应用中央裁决或评分作为额外的质控措施[18]。这种模式广泛应用于评估预后数据。这些关联信息会发送至视频回顾患者表现的个人或小组。这种策略的应用提高了临床实验评分的延续性，但是因弥补评分差异，可能会造成临床实验规模的减小。

二、医疗急救中使用的量表

GCS 最初是量化头部外伤所致的严重神经功能缺失[8]，根据患者的言语反应、动作反应和眼球活动的评估，最低 3 分，满分 15 分。例如一个轻偏瘫患者，左肢有随意运动，右肢屈曲，其运动项目得分为 5 分或 6 分。一般来说，评分低于 8 分的患者有非常严重的脑损伤和不良预后。虽然 GCS 尚未经过评分者之间一致性和评分者间可重复性的测试，但它具有很强的预测能力。它被急诊人员、医生和其他医疗保健提供者广泛使用。该评级系统在评估意识状态出现改变的患者中最有用。因此，GCS 评估，对于出血性脑卒中患者通常比脑梗死患者更有价值[19]。虽然 GCS 评估通常对疑似缺血性脑卒中的病例帮助有限，但它能有效预测严重脑卒中累及脑干的患者的结局，因为脑梗死患者意识障碍少见[20]。对于非医学背景人员，也开发出了精简版 GCS，但是作用有限[21]。世界神经外科医生联合会（World Federation of Neurological Surgeons，WFNS）用于测量 SAH 严重程度的量表也是由 GCS 衍生的[22, 23]。GCS 评分也包含在上述量表中，以评估脑出血（ICH）的严重程度[24]。总体而言，GCS 仍然是在多种护理环境中评估患者的重要组成部分。日本昏迷量表也

可用于评估包括由于 SAH 在内的各种神经系统疾病而导致意识障碍的患者[25]。

急诊人员使用量表评估来确定患者是否有可能患有脑卒中[26-30]。辛辛那提院前脑卒中量表（Cincinnati Pre-Hospital Stroke Scale，CPHSS）在英国简称为 FAST［面部、手臂和言语测试（Face，Arm，and Speech Test）］量表[31]。CPHSS 的另一个衍生是脑卒中中心院前评估量表，它包含 CPHSS 的所有项目，但增加了对凝视和腿部功能的评估。这些量表除了用于现场患者的筛选，还用于将信息传输到医院急诊室。迈阿密紧急神经功能缺陷（Miami Emergency Neurologic Deficit，MEND）量表有两个版本：第一种是在现场进行的简短检查部分，第二种是在将患者运送到医院时在救护车上进行的更广泛细致的检查部分[29]，MEND 量表中包括有关严重头痛或颈部僵硬提示可能是颅内出血的项目评分[29]，MEND 量表还包括接下来可能启动 rt-PA 治疗的适应证和禁忌证相关的问题，包括使用华法林等抗凝药物[29]。还有血糖水平（高血糖或低血糖）等导致类卒中样发作的病因评估[26]。急诊量表最常评估的是语言功能、面肌无力和手臂无力，其依据是脑卒中常表现为单侧肢体无力或语言功能障碍（表 21-3 和表 21-4，框 21-2）。

这些量表可以快速精确地评分。Kothari 等[28]将医护人员使用 CPHSS 获得的评分与医生使用 NIHSS 获得的评分进行了比较。发现三个量表项目中的任何一个异常，提示为脑卒中的敏感性达到 66%，特异性达到 87%，并且前循环脑卒中的敏感性远高于后循环。将使用 FAST 量表的护理人员的诊断与血管神经科医生的诊断进行比较：一致性最高的是手臂无力的患者，其次是同时出现面肌无力和言语障碍的患者[32]。这些量表已经过现场测试，并且有可用于急救人员的培训和认证系统。在另一项研究中，Studnek 等[33]将 CPHSS 与脑卒中中心系统的院前急救进行了比较，将急救人员的评估与脑卒中的出院诊断进行了比较。虽然 CPHSS 是更敏感的工具，但他们的结论是：其特异性很小。CPHSS 可能是美国使用最广泛的量表。它的优点是易于使用和所需的信息有限。MEND 量表确实更加复杂，对基础水平要求更高，这让 MEND 量表的使用限制在训练有素的护理人员和急救专家中。不适用于通常存在于较

表 21-3　洛杉矶院前中脑卒中量表

项　目			
年龄>45 岁	是	否	不详
没有癫痫病史	是	否	不详
症状<24h	是	否	不详
不坐轮椅 / 卧床不起	是	否	不详
血糖 60~400mg/dl（3.3~22.2mmol/L）	是	否	不详
神经系统体检			
微笑或露齿	正常	右侧面部下垂	左侧面部下垂
抓握	正常	右侧力弱	左侧力弱
上肢力量	正常	右侧缓慢下垂	右侧迅速下落
		左侧缓慢下垂	左侧迅速下落
仅单侧无力	是	否	

引自 Kidwell CS, Starkman S, Eckstein M, et al. Identifying stroke in the field: prospective validation of the Los Angeles Prehospital Stroke Screen (LAPSS). *Stroke*. 2000;31:71–76.

小社区或农村地区的社区服务志愿者。MEND 量表中的许多信息的收集与 NIHSS 类似，MEND 的替代方法是培训急救人员使用 NIHSS。

急诊室脑卒中识别（Recognition of Stroke in the Emergency Room，ROSIER）量表（表 21-5）的开发是为了帮助急诊医生对脑卒中进行快速诊断和识别[34]。目标是将脑卒中与类脑卒中样发作（包括癫痫发作、晕厥或其他急性神经系统疾病）区分开来，并从中尽快分诊出可能接受紧急治疗（如静脉注射 rt-PA）的脑卒中患者。该量表包括 7 个项目，总分为 –2~5 分。一般来说，如果总分小于 0 分，则不太可能诊断为脑卒中；评分为 4 分或 5 分提示极可能是脑卒中。在一项前瞻性研究中对 ROSIER 量表进行了测试，显示其敏感性为 93%（95%CI 89%~97%），特异性为 83%（95%CI 77%~89%），阳性预测值为 90%（95%CI 85%~95%），阴性预测值为 88%（95%CI 83%~93%），但有关 ROSIER 量表的效用和实施的信息未知。Whiteley 等[35] 将 ROSIER 量表与 FAST 量表进行了比较，发现两个量表的灵敏度和特异性相似。因此，他们认为，FAST 量表更快，更容易执行，足以在急诊室进行脑卒中患者的筛查。另一项研究显示，对于儿童脑卒中人群，FAST 和 ROSIER

量表均具有合理的敏感性[36]。Singer 等[37] 开发了一种涉及意识状态，凝视和运动功能的简单量表。每个项目的评分从 0（正常）到 2（严重）。他们发现，这种评分可以合理、准确地预测大脑中动脉近端的闭塞，并且该工具可用于疑似脑卒中患者的分诊。

三、用于区分缺血性及出血性脑卒中的量表

目前，已经构建了用于区分出血性和缺血性脑卒中的临床量表，以提供诊断，从而避免在治疗前进行头部影像学检查，特别是需要急诊进行静脉注射 rt-PA 溶栓的患者。这些量表通常包括病史信息、血压测量结果和神经系统检查结果，但尚未达到足够的敏感性或特异性，无法在临床试验或患者实际处理中应用[38-40]。因此，这些量表的使用不应替代头部影像学检查，特别是需要紧急治疗，如静脉注射 rt-PA 溶栓的脑卒中患者。

四、鉴别缺血性脑卒中的亚型

对于缺血性脑卒中，神经系统检查结果通常反映了脑损伤的位置和大小。但是脑卒中的临床表现是多样的，而且还具有特异性。每个患者都有他自

表 21-4　迈阿密急诊神经功能缺陷院前检查表

病史
患者基本信息：姓名、年龄、性别
家属信息（联系电话）
脑卒中发病日期和时间（上次正常）
rt-PA 治疗的并发症：头部损伤、使用华法林、既往出血史、脑出血

体格检查

血压、心率、心律	正常	异常

精神状态

意识水平	正常	异常
言语（含糊不清或错误的词语）	正常	异常
提问（年龄和月份）	正常	异常
指令（闭上眼睛和睁开眼睛）	正常	异常

脑神经

面部下垂（露出牙齿或微笑）	正常	左异常
		右异常
视野（四个象限）	正常	左异常
		右异常

四肢

手臂运动（伸出双臂）	正常	左异常
		右异常
下肢运动（抬起每条腿）	正常	左异常
		右异常
感觉（感觉触摸或挤压）	正常	左异常
		右异常
共济运动（指鼻试验）	正常	左异常
		右异常

引自 Gordon DL, Issenberg SB, Gordon MS, et al. Stroke training of prehospital providers. An example of simulation-enhanced blended learning and evaluation. *Med Teach*. 2005;2:114–121.

己的损伤模式。然而，仍然具有一些共性，并且可能与特定的脑卒中综合征相关。这些特征可分为几组，有助于解决有关脑卒中预后、病因、急性期治疗和脑卒中后长期管理的问题。例如，大多数累及

框 21-2　辛辛那提院前脑卒中量表

- 面部歪斜（令患者微笑或露出牙齿）
  - 正常：面部两侧运动对称
  - 异常：一侧面部运动不如另一侧
- 上肢无力（令患者闭眼，向前伸直维持 10s）
  - 正常：两上肢运动一致或无移动
  - 异常：一侧上肢无移动，另一侧下落
- 言语异常（令患者重复一句话）
  - 正常：用词正确，发音不含糊
  - 异常：用词错误，发音含糊或不能讲

引自 Kothari RU, Pancioli A, Liu T, et al. Cincinnati Prehospital Stroke Scale: reproducibility and validity. *Ann Emerg Med*. 1999;33:373–378.

大脑皮质的孤立性脑梗死继发于心脏或主要颅外或颅内动脉近心端的小栓子分支栓塞。一般来说，皮质梗死患者的生存预后良好。局限于深半球结构（基底神经节区、丘脑或内囊）的深部小梗死（包括腔隙性脑梗死）患者通常有穿支小动脉疾病，也能够有良好预后。但是，那些伴有皮质和深部结构累及的严重半球梗死患者通常具有颅内或颅外主要动脉的闭塞，特别是大脑中动脉或颈内动脉的闭塞。这些患者发生恶性脑水肿和死亡的风险极大。脑干和小脑受累的缺血性脑卒中的临床特征可能与大脑半球不同，小脑和（或）脑干梗死患者的预后和临床特征通常取决于该部位缺血的程度。

目前，脑梗死的分类应用最广泛的是牛津社区脑卒中分型（Oxford Community Stroke Project，OCSP）[41]。它将脑梗死分为四组：①总前循环梗死（total anterior circulation infarction，TACI）：大面积脑梗死，通常是由颅内 / 外动脉闭塞导致的；②部分前循环梗死（partial anterior circulation infarction，PACI）：较小范围的脑梗死，主要影响皮质和（或）邻近白质，通常是由于皮质动脉的栓塞闭塞；③腔隙性前循环梗死（lacunar anterior circulation infarction，LACI）：小梗死，局限于大脑半球深处结构，继发于小穿支动脉的闭塞；④后循环梗死（posterior circulation infarction，POCI）：主要涉及脑干和（或）小脑的梗死（框 21-3）。但这些分类仍然存在一定的不确定性。例如，孤立的同向偏盲（可能由于距状裂动脉血栓形成或大脑后动脉的

表 21-5　急诊室脑卒中识别量表

一般信息

症状出现的时间	日期	时间
检查时间	日期	时间

格拉斯哥昏迷量表

眼球运动		
肢体活动		
大脑反应		

血压

血葡萄糖水平	如果血糖<3.5mmol/L，立刻诊疗，一旦血糖正常后再次评估	

神经系统评估

有无意识丧失 / 晕厥	有(−1)	无（0）
有无惊厥病史	有(−1)	无（0）

有无下列症状急性发作

不对称面瘫	有（+1）	无（0）
一侧上肢无力	有（+1）	无（0）
一侧下肢无力	有（+1）	无（0）
言语障碍	有（+1）	无（0）
视野缺陷	有（+1）	无（0）

引自 Nor AM, Davis J, Sen B, et al. The Recognition of Stroke in the Emergency Room (ROSIER) scale. Development and validation of a stroke recognition instrument. *Lancet Neurol.* 2005;4:727–734.

闭塞）被归类为 POCI，因为这些动脉起源于基底动脉。但它也可以被认为是 PACI 事件，因为它仅限于大脑皮质，与后循环脑梗死患者相比，这种梗死患者的特征更接近前循环梗死。LACI 中纯运动性脑梗死的定义不包括构音障碍，而许多患有这种类型脑卒中的患者确实存在轻至中度损伤[42]。虽然 OCSP 是为区分脑梗死模式而研发的，但 Barber 等使用该系统来定义 ICH 患者的临床表现模式并没有被广泛接受。

Lindley 等[43]进行了 OCSP 量表的内部一致性检测，其结果是中等到优秀（κ=0.54，95%CI 0.39～0.68）。

框 21-3　牛津社区脑梗死分型

总前循环梗死（TACI）
具有以下症状者：

- 对侧面部、手臂、腿部无力
- 对侧同向性偏盲
- 行为或认知障碍（失语、忽视等）

部分前循环梗死（PACI）
具有以下症状中的任意两项：

- 对侧限制性虚弱或感觉丧失（面部、手臂、腿部）
- 对侧同向性偏盲
- 行为或认知障碍（失语、忽视等）

腔隙性前循环梗死（LACI）
具有以下症状中的任意一项：

- 纯运动性脑梗死
  - 对侧面部、手臂和腿部无力
  - 无其他减退
- 纯感觉性脑梗死
  对侧面部、手臂和腿部感觉丧失
  无其他减退
- 共济失调性偏瘫
  - 同时存在小脑和运动体征
  - 可能有构音障碍
  - 无视觉或认知障碍
- 感觉运动性脑卒中
  - 对侧感觉丧失和面部、手臂、腿部运动体征
  - 无视觉或认知障碍

后循环梗死（POCI）
存在以下一种或多种情况：

- 双侧无力或感觉丧失
- 交叉（同侧面部和对侧身体）无力或感觉丧失
- 同侧不协调（小脑征）不是由于虚弱而引起的
- 复视伴或不伴眼外麻痹
- 孤立性同向性偏盲

引自 Bamford J, Sandercock P, Dennis M, et al. Classification and natural history of clinically identifiable subtypes of cerebral infarction. *Lancet.* 1991;337:1521–1526.

另一组在护士和医生中测试 OCSP 分类的小组发现只有中度一致性（95%CI，κ=0.31～0.45）。由于分类的特征简单明了，类别的数量有限，但一致性却只有中度。Pittock 等[44] 发现，OCSP 的主要效用是将 TACI 患者与其他三组患者区分开来，因为 TACI 患者的预后较差。鉴于这组患者脑损伤的范围广，这

一发现也在情理之中。将 OCSP 的诊断模式与另一项研究中的头部影像学结果进行了比较，该分类预测了 91 例患者中 80 例的脑卒中部位（88%，95%CI 77%~92%），该系统对于大面积大脑半球的梗死病例最为成功，在皮质下小范围梗死中效果最差[45]。在一项使用 MRI 的研究中，Mead 等[46]发现 OCSP 分类成功地预测了病变部位。在另一项专注于在紧急情况下进行脑卒中分类的研究中，Smith 等[47]发现，在大约 65% 的病例中，OCSP 的亚型诊断是正确的。POCI 类别的敏感性和特异性最高（分别为 1.00 和 0.97），LACI 类别的敏感性和特异性最低（分别为 0.33 和 0.88）。虽然早期使用头部及颅内血管影像学诊断可能会提高脑卒中分类的准确性，但依靠 MRI 或其他成像进行 OCSP 亚型诊断部分违背了仅基于临床发现的就能进行量表评估的初衷。尽管 Zhang 等[48]发现颈内动脉颅外节段性狭窄与 TACI 类别相关，但 OCSP 量表分类可能与颅内动脉的部位关联不大。

尽管存在一些局限性，OCSP 量表仍广泛用于临床试验和流行病学研究。这也是脑卒中时神经定位基本原则的最佳教学模式。OCSP 系统具有以下优点：它模仿医生在评估患者时使用的过程；相对简单，提供了简化的定位诊断信息。TACI 提示不良预后。与量化脑卒中后神经功能障碍严重程度的量表相比，OCSP 分类对于预后判断不准确。OCSP 不能准确预测动脉病变的位置。它不区分脑卒中的病因，例如，具有 PACI 模式的患者可能有心脏或颅外动脉引起的栓子，而这些潜在病因的不同，后期治疗方案差异很大。

五、脑出血严重程度量表

量化 ICH 严重程度的量表与大多数评估 SAH 或缺血性脑卒中严重程度的量表不同，因为它们包括临床信息和辅助检查的结果，通常是头部影像学检查结果。目前有几种量表，但都有各自的局限性[49]。统一神经性脑卒中量表用于出血性或缺血性脑卒中患者，它包含斯堪的纳维亚脑卒中量表（Scandinavian Stroke Scale，SSS）（表 21-6）和大脑中动脉神经系统量表[50]，包括对面肌、手臂、手、腿和脚的力量，意识状态，语言功能，眼球运动的评估。ICH 评分量表（表 21-7）应用广泛，包含以下项目：GCS 评分、

年龄、血肿的位置、出血量和脑室内出血[24, 51]。评分范围为 0~6 分。在一项研究中，所有评分为 5 分或 6 分的患者死亡，评分为 0 分的患者存活[52]。这一结论在 Appelboom 等[53]的研究中也得到证实。据他们报道，ICH 评分与使用包括 mRS 在内的脑卒中预后量表的结果密切相关。ICH 评估的另一种方法就是用 NIHSS 分数替换 GCS 评分。在一项比较研究中，修改后的量表在预测死亡率方面与传统的 ICH 评分相同，并且在预测有利结局方面较传统 ICH 量表更有优势[54]。另一种改良方式称为 ICH-GS，提高了死亡率和残障率的预测水平[55]。ICH 后神经损伤的严重程度也通过使用 CNS、SSS 或 NIHSS 进行评估[42, 54, 56]，Smith 等[57]认为，NIHSS 可以有效地用于预测 ICH 患者的院内死亡率。Weimar 等[58]根据患者的年龄，NIHSS 中意识状态项目的评分及基于 NIHSS 总评分范围的总评分开发了 Essen ICH 评分量表（表 21-8）。评分范围为 0~10 分。评分低于 3 分的患者有良好的预后，对于得分超过 7 分的患者则存在较高的死亡率[59]。在一项比较了几种量表的预后效用的研究中，Essen ICH 评分是区分不同结局指标的最佳选择。Essen ICH 评分的一个优点是仅基于临床变量，并且可以在没有头部影像学结果的情况下计算评分。

六、评估蛛网膜下腔出血的量表

量表用于评估动脉瘤性 SAH 的严重程度。Hunt-Hess 量表由五个等级组成，从轻微症状到昏迷（框 21-4）[10]。在预测严重神经功能障碍或昏迷患者的预后方面最有效[60]。尽管临床医生和研究人员广泛应用上述量表，但一致性相对较低，劣于 WFNS 量表[61]。同时，对较轻评分的 SAH 预后判定不准确。

由于 Hunt-Hess 量表的局限性，人们研发了 WFNS 量表（表 21-9）。它的评分主要基于 GCS 评定的神经损伤严重程度[22, 23, 62, 63]。该量表有五个等级，从意识清醒到昏迷。它具有很强的预测价值，并且在很大程度上取代了 Hunt-Hess 量表来评估临床试验中的患者[63]。一些研究人员在预测 SAH 的转归时仅使用 GCS 的评分，并发现该评分优于 WFNS 量表或 Hunt-Hess 量表[64]。Lagares 等[65]认为，具有最佳预测效果的量表应该具有除意识水平外其他因素的量表。Smith 等[57]发现，NIHSS 的总分也是动脉

表 21-6　斯堪的纳维亚脑卒中量表 　　　　　　　　　　　　　　　　　　　　　　　　　　　（续表）

急性预后量表	得分范围 0~22 分
意识	
完全清醒	6 分
嗜睡但可以被唤醒	4 分
对口头命令做出反应	2 分
眼球运动	
无凝视性麻痹	4 分
存在凝视性麻痹	2 分
同向偏视	0 分
患侧手臂力量	
以正常力量抬高手臂	6 分
能抬高手臂但力量下降	5 分
肘部弯曲抬高手臂	4 分
可以移动手臂但不能克服重力	2 分
手臂瘫痪	0 分
患侧腿力量	
以正常力量抬高腿	6 分
能抬高腿但力量下降	5 分
膝关节弯曲抬高腿	4 分
可以移动腿但不能克服重力	2 分
腿瘫痪	0 分
长期康复量表	**得分范围 0~48 分**
定向	
正确（时间、地点、人物）	6 分
以上 2 个正确	4 分
以上 1 个正确	2 分
完全不能判断	0 分
语言	
无失语症	10 分
词汇受限	6 分
不止能说是或否，但不能成句	3 分
仅能说是或否	0 分

急性预后量表	得分范围 0~22 分
患侧手臂力量	
以正常力量抬高手臂	6 分
能抬高手臂但力量下降	5 分
肘部弯曲抬高手臂	4 分
可以移动手臂但不能克服重力	2 分
瘫痪	0 分
患侧手部力量	
正常手部力量	6 分
急性预后量表	**得分范围 0~23 分**
意识	
完全清醒	6 分
嗜睡但可以被唤醒	4 分
对口头命令做出反应	2 分
眼球运动	
无凝视性麻痹	4 分
存在凝视性麻痹	2 分
同向偏视	0 分
患侧手臂力量	
以正常力量抬高手臂	6 分
能抬高手臂但力量下降	5 分
肘部弯曲抬高手臂	4 分
可以移动手臂但不能克服重力	2 分
手臂瘫痪	0 分
患侧腿力量	
以正常力量抬高腿	6 分
能抬高腿但力量下降	5 分

引自 Scandinavian Stroke Study Group. Multicenter trial of hemodilution in ischemic stroke. Background and study protocol. *Stroke*. 1985;16:885–889.

表 21-7 **ICH 评分量表**

评价指标	评 分
GCS 评分	
3～4 分	2 分
5～12 分	1 分
13～15 分	0 分
年龄	
≥80 岁	1 分
<80 岁	0 分
血肿源于幕下	
是	1 分
不是	0 分
出血量	
≥30ml	1 分
<30ml	0 分
血肿破于脑室	
是	1 分
不是	0 分

ICH. 脑出血（引自 Hemphill JC, Bonovich DC, Besmertis L, et al. The ICH score. A simple, reliable grading scale for intracerebral hemorrhage. *Stroke*. 2001;32:891–897.）

表 21-8 **Essen ICH 评分量表**

年龄	
<60 岁	0 分
60—69 岁	1 分
70—79 岁	2 分
≥80 岁	3 分
NIHSS 评分	
0～5 分	0 分
6～10 分	1 分
11～15 分	2 分
16～20 分	3 分
>20 分或昏迷	4 分
意识水平	
清醒	0 分
嗜睡	1 分
昏睡	2 分
昏迷	3 分

ICH. 脑出血（引自 Weimar C, Beneman J, Diener H-C, et al. Development and validation of the Essen Intracerebral Hemorrhage Score. J Neurol Neurosurg Psychiatry. 2005; 77:601–605.）

框 21-4 **蛛网膜下腔出血 Hunt-Hess 评分**

分 级	标 准
1 级	无症状、轻微头痛或轻度颈项强直
2 级	中-重度头痛、脑膜刺激征、脑神经麻痹，但意识正常
3 级	嗜睡、意识模糊、轻度局灶神经系统症状
4 级	昏迷，中-重度偏瘫，有早期去大脑强直或自主神经功能紊乱
5 级	深昏迷，去大脑强直，濒死状态

引自 Hunt WE, Hess RM. Surgical risk as related to time of intervention in repair of intracranial aneurysms. *J Neurosurg*. 1968;28:14–20.

表 21-9 **蛛网膜下腔出血 WFNS 量表**

WFNS 分级	GCS 评分	运动缺陷
一级	15	无
二级	13～14	无
三级	13～14	有
四级	7～12	有或无
五级	3～6	有或无

引自 Ogungbo B. The World Federation of Neurological Surgeons Scale for subarachnoid hemorrhage. *Surg Neurol*. 2003;25:236–238.

瘤性 SAH 患者住院死亡率的预测分数之一。NIHSS 还可以补充轻度 SAH 患者的预后信息[66]。最近，Naval 等[67] 报道了结合 GCS 评分、患者年龄及是否存在其他合并症的量表效用。

基于影像学检查结果的量表也用于帮助预测 SAH 并发症（如血管痉挛和缺血性脑卒中）及临床转归。另一个基于患者的年龄、Hunt-Hess 等级、CT 上的可能的血管痉挛的成像结果及动脉瘤的大小的量表评估来预测患者的临床结局[68]。Starke 等[69] 提出添加 Hunt-Hess 量表和 GCS 评分，以进一步定义危重患者中 SAH 的严重程度：他们发现这种组合有助于预测临床结局。这些补充增加了评估的复杂性，尚未在临床中广泛应用。

七、评估缺血性脑卒中严重程度的量表

有几种量表可用于评估缺血性脑卒中患者神经功能受损的严重程度。这些量表都基于神经科专科体检中的阳性发现，并且它们具有项目评分的等级，以反映神经损伤的严重程度。已有研究对一些量表的有效性、评分者间一致性和评分者内部可重复性进行了测试。最重要的评估量表是 CNS、SSS 和 NIHSS，还有一些用于评估缺血性脑卒中严重程度的其他量表。Mathew 量表是其他大部分量表的组成部分，但它也有肌肉拉伸反射评分之类的项目，对预后的提示有限[70]。Mathew 量表尚未经过其他评级量表的测试。Orgogozo 量表也是如此。虽然它确实在评估意识水平、语言功能、近端和远端肌力及肌张力方面具有优势，但它没有关于视力清晰度方面的评估[71, 72]。日本脑卒中量表也没有得到广泛的使用[13]。欧洲脑卒中量表是一个多个子项的临床评估量表，包括步态的评级，其实步态是神经系统检查的一个组成部分，通常在急诊处理时无法进行，因此它也没有得到广泛使用[73]。Orpington 量表用于预测康复后的结果，但是也推荐在脑卒中后的第 1 周使用该量表进行评估[74]。对于急性脑卒中患者的最初几小时内的评估中的有效性未知。

CNS 量表有两种改良版本，根据患者理解命令的能力进行评分[11, 12]（表 21-1）。它符合有效性、可靠性和可重复性的标准，因此，已被用于多项临床试验[12, 75-77]，包括对注意力、语言功能和运动功能的评估。优点是在一个版本中评估肢体近端和远端力量，缺点是在视力、发音、感觉和右半球认知障碍（如忽视）没有进行评估。总分高通常提示良好预后。总分低于 6.5 分提示患者有可能在 1 个月和 1 年内死亡[72, 76]。但是，它低估了脑卒中幸存者的功能残障。CNS 评分转换为其他评分量表的效果是不确定的，特别是在严重脑卒中或失语症患者中尤为明显。但是 Nilanont 等[78] 通过使用以下公式，将 CNS 上的分数转换为 NIHSS 分数：NIHSS 分数 =23-2×CNS 分数。虽然 CNS 评分没有 SSS 或 NIHSS 评分普及，但仍然是临床医生和研究人员的选择之一。

SSS 有两种不同的版本：一种是 0～22 分的急性期预后量表，另一种是 0～48 分的恢复期量表[79]。这两个版本用于检查脑卒中发病过程中不同时间点的患者（表 21-9）。SSS 的急性预后版本具有合理的有效性和可靠性。它被广泛应用，翻译成多国语言，因此，SSS 已被用于临床试验和大型流行病学研究[80-82]。SSS 急性期预后版本的较低得分提示神经系统功能恶化、不良结局和脑卒中 30d 内的高死亡率[83, 84]。SSS 评分还与其他因素相结合，用于预测 1 年的死亡率，SSS 评分也与 LACI 诊断密切相关[85]。SSS 急性期预后量表已用于描述早期的神经专科体征，主要是头部影像学评估后疑似脑卒中患者中的效用的研究[86]。恢复期 SSS 尚未得到广泛验证。SSS 的言语功能部分由 Davalos 等[84] 验证，他们发现该项目具有合理的敏感性和特异性，但阳性预测值较低。SSS 的低分（预后不良）可以与 NIHSS 的高分进行比较[87]。Ali 等[88] 建立了两个量表分值的转换方程：SSS 分数 =50-2×NIHSS 分数。另一个换算系统是由 Gray 等[88a] 开发的。

NIHSS 的开发是为了评估神经专科检查发现的几种单项的严重程度[7, 89]。最初，该量表不是为了计算总分而设计的，但初步测试发现头部影像学上缺血性病灶的大小与总分之间存在很强的相关性[89]，而后成为评估脑卒中严重程度中得到最广泛使用的评估工具，常用于动态监测神经系统疾病的变化，用于评估脑卒中后的结局。评分范围从 0（最佳可能）到 42 分，但因为某些项目无法在严重受影响的患者中进行评估，因此最差的分数是 38 分[7, 90]。NIHSS 评分最主要优势是可以在几分钟内完成。它包括 15 个独立评分的项目[7]（表 21-10）。该量表包括测试右（非优势）和左（优势）大脑半球、脑干和小脑的功能。它具有出色的评分者之间一致性和评分者内部的可重复性，特别是已经接受过培训的评分者[91]。它被广泛地用于医疗保健，而且它的评分也可以根据医疗记录来评估，符合流行病学的研究属性。NIHSS 附有详细的评分说明，定义了每个评估项目，并且被翻译成多种语言。为了提高对量表的管理，已经制订了培训和认证系统[92, 93]。这些系统在互联网上可查可用[15]。

NIHSS 在右侧大脑半球脑卒中中的作用可能与左半球病变不同[9, 94-96]。一般来说，左侧大脑半球血管事件的评分较高，其评分可能与右侧大脑半球较大的病变相同。这种差异可能会影响评分对预后和

表 21-10 美国国立卫生研究院脑卒中量表

项 目	评分标准	得 分
1a. 意识水平	0= 清醒，反应敏锐 1= 嗜睡，最小刺激能唤醒患者完成指令、回答问题或有反应 2= 昏迷或反应迟钝，需要强烈反复刺激或疼痛刺激才有反应（非固定模式） 3= 仅有反射性活动或自发反应或完全没有反应、软瘫、无反射	
1b. 意识水平提问	0= 均回答正确 1= 答对一项 2= 均回答错误	
1c. 意识水平两项指令	0= 均可正确完成 1= 可正确完成一项 2= 均不能完成	
2. 凝视	0= 正常 1= 部分凝视麻痹（单眼或双眼凝视异常，但无被动凝视或完成凝视麻痹） 2= 被动凝视或完全性凝视麻痹（不能被眼、头动作克服）	
3. 视野	0= 无视野缺损 1= 部分缺损 2= 完全缺损 3= 双侧偏盲（全盲，包括皮质盲）	
4. 面瘫	0= 正常 1= 最小（鼻唇沟变平、微笑时不对称） 2= 部分（下面部分完全或几乎完全瘫痪） 3= 完全（单或双侧瘫痪，上下面缺乏运动）	
5. 上肢运动	0= 无下落，上肢要求位置坚持 10s 1= 上肢能抬起，但不能坚持 10s，下落时不撞击床或其他支持物 2= 能对抗一些重力，但上肢不能达到或维持 90° 坐位（或 45° 卧位）较快下落到床上 3= 不能对抗重力，上肢快速下落 4= 无运动	
6. 下肢运动	0= 不下落，下肢抬高 30° 坚持 5s 1= 下落，下肢在 5s 末下落，但不撞击床 2= 下肢在 5s 内较快下落到床上，但可对抗重力 3= 不能对抗重力，快速下落 4= 无运动	
7. 共济失调	0= 无共济失调 1= 一侧肢体有 2= 两侧肢体均有	
8. 感觉	0= 正常，无感觉缺失 1= 轻 - 中度，患者感觉针刺不锐利或迟钝，或针刺觉缺失 2= 严重到完全感觉缺失，面、上肢、下肢无触觉	
9. 语言	0= 正常，无失语 1= 轻 - 中度失语 2= 严重失语 3= 哑或完全失语	

（续表）

项 目	评分标准	得 分
10. 构音障碍	0= 正常 1= 轻 – 中度 2= 严重	
11. 忽视症	0= 无异常 1= 视、触、听、空间个人的忽视，或对任何一种感觉的双侧同时刺激消失 2= 严重的偏身忽视，超过一种形式的偏身忽视，不认识自己的手，只对一侧空间定位	

译者注：对原著表格进行了适当优化（改编自 Brott T, Adams HP Jr, Olinger CP, et al. Measurements of acute cerebral infarction. A clinical examination scale. *Stroke*. 1989;20:864–870.）

急性期管理决策。此外，NIHSS 似乎更倾向于大脑半球的梗死，而不是脑干和小脑的梗死。NIHSS 的改良版本也可用于预测缺血性脑卒中的亚型。特别是存在忽视、视野缺陷、语言障碍或明显的肢体无力的患者当中[97]。但是肢体共济失调、关节和面肌无力的严重程度难以评估[98]。为了增加评价者之间的一致性，提议取消以上项目[96]。然而，这些修改尚未得到广泛实施，因为可能会影响 NIHSS 评估的稳定性。NIHSS 的简化版本（可供非医学专业人士使用）是没有用的[21]。

在脑卒中后最初几小时内进行 NIHSS 评估，能够强烈提示大脑前循环脑卒中事件患者动脉闭塞的位置，一般来说，基线评分大于 8 分，也是脑卒中后结局的可靠预测因素之一[99]。它能够预测急性期和长期结局，并预测主要并发症的可能性，如恶性脑水肿和颅内压升高[4, 94, 100]。一般来说，评分低于 5 分的患者获得良好结局的可能性很高，而得分大于 20 分的患者与死亡或非常严重残疾的密切相关。多脑叶梗死患者的评分通常大于 15 分。在 5～15 分的范围内，良好结果的概率每分下降约 5%。

通常高 NIHSS 评分与 CT 或 MRI 发现小病变（临床影像学不匹配）之间的差异可能会影响急诊诊治的决策，因为它可以预测那些可能在梗死大小和（或）神经功能可能恶化的患者。这种潜在关系的效果尚未确定，并且可能无法预测对早期再灌注治疗的反应[101]。基线 NIHSS 评分确实预测了对急性治疗的反应，包括静脉溶栓或血管内治疗的决策[102, 103]。虽然 NIHSS 评分与有利结局的可能性成反比，但缺乏单个项目或项目组合可以预测结果的证据。因此，NIHSS 检测到的神经功能障碍类型不能够作为恢复

紧急再灌注治疗的标准[102]。NIHSS 的基线评分还提供了静脉注射溶栓或其他影响凝血的药物使用后出现出血并发症的可能性[104, 105]。NIHSS 评分测量的脑卒中严重程度也有助于预测对溶栓治疗的反应。

为了提高 NIHSS 的预测能力，几位研究人员将结果与其他评估量表预测相结合，包括患者的年龄和脑卒中发作的间隔[106, 107]。最常见的是 iScore，它结合了 NIHSS 或 CNS 的分数：患者的年龄和性别，脑卒中亚型，有无心房颤动，充血性心力衰竭、既往心肌梗死和当前吸烟的脑卒中危险因素，是否存在共病，包括癌症或肾衰竭，是否有脑卒中前残疾及入院时血糖水平。该组合评分有助于预测脑卒中后的结局和对溶栓治疗的反应[108, 109]。在某些情况下，NIHSS 评分需与影像学和流行病学相结合[110, 111]。

动态进行 NIHSS 评分可以监测患者神经系统状态的变化[112]。评分的早期改善预示着良好结局的可能性更高，而评分的恶化则增加死亡风险和不良结局。有的临床试验使用 2～4 分的变化作为重要神经损伤恶化标志[113]。有的试验使用总分恶化 4 分或更多分或意识项目下降 1 分或更多分作为再灌注治疗后症状性出血转化的临床诊断标准[114]。NIHSS 评分也被用作临床试验中神经损伤的长期结局指标[112]。这种方式有一些局限性，因为一般来说，死亡的患者最高得分为 42 分，存在数据偏倚。此外，还有一部分患者，无论治疗如何，NIHSS 评分在脑卒中后的几周内都会有所改善。

NIHSS 总分用作临床试验入组标准[103, 114-122]。轻度脑卒中患者的入组受到限制（通常总分为 5 分），因为一般预后良好，而且很难证明治疗的益处，而

得分很高的患者（通常总分为 20 分）也不会进入，因为预后很差，治疗成功的可能有限[121, 123]。

目前还不清楚这种方式是否必要，临床试验可能会排除对治疗有反应的患者[114, 124-127]。另一种策略涉及使用 NIHSS 基线评分作为治疗分配的分层变量。治疗反应是根据基线评分来判断的。对评分较低的患者最佳结局是完全康复，而对严重脑卒中患者最佳结局是避免严重残疾[126, 127]。NIHSS 评分也用于流行病学和人口研究。脑卒中治疗指南中也推荐使用该量表，特别适用于进行溶栓治疗的患者[128]。虽然 NIHSS 确实有局限性，但它是一种可靠的临床评分工具，可以有效地评估脑卒中患者的神经功能障碍。该量表的有效性、评级者之间的一致性和评级者之间的可重复性相当高。考虑到脑卒中临床表现的多样性，NIHSS 评估对神经专科检查的各项进行评分的能力是一种属性。仅基于体格检查的结果。

通过培训，它可以在社区环境中由广泛的医疗保健专业人员以合理程度的准确性进行应用。用途多样，从业人员可以快速地进行评估。它的使用规则很简单，而且已经在不同的语言和文化中应用。NIHSS 现在是研究和临床环境中量化脑卒中严重程度的标准方法。它的价值得到政府和监管机构的认可。由于先前描述的评估脑干和小脑卒中的量表存在明显的局限性，以色列研究人员开发了一种专门用于测试脑干和小脑卒中的神经功能损伤量表[129]。这个量表经过了一定的测试，但它似乎与 mRS 和NIHSS 的得分有很好的相关性。

八、短暂性脑缺血发作患者脑卒中风险的系统预测

TIA 被认为是缺血性脑卒中的重要危险因素。TIA 实际上是一种明确、自发、完全的缺血性脑卒中。TIA 和轻微脑卒中基本上一致，现代 TIA 的定义已经从时间关联的症状，演变为影像学中没有明确的脑缺血病灶[130]。研究集中在那些与 TIA 诊断相关、与高脑卒中风险和识别高危患者的量表上[131]。最常用的是 ABCD 评分，它是基于患者的年龄、发病时的血压水平、TIA 的临床特征和症状持续时间。其变量包括糖尿病和影像学上的阳性发现。这些量表被用于临床研究和实践中。

九、短暂性脑缺血发作的危险分层

加州风险评分：①年龄大于 60 岁；②糖尿病；③症状持续时间大于 10min；④身体虚弱的症状；⑤语言障碍。用于 TIA 患者短期脑卒中风险预测，得分最高为 5 分。

SPI-I 和 SPI-II 风险评分用于预测 TIA 和轻度脑卒中患者出现症状后 2 年内再次脑卒中和死亡的风险。分数包括：①年龄 65 岁以上（3 分）；②糖尿病（3 分）；③血压大于 180/100mmHg（2 分）；④冠心病（1 分）；⑤首次脑血管事件是脑卒中或 TIA（2 分）。最高分是 11 分。在低风险组（0~2 分）、中风险组（3~6 分）和高危组（7~11 分）中，相应的不良事件转归率在原始队列中分别为 3%、27% 和48%，在测试队列中分别为 10%、21% 和 59%。在SPI-I 评分的基础上，加上既往脑卒中史（3 分）和充血性心力衰竭（3 分），建立 SPI-II 评分，最高 15分，评价 2 年内脑卒中或死亡的发生率[132]。

Essen 脑卒中风险评分（Essen Stroke Risk Score，ESRS）是基于 CAPRIE 测试数据库开发的，是为数不多的基于缺血性脑卒中人群判断脑卒中复发风险的预测工具之一。其内容包括：① 65~75 岁；②大于 75 岁；③高血压；④糖尿病；⑤既往心肌梗死；⑥其他心血管疾病；⑦周围动脉疾病；⑧吸烟；⑨有 TIA 或缺血性脑卒中病史。除 75 岁以上（②）2 分外，其余均为 1 分，最高分为 9 分。将患者分为低危组（0~2 例）和高危组（≥3 例）。目前，该评分还被用于预测 TIA 和轻度脑卒中患者的复发风险[133]。

加州、SPI-II 风险评分和 Essen ICH 评分均可预测长期预后。然而，TIA 患者常在短时间内复发脑卒中。因此，Rothwell 等[133a]建立 ABCD 评分预测 TIA后 7d 内脑卒中风险，并在此基础上建立 ABCD2、ABCD2-MRI、ABCD2-I、ABCD3 等评分。

根据 OCSP，建立 ABCD 评分以预测 TIA 后 7d内的脑卒中风险，总分为 6 分，包括：①年龄≥60岁（1 分）；②血压：收缩压大于 140mmHg 和（或）舒张压≥90mmHg（1 分）；③临床表现：单侧肢体无力（2 分）、不伴有肢体无力的言语障碍（1 分）、其他症状（0 分）；④症状持续超过 60min（2 分）、10~59min（1 分）和少于 10min（0 分）。ABCD 评

分的预测值在 OXVASC 研究中得到了验证。结果显示，ABCD2 评分超过 5 分的患者 7d 内脑卒中的风险为 0.4%，评分为 5 分的患者为 12.1%，评分为 6 分的患者为 31.4%。它表明 TIA 患者的 ABCD 评分越高，7d 内脑卒中的风险就越高。Rothwell 等建议，ABCD 评分≤4 分的患者通常不需要住院观察，而评分为 6 分的患者处于疾病的急性期，需要住院观察和治疗[134]。

基于加州风险评分和 ABCD 评分，提出 ABCD2 评分来预测 TIA 后 2d 内的脑卒中风险。与 ABCD 评分相比，ABCD2 评分增加了糖尿病的危险因素（1 分），总分为 7 分。同时，预测了四组队列中 2893 名 TIA 患者的脑卒中风险为 2d、7d、30d 和 90d。结果显示，TIA 后 2d 内高危组（6~7 分）、中危组（4~5 分）和低危组（0~3 分）的脑卒中风险分别为 8.1%、4.1% 和 1.0%，表明 ABCD2 评分可用于预测 TIA 患者早期脑卒中。然而，ABCD2 对轻度脑卒中患者早期复发性脑卒中的评估影响有限。该结果基于牛津血管研究，该研究评估了 ABCD2 和其他评分系统对轻度脑卒中患者 7d 和 90d 复发风险的预测价值（NIHSS≤5 分）。研究结果表明，ABCD2 的预测值为中等水平[135]。

随着影像学技术的快速发展，CT 和 MRI 已成为脑血管疾病临床诊断和预后评估的重要方法。将成像标记物与 ABCD 评分系统相结合，可以提高预测水平。2008 年，研究人员基于 ABCD2 评分和成像标记物建立了 ABCD2-MRI 评分。评分项目增加颅内动脉狭窄和 DWI 高信号，各为 1 分。对 180 例 TIA 或轻度脑卒中患者进行头部 MRI 检查（发病后 24h 内的图像）并进行评分。结果显示，11.1% 的患者在发病后 90d 内出现脑卒中事件复发。其中，高危组（7~9 分）、中危组（5~6 分）和低危组（0~4 分）的 90d 脑卒中复发率分别为 32.1%、5.4% 和 0.0%。同时，90d 内出现神经功能障碍的发生率分别为 22.9%、7.5% 和 7.7%。然而，ABCD2 评分并不能预测 NICE 患者的功能障碍。因此，基于有效时间窗内的临床和 MRI 信息，有可能更准确地预测 TIA 或轻度脑卒中后脑卒中复发的风险。2010 年，ABCD2-I 评分在 ABCD2 评分的基础上增加了 DWI 高信号，评分 3 分，预测 4574 例 TIA 患者的脑卒中风险。结果显示，与 ABCD2 相比，ABCD2-I 评

分提高了 TIA 术后 7d 和 90d 内脑卒中风险的预测价值[136]。

ABCD3 评分根据 ABCD2 评分提出的[137]。ABCD3 评分在 ABCD2 评分中增加两个因素：TIA 患者发病前 7d 内接受治疗，发病前发生 TIA 至少 1 次，总分为 0~9 分。研究人员发现，ABCD3 评分和 ABCD2 评分对 TIA 术后 7d 和 90d 内的脑卒中复发风险具有相似的预测价值。然而，由于尚未进行效度检验，ABCD3 评分尚未得到广泛应用。同时，在 ABCD3 评分的基础上，将 ABCD3-I 评分中加入同侧颈动脉狭窄和 DWI 异常高信号，用来预测 886 例 TIA 患者的脑卒中风险。结果表明，与 ABCD2 评分相比，ABCD3-I 评分提高了预测精度。

最近，一些研究人员在 ABCD2 评分中加入了病因学分类和影像学表现，并建立了 ABCDE+ 评分。这是第一个在 ABCD 评分系统中添加病因学分类的评分系统。在 248 个 TIA 患者中，ABCDE+ 评分的 AUC 值高于 ABCD2 评分（P=0.04）。然而，这一分数尚未被广泛接受。在众多的风险模型中，ABCD 评分系统是应用最广泛的。具体来说，ABCD2 评分可以很好地预测 TIA 患者的短期脑卒中风险，是应用最广泛的评分。其预测价值已得到验证，并得到了中国专家共识的推荐。ABCD2-I、ABCD2-DWI 和 ABCDE+ 评分在中国人群中证据有限。ABCD3 和 ABCD3-I 评分可以更有效地评估 TIA 患者的短期脑卒中风险，但应用很少。

十、评估心房颤动患者的量表

虽然不是真正用于评估患者的神经损伤、残疾、结局或生活质量，但一些评定量表被用于评估心房颤动患者发生缺血性脑卒中、全身栓塞或出血性并发症的风险。由于心房颤动已成为缺血性脑卒中的主要原因，特别是在老年女性中，在这些量表的评估对神经病学医生和其他评估缺血性脑血管病患者的医生具有临床意义。这些结果影响了关于预防脑卒中的治疗方案的选择，特别是使用传统的口服抗凝药物或较新的口服抗血小板聚集药物。

CHADS2 量表是预测血栓栓塞事件风险最常用的评分工具。最高评分为 6 分，2 分或以上与血栓栓塞风险相关，以证明使用口服抗凝药物是合理的[138]。患者因存在充血性心力衰竭、高血压、年龄>75 岁

和糖尿病各给予 1 分。脑卒中记为 2 分（S2），因此，所有有缺血性神经症状的患者均已达到抗凝的阈值。在 0 分的患者中，1 年内发生血栓栓塞的风险为 1.7%，在 6 分或以上的患者中为 22.4%[139]。对 CHADS2 量表的一个修改是 CHA2DS2-VASc 评分[140]，它将以前的一些类别划分，并包含额外的变量来计算可以达到 9 分的总分，充血性心力衰竭 / 左心室功能不全、糖尿病、高血压和既往血栓栓塞的评分没有变化，年龄评分分为 65—74 岁 1 分，75 岁及以上 2 分。性别因素在此也得到体现。这些变化反映了老年女性发生血栓栓塞的风险较高。这两种量表中的任何一种都可以用于患者诊治过程中。

人们还建立了许多预测出血并发症的量表。最常用的是 HAS-BLED 量表。它使用了 9 个项目来计算出血的风险，得分越高，出血风险就越高。对收缩压升高、肾功能异常、肝功能异常、年龄大于 64 岁、既往有脑卒中史、既往有出血史、使用其他药物、饮酒、INR 不稳定等情况进行评分（各 1 分）[141]。

十一、区分缺血性脑卒中（脑卒中亚型）病因的系统

缺血性脑卒中是继发于多种疾病的疾病。动脉疾病包括大动脉粥样硬化、穿支动脉或小动脉疾病和非动脉粥样硬化性血管疾病。后者可能是传染性的、炎症性的。一些心脏疾病易导致脑栓塞，各种遗传性或获得性血栓前疾病也可能导致脑卒中。在某些情况下，不能确定脑卒中的具体潜在原因（隐源性脑卒中）。脑卒中的病因在临床上很重要。它影响急性和长期预后，特别是会影响预防脑卒中复发方案的决策。

影响缺血性脑卒中亚型诊断的因素较多。通过患者的疾病是可以知道其加速动脉粥样硬化的多种危险因素，并明确有无大动脉粥样硬化的诊断。心脏病史，如心房颤动，通常支持心源性脑卒中的诊断。有复发性血栓栓塞事件的家族或个人病史，包括静脉血栓形成，可能提供高凝性疾病存在的证据。体格检查和神经专科检查提供了有关原因的线索。例如，同侧颈动脉杂音的存在支持大动脉粥样硬化，而多器官栓塞的证据为支持心源性脑卒中的诊断提供了信息。脑卒中的神经系统表现（OCSP 量表）可

能不是某一特定的病因。例如，分支皮质梗死的发现可能与动脉或心脏来源的栓塞事件有关。影像学检测到的缺血性脑损伤的大小和定位为其可能的病因提供了线索。大脑半球或脑干的一个小而深的病变提示小血管疾病。多脑叶梗死提示大动脉闭塞，提示大动脉粥样硬化。影响不同血管区域的多发性梗死指向心源性栓塞事件。局限于大脑皮质的分支皮质梗死通常归因于心脏或近端颅外动脉或颅内动脉产生的栓子形成的动脉 – 动脉栓塞。在大多数情况下，缺血性脑卒中亚型的准确诊断需要完善辅助检查，包括心电图、心脏成像、血管成像、凝血试验、代谢危险因素或免疫试验的评估。

为了促进缺血性脑卒中亚型的诊断，TOAST 研究的研究人员开发了一种分类系统（框 21-5），基于临床结果、头部影像学结果和辅助检查的结果[142]，分别为大动脉动脉粥样硬化、心源性栓塞、小动脉闭塞、其他原因（最常见的非动脉粥样硬化性血管病变或高凝疾病）或不明原因。患者没有进行辅助检查，评估没有显示出可能的原因，或者评估发现两种或两种以上的潜在病因，则使用后一类方法。该亚型的诊断同样取决于明确的已知病因。例如，心房颤动合并心肌梗死被认为是栓子的“高风险”来源，而卵圆孔未闭被认为是一种低风险病变。但有些推断过于片面，例如，大动脉粥样硬化的诊断需要在影像学上显示相关动脉的闭塞或狭窄。因此，游离的动脉粥样硬化斑块不会导致管腔狭窄超过 50%，不能诊断为大动脉粥样硬化继发的脑卒中。由于对诊断，特别是对大动脉粥样硬化继发脑卒中的诊断要求相对严格，在临床试验和流行病学研究中，病因不明的脑卒中比例相对较大。虽然 TOAST 分类的最初定义是在一些现代影像学研究发展之前就发展起来的，但 TCD 超声、计算机断层血管造影、MRA 和现代 MRI 序列的结果可以很容易地纳入脑卒中分类系统。

该分类系统在世界各地的脑卒中流行病学和临床研究中得到了广泛的应用[143]，还用于帮助研究人员检查特殊人群，如年轻的脑卒中患者，研究脑卒中常见危险因素的影响，评估脑卒中的遗传标志物，验证头部影像学结果，预测长期预后，并决定治疗及预防方案[144, 145]。

TOAST 分类通过了有效性、评分者间的一致性

框 21–5　缺血性脑卒中 TOAST 分型

大动脉粥样硬化

① 临床所见包括皮质功能障碍（失语、忽视、部分运动受累等）、脑干或小脑功能障碍

② 既往间歇性跛行、同一供血区短暂性脑缺血发作、颈动脉杂音、脉搏短绌等有助于临床诊断

③ 脑 CT/MRI 上，大脑皮质或小脑病变及脑干或皮质下半球梗死直径 >1.5cm 的病灶提示潜在的大动脉粥样硬化来源

④ 超声或造影检查发现颅内外责任动脉 >50% 狭窄或闭塞，如超声或造影检查正常或仅有轻微硬化，则不能做此类型诊断

⑤ 通过相应检查排除心源性栓塞

心源性栓塞

① 诊断"可能"或"很可能"的心源性栓塞，须发现至少一种心脏来源的栓子

② 临床和脑影像所见与 LAA 分型所见相似

③ 既往 2 个及以上供血区的 TIA 或脑卒中及系统性栓塞的证据，有助于该类型的诊断

④ 须排除大动脉粥样硬化源性血栓或栓塞

⑤ 如患者脑卒中为 CE "中危" 栓子来源且排除其他病因，诊断为"可能"的心源性栓塞

小动脉闭塞

① 表现为经典的临床腔隙综合征且没有皮质功能障碍的证据

② 既往糖尿病或高血压病史有助于该类型的诊断

③ 脑 CT/MRI 检查正常，或者在脑干或皮质下有直径 <1.5cm 的症灶

④ 排除潜在的心源性栓塞

⑤ 病灶同侧颅外大动脉检查血管狭窄不能超过 50%

其他病因

此类型包括了一些脑卒中少见病因，包括非动脉粥样硬化性血管病、高凝状态和血液病等。此类型的患者临床和脑 CT/MRI 检查提示有缺血性脑卒中，而病灶大小和位置不限。血液或血管影像学检查提示有一种少见病因，并且能够排除大动脉粥样硬化和心源性栓塞

原因不明

此类型包括有 3 种情况

① 检查发现有 2 种及以上的病因

② 虽然有详尽检查，但仍无法确定病因

③ 检查不完善无法确定病因

引自 Adams HP Jr, Bendixen BH, Kappelle LJ, et al. Classification of subtype of acute ischemic stroke. Definitions for use in a multicenter clinical trial. TOAST. Trial of Org 10172 in Acute Stroke Treatment. Stroke. 1993;24:35–41; and Ay H, Furie KL, Singhal A, et al. An evidence-base causative classification system for acute ischemic stroke. *Ann Neurol.* 2005;58:688–697.

和评分者内部的重复性评估[14, 144, 146]。一方面，使用 DWI 和 MRA 提高了在 TOAST 亚型分类中达成一致的可能性[147]。对于大动脉粥样硬化和心源性栓塞的亚型，评分者间的一致性最高。Fure 等[148] 发现，在紧急情况下，该分类特别有利于鉴别小血管疾病和其他原因的脑卒中，其诊断的敏感性为 0.93，特异性为 0.83。由于可能没有辅助检查的结果，因此在脑卒中后的最初几小时内，TOAST 分类并不容易使用[149]。因此，验证急性脑卒中治疗干预措施的临床试验不应使用 TOAST 或其他亚型分类来限制入组。这样会将些真正符合条件的患者将被排除在外、其他不符合条件的患者也将被纳入研究。随着头部影像学和血管成像的进步，特别是 CTA 和 MRA，其中的一些问题得到了解决。

Ay 等[150, 151] 研发了一种分类系统，它是 TOAST（SSS-TOAST）的直接衍生版本。他们增加了自然史部分的项目，这些数据显示了每年脑卒中的风险。修订后的分类还将主动脉栓塞的原因，包括复杂的动脉粥样硬化斑块，列入心源性栓塞的类别，因为临床表现与心脏中发生的栓塞重叠。SSS-TOAST 还包括不明原因脑卒中类别中的隐源性栓塞。这种分类已被转换为一种基于计算机的算法，名为脑卒中病因分类系统[152]。该系统的主要优点之一是可以在互联网上使用，以便医生和研究人员可以将数据输入到一种导致脑卒中亚型的自动分类形式中。与 TOAST 系统相比，CCS 减少了被归类为原因不明的脑卒中病例数，并增加了其他类别的病例数[153]。总的来说，这两个系统提供了相似的数据。

TOAST 和 CCS 系统比较有争议，特别是相对较高比例的脑卒中归类为不明原因脑卒中[154]。非动脉粥样硬化性血管疾病和血栓形成前疾病，这两种疾病都是相对罕见的脑卒中原因，分为一类也不太合适，已经有人建议不要采用这些分类[155]。但是目前仍没有一个更好的替代方案。Han 等[156] 开发了一种尚未被广泛使用的分类系统。Hoffmann 等[154] 将该分类扩展为大血管脑血管病（可能是由于动脉粥样硬化）、小血管脑血管疾病、心源性、夹层、高凝性状态、偏头痛诱发、脑静脉窦血栓形成、血管炎、其他血管病变、杂项，以及未知。这种分类包括几个大的类别，因此，它很可能与评估者之间的一致性和评估者内部的重复性下降有关。脑静脉窦血栓形

成除了与继发于动脉闭塞性疾病的急性缺血性脑卒中有不同的临床特征外，也是多种病因的结果，包括高凝性疾病。这个新系统仍需要大量的检验，但它不太可能优于 TOAST 和 CCS 系统。中国缺血性脑卒中亚分类是另一种区分脑卒中亚型的方案。

由于 TOAST 和 CCS 系统的局限性，并且为了在诊断时不遗漏任何信息，研究人员创建了另一种名为 ASCO［动脉粥样硬化、小血管疾病、心脏来源和其他原因（atherosclerosis，small-vessel disease，cardiac source，and other cause）］的分类方案。其目标之一是减少被归类为原因不明的脑卒中比例。这种基于表型的分类采用了与 TOAST 系统相同的标准。他们假设的前提是，治疗可能适用于观察到的表型和最有可能的病因。在该系统中，评分者将因果关系的可能性分类为：①绝对是脑卒中的潜在原因；②因果关系不确定；③不太可能是脑卒中的直接原因，但疾病可能存在；④疾病完全缺失；⑤由于评估不足不能分类。最近，分类系统被修订为 ASCOD，由于动脉夹层所致脑卒中是一个独特的类别[157]。所有 5 个类别都是独立评分的，结果是有超过 3000 种可能的组合。一项评估两个不同时期 ASCO 评级的研究发现，大约 65% 的病例的数据发生了变化[158]。ASCO 系统的评分者间的可靠性似乎是合适的[159]。已经验证了 TOAST 和 ASCO 分类的相对效用[160, 161]。与使用分类的亚型诊断相似，但在 ASCO 中不明原因脑卒中的数量减少。总之，能纳入按 TOAST 分型的病例，一般能至少进入 ASCO 中一个对应的分类[153, 162]，因为它是一个基于表型的分类系统，未来的作用可能主要是应用在流行病学和遗传学研究中。

TOAST 的分类已获得国际认可。CCS 系统修改了一些在 TOAST 中包含的定义，从而强化了评估效用。CCS 的一个优势是可以使用计算机算法。Nam 等[163] 开发了一个手持计算机系统，在 6 个问题的基础上准确确定脑卒中亚型的分类。该系统可以大大加快 TOAST 分类的使用。在开发出另一种优于 TOAST/CCS 的临床评价工具之前，这些量表将继续广泛用于与脑卒中相关的研究项目。

在经典的 TOAST 系统之后，先后产生了各种衍生版本。中国缺血性脑卒中 CISS 亚型分类是由中国独立定义和研发的，是目前最适合中国人群病因和发病机制的分类方法[164]。标准系统的分类过程分为两个步骤：第一步，类似于经典的 TOAST 分类，原因也分为大动脉粥样硬化（large artery atherosclerosis，LAA）、心源性脑卒中（cardiogenic stroke，CS）、穿透性动脉疾病（penetrating artery disease，PAD）、其他原因（other causes，OE）和原因不明（undetermined etiology，UE）。其中，LAA 也按部位分为主动脉弓动脉粥样硬化和颅内、颅外大动脉粥样硬化。第二步，颅内和颅外动脉粥样硬化性脑梗死的发病机制分为载瘤动脉（斑块或血栓）闭塞、穿支动脉闭塞、动脉到动脉栓塞、血流动力学受损、血栓清除障碍等多种机制。

TOAST/CCS 分类对儿童脑卒中的应用有限。因此，Wraige 等[165] 对儿童脑卒中原因的亚型分类系统进行了修改。这些变量反映了导致儿童脑缺血的疾病与成人脑疾病的差异。儿童缺血性脑卒中的建议类别包括镰状细胞病、心源性栓塞、烟雾病、颈动脉夹层、狭窄闭塞性脑动脉病、其他确定原因、多种可能原因和未确定原因。虽然这个系统还有很大的开发潜力，但它尚未得到广泛的验证。该系统可用于儿童缺血性脑卒中的流行病学研究和临床试验中的亚型分类。

十二、评估对康复干预措施的反应的量表

康复专家采用广泛的评分工具来评估神经损伤或残疾的严重程度，以及对特定模式干预的反应进行评分[166]。这些量表的测定超出了本章的范围。有些量表使用辅助设备或计算机技术来评估[167, 168]，甚至还会组合使用评级工具[169]。这些量表用于评估脑卒中后疲劳或冷漠的严重程度[170, 171]。

Fugl-Meyer 量表主要是为了评估脑卒中后的应用物理治疗的运动恢复[172]。该量表已被用于监测接受药物治疗的脑卒中患者[173]。但是，大多数情况下，只有康复科医生使用这些量表，其他医生很少知道这些评定的结果的细微差别。制订评估脑卒中后特定恢复模式的措施和量表仍然是一个很好的研究领域。

评估脑卒中后认知障碍最常用的量表是小型精神状态检查（Mini-Mental State Examination，MMSE）和蒙特利尔认知评估[174-176]。蒙特利尔量表可以通过电话和面访方式来进行，这些量表用于脑卒中后的康

复和康复期间，它们也被用来评估脑卒中幸存者中是否存在血管性痴呆，在脑卒中患者中，蒙特利尔量表似乎比 MMSE 更为敏感和准确[177]。虽然这些量表没有在患者护理单元中定期使用，但它们在脑卒中临床试验中，特别是脑卒中康复期临床试验中的应用正在增加。

抑郁症是脑卒中的常见并发症，对预后有重大影响。由于它对脑卒中后康复的影响，评估抑郁症严重程度的量表正在开发中，以期帮助患者的护理和研究[178-180]。虽然最常用的量表是汉密尔顿抑郁症评定量表，包括贝克抑郁量表和患者健康问卷 -2 和 -9[181]。所有的量表相似度高，由于其有限的项目数量和可用性，患者健康问卷 -2 可能是脑卒中后抑郁中最有用的筛查工具[182]。

十三、评估脑卒中后的结局（残疾）

脑卒中后的残疾可以通过各种评价工具进行评估。目的是动态反映康复和其他干预措施，提供预后信息，并判断早期和后续治疗的效果。一些结局量表包括对患者的日常生活活动能力的评估[183]。有些量表是基于患者、家属或其他观察者提供的患者信息。这些评价工具通常只有一系列相对直接的问题，可以在电话交谈或面对面的采访中提出。患者对感知损伤的自我认识有限。这些量表还包括直接观察患者在某些情况下，对复杂任务或活动的完成度的评估。一些量表强调身体的独立性，并倾向于运动活动，其他包括对认知和其他大脑功能的观察[184]。总之，这些量表评估的临床测量行为比较类似。最常用的量表是 BI、功能独立性度量（Functional Independence Measure，FIM）和 Frenchay[4, 185-189]。

Barthel 可评估广泛的急性或慢性疾病患者的日常生活活动能力[4, 185]（表 21-11）。目前，它是评估脑卒中相关残疾最广泛使用的临床评定工具[115, 190-193]。BI 翻译和改编成多种语言，应用于多个国家。患者或护理人员被问及一系列关于 ADL 的 10 个不同方面的问题[194]。优先考虑行动能力和节制能力。潜在的反应是独立、部分独立或依赖性。每个分数的定义都很简单。BI 易于管理，分数也易于计算，为 0~100 分，一般来说，60 分或以上与功能独立性相关，尽管 100 分的患者可能不是完全独立的[192, 193, 195, 196]。得分越高，急性住院时间就越短，脑

表 21-11　Barthel 指数

项　目	无须帮助	部分帮助	完全需要帮助
行走	15 分	5 分或 10 分	0 分
上楼梯	10 分	5 分	0 分
床 – 椅转换	15 分	5 分或 10 分	0 分
用厕	10 分	5 分	0 分
梳洗	5 分	0 分	0 分
穿衣	10 分	5 分	0 分
洗澡	5 分	0 分	0 分
用餐	10 分	5 分	0 分
大便控制	10 分	5 分	0 分
小便控制	10 分	5 分	0 分

引自 Mahoney FI, Barthel DW. Functional evaluation. The Barthel Index. *Med State Med J.* 1965;14: 61–65.

卒中后对强化康复的需要就越低。BI 的评分还可以预测包括死亡率在内的长期结果。BI 的一种衍生量表被称为 BI 扩展量表，已被用于检查新近脑卒中患者[197]。

BI 评估中的最小区分度是 10 分。最常见的是分区是 0~55 分、60~90 分和 95~100 分，分别定义不良、良好和优秀的结局[115, 190]。Song 等[198]建议将 BI 的平均值与结局评分的分布一起纳入研究，以便将多个试验的结果合并到未来的 Meta 分析中。另一组研究人员提出，可以通过关注量表中的运动项目得分来改良 BI 的心理评价特性[199]。BI 确实有局限性。由于强调运动功能的恢复，失语或忽视症患者可能获得较好的分数，仍然他们仍然不能自理[200]。而且这种评价体系中有地板效应和天花板效应。这些局限性意味着 BI 可能不是临床试验中评估反应的结果指标。Martinsson 和 Eksborg[201]建议增加额外的 ADL 项目，以改进结果。

尽管有其局限性，但 BI 对整个评价体系及其组成部分都有高度的一致性[202]。它具有较高的评分者间一致性、内部重复性和有效性[192, 203]。它与其他评价残疾功能的量表有很高的一致性[200]。BI 为 95 分通常与 mRS 为 1 分相关，BI 为 90 分与 mRS 为 2 分相当，BI 为 75 分与 mRS 为 3 分大致相同[204]。由于

其简单实用，BI 被脑卒中患者和医生广泛认可。目前，BI 是评估急性脑卒中残疾患者的临床试验中最重要和最常用的方法。

17 项 FIM 测试了广泛的认知和运动功能，它被广泛应用于康复研究和临床护理。每个项目的得分为 1~4 分（总共 17~68 分）[205-207]。FIM 的结果（通常是在康复期间按顺序测量的）与生活质量相关[207]。FIM 得分低于 40 分提示着独立性的可能性较低。FIM 已经证明了效度、信度，是一种强大的心理测量方法[208]。总之，FIM 的功能与 BI 类似，与 BI 相比没有什么优势。FIM 尚未用于急性脑卒中临床试验。

十四、评价脑卒中后的整体 / 残疾结局

有几种量表可以评估脑卒中后的整体 / 残疾结局。这些量表相对简短，包括一些明确定义的临床分级。最常用的量表是 mRS 和格拉斯哥预后量表（Glasgow Outcome Scale，GOS）（表 21–12）[5, 6, 209]。它们是评估临床试验和流行病学研究结果的有效的方法[190, 210]。这些量表显示出高度的效度，评分者内

表 21–12 格拉斯哥预后量表

5 级	恢复良好
A	完全康复，没有症状或体征
B	能够恢复正常活动，但轻微投诉
4 级	中度残疾，残疾但不依赖
A	存在残疾，但可以恢复大多数以前的活动状态
B	独立于日常生活活动，但无法恢复以前的活动
3 级	严重残疾
A	有意识但依赖日常生活活动中的部分独立性，但不能回到以前的活动
B	完全或几乎完全依赖日常生活活动
2 级	植物状态
1 级	死亡

引自 Jennett B, Bond M. Assessment of outcome after severe brain damage. A practical scale, *Lancet*. 1975;305:480–484.

部的重复性很强[211]。

mRS 被认为是目前评估脑卒中预后的最佳量表[17]，它不应该被认为是一个单纯的功能障碍量表，而是一个整体结局衡量标准，它确实有局限性，mRS 评分为 0 分可能难以实现，因为患者不能有任何与脑卒中相关的残留症状。这个严格的定义本身是有问题的，因为患者可能已经恢复得很好，但如果轻微的问题仍然存在，就必须打 1 分。因此，1 分涵盖了相当广泛的患者。一般来说，临床试验采用二分法或三分法，0~1 分被认为是非常有利的结果，2~3 分是有利结果，4~6 分是不利结果。在某些情况下，2 分被认为是一种积极的反应，而在另一些情况下，它可能被评为不利的。评分者之间的一致性在区分相邻的评分时，特别是在轻度受影响的患者中，可能是困难的[212]。mRS 通过结构化访谈提高显示出适度的评分者间可靠性[211]。量表的培训和认证系统也提高了它们的可靠性[213]。通过传输录像带对结果进行中央裁决是另一种增加量表评价稳健性的策略[16, 214, 215]。mRS 的结构效度是通过与其他指标包括 NIHSS 评分和头部影像学结果密切相关得以证实的[211]。Adams 等[126]建议，根据 NIHSS 评分的神经损伤的基线严重程度来调整 mRS 有利结果的定义。改良版（表 21–13）主张改变 mRS 分数的分布，作为判断治疗成功的一种方式[216]。后一种方法目前尚存在争议[217]。Mandawa 等[218]发现，使用二分法比使用分布策略更可靠。

GOS 的设计目的是对头部损伤患者的预后进行评分，但它现在被用于评估脑卒中患者的预后，特别是出血患者[209, 219, 220]。由五个等级组成，并在三个最高的类别中进行细分。区分 2（中度残疾）和 3（严重残疾）的区分度较小。尽管如此，GOS 具有良好的评分者之间的一致性和评分者内部的重复性。因为 GCS 与 WFNS 量表之间的联系，GOS 似乎最适合 SAH 患者。它的分级范围可能反映了能发生在 SAH 的严重弥漫性或多灶性脑损伤，包括永久性植物性状态的等级，而这在缺血性脑卒中的幸存者中并不经常发生。此外，GOS 并不能区分一些轻症患者。因此，随着 mRS 的应用越来越广泛，GOS 在缺血性脑卒中临床试验中的使用有所减少。

所有的整体结局指标都涉及一些有广泛的神经后遗症的患者群体，他们可能不能充分定义细小且

表 21-13 改良 Rankin 量表

分 级	描 述
0	完全无症状
1	尽管有症状，但无明显功能障碍，能完成所有日常职责和活动
2	轻度残疾，不能完成病前所有活动，但不需要帮助，能照顾自己的事务
3	中度残疾，要求一些帮助，但行走不需要帮助
4	重度残疾，不能独立行走，无他人帮助不能满足自身需要
5	严重残疾，卧床、失禁，要求持续护理关注
6	死亡

引自 van Swieten JC, Koudstaal PJ, Visser MC, et al. Interobserver agreement for the assessment of handicap in stroke patients. *Stroke*. 1988;19:604–607.

重要的脑卒中后遗症。然而，该量表使用相对简单，教育和认证程序可提高其效度和信度，并已在许多临床试验中成功使用。如今，该量表不仅被临床医生使用，并越来越多地被认证或监测医疗中心护理质量的团体使用。其他的结局量表已经被研发出来，但它们没有被广泛使用[221]。儿童脑卒中结局量表也进行了评估[222]。在更好的评级工具可用之前，应该继续使用 mRS 或 GOS[17]。

十五、评估脑卒中术后生活质量的量表

由于有许多长期的后遗症，脑卒中产生了许多问题，这也见于其他慢病患者。结局不仅影响患者，而且还影响患者的家庭和整个社会。因此，预测生活质量是很重要的。虽然"生活质量"这个术语很难定义，McKevitt 等[223] 得出结论，这个词可以转化为幸福和满足。然而，这个术语可能涵盖的不仅仅是情感反应，还包括许多其他完整的功能领域。因为脑卒中是一种改变生活的疾病，大多数患者并不认为自己在脑卒中后会更好[224]。此外，脑卒中还会影响家庭成员之间的关系，并可能影响家庭的财政状况。

许多脑卒中幸存者都缺乏有意义的活动，患有严重的抑郁，或者感觉他们的健康状况很差[225]。生活质量的降低对于所有年龄组的脑卒中幸存者都普遍存在。脑卒中的原因对生活质量似乎没有重大影响，但神经损伤的程度是生活质量的一个主要预测因素[226]。有严重损伤、需要辅助设备或需要家人或朋友帮助的患者认为他们的生活质量很差[227]。女性的生活质量标准也低于男性，这可能反映了年龄较大和女性独居的可能性更高[227]。其他生活质量的预测因素包括整体功能状态、残留上肢功能障碍和教育水平。在一次严重的脑卒中后，许多幸存者需要家庭成员或照顾者的帮助，这也影响了患者的生活[228, 229]。

使用几种区分健康相关生活质量来补充评价[224, 228, 230, 231]。这量表旨在解决对脑卒中患者的主要症状、家庭条件和社会角色、可能受到干预或疾病的积极或消极影响[230]。组成部分包括对受个人信念、感知、经历和期望的影响及身体、社会、心理和整体健康状况的评级。可行性差，因为可能没有量表能够定义所有这些组件，但评估大多数这些问题的量表依然认为有良好的覆盖范围。目前大多数可用的 HRQL 量表尚未对脑卒中患者的敏感性、特异性、可靠性、可重复性或有效性进行广泛的评估。

目前已有的脑卒中特定的 HRQL 量表[210, 226, 232–237]。其他量表也用于对慢性疾病患者的结果进行评估，包括诺丁汉健康概况、SF-36、疾病影响概况（Sickness Impact Profile，SIP）和世界卫生组织生活质量测量[72, 221, 238–242]。Hobart 等[241] 发现，SIP 的 8 个部分中的 5 个在评估脑卒中幸存者的生活质量方面的有效性有限。相反，另一项研究指出，SIP30 在评估身体和心理社会维度方面有效[243]。SIP30 已被改良成适应脑卒中影响概况（Stroke-Adapted Sickness Impact Profiles，SA-SIP）[50]。在轻度脑卒中患者中，SA-SIP 的情绪健康和活动参与成分可以有效地检测出最明显的生活质量问题[244]。

脑卒中特定生活质量（Stroke Specific Quality of Life，SS-QOL）量表（表 21–14）有美国和欧洲版本[245]。它测量了广泛的脑卒中后遗症，包括语言和行为问题。它与 NIHSS 和 BI 得分及抑郁的严重程度有很好的相关性，成功地用于评估动脉瘤性 SAH 患者的预后[246]。目前已经开发出一个包含 12 个项目的 SSQOL[247]。它是测量轻至中度脑卒中患者自

表 21-14 脑卒中特定生活质量量表

测试项目	问题数量
力量	4
家庭角色	8
语言	7
机动性	12
情绪	8
个性	4
自我照顾	8
社会角色	7
思考	4
上肢功能	9
愿景	4
工作和生活质量	3

引自 Williams LS, Weinberger M, Harris LE, et al. Measuring quality of life in a way that is meaningful to stroke patients. *Neurology.* 1999;53:1839–1843.

测的 HRQL 预后的可靠工具。SS-QOL 正在成为一种更广泛使用的脑卒中患者生活质量评分的工具之一[224]。

EuroQOL 量表被广泛用于评估包括脑卒中在内的多种疾病患者的生活质量[248-250]。该量表由两个组成部分组成，即行动能力、自我护理、日常活动、疼痛或不适，或焦虑或抑郁的症状。对于每一类患者，患者有三种选择：无问题、中度问题或严重问题。此外，患者还被要求对其评分范围从 0（最差）到 100（最佳）的健康状况进行评分。Dorman 等[247, 249] 发现，EuroQOL 在脑卒中患者中 HRQL 的测量中具有可接受的有效性，并且其功能与 SF-36 相似。由于许多脑卒中患者可能无法直接提供信息，Dorman 等评估了代理评估的效用。虽然患者实际上对他们的生活质量的评分比代理报告得更好，但使用代理报告的模式被认为是可以接受的。由于它包含了一个有限的问卷调查，可以由患者或代理人执行，EuroQOL 越来越多地用于脑卒中幸存者的 HRQL 评估。

脑卒中影响量表（Stroke Impact Scale，SIS）是另一种有效的评价脑卒中后生活质量的评估工具[224, 251, 252]。它测试了 16 个项目，包括 ADL、工具性 ADL、流动性、力量、物理参数和参与程度[253]。可以给患者使用，也可以由代理来回答[254]。它的功能类似于 SF-36[255]。另一个最近开发的量表是 Neuro-QOL，它已被用于测试具有包括脑卒中在内的各种神经系统疾病的儿童和成人的 HRQL 结局[256]。其目的是通过使用 13 种身体、心理和社会健康指标来检查各种疾病患者的健康状况。Neuro-QOL 的未来作用尚不清楚。

第22章 颈动脉疾病
Carotid Artery Disease

Leo H. Bonati　Martin M. Brown　著

张　强　杨　军　李浩男　陈锡禹　译　　张晓倩　周敬华　校

本章要点

- 颈动脉疾病是局灶性动脉粥样硬化的常见表现，通常位于颈内动脉起始处，占缺血性脑卒中的10%～20%。
- 亚裔、黑种人和西班牙裔人群中，颅内颈动脉疾病比颅外疾病更常见。
- 脑卒中最常见的机制是动脉粥样硬化斑块破裂，随后栓塞大脑半球或眼睛。
- 颈动脉狭窄可以准确地通过非侵入性影像学检查，包括 CT 和 MRA 及超声。MRI 和超声越来越多地用于测量动脉粥样硬化斑块的成分，结合临床危险因素，可以为脑卒中风险和有创血管重建的必要性提供线索。
- 通过更好的药物治疗，尤其是广泛使用他汀类药物，颈动脉疾病患者的脑卒中风险已经降低。

一、流行病学

颈动脉最常见的疾病是发生在颈动脉分叉处的动脉粥样硬化，通常累及颈总动脉远端和颈内动脉近端，以及在较小程度上累及颈外动脉（external carotid artery，ECA）近端。颈动脉疾病占缺血性脑卒中的10%～20%，具体取决于分类方法[1]。颈动脉为大脑提供了大约80%的血液供应，因此，来自心脏和近端主动脉的大部分栓子也通过颈动脉循环，这使得区分栓子是来自颈动脉疾病还是导致颈动脉区域脑卒中的其他来源变得困难。由颈动脉导致的脑卒中或短暂性脑缺血发作（TIA）往往是在没有任何其他明显原因的情况下，通过影像学检查发现与同侧颈动脉区域症状相关的颈动脉疾病。大多数研究都要求发现至少50%的颈动脉狭窄，以表明存在明显的颈动脉疾病。部分原因是多普勒超声无法检测到较小程度的狭窄，部分原因是颈动脉

轻度疾病非常常见。然而，这并不意味着较轻程度的颈动脉疾病不一定会导致脑卒中。下面介绍的颈动脉斑块成像的现代方法可能会在未来改变这种情况。

男性患动脉粥样硬化性颈动脉疾病比女性更常见，其患病率随年龄增长而增加。超声筛查研究显示，60—69 岁男性中有 2.3%，70—79 岁男性中有 6%，≥80 岁男性中有高达 7.5% 的患者出现管腔狭窄；50% 或以上出现中度无症状颈动脉狭窄。女性在这三个年龄段的患病率分别为 2%、3.6% 和 5%[2]。在以上三个年龄组中，70% 或以上的严重颈动脉狭窄在男性中分别为 0.8%、2.1% 和 3.1%，在女性中分别为 0.2%、1.0% 和 0.9%。尽管社区中颈动脉疾病的患病率很高，但只有一小部分患者会发展为 TIA 和脑卒中。症状性颈动脉狭窄在女性中不太常见，这可能反映了社区中患病率的差异，白种人比黑种人、亚裔或其他种族更常见[3]。白种人中，颈动脉斑块特

征似乎具有相当大的遗传性，并且已经确定了促进脑卒中患者颈动脉粥样硬化的单个基因变异[4, 5]。

颈动脉粥样硬化的危险因素与其他部位的动脉粥样硬化相似，包括胆固醇升高、收缩期高血压、吸烟及年龄增长。然而，在对其他风险因素进行调整后，糖尿病似乎不是一个很强的风险因素[6]。脑卒中幸存者中，吸烟与颈动脉狭窄的关系似乎比其他危险因素更密切[7]。

纵向研究发现，在过去几年中，与颈动脉狭窄相关的缺血性脑卒中比例降低，同时患者的低密度脂蛋白胆固醇和血压降低，这可能与社区更好地控制危险因素有关[8]。最近一项对英国伦敦超急性卒中单元连续收治的患者进行的前瞻性研究报道称，尽管在 1252 例缺血性脑卒中或 TIA 患者中，有 19% 的患者出现了≤50% 的狭窄，但只有 7.9% 的患者出现了症状性狭窄[9]。

二、颈动脉解剖及病变发展

（一）病变部位

大脑动脉的解剖结构如图 22-1 所示。55% 的个体在 $C_{3\sim4}$ 水平出现分叉，其余的位置从高达 $C_{2\sim3}$ 到低至 $C_{5\sim6}$。85% 的分叉位于两侧相同的高度[10]。平均而言，女性的颈内动脉直径为 4.7mm，而男性为 5.1mm[11]。

颈总动脉远端、颈内动脉的分叉处及前几厘米处的动脉粥样硬化沉积物最多，颈总动脉近端和颈内动脉颅外段相对不受影响。相反，夹层通常发生在靠近颅底的颈内动脉的远端，这里的动脉在颈部运动时更容易受到牵引。夹层将在第 35 章详细讨论。颈总动脉起始处及颅内颈动脉虹吸部和颈内动脉的海绵窦部也可见动脉粥样硬化（图 22-2）。血流受干扰区域更容易出现动脉粥样硬化，这也支持了在动脉粥样硬化发病机制中起重要作用的壁面剪切应力这个概念[12]。只有约 30% 的一侧颈动脉狭窄患者会出现另一侧颈动脉明显狭窄，最近出现症状的颈动脉狭窄对侧的狭窄程度似乎是随机分布的[13]。当发现动脉粥样硬化严重程度不对称时，早期研究表明，动脉粥样硬化多见于较小的颈动脉[14]和成角程度较大的颈动脉[15]。目前已认识到与颈动脉分叉的几何形状相关的血流动力学因素在颈动脉粥样硬化的发展中发挥重要作用[16]。

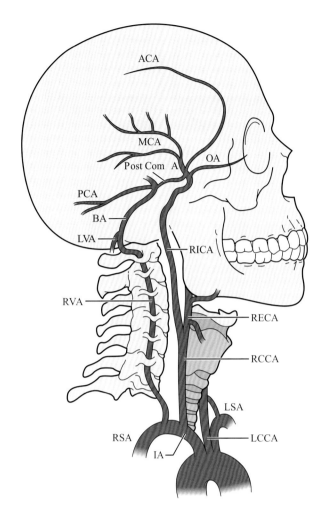

▲ 图 22-1 颅外脑动脉及其主要颅内供血动脉（右侧侧视图）

ACA. 大脑前动脉；MCA. 大脑中动脉；Post Com A. 后交通动脉；OA. 眼动脉；PCA. 大脑后动脉；BA. 基底动脉；LVA. 左椎动脉；RICA. 右颈内动脉；RVA. 右椎动脉；RECA. 右颈外动脉；RCCA. 右颈总动脉；LSA. 左锁骨下动脉；RSA. 右锁骨下动脉；IA. 无名动脉；LCCA. 左颈总动脉。没有描绘 AChA 前交通动脉（引自 Gautier JC, Mohr JP.Ischemic stroke.In：Mohr JP, Gautier JC, eds.*Guide to Clinical Neurology*.New York: Churchill Livingstone; 1995: 543）

（二）颈动脉狭窄的发展速度

动脉粥样硬化性狭窄有时会在几个月内迅速发展[17, 18]。斑块内出血也会导致突然狭窄。然而，狭窄或闭塞的突然进展更常见于破裂斑块表面的血栓形成。总的来说，动脉粥样硬化导致颈动脉狭窄是一个非常缓慢的过程，持续 50～60 年或更长时间，从青春期或成年早期的脂肪条纹开始，发展到粥样斑块形成，最后在中老年出现动脉粥样硬化和狭窄。

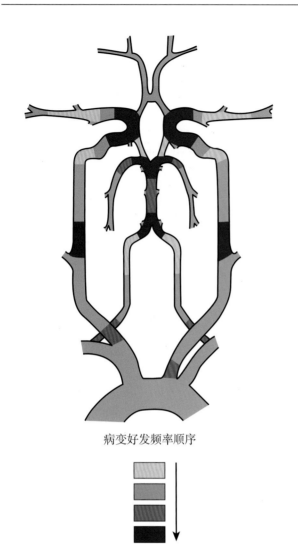

病变好发频率顺序

▲ 图 22-2　颈动脉和椎 – 基底动脉区域动脉粥样硬化病变的分布

在 40 岁以下，动脉粥样硬化引起的明显狭窄是罕见的，但早期动脉粥样硬化可能在一些年轻的脑卒中病例中仍有作用，例如通过促进夹层形成。在许多情况下，尽管其血流动力学显著改变，在检测后，动脉粥样硬化性狭窄甚至可能保持静止，尤其是当病变严重钙化时[19]。

在无症状颈动脉狭窄和脑卒中风险（Asymptomatic Carotid Stenosis and risk of Stroke，ACSRS）研究中，1121 名无症状颈动脉疾病患者接受了为期 4 年的每 6 个月 1 次的双功能超声检查，其中 76% 的患者狭窄程度保持不变，20% 的患者狭窄进展，仅有 4% 的患者出现狭窄消退[20]。男性、糖尿病和主动吸烟是前瞻性超声研究中确定的疾病进展的临床预测因素[20, 21]。

通过超声检测内膜 – 中膜厚度，他汀类药物可降低早期颈动脉粥样硬化的进展[22]。小型病例对照和前瞻性队列研究超声和 MRI 表明，他汀类药物通过降低脂质含量（但不是已经形成的斑块的总体积）、减少斑块新生血管和增加斑块内钙化程度来稳定颈动脉斑块[23-27]。在 ACSRS 研究中，未接受降脂治疗的患者狭窄进展的风险增加[20]。此外，强化他汀类药物治疗减缓斑块进展的间接证据来自随机安慰剂对照二级预防试验。心脏保护研究显示，在有脑血管疾病病史的患者中，需要颈动脉内膜切除术或支架置入的比例从安慰剂组的 2.3% 降低到每天接受 40mg 辛伐他汀组的 1%[28]。同样，与安慰剂相比，每天 80mg 阿托伐他汀可将颈动脉粥样硬化的患者颈动脉血管重建率从 7.2% 降低到 3.2%[29]。

三、动脉粥样硬化的病理生理学

病理研究表明，与颈动脉狭窄相关的脑缺血的主要机制是动脉粥样硬化斑块破裂，随后局部形成的血栓或斑块碎片栓塞到大脑。这就形成了"易损"或"不稳定"斑块的概念，这是一种容易破裂的斑块，而不是"稳定"斑块，后者可能在多年内保持惰性。越来越多的数据支持炎症在动脉粥样硬化的病理生理学中起着关键作用，尤其是在斑块破裂中[30-32]。在斑块形成的早期，低密度脂蛋白在血管壁中积累[33]。这些脂蛋白经过氧化，从而获得与胆固醇稳态无关的促炎症生物功能[34]。氧化脂蛋白通过诱导黏附分子、趋化因子和促炎细胞因子的表达激活内皮细胞。它们还通过触发多种固有免疫反应受体促进巨噬细胞活化。单核细胞被趋化因子吸引，并通过内皮细胞上血管细胞黏附分子 -1 的表达而迁移到斑块中[35]。在斑块内，单核细胞分化为巨噬细胞，巨噬细胞摄取氧化脂蛋白颗粒，并转化为所谓的泡沫细胞[36]。泡沫细胞分泌促炎症细胞因子和大量蛋白酶，包括 MMP、丝氨酸蛋白酶、弹性蛋白酶和半胱氨酸蛋白酶，它们促进晚期病变中弹性蛋白和胶原的降解，使斑块失稳，纤维帽变薄，最终导致斑块破裂[37]。内皮功能障碍也是动脉粥样硬化血栓形成病理生理学的一个重要因素[38]。当斑块表面破裂时，血小板暴露于内皮下胶原、血管性血友病因子和局部激动药，如 ADP。活化的血小板与纤维蛋白原结合并分泌各种促凝血和促炎症因子，这些因子介导白细胞的结合并促进纤维蛋白的形成[35]。斑块表面可能形成局部血栓，导致眼部或脑部动脉栓塞和闭塞，表现为黑矇、TIA 或脑卒中。

四、颅外颈动脉狭窄的评估

（一）听诊

颈部杂音在常规临床检查中很常见，在 45—80 岁的人群中有多达 4%～5% 的人会发现[39, 40]。在颈内动脉狭窄≥75% 狭窄或≤2mm 残余管腔的患者中，70%～89% 的患者可检测到局部颈动脉杂音[41, 42]。在一项基于人群的研究中，686 名平均年龄 68.2 岁的无脑卒中队列受试者，超声检测颈动脉狭窄≥60% 的患病率为 2.2%；杂音检出率为 4.1%。听诊声学检测的敏感性为 56%，特异性为 98%，阳性预测值为 25%，阴性预测值为 99%，总体准确度为 97.5%[43]。在一个 26 项研究的 Meta 分析中报道了具有高特异性但低敏感性的相似值[44]。因此，现代实践要求任何有眼或脑缺血症状的患者，无论是否有颈动脉杂音，都要立即对颈动脉和大脑进行即时成像。

（二）狭窄程度

传统上，管腔狭窄程度是颈动脉疾病严重程度分级最常用的参数。在现代无创技术广泛应用之前，确定狭窄程度的标准方法是在动脉内注射对比剂（基于导管的血管造影）后获得的照相胶片上对颈动脉管腔直径缩小进行放射学测量。在引入计算机成像后，从对比度增强视图数字减影血管造影（digital subtraction angiography，DSA）中减去原生 X 线图像。DSA 显示的非常严重的颈动脉狭窄示例如图 22-3 所示。重要的是，欧洲颈动脉外科试验（European Carotid Surgery Trial，ECST）和北美颈动脉内膜切除试验（North American Carotid Endarterectomy Trial，NASCET）两项临床试验在证明内膜切除术预防症状性颈动脉狭窄脑卒中的有效性方面起到了关键作用，它们使用了基于导管的血管造影和 DSA 来测量狭窄的严重程度。由于动脉粥样硬化狭窄通常不会在管腔周围以同心方式发展，因此在试验和临床实践中，至少使用了两个垂直视图，通常还有第三个斜投影，以显示最大程度的狭窄。

NASCET 和 ECST 最初使用血管造影图像上不同的位置来测量动脉的正常参考直径，对比最

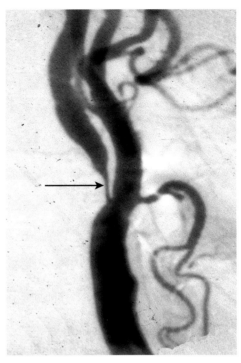

▲ 图 22-3 严重的颈动脉狭窄（DSA 检查）

数字减影血管造影显示颈内动脉严重狭窄，从颈动脉分叉处延伸几厘米（箭）。从颈动脉分叉发出的颈外动脉很容易通过其多个分支识别。相比之下，颈内动脉在颈部没有分支（经许可转载，引自 M.M.Brown）

大狭窄处的管腔直径：NASCET 将狭窄处远端无病变 ICA 的直径定义为动脉直径均匀的点作为参考[45]，而 ECST 则通过肉眼估计狭窄处颈动脉球部可能的正常直径[46]。由于血管造影的放大倍数未知，狭窄程度用公式表示：[（1- 最小残余管腔 / 正常 ICA 直径）× 100]。第三项试验是颈动脉和椎动脉腔内血管成形术研究（Carotid And Vertebral Artery Transluminal Angioplasty Study，CAVATAS），比较了狭窄部位的直径与颈总动脉的直径[13]。测量正常颈动脉直径的不同参考点如图 22-4 所示。在颈动脉球部的典型位置发生的病变，使用 ECST 方法比使用 NASCET 方法会导致更高程度的狭窄，因为正常动脉在球部的参考直径比沿着其颈部的远端更宽。平均而言，NASCET 法测量的 50% 和 70% 狭窄分别相当于 ECST 法测量的 65% 和 82% 狭窄[47]。这种方法学上的差异部分解释了 1998 年报道的两项试验看似不同的长期结果，NASCET 显示颈动脉内膜切除术对狭窄 50% 或以上的患者有益[48]，以及 ECST 对狭窄 80% 或以上的患者有益[46]。然而，使用 NASCET

方法重新评估 ECST 血管造影显示，两项试验的结果大致相似，Meta 分析显示，有症状、中度颈动脉狭窄（NASCET 狭窄 50%～69%）的患者 5 年同侧脑卒中风险绝对值降低 4.6%，有症状、严重颈动脉狭窄（70%～99% 的 NASCET 狭窄，不包括狭窄远端管腔塌陷定义的近端闭塞患者）的患者的风险降低 15.3%[47]。随后，NASCET 方法已被广泛接受为测量整个脑循环狭窄严重程度的标准方法。

自这些试验完成以来，无创成像方法已在很大程度上取代了 DSA。使用多普勒超声和双功超声，狭窄程度由一组流速标准确定，最重要的是 ICA 中的收缩期和舒张末期峰值流速[49]。静脉注射对比剂后，对比增强磁共振血管造影（contrast-enhanced magnetic resonance angiography，CEMRA）或 CTA 提供动脉的解剖图像，尽管分辨率低于 DSA。用这些无创检查来报告狭窄程度是标准的做法，这些检查的结果被认为与 DSA 使用的 NASCET 方法相当。超声实验室使用的标准，最初是使用 NASCET 方法

基于导管的血管造影测量进行校准的。然而，应该记住的是，考虑到基于导管的血管造影的风险，很少有实验室定期审核其狭窄测量的准确性，放射科医生倾向于认为他们可以简单地"观察"狭窄并报告其严重程度，这可能会导致理解错误。

在 2006 年发表的一篇系统综述中，超声、CTA 和 MRA 在诊断严重的 70%～99% 颈动脉狭窄方面均具有较高的敏感性和特异性，CEMRA 优于超声、CTA 和非对比 MRA[50]。在本报道发表后的一段时间内，高级多层螺旋 CT 机的引入提高了横断面 CTA 的分辨率，除非颈动脉斑块出现严重钙化，否则管腔的分辨率现在超过了标准 CEMRA。没有一种非侵入性技术是完全可靠的，而且都受到技术限制。因此，我们建议在考虑进行颈动脉血供重建的患者中，通过两种不同的非侵入性试验的一致结果来确认狭窄程度，DSA 仅适用于非侵入性试验不一致或不能区分完全闭塞、接近闭塞或高度狭窄的患者。

颈动脉成像的焦点一直局限于测量狭窄程度，这部分是因为历史观点认为血流障碍是脑缺血的主要机制这一概念。横截面积减少是造成血流动力学损害的主要因素[51-53]。其他因素包括狭窄长度[51]、血流速度[54] 和血液黏度[55]。颅内血流受限需要 3mm 长度上斑块横断面积减少到 4～5mm² （图 22-5），这一区域相当于在血管造影上看到的最小二维剖面上小于 2mm，当 84% 的直径狭窄[52] 和 96% 的面积狭窄时出现[56]。在狭窄达到这些严重程度之前，直径的任何减小都会通过狭窄处血流速度的增加来补偿，

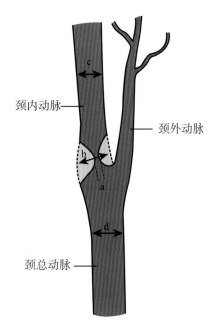

▲ 图 22-4 颈动脉直径的测量位置

a. 最大狭窄部位（无论是否在颈动脉球部）；b. 原颈内动脉腔；c. 狭窄远端颈内动脉；d. 颈总动脉管腔（经许可转载，引自 Young GR, Humphrey PR, Nixon TE, et al. Variability in measurement of extracranial internal carotid artery stenosis as displayed by both digital subtraction and magnetic resonance angiography: An assessment of three caliper techniques and visual impression of stenosis. *Stroke*. 1996;27:467, with permission.）

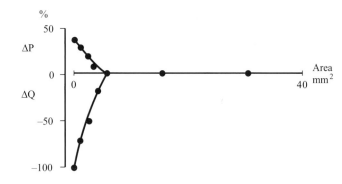

▲ 图 22-5 颈动脉横截面积（水平轴）在体内逐渐减小对所施加收缩的平均压力梯度（△P）和流量（△Q）的影响

引自 Brice JG, Dowsett DJ, Lowe RD. Haemodynamic effects of carotid artery stenosis. *BMJ*. 1964;2:1363-1366, with permission.

这是使用多普勒超声确定狭窄严重程度的基础。颈动脉内的血流主要是由心脏射出一柱血的结果，并受动脉壁的可张性影响，因此它不是层流，也不符合定义流速和半径之间关系的泊肃叶定律。在有症状的颈动脉疾病患者中，只有一小部分患者的动脉严重狭窄，可以推断出脑血流明显受损，这表明其他机制可能在接受药物治疗的患者狭窄程度与复发脑卒中风险之间的强烈关联中发挥了作用。

另一项反对血流障碍是颈动脉脑卒中主要机制的证据是，在 ECST 和 NASCET 中，颈动脉狭窄后接近闭塞或塌陷的患者（通常是狭窄至少 95% 的患者），与狭窄程度较轻的患者相比，接受药物治疗的患者脑卒中发生率较低，并且未从动脉内膜切除术中获益[47]。这可能在一定程度上反映了试验中选择的患者，这些患者在同侧颈动脉区域有足够的颅内侧支供应，以保护他们免受严重脑卒中的影响：严重脑卒中是试验的排除标准。另一种解释是，与直接影响流向大脑的血流不同，狭窄的增加与狭窄以外的湍流增加有关，从而激活血小板，促进有症状患者的血栓形成[57]。在接近闭塞的情况下，颈动脉中的流速非常低，因此可能不会以同样的方式激活血小板。

尽管观察到狭窄程度是药物治疗后脑卒中风险的一个重要预测因子，对近期症状性狭窄患者行颈动脉内膜切除术是有益的[47]，但在对无症状疾病患者行颈动脉内膜切除术的试验中，无法证明同样的关系[58, 59]。一些作者解释了这一点，因为在这些试验中，大多数患者使用超声而不是 DSA，这在确定狭窄程度方面不太准确[60]。当然，在一项关于颈动脉狭窄患病率的大型社区研究中，超声测量的颈动脉狭窄严重程度与既往脑卒中或短 TIA 史之间存在着强烈的相关性[6]。

（三）斑块表面不规则和溃疡

鉴于我们目前的了解，栓塞是颅外颈动脉狭窄患者导致脑卒中的最重要机制，管腔狭窄应该是脑卒中风险的唯一或事实上最重要的决定因素，这是违反直觉的。事实上，早期的研究似乎已经表明，TIA 可以通过微栓塞的方式归因于任何程度的狭窄[61-64]。支持这一观点的证据来自个案报道，后来又添加了一系列病例[61, 65-70]。因此，在最近的研究

中，颈动脉成像主要关注病变的形态和动脉粥样硬化斑块的组成。在 NASCET 和 ECST 时，斑块表面不规则或溃疡斑块已被确定为药物治疗下脑卒中风险的重要预测因子[71]。图 22-6 显示使用当时常见的基于导管的血管造影技术显示颈动脉斑块内有一个大的溃疡。溃疡常在外科标本中发现[66-68, 72]。小的溃疡在血管造影上很难显示，而且在溃疡的诊断中存在相当多的观察者之间的差异[73]。在常规血管造影中，多达 40% 的小溃疡可能被遗漏[67]，但这些是否与临床相关尚不确定。

在引入超声和无创性血管造影作为颈动脉粥样硬化成像方法后，溃疡的重要性被忽视，并且经常没有常规报道，这可能是因为早期的技术分辨率较低，因此对溃疡不太敏感。然而，使用现代 B 超检查对斑块不规则性和溃疡的存在可能与传统血管造影一样敏感[74]（图 22-7）。检查期间使用微泡对比剂可增加超声对溃疡的敏感性，尽管现代 CTA 的成

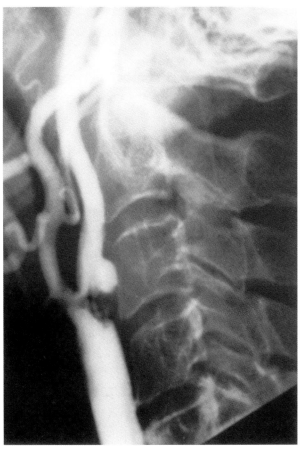

▲ 图 22-6　早期基于导管的血管造影技术显示颈内动脉合并狭窄和大溃疡，无数字减影在非对比 X 线上显示的结构

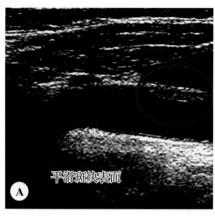
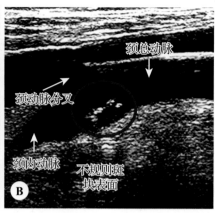

平滑斑块表面

颈总动脉

颈动脉分叉

颈内动脉

不规则斑块表面

◀ 图 22-7　B 超显示的血管内不规则斑块和溃疡

A. 规则的颈动脉斑块表面可见邻近管腔的增厚内膜的光滑表面（红椭圆形）；B. 不规则颈动脉斑块表面呈圆顶状突出至管腔（红椭圆形）（经许可转载，引自 Prabhakaran S, Rundek T, Ramas R, et al. Carotid plaque surface irregularity predicts ischemic stroke: The Northern Manhattan Stroke Study. *Stroke*. 2006;37:2696–2701.）

像效果优于传统血管造影或超声，因为它能够观察斑块的整个周长和长度[75]。然而，与其他技术相比，CEMRA 对溃疡的敏感性仍然很低。

（四）斑块成分与炎症

与 DSA 相比，无创性诊断方法的一个优点是能够成像动脉壁和动脉粥样硬化斑块本身的组成。在颈动脉分叉斑块的 B 超上，出现深色（回声透亮）的部分对应于组织学检查中脂质含量增加的坏死区域和斑块出血[76, 77]。过去，对颈动脉斑块形态定性解释的研究者间可靠性较差[78]。最近，B 超图像的计算机化分析已经允许对参考组织进行标准化，因此可以对斑块回声进行定量和客观的评估。超声上最常用的定量测量斑块形态的方法是所谓的灰度中值（grayscale median，GSM），即斑块中灰度值的中值[79-81]。几项前瞻性研究表明，与狭窄程度无关，无回声斑块[82, 83]和低 GSM[84, 85]的患者脑卒中风险增加。最近，一种基于狭窄程度和斑块表面附近回声透光面积比例的回声风险指数，在预测 MRI 上脑血管缺血事件和脑梗死方面，已被证明优于狭窄程度和 GSM[86]。在 ACSRS 研究中，表面的回声斑块面积也是脑卒中的独立预测因素[87]。

MRI 能够显示颈动脉分叉斑块不稳定性的关键结构相关因素，包括富含脂质的坏死核心、斑块内出血（intra-plaque hemorrhage，IPH）和管腔表面破坏[88, 89]（图 22-8）。这些发现在症状性狭窄患者中比在无症状狭窄患者中更常见[90]。这些特征的存在从根本上改变了颈动脉粥样硬化的生物学和自然史：尽管接受了他汀类药物治疗[91]，但有 MRI 证据显示 IPH 的斑块可能会快速进展[92-94]，并且与没有 IPH

的斑块相比，同侧脑血管事件的风险增加了 6～11 倍[95, 96]（图 22-9）。在这些研究中，与任何其他临床风险因素相比，IPH 是近期有症状患者复发事件的更好预测因子[96]。

PET 研究表明，放射性标记的 ^{18}F-FDG 在颈动脉斑块中积聚，尤其是在炎症活动高的部位[97-99]。无论颈动脉狭窄程度如何，[18]F-FDG 更新增加似乎与近期同侧脑缺血有关[100]。在一项前瞻性队列研究中，60 例有症状的颈动脉狭窄患者在基线检查时，较高的斑块 FDG 摄取量也与脑卒中复发风险增加相关，与狭窄程度无关[101]。

（五）脑血管储备

在生理层面上，颈动脉狭窄导致的血流动力学损伤最好理解为脑血管系统在需要时增加流量的能力降低，而不是血流量本身的减少。这种自我调节能力可以被评估为所谓的脑血管储备，也就是说，对二氧化碳等刺激物的反应性血流量增加。通过屏气、吸入高压二氧化碳或乙酰唑胺诱导高碳酸血症，在这之前和之后采用 TCD 超声或 SPECT 测量通过大脑中动脉的血流来评估。PET 还可以通过证实血流受损区域的氧摄取增加，直接识别脑血管储备衰竭的患者。前瞻性队列研究表明，在有症状和无症状的颈动脉狭窄患者中，TCD 测量的脑血管储备减少与脑卒中或 TIA 复发风险增加相关，与狭窄程度无关[102, 103]。一项对 13 项前瞻性研究的 Meta 分析发现，脑血管储备减少与脑卒中风险增加近 4 倍有关（OR=3.9，95%CI 2.0～7.5），有症状和无症状颈动脉狭窄患者之间的这种关联强度没有实质性差异[104]。然而，目前还没有证据表明，测

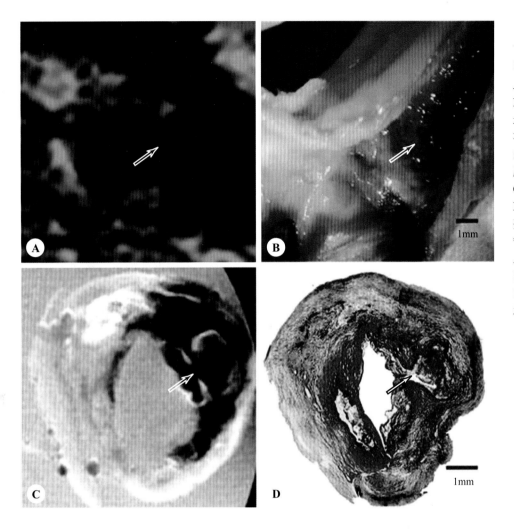

◀ 图 22-8 溃疡性左颈内动脉粥样硬化狭窄破裂

A. 3T 时的活体 T_1 加权 MRI 显示与溃疡坑相通的最大管腔缩小区域（箭），在图像顶部可以看到正常的管腔变宽；B. 颈动脉内膜切除标本的大体检查；C. 11.7T 的离体 T_1 加权 MRI 显示的样本纤维帽变薄（箭）、动脉狭缝状管腔（箭穿过）破裂，以及斑块内出血和富含脂质的核心区域（低信号的暗区）；D. 三色染色标本显示匹配的组织学

量脑血管储备能够一致地确定判断哪些患者将从血管重建中受益。在最新的颅外 – 颅内搭桥手术试验中，通过 PET 扫描确定的有症状的颈动脉闭塞和大脑储备衰竭的患者在搭桥手术后认知功能没有改善，并且脑卒中发生率显著高于单独接受药物治疗的患者[105, 106]。

（六）微栓塞

TCD 能够检测 MCA 的栓子，表现为以鸟鸣音为特征的短的、高频信号（high-intensity signals, HITS）[107]。在基线 1h TCD 记录期间，这些所谓的微栓子信号的存在预测了 200 名症状性颈动脉狭窄患者的脑卒中风险，以及脑卒中和 TIA 的组合[108]。与脑血管事件的相关性独立于其他危险因素，包括狭窄程度。2009 年发表的一项系统性文献综述和 Meta 分析发现，HITS 的存在使症状性颈动脉狭窄患者的脑卒中风险 OR 值增加了 9.6（95%CI 1.5～59.4），而无症状性颈动脉狭窄患者的脑卒中风险 OR 值增加了 7.5（2.2～24.9）[109]。这一发现后来在无症状颈动脉狭窄患者的大型前瞻性队列研究［无症状颈动脉栓子研究（Asymptomatic Carotid Emboli Study，ACES）］中得到证实[110]。然而，2016 年的一项更近期的系统性回顾得出结论，证据相对薄弱，TCD 检查阳性的敏感性较差[111]。因此，微栓子信号的临床相关性尚未被令人信服地证实。

总之，颈动脉斑块的定性、定量和功能成像及微栓塞的评估有助于识别有脑卒中风险的颈动脉疾病患者。这些试验是否有助于改善颈动脉血管重建术患者选择的临床决策，还有待随机对照试验的证实。

五、颅内颈动脉疾病

在多种族人群中，相关的颅内大动脉狭窄（包括颅内颈内动脉、大脑中动脉和椎 – 基底动脉）已被

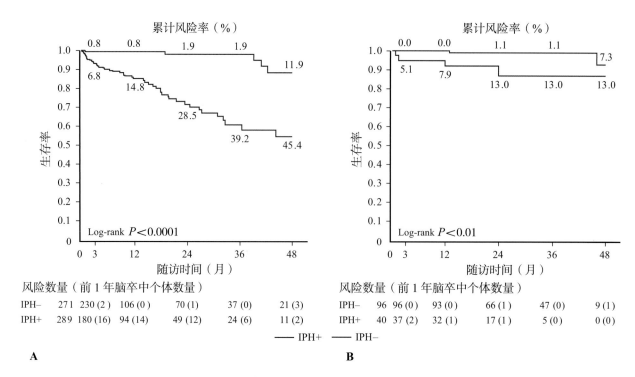

▲ 图 22–9 **Kaplan-Meir** 生存图取自 7 项磁共振斑块成像队列研究的汇总数据分析

A.560 例有症状的颈动脉狭窄患者；B.136 例无症状的颈动脉狭窄患者在 MRI 上无同侧脑卒中伴发和不伴发斑块内出血的比例≤50%。图旁的数字显示了同侧脑卒中的累积风险（经许可转载，引自 Schindler A, Schinner R, Altaf N, et al.Prediction of stroke risk by detection of hemorrhage in carotid plaques: meta-analysis of individual patient data. *JACC Cardiovasc Imaging*.2020; 13: 395‒406）

确定为高达 8% 的患者急性缺血性脑卒中的原因[112]。颅内颈内动脉，尤其是海绵窦部，是颈动脉粥样硬化的第二个好发部位，但在西方人群中，颅内狭窄远低于颅外分叉处。相比之下，亚裔、西班牙裔和黑种人的症状性颅内动脉粥样硬化比白种人高加索患者更常见，其发病率超过这些人群的症状性颅外动脉粥样硬化[112-115]。尽管在 20 世纪早期进行的尸检研究中，颅内动脉粥样硬化被认为是白种人脑卒中的重要原因，但与颈动脉狭窄相比，颅内动脉粥样硬化在白种人中被认为是一种罕见的脑卒中原因。然而，最近的尸检研究和社区影像学研究再次引起了人们对白种人频发脑卒中患者颅内颈动脉粥样硬化的关注，表明这可能是比目前认识到的更常见的脑卒中原因[116, 117]。代谢综合征和糖尿病作为危险因素与颅内疾病的相关性比与颅外疾病的相关性更强[114, 115]。

没有明确的证据表明虹吸部狭窄（串联狭窄）会增加颈内动脉起始处狭窄闭塞性血栓形成的风险，反之亦然[118-120]，串联狭窄似乎也不会增加颈动脉内

膜切除术的风险[121]，尽管大多数颈动脉血供重建试验排除了有明显串连病变的患者。

颅内 ICA 顺行和逆行继发血栓形成的研究文献很少。一般来说，颈动脉分叉处粥样斑块上产生的闭塞性血栓从颈内动脉起始处迅速延伸至眼动脉起始处，即分叉以外的第一支。然后，由于 ECA 侧支维持的眼动脉中的反流或沿远端颈内动脉反流至眼动脉，远端颅内颈内动脉可保持通畅。然而，在许多情况下，血管造影会显示从分叉处一直延伸到颅内颈动脉尖端，甚至延伸到 MCA 的闭塞。因此，在这种情况下，很难知道血栓是从分叉处开始并向颅内延伸，还是相反。不同类型颈内动脉闭塞的血管造影表现见图 22–10。经病理学充分研究的颅内 ICA 血栓性闭塞病例很少见，相关血栓顺行或逆行延伸的作用尚不清楚[118, 122-124]。发生于颈内动脉起始处的逆行血栓可能并不罕见，颈动脉闭塞近端的血管造影表现不能预测闭塞的年龄，至少在脑卒中发病后的前 6d 内是如此[125]。尸检曾报告过不连续性闭塞（即颅外闭塞的 ICA 和颅内 ICA 之间存在 ICA 未

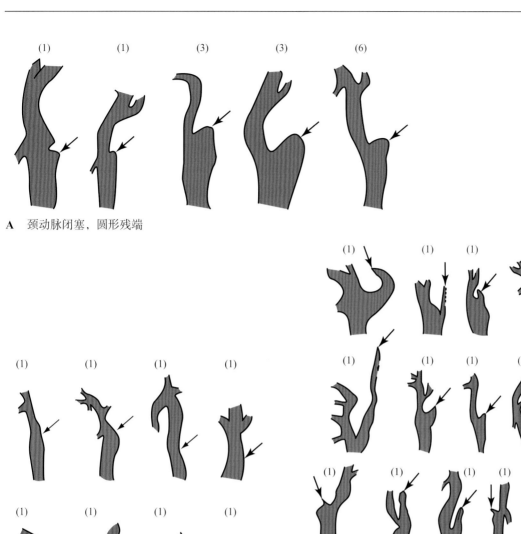

A　颈动脉闭塞，圆形残端

B　颈动脉闭塞，动脉缺失

C　颈动脉闭塞，尖头残端

▲ 图 22-10　不同类型颈内动脉闭塞的血管造影表现

括号中的数字表示脑卒中发作和血管造影之间的天数

闭段），可能很难或不可能确定远端堵塞是局部血栓形成还是栓塞的结果，对于外科医生或介入医生来说，由于缺乏对这种情况的了解，他们在试图切除 ICA 起始处或虹吸段的急性闭塞时遇到了一些困难[118, 123, 124, 126]。

在原发性血小板增多症[127] 和毛霉菌病的情况

下，已经报道了虹吸部和远端颅内 ICA 的进行性闭塞，并且被鼻腭癌（Rosenmüller 窝癌）和炎性假瘤[128]包裹也是众所周知的。远端颅内 ICA（通常为双侧）进行性闭塞也是烟雾病的一个特征，与它相连的 MCA 受累及特征性基底动脉和软脑膜侧支的形成有关。在这种情况下，近端颈内动脉通常保持通畅，但由于径流减少，在整个过程中，颅内动脉通常会显得很小或塌陷。在海绵窦段颈动脉严重粥样硬化性狭窄的病例中，也可能发生类似的近端颈内动脉塌陷。第 40 章详细描述了烟雾病。

在第 46 章到第 48 章中有更详细的描述，经颅超声和无创血管造影（MRA 和 CTA）已经取得了足够的进展，可以对许多人的眶部和虹吸部进行探查，减少了以前对导管血管造影的依赖[129]。钙指数与虹吸部动脉粥样硬化性疾病的严重程度相关[117,130]。

六、除动脉粥样硬化外的颈动脉疾病

（一）自发性夹层

自发性颈内动脉夹层通常发生在没有动脉粥样硬化的年轻患者中，位于血管的远端颅外段。第 35 章介绍了颈动脉夹层。

（二）肌纤维发育不良

不到 0.6% 的 ICA 疾病患者会出现肌纤维发育不良[131]。它可以解释一些扭结，并且在近 25% 的肌纤维发育不良病例中与颅内动脉瘤相关。其临床重要性尚不清楚，但该疾病已成为发表的主题，因此在单独一章中讨论（见第 35 章）。

（三）原发性血管结构肿瘤

血管结构的原发性肿瘤并不常见，通常起源于中胚层和神经成分，如化学感受器和副神经节瘤[132]，只有 5% 是双侧的。这种肿块生长缓慢，表现为吞咽困难和声音嘶哑，但也可能出现呼吸困难、霍纳综合征和面部疼痛[133]。只有大约 2% 的病例发生转移。局部复发很少见，通常会延迟多年。它们通常与脑卒中无关，除非是切除肿瘤手术的结果。

（四）头颈癌的并发症

通过局部肿瘤的直接延伸而累及颅外颈动脉显然是罕见的[134]。肿瘤从颅外部位直接侵犯动脉壁是常见的[135]，但虹吸内涉及鞍旁肿瘤的报道很少[136]。

肿瘤切除的手术方法包括切除颈动脉和肿瘤，与脑卒中率高达 25% 相关[137,138]。各种手术技术均有涉及，包括移植、肿瘤剥离、结扎，但结果各不相同[139]。

（五）放射疗法

头部和颈部的辐射损伤，虽然通常起病延迟，但比传统动脉粥样硬化影响的动脉段更长[140]。辐射可诱发或加速动脉粥样硬化，一般间隔几年[135,141]，在某些情况下，延迟长达 25 年[142]。一项对 366 例头颈部放疗后进行颈动脉超声随访的队列研究报道，放疗后 2 年、5 年和 8 年的颈动脉狭窄累积发生率分别为 11%、20% 和 29%。在为期 4 年的中位随访中[143]，脑卒中发生率为 5%，TIA 发生率为 4%。放射性狭窄患者支架置入术后复发率较高[144]。颈动脉破裂是鼻咽癌放疗的严重晚期并发症，可选择的治疗手段有限[145]。

（六）颈动脉血供重建术后再狭窄

颈动脉内膜切除术后 2 年内发生的再狭窄通常归因于新内膜增生，而复发性动脉粥样硬化被认为会导致后来的再狭窄[146-148]。一些特征性位于动脉内膜切除术野上端的再狭窄病例是斑块广泛而切除不足的结果。在 1 例腔静脉腔内治疗后出现症状性再狭窄的患者中也发现了新生内膜形成和平滑肌细胞增殖[149]。在这项随机试验中，30.7% 的患者在血管内治疗（主要包括未置入支架的球囊血管成形术）后的超声随访中出现严重的残余或复发性颈动脉狭窄（这两种情况通常归因于再狭窄），而动脉切除组的患者比例为 10.5%[150]。最近的超声随访试验比较了首选颈动脉支架植入术，结果显示再狭窄的长期发生率较低。有症状患者中支架保护性血管成形术与颈动脉内膜切除术（angioplasty versus carotid endarterectomy，SPACE）试验也显示，支架组治疗 2 年后严重再狭窄的发生率（10.7%）高于内膜切除组（4.6%）[151]。相比之下，其他试验支架和内膜切除术再狭窄率之间没有显著差异，包括 EVA-3S 试验 3 年（3.3% vs. 2.8%）[152]，CREST 试验 2 年（6% vs. 6.3%）[153]，在 ICSS 中为随机分组 5 年后（11.8% vs. 8.6%）[154]。需要注意的是，超声可能会高估支架置入后再狭窄率的真实发生率[155]。

与复发性动脉粥样硬化相比，新内膜增生不易引起血栓栓塞事件[156]。然而，随机试验的随访表明，颈动脉血供重建术后的严重再狭窄与每年约 1% 的脑卒中风险轻微增加有关，与仅接受当前药物治疗的无症状动脉粥样硬化性颈动脉狭窄患者的脑卒中率相似[153, 157]。动脉内膜切除术后再狭窄的脑卒中风险似乎比支架置入后再狭窄的脑卒中风险增加更明显，提示两种情况下脑卒中的病理生理学可能存在差异[157, 158]。

七、颈动脉的病理生理学

TIA 和脑卒中的临床综合征发生于涉及颈动脉本身的疾病，其产生于三种基本机制：①颈动脉近端病变（通常为动脉粥样硬化）上形成的血栓栓塞到达远端颅内动脉；②血栓从闭塞的颈内动脉向其颅内分支扩散；③血流动力学障碍，也就是说，由于 ICA 血流动力学显著狭窄或闭塞的远端侧支循环不足，灌注压降低到缺血阈值以下。在同一患者中，可能存在多种机制的组合。

（一）侧支途径

当颈内动脉无法通过其直接顺行路径供应其通常的颅内区域时，6 个主要的潜在侧支来源可能单独或联合形成[159-161]（图 22-11）。这些侧支循环的范围反映了它们将要代偿的颈动脉狭窄的严重程度，至少对于仅出现 TIA 或轻微脑卒中的患者如此[162]。

1. 颅外通路　颈内动脉 – 眼动脉：最容易识别的颅外来源是通过眶壁经 ECA 吻合。顺行血流经颈外膜面支向上流向眼眶，通过眶底和眶顶与颅内颈外膜眼支形成连接。当血流有足够的力量时，眼动脉的流动方向可以反转，这提供了一条通往虹吸部的路径，然后从虹吸部顺行到腹侧大脑动脉环。这些特殊的吻合路径主要发生在颈动脉的上颌分支和眼动脉之间。在眼眶顶部，在眼动脉滑车上支和眶上支之间的 ECA 面支和额支之间有较小的吻合。眼动脉的侧支可能来自 ECA 的脑膜分支；很少情况下，眼动脉不是 ICA 的分支，而是从脑膜动脉接受其全部的血流，脑膜动脉是向大脑动脉环提供少量颅内供应的连接。

2. 颅内通路　大脑半球最重要的侧支循环来源是通过大脑动脉环的对侧 ICA。在这种情况下，血液顺行向上流动到对侧 ICA，然后通过前交通动脉穿

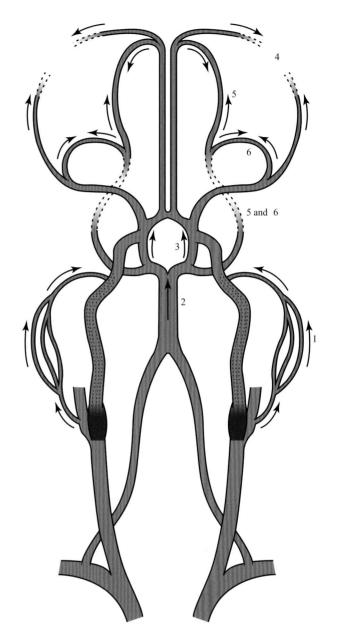

▲ 图 22-11　颈内动脉区域闭塞的侧支血流来源（紫色，闭塞部位；点状，远端血流衰竭）

显示经基底动脉（2）经后交通动脉（3）到达眼（1）和颅内侧支的颈外侧支，将大脑前中动脉（4）和大脑后动脉的远端分支连接到大脑前动脉（5）和大脑中动脉的交界区血管（6）

引自 Gautier JC, Mohr JP. Ischemic stroke. In: Mohr JP, Gautier JC, eds. *Guide to Clinical Neurology*. New York: Churchill Livingstone, 1995:543.

过大脑动脉环，从前交通动脉有几条可能的路径通往受影响的半球。最有用的方法是直接穿过受影响的一侧大脑动脉环进入 MCA。此外，或者说，如果通向 MCA 的通路不通畅，侧支血流可能沿着 ACA

的皮质分支上升，缺乏来自其自身 ICA 的直接供应，然后越过大脑半球，通过连接 ACA 和 MCA 的软脑膜侧支，在其区域之间的皮质交界区，逆行填充这些 MCA 分支。

同样，大脑动脉环周围的侧支循环也可以通过一侧或两侧的大脑后动脉来自椎 – 基底动脉循环。该来源足以供应严重双侧颈动脉疾病患者的双侧颈动脉区域。

大脑动脉环是一个多边形动脉，其完整程度有许多微小的变化；在最严重的病例中，它没有通过对侧 ACA 或同侧 PCA 与受累的 ICA 区域联系。在这种情况下，受影响的 ICA 区域可能会被孤立；如果其同侧 ACA 未通过大脑动脉环连接到对侧，并且其同侧 PCA 也由 ICA 提供（所谓的胚胎型 PCA，代表这两条血管之间早期胚胎连接的持续性），则情况尤其如此。在极端情况下，受影响区域的 ACA 可能会向两个 ACA 区域提供奇静脉，增加了部分对侧 ACA 区域的颈动脉疾病风险。

从基底动脉流入 ICA 区域的血流很少是通过永存三叉动脉，这是胚胎循环的残余，将近端海绵窦内 ICA 与基底动脉的中部或远端连接起来。

分水岭区侧支循环。从脑动脉经脑表面边界区逆行血流可保留部分或全部受损动脉区域的皮质表面分支。在这种情况下，大脑动脉环的解剖结构起着至关重要的作用，如果后交通动脉太小，无法承载大量侧支流量，则 PCA 皮质支的远端可能通过半球表面的浅表边界区吻合向 ACA 或 MCA 区域提供侧支流量。如果闭塞的 ICA 同侧的 ACA 干太小，ACA 可能会通过交界区将部分或整个大脑中表面分支进行侧支。在这种情况下，逆行流入濒危区域的范围从完全侧支流到受体血管的干部，再到微弱流入远端皮质表面分支。其他侧支循环路径可能在特殊情况下发展，通常在儿童闭塞性动脉病患者中，如烟雾病。如果在成年期颈动脉疾病发作后发现这些罕见的路径，那是非常罕见的。因此，脑表面血管可通过穿过硬脑膜的脑膜动脉或开颅手术部位与颅外动脉源吻合，在极其罕见的情况下，深部穿支动脉（豆纹动脉）通过深层白质边界区与大脑凸面相连，导致皮质穿支血管的反向流动。

长期以来，侧支循环的血管造影显示与其生理效应关系不大。Powers 等[163] 使用 PET 测量（CBF、血容量和吸氧分数）发现，颅外 ICA 的狭窄百分比和残余管腔直径都不是患者脑循环血流动力学状态的可靠预测指标。大脑半球的血流动力学不全与脑膜动脉和眼动脉侧支循环的血管造影模式相关性最好。同样，TCD 超声检查显示，眼侧支循环对大脑的供应不足，它的存在表明更常见的侧支循环来源不可用或不能使用。以眼动脉侧支循环代偿为主的方式通常是一个不良的预后标志，而不是一个有利的[164]。

（二）缺血性脑卒中与短暂性脑缺血的机制

颈动脉疾病的诊断和治疗面临的挑战主要在于：①确定特定病例的发生症状的机制；②确认相关颈动脉疾病的性质和严重程度；③预测未来事件的可能发生率；④决定患者是否能从血供重建中获益。与大多数医疗状况一样，回答这些问题的关键是仔细记录症状，关注事件的过程和时间，并结合适当的检查。重要的是要认识到，尽管 CT 扫描可以识别更大的脑梗死，而双功超声可以检测出明显的颈动脉狭窄，正确理解颈动脉狭窄的后果和可能的症状机制需要脑 MRI 和详细的颈外血管和颅内循环血管成像，包括 MRA 或 CTA，有时还需要经导管血管造影。确定狭窄的性质可能需要对血管腔和壁进行横断面成像，例如，在颈动脉夹层中识别动脉粥样硬化斑块或壁间血肿或游离内膜瓣。

本章之前的版本（感兴趣的读者可以参考）提供了一个有趣的视角，介绍了围绕颈动脉疾病可能与短暂症状和脑卒中的临床表现相关机制的早期争议的历史。在 20 世纪上半叶，TIA 甚至脑卒中通常被归因于痉挛，尽管有零星报道称与脑卒中相关的颈动脉闭塞和血栓形成。20 世纪 50 年代，Miller Fisher 曾引起人们对颈动脉疾病与 TIA 之间关系的关注，包括短暂性单眼失明和脑卒中[165]。然而，当时对颈动脉疾病的思考主要集中在颈动脉闭塞和假定的症状血流动力学起源，或者认为闭塞在某种程度上导致了颅内痉挛。栓塞被认为只是脑卒中的偶然原因，不太可能解释 TIA。目前，人们普遍认为栓塞是颈动脉狭窄患者 TIA 和脑卒中的主要原因。以上回顾了表明斑块破裂、局部血栓形成和栓塞作为与颈动脉狭窄相关的脑卒中主要机制的重要性的许多证据，包括 TCD 直接显示与近期脑卒中和 TIA 相关的栓塞。直接观察颈动脉支架置入时远端动脉闭塞与脑卒中或 TIA 的典型症状相关，为斑块破裂栓塞机制提供了额外的"概念证明"。在机械血栓切除术治疗急性脑卒中的当今时代，在脑卒中发作后的最初几小时内，基于导管的血管造影术再次出现（过去由于担心使患者病情恶化而经常避免出现这种情况），这经常表明颈动脉狭窄或急性闭塞，以及更多远端动脉闭塞，这与栓塞是脑卒中的主要机制相一致[166, 167]。然而，仍有一部分病例可能是血流动力学引起的症状，更多的病例可能是血流动力学障碍导致梗死。

虽然大多数颈动脉区域缺血的病例都是由动脉粥样硬化导致的栓塞引起的，但动脉粥样硬化斑块中的各种栓塞物质可能是原因之一。急性脑卒中机械血栓切除术期间从颅内动脉提取的栓子的组织学显示，血小板和纤维蛋白的比例不同，中间有大量红细胞[168]。与心源性血栓相比，动脉粥样硬化引起的血栓不太可能含有大量白细胞[169]。动脉粥样硬化斑块的胆固醇晶体或其他成分似乎是导致脑卒中的栓子的罕见成分，尽管在颈动脉支架植入期间，支架植入期间远端保护过滤器捕获的栓塞物质包括胆固醇结晶、泡沫细胞及血栓[170]。我们很少看到症状性颈动脉狭窄的病例，其中急性闭塞的颅内动脉段在 CT 上有如此高的衰减，钙化物质占主要责任。虽然在 DW MRI 上，许多 TIA 与不位于交界区的小皮质病变相关，这一事实支持了这种可能的机制，但要证明栓子是 TIA 的原因并不容易。DW MRI 显示的急性梗死更可能出现在 TIA 和轻微脑卒中患者中，这些患者的颈动脉斑块显示一种或多种不稳定斑块特征，包括斑块内出血、表面破裂和管腔血栓形成[171]。在大多数情况下，颈动脉疾病引起的 TIA 很可能是由小血栓栓子引起的，这些小血栓栓子因其体积或成分小而迅速溶解。

Fisher[172] 和 Ross Russell[173] 分别观察了短暂性单眼失明（transient monocular blindness，TMB）发作期间通过视网膜循环的物质，记录了迁移颗粒可能与短暂症状有关，但该物质的性质尚不确定。当然，足以引起视网膜缺血（0～100μm）的栓塞物质的大小可能比引起半球症状的栓塞物质小得多，因为栓子的大小太小，除了大脑半球的微小软脑膜表面分支外，其他任何分支都无法阻断。无论是这个非常小的尺寸，还是导致 TMB 的栓子的不同成分，都可能解释了 TMB 比半球 TIA 更不容易发生脑卒中的事实[71]。在视网膜动脉壁中观察到的折射物质，即所谓的 Hollenhorst 斑块[174]，在实验研究后被归因于胆固醇晶体或动脉壁内沉积的动脉粥样硬化碎片的栓塞。然而，人类中与栓塞相关的组织学证据很少，许多病例没有任何症状史[175, 176]。此外，血管造影显示的颈动脉明显狭窄仅在大约一半的病例中发现[175]。

急性颈动脉闭塞的临床影响范围很广，从无症状到灾难性后果不等。记录在案的颈动脉阻塞患者中，只有约 1/10 的患者有相关的临床症状，表明大多数患者侧支供应充足。对无症状颈动脉闭塞患者的随访研究同样表明，每年发生脑卒中的风险很低，约为 1% 或更少[177]。以下讨论与颈动脉闭塞症状的血流动力学起源相一致的特征。其他机制包括颈动脉血栓的顺行传播，这是颈动脉闭塞最容易理解的影响，尽管这在眼动脉以外非常罕见。从虹吸部向远端延伸至或超出大脑动脉环，累及 ACA 和 MCA 的主干，通常会造成毁灭性的脑梗死[157, 178]。颈动脉闭塞也可能通过 ECA 侧支导致栓塞，该侧支由血栓底部颈动脉分叉处的颈动脉残端产生。

血流动力学缺血，或之前版本中提到的远端灌注不足，是导致严重颈动脉狭窄或闭塞患者症状的主要机制。尽管特征性沉淀剂和 TIA 特征可能提示血流动力学机制，但脑成像上急性梗死的分布为颈动脉功能不全相关潜在症状的血流动力学机制提供了最有力的证据。特征性的与血流动力学机制相关的梗死位于 MCA 动脉区域的边缘地带，是血液沿着颈动脉向上流动的主要目的地[179]。这种分布反映了距离严重狭窄或闭塞部位最远的脑实质区域的血管灌注减少。除了低动脉压导致灌注受损外，在这些远处的血管中还观察到血栓停滞[180]，随后出现梗死。对于颈动脉系统，如果假设侧枕区和上顶叶区可从大脑后叶获得侧支流动，则危险边缘区包括 ACA 和 MCA 皮质分支的最远端，尤其是上额叶和中央旁小叶（浅表边缘区）[181]。在一些患者中，MCA 和 PCA 皮质分支之间的后表面边界也存在风险。然而，鉴于大脑中动脉供应的半球部分的变异性，很难确定交界区的浅表梗死不是由 MCA 分支栓塞引起的。然而，位于半卵圆心深部交界区的梗死对血流动力学远端缺血更具特异性，该交界区位于穿过皮质的小动脉供应区域与来自 MCA 和 ACA 或 PCA 的底层白质之间。这可能与邻近的浅表交界区梗死有关，也可能是影像学上的孤立发现。在后一种情况下，梗死通常沿深部边界呈线性分布，如一串串珠或念珠。这一发现在单侧几乎可以诊断严重的同侧颈动脉狭窄或闭塞，在单侧病例中，当发现同侧颈动脉只有轻度或中度斑块时，很容易推测颈动脉暂时被自发溶解的血栓阻塞。大脑浅表和深部交界区梗死的典型病例如图 22-12 所示。

使用各种方法进行的灌注成像研究，包括 MRI（图 22-12C），已经证实了远端交界区 CT 层面与高度颈动脉狭窄或闭塞的相关性 [179, 182-192]。在高碳酸血症（侧支血管完全扩张的标志）的情况下，大脑中血管的低反应性已被多个研究组证实与高级别颈动脉狭窄有显著关系 [193-195]，并且也与未来 TIA 或脑卒中的风险增加有关 [196]。

虽然血流动力学缺血和栓塞被认为是独立的机制，但有人认为这两种机制都会导致梗死，尤其是在深部交界区，因为灌注受损，导致交界区小栓子的冲刷减少 [197]。

八、颈动脉疾病的临床综合征

（一）眼动脉梗死

在 TMB（也称为黑矇）的自然史研究中 [198]，长期监测的患者中只有一小部分发生视网膜梗死。推测的机制是视网膜分支或视网膜中央动脉的栓塞性阻塞。20 世纪 80 年代的几大系列视网膜中央动脉阻塞患者接受了 DSA 检查，其中 50%～70% 的病例记录了与栓塞源一致的同侧颈动脉疾病 [199, 200]。在视网膜中央动脉阻塞之前，包括 TMB 在内的颈动脉区域性 TIA 已经在许多患者中发生。相比之下，在 2014—2016 年间研究的 400 名短暂或永久性缺血性视力丧失患者中，只有 14% 患有同侧颈动脉狭窄 [201]。

（二）缺血性视神经病变与缺血性视网膜病变

这种疾病被广泛认为与视盘的局部缺血有关，并有多种原因，包括巨细胞动脉炎、颈动脉夹层、Takayasu 病和颈动脉海绵窦瘘，以及许多栓塞来源。眼部的特征性异常是视力严重降低，瞳孔对光反射减弱，眼底镜检查出乳头状水肿。严重的视力丧失有时会导致失明并伴有视神经萎缩，这是一种严重的情况。缺血性视神经病变（图 22-13）需要与缺血性视网膜病变区别开来，后者瞳孔扩张并伴有轻度反应：①虹膜新生血管（虹膜红细胞）；②继发性青光眼眼压升高；③增生性视网膜病变，伴有微动脉瘤、散在火焰状出血和明显的静脉淤滞，通常继发于糖尿病或静脉阻塞 [202-206]。颈动脉狭窄不是这些眼科综合征的常见原因，在一个早期系列中仅影响 5%

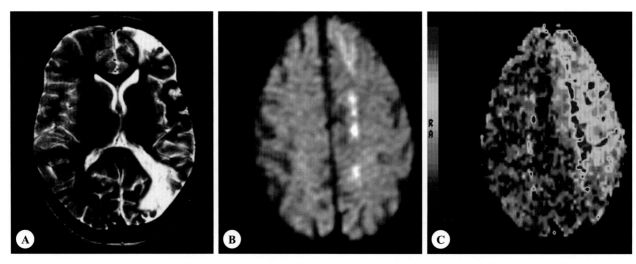

▲ 图 22-12 大脑浅表和深部交界区梗死的典型病例

A. MRI 显示 T$_2$ 序列显示的左半球前后浅表交界区梗死；B. 另一名患者的左半球深部交界区梗死，DWI 显示为亮信号，呈串珠状（念珠状）；C. 灌注 MRI 达峰时间图像显示严重同侧颈动脉狭窄患者左大脑中动脉大部分区域（黄色和红色）灌注受损，流量的最大损害发生在深边界区（红色），这张图像来自 B 中所示的同一患者和同一水平，显示了血流动力学损伤和交界区梗死之间的一致性（经许可转载，引自 M.M.Brown）

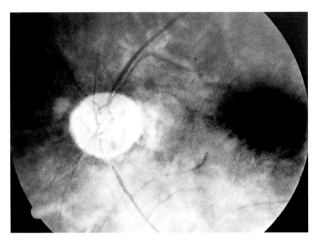

▲ 图 22-13　慢性缺血性视网膜病变

视网膜血管变细，视盘苍白

的病例，在以后的系列[202]中影响 1.6%[207]。在这些少数病例中，严重颈动脉狭窄和闭塞导致低流量缺血性视网膜病变，其眼底特征与其他缺血性视网膜病变类似（但为单侧）。

（三）脉络膜前动脉综合征

脉络膜前动脉（anterior choroidal artery，AChA）是颅内颈内动脉的一个分支，起源于眼动脉远端，但在大脑动脉环下方。其大小与大脑表面动脉分支相比，但其位置使其成为导致脑卒中的罕见闭塞部位。AChA 供应内囊后肢的后 2/3、内囊后部的豆状核后纤维、苍白球内侧、钩突、视束后部、尾状核尾部、外侧脉络丛、丘脑后部和浅表区域，大脑脚的前部和外侧膝状体[208-214]。AChA 感染可能由栓塞或局部微瘤引起。

人们越来越认识到 AChA 血管区域梗死的各种综合征，尽管几十年来它很少被视为颈动脉综合征之一。Helgason 等根据 Damasio 创建的 CT 图，提出偏侧感觉减退 – 共济失调综合征的假设[215-217]，这引发了其他作者的质疑。基于这些考虑，一些报道认为，此类梗死应被视为标记为腔隙的小而深的类型[218]。供血区位置的模糊性引起了其他人的质疑，他们担心长期被推断影响 MCA 起源的豆状外侧动脉的梗死可能与 AChA 闭塞混合在一起，并被认为是由 AChA 闭塞所致[219]。MRI 及血管造影证实 AChA 梗死可累及钩状核、杏仁核、内侧囊膝及后肢、苍白球、外侧膝状体及尾状核尾部[220, 221]。其他人认为，他们已经证明了 AChA 是梗死的一个原

因，影响内囊的后肢，并向上延伸到室旁冠[222]。这个问题继续吸引着人们的兴趣，并在本书之前的版本中作为单独的章节进行了详细的讨论[223, 224]。考虑到受 AChA 影响的部位的范围，可能并不奇怪的是，在其过程中，一系列综合征被归因于闭塞。这些症状包括单纯运动脑卒中[215]、单纯感觉脑卒中、感觉运动脑卒中[225]、假性延髓状态[226]、沉默症[227]（可能是一种忽视形式）和显著的视野障碍[228]，包括同向偏盲[229]、同向暗点[230]、象限缺损和扇形盲视[231]。

（四）脑梗死

根据脑梗死严重程度和地形图的临床依据，与颈动脉和心脏来源相关的栓塞综合征的类型和严重程度似乎没有本质区别。关于 ACA 和 MCA 疾病的章节讨论了这些脑卒中综合征的临床细节（见第 23 章和第 24 章）。颈动脉疾病也是大脑后动脉闭塞的一种罕见原因，在少数人中，大脑后动脉仅由同侧颈内动脉的主要后交通支供应。虽然颈动脉狭窄通常与单侧半球梗死有关，但应记住，对于对侧颈动脉闭塞或接近闭塞的患者，颈动脉狭窄可能与对侧半球梗死有关，因为栓子通过前交通动脉穿过大脑动脉环。

在一些患者中，症状出现的时间可能指向 ICA 血栓播散，而不是心脏栓塞，这是一种可能的机制。例如，如果缺血性半球症状在几小时以上逐渐进展。然而，这种症状过程也可能由与更多远端 MCA 闭塞或恶性 MCA 水肿发展相关的侧支循环血流动力学衰竭引起。

血流动力学缺血伴远端低灌注导致脑梗死的临床综合征的特征是显著的视野缺损、失语或注意力不集中（分别来自优势半球或非优势半球受累），以及不同程度的对侧感觉运动障碍[232]。后者对上肢近端节段的影响应大于远端节段，反映了沿着额叶 – 顶叶凸面交界区上部梗死的位置[233]。尽管在心搏骤停和低血压并导致双侧远端视野梗死的病例中（双侧）通常会发现上述症状群，但直到 20 世纪 80 年代中期，CT 扫描才记录到 ICA 动脉粥样硬化血栓形成导致的单侧症状[181]。具有重要诊断意义的是，这些血流动力学综合征的严重程度通常低于栓塞，因为它们位于交界区，并且先兆性 TIA 的发生率较高[157]。

（五）痴呆与认知障碍

一般认为，动脉硬化患者痴呆风险一般会增加 [234]，在隐匿性重复栓子引起的脑卒中的情况下 [235]，表现为大脑凸面高处、"远端区域"梗死伴高度颈动脉狭窄 [236, 237] 或颅外颈动脉疾病和 MRI 显示的脑梗死证据 [238]。然而，日本最近的一项流行病学研究表明，虽然颈动脉狭窄与随后痴呆症的发病率增加有关，但在年龄和性别校正后，这种联系消失了 [239]。此外，当发现颈动脉粥样硬化与痴呆症之间存在关联时，很难排除痴呆症是由脑卒中或无症状性脑梗死引起的可能性 [240]。在没有梗死的情况下，CPP 降低是否存在非特异性效应导致认知障碍，这是值得怀疑的。关于患者在颈动脉血供重建后恢复认知功能的个别病例报道仍在不断出现，但从 32 项颈动脉血供重建前后认知功能研究的回顾中得出的总体结论是，颈动脉血供重建对认知功能没有显著的整体早期益处 [241]。预防痴呆症的任何后期益处（尚未显示）只能通过预防梗死产生。

九、短暂性脑缺血发作

TIA 被定义为短暂的局灶性脑缺血性神经功能缺损。对于高度狭窄的颈动脉区域 TIA，其持续时间通常为 5~15min [242]。有充分的证据支持 TIA 是脑卒中风险的有力标志。当与颈动脉狭窄相关时，颈动脉手术试验显示 TIA 患者的脑卒中风险比无症状动脉狭窄患者高近 10 倍，预后意义明显 [47, 59]。在最近的多中心系列研究中，3847 例 TIA 或轻微脑卒中患者随访了 5 年，其中 24% 的患者归因于大动脉动脉粥样硬化，21% 的脑卒中亚型患者通过颈动脉内膜切除术治疗 [243]。尽管如此，与其他脑卒中亚型相比，大动脉硬化患者的 5 年复发脑卒中风险仍然最高，为 6.5%。

临床表现相似或相同的复发性 TIA 明确提示同侧动脉狭窄，最常见的是颈动脉狭窄。大多数由颈动脉疾病引起的 TIA 是由栓塞引起的；然而，血流动力学缺血表现为短暂的局灶性神经症状是众所周知的。然而，心脏栓塞和腔隙综合征也可能表现为 TIA，鉴别诊断包括最常见的 TIA 模拟、偏头痛先兆和部分性癫痫发作。然而，重要的是要认识到，严重颈动脉狭窄或闭塞引起的缺血可能导致典型的偏头痛先兆 [244]，而 TIA 可能伴有非特异性头痛 [245, 246]。

正如患者在回顾性访谈中所说，大多数颈动脉区域 TIA 都很短暂，通常只持续 7~10min。在早期的报道中，无论持续时间是短是长 [247, 248]，后续脑卒中的预后似乎是相同的，但最近的研究表明，持续时间超过 60min 的持续时间在不考虑颈动脉疾病的情况下，后续脑卒中的风险更高 [249]。然而，在 TIA 的所有病因中，颈动脉狭窄的存在与早期复发风险显著增加有关，尤其是在最初 48h [250]。更重要的是，在文献中已经证明，在综合征持续时间超过 1h 的患者中，DWI 上有脑梗死的证据 [251]，以及同侧半球的 MR 光谱检查结果受到干扰 [252]，这引发了对 TIA 新定义的呼吁。AHA 和其他组织的一个委员会得出结论，提出的 1h TIA 定义没有帮助，因为它没有明确区分有无组织梗死的事件 [253]。取而代之的是，TIA 的以下修订定义得到认可："由局灶性脑、脊髓或视网膜缺血引起的短暂神经功能障碍，排除急性梗死。"随后对近 2000 名患者进行的一项大型研究证实，尽管在 MRI 上约 11% 的 TIA 与脑梗死相关，但梗死的存在与 1h 或更长时间的症状持续时间无关 [254]。尽管在 TIA 患者的 MRI 上发现梗死表明早期脑卒中复发风险增加，但在急性脑卒中患者的 CTA 上发现颈动脉狭窄（或颅内闭塞）同样预示着早期风险增加 [255]。

从颈动脉脑卒中的角度来看，颈动脉 TIA 的重要性尤为突出。颅外颈动脉闭塞性疾病导致颈动脉脑卒中的患者，已知的 TIA 发生率为 50%~75% [256-259]。这种情况与所有类型脑卒中相关的 TIA 低发生率（约 10%）形成鲜明对比。现有的前瞻性和回顾性数据表明，TIA 可能是一些患者脑卒中的一个令人印象深刻的警告，他们的认识为治疗干预提供了机会，尤其是颈动脉血供重建。

（一）短暂性单眼失明

TMB 也被称为黑矇，自早期报道以来就被认为是颈动脉疾病的重要表现 [260]。TMB 可能被认为是患者描述为雾、模糊、云、云雾等的短暂单目视觉模糊。阴影或帘幕效应仅在少数情况下发生，为 15%~20%，与其他单眼视力丧失的变化相比，它对颈动脉疾病的预测性并不强 [261]。视力损害的持续时间很短，通常不到 15min，很少超过 30min，大多数患者仅受影响 1～5min[173, 262-265]。

继发于低视网膜灌注的血流动力学 TMB 症状的特征是，患者将其描述为"白斑"或像透过磨砂玻璃看一样的棋盘形视觉扭曲，而栓塞 TMB 的视觉损失被描述为黑色或黑暗。从黑暗的房间进入明亮的阳光下，甚至看到室内明亮的光线，都可能会引发症状[266, 267]。在这种情况下，明亮的光线会导致视觉诱发反应的损害[268]。这种机制被认为与缺血视网膜不能以正常速度再生视紫红质有关。在这种情况下，眼底检查可能会显示视网膜小动脉灌注压低，在眼球受到轻微压力时，可以看到视网膜小动脉在舒张期出现搏动和塌陷。在严重病例中，眼底镜检查也可能显示低压缺血性视网膜病变的特征，包括静脉扩张、周围微动脉瘤和斑点出血[269]。这通常与颈动脉分叉和（或）颈内动脉远端非常严重的狭窄有关（图 22-14）。

闪光、闪烁、颜色和强化光谱很少作为 TIA 表现出现，通常表示偏头痛事件[262]。然而，Goodwin 等[270]记录了狭窄超过 75% 的患者在 TMB 期间出现的视觉现象，这使得在某些情况下仅从临床角度难以区分视网膜偏头痛。

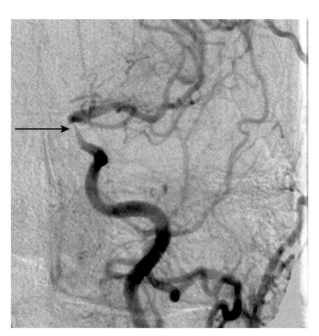

▲ 图 22-14　数字减影血管造影显示颈内动脉远端严重狭窄（箭）
该患者颈动脉分叉处中度狭窄，表现为低压缺血性视网膜病变。随后颈动脉闭塞，患者的眼睛失明（经许可转载，引自 M.M.Brown）

与脑半球 TIA 相比，颈动脉狭窄继发 TMB 对脑卒中的不良预后较小。在 NASCET 非手术治疗组的 198 例 TMB 病例中，3 年同侧脑卒中发生率是 417 例半球 TIA 医学治疗病例的一半（校正后 OR=0.53，95%CI 0.30～0.94）[271]。在 ECST 中也有类似的发现[272]。

（二）半球短暂性脑缺血发作

报道涉及同侧大脑半球内颈动脉区域的 TIA 症状通常与涉及这些区域的脑卒中症状相匹配，只是持续时间较短。最常见的症状是受累半球对侧身体的部分或全部部位无力或麻木（或两者兼有），有无语言障碍，取决于优势半球是否受影响[273-276]。

最常见的症状包括对侧肢体的运动和感觉功能障碍，其次是纯运动功能障碍、纯感觉功能障碍，最后是孤立性语言障碍[253]。对侧远端手臂和手是最常遭受攻击的身体部位，其症状可能是唯一的表现。这种缺陷可能反映了颈动脉循环远端部分运动皮质的缺血情况。

与 TMB 一样，大脑半球 TIA 的持续时间通常较短（＜15min，最长持续 1～10min）。在一项研究中，持续 1h 或更长时间的半球 TIA 患者的颈动脉倾向于完全开放，并有颅内分支闭塞的证据，这表明半球 TIA 反映了短暂的脑栓子[253]。患者在就医前可能有 1 个或多个半球 TIA，一些人有 20 个或更多[253]。大多数患者在数周到数月内出现半球性 TIA，但有些患者的病史可能跨越数月到 1 年，或者很少，更长。

在没有影像显示交界区梗死或脑血管反应性测量的情况下，可能很难将血流动力学半球 TIA 的症状和栓塞性 TIA 的症状区分。然而，如果与非常严重的颈内动脉狭窄（＞95%）或闭塞有关，应考虑血流动力学机制。有记录的低血压或可能引起外周或核心血管扩张的诱因（如正位、热水澡或大餐）引发的症状很可能是血流动力学引起的。血流动力学半球 TIA 的一种独特但不常见的形式是肢体颤抖[274, 277-282]。通常与严重的颈动脉狭窄或闭塞有关，发作的特征是对侧手臂或腿部反复、不自主、不规则、摇摆的运动。在严重的双侧颈动脉疾病病例中，身体两侧同时发生摇晃的情况很少见。这些动作被描述为颤抖、抽搐、拍打或摇摆。肢体颤抖可能是大脑半球 TIA 的表现症状，因此与局灶性癫痫的区别是一个重要的鉴别点。证明与同侧脑血流或反应性损伤相关的严重颈动脉狭窄或闭塞对确诊很重要。此外，血流动力学 TIA 对抗惊厥药没有反应。动脉内膜切除术消除了这些症状。

十、颈动脉疾病患者的脑卒中风险

（一）症状性颈动脉狭窄

在对症状性颈动脉狭窄进行保守管理（药物治疗）的情况下，估计脑卒中风险的大量证据来自 20 多年前评估动脉内膜切除术益处的随机对照试验。在对 ECST[46]、NASCET[48]、第三个较小的试验（退伍军人事务试验 VA309[283]）的汇总分析中，包括 6092 名患者和 35 000 个患者年的随访，最近出现症状的严重颈动脉狭窄（根据 NASCET 测量狭窄的方法，70%～99% 的狭窄，不包括近粘连）患者被随机分为单独继续接受药物治疗，5 年的同侧脑卒中的累计风险约为 26%[47]。在随机接受内膜切除术的患者中，这种风险降低了 16% 的绝对差异。在中度，50%～69% 狭窄的患者中，发生同侧脑卒中的 5 年风险约为 18%，仅降低了 4.6%[48]。重要的是，在 NASCET 试验中，55% 的患者在符合条件的事件（TIA 或轻微脑卒中）发生 30d 后被随机分组，而在 ECST 中，这一比例为 65%。因此，这些数据不允许在最初症状出现后的最初几天内估计脑卒中风险。在 TIA 患者的大型前瞻性登记中，以大动脉动脉粥样硬化作为潜在原因的患者中，高达 20% 的人在 TIA 后 90d 内发生脑卒中，大部分事件发生在前 7～14d[284, 285]。

ECST 在 1981—1994 年间招募了患者，NASCET 在 1988—1996 年间招募了患者。这些试验中的药物治疗主要包括服用阿司匹林。在 NASCET 试验中，只有 14% 的患者在随机分组时接受了降脂治疗。可以合理地假设，随着他汀类药物的广泛使用和更积极的抗血小板治疗，症状性颈动脉狭窄患者早期复发脑卒中的风险比早期试验和 TIA 队列中报道的要低。

临床风险建模和成像可以进一步区分症状性颈动脉狭窄患者的脑卒中风险（图 22-15）。根据随机接受 ECST 药物治疗的症状性颈动脉狭窄患者的同侧脑卒中风险相关变量，包括年龄、性别、狭窄程度、类型（视网膜缺血、TIA 或脑卒中）、自出现事件以

来的时间，以及不规则或溃疡斑块表面的存在，制订评分[272]。该评分准确预测了被纳入 NASCET 试验医疗组中的一组有症状的颈动脉狭窄患者的同侧脑卒中风险，但对动脉内膜切除术患者围术期脑卒中的风险没有影响[286]（图 22-15）。

从以上得出的任何关于症状性颈动脉狭窄脑卒中风险的结论都应该进行修改，应考虑到自 ECST 和 NASCET 完成以来的过去 25 年脑卒中风险因素的变化和医疗方法的改进。上文讨论的预测 5 年内药物治疗脑卒中风险的模型随后进行了重新校准，以考虑其他风险因素和现代优化药物治疗的可能益处。重新校准的模型，称为颈动脉风险（Carotid Artery Risk，CAR）评分，预测的 5 年脑卒中风险值约为原始模型预测值的一半，但即使如此，也可能低估了与症状性颈动脉狭窄相关的当前风险。CAR 评分正在进行中的第 2 次欧洲颈动脉外科试验（ECST-2）中进行评估[287]。这项随机临床试验正在调查，对于

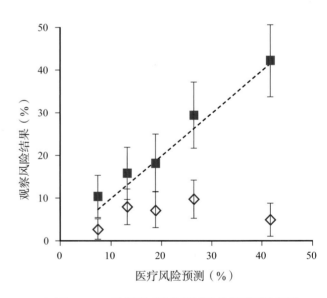

▲ 图 22-15 欧洲颈动脉外科试验的模型风险预测

该图表显示了模型的可靠性，该模型预测了 50%～99% 颈动脉狭窄患者仅接受药物治疗的 5 年同侧脑卒中风险。填充的方块显示了 NASCET 中观察到的 5 年脑卒中风险与预测风险的对比。开放式菱形图显示了在 NASCET 中观察到的颈动脉内膜切除术后 30d 内发生脑卒中或死亡的风险，表明单独使用药物治疗时预测的脑卒中风险较高的患者手术风险没有增加（经 Elsevier 许可转载，引自 Rothwell PM, Mehta Z, Howard SC, et al. Treating individuals 3: from subgroups to individuals: general principles and the example of carotid endarterectomy. *Lancet*. 2005;365(9455):256–65, with permission from Elsevier.）

有症状或无症状颈动脉狭窄且预计 5 年脑卒中风险低于 20% 的患者，单用现代药物治疗是否足以避免颈动脉血供重建。

上文讨论了使用 TCD 检测狭窄范围以外的微栓塞并预测未来脑卒中风险的可能性，也讨论了在未来的临床实践中使用 MRI 进行颈动脉斑块成像以预测脑卒中风险，磁共振斑块成像似乎比 TCD 或超声成像更有可能用于对有症状的颈动脉患者的脑卒中风险进行分类。在对 7 项队列研究（包括 560 名症状性颈动脉狭窄患者）汇总数据的 Meta 分析中，根据狭窄的基线严重程度，在磁共振斑块成像上有 IPH 的患者与无 IPH 的患者中，同侧脑卒中的年发生率分别为 9.0% vs. 0.7%（<50% 狭窄），18.1% vs. 2.1%（50%~69% 狭窄），以及 29.3% vs. 1.5%（70%~99% 狭窄）[96]。

（二）无症状颈动脉狭窄

两项大型随机试验中，无症状颈动脉粥样硬化研究（Asymptomatic Carotid Atherosclerosis Study，ACAS）在 1987—1993 年间招募了 1662 名患者。无症状颈动脉手术试验（Asymptomatic Carotid Surgery Trial，ASCT）在 1993—2003 年间招募了 3120 名患者。在 60% 或更高的无症状颈动脉狭窄患者中，被分配到初始医疗管理的患者的 5 年内发生同侧脑卒中的风险始终为 11%[58, 288]。在接受即时动脉内膜切除术的患者中，ACAS 和 ACST 的风险分别降低了 6% 和 4%。值得注意的是，1993 年开始招募时，ACST 患者中只有不到 10% 的患者接受了降脂治疗，2008 年随访时，这一比例稳步上升至 80% 以上。

由于很少有患者能从血管重建术中受益，避免了他们本来会遭受的脑卒中，因此，对无症状狭窄患者的研究比对有症状患者的研究更多，以确定可能预测未来脑卒中的因素。在 ACSRS 研究中，包括 1121 名无症状颈动脉狭窄患者，他们在 1998—2002 年间在基线时使用斑块回声的超声成像进行了研究，平均随访 4 年后，颈动脉狭窄<70% 的患者患同侧脑卒中的风险为 4.1%，而颈动脉狭窄≥70% 狭窄的患者患同侧脑卒中的风险为 6.3%[85]。在研究开始时，25% 的患者在基线检查时接受了降脂治疗，到研究结束时，这一比例增加到 85%。22% 的患者≥基线检查时，管腔附近 8mm 回声透光斑块区域的

同侧年脑卒中率为 3.2%~5%，而其余患者仅面临 0.4%~1.4% 的年脑卒中风险[87]。在该队列的另一项分析中，在 6 个月的双功能超声检查中观察到的狭窄进展是同侧脑卒中的独立预测因子[22]。然而，只有 7% 狭窄≥70% 的患者狭窄进一步进展，同侧脑卒中风险达到 2.6%。在其余的患者中，脑卒中风险较低。

1999—2007 年间，ACES 包括 482 名至少 70% 无症状颈动脉狭窄的患者。在 467 例 TCD 记录可评估的患者中，有 77 例在基线检查时在 2 次 1h 的记录过程中在同侧 MCA 中检测到微栓子信号。与没有微栓子信号的患者相比，这些患者患同侧脑卒中的风险增加，风险比为 5.6（95%CI 1.6~19.3）[110]。有微栓子信号的患者 2 年同侧脑卒中风险为 3.6%，无微栓子信号的患者 2 年同侧脑卒中风险为 0.7%。

在 MR 斑块成像队列研究的 Meta 分析中，两项研究中仅有 136 例无症状狭窄患者可供分析。然而，无症状颈动脉狭窄（≤50%）患者中，IPH 患者的事件发生率为 5.4%，显著高于无 IPH 患者的 0.8%[96]。

对来自随机试验和前瞻性队列医疗组的数据进行的 Meta 回归分析表明，在过去 20 年中，与无症状颈动脉狭窄相关的同侧脑卒中风险有所下降，现在可能只有 1% 或更低[289]，最有可能归因于药物治疗的进步。事实上，在动脉粥样硬化的现代医学管理下，目前只有少数无症状颈动脉疾病患者可能受益于侵入性血供重建。现有文献表明，可以通过 TCD 检测微栓子、超声检测斑块表面的回声透亮区或 MRI 检测 IPH 来识别这一少数。然而，目前尚不确定这些研究是否仍能在目前的动脉粥样硬化管理下识别出脑卒中高危患者。此外，考虑到与无症状颈动脉狭窄相关的脑卒中发生率较低，以及大量患者需要筛查以发现风险较高的患者，筛查无症状颈动脉狭窄人群不太可能具有成本效益。

有症状和无症状颈动脉狭窄患者脑卒中风险的变化强调，需要在现代医学治疗的背景下重新评估动脉内膜切除术（或支架植入术）的益处。目前正在进行几项针对该问题的试验，包括 ECST-2[287] 和 CREST-2[290]。

（三）颈动脉闭塞

通过无创性研究或血管造影记录无症状颈动脉闭塞是相当常见的，文献可以追溯到几十年前[291]。

一系列研究试图使用病例对照法来评估脑卒中风险，第一个也是仍然占主导地位的是 Furlan 和 Whisnant 进行的研究[292]，其中 2% 的年发病率来自 138 例经血管造影评估和回顾性研究的 6 例患者。在血管造影的其他系列中也报道了类似的事件发生率[293]。Sacquegna 等[294]报道的队列研究由 100 名经血管造影证实的颈内动脉闭塞患者组成，其中 68 名患者在 17～69 个月期间接受监测；7 名患者出现新的脑卒中，只有 3 名患者位于闭塞的颈动脉区域，4 名患者在随访期间出现 TIA。观察到的脑卒中率在 1 年时为 4.7%，3 年时为 12.2%，5 年时为 17.1%。

无创多普勒超声检查为其他研究提供了数据库。Bernstein 和 Norris[295]的早期研究记录了每年 3.8% 的脑卒中率。在最初的 EC-IC 旁路研究中报道了更高的发病率，其中每年的脑卒中率为每患者年 13%，这可能表明了转诊偏倚[296]。最近的一系列研究追踪了 117 名症状性颈动脉阻塞患者，最初表现为 TIA、视网膜缺血或脑卒中，平均随访时间为 10 年，报道年度缺血性脑卒中风险为 2.4%[297]。

毫不奇怪，无症状颈内动脉闭塞患者的脑卒中风险低于有症状患者。2016 年发表的一项系统性综述确定了 13 项研究，包括总共 718 名无症状颈动脉闭塞患者，随访时间中位数为 2.8 年[177]。Meta 分析发现，同侧脑卒中的年发病率为 1.3%。然而，作者认为存在着强烈的发表偏倚，如果纠正这种偏倚，与无症状颈动脉狭窄相关的同侧脑卒中的真实发生率可能低至 0.3%。

（四）颅内狭窄

关于症状性颅内动脉硬化症脑卒中风险的证据可以从随机对照试验的医疗部门收集。在华法林 – 阿司匹林症状性颅内疾病试验（Warfarin–Aspirin Symptomatic Intracranial Disease trial，WASID）中，569 名有症状性颅内狭窄的患者被随机分配到大剂量阿司匹林（每天 1300mg）或华法林治疗，1999—2003 年间的目标 INR 为 2.0～3.0。在随机分组时，约 60% 的患者正在接受他汀类药物治疗。2 年后，复发性脑卒中的累计发病率约为 20%，各治疗组之间无显著差异。由于华法林组的患者出现大量严重出血事件，其中大部分发生在颅外，因此试验停止[298]。因此，在颅内狭窄试验（Stenting and Aggressive Medical Management for Preventing Recurrent Stroke in Intracranial Stenosis trial，SAMMPRIS）中，研究了预防复发性脑卒中的支架植入和积极的医疗管理，支架治疗颅内狭窄是否比积极的医疗治疗降低复发性脑卒中的风险[299]。2008—2011 年间，共有 451 名患者入选，其中 70%～99% 为症状性颅内狭窄[299]。然而，这项试验因为接受支架治疗的患者比单独接受药物治疗的患者脑卒中更多也提前终止了。这种不良结果部分归因于与颅内支架植入术相关的操作相关脑卒中风险高于预期（30d 内为 15%），部分归因于药物治疗组的复发性脑卒中风险低于预期（2 年时狭窄动脉区域脑卒中风险为 14%）。本试验中的药物治疗包括前 3 个月氯吡格雷和阿司匹林的双重抗血小板治疗，瑞舒伐他汀滴定至 LDL-C 水平低于 70mg/dl（1.81mmol/L），并将血压降至正常水平。在 WASID 和 SAMMPRIS 试验中，超过 20% 的患者的颈内动脉颅内段是责任狭窄血管，其余患者则是其他颅内动脉狭窄。SAMMPRIS 试验报道了受影响动脉类型的结果，颅内颈动脉疾病患者的累计 2 年脑卒中率最高（药物组为 23%，支架组为 29%）。WASID 研究人群和 SAMMPRIS 药物治疗组之间的复发脑卒中率比较进一步证明，积极的药物治疗可以降低症状性的大动脉粥样硬化患者的脑卒中风险[300]。

第 23 章　大脑前动脉疾病
Anterior Cerebral Artery Disease

John C.M. Brust　Angel Chamorro　著

杨　军　陈锡禹　付雪雯　译　　徐　煜　周敬华　校

本章要点

- ACA 区域梗死的病因包括颈动脉粥样硬化和栓塞、心源性栓塞、局部 ACA 粥样硬化或夹层。
- ACA 的解剖结构和所供血区域有相当大的差异。
- ACA 供血区域梗死导致神经功能障碍，包括无力、感觉丧失、失用症和胼胝体分离综合征、无动性缄默症和运动忽视、语言障碍和尿失禁。

大脑前动脉（anterior cerebral arteries，ACA）或前交通动脉的囊状动脉瘤破裂后，一条或两条 ACA 区域的梗死可能会伴随血管痉挛。如果排除这些病例，则 ACA 梗死占急性缺血性脑梗死的 0.6%～3%[1-5]。在大多数报道中，ACA 梗死更多与颈内动脉（internal carotid artery，ICA）粥样硬化有关，而不是 ACA 本身的原发性狭窄或血栓[6]。然而，在 100 名观察的 ACA 梗死的韩国患者中，68 名患者有原位动脉粥样硬化[7]。在对 51 名 ACA 梗死的西班牙患者的系列观察中，发现心源性占 45%，动脉粥样硬化血栓性占 29%，12% 是腔隙性脑梗死，原因不明型梗死则占 12%[8]。在对 27 例瑞士患者的观察中，17 例（63%）可能有来自 ICA 或心脏的栓塞；其他原因包括孤立性近端 ACA 闭塞、副肿瘤性弥散性血管内凝血、ICA 夹层合并对侧 ACA 栓塞闭塞、急性乙醇中毒和高血压引起 ACA 小穿支闭塞。研究发现，在 6 名年龄超过 50 岁的无明显病因的患者中，其中 5 名患者有动脉粥样硬化性脑卒中的危险因素[2]。在 55 例 ACA 梗死患者的尸检系列中，10 例可能是心源性，只有 5 例有 ACA 自身的动脉粥样硬化[9]。ACA 梗死有时会是大脑镰下疝压迫血管所致[10, 11]。

ACA 夹层动脉瘤可影响近段或远段，导致梗死和蛛网膜下腔出血，可以是自发性，或在头部外伤后出现[12-20]。在来自日本的两份研究报道中，ACA 夹层分别占了孤立 ACA 梗死原因的 43% 和 64%[21, 22]。最近的文献综述和 Meta 分析确定了 80 例 ACA 夹层动脉瘤[23]。患者的中位年龄为 51 岁（35—82 岁），仅表现为缺血症状的有 58 例（73%），蛛网膜下腔出血 8 例（10%），两者均有的 14 例（17%）。有些病例报道提示来自 ICA 远端小动脉瘤的血栓也可导致 ACA 的闭塞[24]。

一名短暂性脑缺血发作患者患有双侧胼胝体周围动脉纤维肌发育不良[25]。在另一份报道中，一名镰状细胞贫血患者在急性乙醇中毒和戒断期间发生双侧 ACA 梗死[26]。ACA 梗死的原因也可以是韦格纳肉芽肿的颅内延展[27]、继发于蛛网膜下腔神经囊虫病和结核性脑膜炎的动脉炎[28-30]，以及急性淋巴细胞白血病患者颅脑放疗 19 年后所引起的放射性血管炎[31]。ACA 梗死还被认为与烟雾病[32-34]、偏头痛[35]、Takayasu 病[36] 及 Susac 综合征[37] 有关，同时也是动脉内使用 rt-PA 的并发症之一[38]。

ACA 梗死患者的症状和体征（包括乏力、感觉丧失和行为障碍）差异很大。要理解这些差异，必须熟悉相关的解剖学。

一、解剖

ACA 可分为近端或是 A_1 段，从其起源作为颈内动脉分叉的内侧部分到其与 ACoA 的连接处、远段或是交通后段[39-41]（图 23-1）。远段由不同的权威进行了不同的细分[40, 42-51]：例如，A_2 段从 ACoA 开始，在终板前方穿过，直到胼胝体嘴和膝部的交界处，A_3 段绕过胼胝体膝，A_4 段从胼胝体上方远至冠状缝，A_5 段延伸至动脉末端[45]。A_2 和 A_3 段一起被称为上升段，A_4 和 A_5 段被称为水平段[41]。

A_1 段经过视交叉（70% 的病例）或视神经（30%），长度为 7.2～18mm（平均 12.6mm）[40]。其直径范围为 0.9～4.0mm（平均 2.5mm），90% 其直径大于 1.5mm。在 74% 的大脑中，两个 A_1 段都比 ACoA 粗大，ACoA 的直径在 0.2～3.4mm（平均 1.5mm）[40]。

只有少数情况下，ACA 会并排从胼胝体上绕行，所以 ACoA 通常是斜行的，甚至是前后走向的。因此，ACoA 在斜向投影的血管造影中最容易被看到[40]。

Heubner 回返动脉（最大的内侧豆纹动脉）出现在 ACoA 水平，或在其近端或远端[52]；ACoA 常起自于 A_1 段[53]，或起自于 A_2 段[40]，或起自于 ACoA 水平[54-67]。Heubner 回返动脉通常是 A_1 段或近端 A_2 段的最大分支，它在 ACA 上以不同的距离向后折返，然后在外侧裂中以单干或多达 12 个分支的形式穿过 ICA 分叉上方或外侧的前穿质；一些分支进入嗅沟、直回或更多外侧额下区[40, 58]。Heubner 回返动脉供应尾状体头部、内囊前肢前下部分、苍白球前部、钩

束、嗅区、前壳核和下丘脑[40, 44, 53, 55, 58, 62-64]，对神经外科医生来说了解这些非常重要[59-61]。

除 Heubner 回返动脉外，A_1 和 A_2 段还发出较小的基底穿通支，A_1 段可发出多达 15 支[40, 55, 65]，A_2 段可发出多达 10 支[40, 41, 59]。其中一条被称为中央短动脉，在一些人身上比较恒定，它供应部分尾状核和内囊前肢[66, 67]。其他近端分支穿前穿质和视束，可变地供应旁嗅区、内侧前连合、苍白球、尾状核和壳核，以及内囊的前肢；这些血管通常也供应内囊的膝部和相邻的后肢、丘脑前核的一部分，以及大部分下丘脑前部[55]。更多的远端 A_1 穿支较小，供应视神经、视交叉和视束[55, 68]、直回和下额叶、前穿质、视交叉上区[40]。前下纹状体和下丘脑前区的额外血供来自 A_2 段分支，它可以单独出现，也可以来自更大血管干（胼胝体前动脉）[41]。来自 ACoA 的类似穿支动脉，数量为 13 支或更少[55, 59]，供应视交叉上区和旁嗅区、视交叉背侧区、前穿质、下额叶、透明隔、穹隆柱、胼胝体、隔区、下丘脑前部和扣带回[39, 40, 68, 69]。

间脑和基底节的血管吻合功能不如大脑半球的其他地方，那些被 ACA 穿支终末血管供应的区域也同样如此。毛细血管吻合比动脉吻合更难用标准灌注技术显示[43, 70-74]。

位于大脑纵裂深部的远端 ACA 是大脑动脉并行的唯一情况，尽管如前所述，一条（通常为左侧）通常位于另一条的后面。由于有分支交叉至另一半球，任何一条动脉的闭塞都可能导致对侧或双侧梗死[41]。终板以外，ACA 的主干胼周动脉在胼胝体上方胼周池走行（较少的情况是扣带回或扣带沟上方[42]），它绕过胼胝体压部，终止于第三脑室的脉络丛。其后部范围取决于 PCA 的前部范围[41, 75]。除了最靠后的

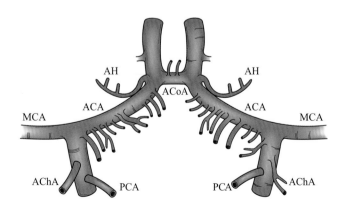

◀ 图 23-1　大脑前动脉环背面
图中显示大脑前动脉 A_1 段和前交通动脉的分支。ACoA. 前交通动脉；AH.Heubner 回返动脉；ACA. 大脑前动脉；MCA. 大脑中动脉；AChA. 脉络膜前动脉；PCA. 大脑后动脉（引自 Dunker RO, Harris AB. Surgical anatomy of the proximal anterior cerebral artery. *J Neurosurg.* 1976;44:359.）

部分外，胼周动脉位于大脑镰下缘，因此可以跨越中线移动。

　　胼周动脉被定义为起始于 ACoA 或 ACA 发出胼缘动脉的点[51]。然而，18%～60% 的脑中没有胼缘动脉[41, 50]。胼缘动脉被定义为在扣带沟内或其邻近走行的 ACA 分支，发出至少 2 个重要的皮质支。它起源于前交通动脉到胼胝体膝部以远处，最常见于 A_3 段[41]，直径等于、大于或小于胼周动脉[41]。胼缘动脉的任何或所有常见分支均可起源于胼周动脉[41]，这些分支供应下额叶（包括直回、额上回眶部、眶回内侧、嗅球和嗅束）、半球的内侧面（包括扣带回、额上回、中央旁小叶和楔前叶）和外侧凸面的上 2cm（包括额上回、中央前回、中央和中央后回），与大脑中动脉的分支吻合[42]。这些供血动脉的边界区域具有重要临床意义，在一项对 365 名脑卒中患者的放射性核素研究中，5% 的患者发生了 ACA 和 MCA 之间的分水岭梗死，而在 MCA 区域发生率为 28%，ACA 区域为 1%[76-78]。ACA 在大脑凸面的供血带前面要宽于后面，可延伸至额中回。

　　尽管在数量上及它们是否直接来自胼周动脉或胼缘动脉的分支上存在差异，但通常可以定义远端 ACA 的 8 个主要皮质支[41, 79, 80]。眶额动脉起源于 A_2 段，但与额极动脉共干或起源于 ACoA 近端的情况除外[40]。眶额动脉在颅前窝底部走行直至蝶板，为直回、嗅球和嗅束及额叶的眶面供血。额极动脉起源于 A_2 段（或不常见情况起自胼缘动脉），沿着内侧半球表面到达额极，供应额极内侧面和外侧表面部分区域。

　　额前动脉、额中动脉和额后动脉分别起源于胼胝体周围动脉的 A_2、A_3 和 A_4 段或胼缘动脉，它们很少从同一主干分出[41, 50]。它们供应额上回和扣带

回的前部、中部和后部。中央旁动脉起源于 A_4 或胼缘动脉，供应运动前区和中央旁小叶。

　　顶上动脉丛 A_4、A_5 或胼缘动脉发自胼胝体压部前面，通过扣带沟的边缘支，供应楔前叶的上部。顶下动脉被一些学者细分为楔前动脉和顶枕动脉[42, 44]，是 ACA 最常见的缺失的皮质支（缺失率约 36%[41]）。它起源于胼胝体压部正上方的 A_5 段（罕见起源于胼缘动脉），供应楔前叶后下部和楔叶。

　　胼胝体的喙部、膝部、体部和压部由胼胝体短动脉、胼周动脉分支供应，这些分支穿过胼胝体，另外还供应透明隔、穹隆前柱和前连合[41, 42]。胼周动脉向后延伸围绕胼胝体压部（后胼周动脉），然后向前止于压部下表面或一直延伸至 Monro 孔[81]。

　　在解释症状和体征时，有重要意义的是 ACA、MCA 和 PCA 之间边界带的易变性。图 23-2 基于对 25 个健康大脑的死后注射研究，阐明了 ACA 的皮质分布范围[82]。在那些 ACA 分布最广泛的患者中，初级运动和感觉皮质由 ACA 供应。此外，ACA 不仅供应大脑半球内侧面，还可供应半球凸面，直至额下沟。在 ACA 分布最不广泛的人群中，ACA 几乎不供应或根本不供应初级运动皮质，甚至在内侧也不供血。

二、异常和物种差异

　　在健康人中大脑动脉前环的解剖变异较大，以至于很难定义这种变异是否应该被称为异常。尤其常见的是发育不良的 A_1 节段，从轻度变细到无功能的线状，2 个远端 ACA 由较大的 A_1 段灌注[59, 83-88]。在一项研究中，7% 的大脑有一个线状 A_1 段，6% 的有发育不良的 ACoA[89]。在另一项研究中，22% 的大

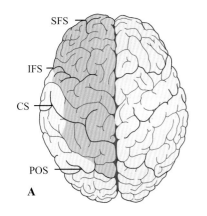

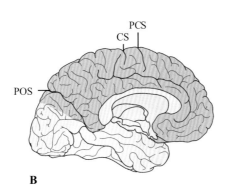

◀ 图 23-2　大脑前动脉的皮质分布范围
A. 大脑凸面上的变异区域；B. 大脑内侧表面的变异区域。粉红色和灰色区域的组合代表了最大范围的组合，灰色区域表示最小范围的组合。SFS. 额上沟；IFS. 额下沟；CS. 中央沟；POS. 顶枕沟；PCS. 中央前沟（引自 Van der Zwan A, Hillen B, Tulleken CAF, et al. Variability of the territories of the major cerebral arteries. *J Neurosurg*. 1992;77:927.）

脑有 A₁ 段发育不良，8% 严重发育不良，其中 82% 的病例还存在有 ACA、PCA、后交通动脉或基底动脉的异常[90]。这种异常与较高的囊状动脉瘤发生率有关，心源性栓子引起的 ACA 闭塞常伴有对侧 ACA 近端发育不全[86, 91-93]。

较小的 ACA 通常与较小的 ICA 在同一侧[94]，而发育不良的 A₁ 段者与正常 A₁ 段者相比，ACoA 通常更粗大[40, 95]，症状性脑血管病患者细小 A₁ 段的发生率是普通人群的数倍[64]。一名年轻男子患有阵发性眩晕、意识丧失和左腿无力，脑血管造影显示 ACA 缺乏；双侧大脑中动脉和一侧颈动脉海绵窦段提供了侧支血管到双侧大脑半球内侧面[96]。

在 50 例成人尸检标本中，其中 60% 有 1 条 ACoA，30% 有 2 条 ACoA，10% 有 3 条 ACoA[40]；其他研究者也发现 ACoA 存在 2 条或 3 条的情况，还有一些人 ACoA 缺如[44, 97, 98]。A₁ 段成双也会出现[40]，此外，第 3 条或正中 ACA 也可直接由 ACoA 发出，该 ACA 有时与其他 2 个 ACA 一样大，可能是后内侧半球的主要血供来源[44, 55, 99]。

Heubner 回返动脉很少起源于 ICA 的分叉处、MCA、ACoA 或 ACA 的眶额或额极动脉[40, 100-102]。在手术治疗大脑动脉前环动脉瘤时，如存在上述变异则会增加 Heubner 回返动脉梗死的风险[103]。出现 Heubner 回返动脉缺失或成双[58, 104]。胚胎学上，这条动脉是原始嗅动脉的残余；因此，存在永存性原始嗅动脉的患者没有 Heubner 回返动脉[105]。

另一个公认的异常是眼动脉水平的颈内动脉产生的多支血管，在视神经下方走行，在视交叉前方上升，在 ACoA 附近终止于同侧 ACA。A₁ 段可能是正常、发育不良或缺失的[106-110]。有 1 个病例，2 条 ACA 都缺如[111]。这种异常可能是双侧的[112]，通常与 ACA 囊状动脉瘤[107, 109, 111, 113]和其他异常有关，如 MCA 重复[114]、胼胝体正中动脉、远端烟雾现象、主动脉缩窄[115]、面部先天性缺陷、脑脂肪瘤[53]和颈内动脉缺失（其中剩余的颈动脉发出一条穿过视神经下方的分支，分为 2 条 ACA，而另一条 MCA 来自 PCA）[116]。异常血管本身可压迫视神经或视交叉引起视觉症状[117]。

视下 ACA 被认为是胚胎原始上颌动脉的残余，在 3～4mm 胚胎中作为颈内动脉分支存在，通常成为颈动脉海绵窦段分支，即垂体下动脉[106, 107, 117-119]

（ACA 通常起源于原始嗅动脉，最终成为主导血管）。

在一名婴儿尸检中报道过其他异常，包括近端 MCA、ACA 和脉络膜前动脉单侧缺失，同侧下额叶大部分由对侧 ACA 的分支供应，眶额叶继发脑穿通畸形[120]。解剖一名神经系统健康的男子，显示丛状前交通系统与左侧 ICA 连接，通过一根来自眼动脉附近 ICA 发出的异常血管，一个单独远端 ACA，明显的右侧 A₁ 段发育不良，在 Heubner 回返动脉区域有右侧丛状血管，以及其他后循环异常[121]。这样的异常组合在一起很少见，但单独来看并不罕见。例如，在 1250 个连续的尸体解剖研究中，15% 发现了丛状前交通系统，4%ACA 发育不良，4% 远端 ACA 融合，丛状 Heubner 回返动脉则不常见[121]。也有报道称，眼动脉起源于 ACA[79, 122-124]，还有一个副 MCA 起源于 A₂ 段[125]。

在一项对 381 个大脑的研究中，其中 25% 发现了远端 ACA 异常[42]。这些异常包括三倍体胼周动脉，ACA 成对缺失，从一侧 ACA 到另一侧半球，以及双侧半球分支[41, 44, 83, 97, 99, 126, 127]（图 23-3）。在多达 22% 的尸检标本中，观察到三倍体 ACA 合并起源于 ACoA 的中线副动脉发育变异，供应很少、很多或大部分半球或两侧半球[42, 67, 97, 128-132]。此外，长胼胝体动脉（胼胝体内侧动脉，前 MCA）可起源于胼周动脉，平行于胼胝周动脉走行，并发出胼胝体穿支[41, 42]。在血管造影中，这些异常，如 A₁ 段发育不良，在单侧颈动脉造影产生明显的双侧 ACA 充盈[43, 49, 133-135]。据报道，多达 64% 的大脑中，双侧大脑半球均存在 ACA，尽管一侧 ACA 供应了另一侧半球的部分或全部[41, 43, 132]（最高值来自一项研究，其中包括任何对侧供血，无论多么小；两个大脑半球的大部分供血由两个 ACA 中的一个供应不太常见[41]）。

在胎儿中，从 1～2 根 ACA 有一个逐渐的胚胎过渡[128, 136]。在成人大脑中，5% 或更少的大脑中出现未成对或奇 ACA，由无 ACoA 的 ACA 的近端结合而产生[42, 97, 98, 128-131, 137, 138]。有时 ACA 融合可达 3.9cm，并且 ACoA 缺如[96]。奇 ACA 与多种其他异常有关，包括积水型无脑畸形、透明隔缺损、脊膜脊髓膨出脑发育不全性脑积水和血管畸形[139]，与其他 ACA 异常一样，囊状动脉瘤的发生率较高[140, 141]。在前脑无裂畸形（前额新皮质融合，纵裂缺失）中，

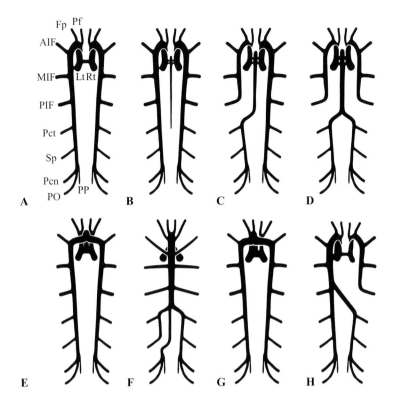

◀ 图 23-3 大脑前动脉远端的变异

变异包括不存在（A）和存在（B）胼胝体内侧动脉，以及各种发育的副动脉（C 至 E）、不成对动脉（F）和大脑半球外侧动脉（G 和 H）。Pf. 额前区（眶额区）；Fp. 额极；AIF. 前内额叶；MIF. 内额叶中部；PIF. 后内额叶；Pct. 中央旁小叶；Sp. 上顶叶；Pcn. 楔前叶；PO. 顶枕部；PP. 胼胝体后部；Lt. 左侧；Rt. 右侧（引自 Baptista AG. Studies on the arteries of the brain. Ⅱ: The anterior cerebral artery: some anatomic features and their clinical implications. *Neurology*. 1963;13:825.）

奇 ACA 刚好在颅骨的内板下方[115]。

如前所述，ACA 异常与囊状动脉瘤的发生频率增加有关，尤其是在 ACoA 处，但也与远端或异常分支有关[58, 105, 142-158]。发育成 ACoA 的半球间动脉丛的胚胎突起是脑内动脉瘤最常见的发生部位[159]。在一项研究中，206 例 ACoA 动脉瘤患者中，44 例（21.4%）有 ACA 异常，特别是胼胝体正中动脉和 ACoA 重复[147]。A₁ 段梭形动脉瘤破裂曾被报道[160]。在奇 ACA 上曾发现巨大动脉瘤[161, 162]。蛛网膜下腔出血后，先天性狭窄的 A₁ 段可能被误认为血管痉挛。此外，对于手术不能夹闭的 ACoA 动脉瘤患者来说，如果一个 A₁ 段充盈两侧远端的 ACA，或者在没有交叉压迫的情况下，动脉瘤从两侧都充盈，那么近端 ACA 结扎不是一种有效的选择[84, 163-166]。

延长扩张症——动脉的病理延伸、弯曲和扩张，通常发生在椎 - 基底动脉系统，很少发生在 ACA[167]。病因可以是获得性的（如创伤或动脉粥样硬化），也可以是先天的。头痛、癫痫、视野缺损、痴呆伴脑积水、蛛网膜下腔出血和躁狂均可出现在扩张性 ACA 中。

ACA 开窗是一种常见的异常，除了在血管造影时被误认为动脉瘤外，没有任何临床意义[168]。一名22 岁患者出现前庭耳蜗症状，左侧 ACA 开窗扩张，右侧三叉动脉持续存在[169]。

在解释脑缺血和脑卒中的动物研究时，必须牢记 ACA（和其他脑血管）解剖的物种差异。例如，鸟类、两栖动物和食蚁兽都有成对的 ACA，但没有 ACoA 或其他左右吻合[44]。在大多数哺乳动物中，两个 ACA 连接形成一个单独的胼周（奇）动脉，该动脉可能向远端分叉，也可能不分叉，并且不存在 ACoA[44]。在亚人类灵长类动物中，供应尾状核前部、壳核和苍白球的几条回返的内侧纹状动脉（相当于人类的 Heubner 回返动脉）与来自 MCA 的外侧豆纹状动脉在脑实质有丰富的吻合。眶额动脉是额叶眶面的主要供血动脉，起源于 MCA，与 ACA 的分支有吻合，在外侧裂中，ACA 与近端 MCA 之间存在广泛的吻合[63, 170-173]。在猫身上，ACoA 的存在既被承认[174, 175]，也被否认[176]。猫科动物的 ACA 供应包含后肢运动代表区的内侧半球皮质，但与高等灵长类动物相比，大脑动脉阻塞往往会导致更小、更深的梗死[177]。在大鼠中，喙端的尾壳核由 ACA 穿通支和沿着外侧嗅束走行的血管供应，该区域的脑卒中占易患脑卒中的自发性高血压大鼠脑卒中的 25%[178, 179]。

三、症状和体征

（一）乏力和感觉丧失

ACA 闭塞导致中央旁小叶梗死，导致对侧下肢无力和感觉丧失[180-185]（图 23-4）。由于以下两个原因，功能缺损通常在远端最严重：①近端下肢代表区在内侧半球的上方初级感觉运动皮质，或者位于大脑凸面上部，因此，来自 MCA 的侧支血管更丰富；②近端肌肉活动在同侧半球体中有相当的代表区[186]。如果梗死延伸至大脑半球凸面上部，则可能出现近端上肢无力，或者像皮质病变一样，出现笨拙或缓慢，与实际力量损失不相称。

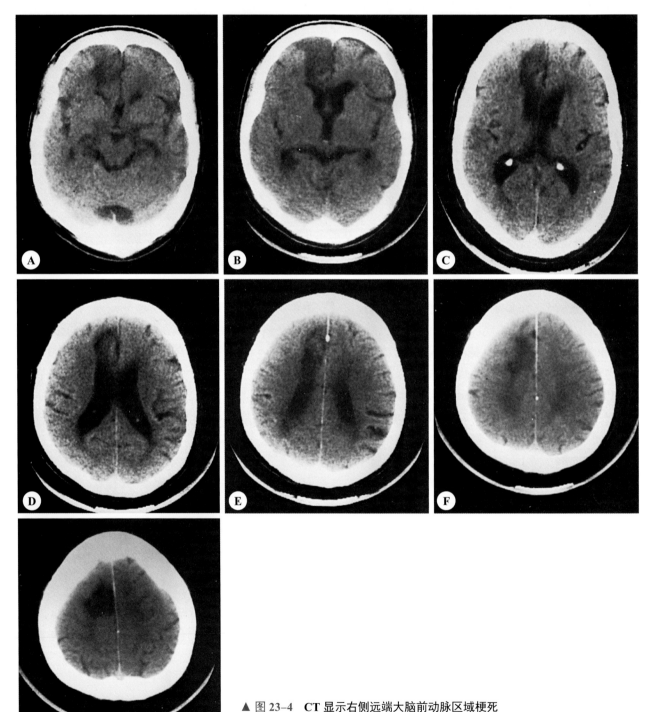

▲ 图 23-4　CT 显示右侧远端大脑前动脉区域梗死

梗死区域包括眶额叶、内侧和上面的额顶叶。大脑前动脉近端穿通支供应的间脑结构不受影响

轻瘫的肌肉最初通常是松弛的，在几天或几周后变成痉挛性；一开始，肌腱反射可能减少、正常或增加。这种常见的张力和肌腱反射之间的早期分离被归因于对不同类型的肌梭传入在脊髓上影响的丧失（如相位相对于张力）。Babinski 征可能出现。

最常受到影响的感觉方式是辨别性（两点辨别、定位、立体感知）和本体感受性（位置感）。疼痛、温度觉和粗略触觉通常仅轻度减轻，患者可以区分尖锐和钝，但针刺感觉不像未受影响的一侧那样尖锐或"正常"。振动觉丧失是可变的，取决于 ACA 的后部范围和来自 PCA 的侧支，在明显下肢瘫痪时，感觉障碍可以是轻微或缺失的[44]。当闭塞的不是 ACA 或胼周动脉，而是中央旁动脉分支时，感觉可能同样不受影响[44, 187-190]。感觉丧失也可能在肌无力的情况下出现[191, 192]。

在急性期，头部和眼睛可能会向病变的一侧倾斜[44, 193, 194]。无论是否存在无力，额上回后部受损都会导致对侧手强握和摸索反射[44, 195-197]。这种强握反射被认为是"一种肢体运动性失用症"和"强迫性探索环境行为改变的一个方面"[198]。在尝试走路时，足的强握会导致下肢似乎"黏在地板上"[198, 199]。有这些症状的患者还表现为吮吸和咬的动作[191]，"吮吸动作"（刺激下唇附近的皮肤而出现的嘴唇和舌头的动作）[196]，运动迟缓（或"运动意图丧失"）[44, 200, 201]，木僵[202] 和影响的手或腿自发动作的"强直性支配"（"假自发性质的无定形运动"）[44, 199-201]。在 ACA 区域梗死后的最初几天里，2 名患者在未瘫痪一侧表现出"多动运动行为"（包括头部和眼部运动、做鬼脸、咀嚼、摩擦身体部位、有节奏地移动手指、弯曲和伸展大腿）[203]。有人认为，这样的运动（也发生在 MCA 区域梗死后偏瘫对侧）意味着"为了建立新的代偿途径，抑制解除诱导的运动活跃"。

Pusher 综合征是一种直立体位控制紊乱的综合征，患者在冠状面上严重误解了自己的身体方向，描述为右 ACA 梗死、严重左侧偏瘫、空间忽视、视觉和听觉消失，并迫使反向推离非瘫痪侧[204, 205]。

有 3 例报道称，由于椎旁肌张力降低导致的孤立性单侧轴性无力，MR DWI 显示病变涉及 ACA 供血区后外侧的局限性小区域[206]。

ACA 闭塞引起手臂和面部的明显无力归因于 Heubner 回返动脉的受累，因为其供应到内囊前肢和内囊膝（图 23-5）[44, 207]。如果大脑动脉环是完整的，近端血栓必须延伸到 ACoA 才可以产生完全偏瘫，或者对侧 ACA 可能负责两侧半球内侧的血供，否则无力仅限于面部和手臂。一名男子出现右臂、右脸和右腿轻微无力，在尸检时发现左壳核、尾状核和前肢内囊梗死，并伴有"Heubne 回返动脉萎缩和闭塞"[44]。腿无力是由 ACA 的中、后额内支区域的进一步软化所致。"内囊预警综合征"，即反复发作的左脸、胳膊和腿无力，随后出现固定性偏瘫，可归因于 Heubner 回返动脉粥样硬化性狭窄，并经血管造影证实[208]。

然而，后来的解剖学研究表明，Heubner 回返动脉仅供应内囊最前面的纹状体和前肢。因此，当臂瘫或面瘫伴 ACA 闭塞时，它可能是罕见的责任血管。在这种情况下，更可能的情况是，来自最近端 ACA 和颈内动脉分叉的穿通支受累，这些分支供应膝和内囊后肢的前部，以及下丘脑和喙侧丘脑[55]。此外，尾状核梗死可导致对侧肢体运动迟缓、笨拙，以及相关运动的丧失，这些运动被错误地解释为无力[66]。内囊左前肢或右前肢单侧梗死后出现构音障碍。在一份报道中，构音障碍发生在明显局限于尾状核的梗死后[66]。5 名患者单侧的内囊膝梗死出现对侧的面舌瘫，合并有构音障碍，3 名患者有单侧的咀嚼、腭和咽部的无力；1 名患者有单侧的声带麻痹；3 名患者仅有的肢体受累仅是轻度的手无力[209]。

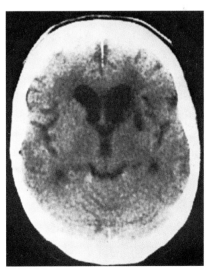

▲ 图 23-5　CT 显示左侧 Heubner 回返动脉或近端大脑前动脉的另一穿通支区域发生梗死

影像学检查显示，大脑前动脉远端供血正常；尸检发现，梗死仅限于尾状核头部、内囊前肢前部和壳核前部

如前所述，某些个体的 ACA 区域包含了相当大的一部分大脑凸面的上面。在这种情况下，梗死将包括手臂和手在初级运动（和感觉）皮质上的代表区 [82, 210]。相反，在比通常的 ACA 区域更小的受试者中，腿部无力可能是 MCA 或 PCA 区域梗死的结果。在一组患有急性脑卒中和"以腿为主的无力"的 63 名患者中，ACA 区有 12 例发生梗死，MCA 区有 9 例，2 个区都有 2 例（不是"分水岭"），内囊 18 例，脑干 10 例，丘脑 2 例 [211]。当梗死累及运动区皮质时，与累及运动前区皮质或辅助区而不累及运动区皮质时相比，腿无力的持续时间更长。

在 36 名单纯性胼周动脉梗死患者中，29 例偏瘫以腿部为主，但只有 5 例运动诱发电位记录异常，表明皮质脊髓束保存完好。这种无力归因于运动辅助区（supplementary motor area，SMA）的损伤 [212]。

在 100 名首次脑卒中后出现"共济失调性偏瘫"的患者中，4 名患者的对侧 ACA 区域发生梗死 [213]，腿部肌无力最严重，同侧手臂出现小脑型共济失调。这种共济失调被归因于额 – 桥 – 小脑投射的累及，同时在 SPECT 研究的基础上，也被归因于对侧小脑的跨突触功能障碍 [214, 215]。共济失调偏瘫综合征的一个问题是，无论病变的位置如何，通常上运动神经元病变产生的笨拙与无力不成比例。很难确定"共济失调"是否足以定性或定量地称之为"小脑性"。

一位右侧 ACA 局灶性狭窄引起右胼胝体和扣带回急性梗死的女性出现肢体抖动性短暂性脑缺血发作。她的左腿偶尔会颤抖，每天多达 15 次，之前会有短暂的无力感，只有当她从坐姿中站起来时才会出现 [216]。

2 个 ACA 区域的梗死会导致截瘫，伴有或不伴有感觉丧失 [217]。肢体麻痹最常发生于 ACA 或 ACoA 动脉瘤破裂后引起的双侧 ACA 血管痉挛 [218, 219]。在血栓性或栓塞性梗死中，当存在血管异常时，例如发育不良的 A_1 段或奇 ACA，尤其容易发生截瘫 [40, 136, 186, 220–226]。特别是当症状波动进展时，可能会被错误地怀疑为脊髓疾病 [41, 42, 227, 228]。即使无力是轻微或没有，也可能有严重的步态障碍，包括不能用任何一只脚迈出第一步，不能将任何一只脚抬离地面，或不能转向任何一侧（"离合器打滑综合征"）[229–231]。并非所有受影响的患者都存在脚（或手）的抓握反射 [231]，尽管一些患者可以在空中自由移动双腿（如自行车运动），但其他患者不能 [229]。当病情严重时，这种内侧前额叶损伤可导致四肢明显不活动，从运动迟缓到紧张性（持续性）姿势，包括非自主抗拒、吮吸和咬 [231]。在一个这样的报道中，患者有不明原因的垂直凝视麻痹（向上和向下），提示病灶定位于中脑 [232]。

步态障碍与脑积水和主要影响额叶的退行性疾病的屈曲截瘫有明显的相似之处 [233]；在这些情况下，病理生理学还不清楚，额叶和前额叶的下行纤维 [234, 235] 或者是苍白球 [236] 的可能作用也不清楚。婴儿脑积水时 ACA 的搏动性血流减少 [237]，有研究者认为，继发性 ACA 缺血可能是脑积水婴儿下肢痉挛的原因，并可能导致成人正常颅压脑积水的步态障碍 [238]。

一名患者的 ACA 异常导致了仅限于 SMA 的双侧梗死，这被认为是步态失用症，他很难按命令从椅子上站起来，在床上翻身，开始或停止走路，以及保持站立。没有基本的运动异常，作者认为他的障碍源自"对步态自动执行机制的监控缺失"[239]。跌倒发作和右侧肢体抖动性 TIA 发生在一名男性患者，他的左侧 ICA 狭窄和左 A_1 段 ACA 供应两侧内侧额叶。动脉内膜切除术后，他的症状消失了 [240]。

（二）胼胝体离断征

除了左腿或右腿无力外，ACA 闭塞可导致左侧失用症、失写症和触觉命名不能 [47, 83, 196, 200, 241–244]。然而，早期的案例很难解释 [245, 246]。例如，Liepmann 和 Maas 报道的患者是右侧偏瘫 [47]，包括他的手臂，所以不确定失写症和失用症是否真的是单侧的。Goldstein 所描述的患者有左侧乏力，腿部最严重，并有明显的左侧抓握反射 [203]，这本身就是左侧运动困难的另一个可能原因 [231, 247]。然而，ACA 闭塞、右腿无力和右臂正常、左侧肢体正常的患者也会出现失写症、失用症和触觉命名障碍 [242, 243, 248, 249]。

Geschwind 和 Kaplan 描述的患者在手术阻断左 ACA 后出现右腿偏瘫，症状更严重，右手有明显的抓握反射，并有轻微的右侧本体感觉丧失 [245]。他还患有左手失写症，无论是自发书写还是听写，都无法正确地书写段落，而且他无法用左手进行书面计算。他无法在看不见的情况下说出放在左手中的物体、字母或数字的名称，但之后他可以用左手指着它们或演示它们的用法来识别它们。无论用哪只手，他都无法从放在视线之外另一只手中正确选择物体。最后，他很难用左手执行口头命令（例如，画一个正方形，指向考官，演示如何刷牙）。尽管有抓握反射，他的右手仍能正常写字，左手则只能盲目抄写。任何一只手都可以模仿考官的动作或操纵物体。在早期研究者的基础上[47]，Geschwind 和 Kaplan[245] 将他们的发现归因于胼胝体前部的破坏，即右半球与左半球的连接断开，或者更具体地说，右半球感觉运动皮质与左语言区域的连接断开。早期的作者声称胼胝体损伤可能导致左侧实体觉缺失[200, 250]，这无疑是触觉命名不能，而不是真正的失认症，尽管患者识别左手物体而不是字母的能力还不太容易解释[251]。Geschwind 和 Kaplan[245] 的患者提示后胼胝体的保留证明在任何视野下都是有阅读能力的。在完成需要双手完成的任务（如穿针引线）的能力上，大脑的两个半球可以像两个个体一样在视觉引导下进行合作。

一名左利手患者脑卒中后右腿无力，但右臂没有，右手写字能力丧失，但左手没有；如果他被认为有右脑语言优势，胼胝体断开可能可以解释右手失写[252]。另一名患者被认为是纯粹的失写症，可能代表类似的 ACA 闭塞的例子[253]。

一些患者 ACA 闭塞和胼胝体前部损伤，不仅在用左手执行口头命令方面有困难，而且在模仿检查者和使用实体方面也有困难[195, 202, 250, 254]。右侧感觉运动皮质无法获得语言信息不能解释这种失用症。一些研究者认为，在右利手人群中，熟练动作的记忆印记（时空记忆或视动记忆）[255] 位于左半球，胼胝体失用症及模仿和物体使用受损是这些运动记忆印记与右半球连接离断的结果[255, 256]。为了支持这一观点，我们观察到，在左利手身上，语言支配和熟练运动行为支配似乎位于不同的半球[246]。一些患有 ACA 阻塞的患者的模仿和物体使用能力受损，而一些患者则没有，这一假设已经得到了解释，即言语运动程序可能通过胼胝体膝部传递到右半球，而视觉运动程序可能通过胼胝体体部传递[255]。

"异手综合征"包括患者无法控制的上肢明显有目的的运动[256-261]，描述了不同的形式。一项对已发表病例的综述得出结论，主要大脑半球内侧前额叶皮质和胼胝体前部的损伤会导致双手冲突和无法执行双手任务[257]。在另一份报道中，异手的干扰动作是由另一只手的动作触发的，而且常常带有恶作剧的性质。例如，一名患者正要用锤子敲钉子时，他的左手推开了钉子，导致锤子没有击中目标。在该报道中，有慢性症状的患者胼胝体前部和对侧内侧额叶皮质和皮质下区域都有病变[262]。当冲突发生时，患者会表现出惊讶和沮丧，他们会采取回避行为，例如坐在不受控制的手上。在 ACA 区域的单侧或双侧梗死之后，异手可出现不自主的自慰动作[263, 264]。

异手现象可能与胼胝体和（或）额中部损伤相关的其他奇怪症状有关，包括诊断性失用症（一只手试图做一个自主的动作，另一只手做相反的动作。例如，患者用右手戴上眼镜，但左手却把眼镜摘了下来）[265] 及使用行为（患者无法克制地拿起和使用放在他面前的物体，如牙刷）[266-268]。一名患者在双侧梗死后出现了严重的使用行为，这损害了两个 SMA，但保留了其余的运动前皮质、扣带回和胼胝体。作者推测，使用行为是对环境刺激的反射性去抑制，可视为双侧异手综合征[269]。

一名患有左侧 ACA 区域梗死的女性难以命名她的左手手指和移动她命名的左手手指，她也很难用左手指着自己的身体部位[270]。我们认为，患者的"身体意识"主要在她的左脑半球，因此，由于胼胝体梗死，与她的右脑半球离断了。

胼胝体压部周围 ACA 的闭塞可导致左侧视野纯粹失读或其他视觉命名或未知问题[41, 255]。

评估这些患者的一个问题是，他们在多大程度上不同于那些接受过手术胼胝体切除术的患者。左侧言语指令失用症发生在胼胝体和前连合完全切断后，通常保留模仿检查者行为的能力[271, 272]。由右半球控制的右侧运动（例如，画一个只能在左视野内看到的物体）也会受损[273]。然而，除非存在严重的胼胝体外脑损伤[271]，这种缺陷往往会在几天后改善[272]。胼胝体和连合区的持续缺失最有可能影响手指的同侧控制（例如，移动左手手指以识别右手手指受到刺激的区域，或模仿右视野所显示的左手姿势）。当左侧半球在生命早期受损时，小的半球可以理解熟悉物体的口头或书面名称[274-277]，但是，除非是在长期刺激暴露的情况下[278]，或者在言语组织异常可塑性的罕见情况下[279, 280]，通常不能理解动词或动作名词[275, 281, 282]。这种理解能力的缺乏，解释了在胼胝体切除术后，当信息传递给小半球时，患者不能用任何一只手听从口头命令。当向语言半球发出命令时，除最远端和最轻微的失用症外，其他所有失用症的恢复都可以用每个半球对同侧肢体和对侧肢体的控制来解释。

1 例胼胝体前部出血，双侧 ACA 血管痉挛患者，出现左半野失读，左手物品命名不能，左手失写及失用症（包括模仿及物品使用）[283]。她也有双侧假性忽视：视觉或触觉线的分离，左侧半球的右手左侧忽视，右侧半球的左手右侧忽视。一个被提出的解释是，"将注意力意图引导到对侧半球很重要的半球"与"对控制肢体感觉运动处理很重要的半球"的离断[283]。相比之下，左侧空间忽视"仅限于右手和语言反应"的左侧半球忽视发生在一个后膝和整个胼胝体干及左额中叶和颞枕叶梗死的患者[284]。这些发现与"左侧半球只负责对侧半球"的假设一致，而"右半球专门负责两侧的空间"。与之前的报道一致的是，偏侧忽视似乎并非局限于胼胝体的损伤，而是需要额外的破坏（如内侧额叶），从而阻断胼胝体外连合的传输[258, 285]。

在一个接受胼胝体切除术的右利手患者中，显示出异常丰富的右侧半球语言理解能力，右侧半球没有出现左侧语言信息失用症[282]。这一发现反驳了不管是否以语言为主，运动记忆只存在于一个半球的观点[250, 286-291]。在其他接受胼胝体切除术的患者中，视觉非语言刺激也能产生正常协调的对侧运动行为[292]。

与 ACA 闭塞后胼胝体外损伤出现胼胝体前离断综合征一观点一致的是，左侧触觉命名不能，言语命令失用症，2 名接受胼胝体前连合切断术的患者并没有发生失写，只有前 2/3 胼胝体损害的患者发生失写[272]。此外，这些患者进行了各种非语言交叉整合任务，将视觉或触觉刺激分别定向到每侧半球[293]。相反，选择性地对压部进行离断，保留膝部和体部，确实会对左视野和触觉刺激[251, 294]，以及需要半球间整合的触觉运动任务产生语言障碍[291, 292]。由此看来，"前连合和胼胝体喙部既不能传递引起运动活动的偏侧化视觉图像，也不能传递进行适当运动所需的特定运动程序"[292]。孤立的 3cm 胼胝体中部切断会损害半球间触觉数据的传递，但不会影响视觉获得的信息[295]。胼胝体最后 1.5cm 的切面破坏了左视野视觉刺激的命名[294, 296-298]，另外 1.5cm 的切面进一步损害了感觉运动整合和触觉命名[292, 299]。胼胝体喙侧（ACA 闭塞后最常受损的部分）传递的信息是什么尚不清楚；有研究表明，胼胝体前部传递高度抽象的信息[292, 300]。Tomaiuolo 等[301] 对保留压部和喙部的胼胝体损伤患者进行了半球间转移任务的简单反应时间的记录。他们测量了单手反应对简单的偏侧视觉显示的反应。与胼胝体完全切除的患者相比，受损的反应导致了"特定的胼胝体通道介导了基本视觉运动半球间转移时间（interhemispheric transfer times，ITT），而这些时间不包括胼胝体的喙部和（或）压部"。胼胝体后部切断后，右半球感觉信息的半球间传递丢失，但语义信息的传递仍有可能；完全切断后，既不能传递感觉信息，也不能传递语义信息[300]。

（三）无动性缄默症（意志缺乏症）

无动性缄默症是一种有限的对环境反应的状态，而感觉运动机制在更外围水平上没有重大改变[302]。瘫痪和昏迷都不能解释这些症状，患者可能会睁开眼睛，看起来很警觉，在强有力的刺激后可能会有短暂的动作、说话，甚至激动；然而，患者在其他方面是"冷漠、超脱、冷淡和麻木"的[302]。无动性缄默症一词由 Cairns 等[303] 用来描述与第三脑室肿瘤相关的这种状态。有这种病变的患者常出现眼球运动麻痹、波动性或持续性嗜睡[304, 305]。

无动性缄默症也可发生在额叶前内侧病变，包括梗死[300, 306-312]。眼球麻痹症（除外早期的凝视倾向）此时不存在，患者睁开眼睛可能会跟随物体，比中脑或丘脑病变患者更明显地警觉，可以对问题做出简短、单音节但适当的回答。显著的分离发生在自发的语言交流之间，这往往是完全缺乏的。而请求的交流，尽管受到限制但往往有保留[306]。意志缺乏症是指从轻度到重度的一系列异常，共同表现为自发运动和语言能力下降，对语言和其他刺激的反应出现潜伏期，反应和任务缺乏持续性[116, 310]。尽管言语反应是"迟来、简洁、不完整、情绪平淡"的，但被充分刺激的患者有时会显示出比预期更正常的认知能力[66]。然而，当患者确实是无动和缄默时，必须将其与真正的意识模糊或昏迷、闭锁状态、锥体外系运动障碍、紧张症、癔病和持续性植物人状态区分开来。2 个最常涉及意志缺乏的结构是扣带回和运动辅助区。

在双侧扣带回病变后有患者出现意志缺乏。一个女人突然头痛，然后"躺在地上盯着天花板，没有要水或食物，也从来没有自发地说话"[313]。她小便失禁，在带来食物或水时进食和饮水，理解口头讲话，单音节回答问题，没有表现出任何情绪反应。右侧反射亢进，双侧 Babinski 征。尸检发现，为双侧扣带回和胼胝体的栓塞性出血性梗死。一个临床和病理相似的患者显示 Babinski 征，但没有肌张力增高，"没有明显的疼痛反应"[314]。在其他报道中也特别提到了正常的肌力却无法行走[315]。然而，在另一份报道中，2 名患者单侧扣带回梗死后，其中一名患者出现癫痫发作，另一名患者出现人格改变，但运动活动没有减少[315]。1 例无动性缄默症发生在一个推测单侧扣带回（和脑桥）受到损害的患者，但尸检结果不完整[316]。患者右侧内侧额叶出血，左侧肢体明显运动迟缓，将肢体置于右侧空间后改善[317]。这种干扰被认为是运动忽视（"导致运动准备和激活的意向系统的故障"），可能继发于 SMA 损伤[317]。对于 ACA 区域单侧梗死（或内侧额叶外科消融）的患者来说，出现数天意志缺乏，但随后语言、同侧运动反应，对侧腿持续无力，不愿移动对侧手臂的情况得到恢复。因此，运动忽视可被视为单侧意志缺乏[44, 199, 318-321]。

Chamorro 等[185]通过对 8 位患者进行 CT 或 MRI 检查及一个病例的尸检证实，运动忽视可以解释 ACA 区域梗死时影响面部、手臂和腿部的一些明显偏瘫（图 23-6）。在这些病例报道之前，通常对这种面 - 臂 - 腿偏瘫的解释是初级运动皮质或深层通路的受累，而这 8 名患者并未出现以上两种情况。相反，上运动规划缺陷、单侧运动障碍和运动忽视是由于内侧运动前区受损造成的。其中 5 名患者对侧肢体完全缺乏自主活动，这妨碍了对运动练习和双手任务性能的充分测试。尽管检查者发出了强有力的口头和手势命令，但他还是不能做出任何动作。病变对侧肢体疼痛反应也有缺陷或不存在。经颅运动刺激显示患侧下肢皮质刺激无反应，可解释为皮质脊髓束功能中断的迹象。上肢经颅运动刺激反应正常；这一发现表明，受损的自主功能反映了涉及运

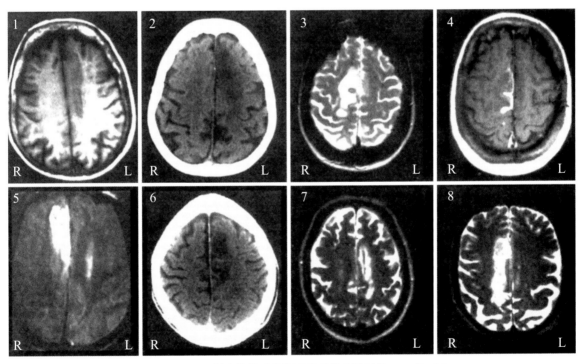

▲ 图 23-6　**8 例大脑前动脉梗死患者的大脑轴位 MRI 和 CT**

1. T_1 加权轴向 MRI；2. CT 扫描；3. T_2 加权 MRI；4. T_1 加权 MRI；5. 质子密度 MRI；6. CT 扫描；7. T_2 加权 MRI；8. T_2 加权 MRI（引自 Chamorro A, Marshall RS, Valls-Sole J, et al. Motor behavior in stroke patients with isolated medial frontal ischemic infarction. *Stroke*. 1997;28:1755.）

动规划或启动运动动作相关的回路损伤。

随着进一步的改善，症状会变得越来越微妙（例如，涉及不同关节的连续运动或协调双臂运动的困难）[321, 322]。在一份报道中，患者无法从记忆中重现节律[323]；在另一项研究中，双侧 SMA 病变患者无法感知施加于身体的两个独立连续的触觉刺激[324]。诸如此类的观察导致了一种假设，即 SMA（或许还有其他的运动前区结构）负责生成"符合精确时间计划的记忆序列"[323]。

意志缺乏或运动忽视患者通常表现出反射性（外部刺激）运动的相对保留，而不是预期或有意愿的运动（帕金森症中也有类似的分裂现象）。SMA 损伤导致的非预期复杂运动的去抑制被用来解释异手综合征、诊断性失用症和利用行为等现象[325]。

一名在双侧 ACA 区域梗死后患无动性缄默症的男性，在脑电图上出现双侧独立周期性偏侧癫痫样放电（bilateral independent periodic lateralized epileptiform discharges，BIPLED）[326]。一名女性在双侧梗死（包括扣带回和眶额结构）后患无动性缄默症，其纹状体多巴胺摄取减少，随着症状缓解，纹状体多巴胺摄取恢复正常[327]。有报道称，左旋多巴治疗后，由于额叶损伤导致的无运动性缄默症有所改善[328]。

猴子的扣带回切除术导致运动活动减少和"丧失社会良知"，这些动物把它们的同伴当作无生命的物体，不会害怕[173]。患有 Klüver-Bucy 综合征（安静、无恐惧，好奇心增强，强迫性嗅闻所有物体）的猴子接受内侧颞叶切除后，症状逐渐消失，双侧扣带回切除术后症状又出现[329]。在扣带回被切除的猫中，运动迹象呈现为紧张症[329]。在人类，手术切除扣带的精神障碍后果是很难解释的，因为被切除的扣带回量通常很小[330]。

实验性扣带回切除术的动物或外科切除扣带回的人类并不能产生完整的无动性缄默症或意志缺乏的综合征，甚至在人类中，双侧 ACA 结扎有时也不能引起该综合征[307]。在一份 8 例无动性缄默症和双侧扣带回破坏患者的尸检报告中，无论眶内侧皮质或隔区是否存在额外的病变，在临床表现中没有发现差异[315]。然而，大多数报道强调额外的损伤或弥漫性压迫性脑损伤[306, 307]，脑电图通常显示双侧大脑活动减慢[307]。一项蛛网膜下腔出血患者的血管造影

研究显示，单侧或双侧 ACA 血管痉挛与无动性缄默症相关，但尚不清楚单侧血管痉挛患者的脑损伤是否仅限于一个半球[331]。

单侧或双侧尾状核梗死的患者也曾出现意志缺乏症（最有可能是由于 Heubner 回返动脉闭塞）。在 17 例单侧尾状核梗死的病例中，10 例（左 6 例，右 4 例）最突出的特征是意志缺乏[66]。在 4 名患者中，CT 显示病变局限于尾状核；在其他病例中，内囊的前肢受累。3 名意志缺乏症患者交替出现躁动和多动，另外 4 名患者在没有意志缺乏症的情况下出现多动症。在另一份报道中，有人提出意志缺乏症源自于背外侧尾状核（连接背外侧额叶）受损，去抑制源自腹内侧尾状核（连接眶额叶）受损[332]。

在手术部分切除胼胝体前部后，急性无动性缄默症是常见的，但患者往往在几天后恢复[333, 334]。在狒狒身上进行的 PET 研究表明，这一过程会导致两侧额叶大面积区域的皮质代谢短暂抑制[335]。

（四）语言障碍

单侧 ACA 闭塞可引起语言障碍，但是否为失语症尚不清楚[336-340]。病例报道中往往缺乏细节。在一些患者中，"自发语言表达减少"[318]或沉默，往往与更广泛的精神运动迟缓有关[318, 339]，似乎是意志缺乏症的一种表现；在这类患者中，可能无法测试其对口语的理解[340]。一些研究人员描述了真实的语言理解障碍[341]、找词困难、失读症[47]及自发讲话中、大声朗读或书写的音素和语言性错语[341, 342]。然而，另一些人则强调没有错语[339, 343, 344]，或者认为这种困难"部分是失语症顺序的缺陷，部分是构音障碍"[44]。许多报道描述了复述和模仿语言正常而自发性言语受损的情况（经皮质性失语）[340, 343, 345-348]。在一个病例中，患者在没有其他失语症证据的情况下了出现模仿语言和重复语言[193]。1 名有经皮质运动性失语症的患者，尽管缺乏模仿语言和模仿动作，却忍不住复述别人的句子[349]。有些患有经皮质性失语症者，言语重复相对保留，但说出名单的障碍明显大于面对面述名的障碍[343]，或者尤其是主动性说话受损，例如试图讲述故事或描述复杂的画面[349]。

1 名经皮质混合性失语患者同时出现额叶内侧和顶叶内侧的梗死，而另外 2 名经皮质运动性失语患者仅出现额叶内侧的梗死[348]。在大面积左侧 ACA 梗死

后，患者出现了经皮质运动性失语症和镜像书写[338]。另一名右利手患者，右内侧额叶皮质梗死后出现了左手镜像书写，其胼胝体没有受到影响，由此推测，SMA"负责右侧半球初级运动区在执行前将左侧半球的运动程序镜像转换"[350]；1 名患有包括理解、重复、阅读和书写障碍的失语症的女性存在中额叶梗死和中央沟凸面的陈旧性梗死[351]。

在一些患者中，语言障碍是短暂的，而包括书写在内的其他动作的缺乏是永久性的[341]。关键部位梗死性痴呆也被用来描述语言和运动行为的缺乏，伴随着长时间的反应延迟，以及在涉及叙述和命名反应的测试中得分较低。内囊前肢或前部丘脑的深部梗死与此综合征有关[352, 353]。

几乎所有经病理证实 ACA 闭塞后出现严重语言障碍[354]的报道都涉及左侧病变[338]，但有一个例外：一名右利手女性，伴有左侧偏瘫，弥漫性运动迟缓，语言仅限于简短回答问题，并有模仿语言的倾向。这名患者的命名能力和对口语或书面语言的理解能力似乎受损，但很难测试。尸检（图 23-7）发现梗死在右侧 ACA 区域，包括尾状核头部、内囊前肢、前壳核、前扣带回和额上回，以及整个 SMA。一些报道有语言障碍，包括结巴，双侧 ACA 闭塞[340, 355-

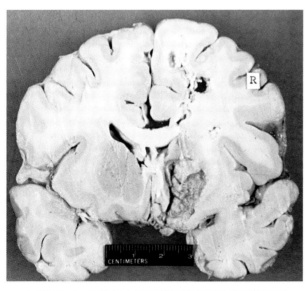

▲ 图 23-7　尸检标本显示前额叶和颞叶的冠状切面
右侧大脑前动脉近端和远端均存在梗死，受影响区域包括尾状核、壳核、内囊前肢、扣带回和辅助运动区（引自 Brust JCM，Plank C，Burke A，et al. Language disorder in a right-hander after occlusion of the right anterior cerebral artery. *Neurology*.1982; 32: 492.）

357]。在一份既没有尸检也没有披露患者用手习惯的报道中，患者右侧 ACA 闭塞[358]。另一份报道描述了 2 名右利手女性，她们有短暂的语言输出损失、书写正常和理解口语的能力正常；2 人都有右侧前扣带回皮质梗死。在这些病例中，受损的语言启动归因于通过右胼胝体前部到左语言网络的信号传输中断[358]。一名右侧 SMA 梗死患者有"失语症"：构音受损，但重复语言、听觉理解、阅读和书写正常。作者提出 2 个 SMA 都参与构音启动，但只有左 SMA 影响言语的语言方面[359]。

大多数研究人员，无论他们是否认为这些异常是真正患失语症，都将其归因于内侧额叶表面、中央旁小叶前面，扣带和额上回之间的 SMA 损伤（即内侧半球 Brodmann6 区）[336, 360-362]。在一份报道中描述 10 个左 ACA 区域梗死的右利手患者中，4 名患有经皮质运动性失语症，每名患者都涉及 SMA 受损。其他 3 名 SMA 未受累，但扣带回受损的患者只有"言语记忆的改变"[363]。在猴子身上，刺激这个区域会引起手臂和腿的运动和头部的转动，并且似乎存在喙尾部前肢 - 后肢的躯体解剖[364-370]。单侧的 SMA 消融会导致猴子双手协调能力的缺失[371]。对人类来说，SMA 刺激会引起身体姿势变化（如头和眼睛转向对侧抬起的手臂）或重复动作（如踏步或摆手）[362]。这种反应通常是双侧的，可发生在第 4 区（初级运动皮质）消融后。SMA 刺激也能引起说话和运动的停顿或发声[372]。

虽然刺激 4 区面部区域会导致连续元音发音[372]，但刺激两个半球的 SMA 会产生间歇重复的单词[186]、音节或无意义的音节组合（急动发音）[372]。重复的词可能是刺激开始时所说的话的重述。有时伴随着发声的嘴和下巴有节奏的运动。此外，也会出现言语停顿、犹豫或语速减慢，有时会出现口型动作，暗示试图说话或其他自发性动作停顿。语言理解能力通常保留下来，但也会出现命名不能和错语症[186]。

这些症状（伴有或不伴有其他运动、感觉或自主神经现象）可能是由影响 SMA 的结构性病变引起的癫痫发作的表现，尤其是脑膜瘤[352, 355, 373-377]。虽然实验刺激左或右 SMA 均可引起言语停止或重复，但引起言语改变的癫痫发作很少发生在右 SMA 损伤的右利手患者中[378]。刺激和癫痫发作的现象都提出了这样一个问题：是否真的出现了失语症，以及究竟是哪个大脑结构在起作用。

破坏性病变（包括梗死）也是同样的问题。内侧半球结构性病变，如肿瘤、血管畸形、硬膜下积脓、手术消融和创伤，不仅可以直接影响比 SMA 更多的区域，还可以产生水肿或脑变形等远处效应。SMA 消融治疗癫痫导致语言障碍，但对此类病例的解释各不相同。一组研究发现，切除语言半球位于第 4 区的 SMA 会导致沉默，而切除语言半球的前 SMA 或非语言半球的整个 SMA 则"没有特定的缺陷"[379]。其他人发现，在切除任何一侧 SMA 后，患者会出现更持久的语言障碍，尽管他们似乎是非失语症和继发于运动迟缓[380]。2 例无失语的双侧观念性运动失用症均累及左侧 SMA 及胼胝体[381]。

SMA 接收来自同侧初级和次级躯体感觉皮质的传入信号，并与同侧 4 区、后顶叶皮质、半球凸面前运动皮质（6 区）、多个丘脑核及胼胝体间、对侧 SMA 和 6 区相互连接[382-384]。因此，有人提出 SMA 是"一个感觉汇聚的区域"[364]。传出信号双侧投射到扣带回和纹状体[295,339,385,386]，同侧红核、脑桥核和背柱核[383]；对侧 4 区和大脑半球中凸面运动前区（8 区）[339]。也有投射到脊髓的 SMA 神经元[365,387,388]。局部脑血流（regional cerebral blood flow，rCBF）在自动说话和重复手指运动时增加，但在等长手肌肉收缩时不增加[389-391]。在计划连续运动时，SMA 的脑血流量也会增加[392-394]（相比之下，只有在执行这些动作时，4 区脑血流量才会增加[393]）。在猴子身上，延髓锥体部分并不影响由 SMA 刺激产生的运动[395]，SMA 神经元的放电增加先于同侧或对侧肢体刻板的学习运动任务，而 SMA 神经元"只有在信号要求运动反应时"才会对感觉信号做出反应[369]。然而，与 4 区相比，SMA 中的神经元对外周刺激的反应较弱[364,369]，这表明部分 SMA 的功能可能是关闭或抑制 4 区传入的影响[190]（也许可以解释 SMA 消融后常见的对侧抓握反射）[186,343,362,370,396]。这种抑制会将 4 区的活动从闭环模式转换为开环模式[369,397]，这与 SMA 为即将发生的运动发出"预备状态"[368,398]或阐述"熟练自主运动所必需的运动子程序"[399]的观念相一致，以及"一系列快速孤立的肌肉收缩序列"，如人类语言[393]。

Bonhoeffer[399a] 在 1914 年描述的经常被引用的病例可能代表 ACA 阻断通过不同的机制引起语言障碍。患者出现右侧偏瘫，腿比胳膊力弱，说话减少到 1～2 个单词，对说话的理解相对保留，失读症、失写症和失用症（难以听从命令、模仿和处理物体），左侧患者比右侧患者更严重。尸检发现的异常包括左侧后额中回、额上回、胼胝体前 4/5、左侧内囊前肢、左侧顶下小叶前部一小部分梗死。Bonhoeffer[202]（和 Geschwind[250]，回顾 50 年后的病例）解释说，左侧失用症是胼胝体病变导致，失语症是胼胝体与内囊联合病变导致的，这实际上隔离了 Broca 区。后顶叶病变可能导致失读症、失写症和右侧失用症。两位作者都没有讨论 SMA 破坏对语言障碍的作用，理论上没有它也可能发生。

（五）其他精神异常

除了意志缺乏症、失用症和语言障碍，ACA 闭塞患者还可能有其他各种情绪或智力障碍，通常归因于 ACA 近端（A₁ 段或 ACoA）分支供应的结构受累[61,374,400]。焦虑、恐惧、失眠、健谈或激动，伴随或不伴随无力、运动迟缓或吸吮反射[44,193,315,374]。一位年轻女性，从 ACoA 动脉瘤破裂后的昏迷中醒来，有严重的退缩与无故的激动和尖叫。尸检显示双侧眶回、直回、隔核、扣带回、海马结构和右侧杏仁核梗死[401]。下丘脑或其他边缘结构的损伤也被认为是造成这些症状的原因[55]，当这些症状占主导地位时，可能表明非结构性神经症或精神病[42]。在任何情况下，背外侧额叶损伤和眶额叶损伤导致冷漠和动力不足引起失抑制行为的观念似乎是过于简单化[319,402]。

有时也会出现意识模糊、定向障碍和失忆（有时会很严重）[41,85,355,403-406]。ACoA 动脉瘤破裂后的逆行性遗忘和顺行性遗忘可能是轻微或严重的[407-410]，并伴有各种否认或虚构[198,411-413]。在一份报道中，一位双侧额叶内侧、右颞下叶和颞极梗死的患者，对先前呈现的单词或图片的识别能力严重受损，但仍能自发地回忆起来[414]。在另一份报道中，5 名病变局限于基底前脑结构（不包括海马和颞叶）的患者能够回忆特定的刺激（如某人的名字或脸），但不能将这些不同的学习成分组合成一个完整的记忆[415]。与这些遗忘综合征有关的结构包括下丘脑、内侧前脑束、中隔、Meynert 基底核、伏隔核和穹隆，可能伴有内侧颞区继发性功能障碍[416-418]。双侧尾状核和穹隆梗死导致言语工作记忆受损和"回忆延迟"[419]。5 名患者的左尾状核梗死导致陈述性记忆和运动程序记忆受损[420]。

功能神经成像研究表明，在人类内侧额叶结构与对他人的心理状态有关（"心理化"、"心理理论"）[421]。在一项研究中，一名 ACA 区域双侧梗死的女性对这种作用提出了质疑，她在计划和记忆方面有障碍，但在心智理论任务中表现正常[422]。

在急性缺血性脑卒中 3 个月后检查的 251 名患者中，66 人患有痴呆症。左侧 ACA 区域的梗死比 MCA 或 PCA 区域的梗死更能预测痴呆[423]。

尾状核和内囊前肢梗死后患者会出现难以穿衣、绘画或抄写的视觉空间障碍或左侧偏身忽视的症状。在左侧 ACA 梗死区域也有原发性计算障碍的报道[424]。抑郁症与左侧尾状核病变有关[425]。

（六）尿失禁和其他自主改变

单侧或双侧 ACA 闭塞可发生尿失禁（很少出现大便失禁）[42, 44, 64]。中央旁小叶的参与（假设是排尿运动和感觉成分的人形代表区）可作为一种解释[41, 112]，即使发现中央旁小叶刺激只产生对侧感觉，而阴茎没有运动反应[426]。更有可能的原因是上中额叶的损伤，尤其是额上回中部、扣带回和中间的白质，因为这种损伤（如额叶白质切开术）会引起短暂或永久的排便障碍，包括尿急迫和大小便失禁[233, 427-429]。

无论边缘结构是否特别受损，心肺变化在脑卒中后是常见的[430, 431]。因此，ACA 闭塞后的这些变化是可以解释的，但将损害归咎于下丘脑、扣带回或其他边缘区域也不是不合理的。发热并不总是与感染、心动过速和意外死亡有关，在人类的扣带回梗死之后也会出现发热[314, 315]。刺激人和动物的扣带回可引起呼吸改变、心动过缓、暂时性呼吸或心脏骤停、高血压或低血压、瞳孔扩张和立毛[314, 432, 433]。尿崩症可能来自前下丘脑梗死，发生在手术闭塞近端 ACA 动脉瘤 ACoA[44, 61]。ACoA 动脉瘤破裂后的胃肠道出血也被归咎于下丘脑损伤[434]。

（七）其他症状

由于 ACA 动脉瘤或迂曲扩张性压迫视神经或视交叉而导致视力丧失[435, 436]。双颞偏盲是由右侧 ACA 延长压迫视交叉造成的[437]。

在右侧 ACA 区域梗死后，在口头命令下无法闭上左眼，同时左面部肌肉的运动得以保留。作者怀疑由于胼胝体前部受损导致闭眼失用[438]。

月经期的全身强直阵挛发作是由对侧眶额动脉供血的左额叶区域引起的。作者推测黄体期孕酮水平升高会降低血液 PCO_2，导致供血不足区域缺血[439]。

ACA 区域梗死可导致偏侧帕金森综合征和手臂的扑翼样震颤[440]，尽管在单侧 ACA 梗死的对侧腿部也有扑翼样震颤的描述[441]。

（八）婴儿期脑室周围白质软化症

出生后几小时或几个月死亡的婴儿的大脑可能沿侧脑室有坏死灶，一些研究者认为是 ACA、MCA 和 PCA 边界区之间的梗死[442]。其他人则强调，脑室周围区域更恰当地称为终末区，而不是指吻合区。更确切地说是在脑室壁几毫米范围内，"在深入大脑的小动脉朝向脑室和背向脑室分支之间"[38]，包括通过扣带回的 ACA[443]。这类病变通常不会损害大脑皮质，因为胎儿软脑膜血管和新生儿脑白质之间有丰富的脑膜吻合支，新生儿的白质代谢率相对较高[444]。低血压的新生犬出现白质血流量减少和有类似脑室周围白质软化的病变[445]。对患有脑室周围白质软化症且无明显围产期窒息的婴儿进行的尸检显示，离脑室穿越动脉发育不良[443, 446]。受影响的婴儿表现为倦怠、张力减退、进食困难和癫痫发作。幸存者通常有智力障碍，伴有痉挛性四肢瘫痪。

由于窒息新生儿的大脑自我调节功能受损，新生儿脑室周围出血可能是这些深部区域的毛细血管扩张破裂的结果[442]。

第24章 大脑中动脉疾病
Middle Cerebral Artery Disease

Vijay K. Sharma　Lawrence K.S. Wong　著

陈锡禹　杨　军　付雪雯　周华军　译　　何志伟　周敬华　校

本章要点

- 大脑中动脉（MCA）是大脑中最大的动脉，也是脑血管意外中最易受损的颅内血管。它供应大脑外侧面，几乎全部的基底节及内囊的前后肢。

- 在 MCA 区域内发生梗死可导致多种神经功能受损的症状。一般来说，临床特征取决于 MCA 闭塞的部位。更远端的血管阻塞往往产生轻微的神经功能损伤，而近端血管闭塞则导致广泛的神经功能缺失，甚至是致命的。

- 对侧偏瘫和感觉障碍是 MCA 综合征最常见的表现。下肢神经功能缺失较面部和上肢更轻。

- 当优势半球的皮质区域受累时，失语是一种常见的临床特征。相比之下，在非优势半球的同源区域的受累往往导致体象障碍。

- 在脑实质、血管、分子、功能成像技术的进步加深了我们对 MCA 疾病中各种神经功能缺损的病理生理学理解，并有可能预测预期恢复的程度，以及影响各种治疗策略的结果，以改善预后。

大脑中动脉（MCA）是颈内动脉（internal carotid artery，ICA）最大的分支，也是脑卒中最常见的受累动脉。MCA 供应大脑的大部分外侧面，而其他大脑动脉则供应额极及其相邻的外侧脑回、顶叶高处和枕叶后外侧及枕极[1-6]。在脑实质中，MCA 分支供应几乎所有的基底节和囊（内囊、外囊和最外囊）、屏状核、壳核、苍白球上部、部分 Reichert 无名质、尾状核的头部后侧和所有体部，除内囊前肢和后肢的最低部分之外的所有部分。已经证实，丘脑任何部位的供血皆是由 MCA 提供[7]。

内囊有复杂的血流供应，也是 MCA 供血的一个重要区域。尽管前肢有部分供血来自大脑前动脉的一个大分支，即 Heubner 回返动脉，但有超过 1/3 的患者 MCA 供应了整个前肢。内囊后肢和放射冠大多由深部豆纹动脉供血，而后肢的最低部分由脉络膜

前动脉供血，它通常起源于 ICA，位于大脑动脉环的近端[8]。

一、主干、节段和分支名称

MCA 的解剖（图 24-1）结构由命名的分支、血管与大脑表面解剖标志之间的关系来描述。

传统的术语把血管比喻成一棵有树干和树枝的树。我们在本章中采用了一种临床上有用的描述方法。MCA 通常以单一主干或茎开始，树干或茎的长度从为 18~26mm。MCA 在起始处的直径约 3mm（范围 2.5~4.9mm）[9, 10]，其主干发出大部分豆状支，它们供应豆状核（壳核和苍白球）、尾状核体和内囊[9]。屏状核和外囊则由 MCA 表面的分支供应，并穿过表面供应岛叶[11]。豆纹动脉有 5~17 条分支，每一条都是终末动脉，以曲折（冠状位）的路径供应邻近

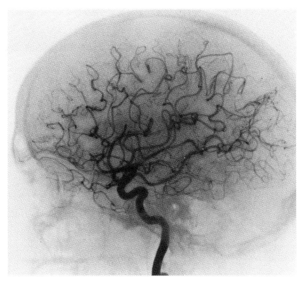

▲ 图 24-1　大脑中动脉解剖侧视图

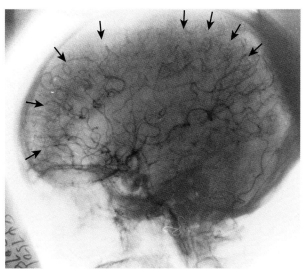

▲ 图 24-2　交界区吻合支的解剖（单个吻合支如箭所示）

组织大小不等的脑区，终止于靠近侧室壁的放射冠，一些较小的豆纹动脉可能起源于 ICA 远端[10]。

　　MCA 主干的长度与豆状动脉的类型或数量之间没有明确的相关性，一侧 MCA 的模式也不能预测另一侧 MCA 的情况[10]。发自 MCA 主干内侧的豆纹动脉较小（50～150μm），而发自外侧的则较大（有的可达 500μm）。MCA 中豆纹动脉起源有三种模式[10]，在最常见的变异中（49%），一个或多个较大的豆纹动脉分支恰好出现在主要分叉处（在上干的区域）。第二种常见的模式（39%）是所有较大的豆纹动脉都起源于近 MCA 分叉处的主干。在最少见的模式中，一些较大的穿通支来自 MCA 主干的内侧部分。这些变异可以解释来自 MCA 主干或其主要分支闭塞所导致的不同的梗死模式。这些动脉的一个重要解剖学特征是它们之间缺乏吻合（图 24-2）。

　　大脑表面、半卵圆中心、屏状核、外囊、大脑半球皮质和白质由起源于豆纹动脉以外的 MCA 分支供应。这些皮质表面分支通常有 12～15 个，它们以各种形式发自 MCA 主干，但最常见的情况（78%）是两个大分支（分叉模式）[9]，较少（12%）见的是 12 个分支来自于 3 个主干（三叉状），最不常见且最难区分的情况（10% 的病例）是 MCA 主干的延续，没有大的分支，每一表面支都从共同主干发出，直到主干发出第 11 支，然后终止为角回动脉[6]。

　　在分叉模式中，两个主分支被称为上干、下干。上干供应岛叶、额叶和扣带回区域，通常包括眶额支和前额叶支，下干供应颞极支、颞前支和颞中支。中央（中央沟）分支通常由上干发出，后颞支通常由下干发出，前顶叶、后顶叶和角回支则通常由上干发出，但在少数情况下也可以起源于另一干。没有来自上干的分支供血的大脑区域，将可能是下干供血，反之亦然。

　　在三分支模式中，在上干有规律地发出的眶额动脉、额前动脉和中央前沟动脉供应额叶。中部分支由中央沟动脉（Rolandic 动脉）、顶前动脉和角回动脉组成。不太常见的情况是中央前沟动脉成为额侧主干的一部分，并且在少数情况下，颞枕动脉和颞上动脉从下干发出。下干一般发出颞极动脉、颞前动脉和颞中动脉，较少发出颞后动脉和颞枕动脉。

二、解剖特征

　　不管每个分支供应的大脑区域是什么，在外侧面部分内的各个分支在脑回和脑沟上的位置都有显著的变化。长度的变化是有序的：最小的分支供应额叶，而最长的分支供应顶叶和外侧枕区[12]。MCA 发出的眶额支只有 27% 直径达到了 1mm[9]，发出的最大分支通常是中央沟动脉。大脑靠后的区域由少量动脉供应，动脉的直径较大，发出分支很少，这些动脉从大脑动脉环发出到其边界区终止，经过的路径最长。90% 的病例颞枕动脉直径为 1mm；63% 的病例颞枕动脉长度超过 1.5mm。这种大直径和易于长距离表面追踪的血管有助于外科医生使用该分

支进行颅外 - 颅内吻合手术。皮质表面最长的 3 条血管分别是角回动脉、顶后动脉和颞枕动脉。86% 的角回动脉、68% 的颞枕动脉和 52% 的顶后动脉管腔直径大于 1mm，但仅 14% 中央沟动脉管腔直径大于 1mm[13]。

1. 与解剖标志相关的动脉分段 MCA 分支的另一种分类方法是基于动脉与大脑主要标志的关系，尤其是外侧裂、岛盖和大脑凸面。该分类方式将 MCA 分为四个主要部分（图 24-3），在血管造影中发挥了巨大的作用。第一段（M₁）是蝶骨段从 MCA 起点开始到岛叶边缘结束；第二段（M₂）包括覆盖岛叶的上干和下干；第三段（M₃）是这些分支的延续，因为它们沿着岛盖的下表面向后部弯曲，其中大部分是上分支；第四段（M₄）是 MCA 在大脑凸面上的分支。

构成 M₃ 或岛盖段的 MCA 分支沿着岛盖回到岛叶表面，其中一些分支出现折返。穿过顶叶和颞叶的分支方向反转不太明显，一些分支在到达颞叶和顶叶区域的凸面之前已旋转了 180 度[6]。MCA 的 M₄ 段从岛盖以外的外侧裂发出，沿着大脑凸面的沟回走行，这些分支在大脑表面的分布有很大的个体差异性。上半部分的 M₄ 分支主要沿着既定脑沟的深度

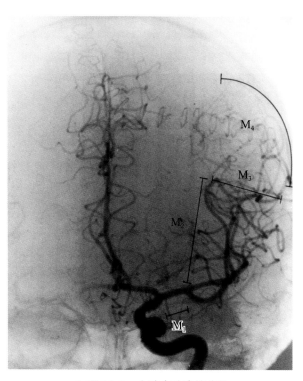

▲ 图 24-3 大脑中动脉的分段

走行，其中一些在脑回表面的分支很长，这些长分支适用于颅外 - 颅内旁路搭桥手术。

2. 异常现象 MCA 异常发生率不超过 3%[9, 15, 16]，有些学者非常质疑其是否真的存在[10]。MCA 的重复相对常见，通常由 ICA 产生，与原 MCA 供应相同的区域。副 MCA 也曾被记录过[17]，它起源于大脑前动脉，沿着正常 MCA 穿过大脑侧裂，通常供应额叶区。据报道，副 MCA 在人群中的发生率为 0.3%～4.0%[18, 19]。以往的研究主要集中在副 MCA 与脑动脉瘤的关系，以及在 MCA 闭塞时副 MCA 作为侧支供血的作用[20, 21]。少数情况下，副 MCA 可发生动脉粥样硬化并伴缺血性症状[22]。

3. 边缘区吻合 对于大脑主干动脉的每一个脑表面分支，其末端形成狭窄的血管网，形成主干区域之间的边界区[23-25]（图 24-2）。

三、组织学

MCA 包含与其他动脉相同的内膜、中膜和外膜，但这些组成部分的相对厚度与同等大小的外周动脉不同[26]。与大小相近的颅外血管相比，MCA 外膜更薄，弹性组织少，血管周围支持结构少；中膜也很薄，大约只有 20 个环形肌层[27, 28]，但内弹性层较厚，有细孔。有些内膜虽然薄[29]，但本质上几乎和其他地方同等大小的血管相同[28]，并且 MCA 没有滋养血管[28-30]。

颅内血管外膜较薄可能是其较少受到拉伸和创伤的一个标志[31]。弹性组织集中在内部弹性板内，而不是像其他动脉那样分散在血管内，这可能使颅内动脉更容易抑制脉冲波[29]。

四、病理学

（一）血栓

在引起脑卒中的因素中，栓塞比动脉粥样硬化更常见，占脑卒中的 15%～30%[32-34]，并且脑卒中大多数发生在 MCA 区域。

1. 病因学 自 Chiari 时代以来，栓塞引起的闭塞已被认识到[35]。这些大的血栓包括来自腿部静脉源的"矛盾"栓子[36, 37]、心房颤动[38]、二尖瓣脱垂[39, 40]、大动脉血栓[42-44]、非闭塞性 ICA 斑块碎片化血栓复合物[42, 44]、弹片[45]、穿透性颈部伤口的金属碎片[46]、创伤性 ICA 夹层[47]、各种原因的 ICA[48]

和同侧 ICA 造影正常的汽车事故[34, 47]。最近引人注意的图像支持主动脉弓栓塞，即使是在临床上重要的颈动脉狭窄的情况下[49]。

　　一个或多个 MCA 分支的栓塞可能发生在上述任何一种情况下，也可能发生在其他文献记载较少的情况下[50, 51]。来源包括来自同侧 ICA 的钙化物质（尽管 Chiari 的著名病例也有一个未闭的心卵圆孔）[35]、纤维肌增生引起的 ICA 自发夹层[52]、外伤性 ICA 夹层[53]、乳房癌转移所产生的黏蛋白和乳化脂肪[54]、念珠菌引起的心内膜炎[55]、二尖瓣脱垂[39]、心脏黏液瘤[56]、消耗性栓子[41]、复苏后动脉壁碎片[57]、巨大的 MCA 梭形动脉瘤[58]、各种原因引起的 ICA 闭塞、各种类型经卵圆孔未闭的经心脏栓子[65]。

　　2. 栓子大小与性质　仅仅几毫米的栓子也可能阻塞 MCA 主干。一些钙化斑块[59]也可能栓塞 MCA，但因为斑块通常比较小，不会导致主干栓塞[60]。颈动脉斑块破裂是 MCA 主干阻塞的一个原因，但一直以来都没有被证实[61, 62]。

　　越来越多的证据表明炎症在导致动脉粥样硬化斑块不稳定、血栓栓塞和脑卒中中起着关键的作用。斑块内的炎性细胞，特别是巨噬细胞，日益被认为是脂质氧化、斑块重塑、纤维帽侵蚀和破裂的关键介质，从而导致急性血栓栓塞事件。18F-FDG 成像 PET 在动脉粥样硬化炎症的非侵入性成像中具有显著的潜力，可以提供与临床事件相关的斑块生物学信息，独立于斑块对动脉管腔狭窄的影响[63]。在最近的一项研究中，颈动脉斑块 PET 18F-FDG 摄取被证明可预测早期复发性脑卒中[64]。该研究发现，18F-FDG 斑块摄取的预测效用与年龄和管腔狭窄程度无关（分类为 50%～69% 和 70%～99%，校正后 HR=6.1，CI 1.3～28.8，P=0.02）。

　　分子成像（FDG-PET）可用于斑块成像，但由于脑实质高摄取周围的 FDG，这导致很难应用于颅内狭窄。在冠状动脉疾病中应用氟化钠（18F-NaF）PET/CT 能够帮助促进对斑块钙化的认识，这种示踪剂也可能有助于确定颅内动脉狭窄的钙化程度。此外，结合 18F-NaF 和 Gd 增强血管壁成像可以进一步阐明局部出血、微钙化、斑块破裂进展和潜在脑血管事件之间的联系[65]。

　　大多数栓塞物质是血管或心脏壁血栓或赘生物的一小部分[4]。由于栓塞碎片是可压缩的[66]，当它们通过动脉树时，它们的长度和宽度可能会改变。罕见的是，大的栓塞可能来自于纤维软骨物质[67]。

　　3. 大脑中动脉的分布　栓子通过 MCA 遵循最优路径[34, 68]，较低的分支接受较大的栓子。在上干，由于主要分支的特殊排列情况，第一个分支栓塞可以导致所有分支堵塞。小栓子常通过前支，栓塞在较远的分支。在所有分支中，呈锐角状的眶额动脉很少闭塞[34, 68-70]。在到达颞上平面之前，下干始终是一根血管，但在随后的 1cm 或更小的长度内会发出 3 个主要分支。因此，即使是很小的栓子栓塞下干也可能导致不止 1 个分支或所有分支同时闭塞。

　　4. 栓子的持久性　尸体解剖通常显示没有闭塞，尽管有典型的栓塞的主干、干或分支闭塞。许多栓子组织结构不良，可发生自溶。对于持续闭塞的血管，梗死的功能预后较差[48, 71-73]。仅通过影像学，这种持续性闭塞可能具有原位血栓的所有特征[74]。TCD 研究除了可显示持续血管闭塞，还可以实时显示静脉溶栓的快速血管再通[47, 75]。

　　5. 侧支循环对栓塞性梗死模式的影响　在不存在足够的侧支循环的患者中，MCA 栓塞会导致巨大的梗死。相反，在侧支循环良好的患者中，脑实质可能会得到很好的保护[76]。

　　颅内侧支循环对于受颅内阻塞影响的脑区的灌注非常重要，这些侧支循环通路可能是预先存在的，也可能是重新建立的[77]。侧支循环与最终梗死体积和功能结果密切相关[78]，还可以用来预测静脉溶栓和各种血管内介入的有效性[79]。此外，良好的侧支循环可以减少急性缺血性脑卒中各种治疗策略的出血并发症[79]。

　　6. 栓塞的临床综合征　MCA 分支栓塞有多种临床表现（图 24-4）。这种症状可能只是暂时的，即使血管造影显示存在持续性闭塞，表明栓塞物的性质可能与梗死严重程度有关[80, 81]。在使用聚硅橡胶（硅橡胶）颗粒治疗动静脉畸形的时期，异常栓塞是治疗的重大风险[82]，通常发生在 AVM 栓塞治疗末期[82, 83]。

　　栓子在早期阻塞 MCA 主干，随后迁移到远端分支，这可能导致不连续的多灶性梗死。豆纹动脉缺乏侧支循环导致这些深部区域特别容易发生梗死，但 MCA 深穿支梗死引起的早期临床症状可能能够得到部分改善。这种临床特征被称为收缩缺

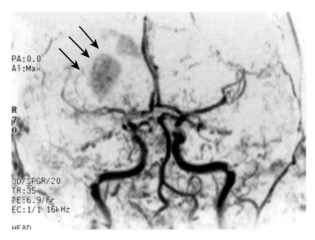

▲ 图 24-4　冠状位 **MRI** 显示大脑中动脉深部（豆纹区）区域出血性梗死（箭）

引自 Gautier JC, Mohr JP. Ischemic stroke. In: Mohr JP, Gautier JC, eds. *Guide to Clinical Neurology*. New York: Churchill Livingstone; 1995:543.

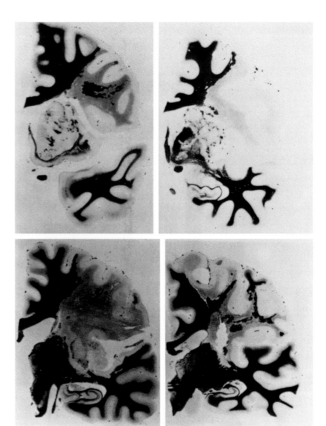

▲ 图 24-5　同一栓塞闭塞引起的深部和表面梗死（火棉胶切片髓鞘染色）

引自 Friedlich AL, Castleman B, Mohr JP. Case records of the Massachusetts General Hospital. *N Engl J Med*. 1968;278:1109.

损（spectacular shrinking deficit，SSD）[76]，这可能是血栓溶解或碎片血栓及其残余颗粒向远端迁移的结果，此类病例通常会留下两个独立的梗死灶（图 24-5）[84]。在 5%～6% 有记录的栓塞性脑卒中中，患者可能出现非突发或波动的综合征，但在某些情况下，这些综合征可能要超过 36h 才能显现出来 [34, 85]。

（二）血栓形成

尸检研究表明，血栓性闭塞仅占 MCA 区域缺血性事件的 2% [34]，而且无症状的 MCA 干闭塞非常少见 [86, 87]。

1. 动脉粥样硬化　原发性动脉粥样硬化性闭塞性血栓导致 MCA 阻塞十分少见 [34, 88-91]，但在亚洲人、西班牙人和非洲人中，动脉粥样硬化导致 MCA 阻塞相对常见。在急性缺血性脑卒中再通后，血管造影显示在正常 ICA 侧可发现 MCA 狭窄 [73, 92, 93]。

当前普遍认为小而深的腔隙性脑梗死是由局部微动脉粥样硬化导致的。但一些岛叶下、外囊、内囊和上部放射冠的梗死（位于多个外侧豆纹动脉区域）却在冠状位成像上形成了曲线状的外观（通常不包括壳核、苍白球、囊和放射冠的进入区）（图 24-6），推测可能是上干局部动脉粥样硬化性狭窄造成的，但是难以被证实 [94]。

MRI 技术的最新进展可以直接显示血管腔和狭窄闭塞斑块。最近的一项研究报道了 MCA 狭窄的

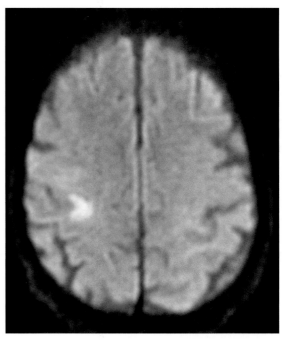

▲ 图 24-6　脑影像显示中央沟动脉局灶性梗死

患者出现急性上肢远端无力，1 个月后恢复正常

MRI 测量与数字减影血管造影的良好相关性[95]。高分辨率 MRI 提供了关于斑块特征的重要信息[96-98]。图 24-7 显示了一个示例。

2. 狭窄　MCA 管腔狭窄常见于主干。在亚洲人、西班牙人和非洲人中，动脉粥样硬化是导致 MCA 狭窄的主要原因，其他原因，如烟雾病、夹层、放疗后反应、转移性肿瘤（包括心房黏液瘤）和感染也可能引起 MCA 狭窄[99, 100]。MCA 狭窄引起的临床症状包括从轻度单纯运动性脑卒中、轻度局灶性半球综合征、短暂性脑缺血发作[87, 92, 99, 101, 102]到严重功能障碍[103, 104]。

3. 夹层　总的来说，尸检报告显示 MCA 夹层十分少见。创伤[105]、剧烈体力消耗[106]、手术[107]、纤维肌增生[108]、动脉粥样硬化[100]、中膜黏液样变性[105]、烟雾病[109]、内部弹性板断裂或磨损[110]、中膜先天性缺陷[111]、梅毒[112]或偏头痛都可能导致 MCA 夹层[113]。MCA 夹层在年轻患者中最为常见，通常发生在主干的一小段，可能影响邻近的分支[114]，症状可持续几分钟[114]、几小时[111]或许多天[115]不等。

4. 内囊预警综合征　内囊预警综合征首次提出于 1993 年，患者表现为 TIA 的反复发作，综合征引发脑卒中的风险较高[116]。虽然该综合征的确切发病机制仍有争议，小穿支动脉疾病被认为是最常见的机制[117]。高分辨率 MRI 的发展使评价动脉壁特征成为可能，最近的研究表明，MCA 非狭窄段的偏心性动脉粥样硬化是其潜在的病理生理学机制[118]。

（三）其他疾病

MCA 可能受到动脉炎、纤维肌增生、凝血状态改变、放射延迟效应和其他情况的影响。

可逆性脑血管收缩综合征（reversible cerebral vasoconstriction syndrome，RCVS）是一种重要的疾病，以反复发作的雷击样头痛、癫痫、脑卒中和非动脉瘤性蛛网膜下腔出血为主要症状，3 个月内出现血管可逆性收缩是 RCVS 的特征。RCVS 的常见诱因包括产后状态、血管活性药物和免疫抑制药的使用。在对 RCVS 进行治疗时，尼莫地平（一种钙通道阻滞药）似乎能减少雷击样头痛[119-121]，但对出血性和

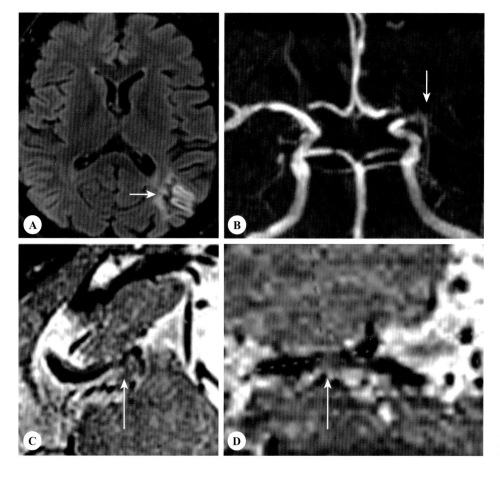

◀ 图 24-7　高分辨率 MRI 显示的动脉粥样斑块和狭窄
左大脑中动脉（B）严重狭窄导致左后分水岭梗死（A）患者的高分辨率 MRI 检查。虽然时间飞跃法磁共振血管成像（time of flight magnetic resonance angiography，TOF-MRA）显示左大脑中动脉近端闭塞，但高分辨率 MRI 显示动脉粥样硬化斑块和严重狭窄（C），导致 MCA 远端完全闭塞（D）

缺血性并发症尚无疗效，同时应避免使用糖皮质激素，因为它们可能会恶化临床病程[122]。

五、大脑中动脉梗死的临床综合征

本章简要回顾了教科书中关于 MCA 梗死的描述，并假设在有危险的脑区发生完全梗死。MCA 主干的非钙化性闭塞常导致基底节和内囊软化，以及大部分大脑表面和皮质下白质软化，梗死引起较大的梗死灶常导致对侧偏瘫、头和眼向梗死灶侧偏斜、偏身麻木和偏盲[4, 123-126]。Foix 和 Levy[4] 在近 1 个世纪前详细介绍了临床相关的因素，MCA 梗死的主要症状表现在行为方面。当梗死导致优势半球受损伤时，可以出现完全性失语症，意识受损则可能发生在非优势半球受损伤时。当梗死灶很大时，累及视辐射可能会导致偏盲发生，但更常见的情况是，偏盲成为一种对侧空间偏侧忽视综合征的一部分，表现出对偏瘫侧的声音没有反应而不能转向该侧。

恶性脑梗死是一种 MCA 主干闭塞综合征[127]，该类患者在发生脑梗死后并发脑疝，并且发展到严重的时间很短（2～5d）（图 24-8）。少部分患者经过及时的治疗可以存活，但大多数综合征的症状仍然存在[128]。三项欧洲随机对照试验的汇总分析结果显示，与最佳药物治疗相比，脑卒中发生 48h 内进行减压手术的患者治疗效果更好，更多的患者达到 mRS 为 0～3 分（43% vs. 21%）和 0～4 分（75% vs. 24%）[129]。

当闭塞局限于上干时，感觉运动综合征和主干闭塞的相似。当优势半球受累时另外还有失语症，或者当另一个半球受累时，可出现意识障碍。然而，偏瘫影响通常面部和上肢重于下肢。由于闭塞通常影响上干，优势半球梗死所致的失语症通常为运动（Broca）型（图 24-9 和图 24-10），而非优势半球梗死所致的行为障碍可能是轻微的。

在下干综合征中，梗死通常不影响中央沟区域，梗死导致的偏瘫程度很轻且很少出现头和眼偏斜，感觉障碍也不常见。当下干梗死影响优势半球时，通常会出现单纯性失语症（Wernicke 型），而在非优势半球梗死中，行为障碍可能相对孤立地出现。总的来说，在下干梗死中，偏盲可能是主要症状。

当闭塞局限于主干的一个小的穿支动脉分支区域时，就会发生一个小的深部梗死（腔隙），影响部分或整个内囊，并引起单纯的偏瘫综合征，不伴感觉、视觉、语言或行为障碍。

六、大脑半球梗死的临床症状

（一）意识丧失

短暂的意识丧失在 MCA 梗死中十分少见，只出现在 8.4% 的颈动脉缺血性脑卒中[130]。延迟性意识丧失更为常见，通常在大脑半球梗死 36h 到 4d 后发生。大到整个 MCA 区域，小到额颞叶区域的梗死到可以发生延迟性意识表[131]。意识水平降低通常预示着即将发生脑疝，但似乎不是由于 MCA 供应区域中控制意识的特定大脑区域受损所致（图 24-11）。

（二）偏瘫与轻偏瘫

"偏瘫"和"轻偏瘫"这两个术语在文献中使用得相当不准确，这使得很难确定无力的严重程度和特定部位梗死的相关性。描述偏瘫类型和影像学或尸检结果相关性的病例数量仍然很少，尽管一些病例进行了尸检研究，但缺乏可信度[132]。Henschen[133] 对 1920 年之前发表的关于大脑高级功能的尸检文献进行了回顾，但文献回顾的结果仍然令人沮丧，因为在许多病例中，运动缺陷表现出很大的改善。国家神经和沟通障碍与脑卒中研究所（National Institute of Neurological and Communicative Disorders and Stroke，NINCDS）脑卒中数据库项目试点阶段发表的 488 例 MCA 区域梗死的研究结果显示[134]，大脑两侧的 MCA 主干闭塞几乎产生相同的运动障碍。

1. 偏瘫 MCA 主干完全闭塞后几乎必定会发生偏瘫（图 24-10 和图 24-11），典型的症状包括对侧重度偏瘫、偏身感觉障碍、同侧偏盲和凝视[4]。当主干受到影响时，该综合征更为严重[4, 87, 135, 136]。在几天内死亡的 MCA 主干闭塞患者中，对侧偏瘫通常伴有偏身感觉障碍和偏盲[137]。

没有做过半颅骨切除术的患者的症状几乎是相同的[93]。部分患者出现轻度面瘫[138]，肢体远端功能严重受损，手、手指活动及足部经常麻痹，也有一些患者可以通过肩膀和肘部的运动使手臂抬起，通过髋关节和膝关节的运动完成行走。

仅由深部梗死引起的偏瘫会引起几种不同的症状。Foix 和 Levy[4] 描述了两种仅由深部梗死引起的偏瘫类型。在第一种类型中，患者表现出严重的偏

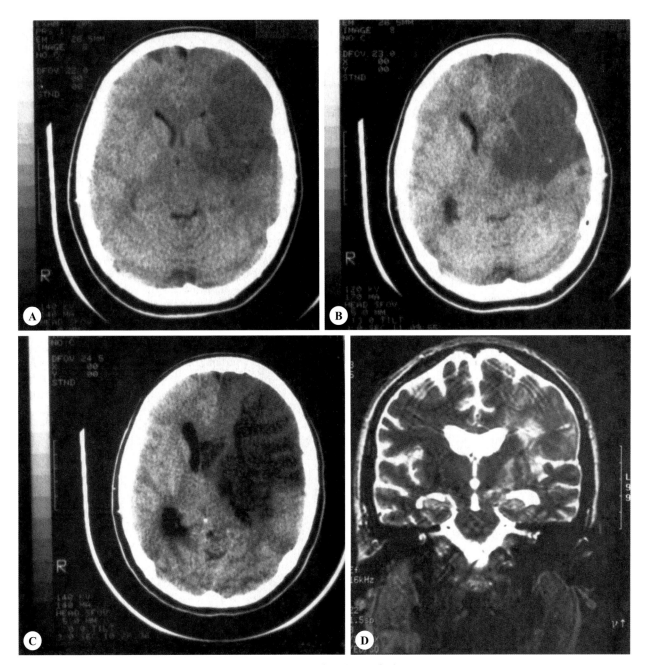

▲ 图 24-8　中脑压迫的四个阶段

A. 从轴位 CT 扫描来看，大脑 MCA 区域梗死在急性脑卒中几小时后才开始产生轻微移位；B. 到了第 2 天，水肿和"占位效应"已经使中脑和丘脑结构略微越过中线；C. 到了第 4 天，在压迫效应的高峰，中线结构已经发生了相当大的旋转和移位，在这段时间内，患者出现了钩回疝；D.1 周后，冠状位 T_2 加权 MRI 显示中线结构恢复到正常位置，位移没有明显的持续损伤（引自 Gautier JC, Mohr JP. Ischemic stroke. In: Mohr JP, Gautier JC, eds. *Guide to Clinical Neurology*. New York: Churchill Livingstone; 1995:543. ）

瘫，梗死区域的形状与涉及浅表和深层区域时观察到的形状相同。最初发生偏瘫的肢体随后出现明显的挛缩，但没有不自主运动、舞蹈手足徐动症、帕金森症或平衡障碍。在第二种类型中，患者的腿部偏瘫比手臂偏瘫更为明显，导致患者无法行走。挛缩

也更常见于腿部，并常伴有永久性弛缓性偏瘫[139-141]。随后对于患者的跟踪研究发现患者表现出一系列的乏力，从严重偏瘫到轻度乏力都有出现，虽然深部梗死一直存在，这些症状也得到了显著改善[142, 143]。

表面梗死引起的偏瘫是第三种类型。整个表面

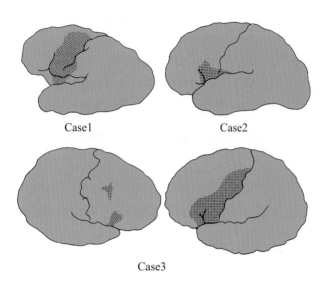

▲ 图 24-9　**Broca 区及周围大脑栓塞性梗死 3 例**

引自 Mohr JP. Broca's area and Broca's aphasia. In: Whitaker H, ed. *Studies in Neurolinguistics*. New York: Academic Press; 1976:201.

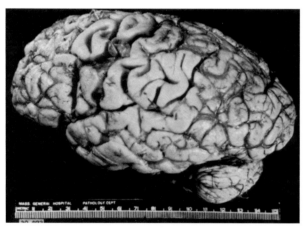

▲ 图 24-10　**小的上中央沟梗死**

软脑膜蛛网膜被剥离以显示梗死（图片由 J.M.C.Pearce 提供）

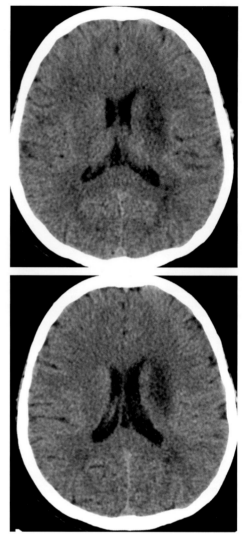

▲ 图 24-11　**CT 扫描显示大脑中动脉豆纹区大面积深部梗死**

区域的梗死会产生一种与深部区域梗死基本相同的综合征。局限于岛叶和岛盖皮质表面的表面梗死引起面肌为主的偏瘫，并很快消退为面肌麻痹，伴轻度的主要为上肢远端的麻痹[144]。

　　个别分支闭塞不常引起偏瘫[4]。在多数情况下，患者出现轻偏瘫或者出现局限于身体的一个或多个部位的不完全瘫痪综合征[55]。在额上支闭塞患者中表现的功能障碍是最经典的[39]，但据报道，症状在几周内就会有显著的改善[145]。影响疾病预后的因素非常多，人们正在努力找寻各种治疗方案，其中包括被动治疗、经颅磁刺激[146]和经颅直流电刺激等[147]。

　　2. 部分性偏瘫综合征　最常见的偏瘫见于手、肩、脚和髋关节无力。在 NINCDS 脑卒中数据库项目的试点阶段研究的 488 例单侧半球脑卒中中，71.2% 的患者表现出部分性偏瘫[134]。还有一些其他类型的偏瘫也是很常见的，包括肢体远端轻偏瘫（通常归功于 Broadbent[148]，虽然没有在他的著作中发现来源）、面臂轻瘫和单瘫。NINCDS 脑卒中数据库项目的主要研究阶段提供了 1276 例 MCA 供应的大脑表面区域梗死患者中的 183 例的数据，这仍然是迄今最大的队列研究。梗死灶的大小没有因侧支的不同而变化，但梗死主要区域的位置不同。左侧梗死以顶叶下区为中心，右侧则以额叶中区为中心。根据整体运动功能评估，梗死面积和无力程度之间有良好的相关性，但病变位置（任何一侧正中沟下 1/3、中 1/3 或上 1/3）与局灶性无力的特定综合征之间相关性较差。在同一综合征中，没有病例具有一样的病变，反而有几个病例在不同的综合征中有相同的病变。研究结果表明，两个半球之间的无力综合征有差异，并且特定部位局灶性梗死引起的急性综合征也有很大的个体差异[134]。

当偏瘫发生在肢体远端时，它主要影响下面部、手指、前臂、脚趾和小腿，相对较少累及前额、肩膀、上臂、臀部、大腿、颈部和躯干。这种以面部和远端为主的偏瘫代表了半球表面支配面部和远端肢体神经元的密度[149, 150]。但在脑卒中数据库的 488 例大脑梗死的单侧无力患者中仅 23.5% 出现这种情况[134]。此外，无论梗死是局限于单个叶还是多个叶，无论所累及的区域是额叶、顶叶、颞叶或岛盖，其发生概率都大致相同。

面肌麻痹的发生部位和症状都很大的差异[87, 144, 150-152]。明显的无力一般发生在下颌肌肉。舌头和口咽的运动障碍常表现为吞咽困难，偶尔也会出现发声障碍。即使在前额运动恢复后，这些下面部和口咽的活动障碍也可能会持续很长时间。面积麻痹最初的表现有时与特发性面神经麻痹相似，但即使是在早期阶段，也通常不存在周围性面神经麻痹（Bell 现象）所特有的上斜视。上肢受累通常以手指和手运动受损的形式更为明显。

3. 单瘫 虽然在教科书中已有描述，但有关单瘫的详细病例报道在文献中并不容易找到。von Monakow[153] 提到，如果是急性病变且不太深入白质，则局限于第二额叶脑回中部的病变可能会导致孤立性臂瘫（如果是急性的，不会深入皮质下髓质）。Dejerine 和 Regnard[154] 发现了 1 例仅限于鱼际肌、小鱼际肌和骨间肌的肌无力患者，但他们没有确认病变血管的性质。Garcin[155] 描述了一种以屈肌运动为主的单瘫，类似于正中神经麻痹，但是是在没有尸检的情况下推断出的病变位置。唯一一例有尸检记录的局灶性上皮质运动区梗死的患者（图 24-12）是一名老年女性（发病数小时内的检查显示上肢力量正常），她仅有轻微的右侧面部无力，并伴有最初的缄默症。在她接受治疗和观察的 3 个月期间，初期症状

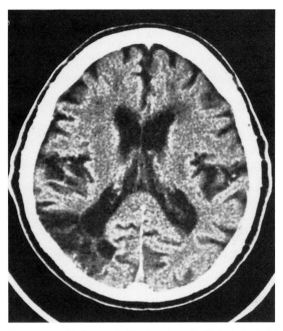

▲ 图 24-12 轴位 CT 扫描显示右下象限盲患者左顶叶梗死

有所改善，但始终没有出现肢体无力。在最近的出版物中，有一个关于"手结区"梗死的详细记录[156]。

孤立性臂性单瘫常常是颈动脉区域 TIA 的临床症状。在动静脉畸形的治疗中，它也是一种暂时性的异常栓塞综合征。这些发现非常有趣，但必须谨慎解释，因为在医生努力救治急性梗死的期间，这种情况（患者在手术洞巾下的血管造影套件）不适合对腿部和躯干进行详细评估。Schneider 和 Gautier[157] 对 1575 例急性脑卒中和以腿部无力为主要症状的患者进行了广泛回顾性研究，发现只有 63 例以腿部无力为主。虽然其中有 41 例患者有半球皮质病变，但只有 1 例患者 MCA 区域受到了影响。基于 NINCDS 脑卒中数据库的研究在 488 例脑卒中患者中仅有 31 例涉及手臂的单瘫[134]，但即使是这个小数目也显示出孤立性臂性单瘫与单叶梗死而非多叶梗死的显著相关性（P<0.002）。

4. 轻偏瘫的康复 轻偏瘫的改善原因仍不清楚，但一直被称为恢复，这一术语表示恢复原有功能，可事实并非如此，由于这个词在用法中已经根深蒂固，我们便没有在进行区分。脑卒中引起的轻偏瘫后往往会得到恢复，临床和影像学因素也已经能够预测谁有可能恢复以及恢复到什么程度。

恢复的程度和性质在很大程度上取决于所选择

的评估方法。例如，一些常被引用的观察性研究已经证明，偏瘫的初始严重程度和病变体积可以很好地预测 3 个月或 6 个月时残疾量表的评分[158-162]。然而，神经功能障碍可以与残疾程度评估分离，允许患者在仍然存在严重的未治疗的神经功能缺陷下，通过残疾评分被视为康复。因为大多数脑卒中康复计划的方法是对缺失功能的补偿，如非麻痹的手完成一项运动任务，而不是逆转神经损伤，这可能会在一个疗程后被视作康复[163]；然而，在神经损伤水平上，恢复可能还没有发生。其他的研究使用运动功能障碍作为主要的测量结果，并显示了其与自变量的不同相关性[164-166]。Duncan 等[164]进行了一项被广泛引用的研究，对 104 例偏瘫性脑卒中患者的运动恢复过程进行了连续评估。根据第 1 天的标准 Fugl-Meyer 脑卒中量表对运动障碍的严重程度进行分层，研究人员在第 5 天、第 1 个月、第 3 个月和第 6 个月跟踪运动恢复过程。研究人员发现，第 1 天的 FM 评分仅占 6 个月运动功能差异的一半（r^2=0.53，$P<0.001$）[164]。

或者，如果将恢复定义为从初始时间点到 90d 后损害评分的变化，那么对恢复的预测就更加一致。较新的证据表明，对于有轻度到中度缺陷的患者，有一个显著一致的恢复过程，所有患者都达到了一个特定比例（约 70%）的潜在剩余恢复[167]。对于起病时出现严重缺陷的患者，康复的预测要困难得多。为了区分那些可能恢复和不太可能恢复的人，研究人员最近发现，在脑卒中后的前几天获得的功能性 MRI 中，"恢复模式"的结果与恢复程度有很好的相关性[168]。

功能成像也开始用于揭示脑卒中后大脑重塑的动态过程。脑卒中诱发偏瘫后，初级运动皮质以外区域的神经元活动可能早在脑卒中发作 24h 后就出现在对侧半球和同侧半球的次级运动区域[169, 170]。这种与任务相关的活动的出现表明，当出现功能缺陷时，大脑其他的区域会辅助运动，然后随着恢复的进行，恢复到一个更典型的对侧模式。对脑白质束（如 TMS）的生理测量也支持这样的观点，即两个半球之间交叉胼胝体抑制的平衡变化在恢复中起着作用[171-174]。从脑卒中半球到对侧半球的抑制丧失可能会通过增加脑卒中半球的抑制而干扰运动功能的恢复[175]。针对脑卒中后大脑半球之间的竞争性抑制提出了新的康复措施，通过使用 TMS[146, 176]和 tDCS[147, 177]恢复大脑半球之间的生理平衡。

5. 无偏瘫的梗死 局限于 MCA 下段的梗死一般不会导致任何形式的偏瘫，因为梗死部位在中央沟远后方，上干的中央后沟动脉也是如此。顶叶升支闭塞的报道不多见，但在文献记载的少数病例中没有出现局灶性运动障碍[178]。NINCDS 脑卒中数据库研究记录了一些岛盖梗死的偏瘫病例[134]。有几个经过尸检的病例显示额下区前岛盖的急性脑梗死没有造成面部或四肢乏力[179]。梗死局限于眶额支的上半部分是非常罕见的[13]，在一个病例中，该男性患者竟出现了抓握反射和对侧伸性跖反射障碍，但该病例仅通过血管造影术进行了研究。

（三）运动障碍

暂时性或永久性运动障碍，包括偏侧舞蹈、手指徐动和肌张力障碍，是 MCA 区域梗死的罕见后遗症。尽管有大量关于儿童这一方面的文献，但很少有关于成人的报道[180, 181]。近年来，有报道称，偏侧舞蹈病是糖尿病患者脑卒中的重要特征。假说提出，严重 ICA 狭窄引起的慢血流性缺氧缺血损伤加重了继发于高血糖的神经元损伤，可能是血中过量的葡萄糖"洗出"的减少导致了 ROS 和其他高血糖的神经毒性糖基化终末产物的积累，加重受累的基底神经节的损伤[182]。

肌张力障碍也见有被报道。Demierre 和 Rondot[142]在系列研究中描述了一名 17 岁的左侧偏瘫患者，在 4 周内略有改善，此时已经表现出肌张力障碍的迹象，CT 上可见壳核、前囊和尾状核的大范围低密度影。一些类似的病例也有被报道[180]。

（四）头和眼偏斜

1896 年，Prevost[178]在单侧病变后首次描述了头和眼睛的偏斜。眼偏斜作为美国国立卫生研究院脑卒中量表的一部分，但很少被引用与梗死灶的临床相关性[183-186]。长期以来，人们一直认为眼偏斜是额叶眼区和位于运动前区 8α 区及其周围被破坏所致[183, 184, 187-189]，但这种情况并不多见[190, 191]。在大多数病例中，头和眼偏斜与位于 MCA 深部靠近岛盖或岛叶的较大病变有关。

1. 头和眼偏斜的类型 De Renzi 等[192]在 120 名眼球运动障碍患者中遇到了三种类型的偏斜。在第一组中，头部和眼睛处于中线位置，并在受到刺激时自发地移动到两侧,但在受损的大脑半球支配的一侧并不完全。在第二组中,发现头部和眼睛完全朝向一侧,对侧没有自发的运动,只有短暂的眼睛自主偏离受损半球所支配的一侧。在受影响最严重的一组中,头部、眼睛或两者都完全偏离了受损半球所支配的一侧,并且对语言或感官刺激没有反应。值得注意的是,偏侧注意力减退或忽视常伴有头和眼偏斜。

2. 眼球偏斜与梗死灶　眼球偏斜是整个 MCA 区域大面积梗死后的常见症状[87]。马萨诸塞州总医院档案中 10 例关于 Broca 失语症患者的尸检报告与上分支梗死症状有关,这些患者都经历了头部和眼睛的偏斜,病变持续了几天[193],并在 1 周内消失。在岛盖梗死中较少发现眼偏斜。据报道,经过尸检证实的个别病例由于出血(丘脑、额叶或额颞叶部位)和硬膜下血肿,出现了伴有深度梗死的眼偏斜[131, 186]。根据 CT 扫描和 NINCDS 脑卒中数据库研究[194],符合临床或放射学标准诊断的 531 例半球脑卒中患者中有 86 例(16%)发生了幕上类型的共轭眼偏斜。眼偏斜的发生与较大的梗死灶显著相关,但在仅限于单个脑叶的梗死灶中,右侧的梗死灶更常与眼偏位相关[192]。没有发现额叶梗死多于顶叶梗死,顶叶梗死不能解释对右侧脑卒中的影响。在单脑叶梗死中,额叶或顶叶的梗死导致的眼偏斜无显著差异,而且眼偏斜可以出现在表面梗死灶低至岛盖的梗死中。

3. 偏斜持续时间和梗死严重程度　在 NINCDS 脑卒中数据库中,持续时间小于 5d 的凝视偏斜与病变侧、大小、部位、原因或初始阳性 CT 表现无关,但是在 9 例眼球偏斜持续超过 20d 的患者中,主要是由较大的病变引起的。一些影响岛盖和岛叶的梗死可在脑卒中后的前几天引起假性眼肌麻痹,头眼共轭偏斜持续数天后消失[144]。引起这种症状的病变远离 8 区,并且被认为是岛叶和岛盖梗死的可靠特征。

4. 无眼球运动障碍的梗死　De Renzi[192] 等报道了一名没有凝视障碍的患者,他在左侧有一处皮质 – 皮质下病变(额叶血肿),涉及中央沟区域。少数局限于额叶上区(8α 区附近)的局灶性梗死病例尚未证实该区域对眼球运动的重要性。

(五)头晕和眩晕

长期以来,人们一直认为大脑半球梗死会伴有眩晕症状。Brandt 等[195] 报道的一个独特案例提出了一个对比性的观点:患者右后岛叶区域有"界限清晰的梗死",并有旋转性眩晕等症状近 1 周。

(六)感觉障碍

尽管感觉障碍被认为是大脑半球梗死综合征的一部分,但关于该综合征的要素、它们与病变的相关性和持续时间的详细信息还很少。根据 NINCDS 脑卒中数据库资料,当感觉障碍伴有偏瘫时,它是大病变的重要提示,对于面积大于单个脑叶的梗死,这一点非常重要($P<0.001$)[134]。

1. 大脑半球切除术和感觉障碍　术后晚期,面部感觉功能的相对保留很常见,然而有报道称,包含多个方面的复合感觉会变得更为迟钝[138]。完全失认症很常见,振动和位置感受影响较大,但身体形象不受影响。在近期,偏瘫和偏盲成为研究的热点,却很少提及感觉障碍[196]。因此,我们需要更详细的关于使用颅骨切除术治疗"恶性"梗死后出现的感觉障碍的报道。

2. 纯感觉缺失　局灶性感觉缺失仅在少数尸检病例中得到详细描述。假性神经根型感觉丧失是其中一种综合征,伴有关节位置感觉、立体认知、图形感觉和两点辨别能力的损害[152],手是受影响最严重的部位,但有 2 例描述了手和脚感觉障碍,同时偏身感觉障碍也在其他一些病例中有描述[4, 13, 197]。最近的一个病例描述了对侧冷、痛和针刺感觉丧失,而其他感觉方式正常[198]。

3. 偏身感觉障碍和病变位置　Foix 等[199] 描述了影响前顶叶区域的梗死,该梗死导致了严重的偏身感觉丧失(假丘脑综合征),但几乎不伴偏瘫,影像学检查显示该患者有一个大而深的前顶叶梗死,在半球上形成了一条直达脑室的裂缝[197, 200, 201]。但是后来只发表了几份报道,并与最初发表的研究大体一致。

4. 感觉障碍与运动障碍的相关性　少数病例报道表明,对于同样大小的病变,感觉障碍比于运动障碍更可能影响面部、四肢或躯干的部分区域[202]。

(七)视野障碍

在临床试验中,偏盲往往伴发于巨大的梗死[4]。在现代影像学提供大量相互矛盾的证据之前,偏盲常被归因于视觉辐射受累(因水肿造成)。MCA 仅供应上半部分的视辐射[203]。对于较小的半球梗死,造成偏盲的原因被认为是累及了额叶区域，有些甚至是低至大脑外侧裂的梗死[150]。然而，在一些局灶性梗死的病例中，没有出现偏盲，即使发现了受损的视动性眼震。

当梗死灶远离这些结构时，由梗死引起的水肿难以解释偏盲的发生。实际上，偏盲可能是偏侧空间反应障碍，是偏侧忽视综合征的一部分[204]，我们可以观察到患者对空间刺激的其他错误反应，例如左半球梗死患者在听到来自右侧的声音时转向左侧，以及患者在面对来自右侧的威胁刺激时没有眨眼。

1. 象限盲　当顶叶梗死的深度足以影响到视觉辐射上半部分的纤维时才会发生下象限盲，这可能是 MCA 区域梗死少见下象限盲的原因[205]（图 24-13）。到目前为止，我们还没有找到下象限盲的病例报道。该综合征可提示深达视辐射的梗死，但仍不确定是否可能发生在更浅表的梗死中。视辐射中的下束纤维，通常被称为 Meyer 环，在脑室系统内部和周围走行，进入颞叶的前极，到达距状裂以下的皮质区域[206]，这些纤维由脉络膜前动脉和 MCA 的其他分支滋养，这部分视神经的缺血可导致同名的楔形的上象限视野缺损[206, 207]。

2. 视动性眼震障碍　视动性眼震障碍（impairment

of opticokinetic nystagmus，OKN）被认为是轻度的共轭凝视机制异常，在静息状态下不出现。接受 OKN 检测的患者数量很多，但我们对于病变的常见位置、损伤的途径和异常的性质仍存在很大的争议。早期的观点认为，OKN 是大脑皮质的一种反射活动，缓慢期来自枕部区域，快速的纠正期来自额叶区域，通路上的任何一点损害都可引起 OKN[208, 209]。但是在顶叶病变中 OKN 的高发病率支持了另一种观点，即从枕叶的信号缓慢通过与同侧视辐射相邻的通路直接进入脑干[210, 211]。还有一种观点认为，这条通路从顶叶深入至额叶，穿过胼胝体的后肢，控制着在对侧额叶产生的快相成分[208]。控制中心凹和全视野的跟踪扫视存在不同机制也是争议的重点[212]。但这些研究都表明，目标移动到受损半球支配的视野一侧时，主要的障碍发生在慢相。

在发生 OKN 的患者中，实际记录的梗死部位差异很大（并不是全部在顶叶），并且不一定出现明显的偏盲，至少有 1 例小的、高位的中央沟梗死的患者出现了 OKN 损害[150]（图 24-12）。Baloh 等[212]也报道了 1 例累及大脑后动脉区域的大面积梗死患者，伴有右侧偏盲和失读，但没有语言障碍。

3. 自主神经紊乱　MCA 梗死的患者对侧过度出汗很少发生。病例报道显示，患者有偏瘫、偏身感觉障碍、偏盲和行为改变时，表明 MCA 供应区域的浅层和深层都有很大的病变[213]（图 24-14）。在少数病例中，梗死同侧的面部、颈部、腋窝和梗死对侧上部躯干都出现了过度出汗，并在几天内逐渐恢复正常。Appenzeller[214]发表了一个尸检病例，该患者的临床表现为梗死对侧多汗，下面的图片显示在岛叶的上部和毗邻的岛盖表面有小的出血性梗死。MRI 检查提示高血压引起的梗死局限在右侧岛叶皮质时[215]，对侧手和脚的橡胶样水肿也可能由大面积 MCA 区域梗死引起（图 24-15）。该综合征通常在几小时内变得明显，并持续 2 周，准确的引起出汗的脑部梗死区域尚不清楚。

七、语言优势（通常为左侧）半球梗死的综合征

（一）失语症

左侧 MCA 供血的大脑区域在语言功能方面起着至关重要的作用。这一功能可以被定义为一个符号

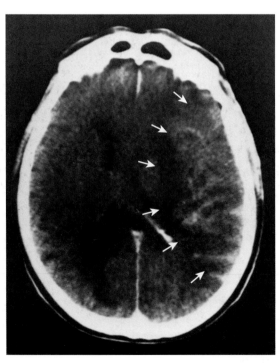

▲ 图 24-13　大脑中动脉上干栓塞引起的上段岛叶和岛盖梗死的冠状位图

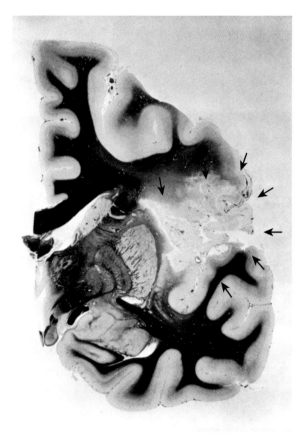

▲ 图 24-14　非对比增强 CT 扫描显示整个大脑中动脉区域出血性梗死（箭）

多汗症和上臂远端水肿是临床表现的一部分

系统，其中有意义的元素（声音、文字、手势）之间的关系完全是任意的。失语症（或其更常见的不太严重的一类称为言语障碍）是一种后天脑损伤所造成的障碍，导致不能正常组织语言 [216, 217]。大脑半球的外侧裂（用于言语和语言）最有可能在局灶性脑损伤后引起语言障碍。超过 95% 的右利手和大多数左利手在言语和语言方面左侧半球占据主导地位，右半球优势十分少见。

在过去的几十年现代影像学的影响下，许多传统的大脑和语言功能的临床 - 病理相关性经历了修改 [218, 219]。曾经被认为引起严重失语症主要症状的较小的局灶性脑损伤，现在发现在言语、声音和形状的产生或理解方面会导致患者轻度短暂的障碍。而导致持续严重的语言功能破坏需要更大的损害。此外，更深层的结构（尤其是丘脑）在语言和语言中起着至关重要的作用 [220]。大多数新研究表明，病变部位仍然是导致语言综合征的主要决定因素。新发展的功能成像对脑卒中的恢复过程的研究非常重要，目前药理学的目标是恢复脑的正常功能。

1. 全面性或完全性失语症　很少有研究表明急性脑卒中会出现不同类型的失语症。在对 850 名患者的调查中，Brust 等 [221] 发现 177 名患者（21%）患有

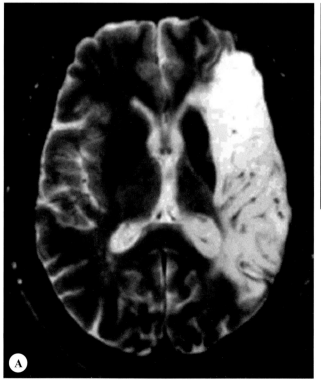

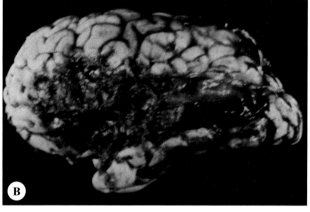

▲ 图 24-15　大脑中动脉阻塞

A. 大脑中动脉阻塞后大脑中动脉表面区域的完全梗死；
B. 在后期出现另一个类似病例

急性失语症，57 人（32%）患有"流利性"失语症，120 人（68%）患有"不流利性"失语。非流利性失语与死亡率和预后不良显著相关（$P<0.01$），在伴有偏瘫或视野障碍的流利性和非流利性失语症患者中也发现了高度显著的死亡率。在 Marquardson[222] 报道的 769 例急性脑卒中患者中，133 例（33%）在急性期下出现了失语症。另外还发现，在伴有失语症的患者中，偏瘫症状改善的可能性较小，而不伴偏瘫症状的失语症患者预后更好。

（1）失语症的临床特征：MCA 主干或上半部分的闭塞会导致语言功能的整体中断。初期可能很严重（完全失语症）。在早期治疗后，我们有时会观察到患者在理解情境相关信息（例如，"你感觉好点了吗？"）和参与简单交流（如互谅互让）能力有所改善。在接下来的几周或几个月内，患者理解力会有所提高，尤其是对非语法形式的理解，但患者在说话和阅读方面表现出越来越多的障碍[223]。这种语言障碍被称为 Broca 失语症或者运动性失语症。

（2）失语症的病灶大小：随着 CT 和 MRI 技术的进步，病变的体积测量可以用来估计与该综合征相关的病变大小[46, 224]。Naeser 和 Hayward[225] 记录了混合性失语症和完全性失语症患者的病变体积。7 例混合性失语症的病灶部位表现为大的脑梗死，影响到大脑的大脑半球及以上区域，但少数病例的扫描病灶中显示 Broca 区或 Wernicke 区没有受到影响。这些病例的病灶大小约为 3.9cm×3.9cm，通常在 5 个CT 层面上可见。5 例完全性失语症患者的病变体积较大（5.8cm×5.8cm），与混合性失语症患者一样，位于大脑外侧裂的最小病损，其较大的梗死体积主要是其向外扩散到相邻的额叶、顶叶和颞叶区域（图24-16）。随着时间的推移，这些病变可能逐渐演变，留下一个与脑梗死后萎缩相关的综合征。

MRI 的进展表明，"病变"大小实际上是血流动力学受损组织的总区域，包括梗死区域和附近的缺血区[226, 227]，现在我们仍未证明左侧的 Broca 区不对称性[228]。Hillis 等的研究显示，与 DWI 异常体积相比，PWI 异常体积与失语症严重程度的相关性更强[229]，而且左侧皮质下梗死的体积可以评估皮质低灌注的程度。在一项研究中，在 DWI 上显示为左侧皮质下脑卒中的 37 例患者中，25 例患有失语症，在PWI 上显示为左侧 MCA 远端皮质灌注不足。其中 6

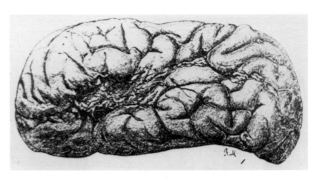

▲ 图 24-16　Broca 的原始案例之一

例皮质低灌注和皮质下梗死患者接受再灌注治疗后，复查 PWI 仍然显示部分皮质再灌注，但在复查语言测试时发现所有的患者的症状都有改善[230]。

2. 运动性失语　100 多年来，人们已经观察到了一种现象：通过说话或写作进行交流的能力比理解听到或看到的词语的能力受损要严重得多[70]。Boulliaud[231] 普及了双额叶损伤会干扰说话能力的观点，随后外科医生 Paul Broca 也证明了左侧脑梗更可能引发该综合征。Broca 描述了 2 名脑梗后忘记了如何说话的患者。这一现象是否与研究结果相符，或者是否能被微小的病灶引发，以及当病灶局限于第三额回时，效果是否相同，甚至是否该将这片脑区命名为 Broca 区，都一直存在着争议。Broca认为该区域损伤会导致 Broca 失语，但往往病变的实际范围要大得多（大部分外侧裂区和邻近的上颞叶）。如今，这种比较大的病变（大部分外侧裂区和邻近的上颞叶）被发现可能与完全失语综合征有关（图 24-17），最近对 Broca 两个重要病例进行的 MRI研究也证实了病变的范围其实很大[232]，所以现在我们仍在继续努力解释该综合征[233]。

（1）严重运动性失语：通常来说，严重的运动型失语是完全性失语综合征改善后的症状，是大范围外侧裂脑梗死的一个晚期征象。在这类患者中，当检查者保持句子和问题的简单性时，他们能在会话测试中表现出相对较好的理解能力，而在断断续续、顺序颠倒的语言和提问中，患者则会表现出非常差的理解能力。

在急性梗死后的最初阶段，言语和语言障碍会非常严重，缺乏语言理解能力[150, 152, 193, 234-236]。随后几个月病情有所好转，患者开始出现 Broca 失语症。人们争论了 150 年，关于运动性失语症到底是一种局

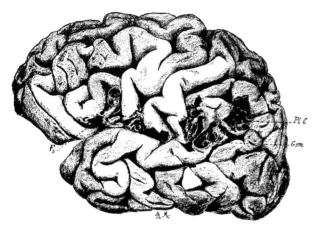

▲ 图 24-17　1 例局限于外侧裂唇的梗死

引自 Moutier F. *L'aphasie de Broca*. Paris: Thèse Médicine; 1908.

限于说话和写作的语言障碍，还是一种包含了大脑处理语法功能的能力的整体性障碍。其中部分争论是关于是否取代部分用来替代 Broca 失语症的术语，这些术语包括表达性语言障碍、传出性运动语言障碍[237] 和语言不流利[239]。大多数研究者都赞同 Liepmann[240] 的观点，即运动性失语症的症状占主导地位，因为口语表达能力有限，掩盖了更深层的语言障碍，这些障碍持续存在，只是不太明显。

无论话语是在自发的对话中产生的，还是在努力重复或大声朗读的过程中产生的，Broca 失语症言语障碍的程度是相似的。患者的口语反应非常迟钝，表现为口咽和呼吸之间缺乏配合（运动障碍）[241]。在单字的发声过程中，患者从一个音到另一个音的过渡十分困难，这在多音节词中尤为明显[237]。这种缺陷干扰了词群形成短语，干扰了用来表示感叹号、疑问句和陈述句之间差异的正常语调。Broca 失语症患者舌部语言使用障碍的程度与语言丧失程度存在高度相关性[242]。

除了这些言语障碍的迹象外，口语短语的结构可能显示出语法的简化，因为患者的语言内容主要由充当谓语成分的单个单词组成（以前被称为电报语音），这些简明扼要的话语也被称为语法错误。在某些情况下 Broca 失语症的患者话语被限制在一个单一的单词或短语[243]，表现出言语的刻板印象，其话语范围越有限，改善的预后越不乐观。

其他语言障碍也是该综合征的一部分，但与高声说话的困难无关。这些障碍包括面对以小的语法单词为特征的口语或书面材料，如 the、are 和 then 或涉及拼写时，难以做出反应[244]。当意义高度依赖于语法特征时，患者的表现最差，特别是当主宾关系更多地基于简单名词（如 "John saw Jane"）而不是代词（如 "He saw it"）或使用被动语态（如 "He was seen by her"）时。这种缺陷不仅使患者说话或写作的能力受损，还使患者无法理解语句内容。默读不需要明显的发音，通常只会影响单个可形象名词的理解，但当阅读的材料中包含特别密集的语法单词时，患者就会遇到困难。这种情况被称为深度阅读障碍[243]。当要求患者在听到字母的名称时指向包含单个字母或语法单词的视觉物体时，患者就会表现出这类障碍。当测试的是一个单词，其发音（同音字）与一个给定的字母（即 "eye" 到 "I"）相同时，有些患者在视觉呈现的字母或单词中会错误地选择字母[223]。

失语症的临床与病理相关性在 20 世纪已经得到不断发展。严重运动性失语症或 Broca 失语症不可能由局限于 Broca 区的梗死引起，它通常反映的是左 MCA 上半部分分支供血的大部分脑区梗死（实际上也在 Broca 最初的病例中显示）[193]。当伴随运动、感觉和视觉功能障碍时，Broca 失语症通常更容易诊断[245]。一般来说，较大的单侧脑梗死是造成对侧偏瘫的基础。然而，有时病变的主要部分可能在外侧裂区，这会产生料之外的轻偏瘫和严重的语言功能障碍[246]（图 24-18）。未受影响的左上肢体的观念运动性失用是一个规律，同样双侧颊面失用，也在 90% 的患者中有报道[242, 247]，早期阶段右侧的偏侧忽视也很常见。

Broca 失语症的尸检记录主要来自较早的文献[167]。通过使用 CT 和 MRI 检查，该综合征在存活患者中得到了广泛研究[248-250]。持续性 Broca 失语症患者的影像学病变主要为岛盖、岛叶[251] 和额侧脑，但不包括颞叶。较大的外侧裂病变与持续性的语言不流畅有关[237]。

当病变局限于岛叶及邻近的岛盖时，与通常的临床表现不同，会出现一些其他的症状。Moutier[252] 调查患者在早期表现为偏瘫，在慢性期恢复为轻度运动障碍。少数病例在大脑外侧裂上部的唇部发现一个界限明显的梗死灶，这可能干扰语言功

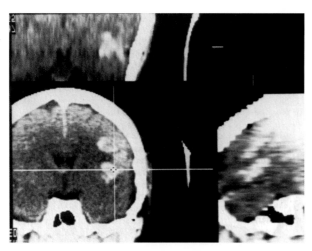

▲ 图 24-18　CT 扫描显示下额叶梗死三视图
表现为轻微运动性失语

能，而不影响感觉运动功能，这被称为侧裂唇综合征[243]。为什么即使很微小的病变也可以导致持续性 Broca 失语症仍未得到解决[253]。迄今为止，除了 Van Gehuchten 报道的一个非常简短的病例外，没有一个仅局限于 Broca 区的梗死病例导致了持续、严重的 Broca 失语症[254]。

与运动恢复一样，失语症的损伤逆转遵循一个比例恢复模式：几乎所有患者都实现了大约 70% 的潜在剩余恢复[255]。代谢成像研究表明，病变部位附近组织的激活有助于恢复，而对侧半球的激活虽然在最初几周起到积极作用[256]，但当活动持续时，反而使预后更差。

(2) 轻度运动性失语：影响岛盖的局灶性梗死会产生一种缺乏完整的 Broca 失语症症状的局限综合征[150, 183, 224, 253, 257]。在急性期，患者通常会出现完全性缄默症，并伴有意念运动和颅面部运动障碍，但对语言的听觉和视觉理解几乎是正常的，一些患者可以用未受影响的左手正常书写。初期的缄默症在几小时或几天内就会开始改善，但也有很少的患者会在几周后开始改善[250, 258]。所以在说和写方面的语言缺陷都是极其短暂的，往往测试之前就已经消失了。在某些情况下，呼吸障碍干扰了声音的流畅和音节之间的转换，被称为运动性失语症、口头言语失用症或言语失用症[259]。

最初的缄默症通常伴有对侧偏瘫，偶尔也会发现头和眼偏斜[150]。Broca 区梗死的少数病例可以不伴有运动麻痹[179, 260]。在那些使用"非流畅性失语"

的报道中[235]，即使只在 CT 上发现了较小病灶，但患者也出现了类似的短暂性障碍（图 24-19）。

临床与病理的相关性表明，Broca 区梗死但不伴急性或慢性 Broca 失语症的病例很少[261]，这一现象已被多次证实[193, 250, 262, 263]。Van Gehuchten[254] 描述了一个病例：一名 60 岁男子突然完全丧失语言能力，并伴有右上肢瘫痪和少部分面部受累，随后瘫痪逐渐减轻，但言语障碍持续存在，直到 1 年后患者死亡。Van Gehuchten 将其临床表现描述为"单纯运动性失语伴失写，无词盲或耳聋[254]"，患者不会说话，只能发出一些声音或者简单的一两个字。他可以根据听写的反应，通过手势或写一些简单的字母和单词来表达自己的意思，但无法表达复杂的意思。尸检显示，他的梗死区域影响了额中回的下半部分，包括全部的 Broca 区。

Kleist[264] 认为，Broca 区梗死导致的持续性严重缺陷可以解释为梗死延伸至大脑半球深部，破坏了作为 Broca 区投射和关联通路的白质纤维。Foix[265] 早前做过类似的推断指出梗死影响了 MCA 的深层分支，Goldstein[238] 也提出了类似的说法，但没有具体说明这些较大病变所涉及的血管。

(3) 言语障碍伴中央沟下梗死：自 Moutier[252] 的研究以后，很少有中央下沟梗死的病例报道，他

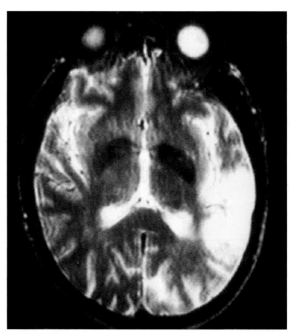

▲ 图 24-19　大面积后半球梗死伴严重感觉（Wernicke）失语症综合征

的研究表明中央下沟梗死梗死并不会导致运动性失语[257, 258]。Levine 和 Sweetten[266] 列举了 3 例累及大部分中央前回的中央沟梗死病例，患者在死亡前的 10d 内只能发出咕哝或呻吟。对这些患者进行尸检发现一个高度局灶性的出血，累及了中央前回的中部，但未累及额叶区域的 Broca 区。

该综合征的病例与以产生文字性错语为主的病例重叠，随后 Luria[237] 将它们统称为传入性运动性失语症，由于后中央沟病变的感觉反馈缺陷，导致口咽部位置不准确，从而无法正常发声。

(4) 深部梗死引起的语言障碍：影响两侧运动输出的梗死能够导致缄默症，这是面部、口咽和舌头两侧瘫痪综合征的一部分。单一的深部梗死也能导致一种有趣的综合征，它可以引起言语和语言障碍。Bonhoeffer[57] 描述的患者脑部只有一个大的、深的梗死（被称为巨大梗死），只能说几个结构不良的元音[267]。这阻断了延髓的神经支配，这些神经支配来自同侧通路和胼胝体的投射。基础病理生理学得到了少数其他尸检报告[264] 或 CT 研究[268, 269] 的支持。总之，这些研究表明，这种障碍可能是由于丘脑前额通路受损造成的，语言行为的减少是 Abulia 综合征的一部分[270, 271]。

3. 感觉性失语　感觉性失语也被称为 Wernicke 失语症，最常见的原因是 MCA 下段及其分支的闭塞。由于 MCA 下干在大脑外侧裂后端极短的距离内发出多个分支，在这些分支的起始点或附近的闭塞可能会产生几种不同的变体。语言缺陷的程度和功能区域的损伤严重性之间有粗略的相关性。

(1) 严重感觉性失语：阻塞 MCA 下干的主干或分支可导致大面积梗死，包括整个颞后区、顶叶下区和颞枕外侧区（图 24-20），大面积的梗死会导致语言功能的严重缺陷，这种失语通常称为严重 Wernicke 失语症。

在早期阶段，与运动性失语症相比，感觉性失语症患者在发声能力上很少有或完全没有障碍，患者能在音节之间流畅地转换，并把话语组合成短语的形式，通常能达到听起来像问题、回答和陈述句的语调[234]。

语言障碍的程度往往需要患者和检查者长时间的交谈来记录各种各样的错误。短时间的检查可能会发现患者说话没有障碍，并且能进行简单的对话

交流，甚至看起来在努力沟通。如果假定患者在说一种检查者不熟悉的语言，可能认为患者没有语言障碍。然而让患者参与测试往往不能达到效果，因为患者通常已经理解了任务，并在努力尝试做出反应。当患者反应不正确时，检查者也难以确定错误是由于理解障碍导致的，还是由于自己没有向患者清楚说明问题[272]。

对于大范围的梗死，语言内容的障碍表现为口语内容出现严重障碍，患者讲述的话可能不包含能理解的单词，而以孤立的单音节或多音节出现，这种情况称为行话倒错症、词语混乱或胡言乱语。患者想说出的词句通常在语音结构（元音和辅音）上是扭曲的（可识别但字面倒错），或者包含同类别的其他单词（言语倒错）。此外，这些错误的语言偶尔会带有多余的后缀（例如，"cold-ing"，不太常见的前缀），并且通常还会被之前说出的单词所干扰。患者说出的可以被理解的语句都是一些单词，但缺少包含信息本质的关键词（谓词元素）（例如，"I…you well"，句子中没有预期的 "know"）。

书写通常是在内容上受到干扰，而不是在形式上，就像口语一样。草书通常字迹清晰，但书写的字母和单词中的语言内容几乎没有交流价值[273, 274]。在某些情况下，书写和口头命名在语言障碍的严重程度上表现出显著的差异，一些研究人员认为，这意味着这两种表达形式受不同的控制。对于听到或看到的词的语言理解上的障碍，长期以来一直被认为与在口头和书面语言中观察到的属于相同类型，这被认为是障碍本质上统一性的标志[247]。但是尽管假设颞上平面的大脑损伤会干扰听觉理解，也很难证明音位加工中有任何这种干扰[258]。相反，问题在于足够辨别的听觉刺激所带来的语言意义水平[275]。同样，要确定阅读理解中的干扰在多大程度上与听觉理解的干扰类似也被证明是困难的[273]。

严重感觉失语症的现象学一直是语言异常研究者感兴趣的课题，但急性症候群中严重的理解障碍往往妨碍了研究[276]，往往代表了观察者方法缺乏敏感性[277]。

Wernicke 失语症和 Broca 失语症的临床病理相关性与较大的病变有关[225, 278]。在比较口头和书面反应的特殊语言研究中，病变的大小和表现之间存在一些相关性，有小损伤的患者对相同项目的单词、声

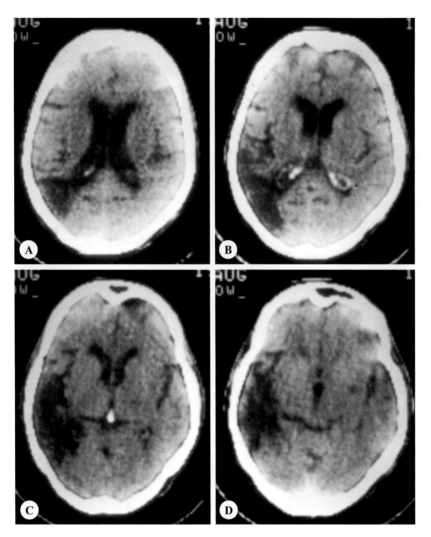

◀ 图 24-20　一名没有失语的右利手女性大脑中动脉下干大面积梗死的 CT 证据

音或图片的口头反应并不好（对于听到的单词和看到的单词一样严重，对于听到的声音和看到的图片一样严重）[279, 280]。其他病变较小的患者可能在听觉或视觉理解上表现出部分障碍，但程度不同。自发性说话拖延和夸张的患者患有更大的梗死，而梗死面积较小的患者很少出现这种症状。

例外情况也是存在的，一些下分支病变较大的患者可能表现不出 Wernicke 失语症的完整临床表现，有些患者的症状一直是传导性失语症[279, 280]。在这些情况下，患者的理解能力令人满意，主要的障碍是难以大声重复。少数病例报道中没有检测到最初的语言障碍，或者只是轻微和短暂的语言障碍[281-283]，即使患者的后颞上区梗死面积大到足以产生 Wernicke 失语症。J.P. Mohr 医生描述了一个类似的病例，一位右利手老年女性在她当内科医生的儿子陪同下在花园里散步时发生了脑栓塞，随后她立即接受了测

试：她能正确地朗读和写作，能正常地重复和交谈，但她有右侧偏盲的迹象，几天的测试没有发现语言障碍（图 24-21）。这些情况表明，我们对大脑语言组织的理解是有限的。

(2) 轻微感觉性失语和变异：由大脑后动脉分支建立的逆行侧支血流可减少总梗死面积，缺血区向闭塞部位向心收缩。

如何确定 Wernicke 区的确切位置和大小一直是重要的问题[284, 285]。一种方法是通过 CT 或 MRI 的病灶定位得到重叠的图像[286]，重叠的部位可能是 Wernicke 区，但这可能会引起误解，因为所有病例的共同部位都是颞后上平面（这是引起该综合征的栓塞性血管闭塞的常见部位）。完全进展的病例，严重 Wernicke 失语症伴孤立的上颞面损害十分罕见[133, 237, 251, 265, 287-289]。文献检索显示，在已发表的与尸检相关的 89 个病例中，仅发现 3 例上颞平面病变

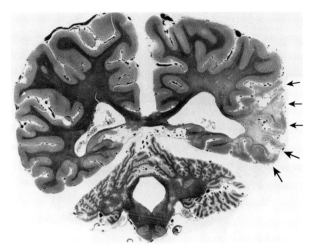

▲ 图 24-21 Wernicke 失语症患者大脑后半部的冠状切面
该失语症经过多年演变为阅读障碍和书写困难综合征

伴 Wernicke 失语症，而且其中两个案例真实性受到了质疑[109]，而剩下的第三个案例的描述过于简短，无法进行太多的分析[264]。Henschen[133] 在一篇 20 世纪 20 年代中期的文献综述中总结道，颞上平面损伤并不是 Wernicke 失语症（即"纯词性耳聋"和"失读症"）的全部原因，他基于对 35 名颞叶损伤患者的回顾得出了这一观点，这 35 名颞叶损伤患者中 20 人患有"纯词性耳聋"，但没有一个人有失读症。此前，Bastian[290] 在 16 例颞叶病变中仅发现 5 例失读症和感觉性（Wernicke）失语症，而且大多数病变都很大。基于影像学的研究也没有增加新的定性病例[224, 269]。

（3）纯词性耳聋：经 CT 或尸检证实与纯词性耳聋相关的病例总共 40 余例，根据传统理论，听觉应该是唯一的缺陷，自然言语应正常，阅读理解和写作也应正常[291]。在 8 个已知的病例中，单侧病变局限于优势半球的颞上平面。其中 7 例中，言语错乱现象很突出，这是一种在纯词性耳聋中不会出现的临床症状，因为根据定义，纯词性耳聋不伴说话障碍，但在许多病例中，言语错乱在以后会消失[292, 293]。

许多双侧损伤的患者在脑卒中早期还会出现言语错乱伴理解能力丧失[279, 294]。在 Pick 报道的著名病例中[295]，患者双侧病变并带有左侧颞平面的一个巨大病变，这导致患者出现了 4 年的言语错乱[279]。

只有部分证据表明左颞叶单侧梗死会导致听觉辨别能力受损[234]，但在自发言语中存在许多错语，特别在急性期。这些错误语言会引导检查者做出 Wernicke 失语症的错误诊断。此外，在对患者进行

大声朗读或理解能力测试时，有这种损伤的患者错误多到很难仅用单纯的听觉理解障碍解释。

（4）皮质性耳聋：在不止 1 例经过了充分的临床研究的病例报道中发现了患者患有局限于 Heschl 横回的梗死性耳聋[296]。影响颞平面的双侧梗死是一个公认的耳聋原因，尽管只有少数的病例报道[297, 298]。

（5）失读伴失写症：失读症伴失写症是一种孤立的综合征，在语言或听觉理解方面没有失语症相关的错误，这种综合征是极其罕见的。Henschen[133] 在 250 多名患有阅读障碍和书写困难的患者中发现了 5 个病例，并注意到几乎所有患有失读症和失写症的患者都有一定程度的失语症，从最低程度的找词困难到最低程度的失语症。阅读理解的障碍及写作的词法和语言内容的障碍远远超过了听力理解或自发言语的障碍，但并不会在没有听力理解或自发言语障碍的情况下发生[152, 278, 288, 299, 300]。Sidman[301, 302] 等研究了一个患者很多年，其尸检最终发现一个影响了左后半球大部分的大梗死（图 24-22），他的缺陷一开始是感觉性失语症，影响到所有形式的语言和所有测试。随着时间的推移，他对听觉语言刺激的口语反应有所改善，但对任何测试的书面反应和对印刷文字的反应仍然受损，这种障碍可以粗略地归类为读写困难症和书写困难症。

临床问题不在于是否存在阅读障碍和书写困难

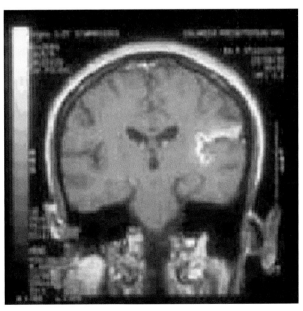

▲ 图 24-22 冠状位 T₁ 加权 MRI 增强显示 1 例伴有语义错误的传导性失语症患者的后岛叶皮质梗死

症，而在于它是否只是一种短暂的急性的障碍，还是一种最初更为严重的 Wernicke 失语症的长期症状。对于阅读障碍和书写困难综合征，经典的理论要求局限性梗死超过颞上平面。除了局灶性血管炎，栓塞是这种梗死的唯一可靠来源。在 Sidman 等[302] 报道的大脑后动脉起源于颈动脉的罕见病例中，梗死远端的主要区域位于顶枕叶上，文献中的病例表明，这是从更广泛缺陷的早期综合征后期发展而来的。

4. 传导性失语症 传导性失语症在失语症中占有特殊地位，主要因为它是理论预测，而不是作为临床实体孤立出现的。Wernicke[303] 将其描述为连接大脑后半部感觉语言区和额叶运动语言区的纤维通路的中断。Goldstein[238] 认为，这种障碍还代表着一个调节主要感觉中枢和运动中枢之间相互作用的大脑区域被破坏了。但是这两种理论都不能解释其临床特征[304]，现代张量磁共振束状图的研究也没有解决这个问题[305, 305a]，甚至存在这种综合征和左丘脑梗死的 MRI 例子[306]。

传导性失语症一词适用于重复性差的患者，主要是音位错误（用一个声音代替目标声音），尤其是对于不熟悉的材料，具有比自发口语和书写更好的语言的听觉和视觉理解能力。自发言语经常被倒错性话语所干扰，然而这一点并没有得到强调。虽然听觉和视觉语言理解相对保留[269]，但这两项功能在疾病的任何阶段都是不正常的[244, 307]。大声重复障碍被强调了很多，但在早期的症状阶段并不是很有用的区别点，因为它也发生在 Wernicke 失语症中。在评估对话缺陷时，Burns 和 Canter[308] 发现，与传导性失语症相比，那些被归类为 Wernicke 失语症的患者出现不必要的音素和语义相关单词入侵的发生率更高，传导性失语症患者也被认为比 Wernicke 失语症患者有更大的自我纠正倾向[288]。就一般临床目的而言，区分这两种类型中的错误模式并不容易，只是在传导性失语症中很少出现语义词替换[309, 310]，这种症状在急性发作时往往会消失。更常见的是，最初的症状是 Wernicke 型失语症，后来发展为发音更困难的情况[280]。

眼球运动和视野的障碍很轻微或不存在。颊舌面部运动障碍和双手观念性失用都是常见的并发症。在后一种并发症中，两肢体的失用是不同的：由梗死半球支配的肢体障碍以传入神经切断的形式出现[200]，而另一肢体更符合观念运动性失用所期望的情况。

临床和病理的相关性也与理论相矛盾，经典假说认为弓状束的中断是导致这些症状的机制[244, 307]，这种中断可能妨碍了听觉系统对语言通路的充分控制。由于损伤中断了弓状束，在脑成像或尸检中预期的发现主要是皮质下的，而支持这一假设的尸检证据却很少。所记录的病变均为浅表梗死，其渗透到皮质下白质的程度差异很大[243]，仅在少数病例中，它的深度足以损伤弓状神经束[279]。据报道，20 多例 CT、MRI 或尸检结果与该综合征相关，许多病例显示病变位于同一区域，通常归因于 Wernicke 失语症。Naeser[251] 发现传导性失语症和 Wernicke 失语症患者的每层 CT 病灶大小无差异，但 Wernicke 失语症患者左半球组织损伤的平均百分比高于传导性失语症患者（$P < 0.01$）。对暴露的大脑进行电刺激，也显示出对颞上回和缘上回进行表面刺激时，大声重复出现障碍[311]。

传导型失语症理论的另一个主要假设认为，失语症的缺陷是一种动觉反馈障碍。Luria[237] 创造了传入性运动性失语症这个术语来描述这种行为。他认为病变位于中央沟后方的大脑侧背盖，由于口咽无法位于准确位置而导致发音障碍，发音的单词会包含不同的发音。这些错误类似于打字员的打字错误，需要大量的听者训练才能发现，就像熟悉打字机键盘的人识别打字错误一样。初学听者很容易将其误认为语言错误（语言错乱），并认为说话者有语言障碍。这样的解释可能是不准确的，但在医学实践中仍普遍将这种类型的错误称为"文字性语言障碍"，受影响的患者在大声重复时所经历的主要困难可以被认为是一种伴随短期记忆障碍的编码障碍[312]。

传导性失语症的损伤是否仅仅代表语音定位错误，还是真正基于语言是有争议的。根据记录，一个患者拥有流利的会话语言和正常的听觉和阅读理解，但重复却是断断续续和费力的[313]，而且几乎所有的倒错（命名、重复、朗读和写作）都是语义替换。例如，"四分卫在周六把橄榄球扔到球场"变成"四分卫穿过棒球进入球场"。高分辨率 MRI 发现该患者梗死局限于左后岛叶皮质和内侧大脑顶叶盖（图 24-23）。基于现代研究中广泛使用的脑成像技术，已经认识到该综合征可能发生于 MCA 下段的梗

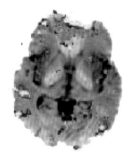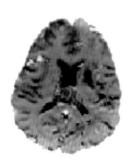

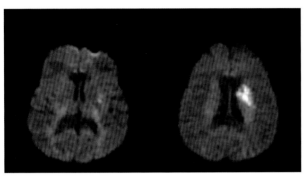

▲ 图 24-23 失语症康复

右侧额叶和颞叶与 Broca 区和 Wernicke 区同源的区域出现激活。MR DWI 显示左基底节和脑室周围白质梗死

死[264]。这种障碍通常被认为只是感觉性失语症的一种轻微形式[314]。

5. 经皮质性失语症 Wernicke 观察到失语症患者具有相对完整的朗读口述材料的能力[303, 315]，但 Goldstein[238, 316] 建立一个以"言语区域隔离"为特征的独立现象，这一点得到了认可。传统的理论认为，正如未损害的重复技能所证明，大脑外侧裂区域被保留了下来，而导致失语症的损伤在其他地方。确切的解剖学基础不如"经皮质"一词所描述的那样明确，但三种综合征亚群已经被描述为运动综合征、感觉综合征和混合综合征[317, 318]。最近关于此类病例的报道显示患者脑区有一些非常大的病变[319]。

经皮质运动性失语症类似于重度运动性失语症（有限的自发言语和良好的理解能力），具有相对完整的重复能力[304]。部分患者语言符合经典行为描述，但左侧额角前外侧白质有病变。他们证明，经皮质运动性失语（transcortical motor aphasia，TCMA）的预期病变位置会导致不同程度的发音受损、听觉理解轻度缺陷和口吃，TCMA 也被描述为 Broca 综合征发展的一个阶段。在大脑前动脉梗死后恢复过程中，也发现有重复性较好的运动语言综合征发生，多累及额叶旁正中区域的辅助运动区。

经皮质感觉性失语（transcortical sensory aphasia，TCSA）类似于严重感觉综合征，由流利的语言、理解障碍、失读症伴失写和错语组成，但相对保留了重复能力[320]，患者经常表现出强迫性重复（模仿）。责任病变通常较大，发生在大脑后动脉区域，累及颞顶枕交界处[321]。与 TCSA 相关的广泛认知缺陷还包括健忘症和注意力障碍[332]。

混合经皮质失语症是 Goldstein[316] 在 1917 年提到的"言语的孤立"的症状。这些患者除了保持良好的重复能力，几乎没有其他接受性或表达性命题语言的能力外，还有一种全面失语症。这是一种非常少见的综合征，只有少数病例被报道[307]。在既往无语言障碍的急性脑卒中患者中，据说左 ICA 闭塞会导致混合性经皮质失语，并导致软脑膜前区同时栓塞，MCA 终末支和大脑后动脉灌注衰竭[323]。

6. 失语症的功能成像 脑血流和代谢的局部变化可以通过 SPECT、PET 或超快 MRI 来识别。低灌注和低代谢可延伸至梗死周围区域，也可在远离病变本身的部位看到[324]。

中度至重度失语症患者常表现为覆盖大面积额顶叶或颞顶叶的低代谢区，甚至在存在中度皮质或皮质下结构性病变[276, 317, 325, 326]。大脑半球脑卒中早期较大的超出梗死边界的代谢障碍与更差的初始临床状态相关[327, 328]，可能预示更差的失语症预后[329, 330]。当病变较深时，皮质低代谢的逆转可能与临床改善相关[279, 331]，尽管在某些皮质下脑卒中病例中，尽管临床恢复良好，皮质低代谢可能持续至少 3 个月[332]。

Metter 等[327] 的 PET 研究表明，不同的失语症可能有共同的低代谢区域，无论病变部位如何，研究人员观察了 44 名失语症患者的 FDG-PET，发现 97% 的患者发现左侧角回代谢减少，87% 的患者发现左侧缘上回代谢减少，85% 的患者发现左侧颞后上回代谢减少。综上所述，100% 的患者在左侧顶颞区有 PET 异常。前额叶区域更大程度的低代谢是区分 Broca 失语症和 Wernicke 失语症患者的唯一影像学特征。在对正常对照组受试者进行语言测试时的功能成像研究中，某些大脑区域表现出高灌注或高代谢，颞上回与单词和非单词[333-335]的早期声学处理及从名词刺激生成动词所需的单词提取过程有关[336]，前额叶区域和 SMA 也可能在单词选择和输出中发挥作用[335]。

Cappa 等[337]发现，在 2 例右利手性失语症患者的右侧病变（脑室周围放射冠和豆状核）中，不仅右侧皮质和皮质下结构存在广泛的低代谢现象，而且左侧额叶和顶叶皮质的代谢也有所下降。这表明尽管结构性损伤局限在右侧，但左侧半球在失语症中发挥了作用。当结构损伤包括左侧外侧裂周围区域时，SPECT 和 ^{133}Xe 区域脑血流研究显示，整个左侧半球广泛低灌注，但右侧颞叶血流增加[317]。最后，在一个传导性失语症患者中，言语错乱几乎都是语义替换，MRI 显示梗死局限于左后岛叶皮质和外侧裂内颞叶顶盖，但 SPECT 显示左内侧下颞叶和外侧颞叶的低代谢，这表明以上区域在该综合征中的生理作用[338]。

各种先进的影像学研究开始阐明功能重组与脑卒中引起的缺损的恢复有关。虽然一些研究者报道了轻度失语症患者的对侧半球镜像位置与恢复过程相关，但也有人声称梗死周围区和同侧其他区域对恢复至关重要，对侧半球的激活可能与失语症的持续性有关[339]。大部分证据表明，右侧半球有助于失语症的康复，尤其是在早期阶段，但最终的康复取决于左半球功能的恢复[256]。在一项对 12 名左 MCA 脑卒中失语症患者的 PET 研究中，Heiss 等[340]观察到，右 SMA 脑卒中 3～4 周后的患者在单词重复任务中出现了独特的激活，在 10 个年龄大致相当的对照组中没有发现这种激活。随后，在脑卒中后 18 个月的 PET 随访中，发现左上颞叶活动的恢复与听力理解任务的良好表现有关，这表明随着时间的推移，左侧半球功能的恢复对良好的预后很重要。其他证据表明，右半球参与语言活动只是第二相关的康复中介，研究结果显示：①右侧 SMA 活动的持续性与语言理解任务的表现呈负相关；②右侧颞叶激活的持续性与左侧颞叶活动的恢复呈负相关。在一项随访研究中，研究人员对 23 名失语症患者在皮质或皮质下脑卒中后 1 周和 8 周进行了 PET 成像，他们在右额下区观察到独特的激活。语言的良好恢复与 1 周、8 周左颞上区活动有关，同时也与右侧半球活动的消失有关。原发梗死破坏左颞上区的脑卒中患者不能将 Wernicke 区并入语言网络，这就是这些患者语言恢复预后较差的原因[340]。

急性缺血性脑卒中的及时再通往往能取得良好的临床效果。然而，突然的再通和增加的血流量进入缺血的脑组织可能对某些患者是有害的。急性脑卒中后的前几天，大脑自动调节功能受损，由于血管过度扩张，偶尔会导致"过度灌注"，一些患者的神经系统恶化[341]。图 24-24 显示了这个有趣现象的一个例子。

通过对比特定康复干预前后的影像学检查，可以更好地了解脑卒中后脑重组的功能意义。到目前为止，这种类型的研究很少。在一组 4 名脑卒中后 Wernicke 失语症患者中，经简短的强化语言治疗后，发现右颞上回和左楔前叶与语言理解的改善有关[342]。后优势半球 AVM 患者的同侧外周语言功能易位也已被证实[343]，但右侧额叶 AVM 的也出现病灶对侧功能扩展[276]。

7. 失语症的流行病学和自然史 根据 NINCDS 的数据，在美国有超过 100 万的失语症患者[344]。获得性语言障碍可由多种原因引起，如脑血管疾病、创伤、肿瘤和其他导致脑功能障碍的原因[343]，但脑卒中是迄今为止最常见的导致语言障碍的病因。在急性脑卒中患者中，21%～38% 的患者会出现失语症[345]，约 80% 的患者会出现缺血性事件[346]，79% 的脑卒中后失语症患者在 12 个月后仍有失语症缺陷。Engelter 等[347]表明，随着年龄的增长，脑卒中后失语症的风险随之增加。在他们首次对脑卒中患者进行的以人群为基础的研究中，失语症的风险随着年龄的增长而增加 1%～7%，65 岁以下的患者中有 1/7 患有失语症，而 85 岁以上的患者患失语症的可能性是 65 岁以下患者的 3 倍。除此之外，脑卒中后抑郁也很常见[348]，研究证实 30%～40% 的左半球脑卒中和非流利性失语患者经历了严重的抑郁症状[349]。

大多数脑卒中患者的功能至少在一定程度上有所改善[350]。虽然大多数改善是在脑卒中后的前 3 个月内发现的[351, 352]，但长期随访显示，运动功能改善持续了 6 个月以上[353]，失语症患者甚至在 2 年后也有改善[223, 354]。Pedersen 等[346]的研究表明，不同的初始症状似乎有不同的改善速度。在 203 例首次脑卒中的失语症患者中，32% 患有全面性失语症，25% 患有命名性失语症。到 1 年底，近 40% 的患者出现命名性失语综合征，约 1/4 的患者出现 Wernicke 失语症和 Broca 失语症。一般而言，老年患者更可能出现局灶性失语症，而年轻患者更可能出现全面性综合征，并进化为更多的局灶性特征。自发改善的高

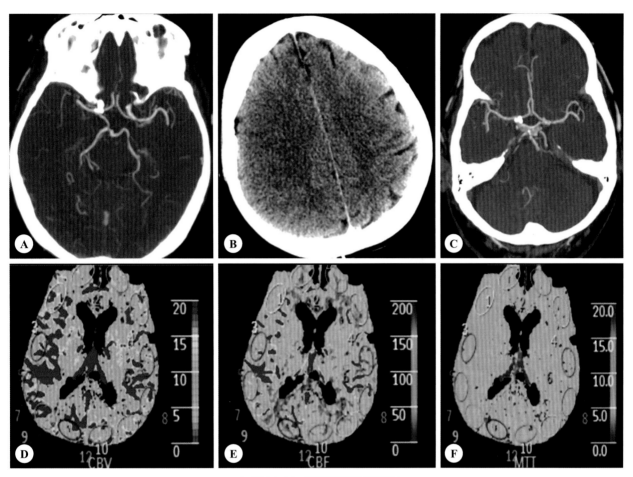

▲ 图 24-24　溶栓前后脑部检查

A. 溶栓前 CTA 显示右侧大脑中动脉闭塞。该患者在开始静脉溶栓后 25min 内完全康复。然而，大约 2h 后，她的病情迅速恶化。复查的脑部 CT 检查没有显示任何颅内出血。B. 然而，右半球出现弥漫性肿胀。C. CTA 显示右侧 MCA 完全再通。CTP 显示增加的脑血容量（D）、脑血流量（E）和正常 MTT（F）增加，提示脑高灌注综合征

峰出现在脑卒中后的前 3 个月 [355-358]，在脑卒中后决定语言改善的因素中，最初综合征的严重程度和病变大小是重要的预测因素 [359-363]。

　　然而，许多关于失语症病程的研究直到患者入院几周后才收集基线数据，也没有排除既往有脑卒中史的患者，并将数据作为基于失语症初始诊断的患者组的平均值报道，这掩盖了个体患者的潜在差异。评估个体缺陷而非整体特征（Wernicke 和 Broca 失语症）的优势在于，在这些综合征中，每个综合征都有广泛的特征，并且障碍可能具有高度的特异性，特别是当病变较小时。此外，对急性脑卒中后失语症的大量研究表明，仅有略多于一半的患者患有经典失语症综合征 [363]。

　　哥伦比亚大学脑卒中表现与康复（巴黎）研究［Columbia Performance and Recovery in Stroke

（PARIS）］对语言的演变进行了跟踪，该研究是首次脑卒中患者的前瞻性数据库。之所以选择理解、命名和重复，是因为它们对可能由前面或后面病变引起的缺陷具有较高的敏感性，以及测量的客观性 [364]。本研究的主要目的是通过 90d 的随访，研究脑卒中发作后 24～72h 失语障碍的性质和恢复程度。91 名患者中 22 名有语言障碍，初始综合征评分与 90d 评分呈正相关（r=0.60），与从基线到随访的评分变化呈负相关（r=-0.66），而病变大小、年龄或教育程度与最初综合征的严重程度或 90d 的表现没有相关性。合并病变大小、年龄和初始综合征的多元回归模型具有显著性（P=0.03），但只能解释 29% 的偏倚。在个体语言领域的基线有严重缺陷的患者可以改善到接近正常、改善到不那么严重的缺陷或根本没有改善。这些数据表明，还没有发现其他因素可以解释功能

性脑卒中的恢复。

8. 失语症的治疗效果 人们普遍认为，在言语语言病理学的临床实践中，全面的检查是合适的[358]。一些常用的失语症测试包括波士顿诊断性失语症测试[365]和西方失语症测试[366]，这两种测试都评估自发说话、理解、命名、阅读、写作和重复等功能。也有更多的功能性的评价组，如评估交际能力[367]和日常生活交际能力 Porch 指数[368]。

失语症治疗的评估取决于结果测量和语言评估方法的选择。两项考虑包括是否应该有一个整体功能的单一结果测量（西方失语症组的失语症严重程度评分）或关注特定的结果技能（波士顿失语症诊断检查中的视觉对抗命名）。结果也可以基于小组设计形式，或使用单个受试者作为自己的对照。无论采用何种分析方法，已有超过 600 篇关于研究治疗方法的文章发表[369]。

在失语症文献的第一个 Meta 分析中，Robey 纳入了 21 项研究，评估了三类效应量：未经治疗的失语症恢复、经治疗的失语症恢复及经治疗与未经治疗的失语症恢复对比[370]。在排除单项研究和信息不完整的报道后，他发现早期治疗的恢复率几乎是未经治疗的 2 倍。4 年后，他在数据库中增加了 34 项额外的研究（n=55），在这些研究中，他分析了治疗的四个维度：治疗量、治疗类型、失语症的严重程度和失语症的类型[356]。在 4 年前的纳入标准中，他增加了准实验设计，如非随机选择的患者和没有随机治疗任务的研究。主要发现显示了积极的结果：①在康复的各个阶段对未经治疗的患者进行治疗，平均治疗效果是早期未经治疗患者的 1.83 倍，对未经治疗的患者在早期；②每周超过 2h 的治疗比持续时间更短的治疗引起更大的变化。主要结论是，短时间内的强化治疗比较长时间内的低强度治疗效果更好。

Bhogal 等在 10 项研究的 Meta 分析评估中评估了失语症治疗的强度[371]。他们发现如果要有显著的治疗效果，则需要每周 8.8h 的治疗，持续 11.2 周。在 Cochrane 的一项综述中，Greener 等检查了 60 项随机对照试验，其中只有 12 项符合选择标准[372]，他们的结论是：在随机对照试验中，对脑卒中后失语症患者的言语和语言治疗既没有明显的效果，也没有明显的无效。因此，关于患者管理的决定必须

基于其他形式的证据。有人认为，Greener 等的许多研究不是精心设计的，导致没有得出明确的结论[369, 373]。Moss 和 Nicholas[374]通过对单一受试者治疗效果的分析，对 23 项符合标准的研究进行了评估，这些研究确定了因口语障碍接受直接持续治疗的受试者，以及其对治疗的反应变化是可测量的。因此，即使在脑卒中发作数年后，治疗也能显示出疗效。

所有以语言为基础的治疗，无论是在个人或群体基础上进行分析，都会发生在混合了多种因素的患者身上，这些因素会影响干预的结果[358]。非语言认知状态、情感状态（抑郁）、身体疾病、伴随药物治疗和支持系统等因素都已被证明会影响长期失语症的预后。

9. 创新的失语症治疗 新疗法有望增加创伤后失语症患者的疗效。最近的方法不是基于传统的弥补缺陷的概念，而是基于人类学习原理和神经可塑性理论。

基于约束诱导疗法[375]对偏瘫的成功，约束诱导语言治疗（constraint-induced language therapy, CILT）创立并涉及强迫使用口头交流，同时限制其他交流方式，包括手势[376, 377]。为了确定是否存在相应的神经生理变化，从而为行为功能的改善提供机制基础，Breier 等[377]发现，与那些对 CILT 反应不佳的患者相比，5 名对 CILT 反应良好的患者在治疗前在左侧半球后语言区和右半球同位区表现出更大程度的晚期脑磁图激活[376, 377]，经颅磁刺探针也显示治疗后的功能重组[378]。从操作者条件反射原理衍生出来的无误学习程序也被研究过[379]。例如，Fillingham 等[380]表明，这种技术和传统的充满错误的方法一样有效，可以提高单词找回技能，但患者更喜欢无错误的方法。

越来越多的研究表明，将行为技术与生物干扰相结合可能会改善总体结果，Feeney 等在研究安非他明对运动障碍动物模型的影响时首次证明了这一点[381]。安非他明与失语症补救性治疗相结合的治疗方法对改善语言效果有一定效果[382]。经颅磁刺激也与失语症治疗相结合，以抑制右半球激活假定的抑制影响。Naeser 等[383]发现，通过刺激右侧半球，图片命名能力增强。

另一种干预是使用药物。Feeney 等[381]早期的动物研究表明，手术切除运动皮质 24h 后给大鼠服用

右旋安非他明会产生功能加速[384, 385]，后来的研究再现了实验性脑卒中后大鼠的促进作用[386, 387]。在对脑卒中后虚弱的患者进行了几项初步调查后，Walker-Batson 等[382] 在一项针对 21 名失语症患者的双盲安慰剂对照研究中发现，右旋安非他明在 1 周后的语言得分上有更大的改善，但经过多次比较校正后，这种差异并不显著。然而，最近对 10 项涉及 287 名患者的脑卒中后研究的综述没有提供证据证明安非他明治疗改善了神经功能或日常生活活动[388]。Gladstone 等在一项大型双盲研究中表明，与单独物理治疗相比，在脑卒中后早期给患者服用安非他明与物理治疗在运动恢复方面没有额外的好处[389]，与安慰剂相比，安非他明在治疗期间对血压和心率的影响是一个值得关注的问题[390, 391]。除了不愿在人类治疗方案中增加超过 10mg 的剂量外，这些安全问题也可能导致安非他明缺乏可持续的效果。

另一些人则试图使用针对特定传递系统的药物。有证据表明，胆碱能机制在脑卒中中也可能很重要，这些药物可能作为神经保护剂和独立的功能恢复促进剂[392]。虽然乙酰胆碱似乎可以作为其他机制的促进剂诱导可塑性，如 NMDAR 依赖的长期增强作用，但它也被证明是大鼠可塑性的独立启动剂[393]。有报道提示胆碱能疗法对脑卒中后失语症有恢复作用[394-396]。最近一项针对 26 名失语症患者的小型临床试验比较了服用多奈哌齐和安慰剂的失语症恢复情况，在 12 周的治疗期结束时，那些服用活性药物的人语言恢复得更好，但不幸的是，在药物停止 1 个月后，语言恢复并没有持续[397]。

多巴胺能药物的使用具有结合运动表现和认知控制功能的作用[398]。在动物和人类的研究报道，多巴胺激动药溴隐亭改善失语症（左半球功能）和左半球忽视（右半球功能）。关于脑卒中后语言的恢复，溴隐亭已被广泛研究用于治疗运动性（不流利）失语症[399]。尽管在第二项研究中，患者被描述为"脑损伤"，但在最初的研究中，运动性失语紧随其后[124]。在第一项涉及脑卒中患者的双盲研究中（招募前 1 年多），随后使用更高剂量的溴隐亭进行了研究，结果表明，在言语潜伏期、重复、阅读理解、听写和言论自由方面，在统计学上有显著改善[400, 401]。Bragoni 等[401] 提出，这些是由于多巴胺在中脑到额叶脑区域（包括 SMA 和扣带回）的神经元投射中的活跃作用。

一旦梗死后的功能显著改善，靶向镇静药可以短暂地重新诱发脑卒中或 TIA。用短效 GABA$_A$ 激动药咪达唑仑治疗 8 例脑卒中后患者[125]，左脑损伤者出现失语症、右侧无力或两者皆有，但从未出现左侧无力或左侧忽视。相反，有右脑卒中的患者表现为左侧无力、忽视或两者皆有，但没有失语症或右侧麻痹。随后，在 7 名失语症康复患者中，一项双盲研究表明咪达唑仑会再次诱发先前的失语症缺陷，而具有镇静作用的东莨菪碱对同一组患者的语言功能没有影响[402]。此外，咪达唑仑和东莨菪碱对年龄匹配的健康对照受试者的语言行为均无统计学影响。最近的一项双盲、安慰剂对照试验表明，与安慰剂相比，在脑卒中发作后 5～10d 内招募的患者中，给予氟西汀（每天 1 次 20mg）治疗和 Fugl-Meyer 运动量表得分为 55 或更低的患者，治疗效果结果更好。在一项针对 118 名患者的研究中，氟西汀组在第 90 天的 FMMS 改善显著高于安慰剂组（调整后平均 34.0 分，95%CI 29.7～38.4）[24.3 分（19.9～28.7），$P=0.003$][403]。

这些数据似乎表明，当结果是特定的，并且干预是根据缺陷的性质定制时，失语症的补救性治疗是最有效的。早开始治疗比晚开始治疗更有效，也有证据表明，即使在脑卒中后数年开始治疗也可能有用。

（二）失用症

失用症是后天执行障碍，表现为无法完成先前习得的熟练的动作，这种能力无法用虚弱、视力丧失、不协调、痴呆、感觉丧失或失语症来解释。Liepmann[404, 405] 将失用症描述为"保持了机动性，但无法进行有目的的运动"。由于这些熟练动作的缺陷很少是完全的，所以经常使用"运用障碍"一词。失用障碍可影响身体、面部或四肢的运动。Liepmann 提出，左侧半球拥有熟练动作所必需的运动记忆，就像它拥有言语所必需的语言记忆一样。左侧大脑半球在熟练的运动活动中占主导地位[406]，部分原因是右利手运动性失用症患者的左半球病变占绝大多数[407]，而右侧半球病变患者则没有运动性失用症[408]。

1. 观念运动性失用症　最常见的运动失用症是观念运动性失用症，据 Liepmann[404, 405] 推测，这是大脑中包含运动"观念"的区域与负责执行的"运动"区域之间的分离。检查人员通过要求患者展示他们将如何敬礼、挥手告别、钉钉子、锯木头和各种其他动作来测试这种障碍，在最严重的病例中，仅观察到左侧轻微的运动。在平常状态下，动作笨拙且缺乏准确[409]，模仿可能会提高表现，但通常也是不正常的，最佳表现取决于实际使用的动作[247]。虽然失语症常伴有念动性失用，但念动性失用与失语症的严重程度和类型并无密切关系[410-412]。Heilman[413] 认为用于熟练运动的运动程序存储在左顶叶上部，熟练的运动活动将依赖于这些程序传输到左额叶的运动前区。观念运动性失用症可能是由左上顶叶运动程序的直接破坏或左上顶叶到左额叶运动前区通道的破坏（断开）引起的[414]。尽管观念运动失用症在浅表病变中比在深部病变中更常见，但较大的深部病变可引起观念运动失用症[262]。观念运动性失用症不会发生于较小或更深的腔隙型梗死。人们对改善的过程了解甚少，但在某些情况下症状可以迅速改善[247]，而且额部病变的预后优于后侧病变[410]。

2. 观念性失用症　观念性失用症是一种复杂运动行为[415] 的顺序性和计划性障碍，与观念运动性失用症有着不确定的关系。检查者可以通过要求患者演示复杂的运动任务（例如点燃一支蜡烛或邮寄一封信）来引出这个问题。脑卒中病例中记录该症状的文献很少[409]。Sittig[416] 认为，观念性失用症只是观念运动性失用症的一种严重形式，但其他人则认为它们是不同的[417, 418]。观念性失用症通常发生在优势半球顶叶病变后，在某些病例[408, 419] 中存在双侧顶叶病变，但孤立的右顶叶病变似乎只在大脑优势异常的个体中产生观念性失用症[420]。人们对随着时间的推移这种症状是否改善及是否存在"恢复"所知甚少。

3. 肢体运动性失用症　肢体运动性失用症（也称神经运动性失用症或神经运动性失用症）表现为在完成已经习得的动作时缺乏快速性、技巧性和灵敏性[407]。Liepmann 认为，在肢体运动性失用症中，"练习所带来的运动技巧已经丧失了"[407]。因此，运动是笨拙、不精确的（Kertesz[421]）。患者在执行常见动作方面表现笨拙，如操纵物体（用餐具进食、梳理、刷牙、使用锯和锤子、打牌）。肢体运动性失用是单侧的，影响大脑病变对侧的肢体。在某些情况下，很难区分肢体运动性失用症和麻痹，相关的神经体征

有共济失调、舞蹈病、握力减退、痉挛、虚弱和姿势失调。然而，使用物体的障碍与其他缺陷不成比例。在使用该物品后，患者的表现可能会略有改善，但他们往往仍表现得有点不熟悉。

肢体运动性失用症可发生在右或左前运动皮质或下白质损伤后[287]，通常表现为轻微无力，提示锥体通道损伤是肢体运动性失用症的一个基本特征。内囊腔隙性脑梗死引起的单纯运动性偏瘫患者不表现为肢体运动性失用。因此，肢体运动性失用症是一个有用的指示，表明表面皮质或下白质已经受伤，然而肢体运动失用症的诊断很少。

4. 胼胝体失用症　胼胝体失用症（交感神经失用症）是一种局限于非优势臂的观念运动性失用症。Liepmann 和 Maas[314] 首先描述了一位右偏瘫患者，他无法用不麻痹的左臂进行熟练的动作，类似的患者也被描述过[422, 423]。该综合征的关键是胼胝体前部的破坏，左额叶内侧或前部的梗死常伴 Broca 失语症和右半偏瘫，但这些因素对失用症的发生并不重要。

该综合征只影响单侧且局限于非优势臂，类似于以观念运动性失用症为特征的双侧失用症：动作缓慢，缺乏"平稳性"[424]。有两个相似的假说可以解释胼胝体失用症，两者都引用了一种"失联"的形式，一个来自主导半球的"语言区"[307, 422]，另一个[413] 来自左半球的"运动记忆中枢"。

鉴于胼胝体孤立性病变的频率较低，导致胼胝体失用症的病变很少见。更常见的情况是，左 MCA 前区或左 MCA 前分区的梗死会破坏左半球内侧的交叉胼胝体纤维。损伤胼胝体而不是左辅助运动皮质是该综合征的关键[425]。

5. 口 – 颊舌失用症　口面失用症或口 – 颊舌失用症是指口和面部肌肉无法做出指令性熟练动作[245, 415]。口面失用症在命名性或 Wernicke 失语症的病例中很少见。尽管口面失用症在全面性失语症中很常见，但由于理解障碍，测试口面失用症可能很困难[426]。口 – 颊舌失用症通常是由于运动带上毗邻面部区域的运动前皮质中额叶下病变引起的，大多数病灶是皮质和浅表的[427]，但也有一些来自大的、深的病灶[7]。

八、非言语和语言优势大脑半球梗死综合征

脑卒中后，非支配言语和语言半球可能出现多

种行为异常，这是大多数左利手的右半球。

观察到的临床症状一般由几个统一的观察结果决定。首先，尽管有一些基本的理解语言的能力，语言在右半球的活动中并不起重要作用。第二，大脑皮质对特定"高级皮质"功能的设定上，在右侧半球不如在左侧半球精确。右侧半球的高级皮质功能似乎是由广泛的"网络"控制的。

右侧半球在某些注意力方面占主导地位[428]，包括定向注意、集中注意和警觉性。这种注意力的特化可能反映在各种右侧半球缺陷上，如忽视、消退和缺乏持续性。许多空间和准空间运算也是由右侧半球完成的，这种空间操作的特化可能反映在面容失认症[429]、地形定向障碍、结构失用症和穿衣失用症等右侧半球缺陷上。此外，虚构行为在右侧半球损伤后较左半球损伤后更为常见[307]，二重性记忆错误和病觉失认症都被认为是右半球脑卒中后的虚构性记忆。

不伴有右半球梗死综合征的患者比有这些缺陷的患者在康复方面表现更好。尽管一些患者表现出稳定的改善，但其他患者仍有持续的致残性行为异常，包括结构和穿衣失用症、左侧忽视和运动障碍。病变的大小相比其确切位置是右半球损伤后行为缺陷的更好预测因素（图 24-25）。

（一）忽视与消退

忽视与消退是对侧空间反应受损的两种形式，其特征为半侧球注意力不集中，可能发生在右侧半球脑卒中后。消退意味着一个"刺激仅当第二个刺激同时出现时才能被感知，通常是但不一定在身体的对侧"[430]。单边的空间忽略（unilateral spatial neglect，USN）是一种受限综合征，患者不能复制图形的一侧（通常是左侧），不能阅读单词或句子的一侧。

"忽视"一词指的是患者对来自空间右侧的刺激产生反应时所表现出的障碍，包括 OKN 受损，对来自右侧的听觉刺激转向左侧[439]，以及在空间右侧大声朗读或命名物体时的错误表现[431, 432]。

忽视通常是三模态的（听觉、视觉和触觉）。在左侧忽视，患者可能不探索左侧空间，眼睛和身体紧张地向右转动[210]。忽视的特征是"在没有任何严重到足以解释知觉丧失的感觉或运动缺陷的情况

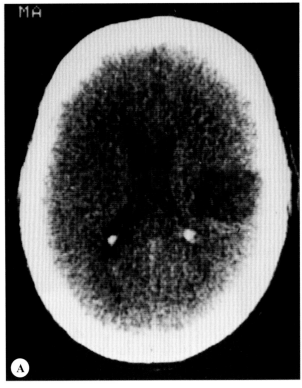

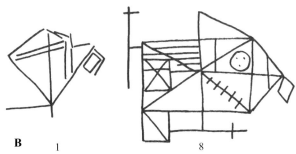

▲ 图 24-25　右侧大脑梗死对患者的影响（病例一）

A. 右侧大脑中动脉小面积梗死的 CT 扫描；B. 脑卒中后 1 周和 8 周时（A）所示梗死患者绘制的图纸

下，身体一侧对刺激缺乏反应"[433]，右侧半球病变比左侧半球的病变多[434-436]。左侧半球明显忽视往往与其他严重右侧半球病变一起发生，包括病觉缺失（对疾病及其临床表现的隐性无意识）[204]和运动不持续性。相比之下，USN 可伴随较小的右侧半球脑卒中发生，通常预后良好（图 24-26）。在后半球病变中，使用视动胶带不能将线一分为二是一个常见的现象[437, 438]。

传统上认为忽视是由于右顶叶附近的损伤造成的。然而，右侧额叶[439]、右侧扣带[440]、右侧豆状核或右侧丘脑的损伤也可导致忽视[437, 441]。Mesulam 提出了一个"网络"模型来解释产生左侧忽略的各种

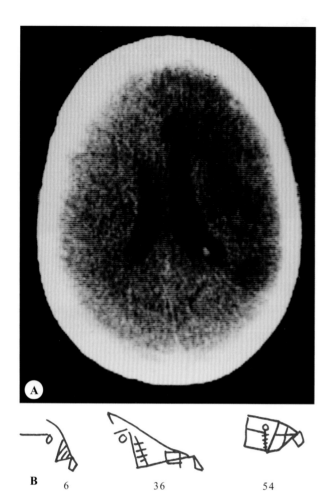

▲ 图 24-26　右侧大脑梗死对患者的影响（病例二）
A. 右侧大脑中动脉大面积梗死的 CT 扫描；B. 脑卒中后 6 周、36 周和 54 周时（A）所示梗死患者绘制的图纸

皮质和皮质下结构的损伤[442]，包括一个网状系统元素（提供唤醒和警觉），一个顶叶元素（提供感觉和空间映射），一个额叶元素（提供探索的运动程序），还有一个边缘系统元素。

1. 额叶损伤导致的忽视　人们早就认识到，顶叶病变（由梗死或出血或甚至其他原因引起）可能会导致患者对来自对侧的刺激的反应受损，无论是视觉、听觉还是躯体感觉刺激[443, 444]，这些缺陷反映了从感觉区到运动区的信号传输受损。除此之外，研究者还发现额叶皮质和皮质下的病变也会出现类似的障碍[439, 445, 446]。Deuel 和 Collins[447] 使用 PET 扫描发现，在单侧额叶损伤后，基底节区和丘脑普遍存在代谢抑制，但没有证据表明大脑皮质代谢减退。他们的发现表明，该综合征的部分原因可能是与计划运动有关的皮质下结构的激活受损。Corbetta 等利用功能

MRI 显示，右额叶损伤后忽视（向右偏倚和重新定向）与结构完好的背侧和腹侧顶叶区域的异常激活相关，而这些区域介导了正常大脑中相关的注意操作[448]。额叶病变引起的忽视症状是短暂的，通常在 1 周内消退，除了那些巨大的梗死[449]。

2. 运动忽视　LaPlane 和 Degos 曾描述运动忽视是一侧肢体的利用不足，没有力量反射或敏感性方面的缺陷，它的特征是梗死对侧肢体利用不足[450]，该综合征患者常表现为偏瘫[451]。然而，通过特殊的测试，患者可以表现出正常的力量和灵巧度。

运动忽视的特征包括：①缺乏自发的放置反应，如坐着时不将手放在膝盖或椅子扶手上，而是将手拖到身体旁边；②正确姿势的延迟或不够充分，导致向患侧严重摔倒，而没有尝试伸出手臂或纠正平衡以减少摔倒的影响；③疼痛退缩反应受损；④缺乏必要的肢体活动，做得如摸鼻子的动作（例如，取而代之的是，患者头部前倾，以弥补手指没有足够抬高）。这种障碍可在没有感觉障碍或明显的偏瘫时发生。Hartmann[452] 描述了一个尸检病例有类情况，继发于右额叶第二额回的梗死。对猴子的动物研究表明，经过选择性研究，在前额叶区域上方观察到类似的短暂症状[453]。

3. 口语忽视　Leicester 等[454] 描述了一种视觉忽略的形式，其中错误的发生和发生频率是由测试的语言内容决定的。当患者被要求从一组直接显示在前面的选项中进行选择时，那些患者认为最难命名或书写的内容会出现错误，并且在这种情况下，对屏幕右侧的选项的响应频率较低。当测试内容易于命名时，患者则不会表现出右侧空间的忽视。

（二）病觉缺失

与轻度偏瘫相比[454-457]，该综合征（对疾病或其临床表现不敏感）更可能与重度偏瘫相关。偏盲或偏瘫的病觉缺失可与基本的神经功能缺损或忽视相分离[126]。该综合征的非持续性在 22 周内向正常改善，在研究中得到了证实[455, 458]。引起病觉缺失的病变通常很大[455]。脑岛的参与起着重要的作用[459]。虽然半球的病变是典型的，脑桥梗死也可引起病觉缺失[460]。

Gerstmann[461] 认为失认症是一种假想的"身体影像"紊乱。尽管他认为这个身体影像是"映射"到

左顶叶的，但来自右顶叶的输入对于更新左顶叶关于左侧身体状况的信息是必不可少的。右顶叶或左右顶叶之间连接通路的损伤可导致病觉缺失。它可以被看作是"忽视"或"不注意"的变异，因为病觉缺失症患者未能"留意"偏瘫。

（三）坚持障碍

1956 年，Fisher[462] 引入了"坚持障碍"一词来描述 10 名左偏瘫患者，他们不能坚持各种意志行为，包括闭眼、屏气、共轭注视偏差、舌头突出和握紧手。他指出，"一定程度的精神损伤总是存在的"，而且缺乏毅力"几乎只与左半身瘫痪有关"。许多患者伴有左侧忽视、结构性失用和病觉缺失。随后的研究发现左侧半球和右侧半球病变可以出现坚持障碍[458, 463-466]。

坚持障碍与偏瘫的严重程度、康复预后不良及各种其他缺陷相关，包括面容失认症、穿衣失认症、结构失认症、左侧忽视和病觉缺失[455]。

（四）穿衣失用症

Brain[467] 在 1941 年描述了"穿衣失用症"[468]，该综合征表现在穿衣时穿衣方向的困难[469]。这与结构失用症密切相关，而且该综合征几乎只发生在右侧半球脑卒中的病变中。

（五）地形记忆丧失和地点定向障碍

这种障碍表现为患者在熟悉的环境中无法找到自己的路，无法识别熟悉的环境，无法在陌生的环境中学习新的路线。地形记忆的丧失与地点定向障碍不同，后者是指对当前位置的混淆[470, 471]。在病情较轻的病例中，患者会觉得周围环境很熟悉，但在更严重的情况下，患者即使在非常熟悉的环境中也会觉得陌生，但地形记忆丧失不常见[472]。地形记忆丧失障碍通常被认为是一种顶叶综合征，但右侧的内侧颞顶叶病变可能导致该障碍最常见的原因，而且可能位于大脑后动脉供应的区域[473]。在任何一个半球的单侧脑卒中都可能发生该障碍[474]。到目前为止，地形记忆缺失的机制仍不明确[475, 476]。

（六）空间定位障碍

右侧半球在视觉和听觉刺激的空间定位中起着特殊的作用，最严重的空间定位障碍也发生在右后半球损伤后[477, 478]。右脑后半球的正常功能包括短期空间记忆（一种类似于数字广度的听觉短期记忆）和声音在空间中的听觉定位[477, 126]。

（七）意识模糊和谵妄

定向障碍、注意力减退和知觉异常是急性意识模糊和谵妄的共同特征。患者的清醒通常保持很好，但思维的清晰度和速度会减弱，无法形成正常的记忆，此外患者还会出现反应迟钝，注意力不集中，对不相干的刺激有知觉等症状。意识模糊和谵妄之间存在重叠，一些研究者认为谵妄是意识模糊的一个亚组。

急性意识模糊在右侧 MCA 梗死后[479-481] 有报道，可能伴有后退、步态不稳、尿失禁、使用普通物体困难及对疾病缺乏关注。该疾病已被发现与顶叶和颞部病变有关[440]。幻觉、妄想和躁动在该疾病中也被描述过[430, 482, 483]。

Caplan 等[484] 发现，右侧颞后部病变比右侧顶叶后部病变更容易产生急性意识模糊，颞部病变产生混淆状态的倾向可能是由于这些病变接近边缘系统。最近，我们描述了 1 例急性右 MCA 脑卒中静脉溶栓后恢复良好的病例：73 岁男性表现为左侧无力（NIHSS19 分），CTA 显示右 MCA 闭塞，TCD 连续监测显示治疗开始后 14min 右 MCA 完全再通，随后出现了快速和持久的临床恢复（NIHSS 评分 1 分，在 1h）。然而，尽管临床恢复良好，他在第 3 天表现出严重的自杀意念，但他过去从未患过抑郁症或精神疾病。该患者 MRI 显示豆状核急性腔隙性脑梗死，TCD 及 CTP 提示右侧 MCA 高灌注。有趣的是，脑电图显示，即使在没有实质损伤的情况下，右侧半球传导速度也相当缓慢。仰卧位、限饮和严格控制血压（120/80mmHg）使患者在接下来的 2d 内精神症状迅速改善，CTP、TCD 和脑电图异常在几天内完全消除。我们推测是急性脑卒中导致的神经血管分离导致了这些短暂的症状[485]。脑卒中后抑郁在小范围皮质下梗死患者中有报道，提示脑血流灌注可能在脑卒中后抑郁的发生发展中起重要作用[486]。

（八）虚构症和二重性记忆错误

虚构症，即无意中产生的不恰当和捏造的信息，通常与抑制错误反应的失败、错误意识差和自我纠正能力差有关。虽然记忆障碍通常与虚构有关，但这两种行为的严重程度各不相同[487, 488]。

二重性记忆错误是虚构症的一种特殊形式。这似乎反映了脑损伤患者试图融合他们生活中两个不同时期的经历。在位置二重性记忆错误的例子中，患者错误地认为一个地理位置存在两个版本。住院患者可能会坚持认为他们在家里或在另一家医院，尽管一再尝试将他们引导到正确的定位[489]。环境二重性记忆错误多见于右额顶叶损伤。人的二重性记忆错误是一种有限的虚构形式（是一种错误的信念，认为一个人存在两个版本），也可能在右侧半球受伤后发生。

（九）结构性失用

1934 年，Kleist[264] 将结构失用症定义为"出现在造型活动（安排、建筑、绘画）中，任务的空间部分被遗漏的一种障碍，尽管不存在单一动作的失用症"。临床上，患者不能完成空间的物体操作。各种各样的测试被用来识别结构失用，包括复制方块设计、复制简单和复杂的图形、拼图结构、心理旋转和 3D 模型构建。结构失用是感知运用不能、结构不能和视觉空间失认的同义词。

结构失用发生在任何一个大脑半球损伤后[490, 491]。大多数病变发生在顶叶。结构失用的性质因受损半球的不同而不同。在视觉提示的辅助下，左侧病变患者的绘图效果会有所改善，而右侧病变患者则不会[492]。人们普遍认为，左半球损伤患者的图过于简化，细节减少，而右半球损伤患者的图则以左侧忽略为主；然而，Gainotti 等[493, 494] 不能对左、右侧结构失用症进行区分。Lazar 等[495] 报道了一名 66 岁女性右侧尾状核和壳核梗死患者，对其进行了知觉、注意力和结构失用测试，随后进行了样本匹配程序。她表现出严重的结构失用；然后，配对程序提供了可证明的证据，证明她无法复制希腊字母，否则她可以完全准确地匹配。

（十）异位感觉

异位感觉（也称异侧感觉）是指将一种感官刺激（视觉、触觉或听觉）从身体的一侧转移到另一侧[17, 444]。右半球受累常伴左侧忽略。当触摸左侧时，患者可能会报告这种感觉发生在右侧。

（十一）失乐症

失乐症（脑疾病继发的音乐能力丧失）一直是一个难以捉摸的研究缺陷[496-498]。Brust[499] 得出结论，病变的位置和失乐症的程度之间不存在简单的关系。右侧半球损伤后表现为失乐症的病例报道很多。受影响的患者不能唱歌或吹口哨，但他们的语言功能和旋律识别功能被保留下来。感受性的失乐症也可发生右侧半球病变。音乐的神经基础仍然不清楚。失乐症通常是一个孤立的现象。有一个引人注目的病例是，一个失明的风琴手，他的大脑半球梗死后患上失语症，但没有患失乐症（他的一些脑卒中后创作的作品已发表），这表明这两者是有可能明确分离的[500]。

（十二）失语韵症与情感失认症

Monrad-Krohn[501] 将韵律定义为"音高、节奏和发音重音的变化"所产生的语言的音质。Buck 和 Duffy[502] 报道说，在右侧半球损伤后，一些患者不能在言语中加入音调，这种缺失被称为失语韵症。在他们和 Heilman 等[503] 的研究基础上，Ross 和 Mesulam[504] 提出，情感语言的调制是由右侧半球主导的，这种调制的组织方式类似于左侧半球语言组织方式。

在随后的一项研究中，Ross[505] 为右侧半球语言情感成分的功能解剖提供了肯定证据。Ross 提出了运动性、感觉性、全面性、传导性和经皮质性失语韵症的存在。在韵律运动中，患者无法利用韵律向言语中注入情感，也无法重复他人充满情感的韵律。然而，患者可以理解其他说话者的韵律所传达的情感。感觉失语韵患者对情感韵律理解差，不能重复情感韵律；然而，患者在言语中有正常的自发情感韵律。全面性失语韵症反映在失用的绘图错误上。Heilman 和 Van Den Abell[506] 指出，右侧颞顶叶损伤导致情感语言理解的缺陷，将这种障碍称为情感失认症。Tucker 等[507] 观察到，在言语重复任务中，右侧颞顶叶损伤会导致情感理解和情绪语调唤起的缺陷。

（十三）偏侧忽视的治疗

治疗偏侧忽视的方法在很大程度上没有显示出积极的结果。对于那些忽视没有自行消退的人来说，全面的注意障碍忽视可能会阻碍对治疗方案的必要合作。大多数治疗试验都专注于改变注意力的不对称性。一种方法（称为"自上而下"）使用外部线索和指导，使患者有意识和有目的地参与。这些治疗在很大程度上依赖于治疗师的参与，他们提供持续的反馈、鼓励和培训。遵循这种方法的治疗包括视觉扫描训练[448, 508, 509]、持续注意力训练[510, 511]和心理意象训练[512]。另外，"自下而上"法试图通过操纵神经轴的内源性成分来改变注意力系统。这已经通过棱镜眼镜[513]、躯干旋转[514, 515]、通过颈部振动刺激对侧身体[516]、肢体运动[517]、视觉运动刺激进行了尝试[518, 519]。自上而下和自下向上的组合方法包括棱镜适应方法[520]，患者戴上棱镜眼镜，将视觉世界进一步向右移动（远离被忽视的一侧）。接下来的训练是使用二分线将注意力向左移动。摘掉眼镜可能会使人们的注意力持续转移到被忽视的领域[521]。最后一种方法是尝试直接改变大脑功能，例如，用经颅磁刺激来减少来自对侧顶叶的过度输入[522]。虽然这种方法可以在刺激时改善注意力的对称性，但一旦刺激停止，行为就会恢复到半注意力不集中的状态。

第25章　大脑后动脉疾病

Posterior Cerebral Artery Disease

Jong S.Kim　著

李永乐　张曼雨　刘梦玲　译　张钊源　李　威　查运红　校

本章要点

- 大动脉粥样硬化血栓形成、心源性栓塞和小动脉病变是大脑后动脉区域梗死的重要脑卒中机制。
- 丘脑梗死的临床特征因血管，如丘脑下外侧动脉、丘脑结节动脉、丘脑旁正中动脉和脉络膜后动脉分布不同而异。
- 丘脑下外侧区域梗死是丘脑梗死最常见的类型，其主要临床特征为偏身感觉障碍。
- 丘脑结节动脉和旁正中动脉供血区梗死的主要临床特征是神经精神障碍，包括嗜睡、记忆障碍等。
- 大脑皮质后动脉梗死最主要的临床特征是视野缺损，特别是同向性偏盲。
- 大脑皮质后动脉梗死患者会出现记忆障碍和视觉障碍相关的各种认知功能障碍。
- 单纯大脑后动脉供血区梗死的预后较好，但感觉功能障碍和视野缺损仍可能成为棘手的后遗症。

一、解剖学

大脑后动脉（posterior cerebral artery，PCA）（图25-1）起源于基底动脉（basilar artery，BA）的末端分叉处。在 70% 的病例中，两侧 PCA 均起源于 BA，20% 的病例中 PCA 起源于后交通动脉，10% 起源于两者[1]。

在 PCA 的近端部分，发出深穿支并供应深部结构，如中脑和丘脑（图25-2）。PCA 的起始部分，即 BA 顶部和后交通动脉起点之间的节段，被称为 P_1 段。P_2 段指交通动脉之后的节段。在胚胎型 PCA 人群中，P_1 段发育不良或缺失。

P_1 段的主要分支包括供应中脑喙内侧的旁正中动脉和丘脑 – 丘脑下动脉。穿支动脉的直径分别为 200μm 和 400μm。丘脑的前部和前外侧部分通常由丘脑结节动脉（极下或前乳头体）供应，丘脑结节动脉通常起源于后交通动脉；然而，在一些丘脑结节

动脉缺失的患者中，该区域由旁正中动脉供应[2]。

在后交通动脉远端（P_2 段）发出供应中脑外侧部的穿支动脉和供应丘脑腹外侧（ventrolateral，VL）的丘脑膝状体（下外侧）动脉[3]。这些动脉的直径在 320~800μm，包含 8~10 个分支。丘脑膝状体动脉、丘脑后部和枕支向上弯曲进入丘脑后部，供应后外侧核和枕叶。脉络膜后动脉也有几个内侧和外侧分支。脉络膜动脉供应侧脑室脉络膜丛、丘脑后结节、背外侧核后部、外侧膝状体（lateral geniculate body，LGB）、海马和颞叶内侧[4, 5]。

P_3 和 P_4 段是指具有皮质分支的 PCA 远端浅表节段。在 PCA 的远端，PCA 最初向下和向后进入小脑幕下方的环池，走行于小脑上动脉的上方和稍外侧，然后向上向内弯曲至四叠体池。PCA 越过天幕内侧缘后，到达胼胝体压部下方、舌回前上缘附近的枕叶内侧表面。当 PCA 到达枕叶内侧表面时，分为两个主要分支，一个急速斜向前，另一个继续向后成

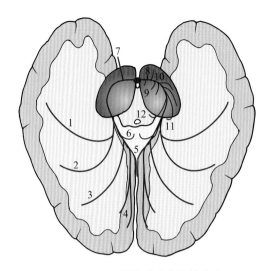

▲ 图 25-1　大脑后动脉及其分支

1.颞下前动脉；2.颞下后动脉；3.颞枕动脉；4.距状沟动脉；5.顶枕动脉；6.胼胝体压部动脉；7.后交通动脉；8.丘脑结节动脉；9.丘脑穿支动脉；10.丘脑膝状体动脉和丘脑后动脉；11.脉络膜后外侧动脉；12.脉络膜后内侧动脉

为距状动脉。

　　前部分支产生两条颞下动脉，即前部和后部动脉。这些分支供应颞叶和枕叶的腹侧面。它们大致沿着大脑半球边缘的边界区网络走行，使腹侧面看起来凸出，最终与大脑中动脉吻合。颞前动脉、颞下动脉和颞后动脉通常起源于单一的主干，这些分支和枕颞支极少共干。

　　后部依次产生三个主要分支：枕颞动脉、距状动脉和顶枕动脉。枕颞支供应枕叶的下表面，包括梭状回和舌回的后部。

　　距状动脉可以是单动脉，也可以是两动脉，供应距状皮质和枕叶的内侧面，最远可至枕极[6]，与 MCA 的末端分支相吻合。顶枕动脉的分支供应胼胝体压部，楔前叶和楔叶的部分区域，沿着边界区网络，末端血管与大脑前动脉的分支吻合。

二、病理和脑卒中机制

　　PCA 区域梗死是由大动脉粥样硬化、小动脉病变、心源性栓塞和其他不常见的病因引起的（表 25-1）。脑卒中发病机制的患病率因研究特征而异，有些研究者是基于尸检结果[7]，而另一些研究者则使用影像数据[8-16]。影像学的成像质量（如 CT vs. MRI、超声 vs. 血管造影）及血管或心脏检查范围会影响最终结果。此外，纳入标准往往有异质性。一

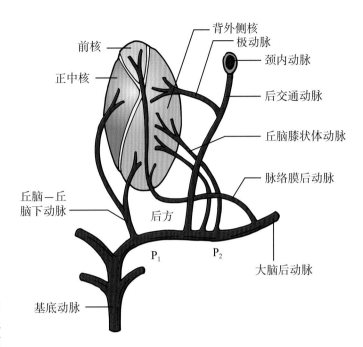

▲ 图 25-2　丘脑的血液供应

包括极动脉、丘脑 - 丘脑下动脉、丘脑膝状体动脉和脉络膜后动脉（引自 Carrera E, Caplan LR, Mechel P. Thalamic infarcts and hemorrhages. In: Caplan LR, van Gijn, eds. *Stroke Syndromes*. 3rd ed. Cambridge: Cambridge University Press; 2012:387–396.）

些研究认为仅在累及浅表 PCA 区域（即枕叶区域）时，才被定义为 PCA 梗死[8, 10, 11, 16]，然而也有研究认为 PCA 梗死灶局限于深部结构[14, 15]。有些研究甚至只考虑纳入浅表 PCA 区域受累的患者[12]。此外，有些研究认为梗死只发生在 PCA 区域[8, 12, 15]，而另一些研究则囊括了发生在 PCA 外区域的梗死[11, 14]。种族的不同可能会使其复杂化，因为亚洲人比白种人更容易发生颅内动脉粥样硬化和小动脉病变，而较少发生心源性栓塞[17, 18]。在评估文献时，应该考虑到这些异质性的问题。

（一）大动脉病变

　　大动脉病变的主要病理包括动脉粥样硬化基础上的血栓形成。在后循环中，动脉粥样硬化常发生在近端椎动脉（vertebral artery，VA）、VA 远端颅内段、BA 中下段和 PCA 近端[17, 19]。具体的脑卒中机制包括动脉 – 动脉栓塞、分支闭塞、原位血栓性闭塞、血流动力学障碍及其各类型组合。

　　1.动脉 – 动脉栓塞　大动脉粥样硬化血栓形成是导致 PCA 区域梗死的重要原因。在有明显的近端动

表 25-1　大脑后动脉梗死机制的研究进展

	Pessin 等	Moriyasu 等	Steinke 等	Yamamoto 等	Cals 等	Kumral 等	Lee 等	Arboix 等	Ntaios 等
出版年份	1987	1995	1997	1999	2002	2004	2009	2011	2011
国　家	美国	日本	德国	美国	瑞士	土耳其	韩国	西班牙	希腊
患者数量	35	85（72[a]）	74	79	117	137	126	232	122
诊断影像	CT	CT/MRI	CT/MRI	CT/MRI	CT/MRI	CT/MRI	DWI	CT/MRI	CT/MRI
血管影像									未提及
MRA	无	无	31（42%）	40（51%）	15（13%）	137（100%）	126（100%）	33%	
常规血管造影	23（66%）	72（85%）	22（30%）	28（35%）	36（31%）	未提及	未提及	10%	
病变部位	皮质	未提及	皮质	皮质	仅皮质	皮质	皮质	皮质	皮质
	皮质＋		皮质＋	皮质＋		皮质＋	皮质＋	皮质＋	皮质＋
局　部	深部		深部	深部		深部	深部	深部	深部
							深部	深部	
脑卒中机制									
大动脉病变	6（17%）	11（15%）	22（31%）	32（41%）	15（13%）	69（50%）	51（41%）	68（29%）	31（25%）
PCA 动脉粥样硬化血栓形成	无	2（3%）	6（8%）	7（9%）	2（2%）	36（26%）	38（19%）	未提及	15（12%）
VA、BA 动脉粥样硬化血栓形成	6（17%）	9（11%）	16（22%）	25（32%）	13（11%）	33（24%）	10（5%）	未提及	16（13%）
PCA+VB 动脉粥样硬化血栓形成	未提及	未提及	未提及	未提及	未提及	未提及	36（18%）	未提及	未提及
心源性栓塞	10（29%）	12（17%）	23（31%）	32（41%）	51（44%）	29（21%）	20（16%）	50（22%）	58（48%）
小动脉病变	未提及	未提及	未提及	未提及	未提及	未提及	41（33%）	80（35%）	未提及
原因不明	11（31%）	未提及	18（24%）	未提及	38（32%）	22（16%）	14（11%）	20（9%）	25（20%）
不常见原因	8（22%）	5（6%）	11（15%）	7（9%）	8（7%）	16（12%）	未提及	14（6%）	8（7%）

a. 仅对 72 例接受血管造影的患者进行了机制分析。

BA. 基底动脉；CT. 计算机断层扫描；DWI. 弥散加权成像；MRI. 磁共振成像；PCA. 大脑后动脉；VA. 椎动脉

脉（VA、BA、锁骨下动脉和主动脉）动脉粥样硬化的患者中，溃疡性斑块可能会脱落以产生阻塞 PCA 和（或）其分支的栓子[20, 21]（图 25-3）。动脉 – 动脉栓塞占 PCA 梗死的 11%～32%（表 25-1）。VA 病变（颅外或颅内）是最常见的栓塞来源，其次是 BA 动脉粥样硬化[11-13]。似乎双侧 VA 病变和对侧 VA 发育不良导致的后循环灌注不足更容易形成栓子[11, 13]。虽然不常见，但是颈内动脉病变可导致胚胎型 PCA 患者发生栓塞性 PCA 梗死[11, 12, 22]。

尽管近端 PCA 是动脉粥样硬化的易发部位，但内源性 PCA 动脉粥样硬化作为 PCA 区域梗死的原因的作用仍不确定[17]。曾有研究报道称，在 PCA 梗死患者中，内源性 PCA 疾病的患病率较低（<10%）[8, 10-12]（表 25-1），但这部分原因可能是由血管相关检查不足所致。最近土耳其[13]和韩国[14]的研究在对所有病例进行 MRA 检查后发现，20%～25% 的病例 PCA 动脉粥样硬化是 PCA 区域梗死的原因，提示 PCA 动脉粥样硬化也是 PCA 区域梗死患者发生栓塞的重要来源。使用多普勒监测[23]和 DW MRI[14]的研究揭示了动脉 – 动脉栓塞（从近端 PCA 到远端分支）是 PCA 疾病患者枕部梗死的一个重要机制（图 25-4C）。正如预期的那样，与更多近端动脉疾病相关的 PCA 梗死不同，源于 PCA 动脉粥样硬化的栓塞性梗死总是局限于 PCA 区域[11]。

2. 分支闭塞　颅内动脉中的动脉粥样硬化斑块可阻塞一个或多个穿支的孔口，导致局限于穿支区域的梗死[24]（图 25-4D）。这种所谓的"动脉粥样硬化性分支闭塞"[25, 26]似乎是亚洲人更重要的脑卒中机制，他们表现出普遍的颅内动脉粥样硬化[17, 27]。相比于前循环脑卒中，分支闭塞在后循环脑卒中中更常见，是 PCA 深部（中脑和丘脑）梗死中的重要机制[17, 28, 29]。近期韩国的一项研究表明，分支闭塞是内源性 PCA 动脉粥样硬化患者最重要的脑卒中机制，而丘脑是最常见的受累区域[14]。亚洲的几项研究报道，与 PCA 动脉粥样硬化相关的分支闭塞占外侧丘脑梗死的 7%～22%[29, 30]。一般来说，与分支闭塞相关的动脉狭窄的程度比导致动脉 – 动脉栓塞或原位血栓闭塞的动脉狭窄程度要轻[31]，但完全性 PCA 闭塞患者也可能会发生小的丘脑梗死，此类患者可能拥有良好的侧支循环（图 25-5）。

与 PCA 狭窄（分支闭塞）相关的外侧丘脑梗死往往随着时间的推移而扩大，并伴有复杂的症状［共济失调和（或）偏瘫和感觉障碍］，并且与小动脉疾病相关的梗死相比预后更差[29]（图 25-6）。分支闭塞也可能在其他穿支区域丘脑梗死的发病机制中发挥作用（图 25-7 和图 25-8）。虽然确切的患病率尚未确定，但一项 DWI 和 MRA 研究报道称，在 37 例单纯中脑梗死患者中，17 例患者可能存在与 BA 或 PCA 动脉粥样硬化相关的分支闭塞[32]。

3. 原位血栓闭塞　在 PCA 动脉粥样硬化患者中，斑块区域的血栓形成可导致完全血管闭塞，从而导致梗死[14, 17]。如果后交通动脉发育良好，近端 PCA 的闭塞可能不会产生明显的梗死。P₂ 和 P₃ 闭塞可在枕叶、内侧颞叶和丘脑产生相对广泛的梗死。然而，与心源性栓塞不同的是，由于在慢性动脉粥样硬化过程中产生了相对发达的侧支循环，原

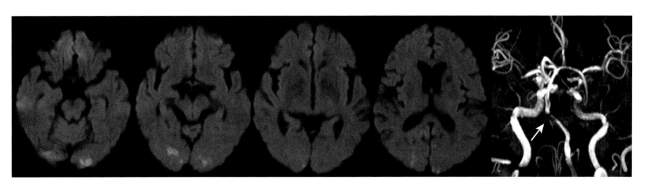

▲ 图 25-3　枕叶梗死病例

患者为 70 岁女性，既往有高血压和糖尿病病史，主诉突发视力模糊，存在轻度视野缺损，3d 内症状消失。DW MRI（前 4 张图像）显示双侧、散在的枕叶梗死。MRA（右图）显示左侧椎 – 基底动脉交界处（箭）有严重的局灶性动脉粥样硬化狭窄，可能导致动脉 – 动脉栓塞。此患者右侧椎动脉发育不良

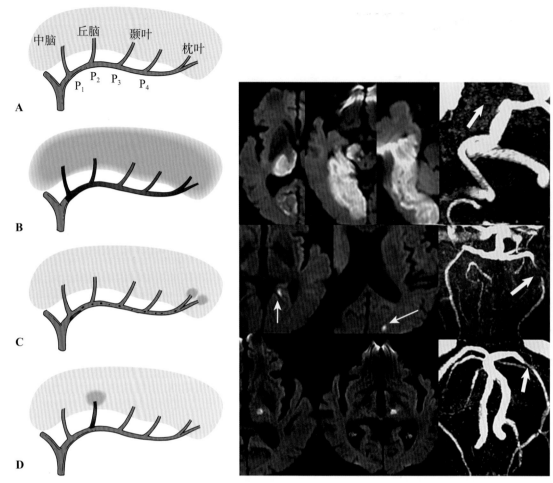

▲ 图 25-4　由于 PCA 动脉粥样硬化血栓形成而导致的大脑后动脉区域梗死的不同模式的示意和示例

通过 DW MRI 和 MRA 评估，这些患者的 MRA 显示的 PCA 狭窄或闭塞是持续的。A. 供应中脑、丘脑和颞枕区的 PCA 分支示意图；B. 原位血栓闭塞，整个右侧 PCA 区域梗死由右侧 P_1 闭塞产生（箭）；C. 动脉 - 动脉栓塞，PCA P_2 左侧 P_2 部分严重的动脉粥样硬化狭窄（粗箭）可能产生栓子，导致枕叶散布的多个小梗死（细箭）；D. 分支闭塞，PCA 左侧 P_2 部分轻度动脉粥样硬化狭窄（箭）可能通过闭塞丘脑膝状体动脉口导致丘脑左外侧梗死

位血栓闭塞较少产生突然的大面积的梗死[33]。然而，最初的梗死经常随着持久的闭塞而逐渐进展，导致进行性神经系统症状恶化（图 25-4B 和图 25-9）。因此，梗死灶的最终大小因侧支循环、动脉闭塞的速度和患者的血流动力学稳定性不同而异。

4. 血流动力学障碍　在严重的双侧 VA、BA 或 PCA 狭窄闭塞性疾病患者中，血流动力学机制可能在缺血性病变的发展中发挥作用，特别是在侧支循环差时（例如，后交通动脉缺失，通过 MCA 或 ACA 的软脑膜吻合代偿不足）[3]。然而，在以往关于 PCA 梗死的研究中，血流动力学障碍尚未作为一种脑卒中机制被讨论[8, 12, 14, 15, 34]。

有报道将血流动力学障碍描述为双侧梗死的一种脑卒中机制（双侧梗死常发生在 MCA 区域和 PCA 之间的分水岭），从而导致 Bilateral 综合征[35, 36]。然而，这不能排除分水岭的栓塞，而仅由血流动力学障碍引起的 PCA 梗死似乎很罕见。更常见的情况是，低灌注与其他主要的脑卒中机制共同作用，这可能最终决定梗死的严重程度。血流动力学不足可能是发生在 PCA 区域的短暂性脑缺血发作的一种机制。

（二）小（穿支）动脉疾病

与小的皮质下或脑干梗死相关的穿支动脉表现为血管壁紊乱，纤维蛋白样物质沉积和动脉壁出血性外渗，这种组合的发现首先被 Fisher 称为"节段

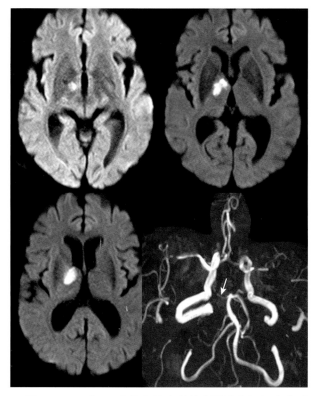

▲ 图 25-5　一名 76 岁的女性出现神志不清和记忆丧失后大脑经 DW MRI、MRA 检查后结果

DW MRI 显示右侧丘脑前部有一个梗死灶。血管造影显示大脑后动脉 P_1 部分完全闭塞（箭）。有双侧大脑中动脉粥样硬化性狭窄。4d 后进行的随访 MRA 显示了相同的结果（未示出）

性动脉紊乱"，随后被称为"脂质透明蛋白病"[26, 37-43]。这些血管改变发生在直径 40～400μm 的动脉或小动脉中，并经常影响供应丘脑和中脑的 PCA 的穿支动脉（图 25-10）。

　　虽然小动脉病变作为 PCA 区域梗死的潜在原因曾被忽视（表 25-1），但近期一系列包括限于深部区域梗死的研究发现，小动脉病变是 PCA 区域梗死的最重要或第二重要的原因[14, 15]。

（三）心源性栓塞

　　心源性栓塞占 PCA 区域梗死的 18%～41%[8-11, 13, 14]。心房颤动是最主要的病因，闭塞的动脉通常会自发再通，如果不及早进行血管造影术，血管造影结果通常是正常的。梗死灶出血转化常与再通有关，并加重患者的头痛和其他神经系统症状（图 25-11）。在一项系列研究中发现，44% 的心源性 PCA 梗死患者发生了出血性梗死[10]。

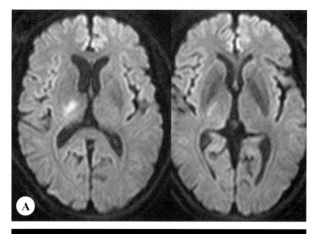

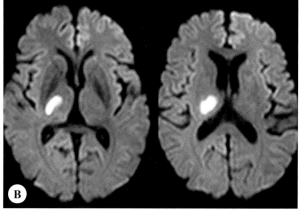

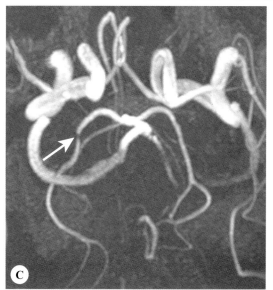

▲ 图 25-6　一名 66 岁的高血压患者的左脸颊和手指出现刺痛感

A. 检查显示这些区域的痛觉和触觉略有减退，但无运动功能异常，DW MRI 显示一个小的外侧丘脑梗死；B. 入院后，神经功能缺损逐渐加重，4d 后，他的左面部和四肢出现严重的所有感觉形式的感觉障碍，出现轻度左偏瘫和共济失调，随诊 MRI 显示病灶扩大；C. MRA 显示大脑后动脉（箭）右侧 P_2 部分出现局灶性动脉粥样硬化性狭窄，导致分支闭塞

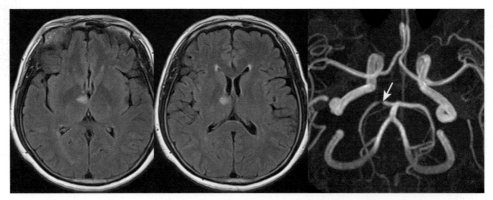

▲ 图 25-7 一名 56 岁的高血压女性突然失忆，检查显示有严重的顺行性失忆症

FLAIR MRI 显示右侧丘脑前部梗死（前 2 幅图像），MRA 显示右侧大脑后动脉（箭）P$_1$ 部分出现局灶性狭窄，可能导致分支闭塞（旁正中动脉闭塞），后交通动脉未见

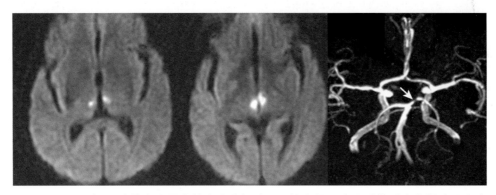

▲ 图 25-8 一名 64 岁的高血压女性出现意识障碍，检查显示出严重的垂直凝视障碍和意识模糊

DW MRI 显示双侧旁正中中脑和丘脑梗死。MRA 显示左大脑后动脉 P$_1$ 部分的局灶性动脉粥样硬化血栓性狭窄（箭）。此部位的局灶性血栓可能阻塞了旁正中动脉的蒂部（分支阻塞），该分支供应旁正中中脑和丘脑的两个部分，基底动脉下部有一个开窗

卵圆孔未闭（patent foramen ovale，PFO）伴大量右向左分流可能是栓塞性梗死（如反常栓塞）的病因，特别是在无明显脑卒中原因的年轻患者[44, 45]。如第 26 章所讨论的，后循环似乎是 PFO 患者栓塞的好发部位[46, 47]，PFO 可能是前述的"隐源性栓塞"患者组脑卒中的重要原因[8, 11, 12]。对于病因不明的年轻 PCA 区域梗死患者似乎应该怀疑和调查是否存在 PFO[10, 12]。

（四）不常见原因

1. 夹层 在后循环中，最常见的夹层发生在 VA，要么发生在颅外[48, 49]，要么发生在颅内[50]。头痛和颈部疼痛可能是唯一的主诉。缺血性症状和体征可能同时出现或延迟数小时或数天后出现。由于 VA 夹层，外侧延髓和小脑最容易发生缺血[48, 49]，虽然不

常见，但 VA 夹层可能是 PCA 梗死的远端栓塞的来源部位[11, 13]。PCA 的夹层是很罕见的。在对 40 例 PCA 夹层患者的回顾中，15 例有缺血，15 例有蛛网膜下腔出血，6 例有动脉瘤占位效应[51]（图 25-12）。

2. 偏头痛 其被认为与后循环缺血密切相关[52-56]，前期研究发现偏头痛是 3%～14% 的 PCA 梗死患者的发病原因[8, 12, 13]，但偏头痛是否是这些患者 PCA 梗死的真正原因仍存在争议。偏头痛性脑卒中患者的血管造影偶尔显示血栓性动脉闭塞，而广泛的病因学检查经常会发现隐藏的栓塞来源，如伴有大量分流的 PFO[8, 10, 53, 57]。如上所述，后循环是 PFO 患者栓塞的好发部位。因此，偏头痛的诊断应非常谨慎，即使偏头痛患者发生 PCA 梗死，也应进行彻底的病因学检查。

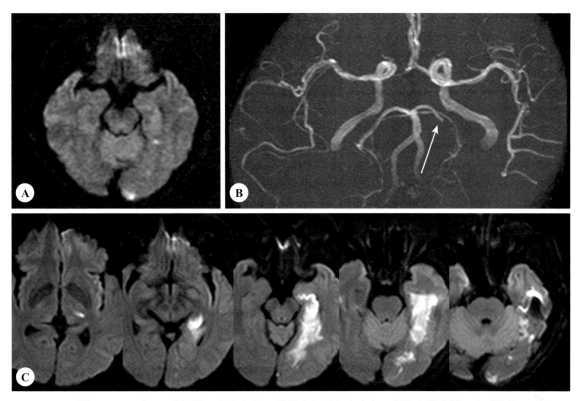

▲ 图 25-9　一名 60 岁男性，有高血压、糖尿病和冠心病病史，视物突然模糊，左手笨拙

A. 在检查时，他表现出右侧同向偏盲，左臂和腿部轻微无力，感觉中度减退，初始 DW MRI 显示左侧颞枕区有少量散在的微小梗死；B. 初始 MRA 显示左侧大脑后动脉 P_2 段闭塞；C. 1d 后拍摄的弥散 MRI 显示病变向左丘脑外侧、内侧颞区和枕叶区扩展；D. 右侧大脑中动脉也有轻度狭窄，6d 后的 MRA 显示左大脑后动脉持续闭塞。该患者的椎动脉表现正常，超声心动图表现正常，因此被认为是由于内在的大脑后动脉粥样硬化闭塞而导致的脑梗死（引自 Caplan LR, Amarenco P, Kim JS. Posterior circulation disorders. In: Kim JS, Caplan LR, Wong KSL, eds. *Intracranial Atherosclerosis*. Oxford: Wiley-Blackwell; 2008: 83–99, with permission.）

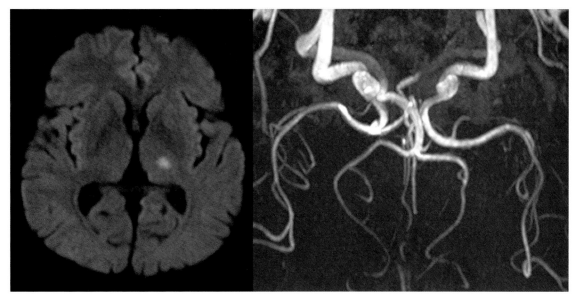

▲ 图 25-10　55 岁高血压患者突然感到左侧面部及四肢远端有刺痛感。针刺感和触觉均有轻度减退

DW MRI 显示一个左侧丘脑外侧小梗死。MRA 结果正常

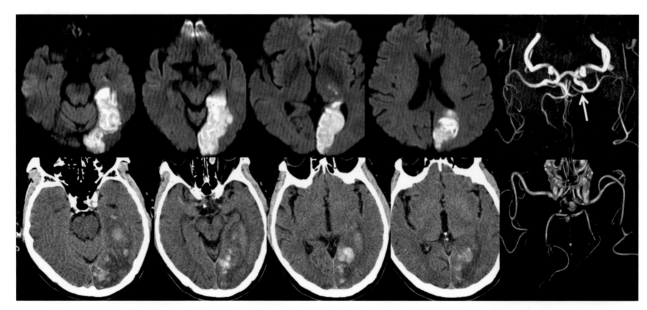

▲ 图 25-11　一名患有心房颤动的 75 岁男性突然出现枕部头痛，随后出现视野缺损和右侧肢体刺痛感。检查显示右侧面部和四肢轻度感觉障碍，右侧同向偏盲。他能够写作，但不能阅读他所写的东西（失读症，无失写症）

DW MRI 显示左侧枕叶和外侧丘脑出现急性梗死（上排）。MRA 显示左大脑后动脉闭塞（箭）（上排最后一张图像）。入院时，患者主诉枕部头痛逐渐加重。7d 后进行 CT 检查，显示出血性转化（下排）。CTA 显示大脑后动脉再通（下排最后一张图像）

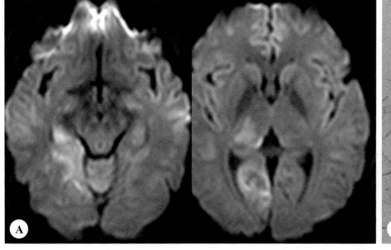
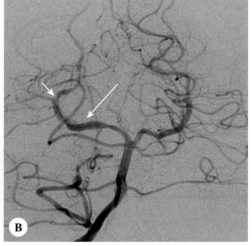

▲ 图 25-12　一名 32 岁的女性突然出现左侧肢体刺痛感和视野缺损。检查显示左侧面部和四肢感觉受损，轻度共济失调，左侧同向性偏盲

DW MRI 显示右侧丘脑和枕叶急性梗死。常规血管造影显示大脑后动脉呈弥漫性、梭状扩张（长箭）和狭窄（短箭）。3 个月后血管造影结果无变化。血管炎检查均为阴性，最有可能的诊断是夹层

3. 烟雾病　烟雾病的特征是远端 ICA 或近端 MCA 的进行性闭塞和基底侧支血管细网的形成。脑灌注不足是这些患者的主要脑卒中机制，当患者脱水或过度换气时会观察到 TIA 反复出现。由栓塞或血栓性闭塞引起的脑梗死较少见[58]。

后循环脑卒中并不常见，它出现在烟雾病的晚期，与包括 PCA 在内的广泛的血管受累相关[59]。然而，最新的一项研究报道，29% 的患者存在 PCA 受累，其中 17% 为 PCA 区域梗死[60]。儿童和成人患者的 PCA 受累和 PCA 区域梗死的患病率没有差异。这

些结果表明，PCA 受累在烟雾病中可能比以前认识的更常见，特别是在年轻患者中。烟雾病患者的枕部梗死通常包括部分后 MCA 区域，可能是因为来自 PCA 的血管侧支供应了这些患者的部分 MCA 区域（图 25-13）。

4. 肌纤维发育不良　肌纤维发育不良是一种原因不明的血管病变，其特征是动脉内膜和中膜增生、外膜硬化和正常弹性组织无炎症性破裂。增厚的隔膜和隆起伸入腔内。最常见的血管造影表现是"串珠"样外观，缩窄的节段与正常或扩张的节段交替。在颈颅动脉受累的患者中 ICA 最常受累（95%），而12%～43% 的患者有颅外 VA 受累。椎动脉 FMD 可通过动脉 - 动脉栓塞、血流动力学不足或两者的联合导致梗死[61]。FMD 发生在颅内动脉较为罕见，如 BA[62-64] 或 PCA[65] 导致后循环 TIA[63] 或梗死[62, 65]。ICA 中的 FMD 可能导致胚胎型 PCA 患者发生 PCA 梗死[66]。

5. 可逆性脑血管收缩综合征　可逆性脑血管收缩综合征的特征是伴有或不伴有其他的神经症状的严

重头痛，脑动脉出现"串珠"样改变；脑血管收缩一般在 1～3 个月内消失[67]。4%～31% 的患者发生脑梗死，通常发生在出血性事件后（第 2 周）[67]。枕叶梗死导致视野缺损是脑卒中患者的常见症状[67]。之前描述的疾病，如产后脑血管病和伴有血管痉挛的偏头痛脑卒中，现在都被认为是可逆性脑血管收缩综合征的谱系[68]。

6. 动脉压迫　动脉压迫（或继发性血栓形成）可引起 PCA 区域梗死。最常见的例子是在小脑幕切迹疝时发生的 PCA 梗死。PCA 通常在中脑周围、突出的颞叶内侧和小脑幕外侧受到压迫[69, 70]。由于脑干相对于对侧小脑幕横向移位，压迫也可能发生在脑疝对侧。后交通动脉或 BA 动脉瘤的手术或血管内介入治疗可能导致 PCA 或其穿支动脉的闭塞[71]。

7. 线粒体疾病　MELAS 表现为梗死样病变，最常见于枕部[72, 73]。在一项对 38 名年轻患者（≤45 岁）的研究中，4 名患者（10%）接受线粒体疾病临床或分子学诊断，2 名患者有 A3243G 线粒体 DNA 突

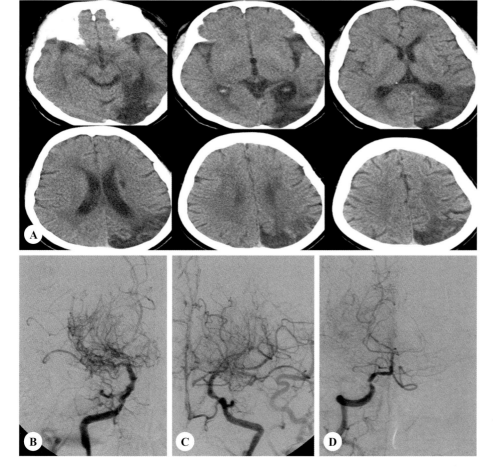

◀ **图 25-13**　一名 64 岁的女性出现右侧视野缺损。CT 显示在左侧枕叶区有一个梗死灶，并延伸至大脑后动脉和大脑中动脉的边界区

A. 左侧也显示了无症状的皮质下梗死；B 至 D. 血管造影显示双侧颈内动脉远端闭塞和大量基底型烟雾血管。后循环也受累，左大脑后动脉闭塞（引自 Miyamoto S, Takahashi JC, Kim JS. Moyamoya disease. In: Kim JS, Caplan LR, Wong KSL, eds. *Intracranial Atherosclerosis*. Oxford: Wiley-Blackwell; 2008:246–258, with permission.）

变 [74]。因此，MELAS 应被认为是年轻人枕叶梗死的一个病因。脑卒中样病变的发病机制似乎与线粒体功能障碍 [75] 和代谢紊乱 [76] 相关的小动脉内皮损伤有关，而不是大动脉闭塞。因此，脑卒中样病变通常并不与常规的 PCA 区域完全吻合 [77, 78]（图 25-14）。患者通常表现为 MELAS 的其他特征，如身材矮小、听力障碍、癫痫发作和母系家族史。

8. 其他混杂原因 高凝状态、中枢神经系统感染和免疫性血管炎可导致 PCA 梗死，通常也累及其他血管区域。

三、受累部位的患病率和发生频率

根据注册研究，单纯 PCA 区域梗死占脑梗死的 5%~10% [15, 79]。34%~39% 的 PCA 梗死患者合并其他血管区域的梗死（PCA+）[11, 14, 16]。根据一项使用 DWI 调查了 205 名患者的研究，79 名患者在其他血管区域发生梗死，包括后部（*n*=39）、前部（*n*=29）或两个区域均有（*n*=11）[14]。小脑是 PCA 区域外梗死最常见的部位 [11, 14]，其次是 MCA 区域 [14]。在小脑梗死患者中，小脑上动脉梗死与小脑后下动脉梗死的发生率相同，而小脑前下动脉梗死并不常见 [14]。脑桥和延髓梗死也可能（会）发生。

在单纯 PCA 区域梗死患者中，位于深部结构的梗死比例仅为 34%~64% [13-15, 34]，皮质梗死的比例为 14%~51% [14, 15, 34]。亚洲人似乎比白种人更容易发生深部梗死 [13, 14]。此外，使用先进的脑成像技术，如 DWI，可以提高对小的深部的皮质下梗死的检出率 [14]。在深部结构中，丘脑受累的频率约为中脑的 6 倍 [14]。最常累及的是丘脑 VL [14, 34]。

在仅有皮质 PCA 区域梗死的患者中，受累频率为枕叶 60%，枕颞叶 20%，枕顶叶 7%，枕颞顶叶 4%，颞叶 2%，双侧 7% [12]。颞叶受累相对罕见，可能是由于颞叶前支动脉与 PCA 主干形成锐角，以防止栓子阻塞该分支。

四、临床 – 分区相关性

（一）中脑梗死

PCA P1 段的中脑分支闭塞导致旁正中吻侧中脑梗死，而 P2 段的穿支动脉闭塞导致前外侧中脑梗死。旁正中中脑梗死常导致动眼神经和瞳孔障碍，而前外侧中脑梗死由于涉及大脑脚的下行运动束而导致轻偏瘫或共济失调性偏瘫。中脑受累是 PCA 区域梗死患者偏瘫的原因之一 [80, 81]。第 26 章描述了 PCA 疾病的临床特征和在中脑梗死发病机制中的作用。

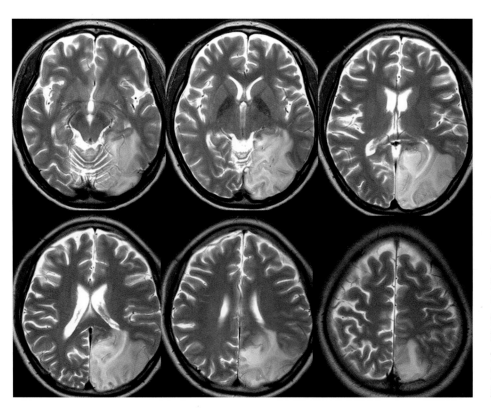

◀ 图 25-14　一名 **17** 岁的女孩在入院前 **2** 个月感到自己看不清楚右侧的物体。她有听力障碍和反复发作的全身性癫痫发作。检查显示右侧同向性偏盲。血清乳酸酸中毒，遗传学研究显示线粒体基因（**3243A ＞ G**）突变。她被诊断为患有 **MELAS**

T₂ 加权 MRI 显示左枕叶大面积梗死，超出了通常的大脑后动脉区域

（二）丘脑梗死

供应丘脑的动脉丛 PCA 的 P_1 和 P_2 部分和后交通动脉分支。丘脑梗死通常根据丘脑的四个主要血管区域进行划分：丘脑下外侧动脉、丘脑结节动脉、旁正中动脉和脉络膜后动脉[2, 82]（图 25-2）。

1. 下外侧（丘脑膝状体）动脉区梗死　下外侧（丘脑膝状体）动脉由起始于 PCA 的 P_2 部分的 5～10 条动脉组成[83]。这些动脉主要供应丘脑 VL，其中包括 VL 和腹后核（ventroposterior，VP）。下外侧动脉区梗死是最常见的丘脑梗死类型（图 25-6 和图 25-10）。

Dejerine 和 Roussy 将下外侧动脉梗死的临床特征描述为"丘脑综合征"[84]。最常见和最重要的症状/体征是偏身感觉障碍[82, 85]。选择性累及 VP 核的外侧丘脑小脑卒中是纯感觉性脑卒中最常见的病因[86-88]。虽然脊髓丘脑束和丘系感觉通常同时受损，但小病变可能只产生感觉异常或丘系、脊髓丘脑束感知觉的选择性损伤。

超过 50% 的患者的感觉障碍部位包括偏侧面部、手臂、躯干和腿部[89]。偶有感觉症状从发病开始就仅局限于肢端部位：最常见的形式是"口唇综合征"[87, 90]。更常见的是，最初的偏身感觉障碍是逐渐局限于最脆弱的区域，通常是四肢的远端。尽管发生频率低，手－口－足综合征和口唇综合征也有发生。有时，拇指和示指会优先或选择性地受累[90, 91]。局限性肢端感觉综合征可由如下原因解释：①肢端部位的感觉纤维在解剖学上接近，在灵长类动物中，拇指和示指的代表区域位于外侧 VP 的最内侧部分，与 VP 内侧的唇部区域相邻[92]；②肢端部位的脆弱性增加与人体感觉系统中不成比例的大的代表性区域相关；③大脑半球之间缺乏联系[93]。

对于有偏身感觉障碍的患者，有时会累及口腔内区域（如牙龈、硬腭、舌头）。味觉的丧失也可能发生。很少有感觉症状仅限于近端肢体和躯干，而保留面部和远端肢体感觉功能[94]。据报道，孤立的三叉神经感觉丧失可能是由于 VP 核的最内侧部分发生微小病变[95]。丘脑纯感觉综合征是一种腔隙综合征，主要由脂质透明变性的穿支动脉病变引起[87, 88]（图 25-10）。然而，其他病因，如 PCA 的动脉粥样硬化、心源性栓塞和高血压出血，也可产生纯感觉综合征[89, 90]。

一个相对较大的病变，同时累及邻近内囊，可导致感觉运动性脑卒中，而 VL 核处小脑丘脑纤维的受累可导致"轻度共济失调性偏瘫"综合征。虽然不常见，但限于 VL 核的小梗死可能会导致偏侧共济失调和构音障碍而没有感觉丧失。通常无神经心理和认知障碍。

2. 丘脑结节（极）动脉区域梗死　丘脑结节动脉起始于后交通动脉的中 1/3。在大约 1/3 的正常人群中，这一区域由来自 PCA P_1 部分的旁正中动脉供血[96]（图 25-7）。丘脑结节动脉主要供应腹前核，VL 的吻侧部分和背内侧核（medial dorsal nucleus，MD）的腹极。前核群似乎由结节动脉和脉络膜动脉共同供血。

由丘脑结节动脉梗死引起的主要临床症状包括神经心理障碍。在梗死的早期阶段，患者表现出意识水平波动并显得孤僻。患者表现出近期记忆形成受损，当存在左侧病变时这一点更为突出。视觉记忆障碍更常见于右侧病变[96, 97]。遗忘综合征似乎是由记忆回路断联引起的（如 VA 和海马结构或杏仁核之间）[98, 99]。语言障碍也发生在左侧梗死患者中。其特征是伴有语言输出减少和流利度受损的命名不能症、理解力受损和言语错乱，但阅读和重复相对保留。左侧丘脑病变也与失算有关。可能出现结构性颅面部和肢体失用（更常见于左侧病变），而右侧梗死患者可能出现半边忽视。患者可能会出现持续的人格改变，包括欣快、缺乏洞察力、冷漠和缺乏自主性[97, 100, 101]。通过 PET 评估，这些患者后扣带回皮质的代谢减退，表明这些行为变化可能与丘脑皮质连接断联有关[101]。

3. 旁正中（丘脑－底丘脑）动脉区域梗死　旁正中动脉供应中脑上部和丘脑的旁正中部分，包括内侧核群和大部分背内侧核。BA 顶部闭塞的患者中非常常见（基底动脉尖综合征）（见第 26 章），其他常见的受累结构包括枕叶、小脑和脑干，局限于旁正中区域的梗死较少见。

旁正中区域梗死最典型的临床特征是突出的神经心理障碍，特别是觉醒和记忆障碍（没有或有轻微的感觉运动功能障碍）。显著的嗜睡和意识水平波动是早期的一个显著特征，可以持续数小时或数天。这可能与脑干网状激活系统的头端的参与有关，可能会出现困倦、激动、攻击性和淡漠[82, 102, 103]。左侧病变的患者常出现言语和语言障碍，其特征是发音过弱、语言流畅性和持续性减低，偶出现言语错误，但重复保留[104]。也可以观察到失用症[105]。

旁正中动脉区域梗死的一个特点是经常发生双侧梗死[82]。这是因为从一侧的 PCA 的 P_1 部分发出的单个蒂可能会分支并供应两侧的旁正中区域[83]（图25-8）。一般来说，双侧脑梗死会导致更严重的临床症状，患者表现为昏迷、定向障碍和痴呆。患者无反应，不能说话，而且有严重的淡漠症，还观察到严重的记忆障碍和虚构[102, 103, 106]。即使在急性期之后，患者也可能表现出长期的神经心理问题，如不适当的社会行为、冲动、攻击性情绪爆发和情感迟钝。

丘脑梗死中记忆丧失和其他行为综合征的致病机制尚不清楚，但已有人提出失连接综合征。两个与学习和记忆相关的神经元网络包括：①乳头丘脑束，通过穹隆连接丘脑前核和海马（这些系统的损伤可能导致类似于海马损伤的记忆编码缺陷）；②杏仁核腹侧传出通路，连接杏仁核至丘脑背内侧核和前额叶皮质。丘脑内侧病变可能会中断这一通路[98]。最近使用 SPECT 进行的血流研究表明，左丘脑梗死患者的额叶或边缘皮质的血流减少与记忆和认知功能障碍的程度相关，这解释了记忆障碍和行为功能障碍[107]。

眼球运动障碍通常伴有神经精神症状，包括垂直凝视麻痹（上视、下视或两者兼有）、会聚功能障碍、假性第Ⅵ神经麻痹、瞳孔改变、核间性眼肌麻痹和眼偏斜反应[82, 102, 103, 106]。这些异常是由于参与眼球运动控制的头端中脑结构的同时受累，并导致复视、头晕、步态困难等症状。这个问题将在第 26 章中进一步讨论。其他临床特征包括感觉运动症状，这些症状通常是轻微和短暂的。扑翼样震颤可能发生在梗死的急性期[82, 108]。

4. 脉络膜后动脉区域梗死（图 25-15） 脉络膜后动脉起始于后交通动脉起点远端 PCA 的 P_2 段。脉络膜后动脉分为两组：1~2 个内侧分支和 1~10 个外侧分支。这些动脉供应 LGB、丘脑枕下外侧区域、外侧背核和外侧后核。LGB 也可以从脉络膜前动脉接受血液供应。

局限于脉络膜后动脉区域的梗死并不常见，占

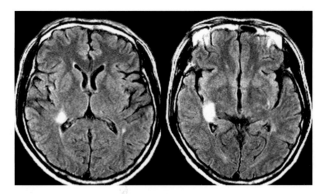

▲ 图 25-15 **DW MRI 显示脉络膜后动脉区域有梗死，可能累及外侧膝状体**
一名 55 岁的男性糖尿病患者突然出现左侧视野缺损。检查时，左致密同向性偏盲

丘脑梗死的 9.5%[109]。两种最突出的临床表现是视野缺损和偏身感觉障碍。视野缺损包括同向性偏盲（一致或不一致）、象限盲和扇形盲[110]。研究表明，视网膜下象限对应于 LGB 的前外侧部分，上象限对应前内侧部分，黄斑对应在 LGB 的后极部分[111, 112]。水平扇形盲通常提示累及 LGB 的中心部分。事实上，脉络膜前动脉供应部分 LGB，这可解释脉络膜后动脉梗死患者存在不同模式的视野缺损[109]。自发性眼球震颤或病变对侧的快相视动反应受损也有观察到，这可能是由于 LGB 中平滑追踪通路的参与[113]。

偏身感觉障碍是另一种常见的临床症状。VP 核至少在其尾部通常由外侧脉络膜后动脉供应，其受累解释了这一特征。其感觉表现与在下外侧区域梗死患者观察到的基本相同。由于邻近的内囊受累，可能会出现伴有轻度运动功能障碍。

神经精神症状也可能出现，虽然不像旁正中或丘脑结节梗死那样明显。由于丘脑后结节受累，左侧病变可产生失语症、言语错乱和找词困难，通常重复和理解力正常[114, 115]。空间忽视与右侧丘脑枕病变有关[116]。视觉和语言记忆障碍和时间定向障碍很少见，可能与海马、海马旁回或丘脑后结节受累有关[109, 117]。

5. 极、旁正中区联合梗死 由于丘脑血管供应的变异性，一些梗死与所谓的血管分布并不完全相关。最值得注意的是，由于丘脑极动脉的区域经常被丘脑旁正中动脉接管（单侧或双侧），因此，丘脑极动脉和旁正中动脉合并梗死并不少见。这些患者的临床表现包括：①遗忘症，通常是严重的，合并各种

神经心理缺陷；②意识改变和额叶功能障碍；③眼球运动障碍（最常见的是垂直凝视麻痹）[118]。

（三）皮质（浅表）梗死

PCA 闭塞引起的半球梗死累及枕叶、后颞叶和顶叶，临床表现因梗死的位置和程度而异。最常见的临床表现是视野缺损，这发生在超过 90% 的皮质 PCA 梗死患者[8, 12, 13]。各种类型的认知异常已经被描述过。根据一项对只有皮质 PCA 梗死患者的研究，记忆障碍和失语症分别影响 18% 和 15% 的患者[12]。虽然为了了解人类认知视觉功能的本质，人们已经对与视觉功能相关的认知缺陷进行了深入的研究，但它们实际上在临床实践中并不常见。在引用的研究中，报道了以下症状发生频率：幻视（10%）、视觉忽视（9%）、视觉失认症（8.5%）、面容失认症（5.5%）、色觉障碍（5%）、错视（3%）和颜色失认症（3%）。

1. 视野缺损　视辐射的下部在整个走行过程中属于 PCA 区域，而上部的大部分通过脑室上壁，从 MCA 的分支（特别是角支和颞后支）接受一些供应。视野缺损发生在超过 90% 的涉及皮质 PCA 区域梗死的患者中[12, 13]。最常见的视野障碍是同向性偏盲，这发生在大约 3/4 的患者[13]。同向性偏盲通常是一致的，但根据病变的位置，可能会保留或选择性地累及同侧颞侧新月形视野[119, 120]。

以前的研究表明，负责中央视野的神经元比负责外周视野的神经元占据纹状体皮质的比例更大。代表中央视野的区域对应于包括枕极在内的内侧纹状体的后半部分，而周围视野对应于前半部分[121-125]。枕极病变的视野缺损往往更完全，提示该区域的纤维密度较高[125]。视野缺损的模式和严重程度可能因病变的位置和范围而不同，这部分与侧支血流的状态（如来自 MCA 的血流）有关[126]，患者可能有黄斑保留[127] 或孤立性中央性偏盲（梗死局限于枕极）[125, 128]。

视野缺损可能会表现为象限盲。上象限盲是由累及纹状体皮质下侧或颞叶下视辐射的病变引起的，下象限盲是由距状沟上部梗死或下顶叶上视辐射受累所致。在 PCA 梗死患者中，上象限盲的发生率是下象限盲的 3 倍以上[12]。偏盲在恢复阶段可能演变成象限盲。

大约一半的患者没有意识到他们的单侧视力问题。患者可能将他们的问题描述为灰白、斑点、空洞和聚焦困难[52]，并且经常去找眼科医生寻求帮助。他们可能会撞到东西，并且可能会把头部（上象限盲）或腿（下象限盲）撞到物体上。老年患者可能会抱怨与视觉感觉输入剥夺相关的头晕。

2. 与视觉功能相关的认知障碍

(1) 幻视：在 PCA 梗死患者中，幻视并不常见，并且往往在恢复期比急性期发生更多。梗死后任何一侧都可能出现症状[12]。幻觉要么是简单的（如简单的条纹、图案或颜色模糊）[129]，或要么是复杂的（如动物或人的详细图像）[130]。这种症状被认为是一种在视觉功能受损的情况下出现的释放现象。大多数患者都知道幻觉不是真实的，并且不觉得它们具有威胁性。这些幻觉不同于中脑 – 丘脑损伤后出现的大脑脚幻觉，并且是生动的，有时被认为是真实的，并且不伴有视野缺损（见第 26 章）。

(2) 错视：错视是指图像随着时间的推移的视觉持续，也就是说，一个近期图像要么在物体离开视野后持续存在，要么在几分钟、几小时甚至几天后再次出现[131, 132]。在后一种情况下，错觉图像在当前环境中可以并入视觉刺激，如在聚会上所有人的脸上出现的雪茄或胡须。错觉通常发生在非完全失明的视力受损患者中[133]。幻觉和视觉运动错觉通常伴随出现[134]。

一名经过尸检的错视患者出现皮质下梗死，梗死破坏了右侧舌回和梭状回[132]。似乎左侧和右侧的病变都可能产生错视[135]。错视可见于脑肿瘤、动静脉畸形、炎症及那些使用抗惊厥药物的患者[136]。在脑卒中患者中，在视野缺损的进展或消退期间往往会出现短暂的错视[133]，甚至症状可能会持续数年[137]。

(3) 其他视觉感知障碍：其他由枕叶梗死引起的视觉感知障碍包括多视症（多张图像）[138, 139]、微视症（物体看起来比实际小）[140]、巨视症（物体看起来比实际大）[141]。视物变形症是另一种不寻常的情况：物体、面孔，以及罕见的视觉刺激在大小上出现扭曲[142]，甚至看起来像怪物[143]。这些视觉感知障碍的病变的具体位置和致病机制仍不清楚。大多数患者都有视野缺损。

(4) 视觉失认：视觉失认症是指尽管保留了基本

的感觉功能，但仍不能识别视觉上呈现的物体。视觉失认症是通过评估患者的命名、描述用途和演示使用视觉呈现的物体的能力来诊断的。由缺氧损伤或严重的脑梗死引起的广泛的枕部损伤是这种罕见综合征的常见原因[144-146]。

从理论上讲，有两种形式的视觉失认：一种是由视觉处理受损导致对对象的感知能力差引起的"感知"形式，另一种是由影响联想皮质的疾病引起的"联想"形式，其结果是正确形成的视觉知觉与先前处理过的感觉数据和识别能力不相匹配[147, 148]。大多数视觉失认患者同时存在这两个方面，尽管有一种类型可能占主导地位。

似乎有多种病理生理机制，导致感知性视觉失认。这些可能与由于在表示曲率、表面积和体积的基本属性方面的缺陷而对形状的误解有关[149]，或未能将多个元素整合到一个感知的整体中[150]。严重感知失认患者通常有广泛和弥漫性枕部病变，往往有残余视野缺损[151]。

与视觉失认症的联想形式密切相关的是视觉性失语，即患者无法说出视觉呈现的物体，但对物体表现出相对完整的知识，因此能够通过手势比划对其进行分类和展示它们的用途[152, 153]。视觉失认症和视觉性失语可能只是代表一个具有不同知识检索缺陷的连续体[154, 155]。患者通常表现为大的左侧 PCA 区域梗死伴右侧同向性偏盲[152-154, 156, 157]。有人认为，视觉感知和语言系统之间存在着功能上的脱节。

(5) 面容失认症：面容失认症是指无法识别以前熟悉的面孔[158]。这种缺陷主要局限于识别面部，但也有一些患者难以识别其他物体，如动物、汽车、建筑物、食物或衣服[159-163]。许多患者可以感知性别、年龄和识别面部表情[164, 165]。一些患者无法处理物体的一般特征，如曲面和空间形状，这在辨别面孔时尤为重要[166-168]。当物体失认也存在时，最受影响的刺激类别包括感知上相似的成员，如汽车、鲜花和建筑物[160, 169, 170]。无论是在知觉层面还是在语义层面上，在同一类别的相似成员之间的区别不佳，可能是面容失认症的关键缺陷[160, 168]。

面容失认症通常是由损害了涉及舌回和梭状回的腹颞叶或颞枕区病变导致[160, 171, 172]。这种定位与功能成像研究相一致，该研究表明右侧后梭状回、颞上沟和颞极参与了面部识别[173-175]。虽然早期的研究

报道称，产生面容失认需要双侧病变，但最近 MRI 的研究表明，单有右侧 PCA 区域梗死可能就足够了[160, 171, 176-179]。先前的假设是，右侧枕颞叶损伤可能损害感知面容所需的结构，从而导致感知性面容失认症，而双侧前颞叶损伤可能损害面部记忆，从而导致联想性面容失认症，患者可以感知面孔，但不记得面孔属于谁[180]。

面容失认症常伴有视野缺损（双侧梗死时的双侧上象限盲和单侧梗死时的左侧偏盲或象限盲）和其他视觉症状，如色盲或地形定向障碍[160, 176, 178]。

(6) 地形定向障碍（地形失认症）：地形定向障碍的患者无法在周围环境找到他们的路[181]。这种综合征由几种不同的情况组成。首先，患者可能难以识别熟悉的环境标志物，如建筑和街角（地形或地标性失认症）[182-184]。这种缺陷与右侧海马旁回后部、舌回和梭状回的前部有关，这些结构对于获取信息和识别建筑和景观至关重要[183]。第二，地标被"识别"，但不会唤起方向感（即方向或航向定向障碍）。当从一个地标到另一个地标时，患者无法利用先前学到的路线。这可能是由后扣带回病变引起的[185]。第三，患者有认知缺陷，这限制了他们对所处环境的意境地图的发展。这些病变通常累及海马和压后皮质[186]。

(7) 失读症：大多数显性（主要是左侧）PCA 梗死患者会不同程度地出现阅读困难（失读症或阅读障碍）[187]（图 25-11）。写作、说话和其他语言功能通常保留[188]。其范围从患者不能阅读单个字母或数字，到拼写障碍或逐字母阅读（较轻）的缺陷[188, 189]。在后一种情况下，患者需要依赖于字母的顺序识别，阅读一个单词所需的时间会随着单词长度的增加而增加[189-193]。

解释失读症的普遍理论是，左侧 PCA 梗死的患者，其视觉信息只能由右侧视觉皮质接收。如果胼胝体压部纤维同时受损，视觉信息不能传递到语言处理区（尤其是左角回），患者无法阅读他们看到的东西。由于语言处理区本身被保留，与视觉信息无关的语言功能也被保留[187, 194, 195]。损害左侧角回的广泛性梗死中，患者会出现失认症伴失读症，但口语功能仍然保留[194]。

虽然大多数失读症患者表现为右侧同向性偏盲，但如果病变选择性地断开角回下方的白质纤维，失

读症可能与视野缺损无关[196-199]。在这种情况下，患者通常有轻微的缺陷，如阅读缓慢或犹豫，并且症状迅速改善。

值得注意的是，阅读困难也可能发生在纯失读以外的条件下。黄斑偏盲患者可能有阅读困难，因为他们难以定位下一行的开始（偏盲性阅读障碍），因为这位于他们的盲视野[200]。双顶叶病变的患者可能由于注视或扫视障碍而有阅读困难[201]。偏盲症也可能导致被忽视（左）侧的阅读错误（忽视性阅读障碍）[202]。

(8) 色盲：色盲是指脑损伤后无法感知颜色[203]。颜色知觉完全消失是不常见的[204]。物体看起来是灰色的、苍白的，或带有色调的[205-207]。症状不太严重的患者难以区分色调和（或）强度，并且在颜色辨别测试（例如，石原色板、Farnsworth-Munsell100 色相测试）中有受损表现。与色盲相关的梗死通常位于距状裂皮质下方，并累及梭状回或舌回。病变可能是双侧或单侧的[205, 208]。通常伴随面容失认症和地形失认[206]，特别是在双侧病变的患者中[205, 206, 209-211]。

3. 主要与视觉功能无关的认知障碍

(1) 失语症：失语症在 PCA 梗死患者中并不常见，但累及左侧颞叶或顶叶的梗死患者可能发展为命名性失语或经皮质感觉性失语症[212, 213]。

命名性（遗忘性）失语的特征是寻找单词和命名困难，但这些患者保持正常的重复和理解能力。通常，患者会停顿和犹豫，就好像这个名字即将立刻产生一样（"话到嘴边"现象）。通常描述项目的属性，而不是正确的名称，表明患者对相关项目的熟悉程度。这种缺陷与感觉输入的形式无关，这将命名性失语症与视觉性失语症区分开来，视觉性失语症中命名性失语症仅在视觉呈现物体时发生。在更严重形式的失语症（如全面失语症或感觉性失语症）的恢复期，通常会非特异性地观察到命名性失语症。然而，在脑卒中急性期，左后下/中颞叶梗死患者通常出现明显或孤立的命名性失语[214, 215]。

经皮质感觉性失语症是一种不常见的失语症。这些症状类似于 Wernicke 失语症，但不会重复。偶尔伴有言语模仿。梗死通常出现在 PCA 区域的枕后顶叶区或 MCA-PCA 边界区，从而保留了 Wernicke 区[212, 213]。偏盲和视觉物体失认症经常出现[212, 216]。然而，这种失语综合征没有定位价值，因为它也在

皮质下区[114]或是 MCA 区域的额叶梗死患者中观察到[217-220]。无论病变位于何处，经皮质感觉性失语症的预后通常是好的[212]。

(2) 记忆障碍：双侧或单侧左侧 PCA 梗死通过损伤海马、海马旁回和连接纤维而产生显著的记忆障碍[52, 117, 221, 222]。患者表现出新记忆获得受损（顺行性遗忘），对梗死发作前编码的记忆（逆行性遗忘）的检索影响相对较小。

据报道，11%～55% 的 PCA 梗死患者存在记忆障碍[8, 10, 34, 223]。在最近的一项 DWI 研究中，约 1/5 的 PCA 区域梗死涉及海马[79]。所有这些患者在另一个 PCA 区域均伴有梗死。虽然只有 19% 的患者存在临床上明显的记忆缺陷，但神经心理检查显示，左侧和右侧梗死分别导致了言语情景记忆和非言语情景记忆的缺陷。这些结果表明，在常规检查中没有发现的轻度遗忘功能障碍实际上可能比我们所意识到的更常见。

如前所述，丘脑结节动脉或旁正中动脉的丘脑梗死也会导致记忆障碍。虽然不常见，但累及丘脑后内侧或颞叶的梗死患者可能表现为失忆症，但仅限于视觉呈现的材料（视觉失忆症）[224]。

(3) 情绪和行为障碍：双侧（或较少出现单侧）PCA 梗死患者偶尔表现出不安、过度活跃的行为。患者很容易变得焦躁不安和具有攻击性，特别是当受到刺激时。他们通过大喊脏话、殴打和咬人来回应亲属和医务人员。这种症状发生在约 7% 的浅表性 PCA 梗死患者中[12]。这似乎是由双侧或较少见的单侧下颞叶梗死患者的边缘系统受累所致[52, 225, 226]。偏盲症通常伴有神经系统的症状和体征。

相反，一些患者可能表现为视觉情绪低落，这是指对视觉刺激的情感反应减弱[227, 228]。人、风景和情色图片不会引起预期的反应，而非视觉刺激，如文字、音乐和触摸，则会引起预期的反应。这是由于继发于双侧或右侧颞枕叶病变的视觉－边缘断开。

4. 双侧脑梗死及相关综合征　6%～13% 的患者发生双侧 PCA 梗死[10, 12, 13, 34]。双侧梗死可同时发生，但更常见的是一侧梗死先于另一侧。其显著的临床特征是皮质盲[229]。在检查中，缺乏对视觉威胁做出反应的眨眼和视动反射。瞳孔反射和眼底检查均正常。虽然不常见，但患者可能不会认识到他们的缺陷，也不承认他们看不见（视觉失认或 Anton 综合

征）[13]。有假设认为，这些患者的顶叶视觉联合区同时受到影响，这导致了缺乏对缺陷的认识[230]。患者可能表现为虚构症或赘言增加，可能是为了弥补视觉输入的缺乏[231]。

在非完全失明的患者中，视力障碍的程度因梗死的严重程度而异，这部分与闭塞动脉的大小和代偿性血供的变异性（例如来自颞后支、顶枕支和MCA）有关[6]。在这些患者中，视野缺陷可能以各种模式发展，包括双侧（但不完全）同向性偏盲或双侧高度偏盲，这两种情况都导致日常生活中的各种困难[229, 232, 233]。在一些情况下，视觉障碍是轻微和短暂的（图 25-3）。相反，广泛的双侧 PCA 梗死可导致严重水肿或疝，从而导致死亡[234]。

如前所述，双侧 PCA 梗死往往会产生严重的失忆症和其他各种认知障碍。据报道，位于距状沟下方的结构包含一个专门的神经网络，可以识别对象的性质、形状和形态，即所谓的腹侧"什么"通路，而上侧的结构属于背侧"什么"通路和评估视觉感知对象的方向和空间关系[235]。腹侧通路的梗死常累及颞叶，并产生如全色盲、感知性视觉失认症、人面失认症和躁动性谵妄等症状。

主要涉及背侧通路的梗死可产生多种综合征。同时性失认症是指无法形成全景视图，尽管患者可以感知场景中的单个项目[236]。患者只能零碎地看到物体，必须使用头部和眼球运动来感知和理解整个画面。需要通过测试来证明这种障碍不是由半边忽视或视野缺陷引起的。视觉性共济失调是指在视觉引导下无法指导手的运动，即视觉输入和手的运动之间缺乏协调。通常情况下，患者很难用手触摸视觉上呈现的目标（静止或移动的），但在触摸自己的身体或指向听觉目标时表现出相对较好的准确性[237]。

凝视失用症（精神性凝视麻痹）是指不能直接专注于一个特定的物体。患者难以根据指令启动对视觉目标的扫视，尽管他们可以自发地进行扫视。即使当他们进行扫视时，准确性也经常受到损害[238, 239]。由于浏览失败，患者有阅读困难，应与失读症进行区分。凝视问题通常与同时性失认症有关[240]。同时性失认症、视觉性共济失调和凝视失用症的三联征被称为 Balint 综合征[241, 242]，尽管人们对这三个组成部分的独立性一直存在争论[243, 244]。Balint综合征最常见的原因是累及下顶叶和枕叶外侧皮质

的双侧病变[35, 36]。由于该区域对应于 PCA-MCA 边界区，血流动力学障碍被认为是一种致病机制。

（四）短暂性脑缺血发作

13%～24% 的患者在 PCA 梗死前会出现 TIA[11-13, 15]。浅表性梗死患者与浅表性和深部梗死均有的患者之间的频率没有差异[13]。TIA 患者似乎比没有 TIA 的患者更常出现大动脉疾病[11, 13]。与 PCA 动脉粥样硬化相关的 TIA 的表现主要是视觉或感觉症状，尽管与更近端动脉疾病（VA 或 BA）相关的 TIA 可能包括其他症状，如眩晕、头晕、构音障碍、复视和意识丧失。这里对感觉和视觉性 TIA 进行了描述，因为它们是相对特定的 PCA 区域缺血。

1. 感觉性短暂性脑缺血发作　1982 年，Fisher描述了 42 例纯感觉性 TIA 患者，其中 33 例（79%）涉及面部、手臂和腿，3 例（7%）涉及面部和手臂，4 例（9%）涉及手臂和腿，只有 2 例（5%）患者涉及面部[245]。1 名患者的病理结果表明外侧丘脑梗死。最近，Kim 描述了反复、单纯或主要感觉性 TIA 伴或不伴 PCA 狭窄的患者[246]。推测可能的机制是穿支动脉内或 PCA 狭窄部位血栓相关的丘脑膝状体动脉的血流动力学反复受损（图 25-16）。这些患者最终可能会、也可能不会发展为外侧丘脑梗死。此外，作者观察了与 PCA 狭窄有关的感觉性 TIA 后发生枕

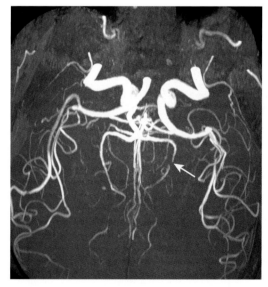

▲ 图 25-16　一名 72 岁的高血压女性使用手臂笨拙，伴右侧面部和手臂反复发作的刺痛感。发作每隔几天发生 1 次，持续几分钟。**MRI 未见异常**

MRA 显示大脑后动脉 P_2 部分有局灶性狭窄（箭）

叶梗死的患者，这表明动脉粥样硬化性 PCA 疾病引起动脉到动脉栓子的后续发展。

值得注意的是，躯体感觉性 TIA 并不一定是由后循环疾病引起的。在 MCA 动脉粥样硬化患者中偶尔会出现复发性感觉性 TIA 发作，这可能预示着大面积 MCA 区域梗死[247]。

2. 视觉性 TIA 视觉性 TIA 并不少见。根据最近对 2398 名患者进行的 TIA 登记研究，826 名（34.5%）患者有短暂的视觉症状，其中 422 名（17.6%）患者有孤立的短暂视觉症状[248]。一过性单眼失明是最常见的症状（36.3%），其次是复视（13.4%）、同向偏盲（12.3%）、双侧正视视觉现象（10.8%）和双侧失明（4.5%）。后三种症状似乎与 PCA 区域 TIA 有关（图 25-17）。然而，患者可能不会注意到短暂的视野缺陷。根据一项对所有 TIA 患者进行视野检查的研究，在多达 29% 的患者中发现了无症状视野缺损（上视野缺损比下视野缺损更常见）[249]。这些结果表明，TIA 患者的偏侧视野缺损实际上比之前认识到的更常见。

短暂性双侧失明可能由两个枕区的灌注突然减少（由于灌注不足或栓塞）引起，通常与严重的椎 - 基底动脉闭塞性疾病或心脏病有关。由于栓塞源更可能是 PCA 附近的动脉，因此视觉症状通常与其他症状相关，如眩晕、共济失调、复视和运动功能障碍。双侧视野缺损作为 TIA 的唯一症状很少见，还应考虑偏头痛或晕厥等其他病因。在一项研究中，6 名患者出现短暂性、孤立性双侧失明[250]，所有患者均有血管危险因素，其中 2 名随后发展为 TIA。因此，这些症状被认为是影响双侧枕区的 TIA，可能与栓塞事件有关。然而，只有 1 名患者有严重的 BA 狭窄，1 名患者有心房颤动。

五、预后

（一）一般预后

与 MCA 区域梗死不同，单侧枕叶梗死很少导致大面积脑水肿或脑疝。广泛的双侧 PCA 梗死可能产生致命的脑疝，但不常见[234]。因此，PCA 区域梗死的预后良好。根据巴塞罗那登记，住院死亡率为 3.9%，低于 MCA 梗死患者（17.3%）或 ACA 梗死患者（7.8%）。脑疝、不明原因的猝死或肺炎是导致死亡的原因[15]。

似乎局限于浅表区域的梗死患者比那些广泛累及深部结构的患者预后更好。在一项研究中，82 名患者中有 6 名（7%）在最初住院期间死亡，他们均显示为深部结构受累[34]。同时累及 PCA 外区域（PCA+），特别是脑干，也会导致更差的预后。Ntaios 等研究了 185 名 PCA 梗死患者的临床结果，平均随访 50 个月[16]。住院期间的神经系统并发症，如脑水肿和感染，在 PCA+ 患者中明显高于单纯的 PCA 梗死患者。PCA+ 患者在 1 个月、6 个月和 10

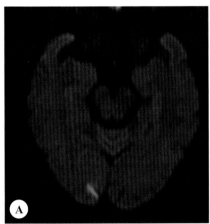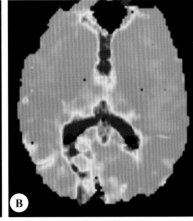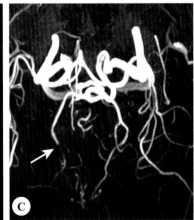

▲ 图 25-17 一名 78 岁的高血压女性突然无法看清电视和她周围的人

她说，虽然她能识别人和颜色，但视物整体模糊。然而，在这件事发作期间，她并没有试图遮住一只眼睛。发作通常持续几分钟，1d 内反复发生几次。2d 后，当她来到我们诊所时，神经学检查显示左侧同向性偏盲。A 和 B. DW 和 PW MRI 显示右侧枕叶小的梗死灶（A）和灌注减少（B）；C.MRA 显示右大脑后动脉有局灶性严重狭窄（箭）（引自 Kim JS. Symptoms of transient ischemic attack. *Front Neurol Neurosci.* 20143;33:82–102. ）

年时的死亡率也显著升高（图 25-18）。

复发性脑卒中和心脏病是发病率和死亡率重要的原因[8, 13]，广泛的动脉粥样硬化血栓形成的存在似乎预示高复发风险[8]。近端大动脉疾病（如 BA 病）患者与原发性 PCA 动脉粥样硬化患者相比，脑卒中复发风险更高，临床预后更差[13]。

（二）后遗症

遗留的功能缺损包括残余运动功能障碍、共济失调和眼运动功能障碍。最初症状严重的患者可能会持续存在认知功能障碍。这里描述了与感觉和视野缺陷相关的后遗症，因为它们对于 PCA 梗死来说是常见且相对特异的。

1. 与感觉功能障碍相关的后遗症

（1）感觉缺陷相关的功能障碍：外侧丘脑梗死比较常见，感觉症状和缺陷是最突出的表现。因此，患者常出现与感觉功能障碍相关的后遗症。临床和诱发电位研究报道，脑卒中后感觉功能障碍可在一定程度上得到改善，通常是在发病后 3 个月内[52]。然而，重度感觉异常的患者可能会遗留感知觉障碍，从而导致各种问题，包括频繁跌倒、手肿胀、肩半

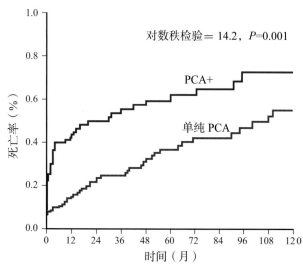

▲ 图 25-18　Kaplan-Meier 法评估单纯 PCA（红线）和 PCA+（蓝线）脑卒中患者的 10 年死亡率

引自 Ntaiosa G, Spengos K, Vemmou AM, et al. Long-term outcome in posterior cerebral artery stroke. *Eur J Neurol.* 2011;18:1074–1080.

脱位、烧伤等损伤[53]。此外，失去本体感觉功能的患者执行手工任务往往相当困难，尤其是那些需要几个关节之间复杂的运动协调性动作（假性麻痹）；这很可能是归因于感觉 – 运动回路中感觉反馈的丧失[8]。患有严重感觉缺陷的患者也可能表现为运动不协调（感觉共济失调）或肌张力障碍 / 手足徐动姿势[73]。

（2）脑卒中后疼痛：脑卒中后最麻烦的感觉后遗症之一是出现不适、苦恼，有时甚至疼痛的感觉异常[54]。曾被认为是丘脑卒中（Dejerine 和 Roussy 丘脑综合征）的典型后遗症[84]，现在认为发生在感觉束任何部位的脑卒中都可能产生类似的症状[7, 55, 56]。外侧丘脑梗死和出血是脑卒中后中枢性疼痛（central post-stroke pain，CPSP）最常见的原因[251, 252]，25% 的患者在 VP 核受累时发生 CPSP[82]。

症状表现为烧灼、疼痛、挤压、刺痛、寒冷、撕裂等，并经常因低温、心理压力、发热和疲劳而加重[55, 56]。感觉迟钝和异常性疼痛是一种常见的现象[55]。CPSP 通常发生在感觉缺陷最严重的区域；因此，CPSP 的区域通常局限于身体的某些部位，如远端肢体或面部[56]。这些症状通常在脑卒中发作后几周、几个月甚至数年后出现，这表明 CPSP 的发病机制与某些中枢神经系统过程有关。其机制可能涉及受损的感觉通路的过度兴奋、中枢抑制通路的损伤，或两者的结合。然而，具体的机制仍不清楚[253, 254]。

2. 不自主运动　一些丘脑脑卒中的患者表现出不自主的运动，如扑翼样震颤、肌张力障碍、舞蹈病 / 手足徐动、震颤和肌阵挛[84, 108, 255-260]。除震颤外，这些运动障碍出现在发病后的数月（甚至数年），并倾向于同时发生。患者常表现出复杂的多动性运动，包括共济失调、震颤、肌张力障碍、舞蹈病和肌阵挛[261-263]。这些复杂的动作有时被称为"肌张力障碍和舞蹈性手足徐动症"[264] 或者是"迟发性混合不自主运动"[263]。

这些不自主运动通常与丘脑膝状体或脉络膜后动脉区域的丘脑后外侧病变有关[264]，通常伴随感觉障碍。人们已经努力地将每种运动障碍与特定的丘脑核联系起来（如肌张力障碍、不自主运动与腹侧中间核和腹侧尾核）[262]。但这些症状通常是混合的，并且临床特征往往是长期演变而来的。此外，病变通常是大的和破坏性的病变（即出血比梗死更常见），

导致严重的神经症状，包括偏瘫、共济失调和严重的感觉缺陷[263]。

肌张力障碍和舞蹈性手足徐动症可能与严重的位置感觉障碍有关，而震颤 / 肌阵挛和严重的小脑共济失调可能与小脑 – 红核 – 丘脑束受累有关。混合性运动障碍往往始于瘫痪肢体的成功恢复，但伴有持续的本体感觉和小脑功能受损。因此，这些混合运动障碍可能（至少部分）与异常组织的运动回路有关，其由运动、小脑和感觉系统恢复不平衡导致[263]。虽然罕见，但单侧丘脑梗死后可能发生迟发性腭肌阵挛[265]。

3. 视野缺损　视野缺损是 PCA 梗死最重要和致残的后遗症之一。视野缺损对日常活动的影响很大，会导致行动不便、碰撞及阅读和驾驶受损。在脑卒中的急性期，如果梗死很小，患者症状可能会迅速改善（如从偏盲到象限盲）或视野缺损的完全消退

（图 25-3）。即使在大面积脑梗死患者中，也可能得到改善，这很可能是由于脑水肿消退、受累区域周围缺血半暗带组织灌注的恢复、神经功能联系不能的解决和神经传递的恢复[266]。

一般来说，27%~38% 的患者视野有所改善[267, 268]。改善的可能性似乎与脑损伤后所经过的时间有关。一项研究发现，在脑损伤后 1 个月内受检的患者有 50%~60% 的改善机会，但在脑损伤后 6 个月内受检的患者中，这一比例下降到约 20%[268]。最初症状的严重程度是影响恢复的另一个因素；在一项研究中，完全偏盲患者视野缺损改善率为 17%，而最初出现部分偏盲的患者其改善率达 72%[267]。此外，病变的扩大、侧支循环和闭塞的 PCA 的早期再通似乎与视觉功能的结果有关。在大多数情况下，改善发生在前 3 个月内。6 个月后自发改善的情况很少见，尽管患者在持续存在视野缺损的情况下可能有功能的改善。

第 26 章　椎－基底动脉疾病
Vertebrobasilar Disease

Jong S. Kim　Louis R. Caplan　著
李永乐　张曼雨　李炎亮　译　聂淑科　李　威　校

本章要点

- 大动脉血栓形成、心源性栓塞和小动脉疾病是椎－基底动脉区域梗死的重要机制。
- 在外侧延髓梗死中，临床表现因头尾侧和背腹侧解剖结构而异。喙部腹侧梗死与严重吞咽困难、构音障碍和对侧面部感觉受累有关，而尾侧病变的特点是严重的步态共济失调、下肢感觉症状加重，但无吞咽困难。
- 内侧延髓梗死主要发生在顶端延髓，并根据腹背侧结构受累情况表现为单侧运动、感觉和眼球运动障碍。
- 颅内椎动脉疾病相关的分支闭塞是导致延髓梗死的最重要原因。
- 单侧旁正中动脉梗死是脑桥梗死最常见的类型。基底部受累与运动综合征相关，如单纯运动性脑卒中、共济失调性偏瘫和构音障碍性笨拙手，而被盖部损伤会产生感觉症状和（或）眼部运动障碍，尤其是核间性眼肌麻痹。
- 双侧脑桥梗死可导致四肢瘫、水平注视麻痹和闭锁综合征，通常与基底动脉血栓闭塞有关。
- 中脑梗死最常见的部位是前内侧，其次是前外侧，前者以眼运动功能障碍（第 III 神经麻痹或核间眼肌麻痹）为特征，而后者则产生各种运动综合征。
- 小脑梗死区域遵循三条主要动脉的走行：小脑后下动脉、小脑上动脉和小脑前下动脉。
- 基底动脉顶部闭塞主要是栓塞性的，导致与中脑旁正中和间脑梗死相关的特殊综合征，偶尔累及枕部和小脑区域。

一、解剖

（一）椎动脉

两条椎动脉（vertebral arterie, VA）通常大小不同，传统上分为四段（图 26-1）。第一段是锁骨下动脉的第一支，从起点直接向头侧走行，在横突孔前行进，通常在 C_6 或 C_5 处进入肋横突孔。第二段完全在 $C_{5\sim6}$ 到 C_2 的横孔内。第三段出自 C_2 横孔，向后和向外朝向寰椎肋横突孔有一个复杂的走行。即环绕 C_1 的后弓并在枕下三角内的寰椎和枕骨之间穿过。在走行过程中，VA 的第三段被肌肉和神经覆盖，在被压入骨，同时在被寰枕膜覆盖。它的颅内部分构成了 VA 的第四段。它穿过硬脑膜进入枕骨大孔，其外膜和中膜变薄，弹性层明显减少[1]。

在脑桥延髓交界处，两条 VA 合并形成基底动脉，但具体位置不同，该部位有时在脑干上的高度足以使 VA 供应中脑桥和下脑桥。基底动脉（BA）向远侧移动时会变小，经常从较大的 VA 处略微弯

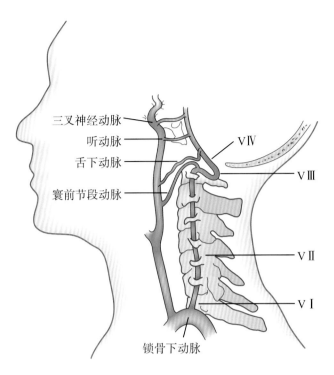

三叉神经动脉
听动脉
舌下动脉
寰前节段动脉

ⅤⅣ
ⅤⅢ
ⅤⅡ
ⅤⅠ

锁骨下动脉

▲ 图 26-1 颈动脉树内的椎动脉段和持续的原始吻合连接（ⅤⅠ～ⅤⅣ表示椎动脉段 1～4）

曲。它在脑桥中脑交界处附近分叉，形成两条大脑后动脉。

变异相对比较常见。在大约 8% 的人中，左侧 VA 直接起源于主动脉弓，而不是锁骨下动脉。罕见情况，右 VA 是从无名动脉分支出现而非锁骨下动脉。血管通常是不对称的。根据不同的标准，发育不良 VA 的患病率为 1.9%～7.8%[2-4]。45% 的人左 VA 较大，21% 的人右 VA 较大，24% 的人动脉大小相同。

（二）小脑动脉

小脑主要由三条长的环周动脉供应（图 26-2 和图 26-3）。

1. 小脑后下动脉 小脑后下动脉（posterior inferior cerebellar artery，PICA）通常是 VA 的最大分支，起源于其硬膜内段，距离 BA 起点 10～20mm。该部位平均高出枕骨大孔 8.6mm，但也有变异，可能起源于低至枕骨大孔 24mm 以下的 VA[5]。有时 PICA 发生在颅外，并在椎管内头侧走行[6]。在一些受试者中，PICA 是咽升动脉的一个分支[7]。

虽然是 VA 的一个分支，但 PICA 可能是它的末端，在这种情况下，远端的 VA 段与 BA 的连续发育

不良，甚至不存在。当 VA 终止于 PICA 时，它比对侧 VA 小。PICA 有一个内侧支，也直接起源于 VA。其外侧支可能来自 BA，更常见的是来自小脑前下动脉（anterior inferior cerebellar artery，AICA）。

在 10%～20% 的个体中，PICA 发育不良或缺失，通常伴有显著的同侧 AICA。PICA 和 AICA 通常在大小上相互关联，一个大的 PICA 可能供应小脑下表面的大部分，同一侧的 AICA 非常小，小脑供应很少。当一侧的 AICA 较大时，同侧的 PICA 通常较小。可能会出现 PICA 重复和 PICA 远端动脉汇合的共同起源[8]。其他变异包括脊髓后动脉起源于 PICA，而非 VA[9]。外侧延髓主要由 VA 的直接外侧延髓分支供应，而非 PICA[10]。延髓背侧被盖区是唯一由内侧 PICA 分支和脊髓后动脉供应的区域[10]。

PICA 走行环绕延髓，供应小脑尾部的枕下表面，PICA 走行蜿蜒，有几个环路（图 26-3）。它在第Ⅸ对和第Ⅹ对脑神经根下方的延髓转向背外侧，然后下行，在一个可变的水平上形成第一个（尾侧）环，并上升到脑沟中延髓的后表面，将延髓和小脑扁桃体分开。在扁桃体的顶部，PICA 在扁桃体周围形成第二个（颅骨）环，然后向下进入蚓部的下部。有时第二个循环发生在扁桃体的中点。因此，PICA 有外侧延髓、背侧延髓（腹侧扁桃体）、上扁桃体和背侧扁桃体段。

PICA 分为两个主要分支，即内侧和外侧 PICA。内侧 PICA 沿着小脑蚓部的下表面和背表面及大脑半球的内部上行，形成第三个环。外侧 PICA 最常起源于第 1 个和第 2 个襻之间的主干背髓段的上部，然后形成尾侧半球的几个终末支。有时它来自第一个循环。尾环通常位于枕骨大孔水平。该水平可有分支，但供应扁桃体的外侧 PICA 分支总是在枕骨大孔以上。来自颅环的分支供应第四脑室的脉络丛。

PICA 区域内有两个主要供应区域。背内侧区由内侧 PICA 提供，其区域包括延髓的背外侧部分。前外侧区由不供应延髓的外侧 PICA 供应（图 26-2）。

2. 小脑前下动脉 在 74% 的人中，AICA 起源于 BA 的尾部 1/3[11]，有时来自中间 1/3，偶尔来自其下段。4% 的个体中缺如 AICA，可以从 VA 或 BA 与 PICA 一起通过一个共同的主干发出。少数情况下，直接来自 BA 或内听动脉的几条小血管可以替代 AICA。AICA 缠绕在下脑桥周围，供应小脑中脚、

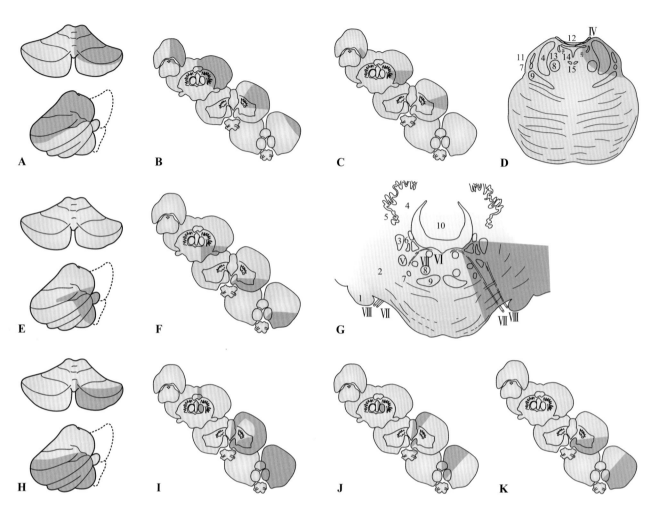

▲ 图 26-2　尸检时小脑动脉及其分支的解剖图

A. 小脑上动脉区域（上、背视图；下、侧视图）；B. 小脑上动脉区域（从吻侧到小脑尾侧的部分）；C. 横向小脑上动脉区域；D. 小脑上动脉的脑干区域，4 为小脑上脚，7 为脊髓丘脑束，8 为中央被盖束，9 为内侧丘系，11 为外侧丘系，12 为滑车神经交叉，13 为中脑三叉神经束，14 为蓝斑，15 为内侧纵束；E. 小脑前下动脉区域（背侧和侧视图）；F. 小脑前下动脉区；G. 小脑前下动脉的脑干区域，1 为小叶，2 为小脑中脚，3 为小脑下脚，4 为小脑上脚，5 为齿状核，6 为前庭核，7 为脊髓丘脑束，8 为中央被盖束，9 为内侧丘系，10 为结节；H. 小脑后下动脉区（背侧和侧视图）；I. 小脑后下动脉区域；J. 内侧小脑后下动脉区；K. 侧方小脑后下动脉区［引自 Amarenco P, Hauw J-J. Cerebellar infarction in the territory of the anterior and inferior cerebellar artery: a clinicopathological study of 20 cases. *Brain*. 1990:113-139; Amarenco P, Hauw J-J. Anatomie des artères cérébelleuses. *Rev Neurol*. 1989:145-267; and Amarenco P, Roullet E, Goujon C, et al. Infarction in the anterior rostral cerebellum (the territory of the lateral branch of the superior cerebellar artery). *Neurology*. 1991:41-253.］

绒球和小脑前下部的一小部分。AICA 的近端分支通常供应脑桥的外侧部分[12]，包括面神经核、三叉神经、前庭核和耳蜗核、第Ⅶ对和第Ⅷ对脑神经根及脊髓丘脑束[13]（图 26-2）。

3. 小脑上动脉　小脑上动脉（superior cerebellar artery，SCA）起源于头侧 BA，就在其分叉进入 PCA 之前。在一些个体中，有两个平行的 SCA，而不是一条动脉。

每个 SCA 有一个短主干，分为两个主要分支，一个内侧分支和一个外侧分支。它们沿着脑桥沟，绕过小脑上脚，分支到小脑头侧（图 26-3）。SCA 沿着小脑的前上缘走行。内侧 SCA 开始于平行于外侧 SCA 的路线，后转向内侧，直至中脑和下丘的外侧表面，内侧 SCA 沿着丘的上缘形成一个头侧环，然后在上蚓部上方延伸（图 26-3）。SCA 供应小脑半球的头侧半部分及齿状核[14]。沿着 SCA 的过程，分支

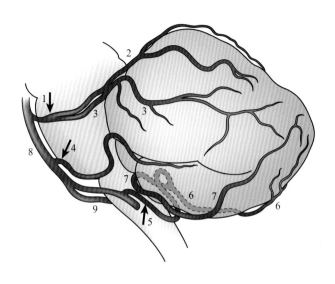

▲ 图 26-3　小脑动脉侧视图

1. 小脑上动脉；2. 小脑上动脉内侧支；3. 小脑上动脉的侧支；4. 小脑前下动脉；5. 小脑后下动脉；6. 小脑后下动脉内侧支；7. 小脑后下动脉侧支；8. 基底动脉；9. 椎动脉。箭表示直接从椎－基底动脉发出的主要动脉

供应喙侧脑桥的外侧被盖部（图 26-2）。

　　这三条主要动脉（PICA、AICA 和 SCA）及其分支通过许多吻合口相连，从而减小了 VA 或 BA 闭塞患者的梗死范围。每个小脑动脉及其分支的区域图符合 CT 和 MRI 水平轴截面图（图 26-4）。

　　4. 基底动脉及其主要分支　BA 从脑桥延髓交界处两条 VA 的汇合、延伸到中脑喙侧的 PCA 终末分叉。BA 的长度为 25～35mm，近端直径为 2.7～4.3mm[15]。管腔直径走行向远端逐渐变细。BA 最大的分支是 SCA 和 AICA。此外，还有许多较小的穿支动脉。

　　三组动脉穿支动脉（图 26-5）为正中动脉，通常稍向尾侧走行，然后穿透脑干并供应旁正中基底区和被盖区；短的外侧周动脉，产生穿透脑干的分支，供应中间被盖区和基底区，以及长的外侧环动脉，绕行脑干，供应外侧基底区和被盖区。后支起源于小脑外侧环血管（SCA、PICA 和 AICA），沿水平和背腹侧走行，并供应外侧被盖（图 26-5）。穿透血管的直径通常小于 100μm，其大小与长度大致成正比。内侧穿支血管来自 VA 和 BA 及 AICA 和 PCA，穿支经常沿着神经根进入脑干，并从 VA、PICA、AICA、BA、SCA 和脉络膜后动脉发出。

　　基底节远端也有少许变异。在胎儿早期，颈内

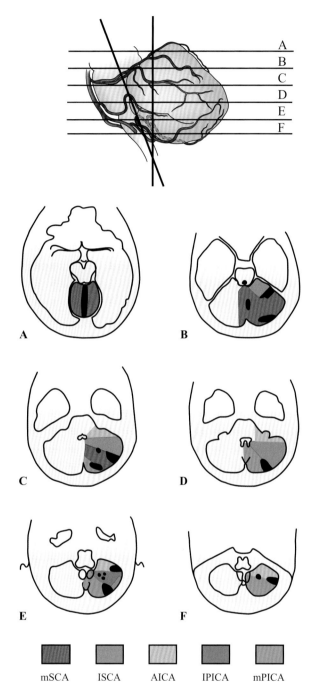

mSCA　lSCA　AICA　IPICA　mPICA

▲ 图 26-4　CT 和 MRI 显示的小脑动脉分支区域的解剖图

mSCA. 小脑上动脉内侧支；lSCA. 小脑上动脉侧支；AICA. 小脑前下动脉；IPICA. 小脑后下动脉外侧支；mPICA. 小脑后下动脉内侧支

动脉通过后交通动脉供应后半球和脑干。在 1/3 的人类中，这种原始的血管模式持续存在，从 BA 到 PCA 的连接段仍然残留[16]。在这些患者中，PCA 可以通过颈动脉供应，而不是在 VA 混合供应。在 2%

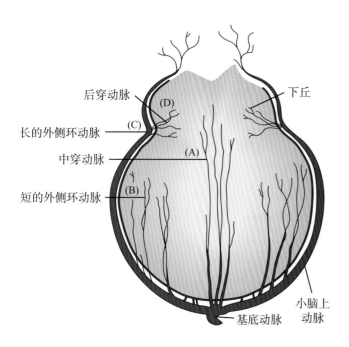

▲ 图 26-5　头侧脑桥的动脉分布
A. 中穿动脉；B. 短的外侧环动脉；C. 长的外侧环动脉；D. 后穿动脉

的人中，这种原始循环模式是双侧的，BA 的远端和 SCA 的末端可能发育不良[16]。来自后交通动脉、SCA 和近端 PCA 的穿透分支供应中脑旁正中和丘脑（见第 25 章）。

5. 持续性吻合连接　少数情况下从颈内动脉到后循环血管的原始连接会持续到成年。最常见的持续性吻合是三叉神经动脉，在成人中仍有 0.1%~1.0% 的人保留三叉神经动脉[17]。当三叉动脉进入颈内动脉虹吸附近的海绵窦，穿过斜坡附近的蝶鞍或硬脑膜，并在 AICA 和 SCA 分支之间连接 BA 时，三叉动脉丛 ICA 发出。在这种情况下，VA 和近端 BA 通常较小或发育不良。第 2 个最常见的变异是舌下动脉[18]。该血管起源于颈部的颈内动脉，通常位于 C_1 和 C_3 之间，并向后方延伸，进入舌下神经管，后汇入 BA[19]。

持续性耳动脉是一种罕见的异常；该血管离开岩骨内的颈内动脉，在内耳道与第 VII 对和第 VIII 对脑神经一起进入颅后窝，随后与中 BA 汇合。最罕见的胎儿交通通道是永存的寰前节间动脉，它起源于颈内或颈外动脉 C_2 和 C_3 处，并在枕下连接 VA 的水平（第三）段[20]。有报道描述了共同或近端 ICA 与椎动脉下部之间的联通[21]。

二、病理学与脑卒中机制

椎 - 基底动脉区域缺血是由大动脉疾病、小动脉疾病、心源性栓塞和其他少见疾病引起的。

（一）大动脉疾病

大动脉疾病的主要病理特征是在动脉粥样硬化基础上的血栓形成。在后循环中，动脉硬化容易发生在近端颅外动脉（extracranial VA，ECVA）、远端颅内动脉（intracranial VA，ICVA）、BA 中下部和近端 PCA[22, 23]（图 26-6）。后循环动脉硬化的组织学特征与其他地方的动脉硬化在性质上没有差异[24, 25]。

ECVA 内发生的血栓很少形成长的顺行或逆行延伸，这与 ICA 内的血栓不同。VA 系统中广泛的侧支通道可以解释这种差异。然而，ICVA 内形成的血栓经常延伸至近端 BA[26]。在 BA 内，动脉粥样硬化性狭窄常见于近端 2cm 处，腹侧比背侧更常见[24, 26]。BA 内的血栓传播有限[27]，偶尔仅延伸至下一条小脑环动脉（AICA 或 SCA）的开口。

1. 大动脉疾病的脑卒中机制　大动脉疾病的详细脑卒中机制包括动脉间栓塞、原位血栓闭塞、分支闭塞、低灌注及其组合。

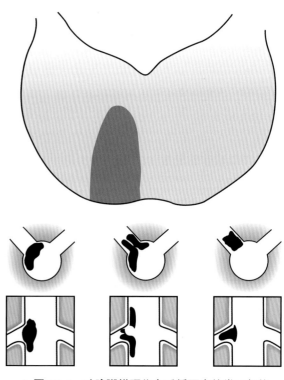

▲ 图 26-6　动脉粥样硬化在后循环中的常见部位
未描述近端椎动脉的动脉粥样硬化

（1）动脉间栓塞：伴有侵蚀和溃疡的动脉粥样硬化斑块通常会产生栓塞[28, 29]。栓塞从 ECVA 阻断远端动脉，如 PCA、SCA、PICA 和远端 BA。ICVA 或 BA 中的[30] 狭窄也会产生栓塞，尽管它们更常通过分支阻塞引起梗死[31, 32]。栓塞似乎更常发生在颅后窝低灌注伴显著双侧 VA 闭塞性疾病的情况下，部分原因是低灌注区的栓子无有效的血流冲刷清除[33]。栓塞可能来自更近端的动脉，如锁骨下动脉、升主动脉和主动脉弓[34]。

（2）原位血栓闭塞：在颅内动脉硬化患者中，斑块区域的血栓形成可导致动脉完全闭塞，从而导致梗死。在后循环中，原位血栓闭塞通常出现在 PCA 和 BA 分支（如 AICA 或 PICA）的区域[22, 35]。原位血栓闭塞可产生相对较大的局部梗死。然而，与心源性栓塞不同，它不太容易产生"恶性"梗死，因为在慢性动脉粥样硬化过程中，侧支循环相对发达[36]。在持续闭塞的情况下，最初的梗死经常增加，导致进行性神经系统恶化。因此，梗死的最终大小取决于闭塞血管的大小、动脉闭塞的速度和侧支循环的状态。

（3）分支阻塞：颅内动脉中的动脉粥样硬化斑块可阻塞一个或多个穿支的孔口，导致仅限于穿支区域的梗死[37]（图 26-7）。本文描述了"动脉粥样硬化分支阻塞"的病理特征[38, 39]。分支闭塞在后循环脑卒中中比在前循环脑卒中中更常见，是脑干（脑桥和延髓）梗死的主要机制[31, 32, 40-42]。

与分支闭塞相关的脑干梗死倾向于延伸至基底表面（图 26-7），而由小动脉脂透明质病引起的脑干梗死。在实质内形成一个小岛状梗死（图 26-8）。前者比后者更常与动脉粥样硬化特征[43]、更大的病变体积及不稳定和不利的临床过程有关[32, 44, 45]。与产生栓塞的动脉病变相比，分支闭塞与较轻的狭窄相关[46]。如今，高分辨率血管壁 MRI（HR-MRI）可以识别阻塞穿支的小斑块，即使在 MRA 结果正常的患者中也是如此[47, 48]。

（4）灌注不足：在严重血管狭窄 / 闭塞和侧支循环不足的患者中，可能会发生血流动力学短暂性脑缺血发作。通常情况下，在脱水或疲劳的患者中，头晕、复视和视觉障碍等症状会短暂而典型地出现。当脑卒中发生时，症状可能会根据水化程度、血压和患者头部的位置广泛波动。对于这类患者，通过

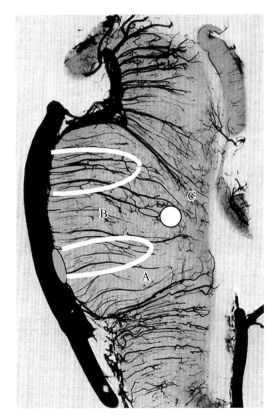

▲ 图 26-7 脑干梗死机制示意

A. 发生在基底动脉的动脉粥样硬化血栓堵塞了穿支的孔口；B. 动脉穿支近端动脉硬化闭塞；C. 脂透明质远端小动脉闭塞。A 和 B 被称为"分支动脉粥样硬化性疾病"，会在基底表面产生梗死，而 C（脂透明质病）则会产生岛状的深部梗死

引流或诱导性高血压改善灌注可能会有所帮助[49]。尽管疗效尚未得到证实[50]，血管再通（如血管成形术 / 支架植入术）可能会迅速缓解这些症状（图 26-8）。

与前循环疾病不同，血流动力学梗死的 MRI 病变模式在后循环中并不明确，部分原因是相当多的正常变化和影响灌注的侧支循环模式。小脑交界区（与 PICA、AICA 和 SCA 交界的区域）发生的小梗死可归因于与心脏骤停或严重 VA 或 BA 闭塞性疾病相关的低灌注。然而，这些梗死也由交界区内的小动脉栓塞引起[51]。脑卒中机制通常很难评估，部分原因是严重的椎－基底动脉硬化可诱发血流动力学和栓塞性脑卒中，部分原因是每个小脑动脉的区域经常重叠。完全由血流动力学衰竭引起的后循环梗死似乎很少见。更常见的情况是，低灌注与其他主要脑卒中机制一起，在脑卒中的发展中起到了协同

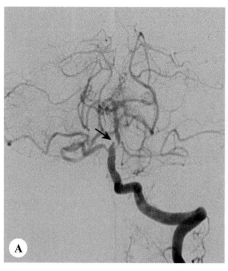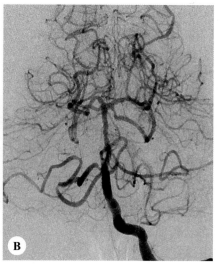

◀ 图 26-8　复发性椎 – 基底动脉区域短暂性脑缺血发作的一个例子归因于灌注不足

A. 一名患有高血压、糖尿病和冠心病病史的 68 岁女性反复发作，短暂发作头晕，复视，构音障碍，步态不稳，持续数秒或数分钟。当患者工作和疲惫时，发作更常发生。MRI 显示无异常发现。血管造影显示右小脑前下动脉上方和左小脑前动脉下方的基底动脉严重狭窄（箭）。B. 进行血管成形术和支架置入术并改善狭窄。患者在 6 个月的随访中不再出现这种症状

作用，例如，交界区的小面积栓塞性梗死、原位血栓闭塞患者的梗死进行性扩大。

2. 大动脉疾病的定位

(1) 颅外椎动脉：ECVA 动脉粥样硬化性疾病最常见的部位是锁骨下动脉。动脉粥样硬化可能起源于锁骨下动脉，并扩散至近端 ECVA。ECVA 动脉粥样硬化与其近亲 ICA 起源的动脉粥样硬化具有相同的流行病学特征，这两个部位经常在同一个人中受到影响。尽管 ECVA 动脉粥样硬化的发病率很高，但严重的后循环脑卒中在这种情况下相对少见[52]。当脑卒中发生时，几乎总是与近端 ECVA 中形成的血栓栓塞有关[9, 30, 52-54]。与单侧病变相比，双侧病变（对侧闭塞或发育不良）可能更容易产生栓塞，这可能与颅后窝灌注不足有关，后者可能会促进血栓的生成，以及栓塞的无效清除。灌注不足反过来又与侧支循环的有效发展有关，尤其是当 VA 逐渐闭塞时。重要的侧支来源包括颈外动脉的枕支、甲颈干的颈升支和颈横支，以及来自对侧 VA 或后交通系统的逆行血流。

(2) 颅内椎动脉：一般来说，ICVA 闭塞性疾病比 ECVA 疾病更严重。单侧 ICVA 疾病可能通过分支阻塞，即分别阻塞延髓穿支和 PICA 动脉开口，导致延髓梗死或 PICA 脑梗死。狭窄的 ICVA 内的血栓也可能产生栓塞，堵塞远端血管（动脉间栓塞）。双侧 ICVA 闭塞的耐受性较差，通常会导致 TIA 或小脑和脑干梗死[53-55]，但有一些侧支循环丰富的患者可能在没有严重梗死的情况下存活下来[55]。

(3) 基底动脉：病理学[56]和血管造影[57]记录的 BA 闭塞常导致致死性的双侧脑桥梗死，但一些患者只有有限或短暂的缺陷[58-61]。可变结果取决于血栓的强度和侧支循环的状态（如从发育良好的后交通动脉回流）（图 26-9）。侧支循环状态可能反过来受到个体动脉粥样硬化血栓性疾病程度的影响。例如，当 ICVA 也被阻塞时，通过 PICA 的侧支循环会很差。当血栓传播到远端 BA 时，SCA 和后交通动脉的颈外循环变得有限。BA 闭塞的速度也有影响，BA 栓塞和夹层往往会导致突然昏迷和四肢瘫痪，而脑干的进展与动脉粥样硬化血栓形成有关，是缓慢、渐进的，并为侧支循环提供时间。与轻度狭窄相关的早期斑块通常通过分支闭塞机制产生单侧脑桥梗死。

（二）小动脉（穿支动脉）疾病

单个皮质下或脑干梗死通常由穿支动脉疾病引起[62]（图 26-7）。其病理特征包括位于皮质下、脑干和小脑区域的不规则空洞，小于 20mm。与这些病变相关的穿支动脉有血管壁紊乱、纤维蛋白样物质沉积，以及通过动脉壁的出血性外渗，Fisher 首先称之为"节段性动脉紊乱"，然后其被称为脂肪透明质症[39, 62-68]。这些血管变化发生在直径为 40～400μm 的动脉或小动脉中，经常影响 PCA 或 BA 的穿支动脉。穿支动脉疾病是脑干梗死的主要机制，尽管脑干梗死也可能由动脉粥样硬化分支闭塞引起[37]（图 26-7）。

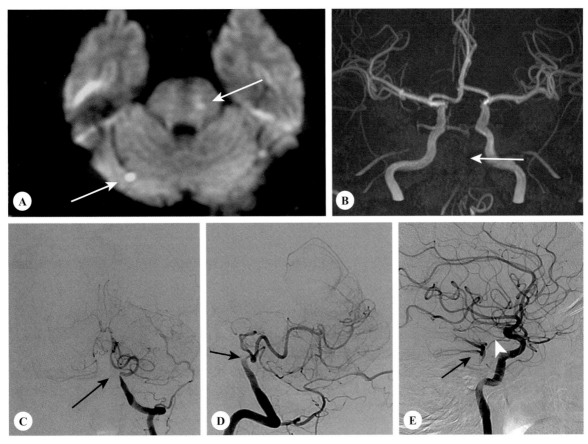

▲ 图 26-9　基底动脉闭塞患者良性结局的一个例子

A. 一名患有高血压和糖尿病的 66 岁男性突然出现头晕和构音障碍，持续 10min。神经系统检查未发现异常体征。DW MRI 显示左脑桥和右小脑有两个小的近期梗死（箭）。B.MRA 显示由于血栓闭塞引起的基底动脉不可见（箭）。4d 后的常规血管造影显示两侧椎 – 基底动脉连接处闭塞。前后视图（C）和侧视图（D）显示左侧远端椎动脉闭塞（箭）。左小脑后下动脉发育良好，可供应大部分左小脑。右小脑也由左小脑后下动脉的蚓部分支提供。E. 颈动脉系统的侧视图显示后循环系统的上部（大脑后动脉、小脑上动脉和基底动脉上部）（箭）由后交通动脉供应（引自 Caplan LR, Amarenco P, Kim JS.Posterior circulation disorders.In: Kim JS, Caplan LR, Wong KSL, eds.*Intracranial Atherosclerosis*. Oxford: Wiley Blackwell; 2008: 83–99, with permission. ）

（三）心源性栓塞

心脏内产生的血栓更多地流向前循环，而不是后循环系统。然而，之前的研究表明，大约 1/5 的后循环梗死是由心源性栓塞引起的[69]。这些栓子通常会阻塞 PCA、喙侧 BA、SCA、PICA 和 ICVA。梗死面积通常比与大动脉粥样硬化疾病相关的梗死更大，部分原因是血栓更大，部分原因是侧支循环发育不充分[70]，并且发病突然。在前循环中也可以看到其他梗死。闭塞的动脉通常会自发再通，梗死的出血性转化很常见，这可能会导致剧烈的头痛或神经功能恶化（图 26-10）。心房颤动是栓塞性梗死的最常见原因，在患有心房颤动的脑卒中患者中，不到 1/4 的患者在椎 – 基底动脉区域发生梗死[71]。

尽管仍存在争议，但卵圆孔未闭[72] 伴大量分流可能是栓塞性梗死（反常栓塞）的病因[73, 74]。后循环似乎是 PFO 患者栓塞的首选部位[71, 75]。最近的一项研究表明，与 PFO 相关的栓塞性梗死更常发生在椎 – 基底动脉区域，而不是与心房颤动相关的梗死（44.4% vs. 22.9%）[71]。椎 – 基底动脉循环中的肾上腺素能神经分布相对较差，Valsalva 动作时对交感神经刺激的低效反应可以解释血栓进入椎 – 基底动脉系统的概率增加。鉴于有证据表明 PFO 闭合术在预防大量分流患者的 PFO 相关脑卒中方面是有效的[76]，PFO 已被越来越多地认为是可治疗的脑卒中原因，尤其是在年轻患者中。

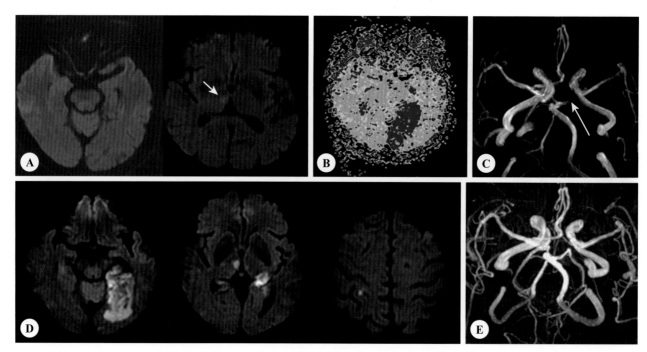

▲ 图 26-10　一名 71 岁的心房颤动患者突然出现意识模糊

A. 初始 DW MRI 显示右侧内侧丘脑梗死（短箭），枕区无明确病变；B. PW MRI（MTT）显示左枕区灌注减少；C. MRA 显示左大脑后动脉闭塞（长箭）；D. 4d 后随访 DWI 显示左枕区出血性梗死，右丘脑梗死，在大脑中动脉区域的右皮质区域也显示出小的梗死；E.MRA 显示大脑后动脉完全再通

与心导管相关的栓塞性梗死也优先发生在后循环[77, 78]。

（四）不太常见的原因

1. 夹层　1%～2% 的缺血性脑卒中患者会发生颈动脉夹层，但这是年轻患者脑卒中的主要原因之一（10%～25%）[79]。在后循环中，夹层最常见于 VA。尽管传统上强调 ECVA 解剖[80, 81]，来自亚洲的最新报道表明 ICVA 解剖可能同样普遍[82]，甚至更频繁[83]。

ECVA 的夹层通常与颈部旋转运动相关的创伤有关，如脊椎按摩或其他颈部操作[84]。有些是由非常轻微的创伤引起的，例如坐过山车、咳嗽、仰面摔倒，以及转过头去倒车[84-88]。VA 夹层与马方综合征、Ehlers Danlos 综合征、弹性假性瘤、系统性红斑狼疮、肌纤维发育不良和先天性二尖瓣主动脉瓣等疾病有关[89-93]。然而在大多数情况下，夹层可发生在正常人身上。有动脉夹层家族史的患者复发夹层的风险较高[93, 94]。

ECVA 夹层最常见的症状是后头或颈部疼痛。缺血性症状和体征可能会在同一时间或延迟数小时至数天后出现。外侧延髓和小脑是 ECVA 夹层最易发生缺血的区域[80, 81]（图 26-11）。ICVA 夹层表现为缺血、蛛网膜下腔出血或头痛，并且最常发生在 PICA 起源附近。夹层通常延伸至 BA。ICVA 夹层是延髓和小脑梗死的重要原因。较少见的是，夹层动脉瘤形成并充当压迫脑干、脑神经或其他血管的肿块病变[95]。在一项研究中，31 例 ICVA 夹层患者中，55% 患有头痛，48% 患有脑干或小脑梗死，10% 患有 SAH[96]。

与 VA 夹层相比，BA 夹层不太常见，并且进展更为严重。他们经常产生大面积双侧脑桥梗死，表现为意识改变和四肢轻瘫[97]。在对 38 例 BA 疾病患者的回顾研究中发现，27 例有脑干梗死，5 例有 SAH，6 例两者都有。30 名（79%）患者死亡[98]。但最近的一项研究强调，结果相对良好的单侧脑桥梗死相对比较常见[99]。在 PCA 中发生的夹层并不常见，并伴有 PCA 区域梗死、蛛网膜下腔出血和肿块效应[100]。PICA 患者的夹层表现为小脑梗死或蛛网膜下腔出血[101, 102]（图 26-12）。近端 PICA 患者的夹层表现为缺血性症状，而远端 PICA 患者的解剖表

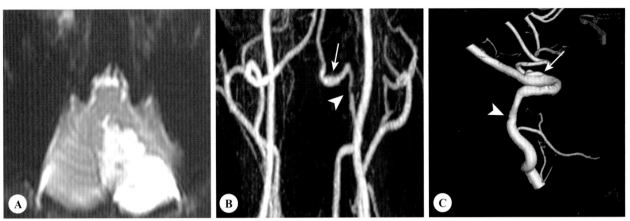

▲ 图 26-11　一名没有血管危险因素的 33 岁男性突然出现右颈部和枕部疼痛，随后出现严重的头晕和眩晕

A. DW MRI 显示左侧小脑后下动脉区域有梗死；B. MRA 显示远端椎动脉狭窄（箭头）和动脉瘤扩张（箭），与动脉夹层一致；C. 3D 重建血管造影显示血管病变更清楚

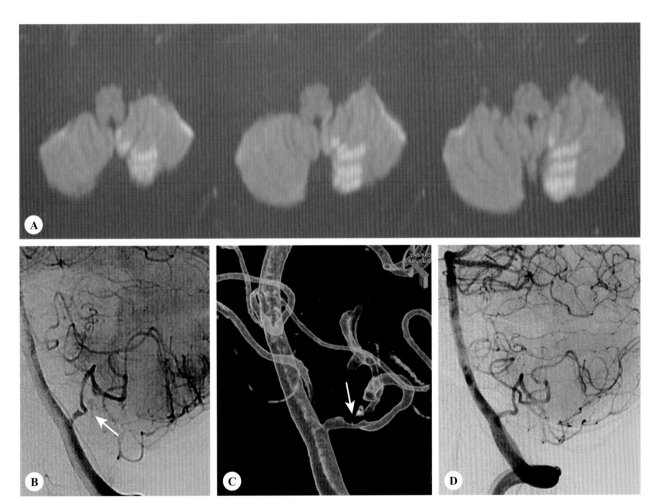

▲ 图 26-12　一名 53 岁的女性突然出现眩晕和步态不稳。神经系统检查显示步态共济失调，左三叉神经感觉缺陷和左霍纳征

DW MRI 显示左小脑后下动脉区域梗死累及小脑和背外侧髓质（上图）。血管造影显示在 PICA 近端部分的扩张和局灶性狭窄（箭）与解剖一致（左下图和中下图）。1 个月后重复血管造影显示血管异常改善（右下图）

现为蛛网膜下腔出血[103]。尽管 PICA 夹层被认为是一种罕见的情况，但最近的一项研究表明，至少 6% 的 PICA 区域梗死是由 PICA 夹层引起的[104]。发生在 SCA 中的夹层是罕见的，似乎比梗死更容易发生 SAH[105]。

2. 梭形扩张 随着成像技术的出现，梭形、迂曲、拉长的扩张动脉（多支扩张）越来越被重新认识。它们见于远端 ICA 和大脑中动脉，但最常见于 BA[106]。ICVA 也可能受到影响。

梭形动脉扩张的病因尚不清楚，但可能涉及遗传影响下的退行性病变，导致纤维发育不良、内部弹性层退行性变和中膜纤维和胶原替代为特征的结构性动脉缺损[107]。在成人中，血管中的动脉粥样硬化变化可能与先天性结构缺陷相互作用，从而增加梭形扩张。在梭形 BA 动脉瘤患者中发现 α 葡萄糖苷酶基因缺陷[108]。在某些情况下，动脉异常很普遍，并影响其他血管，如腹主动脉[106, 109]。

在扩张的血管中，血液流动减慢，容易形成血栓。动脉间栓塞或分支阻塞可能导致梗死[110-112]（图 26-13）。一项研究报道发现，6.4% 的脑梗死患者存在椎 - 基底动脉扩张症[113]。颅后窝结构受到压迫和牵引可能会出现症状[111, 114]。枕颈部疼痛常见，脑神经损伤可导致第Ⅶ对和第Ⅷ对脑神经麻痹、面肌痉挛、耳鸣、耳聋、眩晕、三叉神经痛和舌下神经麻痹[109, 115, 116]。大型 BA 动脉瘤可压迫大脑脚导致脑积水[117]，或表现为脑桥小脑三角肿块[118]。ICVA 动脉瘤可能压迫延髓，导致偏瘫和其他神经功能缺损[119]。

3. 动脉压迫 从毗邻横孔的椎关节突出的脊椎炎骨赘可压迫 VA，通常在颈旋转时处于 C_1 和 C_2 水平，并导致复发 TIA 甚至脑卒中。在许多情况下，对侧 VA 发育不良，终止于 PICA 或之前闭塞，使受压的 VA 成为后循环的主要供应[120-125]。此症状由颈部旋转或旋转引起，在此期间，VA 可能暂时闭塞。根据最近 21 例 "旋转性 VA 闭塞" 综合征患者的研究，所有患者均出现眩晕，伴有耳鸣（38%）、晕厥（24%）或视物模糊（19%）[126]。诱发的眼球震颤主要是向下跳动，水平和扭转成分向压缩的 VA 侧跳动。尽管有人提出了由 VA 狭窄引起的动脉间栓塞[125]，但最近的研究表明，这些症状可归因于短暂性缺血引起的迷路不对称兴奋[126, 127]。预后比之前认为的更为良性，保守治疗通常就足够了。

颅后窝缺血性脑卒中可能发生在手术或介入治疗期间或之后，如动脉瘤夹闭、支架植入或肿瘤手术切除。在动脉瘤患者中，动脉瘤内血栓继发的分支血管管口堵塞[128]可能是缺血性脑卒中的原因。其他机制包括：①由于动脉的强制收缩或介入性操作导致的夹层或内膜撕裂；②肿瘤切除后动脉突然减压，肿瘤被长期包裹和压迫，导致血液流动紊乱，随后形成血栓[129]；③继发于血管损伤的局部蛛网膜下腔出血引起的血管痉挛。

4. 肌纤维发育不良 FMD 是一种原因不明的血管病，其特征是动脉内膜和中膜增生、外膜硬化、正常弹性组织破裂，无炎症。增厚的隔膜和隆起伸入管腔。最常见的血管造影表现为 "串珠状" 外观，收缩段与正常或扩张段交替出现。肾动脉和颈 - 脑

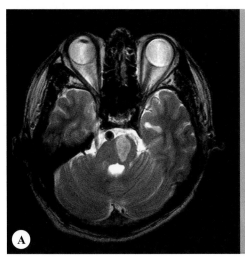
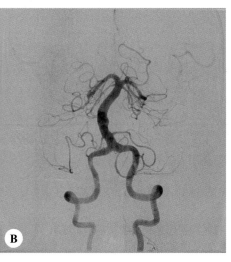

◀ 图 26-13 一名 37 岁的高血压男子突然出现右偏瘫和构音障碍

MRI 显示脑桥基底梗死，DSA 显示双侧基底动脉

动脉是两个最常见的受累部位。在颈肩动脉受累的患者中，95% 的患者颈内动脉存在病变，60%~85% 的患者是双侧病变。据报道，12%~43% 的受影响患者有 ECVA 参与。

影响 ECVA 的 FMD 可能通过动脉间栓塞、血流动力学不全或其组合导致 TIA 或脑卒中[130]。虽然罕见，但 FMD 可发生在颅内动脉，如 BA[131-133] 或 PCA[134]，导致后循环 TIA[132] 和梗死[131, 134]。颅内 FMD 伴夹层[135] 或假性动脉瘤形成[134, 136] 的预后相对较差。继发于肾脏受累的高血压也有助于 FMD 患者脑卒中的发生。

(1) 烟雾病：烟雾病的特征是远端 ICA 或近端 MCA 进行性闭塞，基底侧支血管形成细网状结构[137]。后循环脑卒中很少表现为烟雾病，但 PCA 受累患者的 PCA 梗死除外[138]（见第 25 章）。

(2) 巨细胞（颞）动脉炎：巨细胞动脉炎是一种系统性血管炎，其特征为主动脉及其主要分支（大血管和中血管）的亚急性肉芽肿性炎症，对颅外颈动脉分支有特殊的倾向性。头痛和视力丧失是最常见的临床表现，分别由颞浅动脉和眼支 / 视网膜中央动脉受累引起。脑卒中是一种罕见的巨细胞动脉炎并发症，约有 3% 的患者发生脑卒中[139, 140]。巨细胞动脉炎可能涉及 ECVA，并产生 TIA 或脑干 / 小脑梗死[141-143]。锁骨下动脉偶尔闭塞。由于这种情况是可以治疗的，如果不治疗，预后很差，当患有扩张性 ECVA 狭窄闭塞性疾病的老年患者长期出现不明原因的发热、头痛、不适、贫血、红细胞沉降率和（或）C 反应蛋白升高时，应怀疑这种可能性。

(3) 传染性或免疫性血管炎：血管炎可能由感染性（如细菌性、结核性、螺旋体、真菌性、病毒性）和免疫性（如狼疮、结节性多动脉炎）疾病引起。血管炎通常累及前循环，但累及后循环也不例外[51]。Takayasu 病主要累及主动脉及其分支，累及锁骨下动脉和 ECVA 可能导致锁骨下盗血综合征或椎 - 基底动脉缺血[144, 145]。

(4) 持续性吻合连接：永存三叉动脉（persistent trigeminal artery，PTA）是最常见的胚胎颈动脉 - 基底动脉吻合，发生率为 0.1%~1.0%。它通常在 ICA 的海绵状部分和 BA 的上 1/3 之间形成连接[17]。与 VA 发育不全或闭锁的高发病率（85%）相关。当侧支循环不足时，严重的 VA 发育不良可能会导致椎 -

基底动脉缺血性症状。此外，脑干 TIA 或梗死可能由起源于 ICA 斑块[146] 或病变心脏[147] 并穿过 PTA 的栓子引起。

三、血管分布综合征

（一）延髓梗死

延髓主要由来自 ICVA 的多条穿支动脉供应。被盖背侧区也由 PICA 内侧动脉和脊髓后动脉的分支供应。最顶部的部分可能由 BA 或 AICA 的分支提供。前延髓的尾部由脊髓前动脉的穿支动脉供应。

（二）外侧延髓梗死

自从 100 多年[148] 前首次描述 Wallenberg 综合征以来，已有临床[149-152] 和病理学[10] 发现的外侧延髓梗死（lateral medullary infarction，LMI）报道。然而，只有在 MRI 被引入后，生前病变识别才成为可能[153]。最近使用 MRI[31, 154-157] 的研究迅速扩展了我们对 LMI 综合征的理解。一项研究报道，LMI 占所有入院急性脑卒中的 1.9%[149]。

1. 临床表现　发病可能是突然的，但超过一半的患者的症状 / 体征逐渐发展或口吃；最初的症状 / 体征通常是头痛、眩晕、恶心 / 呕吐或步态不稳，而打嗝往往发生较晚[31]。其中一些症状 / 体征会偶尔在发病后几天甚至几周出现。进展性发作通常与后续 MRI 检测到的缺血区域扩大有关，与持续性或进展性血栓形成有关。因此，在内囊梗死患者中，逐渐增加的症状（如起初的头晕，随后肢体感觉丧失，然后吞咽困难）似乎相当于运动功能障碍的进展性恶化。LMI 的神经系统症状和体征见表 26-1。

(1) 头晕、眩晕和共济失调：头晕和步态不稳是 90% 以上患者最常见的症状。旋转性眩晕是一种归因于前庭核及其连接受累的症状，约占 60%[31]。眩晕是一种早期症状，通常在几天或几周内改善，即使眩晕和步态不稳定持续存在。眩晕通常伴有眼球震颤和呕吐。

步态不稳和头晕可归因于前庭或小脑系统共济失调。在急性期，大约 60% 的患者无法站立或行走。步态共济失调通常比肢体不协调更常见、更严重[31, 158]。侧偏（患者站立或坐下时被迫摆动）似乎归因于影响前庭核团和前庭脊髓投射的病变[159]，而肢体和步态共济失调与小脑下脚、脊髓小脑纤维或

表 26-1　外侧延髓梗死的神经系统症状和体征

项　目	*n*=130
感觉症状 / 体征	125（96）
同侧三叉神经	34（26）
对侧三叉神经	32（25）
双侧三叉神经	18（14）
孤立的肢体 / 身体	27（21）
孤立的三叉神经	13（10）
步态共济失调	120（92）
严重步态共济失调[a]	79（61）
头晕	119（92）
霍纳标志	114（88）
声音嘶哑	82（63）
吞咽困难	84（65）
严重吞咽困难[b]	52（40）
构音障碍	28（22）
眩晕	74（57）
眼球震颤	73（56）
肢体共济失调	72（55）
恶心 / 呕吐	67（52）
头痛	67（52）
颈部疼痛	9（7）
眼睛偏斜	53（41）
复视	41（32）
打嗝	33（25）
面神经麻痹	27（21）
强迫注视偏差	8（6）

引自 Kim JS. Pure lateral medullary infarction: clinical-radiological correlation of 130 acute, consecutive patients. *Brain*. 2003;126: 1864–1872.

a. 无法独自站立或行走；b. 需要鼻饲喂养

数据以数字（%）表示

小脑本身的损伤有关[158, 160]。偶尔，患者会向任何方向跌倒，这可能与脊髓小脑腹侧束受累有关，该束从两侧传递本体感觉信息[160]。肢体共济失调通常比小脑梗死显示得轻，患者可能会将其描述为"虚弱"或"笨拙"。

(2) 眼球震颤和眼球运动异常：前庭核团及其连接参与眼球震颤的发生。眼球震颤主要是水平或水平旋转至病变对面[10, 152]。它通常会随着时间的推移而改善，但在极少数情况下可能是永久性的。尽管强迫共轭眼球偏向病变侧（眼球外侧搏动）[161]并不常见，但当患者被要求先闭后开眼睛，矫正眼球运动开始时，眼球偏向程度较轻。斜视（同侧眼睛向下）也很常见，眼球扭转通常伴有头部倾斜（眼球倾斜反应）[159]。最常见的情况是，侧视的特征是病变一侧的高幅度眼震和对侧的低幅度眼震[162]。这些眼部表现是由前庭 – 眼反射通路功能失调引起的，临床上可表现为视物模糊、复视、幻视（移动物体的感觉）或视觉图像倾斜[152, 159]。

(3) 恶心 / 呕吐：恶心 / 呕吐通常是与眩晕、眼球震颤和步态不稳密切相关的初始和短暂症状[31]，可能由前庭核及其连接的参与引起。它也可能是由疑核或孤束核附近的一个假定呕吐中心参与所致[152, 158]。

(4) 霍纳综合征：霍纳综合征的因素是经常发生的，大约 90% 的患者都会发生。这是由于外侧网状结构中的交感神经下行纤维受累所致。瞳孔缩小伴同侧眼睑裂狭窄比面部无汗更常见。

(5) 吞咽困难、构音障碍、声音嘶哑：疑核受累会导致同侧腭、咽和喉麻痹，产生吞咽困难、构音障碍和声音嘶哑。构音障碍也可归因于小脑的共同参与。大约 2/3 的 LMI 患者存在吞咽困难，其中约 60% 需要鼻胃管喂养[31, 158]。吞咽困难通常在几天或几个月内改善，但罕见的患者需要持续的喂食。LMI 中的吞咽困难通常与舌咽偏移范围内的问题有关，而不是与舌咽偏移的时间有关[163]。在进食过程中，食物经常卡在咽部的梨状隐窝中，患者试图通过像乌鸦一样的咳嗽来获取食物。声音嘶哑同样常见，而构音障碍在纯 LMI 患者中不太常见[31]。一些患者可能表现为同侧声带麻痹。

(6) 呃逆：大约 1/4 的患者出现呃逆[31, 158]，通常是在脑卒中发作几天后。呃逆通常会在几天内消失，但当呃逆成为一种恼人的症状时，它会持续数周其至数月。迷走神经背侧运动核、孤束及与呼气和吸气相关的神经元在核附近的网状结构中的参与可能是呃逆的原因[31, 152]。

(7) 感觉症状 / 体征：感觉症状 / 体征是 LMI 最常见的表现之一。在最大的系列中，只有 4% 的患者感觉功能完好[31]。对侧身体 / 四肢（85%）的感觉症状 / 体征比面部（58%～68%）更频繁[154, 156]。面部的感觉缺陷通常比身体 / 四肢的感觉缺陷恢复得更快。虽然脊髓丘脑感觉的选择性丧失是一种规律，但有时下肢 / 四肢也有振动觉受累[156]，可能是因为一些振动感觉通过侧柱传递[164]。

交叉（同侧三叉神经 - 对侧肢体 / 身体）感觉变化被认为是 LMI 的经典感觉模式。然而，最近的研究发现，急性期的感觉发现更加多样化[156]。在大型的系列研究中发现[31]，模式包括同侧三叉神经对侧肢体 / 身体占 26%，对侧三叉神经对侧肢体 / 身体占 25%，双侧三叉神经对侧肢体 / 身体占 14%，无三叉神经参与的肢体 / 身体占 21%，10% 的患者三叉神经受累，无肢体 / 身体受累。虽然手臂和腿通常同等受累，但大约 30% 的患者存在差异；一些人的手臂有更严重的感觉缺陷，而另一些人的腿部有更严重的缺陷[156]。后一种情况更常见，有些人的躯干感觉水平可能类似脊髓综合征[165]。

这些不同的感觉表现与脊髓丘脑束、三叉神经降束和三叉神经升支纤维的不同受累模式有关（图 26-14）。此外，大约 7% 的 LMI 患者有额外的同侧刺痛感，通常与轻度的丘系感觉缺陷有关，手臂比腿部更明显。由于丘系感觉障碍，这些患者常有同侧肢体"笨拙"或"虚弱"的感觉。这种感觉模式与延髓最下方的受累有关，可以通过楔束最上部的丘系感觉纤维的部分受累或内侧丘系的交叉纤维来解释[166]。

在三叉神经降束中，V_3 代表区域位于最背侧，V_1 代表区域位于最前方，但在三叉神经升束中，V_3 代表区域位于最内侧，V_1 代表区域位于最外侧。因此，三叉神经感觉受累往往是不均匀的，对侧比同侧更不均匀。在两侧，不均匀性要么是分区的，要么是分段的（洋葱皮）[151, 152, 156]。双侧口周感觉异常，通常在向内侧延展的大面积梗死患者中观察到[156]，可能是由其交叉处附近的下行和上行 V_3 通路同时受累引起的[167, 168]。口周区或 V_3 区通常在病变对侧保

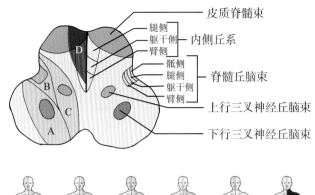

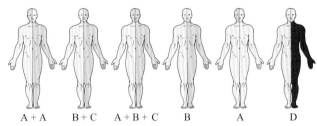

▲ 图 26-14　髓质的解剖结构和由髓质梗死引起的各种感觉功能障碍

黄色区域代表外侧髓质梗死的模式，红色区域代表内侧髓质梗死的模式（改编自 Kim JS. Sensory abnormalities. In: Caplan LR, van Gijn J, eds. *Stroke Syndrome*. 3rd ed. Cambridge: Cambridge; 2012: 11–20.）

留或较少明显受累，这可能是因为 V_3 区位于次级升支三叉神经束的最内侧，因此较少受到主要累及延髓外侧部分的病变的影响[156]。

患者偶尔会抱怨面部疼痛。疼痛通常出现在发病时，并预示着其他症状和体征[152]。它被描述为尖锐、刺痛、灼烧、令人不适的麻木。眼球和周围区域是最常见的受累区域，但包括嘴唇在内的整个面部和口腔内部可能会受累。虽然面部疼痛通常会改善，但在某些患者中可能会持续永久性。第 V 脑神经下行束感觉核的受累可以解释面部疼痛。

(8) 头痛：大约一半的患者会出现头痛[31, 158]。通常在发病时或其他症状 / 体征出现前几天开始，并在几天内消退。它最常发生在同侧枕部或上颈项区，其次是额叶区，通常被描述为迟钝、疼痛或悸动。考虑到头痛先于其他症状发生，并且与 LMI 的任何症状 / 体征无关[31]，头痛似乎是由 ICVA 病理引起的，可能与 VA 狭窄 / 闭塞后 VA 或侧支血管扩张有关[158]，而不是延髓病变本身。第 V 脑神经下行脊束和它的核团受累也可能与额叶头痛有关。突出且持续的颈项疼痛可能是 VA 夹层的表现。

(9) 面瘫：1/5～1/4 的患者出现面瘫，通常是轻

度的上运动神经元型[31]。它可能是由异常的皮质延髓纤维参与引起的，这些纤维在向吻侧向面神经核移动之前在尾部形成环状[169]。在延髓最上部（或桥髓交界处）病变的患者中，由于面神经束的直接受累，会发生相对严重的周围型面瘫[170]。

(10) 呼吸困难和其他自主症状：延髓网状结构包含与呼吸控制有关的神经元，患者可能表现出呼吸停止或呼吸驱动力下降，尤其是在睡眠期间（"Ondine 诅咒"）[171]。除非患者有双侧或广泛的病变，否则需要医疗护理的严重呼吸异常并不常见[158]。在单纯 LMI 中，与吞咽困难相关的吸入性肺炎是呼吸护理最常见的原因，在这种情况下，通常很难评估呼吸控制异常对患者病情的影响程度。其他自主神经紊乱，如心动过速、心动过缓、出汗、直立性低血压、胃运动功能障碍和尿潴留，也会偶尔出现。

(11) 同侧偏瘫：同侧偏瘫可能与 LMI 的其他典型症状有关[172]。这种所谓的 Opalski 综合征的发病机制仍有争议。最近的磁共振 DWI 和 DTI 等成像技术显示，发生在最下方延髓区或延髓 – 脊髓连接处的梗死在锥体交叉后累及同侧皮质脊髓束[173, 174]。这一观察证实了 Opalski 最初的报道，患者表现出反射亢进和巴宾斯基征。伴发的脊髓梗死[175] 也可以解释同侧偏瘫。

此外，患同侧共济失调或丘系感觉障碍的患者可能会抱怨四肢"笨拙"或"虚弱"[166]。鉴于大多数患者存在短暂的运动障碍和反射异常，Kim 认为大多数同侧"虚弱"患者可能存在与锥体损伤无关的假性轻瘫[166]。因此，LMI 患者的同侧无力可能有多种原因，应谨慎使用术语 Opalski 综合征[173]。

2. 临床表现相关性 LMI 的症状 / 体征因病变的血管而异。Currier 等[152] 首次将病变地形图分为腹侧、浅侧和背侧，并提出临床特点因模式而异。最近，Kim 等[31, 157] 以三维方式分析了 MRI 识别的病变，并进行与临床表现匹配。

一般来说，喙侧病变倾向于累及腹侧深部，而尾侧病变则累及外侧浅部[31, 157]（图 26-15 至图 26-18）。这可能与 ICVA 的解剖过程有关，ICVA 位于延髓尾侧水平的侧面附近（图 26-16），其向腹侧上升（图 26-18），在桥髓交界处融合到 BA 中。喙侧腹侧病变倾向于产生同侧三叉神经感觉症状，而尾侧浅表病变倾向于产生感觉水平，腿部梯度更差。大而宽

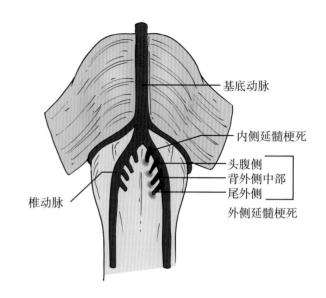

▲ 图 26-15 由颅内椎动脉疾病引起的各种类型的外侧髓质梗死和内侧髓质梗死的发病机制

的病变与双侧三叉神经感觉模式有关[31]（图 26-19），这在尾部病变患者中非常罕见。

更重要的头尾差异是吞咽困难，这在喙侧病变患者中明显比尾侧病变患者更普遍、更严重[31, 157]。这可以解释为：①尾端延髓病变通常较薄（图 26-16），并且延伸不深，不会累及疑核；②疑核下部与咽肌运动无直接关系[176]。面神经麻痹在嘴侧病变中也更常见[31]。在大多数嘴侧病变的患者中，通常在脑桥延髓交界处，吞咽困难轻微或不存在，因为疑核并不在此水平上[177]。这些患者通常表现为严重的同侧周围型面瘫。

尾侧病变与严重的侧步和步态共济失调密切相关，可能是由于侧背侧脊髓小脑束和前庭核的频繁受累（图 26-16）。夹层和头痛在这一组中也更常见。

3. 脑卒中机制 Wallenberg 认为 PICA 是 LMI 的一个原因[148]。然而，Fisher 等[10] 发现，在 17 例 LMI 中，只有 2 例与 PICA 有关。14 例患者出现血管狭窄闭塞。因此，产生纯 LMI 的 PICA 疾病并不常见，LMI 最常见的原因是与 ICVA 狭窄闭塞性疾病相关的穿支阻塞[10]。在调查 123 例 LMI 患者的大系列研究中[31]，83 例（67%）患者出现同侧 VA 狭窄闭塞性疾病（33 例 ICVA 疾病，34 例全 VA 疾病，5 例 ECVA 疾病），12 例（10%）患者出现 PICA 疾病。动脉粥样硬化血栓形成是一种主要的病理学，而在 14%～33% 的病例中，ICVA 或 PICA 的解剖是狭窄闭塞性病变

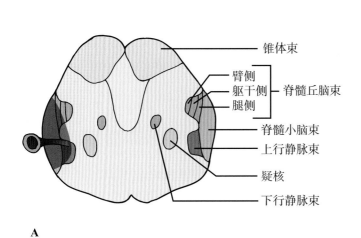
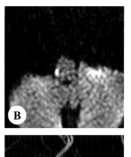
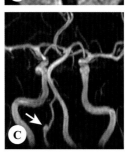

▲ 图 26-16　下髓质的重要结构

A. 解释外侧髓质梗死的尾外侧类型；B. DW MRI 显示右尾外侧型外侧髓质梗死。这名 46 岁男子患有眩晕、头痛、严重步态不稳、霍纳征和右眶周疼痛。在左侧 T_4 水平以下检测到感觉缺陷。他没有吞咽困难或构音障碍。C. 梗死是由右侧远端椎动脉夹层引起的（箭）

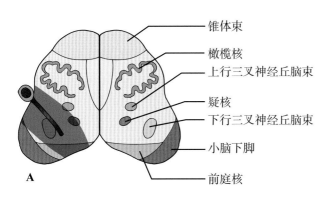
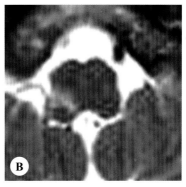

▲ 图 26-17　外侧髓质梗死

A. 显示了髓质中的重要结构并解释了外侧髓质梗死的中背外侧类型；B. MRI 显示右侧背外侧型外侧髓质梗死。患者有眩晕、步态共济失调、霍纳征、中度吞咽困难、构音障碍和声音嘶哑。右侧三叉神经区、左侧肢体和躯干感觉缺陷

的原因 [31, 154, 155]。在血管造影结果正常的患者中，穿支动脉疾病似乎是梗死的机制。由于动脉粥样硬化血栓形成或动脉夹层导致的大动脉疾病的患者比患有动脉硬化疾病的患者更经常出现灌注异常 [178]。来自患病心脏或近端动脉粥样硬化的 PICA 或远端 ICVA 栓塞也可能产生 LMI [26, 61]，但这些患者通常会出现大脑其他部位的伴随梗死。BA 椎体间膜延髓神经束外侧延髓神经束头端腹中背外侧尾外侧。

4. 预后　单纯 LMI 的预后是良性的，主要是因为无明显的运动功能障碍。医院死亡率为 0.8%～11.6% [31, 149-151]。大病变的患者往往有严重的吞咽困难、吸入性肺炎，需要 ICU 护理。突然呼吸（Ondine 诅咒）或其他自主神经功能衰竭可能导致呼吸心搏骤停，医生必须记住这种可能性。然而，最近的研究表明，医院死亡率非常低，这可能与改善呼吸、感染和吞咽困难的护理有关 [31]。最新研究表明，老年、吞咽困难 [179] 和喙侧 LMI 病变 [180] 是预后不良的相关因素。

尽管预后相对较好，但大多数幸存者至少还有一个后遗症。最重要的是感觉症状 / 体征，其次是头晕和吞咽困难 [181]。通常是最顽固、最令人不安的后遗症与最严重的初始症状相关。喙侧病变患者的主

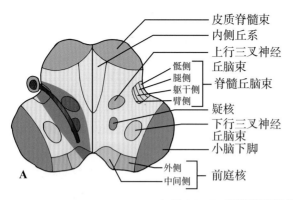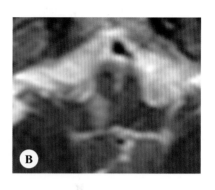

▲ 图 26-18　延髓腹侧型外侧髓质梗死

A. 显示了髓质中的重要结构并解释了延髓腹侧型外侧髓质梗死；B. MRI 显示右侧延髓腹侧型外侧髓质梗死。该患者患有严重的构音障碍、声音嘶哑和吞咽困难，需要鼻胃管喂养。他有轻度头晕、短暂步态共济失调和部分霍纳征。在左右三叉神经区域和左肢和躯干中检测到感觉缺陷

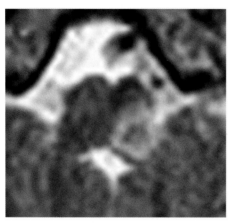

▲ 图 26-19　包括外侧髓质的背侧和腹侧部分的大梗死

其在双侧三叉神经区域和左侧肢体和躯干中产生感觉障碍

要后遗症往往是吞咽困难，而尾侧病变患者往往长期头晕。大约 1/4 的患者出现不舒服的疼痛性感觉异常（中枢性脑卒中后疼痛）[182]，被描述为麻木、灼热或寒冷[181]。症状通常发生在最初感觉缺陷最严重的身体部位。

患有严重和广泛的 VA 疾病的患者比没有 VA 疾病的患者更容易发生复发性脑梗死或冠心病[149]。颅后窝灌注不足可能预示预后不良[183]。在其他地区伴有梗死的患者中，预后受髓外病变的位置和范围的影响。在大面积 PICA 小脑梗死患者中，大量水肿和随之而来的脑疝可能会导致不良预后。然而，最近的一项研究表明，尽管伴有髓外病变的 LMI 患者的短期预后较差，但单纯 LMI 患者的长期残留症状，如头晕、吞咽困难和感觉症状更常见[180]。

这可能是因为在以前的患者中，PICA 闭塞是主

要的发病机制，LMI 病变通常局限于由 PICA 供应的延髓的一个小的背侧部分。相反，单纯 LMI 患者中与远端 VA 疾病相关的病变倾向于更大。

（三）内侧延髓梗死

内侧延髓梗死（medial medullary infarction，MMI）最初由 Spiller 在 1908 年描述[184]。Dejerine 后来提出了三种症状：对侧偏瘫（保留面部）、对侧深度感觉丧失和同侧舌下神经麻痹[185]。1937 年，Davison 首次报道了病理发现，他描述了 ASA 和邻近 ICVA 的血栓闭塞[186]。

随着 MRI 的出现，MMI 的死前诊断变得很容易，对 MMI 综合征的理解也大大提高。Kim 等[187]将他们自己的通过 MRI 诊断的 17 名患者与之前报道的 26 名患者进行了比较。他们发现，在前一组中，双侧病变、四肢轻瘫、舌轻瘫和呼吸困难更为罕见，预后也更好。最近的 MRI 研究显示，只有 0%～18% 的患者出现双侧病变[41, 187-190]，患者通常表现为相对良性的单侧感觉运动性脑卒中[187]。

1. 临床表现　MMI 的症状和体征总结于表 26-2。

（1）四肢无力：对侧偏瘫而无面部瘫痪是 MMI 最典型的症状[191]。四肢轻瘫发生率不到 10%[31, 41]。当虚弱严重时，肌肉张力最初可能会松弛，随着时间的推移，肌肉会痉挛。尽管极为罕见，但由于最下方的病变累及交叉锥体束，偏瘫可能发生在同侧[187]。运动功能障碍的程度是多种多样的，在一项研究中[41]，病情严重（医学研究委员会量表≤3）的 37% 患者中，2/3 的患者在发病后几天内逐渐恶化。

表 26-2 最大系列发表的神经系统症状和体征

症状和体征（n=86）	
运动功能障碍	78（91） 偏瘫 68 例，四肢瘫痪 8 例， 单瘫 2 例
面部麻痹	21（24）
感觉功能障碍	59（73） 感觉异常 55 目标受损 　感官知觉 　振动 48 　位置 41 　触摸 32 　针刺 17 　冷 22
肢体共济失调	36（42）
构音障碍	54（63）
吞咽困难	25（29）
同侧舌下神经麻痹	3（3）
对侧舌偏差	9（10）
眩晕 / 头晕	51（59）
恶心 / 呕吐	14（16）
眼球震颤	38（44）
复视	7（8）
头痛	9（10）

括号中的数字表示百分比（引自 Kim JS, Han Y. Medial medullary infarction: clinical, imaging, and outcome study in 86 consecutive patients. *Stroke*. 2009;40: 3221–3225.）

(2) 面瘫：尽管保留面部是 MMI 的特征之一，但 1/4～1/2 的患者会出现轻度和短暂的面部轻瘫[41, 158]，它可能是由尚未交叉的皮质延髓纤维的参与引起的，这些纤维在延髓上部水平指向对侧的脑神经核[169]。

(3) 构音障碍，吞咽困难：在四肢轻瘫患者中，构音障碍和吞咽困难是严重的，而单侧病变患者中不到 10% 需要鼻胃管。然而，一项使用视频荧光吞咽测试的研究表明，MMI 患者吞咽困难的频率并不低于 LMI 患者，并且与时间延迟相关，而不是舌咽偏移范围缩小[163]。MMI 中的吞咽困难可能是由于皮

质延髓束或邻近的模式发生器（调节疑核）受损，而不是直接累及该结构。

(4) 同侧舌下神经麻痹：同侧舌下神经麻痹是 Dejerine 症状三联征之一，被认为是一个重要的定位标志[185]。据报道，其患病率极不稳定，为 3%～82%[41, 157, 187-190]。最近基于 MRI 的研究发现，与早期研究相比，同侧舌下神经麻痹的患病率较低；一系列研究表明，只有 3% 的患者出现明确的同侧舌下麻痹，而伴有对侧舌偏的笨拙舌动更为常见[41]。基于 MRI 的研究强调，MMI 病变最常累及头端延髓，而位于下延髓的舌下神经核和神经束不受影响。

(5) 感觉障碍：感觉功能障碍是 MMI 的第二个最重要的症状 / 体征。与 LMI 患者不同，MMI 患者通常从一开始就抱怨有刺痛感。受累区域通常为耳朵或颈部下方的半身 / 四肢（图 26-14D）。然而，感觉症状可能会延伸到面部，这可能是由于次级三叉神经升支感觉束的额外参与。面部感觉症状通常是轻微、不完全和短暂的。有时，感觉异常仅限于身体某个部位，如小腿[192]。此外还报道了皮区分布感觉异常[193]。尽管双侧感觉障碍是特征性的，但偶尔会出现轻度和短暂的疼痛 / 温度知觉损害，这可能是由于调节脊髓丘脑感觉系统的脊髓丘脑系统的受累[41, 188, 189]。

(6) 共济失调：肢体不协调偶尔被注意到[42, 186]，通常归因于桥小脑纤维受累和（或）相关本体感觉功能障碍。步态不稳或身体侧步可能与前庭小脑束、下橄榄核或更外侧的脊髓小脑束受累有关[189]。

(7) 眩晕、眼球震颤和眼球运动障碍：这些症状 / 体征与延髓背侧密切相关，前庭核、内侧纵束（medial longitudinal fasciculus，MLF）和舌下前核（nucleus prepositus hypoglossi，NPH）位于延髓背侧[41, 194]。与 LMI 相比，眼球震颤主要发生在同侧，眼外侧搏动发生在对侧（对侧）[195]。眼外侧搏动可能与连接下橄榄核、小脑浦肯野细胞、小脑顶核和脑桥旁正中网状结构（paramedian pontine reticular formation，PPRF）形成的神经通路有关。交叉前（MMI）或交叉后（LMI）攀缘纤维的损伤解释了眼球搏动的相反方向[194, 195]。1/10～1/5 的患者出现了向上性眼球震颤[41, 194]，这可能是由来自两个前半规管的前庭眼反射（vestibular ocular reflex，VOR）通路参与所致[196]。单侧病变也可能通过损伤前半规管至

喙侧延髓 MLF 眼运动核的交叉纤维而产生积极的眼球震颤[41, 196]。

(8) 情绪障碍：以前的报道描述了患者表现为病理性哭笑、抑郁和精神病行为[197, 198]。最近的一项研究表明，MMI 患者的情绪性尿失禁与脑桥基底梗死患者一样常见[199]。

2. 临床表现相关性 大多数 MMI 病变累及延髓喙侧部分，仅限于延髓尾侧的病变很少见[41]。腹侧病变与运动功能障碍密切相关，中间病变与感觉症状密切相关，背侧病变与眩晕、共济失调和眼运动功能障碍相关（图 26-20）。符合腹背分布的症状相关性与脑桥基底部梗死相似。与脑桥梗死不同，面部大部分幸免于难，因为病变位于面神经核 / 神经束以下。感觉异常主要是丘系性的，因为丘系束和脊髓丘脑束在延髓中分离。在一个大系列中，病变类型包括腹侧 20%，腹侧 + 中部 33%，腹侧 + 中部 + 背部 41%[41]。

3. 双侧内侧延髓梗死 双侧 MMI 并不常见。在一项研究中，双侧病变发生率为 14%。由于一侧的病变偶尔较小且无症状，9% 的患者出现了四肢轻瘫[41]。在四肢轻瘫患者中，MRI 病变通常对称且呈心形（图 26-20 和图 26-21C）。患者有严重的延髓麻痹和感觉症状，类似脑桥闭锁综合征。除非同时累及背侧脑桥，否则凝视通常会被保留下来。眼球震颤是常见的，患者通常会有长时间头晕。

4. 脑卒中机制 尽管传统上强调 ASA 闭塞[184-186]，但最近的研究表明，MMI 更常见于 ICVA 或 ICVA-BA 连接动脉粥样硬化性血栓形成疾病引起，从而导致穿支闭塞[200]（图 26-15 至图 26-21）。在一个系列研究中，62% 的患者出现了相关的 ICVA 动脉粥样硬化疾病，而 28% 的患者出现了无 ICVA 疾病（小动脉疾病）的穿支闭塞[41]。VA 夹层可能导致 MMI，但不如 LMI 常见。与单一穿支疾病相关的梗死（图 26-21）相比，与 ICVA 动脉粥样硬化性血栓性疾病相关的梗死倾向于更深更广（偶尔导致双侧病变），可能与多个穿支闭塞或更广泛的延髓灌注不足有关。

ASA 闭塞虽然不常见，但可能导致尾侧 MMI 梗死。极少数情况下，滑石粉[201] 或纤维软骨材料[202] 对 ASA 分支的栓塞性闭塞或梅毒性动脉炎[203, 204] 可引起 MMI。来自病变心脏或近端 ECVA 或 ICVA 疾病的栓塞是单纯 MMI 的罕见原因。

双侧 MMI 可能是由于供应两部分延髓的一个 ASA 闭塞所致。然而，最近一项研究[41] 表明，双侧 MMI 通常位于远端 ICVA 或近端 BA 的嘴侧。似乎双侧 MMI 通常由 ICVA-BA 动脉粥样硬化血栓性疾病引起，该疾病可使双侧多个穿支闭塞（图 26-21）。

5. 预后 与 LMI 不同，吸入性肺炎在 MMI 中并不常见，但双侧病变除外。MMI 的预后优于 MRI 前时代的报道；在最近的 86 例患者中，只有 3 例在入

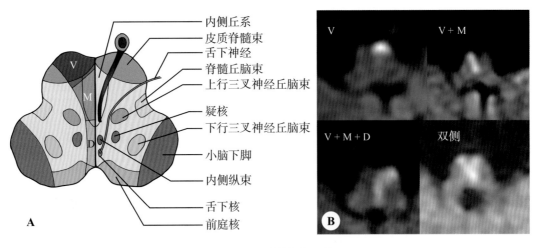

▲ 图 26-20 延髓结构及梗死

A. 显示延髓头端的结构及内侧髓质梗死，腹侧（V）、中间（M）和背侧（D）部分的地形图；B. 代表性患者的 MRI 表现（改编自 Kim JS, Han YS. Medial medullary infarction: clinical, imaging, and outcome study in 86 consecutive patients. *Stroke*. 2009;40:3211–3225.）

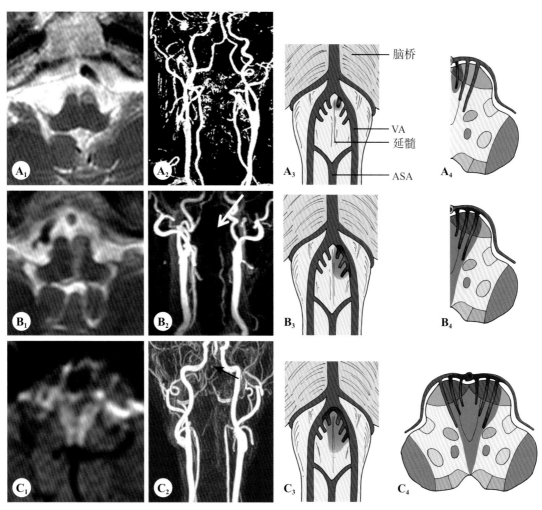

▲ 图 26–21　内侧髓质梗死患者的致病机制

右图显示小血管疾病（A$_3$ 和 A$_4$）和分支闭塞导致单侧（B$_3$ 和 B$_4$）和双侧（C$_3$ 和 C$_4$）梗死的假定脑卒中机制。A$_1$ 至 A$_4$. 小动脉疾病。T$_2$ 加权 MRI（A$_1$）显示仅涉及 "V" 部分（V 型）的梗死，其产生纯运动性脑卒中。患者的 MRA 显示正常的椎动脉（A$_2$）。B$_1$ 至 B$_4$. 与椎动脉疾病相关的分支闭塞引起单侧梗死。T$_2$ 加权 MRI 显示涉及 V、M 和 D（VMD 型）的梗死，其产生半身感觉运动功能障碍、头晕和水平眼球震颤（B$_1$）。MRA 显示远端椎动脉粥样硬化血栓形成闭塞（箭）（B$_2$）。C$_1$ 至 C$_4$. 与椎 – 基底动脉交界处动脉粥样硬化相关的分支闭塞导致双侧梗死。DW MRI 显示双侧梗死，产生严重的构音障碍、四肢瘫痪和乐观的眼球震颤（C$_1$）。MRA 显示椎 – 基底动脉交界处严重狭窄（箭）（C$_2$）。VA. 椎动脉；ASA. 脊髓前动脉（改编自 Kim JS, Han YS.Medial medullary infarction: clinical, imaging, and outcome study in 86 consecutive patients. *Stroke*.2009; 40: 3211–3225.）

院期间死亡[41]。由于存在严重的运动功能障碍，功能性 MMI 的预后通常比 LMI 差[181]。严重的初始运动功能障碍是不良功能结果的主要预测因素[41]。在慢性期，感觉功能障碍同样普遍且麻烦，包括与运动功能障碍 / 痉挛相关的关节疼痛和 CPSP。在一项研究中，由视觉模拟评分≥4 定义的 CPSP 的出现率为 36%[41]。CPSP 最常表现为麻木，其次是疼痛，与 LMI 患者不同，很少描述 "灼烧" 感觉[181]。据报道，大约 1/3 的患者出现头晕[41]。

（四）合并外侧延髓梗死和内侧延髓梗死

LMI 和 MMI 可能同时发生或随后发生。这种半髓综合征最早是在 1894 年由 Reinhold[205] 描述的，8 年后由 Babinski 和 Nageotte[206] 描述。半髓性梗死通常与后循环中的并发梗死有关，孤立发生的情况很少见。临床症状 / 体征基本上是 LMI 和 MMI 的结合。通常的病因是 ICVA 动脉粥样硬化或夹层，其延伸至阻断外侧和内侧延髓穿支。ICVA 解剖倾向于产生较低的梗死，偶尔会导致同侧偏瘫[207]。

四、脑桥梗死

脑桥梗死可单独发生，也可与其他后循环梗死合并发生。医院登记研究表明，孤立性脑桥梗死患者占缺血性脑卒中的 2.6%～3%，后循环梗死患者占 12%～15%[208-210]。一项来自亚洲的研究显示，发病率较高，表现为 7.6% 的脑梗死和 28% 的椎 - 基底动脉区域梗死[211]。

（一）临床表现

1. 运动功能障碍（包括构音障碍和共济失调） 脑桥基底部含有调节运动功能的纤维，包括下行皮质脊髓束、皮质小脑束和皮质延髓束（图 26-22）。因此，脑桥基底部梗死容易导致运动系统功能障碍。虽然四肢无力是最常见的症状，但临床特征取决于每个纤维束的受累程度。Fisher 和他的同事将单纯运动性脑卒中[200]、共济失调性偏瘫[65]、构音障碍性笨拙手综合征[63]描述为"腔隙性"综合征。然而，也观察到其他组合，如构音障碍 - 偏身共济失调或构音障碍 - 面部轻瘫[212]，但分类并不严格，因为共济失调性偏瘫患者可能随着肢体无力的发展演变为单纯运动性脑卒中，反之亦然。虽然不常见，但共济失调性偏瘫患者在病变[212-214]的同侧可能有额外的共济失调；这可能是由于交叉脑桥小脑皮质束的参与[214]。双侧共济失调患者经常感到两侧沉重或无力，并有明显的步态困难[212]。

严重的偏瘫通常与影响尾侧或中桥腹侧表面的较大病变有关，而类似大小的病变位于头侧桥时，往往会产生较轻的肢体无力，以及相对突出的构音障碍（产生笨拙的手构音障碍）；在这里，锥体束纤维稀疏排列，相对位于侧面，因此不会受到旁正中病变的广泛损害[212]。

2. 感觉障碍 选择性累及感觉束（内侧丘系和脊髓束）的小被盖脑桥梗死或出血可产生纯粹或主要的半身感觉缺损，而无其他神经功能障碍[215, 216]（图 26-22）。尽管脊髓丘系和脊髓丘系感觉同时受累，丘系感觉通常受到更严重的影响，可能是因为小梗死倾向于发生在内侧丘系所在的旁正中区。偶尔，患者会出现半身感觉异常，但客观上无法检测到感觉缺陷。

在脑桥内侧丘系中，来自手臂、躯干和腿部的感觉投射从内侧到外侧排列。因此，位于内侧的病变优先影响面部和手臂，导致口唇综合征，而位于外侧的病变则产生腿部主导的感觉症状[215]。由于双侧三叉神经丘脑纤维受累，位于最内侧的病变有时会产生双侧面部或口周感觉症状[215]。患者偶尔抱怨面部出现双侧"盐和胡椒"样感觉[167]，这可能预示着由于进行性 BA 闭塞而出现显著的神经症状。此外，还报道了手 - 口综合征[217]和口 - 足综合征[218]的感觉分布模式。尽管这些感觉表现类似于丘脑外侧病变，但脑桥单纯感觉性脑卒中患者比丘脑病变患者更常出现头晕 / 步态共济失调、主要的丘脑感觉受累和双侧口周受累[215]。

三叉神经感觉障碍常见于外侧脑桥的梗死患者，通常伴有 AICA 区域梗死的其他症状。没有其他神经缺陷的孤立性三叉神经感觉症状可能发生在影响外侧桥三叉神经束或核的小脑卒中患者中[219]。三叉神经感觉症状可能仅限于口内区域。这可以用所谓的功能解剖学解释，即三叉神经束 / 核的最喙侧部分代表口内区域的感觉纤维[220]。在小的脑桥梗死患者中报道了孤立的味觉受累[221]或与特发性三叉神经痛无法区分的面部疼痛[222]。

3. 眼运动功能障碍 与眼运动功能相关的结构，如外展核和三叉神经核束、PPRF 和 MLF 位于桥背侧被盖旁正中（图 26-22）。影响该区域的梗死会导致各种类型的眼运动功能障碍。

（1）第Ⅵ对脑神经麻痹：外展核位于旁正中、背侧、下脑桥。虽然罕见，但孤立性第Ⅵ对神经麻痹可由损伤外展神经束的小脑桥梗死引起[223-225]。由于外展神经核周围有面神经束，累及下桥的背侧损伤

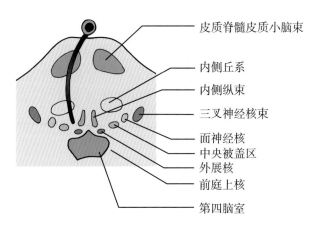

皮质脊髓皮质小脑束
内侧丘系
内侧纵束
三叉神经核束
面神经核
中央被盖区
外展核
前庭上核
第四脑室

▲ 图 26-22 脑桥和旁正中分支闭塞导致脑桥梗死的结构

通常会导致第Ⅵ对和第Ⅶ对脑神经麻痹，有时与对侧偏瘫有关（Millard-Gubler 综合征）（图 26–23）。

(2) 核间性眼肌麻痹：与第Ⅵ对脑神经麻痹相比，脑桥梗死患者中由于 MLF 受累而导致的核间性眼麻痹（internuclear ophthalmoplegia，INO）更为常见，这可能是因为 MLF 是位于旁正中区的一个垂直长结构（图 26–22），易受深部旁正中脑桥深层梗死的影响。在包括 30 名神经功能缺损最小的 INO 患者的最大系列研究中，作者发现他们占所有缺血性脑卒中患者的 0.47%[226]。如果邻近的内侧丘系或桥小脑纤维受累，则会增加感觉症状、共济失调和构音障碍。侧向扩展的病变可能会导致额外的面部轻瘫（七对半综合征）。

INO 的症状以所有共轭眼球运动的同侧眼球内收麻痹（或症状轻微时内收性眼跳减慢）和外展时对侧眼球的眼球震颤为特征。趋同往往得到保留，而不是削弱。在脑桥梗死中，INO 通常是单侧的，而双侧 INO 更常由脱髓鞘疾病引起[227]。尽管早期作者试图将后 INO（正常会聚）与前 INO（受损会聚）分开[227]，但定位上的差异尚未得到证实。会聚反射的存在或不存在可能只是反映症状的严重程度。

眼球震颤似乎反映了一种涉及快速相位的适应性机制[228]。对侧眼球偶尔在中性注视时是外倾的，这被称为"麻痹性脑桥外斜视"。外向性注视偏差归因于单侧病变对面备用 PPRF 的无对抗性紧张活动。虽然不太常见，但一些双侧 INO 患者表现为双侧外斜视，这种现象被称为"眼壁双侧核间眼肌麻

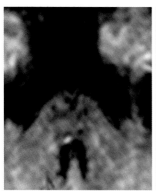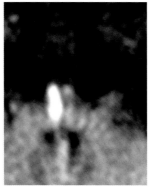

▲ 图 26–23 DW MRI 显示脑桥右下（或桥髓交界处）有梗死
患者表现为右侧第Ⅵ对和第Ⅶ对脑神经麻痹和左侧偏瘫（Millard-Gubler 综合征）

痹"（wall-eyed bilateral internuclear ophthalmoplegia，WEBINO）[229]。WEBINO 的机制尚不确定，因为双侧参与的 PPRF（PPRF 无过度活动）理论上不能产生双侧脑桥内斜视。WEBINO 可能是由中脑损害引起的，包括内侧直肌亚核[230] 和双侧 MLF。

INO 经常与反向 OTR（主观视觉垂直、眼球扭转或偏斜）相关，可能是因为重力感受性通路在前庭核和外展核之间的交叉后加入 MLF[231]。OTR 比 INO 改善更快，表明前庭张力失衡更容易通过中枢前庭适应机制得到补偿。

(3) 共轭水平凝视麻痹：影响共轭侧视的额叶视野中的纤维在脑桥外展神经核水平或附近交叉，并在邻近对侧外展神经核的被称为 PPRF 的局部灰质区终止[232]。PPRF 的受累导致缺乏对病变侧的自主侧视，包括快相眼震。在试图进行同侧扫视时，患者的眼睛保持在中线，或者当他们开始在病变的对侧位置时，缓慢地回到中线[233]。VOR 和同侧平滑追踪通常保持完整，因为相关路径不通过 PPRF。涉及外展核和 PPRF 的双侧病变导致所有水平眼动瘫痪。尽管垂直注视在更高的嘴侧水平上进行调节，但双侧水平注视麻痹的患者可能表现出缓慢的垂直注视扫视或上视受限。这可能与以下事实有关：调节扫视触发的全暂停神经元也通过向头端间质 MLF（rostral interstitial MLF，riMLF）发送信号参与垂直扫视[234]。垂直注视麻痹比水平注视麻痹改善更快[235]。

(4) 一个半综合征：Fisher[236] 引入了"一个半综合征"一词，"眼球运动麻痹，其中一只眼睛位于中央，不能完全水平移动，而另一只眼睛位于外展位置，不能内收超过中线"。涉及 PPRF 和 MLF 的单侧脑桥病变会导致同侧共轭注视麻痹，以及同侧眼睛内收麻痹[237]。产生一个半综合征的病变通常比产生 INO 的病变大，并且更常伴有其他神经系统缺陷。随着症状的改善，最初患有一个半综合征的患者偶尔会演变成 INO。

(5) 眼球浮动和其他相关症状：Fisher[238] 引入了"眼球浮动"这一术语，"眼球通过几毫米的弧线迅速向下倾斜，然后以一种摆动的动作回到最初的位置"。眼球浮动是一种不好的迹象，通常与广泛的双侧脑桥梗死或出血有关[238, 239]。四肢轻瘫和意识减退。眼球浮动通常是双侧对称的，但可以主要是单侧或不对称的[236, 240]。不对称摆动在共轭凝视或眼球

外展的不对称瘫痪患者中很常见。当摆动不对称时，当视线指向有限注视一侧时，通常是同侧的眼睛摆动[236, 238]。脑桥广泛病变患者，水平注视消失，但垂直注视保留；凝视的垂直向量可能会被强调，以便眼睛"摆动"下来[232, 234]。当患眼指向麻痹性侧视的方向时，单侧摆动进一步支持了这一假设。在双侧脑桥梗死患者中，上睑下垂也很常见[241]，通常归因于桥外侧被盖交感神经下行纤维受累。瞳孔变小（针尖样瞳孔）[236]，但如果用放大镜检查，瞳孔对光的反应通常会保留下来。

4. 不自主运动

(1) 腭肌阵挛：腭肌阵挛是软腭和咽腭弓的一种有节律的非自主抽搐运动，常累及膈肌和喉肌[242]。

腭肌阵挛在脑卒中急性期不出现，但在几个月后发展。偶尔，面部、眼球、舌头、下巴、声带或四肢（主要是手）也会出现有节奏的剧烈运动，它们可能与腭部运动不同步。腭部的运动速度在 40～200 次 / 分之间变化。这些运动可能涉及咽鼓管，并发出患者能听到的咔哒声。

定位的解剖病变涉及"Guillain-Mollaret 三角"，包括小脑齿状核、中脑红核、延髓下橄榄核及其相互连接[243]。这些患者最常见的病理损害是延髓下橄榄核肥大性变性。观察到神经元增大和弥漫性胶质增生。在脑桥梗死患者中，中央被盖束损伤和随后的脑桥下橄榄核肥大性变性被认为是与腭肌阵挛相关的机制（图 26-24）。腭肌阵挛在脑桥出血中比在梗死中更常见。

(2) 周期性的肢体运动和不宁腿综合征：周期性肢体运动或不宁腿是与睡眠障碍相关的非自愿运动。单侧脑桥基底梗死后可能会出现周期性肢体运动[244]和不宁腿样症状[245]。推测的机制是去抑制本体脊髓 / 节段脊髓反射，或由于涉及脑桥网状结构的损伤而累及多巴胺能纤维[244, 246]。

5. 其他脑神经功能障碍

当病变位于侧面时，第 V 对、第Ⅶ对和第Ⅷ对脑神经或神经束受累。这个问题将在 AICA 综合征中讨论。

6. 听觉症状

进入耳蜗核后，一些听觉纤维直接上升，而另一些则穿过斜方体到达对侧丘系。由于双侧复杂的听觉通路，脑桥梗死患者的听力损失非常罕见，除非第Ⅷ对神经核 / 束直接参与 AICA 区域梗死。

然而，涉及被盖区的广泛和破坏性病变可能会产生听觉症状。据报道，1 例双侧完全性耳聋患者伴有广泛的被盖出血[247]。更常见的是，耳鸣和幻听通

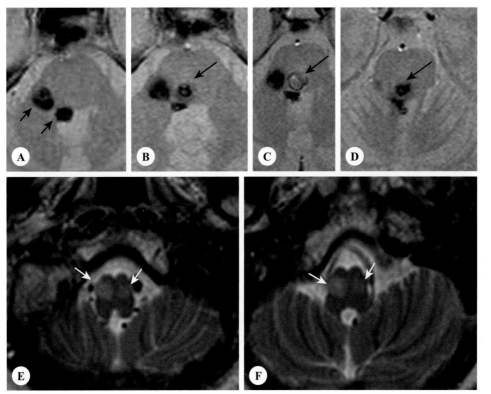

◀ 图 26-24　一名 56 岁的女性出现右侧面部麻木 3 个月后，她的左肢出现刺痛感。神经系统检查显示左脸和四肢感觉缺陷。MRI 显示右侧小脑中脚有两处陈旧性出血（短黑箭）和右侧脑桥被盖最近出血（长黑箭）。他们被认为是由于多发性海绵状血管瘤。4 个月后，她开始出现头晕和耳朵经常发出咔嗒声。神经系统检查显示新发展的右侧跳动，水平和旋转眼球震颤，以及腭肌阵挛。MRI 显示髓质中双侧橄榄核肥大（白箭）

常与一定程度的听力损伤有关，出现在脑桥脑卒中的患者中[248-250]。在外周输入不足的情况下，幻听被认为是一种中枢"释放现象"。随着听力损失的改善，幻觉通常会消失[250]。由于不清楚的原因，幻觉主要是音乐性的，即歌曲、鼓声等。在单侧脑桥被盖脑卒中患者中也观察到对侧听觉过敏[251]，可能归因于感觉神经损伤后类似于 CPSP 的超敏现象。

7. 意识障碍或昏迷 突发性 BA 闭塞导致双侧广泛脑桥梗死的患者常表现为意识减退甚至昏迷，可能与大脑脑干网状激活结构负责调节警觉受累有关。

8. 呼吸异常 呼吸异常也很常见，但其机制很难确定，部分原因是梗死的广泛性，部分原因是这些患者通常存在一般医疗问题（如误吸、发热和换气不足）。BA 闭塞患者偶尔会出现呼吸暂停、吸气相中断和严重不规则呼吸（共济失调性呼吸），预示着不祥的预后[252]。

9. 情绪障碍 脑桥梗死患者偶尔会出现强笑或强哭[211-213, 253]。双侧脑桥病变患者的症状更频繁、更严重。最近针对这一问题的研究发现[199, 254]，33%～50% 的脑桥基底部梗死患者出现过度或不适当的笑 / 哭。抑郁症少见，发生率仅为 16%[199]。有被盖病变患者很少出现情绪障碍。

脑桥基底部梗死患者的情绪障碍可归因于脑干中缝核投射到基底节或小脑的大量 5- 羟色胺能纤维的参与[199, 255, 256]。另一个密切相关的情绪症状，过度或不适当的愤怒，在脑桥基底梗死患者中同样常见[254]。也观察到躁狂[257] 和精神病行为[258, 259]，但明显不常见。

五、临床表现相关性

在 MRI 时代，单侧脑桥梗死比双侧脑桥梗死更常见，约占孤立性脑桥梗死的 90%[208, 209]。

（一）单侧梗死

在一项研究中，对 49 例单侧旁叶梗死患者进行了检查，其中 27 例患者有基底部梗死，15 例基底部梗死，7 例仅限于被盖区梗死[211]。

1. 单侧旁正中基底梗死 主要累及脑桥基底部的旁正中动脉梗死是最常见的类型，发生在 54%～58% 的孤立性脑桥梗死中[208, 210, 211]。运动功能障碍是主要症状（图 26-25A）。向背侧延伸至被盖的病变也会产

生感觉症状（图 26-25B）。根据一项评估 37 例主要累及脑桥基底部的急性单侧梗死患者的研究[212]，临床表现包括 17 例单纯运动性偏瘫，3 例感觉运动性脑卒中，4 例共济失调性偏瘫，6 例构音障碍性笨拙手综合征。1 名患者患有构音障碍性 - 偏瘫，2 名患者患有四方位偏瘫，4 名患者患有构音障碍性 - 面瘫。

多达 1/4 的脑桥基底梗死患者发生急性或亚急性神经系统进展，同时亚急性病变体积增加[32]。与上脑桥相比，下脑桥梗死更常与进行性恶化和较差的功能结果相关[211]。

2. 单侧旁正中被盖 单侧被盖梗死是第二常见的单纯脑桥梗死，发生率为 12%～31%[208, 209, 211]。单侧被盖梗死通常会产生半身感觉综合征[215]（图 26-25C$_1$），而更多位于背部的病变会产生眼部运动功能障碍。最常见的眼运动功能障碍是 INO[226]（图 26-25C$_2$），但也会出现一个半综合征和水平注视麻痹[211]。邻近结构（如面神经 / 神经束）的受累可能导致 INO 加外周型面瘫（图 26-25C$_3$）。相对较大的病变会导致半身感觉综合征和眼运动功能障碍（图 26-25C$_4$）。

3. 合并基底被盖梗死 旁正中桥基底部梗死可向背侧延伸，累及被盖部分（图 26-25B）。临床特征基本上是基础综合征和被盖综合征的结合。

4. 单侧环动脉区（腹外侧）梗死 腹外侧区梗死据报道发生在 17%～25% 的孤立性脑桥梗死患者中[208, 209]。但通常很难清楚区分腹外侧组和腹内侧组，一些研究没有将它们分开[210, 211]。后续 DWI 检查通常显示，小的横向梗死也会演变成涉及腹内侧区的较大梗死。因此，严格限制在腹外侧区的梗死可能不太常见。临床特征与旁正中动脉梗死相似。然而，偏瘫相对较轻，可能是因为位于旁正中区的锥体运动纤维受累程度较轻（图 26-25D）。因此，患者更常出现共济失调性偏瘫、构音障碍性笨拙手综合征或主要的单侧感觉症状。

5. 单侧背外侧梗死 背外侧区由下脑桥的 AICA 和上脑桥的 SCA 提供。

该区域的梗死伴随着小脑梗死，很少单独发生。通常可观察到三叉神经感觉运动功能障碍、第Ⅵ对脑神经麻痹、第Ⅶ对脑神经麻痹、听觉障碍和对侧感觉功能障碍。对侧偏瘫是罕见或轻微的。

6. 双侧梗死 双侧梗死通常与 BA 闭塞有关，并导致严重的神经症状。由于双侧病变几乎总是累

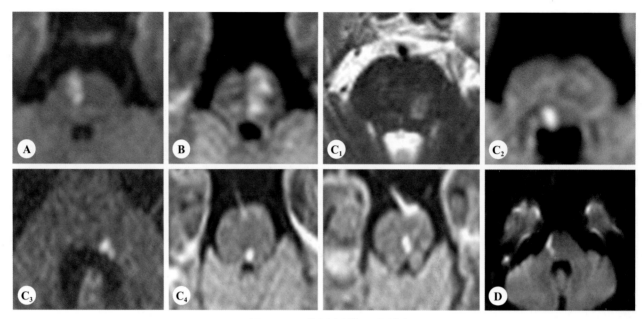

▲ 图 26-25　单侧脑桥梗死的模式

A. 旁正中基底梗死，由于皮质脊髓和皮质球束的侵犯，患者有纯粹的运动脑卒中（左侧偏瘫，面神经麻痹，构音障碍）；B. 合并基底 - 被盖梗死，由于涉及下行皮质脊髓束和上行内侧丘系，患者出现感觉运动性脑卒中右侧偏瘫，面神经麻痹和感觉缺陷；C. 旁正中被盖梗死；C_1. 局限于脑桥被盖的梗死产生右半身感觉缺陷（纯感觉脑卒中），可能是由于内侧丘系的选择性受累；C_2. 由于内侧纵束的选择性参与，涉及最背侧部分的梗死产生孤立的核间眼肌麻痹；C_3. 背侧定位和稍微侧向延伸的梗死产生左核内眼肌麻痹和外周型面神经麻痹，可能是由于内侧纵束和面神经束的膝部受累；C_4. 由于内侧纵束和内侧丘系的参与，背侧被盖梗死（左图）腹侧略微延伸（右图）产生核间眼肌麻痹和右半身感觉障碍；D. 周围动脉区域（腹外侧）梗死。该患者留下了与轻度和短暂性左偏瘫相关的半身感觉障碍

及腹侧，累及皮质脊髓束，所以四肢瘫痪是常见的 [56, 258, 260]。四肢轻瘫可从头开始，更常见的情况是，最初的运动功能障碍偏向一侧，然后进展 [261]。BA 闭塞的偏瘫患者常在非偏瘫侧表现出一些运动或反射异常，如笨拙、共济失调、反射亢进和足底伸肌反射。偶尔也会出现异常运动，如颤抖、抽搐、颤抖或相对空闲的一侧抽搐，这可能是由疼痛刺激引起的 [262]。除非迅速进行治疗（如再通），否则不对称运动障碍通常会发展为严重的四肢瘫痪。进展通常发生在 24h 内 [263]，但可能延迟几天（图 26-26）。

共济失调或不协调是另一个常见的发现，在没有严重轻瘫的肢体中观察到。共济失调总是双侧的，但经常是不对称的。由双侧延髓肌麻痹引起的构音障碍和吞咽困难也很常见，与双侧面部无力、舌头无力和下颌运动受限有关。有些患者完全无法说话、张嘴或伸出舌头。下颌、面部和咽部反射可能过度活跃，甚至阵挛。分泌物聚集在咽部，是吸入性肺炎的一个重要原因。躯体感觉异常也应该是常见的，

但它们通常被运动功能障碍所掩盖，无法在病情严重的患者中准确评估。偶尔，患者会抱怨感觉异常或 CPSP 不适。

由于双侧脑桥大面积梗死经常累及被盖区，眼运动功能障碍也很常见，包括 INO、水平注视麻痹、一个半综合征和第 Ⅵ 对神经麻痹。眼球摆动、上睑下垂和针尖样瞳孔强烈提示广泛的双侧被盖病变。耳鸣、听力丧失和幻听等症状与中央听神经或第 Ⅷ 对脑神经 / 束受累有关。有些可能发展为迟发性腭肌阵挛。

意识改变是 BA 突然闭塞患者的一个重要标志，与双侧内侧被盖脑桥缺血有关。通常，即使其他神经系统缺陷持续存在，意识水平也会随着时间的推移而提高。患者可能会出现由最小的社会情绪刺激引发病理性哭笑。当所有的自主运动都消失时，这种缺陷被称为"闭锁"综合征。垂直的眼球运动通常不受影响，用于简单的交流。

7. 脑卒中机制　累及腹侧桥的单侧梗死由大动脉疾病或穿支动脉疾病引起。主要使用 MRA 的研究显

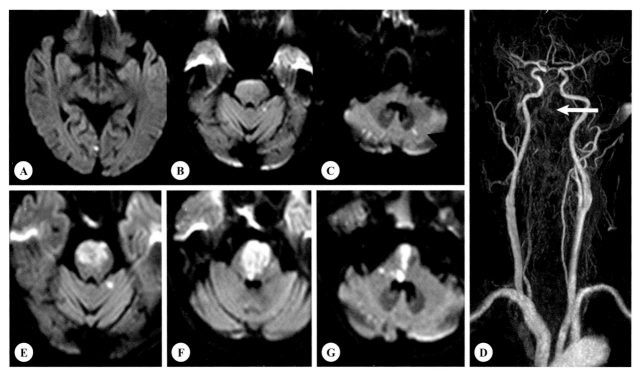

▲ 图 26-26　一名患有高血压和吸烟史的 73 岁男性患有头晕反复发作，10d 后出现左侧偏瘫，进展为四肢瘫痪

A 至 C. 初始 DW MRI 显示微小的散在梗死，累及右枕区和小脑。在脑桥中未发现明确的病变。D. MRA 显示远端椎动脉和基底动脉的血栓形成闭塞（箭）。尝试进行动脉内溶栓但未能使血管再通（未显示）。E 至 G. 随访 DW MRI 显示双侧脑桥梗死。MRA 显示基底动脉持续闭塞（未显示）。患者保持锁定状态（引自 LR,Amarenco P,Kim JS.Posterior circulation disorders.In: Kim JS, Caplan LR, Wong KSL,eds. *Intracranial Atherosclerosis*. Oxford: Wiley-Blackwell; 2008:83–99, with permission. ）

示，BA 动脉粥样硬化性狭窄与 23% 的脑桥梗死[208]和 39%～50% 的脑桥基底部梗死相关[32, 209, 211]。因此，与 BA 狭窄相关的分支闭塞是脑桥基底梗死的重要脑卒中机制（图 26-7A，图 26-25A 和 B）；即使在未经 MRA 确认的 BA 狭窄患者中，如果使用 HR-MRI，偶尔也会看到阻塞穿支孔口的小斑块[47]。局限于被盖区的脑桥梗死主要由穿支动脉疾病（脂透明质沉着症）引起（图 26-25C 和图 26-7C），与 BA 疾病无关[208, 211, 215]。尽管不常见，但最位于背部的梗死可能与显著的双侧 ICVA 或狭窄闭塞性疾病有关。通过侧支循环（如后交通动脉）恢复 BA 流量可以解释大多数脑桥的保留[226]。

在双侧脑桥梗死患者中，通常会出现明显的狭窄闭塞性疾病[258]。通常伴有双侧 ICVA 闭塞（图 26-26）。病理学上，绝大多数是动脉粥样硬化血栓形成，并且与延髓梗死相比，夹层并不常见。偶尔，双侧脑桥梗死患者会因双侧 BA 分支的闭塞而出现继发性梗死。在这些患者中，轻偏瘫数天、数周或数

月后，另一个事件会导致身体另一侧的轻瘫。栓塞是孤立性脑桥梗死的不常见原因。

8. 预后　除非伴有其他区域的梗死，否则单侧脑桥梗死的预后相对良好。大多数患者在急性期存活下来。其功能缺陷取决于残余神经系统的严重程度。最初患有严重偏瘫、进行性恶化、双侧共济失调和脑桥下部病变的患者，其功能结果相对不利[208, 211, 212]。被盖病变患者的预后更好。然而，严重感觉缺陷的患者可能由于感觉缺陷而难以进行精细运动。更成问题的是 CPSP 的发展，一旦发展起来，CPSP 通常会持续存在。当患者将 INO 作为一种孤立症状时，INO 大多会改善[226]。然而在与其他主要神经后遗症相关的更广泛的眼功能障碍患者中，残余的眼运动功能障碍经常仍然存在，患者患有长期的复视和眩晕。以四肢轻瘫为表现的双侧脑桥梗死预后不佳。除非在早期得到及时和适当的治疗，大多数患者都会因四肢瘫痪而死亡或卧床。他们可能有持续的感觉障碍、复视、头晕或腭肌阵挛。

六、中脑梗死

中脑主要由来自 PCA、上 BA、SCA 和脉络膜前动脉的分支供应（图 26-27）。在后循环中发生的栓塞性脑卒中患者中，它通常会受到影响，通常会同时累及丘脑、小脑和枕叶等其他结构[264]。根据新英格兰医学中心的注册资料，中脑梗死伴发邻近结构缺血的可能性是单独发生的 10 倍[265]。孤立性中脑梗死占已确诊缺血性脑卒中的 0.2%～2.3%[40, 266, 267]。一项研究表明，单纯中脑梗死仅占后循环缺血性脑卒中的 0.7%，另一项研究[265]报道称，单纯中脑梗死占后循环梗死的 8%[266]。

（一）临床特点

第Ⅲ对脑神经麻痹被认为是中脑脑卒中最重要的临床特征。然而，随着 MRI 的出现，非局限性"腔隙性"综合征实际上相当常见。在使用 MRI 的最大系列研究中[40]，临床表现包括步态共济失调（68%）、构音障碍（55%）、肢体共济失调（50%）、感觉症状（43%）、第Ⅲ对脑神经麻痹（35%）、肢体无力≤Ⅳ/Ⅴ（23%）和 INO（13%）。

1. 眼球运动障碍 中脑梗死患者的眼运动功能障碍包括第Ⅲ对脑神经麻痹、INO、垂直注视障碍、偏斜和罕见的第Ⅲ对脑神经麻痹。由于第Ⅲ对脑神经核团、束和 MLF 均位于副正中区，副正中病变往往

会产生眼部运动障碍。病变常累及相邻的锥体束或小脑束，导致对侧偏瘫（Weber 综合征）或偏身共济失调（Claude 综合征）。小面积梗死可导致孤立性眼运动功能障碍[225]。

(1) 第Ⅲ对（动眼）脑神经麻痹：第Ⅲ对脑神经麻痹发生在 33%～50% 的纯中脑梗死患者中[40, 266, 268]，是由第Ⅲ对脑神经束或神经核受累所致。影响第Ⅲ对脑神经核的病变通常会导致双侧上睑下垂和上凝视缺陷；这是因为在第Ⅲ对脑核群内，同时供应提上睑肌和来自对侧上直肌亚核的交叉纤维的尾侧亚核受累[269]。第Ⅲ对脑神经麻痹通常是不完全的，某些眼部肌肉可能会选择性受累。例如，据报道，分区性动眼神经麻痹是由累及神经束的中脑损伤引起的，这表明脑干内神经束部分的上（上睑提肌、上直肌）和下（下直肌、内直肌和下斜肌）的功能分离[270]。第Ⅲ对脑核内有微小病变的患者，甚至可能出现单一眼外肌无力，如下直肌[225]或内直肌[271]。据报道，由于相关分支选择性受累，一个非常小的梗死导致孤立性下直肌麻痹[272]。

(2) 核间性眼肌麻痹：产生 INO 的病变位于副正中、背侧中脑下部，累及 MLF。脑桥梗死的主题包括对 INO 的详细描述。患者在旋转平面中经常出现头和眼姿势的异常控制[273]。

(3) 垂直凝视干扰：累及中脑部分会导致垂直凝视轻瘫。

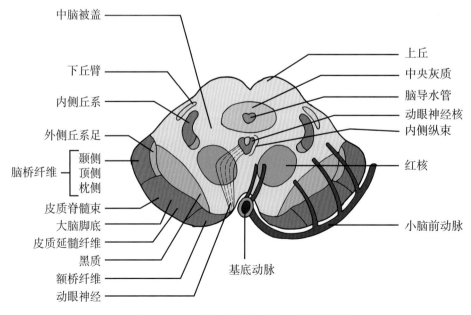

▲ 图 26-27 中脑和主要血管供应的重要结构

左侧标注（从上到下）：
中脑被盖
下丘臂
内侧丘系
外侧丘系足
脑桥纤维 { 颞侧 / 顶侧 / 枕侧 }
皮质脊髓束
大脑脚底
皮质延髓纤维
黑质
额桥纤维
动眼神经

右侧标注（从上到下）：
上丘
中央灰质
脑导水管
动眼神经核
内侧纵束
红核
小脑前动脉

底部标注：基底动脉

(4) 第Ⅳ对神经麻痹：滑车核位于动眼神经核复合体尾部的中脑下部。与在旁正中区活动的第Ⅲ对脑神经束不同，第Ⅳ对脑神经束在导水管周围向背侧延伸，与前髓帆交叉，在下丘尾侧的前髓帆交叉。由于下中脑背外侧部分主要由 SCA 供应，第Ⅳ对脑神经麻痹几乎总是伴随着 SCA 梗死；第Ⅳ对脑神经麻痹在单纯中脑脑卒中中极为罕见[225, 274]。由于病灶在交叉前主要损伤滑车核或滑车束，因此，上斜肌麻痹通常发生在中脑脑卒中的对侧眼。

2. 偏瘫和其他运动功能障碍 虽然超过一半的患者存在肢体无力，但当大脑脚锥体束严重且密集受累时，只有约 1/4 的患者存在严重的偏瘫[40]。严重偏瘫的罕见发生可能至少部分是由于大脑脚与脑干下部相比排列稀疏的锥体纤维[212]。构音障碍总是存在，在没有严重偏瘫的患者中可能观察到偏侧共济失调。

3. 感觉症状 / 体征 与感觉束位于旁正中区的脑桥不同，感觉束位于中脑的背外侧部分，其中内侧丘系纤维位于内侧腹侧，脊髓丘系束位于所谓的感觉丘系内的背外侧（图 26-27）。在一项研究中，43% 的纯中脑梗死患者出现感觉障碍[40]。然而，由于梗死优先累及旁正中区，感觉束更常被保留或部分累及；症状通常很轻微，通常仅限于某些身体部位。口－手分布相对较常见[40]，可能是因为面部和手指代表区位于感觉道的内侧，易受旁正中梗死的影响。中脑单纯半身感觉综合征是罕见的，由影响背外侧区的小梗死或出血引起[40, 215]。感觉症状可能仅限于三叉神经区域，偶尔伴有第Ⅲ对或第Ⅳ对脑神经麻痹[275]。

4. 共济失调 共济失调是中脑梗死中最常见的症状 / 体征之一[40]，可能与中脑中与小脑连接的大量神经元纤维有关：大脑脚的降皮质桥小脑纤维和红核附近旁正中区的小脑红丘脑上行束（图 26-27）。

在脑梗中，小脑下行纤维很少单独受累，同时受累锥体束或皮质延髓束可导致共济失调性偏瘫或构音障碍伴共济失调等综合征。影响红核或红核附近小脑丘脑升束的旁正中病变可能会产生共济失调，而不会出现其他明显的运动功能障碍。由于旁正中神经病变通常也累及动眼神经核或束，同侧第Ⅲ对脑神经麻痹常合并对侧共济失调（Claude综合征）。

单侧中脑下部病变的患者可能有双侧共济失调，通常对侧更严重[40, 266]。这归因于位于副正中区的病变在中脑下部（图 26-28）交叉传出齿状红纤维的双侧受累。由单一病变引起的双侧共济失调是中脑下部旁正中梗死的一个局灶征象。这类患者的预后不佳，他们有明显的构音障碍和长期的步态不稳。

5. 不自主运动

(1) Holmes 震颤：中脑脑卒中患者偶尔会出现震颤，称为"红核颤抖"或"Holmes 震颤"的特点如下[276]。

- 意向性震颤和静息性震颤，但有些震颤也可能表现为姿势性震颤。震颤可能不像其他震颤那样有规律，偶尔也会出现抖动的成分。
- 震颤频率较低，大多低于 4.5Hz。
- 在病变开始和震颤出现之间有一个可变的延迟（主要是 2 周～2 年）。发展之后，振幅可能会逐渐增加。
- 震颤主要是单侧的，主要影响手和近端手臂。

主要病变通常位于红核的上部和外部，影响红丘脑通路。影响丘脑、脑桥中央被盖束或小脑深核或其流出道的病变可能会导致类似的运动障碍。

最近的多巴胺能 PET 成像研究显示，这些患者的纹状体多巴胺能功能障碍可能是由黑质纹状体系统受累所致。据报道，一名既往有小脑病变的患者[277, 278]在帕金森病发作后出现 Holmes 震颤[279]，另

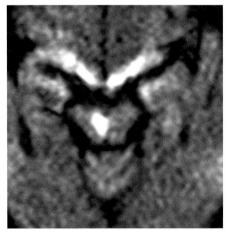

▲ 图 26-28 一名 80 岁的高血压女性突然出现构音障碍和步态困难

神经系统检查显示左侧严重的小脑型构音障碍和双侧肢体和步态共济失调加重。DWI 内侧纵束显示右下中脑旁正中梗死，可能涉及双侧的上行小脑－丘脑束

一名既往有帕金森病的患者在小脑梗死发作后出现 Holmes 震颤[280]。这些证据表明，可能需要小脑丘脑和黑质纹状体系统的联合损伤才能产生 Holmes 震颤。伴有对侧共济失调和震颤的第三神经麻痹称为 Benedict 综合征。

(2) 帕金森病：中脑脑卒中可能会因涉及脑实质而导致偏侧帕金森病[281-283]。患病率很低，可能是因为帕金森综合征被其他主要的症状（如偏瘫或共济失调）所掩盖。然而，如果仔细测试，可以观察到微小的症状，如小写症[284] 或运动过弱性构音障碍和言语重复[285]。这些患者的多巴胺能系统功能障碍通过 PET 成像记录。

(3) 肌张力障碍：单侧肌张力障碍可在广泛的桥中脑被盖病变患者中观察到[286]，通常与感觉运动功能障碍和其他不自主运动有关，如红斑震颤或过度抽搐。

(4) 扑翼样震颤：旁正中脑梗死可能会在对侧肢体产生扑翼样震颤[287]，可能与参与调节肢体姿势 / 肌紧张控制的红核脊髓束或小脑红核束有关。

6. 神经精神和情绪障碍 据报道，中脑梗死患者出现情绪失禁[199]、躁动和冲动行为等症状[288]。这些特征可能与 5- 羟色胺能或边缘多巴胺能系统受累有关。

（二）临床表现相关性

根据 MRI 表现，病变可分为以下几组（图 26-29）。

1. 前内侧（或旁正中）病变 这是最常见的模式，50%～60% 的纯中脑梗死属于这一组[40, 268]（图 26-29A，图 26-30A_1 和 A_2）。病变通常涉及第Ⅲ对脑神经束或神经核（位于中脑上部）、MLF（位于中脑下部）、红核和大脑脚内侧。临床特征为眼球运动障碍（第Ⅲ对脑神经麻痹或 INO）、对侧轻度偏瘫和共济失调。当旁正中病变位于中脑下部时，共济失调可能是双侧的（图 26-28）。感觉缺陷通常是轻微的，通常出现在受限的身体部位，如口周或口周 - 手区域。

2. 前外侧病变 大约 1/4 的患者属于这一组[40, 268]（图 26-29B 和图 26-30B）。由于主要累及大脑脚，患者的主要症状是偏瘫。尽管严重的运动功能障碍并不常见，但一些患者可能会逐渐加重偏瘫。在没有严重偏瘫的患者中，可能会出现共济失调性偏瘫、构音障碍 - 笨拙手综合征、纯构音障碍或构音障碍 -

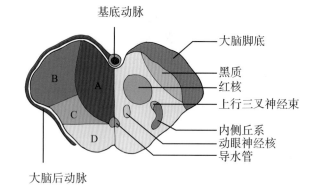

▲ 图 26-29 中脑的重要结构，供应血管和四个形态分布亚组

A. 前内侧；B. 前外侧；C. 侧面；D. 后部（改编自 Kim JS, Kim J. Pure midbrain infarction: clinical, radiologic, and pathophysiologic findings. *Neurology*. 2005;64;1227–1232.）

共济失调。如果相邻的感觉束受累，可能会增加感觉缺陷。不存在眼球运动障碍。

3. 合并病变 一些患者的前内侧和前外侧区域都有病变。临床特征是三者的结合：眼球运动障碍、共济失调和各种运动综合征。

4. 外侧病变 虽然非常罕见，但病变可能局限于中脑外侧部（图 26-29C 和图 26-30C）。其临床特征为侧位感觉丘系受累引起的偏身感觉缺损。其临床特征与丘脑单纯感觉性脑卒中无法区分（见第 25 章）。

5. 背外侧病变 该区域由 SCA 提供（图 26-29D），发生的梗死几乎总是伴随着小脑受累。可能存在第Ⅳ对脑神经麻痹、INO、共济失调和部分感觉障碍。

6. 双侧病变 双侧中脑梗死几乎总是伴随着后循环其他部位的广泛梗死。单纯双侧中脑梗死非常罕见[40, 268]（图 26-30D）。患者出现意识改变、四肢瘫痪、严重构音障碍、吞咽困难，最终出现闭锁状态。患者可能有双侧动眼神经麻痹[268]，但如果背部区域得以保留，眼球运动可能保持完整[289, 290]。

（三）脑卒中机制

大约 2/3 的纯中脑梗死是由大动脉粥样硬化疾病引起的。前内侧、前外侧和复合型病变通常由与 PCA 或喙侧动脉粥样斑块血栓形成相关的分支闭塞引起[40]（图 26-30A_2、B 和 D）。小穿支动脉疾病解释了约 1/4 深部病变患者的脑卒中（图 26-30A_1）。心脏栓塞在孤立性中脑梗死患者中很少见[40, 268]。侧位的脑卒中机制尚不确定，但有报道称，动脉间栓

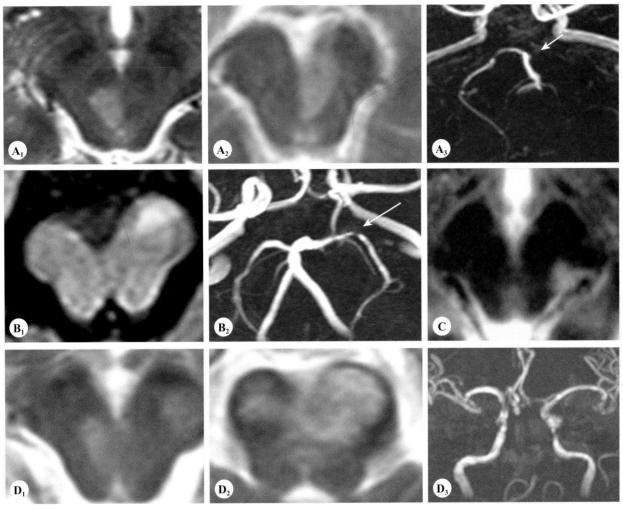

▲ 图 26-30 中脑梗死

患者 A_1 和 A_2 代表前内侧组。两者均患有动眼障碍和轻度对侧共济失调。患者 A_1 有一个小的深部梗死。患者 A_2 的病变相似，但延伸至内侧表面。患者 A_1 的 MRA 结果正常（未显示），但 A_2 的 MRA（A_3）显示左大脑后动脉闭塞（箭）。患者 B 代表前外侧组。该患者患有构音障碍 – 笨拙的手综合征，没有动眼障碍，MRA（B_2）显示左大脑后动脉 P_2 部分狭窄（箭）。患者 C 代表侧方组，患者表现为纯粹的感觉性脑卒中。患者 D_1 和 D_2 代表双边组。患者有四肢瘫痪和双侧动眼神经麻痹。MRA（D_3）显示基底动脉闭塞（改编自 Kim JS, Kim J. Pure midbrain infarction: clinical, radiologic, and pathophysiologic findings. *Neurology*. 2005;64;1227–1232. ）

塞来自狭窄的 $BA^{[40]}$。背外侧梗死几乎总是由 SCA 闭塞引起的。

（四）预后

单纯中脑梗死患者的病变多为单侧，预后相对较好。最初严重的运动功能障碍可能预示着更糟糕的预后。然而，在一项研究中，40 名患者中有 36 名在随访 2 年后功能独立[40]。双侧共济失调患者的功能结果（图 26-28）是不利的，因为他们通常有持续的步态困难和构音障碍。与延髓或脑桥梗死患者一样，潜在的血管疾病（BA 或 PCA）可能会影响这些

患者的未来预后。双侧梗死的患者预后较差，他们经常由于长期卧床死于吸入性肺炎。

七、小脑梗死

小脑梗死占脑梗死的 $1\%\sim4\%^{[291-295]}$。然而，由于小脑梗死可能产生类似前庭病的症状，其患病率可能被低估。小脑梗死通常遵循血管地形图，即 SCA、PICA 和 AICA 区域，或它们的组合。在使用 CT 或 MRI 的研究中[291, 292, 296]，PICA 区域梗死比 SCA 梗死略为常见。AICA 区域梗死明显不常见。

（一）临床表现

小脑梗死的临床表现（表 26-3）取决于病变的位置和范围。除典型的小脑综合征外，脑部其他部位（如脑干）病变的患者还会出现其他症状/体征，如四肢无力、感觉障碍和脑神经麻痹。

1. 典型小脑综合征　在单纯或主要发生小脑梗死的患者中，最常见的症状是头晕。眩晕不太常见[292, 297]。因为头晕和眩晕可能发生在前庭病等其他常见疾病中，所以鉴别诊断很重要。恶心/呕吐通常伴有头晕/眩晕，超过一半的患者会出现恶心/呕吐。大约一半的患者出现[292]眼球震颤，通常是水平的，偶尔是垂直的。

在 30%～50% 的病例中，头痛发生在同侧颈枕区[291, 292, 297]，可能与颅内疼痛敏感结构（包括脑血管）的急性扩张或拉伸有关。头痛的严重程度增加是水肿扩大或出血转化的迹象。颈项区出现严重头痛可能提示 VA 夹层。肢体不协调是一个重要的症状，发生在 60%～70% 的患者中[291, 292, 297]。患者可能将不协调描述为肢体无力或笨拙，需要进行适当的检查以确定问题的性质。构音障碍很常见，主要是由上部蚓旁区受累所致。

小脑梗死最严重的问题之一是进行性水肿和病变扩大，以及随后的脑疝（假性肿瘤表现）。第 1 天左右后，患者出现越来越严重的头痛、呕吐和意识减退，他们变得昏昏欲睡，然后昏迷。出现双侧巴宾斯基征和脑干眼运动异常，如共轭注视轻瘫或双侧第Ⅵ对脑神经麻痹。眼球跳动的发展是一种提示

表 26-3　脑桥梗死的临床表现

	Macdonell 等	Kase 等	Tohgi 等
国家	澳大利亚	美国	日本
发表年份	1987	1993	1993
诊断	基于 CT	基于 CT/MRI	基于 CT/MRI
患者数量	30	66	293
症状			
头晕/眩晕	80	50（眩晕）	70
恶心/呕吐	63	52	56
步态困难（或躯干共济失调）	77	71	40
头痛	40	53	32
构音障碍	60		20
体征			
肢体共济失调	70	61	59
躯干共济失调	67	62	45
眼球震颤	53	64	38
意识下降	36		34
眼球运动障碍	27		
半（单）轻瘫	7		20
面神经麻痹	13		8

脑干功能障碍的迹象。如果患者没有得到充分治疗，就会出现昏迷、呼吸和心脏骤停。如果手术减压足够早，通常会改善病情（图 26-31）。

2. 认知功能障碍　小脑有助于调节认知功能。就认知功能而言，小脑的某些部分在解剖学上与大脑皮质有关，如前额叶皮质、后顶叶皮质、上颞叶皮质、扣带回和后海马旁区[298]。功能性 MRI 研究还表明，认知任务的执行会激活小脑后叶的某些部分[299]。

小脑梗死可能会产生各种认知 - 情绪障碍，即所谓的小脑认知 - 情绪综合征[300]。研究发现，其包括执行功能受损（计划、环境转换、抽象推理、语言流利性、工作记忆），通常伴有持续言语、分心或注意力不集中；视觉空间紊乱，视觉空间记忆受损；性格变化，情感迟钝或不受抑制，行为不当；语言产生的困难。这些症状在双侧大面积梗死患者中更明显。后叶（与前叶相反）病变在这些症状的发生中似乎更为重要。

3. 情绪障碍　在人类，小脑蚓部周围的区域似乎参与了恐惧记忆痕迹的形成[301]。一位作者（JSK）观察了小脑梗死后出现恐惧症发作的患者。然而，在临床实践中，情绪性尿失禁（过度或不适当的笑 / 哭）更为常见。小脑在根据刺激的认知或情感环境调节笑和哭的执行方面发挥着作用[302]。一项研究报道称，大约 1/5 的小脑梗死患者出现情绪失控[199]。抑郁症并不常见，这表明小脑也在人类情绪行为的表达方面发挥作用。

（二）临床情况相关

1. 小脑后下动脉梗死　PICA 区域梗死比 SCA 区域梗死更常见[291, 292, 296]。根据 Kumral 等[303] 的研究，PICA 梗死占所有缺血性脑卒中的 2%。然而，PICA 梗死可能未得到充分诊断，因为它们偶尔表现为类似外周前庭病的孤立性眩晕[304]。

在 PICA 梗死患者中，10%[303]～33%[291] 的患者同时出现 LMI 症状。这些综合征可以是完全的，也可以是部分的。在这些患者中，MRI 通常显示伴有延髓受累（图 26-12）。然而，只有在重复进行 MRI 扫描后，才能看到或检测到髓样病变。在部分 LMI 综合征患者中，同侧三叉神经感觉丧失比其他成分更常见，或者可能是预示更广泛 LMI 症状的早期迹象，可能是因为三叉神经降束位于主要由 PICA 供

应的延髓背侧区域（图 26-14）。LMI 的共同发生通常是由近端 PICA 闭塞时延髓穿支受累所致。然而，ICVA 动脉粥样硬化血栓形成也可能同时阻塞 PICA 和延髓穿支。虽然不太常见，但 MMI 可能与 PICA 小脑梗死同时发生[303]，支持后一种观点。

PICA 区域梗死的表现包括眩晕、头痛、步态共济失调、肢体共济失调和眼球震颤[291]。头痛通常是单侧发生在颈部、枕部或两个区域。在 Kase 等[291] 的研究中，眼球震颤是常见的（75%），要么是水平的（47% 的患者为同侧，5% 的患者为对侧，11% 的患者为双侧），要么是垂直的（11% 的患者）。PICA 区域梗死的另一个引人注目的发现是轴向偏侧，这一现象表明重心表现为横向位移[294]。患者试图站立或行走通常与跌倒一侧或两侧有关。

PICA 区域梗死可影响整个区域，但部分（内侧或外侧）区域受累更为常见，发生在 2/3[305]～3/4[291] 的 PICA 小脑梗死中。在一个系列研究中发现[303]，内侧 PICA 梗死（n=23）多于外侧 PICA 梗死（n=9）或整个 PICA 梗死（n=9）。内侧 PICA 梗死（图 26-11 和图 26-12）表现为孤立性眩晕，伴有或不伴有轴性侧步和辨距不良。LMI 症状可能同时存在[296, 306]。PICA 区域梗死引起的孤立性急性眩晕类似于迷路炎[307-309]，某些头位的眩晕可能会加重（或缓解），患者可能会描述出反复出现的眩晕症状。这些患者通常有小脑内侧和尾部梗死，累及小脑蚓部的悬雍垂结节复合体。这个区域对应于小脑的前庭部分，专门由内侧 PICA 供应。在一系列描述局限于结节的小梗死的病例中[310]，患者均表现为孤立性眩晕、单侧同侧眼球震颤，向相反方向跌倒。然而，头脉冲动试验和双温冷热试验是正常的，这可能将这种情况与周围前庭疾病区分开来。

在外侧 PICA 区小脑梗死患者中，最常见的起病症状是急性不稳定、步态共济失调和单侧肢体共济失调（图 26-32）。与内侧 PICA 梗死相比，外侧 PICA 区域梗死很少产生急性旋转性眩晕和侧步[311]，并且与 LMI 的相关性较低。与 SCA 区域梗死不同，这些患者没有构音障碍或构音障碍较轻。全 PICA 区梗死的临床表现为内、外侧 PICA 梗死合并。虽然局限于一个分支区域的梗死几乎从未出现水肿，但在整个 PICA 区域梗死的患者中偶尔会出现进行性脑疝（图 26-31）。

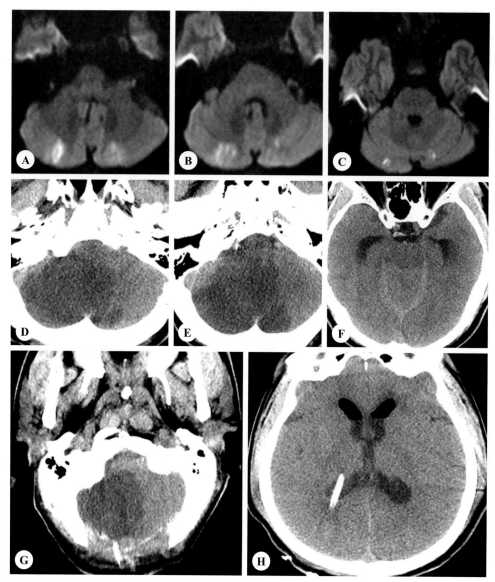

▲ 图 26-31　一名 51 岁的高血压男子突然出现眩晕和步态共济失调

入院时，DW 内侧纵束（MRI）显示小脑后下动脉区域（A 至 C）有小梗死。第 2 天，他抱怨严重的全身性头痛和构音障碍，其次是昏迷的意识状态。CT 显示右侧有大的 PICA 梗死。左侧内侧 PCA 区域也参与其中。中脑周围间隙消失，导水管受压导致脑积水（B 至 F）。进行去骨板减压术和脑室切开术（G 和 H）。尽管他有持续的步态和肢体共济失调，患者变得清醒并存活

　　偶尔，双侧出现 PICA 区小脑梗死（图 26-31）。已经提出了几个假说来解释病因 [312-314]：①向两个内侧 PICA 的单侧供应；②两种 PICA 均由闭塞的 BA 引起；③压力效应是由大面积 PICA 梗死引起的；④血流动力学机制为大部分外周支血流灌注不足；⑤双重、同时的栓塞性脑卒中。其中，第一种似乎是最常见的机制 [315]。对侧 PICA 梗死通常很小，局限于 PICA 内侧区。临床表现、眩晕和步态失衡与单侧 PICA 梗死患者相似。预后并不比单侧 PICA 梗死差。

（三）脑卒中机制

　　ICVA 或 PICA 本身闭塞可导致 PICA 局部梗死。闭塞的病因要么是心源性栓塞，要么是动脉粥样硬化性疾病。根据之前的研究，虽然 SCA 闭塞最常见的是心源性栓塞，但 PICA 闭塞在原位动脉粥样硬化血栓形成和心源性栓塞之间是平等的 [316, 317]。其他不太常见的原因包括夹层（VA 或 PICA 本身）（图 26-11 和图 26-12）、PFO 血栓栓塞或主动脉弓。

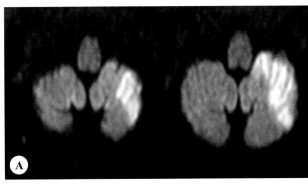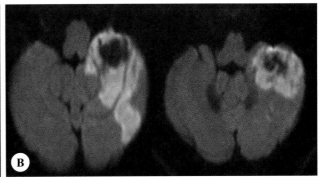

▲ 图 26-32　一名患有心房颤动的 70 岁女性突然出现头晕、步态不稳和头痛

神经系统检查显示左肢共济失调和轻度运动障碍。DW MRI 显示左侧小脑后动脉区域有出血性转化（梗死内暗信号）的梗死

（四）预后

临床研究表明，PICA 区域梗死预后相对良好。Kase 等[291] 发现了 36 名患者中有 1/4 的患者（均为完全 PICA 梗死）出现脑干压迫，7 名患者出现急性脑积水；只有 4 名患者死于小脑肿胀。大面积梗死患者可能长期头晕或步态不稳。部分 PICA 区域梗死几乎总是显示良性病程[291, 305, 306, 311]，眩晕和眩晕通常在几天或几周内消失。伴有 AICA 或 SCA 梗死的 PICA 梗死在临床表现上更为严重[294]，并且更常表现为假瘤型。在伴有脑干梗死的 PICA 区梗死患者中，预后主要取决于脑干梗死的程度。

八、小脑上动脉梗死

自 20 世纪初以来，一系列由 SCA 区域梗死引起的综合征被报道，包括同侧肢体共济失调，同侧霍纳综合征，对侧面部、手臂、腿部和躯干疼痛和温度感觉消失，面部情感表达麻痹，单侧或双侧听力损失，对侧第Ⅳ对脑神经麻痹[318]。除同侧共济失调外的其他症状是由上桥或中脑下部外侧被盖区受累引起的，涉及的结构包括上行脊髓丘脑 / 内侧丘系，用于对侧感觉缺陷；单侧或双侧听力困难的外侧丘系；霍纳征交感神经纤维；对侧第Ⅳ对脑神经麻痹交叉前的第Ⅳ对脑神经核或束（图 26-33）。然而，这种"经典"SCA 综合征在尸检[317] 或影像学研究中都非常罕见[291]。大多数患者仅表现出小脑功能障碍的症状和体征，即步态失衡、同侧肢体共济失调和小脑型构音障碍。

Kase 等[291] 比较了 PICA 和 SCA 区域梗死的症状，发现前者更常见的是眩晕（78% vs. 37%）、呕吐（61% vs. 40%）、眼震（75% vs. 50%）和头痛（64% vs. 40%）。这种差异可能与具有丰富前庭连接的绒球小节主要由 PICA 提供有关。然而，根据最近一项使用视频眼震图的研究[319]，SCA 区域梗死患者中约有一半在病程早期出现了真正的眩晕。SCA 患者的肢体共济失调和构音障碍明显比 PICA 患者更常见和突出[291, 296]。SCA 区的构音障碍以不规则分布的发音缺陷、单字发音为特征，局限于头侧小脑半球的蚓旁段[320]，即 SCA 内侧支供应的区域。该区域发生的微小病变可能导致小脑构音障碍，这是小脑梗死的唯一表现[321]。

虽然不常见，但患者可能表现出同侧的不自主运动，包括震颤、舞蹈样或手足徐动症[291, 317]。当患者移动或使用肢体时出现，并因情绪不安而加重。这些运动障碍可归因于小脑传出纤维的受累：齿状核或小脑上脚。齿状核的损伤可能导致与对侧下橄榄核肥大相关的延迟性腭肌阵挛[322]。

SCA 区域小脑梗死通常发生在有限的（内侧或外侧）SCA 区域，而不是整个区域[291, 296, 323]。仅限于内侧 SCA 分支区域的梗死发生在尸检系列的 33 名患者中的 4 名[317] 和最近基于 MRI 的系列的 47 名患者中的 14 名（30%）[324]。主要临床症状为内侧和外侧 SCA 梗死的共济失调和构音障碍，但是，内侧 SCA 梗死患者的躯干共济失调或侧步更为突出，肢体不协调程度较轻，因为头侧蚓部专门负责步态和姿势控制，而外侧部分与肢体协调有关。在选择性累及小脑蚓部中心部位的梗死患者中，有报道称，孤立

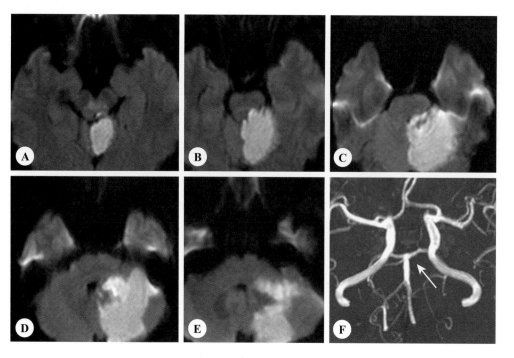

◀ 图 26-33　一名 53 岁男子出现头晕、复视、右耳鸣和听力障碍，出现左霍纳征，右听力下降，右脸和四肢疼痛和温度感觉减退，左肢共济失调和右上斜肌麻痹。**DW MRI** 显示左小脑上动脉区域有梗死

性侧步是唯一的临床表现[325]。虽然中间[324]和外侧[326]SCA 区域梗死的患者预后良好，但在整个 SCA 区域梗死中偶尔会出现导致脑疝或脑积水的假瘤表现。与 PICA 梗死不同，双侧 SCA 梗死并不常见。在一个系列研究[323]中，15 名患者中只有 1 名出现双侧 SCA 区域梗死，在另一个系列研究[317]中，23 名患者中有 5 名出现双侧 SCA 区域梗死。双侧 SCA 梗死偶尔出现在基底动脉尖闭塞患者中，这些患者有突出的胚胎型后交通动脉，BA 和 PCA 之间没有连接。

（1）脑卒中机制：大多数 SCA 区域梗死是由心脏病（如心房颤动或 PFO）引起的栓塞引起的，而近端大动脉动脉粥样硬化引起的梗死较少[291, 317, 323]。偶尔在 BA 远端、ICVA 和 SCA 本身观察到动脉闭塞。自发性再通在动脉栓塞患者中很常见。较不常见的原因包括喙侧 BA 或近侧 SCA 的动脉粥样硬化血栓。罕见的病因包括夹层、FMD 和偏头痛[130, 327, 328]。

（2）预后：在 21% 的尸检病例中，SCA 区域梗死有假瘤表现[317]。然而，在使用 CT 和 MRI 的研究中，结果要好得多[291, 292, 296]。根据 Kase 等的观点[291]，7% 的患者有假性肿瘤表现，导致昏迷，偶尔死亡。在大多数患者中，病变涉及部分 SCA 区域，尽管患者常有残肢不协调和构音障碍，但内侧 SCA 和外侧 SCA 梗死的预后均为良性。

九、小脑前下动脉梗死

（一）临床表现

AICA 综合征与 SCA 和 PICA 区域梗死的显著不同在于脑干症状 / 体征显著。尸检报告[13]和影像学研究[329]表明，大多数 AICA 梗死涉及脑桥尾侧区、小脑中脚（100% 的病例）和绒球（69% 的病例）。梗死通常影响其他小脑小叶（75% 的病例），但通常大小有限。梗死有时延伸至外侧桥的中 1/3，并向下延伸至外侧延髓的上部。当 AICA 较大（通常与发育不良的 PICA 相关）时，AICA 闭塞可能会导致覆盖整个前下小脑的梗死。

在 35% 的尸检病例中，AICA 区域梗死伴有 PICA 和 SCA 区域梗死，此时可能发生小脑扁桃体疝[13]。MRI 确诊的 23 例 AICA 区梗死患者中，有 6 例在 AICA 区有孤立性病变，6 例有额外的 PICA 区梗死，11 例在后循环有多发性梗死[12]。

Adams[330] 首次描述的 AICA 区梗死的经典综合征包括眩晕、呕吐、耳鸣、构音障碍、同侧面瘫、听力丧失、三叉神经支配区感觉丧失、霍纳综合征、对侧肢体和躯干的温度和疼痛感觉丧失（图 26-34）。AICA 综合征还可能包括因小叶受累导致的同侧共轭注视麻痹、因梗死延伸至上侧延髓导致的吞咽困难，以及因脑桥或中脑皮质脊髓束受累导致的肢体

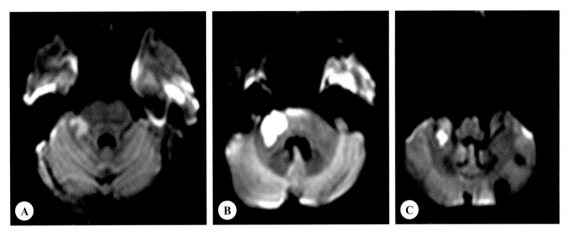

▲ 图 26-34　DW MRI 显示右小脑前下动脉区域有梗死灶

一名 72 岁的高血压和糖尿病男子突然出现头晕、右耳鸣、听力障碍和步态困难。神经系统检查显示右面麻痹，右听力下降，构音障碍，右肢共济失调和步态共济失调的感觉知觉障碍

无力[13]。尽管一些体征与 LMI 中观察到的症状相似，但面部出现严重的面瘫、耳聋、耳鸣和多模态感觉障碍有助于准确诊断。

内听动脉通常是 AICA 的一个分支。内耳缺血的症状，如耳鸣、听力丧失和眩晕，可能在 AICA 梗死中单独出现[308]。在一些患者，尤其是糖尿病患者中，内耳动脉供应的内耳结构缺血预示着完全的 AICA 区域梗死[331]。

（二）脑卒中机制

AICA 区域梗死通常与低 BA（或 ICVA+BA）动脉粥样硬化性疾病有关[13, 316]。严重的 ICVA 或 BA 闭塞性疾病通常与其他后循环区域的梗死相关。当梗死局限于 AICA 区域时，患者通常患有糖尿病，AICA 本身可能是闭塞的部位。栓塞在孤立性 AICA 区域梗死患者中明显不常见。根据 Kumral 等[12] 的研究，大动脉疾病是 52% 的脑卒中和 4% 的心脏栓塞的病因，而 17% 的患者同时有这两种病因。

（三）预后

在一个尸检系列中[13]，20% 的 AICA 区域梗死患者因桥基底部腹内侧受累而出现四肢瘫痪昏迷。然而，基于 CT 或 MRI 的研究表明，AICA 区域梗死不会产生大量水肿，患者通常表现为良性结果，除非其他区域同时受累[12, 329]。然而，由于 AICA 区域梗死通常与显著的下 BA 动脉粥样硬化相关，AICA

综合征可能预示着大量 BA 血栓性梗死[329]。幸存的患者通常有残余缺陷，如周围性面瘫、三叉神经感觉症状或听力丧失。

十、基底动脉尖综合征

由远端 BA 供养的头端脑干和大脑半球区域梗死导致临床上可识别的综合征，其特征是视觉、眼运动和行为异常，通常没有明显的运动功能障碍。Caplan[264] 将其描述为"基底动脉尖综合征"。典型的是旁正中中脑、内侧丘脑、内侧颞区和枕叶存在双侧多发性梗死（图 26-35）。临床特征差异很大，取决于受损大脑的区域。以下是最常见的症状。在罕见的情况下，当双侧胚胎型 PCA 存在，前后循环之间没有吻合时，双侧 SCA 梗死是基底动脉尖闭塞的唯一表现[332]。

（一）临床特点

1. 眼运动功能障碍

(1) 垂直凝视麻痹：垂直的自主眼球运动是由双侧同时激活额叶和顶叶 – 枕叶结合注视中心产生的。垂直注视通路会聚在中脑导水管周围区，位于丘板下方，靠近 Cajal 间质核和后连合。在这个区域，有一个在垂直注视中起重要作用的神经元群，称为 riMLF[333, 334]。

riMLF、Cajal 间质核和后部连合是与垂直注视密切相关的完整结构。头侧中脑的广泛病变导致向

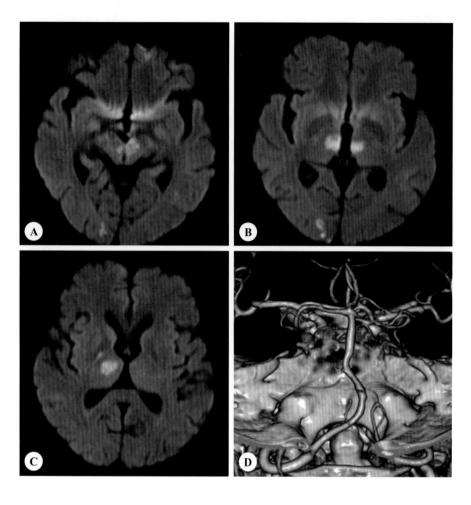

◀ 图 26-35 一名患有心房颤动的 72 岁女性变得昏昏欲睡和意识模糊。检查显示意识模糊，顺行记忆障碍，垂直注视失败

DW MRI 显示双侧正中中脑和丘脑以及右枕区有多处梗死。2d 后 CTA 显示基底动脉和大脑后动脉正常，提示闭塞的基底动脉尖自发再通

上凝视和向下凝视失败。垂直 VOR 通常被保留下来。影响后连合的单侧病变可导致向上扫视失败，这可能是因为参与向上扫视的纤维穿过连接两侧 riMLF 的后连合交叉 [335, 336]。双侧 riMLF 损伤是产生向下凝视轻瘫所必需的，可能是因为参与向下扫视的 riMLF 包括直接投射到同侧动眼神经核和滑车核，以及间接投射到对侧核。因此，孤立性向上凝视麻痹比孤立性向下凝视麻痹更常见 [337, 338]。

如果从 riMLF 到第三神经核的连接在一侧的核正上方选择性受损，则可能发生单眼向上凝视麻痹 [339-341]。还观察到一种垂直的一个半综合征（单眼向下凝视轻瘫的向上凝视轻瘫或单眼向上凝视轻瘫的向下凝视轻瘫）[342, 343]。

(2) 会聚、眼睑和瞳孔异常：眼球会聚可能在中脑内侧被盖受到控制，尽管关于 Perlia 核是否特别支持这一功能存在争议。在试图向上凝视时，收敛向量通常很明显。如果患者被告知用眼睛跟踪下行的视动目标，可能会诱发节律性会聚性眼球震颤。会聚向量可能会改变侧视，患者可能外展受限，出现假性第Ⅵ对脑神经麻痹 [264]。眼睑异常也是头端脑干梗死的标志。第Ⅲ对脑神经核单侧梗死可导致双侧完全性上睑下垂 [241]。在顶盖病变患者中观察到上眼睑收缩，使眼睛明显凝视（Collier 征）[344]。当缺血影响中脑内侧被盖或间脑时，瞳孔反应通常异常。如果病变仅影响 Edinger-Westphal 核，瞳孔通常固定散大，但如果病变涉及交感神经纤维，瞳孔变小 [345]。中脑瞳孔偶尔会出现偏心（虹膜异位），并且可能会间歇性地从中央瞳孔向偏心瞳孔移位 [346]。

2. 嗜睡和意识丧失 内侧中脑和间脑包含网状激活系统的大部分嘴侧部分。这些区域的梗死通常会导致过度睡眠和注意力不足。梗死通常由中脑动脉（来自近端 PCA）及其分支的闭塞引起 [27, 347]（见第 25 章）。由于网状灰质毗邻第三神经核 riMLF 和后连合，嗜睡通常与相关的眼运动障碍有关。

3. 幻觉 头端脑干梗死患者常有幻觉（大脑脚幻

觉症)[348]。幻觉往往发生在黄昏或夜间，这类患者通常有睡眠障碍（夜间失眠或白天嗜睡）[264]。眼球运动障碍、构音障碍和共济失调等症状常与之相关。幻觉通常是生动的，大部分是视觉的，包含多种颜色、物体和场景。偶尔会出现听觉或触觉幻觉。

引起幻觉的结构可能位于黑质附近。据报道，局限于内侧黑质网状部的双侧梗死可引起脚幻觉[349]。然而，在涉及脑桥或后丘脑的梗死患者中观察到类似的幻觉[350]，幻觉患者的神经心理学测试显示情景记忆、虚构、注意力缺陷、困惑、妄想、对人和地点的错误识别有损害。脑干幻觉似乎与升网状系统和丘脑皮质回路功能失调有关[351]。

4. 虚构症 在头侧脑干梗死患者经常报告虚构症[264]。这些特征与被称为 Wernicke-Korsakoff 综合征的特征相似。

5. 偏身投掷症与异常运动 影响丘脑底核（Luysii 体）的梗死可能会发生偏侧投掷病或舞蹈症[352]。与中脑受累有关的其他运动障碍如前所述。

6. 其他症状和体征 枕叶和丘脑梗死是常见的，相关症状和体征在第 25 章中有描述。栓塞可能会导致脑干梗死，相关症状和体征将在本章的前半部分介绍。

（二）脑卒中机制与预后

BA 尖端的闭塞通常是栓塞性的，与近端动脉粥样硬化血栓形成相比，心脏的闭塞更常见[264]。虽然不常见，但发生在远端 BA 的动脉粥样硬化血栓也可导致该综合征[353]。对于栓塞闭塞的患者，在到达 BA 顶部之前，栓子也可能会阻塞其他血管，如 PICA、SCA 或脑桥分支。PCA 区域梗死也很常见。在心脏栓塞患者中，栓子经常消失，在血管造影研究时，栓子可能已经消失（图 26-35）。在这种情况下，患者的预后通常是公平的，尽管他们可能有残余缺陷，这取决于已经受损的结构。虽然不常见，但闭塞持续存在，并可能导致血栓向下延伸，导致灾难性的双侧中脑或脑桥梗死（图 26-36）。最近出现的介入治疗偶尔会通过早期成功地再通闭塞的 BA，对预防该事件有很大帮助。

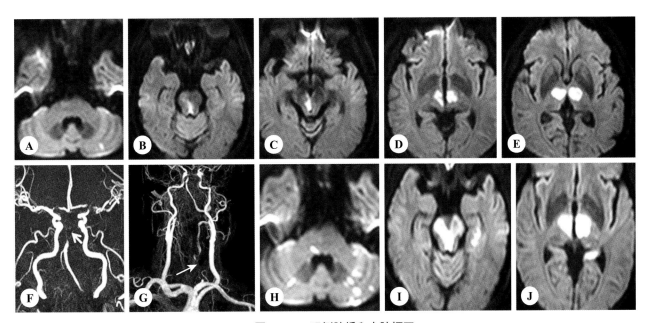

▲ 图 26-36 双侧脑桥和中脑梗死

一名 66 岁的女性突然变得昏昏欲睡和意识模糊。检查显示精神不振，构音障碍，双侧上睑下垂和垂直注视受限，DW MRI 显示双侧正中中脑和丘脑梗死。还观察到左小脑有小梗死（A 至 E）。MRA 显示远端基底动脉闭塞（F，箭），可能是由左颅外椎动脉粥样硬化血栓形成引起的动脉 - 动脉栓塞引起的（G，箭），这不能通过介入治疗再通（未显示）。第 2 天，她变得昏迷和四肢瘫痪。随访 DWI 显示新发展的小脑梗死和双侧脑桥、中脑梗死及先前的正中丘脑病变扩大（H 至 J）

第 27 章　腔隙综合征、腔隙性脑梗死和脑小血管病

Lacunar Syndromes, Lacunar Infarcts, and Cerebral Small-Vessel Disease

Bo Norrving　著

王　渊　邱　冰　译　　连飘飘　谢模英　王嘉玲　曾玮琪　虞冬辉　校

本章要点

- 腔隙性脑梗死是一种小的（直径<15mm）皮质下梗死，由单一的穿支动脉阻塞引起。
- 腔隙性脑梗死约占所有缺血性脑卒中的 1/4。
- 腔隙性脑梗死与临床腔隙综合征有关，但这些综合征的特异性不高，1/3 或更多的腔隙综合征可能由小动脉疾病以外的其他机制引起。
- 以脑卒中或短暂性脑缺血发作为主的腔隙性脑梗死只是脑小血管病病谱的一部分，还包括无症状性脑梗死、脑白质病变和脑微出血。
- 腔隙性脑梗死后的短期预后良好，而长期预后不良，其高风险在于血管事件再发、认知能力下降和死亡风险增加。
- 脑小血管病在脑血管疾病中起着重要作用，是老年人认知能力下降和功能丧失的主要原因。
- t-PA 溶栓治疗对于急性腔隙性脑梗死患者与其他类型的急性缺血性脑卒中患者具有相似的获益和风险。
- 总体上，大多数急性腔隙性缺血性脑卒中后的二级预防原则与缺血性脑卒中的二级预防原则是相似的。
- 在腔隙性脑梗死长期的预防工作中，标准的单一抗血小板药物可以使患者获益，而强化抗血栓治疗不但没有带来显著的获益，还增加了脑出血的风险。

脑小血管病是指由不同病因影响到大脑的小动脉、微动脉、小静脉和毛细血管病理过程的一组疾病[1-6]。脑小血管病最常见的病因是与年龄和高血压有关的小血管疾病和脑淀粉样血管病。脑小血管存在于大脑表面、内部和深层的脑组织中。脑小血管包括皮质小动脉、微动脉和穿支动脉，穿支动脉又包括浅层或髓质穿支动脉和深层穿支动脉。深层穿支动脉包括皮质动脉、丘脑穿支动脉和脑干旁支。

主要由微循环供血的脑区有皮质和皮质下区、额叶远端区域、半卵圆中心和深部脑区（如尾状核、内囊、苍白球、壳核和脑干中线）及小脑。

在所有由影响微循环的血管病变引起的小血管疾病中，腔隙性脑梗死是最被广泛认可的临床类型，其传统定义为单一穿支动脉闭塞导致的缺血性脑卒中[7]。腔隙性脑梗死约占所有缺血性脑卒中的 1/4，是经典脑卒中亚型之一，并作为一个独立的类型被纳入所有脑卒中分类之中，如牛津郡脑卒中分类[8]，ORG10172 在急性脑卒中治疗中的试验（Trial of ORG-10172 for Acute Stroke Treatment，TOAST）分类[9] 及其后续衍生分型[10, 11] 和 ASCO 分类[12]。

小血管疾病主要是由与血管危险因素相关的动脉硬化引起的，但其他一些疾病过程也可能累及脑小血管[1-3]，包括散发性和遗传性脑淀粉样血管病，这是与脑淀粉样血管病不同的遗传或基因相关性小

血管疾病（如 CADASIL、CARASIL、瑞典型遗传性多梗死性痴呆、MELAS、Fabry 病、遗传性脑视网膜血管病、遗传性内皮病伴视网膜病变、肾病和脑卒中、COL4A1 基因突变引起的小血管疾病）。小血管疾病也可能由炎症和免疫机制引起［如韦格纳肉芽肿病、Churg-Strauss 综合征、显微镜下多血管炎、Henoch-Schönlein 紫癜、冷球蛋白血症血管炎、皮肤白细胞溶解性血管炎、原发性脑血管炎、Sneddon 综合征、继发于感染的神经系统血管炎、与结缔组织病有关的神经系统血管炎（如系统性红斑狼疮、干燥综合征、类风湿血管炎、硬皮病和皮肌炎）］。脑小动脉疾病的其他病因还包括放射后血管病变和阿尔茨海默病的非淀粉样微血管变性[1-3]。

脑小血管病中一些较罕见的病因将在本书的其他章节中详细介绍。本章的重点是描述表现为急性缺血性脑卒中、腔隙性脑梗死为主的脑小血管病谱系、危险因素、影像学特征和预后。

一、历史方面

1838 年 Dechambre[13] 首次使用了有病理标准的"腔隙"（lacune）一词作为病理学标准。该词与大脑中的其他腔隙病变容易相混淆，如 état criblé（Durand-Fardel[14] 在 1842 年描述的双侧脑白质多发性小病变）（图 27-1）、小梗死或出血后残留的坏死组织、扩大的血管周围间隙（图 27-2）及细菌死亡后自溶引起的腔隙。

1901 年 Pierre Marie[15] 对 50 例内囊梗死使用腔隙这一术语进行描述，并明确提出了大脑中不同小腔隙性脑梗死的概念和分类，他写道：

"因此，我们可以通过以下方式描绘腔隙形成的解剖病理过程：由于动脉粥样硬化的普遍影响，导致脑血流灌注变化，从而出现脑组织营养减少，最终出现相应脑组织萎缩，这些最终导致血管周围间隙扩张；随着血管病变的进展，一条或多条小血管破裂或消失，从而产生一个或多个腔隙。事实上，我们知道大脑中央区域分布的血管为终末支，缺乏吻合血管，因此整个区域都是由这部分血管供应的，而当血管被毁坏后，对应脑区不可避免地出现梗死。"

Marie 强调了内囊和豆状核病变与腔隙综合征的关系。

Ferrand[16] 在次年声称，无论内囊还是脑桥病变，都会出现同样的综合征。20 世纪前 25 年，德国病理学家 Cecil 和 Oscar Vogt[17] 创建了明确的缺血性脑卒中病因学。

经过 C.Miller Fisher 不懈努力，最终提出腔隙状态这一概念。Fisher 描述了纯运动性偏瘫[18]、纯感觉性脑卒中[19]、同侧共济失调和痉挛性瘫痪（此后主要称为共济失调性偏瘫）[20]、构音障碍 – 手笨拙综合征[21]、感觉运动性脑卒中[22]、基底分支综合征[23]和腔隙下的血管病理学[24]。由于这一观点概括广泛，以至于引领了很多相关研究，其中许多研究证实了这一观点[22-25]，其他研究则扩展了腔隙状态的临床概念、血管病理学和临床放射学的相关性[26-28]。一些研究对腔隙状态的基本标准进行了抨击[29-31]，有人主张可能存在其他原因（如栓塞）[32]，有些人则建议完全放弃这些概念[33]。大量研究表明，这些综合征可能有高血压动脉病变以外的原因[20, 34-37]。

随着现代成像技术的出现，腔隙性脑梗死导致急性脑卒中和短暂性脑缺血发作的研究方向发生了巨大变化。MRI 技术，尤其是 DW MRI，在很大程度上解决了 CT 对腔隙性脑梗死的分辨率低和检出率

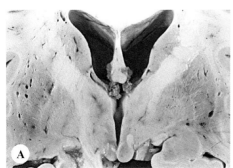
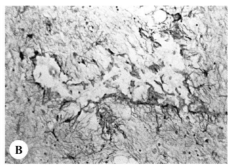

◀ 图 27-1　腔隙状态

A. 大体冠状切面；B. 显微镜下的病理标本（胶质纤维酸性蛋白 GFAP 染色）

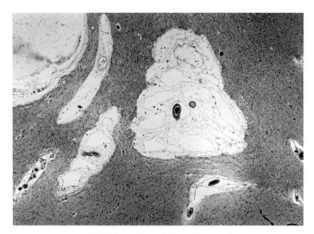

▲ 图 27-2　一名有明显小血管病变患者的壳核区有多个扩大的血管周围空间（HE 染色，×40）

引自 Garcia JH, Ho KL. Pathology of hypertensive arteriopathy. *Neurosurg Clin N Am.* 1992;3:497–507.

低的问题，它能在绝大多数患者中识别急性缺血性病变。通过 DW MRI 检查使更多精确的临床影像学相关性研究成为可能，改变了仅能从临床和 CT 特征来确定腔隙性脑卒中诊断的观点。我们对脑小血管病概念的另一个重要变化是，认识到大多数脑小血管病的脑部实质表现（如无症状性脑梗死、微出血、白质异常）不仅可引起急性脑卒中，还被发现其对脑功能有其他重要的影响。

二、脑小血管脑病的谱系

长期以来，人们普遍认为大多数脑动脉闭塞在临床上表现为急性神经功能障碍，而且大多数可以通过临床表现得到诊断。腔隙性脑梗死影响皮质下区域的运动束和感觉束时会引起临床症状，这与腔隙性脑梗死的临床表现相对应。然而，自 20 世纪 90 年代开始对普通人群进行的 MRI 研究显示，大多数腔隙性脑梗死不会产生急性脑卒中症状，而是在临床上未被识别或表现为"无症状"[3, 38–45]。无症状性脑梗死（95% 为腔隙性脑梗死）的发病率至少是症状性脑梗死的 5 倍。无症状性脑梗死并非无害，研究表明，它们会增加血管事件（包括脑卒中）、认知能力下降和痴呆的风险[6]。无症状性脑梗死仅在急性脑功能障碍中表现为"无症状"。无症状性脑梗死与腔隙性脑梗死具有相同的病理学表现，均表现为急性脑卒中症状[46]。

将肉眼可见的梗死诊断为"无症状"是具有挑

战性的，应该注意对几个潜在的误判来源进行鉴别。患者可能无法在自我报告中充分回忆既往的临床症状及因为诊断为 TIA 或脑卒中而入院的病史。仔细询问病史可能会发现，与无症状性脑梗死（silent cerebral infarct，SCI）有关的症状实际上是存在的，但由于老年人和其家属对脑卒中症状缺乏认识而被忽视了[47]。此外，临床症状可能无法被识别为短暂性脑缺血发作或脑卒中，即使在就诊时也是如此。可能存在一长串"脑卒中变色龙"（也就是说，脑卒中的不常见的表现可能会被遗漏）[48]。

无症状性脑梗死与缺血性脑白质病变密切相关[2, 6]。WML 在老年人中更为常见，与 SCI 人群相比，WML 在老年人群中更为常见，这两种人群共同的风险因素最多，并且显示出高度的协变性。SCI 和 WML 之间的区别可能没有以前想象的那么明显。并非所有症状性或无症状性梗死都会空洞化，但可能合并或存在于 WML 区域[6]。

最近增加的一种无症状性脑梗死疾病谱是脑微梗死，通常为在常规结构 MRI 上检测不到的非常小（<1mm）的皮质梗死[49]。尽管这些病变很小，但受影响的个体可能有数百到数千个脑微梗死，这会对大脑结构连接造成明显的破坏，这与独立于阿尔茨海默病或更大的梗死（如腔隙性脑梗死、大的皮质和非腔隙性皮质下梗死）引起的痴呆症相关[50]。我们在理解脑微梗死的风险因素和功能后果方面取得了实质性进展，部分原因是因为新的体内检测方法和动物模型的发展，这些动物模型可以真实模拟人类脑微梗死的多个方面。这些进展表明，脑微梗死可以是小血管和大血管疾病的表现，脑微梗死与认知障碍独立相关，这些损伤可能会对大脑结构和功能造成损害，并超出其实际损伤边界。最近的一篇综述提供了用 MRI 检查识别脑微梗死的标准，以支持进一步研究这些病变与脑血管病和痴呆之间的关系[50]。

脑小血管病病谱的另一个组成部分是脑微出血。CMB 是顺磁敏感 MR 序列［如 T_2^* 加权 GRE 或磁化率加权序列］上的低信号小病变（2～5mm）。它们通常位于皮质 – 皮质下交界处、大脑半球、脑干和小脑的深灰质或白质。CMB 的普遍性在 20 世纪 90 年代中期才被认识[51, 52]，因为 CMB 通常在 CT 或 FLAIR、T_1 或 T_2 加权 MR 序列中一般是看不到的。

近年来，在对 CMB 的理解方面取得了实质性进展（最近在一本综合性专著中进行了总结）[53]，但仍存在一些问题，在有些领域需要进一步研究。局限于大脑半球深部、脑干和小脑的 CMB 与传统的血管危险因素密切相关，而严格意义上的脑叶 CMB 已被证明对严重的脑淀粉样血管病具有高度特异性，是确立脑淀粉样血管病诊断的先决条件[52, 53]。

三、脑小血管病的定义

与脑小血管病相关的几个术语缺乏精确的定义。大量术语使用造成了混乱，尤其是"腔隙"的使用。C.Miller Fisher 在他职业生涯后期的一篇论文中写道："从历史上看，最初的小血管疾病特征是 lacune（孔），它来自法语，是一个充满液体的小空洞，被认为是小的深部脑梗死愈合阶段的标志。该术语被采用到英语中。通过医学语言学的演变过程，腔隙期变成了腔隙性脑梗死，相关的临床表现为腔隙性脑卒中，神经系统特征变成了腔隙综合征[54]。"因此，腔隙是一个神经病理学术语，指的是发现一个腔隙（图 27-3）。

随着对脑小血管病理解的最新进展，神经影像学血管变化报告标准（Standards for Reporting Vascular Changes on Neuroimaging，STRIVE）联合会制订了更多标准，以准确地反映脑小血管病的神经影像学结果[55]。

这些标准将腔隙性脑卒中的影像学表现分为近期皮质下小梗死和推测血管起源的腔隙。近期皮质下小梗死（最大直径可达 20mm）一词描述急性情况下 DWI 序列上出现的梗死。这种梗死导致推测血管起源的腔隙和白质高信号。推测血管起源的慢性腔隙通常为皮质下充满液体的腔隙（直径为 3~15mm），最容易在 T_2 加权 MRI 序列上看到。此外，WMH 除了由脑小血管病引起外，还有其自身的多样性和异质性病因。

四、病理解剖学

大多数腔隙性脑梗死的病理研究集中在 CT 检查的年代及更早的时间，而后来的报道很少。然而，腔隙性脑梗死的尸检报告很少就不足为奇了：腔隙性脑梗死早期死亡率非常低，通常是在脑卒中发生后数年或数月尸检才能进行，因此对病因的推断非常困难。阅读腔隙性脑梗死的病理报告时要注意这些局限性。

大多数尸检记录的腔隙性脑梗死都很小，大小为 0.2~15mm³ [56]。这种大小变化缘于闭塞血管供血的区域不同。一般来说，血管的大小为 100~400μm[15]，供血范围从血管周边本身大小的圆柱体到一侧 15mm 范围的楔块不等。在一些早期报道中，尸检时深度大于 15mm 的梗死被标记为"超腔隙"，发现与大脑中动脉阻塞（通常是栓塞）影响到多个豆状动脉有关；它们目前被归类为纹状体囊

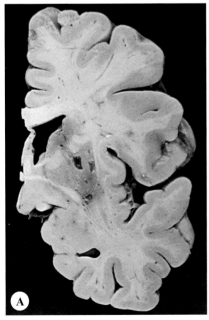
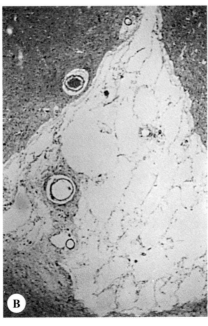

◀ 图 27-3　基底节区的腔隙
A. 大体冠状切片；B. 显微镜下的病理标本（HE 染色）

状梗死，并与腔隙性脑梗死构成一种独特的脑卒中概念[57]。然而，应该注意的是，随着时间的推移，部分纹状体囊状梗死直径会缩小到 15mm 以下。

腔隙性脑梗死主要分布于基底节区域，尤其是壳核、丘脑、内囊和脑桥的白质，偶见于大脑回的白质。罕见于大脑表面的灰质、胼胝体、视辐射、大脑半球的半卵圆中心、延髓、小脑和脊髓[58]。大多数腔隙性脑梗死发生在大脑前、中动脉的豆纹动脉分支、大脑后动脉的丘脑穿通支和基底动脉的旁正中支区域。发生在大脑表面分支区域的腔隙性脑梗死很少见。

豆纹动脉起源于大脑动脉环和大脑前、中动脉的茎部，为壳核、苍白球、尾状核和内囊提供血液。豆纹动脉由两大类组成：较内侧的血管，直径为 100～200μm；较外侧的血管，直径为 200～400μm[56]。丘脑穿支血管起源于大脑动脉环的后半部分和大脑后动脉的主干，供应中脑和丘脑[59]。丘脑穿支血管的大小为 100～400μm。基底动脉旁支主要供应脑桥。基底动脉旁支几乎没有分支，其大小为 40～500μm[24, 60]。这些动脉的解剖共同点是倾向于直接从更粗的动脉和无分支的终动脉产生。穿通动脉粗细均小于 500μm，直接从较大的 6～8mm 颈内动脉或基底动脉发出。据认为，这些血管细，起源于动脉血管的近端，它们受到的剪切力是其他大脑皮质类似粗细的动脉几乎无法比拟的[61]。大脑皮质显然受到逐渐减少的血管尺寸的保护，从 8mm 的颈内动脉到 3～4mm 的大脑中动脉，再到 1～2mm 的表面分支。直径小于 500μm 皮质内血管由此产生。也许这种差异解释了大脑表面的腔隙性脑梗死低发生率的原因[62, 63]。

由于穿支动脉缺乏侧支循环，导致梗死从闭塞点向远端扩散到受影响血管的整个供血区域。每条穿支动脉所供应的区域有很大的不同[24]。有些动脉供应的区域与血管直径相同[56]，而另一些动脉分布广泛，留下楔形或锥形梗死区[24]。大多数内囊梗死起源于 200～400μm 大小的动脉，并产生 2～3mm³ 的梗死。这些小梗死通常仅在强度为 1.5T 的 MRI 上发现，在 CT 扫描中常被遗漏，在尸检中很容易被忽略[27]。动脉闭塞通常发生在穿支血管走行的前半段，这导致了大多数此类闭塞病灶非常小。

其他相关的动脉疾病也会导致腔隙性脑梗死。

微动脉瘤被认为是症状性腔隙性脑梗死下动脉狭窄的最常见机制[22, 56, 64]（图 27-4）。动脉通常在其走行的前半段受累。已发表的唯一一篇关于腔隙性脑梗死病因的病理研究中，11 例腔隙性脑梗死中有 6 例发现微血管瘤狭窄或穿支动脉闭塞[56]，这也是唯一已发表的丘脑腔隙性脑梗死的病因[19]。微动脉瘤的组织学特征与那些影响大动脉的组织学特征相同。

这些微小的粥样硬化沉积灶在慢性高血压患者中很常见。在通常的非高血压病例中，动脉粥样硬化主要出现在颅内、外大动脉和基底动脉，但很少出现在脑内动脉干[65, 66]。然而，在高血压患者中，动脉粥样硬化病变不仅随患者年龄变化而更为严重，而且波及血管更广泛，有时甚至涉及一些大脑表面动脉。在晚期高血压患者中，即使在直径为 100～400μm 的动脉中也能发现典型动脉粥样硬化斑块的微小病灶，从而导致狭窄或闭塞，为腔隙性脑梗死的发生奠定了基础。在一项对 70 例大脑进行尸检研究中发现，显微镜下正常血压组和高血压组小血管疾病的血管病理即动脉硬化的形态学相似。腔隙性脑梗死在正常血压受试者（36%）和高血压患者（40%）中同样普遍存在，这表明高血压的控制改变了小血管疾病的病理变化[67]。

其他动脉疾病引起的腔隙似乎并不常见。脂质透明变性以前被认为是腔隙性脑梗死最常见的原因，在慢性高血压患者中以节段性方式影响穿支动脉[61]。Fisher[22] 在 4 例脑卒中病例的连续切片中研究的 50

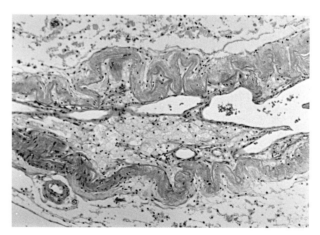

▲ 图 27-4 脑内穿支动脉内侧的脂质巨噬细胞沉积，显示管腔部分闭塞（HE 染色，×100）

图片由 J.H.Garcia，MD 提供

个腔隙中的 40 个是由其引起。它似乎最常发生在较小的穿支动脉（即直径小于 200μm 的动脉）中，并导致许多较小的腔隙，尤其是那些临床无症状的腔隙性脑梗死。脂质透明变性被认为是严重高血压的纤维蛋白样坏死和与长期高血压相关的微血管瘤之间的中间阶段[22, 60, 63]。

在血压极高的情况下，脑、视网膜和肾脏小动脉和毛细血管中常常发现纤维蛋白样坏死[68]（图 27–5）。纤维蛋白样坏死在组织病理学上表现为一种明亮的嗜酸性、细颗粒或均匀的沉积物，累及血管结缔组织[69]。纤维蛋白样坏死发生的机制被认为与脑血管自身调节紊乱有关[70, 71]，最终导致坏死[62]。纤维蛋白样坏死具有脂透明质增生症的组织化学、电镜[35, 72]、免疫荧光的特征[73, 74]，这是腔隙形成的另一个原因。

在一些连续切片的腔隙中可以推断出存在微栓塞，因为这些腔隙显示有导致梗死的正常动脉[56]。但此类病例在脑卒中数年后才进行了尸检，这使得对急性期损伤机制的推断未必准确。

五、危险因素

腔隙性脑梗死与其他类型的缺血性脑卒中有许多共同的危险因素，其中最常见的是高血压和糖尿病。腔隙性疾病的这两个危险因素在更大的腔隙性脑梗死临床研究中出现的频率相当，在哈佛合作脑卒中登记[75]诊断的腔隙性病例中分别为 75% 和 29%；在 Arboix 等[76]报道的巴塞罗那研究

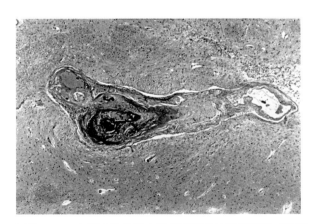

▲ 图 27–5　皮质动脉的终末段显示明显的壁层变化（透明化和纤维素变化）及管腔的闭塞（HE 染色，×60）
引自 Garcia JH, Ho KL. Pathology of hypertensive arteriopathy. *Neurosurg Clin N Am.* 1992;3:497–507.

中，这两个危险因素分别为 72% 和 28%。与其他亚型相比，腔隙性脑梗死的这两个危险因素是否更普遍、更具特征，在过去一直存在一些争论。在许多危险因素研究中使用的 TOAST 分类[9]的一个问题是，高血压和糖尿病已被纳入小血管疾病（腔隙性）亚型的定义中，这为危险因素分析带来了潜在的偏差。在系统回顾中，Jackson 和 Sudlow 发现与非腔隙性脑梗死组相比，腔隙性脑梗死组中的高血压仅略高[77]。在随后的一项研究[78]中，收集了来自 5 个合作前瞻性脑卒中登记册的 2875 名首次发生缺血性脑卒中患者的个人数据，这些登记册使用类似的、无偏差的方法来定义危险因素和对脑卒中亚型分类。与非腔隙性患者相比，腔隙性患者心源性栓塞（校正后 OR=0.33，95%CI 0.24～0.46）、同侧颈动脉狭窄（OR=0.21，95%CI 0.14～0.30）和缺血性心脏病（OR=0.75，95%CI 0.58～0.97）的患病率较低，但在高血压、糖尿病或任何其他危险因素方面没有差异。结果对敏感性分析非常可靠，并在我们的 Meta 分析中得到了充分验证。因此，高血压和糖尿病在腔隙性和非腔隙性缺血性脑卒中中同样常见，但腔隙性脑卒中不太可能由心脏或近端动脉栓塞引起，腔隙性脑卒中中缺血性心脏病的患病率较低，为导致许多腔隙性缺血性脑卒中的非动脉硬化性动脉病变提供了额外的支持。

心房颤动是栓塞的常见病因之一，其引起小而深的梗死发生率较低（5%）[79]，与 60 岁以上的普通人群中的发生率相似。高龄患者（85 岁以上）中，由于年龄的原因，心房颤动的发生率很高（28%）。血管疾病的其他几个危险因素，如吸烟、肥胖和低体力活动，也经常出现在腔隙性脑梗死患者中，但这些因素似乎是脑卒中的一般危险因素，而不是腔隙性脑梗死的特异性因素。

OXVASC 研究中一项基于人群关于 TIA 和缺血性脑卒中的队列研究，详细记录了发病前血压，表明血压与急性腔隙性事件的相关性因年龄而异[80]。年轻的急性腔隙性事件患者的发病前长期平均血压显著高于非腔隙性事件患者，尤其是在血管事件发生前的 5 年内，并且在事件发生前进一步升高。与非腔隙性事件患者相比，腔隙性事件患者的发病前血压更高，并且在事件发生前血压失控的发生率更高。

最近才出现关于特定脑卒中亚型的更高水平的

遗传学研究报道。脑卒中的遗传风险可能通过已知的危险因素介导，如胆固醇和血压水平[81]。一项关于特异性单核苷酸多态性的早期研究中，发现血管紧张素转换酶基因和血管紧张素原基因与腔隙性脑梗死的神经系统表现有关[82]。内皮型一氧化氮合成酶基因 Glu298Asp 多态性 G 等位基因的纯合性与脑梗死，尤其是腔隙性脑梗死相关[83]。TPA-7351C/T 多态性似乎是腔隙性脑卒中的独立危险因素[84]。AGT 基因 M235T 多态性可能是腔隙性脑梗死的危险因素[85]。也有报道腔隙性脑梗死与 IL-6 多态性基因型之间的关联性[86]。

最新的规模最大的全基因组脑卒中相关性研究来自于 MEGASTROKE 协作项目，该项目纳入了从全球各地招募的 67 162 例脑卒中病例和 454 450 名对照者[87]。这项研究强化了一个观点，即基因图片和脑卒中风险之间的大多数关联仅限于特定的病因脑卒中亚型。在仅限于遵循标准亚型小血管脑卒中的分析中，MEGASTROKE 报道了 16q24 和 2q33 的两个位点与脑卒中风险相关。这些基因位点在小血管疾病中的确切作用机制尚不清楚。另外两个位点（14q22 和 12q24）被发现与大血管缺血性脑卒中和小血管疾病相关。小血管疾病的遗传学仍然很复杂，与单基因原因（动脉硬化相关和淀粉样蛋白相关）和小血管疾病的散发原因都有关[88]。

六、影像学研究

（一）CT

即使是最先进的 CT 扫描仪也存在模糊的伪影，这种技术局限性干扰了对内囊中大多数小于 2mm 的腔隙及丘脑和脑干中几乎所有腔隙的分辨[31, 89]。对于 NINCDS 脑卒中数据库中记录的腔隙综合征，首次 CT 扫描发现 35% 的病例存在病变；大多数病变位于内囊后肢和放射冠[90]。重复 CT 扫描将发现率提高到 39%。脑干损伤通常不常见。与共济失调性偏瘫、构音障碍 – 手笨拙和单纯感觉性脑卒中综合征相比，该队列中纯运动和感觉运动性脑卒中综合征的平均梗死体积更大。在纯运动性脑卒中和内囊后肢梗死的患者中，病变大小与偏瘫严重程度之间存在相关性，但少数患者的梗死累及由脉络膜前动脉供应的内囊最低的部分，无论病变大小如何，都会出现严重的功能缺失。

（二）MRI

MRI 极大地显示小梗死的阳性率[91]。尽管 CT 作为首选的（通常是唯一的）成像技术仍在临床实践中使用，但 MRI 在检测腔隙方面的灵敏度目前已经超过了 CT[92, 93]。在对 227 例腔隙性脑梗死患者的研究中，Arboix 等[76]发现，100 例患者（44%）的 CT 表现为阳性，而 45 例患者中有 35 例（78%）的 MRI 表现为阳性。MRI 在腔隙成像方面明显优于 CT（$P < 0.001$），尤其是对位于脑桥（$P < 0.005$）或内囊（$P < 0.001$）的腔隙性脑梗死。单纯运动性脑卒中或感觉运动性脑卒中在 MRI 上的阳性率最高，而单纯感觉性脑卒中的阳性率最低。典型腔隙综合征对应于 MRI 上的主要体积分别为：感觉运动，1.7ml；纯运动，1.2ml；共济失调性偏瘫，0.6ml；纯感觉，0.2ml。Hommel 等[93]对 100 名腔隙性脑梗死综合征住院患者进行了 MRI 检查，也发现 MRI 更敏感。在成像中发现了 135 个腔隙，其中 89 名患者 MRI 至少检测到一个符合症状的腔隙。在脑卒中几天后进行 MRI 检查更有效，但我们应该认识到 MR 阴性病例的存在。在一项研究中，多达 30% 的有症状腔隙性脑卒中综合征的患者在皮质下或大脑其他部位没有梗死[94]。

DWI 是检测急性皮质下缺血性病变最敏感、最特异的成像方法，可以区分急性和非急性病变。急性腔隙性脑梗死在 DWI 上表现为 ADC 降低的亮区；亚急性腔隙性脑梗死被视为 ADC 降低或正常的区域，而慢性梗死被视为 ADC 正常或升高的区域[95]。在一些报道中，几乎所有临床急性皮质下梗死患者的 DWI 上都出现了高信号的病灶区，这些病灶区与患者的全部或部分临床综合征相关[96, 97]。

脑小血管病梗死的 MRI 标准并不精确。2013 年发表了关于小血管疾病及其对衰老和神经退行性变的神经影像学标准的共识性报告[55]。研究表明，并非所有（有症状的）急性小深部梗死都会随时间空洞化并显示为"腔隙"：一些表现为白质高信号，而有些根本就没有随着时间的推移而显现出来。因此，仅从晚期神经影像学发现来解释先前的症状性脑梗死、无症状性脑梗死和推定血管起源的白质高信号之间的区别，是不如以前认识到的或科学研究中报道的那样明显的。对急性深部小梗死空洞化的比例为 28%～94%[98, 99]。空洞化可能与病变的时间和大小有关，但也与 MRI 序列等神经成像方法有关[100]。应该认识到，一小部分空洞性病变表现为无症状性脑梗死，可能是由先前的小出血引起的。图 27-6 显示了小血管疾病相关病变的不同结局，以及不同病因病变的融合，从而导致类似的晚期 MRI 表现。

推定的无症状性脑梗死需要与脑血管周围间隙扩大仔细鉴别，这一差异可能在早期报道中已经被观察到。血管周围间隙是一种充满液体的空间，沿着穿过大脑灰质或白质的血管走行[55]。当平行于血管走行成像时，它们呈线性，当垂直于血管走行成像时，它们呈圆形或卵圆形（直径小于 2mm）。

MRA 可以检测出 21% 符合腔隙性脑梗死临床和放射学标准的患者的颅内大动脉疾病、狭窄或闭塞，但只有 10% 的患者与受影响的穿支血管相关[101]。在一项研究中，MRA 显示 11 例腔隙型旁正中脑桥梗死和临床腔隙综合征患者中有 4 例出现基底动脉狭窄（10 例单纯运动性偏瘫，1 例共济失调性偏瘫）[102]。通过 7.0T MRA 可以观察到豆纹动脉的脑微血管[103]。

七、临床综合征

在症状上，腔隙性脑梗死与临床"腔隙性"综合征相关，其中被广泛认可的有 5 种类型：纯运动性偏瘫、纯感觉性脑卒中、感觉运动性脑卒中、构音障碍 – 手笨拙综合征和共济失调性偏瘫。前三种综合征的特征是面部、手臂和腿部的受累。腔隙综合征最重要的临床特征是认知症状或体征的缺乏及视野缺陷。

（一）纯运动性脑卒中

纯运动性脑卒中无疑是任何腔隙性脑卒中中最常见的，根据研究的病例系列不同，所占比为 1/2～2/3[76, 104-106]。它是临床上最早发现的腔隙综合

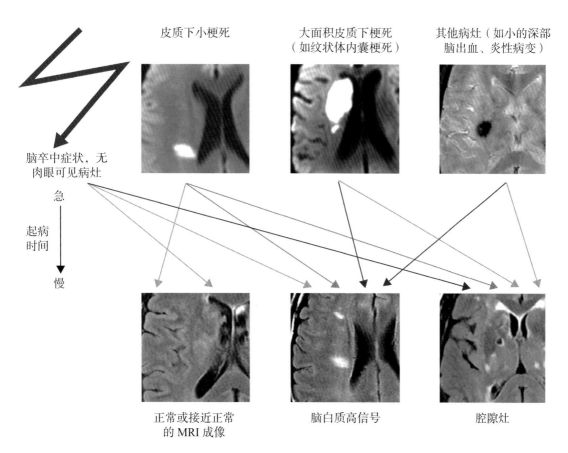

皮质下小梗死　　大面积皮质下梗死（如纹状体内囊梗死）　　其他病灶（如小的深部脑出血、炎性病变）

脑卒中症状，无肉眼可见病灶

急

起病时间

慢

正常或接近正常的 MRI 成像　　脑白质高信号　　腔隙灶

▲ 图 27-6　与小血管疾病有关的病变会出现不同的结局，不同病因的急性病变在 MRI 上的晚期表现相似，但却趋于一致

引自 Wardlaw JM, Smith EE, Biessels GJ, et al. Neuroimaging standards for research into small vessel disease and its contribution to ageing and neurodegeneration. *Lancet Neurol*. 2013;12:822–838.

征[15, 18]，对其特征的研究最为深入。Fisher 和 Curry 在他们最初的报道中将该综合征定义为[18]："……一侧面部、手臂和腿完全或不完全瘫痪，不伴有感觉体征、视野缺损、语言障碍或失认。脑干纯运动性脑卒中的偏瘫症状不伴有眩晕、耳聋、耳鸣、复视、小脑共济失调和粗大的眼球震颤。这一定义适用于血管损伤的急性期，不包括近期出现其他症状但随时间进展逐渐消失的脑卒中。"

1. 临床解剖学相关性 单纯运动性脑卒中，也被称为单纯运动性偏瘫，已在涉及放射冠[107]、内囊[18, 100]、脑桥[23]、脑桥和延髓锥体的局灶性梗死的尸检病例中有所报道[18, 29, 108]。单纯运动性脑卒中与内囊位置最相关。在内囊的两端之一的后肢中有较多的腔隙性脑梗死（图 27-7）。

内囊后肢的腔隙性脑梗死通常累及苍白球和内囊的后肢[109]，这部分由大脑中动脉的豆状支供应。闭塞的血管大小不一，从位于中间的小穿支血管到较大的外侧豆状血管。梗死部位位置范围从内囊膝部到内囊后肢后部。在单纯运动性脑卒中这部分中，可以找到大多数与内囊中不同部位病变极其类似的数据和图像。该区域的病变，尤其是影响放射冠的病变，也引起了共济失调性偏瘫综合征。

内囊前肢腔隙性脑梗死的病例数较少且梗死较小，除了内囊前肢外，还可能累及尾状核[27]。其中一些梗死区域位于大脑前动脉的供应范围内，如最大的穿支血管，即 Heubner 回返动脉。偏瘫综合征只是内囊前肢梗死的众多类型中的一种[109, 110]，共济失调性偏瘫也在其中[111]。

2. 纯运动综合征的其他原因 并非所有的单纯运动综合征都是由腔隙性脑梗死引起的。在一定比例的患者中可发现非腔隙性病灶，其机制不同于小血管闭塞。此外，一小部分（5%）纯运动性脑卒中患者的病因是脑出血。在极少的病例中，纯运动性脑卒中也被报道为非血管病变，如脑瘤或脓肿。

3. 临床特征 当脑卒中影响同侧面部、手臂和腿部，保留感觉、视觉、语言和行为功能时，纯运动性脑卒中很容易诊断[18]。但这种完整的综合征有时并不常见。作为一种临床规则，只要综合征是纯运动的且患侧累及的程度大于对侧，纯运动性脑卒中的诊断是适用的。在有些病例中，面部基本不受影响，最常见的是锥体梗死[112]。在一组 22 例手部和面部受累的纯运动性脑卒中患者中，4 例发生大脑中动脉远端的皮质梗死[113]。单纯的运动性瘫痪几乎不可能是由于腔隙性脑梗死引起的[114]。"纯运动性脑卒中"这一术语最初是为了引起人们对预期的无感觉、视觉或行为障碍伴随的警惕，尤其是要考虑肢体无力的严重程度。只有在这个意义上，纯运动性脑卒中才是"纯粹"的。

对发生在内囊和脑桥部位的单纯运动性脑卒中均有描述，其临床表现与 Ferrand 首次提出的基本相同[16]。Ferrand[16] 及 Foix 和 Levy[115] 的早期观点都明确指出单纯运动性脑卒中累及面部、手臂和腿部的临床表现存在相当大的变化。Fisher 和 Curry[18] 发现，在所有 50 例单纯运动性脑卒中患者中，手臂都受到了严重影响，但神经轴损伤越轻，面部受到的影响就越小。

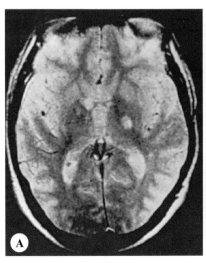
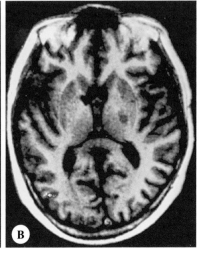

◀ 图 27-7 轴向（A）T$_2$ 加权和（B）T$_1$ 加权 MRI 显示内囊后肢的腔隙性脑梗死

大多数最初的影像学研究都是基于 CT 扫描。Donnan 等[26] 在 36 例涉及内囊梗死的所有患者中均发现了累及面部、手臂和腿部的瘫痪，但在同一队列中的另外 22 例患者表现为不完全综合征，其中最常见的是不累及面部、手臂和腿部的瘫痪。在后面这部分病例中腔隙性脑梗死更多地发生在放射状冠的纤维或内囊的末端。1 例单纯面部无力的腔隙性脑梗死位于内囊膝部，而另外 1 例单纯腿部无力的腔隙性脑梗死位于内囊的极后端。Rascol 等[109] 还发现偏瘫综合征临床表现可以从一端的面部、手臂和腿部受累到面肌无力的部分综合征，少数病例单纯累及小腿或足部，类似的不完全偏瘫也出现在苍白球和尾状核发生小梗死的病例中。在 NINCDS 飞行员脑卒中数据库研究[106] 和在亚拉巴马州南部进行的基于人群的脑卒中研究中[116]，位于内囊中更靠后部位的腔隙性脑梗死产生的腿部瘫痪重于手臂瘫痪，但也遇到了几种情况如一些手臂比腿部更严重的情况。影响内囊前肢和膝部的病变也是部分偏瘫综合征的一种，少数病例表现为面部比腿部更无力[26]。在脑卒中数据库的病例研究，放射冠的病变与偏瘫相关，其表现形式多样，而位于内囊后肢的病变则产生各种各样的综合征[90]（图 27-8）。综上所述，CT扫描与偏瘫综合征的相关性，仅稍稍支持经典观点所认为的内囊模型中面部、手臂和腿部纤维呈前后分布。

虽然纯运动性脑卒中综合征的主要症状是运动性的，但其他症状并不罕见，尤其是感觉障碍，这一情况出现在多达 42% 的病例中[26]。临床通常有麻木、沉重和感觉缺失。临床检查仅发现少数异常情况。由于他们的特点模糊，很容易被轻视或忽视。但有时对于仅限于手臂远端过度发冷的主诉却不太容易被忽视，在研究者亲自观察的一些案例中，患者的这些症状可持续多年[75]。这些主诉症状的解剖学异常尚未得到证实。这些感觉主诉被认为反映了较大的外侧纹状体血管闭塞对感觉皮质投射的轻微影响，尽管很少有此类病例通过尸检被证实。当检测痛温觉感知阈值时，发现患侧存在明显的热感觉减退。这一症状学发现在纯运动性和感觉运动性脑卒中中也有报道[117]。

在所有病例中，约 25% 的患者会出现预先的TIA，通常仅在梗死发生前不久。有时患者会出现突

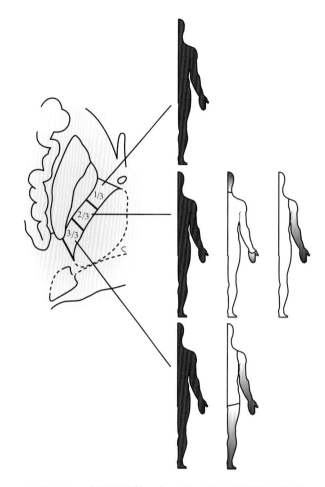

▲ 图 27-8　内囊后肢前、中、后 1/3 的内囊病变的偏瘫
引自 Chamorro AM, Saco RL, Mohr JP, et al. Clinical-computed tomographic correlations of lacunar infarction in the Stroke Data Bank. *Stroke*. 1991;22:175–181.

然的 TIA 发作，持续 5～15min 重度偏瘫，与正常功能交替出现的"内囊预警综合征"。尽管进行了常规抗血小板甚至肝素治疗，但大约一半的患者在最初的 1～2d 继续进展为腔隙性脑梗死。在所有病例中，高达 40% 的病例观察到神经功能缺损的初始进展，这使腔隙性脑梗死成为进展性脑卒中最常见的亚型。这种进展的确切机制尚不清楚[118]。

4. 临床过程　与其他脑区更典型的突发脑梗死相比，许多腔隙性脑卒中的发病模式都是缓慢进展的，因此有足够的时间来确定干预效果如何。与严重动脉粥样硬化或栓塞性脑卒中相比，不到 5% 的病例会逐渐发病，多达 30% 的腔隙性脑卒中在长达 36h 的时间内发病[19, 56, 119, 120]。在这段时间内，轻度乏力可能会进展为完全瘫痪，通常出现起始症状加重，但偶尔会累及最初未受累的肢体[19]。在临床发病时，

神经功能缺损的发作很频繁，并且腔隙性脑梗死是进行性运动功能障碍的主要原因[121]。这种缓慢的起病方式在所有类型的腔隙综合征中发生率相同。

（二）纯感觉性脑卒中

纯感觉性脑卒中被认为是由脑干、丘脑或丘脑皮质投射的感觉通路梗死所致。丘脑由非常小的动脉供应，易受慢性高血压影响[59]。在少数有尸检记录的病例中，最常见的部位是丘脑[19, 22, 122]，多数位于腹后核，这是大脑的主要感觉中继核[122]。唯一一例丘脑外病变所致单纯感觉性脑卒中的尸检病例[123]在累及内囊后肢的放射冠有小出血。

CT 是区别与单纯感觉性脑卒中相关的其他部位的基础检查（图 27-9）。一例因病灶较小而被诊断为腔隙性病变，其累及了半卵圆中心，可能与丘脑皮质投射区有关[124]。需要谨慎看待这种解释，因为根据尸检数据，半卵圆中心的腔隙性脑梗死在纯感觉性脑卒中中显然不常见[34, 107]。丘脑 – 脑干通路是否参与单纯感觉性脑卒中尚未见报道。脑桥被盖部损伤引起的单纯感觉性脑卒中可导致同侧水平眼动受损，这可与丘脑梗死症状相鉴别[125]。

仅观察到了 2 例潜在的动脉病变。在其中一例患者中发现一个微动脉瘤使丘脑后部的一条小动脉的管腔变窄[24]，从而导致腔隙性脑梗死。该报道未提到这个病变是否引起症状。在另一个病例中，临床描述为单纯感觉综合征[19]。这位 54 岁的患者在从右侧单纯运动性偏瘫中恢复时，左下唇、左侧口腔和

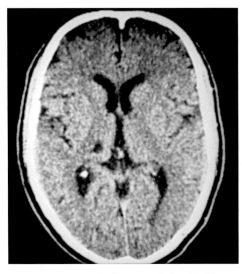

▲ 图 27-9 CT 扫描显示丘脑腔隙性脑梗死

左手手指出现针刺感；数小时后，左脚脚底出现刺痛、麻木、迟钝和肿胀。检查时没有明显的感觉缺失。面部左侧和左脚有不适的感觉异常。第四天 CT 扫描结果正常。6 个月后尸检时，在丘脑右腹后核发现一个 2mm × 2mm × 3.7mm 的腔隙，其由四条小动脉供血，而发出这些小动脉的主干被透明脂质沉积症累及。

报道的 2 例尸检病例中的腔隙性脑梗死都很小。如果它们是典型的病例，很容易理解为什么许多丘脑腔隙到目前为止没有被 CT 检测到，因为需要 MRI 提供更高分辨率的图像。CT 和 MRI 两种检查都可以看到较大的病变（图 27-10）。在 99 例单纯感觉性脑卒中患者的临床研究中，其中 17.4% 的病例为腔隙综合征，84% 的病例在 CT 或 MRI 研究中观察到腔隙性脑梗死[126]。

通常，感觉障碍会累及身体的整个一侧，包括面部、近端和远端的肢体，以及包括头皮、颈部、躯干和生殖器在内的中轴结构，一直延伸到中线，甚至延伸鼻子、舌头、阴茎和肛门的中线一侧[75, 122]。这种明显的偏侧症状，尤其是累及躯干或腹部时，可能是丘脑或丘脑皮质通路病变所特有的。一名丘脑梗死患者表现为这种半侧感觉综合征，其梗死面积为 4mm × 4mm × 2mm。

据报道，单纯感觉性脑卒中的累及范围不一定累及对侧偏身。根据尸检相关性报道（Fisher 最初收集的纯感觉性脑卒中病例 9）[122]，一名患者只出现过 TIA，一次累及右手指，另一次累及右上唇和下唇、右侧舌及右脚的两个内侧脚趾。尸检时，在其左丘脑腹后核发现一个直径 7mm 的腔隙。在其他没有尸检记录的病例中，患者的主诉部位涉及面部、手臂和腿部，头部、脸颊、嘴唇和手部，单侧口内和口周部位及手指（即所谓的 Cheiro 口腔综合征），感觉障碍分布在面部、手指和脚部，肩尖和下颌，仅前臂远端，仅手指，以及仅单腿[58, 122]。存在多少排列组合是一个令人感兴趣的问题，因为确定它们可能有助于确定腹侧核团中感觉神经元的组织分布。

Lapresle 和 Haguenau[127] 发现了部分感觉综合征，涉及面部、手臂、腿部、口腔、颊周区和前臂，以及颊周区和前臂桡侧边缘的累及都是由丘脑局部腔隙性软化所致。如前所述，Fisher 病例 9 中的患者仅有过 TIA，一次仅影响右手指，另一次患影响右

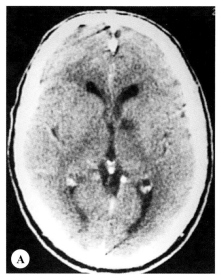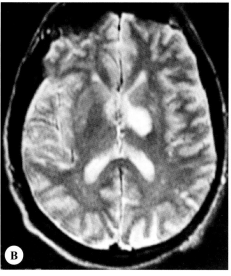

◀ 图 27-10　同一患者的（A）CT 扫描和（B）MRI 上看到的丘脑前部梗死

上唇和下唇、舌头右侧和右脚两个内侧脚趾[19]。其尸检发现影响左腹后核的一个直径 7mm 的腔隙。在之前描述的另一例尸检病例中，一名 54 岁的患者从右侧单纯运动性偏瘫中恢复过来，之后出现左下唇、左侧口腔和左手手指感觉到如针扎的麻木感；左脚脚底刺痛，感到麻木和迟钝，数小时后有肿胀感，检查时没有明显的感觉缺陷。不适的感觉异常影响左脸和左脚。第 4 天 CT 扫描结果正常。在 6 个月后的尸检中，在右侧丘脑后腹侧[19]发现一个 2mm×2mm×3mm 的腔隙。在其他没有尸检记录的案例中，报道涉及面部、手臂和腿部，头部、脸颊、嘴唇和手，面部、手指和脚，肩尖和下颌，前臂远端，仅手指，以及仅腿部等不同感觉障碍的组合已经进行了大量的研究[128]。99 例单纯感觉脑卒中患者中有 19 例出现不完全半侧感觉综合征（12 例手口感觉性脑卒中，6 例手口足感觉性脑卒中，1 例单纯口感觉性脑卒中）[126]。

1. 感觉障碍的特征　患者主诉自发感觉发生明显变化[122, 129]。这些部位有被拉伸、炙热和晒伤或者就像被大头针扎一样、身体感觉变大、变小或变重等感觉。眼镜、床上用品、戒指、手表、床单等与皮肤的接触会使受累侧感觉加重，并可能会暂时加重感觉障碍。移除刺激后异常感觉似乎还能持续几秒。在有严重感觉障碍的患者中，更多地报道了其刺激的发生而不是感觉障碍的确切位置。在有 21 例患者病例系列中，所有感觉类型（触觉、针刺觉、振动觉和位置觉）的损害通常与丘脑外侧的大腔隙性脑梗死

有关，局限性的感觉障碍主诉提示感觉通路的任何层面存在小腔隙性脑梗死[130]。

尽管感觉缺失在单纯感觉性脑卒中中很常见，但脑卒中后疼痛（有时被称为 Dejerine-Roussy 综合征）[131]是丘脑腔隙性脑梗死罕见的伴随症状。这种综合征最初描述为大脑后动脉丘脑膝状体分支闭塞，腹后外侧核和腹后内侧核梗死，很大部分不累及丘脑的其他核。仅通过 CT 显示的小病变足以符合腔隙性脑梗死的临床诊断[132]。最初的症状通常包括偏瘫和偏侧感觉综合征。脑卒中后疼痛在此类梗死病例中是一种不稳定的特征，可能始于该综合征的发作，或仅出现在其之后；数月出现症状的也很常见。疼痛是间歇性或持续性发作的，通常自发出现的，或在某些时刻由与受影响部位的接触引起。严重程度可能从轻度到重度不等，但通常误认为脑卒中后所有中枢性疼痛都是剧烈的[133]。尽管有少数病例的感觉功能在临床检查中正常，但往往伴随着许多其他感觉障碍，包括刺痛感、过重感和寒冷感。这种被称为"痛觉过敏"的特殊感觉障碍具有特征性，但并不常见。在感觉刺激后，会出现一种不愉快的感觉，这种感觉通常会延迟出现，可能会扩散到其他部位的反应，在去除刺激后持续存在，甚至可能会在几秒钟内感觉异常强度增加。该综合征可能比原脑卒中综合征的其他特征更持久，甚至可能成为永久性的。

2. 临床过程　通常情况下，感觉障碍会在几周内好转至正常水平，这似乎是一种规律[128]。感觉障碍

范围缩小的情况可能并不常见。偶尔会遇到一种脑卒中常见的情况是躯干感觉改善与持续远端感觉缺失并存。在一个病例中，感觉缺失区域呈现从腋窝沿外侧躯干向下收缩至大腿的一条垂直带[119]。

（三）感觉运动性脑卒中

有 3 例感觉运动性脑卒中的尸检病例被报道[22, 134, 135]，但只有 1 例以"感觉运动性脑卒中"为题发表[22]。这样的病例虽然罕见，但很重要，因为它们证明了一个小而深的梗死可以引起运动和感觉的合并障碍。它们的血管解剖也有助于阐明丘脑和邻近内囊的血管供应（图 27-11）。这些病例的罕见应该可以避免任何随意的假设，即小而深的梗死会导致大多数感觉运动性脑卒中。

起初，人们认为感觉运动性脑卒中不能由腔隙性脑梗死引起，因为内囊的血管供应被认为与丘脑的血管供应完全分离。大脑中动脉的分支豆纹动脉可能是内囊的供血来源，大脑后动脉穿支是丘脑的供血来源[136]。丘脑极后核接受了来自脉络膜动脉的几个分支[59]。然而，目前已有病例显示，单个梗死可能同时累及丘脑和相邻内囊。这些案例足以推翻早期的观点，然后重新讨论大脑中动脉和大脑后动

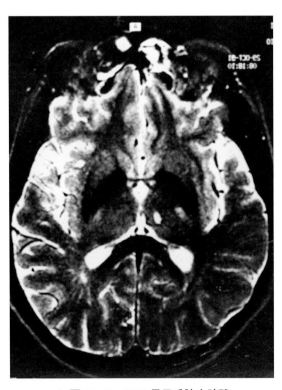

▲ 图 27-11 MRI 显示丘脑小腔隙

脉区域之间的边界线问题。

CT 显示了几例感觉运动性脑卒中的临床病例[26, 28, 106, 137]。在这些病例中，腔隙性脑梗死范围内的病变相当大。Donnan 等[26]描述了一个从左侧壳核延伸到辐射冠的病变区域，并不明显累及丘脑。这种临床表现与作者尸检记录的感觉运动性脑卒中病例相反。

在所有腔隙性脑梗死病例中，感觉运动性脑卒中的比例在病例队列报道中的结果是不同的，从一个队列中的占比 13%[90]变化到牛津郡社区脑卒中研究中占所有腔隙综合征患者中的 40%[138]。比例的变化可能与感觉检查准确性有关，众所周知感觉检查是神经病学检查中最不可靠的项目之一。

（四）共济失调性偏瘫

共济失调性偏瘫综合征既有小脑症状，也有锥体系症状[65]。最初被描述为同侧共济失调伴足轻瘫，这是它最常见的形式[20, 139]。有研究推测，病变可能位于内囊的前肢或邻近的放射冠。然而第一批尸检病例报道了典型的腔隙性脑梗死的脑桥小体积病变[65]。

自这些早期病例观察以来，大量病例报道显示，CT 中低密度病变位于放射冠[140]或内囊后肢、丘脑、豆状核、小脑和额叶皮质[28, 65, 107, 120, 141, 142]。在每个病例中，这些病变都不在同一部位，在尾状核头部前方和内囊后肢后方都有发生[107]。由于所有这些病例的病变均仅通过 CT 扫描记录，因此 Kistler 等报道的一个特征性病例[143]对其与综合征的确切相关性提出了质疑：CT 扫描显示放射冠区病变而 MR 扫描显示了最近发生的脑桥病变可以更好地解释这种症状。由于脑干邻近的骨密度伪影，故 CT 扫描无法发现脑桥病变。因为这种效应使 CT 扫描难以发现除最大的脑桥梗死外的所有脑干梗死，其他病例也可能有类似未被发现的第二个病灶。在 Gorman 等报道的系列研究中[144]，3% 的脑卒中患者符合共济失调性偏瘫的诊断标准。在另一个研究中，共济失调性偏瘫占所有腔隙性脑梗死的 4.1%，其中内囊是最常见的病变部位，其次是脑桥（13%）和放射冠（9%）[145]。在有 29 名患者的病例研究中，脑卒中发作前 4 天内进行的 DW MRI 发现了 97% 的患者有脑梗死；其中脑桥病变是主要的病变部位，其次是内囊和放射冠[146]。

不同病例的临床特征极其相似。通常表现为下肢，尤其是脚踝的轻度至中度乏力，并伴有同侧手臂和下肢共济失调，而上肢和面部几乎没有无力症状。在少数情况下，轻度和短暂的半侧感觉障碍最初可能伴随着运动症状[140, 147, 148]。在一个 100 例共济失调性偏瘫的患者研究中，感觉障碍经常与腔隙性脑梗死的位置有关[141]。该综合征通常是逐渐发展的，需要数小时到 1d 或更长时间才能达到高峰[140]。也有一些慢性状态的情况，但通常在几天或几个月内有一定程度的改善。在某些情况下，症状会发生变化：偏瘫消失，但共济失调仍然存在[140]。

试图区分大脑半球与脑干不同部位病变临床表现尝试只取得了有限的成功[20, 140]。在大多数情况下，内囊或放射源性病例与涉及脑桥的病例之间没有明显的区别。共济失调伴随的乏力程度并不能确定病变位置。在有内囊和脑桥病变的病例中，乏力症状可能累及比腿部更多的结构，有时累及面部和手臂的程度几乎相同。所有情况下，共济失调的严重程度都比乏力更为显著，并且超过了单纯的乏力。

（五）构音障碍 – 手笨拙综合征

在患有该综合征的患者中，构音障碍和上肢共济失调似乎是临床症状的主要组成部分，但它们并不是孤立发生的。该综合征通常还包括面部无力，有时可能进展很严重的临床症状，如吞咽困难，手甚至腿部都有些无力。患侧的腱反射通常活跃，病理征阳性。通常临床症状是突然出现的。与尸检相关的病例没有显示出感觉缺陷。在一个病例中，面部无力伴随着张口力量减弱[149]。

一些研究人员将构音障碍 – 手笨拙综合征等同于共济失调性偏瘫[150]，而提出者 Fisher[147] 则认为它是一种变体。最公认的相关性是内囊前肢的腔隙性脑梗死[34]。其他部位的报道较少：Spertell 和 Ransom[151] 描述了 1 例内囊膝部附近的低密度病变，Fisher 的两名内囊前肢梗死患者合并轻度共济失调和构音障碍。在其他一些病例中，病变位于桥基底部或放射冠[152, 153]。该综合征也有脑桥出血的报道[154]。构音障碍 – 手笨拙综合征功能恢复的预后是好的。基于医院的前瞻性脑卒中登记中有 2500 名急性脑卒中患者，其中 35 名被确定为构音障碍 – 手笨拙综合征，占所有急性脑卒中的 1.6%，急性缺血性脑卒中

的 1.9%，腔隙综合征的 6.1%[153]。

（六）与腔隙性脑梗死相关的其他脑卒中综合征

除了前面概述的 5 种典型腔隙综合征外，其他几种罕见的临床综合征也可能是由单一穿支动脉闭塞引起的，但其临床病理证据更为有限。症状描述为运动障碍，如舞蹈病、肌张力障碍、偏身投掷运动和扑翼样震颤。脑干综合征（如核间眼肌麻痹、水平凝视麻痹、Bendikt 综合征、Claude 综合征、单纯运动性偏瘫加第Ⅵ对脑神经麻痹）和孤立性脑神经麻痹（通常为第Ⅲ对脑神经麻痹）可能由脑干微梗死（仅通过 MRI 可见）引起，可能的最常见原因是小的穿支动脉阻塞，尽管机制可能有所不同。孤立性血管性脑神经综合征通常由血管对脑干外周神经的影响引起的旧学说可能是不正确的[155]。

已经描述的几种类型的运动障碍伴有小而深的梗死。虽然在许多此类病例中尚未证实确切的血管闭塞，但梗死面积小，并且梗死发生在穿支小动脉供血的区域，表明大多数是由穿支小动脉疾病引起的。运动障碍可能是梗死的唯一表现，也可能在不同性质的初始综合征消失后出现症状。

偏侧舞蹈病是最常见的运动障碍形式，在 22 例血管源性运动障碍患者中占 68%；腔隙性脑梗死被认为是最常见的原因[156]。在纹状体不同部位发现的梗死为腔隙性大小[149, 157]，包括尾状核头部和邻近放射冠[158]、丘脑底核[146, 26, 159] 和丘脑[119, 149, 160]。通常突然起病，不伴其他症状。舞蹈病通常涉及前臂、手和手指。在一个病例中，患者的偏瘫症状在 3 个月内消失，但舞蹈病维持不变[158]。在某些情况下，舞蹈病可延迟出现在最初偏瘫后的数周或数月。一名仅通过 CT 扫描发现壳核病变的患者[161]，其手臂和腿部远端出现舞蹈样运动，干扰正常活动，妨碍自由行走 4 周余。在这个病例中，患者舞蹈症状有所改善，几周后才复发。罕见叠加有投掷动作。查体显示肌力、感觉和反射正常。

腔隙性肌张力障碍有两种类型：动作诱发型和局灶性肌张力障碍。一项尸检研究记录了动作诱发的节律性肌张力障碍。在报道的病例中，该综合征始于感觉运动性脑卒中[162]。两项障碍在 1 个月内都有所改善。到 3 个月时，患者最初脑卒中时受影响最严重的左腿开始出现运动障碍。这种症状逐渐蔓

延到患者整个身体的左侧。患侧手的手指弯曲到手掌中，只剩下拇指不受累。4 年后对患者进行检查时，手受累症状没有变化，但其他方面力量正常。全身的自主运动包括对称性闭眼，左臂和左腿（躯干不受累）的节律性张力障碍性伸展和旋转（在自主运动停止几秒钟后消退）。口服氯硝西泮和 5- 羟基色氨酸成功地抑制了不自主运动障碍。尸检时，发现一个 5mm×1mm×2mm 的梗死灶横跨腹后外侧核和邻近的内囊后肢。1 例患者的 CT 扫描显示右侧豆状核密度较低，出现局灶性肌张力障碍[163]。与偏侧舞蹈症一样，这种症状是突然出现的，并且不伴随乏力或感觉障碍，仅上肢远端受累。虽然它被描述为肌张力障碍，这种疾病的特点是姿势的改变："运动缓慢，导致患者的手指摆出不寻常的姿势。活动使运动增多……左手和前臂表现出不自主的运动，产生了不寻常的姿势，手腕过度旋前和弯曲，手指伸展，拇指对掌。"

言语和语言障碍以及其他高级大脑功能障碍 在没有任何运动性或感觉性失语的情况下，双侧囊性腔隙性脑梗死是导致缄默症的原因。Fisher 报道了一名患者[56]，通过显微镜下血管病理学记录了梗死，在第 1 次梗死后说话没有困难，但在第 2 次梗死后变得沉默，第 2 次梗死累及左内囊。左侧囊腔为 4mm×4mm×5mm，位于内囊膝部。最近报道的几例缄默症、关节紊乱或严重发音困难的病例，被描述为与一名曾发生对侧腔隙性脑梗死且有后遗症患者发生的新腔隙性脑梗死有关[105, 106, 164, 165]。

MR 时代之前的早期文献涵盖了关于小而深梗死是否会导致语言功能障碍的争论。但应该认识到，CT 在显示缺血性病变的全部范围或识别多个病变方面的精确度有限。同样，对于腔隙性脑梗死是否会导致更高的皮质功能障碍也存在争议。据报道，有症状的幕上腔隙性脑梗死，即使是单一的，也可能导致神经心理障碍，患者出现智力表现下降，并且比对照组受试者更常出现情绪障碍[166]。对 40 名腔隙性脑卒中患者在脑卒中发病后 1 个月内进行的前瞻性研究发现，57% 的患者存在轻度神经心理障碍[167]。目前尚不确定这些神经心理学发现是否与最近的脑卒中、先前存在的轻度认知功能障碍、无症状性脑梗死和 WML 或其同时存在有关。本文的另一章描述了脑卒中的认知效应。

小血管疾病临床腔隙综合征的特异性：几项早期研究基于临床特征（腔隙综合征）和 CT 扫描结果之间的相关性，验证了将缺血性脑卒中分型为腔隙性脑梗死亚型的诊断有效性（对于 CT 扫描结果，可见的深部小梗死患者通常与无影像学异常的患者合并）。一些研究包括颅外大动脉疾病和心脏的发现。总的来说，研究结果支持"腔隙性假说"（即临床腔隙综合征高度提示小血管疾病是可能的根本原因）。在感觉运动性脑卒中患者中存在可能的例外，其中 1/3 的患者被报道发现了非腔隙性发病机制[168]。

随着 MRI，尤其是 DW MRI 的问世，该研究领域进入了一个新的时代。DW MRI 能够高度可靠地识别急性缺血性病变，并将急性和陈旧性病变区分开来。在两项较小的研究中，DW MRI 分别在 16%[169] 和 29%[170] 的患者中显示了与腔隙性脑梗死不相容的多个缺血区域。另一项研究[171] 报道，只有 59% 的患者发现单一皮质下缺血区域，22% 的患者在一个区域内有较大或分散的病变，19% 的患者在多个区域内有多个病变。Potter 等[172] 研究了 137 名急性缺血性脑卒中患者临床脑卒中错误分类（"临床影像分离"）的相关性，这些患者表现为轻度皮质或腔隙综合征；21/93（23%）的皮质综合征患者有急性腔隙性脑梗死，而 7/44（16%）的腔隙综合征患者有急性皮质梗死。另一项研究[173] 将牛津郡社区脑卒中项目分类的腔隙综合征亚型与 DW MRI 结果进行了比较，并报道了腔隙性脑梗死亚型的阳性预测值仅为 40%～60%。

相反，皮质下或脑干小缺血异常的影像学表现并不总是表现为腔隙综合征。在一项研究中[174]，根据牛津郡社区脑卒中计划标准，在脑卒中症状出现后 7d 内接受 DW MRI 检查的这类患者中，只有 44% 临床表现为腔隙综合征。

这些发现表明，基于腔隙性脑梗死亚型的临床发现，围绕脑卒中病理生理学的结论存在不确定性。MRI（包括 DW MRI）显然是研究脑小血管病及 TIA 或脑卒中的首选成像方法。

八、预后

一般来说，腔隙性脑梗死患者的早期预后良好，这是 Pierre Marie 和 Miller Fisher 指出的腔隙性脑梗死的特征之一。与其他血管过程（缺血性或出血性、半球性或脑干）相比，腔隙的早期预后最好（然而，并非总是像我们预期的那样好）。腔隙的预后受多种因素影响。梗死前出现 TIA 提示临床病程中更差的预后，更高的复发率和冠状动脉疾病的出现。一般来说，当运动或感觉缺陷完全（影响面部、手臂和腿部）时，预后比不完全缺陷更差。CT 或 MRI 上腔隙性脑梗死的大小通常与预后相关，并且对于较小的病灶预后更好。高血糖与大血管动脉粥样硬化性血栓性疾病或心源性栓塞性疾病导致的急性缺血性脑卒中的不良预后相关，不影响急性腔隙性脑梗死的预后[175, 176]。

腔隙等血管过程的预后包括四个方面：存活率、神经功能的恢复、急性期的全身或神经并发症、复发。急性期的存活是关键，此期死亡的可能性与其他并发症有关，而不是腔隙性脑梗死本身。急性期后的死亡风险与腔隙性脑梗死后最初几年内普通人群的死亡风险没有区别。然而，在较长的随访期（5 年或更长时间）中，腔隙性脑梗死队列中的死亡人数也明显增多[177]。

腔隙性脑梗死的早期神经功能恶化及不良预后与 IL-6、TNF-α 和细胞间黏附分子 –1 等高血浓度炎症标志物有关[178]。在发病后的最初几周，缺陷的恢复通常良好。94% 的患者在 6 个月时相关的功能转归不依赖上述因素[179]。18% 的患者出现急性期并发症，其中尿路感染最常见[179]。在医院研究或社区系列研究中，腔隙性脑梗死患者 1 年后脑卒中复发的预后约为 10%。与术后复发率相似[180]；然而，随访 10 年后，如一系列假定腔隙性脑梗死所致的单纯运动性脑卒中所示，该比率为 23.5%[177]。腔隙性脑梗死后复发率与非腔隙性脑梗死后复发率的比较显示，两组复发脑卒中的发生率相似；因此，腔隙性脑梗死在复发这方面并非良性[181]。

高血压、糖尿病、脑白质疏松症和高血细胞比容水平是与复发和多发腔隙性脑梗死相关的主要危险因素[182, 183]。如果第 1 次脑卒中是腔隙性的，复发性脑卒中更可能是腔隙性的[181]。

腔隙性脑梗死后长期存在的一个重要问题是轻度认知障碍和痴呆的发展。症状性腔隙性脑梗死、无症状性腔隙性脑梗死和白质疾病对脑卒中后认知功能障碍有协同作用。第 18 章介绍了脑卒中后痴呆

症的风险和小血管疾病的作用。

总之，腔隙性脑梗死被认为是最良好预后的脑卒中亚型，但最近的研究改变了这一观点。在最初的几年里，就生存和残疾而言，预后比其他亚型更为有利，这一点仍然是正确的，这可能仅仅是因为病变较小。前 5 年的平均年复发率约为 5%，之后可能会有所下降。在复发性脑卒中，新发的腔隙性脑梗死最为常见，但其类型是异质性的，几乎一半的梗死是由其他机制引起的。这并不奇怪，因为容易导致脑小动脉血管闭塞的主要风险因素也会促进冠状动脉、主动脉和颈动脉的动脉粥样硬化。在发病 10 年后，1/3 或更少的患者仍然存活，没有复发性脑卒中，并且大部分幸存者是残疾、认知障碍或精神错乱。因此，很少有人支持腔隙性脑梗死比其他缺血性脑卒中亚型预后更好。

越来越多的证据表明，血管风险因素和无症状小血管疾病（无症状梗死和白质缺血异常）的程度对几乎所有腔隙性脑梗死所有亚型的预后都有显著的影响[184]。第 1 次脑卒中时已患有多种危险因素和晚期脑小血管病的患者，其致残和死亡的风险似乎高出数倍。腔隙性脑梗死也可能与无症状小血管疾病和早期阿尔茨海默病的变化协同促进痴呆。腔隙性脑梗死患者在脑卒中发作时比动脉粥样硬化性血栓或心源性梗死患者更容易出现无症状性脑梗死和微出血，并且可能通过限制脑可塑性救援机制，对功能恢复产生负面影响。此外，从长期来看，脑小血管病的无症状进展比新发脑卒中多数倍，并且随着时间的推移，可能对大脑功能造成损害[185, 186]。

（一）腔隙性脑梗死的治疗进展

目前的本文中有一个单独的关于脑卒中的急性治疗和二级预防的章节。然而，由于脑小血管病的病理生理学不同于大动脉动脉粥样硬化或心脏脑栓塞，缺血性脑卒中的治疗是否普遍适用于腔隙性脑梗死一直存在争议。关于 TIA 和缺血性脑卒中的急性治疗和二级预防的大多数试验都是在具有不同脑卒中机制的患者中进行的，而不是在已证实的脑小血管病患者中进行的。目前只有一项试验［皮质下小脑卒中（Small Subcortical Stroke，SPS3）][187] 专门包括一组近期腔隙性脑梗死的二级预防评估，而其他几个试验（急性和二级预防）报道了腔隙性脑梗死的

亚组分析。因此，本章将介绍腔隙性脑梗死治疗问题的一些方面。

1. 急性缺血性脑卒中的溶栓治疗 溶栓治疗是急性缺血性脑卒中的公认标准。关键的 NINDS 研究[188]表明，静脉注射 t-PA 对所有亚型都有效，包括小血管疾病；观察到 t-PA 组有 63% 的患者有良好的预后，而安慰剂组有 40% 的患者有良好的预后。然而，NINDS 研究中脑卒中亚型的分配主要基于最初的临床特征和 CT 扫描结果，这是本章前面讨论的腔隙性脑卒中不确定的诊断原则。然而，后来的几项研究使用了更精确的诊断标准，证明了 t-PA 在急性腔隙性脑梗死患者中的相似有效性和风险[189-191]。t-PA 对急性腔隙性脑梗死有效的机制尚不清楚。理论上，当闭塞发生并出现急性脑卒中症状时，小穿支脑动脉的固有疾病中可能存在血栓形成成分，并且总血栓量少，使得急性腔隙性脑卒中更适合静脉注射 t-PA。

有人担心，白质高信号、无症状性脑梗死和微出血（所有这些在腔隙性脑梗死亚组中比在其他缺血性脑卒中亚型中更常见）的存在可能意味着腔隙性脑卒中发生脑出血性并发症的风险更高。然而，目前尚无此类临床试验证据，目前的指南和综述建议不要将急性腔隙性脑卒中患者排除在溶栓治疗之外[4]。

2. 内囊预警综合征的困境 急性腔隙性脑卒中的神经功能恶化是常见的，临床实践中经常可以看到最初出现 TIA 后出现持续神经功能缺损（内囊预警综合征）的波动过程。急性腔隙性脑卒中的体征波动和进行性症状恶化的机制尚不明确，但可能包括进行性分支闭塞、血流动力学改变、梗死周围水肿、兴奋毒性或炎症[192]。目前，还没有确凿的证据表明，何种治疗方法可以影响急性腔隙性脑卒中（一般来说，缺血性脑卒中除外）的波动或进展。对内囊预警综合征患者静脉注射 t-PA 的有限经验表明，溶栓治疗可能有益且安全[193]，但仍需进一步研究。

3. 腔隙性脑梗死的二级预防

(1) 抗血小板治疗：几乎所有关于抗血小板治疗的研究都是在 TIA 和缺血性脑卒中混合人群中进行的，不限于任何特定亚型。在大多数二级预防试验中，腔隙性脑卒中患者的比例甚至过高，因为此类患者可能更容易招募，因为他们不会出现失语和意识水平降低而限制知情同意的能力。1983—2016 年，

15 项脑卒中二级预防试验报道了检索结果[4, 194, 195]。总体结果显示，抗血小板治疗在预防腔隙性患者复发性脑卒中方面优于安慰剂，并且其反应与研究的总体结果相似。然而，应该认识到，这些研究中腔隙性脑卒中的诊断精度有限，因为它通常基于临床特征和 CT 扫描结果。在多达一半的患者中，标记为腔隙性脑卒中的组可能受到小血管疾病以外的其他病理生理学的干扰。

SPS3 研究是唯一一项包含影像学支持的症状性腔隙性脑梗死明确患者的随机试验[187]。在析因设计中，患者被随机分为两种干预措施：①阿司匹林 325mg 与阿司匹林 325mg+ 氯吡格雷 75mg 的抗血小板治疗；②血压控制的两个目标水平"更高" 130～149mmHg 与"更低"低于 130mmHg。由于接受联合治疗的患者益处有限和死亡率过高，该研究的抗血小板部分提前停止。联合组[196]大出血率增加了 1 倍。因此，阿司匹林和氯吡格雷的双重抗血小板治疗不应长期用于急性腔隙性脑卒中患者的二级预防。推荐的选择是每天 75～325mg 的阿司匹林，每天 2 次的阿司匹林 25mg 加缓释剂潘生丁 200mg，或每天 75mg 的氯吡格雷。

(2) 他汀类药物治疗：目前的指南建议对缺血性脑卒中患者使用他汀类药物治疗，但排除标准很少。在唯一一项专门报道腔隙性脑卒中亚组的研究（SPARCLE 试验）中，该亚组在脑出血的益处或风险方面均无差异[4, 197, 198]。

(3) 降血压：SPS3 试验测试了两个目标血压水平，即 130～149mmHg 与低于 130mmHg[187]。平均 3.7 年的随访后，那些分配到较低组的患者无意义的复发性脑卒中减少 19%（HR=0.81，95%CI 0.64～1.03）[199]。而脑出血明显减少 63%（HR=0.37，95%CI 0.15～0.95，$P<0.03$）。患者耐受性良好，血压降至两个目标水平，严重不良反应不常见（3%），两组间无差异。研究表明，减少出血性脑卒中的显著益处及减少所有复发性脑卒中的趋势，支持腔隙性脑卒中患者将血压降低至 130mmHg 的目标。在 SPS3 研究中，没有优先使用一种特定的抗高血压药物或药物组合。

（二）并发缺血性脑卒中的潜在原因

无论如何，急性腔隙性脑卒中患者中，并发缺

血性脑卒中的潜在机制，如心源性栓塞（尤其是心房颤动）和颈动脉外侧狭窄并不罕见，甚至在那些神经影像学证实症状性缺血性病变局限于单个穿支小动脉的患者中也可能出现。个别患者中，可能很难甚至无法确定几种潜在的并发机制中的哪一种是致病机制。

对于心房颤动和既往缺血性脑卒中的患者，当前的治疗方案将此类患者分层为有抗凝治疗指征的患者。风险分层方案没有详细说明缺血性脑卒中可

能的亚型，也没有通过神经影像学验证缺血性病变。因此，腔隙性脑卒中并发心房颤动的患者通常应使用抗凝血药治疗，除非有禁忌证。目前正在进行抗凝血药治疗微出血患者脑出血风险增加的研究。

同样，急性腔隙性脑卒中患者可能同时存在同侧颈动脉狭窄，并且可能无法确定颈动脉狭窄是否有症状。然而 NASCET 表明，颈动脉内膜切除术仍能减少腔隙性脑梗死患者的脑卒中发生率，尽管其益处小于非腔隙性事件患者[200]。

第 28 章　脑出血

Intracerebral Hemorrhage

Craig S. Anderson　著

何业虎　谢模英　译　　聂淑科　曹学兵　虞冬辉　校

本章要点

- 急性自发性脑出血是急性脑卒中最严重的形式之一，在全球范围内造成了严重的痛苦和死亡。特别是在有高血压、不健康的生活方式和抗血栓药物使用率高的老年和社会经济弱势人群中的发病率更高。
- 尽管目前对脑出血的确切治疗方法还很少，但对血肿的位置、大小和形态，以及脑影像学上所有相关的背景脑血管特征，急需确切的诊断和管理。
- 有合理的证据支持，早期平稳控制血压可以提高脑出血患者恢复的机会，并在严重血肿和（或）脑室扩大的减压手术后获得更好的生存机会。
- ICH 的管理涉及众多跨学科护理系统的积极良好的协调，尽力避免和仔细管理潜在的并发症，严格考虑有效的长期血压控制、抗血栓治疗和其他心血管风险管理。
- 对脑出血病理生理学的进一步理解，其与急性缺血性脑卒中相似的短治疗时间窗口，以及包括认知丧失在内的一系列医疗后果，诸多的合作努力更促进了脑出血的预防和管理的改善。

　　急性自发性（非创伤性）脑出血是最严重和最难治疗的脑卒中类型，约占全球每年发生的 1200 万起脑卒中事件的 1/4 [1]。它是一种动态的，通常在影像学上表现为脑实质深层结构内孤立的血肿，极有可能迅速扩大或"生长"，对重要结构造成压力和（或）延伸至脑室系统或蛛网膜下腔和硬膜腔，并伴有不同程度的血肿周围水肿。平均而言，1/3 的脑出血患者将在发病的第 1 个月内死亡 [2]，大多数是在最初的几天内死亡，而幸存者会有不同程度的残疾和高风险的再发性脑出血、缺血性脑事件和心脏事件 [3, 4]，还有认知能力下降和老年痴呆症等 [5]。与在急性缺血性脑卒中治疗方面取得的进展相比，目前仍然没有明确的脑出血治疗方法，也很少有既定的护理方案，这导致了世界各地脑出血患者的管理方式存在巨大差异，神经外科实践的地区模式和临床意见也不

同。对于预后不佳的情况需要哪些有效的护理，神经外科实践的区域模式和临床意见也各不相同。大多数 ICH 病例发生在中低收入国家（low-and middle-income countries，LMIC）的工作年龄的成年人中，高血压、不良生活方式和环境因素使得这些群体患病率很高，这不仅造成了巨大的社会经济影响，而且全球因 ICH 而死亡的人数与更常见的急性缺血性脑卒中一样 [6]。虽然流行病学数据有限，但这些数据表明，世界各地脑出血的发病率呈现出不同的趋势，中低收入国家的发病率呈下降趋势 [1, 6]，这可能得益于血压控制的改善和城市化的好处；而在高收入国家的老年人口中，他们更多地使用抗凝和抗血栓去治疗心房颤动和心血管风险管理，这导致脑出血的发病率呈上升趋势 [7, 8]。有一些令人鼓舞的结果数据表明脑出血后存活率有所提高，这可能是由于护理

方面的改善[9-11]。

一、病因和危险因素

一个由来已久的惯例是，当提到起源于基底节或丘脑的典型脑出血时，使用"原发性"或"高血压"一词，这是可以理解的，因为既往认识到中年人严重的高血压与颅内近端动脉穿支血管的神经病理变化有关。然而，这种方法不太适合当代的临床实践，因为它会阻碍对病理生理学的机制研究，而这些机制研究可以帮助我们确定潜在、可治疗的继发性病因。

脑出血是最常见的颅内出血类型，可发生在不同部位，病因各异且互有重叠[12-14]（图 28-1 和图 28-2）。深部穿支血管病变是脑出血的主要原因，最常见于基底节和脑干的血管。这种病理可伴随脑小血管病（cerebral small vessel disease，CSVD）引起的更广泛的慢性脑损伤过程，表现为不同程度的脑白质病变（"脑白质疏松"）、与小穿支血管有关的梗死（"腔隙"）、小量脑出血（"微出血"）、浅表铁质沉着症及陈旧性脑出血和脑萎缩的病变[15]。由于发病机制和危险因素存在重叠，即使在中老年"高血压"患者体内的其他部位出现动脉硬化，临床医生也应考虑寻找继发性病因，特别是小的深部动静脉畸形。对于这些畸形，外科手术可以降低脑出血复发的风

险。简单的临床参数，如年龄较小（<60 岁），浅部皮质或颅后窝脑出血，无任何 CSVD 特征，以及计算机断层血管造影有可疑或不确定的异常，应促使人们考虑正式的数字减影血管造影术，厘清发生脑出血的潜在结构性原因[16]。

脑出血的另一个病因是脑淀粉样血管病，尽管尚不确定 CAA 单独或联合血压升高和抗血栓治疗使用在多大程度上会导致脑出血，但它作为老年人皮质性脑出血的（病因）解释已经受到了众多关注[17]。CAA 的特点是皮质和软脑膜血管壁中存在淀粉样β 蛋白，与深部脑出血有不同的自然史：复发性脑出血的风险较高（每年约 9%）[3]，认知功能下降和痴呆[4]。临床上存在多种诊断标准，其中以 MRI 为基础的"改良波士顿标准"最为流行，这个标准对 CAA 具有良好的敏感性和特异性：年龄>55 岁、既往脑叶脑出血、脑微出血和（或）皮质浅部铁质沉着症[18]。然而，根据爱丁堡标准[19]，当 MRI 有禁忌证（不耐受或不可用时），载脂蛋白 E 阳性、蛛网膜下腔出血和脑皮质出血的指状血肿，对 CAA 患者预测出血风险也是中等程度的。尽管可以做出 CAA 的推定诊断，但管理面临的挑战是这些患者是否应该与其他类型的自发性脑出血患者处理方式不同（例如，

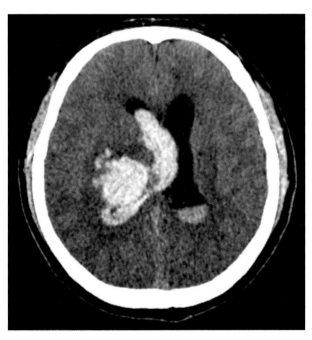

▲ 图 28-1　右侧丘脑出血破入脑室

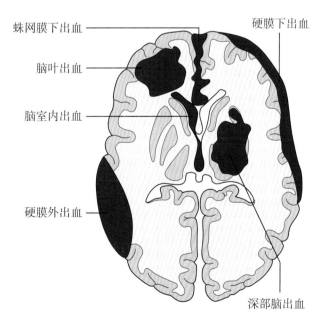

▲ 图 28-2　颅内出血的位置

引自 Al-Shahi Salman R, Labovitz DL, Stapf C. Spontaneous intracerebral haemorrhage.BMJ.2009; 339:b2586. https://doi.org/10.1136/bmj.b2586.

平衡重新使用抗血栓药物的获益与风险，以获得另一个明确的适应证）[20]。即使在已有脑血管疾病和多发性脑微出血的高危患者中，观察数据也表明，未来发生缺血事件的风险远远超过脑出血复发的风险[21]。

脑出血的主要危险因素是年龄增加、血压升高[22]或"高血压"（目前定义为收缩压水平＞130mmHg）、男性、各种饮食和生活方式因素，包括吸烟、高盐摄入量、过量饮酒和少吃水果和新鲜蔬菜[23]、使用抗血栓药物（如抗血小板药物和抗凝药物）和抗纤溶药物、违禁药物（如苯丙胺、可卡因）和环境（如寒冷的环境温度）[24]。虽然许多因素间接升高血压，并与急性缺血性脑卒中的高血压重叠，但它们似乎优先损害血管内皮细胞，导致血管"渗漏"或破裂，而不是导致动脉粥样硬化。此外，与慢性血压变异性有关的频繁出现收缩压峰值[25]，强烈的情绪反应、突然的劳累或酒精 / 药物的使用出现急性一过性血压骤然升高，也是易感个体的重要触发因素。

二、诊断和预后

（一）脑成像

虽然某些临床特征比急性缺血性脑卒中更能提示脑出血，如严重头痛、呕吐、癫痫发作、脑膜刺激征和快速意识丧失（框 28-1），但早期非增强 CT 扫描是确定诊断的最可靠方法，就像在处理任何出现急性脑卒中特征的人一样。急性脑卒中发生时，MRI 是一种信息量更大的成像手段，但其可及性较低，这意味着多数病患只能够在 24～48h 后进行 MRI 检查，以评估潜在的病因和脑血管疾病状况（血管状态、脑结构）[26]，并排除潜在的结构性病变（感染、肿瘤、脱髓鞘、变性等）。NCCT 可以判断脑出血的体积和位置，任何与预后相关的脑室内出血，以及任何可能提示 CAA 或其他潜在诊断（如脑动脉瘤或脑静脉血栓形成）的蛛网膜下腔出血。有几个 CT 特征可以提示脑出血的继发性原因（框 28-2），以及形状和密度不同的标志物有助于预测预后[27]（框 28-3）。大约 15% 的成人脑出血患者存在潜在的血管病变，如动静脉畸形、脑动脉瘤或硬脑膜瘘[28]，决定是否进行更广泛的血管成像（CTA 或 MRA 和动脉内数字减影血管造影术）检查可以依据下述简要标准：患者年龄、脑出血位置、高血压病史和是否存在 CSVD（框 28-2）。

框 28-1　提示为急性脑出血的临床特征
1. 严重头痛
2. 恶心呕吐
3. 由蛛网膜下腔出血引起的颈部僵硬（脑膜炎）
4. 意识的快速丧失（快速进化）
5. 垂直注视的丧失（中脑压迫）
6. 行为的改变与任何运动缺陷（可能的额叶位置）不成比例
7. 收缩压极端升高（＞200mmHg）
8. 癫痫

框 28-2　头颅 CT 扫描特征提示有脑出血的继发性病因	
血肿位置	浅层皮质下或颞区
血肿模式	异构模式
	不同区域均有多处出血
血肿周围水肿	与血肿的大小不成比例
	指状或根样水肿
相关特征	扩大的滋养血管进入血肿
	在非增强 CT 上有静脉高密度征
	在非增强 CT 上有空 δ 征
	血肿内或血肿周围的钙化
如动静脉畸形或原发性恶性肿瘤	

（二）CTA 斑点征

在过去的 10 年中，CTA 斑点[29]或渗漏征[30]是血肿内部或周围的对比剂渗出，作为血肿扩大的可靠标志，CTA 斑点或渗漏征受到了相当大的关注，这为识别可以从早期止血治疗中受益的高危患者。经过一些培训，临床医生在阅片识别斑点征方面的准确性相当高[31]；研究已经一致地表明，与斑点征阴性患者相比，斑点征患者继续出血和不良临床结果的概率为中到高度增加[32]。然而，所有的脑出血患者都会出现血肿的扩大，特别是在最初的几小时内，如果没有足够的时间让对比剂到达渗漏点，很容易错过斑点征象；尽管 Meta 分析表明斑点征象的预测能力在脑出血的头几小时最好[33]，但动脉、早期静脉或延迟期或多期 CTA 可以增加检测率[34, 35]。在缺乏对脑出血早期治疗有效性依据的前提下，CTA 斑点征在临床实践和研究中的应用价值尚不明确。

框 28-3 脑出血的关键管理步骤
1. 脑出血是一种快速评估的医疗紧急工作
2. 脑部和血管成像
• 预后不良特征：大（>20ml），不规则和发病早期半球血肿密度不均匀（<3h）；脑干血肿；脑室内出血
• 任何潜在的原因：血管畸形、脑静脉血栓形成、脉管炎、可逆性脑血管收缩综合征（"年轻"年龄）、血肿位置（"外周/皮质"）、高血压病史（"缺失"）和脑小血管疾病（"缺失"）
3. 卒中单元内的多学科护理
4. 控制血压
• 在 1h 内低至收缩压目标<140mmHg，并保持 72h 的平稳控制
5. 纠正止血异常
• 考虑是否有一种特定的疾病（如血液系统疾病）
• 是否由于一种特定的抗凝药物，并且是否需要一种逆转剂或解毒剂
6. 纠正其他生理异常
• 控制血糖升高
• 保持脱水
• 是否需要气道支持
7. 预防并发症
• 仔细识别需要神经外科干预的病情恶化的患者
• 使用间歇性气动压缩治疗预防静脉血栓栓塞，或几天后皮下肝素注射
• 管理临床癫痫发作
8. 寻找脑出血的原因
• MRA 和数字减影血管造影治疗高危临床和影像征
• MRI 检测慢性微出血和脑浅表铁质沉着症，怀疑脑淀粉样血管病变时
9. 预防措施
• 降低血压（收缩期目标<130mmHg），以防止复发性脑出血和其他严重的血管事件
• 考虑重新启动抗血小板或抗凝治疗，以预防缺血性事件，除非患者有复发性脑出血的风险非常高
• 随访期间的认知功能筛查障碍

（三）预测量表

除了解剖位置（即脑叶、深部、脑干、小脑），年龄的增加、发病前的肢体无力、血管合并症的增加、神经功能缺损的严重程度、血肿的体积和程度

相对于症状出现的时间等都是预测脑出血患者有无重大残疾、存活概率高低的关键因素[36]。脑出血评分是最常用的预测临床结局分级标准，它结合了人口统计学和临床医疗信息，脑出血的位置和体积，以及脑内出血的病因[37]。尽管已经开发了其他几个评分量表，但没有一个在结局预测方面显示出实质性的改善（精确性），特别是在早期死亡率方面[38]。意识丧失是脑出血的一个显著临床特征，意识丧失可能与脑出血的并发症有关，如癫痫发作、脱水、跌倒造成的头部损伤、呼吸道阻塞造成的脑缺氧，甚至心脏骤停，意识丧失的问题限制了神经评估量表（如 NIHSS）的临床使用。

三、护理的组织

脑出血是一种严重的疾病，患者被默认为"不稳定"且有恶化的风险，有很好的证据表明"积极管理"计划有益于患者。然而，与那些急性缺血性脑卒中患者不同的是，对于脑出血，几乎没有经过验证的治疗方案，治疗选择的范围也更有限。有观点认为，要避免早期使用"不要复苏"、"撤回护理"或姑息护理（包括使用麻醉药）的命令，研究表明，当一些患者仍有可能康复时，突然会加速死亡，而不受其他预后因素的影响[39, 40]。发病最初的 72h 内进行积极的治疗，可以让家庭成员有时间充分了解预后及咨询和决策做出更可靠的评估。主动护理包括监测和管理生理参数（如液体平衡、体温、氧合），及时干预任何神经恶化、并发症和不良事件，鼻饲或静脉营养和呼吸支持，以及早期康复。有危重护理需求的患者，如机械通气、颅内压监测和脑室造口引流，这些措施可在重症监护（或高度依赖）病房进行合理管理，那里的专科护士（护理专业知识）比例很高。急性脑卒中专科病房（卒中单元）进行管理所有病患，可以获得熟练的具有脑卒中知识的护理，并提供多学科康复，与普通病房护理相比，这些医疗措施已被证明具有降低脑出血后死亡和功能残障的风险[41]。

（一）医疗管理

1. 血压控制 多种因素可能导致脑出血常见的"高血压反应"，如"压力"，或慢性血压控制不良，也可能引发这一事件。收缩压升高（>140mmHg）

与血肿扩大和功能恢复不良相关，收缩压升高是可调控的，最合理的解释是认为早期降压治疗可能通过抑制血肿扩大来改善预后，这是一个合理的假设。然而到目前为止，证据还不是那么令人信服。首个大型、务实、国际化的急性脑出血强化降压试验（Intensive Blood Pressure Reduction in Acute Cerebral Hemorrhage Trial，INTERACT）2 中，2829 名患者轻至中度脑出血发作几小时内开始了强化降压研究 [试验终点收缩目标＜140mmHg，与当时的控压标准（＜180mmHg）相比较，同时都联合其他药物策略]，结果仅显示了功能和与健康相关的生活质量的轻微改善，但是患者的安全性提高了 [42]。相反，第二个大型试验，抗高血压治疗急性脑出血（ATACH-Ⅱ），入组的 1000 名具有相似人口统计学和临床参数的脑出血患者，没有显示出任何更强化的、基于尼卡地平的降压策略的任何获益，还引起了人们对其增加肾脏不良事件的担忧 [43]。

随后的系统回顾和 Meta 分析，以及其他较小规模的临床试验，都没有显示出早期强化降压对脑出血的任何效果，但总体证据仍然具有说服力 [44]。还有其他几个原因：ATACH-Ⅱ 的二次分析显示，那些在发病 2h 内接受治疗的患者有获益 [45]，而与其他患者相比，INTERACT2 受试者进行的超早期止血治疗可能大大抑制了血肿的扩大 [46]。抗凝相关脑出血的研究表明，早期控制血压升高至少与使用逆转药一样有效 [47]，脑出血早期使用止血药氨甲环酸，基线收缩压低于 170mmHg 的亚组（比预先指定的亚组）显示出显著的治疗获益 [48]。

然而，英国对 1000 多名疑似急性脑卒中患者进行的大型多中心院前试验表明，使用硝酸盐贴片控制救护车中的血压不仅没有总体好处，而且对后来被诊断为脑出血的人的血肿扩大和死亡率有显著的不良影响 [49, 50]。尽管后者可以简单地反映少数患者的亚组分析的随机结果，但它确实提出了抗高血压药物作用的潜在异质性的问题，这些药物中，硝酸盐的血管扩张特性可能加剧脑出血的早期出血（出现血肿扩大）。

总的来说，基于合理的益处、安全性、实用性和相对较低的成本证据，建议大多数脑出血患者早期住院降压（收缩压目标＜140mmHg）似乎是明智的 [44, 51]。早期 BP 控制也有利于出院后二级预防的连续性。即便如此，还需要更多的研究来确定脑出血的特殊情况下降压的效果：①救护车上的不同治疗方法；②大面积脑出血；③颅内压升高和（或）需要神经外科手术的患者；④联合止血药或逆转抗凝治疗的效果。

2. 抗血小板治疗相关性脑出血 高收入国家，超过 1/4 的脑出血患者接受过（服用过）抗血小板治疗（antiplatelet therapy，APT）[8]，与没有使用 APT 的患者相比，他们的预后更差 [52]，可能是因为血肿扩大 [53]。因此，似乎可以通过输注血小板来替换不起作用的血小板，从而改善此类患者的止血效果。然而，一项对 190 名接受 APT 治疗的急性脑出血患者（＜6h）的随机试验显示，输注血小板后预后不良的患者增加 [54]。虽然这只是一项小规模试验，而且这种效应的机制尚不确定，但在 APT 相关性脑出血的情况下，避免输注血小板是合理的。

3. 抗凝相关性脑出血 大约 15% 的脑出血与抗凝的使用有关 [55]，如果患者出现较大的血肿 [56]、血肿扩大 [57]，与其他患者相比，功能预后更差 [58]。这些问题在新型口服抗凝血药中较少出现，并且预后好于华法林相关性脑出血 [59]。"时间就是大脑"的概念似乎与抗凝相关的脑出血有关，证据表明这些患者可以从早期使用逆转药物中受益。除了标准的维生素 K 注射，更昂贵的Ⅳ因子（而不是更常见的Ⅲ因子）凝血酶原复合体浓缩物似乎比新鲜冷冻血浆输注更可取 [60]，但需要更多的证据来指导实践。

4. 止血策略 这种疗法的一个关键点是减少血肿的扩大 [61]，在脑出血后 4h 内使用剂量为 80mg/kg 的重组因子Ⅶa（rFⅦa）的主要双盲临床试验证实了这一点 [62]。然而，这种效果（无血肿扩大）并没有转化为临床获益，而是发生了血栓栓子事件的增多，这突显了脑出血临床研究的复杂性，特别是在具有高潜在血管风险和共病的患者组中。两项小型扩展试验中，高风险、CTA 斑点征阳性的脑出血患者中应用 rFⅦa 获得了中性结果 [63]，这种高成本、高选择性疗法似乎不实用而且效用有限。一种潜在的更广泛适用的疗法在国际多中心、双盲、第 2 次氨甲环酸治疗超急性原发性脑出血（TICH-2）试验中进行了评估。该试验中，2325 名脑出血后 8h 内开始静脉注射氨甲环酸（1g 快速泵入，然后在 8h 内再输注 1g）治疗的患者，他们的脑内血肿扩大有适度的抑制（1ml），但对功能残疾恢复的主要结果没有影响[48]。即便如此，更大样本、严重脑出血患者中使用氨甲环酸既没有降低早期死亡率，也无明显临床获益，这种止血剂的效果可能需要更严格的试验设计、更大规模的临床研究去证明，尽管实施起来具有挑战性。

（二）并发症

1. 癫痫　脑出血后癫痫（Epilepsy，EP）发作很常见（5%～10%），尽管亚临床癫痫发作可能更频繁[64]。早期癫痫发作（<7d）似乎与脑出血引起的脑损伤有关，可以解释大的颅内血肿患者中 EP 更常见，但似乎并不独立影响康复的机会。不建议预防性使用抗癫痫药物，因为没有证据表明潜在的获益（例如，通过提高警觉性和避免缺氧和伤害来促进恢复）大于危害（例如，镇静、不良反应）。由于镇静药、机械通气和开颅减压手术对癫痫发作的判定具有干扰，早期"可能"的癫痫发作的患者应给予短期（3～6 个月）的抗癫痫药物，以防止癫痫复发。根据 CAVE 评分[65]，包括皮质受累（C）、年轻（A）、小血肿量（V）和早期癫痫（E），判定为脑出血恢复期癫痫发作风险高的患者可以考虑预防性使用抗癫痫药物，并适当考虑其危害。有明确癫痫发作的恢复期脑出血患者的处理方式与任何癫痫患者相同。

2. 脑水肿　由于血脑屏障的破坏、静水压力和凝块回缩，液体和蛋白质渗漏到周围组织中，导致脑出血后最初几小时就发生脑水肿[66]。然而，持续数天的第二阶段反应，涉及血红蛋白的分解（释放铁）和凝血酶的释放，导致炎症和白细胞浸润，间充质细胞增殖和瘢痕形成，进一步促进了脑出血相关性脑损伤。不幸的是，没有一种常用的抗水肿疗法证明在降低颅内压或减少脑出血患者的血肿周围水肿方面有效，迄今为止，所有的临床试验都是小规模和低质量的。最受欢迎的药剂是静脉注射甘露醇，其作用只能持续几小时，而且可能会因液体超载和电解质失衡而复杂化（影响疗效与使用），而皮质类固醇（即甲泼尼龙或地塞米松）的不良反应比任何获益都更明显。针对炎症的新方法（芬戈莫德、去铁胺）和使用不引流血肿的半颅骨切除术仍处于实验阶段，不能用于常规临床。

3. 静脉血栓栓塞症的预防　与其他无法活动的患者一样，脑出血患者发生静脉血栓栓塞症的风险更高。一项大型实用的临床试验表明，间歇性气动压缩可降低这种风险并提高存活率[67]，而另一项试验表明，压缩长袜会对腿部造成局部损伤，并且缺乏疗效[68]。虽然没有直接证据，但考虑到脑出血或其他地方的血肿有加剧出血的潜在风险，一般应在脑出血后的前几天避免预防性使用低分子肝素或肝素[69]。

（三）神经外科

1. 开颅手术治疗小脑/脑干脑出血　尽管缺乏随机证据的支持，小脑脑出血的手术清除通常只限于脑干压迫恶化的患者中开展。然而，一项对美国几个大型观察性研究的综合分析表明，手术治疗小脑脑出血与改善存活率有关，但与整体功能结果无关[70]。生存方面的积极结果似乎是以更多残疾患者的更大比例为代价的，建议将 15ml 的脑出血体积作为确定任何手术净收益的临界点。

2. 开颅手术治疗幕上脑出血　对于幕上脑出血恶化的患者，标准早期开颅血肿引流手术（<24h）一直被认为是一种挽救生命的干预措施，但对于病情稳定、警觉或昏昏欲睡伴小血肿或深度昏迷且瞳孔反射受限的患者显然不适用。一直以来，挑战在于找出哪些患者可以从血肿清除和具有切开脑部和全身麻醉的可接受风险中获益。第一个大型临床试验中[71]，大血肿的脑出血患者早期手术与保守治疗相比，并没有在总体上获益[72]。同一亚组分析，浅表脑出血（皮质表面<1cm）伴意识水平下降的患者也没有从早期手术中获得总体益处。这两项试验都因病情恶化的患者从最初的保守治疗到手术干预的高度交叉而复杂化，这些因素对统计学分析干扰严重。最近，使用穿刺法、引流法、吸引法和内镜方法的微创技术在减少脑实质损伤和血肿扩大方面越来越受欢迎，即使是在深部部位也是如此[73]。对不同环境下的临床试验进行 Meta 分析，比较不同的手术方法（开颅手术和立体定向/内镜引流术），结果显示临床结局有所改善，尽管更有利于生存而不是功能恢复[74, 75]。此外，年龄偏小（<70 岁）、早期治疗（发病<8h）、中度血肿（20～50ml）和意识受损但反应水平尚可（格拉斯哥昏迷量表为 9～12 分）的

患者中，手术获益更大[75]。

3. 脑室外引流 脑室外引流（external ventricular drains，EVD），无论有没有控制性的溶栓液体冲洗，已经被证明可以改善意识水平下降的恶化（病情危重）患者的存活率[76]。这种干预措施可以快速清除 IVH，减少血凝块破裂产物导致炎性脑膜炎和脑积水的发生。然而，IVH 后插入 EVD 的阈值差别很大。临床试验中注意到脑室外引流的神经功能结局没有改善，可能是由于脑部持续的血肿相关成分继发性损伤或脑部血液的毒性作用损伤。清除大量 IVH 的实验研究正在开展，有希望的策略包括控制腰椎引流和更精细的脑室内手术。

四、二级预防

脑出血患者有脑出血复发和发生严重缺血性血管事件的高风险，每年约 4%[3, 4, 77]。几项试验表明，降低血压对脑卒中和其他严重血管事件的二级预防具有长期获益。收缩压降低水平相近的情况下，预防脑出血再发的益处要比预防再发缺血性脑卒中大得多。高血压患者降压的随机试验中，脑出血患者的治疗效果更佳；与缺血性脑卒中结果相比，脑出血的降幅更大，而且高血压与脑出血的流行病学相关性更强。更严格的血压控制（收缩压＜130mmHg）是否对所有类型的脑出血患者都有好处，还需要进一步评估。

虽然患者和临床医生主要关注脑出血的高复发风险，但缺血事件也同样频繁，并在这种情况下围绕抗血栓药物的净临床益处提出了重要的治疗难题。对英国脑出血中幸存下来的 537 名患有闭塞性血管疾病的成年人进行的重新启动或停止抗血栓药物随机试验（REstart or STop Antithrombotics Randomised Trial，RESTART）表明，重新开始口服 APT 是安全的（APT 复发的 ICH 主要结果较少），而且与避免 APT 使用超过 2 年相比[78]，这种治疗似乎减少了所

有严重血管事件的次要结果，不同临床 / 影像学特征的效果具有一致性。这一有些令人惊讶的发现提出了一种假设，即血栓形成或炎症可以在患有晚期 CSVD 的老年患者中引起脑出血的复发，就像在颅内动脉瘤中发现的那样。另一个困境是脑出血后重新启动抗凝治疗，目前的观察性非随机数据一致地表明收益大于风险。临床试验目前正在评估脑出血前接受 APT 治疗的患者重新启动 APT 的益处与风险比[79]。尽管受益 / 风险比可能因基础 CSVD 的严重程度而异（例如，在存在大量微出血的情况下，脑出血复发的风险要高得多），但目前的数据表明，APT 对于特定适应证的获益超过了脑出血潜在的风险。同样，心房颤动的情况下，同样的两难境地也适用于脑出血患者（重新）开始（或不开始）口服抗凝的问题，目前临床试验正在进行中。

结论

由于缺乏有效的脑出血治疗方法，导致其成为脑卒中的"灰姑娘"。然而，它仍然是一个重大的临床和公共卫生问题；世界各地，尤其在改善高血压控制提供最佳预防策略的地区，脑出血导致越来越多的人过早丧失有效生活能力。快速控制血压升高也是最有希望的急性期治疗方法，联合良好的护理支持，熟练而专业的工作人员进行积极监测并使用适当的医疗设施的基础上，及早发现和处理并发症，促进脑出血患者的尽早、全面康复。现有数据表明，脑出血的医疗救治措施正在转向更早的开始，（特别是）止血治疗填塞出血，这也印证了为急性缺血性脑卒中防治而倡导"时间就是大脑"的理念。虽然神经外科研发出了各种手术方法来减少脑出血带来的损伤，但这些方法似乎对提高存活率提供了最大限度的获益，而在减少神经功能残疾方面帮助不大。心血管疾病预防时使用抗血小板和抗凝血药越来越多，这将引起人们对其可能诱发脑出血的高度关注与警惕。

第29章 动脉瘤性蛛网膜下腔出血
Aneurysmal Subarachnoid Hemorrhage

Eric M. Bershad José I. Suarez 著

李雅琴 林一凡 译　　胡小辉 龚道恺 校

本章要点

- 蛛网膜下腔出血（SAH）是一种神经急症。剧烈和突发性头痛是其最常见的表现，亦有患者在发病时经历意识丧失或癫痫发作。
- 大多数非创伤性 SAH 的患者会有动脉瘤破裂。
- SAH 患者需要立即接受评估，并被送往重症监护病房。
- 与 SAH 相关的最常见和最严重的神经系统并发症包括脑积水、迟发性脑缺血、再出血、癫痫发作和低钠血症。临床医生必须早期意识到并积极治疗以上并发症。
- SAH 的预后不佳，1/3 的幸存者具有高死亡率和治疗依赖性。

40 岁女性患者，既往酗酒，罹患脑卒中后遗留双侧肢体瘫痪，后于当地医院就诊，不久后去世。尸检发现其软脑膜的血管充血，大血管几乎是黑色的；最小的血管看起来很漂亮，就像注射了红蜡一样。椎骨连接动脉主干显示一个小的白色椭圆形斑点。我们通常认为这是骨化的开始，后来发现并不是我们所想的那样。然而，这是动脉本身的管口有些软，是血管内壁的软化形成。

——G.Morgagni，De Sedibus et Causis Morborum（1761）[1]

蛛网膜下腔出血（SAH）指血液渗入充满脑脊液的腔隙。在无创伤的情况下，动脉瘤破裂是 SAH 最常见的原因。通常情况下，动脉瘤会一直保持沉默，直到灾难性的破裂。这种病情变化的理解现在虽然已经发生变化，但仍有许多问题没有解决。尽管我们在诊断和治疗方面取得了进步，但 SAH 的死亡率仍然高居不下。未来是充满希望的，但仍有许多问题需要我们去解决。

一、历史溯源

我们对动脉瘤的概念始于古代。埃及的伊伯斯纸莎草书（公元前 1550 年左右）包含了对动脉瘤的早期描述[2]；然而，第一个明确的颅内动脉瘤报道却是在后世。第一个正式文献病例报道 SAH 的确切时间仍然存在争议，尽管圣经著作中可能有引用，但是描述比较模糊[3]。现代解剖学的建立，使人们真正意义上认识颅内动脉瘤是始于 1664 年，当时在 Christopher Wren 爵士指导下，Thomas Willis 解剖发现了脑底部（大脑动脉环）的侧支动脉循环[4-6]。1761 年，Morgagni[1] 发表了 De sedeibus et causis morborum（《疾病的位置和原因》），收录了有临床病理观察的病例，其中可能包括最早的经病理证实的动脉瘤性蛛网膜下腔出血病例。大约 50 年后，也就是 1812 年，Cheyne[7] 发表了脑卒中和嗜睡的病例。其中包括一张 SAH 的插图，推测是由颅内颈动脉分叉处的动脉瘤破裂所致。1813 年，Blackall[8] 在《蛛丝马迹的性质与治疗观察》中报道了 1 例动脉瘤性蛛网膜下腔出血的临床病例，生动地将基底动脉顶端动脉瘤的病理形态描述为一颗马豆。1859 年，William Gull[9] 详细介绍了一组 62 例颅内动脉瘤，其中包括详细的临床病理描述。他敏锐地提出，急性严重头痛的患者应该高度怀疑 SAH；他还报道了与左侧大脑中动脉动脉瘤破裂的患者血管痉挛相关的迟发性脑缺血。1891 年 Quincke[10] 提出了腰椎穿刺术，为 SAH 的常规诊断铺平了道路。一项重大技术突破出现在 1927 年，当时 Moniz[11] 首次将脑血管造影术应用于活体肿瘤的诊断；1933 年，他成功报道了颅内颈内动脉瘤的可视化影像资料[12]。1937 年 Dandy[13] 成功地夹闭了一个颅内动脉瘤，标志着一个积极干预 SAH 取代虚无主义时代的开始。随着复杂的神经成像技术、多模式脑监护和血管内治疗的出现，SAH 的历史至今仍然继续着。

二、流行病学

动脉瘤性蛛网膜下腔出血占所有脑卒中的 2%～7%[14-17]，但却占脑卒中相关寿命损失的 27%[18]。SAH 的发病率因地区而异，从中国北京每年 2 人 /10 万人到日本每年 27 人 /10 万人[19, 20]。芬兰的发病率相对较高，每年为 22 人 /10 万人[19]。全球 SAH 总发病率为每年 10.5/10 万人，这与北美（美国和加拿大）的发病率大致相同[21-24]。SAH 的发病率在大约 40 年内保持稳定[24, 25]。SAH 的发病率存在种族差异，墨西哥裔美国人的年龄调整后发病率高于非西班牙裔白种人[16]。发病时的平均年龄为 49—55 岁[14, 19]。与男性相比，女性患 SAH 的相对风险为 1.6：1[24, 26]。在北美，黑种人与白种人 SAH 的相对风险为 2.1：1[27]。

在一般人群中，根据尸检研究，颅内动脉瘤的患病率为 1%～6%，根据血管造影数据，为 0.5%～1%[28]。其中，20%～50% 的动脉瘤在人的一生中发生过破裂[29]。12%～45% 的动脉瘤性蛛网膜下腔出血患者有多个动脉瘤[30]。诊断 SAH 后发现新的动脉瘤的风险是根据一项使用连续血管造影筛查的研究结果，每年大约 2%[31]。

SAH 的病死率一直在逐渐下降，每年约下降 0.5%[32]。1945—1974 年，明尼苏达州罗彻斯特市的病死率为 57%；病死率在 1974—1984 年间下降至

42%[33]，各地区的病死率有所不同，中国北京报道的 28d 年龄调整死亡率为 23%，前南斯拉夫为 62%[19]。对全国住院患者样本的分析显示，2004—2008[21] 年，病死率降至 20%，而 1979—1983 年的总体死亡率为 30%，10%～20% 的 SAH 患者在到达医院前死亡，约 25% 的患者在发病后 24h 内死亡[14, 32, 34]。

日本的两项研究中，SAH 的发生率存在日变化和季节变化[20, 35, 36]。SAH 高峰出现在上午 7—10 点和下午 5—8 点，这种影响归因于血压的昼夜变化[20]。昼夜最低点出现在晚上 10 点和早上 6 之间[36]。所有研究中，SAH 发病率的季节变化并不一致[20, 36, 37]。日本的一项研究发现，男女在春季的 SAH 发病率比夏季更高[20]；然而，在另一项日本研究中没有看到这种模式[36]。丹麦的一项研究发现，1 月的 SAH 住院率比 7 月略有显著增加[37]。其他可能影响 SAH 发生的因素包括环境温度、气压和湿度的变化[35, 38]。

（一）危险因素

在已经被研究的许多 SAH 潜在危险因素中，令人确信的只有些许几个[14, 25, 39-60]。危险因素被归类为可改变的或不可改变的。最重要的可改变的危险因素是吸烟和高血压，SAH 的其他可改变的危险因素包括酗酒、滥用可卡因、在药品中摄入咖啡因和尼古丁及使用非类固醇抗炎药物，但这些因素还没有得到很好的证实[39, 40, 61]。与传统观念相反，口服避孕药的使用，高胆固醇血症和锻炼可能与 SAH 的风险增加无关[40, 41]。

吸烟对于动脉瘤性蛛网膜下腔出血是一个强有力的可修改的危险因素[39-54]。阿内里亚尔萨赫 1996 年，Teunissen 和他的同事系统地回顾了评估动脉瘤性 SAH 风险因素的研究[41]。在两项纵向和七项案例对照研究中，将吸烟作为一个可能的危险因素进行了评估[42,44-51,62]，吸烟对 SAH 的总 RR 和 OR 分别为 1.9 和 3.5[41]。随后至少 5 项回顾性研究发现，经常吸烟是 SAH 的独立危险因素[39, 40,52-54]。此外，在其中一项研究中，既往吸烟也是 SAH 的一个强有力的独立危险因素，OR 为 4.1[39]。

高血压是 SAH 的另一个强有力的可改变的危险因素[39-42, 52, 54, 55]。在 Teunissen 及其同事对七项病例对照研究[45, 46, 48, 49, 51, 62, 63] 和三项纵向研究的回顾中[42, 55, 64]，高血压的总 OR 为 2.9，RR 为 2.8。此外，

随后的四项回顾性研究表明高血压是 SAH 的独立危险因素[39, 40, 52, 54]。此外，随后的四项回顾性研究表明，高血压是 SAH 的独立危险因素[39, 40, 52, 54]。过度饮酒是否是 SAH 的危险因素尚未形成统一的报道意见[39-41, 45, 47, 56-58]。Teunissen 和他的同事[41]对 SAH 危险因素的汇集分析中[41]，包括两个纵向系列[56, 57]和三个病例对照系列[45, 47, 58]，过度饮酒（>150g/d）是具有统计学意义的危险因素（RR=4.7，OR=1.5）。相比之下，其他几项研究发现，大量饮酒并不是 SAH 的独立预测因子[39, 40]。Broderick 及同事[40]发现，每天饮用 2 杯以上的酒精饮料不是 SAH 的独立危险因素[39]。Qureshi 和他的同事[39]报道申明，饮酒并不是导致 SAH 的独立危险因素[39]。

不可改变的危险因素包括一级亲属的 SAH 家族史、女性、低教育程度、低体重指数和未知的遗传因素[14, 25, 40, 42, 59, 60]。一些与 SAH 和（或）颅内动脉瘤有关的已知遗传性疾病包括成人显性多囊肾病、Ehlers-Danlos 病（Ⅳ型）、α_1 抗胰蛋白酶缺乏、镰状细胞疾病、弹性假性黄体瘤、遗传性出血性毛细血管扩张症、Ⅰ型纤维瘤病、结节性硬化症、纤维发育不良症、纤维肌肉发育不良[14, 25, 43, 65-69]。

近亲 SAH 家族史是不可改变的重要危险因素[14, 25, 40, 59, 60]。SAH 一级亲属与一般人群相比，SAH 的 RR 为 3～7[25]；然而，与一般人群相比，有 SAH 的二级亲属并不会显著增加风险[70]。母亲的 SAH 病史可能预示着比父亲的病史更高的风险[59]。关于有 SAH 家族史的患者 SAH 风险的增加，筛查的临床意义是有争议的。例如，一项前瞻性观察研究发现，SAH 患者一级亲属的常规动脉瘤筛查并没有转化为理想中的临床获益，因为预计术后残疾将超过无症状动脉瘤修复带来的死亡率，而且破裂风险较低[71]。

女性是 SAH 的另一个不可改变的重要风险因素。女性患 SAH 的风险是男性的 1.6 倍，而且随着年龄的增长，女性患 SAH 的风险可能会进一步增加[72]。SAH 中与性别相关的差异的原因可能与月经和激素的影响有关[14, 24, 26, 63, 73]。月经初潮年龄较早（<13 岁）和妊娠无效分别与 SAH 的 OR 为 3.2 和 4.2 显著相关[72]。两项研究发现，SAH 的风险随着初产年龄的推迟而增加[74, 75]。多孕多胎可能会降低 SAH 的风险[76]。此外，一项回顾性研究报道称，接受激素替代治疗的绝经后女性发生 SAH 的风险会降低[63]。

ADPKD 是 SAH 的已知危险因素[77-80]。5%～40% 的患者中存在颅内动脉瘤[81]。同时患有 SAH 的患者倾向于年轻和男性，大脑中动脉（MCA）动脉瘤的比例高于 SAH 患者的一般人群[82]。

（二）蛛网膜下腔出血的原因分析

除创伤外，囊状（浆果）动脉瘤破裂是 SAH 最常见的原因（85%）。其次是脑周出血（10%），再次是各种不常见的原因，包括动静脉畸形、颅内动脉夹层和其他（5%）[25]（表 29-1）。

脑周非动脉瘤性蛛网膜下腔出血（perimesencephalic nonaneurysmal subarachnoid hemorrhage，PNSH）是一种独特的非动脉瘤性蛛网膜下腔出血。其病理生

表 29-1　蛛网膜下腔出血的少见原因

类　型	病　因
炎症性	血管炎
血管性	脑周出血、脑动静脉畸形、颅内动脉夹层[393-395]、颈动脉海绵窦瘘[396]、脑窦静脉血栓形成[397]、子痫、脊髓动静脉畸形、脊髓动脉瘤[398]、烟雾病[399]a
感染性	霉菌性动脉瘤、颌口吸虫病（寄生虫病）[400]、莱姆血管炎[401]
肿瘤性	垂体性脑卒中（腺瘤）、癌性脑膜炎[402]
血液相关性	凝血障碍、血小板减少症[403]、镰状细胞病
药物	可卡因、安非他明[402]
其他	子痫[402]

a. 一种被认为是硬膜外吻合血管破裂的机制[399]

理机制尚不清楚，但可能与静脉异常有关[83, 84]。临床上，患者的表现类似于动脉瘤性蛛网膜下腔出血；然而，PNSH 患者通常是敏感的，没有发病时意识清醒，没有动脉瘤的危险因素（如高血压和吸烟）。根据 CT 对 PNSH 的标准定义，血液主要位于中脑前部、脚间池或脑桥前、桥前池，但也可延伸至前环池、四叉池或侧裂基底部。此外，不应累及前半球裂隙、侧裂外侧裂或脑室内出血[85]。头颅 CT 本身不足以诊断 PNSH，因为后循环动脉瘤可能产生类似的出血模式。根据定义，脑血管造影术显示 PNSH 患者没有动脉瘤。脑血管造影时发生脑血管痉挛并不少见；然而，迟发性脑缺血（delayed cerebral ischemia, DCI）很少见。一些患者可能会出现脑积水，很少需要永久分流[86]。这预示预后通常很好，再出血的风险极低[87]。

三、病理生理

灾难性动脉瘤破裂之前还经历有一个连续的病理生理过程，包括动脉瘤的形成、生长和最终破裂。推动这一潜伏过程的炎症、血流动力学、激素和遗传因素之间的动态相互作用正逐渐被阐明。

（一）动脉瘤的分型

囊状（浆果）动脉瘤是 85% 的动脉瘤性蛛网膜下腔出血的致病原因[25]。梭形动脉瘤是指整个动脉周长的扩张，通常与动脉粥样硬化有关[88]。霉菌性（感染性）动脉瘤很少见，可能是囊状或梭形的，通常伴有菌血症，通常见于前循环的远端分支，也可见于全身动脉循环。治疗真菌性动脉瘤的最佳方法尚未明确，但可能只有使用抗生素，或者辅以手术或进行血管内动脉瘤修复治疗[89]。

颅内动脉瘤通常是单发的（70%～75%），但有些患者是多发性的（25%～50%）[90]。颅内动脉瘤最常见的分布包括以下动脉：前交通动脉（30%）、后交通动脉（25%）、大脑中动脉（20%）、颈内动脉分叉部（7.5%）和基底动脉顶部（7%）[91]。其他可能的动脉瘤部位为眼动脉、脉络膜前动脉、大脑前动脉、足骨周围动脉、小脑上动脉、小脑下前动脉、小脑下动脉、大脑后动脉、基底动脉和海绵状颈内动脉。

（二）动脉瘤的发生发展

颅内动脉瘤的起源于隐匿和动态的过程，这些

过程慢慢侵蚀了动脉壁的结构。传统上，人们认为动脉分叉处中膜的先天性缺陷会导致颅内动脉瘤；然而，这一假说也有诸多质疑[92-94]。首先，由于动脉瘤是逐渐形成的，很可能是获得性因素而不是先天性异常参与了发病[94, 95]。其次，囊性动脉瘤的分布，主要是在前循环，与后循环中膜缺陷的分布没有很好的相关性[96]；中膜缺失可能没有动脉瘤的迹象[94]。此外，动脉瘤的病理标本显示出明显的硬化、缺血和退行性变化，这表明动脉粥样硬化过程涉及[97, 98]。最后，病理学研究中动脉瘤破裂的位置常发生在缺损处的远端[99]。

脑动脉瘤的发病机制中，动脉壁经历了特征性的变化。早期，血流动力学因素如高血压导致内皮细胞损伤，相关的组织病理学表现为气球状突起和环形凹陷、细胞质肿胀、内皮下纤维蛋白和细胞浸润[94]。其他变化包括动脉基底膜和内弹力板的变性。最终，肌肉中膜发生退化，这可能是由细胞凋亡机制介导的[100]。血流动力学应激源可能阻塞血管，导致平滑肌缺血。或者，营养物质在受损的内弹力层和基底膜上的扩散受损可能导致中膜退变[94]。

血流动力学应激被认为是动脉瘤发展的关键媒介[93]。血流动力学应激的归因包括高血压、脑血管解剖异常及与某些情况相关的异常血流（即动静脉静脉畸形、镰状细胞病）[101-103]。动物模型表明，高血压和单侧颈动脉结扎的组合持续地产生颅内动脉瘤[101-103]。颈内动脉发育不全的患者中，颅内动脉瘤的发生率很高[104]。人们越来越清晰地意识到，血流动力学条件产生某种模式的动脉壁剪应力会导致动脉壁退化[105]。有趣的是，暴露在极低剪应力下的动脉壁区域最容易形成和进展[106]。

除了血流动力学因素外，由于遗传或后天条件导致的动脉结缔组织结构（即弹性蛋白和胶原）的缺陷可能使人更容易患上动脉瘤。一些支持这一点的证据是，某些影响结缔组织的疾病与动脉瘤之间的已知联系（即Ⅲ型胶原缺乏、α_1 抗胰蛋白酶）[107, 108]。

炎症过程也可能导致动脉瘤的发展；然而，目前尚不清楚炎症是动脉壁压力的主要原因还是代偿反应。Chyatte 及其同事[109]发现补体、T 淋巴细胞、巨噬细胞、单核细胞、免疫球蛋白和血管细胞黏附分子 1 在未破裂的动脉瘤壁上的表达明显高于正常对照血管。

吸烟可能通过增加血浆和动脉壁弹性蛋白酶水平与 α₁ 抗胰蛋白酶活性的比值来诱导蛋白质分解[95]。兔的动脉壁上局部应用弹性蛋白酶可导致囊性动脉瘤的形成、生长和破裂[110]。

雌激素等激素因素与动脉瘤的发展和 SAH 有关。雌激素可能通过增加内皮一氧化氮、线粒体的产生和胶原蛋白的增强等机制对脑血管产生有益的影响[72, 111-113]。因此，绝经后女性雌激素水平的降低可能对血管系统产生不利影响，并可能增加 SAH 的风险；然而，这一问题需要进一步研究。

（三）动脉瘤破裂相关的病理生理

与动脉瘤破裂相关的病理生理机制仍未阐明。一些临床因素（动脉瘤大小、位置和既往 SAH 出血病史）可能有助于确定未破裂动脉瘤的破裂风险[114]（表 29-2）。

一些研究者对囊状动脉瘤的组织学进行评估，以确定可能与瘤破裂相关的特征。Frösen 及其同事[115] 对 66 个囊状动脉瘤（其中包括破裂的动脉瘤和未破裂的动脉瘤）进行评估，发现了与动脉瘤破裂相关的不同模式。其中，一些模式是器官去细胞化、细胞凋亡、细胞外基质变性，内皮化丧失，血栓形成和炎性浸润[115]。炎症细胞主要包括 T 淋巴细胞和巨噬细胞。同样，Kataoka 及其同事[116] 也发现，与未破裂的动脉瘤相比，破裂的动脉瘤具有更明显的巨噬细胞炎性浸润和血管壁脆性。

动脉瘤的一些解剖特征可能会增加其破裂的风险，这些特征包括较小的瘤颈体比和相关引流动脉

的小管径[105]。

可能有特定的遗传因素诱发动脉瘤破裂。在一项研究中，在动脉瘤性蛛网膜下腔出血患者中内皮型一氧化氮合酶基因多态性显著高于社区对照组和未破裂动脉瘤患者[117]。

四、临床表现

（一）症状和体征

SAH 的典型表现是急性和严重的头痛，常被描述为"有史以来最严重的"。达到头痛强度峰值的时间通常是秒[25]。然而，偶尔头痛可能是轻微的，并可能对非处方止痛药有反应[118]。只有少数患者在动脉瘤性蛛网膜下腔出血前几天到几周有前哨头痛，这可能代表小的动脉瘤渗漏[119]。不幸的是，这种病史通常是回顾性获得的，因为头痛可能是一过性的，即使在头痛期间进行头部 CT 检查，其结果也会有大约一半的是阴性的[120]。

晕厥发生在 50% 的患者中，这一现象可能是由于颅内压的突然上升，超过平均动脉压，从而导致极低的脑灌注压和全脑缺血。6%～16% 的患者出现急性癫痫发作[25, 121, 122]。

其他常见症状包括恶心、呕吐、颈部僵硬、畏光和畏音。大约 17% 的患者在检眼镜下可以看到视网膜或视网膜前出血（Terson 综合征），这与颅内压的急剧上升有关；视网膜前出血与不良预后相关[123]。偶尔，由于与 SAH 相关的化学性脑膜炎，出现脑膜征象。意识水平降低非常常见，范围从轻微的嗜睡

表 29-2　未破裂囊状动脉瘤破裂的累计（5 年）风险

AN 大小（mm）	无 SAH 和前循环 AN 病史	无 SAH、后循环或 PCOM AN 病史	SAH 及突发性 AN 的病史
<7	0	2.5	1.5 前循环，3.5 后循环（含 PCOM）
7～12	2.6	14.5	N/A
13～24	14.5	18.4	N/A
>25	40	50	N/A

AN. 动脉瘤；SAH. 蛛网膜下腔出血；PCOM. 后交通动脉；N/A. 不可用（引自 Wiebers DO, Whisnant JP, Huston J III, et al. Unruptured intracranial aneurysms: natural history, clinical outcome, and risks of surgical and endovascular treatment. *Lancet*. 2003;362:103–110.）

到昏迷。

与动脉瘤破裂相关的局灶性神经功能障碍可能包括脑出血、动脉瘤性肿块效应和复杂部分癫痫发作后的后遗症。传统上，可以观察到第三脑神经麻痹伴瞳孔扩张，这与 PCOM 动脉瘤对动眼神经的外在压迫有关。由于穿过动眼神经外侧的副交感神经纤维中断，瞳孔扩大，对光的反应能力较差。此综合征也可见于大脑后动脉和小脑上动脉动脉瘤。第 Ⅵ 对脑神经麻痹的发现可能是一种"假定位征"，代表颅内压升高。此外，可以观察到凝视受损，这是与脑积水有关的，与背侧中脑垂直凝视中心的压力有关。其他局灶性神经功能缺陷可能与 ACOM 动脉或 MCA 动脉瘤有关[14]（表 29-3）。

表 29-3　与囊状动脉瘤相关的临床综合征

位　置	综合征
后交通动脉	完全性第Ⅲ对脑神经麻痹
前交通动脉	双下肢乏力
大脑中动脉	对侧偏瘫、失语症或偏盲
颈内动脉	眼肌麻痹、视力障碍 a
基底动脉	脑干压迫

a. 与颈内动脉瘤相关的眼肌麻痹是由于海绵窦受累。相关的视力障碍是由视神经或视交叉压迫引起的，分别表现为单侧视力丧失或双侧颞叶偏盲

与 SAH 相关的急性心脏异常将在本章后面更详细地讨论；然而，现在讨论几个关键点。首先，心律失常在动脉瘤性蛛网膜下腔出血中非常普遍，高达 91% 的患者发生心律失常，并可能危及生命[124-126]。此外，心电图变化非常常见，高达 100% 的患者发生，甚至可能出现急性心肌梗死的临床改变[126]，心电图改变包括 P 波峰值、PR 间期缩短、QT 间期延长、T 波倒置、U 波、Q 波及 ST 段抬高或压低[126]。

（二）蛛网膜下腔出血误诊分析

动脉瘤性蛛网膜下腔出血的临床表现通常很单一。然而在社区中，23%～51% 的患者初诊即误诊[127]。患者偶尔出现癫痫发作、急性脑梗死状态、硬膜下血肿或头部创伤，使得动脉瘤性蛛网膜下腔出血的诊断更加难以捉摸。诊断的延误往往会带来

灾难性的后果[127, 128]。在一项研究中，65% 的最初被误诊的患者会发生再出血，并且死亡率高[129]。另一项研究报道称，最初临床 SAH 分级良好的患者中，91% 的患者在 6 周内被正确诊断为良好或极好的结果，而延误诊断者只有 53%[128]。最常见的误诊疾病是偏头痛和不明原因的头痛[127]；其他误诊包括脑膜炎、流感、高血压危象、心肌梗死、关节炎和精神疾病。SAH 误诊的最常见原因是未能获得及时的影像学检查，以及对 LP 的误解或未能进行 LP[14]。

五、影像学和诊断性测试

SAH 最合适的初步诊断检查是头颅 CT 平扫。CT 对急性 SAH 的敏感度最初非常高，但随着症状和影像之间的延迟时间的增加而逐渐减弱。据报道，与 LP[130-133] 的"黄金标准"相比，较新的 CT 扫描仪（第三代或更高版本）在症状出现 12h 内检测蛛网膜下腔血液的灵敏度为 98%～100%。然而，CT 的灵敏度在 24h 下降到 93%，在 7d 下降到 50%[131]。SAH 的 CT 准确性还取决于放射科医生的专业技能，因为非专业性人员的初步阅片结果可能不准确[134]。传统上，头部 CT 显示蛛网膜下腔底部的高信号。其他部位包括侧裂、大脑半球间裂、脚间窝、鞍上池、环池和四叉池，也可能伴有脑出血、脑室内出血、硬膜下血肿、脑水肿和脑积水（图 29-1A）。

头部 CT 扫描发现的血凝块可能提示潜在动脉瘤的位置；然而，这种方法的准确性很差，因此几乎没有诊断价值[30]。头部 CT 扫描的血量和位置仍然是 DCI 最重要的预测因素之一[135]（表 29-5）。

LP 被认为是检测 SAH 的金标准。对于头部 CT 扫描结果不确定的疑似 SAH 患者，绝对有必要行 LP 检查[130]。疑似有局灶性占位病变、颅内压升高和脑疝的患者可能禁忌行 LP 检查[136]。脑脊液颜色出现黄变强烈提示 SAH。一项对确诊为动脉瘤性蛛网膜下腔出血（n=111）患者的回顾性研究中，患者在症状出现后 12h～2 周采集脑脊液进行分光光度分析时，100% 的患者出现了脑脊液黄变[137]。一些（14 例中的 10 例）患者出现症状。SAH 几小时后，红细胞裂解释放出氧合血红蛋白，随后形成胆红素，呈淡黄色。这一过程可能需要长达 12h，因此 SAH 后过早进行 LP 的结果可能是假阴性。应该用分光光度法而不是肉眼检查来评估脑脊液中的黄变，因为肉眼检

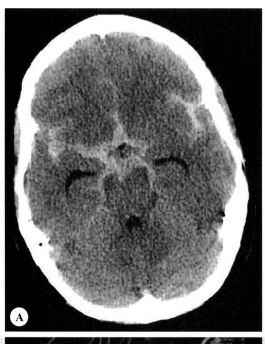

◀ 图 29-1　脑内动脉肺瘤各项检查

A. 1 例左后交通动脉瘤破裂的患者，头颅
CT 平扫显示蛛网膜下腔出血广泛存在于基
底池、侧裂和前纵裂。侧脑室的颞角也有突
起，提示为脑积水。B₁. 3D 重建血管造影（斜
位正侧切面）显示巨大的左侧大脑中动脉分
叉动脉瘤，有多个分支起源于瘤体；B₂. 同
一动脉瘤的 CTA（左侧切面）。C₁. 左侧，3D
重建血管造影显示多叶右小脑后下动脉动脉
瘤；C₂. 血管造影（右侧椎体前后注射）显
示小脑后下动脉动脉瘤的弹簧圈闭塞

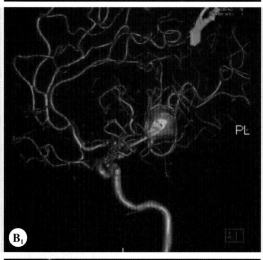

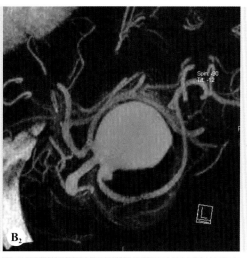

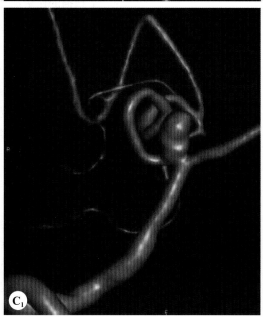

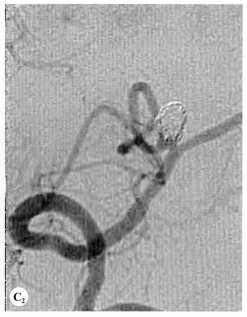

查的敏感度很低。大多数机构依赖于脑脊液的目测检查。脑脊液分析的其他发现对 SAH 的诊断有提示作用，但不是决定性的，包括蛋白升高、D- 二聚体水平升高、存在凝血、红细胞皱缩和脑脊液压力升高。可能很难区分"创伤性抽吸出血"和 SAH。从第一根脑脊液管到最后一根脑脊液管的红细胞计数连续下降的现象，可能高度提示为创伤性抽吸出血，但由于这种减少也可见于动脉瘤性蛛网膜下腔出血，因此不能确定 [137, 138]。相反，如果及时分析脑脊液，通常在创伤性抽吸时不会出现脑脊液黄变。

MRI 通常不作为 SAH 的初诊影像学检查；如果头部 CT 检查结果为阴性，但 LP 检查结果异常，这时 MRI 检查可能是有用的。Mitchell 及其同事 [139] 发现，GRE T_2 加权 MRI 在检测急性期和亚急性期 SAH 的敏感度分别为 94% 和 100% [139]。此外，Noguchi 及其同事 [140, 141] 报道称，急性期 FLAIR MRI 序列检出 SAH 敏感性与非增强头颅 CT 相当，亚急性期和慢性期效果更好。结合正常的 CT 和 LP 表现可以安全地排除 SAH，无须脑血管造影术。

一项对 CT 和 LP 结果为阴性的疑似 SAH 患者进行的前瞻性队列研究中，为期 3 年的随访中没有一个患者发生 SAH [142]。同样，另外四项评估急性严重头痛患者的研究，一项回顾 [143] 和三项前瞻性研究 [119, 144, 145] 发现，最初头部 CT 和 LP 结果阴性的患者经过长期随访，没有发生 SAH 或猝死。因此，这些患者常规是不需要脑血管造影术，SAH 的可能性很小。此外，即便发现了一个小的、偶发的颅内动脉瘤，这也并不意味着它就一定会破裂并增加不必要的围手术期发病率和死亡率。临床指导规范指出，疑似 SAH 患者应该积极补充、完善神经影像学检查。据此，Perry 等（JAMA，2013）报道了加拿大一项大型队列研究制订的临床决策规范，该研究对检查 SAH 具有 100% 的敏感度，包括以下任何情况：年龄超过 40 岁，颈部疼痛或僵硬，目睹意识丧失，或在劳累期间起病加瞬间头痛和屈颈疼痛 [146]。

六、寻找动脉瘤

诊断为动脉瘤性蛛网膜下腔出血后，下一步要及时识别和发现动脉瘤。目前的诊疗流程要求对破裂的颅内动脉瘤进行早期治疗。动脉瘤的延迟治疗增加了再出血的风险，并可能妨碍对 DCI 进行积极的血流动力学管理。

（一）脑血管造影术

自 1927 年 Moniz 提出以来 [12]，脑血管造影术一直是诊断颅内动脉瘤的金标准 [91, 147]。这项技术的进步提高了诊断的准确性，降低了手术并发症。对双侧颈内动脉和椎动脉进行"四血管"评估是必要的。3D 旋转血管造影可为标准的数字减影血管造影提供补充（图 29-1B 和 C）。

Van Rooij 及其同事 [148] 回顾了在 SAH 患者 DSA 结果为阴性的情况下，该方法检测动脉瘤的能力。值得注意的是，23 例 DSA 结果为阴性的患者经 3DRA 检查后，18 例患者（78%）显示小的（＜5mm）破裂的颅内动脉瘤；18 例中有 16 例随后接受了治疗，包括开颅手术治疗（$n=7$）或血管内治疗（$n=9$）。脑血管造影术有很大的风险。神经系统并发症可能有动脉夹层或破裂、缺血性脑卒中和癫痫发作。非神经系统并发症包括腹股沟或腹膜后血肿，对比剂肾病、对比剂过敏反应和股动脉夹层。对于有经验的术者，神经系统并发症的风险为 1.0%～2.5%，永久性神经功能损伤的风险为 0.1%～0.5% [14, 147, 149, 150]。这些并发症发生率适用于具有各种神经系统适应证的患者，专门进行 SAH 脑血管造影的患者可能有不同的并发症发生率。有趣的是，Cloft 和同事的一项研究 [151] 回顾了 SAH、未破裂的颅内动脉瘤或 AVM 患者的脑血管造影并发症的发生率，发现神经系统并发症的总发生率为 1.8%；然而，永久性神经功能障碍的风险非常低（0.07%）。

（二）CTA

CTA 正在成为 SAH 的一种替代诊断方法，但其诊断准确率可能低于标准脑血管造影 [14, 152]。不同研究中，CTA 检测动脉瘤的准确率差别很大。与 DSA 相比，CTA 的敏感度和特异度分别为 77%～100% 和 87%～100% [91, 147, 153-160]（图 29-1B）。

3D 重建的 CTA 在解剖学上提供了血管结构和骨之间的精确关系，这可能有助于外科术前评估 [152, 156]。CTA 比 DSA 发生医源性并发症的风险更低，因为 CTA 是通过静脉注射对比剂的，因此不需要进行动脉操作。有趣的是，有报道称 CTA 发现了 DSA 看不到的动脉瘤 [161]。

与 DSA 相比，CTA 的一些致命性缺陷包括对较小的动脉瘤（＜4mm）和后循环分布性动脉瘤的敏感性较低[152, 158]。此外，CTA 所需的大剂量对比剂可能会增加对比剂诱发肾病的风险，特别是与 DSA 联合进行时[91]。

（三）MRA

MRA 不适合诊断疑似动脉瘤性蛛网膜下腔出血患者的动脉瘤。与 DSA 相比，MRA 对动脉瘤的敏感性和特异性为 69%～99%[91, 147]，但这些研究大多在未破裂的动脉瘤患者中进行。对微小（＜4mm）动脉瘤的检测敏感性较差。MRA 的其他一些局限性包括扫描所需的时间较长，易受运动伪影干扰，以及无法在携带起搏器等金属物体的患者进行检查。

（四）脑血管造影术"阴性"的蛛网膜下腔出血

大约 15% 的自发性蛛网膜下腔出血患者中，首次血管造影术的结果为阴性；然而，2%～24% 的患者可能会在第 2 次血管造影中发现异常[162]。因此，通常在首次住院期间进行第 2 次脑血管造影术，以排除动脉瘤和其他血管源性的 SAH。初次 CT 扫描显示为典型动脉瘤性蛛网膜下腔出血的患者比 CT 阴性但 LP 结果阳性的患者发现动脉瘤的机会更高[163]。罕见的是，脑血管造影"阴性"的 SAH 可能是由脊髓动脉瘤或动静脉畸形所致，因此应考虑脊髓 MRI 等[164]。

七、蛛网膜下腔出血的分级量表

许多临床和放射学评分已被用来预测 SAH[165]，一些临床评分包括 Hunt 和 Hess[166]，格拉斯哥昏迷量表、世界神经外科医生联合会（World Federation of Neurological Surgeons，WFNS）[167] 和入院时的预后（Prognosis on Admission of Aneurysmal Subarachnoid Hemorrhage，PAASH）评分[168]（表 29-4）。

放射学分级包括 Fisher 评分[169]、改良 Fisher 评分[135] 和头部 CT 分级（表 29-5）。Hunt 和 Hess 量表是临床上使用最广泛的量表[166]，但其效度和信度都不太理想。原因是难以对主观临床症状和体征，如头痛和 LOC[24, 165, 170] 进行分级。一些新的量表（WFNS 和 PAASH）更客观，因为它们主要基于GCS，已知具有良好的有效性和可靠性[171-173]。将PAASH 量表与 WFNS 量表进行比较，研究人员得出结论，这两个量表都具有良好的预测结果的能力；然而，PAASH 量表的表现甚至好于 WFNS 量表，因为随着临床分级的上升，结果指标的分布更均匀[174]。

放射学量表曾试图将初始出血量与 DCI 的风险联系起来。1980 年，Fisher 和他的同事[169] 报道了一种量表，将最初头部 CT 上 SAH 的数量与随后出现症状性血管痉挛的风险联系起来。脑池中存在厚厚的 SAH 和垂直分层的血液预示着发生症状性血管痉

表 29-4　蛛网膜下腔出血临床评定量表

等　级	Hunt-Hess 量表[a]	世界神经外科医生联合会量表	动脉瘤性蛛网膜下腔出血入院时的预后
1	无症状，轻微头痛，轻微颈部僵硬	GCS 得分 15	GCS 得分 15
2	中至重度头痛、颈部僵硬、脑神经麻痹轻度局灶性缺损	GCS 得分 13 或 14，无局灶性缺陷	GCS 得分 11～14
3	昏睡、神志不清、轻度局灶性功能障碍	GCS 评分 13 或 14，有局灶性缺陷	GCS 得分 8～10
4	昏迷，中度至重度偏瘫	GCS 评分 7～12	GCS 得分 4～7
5	昏迷、去大脑姿势	GCS 评分 3～6	GCS 得分 3

a 任何严重的全身疾病，包括高血压、糖尿病、慢性阻塞性肺疾病、冠状动脉疾病和血管造影检测到的血管痉挛，都需要将分类提前一个等级。GCS. 格拉斯哥昏迷量表。（引自 Hunt WE, Hess RM. Surgical risk as related to time of intervention in the repair of intracranial aneurysms. *J Neurosurg.* 1968;28:14–20; Report of World Federation of Neurological Surgeons Committee on a Universal Subarachnoid Hemorrhage Grading Scale. *J Neurosurg.* 1988;68:985–986; and Takagi K, Tamura A, Nakagomi T, et al. How should a subarachnoid hemorrhage grading scale be determined? A combinatorial approach based solely on the Glasgow Coma Scale. *J Neurosurg.* 1999;90:680–687.）

表 29-5 蛛网膜下腔出血的头部 CT 分级量表

等 级	Fisher 评分	改编 Fisher 评分
1	无可见血液	弥漫性细小蛛网膜下腔出血，无 IVH
2	垂直层中的漫射薄层厚度<1mm	任何有稀薄或无可视化蛛网膜下腔出血的 IVH
3	局限性凝块和（或）厚度小于 1mm 的垂直层	弥漫性或局限性厚层蛛网膜下腔出血不伴 IVH
4	弥漫性血液，脑室内或脑内凝块	弥漫性或局限性浓厚蛛网膜下腔出血伴 IVH

IVH. 脑室出血（引自 Fisher CM, Kistler JP, Davis JM. Relation of cerebral vasospasm to subarachnoid hemorrhage visualized by computerized tomographic scanning. *Neurosurgery.* 1980;6:1–9; and Frontera JA, Claassen J, Schmidt JM, et al. Prediction of symptomatic vasospasm after subarachnoid hemorrhage: the modified Fisher scale. *Neurosurgery.* 2006;59:21–27; discussion 21–27.）

挛的最高风险；然而，Fisher 分级存在局限性。首先，用于确定血液厚度的测量是基于打印的 CT 图像，但与真实测量没有关系。其次，级别的上升与症状性血管痉挛风险的增加没有很好的相关性，因为Ⅲ级而不是Ⅳ级具有最高的风险。第三，量表未纳入脑室积血。最后，该量表预测的是 DCI，而不是长期结果。有学者提出了一种改进的 Fisher 分级法，它更好地解释了脑室积血，并包含了上升级别与 DCI 之间线性的关联[135]。

八、患者管理

SAH 患者的初始治疗从稳定呼吸道、呼吸和循环开始。然后，治疗焦点转向建立一般支持性和神经保护措施，以预测 SAH 的已知并发症。同时，应迅速制订计划以稳定动脉瘤（表 29-6）。

（一）一般措施

考虑到急性恶化的可能性很高，应该在重症监护病房管理 SAH 患者。住进特定的神经科 ICU 是更可取的，因为有证据表明，由神经重症监护组护理危重神经病患者可以提高预后[175, 176]。

1. 血压管理 SAH 患者的最佳血压目标尚不清楚，可能因个体或病程的不同而不同。一些可能影响 BP 管理的因素包括动脉瘤状态（稳定或不稳定）、颅内压升高、脑血管自身调节机制的完整性，以及血管痉挛、DCI 或终末器官功能障碍的存在[177-179]。

正常情况下，CBF 保持稳定，CPP 值为 50～150mmHg[180]，这一过程是由于脑小动脉平滑肌对 CPP 变化的反应而调节的。CPP 是 MAP 和 ICP 的差值。在脑自主调节受损的患者中，CBF 与 MAP 的联系更加紧密，MAP 相对较小的变化即可能引起 CBF 巨大改变。超过一定阈值的脑血流量增加或减少分别会导致脑水肿或脑缺血。在 SAH[177, 180] 之后，自动调节机制可能受损，因此，谨慎地将 CPP 维持在较窄的范围内。虽然不是常规使用，但有几种方法可用于检查自动调节响应的完整性。可以使用 TCD 监测来评估 MAP 变化引起的平均脑血流速度变化[180]。Jaeger 及其同事[177] 评估了 SAH 患者脑组织氧分压随 CPP 变化的变化。自我调节受损的患者，延迟性脑梗死的发生率明显更高。自我调节被定义为特定 CPP 变化时脑组织氧合的显著变化。

不稳定的动脉瘤有再次出血的风险；然而，文献尚未确定高血压是一个独立的预测因素[182, 183]。尽管如此，普遍的共识是，不稳定的动脉瘤患者的血压应降至 160mmHg 以下[180]。在此过程中应保持警惕，因为过度的降低血压可能会增加在颅内压升高、血管痉挛或脑自我调节受损的情况下发生 DCI 的风险。在 2009 年发表的 AHA/ASA 关于 SAH 的指南中，关于如何管理血压以防止再出血的建议是非特异性的，只指出："应该监测和控制血压，以平衡脑卒中、高血压相关的再出血和维持脑灌注压的风险[184]。"此外，不提倡术中控制性降低血压，因为对于大脑自我调节可能损害的患者，脑缺血可能会造成伤害。

症状性血管痉挛和 DCI 的出现通常表明需要将血压提高到能使症状缓解的阈值以上。"三 H"（高血压、高容量血症和血液稀释）疗法中的高血压成分可能需要血管升压药将 MAP 升高到高于某个阈值以改善症状。安全的最大血压目标还没有很好地建立，但通常极限是 200～220mmHg 的收缩压[180]。

表 29-6　蛛网膜下腔出血后的处理指南

一般措施

密切监测神经系统和血流动力学状态	入重症监护病房（神经科重症监护室最佳）
血压	避免低血压；动脉瘤固定前保持收缩压＜160mmHg，固定后保持收缩压＜200mmHg
流体管理	患者持续注射生理盐水（大约每天 3L）
葡萄糖	滑动式胰岛素和（或）静脉注射胰岛素以保持葡萄糖＜180mg/dl
体温	对乙酰氨基酚 325～650mg，每 4～6 小时 1 次，并根据需要设置冷却装置，使温度保持在＜37.5℃；确定发热来源
神经保护	尼莫地平 60mg，每 4 小时 1 次，连续 21d
癫痫发作预防	考虑前 3 天短服用苯妥因或左乙拉西坦
营养	早期进食；如果吞咽功能障碍，可置肠内饲管
预防应激性溃疡	H_2 受体拮抗药，质子泵抑制药，硫糖酸盐
预防性静脉血	动脉瘤处理前：顺序压缩装置和弹性软管 动脉瘤处理后：每天皮下注射依诺肝素 40mg，或肝素 5000U，每天 3 次

神经系统并发症的管理

再出血	在早期（＜72h）固定动脉瘤之前考虑使用抗纤溶药物：夹闭或缠绕
脑积水	脑室外引流
癫痫	如果癫痫持续状态：劳拉西泮 0.1mg/kg，如未加用苯妥英钠 20mg/kg。立即进行脑电检查；查明病因
血管痉挛	每天进行 TCD 超声筛查；根据临床指征用血管造影术确认结果
延迟性脑缺血	高血压治疗研究所根据神经反应进行滴定。保持充血状态。如果对高血压治疗没有快速反应，可以考虑动脉内血管成形术 / 血管扩张药

系统并发症的管理

心功能不全	肌钙蛋白升高、狭窄复杂型快速性心律失常或神经源性心律失常使用 β 受体阻滞药治疗
急性呼吸窘迫综合征	使用低潮气量（6ml/kg 体重）的肺保护通气机
感染 / 脓毒血症	在不需要时立即拔掉静脉导管和膀胱导管；洗手；注意患者口腔卫生；嘱患者早期活动；有效脱机
电解质紊乱	根据需要补充镁、钾、磷和钙
低钠血症	评估容量状况以鉴别脑性盐耗综合征和不当抗利尿激素（分泌）综合征，如果脑性盐耗综合征：积极地用生理盐水或高渗盐水补充液体；如果抗利尿激素分泌不当综合征：液体限制，则考虑口服钠；如果无效，每天 2 次口服氟可的松 0.1～0.2mg，但要仔细监测中心静脉压以维持正常血容量

终末器官功能障碍的存在，如高血压性脑病、主动脉夹层、心肌缺血、肺水肿或急性肾功能衰竭，可能需要降低血压；然而，对于 SAH 患者，没有关于这一问题的具体指南。在缺血性脑卒中患者中，通常的目标是将血压降低不超过 15%，以避免缺血恶化。对 SAH 后早期（24h）血压和预后的回顾性分析显示，最小收缩压每升高 1mmHg，就会增加良好预后的概率（OR=1.03，95%CI 1.001～10.64，P=0.04），这凸显了避免过度降压的重要性[185]。

在症状性血管痉挛和 DCI 的情况下，可能有必要诱导高血压作为三 H 治疗的一部分。然而，与诱发性高血压相关的重要全身并发症包括急性心力衰竭、心肌缺血、心律失常和急性呼吸窘迫综合征。抗高血压治疗的一些首要选择是静脉注射拉贝洛尔、艾司洛尔和尼卡地平。应该避免硝普钠，因为它会增加 ICP[14, 180]。

2. 液体管理 在 SAH 中的液体管理策略由多种因素决定，包括动脉瘤的状态（安全或不安全）、血管痉挛出现、DCI、脑水肿、脑盐损耗、抗利尿激素分泌不当综合征［syndrome of inappropriate antidiuretic hormone（secretion），SIADH］和尿崩症。虽然普遍认为要避免低血容量，但尚无可靠的数据支持低血容量或血容量过多应当是治疗的目的。正常血容量是通过晶体或胶体将中心静脉压（central venous pressure，CVP）维持在 5～8mmHg 来维持的。DCI 的患者出现高血容量 CVP 维持在 8～12mmHg 或肺毛细血管楔压维持在 12～16mmHg[14]。一般来说，应避免使用低渗液体，如 0.45% 生理盐水、5% 葡萄糖水溶液（D₅W）和乳酸林格注射液，因为它们可能会加重脑水肿。

3. 体温控制 发热在 SAH 患者中很常见，并与不良结局有关[185, 186, 188]。发热与脑水肿加重、颅内压升高和血管痉挛有关[185, 189-191]。感染是 SAH 患者发热的最常见原因；然而，如果诊断检查的结果不明确，应考虑非感染性病因，包括静脉血栓栓塞症、静脉内出血、药物作用和中枢性发热[186]。SAH 患者发热的一些预测因素包括静脉内出血和 Hunt 和 Hess 分级较差[188]。

可以通过退热治疗（即对乙酰氨基酚）、冰袋、水循环冷却毯、黏合剂表面冷却或血管内热交换导管来维持常温。最优的方法是未知的。此外，尽管

回顾数据显示发热和不良预后之间有很强的相关性[185-188]，没有前瞻性数据支持维持常温是 SAH 患者的常规预防措施。

4. 避免高血糖 高血糖与 SAH 动脉瘤患者预后不良相关[192-195]。Badjatia 及其同事在对 352 名 SAH 患者进行的一项回顾性研究[192]，发现平均住院血糖水平较高与较长的 ICU 住院时间、症状性血管痉挛和出院时不良的神经学预后显著相关。此外，Lanzino 及其同事[195] 发现，入院时和住院期间血糖升高独立地预示着格拉斯哥预后量表中的死亡率增加和神经功能预后恶化[195]。在 van den Berghe 及其同事[196, 197] 进行的两项大型随机对照试验中，危重患者接受强化胰岛素治疗，以将血糖维持在 80～110mg/dl，从而减少了 ICU 和常规病房住院时间、肾衰竭的机会和机械通气的时间。在两项研究中的第一项中，在外科 ICU 的患者中，严格的血糖控制也降低了死亡率[197]；然而，在随后的内科 ICU 患者的研究中没有看到这一发现[196]。对参加这两项随机试验中的第一项的急性脑损伤患者进行的随机分析发现，强化胰岛素治疗与较少的癫痫发作、较低的颅内压和更好的神经预后相关[198]。目前，没有专门评估 SAH 患者的大型随机试验。一项针对 SAH 患者的小型前驱随机试验（n=78）发现，胰岛素治疗将血糖维持在 80～120mg/dl，可降低感染率（27%，对照组为 42%；P＜0.001），但不影响血管痉挛、6 个月死亡率或神经预后[199]。

在缺乏高质量前瞻性数据的情况下，SAH 患者血糖的最佳目标是不确定的。一个合理的目标是将血糖控制在 180mg/dl 以下。静脉注射胰岛素可能是必要的。人们应该谨慎避免低血糖，因为低血糖可能会恶化结果。因此，设计良好的胰岛素方案和明确的低血糖治疗方案可能是有帮助的。

5. 营养需求 急性脑损伤会导致高分解代谢状态[200]。早期营养补充与改善创伤性脑损伤患者的预后有关[201-203]；然而，目前还没有评估 SAH 患者早期营养的具体数据。肠内途径通常是首选的，但对脑损伤患者来说，完全肠外营养也可能有效[204]。

6. 神经保护药 多种药物已显示对动脉瘤性蛛网膜下腔出血患者具有神经保护作用。一些被测试的药物包括钙拮抗药（如尼莫地平、尼卡地平、AT877）[205]、氨基类固醇（如替拉扎德）、抗氧

化剂（如尼卡文和依贝赛林）和抗血小板药物（即阿司匹林、双嘧达莫、尼唑芬酮、奥扎格雷钠和OKY-46）[25]。在随机对照试验中，唯一确切改善结果的药物是尼莫地平。

（1）尼莫地平和其他钙拮抗药：2007 年 Cochrane 数据库系统回顾评估了 16 项钙拮抗药治疗 SAH 的随机试验，涉及 3361 名患者[205]。研究人员发现，与对照组相比，口服尼莫地平与不良结局的 RR 显著降低（RR=0.67，95%CI 0.55～0.81）。静脉注射尼莫地平或其他钙拮抗药则看不到这种有益的效果。有益的结果受到该系统回顾中样本量最大的试验（n=544）的强烈影响，该试验随机给患者分配尼莫地平 60mg 或安慰剂，每 4 小时口服 1 次，为期 21d[206]。尽管尼莫地平总体上是安全的，但它有可能产生低血压[205]。

（2）类固醇类：没有证据支持对动脉瘤性蛛网膜下腔出血患者常规使用类固醇。Cochrane 数据库 2005 年的系统回顾评估了三个随机试验，涉及 256 名动脉瘤性蛛网膜下腔出血患者；然而，由于患者数量较少，没有足够的证据表明类固醇的有益或有害影响[207]。在后来的一项研究中，Katayama 及其同事发现[208]，在动脉瘤性蛛网膜下腔出血患者术后 10d 开始预防性使用氢化可的松可以预防低钠血症，减少液体补充的需要；然而，患者结果与安慰剂组没有显著差异[208]。

（3）镁：传统观点认为静脉注射镁对动脉血管和血管痉挛有良好的作用，可能对 SAH 具有神经保护作用。然而，一项大型 Meta 分析和随机 III 期临床试验（IMASH）显示，与安慰剂相比，在长达 10～14d 的 SAH 患者中静脉注射镁没有任何好处[209-211]。

（4）他汀类药物：他汀类药物作为 SAH 可能的神经保护剂已经引起了人们的兴趣。他汀类药物用于 SAH 的生理基础包括促进一氧化氮的产生和减少自由基的形成，这可能会减轻血管痉挛[212, 213]。然而，目前缺乏来自随机对照试验的证据支持他汀类药物在 SAH 患者中的常规使用。现有文献只包括小型随机试验[179, 208, 209]或回顾数据[216-219]。

尽管大多数现有文献表明他汀类药物是安全的，可能会减少 SAH 患者的血管痉挛[181, 215, 218]，一些数据不支持这一发现[217, 220]。由剑桥大学医院 NHS 基金会信托赞助的辛伐他汀治疗动脉瘤性蛛网膜下腔出血（Simvastatin in Aneurysmal Subarachnoid

Haemorrhage，STASH）试验，没有发现使用辛伐他汀对 SAH 患者的长期或短期结果有任何好处。目前的建议是，SAH 患者在急性期不应常规使用辛伐他汀治疗[211]。

（5）抗血小板药物：动脉瘤性蛛网膜下腔出血后继发梗死的 DCI 是长期残疾的主要来源。虽然梗死的机制可能与症状性血管痉挛有关，但也可能涉及血栓栓塞症[222]。此前，对随机数据的系统 Meta 分析表明，抗血小板药物有助于减少 SAH 患者的迟发性缺血[223]。在这项对 599 名 SAH 患者的分析中，抗血小板药物显著降低了迟发性缺血的发生率（RR=0.65，95%CI 0.47～0.89），但不影响长期结果。随后，van den Bergh 和他的同事[224]随机分配 161 名患者，在动脉瘤性蛛网膜下腔出血后接受 100mg 的乙酰水杨酸（阿司匹林）作为栓剂治疗或安慰剂治疗 14d。遗憾的是，在一项中期分析表明，由于实验过早停止，在主要终点是延迟性缺血中找到统计上显著的降低是没有意义的。2007 年，Cochrane 数据库系统回顾对涉及 1385 名 SAH 患者的 7 项随机试验进行了评估。抗血小板药物有改善预后的趋势，但颅内出血率较高；这两种差异均无统计学意义[225]。总而言之，目前尚无确凿证据支持动脉瘤性蛛网膜下腔出血后常规使用抗血小板药物。

7. 静脉血栓栓塞症预防 SAH 患者是 VTE 的高危人群，无论是深静脉血栓形成还是肺血栓形成。SAH 患者使用抗凝血药预防 VTE 的安全性尚不明确。来自随机试验的一些间接证据表明，在动脉瘤得到保护后，低分子肝素可能是相对安全的。Siironen 和他的同事[226]评估了依诺肝素对动脉瘤性蛛网膜下腔出血患者死亡率和神经学预后的疗效。尽管在这项试验中他们并没有专门针对 VTE，但研究人员发现，依诺肝素（40mg，每天 1 次，SC，连续 10d）不会显著增加出血并发症或影响神经功能预后。在有抗凝血药预防禁忌证的患者中，提倡使用顺序气动加压装置和大腿高弹性加压软管进行机械预防[14, 227]。

8. 应激性溃疡预防 应激性溃疡在危重患者中很常见，并与较差的预后相关[228]。应激性溃疡的重要危险因素包括急性脑损伤、机械通气和凝血障碍。有助于降低溃疡风险的措施包括及早喂养和服用 H_2 受体拮抗药（如雷尼替丁、法莫替丁）、质子泵抑制药如（潘托拉唑、奥美拉唑）或硫糖铝。不幸的是，没有随机数据来指导 SAH 患者的最佳治疗方案。虽然 H_2 受体拮抗药和 PPI 在减少应激性溃疡形成方面是有效的，但它们也增加了肺炎的风险。在一项随机试验中，硫糖铝不像雷尼替丁那样提高胃的 pH，并且与较低的"迟发性"肺炎风险有关[229]。事实上，来自危重外科患者的一些随机数据提出了一个问题，即在该试验中，由于临床上显著的胃肠道出血的低风险和院内肺炎风险的增加，应激性溃疡预防措施是否应该实施存在争议[230]。

9.呼吸机管理　许多动脉瘤性蛛网膜下腔出血患者需要机械通气，而呼吸机管理不当会增加患者的死亡率[231, 232]。SAH 患者机械通气的一些适应证包括由氧合受损或通气不足导致的呼吸衰竭、颅内压升高、需要手术，以及呼吸道保护不足。

只要患者保持良好的氧合和通气量，并且不接受过多的潮气量，呼吸机的模式可能并不重要。由吸气末短时间保持的平台压力应小于 30cmH_2O，以帮助最大限度地减少呼吸机引起的肺泡损伤的风险[233]。通过充分应用镇静和止痛，使患者舒适。SAH 患者的最佳氧合靶点尚不清楚。

医师必须在充足的脑氧合和氧气中毒的风险之间取得平衡。Cochrane 数据库 2004 年的一项系统回顾发现，高压氧治疗创伤性脑损伤降低了患者死亡率，但并未改善神经预后[234]。高氧血症可能会由于氧介导的自由基形成而导致肺损伤[235]。

医师应该密切监测 SAH 患者机械通气时的 PCO_2 水平，以避免高碳酸血症和过度低碳酸血症。随着 PCO_2 水平的变化，脑血流量呈线性增加；PCO_2 的增加可显著增加脑血流量和脑血容量，导致颅内压的恶化。相反，过度换气可能会减少脑血流量，从而降低脑缺血的阈值，引起脑伤害。

呼吸机管理中的一个关键概念是患者接受的潮气量应低于传统使用的潮气量。来自两个随机对照试验的令人信服的数据表明，传统的（高）潮气量（12ml/kg）比低潮气量（6ml/kg）的死亡率更高[231, 232]。虽然这些研究不是专门在神经科患者中进行的，但只要 PCO_2 能够控制，选择低潮气量是谨慎的。如果存在颅内压的问题，可以将呼吸频率设置为更高的水平，以促进二氧化碳的清除。低潮气量通气量的一个重要终点是平台压，它代表吸气末期的肺泡压力；较高的平台压可能会促进呼吸机所致

的肺损伤。吸气结束时，通过 0.5～2s 的吸气末保持动作，可以很容易地检查平台压力[231]。

应用呼气末正压可防止呼气末肺泡塌陷，从而减轻呼吸机所致的肺损伤。尽管理论上有人担心 PEEP 可能会通过损害静脉回流或降低心输出量来增加颅内压，但数据并不一定支持这种可能性[236, 237]。Apuzzo 及其同事[236] 发现，PEEP>5cmH_2O 确实略微增加了颅内压，但 CPP 没有相关的降低。此外，Huynh 和同事[237] 发现，在严重脑损伤患者中，较高的 PEEP 水平（1.1～15cmH_2O）与降低颅内压和增加 CPP 有关。

10.镇静和镇痛　应充分控制 SAH 患者的躁动和疼痛，因为它们可能加重高血压和颅内压，并有可能增加动脉瘤再出血的风险。然而，治疗应该从低剂量开始，谨慎增加剂量，以避免患者出现过度镇静，从而混淆神经检查的发现。

最佳的药物是短效的，并且不造成明显的血流动力学影响。对于镇静，无论是口服还是静脉注射，合理的选择包括间歇性给予劳拉西泮或咪达唑仑。对于需要镇静的接受机械通气的患者，异丙酚或咪达唑仑静脉注射是合适的；两者都很容易滴定，尽管咪达唑仑延长使用后可能需要更长的清除时间。异丙酚具有降低血压的特点，因此可能需要血管升压药支持治疗。一些最初的止痛药包括对乙酰氨基酚和可待因；然而，这些通常是不够的[238]。阿片类药物，如吗啡和芬太尼，通常是需要的，但可能会降低血压或导致精神错乱。最好避免使用度冷丁和曲马多，因为它们会引发癫痫发作。双氯芬酸有抗血小板作用，应避免使用。

对于持续输注芬太尼的患者进行插管操作是很方便的；患者自控镇痛可能适合清醒的患者。恶心和呕吐是棘手的，可予以昂丹司琼控制，它的镇静作用最小。或者可以使用甲氧氯普胺，但必须关注潜在的肌张力障碍反应。

（二）血管瘤的外科治疗与血管内治疗

动脉瘤的早期治疗在很大程度上取代了传统的"观望"方法。早期保护动脉瘤的潜在好处包括降低再出血的风险，并允许积极的血流动力学管理。不幸的是，比较不同干预方式的随机化数据很少。2001 年，Cochrane 数据库系统回顾对文献进行了评估，发

现只有一项关于 SAH 手术时机的随机试验[239, 240]。研究人员得出结论，早期手术的患者有改善结局的趋势（3 个月时死亡或残疾）（95%CI 0.13～1.02）[239, 240]。在 2002 年，de Gans 及同事[261] 对有关动脉瘤手术时机的文献进行了系统回顾，其中包括一项随机试验和 243 项观察性研究的数据。他们评估早期（72h 内）、中期（4～7d）和晚期（>7d）手术。尽管几乎没有随机数据可供分析，但研究人员得出结论，早期或中期手术比晚期手术对患者更合适，特别是对于临床分级较好的患者。这两项系统评价都不包括涉及 EVT 的研究，EVT 现在已成为大多数动脉瘤的首选治疗方式[242]。

关于修复特定动脉瘤的最佳方式仍在进行争论。在选择最佳入路时需要考虑的一些重要因素包括动脉瘤解剖结构、患者特征和机构专业知识（表 29-7）。

表 29-7　可能影响动脉瘤治疗类型的因素

因　素	外科手术	血管内治疗	两　者
宽颈体比	×		
巨大动脉瘤	×		
真菌性动脉瘤			×
动脉瘤供血动脉瘤分支			×
临床平衡		×	
前循环			×
基底动脉瘤切除术		×	
梭状动脉瘤			×
大脑中动脉	×		
高龄		×	
临床分级差		×	
多发性动脉瘤		×	
手术风险高		×	
患者偏好		×	

国际蛛网膜下腔动脉瘤试验（International Subarachnoid Aneurysm Trial, ISAT）试图确定最佳的动脉瘤治疗方法；然而，许多问题仍然存在[242]。

这是一项有 2143 名动脉瘤性蛛网膜下腔出血患者参加的欧洲多中心随机对照试验。患者被随机分为手术夹闭组（n=1070）和动脉瘤栓塞组（n=1073）。主要结局是以改良 Rankin 评分判定的 1 年后死亡或依赖。EVT 的死亡率或依赖率明显低于手术夹闭组（分别为 23.7% 和 30.6%，P=0.0019）。EVT 组早期再出血的风险略高。

学界对 ISAT 有一些质疑。首先，在登记前，神经外科医生和干预医生必须达成一致，任何一种治疗方式对动脉瘤都是可以接受的。因此，大量患者被排除在登记之外，因为他们认为其中一种方式更优越。第二，研究发现，EVT 患者发生早期再出血（30d 内）的风险更高。事实上，一项对纳入试验的患者的长期随访研究显示，17.4% 的患者需要 EVT 后动脉瘤再治疗，而手术治疗的患者这一比例为 3.8%。EVT 再治疗发生在整个随访期间，更有可能用于较年轻、动脉瘤不完全闭塞或动脉瘤腔较宽的患者。然而，EVT 组的长期再出血风险非常罕见，并且并不明显高于接受手术治疗的患者[243]。尽管在 EVT 后需要再治疗的患者比例更高，但在长期随访中，与接受手术治疗的患者相比，结局的获益保持不变[244]。从 ISAT 数据的亚组分析中发现，老年患者（年龄>65 岁，n=243）可能从 EVT 中比从手术中获益更多。尽管 EVT 在 1 年的独立结局中没有显著改善（60.1% vs. 56.1%，P=ns），但患癫痫的风险显著降低（0.7% vs. 12.9%，P<0.001）[245]。

（三）神经系统并发症

医师必须保持警惕，预测 SAH 后神经系统功能发生恶化的各种可能情况。系统性的诊疗流程是有帮助的（图 29-2）。一些神经系统并发症包括动脉瘤再出血、脑积水、癫痫发作、血管痉挛和 DCI，以及脑梗死（表 29-8）。系统性并发症也可能导致明显的神经系统恶化（表 29-9），并将在本章后面进行讨论。

1. 动脉瘤性再出血　SAH 后最具破坏性的早期并发症之一是动脉瘤性再出血，这会使死亡率高达 80%[246]。再出血的风险在第 1 天达到 4%，在接下来的 2 周内为每天达到 1.5%[247]。一项研究指出，在分娩后的第 1 天，再出血的风险高达 17%[248]。前 2 周内再出血的累计风险为 15%～20%[249]，6 个月后约有 50%[250]。在 2005 年一项针对 573 例患者的研究

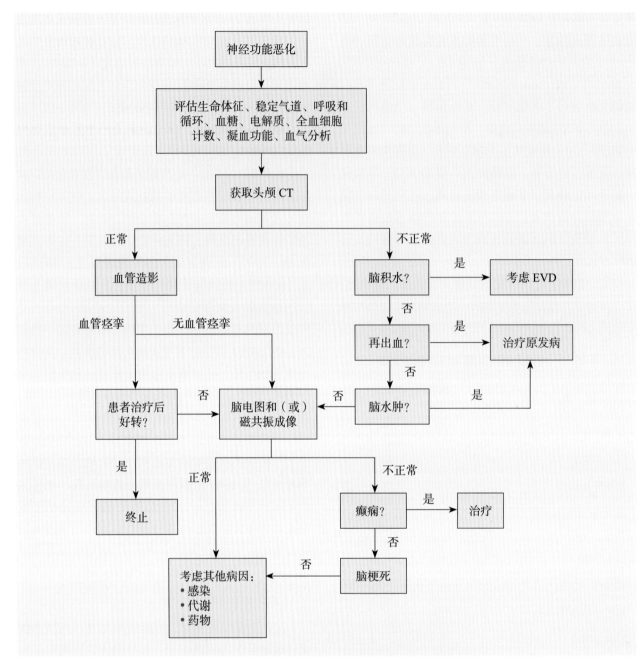

▲ 图 29-2　诊疗蛛网膜下腔出血后神经功能恶化的方法

EVD. 心室外引流

中，发现再出血的短期累计风险为 6.9%，大多数病例（72%）发生在 72h 内[183]。有些患者在就医前可能会有再出血，所以真实的发生率尚不清楚。一些已知的再出血预测因素是先兆性头痛史、女性、较大的动脉瘤、入院时较高的 Hunt 和 Hess 临床分级及手术时间[183, 249, 251, 252]。一些权威人士推测，放置心室外引流管或 LP 可能会增加再出血的风险，但文献并不支持这一观点[253, 254]。

临床上，再出血可表现为急性或恶化的头痛、LOC 减少、脑干反射丧失、姿势、呼吸停止或癫痫发作[121]。其他表现包括血压改变和颅内压升高。再出血可能在视觉上表现为 EVD 的急性增加或脑脊液的颜色从透明变为红色。我们可以通过紧急非对比增强头部 CT 来确认再次出血的诊断。用 EVT 或外科夹闭术对动脉瘤进行确定性治疗可显著降低再出血的风险。

表 29-8 动脉瘤性蛛网膜下腔出血后的神经系统并发症

病因学	诊断手段
动脉瘤性再出血	头部 CT
脑积水	头部 CT
癫痫发作：抽搐性还是非抽搐性	脑电图
迟发性脑缺血 / 症状性血管痉挛	TCD 超声、血管造影、CT/MR 灌注
缺血性脑卒中 / 脑出血	头部 CT，脑部 MRI
脑水肿	头部 CT，颅内压监测

在动脉瘤得到明确治疗之前，医疗措施可能有助于降低再出血的风险。一般措施主要基于常识，包括卧床休息、保持安静的环境、治疗疼痛、避免便秘和控制高血压[255]。关于高血压作为再出血的预测因子的影响的文献褒贬不一[182, 183, 256]。降低血压的好处可能被更高的脑缺血的风险所抵消[256]。

用氨甲环酸或 ε- 氨基己酸（Amicar）进行抗纤溶治疗可降低再出血的风险，但也有显著的风险[252]。这些药物抑制纤溶酶原的活化，这有助于保护纤维蛋白凝块不被降解[257]。随机试验的一些证据表明，在动脉瘤最终治疗前短期使用这些药物（＜72h）可以显著降低再出血的风险，而不增加缺血的风险[258]；然而，长期的结果是否有所改善尚不确定。2003 年 Cochrane 数据库系统综述，包括来自 9 项试验的

1399 例患者，得出结论，抗纤溶药物降低了再出血的风险（OR=0.55，95%CI 0.42～0.71），但增加了血栓栓塞的风险（OR=1.39，95%CI 1.07～1.82），并没有改善神经系统预后或死亡率[259]。然而，根据 2009 年 AHA/ASA 指南，在固定动脉瘤之前，或在被认为血管痉挛风险较低或手术延迟有益的患者中，使用短疗程的抗纤溶药物被认为是合理的[184]。氨基己酸的常规剂量是 5g 静脉推注，然后注射 1.5g/h，持续 24～48h[14]。氨甲环酸的治疗方案是每 4 小时服用 1g 氨甲环酸，不使用任何其他药物[252]。除了增加缺血性脑卒中的风险外，抗纤溶治疗的其他并发症还包括 VTE、横纹肌溶解和急性肾衰竭[252, 260]。

2. 脑积水 大量的血液产物释放到脑脊液间隙可能会阻塞从脑导水管到蛛网膜颗粒的任一脑室系统，并可能导致颅内压显著升高，出现脑疝和脑死亡。大约 20% 的患者在 72h 内发生急性脑积水，通过头部 CT 上显示的脑室内出血而不是脑池内血来预测急性脑积水[261]。SAH 后的急性脑积水与死亡率和神经功能障碍的显著增加相关[261, 262]。

急性脑积水与更糟糕的不良结局之间的潜在关联的原因尚不清楚。一种假设是，颅内压升高导致的 CPP 降低可能会增加脑缺血的风险；然而，2007 年的一项研究并未发现 SAH 和急性脑积水患者的脑梗死发病率更高[263]。

脑积水的常见临床表现包括 LOC 逐渐恶化和昏迷患者的瞳孔缩小，对光反射迟钝[261]。由于中脑背侧垂直注视中心的功能障碍而导致上视受损可能很明显[264]。诊断是通过非对比增强头部 CT 显示心

表 29-9 与蛛网膜下腔出血相关的全身性并发症

器 官	系统并发症
心脏	• 心律失常：窦性心动过速、心动过缓、心房扑动、心房颤动、尖点扭转、室性心动过速、心室颤动 • 心电图异常：T 波倒置、P 波峰值、房室传导阻滞、ST 段抬高或压低、QT 波延长、Q 波神经源性休克心肌心脏酶升高、心肌梗死
肺	肺炎：吸入性、院内、呼吸机依赖性肺水肿急性肺损伤 / 急性呼吸窘迫综合征肺栓塞气胸
感染性	肺炎、尿路感染、血流感染、败血症、导管相关感染、脑室炎 / 脑膜炎
血液系统	血小板减少性贫血
内分泌	脑性盐耗综合征、抗利尿激素分泌不当综合征、高血糖中枢性尿崩症、肾上腺功能不全
其他	深静脉血栓形成、胃肠道溃疡 / 出血、压力性溃疡、肾衰竭、过敏反应、肝衰竭(罕见)、电解质紊乱，尤其是低钠血症、高钠血症、全身炎症反应综合征、发热

室增大。"双尾核指数"在影像学研究中提供了脑室大小的客观测量。通过在尾状核水平侧脑室的最大宽度之间画一条线，并除以相同水平头骨内板线的相应直径来计算[261, 263]。当双尾核指数大于根据年龄调整后的 95% 百分位数时，就会出现脑积水（表 29–10）。紧急的 EVD 可能会挽救生命。SAH 昏迷患者通常会出现明显的临床反应，他们在放置 EVD 后很快变得警觉和有反应。

表 29–10　用双尾指数诊断脑积水

年龄（年）	双尾指数的 95%
<30	0.16
31—40	0.17
41—50	0.18
51—60	0.19
61—70	0.20
71—85	0.21

引自 Komotar RJ, Hahn DK, Kim GH, et al. The impact of microsurgical fenestration of the lamina terminalis on shunt-dependent hydrocephalus and vasospasm after aneurysmal subarachnoid hemorrhage. *Neurosurgery*. 2008;62:123–132; discussion 132–134; and Meese W, Kluge W, Grumme T, et al. CT evaluation of the CSF spaces of healthy persons. *Neuroradiology*. 1980;19:131–136[382].

大约 20% 的动脉瘤性蛛网膜下腔出血患者需要永久性分流术治疗慢性脑积水[265, 266]。其机制尚不明确，但可能与蛛网膜绒毛因血液分解产物和脑脊液炎症而纤维化导致的脑脊液吸收障碍有关[267]。一些回顾性数据表明，神经外科终板开窗促进脑脊液引流，显著减少了分流依赖的发生[268, 269]，但其他数据并不支持这一发现[266]。需要一个随机对照试验来证实这种方法的好处。停用 EVD 的最佳方法尚不确定。最近的一项研究报道，与采用渐进式 EVD 夹闭方法的持续脑脊液引流相比，采用快速 EVD 夹闭方法的间歇性脑脊液引流与放置 VP 分流更少、发生并发症更少和缩短住院时间有关[270]。需要进行前瞻性研究来确定这种方法的普遍适用性。

3. 癫痫　动脉瘤性蛛网膜下腔出血后癫痫发作的发生率为 21%～26%[121, 271]。此外，在 SAH 发病时出现癫痫发作是导致不良预后的独立危险因素[272]。SAH 后癫痫发作的危险因素包括入院时 WFNS 分级评分、脑池血凝块增厚和动脉瘤性再出血[273, 274]。抗惊厥药物预防 SAH 后癫痫发作的疗效是一个有争议的领域[275]。传统上，SAH 患者在入院时开始服用抗惊厥药物，并持续服用数月至数年。后来的证据表明，长期（＞1 周）的抗惊厥药物预防可能没有必要，甚至可能有害[275, 276]。抗惊厥药物的使用与更差的预后独立相关，并可能增加住院并发症[276]。此外，有证据表明，SAH 后的大多数癫痫发作发生在发作期，而不是在住院期间，幸存者发生癫痫的长期风险相对较低，而且早期预防并不能预防癫痫的长期风险[120, 269, 272]。如果使用抗惊厥药物预防，延长治疗疗程似乎没有任何益处。Chumnanvej 和同事[277] 回顾性比较了两种使用苯妥英钠的不同抗惊厥方案，评估了癫痫发作发生率和不良反应。传统的方案包括苯妥英钠预防，直到出院，而短期方案只涉及 3d 的预防。传统方案和短时间预防方案的癫痫发作发生率无统计学差异，分别为 1.3% 和 1.9%；然而，传统治疗组的过敏反应的风险明显更高（分别为 8.8% 和 0.5%）[277]。在 SAH 的幸存者中，癫痫的长期风险率为 4%～7%[279-281]。

4. 血管痉挛、迟发性脑缺血和脑梗死　SAH 后最可怕的并发症之一是 DCI 和随后的梗死，这是长期残疾的一个主要的来源。虽然 DCI 是一种预期的并发症，但我们的治疗手段仍然有限。人们应该了解放射性血管痉挛、症状性（临床）血管痉挛和 DCI 之间的重要区别。在大约 66% 的患者中，脑血管造影中发现了血管痉挛的放射学证据，而在 32%～46% 的患者中发生了 DCI[282, 283]。症状的血管痉挛是引起 DCI 最常见的原因；然而，并非所有的 DCI 都是由血管痉挛引起的[284]。

SAH 后 DCI 的病理生理学需要进一步阐明。诱因被认为与动脉血外渗有关，因为基底蛛网膜下腔池的蛛网膜下腔血量与 DCI 发生的风险相关[169, 285]。其次，出血的来源（如动脉或静脉出血）可能很重要。例如，众所周知，中脑周围出血后发生血管痉挛的风险非常低，这可能起源于静脉[86]。氧血红蛋白是血管痉挛的主要诱因；然而，这个问题需要进一步证实[286]。随后的一些介质可能是细胞内钙过量[287]、自由基产生[288, 289]、神经源性血管功能障碍[290]、血管的炎症性浸润[291]及血管收缩和血管舒张物质失衡[292]。

DCI 通常与血管痉挛有关；然而，人们的注意力现在已经转向了其他病因，如凝血级联反应的激活引起的微血栓形成和长期的皮质扩散性抑制[222, 284, 293, 294]。Stein 和他的同事[222]对伴或不伴 DCI 的 SAH 患者进行解剖，发现 DCI 患者有更高的微小血凝块负荷，这表明血栓栓塞在 DCI 患者中的发展中起着重要的作用。有趣的是，有报道称，在动脉瘤破裂前接受阿司匹林治疗的 SAH 患者发生脑梗死的风险显著降低[295]。另一个有趣的观察结果是尼莫地平通过降低纤溶酶原激活物抑制药 –1（PAI-1）水平发挥纤溶活性，尼莫地平可以改善 SAH 后的预后[296]。另一个引起关注的 DCI 的潜在原因是反复出现的长期皮质扩散性抑制[294]。Dreier 和他的同事[294]记录了 18 例接受动脉瘤手术修复的 SAH 患者的扩散性抑制。在 72%（n=13）的病例中出现复发性扩散抑制，并与随后的 DCI 密切相关，阳性和阴性预测值分别为 86% 和 100%。在一项相对于口服尼莫地平的脑室内缓释尼莫地平的 Ⅲ 期试验中，通过皮质电图测量的扩散性抑制患者（n=3）的扩散性抑制（SD）较少，SD 发生率较低，缓释尼莫地平的抑制持续时间较短[297]。

血管痉挛的时间过程通常是可预测的，72h 后开始发病，在第 6～8 天达到峰值，2～4 周逐渐缓解[14, 298, 299]。首次 SAH 后 72h 内开始出现血管痉挛是不寻常的[300]。发作后 4 周内，TCD 超声检查可发现血管痉挛迹象[299]。

临床上，DCI 可能会微妙地表现为头痛加重、意识混乱、LOC 降低，并最终发展为局灶性神经功能缺损。

通过紧急排除神经功能恶化的其他原因，并在脑血管造影上显示脑血管狭窄，可以确诊 DCI（图 29-1A）。TCD 监测是一种有用的无创床边血管痉挛筛查试验。TCD 证据与血管痉挛的脑血管造影表现之间存在良好的相关性。Vora 和同事[301]证明，平均 CBF 速度<120cm/s 和≥200cm/s，脑血管造影显示中重度血管痉挛的阴性和阳性预测值分别为 94% 和 87%；然而，在大多数（57%）患者中，CBF 速度在不确定范围（120～199cm/s）[301]。其他显示血管痉挛的 TCD 测量方法包括 24h 内流速增加>50cm/s 和 Lindegaard 比值升高。Lindegaard 比值有助于区分

全身充血和血管痉挛，其计算方法是 MCA 和同侧颅外颈内动脉流速的比值[302]。比值>3 和>6 与轻度和重度血管痉挛相一致，而比值<3 与全身充血相一致，因为颅外颈内动脉没有血管痉挛，但会随着全身血流动力学因素而增加。虽然 TCD 血管痉挛的证据与血管痉挛的血管造影显示有很好的相关性，但 TCD 对 DCI 的敏感性较低。Suarez 和同事[303]发现，TCD 血管痉挛证据对检测前循环 DCI 的敏感性为 73%；有趣的是，脑血管造影的敏感性仅为 80%[303]。这一发现与 DCI 有其他原因的观点一致，而不是严格意义上与血管造影显示的血管狭窄完全一致。TCD 有几个局限性，包括依赖于操作者技术、患者特定的解剖因素（如骨窗解剖异常），以及远端动脉分支无回声。此外，TCD 的血流速度可能受到血管痉挛以外的其他因素的影响，包括血压、ICP、PCO_2、血细胞比容和患者年龄[304]。此外，TCD 在前循环比后循环更准确。因此，提出了不同的 TCD 标准来评估后循环[305]。

无论是否进行 CTA，头部 CTP 都有望评估症状性血管痉挛[306-308]。CTP 的表现与血管痉挛引起的 DCI 一致，包括脑血容量、平均通过时间、达峰时间增加和 CBF 降低[308, 309]。

症状性血管痉挛的治疗包括药物治疗和 EVT。治疗的基石是三 H 疗法[310]。这种治疗方法的高血压成分通常需要血管升压药，如苯肾上腺素、去甲肾上腺素或多巴胺。高血容量和血液稀释是通过积极的晶体和胶体给药来实现的，旨在将血细胞比容降低至约 30%，以降低血液黏度。高血容量的终点包括将 CVP 靶向至 8～12mmHg 或 PCWP 至 14～18mmHg。为达到预期的血流动力学终点，可能需要间歇性注射生理盐水或人白蛋白[310]，尽管三联疗法被广泛使用，但几乎没有前瞻性数据支持其疗效。1982 年，Kassell 和他的同事[311]回顾性和前瞻性评估了经脑血管造影证实有症状性血管痉挛的 SAH 患者的容量扩张以及诱发的高血压。在 58 例患者中，43 例在接受三 H 治疗后持续改善[311]。根据最大的回顾性系列研究的结果显示，60%～74% 的患者通过三联疗法改善了与血管痉挛相关的症状[311, 312]。

最近一项关于诱导性高血压（n=21）与非诱导性高血压（n=20）的随机对照试验由于入组缓慢而提前停止。对于诱发性高血压，不良预后的调整风

险比为 1.0（95%CI 0.6～1.8）和严重不良事件的风险比为 2.1（95%CI 0.9～5.0）[313]。这项研究的结果对 SAH 中诱发性高血压的价值提出了质疑，并表明这种治疗可能导致严重的不良事件。为解决这个问题，还需要进一步的多中心和充足的研究。

该方法的潜在并发症包括肺水肿、心肌梗死、心律失常、ARDS、稀释性低钠血症和脑水肿加重[314, 315]。此外，用于指导三联疗法治疗的血流动力学监测设备（Swan-Gan 或中心静脉导管），可能会引起严重并发症。Swan-Ganz 导管因其相对侵袭性而不再是首选；两项涉及急性肺损伤或高危手术候选患者的大型随机对照试验显示，肺动脉导管非但没有益处，它的并发症发生率高于中心静脉置管[316, 317]。

早期研究表明，对三联疗法治疗无效的 DCI 患者可能受益于心输出量的增加。Joseph 和同事发现[318]，在 DCI 患者中，注射多巴酚丁胺后 CBF 的增加与血压变化无关。对于患有心力衰竭或心肌梗死且不能耐受三联疗法的 DCI 患者，一些轶事报道描述了主动脉内球囊反搏增强 CBF 后可改善症状[319, 320]；然而，一项比较预防性主动脉内球囊反搏和标准高血容量治疗的前瞻性试验在改善 CBF 或临床结果方面没有显示任何益处[321]。

红细胞输注是 SAH 后可能产生有益效果的另一种疗法。红细胞输注有可能改善 SAH 后的脑供氧，但还需要进行前瞻性研究。Dhar 等的研究显示，基线 HB 范围广泛，血浓度为 9.7g/dl（6.9～12.9g/dl）的 SAH 患者，在使用 1U 的 PRBC 后，其供氧量可以增加 5～5.5ml/(100g·min)[322]。

以前，人们对内皮素受体拮抗药很感兴趣，它可以预防血管痉挛，降低 DCI 风险，改善预后[323]。因此，在 SAH 患者中进行了前瞻性随机试验，比较了 Clazosentan 和安慰剂对 SAH 患者的影响。CONSCIOUS-2 研究的研究人员报道说，尽管每小时 15mg 拉唑森坦能显著降低 SAH 后血管痉挛相关的发病率和全因死亡率，但没有一种剂量能改善延长 GOS 的疗效。因此，Carous-3 试验终止[324]。

DCI 的血管内治疗正在发展中，但缺乏关于其使用的大型随机对照试验。EVT 可以交替使用，也可以与高血压治疗结合使用。EVT 的两种主要方法是动脉内（IA）注射血管扩张药和或腔内球囊血管成形术。

已经使用的一些 IA 血管扩张药有罂粟碱、维拉帕米、尼莫地平和尼卡地平[325, 326]。IA 血管扩张药的优点包括即时作用和能够缓解远端动脉血管痉挛；然而，这些药物的作用是短暂的，可能需要进行第 2 次干预。由于观察到罂粟碱可能具有神经毒性，因此罂粟碱的使用已经减少[327, 328]。此外，尼卡地平可能比罂粟碱的作用时间更长[329]。尽管 IA 血管扩张药通常是安全的，但其使用的一些可能并发症是低血压、心动过缓和 ICP 升高[325, 329]。

1983 年，Zubkov 及其同事[330] 首次描述了 SAH 后 DCI 的球囊血管成形术，在 13 例患者中有 12 例报道了治疗成功且长期应答。后来对 DCI 球囊血管成形术的汇总分析显示，总体疗效约为 60%[331]。临床反应与 CBF 增加和 TCD 检测流速降低相关[331]。通常情况下，球囊血管成形术包括将球囊缓慢膨胀到更大的体积。血管成形术的一个局限性是，相对较大的球囊妨碍了较小远端动脉的扩张。球囊血管成形术可能出现的并发症包括与血管造影相关的并发症，如动脉夹层、脑卒中、对比剂过敏、肾病，以及灾难性的动脉破裂。EVT 后，可以用 TCD 超声监测血流速度。随后，TCD 检测到的流速增加到之前产生症状的水平，可以作为重复 EVT 的触发因素。

5. 脑水肿 8%～20% 的患者在 SAH 后形成脑水肿，并独立预测预后不良[332, 333]。入院时可能出现脑水肿，也可发展为亚急性脑水肿。急性脑水肿的预测因素包括发作时意识丧失、Hunt 和 Hess 评分较差；晚期预测因素包括血管升压药的使用、大动脉瘤（>10mm）和发作时意识丧失[333]。SAH 后的脑水肿可能是细胞毒性、血管源性、脑积水或渗透性的。细胞毒性水肿可能发生在动脉瘤破裂后 ICP 突然升高导致短暂性全脑缺血的早期，也可能发生在 DCI 导致的晚期。脑积水性水肿是由脑脊液引流障碍引起的，与经室管膜脑脊液流动有关。脑自动调节功能受损可能导致血管源性水肿，导致 CBF 和脑血容量增加。最后，低钠血症可导致渗透性水肿[332]。

脑水肿的可靠诊断表现为脑沟和基底池的严重消失，以及半卵圆中心水平灰白质交界处的模糊或指状延伸[333]。

（四）蛛网膜下腔出血的医学并发症

SAH 后，多器官系统紊乱是常见的，可能危及生命。一些医疗并发症发生在任何接受重症监护的危重患者身上，而另一些并发症则更具体地发生在 SAH 患者身上。心脏并发症包括神经源性心肌顿抑、心力衰竭、心肌梗死和心律失常。肺部并发症包括肺炎、ALI、ARDS 和肺栓塞。内分泌障碍包括下丘脑 – 垂体轴紊乱、脑盐消耗和肾上腺功能不全。除肺炎外的感染性并发症包括尿路感染、脓毒症和脑室炎。其他医疗并发症包括急性肾功能衰竭、电解质紊乱、深静脉血栓形成、胃肠出血和压疮。

1. 心脏并发症　SAH 后的心功能不全很常见，发生在 50%～100% 的患者中，包括心律失常、心电图异常、神经源性心肌顿抑、肌钙蛋白升高、心力衰竭和心肌梗死[124-126, 321]。可能存在遗传多态性，易导致 SAH 后发生心功能不全[334]。

心律失常是常见的，严重程度从良性到危及生命不等[125, 335, 336]。大约 4% 的 SAH 患者存在严重的心律失常，并独立预测 ICU 住院时间延长、死亡和神经系统预后较差[337]。然而，这些患者的死亡原因通常与心律失常无关[338]。

神经源性心肌顿抑是指动脉瘤破裂后不久发生的左心室功能急剧下降。在超声心动图上，我们可以观察到一种整体或局部心室壁运动减退的模式，这种模式通常与一个明显的血管区域无关[339, 340]。心导管检查通常显示冠状动脉正常[341]。病理检查显示特征性的"收缩带坏死"[342, 343]，其病理生理学被认为与儿茶酚胺的突然激增有关。心室功能通常会在几周内自行恢复到正常[339, 341]。

SAH 后肌钙蛋白升高也很常见。多项研究报道，SAH 后入院时肌钙蛋白 I 值升高是常见的，它预示着心功能障碍和预后不良[345-348]。有证据表明，β 受体阻滞药可能对 SAH 的预后存在有益的影响；然而，这种可能性需要证实[349, 350]。一项包括来自 16 项研究的 6702 名患者的系统分析显示，SAH 前后使用 β 受体阻滞药与死亡率降低相关（RR=0.63，95%CI 0.42～0.93，P=0.02）。在 SAH 后使用 β 受体阻滞药的患者中，未经调整的死亡率也有所降低（RR=0.51，95%CI 0.28～0.93，P=0.03）。需要进行前瞻性研究来验证这些发现[351]。

据报道，约 29% 的患者患有肺水肿，可能与 SAH 后的收缩和舒张功能障碍有关[352]。SAH 后发现脑钠肽升高可能与心室功能不全和心肌坏死有关[353]。

2. 肺并发症　由于肺水肿、肺炎、肺栓塞和 ALI 或 ARDS，SAH 患者可能发生肺功能障碍。一项研究发现 80% 的 SAH 患者存在氧交换异常，并与不良预后相关[354]。另一项研究发现，肺功能障碍与 DCI 发生风险的增加相关，这被认为是由于肺功能脆弱而阻碍了积极的血流动力学治疗[355]。

3. 感染　SAH 后的医院感染很常见。在一系列连续的 573 例 SAH 患者中，发现了以下感染：肺炎（20%）、尿路感染（13%）、血流感染（8%）和脑膜炎或脑室炎（5%）[356]。在本研究中，肺炎或血流感染可独立预测 3 个月后的死亡或严重残疾。

4. 内分泌紊乱　人们应该考虑 SAH 后下丘脑 – 垂体轴的紊乱，这可能没有得到充分的认识[357-360]。最常见的激素异常是生长激素和促肾上腺皮质激素的缺乏。急性期时，患者也可能出现与甲状腺功能正常疾病综合征一致的甲状腺激素异常[360]。促肾上腺皮质激素的缺乏与临床直接相关，因为低血压可能会增加血管痉挛或 ICP 升高时发生 DCI 的风险。同样，在 ACOM 动脉瘤夹闭后，这可能导致血管内容量迅速减少和低血压[361, 362]。高达 55% 的 SAH 患者会出现慢性内分泌紊乱[357, 359, 363]。SAH 后生长激素缺乏的患者可能会经历显著的体重增加[363]。

5. 电解质异常　SAH 后血清电解质值异常很常见，可能与预后不良有关[364-367]。因此，仔细注意电解质的改变是必要的，包括低钠血症或高钠血症、低镁血症、低钾血症、低钙血症和低磷血症[364-369]。

低钠血症应引起人们对脑耗盐综合征（cerebral salt-wasting syndrome，CSWS）或 SIADH 的怀疑[364, 365]。低钠血症可加重脑水肿和 ICP。高钠血症可能代表潜在的中枢性尿崩症，并与不良预后相关[365]。低镁血症与 DCI 增加有关[366]。低钾血症可能导致危及生命的室性心律失常和 QT 间期延长[125]。

早在 1950 年就发现了神经损伤后的 CSWS[370] 并逐渐获得了广泛的接受。传统观点认为，动脉瘤性蛛网膜下腔出血后的低钠血症是 SIADH 引起的；然而，已经清楚的是，许多低钠血症是由于肾钠丢失引起的，并伴有血管内容量减少。SIADH 和 CSWS 的区别是至关重要的，因为治疗方法有显著差异：SIADH 需要限制液体，而 CSWS 需要积极的容量补充。CSWS 患者不适当的液体限制可能导致脱水和低血压，这可能会增加 DCI 和脑梗死的风险。导致 CSWS 的病理生理机制尚不清楚。Berendes 和他的同事[371]观察到 SAH 合并 CSWS 患者的 BNP 升高和醛固酮水平降低。Wijdicks 和他的同事[372, 373]观察到 SAH 患者的心房利钠肽（atrial natriuretic peptide，ANP）和 BNP 均高于基线水平，并与负液体平衡相关。

CSWS 的诊断需要确定容量消耗，容量消耗可能难以确定，人们不应该依赖于单一的衡量标准。最准确的方法使用白蛋白或铬标记红细胞放射性核素扫描[374, 375]，但价格昂贵，通常并不实用。一些容量消耗的床边指标包括 CVP 小于 5mmHg、液体平衡为负、尿量增加、体重减少和皮肤肿胀降低。实验室检测通常不能用于区分 SIADH 和 CSWS。CSWS 的治疗包括积极的容量和钠置换。已发表的方案使用生理盐水或高渗盐水（3%）输注、口服钠替代和外源性盐皮质激素（如氢化可的松和氟可的松）[376, 377]的多种组合。氟屈可的松的剂量通常为每次 0.1～0.2mg，每天 2 次。可能导致严重的低钾血症[378]。治疗在几周内逐渐减少。

九、蛛网膜下腔出血患者的管理总结

在过去的几年中，神经危重症监护学会（Neurocritical Care Society，NCS）于 2011 年和 AHA 于 2012 年更新发布了一些关于动脉瘤性蛛网膜下腔出血的指南[379, 380]。表 29-11 中可以查看这些内容的摘要[11]。对于 AHA 的更新，只列出了 I 类的建议。对于 NCS 指南，只列出了强有力的建议。每个协会的指导方针都有一些重叠之处，基本上是一致的。与 AHA 的指南相比，NCS 指南在急性管理方面采取了更务实的方法，并使用了不同的分级方法，允许在证据较少的情况下提出强有力的建议。

十、临床变量的协调化

尽管在 SAH 的诊断和治疗方面取得了所有进展，但目前当患者出现医疗或神经系统并发症时，不同地区对护理升级的定义和启动时机存在很大差异。后者被认为是 SAH 临床试验失败的主要原因之一。为了解决这一重要问题，来自美国国立卫生研究院国家神经疾病和脑卒中研究所（National Institute of Neurological Disorders and Stroke，NINDS）资助了一组研究人员，以协调重要临床变量的定义。

NIH-NINDS 未破裂颅内动脉瘤和 SAH 公共数据元素（Common Data Elements，CDE）项目最近发表了 248 个变量，在未来对 SAH 患者建立统一的评估和临床检查以供临床试验，这些变量被认为是必需的，这将有助于比较未来 SAH 相关的研究和 Meta 分析结果[381-384]。

结论

尽管在 SAH 的诊断和治疗方面取得了进展，但大多数动脉瘤性蛛网膜下腔出血患者的预后仍然不理想。病例死亡率为 40%～50%；10%～20% 的患者存活有严重残疾，40% 的患者有独立生活能力[34]。死亡率和长期残疾的一些独立预测因素包括入院时较差的神经系统分级、年龄、收缩压升高、发热、再出血、DCI 和脑梗死、大动脉瘤（>10mm）和 SAH 生理紊乱评分升高[188, 385-388]。SAH 生理紊乱评分结合了许多生理参数（如动脉肺泡梯度和血清碳酸氢盐、葡萄糖和 MAP 值）创建一个 0～8 的评分，得分增加强烈预测神经系统功能障碍和死亡。得分为 8 的患者死亡率接近 80%，而得分为 0 的患者死亡率约为 10%。

蛛网膜下腔出血国际试验汇编（Subarachnoid Hemorrhage International Trialists，SAHIT）是一个随机临床试验、前瞻性观察性研究和用于预测神经系统预后和死亡率的动脉瘤性蛛网膜下腔出血患者的医院登记册的汇编。最近，该预测模型通过来自巴罗破裂动脉瘤试验（Barrow Ruptured Aneurysm Trial，BRAT）的数据进行了外部验证，并可能作为为患者和家属提供预后建议的工具[389]。考虑到患者年龄、WFNS 分级、动脉瘤大小和 Fisher 分级，另一个通过 ISAT 数据进行外部验证的预测模型 SAFIRE，在 2 个月后显示出改良 Rankin 量表的良好和不良的区分[390]。

长期的神经系统后遗症可能没有被充分认识到。Hackett 和同事[391]对 230 名 SAH 患者发病 1 年后进行了访谈，发现 46% 的患者报告认知功能或情绪障碍[391]。最常见的损伤区域是记忆（50%）、情绪（39%）、言语（14%）和自我护理（10%）。因此，SAH 术后的生活质量可能会受到损害。此外，28.1% 的加权比例中约有 7% 的 SAH 后患者患有持续性抑郁症[23]。

表 29-11　神经重症监护学会和 AHA 关于动脉瘤性蛛网膜下腔出血的诊断和治疗指南

	2011 年神经重症监护协会指南	2012 年 AHA 指南
动脉瘤性蛛网膜下腔出血的诊断		• aSAH 是一种经常被误诊的医疗急症。严重头痛急性发作的患者应高度怀疑 aSAH（I级，证据 B 级） • 急性诊断性检查应包括非对比头颅 CT，如果不能诊断，则应进行腰椎穿刺（I级，证据 B 级） • DSA 和 3D 旋转血管造影适用于动脉瘤治疗计划（I级，证据 B 级） • aSAH 的初始临床严重程度应通过使用简单的验证量表（如 Hunt 和 Hess、世界神经外科医生联合会）快速确定，因为它是 aSAH 后最有用的预后指标（I级，证据 B 级）
再出血	在可能和合理的情况下，应进行早期动脉瘤修复，以防止再次出血（高质量证据，强烈建议）	• 早期动脉瘤再出血的风险很高，再出血与非常差的预后相关。因此，建议对疑似 aSAH 患者进行紧急评估和治疗（I级，证据 B 级） • 动脉瘤修复后，通常建议立即进行脑血管成像，以确定可能需要治疗的动脉瘤残留或复发（I级，证据 B 级） • 大多数患者应尽早对破裂动脉瘤进行手术夹闭或血管内缠绕，以降低 aSAH 后再出血的发生率（I级，证据 B 级） • 建议尽可能完全闭塞动脉瘤（I级，证据 B 级） • 根据经验丰富的脑血管外科医生和血管内专家的判断，动脉瘤治疗的确定应该是基于患者和动脉瘤特征的多学科决策（I级，证据 C 级）（以前指南的修订建议） • 对于破裂动脉瘤的患者，在技术上可同时接受血管内缠绕和神经外科夹闭，应考虑血管内缠绕（I级，证据 B 级）（以前指南的修订建议） • 对于破裂动脉瘤的患者，在技术上可同时接受血管内缠绕和神经外科夹闭，应考虑血管内缠绕（I级，证据 B 级）（以前指南的修订建议） • 在没有令人信服的禁忌证的情况下，对破裂动脉瘤进行卷取或夹闭的患者应延迟后续血管成像（时间和方式应个体化），并应充分考虑通过重复卷取或显微外科夹闭进行再治疗，如果存在具有临床意义（如生长）的残余物（I级，证据 B 级）（新建议）
血压目标（无固定的动脉瘤）	治疗动脉瘤未固定且最近破裂患者的极度高血压。血压适度升高（平均血压<110mmHg）不需要治疗。应使用病前基线血压来细化目标，应避免低血压（低质量证据，强烈建议）	• 在 aSAH 症状出现和动脉瘤闭塞之间，应使用可滴定剂控制血压，以平衡脑卒中风险、高血压相关再出血和维持脑灌注压（I级，证据 B 级）

（续表）

	2011 年神经重症监护协会指南	2012 年 AHA 指南
抗纤维蛋白溶解剂	• 延迟（发作后 48h 以上）或延长（3d 以上）抗纤维蛋白溶解治疗会使患者暴露于治疗的不良反应，此时再出血的风险显著降低，应避免（高质量证据，强烈建议） • 在有血栓栓塞并发症危险因素的患者中，抗纤维蛋白溶解疗法是相对禁忌的（中等质量的证据，强烈建议） • 接受抗纤维蛋白溶解治疗的患者应密切筛查深静脉血栓形成（中等质量证据，强烈建议）	
医院 / 系统特征	• SAH 患者应在高容量中心接受治疗（中等质量的证据，强烈建议） • 高容量中心应配备适当的专业神经重症监护室、神经强化医师、血管神经外科医生和介入性神经放射科医生，以提供护理的基本要素（中等质量的证据，强烈建议） • 神经系统恶化的监测，尤其是 DCI，应该在 SAH 管理方面具有大量多学科专业知识的环境中进行（证据适度，强烈建议） • SAH 临床试验应仅使用脑梗死的影像学证据和功能结果作为主要结果指标（中等质量证据，强烈建议）	低容量医院（如每年 10 例 aSHA）应考虑将 aSAH 患者尽早转移到大容量中心（如每年 35 例 aSHA 病例），有经验的脑血管外科医生、血管内专家和多学科神经重症监护服务（I 级，证据 B 级）（修订建议）
流体管理	• 血管内容量管理应针对正血容量，避免预防性高血容量治疗。相比之下，有证据表明，为了达到高血容量而积极服用液体会造成伤害（高质量证据，强烈建议） • 目标应该是维持血容量正常，而不是试图诱发血容量过大（证据中等，强烈建议）	建议维持血容量正常和正常循环血容量，以预防 DCI（I 级，证据 B 级）（以前指南的修订建议）
尼莫地平	蛛网膜下腔出血后应口服尼莫地平（每 4h 60mg），为期 21d（高质量证据，强烈建议）	所有 aSAH 患者均应口服尼莫地平（I 级，证据 A 级）（值得注意的是，该药物已被证明能改善神经系统预后，但不能改善脑血管痉挛。其他钙拮抗药的价值，无论是口服还是静脉注射，仍不确定）
镁	• 在当前随机试验得出结论之前，不建议诱发高镁血症（中等质量证据，强烈建议） • 应避免低镁血症（证据适度，强烈建议）	
诊断测试	• 血管解剖和（或）灌注成像可用于在监测到的神经系统检查出现变化的良好等级患者中确认 DCI 的诊断。应使用检测和确认 DCI 的策略。这首先应该包括由合格的提供者进行频繁的神经系统评估。此外，还可以使用间歇性筛查或更连续的监测方法	

（续表）

	2011 年神经重症监护协会指南	2012 年 AHA 指南
诊断测试	• TCD 可用于监测和检测灵敏度可变的大动脉血管痉挛。不存在时平均血流速度<120cm/s，存在时平均血流速度>200cm/s 和（或）MCA/ICA 比值>6 的阈值是合理的（证据中等，强烈建议） • DSA 是检测大动脉血管痉挛的黄金标准（高质量证据，强烈建议） • 对于临床表现强烈提示 DCI 的高危患者，以及选择性筛查 CTA/CTP 或 DSA 已显示血管痉挛/DCI 的患者，无须进一步调查即可开始药物治疗（中等质量证据，强烈建议） • 对于神经功能恶化原因存在临床不确定性的患者，如果计划进行血管内介入治疗，则需要进行 DSA 检查（中等质量的证据，强烈建议）	
诱导性高血压	• 临床怀疑患有 DCI 的患者应接受诱导性高血压试验（中等质量证据，强烈建议） • 血管升压药的选择应基于药物的其他药理学特性（如肌力、心动过速）（中等质量的证据，强烈建议） • 血压增加应逐步进行，在每个 MAP 水平上评估神经功能，以确定更高的血压目标是否合适（质量较差的证据，强烈建议） • 如果尼莫地平给药导致低血压，则应将给药间隔改为更频繁的低剂量。如果低血压持续发生，尼莫地平可能会被停用 低质量证据，强烈建议）	建议 DCI 患者诱导高血压，除非基线血压升高或心脏状态排除高血压（I 级，证据 B 级）（以前指南的修订建议）
强心剂	• 如果扩张型心肌炎患者的血压没有提高，可以考虑进行肌力疗法试验（低质量证据，强烈建议） • 具有显著 β_2 激动药特性的肌力药物（如多巴酚丁胺）可能会降低 MAP，并需要增加血管升压药剂量（高质量证据，强烈建议）	
血液稀释	除红细胞增多症（中等质量证据，强烈建议）外，不应进行血液稀释以改善血液流变学	
血管内治疗血管痉挛	• 血管痉挛相关疾病可考虑使用动脉内血管扩张药和（或）血管成形术进行血管内治疗 • DCI（中等质量证据，强烈推荐） • 血管痉挛血管内治疗的时机和触发因素尚不清楚，但通常应考虑对药物治疗无效的缺血性症状进行抢救治疗。确切的时机是一个复杂的决定，应该考虑血流动力学干预的侵略性，患者的耐受能力，大动脉狭窄的先前证据，以及血管成形术或动脉内药物输注的可用性和意愿（中等质量证据，强烈建议） • 不建议使用常规预防性脑血管成形术（高质量证据，强烈建议）	对于继发于脑血管痉挛的 DCI 患者，脑血管成形术和（或）选择性动脉内血管扩张治疗是合理的

（续表）

	2011 年神经重症监护协会指南	2012 年 AHA 指南
血管内治疗血管痉挛	• 机械性增加心输出量和动脉血流量（如主动脉内球囊反搏）可能是有用的（低质量证据，弱推荐）	对于继发于脑血管痉挛的 DCI 患者，脑血管成形术和（或）选择性动脉内血管扩张治疗是合理的
患有不安全动脉瘤的 DCI 患者	• 如果在患者发生 DCI 时，认为破裂的动脉瘤是不安全的，则可以尝试谨慎地升高血压以改善灌注，权衡潜在的风险和益处 质量较差的证据，强烈建议） • 未被认为与急性蛛网膜下腔出血无关的未固定动脉瘤不应影响血流动力学管理 中等质量证据，强烈建议）	
脑积水		• aSAH 相关的急性症状性脑积水应通过脑脊液分流（脑室外引流或腰椎引流，取决于临床情况）进行治疗（Ⅰ级，证据 B 级）（以前指南的修订建议） • aSAH 相关慢性症状性脑积水应采用永久性脑脊液分流（Ⅰ级，证据 C 级）治疗（以前指南的修订建议）
癫痫	• SAH 后不建议常规使用苯妥英预防性抗惊厥药物（低质量证据，强烈建议） • 对于 SAH 分级差、病情未能改善或病因不明的神经系统恶化的患者，应考虑进行连续脑电图监测（低质量证据，强烈建议）	
医疗并发症		
心脏疾病	• 建议使用系列酶、心电图和超声心动图进行基线心脏评估，尤其是有心肌功能障碍证据的患者（低质量证据，强烈建议） • 对有血流动力学不稳定或心肌功能障碍证据的患者进行心输出量监测可能有用（低质量证据，强烈建议） • 在动脉瘤性蛛网膜下腔出血出现之前服用他汀类药物的患者应在急性期继续用药（低质量证据，强烈建议）	
发热	• 应经常监测温度；应始终寻找和治疗发热的感染原因（高质量证据，强烈建议） • 在 DCI 风险期，控制发热是可取的；强度应反映个体患者缺血的相对风险（低质量证据，强烈建议） • 虽然大多数解热药物（对乙酰氨基酚、布洛芬）的疗效较低，但应将其作为第一线治疗（中等质量的证据，强烈建议） • 表面冷却或血管内装置更有效，当退热药在非常需要控制发热的情况下失效时，应使用（高质量证据，强烈建议）	

（续表）

	2011 年神经重症监护协会指南	2012 年 AHA 指南
发热	• 表面冷却或血管内装置更有效，当退热药在非常需要控制发热的情况下失效时，应使用（高质量证据，强烈建议） • 使用这些设备时，应同时监测皮肤损伤和静脉血栓形成（质量证据不足，强烈建议） • 应对患者进行寒战监测和治疗（高质量证据，强烈建议）	
贫血	• 应采取措施尽量减少抽血造成的失血（低质量证据，强烈建议） • 一般内科患者的输血标准不应适用于 SAH 患者的决定。患者应接受打包红细胞输注，以维持血红蛋白浓度 8～10g/dl（中等质量证据，强烈建议） • 较高的血红蛋白浓度可能适合作为 DCI 风险的患者，但根据现有数据无法确定输血是否有用（无证据，强烈建议）	对于有脑缺血风险的 aSAH 患者，使用包装红细胞输血治疗贫血可能是合理的。最佳血红蛋白目标仍有待确定 Ⅱb 级，证据 B 级）（新建议）
流体（液体）	• 液体限制不应用于治疗低钠血症 质量证据不足，强烈建议） • 轻度高渗盐水溶液可用于纠正低钠血症（低质量证据，强烈建议） • 如果使用血管加压素受体拮抗药治疗低钠血症，则需要格外小心，以避免低血容量（质量证据不足，强烈建议） • 应限制通过静脉和肠内途径摄入免费水（质量极低证据，强烈建议）	
内分泌	• 应避免低血糖症（血糖<80mg/dl）（高质量证据，强烈建议） • 血糖应保持在<200mg/dl（中等质量证据，强烈建议）	
深静脉血栓预防	• 所有 SAH 患者均应采取预防深静脉血栓形成的措施（高质量证据，强烈建议） • 所有患者均应常规使用顺序加压装置（高质量证据，强烈建议） • 对于未受保护的动脉瘤患者，应停止使用低分子量肝素或普通肝素进行预防，并预计进行手术（低质量证据，强烈建议） • 可在手术后 24h 开始使用普通肝素进行预防（中等质量证据，强烈建议） • 普通肝素和低分子肝素应在颅内手术前后 24h 停用（中等质量证据，强烈建议）	肝素诱导的血小板减少和深静脉血栓形成是 aSAH 术后相对常见的并发症。建议进行早期识别和靶向治疗，但需要进一步研究以确定理想的筛查模式（Ⅰ级，证据 B 级）（新建议）

（续表）

	2011 年神经重症监护协会指南	2012 年 AHA 指南
复发性 SAH 和动脉瘤的危险因素		除了动脉瘤的大小和位置以及患者的年龄和健康状况外，在讨论动脉瘤破裂风险（Ⅱb 级，证据 B 级）时，可以合理地考虑动脉瘤的形态和血流动力学特征（新建议） 食用富含蔬菜的饮食可以降低 aSAH 的风险（Ⅱb 级，证据 B 级）（新建议）

AHA. 美国心脏协会；aSAH. 动脉瘤性蛛网膜下腔出血；DSA. 数字减影血管造影；3D. 三维；SAH. 蛛网膜下腔出血；DCI. 迟发性脑缺血；TCD. 经颅多普勒；MCA. 大脑中动脉；CTA. 计算机断层扫描血管造影；CTP. 计算机断层扫描灌注；MAP. 平均动脉压

第 30 章　动静脉畸形和其他血管异常
Arteriovenous Malformations and Other Vascular Anomalies

Edgar A. Samaniego　Jorge A. Roa　Santiago Ortega-Gutierrez　Colin P. Derdeyn　著

张曼雨　李永乐　译　伍　怡　李　威　校

▌本章要点

- 脑血管畸形是导致年轻患者颅内出血的重要原因。血管畸形的疾病谱包括散发性先天性的病变，如脑动静脉畸形，以及可能随着时间的推移而进展的、基因决定的家族遗传性疾病。
- 通常认为动脉性动脉瘤、烟雾病和硬脑膜动静脉瘘是获得性病变。
- 发育性静脉异常是生理性静脉引流的一种变体，即使有出现症状的风险，但风险也很低。
- 在"真正"的血管畸形中，只有脑海绵状血管畸形和动静脉畸形与临床相关，而毛细血管扩张则往往是无症状的，或在偶然的影像学检查中被发现。
- 脑海绵状血管瘤的手术治疗指征是极其有限的。神经外科切除术通常用于难治性癫痫、进行性神经功能缺损、病灶扩大或有症状的脑出血相关的海绵状血管畸形。
- 脑部动静脉畸形通常在出现出血症状后进行治疗。与内科治疗相比，对未破裂的脑动静脉畸形进行手术干预会使脑卒中和神经功能缺损的风险升高。无症状动静脉畸形患者的治疗需要权衡包括基于病变的血管结构和患者的预期寿命权衡干预风险和出血风险。

脑血管畸形是颅内出血的重要原因，尤其是对年轻患者。然而，这组疾病的病理高度异质性，疾病谱广泛，包括从散发的先天性病变到可能随着时间的推移而进展的、遗传决定的家族性疾病。

尽管已经出版了急性脑出血后诊断检查的指南[1]，但这些诊断标准尚未得到确证或未经过前瞻性验证。因此，诊断工具（即计算机断层血管成像、MRI、MRA、磁共振静脉成像和脑血管造影）的应用时机和选择偏好因具体临床实践、公共卫生政策和医院偏好而不同。AHA/ASA 和欧洲脑卒中组织（European Stroke Organization，ESO）目前的建议支持对所有没有明确出血原因的病例进行血管造影，特别是对于血压正常的年轻患者（Ⅱa 类，证据 B 级）[1,2]。对于急性 ICH 后脑血管造影的时机尚无

共识，因为它通常取决于患者的临床状况和神经外科医生对是否需要手术干预的判断。此外，潜在的动静脉畸形可能因初始血肿的占位效应而受到压迫，并且仅在后续血管造影中可见。同样，出血超出实际畸形范围的海绵状血管瘤可能仅在血肿吸收后，甚至在出血后数月后的 MRI 上才能被识别。一些"原发性脑出血"可能预示未被确诊的潜在颅内血管畸形[3]。

血管畸形可能来自脑血管系统不同功能单元的任何部分，包括动脉、小动脉、毛细血管、小静脉和静脉。血管畸形可能源于血管形成期间的发育紊乱，或是外部风险因素和遗传易感性（图 30-1）。其中一些异常与出血风险增加有关，因为血管壁的结构变化可能导致进行性血流动力学变化及对腔内容

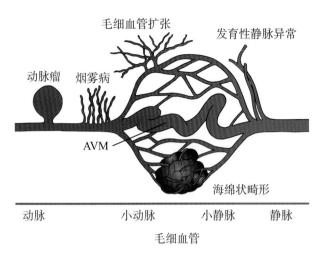

▲ 图 30-1　脑内血管畸形的概况

只有动静脉畸形、海绵状畸形和毛细血管扩张被认为是真正的畸形

积和压力的抵抗降低。一般而言，如果血管畸形被诊断为未破裂，则自发性出血的风险似乎较低。如果出血在最初出现时发生，大多数类型与较高的出血率有关。

一、动脉壁的异常

（一）动脉瘤

动脉瘤并不构成严格意义上的血管畸形，但它们的形成代表了由于动脉粥样硬化引起的腔内变化后最常见的颅内动脉结构异常。动脉瘤形成的发病机制是多方面的[4]。湍流力导致的血流动力学应力增加而过度磨损、撕裂，最终引起血管内弹性层破裂，导致结构损坏。因此，由于侧支通路异常或其他高流量状态而导致血流模式过强时，这些患者更易遭受血管壁退行性变化加速和随后的动脉瘤发展。高血压、吸烟和结缔组织病可能在这个过程中起促进作用而不是因果作用[5]。越来越多的证据表明，炎症在颅内动脉瘤的发病机制和生长中起重要作用[6,7]。

动脉瘤破裂是导致创伤性蛛网膜下腔出血的主要原因。西方世界的总体粗略年发病率在（10～15）/10万，而在亚洲或芬兰等地的高危人群中高达 30/10万[8]。动脉瘤的发生和发展均受家族易感性和其他危险因素的影响，如年龄增长、女性性别、吸烟和饮酒。仅从年龄来看，大多数前瞻性和回顾性研究都独立地证明了年发病率随着年龄的增长而稳步上升，对于 35 岁以下的人群，发病率低于 5/10 万，对于

75 岁或以上人群发病率为（30～40）/10 万[9, 10]。两项大型前瞻性研究报道了未破裂颅内动脉瘤的自然病程。未破裂颅内动脉瘤的国际研究（International Study of Unruptured Intracranial Aneurysms，ISUIA）前瞻性评估了来自美国、加拿大和欧洲的 1692 名患者，这些患者伴有 2686 颗未破裂动脉瘤（6544 患者年）[11]以及未破裂脑动脉瘤研究（Unruptured Cerebral Aneurysms Study，UCAS）纳入具有 6697 个动脉瘤的 5720 名患者日本患者(11 660 动脉瘤年)[12]。两项研究都表明，动脉瘤较大和位于后循环（如椎 – 基底动脉）中的位置会增加出血的风险。

最近的美国人口估计表明，动脉瘤破裂导致的总年死亡率为每 100 000 中 2.77 人[13]。首次发生 SAH 的患者中大约 1/3 死于急性状态，另外 1/3 将在遗留残疾缺损的情况下幸存下来，只有 1/3 的患者不会因动脉瘤破裂而残疾。女性的存活概率似乎较低[13]，并且已被证明取决于初始神经功能障碍的程度[14]，通常根据格拉斯哥昏迷量表或 Hunt-Hess 量表进行分级[15]。

大脑中动脉瘤或夹层或真菌性动脉瘤可导致脑实质内出血（图 30-2）。因此，每当一个脑内血肿位于颈动脉尖端的水平或大脑动脉环动脉，或者当蛛网膜下腔出血所致的 ICH 到基底池，应该在急性期行 MRA、CTA 或常规血管造影排查潜在动脉瘤，孤立 SAH 的再破裂率似乎同样高。一些动脉瘤发生在动静脉畸形的背景下，并可能会增加与此类病变相关的颅内出血的潜在危险。

使用 3.0T 和 7.0T MRI 扫描的高分辨率血管壁成像（high-resolution vessel wall imaging，HR-VWI）已成为评估不稳定的未破裂颅内动脉瘤的一种有价值的工具。有一些很有前景的观察结果将动脉瘤壁增强作为动脉瘤壁炎症、动脉瘤生长和破裂的生物标志物[16, 17]。HR-VWI 也可用于 SAH 和多发性动脉瘤患者出血来源的无创检查，这对精准化治疗至关重要。然而，目前的证据大多是基于回顾性研究，定义动脉瘤的不稳定性和增强效应的标准不同、成像模式的不同，限制其临床应用[18]。

国际蛛网膜下腔动脉瘤试验（International Subarachnoid Aneurysm Trial，ISAT）表明，对于动脉瘤性 SAH 患者，血管内栓塞术比神经外科夹闭术更可能带来 1 年的独立生存。生存获益至少持续

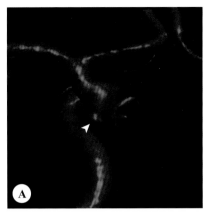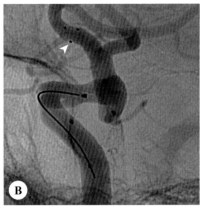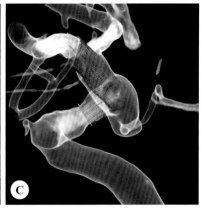

▲ 图 30-2　动脉瘤形态及模拟治疗

A. 3D 旋转血管造影重建显示一个破裂的后交通动脉瘤（箭头）和一个发育不良的颈动脉；B. 在载瘤动脉放置支架以保护动脉瘤颈部（无衰减的血管造影，箭头指向远端支架撑杆）；C. 虚拟 3D 重建模拟支架放置在动脉瘤和发育不良的颈内动脉

7 年，这一趋势已被其他研究证实[19, 20]。血管内栓塞与夹闭之间的选择应基于不同的因素，例如患者的年龄和临床状况、动脉瘤的血管结构、额外血肿清除的指征，如在具有大量实质内成分的 ACOM 或 MCA 动脉瘤病例。血流导向装置和囊内装置等新技术能够对宽颈动脉瘤或具有技术挑战性的动脉瘤（如水泡状动脉瘤）进行血管内治疗。有关动脉瘤破裂和管理的更详细信息见第 29 章、第 68 章和第 71 章。

（二）毛细血管扩张

毛细血管扩张症指皮肤表面或黏膜表面很明显的小的扩张的血管（小动脉、小静脉或毛细血管）。在小动脉水平，毛细血管扩张可发展为主要位于脑干或小脑的铅笔状血管簇。尽管毛细血管扩张被认为是真正的血管畸形，但长期以来一直被认为是无害的病变，临床意义很小，因为它们可能不是症状性出血的来源[21]。组织学检查中，毛细血管扩张可能会显示小的微出血，但出血的大小似乎还没有大到足以出现症状。在 MRI 上可以检测到毛细血管扩张（图 30-3）。

家族性出血性毛细血管扩张症（Osler-Weber-Rendu 综合征）是一种常染色体显性遗传病，与身体其他部位的多种血管畸形（典型的黏膜皮肤）有关，构成微小的血管结节和动静脉分流。它们的数量可能会在一生中增加，最受影响的器官是黏膜、皮肤、肺、大脑和肝脏。可有多种临床表现，包括鼻出血、胃肠出血和缺铁性贫血。如果位于大脑中，这些病变可能表现得类似于散发性动静脉畸形，并可能导致自发性破裂并伴有颅内出血[22]。

（三）烟雾病

烟雾病是一种罕见的慢性脑血管闭塞性疾病，血管造影表现为大脑动脉环的进行性狭窄或闭塞，并在闭塞附近有扩张的新穿支血管网络[23]。最初的描述来自于大脑基底部的病理血管化的血管造影外观：微小的尺寸和大量的血管成像使组合看起来像 "云" 或 "烟"，而不是单条动脉（在日语中称为 "moyamoya"）[24]。

在穿支动脉（所谓的烟雾血管）的血管网络中，可以观察到各种组织学变化，颈动脉远端部分及构成大脑动脉环的部分常表现为纤维细胞内膜增厚、内弹性层波动、介质衰减。大脑动脉环周围可见扩张的新血管，软脑膜内可能出现小血管的网状聚集。随着血流动力学应力或老化，扩张的动脉中动脉壁变薄可能易于形成微动脉瘤及其破裂被认为是导致烟雾病患者脑实质出血的机制之一。

据估计，有症状性烟雾病的年发病率在白种人中为 0.06/100 000，日本为 0.54/100 000，但似乎女性的发病率是男性的 2 倍，并且在亚洲病例系列中，10—20 岁和 40—50 岁存在两个年龄分布高峰[25-27]。在北美和欧洲的病例系列中，最常见的人群特征是出现缺血性症状的 30 多岁、40 多岁、50 多岁女性[27a, 27b]。在临床上，可能同时出现缺血性和出血性症状。缺血类型在儿童时期占主导地位，临床短暂性缺血事件

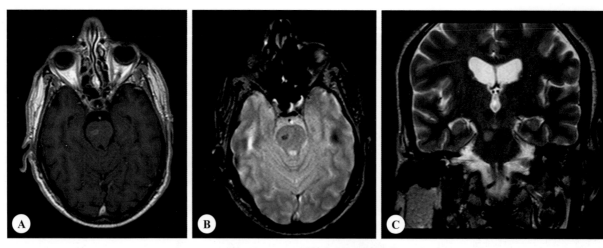

▲ 图 30-3　MRI 检测毛细血管扩张

注射对比剂后 T$_1$ 加权像（A）上无症状脑桥毛细血管扩张高信号，GRE（B）含铁血黄素染色，标准 T$_2$ 成像（C）自发高信号

比持续性神经功能缺损的梗死更容易发生。值得注意的是，烟雾病患儿在脑电图上经常表现出异常，其中最典型的是过度通气后的"重建"现象。通常情况下，过度通气会引起广义的高压慢波（"建立"现象），并在过度通气停止后消失。在过度通气结束后 20～60s 后，脑电图上再次出现广泛性或局部的高压慢波（"重建"现象）被认为是烟雾病的症状，发生在大约 2/3 的受疾病影响的儿童中[28]。相反，出血性并发症在成人患者中更为常见。出血经常重复发生，大出血虽然很少，但是死亡的主要原因。

　　遗传因素和种族起源可能与特发性烟雾病的发生或易感性有关，正如偶发性的家族发生率中所提到的（在日本病例中为 12%）[27]。越来越多的证据表明，17q25.3 染色体上的 RNF213 基因是烟雾病的重要易感因素[29, 30]。继发性烟雾综合征可与其他先天性疾病相关联，如镰状细胞性贫血、β 珠蛋白生成障碍性贫血、von Recklinghausen 病（神经纤维瘤病 1 型）、结节性硬化症和唐氏综合征（21 三体）[31]。然而，其临床表现和疾病进展不是先天性的，也可被视为早发性颅内动脉粥样硬化、自身免疫性疾病、血管炎、脑膜炎、放疗后改变、血管痉挛（SAH 后）、纤维肌发育不良、颅内创伤和脑肿瘤的继发并发症[23, 32]。

　　血管造影发现典型的病变对烟雾病的诊断不可或缺，但随着 MRI 和 MRA 的质量大大提高，如果它们清楚地显示了所有烟雾的表现，也可以诊断[23]（图 30-4）。Suzuki 和同事[33] 对烟雾病患者进行随访，将血管造影进展分为 6 个阶段：第一阶段，仅颈内动脉末端分叉处狭窄；第二阶段，颅底烟雾血管形成，所有大脑主动脉扩张；第三阶段，烟雾血管增多，大脑中动脉和前动脉血流减少；第四阶段，烟雾血管衰减，累及大脑后动脉近端；第五阶段，烟雾减少，所有大脑主动脉缺失；第六阶段，烟雾血管消失，脑循环仅由颈外动脉系统提供。

　　烟雾病的晚期，血管造影上可以看到一定程度的早期静脉引流，提示在新血管网络水平上的动静脉分流。也可以在脑动静脉畸形的高流量供血动脉上观察到烟雾型血管的变化。这两个实体是否在生物学上有联系，或者在 AVM 患者中观察到的烟雾型血管病理是否仅仅源于与 AVM 相关的血流动力学变化，目前尚不清楚。关于烟雾病管理的更多数据见第 40 章。

二、毛细血管连接的异常

（一）脑动静脉畸形

　　在引起颅内出血的血管畸形中，脑动静脉畸形是最常见的血管畸形之一。脑动静脉畸形是指供血动脉和引流静脉之间的异常连接。它们具有独特的解剖学和血流动力学生理学特征：从动脉到静脉的直接连接，没有毛细血管床的介导过渡[34]（图 30-5）。这些连接由一簇既不是动脉也不是静脉的异常扩张通道组成。这个核心区域或缠结被称为"病灶"。血液通过病灶从动脉分流到静脉，导致供血动脉和引流静脉流速均高于正常，另外静脉的压力高于正常值可能不直接依赖于全身血压。在形态学上，

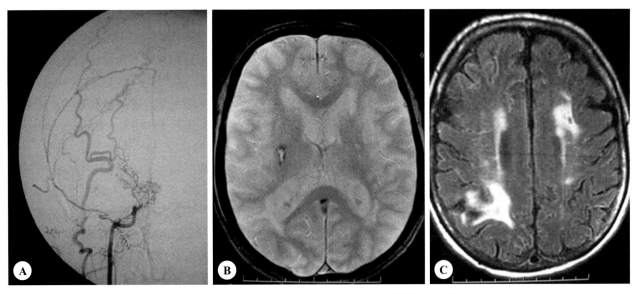

▲ 图 30-4　具有典型血管造影和 MR 影像学特征的烟雾病

A. 右颈总动脉注射后，可见远端颈内动脉闭塞且扩张的新血管（烟雾血管）显影；B. GRE（T_2*）MR 显示右外侧豆纹动脉水平的亚急性脑出血；C. 在液体衰减的反转恢复上可以看到右大脑中动脉远端和左侧大脑中动脉区域深处的旧缺血灶

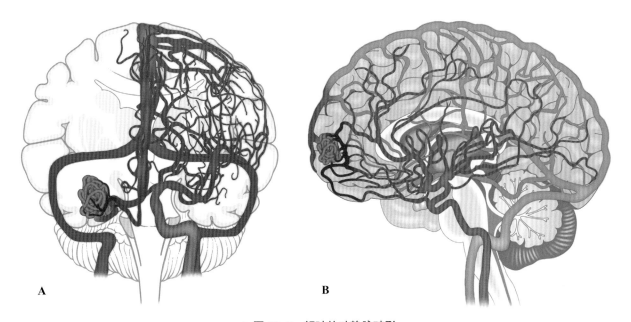

▲ 图 30-5　额叶的动静脉畸形

前后位（A）和外侧（B）示意图，描述了位于额叶的动静脉畸形。注意一团异常扩张的通道存在（病灶）（紫色）将额极供血支（红色）与上矢状窦中的引流静脉（蓝色）连接起来

它们类似于异常扩张的动脉的曲折聚集，并引流到深静脉和（或）浅静脉。其他导致复杂血管生理学的因素包括高流速和剪切应力、长期动脉流速可能导致的静脉流出阻塞、动脉盗血和分隔。

总的来说，脑动静脉畸形在不同人群中分布均匀，通常影响远端动脉分支。在大约一半的病例中，畸形出现在远端大脑前、中和（或）后动脉共同支配的边缘区域 [35]。与出血性表现相关的解剖特征包括存在窦内动脉瘤或深静脉引流（引流到胃肠系统），静脉流出阻塞，以及深部或幕下位置 [36-38]。识别这些特征是至关重要的，可以指导许多患者的治疗。

1. 历史和发病机制的概念　组织病理学特征的

病例报道是今天我们学习脑动静脉畸形的最早案例。维也纳病理学家 Rokitansky[39] 于 1846 年首次提到这种病变的存在。他没有提供他所称的"软膜组织中的血管性脑瘤"的详细形态学描述，但他对它们的"海绵状结构"和他在胚胎组织中发现的"某些血管基的间隙、窗口或通道"之间的结构相似感到困惑。这一观察结果使他认为，发育性紊乱是导致这种类型的病变最可能的潜在原因。半个世纪后，海德堡大学的病理学家 Carl Emmanuel 发表了第一批详细的组织病理学病例研究之一[40]。他认为"微循环通路的实质性扩大"反映在蔓状动脉血管瘤中缺乏毛细血管床。Emmanuel 的报道值得注意，因为他似乎是第一个考虑这种病变的三种可能原因的研究者：先天性，由先天毛细血管扩张引起的继发性发育，创伤后遗症。他具有里程碑意义的学术年鉴提出了三个主要的病因学概念，即胚胎学紊乱、动态发育和血管创伤，大多数未来的理论都在此基础上建立和进一步阐述[41]。

迄今为止被诊断为动静脉畸形的最年轻的个体可能是早产儿（妊娠 32 周出生），他们在出生后第 2 天死于由小脑上动脉供血的幕下动静脉畸形的急性出血[42]。因为缺乏对胎儿早期发现脑动静脉畸形的病例观察，所以这些病变也来自于血管形成时的胚胎发育紊乱这一广泛的假设有待商榷[43]。

过去的 10 年里，我们对参与脑 AVM 形成、生长和破裂的遗传、分子和细胞因子的认识显著提高。种系突变可能与以动静脉畸形为特征的遗传性综合征相关，如遗传性出血性妊娠中 TGF-b/SMAD 通路的突变[44]，或在毛细血管畸形 – 动静脉畸形综合征中 RASp21 蛋白激活剂 1（RAS p21 protein activator 1，RASA1）的突变[45]。

最近的研究数据证实，64% 的脑动静脉畸形中存在体细胞 KRAS 突变[46]。这些突变导致 MAPK/ERK 通路的激活。其他可能导致 MAPK 通路激活的突变包括 NRAS、BRAF 和 MAP2Ka。这些突变已在颅内和颅外动静脉畸形中得到验证[47, 48]。87.1% 的脑和脊髓动静脉畸形中发现了 KRAS/BRAF 突变[49]（图 30-6）。

许多动静脉畸形的血管结构也反驳了胚胎起源这一病因。脑动静脉畸形通常影响远端动脉分支，大约一半的病例中，畸形发生在远端大脑前、中、后动脉共同支配的边界区[43]。这些"分水岭区域"构成了多种动脉 – 动脉连接的解剖残余，这些连接曾经在其无脑回状态下覆盖了大脑表面。随着皮质沟回化的开始（妊娠 29 周），原来的动脉补片退化，最终形成软脑膜动脉的明确动脉区域。尽管软脑膜吻合口的数量、大小和确切位置存在许多个体间的

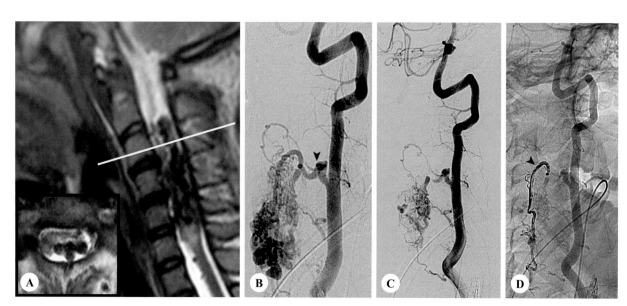

▲ 图 30-6　颈髓动静畸形

A. 矢状面和轴向（方形）T$_2$ 加权 MRI 显示颈髓动静脉畸形，大病灶从 C$_3$ 延伸到 C$_5$；B. 最初的诊断性血管造影显示脊髓丛状动静脉畸形伴瘘管成分和突出的左侧椎动脉供血（箭头）；C. 用液体栓塞进行血管内栓塞后实现主要供血动脉的部分闭塞；D. 无衰减的视图显示了 Onyx 灌注（箭头）

差异，这些动脉支配的远端区域的脑动脉之间的吻合仍然存在[50]。这种可能性表明，最初的病变实际上可能与动脉交界区的形成有时间联系，即在妊娠29周后的某个时间点[51]。有病例报道显示，皮质沟回化和边缘区形成之间的相互作用被原发性迁移障碍如脑裂畸形所干扰时，神经缺陷跨越动脉边缘区域的部位发生了动静脉畸形[52]。

2. 流行病学　根据基于健康志愿者的大规模成像数据，每 2000 次 MRI 扫描中可能发现 1 次脑动静脉畸形，估计每 100 000 人中约有 50 例（95%CI 10～100 例）[53]。诊断性 MR 脑成像的进步也可以解释未破裂动静脉畸形检出率的增加，而在基于不同人群的调查中，动静脉畸形破裂的发生率似乎非常稳定（表 30-1）。新的检出率（发病率）约为 1.3/100 000 人年[54, 55]，随着 MR 脑成像技术的日益普及，西方世界每年诊断出的未破裂的动静脉畸形甚至越来越多。在以人群为基础的研究中，有症状的脑动静脉畸形表现为出血性脑卒中（58%）、癫痫发作（s）（34%）或其他症状，如进行性神经功能缺损（8%）[55-57]。总体而言，女性和男性的平均诊断年龄一致，在 40 岁左右[55]。女性在妊娠期间和产褥期并没有出现较高的破裂率[58]。家族性动静脉畸形极为罕见，全世界只报道了 25 个家系[59]。因此，家族性脑动静脉畸形患病率低，不建议对一级家庭成员进行系统筛查[60]。

总的来说，与其他来源的颅内出血相比，动静脉畸形破裂后的临床神经功能缺损可能更轻[61]。但人口数据也表明，既往有动静脉畸形破裂的患者，如果未经处理，长期死亡率会更高[62]。然而，对未破裂动静脉畸形进行预防性干预与短期内（3 年）[63, 64]及长期（12 年）[65]的随访中发生脑卒中和神经功能缺损的风险较高相关。对于与 AVM 相关的癫痫患者，基于人群的数据并不能证实根除 AVM 对未来癫痫发生的长期益处[66]。

3. 诊断和风险评估　尽管在 MRI 脑成像上可以检测到许多动静脉畸形，但诊断性六支血管造影仍然是正确诊断这些畸形和解剖特征的金标准（图 30-7）。脑血管造影也可能有助于区分脑动静脉畸形，与伴有动静脉分流的其他类型的颅内异常情况（表 30-2）。在一个新诊断的脑动静脉畸形的标准描述中，重要的形态学基线变量包括最大动静脉畸形直径、病灶在脑中的位置（血流）、动脉供应（供血动脉的数量和类型）、存在相关动脉瘤（如供血动脉或内动脉）、有无烟雾型改变的动脉狭窄、深静脉和（或）浅静脉引流，以及存在任何静脉流出狭窄和（或）扩张。

MRI 和 MRA 技术的进步提高了它们的时空分辨率。然而，这些成像技术在检测较小的血管（<直径 1mm）、动脉瘤[67, 68]、较小的动静脉畸形病灶（<10mm）[69]、静脉流出等方面仍然存在着局限性[70, 71]。功能 MRI 可能有助于评估与动静脉畸形相关的语言和功能区[72]。

诊断为脑动静脉畸形后自发性颅内出血最一致的预后因素是发病时的破裂状态[81]。其他形态学特征，如 AVM 位置较深和唯一的深静脉引流（表 30-1）使每年的出血风险增加了 1.6～2.4 倍[73]。未来破裂的其他危险因素包括患者年龄增加、西班牙裔、唯一的深静脉引流、深动静脉出血位置及旧动静脉出血的神经放射学证据。前瞻性研究中尚未证实病灶大小、幕下动静脉畸形的位置、相关的未破裂动脉瘤和静脉扩张为出血的独立风险因素[36, 74, 75]。

没有这些危险因素的脑动静脉畸形似乎具有低出血风险（<每年 1%）。当急性破裂发生时，与其他原因引起的脑出血相比，临床神经功能缺损往往不那么严重，相关的死亡率要低得多[76]。此外，未破裂脑动静脉畸形患者首次癫痫发作的 5 年风险约为 8%，第 1 次癫痫发作后 5 年的癫痫发生率约为 58%[66]。

4. 治疗策略　脑动静脉畸形是一种复杂的神经血管疾病，理想状态应由神经血管学专家、神经放射学专家、神经外科医生和放射治疗师组成的多学科团队来管理。癫痫发作、头痛和慢性残疾需要对症治疗和神经病学专家的随访，而出血的动静脉畸形患者需要在专门的神经科学或脑卒中中心进行适当的监测。脑动静脉畸形的最终治疗方法应该是完全消除病灶和动静脉分流术，因为部分病灶闭塞似乎并不能降低出血的风险[77]。目前的介入治疗方案包括血管内栓塞（介入神经放射学）、立体定向放射治疗（放射外科）和（或）显微外科切除（神经外科）的任何组合。术前栓塞是血管内治疗中最常见的应用方法。液体栓塞剂的出现，如乙烯 – 乙烯醇共聚物（ethylene-vinyl alcohol copolymer，EVOH）为基础的液体（Onyx，Medtronic，Minneapolis，MN；

表 30-1　动静脉畸形的流行病学情况

	年监测率 n/10 万（95%CI）			观测到自发破裂率的粗年率		
	诊断时破裂	诊断时未破裂	合　计	诊断时破裂	诊断时未破裂	合　计
基于预期人口的数据						
纽约群岛 AVM 研究[a]	0.51 （0.41～0.61）	0.83 （0.77～0.88）	1.34 （1.18～1.49）	n.a.	n.a.	n.a.
西夫姆斯[b]	0.51 （0.37～0.69）	0.61 （0.52～0.68）	1.12 （0.90～1.37）	n.a.	n.a.	n.a.
NOMASS[c]	0.55 （0.11～1.61）	n.a.	n.a.	n.a.	n.a.	n.a.
基于前瞻人口的数据						
加利福尼 亚州[d, e]	0.70 （0.60～0.80）	0.72 （0.63～0.83）	1.42 （1.29～1.57）	3.3% （2.9～3.6）	0.7%（0.4～1.0）	4.0% （3.8～4.2）
芬兰[f]	n.a.	n.a.	n.a.	2.8% （2.4～3.2）	1.6%（1.1～2.0）	2.4% （1.9～2.8）
患者水平的 Meta 分析，随机化的试验数据						
MARS[g]	n.a.	n.a.	n.a.	4.8% （3.9～5.9）	1.3%（1.0～1.7）	2.3% （2.0～2.7）
Gross 和 Du[h]	n.a.	n.a.	n.a.	4.5% （3.7～5.5）	2.2%（1.7～2.7）	3.0% （2.7～3.4）
ARUBA[i]	n.a.	n.a.	n.a.	n.a.	2.2%（0.9～4.5）	n.a.

a. Stapf C, Mast H, Sciacca RR, et al; New York Islands AVM Study Collaborators. The New York Islands AVM Study: design, study progress, and initial results. *Stroke*. 2003;34:e29–e33.

b. Al-Shahi R, Bhattacharya JJ, Currie DG, et al; Scottish Intracranial Vascular Malformation Study Collaborators. Prospective, population-based detection of intracranial vascular malformations in adults: the Scottish Intracranial Vascular Malformation Study (SIVMS). *Stroke*. 2003;34:1163–1169.

c. Stapf C, Labovitz DL, Sciacca RR, Mast H, Mohr JP, Sacco RL. Incidence of adult brain arteriovenous malformation hemorrhage in a prospective population-based stroke survey. *Cerebrovasc Dis*. 2002;13:43–46.

d. Gabriel RA, Kim H, Sidney S, et al. Ten-year detection rate of brain arteriovenous malformations in a large, multiethnic, defined population. *Stroke*. 2010;41:21–26.

e. Halim AX, Johnston SC, Singh V, et al. Longitudinal risk of intracranial hemorrhage in patients with arteriovenous malformation of the brain within a defined population. *Stroke*. 2004;35:1697–1702.

f. Hernesniemi JA, Dashti R, Juvela S, Väärt K, Niemelä M, Laakso A. Natural history of brain arteriovenous malformations: a long-term follow-up study of risk of hemorrhage in 238 patients. *Neurosurgery*. 2008;63:823–829.

g. Kim H, Al-Shahi Salman R, McCulloch CE, Stapf C, Young WL; MARS Coinvestigators. Untreated brain arteriovenous malformation: patient-level meta-analysis of hemorrhage predictors. *Neurology*. 2014;83:590–597.

h. Gross BA, Du R. Natural history of cerebral arteriovenous malformations: a meta-analysis, *J Neurosurg*. 2013;118(2):437–443.

i. Mohr JP, Parides MK, Stapf C, et al; international ARUBA investigators. Medical management with or without interventional therapy for unruptured brain arteriovenous malformations (ARUBA): a multicentre, non-blinded, randomised trial. *Lancet*. 2014;383:614–621.

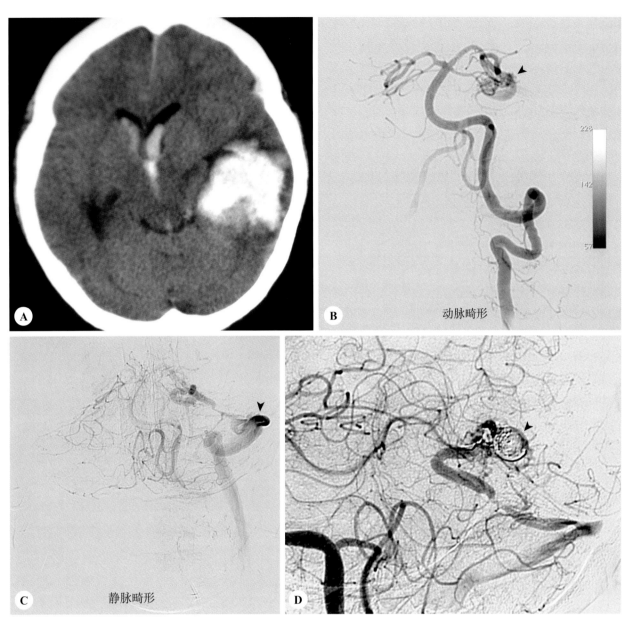

▲ 图 30-7　由动静脉畸形引起的脑出血

非增强头部 CT（A）显示左顶枕高信号血肿。椎动脉血管造影证实存在脑动静脉畸形，由大脑后动脉分支（B，箭头）供血，浅静脉引流至同侧横窦（C，箭头）。用液体栓塞剂 Onyx 成功栓塞 AVM（D，箭头）

Squid，Emboflu，Gland，Switzerland）[78]，以及新型沉淀疏水注射液体（PHIL，MicroVention，Tustin，CA）[79, 80] 已经扩大了这种方法的使用。偶尔，单独进行的栓塞治疗导致的动静脉畸形完全闭塞可能会有治愈效果。立体定向放射手术通常是为了消除小到中体积的动静脉畸形（＜12ml 或最大直径＜3cm），这些动静脉畸形由于解剖因素如位置（深或血流复杂区域）或基础疾病问题而被认为切除风险太大[81]。最后，与其他治疗方案相比，显微手术切除的主要

优势包括其病灶完全闭塞率高、立即消除出血风险的能力及其长期持久性。它的主要缺点是侵袭性、恢复时间和相关的神经风险。

最近一项对已发表（2000—2011 年）的 13 698 例 AVM 患者（包括 46 314 患者年随访）治疗数据的系统 Meta 分析表明，介入 AVM 治疗仍然与风险高和疗效不彻底相关[82]（表 30-3）。应根据地形和形态特征及自然史和治疗风险的可能的危险因素，讨论最佳的治疗策略。对于许多破裂的脑动静脉畸形，

干预似乎是合理的，主要是为了防止随后的出血。目前还没有关于最佳干预时机（动静脉畸形破裂后早期与晚期治疗）的系统数据，但最近的系列研究表明，再次破裂的风险似乎特别高（首次出血后的第 1 年为 18%）[83]。AVM 大小的增加对三种治疗方式中的任何一种的技术治疗成功（根除）和临床结局都有负面影响。立体定向放射治疗和既往栓塞之间也可能存在不利的相互作用，因为液体栓塞铸型的存在可能会限制放射手术的病灶穿透[84]。老年患者、弥漫性动静脉畸形病灶和未破裂动静脉畸形患者的手术风险可能更高；因此，Lawton5 分"补充量表"及 5 分 Spetzler-Martin 评分表（表 30-4）可用于手术风

表 30-2　脑动静脉畸形的鉴别诊断：颅内动静脉瘘

疾　病	发病机制	临床特点
Galen 动脉瘤性畸形 [a, b]	持续扩张的胚胎静脉头侧、脉络膜后动脉受累	新生儿充血性心力衰竭，婴儿颅内出血
硬膜动静脉瘘 [c]	不同类型(创伤性，继发于静脉注射闭塞等)	通过脑膜动脉进行的动脉供应，高复发率
遗传性出血性毛细血管扩张症（ Rendu-Osler Weber）	毛细管回流导致各种组织中多个小的动静脉分流	鼻、皮肤、肺、大脑和胃肠道的血管异常
三叉神经综合征（ Sturge-Weber） [d]	红细胞瘤病	神经皮肤综合征影响脑膜，而不是大脑
脑 – 视网膜血管瘤病（ von Hippel-Lindau） [d]	红细胞瘤病	相关恶性肿瘤
Wyburn-Mason（ 或 Bonnet-Dechaume-Blanc）综合征 [e, f]	红细胞瘤病	神经皮肤综合征，新生儿中脑干动静脉畸形
新生血管侧支	静脉血栓形成或动脉闭塞可能导致因动静脉分流形成的早期的局灶性血管生成	血栓形成后综合征，烟雾病综合征等

a. Raybaud CA, Strother CM, Hald JK. Aneurysms of the vein of Galen: embryonic considerations and anatomical features relating to the pathogenesis of the malformation. *Neuroradiology.* 1989;31:109–128.

b. Lasjaunias P. *Vascular Diseases in Neonates, Infants and Children. Interventional Neuroradiology Management.* 1st ed. Berlin, Germany: Springer-Verlag; 1997.

c. Cognard C, Gobin YP, Pierot L, et al. Cerebral dural arteriovenous fistulas: clinical and angiographic correlation with a revised classification of venous drainage. *Radiology.* 1995;194:671–680.

d. Alberts MJ. Intracerebral hemorrhage and vascular malformations. In: Alberts MJ, ed. *Genetics of Cerebrovascular Disease.* Armonk, NY: Futura Publishing Company; 1999:209–236.

e. Patel U, Gupta SC. Wyburn-Mason syndrome. A case report and review of the literature. *Neuroradiology.* 1990;31:544–546.

f. Ponce FA, Han PP, Spetzler RF, Canady A, Feiz-Erfan I. Associated arteriovenous malformation of the orbit and brain: a case of Wyburn-Mason syndrome without retinal involvement. Case report. *J Neurosurg.* 2001;95:346–349.

表 30-3　根据脑动静脉畸形的治疗方式报道的治疗并发症和闭塞率

治疗方式	所有治疗并发症的中位数（范围）	严重治疗并发症中位数（范围）	完全动静脉畸形闭塞中位数（范围）
血管内治疗	25%（7.6%～55%）	6.6%（0%～28%）	13%（0%～94%）
神经外科	29%（1.5%～54%）	7.4%（0%～40%）	96%（0%～100%）
立体定向放射治疗	13%（0%～63%）	5.1%（0%～21%）	38%（0%～75%）

险预测[85]。

虽然动静脉畸形破裂后通常有完全根除病变的指征，对于未破裂动静脉畸形的最佳治疗方法仍然存在争议，因为缺乏高质量、一致的证据证明脑出血的终生风险，以及与治疗相关的并发症。结局数据显示在短期和基于人群的短期（3 年）[63] 及长期（12 年）[65] 的随访研究中，干预措施与脑卒中和神经功能缺损的风险较高相关。此外，一项未破裂脑动静脉畸形的随机试验（A Randomized Trial of Unruptured Brain AVMs，ARUBA）在 2013 年停止了登记，因为一项预先计划好的中期分析显示，接受治疗的患者死亡和脑卒中的风险增加了 5 倍以上（HR=5.26，95%CI 2.63～11.11），主要神经功能缺损的风险显著增加（RR=2.77，95%CI 1.20～6.25）[64]。该实验仍处

于观察阶段，以建立另外 5 年的随访。

虽然大多数研究支持对未破裂的脑动静脉畸形采取更为保守的方法，但研究的局限性削弱了他们的结论。在 ARUBA 的案例中，治疗组的并发症发生率远远高于预期[81]。干预组的试验主要终点 Spetzler-Martin I 级（14.3%）、II 级（43.3%）和 III 级（57.1%）高于目前研究的预期，特别是单独进行的手术或放射手术。这些较高的并发症发生率可能与单独接受栓塞治疗或作为手术 / 立体定向放射手术的添加治疗的患者比例很大有关。在分配到干预组的 114 例 ARUBA 患者中，5 例单独手术，30 例单独栓塞，31 例单独放射手术。28 例在栓塞后进行手术（n=12）、立体定向手术（n=15）或两者同时进行（n=1）。因此，手术或立体定向放射手术治疗低级 Spetzler-Martin 脑

表 30–4　动静脉畸形切除术后的风险预测分级量表[a, b]

变 量	Spetzler/Martin 分级量表		Lawton 补充量表	
	定 义	评 分	定 义	评 分
动静脉畸形大小	<3cm	1		
	3～6cm	2		
	>6cm	3		
深静脉引流（任何）	否	0		
	是	1		
流量	否	0		
	是	1		
患者年龄			<20 岁	1
			20—40 岁	2
			>40 岁	3
未破裂的动静脉畸形			否	0
			是	1
弥漫性动静脉畸形			否	0
			是	1
穿支动脉供应			否	0
			是	1
总计	1～5		1～5	

a. Lawton MT, Kim H, McCulloch CE, Mikhak B, Young WL. A supplementary grading scale for selecting patients with brain arteriovenous malformations for surgery. *Neurosurgery*. 2010;66:702–713.

b. Spetzler RF, Martin NA. A proposed grading system for arteriovenous malformations. *J Neurosurg*. 1986;65:476–483.

动静脉畸形的患者可能产生更好的结果。

对于 AVM 相关的癫痫患者，基于人群数据并没有证实根除动静脉畸形对未来癫痫发作发生的长期益处[66]，随机 ARUBA 试验也没有次要的结果数据[64]。最近的一些其他证据表明，手术治疗后癫痫发作的风险较低，而栓塞治疗后癫痫发作的风险较高[86, 87]。关于无症状动静脉畸形患者的治疗方案应权衡风险与不同干预策略和预期寿命的相对风险[81]。

更详细的脑和脊柱动静脉畸形的血管内手术和外科手术的治疗选择和技术见第 69 和第 74 章的一部分。

（二）硬脑膜动静脉瘘

硬脑膜动静脉瘘（dural arteriovenous fistulas, DAVF）构成脑膜水平的动静脉分流，通常由颈外动脉和（或）椎动脉的分支提供。它们通常被认为是由于创伤或静脉闭塞引起的、颅外的相关起源的获得性病变。通常，它们表现为脉搏同步慢性杂音、头痛和颅内压升高的征象，也可能有进行性神经功能缺损和脑出血。当 DAVF 位于脊髓时，通常表现为渐进性脊髓神经病变，可能与静脉高压和神经源性跛行有关。

Merland 和 Cognard[88] 提出并广泛使用的分类主要基于静脉流出模式，因为这些特征也可能影响血管内治疗方法：Ⅰ 型瘘管中，脑膜分支直接分流到硬脑膜窦，没有逆行静脉填充。Ⅱ 型病变与 Ⅰ 型相似，但显示静脉从硬脑膜窦回流到蛛网膜下腔静脉。Ⅲ 型瘘管直接连接到皮质静脉。如果后者显示为静脉扩张，则为 Ⅳ 型。罕见的幕下 Ⅴ 型病变显示逆行静脉引流进入脊髓静脉系统[88]。Borden 分类主要根据脑静脉回流的存在对 DAVF 进行分层，但不包括 Merland-Cognard DAVF Ⅴ 型（表 30–5）。

直接或逆行静脉流出到脑静脉的 DAVF，最初诊断时可以有出血性表现或进行性神经功能缺损症状。Gross 等[89] 对 395 个 DAVF 进行的汇总研究显示，Borden Ⅰ 型 DAVF 的 409 病变·年随访中无出血。该研究中，静脉扩张是伴有皮质静脉引流的 DAVF 患者出血的一个重要危险因素。此外，出血性表现的 DAVF，甚至与非出血性神经功能缺损表现相比，以及 Borden Ⅲ 型 DAVF 与 Ⅱ 型 DAVF 相比，显示出

表 30–5　硬脑膜动静脉瘘的分类

Borden 分类	
1	静脉引流可直接进入硬脑膜静脉窦或脑膜静脉
2	静脉引流至伴有 CVR 的硬脑膜静脉窦
3	CVR 静脉直接引流至蛛网膜下静脉（仅限 CVR）
Merland-Cognard 分类	
Ⅰ	静脉引流至硬脑膜静脉窦，并有顺行血流
Ⅱa	静脉引流至硬脑膜静脉窦，并有逆行血流
Ⅱb	静脉引流至硬脑膜静脉窦，并伴有顺行血流和 CVR
Ⅱa 和 b	静脉引流至硬脑膜静脉窦，并伴有逆行血流和 CVR
Ⅲ	静脉引流直接进入蛛网膜下腔静脉（仅限 CVR）
Ⅳ	Ⅲ 型伴引流蛛网膜下静脉扩张
Ⅴ	静脉引流到髓静脉

CVR. 脑静脉回流

更高出血率的趋势[89]。

硬脑膜动静脉分流的一个常见表现是颈动脉 - 海绵状瘘。这种亚型主要由一个单一的分流器（很少有几个经硬脑膜的供血器）组成，它将颈内动脉通过海绵窦与部分海绵窦连接起来。虽然它们通常发生在创伤后，但也有自发性的，特别是在老年人中。典型的症状是患眼巩膜充血、球结膜水肿、眼肌麻痹、擦伤，严重的情况下甚至失明[90]。软骨海绵状瘘管通常可以通过牺牲鼻窦来治愈。

标准的 CT、MRI 和 MRA 图像中经常遗漏 DAVF，其明确诊断主要是基于强制注射颈总动脉和椎动脉后的诊断性脑血管造影（图 30–8）。

最常见的情况是，DAVF 的治疗采用血管内入路，或通过供血动脉系统，或通过逆行阻塞引流静脉。根据地形位置的不同，通过经颅穿刺或神经外科闭塞静脉引流系统的直接栓塞是另一种治疗策略。目前，对于无症状 Ⅰ 型 DAVF 的管理尚无共识。对 DAVF 结果研究联盟（Consortium for DAVFs Outcomes Research，CONDOR）数据库的初步回顾

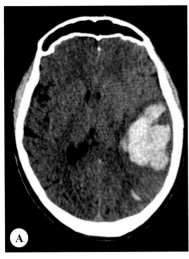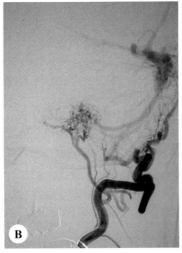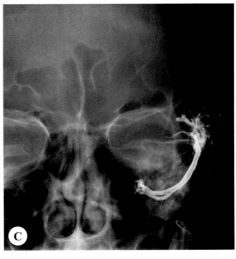

▲ 图 30-8　硬脑膜动静脉瘘的脑血管造影

A. 硬脑膜动静脉瘘，最初的出血性表现；B. 左颈外动脉注射后的血管造影显示动静脉分流并逆行静脉流出进入脑静脉系统；C. 栓塞成功后，剩余的铸型永久地阻塞了通过瘘管的动脉血流

性分析显示，与保守治疗相比，Ⅰ型 DAVF 的治疗与功能残疾的增加无关。尽管在治疗队列中获得了较高的消除率（79.3% vs. 28.2%，*P*<0.001），治疗与非治疗组症状缓解率是相似的（未发表数据）。

更多关于 DAVF 血管内和手术技术治疗见第 70 章。

三、脑静脉异常

（一）海绵状畸形

脑海绵状畸形（cerebral cavernous malformations，CCM）或海绵状血管瘤构成异常增大的毛细血管腔，而没有介入脑实质。这些病变可能发生在任何地方，包括皮质表面、白质通路、基底神经节或脑干深部。它们很少在大脑组织中占据显著的空间，但可能位于重要的功能区，偶尔是多发的。周围伴有胶质组织的海绵状瘤内（较少的海绵状瘤外）出血的残余，海绵状通道经常显示多个区域的血栓形成和含铁血黄素沉积。通过这些病变的血流量很小，因此通常在诊断性血管造影中看不到（约 10% 的病例会显示毛细血管发红或早期引流静脉）。

在非增强头部 CT 上可表现为圆形、稍高密度的病变，注射后呈环状强化（图 30-9A 和 B）；大多数情况下，诊断很容易通过脑 MRI 确定，典型的"爆米花状"混合高信号和低信号，通常在 FLAIR 和 T_2 加权图像的病灶周围低信号（图 30-9C）。GRE（T_2

加权）成像对 CCM 的检测具有最高的灵敏度，含铁血黄素沉积的病变内顺磁"开花"效应显示低信号（图 30-9D）。脑外症状可能表现为脑神经的影响（罕见，但最常见的是三叉神经、视神经或动眼神经）、脊髓、视网膜（高达 5% 的家族性 CCM 病例）和皮肤的损害（可见为孤立的角化过度皮肤毛细血管静脉畸形，迄今为止仅在家族性 CCM 病例中描述）。

根据尸检数据，一般人群脑海绵状畸形的患病率为每 10 万人中 100~500 人；在对健康个体的常规 MRI 的 Meta 分析中也发现了类似的数字[53]。女性和男性似乎受到同样的影响，尽管女性更常见并表现为出血和神经功能缺损[91]。最近的一个队列研究中，诊断时的平均年龄约为 30 岁，估计每年的检出率为每 10 万人中有 0.56 人[92]。大多数西方人群中，家族性病例的比例在 10%~40%，但频率最高（50%）出现在西班牙裔美国人，这表明存在基因效应[93]。携带多个 CCM 的患者很有可能携带基因突变，那些有阳性家族史的患者也是如此。

临床上，通常很难确定病变和症状之间的一对一的关系。CCM 最常见的临床表现包括癫痫发作（50%）、脑出血（25%）和无影像学证据（25%）的局灶性神经功能缺损[94]。如果位于幕下，CCM 通常表现为脑神经病变和神经传导束体征，导致进行性神经衰退，并伴有年出血率增加（与幕上病变的 0.25%~1.1% 相比，为 2%~3%）[95]。有相当一部

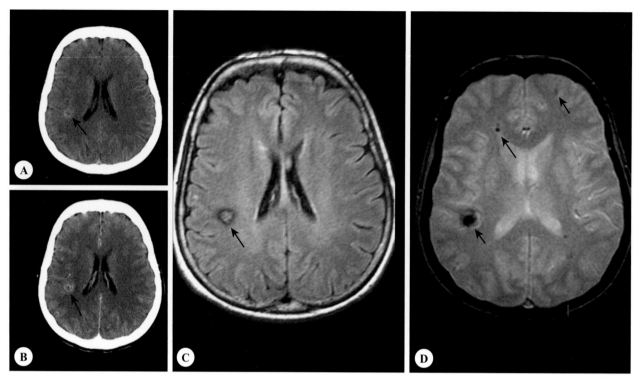

▲ 图 30-9　证实 CCM1/KRIT1 突变患者的多发性脑海绵瘤病

A 和 B. 在非增强（A，箭）和增强后（B，箭）头颅 CT 上可以发现右皮质下半球脑海绵状畸形伴高密度"环"；C 和 D. 脑 MRI 显示相同的畸形，混合高信号 / 低信号"爆米花"信号，病灶周围边缘低信号（C，箭），使用 T_2* 加权（GRE）序列（D，箭）存在多个低信号 CCM

分病例（20%～50%）没有症状，而且是偶然发现的[96]。家族性 CCM 患者中，60% 会出现症状。散发性病例中，有症状的患者的比例尚不清楚。

到目前为止，已经明确了三个不同的基因位点，都能够导致常染色体显性遗传模式：CCM1 或 KRIT1 位于 7q 染色体上，占家族病例的 40% 以上（西班牙裔美国人高达 70%）；CCM2 或 MGC4607 位于 7p 染色体上，约占 30%；最后，CCM3 或 PDCD10 位于 3q 染色体上，是 15% 患者潜在的致病基因。另外 15% 的家族性病例显示这三个位点没有突变，因此可能有更多的基因缺陷[93]。

1. 诊断与风险分层　常规临床实践中，CCM 的诊断应根据患者病史（症状与无症状、家族史）、MR 影像学数据（解剖位置、单个与多发 CCM、出血与非出血、伴或不伴相关发育性静脉异常）和基因检测结果（如果进行）进行分层。理想情况下，出血状态是根据海绵状血管瘤内外出血及 MRI 信号提示急性血液或慢性含铁血黄素沉积（表 30-6，图 30-9）。手术 CCM 患者的早期成像，根据 T_1 和 T_2 加权序列

的表现提出初步形态学分类：1 型海绵状血管瘤为高信号病变，提示近期出血；2 型畸形是最常见的，它们有混合高信号，提示亚急性和慢性混合出血或钙化；3 型病变为低信号，大多无症状；4 型 CCM 也被认为是无症状的，可以单独在 GRE（T_2*）成像上检测到。然而，后一组可能难以与其他原因的脑微出血区分，如淀粉样血管病、动脉硬化性小血管疾病、大脑常染色体伴有皮质下梗死的显性动脉病和白质脑病、血管炎等[97]。值得注意的是，急性出血可能在 MRI 上和 CT 上掩盖潜在的 CCM，但典型的病变在连续 MRI 上出现急性血液清除。新的定量磁感性定位（quantitative susceptibility mapping，QSM）和动态对比增强定量灌注（dynamic contrast enhanced quantitative perfusion，DCEQP）技术已经被开发出来，用于测量 CA 中的铁沉积和血管通透性[98]，并正在被评估为临床相关疾病活动的潜在生物标志物。

在纵向患者随访中，CCM 的数量可能随着时间的推移而增加，特别是在遗传性 CCM 类型中。一个

表 30-6　脑海绵状畸形的神经学分类

参　数		
临床	有症状	无症状
	癫痫	
	出血	
	头痛	
家族史	阳性	阴性
	系谱	
	遗传模式	
影像	MRI（$T_1^{+/-}$ 增强，T_2 或 FLAIR，T_2）	
数目	多个解剖位置	单个解剖位置
尺寸	最大海绵体直径	
出血	急性出血，海绵状的病灶外	慢性含铁血黄素，病灶内
DVA	出现	缺失
基因检测	阳性	阴性
	CCM1（KRIT1）	
	CCM2（MGC4607）	
	CCM3（PDCD10）	

FLAIR. 液体衰减反转恢复；DVA. 发育性静脉异常；CCM. 脑海绵状畸形

特定的海绵状血管瘤可能保持稳定，体积增加，甚至缩小[99]。海绵状血管瘤平均出血风险每年似乎低至 0.6%[100]（表 30-7）。症状性出血的因素包括既往有海绵状血管瘤出血病史、位于脑干和基底神经节等，以及抗凝治疗[101]。妊娠作为海绵体瘤出血的危险因素仍存在争议。然而，越来越多的证据表明，抗血小板治疗和口服抗凝治疗对 CCM 患者的出血风险都没有负面影响[102, 103]。总的来说，即使在基因突变的病例中，长期预后也是良好的，80% 患者生活能力不受影响，而脑干 CCM 患者的预后较差[93]。

2. 治疗策略　表 30-8 总结了血管瘤联盟目前关于 CCM 手术的共识建议[104]。干预治疗的决策最好是基于多学科的讨论，充分考虑患者的整体状况。一般来说，无症状的 CCM，与位置无关。神经外科切除通常局限于与顽固性癫痫、进行性神经功能缺损 / CCM 扩大相关的症状性 CCM 或症状性 CCM 出

血后。如果发生病灶外 CCM 出血，手术切除不仅可以消除随后出血的风险，而且干预本身的风险也可能较低，因为后急性期的手术入路得益于预先存在的出血腔。随着时间的推移，病变的逐渐增加，家族性 CCM 患者一般不建议进行手术干预。切除相关的（developmental venous anomaly，DVA）是禁忌的，因为其阻塞可能导致静脉淤积、脑水肿和最终出血。对于手术难以接近或高度清晰的组织（如 Rolandic 皮质、脑干、丘脑 / 基底神经节）的症状性 CCM 患者，立体定向放射手术并没有显示出一致的良好结果，但增加了并发症发生率[105, 106]。值得注意的是，最近一项包括 14 项研究和 576 例患者的 Meta 分析显示，立体定向放射手术后出血发生率显著降低，特别是干预后 2 年（IRR=0.317，$P < 0.001$）[107]。然而，最后一次随访成像中，49.4% 的接受治疗的患者的病变体积保持不变，7.3% 的患者经历了有症状性的不良放射反应。一项亚组分析表明，接受平均最小剂量≤13Gy 的立体定向放射手术的受试者比接受平均最小剂量大于 13Gy 的受试者（2.0% vs. 10.8%，$P=0.008$）不良反应更小[107]。

更多关于 CCM 手术治疗的细节在第 75 章。

（二）静脉发育异常

在多达 30% 的 CCM 患者中发现了 DVA，或静脉血管瘤[108]。在前 MRI 时代，所谓的"静脉畸形"被认为是脑出血的一个可能原因。这个术语现在已经过时了，因为 DVA 是构成白质或顶盖静脉引流系统的无症状变异。它们构成了正常脑组织的生理引流通路。它们在动脉造影或 MRI 或 CT 静脉期表现为深部突出静脉，并与主要静脉指状投射有关，类似于扫帚或水母头被正常脑实质（最常见的是白质）分开（图 30-10）。镜下，静脉结构基本正常，并伴有罕见的退行性改变，包括增厚和透明化。在 T_2^* 或 SWI 加权图像上可以看到沿 DVA 壁的血黄素染色，DVA 中缺乏动脉成分将其与动静脉畸形区分开来。最近的研究表明，血流动力学的改变可能与海绵状瘤的形成有关[109]。通常，如果出血发生在 DVA 附近，一个相关的海绵体瘤构成了实际的出血来源（图 30-11）。多发性 DVA 与散发性或家族性蓝橡皮泡痣综合征（blue rubber bleb nevus syndrome，BRBN）相关。

表 30-7 脑海绵状畸形患者有症状性脑出血的粗年率

最初的脑海绵状畸形表现	梅奥诊所 [a]	SIVMS [b]	Lariboisière CCM Databank [c, d]
有症状性出血	每年 6.2%	每年 6%	患者年 15.2%
			病变年 9.2%
无症状性出血	每年 0.3%～2.2%	每年 0.5%	患者年 1.5%
			病变年 0.2%

a. Flemming KD, Link MJ, Christianson TJ, Brown RD Jr. Prospective haemorrhage risk of intracerebral cavernous malformations. *Neurology*. 2012;78:632–636.

b. Al-Shahi Salman R, Hall JM, Horne MA, et al; Scottish Audit of Intracranial Vascular Malformations (SAIVMs) collaborators. Untreated clinical course of cerebral cavernous malformations: a prospective, population-based cohort study. *Lancet Neurol*. 2012;11:217–224.

c. Schneble HM, Soumare A, Hervé D, et al. Antithrombotic therapy and bleeding risk in a prospective cohort study of patients with cerebral cavernous malformations. *Stroke*. 2012;43:3196–3199.

d. Flemming KD, Link MJ, Christianson TJ, et al. Use of antithrombotic agents in patients with intracerebral cavernous malformations. *J Neurosurg*. 2013;118:43–46.

CCM. 脑海绵状血管畸形；SIVMS. 苏格兰颅内血管畸形研究

引自 Three Independent Datasets.

表 30-8 脑海绵状畸形的手术治疗建议总结

建 议	证据水平
不建议进行手术切除：非症状 CCM，特别是位于深部或脑干区域，也不是多发性无症状 CCM 的病例	Ⅲ类，B 级
可考虑手术切除：单个无症状 CCM，并且位于容易进入的非血流区域，防止未来出血，由于心理负担，耗钱和耗时的随访，促进生活方式或职业决定，或患者可能需要抗凝	Ⅱb 类，C 级
早期手术切除 CCM 引起癫痫应考虑，特别是医学上的难治性癫痫，以及缺乏对 CCM 致痫性的不确定性	Ⅱa 类，B 级
可考虑手术切除：有症状、可及性 CCM，并且病死率与 CCM 保守治疗 2 年生存期一致	Ⅱb 类，B 级
可考虑手术切除：深部 CCM，有症状或既往出血后，并且病死率与 CCM 保守治疗 5～10 年生存期一致	Ⅱb 类，B 级
在回顾了早期的高风险、死亡率和发病率和对生活质量的影响之后，在第 2 次症状性出血后提供手术切除脑干 CCM 可能是合理的，因为这些 CCM 可能有一个更激进的病程	Ⅱb 类，B 级
脑干 CCM 切除的适应证：致残性出血，或脊髓海绵状畸形较弱	Ⅱb 类，C 级
放射外科手术适应证：孤立 CCM，既往有症状性出血，位于血流区域，具有不可接受的高手术风险	Ⅱb 类，B 级
不建议无症状、手术可及、非家族性的 CCM 进行放射外科手术，因为担心新生 CCM 的发生	Ⅲ类，C 级

CCM. 脑海绵状血管畸形

引自 Akers A, Al-Shahi Salman R, Awad IA, et al. Synopsis of guidelines for the clinical management of cerebral cavernous malformations: consensus recommendations based on systematic literature review by the Angioma Alliance Scientific Advisory Board Clinical Experts Panel. *Neurosurgery*. 2017;80:665–680.

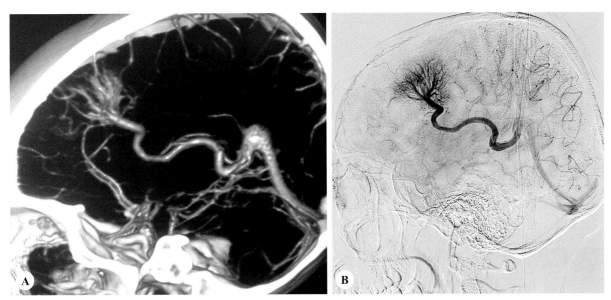

▲ 图 30–10 发育性静脉异常外侧 **3D CT** 血管造影重建（**A**）和数字减影血管造影（**B**）

可发现存在额叶发育性静脉异常，深静脉引流到 Galen 大静脉和直窦。注意引流脉的"水头"外观

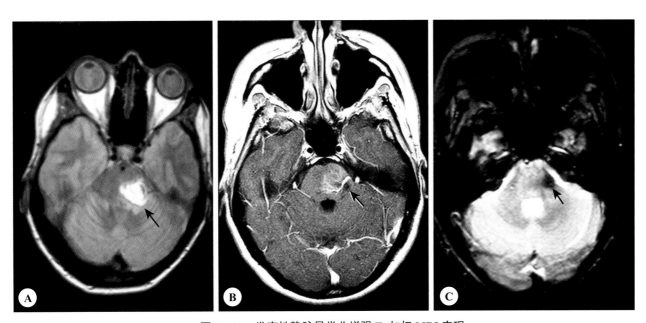

▲ 图 30–11 发育性静脉异常非增强 **T₁** 加权 **MRI** 表现

A. 亚急性脑桥出血（箭）的非增强 T_1 加权 MRI，32 岁患者，无明显病史；B 和 C. 血肿吸收后的随访影像显示发育性静脉异常（B，钆注射后 T_1）并伴有海绵状畸形（C，T_2 加权图像低信号）

DVA 通常在幕上，以额叶为主。临床上，它们通常无症状，很少有皮质 DVA 导致癫痫发作活动[110]。极少数情况下，AV 分流的 DVA 与出血、静脉高压有关，如果有血栓形成、狭窄或引流静脉压迫，则可能最终导致局部缺血，甚至局灶性水肿和潜在的出血性转化[111]。脑血管造影是诊断 DVA 的金标准，但 DVA 通常是在 CT、MRI 和 MRA 检查中偶然发现的。它们在正常脑组织的生理引流发挥作用，因此通常不需要任何手术或血管内干预，因为这些干预有显著的静脉梗死的风险[112]。

第31章　脊髓卒中和其他血管综合征
Stroke and Other Vascular Syndromes of the Spinal Cord

Hiroo Takayama　Virendra I. Patel　Joshua Z. Willey　著
李　通　杨　靖　译　　常丽英　校

本章要点

- 脊髓卒中表现为合并尿潴留的无痛性下肢瘫痪。
- 主动脉的病变是大部分的脊髓卒中的病因。
- 脊髓梗死最常作为主动脉夹层和主动脉手术的并发症出现。
- 主动脉术后给予腰大池引流可以预防脊髓梗死。
- 脊髓梗死后主要的临床特点是尿潴留和运动障碍。

脊髓血管综合征包含脊髓卒中和脊髓血管畸形，其疾病的发生率不如脑血管疾病和视网膜血管疾病常见。由于脊髓内神经传导束的紧密排列，与轻型脑梗死相比，脊髓小梗死常具有更明显的症状和体征[1]。这些疾病很少在心血管和神经外科文献之外进行研究，这些文献重点关注其病因和预防策略。神经病学文献中，相关讨论多来自小的病例系列和病例报道。脊髓血管综合征的发病率尚不清楚，大型脑卒中流行病学研究常不包括脊髓卒中。包括 MRI 在内的影像技术的进步，提高了脊髓血管综合征的诊断率，并更新了对潜在病因的认识。随着诊断的进步，最终可能会出现脊髓血管综合征相关的预防和急性治疗策略。在此之前，治疗的关键是预防截瘫和膀胱功能障碍引起的相关并发症。

一、历史背景

19 世纪末和 20 世纪初，由主动脉疾病引起的截瘫伴尿便障碍的临床综合征已经广为熟识。早期主要归因于主动脉的动脉粥样硬化性改变和梅毒感染损害[2, 3]。20 世纪初，首次发现脊髓静脉系统疾病，尤其是脊髓静脉闭塞导致的进行性坏死性脊髓病（Foix-Alajouanine 综合征）[4]。20 世纪的大部分时间里，关于脊髓血管疾病的文献主要集中于病例报道和病因学研究。而在最近的 20~30 年中，开始出现了大量的有关脊髓卒中的文献报道，尤其是与主动脉术后脑卒中的文献，以及血管畸形的诊断和治疗的文献。

二、脊髓的血液供应

脊髓动脉血供由三支特定解剖位置的动脉组成：从上颈髓至脊髓圆锥以头尾方向延伸的纵向动脉，穿过多个脊髓节段供血到纵向血管的根动脉，以及进入脊髓内的动脉[5-7]（图 31-1 至图 31-3）。纵向动脉和根动脉之间的吻合进而形成丰富的血管丛，髓质血管从该血管丛中进入白质和灰质，这些血管丛形成"侧支血管网"，有利于促进脊髓动脉闭塞时脊髓血流恢复的能力[8]（图 31-4），而滋养血管是终末动脉，不能进一步形成侧支吻合。

但脊髓的静脉回流变异性比较大，可细分为外

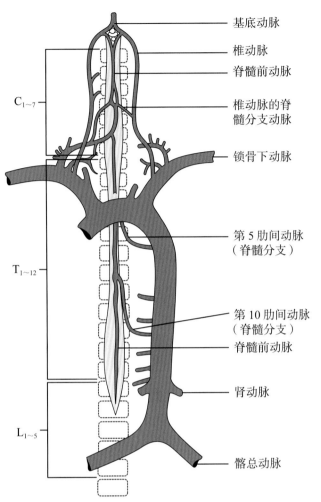

▲ 图 31-1　脊髓前动脉示意

引自 Benavente OR, Barnett HJM. Spinal cord infarction. In: Carter LP, Spetzler RF, eds. *Neurovascular Surgery*. New York: McGraw-Hill; 1995:1229; and Gray H. Development and gross anatomy of the human body. In: Clemente CD, ed. *Anatomy of the Human Body*. 30th ed. (American ed.). Philadelphia: Lea & Febiger; 1984.

源性和内源性系统[9]。

（一）纵向动脉

有 3 条纵向动脉，一条脊髓前动脉和两条脊髓后动脉。椎动脉分出两条脊髓前动脉分支，在枕骨大孔水平汇合形成一条脊髓前动脉，并由此下行至脊髓圆锥。动脉的管径在下胸段和上腰段最粗，在中胸段脊髓动脉管径最细[2]。脊髓前动脉由连续的滋养侧支动脉加强，该侧支沿尾部方向进入脊髓前动脉并向下供应血液。脊髓圆锥处，沿着终丝，脊髓前动脉通过吻合支与脊髓后动脉相通[2]。

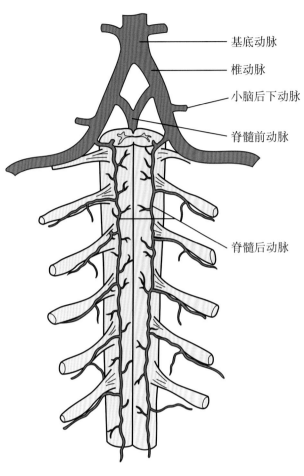

▲ 图 31-2　脊髓后动脉示意

引自 Benavente OR, Barnett HJM. Spinal cord infarction. In: Carter LP, Spetzler RF, eds. *Neurovascular Surgery*. New York: McGraw-Hill; 1995:1229; and Gray H. Development and gross anatomy of the human body. In: Clemente CD, ed. *Anatomy of the Human Body*. 30th ed. (American ed.). Philadelphia: Lea & Febiger; 1984.

两条脊髓后动脉直接起源于椎动脉（图 31-1 至图 31-3）。其沿着脊髓后外侧沟下行，脊髓后动脉发出穿支动脉滋养脊髓后索、背侧灰质和背外侧区域[2]。

（二）根动脉

31 对神经根动脉通过椎间孔进入椎管。通常 62 个神经根动脉分支参与脊髓的血管网，并将脊髓动脉划分为 3 个区域，即颈胸段、胸中段和胸腰段[10]。这些根动脉分支可根据其起源进一步细分。第一组源自锁骨下动脉，第二组直接从主动脉发出。在第 2 胸髓水平，动脉血供从锁骨下动脉转变为直接从主动脉供应[11]。

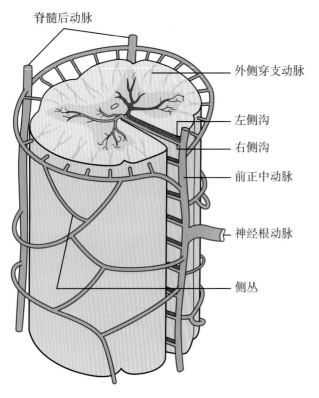

脊髓后动脉

外侧穿支动脉

左侧沟

右侧沟

前正中动脉

神经根动脉

侧丛

▲ 图 31-3 脊髓内血管供应

中央沟动脉由正中前动脉供血，外侧动脉由脊髓前动脉和脊髓后动脉供血，形成血管冠［引自 Lazorthes G, Gouaze A, Zadeh JO, et al. Arterial vascularization of the spinal cord: recent studies of the anastomotic substitution pathways. *J Neurosurg.* 1971;35(3):253-262.］

颈胸段包括颈髓、臂丛膨大和前两三个胸段。这一区域由源自颅内椎动脉的脊髓前动脉、椎动脉颈中神经根分支和肋颈干分支提供的丰富血供。在中胸段，供应胸中段和胸下段脊髓的根动脉不发达[5]。此区域通常由升至 T_7 水平的根动脉分支供血，它包括 $T_{4\sim8}$ 节段。

下胸段和上腰段（包含腰膨大和腰骶丛）是由 Adamkiewicz 动脉（也称为大神经根动脉）供血，起自 $T_{8\sim12}$ 水平，并且血管在个体之间有显著差异[6, 10]。当出现慢性闭塞性血管病变时，Adamkiewicz 动脉可由侧支动脉供血，这可能与主动脉术后脊髓梗死的发生有关。主动脉手术期间，可以进行 Adamkiewicz 动脉再植，以增加脊髓灌注来促进更好的预后。有研究证实，在手术过程中 Adamkiewicz 动脉的闭塞可导致较高风险的脊髓缺血[12]。丰富的侧支循环对脊髓灌注同样重要，甚至影响 Adamkiewicz 动脉的血供，并且可能包括从髂内动脉经侧支沿尾

侧至头侧方向的血流。这些侧支及 Adamkiewicz 动脉可通过 CTA 或 MRA 来成像[11]。

（三）髓内动脉

当根动脉到达脊髓表面时，它们形成两支不同的髓内供血系统（图 31-3）。一支是由两条脊髓后动脉形成的后外侧和周围血管丛，两条脊髓后动脉通过吻合支相互连接。神经丛由环绕脊髓周围冠状动脉丛分支向内形成，以辐射的形式向着中心区域分布。它给脊髓外周部分的 1/3~1/2 供血，包括脊髓丘脑束的外侧和腹侧。

这些辐射状穿支动脉在白质后角比在前角和侧角中更长。第二支是由沟动脉形成的离心式系统，由脊髓前动脉产生，沿着前内侧沟走行。这些动脉进入灰质连合处后左转或右转，供血灰质及其邻近的白质。皮质脊髓束由两支动脉共同供血[13]。

两个动脉系统通过髓内的毛细血管吻合连接起来。供应每段脊髓的沟动脉数量随脊髓区域的不同而不同。胸腰段数量最多，上胸段数量最少[5]。

（四）静脉系统

根据引流方式的前后方向，可将髓内静脉系统分为两组[9]。前正中组（中心静脉）从前角内侧、前灰色连合和前索白质的内侧两侧汇聚静脉血。中心静脉也可通过节段间吻合引流上下相邻节段。它们通常与脊髓正中裂内的其他静脉吻合。最后，中央静脉汇入脊髓前静脉。第二组由起源于靠近灰质周围或白质的辐射状毛细血管组成。它们呈放射状向外指向脊髓表面，在那里它们与围绕脊髓的浅静脉丛相连形成静脉血管冠或冠丛。这些静脉在后索和外侧索白质中较多，但也在前索中发现。辐射状静脉在颈段和胸段水平上更明显，它们从灰质的侧角流出，也从 Clark 背核后向流出。

髓外静脉系统在脊髓后部明显，在腰骶区尤其突出。大静脉主干之间有丰富的吻合。脊髓后正中静脉沿后正中隔下行。该血管从白质背部和后角末端引流血液。

脊髓前静脉与脊髓前动脉伴行，并接受根静脉的血液。脊髓前静脉和脊髓后正中静脉均汇入根静脉，神经根静脉与脊髓前根或脊髓后根伴行。这些根静脉汇入椎旁和椎静脉丛，然后汇入奇静脉和盆腔静脉系统。

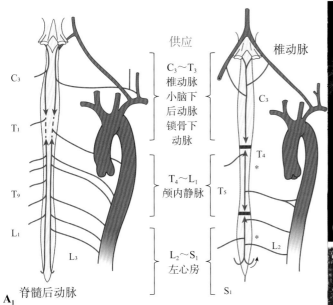

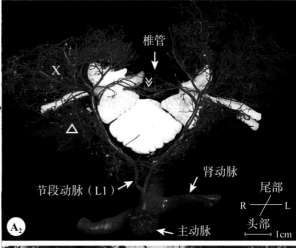

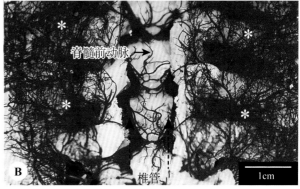

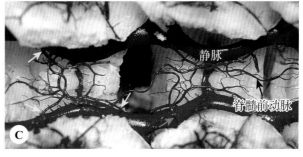

▲ 图 31-4　脊髓的血液供应及侧支循环

A. 脊髓的血液供应。Δ. 髂腰肌；X. 棘旁肌血管提供纵向动脉 - 小动脉连接；⋁. 脊髓前动脉。B. 侧支循环：矢状和背侧。在 L_1 处肉眼可见一对背侧节段血管。去除背侧。*. 椎旁肌动脉供血。C. 图示脊髓前动脉和重复硬膜外弓背侧与开放椎管的关系，显示两个椎体的背侧表面。取出脊髓明确硬膜外圆弧和脊髓前动脉的解剖位置。V. 硬膜外静脉丛。在广泛的静脉丛前，4 个小动脉分支（黄箭）形成一个环状硬膜外弓。这种形态在每个椎体节段上均有。这些血管结构纵向相连。它们与节段性动脉的主干连接，并认为是对脊髓前动脉的间接供血。绿箭表示神经根髓前动脉，与脊髓前动脉直接连接［B 和 C. 引自 Etz CD, Kari FA, Mueller CS, et al.The collateral network concept：a reassessment of the anatomy of spinal cord perfusion.J Thorac Cardiovasc Surg.2011；141（4）：1020-1028］

三、脊髓血流动力学

　　脊髓血流量的调节与脑血流量的调节机制类似，脊髓血管也受到 PO_2 和 PCO_2 变化的影响，高碳酸血症会增加脊髓血流量。自动调节机制可维持脊髓局部和整体的血流量恒定。和大脑一样，脊髓灰质的血流量需求和代谢率都很高[14]。人脑组织的血流量平均为 50ml/（min·100g）。脊髓组织的血流量在不同物种、不同的脊髓阶段而存在差异。在猴子的脊髓中，颈段、上胸段和腰髓的血流量分别为 15ml/（min·100g）、10ml/（min·100g）、20ml/（min·100g）。髓内的血供与脊髓灰质面积成正比，在胸腰段和颈

段脊髓膨大的地方，血供最丰富。因此，这些节段更容易出现栓塞或血栓形成导致脊髓梗死的发生。中胸髓段（尤其 T_4 节段周围）是最容易发生低灌注缺血的部位，此位置被称之为“分水岭区域”[13]，尽管一些影像学研究对此提出了质疑[15, 16]。颈髓是第二常见梗死的部位，多达 25% 的患者为颈髓梗死。

　　另一个需要考虑的是脊髓存在于狭小固定的椎管内。类似于颅内压升高时的变化，椎管内压力升高可导致脊髓血流量降低，随后出现脊髓缺血。因此，通过脑脊液引流降低颅内压来增加脊髓灌注压可能成为预防主动脉围术期脊髓卒中的一种潜在治疗方法[17]。脊髓前后动脉的血流方向不同。脊髓前

动脉内的血流主要为尾侧单向。梗死最可能位于脊髓前动脉分布区[18]。脊髓后动脉是双向血流，尾侧在颈髓和胸髓区，首侧在腰骶区[19]。

四、脊髓梗死的病理

由于各种病因造成的任何供应脊髓血管的闭塞均可导致脊髓梗死，而整体或局部的低灌注都可能导致脊髓"分水岭"区域缺血[20]。最终无论病因如何，梗死后会出现一样的病理过程（图 31-5）。

脊髓梗死后细胞的变化与脑梗死中观察到的相似。根据组织缺血的强度，梗死可完全或不完全。在完全梗死中，所有细胞成分迅速死亡。在不完全梗死的组织中，星形胶质细胞在较小程度上不受影响，而神经元可能通过细胞凋亡而延迟死亡[21]。脊髓缺血一旦发生，炎症级联反应便被触发[22]，包括 NMDA 介导的兴奋毒性神经元损伤途径[23]。在脊髓缺血动物模型中观察到通过 Toll 样受体 4 激活小胶质细胞，这与脑缺血损伤模型相似[24]。紧接着在脊髓缺血后 2d 的细胞死亡，是因为半胱天冬酶的激活而导致的程序性死亡。梗死后的细胞凋亡可能是由内源性神经保护机制失调介导的[25]。缺血后炎症反应和细胞凋亡可能导致脊髓损伤的恶化，以及可解释主动脉术后的迟发性截瘫[21, 26]。在一系列缺血性损伤中可观察到 Hsp 的存在，在主动脉手术患者合并迟发性脊髓缺血事件后的脑脊液中也被证实存

在[27]。脊髓梗死后的水肿部分是由水通道蛋白 4 的差异表达介导的[28]。尸检时脊髓梗死的病理变化与脑梗死的病理变化相同。

五、病因

脊髓前动脉供血区域的梗死病因可能是：主动脉到髓内血管系统的血流中断，无论是原位血栓形成的闭塞，还是血管栓塞性病变；血流低灌注也是一种潜在可能的病因。有一些病例报道和小样本的病例队列发现，根据脊髓梗死的基础情况，病因分为自发性和医院医源性（框 31-1）。

（一）自发性脊髓缺血

最早发现脊髓梗死的病因之一是梅毒性脉管炎，虽然病例数比较少。后续的研究中发现，脊髓梗死的常见病因与主动脉的疾病相关：主动脉粥样硬化性疾病或者主动脉修复手术引起的并发症，其中仅有不到 1% 的患者可能在主动脉术后发生脊髓梗死[29]。目前来看，仍有许多脊髓梗死患者病因未明[30]。由栓子引起的脊髓梗死和脑梗死有着相同的病因，也包括少见的栓塞病因，如细菌性心内膜炎[31]、心房黏液瘤[32]、反常栓塞（卵圆孔未闭或肺动静脉畸形所致）[33]。因椎动脉夹层所致高颈段脊髓梗死和脑干梗死的可能机制为脊髓前动脉闭塞[34]和冲浪者脊髓病[35]。椎间盘突出的纤维软骨栓子（fibrocartilaginous emboli，FCE）也是一种罕见的脊

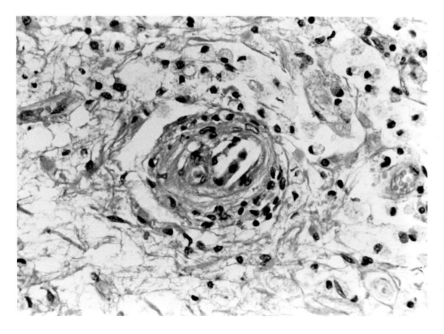

◀ 图 31-5　通过动脉粥样硬化碎片（包括胆固醇裂隙）阻塞脊髓内的小髓动脉

该材料来自动脉瘤破裂后手术切除的严重病变胸主动脉。尸检时发现的许多类似病变导致该患者在 T8 节段出现完全截瘫

髓栓塞的原因[36]。FCE 的发生机制目前尚不清楚，可能是突出的脊髓髓核碎片逆行进入脊髓前动脉或者进入静脉丛[37, 38]。在没有脱髓鞘病变和压缩性损伤的情况下，患者突发背痛或颈部疼痛，并伴有下肢瘫痪和尿潴留时，在排除其他病因后，或者合并有相邻的椎间盘异常时，应考虑 FCE 引起脊髓缺血的可能[38, 39]。脊髓前动脉原位血栓形成导致的脊髓梗死比较罕见，目前未见相关报道[40]。

（二）主动脉疾病

胸主动脉瘤是一种致命性疾病，终身发病率为 10/10 万，合并夹层和破裂发病率为 3.5/10 万，院内保守治疗的死亡率接近 60%，手术治疗的患者死亡率为 26%[41]。在主动脉瘤破裂时，神经系统的并发症因神经损伤部位的不同而有差异，由于心输量减少，神经系统的症状更可能发生在脑血管系统；少数患者可在主动脉瘤术前发生脊髓缺血性卒中[42]。

另外，不同的致病机制可能导致的主动脉夹层，可以出现不同的神经系统并发症。心源性（较脓毒性少见）休克导致的血流动力学改变与主动脉夹层破裂相似并导致相同的并发症，中枢神经系统的低灌注常会导致"低灌注综合征"。当主动脉夹层（剥离的主动脉内膜）阻塞器官的供血动脉分支时，便会出现低灌注综合征。当然，脊髓低灌注梗死的发生率要比大脑低灌注梗死罕见的多。研究表明在 A 型主动脉夹层中有 17%～40% 出现神经系统症状，其中脑梗死发生率为 10%，脊髓梗死的发生率 1%[42, 43]。

主动脉夹层的特征是血流进入主动脉中膜，将主动脉壁分为两层。夹层沿着主动脉管壁向上或者向下撕裂，进而改变血流动力学。主动脉夹层一般与动脉粥样硬化有关，在高血压和主动脉动脉瘤样扩张患者中容易出现夹层，少数健康人群中也发现有主动脉夹层的现象[44]，可能与基因有一定的相关性，马方综合征和其他胶原血管疾病则较少发生主动脉夹层。部分重要的肋间动脉或腰椎动脉在开口处被撕裂时也可能引起脊髓缺血。主动脉夹层可能累及一个或多个肋间动脉和腰椎动脉，更常见的是累及大量连续的肋间动脉和双侧腰椎动脉，血流动力学改变程度及夹层撕裂的长度决定着脊髓梗死的程度。脊髓动脉的侧支循环程度是脊髓梗死的另外一个重要因素。一般来说，胸髓中段到下段是最常

缺血的区域，因为它由最常受主动脉夹层影响的肋间动脉供血[18]，如果夹层累及 Adamkiewicz 动脉，缺血区域最大可从 T_{10} 水平延伸至 L_1 水平，虽然范围的大小有赖于尾侧侧支供血的丰富程度而略有不同。胸髓中段（$T_{4～6}$）因处在脊髓上下部分供血的交界区，因此也容易受夹层的影响而损伤，因此它是脊髓分水岭区的代表[13]。由椎动脉分支供血的高颈段，很少受主动脉夹层的影响。主动脉缩窄是主动脉峡部的先天性狭窄。其分为婴儿型和成人型。在婴儿型中，表现为左锁骨下动脉起始初处 / 前 / 后（最常见）的一小段狭窄。在成人型中，躯干上部和四肢动脉与狭窄部位以下的躯干下部和腿部动脉之间存在广泛的连接。脊髓动脉发出的这些血管是这些吻合的重要组成部分。大多数病例队列报道中显示，10 岁以上的人群的脑血管并发症更常见[45]。

（三）全身性低灌注

灌注压的持续下降会导致脊髓中段分水岭区的脊髓缺血，主要累及脊髓灰质。在低血压的一些病例队列中也报道过胸髓下段的缺血梗死。所有的低灌注损伤均为仅累及灰质的对称性病变。

（四）医源性脊髓缺血

梅奥诊所 17 年来对 115 例患者的一份报道中显示，45% 的脊髓梗死发生在围术期，其中近 70% 发生在主动脉手术过程中[46]。脊髓缺血与许多外科手术和诊断性操作过程中节段性动脉扎闭有关。一般修复主动脉病变的手术及脊髓血管畸形手术都可能出现脊髓缺血的症状，其他一些不常见的医源性因素见框 31-1，包括心导管手术、主动脉造影术、椎动脉造影术、诊断性脊髓血管造影术和腰椎间盘切除术（可能来自椎间盘碎片的微栓塞）[47-51]。脊髓动静脉畸形和硬脑膜动静脉瘘的治疗也与脊髓缺血相关[52]，尽管难以评估这些手术治疗导致脊髓缺血性的风险来源于动脉的血栓还是静脉的血栓。

缺血性脊髓病的危险因素包括主动脉瘤的大小（累及降主动脉和腹主动脉全长的夹层动脉瘤破裂将导致截瘫风险增高）、既往主动脉夹层病史或腹主动脉瘤手术史、既往脑血管疾病和血管夹闭持续时间（复杂手术时间长）[53]。医源性损伤的生理学常见假说包括 Adamkiewicz 动脉的闭塞或在血管夹闭过程中致分水岭区低灌注的持续性持续低血压。如前所

框 31-1　脊髓缺血的原因

自发性

- 主动脉疾病
  - 夹层
  - 缩窄
  - 动脉粥样硬化
  - 胸腹主动脉瘤 [95]
- 血管炎
  - 结节性多动脉炎 [96]
  - 白塞病 [97]
  - 巨细胞动脉炎 [98, 99]
- 栓塞
  - 心房颤动
  - 心房黏液瘤 [32]
  - 细菌性心内膜炎
  - 纤维软骨栓塞 [36]
- 感染
  - 梅毒
  - 细菌性脑膜炎 [100]
  - 霉菌 [101]

- 其他
  - 心脏骤停 / 全身性低血压 [16]
  - 可卡因 [102, 103]
  - 镰状细胞病 [104]
  - 椎体夹层 [105]

医源性

- 非主动脉手术
  - 血管造影 [106]
  - 脊髓麻醉 [47]
  - 腹膜后淋巴结清扫 [107]
  - 脊髓血管畸形修复
  - 腰椎手术 [51]
  - 硬膜外类固醇注射 [50]
  - 结核性椎间盘炎修补术 [108]
- 主动脉手术
  - 主动脉夹层修复
  - 腹主动脉瘤修复术
  - 缩窄修复

述，有无侧支循环及其丰富程度是脊髓梗死发生的重要决定因素。

六、脊髓梗死的临床表现

脊髓梗死与脑梗死的临床表现一样，都取决于其梗死血管分布区域、病变大小、病因和侧支循环。如果神经系统损伤仅缘于不同脊髓动脉缺血，那么脊髓血管性疾病的诊断就非常的简单。脊髓梗死可有运动、感觉和自主神经的表现，但这些表现在大部分脊髓病中都常见，表现为下肢轻瘫、四肢轻瘫、截瘫和括约肌障碍（取决于受累血管区域的水平）。理论上而言，脊髓也会有短暂性缺血发作的可能，尽管病例报道比较久远，可能包括非缺血性病因 [54, 55]。

Dejerine 提出了脊髓跛行的术语，认为这是血流受损的结果 [56]。该症状的特点是下肢运动时出现的短暂性跛行，休息时缓解。许多早期病例报道认为是根动脉的梅毒性血管炎导致，尽管在老年动脉粥样硬化和严重的腰椎病或胸椎间盘突出的病例报道中也有脊髓跛行的表现 [57]。既往的病例还有

报道运动诱发的脊髓症状，包括单腿或双腿的沉重感伴疼痛和间歇性括约肌功能障碍，这些症状在休息后缓解。腰椎管狭窄的阵发性疼痛和神经系统症状理论上认为与腰骶神经丛缺血有关 [58]。然而，最近的综述中认为血管性病因比较罕见，而且得不到影像学或病理学的支持。最近的研究表明脊髓动脉粥样硬化与帕金森病或血管性帕金森综合征有关 [59]。

（一）脊髓前动脉综合征

脊髓前动脉供血区是脊髓最常见的缺血部位。该动脉闭塞导致脊髓前 2/3 缺血。受累结构包括灰质前角、脊髓丘脑束和锥体束 [60]。临床表现与梗死的脊髓节段有关。

颈髓前动脉综合征，表现为突然出现四肢瘫痪，可能合并有疼痛。由于脊髓休克，软瘫可能持续数天至数周。腱反射消失，尿便功能障碍很常见，感觉障碍突出，包括病变节段或皮区水平以下的痛觉、温度觉和针刺觉感觉障碍。由于后索不受影响，故本体感觉、触觉和振动觉保留，除非高位颈髓病变，其可能累及内侧丘系。与压迫性疾病相比，这种分离症状更能表明是脊髓血管病 [61]。脊髓休克过后，神经系统症状表现为上运动神经元瘫：肢体痉挛、反射亢进和跖伸反应 [40]。

脊髓梗死最常见于胸髓和腰髓上部，表现为下肢瘫痪或截瘫（伴或不伴疼痛），上肢活动正常，尿便障碍，以及节段性的疼、温觉缺失。脊髓休克的早期表现为病变水平以下的肌张力增高、腱反射亢进和跖反射阳性。

中央沟动脉闭塞可导致脊髓一侧的损伤，导致不完全性的 Brown-Séquard 综合征，可见于沟动脉穿支的栓塞、闭塞或者医源性栓塞，故此类疾病较为少见 [62, 63]。

（二）脊髓后动脉综合征

脊髓后动脉梗死较前动脉梗死少见，有个案报道过脊髓后动脉梗死 [64]，在脊柱手术的并发症中也有报道 [65]。病变主要累及后索和后角。这种综合征表现为受累节段的脊髓休克。该相应脊髓节段的深反射和浅反射降低，损伤节段以下的振动觉和位置觉损伤较其他感觉障碍明显。如果合并肢体瘫痪，也比较轻微。

（三）静脉梗死

脊髓静脉梗死远不如动脉梗死常见，大多数病例是尸检后确诊的[66]。脊髓静脉梗死的最常见原因是脊髓血管畸形和硬膜外疾病（如血肿和脓肿）的急性压迫。静脉梗死可分为出血性或非出血性。出血性疾病突发，伴有严重的背部或者腿部或腹部的疼痛。紧接着出现下肢无力，导致弛缓性截瘫或四肢瘫痪。瘫痪可能在几小时或几天内出现，伴有尿便障碍及双下肢感觉障碍，依据损伤的范围大小，可能合并上肢或躯干的感觉障碍，胃肠和膀胱功能保留。

静脉梗死的纵向和横断面区域往往比脊髓前动脉梗死更大。出血性静脉梗死与脓毒症和结核杆菌感染相关[67]。非出血性梗死缓慢出现下肢瘫痪、尿便障碍和不伴有背痛的感觉障碍，存活时间较出血性梗死长，这些类型的梗死通常与潜在血管畸形相关，目前有一份病例报道是食管静脉曲张硬化治疗后出现的并发症[68]。

七、鉴别诊断

脊髓梗死的鉴别诊断广泛，包括所有可能表现为急性不全的脊髓损伤或早期格林－巴利综合征。框31-2列出了合并脊髓损伤的相关常见疾病。

八、诊断检测

突然出现的脊髓神经功能缺损症状需要立即排查病因。由于有治疗的紧迫性，故此首先应排除脊髓压迫性疾病，因此初始检查必须排除压迫性脊髓病。MRI是评估脊髓血管疾病或其他脊髓疾病的一项重要手段（图31-6）。CT扫描可能显示脊髓肿胀或压迫性病变，但由于其空间分辨力差，往往在脊髓缺血性疾病的应用受限；脊髓CT造影检查可显示髓内占位性病变的细微变化，在CT上也可以看到脊髓出血性梗死。

MRI显示的脊髓梗死灶可能会不断变化。脊髓梗死后8h内，通过DWI可最先看到梗死病灶[69-71]。梗死后1周，脊髓梗死信号在DWI像上恢复正常，T_2成像上有突出的高信号[69]。一旦血－脊髓屏障有破坏，注射钆造影后可看到缺血或梗死组织的增强像。亚急性期，T_2的高信号显示的是脊髓缺血病

框 31-2 脊髓病的鉴别诊断

- 压缩性
  - 退行性脊柱疾病
  - 创伤
  - 出血
  - 脑膜瘤转移性
  - 脓肿
- 感染
  - 嗜人淋巴细胞病毒 I 型
  - HIV 病毒
  - 水痘 – 带状疱疹病毒
  - 进行性多灶性白质脑病
- 炎症
  - 多发性硬化症
  - 横贯性脊髓炎
  - 视神经脊髓炎
- 营养缺乏
  - 维生素 B_{12}
  - 铜
- 其他
  - 肾上腺脊髓神经病
  - 脊髓内肿瘤

变[72, 73]，如果相邻节段的椎间盘突出或者椎体梗死，提示主动脉病变可能[74]。有时梗死灶在对比增强的 T_1 加权像上也能显示，在双侧椎动脉闭塞导致的脊髓和小脑梗死病例报道中可见相关报道[75]。尽管 MRI 对脊髓梗死高度敏感，但确诊往往不可能，往往需要排除其他的脊髓疾病：横贯性脊髓炎、髓内肿瘤和多发性硬化。

九、治疗

目前尚无关于脊髓梗死的特效治疗方案推荐。脊髓梗死的溶栓治疗病例鲜有报道，可能是与脊髓梗死的诊断标准和排除标准（如主动脉夹层）有关。已在脊髓缺血动物模型试验了多种药物，包括氯胺酮、卡马西平和缺血性级联反应抑制药尚未在临床试验中进行前瞻性研究。在一份病例研究中报道了高压氧在脊髓梗死中的成功应用[76]，但迄今为止尚未得到充分论证，并且在脑梗死或其他脊髓损伤机制方面尚未成功[77]。另一个病例研究中报道了在椎动脉弹簧圈栓塞治疗颈椎骨转移后医源性脊髓梗死的治疗过程，患者接受静脉联合动脉内 t-PA 溶栓

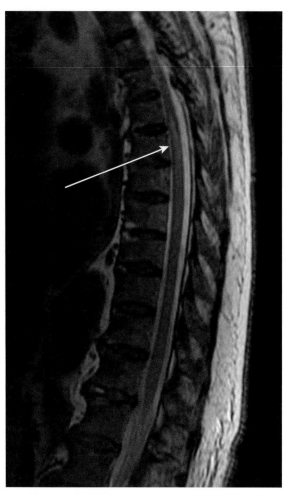

▲ 图 31-6　急性破裂胸主动脉瘤手术修复后，代表 T_6 节段脊髓梗死的胸椎（箭）**MRI**

引自 Benavente OR, Barnett HJM. Spinal cord infarction. In: Carter LP, Spetzler RF, eds. *Neurovascular Surgery*. New York: McGraw-Hill; 1995:1229.

治疗、高压氧治疗和低温保护治疗后，临床症状得到显著改善，椎动脉近端在使用溶栓剂作用下也实现了血流再通，但是目前很难确定哪种治疗方式更有效 [78]。

主动脉夹层外科治疗过程中脊髓梗死的预防仍是研究热点。主动脉夹层血管内治疗的发展降低了创伤性主动脉损伤中脊髓缺血的风险 [79]。缩短主动脉手术时间，避免术中长时间的严重低血压对于降低围术期脊髓缺血的发生至关重要。使用远端灌注搭桥也是预防脊髓缺血的方法之一，而使用外科技术重新连接结扎的脊髓动脉可能改善脊髓的缺血。目前广泛研究的预防围术期脊髓缺血的方法是使用腰大池脑脊液引流，此方法的理论基础是减少脑脊

液压力可以改善脊髓动脉的灌注压。来自多个病例研究显示，与以往相比，所有采用腰大池引流的患者，脊髓缺血的发生率有所降低 [80]。远端的灌注治疗联合脑脊液分流可有效降低脊髓缺血的风险 [53]，在一些研究中心甚至可以完全避免脊髓缺血的发生 [81]，但由于过量的脑脊液分流可能导致硬膜下血肿，因此这种治疗方案的应用尚存在争议 [17, 82]。腰大池脑脊液引流在接受 ECMO 治疗的患者中使用也是安全的 [83]。在胸腹主动脉瘤手术中使用脊髓体感诱发电位，检测术中脊髓是否存在损伤的风险，从而采取措施预防脊髓缺血 [84]。运动诱发电位伴随Adamkiewicz 动脉的存在，也有助于指导手术治疗以减少脊髓缺血的发生 [85]。在实验动物模型中，局部低温已被证明可有效减少因主动脉夹闭时间过长导致的截瘫，越来越多使用的分流后脑脊液冷却的方法在临床上也被证实有效 [86]。

主动脉手术期间使用的手术技术是降低脊髓缺血风险必要关键技术。确保椎动脉和盆腔动脉中有足够的血流来供应侧支循环，可使脊髓缺血风险系数降低，其他手术技术有节段性主动脉夹闭、使用体外循环支持远端灌注、主动脉切开术后及时结扎出血的肋间动脉、必要的关键肋间动脉再植术。

提高平均动脉压、脑脊液分流、确保椎动脉和盆腔动脉供应侧支和其他手术技术的联合应用，以及使用低温的方法可能降低术后发生脊髓缺血的概率 [87]。此外，术中运动和感觉诱发电位的神经生理监测是多学科护理预防脊髓缺血的重要方面，这使得外科医生能够及时调整预防脊髓缺血的干预措施 [88]。

无论潜在病因如何，纠正潜在的致病因素和支持治疗仍然很重要，必须特别关注尿便功能及皮肤完整性。虽然常用于炎性疾病的甲泼尼龙可降低脊髓损伤后的残疾程度 [89]，但其在脊髓缺血中的疗效尚未确立。如果 MRI 难以区分血管性疾病还是炎性疾病时，临床医生通常在急性期使用类固醇激素。在因血管畸形而发生脊髓缺血的病例中，联合血管内治疗和开放联合入路手术也是一种治疗方法。

十、预后

脊髓梗死的预后取决于脊髓损伤的程度和病因。目前对脊髓梗死长期预后的研究很少，仅见于小型

的病例研究中。一个 115 例脊髓梗死患者的临床研究中，平均 3 年的随访期内[46]，42% 的患者需要轮椅，54% 的患者需要留置尿管。长远来看，慢性疼痛是这些患者的常见和致残的特征，但发病率最高的是由于尿失禁和运动障碍引起的并发症[1]。与其他病因导致的脊髓疾病类似，需要预防尿路感染，包括测量残余尿量、采取间歇性直接导尿、必要时使用抗生素。这些患者还需要积极的肠道护理、精心监护和预防深静脉血栓形成，以及预防肢体挛缩的

治疗。初始损伤的严重程度是预后的最重要决定因素，发病时膀胱功能情况对预后也有部分影响[90-92]。脊髓的损伤程度一般采用美国脊髓损伤协会评分系统来评定。脊髓卒中预后也与周围动脉疾病和年龄相关[46]。有文献报道，脊髓创伤后不良结局的长期风险包括糖尿病和脑梗死[93, 94]，这在脊髓梗死病例中也会出现。潜在的脊髓梗死病因可能会影响以后的血管事件，因此需要进行监测和积极的预防性干预。

第四篇　特殊情况与脑卒中
Specific Conditions and Stroke

Scott E. Kasner　著

张新凯　王嘉玲　译　　曹学兵　校

　　我们对导致脑卒中的潜在原因和条件的理解不断深入。虽然我们通常将缺血性脑卒中归类为心源性栓塞、大动脉粥样硬化性疾病、小动脉闭塞性疾病、其他确定原因或隐源性脑卒中，但随着创新技术和新知识的出现，每一种都变得更加复杂。即使是众所周知的疾病也处于不断更新的状态。例如，心房颤动是众所周知的脑卒中原因，但其持续时间和对心房结构的影响可能会调整脑栓塞和全身栓塞的风险。同样，动脉粥样硬化斑块的高级成像也可以识别与脑卒中风险相关的特征。不太常见的脑卒中病因仍在探索中，值得关注的是，本篇增加了 COVID-19 作为血栓性疾病、炎症性血管病变和心脏栓塞的多因素触发风险的论述内容。此外，在遗传学方面有新的发现，在治疗未确定来源的栓塞性脑卒中方面也有新的见解。如同以前一样，正在进行的研究将不可避免地探索这些和其他疾病，因而本篇采取前瞻性的方法看待诊断和治疗的优化。

第32章 心脏疾病
Cardiac Diseases

David M. Greer　Hugo J. Aparicio　Omar K. Siddiqi　Karen L. Furie　著

刘心甜　李智轩　译　　王嘉玲　李景东　张刚成　校

本章要点

- 心源性栓塞引起的脑卒中通常表现为急性发作，与其他脑卒中亚型相比，该类型脑卒中更容易发生出血性转化，死亡率更高。
- 明确心源性脑卒中的病因对于制订适当的二级预防至关重要。
- 在无抗凝禁忌情况下，抗凝治疗是心房颤动导致的心源性脑栓塞的主要治疗方法。
- 某些原因的心源性栓塞如感染性心内膜炎和心脏肿瘤是抗凝治疗的禁忌证。

在美国，心源性栓塞是脑卒中的主要致病机制之一，占所有缺血性脑卒中的 20%～30%[1, 2]。心房颤动是心源性脑栓塞中容易识别的病因，因为高达 50% 的心源性脑卒中合并心房颤动[2]。65 岁及以上老年人中 9% 患心房颤动[3-5]。另外，45 岁以下年轻人中约 30% 的缺血性脑卒中可归因于心源性栓塞[6, 7]。各种心源性脑栓塞的病因构成比见表 32-1[8]。在美国，脑卒中造成的经济损失每年超过 1000 亿美元，包括直接和间接医疗费用[9]。

与其他亚型脑卒中相比，继发于心源性栓塞的脑卒中预后较差[10]。其 7d 内脑卒中复发的风险高达 6.5%，院内死亡率为 27.3%[10]。据报道，心源性栓塞所致脑卒中的 5 年死亡率高达 80%[10, 11]。

一、心源性栓塞性短暂性脑缺血发作或脑卒中的临床特征

心源性栓塞所致脑卒中与其他亚型的脑卒中的鉴别要点如下：①脑栓塞中的栓子来源于心脏；②受累脑血管的供血区域内无大动脉狭窄或闭塞；③临床或影像学表现与小血管（腔隙性）脑卒中表现不一致；④存在系统性栓塞证据；⑤无少见的脑卒中诱发因素（如血管炎）；⑥主动脉弓无性质复杂的动脉粥样硬化斑块，其定义为厚度大于 4mm、存在溃疡或含有移动成分的斑块（图 32-1）。

心源性栓塞性脑卒中的临床特征见框 32-1。正如在 25%～82% 可能的心源性栓塞性脑卒中所观察到的那样，其症状通常是急性发生，但起病速度特异性较低，因为 66% 其他类型脑卒中也是急性发病[12, 13]。突然发作和意识丧失对于确定症状是否由栓塞引起也不敏感[10, 12, 14]。1967 年，Fisher 和 Pearlman[15] 描述了呈断续进展的"非急性"脑栓塞，他们将其归因于卡在颅内循环中栓子周围血流的波动。急性脑卒中相关癫痫在心源性栓塞患者中更为常见[16]。随着栓子裂解物和碎片向下游移动，症状可能会波动变化[17]。此外，患者临床状态可以早期改善或恢复，考虑可能与血流侧支循环的建立或栓子向远端迁移有关。

在栓塞性脑卒中患者中，重复性刻板型的短暂性脑缺血发作（TIA）并不常见，在脑卒中之前经历过 TIA 的患者占比不超过 1/3[12, 13, 18, 19]。

表 32-1 与脑栓塞密切相关的心脏疾病

栓塞来源	心源性栓塞的构成比
非瓣膜性心房颤动	45
急性心肌梗死	15
室壁瘤	10
风湿性心脏病	10
人工心脏瓣膜	10
其他	10

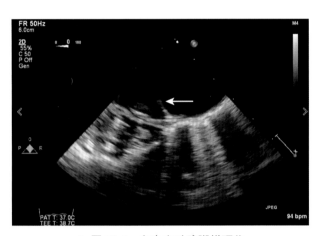

▲ 图 32-1 复杂主动脉粥样硬化

经食管超声心动图显示无柄斑块从主动脉弓的小弯曲处伸入到主动脉腔，与复杂主动脉粥样硬化疾病表现一致

框 32-1 心源性栓塞性脑卒中的临床特征

临床特征

- 神经系统病史和依据
- 突然发作
- 孤立性局灶性功能缺损
- 发病时癫痫发作
- 发病时意识丧失
- 起病时并非高峰表现
- 累及多个血管区域
- 全身栓塞的证据

神经影像学检查结果

- 多个血管区域的多处梗死
- 深部和浅表性梗死
- 出血性转换
- 载瘤动脉中无大动脉狭窄或闭塞
- TCD 超声检查显示颅内血管快速再通

栓子的大小部分程度上决定了哪些血管受到影响。小栓子可引起视网膜缺血[20-24]。在用球囊导管做脑栓塞的动物模型中，大多数栓子出现于大脑中动脉或其分支，其次是基底动脉及其分支，然后是大脑前动脉[25]。栓子的大小和成分根据潜在的心脏疾病而变化（表 32-2）。瓣膜病变可能导致钙化颗粒栓塞；心房黏液瘤可引起肿瘤栓塞；在非细菌性血栓性心内膜炎（nonbacterial thrombotic endocarditis，NBTE）中，血小板是栓塞物质的主要成分；而左心室室壁瘤的栓子富含纤维蛋白物质[26]。

表 32-2 不同来源的栓子特征

栓塞来源	类 型	大 小
心房颤动	纤维素	大
左心室血栓	纤维素	大
黏液瘤	黏液瘤	小或大
感染性心内膜炎	感染碎片	小或大
退行性瓣膜病	钙化	小

心源性栓塞高危患者更可能出现累及深部和浅表结构的大面积梗死（图 32-2），这在最初的头部 CT 中经常可见[14, 19, 27, 28]。由心房颤动引起的心源性栓塞性脑卒中通常会导致严重的神经系统残疾[29]。累及多个血管区域造成多发性脑梗死是心源性栓塞

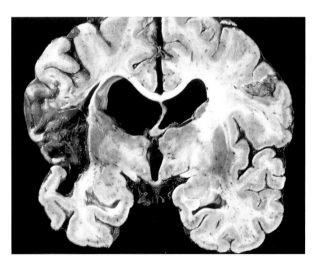

▲ 图 32-2 大脑中动脉区域梗死

主干阻塞引起的大脑中动脉区域完全梗死在栓塞性脑卒中很常见（引自 Rosenberg R, ed. *Atlas of Clinical Neurology.* Philadelphia: Current Medicine; 1998.）

的特点[19,29-31]。大脑或小脑表面分支栓塞可能导致局灶性梗死，由此产生局灶性运动障碍、孤立性失语症、偏瘫或偏盲等特定综合征[19,32,33]。这些综合征可模仿小血管闭塞或周围神经病变，如由于中央前回"手柄"区域梗死引起的单侧远端手臂无力[34-36]。大脑后动脉区域梗死通常由心源性栓塞引起[37,38]。心源性栓塞也是颅内大血管闭塞的首要原因，可能适合应用机械取栓术[39,40]。栓塞性脑卒中被认为更容易发生出血转换，在约 20% 心源性栓塞性脑卒中的 CT 随访中可见到[41]。当血栓自发溶解伴梗死脑组织出现再灌注时可发生出血转换。

30%～60% 缺血性脑卒中的栓子可能来源于心脏[26,42]。潜在心源性栓子的检测在很大程度上取决于评估是否彻底。例如，一项研究结果表明，仅靠心电监测与 2D（two-dimensional）经胸超声心动图（transthoracic echocardiography，TTE）只能检测出 15% 的潜在栓塞源[43]。此外，将脑卒中病因明确限定于心源性栓塞可能很困难，因为无法排除潜在的其他非心脏栓塞来源（如约 30% 缺血性脑卒中合并大血管动脉粥样硬化）[19,26,44-47]。

二、诊断学检查

有必要对脑卒中患者进行全面心脏评估以准确诊断脑缺血机制和判断预后。标准 12 导联心电图可识别持续心房颤动并检测急性心肌缺血。在轻度脑卒中或 TIA 中，心绞痛临床病史或异常心电图结果（如前壁心肌梗死、左室肥大或 T 波倒置）预测非致死性心肌梗死或心源性死亡的相关 HR 为 1.6～3.2[48]。

尽管在同一患者中进行了大量此类研究但结果并不总是阳性，但是延长（>24h）心电监测对于检测阵发性心房颤动至关重要[44]。在隐源性脑卒中患者中使用事件记录仪或植入式心电监测仪进行长期（>30d）连续心电监测似乎比短期监测更频繁地检测到心房颤动[49,50]。虽然心房颤动持续时间延长（"负担"）与脑卒中风险增加有关，但在隐源性脑卒中后检测到的短时间（几分钟至数小时）新发阵发性心房颤动的重要性尚不确定[52-54]。

TTE 是栓塞评估的重要组成部分。M 型和 2D 超声心动图可以查看心房、瓣膜及左心室功能。使用声学对比剂可检测心内分流如卵圆孔未闭（patent foramen ovale，PFO），操作时同时需患者用力做出

Valsalva 动作，在 2 次心动周期后可看到从右心房到左心房的气泡影。气泡的延迟出现提示肺内存在分流，如肺动静脉瘘。TTE 可能对左心房和二尖瓣的肿块和血栓不敏感，这还需进一步研究[55,56]。检测心脏肿块或血栓的其他非侵入性方法包括使用声学造影的心脏超声、心脏 CT 及心脏 MRI[57-60]。

与 TTE 相比，经食管超声心动图（transesophageal echocardiography，TEE）可以更敏感地检测出左心房和心耳、房间隔、二尖瓣和主动脉弓的异常[61-63]。在所有脑卒中患者中实施 TEE 的成本效益仍然具有争议性[64,65]。对于疑似栓塞性脑卒中但心脏监测和 TTE 无阳性结果及无明显诱因的年轻脑卒中患者推荐使用 TEE。由于 TEE 时患者需要镇静，在使用声学对比剂时会因患者无法充分做出 Valsalva 动作导致 TEE 测出 PFO 的敏感性降低。TEE 的并发症发生率很低[66]，包括食管损伤、全身麻醉、操作过程中的高血压或低血压、误吸。

TCD 超声检查可检测多种潜在心脏来源的微栓子（心房颤动、感染性心内膜炎、心肌病、主动脉瓣狭窄、二尖瓣狭窄和 PFO）[67]。在一项研究中，高强度瞬时信号（high-intensity transient signal，HITS）的频率似乎没有因超声心动图的诊断不同而变化，但另一项研究显示，与其他低危心脏病（如心房颤动）患者相比，高危栓塞源（如人工心脏瓣膜）的微栓塞发生率更高（33%）[68,69]。

三、治疗方法

根据各种不同的心脏病需预防脑卒中的抗凝适应证及强度，见框 32-2。虽然脑卒中后早期是复发栓塞风险最高的时期，但同时也是出血转换风险最大的时期。例如，急性脑卒中后口服抗凝血药治疗非瓣膜性心房颤动的最佳时机是不确定的[69]。然而，对于栓塞风险较高的患者，如人工机械瓣膜或左心室血栓的患者（图 32-3），应考虑立即抗凝治疗[70]。

对于脑卒中的长期预防，心房颤动是唯一被确凿证明抗凝治疗优于阿司匹林的疾病[70]。抗凝治疗也常用于可能复发栓塞的情况。在华法林 - 阿司匹林复发性脑卒中研究（Warfarin-Aspirin Recurrent Stroke Study，WARSS）中，对于疑诊栓塞性脑卒中但无明确心源性栓子的患者，华法林疗效弱于比阿司匹林（绝对风险降低 9%），不过这种差异没有统计学意

框 32-2　心源性栓塞脑缺血事件的分类

明确的心源性栓塞

抗血栓治疗有价值的情况：

- 左心室血栓
- 左心房血栓
- 近期透壁性前壁心肌梗死
- 风湿性二尖瓣或主动脉瓣疾病
- 机械人工心脏瓣膜
- 心房颤动

抗血栓治疗可能有价值的情况：

- 乳突性纤维弹性瘤（手术切除禁忌）
- 非细菌性血栓性心内膜炎

抗血栓治疗的禁忌情况：

- 感染性心内膜炎
- 心房黏液瘤

可能的心源性栓塞

- 心房疾病（左心房扩大、左心房纤维化、心房颤动以外的房性心律失常）
- 心房扑动
- 生物二尖瓣心脏瓣膜
- 慢性心肌梗死或射血分数低的心力衰竭
- 扩张型心肌病
- 经食管超声心动图上可见的左心房自发性回声对比剂（"烟雾"）
- 无血栓的左心室室壁瘤
- 二尖瓣环状钙化
- 二尖瓣脱垂
- 卵圆孔未闭（尤其是隐源性脑卒中的年轻患者）
- 卵圆孔未闭伴房间隔膨胀瘤
- 病态窦房结综合征
- 瓣膜纤维性丝状物

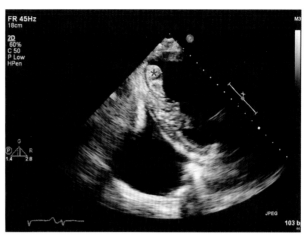

▲ 图 32-3　左心室顶端血凝块

在 1 例心肌病患者中，心脏超声在左室远端下外侧壁和心尖外侧段可见黏附的大血栓（＊）

性心脏病的详细描述见表 32-1。虽然心脏检查可以揭示潜在的心源性栓子，但临床医生必须确定症状、体格检查和神经影像学结果是否存在因果关系。

（一）结构性心脏病

1. 心肌病　心脏试验中所报道的心肌病患者年脑卒中率（每年 1.3%～3.5%）可能低估了脑卒中的实际风险[8, 75-79]。脑卒中风险与射血分数（ejection fraction，EF）呈负相关，EF 每减少 10% 则血栓栓塞事件增加多达 58%，但与临床心功能无关（纽约心脏协会心功能分类）[78, 80]。50—59 岁的心力衰竭患者发生脑卒中的风险增加到 4 倍[5, 81]。诊断后第 1 个月的风险最高[82, 83]。非缺血性心肌病患者的年脑卒中发生率为 1.5%～3.5%[76, 84]。在心肌病患者中进一步增加脑卒中风险的混杂因素通常是心房颤动，其他因素包括心尖血流减少和心腔内高凝状态。现已发现心力衰竭患者的交感神经兴奋，这可能导致血小板活化增加及 β 甲状腺结合球蛋白、D- 二聚体、von-Willebrand 因子、纤维蛋白肽 A、凝血酶 – 抗凝血酶复合物、β 血栓球蛋白和 P- 选择素的水平增加，造成血管内皮功能受损并损害一氧化氮的释放，进一步导致血小板黏附。Takotsubo（应激）心肌病部分由交感激活和儿茶酚胺过量引起，导致左心室心尖球状改变与前壁功能障碍，并增加脑卒中和 TIA 风险[85-87]。

在生存率和心室扩大（Survival and Ventricular Enlargement，SAVE）研究中，EF 值为 29%～35%（平

义[71]。同样，临床试验表明在来源不明的栓塞性脑卒中患者中，直接口服抗凝血药在预防复发性脑卒中方面并不优于阿司匹林[72, 73]。目前正在进行一项在隐源性脑卒中、无心房颤动及心房疾病患者中比较抗凝治疗与阿司匹林预防脑卒中疗效差异的临床试验[74]。

四、导致脑栓塞的特定心脏疾病

与短暂性脑缺血或梗死相关的各种结构与功能

均 32%）的患者的脑卒中年发生率为 0.8%，EF 值为 28% 或更低（平均 23%）的患者的脑卒中年发生率为 2.5%[77]。与阿司匹林相比，华法林已被证明在心力衰竭患者中可使脑卒中的相对风险显著降低约 40%，同时使大出血风险增加 100%[88]。华法林和抗血小板治疗慢性心力衰竭（Warfarin and Antiplatelet Therapy in Chronic Heart Failure，WATCH）试验是一项前瞻性的三组随机试验，比较了华法林（INR 目标为 2.0～3.0）、阿司匹林（162mg/d）和氯吡格雷（75mg/d）在 EF≤35% 及 NYHA 分级 Ⅱ～Ⅳ 级患者中的应用。尽管在次要终点上华法林显示出在减少非致命性脑卒中方面有益（0.7% vs. 2.1%，P=0.06），但由于该试验入组率低且在主要终点上各组之间未显示出统计学差异，因此该试验在仅入组 1587 例患者后中止试验[89]。在降低心脏射血分数患者里比较华法林与阿司匹林疗效的试验（Warfarin versus Aspirin in Reduced Cardiac Ejection Fraction，WARCEF）中[90]，EF≤35% 的心房颤动患者被随机分配到华法林组（调整 INR 为 2.0～3.5）或阿司匹林组（325mg/d）。在包含缺血性脑卒中、脑出血或任何原因导致死亡的复合结局上，两组之间无明显差异。与阿司匹林相比，华法林可显著减少缺血性脑卒中风险（0.72 vs. 1.36 例 /100 人·年），但同时显著增加出血风险（1.78 例 /100 人·年 vs. 0.87 例 /100 人·年）。有趣的是，脑内和颅内的出血发生率在两组之间没有差异。

2. 急性心肌梗死　在急性心肌梗死的 2～4 周内，2.5% 的患者可患脑卒中[91, 92]。脑卒中更常见于前壁心肌梗死（4%～12% 病例）而非下壁心肌梗死（1% 病例），并且通常发生在心肌梗死前 2 周内[91, 92]。在这前 2 周内，应用 TTE 可在高达 40% 的前壁心肌梗死患者中检测出左心室血栓[91-93]。在溶栓治疗时代和经皮冠状动脉介入治疗 ST 段抬高型心肌梗死患者中，心肌梗死后左心室血栓的发生率可能较低[94]。有报道称，左心室血栓是前壁心肌梗死的晚期并发症，心肌梗死后低 EF 患者 5 年累计脑卒中风险为 8.1%[78, 95]。对于左心室血栓患者，临床上常立即给予抗凝治疗并维持 3～6 个月，血栓可能消退，也可能持续数月。静脉注射 rt-PA 已安全用于急性缺血性脑卒中和左心室血栓患者[96]。心肌梗死后，与单用阿司匹林（162mg/d）相比，单用华法林（INR 为 2.8～4.2）或华法林（INR 为 2.0～3.0）联合阿司匹林（75mg/d）可减少再发梗死、血栓栓塞及死亡。然而，接受华法林治疗的患者发生大出血的风险要高出 400%[97]。

3. 卵圆孔未闭　PFO 患者可出现反常栓塞，或是静脉血栓进入到动脉系统[98]（图 32-4 和图 32-5）。右向左分流可能仅在右心压力升高的情况下出现，如 Valsalva 动作或肺动脉高压。PFO 在普通人群中很常见（20%～25%）[99]，因此，在开始 PFO 针对性治疗作为脑卒中二级预防之前，应注意明确 PFO 与脑缺血症状之间的因果关系[98, 100-102]。

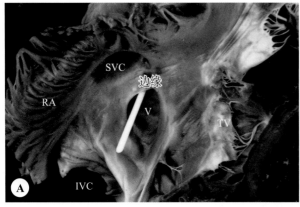
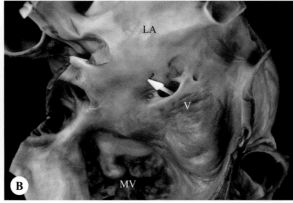

▲ 图 32-4　卵形孔未闭，来源于尸检标本

A. 右心房视图显示卵圆窝边缘和通道（V）之间的卵圆孔中有一个探针；B. 左心房视图显示探针通过卵圆孔。通常，当左心房压力超过右心房压力时，卵形窝的瓣膜会贴在边缘并关闭卵圆孔。SVC. 上腔静脉；RA. 右心房；IVC. 下腔静脉；V. 心瓣膜；TV. 三尖瓣；LA. 左心房；MV. 二尖瓣（引自 Hagen PT, Scholz DG, Edwards WD. Incidence and size of patent foramen ovale during the first 10 decades of life: an autopsy study of 965 normal hearts. *Mayo Clin Proc*. 1984;59:17.）

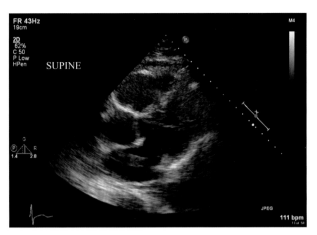

▲ 图 32-5 通过未闭的卵圆孔骑跨于房间隔的血栓（＊）

血栓被认为来自腿部或盆腔静脉。在 PFO 和脑缺血症状患者中寻找静脉血栓时，不应忽视血栓来源于盆腔静脉可能[103, 104]。此外推测 PFO 自身也可形成微血栓，特别是合并房间隔膨胀瘤时[105]。

在针对 581 名 18—55 岁隐源性脑卒中法国患者的 PFO 研究中[106]，4 年随访复发性脑卒中风险在单纯 PFO 患者中为 2.3%（95%CI 0.3%～4.3%），在 PFO 合并房间隔膨胀瘤患者中为 15.2%（95%CI 1.8%～28.6%），在 PFO 及房间隔膨胀瘤均无的患者中为 4.2%（95%CI 1.8%～6.6%）。研究人员发现仅有房间隔膨胀瘤的患者未发生复发性脑卒中。此后研究显示了在老年隐源性脑卒中患者中存在高发生率的 PFO 及右向左分流[107, 108]。

穿过左心房的微泡数量可以判断分流量，隐源性栓塞往往与伴随较高分流量的大口径 PFO 相关[109, 110]。PFO 的平均直径是否影响栓塞的风险仍未确定[111, 112]。在隐源性脑卒中的 PFO 研究中，PFO 大小和房间隔膨胀瘤均未增加脑卒中或死亡的风险[113]。反常栓塞风险（Risk of Paradoxical Embolism，RoPE）评分可评估脑卒中与 PFO 存在相关的可能性大小。该评分指标包括为较低的年龄、影像学检查发现皮质脑卒中，以及无糖尿病、高血压、吸烟、既往脑卒中或 TIA 病史[114]。总分 10 分，分数越高表明 PFO 与脑卒中之间相关性越高，这需要外部研究进一步验证。

采用声学对比剂的彩色多普勒 TEE 或 TCD 超声检查在检测 PFO 方面可能比 TTE 更敏感[101, 115, 116]。不过 TTE 无风险，如果结果阳性则不必再行额外侵入性检查[117]。TEE 测量 PFO 尺寸可能更准确[118]。

有脑缺血症状且有 PFO 的患者应接受腿部无创检查以排除深静脉血栓形成，并应考虑盆腔静脉磁共振静脉造影（magnetic resonance venogram，MRV）或 CT 静脉造影（CT venogram，CTV）[117]。

在多学科临床讨论和脑卒中病因综合评估后的二级预防治疗方案包括介入封堵 PFO、抗凝治疗和单独抗血小板治疗。三项大型随机试验［PFO 封堵或抗凝治疗与抗血小板治疗预防脑卒中复发对比研究（Patent Foramen Ovale Closure or Anticoagulants Versus Antiplatelet Therapy to Prevent Stroke Recurrence，CLOSE）、脑卒中患者 PFO 闭锁装置研究（Septal Occluder Device for PFO Closure in Stroke Patients，REDUCE）、在复发性脑卒中患者中评估 PFO 封堵与当前标准治疗的随机临床试验（Randomized Evaluation of Recurrent Stroke Comparing PFO Closure to Established Current Standard of Care Treatment，RESPECT）］表明，对于 60 岁以下隐源性脑卒中患者，PFO 封堵相较替代方案可降低复发性脑卒中的风险[119-121]。在 CLOSE 试验中，随访时间超过 5.3 年，238 例接受 PFO 封堵的患者未发生脑卒中，而 235 例单用抗血小板治疗患者有 14 例发生脑卒中（HR=0.03，95%CI 0～0.26，P＜0.001），CLOSE 和 REDUCE 研究均未评估 PFO 封堵是否优于抗凝治疗。RESPECT 试验的亚组分析表明，在房间隔膨胀瘤、大量分流或浅表性脑梗死患者中采用 PFO 封堵治疗有益。PFO 介入封堵主要手术并发症（如器械相关血栓形成和迟发性心房颤动）的发生率为 2%～7%[122]。若 PFO 封堵存在禁忌证，则抗凝治疗在预防复发性脑卒中方面可能优于单用抗血小板治疗，但也可能增加大出血的风险[123, 124]，这还需要进一步研究。在决定年轻患者的治疗方案时，需要考虑出血的长期累计风险。

4. 心脏肿瘤 心房黏液瘤患者中栓塞事件发生率高达 3%～50%。心房黏液瘤很少见，在 100 万例尸检中只发现 75 例[125]。据报道心房黏液瘤可造成许多临床事件（图 32-6），有些事件在时间上相隔数月至数年。肿瘤的脆性有利于肿瘤碎片栓子形成，也有利于肿瘤表面血栓栓子的形成[126, 127]。心房黏液瘤的大小很少引起左心室流出道的梗阻（图 32-7）。治疗方法是手术切除。乳头状纤维细胞瘤是另一种栓塞性肿瘤，可能与黏液瘤一样或更普遍[128, 129]。在梅

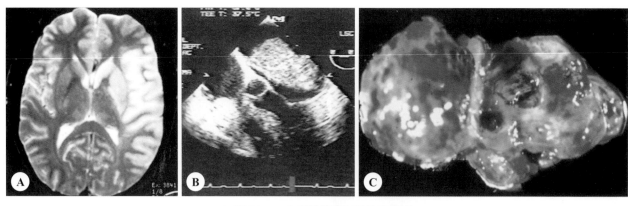

▲ 图 32-6　心房黏液瘤各种检查表现

A. 1 例因心房黏液瘤栓塞而导致的左脑中动脉区域梗死患者脑 T_2 加权 MRI；B. 超声心动图显示收缩期二尖瓣上方有大的房性黏液瘤；C. 病理学标本显示凝胶状心房黏液瘤伴多发囊肿（引自 Rosenberg R, ed: *Atlas of Clinical Neurology*. Philadelphia: Current Medicine; 1998.）

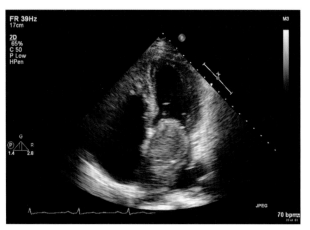

▲ 图 32-7　巨大左心房黏液瘤的经胸超声心动图

巨大的左心房黏液瘤填充整个左心房，导致左心室充盈梗阻

奥诊所的一个病例系列报道中，185 名手术切除肿瘤的患者的肿瘤复发率低至 1.6%[130]。TTE、TEE、心脏 CT 或心脏 MRI 可用于检测心脏肿瘤。

5. 自发性显影　超声心动图下自发性显影（spontaneous echo contrast，SEC）是左心房血流紊乱和凝血激活的标志，在对心房颤动患者行 TEE 检测时可见到此现象[64, 131, 132]。二尖瓣疾病患者合并 SEC 的血栓栓塞风险较高[133, 134]。许多研究已确定 SEC 与心腔内血栓的形成存在关联，但 SEC 尚未被确定为栓塞性脑卒中的独立危险因素[133-136]。

6. 瓣膜纤维性丝状物　Lambl 赘生物或瓣膜纤维性丝状物，是主动脉瓣心室面或二尖瓣心房面上形成的丝状物，可用 TEE 检测。从组织学上讲，纤维性丝状物是内皮化的结缔组织。一项研究发现，二

尖瓣纤维性丝状物在近期脑缺血患者（6.3%）中比对照组无近期脑缺血患者（0.3%）中更常见。在疑诊心源性栓塞性脑卒中的年轻患者中，16% 患者发现有二尖瓣纤维性丝状物，并常常不伴其他可识别的心源性栓子[137]。其他回顾性研究表明，与因其他原因采用 TEE 偶然发现瓣膜纤维性丝状物的患者（2.3%～15%）相比，这种丝状物更常见于年轻患者和近期发生栓塞事件的患者（10.6%～53%）[138-140]。

（二）心律失常

1. 心房颤动　心房颤动是栓塞性脑卒中的最常见病因，占心源性或动脉粥样硬化血栓源性脑卒中所有脑卒中的 25%～30%[8]。心房颤动中的血栓起源于左心房和心耳。在心源性栓塞性脑卒中的所有机制中，心房颤动在一级和二级预防的随机临床试验中得到了最广泛的研究[141-146]。心房颤动相关脑卒中的发病率随着年龄的增长而上升[4, 5]。没有心脏病、糖尿病和高血压的年轻心房颤动患者的脑卒中发生率极低（1.3%/15 年）[141, 147]。然而，从 65 岁开始，脑卒中发生率达到每年 3%～5%；到 80 岁时，脑卒中风险增加到每年 10% 或更高，其中以女性发病为主[5]。与年龄相关的脑卒中风险独立于其他主要危险因素[141]。

非瓣膜性心房颤动患者脑卒中风险较高的独立危险因素包括年龄＞65 岁、既往脑卒中或 TIA 病史、高血压和糖尿病[148]。在心房颤动脑卒中预防（Stroke Prevention in Atrial Fibrillation，SPAF）研究中，对

7 项独立研究进行的 Meta 分析结果显示，有既往脑卒中或 TIA 病史的心房颤动的脑卒中风险最大，估计为每年 6%～9%[149]。左心室功能不全是 SPAF 研究人群中的另一个危险因素。尽管心房颤动患者脑卒中的风险很高，但只有大约一半符合条件的患者接受了适当的抗凝治疗[150, 151]。

TTE 结果也可以纳入风险分层。中至重度左心室功能不全患者的脑卒中风险增加 2.5 倍。左心房前后径大于 2.5cm/m² 也是脑栓塞的预测因子。在 SPAF 研究中，26% 患者没有临床危险因素且 TTE 结果正常，这些患者的脑卒中风险较低（每年＜1%）。根据超声心动图结果，约 1/3 的低风险患者被重新分类为高风险患者[152-155]。

TEE 对检测左心房异常具有更高的敏感性。SEC、左心耳排空减少和左心房血栓是脑卒中风险较高的标志。此外，TEE 能够更好地可视化主动脉斑块[156, 157]。在具有高危临床因素的患者中，TEE 检查发现存在任何左心房异常或主动脉弓动脉粥样硬化斑块大于 4mm 可使脑卒中年风险增加多达 20%[158]。

对于心房颤动和近期脑卒中或 TIA 患者，建议进行长期口服抗凝药[159]。多项临床试验已证明华法林在中至高危患者中预防心房颤动相关脑卒中的疗效和安全性[141-146, 149]。这些试验的汇总数据显示，华法林可使缺血性脑卒中减少 68%（95%CI 50%～79%），年脑出血率＜1%。阿司匹林单药预防心房颤动中的数据有限。SPAF-Ⅲ 研究表明，低危心房颤动（无脑卒中/TIA、高血压、低 EF、高龄和女性）患者口服阿司匹林与华法林相比疗效与安全性均相当[149]。然而，后续随机临床试验表明，阿司匹林降低脑卒中风险效果明显不如华法林[160, 161]。一项在不适宜使用华法林的心房颤动患者中评估比较阿司匹林和氯吡格雷联合治疗与单用阿司匹林治疗的临床试验发现，缺血事件减少的益处被大出血风险的增加所抵消[162]。对低危患者（即没有或只有一个危险因素）的适当治疗尚不清楚。

新型口服抗凝药，非维生素 K 拮抗药，可作为华法林的替代疗法。长期抗凝治疗（Randomized Evaluation of Long Term Anticoagulant Therapy，RE-LY）研究 18 133 名具备心房颤动和一项脑卒中其他危险因素的患者随机分为华法林组（目标 INR 为 2.0～3.0，非盲法）与直接凝血酶抑制药达比加群组（110mg，每天 2 次，或 150mg，每天 2 次，盲法）[163]。两种剂量达比加群在预防脑卒中或系统性栓塞方面均不劣于华法林，而且 150mg 达比加群要优于华法林同时不增加大出血风险。阿哌沙班减少心房颤动患者脑卒中和其他血栓栓塞事件（Apixaban for Reduction in Stroke and Other Thromboembolic Events in Atrial Fibrillation，ARISTOTLE）研究在 18 201 名心房颤动患者中比较直接 Xa 因子抑制药阿哌沙班与华法林，在脑卒中或系统性栓塞的预防方面不论是非劣性还是优效性试验均得到了阳性结论，同时脑出血减少 49%[164]。ROCKET-AF 研究将 14 264 名心房颤动患者随机分配到直接 Xa 因子抑制药利伐沙班组与华法林组，结果也显示利伐沙班在预防脑卒中或系统性栓塞方面不劣于华法林，并且脑出血率和致命出血率较低[165]。ENGAGE-AF 研究将 21 105 名心房颤动患者随机分配到高或低剂量依度沙班组（另一种直接 Xa 因子抑制药）或华法林组，结果显示依度沙班在预防脑卒中或系统性栓塞方面不劣效华法林，并且大出血风险较低[166]。

直接凝血酶抑制药和 Xa 因子抑制药至少部分依靠肾代谢。基于随机对照临床试验数据，某些慢性肾脏病患者需减少使用依度沙班、利伐沙班或阿哌沙班的剂量[167, 168]。在 ARISTOTLE 试验中，具有两项或两项以上标准（年龄＞80 岁，体重＜60kg，肌酐＞1.5mg/dl）的患者接受减少剂量的阿哌沙班[169]。与华法林相比，阿哌沙班组的脑卒中率、大出血率和死亡率在各年龄组中始终较低[170]。然而，减少剂量的功效是有争议的[171]。最近一项来自真实世界的观察性研究 Meta 分析显示，与华法林相比，低剂量阿哌沙班相对增加 27% 血栓栓塞风险[172]。在晚期慢性肾脏病中使用新型口服抗凝药的证据有限。

口服抗凝治疗作为心房颤动的二级脑卒中预防明确增加小出血风险，尤其是脑出血，这在老年患者（＞75 岁）中更常见[141]。与华法林相比，利伐沙班、阿哌沙班和依度沙班的颅内出血风险可能较低[164-166]。尽管 85 岁以上患者脑出血风险增加，但抗凝治疗心房颤动仍然有益。使用华法林应注意确保 INR 值保持在目标范围内，因为较高的 INR 值会显著增加出血风险[173]。在发生继发于口服抗凝药的急性脑出血的情况下，需立即使用能快速逆转华法林、直接凝血酶抑制药和 Xa 因子抑制药的拮抗药[174-177]。另一种解决办法可考虑行左心耳封堵术，也许可以避免对特定患者进行长期抗凝治疗。由于绝大多数（约90%）的血栓形成于左心耳，因此机械隔离左心耳是一种有吸引力的理论方法，可降低出血性脑卒中和与长期抗凝相关的大出血风险。PROTECT-AF 试验将 707 名非瓣膜心房颤动患者随机分配到左心耳封堵组与华法林组，发现植入 WATCHMAN 装置疗效不劣于华法林[178]。在随访的 PREVAIL 试验中，407 名患者以 2∶1 比例随机分配到 WATCHMAN 组和华法林组，结果同样显示 WATCHMAN 装置在预防脑卒中或系统性栓塞方面不劣于华法林[179]。WATCHMAN 装置相关的血栓与装置封堵不完全风险、新左心耳封堵器的作用目前有相关试验在进行中[180-182]。对于在器械植入后没有短期抗凝治疗禁忌证的患者，可以考虑左心耳封堵术。

心房颤动引起的急性心源性栓塞性脑卒中使用抗凝治疗是有争议的。急性脑梗死后出血性转化的风险显著（1.7%～4.4%），尤其是梗死面积较大的患者[183-186]。相反，前 2 周内复发性栓塞的风险仅为 0.1%～1.3%[187-189]。支持早期抗凝治疗的数据主要来自前瞻性观察性和小型随机试验。一项关于在症状发作后 30h 内对心房颤动和缺血性脑卒中患者进行即时治疗的研究显示，低分子肝素抗凝治疗与抗血小板治疗相比没有益处，干预组患者也有更多的脑出血发生[187]。在随后观察性研究中[190, 191]，对于筛选的非致残性脑卒中患者，推荐脑卒中发作后 4～14d 作为最佳时间窗开始抗凝治疗[192]。新型口服抗凝药起效更快，可在脑卒中发病后的早期发挥作用，特别是在轻度脑卒中或小面积梗死患者中，相关临床试验正在进行中[69]。

2. 病态窦房结综合征 病态窦房结综合征（sick sinus syndrome，SSS），也称为心动过速 - 心动过缓综合征，在老年患者中更常见，通常归因于缺血、退行性变或神经肌肉疾病。作为该综合征的一部分，患者可能会经历心房扑动和心房颤动[193]。SSS 的脑卒中风险较高：系统性栓塞可发生于 16% 的 SSS 患者中，而只有 1.9% 患者出现完全性房室传导阻滞[194, 195]。治疗方法可选择植入按需心房起搏器[196]。在 SSS 人群中尚未直接比较抗凝治疗与抗血小板治疗的疗效差异，不过在阵发性心房颤动患者中推荐使用华法林。需注意的是，心房起搏器并不能防止心房颤动的发生。植入起搏器患者应定期行起搏器程控，以密切监测未被识别的心房颤动。

3. 心房扑动 心房扑动是一种不稳定的心律，掩盖了潜在的心房疾病，并且通常会退化为心房颤动。在一项检查大型医疗保险数据库的研究中，心房扑动患者的脑卒中风险（RR=1.41）高于对照组患者但低于心房颤动患者（RR=1.64）。有心房扑动转为心房颤动经历患者的脑卒中风险（RR=1.56）高于从未有心房扑动转为心房颤动经历的患者（RR=1.11）[197]。左心耳速度在心房颤动和房颤房扑（一种处于心房颤动和心房扑动的中间形式）中相似。因此，这两种情况的左心房形成血栓的风险相当[198]。

主要是因为心房扑动患者有间歇性心房颤动的风险，所以对于有心房扑动和共存心脏病并易发左房血栓的患者，应考虑采用抗凝治疗[189]。

（三）瓣膜性疾病

1. 风湿性二尖瓣疾病 患有心房颤动和风湿性心脏病（rheumatic heart disease，RHD）的患者其脑卒中风险是正常对照组（没有心房颤动或 RHD）的 17 倍[4]。RHD 在发展中国家仍继续流行，据估计，全世界每年有 3%～7.5% 的新发脑卒中是由 RHD 引起[199]。

2. 二尖瓣环钙化 二尖瓣环钙化（mitral annular calcification，MAC）（图 32-8）与缺血性脑卒中的风险增高有关[200, 201]。MAC 与衰老、缺血性心脏病和心律失常有关。由于 MAC 患者也存在其他机制的脑卒中风险，因此尚不清楚 MAC 是否与脑卒中存在因果关系（如从退行性变瓣膜脱落的血栓钙化碎片），也或者二尖瓣环钙化仅仅是系统性动脉粥样硬化和内在心脏功能障碍的一个标志。目前尚不清楚发现 MAC 患者是否会从积极改善危险因素中受益，从而预防脑卒中。

3. 人工瓣膜 机械瓣患者抗凝治疗的栓塞发生率与未接受抗凝治疗的生物瓣膜患者的栓塞发生率相似，栓塞发生率在二尖瓣和主动脉瓣分别是每年 3%～4% 与每年 1.3%～3.2%[202-204]。生物瓣患者建议术后前 3 个月抗凝，若存在其他明确抗凝指征则建议长期抗凝（如心房颤动、左心房血栓或既往栓子的证据）[205]。在机械瓣和高风险生物瓣患者中，阿司匹林与华法林联用优于单用华法林，可降低心血管死亡

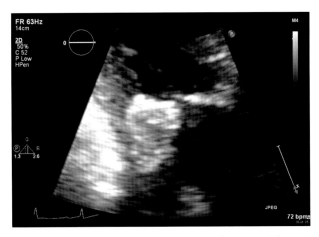

▲ 图 32-8　经胸超声心动图显示后侧二尖瓣环显著钙化伴中央透亮回声，提示干酪性 MAC

率和系统性栓塞（分别为每年 1.9% 和 8.5%），同时不会显著增加大出血并发症[206]。目前数据不支持在人工瓣患者中使用新型口服抗凝血药。

4. 二尖瓣狭窄　二尖瓣狭窄通常与 RHD 相关，尸检中 15%～17% 的病例可见左心房血栓，左心室可能出现"喷射样"病变[207, 208]（图 32-9）。二尖瓣狭窄患者脑卒中发生率约为 2%，复发性栓塞很常见。当强烈怀疑合并心房颤动时，应考虑使用华法林[209]。

5. 感染性心内膜炎　15%～20% 的感染性心内膜炎（infective endocarditis，IE）患者可发生脑卒中，通常发生在起病 48h 内（图 32-10）。适当的抗生素治疗可显著降低脑卒中风险，晚期栓塞率不到 5%[210, 211]。在存在脑缺血症状和发热或新的心脏杂音的情况下，红细胞沉降率的升高提示脑卒中诊断可能，需完善相关检查，如多次血培养、经胸超声心动图检查，如果仍高度怀疑，则进行 TEE。IE 的危险因素包括先天性心脏病、静脉注射毒品及近期的牙科或外科手术。IE 的神经系统并发症包括缺血性和出血性梗死、中毒性脑病、动脉炎、脑膜炎和蛛网膜下腔出血，即使应用抗生素治疗，这些并发症显著增加 IE 的死亡率（15%～20%）[211, 212]。IE 可由真菌性动脉瘤引起，一旦破裂可引起蛛网膜下腔出血。不同于颅内小动脉瘤，真菌性动脉瘤位于远端脑血管系统（大脑动脉环的第三分支或第四分支）中，其所致的蛛网膜下腔出血通常是浅表性的，也不并发血管痉挛。IE 患者一旦脑卒中或出血，即使很小也很麻烦，因为瓣膜置换术需要大剂量的抗凝治疗，在这种情况下如有可能，建议延迟手术。尽

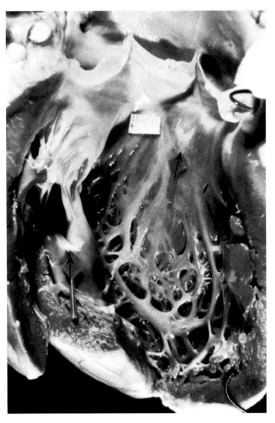

▲ 图 32-9　病理标本显示风湿性心脏病引起的二尖瓣狭窄，左室壁上有"喷射样病变"（箭）

引自 Hinchey JA, Furlan AJ, Barnett HJM. Cardiogenic brain embolism: incidence, varieties, and treatment. In: Barnett HJM, ed. *Stroke: Pathophysiology, Diagnosis, and Management*. 3rd ed. New York: Churchill Livingstone; 1998.

管没有强有力的前瞻性研究评估最合适的等待时间，但通常建议在缺血或出血性脑卒中 2 周甚至更长时间（4～6 周）后再行手术。

引起自身瓣膜心内膜炎的最常见病原体是链球菌、葡萄球菌和肠球菌，少见病原体有其他种类的细菌、真菌、螺旋体及立克次体[213]。超声心动图尚未被证明有助于预测栓塞风险，早期抗生素治疗仍然是治疗的主要手段[211, 214]。蛛网膜下腔出血的风险被许多权威机构认为是 IE 患者抗凝禁忌证。无创 MRA 或 CTA 已在很大程度上取代了真菌性动脉瘤的传统血管造影和筛查[215]。对于 IE 栓塞所致急性脑卒中，不鼓励使用静脉溶栓[192, 216]。机械取栓术是治疗 IE 引起的急性大血管闭塞的重要方法，但需要进一步研究[217]。

6. 非细菌性血栓性心内膜炎　NBTE 也称为消耗性心内膜炎，与恶性肿瘤有关，也常见于 Trousseau

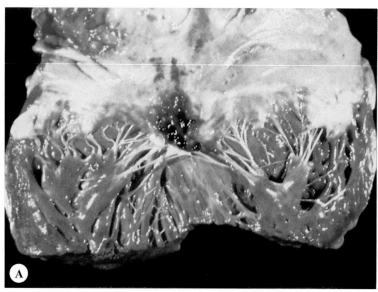
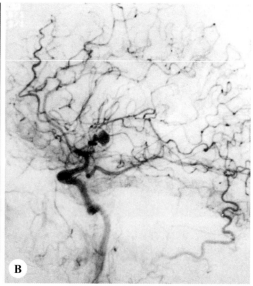

▲ 图 32-10 感染性心内膜炎

A. 病理标本显示大面积出血性赘生物；B. 左颈总动脉血管造影显示左中动脉近端分支的动脉瘤（引自 Rosenberg R, ed. *Atlas of Clinical Neurology*. Philadelphia: Current Medicine; 1998.）

综合征[218]（图 32-11）。临床表现可以是一个或多个血管区域的局灶性功能缺损，或非局灶性脑病[219]。对于有潜在恶性肿瘤的患者，所有脑卒中病例均应怀疑 NBTE，最好通过超声心动图（TEE 或 TTE）进行诊断[218]。建议使用抗凝治疗预防复发性栓塞，特

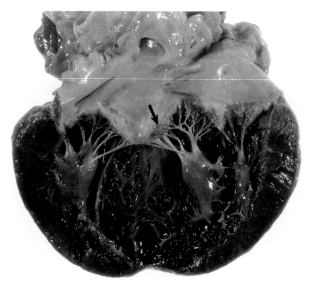

▲ 图 32-11 非细菌性血栓性心内膜炎的二尖瓣赘生物（箭）

引自 Rogers LR, Cho ES, Kempin S, Posner JB. Cerebral infarction from nonbacterial thrombotic endocarditis: clinical and pathological study including the effects of anticoagulation. *Am J Med* 83:746, 1987.

别是在同时存在高凝状态的患者中。然而，在这种情况下，抗凝治疗的疗效尚未得到证实。

Libman-Sacks 疣状心内膜炎是 NBTE 的一种非典型形式，与系统性红斑狼疮有关[220-222]。它通常与抗磷脂抗体介导的全身性高凝状态有关。Libman-Sacks 疣状心内膜炎和抗磷脂抗体综合征尚没有确切的治疗策略[221]。虽然经常使用抗凝治疗，特别是在有 TIA 或脑卒中的患者中，但抗凝血药的选择和华法林的目标 INR 范围存在争议。

7. 其他瓣膜疾病 二尖瓣反流与脑卒中风险增高有关，这主要是因为在许多情况下存在心房颤动[223, 224]。主动脉瓣狭窄也可引起脑卒中，栓塞主要是钙化的栓子所致[225]。一项病例对照研究表明，在有脑卒中或短暂性脑缺血症状的年轻患者中，二尖瓣脱垂的发生率远低于先前报道[226]。

（四）心脏手术

1. 冠状动脉搭桥手术相关的栓塞 3%～6% 冠状动脉旁路移植术或瓣膜置换术患者围术期会出现脑卒中[227, 228]。脑卒中机制可能是心源性栓塞、低血流（远端区域低血压缺血）或主动脉弓分支动脉间栓塞[229]。大多数延迟脑卒中是因为术后心房颤动，特别是在 EF 低的情况下[227, 230]。临床因素，如年龄超过 75 岁、近期心肌梗死或不稳定型心绞痛、既往

脑卒中史、颈动脉疾病、高血压、糖尿病、既往冠状动脉手术史、术后心房颤动、低 EF、肺部疾病或肾功能不全病史，可增加脑卒中风险[227, 231, 232]。DWI MRI 比 CT 更敏感显示急性梗死灶，通常是多发性的，可表现为脑病[233]。冠状动脉旁路移植术后脑栓塞似乎主要发生在后循环[234]。

2. 心导管介入治疗 心导管介入相关缺血性脑卒中通常为栓塞所致，栓子可能继发于主动脉粥样硬化斑块破裂或手术过程中的心脏损伤。已发现脑卒中风险与冠状动脉病变严重程度（OR=1.96）和介入治疗时间长短（OR=1.65）显著相关。DWI MRI 被证明对检测小梗死很敏感[235]。高血压、年龄＞60 岁、外周血管疾病、急诊手术和球囊扩张增加介入相关血栓栓塞并发症的风险[236]。经导管主动脉瓣置换术（transcatheter aortic valve replacement，TAVR）后 30d 脑卒中发生率为 2.3%～5.5%，超过 2/3 的脑卒中发生在术后 3d 内[237-239]。

（五）心脏栓塞和凝血系统

AF 作为栓塞性脑卒中模型，与凝血系统改变有关[240-244]。心内膜局部凝血因子可能是左心房血栓产生的原因[245]。尽管多种外部刺激调节表达，与其他血管床一样，这种信号传导调节处于遗传控制之下。心房颤动者凝血酶原片段 F1+2（凝血酶原转化为凝血酶的副产物，用于测量凝血酶产生的丰度）的水平随着年龄的增长与脑卒中发生率平行增加[246]。绝大多数患者使用华法林时脑卒中风险显著降低，这与凝血系统活动水平的降低密切相关。此外，阿司匹林对 F1+2 几乎没有影响，因此其在心房颤动患者脑卒中预防方面缺乏疗效。其他研究证实，心房颤动中促血栓因素水平升高（因子Ⅷ、纤维蛋白原、凝血酶 - 抗凝血酶复合物），参与纤维蛋白溶解的因素（t-PA、D- 二聚体）也是如此[240-244, 247]。von Willebrand 因子水平也是心房颤动患者内皮损伤的标志[243, 244]。血小板激活已被证明与心房颤动相关。血小板因子 4、β 血小板球蛋白和 P- 选择素在心房颤动患者中升高[240, 243]。凝血活动增强在心房颤动中常见，也见于其他心源性栓塞相关的心脏疾病，如左心室室壁瘤[248]、二尖瓣狭窄[249] 和心力衰竭[250]。

因此，继发于结构性疾病的心脏异常血流似乎可能导致内皮破坏，从而引发局部血栓形成。血栓的稳定性由纤维蛋白交联的完整性介导。调节内皮与凝血系统之间相互作用的遗传控制可能部分解释了为什么一些高危患者仍然没有栓塞事件。这些遗传影响也可能在高风险患者在接受抗凝治疗时经历栓子的情况下发挥作用。心内膜表面和凝血系统之间的相互影响需要进一步的研究。

（六）心房疾病和脑卒中风险

越来越多的证据表明，心源性栓塞性脑卒中可能是由心房颤动或心房扑动中左心房血栓栓塞引起的。ASSERT 研究招募了最近植入的起搏器或除颤器的患者，证明了快速房性心律失常（表面心电图未见亚临床心房颤动）持续超过 6min 与脑卒中风险增加 2.5 倍有关。然而，几乎 1/3 的脑卒中患者仅在脑卒中发生后才发生亚临床心房颤动[251]。IMPACT 试验还显示，脑卒中发作与通过连续心电监测检测到的房性心动过速的发生之间在时间上并不一致[252]。从这些数据中引出的一个新概念是，心房颤动只是潜在疾病进展的标志，其中心房组织的病理变化导致结构和功能改变，从而使患者易患血栓栓塞。对心房疾病概念的进一步支持来自观察性研究，这些研究对象除了具有心房颤动外，还具有其他增加脑卒中风险的相关因素，如左心房扩大[253, 254]、左心房纤维化[255] 或阵发性室上性心动过速[256]。心房收缩和功能障碍的其他生物标志物（包括心电图[257] 上的 P 波异常和血液中 N 末端前脑利钠肽水平升高）与脑卒中风险增加相关[258, 259]。一项正在进行的临床试验用以测试阿哌沙班在预防心房疾病和隐源性脑卒中患者复发性方面是否优于阿司匹林[74]。

第33章 近端主动脉粥样硬化性疾病

Atherosclerotic Disease of the Proximal Aorta

Marco R. Di Tullio 著

李永乐 张曼雨 李炎亮 译   徐 煜 李 威 校

本章要点

- 主动脉近段的大型或复杂动脉粥样硬化斑块是 60 岁以上人群缺血性脑卒中的潜在原因。
- 风险的高低取决于斑块的形态特征（厚度、溃疡、是否存在活动性斑块）。
- 经食管超声心动图是最广泛使用且最敏感的检测技术，但也可使用 MRI、CT 或 PET/CT。
- 在心导管和心脏手术期间，未被发现的近端主动脉斑块会增加脑卒中风险，需要在术前进行筛查，并可能改变用于实施该手术的技术。
- 高凝状态可能增加斑块上活动性血栓形成的可能性，从而增加相关脑卒中风险。
- 减少近端主动脉斑块患者栓塞事件的最佳预防性治疗仍有争议，建议使用他汀类药物和抗血小板药物。
- 在发现活动性血栓的情况下，需要进行全身抗凝治疗。
- 主动脉内膜切除术有很大的栓塞风险，应谨慎选择病例。

主动脉粥样硬化斑块的存在是缺血性脑卒中的危险因素。供应大脑的血管起源于主动脉的近端部分，可能成为脑栓塞的来源。本章将主要回顾主动脉斑块与缺血性脑卒中之间关系的研究，以及相关的诊断和治疗问题。

一、普通人群中主动脉斑块的发生率

主动脉的动脉粥样硬化在一生中不断发展，在 40 岁以后变得尤为明显；此后，动脉粥样硬化病变的患病率和数量不断增加。在脑卒中预防：社区风险评估（Stroke Prevention：Assessment of Risk in a Community，SPARC）研究中[1]，通过经食管超声心动图（TEE）评估了 588 名年龄在 44 岁以上的志愿者中"简单"（厚度＜4mm，无溃疡或活动斑块）或"复杂"（厚度≥4mm 或具有复杂特征）动脉粥样硬化病变的患病率。在升主动脉、主动脉弓和降主动

脉中分别发现了 8.4%、31.0% 和 44.9% 的不同程度的动脉粥样硬化。复杂动脉粥样硬化的相应数字分别为 0.2%、2.2% 和 6.0%。任何动脉粥样硬化患病率从 45—54 岁亚组的约 17% 增加到 75 岁以上亚组的 80% 以上。在较年轻的亚组中几乎没有复杂的动脉粥样硬化，但在 75 岁以上的受试者中超过 20% 的人存在复杂动脉粥样硬化。在一项针对 59 岁以上健康志愿者的 TEE 研究中[2]，22% 的人主动脉弓中检测到简单斑块，而 4% 的人主动脉弓中检测到复杂斑块（厚度≥5mm，或表面不规则且有溃疡）。在一般人群中，主动脉粥样硬化的患病率因研究样本的特征，尤其是危险因素分布而不同。在主动脉斑块和缺血性脑卒中风险（APRIS）研究中，209 名 55 岁以上的无脑卒中志愿者组成的三个人种的研究组中，有 62.2% 的人出现了不同程度的主动脉弓动脉粥样硬化，比例较大（≥4mm）的拱形斑块占 23.9%[3]。这

些数字远高于其他研究，与动脉粥样硬化风险因素的更大负担有关。与 SPARC 相比，APRIS 研究组糖尿病（23.0% vs. 8.9%）、高血压（69.4% vs. 55.2%）、既往和现在吸烟史（分别为 60.3% vs. 39.0% 和 16.1% vs. 8.2%）的发生率更高。

二、主动脉斑块与缺血性脑卒中的病理学研究

Amarenco 及其同事在一项尸检病例对照研究中首次报道了主动脉弓斑块与缺血性脑卒中之间的密切联系[4]。死于脑卒中的患者近端主动脉斑块溃疡的发生率远远高于死于其他神经系统疾病的患者（26% vs. 5%，年龄校正后 OR=4.0，95%CI 2.1~7.8）。重要的是，在不明原因（隐源性）脑卒中患者中观察到的溃疡斑块发生率最高（61% vs. 28%，校正后 OR=5.7，95%CI 2.4~13.6），这提供了一种潜在的病因机制。溃疡斑块与显著的颈动脉狭窄或心房颤动之间缺乏相关性，这表明主动脉斑块在脑卒中风险方面具有独立作用。在溃疡斑块患者中，只有 3% 的患者年龄小于 60 岁。

在另一项对 120 名未经选择的患者进行的尸检研究中[5]，复杂的主动脉弓斑块与动脉栓塞显著相关（OR=5.8，95%CI 1.1~31.7），独立于严重的同侧颈动脉疾病和心房颤动，其强度与严重的同侧颈动脉疾病和心房颤动相似。

三、体内研究——经食管超声心动图

TEE 是在体内检测主动脉斑块与缺血性脑卒中之间关系的最敏感和最广泛使用的技术。由于食管毗邻主动脉且无隔断结构，因此可以使用高频超声换能器，提供高分辨率图像。左锁骨下动脉起点附近的主动脉段是检查的重点。升主动脉可以准确地显示出通过 T 形三通从主动脉瓣水平到主动脉弓的初始曲率（图 33-1），通过 TEE 可以从主动脉瓣水平到主动脉弓的初始曲率显示出升主动脉，也可以显示出所有患者的主动脉弓中部和远端（图 33-2）。由于气管的影响，可能无法看到血管的一小部分（近端弓），这是检查的"盲点"。通过 TEE 可准确评估斑块的存在和厚度（图 33-3），以及溃疡（图 33-4）或活动性血栓（图 33-5 至图 33-7）。TEE 对斑块检测具有高度敏感性和特异性[6, 7]。对活动性血栓的

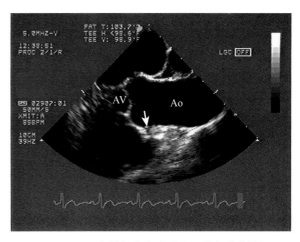

▲ 图 33-1　经食管超声心动图显示升主动脉纵切面

整个升主动脉可见从主动脉瓣到主动脉弓的初始曲率，可见右冠状动脉的脱落（箭）

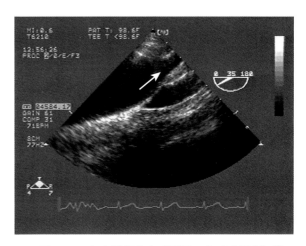

▲ 图 33-2　经食管超声心动图显示主动脉弓中远端

可见左锁骨下动脉的起点（箭）

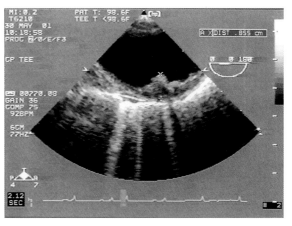

▲ 图 33-3　主动脉弓远端突出的动脉粥样硬化斑块

图中显示了垂直于主动脉腔长轴的斑块厚度测量。斑块厚度（0.855cm）显示在右上角

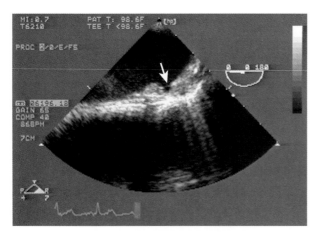

▲ 图 33-4 远端主动脉弓有复杂斑块

可见大溃疡（箭）

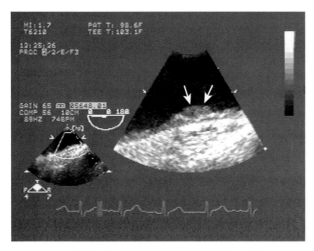

▲ 图 33-5 主动脉弓中部斑块的放大图

提示血栓的低回声物质（箭）叠加在明亮的回声斑块上

诊断准确率也很高（敏感性 91%，特异性 90%）[7]。然而，检测斑块表面小溃疡的敏感性较低（约 75%）[2, 8, 9]，这可能会带来额外的栓塞风险。TEE 测量斑块厚度的重复性非常好，对于大斑块（≥4mm），符合率为 84%～88%[10]。

TEE 是一种安全的半侵入性诊断测试。主要并发症并不常见，主要是由于未预料的先前存在的食管疾病。在超过 10 000 名患者中[11]，观察到 1 例死亡。另有 2.7% 的患者出现插管不成功（1.9%）或患者不耐受（0.8%）。在 15 381 例患者中获得了类似结果，其中 2 例死亡（0.01%），1 例死亡[11]，并发症发生率为 1.7%[12]。在 901 例患者中[13]，1.2% 的患者插管失败，无死亡患者，主要并发症的发生率较低（0.6%）。TEE 在大多数脑卒中患者中是可行的[14]，并且在高龄患者中可以安全地进行[15]。

（一）病例对照研究

Tunick 及其同事[16] 首次报道了 122 例有动脉栓塞病史的患者中出现主动脉斑块 5mm 或以上的频率高于 122 例年龄和性别匹配的其他诊断的患者（27% vs. 9%，OR=3.2，95%CI 1.6～6.5）。这项回顾性研究未对其他潜在栓塞来源进行调整，随后进行了表 33-1 总结的其他病例对照研究。

Amarenco 及其同事研究了 250 名年龄超过 60 岁的急性缺血性脑卒中患者和 250 名对照组[17]。调整常规风险因素（校正后 OR=4.4）后，厚度在 1～3.9mm 的主动脉弓斑块与脑卒中相关，但 4mm

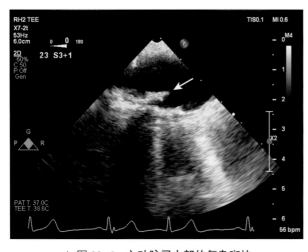

▲ 图 33-6 主动脉弓中部的复杂斑块

可以看到一个大的带蒂部分（箭），在实时成像中具有很高

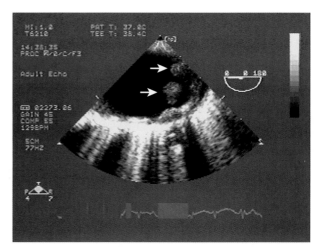

▲ 图 33-7 远端主动脉弓的复杂动脉粥样硬化斑块

可见两个大血栓（箭）

或更大的斑块（校正后 OR=9.1）的风险急剧增加。此外，风险与颈动脉狭窄和心房颤动的存在无关[17]。作者推测，观察到较大斑块风险的急剧增加可能取决于持续存在活动性血栓（包括在斑块厚度的测量中），这一情况在其他研究中得到了证实[18]。隐源性脑卒中患者出现 4mm 或更大斑块的频率明显高于来源明确的脑卒中患者（28.2% vs. 8.1%，OR=4.7，95%CI 2.2～10.1）。

Jones 等研究了 215 名脑卒中患者和 202 名 59 岁以上的健康志愿者[2]（表 33-1），其他获得了类似的结果，但与隐源性脑卒中相关的结果除外。与更小、光滑的斑块（校正后 OR=2.3）相比，伴有 5mm 或更大的斑块或带有溃疡 / 活动斑块的患者脑卒中风险更高（校正后 OR=7.1）。然而，隐源性脑卒中患者（20%）和来源明确的脑卒中患者（23%）出现大斑块或复杂斑块的频率相似。我们研究了 106 名年龄大于 40 岁的脑卒中患者和 114 名年龄和性别匹配的对照组[8]，发现 5mm 或更大的主动脉斑块与脑卒中风险增加相关（校正后 OR=2.6）。这种风险完全是来源于 59 岁以上的患者亚组，而在脑卒中患者和对照组中，大斑块的患病率在该年龄以下都非常低（3%）（表 33-1）。

Davila-Roman 及其同事利用主动脉周超声检查，研究了 1200 名 49 岁以上接受心脏手术的受试者的主动脉斑块患病率，其中 158 人曾发生过栓塞事件[19]。

他们在 26.6% 的有脑血管事件的患者和 18.1% 的无脑血管事件的患者中发现了 3mm 或更大的斑块。研究还发现主动脉斑块、动脉高血压、心房颤动和颈动脉狭窄与神经系统事件独立相关。

最近，我们在 255 名脑卒中患者和 209 名年龄、性别、种族 / 民族匹配的 APRIS 对照中报道了类似结果。在调整其他脑卒中风险因素后（校正后 OR=2.4）[20]（表 33-1），再次发现主动脉弓大斑块（≥4mm）与脑卒中风险增加相关。复杂的斑块形态和并存的高凝状态增加了脑卒中风险，这将在后面进行讨论。

尽管目前很难量化降主动脉在脑卒中机制中的作用，但已存在从降主动脉近端开始对大脑进行的逆行栓塞术[21]。在 94 例脑卒中患者中，有 28 例（29.8%）通过 MRI 观察到含有大斑块的主动脉段逆行血流，这可能影响到所有脑区[22]；在 35 例隐源性脑卒中患者中，通过四维 MRI 显示主动脉上血管内逆行血流，发现有 26% 与梗死部位一致[23]。在对 4000 名患者进行的 Meta 分析中，脑卒中患者降主动脉复杂斑块的发生率明显高于对照组（25.4% vs. 6.1%，P=0.001），但与其他病因的脑卒中相比，隐源性脑卒中的发生率不高（21.8% vs. 28.3%，P=0.06）[24]。在 Framingham 后代研究中，1527 名参与者同时接受了主动脉和脑 MRI 检查，在中位随访

表 33-1　近端主动脉斑块与缺血性脑卒中之间的关联：经食管超声心动图病例对照研究

研究 （参考文献）	病例数 / 对照数（n）	年龄（岁）	Atheroma 类型	控制率（%）	患者脑卒中率（%）	校正后 OR 值*（95%CI）
Amarenco 等[17]	250/250	≥60	1～3.9mm	22	46	4.4（2.8～6.8）
			≥4mm	2	14	9.1（3.3～25.2）
Jones 等[2]	215/202	≥60	<5mm，平滑	22	33	2.3（1.2～4.2）
			≥5mm，复杂	4	22	7.1（2.7～18.4）
Di Tullio 等[8]	106/114	≥40	≥5mm	13	26	2.6（1.1～5.9）
	30/36	<60		3	3	1.2（0.7～20.2）
	76/78	≥60		18	36	2.4（1.1～5.7）
Di Tullio 等[20]	255/209	≥55	≥4mm	24	49	2.4（1.3～4.6）

*. 根据常规脑卒中风险因素进行调整
CI. 可信区间

7 年的时间里，降主动脉的动脉粥样硬化与未来脑卒中或短暂性脑缺血发作的风险增加无关[25]。

（二）前瞻性研究

主动脉弓斑块作为外周和脑栓塞危险因素的作用也已得到前瞻性证实（表 33-2），比较了有斑块和无斑块患者栓塞事件的复发率。在平均 14 个月的随访后，Tunick 及其同事发现，与年龄、性别和高血压匹配的对照组相比，42 例主动脉粥样斑块突出患者的脑或外周栓塞事件发生率显著增加（33% vs. 7%，RR=4.3）[26]。Mitusch 及其同事报道了 47 例大或活动的主动脉弓斑块患者和 136 例小或无斑块患者的类似结果[27]。前者栓塞事件的年复发率为 13.7%，后者为 4.1%（RR=4.3）。在一项针对 331 名 60 岁或以上脑卒中患者的法国多中心研究中，在调整了颈动脉狭窄、心房颤动、外周动脉疾病和常规风险因素后[28]，4mm 或更大的主动脉弓斑块与复发脑卒中风险增加近 4 倍有关（表 33-2）。隐源性脑卒中患者的年复发率最高（16.4/100 人）。合并血管事件的发生率在大斑块患者中也显著更高（RR=3.5）（表 33-2）。

在 236 名缺血性脑卒中患者中，Tanaka 及其同事观察到，在 42 个月的随访中，伴有 3.5mm 或更大的主动脉弓斑块的患者复发脑卒中或心肌梗死的风险增加（表 33-2）[29]。Fujimoto 及其同事对 283 例脑动脉栓塞性脑卒中患者进行了平均 3.4 年的随访，均未发现明显的闭塞性病变[30]。在复发性脑卒中（32 例，或 11.3%）患者中，4mm 或更大的主动脉弓斑块（41% vs. 22%）和斑块延伸至主动脉弓起始部（63% vs. 39%）的患病率显著增加，并且同时患有这两种特征的脑卒中患者具有最高的复发风险（表 33-2）。作为隐源性脑卒中研究中卵圆孔未闭（Patent Foramen Ovale in Cryptogenic Stroke Study，PICSS）的一部分，我们最近报道了接受阿司匹林或华法林治疗的 516 名急性缺血性脑卒中患者的复发性脑卒中和死亡发生率。在 2 年的随访中，大斑块（≥4mm）仍然与事件风险增加有关（校正后 HR=2.1），尤其是那些具有复杂形态的斑块（HR=2.6）（表 33-2）。在隐源性脑卒中患者中，大斑块（HR=6.42，95%CI 1.62～25.46）和大而复杂斑块（HR=9.50，95%CI 1.92～47.10）的风险最高[31]。

在 SPARC 研究中[1]，主动脉粥样硬化和脑血管事件之间的关系受到质疑。在 581 名接受 TEE 的社区受试者中，大斑块（≥4mm）、溃疡或活动斑块与冠状动脉病史相关（OR=2.35，95%CI 1.1～5.0），但与缺血性脑卒中无关（OR=1.37，95%CI 0.44～4.3）。年轻受试者的纳入（截止年龄为 45 岁）可能减少了

表 33-2　有或无近端主动脉斑块患者的栓塞事件和脑卒中的复发率：经食管超声心动图的前瞻性研究

研究（参考编号）	有 / 无主动脉斑块（n）	随访（月）	斑块类型	无主动脉斑块（%）	有主动脉斑块（%）	校正后的相对危险度 *（95%CI）
边缘	42/42	14	≥4mm	7	33	4.3（1.2～15.0）
Mitusch 等[27]	47/136	16	≥5mm/活动 vs. <5mm	4.1/ 年	13.7/ 年	4.3（1.5～12.0）
脑卒中主动脉斑块的法国研究[28†]	331	24～48	≥4mm	2.8/ 年	11.9/ 年	3.8（1.8～7.8）
				5.9/ 年	26.0/ 年	3.5（2.1～5.9）
Tanaka 等[29]	97/139	42	≥3.5mm	未报道	未报道	2.1（1.2～3.7）
Fujimoto 等[30]	51/232	40	≥4mm，延伸到分支	2.9/ 人年	9.8/ 人年	2.4（1.1～5.2）
Di Tullio 等[31‡]	101/415	24	≥4mm	5.1/ 年	13.4/ 年	2.1（1.04～4.3）
	44/415	24	≥4mm，复杂	5.1/ 年	13.7/ 年	2.6（1.1～5.9）

*. 针对常规脑卒中风险因素进行了调整；† 仅针对缺血性脑卒中患者进行的研究，第一行数据为脑卒中复发率，第二行的数据是指所有栓塞事件复发率；‡ 所有接受华法林或阿司匹林治疗的患者

CI. 可信区间

主动脉斑块与脑卒中之间的关联强度。此外，主动脉近端严重斑块的患病率较低（2.4%）。然而，我们最近在 APRIS 对照组（年龄 >54 岁）的随访中报道了类似的发现，其中大的主动脉弓斑块也与脑卒中和血管事件无关（HR=1.05，95%CI 0.37～3.03）[3]。这些观察结果表明，在健康受试者中偶然发现的主动脉弓斑块导致脑卒中的风险可能低于文献中通常报道的既往有脑卒中或外周栓塞事件的受试者的风险或者由于其他共存疾病而建议使用 TEE 的风险。

四、斑块形态与脑卒中风险

脑卒中风险主要通过测量斑块的厚度来确定，选择 4mm 或 5mm 作为临界值。然而，目前尚不清楚斑块厚度是否与脑卒中机制直接相关，或者更确切地说是弥漫性动脉粥样硬化的标志物，而弥漫性动脉粥样硬化实际上可能是风险增加的原因。不同性别之间斑块相关脑卒中风险存在差异[32]。男性 4mm 或更大的主动脉斑块的发生率明显高于女性（31.5% vs. 20.3%，P=0.025），并且与男性（校正后 OR=6.0，95%CI 2.1～16.8）和女性（校正后 OR=3.2，95%CI 1.2～8.8）的缺血性脑卒中相关。然而，厚度为 3～3.9mm 的斑块与女性脑卒中显著相关（校正后 OR=4.8，95%CI 1.7～15.0），而与男性脑卒中无关（校正后 OR=0.8，95%CI 0.2～3.0）。这一观察结果表明，斑块厚度可能是弥漫性动脉粥样硬化（包括颅内动脉粥样硬化）或其他因性别而异的疾病的标志，而并非确定脑卒中的真正罪魁祸首病变，并且可能还与脑卒中机制有关[28]。在任何情况下，斑块进展（定义为随时间增加的厚度）都与血管事件的发生率增加有关。在 117 名脑卒中或短暂性脑缺血发作患者中，在中位数随访 1.7 年（51% vs. 11%，P<0.0001）期间，斑块进展超过 1 年的患者比没有斑块进展的患者更容易发生血管事件（脑卒中、短暂性脑缺血发作、心肌梗死或死亡）[33]。

斑块的复杂形态可能比其厚度更直接与脑卒中机制相关。斑块的形态学特征，如溃疡或活动性，与脑卒中风险增加有关[1, 5-9, 18]，尤其是隐源性脑卒中。在 152 名老年脑卒中患者和 152 名年龄匹配的对照组中[18]，发现溃疡性或活动性斑块比大但不复杂的斑块更易导致脑卒中。4mm 或更大的斑块确

实与脑卒中风险增加有关（校正后 OR=4.3，95%CI 2.1～8.7）；然而，当根据是否存在溃疡（宽度和深度至少为 2mm 的离散凹陷）或活动斑块进行划分时，与这些复杂特征相关的脑卒中风险非常高（校正后 OR=17.1，95%CI 5.1～57.3），而大而非复杂的斑块的风险仅略有增加（校正后 OR=2.4，95%CI 1.1～5.1）。即使排除了其他脑卒中来源的患者，如心房颤动、颈动脉狭窄 60% 或以上或颅内动脉粥样硬化，情况依然如此。Cohen 及其同事对 334 名 60 岁以上的脑卒中患者进行了为期 2～4 年的前瞻性研究[34]，研究了斑块形态（溃疡、低回声成分或钙化）对血管事件复发风险的影响。对于斑块 ≥4mm 的患者，溃疡或低回声成分的存在不会增加血管事件的风险。然而，无钙化与风险增加最强相关（校正后 RR=10.3，95%CI 4.2～25.2），而钙化的存在降低了风险（校正后 RR=1.2，95%CI 0.6～2.1），这些结果可能表明病变更稳定。这些观察结果表明，尽管斑块厚度代表了一种最容易获得的栓塞风险标志物，但斑块的形态特征强烈影响患者未来发生栓塞的可能性，可能需要对个别患者采取不同的治疗方法。当 TEE 在斑块上发现突出的活动斑块时，这代表血栓附着在动脉粥样硬化物质上，这种情况通常发生在溃疡斑块上。

这一观察得到了几项研究的证实，这些研究将 TEE 结果与组织病理学检查相关联[5, 35, 36]。在脑卒中患者中，附着在主动脉斑块上的活动斑块很少出现，在不同研究中的比例为 1.6%～8.7%[2, 6, 9, 17, 18, 20, 37, 38]（表 33-3）。然而，当存在时，它们代表了脑栓塞的一个非常强的风险因素。在我们的研究中[18]，附着在斑块上的活动成分存在于 6.6% 的老年脑卒中患者中，并且在调整其他脑卒中危险因素后，脑卒中风险增加 20 倍以上。在 60 岁以下出现栓塞事件的患者（一项多中心心脏病学研究中 27 855 例 TEE 检查中的 23 例）中，偶尔可以看到没有严重动脉粥样硬化的活动性血栓[39]。这些血栓通常嵌在小的动脉粥样硬化斑块上，似乎是年轻患者动脉粥样硬化疾病的一种罕见变体[39]。

经颅多普勒超声（TCD）监测证实，大斑块甚至复杂斑块可能导致脑栓塞。该技术可以同时对双侧流入大脑中动脉的血液进行长时间连续监测。小颗粒的通过产生特征性的高强度瞬态信号（图 33-8），

可通过应用适当的滤波器来增强其识别能力。在 46 例急性缺血性脑卒中患者中使用该技术 30min，Rundek 及其同事证明，即使在没有其他 TEE 检测到的可能栓塞源的情况下，斑块≥4mm 的脑卒中患者中存在 HITS 的比例远远高于斑块较小或无斑块

表 33-3 缺血性脑卒中患者近端主动脉斑块上附着活动血栓的发病率

研　究	患者（n）	活动血栓	
		n	百分比（%）
Toyoda 等[6]	62	3	4.8
Nihoyannopoulos 等[37]	152	3	2.0
Jones 等[2]	202	11	5.4
Amarenco 等[17]			
非选择性	250	7	2.8
隐源性	78	6	7.7
Stone 等[9]			
非选择性	49	2	4.1
隐源性	23	2	8.7
Di Tullio 等[18]	152	10	6.6
Ueno 等[38]	167	12	7.2
Di Tullio 等[20]	255	4	1.6

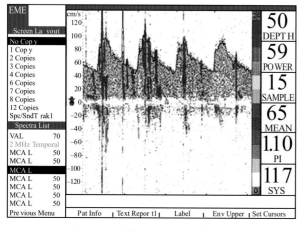

▲ 图 33-8　大脑中动脉 TCD 检查示例

高强度瞬态信号被视为垂直高振幅信号，与正常血流叠加在一起的频谱很窄。TCD. 经颅多普勒超声

的患者（70% vs. 18%，P=0.007）[40]。此外，发现所有具有大而复杂斑块的患者都有 HITS，而具有大而非复杂斑块的患者中这一比例为 39%（P=0.005）。Castellanos 等的一项研究在隐源性脑卒中患者中获得了 4mm 或更大斑块和 HITS 的类似结果，其中未报道斑块复杂性的数据[41]。

总之，研究表明，4mm 或更大的主动脉弓斑块厚度与脑卒中风险增加相关，尽管部分风险可能来自测量中包含的活动性血栓，但是仍然是风险分层的有用工具。斑块厚度也是弥漫性动脉粥样硬化的标志物，也可能在脑卒中机制中发挥重要作用。斑块复杂的形态学特征，尤其是活动性成分的存在，似乎与个体患者的脑卒中机制更直接相关。总的来说，大的或活动性的主动脉斑块患者的复发性栓塞事件的发生率估计每年高达 14%，这强调了有效二级预防策略的必要性[42]。

五、主动脉斑块的自然史

近端主动脉粥样硬化斑块的自然史尚未得到广泛研究。然而，斑块的大小和形态似乎对决定其随时间的演变很重要。Montgomery 及其同事[43]对 30 名主动脉粥样硬化患者（12 名斑块<5mm 的患者，8 名斑块≥5mm 的患者，10 名活动斑块的患者）进行了初次 TEE，并在 12 个月时再次进行 TEE。虽然斑块较小的受试者没有表现出显著变化，但斑块≥5mm 的 8 名患者中有 4 名出现了新的活动性病变。在最初有活动性病变的患者中，70% 的病例中此类病变已消失，但在另外 70% 的病例中观察到新的活动性病变。总体而言，尽管 30 名患者中有 20 名（67%）的动脉粥样硬化程度没有变化，但在斑块形态上观察到了实质性变化。在一项针对 78 名脑卒中或短暂性脑缺血发作患者的研究中，37% 的患者在 9 个月内观察到斑块进展，并且主动脉弓比其他主动脉段发生地更频繁[44]。Geraci 和 Weinberger[45] 通过胸骨上窗的经胸超声心动图成像，研究了 89 名患者的斑块进展，随访时间长达 18 个月（平均 7.7 个月）。尽管基线检查时只有 23% 的小于 4mm 的斑块显示出厚度变化，但在 4mm 或更大的斑块中，52% 显示出向上或向下的变化。因此，大的主动脉斑块似乎是非常动态的病变，其外观可能在相对较短的时间内发生显著变化。

六、不同种族脑卒中患者的主动脉斑块

大多数关于主动脉斑块和缺血性脑卒中的研究都是在白种人中进行的。然而，对于黑种人和西班牙裔人群，有一些可以用来比较斑块频率的信息对于动脉粥样硬化风险因素的不同患病率方面很重要。在一项对 1553 名缺血性脑卒中患者（889 名白种人，664 名黑种人）的回顾性研究中，Gupta 及其同事[46]发现白种人患者升主动脉（14.7% vs. 11.1%，$P=0.04$）、主动脉弓（67.7% vs. 62.2%，$P=0.03$）、降主动脉（58.4% vs. 50.3%，$P=0.002$）三个部位的主动脉斑块患病率较黑种人患者高。白种人患者的斑块负荷（三个部位的最大斑块厚度之和）也显著高于黑种人患者（4.97mm vs. 4.28mm，$P=0.007$），但仅在主动脉弓，≥4mm 的斑块（25.9% vs. 18.7%，$P<0.001$）和复杂斑块（无论斑块厚度如何，存在突出、溃疡、活动性或钙化即可；26.3% vs. 19.0%，$P<0.001$）的患病率，白种人也显著高于黑种人患者。尽管黑种人亚组动脉高血压和糖尿病的患病率较高，但仍观察到以上结果，因此不能用传统动脉粥样硬化风险因素的差异来解释这些现象。在我们对曼哈顿北部三个种族社区 59 岁以上缺血性脑卒中患者进行的病例对照研究中[18]，斑块厚度≥4mm 的患者在白种人、黑种人和西班牙裔人群中的发生率相似（分别为 24.1%、20.0% 和 22.5%）。然而，白种人（32.3%）出现复杂斑块的频率是黑种人（15.6%）和西班牙裔（16.3%）的 2 倍。在所有三个种族亚组中，复杂斑块与脑卒中风险的显著增加相关。与 Gupta 的研究类似，白种人患动脉高血压和糖尿病的频率显著低于其他两个种族亚组，而白种人患高胆固醇血症的频率显著低于黑种人。总体研究人群中斑块≥4mm 的患病率（44.8%）远高于法国的类似研究（14.4%）[17]，也高于澳大利亚的类似研究中斑块≥5mm 或更复杂斑块的发生率（22%）[2]。因此，尽管在所有研究中，与大斑块或复杂斑块相关的脑卒中风险似乎相似，但在美国人群中，近端主动脉斑块脑卒中的归因风险可能更大，强调了有效预防措施和减少风险因素的必要性。

七、脑卒中患者主动脉斑块的相关因素

虽然传统的风险因素似乎不能解释主动脉斑块

发生频率的种族差异，但其中一些风险因素确实与斑块的存在有关。年龄是主动脉粥样硬化的最强预测因子[1, 2, 4, 5, 8, 17–19, 47, 48]。不断有研究证明吸烟与主动脉粥样硬化有关，并且似乎是最重要的可改变风险因素[2, 17, 19, 47, 48]。动脉高血压也与近端主动脉粥样硬化有关[4, 48]，尤其是溃疡性病变[4]。在 SPARC 研究中，经调整年龄和吸烟史后，收缩压和脉压变量（办公室和门诊）与主动脉中的任何动脉粥样硬化和复杂动脉粥样硬化相关，不包含舒张变量这一因素[48]。通过动态血压监测，我们报道收缩变量（24h、白天和夜间血压）与主动脉弓动脉粥样硬化独立相关，夜间收缩压变异性与大斑块的存在独立相关[49]。一些研究结果支持了糖尿病与主动脉粥样硬化之间的关联[2]，而另一些研究则否定了该关联性[47, 48]，至少在调整了其他风险因素后是如此[47]。在一些研究中，高胆固醇血症与主动脉粥样硬化有关[19, 47, 50]，使用 3- 羟基 -3- 甲基戊二酰辅酶 A（3-hydroxy-3-methylglutaryl coenzyme A，HMG-CoA）还原酶抑制药（他汀类药物）治疗可诱导患者主动脉粥样硬化病变的消退[51–53]。

目前已确定其他变量与主动脉粥样硬化相关，并且可能是增加栓塞风险的辅助因素。如前所述，发生斑块栓塞的可能性至少部分与附壁血栓有关。因此可以想象，高凝状态的共存可能会增加血栓形成的可能性，并增强斑块的栓塞可能性。动脉粥样硬化的主动脉具有促凝作用；在动脉粥样硬化内膜中观察到组织因子表达和活性增加，由于暴露于流动的血液中，可能导致血栓形成[54]。在凝血因子中，纤维蛋白原水平已被证明是心血管疾病和缺血性脑卒中的危险因素[55, 56]，并与颈动脉狭窄程度[57–59]、腹主动脉粥样斑块[57]和外周动脉粥样硬化疾病相关[60, 61]。前文已描述了纤维蛋白原的致动脉粥样硬化作用，这种致病作用可能是其与某些脂蛋白相互作用的结果。事实上，研究已证明纤维蛋白原可以调节脂蛋白（a）的致动脉粥样硬化作用[62]，并增加高密度脂蛋白胆固醇水平低的患者发生严重颈动脉粥样硬化和脑卒中的风险[63]。在老年人中，纤维蛋白原与颈动脉疾病之间的关联尤其强烈[64]。此外，据报道，纤维蛋白原水平在人群中存在种族差异，黑种人的纤维蛋白原水平高于白种人[65]，两组的纤维蛋白原水平均高于亚洲人[66]。在 148 名因瓣膜性

心脏病接受 TEE 治疗的患者中，纤维蛋白原也被证明与主动脉粥样硬化的严重程度独立相关[47]。

研究发现血浆同型半胱氨酸与主动脉粥样硬化独立相关。在 82 名心脏病患者中，Tribouilloy 及其同事[67]发现年龄、男性、LDL 胆固醇和同型半胱氨酸水平与主动脉粥样硬化的严重程度独立相关。此外，在 78 例脑卒中或短暂性脑缺血发作患者中，同型半胱氨酸与 9 个月内的主动脉弓粥样斑块进展独立相关，而常规风险因子没有类似的独立效应[44]。此外，内皮功能障碍导致斑块进展或高凝状态导致血栓沉积也是导致动脉粥样硬化可能的机制之一。

在 APRIS 研究中，凝血酶原片段 F1.2（凝血酶生成的指标）与脑卒中患者的大斑块存在相关（$P=0.02$），但与对照组无关。在平均（55.1 ± 37.2）个月的随访中，斑块较大且 F1.2 水平高于中值的脑卒中患者，其复发脑卒中和死亡的风险显著高于斑块大小相似但 F1.2 水平较低的患者（230‰ 人年 vs. 85‰ 人年，$P=0.05$）[20]。这一观察结果表明，在急性缺血性脑卒中患者中，大的主动脉斑块与血液高凝状态有关，提示凝血激活在脑卒中机制中发挥了作用。

主动脉粥样斑块的发生栓塞可能性也与其脂质含量有关。在大动脉粥样硬化患者的外周动脉中观察到胆固醇晶体栓子[68-70]。然而，总胆固醇，甚至低密度脂蛋白水平可能不是动脉粥样硬化的最佳预测因子。在 APRIS 研究中，与 LDL-C 相比，低 HDL 水平和高载脂蛋白比值 Apo B/A1 比值是用于预测主动脉粥样硬化更好的指标，HDL 和 Apo A1 水平也与斑块厚度 $\geq$4mm 呈负相关[71]。脂蛋白（a）已被证明是主动脉粥样硬化的独立标志物[72]。脂蛋白（a）是 LDL 和载脂蛋白（a）之间的复合物。血清脂蛋白（a）水平与遗传密切相关，主要由载脂蛋白（a）的合成速率决定。载脂蛋白（a）是一种与纤溶酶原极为相似的蛋白质，这促使人们猜测脂蛋白（a）可能是动脉粥样硬化和血栓形成的重要风险因素。此外，在动脉粥样硬化斑块中检测到了脂蛋白（a）。脂蛋白（a）与纤维蛋白结合并减弱纤维蛋白的清除，促进了动脉粥样硬化形成和血管功能障碍的发生[73]。

除了控制高血压和血脂异常等传统心血管危险因素外，其他非药物措施可能与较低的主动脉弓动脉粥样硬化负荷有关。轻至中度饮酒与 APRIS 中任何（校正后 OR=0.45，95%CI 0.29～0.68）或大（校正后 OR=0.51，95%CI 0.34～0.77）主动脉弓斑块的风险降低有关[74]，这表明观察研究中所述的饮酒水平降低脑卒中风险的可能机制[75]。

八、近端主动脉斑块与短暂性脑缺血发作

尽管短暂性脑缺血发作可能导致更加难以识别与近端主动脉斑块的联系，但缺血性脑卒中的病因学考虑同样适用于 TIA。在 1231 例 TIA 患者中，14% 的患者有大的主动脉斑块；在 1 年的随访中，主动脉弓斑块 <4mm 的患者与无斑块的患者相比，复发性血管事件的发生率增加了 36%，而斑块 $\geq$4mm 的患者发生率则增加了不止 1 倍（校正后 HR=2.08，95%CI 0.89～4.86）[76]。

九、主动脉斑块与亚临床脑血管疾病

主动脉弓斑块与无症状性脑血管病的发病率增加有关。作为心血管异常和脑损伤（CABL）研究的一部分，研究者通过胸骨上窗 TTE 对 954 名无脑卒中史的老年人的主动脉弓进行评估，研究发现，任何大小的主动脉弓斑块都与脑 MRI 上白质高信号的增加有关，对于斑块 $\geq$4mm 的患者，其风险尤其高（校正后 OR=1.79，95%CI 1.40～3.09）。此外，并未观察到与无症状性脑梗死有显著相关性（校正后 OR=1.08，95%CI 0.94～1.23），这可能表明主动脉弓斑块更多的是严重动脉粥样硬化的标志物，而不是真正的栓塞来源[77]。Framingham 后续研究报道了降主动脉动脉粥样硬化与白质高信号体积之间的显著相关性，再次表明弥漫性动脉粥样硬化可能是一种无症状的脑血管疾病[25]。

十、近端主动脉斑块与心房颤动

众所周知，心房颤动是缺血性脑卒中的一个的危险因素，其原因在于心房颤动的左心房中形成血栓的可能性很大，并由此产生脑栓塞风险。然而，复杂主动脉弓斑块的存在也大大增加了栓塞的风险。在脑卒中预防心房颤动（Stroke Prevention of Atrial Fibrillation，SPAF）研究中[78]，有复杂主动脉斑块的患者相较于无斑块患者，其脑卒中发生率增加了 4 倍，调整剂量的华法林降低了 75% 的风险（$P=0.005$）。此外，在 103 例心房颤动患者中，发现复杂的主动脉弓斑块是无症状脑梗死的独立预测因

子，与亚临床领域的 SPAF 研究一致[79]。

十一、近端主动脉斑块与颈动脉疾病

近端主动脉斑块与颈动脉疾病之间的关系已经在几项研究中进行了研究。在 Amarenco 的尸检研究中[4]，颈动脉狭窄患者与非颈动脉狭窄患者的溃疡性主动脉斑块的发生率一样，为 75% 或更高。在同一作者的病例对照 TEE 研究中[17]，并未在主动脉斑块≥4mm 与颈动脉狭窄≥70% 之间观察到相关性。我们观察到，随着主动脉斑块厚度的增加，颈动脉狭窄的频率增加 60% 或更高[8]；然而，颈动脉狭窄≥60% 对颈动脉斑块≥5mm 的阳性预测值只有16%。Jones 及其同事[2] 得到了类似的结果，报道称颈动脉疾病对主动脉斑块的阳性预测值为 57%。在62 名心脏病患者中，Kallikazaros 及其同事报道[80]，颈动脉斑块的存在对主动脉斑块的存在具有良好的阳性预测值（83%）和可接受的敏感性（75%）和特异性（74%），但阴性预测值较低（63%）。总而言之，尽管颈动脉粥样硬化和主动脉粥样硬化之间存在普遍的相关性，但无法根据一个的存在可靠地预测另一个。不过，两个因素在心脏病患者中的关系似乎更紧密，似乎可适用于心脏病患者[80]。

十二、近端主动脉斑块与冠状动脉疾病

主动脉粥样硬化与冠状动脉疾病之间的关系已被广泛研究。在对 61 名接受冠状动脉造影的患者进行的 TEE 研究中，Fazio 及其同事[81] 在 41 名患有阻塞性冠状动脉疾病的患者中发现了 37 名（90%）患有胸主动脉粥样硬化斑块（左前降支、回旋支或右冠状动脉狭窄≥70% 或左冠状动脉主干狭窄≥50%），但 20 名患者中只有 2 名（10%）无冠状动脉疾病或伴有非阻塞性冠状动脉疾病。TEE 发现主动脉斑块的存在对阻塞性冠状动脉疾病有 90% 的敏感性和90% 的特异性。在 153 名连续患者中，Khoury 及其同事[82] 检测到在伴有一支或多支主要分支冠状动脉狭窄≥50% 的 97 名患者中，有 90 名患者（93%）存在主动脉斑块，而 55 名冠状动脉正常的患者中有 12名（22%）存在主动脉斑块。在 SPARC 研究中[1]，主动脉斑块与心肌梗死和冠状动脉搭桥手术史独立相关。在基于鹿特丹人群的冠状动脉钙化研究中[83]，通过电子束 CT 评估 2013 名受试者的冠状动脉钙化，

发现冠状动脉钙化与主动脉钙化（动脉粥样硬化的标志物）存在分级关联。这种相关性比冠状动脉钙化与颈动脉疾病之间的相关性更强。

老年患者的这种关联强度似乎较低。在 Khoury的研究中[82]，与年轻患者相比，63 岁以上患者主动脉斑块的存在对冠心病诊断的特异性降低（64% vs.90%）。尽管在年轻患者中主动脉斑块的存在是一个强有力的预测因子，但另一项针对 84 名心脏病患者的研究发现，该因子未能预测 69 岁以上患者严重冠状动脉疾病[84]。

（一）主动脉斑块和动脉粥样硬化栓塞

除了血栓栓塞外，动脉粥样硬化的主动脉也可以引起动脉粥样硬化现象，其中栓子是胆固醇晶体。动脉粥样硬化栓塞的特征是小的栓塞颗粒聚集在小动脉（<200μm 直径）中[85]，可自发发生或在血管手术、动脉造影或抗凝后发生[86, 87]。动脉粥样硬化栓塞的临床后果取决于靶器官的位置、栓塞发作的次数和频率。因此，动脉粥样硬化栓塞具有广泛的临床表现[88-90]，可表现为从仅在诊断程序中识别的临床无症状发作到多器官受累（大脑、视网膜、肾脏、胃肠道、下肢）的复杂临床图像[91, 92]。如果出现轻微或亚急性临床表现，同时或连续累及不同身体部位可能会大大有助于正确诊断。

年龄较大似乎是主动脉源性动脉粥样硬化栓塞的最大风险因素。Gore 及其同事[91] 报道的 16 例动脉粥样硬化栓塞病例年龄均在 60 岁以上，13 例尸检患者中有 12 例发现多处栓塞的证据。

（二）近端主动脉斑块与心脏手术

目前广泛认为主动脉粥样硬化是心脏手术后动脉粥样硬化事件，尤其是脑卒中的重要风险因素（见第 34 章）。Blauth 及其同事[93] 对 221 名接受过心脏手术的受试者进行了尸检，其中 69 人（31%）患有栓塞性疾病，其中超过 2/3 的病例患有动脉粥样硬化性栓塞。大脑是栓塞最常见的靶器官（16%），其次是脾脏（11%）、肾脏（10%）和胰腺（7%）。63%的受试者出现多发性动脉粥样硬化栓塞，并且冠状动脉术后的患者比瓣膜术后的患者更常见（26% vs.9%，P=0.008）。37% 的升主动脉严重粥样硬化患者发生动脉粥样硬化栓塞事件，但只有 2% 的非升主动脉粥样硬化患者发生了动脉粥样硬化栓塞事件

（$P<0.0001$）；96% 的动脉粥样硬化栓塞患者有严重的升主动脉粥样硬化，并且年龄、严重的主动脉粥样硬化和动脉粥样硬化栓塞之间具有很强的相关性。

心脏手术期间或术后发生动脉粥样硬化栓塞可能造成患者死亡。在一项尸检研究中[94]，29 例有动脉粥样硬化栓塞证据的患者中有 6 例（21%）死亡直接归因于栓塞事件（3 例因冠状动脉栓塞术中心力衰竭，2 例大面积脑卒中，1 例广泛胃肠道栓塞）。近端主动脉粥样硬化也与严重的术后神经并发症有关。一项针对 24 家美国机构 2108 名患者的多中心前瞻性研究[95]发现，可通过近端主动脉动脉粥样硬化、神经系统疾病史和老年人来预测冠状动脉搭桥术后最严重的脑并发症（局灶性损伤、出院时术僵状态或昏迷）。在 921 例连续接受心脏手术的患者中[96]，有升主动脉粥样硬化疾病的患者术后脑卒中发生率为 8.7%，无升主动脉粥样硬化疾病的患者术后脑卒中发生率为 1.8%（$P<0.0001$），这一现象提示主动脉粥样硬化是围术期脑卒中的最强预测因子。在 2972 名患者中[97]，主动脉粥样硬化可预测心脏手术后早期（术后即刻）和迟发（最初平稳恢复后）脑卒中；82% 的早期脑卒中和 71% 的迟发脑卒中发生在 65 岁或以上的患者中。在 190 名接受深低温停循环和选择性顺行脑灌注主动脉弓手术的患者中，观察到术中并发症发生率为 7.0%（1.1% 死亡，5.9% 脑卒中）。因此，高级别动脉粥样硬化是最强的预测因子，尤其是对多发性栓塞脑卒中的预测[98]。

此外，冠状动脉搭桥术中脑卒中风险的增加与主动脉插管建立体外循环有关。Ura 及其同事[99]对 472 名接受心脏手术的患者在插管前和拔管后进行了主动脉外超声心动图检查。16 例（3.4%）患者在拔管后升主动脉内膜发生新的病变。在这些患者中，有 10 例（63%）新发的病变较严重，表现为出现可移动成分或血管内膜层撕裂。该组有 3 名患者术后发生脑卒中。主动脉插管操作部位附近的斑块厚度与新病变的发展有关。斑块厚度≥4mm 时新发病灶的频率为 33.3%，厚度为 3~4mm 时为 11.8%，厚度<3mm 时仅为 0.8%。手术方法的改进可能会降低严重近端主动脉粥样硬化患者围术期脑卒中和血管事件的发生率。Trehan 和同事对 3660 名预计接受冠状动脉搭桥术的患者进行了 TEE[100]检查，发现手术

入路存在修改的 104 例（2.84%）患者患有近端主动脉粥样斑块伴活动斑块。手术入路最常见的改变是非体外循环手术（88 例）。术后 1 周脑卒中和血管事件的总发生率分别为 0.96% 和 1.92%，88 名接受非体外循环手术的患者没有发生栓塞事件。因此，术前对近端主动脉的 TEE 评估和手术技术的改进可能会降低心脏手术相关脑卒中的发生率。

（三）近端主动脉斑块与心导管插入术

当患有严重动脉粥样硬化的患者接受基于导管的诊断或治疗（涉及主动脉弓）时，手术者通常不清楚该类患者发生脑栓塞的风险很高。这不仅对老年患者尤其重要，并且意识到主动脉斑块的存在也可以大大降低栓塞后遗症的风险。Karalis 及其同事[101]对 59 例主动脉粥样硬化患者和 71 例对照患者采用常规股动脉途径进行心导管术。前者的栓塞事件发生率为 17%，后者为 3%（$P=0.01$）。11 例采用肱动脉入路的主动脉粥样硬化患者未发生栓塞事件。很明显，对于在主动脉内手术前接受 TEE 检查的患者，识别出动脉粥样硬化栓塞高风险的受试者（老年人，有栓塞事件史或其他身体部位动脉粥样硬化的证据，或有动脉粥样硬化的多个风险因素）是十分重要的，并且可以显著降低栓塞并发症的发生率。胸骨上窗经胸超声心动图（图 33-9A 和 B，图 33-10）通常可充分可视化主动脉弓，因此可用于筛查目的。

显然，刚才讨论的诊断性心导管插入术同样适用于治疗。Keeley 和 Grines[102]评估了 1000 名接受经皮血供重建的患者在放置导管期间回收主动脉碎片的频率。在 50% 以上的患者中，引导导管的放置与刮除主动脉碎片有关。因此，允许碎屑从导管后部流出对于防止动脉粥样硬化碎屑流入血液至关重要。Karalis 及其同事[101]还比较了 10 例主动脉粥样硬化患者和 12 例非主动脉粥样硬化患者放置主动脉内球囊反搏治疗的结果。前者有 5 名患者（50%）观察到与手术相关的栓塞事件，后者则未观察到（$P=0.02$）。因此，用肱动脉插管代替股动脉，避免放置主动脉内球囊，可以降低栓塞的风险。

（四）近端主动脉斑块与经导管主动脉瓣置换术

近年来，经导管主动脉瓣置换术已成为有症状的重度主动脉瓣狭窄患者心脏直视手术的日益普及的替代方法。TAVR 最初只适用于被认为无法手术或

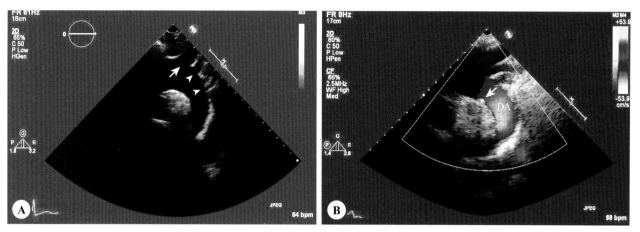

▲ 图 33-9　胸骨上窗经胸超声心动图

A. 胸骨上窗经胸超声心动图主动脉弓成像，可见无名动脉（大箭）和左颈动脉及左锁骨下动脉（小箭头）的起始；
B. 在不同患者的同一视图中，可以看到动脉粥样硬化斑块（箭），彩色多普勒可以看到进入无名动脉（红色）、其他
分支血管和降主动脉（蓝色）的收缩流

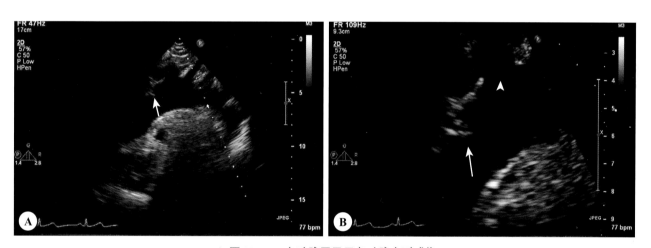

▲ 图 33-10　主动脉弓及无名动脉实时成像

A. 斑块（箭）位于主动脉弓上部，靠近头部血管的起点，实时成像中有一个活动斑块；B. 斑块及其活动部分的放大
图（箭），位于无名动脉起始部的附近动脉（箭头）

手术风险过高的患者，后来被扩展到中等风险患者，最近也被扩展到低风险患者[103]。在一项针对 10 822 名患者的 Meta 分析中[104]，30d 内脑卒中风险估计为 2.9%，但该风险持续下降（在一项针对 496 名低风险患者的研究中为 0.6%）[103]。在一项对 278 名接受 TAVR 的患者进行主动脉多层 CT 的研究中，近端主动脉斑块的存在增加了脑卒中风险，并且是一个独立的脑卒中预测因子[105]。在一项对 802 名接受 TAVR 的患者进行的研究中，采用允许脑栓塞保护的设备已被证明可将脑卒中发生率降低 70%（从 4.6% 降至 1.4%），其中 280 名患者接受了栓塞保护启用设备[106]。类似的设备正在不断改进和完善，可能对患有严重近端主动脉粥样硬化的患者尤为重要。

十三、主动脉弓分支血管动脉粥样硬化与缺血性脑卒中风险

起自主动脉弓的无名动脉和左锁骨下动脉是脑栓塞的潜在起源部位。通常，主动脉斑块可以从主动脉延伸到这些血管的近端部分。在一系列 283 例脑栓塞患者中，Fujimoto 和同事发现 67 例（25.3%）出现≥4mm 的主动脉弓斑块；其中 51 例（76.1%）观察到斑块延伸至弓分支的起始部[30]。在平均 3.4 年的随访中，283 例患者中有 32 例（11.3%）出现复发性脑缺血事件。那些伴有大斑块和斑块延伸到血管分

支的患者复发率明显更高（38% vs. 16%，$P<0.01$），并与年龄和高血压调整后复发率增加 2.4 倍有关（表 33-2）[30]。另一项研究表明，在 347 名接受了 TEE 检查的近期发生缺血性脑卒中患者中（平均年龄 69 岁），有 1/3 的患者在左锁骨下动脉的起始处可发现动脉粥样硬化斑块。然而，在这些患者中与动脉栓塞相关的后循环梗死并不常见 [107]。

锁骨下盗血综合征是指锁骨下动脉狭窄或闭塞，同侧椎动脉血流逆流，可能导致后脑循环缺血的一种症候群。左锁骨下动脉比对侧更容易受到动脉粥样硬化的影响，是该疾病最常见的发生部位。由于锁骨下盗血通常无症状，因此其在普通人群中的患病率尚不清楚。在最近对 7881 名接受颈动脉双重扫描的患者进行的一项研究中，514 名患者（6.5%）的臂间血压差大于 20mmHg，提示患者有可能存在锁骨下狭窄，其中超过 80% 的患者病变位于左侧。进一步的诊断检查显示 61% 的患者为完全型锁骨下盗血，23% 的患者为部分型盗血 [108]。38 名患者出现症状（7.4%），其中 32 名患者涉及后循环，并且与较高的血压差（40~50mmHg）有关。最后，只有 7 名患者需要干预，干预措施为锁骨下 - 颈动脉搭桥术，或为带支架的腔内血管成形术 [108]。因此，锁骨下动脉盗血综合征可能是后循环脑卒中的一个罕见原因，只有当其他脑动脉也出现狭窄时，才会发生临床相关的缺血症状。

十四、近端主动脉斑块的治疗

可减少近端主动脉斑块患者栓塞风险的最佳治疗方案尚不明确。目前已经提出了几种预防和治疗的可能手段，本部分将对此进行回顾。简而言之，与大多数脑卒中患者一样，通常推荐使用他汀类药物和抗血小板药物，在某些情况下可考虑抗凝治疗。

（一）全身抗凝

由于大多数栓塞事件的发生归因于血栓栓塞，因此建议近端主动脉斑块患者（尤其是伴有活动性血栓）进行全身抗凝以降低其发生率。Dressler 及其同事 [109] 报道了华法林对 31 名患者的复发性血管事件频率的保护作用，通过 TEE 检查发现这些患者存在全身性栓塞事件及活动性主动脉斑块，但 31 名患者并非随机接受治疗。尽管 79%（14 例中的 11 例）

的伴有中等及以上大小斑块患者接受了华法林，但伴有小斑块（直径≤1mm）17 名患者中只有 53% 的患者（9 名）接受了华法林治疗。SPAF 研究的前瞻性结果显示 [78]，接受调整剂量华法林（INR 为 2~3）治疗重度动脉粥样硬化患者的栓塞事件的发生少于低强度华法林（INR 为 1.2~1.5）联合阿司匹林（325mg/d）治疗的患者。总的来说，与无斑块的患者相比，有复杂主动脉斑块的患者脑卒中发生率增加了 4 倍，调整剂量的华法林降低了 75% 的风险（$P=0.005$）。由于本研究中所有患者均患有非瓣膜性心房颤动，因此无法将结果直接外推到一般人群中。

虽然有活动斑块的患者使用口服抗凝血药治疗似乎是合乎逻辑的，但对于该类药物在较大非活动斑块患者中的使用则更具争议。Ferrari 等对 50 例动脉粥样斑块≥4mm 但无活动斑块的患者进行 22±10 个月的随访 [110]，研究发现服用阿司匹林或噻氯匹定（5/23，或 21.7%）的患者脑卒中发生率较高，而服用华法林的 27 例患者未发生脑卒中（$P=0.01$）。然而，这项研究存在规模较小、治疗方法也并非随机的局限。在前面提到的 PICSS 中，使用华法林或阿司匹林进行药物治疗似乎不会影响主动脉弓大斑块与复发事件之间关联的重要性 [31]。在该研究中尽管华法林组的事件发生率常低于阿司匹林组（大斑块患者的 2 年事件发生率分别为 23.0% 和 30.2%，$P=0.21$），但差异无统计学意义 [31]。因此需要对更多患者群体开展进一步研究，以评估华法林或新型抗凝血药与阿司匹林或其他抗血小板药物在特定患者亚群（如隐源性脑卒中患者）中的不同疗效。

主动脉斑块患者接受全身抗凝的安全性历来受到研究人员质疑 [111]，因为抗凝可能会导致斑块内出血，从而导致溃疡和发生栓塞。此外，抗凝可以去除溃疡性动脉粥样硬化斑块的凝血酶涂层，促进胆固醇晶体的微栓塞 [112, 113]。动脉粥样硬化是真实存在的 [84-91]，目前已讨论过其后遗症和与主动脉粥样硬化患者抗凝的相关性 [86, 87]。然而，全身抗凝后发生胆固醇栓塞的发病率似乎相当低。在 SPAF 研究中 [114]，华法林调整剂量治疗（INR 为 2~3）与每年 0.7% 的胆固醇栓塞发生率相关。

（二）抗血小板药物

如前所述，在大斑块或复杂斑块患者中，阿司匹林或噻氯匹定抗血小板治疗对复发性栓塞事件的保护作用较华法林弱[109,110]，但这些结果通常来源于治疗非随机化的小型研究。唯一随机研究的数据来自 PICSS[31]，并在前面进行了总结。主动脉弓相关脑损伤（ARCH）试验评估了斑块≥4mm 的脑卒中患者应用不同治疗方案（阿司匹林和氯吡格雷联合治疗与剂量调整华法林相比）的效果。主要终点为复发性脑卒中、心肌梗死、外周栓塞、血管源性死亡或脑出血。不幸的是，在随访期间，由于登记人数不足（预期 744 名患者中登记了 349 名患者）和终点事件发生率过低导致试验在获得足够的统计数据前终止。根据现有数据，在 3.4 年的中位随访期间，双抗组和调整剂量华法林组的主要终点事件发生率分别为 7.6% 和 11.3%（log-rank，P=0.2），校正 HR 为 0.76（95%CI 0.36～1.61，P=0.5）。双抗治疗与血管源性死亡的减少相关（0% vs. 3.4%，log-rank，P=0.013），但该结果是基于非常低的事件数计算而得到的（分别为 0 和 6）[115]。因此，为了更好地评估抗血小板药物在预防主动脉斑块相关栓塞事件中的作用，评价抗血小板药物与华法林或新型抗凝血药相比的相对疗效，以及为患者选择适合的治疗方法，未来需要收集更多的临床数据。

（三）溶栓

偶尔采用溶栓疗法治疗极易发生栓塞的大的活动斑块[78]。溶栓治疗因严重出血性并发症的高风险（尤其是老年患者）及相对于抗凝治疗的可疑优势，使其不太可能成为活动斑块患者的治疗选择，临床医生应严格把握溶栓治疗的适应证。与全身抗凝一样，溶栓也与主动脉粥样硬化患者的动脉粥样硬化栓塞并发症有关[117]，尽管这种并发症的发生率可能较低[118]。

（四）他汀类药物

有明确证据表明使用他汀类药物可预防大或复杂主动脉斑块患者的栓塞事件，因为他汀类药物可能通过降低脂质含量来稳定斑块，从而降低溃疡斑块和血栓形成的频率。如前所述，他汀类药物可消除斑块[51-53]。迄今为止，尚无随机试验评估他汀类药物对主动脉斑块患者的疗效。Tunick 及其同事[119]报道了非随机数据，他们回顾性地确定了 519 例严重胸主动脉斑块患者，并按治疗方案（他汀类药物、

华法林或抗血小板药物）观察患者栓塞事件的发生率。服用药物的患者与年龄和栓塞风险相似但未服用该药物的患者相匹配。研究平均随访 34±26 个月，共有 111 名患者（21%）发生栓塞事件。运用多重变量分析发现他汀类药物治疗对复发事件具有独立的保护作用（P=0.0001）。在匹配分析中，RR 降低了 59%。研究未发现华法林或抗血小板药物的保护作用。尽管有回顾性非随机设计的局限性，但本研究仍提供了他汀类药物预防严重主动脉斑块患者栓塞事件的初步证据。因为目前脑卒中后的患者需要服用他汀类药物，若进行随机对照试验，则对照组需要接受不符合伦理的安慰剂治疗。因此目前尚无法开展随机对照试验。

（五）外科手术

目前建议近端主动脉内有大的活动斑块且有栓塞危险的患者接受主动脉内膜剥脱术治疗方案。然而，这种外科手术有很高的风险，可能会导致部分斑块脱落并引发栓塞事件。Stern 等[120]对 3404 名接受心脏手术的患者进行了术中 TEE，发现有 268 名（8%）患者存在复杂斑块（≥5mm，或可活动）。43 例患者进行了主动脉弓内膜剥脱术。268 例患者不仅术中脑卒中发生率高（15.3%），并且其死亡率也高（14.9%）。在多变量分析中，年龄和主动脉弓内膜剥脱术与术中脑卒中独立相关（主动脉弓内膜剥脱术 OR=3.6，P=0.01）。因此，临床医师应谨慎把握主动脉弓内膜剥脱术的适应证。

Rokkas 和 Kouchoukos 对 81 名接受冠状动脉搭桥手术的患者（平均年龄 71 岁）进行了升主动脉严重动脉粥样硬化段的切除和移植物置换[121]。患者 30d 死亡率为 8.6%，围术期脑卒中 4 例（4.9%），TIA 2 例（2.5%）。在随访期间，术后 4 个月仅发生 1 次脑卒中。然而，3 年生存率仅为 40%，患者死亡原因主要继发于全身性动脉粥样硬化并发症。King 及其同事[122]报道冠状动脉旁路移植期间接受重度动脉粥样硬化性升主动脉置换术的 17 名患者的住院死亡率为 23.5%，而 89 名接受升主动脉瘤置换术的患者的住院死亡率仅为 2.3%（P=0.006）。脑血管事件发生率分别为 17.6% 和 3.4%（P=0.05）。53% 的动脉粥样硬化患者出现了非致命性术后并发症，而其他患者的这一比例为 20%（P=0.01）。

综合现有的证据来看，重度动脉粥样硬化性近端主动脉的外科手术与大量的发病率和死亡率相关，临床医师应谨慎选择手术方式。

十五、近端主动脉斑块与缺血性脑卒中未来的发展方向

随着人口老龄化，患有动脉粥样硬化疾病的患者比例将增加，识别发生栓塞事件的高危人群对于预防变得越来越重要。目前临床上需要更好的非侵入性方法来识别高危主动脉斑块。未来将着重于更加准确评估斑块形态，尝试识别更容易破裂的斑块，以及确定栓塞事件（易损斑块）的起源。

（一）斑块形态——新的成像方式

目前基于斑块厚度和形态学可评估近端主动脉斑块患者的脑卒中风险。斑块厚度虽然有助于风险分级，但它是三维病变的一维测量，因此可能无法传达有关斑块栓塞可能性的全部信息。此外，斑块厚度和形态通常依赖于 TEE 评估，这是一种不适合筛查无症状个体的半侵入性技术。在 TTE 可以解决其与 TEE 相比的敏感性问题的前提下，尤其是在识别复杂斑块形态方面，胸骨上或锁骨上入路的 TTE 将成为一种更容易且广泛适用的技术。实时 3D 超声心动图可能对主动脉弓的无创评估有用。图 33-11 显示了通过 TEE（图 33-11A）、传统 2D 经胸超声心动图（图 33-11B）和 3D 超声心动图（图 33-11C）探查出的主动脉弓远端溃疡斑块的示例。3D 显示斑块延伸及其溃疡的优势是显而易见的，其斑块形态的表现与 TEE 获得的相似。未来需要对 3D 技术做进一步改进，包括更小的换能器以更好地适应胸骨上

切迹或锁骨上切迹，并通过与 TEE 进行比较来评估其诊断准确性。

除了超声心动图，其他非侵入性技术已被证明对检测近端主动脉斑块具有极好的准确性。MRI 与 TEE 相关性良好[123]，并准确量化了动物模型中的纤维及脂质斑块成分[124]。与 TEE 相比，双螺旋 CT 检测主动脉斑块的敏感性为 87%，特异性为 82%，总体准确率为 84%[125]。不同技术的组合，如 PET 和 MRI，已成功应用于主动脉弓斑块的成像（图 33-12）。

（二）识别易损（高危）斑块

非侵入性识别易损斑块或具有较高破裂风险及血栓形成的斑块，对于预防栓塞后遗症非常重要。MRI 显示了识别斑块成分的能力；应用较新的对比剂，如靶向主动脉内皮下含铁巨噬细胞的对比剂[126]，或激活的 MMP（与斑块破裂倾向有关的酶）[127]，可能会增强这种斑块成分识别能力；可进一步开发用于斑块表征的 3D 多对比成像协议[128]。PET 或含 18F-FDG PET/CT 是一种很有前途的工具，可以显示斑块中的炎症及他汀类药物诱导的炎症程度降低[129]。与 CT 和 PET/CT 相比，MRI 在血管壁成像方面的优势包括无电离辐射、不需要外源性对比剂，以及不受严重钙化的影响。然而，与 CT 相比，MRI 具有更低的空间分辨率和更长的成像时间的局限，并且比 PET 显影对比剂的敏感性更低[130]。这些技术的进一步发展可能会提高识别未来可导致脑卒中的斑块的能力。

结论

主动脉近端的大而复杂的斑块是缺血性脑卒中

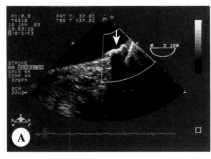
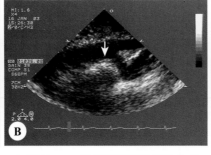
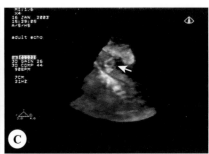

▲ 图 33-11　动脉斑块新的成像方式

A. 经食管超声心动图显示远端主动脉弓钙化斑块，可见大面积溃疡（箭）；B. 通过胸骨上经胸入路可见，与动脉中的斑块相同（箭表示斑块），没有明显的溃疡；C. 同一斑块的经胸 3D 成像显示，通过旋转超声探头可更好地显示斑块和整个溃疡区域（箭）

的危险因素，尤其是 60 岁以上患者的隐源性和外周栓塞事件。目前已经确定了主动脉上自发性或治疗性栓塞事件的频率，以及获得了降低栓塞风险的治疗数据，但未来可能会考虑使用新的药物开展进一步研究。未来的研究可能来自高危斑块成像技术的改善，也可能来自随机治疗试验的结果。

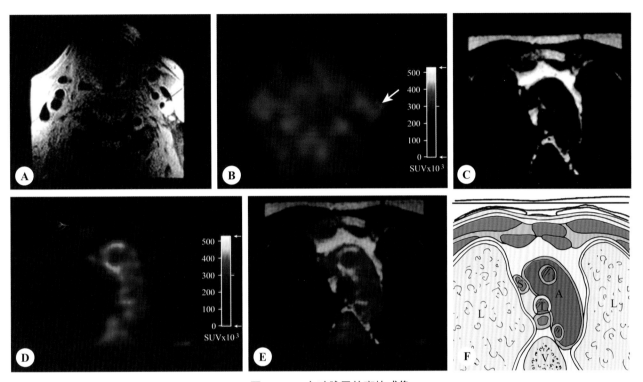

▲ 图 33-12　主动脉弓的斑块成像

记录颈部（A 和 B）和胸部（C 至 E）的轴向 ^{18}F-FDG PET 和 MR 图像，显示同侧颈动脉（箭）的示踪物摄取量最小，主动脉弓的偏心斑块摄取量较高；F. 胸部 MRI 显示意图，显示主动脉弓（A）、肺（L）、上腔静脉（S）、气管（T）和椎体（V）（引自 Moustafa RR, Azquierdo D, Weissberg PL, et al. Neurological picture: identifying aortic plaque inflammation as a potential cause of stroke. *J Neurol Neurosurg Psychiatry*. 2008;79:236. © BMJ Publishing Group Ltd. ）

第 34 章　与外科手术和其他手术相关的脑卒中

Stroke Related to Surgery and Other Procedures

Michael T. Mullen　Steven R. Messé　著

伍　怡　曹子秦　译　　徐　岩　曹学兵　校

本章要点

- 围术期脑卒中至少占美国每年约 80 万例脑卒中的 5%，并且发生率很可能被低估了。
- 脑卒中可发生在许多类型的手术后，当脑卒中发生时，疾病发病率、死亡率和治疗成本增加。
- 伴随围术期脑卒中高风险的手术包括颈动脉血管重建术、颅内血管手术、心脏瓣膜手术、胸主动脉手术和冠状动脉搭桥术（CABG）。
- 一般来说，围术期脑卒中的预测因子与普通人群中脑卒中的预测因子相似，包括高龄、既往脑卒中史和（或）其他血管疾病史。
- 高危手术前的颈动脉筛查，包括 CABG，可能没有帮助；如果需要进行筛查时，仅限于选定的高危患者。联合颈动脉血管重建术和 CABG 的应用尚不确定，但基于目前的证据，不太可能对大多数神经系统无症状的患者有益。
- 在围术期停止抗血栓治疗可能与脑卒中风险的增加有关。虽然当停用抗血栓药物的持续时间很短时，发生脑卒中的绝对风险通常较低，但脑卒中的后遗症可能是严重的。对于牙科和皮肤科手术，继续进行抗血栓治疗，包括阿司匹林和华法林，可能是安全的。对于更具侵入性的手术，最佳的管理方法还不太确定。
- 14d 内的大手术是静脉注射 rt-PA 的禁忌证。在容易按压的部位进行过小手术的患者，如经皮冠状动脉介入治疗，仍然可以接受治疗。对于更复杂的经导管手术，如容易发生溶栓术后无症状性栓塞损伤的瓣膜置换术，rt-PA 安全性尚不确定。无论是否给予 rt-PA，在任何侵入性手术后，都应考虑通过机械取栓进行血管内治疗。

许多手术和血管内操作使中枢神经系统暴露于缺血性损伤的直接风险，特别是在高危患者中。围术期脑卒中与发病率、死亡率和医疗费用的急剧增加相关。例如，据报道，心脏手术后脑卒中可使住院时间和费用增加 1 倍，死亡率增加 5～10 倍，并使大多数幸存者都留下严重残疾[1-4]。

围术期脑卒中的风险取决于正在进行的干预方式。普外科和血管手术后（不包括大血管和胸主动脉）的脑卒中发生率小于 1%[5-8]。心导管术后的脑卒中风险也很低，估计为 0.1%～0.4%，但是瓣膜成形术和电生理消融术后脑卒中的发生率可能更高[9-22]。在心脏手术、颈动脉血管重建、脑血管手术和胸 / 胸腹主动脉修复过程中，脑卒中的风险明显更高[1, 4, 23-36]。在心脏外科手术中，冠状动脉搭桥术（coronary artery bypass graft，CABG）的脑卒中风险为 1%～4%[23, 24]。与经皮冠状动脉介入治疗相比，CABG 有更高的脑卒中发生率。虽然 CABG 患者更容易出现多支冠状动脉受累和弥漫性动脉粥样硬化，但脑卒中风险的差异并不能仅仅用患者血管情况不同来解释[13]。瓣膜手术的风险高于 CABG，其中多瓣膜或 CABG 联合瓣膜置换术的风险最高[37]。与传统的外科主动脉瓣置换术相比，经皮主动脉瓣置换术（transcutaneous aortic valve replacement，TAVR）的随机研究产生了不同的结果，各种研究发现两种手术之间存在更高、相似或更低的脑卒中风险。TAVR 的早期研究仅限于不可手术和高危的人群[38, 39]。最近，对中、低风险受试者进行的随机研究显示，与外科主动脉瓣置换术相比，TAVR 的脑卒中发生率相似或更低[40-43]。涉及颅外颈动脉和颅内血管的手术发生脑卒中的风险特别高。多项颈动脉血管重建术的随机研究表明，支架植入术比动脉内膜切除术发生脑卒中的风险更高，但是血管内手术发生心肌梗死的风险更低[27, 44-46]。表 34-1 列出了常见的心脑血管手术、发生神经缺血的风险，以及美国每年进行的预计手术数量。综上所述，这些研究表明，围术期脑卒中至少占美国每年约 80 万例脑卒中的 5%。

一、围术期风险评估

许多围术期脑卒中预测因子已被确定。毫不奇怪，围术期脑卒中的危险因素与一般人群中的脑卒中危险因素相似，包括高龄、既往脑卒中史、糖尿病和血管疾病史。一项多中心前瞻性研究发现在接受 CABG 的患者中，年龄、既往神经系统疾病史、糖尿病、血管疾病史、既往冠状动脉手术史、不稳定型心绞痛和肺部疾病史是神经系统并发症的独立预测因素[47]。另一项研究针对 2792 名有脑血管疾病病史或年龄大于 65 岁接受过 CABG 和（或）心脏瓣膜手术的患者，该研究发现早期脑卒中（即麻醉醒来时）的独立预测因素包括女性、既往神经事件的发生、主动脉动脉粥样硬化和体外循环的持续时间[48]。迟发性脑卒中与女性、既往神经事件的发生、糖尿病、主动脉粥样硬化、心房颤动伴发低心输出量终点独立相关。另一项纳入超过 16 000 名接受各种心脏手术患者的前瞻性研究确定了以下危险因素：脑血管疾病史、周围血管疾病、糖尿病、高血压、既往心脏手术史、术前感染、急诊手术、体外循环时间超过 2h、术中需要血液过滤和输血过多[37]。对 CABG 术后脑卒中的预测已经建立了多种风险预测评分[47, 49]。CHADS2 和 CHADS2-VaSC 评分最初是用于预测心房颤动患者的脑卒中风险，也可以预测 CABG 和经皮冠状动脉术后的脑卒中风险[50-52]。现有的风险预测模型具有一定的判别能力。不幸的是，大多数已确定的危险因素是不可改变的，而且没有治疗方法证明可以降低高危个体或高危手术中的脑卒中风险。对于高危患者，应仔细考虑手术的相对风险 / 获益，以确定手术是否必要，并在围术期密切

表 34-1 常见手术及报道的神经系统缺血性并发症的风险

手术名称	缺血性神经系统并发症发生率	美国预计年手术量[115, 117, 119]
心导管插入术[11, 120]	脑卒中 0.2%～0.5%	1 000 000
冠状动脉搭桥术 / 旁路移植术[23, 24]	脑卒中 1%～4%	450 000
无症状的 CEA 或支架置入术[25-27]	脑卒中 1%～3%	100 000
有症状的 CEA 或支架置入术[27-29, 73]	脑卒中 4%～10%	70 000
脑动脉瘤夹闭或盘绕[30]	脑卒中 6%～10%	20 000
颅内支架置入术[31, 32]	脑卒中 9%～15%	500
心脏瓣膜置换术[4, 33, 34, 40-43]	脑卒中 2%～17%	100 000
降胸主动脉和胸腹主动脉修复[1, 4, 35]	脑卒中 1.4%～8.7%；脊柱梗死 3.8%～23%	20 000

CEA. 颈动脉内膜切除术

监测患者的脑卒中体征和症状。围术期脑卒中的具体干预措施讨论如下。

如前所述，既往脑卒中是围术期风险的一个强有力的预测因子，脑卒中后选择手术的最佳时机尚不清楚。脑卒中后的脑血管自动调节处于功能失调，数据表明，脑血管自动调节功能在脑卒中后的 10d 内可能会持续受损 [53-55]。在此期间，如果血压下降，围术期血压的变化可能会使大脑面临进一步缺血的风险，如果压力升高，可能会导致出血。在手术前停止抗血栓治疗也可能增加脑卒中的风险 [56-59]。对于许多脑卒中机制来说，脑卒中后立即复发脑卒中的风险最高，尤其是在这一时期停止抗血栓治疗。来自丹麦国家卫生注册中心的两项研究，一项侧重于主动脉瓣置换手术，另一项则侧重于非心脏手术，报道了近期脑卒中后 6 个月围术期脑卒中发生率很高 [60, 61]。由于这些原因，如果情况允许，择期手术应推迟至少 2 周，对于真正的择期手术，最好是 180d 后。这一规则不适用于有症状的颈动脉狭窄脑卒中后的颈动脉血管重建。当在症状出现后 2 周内进行颈动脉血供重建的益处最大，AHA 目前的指南支持此类患者的早期血供重建 [62, 63]。

这一规则也可能不适用于因心内膜炎导致脑卒中后进行的瓣膜手术，尽管理想的手术时机尚不确定。一项小型随机研究纳入 76 名患者，其中 29% 有脑栓塞（无患者有出血性转化的证据），该项研究发现对于赘生物大于 10mm 且有严重瓣膜功能障碍的患者，48h 内手术降低了 6 周内住院死亡和栓塞事件发生率（3% vs. 23%）[64]。该项研究未分别展示随机分组前脑栓塞患者的结果，但早期手术患者无脑卒中复发，而药物治疗的患者脑卒中复发发生率为 13%（P=0.05）。一项对 198 例患者的观察性研究也表明，早期手术对近期缺血性脑卒中的心内膜炎患者是安全的，尽管在这项非随机研究中可能存在显著的选择偏倚 [65]。对于梗死面积小或不伴出血的临床无症状梗死患者，如果需要接受瓣膜手术，进行早期手术可能是安全的。对于较大面积的梗死、真菌性动脉瘤患者及脑出血患者，早期手术的风险可能更高，治疗决策必须个体化。目前尚不清楚未破裂的真菌性动脉瘤是否应该在手术前固定，或者仅抗生素治疗就足够治疗。

先前的研究已经确定了可能影响围术期脑卒中风险的术中因素。维持更高的术中平均动脉压与颈动脉内膜切除术后 MRI 扩散受限区域较少有关 [66]。同样，一项针对高 MAP（80～100mmHg）和低 MAP（50～60mmHg）的随机研究发现，较高的 MAP 与心脑血管并发症减少相关 [67]。一项研究针对 98 例脑卒中患者进行心脏手术后，在近一半的患者中观察到，术中 MAP 下降低于术前基线 10mmHg 与双侧分水岭梗死发生相关，这会导致短期预后不良 [68]。然而，与这些研究相反的是，一项研究对比了心脏手术中通过药物维持高 MAP（70～80mmHg）或术中降低 MAP（40～50mmHg），MRI 提示梗死出现或体积没有差异 [69]。高 MAP 组的脑卒中在数值上发生率更高，但是该差异没有达到统计学意义（7.0% vs. 1.1%，P=0.06）。在接受体外循环手术的患者中，较长的体外循环手术时间一直与脑卒中风险的增加相关 [4, 37, 70, 71]。最后，基于 CEA 的非随机研究发现，与全身麻醉相比，局部麻醉可能会降低脑卒中的可能性 [72]。

二、在心脏和其他手术前的颈动脉评估

第 22 章指出，强有力的证据表明，颈动脉血管重建术对有症状的中度至重度颈动脉狭窄是有益的 [73]。考虑进行心脏或任何其他手术的患者，近期发生颈动脉区域的脑卒中（<6 个月），如果之前没有进行颈动脉狭窄评估，应评估同侧颈动脉狭窄。

在无症状的患者中，如果没有短暂性脑缺血发作、视网膜缺血或缺血性脑卒中病史，颈动脉血管重建术的益处是不确定的，美国预防服务工作组不建议在普通人群中进行常规颈动脉筛查 [74]。考虑到无症状患者中颈动脉血管重建术的应用不确定，我们不建议在非心脏手术前进行术前颈动脉筛查。在心脏手术前的术前颈动脉筛查的效用还不太确定。颈动脉狭窄已被确定为心脏手术后围术期脑卒中的危险因素，包括 CABG、主动脉瓣置换术和二尖瓣置换术 [75-79]。然而，在这些手术前筛查无症状患者是否存在颅外颈动脉狭窄存在争议，因为颈动脉粥样硬化可能只是系统性动脉粥样硬化负担更大的一个标志。单侧颈动脉狭窄与围术期脑卒中之间并没有明确的因果关系 [80]。此外，在 CABG 前进行颈动脉干预与不良事件发生的高风险相关，因此可能是无益处的 [81-83]。

一项回顾性队列研究纳入 4335 名接受 CABG 治疗患者，脑卒中人群占 1.8%，但脑卒中归因于显著的颈动脉狭窄只有 4 个患者（占本研究总人群的 0.09%，占脑卒中人群的 5%）[80]。另一项回顾性研究对比 CABG 前进行双侧颈动脉超声的 117 例无症状性严重颈动脉狭窄（≥75%）与 761 例没有严重颈动脉狭窄的患者之间住院脑卒中发生率（3.4% vs. 3.6%）和死亡率（3.4% vs. 4.2%），结果没有明显差别[84]。最后，2011 年发表的一项系统回顾和 Meta 分析显示，虽然颈动脉疾病患者总体而言脑卒中风险高（7.4%），但其中 50%～99% 的无症状、单侧颈动脉狭窄患者只有 2% 的同侧围术期脑卒中风险，与没有颈动脉狭窄患者脑卒中发生率相似[85]。此外，脑卒中的风险并没有随着单侧狭窄程度的增加而改变[85]。双侧 50%～99% 狭窄、单侧 50%～99% 狭窄和对侧颈动脉闭塞患者的脑卒中发生率均为 6.5%[85]。尚不清楚风险增加是否与体外循环和（或）围术期低血压增加脑灌注不足易感性有关，或双侧颈动脉疾病是否只是表明高危人群动脉粥样硬化高负担的一个标志物。然而，双侧颈动脉狭窄却相当罕见。研究报道，接受 CABG 的患者中有 10%～15% 存在颈动脉狭窄，但双侧中重度狭窄的患者于不到 5%[86-88]。

当颈动脉狭窄时，尤其是双侧严重狭窄时，尚不明确颈动脉血管重建术是否降低 CABG 或其他心脏手术前的围术期脑卒中风险。联合颈动脉血供重建和 CABG 治疗可以同步或分期进行。据报道，联合手术后 30d 的死亡率、脑卒中发生率或心肌梗死率为 8%～10%，但在一些研究中明显更高[81-83]。一项小型随机试验（n=129）指出在接受 CABG 且颈动脉狭窄大于 70% 的无症状患者中，接受联合 CEA-CABG 比单独 CABG 的患者 30d 脑卒中或死亡率更高，但没有统计学差异（18.5% vs. 9.75%，P=0.12）。总的来说，这些研究中报道的高不良事件发生率引起了人们的担忧，即这些治疗可能不会降低不良事件的风险，甚至可能是有害的。

由 AHA、美国心脏病学会和欧洲心脏病学会发布的指南建议在 CABG 前限制颈动脉筛查[89-91]。一般来说，这些指南建议只筛查不需要紧急 CABG 且年龄较大（>65 岁）、有左主或多支冠状动脉受累、周围血管疾病、既往脑卒中 /TIA 史或具有颈动脉血管杂音的患者[89-91]。近期症状性颈动脉狭窄（<6个月）且狭窄大于 50% 的患者应考虑颈动脉血供重建，尽管获益随着神经不良事件发生的时间迅速下降[92, 93]。指南指出，颈动脉血管重建可用于双侧无症状颈动脉狭窄 70% 或以上，或单侧无症状颈动脉狭窄 70% 或以上与对侧颈动脉闭塞的患者，尽管这样做的好处尚不确切，仅仅只进行 CABG 也可能是合理的[89-91]。治疗决定应该是个体化的，包括一个多学科团队，其中有一个神经学家。如果计划开展颈动脉血管重建，没有足够的证据明确建议颈动脉血管重建的时机，可以同步 CABG 或分阶段，也没有足够的证据推荐颈动脉血管重建技术，可以是颈动脉支架（carotid artery stenting，CAS）或颈动脉内膜剥脱术（carotid endarterectomy，CEA）。与 CEA 相比，CAS 的围术期心肌梗死风险更低；然而，双重抗血小板治疗通常在 CAS 后持续 30d，这可能会由于服用阿司匹林和氯吡格雷的出血风险增加而延迟 CABG。分期手术，无论是 CAS-CABG 还是 CEA-CABG，都可能与冠状动脉疾病患者发生治疗间期心肌梗死的风险增加相关[27]。治疗决策应认识到这些权衡，但一般来说，如果进行颈动脉血管重建，并且 CABG 紧急，则首选同步 CEA-CABG，如果 CABG 不紧急，则首选分期 CAS-CABG。

三、脑血管疾病患者的围术期抗血栓管理

神经病学家经常需要为计划介入、手术或牙科操作的既往脑卒中患者的抗血栓药物管理提供指导。对于包括 CEA 在内的心血管手术，阿司匹林通常应持续到围术期。对于其他手术，暂时保留或继续使用抗血栓药物的决定是根据抗血栓治疗停止后脑卒中预期风险，以及继续使用时出血并发症的风险。评估围术期脑卒中的风险之前已经描述过，时间从最后一次不良事件开始计算，既往脑卒中的可能病因是相关因素。对于大多数患者来说，在短暂停用抗血栓药物的情况下，复发脑卒中的绝对风险很低，特别是如果脑卒中发生后已经超过 6 个月。然而，当围术期发生脑卒中时，可能会有毁灭性的长期后果，而大多数的围术期出血并发症并没有持续的后遗症。

通过按比例计算未经抗血栓治疗的脑卒中患者的预计年度风险来估计短暂停止抗血栓药物治疗的风险是很有诱惑力的。然而，这种方法可能低估了实际的风险，因为手术被认为通过炎症、脱水和制

动导致促凝环境，这可能会暂时性地增加心肌梗死和（或）脑卒中的风险[94]。此外，在停止抗血栓治疗后，可能会出现反弹效应，从而导致短期风险不成比例的升高。2013 年，美国神经病学学会（American Academy of Neurology，AAN）对侵入性手术前停止抗血栓药物治疗的风险和益处进行了系统评估[34]。其中提到一些信息丰富的研究，包括一项双盲研究，即随机选取 109 名患者继续服用阿司匹林，与 111 名患者在非心脏手术前停用阿司匹林对照[95]，12 例（5.4%）患者发生重大不良心脏事件（major adverse cardiac events，MACE），定义为急性心肌梗死、心脏骤停、心血管死亡或严重心律失常。虽然不良事件的数量较少，但是仍可看到使用阿司匹林治疗导致绝对风险降低了 7.2%（95%CI 1.3%～13%）。两组间出血并发症发生率无显著性差异。另一项病例对照研究对比了 309 名脑卒中患者和 309 名近期未发生脑卒中的对照组[58]。近期停用阿司匹林更可能导致近期脑卒中的发生，校正后 OR=3.4（95%CI 1.08～10.63，$P<0.005$）。英国的一个初级医疗数据库登记了服用阿司匹林用于二级预防的患者，并发现脑血管事件在指数日期前 31～180d 停用阿司匹林的患者中更为常见（RR=1.40，95%CI 1.03～1.92）[57]。在干预发生前 2 周内停止使用药物的患者所面临的风险甚至更大（RR=1.97，95%CI 1.24～3.12）。一项前瞻性观察性研究观察到 1293 例患者在计划手术前停止服用香豆素，80% 的患者在术前 5 天或 5 天内停止华法林治疗[56]。8.3% 的患者在围术期桥接肝素或低分子肝素治疗。0.7% 患者（95%CI 0.3%～1.4%）发生围术期血栓栓塞，他们均未接受桥接治疗。6 例患者（0.6%，95%CI 0.2%～1.3%）发生了大出血，而另外 17 例患者（1.7%，95%CI 1.0%～2.6%）发生了具有临床意义的非大出血发作。在 23 例有出血发作的患者中，14 例接受了围术期肝素或低分子肝素治疗。

AAN 的文献综述明确了一些微创的手术持续使用抗血栓药物导致临床显著出血的风险非常低[34]。尤其是，有强有力的证据表明，阿司匹林在牙科手术过程中发生重大出血并发症的风险非常低，因此在绝大多数患者中继续服用阿司匹林是合理的[34]。有中度证据支持，继续服用阿司匹林并接受侵入性眼麻醉、白内障手术、皮肤科手术、经直肠超声引导前列腺活检、脊柱 / 硬膜外手术和腕管手术的患者发生有意义的出血并发症的风险非常低[34]。较弱的证据支持，在玻璃体视网膜手术、肌电图、经支气管肺活检、结肠镜息肉切除术、上消化道内镜和腹部超声引导活检前服用阿司匹林的患者出血的风险较低。目前尚不清楚这些建议是否可以外推广到其他抗血小板药物，如氯吡格雷、替格瑞洛或普拉格雷。双重抗血小板治疗可能会增加出血并发症的风险。

在 AAN 综述发表后，一项大型随机试验对比了 10 010 名在非心脏手术围术期接受阿司匹林和安慰剂治疗的住院患者[96]。在本研究中，阿司匹林组和安慰剂组发生死亡或非致死性心肌梗死的风险相似（7.0% vs. 7.1%，HR=0.99，95%CI 0.86～1.15），阿司匹林的使用与大出血风险的轻微绝对增加相关（4.6% vs. 3.8%，HR=1.23，95%CI 1.01～1.49），脑卒中罕见，阿司匹林组为 0.3% 和安慰剂组为 0.4%（$P=0.62$）。大多数患者（78%）接受了大手术，定义为腹膜内、胸腔内、腹膜后或重大骨科手术。33% 的受试者有血管疾病史，最重要的是，只有 5% 的人既往有脑卒中史。虽然这些发现可能不适用于既往有脑卒中史的患者或接受过小手术的患者，但这些数据表明，在重大非心脏开放手术前停止抗血小板治疗可能是合理的。

与阿司匹林类似，有强有力的证据表明，华法林在牙科手术过程中发生重大出血并发症的风险非常低，而且在大多数患者中继续使用华法林可能是合理的[34]。也有中度证据表明，在皮肤科手术前继续使用华法林的患者出血的风险非常低。华法林可能会增加结肠镜下息肉切除术后出血的风险，尽管目前的指南指出，在低风险的内镜手术中继续抗凝是合理的[34, 97]。不幸的是，评估在其他更具侵入性的手术中使用华法林导致出血风险的数据有限或没有数据，但治疗性华法林在大多数手术中可能造成不可接受的高出血风险。

总的来说，围术期出血的风险在 INR 合理范围内的华法林和直接口服抗凝药物中是类似的，但是倾向匹配分析发现日本行政数据库中接受内镜检查患者直接口服抗凝药物的术后出血的风险与华法林相比更低[97]。尽管有逆转药物可用，但在大多数侵入性手术过程中，继续使用新型口服抗凝血药的围术期出血的风险可能高得令人无法接受。最后，肝素、低分子肝素或新型口服抗凝血药的桥接治疗可能会降低围术期脑卒中的风险，尽管只有有限的数据证实了生物学上可信的理论。此外，许多研究表明桥接治疗会增加出血风险，包括一项大型随机双盲试验，该项研究中使用低分子肝素治疗的患者进行侵入性治疗后用香豆素桥接治疗，发现无桥接组与桥接组的动脉血栓栓塞发生率无差异（0.4% vs. 0.3%，风险差异 = 0.1，95%CI –0.6～0.8，非劣性检验 P=0.01），而桥接组大出血发生率更高，无桥接组为 3.2% vs. 1.3%（RR=0.41，95%CI 0.20～0.78，优效性检验 P=0.005）[98-102]。因此，不推荐常规的肝素或低分子肝素桥接，除非患者被证实是非常高的血栓形成风险。与华法林相比，直接口服抗凝药物的清除速度相对较快，这些药物通常不需要考虑与肝素或低分子肝素进行桥接。临床判断应根据每个患者的预期脑血管风险和与手术方式相关的出血风险来进行判断。表 34-2 总结了围术期抗血栓管理的一般建议。

神经病学家经常被要求在侵入性手术前为患者提供神经学"审核批准"。虽然围术期心血管抗血栓指南是现成的，但目前还没有这样的神经系统抗血栓指南[103]。评估应考虑到手术的适应证、手术的风险和患者个体的危险因素。如前所述，抗血栓治疗可以继续用于许多小手术。对于其他手术，抗血栓治疗的暂停时间应该尽量减少，并且必须严格指导患者何时停止和重新开始这些药物。这些决定应该由实施手术的人做出，因为他们将最好地了解出血风险，并得到神经学家的批准，他们可以确定预期的脑卒中风险。基于先前提到的对术中脑卒中危险因素的研究，神经学家应建议外科医生、介入治疗医师和麻醉师对术中和术后的血压管理保持警惕，并尽可能避免高血压和低血压。此外，在围术期应仔细监测患者有无脑卒中的体征和症状。

四、急性脑卒中治疗

急性脑卒中治疗，包括静脉注射 rt-PA 和（或）机械取栓术，可以再通闭塞的动脉，恢复缺血脑组织的血流，并减少脑卒中后的残疾。30%～50% 的病例在围术期发生脑卒中，更多患者在术后立即发生[104, 105]。由于术后脑卒中通常发生在患者住院期

间，因此为早期识别和治疗提供了机会[106]。急性缺血性脑卒中的医疗管理，包括溶栓治疗、抗血小板治疗和可接受范围内的高血压，将在其他章节中进行回顾。在围术期患者中，必须仔细考虑这些治疗方法的风险和益处，因为在这一人群中可能会增加风险。对于溶栓治疗尤其如此。虽然溶栓治疗有可能逆转严重的神经功能缺损，但治疗决定也必须考虑到手术部位严重出血的风险。静脉注射 rt-PA 已被证明可以减少脑卒中后的残疾，并且指南支持在缺血性脑卒中后 4.5h 内使用[107-112]。14d 内的大手术是静脉注射 rt-PA 的一个强烈的相对禁忌证[110]。手术部位的纤维蛋白可被 rt-PA 破坏，导致临床大出血。与术后使用 rt-PA 相关的风险尚未得到充分的研究，而且"重大"手术也未在现有的指南中得到定义。全身性出血的风险可能随着手术的范围和手术时间的不同而差异巨大。在容易按压的部位进行过小手术的患者不被排除在静脉 rt-PA 应用之外。这类手术的例子包括心导管插入术或手指截肢。一项小型病例系列报道描述 7 例脑卒中合并心导管患者，他们安全地接受静脉 rt-PA 治疗，报道无重大全身性出血，轻微穿刺部位出血没有增加[113]。更有侵入性的手术，手术部位出血可能很严重，直到术后 14d 方可静脉注射 rt-PA。也有可能在侵入性手术后超过 14d 仍存在严重的手术部位出血风险，或少量围术期出血可能导致灾难性并发症的手术，如心脏手术、神经外科、器官移植或喉部手术。例如，1 例 CABG 桥接后 16d 接受静脉注射 rt-PA 的患者出现心包积血[114]。此外，有一些证据表明，神经外科手术在溶栓后出血的风险可能特别高[115]。其他形式的脑损伤，如既往脑卒中或严重的头部创伤，是 90d 内静脉注射 rt-PA 的强烈禁忌证，要求接受神经外科手术的患者 90d 内不注射 rt-PA 可能也是合理的。对于所有围术期脑卒中病例，临床决策应个体化，并仔细权衡脑卒中的严重程度、手术部位、发生临床显著出血的可能性及机械取栓术的可用性。

如第 67 章所述，当出现大血管闭塞时，患者出现症状 24h 内通过支架进行血管内血栓切除术已被证明可以减少患者的残疾。有限的数据表明，再通成功率及症状性颅内出血的发生率在围术期和非围术期脑卒中患者相似[116]。因为机械取栓术不需要使用溶栓或抗血栓剂，无论术后时间或手术的位置，所

表 34-2　围术期抗血栓管理的一般建议

抗栓药物	围术期管理	说明
阿司匹林[a]	低风险的手术前继续使用，如牙科手术、皮肤手术、前列腺活检、肌电图、前房眼科手术、结肠镜检查合并息肉切除术	双重抗血小板治疗可能比单一抗血小板治疗具有更高的出血风险
	在心脏和颅外颈动脉手术前继续使用	
	在大多数开放手术前 7 天停止阿司匹林可能是合适的，但需要个性化的决定	近期使用冠状动脉支架的患者应根据支架类型的指南，尽可能推迟暂停抗血小板治疗
	因在颅内、眼后腔、髓内脊柱和其他部位大量出血是毁灭性的，故在手术前应停药 7~10d	
华法林	牙科手术继续使用	用 PT/INR 来监测药物活性
	皮肤手术、肌电图、前列腺手术也许可以继续使用	
	在更有侵入性的手术前停止 5d，包括结肠镜检查和息肉切除术	
达比加群	推荐： • 最后一次剂量是在 1~2 天前，如果 CrCl≥50ml/min[b] • 最后一次剂量是在 3~5 天前，如果 CrCl<50ml/min[b]	• Ecotrin 凝血时间监测活动 • 低水平的正常 aPTT 可能提示很少或没有抗凝作用的证据[121]
利伐沙班	推荐：最后一次剂量至少 24h 前	抗凝血活性可以用 Xa 因子水平来监测[122]
阿哌沙班	推荐： • 在低风险手术前至少 24h 的最后一次剂量 • 在中高危手术前至少 48h 的最后一次剂量	抗凝血活性可以用 Xa 因子水平来监测[122]
依度沙班	推荐：最后一次剂量至少 24h 前	抗凝血活性可以用 Xa 因子水平来监测[122]
贝曲沙班	推荐： • 无特殊推荐 • 临床试验建议在最后一次给药后至少 96h 进行手术	抗凝血活性可以用 Xa 因子水平来监测[122]

a. 目前尚不清楚这些建议是否可以推广到使用其他抗血小板药物治疗的患者，如阿司匹林加缓释双嘧达莫、氯吡格雷、替格瑞洛或普拉格雷
b. 考虑长时间手术，脊柱穿刺
PT/INR. 凝血酶原时间 / 国际标准化比值；aPTT. 部分凝血活酶时间

有伴有大血管闭塞和致残性神经功能缺损的术后患者，并且在症状出现 24h 内，应该考虑机械取栓治疗。考虑到机械取栓术的巨大绝对益处，确定合适的患者是很重要的。由于麻醉和（或）镇痛药相关的镇静，术后神经系统检查可能受到限制。在这种情况下，如果有担心缺血性脑卒中但不确定体格检查是否与大血管闭塞相符，急诊 CT 或 MRA 和灌注成像应该用来识别可能受益于机械取栓的患者。同样，镇静也模糊了围术期患者脑卒中症状出现的时间。

从症状出现或最后一切正常的时间到 24h 后的机械取栓尚未被证明是有效的。在 DEFUSE3 和 DAWN 中，分别招募了从 6~16h 到 6~24h 的患者，并使用灌注成像来识别受试者，机械取栓术的好处不随症状开始的时间而变化[117, 118]。如果由于围术期镇静导致症状发作不确定，但已超过 24h，在经过仔细挑选的神经影像学显示存在明显可挽救脑组织的患者中，机械取栓术仍有可能发挥作用。在这种情况下，治疗决定应个体化，仔细考虑患者的神经功能缺损、

梗死核心 / 半暗带的大小、患者的内科 / 外科共病。

结论

　　脑卒中是外科和介入手术中常见并令人恐惧的并发症。颈动脉血管重建、心胸外科、神经外科和血管内手术发生缺血性脑损伤的风险特别高。总的来说，医源性脑卒中在美国每年发生的总脑卒中数量中只占一小部分，但却意义重大。不幸的是，大多数围术期脑卒中的危险因素，如年龄、既往脑卒中、糖尿病、心房颤动和血管疾病史，都是不可改变的，所以决定进行选择性手术必须平衡脑卒中的

风险和手术的需要。无症状性颈动脉狭窄与围术期脑卒中风险之间没有明确的联系，因此不建议对未选择的患者进行颈动脉超声筛查，尽管这在术前接受 CABG 的高危患者中仍存在争议。在心血管和颈动脉干预期间应继续使用阿司匹林。在牙科和皮肤科手术之前，继续使用阿司匹林或口服抗凝药物，包括华法林或直接口服抗凝药物可能是安全的，并可能对高危患者是有益的。最后，当围术期脑卒中确实发生时，急性脑卒中治疗，包括 rt-PA 和（或）机械取栓，可用于逆转经过适当选择的患者的急性神经功能缺损。

第 35 章　动脉夹层、肌纤维发育不良和颈动脉蹼

Arterial Dissection, Fibromuscular Dysplasia, and Carotid Webs

Joseph Tarsia　Gabriel Vidal　Richard M. Zweifler　著

刘　珂　危晴天　译　　叶　飞　曹学兵　校

本章要点

- 大脑颈动脉夹层占脑卒中的 2%，最常发生于中青年人群中。
- 根据最初出现的时间和严重程度以及夹层部位的不同，医学干预可能包括溶栓药物、抗血小板药物或抗凝药物。
- 70%～85% 的颅外夹层患者临床预后良好，病死率低于 5%。
- 肌纤维发育不良（FMD）是一种罕见的非动脉粥样硬化性、非炎症性血管病变，可能与颅颈段夹层或脑缺血有关。
- 尽管有症状的 FMD 可以根据临床表现进行抗血栓治疗，但大多数病例是无症状的。

大脑颈动脉夹层占脑卒中的 2%，最常发生于中青年人群中。大脑颈动脉夹层的不同部位决定了临床表现、并发症和预后的不同。包括 MRI、MRA 和计算机断层血管成像在内的诊断方式是最直接的非侵入性确诊手段。根据最初出现的时间和严重程度及夹层部位的不同，医学干预可能包括溶栓药物、抗血小板药物或抗凝药物。当常规药物治疗失败或存在禁忌证时，神经血管内介入治疗已逐渐成为一种常规的治疗方式。70%～85% 的颅外夹层患者预后良好，病死率低于 5%。肌纤维发育不良（fibromuscular dysplasia，FMD）是一种罕见的非动脉粥样硬化性、非炎症性血管病变，可能与颅颈段夹层或脑缺血有关。FMD 最常累及颅外血管，尤其是颈动脉，但也可累及颅内颈动脉和椎 - 基底动脉。尽管有症状的 FMD 可以根据临床表现进行抗血栓治疗，但大多数病例是无症状的。

一、动脉夹层

（一）流行病学

虽然颈动脉夹层仅占所有缺血性脑卒中的 2%，但在中青年患者中，它们是很常见的脑卒中原因之一 [1-6]。大多数夹层患者的年龄在 30—50 岁，平均年龄约为 40 岁 [3, 4]。在 45 岁以下的患者中，动脉夹层是导致脑卒中的第二大原因，占缺血性脑卒中的 10%～25% [6-9]。尽管早期的研究显示，在成年人群中总体发病率没有性别差异，但 2006 年一项对 696 名自发性颅颈段夹层患者的研究发现，男性发病率占多数 [10]。患有动脉夹层的女性平均年龄大约比男性小 5 岁 [3, 10]。儿童动脉夹层比较特殊，因为它更多地发生在男孩身上 [11, 12]。

基于人群的研究报道显示，每年夹层的发生率在（2.6～2.9）/10 万 [2, 3]。然而，颅内颈动脉夹层的真实发生率可能高于这些估计，因为没有症状的患

者和有疼痛但没有神经症状的患者被低估了[13]。在梅奥诊所的一系列研究中，20 岁以上的颈内动脉夹层患者的年发病率为 3.5/10 万[3]。70% 的颈内动脉夹层发生在 35—50 岁，平均发病年龄为 44 岁，没有性别差异[14]。颅内颈动脉夹层的患者往往比颈动脉夹层的患者年轻。回顾 59 例颅内颈动脉夹层，平均发病年龄为 30 岁，男性比例略高[15]。自发性椎动脉夹层每年的发病率为颈内动脉夹层的 1/3[5, 16-18]，为（1～1.5）/10 万[19]。颅外椎动脉夹层占颅颈段夹层的 15%，而颅内椎动脉夹层仅占 5%[20]。单纯性颅内椎动脉夹层的平均发病年龄为 40 多岁，延伸至基底动脉的椎动脉夹层的平均发病年龄为 30 多岁[21-24]。与颅外动脉夹层相比，男性颅内椎动脉夹层比女性更常见[21, 25]。

（二）病理学

动脉夹层通常源于内膜撕裂，从而导致壁内血肿（假腔）的发展（图 35-1）。在一些患者中，无法显示真腔和假腔之间的联系，这表明一些夹层是原发的内侧血肿的结果。此外，由于原发的壁内血肿破裂进入内膜，也可能导致内膜破裂。尽管前一种机制可能更常见，但这两种情况都有可能发生。

壁内血肿位于中膜各层内，但可能偏向内膜（内膜下夹层）或外膜（外膜下夹层）。内膜下夹层更容易导致管腔狭窄，而外膜下夹层可能导致动脉扩张（动脉瘤）。这些动脉瘤通常被称为"假性动脉瘤"，但它们是真的动脉瘤，因为它们的管壁含有血管成分（即中层和外膜）[19]，因此称它们为"夹层"动脉瘤更合适[26, 27]。外弹力板的缺失和较薄的外膜使颅内动脉容易发生外膜下夹层和随后的蛛网膜下腔出血。据报道，大约 1/5 的颅内颈内动脉夹层和超过一半的颅内椎动脉夹层都存在蛛网膜下腔出血[11, 21, 23, 24, 28-32]。

（三）发病机制

大多数自发性动脉夹层的发病机制尚不清楚。夹层可以是医源性的，也可以是由严重创伤引起的，在这种情况下，原因通常比较明确，但大多数是自发发生的，或者与先前的轻微创伤有关。据报道，早期夹层的诱发事件包括头部突然移动、咳嗽、呕吐、打喷嚏、脊椎按摩、做瑜伽、粉刷天花板、用力擦鼻子、性活动、麻醉、复苏和许多类型的体育活动[33-49]。这些活动可能会由于机械拉伸而导致动脉损伤。一项前瞻性研究发现，81% 的夹层与某种形式的突然颈部活动有关[36]。根据研究方法的不同，对脊椎手法后夹层风险的估计差异很大，但范围从

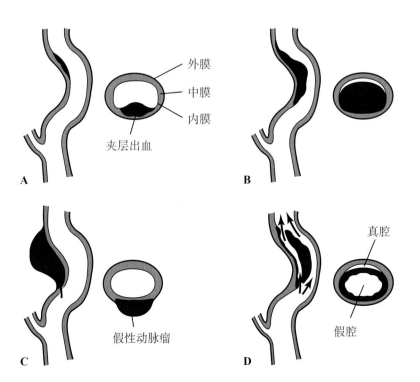

▲ 图 35-1　夹层的解剖学

A. 颈内动脉的侧位（左）和横断面（右）示意图显示了内膜和内膜下夹层动脉瘤的初始阶段，三个基本动脉层（内膜、中层和外膜）被勾画出来；B. 内膜出血进展的相似观点，动脉管腔缩小；C. 如 A 和 B 所示，与内膜出血的观点相似，外膜下夹层而不是内膜下夹层，会形成较大的假性动脉瘤；D. 夹层出血通过内膜破裂与真腔建立联系；可能发生再通，扩大真腔或假腔（引自 Friedman AH, Day AL, Quisling RGJ, et al. Cervical carotid dissecting aneurysms. *Neurosurgery*. 1980;7:207.）

每 585 万次 [37] 操作中有 1 次到每 20 000 次操作中有 1 次 [50]。一项研究发现，1/4 的颈动脉夹层患者在脊椎推拿后出现结缔组织疾病 [51]。

潜在的动脉病变被认为是导致动脉壁结构不稳定的原因。有 15%～20% 的颅颈段夹层患者有 FMD，并且超过一半的双侧颈动脉受累患者有 FMD [3, 52-57]。1%～5% 的患者有可识别的遗传性结缔组织疾病 [58]，如 Ehlers-Danlos 综合征Ⅳ型 [59-61]、马方综合征 [54, 55, 62, 63]、常染色体显性多囊肾病 [55]、Ⅰ型成骨不全症 [55]、弹性纤维性假黄瘤 [55, 64]、Ⅰ型胶原点突变 [65] 或 α₁ 抗胰蛋白酶缺乏 [66]。夹层还与其他动脉病变有关，如囊状中层坏死 [3, 67] 和烟雾病 [68-70]。动脉增生（如绕圈、扭结和成环）[71, 72]，动脉扩张性增加 [73]，主动脉根部增宽 [74]，上述疾病提供了潜在动脉病变的间接证据 [75, 76]。

5% 的自发性颅颈段夹层患者至少有一名家庭成员有自发性主动脉夹层或其主要分支的夹层，包括椎动脉和颈动脉 [77]。动脉硬化似乎不是危险因素 [27]。其他已报道的夹层危险因素包括偏头痛 [78-81]、近期感染 [82-84]、妊娠 [85, 86]、高同型半胱氨酸血症 [87, 88]、吸烟 [27, 89]、高血压 [27, 90] 和口服避孕药 [27]。据报道，颈动脉夹层的季节性变化支持了感染性病因的可能性，秋季的发病率增加了 58% [56]。Schievink 及其同事 [91, 92] 发现夹层与多发性皮肤雀斑和二叶式主动脉瓣之间的家族性关系，提示潜在的神经脊缺陷。

在自发性颈动脉夹层患者中，54%～68% 的患者报告了真皮胶原纤维和弹性纤维的超微结构异常，在这些患者中，没有已知的结缔组织疾病的临床证据 [93-95]，这表明细胞外基质的生物合成存在分子缺陷 [96]。在自发性颅颈段夹层患者的颞浅动脉标本的超微结构研究中，报道了广泛动脉病变的证据 [97]。对夹层患者健康亲属的皮肤活检研究表明，结缔组织异常是家族性的 [98]。尚未发现导致大多数颈动脉夹层患者的基因突变 [94]。筛查 V 型前胶原（COL5A1）[99]、Ⅲ型胶原（COL3A1）[100, 101] 和弹性蛋白原（ELN）[102] 基因突变的结果均为阴性。

尽管与许多疾病有关（框 35-1），但在大多数情况下，颅颈段夹层的确切原因仍不清楚。发病机制可能是多因素的，包括机械因素和潜在的动脉病变，以及遗传性的或传染性的因素都可能发挥作用。

框 35-1　颅颈段夹层的易感因素

- 创伤
  - 轻微
  - 严重
  - 医源性
- 动脉病变
  - 肌纤维发育不良
  - 囊状中层坏死
  - Ehlers-Danlos 综合征Ⅳ型
  - 马方综合征
  - Ⅰ型胶原点突变
  - α₁ 抗胰蛋白酶缺乏
  - Ⅰ型成骨不全症
  - 弹性纤维性假黄瘤
  - 常染色体显性多囊肾病
  - 烟雾病
  - 增生（如绕圈、扭结和成环）
  - 颅内动脉瘤
- 偏头痛
- 家族史
- 近期感染史
- 高同型半胱氨酸血症
- 尚不清楚
  - 高血压
  - 妊娠和分娩后（如产后血管病）
  - 吸烟
  - 口服避孕药

（四）夹层部位

颅外颈动脉和椎动脉夹层占所有颅颈段夹层的 80%～90% [103, 104]。这种差异可能是由于颅外段血管移动性较大，以及接触上颈椎的横突或茎突（无论是正常的还是病理上延长的）等骨质结构而造成的可能性损伤导致的 [14, 105]（图 35-2）。颅外颈内动脉夹层通常发生在分叉处远侧至少 2cm，靠近 $C_{2\sim3}$ 椎体水平，并向上方延伸可变距离。它通常在动脉进入岩骨之前终止，在大多数情况下，机械支持似乎限制了进一步的夹层 [14]。这一部位与动脉粥样硬化不同，后者最常影响颈内动脉起处或岩骨段。椎动脉在 $C_{1\sim2}$ 节段最易移动，也最容易受到机械损伤，因为它离开枢椎的横突孔，突然转向进入颅内腔（V_3 节段）（图 35-3）。在所有椎动脉夹层中，有 1/2～2/3 的椎动脉和 80%～90% 的旋转相关夹层都涉及 $C_{1\sim2}$ 部位 [17, 106-109]。

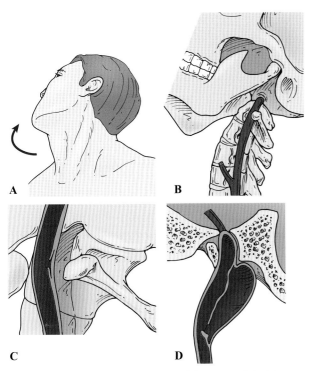

▲ 图 35-2　颈部旋转致颈动脉损伤的可能机制

A. 超伸展方向；B. 动脉撞击椎体突部；C. 撞击造成的内膜撕裂；D. 内膜撕裂进展至夹层［引自 Stringer WL, Kelly DLJ. Traumatic dissection of the extracranial internal carotid artery. *Neurosurgery*. 1980;6:123］

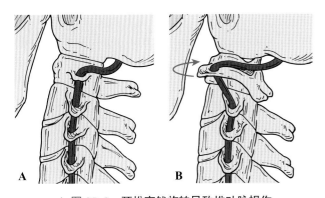

▲ 图 35-3　颈椎突然旋转导致椎动脉损伤

当颈部剧烈旋转和伸展时，椎动脉在 C_1 和 C_2 之间受到拉伸和机械损伤［引自 Barnett HJM. Progress towards stroke prevention. *Neurology (NY)*. 1980;30:1212.］

儿童和青少年的颅内动脉夹层比成人更常见，尽管儿童的颅内夹层通常发生在前循环，而成人的颅内夹层后循环更常见[11]。最常见的受累部位是颈内动脉床突上段和大脑中动脉主干[110, 111]。颅内椎动脉夹层最常见的部位是位于或靠近小脑后下动脉起始处的 V_4 段。在这个水平，头部动作时动脉可能受

到压迫，中膜和外膜的大小和弹性成分减少，外部弹性板终止。大约 20% 的椎动脉夹层同时涉及颅外和颅内节段[112]。

（五）脑缺血的机制

颅颈段夹层可因继发管腔狭窄或闭塞、血栓栓塞症或两者兼有的血流动力学损害而导致缺血症状。几份研究颈动脉夹层患者的脑梗死模式的报道表明，大多数脑卒中是远端栓塞的结果[113-117]。颈动脉夹层患者中与脑卒中症状相关的大脑中动脉微栓子的发生率很高，进一步支持了血栓栓塞的机制[118]。

（六）临床表现

1. 颅外颈动脉夹层

(1) 局部体征和症状：颅外颈动脉夹层的主要表现是同侧头、面部或颈部疼痛，并伴有局灶性脑缺血症状（大脑或视网膜）。大约 1/3 的病例存在部分霍纳综合征的表现[20]（表 35-1）。

疼痛（头部、面部或颈部）是最常见的症状，在 80% 以上的有症状的病例中出现，在 1/2～2/3 的患者中是首发的症状[11, 20, 52, 115, 117, 119-127]。

60%～75% 患者出现头痛，可能比其他体征或症状早几小时或几周[113, 117, 120, 123, 126, 128]。疼痛通常是同侧的，但可能是更弥漫的或双侧的，即使是单侧夹层[79, 126, 129]。头痛的发作通常是渐进的，尽管有报道称突如其来的"闪电"式头痛[126, 129]。头痛通常无跳动且剧烈，并可发生同侧头皮压痛[79, 126, 129]。20%～30% 的患者存在单侧颈部疼痛，可能累及前颈，并向耳朵、头皮、颌骨、面部或咽部放射[113, 117, 126]。据报道，超过 50% 的病例出现面部或眼眶疼痛[126]。

同侧部分眼交感神经性瘫痪（霍纳综合征）出现在大约 1/3 的患者中，是由颈内神经丛的交感神经纤维受累所致[117, 123, 126]。可以看到上睑下垂和瞳孔缩小，但面部出汗仍然完好无损（除了同侧额部的一处局部区域），因为大部分供应面部的交感神经纤维与颈外动脉一起伴行[27]。

据报道，12% 的自发性颈内动脉夹层患者出现脑神经麻痹[130]。后组脑神经麻痹最为常见，占患者的 5%～10%[117, 126, 130]。脑神经受累最常见的是第Ⅻ，其次是第Ⅸ、Ⅹ、Ⅺ 和 Ⅴ 神经[126, 130-136]，也可能累及第Ⅲ、Ⅳ、Ⅵ 或Ⅶ脑神经[126, 130, 137]。据报道，约有

表 35-1　颅外颈动脉夹层的临床特点

病例数量	635
年龄	平均 44.4 岁 范围 4—74 岁
性别	
男	53%
女	47%
损伤侧	
单侧	86%
左侧	60%
右侧	40%
双侧	14%
主诉 [a]	
脑梗死	46%
短暂性脑缺血发作	30%
颈部或头部疼痛	21%
仅有搏动性耳鸣	2%
仅有无症状性血管杂音	2%
诊断时的相关特征	
症状	
颈部疼痛	20%
头痛	64%
颈部或头部疼痛	67%
耳鸣或主观血管杂音	3%
体征	
部分霍纳综合征	32%
颈部血管杂音	18%
舌轻瘫	6%
早期预后	
血管造影	
随访影像上正常或轻度 　狭窄的血管	70%
临床表现	
神经功能正常	50%
仅有轻度功能缺陷	21%
中、重度功能缺陷	25%
死亡	4%

a. 主诉会影响评估，但不一定是最初的症状
引自 Schievink et al. [11], Saver et al. [20], Ast et al. [119], Cox et al. [121], Early et al. [122], Mulges et al. [124], Ramadan et al. 1991 [125], Sue et al. 1992 [127], Hennerici [194].

10% 的人患有味觉障碍 [126]，多达 1/4 的患者会出现搏动性耳鸣或主观杂音，近 1/5 的患者可能会听到客观杂音 [52, 64, 126, 138]。

（2）缺血的体征和症状：据报道，50%～95% 的患者出现了缺血性表现 [117, 120, 126]，尽管在较早的研究中报道了最高的发生率。在早期报道只有在存在缺血迹象的情况下才能怀疑夹层的诊断，而且没有非侵入性诊断技术 [120]。大多数缺血症状出现在疼痛开始后的 1 周内 [120, 126, 128]；一项研究报道称，其他症状出现的平均延迟时间为 4d [126]。1998 年的一份病例报道描述了发生在创伤性颈内动脉夹层后 5 个月的致残性脑卒中，尽管患者在夹层时确实患有无症状性脑卒中 [139]。大多数梗死是区域性的（而不是交界区），这支持了血栓形成的病因学假说 [113-117]。短暂性脑缺血发作是很常见的，大约 50% 的患者报告了 TIA，并且在一半的病例中反复发作 [120]。在脑卒中患者中，大约 75% 的患者报告至少有 1 次 TIA [120]。1/4 的病例会发生一过性单眼失明 [126]。其他缺血性眼部综合征，如视网膜中央动脉阻塞和前部缺血性视神经病变是罕见的 [103, 140, 141]。

导致缺血事件的夹层更多地与闭塞和狭窄程度超过 80% 相关，而不引起缺血事件的夹层更常与霍纳综合征和下部脑神经麻痹相关 [117]。

2. 颅内颈动脉和大脑中动脉夹层　颈内动脉及其分支的夹层几乎普遍与严重的单侧头痛有关，与颅外动脉夹层相比，缺血性症状的出现通常要短得多（在几分钟或几小时内）。癫痫或晕厥可能是主要症状，并且一半的患者意识水平发生改变 [20]。3/4 的病例累及颈内动脉床突上段或大脑中动脉主干，大脑前动脉很少受累 [11, 142]。有研究报道，双侧夹层在颅内循环中的发生率低于在颅外循环中的发生率 [70, 111, 143, 144]。SAH 是由外膜下血肿穿过外血管壁破裂引起的，约有 20% 的病例发生 [15, 111, 145]。

3. 颅外椎动脉夹层　表 35-2 总结了 174 例颅外椎体夹层的临床特点和病程 [20]。

（1）局部体征和症状：头痛发生在一半到 2/3 的颅外椎动脉夹层患者，通常是同侧枕部 [20, 108, 112, 126, 146, 147, 148]。疼痛可以是搏动或压力样的 [126]。大约一半的患者会出现颈部疼痛，通常是渐进性的 [20, 108, 112, 126, 146-149]。疼痛通常是单侧的，但 1/3 的病例是双侧的 [126]。与颅外颈内动脉夹层相比，颅外椎动脉夹层较少发生搏动性耳鸣 [112, 138]。

（2）缺血的体征和症状：大多数椎动脉夹层患者都有缺血症状，尽管这可能反映了对没有缺血表现病例的漏诊。颈部疼痛、头痛和出现缺血症状之间的

表 35-2　颅外椎动脉夹层的临床特点

病例数量	174
年龄	平均 38.9 岁 范围 3—67 岁
性别	
男	43%
女	57%
损伤侧	
单侧	69%
左侧	56%
右侧	44%
双侧	31%
主诉[a]	
脑梗死	75%
正常起病	17%
延迟起病	83%
短暂性脑缺血发作	25%
颈部疼痛	55%
头痛	53%
头部或颈部疼痛	75%
延髓背外侧综合征	33%
伴发疾病	
高血压	25%
偏头痛	13%
口服避孕药（女性）	24%
肌纤维发育不良	17%
早期预后	
血管造影	
随访影像上正常或轻度狭 　窄的血管	78%
临床表现	
神经功能正常或轻度受损	83%
中、重度功能缺陷	11%
死亡	6%

a. 主诉会影响评估，但不一定是最初的症状
引自 Saver et al. [20], De Bray et al. [146], Provenzale et al. [147],
Takis and Saver [148].

中位间隔分别为 2 周和 15h [126]。据报道，在 13% 的病例中 TIA 发生在脑卒中之前 [109]。延髓背外侧综合征可以单独出现，也可以与其他脑干、大脑后动脉分布区域或上颈髓损伤表现相结合 [14, 52, 109, 126, 150-154]。颈神经根病（最常见的发生在 $C_{5\sim6}$）已被报道，尽管其病因尚不清楚是缺血性的还是机械性的 [151, 152]。

4. 颅内椎-基底动脉夹层　颅内椎动脉夹层与

颅外夹层的临床特点区别在于其与蛛网膜下腔出血的联系。据报道，多达一半到 2/3 的成人病例中会发生蛛网膜下腔出血 [21, 23, 24, 28-32]，但儿童中还没有这种联系的报道 [11]。基底动脉夹层很少见。它们可能是孤立的（原发的），也可能伴有椎动脉夹层。临床表现因受累程度不同而不同。原发性基底动脉夹层典型地表现为快速进展的脑干体征，尽管它可以表现为头痛和发展较慢的局灶性体征或由于血管内血肿引起的肿块病变 [25, 29, 111, 112, 145, 155-180]。与其他颅内夹层一样，如果夹层平面是外膜下或跨壁的，则基底动脉夹层可表现为蛛网膜下腔出血和夹层动脉瘤 [29, 111, 145, 156, 157, 161, 165, 166, 174]。

（七）诊断

当临床表现提示脑血管动脉夹层，无论是自发性的还是创伤性的，立即需要积极的诊断方法。MRI 与 MRA 或计算机断层血管成像相结合是确认动脉夹层的最佳无创性检查方法 [19, 181-188]。当 MRA 或 CTA 存在禁忌时，颈动脉超声、TCD 超声或两者均可提供夹层的直接或间接证据 [189-195]。常规血管造影术是确定夹层的准确水平和动脉范围，以及与夹层相关的成像并发症（如假性动脉瘤、双腔、腔内或远端血栓的存在）的金标准，但很少用于颅外夹层 [9, 31, 104, 185, 196]。

1. 超声诊断　颅外颈动脉 B 超和颈动脉彩色多普勒超声结合 TCD 提供了最可靠的系统超声检查 [118, 124, 128, 189-195, 197]。颅外椎动脉夹层也可以使用多模式超声方法进行诊断 [197]。颅外颈动脉夹层的间接证据通常比直接证据在超声上更突出，因为颅外颈动脉夹层通常发生在颈动脉球部远端 2cm 或更远，因此高于典型的受声波作用的领域 [20, 190]。病变血管血流速度减慢或消失，眶上血管逆行血流，或颈内动脉双向血流，均提示夹层导致的更远端梗阻或狭窄 [198]。超声可直接显示逐渐变细的颈内动脉管腔，15% 的病例可通过腔内瓣膜显示真假管腔 [190, 193]（图 35-4 和图 35-5）。

颅外彩色多普勒超声可有效检测颅外椎动脉夹层的异常，可以相似地显示椎动脉血流消失、减少或逆转的间接证据，或极少显示内膜破裂出血的直接证据 [191, 192, 197]。狭窄程度、有无闭塞和夹层部位对超声诊断颅外颈动脉和椎动脉夹层的敏感性和特异

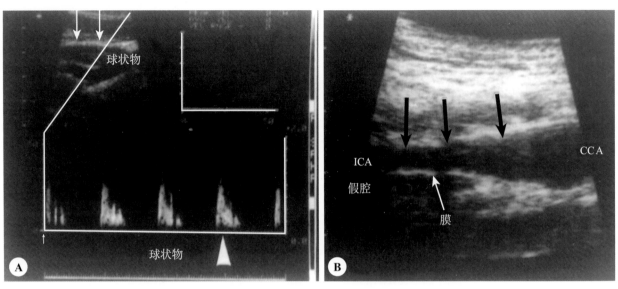

▲ 图 35-4 超声显示下的动脉管腔

A. 2D 超声显示无动脉粥样硬化改变的开放球状物（箭），球状物的多普勒样本仅显示短收缩血流信号，而没有舒张期血流信号（残端血流）（箭）；B. 球状物和近端颈内动脉的 B 超显示管腔逐渐变窄（黑箭）和分隔真假腔的膜（白箭）。ICA. 颈内动脉；CCA. 颈总动脉（引自 Sturzenegger M. Spontaneous internal carotid artery dissection: early diagnosis and management in 44 patients. *J Neurol*. 1995;242:231.）

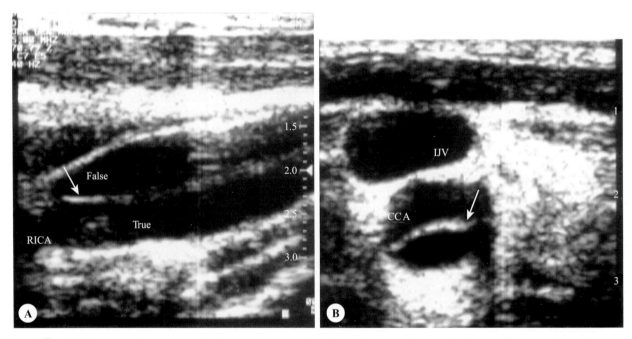

▲ 图 35-5 B-mode ultrasonography images of a carotid artery dissection demonstrating the true (True) and false (False) lumens separated by a membrane (arrows)

CCA. Cervical carotid artery; IJV. internal jugular vein; RICA. right internal carotid artery. (Courtesy of Christine Miles, RVT.)

性有显著影响[190]。在颅外颈动脉夹层中采用超声检查高位颈椎区（下颌后）和在颅外椎动脉夹层中对椎动脉分段逐步超声可提高对疑似夹层的检出率[20, 190]。TCD 显示夹层血管管腔狭窄或远端闭塞的血流异常，包括颈动脉 - 颈动脉侧支循环的交叉征象；当大脑中动脉信号消失，同侧大脑前动脉和大脑后动脉血流速度增加时，建议行大脑中动脉主干栓塞术[20, 195]。使用这些超声技术对颅外颈动脉和椎动脉夹层进行自发性或基于再通治疗的系列检查允许门诊监测和临床决策算法的使用[190-193, 197, 199]。

2. MRI　MRI 结合 MRA 目前为脑血管动脉夹层提供了精密的无创成像。常规 T_1 和 T_2 加权和 FLAIR 序列轴位 MRI 及 3D TOF MRA 序列可同时显示大脑、颈动脉和颅内主要动脉（图 35-6）。与夹层相关的典型异常最容易在颅外颈动脉（图 35-7）和椎动脉夹层中确定，而颅内动脉夹层成像显示的异常通常不典型[20]。颅外颈动脉夹层在 MRI 上的典型影像表现包括血流信号的减少或缺失和新月征，新月征是由血管壁内夹层导致的狭窄，在 T_1 加权和 FLAIR 轴位 MRI 显示，壁内血肿的螺旋状周围动脉的边缘在横断面上呈半月形[19, 20, 181-188, 200-203]（图 35-6 和图 35-7）。

在 T_1 和 T_2 加权像上血肿的信号强度取决于夹层的时间，因为高信号对应于壁内血肿的高铁血红蛋白的信号强度；在某些慢性夹层中，由于急性的脱氧血红蛋白或含铁血黄素，部分或全部壁内血肿在 T_2 加权图像上表现为低信号[118]。细微的异常还包括整个血管的高信号强度，邻近组织信号的异常增强导致管腔显著受损，血管直径增大，以及血管显影差或不显影。脂肪抑制序列对于区分微小的壁间血肿和周围软组织很重要[19]。在没有明显管腔狭窄或损害的情况下，MRI 可能会发现常规血管造影术遗漏的颈动脉夹层；然而，即使存在相关血管壁的增厚，MRI 也可能无法显示壁内血肿。

与颅外颈动脉夹层相关的脑卒中模式主要为皮质（83%）和皮质下（60%），其中 99% 受累于大脑中动脉区域，4% 受累于大脑前动脉区域，3% 受累于大脑后动脉区域，5% 的病例伴有交界区梗死[116, 117]。在颅外颈动脉夹层中，MRA 与 MRI 相结合，对 MRA 的敏感性和特异性分别为 95% 和 99%，对 MRI 的敏感性和特异性分别为 84% 和 99%[20, 186]。如果血肿是同等信号强度的，那在急性期的夹层动脉瘤可能会被 3D TOF MRA 漏诊[185]。

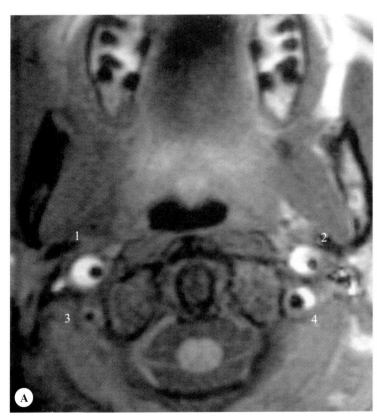
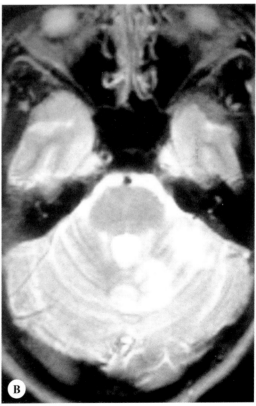

▲ 图 35-6　头晕和共济失调患者的 T_1 加权（A）和 T_2 加权（B）轴位 MRI
有 4 处自发性血管夹层。注意所有脑血管壁上的高铁血红蛋白呈新月形。A. 右侧颈内动脉夹层（1），左侧颈内动脉夹层（2），右侧椎动脉夹层（3），左侧椎动脉夹层（4），右侧椎动脉夹层是很轻微的；B. 多发性小脑梗死（引自 Silverboard G, Tart R. Cerebrovascular arterial dissection in children and young adults. *Semin Pediatr Neurol*. 2000;7:278.）

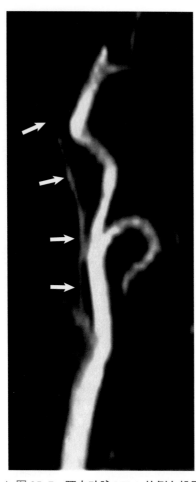

▲ 图 35-7　颈内动脉 MRA 的侧向投影

图像显示颈内动脉高位颈段完全闭塞。这种自发性夹层表现为轻微脑卒中。经过抗凝治疗，患者几乎完全康复（引自 Silverboard G, Tart R. Cerebrovascular arterial dissection in children and young adults. *Semin Pediatr Neurol*. 2000;7:278.）

尽管 MRI 可以显示壁内血肿，但颅内颈动脉夹层在非侵入性研究中产生的特异性异常较少[20, 204, 205]。值得注意的是，SAH 可发生在 1/5 的临床夹层病例中；然而，诊断颅内颈动脉夹层的金标准是脑血管造影术，而不是 MRI 和 MRA[20, 31, 104, 112]。

颅外椎动脉是第二常见的夹层部位，通常在 $C_{1\sim2}$ 部位。虽然单侧颅外椎动脉夹层可能由于未受累椎动脉的侧支循环而无法识别，但双侧椎动脉夹层可以很好地识别。它可能与常规 MRI 显示的小脑、脑干或大脑半球梗死有关，也可能同时合并颈动脉夹层[20, 112, 206, 207]。颅外颈动脉夹层的全部 MRI-MRA 表现都有可能在颅外椎动脉夹层中出现，尽管这两种方法在颅外椎动脉夹层中不那么敏感。一项研究报道，在颅外颈动脉夹层和颅外椎动脉夹层中，MRI

的敏感性和特异性分别为 60% 和 98%，对于 MRA，分别为 20% 和 100%[186]。尽管临床上对颅外椎动脉夹层的高度怀疑，但如果 MRI-MRA 的结果不具诊断性，则需要进行 CTA 或常规血管造影术。

颅内椎动脉夹层发生在小脑后下动脉起始处或附近。虽然临床表现与颅外椎动脉夹层相似，但合并脑干、小脑或半球梗死的颅内椎动脉夹层可根据其与蛛网膜下腔出血的相关性加以鉴别[20, 21, 23, 24, 28, 29]。MRI-MRA 可显示新月征或夹层动脉瘤的征象。

3. CT　CTA 已被公认为一种特别适用于夹层检测的诊断方法[208]（图 35-8）。CTA 可以在不影响患者监控的情况下对不稳定的患者进行快速成像。CTA 是一个很好的诊断选择，因为它比包括导管血管造影术在内的其他诊断方法更有利[208-212]。

4. 血管造影术　虽然 MRI、MRA、CTA 和超声的互补使用通常足以诊断颅外颈动脉夹层和某些情况下的椎动脉夹层，但血管造影术是研究颅内夹层和颅外椎动脉夹层的最可靠的方法。血管造影术虽然具有侵入性，但能很好地显示与夹层相关的异常（图 35-9 和图 35-10），包括内膜瓣、腔内血栓、火焰状锥形闭塞、双腔、伴有线样征的血管狭窄和夹层动脉瘤形成。双腔和内膜瓣是夹层中最特异的血管造影表现。更常见的情况是，颅内夹层的血管造影特征并不明确，但通过显示不规则或扇形狭窄、"串珠征"或完全血管闭塞来提示夹层[185]。对于颅内夹层，血管造影可以从引起蛛网膜下腔出血的夹层中区分出脑动脉瘤。血管造影发现动脉瘤形成在非分叉处，提示为夹层。受累动脉不规则狭窄可出现波浪状的外观。15% 的病例中 FMD 的存在可能与多支血管夹层有关[213-215]。颈动脉分叉部近端和 2cm 以内的病变应怀疑为动脉粥样硬化性疾病。

（八）治疗

1. 药物治疗　对于夹层相关的脑卒中，采用经静脉和动脉内注射 t-PA 的急性溶栓治疗被认为是安全的[216-224]。尚未观察到随夹层相关血管狭窄加重而增加的壁内出血。一项关于 180 名椎动脉夹层患者接受静脉注射 t-PA 治疗个体数据的 Meta 分析显示也未发现安全隐患[225]。

在夹层情况下，对缺血性脑卒中的二级预防是

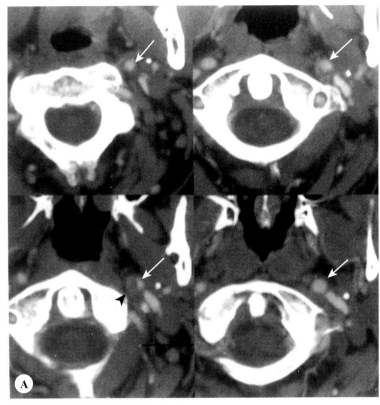
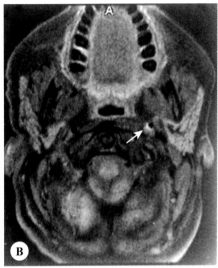

▲ 图 35-8 **CTA 和 T$_1$ 加权 MRI 显示下的动脉夹层**

A. 由于急性颈动脉夹层的可能性，轴位多平面容积重建 CTA 显示颈内动脉（ICA）的尾部形态正常（左上角，箭）。颈内动脉在颈部（右上角、左下角）旋转时，口径变窄（箭）。可见新月形的腔内血栓（左下角，箭）。在病变上方（右下角），颈内动脉异常增大，提示夹层后假性动脉瘤（箭）。B. 第 2 天，通过病变的脂肪饱和的 T$_1$ 加权轴位 MRI 显示一个新月形的异常高信号强度区域（箭），与急性夹层相关的壁内血栓一致（引自 Fredenberg P, Forbes K, Toye L, et al. Assessment of cervical vascular injury with CT angiography. *BNI Q*. 2001;17:44.）

基于经验和临床观察，即大多数脑损伤，至少是急性损伤，是由继发性血栓形成事件，特别是动脉间血栓形成引起的[20]。传统上被认为是有争议而现有数据进一步表明，抗血小板药物或全剂量抗凝血药用于颅外夹层的继发损伤发生率时没有差异的。2011年，Cochrane 的一篇关于使用抗血栓药物治疗颈动脉夹层的综述发现，没有证据表明抗凝血药在治疗颅外颈动脉夹层时比阿司匹林更好[226]，2012 年的一项 Meta 分析也没有发现抗凝血药优于抗血小板药物的证据[227]。2014 年 ASA 脑卒中预防指南建议，对于患有缺血性脑卒中或 TIA 并伴有颅外颈动脉或椎动脉夹层的患者，3～6 个月的抗血栓治疗是合理的（Ⅱa 级，B 级），抗血小板治疗与抗凝治疗的相对疗效尚不清楚（Ⅱb 级，B 级）[228]。脑卒中患者的颈动脉夹层研究（Cervical Artery Dissection in Stroke Study，CADISS）是一项国际前瞻性随机对照试验，

比较了抗凝（主要是肝素和香豆素类，*n*=126）和抗血小板（单抗或双抗，*n*=124）对颅颈部血管夹层患者（颈动脉 118 例，椎动脉 132 例）的治疗效果。从初始事件到随机化分组的平均时间为 3.65d。在 3 个月的时间点，抗血小板和抗凝血药治疗的同侧脑卒中或死亡率没有差异，每组约为 2%[229, 229a]。该试验的 1 年结果数据于 2019 年公布，再次证明各组间结果无差异，每组的脑卒中复发率约为 2.5%[229b]。

从历史上看，由于会增加 SAH 的风险，在颅内动脉夹层时通常会避免抗凝治疗。然而，一项关于 81 例颅内动脉夹层患者的研究表明，在没有相关动脉瘤的患者中，抗凝治疗可能是安全的[230]。2017 年发表的一项针对 370 名患者的大型单中心回顾性研究（其中颅内动脉夹层患者为 76 例）表明，抗凝血药、抗血小板或联合治疗在预防血栓事件或损害方面没有显著差异[230a]。其他与抗凝相关的禁忌证包括大面

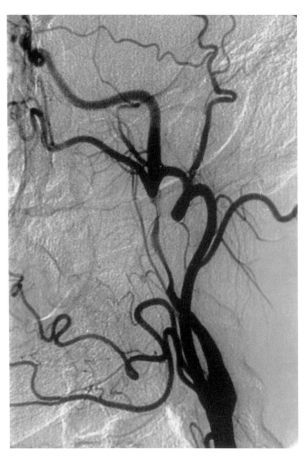

▲ 图 35-9　数字减影血管造影（侧位图）

图像显示左侧颈内动脉不规则狭窄，始于分叉部远端约 3cm 处。患者为 38 岁女性，表现为运动性失语和右侧偏瘫。值得注意的是，夹层终止于颅底破裂孔段，并显示了远端正常的颈内动脉

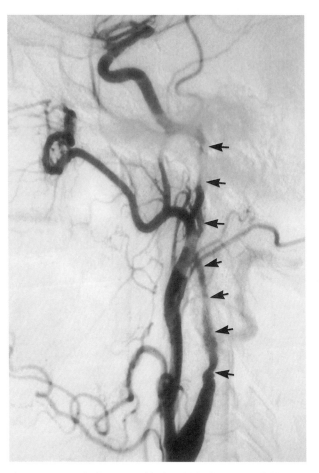

▲ 图 35-10　数字减影血管造影的侧位图显示高位颈内动脉

在这位肌纤维发育不良的患者中（对面更明显，没有显示），颈内动脉有一条长而不规则的狭窄。夹层几乎涉及整个颈内动脉的颈部（黑箭），从颈内动脉的分叉处开始，结束于颈内动脉的岩部，颈动脉虹吸段正常（引自 Silverboard G, Tart R. Cerebrovascular arterial dissection in children and young adults. *Semin Pediatr Neurol*. 2000;7:278.）

积梗死并伴有水肿效应、梗死动脉区域出血转化或存在颅内动脉瘤 [26]。

　　2. 神经血管内介入治疗　神经血管介入治疗越来越多地应用于药物治疗失败的患者和有复发性缺血症状、抗凝禁忌证、无法手术的病变、因其他血管受累而代偿不足，或者持续性或扩张性夹层动脉瘤的患者 [231]。对于自发性和创伤性夹层，在适当的情况下，血管内治疗可以重建真腔，消除假腔，恢复真腔的血流动力学，从而降低动脉间栓塞的风险 [26, 30, 172, 231-250]（图 35-11）。通过放置覆膜支架或弹簧圈进行栓塞，可以完成颅外颈动脉和椎动脉夹层动脉瘤的闭塞 [30, 236, 238, 239, 241, 245, 247, 248, 251]（图 35-12）。血管内治疗可以在部分严重狭窄或完全闭塞的真腔中重建血流动力学（图 35-13）；真腔连续性的重建时通过支架完成的，支架能够提供渐进的径向力，

能够使夹层部分贴近血管壁，从而消除假腔并解决由此导致的血管连续性中断 [241, 252]。

　　在急性缺血性脑卒中的背景下，大血管闭塞的血栓切除术已成为部分合适案例的标准治疗。这些研究血栓切除术的试验包括了对串联病变的处理，即那些具有颅外血栓栓塞源的病变，这促进了新标准的广泛应用。尽管数据有限，但对于大血管闭塞，特别是颅外动脉夹层继发动脉间栓塞的患者，血栓切除术的效果且不会增加风险 [252a]。再灌注和临床结果似乎与动脉粥样硬化起源的颅外病变相似，其中大多数病例同时接受支架置入术，而少数颅外病变的患者进行球囊血管成形术 [252a, 252b, 252c]。在这种情

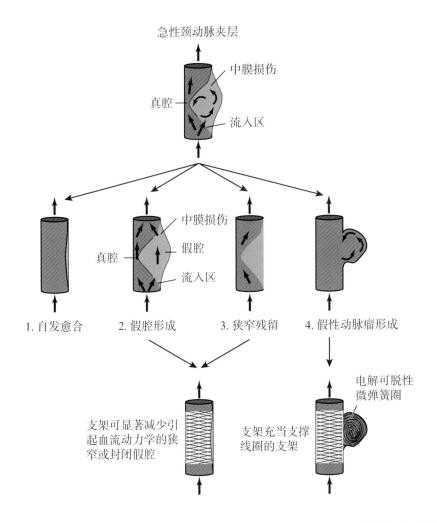

急性颈动脉夹层

中膜损伤

真腔

流入区

中膜损伤

真腔

假腔

流入区

1. 自发愈合　　2. 假腔形成　　3. 狭窄残留　　4. 假性动脉瘤形成

支架可显著减少引起血流动力学的狭窄或封闭假腔

支架充当支撑线圈的支架

电解可脱性微弹簧圈

◀ 图 35-11　颈动脉夹层从急性期到自发愈合（1）、形成假腔（2）、不同程度的残余狭窄或完全闭塞（3）或形成假性动脉瘤（4）的病理生理过程的简化示意图

支架用于对药物治疗无效的病例，可以缓解血流动力学上的显著狭窄，封闭假腔，或用支架可以对宽颈假性动脉瘤进行线圈栓塞。箭表示血液流动的方向（引自 Malek AM, Higashida RT, Phatouros CC, et al. Endovascular management of extracranial carotid artery dissection achieved using stent angiography. *AJNR Am J Neuroradiol.* 2000;21:1380.）

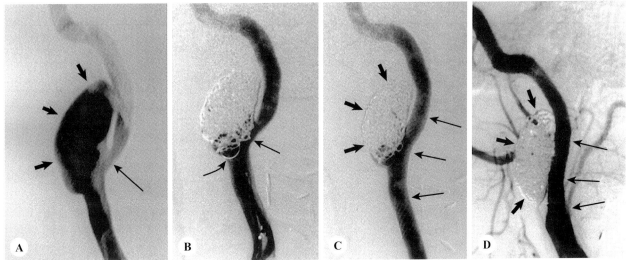

▲ 图 35-12　一名 30 岁女性，患有左颈内动脉假性动脉瘤

A. 左侧颈内动脉造影，侧位图，显示假性动脉瘤（短箭）和颈内动脉狭窄（长箭）；B. 用电解可脱性微弹簧圈栓塞后的左颈内动脉造影显示弹簧圈伸入载瘤动脉（箭）；C. 栓塞和支架置入后的左颈内动脉造影显示闭塞的假性动脉瘤（短箭）和重塑的、支架置入的颈动脉（长箭）；D. 在 6 个月的随访中，左颈总动脉造影显示假性动脉瘤完全闭塞（短箭），颈内动脉支架部分的宽度和通畅度正常（长箭）（引自 Klein GE, Szolar DH, Raith J, et al. Post-traumatic extracranial aneurysm of the internal carotid artery: combined endovascular treatment with coils and stents. *AJNR Am J Neuroradiol.* 1997; 18: 1261）

况下，理想的颅外夹层血管内治疗机制应该个体化，并根据病变形态和技术可行性等因素，由干预医生决定。

当颅内夹层扩张发生时，血管内治疗也适用。临时闭塞的研究表明，如果侧支血流充足，血管内治疗可能对颅内椎动脉夹层的球囊闭塞特别有益。长期疗效和血管内治疗相关并发症仍在评估中[216, 251, 253-256]。血管内介入的并发症包括颅内和腹膜后出血，在血管内手术期间可以通过血管成形术治疗的血管痉挛，以及在较大的血栓形成时有血管狭窄复发和远端栓塞的风险[252]。因为栓塞复发的风险很低，并且夹层动脉瘤通常不会破裂，所以支架作为初始治疗是没有必要的，应该保留在药物治疗失败的情况下进行[26, 252, 257]。当进行支架植入时，至少要使用 4 周的抗血小板药物以防止支架闭塞[252]。目前尚缺乏评价支架置入术治疗颅颈部夹层的前瞻性、随机性数据。Menon 和他的同事系统地回顾了 2008年前的现有文献[258]，并报道了相对较低的技术失败

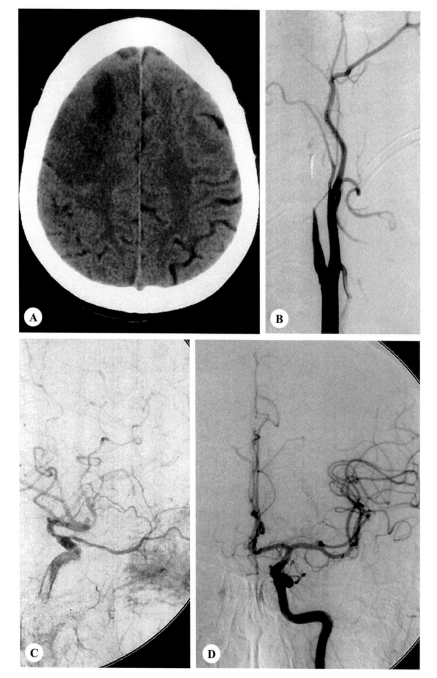

◀ 图 35-13 A 45-year-old woman noted to have left hemiparesis after diagnostic angiography. (A) Computed tomography scan of the head shows evidence of a previous focal infarct as well as diffuse edema in the right posterior frontal lobe. (B) Digital subtraction angiogram of the right common carotid artery reveals tapering of the right internal carotid artery (ICA) to a complete occlusion, with appearance consistent with dissection. (C) Injection of the right external carotid artery shows retrograde collateral flow through the right ophthalmic artery, with filling of the cavernous segment of the right ICA. (D) Injection of the left ICA shows no significant flow across the anterior communicating artery. The treatment approach consisted of initial recanalization of the dissected right ICA, achieved by entering the true lumen with the use of a RAPIDTRANSIT Microcatheter (Codman & Shurtleff, Inc., Raynham, MA) and Instinct-10 Microguidewire

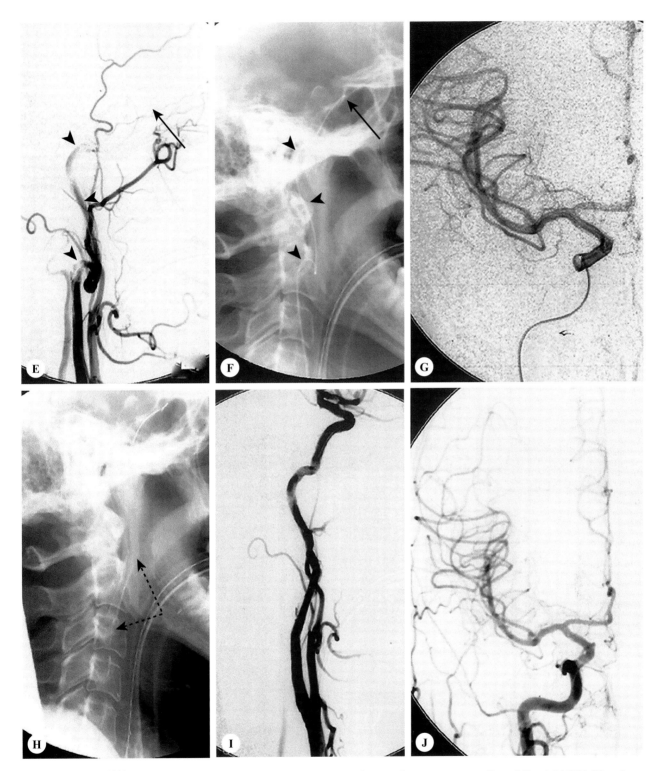

▲ 图 35-13（续） E and F; arrowheads), which were advanced up to the cavernous portion of the right ICA (E and F; arrow). (G) Superselective injection shows a patent right middle and anterior cerebral artery. (H) An 8 mm × 2 cm WALLSTENT (Boston Scientific Corporation) was then deployed at the dissection site over a STABILIZER exchange Microguidewire (Cordis Corporation, Bridgewater, NJ) at the C2 level. The reconstitution of the lumen of the right ICA is shown by injection of the right common carotid artery (I), with resumption of intracranial perfusion (J). (From Malek AM, Higashida RT, Phatouros CC, et al. Endovascular management of extracranial carotid artery dissection achieved using stent angiography. *AJNR Am J Neuroradiol*. 2000;21:1380.)

率（5%）和较低的围术期并发症发生率（3.1%）。2013 年的一项对血管内治疗和保守治疗进行比较的非随机研究的 Meta 分析发现，在夹层破裂的患者中，血管内治疗的有更好的恢复率[259]。

3. 外科治疗 随着血管内技术的出现，对症状性夹层动脉瘤或夹层后狭窄的外科治疗的需求已显著减少。此前，在克利夫兰诊所进行的颅外颈内动脉手术中，动脉瘤占 0.3%[260]，在梅奥诊所神经血管外科手术中，动脉瘤占 0.2%[252, 261]。外科手术现在只适用于那些尽管有最佳药物治疗但仍有症状和不适合血管内介入治疗的患者[26, 252, 262]。脑卒中风险增加的脑血管反应性受损的患者可以从手术血管重建术中受益[26, 263]。

手术治疗包括颈动脉结扎，动脉瘤切除并颈动脉重建，以及颈 - 颅部颈内动脉搭桥（床突上段或岩段颈内动脉）。因为手术中通常会发现纺锤状的结构，所以通常不会选择动脉瘤夹闭术。颅外夹层动脉瘤很少需要手术；它们通常会自行愈合，尤其是那些非创伤性的[252, 264]。手术切除症状性夹层动脉瘤并重建颈内动脉以消除动脉瘤，并通过移植大隐静脉或原位再吻合来维持动脉的血流动力学[26]。由于大多数颈动脉夹层动脉瘤发生在颅底附近的颈动脉远端，手术可能导致迷走神经的咽支和喉上支损伤，并导致发音困难或吞咽困难（尽管通常是暂时的）。

如果记录到足够的侧支循环，可以行颈动脉结扎术。其并发症包括术后即刻栓塞导致的延迟缺血，或长期潜在的脑缺血或脑动脉瘤[26]。由于在另一条血管中存在反复夹层的风险，因此保持血管的完整性是一个关键的影响因素。Schievink 更倾向于在颈动脉与颈内动脉岩段或床突上段或近端大脑中动脉（少见）之间采用大隐静脉桥进行颈 - 颅内颈内动脉搭桥[26]。

（九）病程与预后

尽管颅外颈动脉或椎体夹层后的临床预后取决于初始神经损伤的严重程度，但总的来说是相当好的[20]（表 35-1 和表 35-2）。CADISS 报道的同侧脑卒中或死亡率为 2%[229a]。与仅有局部症状（如霍纳综合征、疼痛等）的患者相比，出现缺血性症状（如脑卒中或 TIA）的患者随后脑卒中的风险更高。在诊断时出现多个颅外夹层或 6 个月内颅外夹层早期复发的患者，继发缺血性脑卒中的风险也会增加，可能提示潜在的血管病变。70%～85% 的患者可以完全或极好地康复[27, 109, 112, 113, 265, 266]。死亡率低于 5%[123]，显著的神经功能缺陷仅在 5%～10% 的患者中持续存在[27, 112]。与椎动脉夹层[266]、动脉闭塞[140, 267-269]、创伤性夹层[265] 或颅内夹层相比[15, 270]，颈动脉夹层患者的神经系统预后较差，尤其是与蛛网膜下腔出血相关时[29, 150, 230, 271]。例如，50% 的颅内颈动脉夹层幸存者有严重的残疾[12, 15, 270]。基底动脉夹层的预后尤其差，死亡率超过 60%[272]。在夹层诊断 2 周以上的脑卒中复发风险非常低（每年 0.4%），但第 1 年的风险最高[20]。持续反复的头痛或颈部疼痛并不少见，往往在创伤性夹层患者中更为常见[27, 265, 273]。

先前受累的颅外动脉复发性夹层是罕见的[3-5, 140, 274, 275]，而以前未受累的动脉复发的风险很低，但并非微不足道[276]。Schievink 及其同事[3] 报道第 1 个月的复发风险为 2%，此后每年的风险为 1%，其他系列报道了类似的数据，颈动脉和椎动脉夹层的复发率相同[4, 5, 20]。Touze 和他的同事对 24 个中心的 459 名患者进行了一项研究[275]，结果显示每年脑卒中的复发率仅为 0.3%，而一项小型研究显示，11 名患有三处或四处颅外夹层的患者在 4 年内没有复发[277]。在 Schievink 研究中，风险随着年龄的增长而下降；45 岁以下患者的 10 年复发率为 17%，45 岁以上患者仅为 6%[3]。有动脉夹层家族史的患者复发风险增加 6 倍[77]。潜在动脉病变的存在同样会增加复发风险[4, 5]。一项关于前瞻性颈动脉夹层和缺血性脑卒中患者（Cervical Artery Dissections and Ischemic Stroke Patients，CADISP）–plus Consortium（n=1958）的研究表明，1.8% 的单纯颅外夹层患者在 6 个月内出现早期复发，并且与近期感染迹象、脑卒中家族史、颈椎痛和蛛网膜下腔出血有关。在早期复发人群中，近一半发生在首次出现后的第 1 个月内[277a]。颅内夹层的预后更加多变。Kim 和同事报道了在平均随访 46 个月后，191 名患者的颅内夹层没有破裂[278]。所有仅出现头痛症状的患者预后良好，102 例出现缺血性症状的患者中有 92 例（90%）预后良好。颅内夹层破裂后的预后不良。日本的一项研究发现，37 例出现出血的患者中，有 35 例（95%）在 4.8d 内复发[279]。

颅颈部夹层的血管造影预后良好，但尚未发现血管造影与临床预后之间存在相关性[113, 280]。80%~90% 的病例血管造影狭窄得到改善或消退，在已发表的研究中完全消退率平均为 50%~65%[27, 112, 113, 182, 184, 196, 265, 280, 281]。超过一半的病例动脉闭塞再通[112, 113, 140, 182, 184, 265]。20% 以上的夹层动脉瘤可以完全消除[112, 181, 184, 196, 265, 282, 283]，约 50% 的夹层动脉瘤可以消除或改善[112, 181, 184, 196, 265, 280, 283]。血管造影改善发生在夹层后的前 2~3 个月，在 6 个月后非常罕见[19, 20, 113, 128, 140, 187, 190, 284]。对一小部分患者进行的详细 MRI 随访评估显示，在大多数情况下，壁内血肿大小和狭窄程度会在早期增加，通常在前 10 天内；然而，研究中的所有患者在 6 个月时血肿消退[284a]。颅外夹层动脉瘤破裂并不常见；相反，夹层动脉瘤或动脉瘤扩张压迫邻近结构引起的血栓栓塞值得继续监测[11, 181, 252, 282, 285]。在观察抗血栓方案对血管再通的改善作用时，一项对 75 例颅外夹层患者的单中心回顾性研究表明，抗血小板治疗和抗凝治疗之间没有显著差异[285a]。

二、肌纤维发育不良

（一）流行病学

FMD 是一种罕见的非动脉粥样硬化性、非炎症性血管病，其特征是血管壁交替出现纤维化增厚和萎缩。女性比男性更多见，比例为 2∶1，在白种人中更常见[286, 287]。虽然通常在中年（20—50 岁）被诊断出来，但 FMD 可以在任何年龄发病。尽管一项尸检研究报告了 1968—1992 年 20 244 个病例中经组织学确诊的颈内动脉 FMD 占 0.02%，但关于流行病学的人口数据仍然缺乏[286]。

（二）病理学

FMD 根据主要受影响的动脉层（内膜、中膜或外膜）进行分类。中膜发育不良是 FMD 最常见的类型，进一步细分为三种组织学类型（中膜纤维增生、中膜周围纤维增生和中膜增生）。中膜纤维增生是最常见的形式（75%~80%），导致经典的"串珠"外观，其中串珠大于正常血管直径。中膜周围纤维增生占 FMD 病例的 10% 以下，最常见于 5—15 岁的女孩。组织学上，在中膜的外半部分有广泛的胶原沉积。中膜增生很罕见，其特征是平滑肌细胞增生而

无纤维化。内膜纤维增生影响不到 10% 的 FMD 患者，其特征是局灶性向心性狭窄、长而平滑的狭窄或动脉环。最罕见的类型是外膜（周围）纤维增生症，其特征是明显局限的管状狭窄区域。组织学上，致密的胶原替代了外膜的纤维组织。

（三）发病机制

尽管已经确定了几个危险因素（如吸烟和高血压[288]），FMD 的病因仍不清楚。与夹层一样，遗传因素可能起作用，因为 FMD 在肾动脉 FMD 患者的一级亲属[289]和具有血管紧张素转换酶等位基因 ACE-I 的个体中更常见[290]。其他相关病症包括 Ehlers-Danlos 综合征（IV 型）和 α_1 抗胰蛋白酶缺乏症[56, 291-293]。关于发病机制的其他假设已经提出，包括缺血、机械、毒性、激素、代谢和免疫因素[294-297]。FMD 的病因很可能是多因素的。无论 FMD 的具体类型和病理原因如何，组织病理变化都是由于平滑肌细胞发生成纤维细胞样转化，使其产生细胞外基质蛋白，特别是胶原蛋白[298]。

（四）部位

FMD 更常见于颅外血管，颈动脉更易受累[299]。颈动脉受累通常为双侧[57, 299]，并邻近 $C_{1\sim2}$ 间隙[287, 300]。椎动脉受累约占颅颈部病例的 10%[287, 300]，通常是的随机分布的[299]，常与颈动脉受累并存[300]。颅内颈动脉或椎动脉受累发生率高达 20%，通常仅限于颅内颈内动脉或颈内动脉虹吸段，尽管其他血管也可能受到影响[299, 301, 302]。

（五）临床表现与诊断

FMD 通常无症状，但可表现为非特异性症状（如霍纳综合征），或通过损伤血流动力学[303, 304]、继发性血栓栓塞[299, 305, 306]或直接并发症（如夹层[3, 53-55, 269, 307, 308]、动脉瘤[309]、动静脉瘘[310, 311]）引起脑卒中综合征。

颅颈部 FMD 的诊断可以在评估另一种疾病的无症状患者中进行，也可以在有缺血性和（或）非缺血性症状（如杂音）的患者中进行。颅颈部 FMD 的影像学表现通常可分为三类。最常见的是典型的狭窄和扩张交替的串珠样改变，通常见于中膜型（图 35-14）。单灶或多灶性的管腔狭窄不常见，并且对任何一种组织病理学亚型都没有特异性。最后，影

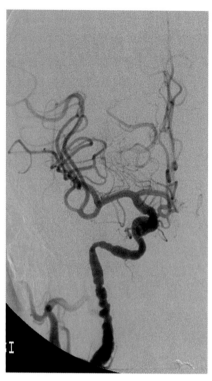

▲ 图 35-14 **Digital subtraction angiogram of the carotid artery (lateral view) showing the typical string of beads pattern of alternating narrowing and dilation in fibromuscular dysplasia. (Image courtesy of John Agola, MD.)**

像学可能会揭示不太常见的相关表现，如憩室、动脉瘤和动脉蹼。

目前还没有相关研究比较不同成像技术在颅颈部 FMD 诊断中的作用。长期以来，数字减影血管造影一直被认为是黄金标准，但无创成像技术越来越多地被应用。2D 超声可显示提示 FMD 的不规则狭窄模式[312]，但这是一种仅限于评估颈动脉分叉处的非特异性检查方法。MRA 和 CTA 由于其无创性特点和对整个脑血管系统成像的能力而变得越来越流行。MRA 的伪影可能与 FMD 相似[313]；当与 MRI 结合时，MRA 具有评估相关缺血的独特优点。

（六）治疗

颅颈部 FMD 的预后通常是相当好的，但是没有前瞻性随机对照试验来指导治疗。因为对颅颈部 FMD 患者脑卒中率的研究设计不佳，所以通常报道的脑卒中率很低，即使在没有治疗的情况下也是如此[299, 314-316]。例如，Corrin 及其同事[315] 报道了 60 个月内脑卒中的复发率为 3.8%。因此，治疗在本质上

应该是保守的，特别是在无症状患者。

对于大多数有症状的 FMD 病例，建议进行初始药物治疗，通常使用抗血小板药物。对于脑动脉瘤患者，在血管内治疗或手术治疗闭塞动脉瘤之前应停止抗血栓治疗。对于抗血栓治疗无效的患者，经皮腔内血管成形术伴或不伴血管内支架植入术可能是合适的，尤其是在血流动力学受损的情况下[317, 318]。手术治疗仅适用于不适合血管内治疗的进展性临床病例。FMD 的外科术式包括渐进式内部扩张、端侧吻合或间位血管吻合切除，以及血流动力学受损患者的颅外 – 颅内搭桥[319-321]。

三、颈动脉蹼

（一）流行病学

颈动脉蹼虽然罕见，但与复发性缺血性脑卒中有关，尤其是在没有其他已知危险因素的年轻人中[322]。它们被描述为沿颈动脉球部后缘出现的非动脉硬化性纤维带[322, 323]。虽然没有大规模的人口研究，但根据大多数系列病例和报道，女性占多数（63%～91%）[324-326]。确诊时的年龄为 30—70 岁[325-329]。关于颈动脉蹼的患病率的数据很缺乏，但据报道在同侧脑卒中患者中颈动脉网的发生率在 0.7%～21%[325, 326, 329]。

（二）病理学、发病机制和缺血机制

颈动脉蹼是非动脉粥样硬化性病变，通常被称为非典型 FMD，因为它与经典 FMD 具有相同的组织特征；然而，疾病过程会影响最内层，病灶内膜有明显的纤维弹性增厚[326, 327, 330]。该病变的描述有多种名称，但目前的共识是颈动脉蹼[331]。对病理报告的回顾总结发现，在动脉壁最内层的局灶性纤维增生或增生之间的密切联系[327]（图 35-15 和图 35-16）。病变通常出现在近端颈动脉球部的后部，尽管原因尚不清楚。也有人认为颈动脉蹼是一种发育异常[332]。

颈动脉蹼患者缺血的可疑机制是从近端 ICA 到远端颅内血管的血栓栓塞。据推测，颈动脉蹼的存在会导致上游的堵塞处出现湍流和血流停滞，这可能会造成血栓形成的微环境[326]。这些假设得到了基于患者的计算流体动力学研究的支持，这些研究表明颈动脉蹼与增加的再循环区和区域性增加的血管

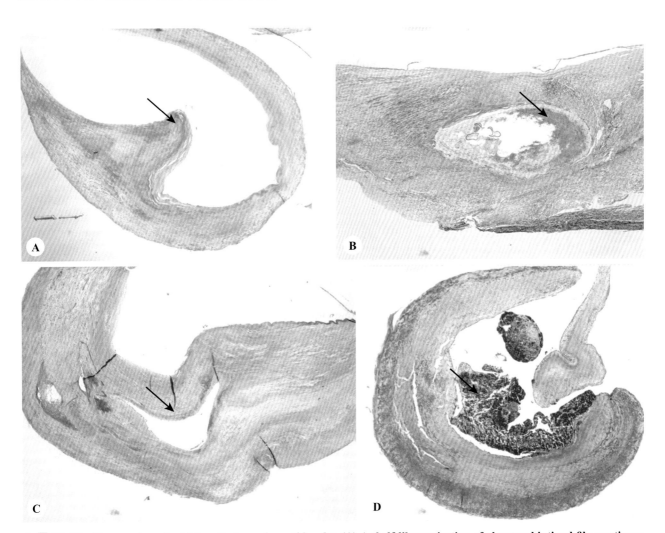

▲ 图 35–15 Figures show the histopathology of carotid webs. (A) A shelf-like projection of abnormal intimal fibrous tissue. (B) Focal hemorrhagic dissection with early organization. (C) Fibrous intimal thickening with focal dissection into the fibrotic intima. (D) Focal fibrous intimal thickening with adherent thrombus.

From Joux J, Chausson N, Jeannin S, et al. Carotid-bulb atypical fibromuscular dysplasia in young Afro-Caribbean patients with stroke. Stroke. 2014;45(12):3711–3713.

壁剪切应力指标有关，这些指标与扰流有关，提示颈动脉蹼可能刺激血栓形成，导致急性栓塞性缺血性脑卒中风险增加[326, 327, 329]（图 35–17 ）。

临床表现因血栓栓塞事件的影响区域及侧支循环等其他变量而异，但症状不可避免地遵循血管分布模式。

（三）诊断

颈动脉蹼的诊断是通过血管成像研究进行的。虽然常规血管造影被视为颈动脉成像的金标准，但当涉及颈动脉蹼作为主要检查手段时，它有一定的局限性。例如，可能需要多方位造影来显示颈动脉球部的所有角度，除非可以看到明显的狭窄，否则可能一般不会执行该操作。颈动脉蹼存在的启示包括颈动脉球部低流量的对比剂停滞，这可能提示介入医生对血管进行额外的观察，甚至进行 3D 成像以实现完全可视化。鉴于这些局限性，常规血管造影是确认或排除可能的颈动脉蹼的金标准。

颈动脉血管 CTA 是诊断颈动脉蹼的一种非常可靠且更常用的工具。CTA 可准确且可靠地显示颈动脉的结构，以及狭窄程度（如果有）的可视化和病变特征（钙化斑块、血管网、溃疡等）的表征。CTA （和常规血管造影）也可以提供 3D 重建，能从不同角度和视图研究血管，因为在传统的一维视图中，颈动脉蹼可能并不容易可视化（图 35–18）。增

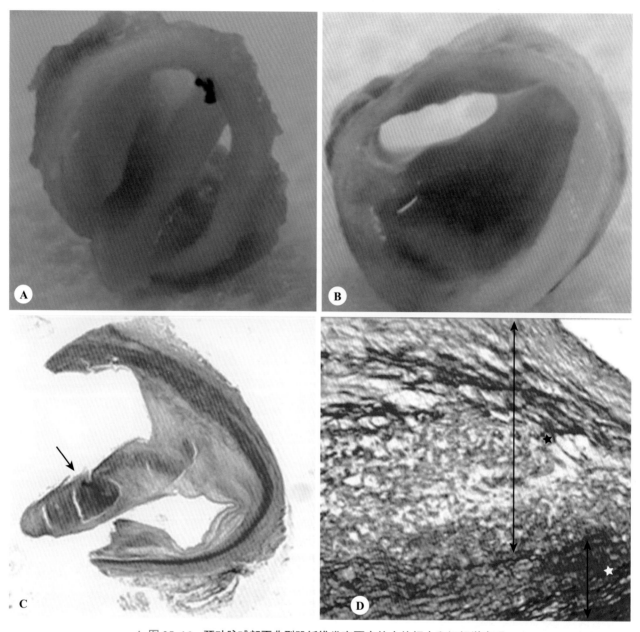

▲ 图 35–16　颈动脉球部不典型肌纤维发育不良的大体标本和组织学表现

A 和 B. 手术大体标本显示薄（A）和厚（B）切标本；C. HE 染色：基质疏松，梭形细胞稀疏，内膜增生（黑箭）；D. 弹性纤维 Orcein 染色：内膜中无弹性纤维（黑星），中膜中有细微的弹性纤维（白星）[引自 Choi P, Singh D, Trivedi A, et al. Carotid webs and recurrent ischemic strokes in the era of computed tomographic angiography. *Am J Neuroradiol*. 2015;36(11):2134–2139.]

强 MRA 显示出与 CTA 类似的结果，对于不能进行 CTA 的患者可能很有价值[333]（图 35–19）。颈动脉超声是另一种可以用来可视化颈动脉蹼的方式，尽管它并不经常使用或报道，因为它对操作人员来说具有挑战性和技术难度[334]（图 35–20）。

（四）治疗

尽管最近关于颈动脉蹼的报道越来越多，但报道该疾病临床病程的数据非常少。最佳的脑卒中二级预防措施仍不清楚。尽管使用了抗血小板药物[322, 326, 335]，但各种研究都记录了脑卒中复发率高的情况，并且在本文发表时，尽管现有研究建议考虑血液淤滞的证据，但没有关于抗凝治疗和随访的报道[327]。

颈动脉蹼的介入治疗选择仅限于颈动脉内膜切

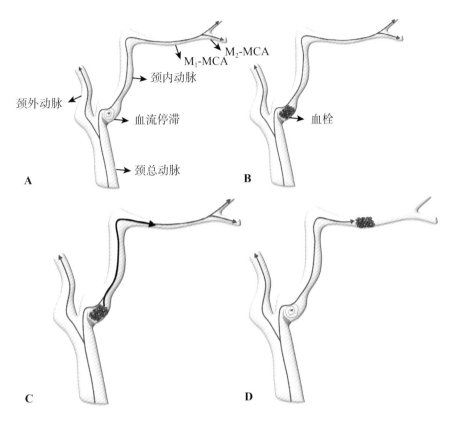

◀ 图 35-17　颈动脉蹼导致急性栓塞性缺血性脑卒中的过程

A. 动画图描绘了由于颈动脉蹼的存在而导致的颈内动脉血栓形成的过程；B. 颈动脉蹼远端血流停滞导致血栓形成；C 和 D. 当血栓足够大时，它会在颅内移位和栓塞。MCA. 大脑中动脉 [引自 Choi P, Singh D, Trivedi A, et al. Carotid webs and recurrent ischemic strokes in the era of CT angiography. *Am J Neuroradiol.* 2015;36(11):2134–2139.]

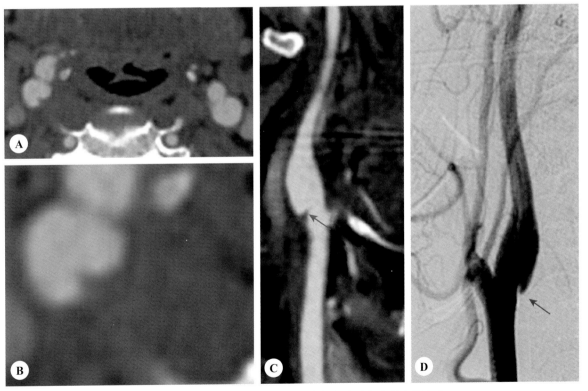

▲ 图 35-18　45 岁女性，右侧大脑中动脉反复出现小脑卒中

A. 入院时的轴向计算机断层血管造影图像显示右颈内动脉起始部的后缘有轻微的不规则，这是颈动脉蹼的典型表现；B. A 放大后进一步显示了沿右侧颈内动脉后缘的三角形管腔内带状物；C.CTA 冠状位重建；D. 数字减影血管造影显示，在颈动脉球部水平出现典型的楔状充盈缺损（箭），注意没有明显狭窄（<50%）[引自 Wojcik K, Milburn J, Vidal G, Steven A. Carotid webs: radiographic appearance and significance. *Ochsner J.* 2018;18(2):115–120.]

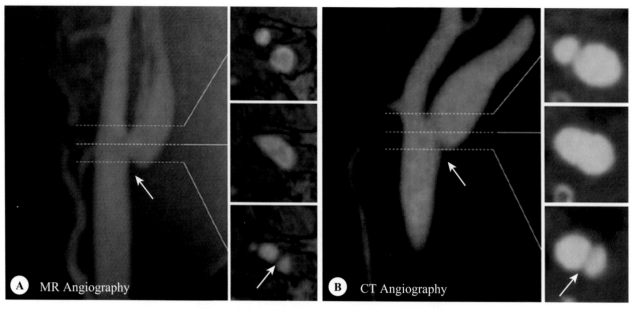

▲ 图 35-19　颈内动脉蹼 MRA 与 CTA 检查的对比

A. 3D MRA 图像（右，显示三个轴向部分）的最大强度投影（左），描绘了颈动脉蹼（白箭），在颈动脉分叉之前将管腔分成两个不同的部分；B. CTA 和三张轴向图像显示颈动脉蹼（白箭）在颈动脉分叉处分隔管腔［引自 Boesen M, Eswaradass P, Singh D, et al. MR imaging of carotid webs. *Neuroradiology*. 2017;59(4):361-365.］

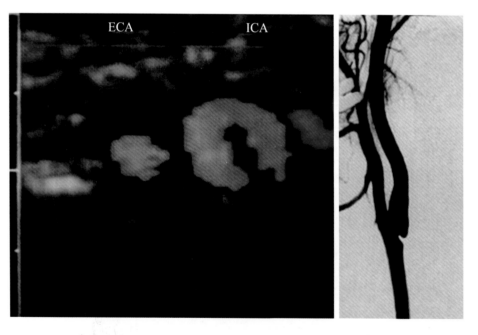

◀ 图 35-20　**Duplex (left panel) and color (middle panel) Doppler sonograms of the external carotid artery (ECA) and internal carotid artery (ICH)**

LT, left. Angiogram of the carotid artery (right panel). [From Wojcik K, Milburn J, Vidal G, Steven A. Carotid webs: radiographic appearance and significance. *Ochsner J.* 2018;18(2):115-120.]

除术或颈动脉支架置入术。CEA 是文献中最常报道的治疗方法[322, 323, 327, 336]，尽管最近的研究都集中在支架置入术上[323, 327, 335, 336]。手术干预的重点是修补或部分切除和吻合术[327]。通过将支架从颈内动脉近端放置到远端颈总动脉，已经成功地进行了血管内介入治疗。据报道，存在有无远端栓塞保护装置和有无支架植入后血管成形术等方式[331]。两种

手术似乎都有很高的成功率和良好的远期预后[2, 10]（图 35-21 和图 35-22）。值得注意的是，CEA 和 CAS 用于治疗颈动脉蹼可能比治疗动脉粥样硬化疾病更安全、更容易。在介入治疗时，颈动脉网不太可能出现相关血栓，这可能会降低操作血管时发生栓塞的风险。术前影像学检查可评估是否存在相关血栓。

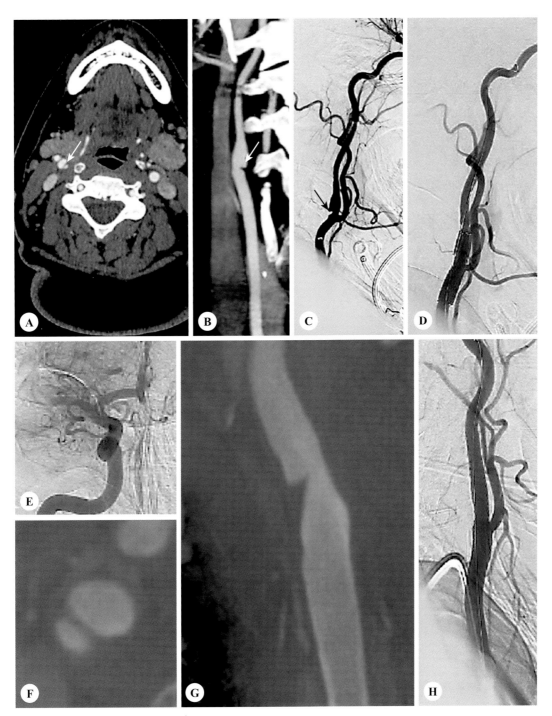

▲ 图 35–21　**Upper Panel: Patient with recurrent right hemispheric transient ischemic attacks. (A) Axial computed tomographic angiography (CTA) image demonstrates a web (arrow) of the right carotid bulb that has the appearance of a septum on axial images. (B) Coronal reconstructed image of the CTA shows the web as a shelf-like projection into the carotid bulb (arrow). (C) This is also demonstrated on the lateral projection right carotid angiogram (arrow). (D) Post-stenting angiogram shows resolution of the web with a patent right internal carotid artery. Lower Panel: (E) Patient with carotid web presenting with large-vessel occlusion. (F) Axial reconstruction of an XperCT image performed during intra-arterial contrast injection shows a web with a septum on axial images. (G) Coronal reconstruction shows the shelf-like projection projecting into the right internal carotid artery. (H) Post-stenting angiogram shows resolution of the web.**

From Brinjikji W, Agid R, Pereira V. Carotid stenting for treatment of symptomatic carotid webs: a single-center case series. *Interventional Neurol*. 2018;7(5):233–240.

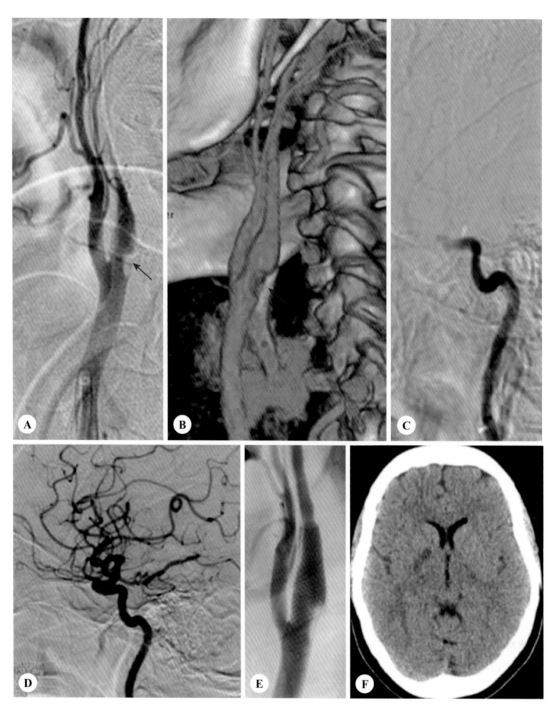

▲ 图 35-22　A 44-year-old female with acute right middle cerebral artery stroke. (A) Digital subtraction angiogram and (B) surface three-dimensional reconstruction of computed tomographic angiography show an abrupt filling defect (arrow) along the posterior margin of the right carotid bifurcation. Digital subtraction angiograms (C) before and (D) after mechanical thrombectomy of the distal internal carotid artery occlusion show return of blood flow. (E) Posttreatment digital subtraction angiogram shows the WALLSTENT (Boston Scientific Corp., Marlborough, MA) deployed over the carotid web. (F) Follow-up noncontrast head computed tomography shows only a small infarct in the right lentiform nucleus

From Wojcik K, Milburn J, Vidal G, Steven A. Carotid webs: radiographic appearance and significance. *Ochsner J.* 2018;18(2):115–120.

第 36 章　炎症性和感染性血管病
Inflammatory and Infectious Vasculopathies

Jose Gutierrez　Mira Katan　Mitchell S.V. Elkind　著

王嘉玲　译　　魏　东　徐　岩　曹学兵　校

本章要点

- 原发性中枢神经系统血管炎（PACNS）是一种炎症性动脉疾病，仅限于脑循环，可见于任何年龄的患者，并且通常对单独的类固醇反应不佳。
- PACNS 患者通常表现为头痛、脑病、癫痫发作和缺血性或出血性脑卒中的组合。
- PACNS 可能与淋巴瘤、获得性免疫缺陷综合征、白血病、结节病、水痘 – 带状疱疹病毒（VZV）感染和脑淀粉样血管病相关。
- 在 PACNS 中最一致的脑脊液异常是蛋白质的增加，并且许多患者有中度的淋巴细胞增多。
- 与巨细胞动脉炎相关的神经系统症状包括新发的持续性头痛、下颌跛行、视觉症状（如复视、暗点、黑矇或失明），罕见出现脑卒中。
- 几乎所有患有巨细胞动脉炎相关脑卒中的患者均具有显著的急性期反应，红细胞沉降率和 C 反应蛋白升高。
- 视力丧失是巨细胞动脉炎最可怕的并发症之一，前部缺血性视神经病变是其最常见的病因。
- 一旦诊断怀疑为巨细胞动脉炎，患者应尽快开始进行类固醇治疗和活检。
- 虽然血管炎经常被认为是系统性红斑狼疮患者脑卒中的重要病因，死后尸检时可记录的血管炎变化实际上相当罕见。
- 所有神经梅毒患者还应该接受人类免疫缺陷病毒（HIV）的检测。
- 导致脑卒中的最常见的寄生虫病是 Chagas 病和脑囊虫病。
- 烟曲霉菌是一种高度血管营养性真菌，可导致免疫功能低下的患者脑卒中，但也会影响免疫功能正常的患者。
- 由于并非所有 VZV 引起的血管炎患者都曾经报道有过 VZV 感染或皮疹的经历，所以在隐源性动脉病和脑卒中病例中应考虑检查 VZV（病原学筛查）。

　　脑卒中是多种炎症性疾病、高血压血管疾病和传染病的常见并发症。本章回顾了与一些最常见的炎症和传染病相关的脑卒中的临床表现、诊断和治疗。

一、中枢神经系统血管炎

血管炎包括一组以血管壁炎症为特征的异质性疾病[1]。中枢神经系统可成为原发性和继发性中枢神经系统血管炎的靶标。继发性中枢神经系统血管炎的病因包括系统性血管炎，如巨细胞动脉炎和大动脉炎（takayasu arteritis，TA），以及几种感染因子（表 36-1）。在诊断原发性中枢神经系统血管炎（也称为中枢神经系统原发性脉管炎）之前，需要排除血管炎的继发性病因。

（一）原发性中枢神经系统血管炎

原发性中枢神经系统血管炎（primary angiitis of the CNS，PACNS）是一种局限于脑循环的炎症性动脉疾病。PACNS 见于任何年龄的患者，优先涉及较小的动脉和静脉，并且通常对单独的类固醇反应不佳。诊断是困难的，而且由于经常在没有病理学确认的情况下做出诊断[2]，对该疾病的真实程度和特征知之甚少[3, 4]。PACNS 的年发病率估计为每百万人 2.4 例[5]。

PACNS 的病理过程是节段性的，因此活检阴性并不能排除诊断，尤其是当涉及较大的血管时，这些血管通常不是活检的目标。可能累及大脑和脊髓的任何血管，但好发于小的软脑膜血管[6]。有三种主要的组织病理学模式：肉芽肿性、淋巴细胞性和坏死性血管炎[7]。PACNS 的病因尚不清楚。基础研究表明，记忆 T 细胞与其发病机制有关，它可以由发生在脑动脉壁中的抗原特异性免疫反应引起[8, 9]。在霍奇金淋巴瘤、获得性免疫缺陷综合征（acquired immunodeficiency syndrome，AIDS）相关的病例[10]，原发性脑内淋巴瘤、白血病、结节病、水痘 – 带状疱疹病毒（varicella zoster virus，VZV）感染（尤其是儿童）和脑淀粉样血管病（cerebral amyloid angiopathy，CAA）[11, 12] 相关病例中有所报道。在 β 淀粉样蛋白（Aβ）沉积的一部分患者中，存在具有真正的血管炎特征的血管炎症，最常见的是肉芽肿性（Aβ 相关性血管炎或 ABRA）[13]。PACNS 很可能包括一系列不同的疾病，其特征在于对抗原而不是单个病原实体的血管炎症反应。

PACNS 的表现是异质性的。患者的年龄范围很广，为 3—96 岁。疾病的持续时间是可变的。某些患者可能在就诊后几天内死亡，而其他患者的慢性病程可持续数年。就诊时最常见的两种临床表现是头痛和认知改变[5]。多灶性神经系统症状和体征可能以逐步、渐进的方式发展。不到 20% 的患者在发病时会出现脑卒中或局灶性症状，并且在没有头痛或脑病的情况下不常见，但 40% 的患者会在病程中出现持续的神经功能缺损[14]。当快速进展时，PACNS 可能是致命的[5]。有些患者有脊髓受累（单独或伴有脑部受累），包括进行性或急性脊髓病[15, 16]。

表 36-1　继发性中枢神经系统血管炎的病因

大、中、小和可变血管炎	巨细胞动脉炎，大动脉炎，结节性多动脉炎，川崎病 肉芽肿性多血管炎（韦格纳肉芽肿病），冷球蛋白血症血管炎，白塞综合征，变应性血芽肿性血管炎（Churg-Strauss 综合征）
系统性疾病 / 结缔组织病相关血管炎	系统性红斑狼疮，类风湿关节炎，干燥综合征，硬皮病
其他	药物诱导（可卡因、苯丙胺），抗磷脂抗体综合征，淋巴瘤，移植物抗宿主病，副肿瘤，细菌性心内膜炎
感染原	
病毒	人类免疫缺陷病毒，水痘 – 带状疱疹病毒，巨细胞病毒，细小病毒 B19，其他
细菌	梅毒螺旋体，结核分枝杆菌，伯氏疏螺旋体，其他
真菌	隐球菌，曲霉，毛霉菌，粗球孢子菌，念珠菌，其他
寄生虫	克鲁斯锥虫（Chagas 病），囊虫，疟原虫（疟疾），血吸虫，其他

全身症状（如发热和体重减轻）并不常见，这一疾病与大多数引起脑卒中的全身性炎症性疾病，如巨细胞动脉炎（giant cell arteritis，GCA）或系统性红斑狼疮（systemic lupus erythematosus，SLE）不同。红细胞沉降率（erythrocyte sedimentation rate，ESR）通常不会增加，异常时也不会像 GCA 那样高。血细胞计数、电解质水平和胶原血管疾病血清学检查结果通常正常。PACNS 患者表现为高度多样化的脑脊液免疫细胞库[17]。尽管脑脊液可能正常，但最一致的（脑脊液）异常是蛋白质增加（80%～90% 异常，并且常 >100mg/dl），是血液 / 脑脊液屏障破坏的一个指征。许多患者有中度淋巴细胞增多症（通常每毫升 <150 个细胞），因此表现为慢性脑膜炎[14]。

神经影像学检查是评估 PACNS 患者的关键组成部分。CT 和 MRI 结果为异质性且非特异性，但如果 MRI 正常，则不太可能出现 PACNS（图 36-1A 至 C）。缺血性脑卒中在 DWI 序列、血管 FLAIR 可见高信号以及实质和（或）脑膜出血[18]。脑血管造影结果通常异常，同心动脉狭窄和扩张的交替出现。然而，当较小的血管受到影响时，脑血管造影结果可能是正常的，并且在血管中发现的异常收缩也可能是由于许多其他原因造成的，这使得仅依靠血管造影进行诊断出现问题。高分辨率血管壁 MRA 是近年来出现的用于评估中枢神经系统血管炎的一种无创诊断方法[19]。

PACNS 的一个日益公认的模拟病是可逆性脑血管收缩综合征，也可能表现为严重头痛、蛛网膜下腔出血、局灶性功能缺损和梗死，以及血管造影显示血管病变的证据（见第 37 章）。然而，它可以通过正常的脑脊液和良性的临床病程来区分[20]。此外，血管壁 MRA 的变化在 RCVS 中可能不那么明显[21]。

PACNS 中最常见的病理发现是多个小梗死灶，其次是多个出血灶（"脑紫癜""瘀点"）（图 36-1D）。可能出现大面积梗死和不太常见的大面积汇合性脑实质内出血。血管壁增厚和大动脉壁内炎症是相当特异的[22]。脑和软脑膜活检显示血管炎仍然是诊断 PACNS 的金标准[7, 23-25]。取自神经影像学检查中脑增强区域的活检，是诊断 PACNS[25, 26] 的最佳检查，并且是鉴别肿瘤（尤其是淋巴瘤或血管内恶性淋巴瘤病）、感染和其他类似疾病所必需的。然而，在随后几例尸检证实的病例中，活检结果为阴性，可能是

由于该疾病的节段性[2, 27]。

目前尚未进行针对中枢神经系统血管炎的对照治疗试验，也没有普遍接受的标准治疗。在 PACNS 患者的最大队列之一中（n=101），单独使用糖皮质激素或与环磷酰胺联合使用在大多数患者中均有良好的结局，尽管 26% 的患者复发（图 36-2）。PACNS 很可能是一种异质性疾病，由临床亚群组成，这些亚群在结果和对治疗的反应方面有所不同。具有多个双侧大血管病变的血管造影证据和多个脑梗死的 MRI 证据的患者死亡率较高，而小血管受累较多的患者似乎病情较轻（包括淀粉样蛋白相关性血管炎患者）。因此，治疗可能需要基于临床进展和诊断时涉及的血管的大小而定[28]。在一个由 52 名患者组成的队列中，复发性疾病患者在诊断时更常出现钆增强和癫痫发作，并且他们需要治疗的时间比非复发性疾病患者更长[5]。硫唑嘌呤和吗替麦考酚酯（mycophenolate mofetil，MMF）已被用作类固醇保留剂，并且有报道称，使用甲氨蝶呤、TNF-α 阻滞药和利妥昔单抗治疗成功[29]。

（二）继发性中枢神经系统血管炎

中枢神经系统血管炎的继发性病因包括结缔组织疾病、药物、肿瘤和一些感染因子引起的全身性大血管炎、中血管炎和小血管炎。在瑞典最近的一项国家流行病学研究中，几种免疫介导的疾病增加了缺血性和出血性脑卒中的住院风险。在系统性炎症性疾病（包括系统性血管炎性疾病和其他疾病）住院后的第 1 年，缺血性和出血性脑卒中的相对风险甚至高于与许多传统缺血性和出血性脑卒中危险因素相关的风险[30]。确定中枢神经系统血管炎的这些继发性病因很重要，因为它们可以区别对待，包括去除致病抗原和抗微生物治疗。这些病例的预后还取决于基础疾病，在用免疫抑制药治疗患者之前，必须排除其他原因，尤其是感染的原因。

1. 大血管炎

(1) 巨细胞动脉炎：GCA 是最常见的血管炎综合征，作为老年人的疾病，其复杂性随着人口老龄化而增加[31]。GCA 也称为颞动脉炎，是一种炎症性疾病，影响全身的中大动脉，包括主动脉及其大部分主要分支[32, 33]。

巨细胞动脉炎是一种影响老年人的疾病，发病

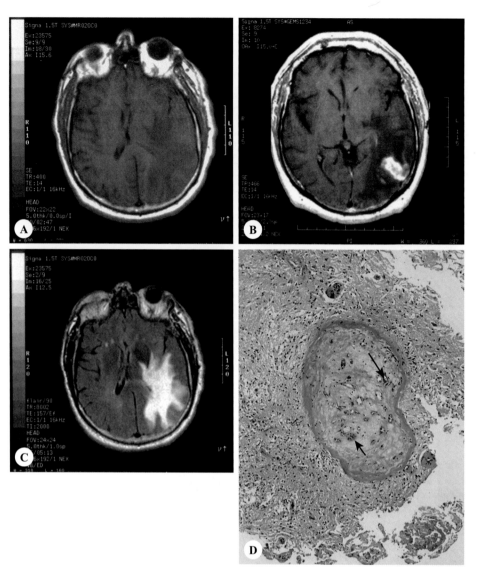

◀ 图 36-1　脑血管炎表现为占位性病变

A 和 B. 对比前（A）和后（B）的 T_1 加权 MRI，显示左颞顶占位性病变增强；C. T_2 加权 MRI 显示病变周围广泛性水肿；D. 病理学脑活检标本显示实质内血管伴慢性闭塞改变、壁纤维化和小薄壁血管（箭）再通。血管周围的灰质显示广泛的胶质增生和神经元的丧失。白细胞（主要是淋巴细胞）浸润动脉外膜，浸润内膜的结果与慢性脉管炎过程一致

高峰期为 70—80 岁；年龄（50 岁或以上）被认为是诊断的标准[34]。目前的发病率在 50 岁以上的每 10 万人中有 1～30 人。据报道，斯堪的纳维亚国家和以斯堪的纳维亚血统为主的人群的发病率最高。南欧的发病率处于中等水平，而非洲、亚洲和西班牙裔人群的发病率仍然较低。女性的发病率几乎是男性的 3 倍[35]。白种人的发病率可能比黑种人高 7 倍，可能与黑种人中 HLA-DR4（D 相关人白细胞抗原）的频率较低有关[36, 37]。

血管壁炎症的特征在于 T 细胞和巨噬细胞的浸润，巨细胞的存在，肉芽肿性病变，内膜增生导致管腔闭塞和弹性纤维破坏[38]。GCA 的病因尚未明确，但据认为 GCA 发生在遗传背景下，由环境因素触发，如感染因子，这些因子可以激活并导致位于正常动脉外膜处的树突状细胞成熟[39, 40]。

临床上，GCA 可能表现为与受累颅血管相关的症状、全身性疾病体征（发热、不适和体重减轻）或风湿性多肌痛（polymyalgia rheumatica，PMR）。神经系统症状包括新发的持续性头痛（最常见）、下颌跛行、视觉症状（如复视、暗点、黑矇或失明），或罕见的脑卒中[4, 41]。几乎所有 GCA 相关脑卒中患者都有明显的急性期反应，ESR 和 C 反应蛋白升高。

视力丧失是 GCA 最可怕的并发症之一。眼科血管［眼动脉和（或）睫状体后动脉］受累频繁，可能导致永久性或短暂性视力丧失，尤其是持续急性视神经缺血，可见于 10%～15% 的患者[42]。在固定性视力障碍发展之前，8%～28% 的患者会出现短暂的视力丧失（短暂性单眼盲）。20%～62% 的患者出现

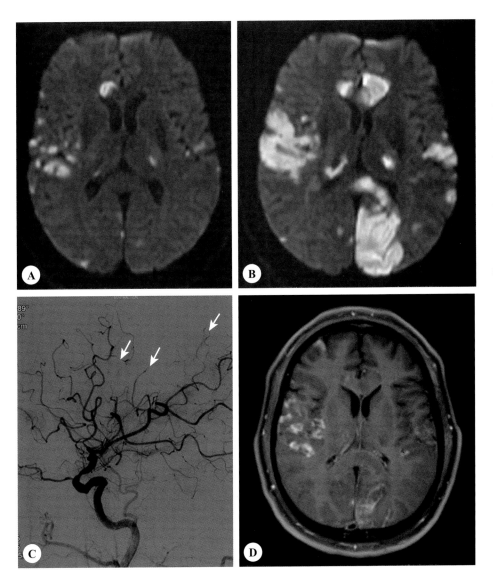

◀ 图 36-2　原发性中枢神经系统血管炎病例

一名有长期吸烟史的 61 岁男性，表现为右侧部分动眼神经麻痹、构音障碍和左中枢性面瘫。他的亲戚描述了其有 2 个月的记忆障碍和失用症。A. DW MRI 显示，在双侧脑半球以及前循环和后循环中显示多发性梗死，包括浅静脉和深部（尾状体右侧头部）结构；B. 数字减影脑血管造影显示远端脑血管（箭）的多个局灶性狭窄区域，右颞叶皮质和软脑膜活检结果表现为淋巴细胞性血管炎伴多核巨细胞和跨壁炎症和血管壁坏死，与原发性中枢神经系统血管炎表现一致；C 和 D. MRI 检查后 8 天，使用类固醇和环磷酰胺治疗，DWI（C）显示新发梗死和 T_1 加权图像（D）上显示梗死灶增强。患者出院时有皮质盲、完全性失语和左侧偏瘫，至康复中心；尽管进行了治疗，10 个月后患者死亡

双侧受累。传入性瞳孔缺陷很常见。视野缺损通常是垂直方向的和下方的视野[43]。

由于后部循环梗死导致出现同向偏盲，甚至皮质盲的视力丧失较少见。总体上，2.8%～7.2% 的 GCA 患者被报道在起病时发生了脑卒中[44.45]。

在最近一项针对 781 名患有 PMR（与 GCA 相关的患者）的队列研究中，113 名患者在 3 年内随访。在调整社会人口统计学特征和合并症后，PMR 患者脑卒中的 HR 是年龄和性别匹配对照组的 2.09 倍（95%CI 1.63～2.66，$P<0.001$）[46]。据报道，GCA 的死亡率高达 75%[47]。

尸检通常仅记录血管硬膜外段的受累情况，尽管有些检查也显示硬膜内受累的证据[48-51]。颈内动脉炎引起的血栓性闭塞也有描述，尽管 GCA 相关脑卒中在椎动脉区域更常见[52]。其他患者曾出现动脉到动脉的栓塞伴出血性梗死[52]。

当怀疑 GCA 时，应进行 ESR 和 CRP 以确认炎症证据，但动脉活检显示典型组织学特征可提供明确的诊断。由于颞动脉易于接近且频繁受累，通常选择颞动脉作为活检部位[35]。据报道，颞动脉活检的敏感性和特异性分别约为 75% 和 90%[53]。然而，由于存在跳跃病变的可能性，活检敏感性取决于是否获得足够长度的活检样本，或可进行双侧活检[54]。在一项研究中，CRP 水平>2.45mg/dl 和血小板计数>400 000 是颞动脉活检阳性的最强实验室预测因子，而在包括 CRP 和血小板计数在内的模型中，ESR 并不显著[55]。

影像学（包括超声、PET 和 MRI）已开始作为

确定 GCA 诊断的广泛适用且无创的工具发挥作用。使用彩色双功超声检查，73% 的患者在颞浅动脉腔周围报告了典型的深色晕轮，这种异常在治疗后消失[56]。椎动脉也可能显示这种异常[57]（图 36-3）。评估 PET 对 [18]F- 氟 -2- 脱氧 -D- 葡萄糖的摄取似乎有助于评估多普勒超声不易发现的胸内血管的血管炎受累情况，以及对于与大血管炎相符的非特异性体征和症状。PET/CT 检测未经治疗患者的大血管炎的敏感性和特异性分别约为 85% 和 95%[58]。脑部 MRI 可显示多灶性硬脑膜强化和颞肌强化[59, 60]。

一旦怀疑 GCA 的诊断，应尽快开始对患者进行类固醇治疗和活检。即使在糖皮质激素开始治疗后，颞动脉活检的诊断敏感性仍然很高；在治疗数周后

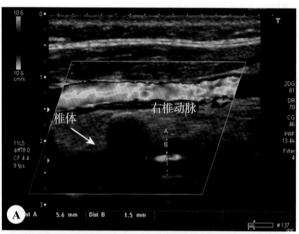

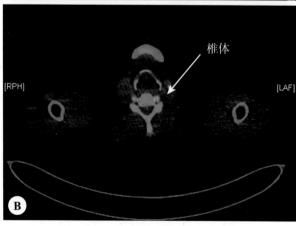

▲ 图 36-3 巨细胞动脉炎的椎动脉受累

一名 79 岁患者表现为一过性脑缺血发作，伴有构音障碍和复视。A. 她的彩色双功超声检查显示，在椎动脉腔周围可以看到典型的深色晕轮；B. 在 FDG-PET 研究中，血管炎累及两条椎动脉。颞浅动脉活检提示 GCA，患者有风湿性多肌痛的典型症状。FDG-PET. 氟脱氧葡萄糖 - 正电子发射断层扫描；GCA. 巨细胞动脉炎

敏感性下降[61, 62]。症状通常对类固醇有迅速反应，但治疗开始后可能发生视力丧失和脑卒中。当存在缺血性并发症（如视力障碍或脑卒中）时，可静脉注射 0.5～1g 甲泼尼龙，持续 3 天。根据对已发表证据的 Meta 分析，目前的 EULAR 指南建议，最初规定的泼尼松龙剂量应维持 4 周，此后逐渐减量。在没有复发性疾病证据的情况下，剂量应在第 3 个月达到 10～15mg/d，到第 6 个月应达到 5mg/d；该剂量应在诊断后维持至少 12 个月[63]。

由于类固醇治疗引起的并发症非常常见，因此已经在各种研究中测试了类固醇保留 / 疾病修饰抗风湿药物，旨在优化结果同时降低糖皮质激素毒性。一项基于三项试验的个体患者 Meta 分析显示甲氨蝶呤是 GCA 的有效辅助治疗[64]。一项随机对照试验还表明 IL-6 受体 α 抑制药托珠单抗，每周或每隔 1 周服用 1 次，联合泼尼松龙逐渐减量，在巨细胞动脉炎患者持续无糖皮质激素缓解方面，优于 26 周或 52 周泼尼松龙减量加安慰剂[65]。

尚需进行随机对照研究的临床试验来阐明阿司匹林在 GCA 相关血管并发症一级预防中的有用性，但对于没有禁忌证的所有患者，应考虑使用低剂量阿司匹林[63]。

(2) 大动脉炎：TA（无脉疾病，特发性主动脉炎）是一种大血管动脉炎，影响主动脉及其主要分支，偶尔影响肺动脉。虽然动脉的病理变化与 GCA 中发现的相似，但 TA 影响年轻人，特别是女性。该病在全世界范围内均有发现[66]，在亚洲的患病率最高，80%～90% 的病例为女性，发病年龄通常在 10—40 岁[67]。与 GCA 一样，全身症状和 ESR 升高在急性期很常见。臂压和脉搏经常是不对称的，手臂和腿部的血压之间可能存在差异。手臂跛行和晕厥等症状出现在疾病后期，脑血管并发症也会出现[68]。颅外颈动脉或椎动脉狭窄或闭塞后发生脑梗死和视网膜缺血，但颅内动脉很少受累。在一项包含 190 名 TA 患者的回顾性队列研究中，大动脉狭窄引起的血流动力学受损和血栓栓塞机制是与 TA 相关的缺血性脑卒中的最重要原因[69]。

常规血管造影通常提供受累动脉腔的清晰轮廓，并能够明确提示是否需要治疗干预，但在评估动脉壁增厚方面，MRA、PET/CT 和高分辨率超声等诊断方法被更频繁的使用[70]。钆剂增强 MRI 显示 TA 患

者主动脉壁延迟性过度强化，这与 ESR 和 CRP 相关[71, 72]。FDG-PET 可以检测血管炎的代谢活动，因为血管壁炎细胞中的 FDG 摄取增加，包括较大的血管，如主动脉，其主要分支及股动脉和肺动脉[73]。

治疗包括皮质类固醇、细胞毒性药物（环磷酰胺）、抗 TNF 药物、手术或这些方法的组合[74]。50% 的患者仅对皮质类固醇有反应。利妥昔单抗与少数患者的疾病活动度降低有关，包括抗 TNF 治疗难治的患者[75]。在最近的一项小型随机安慰剂对照试验中，托珠单抗在减少复发时间方面显示出有所成效，但仅限于意向治疗人群[74]。建议在二级预防中使用抗血小板药物。最近的一项回顾性多中心研究发现，在 79 例连续接受 166 次血管手术的 TA 患者中，总体 5 年动脉并发症发生率为 44%，并且血供重建时的生物炎症使并发症的可能性增加了 7 倍[76]。

2. 中小血管炎　中小血管炎中中枢神经系统受累不常见（<15%），包括结节性多动脉炎（polyarteritis nodosa，PAN）、川崎病、抗中性粒细胞胞质抗体（antineutrophil cytoplasmic antibody，ANCA）相关血管炎、嗜酸性粒细胞肉芽肿性多血管炎（以前称为 Churg-Strauss 综合征）、免疫复杂性血管炎［如冷球蛋白血容量性血管炎（cryoglobulinemic vasculitis，CV）］和可变血管炎（如 Behçet 病）。

（1）结节性多动脉炎：PAN 是一种全身中小型肌肉动脉坏死性血管炎。周围神经系统比中枢神经系统更常见。在 42 年内被诊断为 PAN 的 348 例患者的系列中，只有 4.6% 的患者出现中枢神经系统相关的异常疾病[77]。PAN 相关中枢神经系统涉及的神经系统症状可以是急性的（如脑卒中或癫痫发作），也可以是更慢性和隐匿的，如头痛或脑病症状（认知和警戒障碍或精神障碍）[78]。

腔隙性脑梗死是最常见的（73%）脑卒中类型，在一小部分患者中，腔隙性脑梗死使 PAN 患者的病程复杂化。作者认为，与血管炎过程相比，高血压相关的微血管病变和血栓前状态可能是这些患者中枢神经系统事件的更常见组成部分。然而，在早发性 PAN 中，腺苷脱氨酶 2（adenosine deaminase 2，ADA2）缺乏与早发性血管病变、出血性和缺血性脑卒中有关[79, 80]。

PAN 的治疗因病因（例如，乙型肝炎病毒阳性与否、腺苷脱氨酶 -2 缺乏）和严重程度而异。一线治疗是皮质类固醇，有时在没有 HBV 感染的情况下使用免疫抑制药，或皮质类固醇，然后进行抗病毒治疗，如拉米夫定（用于 HBV）或 IFN-α 和利巴韦林（用于丙型肝炎）。在紧急情况下，可尝试血浆置换。对于 DADA2 的患者，建议进行抗 TNF 治疗[78]。

（2）肉芽肿性多血管炎（以前称为韦格纳肉芽肿病）：韦格纳肉芽肿病是一种 ANCA 相关的坏死性肉芽肿性血管炎，累及呼吸道、肾脏和其他器官系统。在大系列患者中，中枢神经系统表现的发生率范围为 3%～9%。

神经系统受累可通过三种主要机制发生：①累及中枢神经系统血管的血管炎；②位于大脑、脑膜或脑神经的肉芽肿性病变；③破坏性颗粒状组织从鼻或鼻旁结构直接延伸[81]。

当脑卒中患者有神经系统炎症性疾病的其他表现的证据时，如脑膜疾病、脑神经病变和多发性单神经炎时，应怀疑肉芽肿性多血管炎；伴随的全身症状，如发热、不适、体重减轻或迁移性关节痛；或累及耳鼻通道、肺气道或实质或肾脏，尤其是肾小球肾炎。诊断可能具有挑战性，因为体征和症状各不相同，可能与感染性或恶性疾病相似。应检测抗中性粒细胞胞质抗体，因为大约 90% 的患者呈 ANCA 阳性。与髓过氧化物酶 ANCA 或 ANCA 阴性状态的患者（约 10%）相比，蛋白酶 3ANCA 患者的血管风险可能降低[82]。此外，诊断应通过受累组织活检来确认，通常是肺或肾。应进行胸部 CT 和肾脏评估，以评估这些器官的受累情况。

肉芽肿性多血管炎的治疗包括初始免疫抑制治疗，然后进行维持治疗。初始治疗的主要药物是糖皮质激素和环磷酰胺或利妥昔单抗。血浆置换可用于重度疾病。一旦达到缓解，可以使用毒性较小的免疫抑制药物（如硫唑嘌呤、MMF 或甲氨蝶呤）进行维持治疗。患者还应接受机会性感染的预防。

（3）变应性血芽肿性血管炎（原为 Churg-Strauss 综合征）：嗜酸性肉芽肿伴多血管炎（eosinophilic granulomatosis with polyangiitis，EGPA）是一种罕见的系统性 ANCA 相关性血管炎[83]。8%～14% 的患者涉及中枢神经系统，脑梗死是最常见的临床表现之一[84-86]。在 88 例 EGPA 相关 CNS 表现的病例报道中，发现了四种不同的神经系统特征，即缺血性病变（52%）、脑内出血（24%）、脑神经麻痹（82.1%）

和视力丧失（33%），其中 28% 具有不止一种这些表现[87]。

环磷酰胺和糖皮质激素是全身性或重度 ANCA 相关性血管炎患者诱导缓解的主要治疗方法。减少剂量和避免长期使用这些药物也已成功实施。对于没有器官威胁性疾病的患者，可以使用甲氨蝶呤。利妥昔单抗在诱导缓解方面与环磷酰胺一样有效[88]。在一项随机对照试验中，与安慰剂相比，使用抗 IL-5 单克隆抗体 mepolizumab 治疗可显著延长缓解周数，缓解受试者比例更高，从而减少糖皮质激素的使用[89]。

(4) 冷球蛋白血症：冷球蛋白血症可能与系统性血管炎有关[90]。CV 是一种小血管系统性血管炎，由冷冻球蛋白沉积在血管壁中引起，激活补体级联反应。中枢神经系统受累虽然不常见，但可能包括弥漫性脑病综合征伴局灶性体征、癫痫发作、脊髓病，以及有时伴有缺血性脑卒中。在 279 名丙型肝炎相关 CV 患者的队列中，38 名患者发生 CNS 受累[91]。冷球蛋白血症的中枢神经系统受累的临床特征包括脑病、脑卒中、短暂性脑缺血发作和出血。大多数病例与丙型肝炎感染有关[92, 93]。由高冷球蛋白水平引起的高黏滞综合征是另一种罕见但危及生命的 CV 并发症，主要见于淋巴组织增生性疾病患者，主要是 Waldenström 巨球蛋白血症[94]。血管造影结果包括主要脑动脉变窄，伴有烟雾状的侧支血管[92]。据报道，使用皮质类固醇、环磷酰胺和某些情况下的 IFN 治疗后，结局良好[95]。

(5) 白塞综合征：BD 患者发生的血管炎可累及动脉或静脉。根据 Chapel Hill 共识分类，BD 属于可变血管炎组。BD 的特征是反复出现的口腔和（或）生殖器口疮性溃疡，伴有皮肤、眼、关节、胃肠道和（或）中枢神经系统炎性病变。可能发生小血管炎、动脉炎、动脉瘤、静脉和动脉血栓血管炎和血栓形成[1]。中枢神经系统受累在年轻男性患者中更常见。中枢神经系统并发症通常发生在已确定为皮肤或眼部疾病的患者中[96]。在不到 6% 的 BD 中，BD 的最初迹象是中枢神经系统症状[97]。中枢神经系统受累通过两种主要机制发生：脑膜脑炎和脑血管疾病。血管性神经 Behçet 最常见的表现是中心静脉血栓形成，伴有颅内高压的体征和症状，包括视盘水肿。颅内动脉瘤和缺血性脑卒中不常发生。实质和血管联合受累可见于 20% 的患者[97]。

神经白塞病患者接受大剂量糖皮质激素和环磷酰胺治疗。英夫利昔单抗、托珠单抗或依那西普可能对难治性患者有用[97, 98]。Apremilast 是一种口服磷酸二酯酶 -4 抑制药，已被证明可有效治疗溃疡，但安慰剂对照研究规模太小，无法评估其他结局[99]。对于鼻窦血栓形成的治疗，建议使用皮质类固醇联合抗凝治疗[100]。

(6) 系统性红斑狼疮：长期以来，关于 SLE 神经系统表现的报道一直强调 CNS 并发症（包括脑卒中）的相对较高频率。美国风湿病学会为 19 种中枢和周围神经系统综合征（包括脑卒中、TIA 和脑静脉血栓形成）建立了病例定义[101]。在最近一项针对既往无中枢神经系统受累史的 SLE 患者的队列研究中，3 年内主要中枢神经系统损伤的比例为 16/370（4.3%）（发病率为 7.8/100 人年）[102]。SLE 患者中出现脑卒中的比例难以估计。一项针对包括 SLE 在内的风湿性疾病患者脑卒中风险的 Meta 分析显示，缺血性和出血性脑卒中的风险比一般人群增加了 60%～100%[103]。新的推定风险位点（如 IL-19 风险等位基因）也与 SLE 患者心血管疾病（隐蔽性脑卒中）风险增加有关[104]。

脑卒中通常发生在 SLE 发病后的前 5 年内，通常发生在临床和血清学活动性 SLE 的情况下[105]。2688 名 SLE 患者因脑卒中或其他脑血管疾病导致的死亡率是对照组的 2 倍[106]，高比例（高达 77%）的脑卒中事件与美国国立卫生研究院脑卒中量表评分大于 6 分相关[107]。在霍普金斯狼疮队列中，与 SLE 相关的心血管事件的总体风险比基于 Framingham 风险评分的预期高 2.66 倍[108]。通过尸检系列研究，SLE 患者过早动脉粥样硬化的患病率增加已得到充分证实，但一项前瞻性研究未能显示 SLE 活性与颈动脉斑块持续时间之间存在很强的相关性[109]。

虽然血管炎经常被提及为 SLE 患者脑卒中的重要原因，但尸检记录的血管炎变化实际上非常罕见[110, 111]。当它确实发生时，它通常与发热，严重头痛和精神错乱发作的突出症状有关。更常见的是其他机制，如局部血栓形成、栓塞和加速动脉粥样硬化。一项研究发现，TCD 超声检查中检测到的微栓塞信号（可能表明栓塞物质）在有神经精神症状的 SLE 患者中比在没有 CNS 症状的患者中更常见，这增加了微栓子在 SLE 中发挥更广泛作用的可能性[112]。在系统性红斑狼疮和脑卒中患者中，应寻找栓子的心脏来源。血栓性血小板减少性紫癜（血小板减少症、微血管病性溶血性贫血、发热、肾功能衰竭、中枢神经系统体征）是 SLE 终末期脑卒中的另一种机制。在一个尸检系列中，发现 14% 的患者有这种情况[110]。SLE 患者梗死的其他可能原因是血管危险因素的积累，这些因素在这些患者中所占比例过高[113]。

抗磷脂抗体，包括抗心磷脂抗体和狼疮抗凝物，与脑血管疾病有关[114]。脑卒中可能与 SLE 患者的抗磷脂抗体相关，或作为"原发性"抗磷脂综合征。在一项包含 132 名局灶性脑缺血患者（112 例缺血性脑卒中和 20 例 TIA）的队列中，免疫球蛋白 G 抗心磷脂抗体阳性患者的复发性脑卒中风险比为 1.98（95%CI 0.68～5.76）[115]。

在一项针对 1795 名 SLE 患者的队列研究中，在 10508 人年随访期间共发生 193 例血栓形成事件（速率为 18.4‰ 人年），羟氯喹可预防 SLE 患者的血栓形成[116]。共识小组有建议对具有抗磷脂抗体的 SLE 患者使用低剂量阿司匹林预防原发性血栓形成，对于缺血性脑卒中患者，建议使用 INR 为 2～3 的抗凝治疗。如果伴有狼疮发作，应考虑给予糖皮质激素和更积极的免疫调节剂[117]。

(7) 类风湿关节炎：类风湿关节炎的中枢神经系统表现罕见，并且往往发生在长期确诊疾病的情况下，伴有疾病活动性的临床体征（发热、体重减轻、活动性关节炎）或实验室证据（类风湿因子滴度或 ESR 升高）。全身性炎症及其与传统心血管危险因素的相互作用似乎通过对脉管系统的直接和独立作用而起着重要作用[118]。在 RA 局部受累关节内产生的促炎细胞因子，如 IL-1、IL-6 和 TNF-α 可促进传统（如血脂异常、胰岛素抵抗）和非传统（如氧化应激）全身性心血管危险因素[119]。在 24989 名 RA 患者中，即使在对存在危险因素和治疗方案进行调整后，平均时间疾病活动度降低与心血管事件显著减少相关[120]。中枢神经系统血管炎，无论是孤立的还是与系统性类风湿性血管炎相关的[121]，都在极少数情况下有记载。RA 的一种令人担忧的神经系统并发症是继发于 $C_{1\sim2}$ 椎体半脱位的压迫性脊髓病，$C_{1\sim2}$ 半脱位的潜在并发症是由椎动脉受压导致椎动脉血栓形成导致的巨大椎 - 基底动脉区域梗死[122]。椎动脉假动脉瘤的形成也有报道[123]。

二、传染病和脑卒中

感染可能通过多种机制引起脑卒中，包括通过动脉粥样硬化、血小板凝集和内皮功能障碍（框 36-1）。一些机制可能涉及动脉壁的直接感染，导致功能障碍、平滑肌细胞增殖或细胞因子水平升高[124]。此外，感染可能影响远离血管壁的细胞，系统性炎症会间接影响动脉。2019 年新型冠状病毒大流行提供了一个特别突出的例子：感染可能通过一些机制引起脑卒中，包括高凝状态、炎症和伴随的心脏病。

框 36-1　感染可能导致脑卒中风险的潜在机制

- 动脉壁直接感染，导致功能障碍、平滑肌细胞增殖或细胞因子水平升高
- 诱导外周血单核细胞产生促炎性细胞因子（TNF-α、IL-1β、IL-6、IFN-γ）
- 单核细胞诱导组织因子产生
- 脂多糖诱导细胞因子
- 促进巨噬细胞转化为泡沫细胞
- 增加巨噬细胞氧化代谢的低密度脂蛋白
- 增加 C 反应蛋白
- 再次暴露于微生物时的超敏反应
- 自身免疫机制：Hsp 的分子模拟
- NF-κB 激活
- 诱导纤溶酶原激活物抑制药（PAI-1）表达
- 血小板活化
- 血小板 - 白细胞相互作用
- 损害内皮依赖性舒张功能
- 与社会经济地位或其他危险因素的关联

（一）细菌 / 螺旋体感染

1. 梅毒螺旋体　神经梅毒是众所周知的梅毒螺旋体感染引起的后果，梅毒性脑膜脑炎长期以来一直被认为是脑卒中的原因[125]。在急性脑卒中患者中，使用荧光密螺旋体抗体吸收（fluorescent treponemal antibody absorbed，FTA-ABS）试验检测梅毒螺旋体血清阳性率在多年前曾高达 38%，但在过去 10 年中下降到 4%[126, 127]。根据脑脊液证据确定的梅毒螺旋体感染患者中，脑卒中的发生率为 14%～23%[128, 129]。虽然神经梅毒的发病率在美国和其他发达国家有所下降，但在免疫功能低下的患者和可能无法获得

诊断检测和治疗的发展中国家，神经梅毒仍然很重要[127, 128, 130-132]。

神经梅毒患者脑卒中时的平均年龄为 53—72 岁，大多数为男性，71% 伴有血管危险因素[126, 128, 132]。在脑卒中入院的一般人群中，没有具体的标准提示梅毒。对来自发展中国家、有脑膜脑炎证据、免疫抑制的脑卒中患者或不明原因脑卒中的年轻患者进行梅毒检测可能是合理的[126, 128, 131]。提示神经梅毒的影像学检查结果包括动脉病变（50% 获得血管成像的病例）、非特异性白质病变（20%）和脑胶质瘤或脑膜强化（6%）。1/3 的神经梅毒患者神经影像学检查正常[127]。CDC 性传播疾病治疗指南建议，当怀疑梅毒时，应进行非密螺旋体［性病研究实验室（Venereal Disease Research Laboratory，VDRL）和快速血浆反应素］和密螺旋体试验［FTA-ABS 和梅毒螺旋体被动颗粒凝集（T.pallidum passive particle agglutination，TP-PA）测定］以减少假阴性结果的机会[133]。为了诊断神经梅毒，建议在脑脊液中同时使用 VDRL 和 FTA-ABS。VDRL 具有高度特异性但敏感性较低，而 FTA-ABS 特异性不是很强，但灵敏度很高[133]。在疑似神经梅毒和脑卒中的患者中，CSF FTA-ABS 阴性可有效排除该疾病，VDRL 阳性可有效确认该疾病。对于 CSF FTA-ABS 阳性且 VDRL 阴性的患者，可能需要 CSF 蛋白和细胞计数及临床判断来决定治疗方案。神经梅毒的首选治疗方法仍然是静脉注射青霉素 G，每天 1800 万～2400 万 U，持续 10～14 天[133, 134]。所有神经梅毒患者也应接受人类免疫缺陷病毒（human immunodeficiency virus，HIV）检测。

2. 结核分枝杆菌　尽管及时给予治疗，结核性脑膜炎仍可导致严重的永久性丧失能力和高死亡率[135]。7% 的结核病患者会发展为结核性脑膜炎[136]，其中 20%～45% 的患者在入院或随访期间会出现脑卒中[135, 137-139]。脑卒中在疾病晚期结核性脑膜炎患者、老年人和 HIV 感染者中更为常见[136, 138-140]。虽然脑卒中主要发生在结核性男性脊髓炎患者中，但与一般流行性肺炎相比，在没有中枢神经系统受累的结核病感染者中，缺血性脑卒中和冠状动脉事件的风险似乎增加[141]，甚至在已接受适当治疗的结核病幸存者中也是如此[142]。

脑卒中可以是单次或多次[143, 144]。它们通常局限于丘脑前部和尾状核，表现为腔隙性脑梗死，但也可以表现为大动脉梗死[143-145]。受累最严重的动脉是大脑中动脉及其穿支动脉，其次是大脑后动脉丘脑穿支[139, 143]。增强脑部 MRI 或 CT 在 95% 的结核性脑膜炎和脑卒中患者中会出现异常。最常见的异常包括脑积水、脑实质强化和脑池强化伴渗出[143, 146]。在 50% 的病例中，MRA 显示血管异常，而在 MRA 异常的病例中，62% 的病例在基线或随访期间有相应的梗死[143]。治疗主要集中在抗生素的给药上，根据专家意见，治疗时间应在 9～12 个月。强烈建议同时使用地塞米松[147]。脑卒中预示着预后不良，尽管进行了治疗，同时患有结核性脑膜炎和脑卒中的患者死亡率仍达到 17%，而无脑卒中的结核性脑膜炎患者的死亡率为 5%[136, 138]。

（二）寄生虫感染

寄生虫可感染中枢神经系统，有时还会导致脑卒中。许多寄生虫可直接侵入脑实质并引起炎症和局灶性病损，而不一定引起血管病变。然而，炎症可以扩散到邻近的动脉或脑膜并导致脑卒中[148-151]。寄生虫也可能影响免疫调节，导致血管炎[152, 153]。

导致脑卒中的最常见的寄生虫病是 Chagas 病和脑囊虫病（neurocysticercosis，NCC）。然而，在疟疾[154-156]、自由生活阿米巴脑膜脑炎[148]、神经性犬蛔虫症[157]、心脏包虫病[158, 159]、裂头蚴病（由曼氏螺旋体引起）[151, 160, 161]、血吸虫病[162, 163] 和其他[164] 中也有脑卒中的报道。在现代，医生应注意这些潜在的（尽管很少见）脑卒中病因，并在对来自流行地区的个体进行鉴别诊断时考虑这些病因，这些病因不明原因的血管炎、脑膜炎或脑炎与脑卒中相关。

1. 克鲁斯锥虫　Chagas 病在美洲广泛传播。它是世界上第三大常见寄生虫病，仅次于疟疾和血吸虫病[165]。这种疾病是由克鲁斯锥虫引起的，这是一种寄生虫，通过吸血的锥蝽臭虫传播给人类。其他传播方法包括垂直传播和输血[166]。原发感染伴有发热、头痛和肌痛，但高达 40% 的急性感染者会出现心肌炎[167]。在这些人中，大约 1/3 的人会患上慢性心脏病，这种不适感会变成慢性的[165]。

脑卒中是 Chagas 型心肌病的常见并发症。Chagas 病对公共卫生的影响不仅限于中美洲和南美洲的流行地区，而且也包括有来自这些地区的移民的发达国家[168]。在流行地区脑卒中患者中，克氏锥虫的血清阳性率高达55%[169, 170]。Chagas病和脑卒中患者中一些更常见的心脏后果包括左心室心尖动脉瘤、左心房扩张、左心室运动功能减退和右束支传导阻滞[171]。在一项针对60岁以上个体的前瞻性人群研究中，发现1/3的人有克氏锥虫感染的证据。在这些患者中，脑卒中相关死亡率与未感染者相比更高（HR=2.35，95%CI 1.25～4.44），即使在控制了人口统计学和血管危险因素后，也明显更高[170]。心源性栓塞是可归因于Chagas病的最常见脑卒中机制，尽管Chagas病的老龄化人群可能具有可归因于传统血管危险因素的替代脑卒中机制[170, 171]。关于Chagas病患者发生心源性脑卒中病因的进一步研究表明，在心房颤动和高脑钠肽（充血性心力衰竭的标志物）的患者中，脑卒中相关死亡率几乎是没有这些心源性病因患者的12倍[170]。治疗针对潜在的心脏疾病，并遵循每种特定心脏疾病的指南[172]。治疗已确诊的Chagas心肌病患者的寄生虫可减少血液中寄生虫的检出，但不会降低心脏事件或脑卒中的风险（治疗组的脑卒中风险为3.8%，对照组为4.3%；HR=0.88，95%CI 0.61～1.26）[173]。

2. 囊虫 患有神经囊尾蚴病（neurocysticercosis，NCC）个体中的脑卒中患病率为2%～10%[150, 174-176]。然而，很少有研究系统地研究了血管危险因素的混杂效应。在一项规模最大的研究中，来自三级护理中心的研究人员分析了NCC与其他CNS合并症（包括脑卒中）的共存是偶然的还是因果的。回顾性地分析了在10350名受试者中针对任何适应证进行的脑部MRI。NCC的患病率为7%；在515例梗死病例中，只有2例患有NCC，而8465例无梗死的对照组中有701例患有NCC（0.4% vs. 8.3%，未校正RR=0.05，95%CI 0.01～0.19，$P \leqslant 0.001$）[177]。本研究强调，有必要在代表一般人群的样本中系统地纳入无NCC的对照组。

缺血性脑卒中比颅内出血更常见[149, 178]。由于对比剂增强所证明的寄生虫周围的炎症与脑卒中的存在相伴而生，因此有理由认为，当发生活动性炎症时，脑卒中可能更多地发生在胶体和肉芽肿阶段，而不是在炎症不那么突出的活囊肿或钙化囊肿的阶段[179-182]。值得注意的是，在患有多种病变（拉丁美洲最常见的表现）的患者中，不同阶段的囊肿可以

共存[179]。脑动脉出现强化被认为是与NCC有关的动脉炎[180]。血管炎可能是由于蛛网膜炎、实质炎症的连续扩散或囊肿与罪魁祸首动脉的直接接触而发生的[183-185]。NCC可以以闭塞或狭窄的形式影响大动脉[149, 181, 184, 186]，或更频繁地表现为穿支动脉受累的腔隙性脑梗死[150, 187, 188]。其他推测的脑卒中机制包括对基底池或蛛网膜下腔的大动脉进行机械压迫[186, 189]。传染性病原体的广泛诊断方法，如宏基因组下一代测序，可能显示NCC相关脑卒中的负担比目前报道的更大[190]，但在感染更普遍的发展中国家，其成本可能是一个障碍。由NCC引起脑卒中的患者经治疗后的显著恢复推测，其中一些患者的影像学和临床变化可能与NCC相关，而不是真正的缺血性脑卒中[149]。

（三）真菌感染

真菌感染往往发生在免疫抑制患者中[191]。与脑卒中相关的最常见的感染包括隐球菌性脑膜炎、曲霉菌病和毛霉菌病。

1. 隐球菌 隐球菌性脑膜炎病例中的脑血管事件已在HIV或其他类型的免疫抑制患者中描述，尽管它也可能发生在有免疫能力的宿主中[192, 193]。在HIV和脑卒中患者中，3%～10%的人将隐球菌性脑膜炎作为其脑卒中的病因[194, 195]。在没有HIV的人中，20%～25%的人会患上脑卒中[196-198]。脑卒中主要是腔隙型，它们可以影响前循环或后循环[197]。贫血、低钠血症和共存的恶性肿瘤与隐球菌性脑膜炎患者的脑卒中有关[198]。诊断通常需要脑脊液中有隐球菌抗原的证据。脑卒中增加了这些患者的预后不良，这凸显了及时考虑隐球菌在免疫抑制患者中不明原因脑卒中鉴别诊断中的重要性，尤其是在脑膜炎患者中[197]。

2. 曲霉 烟曲霉菌是一种高度血管营养性真菌，经常导致感染个体脑卒中。有发生曲霉病风险的个体包括接受移植的患者、服用免疫抑制药物的患者或患有获得性免疫缺陷综合征、糖尿病或血液恶性肿瘤的个体，但也可能发生在免疫功能正常的患者中[199-201]。大多数患者出现头痛或与鼻窦相关的症状[202, 203]。脑卒中可能发生在高达65%的病例中。虽然大多数患者并发肺部感染，但约11%的患者有孤立性神经曲霉病[201]。系统性曲霉病也可因受

感染的远处血管栓塞而引起脑卒中[204-206]。脑部病变往往是复杂多样的，有些表现为环状强化[207, 208]。这些病变中约有一半具有"靶样"外观，DWI 上有中央和外周低密度，并且在 ADC 序列中具有相应的高信号[208]。动脉炎和动脉瘤扩张也是常见发现[202, 209]。病理学研究表明，大多数患者有局灶性出血性梗死[201]。在受影响血管的动脉粥样硬化斑块中发现成簇的烟曲霉，伴有严重的肉芽肿反应[210]。伏立康唑是侵袭性曲霉病的一线治疗药物[211]。早期治疗似乎是提高生存率的关键；然而，对治疗的最初反应可能会导致复发和死亡[202, 209, 210]。真菌在死亡组织中的定位可能会影响抗真菌药物的渗透而降低其功效，因此早期治疗可能会降低组织损伤的发生率并增强治疗效果[212]。晚期神经曲霉菌病患者的预后较差，脑卒中患者预后更差[200, 213]。

3. 毛霉菌 危及生命的感染可由属于毛霉菌目的多种真菌引起，其中包括根瘤菌属、毛霉属、根状菌属、犁头霉属、鳞质霉属、瓶霉属、小坎宁安霉属、科克霉科和合头松菌属[214]。大多数毛霉菌病患者是糖尿病患者或有血液恶性肿瘤[215, 216]。通常，鼻脑毛霉病患者主诉头痛和发热等症状，但可以观察到鼻黏膜结痂，这有助于诊断[217]。视觉症状可能包括由于视交叉或栓塞压迫眼动脉而导致的进行性或突然失明[218, 219]。缺血性或出血性脑卒中可发生于大脑或脊髓，通常与严重动脉受损，大动脉闭塞，或动脉到动脉的栓塞有关[220-223]。支持性 MRI 发现包括动脉增强、动脉瘤性动脉病变、骨破坏或鼻旁窦中枢性低密度[223, 224]。有时，可以观察到黏液细丝或周围的丝状和放射状线状强化[225]。对受累组织的病理学检查普遍显示真菌的血管侵袭，伴有广泛的坏死[226, 227]。建议尽早使用抗真菌药物治疗，但结果往往是致命的[215, 228]。

（四）病毒感染

1. 人类免疫缺陷病毒 尽管使用现代抗逆转录病毒（anti-retroviral，ARV）疗法治疗 HIV 方面取得了进展，但与未感染的人群相比，HIV 感染者仍然面临更高的脑卒中和血管事件风险[229]。在 HIV 患者和持续性免疫抑制患者中，机会性感染和肿瘤似乎是脑卒中最常见的原因[196, 230-232]。在这些情况下，脑卒中可归因于病原体的直接作用[232, 233]。免疫抑制 HIV 感染者脑卒中最常见的感染性病因包括水痘 - 带状疱疹病毒、隐球菌性脑膜炎、结核炎、梅毒和弓形虫病[195, 232, 234]。HIV 感染人群中也报道出现了心脏栓塞[196, 232]。

一种更难诊断的动脉病形式被归因于 HIV 感染（图 36-4）。HIV 血管病变可能影响 5%～20%，具体取决于鉴别诊断的定义和评估[196, 231]。在儿童和成人中也有报道[235, 236]。这种动脉病变通常出现在免疫抑制的个体中，表现为大动脉的动脉瘤样扩张，导致半球性大梗死比小梗死更常见[237-239]。已经引用了多种假设来解释 HIV 血管病变的发展，但报道的研究样本量太小，难以得出明确的结论。其中一些假设包括 HIV 直接感染平滑肌细胞[240]，可能导致介质层变薄和随后的动脉扩张[241, 242]、矿化和内膜碎裂[231]，以及 MMP 过表达和由 caspase3 介导的平滑肌细胞凋亡诱导的弹性溶解活性增加[243]。

发达国家大多数知道自己感染 HIV 的人现在都接受了抗逆转录病毒治疗，活得更长[244]。在这一人群中，心脑血管疾病是最常见的死亡原因之一[245-248]。随着 HIV 感染者的年龄增长，传统的血管风险变得越来越普遍。事实上有证据表明，与非 HIV 同龄人相比，在调整了人口统计学和临床混杂因素之后，HIV 感染者的血管风险患病率可能高于预期[249-252]。在 HIV 感染者中，最重要的可改变的危险因素之一是吸烟[246, 253]。此外，如合并感染丙型肝炎、可卡因或静脉注射毒品、医疗保健不足或缺乏运动等合并症可能会影响血管风险的增加[247, 249, 254-256]。ARV 在心肌梗死中比在脑卒中研究得更多。心肌梗死风险增加虽然部分由胆固醇水平介导，但在调整血脂异常后仍然存在[244, 257-259]。没有数据表明 ARV，尤其是蛋白酶抑制药会引起脑卒中风险增加。相反，脑卒中在那些可检测到病毒 HIV 水平和较低的 CD4 计数水平的人群中更常见，这可能是未服用 ARV 的结果[260]。HIV 感染者和脑卒中患者的脑卒中亚型根据其当前和既往免疫抑制程度而有所不同，大动脉粥样硬化在那些脑卒中时 CD4 最低点较低和 CD4 水平较高的患者中更常见[261]。HIV 死亡患者动脉中出现的大坏死核心和细胞外组织重塑表明内皮侵蚀，血栓形成和斑块破裂的可能性增加，可能与血管事件的风险增加有关[262]。

心脑血管结局之间的差异表明影响每种疾病的

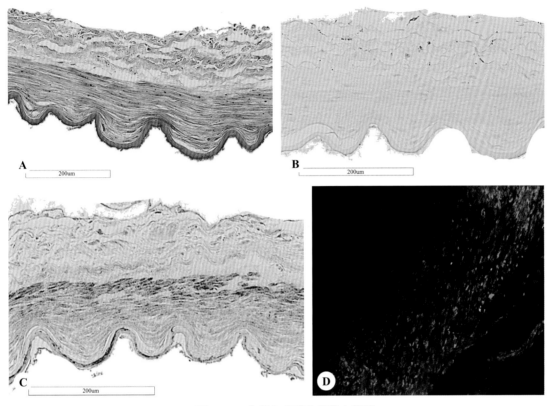

▲ 图 36-4 人类免疫缺陷病毒血管病

A. 人类免疫缺陷病毒（HIV）血管病变是一种非动脉粥样硬化性动脉表型，由动脉壁变薄和腔内扩张（HE 染色）组成；B 和 C. 这名 HIV 无症状患者的脑动脉扩张显示外膜大细胞浸润（B，CD68+ 细胞染成棕色）和其他炎症标志物（C,TNF-α 在介质的外缘）;D.HIV 相关蛋白可使用四重免疫荧光（白细胞染色剂为红色，4'，6- 二氨基 -2- 苯基吲哚在细胞核染色中为蓝色，平滑肌肌球蛋白重链 -1 在平滑肌细胞染色剂中为绿色，HIV p24 染色为粉红色，HIV gp120 染色为黄色）可见 HIV 相关蛋白。HIV 可能直接感染动脉壁中发现的细胞，包括平滑肌细胞，并导致培养基变性，从而允许血流相关的扩张

因素不同，并需要专门研究 HIV 感染人群中脑卒中发病率增加的机制。

2. 疱疹病毒 疱疹病毒诱导动物模型中的动脉粥样硬化样变化[263]。一种名为马立克氏病病毒的禽疱疹病毒会导致胆固醇正常的鸡发生动脉粥样硬化，而没有这种病原体，即使是高胆固醇症的鸡也不会发生动脉粥样硬化[264]。单纯疱疹病毒也见于人类早期主动脉粥样硬化病变[265]。支持单纯疱疹病毒对脑卒中发展有直接影响的数据较少。

一项关于儿童脑卒中的国际病例对照研究的证据表明，疱疹病毒可能成为儿童缺血性脑卒中的触发因素，即使感染是亚临床的[266]。在 326 例中枢性确诊病例中脑卒中和 115 名无脑卒中对照者（29 日龄—18 岁）检测了单纯疱疹病毒 1 和单纯疱疹病毒 2、巨细胞病毒（cytomegalovirus，CMV）、EB 病毒和水

痘 – 带状疱疹病毒抗体，急性疱疹病毒感染的血清学证据使儿童急性缺血性脑卒中的概率翻倍，即使调整了年龄、种族和社会经济地位（OR=2.2，95%CI 1.2～4.0）。单纯疱疹病毒 1 感染是最常见的，大多数感染是有症状的。

（1）巨细胞病毒：巨细胞病毒已被公认为心脏移植后血管病变的促发因素[267]。抗 CMV 的滴度升高与早期和晚期颈动脉粥样硬化改变有关[268]。前瞻性研究表明，处于抗 CMV 滴度较高的五分位数的人患心脏疾病的风险是最低的五分位数的人的 2 倍[269]。在冠状动脉疾病患者的动脉粥样硬化斑块中，聚合酶链反应（polymerase chain reaction，PCR）检测到 CMV 的频率也比无动脉粥样硬化患者更高[270]。前瞻性研究尚未证实 CMV 滴度升高可以预测临床事件的增加[271]。

(2) 水痘 – 带状疱疹病毒：水痘 – 带状疱疹病毒引起的动脉感染是动脉病变和血管事件（包括脑卒中）的一种众所周知但未被充分诊断的原因 [237, 272–274]（图 36–5）。尽管水痘 – 带状疱疹病毒相关性脑血管疾病的患病率尚不清楚，但在一份急性脑卒中病例的机构报告中，水痘 – 带状疱疹病毒性动脉病（图 36–6）存在于约 9% 的非动脉粥样硬化性脑卒中的人群中 [275]。在带状疱疹患者中，感染后 1 年脑卒中的风险增加，特别是在 40 岁或以下的患者中 [276]。其他人群，如糖尿病患者和感染 HIV 的个体，在免疫抑制的情况下特别容易发生水痘 – 带状疱疹病毒性动脉病 [237, 277, 278]。在糖尿病患者中的病理学研究发现大动脉内膜增殖，表明水痘 – 带状疱疹病毒感染在该人群中脑卒中发展中的作用 [279]。水痘 – 带状疱疹病毒与影响动脉多个节段的动脉狭窄的关联是水痘 – 带状疱疹病毒性动脉病患者血管造影研究中观察到的典型 "串珠" 模式的潜在解释 [274, 280]。小动脉狭窄也已被报道 [281]。这些狭窄可能解释了水痘 – 带状疱疹病毒相对倾向于出现小动脉闭塞，而不是单纯的大动脉疾病 [237, 272]。

水痘 – 带状疱疹病毒性血管炎的诊断基于临床怀疑、排除已知的脑卒中病因、鞘内产生水痘 – 带状疱疹病毒抗体的证据或 PCR 显示水痘 – 带状疱疹病毒 DNA 的证据 [272, 282]。由于并非所有水痘 – 带状疱疹病毒相关性血管炎患者都有过水痘 – 带状疱疹病毒感染或皮疹的经历，因此在隐源性动脉病和脑卒中病例中应考虑水痘 – 带状疱疹病毒 [283]。虽然尚无随机试验来测试对水痘 – 带状疱疹病毒性血管炎患者最有效的治疗方法，但大多数研究者建议静脉注射阿昔洛韦 [272, 277, 284, 285]。观察数据表明，在阿昔洛

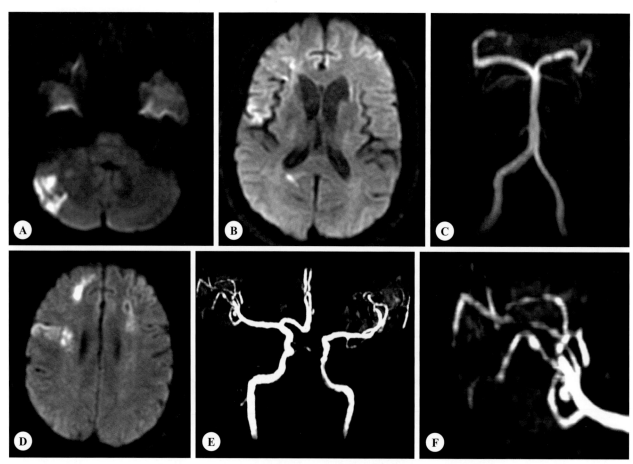

▲ 图 36–5 水痘 – 带状疱疹病毒在脑动脉中的再激活是脑卒中的原因

一名 47 岁男子因左侧无力和头痛入院。他的脑部 MRI 显示右小脑（A）和右枕叶（B）梗死。椎 – 基底动脉系统的 MRA 显示血管病变（C）的证据。在 MRI 上，在额叶（D）中发现双侧急性梗死。在 MRA 上，前循环的动脉在整个（E）中显示出串珠状，与左侧（F）相比，右侧更明显。MRI. 磁共振成像；MRA. 磁共振血管造影

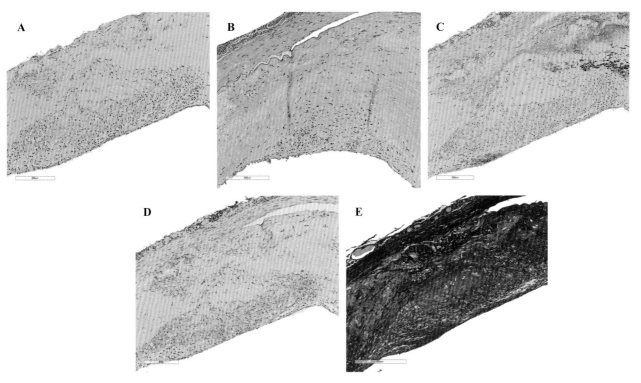

▲ 图 36-6　水痘-带状疱疹病毒在脑动脉中的潜伏期，来自无症状患者的脑动脉标本

水痘-带状疱疹病毒开放阅读框 63 基因产物的抗体被染成红色（A），并与巨噬细胞（C，CD68⁺ 细胞染成棕色）和淋巴细胞（D，CD3⁺ 细胞为棕色）浸润共存。有证据表明，在该动脉的内膜附近松散排列的泡沫细胞和分散的胆固醇晶体（E，天狼星红染色）。该标本来自脑动脉重塑研究（图片由 Dr.Jose Gutierrez 提供）

韦治疗方案中添加类固醇可能会带来更好的结果[272]。据报道，在接受水痘-带状疱疹病毒性血管炎治疗的儿童中，脑卒中复发率高达 45%[286]。大多数成人水痘-带状疱疹病毒血管炎患者在给予抗病毒药物后有所改善，但据报道，接受治疗的患者死亡率为 13%，HIV 感染者的死亡率高达 18%，这凸显了这种疾病的严重性[272, 287]。

（3）细小病毒 B19：细小病毒 B19 是一种常见的病毒，可以感染红细胞和内皮细胞。在一项针对脑卒中患儿的国际多中心研究中，使用 Mass-Tag PCR 在 9% 的脑卒中患儿（161 名儿童中的 10 名）的血液样本中检测到细小病毒 B19 DNA，而 34 名对照组均未检测到[288]。4 例细小病毒 B19 患者患有潜在的先天性心脏病，另有 5 例患者患有明显的关节病，涉及颈内动脉远端和大脑中动脉近端的长节段狭窄。细小病毒 B19 感染和脑卒中的病例报道也已发表[289, 290]。对镰状细胞性贫血患儿再生障碍性危象病例的回顾性综述表明，在 B19 诱导的再生障碍性危象发生后 5 周内，脑卒中的风险显著增加[291]。在

已发表的细小病毒 B19 感染和中枢神经系统并发病例中，脑卒中占 9%，大多数见于镰状细胞病患儿[292]。所有被确定为脑卒中的患者都小于 25 岁；大部分患者有一定的免疫缺陷（75%），只有少数人出现前驱期的病毒综合征或皮疹（13%）[292]。脑脊液中 PVB19 DNA 的 PCR 检测可以作为诊断依据[290]。

（4）新型冠状病毒：2019 年底，严重的急性呼吸综合征冠状病毒-2（SARS-CoV-2）引发了全球大流行。相关疾病新型冠状病毒感染（Novel Coronavirus Infection），曾称 COVID-19，其主要是一种呼吸道疾病，但它似乎也会导致脑卒中及其他心血管疾病，特别是在危重患者中。与 2002 年导致 SARS 暴发规模小得多的冠状病毒一样，SARS-CoV-2 将血管张力素转换酶-2（angiotensin-converting enzyme-2，ACE2）作为其细胞进入点。ACE2 存在于肺上皮细胞的表面，以及许多其他细胞类型，包括心脏、内皮细胞和神经细胞。在病程早期出现突出症状可以出现嗅觉丧失，表明病毒可能通过嗅觉神经通过筛板直接进入大脑[293]。在疫情开始的中国武汉市，

COVID-19 住院患者中，轻度疾病患者的脑卒中风险不到 1%，重症患者脑卒中风险近 6%[294]。如前所述，与流感等其他急性病毒感染相比，新型冠状病毒引起脑卒中的风险似乎更高。脑卒中亚型可能包括小血管、大血管和心源性栓塞性缺血性脑卒中，以及脑静脉血栓形成和出血。脑卒中类型的谱系提示机制的平行异质性，包括血栓形成、严重炎症、内皮功能障碍、心功能不全伴栓塞、缺氧和低血压[295-297]。在早期暴发 COVID-19 的美国热点城市纽约，一些中心报道了几例没有其他危险因素的年轻患者出现大血管闭塞性脑卒中，这进一步表明了高凝状态的作用[298]。初步回顾性分析为 COVID-19 住院患者抗凝治疗的可能益处提供了证据[299]，进一步的研究正在进行中。

第 37 章 可逆性脑血管收缩综合征
Reversible Cerebral Vasoconstriction Syndromes

Aneesh B. Singhal 著

姚 艺 崔 敏 译 胡小辉 龚道恺 校

本章要点

- 可逆性脑血管收缩综合征（RCVS）是一组以可逆性、多灶性狭窄和脑动脉扩张为特征的疾病。
- 平均年龄为 42 岁，年龄范围为 4 月龄—76 岁。男女比例为 2 : 1～10 : 1。
- 病因尚不清楚。相关的诱因包括血管收缩药物、非法药物、性高潮和近期妊娠等。
- 大多数患者表现为突然的、严重的（雷击样）头痛，症状反复发作，病程可持续 1～4 周。
- 最近的研究表明，RCVS 和 "原发性雷击样头痛" 属于同一疾病谱系。
- 对住院患者相关研究数据显示，1/3～1/2 的患者会出现视力缺陷、肢体无力或癫痫发作。
- 尽管患者通常动脉狭窄严重且广泛，但超过 50% 的患者入院时脑部影像学扫描正常。通常在发病后 8～12 天内会出现新的脑损伤。最终，大约 1/3 的脑部扫描保持正常。其余显示缺血性脑卒中、（非动脉瘤性）蛛网膜下腔出血、脑叶出血和可逆性脑水肿，可单独或合并出现。
- 脑血管造影异常是动态的，血管病变通常从远端进展到近端，导致 Willis 动脉及其分支出现 "串珠样病变"。这些血管造影异常通常在 3 个月内自行消失。
- 虽然一些患者会在最初几天出现新的、通常是轻微的神经功能障碍，但 95% 的患者临床结局是良性的。严重的不可逆性缺陷或因进行性脑血管收缩而死亡的情况非常罕见。
- 目前还没有得到验证的治疗方法。通常给予口服钙通道阻滞药。
- 糖皮质激素治疗与不良预后有关。动脉内血管扩张药疗法曾尝试用于暴发性病例，但成功率报道不一。
- 复发型的 RCVS 是罕见的。
- 慢性头痛和抑郁是该疾病常见的长期症状。
- RCVS2 评分可在入院时应用，以准确诊断 RCVS 并排除类似疾病，如脑血管炎。

可逆性脑血管收缩综合征（reversible cerebral vasoconstriction syndromes，RCVS）是一组以可逆性多灶性脑动脉狭窄为特征的疾病，通常与反复发作的突发性严重（雷击样）头痛相关，并常伴有缺血性或出血性脑卒中和脑水肿[1, 2]。一个典型的情况如图 37-1 所示。

在过去的 60 年里，这种神秘的可逆性血管造影现象已经被报道为各种名称，每一个都反映了相关的临床背景或潜在的病理生理学特点（框 37-1）。例如，偏头痛的 "血管痉挛" 或 "血管炎"[3, 4]，雷击性头痛伴可逆性血管痉挛[5-7]，产后脑血管病、血管炎或血管痉挛[5-7]，药物引起的脑动脉炎或血管病[8, 9]，Call-Fleming 综合征[10, 11]，中枢神经系统（CNS）假性血管炎[12]，以及中枢神经系统的良性血管病[13]。

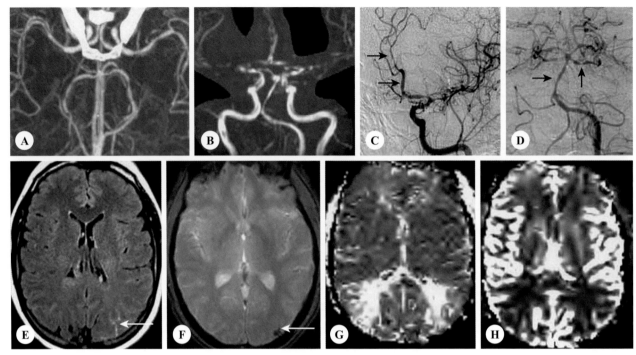

▲ 图 37-1　可逆性脑血管收缩综合征的典型病例

一名 44 岁女性，既往有偏头痛和抑郁病史，在运动时突然出现剧烈的头痛（雷击样头痛），与她之前的偏头痛不相似，30min 后头痛消失。在接下来的 1 周里，又发生了 3 次雷击样头痛。血压和神经系统检查结果均正常，CTA（A）、MRA（B）和数字减影血管造影（C 和 D）显示多条脑动脉节段性狭窄和扩张。值得注意的是，大脑前动脉（C，黑箭）、基底动脉（D，水平箭）和小脑上动脉（D，垂直箭）突然狭窄。这种"串珠样"的外观是 RCVS 的特征。脑 MRI 显示轴向 FLAIR 图像（E，白箭）显示左枕叶沟高信号，GRE 图像（F，白箭）显示对应的沟高信号，与皮质表面蛛网膜下腔出血一致。PW MRI 显示双侧脑中后动脉"分水岭"区平均通过时间（G）异常增加，脑血流（H）减少，幸运的是这些区域没有进展为脑梗死。脑脊液检查结果正常。对血管炎的广泛检查结果均为阴性。给予患者尼莫地平治疗。在接下来的 2 周里，患者的头痛消失，随访脑 MRI 显示蛛网膜下腔的血液和血管异常也未见显示

在过去的 15～20 年里，人们已经认识到，无论相关的基础情况如何，可逆性脑动脉狭窄的患者具有相似的临床、实验室、影像学和预后特征[14-19]。描述性术语 RCVS 已被提出以促进临床对这一组疾病的识别和管理[1]。

一、历史、演变和相关条件

几个世纪以来，脑卒中在历史上一直被归因于脑部的"血管痉挛"。然而，从 20 世纪 50 年代开始，C.M.Fisher 博士等阐明了脑卒中的病理，如颈动脉粥样硬化、脂质透明变性和心源性栓塞。结果，除了动脉瘤性蛛网膜下腔出血外，"血管痉挛"从脑卒中词汇中消失了。具有讽刺意味的是，Fisher 博士本人后来也帮助世人注意到可逆性节段性脑血管收缩的现象。在 20 世纪 70 年代早期，他描述了产后女性的短暂性神经功能障碍与可逆性脑动脉异常相关的不

寻常病例[20]。在巴黎举行的第一届萨尔皮特里尔医院脑卒中会议上讨论了一名患者[21]；在第 2 次会议上，Rascol 及其同事[22] 报道了 4 个类似的病例，这种疾病被称为"产后血管病"。在接下来的 10 年里，类似的病例被记录在案，多与妊娠[8]、偏头痛[4, 23, 24]、血管收缩性药物和药物[8, 9]、神经外科手术[25]、血钙过多[26]、未破裂的囊状动脉瘤[5] 等相关。1987 年，Marie Fleming 博士在马萨诸塞州总医院举行的波士顿脑卒中协会会议上报告了 2 名短暂性脑动脉狭窄患者的病例。Fisher 博士迅速意识到他报道的病例与其他人报道的病例之间的相似性，并在一项合作中报道了 19 名患者[10]。此后，一些研究人员将这种综合征称为 Call 或 Call-Fleming 综合征[17, 27, 28]，但使用可变术语的情况仍然存在。

同时，该综合征被误解为原发性中枢神经系统血管炎（primary angiitis of the central nervous system，

PACNS），即一种影响脑动脉的炎性疾病，因为这两种疾病的血管造影和临床特征有一定的重叠性，如头痛、癫痫和脑卒中[29-31]。1993 年，Calabrese 和他的同事[13]认识到这些患者没有表现出典型的 PACNS 进展过程。相反，即使没有免疫抑制治疗，这些患者的血管造影异常也会迅速逆转，并在几周内出现临床缓解。这些研究人员怀疑患者患有短暂或轻度的 PACNS，并提出了"中枢神经系统良性血管病变"（benign angiopathy of the central nervous system, BACNS）[13]。Calabrese 的小组随后分析了 BACNS 的临床特征和长期随访结果，并得出结论，它与 RCVS 疾病表现一致[32, 33]。

在 21 世纪初，人们首次认识到，神经病学家、头痛专家、产科医生、内科医生和风湿病专家分别报道了几乎相同的临床血管造影综合征，他们对这类疾病在命名法、发病机制理论和临床方法等方面都有各自的见解[16-19]。广义 RCVS 的提出和采用，以及其主要的临床和影像学特征[1]，促使了相对较大的回顾性和前瞻性研究，这有助于确定该综合征的特征[2, 34-39]。RCVS 已经被 ICD-10 诊断代码命名为 167.841。相对无创的血管造影技术，如 CTA 和 MRA 的结合广泛使用，加上非法药物，如摇头丸和可卡因；5- 羟色胺能和拟交感神经药物的广泛使用，以及床边诊断评分系统的发展[40]，世界范围内对该疾病的认识度不断提高，这使得血管神经病学专家和其他专家很可能会遇到越来越多的 RCVS 患者。

二、人口统计学和临床特征

RCVS 曾经被认为是罕见疾病，但现在被报道的频率越来越高。包括法国、美国、墨西哥、加拿大、西班牙、南非、中国、印度、日本、韩国、澳大利亚和中国台湾等国家和地区都有报道。RCVS 似乎会影响到所有种族的个体。大多数是年龄在 25—50 岁的年轻人，平均年龄在 42—50 岁[2, 39, 41, 42]。儿童可能会受到影响[43]，性别中女性为不利因素（2∶1～10∶1，取决于病例系列），即使在考虑了与妊娠有关的病例之后也是如此。

起病通常是剧烈的，突然出现有史以来最严重的头痛，在几秒钟内达到峰值强度，符合"雷击样"头痛的标准[5, 44, 45]。由于极度严重的头痛而引起的尖叫、躁动、精神混乱和崩溃是很常见的。超过

80% 的患者会经历雷击样头痛，其余患者有亚急性或较轻的头痛[46-48]，在发病时没有任何头痛的情况是罕见的[40]。头痛的位置可能是枕骨、顶部或其他部位扩散。通常呈搏动样，并伴有恶心、呕吐或畏光，但偏头痛患者清楚地识别出雷击样头痛不同于他们通常的头痛。严重的疼痛通常在 1～2h 消退，尽管 50%～75% 的患者在急性加重期间有轻度的头痛。雷击样头痛在随后的 1～3 周经常复发，平均复发 4 次[2]。然而强度和频率会随着时间的推移而减少。头痛仍然是 1/2～3/4 的患者的唯一症状。

虽然既往高血压病史并不常见，但血压可能在最初阶段升高，可能是由于潜在的疼痛、子痫、近期接触可卡因等药物，或由于对脑血管收缩的全身反应。其他神经体征和症状的频率因病例确定的方法而异[1, 2, 34-39]。0%～21% 的患者在就诊时出现广泛性强直 - 阵挛性癫痫发作，然而，复发性癫痫发作是罕见的。由缺血性脑卒中或实质血肿引起的局灶性神经功能缺损的发生率为 9%～63%，住院患者的发生率更高。视觉缺陷是常见的临床表现，包括暗点、模糊、偏盲和皮质盲（全部或部分巴林特综合征）。偏瘫、震颤、共济失调和失语症也有报道。一些患者出现类似偏头痛先兆的视觉或感觉症状。反射亢进很常见，与子痫患者的观察结果相似，但反射亢进的基础尚不清楚，因为反射亢进的发生与脑损伤的存在无关。在接下来的几天里，大多数患者表现出视觉和其他局灶性神经体征或症状的逐渐消失，很少有人会遗留有永久性的缺损症状。不到 5% 的患者经历了进行性脑动脉血管收缩，最终导致大面积脑卒中、脑水肿、严重并发症甚至死亡[49-52]。因此，在症状出现后的前几天入院观察是合理的，入院时的缺血性脑卒中和接触糖皮质激素是不良预后的预测因素[53]。

三、实验室检查结果

除了详细的既往用药史外，血清和尿液毒理学筛查对于揭示血管活性药物和药物的暴露情况也很重要。尿液香草扁桃酸和 5- 羟基吲哚乙酸可用于评估与 RCVS 相关的血管活性肿瘤（如嗜铬细胞瘤、类癌）。血清钙水平有助于排除高钙血症相关诱因。如果打算静脉注射镁（如产后患者），可以检测血清镁水平。

血细胞计数、红细胞沉降率、血清电解质水平、肝肾功能检查结果一般均正常。虽然绝大多数 RCVS 患者仅根据病史和临床影像学特征就很容易诊断，但在具有挑战性的病例中，如果仍然考虑到血管炎，可以考虑进行抗核抗体和抗核细胞质抗体、类风湿因子、莱姆病抗体等血液检测。典型的 RCVS 表现不需要进行脑脊液检查 [40, 48]。对于出现单一雷击样头痛的患者，可以考虑排除继发性病因，如脑动脉瘤破裂或脑膜炎 [54]。在 RCVS 患者中，超过 85% 的患者 [41] 脑脊液表现正常（蛋白水平<60mg/dl，白细胞<5 个 /mm³），轻微的异常可由缺血性或出血性脑卒中引起。当 RCVS 的诊断不能通过临床（包括临床表现和相关情况、脑成像和血管造影结果）确定时，脑活检或颞动脉活检除了排除脑血管炎外没有任何作用。区分 RCVS 和脑血管炎是具有挑战性的，稍后将进一步讨论。死于进行性血管收缩的患者的脑和颞动脉活检及全面尸检显示，动脉组织学正常 [17, 23, 50]。然而，在某些情况下，对病理样本的解释可能很困难，因为长期的严重血管收缩本身可以诱发继发性炎症 [55, 56]。

四、脑成像

RCVS 患者通常进入急诊科评估雷击样剧烈头痛的程度，并适当进行急诊头部和血管成像以排除继发原因。30%～70% 最终诊断为 RCVS 的患者在最初的头部 CT 或脑 MRI 上没有显示实质病变，尽管在伴随的脑血管造影中有广泛的血管收缩 [2, 48, 57]。在医院报道的病例中，有 15% 的脑部扫描保持正常，在急诊科的病例数据中，这个比例要更高。异常脑成像发现频率的广泛变化反映了广泛的临床谱，从孤立性头痛和正常脑成像发现（更常见），到更有害的过程，包括多次脑卒中、癫痫发作和永久性神经功能损害。

异常的脑影像成像表现可能包括各种病变，无论是最初还是随访研究（图 37-2）。

缺血性脑卒中、皮质表面（非动脉瘤性）蛛网膜下腔出血、实质出血、硬脑膜下出血和可逆性脑水肿可单独或联合发生 [1, 2, 47, 48, 58]。梗死通常是双侧的和对称的，位于大脑半球的动脉"分水岭"区域。小脑梗死也很常见，较小的梗死灶通常靠近皮质 - 皮质下交界处，而较大的梗死灶通常呈楔形。PW MRI 可

显示低灌注区域。皮质表面出血通常是轻微的，仅限于少数脑沟回间隙。越来越多的数据表明，在 60 岁以下的个体中，RCVS 是皮质表面蛛网膜下腔出血的主要原因 [59-63]。单发和多发脑叶出血均可发生。出血在女性中更常见，并且更经常与药物治疗或药物暴露有关。有趣的是，一些最初影像学检查阴性的患者在第 2 次或第 3 次头痛加重后继发脑叶出血，这反映了这种情况的动态性质。FLAIR 序列 MRI 可能显示脑沟回内的点或线性高信号，这与蛛网膜下腔出血不同，可能反映了扩张的表面血管内的血流缓慢，并可能与更差的预后相关 [42, 64]。RCVS 患者存在可逆性病变提示短暂性脑水肿，后部可逆性白质脑病综合征（posterior reversible leukoencephalopathy syndrome, PRES）患者出现可逆性脑血管造影异常，提示这些综合征之间存在重叠的病理生理学特征 [18, 65, 66]。

血管成像

如果在症状出现后 3～5 天进行第 1 次 CT 或 MRI，或经股动脉血管造影检查，则可以是正常的。在一项研究中，21% 的 RCVS 患者的初始 MRA 表现正常，9% 的患者的 MRA 和 TCD 超声检查均表现正常 [2]。重复血管成像有风险，其价值受限于可立即识别的临床表现和这种情况的通常良性性质 [40]。血管造影异常是动态的，随着时间的推移，不同的节段（通常是更近的节段）受到影响。在一些患者中，血管造影常显示动脉夹层和未破裂的囊状动脉瘤 [5, 67-70]，血管收缩会影响颅外颈内动脉或椎动脉，很少影响全身动脉 [71]。有典型临床特征的患者经 TCD 超声诊断为血流速度增快 [72]，这种无创的床边工具在监测血管收缩的进展方面具有实用价值 [34]。然而，超声和脑血管造影结果之间的相关性很小，大多数研究者更倾向于血管造影研究来确定分辨率和确认诊断。血管收缩的时间过程是可变的，但大多数患者在 3 个月内出现缓解。

前瞻性病例对照研究突出了特征性的时间模式和临床特征与动脉异常的关系 [2, 34, 38, 58]。雷击样头痛在第 1 周频繁复发，最后一次发作发生在发病后 7～8 天 [2]。70% 的患者可能持续轻度基线头痛，平均持续 22 天 [2, 34]。一些患者会出现慢性头痛 [73]。脑出血和脑水肿是早期并发症，发生在第 1 周，而缺血性并发症明显发生在后期，在第 2 周结束时 [2, 58]。因此，当头

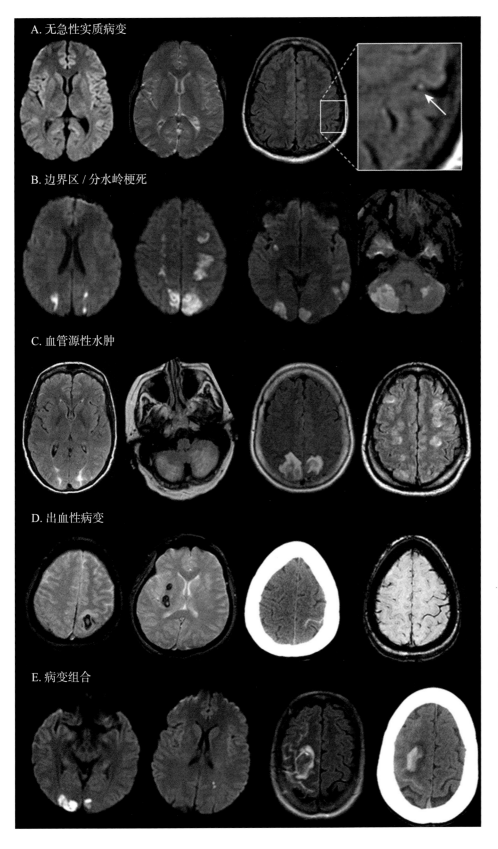

A. 无急性实质病变

B. 边界区 / 分水岭梗死

C. 血管源性水肿

D. 出血性病变

E. 病变组合

◀ 图 37-2　可逆性脑血管收缩综合征中的脑损伤

来自 RCVS 患者的代表性脑图像显示了不同的病变模式。括号内的数字表示病变模式的百分比，由于病变组合，总数超过 100%。A. 显示了正常轴位 DWI、GRE 和 FLAIR 图像，高信号的点符号出现在 FLAIR 上（右侧，箭）。B. 在最左边，DWI 显示典型的对称的脑梗死，避开了皮质带；在中间和最右边，DWI 显示了广泛的分水岭梗死。C. 皮质下新月形 T_2 高信号病变与后循环可逆性脑病综合征相一致。D. 左侧 2 张图像（轴向 GRE）显示同时发生脑叶和深部脑实质内出血；右侧的 2 张图像显示 CT 和轴向 GRE 上的凸性蛛网膜下腔出血。E. 左侧 2 张图像显示 DWI 为双侧分水岭梗死；右侧 2 张图像显示轴向平面和 CT 显示脑叶和凸面蛛网膜下腔出血，均发生于同一患者［引自 Singhal AB, Topcuoglu MA, Fok JW, et al. Reversible cerebral vasoconstriction syndromes and primary angiitis of the central nervous system: clinical, imaging, and angiographic comparison. *Ann Neurol*. 2016;79(6):882-894.］

痛得到改善甚至消失时，可能会发生缺血性并发症。

五、鉴别诊断

RCVS 很容易被识别和诊断[1, 2, 40, 48]。大多数患者报告严重的雷击样头痛，并有特征性的脑成像特征，血管异常在几周内消失。该综合征与某些临床环境相关（框 37–1），此外，临床和影像学特征具有广泛的鉴别诊断。

框 37–1　与可逆性脑血管收缩综合征相关的因素

特发性
- 没有可识别的相关因素或诱发因素
- 头痛障碍（原发性雷击性头痛、原发性劳力性头痛、与性活动相关的原发性头痛、原发性咳嗽头痛、偏头痛）

接触药物、毒品和血液制品
- 抗偏头痛药物（曲坦类药物、麦角酮衍生物、异美汀）
- 咳嗽和冷抑制药（苯丙醇胺、伪麻黄碱）
- 抗抑郁药（选择性 5- 羟色胺再摄取抑制药和 5- 羟色胺 - 去甲肾上腺素再摄取抑制药）
- 肾上腺素能药（肾上腺素、甲氧原碱、溴隐亭、锂）
- 非法药物（大麻、可卡因、摇头丸、麦角酸二乙基酰胺）
- 血液制品（红细胞输血、促红细胞生成素、静脉注射免疫球蛋白）
- 激素药物（口服避孕药、卵巢刺激）
- 化疗药物（他克莫司、环磷酰胺）
- 其他（甘草、阿拉伯茶叶、麻黄、中草药、桉树、甲基麦角诺碱、尼古丁贴片、吲哚美辛、IFN-α）

妊娠期和产褥期
- 产褥期早期、妊娠晚期、子痫、子痫前期、迟发产后子痫

后部可逆性脑病综合征

其他
- 高海拔、冷水暴露、高钙血症、卟啉症、血栓性血小板减少性紫癜、嗜铬细胞瘤、支气管类癌、未破裂囊性脑动脉瘤、头部创伤、脊髓硬膜下血肿、脑静脉窦血栓形成、颈动脉内膜切除术后、神经外科手术、颈动脉夹层

雷击样头痛可能预示着各种不祥的情况，包括动脉瘤性蛛网膜下腔出血、脑实质出血、脑动脉夹层和脑静脉窦血栓形成[44, 54]，这些情况很容易通过适当的脑成像来排除。初始脑扫描结果阴性的患者通常要接受第 2 次成像检查，以排除这些继发性情况。然而，雷击头痛是 RCVS 的症状[40, 48]。如果影像学表现为阴性，并且患者没有血管收缩，则通常会考虑原发性头痛疾病，如原发性雷击性头痛和原发性劳力性头痛[45, 57]。在一项研究中，39% 的雷击样头痛和正常脑 MRI 表现的患者在 MRA 上有血管收缩，有和没有血管收缩的患者有相似的临床特征，提示 RCVS 和原发性雷击样头痛属于同一疾病谱[57]。

偏头痛是另一个需要考虑的因素，因为偏头痛的既往病史经常被关注，而且偏头痛患者的脑血管造影结果也有异常记录[74, 75]。虽然可能有一些重叠，但 RCVS 似乎与偏头痛不同，它很少（如果有）复发，头痛性质是不同的，脑血管造影异常持续数周。然而，将严重的头痛甚至脑卒中归因于偏头痛是一个常见的问题，导致抗偏头痛药物，如舒马曲坦频繁不适当地应用，这可能会加剧血管收缩和脑卒中[17, 76]。

脑梗死或出血的脑成像显示可能会引起对年轻人脑卒中病因的广泛思考。雷击样头痛和脑血管收缩的存在引起了对脑动脉瘤破裂的关注[36]。皮质表面蛛网膜下腔出血（发生在高达 22% 的 RCVS 患者中）的存在增加了诊断的困境[36, 62]。然而，需要注意的是，在动脉瘤性蛛网膜下腔出血的患者中，脑"血管痉挛"可在数小时内出现，然后在几天或 1 周后再次出现。它局限于被血液包围的动脉，而不是影响多个远端动脉，脑血管造影没有显示动脉扩张的交替节段，而这正是 RCVS"串珠样病变"的特征外观。此外，动脉瘤破裂引起的蛛网膜下腔出血通常是在脑深部，例如，在外侧裂，而不是像 RCVS 那样局限于少数皮质沟。在一项研究中，如年轻、既往头痛障碍、抑郁、慢性阻塞性肺疾病、低 Hunt-Hess 分级、低 Fisher 蛛网膜下腔出血组和弥漫性双侧血管收缩等特征，在区分 RCVS 相关蛛网膜下腔出血与其他原因的蛛网膜下腔出血方面具有重要意义[36]。

脑血管造影异常可反映大脑动脉相关的疾病，如颅内动脉粥样硬化、感染性动脉炎、血管炎和纤维肌发育不良等。RCVS2 评分系统（表 37–1 和图 37–3），根据现成的病史和初始影像学表现，准确地区分这些情况与 RCVS。

表 37-1　RCVS2 得分

标　准	价　值
经常性或单一 TCH	
有	5
没有	0
颈动脉（颅内）	
受影响	−2
不受影响	0
血管收缩触发因素	
有	3
没有	0
性别	
女	1
男	0
蛛网膜下腔出血	
有	1
没有	0

RC vs. 可逆性脑血管收缩综合征；TCH. 雷击样头痛
引自 Rocha EA，Topcuoglu MA，Sliva GS，Singhal AB.RCVS2 score and diagnositic approach for reversible cerebral vasoconstriction syndrome.Neurology.2019：92(7)：e639–e647.

对于 RCVS2 评分中等的患者，头痛类型或影像学表现可用于诊断[40, 48]。历史上，难以排除的一种情况是 PACNS，因为头痛、局灶性缺陷、脑卒中、癫痫和脑血管造影异常等特征对这两种病都是常见的[48, 77]。"血管炎"的假定诊断可能导致脑活检的风险和长期免疫抑制治疗的不良反应。在采取这些步骤之前延迟几天应该有助于区分 RCVS 和 PACNS，前者的初始临床综合征通常更稳定，甚至有所改善，而后者的临床状态可能逐渐恶化。爆炸性头痛的显著临床表现，正常的脑脊液表现，正常的脑影像学检查强烈支持 RCVS 的诊断。此外，在 RCVS 患者中，通常有相关辅助的病史来提供诊断线索，如与分娩或导致药物暴露的时间关系（见框 37–1）。在适当的临床环境下，强烈支持 RCVS 诊断的影像学线索是，初始影像学上没有脑病变，存在皮质表面蛛网膜下腔出血、脑叶出血、对称的"分水岭"区域梗死（通常是顶叶）和双侧水肿病变[48]。脑血管造影显示为光滑的同心狭窄和扩张，影响多个中等大小的脑动脉及其分支（"串珠"或"串香肠"外观）是

RCVS 的特征，而"缺口"、不规则和偏心狭窄（可能是由于动脉炎症所致）可预测 PACNS[48]。高分辨率对比 MRI 在 RCVS 及其模拟病诊断中的应用仍不确定[78]。虽然少有例外[56, 79]，几天到几周的自发可逆性是这种疾病与 PACNS 和其他动脉疾病的最佳区别。等待逆转发生的焦虑情绪，甚至可以影响到最有经验的临床团队。

六、病因和病理生理学

长期可逆的血管收缩的病因，以及急性头痛和血管收缩之间的关系尚不清楚。由于血管受体活动或敏感性异常而引起的脑动脉张力改变似乎至关重要。它可能是由于自发性或诱发的中央血管放电或各种外源性或内源性因素，包括致血管收缩毒品和药物、女性激素[80]、高钙血症等（框 37–1）。解释血管收缩和头痛的解剖学基础可能是来自三叉神经第一段和 C_2 背根的感觉传入对脑血管的密集神经支配。在分子水平上，有理由推测许多已知与动脉瘤性蛛网膜下腔出血相关的免疫和生化因素（儿茶酚胺、内皮素 −1、血清素、一氧化氮、前列腺素）的作用[81]。血清素被认为在 RCVS 中起着核心作用，基于该综合征与血清素增强药物和肿瘤的关联[17, 27, 76]。一些权威人士推测，血管收缩与短暂性血管炎有关，但组织学研究的结果并不支持炎症的作用[50]。

七、管理

在缺乏对照试验的情况下，管理主要参考观察数据和专家意见。对于出现雷击头痛但未进行血管成像的患者，经验性治疗是不合理的。然而，一旦脑血管收缩被记录下来，就可以考虑治疗。文献中提供了各种治疗方法，总是显示出良好的结果，这可能反映了强烈的发表偏见。重要的是要认识到，在 90%～95% 的患者中，没有任何医疗干预的。然而，多达 1/3 的人会在最初几天出现短暂症状[35]。由于少数病例可发展为进展性的临床病程，因此在症状出现后的前几天入院观察是合理的。

钙通道阻滞药，如尼莫地平和维拉帕米[28]、硫酸镁[82]、血清素拮抗药和丹曲林[83]都是为了缓解血管收缩。来自两个前瞻性病例系列的数据表明，尼莫地平并不影响脑血管收缩的时间进程[2, 34]。然而，尼莫地平可能缓解头痛的次数和强度，并且它对不

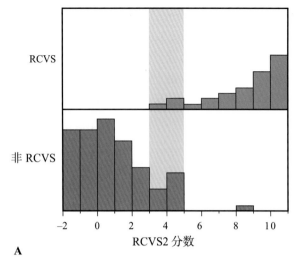

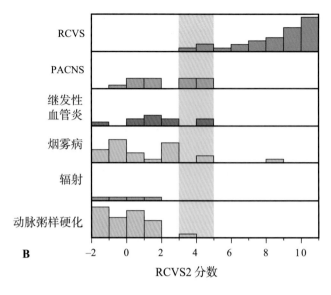

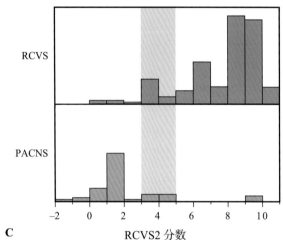

▲ 图 37-3　**RCVS 2 分数的分布**

直方图显示 RCVS 2 评分在衍生队列（A. RCVS 和非 RCVS；B. 个别颅内动脉病变）和验证队列（C）中的分布。A 至 C 组中的灰色条显示患者的中等评分为 3～4 分。RC vs. 可逆性脑血管收缩综合征；PACNS. 中枢神经系统的原发性脉管炎［引自 Rocha EA, Topcuoglu MA, Silva GS, Singhal AB. RCVS2 score and diagnostic approach for reversible cerebral vasoconstriction syndrome. Neurology. 2019;92(7):e639–e647.］

容易通过血管造影成像的较小血管系统产生了影响。这些药物可在症状或脑血管造影异常消失后停用。

　　糖皮质激素通常是为了减少 PACNS 患者延迟治疗的风险，没有及时进行免疫抑制治疗对于 PACNS 患者可能是致命的。不幸的是，许多长期服用糖皮质激素的患者，存在产生严重的类固醇相关不良反应的风险。对于 RCVS 患者，糖皮质激素治疗应避免，原因如下：首先，多项研究表明，RCVS 和 PACNS 很容易区分[1, 2, 40, 47, 48, 84–86]；其次，几乎没有证据表明治疗延迟几天会增加 PACNS 病情恶化的风险，即使是诊断具有挑战性的病例，诊断通常在短暂的观察后变得明显；最后，糖皮质激素与较差的临床预后相关[47, 53]。

　　球囊血管成形术和直接动脉内给药（尼卡地平、罂粟碱、米力农和尼莫地平）的治疗都被报道过，但是，其治疗成功率不同[87–89]。在 RCVS 患者中，动脉内灌注血管扩张药到单个收缩的动脉中，可以迅速逆转包括对侧动脉在内的多个脑动脉的血管收缩。在 RCVS 模拟疾病，如 PACNS 和颅内动脉粥样硬化中未观察到类似的反应。在此基础上，使用动脉内血管扩张药输注进行动脉扩张，已被提出作为 RCVS 的"治疗性诊断"[90]。动脉内干预有风险（如再灌注损伤），不应用于这种良性疾病的诊断，特别是考虑到床边 RCVS2 评分系统的准确性。

　　有严重脑血管造影异常的患者，可以送入重症监护病房进行神经系统监测和血压管理。血压控制的目标需要仔细考虑。从理论上讲，药物性高血压可引起进一步的脑血管收缩或导致脑出血；在脑血管收缩的情况下，即使是轻度的低血压也可引起缺血性脑卒中[91]。急性癫痫发作可能需要治疗，然而，长期的癫痫发作预防可能是不必要的。避免进一步接触任何潜在的诱发因素，如大麻、可卡因、运动兴奋药、安非他明和其他血管收缩药物，并告知患者再次接触可能的复发风险。目前还没有已知的遗传基因被发现。RCVS 相关头痛的疼痛是剧烈的，经常需要 24h 使用阿片类镇痛药。舒马曲坦和麦角衍生物因其血管收缩作用而被禁用 [17, 76]。应建议患者在几周内避免体力劳动、Valsalva 动作和其他已知的诱发反复头痛的因素。常用的脑卒中预防药物，如抗血小板、抗凝血药和降胆固醇药物，均不适用。

八、结果和预后

大多数 RCVS 患者在几天到几周内，头痛和脑血管造影异常都可完全消失。90%～95% 的患者出院时改良 Rankin 量表为 0～2 分。不到 15%～20% 的患者留下轻微或中度残留功能缺损。进行性血管收缩导致症状进展 [87] 或死亡 [49-52] 比较罕见。需要注意的是，RCVS 中的"可逆性"是指血管收缩的动态变化和可逆性，脑损伤引起的临床损伤可能会持续，血管收缩（特别是严重和长期）可能不会完全逆转。RCVS 复发的并发症，如脑卒中或癫痫发作是极其罕见的 [92]。尽管有 5% 的患者会出现伴有轻度血管收缩的复发性雷击样头痛 [93]。一些患者会出现顽固性慢性偏头痛样头痛或抑郁 [73]。

第 38 章　可逆性后部脑病综合征
Posterior Reversible Encephalopathy Syndrome

Ramani Balu　Marlene Fischer　著

刘晓丽　译　　曹学兵　刘群会　校

本章要点

- 可逆性后部脑病综合征（PRES）是一种临床放射学疾病，其特征是神经症状迅速进展，神经影像学表现为典型的血管源性水肿。
- 神经系统症状通常与高于基线的血压升高有关。
- 恶性高血压、子痫前期 / 子痫、药物（尤其是钙调磷酸酶抑制药）、血栓性微血管病变综合征和败血症均与 PRES 的发生有关。
- 发病机制包括血脑屏障破坏，或者超过大脑自我调节能力的严重高血压，或者血管内皮细胞受损。

一、可逆性后部脑病综合征的定义和临床特征

可逆性后部脑病综合征（posterior reversible encephalopathy syndrome，PRES）是一种临床放射学疾病，1996 年首次报道后日益被认识[1]。其定义是亚急性起病的神经系统症状，合并影像学上特征性的血管源性水肿。临床表现通常为急性或亚急性起病，包括头痛、视觉障碍、意识改变或癫痫发作[2]。根据病变部位不同，可出现不同程度的局灶性神经功能缺损[3]。动脉高血压和（或）血压波动在 PRES 的发展过程中很普遍，并且在相当一部分患者出现神经系统表现时就可以观察到[3]。神经影像上常呈现以顶枕部为主的双侧半球血管源性水肿[4, 5]，典型的 PRES 病变还可累及中枢神经系统的任何区域[6, 7]。临床体征和影像学改变通常在 PRES 发病后的数天或数周内出现逆转[1, 2]。如果恶性 PRES 合并脑缺血或脑出血，出现的神经系统功能缺损可持续存在[8, 9]。

PRES 的临床特征多样，而且可能发生于诸多神经系统疾病中。因此，结合临床特征、影像学检查和潜在致病因素对及时诊断 PRES 很重要。目前尚无统一的诊断标准，相关文献中使用过不同的术语。常用的诊断标准包括：①急性临床表现；②存在已知的 PRES 危险因素；③ MRI 结果符合 PRES[2, 10]。此外，临床和影像学表现的可逆性有助于确诊[5]（图38-1）。

二、可逆性后部脑病综合征的历史认识

虽然在 1996 年才被正式描述，但现在被确认为 PRES 的综合征已经被认识了数千年。子痫在希波克拉底时代的著作[11, 12]、古埃及和吠陀医学文献中均有所提及，在临床和放射学上与 PRES 难以区分，现在被认为是其亚型之一[11, 12]。随着能够精确测量血压的技术问世，人们注意到子痫和其他急性神经系统症状均与血压升高有关。1914 年，Volhard 和 Fahr 使用"伪尿毒症"这一术语来描述肾衰竭患者的急性神经功能衰退综合征，其中神经功能症状与尿毒症毒素的积聚无关，但是与血压升高有关[13]。

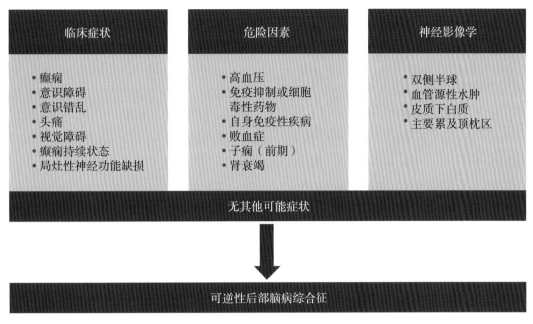

临床症状	危险因素	神经影像学
• 癫痫 • 意识障碍 • 意识错乱 • 头痛 • 视觉障碍 • 癫痫持续状态 • 局灶性神经功能缺损	• 高血压 • 免疫抑制或细胞毒性药物 • 自身免疫性疾病 • 败血症 • 子痫（前期） • 肾衰竭	• 双侧半球 • 血管源性水肿 • 皮质下白质 • 主要累及顶枕区

无其他可能症状

可逆性后部脑病综合征

▲ 图 38-1 可逆性后部脑病综合征的诊断标准

引自 Fugate JE, Rabinstein AA. Posterior reversible encephalopathy syndrome: clinical and radiological manifestations, pathophysiology, and outstanding questions. *Lancet Neurol*. 2015;14(9):914–925.

Oppenheimer 和 Fishberg 拓展了这一概念，并在 1928 年创造了"高血压脑病"一词，用于描述血压急剧波动的肾衰患者出现的意识混乱、癫痫和局灶性神经体征的综合征，其中神经系统症状与血压升高有关[14]。随后的研究使用高血压性脑病，非特异性地表示任何与血压升高相关的急性神经系统恶化并在血压控制后得以改善。

Hinchey 等的经典论文[1]确定了血管源性水肿的特征模式，该模式将 PRES 与其他疾病（如原发性脑出血、蛛网膜下腔出血和急性缺血性脑卒中）区分开来，在这些疾病中，急性神经症状可能与血压升高有关，并确定了这些影像学发现与子痫、器官移植后使用免疫抑制和肾衰竭相关的高血压有关。

随后的研究确定了与败血症、血栓性脑小血管病及用于治疗癌症和自身免疫性疾病的多种靶向药物相关的或类似的神经系统症状和影像学改变。这些研究还明确了可能诱发 PRES 的相关医疗行为。

三、流行病学和相关临床研究

由于缺乏前瞻性研究和相关医疗条件需求不断增加，PRES 的真实发病率尚不清楚。儿童和成人均可发病[15, 16]，女性的总体发病率高于男性[5, 17, 18]。

与 PRES 相关的许多疾病大致可分为以下类型（框 38-1）：①与血压突然升高相关的病症；②可能导致高血压和直接内皮损伤的药物毒性作用；③血栓性微血管病（thrombotic microangiopathy，TMA）综合征；④子痫前期/子痫；⑤败血症。需要注意的是这三种症状可叠加（例如，子痫和药物可诱发 TMA，而这三种症状都可能与高血压有关）。PRES 与免疫系统失调有关，然而，尚不清楚这种关联是否反映了潜在的病理生理学机制（如过度炎症），也可能是因药物不良反应抑制免疫功能有关，或与自身免疫性疾病出现的全身表现（如高血压和肾功能障碍）有关[2, 19, 20]。

（一）急剧血压升高/脑高灌注

引起动脉血压突然、持续性升高的原因可能是多方面的。未控制的原发性高血压患者可出现高血压危象，导致高血压脑病和 PRES。恶性高血压可继发生于肾损伤，如肾小球肾炎[1, 14]。不太常见却很重要的高血压危象的原因包括内分泌紊乱（如库欣病[21]、嗜铬细胞瘤[22]）、急性间歇性卟啉症[23-25]、继发于格林-巴利综合征的自主神经不稳定[26, 27]、急性脑损伤[28-30]和自身免疫性脑炎[31, 32]。

框 38-1　可逆性后部脑病综合征相关临床状况
与急剧血压升高/脑高灌注有关
• 未控制的原发性高血压
• 肾血管性高血压/肾小球性肾炎
• 库欣病
• 嗜铬细胞瘤
• 格林-巴利综合征/外周自主神经不稳定
• 阵发性交感神经过度活跃 　– 急性脑损伤（如外伤性脑损伤、原发性颅内出血） 　– 自身免疫性脑炎
• 医源性（输注血管加压素/3H 疗法）
子痫
药物毒性
• 兴奋药
• 钙调神经磷酸酶抑制药
• 化疗药物
• 免疫调节药
血栓性微血管病综合征
败血症

大剂量输注血管加压药或 "3H" 疗法治疗蛛网膜下腔出血后迟发性脑缺血等相关的医源性 PRES 也有报道[33]。

　　一般认为，血压的快速升高超过了大脑的自我调节能力，引起大脑过度灌注。然而，由于脑血管阻力的突然下降，在没有动脉高压的情况下也可能发生高灌注。在这种情况下，颈动脉内膜切除术后高灌注综合征可被认为是一种局灶性"半球性"PRES，CEA 后高灌注综合征表现为头痛、局灶性神经系统症状和癫痫发作，与 PRES 相似，积极的血压控制可改善症状[34]。

（二）子痫

　　子痫前期是指在妊娠后期新发的高血压合并蛋白尿，或伴有终末器官功能障碍（伴或不伴蛋白尿）的高血压，可表现为头痛、视力改变和其他神经系统症状。子痫前期女性一旦出现癫痫发作就可直接诊断为子痫。研究表明，有神经系统症状的子痫前期/子痫患者在神经影像学研究中具有 PRES 特征[35-38]，因此，这些状况应被视为 PRES 的一种独特亚型。

（三）药物毒性

　　与 PRES 相关的药物可分为三类。

　　1. 兴奋性药物　兴奋性药物，包括可卡因、甲基苯丙胺、伪麻黄碱和麻黄碱，可以引起血压骤然升高，导致高血压脑病[39, 40]和（或）可逆性脑血管收缩综合征[41, 42]。可逆性脑血管收缩是 PRES 中常见症状，这两种综合征之间可能存在高度重叠。过量摄入黑甘草也与 PRES 有关[43-45]，可能是由于甘草酸（黑甘草的一种成分）诱导盐皮质激素分泌和高血压。

　　2. 钙调磷酸酶抑制药　钙调磷酸酶抑制药（包括他克莫司、环孢素和西罗莫司）是常见的致病因素[46]。钙调磷酸酶抑制药导致血管源性水肿的机制尚不完全清楚，但可能与全身性高血压及脑血管的内皮损伤有关。PRES 和钙调磷酸酶抑制药使用之间的强烈关联可以解释为什么 PRES 好发于移植受者（实体器官和造血干细胞移植）[41, 47-51]。

　　3. 免疫调节及化疗药物　PRES 还与治疗癌症和自身免疫病的多种免疫调节药和化疗药物的使用有关。传统的化疗药物中，铂类药物、蒽环类药物都与 PRES 相关[52-54]。与 PRES 相关的免疫调节疗法包括静脉注射免疫球蛋白[55, 56]、IFN[1]、利妥昔单抗[57]和贝伐单抗[58-61]。这些药物导致血管源性水肿的机制尚不清楚，可能涉及直接的内皮毒性、炎症细胞因子的释放或 TMA 的诱导（尤其是抗 VEGF 贝伐单抗）[58-61]。

（四）血栓性微血管病综合征

　　TMA 综合征主要包括血栓性血小板减少性紫癜、志贺毒素介导的溶血性尿毒症综合征（Shiga toxin-mediated hemolytic uremic syndrom，ST-HUS）和非典型/补体介导的 HUS[62]。这些疾病均可表现为急性肾损伤、血小板减少、微血管病变性溶血性贫血、高血压和神经系统症状。这些综合征中富含血小板的微血栓沉积可导致包括大脑在内的多个靶器官局灶性脑缺血。然而，除了周知的 TMA 综合征与脑缺血之间的联系外，研究表明近 50% 的 TTP 患者[63]出现 PRES 的影像学改变，并与肾损伤的程度有关[64]。

（五）败血症

　　8%～24% 的 PRES 患者在起病前几天至几周出现脓毒症发作[5, 17, 65]。一项研究表明，大多数脓毒症相关的 PRES 病例被证实感染了革兰阳性菌[65]；然而，随后的研究并没有证实这一最初的发现。

四、临床特征、体格检查及实验室检查

PRES 通常亚急性起病，症状和体征在数天内进展。精神状态改变、癫痫发作、头痛和视觉障碍是 PRES 的主要临床特征，发生率分别为 28%～92%、61%～74%、26%～53% 和 20%～67%[2, 5, , 17, 49, 66, 67]。精神状态的改变可以从轻度意识模糊、嗜睡到昏迷，意识水平的抑制程度可能反映了血管源性水肿的分布及非惊厥性癫痫的存在。局灶性和全面性痫性发作均有报道，非惊厥性癫痫发作也并不少见。一般而言，头痛的性质对诊断没有帮助；然而，许多患者表现为搏动性钝痛，并随着时间的推移逐渐加重。霹雳样头痛的存在需考虑 RCVS，而 RCVS 可与 PRES 相关。视觉障碍可表现为视力下降、视物模糊、视野缺损、视觉忽视，严重者可表现为皮质盲。其他局灶性神经症状，如偏瘫和偏身感觉缺失也有报道，但并不常见[5, 68]。

在一般体格检查或神经系统体格检查中没有发现 PRES 特异性的结果。视盘水肿伴火焰状视网膜出血被认为是高血压脑病的典型表现[69]；然而，眼底检查正常并不能排除 PRES。诊断为 PRES 的患者应进行全面的体格检查，以确定与其发展相关的疾病。

尽管肾损伤的标志物（如血清肌酐）普遍升高[1, 5, 66]，但实验室检查也同样是非特异性的。血小板减少和微血管病性溶血性贫血征象（包括乳酸脱氢酶升高[70]，珠蛋白降低，以及裂红细胞的存在）并不少见，可能与脓毒症或 TMA 综合征有关。

脑脊液通常显示蛋白水平升高，而细胞数无明显增多[17, 71, 72]。然而，少数患者的脑脊液白细胞计数显著升高[17, 71, 72]，这些患者是否代表一种独特的 PRES 病理生理亚型尚不清楚。蛋白升高的程度与血管源性水肿的程度相关，可能是血脑屏障损伤程度的标志之一[17, 71, 72]。

五、影像学改变

PRES 的诊断主要依靠其特征性的神经影像学改变。水肿在 T_2 加权或 FLAIR 序列 MRI 上最明显，通常为双侧，有三种特征性模式：①以后部为主，尤其是顶枕叶；②以额叶为主，尤其是额上沟周围；

③弥漫性、重叠的大脑半球分水岭（边界区）区域[2, 4, 5]（图 38-2A）。影像学改变以后部和额叶为主的患者中，枕叶内侧和额叶皮质通常不受累。因此，以后部和额叶为主的影像模式可以被认为是弥漫性分水岭模式的特殊情况。水肿优先累及白质，尽管皮质也可能出现异常信号。水肿模式通常是双侧对称性的，但是也可以有不对称性。此外，丘脑、基底神经节、小脑和脑干也可见异常信号（图 38-2B）。回顾性研究显示，94%～98% 的病例累及顶枕叶，68%～77% 的病例累及额叶，40%～64% 的病例累及颞叶[2, 4, 5]。深部灰质结构受累占 14%～34%，脑干受累占 13%～27%[2, 4, 5]，脊髓受累较少见[73]。

PRES 相关的水肿主要是血管源性的，T_2/FLAIR 序列上可见高信号病变，通常与 DW MRI 上的表观弥散系数增加有关。然而，以 ADC 值降低为特征的细胞毒性水肿也可见于约 25% 的患者[7, 10, 74]。细胞毒性水肿可反映真正的梗死或继发于癫痫发作的细胞肿胀。约 25% 的患者可有脑出血，包括散在的蛛网膜下腔出血、脑实质血肿和点状微出血[7, 75]（图 38-2D）。发生蛛网膜下腔出血应考虑与 PRES 相关的 RCVS 的可能。据报道，约 37% 的患者有病灶强化[7]。血管成像可能显示血管病变的证据，如血管不规则，血管收缩和血管舒张交替出现[76, 77]。尚不清楚血管病变的影像学改变是否与细胞毒性水肿和梗死的可能性增加有关。

可逆性血管源性水肿是 PRES 影像学的特征改变。一般来说，影像学的可逆性与临床改善相对应，并在起病后的几天到几周内出现[1, 2, 4, 5]（图 38-2C）。

六、病理生理学

PRES 血管源性水肿的形成反映了血脑屏障的破坏[2]。然而，血脑屏障破坏的确切病理生理学机制尚未完全阐明。试图解释 PRES 发病机制的假说可以大致分为血管源性（"突破"）理论和内皮理论[2, 78]（图 38-3）。

血管源性理论是基于 PRES 发病时存在动脉高血压的假设，提出血压升高超过了大脑自动调节的上限，导致血管源性水肿的形成。脑灌注压在生理范围内，脑血流量是通过脑自动调节保持恒定[79]。当血压低时，脑小动脉血管收缩以维持神经组织的充分灌注。相反，较高的血压会引起血管舒张，以避

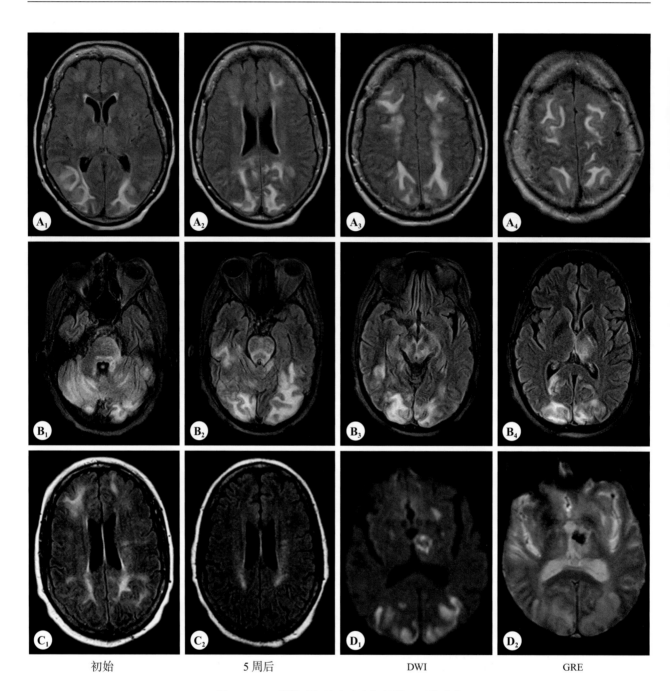

初始　　　　　　　　　　5 周后　　　　　　　　　DWI　　　　　　　　　　GRE

▲ 图 38-2　可逆性后部脑病综合征的神经影像学表现

A_1 至 A_4. T_2/FLAIR 序列显示血管源性水肿的弥漫性分水岭模式，可见广泛的皮质下血管源性水肿，从顶枕叶向前延伸至额上沟；B_1 至 B_4. MRI 显示非典型部位的血管源性水肿，包括左侧丘脑、脑桥和小脑；C_1 和 C_2. T_2/FLAIR 影像序列取自患者起病时和诊断后 5 周，5 周后皮质下血管源性水肿基本消退；D_1 和 D_2. 该 PRES 患者 MRI 显示弥散受限和局灶性出血。DWI 序列上弥散受限区域主要是皮质区，在 GRE 序列上与血管源性水肿区相邻。左丘脑的局灶性出血在 GRE 序列上呈低信号区

免脑过度灌注[80]。这种机制保证了脑灌注压自动调节维持在 50～150mmHg 的范围，确保相对恒定的脑血流量[81]。

如果血压超过自动调节的上限，脑高灌注会导致静水压升高、血脑屏障破坏、血管渗漏（血浆和大分子外渗和血管源性水肿）[82]。PRES 好发于后部区域，可能是由于后循环中交感神经支配较少，使该区域更容易受到对高血压的自我调节反应不足的影响[83]。

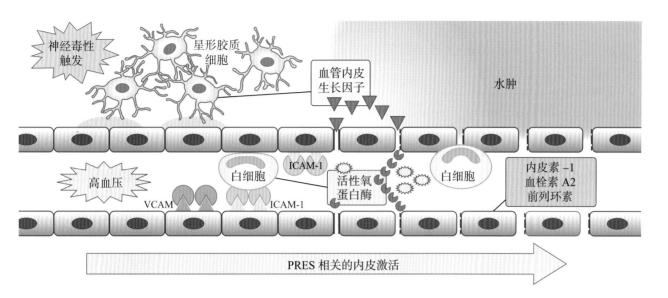

▲ 图 38-3　可逆性后部脑病综合征的发病机制

神经毒性环境可能导致内皮细胞功能障碍并触发内皮细胞活化。活化的内皮细胞表达黏附分子（ICAM-1. 细胞间黏附分子 1；VCAM. 血管黏附分子），促使白细胞黏附和转运。促炎细胞因子、蛋白酶和活性氧促进内皮损伤和血脑屏障的破坏。此外，星形胶质细胞可能会释放血管内皮生长因子，导致紧密连接屏障功能丧失和水肿形成。内皮功能障碍可诱导血管活性物质，如内皮素 -1、血栓素 A2 和前列环素的释放，导致血管收缩和低灌注（引自 Chen Z, Shen GQ, Lerner A, Gao B. Immune system activation in the pathogenesis of posterior reversible encephalopathy syndrome. *Brain Res Bull*. 2017;131:93–99. Astrocyte graph downloaded from https://smart.servier.com/smart_image/astrocyte/, Creative Commons License.）

　　血管源性 /"突破"假说得到了临床实践的支持，即积极治疗高血压可使大多数患者的临床症状改善[5]。然而，约 1/3 的患者在 PRES 发病时血压正常或轻微升高[18, 84]。有趣的是，最近的研究结果表明，与没有高血压的患者相比，在 PRES 发病时血压升高的患者中，神经影像学显示脑水肿的严重程度更低[85, 86]。由此可见，自我调节突破理论仍然无法充分解释所有患者的水肿形成机制。

　　内皮假说认为内皮功能障碍是导致低灌注、脑缺血和随后水肿的主要机制[78]。黏附分子和乳酸脱氢酶被认为是内皮功能的标志物，这些标志物是内皮激活后释放的。据报道，它们在各种病因的 PRES 患者中均升高[37, 38, 70, 87]。内毒素和外毒素被认为介导内皮细胞的激活和功能障碍[78]。细胞毒性药物，包括针对肿瘤疾病的免疫抑制药和化疗药物，以及败血症时细菌释放的内毒素，可能在 PRES 的发展过程中直接损害血管内皮。在内皮细胞激活过程中，释放出血管活性物质如前列环素、内皮素 -1 和血栓素 A2[88]。这种情况下，高血压被视为释放血管活性物质的附带现象[78]。血管收缩和舒张介质，包括一氧

化氮（一种有效的血管扩张剂）的失衡导致血管收缩，最终可能促进低灌注。

　　RCVS 和 PRES 之间的关联支持内皮假说。RCVS 的特点是霹雳样头痛和动脉血管弥漫性节段性收缩[42]。9%～38% 的 RCVS 患者表现出血管源性水肿和 PRES 样分布模式[77, 89, 90]。除了临床影像学特征外，PRES 和 RCVS 有许多共同的触发条件，如（先兆）子痫、免疫抑制药或细胞毒性物质。虽然这提示 PRES 和 RCVS 有共同的发病机制[91]，但两者之间的确切关系仍不清楚，因为这两种综合征并不完全重叠。

　　内皮假说的一个子集，即免疫原性假说，得到了以下事实的支持：几种 PRES 相关病症都以免疫系统的激活作为共同途径[19]。妊娠毒血症、自身免疫性疾病、败血症、移植或癌症化疗可能导致对毒性刺激的免疫应答。在这种情况下，PRES 可能被视为一个复杂的免疫介导的系统性过程的神经系统表现。在对促炎症细胞因子（如 TNF-α 和 IL-1）的反应中，内皮细胞活化的标志物黏附分子被上调[20]。血管内皮细胞的激活增加了血管通透性，使白细胞能够透

过内皮细胞间隙，促进间质水肿的形成[92]。细胞因子刺激后释放的 VEGF 可增强内皮通透性和血脑屏障的破坏，可能参与了该过程[93, 94]。

血管成像和灌注成像相悖的结果，引发了有关 PRES 病理生理改变的持续争论。在 PRES 的典型病变中，低灌注和高灌注都有报道[76, 95-97]。这可能是由于多种病因导致不同的灌注模式或反映不同的疾病阶段和进展。

七、治疗

PRES 的管理在很大程度上是支持性治疗。迄今为止，尚无法形成一致意见的 PRES 管理指南，诸多证据主要来自回顾性研究和病例系列研究。

人们一致认为，早期诊断、及时治疗至关重要。良好预后的关键因素就是早期、积极的治疗[98]。无论 PRES 的病因如何，都应立即确定并消除引发脑病的因素[98]。患者可能需要重症监护，严格控制血压并密切监护神经系统体征的改变[20]。

血压升高的患者应接受积极的降压治疗。血压的降低不应超过 25%，以避免过度校正而导致脑灌注不足的风险[99]。在大多数情况下，推荐进行持续的血流动力学监测。药物应静脉注射并滴定至目标血压。有关干预高血压的详细信息，请参阅有关高血压急症管理的建议[100]。对于急性高血压性脑病的治疗，药物的选择并不是单一的[99, 101]。候选药物包括尼卡地平、乌拉地尔、拉贝洛尔、艾司洛尔、硝普钠和氯维地平[99]。起效快的短效药物，如氯维地平，在急性期可能更有优势[102]。

急性或慢性肾损伤的患者，如果怀疑肾功能衰竭是 PRES 的病因，早期透析可能获益[103]。在妊娠相关的 PRES 中，分娩胎儿是首要目标，硫酸镁应持续输注使用[104, 105]。

多达 70% 的患者中，癫痫发作和癫痫持续状态是常见的首发症状[18]。对于 PRES，目前还没有推荐的特异性抗惊厥药物，更要注意的是，抗癫痫治疗的持续时间还没有达成共识。然而，PRES 发病 1 年后癫痫发作罕见，说明在临床和影像学改变消除后，抗惊厥药物也可逐渐减少乃至停用[106]。

据报道，多达 1/3 的患者出现 PRES 和 RCV 的重叠[41, 107]。血管造影诊断为血管痉挛的情况下，可以考虑使用尼莫地平[43]。难治性血管痉挛可能需要动脉内抗血管痉挛治疗。

目前普遍认为，PRES 急性期迅速消除致病因素至关重要，但尚不清楚在临床症状消退后应如何进行长期治疗。这对于器官移植或干细胞移植，或恶性肿瘤化疗后接受免疫抑制药物的患者尤为重要。在这些特殊情况下，避免使用一种药物或改用不同的治疗方法可能并不总是可行的，甚至有可能加重基础疾病；我们也不清楚停用致病药物是否优于减少剂量[50]。这一点尤其复杂，因为钙调神经磷酸酶抑制药等药物水平不一定与疾病严重程度相关[51]。也就是说，药物浓度在治疗剂量范围内，许多患者却出现神经系统症状。值得注意的是，有报道称反复接触诱发剂而没有复发的 PRES[50, 108]。

八、并发症

PRES 的临床症状通常在数天或数周内消退[109]。神经影像学检查结果通常也是可逆的，尽管它们通常比其他神经系统症状消退得晚。诊断为 PRES 的患者的预后通常取决于基础疾病，如血液肿瘤疾病、实体器官移植、败血症、子痫或自身免疫性疾病[110]。

虽然罕见，但 PRES 的复发病例也有报道[47, 111]。然而，绝大多数患者，即使反复暴露于致病因素也不会导致 PRES 复发[108]。临床症状和（或）影像学改变消失后，通常不会观察到与 PRES 相关的癫痫发作。一项回顾性的系列研究中，127 例 PRES 患者接受了随访，随访时间中位数为 3 年，并分析了癫痫发作的患病率[111]。共有 15 例患者出现癫痫发作，这些患者中，8 例患者的癫痫发作活动与 PRES 复发相关。随访期间，只有 2.3% 的患者出现无缘无故的癫痫发作。102 名患者中有 6% 报告有长期癫痫[112]。值得注意的是，受影响的患者在随访 MRI 中出现萎缩性病变，包括海马硬化。另一项回顾性研究中，75 例确诊病例中有 4 例在确诊后 1 个月发生了癫痫[106]。75 例患者在 PRES 发病 1 年后均未再发生癫痫发作。

PRES 可伴有严重的并发症，包括缺血性脑卒中、颅内出血或癫痫持续状态。根据主要并发症的存在，可能出现伴有持续神经功能缺损的不良结果。目前尚不清楚 PRES 的病因是否影响预后；然而，人们一致认为，动脉高血压的程度与预后无关[85]。据报道，与其他病因的 PRES 相比，妊娠相关 PRES 患者的预后更好[109]。

据报道，84% 的肿瘤患者临床症状缓解在 PRES 发病 1 周后[108]。在同一病例队列中，81% 的患者典型的 PRES 病变在后续的神经影像学检查中完全恢复，其余患者显示 FLAIR 信号异常。

151 例混合病因的 PRES 患者中，11% 的病例发生了院内死亡[110]。年龄、精神状态改变、蛛网膜下腔出血、凝血异常和 C 反应蛋白升高是该队列发生死亡的独立危险因素。另一项回顾性研究发现，糖尿病史和胼胝体内的 PRES 病变是预后不良的危险因素，即 PRES 发病后 mRS 评分为 2～6[113]。151 名患者中有 36% 的患者在出院时结局不良。

综上所述，伴有脑缺血、脑出血或颅内高压的恶性 PRES 患者可出现持续的神经功能缺损；绝大多数患者发生的 PRES 是一种可逆性疾病，临床症状和影像学病变可完全消退。

第39章　脑卒中和药物滥用
Stroke and Substance Abuse

John C. M. Brust　著

李　俊　刘晓丽　译　　高　萌　刘群会　校

本章要点

- 娱乐性物质使用者发生脑卒中可能是一种间接并发症，如同注射毒品的吸毒者发生心内膜炎和心脏栓塞。
- 对于某些药物（如可卡因），脑卒中似乎是其直接作用的结果。
- 对于非法药物的流行病学研究很少，但在没有其他危险因素的年轻受试者中，大量与药物使用暂时相关的脑卒中病例报道，为因果关系提供了有说服力的（尽管不是决定性的）证据。
- 流行病学证据表明，对于乙醇和烟草，这些药物是缺血性和出血性脑卒中的主要危险因素，并且与剂量有关。
- 与药物相关的脑卒中机制存在很大差异，并不相互排斥。

　　药物依赖是指一个人在周期性或连续性服用某种药物后出现的精神或身体依赖或两者兼而有之的状态[1]。另一方面，药物滥用指的是出于娱乐目的而服用某种药物，这种药物导致了机体伤害；无论该物质是连续服用、定期服用还是不经常服用，也不管它是否合法可用。如果将酒精和烟草计算在内，数百万美国人都是药物滥用者，这会引起许多人发生缺血性或出血性脑卒中的风险增加[2-5]。

一、阿片类药物

　　最常被滥用的阿片类药物是海洛因（二乙酰吗啡），在当前全球阿片类药物泛滥中，处方阿片类药物（尤其是羟考酮）、芬太尼和大量芬太尼类似物及新型阿片类药物尤为突出。已发表的脑卒中报道涉及海洛因，海洛因可以注射、鼻吸或烟吸。脑卒中通过多种机制影响海洛因使用者。

　　注射者有感染性心内膜炎的风险，从而导致缺血性脑卒中和出血性脑卒中[6-10]。梗死继发于栓塞血管闭塞或细菌性或真菌性脑膜炎（较少见）[6-10]。脑出血或蛛网膜下腔出血通常发生在脓毒性（霉菌性）动脉瘤破裂后[11-13]，可影响颅内或颈动脉[14,15]。海洛因使用者也有发生由肝功能衰竭伴血栓形成和海洛因肾病伴尿毒症或恶性高血压继发出血性脑卒中的风险。

　　在一些海洛因使用者中，毒品本身似乎是导致脑卒中更直接的因果关系。轶事报道描述到，即使是没有明显脑卒中危险因素的年轻人，他们在使用海洛因时亦有发生缺血性脑卒中的情况。一些患者的血管造影提示血管炎改变，一些患者的免疫检测提示发生过敏[16-23]。据报道，由于母亲在妊娠期间使用可待因，2名新生儿出现了阿片类药物戒断症状和脑梗死[24]。海洛因的使用也可导致脑出血[25,26]。

　　海洛因可能通过多种可能机制直接导致脑卒中[27]。海洛因摄入过量后，通气不足和低血压可造成永久性脑损伤[28-31]。迟发性缺血性脑病也会发生[32]。双侧苍白球梗死在海洛因使用者的尸检中常见[33, 34]，这些在影像学上提示发生苍白球梗死的海洛因吸食者可表现出偏侧舞蹈症和双侧投掷症[16, 31, 33-35]。在某些病例中，过量药物摄入引起昏迷时颈部的位置不当可能使颈动脉扭曲并进一步减少脑灌注[29]。据报道，一名年轻男子在注射海洛因3天后出现偏瘫，血管造影显示双侧颈动脉床突段、大脑中动脉和大脑前动脉可逆性节段性狭窄[36]。

另一种可能是海洛因或掺杂物造成的直接中毒伤害。海洛因通常与奎宁、乳糖或甘露醇混合，其他报道的掺杂物还包括滑石粉、淀粉、咖喱粉、研磨性清洁剂、咖啡因和士的宁[27]。奎宁可引起海洛因成瘾者的弱视[37]，并可能导致急性不良反应，如肺水肿或静脉注射后猝死[38]。然而，目前还没有证据表明奎宁与脑卒中有关。

虽然在注射（尽管常见颈静脉注射，偶尔会发生意外的动脉注射）海洛因的人中没有观察到异物进入大脑导致栓塞的报道，但在其他阿片类药物滥用者的尸检中已经记录到栓塞的发生[39, 40]。可能是因为海洛因供应受限，在20世纪70年代，喷他佐辛（镇痛新）和曲吡那敏（扑敏宁）在美国中西部城市被广泛滥用。其口服片剂被压碎后悬浮在水中再静脉注射，导致微栓子性脑梗死和脑出血[41]。在注射哌替啶片和二氢吗啡酮栓剂等研磨成粉后的止痛药后，也有患者发生脑卒中的报道[42-44]。

一些海洛因相关的脑卒中是在戒断海洛因数周或数月后的再次注射后发生的，实验室检查结果有时表明是免疫原因造成的。海洛因肾病可能是免疫介导的[45]，海洛因肺水肿患者的补体 C_3 成分降低，海洛因成瘾者常有高丙种球蛋白血症[46-49]、循环免疫复合物[42]、平滑肌和淋巴细胞膜抗体[47]、血清学检查假阳性[46]和淋巴结增大[27]。此外，阿片、吗啡、可待因和哌替啶可引起荨麻疹、血管神经性水肿和过敏反应[50]。据报道，成瘾者[51]和实验动物[52]体内存在丙种球蛋白与吗啡结合的现象。

与海洛因脑卒中相关的是海洛因脊髓病。戒断海洛因一段时间后再次注射后不久可出现急性截瘫、感觉丧失和尿潴留[53-57]。有些患者在从昏迷中醒来时出现症状。还有患者出现脊髓丘脑感觉模式的感觉丧失，但本体感觉和振动感觉通常可保持，提示

脊髓前动脉区域梗死[58, 59]。可能的机制包括昏迷期间的边界区梗死、低通气、低血压及超敏反应[60, 61]。一名男子2年内首次静脉注射海洛因后出现昏迷和呼吸暂停；在接受阿片类拮抗药治疗后，在数小时内出现了与脑桥腹侧病变一致的四肢瘫痪、构音障碍、吞咽困难和感觉丧失[62]。

二、苯丙胺及相关药剂

在20世纪90年代，甲基苯丙胺成为北美和欧洲部分地区使用增长最快的非法药物[63]。甲基苯丙胺经常与海洛因同时吞服、注射、鼻吸或烟吸，药剂中还含有各种药理活性和非活性的掺杂物[2]。任何注射药物滥用都会发生脑卒中。还有一些脑卒中可能是这些药剂所特有的[64]。

在动物和人类中，苯丙胺（安非他命）过量摄入可导致严重的高热、凝血功能障碍和血管塌陷，并伴有脑出血和神经元变性[65-71]。颅内出血通常是心肌梗死的一个特征[72, 73]。安非他明/甲基苯丙胺使用者在无高热和凝血障碍的情况下也有颅内出血的风险。

滥用安非他明或甲基苯丙胺者的出血性脑卒中可在口服、静脉、鼻腔和吸入方式给药后发生[74-114]。大多数人都是长期使用，但有些人在首次使用后就出现脑卒中。剂量通常是未知的，但个案显示剂量低至80mg。除苯丙胺或甲基苯丙胺外，部分患者还摄入哌甲酯、麦角酸二乙胺（lysergic acid diethylamide，LSD）、二甲氧基甲基苯丙胺（STP）、可卡因、海洛因或巴比妥酸盐。严重的头痛通常在应用毒品后的几分钟内发生。大多数患者有血压升高，舒张压高达120mmHg。1/3的患者死于出血性脑卒中[108]。CT显示不同程度的脑出血（常为脑叶出血）或蛛网膜下腔出血。在一些患者中，血管造影显示脑动脉远端不规则狭窄（串珠状），提示血管炎（但不是特征性的）。血管造影也显示血管畸形或囊状动脉瘤[110-112]。在一个37例出血性脑卒中的病例报道中，有1/3出现了动脉瘤破裂[112]。

因此，部分苯丙胺/甲基苯丙胺诱发的颅内出血似乎继发于急性高血压，部分继发于脑血管炎，部分继发于两者的共同作用；然而，在其他患者中，这两种特征都不明显。一例报道描述了在甲基苯丙胺相关脑出血后尸检时的脑血管炎[103]。另一例甲基

苯丙胺相关脑出血的尸检报告未发现血管炎迹象[102]。虽然继发于安非他明的急性高血压可能是颅内出血的常见原因，但在某些患者中，它可能是脑卒中的短暂效应。相反，在其他患者中，短暂的血压升高可能被忽略了。

安非他明和甲基苯丙胺相关的缺血性脑卒中报道较少[105-121]。

两项流行病学研究探讨了安非他明 / 甲基苯丙胺与脑卒中的关系。在一项以 15—44 岁女性人群为基础的病例对照研究中，安非他明 / 甲基苯丙胺是出血性和缺血性脑卒中的危险因素（OR=3.8）[122]。在这项研究中，一些女性同时使用可卡因和安非他明 / 甲基苯丙胺，药物使用是基于后来的一次采访中的自我报告；叙述并不总是与医疗记录相符，包括尿检的阳性结果。此外，住院的对照组没有进行药物检测，如果低估对照组使用药物的可能性，脑卒中的风险可能会被夸大。一项采用横断面设计的病例对照研究发现，安非他明 / 甲基苯丙胺会增加出血性脑卒中的风险（OR=4.95），但不会增加缺血性脑卒中的风险[123]。

安非他明引起的脑血管炎似乎不止一种类型。坏死性血管炎有时影响神经系统，据报道已有发生在洛杉矶 14 名多药滥用者身上[124]。除 2 名患者外，所有患者都使用静脉注射甲基苯丙胺，其中一名患者只使用甲基苯丙胺。全身症状包括发热、皮疹、肺水肿、肾衰竭、胰腺炎、消化道出血、周围神经病变、贫血、白细胞增多和溶血。一名患者有进行性脑病，尸检发现血管炎影响了脑桥小动脉。另外 1 例有大脑及脑桥梗死、小脑出血，以及大脑、小脑、脑干血管炎。血管病变被认为是结节性多动脉炎的典型表现，与涉及小动脉、毛细血管和小静脉的超敏性血管炎不同[125, 126]。

尽管在其他安非他明 / 甲基苯丙胺滥用者的病理学上也发现了此类脑损伤[85, 105]，但是在一些患者中，根据脑血管造影推测其为脑动脉炎[74, 75, 79, 89, 99, 127-130]，有时这与安非他明滥用的关系并不明显。在 1 例鼻吸入甲基苯丙胺后丘脑梗死的病例中，血管造影术并未完善[131]。

一项对 19 名年轻滥用药物者影像学研究中，大多数因静脉注射甲基苯丙胺导致昏迷或脑卒中而住院，结果显示，大中型脑动脉广泛节段性收缩和许多穿通小动脉狭窄或闭塞（串珠样）[127]。这一发现可反映多发性栓塞、血管炎或自发性节段性血管收缩。同样的研究人员给恒河猴静脉注射了 1.5mg/kg 的甲基苯丙胺（被认为是大多数滥用者的剂量下限）。脑血管造影显示脑小血管口径不规则缩小，尸检显示部分动物出现蛛网膜下腔出血，伴有大量脑点状出血、梗死、水肿、微动脉瘤和血管周围白细胞袖套[132, 133]。

在接受 2 周静脉注射甲基苯丙胺的大鼠中，电镜显示脑内毛细血管的内皮细胞腔壁和内皮细胞胞质内囊泡有异常出芽[133]。这些变化发生在 $<100\mu m$ 的血管，因此在血管造影中容易被遗漏。小血管的易损性可能与它们独立的神经支配有关，大的脑血管受外周交感神经系统支配，但小动脉上的神经末梢似乎来自中枢去甲肾上腺素能神经元[134]。

这些病变与结节性多动脉炎的病变不同，后者不累及弹性动脉、毛细血管和静脉。甲基苯丙胺服用者的病变是直接毒性还是超敏反应所致尚不清楚，也不能排除早期血管造影结果继发于蛛网膜下腔出血的可能性（尽管在蛛网膜下腔出血中，远端脑膜动脉呈串珠状很罕见）[75]。甲基苯丙胺相关血管炎可能是由具有促炎免疫反应特性的循环晚期糖基化终产物的形成所导致[135]。

一名患有多发性单神经炎的安非他明青年滥用者的腓肠神经活检显示，中小肌肉动脉、小动脉、小静脉和静脉有明显的超敏性脉管炎[136]。然而，中枢神经系统在临床上没有受到影响[136]。

在甲基苯丙胺相关脑卒中的 2 个病例报道中，脑血管炎明显不存在[64, 109]。

一项使用 SPECT 的研究发现，长期和短期戒断甲基苯丙胺者的扣带皮质脑血流都有减少[137]。

在小鼠中，甲基苯丙胺预处理加重了大脑中动脉结扎后的损伤[138]。

安非他明可直接引起心肌毒性，造成心肌收缩带坏死、心律失常和血栓形成，导致心源性脑卒中[139-141]。

其他相关精神兴奋药

苯丙醇胺（phenylpropanolamine，PPA）是一种类似安非他明的药物，在非处方减充血药和减肥药中都有销售，同时也被用于制造类似安非他明的药物（外观相似的药丸）[142-143]。急性高血压、严重头痛、精神症状、癫痫和出血性脑卒中在使用中都有报道[143-154]。含有咖啡因的 PPA 是一种商业饮食制剂，在大鼠腹腔注射了几倍于推荐剂量的 PPA 后，会引起蛛网膜下腔出血[149]。随后的流行病学证据表明，服用含 PPA 的减肥药和减充血剂的受试者患出血性脑卒中的风险增加，这类产品已从市场上撤出[155-159]。

麻黄碱和伪麻黄碱存在于减充血剂和支气管扩张剂中。这些药物的并发症包括头痛、快速心律失常、高血压急症、出血性和缺血性脑卒中[160-169]。一例每天服用伪麻黄碱达 1 年多的男性发生脑血管畸形破裂[170]。一名女性服用伪麻黄碱和右美沙芬后不久，出现霹雳样头痛和双侧严重脑血管收缩，但没有蛛网膜下腔出血[171]。

据报道，服用含有麻黄生物碱（麻黄）的膳食补充剂者会出现癫痫发作、心脏毒性（包括猝死）、缺血性和出血性脑卒中[172-179]。一项病例对照研究发现，在这些产品的使用者中，出血性脑卒中的趋势并不显著。2003 年，它们在美国被禁止[180]。

其他被宣传为减肥药并与脑卒中有关的安非他明类药物包括苯二甲吗啉[181]、安非拉酮[83]、芬氟拉明[182, 183]和芬特明[184]。在使用者报告心脏瓣膜病后，芬氟拉明和右芬氟拉明被撤出美国市场[185]。

3，4- 亚甲基二氧基甲基苯丙胺（MDMA，摇头丸）和 3，4- 亚甲基二氧基苯丙胺（MDEA）是一种既具有安非他明性质又具有迷幻剂性质的设计性毒品。缺血性和出血性脑卒中可见于 MDMA 使用者，以及 MDMA 类设计性毒品用者，如 4- 溴 -2，5- 二甲氧基苯乙胺（2C-B，Nexus）、3，4- 亚甲基二氧安非他明（MDA）和 4- 碘 -2，5- 二甲氧基苯乙胺（2C-I）[186-206]。

一名年轻女性在不慎将粉碎的哌醋甲酯片剂注入双侧颈动脉后出现双侧偏瘫[207]。在静脉注射哌醋甲酯滥用者的眼底和大脑中发现了滑石微栓子[39, 40, 208]。与安非他明 / 甲基苯丙胺一样，在一些哌醋甲酯相关脑卒中的报道中，根据血管造影术推测有脑血管炎[209-211]。在接受哌醋甲酯治疗的大鼠和猴子身上发现了小血管血管炎的血管造影和组织学证据[133]。

一项队列研究发现，成人处方哌醋甲酯使用者

脑卒中或心肌梗死的风险没有增加[212]。一项类似的队列研究发现，使用处方哌甲酯或阿莫西汀（一种非兴奋药，也用于治疗注意缺陷多动障碍）的患者出现短暂性脑缺血发作的风险增加（HR=3.44）[213]。

据报道，意外动脉内注射芬特明后可导致真菌性锁骨下动脉和颈动脉瘤[214]。

在注射[215]或口服[216]滥用减充血吸入剂中的六氢脱氧麻黄碱后死亡的患者中，脑卒中尚未见报道，其死因也并不明确。

慢性鼻内滥用含拟交感神经药物羟甲唑啉和苯噁唑啉的喷雾剂和滴剂的患者被报道发生了脑梗死和视网膜梗死[217, 218]。

一名年轻男子在自己静脉注射肾上腺素后发生了脑出血[219]。一位血压正常的 73 岁男性在反复大量使用肾上腺素吸入剂后发生了丘脑出血[220]。

阿拉伯茶是一种原产于东非和阿拉伯半岛的灌木，含有一种类似安非他明的精神兴奋药卡西酮[2]。该地区有数百万人以咀嚼阿拉伯茶叶作为消遣。自 20 世纪 80 年代以来，阿拉伯茶的使用已遍布全球。此外，卡西酮的设计类似物已经在欧洲和北美流行。含有甲氧麻黄酮、甲基酮和 3，4- 甲基二氧吡戊酮（MDPV）等化合物并作为"浴盐"出售的街头产品，被摄入、吸入或注射[221, 222]。在嚼阿拉伯茶人群中有发生缺血性脑卒中和心肌梗死的报道[223-225]。对 29 例"浴盐"中毒病例报道的回顾，发现心脏骤停和缺氧 / 缺血性脑病，但未发现缺血性或出血性脑卒中[222]。

关于安非他明类兴奋药（amphetamine-type stimulant, ATS）使用者脑卒中的四项队列研究和八项病例对照研究（除一项报道外，所有报道都涉及处方或非处方药物，包括哌醋甲酯、麻黄、芬特明和 PPA）的一项关键回顾发现，这些有限的流行病学证据表明，安非他明的使用增加了脑卒中风险[226]。

三、可卡因

在 20 世纪 80 年代以前，酸盐可卡因通常是用鼻吸，其次是注射。可烟吸的生物碱"快克"可卡因的出现，比经鼻（不可烟吸）盐酸可卡因的剂量更大，毒性更持久[227]。

肠外可卡因使用者有感染相关脑卒中的风险，包括心内膜炎、获得性免疫缺陷综合征和肝炎。可

卡因本身也可直接导致脑卒中，无论是经鼻或肠外摄入，还是作为快克可卡因烟吸[228, 229]。1977 年报道了第 1 例可卡因相关脑卒中，一名轻度高血压男子在肌内注射可卡因后出现失语和右侧偏瘫[230]。同年，一名鼻吸可卡因的年轻男子发生了致命的囊状脑动脉瘤破裂[231]。直到 20 世纪 80 年代中期出现快克可卡因，才报道了更多病例。此后，有数百例可卡因相关脑卒中病例被描述，其中大约一半是闭塞性的，一半是出血性的[2, 40, 232–311]。此外，随着可卡因使用者年龄的增长，可卡因有关脑卒中在 50 岁以上的患者中并不少见[312–315]。

缺血性脑卒中包括大脑、丘脑、脑干、脊髓、视网膜和周围动眼神经的短暂性缺血性发作和梗死[245, 266, 316–325]。梗死可发生于在母亲分娩前不久使用可卡因的新生儿[238, 326]及孕妇[228, 265, 266, 316]。可卡因鼻吸者的脑桥梗死与鼻、窦和上腭的骨软骨结构的广泛破坏有关[309]。可卡因诱发心脏骤停后出现双侧海马梗死[310]。一名年轻的快克可卡因烟吸者患有大脑中动脉分支阻塞、心肌病和左心房血栓[285]。一名没有其他危险因素的 20 岁患者在最后一次使用可卡因 6 个月后出现小脑上动脉阻塞，表明了延迟效应的可能性[327]。一名 27 岁男子在吸入可卡因后出现双侧大脑前动脉梗死和下肢瘫痪[328]。一名同时滥用可卡因和乙醇的 44 岁男子出现单侧壳核梗死和孤立性声带麻痹[329]。

与非吸食可卡因者相比，患有急性缺血性脑卒中的可卡因使用者住院死亡的风险更高（OR=1.4）[330]。在一些病例中，根据血管造影发现，脑梗死是由于血管炎引起的[261]；然而，这些改变也可能是由可卡因引起的脑血管收缩或未诊断的蛛网膜下腔出血后的血管痉挛[331]。尸检通常显示脑血管在组织学上是正常的[228, 269, 280]。尽管有 5 例在活检或尸检时观察到轻度脑血管炎[236, 249, 266, 278]。在这些病例中，脑血管造影结果正常。在一份报道中，可卡因诱发的血管炎是根据血氧水平依赖性 MRI 脑血管反应性诊断的[332]。在一名多发性脑梗死患者中，血管造影显示多灶区域的血管节段性狭窄和扩张，但脑活检未显示血管炎迹象[274]。

一名偶尔鼻吸可卡因的年轻人，表现为双腿沉重、感觉异常，偶尔健忘，MRI 显示有脑室周围多处白质病变[303]。一名 10 年来经常使用可卡因的年

轻男子表现出认知能力逐渐受损；CT 显示符合梗死的斑片状区域，脑血管造影显示颈内动脉和大脑中动脉明显狭窄，伴烟雾样侧支血管[324]。一名使用快克可卡因达 12 年的年轻女性在几周内经历了智力退化并逐渐发展为缄默症；CT 显示弥漫性脑萎缩，SPECT 显示局部灌注减少[333]。

对无症状长期可卡因使用者的 MRI 研究发现，异常的大脑白质信号与"亚临床血管事件"一致[334]。在一项对 32 名可卡因依赖受试者的研究中，可卡因使用者的大脑白质高信号显著多于海洛因使用者（OR=2.54）或正常对照受试者（OR=2.90）[335]。

一项基于年轻成人的研究发现，可卡因具有导致早期视网膜血管异常的显著风险[336]。

脑出血或蛛网膜下腔出血发生在可卡因使用期间或数小时内，或未显示出明确的时间关系[280, 337–339]。在某些情况下，还有其他物质的使用，尤其是乙醇。脑实质出血位于大脑、脑干和小脑[280, 305, 320, 321, 323, 340, 341]。

在一项针对 45 名可卡因相关脑出血患者的研究中，与不使用可卡因的脑出血患者相比，滥用者的功能结局更差[342]。

上矢状窦血栓形成伴出血性静脉梗死、真菌性动脉瘤破裂、硬脑膜动静脉瘘、自发性硬脊膜外血肿，以及出血至栓塞性梗死或胶质瘤也有描述[304, 319, 343, 344]。在接受血管造影术的可卡因相关颅内出血患者中，近一半的患者有囊状动脉瘤或血管畸形。

两项研究发现，使用可卡因可以预测蛛网膜下腔出血患者的不良预后[295, 345]。在另一项研究中，440 名动脉瘤破裂的患者中有 27 人在 72h 内使用了可卡因，尽管可卡因使用者发生血管痉挛可能性更大，但临床结局没有差异[346]。其他研究也没有发现血管痉挛或迟发性脑缺血的风险增加[347–349]。新生儿和产后女性也可发生脑出血[228, 257, 275]。

诱发颅内出血患者的尸检显示组织学上正常的脑血管[251, 337]。

一项病例对照研究未能发现吸食快克可卡因与脑卒中之间存在关联[350]。这一出人意料的发现可能与一半以上的受试者和对照组缺乏关于急性使用快克可卡因的信息有关，以及有可用信息的对照组中近一半曾使用过快克可卡因，其中很多是急性使用的，这增加了快克可卡因使用者比非使用者更有可

能因各种原因住院的可能性。一项以基于 10 085 名年轻人的研究发现，33 人患有非致命性脑卒中，由此得出结论，可卡因使用不是脑卒中的危险因素[351]。在该研究中，脑卒中的诊断是基于医生报告，终身可卡因使用（即使用不一定与脑卒中在时间上相关）则基于患者报告。

一项基于 15—44 岁女性的病例对照研究发现，可卡因使用是脑卒中的一个重要危险因素（OR=13.9）[122]。一项针对 18—49 岁男性和女性的病例对照研究发现，3 天内使用可卡因是蛛网膜下腔出血的一个重要的危险因素（OR=24.97）[317, 352]。

在一项基于人群的病例对照研究中，在调整了当前的酒精、烟草使用和高血压后，急性可卡因使用与缺血性脑卒中风险增加相关。吸食快克可卡因生物碱的人风险最大。脑卒中前几个月或几年曾使用可卡因与脑卒中风险增加无关[353]。该研究的局限性包括通过自我报告确定可卡因的使用情况，以及缺乏烟草、酒精和其他非法药物的分级暴露数据[354]。

对七项病例对照研究和两项横断面研究的回顾得出结论，"流行病学证据表明，使用可卡因会增加脑卒中风险"，但作者指出，缺乏队列研究及"对照来源不足"[355]。

可卡因相关脑卒中的发病机制多样[356]。值得注意的是，与安非他明使用者相比，可卡因使用者的血管炎发生率较低[357]。盐酸可卡因与出血性脑卒中的相关性比缺血性脑卒中更高，而出血性脑卒中和缺血性脑卒中在快克可卡因使用者中的发生率大致相同；然而，快克可卡因出现后脑卒中发病率的上升可能是由于其使用更广泛且剂量更大，而不是由于快克可卡因本身的特性[358]。

可卡因引起的冠状动脉血管收缩在心导管术中被证实，可卡因相关的心肌梗死、心律失常和心肌病有导致栓塞性脑卒中的风险[359]。但更重要的是可卡因对全身和脑循环的影响。可卡因对于颅内外都是一种血管收缩剂[360-364]。急性高血压可导致颅内出血，尤其是潜在动脉瘤或血管畸形的患者[280]。脑血管收缩可能会导致闭塞性脑卒中，而可卡因代谢物也可能会引起脑血管痉挛，这种代谢物在数周内就可以在一些长期服用者的尿液中被检测到[365, 366]。在健康的年轻可卡因使用者中，静脉注射可卡因可导致剂量相关的脑血管收缩（可通过 MRA 检测到）[367]，

多普勒超声检查显示，在戒断期间脑血管阻力增加会持续至少 1 个月[329, 368]。在一份报道中，CTP 诊断为血管痉挛相关缺血，而不是血栓栓塞性脑卒中，因而未使用 t-PA[369]。rt-PA 似乎对可卡因相关的血栓栓塞性脑卒中是安全的[370]。

在女性中，可卡因引起的脑血管痉挛受激素的影响，发生在月经周期的黄体期而不是卵泡期[371]。然而，由于大脑和外周血管往往对类似刺激反应各异，情况变得复杂。血管收缩或舒张均可能发生，这取决于研究是否涉及体外血管准备或活体动物，以及动物是大鼠、兔子、猫、狗还是猪[372-377]。据报道，可卡因诱导的脑血管痉挛在富含多巴胺（对皮质内血管有血管收缩作用）的脑区最为明显，并且血管痉挛可被钙通道拮抗药阻断[378]。在家兔中，可卡因诱导的脑血管痉挛依赖于内皮素 –1 的释放[379]。培养的犬血管平滑肌细胞暴露于可卡因时发生凋亡[380]。

活跃的可卡因使用者增加了血小板与 ADP 的聚集，并且这种异常可随着戒断而发生改善[381, 382]。关于血小板的体外研究是相互矛盾的[383, 384]。给兔子反复注射可卡因会导致动脉硬化性主动脉病变[385]。在一名有冠状动脉疾病症状的可卡因使用者中，蛋白 C 和抗凝血酶 Ⅲ 水平降低，但在停止使用该毒品后恢复正常，并且症状消失[386]。长期可卡因使用者的循环内皮细胞数量增加，内皮损伤标志物水平增加[387]，静脉注射可卡因导致红细胞增多和血管性血友病因子水平升高[387, 388]。可卡因使用者患血栓性血小板减少性紫癜的风险增加[389]。

在乙醇存在的情况下，可卡因被代谢为可卡乙烯，可卡乙烯比可卡因本身更有力地与突触多巴胺转运蛋白结合并阻断再摄取[390]。可卡因和乙醇协同抑制心肌收缩[391]，并且一项使用 SPECT 的研究发现，与单独滥用可卡因的受试者相比，同时滥用可卡因和乙醇的受试者的脑灌注降低程度更大[392]。

研究表明，长期使用可卡因会导致轻微的认知受损[393-396]，但与甲基苯丙胺不同，可卡因不会对多巴胺能神经末梢或 5- 羟色胺能神经末梢造成形态损伤[397, 398]。对长期使用可卡因者的 PET 和 SPECT 的研究发现，大脑皮质血流不规则减少；其中一些受试者的 CT 或 MRI 表现正常，而在一些（但不是全部）受试者中，PET 和 SPECT 异常与心理测试的缺陷有

关[399-404]。在使用可卡因的小鼠中，超高分辨率光学相干断层扫描显示出明显的微循环缺血[405]。

可卡因如何影响胎儿是有争议的。在子宫内暴露于可卡因的新生儿中，可能会低估围产期和新生儿期闭塞性脑卒中及出血性脑卒中[296, 406]。暴露于可卡因的新生儿出生后最初几天的脑血流研究与持续的血管收缩相一致[407]。一些研究人员推测，可卡因在孕早期引起的血管痉挛是中枢神经系统畸形的原因[256]。其他人则对这种因果关系表示怀疑[408]。与对照组相比，有子宫内可卡因暴露史的青少年的整体脑血流量显著减少[409]。

四、苯环己哌啶

20 世纪 70 年代，苯环利定（Phencyclidine, PCP）（天使粉）成为一种美国广泛滥用的街头毒品，可以烟吸、口服或注射。大剂量的摄入 PCP 会导致精神病、肌阵挛、眼球震颤、癫痫发作、昏迷，有时甚至会导致致命的呼吸和循环衰竭[410]，高血压在中毒的早期和晚期均可发生[410-414]。

一名 13 岁男孩服用 PCP 后昏迷：入院时血压正常，变得更加警觉，3 天后病情恶化，血压升高达 220/130mmHg，随后尸检显示有脑出血[412]。其他报道的 PCP 中毒并发症包括可能存在血管畸形的癫痫发作和偏瘫[411]、蛛网膜下腔出血[415]、基底动脉穿孔[416]、一过性黑矇[417]和高血压性脑病[418]。

五、麦角酸酰二乙氨

大剂量的麦角类药物（lysergic acid diethylamide, LSD）会导致严重的高血压、意识不清和抽搐[2]。在体外，浸泡在含有 LSD 的溶液中的脑血管痉挛可通过甲基麦角新碱预防或逆转（译者注：血管条培养模型）[414]。一名少年在服下 LSD 胶囊后出现癫痫发作，4 天后左侧偏瘫；颈动脉造影显示颈内动脉从起始处至虹吸段逐渐变窄，其分叉处闭塞[419]。一位年轻女性在口服 LSD1 天后突然出现左侧偏瘫，血管造影显示内颈动脉虹吸段明显收缩；9 天后，该段血管闭塞[420]。

六、大麻

关于大麻相关脑卒中的报道很少，而且并非所有报道都令人信服[421-424]。然而，在某些情况下，时间关联、年轻、缺乏脑卒中风险因素或其他更具说服力的解释暗示大麻起到了因果作用。截至 2013 年，已报道了 60 多例与大麻有关的脑卒中病例。大多数是缺血性的，包括几例短暂性脑缺血发作，有时进展为脑梗死[421-457]。一名年轻女性发生了 ICH，追问相关病史证实其每天服用丁丙诺啡治疗海洛因成瘾，并在十多年的时间里每天抽几支大麻[440]。青少年小脑梗死也有多例[432, 433, 442]。

在某些情况下，吸食大麻伴随着大量的乙醇摄入。其中 1 例 MRA 显示左大脑中动脉和前动脉分支血管痉挛性狭窄[436]。其他报道描述了性交性头痛发作期间[437]、在 Leide V 因子杂合突变的青少年中[438]、在接受顺铂化疗的年轻男子中[439]发生的脑梗死。澳大利亚的一项人群调查发现，调整协变量后，至少每周吸食大麻的研究对象脑卒中风险是不吸食者的 4.7 倍[458]。

一项以医院为基础的病例对照研究未能确定大麻使用是脑卒中的独立危险因素[459]。在另一项住院患者的研究中，调整烟草使用情况后，增加的缺血性脑卒中消失了[460]。一项针对 300 多万出院患者进行的基于人群的研究报道显示，与缺血性脑卒中相关的大麻暴露的比值比为 1.76[123]。

大麻相关脑卒中的机制有很多。大麻的心血管效应包括心房颤动和窦性心动过速、卧位高血压和直立性低血压、心输出量增加和外周血管扩张[442, 461-466]。吸食大麻的人患心肌梗死的风险增加了 4.8 倍[442, 467]。与有经验的使用者相比，无经验使用者的脑灌注下降幅度最大。在吸食大麻 36h 后，脑血容量增加[468]。在大量吸食大麻者中有类似 Buerger 病的外周动脉炎，但脑血管炎尚未报道[443]。重度和中度大麻使用者在戒断 1 个月后，TCD 超声显示脑血管阻力增加[469]。48 例年轻缺血性脑卒中患者中，10 例患者的多灶性颅内血管狭窄与大麻使用有关[444]。一名 46 岁的大麻吸食者有反复发作的雷击样头痛，伴有双侧小脑、枕叶和额叶梗死；血管成像显示多灶性节段性狭窄，在随访中缓解[445]。大麻相关脑出血患者有可逆性多灶性颅内狭窄[440]。

大麻是使用最广泛的非法药物，因此值得注意的是，大麻相关脑卒中的报道很少。可能的触发因素包括性活动和伴随的乙醇摄入[437, 441, 445]。遗传易感性已被提出[446]。

随着大脑内源性大麻素受体和配体的发现，数十种合成大麻素激动药和拮抗药被开发用于药理学研究，并且很快合成大麻素可作为娱乐性药物使用。这些制剂统称为"香料"和"K2"，通常包括喷洒在草药上的合成化合物的混合物及芳香提取物，并以"草药混合物"或"熏香"的形式销售[470, 471]。可获得的K2的产品有几十种，其中许多比大麻中主要的精神活性化合物δ-9-四氢大麻酚的效力要大得多。K2现在是美国高三学生使用量第二大的非法药物（仅次于大麻）[472]。

许多报道描述了K2使用者的缺血性脑卒中[473-477]。一项对98例大麻素相关脑卒中病例的回顾发现，85例服用大麻，13例服用合成大麻，平均年龄32岁。2/3的人还吸烟。87%的脑卒中是缺血性的，8%是出血性的。一半患者预后良好，但有5名患者死亡[478]。年轻的K2使用者的缺血性脑卒中归因于大麻素相关的心肌病和心源性栓塞[479]。

七、巴比妥类药物

巴比妥类药物及其他镇静剂常被口服滥用，过量使用可导致脑梗死，弥漫性脑灌注减低。报道有巴比妥相关缺血性脑卒中的患者正在服用额外的药物[211, 128]。

八、吸入剂

吸入蒸汽以达到欣快陶醉效果在美国是很常见的，尤其是在儿童中。这类药物包括气溶胶、搪瓷、油漆稀释剂、打火机液、清洗液、胶水、水泥、汽油和麻醉药。常因暴力、事故或心律失常导致死亡。缺血性脑卒中的报道很少，也不容易解释[480, 481]。一位43岁的男性在看色情电影并吸入亚硝基戊酯时发生蛛网膜下腔出血[482]。

九、酒精

与不喝酒的人相比，适量饮酒的人冠状动脉疾病和心肌梗死的发病率较低[483, 484]。然而，酗酒者患冠状动脉疾病的风险增加，从而导致心源性脑卒中的风险增加。酒精中毒和戒断也与心律失常（"假日心脏综合征"）直接相关[485]，而血栓栓塞是酒精性心肌病的一个显著特征[235]。大量文献研究了短期或长期饮酒是否独立于其对心脏的影响或其他危险因素

而成为脑卒中的危险因素[486-490]。

回顾性研究，尤其是来自芬兰的研究，发现近期大量饮酒与缺血性脑卒中和出血性脑卒中之间存在关联[491-494]。然而，芬兰的研究使用了人群患病率数据作为对照，其他类似设计的分析发现，要么没有这种关联[495]，要么仅与ICH相关[496]。一项研究发现，当对吸烟数据进行校正后，酒精中毒和脑卒中之间的关联消失了[497, 498]。

大量的病例对照和队列研究陈述了脑卒中与慢性酒精使用的关系[499-549]。互相矛盾的发现并不令人惊讶，因为研究在终点选择（如总体脑卒中、缺血性脑卒中、出血性脑卒中或脑卒中死亡率）、饮酒量和持续时间、其他风险因素（尤其是高血压和吸烟）的调整、被研究人群的种族和社会经济学，以及对照对象的选择方面存在差异。在住院的对照组中，饮酒者的比例往往过高，这导致人们认为乙醇可以预防脑卒中而在通过问卷调查确定的社区对照中，饮酒者的比例往往不足，这导致人们认为乙醇是脑卒中风险因素[526]。

在曼哈顿北部的脑卒中研究中，适量的乙醇摄入（每天2杯）可以预防缺血性脑卒中。每天3~5杯饮酒的保护作用是不确定的，而7杯或7杯以上的饮酒会增加患病风险。在年轻人和老年人之间，男性和女性之间，白种人、黑种人和西班牙人之间，以及葡萄酒、啤酒和烈酒饮用者之间，益处或风险没有差异[550]。

在美国医师健康研究中，每周饮酒超过1次的研究对象患缺血性脑卒中的风险显著低于饮酒较少者。每周喝1杯的人和每天喝1杯或更多的人在降低风险方面没有差异[551]。

在Framingham研究中，当结果按年龄分层时，只有60—69岁的受试者摄入乙醇可以降低缺血性脑卒中的风险，而当结果按饮料类型分层时，只有葡萄酒具有保护作用[552]。长期而非近期每天饮用≥12g乙醇会增加男性患缺血性脑卒中的风险，但对女性没有影响[553]。

在心血管健康研究中，每周饮酒1杯、1~6杯、7~13杯和14杯或更多的人患缺血性脑卒中的相对风险分别为0.85、0.75、1.06和1.03[554]。在apoE4阴性的受试者中，饮酒者的患病风险低于不饮酒者，但在apoE4阳性的受试者中，饮酒者的患病风险高

于不饮酒者。apoE4 等位基因与低水平的高密度脂蛋白和血管疾病风险增加有关[555]。在心血管健康研究的另一份报道中，红酒与风险降低呈剂量依赖关系，但其他饮料则没有[556]。

在一项对 6 万多名中国男性的前瞻性研究中，饮酒以剂量相关的方式增加缺血性和出血性脑卒中的风险[456]。在这两种脑卒中亚型中都没有发现保护性或 J 型关系，这与亚洲对象的其他研究一致[557]。

2003 年，一项对 20 年来 19 项队列研究和 16 项病例对照研究的 Meta 分析发现，与戒酒相比，每天摄入 12～24g 乙醇可降低缺血性脑卒中的风险（RR=0.72），但不会降低出血性脑卒中的风险。每天摄入糖超过 60g 会增加缺血性脑卒中（RR=1.69）和出血性脑卒中（RR=2.18）的风险。因此，与心肌梗死一样（东亚人可能除外），乙醇摄入与缺血性脑卒中风险之间似乎存在 J 型关联，而乙醇摄入与出血性脑卒中风险之间存在更为线性的关联[558]。

随后的研究，包括涉及数十万对象的几项 Meta 分析，都发现了类似的关联[559-569]。然而，在一项研究中，乙醇不是独立于吸烟的脑内出血和蛛网膜下腔出血的危险因素[570]。乙醇似乎对囊状动脉瘤的形成和大小没有影响[571, 572]。大量饮酒者的 ICH 严重程度可能更高，可能与伴随的肝病有关[573]。

包括社区动脉粥样硬化风险（Atherosclerosis Risk in Communities，ARIC）研究在内的许多研究都未能发现任何剂量的乙醇对缺血性或出血性脑卒中的保护作用[565, 567, 574-578]。美国健康专家的一项研究发现，在调整吸烟、最佳体重和日常锻炼等因素后，适量摄入乙醇对缺血性脑卒中的保护作用不显著。健康的生活方式可能与葡萄酒带来的特殊益处有关。

在饮酒者中，脑卒中风险在摄入乙醇后 1h 内的最高[573]。酗酒比常规日常饮酒更有害，尤其是对高血压患者[579-581]。酗酒还会加剧动脉粥样硬化的发展[582]。

一份对 23 项研究（29 457 名参与者）的 Meta 分析得出结论，即使是低至中等剂量的乙醇也会立即增加缺血性和出血性脑卒中的风险，但在 24h 后出血性脑卒中风险降低；1 周内缺血性脑卒中风险降低。大量饮酒会增加即刻和 24h 后的脑卒中风险[583]。

在法国的一项研究中，重度饮酒者（每周饮酒量＞300g）的缺血性脑卒中的初始严重程度明显更

高[584]。另一方面，对于大脑中动脉闭塞的大鼠，在缺血 4h 内给予乙醇可减少梗死体积[585]。

在心房颤动患者中，与适度饮酒者相比，乙醇戒断和重度饮酒者血栓栓塞发生率最高[586]。

多普勒超声和血管造影的研究表明，大量乙醇摄入会增加颈动脉和主动脉粥样硬化的风险，而少量乙醇摄入则有益处[587-589]。同样，一项使用 CT 的研究发现，每天喝 1～5 杯酒可以降低脑卒中患者患脑白质疏松症的风险，而大量饮酒则会增加风险[590]。

日本学者 Hisayama 的研究发现，酒精是"血管性痴呆"的一个独立危险因素[591]。美国心血管健康研究发现，饮酒与磁共振白质异常之间呈 U 形关系；每周喝 1～7 杯是最有保护作用的[592]。其他的研究也描述了适度乙醇摄入和提高认知功能改善之间有类似的关系，这种益处在多大程度上与酒精对大脑循环的影响有关，目前尚不确定[593-598]。在鹿特丹研究中，酒精在降低"血管性痴呆"风险方面尤其有效[599]。

2006 年，AHA 建议男性每天饮酒不要超过两杯，女性每天饮酒不要超过 1 杯。一杯被认为是 12 盎司（约 340g）啤酒、4 盎司（约 113g）葡萄酒或 1.5 盎司（约 43g）80 度烈酒（约 12.5g 无水乙醇）[600]。

与冠状动脉疾病一样，有几种机制可以解释酒精和脑卒中之间的联系[601]。酒精会使血压在短期和长期内升高[527, 529, 602-616]，这可能与肾上腺素能活动增加及血液中皮质醇、肾素、醛固酮和抗利尿激素水平升高有关[615, 617]。促肾上腺皮质激素释放激素在应用于中枢时具有交感兴奋性；在健康受试者中，地塞米松阻断了静脉注射乙醇引起的交感神经放电增加和血压升高[618]。在脑卒中后的第 1 周内，重度饮酒者的收缩压下降幅度大于轻度饮酒者或戒酒者[619]，如果戒酒，血压可能会恢复正常[620]。酒精降低血液中 LDL 水平，升高 HDL 水平，这可能与其保护作用有关[621-624]。

酒精似乎更倾向于保护大血管免受动脉粥样硬化的影响，这或许可以解释保护或风险模式上的种族差异[625]。然而，这种关系尚不确定，因为酒精可能不会提高血液中保护性更强的 HDL-2 亚组分的水平[626, 627]。在曼哈顿北部的脑卒中研究中，适量饮酒对脑卒中风险的保护作用与高密度脂蛋白胆固醇水平无关[628]。在 Framingham 研究中，在携带 apoE2

等位基因的男性中，饮酒者的 LDL 胆固醇低于非饮酒者；在携带 apoE4 等位基因的人群中，饮酒者的 LDL 胆固醇更高[629]。在心血管健康研究中，酒精摄入与总 LDL 颗粒减少，小的 LDL、HDL 和极低密度脂蛋白颗粒水平降低，大 LDL 和中大 HDL 颗粒水平升高有关[630]。

尽管大量饮酒与血糖水平升高有关，但轻度至中度饮酒可降低罹患 2 型糖尿病的风险[484, 631, 632]。

酒精会立即降低纤溶活性，增加因子Ⅷ水平，增加血小板对 ADP 的反应性，缩短出血时间[633-638]。乙醇增加内源性 t-PA[639]，降低血浆纤维蛋白原水平[640]，增加前列环素水平[641, 642]，降低血小板功能[596, 643-647]，并刺激内皮细胞释放内皮素[648]。在长期酗酒者中，凝血因子水平降低、纤维蛋白溶解过度和血小板异常似乎继发于肝病[617, 649]。

在乙醇戒断期间或戒断后，观察到血小板反弹性增多和过度聚集[650, 651]。在大鼠中，这种反弹是在停止饮用乙醇或白葡萄酒后发生的，而不是在停止饮用红葡萄酒后[652]。戒断期酒精中毒患者的血小板对激活剂的反应降低[653]，t-PA 抑制药（plasminogen activator inhibitor，PAI）水平降低[654]。

非饮酒者和重度饮酒者的血液 C 反应蛋白水平高于中度饮酒者，这一观察结果与炎症在动脉粥样硬化中的可能作用有关[655]。

急性酒精中毒伴有脑血管扩张[656]和血脑屏障白蛋白渗漏[657]，可能与饮酒期间创伤性脑出血的严重程度有关[658]。在戒酒期间也观察到脑血流量增加[659]。与不饮酒者相比，每周饮酒量少于 1 杯的受试者整体脑血流量增加，而每周饮酒量超过 15 杯的受试者大脑血流量则减少[660]。酒精相关的血液浓缩可能导致脑血流量减少[617]。

对多种哺乳动物的体外和体内研究表明，乙醇是一种有效的大脑动脉血管收缩剂[661-668]。

高同型半胱氨酸血症是心肌缺血和缺血性脑卒中的危险因素，酗酒者常因叶酸、吡哆醇或钴胺素缺乏而导致血液同型半胱氨酸水平升高[669]。

研究表明葡萄酒，尤其是红酒具有特殊的保护作用，因此人们推测，其主要成分可能是以多酚和类黄酮（如白藜芦醇）的形式存在的自由基清除剂，通过减少对 LDL 的氧化损伤，可能减少动脉粥样硬化形成[670-676]。然而，乙醇本身就是促氧化剂[677]。

十、烟草制品

流行病学研究表明，吸烟是冠状动脉和外周血管疾病的一个主要危险因素[678-682]。尽管少数报道没有发现这种关系，或只是显示吸烟者脑卒中风险升高的趋势不明显[683-686]，但大多数病例对照研究和队列研究表明，吸烟确实会增加缺血性和出血性脑卒中的风险[3, 352, 498, 510, 522, 687-712]。

2000 年，一项对 26 项流行病学研究的回顾得出结论，"与不吸烟者或戒烟 10 年以上的人相比，目前吸烟者患脑卒中的风险至少增加了 2～4 倍"。如果将吸烟者与从未接触过二手烟的非吸烟者进行比较，其风险是后者的 6 倍[713]。在青年人中，多达一半的隐源性缺血性脑卒中是吸烟引起的[714]。在女性吸烟者中，口服避孕药者患缺血性和出血性脑卒中的风险增加[715-719]。据报道，在高血压患者中，吸烟的男性和女性患蛛网膜下腔出血的风险是高血压患者的 15 倍，比高血压本身的风险更大[688]。在另一份报道中，治疗高血压降低了非吸烟者的脑卒中发生率，但对吸烟者却没有这种效应[720]。吸烟、高血压和高胆固醇水平似乎是协同作用的脑卒中危险因素[721]。吸烟的缺血性脑卒中患者往往比不吸烟的患者更年轻[722]。

吸烟者的脑卒中风险是剂量依赖性的，与年龄、心脏病、口服避孕药、酒精和高血压无关[707, 723-727]。脑卒中风险随着戒烟而降低[614, 621, 728]，但长期仍存在少量的额外风险[729]。吸烟是视网膜中央动脉阻塞的危险因素，也是主动脉斑块形成的危险因素[730, 731]。

在 624 例连续的非动脉炎缺血性视神经病变患者中，吸烟者的比例并不高[732]。在吸烟者中，那些吸食焦油含量较低的香烟的人脑卒中死亡的风险降低[733]。使用尼古丁贴片后发生脑卒中也有报道[734]。

然而，一项关于脑卒中和尼古丁替代疗法（口香糖、含片、口服片剂、皮肤贴片、鼻喷雾剂和吸入剂）的综述认为，证据尚不足以证明两者之间的关系。目前尚缺乏关于脑卒中和电子尼古丁传递系统之间关联的研究[735]。

几项研究发现被动吸烟和主动吸烟都增加了脑卒中风险[729, 736, 739]，尽管对 16 项此类研究的 Meta 分析得出结论，因果关系"只是有迹象的"[740]。2017 年对 28 项队列研究和病例对照研究的 Meta 分析发现，环境烟草暴露的总体相对风险为 1.23，暴露越高风险越大[741]。一项横断面研究发现，二手烟暴露是外周动脉疾病的独立危险因素[742]。

瑞典的一项研究发现，虽然无烟烟草（口腔鼻烟）不会增加脑卒中风险，但却会增加致命性脑卒中的风险[743]。一项对 11 项研究的 Meta 分析发现，与不吸烟者相比，吸食无烟烟草产品者患致命性心肌梗死和致命性脑卒中的风险增加[744]。

2000 年英国的一项研究预计，一项强化的减少吸烟计划（在加州已经采用，但后来被放弃了）将在 2000 年预防 455 例脑卒中，到 2010 年预防 11304 例脑卒中[745]。

一项欧洲研究指出，西欧脑卒中患病率下降，而东欧脑卒中患病率上升，并将这种差异归因于东欧烟草使用率更高[746]。中国的一项研究估计：1990 年，60 万中国人（50 万男性）死于烟草；到 2000 年，这个数字将上升到 80 万；在目前 30 岁以下的所有中国男性中，1/3 的人会因吸烟而过早死亡，其中 5% 的人死于脑卒中[747]。

"吸烟悖论"指的是在急性心肌梗死后，吸烟者的死亡率比非吸烟者的死亡率低。吸烟也与急性缺血性脑卒中后死亡率的降低独立相关。提出的机制包括"烟草诱导的脑血管反应性变化"[748]。

在一项病例对照研究中，吸烟不是血管性痴呆的危险因素。一种被提出的解释是"幸存者偏差"[749]。

几种可能的机制可以解释烟草与脑卒中风险之间的联系[750]。吸烟会加重动脉粥样硬化。在一项对吸烟不一致的同卵双胞胎的研究中，吸烟者的颈动脉斑块明显更明显[751]。在其他报道中，吸烟与颅外颈动脉粥样硬化的严重程度呈剂量相关[752, 753]。

在 ARIC 研究中，与不吸烟的人相比，当前吸烟与 3 年内颈动脉粥样硬化进展增加 50% 有关；过去吸烟与增加 25% 有关，被动暴露于环境烟雾与增加 20% 有关[754]。吸烟一支会导致动脉壁硬度短暂增加，从而增加斑块形成的可能性[755]。然而，戒烟可对抗动脉粥样硬化可能性，从而降低脑卒中风险，这一点是至关重要的[609, 756–758]。香烟中的一氧化碳会降低血液的携氧能力，尼古丁会使冠状动脉收缩[759, 760]。

一项针对 1084 名无症状受试者的超声研究发现，颈动脉内膜 – 中膜厚度（carotid intima-media thickness，C-IMT）在吸烟者中最高，在曾经吸烟者

较低，在从不吸烟者中最低。C-IMT 与高滴度或低滴度尼古丁、焦油或一氧化碳无关[761]。

同时吸烟会加剧由可卡因引起的冠状动脉收缩和心肌需氧量增加[762]。在动物体内，尼古丁会损害内皮细胞，并增加吸烟者的循环内皮细胞数量[763, 764]。暴露于环境烟草烟雾中的新生儿在出生后的第 1 个月就已经表现出内皮细胞损伤[765]。暴露于尼古丁的牛内皮细胞表现出巨细胞形成和细胞空泡化[766]。吸烟产生超氧阴离子，减少一氧化氮的产生和利用，增加内皮素的产生和释放[767]。烟草烟雾通过血管黏附分子的过度表达和促炎细胞因子的释放而加剧炎症[768]。内皮功能障碍包括微血管渗漏和血脑屏障完整性丧失[769]。

吸烟会立即升高血压，对收缩压作用大于舒张压[770, 771]。尽管吸烟确实会加速慢性高血压向恶性高血压的发展，但吸烟是否为慢性高血压的危险因素尚不清楚[772–774]。吸烟者在嚼尼古丁口香糖后可发生心动过速和心房颤动[759]。

吸烟会激活凝血途径，增加血小板反应性，并抑制前列环素的形成[756, 775–781]。吸烟会增加血液纤维蛋白原水平，引起红细胞增多症，从而增加血液黏度[779]。在培养的人脑内皮细胞中，尼古丁增加了 PAI-1 的生成[780]。在大鼠中，尼古丁诱导的 t-PA 消耗与局灶性脑缺血性脑损伤增强相关[782]。吸烟者血浆 PAI-1 水平升高[783, 784]。

吸烟者蛛网膜下腔出血风险的增加被归咎于血清中更大的弹性溶解活性[785]。

吸烟者因急性心肌梗死或急性缺血性脑卒中接受静脉溶栓治疗，其早期预后优于不吸烟者[786]。一种被提出的机制是，吸烟引起的循环血中纤维蛋白原水平的增加使溶栓更有效[787]。

尼古丁、焦油和香烟烟雾中的气体成分对心血管疾病的相对作用还不确定[788]。经皮或口服尼古丁可在血浆中产生血小板活化产物（血小板因子 4 和 β - 血栓球蛋白）血管性血友病因子水平介于吸烟者和非吸烟者之间[789]。

烟草烟雾和尼古丁对脑血流的影响是复杂的，因为尼古丁对大脑血管本身及神经元烟碱受体都有直接和间接的影响，而且二氧化碳和一氧化氮都是血管舒张剂。在志愿者中，所有受试者在 5min 内吸几口点燃的香烟都会增加大脑中动脉的流速；在开

始和停止吸烟的几秒钟内就能检测到这些改变。这种效应不依赖于 CO_2 的自动调节，事实上，吸烟在男性中抑制了 56% 的 CO_2 诱导的血管舒张（但在女性中仅 5%)[790]。

动物研究证实了血栓素 A2、交感神经激活、Ca^{2+} 和 K^+ 通道和一氧化氮在脑血管对尼古丁反应中的复杂相互作用[791-794]。

携带特定炎症介质单核苷酸多态性的年轻女性吸烟者患脑卒中的风险增加，提示炎症可能在烟草对血管和凝血因子的影响中发挥作用[795]。在 4 名吸烟和使用口服避孕药的年轻女性中观察到进行性多灶性症状，脑血管造影显示烟雾血管。随着口服避孕药的停用和吸烟的减少，疾病停止进展[796]。在另一组 39 名烟雾病患者中，使用烟草和口服避孕药的比例也过高[797]。

一例老年患者每次在吸烟后站起时就会晕厥，这种情况在戒烟后就消失。SPECT 显示患者吸烟或咀嚼尼古丁口香糖后，后循环脑灌注减少[798]。

第 40 章　烟雾病
Moyamoya Disease

Masahiro Yasaka　Takenori Yamaguchi　Jun Ogata　著

杨小曼　曹子秦　译　　宛　丰　曾玮琪　曹学兵　校

本章要点

- 烟雾病是一种罕见的慢性脑血管闭塞性疾病，其特点是双侧颈内动脉末端狭窄或闭塞，合并大脑底部异常增生的血管网。

- 大脑动脉环及其主要分支内膜增厚，增厚部分主要是平滑肌细胞。平滑肌细胞的迁移和增殖在不明机制作用下可能导致内膜增厚，这与细胞外基质成分（包括弹性蛋白、胶原蛋白和其他蛋白多糖）的形态和生化发生改变有关。

- 烟雾病的临床症状为继发于颅内血管病变的脑血管事件，包括出血性脑卒中、缺血性脑卒中、短暂性脑缺血发作和癫痫发作。

- 年龄分布的最大峰值为 10—14 岁，另一个小高峰在 40 岁左右。缺血性脑卒中在儿童中很常见，而出血性脑卒中则常见于成年。

- 已有报道称，烟雾病的发病率存在显著的地域差异。日本的发病率很高，韩国和中国也有大量的病例报道。女性与男性患病比例为 1.8 ： 1。

- 遗传联系分析表明，遗传因素可能与烟雾病的易感性有关，但其病因学还没有得到完全阐明。

- 可以通过 MRI 和 CT 对缺血性和出血性病变进行检测。血管造影和 MRA 可以显示颈内动脉远端的狭窄或闭塞性病变。在 DSA、MRA 上可以看到明显的烟雾样血管，也可以在 MRI 上看到信号空洞。

- 颈动脉超声检查有助于检查出颈内动脉球部以上近端部分直径减少，病变血管表现为"香槟酒瓶颈"。

- 抗血小板药物用于预防复发性缺血发作，但它们从未在临床试验中得到详细试验。

- 血管重建术，包括直接搭桥手术、间接旁路手术，以及两者的结合，已被用于向缺血的大脑提供额外的侧支循环。最近的一项多中心随机对照研究支持使用直接搭桥术对成人发病的出血性烟雾病的再出血进行预防。

烟雾病（moyamoya disease）是一种罕见的慢性脑血管闭塞性疾病，其特点是双侧颈内动脉末端狭窄或闭塞，合并大脑底部异常增生的血管网[1-5]（图 40-1）。1957 年，Takeuchi 和 Shimizu[6] 发表了第一例此病患者的报道，诊断为"双侧颈内动脉发育不良"。该患者是一名 29 岁的男子，自 10 岁起就患有视力障碍和偏身惊厥发作。Takeuchi 和 Shimizu[6] 根据颈外动脉分支的组织学检查，认为这种动脉闭塞是先天性发育不良，不同于动脉粥样硬化。此后，类似的病例不断被报道，主要集中在日本人中，而且有不同的命名：Sano[7] 的"脑基底毛细血管扩张症"，Handa 及其同事[8] 的"大脑动脉网"，Weidner 及其同事[9] 的"细脉网"，以及 Nishimoto 和 Takeuchi[10] 的"脑基底细脉网"。Kudo[11] 使用的术语"大脑动脉环自发闭塞"和"烟雾病"现在在文献中普遍使用。术语烟雾病是由 Suzuki 和 Takaku[12] 提出的，取自大脑底部异常血管网的特征性血管造影结果；moyamoya 在日语中的意思是"模糊或朦胧的烟雾"，以描述异常血管网的外观。

在过去的 60 年里，人们对有这种特征性血管造影发现的患者进行了广泛的研究。众所周知，包括颈内动脉远端在内的颅内大动脉进行性狭窄或闭塞是这种疾病的主要病变，而大脑底部的异常血管网（moyamoya 血管）是继发于大脑缺血的额外表现[2, 4, 5, 13]（图 40-1）。由日本厚生省组织的大脑动脉环动脉自发闭塞研究委员会（Ministry of Health and Welfare，Japan，MHWJ）制订了一个烟雾病的诊断指南，最新版本（1997 年）以日文和英文出版[2, 14-16]，但后续的研究为该疾病增加了新的见解。

一、诊断指南

由 MHWJ 制订的烟雾病诊断指南[17]（框 40-1）不仅用于诊断，而且还被用于患者随访和进一步研究这种独特而神秘的疾病的病因和发病机制。

在 1995 年以前，除了尸检的病例外，脑血管造影对诊断是必不可少的。由于 MRI 和 MRA 图像质量有所提高，研究委员会在 1995 年提出，如果 MRI 和 MRA 能清楚地显示出所有表明烟雾病的征象，就可以不通过传统的脑血管造影进行诊断[18-20]。用无创成像方法代替血管造影进行诊断对患者，特别是儿童是有帮助的。

本次修订还将自身免疫性疾病添加到正在接受评估的烟雾病患者鉴别诊断中，以避免将这种疾病与其他疾病相混淆，在这些疾病中可能会形成类似于烟雾病的血管病变。正确的诊断对于选择最佳治疗方案至关重要。

二、流行病学

在 1984 年、1989 年和 1994 年的合作研究中[21]，对日本人烟雾病的发病率和流行率进行了调查。研究结果显示烟雾病患病率和年发病率分别为 3.16/10

万人和 0.35/10 万人。据报道，患者中女性居多，女性与男性的比例为 1.8 : 1[21]。年龄分布的最大峰值为 10—14 岁，另一个小高峰在 40 岁左右。47.8% 的患者发病年龄小于 10 岁（儿童型烟雾病），此外有些患者在 25—49 岁发病（成人型烟雾病）（图 40-2）。

医学文献中已经积累了关于家族性烟雾病的证据[4, 22-24]。10% 的患者有家族史，13 对同卵双胞胎被报道患有此病[21]。遗传因素对烟雾病发生的贡献将在后面的病因学和发病机制部分予以讨论。

虽然日本国内从未报道过烟雾病的区域特异性，但在全世界范围内报道的烟雾病的频率有显著的区域差异[15, 16]。自 Taveras 在 1969 年报道之后[25]，在非日本人中（包括白种人和黑种人），关于烟雾病的报道一直在增加，尽管它在白种人中很罕见[16, 26]。没有一个种族的发病率像日本人那样高，但在韩国[27, 28] 和中国[29, 30] 发现了相对大量的患者。

韩国的神经外科医生于 1988 年在进行了第 1 次全国性的烟雾病联合研究，共纳入了 289 名患者[27]。这些患者报告的临床特征与日本患者不同，引起了一些疑问：这种异质性是否表明种族和地区的差异，或两国用于诊断的标准不同。日本调查人员进一步分析，将韩国病例重新分类为明确的、可能的和不可能的病例[31]。两种人群中的确诊病例具有相似的临床特征和发病年龄。女性略占优势（比例为 1.3 : 1），而且女性的出血发生率高于男性。研究人群中，韩国人的脑梗死和出血的发生率明显高于日本人，而短暂性脑缺血发作和癫痫发作的发生率则低于日本人。据统计，韩国人的儿童脑梗死发病率及儿童和成人的出血发病率也都较高。

应在西方和其他亚洲国家进行类似研究，以弄清这种疾病的种族意义和遗传背景。

三、病理学

一项研究对约 100 例烟雾病患者进行尸检，发现了各种形式的脑血管病变，并对其宏观和微观表现进行了分析[8, 32-39]。尸检时最常观察到的病变是颅内出血，这是导致烟雾病患者死亡的一个主要原因[38]。大规模实质性出血（脑内出血）经常发生在基底节、丘脑、下丘脑、大脑脚和中脑，并经常延伸和破入脑室内[38]。蛛网膜下腔出血（SAH）也会发生，但

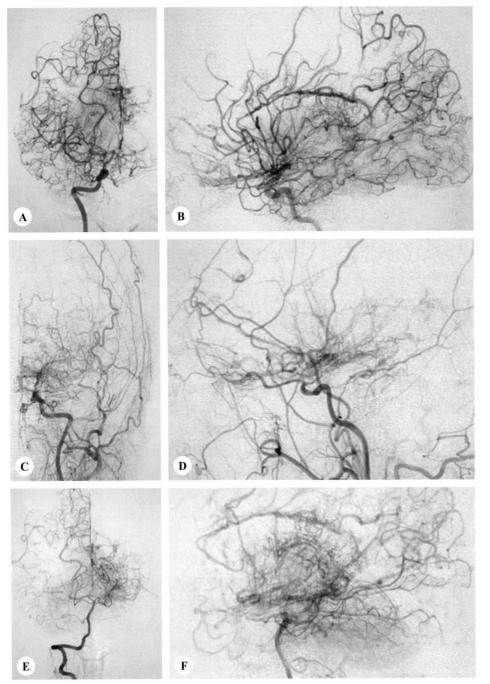

◀ 图 40-1　一名患有烟雾病的 42 岁女性患者的常规脑血管造影

常规血管造影的前后视图和侧视图显示右颈内动脉严重远端狭窄（A 和 B），左 ICA 远端闭塞（C 和 D），左脑膜中动脉发达，以及左大脑后动脉狭窄（E 和 F），还可以看到发育良好的基底层 moyamoya 血管

由动脉瘤破裂引起的原发性 SAH 似乎不像以前描述得那么频繁，许多病例似乎是实质性出血的继发性延伸。此外，陈旧性脑梗死和大脑局灶性皮质萎缩也较为常见，而且常常是多发的[38, 39]。此外，脑梗病灶大多面积较小，并定位在基底节、内囊、丘脑和皮质下。尽管存在颅内大动脉闭塞[40]，但烟雾病患者很少出现大动脉区域性梗死。这一发现可能表明，在动脉闭塞后，moyamoya 血管起到旁路的作用。尸检时发现的颅内出血和梗死的频率和分布可能不是烟雾病的典型特征，因为这种从大脑动脉环和 moyamoya 血管获得的标本，由于他们的临床死因而不可避免出现偏差。然而，尸检材料的组织学和免疫组织化学分析提供了与该疾病病变形成的发病机制有关的宝贵信息。

框 40-1　大脑动脉环自发闭塞（烟雾病）诊断指南

1. 脑血管造影被认为是诊断的必要条件，至少具有以下表现：

(1) 颈内动脉末端或大脑前动脉和（或）中动脉的近端部分狭窄或闭塞

(2) 动脉期闭塞或狭窄病变附近有异常的血管网

(3) 具有 (1) 和 (2) 的两种表现

2. 当 MRI 和 MRA 的结果满足以下所有标准时，可省略脑血管造影：

(1) MRA 显示颈内动脉末端或大脑前动脉和（或）大脑中动脉的近端有狭窄或闭塞

(2) MRA 显示基底节有异常的血管网。注：当 MRI 上基底节出现 2 个或更多可见的流空信号，至少是单侧的流空信号，可视为代表异常的血管网

(3) 同时具有 (1) 和 (2) 表现

3. 烟雾病是一种病因不明的疾病。这种疾病的鉴别诊断包括与下列基础疾病有关的类似的脑血管病变：

①动脉粥样硬化；②自身免疫性疾病；③脑膜炎；④脑肿瘤；⑤唐氏综合征；⑥ von Recklinghausen 病；⑦脑外伤；⑧放射性脑血管病变；⑨其他

4. 可作为诊断参考的病理结果：

(1) 动脉内膜增厚，主要是在颈内动脉的末端部分，以及由这种变化引起的管腔狭窄或堵塞，通常是双侧。在增厚的内膜中偶尔也会出现脂质沉积

(2) 形成大脑动脉环的前、中、后脑动脉等动脉偶尔会出现不同程度的狭窄或闭塞，与内膜的纤维细胞增厚、内弹力层的波纹层状和介质的变薄有关

(3) 在大脑动脉环周围可以看到许多小的血管分支（穿通支与吻合支）

(4) 脑桥也可显示网状的小血管集合

5. 诊断评估：

应根据上述第 1~4 项将烟雾病分为明确的或可能的。当在没有脑血管造影的情况下进行尸检时，应根据第 4 项的标准来诊断该病。明确的烟雾病，应满足第 1 或 2 项和第 3 项所列的所有标准。然而，在儿童中，一侧符合第 1 项或第 2(1) 和 (2) 项的标准，另一侧的颈内动脉末端周围有明显的狭窄，就足以做出明确的诊断

可能的烟雾病：除了第 1 或第 2 和第 3 项的标准中的第 1(3) 项和（或）第 2(3) 项，所有标准都满足

引自 Research Committee on the Pathology and Treatment of Spontaneous Occlusion of the Circle of Willis; Health Labour Sciences Research Grant for Research on Measures for Infractable Diseases. Guidelines for diagnosis and treatment of moyamoya disease (spontaneous occlusion of the circle of Willis). *Neurol Med Chir (Tokyo)*. 2012;52:245.

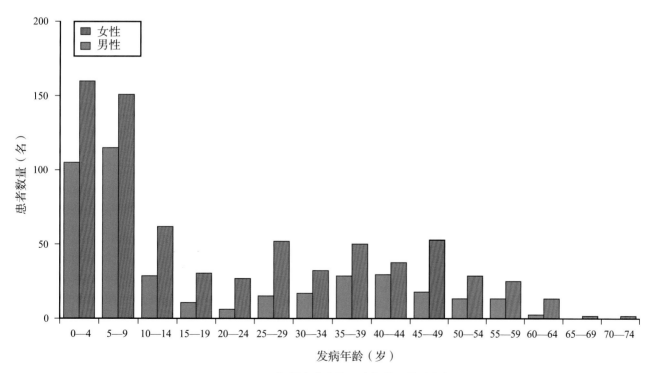

▲ 图 40-2　烟雾病患者的发病年龄和性别分布

引自 Wakai K, Tamakoshi A, Ikezaki K, et al. Epidemiological features of moyamoya disease in Japan: findings from a nationwide survey. *Clin Neurol Neurosurg*.1997;99(Suppl 2):S1.

（一）大脑动脉环与其主要分支

在诊断烟雾病的指南中，包括了颅内动脉的病理结果，以便对生前未做血管造影的患者进行诊断[2, 3]（框 40-1）。大脑动脉环和主要分支的组织学表现具有一定的特征性，但不是这种疾病的特异性表现[34, 35, 39]。因此，并不总是能够仅仅根据病理结果来诊断烟雾病。

从宏观上观察，大脑动脉环和主要分支完全或部分变细变窄，并有过度生长和扩张的动脉从大脑动脉环分出（图 40-3）。动脉变细的程度及扩张的动脉（moyamoya 血管）网形成及其分布因病例不同而不同。颈内动脉的远端会受到严重狭窄或闭塞的影响。在对有病变的大脑动脉环或其主要分支标本进行常规染色，发现动脉管腔严重狭窄或被纤维化的内膜增厚所堵塞[34, 35, 37, 39]（图 40-4A 和图 40-5A）。增厚的内膜似乎是一种层状结构，内部弹性层重复，呈波浪状。这些特征非常类似于在正常对照组的动脉分支处发现的结构，即所谓的"内膜垫"。受影响的动脉的外径通常会变小，而且底层介质明显减少。这些组织学特征在任何部位的病变中都是常见的，尽管内膜增厚的程度和在大脑动脉环中的分布不同。

免疫组化染色表明，增厚的内膜主要由平滑肌细胞组成[37]（图 40-5B），其表型从收缩型变为合成型。内膜中的一些 SMC 的增殖细胞核抗原抗体染色为阳性（图 40-5C），这强烈表明活跃的 SMC 增殖和表型调节有助于动脉纤维性内膜增厚的形成。脂

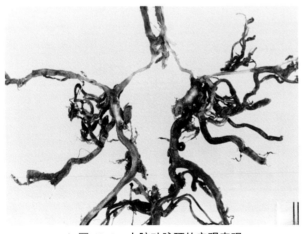

▲ 图 40-3 大脑动脉环的宏观表现

来自一名患有烟雾病的 66 岁的女性的尸检结果。可以看到双侧大脑前动脉和中动脉变细，扩张的动脉形成网状结构（基底层的 moyamoya 血管）

质沉积和含脂质的巨噬细胞（泡沫细胞）已在一些尸检病例中发现，但现在这种现象被认为是动脉粥样硬化的特征[3]。

壁层血栓经常在狭窄的动脉中发现（图 40-4B），但其频率各异[34, 35, 37, 41]。从其组织学特征来看，这种血栓的组织似乎有助于纤维性内膜增厚的发生。

动脉瘤形成是烟雾病患者大脑动脉环中比较常见的发现，其病理将在后面总结。

（二）穿通动脉（moyamoya 血管）

大脑底部的血管网由扩张的中型或小型肌型动脉组成，这些动脉从大脑动脉环、脉络膜前动脉、颈内动脉的颅内部分和大脑后动脉分支出来。这些动脉形成复杂的通道，通常连接到大脑前动脉和大脑中动脉的远端。来自这些通道的许多扩张和曲折的小血管进入大脑底部，对应于豆纹动脉和丘脑穿通动脉。

在显微镜下观察，脑实质中的这些穿通动脉呈现两种组织学变化：①扩张的动脉，血管壁相对较薄；②厚壁动脉，管腔狭窄[38]。动脉扩张在年轻患者中更为突出。大多数扩张的动脉表现为纤维化，中膜明显减少，弹性层偶尔出现节段性表现。在血流动力学压力或血管老化的情况下，扩张的动脉壁变薄可能容易导致动脉壁局灶性突出（微动脉瘤形成），其破裂被认为是导致烟雾病患者脑实质性出血的机制之一（图 40-6）。已经证实了在高血压脑实质性出血的患者动脉瘤形成过程中存在穿通动脉纤维素样坏死，但在烟雾病患者中仍未被病理学证实。

相比之下，狭窄的血管在年轻患者中不太常见[39]。这些血管表现为内膜同心性增厚，弹性层增厚，中膜纤维化（图 40-6）。偶尔也会发现部分血管扩张，弹性层不连续，闭塞性血栓形成及其机化和再通。穿通动脉中的这些组织学变化表明，烟雾病患者的动脉阻塞性变化并不限于大脑动脉环及其主要分支。

（三）软脑膜血管

在烟雾病（所谓的穹窿烟雾病）患者的脑血管造影中，常可观察到大脑三大动脉之间的软脑膜吻合和颈外动脉硬膜间吻合成异常的血管网[4, 13, 42]。对患有烟雾病软脑膜血管进行的组织病理学和形态学研究表明，这种吻合没有新形成的血管，而只是原有血管的扩张[43]。内弹性层的萎缩或断裂在有病史较

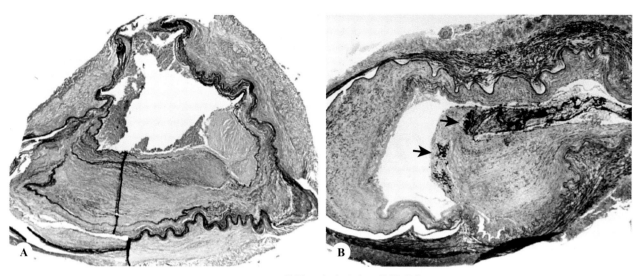

▲ 图 40-4　显微镜下大脑动脉环的微观表现

图像来自病患者尸检结果。A. 一名 60 岁女性的右颈内动脉颅内部分（elastica van Gieson 染色）；B. 一名 36 岁男子的右大脑中动脉主干。箭表示壁层纤维蛋白血栓及其组织（Mallory PTAH 染色）

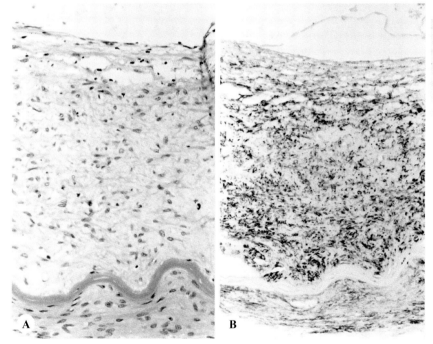

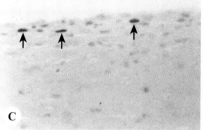

▲ 图 40-5　一个患有烟雾病的 14 岁女孩的基底动脉显微外观

A. HE 染色；B. 肌动蛋白的免疫组化染色；C. 增殖细胞核抗原染色，箭表示细胞核对 PCNA 的染色是阳性的

短的患者中非常明显，而纤维内膜增厚在病史较长的患者中更为突出。软脑膜血管壁的这些结构适应性表明它们参与了大脑皮质表面的侧支循环。

（四）动脉瘤形成

颅内动脉瘤经常与烟雾病有关[44-47]。颅内动脉瘤有两种类型：大动脉瘤（major artery aneurysms，MAA）从大脑动脉环发展而来，而外周动脉瘤（peripheral artery aneurysms，PAA）位于 moyamoya 血管、脉络膜动脉或任何其他外周动脉[44]。SAH 由 MAA 破裂引起，而实质出血或脑室内出血在某些情况下则由 PAA 的破裂引起。

在单侧烟雾病患者（可能的病例）中，MAA 通常存在于前交通动脉 – 大脑前动脉的动脉复合体中，在双侧烟雾病患者中，MAA 存在于基底动脉中[44]（图 40-7），单侧病例的 MAA 是双侧病例的

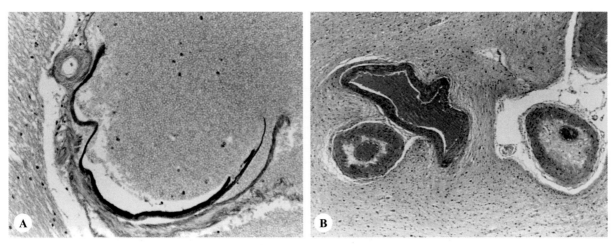

▲ 图 40-6　尸检时烟雾病患者的穿通动脉的显微外观

A. 一位 60 岁女性的右尾状核的动脉有实质性出血，显示出明显的扩张和破裂（elastica van Gieson 染色）；B. 39 岁女性的左侧丘脑的一些动脉由于纤维性和水肿性内膜增厚而显示管腔狭窄（HE 染色）

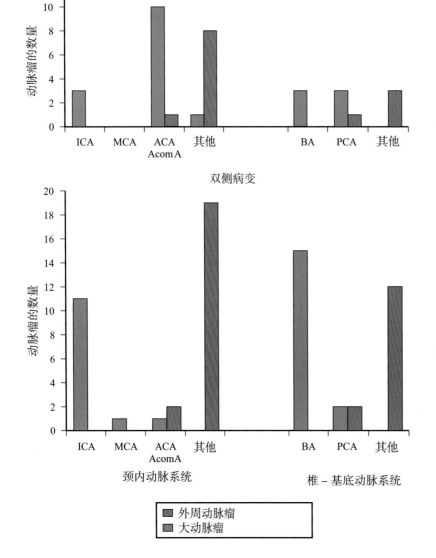

◀ 图 40-7　烟雾病患者的动脉瘤位置

ACA. 大脑前动脉；AcomA. 前交通动脉；BA. 基底动脉；ICA. 颈内动脉；MCA. 大脑中动脉；PCA. 大脑后动脉；ICA. 颈内动脉；MCA. 大脑中动脉；ACA. 大脑前动脉；AcomA. 前交通动脉；BA. 基底动脉；PCA. 大脑中动脉（引自 Herreman F, Nathal E, Yasui N, et al. Intracranial aneurysm in moyamoya disease:report of ten cases and review of the literature. Cerebrovasc Dis. 1994;4:329. ）

4 倍。如果动脉瘤的形成是由于随着狭窄过程的进展，通过代偿的脑循环途径的血流量增加而形成的，那么 MAA 的这种解剖学分布就可得以解释。这种增加的血流量对动脉壁施加了高压，导致在易受影响的地方形成动脉瘤，如分支部位。组织学上，瘤壁由内皮细胞和外膜组成，内弹力层和中层消失，与 SAH 中常见的囊状动脉瘤壁没有区别。在尸检病例中，也有关于内膜与中层剥离而形成的动脉瘤的报道[48, 49]。

据推测，PAA 是造成脑实质性出血的原因。目前报道了两种类型的动脉瘤：囊状（真）动脉瘤和假性动脉瘤，后者由纤维蛋白和红细胞组成，可能是破裂的结果[50]。PAA 的平均大小是 MAA 的一半，PAA 在许多情况下可能无法通过血管造影看到。因此，在血管造影中发现的 PAA 可能只代表一个较大病变。据报道，1/3 的血管造影显示的 PAA 在随访期间会自动消失；我们报道了 1 例在尸检中发现没有破裂的硬化性 PAA 的组织学[51]，并提出了动脉瘤消失的病理过程。

（五）颅外颈动脉和全身动脉

烟雾病不仅在颅内动脉出现内膜纤维化增厚而导致管腔狭窄，在颅外动脉，包括颈动脉、肾动脉、肺动脉和冠状动脉都有报道[35, 52, 53]。一个 7 岁的日本女孩的尸检显示，在颅内和颅外的颈动脉、冠状动脉和肾动脉中出现了由 SMC 和弹性纤维组成的同心纤维内膜增厚，其组织学特征与内膜增生型肌肉纤维发育不良相似。文献中还报道了多例与烟雾病相关的肾性高血压病例[54-56]，其中许多病例显示出 FMD 的血管造影或病理学外表现。因此，有人推测，在烟雾病中存在全身性 FMD 或类似 FMD 的血管病变的参与，而高血压可能是全身动脉受累的结果。烟雾病的颅内病变可能是全身性疾病的表现，但没有病理变化提示任何特定的疾病或病因因素，这些全身性变化的意义目前还不清楚。

四、病因与发病机制

烟雾病是获得性还是先天性，一直存在着较大争议，另外疾病发病机制的假说一直没有得到普遍认同[3, 4]。因此，病因仍然未知。然而，烟雾病已被认定为一种临床疾病，以下临床特征现已被普遍接受。

1. 大脑动脉环和主要分支，包括颈内动脉远端的进行性狭窄或闭塞是本病的主要表现。

2. 大脑底部的异常血管网（moyamoya 血管）由继发于脑缺血的侧支血管组成。

3. 临床症状和体征是继发于上文描述的血管病变的脑血管事件的表现，包括颅内出血、梗死和 TIA。

4. 大脑动脉环及其分支内增厚的内膜的主要细胞成分是 SMC。在未知机制的诱导下，内膜中的 SMC 迁移和增殖可能导致内膜增厚，与细胞外基质成分（包括弹性蛋白、胶原蛋白和其他蛋白多糖）的形态和生化改变有关。

相比之下，诱导本病患者动脉内膜中 SMC 增殖和迁移的机制尚未确定。此外，内膜增厚只发生在有限的动脉中，如大脑动脉环，其原因尚不清楚。如前所述，长期以来，遗传因素被认为在烟雾病的病因中起着重要作用，日本人的高发病率[15]、偶尔发生的家族聚集性[22] 及烟雾病与人类白细胞抗原[57] 的某些表型或其他先天性疾病（如镰状细胞贫血症[58]、von Recklinghausen 病[59, 60] 和唐氏综合征[61, 62]）的关联都表明了这一点。

在一项针对家族性烟雾病患者的遗传学研究中，有人认为染色体 3p24.2—p26、6q25、8q23、17q25 可能与家族性烟雾病有关联[63-66]。最近，一些研究发现环指 213 基因（RNF213）是烟雾病的易感基因[67, 68]。Kamada 等报道，在 95% 的家族性烟雾病患者、73% 的非家族性烟雾病患者和 1.4% 的对照组中发现了 RNF213 的 p.R4859（c.14576G＞A）遗传多态性[68]。鉴于这种遗传变异在 5% 的家族性烟雾病中是阴性的，而且 1.4% 的对照组也携带这种变异，可能还有其他因素与烟雾病的发展有关。Miyawaki 等证明，RNF213 中的 p.R4859（c.14576G＞A）变异不仅与烟雾病患者的颅内大动脉狭窄病变有关，也与其他血管病患者有关[69, 70]。今后，RNF213 中的 p.R4859（c.14576G＞A）变体的基因诊断可能与脑卒中的风险评估相关。

尽管遗传因素可能参与了烟雾病的易感性，但该病的大多数病例都是散发性的，其临床表现和疾病进展都不是先天性的。通过积累患者和临床数据的分析，人们对于烟雾病发生和发展的后天因素提出了许多假设；这些假设包括有或没有自身免疫机制的血管炎[12, 13, 71]、感染（病毒[72]、厌氧菌，如痤疮丙酸杆菌[73]）、血栓形成[34, 35, 41]、青少年动脉硬化[34, 35]、颅脑创伤[74]、交感神经末梢异常[65]和放射性暴露[75, 76]。

在病理学部分的讨论中指出，烟雾病患者的血管内经常有微血栓形成[34, 35, 37, 41]。微血栓似乎与纤维内膜增厚有关，这一假说解释了病变中增厚的内膜的片状结构。如果以内皮损伤作为病变形成的起点，那么推测内膜中的 SMC 迁移和增殖是在损伤后诱发的。已有大量证据表明，内皮损伤引发 SMC 的表型调节和增殖，并导致新内膜的形成，不仅在实验动物中[77-80]，而且在血管成形术再狭窄的患者中也是如此[80, 81]。然而，目前还不清楚这一过程在烟雾病中发挥多大的作用。此外，微血栓是一个非特异性的发现，血管内皮损伤的具体病因尚未明确。

在烟雾病中并未发现导致内皮损伤的相关因素。Ikeda 和他的同事[82] 使用功能标志物（血栓调节蛋白和 von Willebrand 因子）对烟雾病患者增厚的血管内膜进行检测，并发现增厚处内皮细胞丢失。关于动脉损伤机制的假设，已经有报道称，在一些烟雾病患者中存在血栓前异常[83, 84]，包括遗传性蛋白 S 缺乏和抗磷脂抗体，可能与免疫反应引起的慢性动脉炎有关[23, 85]。通过细胞类型特异性免疫组化，我们曾证明了病变中，特别是在增厚的内膜表层中存在巨噬细胞和 T 细胞[37]。然而，在患者身上观察到的这种炎症细胞浸润可能是对微血栓的局部反应，也可能是全身性炎症或动脉粥样硬化的反映，与烟雾病无关。因此，要把烟雾病的组织病理学特征与其他病理变化（包括动脉粥样硬化和各种形式的动脉炎）的特征进行区分并不容易。

除了在内膜增厚和烟雾血管形成的发生过程中可能涉及的 SMC 迁移和增殖外，许多研究人员还将注意力集中在生长因子和细胞因子及其受体上，如 bFGF[86, 87]、PDGF[88]、TGF-β[89]、IL-1[90]、前列腺素 E_2 和肝细胞生长因子[91, 92]。已尝试对烟雾病患者脑脊液中以上蛋白质进行免疫组织化学染色和定量分析[86.87, 93, 94]。这些方法可能有助于引入目前正在迅速发展、涉及血管成形术再狭窄[79, 81]和动脉粥样硬化问题[80]的分子生物学和血管生物学。遗传分析候选细胞因子及其与烟雾病有关基因的工作可能有助于确定该疾病的原因。

五、临床症状与特征

烟雾病的临床症状和体征表现为与脑动脉病变有关的脑血管事件。最初的症状是突然发生的脑血管事件，包括 TIA、脑梗死、颅内出血，偶尔也有癫痫发作。有些患者没有明显的症状，他们的疾病是通过血管造影诊断出来的，因为这种疾病具有家族聚集性[18]。

MHWJ 的研究委员会根据 1995 年以前登记的患者的初始症状和他们的频率[95]，定义了烟雾病的四种临床类型，如下所示。

- 缺血性（63.4%）
- 出血性（21.6%）
- 癫痫性（7.6%）
- 其他（7.5%）

缺血型在儿童期的烟雾病中占主导地位，在 10 岁以下患者中占 69%；40% 的患者发生 TIA，29% 的患者发生梗死，表现为各种症状，包括肢体瘫痪、意识障碍、语言障碍和感觉障碍[96]。缺血症状是由一些涉及过度通气的情况引起的，如吹奏管乐器及哭泣等，它们被认为是由 $PaCO_2$ 减少导致的脑血流量减少而引起的。缺血性恶化常由上呼吸道的感染所诱发。在长期随访过程中，智力低下和低智商是儿童患者需要解决的其他重要问题；这个问题将在疾病进展和预后部分进一步讨论。

出血型在成人患者中很普遍，占成年患者的 66%，以女性居多[96]。头痛、意识障碍和运动障碍是常见的症状。诱发出血的事件尚未确定，但高血压和衰老被认为是潜在因素。出血常在数天至 10 年内多次重复发生，大量出血往往导致死亡。

癫痫型约占所有患者的 5%，其中 80% 以上是 10 岁以下的儿童[96]。

六、实验室检查

许多团队都试图建立一个诊断烟雾病的实验室检测手段，但并未成功。然而，一些报道的数据片段，提供了有关这种疾病的病因和发病机制的宝贵信息。例如，对厌氧菌（如痤疮丙酸杆菌）[73]、巨细胞病毒和 EB 病毒[72]的感染进行了检查，对特异性抗体进行筛选，并用聚合酶链反应扩增病毒 DNA。报道的数据表明与烟雾病具有正相关关系。

血栓前异常不仅在烟雾病患者中被报道，而且在患有脑血管疾病的儿童中也被报道。据报道，一些患者存在蛋白 S 和蛋白 C 缺乏[83]。抗心磷脂抗体是一种针对磷脂酰甘油的自身抗体，而磷脂酰甘油本身是细胞膜磷脂的一种成分，在烟雾病患者中的所占百分比高于对照组[84, 85]。这些数据表明自身免疫机制与烟雾病之间可能存在联系，因为这种抗体被认为在脑梗死的动脉血栓形成中起重要作用[85, 87]。

七、临床检查

（一）血管造影

烟雾病血管造影的基本表现为双侧颈内动脉的颅内部分狭窄或闭塞，同时在大脑底部有一个增生的血管网（moyamoya 血管）（图 40-1）。

血管狭窄或闭塞常常沿着大脑动脉环及其主要分支延伸。然而，椎 - 基底动脉系统很少被报道受到疾病影响[12, 13]。在患者中经常可以发现脑膜侧支血管的形成，特别是来自大脑后动脉的分支。通常还存在通过眼动脉、颈外动脉和椎动脉的经硬膜吻合支。

Suzuki 和同事[12, 13]根据血管造影的结果将烟雾病的进展分为以下六个阶段：①颈动脉交叉狭窄；②开始出现烟雾状血管；③烟雾状血管强化；④烟雾状血管狭窄；⑤烟雾血管减少；⑥烟雾血管消失，仅有来自颈外动脉的侧支循环。Kitamura 和他的同事[4]在他们的随访患者中证实了这些按时间顺序排列的变化。也就是说，随着主动脉狭窄的进展，烟雾血管的数量增加。后来当经硬膜吻合处出现时，它们就会减少。随着疾病的发展，经硬膜吻合的血管也会减少。

如前所述，动脉瘤的形成通常见于烟雾病。

（二）CT

CT 扫描上的烟雾病的特征因临床类型而异。常规 CT 扫描最突出表现是出血型患者的基底节和丘脑、脑室系统和蛛网膜下腔的高密度区域[16, 98]，类似于高血压颅内出血。

在缺血型中，CT 扫描显示为低密度区域，面积相对较小，通常局限于大脑皮质和皮质下层，伴随皮质沟和脑室扩张。有时可见成人位于基底神经节和丘脑的腔隙性脑梗死，但在儿童中很少见。然而，高达 40% 的缺血型患者在常规 CT 扫描中没有异常。使用对比剂通常可以看到基底神经节内迂回和弯曲的血管，这些血管代表了 moyamoya 血管。大脑前动脉和大脑中动脉的近端往往显影不良。

（三）MRI 与血管造影

由于 MRI 和 MRA 是非侵入性技术，可以显示大脑和动脉系统的各种病理变化，因此它们比传统的血管造影有很大的优势。MRI 可显示 CT 无法发现的皮质下小病灶。烟雾病患者的脑梗死面积通常位于皮质下且很小，病灶通常呈多发性和双侧性。部分患者可存在脑萎缩和轻微的脑室扩张[18-20, 99]。大多数患者的颈内动脉远端狭窄或闭塞的病变在 MRA 上可以显示（图 40-8）。明显的烟雾病血管在 MRA 上可显示为细小的异常血管（图 40-8A），在 MRI 上也可显示为信号空洞（图 40-8B），在儿童患者中尤为明显。然而，MRI 和 MRA 很难显示烟雾病患者尤其是成年患者的那些小的烟雾状血管。

正如烟雾病诊断指南中所描述的，MHWJ 的研

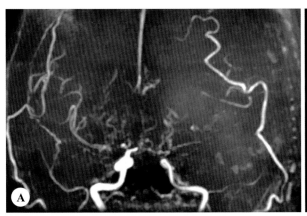
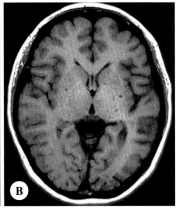

◀ 图 40-8　典型的烟雾病的 MRA 和 MRI
与图 40-1 为同一患者。A. MRA 显示与常规血管造影观察到的结果相似；B. 轴向图像显示基底神经节内有多个信号空洞

究委员会指出，如果 MRI 和 MRA 可以可视化上文描述的结果，则可以在没有传统血管造影术的情况下诊断这种疾病。MRI 和 MRA 也被证明是烟雾病患者术后评估和纵向随访的有用的成像工具[19, 100, 101]。预防再出血对于烟雾病患者十分重要，因为它严重影响患者预后[102]（图 40-9）。烟雾病患者中无症状微出血的患病率显著高于健康人[103]。一项使用 T_2^* 加权 MRI 的前瞻性队列研究表明，MBS 的存在是成人烟雾病继发脑出血的重要预测因素[104]。烟雾病的 FLAIR 图像上的软脑膜高信号被称为"常春藤征"，反映软脑膜吻合口充血的软脑膜血管血液缓慢流动，表明脑血管储备减少[105, 106]（图 40-10）。

（四）超声

由于烟雾病是一种全身性血管疾病，据报道可累及颅外颈内动脉、颈外动脉、主动脉、肺动脉、冠状动脉、腹腔干、肾动脉及颅内血管[107-109]。常规颈动脉超声容易观察到颅外颈动脉，其远端也可用经口颈动脉超声（transoral carotid ultrasonography, TOCU）评估[110-112]。颈外动脉血流速度增加被认为

是存在侧支循环的证据[113]。一项研究应用常规颈动脉超声和 TOCU 对 10 例烟雾病患者的 19 条颈内动脉的形态特征进行了研究。研究者描述了 14 个颈内动脉（74%）和 16 个颈内动脉（直径反转，颈外动脉直径小于颈外动脉直径）的"香槟瓶颈征"（颈内动脉球部以上的颈内动脉近端直径大大缩小，不到颈总动脉的一半）[114]（图 40-11 和图 40-12）。

这些烟雾病的超声表现可能有助于早期发现[115]。"香槟瓶颈征"与烟雾病的分期，以及由于后交通动脉缺陷导致外周阻力增加进而导致的颈内动脉低血流有关[116]。Tomoda 等的超声研究支持双侧"香槟瓶颈征"与烟雾病密切相关，但当该征象在单侧出现时，可能意味着烟雾病或动脉粥样硬化[117]。

（五）脑电图

在儿童期发病的患者中，脑电图异常比成人更常见[118]。这些发现与由于 $PaCO_2$ 变化引起的永久性或暂时性缺血性变化有关，但这种变化不是烟雾病特有的[4, 13]。Yoshii 和 Kudo 将脑电图结果总结为：①弥漫性和双侧、异常、低电压或慢波和棘波；

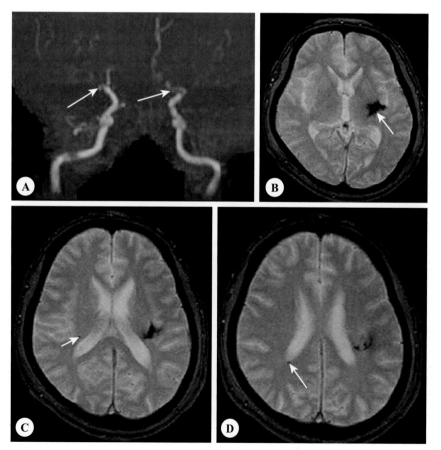

◀ 图 40-9　52 岁烟雾病患者的 MRA 和 MRI

A. MRA 显示双侧颈内动脉远端闭塞或严重狭窄（箭）；B 至 D. T_2^* 加权 MRI，B 显示既往左侧壳核出血（箭），C 和 D 显示多处微出血（箭）

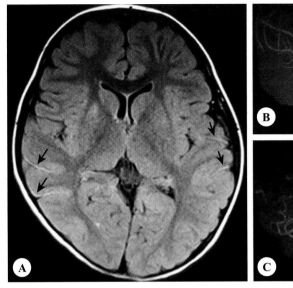
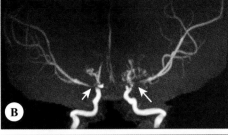
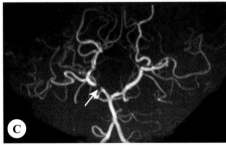

◀ 图 40-10　1 例 5 岁烟雾病患者的 MRI FLAIR 和 MRA 检查

该患者出现短暂性脑缺血发作并伴有右侧轻偏瘫症状。A. MRI FLAIR 图像显示"常春藤征"（箭），反映了通过软脑膜吻合的充盈软脑膜脉管系统血液缓慢流动，并表明脑血管储备减少；B 和 C. 显示了双侧颈内动脉及其分支的远端部分（箭）和右侧大脑后动脉的近端部分（箭）的狭窄

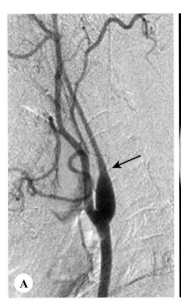
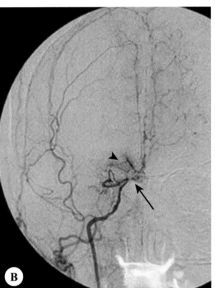
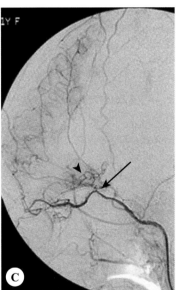

▲ 图 40-11　烟雾病患者的脑血管造影

A. 颈内动脉近端部分的直径减小（箭）；B 和 C. 在前后位（B）和侧位（C）视图中，箭表示远端颈内动脉闭塞，箭头表示基底脑的血管网（引自 Yasaka M, Ogata T, Yasumori K, et al. Bottle neck sign of the proximal portion of the internal carotid artery in moyamoya disease. *J Ultrasound Med.* 2006;25:1547–1552.）

②在过度换气过程中出现 δ 波"积聚"；③对光刺激无影响[119]。

（六）其他临床检查

由于缺血型和癫痫型烟雾病的症状是由动脉狭窄或闭塞导致脑血流量受损所致，因此通过 CT 方法显示氙气吸入测量局部脑血流量和代谢分布，包括稳定氙气增强 CT、动态 CT、PET 和 SPECT。这些生理和形态参数的测量对患者的随访、内科和外科

治疗的评估及预后的判断都是有用的[120-126]。

八、疾病进展和预后

烟雾病的病情进展和预后在儿童和成人之间有显著差异。在儿童中，血管造影结果随着时间的推移而变化，有时变化很快[127, 128]；脑底异常血管网的形成也会从单侧进展到双侧[22, 128, 129]。然而，烟雾病患儿的日常生活活动和预期寿命的预后较为平均，

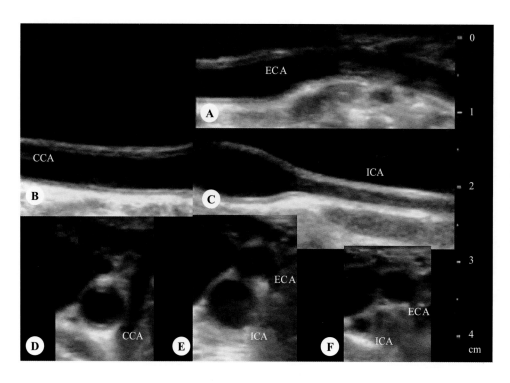

◀ 图 40-12　常规颈动脉超声图显示了同一患者的"瓶颈"和"直径逆转"迹象

如图 40-11 所示。CCA. 颈总动脉；ECA. 颈外动脉；ICA. 颈内动脉（引自 Yasaka M, Ogata T, Yasumori K, et al.Bottle neck sign of the proximal portion of the internal carotid artery in moyamoya disease.J Ultrasound Med.2006;25: 1547–1552.）

很少遇到不可逆的缺血和出血并发症。无论接受何种治疗，超过 80% 的此类患者身体健康或无须陪护。但是据报道，由于智力低下、心理障碍和人格改变，许多儿童无法很好地适应社会或学校生活[130-134]。一般来说，起病越早，病程越长，精神功能和智力水平就越低下。

在成年人中，血管造影变化的进展并不常见。但是成年患者的日常生活活动和预期寿命不容乐观，因为许多患者都会出现多发性和反复的颅内出血。

九、治疗

在一项研究中，除了一些症状轻微或一过性症状的患者倾向于观察并给予保守治疗外[95]，大多数烟雾病患者（77%）接受了血管重建手术治疗。手术治疗在改善局部 CBF 和 PET 结果方面比保守治疗更有效，通常认为手术治疗比保守治疗更有利于改善预后[1, 120, 135]。

（一）药物治疗

烟雾病患者使用的药物主要包括血管扩张药、抗血小板药物、抗纤溶药物和纤溶药物。其他药物，包括抗癫痫药物和类固醇，分别用于癫痫类型的患者和颅内压升高的患者[96, 98]。

类固醇在某些情况下被认为有一定效果，特别是在不自主运动的患者及反复发作的缺血性或出血性发作的活动期。这种效应被认为与类固醇对水肿、局部脑血流量和血管炎的影响有关。

抗血小板药物、乙酰水杨酸和氯吡格雷也可用于预防大脑动脉环和主要分支的反复缺血性发作和血栓形成，这被认为在烟雾病的进展中起着重要作用。其他药物，如血管扩张剂、抗纤溶药物和纤溶药物，有时也用于类似的目的。然而，这些药物对烟雾病患者的疗效从未在临床试验中得到完全证实。

（二）手术治疗

血管重建术分为三类：直接搭桥手术、间接搭桥手术和两者的组合[1, 136]（图 40-13）。血管重建术的目的是为缺血的大脑提供额外的侧支循环，从而改善局部 CBF，防止或最大限度地减少不可逆脑损伤。此外，通过旁路的侧支循环有望在减少 moyamoya 血管的血流动力学压力方面起到一定作用，最终防止出血事件的发生。而在烟雾病出血性并发症的急性期，则进行血肿清除和脑室引流。

颞浅动脉 - 大脑中动脉搭桥术（STA-MCA）是 Yasargil 首创的一种直接血供重建术[137]，随后由 Karasawa 和 Kikuchi[138] 及 Reichmann 和同事[139] 分别应用于烟雾病的治疗。这种直接血供重建术似乎

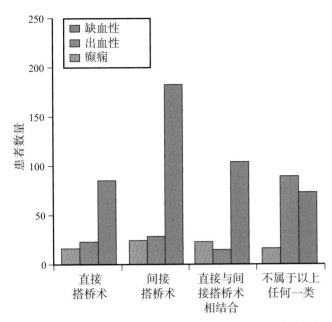

▲ 图 40-13　根据烟雾病患者最初发作的类型，选择外科血管重建手术类型（X 轴）

引自 Fukui M, Kawano T. Follow-up study of registered cases in 1995. In: Fukui M, ed. *Annual report (1995) by the Research Committee on Spontaneous Occlusion of the Circle of Willis (Moyamoya Disease)*. Tokyo: Ministry of Health and Welfare; 1996:12.

取得了显著改善的脑血流量和比保守治疗更好的预后[120, 140]。然而，这项技术需要微血管外科技术，而且并不总是可能找到适合吻合的皮质分支。此外，术中需要监测血压和 $PaCO_2$，以防围术期缺血性并发症的风险[121]。

间接血供重建术是另一种外科手术，其目的是通过缝合的组织进行新的血供重建，将颈外动脉血流引入颈内系统。脑室动脉血管扩张术（encephaloduroarteriosynangiosis，EDAS）[141]和脑肌动脉血管扩张术（encephalomyosynangiosis，EMS）[142]是最常用于烟雾病患者的两种代表性手术。其他手术方法，如脑室动脉血管扩张术（encephaloarteriosynangiosis，EAS）、durapexy 和网膜颅内移植术[143]，也属于这一类别。这些手术可以在没有适合吻合的皮质分支的患者中进行，尽管血供重建并不总是足以提供足以预防缺血症状的侧支血流。因此，神经外科医生经常进行直接和间接血供重建的组合，以获得更好的侧支循环[140, 144]。

外科血供重建术经常用于缺血型烟雾病患者（图 40-9），并且外科手术对改善局部 CBF 的效果已经得到证实[120, 121, 135, 140, 145]。此外，只要正确选择并成功实施外科手术，外科血供重建术对于预防缺血事件和改善日常生活活动能力和智力活动似乎是有效的[95, 100, 134, 144]。由于对于是否引入侧支循环还存在争议[1, 146, 147]，因此通常不对出血型患者进行搭桥手术[95, 148]（图 40-9）。据报道，接受搭桥手术的患者再出血率较低，但差异不显著[149, 150]。手术后，烟雾血管常常出现数量减少和消失[149]。为了评估搭桥手术对预防再出血的效果，一项前瞻性随机多中心研究日本成人烟雾病（Japan Adult Moyamoya，JAM）试验于 2001 年 1 月启动[151]。该试验招募了 80 名患者（手术组 42 名，非手术组 38 名）[152]。在后续 5 年随访过程中，手术组的 5 名患者（11.9%）和非手术组的 12 名患者（31.6%）观察到再出血发作，与 Kaplan-Meier 生存分析结果显著不同（每年 2.7% vs. 7.6%，$P=0.042$），提示直接旁路对再出血有预防作用。JAM 试验的一项亚分析表明，后部出血的患者有更高的再出血风险，并且从手术中获益更大[153]。

十、结论和未来方向

自 1957 年首次报道以来，烟雾病得到了广泛研究，现在被全世界确认为一种临床疾病。这种疾病的血管造影结果和病理生理学特征已有详细的描述，诊断指南也已建立，包括使用 MRI 和 MRA 辅助诊断[2]。有关该疾病的流行病学及药物和手术治疗对预后的长期影响的研究正在进行当中，需要研究人员对数据进行仔细和准确地分析。

关于这种疾病的病因和发病机制，也已经取得了很大的进展，这些研究数据有望为明确该疾病的成因提供重要线索。临床诊断时应该加强对新技术的应用，包括分子遗传学、细胞生物学和实验病理学。此外，建立这种疾病的实验动物模型将是非常有价值的。

第 41 章 皮质下梗死伴白质脑病的常染色体显性遗传性脑动脉病

Cerebral Autosomal Dominant Arteriopathy with Subcortical Infarcts and Leukoencephalopathy

Hugues Chabriat Anne Joutel Elizabeth Tournier-Lasserve Marie Germaine Bousser 著

张钊源 曹子秦 译 宛 丰 徐 岩 曹学兵 校

本章要点

- 皮质下梗死伴白质脑病的常染色体显性遗传性脑动脉病（CADASIL）是一种家族性小动脉疾病，可导致有先兆偏头痛、脑卒中、残疾和认知衰退。
- 这种疾病发生在中年时期。
- CADASIL 是由 *NOTCH3* 基因突变引起的。

皮质下梗死伴白质脑病的常染色体显性遗传性脑动脉病（cerebral autosomal dominant arteriopathy with subcortical infarcts and leukoencephalopathy，CADASIL）[1]是一种遗传性中年小动脉疾病，是在 20 世纪 90 年代通过使用临床工具（MRI 和病理学）和基因工具鉴定的 [2, 3]。这种疾病是由于 19 号染色体[4]上的 *NOTCH3* 基因突变导致血管壁周细胞和平滑肌细胞表面的 *NOTCH3* 受体胞外域堆积。CADASIL 引起皮质下缺血事件，并逐渐导致伴有假性延髓麻痹的痴呆。这种疾病首次是在欧洲家庭中报道。今天 CADASIL 已经在具有欧洲、美洲、非洲和亚洲血统的患者中得到诊断，并在各大洲均有报道。这种疾病现在被认为是最常见的遗传性脑小血管病，但是在很大程度上可能仍未得到诊断。

一、历史回顾

1955 年，Van Bogaert 报道了来自比利时的一个家族的两个姐妹患有 "Binswanger 快速病程型皮质下脑病"，在成年中期发病 [4]。她们的临床表现包括痴呆、步态障碍、假性延髓麻痹、癫痫发作和局灶性神经功能缺损。另外两个姐妹在进行性痴呆后分别于 36 岁和 43 岁去世。这位父亲在 51 岁时发生脑卒中，死于心肌梗死。病理结果显示大脑中存在广泛的白质疏松，与主要位于白质和基底节的多发性小梗死有关 [5]。

1977 年，Sourander 和 Walinder 确定了遗传性多发脑梗死性痴呆，这是一种在瑞典血统中观察到的家族性疾病，其特征是在反复出现脑卒中样发作后 10～15 年并发（与假性延髓麻痹相关的）痴呆 [6]。发病年龄在 29—38 岁，死亡年龄为 30—53 岁。作者报道的脑损伤与 Van Bogaert 在 3 例中观察到的相同，也是由脑部小血管疾病引起的。小动脉壁增厚，导致其管腔缩窄。仅在一名家庭成员中发现基底动脉粥样硬化。在谱系中，该病症遵循常染色体显性遗传模式。这种疾病最近才与 CADASIL 区分开来 [7]。

在 1993 年之前，报道了有几个相似表现的家族，使用了众多同名：慢性家族性血管性脑病[7]、家族性动脉硬化[8]、家族性脑血管疾病[9]、家族性皮质下痴呆伴动脉性脑白质病[10]、伴有皮质下缺血性脑卒中、痴呆和白质脑病的家族性疾病[11]和缓慢进展的家族性痴呆伴反复脑卒中和 CT 扫描脑白质低密度[12]。

1976 年，我们有一位 50 岁的患者，有复发性腔隙性脑梗死的临床病史，在 CT 扫描中表现为大面积且广泛的白质低密度。他没有血管危险因素，特别是没有高血压。10 年后，他的女儿因长期患有先兆偏头痛和短暂性脑缺血发作的病史及最近的一次轻微脑卒中来寻求治疗。她的 CT 扫描和 MRI 显示白质的病变与在她父亲身上观察到的相同。这两个观察结果是对整个家族进行广泛的临床、MRI 和遗传学研究的基础，这是一个非常大的家族，起源于法国西部的一个地区大西洋卢瓦尔省。这些资料最初被描述为 "一个弥漫性白质和肌肉脂质沉积症家族中的复发性脑卒中——一种新的线粒体细胞病？"[2]，然后称为 "常染色体显性综合征伴脑卒中样发作和白质脑病"[13]，后来称为 "常染色体显性白质脑病和皮质下缺血性脑卒中"[2]。由于所有这些不同的名称引起的混淆，我们在 1993 年提出了首字母缩写词 CADASIL 来命名这种疾病，并强调其主要特征[2]。在对大西洋卢瓦尔省的大家族进行基因分析后，受影响的基因于 1993 年定位在 19 号染色体上[1]。1996 年，发现 NOTCH3 基因的各种突变与该疾病有关。从那时起，CADASIL 已经在各大洲的数百个家庭中被发现。因此，基因检测成为一种诊断手段。基因鉴定对于更好地理解该疾病的病理生理学和开发该疾病的转基因小鼠模型也是至关重要的[14]。

在基因鉴定之后，评估这种疾病的患病率成为可能。在 994 名 70 岁以下患有腔隙性脑梗死的高加索患者中，患病率为 0.5%；在患有融合性白质高信号的个体中达到 1.5%[15]。在一般人群中，根据国家疾病登记，苏格兰的该病患病率最初估计为 1.98/10 万[16]。后来在其他类似研究中，这一患病率估计在 1/10 000～5/10 000[17, 18]。最后，Rutten 等观察到 NOTCH3 基因突变率在一般人群中可能要更高。他们在外显子组整合数据库（ExAC）中观察到，来自 60 706 名无关个体的患病率为 3.4‰，但绝大多数突变在 EGFr 结构域之外[1-6]，可能与缺乏症状的表型有关[19, 20]。

二、临床表现

CADASIL 最早的临床表现是有先兆偏头痛发作。尽管频率很高[21, 22]，但这些表现是不稳定的，在 20%～30% 的有症状的受试者中可以观察到。与无先兆偏头痛相比，有先兆的偏头痛的发生率是普通人群的 5 倍，相比之下，无先兆的偏头痛的频率与普通人群相同。当有先兆偏头痛存在时，其通常是首发症状，平均发病年龄为 30 岁（6—48 岁）；女性比男性早 10 年发病[23]。仅在一项研究中发现高血清同型半胱氨酸水平与发病年龄早有关[24]。最常见的是发作是典型的，伴有视觉或感觉先兆症状，持续 20～30min，然后头痛持续几小时。然而，50% 的患者也有不典型的发作，有脑干先兆性偏头痛、偏瘫性偏头痛或先兆延长；少数患者出现非常严重的发作，伴有意识障碍、发热、脑膜炎或昏迷[23, 25-27]。临床表现可以出现严重的脑病[28, 29]。发作的频率高度可变，偏头痛的触发因素是常见的[23]。在一些家庭中，有先兆偏头痛可能是 CADASIL 的突出症状。偏头痛发作的频率在受影响的受试者中也可能存在很大差异，从一生中的 1 次发作到每个月的几次发作[23]。

脑卒中是该病最常见的临床表现。大约 2/3 的有症状的受试者有短暂性脑缺血发作或完全性脑卒中[30]。这些事件发生的平均年龄为（41±9）岁（极端范围为 20—65 岁）[22, 30, 31]。其中 2/3 是典型的腔隙综合征：纯运动性脑卒中、共济失调性轻偏瘫、纯感觉性脑卒中、感觉运动性脑卒中。其他突然发作的局灶性神经功能缺损较少观察到：单纯构音障碍型或与运动或感觉障碍相关的构音障碍、单肢轻瘫、单肢感觉异常、孤立性共济失调、非流利性失语、偏盲[31]。神经功能缺损的发作可在数小时内进展。一些神经功能缺损突然发生，并与头痛有关。当它们是短暂的时候，可以出现有先兆偏头痛发作。缺血事件通常发生在没有血管危险因素存在的情况下。然而，在一些具有一个或几个血管危险因素的患者中也可以观察到它们，最常见的是吸烟者和（或）高血压受试者。这些因素对临床和（或）MRI 表型的影响尚不清楚[22, 32]。

大约 20% 的 CADASIL 患者有严重的情绪障碍病史。他们的频率在家庭之间也有很大的差异[31]。少数患者患有严重的忧郁型抑郁症，有时交替出现典型的躁狂发作[22, 25, 31, 33]。基底节区和（或）额叶白质缺血性病变发生的位置可能在这些情绪障碍的发生中起关键作用[34, 35]。与自主行为减少相关的以缺乏动力为特征的淡漠，最近已被认为是大约 40% 的患者的主要临床表现，独立于抑郁症[36]。

痴呆是 CADASIL 第二常见的临床表现。据报道，1/3 的有症状患者存在这种情况。大脑病变的位置解释了认知障碍的"皮质下"方面。进行性或渐进性神经心理缺陷主要导致注意力缺陷、淡漠和记忆损害[10, 31, 37]。失语症、失用症或失认症很少见，或仅在疾病的末期观察到[10, 12]。认知障碍通常很轻微，尤其是在疾病开始时，可以用一系列神经心理测试来检测。执行功能测试可以检测 35 岁之前的最早的认知改变[38]。在完全没有缺血事件的情况下，认知能力下降可以突然、逐步或渐进发生，类似于退行性痴呆[25, 39]。认知能力下降的频率和严重程度在给定家庭的不同成员之间可能有所不同。脑组织损伤的不同部位和严重程度可能起到关键作用。在对患病的两兄弟（一个患痴呆，另一个无症状）进行 PET CT 检查中，发现仅在基底节和丘脑有梗死的痴呆症患者存在严重的皮质代谢抑制。此外，我们最近在 CADASIL 中观察到白质微结构损伤的严重程度与临床状态密切相关[40]。这与观察到的临床状态与白质内梗死负荷[41]的相关性还有萎缩之间的相关性一致[42]。因此，组织受损或神经元丢失的程度对 CADASIL 患者的认知状态至关重要。在平均年龄为 60 岁的老年痴呆症患者中，只有 10% 的患者在没有任何其他临床表现的情况下观察到痴呆症。痴呆症总是与锥体征、假性延髓麻痹、步态困难和（或）尿失禁有关[43]。认知功能通常是进行性的。患者卧床不起，常常死于吞咽困难引起的肺部并发症。Baudrimont 等报道了 1 例 CADASIL 患者死于深部脑血肿[2]。死亡前 90% 的患者存在痴呆症，患有痴呆症的男性和女性的平均年龄分别为 64 岁和 69 岁[22]。

CADASIL 偶尔也有其他神经系统表现。在 6%～10% 的病例中观察到局灶性或全身性癫痫发作[22, 31]。在几个病例中观察到急性或快速起病的耳聋[13]。值得注意的是，CADASIL 没有脑神经麻痹、脊髓疾病或肌肉来源的症状。Ragno 等报道的 1 例神经根病病因尚未找到[33]。

该病的自然病程如图 41-1 所示。1/5 的 CADASIL

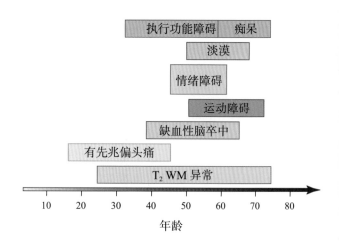

▲ 图 41-1　CADASIL 主要临床表现的自然病史

改编自 Chabriat H, Joutel A, Dichgans M, Tournier-Lasserve E, Bousser MG. Cadasil. *Lancet Neurol*. 2009;8(7):643–653.

患者发病年龄在 20—30 岁，伴有先兆偏头痛发作。在 2/3 的患者中观察到的缺血性表现主要发生在第 4 个和第 5 个 10 年。执行功能障碍和淡漠是脑卒中发病年龄后常见的临床表现。它们有时会与严重的情感障碍相关。痴呆症主要发生在第 6 个 10 年，在死亡之前几乎是恒定的。在对 290 名 CADASIL 患者的随访研究中，观察到痴呆症与中、重度残疾之间在预测彼此发病方面存在双向关系[44]。吸烟是在疾病进程中脑卒中复发的独立和重要危险因素[24, 44, 45]。

三、神经影像

MRI 对 CADASIL 的诊断至关重要。在有症状的患者中 MRI 总是异常的[2, 31, 43]。此外，在不同持续时间的症状前期可以检测到信号异常。早在 20 岁时就可观察到 MRI 信号异常。35 岁以后，所有携带该基因的患者均有 MRI 异常[3, 31]。在基因携带者中，无症状者的出现异常 MRI 的频率随年龄的增长而逐渐递减，在 60 岁以后变得非常低。

MRI 在 T_1 加权像上显示基底节和白质内点状或结节状低信号。T_2 加权像显示相同区域的高信号，通常与白质中信号增强的广泛区域有关[38]。MRI 信号异常的程度是可变的。在患者中，这些损害随着年龄的增长而显著增加。在 40 岁以下的患者中，T_2 高信号通常为点状或结节状，呈对称分布，主要位于脑室周围和半卵圆中心。在晚年，白质病变是弥漫性的，并且可以累及整个白质，包括皮质下 U 纤维。外囊（2/3 的病例）和颞叶前部的信号异常频率值得注意[46]。脑干病变主要见于脑桥[47]。越来越多的数据表明，白质病变有两种类型，主要包括脑室周围区和更外部的病变，具有不同的潜在机制和不同的临床结局[48, 49]。MRI 白质高信号与腔隙相关。腔隙的数量远远超过白质高信号的程度，似乎与临床症状的严重程度有关[50, 51]。髓质通常是不受到损害的，尽管文献中报道了几个故事性病例[52-54]。皮质或小脑病变是例外。仅在两个超过 60 岁的病例中观察到它们。CT 扫描可以显示白质和基底节的病变，但不如 MRI 敏感[55]。然而，皮质下病变的累积，尤其是腔隙，对皮质的形态或厚度有重要影响[56]。它们的数量与脑萎缩的发展密切相关[56, 57]。

其他 MRI 表现包括血管周围间隙扩张，在某些情况下有典型的 "etat criblé"（弥漫性血管周围间隙扩张）[58]，在 GRE 图像上发现 25%～69% 的患者有微出血[59, 60]。这与年龄，糖化血红蛋白和血压有关[61]。它们的数量和深度似乎与临床表现的严重程度有关[62]。

来自 7 个受影响家庭的 14 名患者的脑血管造影结果正常，只有 1 例可检测到小动脉狭窄[31]。最近，Weller 等报道 2 名 CADASIL 患者血管造影结果正常，术后出现神经系统症状恶化，其中一名患者可能有血管痉挛。一名患者出现严重的头痛、呕吐、神志不清、嗜睡和严重的癫痫发作，并在几小时内消退[63]。Dichgans 等后来证实 CADASIL 患者血管造影后神经系统并发症的发生率很高[64]。超声检查和超声心动图一般是正常的，尽管在一项意大利系列研究中报道了卵圆孔未闭的高发生率（47%）[65]。脑脊液检查通常是正常的，但有寡克隆带和脑脊液细胞增多的报道[55]。据报道，有 3 名 CADASIL 患者出现补体 B 因子单独升高[66]。肌电图检查基本正常。在少数散发病例的血清中检测到单克隆免疫球蛋白[13]。

先前在 CADASIL 患者中进行了其他影像学检查。使用 PET 测量葡萄糖消耗水平显示了皮质水平的葡萄糖代谢与认知评分之间存在各种正相关或负相关[67, 68]。使用超声检查获得的数据表明神经血管耦合的改变[69] 已被功能 MRI 证实[70]。与年龄匹配的对照组相比，19 名患者的血流动力学反应发生了改变，并在第二组 10 名患者中重复[70]。在视网膜水平，CADASIL 患者与健康对照组相比，光学相干断层扫描血管造影测量的深部视网膜血管丛的血管密度显著降低[71]。

四、病理学

脑部宏观检查显示弥漫性髓鞘苍白和大脑半球白质疏松，未见 U 纤维[2, 72]。病灶主要分布在脑室周围和半卵圆中心。它们与位于白质和基底节（豆状核、丘脑、尾状核）的腔隙性脑梗死有关[72, 73]（图 41-2）。最严重的半球病变影响最为深远[2, 10]。在脑干中，脑桥的病变更为明显，类似于 Pullicino 等所描述的脑桥缺血性髓鞘疏松[74]。显微镜检查显示大脑和软脑膜小动脉壁增厚，管腔明显缩窄[2]。软脑膜活检也可以发现这种异常[75]。一些不恒定的特征类似于报道的高血压脑病患者的特征[76]：内弹力层重叠和断裂、外膜玻璃样变和纤维变性，中层肿胀。然而，一个独特的特征是在中层到外膜之间存在颗粒状物质。PAS 染色阳性提示糖蛋白的存在，淀粉样物质和弹性蛋白染色阴性[1, 73, 77, 78]。在一个病例中，发现这些血管异常与阿尔茨海默病的典型病变有关[79]。免疫组化不支持血管壁中存在免疫球蛋白。相比之下，血管内皮细胞通常是完好的。有时，平滑肌细胞检测不到，并被胶原纤维所取代[76]。在电子显微镜下，平滑肌细胞肿胀并经常变性，其中一些有多个细胞核。中层中有一种颗粒状的、电子致密的嗜锇性物质[72]。该物质由直径 10～15nm 的颗粒组成[76]。它位于靠近平滑肌细胞细胞膜的位置，在那里看起来非常致密。平滑肌细胞被大量的不明物质分隔开。

Ruchoux 等做出了重要的观察，即在大脑中观察到的血管异常在其他器官中也是可检测的[73, 80, 81]。在电子显微镜下观察到的平滑肌细胞周围的颗粒状嗜锇物质也存在于位于脾、肝、肾、肌肉和皮肤的动脉中层，也存在于颈动脉和主动脉壁[73, 80]。这些血管病变也可以通过神经活组织检查发现[82]。这种物质在皮肤血管中的存在允许在困难的情况下使用穿孔皮肤活组织检查[83] 来确认 CADASIL 的体内诊断，尽管这种方法的敏感性和特异性尚未完全确定[73, 80, 84]。用 NOTCH3 单抗进行皮肤活检免疫染色，发现 NOTCH3 蛋白在血管壁积聚，这也是另一种高敏感性（85%～95%）和特异性（95%～100%）的诊断工具[85, 86]。

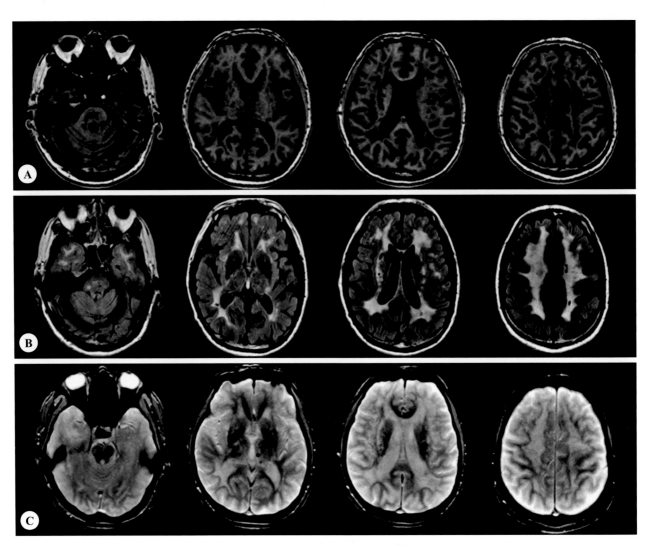

▲ 图 41-2　CADASIL 的 MRI 表现

A. MRI 显示位于脑干（脑桥）、丘脑和豆状核的腔隙性脑梗死 T_1 加权成像，患者 61 岁，有脑卒中、步态困难和认知障碍的病史；B. 在 FLAIR 图像可检测到小而深的梗死，并伴有累及颞叶前部的弥漫性和融合性白质高信号；C. 在 T_2^* 或 GRE 图像可见丘脑和脑干内的微出血低信号灶。CADASIL. 皮质下梗死伴白质脑病的常染色体显性遗传性脑动脉病；FLAIR. 液体衰减反转恢复；MRI. 磁共振成像 [引自 Chabriat H, Joutel A, Dichgans M, Tournier-Lasserve E, Bousser MG. Cadasil. Lancet Neurol. 2009;8(7): 643–653]

五、遗传学

本病的临床外显率与年龄有关，50 岁以后接近 100%。基于 MRI 特征的外显率在 35 岁时达到 100%。在没有阳性家族史的情况下，不应排除 CADASIL 的诊断，因为 *NOTCH3* 基因可能发生从头突变[87]。

CADASIL 是由 *NOTCH3* 基因的定型突变引起的。该基因编码一种 2321 个氨基酸残基的蛋白质，是一个跨膜受体，其胞外结构域（ECD）包含 34 个表皮生长因子重复序列（包括 6 个半胱氨酸残基）

和 3 个 LIN 重复序列，与胞内域和跨膜域相关。导致这种疾病的定型错义突变位于 EGF 样重复序列中，仅位于 *NOTCH3* 蛋白的 ECD 中。在 70% 的病例中，它们位于编码前五个 EGF 结构域的外显子 3 和 4。CADASIL 中的所有突变都会导致半胱氨酸残基数量为奇数，并可能改变受体的功能。*NOTCH3* 蛋白仅在血管平滑肌细胞中表达[88]。蛋白质经历水解裂解，形成胞外片段和跨膜片段。裂解后，这两个片段在细胞表面形成异源二聚体。*NOTCH3* 受体的胞外域在患者的血管壁内积聚。这种聚集物是在电子显微镜下所见的典型的颗粒状嗜锇物质附近，但不在其内部。它在所有血管平滑肌细胞和所有器官（脑、心脏、肌肉、肺、皮肤）的周细胞中都能观察到。NOTCH3 胞外结构域从平滑肌细胞表面的异常清除被认为是导致这种积聚的原因[88]。最近对脑和动脉样本的生化分离表明，NOTCH3 ECD 突变体在 CADASIL 小鼠和患者体内以不溶聚集体的形式积聚。两种功能上重要的细胞外基质蛋白，3 型金属蛋白酶组织抑制药（TIMP3）和玻连蛋白被发现与 NOTCH3（ECD）螯合在 GOM 中。实验数据有力地支持了 NOTCH3 的聚集是一个中心事件，并促进了 NOTCH3（ECD）–TIMP3 复合体的形成，这反过来促进了包括 NOTCH3 在内和玻连蛋白的复合体形成。功能上重要的细胞外基质蛋白的异常募集可能通过损害小血管的细胞外基质稳态而最终导致毒性[89]。

CADASIL 的基因鉴定是发展分子诊断测试的关键一步，该测试目前用于该疾病的阳性诊断。超过 95% 的 NOTCH3 基因突变是错义突变。另一些是小的框内缺失或剪接位点突变[90-94]。值得注意的是，所有突变都会导致给定的表皮生长因子受体（EGFR）内奇数个半胱氨酸残基[77, 91, 95-99]。几个初次发现的突变也有报道，但其确切频率尚不清楚[97, 100]。迄今为止，已有 2 例纯合子患者被描述[101, 102]。基因检测是诊断 CADASIL 的金标准。基因检测是诊断 CADASIL 的金标准。当检测到导致 EGFR 内奇数个半胱氨酸残基的突变时，筛选编码 34 个 EGFR 的 23 个外显子具有 100% 的特异性。它的敏感性也接近 100%[77, 98, 103]。半胱氨酸数量改变突变是否是 CADASIL 中的规则仍存在争议，因为有报道表明其他类型的突变具有致病性。然而，在大多数情况下，这种关联似乎是有问题的[69]。

六、诊断

对于患有短暂性脑缺血发作或脑卒中、严重情绪障碍、有先兆偏头痛发作或痴呆症的患者，只要他们的 MRI 显示皮质下白质和基底节存在广泛的信号异常，就应该提高对 CADASIL 的诊断。这种关联应该促使对该家族进行系谱研究，包括所有一级和二级亲属。从中获得的临床和（或）神经影像数据对于确定疾病的遗传来源至关重要。无论是否进行皮肤活检，都可以通过基因检测来确诊。

CADASIL 的临床表现和 MRI 表现与 Binswanger 病（Binswanger disease，BD）非常接近，但这两种疾病有三点不同：与 CADASIL 不同，BD 最常见于高血压患者，与有先兆偏头痛无关，也不被认为是常染色体显性遗传疾病。然而，应该注意的是，大多数 BD 病例的家族特征尚未得到系统的评估，并且 NOTCH3 基因可能存在散发突变[104]。在 MRI 上，外囊和颞叶前白质受累在 CADASIL 中更为频繁和严重，这有助于鉴别诊断。血管性白质脑病的其他原因很容易识别。遗传性淀粉样脑血管病可以表现为缺血性脑卒中和 MRI 白质信号异常，但基本特征是复发性脑叶出血和脑血管壁中存在淀粉样沉积[105, 106]。日本家系报道的“家族性年轻发病动脉硬化性白质脑病”是一种常染色体隐性疾病，也称为 CARASIL，与脱发和骨骼异常有关，继发于小脑血管内膜增厚。它是由 HtrA 丝氨酸蛋白酶 1（HTRA1）基因突变引起的，该基因通过 TGF-β 家族成员抑制信号传导[107, 108]。Lossos 等描述的遗传性白质脑病是一种皮肤胶原含量增加的疾病，会导致进行性痴呆，并与掌跖角化病有关[109]。CADASIL，尤其是在发病时，可能很难与多发性硬化鉴别。该疾病的常染色体显性遗传模式、没有视神经或脊髓受累及在 MRI 检查中常与基底节梗死相关的白质信号异常的对称分布是识别该病的最有用的标志[90]。此外，肾上腺脑白质营养不良，一种 X 连锁的代谢性疾病，具有超长链脂肪酸的积累，可在成人中观察到，但与 CADASIL 不同，它不累及基底节，脑部疾病是进行性的，它与脊髓和周围神经脱髓鞘有关。

其他缺血性小血管疾病的临床和 MRI 表现与在 CADASIL 和常染色体显性遗传中观察到的表现相似，这些疾病正在逐步得到识别[110-112]。最近有报道称，一种比 CARASIL 轻得多的可以模拟 CADASIL 的表型与 HTRA1 基因的杂合突变有关[112, 113]。脑桥常染色体显性遗传微血管病伴白质脑病，是一种严重的成人疾病，在脑桥有早期缺血性病变，由 miR-29 结合位点突变导致 COL4A1 上调所致。总之，1977 年 Sourander 报道的瑞典型多发性梗死性痴呆的病因是 COL4A1 的 3' 非编码区突变[114]。

结论

CADASIL 是一种全身性血管平滑肌细胞遗传病。

遗传学和病理学研究的最新进展表明，NOTCH3 蛋白胞外域的积累与该病中观察到的小动脉壁严重的超微结构变化有关。其他数据表明，小动脉壁的改变可能导致脑低灌注，从而导致组织病变的进行性积累。这些病变主要发生在最脆弱的大脑区域，可能是因为大脑独特的血管结构。最后，白质和基底节内组织破坏的不同严重程度及其不同的位置可能是特定家族成员间临床严重程度差异的重要来源。

在 CADASIL 上进行的研究不仅对确定未来预防该疾病的最佳靶点至关重要。对于更好地理解小动脉疾病的病理生理学也很重要。CADASIL 可以被认为是研究血管性痴呆的决定因素、缺血性脑白质损害的临床相关性及小血管疾病组织损害的自然病史的独特模型。此外，NOTCH3 基因的鉴定是消除与脑白质疏松症相关的脑血管疾病组的重要一步。

第42章 血液病
Hematologic Disorders and Stroke

Benjamin Lisle　Cheryl Bushnell　著

王　娜　隋思蓓　译　魏　钧　查运红　校

本章要点

- 患有血液病（如遗传性易栓症）的患者发生静脉血栓形成的风险高于缺血性脑卒中。这些疾病虽然在脑卒中患者中占比很小但很重要。
- 除了抗磷脂抗体综合征外，蛋白 S、蛋白 C 和抗凝血酶Ⅲ缺乏的遗传病也被认为是反复发生血栓事件的高风险因素。
- 由于没有临床试验来指导易栓症患者的二级预防，因此，除原发性抗磷脂抗体综合征外的大多数患者接受抗血小板治疗。在这种情况下，由于复发性血栓栓塞症的高风险，一般共识是调整华法林剂量使 INR 在 2~3 的范围内。
- 骨髓增生性疾病（包括真性红细胞增多症和原发性血小板增多症）是缺血性脑卒中的重要原因，并且具有很高的发病率和死亡率。血液科会诊对于指导治疗、监测其他白血病和基因检测至关重要。
- 肝素诱导的血小板减少症（HIT）是肝素治疗的一个严重并发症。由于其存在严重血栓形成的风险，因此识别这一点很重要。HITⅡ型最为严重，需要停用肝素并改用类肝素或水蛭素替代抗凝血药。
- 镰状细胞性贫血主要与儿童脑卒中相关，但这种情况可能会在患者的一生中持续存在。TCD 超声研究显示，儿童患者中大脑中动脉流速＞200cm/s 可以识别脑卒中风险最高的人群，从而指导输血来预防脑卒中。
- 对于年龄＜55 岁、有严重静脉血栓形成家族或个人史、妊娠并发症、没有明确病因可以解释（即血管病变、心源性栓塞或缺乏脑卒中的典型危险因素）的缺血性脑卒中患者，应保留易栓症检测。

动脉内血栓的形成是血管内皮损伤的常见后果，例如动脉粥样硬化斑块破裂或左心房纤颤的心房内血液相对淤积。易发生血栓事件的止血异常称为"高凝状态"或"易栓症"，而血栓事件更常见的情况，如糖尿病，则被认为是血栓前状态；然而，这两个术语经常互换。对高凝状态的详细了解有助于从脑卒中的机制层面进行诊断，也可能有助于确定治疗方法。一些止血功能指标有望成为监测脑卒中风险的生物标志物。

一、血栓形成的发病机制

（一）血管损伤

止血是一个复杂的反应系统，通常通过正常血管内皮表面和某些调节性血浆蛋白之间的动态相互作用来控制，这些调节性血浆蛋白阻止血小板的激活和凝血酶原途径[1]。循环调节血浆蛋白包括蛋白 C、蛋白 S、抗凝血酶Ⅲ（ATⅢ）、组织因子途径抑制药（TFPI）和蛋白 Z[2, 3]。在血管内皮上，一种关键蛋白，即血栓调节蛋白促进蛋白 C 的激活。激活的蛋白 C（APC）与另一种天然抗凝血剂，即蛋白 S 结合产生一种复合物，该复合物可快速灭活已激活的凝血因子 V a 和 VⅢa，从而抑制凝血酶激活（图 42-1）。蛋白 S 在血浆中以活性（游离）和非活性（C4b 结合蛋白）形式存在。作为凝血级联中的一员，蛋白 Z 与蛋白 Z 相关的蛋白酶抑制药一起直接降解 X a 因子。

血管内皮细胞通过在内皮细胞表面表达大量调节分子，形成调节止血的另一个关键因素。包括血栓调节蛋白和糖胺聚糖、肝素，它们通过与 AT Ⅲ 结合，大大增强了 AT Ⅲ 快速中和凝血酶和其他激活的血栓前丝氨酸蛋白酶（包括因子 X a 和 IX a）的能力[4, 5]。健康的血管内皮也通过多种机制抑制血小板黏附和聚集。当内皮细胞局部受到损伤、炎症或其他血栓形成过程的刺激时，就会释放前列环素（PGI2）。PGI2 可引起血管扩张并抑制血小板的形成。血管内皮还合成和释放一氧化氮，一氧化氮是一种有效的血管扩张物和血小板活化抑制物[6, 7]。此外，

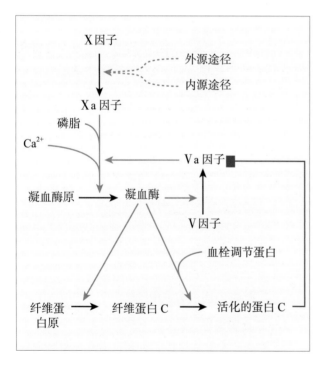

▲ 图 42-1　凝血酶和 APC 对 V 因子活性的调节

凝血酶激活蛋白 C，使 V 因子降解。Leiden V 因子抵抗蛋白 C 的失活，从而导致高凝状态（改编自 Hamedani AG, Cole JW, Mitchell BD, et al.Meta-analysis of factor V Leiden and ischemic stroke in young adults:the importance of case ascertainment. *Stroke*. 2010;41:1599-1603.）

如果血栓开始形成，血管内皮通过合成和释放 t-PA 促进局部纤维蛋白溶解。

正常血管内皮通常是防止血栓形成的屏障，但在受损时，它会变成一个促血栓形成平面[6]。炎症介质如 IL-1、TNF 和免疫复合物可诱导内皮细胞表达组织因子和其他物质，暴露凝血因子的结合位点，并下调血栓调节蛋白的表达[5]。严重损伤如动脉粥样硬化斑块破裂时，内皮细胞可能从血管表面完全消失，从而暴露出血栓形成的内皮下组织[8, 9]。脑血管内皮作为血栓屏障的有效性似乎也有所不同，因为脑循环中血栓调节蛋白的表达区域不同，与全身血管相比数量有限[10-12]。

（二）Leiden V 因子、抗凝血酶Ⅲ、蛋白 C、蛋白 S 和蛋白 Z 缺乏症，凝血酶原 G20210A 多态性和 von Willebrand 因子

1. 遗传缺陷　止血途径中影响调节性凝血蛋白功能或浓度的基因修饰与脑卒中风险增加有关。一般来说，成人缺血性脑卒中和心肌梗死的风险相似，但也有一些例外。蛋白 S、蛋白 C 和 AT Ⅲ 的异常与新生儿和幼儿脑卒中的关系最为密切[13]。它们在成人脑卒中的作用尚不确定，但最近的研究表明了在特定选择的人群中的重要性。例如，社区动脉粥样硬化风险（atherosclerosis risk in communities, ARIC）研究报道显示，与最高五分位数相比，蛋白 C 水平最低的五分位数与缺血性脑卒中风险高 1.5 倍相关，并且这些水平很可能与非腔隙性脑卒中亚型相关[14]。

Leiden V 因子[15]、APC 抗性[16] 和凝血酶原 *G20210A* 基因突变[17] 的存在与儿童和青年脑卒中有关。此外，低水平的蛋白质 Z 与脑卒中风险增加有关[18]。APCR 是由第五凝血因子（Leiden V 因子）突变引起的，它导致 V a 因子不能被 APC 分割，是迄今为止最常见的与静脉血栓形成相关的遗传缺陷。这种机制以及凝血酶的激活和蛋白 C 的相关作用总结在图 42-1 中。在白种人群中，Leiden V 因子缺陷存在于 5%～7% 的正常人群中，占总 APC 抵抗的 95% 以上。尽管 Leiden V 因子引起的 APC 抵抗与脑静脉血栓形成具有公认的相关性[15]，但与成人动脉脑卒中的关系尚不确定。目前，最有力的证据均在儿童脑卒中中发挥作用[19]。在成人人群，例如在医

师健康研究中，Leiden V 因子的存在不会增加脑卒中或心肌梗死的风险[20]，并且在一些病例对照研究中发现了类似的结果[21]。此外，最近的 FUTURE 研究没有发现促血栓因素之间的关联（包括 Leiden V 因子）。然而，一项大型研究表明，在复发性脑卒中的年轻患者中，Leiden V 因子在大面积梗死患者中的发生率（13.6%，$P<0.025$，CI 1.16%～4.34%）明显高于无脑卒中的对照组（6.5%）[23]。最近的另一项研究发现，与健康对照组相比，Leiden V 因子水平升高，并且在急性缺血性脑卒中和静脉血栓栓塞患者中相似[24]。此外，对 18 项针对年轻人和 50 岁以上脑卒中患者的病例对照研究进行的 Meta 分析发现，这种异质性混合受试者的结果不一致。在未经选择的缺血性脑卒中患者中，Leiden V 因子的 OR 为 1.40（$P=$ 不显著），而将脑卒中与 Leiden V 因子相关联的 OR 为 2.73（$P=0.003$），结果具有统计学意义[25]。在早发性脑卒中遗传学（GEOS）研究中，与年龄匹配的对照组相比，青年男性和女性的 Leiden V 因子与脑卒中之间没有显著相关性，当分析仅限于未确定的脑卒中时，这种关系也没有改变。

在脑卒中的成年人中，蛋白 C、蛋白 S 和 AT Ⅲ 的遗传缺陷与动脉血栓形成之间的相关性不明显[26, 27]。病例对照和队列研究提供了不一致的结果：一些研究结果显示与脑卒中呈正相关，而另一些研究则显示与脑卒中呈负相关，这种差异反映了测试对象选择的差异性。在一项最初纳入急性心肌梗死受试者的前瞻性病例对照研究中，随访发现蛋白 C 和（或）抗凝血酶水平低的个体，即使在较低的正常范围内，心血管事件（包括脑卒中）复发的风险（35 例复发事件患者中的 4 例）也增加[28]。最近的一项研究发现，在脑卒中或短暂性脑缺血发作患者中，APC 抵抗与后续脑卒中风险增加之间没有联系[29]。

据报道，血管性血友病因子、凝血因子Ⅷc 和血浆纤维蛋白原水平升高也会增加脑卒中风险[30, 31]。与其他正常血管内皮功能相互作用的调节蛋白不同，vWF 在内皮受损时发挥作用，并且该因子与血小板活化相互作用。vWF 水平受炎症、遗传（如 ABO 血型）和 ADAMTS[13]（一种具有血小板反应蛋白基序的去整合素和金属蛋白酶）水平的影响[31]。当与炎症相结合时，与 vWF 水平较低的个体相比，高水平

vWF 的脑卒中相对风险增加了 3 倍。Lip 等[32] 发现，慢性心房颤动患者的 vWF 水平持续升高与心源性脑卒中的可能性增加有关。从临床角度来看，这些研究许多都强调了炎症对水平和功能影响的重要性。当考虑在脑卒中早期获得的测量结果时，必须记住这些物质的水平可能会受到早期炎症阶段反应程度的影响。例如，一项研究报道显示，无论出于何种原因住院的患者普遍存在蛋白 S 水平低[33]，这使得这种物质在脑卒中中的作用更难确定。

凝血酶原基因 3'- 非翻译区的单个突变导致 G 到 A（甘氨酸到丙氨酸）替换，这与家族性易栓症有关[17]。凝血酶原或因子 Ⅱ 是凝血酶的前体。这种蛋白质是由肝脏产生的维生素 K 依赖性酶原，在纤维蛋白原向纤维蛋白的转化的过程中起核心作用。凝血酶原具有限制止血过程的功能（图 42-1）。凝血酶在动脉粥样硬化发病机制中发挥重要的调节功能，例如启动血小板聚集和内皮细胞活化。

大约 2.5% 的普通人群和 6% 的有静脉血栓形成家族史的患者会出现因子 Ⅱ G20210A 突变[34]。这种突变几乎只出现在白种人身上，存在传统血管危险因素中，因子 Ⅱ G20210A 突变对心肌梗死的风险具有协同作用，但结果是相互矛盾的[17]。很少有研究调查因子 Ⅱ 的 G20210A 突变在脑卒中中的作用。一项针对连续脑卒中或 TIA 患者的病例对照研究发现，患者和对照组之间凝血酶原突变的患病率没有差异[21]。另一项针对 72 名没有传统血管危险因素的年轻脑卒中患者的研究发现，与对照受试者相比，患者的患病率有所增加（9.7% 的患者有杂合突变，而对照组为 2.5%；2.8% 的患者有纯合突变，而对照组为 0）[14]。杂合突变后相关的脑卒中风险增加了 3.8 倍，任一突变增加 5.5 倍，纯合突变则增加 208 倍。根据最近的一项 Meta 分析，大量证据表明 G20210A 突变可能是发生心房颤动和脑卒中的危险因素[35]。从临床角度来看，需要进行更多研究从诊断或治疗角度来阐明这种突变在脑卒中中的作用。

联合遗传性促血栓形成因素与卵圆孔未闭的关系：在缺血性脑卒中和非脑卒中对照的年轻患者（55 岁或以下）中，对 Leiden V 因子突变、G20210A 突变的凝血酶原、C677T MTHFR 和 4G/5G PAI-1 的基因多态性及其他传统的脑卒中危险因素进行了评估[36]。除了高密度脂蛋白及胆固醇的降低、高血压、

肥胖和吸烟之外，增加了血栓前基因突变以提供基因总和评分，这是该队列中缺血性脑卒中的独立相关性（OR=2.31，95%CI 1.64～3.25）。作者得出结论是，发生促血栓形成基因异常的协同作用增加了年轻患者缺血性脑卒中的风险。

尽管卵圆孔未闭（PFO）似乎是血栓形成前疾病患者反常栓塞的管道，但一项研究表明，无论是否存在 PFO，FII G20210A 都与隐源性脑卒中相关。此外，与因子 Leiden V 突变和 PFO 的相关性没有增加 [37]。血栓形成前状态与左心耳血栓的发展之间也存在关联，但没有记录到心房颤动。在这些病例中，患者的纤溶酶原激活物抑制剂（plasminogen activator inhibitor，PAI）、凝血酶 - 抗凝血酶复合物和 vWF 水平高于对照组。

这些发现提示，血栓前血液异常可能起一定的作用，并可能是左心耳血栓和 PFO 所致心栓塞性脑卒中的常见原因。

2. 后天缺陷 如框 42-1 中所列，获得性 AT Ⅲ 和蛋白 C 蛋白 S 的缺乏与血栓形成前状态相关，从而导致各种特殊临床情况下的脑梗死。在围术期、恶性肿瘤、肝衰竭或肾病综合征患者中发现抗凝蛋白减少。血浆置换和血液透析后，抗凝蛋白水平也会出现短期波动。患有上述任何一种疾病的患者出现 TIA、脑卒中或一过性黑矇时，仔细评估可能会发现正处于血栓前状态中的某个阶段。

血栓前状态与激素的使用相关，激素避孕（口服避孕药和透皮贴剂）与年轻女性脑卒中风险增加有关，但在同时患有血栓形成疾病的女性中，风险似乎会进一步增加。口服避孕药相关的动脉血栓形成风险（Risk of Arterial Thrombosis in Relation to Oral Contraceptives，RATIO）研究表明，携带 Leiden V 因子和 MTHFR 677T 突变的女性患缺血性脑卒中的风险会增加，这表明药物与遗传易感性之间存在协同作用，因为不服用者不会增加风险 [39]。同样，vWF 和 ADAMTS 13 水平升高的女性患缺血性脑卒中的风险增加，但仅限于口服避孕药使用者 [40]。需要进一步研究来了解这些疾病与使用口服避孕药的年轻女性脑卒中的纵向风险之间的关系，进而权衡妊娠的风险和益处。

男性睾酮替代疗法与缺血性脑卒中和血栓前状态的相关性尚不清楚。尽管两组的相对风险相似，

框 42-1 获得性抗凝酶和蛋白 C 和蛋白 S 缺陷

- 消耗性凝血功能障碍
- 弥漫性血管内凝血（休克、败血症）
- 外科手术
- 先兆子痫
- 肝功能不全
- 急性肝衰竭
- 肝硬化
- 肾脏疾病
- 肾病综合征
- 溶血性尿毒症综合征
- 恶性肿瘤
- 白血病（急性早幼粒细胞性白血病）
- 营养不良或胃肠道功能降低
- 血管重建（糖尿病、年龄）
- 蛋白质热量缺乏
- 炎症性肠病
- 各种药物（如华法林）
- 雌激素和孕激素
- 肝素
- I- 天冬酰胺酶
- 其他
- 血管炎（系统性红斑狼疮）
- 感染 - 中性粒细胞减少
- 血液透析
- 血浆置换

并且脑血管事件在统计学上没有显著增加，心血管危险因素增加引起活动受限的老年男性的睾酮试验提前终止 [41]。随机对照的多项 Meta 分析未能显示缺血性脑卒中和睾酮替代疗法之间的关系 [42-45]。其他观察性研究表明心血管事件的风险降低，但脑卒中风险无变化 [46, 47]。目前尚不清楚在成年男性中睾酮替代疗法是否会增加或降低脑卒中风险。需要进一步的研究来更好地了解成年男性睾酮替代疗法的风险或益处，并且必须根据个人情况评估这些风险和益处。

3. 实验室研究 对缺血性脑卒中患者进行易栓症检测取决于几个重要因素，包括年龄＜50 岁、静脉血栓栓塞的家族或个人病史，妊娠期间的血栓形成 [48]。基因检测可用于检测 Leiden V 因子和凝血酶

原 G20210A 多态性[49]。对于蛋白 C、蛋白 S 和 AT Ⅲ 的缺乏，潜在缺陷可能归因于几种不同的突变，故 DNA 检测不实用。一般而言，在无法进行基因测试的情况下（或者在获得性缺陷的情况下其结果为阴性），应使用功能性或基于活性的检测方法。10% 的缺陷存在于分子的功能方面，在抗原检测中可能会遗漏[49]。

蛋白 C 的功能可由商业性第三方检验提供检测，但其结果可能会受到 APC 抵抗和高浓度Ⅷ因子等条件的影响，并且可能难以解释[50, 51]。对于蛋白 S，功能性检测在理论上应该更优于抗原检测；然而，血浆中蛋白 S 的分布是与 C4b 结合蛋白结合的总蛋白的 60%，仅 40% 是游离的并作为具有活性的 APC 辅因子[52]。蛋白 S 中最常见的缺陷是总蛋白 S 水平正常但游离的蛋白 S 水平降低[53]。因此，游离蛋白 S 可能是最好的定量测定[54]。AT Ⅲ 缺乏症的两种功能测定分别是渐进抑制活性（测定在没有肝素的情况下进行）和肝素辅因子活性测定。使用肝素辅因子活性测定能够检测所有临床相关的 AT Ⅲ 缺乏的病例。Xa 因子可能是比凝血酶更好的靶酶，因为 Xa 因子不受其他主要的血浆凝血酶抑制药肝素辅因子 Ⅱ 的影响[55]。

由于急性易栓症对测试结果的影响，功能性血栓形成试验应推迟到事件发生后 6 个月进行[49]。抗凝治疗（肝素或华法林）也会干扰检测结果。因此，建议在停止抗凝治疗后至少等待 2 周再行检测[49]。

（三）纤维蛋白溶解

动态平衡取决于血栓形成和血栓降解或纤溶之间的平衡。纤溶活性的抑制可能会使平衡倾向于血栓形成。纤溶系统在 t-PA 及其主要抑制药 PAI-1 之间达到平衡。t-PA 的减低或 PAI-1 的升高均可抑制纤溶作用并易形成血栓[56]。

纤维蛋白溶解降解产物（如交联型 D- 二聚体）在脑卒中后增加[57-61]，其水平与梗死面积、脑卒中严重程度和随后的死亡率相关[62]。人群前瞻性研究证实了一个似乎矛盾的发现，即 t-PA 抗原升高与心肌梗死和脑卒中风险升高相关[17, 63, 64]。t-PA 抗原升高也与颈动脉粥样硬化的严重程度有关[65]。t-PA 抗原的升高不一定表示纤溶活性增加，而可能表明对动脉粥样硬化和血栓形成的持续反应及更大的凝块形成，而不是更有效的纤溶反应。此外，t-PA 抗原升

高可能仅仅是持续内皮损伤的标志[66]。对 t-PA 的遗传学评估表明，在沙特阿拉伯的一个队列研究中提示只有该基因的 DD 基因型和 D 等位基因与脑卒中相关，并且可能存在与更多变异体的基因 – 基因相互作用，从而增加缺血性脑卒中的易感性[67]。

脂蛋白（a）– 或 Lp（a）– 在体外可以抑制纤溶，在体内可能具有类似的重要作用，并且 Lp（a）水平升高会增加脑卒中和心肌梗死的风险[68]。Lp（a）与纤溶酶的前体纤溶酶原有很大的同源性[69]。Lp（a）还刺激内皮细胞释放 PAI-1，并有效地与纤溶酶原竞争性结合到纤维蛋白或血管内皮细胞表面，从而抑制纤溶[70, 71]。Lp（a）水平在选定的脑血管疾病人群中被发现较高，大多数但并非所有的研究表明[72-77]，Lp（a）升高是脑卒中（尤其是年轻患者）潜在的危险因素。几项研究表明，Lp（a）水平似乎与脑卒中特征、复发或预后无关[70, 71]。隐源性脑卒中的易栓症（thrombophilia in cryptogenic stroke，THICK）研究的数据表明，大血管动脉粥样硬化引起的脑卒中在 Lp（a）升高的年轻患者（＜55 岁）[72-77]中更有可能发生[78]。最近对缓释烟酸的一项 Meta 分析显示 Lp（a）水平降低[79]。脂蛋白单采术已被证明可以降低 Lp（a），目前在德国和日本的使用比美国更广泛。联邦委员会目前为高危患者启动脂蛋白单采术定义了两个标准，即水平高于 60mg/dl 和动脉粥样硬化性疾病的进展，尽管没有降低率的官方规定。多项研究表明，针对 Lp（a）水平的脂蛋白单采术可减少脑血管事件的发生[80-84]。尽管使用特定的抗 Lp（a）柱进行单采越来越容易，但它们应该仅限于生活方式改变无效而有进展性疾病的高危患者。

（四）骨髓增生性疾病与脑卒中

骨髓增生性疾病包括真性红细胞增多症和原发性血小板增多症的患者，血小板的反应性和计数增加及功能失调，这些与脑卒中密切相关[85-87]。血栓形成在 PV 和 ET 中比在急性髓细胞白血病或慢性粒细胞白血病中更常见，并且是这些骨髓增生性疾病患者发病和死亡的主要原因。高达 40% 的 PV 或 ET 患者会发生血栓事件，每年血栓形成的发生率可能高达 75%。动脉闭塞比静脉事件更为常见[87-92]，并且脑卒中通常是 PV 和 ET 的表现特征。在诊断时，25% 的骨髓增生综合征患者表现出动脉粥样硬化，

50% 的患者有颈动脉内膜增厚的证据。年龄增长、血细胞比容水平升高和 PV 放血治疗均易发生血栓栓塞。

重要的是，在 ET 中血小板计数升高的幅度与血栓形成的风险无关，因为许多缺血性脑卒中患者的血小板计数低于 400 000 细胞 /mm³。ET 患者发生血栓栓塞事件的另一个危险因素是 JAK2 V617F 突变的存在。已发现具有该突变的 ET 患者与没有该突变的患者相比，蛋白 S 水平较低，而血小板和内皮激活标志物（组织因子、可溶性 P- 选择素、sCD40L、vWF 抗原和可溶性血栓调节蛋白）升高[93]。

除了药物抗栓措施外，对于有血栓形成史的 MPD 患者，还应考虑降低已升高的血小板计数。羟基脲（如每天 1g 开始）已经在一项随机试验中被证明可以预防原发性血小板增多症患者的血栓并发症[94, 95]。血小板计数为 250 000～450 000 个 /mm³ 是一个合适的目标。对于羟基脲无效的病例或不能耐受该药的患者，应考虑使用阿格列德来降低血小板计数[94]。

（五）肝素诱导的血小板减少症

肝素诱导的血小板减少症（heparin-induced thrombocytopenia，HIT）是肝素治疗的一个潜在的严重后果。Ⅰ型是在治疗的前 2 天对肝素产生非免疫原性反应的结果，即使没有停用肝素，血小板计数也会短暂减少并逐渐恢复到治疗前水平。HITⅡ型是免疫介导的，比Ⅰ型发生频率低但更严重。在 HITⅡ 中，血小板计数减少 30% 以上，并且会延迟发生。接受低分子肝素治疗的患者 HIT 发生率较低。当产生结合肝素 - 血小板因子 4（PF4）复合体的抗体（通常是免疫球蛋白 G）时，就会发生 HITⅡ[96, 97]。

抗体结合导致血小板进一步活化，产生更多的 PF4 释放，从而促进循环。在 HIT 中也观察到循环黏附分子（选择素）的升高[98]。血小板 - 中性粒细胞复合物由 P- 选择素介导，这在白细胞黏附中也很重要。这一发现支持炎症在 HIT 的潜在病理生理学中的作用。血小板活化导致血小板微粒释放，从而触发凝血系统的活化[98]。尽管血小板被消耗并且计数下降，但该综合征的特征是血管栓塞事件而不是出血。HITⅡ 发生在使用肝素后的 6～10 天，与显著的血小板减少症和包括脑卒中[96, 97, 99-102] 在内的血栓

事件的高风险相关。HITⅡ 的发生率为 1%～5%。肝素剂量越高，风险越高，但在极低剂量使用后（例如用于静脉管线冲洗的剂量）也有描述[103-106]。

一项为期 14 年的回顾性研究发现，在诊断为孤立性 HITⅡ 的患者中，30 天内血栓形成的风险为 53%[105]。大多数血栓是静脉血栓。虽然 HIT 中的血小板计数可能会降低到 20 000 个 /mm³，但出血并发症并不多见。HIT 通常出现在术后，可能是因为手术引起的炎症和肝素暴露的综合影响。Atkinson 等[100] 强调了颈动脉内膜切除术后 HIT 与缺血性脑卒中之间的关系。Becker 和 Miller[96] 回顾了 29 名 HITⅡ 相关脑卒中患者的文献数据，发现很少有患者有脑血管疾病病史，大多数患者在脑卒中后死亡（25%）或致残。HIT 也与脑静脉血栓形成有关[107]。发生 HIT 的其他危险因素包括糖尿病、肿瘤、心力衰竭、感染、抗磷脂抗体和创伤[108]。HIT 的诊断基于临床发现和肝素依赖性抗血小板抗体的证明[105, 109, 110]。

预防 HIT 是最好的管理策略，接受肝素治疗的患者应密切监测血小板计数。一旦发现 HIT，应立即停用肝素；然而，这些患者血栓形成的风险很高，因此必须进行抗血栓治疗[111]。因为 LMWH 会与抗肝素抗体发生交叉反应，所以这种药物不能用于 HIT 者的抗凝治疗[104]。目前，类肝素和重组水蛭素是治疗 HIT 的合适药物[112-114]。凝血酶抑制药也可能发挥作用。许多患者需要华法林长期抗凝；然而，在血小板计数恢复正常之前不能开始这种治疗，因为 HIT 中蛋白 C 的严重下降不利于早期使用华法林治疗[112, 113]。

（六）抗磷脂抗体

aPL 抗体由一组异质性免疫球蛋白组成，主要针对阴离子磷脂、磷脂蛋白复合物或磷脂结合蛋白[115-117]。aPL 抗体在多种临床情况下产生，并与以血栓形成、血小板减少和流产为主要特征的高凝状态有关。在 20 世纪 50 年代，人们注意到一些系统性红斑狼疮患者的活化部分凝血活酶时间经常延长，性病研究实验室（Venereal Disease Research Laboratory，VDRL）测试中出现假阳性结果[118]，尽管 APTT 升高，但仍会发生血栓事件。在这些血栓事件中，有多种脑血管病的临床表现。

狼疮抗凝血药（lupus anticoagulant，LA）试验是一种功能性试验，其特征是延长磷脂依赖性的凝

血，而抗心磷脂抗体通过免疫分析和心磷脂的靶分子变体来确定，以测量抗体浓度和亲和力[115, 119, 120]。两种检测的阳性结果均与血栓形成独立相关，它们的共同存在和反复的阳性增加了血栓并发症的风险[121, 122]。然而，大量证据表明 LA 试验对有易栓症风险的患者更具特异性[119, 120]。相比之下，aCL 抗体检测是一种更敏感但非特异性的检测方法，在其他各种个体中（例如，服用某些药物的个体、患有恶性肿瘤或传染病的个体，甚至在一些健康个体中）也可以发现阳性结果[115, 119, 121]。

在 1990 年，三个研究小组分别注意到 aPL 抗体并非仅针对磷脂，而是针对血浆 β_2 糖蛋白 I（β_2GP I）和磷脂的复合物。血浆阳离子 β_2GP I 或载脂蛋白 H 被认为是识别大多数但并非所有 aPL 抗体的抗原靶点[120, 123, 124]。数据表明，内皮细胞能够吸引并结合 β_2GP I 的细胞表面受体，而 β_2GP I 又能吸引 aPL 抗体，从而导致内皮细胞活化、促炎细胞因子分泌增加、组织因子释放，并随后启动凝血级联反应[116, 123]。发现 β_2GP I 作为 aPL 靶抗原的最有希望的方面之一是，β_2GP I 是一种次要的天然抗凝血药，在体外竞争组装凝血酶原复合物所需的可用磷脂表面，从而抑制凝血酶原活性。只有自身免疫性 aPL 抗体在体内与磷脂结合后才与 β_2GP I 发生反应；因此，在确定抗磷脂综合征的修订标准中增加了 β_2GP I 的免疫测定[119, 120, 125]。在一些研究中，β_2GP I 抗体的存在可与其他 aPL 抗体标志物的存在相媲美，以确定血栓形成风险最高的患者[126]。

APS 的 Sapporo 诊断标准于 2006 年修订，包括血管血栓形成或不良妊娠发病率的临床标准，以及至少间隔 6 周至少 2 次出现 aCL 抗体、LA 或抗 β_2GP I 抗体的实验室标准[125]（框 42–2）。与 aPL 相关的其他临床表现包括网状青斑、视神经改变、原发性肾上腺功能不全，以及包括运动障碍、癫痫和痴呆在内的各种神经系统症状[118, 127–130]。这些临床表现与 aPL 的存在之间的关联强度不足以将其作为诊断特征。

其他带负电荷的磷脂（例如磷脂酰丝氨酸、凝血酶原、磷脂酰丝氨酸/凝血酶原复合物和磷脂酰乙醇胺）抗体也与 APS 的典型临床表现有关。对病例对照研究的系统回顾总结了 38 项研究及 7000 多名患者及对照组的数据，结果显示 aPT 与血栓形成概率的

框 42–2　经修订的抗磷脂综合征 sapporo 分类标准

如果至少满足以下一项临床标准和一项实验室标准，则可诊断抗磷脂综合征

临床标准

1. 血管血栓存在于任何组织或器官中，临床发作动脉、静脉或小血管血栓形成 1 次或多次
2. 妊娠和发病率
   a. 出现 1 次或多次形态正常的胎儿在妊娠第 10 周或之后原因不明的死亡
   b. 出现 1 次或多次形态正常的胎儿在妊娠 34 周前早产
   c. 连续出现 3 次或 3 次以上妊娠第 10 周前原因不明的自然流产

实验室标准

1. 血浆中存在狼疮抗凝血药，间隔至少 12 周出现 2 次或多次
2. 免疫球蛋白 G/IgM 同型型抗心磷脂抗体在间隔至少 12 周出现 2 次或多次高滴度
3. IgG/IgM 同型的抗 P_2 糖蛋白 –1 抗体至少间隔 12 周出现 2 次或多次

改编自 Miyakis S, Lockshin MD, Atsumi T, et al. International consensus statement on an update of the classification criteria for definite antiphospholipid syndrome (APS). *J Thromb Haemost.* 2006;4:295–306.

相关性增加了 1.8 倍（OR=1.82，95% 1.44~2.75）[131]。与血栓形成动脉/静脉最密切的关联是 aPS/PT（OR=5.11，95%CI 4.2~6.3）[131]。在 158 例 TIA 患者的队列中，抗 PS/PT IgG 抗体（但不是其他 aPL 抗体）与脑卒中/死亡的高风险相关（OR=15.7，95%CI 1.0~125.6），并且与主要结局（脑卒中或 90 天内死亡）或高风险脑卒中机制的识别（OR=4.7，95%CI 0.8~29.2）没有显著相关[132]。

患有 APS 但没有 SLE、其他风湿病或自身免疫性疾病的患者称原发性 APS（primary APS，PAPS）。APS 合并 SLE 或其他胶原血管疾病的患者有继发性 APS[115, 120, 133]。然而，关于 APS 的共识建议不要使用"继发性 APS"一词，因为大多数患者患有 SLE，记录 SLE（或其他疾病）共存对分类更有利[125]。Turiel 等[133]发现，PAPS 患者血管并发症的主要独立危险因素是既往血栓形成和 aCL IgG 高滴度（>40IgG 磷脂单位）。然而，在患有 APS 和 SLE 的患者中，aPL 会增加血栓形成的风险，该风险至少等于并可能高于在 PAPS 中观察到的风险[134, 135]。与

APS 相关的脑血管缺血通常发生在较年轻的年龄段；然而，在没有临床并发症的情况下，aPL 的存在并不意味着 APS，其在预测血栓事件中的作用尚存在争议[126, 133]。健康成年人中 aPL 的患病率随着年龄的增长而上升，据估计，健康老年人中 aPL 的患病率高达 12%～50%，具体取决于检测所用的检测方法[116]。最近一项关于多发性血栓性疾病中 aPL 患病率的综述估计，脑卒中的发病率为 13.5%，妊娠为 6%，心肌梗死为 1.1%，深静脉血栓形成为 9.5%[136]。鉴于许多纳入的研究是在 2000 年之前发表的，没有遵循 Sapporo 的重复检测标准，并且使用了比目前建议的更低的滴度截止值，故这些估计值存在多个局限性[136]。一项前瞻性研究〔抗磷脂抗体、脑梗死及衰老中相关认知和运动衰退（antiphospholipid antibodies, brain infarcts, and cognitive and motor decline in aging, ABICMA）研究〕正在进行以确定 aPL 是否与参加宗教秩序研究和记忆与衰老项目的社区老年人中经病理证实的脑梗死风险增加及衰老（运动和认知功能）的结果相关[137]。研究人员将测试四种不同 aPL 的意义：aCL、抗 β_2GP I、aPS 和 LA 与脑梗死的证据、认知和功能状态的关系[137]。aPL 检测样本采集时的平均年龄为 84 岁，因此很明显这并不能回答与 APS 患者检测相关的问题，但它将为与衰老相关的重要结果提供重要的纵向数据。

评估 aPL 患者复发血栓形成的自然史和危险因素的最大研究之一来自意大利登记处，该研究对 360 名患者进行了为期 4 年的前瞻性研究[138]。纳入标准为是否存在 aPL 和受试者是否可进行随访。临床上对血栓性事件、存在 LA 的凝血异常或已知与 APS 相关的疾病进行 aPL 分析。治疗由医生决定。在 4 年期间，34 名患者发生血栓事件，包括 10 例脑卒中和 6 例 TIA。该队列中血栓形成的危险因素包括 aCL 抗体滴度大于 40GPL 单位，以及既往有血栓事件或 SLE。其他研究也评估了 APS 与复发性脑卒中的相关性[138-143]。一些[138, 140-142, 144, 145] 但并非所有的研究[122, 139, 146] 表明 APS 与复发性血栓形成相关。然而，这些研究中的大多数结果都不能被认为是结论性的。了解 APS 是否会增加复发性脑卒中的风险至关重要。

许多病例对照研究表明，不同类型的 aPL 抗体与初次脑卒中之间存在关联[147-154]，但有些研究则没有[155-158]。研究之间的方法学存在差异，如所研究的 aPL 类型、样本量和研究人群，可以解释这些结果的差异。然而，有趣的是，许多大型研究发现 aPL 与偶发性脑卒中之间存在关联，而与复发性脑卒中的关联较弱。这一解释尚不清楚，但可能与其他脑卒中危险因素在复发性脑卒中风险中的较高重要性有关，这掩盖了 aPL 导致的复发性脑卒中风险[145]。

很少有前瞻性研究探讨 aPL 与初次脑卒中或心肌梗死之间的关系。然而，这些研究纳入的患者不符合 APS 的现行标准，因为这些研究仅限于进行 1 次 aCL 抗体检测[159, 160]。一项持续 20 多年的檀香山心脏项目中，Brey 等[148] 在男性 aCL 与脑卒中和心肌梗死之间关系的研究中报道了 aCL 与脑卒中之间的相关性。其中只有 β_2GP I 依赖性 aCL IgG 抗体的存在与缺血性脑卒中和心肌梗死的发生显著相关。然而，在随后 5 年的随访中，这种相关性逐渐减弱。在 15 年时，无论是否存在 IgG 类 β_2GP I 依赖性 aCL 的男性的风险因素，调整后的相对概率都为 2.2。

与 aPL 相关的脑卒中和 TIA 的临床表现没有特殊的特征。据报道，大脑前循环和后循环的大小动脉闭塞及静脉闭塞都会发生。虽然在 MRI 上可以检测到深部腔隙性脑梗死和孤立的白质信号增强的病变，并出现大面积脑梗死，但大多数脑卒中相对较小，仅涉及皮质和下方白质[143]。目前尚未确定与 aPL 相关的脑卒中的单一机制，但一些病理报告显示了非特异性的微血管中的血小板纤维蛋白栓，这表明可能存在原位血栓形成。然而，心脏瓣膜病变，主要是左侧和二尖瓣病变，通常伴随 APS，这些也可能是病变的原因[122, 124, 161]。

在没有 SLE 的情况下，aPL 相关血管事件的潜在机制可能是多方面的，包括脑卒中与瓣膜病[122, 124]、脑微栓子[148, 162]、血栓形成和内皮增生[116, 163, 164]、脑内皮抗体[165, 166] 和黏附分子表达[167] 的关联。一些 aPL 干扰血管内皮抗凝功能，而另一些直接激活内皮血栓形成机制。循环中的白细胞和血小板的膜也被认为是 aPL 血栓前结合的靶点。aPL 的血栓形成性可能源于受损膜表面靶向凝血酶原，并干扰 APC 途径。aPL 可干扰血栓调节蛋白诱导的蛋白 C 的活化，也可干扰蛋白 C 的蛋白 S 辅因子功能。对 aPL 相关脑卒中患者脑组织的分析支持了血小板活化在这一过程中的重要性，在该过程中，小动脉和微血管被血小板纤维蛋白栓阻塞。SPECT[168, 169] 和 MRI 光谱[170]

研究表明，弥漫性损伤与许多这些机制相兼容。对疑似 aPL 患者的全面评估通常需要多种检测程序，因为不幸的是，没有一种检测能够充分筛查患者是否患有 aPL[171]。有效的初始筛查是敏感的 aPTT 试验和 aCL 分析。如果这些评估结果为阴性，但临床怀疑仍然很高，则应进行以下测试：①高岭土凝血时间；②稀释罗素蝰蛇毒液时间（dRVVT）；③狼疮抑制药筛查（不同的 aPTT 试剂）。未来可能会更频繁地使用抗磷酰丝氨酸 / 抗凝血酶（抗 PS/PT）抗体检测，因为它们可以在华法林治疗的患者中进行检测，而 LA 检测则不能。抗 PS/PT 试验与抗 β_2GP I IgG 和 IgA、LA 阳性高度相关，并能预测血栓形成的高风险[172]。然而，这种检测目前还没有广泛使用。

关于 aPL 检测尤其需要注意的是：在血栓性事件发生期间，aPL 水平可能会下降，因此当患者达到稳定状态时，可能必须进行重复检测。

最大的二级脑卒中预防研究由前瞻性抗磷脂抗体脑卒中研究（Antiphospholipid Antibody in Stroke Study，APASS）组进行。APASS 组与 WARSS 组合作[122]，是一项针对缺血性脑卒中患者的对照和盲法研究，这些患者被随机分配接受阿司匹林治疗（325mg/d）或华法林治疗（INR 1.4～2.8）。在研究开始时，对每位患者进行 1 次 aPL 测定。在治疗组之间，复发性脑卒中的发生率没有统计学差异，主要出血并发症的发生率也没有差异。因此，对于缺血性脑卒中和 aPL 阳性患者，阿司匹林治疗相当于调整剂量的华法林，但这并不意味着在确诊 APS 的患者中也是如此[122]。

为了解决华法林治疗达到较高的 INR 目标值是否能降低高危 APS 患者复发事件的风险，Crowther 等[144]对随访 2.7 年的患者进行了随机双盲试验。在 3.4%（2/58）接受中等强度华法林（平均 INR 2.3）治疗的患者和 10.7%（6/56）接受高强度华法林（平均 INR 3.3）治疗的患者中反复出现血栓形成，包括心肌梗死、深静脉血栓形成、肺栓塞和脑卒中。此外，22.4%（13/58）的中等强度组和 37.5%（21/56）的高强度组因接受治疗时血栓形成或并发症而提前停用华法林；然而，两组之间的出血率没有差异。这些结果表明，INR 3.1～4.0 的高强度华法林治疗在预防 aPL 抗体患者反复血栓形成方面并不比 INR 2.0～3.0 的中等强度华法林更有效。然而，根据目

前的知识水平，既往动脉血栓形成和持续中高滴度 aCL、LA 或两者兼有的患者复发事件风险最高。目前，没有证据支持使用特定的治疗策略能够对 aPL 相关的缺血性脑卒中进行一级预防[145]。

一项小型病例系列研究表明，在 5 例抗凝治疗无效的血栓形成事件的 PAPS 患者中，静脉注射免疫球蛋白 G 治疗可有效预防复发性血栓形成[173]。对于少数经历类似于弥散性血管内凝血的灾难性 APS 变异的患者，皮质类固醇与血浆置换和（或）静脉注射免疫球蛋白及可能的免疫抑制相结合对于短期治疗是有效的[174-176]。

尽管直接口服抗凝血药越来越多地用于预防和治疗静脉血栓栓塞和心房颤动，但尚不清楚它们对 APS 患者是否安全有效。APS 患者未排除在达比加群（RE-COVER）或利伐沙班（EINSTEIN）治疗的急性静脉血栓栓塞的研究之外[177]。然而，DOAC 治疗 APS 患者的疗效在这些试验中没有报道。利伐沙班与华法林治疗血栓性抗磷脂综合征患者的试验未达到不低于标准强度华法林的阈值[178]。此外，该研究表明，凝血酶生成所决定的凝血酶潜能增加了 1 倍[178]，尽管其临床意义仍不确定。目前，利伐沙班在抗磷脂综合征（rivaroxaban in antiphospholipid syndrome，RAPS）中的试验正在进行中，将使用临床终点评估利伐沙班在高危 APS 患者中的疗效和安全性[179]。阿哌沙班对抗磷脂综合征患者血栓形成的二级预防（apixaban for the secondary prevention of thrombosis among patients with antiphospholipid syndrome，ASTRO-APS）试验目前也在进行中，并使用临床终点比较了依多沙班和华法林对高危 APS 患者的安全性和有效性[180]。一项 Cochran 数据库回顾评估了 DOAC 与华法林相比用于 APS 患者脑卒中和其他静脉血栓栓塞二级预防的证据，并得出结论，在该人群中没有足够的证据支持或反对 DOAC 与华法林的对比[181]。目前，DOAC 与华法林治疗 APS 患者的益处与风险尚不清楚，但正在进行的试验将在未来几年提供进一步的见解。

Sneddon 综合征　Sneddon 综合征是一种罕见的疾病，其特征是缺血性脑卒中和广泛的网状青斑，而没有其他系统性疾病。大约 3/4 的 Sneddon 综合征患者 aPL 水平升高[182, 183]。除了网状青斑外，该综合征的一些患者还出现雷诺现象和肢端发绀症。

Sneddon 综合征通常影响年轻人，女性比男性更常见，并与吸烟有关。皮肤活检对诊断 aPL 血清阴性个体特别有用，显示局灶性表皮溃疡伴真皮慢性炎症浸润，无血管炎证据[184]。与 Sneddon 综合征相关的神经系统症状包括头痛、眩晕、短暂性脑缺血、视网膜动脉阻塞、缺血性脑卒中、精神恶化和血管性痴呆，可能是由反复脑卒中引起的[183]。然而，Sneddon 综合征患者中存在 aPL 表明预后更差[182]。Sneddon 综合征患者通常比大多数脑卒中患者更年轻，脑卒中危险因素更少，但偏头痛样头痛和高血压在这些患者中很常见。有些患有 Sneddon 综合征的患者会经历进行性认知恶化，导致痴呆，尽管只有轻微或最小的临床脑卒中样发作。即使在接受抗血栓治疗的患者中，这种进行性下降也可能发生。这一临床过程集中体现了 Sneddon[185] 和 Rebello 等[186] 的观察结果，他们强调，受影响个体的脑卒中通常不会造成神经损伤，但受试者逐渐变得精神错乱。不幸的是，除了可能与高 aCL 水平及 LA 和网状青斑的存在有关外，没有具体的实验室或临床发现预测谁可能会患上 Sneddon 综合征。许多患有 Sneddon 综合征的人最终会经历复杂的部分性癫痫发作。

尚不清楚 Sneddon 综合征与其他形式的 aPL 综合征的区别。据推测，小动脉内皮功能障碍和细胞分离及血管周围炎症是始发事件，随后是单核细胞、红细胞和纤维蛋白阻塞血管腔，导致细胞和纤维堵塞。Sneddon 综合征的血管闭塞事件是否反映了原发性内皮细胞功能障碍或年轻人的异常动脉硬化样病症，或者是由于高凝状态下的反复血栓事件或可能由这些情况的组合引起仍尚待确定[182]。

（七）高同型胱氨酸尿症和高同型半胱氨酸血症

血浆同型半胱氨酸、同型半胱氨酸、半胱氨酸 - 同型半胱氨酸和相关的混合二硫化物（统称为同型半胱氨酸）增加 20 倍或以上，这是同型半胱氨酸尿症的典型特征，会导致过早的动脉粥样硬化，常因早期脑卒中或其他大动脉闭塞而复杂化[187]。同型半胱氨酸尿症是几种先天性代谢错误之一的代谢结果，这些代谢错误损害胱硫醚 β- 合酶（cystathionine β-synthase，CBS）和其他几种对甲硫氨酸代谢重要的酶系统（图 42-2）。这些是常染色体隐性遗传

的特征，CBS 缺乏纯合子的人通常在 30 岁时出现过早的动脉粥样硬化和血栓栓塞并发症，包括脑卒中[188]。同型胱氨酸尿症的典型表型包括眼部、血管、骨骼和神经系统异常。受影响的个体可能有马方体征，臂展大于身高，晶状体脱位和认知障碍。有时会出现颧骨潮红和网状青斑，但表型表达差异很大；一些同型胱氨酸尿患者没有表现出这些特征。0.3%～1.5% 的普通人群可能是 CBS 缺乏症的杂合子，纯胱氨酸尿的估计发病率约为 332 000 个活产婴儿中的 1 例[188]。在专性杂合子中，CBS 活性降低 50%，但这些个体是否有增加脑卒中风险尚不清楚。

膳食叶酸缺乏会提高同型半胱氨酸水平，在 1996 年之前，几乎 90% 的美国人没有摄入每天至少 400μg 的叶酸。美国 FDA 发布了一项规定，从 1998 年开始，所有强化面粉面包、大米、面食、玉米粉和其他谷物产品每 100g 面粉中都必须含有 140μg 叶酸。这项政策的目标是增加有生育潜力的女性的叶酸摄入量，并降低其子女患神经管缺陷的风险。从那时起，评估维生素补充剂效果的研究表明，同型半胱氨酸水平仅略有降低。因此，公共卫生政策的改变可能会减轻曾经被怀疑是重大健康问题和潜在脑卒中风险因素的影响[189]。

除了遗传易感性外，许多人由于甲硫氨酸代谢异常的获得性缺陷而患有高同型半胱氨酸血症的风险。CBS 活性降低和 Hcy 再甲基化减少可能通过叶酸、钴胺素或甜菜碱依赖性代谢途径的异常而导致高同型半胱氨酸血症（图 42-2）。来自健康受试者和血管疾病受试者的病例对照研究数据表明，血浆叶酸和维生素 B_{12} 水平与血浆同型半胱氨酸浓度呈反比关系。

叶酸途径中的亚甲基四氢叶酸还原酶（MTHFR）突变与血浆同型半胱氨酸水平升高相关，可能是心血管疾病的危险因素[190]。常见的热不稳定 MTHFR 变异源于核苷酸 C677T 的 C-to-T 点突变（将丙氨酸变为缬氨酸），这显著降低了酶的基础活性[191]。这种突变在人群中普遍存在，杂合子的频率为 40%～50%，而在几个人群中纯合子的频率为 5%～15%。这种突变的存在与血浆同型半胱氨酸水平升高有关，但目前缺乏数据支持这种突变作为脑卒中的危险因素，尽管这种风险在儿童中可能比在成人中更为显著[192]。

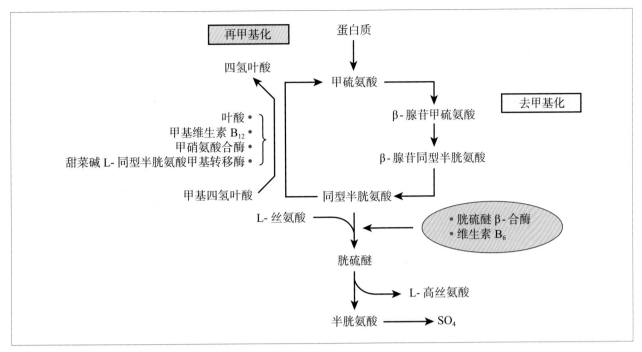

▲ 图 42-2 甲硫氨酸代谢和同型半胱氨酸血症

由于甲硫氨酸代谢途径中的遗传或获得性代谢缺陷，血浆同型半胱氨酸水平可能升高。主要原因是半胱氨酸代谢的胱硫醚 β- 合酶系统功能障碍和四氢叶酸（THF）途径再甲基化功能障碍，这些可能与叶酸或维生素 B₁₂ 缺乏有关

如图 42-2 所示，当检测到 Hcy 升高时，还应测量血清叶酸和维生素 B₁₂ 水平。在缺血性脑卒中患者的随机对照试验中，用维生素降低同型半胱氨酸水平没有显示出减少复发性血管事件的益处[193, 194]。叶酸和 B 族维生素治疗是安全的，目前的指南没有强烈建议补充叶酸（Ⅱ b 级，B 级）[195]。

（八）血栓性血小板减少性紫癜

血栓性血小板减少性紫癜是一种临床综合征，主要由抗 vWF 裂解金属蛋白酶 ADAMTS13 的自身抗体引起，在未经适当治疗的情况下，可能会导致致命的神经系统后遗症。TTP 可以是获得性和免疫介导的（iTTP），也可以是遗传性的，由 ADAMTS13 基因的隐性双等位基因突变引起[196]。可获得性和免疫介导性TTP（TTP can be acquired and immune-mediated，iTTP）通常是特发性的，在自身免疫遗传风险增加的患者中更可能发生[197]。据估计，每年发病率估计高达每百万居民中有 1 例患病[198]。50%～80% 的患者会出现神经症状，包括头痛、困惑、局部缺陷、精神状态改变、缺血性脑卒中和癫痫[199]。iTTP 是根据微血管病性溶血性贫血（microangiopathic hemolytic anemia，MAHA）、中重度血小板减少症和终末器官损伤的证据诊断的[200]。虽然以往诊断 iTTP 的典型症状是 MAHA、外周血血小板减少、发热、神经系统受累和肾功能衰竭，但诊断范围已经扩大，因为只有不到一半的 TTP 患者出现在这 5 种疾病中[201]。目前，iTTP 的诊断支持血小板减少症，血小板计数＜30×10⁹/L；MAHA 的实验室证据，如贫血、外周血涂片上存在分裂细胞、间接胆红素增加和低结合珠蛋白；此外，血浆 ADAMTS13 水平＞10U/dl。最重要的检测方法是血浆 ADAMTS13，因为当不存在弥散性血管内凝血或感染等混杂因素时，＜10U/dl 的水平具有 100% 的敏感性和 99% 的特异性[202]。

iTTP 急性期的标准治疗通常是治疗性血浆置换（TPE）。近一半接受 TPE 治疗的患者会对治疗产生反应，6 个月的存活率约为 80%[203]。治疗标准是一旦确诊或怀疑后立即开始 TPE。类固醇通常根据经验添加到 TPE 治疗方案中。在病理生理学方面，类固醇治疗 iTTP 是合理的，因为它至少是一种免疫介导的疾病。一项研究表明，大剂量地塞米松对 TPE 难治的患者有效[204]。复发在 iTTP 中很常见，高达 40%，尤其是当 ADAMTS13 的活性水平保持较低时[205]。

1. iTTP 的新兴治疗方法：利妥昔单抗和卡帕珠单抗　由于利妥昔单抗已被证明能成功治疗各种免疫介导的疾病，它最初在 TPE 难治的患者中进行了试验，并取得了一些成功[206]。总的来说，这些初始报道的显著缓解率为 82%～100%，对治疗有反应的比对 TPE 有反应的患者更快[207]。根据这些令人鼓舞的报道，尝试进行一项随机对照试验，以评估利妥昔单抗作为 iTTP 的初始治疗，但由于纳入率低，该试验在完成之前就终止了[208]。目前最好的试验数据来自一项开放标签试验，该试验在入院后不到 3 天内，除 TPE 和皮质类固醇外，还使用利妥昔单抗进行 iTTP 的初始治疗。利妥昔单抗治疗的患者有更高的应答率和更少的复发，需要更短的 TPE 治疗时间[209]。

另一种正在开发的疗法是卡帕珠单抗。卡帕珠单抗是一种二价抗血管性血友病纳米体，天然存在于骆驼类动物中，最近已被人源化。该纳米体可防止微血栓形成，从而导致 iTTP 中的闭塞和缺血性器官损伤[210]。卡帕珠单抗通过靶向超大 vWF 多聚体的 A1 结构域来抑制血小板聚集的初始步骤，并阻止其相互作用和与血小板糖蛋白 I b-IX–V 受体的相互作用和结合[211]。临床试验评估了卡帕珠单抗治疗 iTTP 的效果。在 TITAN 试验的 II 期试验中将卡帕珠单抗添加到标准治疗后和最终 TPE 治疗后 30 天。血小板值恢复正常的时间从安慰剂组的 4.79 天显著减少到治疗组的 2.97 天。在 TITAN 试验的 III 期试验中，与安慰剂相比，患者的血小板计数正常化的时间和复发率均有所降低，分别为 12% 和 38.4%[212]。HERCULES 试验是另一项双盲随机对照试验，比较标准疗法的 TPE 和安慰剂的治疗与 TPE 和卡帕珠单抗的治疗。该试验发现，与安慰剂相比，使用卡帕珠单抗治疗与更快的血小板计数正常化、更低的 iTTP 复发率和更低的 iTTP 相关死亡率相关[213]。

2. 目前的治疗方法　TPE 仍然是 iTTP 最重要的治疗方法，应尽快开始[214]。TPE 应持续进行，直到血小板计数恢复到 >150×10⁹/L 并保持在该水平至少 48h，LDH 降低，并且出现临床症状改善[215]。一旦强烈怀疑 iTTP，还应启动免疫抑制策略。还应使用 1～1.5mg/（kg·d）的泼尼松或等效剂量的另一种皮质类固醇。除了 TPE 和类固醇外，辅助利妥昔单抗也经常使用。利妥昔单抗的最佳剂量仍不清楚。大多数研究每周使用 375mg/m² 输注[216]，尽管 100mg/

周的剂量也同样有效[217]。卡帕珠单抗 10mg 静脉注射，然后每天 10mg 皮下注射，直到 ADAMST13 活性恢复到 20% 以上。

（九）镰状细胞病

导致血红蛋白 β 链中谷氨酸被缬氨酸取代的关键单点突变是镰状细胞性贫血及其继发疾病镰状细胞病（sickle cell disease，SCD）的基础。在生物化学方面，当暴露于酸中毒或低氧环境时，疏水性的缬氨酸残基聚合，形成改变红细胞形态的胶滞体[218]。极其坚硬的镰状红细胞会使血液黏度大幅增加，从而导致镰状危象期间红细胞在微循环中沉积。即使在没有危象的情况下，SSA 也会引起进行性闭塞性全身性血管病变，导致包括大脑在内的多器官 SCD。大约 30% 的 SSA 患者中会发生这种不良后果，这表明其他因素缓冲了 HbSS 基因的影响。患有 SCD 的个体发生血管闭塞事件的风险增加，导致容易复发，包括致命性脑卒中，以及肾、肺、骨、皮肤和眼睛的梗死。症状通常始于儿童早期，但偶尔，SSA 患者可能会活到成年早期或中期，然后才会出现不良反应。

据估计，美国黑种人中镰刀特征（HbSA）的患病率约为 8.5%；血红蛋白 HbSS 的发生率高达 0.16%，变异型 HbSC 的发生率为 0.21%。在美国，大约每 500 名黑种人新生儿中就有 1 名患有 SCD[219]，患有 SCD 的黑种人的脑血管病发病率是没有 SCD 的黑种人的 10 倍[220]。大约 1.1% 的 SCD 患者在 20 岁[220-222] 时出现临床显性脑卒中，在 10 岁时达到峰值，但在 45 岁时增加到 24%[223]。脑卒中的最高发病率发生在 2—9 岁，第二个峰值发生在 20 岁[223, 224] 之后；不幸的是，多达 2/3 的首次脑卒中患者会出现反复梗死[225]。通常，典型的梗死包括深部脑组织和皮质结构，但脑干、脊髓和视网膜梗死及硬脑膜窦血栓形成也有报道。Pavlakis 等[226] 强调了分水岭或边界区梗死的发生，特别是在大脑中动脉区域。他们推测闭塞性动脉病和灌注失败的组合会产生分水岭脑卒中。无症状梗死（在没有脑卒中临床病史的情况下，通过影像学检查发现缺血性损伤的证据，但可能伴有认知障碍）也相对常见，并且随着年龄的增长而增加；它们的总发病率为 17%～22%[220, 221, 227, 228]。无症状梗死也是该人群中明显脑卒中的独立危险因素。镰状细胞病合作研究（cooperative study of sickle cell disease，CSSCD）发现，与脑部 MRI 结果正常的患者相比，脑部 MRI 上无症状性梗死患者的脑卒中发生率增加了 14 倍[229]。

SCD 患者对缺血性脑卒中的易感性似乎与 β- 珠蛋白位点以外的基因有关，尤其是影响免疫调节和炎症的基因[221,228]。特定的 HLA 表型包括 DPB1*0401（易患脑卒中）和 BPB1*1701（保护性）[228]。TGF-β 途径基因、AGT 微卫星等位基因、*SELP* 基因和 VCAM-1、IL4R 和 ADRB2 中的 SNP 都与 SCD 脑卒中风险增加有关，但需要进一步研究[221,224,230-234]。过量的 α 基因可能是 SCD 脑卒中的危险因素，而 α 基因缺失（α- 珠蛋白生成障碍性贫血）具有保护作用[235]。

SCD 患者脑卒中的其他风险因素包括持续性血红蛋白水平低于 7g/dl 的贫血，近期或反复发作的胸痛，白细胞计数增加，血压升高，以及脑成像中的烟雾现象[221,225,228,236-238]。细小病毒 B_{19} 诱导的再生障碍也与感染同时发生的脑卒中有关，可能继发于血红蛋白严重降低，但这一观察结果的原因尚不清楚[223,239]。慢性血红蛋白去饱和可通过扰乱内皮功能和限制向大脑输送氧气而增加脑卒中风险。患有 SCD 的儿童白天 SpO_2 降低（绝对差值为 2%～3%），并且随着时间的推移进一步下降，脑卒中的风险似乎会增加[240]。TCD 超声显示，大脑中动脉血流速度高是一个有用的临床指标。在患有 SCD 的儿童中，有 5%～10% 的 TCD 速度异常＞200cm/s，这意味着儿童每年发生原发性脑卒中的风险为 10%[241]。患有 SCD 的成人的 TCD 速度低于儿童，但与成人对照组相比仍升高[220,242]。

随着 SCD 的发展，镰状细胞黏附在内皮细胞上，有助于急性炎症细胞和凝血因子的级联反应，导致血栓形成的病灶和一氧化氮的相对缺乏，从而减少代偿性血管扩张，有助于内皮细胞表达黏附分子和止血途径的激活，包括血小板的激活[219,243]。颈内动脉远端、部分大脑动脉环和颅内大动脉近端分支出现进行性节段性狭窄。病理学上，大血管动脉病变显示内膜增生、动脉壁内成纤维细胞和平滑肌细胞增多。该过程如图 42-3 所示。20%～40% 的脑卒中患者出现烟雾病现象，证明了这种闭塞性动脉病的进展性。除了大动脉疾病，镰状细胞还可以堵塞微循环和脑静脉[224]。

SSA 分为黏性血管闭塞（viscosityvasoocclusion，VVO）亚型和溶血性内皮功能障碍（hemolysisendothelial dysfunction，HED）亚型[244]。VVO 谱与高血红蛋白水平和频繁的血管闭塞性疼痛危象、急性

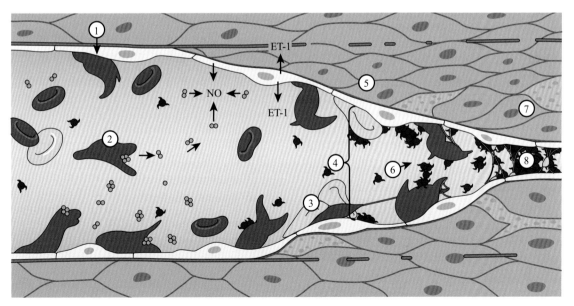

▲ 图 42-3　镰状细胞病的闭塞性血管病变
镰状红细胞黏附于血管内皮（①），经历溶血（②），从而在血管壁产生白细胞黏附和血小板活化的促炎状态（③～⑤）。这些事件促进内皮素释放和拮抗 NO 对血管张力的影响并促进平滑肌增殖，导致进行性闭塞性血管病变（⑥～⑧）。ET-1. 内皮缩血管肽 -1；NO. 一氧化氮（改编自 Switzer JA, Hess DC, Nichols FT, et al. Pathophysiology and treatment of stroke in sickle-cell disease: present and future. *Lancet Neurol*. 2006;5:501–512.）

胸部综合征和骨坏死有关。HED 亚型包括乳酸脱氢酶水平高和网织红细胞计数高作为溶血标志物的患者，临床上，这些患者有脑卒中（可能不是决定性的）、肺动脉高压、阴茎异常勃起和腿部溃疡[244, 245]。HED 表型的基本特征是一氧化氮的生物活性降低，这些患者可能从输血和羟基脲治疗中获益最多，稍后将详细介绍[244]。

除了脑梗死，动脉、毛细血管和静脉循环的改变会增加脑出血的风险。尽管缺血性脑卒中的患病率超过 ICH，但 ICH 更常见于 20—30 岁的成年人[219]。SCD 中的 ICH 可由脑小动脉内侧坏死伴随血管破裂，可引起血液黏度升高和淤滞而发生静脉血栓形成。脑平均动脉血流速度增加、脑血流量增加和脑内血容量增加的联合，可能是 ICH 易感性的原因之一，这些因素只能部分解释潜在的贫血[246]。

尽管一些无症状的 SSA 患者可以耐受高达 50% 的 HbSS，但 SCD 的主要治疗方法是反复换血以将 HbSS 浓度维持在 30% 以下。输血的好处在于其可以纠正低携氧能力，以及减少镰状红细胞比例和血管内溶血，从而改善微血管灌注[247]。镰状细胞性贫血脑卒中预防试验（Stroke Prevention Trial in Sickle Cell Anemia，STOP）评估了反复输注红细胞在儿童中脑卒中风险增加和 TCD 异常的作用，结果显示在维持输注的儿童中，脑卒中发病率从每年 10% 下降到每年不到 1%[241, 247-249]。因此，患有 SCD 的儿童应定期筛查 TCD，并接受输血以确认 TCD 流速＞200cm/s[241, 249]。Pegelow 等[250]也表明，输血治疗可减少复发性无症状病变。应该长期维持输血治疗，因为停止输血会导致脑卒中时 TCD 血流速度异常升高的恢复[247, 248]。然而，治疗的最佳持续时间仍未确定。Scothorn 等[251]报道称，在首次脑卒中后的 2 年内，SCD 患者特别容易发生第 2 次脑卒中，但 2 年后，那些在首次脑卒中时既往有 SCD 史或并发医疗事件的患者复发脑卒中的概率要低得多。

造血干细胞移植是治疗 SCD 唯一有效的方法，特别是在预防脑血管疾病方面，可能比输血更有效，但其使用受到移植相关发病率和死亡率的限制。骨髓移植的时机是有争议的。人们希望在终末期器官损伤发生之前进行 HSCT，这种治疗就仅限于要经历并发症的患者。因此，它通常被认为是为那些病情严重的人保留的，即使那些病情不那么严重的人效果更好[252]。

羟基脲通过增加血细胞比容、增加 HbF 抑制红细胞镰状细胞、减少红细胞黏附、降低 LDH 和总胆红素浓度，从而降低成人和患有严重疾病的儿童镰状细胞危象的发生率[253]。与长期输血相比，羟基脲可降低 TCD 速度和脑卒中，但长期不良反应尚不清楚[222, 253]。吸入一氧化氮和硝酸钠可舒张血管，因此被提议作为 SCD 的潜在治疗方法；然而，还需要进一步调查[243]。目前发布的指南中对于二级预防并没有特别推荐抗血小板或抗凝治疗，因为除了对一般血管有益处之外，并没有在镰状细胞群中进行的试验来帮助验证[245]。

二、脑卒中患者的凝血功能障碍的筛查

除了临床上常规的凝血检查外，大多数脑卒中和 TIA 患者不需要进行广泛的评估来寻找止血系统的异常或诊断高凝状态[48, 254]。在年轻患者、反复不明原因脑卒中的人及既往有血栓形成（尤其是静脉血栓）病史的患者中筛查的检出率可能最高。对于原因不明的脑静脉血栓形成（如皮质静脉或矢状窦血栓形成）患者应进行高凝状态的检查，详见 AHA 科学声明（American Heart Association Scientific Statement）[255]。患有网状青斑和左心瓣膜异常的患者及患有自然流产史的女性患者应筛查 aPL 抗体。年轻黑种人患者应考虑血红蛋白电泳。框 42-2 和框 42-3 总结了建议的方法。

框 42-3　选定患者的凝血病实验室筛查试验[a]

- 通过功能测定法测量蛋白 C、蛋白 S 和抗凝血酶Ⅲ
- 游离蛋白 S 抗原测量
- 通过酶联免疫吸附测定法测定抗心磷脂抗体
- 狼疮抗凝血药的功能测定
- 血红蛋白电泳（尤其是黑种人）
- 脂蛋白（a）测量
- 通过聚合酶链反应或 APC 抗性功能测定 LeidenⅤ因子和凝血酶原 G20210A 突变

a. 年龄小于 55 岁的患者，有严重的静脉血栓形成家族史或个人史、妊娠并发症，并且对脑卒中没有明确的解释（即血管病变、心源性栓塞或没有典型的脑卒中危险因素）

第 43 章　偏头痛
Migraine and Stroke

Hans-Christoph Diener　Tobias Kurth　Steffen Naegel　著

龚贤琳　朱嘉诚　译　聂淑科　严钢莉　校

本章要点

- 偏头痛，尤其是先兆偏头痛可增加缺血性、出血性及其他血管事件的风险。
- 在少数情况下，偏头痛可直接导致脑卒中。
- 有偏头痛的脑卒中患者的治疗通常与无偏头痛的相似。然而，对于脑卒中患者，一些治疗或预防偏头痛发作方案是禁忌的。
- 偏头痛先兆期和短暂性脑缺血发作的鉴别具有挑战性，尤其是在老年患者中。

偏头痛为慢性发作性的原发性头痛，表现为单侧或双侧、搏动性、中至重度头痛，活动后加重，常伴有恶心、呕吐、畏光和畏声。女性患病率为 12%～18%，男性患病率为 6%～8%[1-3]。先兆偏头痛，包括家族性偏瘫型偏头痛（familial hemiplegic migraine，FHM）的患病率相对较低，约为 4%。约 25% 的偏头痛患者为先兆偏头痛，或者同时有先兆偏头痛和无先兆性偏头痛[4]。偏头痛的先兆症状通常反复发作，表现为可逆性局灶性神经功能缺损（多为视觉症状），持续时间往往超过 5min，小于 60min。先兆可出现于偏头痛发作前、发作时或贯穿偏头痛发作期。可根据先兆发作时所表现的不同神经功能缺损症状对偏头痛进行分类，最新的分类标准在 2018 年由国际头痛协会（International Headache Society，IHS）发布[5]（表 43-1）。

根据先兆表现可将偏头痛分为不同类型，由于发作时时间均可为短暂的、持续性的或永久性的[6]，视网膜或视觉型偏头痛、家族偏瘫型偏头痛、脑干先兆型偏头痛与 TIA、缺血性脑卒中表现非常类似，一些脑卒中的发生可能与偏头痛有关。当偏头痛发作的先兆症状持续 24h 以上时，则需考虑可能为偏头痛样脑梗死。

一、临床特征

最常见的偏头痛综合征包括经典的无先兆偏头痛和先兆偏头痛。先兆的神经功能缺损症状一般表现为视觉异常，其他常见的阳性症状表现为星点、闪光幻视、复杂的几何图案和闪光暗点。这些阳性症状可能会残留部分阴性症状，如盲点增加、缓慢发展的偏盲。这些症状的特征性表现为起病缓慢、进展缓慢，但偶尔起病非常突然，与一过性黑矇鉴别困难[7]。视觉症状有时会发展为视觉扭曲或错觉，如视物缩小或视物不对称。这些临床症状表明神经功能障碍从枕叶皮质扩散到颞叶或顶叶的毗连区域[8-11]。先兆与脑卒中进行鉴别时，首先需确定先兆的神经功能缺陷是否跨越了动脉供血区，其次先兆的感觉异常通常表现为手和下面部（唇-口）分布，并且很少出现失语、构音障碍或单个肢体无力等。大多数情况下，先兆症状起病缓慢且逐步进展。

表 43-1　偏头痛亚型分类

国际头痛协会 [1]ICHD-3			世界头痛组织 [2]ICD-10NA	[3]ICD-11	诊　断
1			G43	8A80	偏头痛
	1.1		G43.0	8A80.0	无先兆偏头痛
	1.2		G43.1	8A80.1	有先兆偏头痛
		1.2.1	G43.10		伴典型先兆偏头痛
		1.2.1.1			伴随头痛的典型先兆
		1.2.1.2	G43.104		无偏头痛的先兆
		1.2.2	G43.103		伴随脑干先兆的偏头痛
		1.2.3	G43.105	8A80.10	偏瘫型偏头痛
		1.2.3.1[a]			家族性偏瘫性偏头痛
		1.2.3.2			散发性偏瘫偏头痛
		1.2.4	G43.81		视网膜性偏头痛
	1.3		G43.3	8A80.2	慢性偏头痛
	1.4		G43.3	8A80.3	复杂偏头痛
		1.4.1	G43.2	8A80.30	偏头痛状态
		1.4.2	G43.3	8A80.3Y	无脑梗死的持续先兆
		1.4.3	G43.3		偏头痛性脑梗死
		1.4.4	G43.3+[b]G40.x/G41.x		偏头痛诱发的脑卒中
					偏头痛先兆诱发癫痫发作
	1.5		G43.83	NA	偏头痛可能
		1.5.1		NA	无先兆的偏头痛可能
		1.5.2		NA	有先兆的偏头痛可能
	1.6		G43.82	8A80.3Y	可能与偏头痛相关的发作性综合征
		1.6.1	G43.82		复发性胃肠道功能障碍
		1.6.2	G43.821		良性发作性眩晕
		1.6.3	G24.3		良性阵发性结肠炎

a. 1.2.3.1.1～1.2.3.1.3：FHM1–FHM3；1.2.3.1.4FHM 与其他基因位点

b. 癫痫发作的类型。ICD10：G43.3. 复杂偏头痛代码；ICD11：8A80.Y：其他特殊类型的偏头痛代码，其下一级为不同的偏头痛亚型；ICHD-3. 国际头痛分类第 3 版；ICD. 疾病和有关健康问题的国际统计分类；NA. 不适用

改编自 Headache Classification Committee of the International Headache Society (IHS). The International Classification of Headache Disorders ICHD-3., 3rd ed. *Cephalalgia*. 2018;38(1):1–211.

二、分类

目前为止，偏头痛相关性脑卒中的定义缺乏一致性。严格定义对于未来全面的流行病学或基于人群的研究至关重要。目前主要提出的问题如下。

- 偏头痛发作的过程中会发生脑卒中吗？是偏头痛引起的缺血性脑卒中吗？
- 偏头痛引起脑卒中是因为脑卒中的其他危险因素与偏头痛的发病机制之间存在相互作用吗？
- 脑卒中能否表现为偏头痛综合征（症状性偏头痛）？

最新的研究进展有助于阐明偏头痛和脑卒中之间的关联。IHS 分类对偏头痛和偏头痛性脑梗死进行了更全面的定义 [5]。脑成像新技术不仅提高了诊断准确性，还为疾病之间的关联供了新的见解。

偏头痛性脑梗死（ICHD-3：1.4.3）在 IHS 分类中定义为：出现一个或多个偏头痛先兆症状，神经影像学发现这些症状与特定部位缺血性脑损伤相关。

诊断标准如下。

A. 偏头痛发作符合标准 B 和 C。

B. 有先兆的偏头痛（ICHD-3：1.2），或者既往有偏头痛典型发作，除外 1 个或多个先兆症状超过 60min。

C. 神经影像学显示症状相关区域缺血梗死。

D. 没有其他更合适的 ICDH-3 诊断。

表 43–2 显示了与偏头痛或偏头痛相关脑卒中的扩展分类，其中包括偏头痛性脑梗死。

（一）偏头痛性脑梗死

定义参照之前的讨论。

IHS 分类的主要问题是未明确定义无先兆的偏头痛性梗死。在一些患者中，偏头痛可能始于大脑的"非功能区"，其发病机制与有先兆的偏头痛类似。这种可能性是由 Woods 团队提出的，他们发现一名无先兆的偏头痛女性患者，在偏头痛发作时，她的枕叶脑血流量下降了 30%~40%。偏头痛性脑梗死可发生于无其他血管危险因素的患者。

（二）脑卒中与偏头痛并存

定义：明确发生的脑卒中与伴先兆偏头痛同时发作。

在年轻人中，脑卒中较为罕见，而偏头痛则较

表 43–2　头颈部血管疾病导致的头痛分类

国际头痛学会（ICHD-3）	诊　断
6.1	脑缺血事件引起的头痛
6.2	非创伤性颅内出血引起的头痛
6.3	未破裂的血管畸形引起的头痛
6.4	动脉炎引起的头痛
6.5	颈动脉或椎动脉疾病引起的头痛
6.6	颅内静脉疾病引起的头痛
6.7	其他急性颅内动脉疾病引起的头痛
6.8	遗传性血管病引起的头痛
6.9	脑垂体脑卒中引起的头痛

详见 https://ichd-3.org/6-headache-attributed-to-cranial-or-cervical-vascular-disorder/.

常见。脑卒中和偏头痛可并存，并且偏头痛不是脑卒中的诱因。当这两种疾病同时发生在青年患者时，脑卒中的真正发病机制可能就难以阐明。在本章稍后的病例回顾对照研究发现，既往有偏头痛的脑卒中患者的脑卒中危险因素较为明确，其中没有偏头痛发作直接诱发的脑卒中。该研究有助于临床进一步认识伴有偏头痛的脑卒中患者的危险因素。

（三）偏头痛样症状的脑卒中

定义：临床表现为典型的偏头痛症状，但患者出现与偏头痛发病机制无关的结构性损伤。

1. 偏头痛样症状的脑卒中病例　中枢神经系统或脑血管的结构性病变引起先兆偏头痛的典型症状，此类病例称为"症状性偏头痛"[13]，表现为继发于其他疾病的偏头痛样头痛 [5]。脑动静脉畸形常伪装成有先兆的偏头痛 [14]。皮质下梗死和白质脑病的常染色体显性遗传性脑动脉病也可能因膜功能障碍出现偏头痛样症状 [15-18]。蛛网膜下腔出血、静脉窦血栓形成和病毒性脑膜炎可发生于偏头痛患者或有偏头痛家族史的患者中，表现为伴或不伴先兆的偏头痛发作。

2. 假性偏头痛　急性和进展性的脑实质性病变导致的脑卒中患者可出现偏头痛样症状及神经功能缺损症状和体征，这些症状可明确鉴别偏头痛与脑卒

中[19]，称作假性偏头痛或继发性偏头痛[20]。

在明确的偏头痛患者中诊断假性偏头痛较为困难。文献中描述的许多关于偏头痛性脑卒中很可能是假性偏头痛，由于研究工具的限制和偏头痛发病机制的不确定，假性偏头痛诊断受到限制。

自发性颈动脉夹层可出现偏头痛样症状，因此偏头痛患者有颈动脉夹层的可能，已有文献报道颈动脉夹层表现为典型的偏头痛症状，即为假性偏头痛[21-25]。虽然疼痛产生的机制尚不清楚，但 60% 的颈动脉夹层患者可出现头痛症状[26]，该症状发生率远高于其他脑缺血症状。Fisher[27] 分析了 21 例经脑血管造影确诊的颈动脉夹层病例，发现几乎所有患者（19/21）在头部同侧的一个或多个部位出现疼痛，包括前额、眼眶、太阳穴、眼眶后侧、头部侧和额叶区域。此外，12 例患者出现颈部疼痛，通常发生在上颈部，并局限于乳突、上颈动脉、颌骨后方或下方及沿胸锁乳突肌。疼痛通常突然发作且严重，呈稳定性或搏动性疼痛，偶尔伴有同侧头部皮肤麻木感，症状持续时间从数小时到 2 年不等，大多数持续时间不超过 4 周。21 例患者中约 3/4 出现了缺血性事件，其中有 1/2 发生缺血性事件前数小时至 4 天出现头痛，其他常见的症状有霍纳综合征、颈动脉杂音、味觉障碍和闪光。

（四）不确定的分类

复杂或多种因素：不能被明确分类的偏头痛相关性脑卒中。

三、流行病学

现有大量研究证实偏头痛和脑卒中的相关性，其中大多数为病例对照研究[28-39]，其次为前瞻性队列研究[40-46]，少数为横断面研究[47, 48]，部分研究数据来源于脑卒中登记[49, 50]。3 项病例对照研究发现，45 岁以下先兆偏头痛女性患者罹患缺血性脑卒中的风险增加[31, 32, 37]，相对风险为 3.8[32]～8.4[37]。另外 2 项病例对照研究发现，无论男女，先兆偏头痛患者的脑卒中风险均有所增加[29, 35]。只有 1 项病例对照研究显示，无先兆偏头痛与缺血性脑卒中风险增加相关[31]。

另有部分研究分析了偏头痛和出血性脑卒中之间的关系[51-56]，越来越多的研究结果证实这两者之

间存在正相关，尤其是在 45 岁以下的女性之中[57]。一项病例对照研究[58] 发现，对于有偏头痛家族史的人群，出血性脑卒中患病风险增加（OR=2.30，95%CI 1.35～3.90），研究同时发现无先兆偏头痛可能增加出血性脑卒中风险（OR=1.84，95%CI 0.77～4.39）。一项纳入女性患者的队列研究显示，偏头痛和出血性脑卒中之间的风险关系仅限于有先兆的偏头痛女性（RR=2.25，95%CI 1.11～4.54）；致死性出血性脑卒中风险似乎仅限于年龄≥55 岁的女性[59]。纳入 8 项研究共 1600 例患者参与的 Meta 分析显示，偏头痛与出血性脑卒中调整后风险 OR 为 1.48（95%CI 1.16～1.88）[60]。当偏头痛与其他脑卒中危险因素并存时，发现吸烟的脑卒中风险增加 3 倍以上（OR=10）[31]，口服避孕药的脑卒中风险增加 4 倍（OR=14～17）[32, 61]。偏头痛、口服避孕药和吸烟可同时增加脑卒中风险。

一项纳入 39 000 例健康女性（年龄≥45 岁）的研究[39] 显示，与没有偏头痛的女性相比，有先兆偏头痛女性发生缺血性脑卒中的风险增加 1.7 倍（RR=1.71，95%CI 1.11～2.66），其中 45—55 岁女性的相关风险更大（RR=2.25，95%CI 1.30～3.91），而在 55 岁以上人群中未发现相关性。无先兆偏头痛未增加缺血性脑卒中风险。最近一项研究分析了 25—42 岁女性偏头痛患者罹患心血管疾病风险。结果显示，偏头痛可增加主要心血管疾病的风险，HR 为 1.50（95%CI 1.33～1.69）。与无偏头痛患者相比，偏头痛患者心肌梗死风险（HR=1.39，95%CI 1.18～1.64）、脑卒中风险（HR=1.62，95%CI 1.37～1.92）和心绞痛/接受冠状动脉重建术风险（HR=1.73，95%CI 1.29～2.32）均增加。此外，偏头痛显著增加心血管疾病死亡风险（HR=1.37，95%CI 1.02～1.83）[61]。

最近发表的一项 Meta 分析共纳入 16 个队列研究的 394 942 名偏头痛患者和 757 465 名非偏头痛患者。结果显示，与无偏头痛患者相比，偏头痛患者主要心脑血管事件风险（校正后 HR=1.42，95%CI 1.26～1.60，P<0.001），脑卒中风险（校正后 HR=1.41，95%CI 1.25～1.61，P<0.001），心肌梗死风险（校正后 HR=1.23，95%CI 1.03～1.43，P=0.006[51]）增加，全因死亡风险无差异（校正后 HR=0.93，95%CI 0.78～1.10，P=0.38）。有先兆偏头痛患者脑卒中风险（校正后 HR=1.56，95%CI

1.30～1.87）和无先兆偏头痛脑卒中风险（校正后 HR=1.11，95%CI 0.94～1.31，P=0.01）并不相同，同时有先兆偏头痛患者全因死亡风险（校正后 HR=1.20，95%CI 1.12～1.30）和无先兆偏头痛患者全因死亡风险（校正后 HR=0.96，95%CI 0.86～1.07）也不相同。

先兆偏头痛与无症状性脑梗死相关[48, 62]。来自荷兰的 CAMERA 研究随机选择有先兆偏头痛患者（n=161）、无先兆偏头痛患者（n=134）和对照组（n=140），三组受试者年龄、性别和居住地匹配，受试者均接受 MRI 检查。研究发现偏头痛患者和对照组在总体脑梗死发生率无显著差异（8.1% vs. 5.0%），但偏头痛患者较对照组后循环区域无症状梗死患病率更高（5.4% vs. 0.7%，P=0.02，校正后 OR=7.1，95%CI 0.9～55）。与对照组相比，有先兆偏头痛患者脑卒中风险更高，校正后 OR 为 13.7（95%CI 1.7～112）；每月发作 1 次或多次偏头痛患者，校正后 OR 为 9.3（95%CI 1.1～76）；有先兆偏头痛患者如果每月发作 1 次或数次，无症状后循环梗死的风险更高（OR=15.8，95%CI 1.8～140）[48]。

流行病学归因风险研究发现每 10 万名女性中每年新增 18～40 例缺血性脑卒中病例[40, 63]。

偏头痛患者脑卒中潜在危险因素

口服避孕药可增加一般人群和偏头痛患者的脑卒中风险，并可导致脑卒中与偏头痛并存[64]。一项纳入 15 个研究的系统回顾性研究分析发现，其中 6 个研究提供了支持该观点的结果。使用任何剂量雌激素避孕药的偏头痛女性缺血性脑卒中的 OR 为 2.08～16.9。但这些研究样本量较小，可信区间很宽。由于样本量不足，目前尚没有研究报道偏头痛女性脑卒中风险与雌激素剂量的相关性。

在某些情况下，脑卒中发生在偏头痛的发作期，药物可能导致凝血功能障碍，但在没有偏头痛发作的情况下可能不会导致脑卒中。年轻女性脑卒中研究合作小组病例对照研究[28]发现，使用口服避孕药的女性发生脑卒中的风险是未使用避孕药女性的 9.5 倍；未服用避孕药的偏头痛患者脑卒中风险不确定，然而口服避孕药的偏头痛患者，脑卒中 RR 从 2.0 增加到 5.9。

丹麦的一项研究发现口服避孕药与偏头痛之间存在倍数级的风险[34]。法国一项针对 45 岁以下女性的小型病例对照研究发现，无先兆偏头痛的女性缺血性脑卒中风险增加（OR=3.0，95%CI 1.5～5.8），先兆偏头痛女性患者缺血性脑卒中风险更大（OR=6.2，95%CI 2.1～18.0）[31]。脑卒中风险与性激素剂量相关，服用雌激素 50μg、30～40μg、20μg+孕激素 1μg 的 OR 分别为 4.8、2.7 和 1.7。这些病例中没有一例由偏头痛发作引起的脑卒中。没有偏头痛发作的情况下使用口服避孕药，脑卒中风险 OR 为 3.5。口服避孕药的偏头痛患者脑卒中风险 OR 为 13.9（95%CI 5.5～35.1）。意大利的一项病例对照研究纳入 308 名 15～44 例 TIA 或脑卒中患者，同时从 7 所大学的附属医院纳入 591 例年龄和性别相匹配患者作为对照组。研究发现，TIA 或脑卒中患者偏头痛发病率较对照组更高，对照组中没有口服避孕药的偏头痛患者[35]。年轻女性脑卒中预防研究发现，服用避孕药和吸烟的可能先兆偏头痛女性患者脑卒中风险显著增加，但每一个危险因素单独仅略微增加患者的脑卒中风险[39]。

偏头痛和心血管危险因素之间存在有趣的联系。偏头痛的遗传流行病学（Genetic Epidemiology of Migraine，GEM）研究发现，与对照组相比，偏头痛患者吸烟率更高，父母更可能出现早期心肌梗死。研究还发现，有先兆的偏头痛患者可能出现胆固醇异常、血压升高和早发性冠心病或脑卒中，年龄调整后，10 年内冠心病的风险增加 2 倍[65]。荷兰的一项大型研究纳入 8 个研究中心血浆样本（n=10153，其中偏头痛 2800 例和对照组 7353 例），基于氢磁共振谱（H-NMR）代谢组学分析 146 种代谢物和 79 种代谢物比值。唯一观察到的显著变化是偏头痛患者载脂蛋白 A1 水平下降（β=−0.10，95%CI −0.16～−0.05，校正后 P=0.029）和高密度脂蛋白中游离胆固醇与总血脂比值下降（β=−0.10，95%CI −0.15～−0.05，校正后 P=0.029）[66]。

尽管如前所述，有先兆偏头痛且吸烟的女性患缺血性脑卒中的风险增加，但最新数据表明，偏头痛与脑卒中的关联仅限于没有心血管危险因素的个体[36]。例如，年轻女性脑卒中预防研究发现可能伴有视觉先兆的偏头痛患者仅在无高血压、糖尿病和心肌梗死史的女性中与缺血性脑卒中相关，这些结果被女性健康研究（Women's Health Study，WHS）

的数据进一步证实[67]。Framingham 风险评分低的女性，有先兆的发作期偏头痛与缺血性脑卒中明显相关。与之相反的是，先兆偏头痛和心肌梗死之间的关联仅发生在 Framingham 风险评分高的女性患者。就 Framingham 风险评分单项而言，先兆偏头痛的年轻女性（45—49 岁）或总胆固醇下降患者缺血性脑卒中风险降低，先兆偏头痛且总胆固醇值增高的女性心肌梗死的风险增加[67]。

偏头痛、血管疾病和亚甲基四氢叶酸还原酶基因之间存在关联。研究发现多态性的 TT 基因型损害酶活性，从而提高同型半胱氨酸水平。TT 基因型携带者更容易罹患偏头痛，特别是先兆偏头痛[68]。尽管来自女性健康研究的数据不能证实这一发现[69]，但有两项研究显示携带 TT 多态性基因的先兆偏头痛的女性缺血性脑卒中的风险增加[69, 70]。

综合以上研究，偏头痛患者脑卒中风险增加。由偏头痛直接导致脑卒中的年发生率很低（约为 1.7/10 万）。偏头痛患者脑卒中的其他危险因素包括先兆偏头痛、吸烟、口服避孕药，尤其是口服避孕药的吸烟女性。此外，有研究显示，除吸烟外，低心血管风险、特定的遗传因素可能增加脑卒中风险。另外，有研究显示偏头痛会增加出血性脑卒中风险。

四、神经影像

无论有无局灶性神经功能缺损，偏头痛患者 CT 扫描异常率为 34%～71%。Cala 和 Mastaglia[71] 研究发现，94 例复发性偏头痛患者中有 6 例影像学提示脑梗死，4 例出现固定视野缺损的患者存在枕骨区低密度影；49 例偏头痛患者中 21 例出现头痛侧大脑半球白质稀疏，以及对侧先兆性感觉异常或者其他体征。

（一）MRI

MRI 的应用大大提高了偏头痛性脑梗死诊断的准确性。与健康对照组相比，约 30% 偏头痛患者脑白质病变增加[72]，病变多见于半卵圆中心和额叶白质，部分病灶可延伸至基底神经节深部结构，病变在有神经症状先兆的偏头痛患者中更为常见[73]，然而，并非所有研究都发现偏头痛患者的影像学变化高于对照组。还有的研究发现，偏头痛患者和紧张型头痛患者的白质病变发生率较高[74]，但这些病变

的机制尚未明确，目前认为病变可能源于小灶性缺血性梗死或胶质细胞增生。

两项研究发现，女性先兆偏头痛患者白质病变和无症状脑梗死的发生率增加[48, 62, 75]。无症状性脑梗死主要发生在枕叶和颅后窝。尚不清楚这些病变是否预示着晚发型血管性痴呆或症状性脑梗死风险的增加。一项基于人口的研究纳入了 760 人，163 人（20.9%）有严重头痛史，116 人有偏头痛，其中 17 人（14.7%）有先兆偏头痛。研究发现严重头痛病史与 MRI 白质高信号体积增加相关[76]，校正后 OR 为 2.0（95%CI 1.3～3.1，$P \approx 0.002$）。先兆偏头痛是唯一与深部白质信号体积（OR=12.4，95%CI 1.6～99.4，$P \approx 0.005$）和脑梗死（OR=3.4，95%CI 1.2～9.3）密切相关的头痛类型。

（二）正电子发射扫描

Weiller 团队研究[77] 发现，偏头痛患者在偏头痛发作期和接受舒马曲坦 6mg 皮下注射后皮质脑血流量均正常。

五、脑血管疾病引起的头痛

鉴别脑血管疾病引起的头痛较为困难。Ray 和 Wolff[78] 的一个里程碑研究发现颈内动脉分出的大脑中动脉干近心端 1～2cm、大脑前动脉 A2 段近心端 1～2cm、椎动脉近端 1～2cm、小脑下前动脉、小脑下后动脉和脑桥动脉对压力、牵引和电刺激敏感。这些敏感结构受到电刺激时，会引起头皮和面部特定区域的疼痛。

Fisher[27, 79] 的临床研究进一步证实了这些结论。研究发现，缺血性脑血管病引起的头痛综合征患者大多数在出现持续性神经功能缺损前有先兆头痛或 TIA。头痛通常出现在局部或闭塞动脉同侧，为非搏动性，有时头痛非常严重。与颈动脉或基底动脉病变相比，大脑后动脉区域梗死的患者头痛发生率相对较高，但单纯运动综合征和单纯感觉综合征的腔隙性脑梗死患者除外，另外 58 例一过性单眼盲患者均无头痛发生。总体来说，头痛在颈动脉系统发生率 31%，椎 - 基底动脉系统发生率 42%。

（一）药物诱发的偏头痛相关脑卒中

由于不能排除药物与偏头痛病程的相互作用所导致的脑卒中，本节只针对麦角类药物引起的偏头

痛相关性脑卒中进行初步探讨。虽然治疗剂量的麦角胺通常对 CBF 无影响，但在少数情况下也可能产生局灶性和弥漫性大脑功能损害。研究已经证实毒性剂量的麦角生物碱可损伤外周血管和中枢神经系统，导致坏疽、癫痫、脑病和昏迷等。麦角导致弥漫性脑功能障碍的机制尚不清楚，可能是中枢神经系统毒性作用或脑血管严重收缩的结果。有些研究发现麦角胺可导致眼和脑循环的局灶性损害，表现为短暂的单眼失明、双侧视盘炎和感觉运动功能缺损[80-82]。流行病学研究发现，使用麦角衍生物可增加脑卒中风险[83]。自曲坦类药物上市以来，有零星的类卒中样事件报道。但到目前为止，尚无确定的证据表明类卒中反应为曲坦类药物所引起，亦不能确定该药是否适用于假性偏头痛的治疗。注射舒马曲坦 6mg 引起的脑卒中病例中，注射与脑卒中之间的时间窗多为 5～329 天[84]。仅有 1 例报道舒马曲坦使用后出现静脉窦血栓形成[85]，1 例报道佐米曲坦使用后出现脊髓梗死[86]。

（二）血管造影术诱发的偏头痛样体征

脑血管造影术中患者出现偏头痛样体征和症状并不少见，并可能发展为脑卒中。尽管不是所有的研究者都赞同这一观点[87]，但在偏头痛发作期进行脑血管造影有一定风险，因为它可能与偏头痛机制发生相互作用。由于所有动脉造影都可能并发脑卒中，脑卒中的发病机制不能确定地归因于偏头痛。无论何种情况，偏头痛患者都应在血管造影前进行 CT 或 MRA 检查。

（三）短暂性局灶性神经系统事件和晚发型偏头痛等位发作

偏头痛并非总伴有头痛。孤立的偏头痛先兆包括视觉障碍或不伴典型头痛的局灶性神经功能缺损，常被称为"没有头痛的偏头痛"，给诊断增加难度。Charcot 描述了 1 例眼性偏头痛患者，仅仅表现为轻微的眼部症状。

更有争议的是 Whitty[88] 描述的不伴头痛的偏头痛等位发作。Fisher[7, 89] 提出不伴头痛的偏头痛等位发作可以根据特征性的临床特征进行诊断。从此，无痛的短暂和持续性偏头痛等位发作得到广泛认同[90]。迟发的偏头痛等位发作的病因尚未确定。顾名思义，其临床特征与无头痛的偏头痛基本类似，

脑成像和脑动脉造影术显示无责任病灶。

（四）出血相关偏头痛

由偏头痛引起的脑出血的病例报道很少，并且并不能确定出血是由偏头痛直接导致的，大多数病例可能只是表现为偏头痛样症状或假性偏头痛[91]。流行病学研究也显示偏头痛和脑出血之间只有微弱的相关性[40]。

（五）视网膜或眼源性偏头痛

视网膜或眼源性偏头痛在 HIS2018 中 1.2.4 明确定义。根据 ICHD-3 的诊断标准：发作应符合 ICHD-3 中的 1.2 先兆偏头痛，并且先兆为完全可逆的、单眼的阳性和（或）阴性视觉症状（如闪烁、盲点或失明），这些先兆偏头痛在发作期间可被下列任何一或两种检查证实：临床视野检查；患者画出单眼视野缺损，并逐渐扩散超过 5min，症状持续 5～60min[5]。

虽然短暂的闪光或暗点是公认的皮质性偏头痛现象，并且视网膜受累而导致的单眼视力丧失不是偏头痛的常见症状，但对于伴有黑矇的患者，区分两者仍然较为困难。由于偏头痛发作时视网膜和睫状体血流都可能受到影响，无法区分眼部还是皮质受累，所以首选视网膜性偏头痛的诊断，以区别于眼源性偏头痛。

六、类卒中症状的偏头痛

（一）脑卒中样偏头痛 / 偏瘫型偏头痛

1873 年，Liveing[93] 首次描述了偏头痛发作有关的短暂性偏瘫。Whitty[94] 将这种疾病分为有或无先兆的具有家族遗传史的偏瘫型偏头痛和家族性偏瘫型偏头痛。FHM 具有典型临床特征，发作时出现严重且持续的偏瘫或其他持续性先兆症状，患者家族成员亦有类似典型发作，呈常染色体显性遗传。

偏瘫型偏头痛在分类 IHS1.2.3 明确定义。FHM 属于先兆偏头痛亚组（IHS1.2.3.1），散发性偏瘫型偏头痛为 1.2.3.2。FHM 诊断需有典型的先兆偏头痛伴偏瘫，症状持续一定时间，并且至少直系亲属有发作。

偏瘫型偏头痛表现为轻偏瘫或半身不遂，症状以单侧肢体为主，常伴有面部和手部瘫痪，但很少出现孤立性面部和上肢瘫痪，症状缓慢播散且逐步

进展。大多数情况下，患者伴有同侧感觉障碍，特别是手 – 口周感觉异常，并缓慢进展。少数偏瘫可左右交替出现[95]，甚至发作时伴有偏盲或典型的视觉先兆。然而，视觉障碍定位模糊，很难区别在患侧或对侧。患者还可出现运动性的而非感觉性语言障碍。神经系统症状持续 30~60min，随后出现严重的半侧或双侧搏动性头痛，伴恶心、呕吐、畏光和畏声。严重的情况下，先兆可以贯穿整个头痛阶段。

严重的偏瘫型偏头痛还可出现发热、嗜睡、意识模糊或昏迷，症状可持续数天至数周[95]，严重的偏瘫型偏头痛反复发作很少导致轻微的神经功能损伤残留，而是出现多灶神经功能障碍甚至痴呆。

FHM 呈常染色体显性遗传，直系亲属中可出现之前描述的神经功能缺损症状，其他常见症状包括进行性小脑功能障碍、构音障碍、眼球震颤和共济失调[95]，色素性视网膜炎、感觉神经性耳聋、震颤、眩晕、眼球震颤、共济失调和昏迷亦有报道[96, 97]。神经系统缺损症状出现在 2 次发作之间，而不是出现在先兆过程。偏瘫型偏头痛也可能是影响其他系统的家族遗传性疾病的一部分，如 MELAS 和 CADASIL[17]（见第 19 章和第 41 章）。然而，这类家族遗传病的偏头痛发作可能是脑功能受损而导致的症状性发作，因此家族成员中的偏瘫型偏头痛极少表现为刻板样发作。

CADASIL 临床研究为 FHM 病因学探究获得突破[98-100]。CADASIL 临床特征为反复出现脑深部小梗死灶、痴呆和脑白质病变，部分患者表现为反复发作的严重偏头痛样头痛，伴有短暂头痛和偏瘫等先兆症状。Joutel 团队[101, 102] 发现 FHM 患者 19 号染色体上的基因位点；Ophoff 团队[103]、Joutel 团队[104] 发现染色体 19p13.1 基因，该基因编码脑特异性电压门控 P/Q 型神经元钙通道（CACNL1A4）α1 亚基；Dichgans 团队[105] 发现染色体 2q24 基因。

部分研究发现了基因的错义突变[106-108]。研究人员发现 2 个无血缘关系的发作性共济失调 2 型（EA2）患者基因突变，导致翻译提前停止，这可能破坏了 CACNL1A4 阅读框。因此，FHM 和 EA2 可能都是等位基因通道病，但分子机制有所不同，前者涉及 Ca^{2+} 通道功能的变异，而后者则表现为通道密度的降低。研究结果表明，单基因的不同突变可能引起表型异质性[105, 109]。

（二）脑干型先兆偏头痛

脑干型先兆偏头痛（IHS1.2.2）由 Bickerstaff 首先提出[110, 111]，既往又称作基底动脉型偏头痛。诊断标准包括先兆偏头痛，至少出现以下两种完全可逆的先兆症状，如构音障碍、眩晕、耳鸣、听觉减退、复视、双颞侧或鼻侧的视觉症状、共济失调、意识水平下降、双侧感觉异常等，但不会出现运动障碍。

Bickerstaff[111] 回顾分析了 300 例脑干型偏头痛，发现 34 例患者有视觉先兆，表现为完全的视力丧失或整个视野闪光暗点导致视物模糊的阳性视觉症状。其他基底动脉症状包括头晕或眩晕、步态共济失调、构音障碍、耳鸣、双侧肢体、口周和舌部麻木和感觉异常。症状持续 2~60min，突然消失，但视力下降通常恢复较缓慢。先兆消失后，患者出现严重的枕部搏动性头痛伴呕吐。患者常有典型的偏头痛发作，发作间期先兆完全缓解。经典的脑干型先兆偏头痛多发人群为青年女性，发作与月经期密切相关，但发作并不频繁。34 例患者中，仅 2 例小于 23 岁，其余均为青年女性，82% 的病例有明确的偏头痛家族史。

Lapkin 团队[112] 分析了 30 例儿童脑干型先兆偏头痛（7 月龄—14 岁，平均年龄 7 岁）。与青少年病例不同，儿童的症状持续时间从几分钟到几小时不等，其中 1 例患者症状持续近 3 天。最常见的主诉为眩晕（73%）和视觉障碍（43%），严重者出现锥体束损害和脑神经异常，如核间性眼肌麻痹和面神经麻痹。86% 的患者有偏头痛家族史。随访期 6 个月~3 年期间，仅有 1 例出现持续性动眼神经麻痹，但没有患者表现出进展性神经功能缺损。

脑干先兆偏头痛的先兆症状一般持续 5~60min，有的可持续 3 天。视觉先兆通常最早出现，表现为颞侧或鼻侧的视觉障碍，如视物模糊、闪光暗点、视力变灰或失明，症状通常从一侧视野开始，随后扩展到双侧。脑干先兆的第二大常见症状为眩晕和步态共济失调（63%）[113]，共济失调可独立于眩晕存在。Bickerstaff 指出，当视力没有完全模糊时，可出现类似外展神经麻痹导致的复视。16% 的病例中可能出现各种类型的复视[113]。其他较为常见症状包括伴随眩晕出现的耳鸣、构音障碍。超 60% 病例有典型的手 – 口扩散型先兆，表现为手和口周刺痛麻木，症状常双侧对称，也可半侧交替出现。感觉障碍偶尔会延伸至躯干。超过 50% 的病例出现双侧乏力。

　　脑干型偏头痛的症状还包括意识障碍。Bickerstaff[110] 报道的 32 例脑干先兆偏头痛患者（其中有 8 例既往诊断为脑干型偏头痛），4 例出现意识改变。意识障碍是在其他后循环症状的基础上发生的，并且进展缓慢，未引起患者跌倒或自我伤害，有的患者在意识障碍前出现类似梦幻的状态。意识从昏睡到昏迷呈动态变化，通常持续短短几分钟，不伴有僵硬、特定姿势、咬舌、尿失禁或呼吸模式的改变。与常见的脑干型偏头痛一样，先兆恢复期出现搏动性头痛。实验室检查一般无异常，脑脊液检测和脑电图正常。Lee 和 Lance[114] 诊治了 7 例类似意识改变的脑干型偏头痛患者，称之为偏头痛性昏迷。与 Bickerstaff[110] 观察到的短暂昏迷不同，这些患者的昏迷持续时间为 2h～5 天。4 例患者在发作期出现攻击性和歇斯底里行为，以致最初诊断为精神病。虽然某种类型的意识障碍在脑干型偏头痛中很常见，但它可从意识模糊发展到长时间昏迷。其他意识障碍还包括失忆和晕厥，猝倒发作罕见。

　　几乎所有脑干型偏头痛都会发生头痛。头痛以枕部居多，呈搏动性、打击性，并伴有严重的恶心呕吐。单侧或局限于头前部位疼痛不常见。1/3～1/2 患者伴畏光和畏声。与其他形式的偏头痛一样，少数（≤4%）病例可仅表现为不伴头痛的先兆症状[113]。研究发现痫性发作与脑干型偏头痛相关。经典的脑干型偏头痛可出现无痛性发作的脑电图变化，不超过 1/5 患者可发现脑电图异常，这些异常大多与临床表现无关。

　　脑干型偏头痛导致永久性脑干损伤的报道十分罕见。Bickerstaff 研究的病例中无 1 例出现永久的神经损害，因此他强调将完全恢复正常作为诊断标准。文献中发现的偏头痛相关脑卒中病例中，有 4/5 发生在椎 - 基底动脉区域（不包括大脑后动脉）。Connor[115] 研究的 18 例复杂性偏头痛，3 例发现脑干病变，均无出现之前定义的脑干型偏头痛发作。脑梗死特别是脑干梗死为脑干型偏头痛的首要血管病变提供依据。Skinhoj 和 Paulson[116] 发现，尽管有 CBF 减少，但除了基底动脉顶部的充盈缺损外，其他血管造影结果正常[116]。脑血管造影本身可以诱发偏头痛，尽管症状出现时间可能有一定的延迟。临床特征和动脉造影结果说明脑干型偏头痛是由原发

性血管功能异常导致。脑血管疾病是脑干型偏头痛需要鉴别诊断的最严重的疾病。

　　由栓塞或血栓导致的脑干和后部皮质区的缺血性脑卒中表现为脑干和后循环功能缺损症状，其中约 1/3 伴随头痛。因此，基底动脉闭塞性疾病临床表现可能与脑干型偏头痛类似。另外，椎动脉夹层可能是偏头痛患者出现类似脑干型偏头痛症状的原因之一。

　　脑干型偏头痛需与各种类型的后循环 TIA 鉴别，尤其是晚发的首次发作的脑干型偏头痛。某些偏瘫型偏头痛或脑干型偏头痛可能是一些临床综合征的部分表现，如 CADASIL、MELAS 及与伴有癫痫发作的 MELAS 变异体，尤其是枕叶起源的 MELAS 变异体。

七、机制

　　偏头痛表现为类卒中的症状，尤其是缺血性脑卒中，而同时脑卒中表现为类偏头痛的症状，从而导致临床医生鉴别困难。目前尚不清楚既往文献中报道了多少偏头痛性脑梗死误诊为偏头痛。这并不是在批评早期的研究，而是之前的诊断工具尚不完善，现在对偏头痛机制的认识也有了进步。偏头痛发作引起永久性的神经功能缺陷和脑功能损伤的原因还有待探究。更有趣的问题是，偏头痛发作间期有哪些共病因素会导致脑卒中风险增加。尽管可能存在共病因素（如血小板聚集），但更多的是不确定的脑卒中危险因素。事实上，当偏头痛患者出现确定的脑卒中危险因素，则考虑脑卒中由危险因素引起，而不是偏头痛。流行病学研究结果显示，必定存在与偏头痛并存的未被识别的脑卒中危险因素。

八、偏头痛和卵圆孔未闭

　　部分病例对照研究分析了卵圆孔未闭与偏头痛之间可能的联系。Del Sette 团队[117] 对先兆偏头痛患者（44 例）、年龄小于 50 岁的局灶性脑缺血患者（73 例）、无脑血管疾病和偏头痛的对照组患者进行 TCD 检查，发现右向左分流患病率在先兆偏头痛患者（41%）和脑缺血患者（35%）均显著高于对照组（8%）。Anzola 团队[118] 的病例对照研究纳入先兆偏头痛（113 例）、无先兆偏头痛（53 例）和年龄匹配的非偏头痛患者（25 例），结果显示先兆偏头痛患者 PFO 患病率（48%）显著高于无先兆偏头痛患者

（23%）和对照组（20%）。更多的研究通过不同的方法（TCD 超声和经食管超声心动图）证实了 PFO 与先兆偏头痛的相关性[119, 120]，而 PFO 与无先兆偏头痛和其他头痛的相关性微弱。2013 年的一项 Meta 分析共纳入 37 个研究[121]。总体来看，PFO、隐源性缺血性脑卒中和偏头痛之间的互相存在相关性，但偏头痛与 PFO 并无因果关系。以人群为基础的比较研究显示，年轻女性的先兆偏头痛与隐源性缺血性脑卒中（OR=1.4，95%CI 0.9～2.0，一项研究）、PFO 和缺血性脑卒中（HR=1.6，95%CI 1.0～2.5，2 项研究；OR=1.3，95%CI 0.9～1.9，三项研究），以及 PFO 和偏头痛（OR=1.0，95%CI 0.6～1.6，一项研究）之间的相关性较弱。可能原因是先兆偏头痛和 PFO 均具有遗传性，可能有共同的遗传背景[122]。

PFO 和偏头痛同时存在，并不一定意味着存在因果关系。先兆偏头痛发作是扩散性抑制引起的枕叶皮质事件，目前仍不清楚 PFO 如何会导致先兆偏头痛发生。即使 PFO 产生小栓子，它们也会优先进入前循环而不是进入大脑后动脉。

迄今为止，有三项随机对照试验研究了 PFO 在先兆偏头痛患者中的作用。STARFlex 封堵技术（Migraine Intervention with STARFlex Technology，MIST）干预偏头痛试验招募了难治性频繁发作的先兆偏头痛患者 147 例（均未使用托吡酯和拉莫三嗪）[123, 124]，受试者被随机分为 STARFlex 经皮 PFO 封堵治疗组和假手术组。6 个月后，135 名患者完成了试验。研究显示主要终点（偏头痛治愈）在两组间无显著差异，手术组偏头痛发作有减少趋势，但并不显著[125]。手术组出现一些严重的不良事件，如心脏压塞、心包积液、腹膜后出血、心房颤动和胸痛。假手术组的不良事件包括切口部位出血、贫血、鼻出血和脑干脑卒中。

PREMIUM 研究使用 AMPLATZER PFO 封堵器治疗 PFO，观察偏头痛患者的头痛发生率变化前瞻性、随机双盲调查研究。偏头痛患者随机分为假手术组（药物 + 右心室导管置入术）和手术组（PFO 封堵）[126]。该研究 1 年共纳入 230 患者，结果显示 50% 应答率这个指标上，PFO 闭合组（45/117）与对照组（33/103）没有差异。

PRIMA 研究是一项多中心随机试验，旨在观察经皮 PFO 封堵术对药物难治性偏头痛的作用[127]。主要终点是观察在治疗前 3 个月的基线基础上，治疗 9～12 个月后每月偏头痛发过天数减少情况。研究纳入的 107 名患者被随机分配到 Amplatzer PFO 封堵器手术组（n=53）和药物治疗对照组（n=54）。83 例患者（治疗组 40 例，对照组 43 例）完成了 12 个月的随访。手术组基线偏头痛发作平均天数为（8±4.7）天，对照组为（8.3±2.4）天。两组的主要终点事件无显著差异，手术组减少 2.9 天，对照组减少 1.7 天（P=0.17）。

一项回顾性研究纳入 215 例合并 PFO 的脑卒中患者，将 PFO 封堵术作为脑卒中的二级预防措施[128]。1 年后，研究人员询问患者 PFO 封堵术前后偏头痛发作的频率，以确定这种干预是否影响偏头痛发作。有 PFO 的脑卒中史患者偏头痛患病率（22%）高于普通人群（10%）。在先兆偏头痛患者中，PFO 封堵术使每月偏头痛发作频率降低 54%（1.2±0.8 vs. 0.6±0.8，P=0.001），无先兆偏头痛患者的每月发作频率降低 62%（1.2±0.7 vs. 0.4±0.4，P=0.006）。对非偏头痛患者，PFO 封堵术前后头痛发作频率变化没有统计学意义。其他几项回顾性研究发现，PFO 与偏头痛症状改善之间也存在类似的关系[129-134]。然而，所有这些研究都有很大的局限性。①偏头痛会随着年龄的增长而自行改善。②安慰剂效应可使偏头痛的频率降低 70%。③ PFO 闭合后，大多数患者接受阿司匹林治疗，至少在男性患者中，阿司匹林具有中度预防偏头痛的作用[135, 136]。氯吡格雷作为阿司匹林的替代品，可能也会减少偏头痛发生的频率[137, 138]。④头痛数据的回顾性资料极不可靠，回忆偏差对研究结果有重大影响。⑤最新的研究发现，PFO 封堵术后新发的偏头痛患者和改善的患者一样多[131]。

因此，到目前为止，没有足够的证据支持 PFO 封堵可以改善偏头痛的发作频率。PFO 不应用于预防偏头痛。

九、偏头痛患者的脑卒中防治

大多数 TIA 或缺血性脑卒中患者需接受抗血小板治疗[139]。阿司匹林可降低脑卒中风险，同时对偏头痛有微弱的预防作用[136, 140]。相比阿司匹林，氯吡格雷能更有效地预防偏头痛患者的脑卒中、心肌梗死和血管性死亡等联合终点事件[141-143]。氯吡格雷还可改善部分患者的偏头痛症状[137]。阿司匹林联合双嘧达莫缓释剂对脑卒中的预防效果优于阿司匹林[144]。双嘧达莫在治疗初期可引起头痛，随后头痛会缓解。根据临床经验，有过偏头痛病史的患者或有偏头痛家族史的患者使用双嘧达莫比无偏头痛病史的患者更容易出现头痛。剂量滴定可以降低头痛的发生率和治疗的退出率[145]。心源性脑卒中患者的抗凝治疗对偏头痛没有影响，口服非维生素 K 抗凝血药对偏头痛也没有影响。对于颈动脉严重狭窄的患者，颈动脉内膜剥脱术或血管成形术支架植入术可诱发既往有偏头痛或偏头痛发作期患者的头痛发作。

研究表明，有高血压的偏头痛患者应使用 β 受体阻滞药进行预防治疗，如普萘洛尔、美托洛尔、比索洛尔和阿替洛尔[146]。血管紧张素转换酶抑制药如赖诺普利预防偏头痛是否有效还存在争议[147]。坎地沙坦和普萘洛尔一样，预防偏头痛作用优于安慰剂[148]。肉毒杆菌素 A 可有效预防慢性偏头痛，并可安全用于有脑卒中或 TIA 发作的偏头痛患者[149-151]。

降脂药和降糖治疗不影响偏头痛或偏头痛治疗。患有先兆偏头痛的女性患者，若患有高血压、糖尿病和肥胖等疾病，或者有吸烟习惯，应该对这些危险因素进行干预，并告知患者口服避孕药的风险[152, 153]。目前认为，对于有脑卒中史的偏头痛患者，不能使用降钙素基因相关肽（calcitonin-gene-related peptide，CGRP）单抗或 CGRP 受体拮抗药进行偏头痛的预防[154, 155]。尽管这些药物不会引起血管收缩，但可能抑制血管舒张和血管募集，再次发生缺血事件。

十、有脑卒中危险因素或 TIA/ 脑卒中患者的偏头痛发作期治疗

曲坦类药物（阿莫曲坦、依曲坦、弗罗曲坦、纳拉曲坦、利扎曲普坦、舒马曲坦或佐米曲普坦）常常用于偏头痛发作期治疗，但禁用于 TIA/ 脑卒中及有多个不可控血管危险因素的患者（表 43-3）。曲坦类药物具有血管收缩作用[156-158]，可能导致本已减

表 43-3　急性偏头痛的药物治疗

药　物	剂量（mg）	无血管危险因素的偏头痛患者	伴短暂性脑缺血发作或脑卒中的偏头痛患者
阿司匹林，口服或静注	500～1000	+++	+++
对乙酰氨基酚	500～1000	++	++
非甾体抗炎药物		+++	+++[a]
麦角酰胺口服	1～2	++	禁忌
α-二氢麦角隐亭，IV 或皮下注射		+++	禁忌
舒马曲坦	50～100mg 口服，6mg 栓剂，10～20mg 鼻喷，25mg 栓剂	+++	禁忌
那拉曲坦	2.5	++	禁忌
利扎曲坦	5～10	+++	禁忌
佐米曲坦	2.5～5	+++	禁忌
依立曲坦	20，40，80	+++	禁忌
阿莫曲坦	12.5	+++	禁忌
夫罗曲普坦	2.5	+	禁忌
神经松弛剂		+	+

a. 当长期使用时，也可能有心血管的不良反应
临床试验显示，加号的数量表明疗效从低（+）到高（+++）

少的血流量进一步减少。对于血管性疾病患者，没有血管收缩特性的小分子 CGRP 拮抗药、拉米地坦、5-HT$_{1F}$ 激动药可能成为将来的药物选择[159, 160]。麦角生物碱可导致血管收缩，同样属于禁忌用药[158, 161]。脑卒中高危患者的偏头痛发作期的治疗仅限于镇痛药物。在一些国家，使用了阿司匹林静脉注射治疗偏头痛急性发作；阿司匹林 1000mg 静脉注射的疗效低于舒马曲坦 6mg 皮下注射，但耐受性更好[162]。有频繁发作偏头痛的血管疾病患者应接受偏头痛预防用药（表 43-4），首选药物为 β 受体阻滞药[146]，在有效预防偏头痛的同时可降低升高的血压。氟桂利嗪可用于大多数合并血管疾病的偏头痛患者，但并非在所有国家都被批准使用[163-165]。有氧运动可以预防偏头痛，降低脑卒中风险[166, 167]。

脑出血或蛛网膜下腔出血的患者不宜使用乙酰水杨酸治疗偏头痛发作，也不宜使用非甾体抗炎药预防偏头痛。曲坦类药物禁用于蛛网膜下腔出血后头痛。丙戊酸可导致血小板减少症，在血小板计数正常的情况下可用于预防偏头痛[168]。CGRP 受体拮抗药或 CGRP 单抗不能用于有蛛网膜下腔出血病史的患者。无论是否有偏头痛病史，急性期脑出血和蛛网膜下腔出血的治疗是相同的（框 43-1）。

表 43-4　偏头痛的预防药物

药　　物	剂量（mg）	无血管危险因素的偏头痛	伴 TIA 或脑卒中的偏头痛
美托洛尔	50～200	+++	+++
普萘洛尔	40～160	+++	+++
比索洛尔	5～10	++	++
氟桂利嗪	5～10	+++	+++
丙戊酸	500～1000	+++	+++
托吡酯	50～100（200）	+++	+++
肉素毒素 A（慢性偏头痛）		+++	+++
CGRP 单抗或 CGRP 受体拮抗药		+++	禁忌
镁剂	600	+	+
α- 二氢麦角隐亭	10	+	+
阿司匹林	300	+	+

加号的数量表明疗效从低（+）到高（+++）
TIA. 短暂性脑缺血发作；CGRP. 降钙素基因相关肽

框 43-1　网络链接

头痛分类
- 一般头痛：https://ichd-3.org/
- 偏头痛：https://ichd-3.org/1-migraine/
- 由颅血管或颈血管疾病引起的头痛：https://ichd-3.org/6-headache-attributed-to-cranial-or-cervical-vascular-disorder/

指南
- 国际头痛协会（包含国际指南的链接）：https://www.ihs-headache.org/ichd-guidelines/ihsguidelines
- 美国神经病学学会：https://www.aan.com/Guidelin es/home/ByTopic?topicId=16
- 欧洲头痛联合会：https://ehf-org.org/ehfguidelines/

第 44 章　隐源性脑卒中
Cryptogenic Stroke

Martin O'Donnell　Scott E.Kasner　著

龚贤琳　朱嘉诚　译　　曾玮琪　严钢莉　校

本章要点

- 部分缺血性脑卒中的病因尚未明确，归类为隐源性（不明原因）缺血性脑卒中。
- 在缺血性脑卒中患者中，隐源性脑卒中占比为 15%～35%，这反映出隐源性缺血性脑卒中缺乏统一诊断标准、病因学诊断的广度和深度不一致、受试者未分层（如青年或老年），以及归因于一些常见的病因，导致病因学分类时隐源性缺血性脑卒中的患病率不同。
- 隐源性缺血性脑卒中包括三类：未被准确分类的、未被全面评估的、真正的隐源性脑卒中。"未被准确分类"是指有病因（如颈动脉疾病），但不符合严格诊断标准（<50%）的人群。"未被全面评估"是指诊断评估不完整，但有很大概率是大血管疾病或心房颤动的人群。真正的隐源性缺血性脑卒中是经过全面和完整的诊断评估后定义的。
- 隐源性缺血性脑卒中大血管复发事件的发生概率与人群特征密切相关。老年人脑卒中复发的风险很高，而对于真正的隐源性脑卒中的年轻人，脑卒中复发的风险很低。
- 大多数隐源性缺血性脑卒中都有血栓形成的基础，也可以更准确地描述为"不明来源的栓塞性脑卒中"。这种分类有助于明确诊断的最低标准，为临床研究确定患者群体。

病因学诊断是缺血性脑卒中早期评估的基石。病因学诊断是制订治疗策略的前提，可最显著降低患者脑卒中复发风险，并提供预后信息[1, 2]。然而，部分患者缺血性脑卒中的病因尚未确定[3]，称为"隐源性"或无法解释的脑卒中。隐源性缺血性脑卒中患者的比例取决于诊断评估的广度和质量、人群的年龄和种族，以及在诊断检测中判定哪些发现是病因（或有因果关系）[4]。从实用的管理角度来看，许多常见的潜在病因的意义尚不确定，因为基于循证医学推荐的脑卒中预防要么被普遍应用于所有缺血性脑卒中，要么是为特定的发现特别制订的，尤其是颈动脉狭窄和心房颤动/心房扑动[5]。在许多病例中，隐源性脑卒中患者病灶解剖结构上提示脑卒中为栓塞所致（图 44-1）和（或）临床特征提示病因为心源性栓子，但缺乏客观检查资料明确栓子来源[6]。

一、缺血性脑卒中的病因亚型分类

各种分类的目的都是尽可能地为缺血性脑卒中的病因寻找提供客观可靠的框架。总体来说，缺血性脑卒中分为小血管病变、大动脉粥样硬化、心源性栓塞、其他原因导致的脑卒中和隐源性（也称为未知、未确定或无法解释的）[7]脑卒中。隐源性脑卒中包括完成各种检查仍无法解释的脑卒中、由于不完整或不充分的评估导致的脑卒中、混杂或多种相互影响的病因（如并发颈动脉狭窄和心房颤动）。隐源性脑卒中的各个亚型在未来发生脑卒中风险和真正

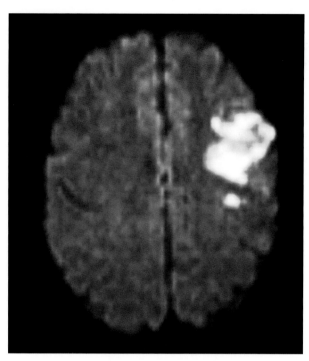

▲ 图 44-1　MR DWI 显示急性左侧皮质梗死
病灶特点提示栓塞性

潜在的病理生理学原因可能大不相同。

下面概述三种最主要的分类方案。虽然这些分类方案的总体一致性很好，但在不同的方案中，隐源性脑卒中的患者占比各不相同，为 26%～42%[8]。每种方案均使用临床表现、神经影像学特征、大血管的影像学、心率监测、心脏影像学及一些血清学的结果等信息。然而，使用这些信息进行子分类时仍存在差异。

(1) TOAST 分型应用最广泛，符合临床研究目的，并已纳入常规临床实践。TOAST 分型将缺血性脑卒中分为小血管闭塞、大血管动脉粥样硬化、心源性栓塞、其他病因确定的脑卒中和病因不明的脑卒中[7]。"未确定"病因的定义包括三种情况：诊断评估不完整，尽管广泛评估仍未发现病因，或原因无法确定（最有可能）。采用 TOAST 标准诊断隐源性脑卒中的亚组可信度较差，给临床应用和研究带来了一些挑战。

(2) 病因分类系统是一种计算机化分类法，利用算法对脑卒中病因和表型亚型进行分类，分为明显的、可能性很大的或可能性很小的弓上大血管疾病、心源性栓塞、小血管闭塞、其他不常见的原因或未确定的原因。未确定的脑卒中的亚型分类为未

知 – 隐源性栓塞，未知 – 其他隐源性、未分类和评估不完整[9]。在本章讨论的三种分类方案中，CCS 似乎提供了最低的未确定比例（北部柏林脑卒中研究中，CCS 为 26%，TOAST 为 39%，n=381）[8]。因为只有很低比例的患者被标记为未分类，该方案分类可靠性较好，这可能是由于使用了重概率方法，该方法比其他分类方案更常见地分配了一种备选的病因。

(3) ASCOD 分类将缺血性脑卒中分为 A（动脉粥样硬化）、S（小血管病变）、C（心源性）、O（其他病因）和 D（夹层）[10]。"其他病因"包括不常见的疾病或阳性发现，并根据发现与脑卒中是否具有潜在的因果关系、因果关系不确定或因果关系不太可能但存在异常进行进一步的亚组分类。"其他病因"还包括那些依据可用的最佳诊断检测和有脑卒中特异性病史但没有发现病因的患者。对于未确定或隐源性脑卒中没有进行特定的分类，因为它们被包括在"其他病因"类别中。

病因诊断的概率性方法

无论明确的或者隐含病因分类方案，都是通过直接和间接的推断评估脑卒中病因的概率。首先，脑卒中病因的识别通常是于基于识别血栓的可能来源，而不是直接可视化的血栓。如心房颤动的存在支持心源性栓塞的诊断，但左心房或左心房附壁血栓仅在少数患者中可见[11]。其次，可能无法对实际的病因来源进行直接监测。例如，小血管疾病的诊断不是基于小血管的成像，而是基于以下假设：深部的小梗死（<1.5cm），特别是在富含穿支血管的部位，可能是由于小血管自身病变阻塞小血管所致。再次，病因普遍并存，需要主观判断哪一个是最有可能的病因。最后，一些分类方案在病因亚类别中指定了一个概率，如 CCS 和 ASCOD，因为有不同强度的证据支持潜在的病因学发现和脑卒中的因果关系。

二、隐源性缺血性脑卒中的定义

隐源性脑卒中目前还没有正式的共识性定义，缺血性脑卒中的病因或发病机制分类的定义也有所不同。隐源性脑卒中诊断上缺乏金标准[4]，病理生理学认识也不清楚，所以也没有隐源性脑卒中病

理生理学的动物模型。作为广泛使用的分类系统，TOAST 分型将不明原因的脑卒中定义为"尽管有广泛的血管、心脏和血清学评估，但不能归因于心源性栓塞、大动脉粥样硬化或小动脉病变的脑梗死"[7]。因此，隐源性脑卒中是基于上述情况均不存在的排他性诊断。基于脑梗死病灶形态特点的定义是，尽管对病因进行了详尽的查找，仍病因不明，但提示栓塞的非腔隙性缺血性脑卒中[4]。该定义推断所有非腔隙性缺血性脑卒中均由栓塞引起。基于以上考虑，最近的一项研究根据梗死病灶形态特点，将此类患者归类为"来源不明的栓塞性脑卒中"[6]。这种方法能够积极定义这一组患者，以进行随机对照试验，进而指导临床实践。制订隐源性缺血性脑卒中的共识需要对"什么被认为是广泛或充分的诊断评估"及

"哪些发现被认为是病因"达成一致。

三、隐源性脑卒中的患病率

不同研究中隐源性缺血性脑卒中的患病率有所不同，估计占所有脑卒中患者的15%～35%（表44-1）[6]。由于不同研究采用的分类方法、所完成的病因诊断检查的广度和质量、包含人群的分类（如青年与老年）、对一些常见发现（如卵圆孔未闭）的因果关系判断差异，各研究之间的比较具有挑战性，而且往往不可靠。因此，无法从各研究之间比较隐源性脑卒中的时间趋势和区域变化。同样，不能通过结合现有数据可靠地估计发病率。然而，当使用ESUS 标准化定义时，多个国家的研究显示 ESUS 始终占所有缺血性脑卒中的 16% 左右[12]。

表 44-1　隐源性缺血性脑卒中发病率因研究设计、年龄和诊断标准不同而异

参考文献	研究设计	样本量	平均年龄（岁）	隐源性脑卒中诊断标准	隐源性脑卒中发病率（%）
贝桑康脑卒中登记（2000）[69]	前瞻性研究	1776	71	研究特定的	18
雅典脑卒中登记（2000）[70]	新发脑卒中的前瞻性研究	885	70	非特定的	21
德国脑卒中数据库（2001）[71]	前瞻性研究	5017	66	TOAST 修订版	23
WARSS（2001）[72]	随机研究	2206	63	TOAST 诊断标准	26
埃尔兰根研究（2001）[73]	人群研究	583	73	TOAST 诊断标准	32
安卡拉（2002）[74]	前瞻性研究	264	66	TOAST 诊断标准	33
韩国水原（2003）[75]	前瞻性研究	204	62	TOAST 诊断标准	18
郁金香（日本）（2004）[76]	前瞻性研究	831	72	NINDS SDB	23
佩鲁贾（2006）[77]	前瞻性研究	358	NR	TOAST 诊断标准	17
PRoFESS（2008）[78]	随机研究	20332	66	TOAST 诊断标准	16
伯尔尼（2008）[79]	前瞻性注册	1288	NR	TOAST 诊断标准	39
布宜诺斯艾利斯（2010）[80]	回顾性病例分析	155	67	TOAST 诊断标准	27
ASTRAL（2010）[81]	前瞻性住院登记	1633	73	TOAST 修订版	12
北都柏林（2010）[8]	随机研究	381	NR	病因分析	26
VITATOPS（2010）[82]	随机研究	8164	63	研究特定的	14
PERFORM（2011）[83]	随机研究	19100	67	研究特定的	22

（续表）

参考文献	研究设计	样本量	平均年龄（岁）	隐源性脑卒中诊断标准	隐源性脑卒中发病率（%）
曼海姆卒中中心（2012）[84]	前瞻性病例对照研究	103	69	TOAST 诊断标准	30
中国河北（2012）[85]	前瞻性病例对照研究	425	65	TOAST 诊断标准	16
南韩（2012）[86]	基于医院的前瞻性研究	3278	64	TOAST 诊断标准	21
迈阿密 / 墨西哥城（2012）[87]	西班牙裔的潜在登记	671	NR	TOAST 修订版	17
智利圣地亚哥（2012）[88]	卒中单元的前瞻性研究	380	66	TOAST 诊断标准	20
巴塞罗那（2012）[89]	卒中单元的前瞻性研究	274	NR	TOAST 诊断标准	32
圣地亚哥·德孔波斯特拉（2013）[90]	前瞻性研究	1050	NR	TOAST 诊断标准	35
巴伐利亚（2013）[91]	卒中单元的前瞻性研究	393	62	TOAST 诊断标准	17

NR. 未报道；TOAST. 类肝素药物治疗急性缺血性脑卒中试验；WARSS. 华法林 – 阿司匹林复发性脑卒中研究；PRoFESS. 脑卒中二级预防有效性试验；ASTRAL. 脑卒中后功能与死亡率评估；VITATOPS. 维生素类预防脑卒中实验；PERFORM. 特鲁曲班与阿司匹林用于脑缺血患者的比较研究
改编自 Hart RG, Diener H-C, Coutts SB, Easton JD, Granger CB, O'Donnell MJ, Sacco RL, Connolly SJ, for the Cryptogenic Stroke/ESUS International Working Group, with permission.

（二）隐源性脑卒中患病率的影响因素

1. 人口特征 研究队列的年龄是隐源性缺血性脑卒中患病率的一个重要决定因素。年轻人群隐源性脑卒中的比例更高。这是预料之中的，因为年龄增长是脑卒中独立危险因素，可以发展为更具特征的脑卒中，如小血管病变，大动脉粥样硬化和心房颤动。性别尚未被确定为隐源性脑卒中发病的重要决定因素。然而，种族和民族可能是一个因素，因为一些大型流行病学研究发现，隐源性脑卒中在黑种人和西班牙裔脑卒中患者中更常见，而这一发现似乎并不能归因于不同种族之间诊断测试的差异[13-15]。典型的血管危险因素与可识别的脑卒中病因相关，在一些研究中，这些因素占据较大的比重，特别是高血压患者群体中，往往具有较低的隐源性脑卒中比例[14, 16]。然而，与无脑卒中的对照组相比，隐源性脑卒中患者高血压患病率可能增加[17]。

2. 诊断检查 根据定义，隐源性缺血性脑卒中的患病率取决于不符合大血管、小血管、心源性栓子和其他脑卒中病因诊断标准的患者比例。其中，大血管病变有可靠的客观检测（标准化检测狭窄率> 50%）。然而，大血管成像的范围和方法将影响大血管病变的诊断，进而影响隐源性脑卒中的占比，因此需要颅外和颅内血管成像以排除大血管病变。这对于颅内血管狭窄发生率较高的人群（如亚洲人）尤其重要[18]。血管成像的方法也很重要，因为超声检查比血管造影术（MRA、CTA 或 DSA）敏感性低，阳性检出率低[19, 20]，因此后者诊断大血管病变的患病率更高。小血管病变的诊断将取决于神经影像学方法、临床医生确定临床腔隙综合征的经验和技术、为排除其他病因所做检查的维度。与 CT 相比，MRI 将增加小梗死的检出量，也可识别多区域小梗死，其中 10%～15% 可能存在栓塞机制[21]。最依赖于诊断检查的病因亚型是心源性栓塞。单次心电图比 24h 以上心律监测更难检测到心房颤动或心房扑动[22]。同样，对心律的更长时间监测将进一步提高检测的阳性率。使用经胸超声心动图或更敏感的经食管超声心动图将发现心脏结构异常，这可能是 40% 被认为是隐源性脑卒中的患者的潜在脑卒中病因。然而经胸超声心动图的发现率相当低[23-30]，这些异常包括主动脉弓疾病、左心室功能障碍、卵圆孔未闭（PFO）、房间隔动脉瘤、左房自发超声显影。需要确定这些异常发现的临床相关性，因为它们有不同的脑卒中复发风险（表 44-2 和第 32 章）。

表 44-2　心脏检查可能发现的病因
（基于预期的治疗可能性）

心脏检查	脑卒中风险
心房颤动	高
人工机械瓣膜	
心内血栓	
心房黏液瘤	
细菌性心内膜炎	
主动脉弓动脉粥样硬化	中
严重的左心室功能不全	
生物瓣	
二尖瓣狭窄	
心动图声学造影示卵圆孔未闭[a]	
房间隔动脉瘤	低 / 不确定
二尖瓣脱垂	
二尖瓣环钙化	
主动脉瓣狭窄	
主动脉瓣钙化	
瓣膜	

a. 病因的不确定可能和研究背景相关，可能取决于卵圆孔未闭的大小和形态、患者的年龄，以及是否存在静脉血栓形成

3. 卵圆孔未闭　一些缺血性脑卒中的病因已经得到病因学研究证实，如颈动脉狭窄。前瞻性研究证实随着颈动脉狭窄程度的增加，脑卒中风险显著增加，狭窄的消除显著降低脑卒中复发的风险。然而，其他病因与脑卒中的因果关系证据很弱，尤其当这些病因是常见疾病时。将常见的危险因素作为病因将对隐源性脑卒中的患病率有较大影响。例如，PFO 约占普通人群的 25%，有报道称它是缺血性脑卒中的危险因素，在 40% 其他原因无法解释的年轻脑卒中人群中发现了 PFO。PFO 封堵术可以有效降低经筛选没有其他脑卒中病因的年轻患者的复发风险（见第 32 章），但对于许多有更强病因的患者来说，PFO 很可能与脑卒中无关，这种治疗并不重要。此外，PFO 的大小、形状和分流率可能影响其是否为隐源性脑卒中的病因，尽管这一点目前也不确切。因此，在像 PFO 这样的潜在病因学中，也有一系列影响因果推断的发现。其他疾病，如深静脉血栓形成也可能影响人们对 PFO 是否可能与脑卒中有因果关系的临床判断。

（三）隐源性脑卒中的病因

如前所述，隐源性脑卒中的分类表示缺血性脑卒中潜在原因可能不同。在许多病例中，患者的临床表现、共病和诊断检查结果支持一种可能的病因，但不能满足正式脑卒中亚型分类所需的诊断标准。10 个常见的危险因素包括高血压、吸烟、高胆固醇血症、肥胖和糖尿病，这些危险因素均参与了小血管、大血管、心源性脑卒中病理生理变化，与 90% 的脑卒中人群的归因风险有关[31]，是脑卒中病因中常常共存的主要原因。虽然这些信息在病因分类方案中没有被考虑，但在临床实践中经常出现。相比之下，许多缺血性脑卒中年轻患者没有传统的脑卒中危险因素，病因诊断检查完全正常，导致了真正无法解释的缺血性脑卒中。因此，缺血性脑卒中仍存在一些不确定的病因。

我们提出以下概念框架来解释隐源性缺血性脑卒中的可能机制，这些机制从以下几个方面考虑：分类不足、检测不足和真正的隐源性。这些分类描述见框 44-1。

1. 未分类的隐源性脑卒中　这类脑卒中可能由已知的病因机制引起，但不符合将其纳入病因学分类的正式标准。当标准定义是基于连续参数的二分法时，这种分类不足最常见。例如，在大血管动脉

框 44-1　隐源性脑卒中病例

未分类的隐源性脑卒中

- 病例

72 岁的男性，既往有心肌梗死和周围血管疾病病史，因左侧偏身瘫痪和半侧忽视入院。CT 显示右半脑皮质性梗死（最大直径 4cm）。CTA 显示双侧颈动脉 40% 的狭窄，心脏监测和经胸超声心动图正常，经食管超声心动图显示主动脉弓轻度动脉粥样硬化（<4mm）。

- 分析

虽然血管成像不符合大血管病变的定义，但该患者多处动脉粥样硬化，有大血管病变的证据。新的急性血栓形成或不稳定斑块可能在将来阐明这些类型的病例，也应考虑动脉粥样硬化患者可能共存的其他病因（如阵发性心房颤动）。

检查不足的隐源性脑卒中

- 病例

62 岁女性，既往有高血压和肥胖病史，因右侧肢体瘫痪和完全性失语而入院。脑 CT 示左半球皮质性梗死。颅内及颅外段血管的 CTA 正常。住院期间心脏监测正常。经胸超声心动图显示左心室中度肥厚，左房增大。患者出院 3 个月后，因严重心悸再次入院，诊断为心房颤动；她从抗血小板治疗转为口服抗凝治疗。

- 分析

患者最初的表现支持栓塞的病因，因大血管正常。患者存在心房颤动的危险因素，即高血压、肥胖、左心房扩大，可能会增加心房颤动发生的概率。在首次脑卒中时，患者可能被认为是来源不明的栓塞性脑卒中 [6]。后来发现患者有阵发性心房颤动，现在回想起来，这可能是她最初脑卒中的原因。

真正的不明原因的脑卒中

- 病例

38 岁女性，既往无病史，表现为右侧视野缺损。MRI 显示左枕叶皮质急性脑梗死，其他部位正常。患者没有缺血性脑卒中的传统危险因素，没有合并症，也没有提示系统性疾病（感染、肿瘤、慢性炎症等）的临床特征。无过早脑卒中家族史。经胸廓和食管超声心动图正常。长时间事件循环记录器正常。颅外及颅内血管 CTA 正常。磁共振静脉造影正常。血栓性筛查为阴性。

- 分析

最初的表现支持栓塞病因，经过全面检查，没有发现病因。在这些病例中，脑卒中复发的风险很低。血压和血脂正常，抗高血压药物和他汀类药物的作用尚不清楚。总的来说，我们建议将长期抗血小板治疗作为二级预防，并遵循指导目标，治疗其他可改变的危险因素。

粥样硬化疾病中，血管狭窄需要至少达到 50% 才符合诊断标准。然而，缺血性脑卒中可能由斑块破裂和其他血管壁特征引起，而与狭窄的严重程度无关，在狭窄的全部范围内，很可能存在一个连续的脑卒中风险 [32, 33]。例如，在冠心病中，冠状动脉狭窄程度与未来心肌梗死部位之间的相关性低于预期 [34]。隐源性缺血性脑卒中和 <50% 大血管狭窄的相关性研究显示，22% 的患者存在同侧颈动脉斑块内出血，支持亚狭窄大血管动脉粥样硬化的因果关系 [35]。在很大程度上，选择 50% 作为阈值是因为此时有症状的患者颈动脉内膜切除术的益处大于风险，而不是因为当狭窄达到 50% 阈值时，脑卒中的风险突然增加 [36]。此外，在临床实践中，大多数狭窄的评估是基于无创检查，而不是血管造影，测量可能不像临床研究那样仔细测量或精确。同样，诊断主动脉弓疾病最广泛使用的定义是动脉粥样硬化厚度 >4mm [37]，尽管动脉粥样硬化厚度与脑卒中风险之间的关联比阈值更可能是连续的，而且诊断主动脉弓疾病所需厚度的定义在研究之间存在差异。对于小的深部梗死，只有当梗死的最大直径 ≤1.5cm 时，才能正式作为小血管闭塞的病因。与上面的例子一样，测量误差和个体可变性可能使这个阈值过于宽松或者过于严格。即使是可以被定义为有或无的心房颤动，也会受到这些阈值效应的影响。心房颤动的持续时间可能很重要 [38]，但这个观点仍存在争议。有人认为心房颤动持续时间 >30min 的影响是

显著的；有人选择 2min 或 6min，甚至 24h^[39]；有人则认为有其他临床特征提示栓塞性脑卒中患者的心房颤动证据都具有重要临床意义，并可能是脑卒中的病因。上述任何分类方法都没有提到具体的持续时间，导致临床医生对短期心房颤动的诊断和相关性判断不一致。其他的例子包括左心室射血分数的特定阈值^[40]和房间隔动脉瘤的活动性^[41]。值得注意的是，所有这些临界值都是为了研究目的而设定的，以便能够在多中心研究中标准化描述患者，而不是为了应用于临床实践。但仍然发现这些临界值被临床实践指南纳入和得到广泛应用。

2. 检查不足的隐源性脑卒中　某些已知的脑卒中病因，由于诊断检查的广度或质量的限制而无法被确定。由于各种原因，缺血性脑卒中患者的诊断评估强度各不相同。例如，诊断检查是必要的，但在资源减少的环境中可能会受到限制，而在资源充足的环境中，可以进行非常广泛的检查。在极端情况下，可能根本没有大脑或血管成像。更典型的情况是，超声检查可用，但提供的分类不如其他技术准确。在资源充足的情况下，可以执行非常广泛的测试。在诊断检查资源方面的差异使得流行病学研究的国际比较几乎是不可能的。在所有的情况下，非常严重的脑卒中患者由于病情不稳定可能会接受有限的检查，或者如果治疗目标是姑息性的，检查可能会被认为是不合适的。默认情况下，这些脑卒中最终可能被宣布为隐源性脑卒中。

关于诊断检查程度的决定并不完全基于个别检查的可获得性和个人的研究。从严格的循证学管理角度来看，可以认为，绝大多数缺血性脑卒中患者只需要排除心房颤动和显著的颈动脉疾病，因为这些是唯一比较常见的可以发现的病因，明确的随机临床试验证据表明，除了二级预防的常规方法外，特定的干预措施有利于改变脑卒中复发的自然进程。众所周知，其他不常见的病因也可能具有特定的治疗意义，如感染性心内膜炎、脑血管炎等，但这些都是不常见的"其他"病因，可能由明显的临床病史或特征提示。因此，基于这种简化方法的诊断策略将导致高比例的患者无法发现病因，部分原因是检查不足。

由于检查不足而导致的常见病因筛查不足，包括颅内狭窄、主动脉弓疾病和阵发性心房颤动。这

些因素都会影响预后，并可能对治疗方案产生影响^[42-44]，最明显的是心房颤动。罕见的病因通常需要更广泛的检查，但并不是每个有某种慢性疾病的患者每 1 次都需要筛查。对那些不常见的病因（如感染性心内膜炎）的识别则开始于临床的怀疑。

3. 真正的隐源性脑卒中　真正的隐源性脑卒中是指经过彻底评估后真正没有确定原因的脑卒中。这是最难理解的一组患者，这些患者的危险因素很少，或缺乏已确定的血管危险因素，并且广泛的病因学检查完全正常（表 44-2）。一般来说，这是一些年轻患者（小于 45 岁），神经影像学发现有栓塞的梗死特征。由于这些患者没有确定的可控制的危险因素，最佳的二级预防策略不太确定。从概念上讲，血栓栓塞的机制可能是暂时性的，也许是潜在的危险因素的暂时碰撞，支持"多重打击理论"。在真正的隐源性脑卒中人群中，尽管已经考虑了未知的血栓形成、炎症和感染等因素，脑卒中的机制仍未被阐明。在过去的 30 年中，被发现的脑卒中新病因的数量有所增加，这导致了这些脑卒中得到重新分类，从隐蔽的原因到"其他确定的原因"。这些病因的发生率很低，包括 Fabry 病^[45]、CADASIL^[46]、其他遗传疾病（见第 19 章、第 41 章和第 42 章）^[47]和癌症。未来很可能会发现更多的罕见病因，包括更多的遗传病因，这在特定人群中可能很重要。然而，迄今为止大规模的基于人群的研究，以及脑卒中传统危险因素对总体人群归因风险的评估，在普通人群中发现新的共同存在的潜在遗传风险因素的可能性不大^[31, 48]。相反，遗传危险因素可能在生态种群中具有重要的"主要影响"，并可能改变一般种群中与共同风险因素相关的风险，但尚未确定这是否具有重要的意义。

（四）为什么心脏疾病会导致隐源性脑卒中

心脏疾病可能是隐源性缺血性脑卒中最可能的病因，原因如下。首先，小血管和大血管的影像学表现大多是静态的，最容易得到客观证实。大血管狭窄和梗死面积的测量是稳定可靠的，不会因时间和观测者不同而出现变化。相比之下，缺血性脑卒中的许多心脏原因是动态和间歇性的，尤其是阵发性心房颤动和其他心律失常。其次，对梗死病灶的影像学特点研究发现，62%～84% 的隐源性脑卒中患

者存在大脑半球浅表部位梗死[49]，这种梗死灶的特点也与心房颤动有关[50, 51]。第三，经食管超声已经发现了许多潜在的缺血性脑卒中的致病因素和新机制（如主动脉弓逆行血流）。隐源性缺血性脑卒中患者的隐匿性心房颤动的鉴别一直是广泛研究的焦点。已有多个研究采用多种延长心脏监测技术检测隐源性脑卒中后心房颤动（表 44-3），其中三项研究是随机临床试验，这些试验在 3%～28% 的患者中检测到心房颤动。由于心房颤动的诊断标准因最小持续时间而异[52]，当考虑任何持续时间（甚至小于 10s）时，会发现更多的确诊者[53-55]。EMBRACE 试验比较了 55 岁及以上隐源性脑卒中患者的 24h 动态心电图监测和使用带有事件触发循环记录仪的干电极带进行长达 30 天的监测，心房颤动的持续时间阈值为 30s，

24h 动态心电图组中只有 3% 发现心房颤动，而延长监测组为 16%。在延长监测组中，共有 10% 的患者至少有 1 次持续 2.5min 或以上的心房颤动发作，而 Holter 监测组为 2%。EMBRACE 试验中测试的设备还没有上市。CRYSTAL-AF 试验比较了常规护理和植入式循环记录仪对心房颤动的监测效果，并对受试者进行了至少 6 个月的随访，心房颤动的持续时间阈值为 30s。在前 6 个月接受常规监测的患者中，1.4% 的患者发现心房颤动，而使用植入式显示装置的患者为 8.9%，12 个月时为 2% vs. 12.4%，36 个月时为 3% vs. 30%。绝大多数（92%）的心房颤动患者被记录到至少有 1 次长达 6min 或更长时间的心房颤动发作。Find-AF 试验将基线、3 个月和 6 个月的 10 天动态心电图监测与常规监测（至少 24h 心脏监

表 44-3　隐源性脑卒中患者心房颤动监测

参考文献	受试者人数	监测方法和时间	AF 持续时间阈值	阳性率	AF 预测因子
Tayal 等（2008）[92]	56	远程心脏监测，21 天	任意时长	23%	无
Ziegler 等（2010）[93]	163	植入式心脏除颤器 / 起搏器，400 天	5min	28%	无
Gaillard 等（2010）[94]	98	电话传送心电图系统（患者触发），24 天	30s	9%	24h Holter PCA>100 次 非腔隙性前循环急性脑梗死
Bhatt 等（2011）[95]	62	远程心脏监测，28 天	30s	24%	PVC>2m 脑卒中>TIA 多发性脑梗死>单发脑梗死
Cotter 等（2013）[96]	51	植入式循环记录仪，<229 天	2min	26%	年龄 左心房大小 房间传导阻滞 房性期前收缩数量
Miller 等（2013）[97]	156	远程心脏监测，30 天	任意时长	17%	年龄 女性 左心房直径 房性期前收缩数量 脑卒中严重程度
Gladstone 等（2014）[53]	287	事件触发监测设备，30 天	30s	16%	年龄>75
Sanna 等（2014）[54]	225	植入式循环记录仪	30s	9%	无
Wachter 等（2017）[55]	200	10 天为基线的动态心电图，3 个月，6 个月	30s	14%	无

AF. 心房颤动；PAC. 房性期前收缩；PVC. 室性期前收缩；TIA. 短暂性脑缺血发作

测）进行了比较，结果显示干预组的检出率为 14%（27/200），对照组的检出率为 5%（9/198）[55]。

其他观察研究结果支持在无心房颤动或心房扑动的情况下，其他左心房来源的血栓会引起发生脑卒中的观点。其他非特异性快速性房性心律失常、左房容积增加和左房形态和功能的其他测量指标（BNP）也与隐源性缺血性脑卒中和脑卒中复发风险相关[56]。

此外，对血栓进行的组织病理学研究（来自支架回收者）报道了不同脑卒中病因的不同血栓特征，发现隐源性脑卒中患者的血栓组成与已知的心源性血栓栓塞的患者高度相似[57]。

四、隐源性缺血性脑卒中的预后

缺血性脑卒中复发、心肌梗死和隐源性缺血性脑卒中后的死亡风险在不同研究中存在差异，并取决于人群的年龄和共患疾病的情况。在年轻患者中，大多数为真正的隐源性脑卒中和 PFO，脑卒中复发和主要血管事件的风险较低（每年 1%～3%）[58]。这表明在大多数真正的隐源性脑卒中中，发病机制与短暂的血栓栓塞风险增加有关。

相比之下，与其他已知病因的脑卒中患者相比，未经筛选的老年人群中隐源性缺血性脑卒中复发和主要血管事件的风险巨大（每年为 5%～10%）[59]。据估计，脑卒中复发的风险低于有大血管疾病和已知心房颤动的患者，但高于小血管疾病的患者。这些对比鲜明的自然病程数据支持了隐源性脑卒中异质性的观点，未分类的隐源性脑卒中和检查不足的隐源性脑卒中在老年人群中占主导地位，真正的隐源性脑卒中在年轻人群中占更大比例。但由于不同研究的分类不一致，尚缺乏明确的数据。

五、隐源性缺血性脑卒中的管理

（一）急性期的管理

与其他脑卒中亚型类似，减少患者残疾或死亡的循证干预措施似乎对急性隐源性缺血性脑卒中患者同样有效，这些措施包括溶栓、取栓、阿司匹林治疗和卒中单元护理[60-62]。

（二）二级预防

所有脑卒中亚型常见的二级预防方法包括生活方式的改变、高血压患者的降压治疗、血脂异常患者的他汀类药物治疗和抗栓治疗。没有证据表明隐源性缺血性脑卒中治疗应改变降压药或他汀类药物的选择。然而，关于抗血小板和抗凝治疗的选择一直存在争议，最近的随机对照试验进一步对此问题提供了证据[6]。如上文所述，结合观察性研究和先前比较华法林和阿司匹林亚组分析的证据（如 WARSS 试验）[63]，提示许多临床上隐源性缺血性脑卒中的患者疑似存在心源性栓塞。这促使 NAVIGATE-ESUS[64] 和 RESPECT-ESUS[65] 试验对老年隐源性缺血性脑卒中患者进行口服抗凝和抗血小板治疗疗效比较。在 NAVIGATE-ESUS 试验中，7213 例新发栓塞性脑卒中患者随机接受利伐沙班（每天 15mg）或阿司匹林（每天 100mg）口服治疗，平均随访 11 个月，结果发现脑卒中复发的风险没有差异（利伐沙班组 5.1% vs. 阿司匹林组 4.8%）。该研究因利伐沙班组的高出血率而提前终止（年化率利伐沙班组 1.8% vs. 阿司匹林组 0.7%，$P<0.001$）。最近报道的 RESPECT-ESUS 试验中，5390 例近期栓塞性脑卒中患者随机分为达比加群组（150mg 或 110mg，每天 2 次）或阿司匹林组（100mg，每天 1 次），19 个月随访后发现两组患者复发风险无显著差异（达比加群 4.1% vs. 阿司匹林组 4.8%，HR=0.85，95%CI 0.68～1.03），大出血发生率无显著差异（达比加群组 1.7% vs. 阿司匹林组 1.4%）。在事后分析中，与阿司匹林相比，达比加群的疗效似乎随时间而不同，在随访的第 1 年效果与阿司匹林相当，但在 1 年以上的随访结果提示患者获益。虽然这些数据需要谨慎解释，但它们可能指向潜在的脑卒中病因不同而引起的自然复发史，如随访期间随着年龄的增长而出现的心房颤动。

NAVIGATE-ESUS 和 RESPECT ESUS 这两项研究结果都反驳了心源性栓塞为主要病因的不明原因栓塞性脑卒中的论点，支持异质性病因，包括大动脉及其分支的非狭窄性动脉粥样硬化和一些重叠的病因。两项试验均未纳入抗血小板联合抗凝治疗组。支持这种治疗方法的间接证据来自 COMPASS 试验：与单独使用阿司匹林相比，低剂量利伐沙班（2.5mg，每天 2 次）和阿司匹林联合治疗已确诊冠状动脉或外周血管疾病的患者，可降低脑卒中风险，但该试验没有包括近期缺血性脑卒中。

也有观点认为，NAVIGATE-ESUS 和 RESPECT-

ESUS 两项试验在纳入患者上可能没有充分针对高概率心源性栓塞的患者。一项关于房性心脏病和抗血栓药物预防隐源性脑卒中的研究（ARCADIA 试验）正在评估阿哌沙班（ vs. 阿司匹林）治疗 1100 例近期隐源性缺血性脑卒中合并房性心脏病患者的效果。房性心脏病诊断标准为心电图 V_1 导联 P 波终末宽大，超声心动图提示左心房大小≥3cm/ml [2] 或血清 NT-proBNP＞250pg/ml [66]。

五、隐源性缺血性脑卒中的临床与研究

缺血性脑卒中的病因亚型已被明确，以供临床研究使用。这些定义是根据制订时可用的知识和工具建立的。隐源性脑卒中的定义仍在研究中，每当一个新的危险因素、疾病或诊断检查手段出现且被广泛使用时，就有可能发生变化。临床研究人员需要努力在所有研究中对隐源性脑卒中进行更详细的描述，特别是区分未分类的、检查不足的和真正的隐源性脑卒中，以及它们的临床、影像学和其他特征。一些斑块和急性血栓成像的新方法可能帮助我们更精确地分析缺血性脑卒中机制 [67, 68]。临床研究最终总是需要特定的阈值和严格的参数，以便能够将被纳入临床实践指南。临床医生需要了解这种演变并相应地进行调整，以便在面临一些不确定的情况下进行临床判断。一个合理的方法是首先进行彻底的评估，以寻找高风险或可改变的脑卒中病因，重点是心房颤动 / 扑动和颈动脉狭窄。对于分类不足的隐源性脑卒中，应采用积极的药物治疗。对于真正的隐源性脑卒中，如果未发现其他可导致脑卒中的因素，其脑卒中复发的风险似乎很低，但仍应在卒中中心进行评估并纳入研究范围，因为还有很多新的疾病尚未被认识。

第 45 章　脑静脉（窦）血栓形成
Cerebral Venous Thrombosis

José Manuel Ferro　Diana Aguiar de Sousa　Patrícia Canhão　著
黄　晶　朱嘉诚　译　王嘉玲　曾玮琪　胡小辉　曹学兵　龚道恺　校

本章要点

- 脑静脉血栓形成的疑诊率高。
- 脑静脉和硬脑膜窦血栓形成（CVT）很少表现为脑卒中综合征，即在具有典型脑血管病危险因素的患者中突然出现局灶性神经系统的症状和体征。
- 确认 CVT 的诊断需要磁共振成像和 MR 静脉造影或 CT 和 CT 静脉造影。
- CVT 更常见的危险因素是血栓前状态，如口服避孕药、产褥期或妊娠、感染和恶性肿瘤，无论是遗传性，还是获得性。
- 急性 CVT 患者应接受治疗剂量的肝素（UFH 或 LMWH）治疗。这也适用于 CVT 合并脑出血患者。
- 对于大出血性病变且有形成脑疝风险的重症病例，去骨瓣减压术（如半颅骨切除术）是一种可能挽救生命的干预措施。
- 华法林和达比加群酯对预防急性 CVT 后再发脑静脉窦血栓形成都是安全且有效的。

与其他类型的脑卒中相比，脑静脉和硬脑膜窦血栓形成（cerebral venous thrombosis，CVT）较少发生，其临床表现和病因也截然不同。CVT 很少表现为脑卒中综合征，即在具有典型脑血管病危险因素的患者中突然出现神经系统的局灶性症状和体征。CVT 的临床特征多样化。因此，与其他类型的脑卒中相比，CVT 的诊断更具挑战性。CVT 曾被认为是一种罕见和致命的疾病，与产褥期和中枢神经系统、鼻窦及乳突的感染有关[1]。现在，人们越来越频繁地碰到这种疾病。CVT 及其相关疾病的临床谱系已相当广泛。CVT 发病率的明显上升与神经科及急诊科医生对 CVT 诊断水平的提高有关，也与磁共振用于筛查头痛、癫痫发作和神经系统不明原因疾病的病因有关。由于 CVT 可以是最初的表现或一些全身情况复杂化后的结果，因此 CVT 不仅是神经科医生感兴趣的疾病，也是神经外科医生、耳鼻喉科（ear, nose, and throat，ENT）医生、眼科医生、内科医生、风湿科医生、肿瘤科医生、血液科医生和产科医生感兴趣的疾病。

一、流行病学

目前，符合高质量流行病学脑卒中研究标准的 CVT 研究较少，特别是在中低收入国家，CVT 的发病率似乎更高，可能与这些国家较高的妊娠、感染和营养不良率有关。早期的研究可能忽略了轻微的、自限性的 CVT，低估了 CVT 的真实世界发生率。1952—1961 年在英国进行的一项关于死亡率的研究报道称，每年平均有 22 例致命的 CVT 病例，CVT 的死亡率为 0.39‰[2]。葡萄牙全国性的医院系列研究发现，在该国所有接受神经病学治疗的患者中，发现了 91 例新的 CVT 病例，相当于每年 0.22/10 万的发病率[3]。在伊朗的伊斯法罕，住院的 CVT 年频率为 1.23/10 万[4]。美国的一家医院出院登记显示，妊娠期间 CVT 的发病率为每 10 万次分娩中 11.6 例[5]。加拿大 CVT 多中心登记发现，18 岁以下婴儿和儿童的发病率为 0.67/10 万[6]。荷兰两个省的一项横断面研究结果显示，CVT 的总年发病率为 1.32/10 万[7]。在 31—50 岁的女性中，年发病率为 2.78/10 万[7]。澳大利亚阿德莱德的一项回顾性研究使用 CVT 国际疾病分类代码和神经影像学报告，发现 CVT 的发病率为 1.57/10 万，育龄女性的相对风险（RR=1.18）没有显著增加[8]。这些数字高于成人细菌性脑膜炎的发病率，表明成人 CVT 的发病率可能比之前认为的要高。

在以医院为基础的系列研究中发现，CVT 患者儿童比成人更常见。在儿童中，新生儿 CVT 患者比在年龄较大的儿童中更常见[6]。在成人中，CVT 影响的患者比其他类型的脑卒中患者更年轻，而且年龄较大的受试者中发病率明显下降。脑静脉和硬脑膜窦血栓形成的国际研究（International Study on Cerebral Vein and Dural Sinus Thrombosis，ISCVT）队列的中位年龄为 37 岁[9]，其中只有 8% 的患者年龄超过 65 岁。CVT 患者女性比男性更常见（女性：男性为 2.9：1）[9]。对来自超过 40 个研究的 74 个病例系列的 8829 名 CVT 患者进行系统回顾发现，CVT 患者平均年龄为 32.9 岁，男女比例为 3：2[10]。系统回顾还显示，CVT 患者出现局灶性神经损害或昏迷的频率有明显下降的趋势，死亡率随着时间的推移而下降。死亡率的下降可以归结于更好的管理或感染性 CVT 的减少，但另一个主要的原因可能是因为 MRI 极早发现了不太严重的病例。随着时间的推移，性别比也发生了变化，罹患 CVT 的女性比例增加，这可能与口服避孕药的使用增加有关[11]。

一些研究涉及了 CVT 的时间生物学，但研究结果是不一致的。在葡萄牙，CVT 在秋季和冬季更常见，这一发现提出了上呼吸道感染能在易感人群中诱发 CVT 的假说[12]。然而，在德国，CVT 在冬季和夏季更常见[13]。在伊朗，伊斯法罕的一项研究发现，季节性 CVT 的发病率在秋季较高，夏季较低[4]。但德黑兰的一项更大的研究显示，季节性 CVT 的发病率在高温月份较高[14]。然而，最近一项丹麦登记的研究显示，CVT 发病率在冬季和秋季达到高峰[15]。

二、静脉解剖学

大脑的血液通过脑静脉系统引流，脑静脉系统由大脑静脉和硬脑膜静脉窦组成。脑静脉包括浅静脉系统、深静脉系统和颅后窝静脉。脑静脉引流模式与脑动脉区域不一致，通常是不对称的。大脑实质主要由皮质静脉和髓质静脉引流，这些静脉或汇入皮质表面的静脉，或汇入深静脉系统。大脑浅静脉流经大脑表面，收集除了颞叶和枕叶的内面，以及下面的一部分白质以外大脑皮质的大部分静脉血。不同个体的大脑浅静脉在数量和位置上有很大的差异[16]。大脑静脉由吻合口连接，静脉内没有瓣膜，在静脉或静脉窦闭塞的情况下可能会有新生的侧支循环进行代偿。浅静脉升支是根据它们引流的皮质区域来命名的。发挥吻合作用的 Troard 静脉和 Labbé 静脉分别将 Sylvius 浅静脉或大脑中浅静脉与上矢状窦和侧窦连接起来。

深静脉系统引流额叶下部、大脑半球大部分深部白质、穹窿体部、基底节和脑干上部的血液。它包括大脑内静脉和 Rosenthal 基底静脉，两者汇合形成 Galen 大脑大静脉，该静脉汇入直窦。与皮质浅静脉系统相比，除基底静脉存在解剖变异外，深静脉系统的解剖结构相对恒定。颅后窝静脉的数量和走行各不相同，可以划分为三组静脉：上静脉汇入 Galen 大静脉，前静脉汇入岩窦，后静脉汇入穹窿、直窦或侧窦[17]。

大脑静脉将血液汇入硬脑膜窦，硬脑膜窦是封闭在硬脑膜叶中缺乏瓣膜的血管。硬脑膜窦有两组：上组包括上矢状窦和下矢状窦，以及直窦、横窦和乙状窦（图 45-1）。浅静脉内血液离心式流动，将皮质和皮质下白质的静脉血引流到上矢状窦和横窦，将大脑深静脉引流到直窦和横窦。上矢状窦、直窦和横窦的交界处形成鼻窦汇合部（窦汇），窦汇通常是不对称的。下组引流大脑下表面基底部和内侧部、眶部和蝶顶窦的血液，汇于海绵窦。海绵窦通过岩上窦、岩下窦与翼神经丛和侧窦相连。

大部分脑静脉血向后流动，从上矢状窦或直窦经侧窦流入颈内静脉。流入海绵窦的比例较小。

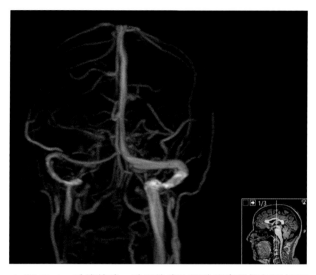

▲ 图 45-1　脑浅静脉、脑深静脉和硬脑膜窦的解剖冠状切面视图（磁共振静脉成像）

侧窦和乙状窦的不对称是一种常见的解剖变异

硬脑膜窦有几种解剖变异。最重要的是上矢状窦前部闭锁；上矢状窦重复，主要在其后部；横窦不对称，多数病例以右横窦为主。左横窦后内侧段发育不全或发育不良[18]。直窦可能会汇入窦汇、右横窦、左横窦，或两者兼而有之。

三、病理生理学

随着 CVT 的实验模型和成像技术的发展[19]，如 DWI 和 PWI，提高了我们对脑静脉血栓形成病理生理学的认识，并确定了动静脉闭塞与脑梗死之间的差异[20-31]。然而，这些研究提供的结果有时也相互矛盾，由静脉闭塞导致实质损害的发病机制仍不完全清楚。

CVT 的临床特征至少有两种不同的机制：①脑静脉或硬脑膜窦血栓形成导致静脉压和毛细血管压升高，可能导致随后的脑损害；②硬脑膜窦闭塞造成脑脊液吸收障碍，导致颅内压升高和脑积水。

静脉或硬脑膜窦闭塞可能会导致不同程度的脑损伤，从无法检测到的病变到静脉性梗死或出血。尽管对 CVT 的临床表现和脑组织病变背后的血流动力学变化的了解尚不完全明确，但目前已经明确的是，脑静脉和硬膜窦血栓形成会导致脑组织静脉引流受阻，迫使血液回流到小静脉和毛细血管。在早期阶段，静脉引流的侧支通路开放而发挥显著的侧支代偿，可能不会造成脑实质损害。然而，当通过静脉吻合的侧支循环不再能够代偿时，静脉和毛细血管压力将增加[32]，造成静脉和毛细血管扩张，血脑屏障破裂，血浆渗入间质，结果导致血管源性水肿。这一模式可经由 DWI 证实：与未受影响区域相比，可能显示出其 ADC 值增加[20, 21, 30]。CVT 患者的脑部病变也显示出相对脑血容量（relative cerebral blood volume，rCBV）和 MTT 增加，相对脑血流量保持不变[21, 23]。同时，静脉压升高还可能导致脑灌注压降低，造成脑血流量减少和能量代谢障碍，从而导致细胞毒性水肿[22, 26, 28, 33]。

动物实验数据表明，与动脉性脑卒中相比，静脉性脑卒中时血管源性水肿发生得更早[34]。在这个阶段，如果侧支循环有效或栓塞的静脉发生再通，脑组织的灌注可能不受影响，肿胀的脑细胞可能恢复正常[35]。最后，进一步增加的静脉压也可能引起静脉或毛细血管破裂，导致脑出血。同样，CVT 患者队列中也记录了多个上述的病理生理过程。一项对接受常规脑血管造影术评估的患者进行的回顾性研究中，脑实质病变的严重程度与静脉窦压力相关[36]。与静脉窦血栓形成相比，涉及集合静脉的静脉阻塞与脑实质损害的风险更相关，这也与动物模型的研究结果一致[34, 37]。尽管如此，血栓形成的范围和脑病变的发展之间仍然存在显著的相关性[37]。既往的研究未能发现 CVT 患者的颅内静脉侧支形成的范围大小与临床严重程度或预后之间的关联性[38]。总而言之，静脉血栓形成的发病机制与动脉梗死的发病机制有着天壤之别。根据观察，静脉病变的另一个显著特征是病变具有可逆性[39]。

综上所述，硬脑膜窦血栓形成还可能影响脑脊液循环，导致颅内压进一步增加。脑脊液吸收主要发生在上矢状窦和其他窦内的蛛网膜绒毛和颗粒（巴氏小体）。静脉窦血栓形成后，静脉压升高，导致脑脊液吸收受损，从而引起颅内压增高。这在上矢状窦闭塞中更为常见，但也可能是由上矢状窦压力升高而不是上矢状窦血栓形成所致，如侧窦或颈静脉血栓形成。

四、病原学

已经有大量关于 CVT 的病因、危险因素或易感因素的报道。根据接触时间的长短，这些情况可分为诱发性或永久性（如遗传性血栓前疾病、抗磷脂抗体综合征、癌症）或突发性或暂时性（如口服避孕药、感染、具有促血栓作用的药物）（框 45-1）。

这些相关条件中的大多数不能被称为 CVT 的风险因素或病因，因为它们不符合因果关系的原则。相关性病因大多在病例报道或病例队列研究中有描述，只有少数在病例对照研究中被调查。在超过 85% 的患者中，至少可以识别出一种相关病因，大约一半的患者可以发现多种相关病因[9]。

更常见的危险因素是血栓前状态，无论是遗传的，还是后天的，包括口服避孕药、产褥期或妊娠、感染，以及恶性肿瘤[9]。遗传背景很可能决定了个体内在的静脉血栓形成风险。处于某些已经明确的血栓前状态的患者暴露在 CVT 因素时，患者发生 CVT 的风险增加。血栓形成障碍是 CVT 的主要危险因素（框 45-2）。ISCVT 队列中，34% 的患者被确定为血栓前状态，22% 的患者被确定为与遗传有关的血栓前状态[9]。最常见的遗传因素包括 G20210A 凝血酶原突变（6%～20%）[40-43]、V 因子 Leiden 变异（10%～24%）[41-47]，以及抗磷脂抗体综合征（6%～8%）[9, 44]。蛋白 C、蛋白 S 或抗凝血酶Ⅲ缺陷（0%～9% 的患者）的情况则比较少见[41-46]。

两项系统综述证实，凝血酶原 G20210A 突变（OR=5.5）、V 因子 Leiden 变异（OR=2.5）、蛋白 C 缺陷（OR=10.7）、蛋白 S 缺陷（OR=5.7）和抗凝血酶Ⅲ缺陷（OR=3.8）、抗磷脂抗体综合征和高同型半胱氨酸血症（OR=3.1）的患者发生 CVT 的风险增加[48, 49]。没有足够的数据支持 MTHFR 突变是 CVT 的风险因素[40]。另外，Ⅷ因子水平升高也是 CVT 的风险因素[50]。

感染性的病因已经有所减少，在 CVT 的成年人中占 6%～12%[1, 9]。低收入国家，全身和神经系统感染仍然是 CVT 的重要病因（18%）[51]。虽然感染性的病因不常见，但海绵窦血栓形成主要由面部和口咽部感染引起。

所有 CVT 中癌症占比达 7.4%。其中，2.2% 与中枢神经系统恶性肿瘤有关，3.2% 与中枢神经系统外实体肿瘤有关，2.9% 与血液病有关[9]。静脉窦或静脉血栓形成可由肿瘤局部压迫或侵袭引起，由高凝状态引起，或罕见与局部或全身感染、治疗，或与副肿瘤有关[52]。许多报道的 CVT 诱因，是全身性疾病或已知易导致身体其他部位静脉血栓形成的

框 45-1　与脑静脉血栓形成的相关疾病

诱发因素

- 血栓前状况
  - 遗传因素
  - 获得性（如抗磷脂抗体综合征、肾病综合征）
- 炎性疾病
  - 系统性红斑狼疮
  - Behçet 病
  - 炎症性肠病
  - 其他（如结节病、血管炎）
- 恶性肿瘤
  - 中枢神经系统（脑膜瘤、转移瘤、球瘤）
  - 中枢神经系统外实体瘤
  - 血液病（白血病、淋巴瘤）
- 血液学状况
  - 贫血、镰状细胞病、缺铁、阵发性睡眠性血红蛋白尿
- 红细胞增多症（原发或继发）
  - 血小板增多症（原发或继发）
- 其他疾病
  - 先天性心脏病
  - 甲状腺疾病（甲亢和甲减）
  - 肥胖
- 中枢神经系统疾病
  - 硬脑膜瘘
  - 动静脉畸形

促发因素

- 感染
  - 中枢神经系统（如脓肿、积脓、脑膜炎）
  - 耳、窦、口、面、颈（如中耳炎、乳突炎、扁桃体炎、口腔炎、鼻窦炎、皮肤）
  - 全身性感染性疾病 如败血症、心内膜炎、结核病、人类免疫缺陷病毒）
- 妊娠
- 产后
- 头部创伤
- 腰椎穿刺术、脊髓血管造影术、鞘内注射类固醇激素、脊柱麻醉
- 根治性颈部手术、神经外科手术
- 颈静脉和锁骨下导管闭塞
- 脱水、糖尿病酮症酸中毒
- 口服避孕药
- 治疗（激素替代疗法、雄激素、甲羟孕酮、L-天冬酰胺酶、环孢素、他莫昔芬、类固醇、锂、沙利度胺、西地那非）

- 抗磷脂抗体综合征（抗心磷脂和抗 β₂ 糖蛋白抗体，狼疮抗凝血药）
- 蛋白 S 缺乏
- 蛋白 C 缺乏
- 抗凝血酶缺乏
- *G20210A* 凝血酶原基因突变
- Leiden V 因子突变
- 高同型半胱氨酸血症（是否由 *MTHFR* 多态性 TT 等位基因引起）
- 同型半胱氨酸尿症
- Ⅷ因子增加

MTHFR. 亚甲基四氢叶酸还原酶基因

疾病，但也有一些是 CVT 所特有的。后者包括局部原因，如脑肿瘤或动静脉畸形、重型或轻微头部创伤[53]、自发性低颅压[54] 和一些侵入性手术（如神经外科手术、颈静脉导管、放射和腰椎穿刺术加或不加药物输注）（框 45-1）。

人一生之中 CVT 的风险各不相同。加拿大儿童缺血性脑卒中小组研究中，98% 的儿童确定有一个危险因素[6]。新生儿中，围产期并发症和脱水等急性全身性疾病很常见，发生在 84% 的患儿中[6]。头颈部疾病（主要是感染）及慢性全身性疾病（如结缔组织疾病、血液疾病和癌症）在年龄较大的儿童中很常见。41% 的患者中发现血栓前状态，最常见的是非新生儿。

年轻女性最常见的危险因素是口服避孕药。两项病例对照研究表明，使用口服避孕药的女性发生静脉窦血栓形成的风险增加[43, 45]。Dentali 等人的 Meta 分析指出女性服用口服避孕药患静脉窦血栓形成的风险几乎是不服用避孕药的女性的 6 倍（OR=5.59，95%CI 3.95～7.91）[48]。与没有这些危险因素的女性相比，使用口服避孕药并携带血栓前状态缺陷的女性的风险更高[45]。与 CVT 有关的另一个常见情况是妊娠和产褥期[9, 55, 56]，妊娠率较高的不发达世界地区更常见[57]。西方国家，这种风险在产后前 6 周更高[58]。CVT 还被诊断与由体外受精引起的罕见卵巢过度刺激综合征有关[59]。肥胖是女性 CVT 的新的危险因素（OR=2.63）[60]。使用口服避孕药的女性中，超重和肥胖以剂量依赖的方式与 CVT 风险

增加相关[60]。

ISCVT 研究中，遗传性或获得性血栓形成、恶性肿瘤和血液病（如红细胞增多症）是老年患者最常见的危险因素[61]。37% 的老年患者未发现危险因素。

在几乎 13% 的成年 CVT 患者中，尽管进行了广泛的研究，但没有发现潜在的危险因素。有时，病因在急性期几周或几个月后才会显示出来。因此，对于原因不明的 CVT 患者，建议对患者进行随访，并继续寻找病因（抗磷脂抗体综合征、骨髓增殖性综合征、癌症）。

五、临床表现

CVT 的临床表现是高度多变的[1]。超过一半的患者中，CVT 呈亚急性起病，症状在几天内逐渐加重。在大约 1/3 的患者中，起病是急性的，24h 内症状达到高峰，但起病时很少表现为脑卒中。少数病例表现为旷日持久的慢性症状。症状和体征可以分为三类常见的综合征：①孤立性高颅压综合征，表现为头痛伴或不伴呕吐、视盘水肿和视力障碍[62]，以及孤立性头痛；②局灶性综合征，表现为局灶性神经功能缺陷、癫痫或两者兼而有之；③脑病，出现双侧或多灶性体征、精神错乱、执行力障碍或意识障碍[1, 3]。不太常见的临床表现包括海绵窦综合征，表现为眼眶疼痛、动眼神经麻痹、眼球突出和肿胀，多发性低位脑神经麻痹综合征和蛛网膜下腔出血，广泛性出血或者局限于大脑半球的单个或少数皮质沟[63]，甚至脑周池[64]。然而，不伴静脉性梗死的蛛网膜下腔出血的报道是罕见的[65]。

癫痫发作可表现为局灶性，也可表现为全面性，并可能发展为癫痫持续状态[66]。急性症状性癫痫发作更常发生在有幕上脑损害的 CVT 患者中，尤其是合并出血、运动和感觉障碍或上矢状窦/皮质静脉血栓形成的患者[67-70]。CVT 患者也可以出现癫痫持续状态，如伴有严重幕上脑损伤的 CVT 患者可能发生癫痫持续状态，尤其是多发性脑出血的患者。在大约 1/6 的患者中，癫痫持续状态可能是难治性的，难治性与该状态的预处理时间有关[71]。

一些患者表现为严重的症状，包括意识减退、精神状态改变、双侧或多灶性体征和（或）癫痫发作或癫痫持续状态。此类患者通常有多处静脉窦产生栓塞，特别是合并上矢状窦和大脑深静脉系统血栓

的患者，表现为双侧脑实质性病变、弥漫性脑水肿或严重脑疝。在这些情况下，患者对医疗资源的需求将明显增加 [72-73]。

临床表现与多个因素有关，包括性别、年龄 [6, 61]、起病到临床表现出现的间隔时间 [74, 75]、大脑是否存在实质性病变、静脉窦和静脉血栓的位置和数量，以及潜在的疾病。与普通人群一样，患有 CVT 的女性头痛比男性更常见。

在儿童 CVT 中，新生儿与年龄较大的儿童的临床表现也不一样 [6]。新生儿的症状往往缺乏特异性，超过一半的婴儿出现癫痫、呼吸窘迫综合征或呼吸暂停、进食困难、嗜睡、低张或高张状态 [55]。弥漫性脑损伤的征象，包括昏迷和癫痫，也是婴幼儿 CVT 的主要临床表现。年龄较大的儿童 CVT 的临床表现与成人更相似，表现为头痛伴或不伴呕吐、视盘水肿、第 VI 对脑神经麻痹、运动障碍、局灶性或全身性癫痫及意识障碍 [6, 76-79]。

与年轻人相比，老年患者 CVT 最常见的临床表现也不同，其中脑病更常见，较少表现为头痛 [61, 62, 80]。

临床表现也与发病到出现症状的时间有关 [74]。临床表现较严重的患者往往出现得更早，如意识障碍或精神异常、癫痫发作或运动障碍 [81]。另一方面，慢性症状的患者更容易出现孤立性颅内高压和视盘水肿。正如预期的那样，如果入院时头部影像学提示出血或静脉梗死，临床症状会更严重。与不伴脑实质性损伤的患者相比，这些患者常常表现为失语、昏迷、意识障碍、瘫痪和癫痫。相反，伴脑实质性损伤的患者出现孤立性头痛的可能性较小。

高达 90% 的 CVT 患者主诉为头痛，这通常是 CVT 最初的症状，也是最常见的症状。在 9% 的 ISCVT 患者中，头痛是唯一的症状。对于继发性头痛，特别是与 CVT 相关的头痛在女性和年轻患者中更为常见。头痛的部位与静脉血栓的部位或脑实质病变无关 [82, 83]。除了蛛网膜下腔出血外，CVT 相关头痛比其他类型的头痛起病更急，也更严重 [84]，需要紧急治疗。头痛多为局部性和持续性，疼痛发作为急性 - 亚急性，强度为中至重度。最常见的头痛类型是颅内高压型，这是一种严重的全身性头痛，疼痛可随患者进行 Valsalva 动作和躺下而加重。除了剧烈的头痛发作，还可能伴随着短暂的视力丧失。在仅表现为头痛的 CVT 患者中，头痛的发作通常是渐进性的，而疼痛则呈持续性。与弥漫性头痛相比，头痛更多是单侧的，并且与产生血栓的静脉窦同侧 [85]。有多个表现为突发性、爆发性头痛、颈部僵硬 [86, 87] 和蛛网膜下腔出血的 CVT 病例报道。在这些患者中，少数患者的脑脊液为血性，但大多数患者的表现为雷击样头痛 [88]。也有报道称患者表现为先兆偏头痛 [89-91]。一些与 CVT 相关危险因素或者疾病也表现为头痛，如脑膜炎、脑膜瘤、硬脑膜动静脉瘘、白塞病、血管炎及低颅内压综合征。因此当患者合并这些状况时，增加了 CVT 的诊断难度。CVT 也必须被列为腰椎穿刺术后持续头痛的可能原因 [92]，特别是当头痛形式发生变化的时候（平躺时头疼不再缓解）。

一些患者可能会抱怨视力丧失（13%）或眼底镜检查显示视盘水肿（28%），这一发现在慢性 CVT 中更为常见 [74]。重症急性 CVT 表现为意识障碍，从嗜睡到昏迷（14%）或精神障碍（22%），如妄想、冷漠或执行困难综合征。单侧或较少见的双侧运动障碍，以单侧或偏瘫的形式出现，是最常见的局灶性功能障碍（37%）。部分患者也可能表现为失语症（19%）。流利性失语通常是左侧侧窦血栓合并颞叶后部病变的一种表现。感觉缺陷（5%）和视野缺陷较少见。癫痫发作比其他脑卒中类型更频繁。它们可以是局灶性（20%）或全面性（30%），并伴有癫痫持续状态，癫痫持续存在在发病早期很少出现。癫痫发作在合并脑损伤、运动或感觉障碍及矢状窦和皮质静脉血栓的患者中更为常见 [93, 94]。小脑体征很罕见，但可在颅后窝 CVT 伴小脑静脉梗死或出血时出现 [95]。

CVT 的临床表现也因静脉窦或静脉血栓的位置而异。海绵窦血栓形成是一种罕见的疾病，通常由感染引起，临床表现以眼部症状为主，表现为头痛、眼眶疼痛、眼球肿胀、眼球凸出、上睑下垂、复视和动眼神经麻痹。孤立性皮质静脉血栓形成（isolated cortical vein thrombosis，ICVT）可能未被充分认识，也很难确诊。通过传统的 MR 序列和 MRA 对 ICVT 进行诊断研究，发现观察者之间诊断的一致性很低 [94]。磁敏感序列的使用则大大提高了 ICVT 诊断的准确性。通常情况下，ICVT 会导致头痛、运动和（或）感觉障碍，或癫痫发作 [96-99] 而无视神经盘水肿 [100]。在矢状窦血栓形成中，运动障碍（46%）、局灶性癫痫（35%）和全面性癫痫（47%）常见，而孤立性颅内高压综合征（17%）则少见。另外，双侧运动障碍并不少见（7%）。而孤立性侧窦血栓形成的患者则相反，常常伴有孤立性颅内高压（31%～47%），但很少出现瘫痪（11%～15%）、局灶性癫痫（9%～12%）或全面性癫痫（20%～24%）。失语症多见于左侧横窦血栓形成（40%）。多发性脑神经麻痹（Collet-Sicard综合征）是一种罕见的侧窦[101]、颈静脉或后窝静脉血栓形成的表现。搏动性耳鸣可能是颈静脉或侧窦血栓形成的唯一症状[102, 103]。当大脑深静脉系统血栓形成时，临床表现通常很严重，包括昏迷（67%）、智力缺陷（87%）和轻瘫（56%），部分患者可表现为双侧轻瘫（11%）[104-106]。然而，深静脉系统的局限性血栓形成时，症状可能相对较轻，不会产生意识障碍[107]。

六、辅助检查

无论何时怀疑 CVT，都需要紧急的神经影像学检查。CVT 的确诊依赖于神经影像显示脑静脉和（或）静脉窦内血栓的存在。欧洲指南推荐，CT 静脉造影或 MRI 结合 MR 静脉造影作为诊断 CVT 的数字减影血管造影术的可靠替代方法[108]。

（一）CT

CT 通常是患者接受的第一个检查，特别是需要对患者进行紧急评估的时候。CT 有助于排除可能与 CVT 临床表现类似的其他急性或亚急性脑部病变，如肿瘤、硬膜下血肿或脓肿。在高达 30% 的 CVT 病例中，CT 是正常的，而且大多数阳性发现是非特异性的。这些发现在亚急性 / 慢性病例中较少见。CT 征象可以是直接的，也可以是间接的。大约 1/3 的病例可以发现 CVT 的直接征象，对应于血栓本身的显影[1, 109]（图 45-2）：索征（皮质或深静脉血栓形成），致密的三角形征（显示窦腔内的血块）和空三角征，对比剂注射后可见，作为窦腔内未混浊的血栓与窦壁侧支静脉之间的对比，是静脉窦血栓形成的典型特征之一（图 45-3）。间接征象较多见，包括镰和小脑幕强化、经脑静脉扩张、小脑室、局限性或弥漫性白质低密度无增强，以及出血性病变。60%～80%的病例可出现实质性异常，一些局部病变提示特殊的静脉窦闭塞：双侧矢状面旁半球病变、颞枕病变、

双侧丘脑病变，分别高度怀疑上矢状窦、侧窦和深静脉系统的血栓形成。小的非创伤性皮质旁出血占 CVT 患者脑内出血的 1/4，并与上矢状窦闭塞有关[110]（图 45-4）。小的硬膜下血肿或蛛网膜下腔出血很少被显示[86, 87, 111]（图 45-3）。连续的 CT 扫描中，可能出现新的病灶，一些病灶可能消失（"消失性脑梗死"）。

（二）CT 静脉成像

CT 静脉成像提供了良好的静脉循环解剖细节，可以显示硬膜窦和皮质静脉的充盈缺陷、窦壁强化和增加的侧支静脉引流[112-115]（图 45-3）。

与动脉内血管造影术相比，CT 静脉成像有几个优点：侵入性更小，成本更低，而且诊断花费的时间更短，因为它可以在脑 CT 后立即进行。与传统的动脉内血管造影术相比，使用多维重建图像可以更好地显示海绵窦、下矢状窦和 Rosenthal 基底静脉[116]。有文献总结了 CT 静脉成像与 MRI 对比的一些优点，主要是图像采集速度快，对磁性设备没有禁忌证[115]。CT 静脉成像局限性包括颅底在三维结构显示中的有限可视化、对碘对比剂的不良反应及电离辐射暴露，这可能限制其在孕妇、儿童和肾衰竭患者中的使用[115]。CT 静脉成像本身的诊断效果可能受到一些共同存在的解剖变异限制，这些变异可能与静脉窦血栓形成（窦闭锁 / 发育不良，不对称的静脉窦引流，与突出的蛛网膜颗粒或窦内间隔相关的正常静脉窦充盈缺陷）的表现类似，此外 CT 静脉成像难以检测皮质静脉的血栓[100, 115]。尽管存在一些局限性，欧洲 CVT 指南指出，CT 静脉成像是 MR 静脉成像的可靠替代方法，可用于 CVT 的诊断[108]。此外，最近一项从美国医疗保健角度进行的成本 - 效果研究表明，对处于 CVT 发病高峰年龄但临床诊断为 CVT 可能性较低的患者，通过 CT 静脉成像进行诊断 / 排除诊断是最具成本效益的策略[117]。

（三）MRI

MRI 结合磁共振静脉成像是目前确认 CVT 诊断的最佳方法，这种非侵入性的检查可以显示血栓和栓塞的硬脑膜窦或静脉，并显示脑实质病变[1, 23, 105, 118, 119]（图 45-2 和图 45-5）。

尽管如此，磁共振技术仍有一些局限性和诊断缺陷[120, 121]。磁共振上血栓形成的主要表现是窦腔

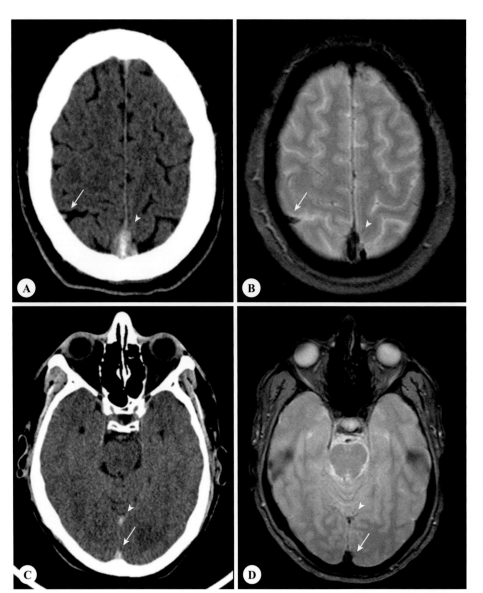

◀ 图 45-2 血栓的 CT 平扫图像

CT 平扫（A 和 C）显示上矢状窦（A，箭头）、皮质静脉（A，箭）、窦汇（C，箭）和直窦（C，箭头）的高密度，这些部位的静脉血栓在 MRI T_2*GRE（B 和 D）上表现为低信号

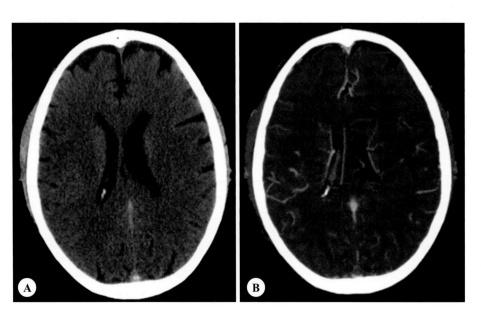

◀ 图 45-3 静脉窦血栓形成特征

A. CT 平扫显示上矢状窦高密度；B. CT 静脉造影证实充盈缺损（箭为空三角征）

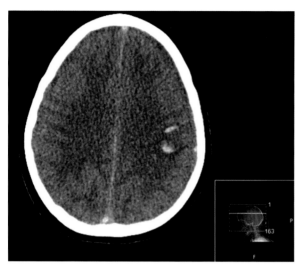

▲ 图 45-4　上矢状窦闭塞患者的非创伤性皮质旁出血

内没有流空信号和信号强度改变。窦内异常信号与 MRV 上相应的血流消失相结合支持 CVT 的诊断。增强 MR 静脉成像比飞行时间（time-of-flight，TOF）MR 静脉成像更敏感，后者在图像采集平面有流动时可能会产生伪影[122]。

血栓在 T_1 和 T_2 序列上的信号强度取决于血栓的存在时间：在前 5 天，T_1 加权像上以等信号为主，T_2 加权像上以低信号为主；此后，由于 T_1 和 T_2 加权像上信号增加，诊断变得更容易；第 1 个月后出现信号模式转变，T_2 加权像上可能更频繁地出现等信号或高信号，而在 T_1 上更多地表现为低信号或等信号[118, 123, 124]。注射钆增强剂后，有血栓的静脉窦内可见明显的对比度增强和流空信号[124, 125]，可能与机化的血栓血管化、硬脑膜和血栓内侧支循环血液缓慢流动或再通有关。血栓在 T_2 加权 GRE 成像和 SWI 序列上显示为低信号区，这提高了对 CVT 的诊断准确率（图 45-2）。这些序列在硬脑膜静脉窦血栓形成的急性期和孤立性皮质静脉血栓形成的诊断中特别有用[98, 119, 126, 127]。在 DW MRI 上可以观察到静脉或硬脑膜窦内的高信号[23, 27, 128]。虽然它对 CVT 的敏感度较低[128]，但它可能预示着较低的血管再通率[128]。另外，3D T_1 加权黑血序列在 CVT 的诊断上也展现出了令人振奋的结果[129, 130]。

除了对静脉和静脉窦的评估外，MRI 还能够显示继发于静脉栓塞的脑实质病变：脑肿胀、局灶性或弥漫性水肿在 T_1 加权图像上显示为低或等信号，在 T_2 加权图像上显示为高信号；出血性病变在两种

MRI 序列中均显示为高信号[110]（图 45-5）。在磁敏感序列中，室管膜下静脉和髓深静脉的"刷征"（brush sign）是一种异常突出的低信号，偶尔可在 CVT 中发现，尤其是在深静脉系统血栓形成或直窦血栓形成的患者中（图 45-6）。这一征象可能代表着脱氧血红蛋白升高和深静脉充血，并与更多的局灶性体征、更广泛的血栓形成和同侧脑实质损害导致的临床表现有关[131]。

（四）磁共振静脉成像

有多种方法可以评估静脉或硬脑膜静脉的血流情况：非增强 2D TOF 静脉成像、3D TOF 静脉成像和增强 MR 静脉成像[94]。椭圆中心对比增强 MR 静脉成像是一种较新的方法，其利用了钆的顺磁效应来缩短 T_1 信号并提供血管内对比增强[101]。与 TOF MR 静脉成像相比，该技术可以更好地显示小血管和硬脑膜静脉窦[121, 132]。

最常用的方法是 2D TOF 静脉成像，它能够显示发生血栓的静脉内没有血流（图 45-1 和图 45-5）。磁共振静脉成像的局限性是难以诊断皮质静脉血栓形成和部分性血管栓塞，以及难以区分静脉发育不全和血栓形成。

（五）动脉内血管造影术

目前，很少需要动脉内血管造影进行 CVT 的诊断。当 CVT 的诊断有疑问时，即怀疑罕见的孤立性皮质静脉血栓形成，或必须排除硬脑膜动静脉瘘或远端动脉瘤时（如蛛网膜下腔出血）可进行该检查。CVT 在 DSA 的典型征象是静脉或静脉窦的充盈部分或完全缺乏，对比剂排空延迟，侧支血管扩张，皮质静脉信号突然停止，以及发生栓塞的静脉周围被扩张和弯曲的侧支"螺旋静脉"包围。解剖变异可能使血管造影的结果解释复杂化，如上矢状窦前部发育不良、上矢状窦重复、横窦发育不良或不全[1]。

（六）经颅多普勒

有报道称，在有或没有使用对比剂的情况下，经颅多普勒（Transcranial Doppler，TCD）超声[135-137]和经颅能量图或彩色多普勒成像[133, 134]是诊断或对 CVT 进行随访的潜在的无创性技术，但需要更多的研究来确定这些方法的真正临床价值。

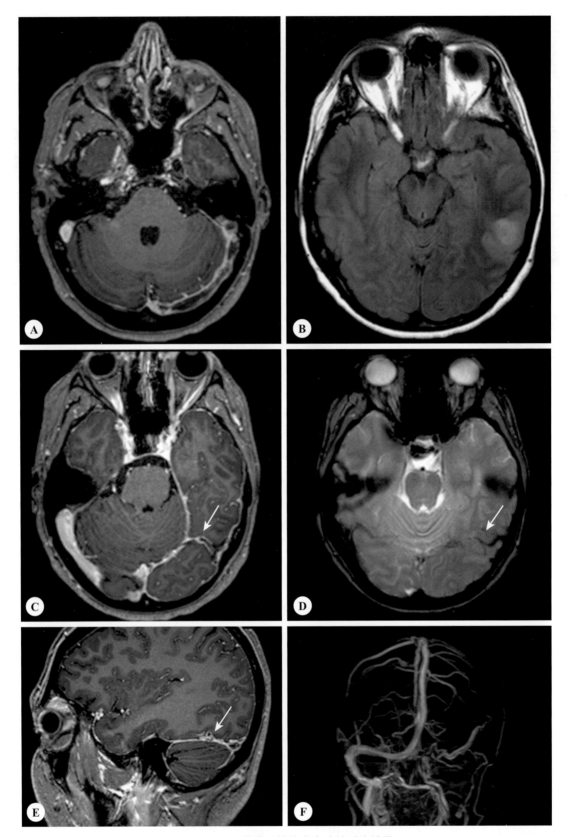

▲ 图 45-5　静脉血栓检查方法的对比结果

T_1 加权增强 MRI 中显示左侧静脉窦血栓形成（A、C 和 E）。相关皮质静脉也受累（C 和 E 中箭头，T_1 GAD，D 中箭头，T_2*GRE）。磁共振静脉成像（F）上也可见血流消失。这种血栓形成通常与颞叶的脑实质损害（B，FLAIR 成像）有关

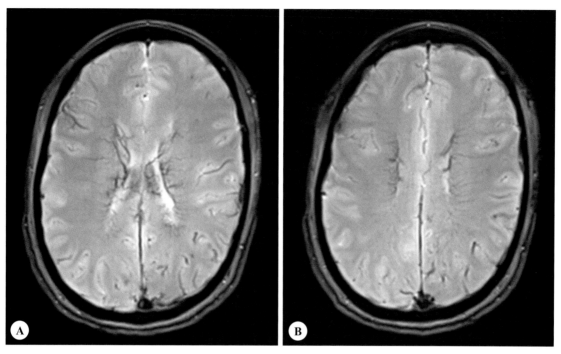

▲ 图 45-6　上矢状窦、窦汇、直窦、深静脉系统和左外侧窦血栓形成患者的刷征（T_2^* 加权成像）

（七）D- 二聚体

虽然 D- 二聚体是一种在影像检查前可能有用的诊断指标，但也可能出现假阴性，特别是在孤立性头痛、局限性静脉窦受累或症状持续时间长（即超过 1 周）的患者中[138-140]。D- 二聚体的准确性很好，其加权平均敏感性为 93.9%（95%CI 87.5～97.1），加权平均特异性为 89.7%（95%CI 86.5～92.2）。因此，尽管正常水平 D- 二聚体使得诊断 CVT 的可能性大幅度降低，但并不能完全排除 CVT 的可能性。

七、预后

一些前瞻性研究[9, 141-146] 显示急性 CVT 患者在生存和神经功能方面预后良好。这些研究中，随访结束时患者总死亡率或生活依赖率为 15%。ISCVT 队列中，79% 的患者完全恢复，4% 的患者在急性期死亡。随着时间的推移，死亡率有下降的趋势，最近的 CVT 研究报道死亡率更低（0%～2%）[10, 147, 148]。这可能是由于更好的医疗管理、危险因素（如感染性 CVT）的改变，以及通过 MRI 能更早期识别出较轻微的 CVT。在 ISCVT 队列中，30 天内死亡的预测因素是意识低落、精神状态障碍、大脑深静脉系统血栓形成、右侧大脑半球出血和颅后窝病变[149]。急

性 CVT 的主要死亡原因是大出血病变继发的小脑幕切迹疝[149]，其他死亡原因是多发病变或弥漫性脑水肿所致的脑疝和癫痫持续状态。据报道，包括肺栓塞在内的医疗并发症是引起死亡的其他原因[150]。然而，这仍然比肢体深静脉血栓形成的死亡率低（1.4% vs. 6.6%，HR=0.26）[151]。

在德国一项对 100 多名因 CVT 昏迷的患者进行的多中心神经重症病房研究中，患者均因严重的临床症状和神经系统功能障碍入住重症监护室[72, 73]。最终约 1/3 患者完全康复（改良 Rankin 量表 0～1 分），10% 遗留严重残疾，另有 1/3 患者死亡。入院后的临床症状恶化、脑中线结构移位和较大的年龄预示着较差的结局[72]。远期不良预后的预测因素有中枢神经系统感染、恶性肿瘤、脑深静脉系统血栓形成、入院时 CT/MRI 出血、入院时格拉斯哥昏迷量表<9 分、精神状态障碍、年龄>37 岁及男性[152]。根据这些预测因素，人们提出了一个 CVT 风险评分，评分≥3 分则提示不良结局的风险更高[153]（表 45-1）。脑血管痉挛分级量表（CVT-GS）是最近提出的另一种临床评分，旨在预测 CVT 患者的预后[154]。该分级量表源自墨西哥的一个大型多中心试验，由>6cm 的实质病变（3 分）、双侧巴宾斯基征（3 分）、男性（2 分）、脑实质出血（2 分）和意识水平（3 分）组

成。CVT-GS 对 30 天死亡率的预测准确率为 91.6%，对 mRS 评分＞2 的准确率为 85.3%，在预测 30 天死亡率方面优于 CVT 风险评分。然而，这一评分不包括预后预测中的相关条件，需要在独立样本中进行验证。

表 45-1　脑静脉血栓形成危险评分

影响预后的因素	评　分
恶性肿瘤	2
深静脉系统血栓形成	2
昏迷	2
精神状态障碍	1
脑出血	1
男性	1

注：评分≥3 分的患者预后较差

在合并出血性病变的 CVT 患者中，21% 的患者在 6 个月时死亡或无自理能力。这一亚组 CVT 患者的预测因素是年龄较大、男性、深静脉系统或右侧静脉窦血栓形成及缺乏运动 [155]。年龄过大或者过小的患者预后都不太好，超过 64 岁的患者预后比年轻患者差得多 [50]。只有 47% 的老年患者完全康复，而 27% 的患者在随访结束时死亡，22% 的患者丧失自理能力。儿童的死亡率、对看护者的依赖性和晚期并发症的发生率也高于成人，儿童死亡率为 2%～13% [6, 79, 156, 157]。新生儿的死亡率可能高达 25% [79]。只有 22% 的新生儿在没有任何后遗症的情况下存活 [76]。一半的死亡是静脉血栓形成的直接后果 [6]。后遗症包括认知和运动障碍、癫痫和有症状的持续性颅内高压。不良预后的预测因素包括昏迷、癫痫发作和静脉性梗死 [6, 79]，而年龄较大、抗凝和横窦受累是良好认知结果的预测因素，尽管后者也是孤立的颅内高压综合征的预测因素 [157]。女性预后往往比男性更好（完全恢复 81% vs. 71%），这可能是由于女性具有性别特有的危险因素（口服避孕药、妊娠 - 产褥期），导致女性患者有着更好的预后。排除性别特有的危险因素后，女性的预后与男性相似 [158]。

目前认为 CVT 的临床病程是不可预测的 [1]。在 ISCVT 队列中对入院后的临床病程进行前瞻性研究。

大约 1/4 的患者在入院后病情恶化。神经恶化可能发生在入院几天后，可能的症状包括意识低落、精神状态障碍、新的癫痫发作、既有症状恶化或新的局灶性功能缺损、头痛严重程度增加或视力丧失。约 1/3 病情恶化的患者会在复查的神经影像中表现出新发的脑实质病变 [159]。入院时意识低落的患者更有可能恶化，那些在发病时有癫痫发作的患者更有可能反复癫痫发作。表现为孤立性头痛或孤立性颅内高压综合征的患者病情恶化的概率较低，但病情仍有可能出现恶化。

急性期幸存的 CVT 患者存在并发症的风险，特别是进一步的静脉血栓形成、癫痫发作和头痛。潜在的疾病，特别是恶性肿瘤，可能会在 CVT 后数月或数年内导致死亡。14% 的 CVT 患者头痛严重，需要卧床休息或住院治疗 [11]。反复进行脑 MRI 和 MR 静脉成像检查，并与既往的成像进行比较是有必要的，以排除 CVT 的复发，并将其与持续性脑静脉栓塞、部分或完全静脉窦再通或硬脑膜静脉窦狭窄相鉴别。

关于新的血栓形成，也就是 CVT 复发是比较罕见的，而且有时难以记录。脑静脉血栓形成后 3～6 个月复查 MR/MRV 是有用的，能够记录血管再通的程度。如果出现提示 CVT 复发的新症状，如新的头痛或头痛程度加重、癫痫发作，或出现新的局灶性体征，应复查 MR 和 MRV，并与以前的图像进行比较。大约 5% 的患者会合并其他血栓事件，特别是四肢或骨盆深静脉血栓形成和肺栓塞。美国明尼苏达州罗切斯特市的梅奥诊所的病例队列中，154 例 CVT 患者平均随访 36 个月，研究报道 CVT 的复发率为 6.5% [160]。ISCVT 队列中，2.2% 的患者出现 CVT 复发，4.3% 的患者合并其他血栓事件。男性、骨髓增殖性肿瘤、V 因子 Leiden 突变和非持续性静脉栓塞，均被认为是 CVT 后静脉血栓事件复发的危险因素 [161-163]。儿童发生进一步静脉血栓事件的概率相似，欧洲的一个队列中，396 名 CVT 患儿（中位年龄 5.2 岁），平均随访 36 个月，22 名（6%）儿童在中位数 6 个月时发生二次静脉血栓形成，其中包括 13 名儿童的 CVT（3%）[156]。小于 25 个月的患儿中未观察到 CVT 复发。复发前未接受抗凝治疗、反复静脉成像显示持续静脉闭塞、凝血酶原基因杂合 G20210A 突变 [157] 与儿童复发性脑和全身静脉血栓形成独立相关。

高达 11% 的患者可能会出现癫痫发作。患者出现远期癫痫发作的危险因素包括急性期癫痫发作、出血性幕上脑实质损害或运动缺陷[164]。

由于颅内高压导致的严重视力损失是非常罕见的[9, 144, 165]。然而，当神经眼科医生评估时，少数 CVT 幸存者的视力或视野可能低于正常水平和出现内斜视[165]。此外，即使在双眼视力正常、眼底检查和视野检查正常的 CVT 患者中，光学相干断层扫描也经常显示明显的轴突丢失[166]。

尽管表面上总体恢复良好，但几项研究指出，CVT 幸存者中心理和认知方面的抱怨并不少见。大约一半的 CVT 幸存者感到抑郁或焦虑[167]，并表现出轻微的认知或语言障碍[168]，这可能会妨碍他们恢复以前的社会生活水平，这种情况在合并脑实质病变的患者中更为常见[169, 170]。

妊娠和产褥期是 CVT 的危险因素。因此，一个重要的实际问题是曾患有 CVT 的女性未来妊娠的结局。一项对 ISCVT 队列中 119 名女性的随访研究（平均随访 14 年）评估了既往有 CVT 的女性中发生的 82 例新妊娠。大多数患者（83%）至少在妊娠 3 个月内或产褥期接受了某种形式的预防性抗血栓治疗。静脉血栓事件的复发率非常低[171]。一项关于 CVT 后妊娠安全性的最新系统综述报道了 CVT 复发率为 8‰，非脑静脉血栓形成的发生率 22‰。根据不同的预防性抗血栓方案效果分析，接受肝素治疗的女性发病率或复发事件有降低的趋势[108, 172, 173]。

接受抗凝治疗的患者中，随访发现静脉再通率约为 85%[174]。现有队列研究的分析表明，尽管再通可能需要长达 1 年的时间，但主要发生在 CVT 后的前几个月。最近，一项对接受抗凝治疗的 CVT 患者的 Meta 分析显示，较差的功能结局与静脉再通失败之间存在关联[174]。更具体地说，静脉再通的患者完全功能恢复的概率增加 3.3 倍。然而，关于血管再通的时间分布信息是有限的，这阻碍了关于静脉再通可能的关键时间窗的进一步总结。尽管在儿科患者中已经显示出持续性栓塞会增加 CVT 复发风险，但目前仍缺乏回答这个问题的证据[126, 174]。

八、治疗

CVT 的治疗（框 45-3）包括抗血栓治疗、对症

框 45-3　脑静脉血栓形成的治疗基础

急性期

- 相关疾病的治疗
- 抗血栓治疗
  - 皮下注射治疗剂量的中低分子肝素或静脉肝素
- 颅内压增高
- 意识障碍或形成脑疝
  - 渗透压疗法
  - 重症监护病房
  - 镇静和过度换气
  - 去骨瓣减压术（半颅骨切除术和血肿清除术）
- 癫痫
  - 对于有急性症状性癫痫发作和幕上病变的患者进行抗癫痫治疗
- 头痛
  - 止痛药
  - 乙酰唑胺
  - 腰椎穿刺[b]
- 视力严重受损
  - 腰椎穿刺[b]
  - 乙酰唑胺
  - 视神经减压术

急性期后

- 相关疾病的治疗
- 口服抗凝血药（华法林或达比加群酯）
  - 持续 3～12 个月
  - 对于较长的时间，如果指示为相关情况

a. 不包括全身并发症和癫痫状态
b. 如果没有脑实质损伤；如果可能，在开始抗凝之前进行或暂时停止抗凝

治疗（颅内高压、癫痫、头痛和视觉障碍）、控制相关疾病和危险因素的病因治疗，这超出了本章的范围。治疗脑静脉和静脉窦血栓形成的指南由 AHA/ASA[175] 及 ESO 和欧洲神经病学学会（European Academy of Neurology，EAN）发布[108]。

急性期 CVT 的治疗重点是稳定患者的血流动力学和生命体征，预防或逆转脑疝，终止癫痫发作，以及治疗感染或其他需要紧急处理的相关情况。

（一）抗血栓治疗

CVT 的抗血栓治疗的目的是实现栓塞静脉窦 / 静脉再通；防止血栓扩散至脑桥静脉，从而预防脑水肿和脑梗死；预防肺栓塞[150]；治疗潜在的血栓前

状态，以防止身体其他部位的静脉血栓形成和 CVT 的复发。

已经开展了两项关于急性 CVT 的抗凝治疗的随机对照试验[176, 177]。但这两项试验都存在一些方法学问题，样本量适中但存在一定的选择和测量偏倚。另外两项试验[178, 179]是在印度进行的，不足之处是没有采用盲法对结果进行评估，以及仅通过 CT 对 CVT 进行诊断。两项试验分别纳入了 57 名和 40 名患者。两项试验均使用肝素治疗，Maiti 试验[178]死亡率（15%）低于 Nagajara 试验（40%），所有接受肝素治疗的患者完全恢复；相比之下，对照组中有 2 人死亡，1 名患者残留偏瘫[179]。以上四项试验结果都表明，与安慰剂相比，肝素具有优势。此外，柏林试验和荷兰试验的安慰剂组中，发生了两例肺栓塞。

柏林试验和荷兰试验被纳入一项最新的 Cochrane 综述中[180]，试验共纳入 79 名成年患者。结果表明，使用肝素（普通肝素或低分子肝素）抗凝与不良结局的减少有关，但没有达到统计学意义（死亡或缺乏自理能力的 RR=0.46，95%CI 0.16～1.31，死亡的 RR=0.33，95%CI 0.08～1.21）。理论上关于急性抗凝治疗的安全性存在一定的担忧，因为肝素可能会导致静脉性梗死变成出血，或者已经存在的出血加重。在肝素治疗 CVT 后，确实会出现新发出血或血肿扩大，但发生率很低。在病例系列报道中，颅内出血（<5%）和全身性出血（<2%）的风险很低，而且这种出血不会影响患者预后[181]。抗凝血药用于合并颅内出血的患者（脑实质出血或蛛网膜下腔出血）也是安全的[175]。这与颅内出血是静脉流出道阻塞继发的事实一致。抗凝治疗在儿童中也是安全的[182]。柏林试验和荷兰试验都纳入了出血性脑梗死患者的基线资料。这两项试验中，3 名患者出现了新的脑出血，所有出血患者都分配至了安慰剂组，其中 1 次出血是致命的。其中 2 例脑内出血发生在基线水平没有出血的患者身上。1 例随机接受肝素治疗的患者［主要出血并发症的 RR（肝素 vs. 安慰剂）=2.90，95%CI 0.12～68.50］，发生了颅外大出血。观察性研究还报道，在伴有相关疾病（头部创伤[183]、头颈部感染[184]）或临床特征（颅后窝病变）[95]的 CVT 病例中，新发或扩大的颅内出血发生率较低，在这种情况下抗凝可能被认为是不安全的。所有这些发现都支持选择静脉注射肝素或皮下大剂量低分子肝素作

为几乎所有急性或亚急性静脉窦血栓形成患者的起始治疗。ESO-EAN 指南建议成人急性 CVT 患者使用治疗量的肝素治疗。这一建议也适用于基线水平存在脑出血的患者[108]。

另一个重要的问题是普通肝素和低分子肝素的选择。和 UFH 相比，LMWH 有几个优点：LMWH 的半衰期更长，临床反应更好预测，与血小板的相互作用更少。静脉注射肝素更容易发生血小板减少症。最近的一项系统综述包括两项随机试验和一项观察性研究，比较了 UFH（352 名患者）和 LMWH（179 名患者）在急性 CVT 中的疗效。死亡率和功能结局倾向于支持 LMWH，OR（95%CI）分别为 0.51（0.23～1.10）和 0.79（0.49～1.26）。两种药物之间的颅外出血发生率没有差异，OR（95%CI）为 1.00（0.29～3.52）[185]。欧洲指南建议用 LMWH 而不是超低分子肝素治疗急性 CVT 患者[108]。这一建议不适用于合并低分子肝素禁忌证（如肾功能不全）的患者或需要快速逆转抗凝效果的情况。例如，如果计划进行腰椎穿刺术或其他侵入性干预或手术，由于 UFH 的半衰期较短，最好选择 UFH。如果患者正在接受 UFH 治疗，应在手术前 4～6h 停用肝素，以使激活的部分凝血活酶时间恢复到正常值。如果患者正在接受 LMWH 治疗，这种药物应该在手术前 12h 停止。UFH 或 LMWH 可以在腰椎穿刺术或其他出血风险较低的手术后立即重新启动，也可以在重大手术后 12～24h 重新启动，具体取决于固有的出血风险（神经外科手术为 24h）。当肝素被禁用时，抗血小板药物偶尔被用作抗凝血药的替代品，目前没有证据表明它们在 CVT 中的有效性和安全性，即使是在非对照研究中也是如此。

（二）血管内治疗

大多数急性 CVT 患者在接受抗凝治疗下都有良好的临床病程和预后。然而，少数患者在接受抗凝的情况下，症状继续恶化或没有改善，也有一些患者临床症状在短时间内迅速加重，这些患者可能从血管内治疗中受益。直接血管内溶栓是通过股静脉或颈静脉途径对乙状窦、横窦和上矢状窦进行置管，然后局部注射 rt-PA 或 u-PA，目的是溶解静脉血栓并重新开放栓塞的静脉窦或静脉。通过指引导管进行机械破碎法血栓切除术、球囊导管取出血栓或者流

变导管进行血栓抽吸，这些技术可以单独应用或与化学溶栓相结合。

尽管血管内治疗很有吸引力，尤其是在缺血性脑卒中取栓获得成功之后，但是血管内治疗仍然是急性 CVT 未经证实有效的一种治疗方法。已经公布了多个声称取得良好结果的病例系列研究报道。一项系统综述强调了不可忽视的重大出血并发症的发生率（9.8%），其中包括 7.6% 的颅内出血，其中 58.3% 是致命的[186]。此外，文献中存在潜在的发表偏倚，例如对预后不良和并发症的病例报道不足；治疗和评估是非盲法的，导致在评估结果时存在偏倚。185 名接受血栓切除术的患者进行系统回顾，发现其中 47% 患者处于昏迷或昏迷状态，血管再通率非常高（95%，其中 21% 为部分再通），10% 患者有新发或增加的脑内出血，其中 84% 预后良好，22% 死亡。这表明对严重 CVT 患者进行血栓切除术是可行和安全的[187]。标准治疗基础上，一项评估血管内治疗急性重症 CVT 的 RCT 研究（TO-ACT）[188] 因无效而提前终止。随机选择的 67 名患者中，抗凝和血管内治疗（主要是血栓切除术）的患者在临床结局上没有差异。此外，对 2004—2014 年全国住院患者的评估中，经过调整了年龄和 CVT 相关并发症后，接受血管内治疗的患者死亡率（OR=1.96）更高。虽然 AHA/ASA 指南指出，对于昏迷或接受抗凝但病情恶化且无明显占位效应的脑实质病变的患者，可以考虑血管内治疗。然而，欧洲指南并未对血管内治疗提出任何建议，但建议对治疗前预后不良风险较低的急性 CVT 患者不使用血管内治疗。

（三）急性期后血栓事件的预防

CVT 急性期后，每年每百人可检测出 1.5 例脑静脉血栓复发和 2.0～4.1 例所有静脉血栓复发。为了防止进一步的血栓事件，建议使用华法林抗凝。最佳抗凝时间尚不清楚，因为在随机对照试验中没有涉及。正在进行的急性脑静脉血栓形成后延长口服抗凝治疗（extending oral anticoagulation treatment after acute cerebral vein thrombosis，EXCOA CVT）试验[190] 比较了急性期后短期（3～6 个月）和较长时间（12 个月）口服抗凝药物治疗的策略。ESO-EAN 指南建议，对于无高复发风险的患者，口服抗凝治疗应有时限（3～12 个月）。AHA/ASA 指南建议，当

CVT 与一过性危险因素（如妊娠、感染）有关时，可以短期（3 个月或 3～6 个月）使用抗凝血药。对于特发性 CVT 或 CVT 合并"轻度"易栓症的患者，抗凝期可能更长（6～12 个月）。对于"合并"或"严重"血栓形成倾向（例如，2 个或 2 个以上血栓前状态：抗凝血酶Ⅲ、蛋白 C 或 S 缺乏、抗磷脂综合征、癌症）或反复出现静脉血栓的患者，应终身服用抗凝血药。

尽管欧洲指南建议不要使用直接口服抗凝血药（凝血因子Ⅹa 或凝血酶抑制药）治疗 CVT，但由于现有证据水平很低（由没有对照的小样本病例系列组成）。在最近 Re-SPECT CVT 试验结果发表后，这一建议可能会改变。Re-SPECT CVT 是一项探索性随机对照试验，比较了达比加群酯（150mg，bid）与剂量调整后的华法林（INR 为 2～3）在 6 个月内的疗效和安全性[191]。该试验将 60 名 CVT 患者分配至上述治疗组。服用华法林或达比加群酯的患者均未发生复发性静脉血栓事件，仅有 3 例发生大出血，2 例服用华法林（2 个硬膜下血肿），1 例服用达比加群酯（肠道出血）。这些结果表明，华法林和达比加群酯均能有效、安全地预防急性 CVT 后再发静脉血栓[192]。

（四）对症治疗

1. 颅内高压的治疗　在急性期，颅内高压可以由 1 个或多个大的出血性病变、脑梗死或大量脑水肿引起，最终导致小脑幕切迹疝而致死。为了控制急剧升高的颅内压，一般建议包括抬高床头、使用渗透利尿剂（如甘露醇）、重症监护病房镇静治疗、过度换气至目标 $PaCO_2$ 为 30～35mmHg 及监测 ICP[193]。虽然皮质类固醇可以减轻血管源性水肿，但由于类固醇可能促进血栓形成，不常规推荐使用类固醇降低 ICP。一项病例对照研究未能证明类固醇的任何益处，即使对有脑实质病变的患者也是如此[194]。在合并严重头痛伴或不伴有视盘水肿的急性 CVT 患者中，当没有脑实质性病变的禁忌证时，可通过治疗性腰椎穿刺来降低颅内高压并缓解症状。对于单侧大脑半球病变严重而即将发生脑疝的患者，减压术（无论是去骨瓣减压术还是血肿清除术）不仅可以挽救生命，还能使患者获得良好的功能预后，即使是在临床症状严重的患者中也是如此[195-197]。在一项多中心

登记和对已发表病例的系统回顾中，38% 的 CVT 患者完全康复，只有 16% 的患者死亡，6% 存活并且没有自理能力[195]。单纯分流术不能有效预防急性 CVT 中脑疝导致的死亡。急性梗阻性脑积水在急性 CVT 中是罕见的。尽管进行了分流手术，但有一半患者预后不佳[198]。

在慢性颅内压增高的患者中，治疗颅内高压是必要的，目的是改善头痛和预防视力衰竭。诊断性 / 治疗性腰椎穿刺会降低脑脊液压力，缓解头痛。虽然疗效尚未得到证实，但可以考虑使用利尿剂（如乙酰唑胺或呋塞米）。如果严重头痛持续存在或出现视力下降，可以考虑重复腰椎穿刺、腰 – 腹腔分流术、静脉窦狭窄支架植入术[199-201] 或视神经减压术[202, 203]。

2. 癫痫的治疗和预防 急性症状性癫痫发作和幕上病变是早期癫痫反复发作的危险因素。远期癫痫发作（CVT 后癫痫）的长期风险约为 11%[9, 93, 164]。CVT 后癫痫的危险因素是急性症状性癫痫、幕上出血性病变和运动障碍。ESO-EAN 指南[108] 建议对有幕上病变和癫痫发作的急性 CVT 患者使用抗癫痫药物来预防早期癫痫发作。由于证据质量非常低，这些指南无法对预防远期癫痫发作提出任何建议[108]。AHA-ASA 指南指出，对于有单一癫痫发作和实质病变的 CVT 患者，建议在规定的时间内尽早开始使用抗癫痫药物，以防止进一步的癫痫发作。对于单次癫痫发作但无脑实质性病变的 CVT 患者，比较推荐在规定的时间内尽早开始使用抗癫痫药物以防止进一步的癫痫发作。在没有癫痫发作的情况下，不建议对 CVT 患者常规使用抗癫痫药物。

抗癫痫治疗的最佳持续时间尚不清楚。可将选择和停用抗癫痫药物的一般性建议作为选择。癫痫持续状态的患者应该按照癫痫的指南进行相应治疗。

（五）避孕与未来妊娠

患有 CVT 的育龄女性在口服抗凝血药时应避免妊娠，因为药物有致畸作用。他们应该使用口服避孕药以外的避孕方法。紧急避孕也是禁忌[204]。激素替代疗法应该停止。不应该因为发生过 CVT，或在前次妊娠或产褥期发生过 CVT 而将妊娠视为禁忌[108]。欧洲 ESO/EAN 指南建议在妊娠期间使用 LMWH 预防复发性静脉血栓事件[108]。

第五篇 诊 断
Diagnostic Studies

Gregory W.Albers　著

张新凯　王嘉玲　译　　曹学兵　校

正如本书所强调的那样，脑卒中是一种具有多种病因和表现的异质性疾病。最初的影像诊断结果通常为缺血性或出血性病变的大小和位置提供了第一手证据，同时也常常揭示了有关病因的线索。更有针对性的影像诊断研究可以用于识别特定的病理，新的技术也显示出识别可挽救组织的良好前景，这可能会指导未来的治疗方法。影像诊断是脑血管疾病领域发展最快的课题之一，本章将重点介绍一些卓越的进展。

本章开篇介绍了超声的作用，它仍然是无创实时监测脑血流的"金标准"。超声技术既可用于诊断也可用于治疗。例如，TCD 超声检查可以用于即时监测溶栓治疗后的再通。

对于出现临床综合征表现，怀疑脑卒中的患者，CT 平扫仍然是绝大多数患者的初始诊断影像。更先进的影像技术（包括 CTA 和 CTP、MRI）在脑卒中管理中发挥着重要作用。目前的指南要求结合 CTA 和 NCCT 对早期窗口（6h 内）血管内取栓的患者进行选择，使用 CTP 或 MRI 用于晚期窗口（6～24h）的治疗。

虽然急性脑卒中的 MRI 检查的实施仍主要限于专科中心，但快速获取及处理的"脑卒中 MRI"方案可以提供 CT 无法提供的额外数据。急性期的水质子运动受限，很容易通过 DWI 和 ADC 显示出来，这为早期缺血性损伤的体积和位置提供了最精确的评估。特别是当与 MRP 技术相结合时，MRI 可以确定哪些患者是急性期脑卒中治疗的最佳选择。MRI 在识别急性脑内出血方面与 CT 一样可靠，可作为评估急性脑卒中患者的唯一成像方式。MRA 和静脉造影也是评估动静脉病变的有价值的方式。

脑血管造影仍然是识别和量化脑动脉和静脉病变及侧支血流的金标准，也是所有血管内治疗脑卒中的初始阶段。尽管 CTA 和 MRA 的广泛使用减少了许多临床环境中对传统脑血管成像的需求，但有关血管内取栓在急性脑卒中治疗中功效的新数据，将导致对传统血管成像研究的需求大幅增加。

本篇包括一个关于组学技术的新章节，包括表观基因组学、转录组学、蛋白质组学、脂质组学和代谢组学。这些新的诊断方法有助于提高我们对缺血性脑卒中和脑出血病理生理学的理解。它们正在提供新的生物标志物，以帮助阐明诊断、预后和最佳的治疗策略。新兴数据表明，组学方法最终可能被用于分类脑卒中亚型，区分短暂性脑缺血发作和 TIA 模拟，以及识别脑卒中风险增加的个体。

第46章 超声成像

Ultrasonography

Georgios Tsivgoulis　Apostolos Safouris　Andrei V. Alexandrov　著

林 力 宋 越 余 铖 译　彭小祥 邓 倾 谢明星 校

本章要点

- 颈部血管超声能够实时、床旁评价颈部血管的血流及管壁情况。
- 超声检查是评价颅外动脉粥样硬化的无创性影像学手段。
- 相较于单通道 TCD 超声，功率 M 型多普勒可更好地检测微栓子信号。
- 与 CT 或 MRA 相比，TCD 在检测急性脑缺血的颅内血管狭窄及闭塞病变时效果更佳。
- 与速度差本身相比，波形模式可以提供更多有关血栓位置、闭塞部位血流动力学改变及远段血管阻力的信息。
- 与经胸超声心动图相比，TCD 检测右向左分流的敏感性更高。
- 尽管超声溶栓初步结果前景乐观，但超声增强溶栓的效果尚未得到证实。
- 超声新进展包括分子成像、开放血脑屏障及靶向药物递送。

颈动脉双功多普勒超声（carotid duplex ultrasonography，CDU）和 TCD 是无创性神经影像学方法，可实时评估颈部和基底脑血管的血流，为解剖结构信息增加生理学信息。急性脑卒中时，它们可快速提供关于血管狭窄、闭塞、侧支循环及脑循环血流动力学的信息，并实时监测血管舒缩反应性、栓塞与再通。TCD 还可检测卵圆孔未闭造成矛盾栓塞隐源性脑卒中患者的右向左分流（right-to-left shunt，RLS）。这些信息有助于医师明确脑卒中病因、制订治疗方案、监测疗效并评估预后。在神经内科重症监护病房，TCD 可用于检测及监测自发性蛛网膜下腔出血后的血管痉挛，监测颅内压升高所致的波形变化，并确认脑血流循环停止。本章中，我们将讨论超声评价脑血管疾病的临床优势和局限性。

一、超声物理应用原理

早期我们使用连续波（continuous-wave，CW）多普勒实时评价动脉血流，它包括两个压电晶体，一个发射超声波，另一个接收背向散射信号[1]。CW 技术可显示多普勒频移并测量血流速度而不受混叠伪像的影响，但此技术不再常规使用，而被下文提到的超声成像取代。根据多普勒方程，多普勒频移（发射频率和接收频率之间的差值）取决于共振频率、血流速度和声束与动脉之间的夹角。如果发射声波垂直于动脉，则不产生多普勒频移，血流速度测值为零，因此测量血流速度时应手动校正声束夹角，使之≤60°。CW 的主要局限性在于缺乏背向散射信号的深度信息，导致其无法生成除频谱波形以外的图像[2]。

基于单个压电晶体发射和接收超声波的脉冲波（pulsed-wave，PW）多普勒技术，则解决了连续波多普勒无法确定位置的问题。通过确定回波的时间，PW 技术计算超声波到达人体一定深度血管的时间和声波反射回探头的时间，来确定血管深度。

它的优点是除了显示频谱波形外，还能生成实时图像[2,3]。

超声图像采用灰度调制（B 超）方式确定顺序到达的回波振幅。到达时间代表了回波所在深度，显示为白色（强回声）或暗色（弱回声），这些图像以灰阶进行编码。B 超可用于显示颈动脉和椎动脉及其血管壁特征，还可评价颅内结构。

彩色多普勒血流成像（color-coded Doppler flow imaging，CDFI）是将彩色血流信号叠加在 B 型灰阶超声图像上。这种成像模式利于识别湍流、动脉狭窄时的血流及血流方向的变化。CDFI 的局限性包括显示重度狭窄时的超高速血流或超低速血流存在困难，或显示迂曲或深部血管时难以避免伪像。

能量多普勒成像（power Doppler imaging，PDI）的原理是采集多普勒振幅，因此不存在混叠现象，并且无角度依赖性。它不显示血流方向，但是能敏感显示深部、较小血管及低流量或低速血流。此外，PDI 在评价斑块形态和颈动脉狭窄方面具有优势，它有助于勾画斑块表面，显示迂曲的残余管腔，从而清晰显示血流连续性[4]。

灰度模式血流成像是一种新型成像模式，它是在灰阶模式下实时显示血流，无须叠加单独的血流信号处理和视窗。它可显示颈动脉狭窄的高速血流，没有混叠现象[5]。

谐波成像（harmonic imaging，HI）的原理是检测某一基波频率相应的谐波频率，谐波频率为探头扫描基波频率的 2 倍。在 B 超扫描时开启 HI 模式，可提高图像分辨率（即组织谐波成像）。HI 技术还可与超声对比剂（ultrasound contrast agents，UCA）相结合，显示大血管血流和微循环。组织主要在基波频率响应，而 UCA 可增强谐波频率的产生。联合彩色多普勒和能量多普勒成像，UCA 谐波成像可优化血管评价。HI 只接收谐波频率，因此增加了信噪比[6]，它可应用于研究脑血流灌注，区分动脉闭塞和次全闭塞，评估血管壁病变。

3D 超声是将 2D 图像转换为 3D 图像，以更好地检查颅外段血管及其血管壁病变[7-9]。3D 超声成像可以不仅在垂直切面，而且在斑块发生更显著的纵向切面更好地勾画斑块形态、显示斑块发生[9]。自动扫描 3D 超声操作简单，可评估斑块总体积，而不只是斑块直径或总面积，实现与其他成像技术的高度一致[10]。尽管 3D 超声具有优势，但受限于专用探头及软件的额外成本开销，目前该技术仅在少数临床中心应用[11]。

颈部血管超声评价方法

1. 内中膜厚度　颈动脉两层内壁（内膜和中膜）增厚被认为是动脉粥样硬化的早期形态学征象，也是广泛性动脉粥样硬化的标志[12-23]。早期动脉粥样硬化最早发生在内膜，而中膜增厚多见于高血压患者[24,25]。研究表明颈动脉内中膜厚度与心血管疾病风险增加之间存在相关性[15,17,20,23-30]。颈总动脉 IMT 增厚是弥漫性血管疾病（动脉粥样硬化）的标志，是脑卒中发生与复发的高风险因素[24,31-34]。IMT 测量也可以帮助完善 Framingham 风险评分法的心血管事件风险分层[26]。然而，IMT 增厚也可见于其他导致内膜增生或中膜肥厚的非动脉粥样硬化性疾病，使用超声鉴别非动脉粥样硬化性疾病往往存在局限，需要后续的随访研究。临床中 IMT 定义为 2D 灰阶超声显示的双线结构，这两条平行线分别对应于管腔内膜和中膜外膜界面[35]。此外，病理研究证实超声可准确测量远场动脉壁的 IMT[36]，即位于软组织深部、探头远场的颈动脉壁（图 46-1）。研究显示超声测量 IMT 观察者内和观察者间的可重复性高[37,38]。2013 年 ACC/AHA 心血管事件风险评估指南不推荐在临床实践中使用颈动脉 IMT 测量作为首次动脉粥样硬化性 CVD 风险评估的常规测量（Ⅲ类证据水平）[39]。解剖变异和动脉粥样硬化斑块所致的管壁局限性增厚会影响内中膜厚度测量的准确性。学界将 IMT 测量标准化，其中曼海姆颈动脉内中膜厚度与斑块专家共识提出 IMT 的测量方法：在血管长轴切面测量，声束应垂直于管壁，在舒张期显示前、后壁以测量血管内径[40]。

2. 早期颈动脉粥样硬化斑块　根据曼海姆共识，斑块定义为凸出于血管腔至少 0.5mm 或高于周边内中膜厚度的 50%；从内膜 – 管腔界面到中膜 – 外膜界面测量，斑块厚度应>1.5mm[40]。同样，美国超声心动图学会（American Society of Echocardiography，ASE）和血管及生物学学会将斑块定义为比周围管壁局限性增厚超过至少 50% 或局部 IMT>1.5mm，凸出于血管腔且可区别于相邻管壁[41]。进一步研究表明颈动脉斑块对 CVD 风险具有预测能力[29-31,42-50]。

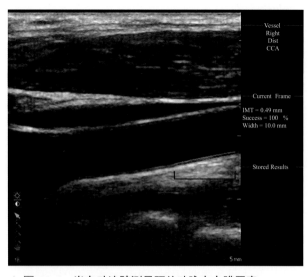

▲ 图 46-1　半自动追踪测量颈总动脉内中膜厚度

2D 灰阶超声（长轴切面）上测量 CCA 的远场血管壁，选择血管宽度为 10mm。该方法能自动提供检测成功率，如本例所示，自动测量成功率为 100%

根据 ASE 指南，颈动脉 IMT 测量和斑块检测可对中危患者重新分级，并预测 CVD 事件。通过对颈动脉 IMT 和斑块测量细化 CVD 风险评估，部分患者可从中获益，包括 40—70 岁，无 CVD 高风险；中等 CVD 风险（例如，Framingham 风险评分，10 年内心肌梗死或冠心病死亡风险 6%~20%）；一级亲属早期 CVD 家族史；60 岁以上合并严重的单一危险因素，不适于药物治疗者；或 60 岁以下女性合并两项或以上 CVD 危险因素。如果预防性治疗需求不能确定，需要亚临床血管疾病负荷或未来 CVD 风险的相关信息，则这种检查是合理的。如果检查结果不会改变治疗方法，或对于有 CVD 病史的患者，则不需要进行影像学检查[41, 51]。

3. 识别高危斑块　根据 Org10172 急性脑卒中 TOAST 分型，责任斑块必须导致 >50% 的管腔狭窄[52]，才能将前循环缺血性脑卒中归因于颈动脉粥样硬化。所致管腔狭窄 <50% 的斑块也可导致脑卒中，在无明确病因的情况下，可能被归类为隐源性脑卒中[53]。除了导致管腔狭窄外，斑块的构成可能使其不稳定，大多数引发心肌梗死的冠状动脉斑块所致的管腔狭窄都小于 50%[54, 55]。因此，基于颈动脉斑块特征的脑卒中风险评估可有助于缺血性脑卒中风险增加但无颈动脉重度狭窄患者的危险分层，并可筛选出那些可能受益于心血管危险因素强化管

理的患者[46, 56]。

超声是识别高危易损斑块最常用的影像学方法。Fisher 将颈动脉易损斑块的病理改变定义为新生血管形成、钙化、斑块内出血、溃疡和血栓形成[57]。

研究主要关注的斑块超声特征包括斑块回声、表面和溃疡。均质性斑块主要由纤维组织组成，超声图像上表现为较低回声，这类斑块较为稳定且罕见伴有溃疡[58, 59]。相反，非均质性斑块的组成包括基质沉积、胆固醇积累、坏死、钙化和斑块内出血[58-60]。研究显示非均质性斑块与脑血管事件发生相关[61-65]，2D 超声可明确与组织病理学一致的颈动脉斑块特征与纤维帽厚度，而后者与斑块破裂风险呈负相关[66, 67]，这些不稳定斑块可能是导致血栓性脑卒中的病理生理学基础[68]。通过研究动脉发现内膜剥脱术手术标本斑块内出血与短暂性脑缺血发作和脑卒中之间存在关联[69-71]。非均质性斑块与斑块内出血和神经系统事件相关，颈动脉斑块形态学评估有助于筛选适合颈动脉内膜剥脱术的患者[71-74]。

然而上述结果并未得到进一步证实，研究指出，斑块形态与组织学标本之间缺乏相关性[72-79]。Hatsukami 等研究显示，对于因颈动脉重度狭窄接受内膜剥脱术的患者，有症状与无症状患者在斑块内出血体积、脂质核、坏死核或钙化方面比较没有差异[80]。一项系统回顾和 Meta 分析发现，有症状的动脉狭窄的相关因素包括新生血管生成、复杂斑块形态、溃疡、无回声斑块和斑块内运动。而混合回声和不规则斑块表面与不稳定斑块无关[81]。钙化会影响超声显示动脉斑块特征，这取决于钙化范围和斑块位置。综上所述，斑块超声特征能否有效区分有症状和无症状的颈动脉斑块还有待进一步证实。

2D 超声可评价颈动脉斑块表面，可较好地区分光滑、不规则和溃疡性斑块表面，结果与颈动脉尸检标本相一致[59]。然而这些研究结果与 CEA 相比，准确性较差[66, 79, 82, 83]，此外，2D 超声显示溃疡性斑块的敏感性仅为 47%[66]，2D 超声也无法区分内膜是否存在溃疡[84]。超声识别颈动脉斑块溃疡受狭窄程度的影响，狭窄率 <50% 时，识别溃疡的敏感性达 77%[66]。斑块溃疡容易发生血栓，继而导致闭塞，目前尚不清楚颈动脉斑块不规则或溃疡是否或

在多大程度上会增加颈动脉闭塞发生的风险。有研究显示，药物治疗经血管造影证实的溃疡斑块患者脑卒中的风险增加[85]。有趣的是，许多溃疡斑块厚且光滑，没有血栓形成的征象[86, 87]。血管造影对识别溃疡斑块的敏感性和特异性均较差[66]。一项病理研究表明，狭窄率大于 60% 的无症状斑块有可能发生斑块内出血、溃疡和附壁血栓，以及大量已愈合的溃疡和机化血栓[75]。同样，一项研究发现无症状和有症状 CEA 斑块中均存在复杂结构和并发症[75]。因此，有症状和无症状颈动脉斑块患者的斑块结构和斑块表面差异不大，对斑块结构和溃疡的描述不足以预测颈动脉斑块的易损性，这与美国超声心动图学会和血管医学及生物学学会的指南推荐相一致[88]。

斑块新生血管生成是评价斑块易损性的另一指标。研究表明，在组织学上正常血管内膜没有脉管系统，而在增厚的内中膜和斑块中存在血管生成。此外，组织学研究显示血管生成和微血管与冠状动脉粥样硬化、不稳定型心绞痛和心肌梗死相关。超声造影能够发现外膜血管[89-93]。静脉注射超声微泡后，斑块内微泡显影提示有新生血管生成，有助于区分有症状斑块和无症状斑块[94, 95]。视觉分级和半自动技术已被用于评估新生血管生成；超声造影显示的斑块内增强与组织学证实的斑块内新生血管、出血及巨噬细胞浸润密切相关[96, 97]。Huang 等提出了一种斑块内增强的半定量分类方法：Ⅰ级为斑块内无增强，Ⅱ级为动脉外膜血管增强，Ⅲ级为动脉壁血管和斑块肩部增强，Ⅳ级为广泛斑块内增强。该研究显示斑块增强程度与斑块内血管含量相关，可反映斑块内血流速度的达峰时间与脑卒中风险显著相关[98]。

4. 颈动脉狭窄　超声检查可大致评估颈动脉狭窄的程度。应用超声在狭窄段、狭窄近段和狭窄远段获取收缩期峰值流速（peak systolic velocity，PSV）、舒张末期流速（end-diastolic velocity，EDV）和收缩期颈内动脉（internal carotid artery，ICA）/颈总动脉（common carotid artery，CCA）流速比这些基本参数来评价颈动脉狭窄程度（图 46-2）。在 ICA 严重狭窄或闭塞时，TCD 经眼窗可能会检测到眼动脉反向，但占 20% 的血流动力学显著狭窄的病例未发现这种间接征象[99]。

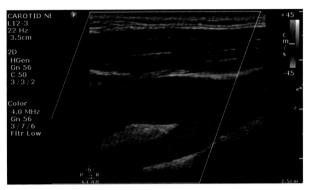

▲ 图 46-2　颈内动脉完全性血栓形成
ICA 管腔内等回声填充导致其完全闭塞

颈动脉狭窄程度分级主要基于多普勒超声，放射学会发布了 ICA 狭窄的超声评估标准[100]（表 46-1）。可按照 2008 年英国颈动脉超声检查报告联合建议中的 St Mary 比值（ICA 收缩期峰值流速与 CCA 舒张末期流速比）进行十分位评分[101]。CCA 闭塞表现为 CCA、ICA 及颈外动脉完全闭塞，或 CCA 近段闭塞但不伴 ICA 和 ECA 闭塞。在后一种情况下，ECA 可能出现血流反向，而 ICA 血流方向正常，或也相反。ICA 血流反向表明大脑动脉环循环完整，能够代偿 CCA 闭塞，并供应 ECA 和脑血管系统。

颈动脉虹吸段或大脑中动脉狭窄也可能改变同侧颈动脉的血流方向。颈动脉近端血流速度的增加可由颅内动静脉畸形和分流引起，需要进一步检查排除颅内血管病变。所有脑卒中或 TIA 患者均推荐常规接受颈动脉超声和 TCD 检查。

同时具有 2D 成像和脉冲波频谱多普勒成像功能的颈动脉双功超声能提高颈动脉频谱取样的准确性。频谱多普勒测量的血流速度可用于评估颈动脉狭窄 NASCET 分级。如有广泛的斑块钙化（＞2cm）声影遮挡残余管腔，则难以准确测量上述血流速度。当检查有大量钙化斑块时，应用 TCD 检查颅内循环的间接发现可能更有助于发现严重狭窄，但大多数情况下应考虑其他影像学方法[102]。

CDFI 和 PDI 能比 2D 超声更准确评估残余管腔[103-109]，CDFI 显示横切面管腔减少与颈动脉狭窄血管造影中的管径减小相关性高[106, 107]，PDI 能更好地显示残余管腔，比 CDFI 评估颈动脉局部内径和狭窄面积更加准确[108, 109]。3D 超声血管造影能精确定量评价颈动脉粥样硬化斑块[110, 111]，彩色多

表 46-1　放射医师学会颈动脉狭窄超声共识标准[100]

狭窄程度	ICA PSV	ICA/CCA PSV 比值	ICA EDV	ICA_PSV/CCA_EDV 比值 a	斑　块
正常	<125cm/s	<2.0	<40cm/s	<8	无
<50%	<125cm/s	<2.0	<40cm/s	<8	直径减少<50%
50%～59%	125～230cm/s	2.0～4.0	40～100cm/s	8～10	直径减少>50%
60%～69%	125～230cm/s	2.0～4.0	40～100cm/s	11～13	直径减少>50%
70%～79%	>230cm/s	>4.0	>100cm/s	14～21	直径减少>50%
80%～89%	>230cm/s	>4.0	>100cm/s	22～29	直径减少>50%
90%～次全闭塞	>230cm/s	>4.0	>100cm/s	>30	直径减少>50%
次全闭塞	可能是较低或无法检测	不定	不定	不定	显著，可检测到残余管腔
闭塞	无法检测	不适用	不适用	不适用	显著，无残余管腔

a. 英国颈动脉超声检查报告的联合建议[101]

ICA. 颈内动脉；PSV. 收缩期峰值流速；CCA. 颈总动脉；EDV. 舒张末期流速

普勒血流模式可为颈动脉狭窄评估提供更多信息。不推荐使用 2D 超声和血流多普勒成像技术计算直径狭窄率或面积狭窄率的，血流速度和流速比仍是超声评价颈动脉狭窄分级的主要方法。超声图像信息一般应用于确定：①斑块或血栓形成；②目测残留管径<50% 或狭窄>50%；③完全闭塞时管腔内未探及血流信号。

5. 颈动脉夹层　超声检查有助于诊断颈动脉夹层，其超声表现各有不同。大多数 ICA 夹层从颅底开始向下撕裂至颈动脉分叉处，超声通常无法完整显示撕裂全程。CDFI 可显示 ICA 起始段收缩期反向血流，以及舒张期血流减慢或消失并伴有高阻双向的多普勒频谱[112]。在 ICA 起始段夹层时，2D 超声表现为"硬膜尾样"的逐渐变细的管腔及漂浮的内膜片[113]（图 46-3）。真腔可被假腔血栓压迫而表现为低速血流频谱，未闭假腔内的血流方向可以是从正向到反向或呈双向。血流动力学取决于假腔内血栓形成、假腔破口、内膜片的运动及夹层累及范围[114]。有时在下颌后方发现高速血流频谱意味着可能是远段颈动脉狭窄[115]。超过 2/3 患者在几周至几个月内的超声检查结果可持续表现正常[116]。此外，颈动脉瘤可能发生在 ICA 夹层中。CCA 夹层罕见，但更容易在 2D 超声上显示，CCA 夹层患者可出现急性缺血

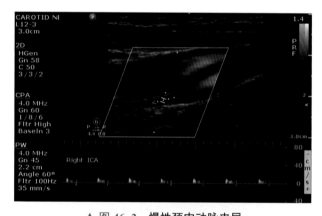

▲ 图 46-3　慢性颈内动脉夹层
远段 ICA 管腔逐渐变细，频谱表现为典型的"拇指征"

性脑卒中，应避免漏诊，因为它多是由于主动脉夹层延伸至颈部血管，这是静脉溶栓的绝对禁忌证[117]（图 46-4）。

6. 肌纤维发育不良　肌纤维发育不良是一种特发性、非动脉粥样硬化性、非炎性的动脉疾病，几乎任何动脉血管均可受累，其中最常见于肾动脉、颈动脉和椎动脉[118]。颈动脉和椎动脉最常累及的节段是中段和远段，常无法通过超声检查发现。病变上游血管狭窄 / 闭塞或伴发的异常间接征象（血管环、血管膨出）可能提示诊断该病，但仍需要血管造影进一步证实[119]（图 46-5）。

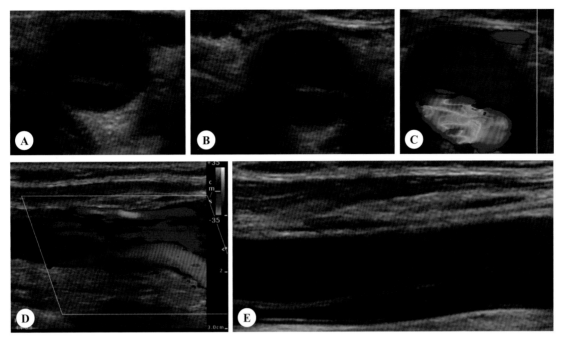

▲ 图 46-4　主动脉弓夹层延伸至右侧颈总动脉

右侧颈总动脉中（A）和（B）远端短轴切面 2D 超声显示可见内膜片。长轴切面显示内膜片从右颈总动脉近端延伸到远端（E）。短轴（C）和长轴（D）切面彩色多普勒超声图像显示"双腔"改变

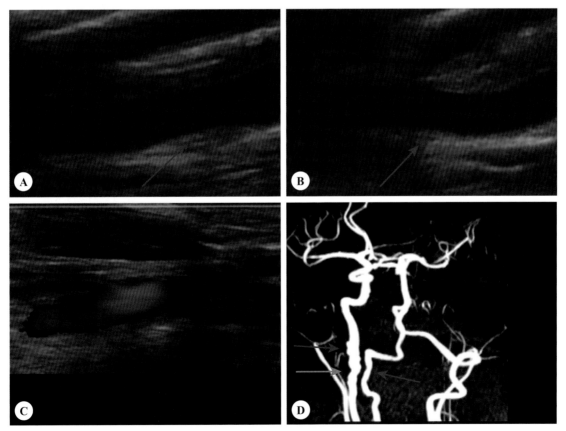

▲ 图 46-5　肌纤维发育不良患者颈内动脉超声

患者，女，56 岁。A 和 B. 右侧颈内动脉的 2D 超声显示不规则管腔（红箭）；C. 彩色多普勒超声显示右侧颈内动脉管腔特征性的"串珠征"；D. CTA 显示不规则管腔（红箭）和"串珠征"（绿箭）

7. 颈动脉炎性疾病 大动脉炎的 2D 超声表现为近段颈部血管（颈总动脉、椎动脉、头臂干和锁骨下动脉）[120] 的内中膜向心性增厚，典型表现为弥漫性增厚。值得注意段是 79% 患者出现双侧动脉管壁内中膜弥漫性增厚。通常大动脉炎累及 CCA，而 ICA 和 ECA 不受累[121]。大动脉炎活动期时内中膜增厚较非活动期时更加明显，但高回声在活动期和非活动期都可发现[121]。大动脉炎还可导致锁骨下动脉狭窄，表现为锁骨下动脉综合征[122]（图 46-6）。

巨细胞性动脉炎可表现为脑卒中症状，典型病例表现为椎 - 基底动脉区域的相关症状。在这些病例中，超声很少发现椎动脉管壁增厚，呈低回声。

使用 12～15MHz 高频探头检查颞浅动脉可发现低回声的环形管壁增厚（晕征）[123]。晕征用于诊断颞浅动脉炎时具有一定敏感性（68%）和高度特异性（91%），也可用于引导活检和监测治疗效果[124]（图 46-7）。

8. 椎动脉狭窄 颅外段椎动脉超声检查仅限于检查椎动脉起始段、C_3～C_6 的椎间段和寰椎段。相较于颈动脉狭窄，诊断并分级椎动脉狭窄要求更高。一些研究应用 PW 多普勒标准来评估椎动脉狭窄，可类比与颈动脉狭窄的诊断标准[125-127]。局部且显著的 PSV 增快才是诊断椎动脉狭窄的可靠征象，因为近心段椎动脉走行迂曲、ICA 病变和椎动脉管径

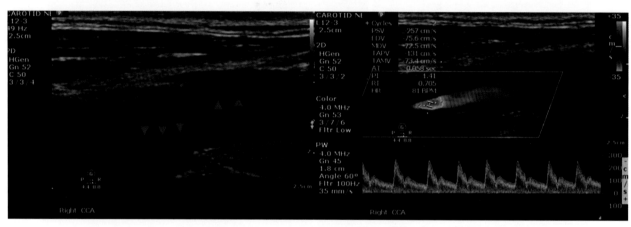

▲ 图 46-6 大动脉炎患者颈总动脉超声
右侧颈总动脉内中膜向心性增厚（箭），收缩期峰值流速（257cm/s）及舒张末期流速（76cm/s）均升高

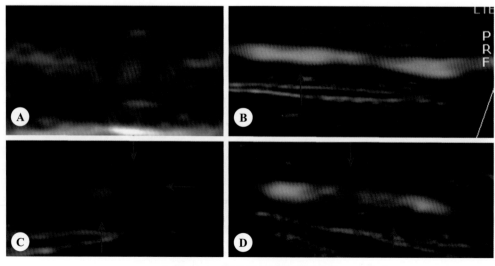

▲ 图 46-7 颞动脉多普勒超声图像
注意健康人群颞浅动脉没有"晕"征（A 和 B）。短轴（C）和长轴（D）切面能量多普勒显示特征性低回声"晕"（红箭），与活检证实的颞动脉炎的炎性血管壁增厚相一致

不对称也可能导致流速相对增快。流速增加应只在相对较短节段的椎动脉出现，而狭窄前和狭窄后段血流速度正常或下降[128]。PSV 诊断近心段椎动脉狭窄≥50% 的最佳界值为 90～110cm/s[129-131]。

长段及多发的椎动脉狭窄可以不导致局部血流加速，这会使超声检查结果出现假阴性。评估椎动脉时，应注意考虑动脉内径变异和大量侧支通路存在，即使存在椎动脉闭塞，侧支血管也能向基底动脉供血。CDFI 可以定量分析超过 95% 患者的椎动脉血流[132]，它可显示椎动脉起始段、近段、颅外段狭窄所在位置和寰椎环[133]，还可明确起始段、近段和椎间段流速的正常参考值[134]。评价椎动脉血流速度时，需注意了解对侧椎动脉及颈动脉的多普勒血流动力学参数，这是因为对侧椎动脉异常（如缺如、发育不全、狭窄和闭塞）或颈动脉重度狭窄可造成椎动脉血流的改变。椎动脉狭窄最常见于锁骨下动脉发出椎动脉的位置，而寰椎段和颅内段狭窄较少见，椎间段椎动脉狭窄亦不常见。

9. 椎动脉夹层　由于缺乏明确的超声征象，V$_{2\sim4}$ 段椎动脉夹层的诊断具有挑战性。椎动脉寰椎段夹层可表现为无血流、低速双向血流或狭窄后血流信号[135]，超声可发现 V$_1$ 段椎动脉夹层并发的管腔狭窄，椎间段无血流显示可作为椎动脉夹层的提示，同时在同一节段水平，超声医师还可发现管径局部扩张，血流动力学上可存在狭窄或闭塞[136, 137]。超声检查偶尔能直接发现壁内血肿，但通常会漏诊，特别是未造成血流动力学意义的狭窄或病灶位于动脉段外时[138, 139]。对于所有合并狭窄或闭塞的患者，超声检查是随访椎动脉夹层的便捷手段。然而，它并不能识别椎动脉假性动脉瘤[140]。TCD 可在评估夹层累及长度时发挥作用[141]。总之，对疑似夹层的患者，即使超声检查结果阴性，也应进行进一步影像学检查。

二、TCD 超声

1982 年，生物医学工程专家 Rune Aaslid 发明了 TCD 超声检查[142]，从此，颅内近段动脉血流动力学便可通过 TCD 在床边实时进行可重复、无创性评价。

（一）适应证及预期结果

TCD 最常用于缺血性脑卒中患者，以评估颅内

血管通畅性、侧支循环、脑血管舒缩反应性 / 自动调节，并实时检测脑血管栓塞。此外，对于 SAH 患者，TCD 可诊断血管痉挛及其程度。TCD 有助于发现隐源性脑卒中患者 RLS。

（二）急性脑缺血

TCD 可为急性脑缺血提供以下诊断信息[143-145]。

- 检测动脉通畅性、侧支循环、栓塞、分流、盗血和脑血流循环停止。
- 完善 MRA 或 CTA 检查结果。
- 实时监测动脉通畅性。
- 监测急性再灌注治疗患者的再通情况并发现再闭塞情况。
- 诊断急性脑缺血患者因盗血导致神经功能恶化。
- 检测 PFO 所致隐源性脑卒中和矛盾性栓塞患者的 RLS。

1. 脑侧支循环和逆转罗宾汉综合征　TCD 可评估颈动脉或颅内动脉狭窄或闭塞患者的颅内侧支循环代偿。主要侧支通路包括前交通动脉、后交通动脉、眼动脉和基底动脉血流反向，只有在具有血流动力学意义的严重狭窄或闭塞引起压差变化后，这些侧支循环随之建立或开放。这些侧支通路对于急性脑缺血可谓"双刃剑"，TCD 则可判断侧支循环的开放和血流方向。如果保持一定压差，侧支循环可以减轻脑卒中的严重程度和缩小病变范围，临床结局则更好。如果不能维持平稳的全身和局部的血流动力学状态，侧支循环则会造成血流灌注不足，而进一步加重缺血。

TCD 可检测的颅内侧支循环包括前交通动脉（AcomA）、后交通动脉（PcomA）、眼动脉和经脑皮质侧支。

AComA 侧支通路开放时表现为对侧大脑前动脉血流速度增高（A$_1$ 段狭窄或患侧闭锁）或对侧 ACA 速度升高及中线水平狭窄（远端 A$_1$ 段狭窄、ICA 虹吸狭窄和 AcomA 侧支通路），患侧 A$_1$ 段血流反向。

PComA 侧支通路具有更佳的超声入射角，可在异常状态下由 TCD 评估其血流，侧支血流的方向可由前循环进入后循环，反之亦然。在伴有血管迂曲或解剖变异时，血流方向是不可靠的。此外，PComA 侧支循环中对侧血管表现为收缩期血流。当近端基底动脉闭塞时，血流方向由前循环进入后循

环，而远端基底动脉血流方向则相反[146]。在 ICA 闭塞时，血流方向由后循环进入前循环，椎 – 基底动脉的血流加速[145]。

眼动脉反向表明 ICA 近段重度狭窄或闭塞，同时大脑动脉环通路不完整无法通过 AComA 或 PComA 进行代偿。

颅内动脉盗血现象表现为在高碳酸血症或其他血管舒张刺激下，正常区域的脑血管流速没有升高，反而矛盾性减低[147]。当盗血现象同时伴有 NIHSS≥2 分的神经功能恶化或神经功能缺陷复发时，可诊断为逆转罗宾汉综合征（reversed Robin Hood syndrome，RRHS）。这种神经功能恶化必须与 TCD 检测的盗血有关，而排除其他可导致神经功能恶化的因素，如血压波动或动脉通畅性的改变。有趣的是，在 RRHS 患者中，常会发现 AComA、PComA 和眼动脉反向的侧支循环，提示这些近端侧支可参与盗血[148]。

2. 血管舒缩反应性 自 20 世纪 80 年代以来，TCD 测定血管舒缩反应性就被用于评价颅内血流动力学[149]。采用方法为 CO_2 吸入试验或乙酰唑胺静脉注射。

由于需要特殊设备及需要静脉注射血管活性药物可能发生并发症，上述这两种方法都具有一定局限性。Markus 和 Harrison[150] 发明一种新方法，他们通过屏气 30s 后测量的 MCA 流速来量化血管舒缩反应性，称为屏气指数（breath-holding index，BHI）。由于 CO_2 诱导浓度未知，同时需要患者配合，这种方法的可靠性较低，但它可应用于床旁快速评估。

$$BHI = \frac{MFV_{基线} - MFV_{末}}{MFV_{基线}} \times \frac{100}{屏气秒数}$$

如果 BHI 值低于 0.69，无症状 ICA 重度狭窄及有症状 ICA 闭塞的患者发生脑卒中的风险更高[151, 152]。

3. 检测栓子和右向左分流 超声是实时检测、定量和定位栓子的金标准[153-155]。发射频率为 2MHz 的 TCD 最常用于检测脑卒中患者可能来源于心脏、动脉的栓子或矛盾栓子，以确认正在发生的脑栓塞。此外，TCD 还可用于颈动脉和心脏手术的术中监测。微栓子的声学特性与血液不同，它们能使超声波信号的瞬时增强，称为高强度瞬时信号。值得注意的是，TCD 检测到的大多数微栓子信号是无症状的，然而 MES 与心脏手术后认知能力下降有关[156, 157]，也

会在血管造影[158]、CEA[159]、颈动脉成形术[160] 和开胸手术[161] 时被检测到。而且在脑卒中或 TIA[162-164]、无症状颈动脉狭窄[165]、颅内动脉病变[166] 及人工心脏瓣膜[167] 患者中也会检测出 MES。MES 是颈动脉狭窄患者脑卒中复发的独立危险因素，双联抗血小板治疗和他汀类药物预处理均可降低 MES 数目[168, 169]。TCD 检测 MES 在筛选无症状颅外段颈动脉狭窄高危患者时具有良好的应用前景。对于>70% 无症状 ICA 狭窄患者，如果 1h TCD 检测到 2 倍基线的 MES，那么年度同侧脑卒中风险为 3.7%，而无 MES 患者的年度脑卒中风险仅为 0.7%[170]。筛查中，我们发现 10% 的患者能检测到 MES，其余 90% 的患者则有较高的阴性预测值（94%），说明监测 MES 筛选干预获益的脑卒中风险患者是一种很有前景的无创性方法。研究显示颅内血管狭窄的脑卒中患者中有 22% 可检出 MES，狭窄严重患者的 MES 检出比例上升至 50%，提示动脉栓子可能是颅内动脉粥样硬化患者脑卒中的主要病因[171, 172]。

国际脑血流动力学协会对 MES 的特征做出如下规定[173]：持续时间<300ms、信号强度通常高于背景血流信号 3dB、单方向和伴有高音频信号。相较于单通道 TCD，PMD 能够更好地检测 MES[174]。进一步研究证实了上述观点，继而制订了关于 PMD 检测微栓子的标准。由于取样框更大，经颅 PMD 能检测到更多微气泡，在检测 MCA 和 ACA 时 MES 检出率更高（图 46-8），然而也有研究显示，仅在评估

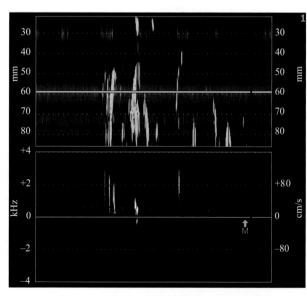

▲ 图 46-8 功率 M 型多普勒显示微栓子信号

MCA 时，检测 MES 的效能更高[175]。

对于有右向左分流的患者，静脉注射微泡也会使 TCD 检测到 MES，这类患者通常有 PFO。一项研究比较 TCD 检测颌下颅外段 ICA 和检测 MCA，发现两者在检测 RLS 时具有相同敏感性和特异性[176]。此外，由于气泡衰减和微气泡进入同侧 ACA，这种方法能更敏感发现少量 RLS。超声心动图证实 RLS 的患者使用这种方法能观察到更多的微泡。因此，疑有 RLS 的患者均推荐 PMD 检查颌下颅外 ICA。另一项研究比较了 PMD-TCD 与单通道 TCD，PMD 在卵圆孔封堵时能检测到明显更多的栓子，随后据此提出了对 RLS 进行分级的 SLS 量表（Six-level Spencer Logarithmic Scale，SLS）[177]。与 ICC 标准相比，SLS 量表中Ⅲ～Ⅳ级 RLS 在预测功能性 PFO 时具有更高的敏感性和特异性，在检测大量功能性 RLS 时有更高阳性预测值。SLS 标准对右向左分流的分类范围更

宽，在检测大量 RLS 时特异性高[178]（图 46-9）。

最近的一项 Meta 分析比较 TCD 和 TTE 和金标准 TEE 检测隐源性脑卒中患者 PFO 诊断率，表明 TCD 的敏感性和特异性为 96.1% 和 92.4%，而 TTE 为 45.1% 和 99.6%[179]。TTE 在较高的正似然比值方面更优越，而 TCD 的负似然值则低于 TTE。TCD 的总体诊断率高于 TTE。TCD 诊断 PFO 具有重要的临床意义，近期的临床试验主张对 PFO 进行封堵，以预防≤60 岁隐源性脑卒中患者的二次脑卒中[180]。有趣的是，牛津大学最近一项基于人群的研究使用 TCD 检测 PFO，结果发现 PFO 和隐源性脑卒中之间的关联持续存在，甚至在 60 岁以上的患者中也检测到大量 PFO 相关的缺血性脑事件[181]。

4. 颅内狭窄　颅内狭窄与缺血性脑卒中的高风险相关，并与亚洲、非洲和西班牙裔基因相关[182-186]。我们最近研究表明，这种相关性在美国白种人急性

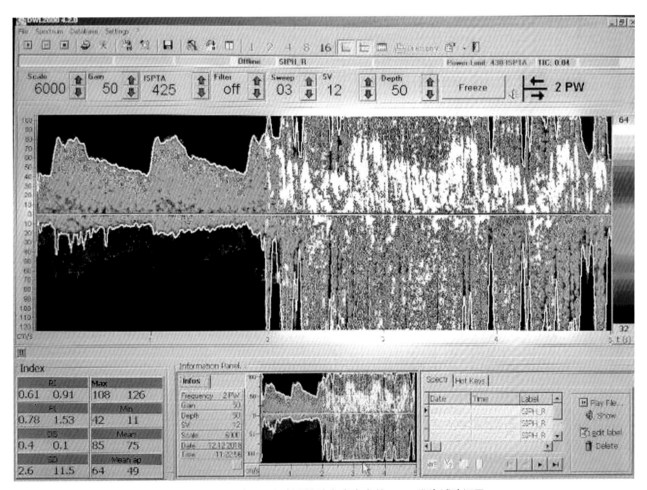

▲ 图 46-9　一名 45 岁隐源性脑卒中患者的 TCD 发泡试验记录

记录的左半部分显示了大脑中动脉的正常波形。在右半部分，微栓子信号占主导，提示大量右向左分流

脑卒中患者中也很常见[187]。缺血性脑卒中患者 TCD 的主要目的是检出颅内血管的血流动力学显著狭窄（≥50%）。一般来说，对于平直走行的血管，与狭窄前段或对侧未受累血管相比，50% 的直径狭窄会使狭窄处的血流速度增加 1 倍，70% 的狭窄可使血流速度增加达到 4 倍。根据 WASID 试验，血管造影证实的颅内动脉直径狭窄率达 50% 或以上的患者，脑卒中的风险显著增加[188]。尽管一些诊断标准已经被提出用于识别各种颅内动脉血流动力学上显著狭窄。但没有一个标准是绝的，重要的是每个神经超声实验室要以血管造影的结果为标准对其进行验证。在过去的 10 年中，我们的神经超声实验室已经提出了一套 TCD 平均流速标准（表 46-2 和表 46-3）。

经颅彩色双功成像检测近端 MCA 狭窄最可靠[189]（图 46-10 和图 46-11）。同时，它也可以检测其他近端颅内动脉的狭窄[190]。如果采用角度校正，TCDI 测量的速度值可能与 TCD 测量的速度值不同。值得注意的是，对于 TCDI，只有少数的角度校正标准可用。因此，我们建议使用 2MHz 的多普勒探头频率，测量速度时采用零度角（声束平行于血管壁），以获得更接近 TCD 的测量值，从而应用源于 TCD 的颅内动脉狭窄分级标准。与 CTA 或 MRA 相比，TCD 在检测急性脑缺血时的狭窄闭塞性颅内动脉病变方面取得了良好的效果[191-194]。

5. 蛛网膜下腔出血后的脑血管痉挛 脑血管痉挛是一种脑动脉的延迟持续收缩，可能由蛛网膜下腔出血后与脑血管外接触的血液产物引起。动脉血管痉挛是 SAH 的一种并发症，超过 25% 的患者出现症状，导致迟发性缺血性神经功能障碍[195-200]。SAH 后的血管痉挛导致颅内动脉狭窄，如有严重狭窄（≤1mm），可发现血流量减少时的高速血流信号。血管痉挛最常见的受累部位是 MCA、双侧 ACA、基底动脉和末端椎动脉或远端分支[201]。

TCD 最初用于非侵入性检测和监测 SAH 后的血管痉挛，现在已成为检测、定量和监测 SAH 后血管痉挛严重程度及评估治疗的标准方法[195, 202-206]。MCA 血管痉挛常伴有流速高于 120cm/s；速度与动脉直径呈负相关，速度在 200cm/s 以上可预测 MCA 直径≤1mm[207]。此外，TCD 上速度的变化与血管造影测量的动脉狭窄程度相关，以 MCA 的相关性最好[195, 207]。颅外 ICA 速度用于校正由于高动力状态而增加的速度。MCA/ICA 的平均流速比值，被称为 Lindegaard 比。已证明它有助于区分血管痉挛和充血；其>6 表示严重痉挛[208, 209]（表 46-4）。

次要征象，如每天平均流速快速上升（>20%

表 46-2 假设声束平行于大脑动脉环时的正常深度、方向和平均流动速度

动 脉	深度(mm，成人)	方 向	儿童 [a]	成 人
MCA M$_2$ 段	30～45	双向	<170cm/s	<80cm/s
MCA M$_1$ 段	45～65	朝向探头	<170cm/s	<80cm/s
ACA A$_1$ 段	62～75	背离探头	<150cm/s	<80cm/s
ACA A$_2$ 段 [b]	45～65	朝向探头	NA	<80cm/s
ICA 虹吸段	60～65	双向	<130cm/s	<70cm/s
OA	40～60	朝向探头	变化	变化
PCA	55～70	双向	<100cm/s	<60cm/s
BA	80～100+	背离探头	<100cm/s	<60cm/s
VA	45～80	背离探头	<80cm/s	<50cm/s

a. 值为镰状细胞性贫血的儿童
b. ACA A$_2$ 段可以通过患者的额窗检测
MCA. 大脑中动脉；ACA. 大脑前动脉；ICA. 颈内动脉；OA. 眼动脉；PCA. 大脑后动脉；BA. 基底动脉；VA. 椎动脉；NA. 不适用

或 65cm/s）和早期出现 MCA 平均流速＞180cm/s，与 SAH 患者的不良结局相关。然而，TCD 在 ACA 痉挛的诊断准确性相对较差，其限制了该方法在动脉瘤常见部位的有效性[210]。与 Lindegaard 比例相似，Soustiel 比（基底动脉与第 1 颈椎水平椎动脉平均流速比）＞3 表明 SAH 后严重的基底动脉血管痉挛。不累及大脑动脉环的周围血管痉挛仍然是一个诊断挑战；由于这些动脉不能通过 TCD 直接评估，诸如血流阻力指数增高等间接征象可能有助于诊断（图 46-12）。在任何导致颅内压升高的原因中都可能发现阻力指数增加，因此也可能提示 SAH 后脑积水的早期诊断。血管痉挛的 TCD 诊断标准已被提出（表 46-5 和表 46-6），并已在临床实践中实施。早期发现严重的血管痉挛可导致通过药物治疗（高血压 - 扩容）或介入治疗（球囊血管成形术或动脉内血管扩张药）及时治疗血管痉挛。

表 46-3　华法林 - 阿司匹林症状性颅内疾病 / 支架治疗及积极的管理以预防脑卒中复发试验中颅内动脉狭窄 TCD 标准[333]

动　脉	≥50% 狭窄	≥70% 狭窄
MCA	MFV＞100cm/s SPR≥2	MFV＞120cm/s SPR≥3
VA 和 BA	MFV＞90cm/s SPR≥2	MFV＞110cm/s SPR≥3

MCA. 大脑中动脉；MFV. 平均流速；SPR. 狭窄处与狭窄前流速比值；VA. 椎动脉；BA. 基底动脉

6. 脑血流循环停止　TCD 可用于确定临床诊断为脑死亡的患者的脑血流循环停止[211, 212]。TCD 将脑血流循环停止描述为在 MCA 和 BA 中持续 30min 的振荡型血流波形（图 46-13）。在经验丰富的中心，主要动脉的准确性可能接近 100%；然而，也可能会出现假阳性结果，随后的核素扫描可能会发现一些残余实质血流量。最近的一项 Meta 分析报道，TCD 检测脑循环停止的敏感性和特异性分别为 90% 和 98%，除考虑到 TCD 不能评估脑干功能外，其可代表一种高度准确的确认脑死亡的辅助检查[213]。

7. 锁骨下动脉盗血　锁骨下动脉盗血是指近端锁骨下动脉存在有显著血流动力学意义的狭窄，同侧椎动脉血流代偿性反向[214]。锁骨下动脉盗血很少导致神经系统症状，最常见的是偶然发现，提示主动脉分支广泛的动脉粥样硬化。在这种情况下，它被称为锁骨下动脉盗血现象；否则，如果存在来自椎体 - 基底动脉区域的神经系统症状，则称为锁骨下动脉盗血综合征。锁骨下动脉盗血现象是通过颈部和经颅超声诊断的，其可检测到同侧椎动脉部分或完全血流反向，同时锁骨下动脉近端峰值血流速度增加，伴手臂远端的血流频谱改变。TCD 可检测到静息时一侧椎动脉中各种形式的交替血流，也可通过充血袖带试验增加盗血。将袖带充气大于收缩压 20mmHg，可使椎 - 基底动脉系统的血流恢复正常。移除袖带压力后可将血液导向有血流再灌注的手臂，通常导致椎 - 基底动脉中锁骨下动脉盗血波形的程

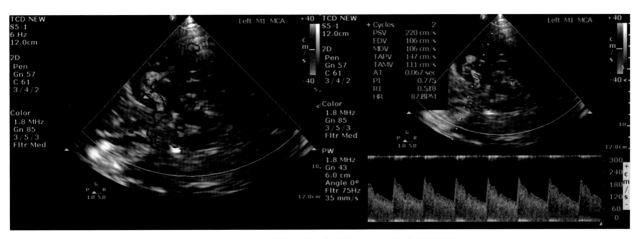

▲ 图 46-10　经颅彩色双功多普勒显示大脑中动脉狭窄

彩色多普勒图像显示近端（M₁）MCA（深度 60mm）有混叠伪像，收缩期峰值速度（220cm/s）、舒张末期速度（106cm/s）和时间平均峰值流速（147cm/s）均升高

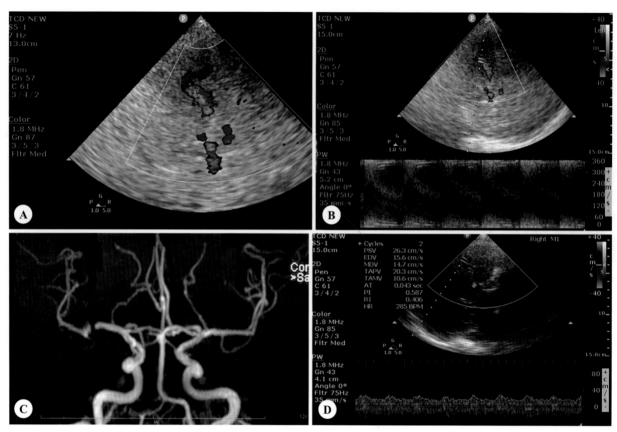

▲ 图 46-11　经颅彩色双功多普勒显示右侧大脑中动脉近端（M₁）严重狭窄

彩色多普勒图像显示混叠伪像（A），频谱显示收缩期峰值速度（314cm/s）和舒张末期速度（181cm/s）升高（B，深度 52mm）。MRA 确诊病变（C）。请注意在狭窄远端 MCA M₂ 段（深度 43mm）中检出收缩期加速延迟（TIBI Ⅱ）的小慢波（D）

表 46-4　近端大脑中动脉痉挛的 TCD 分级标准

平均流速（cm/s）	MCA/ICA 平均流速比值	说 明
<120	≤3	正常
≥120	3～4	出现轻度痉挛和充血
≥120	4～5	中度痉挛和充血
>120	5～6	中度痉挛
≥180	6	中重度痉挛
≥200	≥6	重度痉挛
>200	4～6	中度痉挛和充血
>200	3～4	充血和轻度（通常是残留的）痉挛
>200	<3	充血

值得注意的是，所列出的速度临界值适用于基线 MFV（血管痉挛前）低于 60cm/s 的患者

MCA. 大脑中动脉；ICA. 颈内动脉

度比静息状态下更高，还伴有对侧椎动脉收缩期血流速度的代偿性上升[215]。最后，三度锁骨下动脉窃血综合征可表现为收缩期血流完全反向，舒张期无正向血流（图 46-14 至图 46-17）。由于动脉起源的解剖差异，左侧盗血更常见（85%）。鉴别诊断包括颅内椎动脉夹层。在透析动静脉瘘患者中，有少见的无锁骨下动脉狭窄的椎 - 锁骨下动脉盗血引起的发作性椎 - 基底动脉功能缺损报道[216]。合并颈动脉狭窄或闭塞时可能导致慢性弥漫性脑灌注不足，这可与认知功能障碍相关[217]。

8. 颅窗受限　通过颞窗检查可能会信噪比不足，特别是在老年和女性患者中。应用超声对比剂，可提高经颞窗 TCD 的诊断率。目前，上市的基于半乳糖和棕榈酸的 Levovist 和基于全氟碳的 Sonovue 或 Definity，可帮助 TCD 更好的检测和显示颅内血管，即使对老年人中也有效果[218]。对比剂也提高了经颅彩色多普勒成像的检查质量[219]。一些研究表明，对

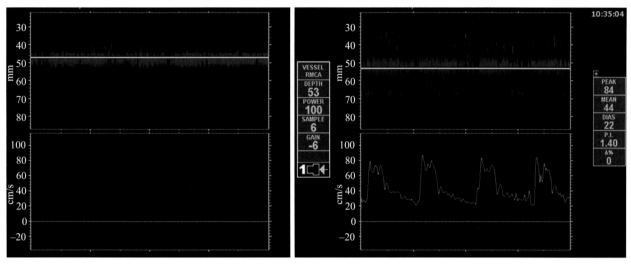

▲ 图 46-12　大脑中动脉血流正常（低血流阻力）和颅内压升高（血流阻力增加，搏动指数为 1.40）图像表现

表 46-5　**Sloan 颅内动脉血管痉挛分级优化标准**

动　脉	可能的血管痉挛	很可能的血管痉挛	明确的血管痉挛
ICA	>80cm/s	>110cm/s	>130cm/s
ACA	>90cm/s	>110cm/s	>120cm/s
PCA	>60cm/s	>80cm/s	>90cm/s
BA	>70cm/s	>90cm/s	>100cm/s
VA	>60cm/s	>80cm/s	>90cm/s

所有数值均指平均流速[334]

ICA. 颈内动脉；ACA. 大脑前动脉；PCA. 大脑后动脉；BA. 基底动脉；VA. 椎动脉

除后循环血管外，充血已由局限性血流速度增加和颅内动脉 / 颅外 ICA 比值≥3 所排除

表 46-6　**Sviri 基底动脉血管痉挛进行分级的优化标准**[335, 336]

血管痉挛	Soustiel 比例	基底动脉平均流速
基底动脉血管痉挛	>2	>70cm/s
中至重度血管痉挛	>2.5	>85cm/s
重度血管痉挛	>3	>85cm/s

Soustiel 比值 . 基底动脉与颅外椎动脉的平均流速比；椎动脉在第 1 颈椎水平取样，深度 45～55mm

急性脑卒中患者行 TCD 时使用对比剂是可行的。例如，缺血性脑卒中或 TIA 患者虽然颞窗受限，使用超声对比剂之后，66% 患者经颅彩色多普勒成像结果为确定的[220]。同样，在一项类似的研究中，没有使用对比剂的 TCD 检查在急性脑卒中患者的研究结果不理想[221]。TCD 成像质量较差（即 B 型成像不能显示颅内结构，而彩色多普勒成像不能显示血管节段）的患者进行结论性对比研究结果的可能性很小[222]。在急性缺血性脑卒中患者中也发现了类似的结果[220]。

9. 超声对比剂研究　静脉超声对比剂能够增强血流[223]的回声，已用于脑血管疾病的诊断。应用对比剂的 TCD 适应证包括颞窗透声不足、颈内动脉狭窄伴钙化、颈内动脉闭塞和假性闭塞的鉴别、颅内动脉瘤和动静脉畸形评估、基底动脉和颅内椎动脉评估。

目前可用的对比剂是由表面磷脂或部分变性的白蛋白外壳包裹稳定的微气泡（3～6μm）组成的。对比剂的主要特性是将超声信号增强 10～30dB[224]，从而提高从更深、更小的血管中血流返回信号的幅度。

第一代对比剂是基于充气的微气泡。其缺点是，在给药后，空气从微气泡快速扩散到体内[225]。微气泡中气体的性质影响循环[226]中停留的时间和背向散射信号[227]。第二代对比剂引入了少量可溶性气体(如全氟碳和六氟化硫)。此外，其外壳由双层磷脂分子构成，内包裹液体和气体混合物。这些药物在给药方面具有更好的稳定性。

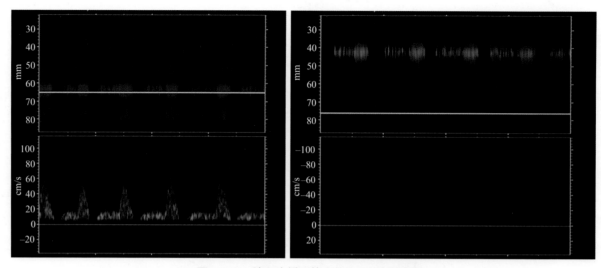

▲ 图 46-13　脑血流循环停止的 TCD 波形表现

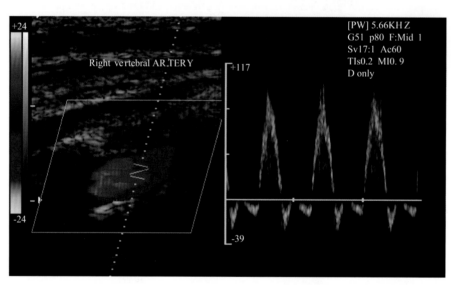

▲ 图 46-14　锁骨下动脉盗血综合征的典型颈部双功多普勒显示典型的交替频谱波形改变

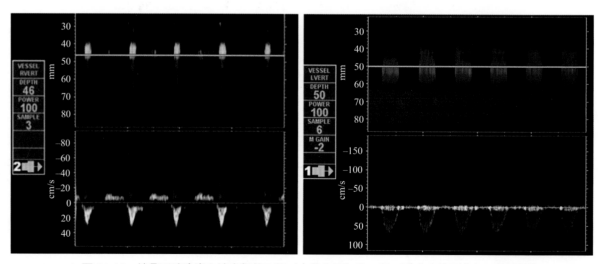

▲ 图 46-15　锁骨下动脉盗血综合征的 2 级（交替血流）和 3 级（完全血流反向）TCD 波形

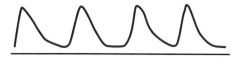

正常椎动脉波形

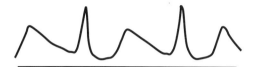

1 级锁骨下动脉盗血波形

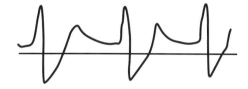

2 级锁骨下动脉盗血波形

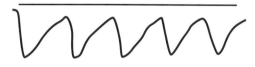

3 级锁骨下动脉盗血波形

▲ 图 46-16　锁骨下动脉盗血波形

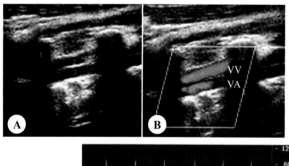

静止时

袖带释放时

▲ 图 46-17　锁骨下动脉窃血综合征的充血袖带试验

袖带释放后血流完全反向。VV. 椎静脉；VA. 椎动脉（引自 Barlinn K, Tsivgoulis G, Barreto AD, Alleman J, Molina CA, Mikulik R, et al. Outcomes following sonothrombolysis in severe acute ischemic stroke: subgroup analysis of the CLOTBUST trial. *Int J Stroke*. 2014;9:1006–1010.）

（三）超声在脑卒中治疗领域的应用

1. 脑卒中溶栓后再通的评价　TCD 对急性颅内动脉闭塞的诊断是基于血流波形和血流分流、侧支循环和栓塞的征象。这种方法提供了更多量异常 TCD 征象，可以高度预测急性血管造影时存在的血栓[228-231]。事实上，超过 75% 的急性颅内动脉闭塞可能在怀疑的血栓部位存在一些残留血流[229]。因此，与速度差本身相比，波形模式可以获得更多关于血栓位置、闭塞的血流动力学意义和远端血管阻力的信息。因此，脑缺血溶栓血流分级（Thrombolysis In Brain Infarction, TIBI）系统被引入来预测颅内溶栓的成功和缺血性脑卒中后的短期改善情况[230]。TIBI 残余血流分级包括 6 个等级（TIBI 为 0～5 级），其中血流缺失和最小残余血流（TIBI 为 0～1 级）（图 46-18）对应持续闭塞（TIMI 为 0～1 级），圆钝和减弱的血流波形对应伴缓慢顺行血流的持续闭塞（TIMI 为 2 级），狭窄和正常波形对应完全再通（TIMI 为 3 级）。有意思的是，在 PMD 和频谱显示中，椎 - 基底动脉系统的急性闭塞可表现为高阻力振荡波形（图 46-19）。一个通过经颅彩色多普勒进行颅内血流梗阻分级（COGIF）评分的国际共识已经发展出来以用于血流再通的评估[232]。COGIF 的分级包括四个等级。其中，无血流模式（1 级）代表血管闭塞，低血流波形（2～3 级）对应部分再通，灌注建立（4 级）包括

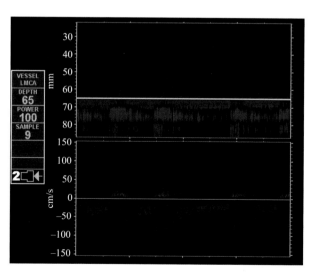

▲ 图 46-18　大脑中动脉 M_1 近端闭塞（脑缺血溶栓血流分级 1 级）的 TCD 波形，同时显示同侧大脑前动脉的分流血流

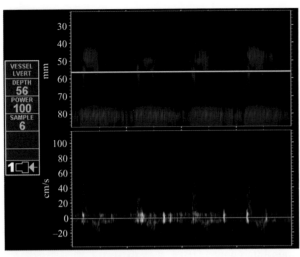

▲ 图 46-19　急性椎动脉闭塞在功率运动模式和频谱显示下均显示高阻力振荡波形

正常血流模式（4a 级）、狭窄血流波形（4b 级）和高灌注时的高速血流。

在动脉再通之前，可以在动脉闭塞部位通过 TCD 检测到微栓子信号。TCD 可以在临床自发性恢复前检测到重度 MCA 狭窄远端的成簇微栓子信号。此外，在完全再通之前的 2min 内，已经可以依次检测到少量的 MCA 血流信号、微栓子信号、增加的血流速度信号和正常的血流信号[233]。

与 DSA 相比，TCD 实时检测再通的诊断率令人满意，检测完全再通的准确度大于 80%[234]。

2. 超声溶栓　静脉注射 t-PA 是唯一被批准的急性缺血性脑卒中患者全身再灌注治疗方案，其目标是实现早期再通[235]。在缺乏血管成像的情况下，我们假设大多数急性缺血性脑卒中患者都有一定程度的血栓栓塞性闭塞，研究表明，起病后治疗时间窗越短，功能预后越好[236]。因此，对缺血性脑卒中而言增强 t-PA 的快速溶解大血栓的能力可获得更好的功能预后。研究显示，2MHz 脉冲波超声可增强溶栓效果[237-239]。此外，联合微泡进行超声溶栓有可能进一步增强 t-PA 的溶栓作用。有趣的是，即使不使用 t-PA，微泡超声也已被用于实现血管再通[240]。

3. 超声增强 t-PA 溶栓　超声波向血栓传递机械压力波，使更多的血栓表面暴露于循环药物的效应被称为微射流[184, 241-246]。一些实验研究表明，超声可以增强 t-PA 的溶栓活性[247-255]。超声增强溶栓的效果是通过改善药物转运、可逆性改变纤维蛋白结构和增加 t-PA 与纤维蛋白的结合来实现[256-258]。在低千赫兹范围内的超声频率被认为可以诱导机械拉伸，而兆赫频率通过酶促机制增强纤溶[249, 256, 259-261]。千赫兹频率穿透性高且热效应低，然而添加 t-PA 会增加患脑卒中患者脑出血的风险[262]。

经颅超声的 CLOTBUST 临床试验和其他类似的小型 II 期研究的 Meta 分析已经报道，超声至少可以使早期再通的概率增加 1 倍[263-265]。在纳入 126 例患者的 CLOTBUST 试验中，在治疗前 NIHSS 评分≥10 分的亚组患者，超声溶栓与良好功能预后的相关性更高[266]。

这些发现没有在两个更大的随机对照临床试验中被重复。NOR-SASS 试验随机选取 183 例急性缺血性脑卒中患者进行造影增强超声溶栓或静脉溶栓。两组患者 24h 的神经功能改善和 90 天时的功能结果相似[267]。有症状性颅内出血的发生率也相似。CLOTBUST 试验招募了 676 名随机接受超声治疗或对照组的患者。由于无效，试验提前停止了[268]。两组患者的疗效和安全性没有差异[269]。

4. 超声微泡溶栓　最近的动物模型研究显示，单独使用微泡增强超声（超声溶栓）与 t-PA 溶栓效果一致，而且出血风险更低[270, 271]。体外研究显示，在超声作用下，微泡与血栓之间的机械效应促进了血栓溶解[272-274]。体内研究表明，其可能通过整合缺血血管壁的内源性 t-PA 效应或局部缺血期间出现的其他内皮因子发生作用[275-280]。

1998 年超声联合微泡溶栓在兔髂动脉模型中得到了成功[275]。随后，另两项关于犬类透析治疗血栓的白蛋白微泡溶栓研究为其提供了进一步的数据[276, 278]。另一项使用猪模型的研究显示，超声足以穿透人体头部的中央，而超声微泡的效果不受影响[277]。另一项研究利用载 GP II b/III a 抑制药（依替非肽）的白蛋白微泡促进血栓处的微泡聚集，从而改善超声溶栓效果[279]。此外，最近还有针对人类血小板的微泡（免疫微泡）研究报道。免疫微泡中含有阿昔单抗，其是活化血小板表达的 GP II b/III a 受体的配体。在急性动脉血管闭塞的体外和体内模型中，阿昔单抗免疫微泡可以改善血栓的显示，从而表明在血管成像中使用选择性靶向治疗药物的可行性[280]。随后的一项研究表明，2MHz 超声联合阿昔单抗免疫微泡诱导无溶栓剂的溶栓效果优于非特异性免疫微泡[281]。

5. 自发性颅内出血的超声溶栓治疗　超声溶栓的一种新的临床应用包括脑出血治疗。当采取脑室引流降低颅内压后仍然存在的脑出血进展，可以将小剂量 t-PA 直接注射到血凝块中。为了提高 t-PA 更快地溶解这些脑室内血凝块的能力，使用导管安装式超声探头局部发射接近 2MHz 频率范围的脉冲波超声，可实现更快的血凝块溶解效果。基于 MISTIE 和 CLEAR 试验结果，脑室内出血患者 t-PA 给药是安全的，可获得更好的放射学和功能结果[282, 283]。联合超声溶栓的可行性已在 SLEUTH 试验中实现[282]。

6. 脑灌注成像　灌注成像较非增强 CT 能更早发现脑缺血病变，静脉注射对比剂后的超声灌注成像可获得时间强度曲线，通过延迟增强的阈值来区分低灌注区、无灌注区与正常脑实质[284]。与高机械指数成像相比，低机械指数实时灌注成像对超声微泡的破坏很少，从而能检出脑微循环中超声对比剂。此外，该方法使用弹丸式注射动力学模型，提高了成像的时间分辨率，消除了声影效应，单次检查可进行多次测量。此外，该方法还可以实现多平面实时脑成像[285]。尽管如此，低 MI 成像存在探测深度减低的重要局限性。通过实时超声灌注成像分析超声微泡再灌注（再灌注动力学方法）能正确显示急性缺血性 MCA 脑卒中患者的缺血脑组织，但特异性较低[286]。

另一方面，高 MI 超声成像虽然时间分辨率较低，但具有较高的脑实质穿透性，允许同时检查正常和缺血的双侧大脑半球。团注法需单次弹丸式注射超声对比剂，已在急性缺血性脑卒中患者中进行了验证。相关数据的半定量分析显示与 MR 和 CTP 有良好的相关性[287]。然而，急性脑卒中患者的许多检查不能产生可评估的数据，使得目前的方法不足以在急性期临床使用。然而，它可以作为接受再通治疗的患者的早期随访检查[288]。

7. 颈动脉支架植入术、动脉内膜切除术和血管内再灌注治疗的监测　由于临床试验 NASCET 和 ECST 显示 CEA 对有症状性颈动脉狭窄的患者获益优于药物二级预防，因此有症状性颈动脉狭窄患者的手术治疗已成为脑卒中二级预防的一部分[289, 290]。在颈动脉介入治疗期间，围术期可能发生以下原因引起的神经功能缺损：低灌注、血栓形成、栓塞、高灌注[291]。

根据已发表的数据，围术期脑卒中发生率在 2%～10%[292]。除了有症状的血栓栓塞事件外，隐匿的亚临床栓塞的发生率甚至更高[293, 294]。通过 TCD 实时检测栓子，有助于预防、诊断和治疗手术相关事件。

颈动脉支架植入术自 2004 年起被批准用于临床，并已成为 CEA 的一种可接受的替代方案。有时在没有任何神经生理学监测的情况下进行颈动脉干预，可能会显著影响并发症出现时的反应能力。事实上，TCD 是唯一能实时监测颅内血流的检查方法，从而能检测到颈动脉手术过程中发生的无症状和有症状的脑血管事件[295]。

TCD 可以评估颅内血管的血流方向和速度，从而检测由于血流动力学显著的颈动脉狭窄产生的眼动脉、大脑前交通动脉、大脑后交通动脉构成的潜在侧支通路。侧支血流模式的评估实际上可能影响 CEA 和 CAS 的过程，例如，在 CEA 期间是否需要放置分流管，以及根据脑内血流模式在 CEA 期间选择哪种栓塞保护装置。与 CEA 不同，CAS 不需要突然夹闭动脉，手术中通常不会观察到突然的流速和波形变化。然而，在支架通过严重病变区和支架释放期间，可能会记录到微栓子信号。CAS 优于 CEA 的适应证之一是对侧 ICA 闭塞。事实上，急性低灌注在 CAS 中不太引起关注；然而，CAS 更常与高灌注和血栓栓塞相关。干预期间 TCD 监测同侧 MCA 有助于提示是否发生并发症，为临床医生提供有用的信息。此外，TCD 可实时获得血流动力学信息，从而比任何其他监测方法更快地有助于术者进行相关的手术调整。此外，TCD 可能有助于检测 CEA 术前有症状性颈动脉狭窄远端的脑血管微栓塞。从而可在颈动脉手术前开始氯吡格雷和双重抗血小板治疗[168]。

然而，TCD 依然存在以下局限性，包括操作者依赖性，以及围术期需要考虑的颞窗透声性。TCD 高度依赖于操作者，颅窗透声性不足在一定程度上也是一个限制因素。

（五）超声新进展

1. 分子成像　动脉粥样硬化斑块破裂导致血栓形成，表现为活化的血小板、纤维蛋白和组织因子沉积在血管壁上。分子成像可提供一个无创实时评估急性血栓的选择超声对比剂含有微气泡，其大小

（1～5μm）不能漏出到血管外，可以用于携带适当的配体，如抗体或多肽，以靶向成像血管内病变，如血栓、斑块血管生成和炎症。在这些血管内疾病的区域，ICAM-1 和纤维蛋白原受体 GPⅡb/Ⅲa 经常在活化的内皮细胞的管腔侧过表达，可以通过标记对比剂进行示踪。靶向于 αv- 整合素的微气泡已被用于血管生成的成像[296]。同样，由抗 ICAM-1 单克隆抗体标记的基于脂质的全氟丁烷填充微气泡已被用于研究动脉粥样硬化的早期阶段[297]。此外，针对活化血小板（受体 GPⅡb/Ⅲa）的微气泡可以监测小鼠颈动脉损伤在使用尿激酶治疗期间的血栓溶解[298, 301]。同样，白细胞靶向对比剂可用于评估缺血后心肌炎症[302] 的严重程度和检测炎性斑块[303]。

超声增强灌注成像和针对激活中性粒细胞、α_5 整合素或 VCAM-1 的微泡分子成像已经应用于小鼠的血管生成和缺血介导的动脉生成研究。有趣的是，靶向成像显示，在试验第 2 天血流速度非常低时，中性粒细胞、单核细胞 α_5 整合素和 VCAM-1 出现早期信号增强。因此，参与血管发育和重塑的炎症反应的不同成分可以通过靶向分子成像分别进行评估[304]。

在小鼠年龄依赖的动脉粥样硬化模型中，内皮细胞激活的无创超声分子成像可以在阻塞性动脉粥样硬化病变出现之前检测出病变倾向的血管表型。VCAM-1 特异性微泡选择性地黏附在病变形成区域，聚集程度与疾病分期相关[305]。

炎症、血管生成和血栓形成在脑血管和心血管疾病的病理生理学中的作用可以通过超声分子成像来检测。该技术的潜在临床应用取决于靶向微泡化学性能的进一步完善，以及来自分子成像的独特诊断信息可以对患者护理产生积极影响的研究证据[306]。

2. 开放血脑屏障 由于血脑屏障的存在，新的诊断和治疗药物转移到中枢神经系统的效能受到限制。血脑屏障阻碍了各类可能有助于治疗和诊断中枢神经系统各种疾病的小分子和大分子药物的输送。已经有许多尝试来改进新药的设计或开发新的递送方法来绕过血脑屏障。在应用声能后，大分子和基因能够穿过培养细胞的质膜[307]。值得注意的是，电子显微镜在体外和体内模型中均发现了声孔效应[308]。高强度聚焦超声通过打开毛细血管内皮细胞的紧密连接可以破坏大鼠血脑屏障[309]。微泡可在超声聚焦处短暂地打开血脑屏障，而不损伤神经元[310]。血液中微泡的存在可以减少超声波对血管系统的影响，并降低打开血脑屏障所需的声强。因此，组织损伤的风险可能会更低。血脑屏障的破坏已在目标位置[310-312] 的 MR 增强成像或死后组织学检查中得到证实[313]。

在 HIFU 破坏血脑屏障后，多巴胺 D_4 受体抗体能够识别小鼠大脑中的抗原[311]。此外，化疗药物阿霉素能够通过超声和微泡穿过血脑屏障[314]。值得注意的是，通过改变微泡浓度在大脑中可检测到不同水平的阿霉素，这表明对该技术有进一步的拓展空间，需要在该领域进行更多的研究。

尽管临床前研究结果良好，但在临床应用之前，利用 HIFU 开放血脑屏障仍有一些技术问题有待解决。颅内结构的异质性导致超声波传播扭曲、不同方法的物理参数不一致及获得足够血脑屏障声孔效应所需的阈值的个体间差异，以及需要进行脑 MRI 和对比剂来评估治疗都是向临床转化的障碍[315]。诊断性超声可用于监测 HIFU 应用后药物递送至脑的疗效，因此可使用不同的超声方法进行治疗和诊断[316]。经颅 HIFU 和由神经导航系统辅助的声学测绘系统已经在灵长类动物中进行了测试，并取得了较好的结果[317]。

3. 超声波靶向药物递送 微泡与超声波除了增强基因表达的协同作用外，还可作为治疗药物的载体[318, 319]。药物可以被纳入稳定微泡的膜或壳材料中。带电药物可以通过静电相互作用稳定在微泡表面内或微泡表面上。尽管图像引导药物递送减少了全身给药剂量，但治疗分子靶向聚集仍然很低。因为微泡半衰期非常短，每个微泡只能结合非常少量的药物分子，微泡无法漏出血管，因此在治疗应用上，这是一个技术缺点[315]。因此，这些方法可能最适用于高活性的药物，如基于基因的药物，其中基因的注射量通常在微克或毫克的数量级。微泡可以保护核酸免于静脉注射后的快速降解，并且不需要大量的微泡就可以传递基因等高活性药物[318]。

到目前为止，有几项研究表明，包裹 t-PA 进入脂质体可提高纤溶剂疗效的靶向性[319-324]。此外，超声可以靶向脂质体给药，特别是通过其空化效应和声辐射力[325]。有趣的是，有报道称，纳米技术与微泡结合的药物递送可能用于未来的溶栓治疗[326, 327]。

一种纤维蛋白特异性、表面修饰的液相全氟碳纳米颗粒已被研发，其可用于靶向递送链激酶。靶向溶栓治疗的药物可在所需的部位聚集，有可能减少并发症的频率，同时提高治疗效果，并允许更低的全身药物剂量。靶向链激酶的有效浓度低于同样有效的游离药物。仅 1% 的表面靶向链激酶纳米粒就可以在 1h 内显著减少血栓体积。这种新型纳米粒溶栓剂在体外显示了特异和快速纤溶效果，并可能在急性缺血性脑卒中的早期再灌注治疗中发挥临床作用[328]。

4. 超声增强基因治疗　超声波对基因表达有直接影响，而声学活性物质、微泡和气态前体制剂已经被开发出来，可以结合或包裹遗传物质。此外，靶向配体也被整合到这些药物的表面，以进行细胞特异性递送。这种新技术的优势在于比其他方法更有选择性地传递基因，并且比直接注射的侵入性更小[329]。

细胞培养的脂质体转染实验显示，在 0.5W/cm^2 的声功率水平下，超声波辐照 30s 或更短的时间就会导致基因表达显著增加。因此，相对较低水平的超声能量即可增强脂质体转染剂的基因表达[330]。超声靶向微泡破坏可在小鼠心肌梗死后传递血管生成基因，改善灌注，并招募祖细胞。募集的表达 VEGF 受体 2 和 SCF 受体（c-kit）的心肌细胞增加，证实了 VEGF 和 SCF 基因传递的生理效应。从而在 VEGF 或 SCF 作用下毛细血管和小动脉密度（Ⅷ因子和 α 平滑肌肌动蛋白染色）、心肌灌注和心功能均增强。因此，无创超声靶向微泡破坏成功地将 VEGF 和 SCF 基因递送入梗死心脏，增加血管密度，改善心肌灌注和心室功能[331]。此外，重复递送干细胞动员基因可能会增强心肌梗死后的心脏修复和心室功能。总之，多种超声靶向微泡破坏治疗增强了组织修复、灌注和心脏功能[332]。这一证据为缺血性脑卒中后的血管生成和干细胞募集提供了基础。

第47章 基于计算机断层扫描技术的脑血管病评估

Computed Tomography-Based Evaluation of Cerebrovascular Disease

Imanuel Dzialowski　Volker Puetz　Mark Parsons　Andrew Bivard　Rüdiger von Kummer　著

熊　敏　张星雨　夏丹豪　戴莉君　黄　绢　刘　慧　译　　张晓倩　张振涛　张兆辉　校

本章要点

- 非增强 CT（NCT）是急性脑卒中患者的标准诊断方法，它能够可靠地区分出血性和缺血性脑卒中，方便临床实现快速溶栓，改善患者预后。
- NCT 可以发现不同类型的早期缺血性改变：低密度、局灶性皮质水肿和动脉高密度征。溶栓对脑组织大面积低密度改变的患者预后改善不明显，而局灶性皮质水肿或动脉高密度征的患者应接受再通治疗。
- CT 血管造影（CTA）能快速可靠地诊断颅内外闭塞性疾病，血管内再通可能改善高血栓负荷患者的预后。
- 后循环脑卒中患者，CTA 能够快速诊断基底动脉血栓形成。
- CTA 利用低对比度和窗位提高了对不可逆转的脑组织损伤的预测能力。
- CT 灌注（CTP）提供了 NCT 和 CTA 无法提供的关于不可逆脑组织损伤和可挽救的脑组织的额外信息。
- 全脑 CTP 还可以进行动态 CTA 采集，对急性缺血性脑卒中的侧支血流提供有价值的信息。

本章节将讨论CT技术，包括非增强CT（noncontrast CT，NCT）、CT血管造影（CT angiography，CTA）与CT灌注（CT perfusion，CTP）对急性缺血性或出血性脑卒中患者的临床诊断价值。由于前循环和后循环缺血性脑卒中的预后不同，我们将分开讨论两者的CT影像。理论上，CT与MRI一样，可在五个层面使急性脑卒中患者受益：①技术能力；②诊断准确性；③对诊断的影响；④对治疗的影响；⑤对患者预后的影响[1]。

我们将重点介绍CT在急性脑卒中中的应用。我们也会将CT与MRI（见第48章）进行比较。

一、NCT

（一）可行性和技术能力

CT较MRI相比的一个优势是其广泛的可用性和可行性[2]。即使使用较旧的CT仪器，也可以在几分钟内完成一次平扫CT。CTA 和 CTP 检查需要螺旋CT扫描仪，并需要使用对比剂和图像后处理。每次检查通常只需要额外的 5min 扫描时间。最近，有多达 320 排探测器的扫描覆盖范围达 16cm 的 CT 扫描仪已经面市[3]。这些扫描仪可以在不到 1s 的时间内检查整个大脑，并且可以重复成像整个大脑循环，从而提高脑血管和全脑 CTP 图像的时间分辨率。

1. CT 的缺点　脑部 CT 成像的主要缺点是辐射和碘化对比剂的使用。一次 CT 扫描的辐射剂量为 1~3mSv，具体取决于扫描仪类型。因此，重复 CT 检查以跟踪脑和血管的病理改变，特别是 CTP，可能会出现问题。对于脑部成像，应该保护晶体，使其避免不必要的辐射。碘对比剂引起肾功能衰竭或甲状腺毒性危象的风险相对较低[4]，不应因此延迟成像，但需要检查肾和甲状腺功能。非增强 CT 的另一个缺点是无法像 CTP 或 ADC MRI 那样自动测量病变组织的体积。

2. CT 中低密度组织的检测　低于脑血流量阈值
[20～30ml/（100g·min）] 的急性脑缺血会导致神经
功能丧失、细胞膜功能障碍伴细胞水肿（即细胞毒性
水肿）及随后的细胞外间隙收缩。这一类型的水肿
可能是可逆的，可以通过 DWI 可视化。CBF 值低于
10ml/（100g·min）的急性严重脑缺血会导致灰质迅
速水肿[5, 6]，即离子性水肿[7]，受损脑组织即使在早期
恢复再灌注也注定发生坏死[8]。这种脑组织对水的吸
收会导致 CT 值减少。CT 值的减少呈线性，与水的吸
收量间接相关。组织水分每增加 1% 会导致 CT 值减
少 2～4HU[9]。因此，CT 是一种表征不可逆性脑梗死
的手段，一旦在 CT 上发现梗死，它就是不可逆的[10]。

3. 非增强 CT 的早期梗死征象　缺血期间头部
CT 可见的早期变化被称为"早期缺血性变化"（early
ischemic changes，EIC）。应该关注以下三种具有不
同病理生理学和诊断相关性的 EIC。

（1）"岛带征"、"豆状核轮廓模糊"、灰白质对比
度降低或"脑实质低密度影"等 CT 征象：原因是缺

血脑组织的 CT 值变小，这些现象都是离子性脑水肿
的后果，因此在 CT 上代表缺血性梗死（图 47-1）。

（2）X 线衰减未减低的孤立性脑组织水肿（图
47-2）：这一现象最近得到了广泛的研究，可能是由
脑血容量的增加而引起的代偿性血管舒张[11-13]。它
代表可通过再灌注挽救的有梗死风险的组织，即缺
血半暗带。在 10%～20% 的缺血性脑区可见[11]。即
使 CT 上存在非常广泛的孤立性皮质水肿，神经科医
生也应尝试紧急再通治疗。

（3）动脉高密度征：对动脉内血栓具有高度特异
性[14]，但其检测能力取决于血栓的血细胞比容值，
该值决定了其 X 线衰减的特征[15]。最近，研究已表
明使用薄层（1.25mm 或 2.5mm）重建可以显著提高
血栓检测的准确性[16]，也可以准确测量血栓长度。
长度大于 8mm 的血栓可能不会被静脉内溶栓剂完全
溶解[17]。术语 EIC 不应用于动脉高密度征，因为管
腔内血栓造成的动脉阻塞可以通过侧支循环得到完
全代偿（图 47-1A）。此外，血栓切除术是治疗长血
栓的高效疗法。

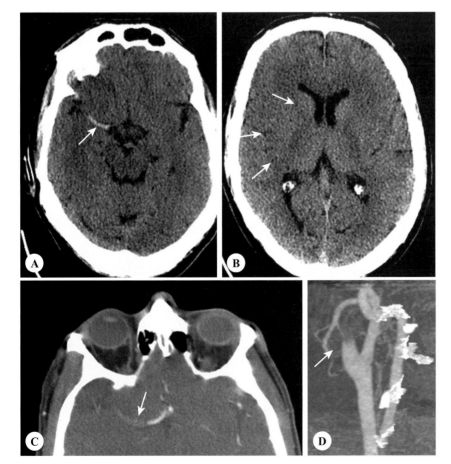

◀ **图 47-1　ICA 和 MCA 急性闭塞
患者的大脑中动脉梗死**

A. 基线非增强 CT 扫描上的高密度
MCA 征象（箭）；B. NCT 中右侧
豆状核、尾状核头部和岛叶低密度
（箭）；C. 颅内 CTA 图像显示右侧近
端 MCA 闭塞（箭）；D. 右侧颈总动
脉、颈外动脉和 ICA 的颅外 CTA 显
示近端 ICA 闭塞

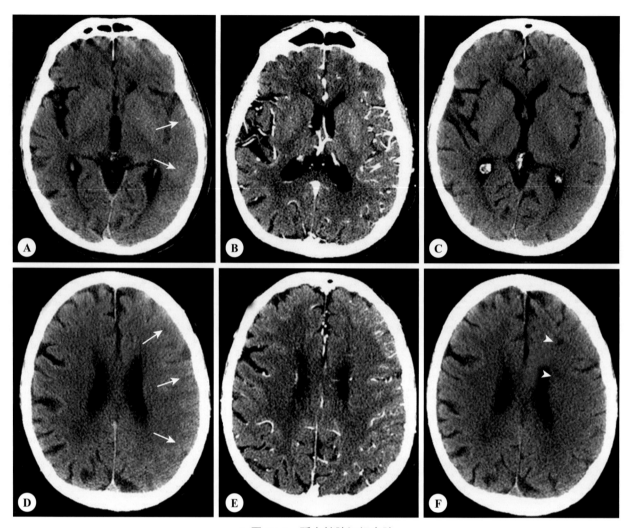

▲ 图 47-2　孤立性脑组织水肿

一名 79 岁男性患者，表现为急性失语和右侧偏瘫。基线 NCT 显示半球皮质水肿（箭），无明显低密度（A 和 D）。CTA 显示这些区域的皮质血管扩张（B 和 E）。患者有明显的自发临床改善。3 天后的随访 NCT（C 和 F）显示深部边缘带（箭头）有轻微梗死和退行性皮质水肿

4. 诊断准确性　在缺血性脑卒中后的前 6h 内，2/3 的患者会出现可通过 NCT 检测到离子性水肿[18]。NCT 敏感性差，因为许多缺血性脑卒中患者无法早期诊断出缺血性（即离子性）水肿。脑卒中症状发生在 CBF 降低到 20～30ml/（100g·min）时，远高于离子性水肿的阈值。因此，我们可以假设大约 1/3 的缺血性脑卒中患者尚未出现离子性水肿（即没有不可逆的损伤），如果对其实现再灌注治疗，预后可能会很好。然而，早期 NCT 上的 CT 值衰减并不明显，未经训练的医师很难注意到（图 47-1B）。缺血性组织低衰减的可靠性在 κ 值 0.4～0.6 变化[19]。NCT 在后续成像中对梗死的敏感性为 20%～87%[18]，具体取决于图像质量和阅片经验。使用 ASPECTS 等系统评分有助于检测 CT 值变化不大的病灶，提高可靠性和灵敏度[20]。一旦检测到低衰减区域，就应高度警惕脑梗死的存在[10]。

（二）对诊断的影响

NCT 能够区分缺血性和出血性脑卒中，具有巨大的诊断价值。此外，NCT 低密度是溶栓后继发脑出血的重要预测因子。MR-DWI 对缺血性脑组织高度敏感，其敏感度超过了缺血半暗带的 CBF 水平，如果尚未受到不可逆的损伤，则表明脑组织处于高风险，而 NCT 低密度灶提示不可逆性脑组织损伤[21-23]。DWI 上的高信号可发现早期病变，并评估脑卒中的原因，也可以帮助我们明确短暂性脑缺血

发作患者发生脑卒中的风险[24]。

（三）对治疗的影响

对急性缺血性脑卒中患者，在脑卒中发作后的4.5h 内静脉注射 rt-PA 溶栓可使非残疾患者的比例增加 11%[25-27]。美国 NINDS rt-PA 研究组使用 NCT 来诊断缺血性脑卒中患者，从而证明溶栓有益。欧洲合作急性脑卒中研究（European Cooperative Acute Stroke Study，ECASS）的研究人员使用 NCT 来额外排除广泛缺血性水肿的患者[25, 28, 29]。这些研究表明，在 NCT 辅助下，在症状发作 4.5h 内，使用静脉溶栓治疗可使患者中度获益。

（四）对预后的影响

CT 对脑卒中患者功能结局的影响是临床疗效最重要的一点。如上所述，NCT 能够指导缺血性脑卒中患者的溶栓治疗，从而减少残疾率。有充分的证据表明，NCT 上出现广泛的低密度灶（梗死）的患者预后较差，溶栓疗效较差[22, 23, 30]。

总之，NCT 脑组织成像忽略了不可逆损伤的 CBF 阈值以上的变化，因此其对识别脑缺血的敏感度相当低，但对识别不可逆的缺血性损伤具有很高的特异性。因此，在 NCT 上具有少量低衰减脑组织但症状严重的患者仍可受益于再灌注治疗。有研究表明，早期 CT 值降低程度较低的患者溶栓治疗的疗效较好[23]。

二、CTA

（一）可行性和技术能力

螺旋数据采集的出现大大提高了 CT 的性能，螺旋 CT 在受检者连续移动的过程中采集不同平面的数据，可在短时间内扫描感兴趣区。行头颈部血管成像时，需提前注射对比剂（静脉注射 100ml 含碘、非离子、等渗或者低渗性对比剂），当对比剂达主动脉弓或颈总动脉时，开始进行图像采集，不到 5min 即可完成扫描。根据我们的经验，CTA 可行性佳，几乎每个患者的 CTA 图像都具备诊断性能；完成 CTA 扫描后即可查阅图像，明确是否存在大血管闭塞（图 47-1C）；数分钟内可对图像进行 3D 重建，进一步明确周围血管条件及其他异常（图 47-1D）。

CTA 的实用性很好，在许多情况下，已经取代了传统的导管血管造影；近年来还出现了一些新的技术，如时间分辨率 CTA（四维 CTA）和 CTA 去骨成像技术。

（二）诊断准确性

1. 颅内疾病　由于评估病情的需要，CTA 成为检测颅内动脉狭窄 / 闭塞的首要选择（图 47-1）。与数字减影血管造影术相比，无创成像的方法应具备高灵敏度及特异性，以识别颅内动脉粥样硬化性狭窄。

CTA 较 MRA 在识别颅内动脉狭窄方面具有更高的敏感性（分别为 98%vs.70%）和阳性预测值（93%vs.65%）[31]。近期研究也有类似发现：CTA 检测≥50% 颅内动脉狭窄的敏感性、特异性分别为 97%、99%[32]，说明 CTA 足以发现或排除显著的颅内动脉粥样硬化性狭窄。近期我们通过 CTA 检测了急性缺血性脑卒中和短暂性脑缺血发作人群的颅内非闭塞性血栓[33]（图 47-3），这些血栓似乎很罕见（本研究中占比 2.7%），但却表明脑卒中患者在住院期间临床恶化的风险增加。

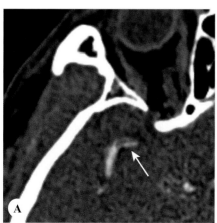
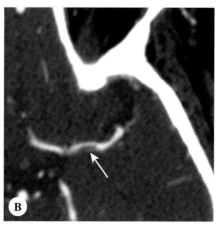

◀ 图 47-3　右侧大脑中动脉 M_1 段、左侧大脑中动脉 M_1 段非闭塞性血栓

CTA 在检测颅内动脉闭塞方面也有很好的准确性，Lev 等[34] 对 44 名发病 6h 内接受了大脑动脉环 CTA 扫描的急性缺血性脑卒中患者进行研究，共评估 572 条血管，其中 224 条血管与血管造影结果具有相关性，CTA 敏感性、特异性均为 98%，准确性为 99%。Nguyen-Huynh 等[32] 也发现 CTA 识别颅内大动脉闭塞的敏感性和特异性均为 100%。

颅内血栓作为预后因素，可通过 CTA 进行评估，进而指导下一步治疗。血栓负荷评分（clot burden score，CBS）（图 47-4）是一种简单的评估颅内血栓位置和范围的方法[35]，可用于评估急性缺血性脑卒中患者的预后及治疗效果。研究表明，血栓负荷值高（即 CBS 评分低）的患者 NIHSS 评分更高，脑梗死面积更广泛。Tan 等[36] 也证实 CBS 是急性缺血性脑卒中患者功能结局及死亡的独立预测因子。此外研究还表明 CBS 与 CTP、CTA 所示的灌注缺失存在相关性，进一步证实血栓负荷值与静脉溶栓后再通率呈负相关[37]。

综上所述，CTA 是快速、准确检测颅内动脉狭窄及闭塞的理想工具，或有助于评估哪些患者将受益于特定的血管再通技术。

2. 颅外颈动脉疾病 脑血管造影术是定量诊断颅外颈动脉狭窄的首选方法，尽管安全性高，但在临

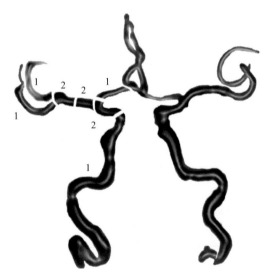

▲ 图 47-4 血栓负荷评分（10 分制）

当颈内动脉（1 分）、颈内动脉床突段（2 分）、大脑中动脉 M_1 段近端（2 分）、M_1 段远端（2 分）、M_2 段分支（1 分）、大脑前动脉 A_1 段（1 分）发生血栓使血管对比浊化影不能显现时，每处异常减掉 1~2 分

床操作中仍可导致 0.5%～5% 的脑卒中[38, 39]；超快螺旋 CT 成像的出现减少了此并发症的发生率，CTA 已成为诊断颅外颈动脉疾病的常规手段。如图 47-5A（脑血管造影）、47-5B（CTA 横断面）所示，右侧颈内动脉重度狭窄。

多项研究表明脑血管造影术与 CTA 间的一致性良好；64 名人群的对比研究[40] 发现，颈动脉分叉处（64×2=128 个）的 CTA 影像与脑血管造影结果呈强相关性（r=0.987，P<0.0001）。CTA 还可提供周围血管及骨解剖的准确信息，如 DSA 或 MRA 无法显示的动脉壁钙化。

一项前瞻性研究[41] 中，40 名患者（80 条颈动脉）均接受 CTA、DSA 和颈动脉超声，结果显示，CTA 与 DSA 间的相关性（r=0.92%）优于颈动脉超声与 DSA 间的相关性（r=0.808）；CTA 识别轻度狭窄（0%～29%）、>50% 狭窄、颈动脉闭塞的灵敏度、特异度均超过 0.90；但识别 70%～99% 狭窄的效果较差，敏感度仅为 0.73（横轴面），PPV 仅为 0.62（阴性预测值为 0.95）。本研究表明 CTA 区分中度（50%～69%）和重度（70%～99%）狭窄的效能较差，是使用 CTA 时需要考虑的一个重要因素。

3. 脑梗死的检测 除提供血管相关信息外，CTA 还可预测脑实质缺血的进展过程，提高对缺血性梗死的早期识别[42]。在低对比度和窗位（如 40/40HU）下查看大血管闭塞的 CTA 图像，如图 47-6 和图 47-7 所示，可见组织对比度增强减弱的区域，提示此区域脑组织可能存在严重的低灌注，若不及时恢复再灌注，将导致脑组织不可逆的损害。与普通 CT 平扫相比，CTP（CTA-SI）预测梗死范围敏感性、准确性更高[43, 44]，并且在发病前 3h 尤为明显[45]，同时 CTA 也与 DWI 序列密切相关。

（三）对诊断的影响

CTA 仅需数分钟即可发现自主动脉弓至颅内动脉远端血管的闭塞及狭窄。相比于 MRI，CTA 能敏感地识别钙化性斑块，有助于筛查脑卒中的潜在病因。合并同侧大脑中动脉、颈动脉闭塞的患者，通过静脉溶栓实现血管再通的概率小[46]。通过 CTA 对动脉的病理进行系统分析，或可使动脉闭塞得到特异性治疗。此外，CTA 有助于鉴别缺血性脑卒中与早期癫痫患者所致的 Todd 麻痹及癫痫发作[47]。

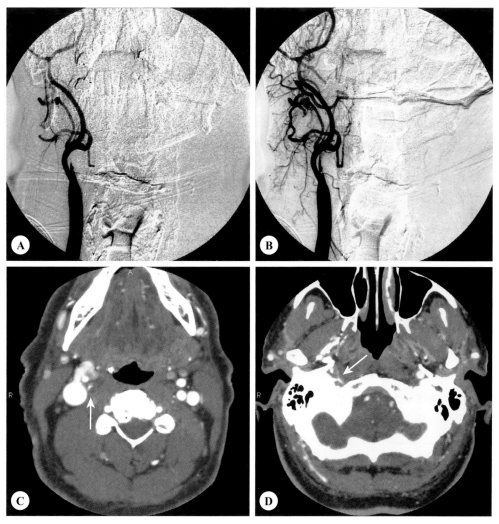

▲ 图 47-5　左侧颈内动脉血管造影和 CTA 图像

A 和 B. 脑血管造影，提示右侧颈内动脉闭塞；C 和 D. CTA 图像，提示右侧颈内动脉闭塞

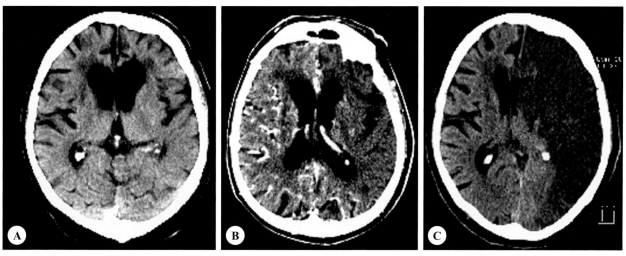

▲ 图 47-6　急性失语及右侧偏瘫 1h 图像

A. 普通 CT 平扫，左侧基底节区、岛叶及大脑前动脉供血区稍低密度影；B. CTA 的头 CT 图像，可见左侧颈内动脉闭塞所致的大脑中、前动脉供血区明显低密度影；C. 后续 CT 图像，显示脑梗死

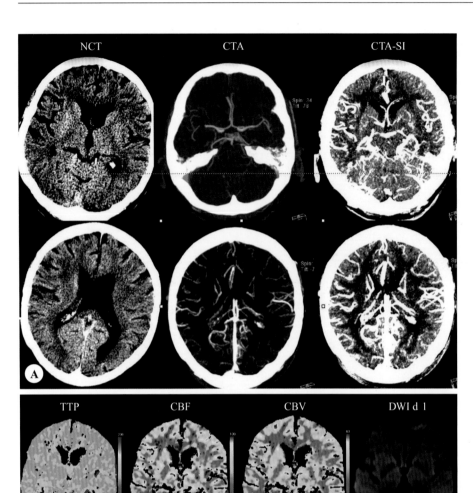

◀ 图 47-7　**82 岁患者出现失语及右侧肢体轻度偏瘫 2h 的 NCT、CTA 及 CTA-S 结果**

NCT 和 CTA 结果显示正常，没有颅内动脉闭塞证据（上两行）。TTP 和 CBF 参数图显示左脑岛和放射状冠低灌注，而 CBV 尚未减少（下方两行）。采用 rt-PA 溶栓后，随访 MRI DWI 显示左岛叶出现小梗死灶

（四）对治疗的影响

多项临床研究表明 CTA 对能否实行取栓术具有决定性作用[48-51]，有助于确定发病 24h 内的患者是否需要实行血管内再通。再者，CTA 可排除动脉闭塞，指导溶栓治疗。血管造影研究表明，1/3 患者在发病 6h 内无法检测到动脉闭塞[52]。

三、CTP

（一）可行性和技术能力

随着螺旋 CT 扫描技术的发展，可通过静脉对比剂示踪脑组织灌注。脑血流量基于中心容量的原理，通过公式将 CBF [ml/(100g·min)]、CBV（ml/100g）和 MTT 联系起来，计算公式如下。

$$CBF=CBV/MTT$$

假设 CT 增强与脑组织和动脉内对比剂的浓度之间存在线性关系。在静脉注射含碘对比剂后，测量中央实质区域的动脉增强曲线 C_a（t）、供应动脉和组织增强曲线 Q（t）。为了计算 MTT，对函数 C_a（t）和 Q（t）应用反褶积的数学过程，以确定脉冲（或残余）函数 R（t），这将是从快速注射对比剂获得的

理论组织增强曲线。MTT 计算公式如下。

MTT=R（t）曲线下面积 /R（t）峰高

CBV 直接由 CTP 研究中直接测量的两个参数 Q（t）和 C_a（t）计算得出。

CBV=Q（t）曲线下面积 /C_a（t）曲线下面积

除以上灌注参数外，还可以计算出与对比剂通过时间有关的其他灌注指标[53]：① TTP= 从注射到组织时间与对比剂浓度曲线达到峰值增强的时间（s）；② T_{max}= 从对比剂到达开始到残余函数峰值的时间；③延迟时间（delay time，DT）= 校正对比剂延迟和分散后，从对比剂到达开始到残余函数峰值（s）的时间[54]（图 47–8）。

缺血性脑卒中的脑组织特点为低灌注，在 CTP上表现为 CBF、CBV 减少，MTT 延长，TTP、T_{max}或 DT 延长，发病后即可出现。此外，以上血流参数还可用于评估缺血半暗带及梗死核心：缺血半暗带是指组织低灌注严重到足以导致神经功能障碍，若迅速恢复灌注，仍有挽救的机会，半暗带的挽救与好的临床结局相关；梗死核心是指严重低灌注并注定会梗死的组织（因此无法通过再灌注挽救）。半暗带在 CTP 表现为 MTT/TTP/T_{max}/DT 延长，CBF 和CBV 减少[54, 55]（图 47–9）。

关于使用 CTP 发现急性缺血的最佳方案，目前还没有普遍的共识。目前正在尝试通过与其他技术（如 Xe-CT）的比较，在人体中对这项技术进行

定量验证[56]。CTP 在鉴别缺血核心和半暗带的准确性方面已有大量研究，主要是通过灌注阈值。在半暗带或核心测量最理想的方法上，影响达成明确共识的主要障碍是，不同的供应商、程序和应用程序应用的量化方法略有不同，这可能导致测量的体积存在明显差异。因此，评估每个供应商发表的文献，以确定用于测量半暗带和核心的准确性和灌注阈值非常重要。在解释任何试图区分不可逆损伤组织和可抢救组织的灌注成像研究时，必须记住的另一点是，CPT 异常程度只提供了组织可能已经梗死（缺血核心）或可通过再灌注抢救（半暗带）的可能性。它并没有像 NCT 上由于离子性水肿（如梗死）导致的低密度，甚至 DWI 上的高信号那样直接告诉我们实际的组织活力，但 CTP 测量提供了对组织状态的估计。由于单独使用 NCT 进行超急性脑卒中检查存在局限性，所以需要 CTP 和灌注阈值辅助进行超急性脑卒中多模式 CT 检查。首先，灌注异常通常在 NCT 上看到低密度之前就已经出现，因此可能会提供有关无法挽救的组织的早期信息[12]（图47–10）。因此，CTP 应该被看作是为 NCT 提供补充信息。

尽管这项技术正在迅速发展，但一些干扰因素会影响灌注值的准确判断，包括患者运动伪影、部分平均效应和原始灌注数据后处理的可变性，这导致不同 CT 供应商给出的灌注结果存在差异[57]。有许多因

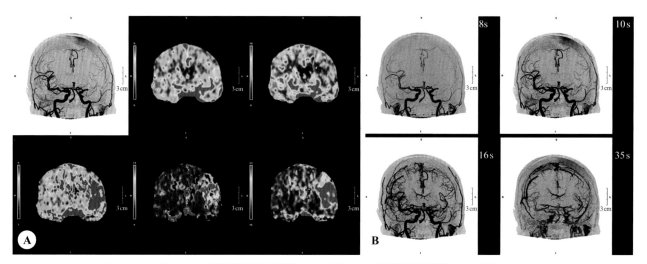

▲ 图 47–8　左侧 MCA 闭塞患者的冠状位片，使用 320 排探测器扫描仪同时采集 CTP 和 CTA
A. 显示单个时间点的 CTA，以及各种 CTP 图：CBV（中上）、CBF（右上）、MTT（左下）、延迟时间（中下）和TTP（右下）。请注意，存在较大区域的延迟 / 延长 MTT，并且 CBV 相对保留，表明有大量的组织处于风险之中。
B.4 张图像显示了对比剂注射后的不同时间点 CTA 的动态特性。请注意左侧为 MCA M_1 段闭塞远端的逆行血流

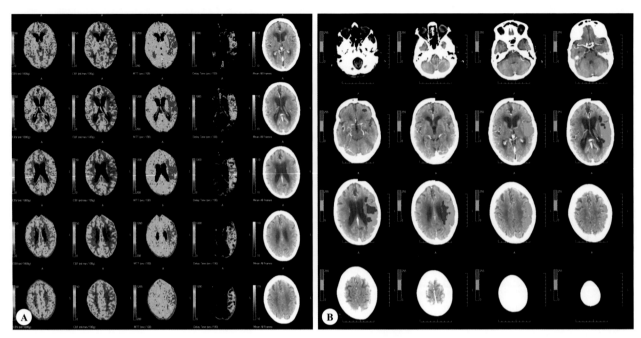

▲ 图 47-9　患者左侧 MCA M₁ 段闭塞后 4h 成像

A. 显示所有 CTP 地图和 CTP 源图像的 5 个轴向切片（右），有大面积的延灌注迟（右列）和 MTT 延长（中列），这对应于 CBF（左第二列）和保留的 CBV（左列）的减少；B. 根据延迟时间阈值（＞3s）（以绿色显示）和 CBF 阈值（＜30%）（以红色显示）显示所有切片的核心 / 半暗带图像。核心较小（16ml），半暗带相对较大（64ml）。这是一个理想的急性再灌注治疗的候选者。CTP. CT 灌注；MTT. 平均通过时间；CBF. 脑血流量；CBV. 脑血容量

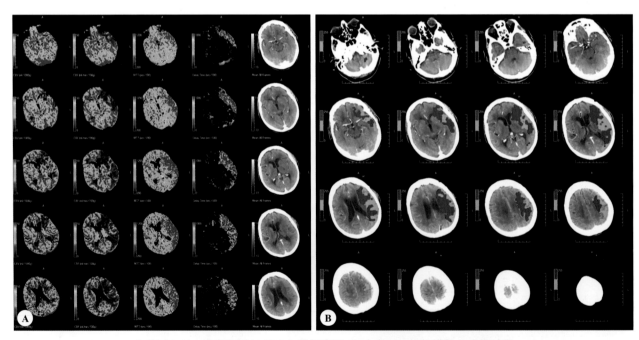

▲ 图 47-10　患者左侧 MCA M₁ 段闭塞后 2h 内在 320 排扫描器上成像结果

A. 显示所有 CTP 地图和 CTP 源图像的 5 个轴向切片（右），有大面积的严重延迟（右列）和 MTT 延长（中列），这与 CBF（左第二列）和 CBV（左第一列）的显著减少相对应；B. 根据延迟时间阈值（＞3s）和 CBF 阈值（＜30%）显示所有切片的核心 / 半暗带图，核心超过 100ml（以红色显示）。虽然仍有一些缺血半暗带，但在这种情况下再灌注治疗是徒劳的，因为结果已经确定。CTP. CT 灌注；MTT. 平均通过时间；CBF. 脑血流量；CBV. 脑血容量

素会影响灌注值的计算，包括选择何种后处理软件，直接在动脉血管上绘制感兴趣区域（这会人为地增加 CBV 和 CBF 值），以及选择血管的部位等。此外，不同的 CTP 采集协议使 CTP 结果的这种变异性更加复杂。一个常见的问题是由于扫描持续时间不足，无法捕捉到整个对比剂的尾末来准确测量 CBV，这导致了对灌注成像的采集和后处理的标准化的一致推动[58]。

迄今为止，CTP 的另一个局限性是不能覆盖完整的脑组织。根据 CT 制造商的不同，只能覆盖 2~4cm 的脑组织，通常位于基底节水平，以便可以捕获所有主要的幕上血管区域的灌注。然而，拥有多达 320 排探测器的新一代 CT 扫描仪现在可以提供全脑灌注图像[59]。这些扫描仪具有额外的优势，即在采集 CTP 的同时提供动态 CTA 采集（图 47-8）。

（二）诊断准确性

CTP 参数图的定性评估提高了对危险组织和不可逆损伤脑组织的诊断准确性。例如，Lin 等研究了 28 名在症状出现后 3h 内多模式 CT 显示局灶梗死的患者，并评估了 280 个 ASPECTS 区域的相对 CBV 降低情况。他们发现在随访成像中预测 DWI 病变的敏感性为 91%，特异性为 100%[53]。Parsons 等[43] 的研究表明 CBV 最够预测大面积再灌注患者的最终梗死范围，而 CBF 和 MTT 是无再灌注患者最终梗死面积的最佳预测指标。在一些 CTA 上无法识别 MCA 分支或其他远端颅内闭塞的患者中，TTP 或 MTT 参数图有助于识别血管闭塞的存在和部位（图 47-7）。

（三）阈值和 DWI、MRP

有许多研究评估了 CTP 在定义缺血核心和半暗带方面的准确性[60-62]。重要的是要认识到这些研究通常使用后续梗死作为未再通或再灌注患者半暗带的参考标准。对于缺血核心，他们要么使用在 CTP 几小时内进行的急性 DWI 作为参考，要么使用完全再通或再灌注患者的随访最终脑梗死作为参考。人们仍然认为 DWI 逆转是一个重要的问题（尽管现有的证据与此相反）[63]。由于对再灌注 / 再通时机或对持续闭塞患者侧支循环的变化缺乏了解，后续梗死的使用也令人困惑。另一些人根据个人经验发现，灌注阈值可能随时间而变化（例如，低 CBF 区域在 60min 时仍可能通过再灌注时抢救，但在 180min 时不行）[64]。这些问题通常会影响估计核心和半暗带的灌注阈值的准

确性。尽管如此，大量研究始表明低于 20%~40%（取决于方法）的 CBF 阈值和低于 50%~55% 的 CBV 阈值对于检测最终梗死的组织具有高灵敏度和特异性。半暗带的数据也相当一致，显示延迟测量（$T_{max} > 6s$ 或 DT > 3s）具有最高的灵敏度和特异性。

鉴于以上数据，MRI 灌注 – 扩散不匹配与 CT 不匹配（核心病变与灌注病变之间）的对比研究显示出两者具有良好的相关性并不奇怪[65-67]。当把 T_{max} 的阈值设置为大于 6s 用于确定 CTP 和 MRP 的灌注病变时，模态之间的一致性似乎最强。最近 CTP（全脑覆盖）和 MRP 灌注病变的比较数据显示，两者 T_{max} 灌注病变的差异很小，但其他一些参数（CBF、CBV、MTT）存在显著差异[67]。

（四）对诊断的影响

CTP 有助于区分梗死核心和缺血半暗带。作为多模式急性脑卒中 CT（NCT/CTA/CTP）的一部分，人们在 CTP 上看到的典型模式是"有利"和"不利"不匹配模式[53]。这些通常见于近端颅内血管闭塞（尤其是 MCA）。在有利的模式中，缺血核心（CBV 或 CBF 定义）相对较小，而整体灌注损伤（T_{max}/DT）则大得多。这些患者有可能从急性再灌注治疗中受益。另一种情况是具有大面积核心梗死区的患者，无论是否有较大的灌注损伤（不利）。这些患者可能无法从再灌注治疗中获益；事实上，如果缺血核心范围非常大（如大于 100ml）的情况下，再灌注治疗可能是有害的或徒劳的。这种情况被称为"恶性不匹配模式"[68]。脑外膜侧支血流对 CTP 上看到的核心和半暗带的范围具有至关重要的影响（并且可能比发病后的时间更重要，至少在最初 3~6h）[69]。

CTP 在检测小的缺血性病变方面的作用相对有限（图 47-11）。对于 NCT，CTA 和 CTP 检查结果正常但神经系统功能持续缺损的患者，即时 MR DWI 通常会显示一个或多个小的缺血病变。这可能是由于层面覆盖范围有限，可以通过全脑 CTP 来解决。如果在 DWI 上看到小的半球病变而 CTP 上没有，这可能提示存在再灌注。在这些情况下，我们不能用 CTP 测量梗死，因为 CTP（相对于 DWI）依赖于低灌注的存在。遗憾的是，许多神经科医生或放射科医生对再灌注不甚了解，可能导致多模态 CT 对缺血病变的假阴性诊断（图 47-12）。在这种情况下，评

估 NCT 和源图像的细微低密度显得尤为重要。如果在急性期进行 CTP，CTP 源图像和 NCT 上已经显示了低密度影像，CTP 上没有灌注异常，说明已经发生再灌注。这样的患者可能不会从再灌注治疗中获益。

腔隙性脑卒中指的是容量小于 1.8ml，或直径小于 15mm 的穿透性小动脉闭塞引起的梗死灶[70]。因此，腔隙性脑梗死的检测需要高空间分辨率。DWI MR 符合这一要求，检测急性腔隙性脑卒中的敏感性和特异性都很高，高达 90% 以上[70, 71]。灌注 MR 和 CTP 对

于这种大小的病变，其表现并不理想。在层面覆盖范围有限的 CTP 图像中，检测腔隙性病变的敏感性较低[72]。病变可能在层面覆盖范围之外。此外，CTP 数据是以 5～10mm 的层面厚度获取的，因此，由于部分容积效应，可能会遗漏腔隙性病变（图 47-13）。

采用较新的技术，如 320 排 CTP，检测腔隙性病变的敏感性增加；320 排 CTP 可以做到全脑覆盖和薄片（0.5～1mm）采集，减少了部分体积效应。

自 2015 年以来，已经有 7 项临床试验证明了血栓切除术的有效性，可显著提高临床结局优良的患者比率，提高生活质量。血栓切除术只适用于大血管闭塞直至 MCA 第 2 段（M_2）的患者。然而，在 M_2 段闭塞的患者中，对于 M_2 段远端闭塞的血栓切除术是否会带来更好的疗效还存在一些争议。由于这些血栓切除试验，全球的实践发生了快速变化，改变了缺血性脑卒中患者的护理标准。在血栓切除试验中，EXTENDIA 是唯一一个强制要求用 CTP 进行半暗带成像选择的试验。通过使用这种"双目标"方法（CTP 的目标不匹配和大血管闭塞）来识别患者，与其他血栓切除试验相比，EXTENDIA 使血栓切除术的治疗效果几乎翻了一番。与其他试验相比，良好结局（90 天内无 / 少残）的 OR>4。这些数据表明，在用 CTP 预测大血管闭塞的患者中，血栓切除术的治疗效果存在差异性。

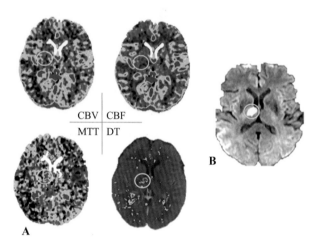

▲ 图 47-11 左侧半身感觉障碍的患者，发病 2h 后用 CTP（A）成像

注意 MTT 的延长和右丘脑的延迟时间延长（黄圈）。然而，很难确定这是否是一个"真正"的病变，因为还有其他小区域的 MTT 和延迟时间延长，这些都是"噪音"。发病 24h 后的 DWI 证实右侧丘脑的腔隙性脑梗死。CBV. 脑血量；CBF. 脑血液流量；MTT. 平均通过时间；DT. 延迟时间；CTP.CT 灌注；DWI. 弥散加权成像

最近的 DAWN 和 DEFUSE 3 试验的结果可能比采用血栓切除术治疗缺血性脑卒中更具突破性，这些试验表明在症状发生后 24h 内接受血栓切除术治疗的患者可以有很大的临床获益，并在 3 个月时显著提高临床结

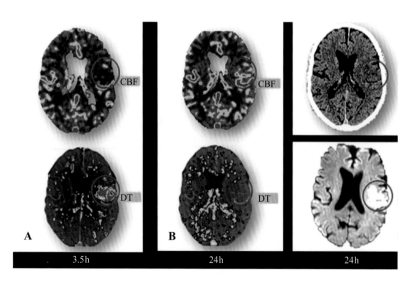

◀ 图 47-12 患者 M_2 MCA 闭塞后 3.5h（左）和闭塞再通 24h 后（中）的 CBF 和 DT 图像

注意，由于 24h 内进行再灌注，灌注病变急性期表现为 CBF 降低和时间延迟图影像已消失。因此，人们可能会错误地认为没有梗死，除非注意到同一时间点的 NCT。当天的 DWI 证实了梗死。这说明了 CTP 不能检测再灌注后的缺血核心。CBF. 脑血液流量；DT. 延迟时间；NCT. 非增强 CT；DWI. 弥散加权成像；CTP. CT 灌注

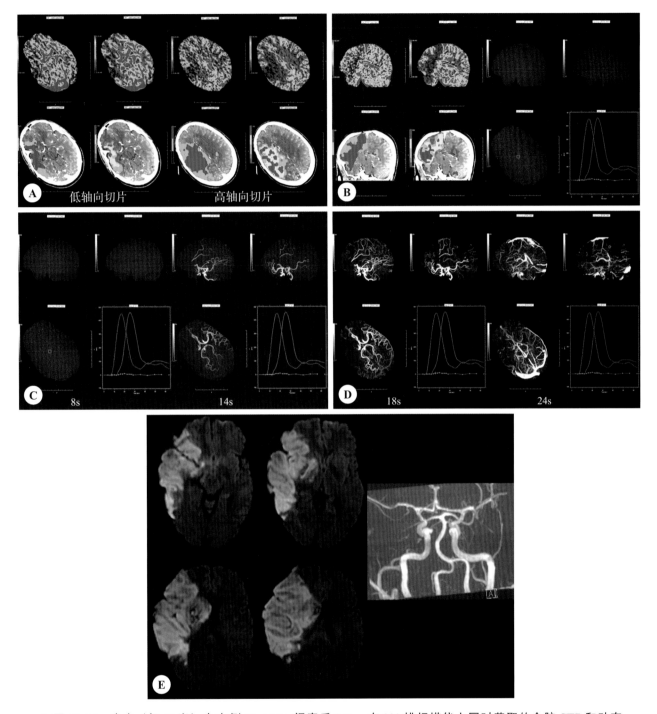

▲ 图 47–13　患者（仅 47 岁）在右侧 M_1 MCA 闭塞后 2.5h，在 320 排扫描仪上同时获取的全脑 CTP 和动态 CTA 图像

A. 显示有 2 个 CTP 层面存在延迟时间延长，大部分 MCA 区域的 CBV 和 CBF 都很低（有 190ml 的非常大的核心区，为核心 / 半暗带图上的红色区域）。尽管存在大于 100ml 的半暗带，但该患者从再灌注中获益的机会很小。B. 显示冠状面图像。右边是 CTA 造影前显示的 CTA 的轴向、冠状和矢状图像。巨大核心的原因是在 C 和 D 中看到患者的闭塞处远端侧支循环非常差。C. 显示注射对比剂后 8s 和 14s 的 CTA。D. 显示注射对比剂后 18s 和 24s 的动态 CTA。动态 CTA 图像显示在闭塞的远端几乎没有侧支血流。该患者随后接受了静脉注射 rt-PA，进行了 M_1 再通。然而，由于患者在治疗前已经有一个巨大的梗死核心，他需要进行挽救生命的半侧颅骨切除术。E. 72h（偏侧颅骨切除术后）的 DWI 和灌注 MR 图显示，尽管 M_1 再通，仍有大面积 MCA 梗死。这说明不良的侧支循环 = 非常迅速的梗死，再灌注治疗的尝试很可能是徒劳的。CBF. 脑血流量；CBV. 脑血容量；CTA. CT 血管造影；CTP. CT 灌注；DWI. 弥散加权成像；IV. 静脉注射；MCA. 大脑中动脉

果优良率。虽然 DAWN 和 DEFUSE 3 都根据 CTA 上大血管闭塞患者的 CTP 来选择患者，但它们使用的 CTP 标准完全不同。DEFUSE 3 试验将目标错配（缺血核心容积<70ml，半暗带病变容积>15ml，错配比>1.8，严重低灌注病变容积<100ml）作为缺血核心体积有限的患者的入组标准。另外，在 80 岁以下的患者中，DAWN 试验根据患者的年龄有一个滑动缺血核心体积截止值。这些标准的一致之处在于针对缺血核心容积有限的患者（两项试验中基线的中位数为<10ml）。综合 DAWN 和 DEFUSE 3 血栓切除术试验，如果患者有一个小的缺血核心和大量的可挽救的脑组织，患者确实可以在延长的时间窗内从再灌注治疗中获益。

（五）对治疗和预后的影响

包括 CTP 在内的多模态 CT 检查在选择急性静脉再灌注治疗患者中的作用正在研究之中。首先，对缺血核心的可靠测量是必不可少的，而非增强 CT 可能不一定能达到这个目的。CTP 可以发挥这一作用 [43, 61]。其次，必须确定在梗死核心体积方面，受益的分界点在哪里。最近发表的 EXTEND [73] 研究使用的核心容积上限为 70ml，并要求在灌注成像中确定可挽救的组织范围。这项研究首次证明了静脉溶栓治疗在症状发生后 9h 内的临床效益。最后，对危险组织和侧支状态的评估也是至关重要的，尽管对如何最好地衡量这一点仍未达成共识。动态 CTA 有望测量侧支状态 [74]，但 CTP 也可以量化侧支状态，其优点是避免使用更主观的血管造影分级标准，如美国治疗性神经放射学会 / 介入放射学会侧支循环分级系统（American Society of Therapeutic Neuroradiology/ Society of Interventional Radiology Collateral Flow Grading System，ASITN/SIR）[75]（图 47-13）。

当再灌注治疗前常规进行多模态 CT 成像时，CTP 结果通常与临床评估、NCCT 和 CTA 数据结合使用，以预测可能的治疗反应并帮助做出再灌注治疗的最终决定 [76]（图 47-14）。

虽然 CTP 用于治疗选择的 I 级证据有限，但我们现在确实有大量的数据，至少可以帮助我们预测治疗的可能反应。缺血核心小而可挽救组织面积大的患者可能对有效再灌注有显著的反应 [77]。梗死组织的再灌注是徒劳的，甚至可能是有害的，现有的数据显示，治疗前严重低灌注的组织的再灌注会增加大出血和水肿的风

险 [78]。另一方面，灌注损伤较小（尤其是 CTA 上没有同时存在的闭塞）的患者可能在没有再灌注治疗的情况下有很好的结果 [79]，可能是由于自发再灌注率高。

目前正在进行延长时间窗的前瞻性试验，以验证 CTP（或 MRI）上有不匹配的患者是静脉再灌注治疗的理想候选人这一假设 [80]。

四、后循环 CT

（一）缺血性脑卒中

大约 20% 的脑血管缺血事件涉及后循环 [81]。与前循环脑卒中相比，临床体征和症状往往不那么特异。孤立的短暂性意识丧失或头晕可能被误认为是椎 – 基底动脉缺血，而许多真正的椎 – 基底动脉缺血病例仍未被诊断出来 [82]。然而，与前循环脑卒中相似，早期诊断对于启动全身溶栓或机械性血管重建手段至关重要。用 CT 进行急性脑成像的意义在于可靠地排除颅内出血，并识别基底动脉闭塞的患者。后者的预后是毁灭性的：如果采用保守治疗，近 80% 的患者会死亡或严重残疾 [83]。

在后循环缺血的情况下，DWI 识别最终梗死的敏感性优于 NCT [84]。这对于区分脑缺血事件和其他具有类似临床症状的疾病（如基底动脉偏头痛或前庭神经炎）很有意义。CT 检测后循环低密度的可靠性受限于颅后窝的骨质和光束硬化伪影。新一代的 CT 扫描仪采用螺旋扫描技术，似乎可以减少伪影 [85]，但还没有进行系统的分析。与 NCT 相比，CTA 源图像对后循环最终梗死的检测灵敏度有所提高 [86]（图 47-15）。

基底动脉高密度征 [87]（图 47-15）和大脑后动脉高密度征 [88] 提示这些动脉的闭塞。CTA 对椎 – 基底动脉闭塞的诊断具有较高的敏感性和特异性 [34]。在 Lev 等的研究中，CTA 对椎 – 基底动脉闭塞的诊断准确率为 96%，对基底动脉闭塞的诊断准确率为 100%。因此，对于 CTA 上基底动脉通畅的患者，可以排除基底动脉闭塞的诊断。相反，CTA 上显示基底动脉闭塞的证据应立即采取再通的策略。对于临床上怀疑后循环缺血的患者，CTA 上基底动脉闭塞和椎动脉闭塞都是死亡风险增加和功能恶化的预测因素 [89]。

与前循环脑卒中相比，后循环脑卒中目前基于影像学的选择标准有限，无法预判哪些患者可以从溶栓治疗中获益。最近开发了一些影像学评分，用于量化后循环区域的早期缺血性改变，以预测基底

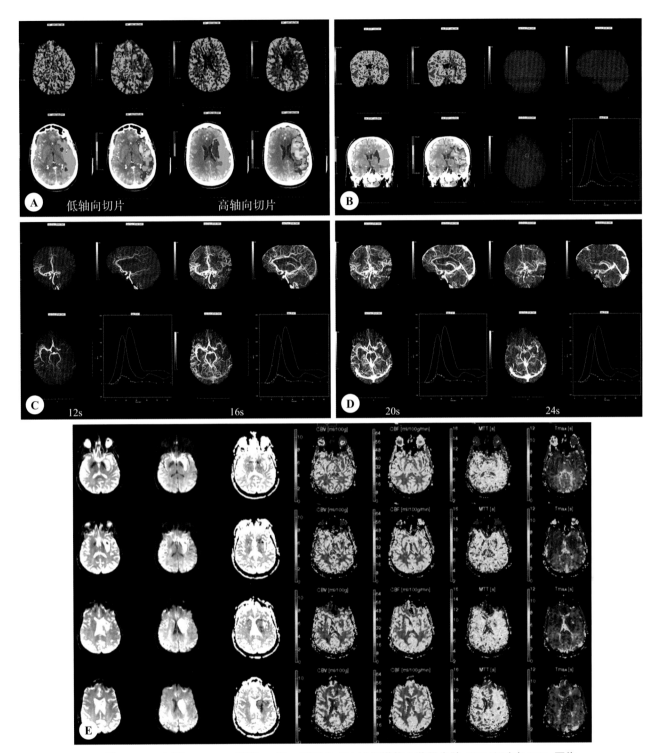

▲ 图 47-14 左侧 M_1 MCA 闭塞 2h 后，同时在 320 排扫描仪上获得全脑 CTP 和动态 CTA 图像

A. 显示 2 个 CTP 层面存在延迟时间延长，CBV 保留，但纹状体显示有缺血核心，根据 CTP 阈值（核心 / 半暗带图上的红色）。该患者有相当多的组织可供挽救。B. 显示 CTP 图的冠状图像表明核心在 MCA 深部区域，但半暗带在 MCA 皮质。右边是 CTA 造影前显示的 CTA 的轴位、冠状位和矢状位图像。C. 显示注射对比剂后 12s 和 16s 的动态 CTA。D. 显示注射对比剂后 20s 和 24s 的动态 CTA。动态 CTA 图像显示闭塞处远端有良好的侧支血流。该患者随后接受了静脉注射 t-PA 和后续机械取栓。E.24h 的 DWI 和灌注 MR 图显示完全再灌注，所有急性半暗带区域都得到了挽救，DWI 上的梗死与 CTP 上的急性梗死非常相似。这说明良好的侧支循环能使半暗带区存活足够长的时间，以便再灌注治疗发挥作用。MCA. 大脑中动脉；CTP.CT 灌注；CTA.CT 血管造影；CBV. 脑血量；DWI. 弥散加权成像

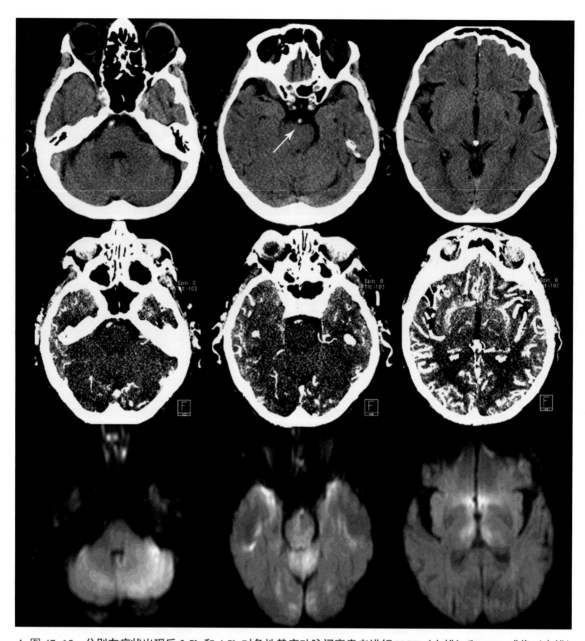

▲ 图 47–15　分别在症状出现后 **3.5h** 和 **4.5h** 对急性基底动脉闭塞患者进行 **NCT**（上排）和 **CTA** 成像（中排）

NCT 显示基底动脉高密度征（箭），但这并不提示早期缺血性改变。CTA 源图像显示所有后循环区域呈低密度 ［后循环急性脑卒中预后早期 CT 评分（pc-ASPECTS）=0］。患者接受阿替普酶全身溶栓治疗。溶栓后（症状出现后 6.5h）MR DWI（下排）显示相同区域的病变（pc-ASPECTS=0）。NCT. 非增强 CT；CTA.CT 血管造影（图片来源：the Seaman Family MR Research Centre，University of Calgary，Canada.）

动脉闭塞患者的功能预后 [90-92]。有人建议用 DWI 小病变或弥散 – 灌注不匹配来识别可能从溶栓治疗中获益的基底动脉闭塞患者 [90, 93]。在 CTP 参数图上，大脑后动脉区域的 TTP 延迟表明椎 – 基底动脉闭塞 [94]（图 47–11）。这些技术对后循环脑卒中患者的治疗和预后的影响有待研究。

通过系统评分（后循环急性脑卒中预后早期 CT

评分）对后循环 CTA 源图像低衰减进行量化，可以确定基底动脉闭塞的患者，尽管基底动脉再通，但不太可能有良好的功能结局 [95]。在一项类似的研究中，CTA 源图像在中脑和脑桥的低密度提示了患者基底动脉闭塞和功能不良 [91]。这两项研究都表明，CTA 源图像低密度可以识别后循环中的缺血性改变区域，包括脑干。此外，这一信息对基底动脉闭塞的患者具有预后意义。Pc-ASPECTS 应用于 CTA-SI 的预后价值已经在 BASICS 注册人群的 CTA 亚组中得到验证[96]。此外，如果应用于 CTP，MTT 参数图与 CBF、CBV 和 CTA-SI 相比，在 BASICS 注册人群的 CTP 亚组中对缺血性改变最为敏感[97]。本研究中 CBV 参数图上的广泛缺血变化（CBV-pc-ASPECTS 为 7 或以下）与死亡结局有关（图 47-16）。

目前没有研究表明影像学评分对基底动脉闭塞患者的 IVT 或 IAT 有不同的临床治疗反应，因此，目前单纯的影像学检查结果不应影响后循环脑卒中患者的即时治疗决策，尤其是对基底动脉闭塞患者。然而，用 pc-ASPECTS 评分量化的 NCCT 上的缺血变化程度，可以识别出基底动脉闭塞的患者，无论是否有固定的时间窗，IVT 都有良好的效能[98]。

五、NCT 和 CTA 在急性出血性脑卒中中的应用

NCT 是诊断急性脑出血的首选影像学方法。它似乎很容易检测到高密度（60～80HU）的新鲜血凝块。然而，关于这一发现的信度和效度，目前还没有研究在进行。在 CT 上，脑出血表现为不是高密度

的情况还没有得到很好的研究。低血细胞比容和凝血功能障碍是可能的原因。CT 在诊断急性颅内出血方面具有与 MRI 一样的敏感性和特异性。CT 对亚急性或老年性脑内血肿的诊断敏感性较低[99]。

脑出血在 NCT 检查后 CTA 的应用已被证明是非常有用的，它有望在未来取代导管血管造影。脑动脉瘤直径 2mm 都能被准确诊断[100]。同样，动静脉畸形和静脉血栓也能在许多病例中被诊断出来。

大约 30% 的急性出血性脑卒中的患者在最初几小时内有血肿扩大的迹象[101]，血肿大小的增长是预测疾病不良预后的关键因素。使用 CTA 成像，可以早期预测血肿的扩大。所谓的斑点征是对比剂漏出的特征，与周围血肿相比对比剂明显成更高密度[102]。Wada 等在 39 例急性脑出血患者中发现了 13 例（33%）在前 3h 内出现斑点征。斑点征的存在与不良的功能预后显著相关。最近一项大型多中心前瞻性研究表明，基线斑点征的出现可预测血肿扩大、远期死亡率和功能预后[103]。

声明

我们要感谢 Charles A.Jungreis 和 Steven Goldstein 在本章之前版本中所做的工作。

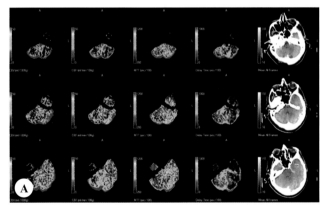
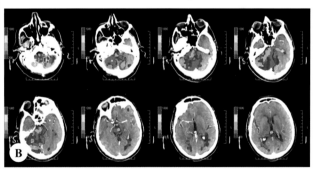

▲ 图 47-16　全脑 CTP 成像

A. 显示近端基底动脉闭塞 2h 后使用全脑 CTP 成像的所有 CTP 图和 CTP 源图（右）的 3 个轴向层面。图中显示脑桥、延髓以及左小脑半球的 MTT 延长。右小脑似乎也同样出现了一些延迟。B. 显示彩色编码的延迟图（延迟较轻的为蓝色，最严重的为红色）。这证实了脑干和两侧小脑半球存在灌注延迟。值得注意的是，侧脑室后角后方的白质也有轻度灌注延迟（常见于慢性白质缺血患者）。CTP. CT 灌注；MTT. 平均通过时间

第48章 脑血管疾病的磁共振成像

Magnetic Resonance Imaging of Cerebrovascular Diseases

Maarten G. Lansberg　Max Wintermark　Chelsea S. Kidwell　Gregory W. Albers　著

李一鸣　杨韵颖　译　　张晓倩　张振涛　张兆辉　校

本章要点

- 急性脑卒中的 MRI 全过程可在 15～20min 完成，具体内容包括 T_2 加权成像（T_2WI）、FLAIR 序列、GRE 序列、MRA、DWI 和 PWI。
- 无论是对于脑卒中患者还是短暂脑缺血发作的患者而言，DWI 都是检测急性脑梗死及鉴别急慢性脑梗死的绝佳手段。
- MRI 是选择急性脑卒中最佳治疗人选的有效工具。
- MRI 在诊断急性颅内出血时和 CT 一样可靠，因此，可以用作评估患者急性脑卒中病情的唯一成像工具。
- MRI 在鉴别颅内出血的原因方面优于 CT。
- MRA 和静脉造影是评估脑血管病理的理想影像学检查方法，如动脉狭窄或闭塞、夹层、动脉瘤和静脉血栓形成。

　　人们对磁共振现象的发现和描述始于 20 世纪 30 年代，而第一批 MRI 的获取则是在 20 世纪 70 年代。到 20 世纪 80 年代，结构 MRI 已成为了一种临床上诊断脑卒中和其他神经系统疾病的有效方法[1-5]。就检测缺血性脑卒中病灶而言，MRI 比 CT 更为敏感，尤其是对于小梗死灶和小脑、脑干和深部白质等部位的成像[6-8]。常规的结构 MRI 技术，如 T_1 加权成像、T_2 加权成像（T_2-weighted imaging，T_2WI）和 FLAIR 成像，能够可靠地检测出缺血性脑卒中发生后第一个 12～24h 的缺血性实质性变化，并且这些方法都可以和 MRA 联用，对颅内和颅外血管系统进行无创性评估。然而，在脑卒中发生关键的前 3～6h，即最佳治疗期，这些方法不能充分评估缺血性改变的范围及其严重性。

　　DWI 技术兴起于 20 世纪 90 年代，该技术灵敏度高，能够在脑卒中发作后的前 6h 内特异性显示发生了不可逆损伤的缺血脑组织[9, 10]。与此同时，基于对比剂的 MRP 技术则在描绘血流动力学方面得到了普及[11, 12]。这两种技术均因其在早期发现和检测脑卒中方面的潜在临床应用价值受到了认可[13, 14]。随着技术进一步发展，扩散和灌注 MRI 技术也确实得以开花结果、应用于临床实践，当中最为瞩目的便属回声平面成像技术（echoplanar imaging，EPI）[15]。此外，与 CT 相似的用于检测超急性期脑实质内出血性脑卒中的 SW MRI 技术也逐渐成熟。结合 MRI 与 MRA，进行多模态脑卒中检查，一站式 MRI 成像就可以显示急性脑卒中病灶的部位、新旧、缺血和严重程度、产生原因和组织活力。基于多模态的 MR 脑卒中成像模式通常用来评估脑卒中患者的血管病变、血流动力学改变、超急性脑实质损伤、亚急性和慢性梗死及急性或慢性出血（图 48-1）。除了作为常规临床诊断的辅助手段外，当前的 MRI 技术亦在筛选需要接受溶栓和介入治疗的患者时也具有优势[16-18]，也可在脑卒中试验中用作评估治疗效果的生物标志。

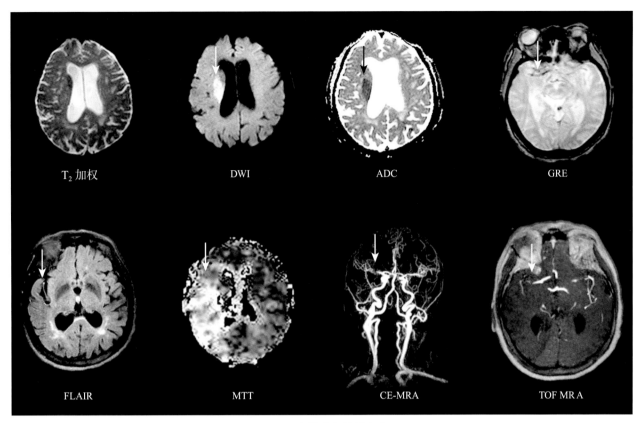

| T₂ 加权 | DWI | ADC | GRE |
| FLAIR | MTT | CE-MRA | TOF MRA |

▲ 图 48-1 多模式急性脑卒中 MRI

箭所指为各特定序列下显示的急性脑血管病变。T₂ 加权成像显示正常。DWI 可见一相对高信号的区域，示急性缺血性损伤。ADC 降低，为超急性脑卒中征象。GRE 显示急性血栓的极大可能（箭）。FLAIR 中可见闭塞远端 MCA 高信号。PWI MTT 可见右侧 MCA 延迟灌注。CE MRA 和 TOF MRA 可确定右侧 MCA 的闭塞部位

本章中，我们将叙述结构 MRI 和功能 MRI 在脑血管疾病中的应用。首先，我们介绍 MRI 的一般原理和包含的成像序列，然后讨论 MRI 在评估短暂性脑缺血发作、缺血性脑卒中、颅内出血和脑血管病变中的应用。本书第四篇（见第 32 章至第 45 章）也论述了 MRI 在专门的脑血管主题中的应用。关于本章所讨论的技术主题的更全面描述可在其他地方找到[19, 20]。

一、MRI 的一般原理

常规 MRI 的工作原理是无线电波与组织中原子核（最常见的是质子或氢核）的相互作用。氢几乎存在于身体的所有器官中，而质子则有一个净磁矩，当其置于磁场中时，它们与磁场对齐，并能被射频脉冲激发。水和脂肪质子是最广泛使用的 MRI 成像来源。其他原子核如磷、钠和氟也可以成像，但它们的丰度远低于氢，目前还没有在临床上应用于脑卒中成像。

当接受 MRI 检查时，患者会置身于一片强磁场中。一般来说，这一主磁场总是处于开启状态，因此即使在没有进行磁扫描的情况下，也必须在 MRI 扫描仪周围布置安全预防措施。MRI 中所设置磁场的强度由特定的扫描仪决定，而实际上，目前许多临床 MRI 检查都是在 1.5T 的磁场强度下进行的，但更低和更高的场强也有应用。过去的 10 年中，临床上广泛采取 3T 的磁场强度；未来 10 年，则很可能常规采用 7T 的磁场强度来进行 MRI 检查[21]。通常，对于颅脑和脑血管成像而言，更高的磁场强度代表着更佳的信噪比，而这对缩短扫描时间、提高空间分辨率是极为有利的。当然，更强的磁场强度也为灵敏度等相关方面带来了诸多挑战。

MRI 检查获取图像的具体方式如下：扫描仪对被扫描的组织施加氢的 Larmor 频率，即质子的共振自旋频率水平的射频脉冲，该特定频率脉冲的能量被扫描的组织吸收后被重新释放、经历弛豫。在这

一过程中，机器在应用射频脉冲后等待接收患者射频回波的时间为回波时间，射频脉冲之间的间隔时间为重复时间，释放的能量根据两个弛豫常数在短时间内发生分为 T_1（纵向弛豫常数）和 T_2（横向弛豫常数）。改变 TE 和 TR 可以获得不同对比度的图像，这取决于哪个常数在组织中占主导地位，而通过叠加短暂的梯度磁场脉冲则可以对来自组织的信号源进行空间定位。

在下面的章节中，我们总结了最常用的 MRI 脉冲序列。常规的 MRI 序列包括 T_2WI、T_1WI、质子密度成像和 FLAIR 成像，对于评估亚急性和慢性脑卒中极具价值。这些常规序列的基础是自旋回波（或称快速自旋回波）和 GRE 两大序列，前者使用一系列射频脉冲重新聚焦能量，而后者使用磁场梯度反转来重新聚焦能量，后者对 MRA 和出血灶检测最为有效。作为传统序列获得的解剖信息的补充，现有的 MRI 序列还包括 DWI、扩散峰度成像（diffusion kurtosis imaging，DKI）、MRP 和 MRA。这些序列通过在短时间内对组织损伤、灌注和血管系统的成像，使医生能够对急性脑卒中患者的病情进行一种多模式的评估。

（一）T_1 加权成像

T_1WI 序列是基于自旋波的纵向弛豫进行成像的。这一类脉冲序列在短 TE 和短 TR 的条件下产生，TE 和 TR 越短，图像的 T_1 加权值就越高。在 T_1WI 上，脑脊液显示为低信号强度，而脂肪组织为高信号强度；灰质信号强度比白质低（即灰质在图像上比白质暗）；缺血性梗死则呈低信号。T_1WI 并非多模式脑卒中 MRI 检查的重要部分，但对某些特殊病例却具有重要价值，如颈部软组织的轴位脂肪抑制 T_1WI 序列可以识别动脉夹层的壁内血栓[22]。

（二）T_2 加权成像

T_2WI 序列通过自旋波的横向弛豫进行成像，在长 TE 和长 TR 条件下产生。在 T_2WI 序列中，CSF 为高信号；灰质信号强度比白质低（即灰质在图像上比白质暗）；缺血灶亦表现为高信号，但可能与正常的 CSF 区域难以区分，这对于判别更小的病灶来说是一个潜在的问题。

（三）质子密度成像

质子密度成像（proton density images，PDI）在长 TR 和短 TE 条件下形成，在该序列中，CSF 和脂肪组织显示出相似的信号强度。PDI 的一个优势是其显示出的病灶信号强度要明显高于 CSF，但在实际应用中，PDI 已被 FLAIR 成像所取代。

（四）FLAIR 成像

为消除正常脑脊液信号的影响，FLAIR 成像采用了一束额外的射频脉冲（反转脉冲）。在实际应用中，T_2 加权 FLAIR 成像上的脑脊液信号几乎完全被抑制，并且像在 T_1WI 中一样呈现出较暗的图像，但病灶却像在 T_2WI 中一样，呈现出明亮的图像，从而可以更好地显示皮质病变和脑室周围病变。FLAIR 成像常用来代替 PDI，尽管其采集图像时间稍长，但效果通常优于 T_2WI 成像。一些放射科医生更倾向于同时采用 FLAIR 成像和 T_2WI 进行全面的头部 MRI 检查，因为后者对非脑血管疾病的诊断更具优势。FLAIR 序列成像下所示急性脑卒中的特点包括脑外高信号（如 SAH[23]、硬膜下血肿）（图 48-2A 和 B）和沟回内 CSF 信号延迟增强，这些征象均表明早期血脑屏障破坏[24]（图 48-2C）。FLAIR 成像还可以展示动脉的高信号，这一征象表明在血管急性闭塞或严重狭窄处血流缓慢[25-28]（图 48-1 和图 48-3）。FLAIR 成像的一个缺点是它对一些伪影，如基底池中脑脊液搏动伪影的高度敏感性，这些伪影可能会与 SAH 的征象混淆。

（五）DWI

DWI 改变了缺血性脑卒中的早期诊断，在 DWI 技术成熟之前，主要依靠临床推断缺血性病变的存在、定位和大小，而 DWI 可直接通过成像确认梗死。DWI 是唯一一种能够在发病数分钟至数小时内显示出缺血的实质性影响的影像学方法，大大早于 CT、T_2WI 或 FLAIR 成像能检测到病灶的时间（图 48-1 和图 48-4）。这种方法检测的是水分子的自由扩散，即水分子在其他流体分子中的流动性（布朗运动）[9, 29]，它使用单次激发 EPI，可在短至 2s 的扫描时间内获得脑卒中的全脑 DWI 图像[30]；然而，在目前的实际应用中，需要采集多组 DWI 图像并进行组合才能达到更高的信噪比条件。典型的 DWI 脉冲序列实际上会获取两组图像，一组为 DWI；另一组则为非 DWI，由设置的 EPI T_2WI 序列采集。在 T_2WI 脉冲序列中，一对扩散梯度脉冲的双极性会导致水

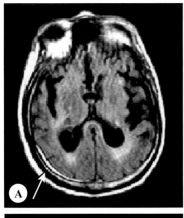

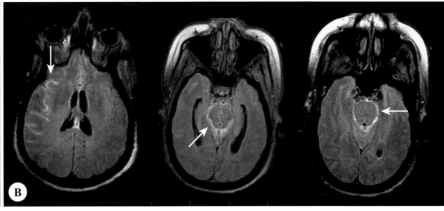

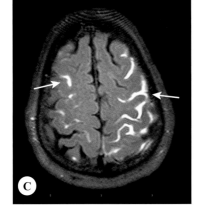

▲ 图 48-2　FLAIR 上的轴外成像高信号

A. FLAIR 显示 1 例硬膜下血肿（箭），高信号的血液与背景组织形成明显对比，这一小范围的硬膜下血肿在 CT 上未能显示；B. 1 例 47 岁男患者蛛网膜下腔出血的 FLAIR 成像，蛛网膜下腔的血液成分在多个层面显示高信号；C. FLAIR 成像显示，静脉注射 t-PA 治疗后，大脑半球沟中脑脊液信号增强（箭）。这是 HARM 的征象，提示脑卒中早期血脑屏障破坏，与再灌注及病灶 HT 风险增加有关，溶栓治疗后更容易出现。成像中主要的鉴别点是血液，可通过 GRE MRI 或 CT 鉴别

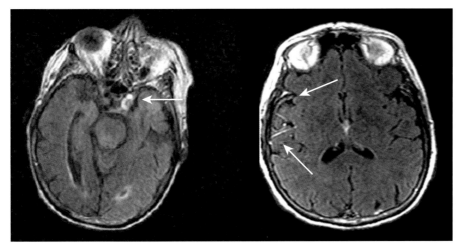

◀ 图 48-3　FLAIR 高信号血管征象

左侧，左颈内动脉闭塞 2h 患者的 FLAIR 成像上出现高信号血管征（箭）。注意对侧颈动脉的正常流空信号（低信号）。右侧，阻塞远端右侧大脑中动脉区域的分支出现高信号血管征（箭），表明此患者在该区域内有血流半暗带，显示血流缓慢

分子中自旋质子发生退相而后重相[29]。如果在这两个扩散梯度脉冲之间（几十毫秒），水分子（即质子）发生净位移，则在生成的图像中会出现净退相和信号衰减。水分子运动得越多，信号衰减就越大，因此信号强度在其他任何地方都会降低，但在水分子移动受到限制的地方，信号强度的降低则会相对轻微。因此，脑脊液显示为低信号，正常大脑显示为中等信号，缺血组织水分子运动受限，显示为明亮

的高信号。

DWI 是一种定量成像方法，它既可以测量一个生理参数，以 mm²/s 为单位的水的 ADC，又可以确定急性缺血性病变的体积，因而可用于在体缺血性病理生理学的研究。由于在 DWI 成像中，弥散加权的同时亦发生信号衰减，通过后者即可计算出 ADC 值；因此，一个 DWI 脉冲序列通常包含至少两组图像，一组为非 DWI，即 T₂WI；另一组为 DWI。弥散

加权的强度由一组称为 b 值的脉冲序列的特征来表征。这两组图像分别称为 b_0 和 b_{1000}，分别表示无弥散加权的 T_2WI，以及实际应用最常谈及的 b 值。

DWI 所测量的还包含几何信息，主要是轴突方向，因为 DWI 一次只能从一个方向获取信息。这种各向异性带来的结果是垂直于纤维束的高信号和平行于纤维束的低信号。对于常规脑卒中成像，最好要通过有效平均三个正交方向上的扩散测量值来最小化各向异性，减少非缺血病灶引起的高强度信号的产生，这是白质束中小的缺血性病变的潜在混杂因素。上述被平均过的图像通常被称为各向同性 DWI。DTI 是另一种形式的 DWI，其恰好是利用各向异性的特点来确定退化白质束的方向和完整性，而非像各向同性 DWI 那样致力消除各向异性[31, 32]。越来越多的数据表明，DTI 可用于评估脑卒中的恢复情况[33, 34]。

在检测急性脑缺血时，缺血病变在 DWI 上表现为高信号（亮），在 ADC 图上表现为低信号（暗）（图 48-1 和图 48-4），这反映出细胞毒性水肿、细胞体积缩小和细胞外空间曲度的增加。随着缺血性病变经过细胞毒性水肿、血管源性水肿、组织坏死和空泡化等阶段的发展，ADC 先是值恢复正常，然后在脑卒中的慢性期升高[35]，这一特性使操作者可通过测算 ADC 值区分新旧缺血性病灶。根据经验，没有 T_2WI 或 FLAIR 改变的 DWI 高信号通常对应着 ADC 减少，可以作为判定急性缺血性改变的证据。由于单纯的 DWI 高信号可在脑卒中后期持续存在（"T_2 穿透"效应），因而单此一项不能作为急性缺血性脑卒中的证据。此外，一些非缺血性病理改变也可能与 DWI 高信号相关[36]。由于这些原因，对于疑似缺血性脑卒中的患者，DWI 的结果应始终与 T_2WI 和 FLAIR 的结果合并进行解释，理想情况下还应同时使用 ADC 图进行计算。

（六）MRP 成像

可以用不同的 MRI 策略研究脑灌注，明确脑循环状态，两类 MRI 技术，一为需要注射对比剂的 MRI 技术，一为不需要对比剂的 MRI 技术，已被用于研究人类脑卒中（主要是缺血性）的异常灌注（图 48-5）。前者是临床上采用的标准方法 – 动态磁敏感对比增强成像，其实施步骤如下：小剂量注射含钆对比剂，然后每 1～2s 重复进行 1 次全脑扫描，从而快速获取一系列 SW 或 T_2^* 加权成像结果[11, 12]。由于磁化率效应，足够高浓度的钆在血管内通过时会扭曲局部磁场，导致邻近血管的脑组织中发生自旋退相，从而导致信号丢失。研究证明，在一系列快速获取的图像中，随着时间的推移，信号丢失的量与健康脑组织中的脑血容量成正比。信号强度达到最大值所需的时间是达峰时间，该时间与理想对比剂的最大值时间和 MTT 有关。由于在这些血管内模型中，脑血流量等于 CBV 与 MTT 的比值，因此可以通过上述技术，推断出有关 CBF 的信息。例如，在检测急性脑卒中患者的病情时，该技术可以生成相对 MTT、T_{max}、CBV 和 CBF 的灌流图，使得急性梗死灶的灌注缺损、血管再通后发生的组织再灌注、已发生过灌注的亚急性梗死灶的过度灌注等情况变得可视化。MRP 成像的后期处理会在扫描仪获取图像后的几分钟内完成，因此，医生可以快速获得后处理图像。尽管从理论上讲，得到扫描仪处理过的图像后，还需要花费精力对前述的这些参数和其他灌注参数进行最佳和准确的评估[37-43]，但在临床实践中，凭借 MRP 源图像和扫描仪生成的灌注图已足以确定是否存在急性局灶性脑缺血。针对在 MRP 图像采集过程中由于患者头部运动导致获得的图像不足以进行病情诊断的情况，采取评估单个源 MRP 图像的方式可能会有用，因为这些 EPI 源图像实际上是不受患者运动影响的。

含钆对比剂对肾衰竭者的毒性众所周知，其发生率在老年脑卒中患者中更是居高不下，因此，人们对不需要使用对比剂的 MRP 方法越来越感兴趣。我们要讨论的第二种 MRP 方法就是一类不需对比剂的成像方法，名为动脉自旋标记（arterial spin labeling，ASL）成像法，该法使用射频反转脉冲来对大脑区域血供的自旋进行磁标记，将动脉内的流体作为内源性扩散示踪剂[44-47]，既可跳跃式标记，也可连续标记，或者两种标记方法兼用[48, 49, 50]。在对缺血性脑卒中的诊断中，ASL 成像能够提供与钆剂示踪法相似的诊断信息[51]（图 48-5），但该法需要对多次获取的图像进行平均后才能实现较高的信噪比，这意味着该法需要更长的采集时间，也因而更容易受到运动伪影的影响。当然，该法相较于钆剂示踪法有一明显优势，即它能够对组织灌注进行更

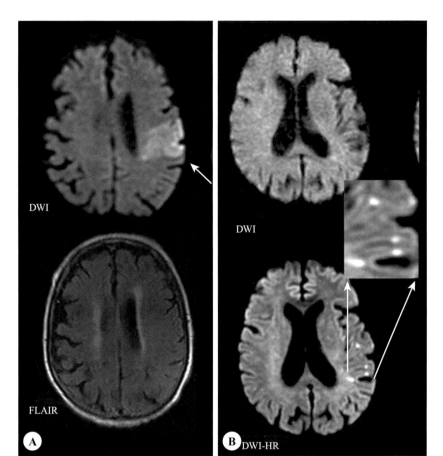

◀ 图 48-4　**DWI 检测超急性缺血性脑卒中**

A. 超急性缺血性脑卒中的特征性 MRI 表现为 DWI 阳性（箭）和 FLAIR 阴性；B. DWI-HR 可显示出在普通 DWI 上未能发现的点状急性缺血性病变，该技术的应用或可进一步降低 DWI 在诊断脑卒中时的假阴性概率；C. 多个动脉区域的急性缺血性病灶（箭）提示心源性栓塞

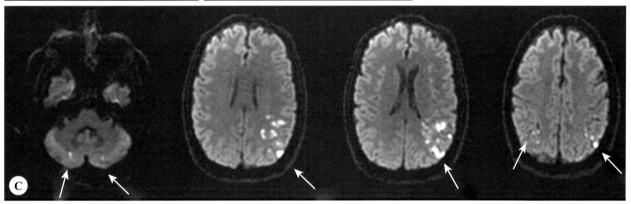

直接的定量测量[52, 53]。现如今由于技术的创新，该法已经能够通过对多张脑组织切面的扫描和重建进行立体成像，并且 ASL 成像法也已成为大多数 MRI 扫描仪上可供选择的常规成像方法[54]。

（七）MRA

在脑血管疾病的诊断中，MRA 结合对比增强法和时间飞跃法是标准的影像学诊断方法。使用 CE-MRA 法进行成像时，首先注射一定剂量的对比剂，然后在大扫描范围内进行快速图像采集，从而对从主动脉弓到大脑动脉环分支的血管系统进行常规成像（图 48-1）。含有对比剂的血液能够显示出血管的解剖结构。TOF MRA 法则不需要任何对比剂，其获取何种血管相关信号取决于流入成像平面血液的方向和速度。重复的低翻转角射频脉冲使得静止组织中的质子发生饱和、磁化，而血管中的流入组织的质子则保持不饱和，使血管看起来相对明亮。

获取图像数据以后，仪器将对之进行后期处理，以进行血管造影重建。在实际应用中，为评估和确

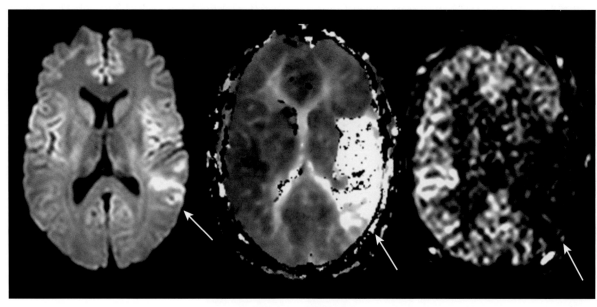

▲ 图 48-5 MRP 成像

A. DWI 显示左侧大脑中动脉区域的急性缺血性改变；B. 使用标准的 DSC 方法，在 MTT 图上显示出更大的缺血区域；C. 使用 ASL 获得不含钆的 MRP 成像，该相对脑血流图像显示，在脑卒中发生 100min 后出现类似的灌注缺损。箭所指为异常区域

证细微病变和可疑病变，经常需要浏览和检查经过重新格式化了的 MRA 源图像，大多数扫描仪均支持此项功能（图 48-1）。比起 2D TOF MRA 成像，3D TOF MRA 成像是最常用于大脑动脉环动脉成像的方法，这是因为它能够提供更高的空间分辨率，并且不太容易因狭窄部位的湍流而导致信号丢失。TOF MRA 法的局限性在于该法容易高估被检测血管的狭窄程度（尤其是当流速缓慢或存在湍流和钙化时）且对血流的侧支来源不敏感，其优势则包括在颅内循环成像方面比 CE-MRA 具有更高的空间分辨率及其在脑静脉系统成像中的应用，可作为不耐受含钆对比剂患者的替代选择。尽管 TOF MRA 倾向于高估血管的狭窄程度，但在检测动脉狭窄、闭塞和夹层方面，TOF MRA 的成像效果可与 CTA、常规血管造影相媲美[55-58]。总的来说，MRA 在检测 SAH 后动脉瘤的灵敏度估计值为 69%～100%，特异性为 75%～100%[59]。对于一些更小的动脉瘤，其灵敏度会稍低一些[60]。

（八）SWI

SWI 指的是一类基于不同类型组织间磁敏感性的差异而产生组织对比度的 MRI 序列。磁敏感性是指某一物质被磁场磁化而产生磁性的能力。尽管不同类型组织的表面或金属存在时会引起 SWI 成像受到伪影的影响，但基于前述原理，此法对出血、血氧合功能变化和血流动力学参数等更敏感。由于常规的 GRE 序列（通常称为 T_2* 加权成像）对顺磁性分子非常敏感，如含钆对比剂、脱氧血红蛋白和其他血红蛋白分解产物等存在于颅内出血所有阶段的物质；同时，单次激发 EPI 成像本就具有内在的权重敏感性，因而在常规临床实践中，联用 GRE 和 EPI（如 MRP）的成像方法具有最高的敏感性。SWI 作为 GRE 的一种特殊变体、一种测量相差的成像方法，在检测急性出血、慢性微出血和脑静脉成像方面可能比常规 GRE 更敏感[61-63]。

（九）磁共振波谱成像

磁共振波谱成像通过测量重要代谢物的共振，可以对脑内代谢物进行无创在体评估。MRS 的临床研究主要集中在对 ^{1}H 核波谱（质子 MRS）的研究上，与其他核的磁共振波谱相比，质子 MRS 具有相对更高的信噪比。虽然通过单体素波谱收集数据更为直观，但通过化学位移成像（chemical shift imaging, CSI）采集的数据使医生更容易发现脑卒中后不同组织间的差异，其采集的数据来自一个或多个切面对应网格中的多体素波谱。代谢物峰值数据通常在"频域"一栏中以 1/100 万（parts per million，ppm）为单位从右向左显示，也可以显示为覆盖在结构图像上的彩色编码"地图"，但需要强调的是，在后一种显示方法下，必须对单个波谱进行分析。尽管一些使用短 TE 的成像方法可以检测到大量的代谢物，但脑卒中研究中要检测的重点成像物质是一些具有较大峰值的代谢物，包括 2.01ppm 的 N- 乙酰天冬氨酸、1.33ppm 的乳酸，以及相对较少检测的 3.22ppm 的胆碱和 3.03ppm 的肌酸。代谢物峰值数据可以用其与另一代谢物数据的相对比值表示，例如，该代谢物峰值数据与同一体素内的另一代谢物的比率，或与对侧半球某一体素内的同一代谢物的比率。通常以水的信号作为内参[64]，或以扫描仪中的参考溶液作为内参（少用），则可得出所测代谢物的绝对浓度。由于 MRS 检查耗时长，因此在临床上较少使用此方法进行急性脑卒中成像。

二、MRI 在脑血管疾病中的临床应用

急性脑卒中多模式 MRI 检查（也称为脑卒中 MRI 检查）的目的是获得关于急性脑实质损伤、亚急性或慢性梗死、动脉病理、组织灌注和出血的诊断信息。在本章中，我们讨论了多模式 MRI 在 TIA、缺血性脑卒中、颅内出血和血管病变患者诊断中的临床应用，并描述了 MRI 作为指导急性脑卒中治疗工具的实用性。

表 48-1 中所列所有多模式磁共振序列在 15～20min 的扫描时间内即可完成。所有患者必须经由 MRI 室工作人员进行随身物品安全筛查，确保未佩戴金属或电子设备。有关 MRI 安全性的最新资料可于在线资源中查找（如 www.mrisafety.com）。有 10%～15% 疑似急性脑卒中的患者由于禁忌证的存在而无法接受 MRI 检查。2006 年时，人们发现含钆对比剂能够引发慢性肾病患者发生一种潜在的皮肤和内脏纤维化疾病 – 肾源性系统性纤维化（nephrogenic systemic fibrosis，NSF）。读者可参考欧洲和北美治疗指南，了解具体的禁忌证管理建议[65, 66]。总的来说，当慢性肾病患者的肾小球滤过率（glomerular filtration rate，GFR）在 30～60ml/（min·1.73m²）时，应慎用 MRI 检查，当然，这一标准在不同医院会有差异。当患者的 GFR 小于 30ml/（min·1.73m²）或

患者依赖透析时，不应使用含钆对比剂。医生可通过基于血清肌酐的 GFR 预计值来筛选不适宜 MRI 检查的风险患者。

表 48-1 急性脑卒中所用 MRI 序列

序　列	在脑血管病中的主要临床诊断用途
DWI	• 超急性和急性缺血性病变 • 通过 ADC 成像区分新旧病变
T₂WI	• 亚急性和慢性缺血性病变 • 排除非脑血管病变
FLAIR 序列	• 亚急性和慢性缺血性病变 • 排除非脑血管病变 • 高信号血管征 • 血脑屏障破坏
GRE 序列	• 急性颅内出血 • 出血性转化 • 微出血 • 血管内血栓
MRA	• 急性动脉闭塞 • 其他动脉病变：狭窄、夹层、动脉瘤 • 磁共振静脉造影用于诊断窦静脉和脑静脉血栓形成
PWI	• 局灶性血流动力学缺陷 • 扩散 – 灌注不匹配现象作为诊断缺血性半暗带的标志

三、短暂性脑缺血发作

对于 TIA 患者，常规 MRI（如 T₂WI 序列）在识别新发和陈旧缺血性病变方面比 CT 更敏感（根据 TIA 的经典定义，TIA 从血管病因学的角度来讲是一种局灶性神经功能缺损，可在 24h 内恢复）。最早的一项研究报道称，77% 的 TIA 患者在 MRI 上出现局灶性脑缺血性改变，而这一类病灶在 CT 中的响应率则仅为 32%[67]。后续研究表明，TIA 患者在常规 MRI 上显示至少一处梗死灶的概率为 46%～81%，但这些病灶大多与症状学表现无关[68, 69]；所显示梗死灶恰好能够解释 TIA 发作期间观察到的临床症状的概率为 31%～39%[68, 70]。在常规 MRI 中，很难确定这些适当定位的梗死有多大比例是在此次 TIA 时发生的，有多大比例是在事件出现之前存在的。CE

MRI 研究有助于提高确定病灶的敏感度。在一系列接受 CE-MRI 检查的 TIA 患者中，11%～39% 的患者可以观察到梗死灶的强化[68]。

四、DW MRI

新的 MRI 技术，包括 DW MRI 和灌注 MRI，已经彻底改变了 TIA 患者的 MRI 评估方式[71-78]（图 48-6），如 DWI 因其在检测急性梗死中的高灵敏度和特异性，已成为 TIA 患者检查的有力工具。在 19 项研究的汇总分析中，DWI 阳性的总比率为 39%，频率为 25%～67%[79]。在获得随访 MRI 的研究中，56%～80% 的患者在最初 DWI 异常的区域显示了随后的脑梗死[71, 80]（图 48-7）。此外，一些研究表明，DWI 阳性结果与特定的临床特征相关，这些临床症状包括与 MRA 结果相对应的更长的症状持续时间、运动障碍、失语症和大血管闭塞等[71, 81-83]。在最近的一项前瞻性队列研究中，1028 例出现"低风险"局灶性神经系统症状或体征（包括持续任意时长的非运动或语言症状，或持续时间不超过 5min 的运动无力或语言障碍表现）的患者中 DWI 阳性响应率为 13.5%[84]。因此，对于几乎所有疑似 TIA 的患者，甚至是所有具有"低风险"特征的患者，都应强烈考虑使用包含 DWI 序列的 MRI 检查。一项探索"DWI 阴性"TIA 患者特征的研究发现，脑干位置缺血或腔隙综合征者最有可能具有阴性初始 DWI 结果和阳性随访成像结果[85]。

TIA 患者中 DWI 阳性结果通常具有临床相关性。对于在 T₂WI 上显示多个病灶的患者，DWI 有 31% 的概率能够帮助判定这些病灶是否与近期缺血事件相关[83]；DWI 成像也改变了医生对大约 1/3 的患者血管定位的意见和对 TIA 病情的判定[71]。另有研究显示，在 DWI 上具有异常表现的 TIA 患者比没有这种异常的患者有更大的风险面临复发性缺血事件[77, 82, 86]；在 DWI 上显示多处急性病灶的患者患病风险尤其大[87]。单独的 DWI 病灶的存在，或者 DWI 病灶合并有临床指标（如 ABCD 评分：年龄、血压、症状类型、症状持续时间）的改变分别预示着 1 周内和 3 个月内的脑卒中风险[77, 78]。

五、MRP 成像

多项研究表明 MRP 成像可以提高 DWI 序列的成像效果，在某些情况下，MRP 检出 TIA 患者急性缺血性改变的能力比 DWI 更为灵敏。具体来说，由于一些轻度缺血病灶往往未达到 DWI 序列中所要求的组织生物能量损害的阈值，因而难以在 DWI 中显示，而 MRP 却能够检测到这些相对低灌注的病灶，因此能够检测到更多中度缺血的患者。在一系列接受了症状发作后 48h 内 MRP 检查的 TIA 患者中，约有 33% 的患者均被发现有灌注异常的病灶[76, 89]；这些患者中在 DWI 上显示有病灶的比例也约为 33%，而 DWI 合并 MRP 对这些病灶的检出率则高达 51%[76]。最近的对 DWI 阴性 TIA 患者的研究表明，MRP 中发现的初始灌注异常病灶与随访 DWI 检查结果发现异常两者之间密切相关[90, 91]。

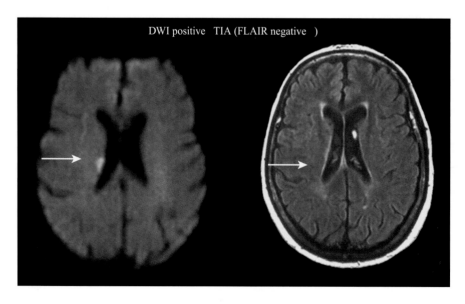

▲ 图 48-6 一例短暂性脑缺血发作患者的 DWI 成像

一名 63 岁男性患者左臂无力 30min，在症状消除后 4h 成像结果如下：左侧，DWI 序列显示右侧脑室周围白质病变（箭），而这一病灶在 FLAIR 序列上不明显（右侧，箭）

DWI　　　　　　　　　　ADC

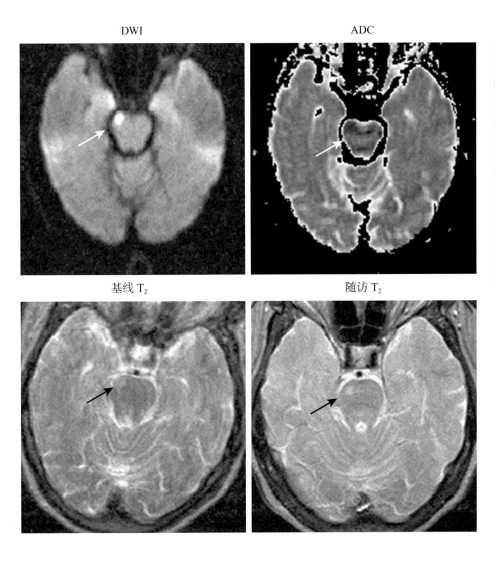

基线 T$_2$　　　　　　　　随访 T$_2$

◀ 图 48-7　一例 TIA 患者的基线 MRI 结果和随访 MRI 结果

急性缺血性病变在基线 MRI 结果中显示为 DWI 序列上的高信号病灶（左上）和 ADC 图像上的低信号病灶（右上），但这一结果在 T$_2$ 序列上并不明显。随访 MRI 结果显示的则是与基线 DWI 序列中相对应异常区域的梗死区域。TIA. 短暂性脑缺血发作；MRI. 磁共振成像；DWI. 扩散加权成像；ADC. 表观扩散系数

六、MRI 对定义短暂性脑缺血发作和对临床指南的意义

TIA 是"与永久性脑梗死无关的、短暂发作的、局灶性脑缺血引起的神经功能障碍"[79]。历史上曾将持续不到 24h 的短暂发作的神经功能障碍认定为 TIA。然而，在前文提及的 MRI 相关检查研究中，发现 30%～50% 发生了 TIA 等神经功能障碍的病例中亦能检测到急性梗死病灶，证实了短期神经功能障碍发生后亦会遗留永久性损伤。因此，美国心脏病学会在 2009 年通过了含有影像学诊断标准的新的 TIA 定义。该定义为"由局灶性脑、脊髓或视网膜缺血引起的短暂发作的神经功能障碍，不伴有急性梗死"[79, 92]，删去了对症状持续时间的限制。鉴于 MRI 检查在诊断 TIA 患者时的实用性，美国心脏病学会 / 美国脑卒中学会进行了如下声明："TIA 患者应该在

症状发作后 24h 内接受神经影像学评估，最好是通过包括扩散成像序列在内的 MRI 进行检查评估；同时，也应该合理运用非侵入性成像方法对颈部血管和颅内血管进行检查[79, 92]。"

（一）缺血性脑卒中

1. 常规 MRI

（1）脑卒中急性期：关于急性脑卒中患者早期 MRI 成像结果的总结见于框 48-1。在缺血发生的前几小时内，标准的 MRI 序列成像（T$_1$WI、T$_2$WI 和 FLAIR）对缺血灶的检测相对来说不够敏感，只在 50% 的病例中能够显示出异常[89]。我们通常所说的"早期发现"，即在 T$_2$WI 和 FLAIR 上显示的高信号病灶，是由于组织含水量总体上升引起的，而这一变化达到能在 MRI 中为我们察觉的水平时，早已经过了数小时。类似的变化在发病后的 6h 以内均不能被常规

MRI 检测到，只能在发病后 12～24h 被发现。尽管在发病 24h 后，大多数缺血性病变在 CT 和常规 MRI 上都能被观察到，但标准 MRI 在早期识别病变及识别较小或位于颅后窝的病变方面还是要优于 CT[6, 7]。

| 框 48-1 | 急性缺血性脑卒中的早期 MRI 发现 |

- DWI 显示高信号病灶，同时 T_2WI 或 FLAIR 显示微小变化或无变化
- ADC 显示低信号病灶
- GRE 成像显示低信号（"开花"）动脉征，显示急性血管内血栓
- MRA 显示动脉闭塞
- T_2WI 或 FLAIR 显示无动脉血流空隙，表明血管闭塞
- FLAIR 显示高信号血管征，显示血流缓慢或存在侧支血流
- 动态灌注成像的源图像显示病灶与周围组织对比度降低或无对比
- 灌注参数图显示病灶灌注减少或缺失

虽然在急性脑卒中发病的最初几小时内，常规 MRI 上脑实质的缺血性变化通常不明显，但其血管内征象却可能很明显。这些征象具体包括 T_2WI 未见动脉血流空洞、GRE 序列上所示急性血栓导致的低信号血管征[93, 94]（图 48-1 和图 48-8）、钆剂注射后 T_1WI 上梗死区域的血管信号增强（血流缓慢），以及 FLAIR 上的血管内高信号[25-28]（图 48-1 和图 48-3）。FLAIR 上的血管内高信号也代表着顺行流经血管不完全闭塞部位的缓慢血流或逆行流经软脑膜侧支血管的缓慢血流，因而这一发现不能作为判定溶栓治疗有效性的标准[25, 26, 95, 96]。

在 FLAIR 序列上，CSF 自身的信号被抑制，而这使得这一序列对 CSF 内的血液或含钆对比剂十分敏感。因此，在有早期血脑屏障破坏的脑卒中患者中，如发生注射的含钆对比剂渗漏到 CSF 中的情况，即可被增强 FLAIR 检测到，表现为脑沟回的高信号[24]。这一高信号也称为高信号急性再灌注标志（hyperintense acute reperfusion marker，HARM），与再灌注、溶栓治疗、HT 风险增加和血浆 MMP-9 增加有关[24, 97-99]（图 48-2）。

(2) 脑卒中亚急性期：当梗死灶进一步发展，其在 MRI 上的表现也随之逐渐变化。亚急性梗死灶的

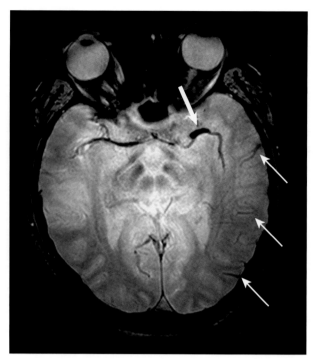

▲ 图 48-8　急性动脉血栓 GRE MRI 图像

GRE MRI（粗箭）显示急性动脉血栓呈低信号，细箭所指为半暗区内 GRE 上常见的扩张静脉，该现象是扩散 - 灌注不匹配的结果（未显示）

特征为不同程度的血管源性水肿，有时也表现为病灶的 HT。血管源性水肿在发病后 1～6 天程度最重，在随后的 3～4 周则程度有轻有重。这一水肿的表现在 T_2WI 和 FLAIR 上表现为高信号，而在 T_1WI 上表现为低信号。亚急性脑卒中还有另一特征血脑屏障破坏，这一病变亦可在 MRI 成像时表现为 Gd 增强后强化。病灶强化在发病后的前 6 天内不常见，而最常见于第 7～30 天，然后消失；并可持续长达 6 周[100]。

(3) 脑卒中慢性期：在脑卒中慢性期，亚急性期的水肿已经恢复。在慢性期的极晚的时间点，病灶通常存在一定程度的萎缩并且可能形成空腔。此时梗死灶在 T_2WI 和 FLAIR 上均表现为高信号，在 T_1WI 上表现为低信号而不再有对比增强，在 DWI 上表现为 T_2 透过效应和 ADC 值升高。与此同时，白质束中的沃勒变性现象也可继发于上述现象[101]。

(4) 无临床脑卒中表现患者的 MRI 缺血性病灶：除却脑卒中这一主要影像学发现以外，在接受脑部 MRI 检查的患者中最常发现的影像学征象为 T_2WI 或 FLAIR 所示皮质下白质局灶性高信号。这些白质

高信号预示着慢性微血管性脑血管病的存在，其产生与高龄、高血压病史、糖尿病、吸烟等因素有关，也常见于其他病理性改变，如动脉硬化和血管周隙扩张[102-109]。通常，随着病情进展，这些白质病灶会逐渐变多、发生率也会逐渐变高，这种进展与认知障碍和脑卒中风险密切相关[110-114]。

2. DW MRI　DWI 在临床症状发生后的几分钟内即可对缺血区域进行成像[115]。在 DWI 上显示的病灶区域在最初 3 日会经历相对持续的扩大，之后会逐渐缩小[116-120]。DWI 上显示的高信号（明亮区）反映水分子在细胞毒性水肿区域扩散受限，受限程度可在 ADC 图中定量测定（ADC 图中，相对暗区代表扩散受限，ADC 值越低，扩散受限程度越高）。受到 T_2 穿透效应的部分影响，DWI 上信号强度的升高可能会持续数周或更长时间。然而实际上，ADC 平均值仅会持续降低 4～7 天，在缺血症状发作后 7～10 天内便会恢复到正常水平；在更慢性的阶段，该值可能还会发生一些超常性改变[35, 121, 122]。这一特征使得 DWI 能够通过测算 ADC 值来区分新旧缺血病灶。尽管 ADC 平均值通常遵循这种变化模式，但在缺血性病变发生的急性时间窗内，ADC 值的显著异质性变化经常发生[123]。

（1）DWI 的成像特点：DWI 对急性脑缺血病灶的成像灵敏度和特异性很高（分别达到 88%～100% 和 95%～100%），即使是在症状发作后的极早时间内亦是如此[124-127]。研究证明，与 CT（诊断准确性 42%～75%）或标准 MRI 成像序列如 FLAIR 序列（诊断准确性 46%）相比，DWI 在诊断缺血性改变方面具有更高的准确性（95%～100%）[128-132]。在一项大型前瞻性研究中，研究者选取了连续 356 位急诊评估为疑似缺血脑卒中的患者作为受试者，来比较 DWI 和非增强 CT 在诊断缺血性脑卒中的灵敏度。结果表明，前者的灵敏度范围在 73%（症状发生后的 3h 内）到 92%（症状发生 12h 后）之间，而后者在相应时间点的灵敏度则仅为 12%～16%；此外，前者检查脑卒中的特异性在前述两个时间点分别为 92% 和 97%[133]。在另一项比较 DWI 对梗死病灶的检出率和病理学切片对梗死病灶的确诊率的研究中，DWI 检出梗死病灶的总体准确率也能达到 95%[134]。

尽管 DWI 的灵敏度已经很高，但假阴性结果仍可能发生于检测脑卒中中小梗死灶时、病变早期成

像时、脑干定位时等情况下，满足两项及以上此类情况要比满足一项或无此类情况更容易得到假阴性结果[85, 133]。据报道，在急诊评估为急性脑卒中的患者中，DWI 检出假阴性结果的概率为 17%（CT 的概率为 84%），而在症状发生后 3h 内经由影像学诊断过的患者中，DWI 检出假阴性结果的概率则为 27%（CT 的概率为 88%）[133]。假阳性结果在 DWI 检查中偶有发生，但十分罕见，可见于其他脑部疾病，包括癫痫持续状态、肿瘤、感染和克雅病。

（2）DWI 的临床应用：DWI 在诊断急性梗死灶时的高灵敏度和特异性及其区分急慢性梗死灶的能力能够提供重要的诊断性和预后性信息[135-138]。几乎任何急性梗死灶的神经解剖部位和血管区域均可通过 DWI 获得。获知急性梗死灶的位置能够帮助医生了解脑卒中的病因，因为往往特定位置的病灶意味着特定的脑卒中类型[139, 140]。例如，单侧前循环中的多个病变和一个血管区域中的小的散在病变（特别是分水岭样散在分布的病变），通常与大动脉粥样硬化有关[140, 141]；在仅有一种急性损伤相关临床症状的患者中，不同血管区域存在的多个急性病灶提示血栓栓塞性脑卒中的存在，该类脑卒中可见于 3%～5% 的患者[139]。结合这些实际的成像应用，同时根据通过其他 MRI 序列（如 MRA）获得的信息，医生可选择最适合的脑卒中二级预防方法。

DWI 病变特征也可用于帮助确定意识障碍的患者的脑卒中发病时长，包括醒后脑卒中。在 DWI 上显示而在 FLAIR 上未显示相应高信号的病灶表示目前的时间点可能正处于脑卒中发作后的 6h 内。唤醒试验证明，静脉注射阿替普酶对这些 DWI 和 FLAIR 结果不相匹配的患者有利[142]。

基线 DWI 病变体积提供了影响前循环的脑卒中患者最终梗死体积及神经和功能结局的预后信息[119, 143-150]。结合 DWI 显示的病灶体积数据和临床指标，诊断准确度会大大提高[151]。急性 DWI 显示的病灶数量也可用于预后分析，因为多发 DWI 病灶往往与未来缺血性事件的风险增加有关[152-154]。

3. MRP 成像　MRP 成像在急性脑卒中患者的初期评估中扮演着越发重要的角色。从该法中可获得的测量数据包括 MTT、TTP、剩余函数 T_{max} 值、CBV 和 CBF[38, 41, 155, 156]。对 MRP 在评估急性脑卒中病情中作用的讨论详见后文。

4. 磁共振波谱成像 MRS 使得人们能够对脑卒中发生后脑化学代谢变化进行研究，研究涉及的指标包括 NAA、肌酐、乳酸和胆碱浓度的变化。该法有一定的局限性。首先，由于上述脑中代谢物相较水来说含量较低，该法的信噪比不佳；第二，该法对检测物的移动敏感；第三，在对得到的代谢物比率数据进行解释时，需要认识到脑中所有的主要代谢物均可能在脑卒中发生后或者随着年龄增长而发生变化[157]；最后，MRS 耗时长，也因而对于诊断急性脑卒中并不实用。在下文中，我们描述了 MRS 测得的脑卒中后主要代谢物的预期变化。

NAA 因其主要定位于神经元而被认为是神经元完整性的标志[102, 103]，该物质的比率在脑卒中发生后会发生下降[104-108, 158, 159]，在梗死灶中心降低得比在外周更明显[160, 161]。NAA 水平的早期降低 20% 发生于症状发生后的 1h 内，50% 发生于 6h 内[162]；此后，其水平在 2 周内继续下降，直至保持在一较低水平或完全检测不到。因此，NAA 低水平为缺血核心的一种标志。

肌酸峰值受肌酸和磷酸肌酸的影响，因此被认为是能量存储的标志。在脑卒中发生之后，该峰值可相应减少[104, 105, 107, 159]，但是这种减少没有 NAA 的变化显著[158]。

乳酸水平在梗死发生时升高，并在 1.33ppm 处表现为"双峰"，分别在长 TE 和中 TE 条件下处与高于和低于基线的位置。乳酸是由无氧糖酵解产生的，并且人们通常认为该物质在健康大脑中检测不到，只在健康老年人和脑卒中病变对侧的半球中可检测到低水平的乳酸[108, 163]。在体内和体外 MRS 动物实验表明，乳酸在缺血发生数分钟内即可测得，在几小时内该物质水平继续上升，尤其是在缺血灶中间[109, 162, 164]。局灶性脑缺血后再灌注发生时会导致乳酸在数天内逐渐减少[109, 165]，但在永久性大脑中动脉闭塞模型中亦可观察到乳酸下降[109]。临床研究的结果也与这些发现相吻合。在脑卒中超急性期，乳酸会呈现高水平[160, 166]；然后，乳酸水平会在第 1 周下降[105, 108]，2 周后检测不出[108, 159]；数月后，乳酸水平会经历二次上升，与炎症浸润同步[108]。

胆碱峰的变化更为多变，它代表总胆碱水平，是细胞膜更新的标志。脑卒中后胆碱水平可以下降、不变或上升[104, 105, 107, 159]。据推测，胆碱峰的降低可能

预示着细胞丢失，而升高则可能代表含有大量白质的梗死区域的髓鞘损伤[106]。

MRI 在脑卒中诊断中的临床应用：尽管从理论上讲，MRS 可细化 MRI 对"风险组织"的定义[166]，该法却因耗时长而在诊断急性脑卒中方面应用受限。有假设称，组织中乳酸水平升高但 NAA 水平正常可能代表着该组织中神经元代谢受损但形态尚且完整，成像为缺血半暗带[106]（图 48-9）。同样，对急性脑卒中患者进行的 MRS 检查也证明，在出现 MRP-DWI 结果不匹配的区域，组织中代谢情况也表现为乳酸水平升高而 NAA 水平正常[166]。此外，另一研究表明，缺血半暗带中乳酸水平低于缺血核心，而 NAA 水平则高于缺血核心[160]。

MRS 检查还具有为脑卒中疗法的效果提供判断标志的潜力。具体来讲，该法可测量脑内不同组分的温度[167, 168]，评估缺血和氧化还原水平间的相互作用[161]，理论上讲甚至还可以帮助判断特定药物是否到达它们的目标靶组织。此外，MRS 可用于评估血供重建手术的效果，如动脉内膜切除术或颅外 / 颅内搭桥手术。通过 MRS 检查可发现在未经过血供重建手术的颅内动脉狭窄模型中，病灶同侧半球可测得 NAA 降低、胆碱升高，有时还有乳酸升高[169, 170]；而经过颈动脉内膜切除术后，前述情况可被逆转，尤其对于那些在术前未有乳酸升高、术后 CBV 值显著改善的患者来说更是如此[169, 171]。最后，MRS 还可能有助于评估脑卒中的预后，因为乳酸 / 胆碱比率及 NAA 水平的变化与临床结局相关联[172, 173]。

（二）颅内出血

CT 平扫是评估颅内出血的传统金标准，但先进的 MRI 技术提高了对颅内出血的检测和诊断能力，能更好地展示疾病的潜在病理生理机制、病因和预后。

血液分解产物的演变阶段决定了血液在各种 MRI 序列上的表现[174]（表 48-2）。新鲜渗出血液中的血红蛋白主要为氧合血红蛋白，呈非顺磁性的。然而，细胞内氧合血红蛋白向脱氧血红蛋白的转化很可能在血肿周围立即开始。脱氧血红蛋白含有四个未配对电子使其具有高度顺磁性。出血后 2～3 天，脱氧血红蛋白被转化为高铁血红蛋白。高铁血红蛋白最初在胞内形成，然后随着红细胞的溶解而转移

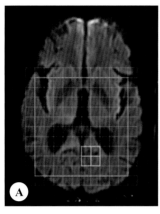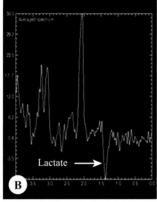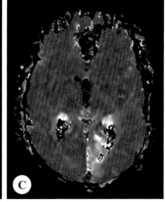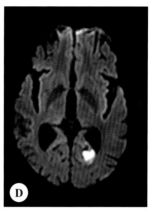

▲ 图 48-9　脑卒中患者的 MRS 图像

急性脑卒中发生 2h 内，MRP-DWI 不匹配区乳酸水平测定，此时 DWI 还未显示病灶。A. 基线 DWI 与 MRP 交叠；B. 箭所指为 A 中突出显示的体素网格的 MRS 横坐标，显示乳酸的存在；C. MTT 图示基线病灶；D. 随访 DWI 显示在早期出现乳酸高峰的区域出现梗死病灶

表 48-2　各种 MRI 序列上的出血表现

阶　段	T₁ 加权	T₂ 加权	FLAIR 序列	GRE 序列或 T₂*
超急性期（<12h）	等信号或轻度高信号	高信号	高信号	边缘低信号
急性期（12h～2 天）	等信号或低信号	低信号	低信号	边缘低信号逐渐向中心发展
亚急性早期（2～7 天）	高信号	低信号	低信号	低信号
亚急性晚期（8 天～1 个月）	高信号	高信号	高信号	低信号
慢性期（>1 个月至数年）	等信号或低信号	低信号	低信号	被低信号边缘包围的狭缝状高信号或等信号核心

至胞外。大约在出血后第 7 天，巨噬细胞和吞噬细胞开始将高铁血红蛋白转化为含铁黄素和铁蛋白。

常规的 T₁ 和 T₂ 加权序列对亚急性和慢性期血液高度敏感，但对小于 6h 的实质出血不敏感。研究表明使用标准或 EPI T₂* 加权序列，包括 GRE 和 SWI，甚至动态磁敏感对比 PWI，可以准确检测超急性期实质出血[175-177, 178]。回波平面 T₂* 加权成像采集时间非常短（数秒），对无法合作或无法长期静卧的急性颅内出血患者有显著优势。

T₂* 加权序列上超急性出血的标志是等信号核心周围的一圈低信号（图 48-10）。随后，在急性期和亚急性期，血肿呈弥漫性低信号。在慢性期，血肿表现为裂隙状信号，核心为高信号或等信号，边缘为低信号。

几项大型多中心前瞻性研究表明，上述 MRI 序列在识别急性出血方面与 CT 一样可靠，在检测微出血和慢性出血等方面优于 CT[133, 179, 180]。在某些情况下，MRI 可检测到 CT 上不明显的出血[179, 181]。这些发现使 MRI 成为急救中心评估急性脑卒中患者的唯一影像手段。然而，多达 20% 的急性脑卒中患者可能不耐受或有 MRI 的禁忌证[182]。

1. 脑实质出血　成人原发性脑出血最常见的潜在病因是高血压和脑淀粉样血管病，MRI 可协助临床判断。与高血压相关的原发性 ICH 最常发生在脑深部结构（如壳核、丘脑、小脑和脑桥），并常伴有深部微出血。相比之下，发生在脑叶区域的原发性 ICH，尤其是老年人，最常与 CAA 相关，但也可能与高血压有关[183]。CAA 相关出血通常以明显的脑叶微出血为特征。

MRI 在识别脑实质 ICH 的罕见潜在结构病变（如动静脉畸形、肿瘤）及量化血肿周围水肿量和范围（FLAIR 序列）方面优于 CT。对比研究（一旦

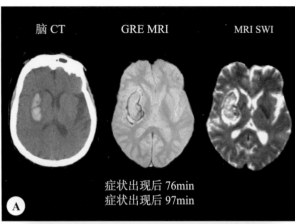

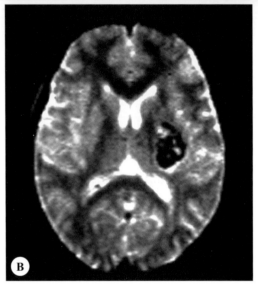

▲ 图 48-10　急性实质内血肿各项检查对比图

A. 一例急性实质内血肿病例，发病 2h 以内，CT、GRE MRI 和 MRI 回声成像及 SWI。MRI 上可见血肿周围不均匀的中央低信号，外围环绕着高信号的水肿带。B. 在大约发病 3h 的稍晚血肿中，低信号占优势

水肿消散，血液重新吸收，亚急性期的检出率最高）适用于没有明确潜在病因或发生在不寻常部位的出血的患者[184]。

MRI 技术为 ICH 的潜在病理生理学提供了新的见解，特别是血肿周围区域的进行性继发性神经元损伤。许多研究（并非全部）已经证明血肿周围区域灌注不足、生物能量受损或两者并存[185, 186]。约 1/3 急性期成像患者的血肿周围 ADC 值可能降低[185, 187, 188]。血肿周围扩散受限与较大的血肿体积相关，特别是在超急性期；但与收缩压变化无关，也不能用收缩压预测结局[189-191]。几项研究描述了演变的时间过程，ADC 值在第 1 天内较低，然后逐渐升

高，可能反映了血肿周围水肿的演变。

总体而言，这些研究表明，可能有一部分患者在超急性期有血肿周围低灌注区，并可能存在缺血。随着水肿和炎症的发展，该区域很可能在亚急性期迅速消失[186, 192]。血液分解产物引起的水肿和毒性是血肿周围持续损伤的最重要因素。因此，MRI 可监测上述因素对出血后康复的影响，并在未来可用作推定干预研究的替代结果标志物[193, 194]。

最近一系列研究报道，原发性 ICH 发病后的急性期和亚急性期在 DWI 上可以看到高频率的小的急性缺血性病变。这些病变远离出血灶，据报道 1/4～1/3 的原发性 ICH 患者的病因是高血压疾病或 CAA[195-200]。几项研究发现它们与急性医院环境中的血压降低或波动有关，并且还与微出血、白质疾病和既往脑卒中有关[196-198, 200-202]。许多研究发现 DWI 上的远隔缺血性病变与原发性 ICH 后的不良功能结局或死亡之间存在关联[196, 198, 202, 203]。

2. 微出血　T_2* 加权 MRI 序列能够检测出 CT 上未显示的临床上无症状的既往微出血（图 48-11 和图 48-12）。微出血的定义是点状、均匀、圆形、低信号的实质病变，通常为 5～10mm。许多研究表明，GRE 显示的微出血的病理相关性是小血管附近出现的含铁血黄素阳性的巨噬细胞的区域，表明血管壁曾有血液外溢[204]。与标准 GRE 相比，更高的磁场强度、高分辨率的 3D T_2* 加权成像和 SWI 序列检测微出血的能力更强。总体而言，SWI 序列似乎比标准 T_2* 序列对微出血更敏感；但用于计算内部场图的高级处理显示出 T_2* 采集的更高的灵敏度和特异度[205-210]。已经有许多标准化方法和评分系统用来量化微出血，包括自动或半自动方法[211-215]。

38%～80% 的原发性 ICH 患者、21%～26% 的缺血性脑卒中患者和 5%～6% 的无症状人群可在 MRI 中观察到微出血[216-218]。在鹿特丹对普通老年人的研究显示微出血的患病率在 3 年内从 24.4% 上升到 38%[219]。高血压、血压波动、CAA 和高龄是最常见的微出血危险因素[220-225]。框 48-2 展示了与微出血相关的危险因素。许多研究表明微出血与载脂蛋白基因型相关。携带载脂蛋白 ε4 和 ε4 等位基因患者的发病率增加，尤其是 CAA 相关的脑叶微出血[226-228]。慢性肾病、他汀类药物、抗血栓药物、血液炎症标志物升高和血清尿酸水平升高也是微出血

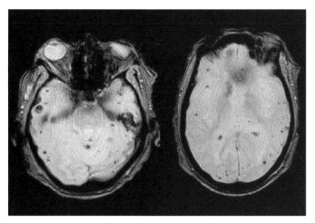

▲ 图 48-11　GRE MR 序列显示脑淀粉样血管病患者的多发、散发性陈旧微出血（点状低信号）

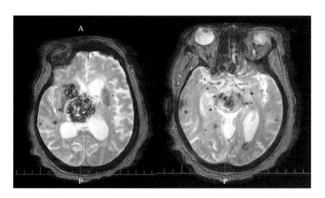

▲ 图 48-12　1 例高血压脑出血患者的 GRE 图像
其中微出血最常见于深部和幕下区域

的独立危险因素[229-235]。在一项基于人群的研究中，深部微出血与脑叶微出血的危险因素谱似乎不同[236]。在一项研究中，黑种人原发性 ICH 患者的微出血患病率高于白种人（分别为 74% 和 42%，P=0.005）[237]。患有严重白质和小血管疾病的患者其微出血患病率更高[238]。

　　微出血的形态可以为潜在的危险因素和病因提供线索，特别是在原发性 ICH 患者中。已经证明，CAA 患者常发微出血，部位以脑叶为主（图 48-11）。若脑叶 ICH 患者合并多发性脑叶微出血，则高度提示 CAA。然而另一项研究发现，小血管疾病和 CAA 都与脑叶微出血有关[239]。相反，由高血压疾病诱发的 ICH 中，微出血最常见于深部和幕下区域，脑叶微出血发病率较低[223]（图 48-12）。混合型的微出血也很常见[240, 241]。对 11 项研究的 Meta 分析曾报道，与西方人群相比，东方人群发生深部、幕

下和混合型微出血的概率更高。

　　越来越多的证据表明，微出血是一种有出血倾向的血管病变的标志，也是一种活跃的、动态的小血管病变过程[242-246]。一项 Meta 分析发现，CAA 相关 ICH 的复发风险高于非 CAA 相关 ICH[247]。另一项研究报道说，疾病风险随微出血负荷加重而增加[248]。微出血患者使用抗血小板药物的风险似乎很复杂。虽然一项研究报道了非常轻微的有害影响，但另一项研究发现，当微出血灶≥5 个时，这种有害影响随微出血数量的增加而增加。在一项纵向研究中，第 1 年缺血性脑卒中和冠状动脉事件的风险超过了 ICH；而在 1 年后，ICH 的风险超过了益处[249, 250]。

　　一些 Meta 分析现已证实早期病例报道和小型系列研究表明，微出血患者在溶栓治疗后发生出血的风险可能增加[251, 252]。微出血负荷大（>10 个）的患者有发生症状性 ICH 的风险。静脉溶栓后的远隔 ICH 与脑叶微出血有关[253]。几项研究报道了溶栓后出现新的微出血的患者出现远隔 ICH 的风险增加[254-257]。

　　许多研究已经探索了微出血患者抗血栓治疗后的 ICH 风险。在一项关于口服抗凝药物患者的研究中，微出血和中重度脑白质高信号的患者 ICH 的发生率都最高[258]。在 CROMIS-2 对缺血性脑卒中或 TIA 后因心房颤动而抗凝患者的研究中，微出血与症状性 ICH 独立相关[259]。一项 Meta 分析报道，微出血负荷≥5 个和心房颤动的患者继发 ICH 的风险更高[260]。一项对因心房颤动而进行抗凝治疗的缺血性脑卒中患者的综合分析发现，微出血的患者 ICH 患病率增加了 4 倍。

　　除了 ICH 风险，微出血的存在和总体微出血负荷似乎具有重要的预后意义。在普通人群、TIA 和脑卒中患者中，微出血与未来脑卒中风险增加有关[261-265]。此外，微出血负荷和蓄积率已被发现可预测认知能力下降、痴呆和神经功能障碍，甚至血管性死亡[266-272]。尤其是微出血已被证明与执行功能障碍有关[273, 274]。

　　3. 出血性转化　缺血性脑梗死后常发生出血性转化，其病理检查阳性率高达 42%。HT 患者血液分解产物的 MRI 演变与原发性 ICH 相似（框 48-2）。然而，T₂* 加权 MR 序列通常能显示出 CT 或标准 MR 序列显示不出的点状出血。需要采用具有 GRE 序列的 MRI 进行前瞻性研究，以明确这些点状出血在接受和不接受再灌注治疗的不同脑卒中亚型中的频率，

框 48-2　与微出血相关的情况
• 高血压
• 脑淀粉样血管病
• CADASIL
• 头部外伤
• 危重症
• 法布里病
• COL4A1 和 Col4A1 突变
• 弹性假黄瘤
• 感染性心内膜炎和脓毒性栓子
• 放射治疗
• 烟雾病
• 心房黏液瘤
• ECMO
• 庞贝征
• PRES
• 脂肪栓塞
• 凝血病
• 溶栓后
• 血管炎
• 家族性海绵状血管瘤
• 左心室辅助装置

CADASIL. 皮质下梗死伴白质脑病的常染色体显性遗传性脑动脉病；ECMO. 体外膜氧合；PRES. 可逆性后部白质脑病综合征

以及它们在抗血栓治疗决策中的作用。最常用的评估 HT 类型和严重程度的放射学分类系统是为头部 CT 扫描开发的。它将出血分为两大类，即出血性梗死和实质血肿（parenchymal hematoma，PH），每类根据严重程度有两个亚型[275]。然而这种分类系统在 MRI 中的应用尚未得到充分验证。一项小型研究表明，T_2* 加权 GRE 用于重度 PH 分类具有高可靠性和高可重复性[276]。另一种改进的分类系统在观察者间有很高的一致性[277]。

MRI 可以帮助区分缺血性脑梗死的 HT 与原发性血肿。大多数 HT 体积小于 DWI 显示的缺血灶。与缺血性脑梗死相比，原发性血肿的边缘往往更圆，周围的水肿量也更大。最后，血肿往往不遵循血管分布范围。

越来越多的研究评估了溶栓治疗中 HT 的临床和

放射学（包括 MRI）预测因素。在 FLAIR、T_1 加权和 T_2* 加权序列上可见的对比剂外渗已被确定为血脑屏障破坏的重要标志，是 HT 的预测因素[216, 278-282]。最近的研究表明 ASL 可将高灌注识别为血脑屏障破坏和 HT 的生物标志物[283-285]。一些研究还表明，基线 DWI 病变大、ADC 值低、脑微出血的存在、CBV 非常低也是后续症状性出血的独立预测因素[286-293]。一些研究表明，早期梗死区 FLAIR 高强度与溶栓后 HT 发生率增加有关，但并没有得到一致认同[294-297]。据报道，接受静脉溶栓治疗和 T_2* 加权序列上可见脊髓静脉扩张的患者发生 HT 的概率较高[298]。这些发现为测试旨在最大限度地减少血脑屏障开放和随后的 HT 风险的治疗方法提供了潜在的成像生物标志物。

4. 蛛网膜下腔出血　近期的研究探索了 MRI 序列在 SAH 患者中的临床效用。虽然标准的自旋回波序列对蛛网膜下腔血液相对不敏感，但 FLAIR 和 GRE T_2* 成像等新的序列，已被证明具有一定的敏感性，特别是在 CT 结果通常为阴性的亚急性期[299-302]。蛛网膜下腔出血在 FLAIR 序列上表现为相对于正常脑脊液的高信号区域，在 GRE 图像上表现为低信号区域。总体而言，研究表明 FLAIR 成像对急性 SAH 与 CT 一样敏感，但与腰椎穿刺术的结果相比，FLAIR 成像的结果并不能明确排除急性 SAH[300, 303-305]。

评估 SAH 和血管痉挛的患者是多模式 MRI 的新作用。一些报道表明，继发于动脉瘤性 SAH 的血管痉挛患者表现出很高的 DWI 损害，这通常是无症状缺血的征兆[306, 307]。在使用灌注成像的研究中，这些缺血损伤与血流动力学受损区域、血管痉挛的血管造影证据相关[308-310]。后来的研究探索了高级序列的作用，包括联合弥散和灌注成像来表征血管痉挛引起的迟发性缺血的病理生理学及其演变[311-315]。

5. 皮质浅表铁质沉着症　浅表铁质沉着症（或称含铁血黄素沉着症）被定义为在 T_2* 加权序列可见的蛛网膜下腔或 CSF 间隙中慢性铁沉积，以及脑膜下层含铁血黄素沉积。通常由中枢神经系统出血引起，包括 SAH、硬膜下血肿、原发性实质内出血或脑室内出血。浅表铁质沉着症是 CAA 的常见表现，与一过性局灶性神经发作的临床表现有关[316-318]。该病患者群中的皮质浅表铁质沉着症已被证明与载脂蛋白 $\varepsilon2$ 基因相关，症状性 ICH 风险增加，尤其是多发铁质沉着病例[319]。一项研究报道浅表铁质沉着症与脑叶大体积出血有关[320]。浅表铁质沉着症也可能是表征疾病进展的生物标志物[321-326]。

硬膜下和硬膜外血肿：硬膜下血肿表现为与脑实质相邻的新月形病变。MRI 表现取决于血肿形成时间和相关序列。在急性期，硬膜下出血在 FLAIR 和 T_2 加权序列上表现为高信号。在 GRE 序列上，根据血液分解产物的不同阶段，急性期可能是等信号或低信号，亚急性期为低信号，慢性期为等信号或混合信号，具体情况也取决于血液重吸收程度。几项研究探讨了 MR T_1 和 DWI 改变在预测慢性硬膜下血肿患者复发和预后中的作用[327, 328]。

硬膜外血肿表现为毗邻脑实质的扁豆状（双凸）膜外病变。移位的硬脑膜在脑和血肿之间表现为一条细线状的低信号。迅速增大的硬膜外血肿可能导致显著的中线移位，通常与脑疝有关。MRI 改变符合先前描述的脑实质内 ICH 的时间演变。

（三）脑血管病理学

1. 动脉狭窄和闭塞 在检测动脉狭窄和闭塞方面，MRA 可与传统血管造影和 CTA 相媲美[55-58, 329]。但狭窄部位的湍流或钙化可引起质子退相，使得 MRA 倾向于高估狭窄程度，以 TOF 成像为甚。当颈动脉扭结或突然改变方向时，评估 ICA 远端进入颈动脉管的狭窄时（由于血管和骨骼之间的易感性伪影），以及评估有手术夹的狭窄时，可能会发生血管狭窄的高估。MRA 上的假阳性闭塞通常可以通过信号消失点远端的血流重建来推断。大多数研究发现，MRA 检测颈动脉闭塞的敏感度和特异度都是 100%。一般来说，如果 MRA 显示没有狭窄或狭窄程度小于 70%，则无须进一步评估。如果 MRA 显示有 70% 及以上程度的狭窄，则应进行双相超声检查。如果这两项检查的结果一致，则无须进一步评估，需为患者提供适当的治疗[330, 331]。如果两项检查的结果不一致，则建议用常规血管造影或 CTA 进一步评估。颈动脉 CE MRA 是区别于 TOF 成像的另一种检测方法，其 MR 采集时间与对比剂的注射时间一致。在诊断颈动脉狭窄方面，CE MRA 优于传统的血管造影[332-335]。常规 MRA 不能很好地显示颅内小血管，而 7T 超高场 MRA 成像可以显示微小血管，其灵敏度接近于血管造影[336]。

2. 动脉斑块形态 对颈动脉斑块进行高空间分辨率的多模态成像是 MRI 血管成像的新应用场景。其

可以识别各种成分，如脂质沉积、纤维帽、钙化和血栓[337]。尽管尚未成为常规手段，但高分辨率颈动脉斑块成像在记录降脂治疗后脂质含量的降低和斑块的稳定、识别与近期 TIA 或脑卒中病史有关的纤维帽破裂方面很有发展前景[337, 338]。大脑中动脉狭窄高分辨率 MRI 成像的技术进展有望实现颅内动脉狭窄和动脉粥样硬化斑块的可视化[339]。

3. 动脉夹层 MRI 和 MRA 可以诊断颈内动脉夹层和椎动脉夹层[340-343]。以下 MRI 结果提示夹层存在：轴位 T_1 加权图像上血管壁信号部分或整体增加（有脂肪抑制），与血肿相符（图 48-13）；管腔周围有信号增加的边界，管腔变窄；血管能见度差或不可见；血管周围组织信号异常增加，并明显破坏血管腔。T_2WI 能更好地显示假腔内可能存在的内膜片。MRA 可以显示血管异常，如狭窄、动脉瘤扩张和双腔。当使用 TOF 技术时，MRA 可显示剥离部位正常或单纯增宽的血管外轮廓。这是由于血肿中的高铁血红蛋白和高流量管腔增加了血管壁的信号造成的。MRI/MRA 评估夹层的假阴性现象可能发生。因此，当临床高度怀疑夹层且 MR 结果为阴性时，推荐使用 CTA 进一步评估。文献回顾表明，MRI 结合 MRA 对诊断颈动脉和椎动脉夹层的阳性预测值和阴性预测值与 CTA 大体上相似[344]。

4. 动脉瘤 MRA 诊断颅内动脉瘤的敏感性为 92%～95%[266, 267]。MRA 假阴性和假阳性动脉瘤主要位于颅底和大脑中动脉[345]。SAH 后 MRA 检测动脉瘤的敏感性为 69%～100%，特异性为 75%～100%[59]。

虽然 MRA 已显示直径小至 2～3mm 的病变，并且该技术可能显示常规血管造影遗漏的小动脉瘤，

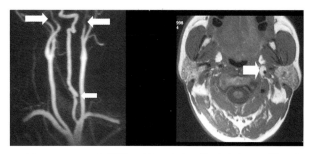

▲ 图 48-13 48 岁男性双侧颈动脉和椎动脉夹层（箭）的 **MRI**

A. Power-injector CE MRA 显示左椎动脉内膜瓣以及远端颈内动脉逐渐变细；B. 颈内动脉 T_1 加权轴向 MRI 显示夹层的特征性新月征，右图中右侧颈内动脉血管壁内的血液呈高信号

但 MRA 检测小动脉瘤的灵敏度相对较低[60, 346]。因此，将 MRA 作为动脉瘤的常规筛查手段仍存在争议[347, 348]。动脉瘤内低流速和湍流状态的血液使约 27% 的小动脉瘤可能被 MRA 遗漏，使用静脉对比剂可以部分克服这一问题[349]。小动脉瘤可能被误认为血管襻，因为这两种结构在 MRA 的最大强度投影上外观相同。

5. 静脉血栓形成 虽然诊断脑静脉血栓形成仍具有挑战性，但脑实质 MRI（T_1WI、T_2WI、DWI、GRE/T_2*SWI、FLAIR）与 MRV 组合检测脑静脉窦血栓形成的敏感性高达 95%[350]。因此，MRI 已成为脑静脉窦血栓形成初诊的首选方法，并为后续随访提供了有效帮助[351-354]。

MRV 能很好地显示静脉窦闭塞（图 48-14），大多数情况无须进行常规血管造影。MRV 对脑血栓的发现包括缺乏典型的来自静脉窦的高流速信号，以及在 2D 层面的个别帧上直接看到血栓的情况。这些必须与再生性、发育不全及再通后出现的静脉窦相区别。血栓形成的静脉和静脉窦也可以在轴向 GRE T_2* 加权序列上进行可视化，比标准 T_1 和 T_2 加权扫描更明显[355, 356]。一组报道称，在发病第 1~3 天，T_2*WI 和 T_1WI 序列检测静脉窦或静脉血栓的预估灵敏度分别为 90% 和 71%[357]。大脑静脉的口径比静脉窦小，在解剖位置上也有更多的变异性。因此，在 MRV 上大脑静脉比静脉窦更难显示。而 T_2*SWI 序列对血液有高敏感性，故其是诊断皮质静脉血栓的首选序列。

静脉窦闭塞引起的脑实质改变各不相同。当静脉高压较轻时，MRI 可能无异常。更严重的静脉充

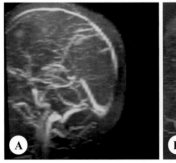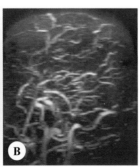

▲ 图 48-14 静脉窦 MRV 图像
A. 正常的脑 MR 静脉图；B. 直窦血栓形成。注意直窦、侧窦、Galen 静脉和脑内静脉的血流信号缺失

血会导致静脉梗死，这可以在 T_2 加权或 FLAIR 序列显示为高信号。使用对比剂时，血脑屏障破坏的脑区可能会出现肿瘤样的信号增强区。静脉梗死的 HT 经常发生，并且根据血液分解产物的阶段具有典型的 MR 出血表现。脑实质病变的位置因闭塞部位而异。上矢状窦血栓形成通常导致矢状窦旁病变，可能为双侧。横窦血栓常引起颞叶后部病变，而深窦系统血栓常引起双侧丘脑病变。

MRI 脑实质成像可以深入了解静脉梗死所涉及的潜在病理生理过程。血脑屏障破坏与静脉充血导致血管源性和细胞毒性水肿共存的独特组合，可在 DWI/ADC 上进行区分。低 ADC 值指提示细胞毒性水肿，高 ADC 值提示血管源性水肿，而混合值表示血管源性水肿和细胞毒性水肿共存[351, 358, 359]。由于血管源性水肿的可逆性，由静脉血栓形成引起的 MR 病变比由动脉缺血引起的病变可逆性更强。除 DWI 序列外，几组研究已显示其他灌注相关成像指标异常，包括 MTT 增加和 CBV 增加[360, 361]。

（四）MRI 指导下的急性脑卒中治疗

已经有大量研究探讨了 MRI 在急性脑卒中管理中的作用。基于 MRI 的临床试验结果有助于完善不匹配概念。缺血半暗带成像有广阔的应用前景，可以识别能在延长时间窗内从再灌注治疗中受益的患者[362-368]。

已经有广泛研究探讨了识别缺血半暗带的最佳 MRI 标准。DWI 通常被认为是识别缺血核心的金标准。但多个动物研究和病例分析表明，早期再灌注可以暂时或永久逆转部分病变的早期扩散异常[369-371]（图 48-15 至图 48-17）。ADC 值可以预测早期 DWI 病变的哪个部分最可能被永久逆转。一项研究表明 ADC ≤ 620 × 10^{-6} mm^2/s 可作为识别缺血核心的最佳阈值（69% 的敏感性和 78% 的特异性）[372]。

侧重于定义缺血半暗带外边界（即严重低灌注组织与良性低灌注组织之间的边界）的灌注标准研究通常优化了灌注阈值，以预测无再灌注患者的最终梗死面积。其基本原理是在没有再灌注的情况下，梗死将侵占整个缺血半暗带并扩大至良性缺血边界[373-376]（图 48-16）。基线灌注病变可以识别无再灌注时梗死组织体积，其与最终梗死体积和神经功能预后密切相关，相关性优于基线弥散病变体积[144, 147, 149, 377]。灌

注参数 T_{max} 指到达残留功能组织的最大时间。如果急性脑卒中患者预测的缺血组织 T_{max} 对比剂到达延迟大于 4s，在无再灌注情况下注定发生梗死。这一指标在弥散和灌注成像评价了解脑卒中发展（Diffusion and Perfusion Imaging Evaluation for Understanding Stroke Evolution，DEFUSE）、超声平面成像溶栓评价试验（Echoplanar Imaging Thrombolysis Evaluation Trial，EPITHET）和 DEFUSE2 中得到了广泛应用[378, 379]。T_{max} 5～6s 的阈值也被 PET 证明近似于半暗带 CBF 值[380]。最近的一项 PET 研究表明，即使在延长的时间窗内，T_{max} 也是检测缺血性脑卒中半暗带流量上限的最佳灌注成像测量方法，并得出结论，

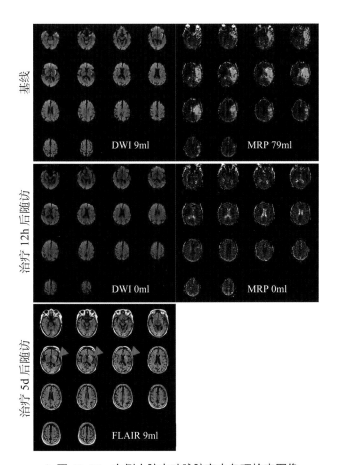

▲ 图 48–15　左侧大脑中动脉脑卒中各项检查图像

左侧大脑中动脉脑卒中患者的基线 MRI（第一行）显示弥散和灌注病变之间不匹配。根据 ADC 阈值 $<620 \times 10^{-6} mm^2/s$ 圈定弥散病变（粉红色）。根据 $T_{max} > 6s$ 阈值圈定灌注病变（绿色）。患者血管内治疗成功，大脑中动脉完全再通。血管内治疗后 12h 的 MRI 随访（第二行）显示完全再灌注和初始 DWI 病变完全逆转。5d 后的 FLAIR 随访（第三行）显示基线 DWI 病变处有梗死，说明血管内再灌注后 DWI 逆转的短暂性

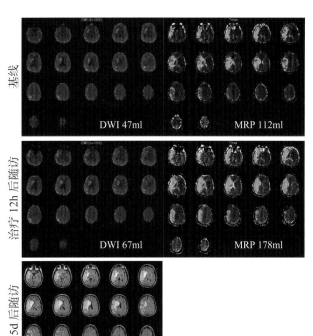

▲ 图 48–16　左侧大脑中动脉闭塞患者的检查图像

左侧大脑中动脉闭塞的 42 岁男性患者的基线 MRI（第一行）显示中等大小的缺血核心（DWI 测量为 47ml 的粉红色病变）和更大的临界区域低灌注（MRP 测量为 112ml 的绿色病变），得出患者的 MRP-DWI 不匹配率为 2.4。血管内治疗后 12h 的 MRI 随访（第二行）显示持续灌注不足，证明血管内治疗失败，缺血核心在基线（47ml）和早期随访（67ml）之间有所增长。5d 后的 FLAIR 随访（第三行）中，显示梗死进一步扩大到正常灌注区

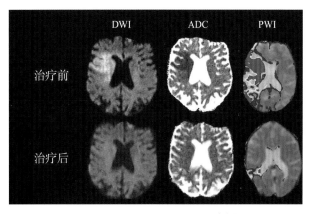

▲ 图 48–17　DWI 和 PWI 病例

右侧大脑中动脉闭塞患者接受动脉内溶栓治疗。第一行为治疗前基线图像，第二行为治疗后早期图像。PWI 为 T_{max} 达峰时间的颜色编码图，红色表示最大延迟时间。基线 PWI 病变几乎完全逆转证实动脉内治疗后右侧大脑中动脉完全再通。基线 DWI 和 ADC 异常一并完全逆转

"脑卒中发作后 48h 内，T_{max}＞5.6s 的半暗带检测能可靠地指导治疗决策"[381]。

一系列弥散 / 灌注 MR 研究表明，MRI 弥散异常的自然病程会随着时间的推移而增加，特别是症状发作后早期成像的灌注 – 弥散不匹配较重的患者[116, 117, 119, 120, 146, 382-384]。随着弥散病变的增大，不匹配的程度会降低，因此发作后较晚时间进行的 MRI 检查很少有明显的不匹配。然而，大部分弥散性病变扩张缓慢的患者在症状出现 24h 后仍有不匹配区域[383, 385]。在连续的弥散和灌注成像研究中可以看到梗死的演变过程。与持续灌注不足或血管闭塞的患者相比，再灌注患者的病变扩张受到抑制[386-389]。这些研究表明，采用弥散 – 灌注 MRI 筛选可接受溶栓治疗患者的方案可行，并且具有潜在的优势。

DWI 和灌注成像的结合可识别出可能具有预后意义的几种不同模式。约 50% 的患者在症状出现后 24h 内存在"灌注 – 弥散不匹配"（图 48-16）。不匹配的患者可能对再灌注反应良好。其他患者 DWI 病变大于灌注病变（可能是早期再灌注的结果）。10%～15% 患者 DWI 和灌注病变的大小相似（可能表明可挽救的组织很少或几乎没有，在操作上定义为完全梗死）。约 10% 的患者迅速发展为巨大的 DWI 病变（70～100ml），伴或不伴巨大且严重的灌注病变，可能为不良侧支循环和大血管闭塞共存。这些患者被称为"恶性特征"，良好的早期再灌注似乎也不能挽救其不良预后[390, 391]。

越来越多的证据表明，基础状态下的 MRI 特征不但能够预测脑组织对再灌注的反应，还可以预测出血转化的风险[242, 392]，再灌注治疗后进行 MRI 扫描可以展示出血转化的病理生理过程。动脉内溶栓并成功再通的患者大约有一半会发生脑高灌注[393]。在人体内和动物实验中，DWI 扫描和 ADC 图像可以显示血管再通后的再梗死现象[242]。这些发现将来都有可能成为神经保护治疗的重要靶点。

1. 静脉溶栓的临床试验 急性脑卒中的多模式 MRI 提供了快速获取大量诊断信息的途径，可能改善患者的筛选和溶栓治疗的成本效益[394-399]。一些大型卒中中心已采用 MRI 作为溶栓或血管内治疗前的筛查方法，其中许多中心为评估各种 MRI 技术的临床试验做出了贡献[400]。EPITHET、DEFUSE、去氨普酶治疗急性缺血性脑卒中（Desmoteplase in Acute

Ischemic Stroke，DIAS）和去氨普酶用于急性缺血性脑卒中的剂量递增（Desmoteplase for Acute Ischemic Stroke，DEDAS）研究表明，在延长时间窗内进行静脉溶栓治疗后的再灌注也能使 DWI-MRP 不匹配的患者获益[362-365, 401]。

DEFUSE 研究侧重于脑卒中发作 3～6h 接受静脉阿替普酶治疗的脑卒中患者。这些患者不是根据 DWI-MRP 不匹配选择的，但不匹配患者（MRP 病变至少 10ml 且比 DWI 病变大≥20%）的早期再灌注与良好的临床结局相关，并且不匹配患者似乎具有增强的再灌注益处（DWI 和 T_{max}＞8s 的严重延迟 MRP 均未超过 100ml）。在没有不匹配的患者中，再灌注与良好的临床结果之间没有关联[362]。在 EPITHET 中，静脉阿替普酶治疗相比于安慰剂减弱了不匹配患者梗死体积扩张的部分测量值，并且与 DEFUSE 类似，在靶向失配患者中，再灌注与良好的临床结局之间存在强烈关联[363]。

静脉滴注去替普酶的多项试验试图扩大静脉溶栓的窗口。DIAS 和 DEDAS 在发病后 3～9h 检测到 DWI-MRP MIATCH 的患者中进行了登记。DIAS 和 DEDAS 研究表明，去替普酶对早期再灌注有正的剂量 – 反应关系，并在使用去替普利的患者中看到了有益的临床疗效[364, 365]，DIAS-2 未证实去替普利的临床疗效[366]；尽管在亚组分析中，MIATCH 较大（＞60ml）的患者在去替普酶组比安慰剂组有更好的结局[402]。较大的 DIAS-3 研究没有使用灌注成像。在这项试验中，患者被随机分为去替普酶组和安慰剂组，分别在脑卒中发病 4.5～9h 时。脑卒中发病至治疗的中位时间为 7h。如果患者的大脑中动脉（M1 和 M2）、前动脉或后动脉近段高度狭窄，与急性神经学相关，则符合条件在 CTA 或 MRA 上有不足 1/3 的大脑中动脉区急性缺血性损伤的证据。去替普酶治疗是安全的，但不能改善功能结局。在 DWI 上早期缺血损伤＜25ml 的患者中，对主要结局的有利影响（mRS 0～2 分）68% 对 56%，优势比（OR）2×59（1×21－5×51），P=0.014[403]。然而 DIAS-4 研究设计与其几乎相同，无法证实 MRI 亚组的有利影响。该药物的进一步开发已经停止。

经过 20 多年对扩大静脉溶栓时间窗的尝试，WAKE-UP 和 EXTEND 这两项研究终于取得成功[405]。WAKE-UP 研究纳入了醒后脑卒中（可能在几小时前发生）的患者[142]。入组患者仅在 DWI 上可见缺血性病变，但在 FLAIR 上没有实质高信号。先前的研究表明，具有这种影像学特征的患者很可能在过去 4.5h 内发生脑卒中。503 名患者被随机分配接受静脉阿替普酶或安慰剂治疗。90 天时，阿替普酶组有 53.3% 的患者获益，而安慰剂组仅为 41.8%（校正后 OR=1.61，95%CI 1.09～2.36，P=0.02）。阿替普酶组的症状性颅内出血发生率为 2.0%，而安慰剂组为 0.4%（无显著性）。

EXTEND 研究表明，静脉阿替普酶对延长时间窗（脑卒中发作后 4.5～9h）患者具有良好的治疗效果[405]。这是首个证明静脉阿替普酶对脑卒中发作超过 4.5h 的患者有效的随机试验。如果缺血性脑卒中患者在自动 CT 或 MRP 成像中检测到严重低灌注但可挽救的大脑区域，并使用 RAPID 软件进行实时分析，则符合入组条件。注射示踪剂延迟到达（T_{max}＞6s）的脑卒中被认定为严重低灌注组织。灌注病灶 – 缺血核心不匹配定义为低灌注体积与缺血核心体积之比大于 1.2，体积绝对差大于 10ml，缺血核心体积小于 70ml。225 名患者被随机分配接受阿替普酶或安慰剂治疗。阿替普酶组和安慰剂组的主要结局率分别为 35.4% 和 29.5%（校正后 OR=1.44，95%CI 1.01～2.06，P=0.04）。阿替普酶组有症状的 ICH 为 6.2%，而安慰剂组为 0.9%（P=0.05）。

2. 血管内治疗　多个临床试验已经评估了多模式 MRI 筛选脑卒中患者进行血管内治疗的作用。MR RESCUE 是一项随机多中心研究，其中大血管前循环脑卒中患者在症状出现 8h 内随机接受介入取栓或标准治疗[406]。该试验采用多模式 MRI 或 CTP 作为入组筛查，并将影像学结果分为"有利的半暗带模式"和非半暗带模式。前者指梗死核心小于 90ml 且有大量可挽救组织；后者指大梗死核心，半暗带小或不存在。主要的成像方式是 MRI，但在研究结束时也可进行 CTP。约 20% 的患者使用了 CTP。本试验采用自动化软件程序评估可挽救的组织，并根据逐体素算法定义了半暗带模式，其中包括 MRI 模型的 ADC、CBF、MTT 和 T_{max} 的测量值[407]。2004—2011 年间，从 22 个北美卒中中心招募了 118 名符合条件的患者。介入取栓与标准治疗组在 3 个月时的功能结局没有差异，与半暗带模式 / 非半暗带模式无关。该试验未能证明介入取栓益处的潜在解释包

括基线成像时预测的梗死核心体积中位数较大，为 60ml（34.1～107）；成像开始和股动脉穿刺之间有 2h 的延迟；介入取栓组的良好再灌注率（TICI 2b/3）较低（27%）。

DEFUSE 2 是一项前瞻性队列研究，患者在血管内治疗前接受 MRI 扫描[408]。3 年内，共有 138 名患者在 9 个卒中中心入组。"目标不匹配"模式的定义是 MRP 病变（T_{max}＞6s）至少比 DWI 病变（ADC 值＜600×10⁻⁶ mm²/s）大 1.8 倍，并且没有"恶性特征"［DWI 大于 70ml 或严重延迟（T_{max}＞10s）的 MRP 病变超过 100ml］。在 DEFUSE2 中获得的 TICI2b/3 再灌注率为 46%。DEFUSE2 结果表明，"目标不匹配"模式的患者在血管内治疗后经历早期再灌注，具有显著有利的临床结果。在"无目标不匹配"组中，再灌注与有利结果之间没有关联。同样是接受血管内治疗，DEFUSE2 的"目标不匹配模式"组比 MR RESCUE 的"半暗带模式"组具有更有利的临床结果（DEFUSE2 90 天时 46% 患者达到 mRS0～2 分，而 MR RESCUE 为 21%）。实现完全再灌注的 DEFUSE 患者约有 75% 在 90 天时达到 mRS0～2 分[409]。基线成像特征和治疗后再灌注率差异可解释这一差异。MR RESCUE 中"半暗带模式"组梗死核心体积明显大于 DEFUSE2 的"目标不匹配模式"组（前者中位数为 36ml 和 37ml，后者为 13ml）。

最近的四项介入取栓随机试验，SWIFT PRIME、EXTEND IA、DAWN 和 DEFUSE3 使用 MR 或 CTP 进行半暗带成像，并采用 RAPID 软件自动分析、筛选患者[16, 17, 410, 411]。其中 SWIFT PRIME 和 EXTEND IA 侧重于 6h 时间窗，而 DAWN 和 DEFUSE3 侧重于延长的时间窗。这四项研究都显示出巨大的治疗受益。EXTEND IA 专注于 CTP，而其他三个使用 CTP 和 MRI 的组合。SWIFT PRIME 入组患者 MRI DWI 病灶体积≤50ml，而 DEFUSE3 中 DWI 病灶体积上限为 70ml（DWI 病灶标准为 ADC 值＜620×10⁻⁶ mm²/s）。SWIFT PRIME 和 DEFUSE3 要求不匹配体积≥15ml（T_{max}＞6s 的灌注病变和 DWI 的体积差）和不匹配率≥1.8。DAWN 需要"临床 /DWI"不匹配，并且要求最大 DWI 病变体积为 20～50ml（由患者的年龄和基线 NIHSS 评分确定）。

在 SWIFT PRIME 中使用 MRI DWI 和灌注成像选择的患者与 CTP 选择的患者具有相似的结果。从

入急诊室到随机分组的时间、再灌注率和梗死扩张的抑制没有差异。主要疗效分析（90 天 mRS 评分）也证明了两个亚组统计学的显著益处（MRI，P=0.02；CTP，P=0.01 ）[412]。

在 DEFUSE3 中，CTP 与 MRI 选择的患者在介入取栓中的获益也没有显著差异。但 MRI 选择的患者比 CTP 选择的患者在介入取栓治疗后良好临床结果（90 天时 mRS 为 0～2 分）发生率更高（分别为 61% 和 39% ）[17]。

DEFUSE3（6～16h）和 DAWN（6～24h）试验侧重于选择晚期时间窗患者进行介入取栓，观察到治疗效果比未使用半暗带选择的早期时间窗（＜6h）更好。延长时间窗治疗的巨大益处可能是由于有大血管闭塞的脑卒中患者中有相当大比例的患者有良好的侧支循环，这可以减缓不可逆组织损伤的速率。先进的成像技术可以在延长时间窗中识别有大量半暗带组织的患者[413]。大多数早期就诊的患者可能有大量半暗带组织，但大约 20% 患者的梗死核心经历早期快速扩张并完全梗死。这些患者很可能被纳入未进行高级成像的早期时间窗研究，并可能降低了治疗效果。相比之下，成功的延长时间窗研究将入组条件限制为有大量半暗带组织的患者。

总之，最近的临床试验结果表明，采用多模态 MRI 或 CTP 的先进成像在识别超过时间窗的持续性半暗带患者中发挥了关键作用。这些患者从再灌注治疗中获益良多。

第 49 章　脑血管造影术
Cerebral Angiography

Ronald J. Sattenberg　Kunakorn Atchaneeyasakul　Jason Meckler　Jeffrey L. Saver　Y. Pierre Gobin　David S. Liebeskind　著

杨　园　蔡烈松　译　　李　俊　曾玮琪　程　伟　刘群会　校

本章要点

- 脑血管造影技术起源于无创成像出现之前，但这种方法在脑血管疾病患者的管理中发挥着独特的作用。
- 脑血管造影的风险包括由于血管损伤而引起的并发症，其优势在于有着精确的空间和时间分辨率，可以诊断和治疗大量的血管病变。
- 常见的适应证包括缺血性或出血性脑卒中，以及潜在的或致病的血管病变。
- 脑血管造影的解释是基于对正常解剖、侧支循环模式及病理发现的认识。
- 脑血管造影在青年人的急性脑卒中或其他潜在的难以明确的疾病（如血管炎）中可能有独特的效果。
- 脑血管造影可以同时实现准确的诊断和个性化的治疗，如急性脑卒中的血管内血供重建或血管成形术/支架植入术。
- 脑血管造影的局限性包括手术的侵入性、依赖于操作者的图像质量、推广困难和成本高昂。
- 脑血管造影需要对围手术期患者进行特殊护理，包括对并发症的监测。

在 1927 年 Egas Moniz 发明脑血管造影后，它成为诊断脑部病变的首选方法[1,2]，随后 CT 和 MRI 的发展，限制了导管血管造影显示脑血管的指征。CTA 和 MRA 在无创成像头颈部大血管方面表现出色，进一步减少了对有创血管造影的需求。其他无创成像技术，如双功能超声和 TCD 超声检查，也能够提供血流动力学信息，这进一步限制了脑血管造影的适应证。由于其精细的空间和时间分辨率，可以显示最小的血管病变和血流模式，脑血管造影仍然是颈部和脑部循环成像的参考标准。此外，经皮治疗缺血性和出血性脑血管疾病的发展，使导管血管造影术作为血管内介入治疗的必要前奏和指南而重新兴起[3,4]。

一、技术方法

目前全球有众多专家开展脑血管造影技术，由此促成介入诊断及介入流程的规范[5]。随着导管技术的小型化和其他方面的进步，以及非离子对比剂的发展，现在脑血管造影技术变成仅需要 30~60min 就能完成的简单过程。脑血管造影是无痛的，通常可在腹股沟局部麻醉下进行，无须或仅需轻度镇静，仅不配合的患者或儿童才需要全身麻醉。通过使用闭合装置[6]（如胶原塞或经皮动脉缝合线）止血，患者可以在手术完成后 1h 内走动，并且在手术前无须停用抗凝。然而闭合装置仅在特定人群中使用，没有闭合装置的情况下患者通常可以在 6~8h 开始走动。

最常用的血管通路是经股总动脉入路，很少经肱动脉或腋动脉。在过去的 20 年里，介入心脏病学领域开始转变为使用经桡动脉入路。多项大型试验，包括经桡动脉入路与经股动脉入路冠状动脉介入治疗（Radial versus Femoral Access for Coronary Intervention，RIVAL）和 ST 段抬高急性冠状动脉综合征经桡动脉入路与经股动脉入路治疗的随机调查（Radial Versus Femoral Randomized Investigation in ST Elevation Acute Coronary Syndrome，RIFLE），报道与经股动脉介入治疗相比，经桡动脉介入治疗降低了入路部位病变率[7]。在神经介入领域，一些团队正在尝试向经桡动脉入路过渡，并报道了良好的安全性和有效性[8]。在动脉穿刺后，将动脉鞘置入动脉。鞘是一根短导管，其外端带有隔膜，可以在不损伤入路动脉的情况下通过并操作其他较小的导管。主动脉弓导管置入术和进一步选择性导管置入术是在导管和导丝的联合使用下进行的。有大量的导管和导丝可供选择。导管和导丝的选择是根据患者的血管解剖结构、手术过程中需要解决的诊断问题及术者的偏好。常用的是单弯导管和简单的45°曲线导丝，两者都有亲水性涂层。对于困难的解剖结构，还可以选择其他形状的导管。手术过程中，为防止血栓形成，需要用肝素化盐水持续冲洗导管。

血管的选择取决于手术的目的。有时，仅需对一根血管进行置管即可，例如动脉瘤夹闭后立即进行随访评估。在其他情况下，双侧椎动脉、双侧颈外动脉、颈内动脉及双侧颈总动脉都必须进行置管。在许多情况下，需要对主动脉弓和3~4条血管进行置管和血管造影。所采用的注射变量可能会改变对比剂弹丸式输注效果，并对下游动脉和静脉的显影产生相当大的影响[9]。因此，标准化技术对于保持血管造影结果可比性是很重要的。

在手术结束的时候，移除置入的动脉鞘，手动按压穿刺部位直至止血。现在常规使用动脉切开术闭合装置。这种装置的本质是经皮肤将缝线或塞子插入穿刺部位以实现立即止血。不同医疗机构有着不同的闭合装置使用适应证。

二、风险

近年来，脑血管造影相关的风险有所下降。造影过程安全性的提高与多种因素有关，包括非离子对比剂，安全性更高的设计且血栓形成风险更低的材料制成如新型导管和导丝，以及数字减影血管造影技术的应用[10, 11, 12]。

脑血管造影相关的风险与患者的年龄和医疗状况、导管更换次数、手术总时间及对比剂负荷有关[10, 13]。对比剂诱发的神经毒性可能会引起神经症

状[14]。在血管造影过程中也有发生头痛甚至短暂性脑病的记录，尽管引发这些事件的潜在因素尚不清楚[15-17]。有趣的是，一些数据表明，脑血管造影术可能会直接影响血管的张力，血管舒张是最常见的情况[18]。作为治疗干预措施的一部分，血管造影术使用频率增加，以及引入可能会增加辐射暴露的新的获取信号的技术，也值得在未来加以考虑[19]。在老年人和一些具有特殊情况的患者中（包括因血液高凝状态容易引起导管血栓形成、血管夹层、马方综合征等血管破裂风险），脑血管造影的风险更大。有观点认为，在急性缺血性脑卒中的情况下，微导管注射也可能导致出血转化[20]。

已有许多研究对脑血管造影的风险进行了量化[21]。Hankey等[22]回顾了一系列病例，发现脑血管造影术后发生永久性神经后遗症的一般风险为1%，死亡率低于0.1%，神经系统并发症的总风险约为4%[22]。在Dion等[10]对1002例脑血管造影进行的前瞻性研究中，永久性神经功能缺损的发生率为0.1%，暂时性神经功能缺损的发生率为1.2%。其他研究指出，持续性神经功能损伤发生率为0.3%~0.5%，神经系统并发症总发生率为0.5%~2%[11]。最近的数据表明，血管造影并发症的发生率可能非常低[21, 23, 24]。Kaufmann等[21]在19826例手术中报道了2.63%的神经系统并发症，包括0.14%的脑卒中和永久性残疾，以及0.06%的死亡率。Fifi等[23]报道了6年期间3636例诊断性脑血管造影的并发症发生率为0.30%。最近的研究也将操作员培训情况或专业纳入并发症发生率因素[25]。

脑血管造影的潜在神经并发症包括栓塞事件和血管夹层[26]。TCD超声检查在诊断性血管造影期间监测微栓子事件的研究表明，尽管在注射对比剂时引入的非致病性空气栓子很常见，但形成实质血栓的情况却不常见[27]。0.08%的操作过程中可能发生有症状的空气栓塞[28]。继发于导管置入术的颈动脉或椎动脉夹层的情况取决于操作人员的经验，使用更新、更安全的导管设计后，其发生频率较低（0.4%）。虽然脑血管造影引起的神经症状并发症很少见，但经DW MRI诊断的临床无症状性"并发症"更为常见，这种"并发症"在26%的诊断性血管造影中被发现[29]。这种隐匿性DW MRI病变与多种血管危险因素的存在、大难度血管的探测、使用对比剂量增

多、更长的透视时间及使用多个导管有关[29]。

对于新近破裂的脑动脉瘤，脑血管造影的一个特别关注的问题是，加压注射对比剂有诱发再出血的风险。这种风险非常低。在对415例急性蛛网膜下腔出血患者的Meta分析中，Cloft等[30]未发现在血管造影期间发生出血的病例。

非神经系统并发症包括局部并发症（如血肿、假性动脉瘤和感染[31]）、肾衰竭、对比剂过敏和动脉闭塞。随着动脉切开术闭合装置的普遍应用，入路动脉发生异物远端栓塞的情况很少见[32]。在血管造影术中对比剂甚至肝素也可能引起短暂的血清钙值下降，这种一过性血清钙下降的原因可能是由于对比剂或肝素的螯合作用[33]。在一项前沿介入放射学会的合作研究中，非神经系统主要并发症的发生率如下：肾衰竭，0%～0.15%；需要手术干预的动脉闭塞，0%～0.4%；动静脉瘘或假性动脉瘤0.01%～0.22%；需要输血或清除的血肿，0.26%～1.5%。最近的研究表明，尽管同时使用抗血栓药物可能会增加并发症的安全风险，但使用经皮闭合装置后出现并发症的概率较低[6]。

当在手术开始前发现患者对碘对比剂过敏，术前使用类固醇和抗组胺药物通常足以预防任何不良反应。对于之前患有严重过敏（如过敏性休克）的患者，即使使用了上述药物预防过敏，术中也禁止使用碘对比剂，可以使用基于钆的对比剂作为代替，这种对比剂既具有辐射不透性，又具有顺磁性。

三、脑血管造影术：正常解剖

要认识和理解血管疾病，首先必须了解脑血管系统的正常血管结构及其常见变异。脑血管造影共有三个时相，分别是动脉期、毛细血管期和静脉期（图49-1至图49-3）。每个阶段对不同的病变都有其独特的敏感性。人们应该能够识别常见的血管变异，如胚胎型血管、血管开窗（图49-4）和侧支循环。

四、适应证

（一）颅内出血

颅内出血可发生在硬膜外、硬膜下、蛛网膜下腔或脑实质内。

硬膜外出血通常继发于头部外伤。走行于在硬膜外腔的血管，尤其是中脑膜动脉，被撕裂并导

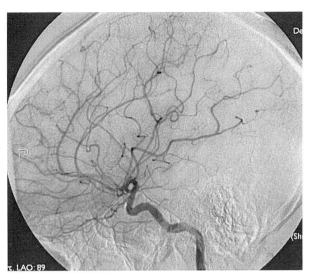

▲ 图 49-1　颈内动脉注射，侧位投影，动脉期
在这个阶段，主要是动脉显影

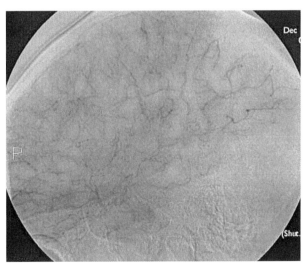

▲ 图 49-2　颈动脉内注射，侧位投影，毛细血管期
在此期间没有明显的动脉或静脉显影

致动脉出血，这些出血通常与颅骨骨折有关。由于硬膜外出血通常是外伤性出血，相关临床病史和无创成像几乎都能确定病因，因此无须进行血管造影评估。

硬膜下出血是继发于汇入上矢状窦或其他硬脑膜窦的皮质桥静脉出血。特征性的血管造影表现是由移位的皮质血管勾勒出的透镜状无血管集合。皮质桥静脉易受创伤后硬膜下静脉高压或撕裂的影响。静脉高压可由多种原因引起，包括静脉窦血栓形成和硬脑膜动静脉瘘（图49-5）。罕见的是，当初次出血的脑内动脉瘤产生粘连，导致随后的出血进入硬

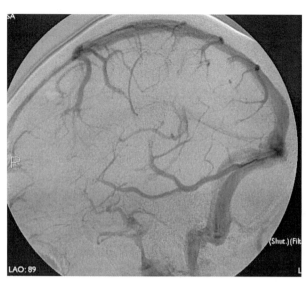

▲ 图 49-3　颈内动脉注射，侧位投影，静脉期

在此期间，主要是静脉显影

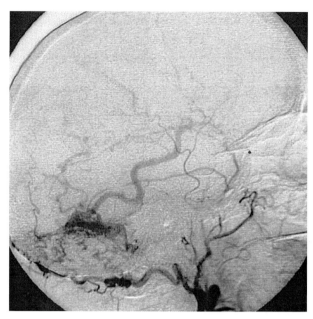

▲ 图 49-5　颈外动脉注射，侧位投影

动脉和早期静脉显影，硬脑膜瘘也被显影

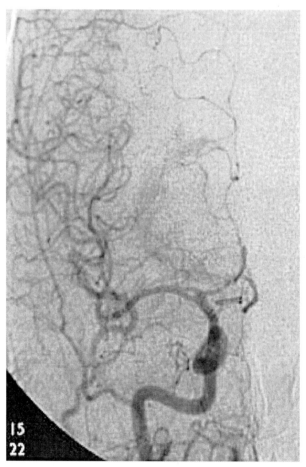

▲ 图 49-4　颈总动脉注射，正位投影

注意 M_1 段于颈动脉分叉处的充盈缺损，这是一个开窗

膜下腔时，可能会导致硬膜下血肿。在这种情况下，也经常出现脑实质内出血灶，发现这种病灶应警惕动脉瘤性出血的可能。在硬脑膜下出血中，如果怀疑有硬脑膜动静脉瘘或动脉瘤，应进行脑血管造影；然而，如果老年患者存在创伤或明显的脑实质萎缩，应对血管造影持保留意见。

蛛网膜下腔出血的发生率为每 10 万人年 6～8 例，研究表明，人群中 2%～6% 患有颅内动脉瘤。85% 的 SAH 病因是动脉瘤破裂，通常是浆果状动脉瘤。SAH 的其他原因包括外伤（在这种情况下，影像学上经常可见挫伤或实质出血病灶）、实质内出血延伸到脑室系统、脑部或颈部动静脉畸形或动静脉瘘、静脉血栓形成、霉菌性动脉瘤、非动脉瘤性脑出血、血管炎和夹层。有些 SAH 是隐源性的。

在不到 5% 的出血性 AVM 中，出血局限于蛛网膜下腔，并且脑实质内无血。一般来说，非外伤性 SAH 早期进行的血管造影检查结果如果是正常的，则应在 1 周后复查造影。有以下几种原因可能导致血管造影术无法发现动脉瘤：实质血肿压迫动脉瘤，动脉瘤或动脉瘤颈部或两者均有血栓，动脉瘤周围血管痉挛，还有动脉瘤所在位置的造影效果欠佳。一项纳入 8 个队列的研究表明，第 2 次脑血管造影的诊断率为 17%[34]。如果第 2 次血管造影结果也正常，那么几个月后进行第 3 次血管造影可能会有助于诊断。在一项研究中，14 名患者中有 1 名通过第 3 次血管造影发现了动脉瘤[34]。对于 CT 扫描显示明确中脑周围出血模式的患者，脑血管造影显示椎 – 基底动脉瘤的概率为 4%[35]。因此，中脑周围出血的诊断需要正常的脑血管造影结果。在真正的中脑周围型 SAH 中，如果第 1 次血管造影结果正常，则无须进行第 2 次血管造影[36]。

浆果状动脉瘤或囊状动脉瘤是最常见的颅内动脉瘤，主要集中在前循环（90%），其中前交通动脉 40%、大脑中动脉分叉处 30%、颅内颈内动脉 20%、后循环 10%。其他脑动脉瘤有梭状、外伤性（假性动脉瘤）、霉菌性或夹层性。部分动脉瘤的示意图见图 49-6 至图 49-18 所示。部分脑动脉瘤与常染色体显性多囊肾病和马方综合征有关。

血管造影术应评估动脉瘤的位置、颈部和穹窿的大小（瘤体长与瘤颈宽之比）、形态和与母体血管的关系，并应显示动脉瘤是否包含其他血管的起源。20% 的动脉瘤性 SAH 中存在多个动脉瘤，很难确定是哪个动脉瘤出血且应该首先治疗。提示致病动脉瘤的三个重要特征是：①动脉瘤相对于 SAH 的位置；②动脉瘤的形状，因为破裂的动脉瘤可呈分叶状或乳头状；③动脉瘤的大小。血管造影时动脉瘤对比剂的主动外渗是罕见的，表明术中动脉瘤破裂。3D 旋转血管造影可能对动脉瘤检测更敏感[37-39]，但仍可能有 4.2% 的 SAH 血管造影阴性[40, 41]。血管造影术也可用于动脉瘤治疗后动脉状态评估，证据显示动脉瘤治疗并发症发生率非常低[42]。

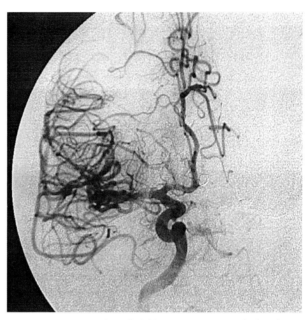

▲ 图 49-7　右颈内动脉注射，正位投影，动脉瘤栓塞后
先前所见的前交通动脉瘤不再显示

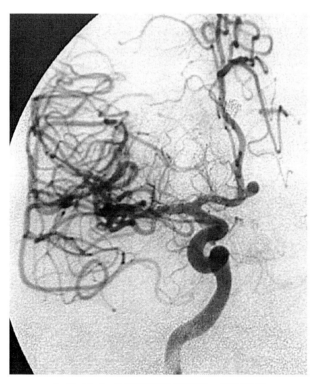

▲ 图 49-6　右侧颈内动脉注射，正面投影
显示前交通动脉瘤。动脉瘤体直径指向上内侧

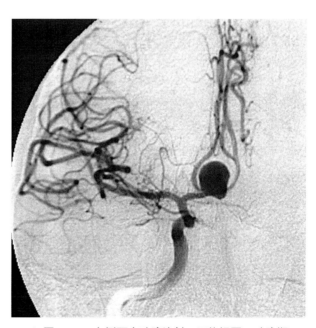

▲ 图 49-8　右侧颈内动脉注射，正位视图，动脉期
显示一个巨大的前交通动脉瘤。注意大脑前动脉 A_2 段是如何被动脉瘤展开的

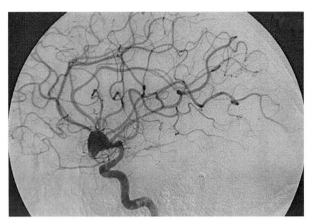

▲ 图 49-9　颈内动脉注射，侧位投影，动脉期
显示一个巨大的前交通动脉瘤

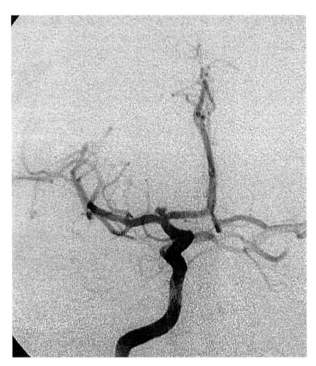

▲ 图 49-10　右侧颈内动脉注射，正位投影，动脉期
显示颈动脉分叉处动脉瘤。动脉瘤分为两叶，外形不规则

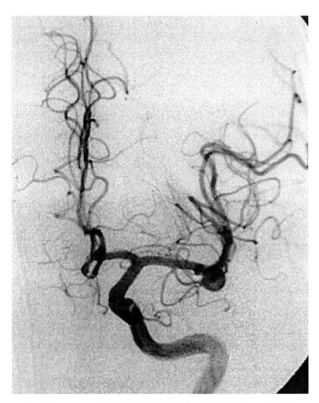

▲ 图 49-11　左侧颈内动脉注射，正位投影，动脉期
显示大脑中动脉动脉瘤。动脉瘤体直径指向下方

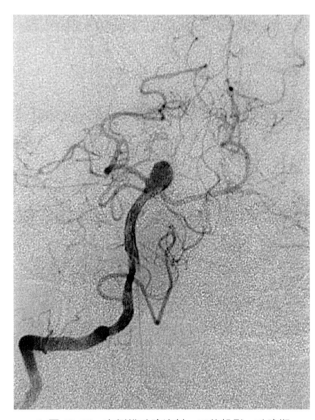

▲ 图 49-12　右侧椎动脉注射，正位投影，动脉期
显示基底动脉尖动脉瘤

　　脑实质出血可继发于多种疾病，包括高血压
（80%）、淀粉样血管病变、创伤、缺血性脑卒中的出
血转化、动脉夹层、肿瘤、静脉窦血栓形成、AVM、
海绵状血管瘤和囊状动脉瘤。大约有 20% 颅内动脉
瘤可引起的脑实质出血，特别是真菌性动脉瘤。如
果在 MRI 或 CT 上怀疑 AVM，则需要进行血管造
影以确定病变的特征、引流静脉、供血动脉和病灶。
AVM 的特征性血管造影表现包括扩大的供血动脉、
病灶和早期引流静脉（图 49-19 至图 49-22）。

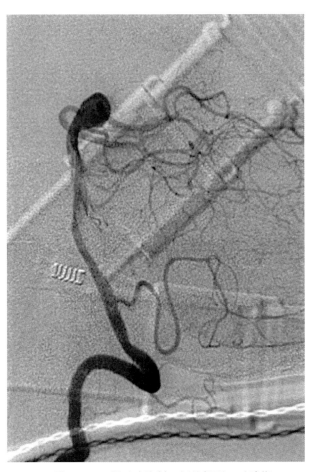

▲ 图 49-13 椎动脉注射，侧位投影，动脉期
显示基底动脉尖动脉瘤

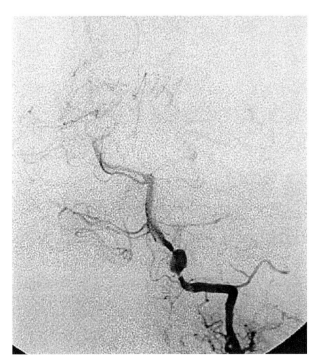

▲ 图 49-15 椎动脉注射，正面投影，显示椎 - 基底动脉瘤

注意对比剂柱迅速变窄，动脉瘤远端血管显影明显变淡。这符合夹层性动脉瘤

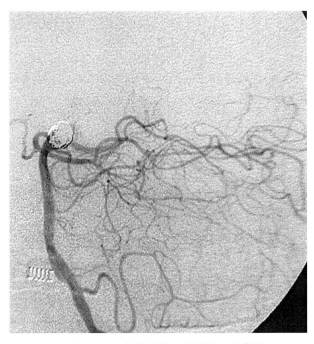

▲ 图 49-14 侧位投影，后循环，动脉期
状态：栓塞形成后，基底动脉顶端的动脉瘤未再显示

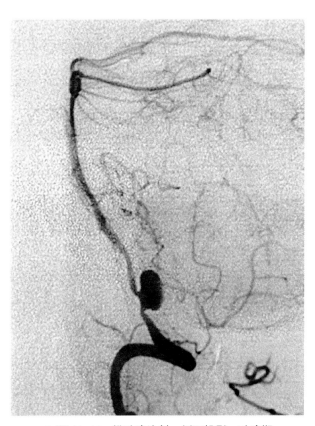

▲ 图 49-16 椎动脉注射，侧面投影，动脉期
这符合夹层基底动脉瘤

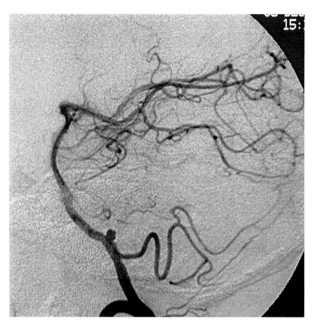

▲ 图 49-17 椎动脉注射，侧面投影，动脉期

显示后、下小脑动脉瘤

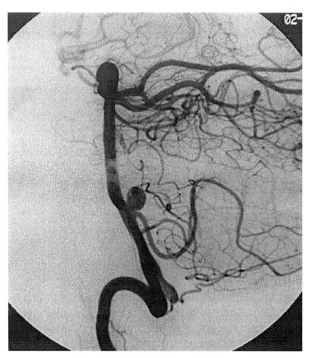

▲ 图 49-18 椎动脉注射，侧面投影，动脉期

显示基底动脉尖和后、下小脑动脉瘤

众所周知，由于 AVM 的高流量状态，AVM 和供血动脉上动脉瘤的发生存在明确相关性（图 49-21 和图 49-22）。此外，选择最佳的 AVM 治疗方式需要了解病变的详细血管结构。例如，存在豆纹动脉供血的动脉瘤会使手术更加困难（图 49-22）。

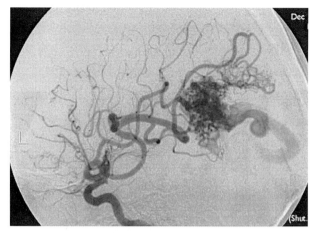

▲ 图 49-19 颈内动脉注射，侧位投影，动脉期

显示早期静脉及病灶显影，表现符合动静脉畸形

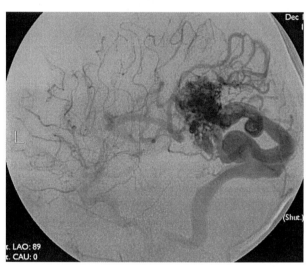

▲ 图 49-20 颈内动脉注射，侧位投影，静脉期

显示动静脉畸形的静脉相。注意扩大的静脉引流动静脉畸形病灶

一般来说，对下列情况，在评估颅内出血时应考虑血管造影：① 70 岁以下的脑叶出血患者；②任何年龄的深部脑出血患者，并且无高血压病史，或 CT/MRI 显示有小血管病变。

（二）缺血

1. 脑梗死和短暂性脑缺血发作 年轻人（小于 45 岁）潜在病因多种多样（包括血管炎和夹层等在血管造影中具有特征性表现的疾病），故脑血管造影仍然是评估该人群脑缺血的主要手段。由于各种原因，儿科神经血管领域对脑血管造影术的应用频率越来越高[43]。即使在多模式态 CT 或 MRI 上缺血的详细影像学特征很明显，血管造影术仍可能提供进一步的信息[44, 45]。

血管造影在评估颈动脉粥样硬化方面仍然具有重要意义。是否进行颈动脉内膜切除术或颈动脉支架置入术取决于颈动脉分叉处的狭窄程度。一般来说，对于有症状的颈动脉狭窄患者，如果血管造影显示狭窄的严重程度为 50%～99%，则患者可从治疗中受益，而对于无症状的颈动脉狭窄患者，如果狭窄的严重程度为 60%～99%，患者也能够从治疗中适当获益。

总体来说，常见的非侵入式成像方式，如颈动脉超声、CTA 和 MRA，都是不错的检查手段，但每一种技术都有其固有的及依赖于操作者和解读者的局限性。当两种非侵入式检查对血管狭窄的严重程度得出一致的结果时，就可以有把握决定是否接受手术。然而，如果检查结果不一致，则需要导管血管造影来确定病变的特征。

尽管标准颈动脉双功能超声和脑血管造影术都能很好地评估颈内动脉狭窄的严重程度，但脑血管造影的一个重要优点是，通过导管血管造影可以更好地评估斑块的形态（图 49-23 和图 49-24）。斑块的形态非常重要，因为即使狭窄不严重，溃疡斑块也可能是短暂性脑缺血发作的原因，同样也可能是脑卒中的先兆。此外，通过 CT 或 MRI 的动脉血管壁成像可能是另一种选择。

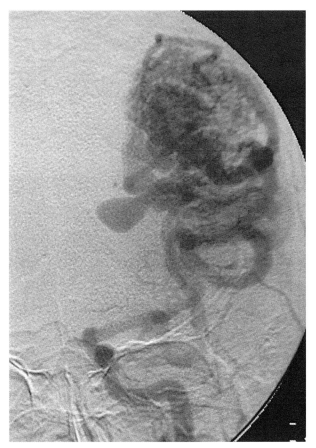

▲ 图 49-21　左侧颈内动脉注射，正位投影，动脉期
显示大脑中动脉血管扩大，为动静脉畸形供血，动脉瘤体直径指向内侧下方

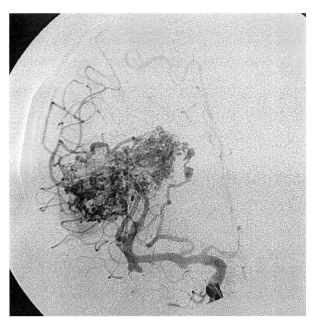

▲ 图 49-22　右侧颈内动脉注射，正面投影，动脉期
显示动静脉畸形由大脑中动脉及起源于大脑中动脉 M_1 段的豆纹动脉

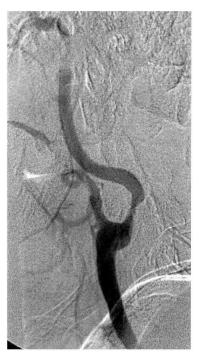

▲ 图 49-23　颈总动脉注射，侧位投影，动脉期
显示颈内动脉分叉处远端狭窄

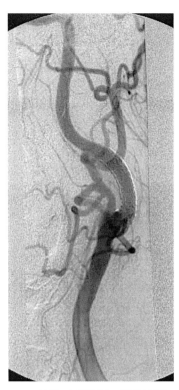

▲ 图 49-24　颈总动脉注射，侧位投影，动脉期
显示血管成形术和支架置入后的颈内动脉状态，狭窄段消失

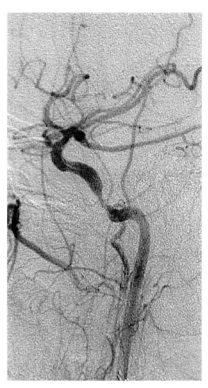

▲ 图 49-25　颈总动脉注射，侧位投影，动脉期
显示颈内动脉岩段有狭窄，注意也有一些颈外动脉血管显影

　　颅内动脉粥样硬化狭窄是脑梗死和 TIA 的原因之一（图 49-25 和图 49-26）。据报道，对于大脑中动脉粥样硬化狭窄，每年的脑卒中发生率高达 10%。WASID 试验表明，阿司匹林对缺血性脑卒中的疗效可能与抗凝血药相同[46]。该研究还发现，一些合并特殊危险因素如严重的动脉管腔狭窄的患者，有着较高的缺血性脑卒中复发风险[47]。因此，通过血管造影准确判断管腔狭窄情况在缺血性脑卒中风险评估中非常重要。CTA、MRA 和 TCD 超声可以在一定程度上评估颅内血管。然而，这些颅内血管的直径比颈内动脉小，并且检测结果对实际颅内狭窄情况的敏感性和特异性无法像颈部血管狭窄那样被充分证明。事实上，脑卒中结局和颅内动脉粥样硬化的神经影像学（Stroke Outcomes and Neuroimaging of Intracranial Atherosclerosis，SONIA）试验在无创血管造影检出率上显示出显著的不一致性[48]。血管造影中，需要一种不同于 NASCET 所建立的用于颅外狭窄的测量技术来量化颅内狭窄的严重程度。由于颅内血管倾向于向狭窄的远端逐渐变细，如果使用 NASCET 的测量技术，可能导致低估狭窄的程度。对颅内狭窄引入了一种标

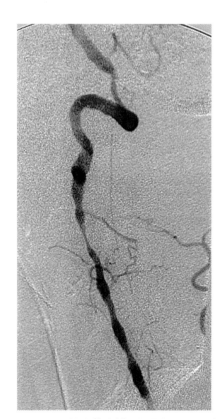

▲ 图 49-26　椎动脉注射，侧位投影，动脉期
注意串珠样狭窄

准化的测量方法：狭窄百分比 = ［1−（D（狭窄）/D（正常）×100］，其中 D（狭窄）= 狭窄最严重部位的动脉直径，D（正常）= 正常动脉近端的直径[49]。

2. 急性缺血 在大约 80% 的急性缺血性脑卒中中，早期血管造影显示大动脉闭塞，其原因可能是由于栓塞（动脉源性或心源性），也可能是由于原位动脉粥样硬化血栓形成。如果考虑机械取栓，则需要进行急诊脑血管造影。在过去几年中，美国 FDA 批准了使用新一代机械装置（包括支架回收器和接触式抽吸系统）进行回收血栓，以恢复存在大血管闭塞的急性缺血性脑卒中患者的脑动脉通畅，并已证明此类患者有显著获益[50-54]。

急性缺血性脑卒中的脑血管造影表现多种多样。一种表现是血管的突然截断（图 49-27 至图 49-33）。在这种情况下，血管（如动脉）中见对比剂显示，直到一个特定和明确的点，超过这个点就没有对比剂显示，故血管外观被突然截断。如果是由栓子导致急性缺血，则可能会出现新月征，它是由动脉内对比剂描绘血管内栓子的边缘产生的。虽然大血管的突然截断（如大脑中动脉的 M_1 段）通常可以在 MRA 和 CTA 上检测到，但小血管闭塞最可能在数字减影血管造影上被检测到，MRA 或 CTA 上则可能无法被识别。

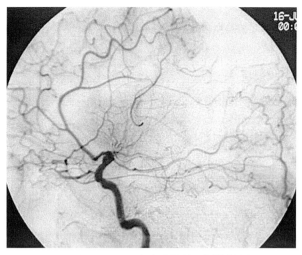

▲ 图 49-28 颈内动脉注射，侧位投影
大脑中动脉血管未显影

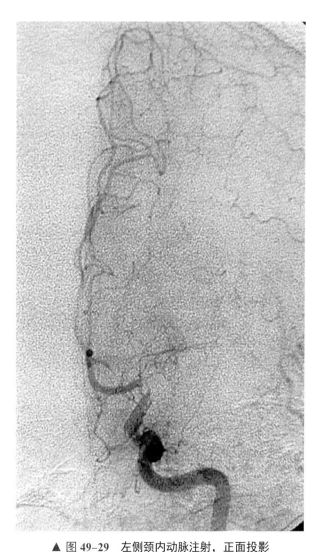

▲ 图 49-29 左侧颈内动脉注射，正面投影
显示颈内动脉顶部分叉处明显闭塞，可见左大脑前动脉血管显影

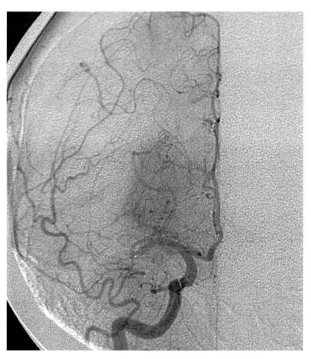

▲ 图 49-27 右颈内动脉注射，正面投影
显示 M_1 段突然"截断"

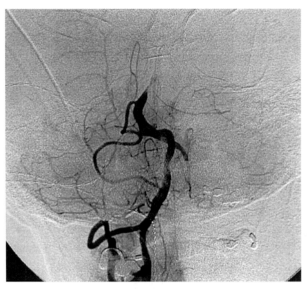

▲ 图 49-30 椎 - 基底动脉正位投影显示基底动脉闭塞

注意脑实质对比剂显影

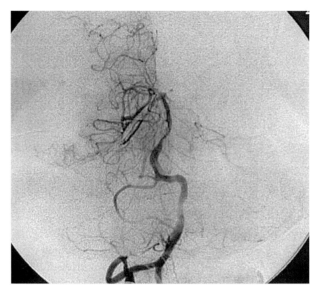

▲ 图 49-32 椎动脉注射，正位投影，溶栓后

显示整个基底动脉和大脑后动脉血管

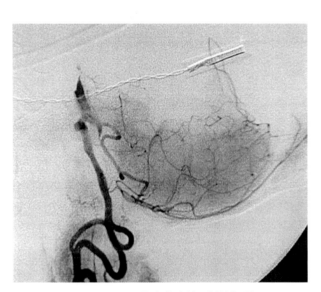

▲ 图 49-31 椎动脉注射，侧位投影

显示基底动脉突然"截断"

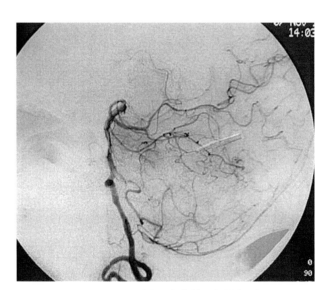

▲ 图 49-33 椎动脉注射，侧位投影

显示基底动脉溶栓后状态，整个基底动脉显影，大脑后动脉显影

虽然血管的突然截断代表完全或接近完全的血管闭塞，但在急性缺血时也能够看到对比剂在血管内相对停滞而没有被突然切断，这代表着血管远端严重狭窄（可能来自动脉粥样硬化斑块，而不是引起完全闭塞的栓子或者夹层）。血栓负荷或血栓体积也可在血管造影中评估，这有助于制订血供重建方案和其他潜在的治疗方法[55]。另一种可能的发现是在毛细血管期看到一个相对空白的区域，这可能是缺血最敏感的血管造影征象。毛细血管期的这片空白区域代表着缺血组织的血流量不足（因此对比剂缺乏），而相邻的非缺血组织具有良好或更好对比剂充盈，在缺血组织中形成（相对）空白区域的现象。为了更好地了解血管造影研究中的毛细血管期，应该使用适当的技术将动脉内对比剂注射到导管置入的血管中，以评估这一阶段的血管显影。在评估急性脑卒中时应常规评估侧支循环，因为侧支血流的存在可能表明低灌注区域有残余血供，这意味着可能在一段时间内或在整个区域内都不会发生不可

逆损伤。侧支作用可以有以下几种形式：①流经大脑动脉环［即通过前交通动脉和（或）后交通动脉］，前交通动脉和后交通动脉是两个主要的动脉侧支，是常见的解剖变异之一；②流经颈外动脉经眼动脉再流至颈内动脉，这是另一种常见的解剖变异；③通过大脑表面的软脑膜或软脑膜侧支。这些软脑膜侧支能够为缺血组织提供不同程度的血流，但有时可能很广泛。侧支循环的个体差异较大，这在一定程度上解释了特定血管区域脑卒中结局的显著异质性。侧支循环的程度或侧支分级已被确定为急性缺血性脑卒中和颅内动脉粥样硬化的血管造影和临床结果的有效预测因子。值得注意的是，通过脑血管造影还可以了解侧支循环的空间和时间范围，描绘狭窄闭塞病变以外的毛细血管充血情况和侧支循环。尽管这些发现在多模式 CT 或 MRI 上也可以观察到，但脑血管造影结果仍然是侧支循环评估的参考标准。在缺血性脑卒中亚急性期，即发病后数小时至数周，可以看到"过度灌注"（高灌注可视为增强的对比剂放射密度）。

最近血管内血供重建疗法作为急性缺血性脑卒中的治疗手段有所增加，这导致了对可能伴随关于闭塞脑动脉血供重建的一系列研究的增加。血管再通和再闭塞在血管造影中很容易显示[56]，故血管造影分析强调了侧支循环作为缺血病理生理学的关键方面[57, 58]和再通的关键决定因素的作用。溶栓或取栓后的血供重建也成为深入研究的焦点，因为再通或近端动脉恢复通畅与下游区域再灌注的区别已变得明显[59]。特定的血管造影量表的使用和每种方法固有的优点或缺点已成为一个重要的研究领域，因为这些血供重建的特征可能对脑卒中患者的神经结局有不同的影响。将血管造影详细结果（侧支循环、动脉通畅性、下游区域灌注的特征和应用经过验证的量表和方法[60]）与经过临床试验证实有效的血管内装置技术[51, 53]、未来的发展前景和常规临床实践有机结合显得非常重要。

3. 动静脉畸形　动静脉畸形是指动脉和静脉之间的异常连接，没有中间的毛细血管，通过动静脉分流产生高流量状态（图 49-1 至图 49-22）。这些病变可能与头痛、癫痫和其他神经系统症状有关。出血可由病灶血管破裂、相关动脉瘤破裂或静脉淤血引起。相关动脉瘤可位于病灶内或供血动脉上，即

所谓的血流相关性动脉瘤（图 49-21 至图 49-22）。通常可通过 MRI、MRA 或 CTA 做出诊断或至少疑诊。尽管时间分辨的无创性血管造影技术已经得到改进[61]，但脑血管造影对于充分描述动脉供血和静脉引流及其动力学，以及寻找相关动脉瘤仍然是必要的。

在脑血管造影或数字减影血管造影中，AVM 的一些血管造影表现可能包括代表其高流量状态的 AVM 的供血动脉增大。AVM 的供血动脉可以来自许多血管区域，因此需要对 AVM 进行全面的评估。AVM 的血管巢代表动脉和静脉之间的血管缠结，这些缠结有时可能是广泛的，有时是不可识别的。AVM 的典型 DSA 表现是早期引流静脉，反映了动脉到静脉的传输速度加快。在其他组织的血管造影静脉期开始前，这部分静脉结构就已经开始显影。AVM 评估的一个重要方面包括评估引流静脉的流向，是浅引流还是深引流（如引流至上矢状窦或大脑内静脉）。对 AVM 的评估还需要包括是否存在与 AVM 相关的动脉瘤。供血动脉（可能与高流量状态有关）和引流静脉及 AVM 病灶本身可能存在动脉瘤。动脉瘤表现为突出于血管外的显影，可以很大，也可以很小。在血管造影过程中，实时观察血管显影是很重要的，因为病灶可能无法识别，而早期引流静脉可能是 AVM 唯一可被察觉的表现。虽然 MRA 和 CTA 可以诊断 AVM，但在这些无创性研究中，小的 AVM 可能无法识别，而 DSA 则敏感得多。同样，DSA 可以更好地确定 AVM 的血流特征和详细解剖结构。

治疗是基于 AVM 的特点，以及它是否涉及神经功能区。治疗方法包括血管内栓塞、外科手术和立体定向放射手术。通常，AVM 的治疗需要联合两种或三种方法（见第 65 章）。

4. 颈脑动脉夹层　颈脑动脉夹层有许多可能的原因，包括创伤、肌纤维发育不良和其他血管病。夹层可表现为缺血性脑卒中，较少表现为 SAH。通常可通过 MRI、MRA 或 CTA 诊断夹层。尤其是非增强轴位 T_1 加权、脂肪饱和 MRI 对亚急性夹层非常敏感，因为血管壁中的血液显示为高信号强度，与血管腔中的流空信号形成对此。血管造影上的夹层的特征是血管逐渐变细或变窄，在某些情况下呈线状，甚至完全闭塞；在其他情况下，可见内膜瓣。也可以看到夹层动脉瘤（图 49-15 和图 49-16）。受影响

的患者通常接受药物治疗。然而，在进行性缺血的情况下，包括血管成形术和支架植入术在内的血管内手术可能是有益的。

5. 血管炎 当在不同血管区域发现多发性脑梗死时，应怀疑颅内血管炎。导致颅内血管炎的原因有很多，包括自身免疫性和感染性。CT，尤其是 MRI，结合临床病史能强烈提示血管炎的诊断，但一般需要脑血管造影才能确诊。颅内血管炎的血管造影表现从正常到局灶性同心圆性狭窄，最明显的是在较远端血管系统。这种表现可能与 SAH 的血管痉挛相似，但临床病史可区分两者。在患者接受长期皮质类固醇和细胞毒性药物治疗之前，经脑血管造影明确诊断血管炎非常重要，因为这些治疗可能会产生不良反应。在极少数情况下，血管炎性变化主要位于口径较小的血管，血管造影可能无法揭示这种病变[62]。

对疑似血管炎进行脑血管造影的另一个好处是可以在手术过程中对颈外动脉进行显影，以便计划进行颞浅动脉活检，从而帮助诊断。

Takayasu 动脉炎累及主动脉及其分支近端，其血管造影表现如图 49-34 所示。

6. 肌纤维发育不良 肌纤维发育不良是一种中型动脉的血管病变，患病率为 0.5% 和 0.7%[63, 64]。该病影响颈部和颅内血管系统。大多数病变发生在 $C_{1\sim2}$ 水平，而不是主动脉上动脉的近端[63]。其诊断通常是在脑血管造影诊断颅内动脉瘤或夹层时意外发现，两者通常与肌纤维发育不良有关。血管造影的特征性表现是扩张和狭窄区域交替出现，形成"串珠状"外观或长管状狭窄。

7. 烟雾综合征 烟雾病是一种以其脑血管造影表现而命名的疾病。moyamoya 是日语中"烟雾"的意思。烟雾病的云雾状的侧支血管网是对大脑底部的大动脉（主要是远端颈内动脉）的慢性闭塞性病变代偿而形成的（见第 35 章）。烟雾病可导致缺血性和出血性脑卒中；在儿童，多为脑梗死；而在成人中，出血性和缺血性事件的比例接近。该疾病可并发动脉瘤和 AVM，在 Chiu 等报道中有 11% 的烟雾病患者检测到动脉瘤和 AVM[65]。最近，欧洲和北美的报道描述了烟雾综合征的特征，为这种罕见疾病提供了见解[66, 67]。

根据 MRI 或 MRA 检查结果，可怀疑烟雾综合征的诊断。然而，需要脑血管造影进行确认，精确解剖描述并研究颈外动脉循环，以指导血供重建治疗。血管造影表现为双侧颈内动脉颅内段狭窄性闭塞，伴有多支细小的侧支血管（图 49-35）。血管造影上的变化在烟雾病中独有，但也与多种原因引起的狭窄性血管病变（烟雾综合征）有关，包括放射性血管病、唐氏综合征和早发性颅内动脉粥样硬化。

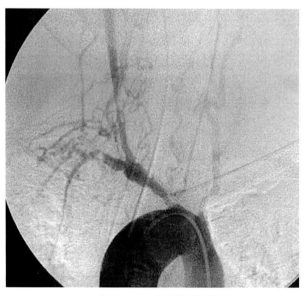

▲ 图 49-34 **主动脉弓注射**

显示 Takayasu 动脉炎多发性大血管串联狭窄。注意，由于血管起始处的狭窄，弓上血管的显影较差

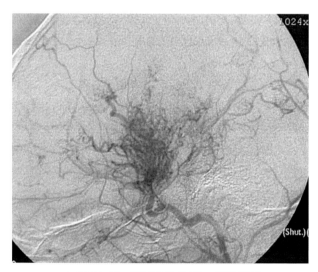

▲ 图 49-35 **颈内动脉注射，侧位投影**

显示正常血管系统缺失，分布呈"烟雾"状的异常血管网

8. 脑动脉血管痉挛　SAH 后颅内动脉血管痉挛有 15%～20% 的死亡风险[68]（见第 40 章）。血管痉挛最常见于 SAH 发病后的 3～10 天。一旦通过夹闭或弹簧圈填塞动脉瘤，血管痉挛就是导致死亡和残疾的主要原因。通常根据临床表现和 TCD 超声检查可考虑血管痉挛的诊断，但通常需要脑血管造影才能确诊。从入院到完成血管造影和恢复正常脑循环所耗费的时间可用于预测动脉瘤性 SAH 后的血管痉挛[69]。有症状性血管痉挛的患者，及时经过适当的医疗干预（包括扩容、升压治疗），通常还需要接受紧急脑血管造影和血管成形术［球囊和（或）化学药物］。血管痉挛患者的血管造影显示单个或多个区域的血管变窄。颅内近端动脉的痉挛可以用球囊血管成形术治疗，更远端的痉挛可以通过动脉内注射罂粟碱或尼卡地平来治疗[70]。

9. 脑静脉血栓形成　脑静脉血栓形成是指大脑静脉或静脉窦内形成血栓而被阻塞（见第 28 章）。72%的病例上矢状窦受累，70% 的病例横窦受累[71]。脑静脉血栓形成与多种诱发因素有关，多达 80% 的病例可发现诱发因素[71]。这些因素包括颅内感染、败血症、脑部手术、肿瘤、激素、产褥期、口服避孕药、高凝状态和脱水。临床症状进展缓慢，最初的症状通常是非特异性的，其中头痛是最常见的症状，其他常见症状有视盘水肿、呕吐、癫痫和局灶性神经功能缺损，而 CT 或 MRI 检查常可提示该诊断。

侵入性脑血管造影在诊断中不常用，通常仅用于 CT 或 MRI 静脉成像无法确定时，或计划进行血管内手术的患者。脑静脉血栓形成的血管造影表现特征性地出现在成像序列的静脉期。形成血栓的静脉窦不（或很少）显影，必须长时间动脉注射以及长时间成像，才能促使静脉系统有足够的机会显影。应获得正位、侧位和斜位视图。斜位成像非常有价值，因为通常在侧位上通常无法显示全部

的静脉窦，而在真正的 AP 视图上静脉窦的前部和后部重叠。上矢状窦血栓形成的影像学如图 49-36 所示。

根据 AHA/ASA 发表的声明，抗凝是脑静脉血栓形成的首选治疗方法。如果患者的症状进展或随着时间的推移没有改善，可以考虑局部导管引导的药物或机械溶栓[72]。

10. 特发性颅内高压　特发性颅内高压（idiopathic intracranial hypertension，IIH）或假性脑瘤是一种以头痛、视力改变、搏动性耳鸣、视盘水肿和腰椎穿刺术中脑脊液压力升高为临床特征的疾病。多种病因可能引起 IIH，包括蛛网膜颗粒异常和静脉窦狭窄。通过包括脑血管造影在内的各种成像技术证实，30%～93% 的 IIH 患者有硬膜静脉窦狭窄。永久性视力丧失和视神经萎缩是疾病治疗不当或治疗不充分的长期潜在后遗症。主要的治疗方法是使用碳酸酐酶抑制药、利尿剂或治疗性腰椎穿刺。在顽固性病例中，使用了视神经鞘开窗和（或）脑脊液分流的治疗方法。一项纳入 143 例患者的联合队列研究通过脑血管造影的方式在狭窄血管上置入支架进行治疗，88% 的患者头痛得到改善，97% 的患者乳头水肿得到改善或消除，并发症发生率为 6%，主要并发症为硬膜下血肿[73, 74]。

11. 脑死亡　对脑死亡的诊断通常不需要进行脑血管造影，在一些国家使用侵入性检查来诊断脑死亡是存在问题的。如果需要验证的实验室检查来对临床发现进行补充，可通过核医学、电生理学、TCD 超声和其他无创方法来进行诊断。包括 CTA 和 CTP 在内的多模态 CT 最近已被研究，并有望成为脑死亡诊断的潜在快速替代方法[75-78]。通过脑血管造影诊断脑死亡时，将对比剂注入头臂血管系统后，颅内血管不应出现对比剂显影。整个脑循环的关闭反映了脑肿胀导致的颅内压升高[79]。

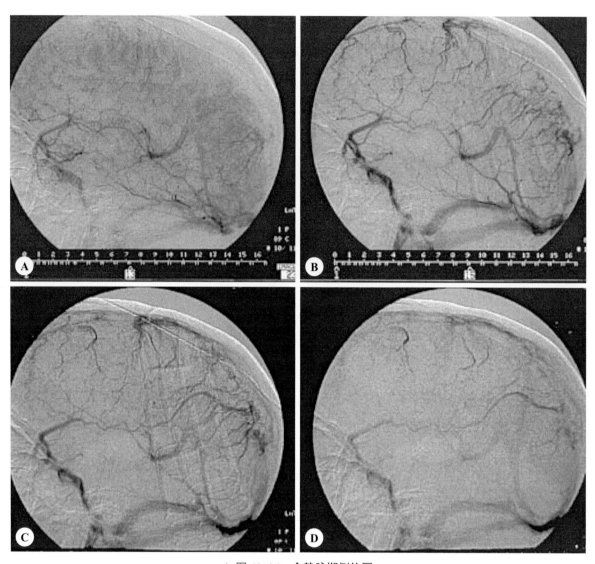

▲ 图 49-36　全静脉期侧位图

显示上矢状窦无明显显影（图像"静脉期"序列，A 早于 D ）

第 50 章　脑卒中组学：基于表观基因组学、转录组学、蛋白质组学、脂质组学和代谢组学的脑卒中研究

OMICs in Stroke: Insight Into Stroke Through Epigenomics, Transcriptomics, Proteomics, Lipidomics, and Metabolomics

Glen C. Jickling　Frank R. Sharp　著

刘聪聪　张星雨　熊　敏　译　　张晓倩　张振涛　张兆辉　校

本章要点

- 组学技术有助于发现与脑卒中相关的新分子和通路。
- 通过组学的方法筛选的生物标志物可能有助于脑卒中的诊断，预测脑卒中的风险，评估脑卒中的并发症和预后。
- 组学的方法包括表观基因组学、转录组学、蛋白质组学、脂质组学和代谢组学。
- 脑卒中是一种复杂的疾病。全面评估全基因组、蛋白质组、代谢组和脂质组水平，可为复杂的脑卒中生物学提出独特见解。
- 相信未来 10 年的研究将会发现新的标志物，以帮助临床医生进行脑卒中的诊断、治疗及风险评估。

随着全基因组关联研究的出现，人们正在不断拓展对脑卒中遗传学相关的认识[1]。然而，许多脑卒中相关基因和位点的功能含义仍不清楚。随着人类基因组计划的完成，以及包括快速测序、质谱和磁共振光谱学在内等技术的出现，相信这种情况将发生改变。这些工具使得检测整个表达基因组（转录组学）、基因调控元件（表观基因组学）、蛋白质组（蛋白质组学）、代谢产物（代谢组学）、脂质（脂质组学）和循环血细胞成为可能[2]。

虽然目前仍处于脑卒中组学研究的早期阶段，但相信在未来 10 年中，这些研究将为脑卒中的分子生物学领域提供新的见解。这可能会产生新的脑卒中治疗靶点和生物标志物，以帮助脑卒中的诊断和风险评估。虽然对脑卒中的研究主要集中在血液上，但是大多数组织或组织液都可以通过组学技术进行研究。由于血小板、白细胞、凝血因子都包含在血液中，因此可以将组学方法应用于缺血性脑卒中患者的血液研究中。这同样也适用于有凝血障碍和出血倾向的脑出血的研究。其他组学检测的样本包括脑脊液和脑组织等。在本章中，我们将展示组学在脑卒中研究中能解决的问题，包括表观基因组学、转录组学、蛋白质组学、代谢组学和脂质组学，尽管不能涵盖所有研究，但我们讨论的这些研究都围绕脑卒中患者，强调组学的研究可能影响脑卒中的治疗。

一、表观遗传学

表观遗传学是研究除了 DNA 序列变异以外的，影响基因表达的因素。包括 DNA 甲基化、组蛋白修饰、转录因子、微小核糖核酸、长链非编码 RNA 等因素。这是脑卒中研究中一个相对较新的领域（表 50-1）。

表 50-1　与脑卒中相关的表观基因组标志物

分子类型	标志物	作　用	参考文献
DNA 甲基化	ASB10 甲基化	脑卒中风险	Davis（2018）
	TTC37 甲基化	脑卒中风险	Davis（2018）
	长点缀核苷酸元素 -1 甲基化	脑卒中风险	Krupinski（2018）
	Sortilin 启动子低甲基化	烟雾病风险	Sung（2018）
	PTEN 甲基化	海绵状血管畸形	Zhu（2009）
组蛋白修饰	HDAC9	大血管脑卒中	Wang（2019） Shroff（2019）
	组蛋白脱乙酰酶	脑卒中康复	Elder（2013） Kassis（2017） Schweizer（2013）
微小 RNA	血浆微小 RNA	脑卒中诊断	Eyileten（2018）
	全血微小 RNA	脑卒中诊断	Jickling（2014） Tan（2009） Spepramaniam（2014） Huang（2016） Jickling（2016） Gilles（2018）
长链非编码 RNA	全血	脑卒中诊断，烟雾病	Dykstra-Aiello（2016） Deng（2018） Wang（2017）
	INK4 位点（ANRIL）	动脉粥样硬化风险	Holdt（2018）
	ZFAS1	大血管脑卒中	Wang（2018）

HDAC9. 组蛋白去乙酰化 9

（一）DNA 甲基化

实验研究表明，局灶性脑缺血会增加 DNA 甲基化，而 DNA 甲基化通常会抑制基因表达，这似乎是有害的，因为 DNA 甲基化抑制药可以改善脑卒中预后[3, 4]。越来越多的证据支持人类脑缺血后发生甲基化水平改变。位于 ASB10 和 TTC37 基因中的两个 CpG 位点的高甲基化与脑卒中的减少相关[5]。甲基化的改变与动脉粥样硬化、高血压、血脂谱、吸烟、抗血小板药物反应、脑卒中复发风险和脑卒中后功能预后相关[6]。LINE-1 甲基化程度较低的患者发生缺血性心脏病和脑卒中的风险较高[7]。令人惊讶的是，在脑卒中的主要病因，即心源性、大动脉性和腔隙性脑卒中之间的整体甲基化水平无明显差异[8]。

Sortilin 启动子的低甲基化可能是烟雾病的生物标志物[9]，而磷酸酶和紧张素同源物（phosphatase and tensin homolog, PTEN）启动子的高甲基化与脑海绵状畸形有关[10]。

（二）组蛋白修饰

组蛋白乙酰化是一种重要的基因表达调控机制。HDAC9 的多态性是大动脉性脑卒中的危险因素[11]，它对外周血细胞的基因表达产生很大影响[12]。用组蛋白去乙酰化酶的抑制药丙戊酸钠治疗，可降低短暂性脑缺血发作或既往脑卒中后脑卒中中的风险[13]。组蛋白去乙酰化酶和其他表观遗传改变与脑卒中恢复[14, 15]、高血压、动脉粥样硬化、血管壁修复、神经炎症、缺血性耐受和神经保护有关[16]。

（三）微小核糖核酸（短的非编码 RNA，miRNA）、血浆、血液 / 白细胞 / 血小板

关于 IS 中 miRNA 表达的研究已经有很多了，其中有 19 项是检查血浆或血清样本，6 项是检查全血样本[17]。这些研究采用了不同的方法（聚合酶链式反应、微阵列基因芯片及 RNA 测序）、不同的病程、不同的纳入和排除标准及不同的生物信息学方法，从而在不同的研究中产生了一组不同的差异表达的 miRNA[17]。

血浆和血清中存在细胞外的 miRNA，这些 miRNA 可能与外泌体或 Argonaute 蛋白有关。此外，它们还可以来自缺血性的大脑，也可以来自非缺血性的心脏、肺、肾、白细胞或其他组织[17-19]。

全血 miRNA 与血清或血浆的研究有很大的不同，因为全血主要代表来自白细胞、血小板和其他血细胞的细胞内 miRNA，这些 miRNA 比细胞外 miRNA 大一个数量级。一项急性脑卒中的全血研究发现，与血管危险因素对照组相比，miR-122、miR-148a、let-7i、miR-19a、miR-320d 和 miR-4429 降低，而 miR-363 和 miR-487b 升高[20]。推测这些 miRNA 可调控 Toll 样受体信号通路、NF-κβ 信号通路、白细胞外渗信号通路和凝血酶原激活通路[20]。其他关于急性脑卒中的全血研究中发现 let7 家族成员和 miR-19a 的表达增加[21-23]。let-7i 等家族成员调节免疫反应[18-19]，而 miR19a 调节炎症反应、凝血和血小板激活[17]。

（四）长链非编码 RNA

在全基因组水平上评估 lncRNA 的研究较少。在一项全基因组 lncRNA 研究中，有 299 个 lncRNA 在脑卒中组和对照组的男性中显示出表达差异，有 97 个 lncRNA 在脑卒中组和对照组的女性中有差异表达（n=266）[24]。lncRNA 的表达随着时间的推移会发生改变，其中一些被定位到与先前发现的脑卒中风险基因接近的基因，包括脂蛋白、脂蛋白（a）样 2、ABO（转移酶 A，α1-3-N- 乙酰半乳糖氨基转移酶；转移酶 B，α1-3- 半乳糖基转移酶）血型、前列腺素合酶 12、α-Adducins[24]。该研究还发现了特异性 lncRNA 与 NIHSS 评分有关[24]。

一项外周血单个核细胞研究发现，与对照组相比，IS 患者中有 70 个上调的 lncRNA 和 128 个下调的 lncRNA[25]。qRT-PCR 验证表明，与健康对照组和 TIA 患者相比，IS 患者中有 3 个 lncRNA（linc-DHFRL1-4、SNHG15 和 linc-FAM98A-3）显著上调。lncRNA 的 ROC 曲线下面积为 0.84，优于脑源性神经营养因子和神经元特异性烯醇化酶[25]。另一项研究发现，与健康对照组相比，烟雾病患者血液中涉及 Toll 样受体、趋化因子和丝裂原活化蛋白激酶信号转导的 lncRNA 表达存在差异[26]。

关于 IS 的单个 lncRNA 报道较多。有趣的是，在包括脑卒中在内的动脉粥样硬化心血管疾病的全基因组关联研究中，Chr9p21 风险位点已经成为最重要的位点。风险 SNP 靠近非蛋白质编码 DNA，包含 INK4 位点（antisense noncoding RNA in the INK4 locus，ANRIL）中的长链非编码 RNA（long noncoding RNA，lncRNA）反义非编码 RNA 的基因体[27]。ANRIL 剪接导致环状非编码 RNA 调控动脉粥样硬化的发生[27]。与对照组相比，长链非编码 RNA ZFAS1 在 IS 中下调；与其他脑卒中原因相比，大动脉性脑卒中的下调幅度最大[28]。

二、转录组学

表 50-2 列出了与脑卒中相关的转录标志物。

（一）脑卒中的诊断

1. 缺血性脑卒中对比对照组　Moore 等（22 个基因）[29]、Barr 等（9 个基因）[30] 和 Tang 等（17 个基因）[31] 在全基因组水平上比较了对照组与 IS 患者的 mRNA 表达。尽管每个研究的平台和细胞不同，但这些研究结果之间有一些重合[32]。Stamova 等使用了与 Tang 等相同的方法，在一个新队列中发现与对照组相比，Tang 等找到的 17 个基因在预测 IS 时具有 94% 的敏感性和 90% 的特异性[33]。此外，一个 97 探针板能正确地将 3h、24h IS（86%）与对照组（84%）、心肌梗死（75%）区分开[33]。虽然 mRNA 的测量通常很慢，但新技术正在发展，未来可能使人们在床旁只需几分钟就能测量出 mRNA[32]。

2. 缺血性脑卒中对比出血性脑卒中（脑出血）　最近的一项全基因组研究发现，ICH 和对照组之间有 489 个转录物的表达存在差异，IS 和对照组之间有 63 个转录物表达存在差异[34]。ICH 具有差异表达的 T 细胞受体和 CD36 基因，以及诱导型一氧化氮合酶、TLR、巨噬细胞和辅助 T 细胞途径。ICH 和 IS 均有

表 50-2　与脑卒中相关的转录组学标志物

分子类型	标志物	作　用	参考文献
脑卒中诊断	22 个基因的组合	脑卒中 vs. 对照	Moore（2005）
	18 个基因的组合	脑卒中 vs. 对照	Tang（2006）
	9 个基因的组合	脑卒中 vs. 对照	Barr（2010）
	97 个基因的组合	脑卒中 vs. 对照	Stamova（2010）
	489/63 个基因的组合	缺血性脑卒中 vs. 出血性脑卒中	Stamova（2018）
TIA	34 个基因的组合	TIA vs. 对照	Zhan（2011）
	26 个基因的组合	TIA vs. 假性脑卒中	Jickling（2012）
脑卒中的病因	23 个基因的组合	心源性 vs. 大血管脑卒中	Xu（2008）
	40 个基因的组合	心源性 vs. 大血管脑卒中	Jickling（2010）
	37 个基因的组合	心房颤动 vs. 非心房颤动	Jickling（2010）
	41 个基因的组合	腔隙性 vs. 非腔隙性脑卒中	Jickling（2011）
	40+41 个基因的组合	隐源性脑卒中	Jickling（2012）
性别差异	脑卒中基因表达的性别差异	脑卒中生物学	Stamova（2014）Tian（2012）
出血性转化	6 个基因的组合	t-PA 相关出血性转化的风险	Jickling（2013）
吸烟	63 个基因的组合	与吸烟相关的脑卒中炎症	Cheng（2019）

TIA. 短暂性脑缺血发作

血管生成、T 淋巴细胞的 CTLA4、辅助性 T 细胞的 CD28、调控免疫应答的活化 T 细胞的核因子，以及糖皮质激素受体信号通路[34]。T 细胞受体和 T 细胞基因足以区分 IS 和 ICH[34]。理论上，通过血液测试区分 IS 和 ICH 是可能的。

3. 短暂性脑缺血发作　在一项对 26 例 TIA 和 26 例对照组的研究中，有 449 个与全身炎症、血小板活化和凝血酶原活化相关的差异表达基因[35]。对已确定的基因的层次聚类分析表明，在 TIA 患者中存在两种 RNA 表达模式，其中一种可能是假性 TIA 的基因表达。预测分析鉴定出一组 34 个基因，能以 100% 的灵敏度和 100% 的特异性将 TIA 与对照组区分开来[35]。在一项随访研究中，比较了 TIA（n=26）与 IS（n=94）和对照组（n=44）[36]。有 74 个在 TIA 和 IS 中共同表达的基因，它们具有与先天性和适应性免疫系统激活相关的功能通路[36]。有一种预测模型利用了这 74 个缺血基因当中的 26 个基因，区分

TIA 和脑卒中的敏感性和特异性为 89%。在一个验证队列中，17 例 DWI 阳性 / 轻型脑卒中的 TIA 患者均被预测为缺血性发作，13 例非缺血性短暂性神经系统发作病例中 10 例被预测为非缺血性发作。在病因不明的短暂性神经系统发作病例中，71% 被预测为脑缺血性发作[36]。转录组学可能有助于预测哪些 TIA 会进展为脑卒中，哪些有可能是不需要太多检查及治疗的假性 TIA。

（二）脑卒中的病因

1. 心源性、大血管性、小血管性的相互对比　在一项有关 IS 病因的转录组学研究中，心源性脑卒中患者与大动脉动脉粥样硬化性脑卒中患者的血液中的表达谱是不同的。其中有 77 个基因是有差异的，并且相差至少为 1.5 倍，在保证特异度和灵敏度至少为 95.2% 的情况下，最少可以通过 23 个基因区分两种类型的脑卒中。在大动脉动脉粥样硬化性脑卒中患者血液中血小板和单核细胞相关基因表达变化，

这些基因主要参与调节止血过程。心源性脑卒中患者血液中中性粒细胞相关基因发生变化，这些基因主要调节对感染性 / 炎性刺激的免疫应答[37]。

在一项随访研究中，40 个基因的基因谱区分心源性脑卒中和大动脉性脑卒中的灵敏度和特异度大于 95%[38]。通过另外的 37 个基因能够区分由心房颤动引起的心源性脑卒中和非心房颤动引起的脑卒中，其灵敏度和特异度均大于 90%。这些基因也提示脑卒中亚型之间的炎症反应存在差异。将此方法应用于隐源性脑卒中患者时，17% 被预测为大动脉性脑卒中，41% 为心源性脑卒中。在被预测为心源性脑卒中的隐源性脑卒中患者中，27% 是由心房颤动引起的[38]。

在另一项对 184 例脑卒中患者的研究中，41 个基因的基因谱区分腔隙性和非腔隙性脑卒中的敏感性和特异性均>90%[39]。在 32 例原因不明的深部小梗死中，有 15 例被预测为腔隙性脑卒中，17 例被预测为非腔隙性脑卒中。这项基因谱反映了腔隙性脑卒中和非腔隙性脑卒中的免疫反应差异。

2. 隐源性脑卒中 在后续的一项研究中，从 131 例隐源性脑卒中患者的外周血中分离出 RNA，并与 149 例已知病因脑卒中患者的基因谱进行比较[40]。隐源性脑卒中被分为皮质脑卒中和皮质下脑卒中。隐源性脑卒中病例被预测为含有 58% 的心源性脑卒中，18% 的大动脉性脑卒中，12% 的腔隙性脑卒中，12% 的病因不明性脑卒中。与预测的大动脉性脑卒中相比，预测的心源性脑卒中病例中心肌梗死情况更多且 CHA（2）DS（2）–VASc 评分更高。与大动脉性和心源性脑卒中相比，预测的腔隙性脑卒中病例有较高的收缩压和舒张压，并且脑卒中量表 NIHSS 评分更低。预测的病因不明确的隐源性脑卒中也确实没有 TIA 或 IS 病史[40]。

3. 腔隙性脑卒中与脑白质高信号 已知脑卒中病因的基因图谱具有预测隐源性脑卒中病因的潜力。一个令人惊讶的关于腔隙性脑卒中的发现是，腔隙性脑卒中的基因表达图谱[39, 40]与白质高信号的基因表达图谱是不重叠的[41]。功能分析表明，白质高信号特异性基因与氧化应激、炎症、解毒和激素信号转导相关，涉及的基因还与少突胶质细胞增殖、轴突修复、长期增益效应和神经传递相关[41]。相反，腔隙性脑卒中的基因谱与髓系细胞和白细胞的生长、单核细胞和白细胞的活化和招募、免疫应答、血管

的血液循环过程、内皮黏附和内皮细胞的血管生成有关[39]。因此，尽管 WMH 和腔隙性脑卒中都被认为与"小血管"疾病有关，但外周免疫、凝血和血脑屏障对每一种疾病的反应都是非常不同的，这证明了两者存在不同的病理生理学过程和病因。

（三）脑卒中生物学和并发症

1. 性别二态性基因的表达 对 51 例 IS 患者和 52 例对照组进行了性别影响的研究[42]。总体而言，在 IS 发生后的 3h、5h 和 24h，分别有 242、227 和 338 个男性特异性基因表达发生变化，其中 59 个基因在所有时间点均发生变化。而在 IS 发生后 3h、5h 和 24h，分别有 774、3437 和 571 个女性特异性基因表达发生变化，其中 152 个基因在所有时间点均发生变化。男性特异性脑卒中基因与整合素、整合素连接激酶、肌动蛋白、紧密连接、Wnt/β-catenin、Ras 同源家族成员 A（RHOA）、FGF、颗粒酶和 TNFR2 信号通路相关。女性特异性脑卒中基因与 p53、高迁移率族蛋白 1（HMGB1）、HIF-1α、IL-1、IL-6、IL-12、IL-18、急性期反应、T 辅助细胞、巨噬细胞和雌激素信号通路相关[42]。心源性 IS 的男性和女性患者基因表达有类似的差异[43]，具有性别特异性的 X、Y 染色体表达的不同模式也是类似的[44, 45]。

2. 出血性转化 在溶栓治疗之前，发生出血性转化的 IS 患者在全血中有 29 个基因（mRNA）差异性表达[46]。6 个基因的基因谱可以预测后期可能发展为 HT 的脑卒中，其敏感性为 80%，特异性为 70.2%[46]。人类脑卒中后发生 HT 的主要通路已经被报道过，包括调控 MMP-9 的生长因子双调蛋白，涉及 SMAD4 的 TGF-β 信号的转导、INPP5D 和 IRAK3，凝血因子 V 和 Ⅷ 的破坏[46]。

3. 吸烟 一项研究纳入了 219 名受试者，发现与不吸烟的 IS 患者相比，吸烟者的患者中有 63 个基因表达显著改变（51 个上调，12 个下调）；而与不吸烟的对照组相比，吸烟的对照组有 58 个基因表达显著改变（48 个上调，10 个下调）。我们还发现与吸烟者的 IS 患者相关的三个基因（GPR15、LRRN2 和 CLDND1）与非 IS 的对照组吸烟者重叠，这可能提示这些基因是脑卒中的风险基因。这些基因与趋化因子信号通路、T 细胞受体信号通路和细胞因子 – 细胞因子受体通路有关。此外，还有促进动脉粥样

硬化的炎症基因（CD3E、CD3G、CD69、IL2RA、CCR4 和 CCR8）和促进血小板聚集的基因（PRKCQ、CCR4 和 CCR8）（Cheng X 等，2019 年正式出版）。

三、蛋白质组学

表 50-3 列出了与脑卒中相关的蛋白质组学标志物。

（一）脑卒中的诊断

1. 缺血性脑卒中对比对照组 候选蛋白质筛选方法和无偏移全蛋白质组学方法已经确定了一些蛋白质，这些蛋白质可能有助于鉴别对照、假性脑卒中和 IS。其中包括 anti-NMDA、NSE、HFABP、NDKA、PARK7 UFD1、IMA、凝血酶、糖原磷酸化酶同工酶脑型（GP-BB）、可溶性糖蛋白 Ⅵ（sGP Ⅵ）、BNP、D- 二聚体、APOA1-UP、APOA2、PBP、S100B、vWF、MMP-9、PPIA 及 VCAM[47, 48]。

在最近的一项研究中，通过校正年龄后的稳健回归分析（FDR＜0.20）发现，有 30 种蛋白质（4 种采用 ELISA 技术，26 种采用 MS 技术）在脑卒中和假性脑卒中之间的差异很大。而与这种仅基于年龄的模型相比，一种利用了上述前两个主要蛋白质的逻辑回归模型显著地提高了脑卒中和对照组之间的差异（P＜0.001，交叉验证的曲线下面积 AUC 分别是 0.78 和 0.93），其中一半的蛋白质与炎症相关[49]。然而，这些蛋白质及上述提到的蛋白质仍然需要在独立的队列中进行验证，以确定它们是否达到临床脑卒中诊断所需的 AUC/ 敏感性 / 特异性＞90% 的要求，特别是需要能够鉴别脑卒中与症状类似的其他疾病。

2. 缺血性脑卒中对比脑出血 胶质纤维酸性蛋白（glial fibrillary acidic protein，GFAP）和 S100B 已被报道可以用来鉴别 IS 和 ICH[47]。一项研究发现，与对照组相比，脑出血患者血浆中有 3 种上游调节因子（IL-6、TNF、脂多糖）和 7 种蛋白（APCS、APOA4、FGB、IGFBP2、LBP、LYZ 和 MGMT）发生改变[50]。然而，没有对 IS 进行评估。ApoA- Ⅰ 和对氧磷酶 –1（PON-1）水平在 ICH、IS 和对照组之间均存在差异[51]。一研究使用酶联免疫吸附试验（ELISA）评估血浆中 ApoC- Ⅰ 和 ApoC-Ⅲ 的水平以区分出血性（n=15）和缺血性（n=16）脑卒中

（P＜0.001）[52]，而在另一个类似的研究中，缺血组与出血组的最佳区分方法是联合使用 ApoC-Ⅲ 和 ApoA- Ⅰ，其 AUC 值为 0.92[53]。利用血浆金属蛋白水平鉴别 IS、ICH 和健康对照，其交叉验证的准确率为 85%[54]。最近的一篇综述发现，10 个单独的生物标志物和 7 组不同的生物标志物显示出鉴别 IS 和 HS 的潜力[55]。活化蛋白 C- 蛋白 C 抑制药复合物（敏感性 96%）、GFAP（特异性 100%）、APC-PCI 和 GFAP 组合（敏感性 71%）、视黄醇结合蛋白 4（RBP4）和 GFAP 组合（特异性 100%）的生物标志物对 ICH 和 IS 的鉴别具有较高的敏感性和特异性[55]。然而，没有一项生物标志物可以应用于临床来决定能否使用 t-PA 治疗，特别是在 4.5h 的时间窗内。

3. 短暂性脑缺血发作 有关 TIA 的蛋白质组学研究相对较少。在最初的一个研究中发现，在先导队列中血小板碱性蛋白血清浓度增加，并在验证队列中被证实可以用来区分假性 TIA 和 TIA、轻度脑卒中，但该研究中的另外两种蛋白质没有得到重复[56]。在一个通过积极降低胆固醇水平预防脑卒中（Stroke Prevention by Aggressive Reduction in Cholesterol Levels，SPARCL）试验中，发现将骨桥蛋白、新蝶呤和髓过氧化物酶添加到临床风险算法中，三者与脑卒中复发风险和改善风险分类独立相关[57]。

最近完成的一个 SpecTRA 研究评估了 141 个候选蛋白，可以应用于急诊科中以区分 TIA/ 轻型脑卒中与非脑血管性的脑卒中（类卒中）[58]。一个由 16 种蛋白质组成的蛋白质组合，在 TIA 患者和假性 TIA 患者之间显示出明显差异。其中 9 个蛋白是 TIA 的重要单变量预测因子［OR（95%CI）］：L- 选择素、胰岛素样生长因子结合蛋白 3、凝血因子 X、血清对氧磷酶 / 内酯酶 3、血小板反应蛋白 –1、透明质酸结合蛋白 2、肝素辅助因子 2、载脂蛋白 b-100 和血管性血友病因子[58]。

在 SpecTRA 研究的第二阶段，这 16 个蛋白质的组合被合并用于一个独立验证队列，以预测 TIA 与无 TIA 状态[59]。单变量分析表明，胰岛素样生长因子结合蛋白 3 和血清对氧磷酶 / 内酯酶 3 是可靠的 TIA 生物标志物。Logistic 回归模型显示 L- 选择素、载脂蛋白 B-100、凝血因子Ⅸ和血小板反应蛋白 –1 是 TIA 显著的多变量预测因子[59]。考虑到这些最终

表 50-3　与脑卒中相关的蛋白质组学标志物

分子类型	标志物	作　用	参考文献
脑卒中诊断	Anti-NMDA，NSE，HFABP，NDKFA，PARK7 UFD1，IMA，thrombin，GPBB，SGPⅥ，BNP，D-Dimer，ApoA1-UP，APOA2，PBP，S100B，vWF，MMP-9，PPIA，VCAM	脑卒中 vs. 对照	Summarized in Kamtchum（2019），Laborde（2012）
	30 种蛋白质的组合	脑卒中 vs. 对照	Penn（2018）
	GFAP，S100B	缺血性脑卒中 vs. 出血性脑卒中	Summarized in Kamtchum（2019）
	APCS，APOA4，FGB，IGFBP2，LBP，LYZ，MGMT	出血性脑卒中 vs. 对照	Zhang（2017）
	ApoC-Ⅰ，ApoC-Ⅲ	缺血性脑卒中 vs. 出血性脑卒中	Allard（2004）
	蛋白质组合（如 APC-PCI，GFAP，RBP4）	缺血性脑卒中 vs. 出血性脑卒中	Misra（2017）
TIA	血小板碱性蛋白	TIA vs. 假性脑卒中	George（2015）
	骨桥蛋白、新蝶呤、髓过氧物酶	TIA 后脑卒中风险	Ganz（2017）
	16 蛋白质组合（胰岛素样生长因子结合蛋白 3、对氧磷酶 / 内酯酶 3、l- 选择素、载脂蛋白 B100、凝血因子Ⅸ、血小板应答蛋白 1）	TIA vs. 假性脑卒中	Penn（2018）
脑卒中病因	BNP，D 二聚体	心源性脑卒中	Montaner（2008）
	CRP，纤维蛋白原，P- 选择素，脂联素，ICA-1，Lp-PLA2	大血管脑卒中	Reviewed in Kamtchum（2019），Brea（2009）
	结合珠蛋白，淀粉样蛋白 A		
	胆绿素还原酶 B	颈动脉斑块出血	Matic（2018）
	同型半胱氨酸，vWF，D- 二聚体，PAI-1，CRP，IL-6，TNF-α	小血管脑卒中	Datta（2014），Katmtchum（2019），Lv（2018）
	MBP，纤维蛋白原，整合素，丝蛋白 A，白蛋白		
脑卒中结局	白蛋白，CRP，纤维蛋白原，ICAM1，TNF-α	早期神经功能恶化	Martin（2018）
	c-FN，PAI-1，TAFI	出血性转化	
	MMP-9，S100B，NSE，VEGF，ADAMTS13		
	S100B，IL-6，CRP，TNF-α，NT-proBNP，MR-proANP，纤维蛋白原，D- 二聚体，MBO，progranulin，YKL-40，Nfl，HbA1c，ADAMTS13，copeptin，RBP4，fibulin	功能性预后不良	Garcia-Berrocoso（2013）
	Gelsolin，cystatin A，DPYSL2		

APC-PCI. 活化蛋白 C- 蛋白 C 抑制药复合物；GFAP. 胶质纤维酸性蛋白；RBP4. 视黄醇结合蛋白 4；TIA. 短暂性脑缺血发作

的蛋白质组合面板被重建以提供最大的敏感性和特异性，需要另一个队列研究来测试这些蛋白质组合，并帮助提供它们可能在临床上有用的信心。

（二）脑卒中的病因

1. 心源性　结合 BNP、D- 二聚体和临床特征可较好地识别心源性脑卒中，并具有较高的敏感性和极好的特异性（91%）[60]。MR-proANP 和 NT-proBNP 也已被用于鉴别心源性脑卒中[47]。

2. 大血管性　据报道，鉴别大动脉性脑卒中的血清/血浆蛋白包括 CRP、纤维蛋白原、P- 选择素、脂联素、ICA-1 和 Lp-PLA2[47]。对于有症状和无症状的动脉粥样硬化患者研究也相当多。有症状患者与无症状患者相比，斑块中的蛋白质、mRNA、脂质和细胞确实存在差异[61-63]。值得注意的是，血清胆绿素还原酶 B 被认为是斑块内出血和不稳定性颈动脉粥样硬化/脑卒中风险的一个新的标志物[64]。结合珠蛋白水平>1040μg/ml 对诊断动脉粥样硬化血栓（大动脉性脑卒中）的敏感性为95%，特异性为88%；而血清淀粉样蛋白 A 水平>160μg/ml 对该病患者的诊断敏感性为91%，特异性为83%[65]。

3. 小血管性　据报道，腔隙性/小血管性脑卒中患者血液中发生变化的蛋白质包括同型半胱氨酸、vWF、D- 二聚体、PAI-1、CRP、IL-6 和 TNF-α[47]。在一项研究中，评估了从四组腔隙性脑卒中患者的合并血浆中分离出的富含微泡的部分[66]。研究发现腔隙性脑卒中患者的脑特异性蛋白上调，包括髓鞘碱性蛋白、凝血级联蛋白（如纤维蛋白原 α 链、纤维蛋白原 β 链）和黏着斑（如整合素 α-Ⅱb、踝蛋白 –1 和细丝蛋白 –A）；而其白蛋白下调，并出现不良预后[66]。然而，这项研究没有将腔隙性脑卒中与其他病因的脑卒中进行比较，因此这可能不是腔隙性脑卒中的特点。在另一项研究中，虽然仍然没有评估其他病因的脑卒中，但与对照组相比，腔隙性脑卒中患者有 55 个蛋白的表达存在差异[67]。

（三）脑卒中生物学和并发症

1. 早期神经功能恶化　急性脑卒中后早期神经功能恶化（early neurologic deterioration，END）会导致长期预后变差。提前识别出有风险的患者有助于早期的监测和处理。最近的一项对 82 例研究的 Meta分析/综述，发现了一些 END 的蛋白质组学和代谢组学的标志物[68]。这些标志物包括：①代谢：葡萄糖、糖化血红蛋白、低密度脂蛋白、总胆固醇、甘油三酯、尿素、白蛋白减少；②炎性和兴奋性毒性：血浆谷氨酸、脑脊液谷氨酸、同型半胱氨酸、白细胞、高敏C反应蛋白；③凝血/血液学：纤维蛋白原、血红蛋白降低[68]。尽管这些是单独预测的，但尚不清楚这些标志物或文献中未检测的其他标志物能否更好地预测 END。

2. 出血转化　据报道，血清/血浆中可预测溶栓后 HT 的蛋白质包括 c-Fn、PAI-1 和 TAFI[47]。预测自发性 HT 的蛋白质包括 MMP-9、S100B、NSE 和VEGF。预测溶栓后血管再通的蛋白质包括 PAI-1 和ADAMTS13[47]，其中 ADAMTS13 减少与再通治疗的不良反应有关[69]。

3. 结局　S100B 和 c-Fn 水平可以预测 MCA 闭塞后的恶性脑水肿[47]。谷氨酸、铁蛋白、ICAM-1、TNF-α 可以预测 END。功能预后不良与许多血清/血浆蛋白有关：S100B、IL-6、CRP、TNF-α、NT-proBNP、MR-proANP、纤维蛋白原、D- 二聚体、MBO、颗粒蛋白前体、YKL-40、NfL、HbA1c、ADAMTS 13、和肽素、RBP4 和血清腓骨蛋白 –5[47]。在调节缺血性脑卒中的 8 种候选蛋白质中，凝溶胶蛋白、二氢嘧啶酶相关蛋白 2 和胱抑素 A 的循环水平是预后不良的独立预测因子[70]。

4. 脑卒中复发、斑块进展和斑块不稳定　与脑卒中复发相关的血清/血浆蛋白包括 copeptide、CRP、CD40L、降钙素原、骨桥蛋白、新蝶呤、髓过氧化物酶和 ADMTS13[47]。血液中与斑块进展或不稳定相关的蛋白包括血浆网膜素 –1、补体复合物 C5b-9、ICAM-1、CRP 和 Lp-PLA2[47]。

5. 对治疗的反应　血清糖化白蛋白已被证实与双重抗血小板治疗反应相关，而 NT-proBNP 已被证明可用于反映抗凝治疗的受益人群。

6. 感染　在脑卒中前或脑卒中后感染的患者与没有感染的患者相比，往往预后较差。最近的一项研究表明，血清淀粉样蛋白 A 是脑卒中患者感染风险的预测因子[71]。

四、代谢组学

磁共振和质谱技术的发展使得在众多疾病中筛

选代谢物成为可能（表 50-4）。虽然已经报道了很多与脑卒中相关的代谢物，但仍需要在更大的队列中进行重复。与其他基于组学的脑卒中研究一样，脑卒中的明确定义（脑成像并不是必要的）、脑卒中病因的定义、采样时间的变化、样本处理和存储的方法及血浆、血清和全血使用的差异都会产生不同的结果。众所周知，饮食（禁食或非禁食）、一天中的抽血时间及药物对代谢物有很大的影响，也因为脑卒中患者的这些因素往往有很大的异质性，更增加了代谢组学研究的难度。

诊断

1. 缺血性脑卒中对比对照组　Jung 等的一项早期研究发现，与对照组相比，脑卒中患者血浆中甲酸盐、乙醇酸盐、乳酸盐和丙酮酸盐水平升高，谷氨酰胺、缬氨酸和甲醇水平降低（Au 等综述）[72]。一组包括丝氨酸、异亮氨酸、甜菜碱、PC（5∶0/5∶0）和 LysoPE（18∶2）的五种差异性代谢产物，具有区分急性 IS 样本和健康对照样本的潜力，在训练和测试组中，受试者工作特征曲线下面积分别为 0.988 和 0.971[73]。与对照组相比，急性 IS 患者血清乳酸盐、碳酸盐和谷氨酸盐水平升高（$P<0.01$）；丙氨酸、柠檬酸盐、甘氨酸、异亮氨酸、亮氨酸、丝氨酸、酪氨酸、蛋氨酸、色氨酸、赤酮酸、尿素、嘌呤、次黄嘌呤和脯氨酸水平降低（$P<0.05$）[74]。利用酪氨

表 50-4　与脑卒中相关的代谢组学标志物

分子类型	标志物	作　用	参考文献
脑卒中诊断	甲酸，乙醇酸，乳酸，丙酮酸，谷氨酰胺，缬氨酸，甲醇	脑卒中 vs. 对照	Jung（2011） Au（2018）
	丝氨酸，异亮氨酸，甜菜碱，PC（5∶0/5∶0），lysoPE（18∶2）	缺血性脑卒中 vs. 对照	Liu（2017）
	乳酸，碳酸盐，谷氨酸，丙氨酸，柠檬酸，甘氨酸，异亮氨酸，亮氨酸，丝氨酸，酪氨酸，蛋氨酸，色氨酸，赤氨酸，尿素，嘌呤，次黄嘌呤，脯氨酸	缺血性脑卒中 vs. 对照	Wang（2017）
	尿酸，鞘氨酸，肾上腺素酰乙醇酰胺	缺血性脑卒中 vs. 对照	Sun（2017）
	酪氨酸，C5-OH/C0，瓜氨酸，天冬酰胺，脯氨酸，缬氨酸，精氨酸，鸟氨酸，亮氨酸，缬氨酸，苯丙氨酸	缺血性脑卒中 vs. 出血性脑卒中	Hu（2016） Zhang（2017）
TIA	肌酐，苏氨酸 – 苏氨酸，N- 乙酰氨基葡糖，溶血磷脂酸，胆固醇，溶血磷脂胆碱，苏氨酸次黄嘌呤，亮氨酸	DWI 阳性 TIA	Purroy（2016）
	lysoPC（16∶0），LysoPC（20∶4）	TIA 后脑卒中风险	Jove（2015）
脑卒中病因	缬氨酸，亮氨酸，异亮氨酸	心源性脑卒中	Kimberly（2013）
脑卒中结局	谷氨酰胺，犬尿氨酸，LysoPC（18∶2）	脑卒中后认知障碍	Liu（2015）
	天冬氨酸，肌酐，异亮氨酸，苯丙氨酸，脯氨酸，丝氨酸，亚油酸，油酸	脑卒中后抑郁	Ding（2016）
脑卒中风险	异亮氨酸，亮氨酸，缬氨酸	脑卒中风险	Ruiz-Canela（2016）
	酰基肉碱，谷氨酸，神经酰胺，同型半胱氨酸，磺酸，赖氨酸	脑卒中风险	Guasch-Ferre（2016） Au（2018） Spence（2018）
	癸酰肉碱，辛酰基肉碱	脑卒中风险	Seo（2018）

TIA. 短暂性脑缺血发作

酸、乳酸盐和色氨酸诊断 IS 的准确率高（91%）[74]，利用尿酸、鞘氨醇和肾上腺素乙醇酰胺诊断 IS 的准确率也同样很高（94%）[75]。

血浆中支链氨基酸（异亮氨酸、亮氨酸、缬氨酸）水平升高会导致脑卒中风险升高[76]。在心血管病高危人群中，血浆酰基甘氨酸水平增高是心血管病和脑卒中的独立危险因素[77]。其他的脑卒中风险标志物包括血浆谷氨酸代谢产物、血浆神经酰胺类，以及同型半胱氨酸磺酸增高，以及赖氨酸代谢产物减低等[72]。

2. 缺血性脑卒中 vs. 出血性脑卒中　与 ICH 组相比，IS 组 Tyr、C5-OH/C0、Cit、Asn、Pro、Val、Arg/Orn、Leu、Val/Phe 升高[78]。相较于 ICH 组，IS 组全血中 C5：1、Phe/Tyr、（C0+C2+C3+C16+C18：1）/Cit、Met/Leu 较低[78]。另外一种包含 13 个代谢物的代谢组合也可以鉴别 IS 和 ICH[79]。

3. 短暂性脑缺血发作　低浓度的特异性溶血磷脂酰胆碱（LysoPC16：0）与 TIA 后脑卒中复发显著相关[80]。LysoPC（20：4）也同样是脑卒中复发的潜在生物标志物，可以结合年龄、血压、临床特征、症状持续时间、糖尿病量表（ABCD2）和大动脉粥样硬化的信息，提高预测能力。早期（<3 个月）脑卒中复发的患者具有特定的代谢组学模式，这不同于非脑卒中复发性 TIA 和脑卒中复发性 TIA 的晚期患者[80]。

具有 DWI 阳性的 TIA（11 个分子，包括肌酐、苏氨酸二肽、N- 乙酰葡萄糖胺、溶血磷脂酸和胆固醇相关分子等）和 DWI 显示缺血病变体积的 TIA（10 个分子，包括溶血磷脂酰胆碱、次黄嘌呤 / 苏氨酸盐和亮氨酸），都具有特异的代谢谱特征[81]。此外，皮质与皮质下 DWI 高信号的溶血磷脂和肌酐明显不同[81]。

(1) 心源性脑卒中：与对照组相比，心源性脑卒中患者血浆中缬氨酸、亮氨酸和异亮氨酸水平降低[82]。具有心源性栓塞高风险的脑卒中患者，其癸酰肉碱和辛酰肉碱的含量明显高于那些低风险或中等风险的脑卒中患者[83]。高水平的同型半胱氨酸会增加心房颤动患者脑卒中的风险[84]。

(2) 预后：在心源性脑卒中患者中，较低的支链氨基酸水平与较差的神经功能预后相关（改良 Rankin 量表，0～2vs.3～6，P=0.002）[82]。谷氨酰胺、

犬尿氨酸和 LysoPC（18：2）被确定为脑卒中后认知障碍的候选诊断生物标志物，通过 ROC 曲线判断，三者联合使用对脑卒中后认知障碍具有良好的诊断能力[85]。天冬氨酸的增加及肌酐、异亮氨酸、苯丙氨酸、脯氨酸、丝氨酸、亚油酸和油酸的减少与脑卒中后抑郁相关[86]。

五、脂质组学

脂类大致可分为八大类，包括脂肪酰类、甘油脂类、甘油磷脂类、鞘脂类、糖脂类、多聚乙烯类、固醇脂类和孕烯醇酮脂类。评估多种脂质的脂质组学研究在脑卒中研究里仍然较少（表 50-5）。这可能与该领域的技术发展有关，包括脂质生物信息学，以及他汀类药物和其他用于脑卒中的降脂药物的产生的混杂效应。胆固醇、高密度脂蛋白、低密度脂蛋白和相关脂质在脑卒中里的作用将在其他专门章节中讨论。

（一）诊断

缺血性脑卒中对比对照组　在一个比较 IS 患者与对照组的小队列研究中发现，血液中特异性鞘脂的差异被去确定与梗死体积相关[87]。与对照组相比，IS 患者血液中脂质（CH2CH2CC）、亚油酸、油酸、棕榈酸、硬脂酸、胆固醇、游离脂肪酸、葡糖脑苷脂、磷脂酰乙醇胺、4- 羟双氢（神经）鞘氨醇、二氢（神经）鞘氨醇和溶血磷脂酰胆碱均降低（见参考文献[72]）。

（二）确定病因

1. 大血管性　有研究利用非靶向脂质组学鉴别有症状和无症状颈动脉粥样硬化，发现磷脂酰胆碱（16：0/20：4 和 16：0/18：1）、磷脂酰乙醇胺（18：1/18：0）、花生四烯酸和一种未知的脂质代谢物在内的许多标志物可以预测脑卒中风险[72]。

在前循环大动脉闭塞引起的脑卒中早期 LDL-C 浓度较高，与 3 个月后良好的临床预后独立相关[88]。

2. 小血管性　一项小型研究（n=56）通过推导队列和验证队列发现健康人血浆中的 13 种脂质与腔隙性脑卒中患者的有所不同[89]。

（三）脑卒中生物学和并发症

1. 出血性转化　低胆固醇水平已被证实与静脉溶

表 50-5　与脑卒中相关的脂质组学标志物

分子类型	标志物	作　用	参考文献
脑卒中诊断	鞘脂类鞘磷脂 36：0 神经酰胺 42：1	缺血性脑卒中 vs. 对照	Sheth（2015）
	亚油酸、油酸、棕榈酸、硬脂酸、胆固醇、游离脂肪酸、糖基神经酰胺、磷脂酰乙醇胺、植物鞘氨醇、鞘氨醇、溶血磷脂酰胆碱	脑卒中 vs. 对照	Au（2018）
脑卒中病因	磷脂酰胆碱 16：0/20：4，16：0/18：1，磷脂酰乙醇胺 18：1/18：0，花生四烯酸	大血管症状性颈动脉粥样硬化	Au（2018）
	低密度脂蛋白胆固醇	大血管脑卒中	Pikija（2018）
	13 种脂质的结合	小血管脑卒中 vs. 对照	Yang（2017）
脑卒中结局	胆固醇	出血性转化	Lin（2018）
脑卒中风险	神经酰胺、甘油二酰基、十二碳三烯酸、羟基十二碳五烯酸、溶血磷脂酰胆碱、甘油三酰基	缺血性脑卒中风险	Au（2018）Mundra（2018）

栓后出现症状性脑出血的风险增加有关[90]。

2. 脑卒中风险　具体而言，神经酰胺、二酰基甘油、二十二碳三烯酸、羟基二十碳四烯酸、羟基十八碳二烯酸、溶血磷脂酰胆碱和三酰基甘油似乎会增加 IS 的风险[72]。LPC 降低（16：0）和 LPC 增加（204 和 20：5）与 IS 的风险增加相关[72]。血浆脂质组学比传统危险因素能更好地预测心血管疾病的预后，表明脂质组学在二级预防心血管危险分层中可能发挥一定的作用[91]。

结论

利用组学研究脑卒中仍是比较新的研究方向。在本章中，我们简要地介绍了脑卒中组学评估的研究，包括表观基因组学、转录组学、蛋白质组学、代谢组学和脂质组学。到目前为止，虽然有一些在研究尿液、脑脊液和其他生物液体，但大多数的研究都集中在血液样本上。一般来说，虽然在先导队列中找到了许多标志物，但总体的研究仍然很少。我们需要在更大的人群中进行明确的验证，然而，早期的研究提供了基础证据，证明脑卒中患者的组学水平本身存在着差异。随着进一步的研究，基于组学的研究可能会为脑卒中的生物学提供新的见解，这也突显了其复杂性。通过脑卒中组学研究发现的生物标志物可能有助于临床医生的诊疗，提高在脑卒中诊断、病因确定、风险分类、预后预测和脑卒中治疗决策方面的准确性。

第六篇 治 疗
Therapy

Part A 药物治疗
Medical Therapy

James C.Grotta 著

张新凯　王嘉玲　译　　曹学兵　校

自上一版以来，脑卒中治疗发展迅速，特别是在介入治疗领域。现在脑卒中治疗不仅必须包括对新治疗方法的研究，还应包括如何更好地将这些新疗法尽快提供于合适的患者。因此，治疗部分选择以"脑卒中救护系统及其对急性脑卒中治疗的影响"这一新的章节作为开篇，其内容广泛涵盖了这一关键的实际问题。该章节介绍了有关卒中中心、远程医疗和移动卒中单元的一些信息。急性脑卒中的治疗大致按时间顺序从院前管理就开始进行，甚至是在神经科医生参与之前。这其中包括了紧急医疗服务极其重要的贡献和急救医学所发挥的作用。

随后静脉溶栓治疗作为急性期药物治疗的核心，在各个方面进行了详细的介绍。包括溶栓剂、获益和风险有关的临床试验数据、社区经验、指南及最后的实用建议。

接着回顾了抗血栓治疗，并特别注意了证据的级别。讨论了卒中单元和重症监护室的专科护理，并着重强调每个单元的有效性和构成部分。接下来是关于ICU护理细节的更新章节，重点是纠正生理

紊乱和治疗特定脑卒中综合征。在细胞水平上逆转损伤病理级联的可能性，包括了对潜在的细胞保护剂的详细阐述，以及着眼于如何最终确立这种疗法的效用。

具体脑卒中病症的治疗，包括夹层和静脉血栓，也进行了介绍并重点强调已知信息，以及需要更新信息的地方。关于脑出血的章节，更新了选择手术干预患者的内容。

围绕脑卒中康复新的科学探索和证据包涵在以下几个章节：脑卒中患者的康复与康复研究；改善脑卒中后恢复的干预措施（例如，机器人技术、脑刺激和远程康复）；促进脑卒中康复的细胞疗法。

二级预防的话题从详细回顾脑卒中的血小板的生理、各种抗血小板药物的作用机制，以及根据新的临床试验数据进行药物选择和新兴的抗血小板策略开始展开。随后详细讨论了心源性脑卒中及其预防，包括直接凝血酶和因子Xa抑制药及其逆转。

本篇最后对脑卒中预防和治疗中的临床研究的设计、开展和分析等重要方面进行了阐述。

第51章　脑卒中救护系统及其对急性脑卒中治疗的影响

Stroke Systems of Care and Impact on Acute Stroke Treatment

Alexandra L. Czap　Peter Harmel　Heinrich Audebert　James C. Grotta　著

王震雨　朱艳含　译　　曾玮琪　常丽英　校

本章要点

- 与全球脑卒中临床发病率相比，溶栓和取栓率仍较低，尤其是在资源有限的农村。
- 通过移动卒中单元和远程医疗，可以在院前进行溶栓治疗和取栓患者的筛选。
- 综合性脑卒中护理系统在中心辐射型网络下发展起来，包括静脉点滴－转运－治疗方案，以此使患者获得更多时间敏感的治疗机会和实现资源平衡配置。
- 质控方案促进了初级卒中中心、综合卒中中心和有取栓能力的高级中心的认证和培训标准的形成，以确保弱势患者群体获得更好的结局。

本章将回顾目前急性脑卒中溶栓和取栓治疗的进展，包括卒中中心和培训的指南。本章的第二部分将描述试图提高这些治疗实施可能性的特殊救护系统。本章中的大部分内容来自第14届溶栓、取栓和急性脑卒中治疗国际研讨会，由一个全球急性脑卒中治疗专家小组编写的会议记录总结而来[1]。

一、溶栓和取栓的人口统计学

（一）全球溶栓及取栓率

相对于脑卒中的临床发病率，溶栓和取栓术在全球范围内的使用率仍然较低[2, 3]。美国在过去10年中使用阿替普酶静脉溶栓的比例有所增加，ECASS Ⅲ等试验延长了溶栓治疗的时间窗[4, 5]。溶栓率从2003—2005年的4%增加到2010—2011年的7%，特别是在症状出现后2h内到达医院的患者中。最近，在不考虑症状出现时间的情况下，阿替普酶的总体静脉使用量都保持相对稳定，美国溶栓率为8%～10%[4, 6, 7]，个别卒中中心报道的溶栓率高达19.4%～21%[8]。

溶栓治疗在全球范围内有相当大的差异[9]。在一项调查中，214个国家和特别行政区中的64个（30%）使用阿替普酶静脉溶栓，其中低收入国家占3%（1/36），中低收入国家占19%（10/54），中高收入国家占33%（18/54），高收入国家占50%（35/70）[3, 10]。在欧洲，平均7.3%的脑卒中患者接受了溶栓治疗，据统计欧洲各国中乌克兰溶栓率低至0.2%，德国为17.5%，奥地利为18.4%，丹麦为19%，荷兰为20.6%，其中有13个国家的溶栓率高于10%[9]。在最近一份伊比利亚－美洲脑血管疾病协会（Safe Implementation of Treatments in Stroke-Sociedad Iberoamericana de EnfermedadesCerebrovasculares，SITS-SIECV）发布的脑卒中登记治疗安全实施的报道中，14个国家的平均静脉溶栓率为7.7%[11]。溶栓率在国家之间和国家内部可能都有所不同，并且还取决于是按人口统计还是按医院统计。在非洲，只有南非、埃及和摩洛哥这三个国家拥有溶栓经验[12]。在亚洲有关使用溶栓的数据很少[13]。自2007年以来，印度的溶栓率有所增加。印度－美国合作脑卒中项目报道了印度有 10% 的患者接受了静脉溶栓治疗[14]。政府还批准了替奈普酶的使用，迄今已有 4800 多名患者接受了该药物。在泰国，接受静脉溶栓治疗的患者比例从 2008 年的 0.38% 上升到 2012 年的 1.95%[15]。对澳大利亚医院的统计发现，只有 3% 符合条件的缺血性脑卒中患者接受了溶栓治疗。

与农村地区相比，城市地区的溶栓使用率有所增加[16]。患者转运延误导致全球农村地区溶栓率低至 1%~6%。这一情况在全球低、中和高等收入国家皆普遍存在[17-19]，但这个问题可以通过使用远程医疗解决[20, 21]。甚至在美国，"跟着指南走"脑卒中登记明确提到，到乡村医院就诊是患者溶栓治疗失败的一个原因[22]。

在多项试验取得成功后，发病 6h 以内且 NIHSS 大于 5 分的患者机械取栓率显著提高。在关于 2004—2016 年"跟着指南走"脑卒中登记所统计医院（GWTG-S）的一项分析中，在 2014 年和 2015 年关键的第二代血管内治疗试验结果发表后，取栓治疗率从每年的 0.13% 上升到 1.33%。在 2016 年末，在静脉溶栓延长时间窗相关试验结果发表后，7.5% 的缺血性脑卒中患者在能够开展取栓治疗的中心接受了机械取栓术，占此类中心符合手术适应证患者的 27.3%[23]。在欧洲，1.9% 有手术适应证的患者接受了机械取栓治疗，法国、德国、瑞士和马耳他等国的取栓率达 5% 甚至更高[9]。大多数取栓病例在每年超过 25 例手术的中心完成，超过 50% 的取栓病例在每年超过 100 例手术的中心完成。相比之下亚洲国家的取栓率较低。在血管内治疗方面，城乡之间的治疗差距更加明显[24]。

（二）改变脑卒中人口学和特征，预测溶栓和取栓的影响

第 14 章讨论了脑卒中流行病学，包括发病率和患病率。其预期的变化将如何影响脑卒中治疗及医疗资源分配？发达国家脑卒中预防措施在降低脑卒中发病率和死亡率方面越来越有成效。对于动脉粥样硬化或心源性栓塞导致的脑卒中来说尤其如此，因为这是适合行取栓治疗的大动脉闭塞的主要原因；然而随着人口增长和人口老龄化，脑卒中总体患病率将继续增加[25]。因此，尽管很难准确预测未来对溶栓和取栓的需求，但这些需求将继续增加。

（三）全球溶栓中心的现有及预计分布

在美国，81% 的人口可以在 60min 内通过救护车到达有静脉注射条件的医院，而 97% 的人口可以通过救护直升机到达。该数据基于 2011 年美国医疗保险提供商分析及审查（Medicare Provider and Analysis Review，MEDPAR）的分析，并且该数据着重于有条件为 65 岁以上的急性缺血性脑卒中患者进行溶栓治疗的医疗机构，该机构需提供至少 1 例静脉使用阿替普酶溶栓的病例[6]（图 51-1）。加拿大也用类似的方法预估溶栓情况。对 1996 年地理信息系统（geographic information system，GIS）[26]的人口统计分析后，Scott 等确定除了拥有 CT 设备、神经科及急诊科医生的医院外，还确定了可静脉注射阿替普酶的医院。在这项研究中，67.3%、78.2% 和 85.3% 的加拿大人口分别在距离有溶栓能力的医院 32km、64km 和 105km 内（在 60min、90min 和 120min 内能到达医院）。

在欧洲，能够进行溶栓治疗的卒中单元系统因国家和地区而异[9]。北欧国家拥有密集的卒中单元网络；然而，大多数东欧和南欧国家都没有类似系统。欧洲脑卒中委员会估计在只有 1/3 的欧洲脑卒中患者可以获得急性卒中单元护理[27]。在亚洲，印度和泰国报道了有溶栓能力的脑卒中组织的分布情况。在印度，大约有 100 个中心能够提供静脉溶栓[28]。在泰国，只有 1/4 的脑卒中患者可以进入专科卒中单元（全国共 110 个）接受治疗，其中大部分卒中单元在地区和省级医院内[15]。虽然韩国的急性脑卒中管理质量未经系统评估，但政府于 2008 年启动了 11 个地区高级卒中中心（comprehensive stroke centers，CSC），启动后 CSC 的静脉溶栓时间缩短到 30min 以内[29]。

（四）溶栓应该在哪里进行？溶栓治疗的挑战和现有"卒中中心"的发展

急性缺血性脑卒中患者在接受溶栓治疗前，需要专业人士识别其神经系统症状，通过病史和体格检查明确诊断，明确溶栓适应证，保证溶栓治疗的安全管理及治疗后的随访。院前对脑卒中症状或体征的初步识别对于增加有资格接受溶栓治疗的潜在患者数量至关重要。对大众进行脑卒中急救教育，使用固定急救电话号码（在美国为 911，欧盟为

通过救护车或直升机到达可行静脉注射条件的医疗机构

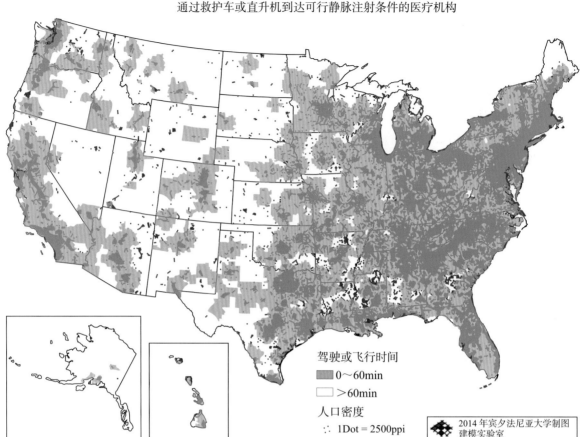

驾驶或飞行时间
- 0～60min
- ＞60min

人口密度
∴ 1Dot = 2500ppi

2014 年宾夕法尼亚大学制图
建模实验室

▲ 图 51-1　在美国拥有静脉使用 t-PA 能力的医疗机构

引自 Adeoye O, Albright KC, Carr BG, et al. Geographic access to acute stroke care in the United States. Stroke. 2014; 45: 3019-3024.

112），以及针对紧急医疗服务、医院人员和医生的培训计划，使医疗保健的获取更便捷并提高了溶栓治疗率[30-34]。紧急医疗服务通过利用院前通知进一步减少对住院治疗的延误[30]。

脑卒中的诊断需要明确的病史和彻底的检查以排除导致神经功能缺损的其他病因。血压、血糖和 CT 平扫是溶栓治疗前所必须的检查。此外，CTA 的识别可能进一步使接受取栓治疗的大血管闭塞（large vessel occlusions，LVO）患者获益。MRI 在用于区分具有非典型或非特异性症状的脑卒中或类卒中患者方面具有重要价值，包括人工智能以及血清生物标志物在内的新兴技术可能有助于脑卒中的识别。

目前主要通过纳入和排除标准来筛选患者是否能接受溶栓治疗。具有脑卒中溶栓专业知识的医生或其他医务人员可在现场、床边和通过远程医疗进行工作。随着通过临床试验获得更多数据和用药经验的增加，某些禁忌证已从绝对变为相对，从而增加了符合溶栓治疗条件的潜在患者数量[35, 36]。包括药物成本、药物可获取性、药物稳定性和运输成本在内的最低标准是全球资源欠发达地区考虑的重要因素。另外溶栓治疗后护理最低要求包括可监护生命体征的条件。

溶栓治疗可在院前移动卒中单元（mobile stroke units，MSU）或急诊科（emergency department，ED）/ 医院实施。在欧洲和美国的脑卒中系统中，院前移动卒中单元静脉注射阿替普酶的给药方式增加了发病后 60min 内溶栓治疗的患者数量[37-40]。此外，相比于院内溶栓治疗，院前溶栓治疗可以使无论有无脑卒中既往病史的患者都有更好的结果[38, 41]。然而，对农村地区或资源有限的社区而言，院前溶栓治疗可能更加具有的挑战性，其成本效益仍需要前瞻性研究进行评估[42-44]。

大多数情况下，溶栓是在急诊科开始的，然而急诊科医生脑卒中相关的临床专业知识不足限制了溶栓治疗的开展。神经急诊的投诉占急诊科投诉的 8%，其中急性脑卒中相关的投诉占 3%[45, 46]。因此建议急诊医师每 10 年应对至少 2 例缺血性脑卒中患者进行溶栓治疗[1]。急诊科医师缺乏经验及神经科医师不能及时到达现场协助识别限制了溶栓的使用。

针对急诊科医生进行的包括有组织的脑卒中紧急评估方案在内的多方面培训，增加了患者在社区获得溶栓的机会[47, 48]。检查表可作为急诊科医生提高筛选溶栓患者容易程度和准确性的一种手段[49]。此外，远程医疗和高级别医务人员的参与已被证明是使溶栓治疗覆盖到没有神经专科医院的重要方法[50]。

目前，以时间窗为指标筛选患者是否有溶栓指证，而在未来将发展为以组织窗为标准对患者进行筛选。神经系统 CTP 或 MRP 领域的进步可用于研究醒后脑卒中患者溶栓的疗效及安全性[51, 52]。随着更多的溶栓筛选数据变得可获取，对于临床医生而言，不明确的发病时间可能不再成为溶栓治疗最常见的困扰。

鉴于溶栓治疗的复杂性，在 2000 年，脑卒中联盟（Brain Attack Coalition，BAC）鼓励发展初级卒中中心和高级卒中中心以提高循证脑卒中护理的质量及促进其组织发展[53, 54]。拥有专业人员、基础设施和财政支持的 PSC 可使大多数脑卒中患者得到诊治。除了作为区域设施资源的中心外，CSC 还能够为病情复杂的脑卒中患者提供专门的筛查设备和治疗措施。

2003 年，AHA/ASA 和联合委员会通过疾病特定认证计划提出了脑卒中认证流程，包括一致性临床结果自我评价和以静脉溶栓治疗为中心的脑卒中护理的最低标准[55]。脑卒中联盟关于 PSC 主要内容的建议（后来于 2011 年修订）对初级卒中中心的发展至关重要[53, 56]。初级卒中中心的主要内容包括患者救治（紧急医疗服务、急诊科诊治、卒中单元、急性脑卒中团队、知情同意、神经外科诊治）和管理、服务支持（上级医疗机构、卒中中心主任、神经影像、检验科、脑卒中质控委员会、医学继续教育）。2004 年开始对初级卒中中心进行认证，到 2011 年，美国 4000～5000 家医疗机构中拥有初级卒中中心的已超

过 800 家。到 2010 年，16 个州通过了紧急医疗服务立法，让急性脑卒中患者绕行无初级卒中中心的医疗机构（占 53% 美国人口），将患者直接送至拥有初级卒中中心的医疗机构[57]。根据 AHA/ASA 脑卒中统计及指导登记（GWTG-S）计划，脑卒中方案的实施将推动脑卒中救护的进一步改善[58]。

2005 年，BAC 对脑卒中的管理提出了新建议：CSC[59]。这些建议强调了医疗专业人员（包括了神经病学脑血管方向、神经外科、重症监护、康复医学、脑卒中护士、神经放射影像学的专业医疗人员）、诊断技术（包括 CTA、DWI、脑血管造影、经食管超声心动图和 TCD 检查）、介入和手术治疗的利用率（包括动脉内再灌注、脑血肿清除、脑室引流、颈动脉内膜剥脱术）、基础医疗设施（包括脑卒中病房、重症监护病房、24h/7d 全天候手术和介入治疗（以及教育和研究计划（患者、社区和医学教育）。TJC 于 2012 年启动了 CSC 认证计划。

TJC、Der Norske Veritas and Germanischer Lloyd（DNV GL）、医疗机构认证项目（HFAP）规定了国家认证计划的三个级别：高级卒中中心、初级卒中中心和急性脑卒中建设医院（acute stroke-ready hospital，ASRH）。创建 ASRH 认证是为了在一些没有 PSC 或 CSC、对溶栓认识不足的偏远社区医院，使其可以在地区性 PSC 和 CSC 的指导下改善急性脑卒中救护水平。PSC 认证要求有专门的卒中单元、专业的医护人员和治疗以满足脑卒中联盟对脑卒中救护的要求。CSC 除了必须满足 PSC 认证的所有要求外，还要满足包括有一定的溶栓患者数量，制订了对复杂脑卒中病患进行管理相关流程的条件。目前为止，在美国有超过 1500 个 PSC、200 个 CSC 和越来越多的 ASRH。

2013 年，基于血管内治疗、神经重症监护、卒中中心认证及远程脑卒中和移动卒中单元使用的变化，ASA 发布了关于脑卒中救治系统的建议（表 51-1）[60]。这些指南强调了对整个社区及致力于当地区域公众溶栓认知教育的医患支持的重要性。此外，这些指南概述了紧急医疗服务的关键作用，使用院前脑卒中严重程度量表来识别大血管闭塞与使用生命线算法的目的一致，即与最近的 PSC 或 ASRH 相比，如果转运时间少于 15min，则将患者送到 CSC。需要进一步研究以解决将 MSU 整合到院前系统中的

表 51-1　医院脑卒中认定能力比较

	ASRH	PSC	TSC	CSC
患者管理	提供初步脑卒中评估、稳定、紧急治疗，然后转运到更高级别的卒中中心进行持续治疗	通过专门的急性脑卒中团队、先进的成像和住院卒中单元治疗大多数缺血性脑卒中	专用 ICU 病房，能进行 24h/7d 机械取栓术	处理所有脑卒中类型，包括复杂病例、继发于动脉瘤的出血性脑卒中
地点	乡村	城镇 / 乡村	城镇	城镇
脑卒中团队	有，可 24h/7d	有，可 24h/7d	有，可 24h/7d	有，可 24h/7d
脑卒中协议	有	有	有	有
诊断检测能力	24h/7d 进行 CT、MRI、实验室检查	24h/7d 进行 CT、MRI、实验室、CTA、MRA 检查	24h/7d 进行 CT、MRI、实验室、CTA、MRA、DSA 检查	24h/7d 进行 CT、MRI、实验室、CTA、MRA、CDUS、DSA 检查
静脉溶栓能力	有	有	有	有
取栓能力	无	部分有	有	有
神经内科医生	有，24h/7d 现场或通过电话联系	有，24h/7d 现场或通过电话联系	有，24h/7d 现场或通过电话联系	有，24h/7d 现场
神经外科医生	没有，可通过转运患者在 3h 内现场	部分有，2h 内到达	部分有，2h 到达	24h/7d 现场
远程医疗	有，在需要的 20min 内	有，如有需要可以提供	有，如有需要可以提供	有，如有需要可以提供
卒中单元	无	部分有	有	有
重症病房	无	部分有，脑卒中患者不需要单独的 ICU	有，脑卒中患者专用 NICU	有，脑卒中患者专用 NICU
患者转运	将患者送至 PSC、TSC 或 CSC	接受来自 ASRH 的患者	接受来自 ASRH 或 PSC 的患者	接受来自 ASRH、PSC 或 TSC 的患者

ASRH. 急性脑卒中建设医院；PSC. 初级卒中中心；TSC. 具有取栓能力的卒中中心；CSC. 高级卒中中心；ICU. 重症监护室；CDUS. 双侧颈动脉超声检查；CT. 计算机断层扫描；MRI. 磁共振成像；CTA. 计算机断层扫描血管造影；MRA. 磁共振血管造影；DSA. 数字减影血管造影；NICU. 神经重症监护室

问题。目前，"理想"的时间已经被提出；然而，对于大血管闭塞患者的院前识别标准和开始被分流到不能取栓的卒中中心的患者可允许损耗的时间指标仍然存在不确定性。另外，其他需要改进的方面包括患者数量少、缺乏经验的卒中中心的转运流程及神经介入医师的标准化培训以确保医疗资源共享及其流程的进步。

随着 TJC 对美国以外的医院进行国际认证，脑卒中救治的质量改进方案也在全球范围内被采纳。ESO 建议在欧盟国家建立 ESO 卒中单元和卒中中心并以此作为认证级别[61]，该系统自 21 世纪初以来一直在德国使用。

（五）现有的全球取栓中心分布及未来发展

虽然支持取栓治疗证据的出现提高了其利用率，但取栓使用率仍明显不足。全球发达国家和发展中国家都缺乏得到高质量血管内治疗的机会（图 51-2）。在美国，TJC 和 DNV GL 是两个最流行的卒中中心认证机构。TJC 已将超过 194 家医院认证为具有神经介入治疗、急救神经病学知识和后备支持力量的高级卒中中心，并为脑卒中神经病学、神经重症监护和神经外科提供 24h/7d 全天候服务[1, 62]。DNV

通过救护车或直升机到达可行静脉注射条件的医疗机构

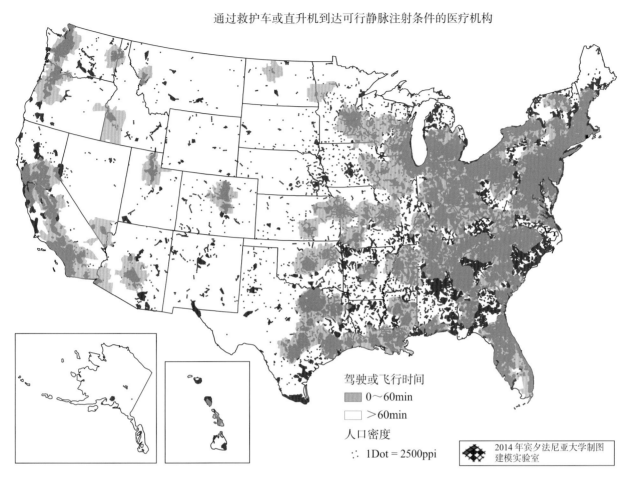

▲ 图 51-2　在美国到达具备血管内治疗的医疗机构途径

引自 Adeoye O, Albright KC, Carr BG, et al.Geographic access to acute stroke care in the United States. *Stroke*. 2014; 45:3019-3024.

GL 已将 67 个中心认证为高级卒中中心，提供全天候的神经介入服务并且能够处理或转运神经急诊患者[1, 63]。2018 年，TJC 和 AHA/ASA 认证了第一个具有取栓能力的卒中中心（thrombectomy-capable stroke center，TSC），条件是能够提供 24h/7d 全天候血管内治疗服务，在过去 12 个月内治疗了至少 15 名缺血性脑卒中患者或过去 24 个月内至少治疗了 30 名患者[64, 65]。此外，TSC 必须收集 13 项标准化工作指标的数据并拥有与 CSC 一致的神经病学诊治水平。TJC 和 DNV GL 认证旨在改善患者预后，以便疑似 LVO 的患者可以在病情需要时转送到最近的 CSC 或 TSC，而不是 PSC。根据最近的一项研究，对 TSC 的需求仍然很高，美国多达 64% 的社区到达 TSC 的时间超过了 30min 的转运时间上限[66]。

　　取栓术的使用也在全球范围内开展。加拿大预计将在全国建立 6 个 TSC。尽管脑卒中患者的发病率和死亡率不断增加，在拉丁美洲，获得认证取栓中心的机会却非常有限。在整个欧洲，32% 的国家拥有可进行血管内治疗的卒中中心，而由于其成本和缺乏训练有素的医学专家和医疗设备，大多数国家无法建立此类卒中中心[9]。在 2016 年，大约 52% 的卒中中心可提供 24h/7d 全天候神经介入治疗服务，有 29% 符合条件的患者接受了取栓手术。TSC 的数量从英国的 28 个到德国的 135 个不等。在亚洲，有 75 家医院可开展血管内治疗，其中 25 家位于泰国。据报道，印度每年报道的手术总数为 1000 例。巴基斯坦和斯里兰卡可开展静脉溶栓，但很少有医院可开展取栓治疗。自 2008 年 CSC 成立以来，韩国的取栓率从 30% 增加到 47%[29]。

（六）取栓术应该在哪里进行？集中模式与去中心化模式

2018 年，ASA 发布了取栓指南，提出急性缺血性脑卒中患者应在经验丰富的中心接受治疗，中心应拥有急诊脑卒中通道、包括神经介入医师和围术期管理人员在内的合格救治团队[36]。在包括蛛网膜下腔出血、颈动脉狭窄、冠状动脉综合征的介入治疗和颅脑外伤的神经系统治疗方面的经验表明，在小型卒中中心由手术经验少的医生治疗的患者临床预后不佳[67-68]。越来越多数据表明，在大型卒中中心接受取栓治疗的患者会有更好的结局[79-85]。

尽管有文章预估大多数美国人口可以获得充分的神经介入治疗，但仍需要改进脑卒中救治系统以更好地将取栓术的资源分配给农村或医疗资源匮乏的地区[66, 86]。为了提高患者获得治疗的机会，目前已经提出了多种不同的脑卒中管理模式。集中模式通过将所有可能需要取栓的病例转运至一个更大规模的卒中中心以获取更好结局。去中心化模式则让介入医生广泛地分布到各个小型卒中中心。去中心化模式的另一种方法是通过让手术经验丰富的神经介入医生前往其他卒中中心进行取栓手术以解决小型中心专业资源匮乏的问题。尽管与大型卒中中心相比去中心化的小型卒中中心的取栓术并非最佳选择，但它可减少治疗延误，这有助于减少由于就诊时间过晚或梗死面积过大而导致不能接受取栓治疗的病例数[87.88]。另一种选择是将神经介入医师送到有血管造影设备的中型医院，就像大家所了解的"驾驶介入医师"或"飞行介入医师"，以此代替长途运送患者的做法。它结合了大型卒中中心的经验，减少了治疗前时间的延误，然而对这种方案的科学评估尚未完成。

（七）目前溶栓由谁实施，将来又该由谁负责

溶栓可以在急诊室、医院内进行，近年来甚至可以通过使用移动卒中单元在院前进行。急性缺血性脑卒中的阿替普酶（rt-PA）静脉溶栓可由血管或非血管专业的神经科医师、急诊医师、住院医师和主治医师及高级医务人员（包括执业护士）实施。然而，需要增加人员以帮助临床决策和监督管理，特别是在农村地区。远程医疗使更多的患者能够获得溶栓并能够得到脑血管专家实时意见。在美国，包括中心和副中心在内的许多卒中单元都覆盖了远程医疗。多个对照试验的结果显示，与没有覆盖远程医疗相比，有组织的系统内的远程医疗脑卒中会诊可以提供安全有效的溶栓治疗并改善患者预后[1, 89-91]。

尽管美国 FDA 批准并发布共识指南已超过 20 年，但大多数神经科医生和急诊科医生仍因害怕造成伤害而不愿进行溶栓治疗。近期的研究显示，大约 40% 的急诊科医生对治疗急性脑卒中感到不安[92, 93]。就这点而言，医生高估了静脉注射阿替普酶的风险，尤其是出血性转化的风险。关于脑卒中识别和脑卒中绿色通道流程的培训可能有助于急诊医师更加轻松地熟悉溶栓治疗[49]。此外，无论是面对面还是通过远程医疗会诊，通过经验丰富的脑血管专业的神经科医生，可以更有效指导决策，也可以让更多患者得到及时的治疗。

综合卒中中心发展出中心和副中心的模式，提高了卒中中心利用率和平衡了资源分配。在偏远的卒中中心开展静脉注射溶栓药物的治疗，然后将患者转移到中心卒中中心进行溶栓后治疗和护理，这增加了脑卒中患者获得时间依赖的介入治疗的机会，这种模式已被证实有效的[94]。但是需要注意的一个重点是，病情不稳定的患者在医院间转运过程中更容易产生并发症，对于需要转院行取栓术的 LVO 患者尤其如此[86]。

（八）目前取栓由谁实施，将来又该由谁负责

目前，取栓术由受过神经病学培训的亚专科神经科医师、神经外科医师和神经放射科医师联合进行，而由血管外科医师、心外科医师和介入放射科医师等非神经科专科医师实施手术的比例较小。由谁开展取栓术以及在哪里进行手术仍存在有争议[86]。颅内血管走向复杂、质地脆弱，这使手术可能出现如血管破裂或血管远端栓塞此类潜在并发症风险，专科医生具有脑血管解剖变异和侧支循环的相关知识，因此需要经过正规培训且具有专科知识的医生来完成该类手术。术者熟练掌握通过导管处理血管的技术、全面了解颅内血管的解剖和病理生理基础及潜在脑血管并发症是脑血管取栓术安全和有效的保障[95]。满足全国脑卒中患者治疗所需的神经介入医生数量及卒中中心介入医生的理想分布需要进一

步的研究来确定。

（九）当前溶栓和取栓培训指南

随着机械取栓术作为 LVO 患者的治疗标准，需要对各个年龄段的医生进行可靠且可重复的培训，制订并实施能力评估的标准。12 个国家的介入学会在介入培训标准方面达成了共识，提出参与培训人员必须是具有神经放射学、神经内科或神经外科背景的医生 [96]（框 51–1）。神经外科医师学会高级专科培训委员会（Committee on Advanced Subspecialty Training，CAST）与神经介入外科学会（Society of NeuroInterventional Surgery，SNIS）和血管和介入神经病学学会（Society of Vascular and Interventional Neurology，SVIN）合作，制订了个人和神经介入计划的作用和培训标准 [97, 98]。CAST 批准的计划要求接受介入培训的医师在每年超过 250 例手术病例的大型卒中中心完成至少 1 年的培训，并接受多位神经介入医师的指导，完成神经病学的住院医师规范化培训是接受介入治疗培训必要的先决条件。神经介入培训包括大量神经科疾病包括 LVO、脑动脉瘤、动静脉畸形和脊柱疾病的诊断和介入手术。培训的

框 51–1　国际多学会提出的神经介入培训指南

- 基础培训和资格
  - 在经委员会认证的医生监督下进行放射学、神经病学或神经外科的住院医师培训，在此期间或随后至少 1 年还需进行脑卒中诊断和治疗、脑血管造影和神经影像学的培训才有资格获得认证
  - 在大型卒中中心的神经介入专家的监督下进行至少 1 年的介入神经放射学的专科培训，完成最低手术要求和动脉内治疗培训，包括微导管运用、介入器械知识、并发症和治疗等知识技能的培训
- 资质续存标准
  - 继续医学教育，每 2 年至少进行 16h 的脑卒中专项教育
  - 医师培训结果符合国家标准和机构要求
  - 持续参与质量保证和改进计划并跟踪和记录结果

改编自 Lavine SD, Cockroft K, Hoh B, et al. Training guidelines for endovascular ischemic stroke intervention: an international multi-society consensus document. *Am J Neuroradiol*. 2016;37:E31–4, and Day AL, Siddiqui AH, Meyers PM, et al. Training standards in Neuroendovascular Surgery: program accreditation and practitioner certification. *Stroke*. 2017;48:2318–2325.

最终认证是完成学会培训计划，并且通过 2 年的临床实践和审查后授予，因此培训的质量得到了保证。目前在美国，有 32 个 CAST 认证和 7 个研究生医学教育认证委员会（Accreditation Council of Graduate Medical Education，ACGME）认证的神经介入手术（neuroendovascular surgery，NES）项目。

二、溶栓和取栓术：如何将合适的患者送到合适的医院

（一）院前筛查：急救团队在识别脑卒中患者、潜在溶栓患者、大血管闭塞患者方面的准确性，各种院前大血管闭塞筛查试验的准确性

脑卒中体征和症状知识与常识的缺乏仍然是脑卒中患者无法及时治疗的重要原因之一。Cochrane 的文献综述表明了对普通人群开展的脑卒中教育计划很大程度上是无效的。Thomas Lewis Latané（TLL）圣殿基金会脑卒中项目是一项基于社区的大型拨款项目，旨在提高得克萨斯州人群对脑卒中识别和治疗，该项目结果显示综合性医疗教育项目对 EMS 和 ED 的工作而不是市民个人的应对有很大益处 [32]。因此，AHA/ASA 呼吁卒中中心支持社区脑卒中科普工作以提高普通人群的脑卒中意识，并处理和监测目前的问题 [60]。通过紧急呼叫传递可疑脑卒中患者的准确性仍然是 EMS 的障碍 [39]。急救人员和 EMS 对识别脑卒中患者并将其转运到适当的卒中中心发挥了至关重要的作用。研究评估了培训项目的有效性及评分工具在脑卒中识别、优先转运至指定卒中中心、向医疗团队发出预先通知的算法 [99]。EMS 教育提高了对脑卒中体征和症状的识别，增加了溶栓率 [8, 100, 101]。休斯顿急性脑卒中治疗研究（Houston Paramedic and Emergency Stroke Treatment and Outcomes，HoPSTO）显示经过培训后医护人员识别脑卒中的准确率提高到 75% [8]。AHA 和 ESO 指南建议 EMS 调度员使用简单、标准化的评估工具对脑卒中严重程度进行评估 [36, 102]。目前已创建多个临床量表用于脑卒中评估，包括 NIHSS、洛杉矶运动量表（Los Angeles Motor Scale，LAMS）、快速动脉闭塞评估（Rapid Arterial Occlusion Evaluation，RACE）、院前急性严重程度量表（Prehospital Acute Severity Scale，PASS）、辛辛那提脑卒中分诊评估工具（Cincinnati Stroke Triage Assessment Tool，C-STAT）、

紧急目的地现场脑卒中分类评估（Field Assessment Stroke Triage for Emergency Destination，FAST-ED）、视觉 – 失语 – 忽视评估（Vision-Aphasia-Neglect，VAN），以对脑卒中严重程度进行分类并在现场评估 LVO[103-108]（表 51-2）。

在评估这些量表的有效性时，必须考虑脑卒中症状的复杂多样性，因此无法设计一种可以识别所有患者的简单评估量表。这些量表受限于低特异性和高敏感性、复杂性。虽然没有量表可以百分百排除 LVO，但这些量表的总体阳性预测值介于 0.42～0.48，阴性预测值介于 0.91～0.93[109, 110]。一般而言，FAST 评分对 LVO 患者可进行有效评估，加上对患者凝视情况的评估能够提高量表的特异性[111]。对没有 LVO 的患者进行过度评估可能会导致患者被绕过较近的医院而转运到卒中中心导致延误溶栓时机[112]。相反，对 LVO 识别不足则可能导致患者被送到没有血管内治疗能力的医院。AHA/ASA 指南强调，"由急救人员及时分诊并运送到最合适的卒中中心且进行院前通知"。鉴于取栓术的疗效，特别是对于 LVO 患者而言，发展院外脑卒中评估系统显得很有必要[86]。通过人工智能完成院前检查和评估脑卒中及 LVO 是一个值得深入研究的课题。与急性创伤和 ST 段抬高心肌梗死（ST-elevation myocardial infarction，STEMI）的急救系统类似，LVO 患者应被送往最近的能够进行 EVT 的卒中中心。

（二）注射和转运：安全性，可接受的延误时间，应该进行哪些影像检查，以及在哪里进行

由于取栓的临床试验取得了巨大成功，如何将确定疑似 LVO 的患者转运至最佳的卒中中心以获取患者最佳结局已引起越来越多的关注。静脉溶栓和机械取栓的临床获益会随着发病时间的推移而减弱[113, 114]，而且并非所有有溶栓能力的医院都具有取栓能力。此外，LVO 脑卒中患者从不具备取栓能力的 PSC 二次转运至具备取栓能力的 TSC 或 CSC 的案例正在增加，二次转运还与取栓完成时间的延迟明显相关[115-117]。

"静脉泵入和转运"是指将患者运送到最近的

表 51-2　院前脑卒中严重程度量表的临床比较

	NIHSS	LAMS	RACE	PASS	C-STAT	FAST-ED	VAN
意识	√			√	√		
凝视	√		√	√	√	√	
视野	√		√				√
面瘫	√	√	√			√	
上肢肌力	√	√	√	√	√	√	√
下肢肌力	√		√				
握力		√					
共济失调	√						
感觉	√						
语言	√		√			√	√
构音障碍	√						
忽视	√		√			√	√

改编自 Vidale S, Agostoni E. Prehospital stroke scales and large vessel occlusion: a systematic review. *Acta Neurol Scand*. 2018; 138:24-31.

C-STAT. 辛辛那提脑卒中分类评估工具；FAST-ED. 紧急目的地的现场评估脑卒中分类；LAMS. 洛杉矶运动量表；NIHSS. 美国国立卫生研究院脑卒中量表；PASS. 院前急性严重程度量表；RACE. 快速动脉闭塞评估；VAN. 视觉 – 失语 – 忽视评估

PSC 以启动静脉溶栓，然后转运到具有取栓能力的 TSC/CSC（有高级影像以显示 LVO）[118]。这种策略以耽误可能机械取栓患者的时间为代价，最大限度地减少了静脉溶栓的延误。对于可能需要取栓的患者而言，"静脉泵入和转运"模式可能会造成伤害。在转院过程，包括时间和侧支循环在内的几个变量会显著影响脑梗死的进展[119]。通过 ASPECTS 能够排除高达 20%～30% 的转院患者取栓手术的可能性。此外，对于接受取栓治疗的 LVO 患者，如果首诊医院不是能够进行取栓治疗的 TSC/CSC，那么患者预后会更差[117]。

"航母"是指绕过更接近的 PSC 直接将患者转运至综合性卒中中心的救治策略。这种方法最大限度上减少了机械取栓的延误，但存在延误静脉溶栓的风险。一部分脑卒中患者为出血性脑卒中（15%），少数符合 t-PA 溶栓条件的患者会有 LVO（10%～15%），然而并非所有 LVO 都符合取栓治疗的条件。将所有脑卒中患者绕过 PSC 转运到 CSC 可能导致无须取栓但亟需 t-PA 溶栓的患者受到不必要的延误，甚至发生无效转运。绕过 PSC 只会使患有 LVO 且适合取栓的患者受益，而其他脑卒中患者可能会受到伤害。

2018 年 AHA/ASA 指南指出"目前尚不清楚 EMS 绕过更近的具有静脉注射 t-PA 能力的医院而到达具有取栓能力的医院是否有益"[36]。因此，AHA/ASA 提出了一种 EMS 救治方法。对于疑似 LVO 且发现最后一次正常状态在 6h 内的患者，只要转运时间的增加不超过 15min 并且不影响溶栓药物的使用，就应直接转运至最近的具有取栓能力的 TSC/CSC。对患者结局、评估工具和区域资源的进一步研究可能会指导未来的建议。

（三）"突击队"方式：流动脑卒中或取栓小组

"突击队"或"转运和治疗"的方法对于重新考虑脑卒中治疗的部署至关重要。脑卒中团队可以从脑卒中团队中心（主要是 CSC）抽调人手以在社区医院（PSC 和 ASRH）接收和治疗患者。在美国国立卫生研究院（National Institute of Neurological Disease and Storke，NINDS）试验中，最成功的是那些可以派遣人员前往社区急诊室治疗患者的卒中中心。通过这种方法，50% 的脑卒中患者在距离最后一次表

现正常的 90min 内接受了治疗[120]。从某种意义上说，MSU 是 NINDS 突击队模式的升级版本。由于 MSU 将诊断和治疗能力带到了脑卒中发生现场，因此使脑卒中患者发病 1h 内得到治疗成为现实。

"转运与治疗"可以通过派遣神经介入医师前往其他医院开展手术，从而最大限度减少无效的转运。在这个模式中，PSC 在神经介入医生到达时变成了 TSC。在纽约市，移动脑卒中介入团队（Mobile Interventional Stroke Team，MIST）能够前往其网络中的 PSC，其工作支持由固定团队和移动团队同时提供[121]。医院的固定团队包括神经科脑血管专业医生、麻醉师和血管造影设备。移动医疗团队包括一名神经介入专家、一名主治医师或中级助理人员及神经介入专家。MIST 在利用纽约市多种交通方式（包括从地铁到出租车在内）的经验是独一无二的。在德国等其他远程脑卒中网络中，介入医生在助理工作人员的陪同下被送往省级医院开展取栓手术[122]。介入医生通过包括血管造影设备和用于取栓术后护理的卒中单元在内的固定本地资源及专家团队带来的取栓导管等专业设备开展取栓治疗及术后护理。移动血管内治疗团队在来院途中，包括 ED 团队在内的固定团队可以同时对患者进行术前准备工作。"转运与治疗"模式显示出更短的治疗时间，与"静脉泵入和转运"模型相比，初次再通的时间缩短了 68min[121]（图 51–3）。

（四）覆盖范围更广和响应速度更快的远程脑卒中诊疗和其他创新模式

远程脑卒中诊疗的概念出现于 20 世纪 90 年代，旨在让更多患者有机会接受急性脑卒中专业人员的救治[123, 124]。远程脑卒中网络首先在美国、德国和法国开始发展[124-130]，能够安全地增加溶栓率[91, 131, 132]。在一项研究中，配备远程脑卒中诊疗系统的医院展现出更好的疗效[89, 90]。从那时起，远程脑卒中诊疗在全球范围内得到越来越多的应用，目前已建立了 40 多个远程脑卒中诊疗网络，将脑卒中专业指导的范围扩展到了农村和社区医院[133]。最常用的方法是在急诊科或脑卒中病房内进行远程咨询，以确定患者是否适合溶栓治疗和（或）转运到卒中中心进行取栓治疗[50, 133, 134]。此外，在患者住院期间进行远程脑卒中随访可以提高诊治效率，还提供更好的护理与

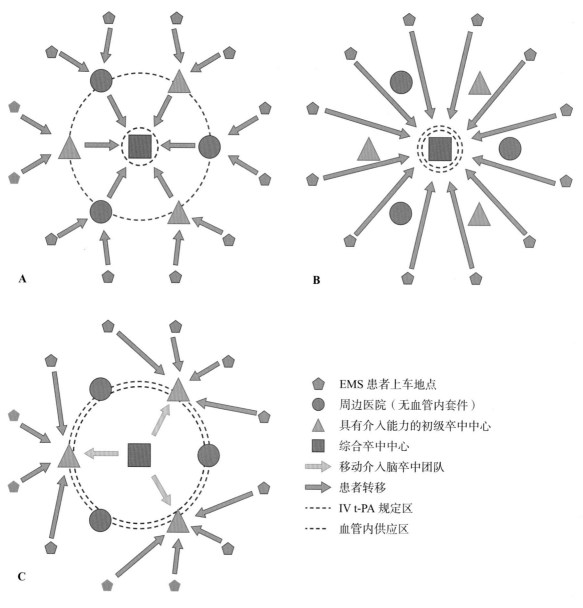

EMS 患者上车地点

周边医院（无血管内套件）

具有介入能力的初级卒中中心

综合卒中中心

移动介入脑卒中团队

患者转移

IV t-PA 规定区

血管内供应区

▲ 图 51-3　三种卒中中心运行模式

A. 静脉泵入 - 患者转移；B. 航母式患者分诊；C. 转运和治疗模式的患者转运。EMS. 紧急医疗服务；IV. 静脉注射；t-PA. 组织纤溶酶原激活物（经 Stroke/RightsLink 许可转载，引自 Wei D, Oxley TJ, Nistal DA, et al. Mobile interventional stroke teams lead to faster treatment times for thrombectomy in large vessel occlusion. *Stroke*. 2017;48:3295–3300.）

最佳治疗方案，以及减少不必要的转运，从而缩短住院时间并改善患者预后。可在偏远医院进行尝试建立远程脑卒中诊疗系统，以帮助农村和社区医院患者获得更好、更新的治疗方法的机会。远程脑卒中诊疗在急性缺血性脑卒中管理中的应用日益增多，远程医疗培训正在成为常规血管神经病学教育的一部分[136]。

EMS 或 MSU 也可以通过远程医疗系统使医院的神经科医生参与到院前脑卒中的诊治流程中。让患者可以在运送到医院之前开始治疗，从而缩短溶栓时间[137]。研究表明，通过远程医疗在 MSU 上使用 t-PA 治疗与血管神经科医生在场治疗一样准确和快速[138, 139]。此外，远程医疗系统可以在脑卒中的院前识别、评估、选择合适的卒中中心（包括具有取栓能力的中心）中发挥关键作用并且可以为接收患者的综合医院团队提供最新的信息[140]。

全球的医疗卫生从业人员短缺十分明显，尤其是在中低收入国家的农村地区。远程医疗让城市地区的专家为农村社区的患者提供溶栓专业支持和指导成为可能。这种方法在美国很普遍，包括南卡罗来纳医科大学的急性缺血性脑卒中远程评估（Remote Evaluation of Acute Ischemic Stroke，REACH）使获得急性脑卒中治疗的人数增加了1倍[141]，而在休斯顿的得克萨斯大学健康科学分校的远程医疗能在60min以内为超过200万无法获得急性脑卒中诊疗的德州人提供咨询服务[142]。远程医疗也已在世界各地的农村地区得到有效利用，包括澳大利亚[143]的维多利亚脑卒中远程医疗和印度的卫星式远程医疗[144]。

（五）移动卒中单元的现状与未来

MSU的概念于2003年[145]首次提出，于2008年在德国建立，旨在优化院前脑卒中诊治[40]。作为移动急诊室，MSU包括一辆专门配备的救护车，随车配有用于多模态图像的脑CT扫描仪、根据溶栓标准设立的血液分析检验室、专业的脑卒中团队（其中包括远程医疗），以及适当的评估工具和药物[146]。MSU被派出后，由护理人员、技术人员、护士和医生组成的跨学科团队直接来到患者身边，并可以在并行工作流程中进行完整的诊断检查从而节省时间。远程医疗是MSU概念中不可或缺的组成部分，包括通过实时视频会议和高速传输视频进行远程脑卒中评估，以及通过传输高质量图像进行远程放射诊断[138]。目前，全球有20多个中心通过MSU使患者获益[147]。

MSU可以在急诊现场为患者提供诊断从而可以开始直接治疗，同时可以获取全面的院前信息，以及将患者正确分诊到最合适的脑卒中医院[39, 148]。MSU的许多优点已在前面关于脑卒中救治系统的部分中提到。虽然MSU概念不会取代目前改善院前和院内脑卒中管理的努力，但MSU的高战略性可能会调和需要快速诊治和治疗专业知识分布不均的矛盾。

除了提高溶栓率和加快溶栓进度以进入第一个"黄金时间"外，MSU从理论上提高了需要取栓治疗的院前患者分诊的速度和准确性[37, 39, 148-151]。将MSU与现有EMS资源进行整合，可以解决各种情形下脑卒中治疗资源可获取性难度较大的问题[152]。在脑卒中管理的院前阶段使用MSU还可以将治疗范围扩展到急性缺血性脑卒中以外的脑卒中，包括治疗由于抗凝血药和其他基础病导致的脑出血和其他紧急情况的脑卒中。最后，MS通过研究新的诊断生物标志物、影像成像方式和治疗干预措施（包括神经保护剂或出血性脑卒中治疗）为院前管理的研究提供了一个平台。

到最近的卒中中心的距离和转运时间是时间敏感型卒中治疗的关键问题。由于专家和交通有限，使用MSU可以通过调整人员配备、救护车配置和交通协调以减少发达地区与农村和服务不足地区脑卒中医疗服务的差距[43]。在挪威，MSU为更多的农村地区配备了训练有素的麻醉师、护理人员和护士[153]。在澳大利亚，空中移动卒中单元（air mobile stroke unit，Air-MSU）通过飞机或直升机扩展了MSU的概念，其配备了CT、快速检验室和远程医疗咨询[154]。集合模式是基于本地需求进行的改进。通过这种方法，EMS救护车被派往患者所在地。在前往医院的途中，EMS救护车在集合地点与MSU会合。在加拿大阿尔伯塔省北部的农村，这种集合模式已将CSC覆盖范围扩大到周围250km半径的区域[155]。虽然MSU正在激增，但其临床获益、最佳设置和成本效益仍有待确定。美国正在使用移动卒中单元（Benefits of Stroke Treatment Delivered Using a Mobile Stroke Unit，BEST-MSU）试验对这些问题进行研究[39, 42]，德国柏林院前或常规脑卒中护理项目（Berlin Prehospital Or Usual Delivery of stroke care project，B-PROUD）中也正在对此进行研究[44]。

第52章　脑卒中患者院前及急诊科急救

Prehospital and Emergency Department Care of the Patient With Acute Stroke

Charles E. Kircher　Opeolu Adeoye　著

李祚雯　译　李　俊　张振涛　曹学兵　刘群会　校

本章要点

- 脑卒中患者的院前和急诊室急救最重要的是识别潜在的脑卒中患者，快速评估，并对符合条件的患者尽早开始治疗。
- 从发病到首诊时间是脑卒中患者急救延迟的一个重要原因。向公众进行脑卒中症状教育和立即启动紧急医疗服务的宣传可以减少这些延误。
- 可能的脑卒中患者应送往急性脑卒中准备医院或初级卒中中心。在某些情况下，需要将怀疑有大血管闭塞的患者绕过其他中心转移到有血管内血栓切除能力的中心救治。
- 建议对潜在脑卒中患者进行 EMS 预先通知，有利于患者到达之前调动急诊医疗资源。
- 到达急诊后，应尽快进行影像学检查，并快速获得所有必要的成像。不能因为等待 CT 扫描而延误能够静脉溶栓患者的治疗。
- 溶栓和 EVT 延迟会导致患者预后变差。应制订多学科途径和方案，促进符合条件的患者尽快开始溶栓和 EVT。
- 急诊科蛛网膜下腔出血和颅内出血的治疗应着重逆转可能的凝血功能障碍、稳定患者病情及管理高血压。

院前急救提供者和急诊部门必须通力合作，优化对急性缺血性或出血性脑卒中患者进行急救。2018年 AHA/ASA 急性缺血性脑卒中管理指南反映了血管内血栓切除术作为循证治疗策略的出现，以及发展区域性脑卒中急救系统的必要性，该系统将院前 / 紧急医疗服务提供者与能够提供溶栓的医院（急性脑卒中准备医院和初级卒中中心）和能够执行 EVT 的区域转诊中心（综合卒中中心或具备取栓能力的中心）相结合[1]。急性脑卒中治疗方案的制订是为了方便对符合条件的 AIS 患者进行快速治疗，但由于症状类似，颅内出血和蛛网膜下腔出血患者通常会被初步诊断为"可能的脑卒中"患者。这些患者的管理重点与 AIS 患者有很大不同，但在这两种疾病过程中，患者住院的最初几小时内采取的关键措施会对这些疾病所导致的长期残疾程度和死亡率产生巨大影响。

一、急性脑卒中患者的处理流程

初步评估、诊断、管理和沟通的速度和效率是院前和急诊科团队的重要工作内容。急性脑卒中患者评估和治疗过程的主要组成部分可分为院前和急诊阶段，如下所示。

（一）院前阶段

(1) 患者或家属对脑卒中症状的识别。

(2) 首次联系医疗急救（如在美国拨打 911）。

(3) 调度适当级别的院前急救人员。

(4) 院前评估、管理和运输。

(5) 脑卒中的院前鉴别。

(6) 提前通知急诊科。

（二）急诊阶段

(1) 急诊科分诊。

(2) 急诊科评估与管理。

(3) 确定患者是缺血性脑卒中还是出血性脑卒中（影像学）。

(4) 符合条件的患者给予静脉溶栓药物。

(5) AIS 大血管闭塞综合征患者 EVT 的选择。

(6) 对急诊患者的适当处理（如血管造影室、卒中单元、神经科学重症监护单元）。

症状出现和最终治疗之间的延迟最可能出现在患者症状出现和到达之间。在 GWTG-S 数据库的一项评估中，2002—2009 年，只有 25.1% 的脑卒中患者在症状出现后 3h 内到达急诊科，10.7% 的患者在症状出现后 3～8h 到达急诊科[2]。最近的一项系统性回顾发现，过去 20 年中，急性治疗时间窗内（从症状出现到抵达急诊科的 2～3h）到达的患者比例没有显著变化[3]。因此，如果要提高符合立即治疗条件的患者数量，就必须减少院前时间。

二、患者或家属对脑卒中症状的识别

识别脑卒中症状是激活脑卒中反应网络和安排及时治疗的第一步。不幸的是，许多因素会导致脑卒中患者到达急诊室的时间延迟[4-11]。

(1) 患者（或家属）最初打电话给初级急救医生，而不是当地急救服务电话号码。

(2) 患者独居。

(3) 患者脑卒中发生在睡眠中。

(4) 患者症状出现时在家或工作。

(5) 脑卒中轻微，不严重。

(6) 脑卒中综合征包括失语症或忽视。

针对这一问题的国际研究发现，影响院前脑卒中识别延迟的因素类似[12-22]。考虑到急性脑卒中通常会导致神经功能缺损，因此只有少数脑卒中患者

会自行激活 EMS[13, 21, 23]。

为了提高公众对脑卒中症状和体征的认识，以及对快速反应的重要性认识，已经在一些社区开展活动。从 1995 年开始，电话调查记录了脑卒中症状和危险因素的基线知识。这些研究发现，在美国"脑卒中带"内的主要大城市地区，57%～70% 的受访者可以说出一个脑卒中警示征，同样比例的受访者可以说出一个或多个脑卒中危险因素[24-26]。美国和欧洲的类似研究表明，50%～78% 的受访者能够正确说出一个或多个脑卒中警示征[12, 21, 27-29]。脑卒中意识差异在边缘化的种族 / 族裔群体中已得到充分证明，这导致这些人群的院前延误增加。电话调查的结果显示，西班牙裔、非裔美国人和美国西部受访者的脑卒中意识较低[30]，而女性、白种人和投保人的脑卒中意识较高。

然而并不是对症状的了解，而是对脑卒中的严重性和可治疗性的理解会促使激活 EMS 治疗脑卒中样症状。为了改善这种认知差距，一些公共教育活动试图提高社区意识，包括 ASA 的"结束脑卒中的力量"（power to end stroke）活动、国家脑卒中协会的"面 – 手 – 讲话 – 时间"（face-arm-speech-time, FAST）表演活动，以及一些地方项目，如美容院脑卒中教育项目、"嘻哈"脑卒中项目和儿童识别和战胜脑卒中项目[31-33]。最新的 AHA 指南强化了这一概念，呼吁针对种族 / 族裔、年龄和性别不同的人群开展有针对性的公共宣传活动[1, 34]。必须进一步对正在进行的公共教育工作采取后续行动，从而确保目标受众内化有关脑卒中症状的预期信息，以及迅速识别和干预的必要性。通过有意义和持续的努力提高公众对脑卒中的认知水平，从而改善医疗设施不完善地区弱势人群的预后。

三、首次联系医疗急救

在美国，EMS 系统是大约 1/2 的急性脑卒中患者的首次就诊地点[4, 5, 8]。在其他国家，EMS 用于急性脑卒中的比例为 18%～45%[13-15, 18, 20]。尽管许多急性脑卒中的症状和表现非常典型，足以促使患者或旁观者立即采取行动，但不明显的表现往往导致明显的延迟。

不幸的是，除了通过 911 系统或等效方式立即激活 EMS 系统外，任何其他行动都将导致治疗的

严重延误。延迟接受脑卒中医疗保健研究 – Ⅱ（the Second Delay in Accessing Stroke Healthcare Study, DASH Ⅱ）是一项前瞻性多中心研究，纳入 617 名疑似脑卒中患者[35]。研究发现，使用 EMS 与减少院前和院内急救延迟有关。使用 EMS 的患者院前延迟时间中位数为 2.85h，而未使用 EMS 的患者院前延迟时间中位数为 4.03h（P=0.002）。使用 EMS 的患者从症状出现到到达的时间、看急诊医生的时间、CT 时间及神经科医生评估的时间明显缩短[35]。

在另一项研究中，EMS 系统的使用缩短了急性脑卒中患者到达医院和接受治疗的时间。乘坐救护车到达的患者比通过其他交通方式到达的患者更有可能提前到达（3h 内到达的 OR=3.7），并且更有可能在到达后 15min 内得到医生的诊治（OR=2.3）[36]。

EMS 系统的使用是减少急性脑卒中患者急诊到达延迟的一个关键环节。"跟着指南走：脑卒中"数据集中，发病至到达时间小于或等于 60min 的两个最重要的预测因子是较高的 NIHSS 评分和 EMS 的使用[37]。对该数据集的进一步分析表明，脑卒中患者 EMS 的激活与急诊到达时间更早、评估速度更快、更有可能在 60min 的入院至溶栓（door-to-needle, DTN）窗内进行治疗及在脑卒中症状持续 2h 内接受阿替普酶治疗的可能性更高有关[34, 38]。不幸的是，只有大约 60% 的脑卒中患者使用 EMS[14, 34]。在 AHA 最新版的 AIS 管理指南中，患者或旁观者激活 911 系统，以及优先向疑似脑卒中患者派遣 EMS 工作人员的建议为Ⅰb 级[1]。

四、调度院前服务提供者

在 911/EMS 系统启动之后，EMS 调度员负责收集患者的初始信息，包括位置、人口学信息和导致呼叫的症状进行简要总结，以便为院前急救提供者生成调度呼叫。这种对话是由受过培训的医疗提供者进行分类的第一种形式。然而，对院前人员印象与出院诊断的回顾性研究表明，诊断短暂性脑缺血发作 / 缺血性脑卒中的阳性预测值为 34%～51%，敏感度为 64%[39-41]。

与调度人员未识别的脑卒中病例相比，调度人员对脑卒中症状的即时识别可以改善患者的即时急救，包括更频繁地调度 ALS 级别的救护车，增加对呼叫者的援助，减少总运输时间[41]。随后，疑似脑卒中病例应作为优先调度处理，尽量减少运输时间。AHA 指南建议急救人员（包括调度人员）使用脑卒中评估量表和脑卒中方案（1B 级）[1]。从历史上看，辛辛那提院前脑卒中评分、FAST 和洛杉矶院前脑卒中筛查（Los Angeles Prehospital Stroke Screen, LAPSS）都已在 AHA/ASA 指南中被确认为标准化脑卒中评估工具[1]。图 52-1 和表 52-1 列举出了每个量表的组成部分。系统评价表明 LAPSS 和 CPSS 在院前脑卒中预测中具有良好的 ROC 曲线。如果能够正确识别症状，符合条件的患者进行静脉溶栓的时间会更短[42, 43]。

（一）院前评估和管理

院前 /EMS 提供者在每次接触患者时，都会快速评估患者的气道通畅度、呼吸和循环（airway patency, breathing, and circulation, ABC），并测量生命体征，包括脉搏血氧饱和度。对于疑似脑卒中患者，应在初次分诊时快速获取手指血糖值。表 52-2 列出了对潜在脑卒中患者进行院前评估和治疗的其他措施[1]。放置心脏遥测、开放静脉通道和补充氧气也是经典的干预措施。无论如何，除非需要采取复苏措施以解决血流动力学不稳定或气道管理，否则现场处置时间应尽量缩短。

对于可能需要静脉溶栓的患者，院前评估症状出现的确切时间或最后一次已知 / 看起来正常（last known/seen well tie, LSW）是脑卒中急救的关键之一。其他重要的历史因素包括最近的创伤、发作时出现的癫痫活动或偏头痛，以及病史，包括之前的脑血管意外史、糖尿病、高血压或心房颤动，以及当前的药物清单。关键药物包括抗凝血药（华法林或直接口服抗凝血药）、抗血小板药物、胰岛素或口服降糖药物。

对于失语症患者或其他无法沟通的患者，来自家庭成员或证人的信息至关重要。家属与患者一起转运有助于进一步记录病史或同意溶栓、EVT 或研究。

院前环境中的关键措施包括使用 D50 或 IM 胰高血糖素检测和纠正低血糖，使用容积扩张（等渗晶体溶液）纠正低血压，以及提供补充氧气。在适当的情况下，如果患者不能充分氧合、通气或失去气道反射，可以尝试气道管理。应尽快启动心脏遥测，以监测心房颤动或其他心律失常。在患者交接时，应打印一份初始心律图的复印件交给急诊科人员。

洛杉矶院前脑卒中筛查（LAPSS）

1. 患者姓名

　　　　　　　　　　　　　　　　　　　　　　　　　　　　　　　　　
　　　　　　　　　　姓名　　　　　　　　　　　　联系电话

2. 病史陈述者

　　　　　[　]患者本人
　　　　　[　]患者家属
　　　　　[　]其他　　　　　　　　　　　　　　　　　　　　　　　　
　　　　　　　　　　姓名　　　　　　　　　　　　联系电话

3. 已知的患者处于基线状态或清醒状态的最近的时间　　　标准时间：＿＿＿＿＿＿＿＿
　　　　　　　　　　　　　　　　　　　　　　　　　　日期：＿＿＿＿＿＿＿＿＿＿

筛检标准

　　　　　　　　　　　　　　　　　　　　　　　　是　　　不详　　　否

4. 年龄＞45 岁　　　　　　　　　　　　　　　　[　]　　[　]　　[　]
5. 无癫痫发作或癫痫病史　　　　　　　　　　　　[　]　　[　]　　[　]
6. 症状持续时间少于 24h　　　　　　　　　　　　[　]　　[　]　　[　]
7. 基线时患者无卧床或依赖轮椅　　　　　　　　　[　]　　[　]　　[　]

　　　　　　　　　　　　　　　　　　　　　　　　是　　　　　　　否
8. 血糖在 60～400mg/dl　　　　　　　　　　　　[　]　　　　　　[　]

9. 查体：寻找明显的不对称

　　　　　　　　　　正常　　　右侧　　　　左侧

　　面部微笑：　　　＿　　　 –下垂　　　 –下垂

　　握力：　　　　　＿　　　 –握力减弱　　–握力减弱
　　　　　　　　　　　　　　 –握力丧失　　–握力丧失

　　手臂力量　　　　＿　　　 –坠落　　　 –坠落
　　　　　　　　　　　　　　 –快速下落　 –快速下落

　　　　　　　　　　　　　　　　　　　　　　　　是　　　　　　　否
根据检查，患者只有单侧（而非双侧）无力：　　　[　]　　　　　　[　]

10. 4、5、6、7、8、9 项均为是（或未知）是否符合 LAPSS 标准　　是　　　　　　　否
　　　　　　　　　　　　　　　　　　　　　　　　　　　　　　[　]　　　　　　[　]

11. 如果符合 LAPSS 标准的脑卒中，呼叫接收医院与"编码脑卒中"；如果不符合，则返回适当的治疗方案（注意：即使不符合 LAPSS 标准，患者可能仍在经历脑卒中）

▲ 图 52–1　洛杉矶院前脑卒中筛查 [44, 45]

引自 Kidwell CS, Starkman S, Eckstein M, et al. Identifying stroke in the field: prospective validation of the Los Angeles Prehospital Stroke Screen (LAPSS). *Stroke*. 2000;31:71–76.

表 52-1 辛辛那提院前脑卒中评分

项　目	表　现
面瘫	令患者示齿或微笑
正常	双侧面部运动对称
异常	一侧面部运动不如另一侧
上肢下坠	令患者闭眼，伸出双臂
正常	双侧运动一致
异常	一侧上肢运动不如另一侧
言语	令患者说"老狗学不了新把戏"
正常	用词正确，言语清楚
异常	发音含糊、用词错误或不能言语

任何一项或多项异常发现均提示急性脑卒中
引自 Kothari R, Pancioli A, Liu T, et al. Cincinnati Prehospital Stroke Scale: reproducibility and validity. *Ann Emerg Med.* 1999;33:373–378.

表 52-2　脑卒中院前管理指南

可　以	不可以
• 评估和管理 ABC • 启动心脏监测 • 建立静脉通道 • 治疗低血压 • 给氧维持氧饱和度达 94% • 测量血糖，并进行相应治疗 • 确定症状出现的时间或最后已知正常的时间，并获得家人联系信息，最好有手机号码 • 分诊并迅速将患者送往最近最合适的脑卒中医院 • 提前通知医院即将到来的脑卒中患者	• 启动高血压干预措施，除非有医嘱指示 • 静脉输液过量 • 在无低血糖迹象的情况下使用葡萄糖 • 口服药物（维持 NPO） • 因入院前干预措施推迟转运

ABC. 气道、呼吸、循环；NPO. 禁食

需要特别注意的是，对于疑似脑卒中患者，应避免在院前进行降压治疗，因为高血压可能会保护脑灌注压或支持 AIS 患者的侧支循环。目前的指南（1B级）强烈建议对即将到院的脑卒中患者进行预先通知，这与医院内（脑卒中质量控制）指标的改善有关，包括缩短成像时间、尽早使用阿替普酶，以及症状出现后 3h 内接受治疗的脑卒中的比例增加 [1, 42]。

（二）脑卒中的院前识别

超急性期管理方案（阿替普酶静脉应用和 EVT）的发展，要求 EMS 团队开发快速识别脑卒中症状的方法，或者使用目前正在开发和验证的筛查工具，尽可能识别需要 EVT 的 LVO 患者。LAPSS 和 CPSS 这两种工具业已经过验证，可供院前急救提供者使用，以实现早期脑卒中识别并与医院团队的沟通。

LAPSS 是专门为院前急救人员设计的脑卒中识别工具 [44]（图 52-1）。这是一种单页的评估工具，实施起来不到 3min。LAPSS 包括 4 个病史项目、3 个查体项目和 1 个血清葡萄糖测试。在一项 LAPSS 的前瞻性验证研究中，急救人员识别急性脑卒中患者的敏感性为 91%，特异性为 97% [45]。

CPSS 是一种包含三个项目的神经系统检查，其目的是帮助院前急救人员识别可能适合溶栓治疗的脑卒中患者（表 52-1）。CPSS 是通过选择 NIHSS [46] 中三个最敏感和特殊的成分——面瘫、手臂无力和语言异常而得到的。当由受过训练的医生执行时，该量表已被证明能有效识别此类患者。CPSS 的教学时间约为 10min，而执行时间不到 1min。CPSS 还被证明可以在院前救护人员执行时准确识别潜在的脑卒中患者 [47]。院前救护人员评分与医生评分之间的相关性极好。CPSS 可有效识别脑卒中患者（敏感性 66%，特异性 87%），尤其是前循环脑卒中（敏感性 88%）。在评估研究中，CPSS 上存在单一异常即可发现所有可能适合溶栓治疗的前循环脑卒中患者。在 CPSS 中增加共济失调测试将识别出本研究中未识别的 10 名后循环脑卒中患者中的 6 名。然而，共济失调是 NIHSS 中重复性最差的项目之一，并不包括在 CPSS 中。

LAPSS 和 CPSS 都在 EMS 团队得到广泛的应用并被广泛接受。LAPSS 的总体灵敏度更高，但需要更多的时间来执行。CPSS 可以快速学习和执行，但对后循环脑卒中的敏感性较低。目前 AHA/ASA 指南建议 EMS 机构使用 FAST、LAPSS 或 CPSS 作为分诊方案的一部分（1B 级推荐）[1]。

EVT 的出现引发了一系列院前脑卒中预测量表的开发，这些量表的目的是识别患有 LVO 脑卒中的患者。表 52-3 总结了目前正在开发 / 验证的多个量表。NIHSS 被普遍认为过于复杂，无法在现场进行管理，因此近期开发了几种短的、可重复的院前

表 52-3　大血管闭塞体格检查评估项目[54]

	RACE	C-STAT	LAMS	FAST-ED	VAN	3I-SS	G-FAST	PASS	EMSA
面瘫	0/½	—	0/1	0/1	—	—	0/1	—	0/1
上肢无力	0/½	0/1	0/½ᵃ	0/½	ᵇ	0/½	0/1	0/1	0/1
言语障碍ᶜ	—	—	—	0/½	—	—	0/1	—	0/2ᵈ
失语	0/½ᵉ	—	—	—	0/1	—	—	—	—
意识水平	—	0/1ᶠ	—	—	—	0/½	—	0/1ᵍ	—
凝视	0/1	0/2ʰ	—	0/½	—ⁱ	0/½	0/1	0/1	0/1
忽视	0/½ʰ	—	—	0/½	0/1	—	—	—	—
视野	—	—	—	—	0/1	—	—	—	—
下肢无力	0/½	—	—	—	—	—ʲ	—	—	0/1
握力	—	—	0/½ᵃ	—	—	—	—	—	—

a. 预先指定的左右两边得分
b. 上肢无力者需继续执行余下相关量表，但不计分
c. 如果发现失语症或构音困难，则记为异常
d. 如果出现，记 2 分。
e. 仅对右侧无力进行测试
f. 必须至少答错一个年龄或月份的问题，并且不能执行闭一只眼睛或张开一只手的命令，才可计分
g. 检查能否准确回答月份或年龄
h. 仅在左侧有缺陷时进行测试
i. 测试和评分作为忽视项目的一部分
j. 腿无力与手臂无力相结
RACE. 快速动脉闭塞评分；C-STAT. 辛辛那提脑卒中分类评估工具；LAMS. 洛杉矶运动评分；FAST-ED. 脑卒中现场评估和分类转运评分；VAN. 视觉、失语症和忽视；3I-SS. 三项内容的脑卒中评分；G-FAST. 凝视 – 面 – 臂 – 言语 – 时间评分；PASS. 院前急性脑卒中严重程度评分；EMSA. 急诊医学脑卒中评估
引自 Keenan KJ, Kircher C, McMullan JT. Prehospital prediction of large vessel occlusion in suspected stroke patients. *Curr Atheroscler Rep.* 2018;20:34.

LVO 检测量表[48-52]。最近对这些量表测试特征的系统综述发现，这些量表在敏感性和特异性上没有显著差异[53, 54]。理想的 LVO 预测量表应该让院前急救人员选择"是"或者"否"，而不需要对严重程度进行打分，并便于院前急救人员经过简单评估即可识别。这样的量表应该在疑似脑卒中患者的队列中进行验证。任何院前 LVO 检测量表的最终目标都是为 EMS 机构制订（不同目的的）决策，是将患者运送到具备 EVT 能力的中心，而不是初级卒中中心。当前环境下，AHA 指南仍建议将所有脑卒中筛查阳性或疑似脑卒中的患者转运至（地理上）最近的可静脉注射阿替普酶的机构（即初级卒中中心）[1]。

如果该中心不具备 EVT 能力，那么可以肯定的是，适合 EVT 的患者随后需要紧急转移到血管内中心。如果到 EVT 中心的转运时间相等或相差不大，则将严重脑卒中（根据 EMS 判断或使用院前 LVO 检测工具）转运到 EVT 中心是合理的，可能会避免随后需要转移到 EVT 中心，从而缩短再通时间。EMS 转移到具有 EVT 能力的中心（绕过初级卒中中心）的最佳程度仍然是一个积极的研究领域[55]。一些地区开发了移动工具，将患者送往最近的 t-PA 或具备 EVT 能力的中心，同时考虑到实时交通模式、程序套件可用性和其他因素，以缩短符合超急性期脑卒中干预条件的患者的运送时间[56]。

（三）移动卒中单元及未来的考虑

随着越来越多的社区医院具备了取栓的能力，院前脑卒中急救正在不断开展。EMS 机构将制订关于疑似脑卒中患者首选救治地点的区域协议，使用 LVO 筛查工具鉴别脑卒中患者并将患者优先分配到具有取栓能力的卒中中心，通过增加远程医疗的数量和提升其能力可以提高院前评估的效率，还应考虑这些卒中中心是否具备实时红外成像技术。关于移动卒中单元和院前脑卒中系统的作用的进一步讨论见第 51 章。

（四）脑卒中患者的急诊急救

近端大血管闭塞的脑卒中患者在症状发生后 0～6h 内行血栓切除术将获益明显，这在 2015 年发表的多项重大临床研究中得到证实[57-61]。这使得急性 / 亚急性脑卒中患者的急救措施迅速发展。先前已经专门建立了脑卒中急救系统，以识别急性期时间窗（LSW 后 0～4.5h）内符合溶栓条件的患者。在疾病早期需要快速引入血管成像，以筛查适于取栓的血管闭塞患者。两项大型随机试验将选定的影像学特征良好的患者的取栓时间窗延长至 24h[62, 63]。随后的两项试验，采用 MRI 筛选从 LSW 至 24h，或采用 CTP 筛选从 LSW 开始至 9h，或选取醒后脑卒中的患者，证明了在经典的 4.5h 溶栓窗之外进行静脉溶栓的安全性和有效性[64, 65]。其他几个试验正在进行中，研究急性时间窗期内 t-PA 的辅助治疗或对选定的延长时间窗期患者使用单剂量溶栓剂（替奈普酶）。综合来看，这些数据增加了符合急性脑卒中治疗条件的患者数量，并要求对急诊科的急性脑卒中急救流程进行大规模重组。

（五）初始急诊科分诊

"分诊"（triage）源自法语术语 trier，意思是分类或优先排序。分诊仍然是所有患者初始急诊评估的关键部分，也是急性脑卒中急诊管理的最重要方面之一。在许多急诊科，分诊护士可以启动"编码脑卒中"（code stroke）流程，为疑似脑卒中患者整合许多即时资源，包括快速评估医疗资源、神经系统成像和可能的急性脑卒中干预评估。然而，如果没有这种认知，可能会浪费抢救的时间。目前的 AHA/ASA 指南建议，无论神经功能缺损的严重程度如何，疑似脑卒中患者的分诊优先级与急性心肌梗死或严重创伤相同[1]。然而，澳大利亚的一项研究表明，尽管分诊护士擅长识别有急性脑卒中症状的患者，但也只有 2/3 的患者被分配到紧急分诊类别，以共济失调主要表现或者其症状有改善或缓解的患者不太容易被归类为紧急救护级别[66]。

医院系统要提高脑卒中患者的评估速度和效率，就必须让急诊科护理人员参与其中并向其提供教育培训，使急诊科分诊护士能够将急性脑卒中患者分配到最高优先级的救护，无论患者最开始的神经系统功能缺陷严重程度如何。为急诊科护理人员提供清楚、简明的分诊指南也是有用的。分诊方案的护理关键要素包括使用标准化的快速脑卒中筛查（如 LAPSS 或 CPSS），分配更高的急诊严重指数分诊类别，以及启动编码脑卒中流程，包括快速成像（到达急诊室后 25min 内），其目标是最小化 DTN 时间（<45～60min）[67]。

（六）急诊科评估与管理

本部分将回顾疑似急性脑卒中患者的急救管理问题，包括 CT 成像前可能需要的操作，或在获得神经影像和做出有关 IV t-PA 和 EVT 的决策时可能需要的操作。如果患者临床不稳定危及生命（生命体征异常，保护性气道反射丧失，或在极端情况下），需要立即开展治疗，延迟治疗会对患者造成进一步伤害。

（七）气道

在急诊科环境下，插管和机械通气是气道保护的主要机制。对患者进行插管的决策是基于以下三个基本临床问题。

第一，存在气道维护或保护失败吗？

第二，有通气或氧合障碍吗？

第三，预期的临床过程是什么？

气道损伤和需要插管可能有多种原因。包括意识水平下降和无法保护气道，口咽活动和感觉受损，以及由于缺血性或压迫性脑干功能障碍导致的保护性反射丧失。当患者可自行呼吸时，可能会发生气道评估和管理不当。虽然脑卒中患者可能有呼吸，但患者可能有严重的误吸风险，此时应考虑气道保护。目前的 AHA/ASA 指南建议，对于意识障碍或延髓麻痹导致气道受损的脑卒中患者，需建立人工气道并给予呼吸支持，以及吸氧以维持血氧饱和度在

94% 以上 [1]。如果患者在补充氧气的情况下仍不能充分维持氧饱和度，或不能顺利排出二氧化碳，则需要机械通气。最后，对于病情可能恶化，需要跨设施转运，或需要延长 EVT 等程序的患者，应考虑在可控情况下进行早期插管 [68]。意识障碍或清除分泌物能力受损的患者在这些情况下发生不良后果的风险增加。在这些病例中，合理考虑后续程序需求并在患者处于极端情况之前插管，是预期临床过程的一部分。

如情况允许，急诊医生在使用镇静药和麻痹药之前应对患者进行全面的神经系统检查。这有助于在针对性干预（如静脉 t-PA 或 EVT）之前获得基线神经状态，而一旦患者接受机械通气，持续的镇静或麻醉作用可能使此类评估不可能或不可靠。

当需要时，快速顺序插管（rapid sequence intubation, RSI）是用于紧急气道管理的最常用程序。由于大多数急诊医生都熟悉 RSI，因此，RSI 是最有可能实现首次插管成功的方法。框 52-1 中列出了步骤。这一过程从准备所有设备开始，包括气道辅助设备和药物，以完成快速气道插管。在准备过程中，应使用能够输送接近 100% 纯氧的方法（非再呼吸型面罩，或在某些情况下的无创正压通气）对患者进行彻底的预充氧。患者的体位对于最大限度地降低插管过程中的误吸风险，并让操作者获得成功喉镜检查所需的最佳视野至关重要。考虑到直接喉镜检查相关的颅内压升高，尽量减少气道尝试的次数至关重要。充分的镇静和尽量减少气道尝试时间是减

框 52-1　快速顺序插管

- 准备
- 预充氧
- 定位
- 预处理
  - 利多卡因 1.5mg/kg，静脉注射
  - 维库溴铵 0.01mg/kg，静脉注射
  - 芬太尼 3μg/kg（超过 1min）
- 诱导麻痹
  - 依托咪酯 0.3mg/kg，静脉注射
  - 琥珀酰胆碱 1.5mg/kg，静脉注射
- 放置——确定插管位置
- 气管插管后管理

少 ICP 峰值的最可靠的方法。静脉利多卡因或芬太尼预处理已不再推荐，并已从许多气道管理方案中删除。

一旦所有必要的准备工作已完成，患者已充分预充氧，应给予适当的镇静剂诱导剂。依托咪酯的静脉注射剂量为 0.3mg/kg，对血流动力学的影响很小，因此，在危重患者的诱导中获得了相当大的优势。氯胺酮 1.5mg/kg 静脉注射，是另一种血流动力学中性诱导剂。此前关于氯胺酮导致 ICP 升高的担忧是没有根据的，然而，其血流动力学特性和作为抗癫痫药物的实用性使其成为疑似神经系统急症（如癫痫持续状态）患者的理想药物。氯胺酮可通过儿茶酚胺的释放增加心脏做功，因此，对既往患有心肌病或心力衰竭的患者应谨慎使用氯胺酮。临床医生预期诱导低血压时，应在床边提供短效的血管升压药物，如肾上腺素或去甲肾上腺素；通常情况下，少量升压药即可治疗药物诱导性和肌肉麻痹所导致的低血压。

神经肌肉阻滞应使用琥珀胆碱（剂量 1.5mg/kg）或罗库溴铵（剂量 0.8～1mg/kg）。罗库溴铵首选用于终末期肾病或有高钾血症风险的患者，此外必须用于严重烧伤、已知失神经病变或重症肌无力患者。如果在罗库溴铵的剂量代谢之前需要进行一系列神经系统检查，则可使用罗库溴铵逆转剂。无论选择哪种肌肉松弛药，插管后镇静对于确保患者的安全和舒适，缓解高血压、躁动和 ICP 升高至关重要。

1. 呼吸　一旦解决了气道问题，就必须评估患者的呼吸状况。脑卒中患者也可能有显著的共病，如 ESRD、充血性心力衰竭、慢性阻塞性肺病或癌症。应优化氧气输送、增加氧和指数。由于多达 1/3 的脑卒中患者在脑卒中后 1 个月内出现肺炎，因此必须从急诊室开始预防吸入性肺炎。将床头抬高至 30°，清除肺部痰液，以及快速的吞咽功能评估都是可以用来降低吸入性肺炎和随后肺炎发生率的措施。

2. 循环　急性脑卒中患者的心血管状况主要集中在高血压的管理上。高血压的发生有许多原因，包括原发的基线高血压、焦虑和大脑自我调节。对于出血性脑卒中患者，高血压可能是有害的，应积极治疗。缺血性脑卒中患者需要对高血压进行温和管理，以达到安全溶栓所需的目标血压。其他所有患者，如果有高血压，都应该谨慎控制血压，以保证

对剩余的缺血半暗带维持适当的脑灌注[69-71]。

2018 年，针对正在考虑溶栓治疗的患者，制订并重申了高血压管理的明确指南[1]（框 52-2）。推荐短效 β 受体阻滞药（拉贝洛尔）作为一线药物，其次是可滴定钙通道阻滞药尼卡地平和氯维地平。然而，拉贝洛尔最近在全国范围内出现短缺，因此可能会考虑其他的静脉推注辅助剂。如果没有拉贝洛尔或有禁忌证，可将肼屈嗪（5～10mg 静脉注射，超过1min）或依那普利（0.625～1.25mg 静脉注射，超过5min）作为替代药物（最大剂量为 20mg 肼屈嗪或1.25mg 依那普利）。溶栓后，血压必须严格控制在180/105mmHg 以下。这些指南通常被推荐为 EVT 患者的上限，尽管对 EVT 患者的回顾性研究表明，取栓后收缩压较高的患者预后更差[72, 73]。在这些试验中，收缩压大于 158mmHg 的患者比低于该阈值的患者表现出更差的功能结果（改良 Rankin 量表达 3～6分的 OR=2.24）。一项关于 EVT 后血压目标的前瞻性随机试验将于 2020 年开始招募。

未接受溶栓或取栓治疗的患者，可以在发病后的前 24h 内自动调节血压或设定其收缩压目标，最高为 220/120mmHg，除非同时存在特定情况，如高血压急症导致血压急性降低。然而，极端高血压和低血压都与缺血性脑卒中患者更差的功能结果相关[74]。

一般来说，高血压的紧急治疗应包括短效静脉注射药物或可滴定的输液。除非怀疑有急性失代偿性心力衰竭，否则应避免静脉利尿药。首选 β 受体拮抗药和钙通道阻滞药。应该避免口服降压药物，因为口服药物通常不会快速起效达到再灌注治疗的目标血压。

血压控制医嘱应具有一个确定的下限，以维持CPP（即 SBP 不低于 140mmHg 且平均动脉压不低于70mmHg，或保持重复给药参数）。积极降低血压可能导致灌注不足，加重脑缺血，尤其是在长期患有脑血管疾病的患者中。最后，改善患者舒适度、体位和抗焦虑 / 镇痛等简单处理措施可能会改善急性高血压[1, 71]。

3. 低血压　急性低血压对缺血性脑卒中患者可能是有害的，因为 CPP 与平均动脉压直接相关，方程如下：CPP=MAP－ICP。

对于 ICP 正常（8～12mmHg）的患者，应努力

框 52-2　急性缺血性脑卒中患者急性再灌注治疗的选择ª

- 推荐级别Ⅱb，证据水平 C-EO
- 除血压>185/110mmHg 外，其他患者均可接受急性再灌注治疗
  - 拉贝洛尔 10～20mg IV 1～2min，可重复 1 次；或尼卡地平 5mg/h IV，每 5～15 分钟加量 2.5mg/h 滴定，最高 15mg/h；当血压达到预期值时，调整速度以保持适当的血压限值
  - 氯维地平 1～2mg/h IV，每 2～5 分钟加倍剂量滴定至目标血压；最高 21mg/h；也可考虑使用其他药物（如肼屈嗪、依那普利）
- 如果血压不能维持≤185/110mmHg，不可给药阿替普酶
- 在阿替普酶或其他急性再灌注治疗期间和之后的血压管理，以维持血压≤180/105mmHg
- 从阿替普酶治疗开始，每 15 分钟监测血压共 2h，然后每 30 分钟监测血压共 6h，然后每小时监测血压共16h
- 如果收缩期血压>180mmHg 或舒张期血压>105mmHg
  - 拉贝洛尔 10mg IV 以后 2～8mg/min 连续静脉泵入；或尼卡地平 5mg/h IV，每 5～15 分钟加量 2.5mg/h滴定至目标血压，最高 15mg/h；或氯维地平 1～2mg/h IV，每 2～5 分钟加倍剂量滴定，直至达到目标血压，最高 21mg/h
- 血压未控制或舒张期血压>140mmHg，考虑静脉注射硝普钠

a. 对于有可能从急性血压降低中获益的共病患者，如急性冠状动脉事件、急性心力衰竭、主动脉夹层或子痫前期 / 子痫，可以采用不同的治疗方案

IV. 静脉注射

引自 Powers WJ, Rabinstein AA, Ackerson T, et al. 2018 Guidelines for the early management of patients with acute ischemic stroke: a guideline for healthcare professionals from the American Heart Association/American Stroke Association. Stroke. 2018;49:e46–e110. Data derived from Jauch EC, Saver JL, Adams HP, et al. Guidelines for the early management of patients with acute ischemic stroke: a guideline for healthcare professionals from the American Heart Association/American Stroke Association. *Stroke.* 2013;44:870–947.

保持 MAP 为 65～70mmHg 或更高，以维持足够的CPP。一些患者会出现因低血压或压力依赖性检查或病变引发脑卒中症状，维持较高（或正常）的 MAP/SBP 目标会使临床症状改善。即使血压在正常范围内，这些患者也可能出现症状波动，并可能受益于较高的 MAP 目标。然而，诱发高血压对 AIS 患者的

益处尚不确定[1]。

无论 SBP 或 MAP 的目标值是多少，液体复苏和平卧是治疗急性低血压的首要措施。即使有急性脑卒中的症状，急诊医生也必须对低血压和休克进行广泛的鉴别诊断。动脉夹层、低血容量性休克和脓毒症都能产生与低血压相关的类似脑卒中的症状，或直接导致栓塞性脑卒中的形成。如果低血压对液体没有反应，则需要血管加压药和（或）血液制品来恢复最佳的脏器血供和 CPP。床边超声心动图可用于评估持续性低血压患者，如果由熟练的操作人员进行，可缩小这些复杂患者的鉴别诊断范围[75-77]。

（八）心电图异常与急性心血管功能障碍

评估患者的心律和心电图是必不可少的。急性脑卒中可显著影响心律，也可能是脑卒中的潜在原因（如新诊断的心房颤动）。同样，急性或亚急性心肌梗死可诱发心血管损伤导致脑灌注不足或血栓形成，表现为脑血管栓塞。最后，急性胸主动脉夹层可能累及颈动脉和（或）椎动脉。在出现急性脑卒中时出现血流动力学障碍或胸痛的患者应评估是否有潜在的急性心肌梗死或胸主动脉夹层。对于哑语、失语症或有严重沟通困难的患者，应该更积极地进行筛查。头部和颈部的常规 CTA 通常会显示升主动脉和部分降主动脉。在这种成像模式下，可以看到累及头臂动脉或左颈总动脉的夹层皮瓣。

相反，急性脑卒中可影响心脏节律和功能。涉及岛叶的半球缺血性脑卒中、蛛网膜下腔出血和脑出血可影响心律。50%～75% 的急性脑卒中患者会出现心电图改变，如 T 波倒置[78]，急性心肌病与 AIS、ICH 和 SAH 有关，并可以多种方式表现，包括急性失代偿性心力衰竭、心电图心律失常或急性神经急症后原因不明的低血压[79-81]，这有时被称为 Takotsubo 心肌病或更描述性的术语神经源性心肌顿抑。

1. 高血糖　几项回顾性研究表明，缺血性脑卒中后高血糖或血糖控制不良与神经功能恢复受损之间存在关系[82, 83]。NINDS rt-PA 脑卒中试验中，无论 t-PA 治疗与否，入院时血糖水平越高，理想的临床结果的可能性越低，出现症状性脑出血的可能性越大[82]。这些发现促使专家建议：对于急性复苏，静脉输液不应使用葡萄糖，高血糖患者应使用胰岛素

治疗以达到正常血糖。在回顾性研究中观察到的这种效应引起了人们对加强控制急性脑卒中患者高血糖的前瞻性研究的兴趣。

葡萄糖 – 胰岛素脑卒中试验（glucose insulin in stroke trial，GIST-UK）将症状出现 24h 内的缺血性和出血性脑卒中的患者进行随机分组，这些患者在入院时血糖水平升高，接受积极的血糖控制或标准治疗，但是在 2355 名预先计划的患者中只登记了不到一半的患者，两个诊疗组患者的临床结果没有差异[84]。脑卒中高血糖胰岛素网络效应（stroke hyperglycemia insulin network effect，SHINE）试验将患高血糖的脑卒中患者随机分为两组，一组采用传统的间断式胰岛素治疗，另一组在 AIS 后长达 72h 内通过决策支持工具滴定的持续输注组。虽然两组在 90d 的良好结局方面没有显著差异，但持续输注组在胰岛素输注时低血糖率较高，试验因无效而提前终止。因此，尽管应避免高血糖，但积极的干预措施与标准的住院患者胰岛素剂量相比没有任何益处。目前的指南建议治疗高血糖时血糖达到 140～180mg/dl，并密切监测以防止低血糖[1]。

2. 呕吐　呕吐在急性出血脑卒中时比较常见，并且可能会增加 ICP，因此可能是有害的。它也是后循环脑卒中中的一个常见特征，可因复视、视野障碍或眩晕等视觉症状引起。昂丹司琼是一种 5- 羟色胺受体拮抗药，因其无镇静作用且耐受性良好，故而被视为控制呕吐的首选初始药物。眩晕患者可对低剂量的苯二氮䓬类药物有反应，如果症状是由视觉障碍引起，则可直接闭上眼睛。异丙嗪和丙氯拉嗪也可以使用，但可能具有镇静作用，这可能会干扰一系列神经系统症状的评估。

3. 发热　在缺血性脑卒中患者中，发热与脑缺血进展速率、脑卒中严重程度、梗死面积及死亡率和功能结果有关[86, 87]。在一项对 390 名 AIS 患者的研究中，体温每升高 1℃，不良预后的风险增加 2.2 倍[88]。核心体温和大脑温度之间的可变性是有充分证据证明的，甚至在大脑的不同区域之间也会有所不同[89]。因此，当发现系统性发热时，建议积极控制发热，并对发热来源进行彻底调查。治疗性低温或针对性温度管理现在是心脏骤停后护理的基石，但将其应用于 AIS 神经保护的研究仍处于早期阶段[90, 91]。

4. 癫痫 癫痫发作与缺血性脑卒中有关，更常见的是与出血性脑卒中有关。一项回顾性研究发现，6% 的缺血性脑卒中患者和 28% 的脑出血患者在入院后 72h 内出现脑电图记录的癫痫发作[92]。癫痫发作通常发生于脑叶或皮质出血，癫痫发作和类似癫痫发作都可能使 AIS 患者的评估复杂化。目前的脑卒中治疗指南建议对 AIS 患者的临床癫痫发作进行管理，但没有预防使用抗惊厥药物[1]。癫痫预防常用于出血性脑卒中患者，但在这一患者群体中尚未与改善短期或长期预后相关[93]。

癫痫发作的紧急处理包括最初的苯二氮䓬类药物治疗（静脉注射劳拉西泮以终止临床癫痫发作），对于没有静脉注射通道的患者采用肌内注射咪达唑仑。如果这种方法不成功，抗癫痫药物（antiepileptic drug，AED）治疗。左乙拉西坦、苯妥英和丙戊酸是紧急情况下最常用的抗癫痫药物。ESETT 试验是一项针对疑似癫痫持续状态患者的大型随机多中心试验，发现三种药物在终止癫痫发作和警觉性恢复方面有类似的不良事件和类似的效果[94]。因此，使用哪种 AED 由急诊医生进行选择。丙戊酸与血小板抑制和血小板减少有关，因此在急性出血性脑卒中患者中应避免使用[95]。有癫痫发作且未恢复到神经基线水平的患者，应使用连续视频脑电图（continuous video electroencephalography，cvEEG）评估是否为持续亚临床癫痫发作或非癫痫持续状态。

（九）大脑或小脑疝综合征

有大量梗死或出血负担的患者有发生恶性脑或小脑水肿及随后的脑疝或颅内高压的风险。脑疝的亚型总结见图 52-2。当患者出现单侧体位、瞳孔不对称或神经系统检查迅速下降，并出现大肿块或梗死时，必须快速评估是否有脑疝。脑疝的处理应在重复影像学检查之前。治疗的基础包括[96]：①床头抬高 30°；②维持较低的血碳酸水平（PCO_2 为 30～35）；③使用高渗药物（3% 或 23% 高渗生理盐水或甘露醇）；④立即进行神经外科会诊以评估是否进行颅骨去骨瓣减压手术。

活动性脑疝的患者可能病情不稳定，无法转运进行重复成像；事实上，将患者平放进行 CT 检查可能会增加颅内压，加重脑疝综合征。由于脑干受压和衰竭与心血管自动调节功能的丧失有关，脑疝后

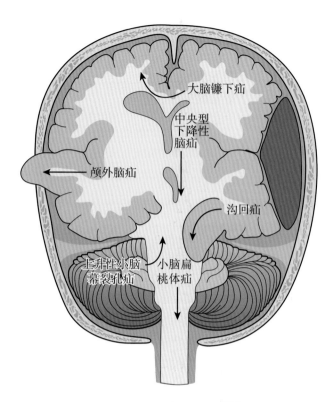

▲ 图 52-2 脑疝综合征[140]

引自 Eggeman D, Lewis C, Lu K. Brain herniation syndromes. In: Wik EM, ed. *The Global Emergency Medicine Wiki*. OpenEM Foundation; 2019.

往往会出现血流动力学不稳定和随后的衰竭。急诊医生必须准备好液体和血管升压药以应对血流动力学衰竭。

（十）急性神经改变和疑似脑卒中的处理

寻求认证为急性脑卒中准备医院、初级或综合性卒中中心的医院已经制订了快速诊断和分诊 AIS 的方案，以便可以快速实施溶栓和有创导管治疗。因此，对疑似脑卒中患者的评估涉及护理、放射学、登记、药剂师、急诊临床医生和脑卒中专家之间的多项同步工作。尽管"编码脑卒中"方案的重点是加速 AIS 的治疗，但许多假性脑卒中和出血性脑卒中患者将出现类似的神经系统表现，从而进入这一途径。设计和实施脑卒中方案的医院和急诊部门必须准备好发现和处理患者可能为潜在的其他疾病，并在初步评估完成后对患者进行有效的分类和治疗。血流动力学不稳定或需要紧急气道管理的患者，在进入任何"编码脑卒中"方案或快速诊断途径之前，应先解决这些直接的生命威胁。

（十一）急诊科急性脑卒中病例的评价与处理："编码脑卒中"

全国和世界各地的急诊科已经为疑似急性脑卒中患者建立了既定的工作流程，目标是提高符合条件的患者的治疗率并最大限度地缩短 DTN 时间。编码脑卒中路径的发展与平均 DTN 时间的显著缩短和目标 DTN 时间（60～45min）下治疗患者比例的增加有关 [97, 98]。现在必须调整这些方案，以纳入有关 EVT 资格的决策，并在适当的情况下进行高级成像。协议的关键要素包括：

疑似急性脑卒中病例的 EMS 预警。

- 理想情况下是在到达急诊室时快速分诊到 CT 以获得成像。
- 提供者、护士和临床药剂师之间的协调工作，以评估溶栓和 EVT 的适应证和禁忌证。
- 获得血管成像（头颈部 CT 血管造影术，或 CTA），如果可能 / 需要还可以获得脑灌注成像（CTP）。
- 脑卒中小组成员通过电话、面对面或远程医疗的早期参与未分化脑卒中患者必须保持在治疗的"快速通道"上，直到①患者被认为是合适的候选者并提供治疗，或②患者被明确排除在溶栓干预和（或）EVT 之外。

1. 诊断性研究　对急性脑卒中患者的初步评估应包括基础诊断研究。AHA 建议行心电图、全血细胞计数、血小板计数、部分凝血活酶时间、凝血酶原时间、心脏缺血标志物、血清电解质水平和血糖水平的检测 [1]。然而，溶栓仅需要 CT、血糖和氧饱和度，除非怀疑有抗凝或共病，否则不应在等待其他检查结果时推迟溶栓治疗。其他实验室检查和影像学检查，如肝功能检查和胸片，应根据需要进行。

2. 假性脑卒中（类卒中）　在急诊科可能会遇到许多假性脑卒中，最常见的有低血糖、癫痫发作后瘫痪、偏头痛、症状性颅内肿块或病变、全身感染、创伤、体位性眩晕和代谢紊乱 [99]。因为快速脑卒中评估是劳动密集型且昂贵，而且最终的治疗可能会带来很大的风险，所以在急诊科必须尽早排除假性脑卒中。

3. 初始成像和管理　快速获得 CT 成像数据（在到达急诊后的 20min 内）将允许急诊救护人员与患者和（或）其授权的代理人讨论溶栓治疗，并调动资源转移到血管内治疗中心，或为需要 EVT 的患者转移到 IR 套件。多项研究已经证明，从到达急诊科后 20min 内成像的目标在一系列的实践环境中是可达到的 [100-104]。编码脑卒中在这一阶段常见的困难包括难以获得静脉通道、患者移动或不能配合 CT 技术人员的指示，以及在进行静脉注射对比剂前等待实验室检验结果。对于可能需要 EVT 的患者，AHA 指南建议，所有没有已知肾功能不全病史的患者，进行 CTA 无须提前获得肌酐。静脉通道建立困难的患者可能需要多次尝试才能获得静脉通道。这种延迟不应妨碍非对比 HCT 的进行。对于最难以获取静脉通道的患者，可能需要采用先进（且时间密集的）技术，如超声引导的静脉置管、颈外静脉或中央静脉置管，但这些患者至少应该进行头部 CT 检查，以评估是否存在脑出血，并在随后尝试建立静脉通道的同时做出是否进行溶栓治疗的决策。

4. CTP 及 MRP 成像　DAWN 和 DEFUSE 试验使用灌注成像软件包来选择适合行 EVT 的前循环 LVO 患者，这些试验发表后，灌注成像和解读软件的使用大量进入临床实践 [62, 63]。由于成本、硬件需求和技术人员培训需求等多种因素，许多急性脑卒中准备医院和初级卒中中心尚未购买该软件，而是与具备 EVT 能力的中心合作，以加快转诊安排。在可使用 CTP 或 MRP 的中心执业的急诊临床医生应考虑使用该软件来筛选符合延迟取栓条件的患者。通常情况下，此类患者包括：①自 LSW 的时间超过 6h；②CTA 显示 LVO 或有严重的脑卒中症状（NIHSS 评分≥6）；③在非对比 HCT 上显示小到没有确定梗死的证据（ASPECTS 评分≥6）。

目前 AHA 指南建议在选择患者时严格遵守 DAWN/DEFUSE`标准，因此这些标准通常适用于许多急性脑卒中治疗方案 [1]（图 52-3）。在包括最近发表的 EXTEND 试验在内的几项初步研究中，已经探讨了基于 CTP 筛查梗死核心 / 缺血半暗带不匹配的患者进行静脉溶栓 [65]。未来的研究可能会继续扩展这种成像模式在急性脑卒中患者评估中的应用。

5. 成像后的后续护理　在影像学检查结束后，怀疑有急性脑卒中的患者通常会回到观察区，进行密切监测、全面的 NIHSS 和神经系统功能评估，并考虑静脉溶栓或 EVT。对于符合条件的患者，快速

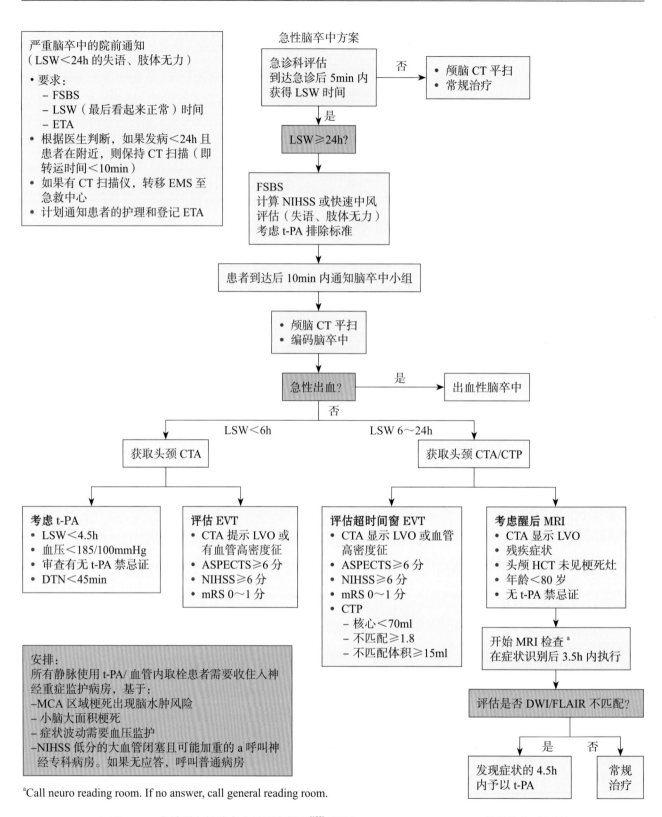

▲ 图 52-3　急诊科急性脑卒中处置流程图[139]（可在 **tamingtheneuroicu.com** 获得的实时文档）

LSW. 上一次看起来正常；FSBS. 手指血糖；ETA. 预计到达时间；CT. 计算机断层扫描；NIHSS. 美国国立卫生研究院脑卒中量表；CTA. 计算机断层扫描血管造影；CTP. 计算机断层扫描灌注；DTN. 入院到溶栓；LVO. 大血管闭塞；mRS. 改良 Rankin 量表；NSICU. 神经科重症监护病房；MRI. 磁共振成像；HCT. 颅脑 CT；DWI. 弥散加权成像；FLAIR. 液体衰减反转恢复；EVT. 血管内取栓；IV. 静脉注射；t-PA. 组织纤溶酶原激活物（引自 Kircher C, Devries J, Roat T, et al. Acute stroke protocol. Taming the NeuroICU https://www.tamingtheneuroicu.com/acute-stroke-documents/2019/10/10/acute-stroke-protocol. ）

给予溶栓药物仍是急性脑卒中治疗的主要手段。所有符合指南中溶栓标准的患者应尽快接受溶栓治疗。关于溶栓的进一步讨论见第53章。EVT的评估，包括CTA成像的判读，不应延迟给符合条件的患者静脉注射阿替普酶[1]。我们建议ED临床药剂师开始为符合条件的患者准备t-PA，同时对患者进行潜在EVT评估。在该模型中，急诊医生可以审查t-PA的纳入/排除标准，并指导初始静脉用药的管理，与此同时，脑卒中顾问审查CTA并在有EVT指征时与血管造影师沟通。这减少了这些患者的急诊时间，在这些患者中，快速再灌注与结果的改善有关[100]。

在评估方面，临床医生可以将注意力转向审查溶栓药物的禁忌证，解决高血压（如果血压>185/110mmHg），并与脑卒中顾问和家庭成员（如果有）讨论治疗。在失语或反应迟钝的患者中，家庭成员常常被视为代理决策者。虽然静脉注射t-PA不需要知情同意，但在可能的情况下，最好与家人讨论EVT和院间转移的风险和益处。一旦完成了静脉溶栓和EVT的决策，急诊医生可以为患者安排适当的处置（入院到楼层、ICU，或转诊）。急性脑卒中患者从急诊室出院的情况极为罕见，除非正在安排为不需要干预的临终病例提供临终关怀。

6. WAKE-UP MRI与WAKE-UP溶栓 由于获取成像需要很长时间以及在做出溶栓决定所必需的时间窗内急性MRI的可用性有限，过去一直不鼓励在超急性期情况下使用DW MRI评估疑似脑卒中患者。然而，最近发表的WAKE-UP试验已经使急性DW-MRI在临床实践中的应用增加[64]。本研究评估了在出现症状时间未知且DWI可见脑卒中但缺血区域的FLAIR序列无信号变化的患者中使用静脉应用t-PA的情况。2%的阿替普酶溶栓患者和0.4%的安慰剂患者发生症状性脑出血（OR=4.95，P=0.15）。值得注意的是，本研究排除了可进行EVT的患者，同时，该研究还没有被纳入AHA指南。我们目前的当地实践是考虑对CTA上没有LVO但有致残性脑卒中症状、发病时间未知、HCT上没有明确梗死征象、没有排除静脉溶栓的患者进行急诊MRI检查。值得注意的是，研究方案建议从症状发现到急诊MRI不超过3.5h。我们不建议将患者从一个机构转移到另一个机构接受MRI检查。

（十二）特别注意：短暂性脑缺血发作

短暂性脑缺血发作是由局灶性脑缺血引起的短暂的神经功能障碍，临床症状持续时间一般不超过1h，影像学上无脑梗死迹象。这些发作很常见，是缺血性脑卒中的重要预警。根据脑卒中发病率的估计，在美国每年有20万~50万的TIA发生[106-108]。一些临床医生将这种疾病称为"不稳定型脑绞痛"，这种疾病及其重要性正日益被人们所了解。

在急诊科识别TIA是一项复杂而困难的工作。TIA通常表现为难以辨别的模糊主诉，特别是对于没有典型病史的患者。另一个问题是，在大多数真正的TIA病例中，在急诊医生对患者进行评估时，症状已经减轻。此外，TIA的鉴别诊断广泛，包括晕厥、癫痫和（或）Todd麻痹、低血糖、复杂偏头痛、多发性硬化症、神经肌肉疾病、蛛网膜下腔出血、特发性面神经麻痹、肿瘤、出血性脑卒中、功能性障碍和眩晕，这些因素结合在一起使识别TIA变得困难。对于急诊科医生来说，重要的是要认识到TIA是许多疾病过程的最终共同途径，它本身并不一定是一个实体。因此，病史和体格检查对于诊断TIA的来源至关重要。通常需要仔细询问医护人员、家人、朋友和其他可能的证人[108]。AHA最近的指南建议对所有TIA患者进行以下评估[105]：①症状出现24h内的神经影像学检查（首选MRI）（Ⅰb级推荐）；②头颈部及颅内血管的无创成像（Ⅰa级）；③心电图（Ⅰb级）和常规血液检查，包括空腹血脂（Ⅱb级）；④TTE（Ⅱb级）。

这些诊断测试通常可以通过急诊观察或短期住院方案快速获得。另外，能快速到门诊随访和低风险症状（ABCD[2]评分0~2）的患者，如果在急诊中获得的CT/CTA和ECG没有相关发现，可能会在疑似TIA后出院。

（十三）脑出血的管理

脑出血患者的急诊管理包括标准的复苏技术，如气道管理、血流动力学监测、基础凝血功能的控制和医学共病的管理。血压控制是急诊医生对脑出血背景下的高血压患者的首要治疗目标。高血压与血肿扩大、神经系统检查下降、脑出血后死亡或依赖性增加有关[109]。

一些研究已经检验了急性期强化血压管理在脑

出血的安全性和有效性。INTERACT 和 ATACH 试点研究表明，在脑出血急性期加强血压管理是安全的[110, 111]。在 ICH ADAPT 研究中调查了对急性收缩压敏感的病灶周围水肿的概念，该研究使用 CT 灌注成像，SBP 急性降低到小于 150mmHg 的目标与病灶周围灌注变化无关[112]。迄今为止最大的两项研究是 INTERACT2 和 ATACH2，将急性自发性脑出血患者随机分配到强化血压管理组（目标 SBP＜140mmHg）或指南推荐治疗组（目标收缩压＜180mmHg）[113, 114]。INTERACT2 允许所有的降压药，而 ATACH2 研究者使用尼卡地平作为主要药物。两项试验均显示两个血压目标组在 90d 死亡率或严重残疾率、血肿扩大率方面的差异均无统计学意义。然而，对 INTERACT2 中改良 Rankin 量表进行的预先指定的顺序分析显示，强化治疗组的评分明显较低（残疾越重，OR=0.87，95%CI 0.77～1.00，P=0.04）[114]。同时，在 ATACH2 试验中，强化治疗组的患者在 ICH 后 7d 发生肾脏不良事件的可能性显著增加（9% vs. 4%，P=0.002）[113]。ANA 指南，在 2015 年 ATACH2 发表之前的最后一次修订，认为当收缩压为 150～220mmHg 时，将 SBP 急性降低至小于 140mmHg 的收缩压目标是安全的，而重度血压（SBP＞220mmHg）的患者可以考虑积极降低血压[109]。然而，这些患者的降压目标并没有在共识指南中定义。一个合理的方法是将收缩压控制在 160mmHg 以下，以避免肾功能不全、分水岭缺血或其他急性极端血压波动的出现。

无论如何，使用尼卡地平或氯维地平等连续可滴定药物优于频繁推注静脉推注降压药。急诊科必须对脑出血患者神经状态的快速变化保持警惕。然而，Brott 等发现 26% 的患者在基线 CT 检查后 1h 内血肿体积显著增加[115]。此外，12% 的患者在基线 CT 检查后 1～20h 血肿扩大。因此，38% 的患者在基线 CT 扫描后的前 20h 内血肿体积显著增长（超过 1/3 体积）。随后的研究发现，15%～23% 的患者在抵达医院后的最初几小时病情恶化，通常是在急诊科[116]。这些结果表明，患者在急诊科期间，患者的神经状态有明显下降的可能性。治疗团队必须保持持续的观察，以便能够对这种变化做出适当的反应。早期就诊的患者、既往使用过抗血小板的患者、基线 ICH 较大的患者或初次 CT 上显示脑室内出血的患者特别

容易发生血肿扩大[117]。

（十四）凝血异常的处理（维生素 K 拮抗药和直接口服抗凝血药）

服用抗凝血药和抗血小板药物时发生的 ICH、硬膜下血肿或蛛网膜下腔出血，对急诊医生来说是一个独特的挑战。每一类抗凝血药在凝血级联反应中有不同的作用机制，因此这些药物的逆转策略也各不相同。然而，对于服用抗血小板药物的患者，目前还没有特定的逆转剂，而在这些患者中，血小板输注能否纠正或逆转假定的抗血小板活性仍存在争议。

服用维生素 K 拮抗药华法林的患者目前有几种方法来纠正相关凝血功能障碍，包括使用维生素 K、新鲜冷冻血浆（fresh frozen plasma，FFP）和凝血酶原复合物浓缩制剂（prothrombin complex concentrates，PCC）。应该使用维生素 K，因为它能拮抗华法林的作用，而且是长期逆转所必需的，但它的起效时间远远超过了早期窗口期，而早期窗口期会对限制血肿扩大产生影响。静脉注射维生素 K 后的过敏反应值得关注。对梅奥诊所 5 年多的经验进行回顾性分析发现，静脉注射维生素 K 引起的类过敏反应的发生率为 3/10 000，与所有青霉素过敏反应类似[118]，急诊医生和其他护理接受抗凝治疗危及生命的出血患者的人应该意识到这一情况。因此，维生素 K 可以像医疗实践中常规使用的其他药物一样安全地使用。1h 的慢速输液可能比大剂量输液更可取。

因华法林导致 INR（INR≥1.4）升高的患者也曾接受 FFP 治疗。研究发现，开始输注 FFP 的时间对华法林相关出血患者 24h INR 正常化具有高度预测作用[119]。接受抗凝治疗的 ICH 患者的死亡率高于未接受抗凝治疗的患者，并且接受抗凝治疗的患者 INR 水平较高与更差的预后相关[120]。鉴于抗凝血药相关 ICH 会危及生命，建议快速给予 10～15ml/kg FFP 以纠正凝血功能障碍。FFP 的局限性包括备置、解冻、交叉配型所需的时间，输血过程中需要护理监测，与输血相关的风险（包括急性肺损伤和肺水肿），以及获得完全逆转所需的胶体容量较大。PCC 含有凝血级联反应中维生素 K 依赖成分，这些成分在服用华法林的患者中被耗尽。PCC-3 因子包含 FⅡ、Ⅸ和Ⅹ，而 PCC-4 因子包含Ⅷ因子。一项关于 PCC 与

FFP 对华法林逆转作用的小型随机试验显示，INR 正常化更快（PCC 组 67% 的患者在 3h 内恢复正常 vs. FFP 组 9% 的患者，P=0.0003）[114]。由于 FFP 组有血肿扩张，试验提前终止。在另一项开放标签试验中，181 名患者随机接受 PCC-4 因子或单剂量 FFP 治疗，90% 的 PCC 治疗组患者和 75%FFP 治疗组患者实现了有效止血，55% 的 PCC 治疗组患者和 10% 的 FFP 治疗组患者实现了快速 INR 校正。两项结果的差异均具有统计学意义，而在安全性方面的差异无统计学意义[121]。当前多学科协会的建议是，当 PCC 和 FFP 可获得时，优先使用 PCC 而不是 FFP，优先使用 PCC-4 因子而不是 PCC-3 因子[122-125]。如果可能，没有能力治疗华法林相关性脑出血患者的医院应在将患者转移到三级医院之前先进行 PCC 或 FFP 治疗。推迟这一关键的干预可能会导致血肿进一步扩大，并与更差的结果相关。

在接受肝素治疗时发生脑出血的患者，应及时予以硫酸鱼精蛋白治疗，以逆转肝素的作用。对于每小时连续输注 100U 肝素，可给予 1mg 鱼精蛋白。接受肝素推注的患者可以使用相同的剂量。在过去的 12h 内接受过低分子肝素注射的患者也可以用鱼精蛋白进行逆转治疗。鱼精蛋白的最大剂量为 50mg。建议咨询临床药剂师，因为游离的未结合的鱼精蛋白可以抑制凝血酶的产生而起到了抗凝血药的作用[126a]。

艾达赛珠单抗是一种单克隆抗体片段，是达比加群的逆转剂，是使用达比加群的患者出现危及生命的出血的一线药物。以前的建议是使用活性炭或紧急血液透析。对伊达鲁珠单抗的开放标签试验的全队列分析显示，基于稀释凝血酶时间或蝰蛇毒凝血时间，平均逆转率为 100%，93.4% 的患者接受紧急手术达到正常止血，出血控制的中位时间为 2.5h[126]。这种药物广泛应用于危及生命的 ICH 或 SAH，或需要紧急手术（如脑室造瘘术）的患者。

服用 Xa 因子抑制药（如利伐沙班或阿哌沙班）的患者出现脑出血或 SAH 时，通常需要紧急逆转，以防止血肿扩大和（或）促进侵入性手术，如脑室引流术或去骨瓣减压术。虽然这些药物通常会在停药 24h 内从血浆中清除，但对于许多患者来说，很难确定最后给药时间，也没有商业上可用的检测方法可靠地反映这些药物的活性。以这一人群中研究了 PCC，并在健康志愿者的试验中证明了其抗利伐沙班

和阿哌沙班的活性[127, 128]。在一项对 146 名接受 PCC 或不使用逆转剂的危及生命的出血患者进行的研究中，两组患者在血肿扩大、死亡率或功能结果方面没有差异[129]。随后的两项研究测量了服用利伐沙班或阿哌沙班的患者的止血效果及随后的大出血情况，并发现 67%～69% 接受 PCC 的患者达到了研究人员判定的有效或良好的止血效果[130, 131]。Andexanet α 是一种 Xa 因子类似物诱导剂，旨在竞争性结合因子 Xa 抑制药小分子，消除它们在天然凝血级联反应中的活性[128]。2018 年，美国 FDA 加速批准逆转利伐沙班或阿哌沙班治疗危及生命的出血。这是基于对健康志愿者进行的两项小型、开放标签研究的数据，以及 ANNEXA-4 试验纳入的一部分患者的初步结果[132, 133]。ANNEXA-4 是一项开放标签试验，对 352 名服用阿哌沙班或利伐沙班的严重或危及生命的出血患者进行了试验，其全部结果显示抗 Xa 因子活性的中位数降低了 92%，82% 的患者止血效果良好[134]；本研究中 64% 的患者患有脑出血。然而，没有直接的研究对这两种逆转策略进行比较（如 PCC 与 Andexanet α）。美国心脏病学会推荐阿哌沙班和利伐沙班作为逆转危及生命或关键部位出血的一线药物[135]。然而，目前并非所有卫生系统都可以使用。

处置　出血性脑卒中、大容量缺血性脑卒中及所有接受 t-PA 和（或）EVT 治疗的 AIS 患者，应入住专门的神经重症监护病房（如有），或普通重症监护病房。值得注意的是，后循环脑卒中患者有可能发展为脑疝，因此应给予特别关注，因为他们可能受益于高水平的监测。特别是 17%～54% 的小脑梗死患者会发生占位性水肿，主要是在颅后窝产生肿块病变，可导致脑干受压和阻塞性脑积水[136, 137]。梗死后第 2～4 天水肿达到高峰，可导致进行性神经功能恶化[137]。在进展为昏迷的患者中，85% 在未经手术干预的情况下死亡；然而，通过颅骨切除术，大约一半的患者会有良好的结果[136]。因此，小脑梗死患者，即使是那些警惕性高和临床表现稳定的患者，理想情况下也应该在卒中中心和神经重症监护病房进行管理，以迅速进行密切的临床监测、快速神经成像和神经外科干预。

同样，由于 MCA 分布或大脑半球梗死而发生恶性脑水肿的高危患者，应在具有 24h/7d 神经外科覆盖设施的重症监护病房进行监测。关于患者选择去

骨瓣半开颅减压手术的决策超出了本章的范围，但任何可能适合该手术的患者都应入院或转移到可以进行该手术的机构（如果有指征）。ICH 患者在专门的神经 ICU 进行治疗，有利于降低死亡率[138]。其他可能受益于专门的神经 ICU 覆盖范围和亚专科护理专业知识的患者包括脑卒中症状波动的患者、需要严格遵守血压参数的患者，高风险不稳定斑块或其他病变的患者，需要一系列神经系统功能评估或开始积极抗凝的患者，以及在入院时可能迅速恶化并需要紧急 EVT 的亚闭塞性 LVO 患者。

病灶较小的缺血性脑卒中患者不太可能出现临床显著脑水肿或病情恶化，理想情况下，将其分配到专用卒中单元的监测病床上。由于许多机构没有专门的脑卒中病房，因此应将预先指定的监测床位分配给对急性脑卒中护理路径有充分了解、接受过神经急症护理培训的护士进行管理。没有所需能力的医院应与能够满足这些要求的机构签订预先安排的转移协议。急性脑卒中患者很少直接从急诊科出院，或者到住院病床以外的地方，极少数情况下会出院到临终关怀机构。

结论

急性脑卒中患者的救护包括从院前急救到最终治疗的连续过程。院前急救提供者是寻求最佳和及时急性脑卒中护理的关键角色。作为脑卒中患者接触到的第一个救助点，院前急救担负着识别脑卒中、及时启动溶栓等后续级联事件以为脑卒中患者提供最大康复概率的重要责任。从发现症状到最终治疗之间的大部分时间都发生在院前环境中。早期症状识别和基于症状识别采取行动的决定，可以增加适合急性治疗的患者比例，更重要的是通过加速再灌注保存缺血半暗带神经元功能。对公共教育、院前急救提供者教育、方案制订、分诊和沟通及目的地选择方面的改进，可能意味着实施先进治疗和失去机会之间的区别。在 EVT 时代，院前治疗提供者和高级卒中中心之间的密切沟通与合作，对于最大限度地减少再灌注延误和对符合该治疗条件下患者的评估至关重要。区域性、协调性的医疗体系（整体获益）应该凌驾于单个医疗机构的经济利益，并应该把重点放在为广大社区民众提供最佳的医疗服务上。

急诊科是治疗脑卒中患者的关键环节。在急诊科对潜在的脑卒中患者进行稳定和仔细协调的评估，以及适当的会诊、分诊，迅速确定急性神经功能障碍的病因并采取适合的急诊干预措施。这一过程涉及重要的前期规划，包括建立明确的职责划分和精心设计的脑卒中（诊治）路径。急诊临床医生必须参与急性脑卒中治疗路径的设计和后续评估，因为他们在急性脑卒中治疗环境中的实践经验是除了脑卒中顾问和血管内治疗专家提供的神经病学专业知识之外的宝贵补充。临床医生、医院工作人员和行政支持之间的合作和协调，对于急性脑卒中救治路径的设计和执行及患者的治疗至关重要。

第 53 章　静脉溶栓
Intravenous Thrombolysis

Matthew Maximillian Padrick　Wendy Brown　Patrick D. Lyden　著

汪　慧　魏　衡　张雪意　陈　延　译　　王嘉玲　熊　婧　郭珍立　校

本章要点

- 静脉注射 rt-PA（通用名：注射用阿替普酶），目前仍是对急性缺血性脑卒中最常用的并安全有效的治疗方法。
- 20 世纪 90 年代的一些关键性的试验证明了组织型纤溶酶原激活物（t-PA）的作用；随后的试验进一步证实了初步的结果，并将有效证据扩展到关键的亚组，如高龄和轻度脑卒中患者，治疗窗口延长到 4.5h。
- 静脉溶栓治疗是具有成本效应的，为医疗保障系统节省了成本。
- 静脉溶栓的益处正在不断提高，新的溶栓药物可能更安全、更有效，与动脉内干预相结合的治疗被证明是有益的，现在是特定患者的标准治疗。
- 必须严格遵守静脉使用阿替普酶的原始方案，以保证安全性和有效性。然而，随着证据的增加，选择的标准随着时间的推移而演变。
- "时间就是大脑"，所有研究都得出早期治疗会有更好结果的结论。然而，先进的成像技术已经替代了传统的时间窗，因此，超过 4.5h 进行治疗似乎是可能的。

溶栓术为包括缺血性脑卒中的血栓性疾病提供了最简单直接的治疗方法。纤溶酶原激活物对冠状动脉血栓形成、周围血管疾病、静脉血栓形成、肺栓塞和急性缺血性脑卒中患者的临床症状有改善作用。美国 NINDS 研究首次表明，如果在症状出现后 3h 内开始静脉注射组织型纤溶酶原激活物（tissue plasminogen activator，t-PA）能改善所有类型的缺血性脑卒中（如大动脉、栓塞、小动脉或腔隙性脑卒中）的临床结局[1]。因此，美国 FDA 批准重组 t-PA 用于在发病 3h 内治疗急性缺血性脑卒中，不包括颅内出血患者。此外，进一步的研究已经证明，在超过 3h 的延长时间窗内使用 rt-PA 对选定的患者是有效和安全的。

到目前为止，其他静脉注射药物已被证明是有用的，但没有一种被 FDA 批准用于治疗缺血性脑卒中。本章回顾了临床前和临床试验中溶栓治疗的历史背景，总结了以往和目前使用的不同药物，并讨论了脑卒中患者溶栓治疗的管理方案。

一、血栓形成和溶栓

血栓形成涉及内皮损伤、血小板黏附和聚集及凝血酶生成的过程。凝血酶在凝块的形成中起着重要作用；它负责将纤维蛋白原裂解成纤维蛋白，从而形成凝块基质。凝血酶还能激活因子XIII，从而完成纤维蛋白间的交联。图 53-1 展示了凝血级联反应[2]。在一个涉及血小板膜受体和磷脂的过程中，凝血酶是

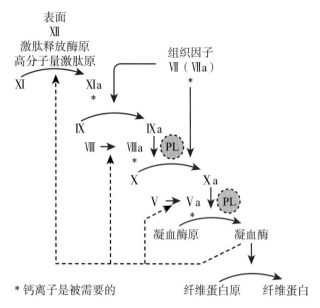

▲ 图 53-1 凝血级联反应

图中描述了凝血系统的不同因子。级联反应最终导致凝血酶原转化为凝血酶。虚线显示凝血酶的自我催化作用。PL. 磷脂（引自 Douglas S. Coagulation history. *Br J Haematol.* 1999;107:22–32.）

通过外部和内在途径在局部产生的。V 和 XIII 因子与特定的血小板膜磷脂相互作用，促进 X 因子激活为 Xa 因子，并促进血小板表面凝血酶原转化为凝血酶。血小板结合凝血酶修饰因子 V（Va 因子）作为 Xa 因子的高亲和力血小板受体，可加速凝血酶的生成速度。特定血栓的相对血小板 – 纤维蛋白组成取决于局部血流或剪切应力。在动脉流速下，血栓主要是富含血小板的，而在较低的静脉流速下，凝血的激活占优势。溶栓的疗效可能取决于相对的纤维蛋白含量和纤维蛋白交联，后者可能取决于血栓的阶段。

除了内皮细胞来源的抗血栓特性和循环的抗凝血药（活化蛋白 C 和蛋白 S），血栓的生长受到内源性溶栓系统的限制，其中纤溶酶起着核心作用。内源性溶栓系统的影响之一是血栓的持续重构。这种效应是由于纤维蛋白在其底物纤溶酶原附近结合 t-PA，使血栓表面的纤溶酶原在血栓表面优先转化为纤溶酶，加速纤溶酶的形成。纤溶酶原活化也可能发生在表达纤溶酶原受体并产生纤溶酶原激活物的细胞上，如内皮细胞和多形核细胞。如果产生或给予足够数量的纤溶酶原激活物，纤溶酶原可以在血浆中被激活，在那里它裂解循环中的纤维蛋白原和纤维蛋白，从而产生纤维蛋白分裂产物。

循环血液中的 t-PA 和 scu-PA 能催化纤溶酶原形成纤溶酶。在循环中，纤溶酶迅速与其抑制物 α_2 抗纤溶酶结合并失活。内源性纤维蛋白溶解是由多种纤溶酶抑制物和纤溶酶原激活物调节的。纤溶酶在循环中的半衰期估计约为 0.1s。α_2 抗纤溶酶是纤维蛋白溶解的主要抑制物，通过与过量的纤溶酶结合来抑制纤溶酶。血栓反应蛋白干扰 t-PA 介导的纤维蛋白相关的纤溶酶原活化。接触活化抑制物和 C_1 抑制物对溶栓有间接作用。

纤溶酶原的竞争性抑制物是富组氨酸的糖蛋白（histidine-rich glycoprotein,HRG）。除了纤溶酶抑制物外，还有一些特异性的纤溶酶原激活物抑制物可以降低 t-PA、scu-PA 和 u-PA 的活性。血浆 t-PA 和 u-PA 均受到来自于血小板和内皮细胞 PAI-1 抑制。血栓形成反映了循环中 PAI-1 和内源性纤溶酶原激活物 t-PA 和 u-PA 的相对浓度。此外，其他纤溶酶原激活物抑制物来自不同的组织。然而，在血栓中，纤溶酶受到这种抑制物的保护，而 t-PA 也相对受到循环血浆抑制物的保护。这就是为什么纤溶酶和 t-PA 在凝块内比在血清中更好地实现纤溶效果，以及为什么使用这些药物时，凝块溶解可以以相对较低的出血风险实现。t-PA、纤维蛋白和纤溶酶原形成的复合物进一步增强了纤溶酶原的激活。此复合物增加 t-PA 的凝块选择性纤溶活性。纤维蛋白溶解主要发生在血栓内及其表面。局部血流的作用增强了血栓的溶解。在血栓巩固期间，与纤维蛋白和血小板结合的纤溶酶原允许局部释放纤溶酶。在循环过程中，纤溶酶将纤维蛋白原切割成不同的片段，这些片段与纤维蛋白结合，导致其网络不稳定，从而允许进一步降解。

目前使用的所有溶栓剂都是作用于纤维蛋白和凝血酶的专一性纤溶酶原激活物。目前的溶栓药物要么是内源性纤溶酶原激活物（参与生理性纤溶），要么是外源性纤溶酶原激活物（不参与生理性纤溶）。

（一）内源性纤溶酶原激活物

1. t-PA t-PA 是一种单链 70kDa 糖基化丝氨酸蛋白酶。它有四个结构域：指状结构域（F 结构域）、生长因子结构域（E 结构域）、两个 kringle 区域（K1 和 K2）和一个丝氨酸蛋白酶结构域。—COOH 末端丝氨酸蛋白酶结构域具有切割纤溶酶原的活性位点。t-PA 的两个 kringle 结构域（图 53-2）与纤溶酶原上的 kringle 结构域相似。指状结构域残基和 K2 结构域残基决定纤维蛋白的亲和力。单链 t-PA 通过纤溶酶裂解精氨酸（275 位）- 异亮氨酸（276 位）键转化为双链 t-PA 形式。单链和双链形式都具有酶活性，并具有纤维蛋白选择性，单链和双链形式的血浆半衰期为 3～8min。组织型纤溶酶原由内皮细胞、神经元、星形胶质细胞和小胶质细胞分泌，被肝脏清除。组织型纤溶酶原对纤维蛋白有依赖性，纤溶酶原的激活与纤维蛋白有关。某些血管活性物质（如去氨加压素）及通过运动会提高 t-PA 水平。肝素和硫酸乙酰肝素增加 t-PA 活性。重组 DNA 技术用于生产 rt-PA，以单链（阿替普酶）和双链（度替普酶）形式用于临床。图 53-2 显示了 t-PA 的氨基酸序列[3]。

2. u-PA u-PA 及其前体 scu-PA 或 pro-UK 是糖蛋白。尿激酶由内皮细胞、肾细胞和肿瘤细胞合成。单链 pro-UK 具有纤维蛋白选择性和纤溶酶生成活性。pro-UK 已通过重组技术合成，用作外源剂。通过纤溶酶从 scu-PA 去除 158 位的氨基酸赖氨酸，产生通过二硫键连接的高分子量（HMW）的双链 u-PA（54kDa）；进一步裂解产生低分子量的（LMW）u-PA（31kDa）。低分子量和高分子量形式都具有酶活性。HMW u-PA 直接将纤溶酶原激活为纤溶酶。两种形式的半衰期为 9～12min。pro-UK 已经在脑卒中患者中进行了研究，但尚未批准用于临床。

（二）新型纤溶酶原激活物

t-PA 和 u-PA 的不同突变形式是通过点突变和缺失改变原始氨基酸序列而产生的。这些变化改变了分子的特异性和稳定性。替奈普酶是 t-PA 的突变形

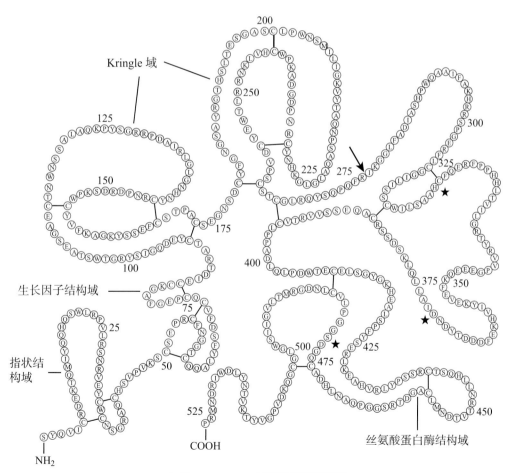

▲ 图 53-2　**t-PA 氨基酸序列示意图**

氨基酸是用字母符号表示的。黑色直线表示二硫键。活性位点残基组氨酸 -322。天冬酰胺 -371 和丝氨酸 -478 用星表示。箭表示单链 t-PA 转化为双链 t-PA 的纤溶酶裂解位点（引自 Collen D. Fibrin-selective thrombolytic therapy for acute myocardial infarction. *Circulation*. 1996;93:857–865.）

式，但比 t-PA 清除延迟，半衰期比 t-PA 长。在心肌梗死患者中，替奈普酶的半衰期为（17±7）min，而阿替普酶的半衰期为（3.5±1.4）min[4]。替奈普酶具有更高的纤维蛋白选择性和对纤溶酶原激活物抑制药的更大抵抗力，对血栓的溶解活性增强，并比 t-PA 更早诱导再灌注。替奈普酶分子是通过改变 t-PA 的 T、N 和 K 结构域的氨基酸序列产生的（图 53–3），从而改善了上述特性[5]。替奈普酶的前景广阔，它已被证明在单次注射时有效，简化急性溶栓方案，目前正在进行关键的 III 期临床试验中。

微纤溶酶　有研究观察了重组的人微纤溶酶原。t-PA 是一种特殊的蛋白水解酶，可将不活跃的纤溶酶原转化为纤溶酶，而微纤溶酶是纤溶酶的一种截短形式，已在啮齿类动物缺血性脑卒中模型中进行

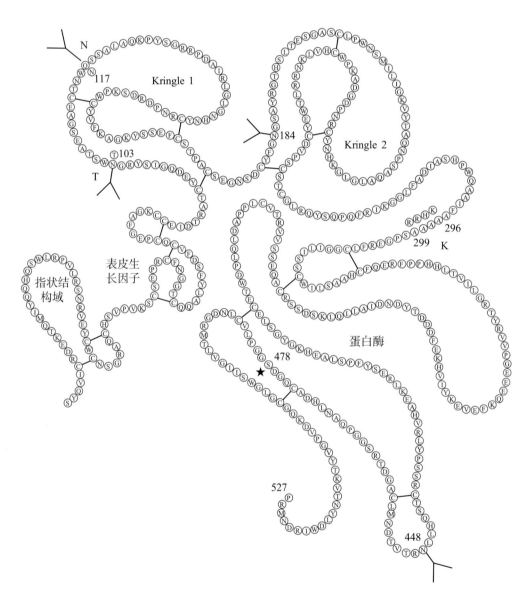

▲ 图 53-3　**t-PA 的突变形式的结构称为 TNK-t-PA**

该化合物之所以命名，是因为 T 位点（天冬酰胺取代了 103 位的苏氨酸），N 位点（117 位天冬酰胺取代了谷氨酰胺）和 K 位点（取代 296—299 位点的 1 个赖氨酸、1 个组氨酸、2 个精氨酸和 4 个丙氨酸）。t-PA 和 TNK 结构具有以下结构域：指状结构域、生长因子结构域、2 个 Kringle 结构域和丝氨酸蛋白酶结构域。糖基化位点用 Y 标记。发生纤溶酶原激活的丝氨酸位点用星号标记。用短线显示不同分子环之间的桥接。氨基酸取代增强了分子的选择性和分子的半衰期［引自 Benedict CR, Refino CF, Keyt BA, et al. New variant of human tissue plasminogen activator (TPA) with enhanced efficacy and a lower incidence of bleeding compared with recombinant human TPA. *Circulation*. 1995;92:3032–3040.］

了安全性和神经保护性试验。研究表明，在编码 α_2 抗纤溶酶基因失活的小鼠中，这种失活显著减少了梗死面积，这表明该分子可能具有一些神经保护特性 [6]。微纤溶酶与 α_2 抗纤溶酶反应并中和。通过大、小两种不同的家兔血栓栓塞脑卒中模型，检测了微纤溶酶，并根据兔子的体重增加剂量。微纤溶酶改善了栓塞后 60min 的行为评分，但出血转化率没有增加，但迄今为止还没有临床研究。

（三）外源性纤溶酶原激活物

外源性纤溶酶原激活物是从非人类来源生产或提取的。已经讨论了重组技术产生的内源性纤溶酶原激活物（如 rt-PA）的药理学剂量，或通过原始生理性纤溶酶原激活分子的不同突变产生的内源性纤溶酶原激活物（如替奈普酶）的药理学剂量。

1. 链激酶 链激酶（streptokinase，SK）是一种单链多肽，来源于 Cβ- 溶血性链球菌。SK 与纤溶酶原结合，该复合物激活循环中的纤溶酶原转化为纤溶酶，并转化为 SK- 纤溶酶本身。这种复合物不受 α_2 抗纤溶酶的抑制，但 SK 活性可通过存在的之前感染链球菌后产生的 SK 中和抗体而消除。SK 消除的动力学很复杂，包括 4min 的初始半衰期和 30min 的第二半衰期。

2. 吸血蝙蝠唾液中的纤溶酶原激活物 这种重组纤溶酶原激活物与从吸血蝙蝠唾液中提取的纤溶酶原激活物相同，包括一种比 t-PA 更依赖纤维蛋白的 α 型纤溶酶原激活物，其半衰期也比 t-PA 更长。实验研究表明，重组 α_1 型和蝙蝠型纤溶酶原激活物在维持血管再通方面可能优于 t-PA，并可能导致较少的纤维蛋白原溶解 [7]。急性缺血性脑卒中去氨普酶研究（Desmoteplase in Acute Ischemic Stroke Study，DIAS）是一项剂量随机的 II 期临床试验，旨在评估静脉注射去氨普酶的安全性和有效性 [8]。我们评估了固定剂量的去氨普酶，但由于症状性脑出血的死亡率过高，评估提前终止。症状性颅内出血的诊断为 NIHSS4 分及以上，经影像学的解剖图像证明为症状性颅内出血。随后，对 57 名患者进行了低体重调整剂量的研究，去氨普酶组的再灌注率明显高于安慰剂组（P=0.0012）。

去氨普酶在急性脑卒中剂量递增（dose escalation of desmoteplase in acute stroke，DEDAS）的研究与 DIAS 研究同时进行，以进一步确定在脑卒中发作后 3～9h 灌注 / 扩散不匹配患者静脉注射去氨普酶的安全性和有效性 [9]。DEDAS 是一项随机、安慰剂对照、体重调整剂量递增研究，包括 NIHSS 评分为 4～20 分、MRI 灌注 / 扩散不匹配的患者。在 DIAS 研究中，症状性 ICH 是主要安全终点。该研究对 37 名患者进行了随机分配：在 1～2min 内 14 名患者静脉注射 90μg/kg 去氨普酶，15 名患者静脉注射 125μg/kg 去氨普酶。正如在 DIAS 试验中所看到的，与未经再灌注的患者相比，再灌注与 90d 的良好临床结果相关（P=0.003）。此外，未观察到有症状的 ICH。

随后，DIAS2、DIAS3、DIAS-J（Japan）和 DIAS4 试验希望在延长的时间窗内明确去氨普酶的安全性和有效性。不幸的是，未发现在大动脉闭塞的患者脑卒中后 3～9h 内给予去氨普酶具有显著的临床获益。对所有去氨普酶临床试验的事后综合分析表明，90μg/kg 的治疗剂量是安全的，可改善动脉再通。然而，治疗后 3 个月并没有观察到神经功能获益 [10, 11]。因此，去氨普酶在很大程度上已被放弃作为潜在的临床溶栓剂。

3. 蛇毒去纤维酶 蛇毒去纤维酶（ancrod）是从马来西亚毒蛇的毒液中提取出来的，可以通过从纤维蛋白原中分离出纤维蛋白肽 A 来快速诱导人的去纤维蛋白生成 [12]。自 20 世纪 80 年代以来，蛇毒去纤维酶一直是急性缺血性脑卒中的溶栓药物 [13, 14]。Ancrod 连续输注达 72h，并在治疗前及治疗期间和治疗后的指定时间间隔检查纤维蛋白原水平，以确定 Ancrod 活性。Ancrod 对血浆纤维蛋白原水平的影响可以被测量出来。给药策略是在给药的 5～7d 内保持目标纤维蛋白原水平 [15]。

早期的研究很有希望。然而，随后由于无效而停止更大规模的研究。北美脑卒中 Ancrod 治疗试验（Stroke Treatment with Ancrod Trial，STAT）是一项随机临床试验，其中患者连续 72h 接受静脉注射 Ancrod 或安慰剂，然后中断 2d，以便获得目标纤维蛋白原水平，这是基于他们治疗前的纤维蛋白原水平 [16]。这项研究发现，与安慰剂组比较，Ancrod 治疗组功能状态良好的患者比例增加，但两组患者的死亡率相似。然而，与安慰剂组相比，Ancrod 治疗组也发现更多的无症状脑出血患者。这项研究之后又开展了欧洲脑卒中治疗联合 Ancrod 试验（European

Stroke Treatment with Ancrod Trial，ESTAT），该试验在急性脑卒中发作后 6h 内进行治疗[17]。ESTAT 是一项随机、双盲、安慰剂对照的Ⅲ期临床试验，1222 例患者随机分配是 Ancrod 治疗组或安慰剂组。Ancrod 治疗组或安慰剂组在 3 个月时的功能结局相似。与服用安慰剂的患者相比，服用 Ancrod 的患者更容易出现症状性脑出血（$P=0.007$）。

随后，一项关键的Ⅲ期试验被组织以证实 Ancrod 是否显著改变一大群患者的脑卒中预后。不幸的是，在对无效性进行中期分析后，该试验被停止，这表明 Ancrod 对急性脑卒中患者没有益处[18]。2012 年发表的一篇 Cochrane 综述（涉及 Ancrod 的 6 项试验和包括降纤酶的 2 项试验）有类似的发现。这 8 项试验共纳入了 5701 名患者，尽管治疗组的脑卒中复发率低于对照组（RR=0.67，95%CI 0.49～0.92，2P=0.01）。与对照组相比，治疗组有症状的 ICH 发生率大约是对照组的 2 倍（RR=2.42，95%CI 1.65～3.56，2P＜0.00001），但缺少后续的研究计划[19]。

二、急性脑卒中溶栓治疗的临床前研究

大量的临床前研究表明，溶栓治疗可能是一种有效的脑卒中治疗方法。在开发出大量生产重组 t-PA 的技术后，动物研究证明，在实验性栓塞后立即给予 t-PA 可引起再灌注，而神经损伤明显较小。这一发展有助于克服在现代成像技术之前早期人类使用积累的负面经验。

早在 1963 年，Meyer 等研究了猫和猴子的栓塞性脑卒中模型，并给予静脉注射或动脉内注射牛或人纤溶酶，这种治疗导致了血栓溶解，而没有更高的出血性梗死率[20]。1986 年，del Zoppo 等在狒狒身上证实，在运用球囊扩张大脑中动脉 3h 后，颈动脉内注射尿激酶改善了神经功能，缩小了梗死面积，但不增加 CT 可发现的脑出血发生率[21]。1985 年，Zivin 等证明，t-PA 在用人造血栓栓塞后可以显著改善神经功能[22]。这些研究有力地表明，通过在脑卒中发作后迅速恢复血液流动，溶栓治疗可以预防神经功能缺损。

临床前试验也对溶栓的潜在风险有了深入的了解。1986 年，del Zoppo 等研究了 t-PA 在大脑中动脉闭塞 3.5h 和再灌注 30min 内诱导狒狒脑缺血的出血性转化。在任何 t-PA 组和对照组之间，梗死相关出血的发生率或出血量均无显著差异[21]。1987 年，Slivka 和 Pulsinelli 评估了家兔实验性脑卒中后 24h 给予 t-PA 和链激酶疗效，以及实验性脑卒中后 1h 给予链激酶的出血风险。这些研究者发现溶栓剂增加了脑出血的风险，除非在损伤后早期使用[23]。在 1989 年，Lyden 等发现，无论在脑栓塞后 10min、8h 或甚至 24h 使用 t-PA，在家兔存在缺血的大脑中发生出血转化的频率没有差异[24]。在 1991 年，Clark 等证明阿司匹林和 t-PA 协同作用，在兔栓塞模型中可引起颅内出血[25]。

为了了解出血风险是与一般的溶栓剂相关还是与特定的溶栓剂相关，Lyden 等比较了兔栓塞性脑卒中后给予的 t-PA、链激酶和生理盐水[26]。SK 而非 t-PA 与颅内出血率和出血量的显著增加相关。表 53-1 展示了这些结果。值得注意的是，对于出血没有明确的剂量反应效应，使用的剂量与用于人类心脏病的剂量相当。只有接受 t-PA 溶栓的兔子发生脑出血的频率是服用安慰剂兔子的 2 倍，这表明再灌注可能是更高的出血转化率的基础。

总之，临床前研究表明，t-PA 在栓塞实验模型中能够使大脑动脉再通。如果血栓溶解发生在闭塞开始后的早期，将获得相当大的益处。血栓溶解后出现出血，似乎与所用的特定药物有关，SK 比 t-PA 具有更大的风险。

三、急性脑卒中溶栓治疗的临床研究

脑卒中溶栓的临床发展是从临床前试验开始的。早期实验受益于临床前数据，并强调了几个因素：药物、剂量、时机和伴随治疗。我们回顾了首次在人体内进行的研究，这些研究记录了在使用溶栓药物后在人体内的溶栓作用。

剂量范围研究产生了关于关键试验中使用的 t-PA 剂量的重要数据，这些药物的疗效似乎被高剂量的出血所抵消。大型安慰剂对照试验证实了这些药物的有效性和危害，以及从临床前研究中观察到 SK 更危险。最后，在监管机构批准 t-PA 用于治疗急性脑卒中后，开放标签研究证实了最终试验的结果，并表明静脉溶栓在各种环境下都是可行和有效的。来自实验性脑缺血研究的数据指出，需要尽快治疗急性脑卒中，而这一观察结果在人体试验中也被证明

表 53-1　使用 t-PA 与 SK 和生理盐水相比，患有栓塞性脑卒中的家兔颅内出血和溶栓率 [a]

治疗组	剂　量	时间（min）	例　数	出　血		血栓溶解	
				例数	%	例数	%
生理盐水		[b]	48	12	25	17	35
t-PA	3mg/kg	90	16	5	31	9	56
t-PA	5mg/kg	90	22	3	14	15	68
t-PA	10mg/kg	90	11	4	36	10	91[b]
SK	30 000U/kg	5	11	6	55	5	45
SK	30 000U/kg	90	17	11	65[c]	14	82[b]
SK	30 000U/kg	300	12	10	83[c]	10	83[b]

a. 使用 t-PA 治疗 5min 和 4h、8h、24h 的结果包含在参考文献 [2, 3] 中
b. 生理盐水组的家兔分别于栓塞后 5min、90min 或 300min 给药
c. $P < 0.05$，代表经卡方检验显示与生理盐水组存在显著差异
t-PA. 组织型纤溶酶原激活物；SK. 链激酶
引自 Lyden PD, Madden KP, Clark WA, et al. Comparison of cerebral hemorrhage rates following tissue plasminogen activator or streptokinase treatment for embolic strokes in rabbits. *Stroke*. 1990;21:981–983.

是正确的。

（一）可行性研究

急性缺血性脑卒中的早期溶栓尝试结果不容乐观，特别是在没有 CT 成像排除出血的情况下。此外，在这些初步试验中，患者纳入试验组的时间窗明显长于目前批准的时间窗。1965 年，Meyer 等研究了 73 名急性进行性脑卒中患者。治疗组接受链激酶加抗凝治疗，对照组仅接受抗凝治疗。治疗组的死亡发生率较高，对照组的临床改善较好[27]。

1976 年，Fletcher 等对 31 名急性缺血性脑卒中患者静脉注射三种不同剂量的尿激酶进行研究，在症状出现后 36h 内给予治疗[28]。该研究结果表明，尿激酶可以在达到实质性溶栓的剂量下，对患者不产生除轻度凝血功能缺陷以外的其他症状。然而，因为患者数量太少，这项研究并不能说明这种治疗的有效性。该试验死亡率为 16%，没有安慰剂组进行比较。在这两项研究的基础上，对其进行了广泛的讨论和研究，直到有更好的药物和其他的治疗方法，静脉溶栓治疗脑卒中才不被考虑。

在动物模型中证实 t-PA 的有效性和安全性后，在急性脑卒中临床试验中再次进行溶栓治疗。1992 年，del Zoppo 等研究了 139 例急性缺血性脑卒中患者，在脑卒中发作 8h 内使用不同剂量的静脉注射 t-PA 进行治疗[29]。血管造影证实所有患者的颅外或颅内动脉脑血供闭塞。其中排除标准包括轻微缺陷、短暂性脑缺血发作，临床上大面积脑卒中合并偏瘫，意识障碍，强迫凝视，收缩压高于 200mmHg，舒张压高于 120mmHg，放射学（CT）证据显示出血或放射学证据显示明显的肿块效应或中线移位。而早期 CT 低密度改变的患者未被排除在本研究之外。试验的主要结局为血管造影再通与脑出血伴有神经功能恶化。这项具有里程碑意义的研究重新确立了溶栓的临床前景，40% 的患者经历过闭塞动脉的再通。有趣的是，血管再通与剂量无关，但患者远端（即较小）血栓的再通率更高。所有患者出血的发生率为 30.8%，但出现症状性出血的患者的发生率为 9.6%。住院期间死亡率为 12.5%。与实现冠状动脉再灌注的剂量出血量不会增加，但不能假设急性冠状动脉再通的安全有效剂量是急性脑卒中治疗的最佳剂量。因此，治疗脑卒中的有效安全剂量仍有待确定。

1992 年，一系列由政府资助的试验出现。在 NINDS 赞助的寻找最佳剂量的试验中，74 例在 90min 时间窗内的急性缺血性脑卒中患者接受了加大 t-PA 剂量（0.35～1.08mg/kg）的治疗。58 名接受 0.85mg/kg 或更低剂量治疗的患者均未发生颅内血肿，但其他给予较高剂量的患者发生了颅内血肿。而且 74 名患者中有 3 人出现了与神经功能恶化相关的出血（症状性出血），但是当 t-PA 剂量低于 0.95mg/kg 时这样的出血并未发生。其重大改进是 30% 的患者在 2h 内发生 NIHSS 评分显著提高，46% 的患者在 24h 内发生 NIHSS 评分显著提高。其中神经功能的重大改善与 t-PA 的剂量无关。研究人员得出结论，t-PA 的最高安全剂量可能要低于 0.95mg/kg，最终设置标准治疗剂量为 0.9mg/kg，这个剂量至今仍在使用 [30]。许多年后，Diedler 等研究了体重大于 100kg 的患者接受最大剂量 90mg 的安全性和有效性，根据定义，与体重小于 100kg 的患者相比，其平均每千克的剂量更低。有趣的是，在高于 100kg 的组别中，有症状的脑出血的发病率更高，而主要的神经功能改善及功能独立性相似。他们的结论支持目前的剂量上限这一观点 [31]。

1992 年，Haley 等在另一项剂量递增试验中研究了 20 名急性缺血性脑卒中患者，t-PA 治疗在脑卒中发作后 91～180min 内进行 [32]。出现症状性脑出血风险总体为 10%，而在两组较高的剂量水平组脑出血的发生率为 17%（使用的三个剂量分别为 0.6mg/kg、0.85mg/kg 和 0.95mg/kg）。3 名患者（15%）在 24h 内的 NIHSS 评分提高了 4 分。

Mori 等在日本进行了一项试验，在脑卒中发作后的 6h 内静脉注射 600 万 U 或 1200 万 U 的 t-PA 或安慰剂 [33]。通过溶栓前后的血管造影，研究人员证实 t-PA 可增加大脑中动脉再通率。相当重要的事实是，溶栓后由 BI 评分衡量的功能结果也得到了显著改善。和 del Zoppo 试验一样，该试验明确地证实了静脉溶栓药物可以打开闭塞的脑血管。更重要的是，试验结果表明，在静脉溶栓前使用血管造影术确认脑血管闭塞情况可能不是必要的。

1993 年，在 NINDS 研究的先驱"桥接试验"中，Haley 等研究了 27 名患者，他们在脑卒中发作 3h 内静脉注射 0.85mg/kg t-PA 或安慰剂 [34]。这是一项随机、双盲、安慰剂对照的研究。尽管样本量小，

但有迹象表明在接受 t-PA 治疗的患者中早期神经功能有所改善（24h 内）。在脑卒中发作后 90min 给予治疗的治疗组中，接受 t-PA 治疗的 10 名患者中有 6 名患者的病情有所改善，NIHSS 分数为 4 分或更多，而服用安慰剂的患者只有 1 分。在脑卒中发作后 91～180min 的治疗组中，t-PA 组的 2 名患者和安慰剂亚组的 2 名患者，24h 内的 NIHSS 评分升高了 4 分或更多。桥接试验的结果在许多方面出乎意料地优于大型 NINDS 研究的结果。然而，需要大规模、严格、安慰剂对照的随机试验来更好的证实静脉溶栓药物的效果。

（二）大型、随机、多中心、安慰剂对照试验

1. ECASS I 发表于 1995 年的 ECASS 中，620 名患者在脑卒中发作后 6h 内静脉注射 1.1mg/kg 的 t-PA 或安慰剂 [35]。初步的治疗意向分析显示，该试验没有显著疗效。排除违反协议的患者（109 名患者，17.4%），对剩下的 511 名患者作为目标人群进行进一步分析。其中违反协议的患者包括有严重脑卒中的患者（即在脑 CT 上超过 1/3 的 MCA 区域呈低密度影），同时使用抗凝血药或扩张器，在基线 CT 上发现出血、未控制的高血压和缺乏完整的随访。这项研究的第一个假设是两者的 BI 评分会有 15 分的差异，t-PA 治疗组更有利。第二个假设是会有不同 mRS 评分支持 t-PA 组。

在目标人群中，两组之间的 mRS 评分有 1 分差异（$P=0.035$）支持 t-PA 组。两组间脑出血发生率差异无统计学意义，但 t-PA 组大量实质出血频率增加，安慰剂组出血性梗死频率增加。30d 的死亡率没有统计学差异。尽管 ECASS 未能显示效益（假设未得到证实），但随后的分析显示出显著的治疗效果。特别是利用 NINDS 全球终点统计数据对 ECASS 进行事后再分析，受试治疗组的治疗效果具有统计学意义 [36]。这一发现表明 ECASS 可以显示出溶栓药物治疗脑卒中的影响，尽管人们不能从事后分析中明确得出这一结论。此外，对脑卒中后 3h 内治疗的患者进行单独检查时（38 人服用安慰剂，49 人给予 t-PA），NINDS 研究中使用的相同统计分析方法证明了治疗效果无统计学意义总体优势比（$OR=2.3$，$P=0.07$）[37]。ECASS 事后分析表明，3h 的独立试验可能显示溶栓药物的好处。

2. NINDS 研究　1995 年 12 月，NINDS 研究发表了一项随机、安慰剂对照、多中心试验，它显示了 t-PA 治疗急性缺血性脑卒中发病后 3h 内的疗效[1]。这项 NINDS 研究与 ECASS 在几个方面都有显著的差异，除了 t-PA 的剂量和治疗时间外。最重要的是，NINDS 医疗方案要求收缩压必须控制在 185mmHg 以下，舒张压在 95mmHg 以下。框 53-1 总结了最初 NINDS 研究的纳入和排除标准，以及这些年来已经发生的显著变化，将在本章后面详细讨论。

框 53-1　NINDS 起初纳入 / 排除的标准ᵃ

NINDS 的纳入标准

- 发病时间<3h 的缺血性脑卒中
- NIHSS 分数小于正常分数
- 颅底 CT 显示无出血迹象

NINDS 的排除标准

- 发病前 3 个月内曾发生脑卒中
- 发病前 14d 内有大手术
- 发病前 3 个月内有严重头部创伤
- 有脑出血病史
- 收缩压>185mmHg 或舒张压>110mmHg 或如果需要积极治疗将血压降至这些限制以下
- 症状迅速改善或只有轻微的症状
- 蛛网膜下腔出血的症状
- 发病前 3 周内出现胃肠道出血或尿路出血的病例
- 发病前 7d 内对不可压缩部位进行动脉穿刺
- 症状出现时癫痫发作
- 脑卒中前 48h 内抗凝或肝素治疗，或升高的 PTT 或 PT>15s
- 血小板计数<100 000/ml
- 血糖<50mg/dl 或>400mg/dl

---

a. 应用 t-PA 治疗急性缺血性脑卒中
NIHSS. 美国国立卫生研究院脑卒中量表；NINDS. 美国国家神经疾病和脑卒中研究所；PT. 凝血酶原时间；PTT. 部分凝血活酶时间
引自 The National Institute of Neurological Disorders and Stroke rt-PA Stroke Study Group. Tissue plasminogen activator for acute ischemic stroke. *N Engl J Med.* 1995;333:1581–1587.
引自 the NINDS t-PA for Acute Stroke Clinical Trial, final version, November 19, 1990.

NINDS 研究分为两部分，采用相同的方案但最终的目的不同。第一部分测试 t-PA 是否显示临床活性，NIHSS 评分改善 4 分或以上，或神经功能缺损在 24h 内完全消失，则结果具有统计学意义。第二部分使用全球测试统计来评估治疗 3 个月的临床结果，基于 BI 评分、mRS 和 Glasgow 昏迷量表及 NIHSS。第一部分纳入 291 名患者（144 例为 t-PA 组，安慰剂组为 147 例），第二部分纳入 333 名患者（t-PA 组有 168 名患者、安慰剂组有 165 名患者）。在第一部分中，主要结局为 t-PA 治疗组患者有 67 人（47%）在 24h 的 NIHSS 评分改善 4 分或更多，而安慰剂组有 57 例（39%）（无显著统计学意义，P=0.21）。随后的分析表明，24h NIHSS 评分的改善，为 5 分或更多分，两组之间有统计学上的显著差异（图 53-4）[38]。

在 NINDS 的第二部分中，在脑卒中发生 3 个月后，在所有 4 个主要疗效指标（即 NIHSS、BI、mRS 和 GOS 评分）上都观察到了益处。接受治疗 t-PA 的患者中有 30%～50% 的人在 3 个月内有轻微残疾或无症状，取决于结果衡量。例如，在 t-PA 组 mRS 评分小于等于 1 的患者百分比为 39%，而安慰剂组为 26%（OR=1.7，95%CI 1.1～2.6，P=0.019）。在 t-PA 组中有症状的脑出血发生率为 6.4%，而在接受安慰剂的患者只有 0.6%。这两组的 3 个月的死亡率无统计学差异，t-PA 组为 17% 而安慰剂组为 21%[1]。

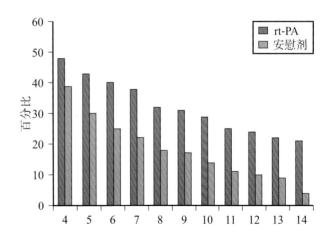

▲ 图 53-4　在 NINDS 的第一部分研究中，用脑卒中量表（NIHSS）来表示患者在 24h 内各方面改善的百分比

rt-PA 治疗组与安慰剂相比，24h 内 NIHSS 评分在各个方面会改善的更好（P<0.05）。因此，如果选择的主要终点是 NIHSS 在 24h 的下降≥除 4 外的任何数字，第 1 部分将显示 rt-PA 在 24h 内在统计学上显著的好处。NINDS. 美国国家神经疾病和脑卒中研究所；NIHSS. 美国国立卫生研究院脑卒中量表

因此，尽管出血风险增加，但死亡率没有受到影响，静脉注射 t-PA 提供了可观的效益和结果（图 53-5）。此外，NINDS 数据分析表明，无论在基线诊断的何种脑卒中亚型（小血管、大血管或心源性栓塞性脑卒中），t-PA 治疗的结果都更有利[1]。

NINDS 数据的进一步亚组分析显示，在接受 t-PA 治疗的患者中，与症状性脑出血风险增加独立相关的变量只有 NIHSS 测量的脑卒中严重程度基线，基线 CT 低密度诊断为脑水肿和基线 CT 质量效应（治疗前）[39]。这些因素没有相互作用，然而，这表明这些因素在排除患者接受治疗方面可能没有预测性。

随后采用了一种全球统计方法对 NINDS 数据库持续进行预先指定的分析，在 6 个月和 1 年随访时间点有统计学意义：与安慰剂组相比，t-PA 组 6 个月的良好预后 OR 值为 1.7，95%CI 1.3～2.3，1 年时为 1.7，95%CI 1.2～2.3[40]。在 1 年内，结果良好的患者百分比的绝对增长范围为 11%～13%，以及三组患者中，量表结果（mRS、BI 和 GOS）中预后良好的患者占 32%～46%。与安慰剂组相比，接受 t-PA 药物治疗的患者在 1 年后独立生活的可能性至少增加 30%。重要的是，严重残疾或死亡率没有随着有利的结果而增加。脑卒中后存活 3～12 个月的患者比例 t-PA 组始终高于安慰剂组。然而，6 个月和 1 年的死亡率无统计学差异。在调整这些变量后，t-PA 治疗仍然提供更好的结果。

与 3 个月的随访数据一样，所有脑卒中亚型（大动脉粥样硬化型、小动脉闭塞型、心源性栓塞型）都受益于 rt-PA。此外，在 rt-PA 组和安慰剂组之间 1 年内脑卒中无显著差异[40]。再者，NINDS 研究所的另一项数据分析处理提出寻找预测前 3 个月 t-PA 有效性的二元指标。在 NINDS 研究中，NIHSS 和 mRS 得分为 1 分或更少是 rt-PA 有效性最敏感的判别因子。最好的测量方法是 NIHSS 评分在 24h≤2 分。CT 测量的脑梗死面积的高质量分析在检测治疗效果方面不如临床量表测量的敏感[41]。

3. ECASS Ⅱ ECASS Ⅱ 是一项多中心双盲随机试验，800 名发病 6h 内的急性脑卒中患者接受 0.9mg/kg t-PA（409 例）或安慰剂（391 名患者）[42]。排除标准类似于 NINDS 的排除标准，外加早期缺血性变化的证据（early ischemic changes，EIC）是，在 CT 上低密度 MCA 分布区＞33%，昏迷或昏睡，偏瘫伴固定眼偏斜。在随机分配患者后的前 24h 内禁止使用抗凝血药和抗血小板药物治疗。

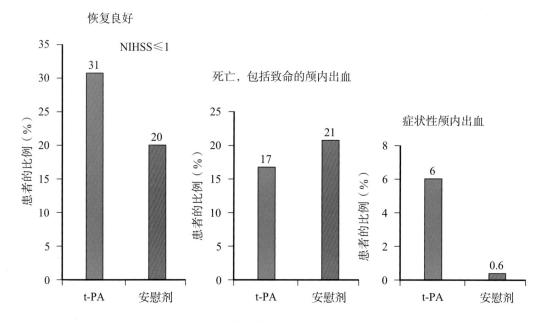

▲ 图 53-5 **NINDS 治疗急性脑卒中用 rt-PA 的好处和风险试验**

好处是与安慰剂组相比，rt-PA 组患者的 NIHSS 评分 0～1 分的比例显著高于安慰剂组。风险为 36h 症状性颅内出血显著增加，这可归因于 rt-PA 治疗。尽管存在这种风险，但在 3 个月 rt-PA 组和安慰剂组之间的死亡率没有显著差异。NINDS. 美国国家神经疾病和脑卒中研究所；NIHSS. 美国国立卫生研究院脑卒中量表

排除出组的 72 例中（17%），t-PA 组 34 例，安慰剂组 38 例；大多数是由于不符合 CT 标准。两组患者预后良好（90d mRS 评分 0～1 分）差异无统计学意义，40.3%t-PA 组和 36.6% 安慰剂组有良好的预后（P≥0.05）。事后分析 90d 的 mRS 分数，将每个患者分为功能独立型（mRS 评分≤2）或依赖型（mRS 评分>2），发现两组之间在应用 rt-PA 有统计上的显著差异（54.3%rt-PA 组与安慰剂组的 46.0%，有 8.3% 的显著差异，P=0.024）。rt-PA 组（8.8%）比安慰剂组（3.4%）有症状性脑出血的发生率高。

4. 链激酶试验　三个临床实验试图证明链激酶治疗急性脑卒中的益处和风险，但这些试验都因并发症而提前终止。在 1996 年欧洲多中心急性脑卒中试验（Multicentre Acute Stroke Trial in Europe，MAST-E）进行了一项双盲、安慰剂对照的随机研究[43]。急性 MCA 脑卒中患者发病 6h 内静脉注射了 150 万 U 链激酶或安慰剂。主要结局指标（治疗后 6 个月死亡、严重残疾和 mRS 评分）无差异，住院期间死亡和常见性 ICH 多发生在链激酶组，提示链激酶治疗无明显疗效。

1995 年在意大利发表的多中心急性脑卒中试验（Multicentre Acute Stroke Trial in Italy，MAST-I）是一项随机对照试验，研究脑卒中发生后 6h 内患者静脉注射链激酶、链激酶加阿司匹林、阿司匹林单独或安慰剂[44]。同样，在任何治疗组中都没有被证明受益，症状性出血在链激酶组更常见。

在澳大利亚链激酶研究中，340 名患者被随机分配到脑卒中发作 4h 内接受安慰剂或链激酶静脉注射[45]。由于链激酶组预后较差，该研究不得不暂停。链激酶组有较高的死亡率、较差的临床结局和增加的脑出血发生率[46]。

对以往链激酶研究（MAST-E、MAST-I、ASK 等）中患者的进一步多变量 Meta 分析表明，联合使用阿司匹林增加了链激酶治疗患者的死亡率（17% 未使用阿司匹林与 91% 使用阿司匹林相比，P=0.005）[47]。因此，如果采用与 NINDS rt-PA 试验相同的方案进行试验，链激酶是否可能显示出获益仍存在临床不确定性。虽然链激酶试验已经停止，但仍有争论认为，与 FDA 批准的唯一溶栓药物阿替普酶相比，链激酶的成本 – 效果可能更有利[48]。

5. ATLANTIS 试验　发表于 1999 年的阿替普酶溶栓治疗缺血性脑卒中急性非介入治疗研究（ATLANTIS）是一项双盲随机试验，评估了 0.9mg/kg 静脉注射 rt-PA 治疗脑卒中发病 6h 内急性缺血性脑卒中患者的疗效和安全性（A 部分）[49]。经过研究中期的安全性分析，由于考虑到对发病时间在 5～6h 患者的安全性，将治疗窗口改为 5h（B 部分）。该试验在 1998 年提早结束，因为分析认为这种治疗方法不太可能获益。在 B 部分的最终分析中，中位治疗时间为 4.5h，少数患者在 3h 内接受治疗。在主要终点，即 90d NIHSS 评分为≤1 分的患者百分比没有差异。然而，有症状的脑出血发生率在 rt-PA 组更高。

Albers 等回顾性分析了在 3h 内接受 rt-PA 或安慰剂的亚特兰提斯患者的数据[50]。主要终点是完全康复的患者的比例，由治疗后 90d 的 NIHSS 评分≤1 来确定。患者总数为 61 例：安慰剂组的患者 38 例，rt-PA 组为 23 例。接受 rt-PA 治疗的患者更有可能有一个良好的结局，定义为 NIHSS 评分≤1 分（P=0.01）；rt-PA 组 60.9% 的患者在 3 个月时 NIHSS 评分≤1 分，而安慰剂组只有 26.3%，绝对差异为 34.6%（OR=4.4，P<0.01）。rt-PA 组的症状性脑出血发生率为 13%，而安慰剂组为 0%（有统计学意义的差异，P=0.05）。rt-PA 组有较高死亡率的趋势，但未达到统计学意义。

6. SITS-MOST　阿替普酶在 2002 年已获 EMEA 批准[51]。脑卒中患者溶栓的安全实施监测研究（Safe Implementation of Thrombolysis in Stroke-Monitoring Study，SITS-MOST）是一个前瞻性、多中心的观察性研究，这个试验的目的是证实在常规临床实践中的安全性。参与研究的中心必须对所有脑卒中患者进行常规监测和全面护理。将安全性和功能结果与 NINDS、ECASS Ⅰ 和 Ⅱ 及亚特兰提斯试验 3h 内治疗患者的综合结果进行比较。在 2002 年和 2006 年间，6483 例患者接受阿替普酶治疗，7d 内症状性出血的发生率为 7.3%（468/6438），而在合并随机分析中为 8.6%（40/465）。在 SITS-MOST 中，54.8% 的患者有良好的功能预后（mRS 为 0～2 分），而在汇总分析中，这一比例为 49%。虽然 SITS-MOST 在常规临床实践中证实了阿替普酶的安全性，但值得注意的是，该研究不包括年龄超过 80 岁或 NIHSS 评分为 25 分或更高的患者。

对 SITS-MOST 数据的额外分析表明，新的中心（即那些首次开始溶栓项目的中心）可以像更有经验的中心一样安全地提供溶栓治疗。这一发现虽然有违直觉，但也表明，没有积极项目的中心可以设计和启动团队，为脑卒中患者提供安全性和有效性良好的溶栓治疗。

7. SITS-ISTR 脑卒中治疗安全实施（Safe Implementation of Treatments in Stroke，SITS）是一个交互式数据库，收录了 35 个国家 700 多个医疗中心接受急性脑卒中溶栓治疗的未选定患者。SITS-ISTR 研究是一项回顾性研究，研究对象为 664 名在 2002—2007 年期间登记使用 SITS-ISTR 的患者，他们在症状出现后 3～4.5h 接受阿替普酶治疗[52]，将功能独立率（mRS 为 0～2 分）和症状性脑出血的发生率与 SITS-ISTR 中登记的在 3h 内治疗的患者进行比较。治疗组之间的差异表明可能存在选择偏差，因为在 3～4.5h 治疗的患者更年轻（65 岁 vs. 68 岁，$P < 0.0001$），NIHSS 中值更低（11 vs. 12，$P < 0.0001$），更有可能在有经验的卒中中心治疗。两组间功能独立率（58% vs. 56.3%）或有症状的 ICH（2.2% vs. 1.6%）无差异。作者的结论是，在急性脑梗死 3～4.5h 内使用阿替普酶是安全，但需要进行随机对照研究来进一步证实。

8. ECASS Ⅲ 2002 年，EMEA 批准阿替普酶有两个要求。第一个要求是实施一项观察性研究，这导致了 SITS-MOST 研究的产生。第二个是随机试验，时间窗口延长到 3h 以上。ECASS Ⅲ 试验是一项随机对照、双盲试验，821 例急性缺血性脑卒中患者在症状出现后 3～4.5h 静脉给予 0.9mg/kg 阿替普酶（418 例）或安慰剂（403 例）[53]，有糖尿病史和脑卒中史及 NIHSS 评分超过 25 分的患者被排除在外。治疗组通常很匹配，但超过 3h 治疗的患者与阿替普酶组相比，平均 NIHSS 显著升高（11.6 vs. 10.7，$P = 0.03$）。阿替普酶组的平均治疗时间为 3h59min，安慰剂组为 3h58min。在阿替普酶组中，52% 的患者有良好的预后（定义为 mRS ≤ 1 分），而安慰剂组为 45.2%（$P < 0.04$）。即使在基线 NIHSS 评分调整后，差异仍然显著（OR = 1.42，95%CI 1.02～1.98，$P = 0.04$）。阿替普酶组症状性 ICH 发生率为 2.4%，而安慰剂组为 0.3%（$P = 0.008$）。

一些批评者认为，在 ECASS Ⅱ 试验和 ECASS Ⅲ

试验之间，mRS 的使用发生了显著变化，而安慰剂组异常高的反应率反映了这种长期趋势。然而，其他人注意到 ECASS Ⅲ 在重要方面与 NINDS 试验相似（除了年龄和严重程度限制），并且统计上显著的结果证实了最初的 rt-PA 用于急性脑卒中的 NINDS 试验[54]。

在这项研究的基础上，ESO 修改了其指南，将症状出现 4.5h 的患者纳入其中。然而，关键的一点是增加溶栓时间窗口应该增加阿替普酶治疗急性脑卒中的数量，而不是提供延迟治疗的理由。虽然 ECASS Ⅲ 研究表明阿替普酶在 3h 后仍有效，但早期治疗至关重要，因为其疗效取决于时间。

在 ECASS Ⅲ 发表后，由 Lansberg 等在 2009 年进行一项 Meta 分析，进一步评估在 3～4.5h 时间窗内静脉溶栓的治疗效果[55]。这个 Meta 分析包括来自 ECASS Ⅰ、ECASS Ⅱ、ECASS Ⅲ 和 ATLANTIS 试验的患者，这些患者在发病后 3～4.5h 内接受 rt-PA 治疗。与安慰剂相比，接受 rt-PA 治疗的患者在 90d 内更有可能有良好的功能预后（OR = 1.31，95%CI 1.10～1.56，$P = 0.002$）和 mRS（OR = 1.31，95%CI 1.07～1.59，$P = 0.008$）。两组在死亡率方面无显著差异。这项研究进一步证明 3～4.5h 静脉溶栓可以改善功能结局，但不会增加死亡率。

9. IST-3 第 3 次国际脑卒中试验（IST-3）发表于 2012 年，是一项多中心、随机、开放标签试验，其中 3035 例患者随机接受静脉 rt-PA（1515 例）或标准治疗（1520 例）[56-58]。根据不确定原则选出合适的患者，超过 53% 的患者年龄在 80 岁以上。在前 7d，t-PA 与较高的脑出血率和死亡率相关。症状性脑出血发生率 t-PA 组为 7%，对照组为 1%，第 7 天的死亡率 t-PA 组为 11%，对照组为 7%。然而，在 7d 至 6 个月之间，t-PA 组的死亡更少，所以在 6 个月结束时，组间的死亡率没有显著差异（两组均为 27%）。功能结局采用牛津残疾评分。在 6 个月时，t-PA 组 37% 的患者与对照组 35% 的存活和独立患者在残疾方面没有显著差异。

2013 年发表了一项针对 IST-3 的随访研究评估了 t-PA 在 18 个月时的长期效果[59]。主要结果测量是基于 EuroQol 工具的评分，这是一份自我报告的健康问卷。在 18 个月时，溶栓治疗与 EuroQol 工具上自我报告的健康状况显著较高相关（$P = 0.019$）。根据牛津残疾量表，35% 的 t-PA 组患者比 31.4% 的对照组患者更有可能独立生活，OR 为 1.28（95%CI 1.03~1.57，P=0.024）。根据牛津残疾评分，与对照组比较，特别是 80 岁以上接受 t-PA 治疗的患者更有可能存活和独立生活（P=0.032）。组间死亡率没有显著差异。因此，这项研究显示静脉注射阿替普酶在 18 个月时持续受益。

遵循 IST-3，Wardlaw 等在 2012 年发表了一项 Meta 分析，其中包括来自 12 个随机试验的 7012 名患者，在发病 12h 内予以 t-PA[60]。随访时，接受 t-PA 治疗的患者中有 46.3% 的 mRS 为 0~1 分（OR=1.17，95%CI 1.06~1.29，P=0.001）。t-PA 在发病 3h 内治疗的患者获益最大，40.7% 的患者 t-PA 的 mRS 为 0~2 分，而对照患者的 mRS 为 31.7%（OR=1.53，95%CI 1.26~1.86，P<0.0001）。在接受 t-PA 治疗的患者中，7d 死亡人数增加（接受 t-PA 治疗的患者为 8.9%，而接受安慰剂治疗的患者为 6.4%，P=0.0003）。症状性出血发生率为 7.7%，而安慰剂组为 1.8%（P<0.001）。然而，在随访中，死亡率没有显著差异。t-PA 的好处已被证明扩展到 80 岁以上的患者，特别是早期治疗时。

汇总分析 NINDS A，NINDS B，ECASS I，ECASS II，ATLANTIS A，ATLANTIS B，ECASS III，EPITHET，IST-3[61, 62]。

研究人员开始综合上述所有 9 个已完成的随机 III 期临床试验的可用数据，并对单个患者数据进行预先指定的 Meta 分析。良好的脑卒中预后定义为 3~6 个月无显著的残疾，mRS 值为 0 分或 1 分。其他结果包括症状性脑出血（定义为 7d 内 2 型脑实质出血及 SITS-MOST 定义的 36h 内脑实质出血）、7d 内致死性 ICH 和 90d 死亡率。

在这 9 项研究中，如果在症状出现的 4.5h 内给予阿替普酶，无论年龄和脑卒中严重程度如何，阿替普酶都改可以改善脑卒中预后。正如预期的和在所有试验中重复的那样，早期治疗与更大比例的获益相关。在 3h 内接受阿替普酶治疗的患者中，有 32.9% 的患者有较好的疗效，而对照组的患者中有 23.1% 的患者有较好的疗效（OR=1.75，95%CI 1.35~2.27，P<0.0001）；延迟 3~4.5h 的患者中，35.3% 的患者预后良好，而 30.1% 的患者预后较差（OR=1.26，95%CI 1.05~1.51，P=0.0132）；延迟超过 4.5h 的，32.6% 的患者预后良好，30.6% 患者预后较差（OR=1.15，95%CI 0.95~1.40，P=0.15）。

阿替普酶也显著增加了症状性脑出血 ICH 的概率，当使用 2 型实质出血定义时，接受阿替普酶治疗的患者中有 6.8% 出现临床显著出血，对照组为 1.3%（OR=5.55，95%CI 4.01~7.70，P<0.0001）；如果使用 SITS-MOST 定义，3.7% vs. 0.6%（OR=6.67，95%CI 4.11~10.84，P<0.0001）。接受阿替普酶治疗的患者中，7d 内发生致命 ICH 的比例为 2.7%，对照组为 0.4%（OR=7.14，95%CI 3.98~12.79）。值得注意的是，无论治疗延迟、年龄或脑卒中严重程度如何，致死性出血的相对增加是相似的，但阿替普酶导致的绝对额外风险在脑卒中更严重的患者中更大。阿替普酶组 90d 死亡率为 17.9%，对照组为 16.5%（HR=1.11，95%CI 0.99~1.25，P=0.07）。

研究者可以得出结论，尽管脑出血早期死亡的平均风险绝对增加了 2%，到 3~6 个月时，这种风险被平均绝对值所抵消，3h 内治疗患者无残疾生存率提高约 10%，3~4.5h 治疗约 5%。因阿替普酶对其他早期死亡原因没有显著影响，考虑到阿替普酶的作用机制和相对较短的半衰期。因此，在 90d 内，2% 仍然存在，但不再具有统计学意义。这项研究有效地表明越早治疗，比例效益越高，并且无论年龄或脑卒中严重程度，在最初脑卒中症状出现后至少 4.5h 仍具有统计学意义[61, 62]（图 53-6 和图 53-7）。

10. ENCHANTED　2016 年，Anderson 等在强化控制高血压和溶栓脑卒中研究（Enhanced Control of Hypertension and Thrombolysis Stroke Study，ENCHANTED）中开始研究低剂量的阿替普酶（0.6mg/kg）是否不差于标准剂量的 0.9mg/kg，并具有不良反应更少的额外益处。这是一项 2×2 准因子开放标签非劣效性试验，将 3310 名符合溶栓条件的患者随机分配到低剂量静脉阿替普酶或标准剂量。虽然小剂量阿替普酶组症状性脑出血有统计学意义上的减少，但不能说是更优。因此，治疗标准保持 0.9mg/kg，总剂量最高为 90mg[63]。

11. 替奈普酶试验　研究证实，替奈普酶对治疗冠状动脉血栓形成有效。针对溶栓试验的安全性和有效性评估研究 1（assessment of the safety and efficacy of new thrombolytic trial study 1，ASSENT-1）

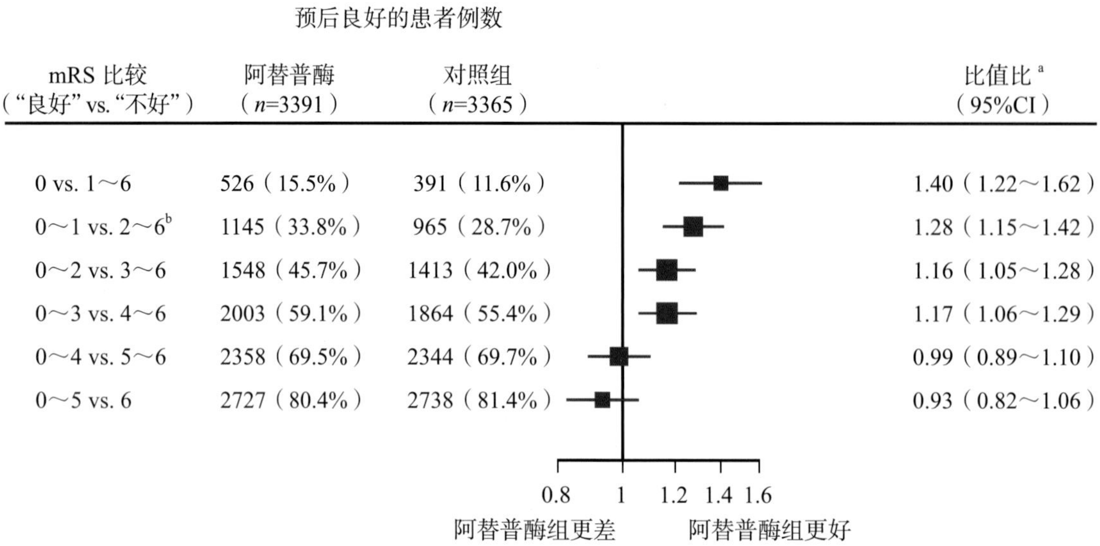

预后良好的患者例数

mRS 比较（"良好" vs. "不好"）	阿替普酶（n=3391）	对照组（n=3365）	比值比 a（95%CI）
0 vs. 1～6	526（15.5%）	391（11.6%）	1.40（1.22～1.62）
0～1 vs. 2～6[b]	1145（33.8%）	965（28.7%）	1.28（1.15～1.42）
0～2 vs. 3～6	1548（45.7%）	1413（42.0%）	1.16（1.05～1.28）
0～3 vs. 4～6	2003（59.1%）	1864（55.4%）	1.17（1.06～1.29）
0～4 vs. 5～6	2358（69.5%）	2344（69.7%）	0.99（0.89～1.10）
0～5 vs. 6	2727（80.4%）	2738（81.4%）	0.93（0.82～1.06）

0.8　1　1.2 1.4 1.6
阿替普酶组更差　　　阿替普酶组更好

▲ 图 53-6　在所有随机分配的患者中，阿替普酶组每一层定义为脑卒中预后良好的相对概率

CI. 可信区间。a 由试验分层的逻辑回归模型估计，仅对治疗分配进行调整。b 为比较改良 Rankin 量表评分。IST-3 对随访 6 个月的患者采用牛津残疾量表。使用 IST-3 的患者 6 个月的死亡率和功能结局，而其他试验的所有患者随访 3 个月

评估了替奈普酶在 3325 例心肌梗死患者中的安全性。替奈普酶 30mg 剂量组 ICH 发生率为 0.9%，40mg 剂量组为 0.6%，与之前 MI 试验中 t-PA 的发生率相似。需要输血的严重出血并发症发生率，替奈普酶组为 1.4%，而 t-PA 组为 7%（与替奈普酶组出血率较低组相比，差异有统计学意义）[64]。在 ASSENT-2 中，16 949 名急性 MI 患者被分配给接受单丸剂量替奈普酶或 30min 的 t-PA 输注，所有患者也接受肝素和阿司匹林治疗。两组 ICH 发生率在统计学上相似（替奈普酶组为 0.93%，t-PA 组为 0.94%）。因使用替奈普酶出现的大出血发生率轻度下降（替奈普酶组为 4.25%，t-PA 组为 5.49%，P=0.0003）。ASSENT-2 研究人员得出结论，与 t-PA 相比，替奈普酶具有更高的纤维蛋白特异性，可以单独使用，用于急性心肌梗死患者时其与较低的全身出血率相关，但脑出血率相似[65]。

在具有成功治疗冠状动脉血栓研究经验后，需要进一步探索替奈普酶对脑血栓治疗的指征。研究表明，替奈普酶对急性脑卒中患者的治疗是安全的。25 名患者被纳入四个层次，从 0.1mg/kg 开始，逐步增加到 0.2mg/kg、0.4mg/kg，计划最大 0.6mg/kg。随访时间分别为 24h、出院时和 3 个月。在治疗 36h 内，前三层没有出现有症状的 ICH，而无症状 ICH 在前

三层分别出现了 8%、32% 和 28%。无须治疗的临床全身出血在前两层分别占 16% 和 40%[66]。其中两个剂量的 TNK 二期研究被资助，但 FDA 强加了额外的两个剂量，结果试验登记情况很差，相关数据摘要已经发表[67]。

2012 年，Parsons 等发表了一项比较替奈普酶和阿替普酶的试验[68]。这是一项开放标签试验，75 名患者随机接受阿替普酶 0.9mg/kg、替奈普酶 0.1mg/kg 或替奈普酶 0.25mg/kg 治疗。在 CTP 上，患者必须有比核心梗死区至少大 20% 的灌注病变，并且在 CTA 上必须有相关的血管闭塞。两个替奈普酶组在 24h 成像上有更高的再灌注率（替奈普酶组 79.3% vs. 阿替普酶组 55.4%，P=0.004）。接受替奈普酶治疗的患者更有可能在 24h 内改善 NIHSS 评分（替奈普酶组为 8%，阿替普酶组为 3%，P<0.001）。72% 的患者使用更高剂量的替奈普酶治疗，而 40% 的患者使用阿替普酶治疗，在 90d 有最小或没有缺陷（P=0.02）。两种剂量治疗的患者症状性脑出血发生率和死亡率无差异[68]。

2015 年，Huang 等发表了一项 2 期、前瞻性、随机、开放标签、盲法终点评价研究，以评估替奈普酶与阿替普酶在幕上缺血性脑卒中患者出现症状 4.5h 内的疗效和安全性。共有 104 名患者被纳入研究，随

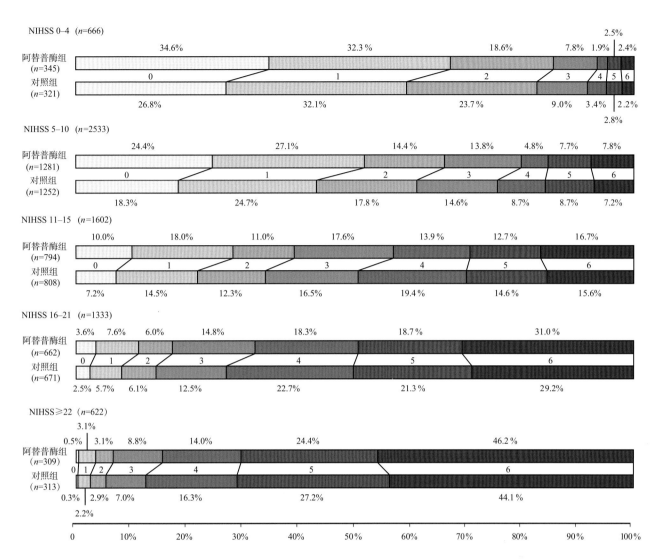

▲ 图 53-7　根据基线时的脑卒中严重程度，估计在每个 mRS 评分类别中使用或不使用阿替普酶的患者比例

0～1 分代表一个极好的结果，无遗留症状或有残留症状且无活动丧失。5～6 分说明卧床或 3～6 个月内死亡。在 IST-3，3035 名患者中有 125 名（4.1%）在 3～6 个月内死亡。为了比较 IST-3 与其他试验（在 3 个月时评估 mRS 评分）之间的 mRS 6 分的可比性，这些患者被重新安排 mRS 5 分进行分析。NIHSS. 美国国家卫生研究所脑卒中量表

机（1∶1）分配给替奈普酶 0.25mg/kg（最大剂量 25mg）或阿替普酶 0.9mg/kg（最大剂量 90mg）。很明显，患者和后来评估主要终点的医生是盲的，而治疗医生则不是。主要终点是基线和治疗后 24～48h CTP 的半暗带挽救率。最终分析共纳入 71 例患者（35 例使用替奈普酶，36 例使用阿替普酶），两组在半暗带挽救率、症状性脑出血发生率、总脑出血事件均无显著差异。

挪威研究人员（Logallo 等）开展了一项Ⅲ期、随机、开放标签、盲法终点优效性试验（NOR-TEST），以评估 2012—2016 年替奈普酶与阿替普酶的疗效和安全性[69]。符合溶栓条件的疑似缺血性脑卒

中成人随机 1∶1 接受替奈普酶 0.4mg/kg（最大剂量 40mg）或阿替普酶 0.9mg/kg（最大剂量 90mg）。主要结局是良好的功能结果，定义为治疗后 3 个月的改良 Rankin 量表为 0～1 分。共有 1100 例患者被随机分配到替奈普酶组（n=549）和阿替普酶组（n=551）。主要转归由替奈普酶组的 354 名（64%）患者获得，而阿替普酶组从 345 名（63%）患者获得。两组间严重不良反应发生率和 3 个月死亡率相似。尽管研究增加了替奈普酶使用剂量安全性的证据（之前因为安全原因被弃用），但替奈普酶的安全性和有效性仍有待进一步研究[69]。

在另一项比较中，对符合脑卒中发病 4.5h 内

接受机械血栓切除术条件的缺血性脑卒中患者，在血管内治疗前予以替奈普酶与阿替普酶（替奈普酶 EXTEND-IA 实验）0.25mg/kg（高达 25mg）或阿替普酶 0.9mg/kg（高达 90mg）治疗对比。两组患者的脑卒中都比 NOR-TEST 患者更严重；两组的基线 NIHSS 评分中位数为 17（四分位数范围 IQR：两组为 12～22）。替奈普酶组 22% 实现了灌注，阿替普酶组为 10%（校正后 OR=2.6，95%CI 1.1～5.9），脑出血率相当（替奈普酶组 1% vs. 阿替普酶组 1%）[70]。有几个有前途的试验涉及替奈普酶，理想情况下将简化溶栓治疗方案，并增加接受溶栓药物治疗的合格患者的数量。

四、急性脑卒中静脉溶栓的指南：过去和现在

考虑到不良事件和违反方案之间的关系，了解在急性脑卒中中使用 t-PA 的原始 NINDS 方案，以及当前的指南是如何演变的是很重要的。NINDS 研究最初打算作为 2B 期确认剂量发现和安全性研究，不是一个确定的 3 期方案，但因为它被证明有效，没有进行进一步的 3 期试验。因此，最初的方案包含了一些 FDA 包装说明书中从未包含的特性。随着我们对静脉溶栓的疗效和安全性的理解不断发展，国家指南和个人机构协议也在不断发展。

（一）时间窗

静脉注射 t-PA 溶栓的最初时间窗为症状出现 3h，这是一个清晰的最后已知时间[71]。2008 年，欧洲急性脑卒中协作组研究Ⅲ证实了发病 4.5h 应用 t-PA 的安全性和有效性，因此时间窗延长。2018 年，两项关键研究通过 MRI 指导证明了静脉注射 t-PA 治疗没有明确发病时间的患者的安全性和有效性[72, 73]。

随着 MRI 技术向社区扩展，基于 MRI 的方案已经被开发出来，取代了传统的基于 CT 的方案，一些机构具有基于患者情况的双功能和个性化方案。急性缺血性脑卒中的综合影像学表现将在其他地方进行讨论，但了解关于脑卒中症状的时间和 t-PA 应用的具体细节是至关重要的。

当使用 CT 成像时，人们必须依赖于有关症状出现时间的临床病史。脑实质发生缺血，如果早期获取 CT 成像，可能出现不受影响和正常的影像。一个

经验丰富的临床医生可以通过识别慢性梗死的早期缺血改变频谱来做出有根据的猜测；然而，迄今为止没有研究在静脉注射 t-PA 给药的背景下验证这些观察结果。

相比之下，在 MRI 选择的患者中使用阿替普酶溶栓及在 WAKE-UP 试验中基于 MRI 的溶栓的有效性和安全性，都能够通过 MRI 证实没有明确发病时间的患者中溶栓的安全性，在 WAKE-UP 中同样显示疗效。在 MRI DWI 序列上，可以在几秒到几分钟内看到缺血性变化，而 FLAIR 序列的变化通常直到脑卒中发病 6h 后才出现。因此，Thomalla 等假设静脉溶栓对于 DWI/FLAIR 不匹配成像的患者（DWI 成像有明确的病灶而缺血区域 FLAIR 序列为阴性）是安全有效的。图 53-8 描述了急性期成像选择的简单示意图。图 53-9 展示了一个没有明确发病时间的符合静脉溶栓治疗条件的病例。

在一项多中心试验中，503 名脑卒中发病时间未知和有特定影像学表现的患者被随机分配到静脉注射 t-PA 组或安慰剂组。本研究中的大多数患者最后已知未发病的时间是前一天晚上，醒来时有症状，传统上，这让他们无法接受溶栓治疗。符合血管内治疗条件的患者被排除在外。共有 254 例患者接受阿替普酶治疗，249 例患者接受安慰剂治疗。阿替普酶组和安慰剂组患者 90d 的良好结局的比例分别为 53.3% 和 41.8%（OR=1.61，95%CI 1.09～2.36，P=0.02）。第 90 天的 mRS 中位数，阿替普酶组为 1，安慰剂组为 2（OR=1.62，95%CI 1.17～2.23，P=0.003）。阿替普酶组的症状性脑出血发生率为 2.0%，安慰剂组为 0.4%（OR=4.95，95%CI 0.57～42.87，P=0.15）[72]，这与之前详细介绍的汇总分析结论相似[72]。

根据目前的指南，CTP 成像越来越受欢迎，过去被排除在溶栓之外的患者，现在可能在较长的时间窗内受益于溶栓。2019 年，Ma 等发表了在急性神经功能缺损患者中延长溶栓时间窗的试验结果，一个多中心、随机、安慰剂对照试验涉及缺血性脑卒中患者，尽管时间较晚（>4.5h，<9h），使用 MRP 成像或 CTP 自动灌注成像发现灌注不足但可挽救的大脑区域。该试验使用预先设定的阈值，与使用 CTP 和来自 iSchemaView 的 RAPID 软件检测到的正常脑区相比，相对脑血流小于 30%，以评估不可逆损伤的缺血核心组织的体积。MRI 也作

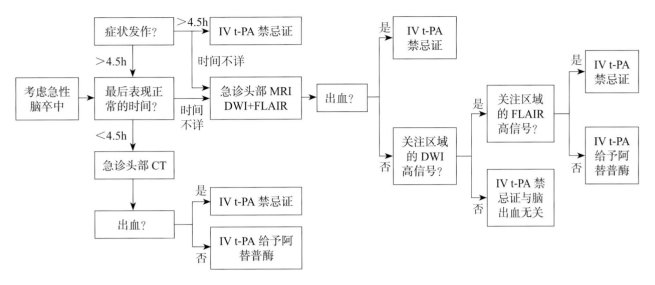

▲ 图 53-8 急性期放射成像模式及 IV t-PA 适应证的适当选择流程图
CT. 计算机断层扫描；DWI. 弥散加权成像；FLAIR. 液体衰减反转恢复；MRI. 磁共振成像

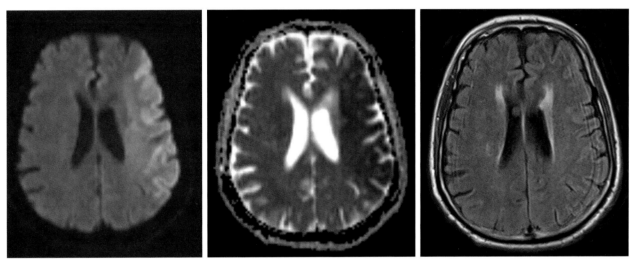

▲ 图 53-9 发病时间不详的符合静脉溶栓指征的患者脑部 MRI
从左到右：DWI, ADC, FLAIR。DWI 序列在左侧 MCA 区为高信号，相应区域 ADC 低信号提示急性缺血。在同一区域 FLAIR 序列无变化，表明可以使用 IV t-PA 治疗。MRI. 磁共振成像；DWI. 弥散加权成像；ADC. 表观弥散系数；FLAIR. 液体衰减反转恢复；MCA. 大脑中动脉；IV. 静脉注射；t-PA. 组织型纤溶酶原激活物

为一种使用 DWI 序列的先进成像方式被纳入了本研究。

患者的发病时间在 4.5~9h，或醒来时出现脑卒中症状，那些有预先指定的成像特征的患者随机接受标准剂量的阿替普酶治疗（113 例）或安慰剂治疗（112 例），主要终点是 mRS 为 0~1 分，主要终点的风险比根据基线时的年龄和临床严重程度进行了调整。主要终点发生在阿替普酶组 35.4% 的患者和安慰剂组 29.5% 的患者中（校正后 HR=1.44，95%CI 1.01~2.06，P=0.04）[74]。然而，随着 WAKE-UP 试验的发表，试验发起者确定失去了均势性，因此 EXTEND 提前终止。

CTP 已经成为选择 MT 候选药物不可或缺的检测方法，尽管在溶栓临床试验中显示出了希望，但目前还没有公认的 CTP 标准来指导急性溶栓治疗[75]。因此，目前的指南建议在 CT 或 MRI 显示没有出血证据的符合溶栓条件的患者进行治疗，然后进行灌注成像以评估是否需要进一步行血管内治疗。目前，

无论是否需要血管内治疗，应尽早进行溶栓治疗。研究表明 t-PA 在超过 4.5h 时间窗后应用是安全的，治疗标准仍然是对符合静脉注射 t-PA 条件的患者需尽早治疗。

（二）机械取栓背景下的溶栓

在过去的 10 年中，许多精心设计的临床试验已经证明了血管内机械取栓对前循环急性大血管闭塞患者有巨大的好处。机械取栓将在其他地方详细讨论，然而，重要的是要注意，后期是否机械取栓不应影响溶栓的决策。2015 年，Yarbrough 等发表了对 9 项主要 MT 试验的系统综述和 Meta 分析。在亚组分析中，研究人员能够确定在 MT 前接受静脉注射 t-PA 的患者比未接受静脉注射的患者有更好的结果（OR=1.83，95%CI 1.46～2.31）[76]。虽然有混杂因素（同样，"时间就是大脑"，出现症状<4.5h 的患者符合静脉注射 t-PA，而出现症状>4.5h 的患者则不能），这些数据表明，溶栓和机械取栓可能协同作用于脑血管再通。

随后的研究要么是支持的，要么是模棱两可的。Leker 等比较了 270 例接受 MT 治疗的症状出现时间少于 4h 的紧急大血管闭塞患者，159 例患者接受静脉注射 t-PA 作为 MT 的桥接治疗，而 111 例患者则没有，通常是由于患者使用了抗凝药物的原因。两组患者在获得良好功能结局的机会方面没有显著差异，在安全措施方面也没有显著差异[77]。Di Maria 等开始对 1507 名患者进行更大规模的研究来回答同样的问题，他们的研究包括了症状出现 6h 以上的患者。同样，患者要么接受静脉注射 t-PA 作为机械取栓的桥接治疗（975 例患者），要么直接接受机械取栓（有静脉注射 t-PA 禁忌证的 532 名患者）。49.1% 接受联合治疗的患者和 44.5% 仅接受机械取栓治疗的患者（OR=1.21，95%CI 0.9～1.63，P=0.21）获得较好的结局（mRS 为 0～2 分），37.6% 接受联合治疗的患者和 29.2% 仅接受机械取栓治疗的患者（OR=1.45，95%CI 1.05～2.01，P=0.02）获得优秀的预后（mRS 为 0～1 分）[78]。

虽然缺乏符合静脉注射 t-PA 患者中有关联合机械取栓治疗和仅使用机械取栓治疗的随机对照研究试验，但目前的数据支持联合治疗，因此对于符合条件的患者应尽早开始溶栓治疗。

（三）AHA/ASA 现行指南

指南指出，除了前面详细说明的时间限制外，除非脑卒中诊断是由具有脑卒中专业知识的医生来确定的，并由具有影像学专业知识的医生通过 CT 或 MRI 对脑成像进行评估，否则不应该实行溶栓。然而，"脑卒中方面的专业知识" 的定义有相当大的范围，许多人认为除了血管神经病学之外，急性脑卒中的治疗属于急诊医学、重症监护、住院医学、神经外科和普通神经病学专业医师的专业知识范围。

重组 t-PA 的总剂量为 0.9mg/kg，最大剂量不超过 90mg。前 10% 的剂量以静脉注射的方式给予，其余的剂量（90%）在接下来的 1h 内以静脉滴注的方式给予。一个纳入和排除标准的列表用于确定患者是否应该给予 t-PA 治疗。目前的指南提示随着时间的推移，我们溶栓经验的增加，纳入和排除标准也在不断扩大。

对于个别情况，特别是在溶栓安全性不确定的情况下，需要医生的判断。尽管有禁忌证，许多医生也能决定在看起来利大于弊的极端情况下使用阿替普酶。

只要符合排除标准中的任何一条患者即被排除；我们将在下面的讨论中考虑一些更重要的标准。

1. 使用口服抗凝血药，凝血酶原时间超过 15s，或 INR 为 1.7 或更高　这一标准显然需要排除接受抗凝治疗的患者。在最初的试验中，任何在前一天服用过任何口服华法林（香豆素）的患者都被排除在外，无论脑卒中时凝血酶原的时间是多少。然而，最终的包装说明书是这样写的，即使患者最近服用了华法林，也可以允许溶栓治疗；标准只是 INR<1.7。面对这种情况的医生必须进行判断，并必须进行深思熟虑；然而，一般来说，如果 INR 低于规定的限度，即使患者在脑卒中发生前就服用了华法林，我们也建议进行溶栓治疗。在常规实践中，医生不应等待 INR 结果后再开始 rt-PA 治疗，除非一些临床线索提示患者的凝血状态可能低于正常状态。另一方面，最近服用华法林的低 INR 患者可能存在剩余风险[79]。支持使用新型抗凝药物（new oral anticoagulants，NOAC）的患者进行溶栓治疗的证据越来越多，尽管目前，在过去 48h 内使用 NOAC 仍然是一个相对的禁忌证。有一种罕见的情况，患者

使用 NOAC 时，可以使用市售的逆转剂（即达比加群和依达赛珠单抗），治疗医生可以在启动静脉注射 t-PA 之前充分逆转 NOAC 的作用。Jin 等 2018 年的一篇文献综述证明这似乎是安全的[80]。此外，有越来越多的证据表明凝血酶抑制药实际上是具有神经保护作用的，这将在本章的后面进行讨论[81]。

2. 在过去 24h 内使用肝素，延长部分凝血活酶时间　考虑到大出血的潜在风险，这是一个绝对的禁忌证。我们知道在一些病例中，肝素被鱼精蛋白逆转，在部分凝血酶时间记录为正常后给予 t-PA。因为这种方法从未进行过安全性研究，我们不能推荐它，也不会在我们自己的实践中常规使用它。我们也知道许多在溶栓成功后发生再闭塞的病例，使用连续经颅超声检查的初步数据表明，再闭塞率可能高达 27%[82]。当然，在冠状动脉溶栓后，需要肝素来维持血管通畅。我们认为，仍然需要对这一点进行进一步的研究。

3. 血小板计数小于 10 万个 /mm³　10 万个细胞 /mm³ 的血小板计数限值是任意的，是由 NINDS 研究者根据有限的文献综述和咨询血液学家后选择的。然而，没有人知道需要多少功能良好的血小板来保护患者免于出血，溶栓医生应谨慎行事并做出判断，在某些情况下，对血小板计数低于这个限值的患者进行溶栓治疗可能是明智的。对于没有既往病史或没有理由认为是血小板减少的患者，不应因实验室结果而推迟治疗。

4. 过去 3 个月内的脑卒中　之前脑卒中的时间限制最初被任意设定为 3 个月，并没有提到严重程度。指南已经改变了，现在目前的指南描述以前的脑卒中为一个相对禁忌证。医生必须对个别病例做出合理的判断，并考虑以下问题：①之前的脑卒中有多轻；②它是完全恢复还是部分恢复；③之前的脑卒中是多久以前；④如果今天使用溶栓治疗，既往脑卒中出血的可能性有多大。

在某些情况下，治疗当前脑卒中的好处会大于近期已恢复的轻微脑卒中带来的风险。

5. 在过去的 3 个月内有严重的头部创伤　适用于此排除标准的要求与先前脑卒中的要求相似。指南已经改变，在头部外伤前加了"严重"这个词，然而，没有进一步描述"严重"。临床医生面临的关键问题是，如果现在进行溶栓治疗，以前的头部创伤史患者易于出血的可能性有多大？溶栓对当前事件的好处可能超过前 3 个月轻微头部创伤后出血的潜在风险。

6. 在过去的 14d 内进行的大手术　在没有外科医生会诊的情况下，这种禁忌证是绝对的。讨论应该围绕着当前脑卒中的潜在破坏和手术部位的再出血可能造成的任何伤害来展开。应在仔细考虑和与患者、家属或两者讨论出血风险后，才考虑排除规则的个别例外。

7. 预处理时收缩压大于 185mmHg 或舒张压大于 110mmHg　这个排除标准是绝对的。如果温和的降压治疗，如 10～20mg 静脉注射拉贝洛尔或输注 5～15mg/h 尼卡地平，不能使血压降至正常范围，则不应使用溶栓药物。溶栓时的高血压已被证明可以预测出血性转化。另一方面，严谨的医生应该意识到，大多数脑卒中患者在到达急诊科时血压都会升高。因为通常血压会自动下降，故由护理人员或分诊护士获得的第一个血压值不能用于将患者排除在 t-PA 治疗之外，应允许患者适应急诊科。随着时间的延长及温和的降压治疗后，仍出现持续高血压的患者应始终排除在 t-PA 治疗之外。

8. 神经系统体征快速改善　这一排除标准给大多数医生带来了相当大的不便，因为脑卒中症状在最初的几小时内是逐渐改变的。要被认为是迅速改善，症状必须单调而显著地改善。症状从严重到轻微波动或仅显示轻微改善的患者应接受治疗。一般来说，TIA 患者在 1～2h 内症状能完全消失。在第 1 小时内只有轻微改善的患者应该接受治疗，TIA 患者溶栓治疗相关的脑出血风险极低[83]。在 Odzemir 等的一项观察性研究中，13 例 NIHSS 评分增加或降低 4 分被定义为显著的临床波动的患者接受了阿替普酶治疗[84]。只有 1 例患者有无症状出血，所有患者均有良好的功能的结局。

9. 孤立的轻度神经功能缺损　孤立性轻度神经功能缺损的患者，如孤立性共济失调、孤立性偏侧感觉丧失或孤立性构音障碍，往往能完全恢复，几乎没有残留影响。对这一类疾病的患者应进行仔细的神经学检查来寻找容易被忽视的症状，如复视、半球忽视和轻度表达性失语症。唯一应该被排除在 t-PA 治疗之外的患者是那些仅有单纯感觉或单纯共济失调症状的患者。此外，必须要根据患者具体情况来判断，一个单纯的、轻度的表达性失语可能会结束一个以交流为生的患者的职业生涯。如果患者从事教学、电视广播或心理治疗等职业，我们通常会考虑治疗轻度失语症。同样，一个孤立的偏盲可能会结束一些患者的职业生涯，如卡车或出租车驾驶员，对这些患者应该考虑治疗。除单纯构音障碍或感觉障碍外的轻度症状与不良预后相关。如前所述，在 Barber 等研究的患者中，其障碍被认为是轻微的或可以迅速改善的，32% 的患者在出院时是依赖的或在入院期间死亡[85]。因此，除非这些症状真正源于纯粹的感觉障碍或构音障碍，否则患者应该接受治疗。Smith 等研究证实，在 3h 内到达一家机构的所有脑卒中患者中，34% 的患者因轻度缺陷而未接受溶栓治疗；其中 27% 的患者功能结局较差[86]。Ali 等对 3590 例脑卒中入院患者进行了回顾性分析，发现 380 例被认为不适合溶栓治疗的患者中，约 1/3 的患者最终无法出院，这表明可能错过了改善患者生活质量的机会[87]。

2018 年，Khatri 等在阿替普酶治疗轻度脑卒中患者疗效和安全性研究（PRISMS）中，着手确定阿替普酶与阿司匹林相比对轻度非致残性脑卒中患者功能恢复的影响[88]。这是一项纳入 948 名患者、双盲、双安慰剂、多中心随机临床试验，纳入了症状出现 3h 内且 NIHSS 小于 5 分且认为他们的症状不会致残的患者。不幸的是，由于缺乏资金，该研究在全面招募之前就被终止了。根据现有的数据，研究人员无法证明，与阿司匹林相比，阿替普酶治疗在 90d 内出现良好结果的可能性有所增加。然而，与阿司匹林相比，阿替普酶的症状性脑出血有增加（风险差异 =3.3%，95%CI 0.8%～7.4%），但死亡率无相关增加。虽然需要进一步的研究来寻找更明确的答案，但这一结果应该有助于指导与患者及其家属进行急性治疗的讨论。

10. 既往脑出血　这一禁忌证是相对的：如果患者曾经有过脑出血，如果溶栓治疗有可能促进再出血，则不应使用溶栓治疗。如果出血是由于某些非复发的情况，如证实有创伤后硬膜下血肿既往病史，应考虑个别例外情况。

11. 血糖水平低于 50mg/dl 或高于 400mg/dl　低血糖发作应采用葡萄糖替代治疗，症状很可能解决，但如果不能，然后可以考虑溶栓。在 1.7% 的病例中，低血糖发作类似于脑卒中[89]。另一方面，偶然的低血糖可能伴随脑卒中，如果血糖纠正后神经功能缺陷仍然存在，不应排除患者的溶栓治疗。高血糖与出血风险增加和治疗成功率降低有关。同样，如果胰岛素治疗将葡萄糖值降低到一个可接受的水平，理论上允许用 t-PA 进行治疗。然而，这种方法尚未被研究过，在常规操作中不推荐使用。

12. 脑卒中发作时的癫痫发作　这种最初排除的目的是确保癫痫发作后瘫痪不会被误认为是脑卒中。因此"如果有证据表明残留损伤是继发于脑卒中而不是癫痫发作后现象，那么在急性脑卒中发作时癫痫发作的患者中静脉注射阿替普酶是合理的"。一些脑卒中患者确实会出现强直性或阵发性痉挛，目击者可能会作为癫痫发作向医护人员或医生报告。一般来说，发作后瘫痪发生在患有典型强直阵挛性惊厥的已知癫痫患者身上。医生必须从目击者那里找出到底发生了什么及这些动作是否是强直阵挛性的。然而，对没有脑卒中和发作后瘫痪的患者进行溶栓治疗产生风险可能性很小，有人可能会说这是治疗方面犯了错误，但是未能治疗真正的缺血性脑卒中患者可能会导致更大的伤害。

13. 胃肠道或泌尿生殖系统出血　将胃肠道或泌尿生殖系统出血的患者排除于溶栓治疗是必要的，因为溶栓可能导致胃肠道或泌尿生殖系统的出血。另一方面，许多患者认为少量失血与脑卒中的毁灭性影响相比显得无关紧要。重要的是要考虑出血的性质，它是否是最近发生的，以及如果它复发，控制是否困难。月经活跃和月经过多的女性，在咨询妇科医生后，可以成功和安全地治疗急性脑卒中，因为可以进行紧急子宫动脉栓塞或结扎，以停止无法控制的出血[90]。然而，对结肠息肉病或憩室病患者进行这种治疗可能导致出血，并且不容易控制。在这种情况下，需要相当大的医生判断力，并且与患者或家属或双方就潜在的风险和益处进行充分的讨论是至关重要的。

14. 近期（3 个月内）心肌梗死　若有心包破裂和填塞的可能性，这是绝对禁忌证。然而，尽管风险仍然存在，但这必须与急性脑卒中的潜在破坏进行权衡。t-PA 溶栓治疗对于近期非 ST 段抬高型心肌梗死（风险最小）、ST 段抬高型心肌梗死累及右或下壁心肌、ST 段抬高型心肌梗死累及左前壁心肌（风险最大）的患者是合理的。更广泛的心脏缺血仍然是一个绝对的禁忌证[91]。

感染性心内膜炎：考虑到出血的风险，对于被认为是败血症栓子导致脑卒中的患者，静脉溶栓是禁忌的。

15. 其他治疗方面的注意事项　除非有辅助护理和处理出血并发症的设施，否则不给予溶栓治疗，最好是在重症监护室提供。我们知道许多脑卒中病房和"降压"护理病房非常适合监测溶栓后患者。需要生命体征和神经学检查（神经检查）来监测患者的失血量（是否会引起低血压）、血压是否超过治疗后限度、神经系统功能恶化（提示出血或再闭塞）和其他脑卒中并发症。

应向家属解释溶栓治疗的风险和益处，并获得同意。如果患者不适合做手术，又没有家庭成员在场，则可以放弃同意。然而，我们建议，如果有任何偏离方案的考虑，在方案开始前应获得家属的完全同意。

（四）早期的 CT 检查结果并不是治疗的禁忌证

1997 年，von Kummer 等对欧洲急性脑卒中协作组研究的数据进行分析，得出脑卒中的临床严重程度可能与出血性梗死相关，当检测到早期 CT 改变提示低信号和血肿时，出血性梗死的风险可能会增加[92]。很明显，出血和死亡更多地发生在占 MCA 区域 1/3 以上有早期缺血改变的患者中。他们还得出结论，年龄的增长和 t-PA 治疗与实质出血风险增加有关。然而，该分析是事后进行的，因此应该用来产生假设，而不是指导患者的护理。此外，即使在第一份报道中，这一发现也没有统计学意义。不幸的是，这些研究人员在他们的报道中表达的合乎逻辑的警告被忽视了，这个结果被广泛作为不治疗其他合格的患者的常见原因。后来又发表了进一步的研究来反驳这一观点。

在一项回顾性分析中，NINDS 组观察了 CT 上的早期缺血改变，并试图将其与结局、3 个月时的 CT 病变体积、症状性脑出血的进展、与 t-PA 治疗的负或正相互作用联系起来[93]。基于 von Kummer 最初报道的早期缺血改变是灰质和白质之间的区别消失，基线 CT 上的低密度或低衰减影，或脑脊液间隙压缩（脑沟消失）。高密度的 MCA 征不包括在

内。总体而言，35% 的安慰剂患者和 28% 的 t-PA 患者中存在 EIC（两组相似，$P=0.09$）。由 NIHSS 测量的脑卒中严重程度与早期缺血改变的发生率之间有很强的相关性；然而，在对 NIHSS 变量进行校正后，没有证明 t-PA 治疗与早期缺血改变之间有相互作用。换句话说，当 CT 上存在 EIC 时，t-PA 治疗并没有更高的风险。给予 t-PA 的患者似乎有更好的结果，无论他们是否有 EIC。本研究的研究者得出结论，如果患者符合溶栓标准，早期缺血改变的存在不应该是 t-PA 治疗决定的禁忌证。他们还评论说，对欧洲急性脑卒中协作组的数据的分析和关于禁止有早期缺血改变的患者溶栓治疗的结论应在校正脑卒中严重程度变量后建立。Gilligan 等对 ASK 试验的重新分析后在 2002 年发表了类似的结果[94]。作者发现，大出血的预测因素是治疗时和治疗前收缩压升高（>165mmHg）；然而，小于 1/3 或超过 1/3 的大脑中动脉区域的早期缺血改变与大出血无关。

为了调和这两种立场和两项研究（ECASS 和 NINDS）的分析之间存在的矛盾，我们可以认为，早期 CT 中超过 1/3 的大脑中动脉区域的缺血性改变的含义可能在 3h 后（ECASS）和 3h 内（NINDS）有所不同。在后一种情况下，剩余 2/3 大脑中动脉区域的很大一部分可能灌注不足，但如果溶栓成功，仍是可以挽救的，这可能带来临床获益，以抵消出血的风险。然而，超过 3h，较小的缺血区域仍可能是半暗区，在低灌注区域和不可逆损伤区域之间的假设的容量不匹配也更少。

因此，在选择接受溶栓治疗时，CT 表现应谨慎使用。当然，出血是治疗的禁忌证。明显低密度的区域，表明脑卒中的发生时间超过 4.5h，应该让医生停止溶栓。轻度的早期缺血改变，如脑沟消失，灰白质区分消失，或所谓的岛带征消失，无论涉及多少大脑中动脉区域，如果患者有条件接受治疗，不一定不能治疗。所谓的高密度 MCA 征或高密度斑点征的存在，也不应被视为治疗的禁忌证，尽管在这种情况下，无论治疗类型如何，良好结果的前景都很低[95, 96]。图 53-10 显示一名 40 岁男性的患者基线和溶栓后 24h 不同的 CT 征象及早期缺血改变。

为了量化和标准化前循环急性缺血性脑卒中的

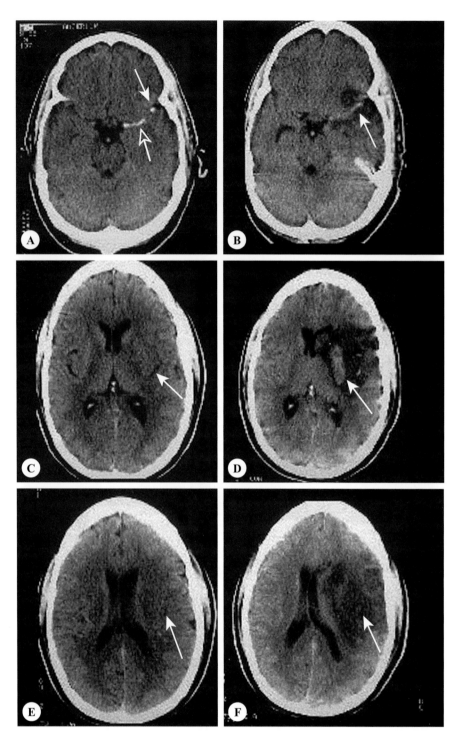

◀ 图 53-10 一位 40 岁男性急性左半球脑卒中患者发病时（A、C 和 E），溶栓后 48h（B、D 和 F）的 CT 影像

CT 上的早期缺血性变化不是溶栓的禁忌证。A. 表现为线性高密度 MCA 征（空白箭）和高密度点 MCA 征（实白箭）；B. 48h 后出现高密度 MCA 信号；C. 显示左岛带征的缺失是早期缺血性改变之一；D. 显示的是脑卒中脑内一个相对高密度的岛，可能是出血转化，也可能是一个幸免的溶栓后 24h 缺血床内非缺血性脑组织；E. 显示 MCA 区域与缺血相关的低密度变化；F. 描述了 48h 低密度缺血性变化的进展。MCA. 大脑中动脉

早期放射学表现，开发了 ASPECT 脑卒中早期 CT 评分。ASPECT 是一个 10 分的半定量地形图评分系统，用于评估涉及大脑中动脉区域的急性缺血性脑卒中患者的 CT 图像上的早期缺血征象[97, 98]。最高评分为 10 分，表示 CT 正常，无任何早期缺血改变证据。如果在以下区域出现变化，则减去 1 分：尾状核、岛带、内囊、豆状核，大脑中动脉前皮质（M₁），

大脑中动脉皮质岛叶外侧带（M₂），大脑中动脉后皮质（M₃），紧靠 M₁ 吻侧的前皮质，紧靠 M₃ 吻侧的外侧皮质，紧靠 M₃ 吻侧的后皮质。

Dzialowski 等对欧洲急性脑卒中协作组研究 II 患者数据进行回顾性分析，以评估基线方面是否可以预测症状出现 6h 内接受 rt-PA 治疗的患者的良好预后和（或）继发性出血的发生率。他们回顾性评估

了 800 例患者的基线 CT，根据 ASPECT 评分大于 7 和≤7 分为两组。在 0～3h 组和 3～6h 组中，没有与按 ASPECT 评分分组处理的交互作用（P=0.3）。然而，在预测实质出血方面存在一个根据 ASPECT 治疗的效果修正（P=0.043）[99]。当结合之前描述的 2016 年汇总分析，我们可以再次得出结论，ASPECT 评分差的符合其他溶栓条件的患者不应该被排除在溶栓治疗之外，因为症状性脑出血的前期风险被治疗后 90d 患者所看到的益处所抵消和掩盖。然而，研究表明，ASPECT 在治疗后 24h 的评估和 ASPECT 的一系列变化已被证明是 3 个月功能预后良好的预测指标[100]。

t-PA 治疗急性脑卒中的综合疗效观察 我们对 NINDS 数据进行了事后分析，试图确定是否有任何因素可能与 t-PA 治疗有负面的交互作用，换句话说，识别任何显著影响患者对 t-PA 治疗反应的治疗前患者信息[101]。研究人员纳入了 27 个变量，以检查与 t-PA 治疗可能的相互作用。这些变量包括年龄、种族、性别、吸烟、酗酒、糖尿病、高血压、NIHSS 评分、接受正确 t-PA 剂量的百分比、动脉粥样硬化史、心房颤动史、其他心脏病史、既往脑卒中、是否服用阿司匹林、脑卒中分型、早期 CT 表现、有无血栓、体重、平均动脉血压、收缩压、舒张压、治疗中心、脑卒中发作至治疗时间和入院时体温。该分析还测试了这些因素之间和混杂变量之间的相互作用。在独立于 t-PA 治疗的情况下，结局与缺陷年龄或 NIHSS 评分年龄、糖尿病、血压相互作用的年龄和早期 CT 表现相关。这些因素及其相互作用改变了患者的长期预后，但没有改变对 t-PA 治疗有良好反应的可能性。NINDS 数据显示的 t-PA 的疗效被推广到所有亚组。研究人员得出的结论是，急性脑卒中患者的治疗应根据 NINDS 指南进行选择，而不支持进一步的亚选择。

（五）t-PA 治疗后的再通和动脉再闭塞

del Zoppo 等与 Mori 等的早期研究如前所述，表明静脉注射 t-PA 可以在血管造影上看到血管再通[29, 33]。已经发表了进一步的数据来支持他们的结论。2002 年 Alexandrov 等发表了研究结果，60 例大脑中动脉 M_1 段或 M_2 段闭塞的患者连续接受 t-PA 治疗（注射后再静脉滴注），并在 t-PA 治疗后进行 2h TCD 超声监测[82]。术前 NIHSS 评分中位数为 16，给药中位数时间为 120min；58% 的患者在前 2h 内接受了 t-PA。30%（18 例患者）完成再通，48%（29 例患者）完成部分再通，22%（13 例患者）未完成再通。在接受 t-PA 治疗的患者中，有 34% 的患者经历了最初血管再通后出现了早期再闭塞，占改善后病情恶化的 2/3。值得注意的是，再闭塞更常发生在早期和部分再通的患者中，并伴有继发性神经功能恶化和较高的住院死亡率。然而，有再闭塞的患者比没有任何早期再通的患者有更好的长期预后。

（六）在溶栓过程中和术后的管理

如前所述，患者应被送入完备的护理病房，如重症监护病房或脑卒中护理病房，提供密切的观察、详细的心血管监测和频繁的神经学评估。在治疗期间和随后的 24h 内，应仔细监测和控制血压。血压过高可能使患者易患脑出血，而低血压可能加重脑缺血。根据 AHA 建议，从 t-PA 输注开始，在 t-PA 输注开始后的 2h 内，每 15min 监测 1 次血压，在 6h 内每 30min 监测 1 次，然后在 t-PA 治疗开始后的 24h 内每 60min 监测 1 次[71]。

溶栓后血压治疗方案见框 53-2。之所以选择表中列出的推荐药物是因为它们起效快且作用可预测，过调的可能性低。值得注意的是，在 NINDS 研究中，除了使用了这些药物外，还使用了其他药物，如静脉注射尼卡地平、异丙嗪、舌下含服硝苯地平，还有缓释或局部使用硝酸甘油[102]。此外，尽管平均动脉压突发大幅度下降已被证明会减少脑流量，但是降低平均动脉压的不安全阈值是未知的。所应用的血压合格标准与 t-PA 剂量试验中使用的标准相似。之所以使用血压管理算法，是因为在初步研究中症状性出血的发生率较低，而且人们认识到高血压和脑出血之间的潜在联系。

对 NINDS 研究数据的事后分析显示，在随机分组后，而不是在随机分组之前，t-PA 组的血压治疗与 3 个月的预后较差相关。然而，由于抗高血压治疗的非随机使用和许多事后比较导致了统计误差，这一观察结果的意义尚不明确，由于脑出血可能与高血压有关，溶栓后控制血压的重要性仍然存在[103]。

框 53–2　急性缺血性脑卒中接受溶栓治疗后的患者发生动脉高血压的应急处理

提示患者有资格接受静脉注射 rt-PA 或其他急性再灌注干预治疗。

- 血压水平
  - 收缩压>185mmHg 或舒张压>110mmHg
    - 拉贝洛尔 10~20mg 静脉注射持续 1~2min，可重复 1 次；或经皮硝酸甘油膏 1~2 英寸（2.54~5.08cm）
    - 尼卡地平输注，5mg/h，间隔 5~15min 滴定 2.5mg/h，最大剂量为 15mg/h
  - 如果血压没有下降，仍然>185/110mmHg，则不要使用 rt-PA

使用 rt-PA 或其他急性再灌注干预治疗期间和之后的血压管理。

- 治疗期间每 15 分钟监测 1 次血压，然后再监测 2h，每 30 分钟监测 1 次，持续 6h，然后每小时监测 1 次，持续 16h
- 血压水平
  - 收缩压 180~230mmHg 或舒张压 105~120mmHg：
    - 拉贝洛尔 10mg 静脉注射持续 1~2min，可每 10~20 分钟重复 1 次，最大剂量为 300mg
    - 拉贝洛尔 10mg 静脉注射，然后输注 2~8mg/min
  - 收缩压>230mmHg 或舒张压 121~140mmHg
    - 拉贝洛尔 10mg 静脉注射持续 1~2min，可每 10~20 分钟重复 1 次，最大剂量为 300mg
    - 拉贝洛尔 10mg 静脉注射，然后以 2~8mg/min 输注
    - 尼卡地平输注，5mg/h，每 5 分钟增加 2.5mg/h，最大剂量 15mg/h，滴定达到预期效果
  - 如果血压没有得到控制，考虑使用硝普钠

引自 Adams HP Jr, del Zoppo G, Alberts M, et al. Guidelines for the early management of adults with ischemic stroke. *Stroke* 2007;38:1655–1711; the NINDS t-PA for Acute Stroke Clinical Trial, final version, November 19, 1990, as adapted by the authors.

在溶栓治疗后的 24h 内，应限制中心静脉和动脉穿刺。然而，医生应该意识到 t-PA 的血清半衰期很短，20min 后几乎没有全身溶栓活性。因此，如果临床情况需要使用中央导管或三腔导管来监测心肺压力，可以在溶栓完成 1h 或更长时间后安全地建立该导管。输注 t-PA 期间和输液结束后至少 30min 应避免尿路器械（放置 Foley 导管）。在治疗开始后的 24h 内，应避免放置鼻胃管，与中央导管和动脉穿刺

一样，如果患者情况需要，我们通常会提前插入该导管。

在溶栓后的 36h 内，t-PA 的出血性并发症是最令人担心的，这些并发症可能是颅内出血，也可能是颅外出血。如果怀疑出血，则采集血样测量血红蛋白水平、血细胞比容、部分凝血活酶时间、凝血酶原时间、INR、血小板计数和纤维蛋白原水平。当需要输血时，应对血液进行分型和交叉配型。如果出血源是动脉或静脉，则应予以压迫止血。

如果发生危及生命的重大出血，包括脑出血、消化道出血和腹膜后出血，如果仍在继续溶栓治疗，则应立即停止。对疑似脑出血的患者应立即进行脑部 CT 检查。患者应获得神经外科会诊，以便进行可能的手术干预。然而，除非纤溶状态得到纠正，否则不应进行手术，这种纠正通常需要冷沉淀和新鲜冷冻血浆来补充 t-PA 引起的凝血因子缺乏。在急性缺血性脑卒中使用 rt-PA 时，立即进行神经外科治疗并不是强制性的因素，因为早期手术的疗效尚未确定。

对于严重的颅外出血，应采用适当的急诊成像技术，并在适当时进行手术会诊和干预。静脉注射 t-PA 治疗后 24h 内，患者不应服用阿司匹林、肝素、华法林或其他抗血栓或抗血小板药物。然而，正如其他地方提到的，溶栓后再闭塞可能是一个相当大的问题，我们担心缺乏对溶栓后抗凝的进一步研究。

（七）溶栓治疗效果良好的预测因素

在 2001 年的一篇文章中，Demchuk 等根据 NINDS 方案，分析从德国、美国和加拿大不同中心接受静脉注射 t-PA 治疗的 1205 名患者的数据[104]。mRS 评分为 0~1 分为好，mRS 评分>1 分为差。接受静脉注射 t-PA 治疗的患者预后良好的独立预测因素依次为基线脑卒中严重程度较轻、无糖尿病病史、CT 结果正常、治疗前血糖水平正常、治疗前血压正常。糖尿病病史、CT 表现、基线血糖水平和血压（基线平均动脉压）在变量中观察到混杂，提示这些变量之间存在重要的相关性。症状性脑出血与不良预后相关。在这项队列研究中，未经治疗的患者预后不良的已知危险因素，如年龄和脑卒中机制，与预后无关。

（八）溶栓风险

纤溶酶原激活物通过改变血小板堵塞的结构和改变血管通透性及损伤部位血管基膜的完整性来增加脑出血的风险，后两种作用有助于血脑屏障的破坏。因此，脑水肿和脑出血的风险增加。如前所述，对 NINDS 数据的亚组分析表明，与症状性脑出血风险增加独立相关的变量只有 NIHSS 测量的基线脑卒中严重程度、急性低密度定义的水肿程度及治疗前 CT 肿块效应[39]。

再灌注损伤是另一种假设风险。研究表明，再灌注与谷氨酸和其他神经递质释放的第二波有关，这会导致钙内流和兴奋性毒性。血流的恢复可能会导致受损蛋白质和其他细胞因子的合成，并向缺血区域提供氧气，为脂质过氧化和自由基的形成提供底物。此外，溶栓可能会使血栓破裂，导致远端血管的二次栓塞。

（九）溶栓治疗的成本 – 效果分析

t-PA 的成本 – 效益早在 1998 年的一项研究中就得到了证实，该研究基于文献和 NINDS 研究的数据，对脑卒中的成本和结果做出了某些假设[105]。尽管 t-PA 疗法缩短了住院时间，但对于每个出院回家而不是去疗养院或住院康复中心的患者，t-PA 疗法增加了他们的住院费用。另一方面，t-PA 降低了养老院护理和康复的成本。对医疗系统的急性和长期护理费用的总体影响（90% 确定性）是，每治疗 1000 名的患者净减少 400 多万美元[105]。这些结果已在欧洲、澳大利亚和亚洲的其他试验中得到证实。人们普遍认为，任何遵守上述指南的同时提高溶栓率的策略都将节省成本并改善患者的生活质量[106–109]。

五、综合治疗

到目前为止，在临床研究中，溶栓与其他治疗方案相结合还没有被证明是有益的。以前的研究已经将抗凝血药与纤溶结合起来。在 MAST-E 研究中，65% 的患者接受链激酶治疗，75% 的安慰剂组也接受肝素治疗[43]。没有证据表明有统计学意义的益处，而且由于链激酶组脑出血增加，研究提前终止。建议 t-PA 治疗后 24h 内不要使用抗凝血药。先前的研究表明，与单用 SK 或单用阿司匹林（MAST-I）

相比，SK 加抗血小板治疗（阿司匹林）的脑出血风险更高[44]。临床研究尚未测试 t-PA 与阿司匹林联合使用。然而，实验模型表明，t-PA 与肝素联合使用是安全的，并且不会增加脑出血的发生率[25]。在 von Kummer 等描述的一项可行性研究中，一小部分患者（n=30）接受了 t-PA 和肝素的联合治疗；这些研究人员得出结论，当在脑卒中发病后 6h 内给予联合治疗时，9% 的患者发生致命性脑出血，而 28% 的患者发生无症状出血性梗死[110]。34% 的患者在开始溶栓 90min 后再通，53% 的患者在开始溶栓后 12～24h 再通。良好的临床结果与再灌注相关（P＜0.05）。

神经保护药物联合溶栓已经在实验模型和临床研究中进行了测试。研究表明，动物在脑血管闭塞后短时间内接受神经保护剂治疗是有益的。例如，在 1991 年，Zivin 和 Mazzarella 使用谷氨酸拮抗药 MK-801，然后用 t-PA 溶栓，并证明这样的组合在减少脑卒中后神经损伤方面比单独使用 t-PA 更有效[111]。在相同的脑卒中模型中单独使用 MK-801 没有效果。神经保护剂可以减少溶栓的不良反应，因为它们增强了血管内皮细胞的完整性，并保护缺血脑组织免受前面讨论的假想的再灌注损伤[112]。

一些临床研究将溶栓与神经保护剂相结合。然而，两项大型研究未能显示任何益处，这给过去几年的此类研究蒙上了阴影[113]。在一系列大型精心设计的试验中，自由基清除剂 NXY-059 的联合治疗，其效果不及静脉注射 t-PA[114-116]。值得关注的是，一项中等规模的大型试验（n=1699）显示了对主要结局（P=0.038）及事后措施的益处，例如在 rt-PA 后但脑卒中发作后 6h 内使用 NXY-059 可降低脑出血率[116]。一项包括 3306 名患者的验证性研究也使用了 6h 的治疗窗口并检测到 7% 的绝对治疗效果。研究表明，这种神经保护剂没有益处[114]。这两项研究的汇总分析证实，对任何疗效或安全性措施都没有影响[117]。将神经保护剂与溶栓治疗相结合的研究应继续进行，神经保护剂的使用应更早，甚至可能早于溶栓治疗，因为动物模型仅显示仅在极早期使用神经保护剂才会有益[118]。同样，我们也需要新的方法对假定的神经保护剂进行临床前鉴定[119, 120]。

除抗凝作用外，凝血酶抑制药可能直接而有力地保护神经血管单元[121, 122]。一项初步的试点安全性研究证实，使用阿加曲班将 PTT 提高到 1.5 倍对照是安全的，并且没有因为 rt-PA 和抗凝血药的结合而增加出血风险[123]。在公认的大脑中动脉闭塞大鼠模型中，Lyden 等利用行为和组织学终点，获得了阿加曲班保护神经血管单位的支持证据[124]。对 64 只雄性 Sprague-Dawley 大鼠大脑中动脉微丝结扎 2h 后，进行学习记忆测试和定量组织形态计量学研究。随机分配的治疗是 0.45mg 阿加曲班、生理盐水或 0.4U 凝血酶。与生理盐水或凝血酶相比，阿加曲班能有效且显著地逆转局灶性脑缺血所致的学习和记忆障碍（$P<0.03$）。阿加曲班在立即或延迟 1h、2h 或 3h（而非 4h）后给予也具有显著的保护作用[124]。这被认为是由于 PAR-1 的活性，因为它在缺血期间介导细胞毒性[125]。APC 是一种血浆丝氨酸蛋白酶，在动物模型中具有抗血栓、抗炎、抗凋亡和细胞信号活性，在动物模型中已被证明具有良好的应用前景。APC 通过激活 PAR-1 和 PAR-3，来激活细胞信号网络和改变基因表达谱。为了最大限度地减少 APC 引起的出血风险，APC 突变体被设计成缺乏超过 90% 的抗凝活性，但维持正常的细胞信号转导。神经保护性 APC 突变体 3K3A-APC 具有很强的神经保护作用，目前正在进行缺血性脑卒中的临床试验[126]。

RHAPSODY 试验是一项多中心的 II 期试验，旨在确定 3K3A-APC 联合标准溶栓治疗包括静脉注射 t-PA、MT 或两者并用在中重度急性缺血性脑卒中的安全性和耐受性[127]。这项随机、对照、双盲试验确定了最大耐受剂量，作为次要终点，与单独标准治疗相比，出血率有降低的趋势。试验共纳入 110 名患者，在探索性分析中，与安慰剂相比，3K3-APC 将联合治疗组的脑出血发生率从 86.5% 降至 67.4%（$P=0.046$），总出血量从安慰剂组的平均（2.1 ± 5.8）ml 降至联合治疗组的 ±0.8ml。要确认这一趋势，需要进行更大规模的临床试验。

阿加曲班联合 rt-PA 治疗急性脑卒中（ARTSS-2）试验是一项随机探索性研究，旨在评估在静脉注射 t-PA 的基础上加用阿加曲班的安全性和良好疗效的可能性。该研究分为三组：90 例接受标准剂量 t-PA 治疗的患者被随机分为不接受阿加曲班（29 例），或阿加曲班（100μg/kg）静注后每分钟小剂量 1μg/kg（30 例）或大剂量 3μg/kg（31 例），持续 48h。对照组、低剂量组和高剂量组的脑出血发生率相似（分别为 10%、13%、7%）。治疗 90d 后，21% 的对照组、30% 的低剂量组和 32% 的高剂量组患者的 mRS 为 0～1 分[128]。

依替巴肽是一种从东南侏儒响尾蛇毒液中提取的糖蛋白 2b/3a 抑制药抗血小板药物，也被认为是与溶栓联合使用的潜在辅助疗法。依替巴肽和 rt-PA 联合裂解（CLEAR）的试验已经逐步证明了静脉注射 t-PA 联合治疗的安全性。在 2015 年发表的一项 2 期临床试验中，Adeoye 等的研究表明，标准剂量的静脉注射 t-PA 联合依替巴肽 135μg/kg 单次给药，然后在症状出现 3h 内以 0.75μg/(kg·min) 的剂量给药 2h，患者发生脑出血的概率相似。27 名患者入选，主要终点为 36h 内的 sICH。只观察到一个 sICH，这保证了继续进行第三阶段试验[129]。

在撰写本文时，NINDS 已经开始参与多臂优化脑卒中溶栓（multi-arm optimization of stroke thrombolysis, MOST）试验。MOST 试验的主要疗效目标是确定与安慰剂相比，阿加曲班（100μg/kg 推注，然后每分钟 3μg/kg 推注，持续 12h）或依替啡肽（135μg/kg 推注，然后每分钟 0.75μg/kg 推注，持续 2h）是否比安慰剂在症状出现后 3h 内接受标准剂量静脉注射 t-PA 治疗的急性缺血性脑卒中患者的 90d mRS 有所改善。

目前正在研究低温联合溶栓疗法。未来的研究将评估低温是否可能延长溶栓的时间窗，以便 t-PA 与诱导低温联合应用甚至在脑卒中发病后 4.5h 后也能获益[130]。最初的实验表明，低温可以安全地与溶栓相结合；然而，为了评估血管内低温治疗脑卒中（ICTuS2）的效果，由于不良反应，即肺炎，该试验不得不停止[131, 132]。动脉内溶栓和血管内取栓联合静脉溶栓在单独一章中讨论。

结论

尽管脑出血的风险较高（但不会增加死亡风险），但静脉注射 t-PA 溶栓治疗是安全的，并能改善脑卒中患者的预后。治疗的重点应是：①早期治疗；②治疗前 CT 或 MRI 排除脑出血；③治疗前后控制高血压。专门的病房设置是监测患者的理想选择。

确定急性缺血性脑卒中患者溶栓治疗资格的纳入 / 排除标准已经并将随着我们了解的越来越多而继续演变。机械取栓的考虑不应影响溶栓决策。新一代溶栓剂，特别是替奈普酶，目前正在研究中，用于急性脑卒中的治疗，由于它们对凝块的选择性更强，有望显示出更快的溶栓率和更低的出血风险。目前，多种辅助治疗在结合溶栓治疗改善患者预后方面显示出希望。MRI 和 CTP 的先进成像有望替代传统的治疗时间窗概念，增加溶栓剂对以前无法从治疗中受益的患者的作用。

第 54 章　急性缺血性脑卒中的抗栓治疗
Antithrombotic Therapy for Treatment of Acute Ischemic Stroke

Harold P. Adams, Jr.　Patricia H. Davis　著

张雪意　汪　慧　陈　延　魏　衡　译　　徐　煜　郭珍立　校

本章要点

- 急性缺血性脑卒中后 24～48h 应开始启用阿司匹林治疗（初始剂量 325mg，次日每天 81mg）。接受静脉溶栓治疗的患者应推迟到 24h 后启用抗栓治疗。对于大多数非心源性栓塞的患者，抗血小板药物仍然是首选的抗栓治疗，应在出院前开始使用。
- 阿司匹林联合氯吡格雷双重抗血小板治疗 21d，或者对于低出血风险患者，在短暂性脑缺血发作或小脑卒中后服用氯吡格雷持续 3 个月，是安全有效的，且应在 24h 内启用。
- 抗凝或抗血小板药物作为阻止神经系统症状恶化或改善急性缺血性脑卒中患者预后的主要治疗手段是无效的，这些药物都会增加颅内出血风险，这些药物也不应被视为静脉溶栓和血管内介入治疗急性缺血性脑卒中的替代药物。
- 目前正在研究静脉溶栓和（或）血管内介入治疗，添加抗凝或抗血小板药物作为辅助治疗。
- 对于脑卒中后不能行走的患者，应尽早使用低分子肝素、普通肝素、间歇性弹力袜预防深静脉血栓，但是治疗的持续时间尚不确切。
- 心源性栓塞患者应长期口服抗凝药物预防脑卒中复发，但启用的时间尚不确切，也可依据头颅影像学显示缺血性脑卒中病灶的大小来决定启用时间。新型口服抗凝药的脑出血风险较低，而且比维生素 K 拮抗药起效更快，但这些药物尚未在急性缺血性脑卒中患者身上进行临床试验。医生应在患者出院前确定口服抗凝药的方案。

一、基本机制

由于大多数缺血性脑卒中源于动脉栓塞，所以抗栓药物（包括抗凝和抗血小板药物）是治疗的主要药物，这些药物在预防脑卒中或复发性脑卒中的长期治疗效果已经得到充分证实[1-3]。口服抗凝药，包括维生素 K 拮抗药（vitamin K antagonists，VKA）和新型口服抗凝血药，已被证实可预防高危心脏病患者（包括大多数有脑卒中或短暂性脑缺血发作病史的心房颤动患者）发生心源性脑卒中[4]。抗血小板药物是降低动脉疾病患者脑卒中风险的标准药物，包括颅内或颅外动脉粥样硬化患者[1]。由于在长期治疗中已确定其疗效，以及大多数脑卒中是源于动脉血栓形成，因此在急性缺血性脑卒中的紧急情况下使用抗凝或抗血小板药物是相当有益的，可以考虑使用多种抗栓药物（表 54-1）。这些药物已被用作干预或作为其他措施的主要辅助手段，旨在恢复脑灌注。这些药物的基本机制包括阻止动脉血栓扩大，预防栓塞的早期复发，以及维持缺血区域的侧支循环。此外，在机械或药物溶栓治疗后，抗栓药物的

表 54-1　急性缺血性脑卒中患者的抗栓药物

抗凝药物	获益（证据分级）	增加 ICH 风险
糖胺聚糖		
普通肝素	低剂量预防 DVT（ⅠA）	是
低分子肝素	低剂量预防 DVT（ⅠA）	是
达那肝素	否	是
直接凝血酶抑制药		
阿加曲班	ⅢB	是
达比加群	预防 AF（ⅠA）	
Xa 抑制药		
磺达肝素	NT	
利伐沙班、阿哌沙班、依度沙班	预防 AF（ⅠA）	
抗血小板药物		
阿司匹林	是（ⅠA）	是（低）
氯吡格雷	预防脑卒中（ⅠA）	不确定
双嘧达莫	无数据	
西洛他唑	预防脑卒中（ⅠA）	否
替格瑞洛	未与阿司匹林比较	否
普拉格雷	否	否
沃拉帕沙	否	是
特鲁曲班	未与阿司匹林比较	否
抗血小板药物联合使用		
阿司匹林 + 氯吡格雷	对于轻型脑卒中，应用 90d 是合理的（ⅠA）	1 个月内（否）；31～90d（是）
阿司匹林 + 西洛他唑 vs.	待定	待定
阿司匹林 + 氯吡格雷		
阿司匹林 + 氯吡格雷 + 双嘧达莫	否	是
血小板糖蛋白Ⅱb/Ⅲa 受体拮抗药		
阿昔单抗	否	是
依替巴肽（整合素）	不确定	否
替罗非班	未与阿司匹林比较	否

ICH. 脑出血；DVT. 深静脉血栓；AF. 心房颤动；NT. 未试验

辅助作用主要是防止血管再通后血栓再次形成或血管的再次闭塞[5]。对于长期卧床的脑卒中患者，其深静脉血栓形成（deep vein thrombosis，DVT）和肺栓塞（pulmonary embolism，PE）的风险增加，从而导致神经系统疾病的发病率和死亡率升高。而抗栓药物可以作为一种潜在的治疗方法，用于预防和治疗这些血栓栓塞事件的发生。脑卒中后开始长期抗凝治疗的时间尚不清楚，但抗血小板治疗应在 24h 内开始，静脉注射 t-PA 治疗后延迟启用的情况除外。

最近的指南强调了抗栓药物在急性缺血性脑卒中治疗中的应用价值（https://www.nice.org.uk/guidance/cg68/chapter/1-Guidance#pharmacological-treatments-for-people-with-acute-stroke）[1, 2]。一些综述对抗栓治疗在预防缺血性脑卒中复发中的作用也进行了讨论[3, 4]。

二、药理学

（一）普通肝素、低分子肝素、达那肝素

普通肝素、低分子肝素和达那肝素的使用已有 70 多年。普通肝素是糖胺聚糖类混合物，通常从猪或牛身上提取，它的分子量为 5000～30 000D[6]。由于注射部位出血风险较高，所以普通肝素主要是皮下注射或静脉注射，而不是肌内注射。如果在静脉注射肝素后继续静脉输液，能迅速有效地发挥抗栓作用。

普通肝素能与血浆蛋白、血小板衍化蛋白和内皮细胞结合，这些蛋白水平的差异可能解释患者对普通肝素的临床反应差异。普通肝素改变了抗凝血酶的结构，从而增加抗凝血酶灭活凝血酶的能力。普通肝素与抗凝血酶分子位点的氨基端结合，可导致其结构发生改变，使抗凝血酶灭活凝血酶的能力提高 1000～4000 倍，而且它还能抑制活化因子 X（Xa 因子）和活化因子 IX（IXa 因子）。普通肝素既不直接影响凝血酶，也不能影响已形成血栓中的因子 Xa，因此普通肝素本身不具有溶栓作用。活化凝血酶与因子 Xa 的抑制率为 1:1。普通肝素还可以阻止纤维蛋白的形成，其原理是通过抑制凝血酶诱导的血小板激活和凝血因子 V 和 VIII，但是不会影响已经与血小板结合的因子 Xa。普通肝素还通过肝素辅助因子 II 使凝血酶失活，这是作用在高浓度下发生并独立于其对抗凝血酶的影响。此外，普通肝素

的高分子量成分会改变凝血因子对内皮细胞的调节，并与血小板因子 4（platelet factor 4，PF4）相互作用，并且普通肝素与血管性血友病因子结合也会影响血小板功能[6]。

普通肝素附着在巨噬细胞和内皮细胞上，这种可饱和的结合方式与其从血液循环中的快速清除有关。肝素的治疗窗口窄，安全但有效的剂量和危险水平之间的差异很小。严重出血的风险与肝素剂量增加有关。有些患者对肝素的作用相对不敏感（肝素耐药），这种反应可能是继发于缺乏抗凝血酶或肝素清除率过快，或肝素结合蛋白升高有关（包括纤维蛋白原、VIII因子或 PF4）。肝素不会透过胎盘。

部分活化凝血活酶时间是目前应用最广泛的肝素生物学（抗栓）效应检测指标，该试验测定肝素对凝血酶、因子 Xa 和因子 IXa 的抑制反应。最佳抗凝水平尚不确定，但假定约为对照值的 1.5 倍。aPTT 检测有许多严重的局限性。不同机构间试剂间的差异可能导致结果不一致[6]。例如狼疮抗凝 - 抗磷脂抗体综合征患者常常出现 aPTT 值的升高，在这种情况下，用该试验监测肝素治疗存在问题，评估肝素活性的替代方法包括检测因子 Xa 的抑制或通过硫酸鱼精蛋白中和法测定肝素水平。一般肝素用量 0.3～0.7U/ml 即可抑制 Xa 因子。

为了预防深静脉血栓形成，大多数高危患者每天接受 5000U 的肝素，皮下注射，每天 2～3 次。为维持完全抗凝，通常每天剂量是 24 000～30 000U。传统上，开始治疗时给予肝素首剂量（通常为 5000U），然后再以连续静脉维持。最初 aPTT 值显著延长，因此后续评估通常在开始治疗后 6h。患者的体重是影响肝素生物反应的重要因素。因此，目前肝素给药需结合体重计算用量[6]。

肝素还具有轻微抗炎作用，可能不同于其对凝血因子的作用[7]。虽然肝素可能对大脑的主要神经递质有影响，但这些影响之间的相互作用及对肝素治疗急性脑卒中中的潜在效用并不明显。

由于普通（传统）肝素存在许多局限性，所以目前已经开发出其他肠外给药的速效抗凝药[6]，主要的替代品是低分子肝素和达那肝素。低分子肝素的分子量为 1000～10 000D，转化成低分子量化合物会减少与血小板、蛋白质、内皮细胞及巨噬细胞的结合，这可能解释了使用低分子肝素的效果持续时间会更

长的现象。

与普通肝素相比，低分子肝素和达那肝素对凝血酶功能的影响较弱，但对因子Xa的选择性抑制作用更强。凝血酶和Xa因子的比值是（1∶2）～（1∶4）。这些药物除非在高浓度下，否则不会影响凝血酶的活性，所以用aPTT评估其反应是不可靠的。相反，可以通过测定因子Xa的抑制性来检测这些药物的抗栓作用，理想水平是0.3～0.7U/ml。由于这些药物是通过肾脏排泄，对肾衰竭患者的抗凝作用可能会放大[6]。临床试验表明，与年龄较大的儿童或成人相比，新生儿和婴儿需要较高剂量的低分子肝素，达到抑制Xa因子的目标[8]。

虽然低分子肝素和达那肝素可以通过静脉注射给药，但大多数临床研究是依据体重来调节肝素的用量，特别是在预防深静脉血栓的情况下。对特定的低分子肝素的反应一般是相似的，但具体药理作用不同。因此，这些制剂应进行单独评估，特别是抗凝血酶活性与抗凝血因子Xa活性的比值在不同的化合物中存在差异。

另一组通过抗凝血酶介导，但不与PF4相互作用，抑制因子Xa用的抗凝药物是戊糖（磺达肝癸钠、艾卓肝素、生物素化艾屈肝素）。这些药物是通过肾脏排泄，对肝素诱导的血小板减少症患者可能是安全的。作为低分子肝素的替代品磺达肝癸钠可用于预防和治疗静脉血栓栓塞症。艾卓肝素的半衰期较长，临床研究用于预防心房颤动导致的脑卒中（AMADEUS），但该研究由于患者出血过多而终止，还有生物素化艾屈肝素（BOREALIS-AF）的一个试验也因商业原因被制造商终止[9]。

（二）其他抗凝药物

由于维生素K拮抗药开始到起效需要一定的时间，所以这些药物不用于急性缺血性脑卒中治疗的干预手段。此外，这些药物可能通过最初抑制蛋白C和蛋白S的作用而具有初始和短暂的促血栓形成作用，这限制了它们的适用性。然而，直接或间接抑制活化因子Xa的口服药物起效更快，这些药物包括利伐沙班、阿哌沙班和依度沙班[4,10]。双盲试验已经测试了Xa抑制药对易发脑卒中的心房颤动患者有效，这些是ARISOTLE和AVERROES（阿哌沙班）、ROCKET-AF（利伐沙班）和ENGAGE-AF TIMI 48（艾

多沙班）。与维生素K拮抗药相比，它们在预防脑卒中方面表现出相似的功效，并已获得美国FDA的批准用于该适应证。奥他沙班是一种半衰期短的注射用Xa抑制药，目前正在研究用于急性冠状动脉综合征（acute coronary syndrome，ACS）的治疗，但它与出血风险有关，因此进一步开发受到限制[9]。

直接凝血酶抑制药可能影响未结合的凝血酶但不需要抗凝血酶，可以产生比普通肝素更可靠的抗栓作用。这些药物既不影响血小板功能，也不与PF4相互作用，因此它们适用于患有HIT或有HIT风险的患者。它们是二价的，就像可通过重组技术获得的水蛭素（最初来自药用水蛭的唾液腺）一样（来匹卢定、地西卢定），水蛭素是一种有效且不可逆的凝血酶功能抑制药[9]。水蛭素的抗凝活性由aPTT监测。40%～70%的来匹卢定治疗患者在治疗后5d内可能出现抗水蛭素抗体，这些抗体可能会增加药物效力或再次暴露引起过敏反应。来匹卢定和地西卢定已用于治疗ACS患者，但尚未用于治疗脑卒中患者。来匹卢定不再可用。比伐卢定是另一种可逆的直接凝血酶抑制药，已被用于治疗接受经皮冠状动脉介入治疗的患者，尤其是那些有HIT风险的患者。与肝素相比，出血风险较低，但几乎没有证据显示总体净获益。

阿加曲班是一种单价选择性凝血酶抑制药，竞争性地作用于凝血酶的活性位点，它具有立竿见影的抗栓作用。阿加曲班由肝脏代谢，半衰期短（约50min）。因此，抗凝作用比普通肝素或高分子肝素起效更快，持续时间短[11]。该药物效果也可以用aPTT监测，已被批准用于治疗肝素诱导的血小板减少症，并且正用于辅助溶栓治疗[11,12]和急性缺血性脑卒中患者的血管内介入治疗的试验[13]。现在正在进行大规模临床试验。

达比加群是一种直接口服凝血酶抑制药，在预防血栓栓塞方面与华法林一样有效，服用低剂量时出血风险较低。服用高剂量时，它在预防脑卒中和全身栓塞方面比华法林更有效，但出血率与华法林相似，被美国FDA批准用于脑卒中预防[14]。一项大型临床试验在人工心脏瓣膜患者中研究大剂量达比加群的作用，但由于出血风险增加，并且没有证据表明达比加群在预防栓塞方面优于华法林，试验被终止[15]。

适配体是通过高亲和相互作用结合靶分子的小

RNA 或 DNA 寡核苷酸，这些分子的优点是它们可以被互补的解毒适配体迅速灭活[16]。RNA/DNA 杂交适配子（ARC1779）结合血管性血友病因子 A1 结构域（vWF-A1），阻断血管性血友病因子与血小板糖蛋白抗体（GP1b）的相互作用（图 54-1）。Pegnivacogin（IXa 抑制药）是一种 RNA 适配体，可阻断IX和Xa因子，并可被互补 RNA 适配体 Anivamersen（一种特异活性控制剂）快速逆转。然而，由于 PCI III 期试验中出现严重的过敏反应，已经停止进一步的药物研发[16]。

（三）抗血小板药物

抗血小板药物作用于不同的受体，以防止血小板聚集（图 54-1）。阿司匹林能与环氧化酶活性部分丝氨酸发生乙酰化反应，不可逆地抑制前列腺素（prostaglandin，PG）H 合酶 1（COX-1）和 2（COX-2）的环氧化酶活性[17]。阿司匹林对血小板 COX-1 的抑制效力是单核细胞 COX-2 的约 170 倍[17]，可产生永久性的血栓素 A2 依赖性血小板功能缺陷，抑制血小板聚集及血管收缩。阿司匹林还可以影响内皮细胞产生前列环素，前列环素是一种抑制血小板聚集和防止血管收缩的药物。前列环素抑制的潜在血栓前作用似乎与临床相关性较低，因为内皮细胞可能再生新的 COX，这与无核血小板不同，其中 COX 抑制是不可逆的[17]。

阿司匹林的抗栓作用发生的剂量范围很广，阿司匹林起效快，易吸收，30～40min 内达到血浆峰浓度。阿司匹林通过门脉循环与血小板接触，半衰期为 15～20min[18]。但肠溶片的肠溶包衣会延迟吸收，峰值水平在 3～4h。使用这种制剂并没有降低胃肠道出血的风险，这表明阿司匹林的全身作用是抑制保护胃的前列腺素的产生，从而导致胃肠道不良反应。胃肠道出血的风险与阿司匹林的剂量直接相关[19]。单次服用 100mg 的阿司匹林对血小板聚集的机制作用可以立即起效。较低剂量的阿司匹林（<100mg）

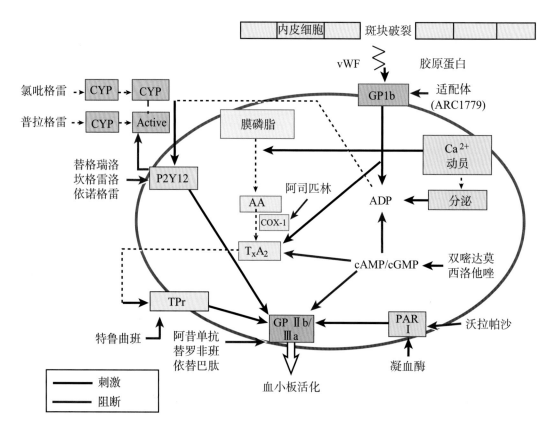

▲ 图 54-1　抗血小板药物的作用机制

该图显示了抗血小板药物阻断血小板聚集的作用部位。AA. 花生四烯酸；ADP. 二磷酸腺苷；cAMP/cGMP. 环磷酸腺苷 / 环磷酸鸟苷；COX. 环氧合酶；CYP. 细胞色素 P_{450}；TxA_2. 血栓素 A_2；vWF. 血管性血友病因子；PAR. 蛋白酶激活受体

可能需要超过24h才能最大程度的抑制环氧化酶。随后，较低的每天剂量能够维持抗血小板聚集作用。一项对近期证据的Meta分析支持在无症状的健康成人中使用阿司匹林预防脑卒中或心肌梗死[20]。

然而，目前的指南建议是服用低剂量阿司匹林作为脑卒中或冠状动脉疾病的二级预防[21]。因此，阿司匹林的最小初始剂量至少为160mg，这是中国急性脑卒中试验（Chinese acute stroke trial，CAST）中使用的剂量[21]。大多数非甾体抗炎药比阿司匹林对环氧化酶受体有更强的亲和力，并且能可逆地结合环氧化酶受体，因此如果在阿司匹林之前服用NSAID，尽管阿司匹林在门静脉循环中接触血小板，但这些受体也早已被非甾体抗炎药占据。所以在阿司匹林服用后30min或在未服用阿司匹林前至少8h，服用NSAID最佳。其他潜在的抗血小板作用可能是中性粒细胞激活血小板的结果，而中性粒细胞由一氧化氮介导，内皮细胞能增强一氧化氮的生成[22]。阿司匹林作为一种神经保护剂作用于急性脑卒中的效用尚未确定，但有证据表明，以前使用过阿司匹林的患者可能脑卒中症状会减轻，梗死体积会缩小[23]。有人担心患者可能会对阿司匹林产生耐药性，并且需要更高剂量的药物才能达到抗血小板作用[17, 22]。阿司匹林治疗失败的原因包括不遵从医嘱，炎症过程（如动脉粥样硬化）导致的血小板转换率升高，与NSAID的相互作用，血小板激活的途径改变，长时间服用阿司匹林导致效果降低的快速耐受性，以及基因的复杂性，其中前三个原因可能是最重要的原因。没有证据表明更换抗血小板药物会降低脑卒中的风险[22]。

特鲁曲班是一种选择性血栓素-前列腺素受体拮抗药。一项将其与阿司匹林预防脑卒中（PERFORM）进行比较的临床试验因无效和增加轻微出血的风险而提前停止[24]。

双嘧达莫和西洛他唑阻断磷酸二酯酶的作用，导致腺苷再摄取减少、cAMP和gAMP水平升高。这些药物可延长血小板存活时间、减少炎症、清除自由基并产生舒张血管作用。双嘧达莫的生物利用度很低，除非它与酒石酸结合，为缓释制剂的吸收提供酸性环境[25]。尽管缓释双嘧达莫与阿司匹林合用，可有效预防脑卒中复发，但是从开始使用缓释双嘧达莫治疗到达到抗血小板作用的时间间隔可能

太长，无法实现可用于急性缺血性脑卒中的药物治疗[25]。西洛他唑已被研究用于缺血性脑卒中的二级预防。日本的一项临床研究表明，在颈动脉内膜切除术后，西洛他唑与其他抗血小板药物的联合使用可使影像学上缺血性脑损伤减少[26]。在一项Meta分析中，西洛他唑在预防脑卒中复发方面比阿司匹林更有效（OR=0.64，95%CI 0.47～0.88），出血风险更低[27]。西洛他唑与阿司匹林或氯吡格雷联合治疗非腔隙性脑梗死的试验正在进行中（NCT01995370）。

噻吩并吡啶类、噻氯匹定、氯吡格雷、普拉格雷、替格瑞洛、依诺格雷和坎格雷洛通过阻断与纤维蛋白原相互作用的血小板受体P2Y12来抑制由ADP诱导的血小板聚集[28]。氯吡格雷抑制血小板聚集的能力呈剂量依赖性。服用600mg负荷剂量的氯吡格雷后2h内开始抑制血小板功能，并且不可逆。相比300mg剂量，600mg负荷剂量对血小板聚集的抑制作用更强，但在ACS患者中，600mg负荷剂量后服用双倍剂量氯吡格雷（150mg）的试验并未显示出比300mg负荷剂量和75mg剂量在预防血管事件复发方面有任何额外的益处。接受PCI的患者在高剂量方案下支架血栓形成的风险较低[29]。氯吡格雷是一种前药，需要通过细胞色素P_{450}（cytochrome P，CYP）同工酶的两步激活过程。由于其他药物如氟西汀或质子泵抑制药对CYP2C19的催化位点有竞争性抑制作用，可导致氯吡格雷抗血小板功能的个体差异。然而，在一项对ACS患者同时服用氯吡格雷和奥美拉唑的随机研究中，使用质子泵抑制药后，胃肠道出血风险减少50%以上，并且血管事件的风险并没有增加[30]。尽管质子泵抑制药降低了氯吡格雷抑制血小板的功效，但关于质子泵抑制药与氯吡格雷同时服用是否会增加血栓事件的风险的数据相互矛盾。指南建议有胃肠道出血高风险的患者选择性使用PPI[31]，吸烟通过诱导CYP1A2（另一种激活氯吡格雷的同工酶）的活性增加了氯吡格雷的临床益处[32]，还有一些遗传变异会影响对氯吡格雷的抗血小板反应。这些等位基因的频率存在显著的种族差异，65%的东亚人和35%的西方人口具有功能丧失（loss-of-function，LOF）等位基因[33]。Pan等研究表明，在具有一个LOF等位基因的亚洲患者中，脑卒中复发风险为1.8，而具有两个LOF等位基因的患者中，风险增加至2.5[34]。在CHANCE研究

中，降低氯吡格雷肠道吸收的 *ABCB1* 基因多态性与脑卒中复发风险增加相关[35]。对患者进行基因分型或常规进行血小板抑制试验以选择合适的抗血小板药物或调整剂量的临床有用性是有争议的，也许应该仅限于服用氯吡格雷时出现复发事件的患者。普拉格雷对血小板聚集的不可逆抑制作用比氯吡格雷强 10～100 倍。普拉格雷抑制血小板功能起效快，也是一种前体药物，只需要 CYP 酶一步激活，不受这些同工酶遗传变异的影响。普拉格雷被批准用于治疗急性冠状动脉综合征患者，因为与氯吡格雷相比，其缺血事件显著减少[36]。但是，在既往有脑卒中或短暂性脑缺血发作病史的患者中，脑出血的风险增加（2.3% vs. 0%）。PRASTRO-I 试验比较了普拉格雷和氯吡格雷在非心源性缺血性脑卒中患者中的疗效，但未能证实普拉格雷的非劣效性，包括那些具有 *CYP2C19* 基因变异的患者[37]。与氯吡格雷和普拉格雷不同，替格瑞洛与 P2Y12 受体可逆结合半衰期为 7～8h。它不是前药，起效迅速，比氯吡格雷更有效。在预防血管性死亡方面比氯吡格雷更有效[38]，包括心肌梗死、脑卒中事件，将替格瑞洛与低剂量阿司匹林（<100mg）联合使用可提高疗效[38]。对既往有脑卒中或短暂性脑缺血发作的患者（包括 6.2% 的随机患者）进行的亚组分析显示，在预防血栓性事件方面具有相似的益处，并且没有增加 ICH 的风险（0.9% vs. 0.7%）[38]。在 ACS 患者中进行的一项二级预防试验（PEGASUS）将替格瑞洛与阿司匹林进行了比较，虽然排除了患有脑卒中或短暂性脑缺血发作的患者，但该试验证明了随后脑卒中发生的减少和脑出血没有增加[39]。一项大型临床试验并未证明替格瑞洛在预防脑卒中方面优于阿司匹林[40]。然而，在 SOCRATES 试验中，对继发于动脉粥样硬化性颈动脉疾病的脑卒中患者结局的亚组分析确实证明了替格瑞洛的优越性[41]。目前正在进行一项比较阿司匹林与阿司匹林和替格瑞洛联合用药（THALES）的试验[42]，虽然替格瑞洛被用作脑卒中患者血管内治疗的辅助药物，但尚未有临床试验对该药物进行测试。坎格雷洛是一种静脉注射的 ATP 类似物，可逆地结合到 P2Y12 血小板受体，半衰期为 3～6min，停止输注后 60min 内抗血小板作用消失。研究表明，坎格雷洛与普拉格雷的疗效相当[43]。

糖蛋白（整合素）IIb/IIIa 受体拮抗药通过影响纤维蛋白原与血小板的结合而成为血小板聚集的强效阻滞药[17]。这些药物不会影响血小板黏附，但会限制血凝块的形成[17]。阿昔单抗是一种单克隆嵌合鼠 – 人抗体，可阻断受体。单剂量阿昔单抗可阻断 80% 以上的血小板受体，并维持几小时的抗血小板作用[17]。单剂量给药后 2h 内，血小板功能受到抑制。阿昔单抗通常负荷剂量为 0.25mg/kg，维持输注为 0.125μg/(kg·min)（最大剂量 10μg/min）。在持续 12h 的输注后，血小板功能在 48h 内恢复[17]。阿昔单抗的抗血小板作用会因同时服用阿司匹林而增强。阿昔单抗也可能对凝血酶的形成有一些影响。阿昔单抗与其他抗栓药物联合使用，已被用于治疗 ACS 患者，包括接受 PCI 的患者。阿昔单抗治疗急性缺血性脑卒中的临床试验因疗效不佳和颅内出血风险增加（AbESTT）而终止[44]。

替罗非班是酪氨酸的非肽衍生物，它选择性并可逆地阻断糖蛋白 IIb/IIIa 受体。在开始静脉滴注药物的 5min 内，血小板聚集受到显著抑制，出血时间延长。输注停止后 2～6h 内，血小板功能恢复正常[17]。替罗非班用于治疗 ACS。在急性缺血性脑卒中的治疗中，使用替罗非班作为血管内手术的辅助手段[5, 45, 46]，出血风险相对较低，并且疗效较好。进一步的研究正在进行中。

依替巴肽是一种七肽，对糖蛋白 IIb/IIIa 受体具有高亲和力和特异性。它还影响整合素介导的平滑肌细胞与血小板反应蛋白和凝血酶原的结合。推注给药后静脉滴注，血小板聚集在 15min 内显著减少。依替巴肽还影响凝血酶的生成并显著延长出血时间。停药后 4h 血小板功能恢复正常，该药物用于治疗急性冠状动脉综合征患者，是最广泛使用的 IIb/IIIa 受体拮抗药，通常剂量为 180μg/kg（最大剂量 22.6mg），在 1～2min 给药，随后持续输注 2μg/(kg·min)（最大剂量 15mg/h）。所有 IIb/IIIa 受体拮抗药均可导致一种免疫介导的血小板减少症[47]。依替巴肽作为辅助治疗用于接受 rt-PA 或血管内介入治疗的脑卒中患者的初步临床研究提供了证据表明该药物是安全的，并且可能与改善结果相关[48, 49]。

凝血酶通过与血小板上 PAR-1 的相互作用介导血小板活化。沃拉帕沙是 PAR-1 受体的竞争性和选择性抑制药，但不影响凝血酶合成纤维蛋白。（TRA2°P）-TIMI50 试验是一项双盲、安慰剂对照试验，旨在测试在心肌梗死、外周血管疾病或脑卒中患者的标准治疗中添加沃拉帕沙。对于既往有短暂性脑缺血发作或脑卒中史的亚组患者，由于相关的脑出血风险增加，该试验被提前终止[50]。目前正在开发新型抗血小板药物，其目标是 vWF 和血小板受体糖蛋白 1b 之间的相互作用。在一项针对颈动脉内膜切除术患者的小型初步研究中进行了测试，结果显示栓塞信号减少[16, 51]。

三、急性缺血性脑卒中患者早期抗栓治疗的安全性

急性缺血性脑卒中患者的治疗中早期使用抗栓药物的安全性备受关注。并发症是指任何旨在恢复或改善脑灌注的治疗的潜在并发症，常见的是颅内出血，包括梗死后出血转化。出血并发症也可能发生在身体的其他部位。此外，一些抗栓药物也可能与非出血性并发症有关。

（一）肝素

2015 年的一项 Meta 分析[52] 发现，肝素与出血风险增加有关。在国际脑卒中试验中检测了两种剂量的皮下注射肝素。在 2429 名接受较低剂量治疗的患者中，有 16 名（0.7%）被诊断为颅内出血，在 2426 名接受较高剂量治疗的患者中，有 43 名（1.8%）被诊断为颅内出血[53]。在心房颤动患者亚组中，低剂量肝素和高剂量肝素的出血率分别为 1.3% 和 2.8%[54]。肝素出血的风险通常与抗凝水平和药物剂量有关，还观察到使用低剂量抗凝药物预防 VTE 时出血风险显著增加。Lederle 等[55] 发现，急性脑卒中患者使用肝素预防与大出血风险增加相关（OR=1.66，95%CI 1.20～2.28），每 1000 名接受治疗的人中有 6 起不良事件发生。

肝素也可使非神经系统出血。在国际脑卒中试验中，2426 名患者中有 33 名（1.4%）在接受高剂量肝素治疗时被诊断为颅外出血，2429 名患者中有 10 名（0.4%）接受低剂量肝素治疗时出现颅外出血[53]。严重出血最常见的部位是胃肠道、泌尿系统、腹膜后间隙和关节。

如果患者出现严重出血，应停用肝素，也可以使用硫酸鱼精蛋白中和肝素的作用，剂量计算基于肝素的半衰期，约为 60min，解毒剂的剂量对应于前

90min 内给予的肝素量[56]。大约 1mg 硫酸鱼精蛋白可抵消 100U 肝素的效果。静脉注射硫酸鱼精蛋白应缓慢（至少 10min 以上），因为它可能会引起低血压、过敏反应，这可能使鱼精蛋白给药有一定的局限性[56]。

开始使用肝素后 5～15d 可能会出现与抗 PF4/ 肝素复合物抗体相关的严重的自身免疫介导的血小板减少症。先前使用肝素可能会使患者敏感，第 2 次使用可能会在数小时内引起严重的血小板减少症。自身免疫反应与肝素剂量无关。HIT 的诊断基于血小板计数不明原因下降至少 50% 或肝素注射部位的皮肤损伤及抗 PF4/ 肝素复合物抗体的存在。继发性白色凝块综合征可能导致心肌或脑缺血。一项针对接受肝素治疗的急性缺血性脑卒中患者的研究发现，明确 HIT 的发生率为 1.7%[57]。缺血性脑卒中后，接受肝素的患者应从第 4 天到第 14 天（或直到停用肝素）每 2～3 天检查 1 次血小板计数[58]。血栓形成的 HIT 患者应使用来匹卢定、磺达肝癸钠、达那帕罗或阿加曲班治疗[58]。NOAC 如达比加群或因子 Xa 抑制药是潜在的选择。

（二）低分子肝素和达那肝素

出血是低分子肝素或达那肝素治疗最可能的潜在并发症。由于可预测的剂量反应关系，这些药物的出血风险似乎低于普通肝素。如果确实发生严重出血，它们的药理作用持续时间长是一个潜在的缺点。目前尚无有效的解毒剂。

这些药物在急性缺血性脑卒中患者中的安全性已在多个临床试验中进行了评估[59]，大多数试验是皮下给药，在中国香港进行的一项试验发现，注射那屈肝素不会增加颅内或颅外出血的风险[60]，但是第 2 次注射那屈肝素发生严重出血的风险显著增加[61]。在一项比较心房颤动和近期脑卒中患者服用阿司匹林或达那肝素的研究中，注射低分子肝素的患者中有 2.7% 被诊断为症状性颅内出血，而服用阿司匹林的患者中有 1.8% 被诊断为症状性颅内出血[62]。在接受达肝素治疗的患者中，颅外出血也更常见。德国的一项试验测试了 4 种剂量的舍托肝素，发现接受最高剂量药物治疗的组出现症状性颅内或颅外出血风险最高[63]。在一项试验中，测试了两种剂量的亭扎肝素与阿司匹林的比较，阿司匹林组症状性颅内出血的风险为 0.2%，低剂量亭扎肝素组为

0.6%，最高剂量亭扎肝素组为 1.4%[64]。Wong 等[65]比较了阿司匹林或低分子肝素（那屈肝素）对近期发生大动脉闭塞性疾病的脑卒中患者的效用，在两个治疗组中，梗死出血性转化和严重不良事件的发生率相似。

一项试验测试了在急性缺血性脑卒中患者的治疗中静脉注射达那肝素[66]，该药物以大剂量给药，然后连续静脉滴注，随后的治疗根据抑制因子 Xa 的水平进行调整。由于症状性颅内出血的发生率高得不可接受，中度或以上脑卒中（由 NIHSS 评分 15 分或更高）患者的招募被停止。总的来说，安慰剂组 628 名患者中有 6 名（0.9%）发生了症状性出血，达那肝素组 638 名患者中有 19 名（2.9%）发生症状性出血。一项关于心源性栓塞患者中抗凝药物随机试验的 Meta 分析得出结论，早期使用抗凝药物与症状性脑出血风险显著增加相关（2.5% vs. 0.7%，OR=2.89，95%CI 1.19～7.01）[67]。

一项临床试验比较依诺肝素或普通肝素在预防脑卒中后深静脉血栓形成方面的效用[68]。涉及脑卒中后 48h 内的入组研究，证明两组的神经病学结果没有差异[69]。肝素组和依诺肝素组的症状性脑出血发生率分别为 0.69% 和 0.46%。另一项临床试验比较了舍托肝素或普通肝素在脑卒中 24h 内治疗的患者中预防 VTE 的功效[70]。使用舍托肝素和肝素时，主要出血并发症的发生率分别为 1.1% 和 1.8%。一项比较脑卒中后阿司匹林或低分子肝素的系统综述发现，抗凝药物与严重颅外出血的显著增加有关[71]。在 24h 内接受治疗的患者中，接受低分子肝素治疗的患者发生症状性脑出血更常见。在一项 215 名急性缺血性脑卒中儿童的前瞻性队列研究中，全剂量抗凝治疗与 4% 的症状性 ICH 风险相关[72]。最近的一项 Meta 分析得出结论，用于近期脑卒中患者时，低分子肝素和达那肝素治疗并不优于常规肝素[59]。血小板减少症是低分子肝素和达那肝素治疗的潜在并发症，但这种并发症的风险低于普通肝素[58]。由于潜在的交叉反应性，已发生 HIT 的患者不应使用低分子肝素。

（三）其他抗凝药物

其他快速作用的抗栓药物尚未在急性缺血性脑卒中的情况下进行广泛试验。LaMonte 等[11]进行了

一项多中心试验，招募了 171 名急性脑卒中发生 12h 内的患者，测试了两种不同剂量的阿加曲班，这项安全性试验的主要结果是症状性颅内出血。在接受较大剂量阿加曲班治疗的 59 名受试者中，有 5.1% 出现这种情况，在较低剂量组的 58 名受试者中，有 3.4% 出现这种情况，而在对照组的 52 名受试者中，无一例出现这种情况。阿加曲班作为标准全剂量 rt-PA 的辅助药物，分 2 次给药。该组合的 II 期试验显示，该组合不会增加出血风险（ARTSS-2）[12]，III 期试验正在进行中。

（四）新型口服抗凝血药

与 VKA 相比，NOAC（包括达比加群、阿哌沙班、依多沙班和利伐沙班）可降低颅内出血风险[4, 73]。一项 Cochrane 综述发现，口服因子 Xa 抑制药可降低脑出血风险（OR=0.56，95%CI 0.45～0.64）[4]。风险较低的原因可能是 NOAC 的因子 VII 保留效应，以及这些药物不会减少产生凝血酶所需的底物。在服用达比加群的患者出现颅内出血的情况下，艾达赛珠单抗（一种单克隆抗体片段）可有效逆转抗凝作用[74]。对于因子 Xa 抑制药而言，Andexanet（一种 Xa 的改良重组无活性形式）在 352 例急性大出血患者中有 82% 表现出优异或良好的止血效果[75]，目前尚无试验可用于测试这些药物治疗急性缺血性脑卒中患者的安全性。

（五）抗血小板药物

两项大型试验探讨了在脑卒中发作 48h 内开始服用阿司匹林的安全性，并在其他临床试验中将该药物与低分子肝素进行了比较[21, 53, 62, 64, 65]。在 CAST 中，在脑卒中发作 48h 内接受阿司匹林治疗的 10335 名患者中，有 115 名（1.1%）出现了症状性出血事件[21]。在国际脑卒中试验中，接受阿司匹林治疗的 9720 名患者中有 87 名（0.9%）报告了出血事件[53]。阿司匹林治疗的患者的风险较低，4858 名患者中仅有 26 名出现出血（0.5%）。比较阿司匹林或低分子肝素的两项试验报道称，阿司匹林出血较少，但最近的一项试验未发现出血并发症有任何差异[60, 64, 65]。虽然阿司匹林导致严重脑出血的可能性相对较低，但脑卒中后早期使用该药物仍存在一些相关风险。

关于氯吡格雷负荷治疗严重急性缺血性脑卒中患者的安全性数据有限[76]。一项回顾性研究对 55 名

接受负荷剂量氯吡格雷的急性缺血性脑卒中患者与未接受该治疗的 55 名患者进行了分析,结果显示严重出血事件无差异。可逆性 P2Y12 受体抑制药(替格瑞洛和坎格瑞洛)增加了呼吸困难的风险,这种不良反应被认为是由急性自身免疫性肺损伤引起的[77]。

急性缺血性脑卒中患者已给予胃肠外的糖蛋白Ⅱb/Ⅲa 受体拮抗药。阿昔单抗的实验最为丰富,已在一系列临床试验中进行了测试。一项测试脑卒中后 6h 内给药阿昔单抗的国际试验在 808 名患者入选后,被提前终止,在接受阿昔单抗治疗的患者中,症状性颅内出血比接受安慰剂治疗的患者更常见[44]。在一系列 24 名皮质下梗死后神经功能恶化的患者中,输注依替巴肽与任何 ICH 无关[78]。一项针对 260 名中度缺血性脑卒中患者接受静脉注射替罗非班或安慰剂(SaTIS 试验)的安全性研究发现两组之间的脑出血发生率没有显著差异[79]。根据一项系统性综述,Ciccone 等得出结论,糖蛋白Ⅱb/Ⅲa 受体拮抗药与症状性颅内出血或主要颅外出血的无显著增加相关[80]。

(六)抗栓和溶栓联合疗法

一项回顾性分析对 139 名在溶栓治疗后 24h 内接受口服阿司匹林的患者与 24h 后接受阿司匹林的患者进行了比较,结果并未显示更高的出血率[81]。阿司匹林和静脉溶栓药物联合作为血管内治疗前的桥接疗法已经得到了探索,并且该组合似乎相对安全[82]。然而,在一个病例系列研究中,观察到在神经血管手术中使用阿昔单抗的症状性 ICH 发生率为 18%(9/51 例)。作者建议为降低出血风险,短效药物的使用(依替巴肽和替罗非班)可能优于阿昔单抗[83]。在 CLEAR-ER 试验中,在急性缺血性脑卒中发作后 3h 内联合使用依替非巴肽和低剂量静脉注射 rt-PA,并与标准剂量静脉注射 rt-PA 进行比较。在 126 名入选受试者中,101 名接受联合治疗,症状性 ICH 发生率为 2%,相比之下,标准剂量 t-PA 治疗的症状性 ICH 发生率为 12%[84]。另一项初步研究(CLEARFDR)证实 rt-PA 和依替巴肽联合给药的合理安全性[85]。

肝素也可与溶栓剂和血管内治疗联合使用[5, 86],肝素已用于动脉内溶栓治疗试验,在脑卒中Ⅲ期的介入治疗(IMSⅢ)试验中,血管内治疗组出现症状性脑出血的风险为 6.2%,与仅接受静脉溶栓治疗的患者没有差异[87]。在 TREVO 研究的事后分析中,Winningham 等发现,肝素辅助治疗与围术期出血风险增加无关[88]。Farook 等还发现,肝素可安全用于血管内治疗,但对结果的影响尚不明确[89]。

(七)双重口服抗血小板治疗

与阿司匹林或氯吡格雷单药治疗相比,阿司匹林和氯吡格雷双联抗血小板治疗(dual antiplatelet therapy,DAPT)的长期给药与联合用药的长期出血率增加有关。MATCH 试验仅招募了患有缺血性脑血管疾病的患者,联合治疗显著增加危及生命的大出血风险[90]。在招募小血管疾病患者的皮质下小脑卒中二级预防(SPS3)试验中,长期 DAPT 的大出血显著增加,并有统计学意义(每年 2.1% vs. 每年 1.1%,P<0.001),ICH 无显著增加(每年 0.42% vs. 每年 0.28%,P=0.21)。不过,直到发作后 14d 才开始使用 DAPT[91]。一项对接受 DAPT 治疗超过 1 年的患者的 Meta 分析显示,与单独服用氯吡格雷相比,DAPT 在脑卒中预防和 DAPT 方面没有益处,并显示 ICH 风险增加(RR=1.46,95%CI 1.17~1.82)[92]。DAPT 持续时间越短,出血风险似乎越低。在症状性颅内狭窄患者血管内治疗试验(SAMMPRIS 试验)中的药物治疗组中,DAPT 在症状发作后 30d 内开始,并持续 90d,脑出血的风险较低(0.4%),但没有进行单独的抗血小板组比较[93]。在中国人群中,一项试验[氯吡格雷用于具有急性非致残性脑血管事件高风险患者(clopidogrel in high-risk patients with acute nondisabling cerebrovascular events,CHANCE)]测试了短暂性脑缺血发作或轻型脑卒中后 24h 内负荷剂量为 300mg 的氯吡格雷联合阿司匹林,并持续 3 周,随后仅服用阿司匹林。与仅服用阿司匹林相比,联合用药未显示出 ICH 风险增加(3 个月时两组均为 0.3%)或发生中重度出血,但轻微出血的增加并不显著[94]。一项为期 3 个月的阿司匹林和氯吡格雷联合治疗与阿司匹林单药治疗的国际试验表明,联合用药会增加出血并发症的风险(HR=2.32,95%CI 1.10~4.87,P=0.02)[95]。一项对 15 434 名接受 DAPT 治疗的患者的 Meta 分析显示,1 个月的大出血的风险没有增加,但从 1 个月到 3 个月的治疗与大出血的风险增加相关[RR=2.58(1.19~5.6)]。超过 1 个月的 DAPT 持续时间需要根据出血风险进行个体化[96]。

最近的另一项审查建议在短暂性脑缺血发作或轻型脑卒中患者中尽快开始 DAPT，但应在 21d 后停止 DAPT 治疗[97]。一项临床试验测试氯吡格雷和阿司匹林 / 双嘧达莫联合用药与氯吡格雷或阿司匹林 / 双嘧达莫在预防复发性脑卒中方面的疗效[98]，结果未发现联合用药的益处，但出血风险随着调整后而增加（aHR=2.23，95%CI 1.25～3.96，P=0.006）。

（八）小结

临床试验证实，抗凝血药和抗血小板药物都可能增加严重出血并发症的风险。使用普通肝素、低分子肝素、阿加曲班和达那肝素时，出现严重症状性颅内出血或颅外出血的可能性最大。糖蛋白 Ⅱb/Ⅲa 受体拮抗药的出血不良反应似乎也比阿司匹林更大。与阿司匹林相比，单独使用较新的噻吩并吡啶类药物（替格瑞洛和普拉格雷）似乎不会增加 ICH 风险[32, 40]。双嘧达莫和阿司匹林的组合显示出血风险增加[98]。没有足够的数据来确定在急性缺血性脑卒中患者中使用负荷剂量的氯吡格雷的安全性，但是尽管双重抗血小板治疗似乎与长期使用中出血风险增加有关，如果在轻型脑卒中后短期使用，可能是安全的。

虽然使用抗凝血药出血的风险相对较低，但需要强有力的疗效证据来证明其使用的合理性。低分子肝素似乎并不比普通肝素更危险或更安全。普通肝素或低分子肝素导致出血的可能性与初始脑成像研究中神经功能缺损的严重程度或脑卒中的病灶大小有关。严重脑卒中的患者（NIHSS 评分＞15 分）和 CT 显示大面积低密度灶的患者可能不应使用普通肝素或低分子肝素。与华法林相比，NOAC 的颅内出血风险较低，但尚未在急性缺血性脑卒中中进行验证。

脑卒中后 48h 内开始服用阿司匹林伴随着相对较低的症状性出血率。抗凝或抗血小板药物与溶栓剂联用的安全性尚未确定，尽管最近的研究表明这种方法可能相对安全，进一步的研究正在进行中。目前的指南建议将这些药物的开始时间推迟到 rt-PA 静脉注射治疗后至少 24h[1]。除颅内出血外，医生还应警惕使用抗凝或抗血小板药后的非神经系统出血并发症。患有活动性出血或其他与严重出血高概率相关的疾病（如近期手术或近期创伤）的患者可能会因不接受这些药物而得到很好的治疗。急性缺血性脑

卒中患者使用抗血栓药物时，应牢记免疫介导的不良反应，如血小板减少或呼吸困难。

四、急性缺血性脑卒中的治疗效果

急性抗凝治疗的主要目的是通过阻止神经系统恶化和预防早期复发性血栓栓塞来减少脑损伤和改善神经系统预后。在过去，一些脑卒中患者的亚组，包括心源性栓塞、大动脉粥样硬化或动脉夹层患者，应优先接受早期抗凝治疗。

（一）普通肝素

在一项招募约 20 000 名参与者的大型试验中，国际脑卒中试验的研究人员对两种剂量的皮下注射肝素与安慰剂进行了对比试验[53]。在脑卒中发作的 48h 内，受试者接受每天 2 次 5000U（低剂量）或 12 500U（高剂量）的肝素治疗。一些受试者也服用阿司匹林。这项试验在设计上有局限性。其中之一是缺乏事先进行基线脑成像研究，以排除相当数量参与者的原发性出血。医生和受试者都知道如何分配，该信息可能使医生和受试者对不良经历的报告产生偏差，包括不监测抗凝水平和不调整肝素剂量。试验表明，在使用肝素的最初 14d 内，复发性脑卒中的频率略有下降，死亡率没有降低，良好结局率也没有改善。因此，试验发现肝素治疗没有带来任何净效益。此外，在患有心房颤动的亚组患者中，没有发现肝素治疗的净效益。

尽管国际脑卒中试验的结果已经公布，人们仍然对肝素治疗早期脑卒中患者的潜在用途感兴趣。在一项小型多中心临床试验中，Chamorro 等[7] 对静脉注射肝素进行测试，并根据 aPTT 调整了剂量。由于入组登记缓慢，只有 67 名参与者登记，试验提前终止。毫不奇怪，两个治疗组之间的结果没有差异。在一项单中心安慰剂对照研究中，Camerlingo 等[99] 招募 418 名参与者，该试验测试脑卒中发作后 3h 内静脉注射肝素的情况。在 208 名使用肝素的参与者中，有 38.9% 的人获得良好的结果，而在对照组的 210 名参与者中，有 28.6% 的人获得良好的结果。肝素组症状性脑出血的发生率较高（6.2% vs. 1.4%）。Sandercock 等[52] 进行的一项 Meta 分析未能证实肝素在改善脑卒中后预后或降低复发性栓塞风险方面的疗效。在捷克进行的另一项小型试验表明，在脑

卒中后 4.5～24h 使用肝素具有合理的安全性和有效性 [100]。美国和加拿大的指南不推荐全剂量抗凝治疗急性缺血性脑卒中 [1, 2]。

（二）低分子肝素和达那肝素

有几项试验测试皮下注射低分子肝素。Kay 等 [60, 61] 在一项安慰剂对照试验中测试两种剂量的那屈肝素（每天 4100U 抗因子 X a 或每天 2 次 4100U 抗因子 X a）。脑卒中后 48h 内开始用药，持续 10d。在安慰剂的受试者中，复发性脑卒中的发生概率高于两组使用那屈肝素的受试者。在脑卒中后 6 个月的评估中，接受更大剂量的那屈肝素的受试者明显比接受安慰剂的受试者更常见有良好的预后。第二项试验测试两种剂量的那屈肝素与安慰剂，不包括监测或剂量调整，这些药物是在脑卒中发作后 24h 内使用的，结果未见改善 [65]。在一项小型随机试验中，Dluha 等报道了那屈肝素是安全的，并且与脑卒中预后改善有关 [100]。

挪威的一项试验测试达肝素或阿司匹林在脑卒中心房颤动患者中早期预防复发或改善预后的作用 [62]，达肝素皮下注射 10d。在接受达肝素治疗的 224 名参与者中，有 8.5% 的人脑卒中复发，在接受阿司匹林治疗的 225 名参与者中，有 7.5% 的人脑卒中复发，改善预后方面没有差异。德国研究人员在一项招募大约 400 名参与者的研究中评估了四种皮下注射的舍托肝素钠的剂量（3000U，每天 1 次；3000U，每天 2 次；5000U，每天 2 次；8000U，每天 2 次），脑卒中后 12h 内开始使用。四组脑卒中复发率或良好的预后方面没有差异 [63]。在一项三组治疗试验中，将两种剂量的亭扎肝素（100U/kg 抗因子 X a 或 175U/kg 抗因子 X a）与阿司匹林（300mg/d）进行比较，脑卒中后 48h 内开始接受治疗，发现两种剂量的亭扎肝素均未降低死亡率或增加预后良好的概率 [64]。

一项招募了大约 1300 名参与者的随机试验将静脉注射达那肝素与安慰剂进行比较 [66]，患者在脑卒中发作 24h 内入组。治疗开始时采用静脉推注，然后持续输注 7d。输注速率根据抑制因子 X a 的水平进行调整。研究还采用以体重为基础的治疗方案。结果显示，两组间在神经系统恶化率或早期脑卒中复发率方面无显著差异。在两个治疗组中，心源性栓塞的患者中，早期脑卒中复发率没有降低。虽然

在前 7d 检测到达肝素治疗获益的趋势，但在 3 个月时，结果没有发现差异。在一项对低分子肝素和达肝素试验的 Meta 分析中，Bath 等 [71] 不能确定这些药物在任何急性缺血性脑卒中患者中的疗效。随后，Wong 等 [65] 在 603 名参与者中测试那屈肝素（3800 抗因子 X a 单位，每天 2 次）或阿司匹林（每天 160mg）。入组时间为脑卒中发病后 48h 内，353 名参与者有血管成像显示的大动脉闭塞性疾病的证据，几乎所有的参与者都患有颅内狭窄，两个治疗组的良好结局相似。另一项试验通过临床变量或实验室 D- 二聚体、凝血酶原片段（1+2）、可溶性纤维蛋白单体或 C 反应蛋白发现，观察到早期抗凝治疗心房颤动患者的效果。注射达肝素（100U/kg，每天 2 次）或阿司匹林（160mg/d），并比较 3 个月的结局 [101]，发现注射达肝素后结局没有改善。一项 Meta 分析显示，低分子肝素与阿司匹林治疗急性缺血性脑卒中的结果无差异 [52]。

目前，没有临床试验测试过新型口服抗凝药在急性缺血性脑卒中患者中的作用。一项中国试验正在测试阿哌沙班作用，比较了在急性非致盲脑血管事件高危患者（acute non-disabling cerebrovascular events，ADANCE）中阿哌沙班与双抗血小板治疗（氯吡格雷和阿司匹林）的效果（http://www.clinicaltrials. gov/ct2/show/NCT01924325?term=ADANCE&rank=1）。

目前还没有在儿童中比较抗凝和抗血小板治疗的临床试验，但目前的指南建议使用这两种药物 [102]。对 661 名急性缺血性脑卒中儿童进行的大型国际登记研究显示，27% 的儿童仅接受抗凝治疗，28% 接受抗血小板治疗，16% 接受联合治疗抗凝和抗血小板药物，抗凝药更常用于心脏病或动脉夹层的患者 [103]。

在一项 Meta 分析中，对急性缺血性脑卒中患者进行普通肝素或低分子肝素试验，死亡或残疾没有差异。当入组仅限于心源性栓塞患者时，Paciaroni 等 [67] 发现这些药物与 7～14d 内脑卒中复发的无显著减少相关（3.0% vs. 4.9%，OR=0.68，95%CI 0.44～1.06，P=0.09），随访中未发现残疾或死亡的显著差异（73.5% vs. 73.8%，OR=1.01，95%CI 0.82～1.24，P=0.9）。Whiteley 等 [104] 评估了 22 655 名接受抗凝药治疗的患者的数据，并与阿司匹林进行比较，但未能找到一个受益于抗凝药治疗的亚组，包括那些发生血栓事件风险较高的亚组。发生血栓事件的危险

因素包括高龄、神经功能障碍增加或心房颤动，但这些相同的危险因素也增加出血的风险。

（三）抗血小板药物

阿司匹林已在多项临床试验中得到检验[21, 53]。阿司匹林试验通常是以低分子肝素为参考。总的来说，阿司匹林在预防脑卒中复发、良好的预后和降低死亡率方面与抗凝药一样有效。

在国际脑卒中试验中，4858 名受试者单用阿司匹林（每天 300mg），另外 4861 名受试者联合使用肝素[53]。单用阿司匹林的受试者中有 156 人（3.2%）被诊断为复发性脑卒中，同时服用阿司匹林和注射肝素的受试者中有 119 人（2.4%）被诊断为复发性脑卒中。与未服用阿司匹林的患者相比，单独服用阿司匹林和肝素的患者复发事件的减少有统计学意义。服用阿司匹林或肝素和阿司匹林联合治疗的患者的死亡率或致残率略有降低，但差异不显著。在 CAST 随机试验中，招募 2 万多名受试者，将阿司匹林（160mg/d）与安慰剂进行比较[32]，脑卒中后 48h 内开始治疗，持续 28d。脑卒中发作的间隔时间长和治疗期长是令人担忧的问题。对照组接受长时间治疗安慰剂与许多医生认为应该开始预防脑卒中长期药物治疗的时间重叠。阿司匹林降低脑卒中复发风险：阿司匹林组脑卒中发生率为 2.1%（220/10 335），安慰剂组为 2.5%（258/10 320）。试验发现，服用阿司匹林的患者死亡或致残率略有下降（阿司匹林组 30.5% vs. 安慰剂组 31.6%）。CAST 和国际脑卒中试验的研究人员预先指定了对综合数据的分析，结果发现脑卒中复发显著降低（每 1000 人中有 7 人），并且在所有亚组患者中都看到改善预后的益处。一项多中心试验比较阿司匹林与静脉溶栓治疗轻型脑卒中的疗效，结果未发现差异[105]。

在 CHANCE 试验中，与单独服用阿司匹林相比，氯吡格雷 / 阿司匹林联合应用组 3 个月脑卒中复发的风险较低（8.2% vs. 11.7%，HR=0.68，95%CI 0.57～0.81，$P<0.001$）[94]。一项大型试验［抗血小板药物治疗新发短暂性脑缺血发作和轻度脑卒中试验（Platelet-Oriented Inhibition in New TIA and Minor Ischemic Stroke，POINT）］表明，对高危 TIA 或轻型脑卒中患者来说，在 12h 内开始服用氯吡格雷负荷剂量 600mg（相对于安慰剂）是有效的，并持续

90d[95]。第二项试验（TARDIS）表明，与 TIA 或脑卒中后 48h 内开始服用阿司匹林和双嘧达莫相比，阿司匹林、双嘧达莫和氯吡格雷联合用药没有任何获益[98]。第三项研究（COMPRESS）评估了急性缺血性脑卒中后 48h 内阿司匹林和氯吡格雷联合用药与阿司匹林单用对 30d DWI 病变发生率的影响，未见明显获益[106]，但在脑卒中复发高危期的 12～24h 内进行早期治疗是有益的。

阿昔单抗在早期脑卒中治疗 II 期试验中将受试者分为三组：脑卒中发病 5h 内、脑卒中发病 5～6h 内、觉醒型脑卒中 3h 内接受治疗[44]。由于中期分析没有显示出一个有利的风险收益比，试验被过早地终止。一项小型试验在急性缺血性脑卒中发病后 6h 内，因为替罗非班与阿司匹林相比没有发现差异，被提前终止[107]。

五、重点总结

（一）预防早期复发性脑卒中

关于早期使用抗栓药物是否能有效降低脑卒中早期复发的风险，来自临床试验的数据提供了相互矛盾的证据。根据从几项大型试验中收集到的信息发现，早期脑卒中复发的风险远低于之前的假设[31, 64, 80]。合理地估计是，大约 2% 的患者脑卒中后 1 周内复发，2 周后复发率可能会上升到 3%～4%。尽管假设心源性栓塞的患者脑卒中复发风险较高，但在前 7～14d 内脑卒中复发的风险为 2%～8%[64, 65, 76, 80]。然而，尽管脑卒中早期复发的风险不高，但第二次发作脑卒中后，神经系统预后较差的可能性是相当大的。

由于早期脑卒中复发的风险总体相对较低，因此很难证明早期抗凝治疗在降低风险方面的有效性。一些试验还没有明确抗凝药在预防早期脑卒中复发方面的效果，其他试验还没有证实普通肝素、低分子肝素或达那肝素是有效的。目前，早期抗凝治疗对预防脑卒中的早期复发（包括可能的心源性栓塞）无效。目前还没有确定哪些亚组患者被判定为具有非常高的脑卒中复发风险，哪些患者可能受益于早期抗凝治疗。

阿司匹林的大型试验结果有些矛盾，虽然阿司匹林降低了早期复发的风险，但是当总体评估出血性脑卒中和缺血性脑卒中时，阿司匹林的获益减少了[21, 53]。在低分子肝素的试验中，阿司匹林作为对

照药物。在 Berge 等[62] 进行的试验中，使用阿司匹林治疗的心房颤动患者的复发性脑卒中发生率略低于使用达肝素的患者。总的来说，研究结果表明，脑卒中后 48h 内开始服用阿司匹林，可能会适度降低脑卒中早期的复发风险。阿司匹林不应该代替其他有效的治疗急性缺血性脑卒中的方法，如 rt-PA。使用 rt-PA 后 24h 内不应开始服用阿司匹林[1]。关于其他抗血小板药物或 NOAC 在预防早期复发性缺血性脑卒中方面的效果尚不清楚，但其中几种药物的抗凝效果起效非常快，因此它们可能是早期治疗的一种选择，以降低复发事件，但需要确定其安全性。

（二）阻止神经功能恶化

神经功能恶化（进展性脑卒中）与不良预后的可能性更大相关。因此，预防这种恶化应该是急性脑卒中治疗的首要任务。早期静脉溶栓或血管内治疗可以在发病后 24h 内逆转脑卒中进展。尽管如此，一些超时间窗的病情恶化或不适合溶栓或血管内干预的患者通常给予抗栓药物，因此无法确定对那些病情恶化的高危患者的预测作用[108]。与颈动脉系统相比，椎 – 基底动脉系统的脑卒中似乎更常见神经功能的恶化。多脑叶或大面积脑干脑卒中患者神经功能恶化的风险很高。20%～30% 的腔隙性脑梗患者在发病后的几天内进展[108, 110]。此外，神经功能恶化可能继发于许多抗栓药物无法改善的脑卒中或神经系统并发症，包括脑水肿、脑积水、癫痫发作、电解质紊乱和感染，这些情况用抗栓药物治疗效果不佳。

瑞典的一项小型随机对照、双盲试验测试阿司匹林（325mg/d）在预防进展性脑卒中方面的有效性[111]。脑卒中前 72h 内服用抗血小板药物的患者被排除在外。脑卒中后 48h 内开始服药，在第 5 天，接受阿司匹林治疗的 220 名参与者中有 15.9% 的人出现进展性神经功能障碍，而接受安慰剂治疗的参与者中有 16.7% 的人出现进展性神经功能障碍。Rödén-Jüllig 和 Britton[112] 对 314 名未接受肝素治疗的患者和 907 名接受抗凝治疗的患者的结果进行了比较，结果显示 28% 未接受肝素治疗的患者和 21% 接受肝素治疗的患者出现进展性神经功能障碍。研究人员得出结论，肝素治疗不能改善预后或阻止神经功能恶化。在抗栓治疗中添加西洛他唑对预防脑

中进展没有获益，它在豆状纹状动脉区域的急性脑卒中研究中也没有获益[113]。一项中国研究表明，在 CYP2C19*2 基因型患者中，阿司匹林与氯吡格雷联合治疗比阿司匹林单药治疗更能有效降低急性缺血性脑卒中神经系统恶化的风险[114]。有病例报道显示，负荷剂量氯吡格雷对内囊预警综合征患者有一定获益[115]。

检验抗凝或抗血小板药物对阻止神经系统功能恶化的影响的临床试验报道了中性结果。总体而言，试验报道表明无论患者是否接受抗栓治疗，脑卒中后最初 7～10d 内神经功能恶化的概率约为 10%。总的来说，这些数据表明，抗栓治疗在阻止缺血性脑卒中后神经功能恶化方面的作用可能很小。

（三）改善神经系统预后

总的来说，来自普通肝素、低分子肝素和达那肝素的临床试验数据结果是相似的。这些试验都没有显示脑卒中后 12～48h 开始抗凝治疗能长期获益[52]。没有证据表明抗凝药对任何亚组的患者更有效，包括那些有心源性栓塞事件或大动脉粥样硬化的患者。关于阿加曲班的数据非常有限，无法确定其有效性。

关于抗血小板药物的治疗效果的大部分数据来自对关于阿司匹林的两项大型试验[21, 53]，尽管两项试验的良好转归率存在显著差异，但综合数据表明，脑卒中发作 48h 内开始服用阿司匹林与良好转归率的适度改善有关。一些抗凝药物的试验将阿司匹林作为治疗的一部分，这些研究表明阿司匹林至少与抗凝药作用相当[71]。一项关于阿昔单抗的国际试验并没有证明在改善神经系统功能方面有获益[44]。

目前，尚无证据表明抗栓治疗能改善急性缺血性脑卒中的预后。

（四）预防深静脉血栓形成

DVT 和 PE 是脑卒中后发病和死亡的重要原因，下肢瘫痪的卧床患者发生这些并发症的风险最高。在一项来自美国的回顾性数据库分析中，1% 的患者在住院期间或出院后 30d 内会出现 VTE 症状，只有 46% 的患者在住院期间接受了 VTE 预防治疗[116]。在一项关于脑卒中人群指南的研究中，临床诊断 VTE 的风险为 3%，95% 的患者接受了预防性治疗，其比例高可能与选择的人群有关[117]。制订预防 DVT 的措施是近期脑卒中患者住院管理的质控指

标。有几种措施可以预防 DVT，包括早期活动、低剂量抗凝和间歇性按压[68, 118]；弹性压力袜无效，并且会增加皮肤并发症的风险[119]。在美国，抗栓药物是预防或治疗血栓的主要药物。一项大型国际试验比较了近期 1762 名缺血性脑卒中受试者使用普通肝素和依诺肝素的结果，发现依诺肝素组的出血风险没有差异，但 VTE 发生率较低[68]。Meta 分析发现 DVT 降低，但抗凝治疗对 PE 或死亡率无显著影响[59]。Greenage 等[120]认为 ICH 的增加超过了预防 PE 的益处，并建议脑卒中患者不要常规使用低剂量抗凝药。ASA 推荐皮下注射低剂量抗凝药治疗卧床的脑卒中患者以预防 DVT。美国内科医师学会推荐使用肝素或低分子肝素进行药物预防，除非评估的出血风险超过获益[121]。2018 年的英国指南不建议急性脑卒中患者预防性使用低剂量抗凝药，因为出血风险会增加（http://www.nice.org.uk/guidance/ng89）。在一项大型临床试验中，与没有装置相比，外部充气小腿加压装置降低了近端静脉或症状性 DVT 的风险（8.5% vs. 12.1%，OR=0.65，95%CI 0.51～0.84）[118]。大约 30% 的患者接受肝素治疗，但这在两组之间是平衡的。虽然在住院患者中发现了协同效应，但机械疗法和抗凝疗法的联合价值尚不确定[122]。另一个有争议的问题是急性缺血性脑卒中后 VTE 预防的持续时间，在长期制动的急性病患者静脉血栓栓塞延长预防（EXCLAIM）试验中，在近期脑卒中患者中观察到依诺肝素使用 28d 比使用 10d 有助于降低 VTE，主要出血风险的增加削弱了这一点[123]。同样，在急性内科疾病住院患者中，使用利伐沙班预防 VTE，与标准治疗期相比，大出血风险增加（4.1% vs. 1.7%，P<0.001），VTE 风险降低（4.4% vs. 5.7%，P=0.02）[124]。总的来说，在脑卒中后 VTE 的长期预防或治疗方面，NOAC 优于 VKA[125]。

阿司匹林对 VTE 有一定的保护作用，它是抗凝治疗的替代品，但尚未与抗凝药直接比较。在下腔静脉放置一个可拆卸的过滤器（Greenfield 过滤器）可以防止不能接受抗栓药物的患者发生危及生命的 PE[125]。PE 的治疗包括低分子肝素、肝素或磺达肝素[121]。

（五）其他适应证

如果需要口服抗凝药来预防复发性心源性栓塞，则应采取多项措施来提高其使用的安全性。如果在

使用 rt-PA 治疗 24h 后开始用药，则应在开始使用抗凝血药前进行脑成像研究，以排除出血。如果脑成像研究显示多脑叶梗死、梗死出血转化，或者有严重的神经损伤，抗凝治疗应推迟几天。具体延迟使用药物的持续时间不确定。目前的指南建议这些药物不要在 rt-PA 治疗后 24h 内开始使用，但除此以外，梗死后抗凝治疗的时机尚未确定。NOAC 比 VKA 起效更快，在开始治疗时应考虑到这一点。一项小型研究表明，利伐沙班可以在脑卒中后 14d 内安全使用[126]。一项对 1309 名非瓣膜性心房颤动和脑卒中患者的观察性研究显示，在脑卒中后 30d 内接受了利伐沙班治疗，随后 90d 内有 0.8% 的大出血风险。与早期治疗相比，脑卒中后 14d 复发脑卒中的风险增加。作者建议，对于轻型或中型缺血性脑卒中，在 3d 内开始使用利伐沙班；对于重型脑卒中，在 14d 内开始使用利伐沙班[127]。有一项比较 NOAC 与其他干预措施的大型 4 期研究被计划开展，称为急性缺血性脑卒中后抗凝的最佳时机随机化对照试验。瑞典的一项大型研究正在研究缺血性脑卒中后开始 NOAC 的时间，比较脑卒中后 5d 内治疗的患者与脑卒中后 5～14d 治疗的患者的结果（https://clinicaltrials.gov/ct2/show/NCT02961348?term=anticoagulants&cond=Stroke%2C+Acute&draw=1&rank=14）。德国的一个大型注册机构正在比较达比加群、VKA、阿司匹林或未口服抗凝药治疗脑卒中和心房颤动的患者，预计 2022 年才会有结果（https://clinicaltrials.gov/ct2/show/NCT02507856?term=anticoagulants&cond=Stroke%2C+Acute&draw=1&rank=17）。

对于继发于颅外动脉夹层的脑卒中患者，建议使用抗凝治疗。2010 年[128]的一项 Cochrane 回顾和 2013 年的一项 Meta 分析（包括 1991 名以上患者）显示，在预防脑卒中、短暂性脑缺血发作或死亡方面，血小板治疗和抗凝治疗在疗效或并发症方面没有任何差异[129]。大多数研究表明，在 3 个月时脑卒中复发率低于 3%[129]。CADISS 是一项随机对照试验，在该研究中，对颈动脉夹层患者进行抗血小板治疗与肝素加华法林的抗凝治疗进行比较，结果表明阿司匹林与抗凝治疗效果相同[130]。总之，几乎没有证据推荐在动脉夹层患者中使用口服抗凝血药。特别是与没有主动脉粥样硬化的患者相比，主动脉粥样

硬化患者的脑卒中复发风险增加，尤其是厚度至少为 4mm 的患者（1 年内分别为 6.6% vs. 2.2%）[131]。在主动脉弓相关脑损伤试验（ARCH）中，阿司匹林和氯吡格雷联合治疗与华法林治疗相比较的试验因登记缓慢而暂停，但该试验未显示任何一种方案的优越性[132]。活动性癌症和缺血性脑卒中患者的 D-二聚体水平升高，推测是高凝状态所致[133]，建议使用低分子肝素治疗。一项在 20 名患有急性缺血性脑卒中的活动性癌症患者中进行的全剂量依诺肝素与阿司匹林的随机安全性试验已完成入组，但尚无结果（http://www.clinicaltrials.gov/ct2/show/NCT01763606?term=stroke+and+cancer&rank=2）。

患有非闭塞性腔内血栓的急性脑卒中患者在接受颈动脉内膜切除术或血管内治疗时，有较高的并发症风险。一组 18 例患者接受了静脉注射肝素治疗，没有发生颅内出血[134]。

另一组可能受益于抗凝治疗以预防脑卒中复发的患者是原因不明的栓塞性脑卒中患者。在 NAVIGATE 试验中，与阿司匹林组（0.7%）相比，利伐沙班组（1.8%）没有获益大，并且出血风险增加[109]。一个左心房增大的亚组患者与心房颤动的高风险相关，表明抗凝可能有益，但这需要进一步证实[135]。

患有急性缺血性心脏病的患者经常接受抗凝血药、抗血小板药或两者作为治疗方案的一部分，以减轻心脏损伤。这些药剂常被用作药物或机械溶栓的辅助治疗。类似的策略可能对治疗急性脑卒中很重要。同时使用抗凝或抗血小板药可能会降低再闭塞的风险。值得关注的是，抗栓药物的添加是否会增加严重颅内出血的风险。肝素和糖蛋白 Ⅱb/Ⅲa 受体拮抗药已被用作围术期辅助治疗，与血管成形术、支架置入术或动脉内溶栓剂联合使用[5]。目前，尚无关于急性缺血性脑卒中患者围术期辅助抗栓治疗的安全性或有效性的随机试验。

六、抗栓治疗的现状

在过去 5~25 年中进行的许多临床试验都没有为急性缺血性脑卒中患者早期使用短效抗凝药提供证据，这些药物的使用与发生 ICH 或其他严重出血的关系较小，但在统计学上存在显著意义。出血的风险比早期使用溶栓药物的风险低，但尚未发现抗凝药能改善神经系统功能预后、阻止神经系统功能恶化或预防早期复发性脑卒中。由于缺乏疗效，使用具有潜在风险的药物是有问题的。似乎没有任何已证实的亚组具有明确的获益证据。

北美指南推荐对急性缺血性脑卒中患者进行低剂量抗凝治疗，以降低 DVT 的风险。低分子肝素优于肝素，但两者都与 ICH 风险的轻微增加有关。间歇性弹力袜也被证明可以预防 VTE，这两种疗法没有直接的比较，它们可能具有协同作用。NOAC 可能成为治疗卧床的住院患者的替代方案。

早期服用阿司匹林可适度降低复发事件的概率并改善预后。阿司匹林在脑卒中（最初几小时内）紧急处理中的作用尚不清楚。在改善脑卒中预后方面，阿司匹林不应被视为等同于溶栓治疗。尽管如此，在脑卒中后 48h 内开始服用阿司匹林应是谨慎的。根据临床和脑成像结果确定脑卒中的严重程度，对开始服用阿司匹林似乎没有特别的限制。rt-PA 治疗后 24h 内不应服用阿司匹林。静脉溶栓或阿加曲班[11-13]或依替巴肽[5]血管内治疗后的辅助治疗正在试验中。短暂性脑缺血发作或轻型脑卒中后，短期联合应用氯吡格雷和阿司匹林抗血小板治疗已被证明能安全的降低脑卒中的复发风险。联合抗血小板治疗的其他试验正在进行中[42]。

七、抗栓治疗的未来

理想情况下，用于急性缺血性脑卒中治疗的抗栓药物起效快，并在大出血时可迅速逆转。快速逆转可以通过半衰期短的药物或解毒剂来实现。未来的可能性包括带有互补逆转剂的受体或半衰期短的 IV PY12 抑制药。较新的口服抗凝血药尚未进行试验，但起效较慢，会降低其潜在用途。

抗血小板药物和抗凝血药在急性缺血性脑卒中患者管理中的作用未来可能是多模式治疗的一个组成部分。辅助使用抗栓药物可以维持药理学或机械溶栓的疗效。使用这些药物可能会降低出血风险，因为溶栓剂的剂量可能会减少。希望未来的临床试验将测试新型抗栓药物的安全性和有效性，以及用于治疗急性缺血性脑卒中患者的多模式溶栓和抗栓治疗。

第 55 章 脑卒中一般管理和卒中单元

General Stroke Management and Stroke Units

Turgut Tatlisumak　Jukka Putaala　著

余泓飞　朱艳含　译　牛璇　常丽英　校

本章要点

- 所有的脑卒中患者都应该被送入能提供 7d/24h 专业脑卒中监护的医院，并接受卒中单元治疗。
- 多专业的卒中单元监护可显著降低死亡率、残疾率和对机构护理的长期需求。这与患者的年龄、性别或脑卒中的类型及严重程度无关。
- 每位脑卒中患者都应接受全面的临床、实验室和影像学检查，以确定脑卒中的诊断、分型、病因及脑卒中危险因素。
- 临床并发症的预防、早期诊断和有效治疗，以及尽早预防脑卒中复发、及时启动并规划脑卒中后的康复治疗是至关重要的。
- 将研究、教学和脑卒中登记活动与患者管理相结合，以及实施质量控制措施是成功的关键。

虽然只有部分脑卒中患者有机会接受大多数急性期治疗，但卒中单元救护几乎适用于所有的脑卒中患者。本章将介绍卒中单元的特点，包括一般脑卒中管理的各个方面，以及可以在卒中单元进行的最佳治疗方案。强有力的证据表明，与普通病房的治疗相比，在专业的卒中单元进行治疗，可以显著降低脑卒中患者的死亡率、残疾率和对机构护理的长期需求。卒中单元是系统性脑卒中治疗中的关键环节。该环节先是院前和急救治疗，而后是康复治疗。本章主要介绍已接受急性期治疗的患者转入卒中单元后的相关治疗。

一、卒中单元的治疗

卒中单元的系统性治疗可降低死亡率和对机构护理的依赖比率，减少残疾。卒中单元试验协作工作组的最新系统回顾，包括 28 项随机对照试验，在来自多个国家的 5855 名患者中，对卒中单元

和其他医疗服务进行了比较[1]。在长达 1 年的随访中，卒中单元治疗显著降低了死亡风险（OR=0.76，CI 0.66～0.88）、死亡或依赖风险（OR=0.80，CI 0.67～0.97）、死亡或机构护理风险（OR=0.76，CI 0.67～0.86），并且未延长在医院或机构的住院时间[1]。这些获益与患者的年龄、性别、初始脑卒中严重程度及脑卒中类型（缺血性或出血性）无关，并且在基于离散模型的卒中单元中似乎更好[1]。重症患者和出血性脑卒中患者似乎受益更多[1]。这些结果在 5 年的随访中得到证实。作者得出结论，在卒中单元接受系统性住院治疗的患者，在脑卒中发生 1 年后，更有可能存活，并可在家独立生活[1]。

卒中单元的目标人群包括缺血性脑卒中、脑出血、脑室内出血、短暂性脑缺血发作、脑静脉血栓形成和蛛网膜下腔出血患者。一些特定的患者群体，如脑血管炎、烟雾病、可逆性脑血管收缩综合征、可逆性后部脑病综合征和颈动脉内膜切除术后高灌

866

注综合征患者，即使没有发生新的脑卒中，也可能在卒中单元治疗中获益。最后，错过有效治疗时间窗的患者不应被排除在卒中单元之外，除非有其他更好、更便捷的选择，如脑卒中 /TIA 门诊进行必要的诊断和治疗，并在 1～2 个工作日内开始康复治疗。

（一）卒中单元的设计

卒中单元的益处在各种类型脑卒中治疗管理体系中随处可见，包括卒中中心、急性卒中单元、急性和康复性脑卒中联合单元、延迟 1 周或 2 周后收治患者的康复卒中单元，以及流动脑卒中小组。

卒中中心由全面的脑卒中服务组成，提供基础设施，将患者尽快送达卒中中心。它提供即时诊断和治疗，以及早期康复，并将患者转到合适的医疗部门进一步治疗、康复和二级预防。卒中中心提供 24h 的实验室、放射科、神经外科和心脏内科的服务。卒中中心通常需要设置在一个大型的人口集聚区，而且大多为大型城市的教学医院。初级卒中中心拥有必要的医护人员和基础设施以治疗大多数急性脑卒中患者[2]。而综合卒中中心除了必要的医护人员、基础设施，还需要具有更专业的技术，以此来诊断和治疗病情复杂、涉及多学科或需要介入治疗的脑卒中患者[3]。综合卒中中心可作为其他医院的教学示范基地，也可作为该地区其他医院和卫生保健专业人员的教育基地。此外，综合卒中中心还可以为偏远地区的医院提供脑卒中治疗的远程会诊支持。

系统的卒中单元包括三个基本和必要的特征［3S：空间、人员、系统（space,staff,system）］。空间指在医院病房的一个区域内提供特定疾病的服务，专用于脑卒中和 TIA 患者，可由多个医疗部门组成：神经科、综合内科、老年医学科和康复医学科。人员包括一个多学科团队（医生、护士、物理治疗师、职业治疗师、语言和吞咽治疗师、神经心理治疗师、监护管理者和社会工作者），他们对脑卒中工作有极大兴趣、接受专业知识的培训，提供系统的教育培训计划。系统指一个全面的脑卒中治疗系统是基础，即 24h 随时待命（7d/24h），对脑卒中患者进行快速的临床、放射影像和实验室评估（诊断检查），提供急性期治疗，拥有监护设备，可进行各种手术，重症监护，并发症的预防和治疗，早期康复治疗，脑卒中

风险因素评估，以及脑卒中治疗的内部书面指南。

卒中单元是一个专业的、位置明确的医院区域或病房，脑卒中患者在此住院并由多个专业团队组成的医护小组收治，他们具有脑卒中治疗的专业知识和技能，有明确的个人任务，定期与其他学科互动学习，并在脑卒中治疗中占主导地位。这个团队应通过定期（每周）的多学科会议协调脑卒中治疗[4]。ESO 卒中单元认证委员会列出了卒中单元和卒中中心所需的设施，并协调收集早期各种研究的数据[4]。

（二）卒中单元治疗的有效性

第 1 次欧洲脑卒中管理共识会议建议，到 2005年，欧洲所有的急性脑卒中患者都应接受专业卒中单元或脑卒中小组的治疗。不幸的是，这一宏伟目标并没有实现。最近的欧洲脑卒中行动计划[5] 提出到 2030 年，90% 的患者都应在卒中单元接受治疗的目标。目前欧洲各国的脑卒中患者在卒中单元治疗比例仍有很大差异（0%～88%），而且许多国家缺乏最新数据[6]。但总体而言，整个欧洲都有显著的改善。瑞典国家脑卒中登记处 Riksstroke2018 年年度报告显示，2018 年在卒中单元治疗的患者比例达到 92%[7]。澳大利亚国家脑卒中审计报告显示，获得卒中单元治疗的比例，从 2017 年的 58% 上升到 2019 年的 69%，并且大城市的居民更可能得到有效治疗[8]。

虽然全球缺血性和出血性脑卒中患者的绝对数量及脑卒中死亡人数都在增加，但高收入国家的脑卒中发病率和死亡率却都在下降，大部分的负担现在转移到了低收入国家[9]。一项仅限于中低收入国家卒中单元治疗的随机试验研究[10] 强烈支持卒中单元的应用。尽管卒中单元治疗已证实具有良好的成本 -效益[11]，但即使在高收入国家[12]，建立设备充足的卒中单元仍具挑战。因此，在低收入国家推广卒中单元治疗可能会更具挑战性。

ASA[13, 14] 和 ESO[4] 为卒中单元制订了一系列质量控制指标，旨在提高管理质量，并允许对不同卒中中心的救治效率进行比较。此外，强烈建议建立地方和国家的脑卒中登记制度。质量控制指标包括患者的快速评估、影像学、急性期治疗、各种预防措施的启动和康复治疗。卒中单元认证项目已经在一些论坛上启动。

二、一般卒中的管理

卒中单元治疗的主要目标见框 55-1。每个急性脑卒中患者，即使症状轻微或生命体征稳定，也必须接受紧急治疗。即便症状短暂、迅速缓解或症状波动，也有可能是侧支循环良好的大血管闭塞。如果闭塞血管未及时再通，很可能会导致脑梗死面积的继续扩大，并在数小时内迅速恶化。在某些情况下，如脱水、低血压或在血管情况不明的状况下立即活动，会导致血流动力学改变，缺血可能会增加，症状随之加重。

框 55-1　急性卒中单元的主要目标

- 重新评估患者的病情和神经系统情况
- 确定明确的脑卒中诊断，并排除类卒中疾病
- 确定脑卒中病因
- 在生理范围内或接近于生理范围实现和维持生命功能（内稳态）
- 预防、诊断和并发症治疗
- 寻找脑卒中风险因素并开始采取预防措施以避免复发
- 开始早期康复治疗并制订中长期计划
- 尽可能多地招募患者参加科研项目，包括随机对照试验
- 培训下一代的脑卒中专业人员
- 当生命终结时，请记住器官捐赠

患者在哪治疗取决于当地的医疗资源和卒中单元的管理和监测水平：一些卒中单元有重症监护设备，如连续动脉血压监测、中心静脉导管和持续气道正压通气。气管插管适用于意识丧失的患者（通常格拉斯哥昏迷量表≤8 分），自主通气不足的患者需要进行控制性通气。

三、对脑卒中患者进行查体和神经系统的重新评估

当患者到达卒中单元时对其进行快速评估，以确定病情是否会继续恶化，因为最初的几小时或几天内最容易进展加重。所有脑卒中患者应接受脑卒中严重程度评估（最好采用美国国立卫生研究院脑卒中量表）和格拉斯哥昏迷量表。同时，可以采取必要的诊断性检查、康复评估和预防措施，

这样可以更详细地收集患者的病史和家族史，向患者和亲属简要了解情况和进行下一步的治疗措施。如果患者的病情恶化，必须迅速查明原因并予以处理。

四、明确脑卒中诊断和排除类卒中

类卒中（框 55-2）是指非脑卒中患者的症状和体征与脑卒中类似，被错误地诊断为脑卒中的情况。在研究中，5%～31% 的急诊脑卒中患者最终被诊断为类卒中[15]。在一项对 5581 名静脉溶栓患者的研究中，出现类卒中的患者（1.8%）通常更年轻，并且多为女性，多有椎 – 基底动脉缺血相关症状[16]。

框 55-2　类卒中的相关疾病

硬膜外血肿	低血糖
硬膜下血肿	低钠血症
创伤性脑出血	中毒和代谢紊乱
脑肿瘤	晕厥
多发性硬化	败血症
脑炎	心因性疾病
脓肿和囊肿	周围神经疾病（罕见）
癫痫和发作后状态	神经退行性疾病（罕见）
有先兆的偏头痛 / 偏瘫性偏头痛	其他罕见情况
一过性全面性遗忘症	

幸运的是，类卒中患者溶栓后出现严重并发症的情况很少见[16]。从鉴别类卒中和真正脑卒中患者的研究来看，2～3 个突然发作的局灶性症状基本可明确为脑卒中，而缺乏这些表现则说明是类卒中[15]。大多数类卒中病例可以在急诊环境下通过合适的影像学和实验室检查，结合临床查体进行诊断。

临床上表现为非典型的脑卒中，这类情况也被称为变色龙[17]，其中包括运动障碍（如急性偏瘫、肢体抖动性 TIA）、晕厥、高血压危象、系统性感染、精神状态改变（精神病、意识模糊状态和躁动），以及疑似急性冠状动脉综合征。如果在确定的治疗时间窗内不能正确识别及时治疗，变色龙的情况可能比类卒中的情况更严重。

影像学是脑卒中诊断的基石。在到达医院时，

早期 CT 有助于对大多数缺血性脑卒中患者和几乎所有出血性脑卒中患者的明确诊断。结构性病变所致的类卒中，如肿瘤，可以通过 CT 进行较好的诊断，尤其是增强序列。在急诊使用 MRI 时，只有少数缺血性脑卒中患者不会表现出急性缺血性 DWI 异常[18]。MRI 在诊断类卒中方面优于 CT[18]。类卒中的代谢性疾病通常可以通过简单而快速的血液化验进行诊断。可能会溶栓或取栓的患者应遵循医生的建议进入绿色通道。除此之外，全面的影像学诊断方案，可采用多模 MRI 序列和 MRA 序列，遵循"一站式"原则。

五、确定脑卒中病因

脑影像学可以可靠地区分缺血性和出血性脑卒中，并提示其发病机制。辅助检查和临床数据有助于鉴别 IS 的脑卒中机制，如动脉粥样硬化斑块引起的动脉到动脉栓塞、心脏栓塞、反常栓塞、小血管闭塞、低灌注、解剖和其他罕见病因。辅助或重复的脑实质成像和血管成像有助于诊断脑出血患者的潜在解剖异常，如动静脉畸形、海绵状血管瘤、烟雾病、可逆性脑血管收缩综合征和 CVT，或 SAH 患者是否存在动脉瘤。

脑卒中病因分类是个体化护理和脑卒中研究的一个组成部分。精确病因学分类的好处是多方面的：①需要对脑卒中的病理学、机制和危险因素进行系统全面的研究；②指导治疗方案选择和危险因素管理；③帮助评估预后和复发率；④可以进行正确的统计和流行病学研究；⑤有助于在出院记录中记录正确的诊断（尽可能使用 ICD 代码）；⑥有时会将诊断研究扩大到家庭成员（如单基因疾病）；⑦为正在进行或未来的研究筛选合适的患者；⑧用于开发新的诊断检测和生物标志物；⑨允许明确的表型描述，这可能有助于表型 - 基因型分析，以检测潜在的遗传因素。

缺血性脑卒中有几种分类系统，如 TOAST[19]、病因分类系统[20]、ASCOD[21]。其中 TOAST 分型是最常用的。SAH 通常被简单地分为动脉瘤性和非动脉瘤性，这决定了介入治疗和复发风险。相反，ICH 中缺乏分类系统，这反映了开发分类系统的难度。SMASH-U（S 代表结构性，M 代表药物相关，A 代表淀粉样血管病引起，S 代表系统性疾病相关，H 代表高血压，U 代表未确定）可能是一个有用的工具，因为它也是一个预后分类系统，但在外部队列中的验证仍然有限[22,23]。另一个是最近引入的 ICH 分类，即 H-ATOMIC（H 代表高血压，A 代表脑淀粉样血管病，T 代表肿瘤，O 代表口服抗凝血药，M 代表血管畸形，I 代表罕见原因，C 代表隐源性疾病）[24]。尽管 H-ATOMIC 和 SMASH-U 两种分类方式均表现出较好的内部和外部可靠性，但两种分类方式仍常常出现分歧[24]。

不稳定性脑缺血和进展性脑卒中

脑缺血的不稳定期通常会延续到血管再通，在某些情况下，甚至超过这一阶段，这取决于脑血管侧支循环的状态和患者的整体心肺状况。不稳定期的特征是动脉持续闭塞和血栓栓塞或灌注减少引起的症状波动，这些症状在血压下降或患者活动时有可能加重[25]。

进展性脑卒中是一个陈旧的概念，起源于现代成像技术之前。患者临床症状恶化有许多潜在的原因（框 55-3），但是只有少数与血栓直接相关[26]。由于进展性脑卒中的异质性，除非诊断基于血栓病理、再通或成像上的不匹配模式，否则不应将其用于研究或临床决策。只有阐明进展背后的病理生理等多种机制，进展的症状控制才能成功。进展性脑卒中的主要原因包括大多数急性期并发症（框 55-4），这些并发症都可以在组织有序的卒中单元治疗中进行预防，如果发生，也可以迅速纠正。

恶性大脑中动脉梗死需要密切监测和及时干预，急诊去骨瓣减压术通常可以挽救生命，并带来更好的长期预后[27]。同样，复杂的 CVT 患者以及特定的 ICH 患者可能会从去骨瓣减压术中获益，但仍缺乏证据[28,29]。

六、实现并维持生理范围内或接近生理范围的重要功能（内稳态）

急性脑卒中患者的重要生理功能应在急诊科得到稳定。对于意识减退或气道（如延髓功能障碍）、呼吸或心血管功能（ABC）受到损害的患者，应使用重症监护设备，直到临床情况稳定。应该补充氧气以保持血氧饱和度≥95%。

急性期自动化监测生理参数（心电图、脉搏、

框 55-3 　急性缺血性脑卒中病情恶化的原因	
系统性原因	**与动脉闭塞或脑梗死相关的原因**
• 脱水	• 再栓塞
• 低血压	• 进展性血栓形成
• 极高血压	• 动脉再闭塞
• 发热	• 梗死区水肿
• 高血糖	• 颅内压升高和灌注压降低
• 通气不足，二氧化碳潴留	• 间隔性脑疝
• 低氧血症	• 出血转化
• 吸入性肺炎	• 侧支循环减少
• 败血症，感染	• 由于多发性动脉狭窄导致灌注减少
• 肺栓塞	• 梗死核心的扩大
• 心肌缺血	• 缺血半暗带的扩大
• 心律失常	
• 充血性心力衰竭	
• 神经源性肺水肿	
• 低血糖	
• 痫性发作	
• 低钠血症和其他电解质平衡紊乱	
• 液体过多	
• 硫胺素缺乏	
• 器质性精神异常	
• 精神心理因素	

框 55-4 　缺血性脑卒中的并发症	
临床并发症	**神经系统并发症**
• 肺部感染	• 脑水肿和脑疝
• 泌尿系感染	• 脑卒中的进展
• 发热	• 复发性脑卒中
• 疼痛	• 吞咽困难和误吸
• 压疮	• 脑积水
• 便秘	• 症状性出血转化
• 跌倒和骨折	• 癫痫发作
• 液体和电解质紊乱	• 谵妄或精神异常
• 深静脉血栓 / 肺栓塞	• 疲劳
• 心肌梗死和心绞痛	• 抑郁
• 充血性心力衰竭	• 淡漠
• 应激性心肌病	• 呃逆
• 心搏骤停 / 心律失常	• 中枢性脑卒中后疼痛
• 胃肠道出血	• 失眠
• 小便失禁	• 睡眠呼吸障碍
• 蜂窝织炎	• 运动失调（舞蹈症、手足徐动症等）
• 脓毒症	• 营养不良
• 肺水肿	
• 呼吸衰竭	
• 低血糖或高血糖	
• 腹股沟穿刺部位出血、假性动脉瘤，以及动静脉瘘	

呼吸频率、动脉血压、血氧饱和度和体温的最低值，间歇监测血糖和 NIHSS 评分）可改善脑卒中患者的预后[30]，尤其是在最初几天。监测的时长应根据个体化需要进行调整。

建议每 100 张的脑卒中收治床位配备 1 张带有监护的卒中单元床位，因为监护的平均时间约为 72h[4]。虽然单元的大小和患者的数量因许多因素而大不相同，但至少有 4 张监护床是合适的，也是符合成本效益的。每年至少收治 200 名患者，以便于积累知识经验和制订有效的患者路径。

对急性脑卒中患者进行密切监测，及时发现病情恶化和处理一些危及生命的情况至关重要。此外，数日的心电监测可能会发现急性心肌梗死及以前未明确诊断的心房颤动[31]。卒中单元的密切监测包括 7d/24h 护士与患者在同一观察室，在全面的监视器上可以显示自动测量的血压值（在某些患者中使用动脉内导管连续监测）、动态心电图、脉搏、呼吸频率、血氧饱和度，每天测量数次血糖。如果使用温度探头导尿管，可以在线监测核心体温；此外，也可以使用各种其他方法监测。所有监测的生命体征参数需要在电子病历系统中连续记录。

（一）液体和电解质平衡

很大一部分脑卒中患者入院时处于脱水状态，范围为 15%～70%，这取决于用于定义脱水的标准[32]。脱水与不良预后相关，如功能障碍、死亡率和脑卒中复发。急性脑卒中后脱水原因可能有以下几种情况，包括意识水平、吞咽功能、沟通和认知能力下降，以及静卧、感染、利尿、高热和躁动。

在院前治疗措施中，首先要对脑卒中患者进行的工作之一是建立静脉输液通道，并用林格液或生理盐水进行补液。补液应在卒中单元中持续进行。虽然没有数据可以指导静脉输液治疗的容量、方式和持续时间，但根据专家共识，强烈建议纠正低血容量。等渗性液体（晶体液）之间没有进行比较，而在 12 项研究系统回顾中，将高渗液体（胶体）与等渗液体进行了比较。系统回顾显示，这些溶液在发生死亡或依赖性方面没有差异[33]。脑卒中后首个 24h 的液体平衡应该是积极的，这取决于入院时的脱水程度，可通过测量血浆或血清渗透压来评估。应避免容量耗尽和容量过载，因此必须密切监测急性脑卒中患者的液体平衡，尤其是在不稳定期。

（二）体温

在脑卒中早期，体温通常升高到 37.5℃以上，这可能是脑卒中严重程度的标志，可能反映了感染相关并发症，也可能是影响发病率和死亡率的独立预后因素[34]。即使是轻度发热对于急性脑卒中患者也是有害的，这与梗死面积扩大、水肿加重、颅内出血和颅内压升高有关。Reith 等的一项里程碑式的研究表明，入院体温与最初的脑卒中严重程度、梗死面积，以及不良预后和死亡率高度相关[34]。

这些研究人员还发现，体温每升高 1℃，不良预后的相对风险增加 2.2 倍。此外，这种关系与脑卒中的严重程度无关，并且感染的存在并不能独立地预测不良预后。另一项大型回顾性研究表明，对于脑卒中患者来说，与正常体温相比，在入住 ICU 的前 24h 内测得的峰值温度低于 37℃和高于 39℃与死亡风险呈正相关[35]。对于 ICH，40% 的患者出现发热，发热与不良预后和死亡率增加独立相关，尤其是在 IVH 患者中[36]。在 SAH 患者中，发热也很常见，通常是中枢性的，并与较高的死亡率[37, 38]和幸存者的较差预后独立相关[37, 39]，并且明显与出血量和 IVH 的存在有关[37]。据报道，患者功能的预后在控制发热的情况下可得到改善[40]。

应积极明确和治疗发热源，可使用退热药使体温降至正常。在卒中单元中，通常使用对乙酰氨基酚降温。尽管脑卒中（PAIS）试验表明 IS 或 ICH 患者症状发生后 12h 内，每天使用 6g 对乙酰氨基酚对比于安慰剂组没有益处[41]。然而，在一项回顾

性分析中显示，基线体温为 37～39℃的患者预后有所改善。PAIS2 试验表明，使用对乙酰氨基酚治疗的 IS 或 ICH 患者的功能预后与安慰剂组相比没有差异。但由于招募缓慢和缺乏资金，该试验提前终止[42]。

物理降温方法（如风扇）可以作为药物治疗的辅助治疗，但其对脑卒中结局的影响尚未得到证实。虽然小型试验已经证明诱导性低温治疗可能是安全的[43]，但没有证据支持其在试验之外的使用。

（三）血糖

低血糖在脑卒中患者中极为罕见，通常是医源性的，并且应及时治疗。而高血糖在所有类型的脑卒中中经常遇到，影响高达 50% 的患者。无论是糖尿病患者还是非糖尿病患者，与脑卒中相关的高血糖是一种复杂的现象，可能是由已知或未诊断的糖尿病、代谢综合征、获得性胰岛素抵抗、应激反应，以及病变的大小或部位引起[44]。

在未经静脉溶栓[48]的 IS 患者中，高血糖与梗死面积增加和出血转化有关[45-47]。在 ICH 患者中，入院时血糖水平升高与血肿大小和血肿扩大有关[49]。入院时的高血糖与所有脑卒中亚型的不良临床预后和高死亡率之间存在着紧密的联系，并且呈正相关[50-52]。此外，在接受机械取栓治疗的大血管闭塞患者中，高血糖也同样会降低良好临床预后的机会[53]。

尽管高血糖与不良预后之间存在密切关系，但没有令人信服的证据支持对脑卒中患者进行严格的血糖控制方案。一项早期对重症患者的随机试验表明，强化降糖，目标血糖水平控制在 4.4～6.0mmol/L（80～100mg/dl）是安全的，并可减少住院并发症[54]。然而，这个方案很快被推翻了，因为后来的证据显示这种方案对患者不利，而且低血糖的风险很高[55]。具体到脑卒中患者，英国葡萄糖胰岛素脑卒中试验（GIST-UK）在 933 名脑卒中患者强化胰岛素治疗未能证明有任何益处[56]。然而，在该试验中，治疗仪与轻度和晚期血糖降低有关。综合现有的随机试验数据，2018 年 ESO 指南反对常规使用静脉注射胰岛素进行严格的血糖控制[57]。在这些指南发布后，SHINE 研究发表了迄今为止规模最大的高血糖症的强化治疗和标准治疗进行比较的随机对照试验研究

结果[58]。该研究共有 1151 名急性 IS 患者，被随机分为两组，一组是使用计算机决策支持系统连续静脉注射胰岛素，目标血糖浓度控制在 4.4～7.2mmol/L（80～130mg/dl），另一组是根据血糖变化给予胰岛素注射［目标血糖浓度为 80～179mg/dl（4.4～9.9mmol/L）］，持续时间最长到 72h。由于在 3 个月后功能预后没有差异，招募工作因无效而停止。在强化降糖治疗组中，有更多的早期低血糖导致治疗中止的病例，严重低血糖仅发生在强化治疗组。

综合脑卒中患者和其他危重患者的现有证据，预防急性脑卒中患者出现高血糖，可遵循与其他住院患者相同的做法，同时应保持密切监测，防止出现低血糖[59]。通常情况下，不应向缺血性脑卒中患者提供含糖溶液，尤其是在最初几天。合理的目标血糖水平可能取决于患者的特点（例如，对于控制不佳的糖尿病患者和有糖尿病并发症患者，目标血糖水平为 8～10mmol/L 或 144～180mg/dl；对于其他患者，目标血糖水平为 6～8mmol/L 或 108～144mg/dl）。静脉注射胰岛素应优于快速作用的皮下胰岛素，因为皮下注射胰岛素可导致不必要的低血糖和高血糖，并与更高的住院并发症风险相关[59]。然而，应该避免激进的静脉注射胰岛素方案。对于大多数病情稳定的患者，每天 1 次或 2 次的长效皮下基础胰岛素，单独或与餐时胰岛素联合使用，对降低血糖是安全和有效的。

（四）血压

急性脑卒中时低血压很少见（一项研究[60]中低血压发生率为 0.6%），但为了维持足够的器官灌注，纠正低血压是合理的。应找出低血压的原因并加以纠正。不建议静脉注射扩容剂和白蛋白。

观察性研究显示，关于低血压和不良预后之间的联系[61]，结果不一。初步随机数据显示，在非心源性缺血性脑卒中患者中，诱导高血压有益处[62]。然而，这种方案仍处于研究阶段，确保最佳预后的血压水平尚不明确。

脑卒中发病时动脉血压短暂升高是很常见的，出血性脑卒中患者中，70%～80% 血压值较高[63, 64]。可归因于多种因素，如应激性儿茶酚胺分泌、神经内分泌因素、酗酒、心输出量增加、疼痛、尿潴留

和病变的表现形式[65]。在最初几天，血压通常会自动下降。虽然通常建议在最初几天不治疗中度升高的血压，但这个问题尚未完全解决。极高的血压肯定是有害的，需要积极的治疗。然而，理想的血压水平尚未确定，而且在个别患者中可能有所不同。

SAH 患者的急性高血压应得到控制，直到动脉瘤得到治疗[66]。减少动脉瘤 SAH 患者再出血的风险，降压的幅度尚未确定，但收缩压降至 160mmHg 以下是合理的[66]。

根据 ASA 目前的建议，所有收缩压超过 220mmHg 和（或）舒张压超过 120mmHg、接受静脉溶栓或机械取栓的血压超过 180/105mmHg 的缺血性脑卒中患者，静脉使用降压药物是合理的，长期降压治疗应在脑卒中发病后的第 1 天开始[61]。最近的一项 Meta 分析（包括 25 项研究和 6474 名因急性大血管闭塞而接受机械取栓术的患者）表明，取栓术前后血压值高的患者预后差。然而，关于取栓术前后的最佳血压水平，目前尚缺乏相关数据。一些间接证据支持对这些患者进行更积极的降压治疗，尤其是在闭塞动脉成功再通后，预计侧支血管不再对缺血脑组织的灌注发挥重要作用时[67]。

血管扩张药通常会引起严重的缺血盗血现象，应避免使用，除非有明确的指征，如心肌缺血。紧急静脉降压治疗的首选药物是拉贝洛尔，静脉注射 10mg，必要时可重复注射，或以 30～60mg/h 持续输注；依那普利每 15～30min 重复注射 1mg；尼卡地平的起始剂量为 2～5mg/h，可连续输注（或尼莫地平 1～2mg/h）；但必须牢记，钙通道阻滞药可能会导致大脑血液从缺血区域流向正常区域，而血压急剧下降的影响可能是有害的。在可耐受的患者中，可以考虑使用硝普钠，但这种药物有可能因血压骤降而严重影响脑灌注，出现反射性心动过速和心肌缺血。当有特殊指征时，如 SAH 或心肌缺血时，静脉注射尼莫地平或硝酸甘油可有效治疗高血压。

在脑出血患者中，早期将升高的血压（150～220mmHg）降至 140mmHg 以下是合理的，可能会提高功能恢复的机会。对于极度高血压（超过 220mmHg）的患者，证据尚不明确[68]。迄今为止，最大的一项观察脑出血患者血压早期强化降压的随机对照试验 INTERACT-2，将 2794 名脑卒中发生后 6h 内的非创伤性脑出血患者随机分为两组，一组接受强化降压

治疗（治疗 1h 内收缩压目标值为 140mmHg），另一组接受标准治疗（收缩压目标值为 180mmHg）。虽然两组之间的主要结果（死亡或严重残疾）没有差异，但强化治疗组的功能预后有所改善[69]。试验结果表明，在脑出血的急性期，积极降压是安全的，而且可能是有益的[69]。另一项多中心随机对照试验，将 1000 名患者随机分为两组，140～179mmHg（标准治疗组）和 110～139mmHg（强化治疗组），在脑出血发病后 4.5h 内开始降压。标准治疗组在治疗后 2h 内降至 141mmHg，强化治疗组降至 129mmHg。在一项探索性分析中，强化治疗组与较低的主要结果的概率相关，即血肿扩大，定义为基线到 24h 之间血肿体积增加 33% 或更大[70]。表 55-1 总结了各种脑卒中亚型的急性期血压治疗建议。

七、并发症的预防、诊断和治疗

脑卒中患者尤其容易出现其他系统和神经系统并发症（框 53-4）。它们可能源于脑损伤本身，也可能来自于共存的疾病（如糖尿病、高血压和心脏病）、制动、药物治疗和急性脑卒中治疗。而并发症会增加死亡率和发病率及住院时间，成功的预防、早期识别和早期积极治疗各种并发症可以改善患者的预后并减少费用。卒中单元治疗能够减少脑卒中的进展/复发、感染和压疮[71]。大多数严重的并发症发生在早期（几天内），在高龄、严重脑卒中和有先天性疾病的患者中更为常见。在 IS 患者的总死亡人数中，

大约有一半是由早期并发症引起的，如经小脑幕的脑疝和急性感染[72]。大多数脑卒中患者都会出现一种或多种并发症[49, 71, 73, 74]。此外，并发症可能未得到充分诊断、充分报告和充分治疗。

（一）脑水肿和颅高压

大面积脑梗死、大量颅内血肿或大量蛛网膜下腔出血的患者有发生脑水肿的风险，随后会出现占位效应、脑疝和死亡。伴有继发性水肿的大面积小脑梗死和血肿患者可能由于第四脑室闭塞和继发性脑积水、脑干压迫及下行（经椎管）和上行（经小脑幕）脑疝而发展为脑积水。临床表现为意识水平逐渐下降、叹气样呼吸和呕吐，随后出现去皮质或去脑强直姿势，随着脑疝的进展而瞳孔散大。密切监测神经系统症状和动态 CT 扫描是指导干预措施的首选诊断方法。

缺血性脑水肿在缺血性脑卒中后的最初 24～48h 内发生。在年轻患者中，颅内压升高的脑水肿可能成为主要并发症，有可能导致脑疝和死亡[75]。这类患者通常在症状出现后 2～4d 意识迅速减退，并表现脑疝的症状。梗死组织周围灰质和白质的脑水肿可在 24h 内出现，在第 3～5 天达到高峰，然后在 2 周内完全消退。恶性 MCA 梗死通常由远端颈内动脉或近端 MCA 主干的栓塞或闭塞引起，被定义为至少占整个 MCA 区域的占位性梗死，在复查 CT 中，显示占位效应增加的迹象，透明隔水平中线移位超

表 55-1　根据指南的血压治疗建议和限值

缺血性脑卒中		
超过 220/120mmHg	第 1 天	所有患者接受降压治疗
超过 180/105mmHg	第 1 天	溶栓患者接受降压治疗
超过 180/105mmHg	第 1 天	血管内治疗患者接受降压治疗
超过 140/90mmHg	脑卒中发生 2～3d	所有患者开始/重新口服降压药物
动脉瘤破裂蛛网膜下腔出血		
收缩压超过 160mmHg	降压治疗至动脉瘤栓塞	
脑出血		
收缩压超过 220mmHg	第 1 天	积极静脉滴注降压药物，收缩压<140mmHg
收缩压在 150～220mmHg	第 1 天	积极静脉滴注降压药物，收缩压<140mmHg

过 10mm[76, 77]。其结局往往是致命的，据报道称标准治疗的死亡率高达 80%。如果年龄小于 60 岁，去骨瓣减压术是这些患者目前的首选治疗方法，也能显著降低老年患者的死亡率[27]，但大多数幸存者会遗留严重残疾[78]。去骨瓣手术的窗口必须足够大，以便为肿胀的脑组织留出额外的空间，并重新恢复微循环。老年患者可能更好地耐受脑水肿，因为老年人脑萎缩在颅内提供更大的空间。去骨瓣减压术对选定的 ICH[79, 80] 和 CVT[29] 患者是否有益，是一个非常值得关注的问题。

脑卒中后颅内压升高的基本治疗通常包括避免伤害性刺激，缓解疼痛，低温（36～37℃）治疗。用 10% 甘油（每 6 小时静滴 250ml 10% 甘油超过 60min）、15% 甘露醇（每 4～6 小时静滴 100～200ml）、地塞米松高渗盐水（高达 5% 或更多）等渗透疗法，广泛用于缺血性或出血性脑卒中的重度脑水肿，但没有确凿的证据。头部和上半身躯干保持何种体位不太明确，将头部和上半身躯干抬高至约 30° 的半坐位，以及平卧位都在临床广泛使用[81]。

（二）出血转化

30%～40% 的脑梗死患者发生出血转化，通常无症状。症状性出血转化为脑实质出血，更常见于静脉溶栓（6%）或动脉溶栓（7%）、机械取栓术（8.5%）[82]、心源性栓塞、颈动脉夹层和大面积脑梗死患者[83]。症状性出血性转化，尤其是导致脑实质血肿时，会使患者的预后恶化，并大幅增加死亡率[47, 84]。在最初的 24h 内卧床休息和避免使用抗血栓药物，以及治疗高血压、高血糖和发热可能会降低出血转化的风险。

在临床试验和许多前瞻性登记研究中，静脉注射 t-PA 治疗后症状性脑出血的发病率在 2%～8%，发病率的差别一方面取决于不同研究对 sICH 的定义，另一方面也取决于许多其他因素[84]。对所有 IV t-PA 随机对照试验的汇总分析显示，与安慰剂组相比，t-PA 治疗的患者发生 sICH 的风险约为 5 倍[85]。此外，24.2% 的安慰剂组和 32.5% 的 t-PA 治疗组患者发现了有出血的影像学证据，这些出血大多被认为是无症状的。

有趣的是，sICH 在有或无血管再通的情况下均可发生。在导致出血转化的复杂事件链中，血脑屏障的破坏是 IS 后脑实质出血的关键和直接事件。

静脉溶栓后，大约 90% 的 sICH 和所有致命的 sICH 均发生在 24h 内。sICH 与 50% 以上的死亡相关。

（三）癫痫

部分（局灶性）和继发性全身性癫痫发作可能作为出现脑卒中症状的一部分（发病时发作），也可能在脑卒中的早期（1 周内，早期发作）或后期（晚期发作）发生。在一项 Meta 分析中，IS 后早期癫痫发作的发生率为 3.3%[86]。在另一项研究中[87]，ICH 的早期癫痫发作的发生率为 14%。在 SAH 中，早期癫痫发作很常见（约 8%）[88]，但术后早期癫痫的发生率要低得多[89]。在 CVT 患者中，早期癫痫发作的发生率为 6.9%[90]。脑卒中患者早期发生癫痫持续状态是罕见的；出血性脑卒中患者可能出现非惊厥性癫痫持续状态[91]，这可能与预后不良有关[91]。

不推荐对脑卒中患者进行常规脑电图监测。然而，对于精神状态与脑损伤程度不成比例的 ICH 患者，持续的脑电图监测可能是有益的[68]。脑电图中的非惊厥性发作活动比出现临床癫痫症状更常见，并与不良预后有关。单次癫痫发作、癫痫持续状态、精神状态改变的患者及脑电图上的癫痫发作，应根据指南常规使用抗癫痫药物治疗。尽管缺乏证据，但通常的做法是使用抗癫痫药物控制早期几个月的复发。CVT 患者出现任何癫痫发作或幕上脑实质病变，即使没有临床癫痫发作的表现，通常也要用抗癫痫药物治疗 3～6 个月[92]。没有临床发作的表现或精神状态改变的患者且脑电图上没有癫痫波不应接受预防性抗癫痫治疗。然而，关于迟发性癫痫，即使是只有 1 次迟发性癫痫发作，也应被视为脑卒中后癫痫，启动抗癫痫治疗，而不应将抗癫痫治疗推迟到第 2 次发作后[86]。

（四）早期脑卒中复发

IS 和 TIA 后早期脑卒中复发是很常见的。早期的研究估计，在 TIA 或小脑卒中后的前 3 个月，脑卒中或急性冠状动脉综合征的风险为 12%～20%。最近的一项多中心 TIA 和小脑卒中登记报道[93, 94] 显示，尽管早期进行了充分的二级预防[95]，但 1 年内仍有 5% 的脑卒中复发风险。急性梗死、大动脉疾病和多种危险因素并存，如 ABCD2 评分较高的患者[95]，发生脑卒中的风险更高。高龄、存在多种危险因素、心房颤动和严重的颈动脉狭窄都会增加发生 IS 的风险。

有潜在病变的 ICH 患者在再出血发生之前接受早期手术治疗可能获益。ICH 复发率为每年 2.1%～3.7%[33, 96]。脑叶位置的出血可能提示脑淀粉样血管病，是 ICH 复发的重要预测因素。在淀粉样血管病变相关的 ICH 中，治疗高血压和避免使用抗血栓药物是有益的。

如果对破裂的动脉瘤不加治疗，1/3 从最初的出血中恢复的患者会在 SAH 后 6 个月内因复发出血而死亡[97, 98]。当破裂的脑动脉瘤通过夹闭或栓塞后，在 1 年的随访中再出血的可能性极低[99]。

在 1964 例 IS 患者和 8291 例 TIA 或轻型脑卒中患者中，早期复发导致临床结局恶化的患者分别占 11.3% 和 4.5%[100]。早期复发缺血性脑卒中明显与更差的预后相关。数据表明，在正常范围内或接近正常范围的患者，早期活动和康复治疗可以改善预后，降低脑卒中复发。早期采取全面的二级预防措施，包括改变生活习惯和尽早手术治疗严重的颈动脉狭窄，可以预防大多数脑卒中复发，这个比例甚至高达 80%[101]。

（五）谵妄

谵妄是一种注意力和认知能力的急剧下降的状态，定向力、记忆力、思维和行为方面出现波动，在急性脑卒中患者中很常见，并随着年龄的增长而增加[102]。据报道，多达一半的脑卒中患者出现谵妄（10%～48%），最常见于住院后的第 1 周[103]。谵妄与脑卒中的死亡率和发病率增加 5 倍（从出院到长期护理机构护理的风险为 3 倍）、住院时间延长、丧失独立性、治疗费用增加相关[102]。此外，谵妄患者可能会伤害自己或医院工作人员。烦躁不安、神志不清和攻击性通常在夜间开始或恶化。

谵妄的病理生理学仍知之甚少。脑电图经常显示背景活动的弥漫性减慢，与广泛的皮质功能障碍相一致[104]。脑损伤本身，以及如高龄、潜在的认知或精神障碍、重症监护、手术干预、视力或听力差、重病、疼痛、发热、感染、缺氧、多药联用、戒酒和戒除药物成瘾、睡眠剥夺、脱水、制动及各种药物等因素都可能诱发或加剧谵妄。可能涉及多种神经递质系统。其中，大多数证据表明胆碱能（乙酰胆碱相对缺乏）和多巴胺能（多巴胺相对过量）系统之间存在不平衡。

谵妄有三种不同的表现形式：多动型（以激动和警觉为特征）、少动型（以昏睡和运动水平下降为特征，这可能很难识别）、混合型。多动性谵妄的预后最好。大多数脑卒中患者表现为多动型。面部无表情、运动迟缓、言语迟缓、反应性降低、神志不清和精神迟钝是少动型谵妄的典型表现，而多言、运动过度、攻击性、刻板活动、过度反应和妄想则与多动型密切相关[105]。

使用谵妄评估方法，如意识模糊评估法[106]或谵妄评定量表[107]，可以提高对谵妄的快速识别，并具有相当高的准确性。意识模糊评估法的修订版本主要适用于无语言能力的通气患者（或失语的脑卒中患者）提供的版本，以及适用于急诊室和疗养院的患者。意识模糊评估法的诊断算法有四个部分：急性发作和波动过程、注意力不集中、思维混乱和意识水平改变。

识别高危患者、早期识别和预防、消除诱发因素、一般支持措施、安排最佳环境和护理、药物镇静、仅在极端情况下使用约束手段、安抚家属是谵妄的主要管理要素。在一项随机试验中，发现早期活动、充分的水化、确保良好的沟通（更换丢失的眼镜或助听器）、预防睡眠剥夺对预防谵妄有效，导致谵妄发生率减少 1/3[108]。在可行的情况下，需要治疗病因。小剂量重复使用氟哌啶醇是一线治疗[102]。必须避免使用抗胆碱能药物。非典型抗精神病药物和苯二氮䓬类药物可作为二线药物使用。一般情况下应避免使用苯二氮䓬类药物，但如果谵妄是由酒精或镇静 / 抗焦虑药物的戒断引起或与之相关，则可以考虑使用[109]。右美托咪定对预防谵妄的作用尚不确定，目前在急性脑卒中患者中禁用[110]。所有有谵妄风险的患者在入院时均开始使用硫胺素替代治疗，以预防潜在的 Wernicke 脑病。肢体束缚应留给极度躁动和攻击性、有可能伤害自己或他人的危险患者。

（六）抑郁症

在脑卒中后的任何时候，大约 1/3 的患者都会受到抑郁的影响，5 年内的累积患病率为 50%，并影响患者的康复[111, 112]。焦虑、疲劳和情感淡漠等其他神经精神问题几乎同样常见，可能伴或不伴抑郁出现。

两项病例对照研究显示，与健康对照组相比，脑卒中后抑郁症更为常见[113, 114]。脑卒中幸存者的抑郁症发病率是对照组的 2 倍[113, 114]。

抑郁症在脑卒中后不久开始发病，是一种慢性复发性疾病，在脑卒中后数年内发病率相似[115]。脑卒中严重程度、残疾、认知障碍、缺乏社会支持和焦虑（大多数研究排除了脑卒中前抑郁症患者）是脑卒中后抑郁症的一致预测因素[115, 116]。病变位置和抑郁症之间的明确相关性无法得到证实。脑卒中后抑郁症可能未被充分诊断，并且治疗不足。除临床评估外，还有一些由访谈者进行的或自我完成的抑郁症筛查工具，其中一些工具被证实（流行病学研究中心抑郁量表、汉密尔顿抑郁评分量表和患者健康问卷 –9 量表）对脑卒中患者的病例调查有一定的作用[117]。脑卒中失语者抑郁问卷[118] 或抑郁强度量表[119] 可用于有交流障碍的脑卒中患者。然而，所有的量表只是对临床床边诊断的补充。

一项 Cochrane 综述[120] 和 Meta 分析[121] 显示，对脑卒中后抑郁症患者使用不同剂量和不同疗程的抗抑郁药物是有益的。当开始使用时，抗抑郁药应持续很长一段时间，例如 6 个月。虽然选择性 5- 羟色胺再摄取抑制药被广泛用于治疗脑卒中患者的抑郁症，但据报道，使用这些药物与颅内出血的风险略微增加有关；然而，鉴于该事件发生较少，绝对风险可能非常低[122]。此外，使用 SSRI 与 ICH 风险增加之间的因果关系还尚未确定。最近的一项大型随机对照试验表明，在 IS 患者中，早期开始服用氟西汀持续 6 个月，剂量为 20mg/d，对功能预后没有益处[123]。其他类似的试验正在进行中。

（七）电解质紊乱

低钠血症，通常定义为血清钠水平低于 135mmol/L，是远期死亡率的独立预测因子，在入院时发现超过 10% 的 IS 患者中有低钠血症[124]，住院期间发展到 40%[125]。同样，20% 的急性脑卒中患者在入院时发现低钾血症（血钾 ≤3.4mmol/L），与预后不良有关[126]。严重的电解质紊乱需要纠正和密切监测。

低钠血症与基础疾病相关，如糖尿病、慢性肾功能衰竭和心力衰竭，以及长期使用利尿药。院内低钠血症可能有几个原因：静脉注射低渗溶液、液体摄入不足、各种药物、抗利尿药综合征和脑耗盐综合征。脑耗盐综合征通常是低血容量，需要补充液体和 Na^+。在急性脑卒中患者中，几乎无须限制液体量。

（八）心血管并发症

继发于脑卒中的心律失常和心肌缺血很常见[127]。一项对 39 项研究的系统性回顾报道指出，TIA 和 IS 患者每年发生心肌梗死的风险为 2.2%[128]。脑卒中患者往往患有某种程度的冠心病，但尚未确诊。在 VISTA 注册的多中心试验患者登记的安慰剂组分析中，19% 的患者在 IS 后 3 个月内发生严重心脏事件[129]，4% 的患者因心脏原因死亡，尚不清楚哪些高危患者在脑卒中后期应接受进一步的冠心病检查。TIA 和 IS 患者的期前收缩评分系统能够较好地识别隐匿性严重冠状动脉狭窄患者的亚群[130]。另一项大型单中心研究显示，4.1% 的连续 ICH 患者有 ≥1 种急性院内心脏并发症，最常见的是需要治疗的急性心力衰竭[131]。同样，在一项对 580 名患者进行的研究中，SAH 后有 4.3% 的患者出现了心律失常，未分析其他心脏病[132]。据报道，2%～11% 脑卒中发生在急性心力衰竭患者的亚急性期[133]。

在脑卒中后的早期阶段，心电图上的 ST 段和 T 波可能出现显著改变，代表真正的心肌缺血，有时可能没有冠心病。在一项研究中，6.8% 的人在 IS 后 3d 内无明显原因出现血清心肌肌钙蛋白 T 升高，右后部、上部和内侧岛叶及右下顶叶最常与该标志物升高相关[134]。心肌损伤标志物在 ICH 或 SAH 患者中也可能经常升高[135, 136]。肌钙蛋白升高与急性脑卒中的高死亡率有关[137]。区分真正的心肌缺血和脑卒中相关的神经诱导的心肌损伤可能很困难，因为没有明确的阈值水平来可靠区分心脏标志物水平升高的心脏和神经机制。这种现象的常规治疗主要依赖于抑制过量循环中的儿茶酚胺，即 β 受体阻滞药或 α 和 β 受体阻滞药治疗。

每个脑卒中患者入院时应进行初始 12 导联心电图检查，然后在急诊科和卒中单元进行连续心电图监测。心肌酶水平应常规监测 24h，或对不稳定的患者进行数日的监测。病因研究，包括超声心动图和有创性心脏评估（通常在较晚的时间点），是许多脑卒中患者诊断工作的重要组成部分。

Takotsubo 综合征（心尖气球样心肌病、心碎综合征、应激性心肌病）是一种应激性的非缺血性心肌病，其特点是心肌功能突然减弱，导致急性心力衰竭。心脏超声研究表明，通常心肌的心尖和中段不会收缩[138]。有限的报道显示，在 IS 和 SAH 中的发病率高达 1.2%[139-141]，女性多发，并可能合并有岛叶病变[142]。值得注意的是，应激性心肌病似乎增加了血栓栓塞事件、不良功能预后和死亡的风险，尽管数据很少[143]。

（九）组织氧合和呼吸衰竭

维持足够的组织氧合对防止脑损伤进展至关重要。在急性缺血性脑卒中患者中，由于意识减退而引起的早期通气动力改变和早期呼吸障碍是罕见的。然而，意识减退或延髓功能障碍的患者，如完全大脑中动脉梗死、大面积幕上出血、严重蛛网膜下腔出血或脑干病变，可能会出现缺氧和早期呼吸障碍。其他与缺氧有关的因素包括高龄、吞咽困难、严重贫血、肺栓塞及既往慢性心肺疾病[73]。

对于不稳定的患者，需要持续监测血氧饱和度和频繁监测动脉血气。如果脉搏血氧饱和度测定或动脉血气分析显示缺氧，建议通过鼻导管或面罩吸氧，通常为 2～4L/min，以保持氧饱和度≥95%。最近一项针对 8003 名脑卒中患者的随机试验表明，对非缺氧患者不应进行常规吸氧。因为在基线血氧饱和度>93% 的情况下，以 2L/min 的速度用鼻导管吸氧，或在基线血氧饱和度≤93% 的情况下，以 3L/min 的速度连续吸氧 72h 或夜间吸氧 3d，对功能预后没有益处[144]。

贫血在急性脑卒中患者中很常见，是造成组织缺氧的另一重要原因。当男性血红蛋白水平低于 130g/L，女性低于 120g/L 时，可以观察到脑卒中后功能预后不良和较高的死亡率[145]。然而，死亡率的相关性是 U 型的，因此高血红蛋白水平与更高的死亡风险相关。其他研究表明，血红蛋白水平降低与梗死面积进展的范围及速度存在相关性[146]。然而，用输血纠正贫血的安全性和有效性尚未在随机试验中得到证实。在缺乏确凿证据的情况下，治疗应以避免低血红蛋白浓度为目标，不提倡血液稀释或在临界血红蛋白水平下频繁抽血。

对于难治性肺水肿，有时需要临时性的持续气道正压通气。睡眠呼吸障碍，包括阻塞性和中枢性睡眠呼吸暂停综合征，以及 Cheyne-Stokes 呼吸，通常在脑卒中后 40%～70% 的患者中出现[147]。迄今为止，共有 147 项随机 Meta 分析研究表明，持续气道正压治疗脑卒中相关睡眠呼吸障碍是可行的，可能有利于神经系统的恢复，但需要更大规模的试验来证明其疗效[148]。Cheyne-Stokes 呼吸，其特点是潮气量的递增 - 递减模式，伴有不同程度的呼吸暂停发作，据报道，5%～10% 的脑卒中患者会出现这种情况[147]。在一项小型随机试验中，通过鼻插管（1～2L/h）给予补充氧气可减少伴有 Cheyne-Stokes 呼吸的严重稳定型充血性心力衰竭患者的循环的次数[149]。

如果有插管的指征，应该预先计划并由有经验的麻醉师执行，因为在插管过程中可能会影响脑血流，这种损害也可能引发不必要的自主神经反射和血压变化，从而诱发脑疝或出血。以下是插管的指征。

- 意识水平下降（格拉斯哥昏迷量表≤8）。
- 无法吞咽或清除口腔内的分泌物。
- 咳嗽和吞咽反射消失。
- 严重的呼吸困难。

只有在存在独立康复的可能性时，脑卒中患者才应接受插管；也就是说，插管不应仅仅用于延长终末期。然而，必须避免过早做出撤消治疗的决定，如果认为预后并非完全无望，则应在最初几天对患者进行插管。插管的脑卒中患者的死亡率远远超过 50%，但悲观的做法导致更容易停止积极治疗，可能会增加死亡率。接受血管内治疗的患者可能需要插管，这取决于患者的情况和当地的做法。对于这些患者，应努力尽可能缩短通气支持的时间，以避免重症监护的额外并发症。

（十）肺炎

根据最近一项包括 139 432 名患者的 Meta 分析，约有 1/10 的脑卒中患者在住院治疗的急性期出现肺炎，与其他病房的治疗相比，在卒中单元治疗的患者肺炎发生率较低[150]。在一项涉及 8251 名患者的多中心队列研究中，肺炎使 30d 的死亡率增加了 2.2 倍，1 年的死亡率增加了 3 倍[151]。

脑卒中后早期肺炎最重要的危险因素之一是误吸。吞咽困难使肺炎的风险增加 3 倍，在确诊为误吸的患者中增加到 11 倍[152]。然而，目前没有足够的证据表明吞咽困难筛查方案能有效降低肺炎的发病率[153]。误吸常见于意识减退及吞咽反射受损或吞咽障碍、咳嗽不良的患者，这些都经常发生在严重脑卒中、脑干脑卒中及起病时昏迷或呕吐的患者中。此外，脑卒中后卧床数小时才被发现并接受治疗的患者风险更高。吸入性肺炎决定了需要使用涵盖需氧和厌氧病原体（革兰阳性球菌和革兰阴性杆菌）的抗生素。其他与脑卒中后肺炎风险增加相关的患者因素包括老年、男性、糖尿病、心房颤动、冠心病、吸烟和慢性阻塞性肺疾病[151, 154]。

脑卒中后肺炎的预防是多方面的，尽管支持各种预防措施的证据很少，各中心的做法也各不相同。鼻胃管喂养可以安全地用于急性脑卒中患者，但尚不明确它是否能预防肺炎[155]。在使用鼻胃管的患者中，甲氧氯普胺每天 3 次，每次 10mg，可降低肺炎的发病率[156]。半卧位、频繁改变体位、经常的口腔吸痰和早期活动也可以预防吸入性肺炎，但缺乏对非呼吸机治疗的脑卒中患者的正式研究[157]。在最近的一项大型随机对照试验中，在急性脑卒中后，24h 平卧的患者和 24h 床头抬高至少 30° 的半坐位的患者在残疾结局或严重不良事件（包括肺炎）方面没有差异[158]。呼吸肌训练在预防肺炎方面的效果尚未证实[159]。口腔护理和牙齿卫生也能降低急性脑卒中患者发生肺炎的概率[160]。

在 2018 年的一项 Cochrane 综述中，预防性抗生素治疗降低了脑卒中患者的整体感染率，但没有改善功能预后或死亡率[161]。因此，目前不建议对脑卒中患者进行常规的抗生素治疗来预防肺炎。确诊肺炎的抗菌治疗取决于当地的耐药菌群，应遵循当地的抗生素治疗方案。培养和评估耐药菌是很重要的。

（十一）尿路感染

高达 1/4 的脑卒中患者[162]发生尿路感染（urinary tract infection, UTI），通常由大肠埃希菌引起，而铜绿假单胞菌较少。由于免疫抑制、膀胱功能障碍和使用尿路导管，脑卒中患者特别容易发生 UTI。脑卒中患者在脑卒中发病后 2d 内诊断出 UTI 并不常见，因为大多数 UTI 是在入院后作为院内感染发生的[163]。大多数医院获得的 UTI 与使用留置尿管有关。在普通患者人群中，每天使用导尿管发生 UTI 的风险为 3%～10%[164]。导管相关 UTI，可能是由医务人员的手和设备的污染（外源性）或临近（局部、经直肠或阴道）的定植细菌引起。闭式引流导尿系统可以防止细菌从外部源头迁移到膀胱内；然而，在导尿 1d 后，导尿管表面就会出现细菌的生物膜，随后病原体就会定植并迁移到尿路中[164]。脑卒中后发生 UTI 的风险在老年、女性、有功能依赖、被安置在重症监护室、严重脑卒中、认知功能低下和导尿的情况下会增加。

关于脑卒中患者使用导尿管的频率、类型、持续时间和适应证，几乎没有高质量的数据，主要原因是缺乏相关记录。这个问题很少受到关注。可能有 1/4 的住院期间的导尿是不必要的，不必要的导尿原因包括没有紧急需要的情况下监测尿量、尿失禁和方便护理[162]。导尿的适应证包括急性尿潴留或尿路梗阻，需要准确测量尿量的危重患者，以及需要长期制动的患者。尿潴留和尿失禁在脑卒中的早期阶段很常见。一些患者在脑卒中前已经有大小便失禁的问题。在三家教学医院对脑卒中患者进行的一项小型研究显示，没有遵循导尿适应证或标准的控尿评估，而且经常缺乏记录，反映出这一问题没有得到重视[165]。

排尿困难是 UTI 的一个强烈支持指标；然而，大多数脑卒中患者没有报道排尿困难（特异性高，但敏感性低）。一旦发现尿路感染，应开始使用适当的抗生素。尿液培养有助于诊断和指导选择适当的抗生素。然而，不建议使用预防性抗生素。无症状脓尿不需要抗生素治疗。然而，在无法沟通的患者中，可能仍不能够确定患者是否患有 UTI 或无症状脓尿，在这种情况下，应考虑使用抗生素治疗。酸化尿液可能会减少尿路感染的风险，而间歇性导尿并没有被证明可以减少感染。新方法包括在男性患者中使用防腐涂层导管、抗生素浸渍导管和避孕套导管，但还需要更多的临床证据。教育干预[166]和电子病历医嘱输入方法[167]降低了非脑卒中患者人群的导管使用率和导管相关 UTI 的发生率。

（十二）吞咽困难和营养不良

吞咽困难通常发生在脑卒中患者中，比例为 27%～64%[168]，并且增加了因误吸、肺炎和营养不良所致的死亡率、发病率和住院率。这些患者中有一半会在 2 周内恢复，因为自发改善很常见，但至少有 1/6 的患者在脑卒中后 1 个月仍有吞咽问题[168]。其中只有一半患者是有症状的，导致对该问题的低估。一般来说，除非吞咽功能测定认为是安全的，否则脑卒中患者至少在 24h 内不应该进行口服进食。有很好的证据表明，早期发现和处理吞咽困难可减少肺炎的发生。因此，吞咽功能检查应该是急性卒中单元治疗方案的一个组成部分。吞咽功能检查应该是一种快速和微创的床边测试，包括吞咽困难风险识别（口咽吞咽系统的异常）及吸入风险（食物或液体的声门下渗透）。这些测试包括 50ml 水的吞咽测试、多重一致性测试或咽鼓筛测试、0.4ml 水对鼻咽的吞咽激发测试。多年来，视频荧光钡剂吞咽试验（videofluoroscopic barium swallowing test，VFS）一直是金标准，但许多中心现在有能力进行灵活的吞咽内镜评估（flexible endoscopic evaluation of swallowing，FEES）检查[169]。FEES 在检测残余物、渗透性和误吸方面，比 VFS 更敏感。FEES 比 VFS 更容易和更便捷，可以在床边进行，而且不需要坐着。

吞咽困难的诊断程序及治疗吞咽困难的干预措施通常由语言治疗师实施。改变液体和食物的稠度（增稠液体）、姿势技术（如收下巴）、吞咽练习，对口腔和咽部结构的热刺激或电刺激，以及经颅磁刺激都被用于改善吞咽功能。然而，这些方法几乎没有得到证据支持[170]。吞咽困难的并发症包括肺炎、持续咳嗽、窒息、营养和水分摄入不足、生活质量下降和被社会孤立。

老年患者普遍存在营养不良，8%~28% 的脑卒中患者入院时就被发现营养不良。脑卒中本身是一种持续代谢状态。然而，急性脑卒中患者的热量需求可能不会增加，因为他们的活动量下降。脑卒中后第 7~90 天的间接热量测定研究显示，热量需求仅比 Harris-Benedict 方程预测值高 10%，但不同脑卒中亚型的能量需求并无差异[171]。入院时体重和每周的体重测量可能有助于评估营养需求和能量摄入的情况。一般蛋白质摄入量的建议是 1.0~1.5g/kg 体重。6%~60% 的脑卒中患者存在营养不良，吞咽困难使营养不良风险增加 2.5 倍[172]。营养不良与死亡率、住院时间和费用增加、功能状态差及康复后不良结局相关。吞咽困难、抑郁、情感淡漠和食欲不良都会造成脑卒中后的营养不良。

关于吞咽疗法、喂食、营养和补液对脑卒中患者功能预后的影响，目前还没有足够的证据[170]。脑卒中患者通常在 24h 内或吞咽测试前避免口服食物。吞咽困难的患者，如果预计需要喂食的时间较短（如 1 周），则需要留置鼻胃管。完全或接近完全咽区瘫痪的患者可能需要长期营养支持，需要经皮内镜胃造瘘术。鼻胃管对患者来说是不舒适的，而且意识不清的患者经常拔管。吞咽障碍的脑卒中患者静脉营养应仅限于肠功能衰竭者。

（十三）便秘

根据一项 Meta 分析，急性脑卒中后便秘很常见，48% 的患者发生便秘，出血性脑卒中的发生率高于 IS。便秘的发生与卧床、依赖性和使用便盆排便有关。大便日记和罗马标准有助于对便秘的识别和随访[173]。对有便秘风险的患者，应评估全身和肠道功能病史，接受直肠指检，并接受便秘预防和治疗方面的宣教。便秘的治疗包括根据患者的日常习惯有计划地如厕，充足的液体摄入，以及药物治疗（大便软化剂、泻药和灌肠剂）。

（十四）肺栓塞和深静脉血栓形成

PE 占脑卒中后死亡人数的 10%，是一个重要的问题，特别是在有严重下肢瘫痪的患者。在一篇以往的文献综述中，多达 50% 的脑卒中患者在未进行血栓预防的 2 周内发现了深静脉血栓形成[174]。一项前瞻性研究使用 MRI 直接血栓成像，在脑卒中发病 3 周后服用阿司匹林和分级弹力袜的 IS 患者中，40% 的患者在腿部或盆腔发现静脉血栓，12% 检测到 PE[175]。在临床实践中，1%~2% 的住院脑卒中患者被诊断出 PE，但尸检研究中半数致死脑卒中患者发现 PE[176]。大多数致命的 PE 发生在脑卒中后 2~4 周。临床上应每天检查下肢，尽早发现深静脉血栓，通过静脉超声检查可以排除深静脉血栓。然而，大多数深静脉血栓是无症状的，因此在临床上无法发现。通过早期活动可降低深静脉血栓和 PE 的风险。

低分子肝素每 12~24 小时 1 次，用于预防深静脉血栓的发生，尽管其益处尚未完全确定，并且与颅内外出血风险增加有关[176]，但被广泛使用。LWMH 应该用于行动不便的 IS 患者，在这些患者中，减少深静脉血栓和 PE 风险的益处可以抵消出血风险的增加。然而，最近关于行动不便的 IS 患者的深静脉血栓预防的指南，强烈推荐使用间歇性气压治疗作为深静脉血栓的一线预防[61, 176]。急性 ICH 患者也同样推荐使用间歇性气压治疗[68, 177]。ASA 指南确实建议不要使用分级压力袜，但允许在 ICH 发病 1～4d后，活动性出血已经停止的情况下使用 LMWH[68]。

（十五）压疮

压疮曾经是脑卒中患者的主要问题，发生率高达 21%[73]，但在高收入国家已成为罕见现象。建议采取预防措施，如早期活动，经常给卧床患者翻身，每 2 小时 1 次翻身到对侧，做好皮肤护理。建议使用特殊的防压疮床垫、脚后跟软垫和轮椅垫。压疮的预防比治疗容易。对于长期卧床的患者，应经常检查骶骨、臀部、脚跟和脚踝。建议使用 Braden 量表预测压疮高危患者[178]。如果压疮保守治疗无效，建议在明确进行外科清创术之前，给予数天的抗生素治疗。

（十六）脑出血特有的并发症

ICH 特有的并发症包括血肿扩大、血肿周围水肿导致颅内压升高，以及出血在脑室扩散继发脑积水。这些并发症与早期神经系统恶化和死亡率的增加有关。1/3 的 ICH 患者在发病后 48h 内发现早期神经功能恶化，可有半数 ICH 患者死亡[49]。血肿扩大定义通常为血肿体积增加 33% 或复查 CT 成像时血肿绝对值增加大于 6ml，一般在高达 40% 的 ICH 患者中出现。血肿体积大、有斑点征、早期到达急诊科、血肿密度的异质性和发病前使用抗凝血药是血肿扩大的重要预测因素。通常建议卧床休息、止痛、纠正凝血异常和积极降压以避免或减少血肿扩大。血肿周围水肿发展较早，在数天内不断增加，在出血后 1～2 周达到高峰[49]。水肿脑组织体积甚至可能超过血肿体积，导致中线移位、颅内压升高、阻塞性脑积水和脑疝。建议头部轻微抬高、控制体温和止痛，并卧床休息。尽管缺乏科学证据，减轻水肿治疗仍被广泛使用。在危重患者中应考虑手术干预。40% 的 ICH 患者发现 IVH，但仅有 IVH 而没有 ICH 的情况罕见[49]。与没有 IVH 的 ICH 患者相比，IVH患者的死亡率增加 1 倍，幸存者的良好功能预后减半。高达一半的 IVH 患者会因第三脑室和第四脑室的梗阻而出现脑积水。脑室外引流和腰椎引流常用于危重患者。

（十七）蛛网膜下腔出血的特有并发症

脑积水、脑血管痉挛导致的迟发性脑缺血、再发出血是 SAH 后的严重并发症。在保守治疗的动脉瘤性 SAH 患者中，有 1/3 患者在 6 个月内发生再出血[97]。再出血的风险在最初几小时内是最大的，据报道，最初 24h 内的再出血率为 4%～13.6%[66]。因此，应尽早进行动脉瘤夹闭术或弹簧圈填塞术，以完全闭塞动脉瘤。绝对卧床休息、止痛和避免便秘是填塞或夹闭破裂的动脉瘤前的关键措施[179]。在SAH 后的急性期，至少有 20% 的患者发生脑积水，在慢性期约有 10%[180]。在这些患者中，有 1/3 可能无症状，有一半的早期脑积水和意识障碍的患者在 24h 内自发改善[180]。尽管存在再出血和感染的风险[181, 182]，通常情况下仍然使用脑室外引流治疗梗阻性脑积水和腰椎引流治疗交通性脑积水。30% 的动脉瘤性 SAH 患者会出现广泛的脑血管痉挛，通常在最初的 4～10d，在 21d 内逐渐消退，但在其中约一半的患者会导致缺血性脑卒中[183]。一项 Cochrane 综述，包括 16 项试验，涉及 3361 名 SAH 患者，发现钙拮抗药在预防死亡和依赖性方面明显有益[184]。因此，对于所有动脉瘤破裂的蛛网膜下腔出血患者，标准治疗方案是每 4 小时口服尼莫地平 60mg，持续3 周。

八、检测危险因素并开始采取预防措施以避免复发

二级预防应尽早开始，或最迟在进入卒中单元时开始。如果未进行溶栓或血管内治疗，应在 IS 后早期给予阿司匹林，或在这些治疗后 24h 给予阿司匹林。强烈建议病情稳定的患者早期活动。充分的脑卒中二级预防可大大降低 80% 脑卒中复发的风险[101]。心房颤动患者单纯抗凝治疗可使 IS 复发率降低约 2/3，非心源性栓塞患者的抗血小板治疗可将复发风险降低1/4。如有必要，颈动脉内膜剥脱术必须尽早进行。住院期间必须系统地检测和治疗所有危险因素。

九、早期康复

脑卒中后，50%～70% 的幸存者将恢复功能独立，15%～30% 的患者会在出院后出现严重的永久残疾[185]。然而，自从对大血管闭塞患者实施血管内

取栓术以来，这些数字可能会有所改善[186]。早期开始康复治疗可改善长期预后，并可通过减少并发症和复发降低死亡率[187]。任何稳定的脑卒中患者在经治医生认为安全的情况下都应尽早活动。然而，根据随机的脑卒中后早期康复试验（A Very Early Rehabilitation Trial after stroke，AVERT），不应该在脑卒中发生后 24h 内进行大量、早期活动，因为它降低了 3 个月后的良好预后的概率[188]。在该试验中，干预措施包括专注于坐、站和走，与常规护理相比，至少增加 3 次下床活动。在一些特殊情况下，早期活动被认为是有风险的。溶栓治疗和取栓术后，需要肢体制动 24h。腹股沟穿刺部位的并发症，如出血、假性动脉瘤和动静脉瘘，可能需要更长时间的卧床休息。血流动力学不稳定的患者应卧床休息，直至病情稳定。脑出血患者需要卧床休息至少 24h，因为再出血的风险很高。不稳定的心肺功能、冠状动脉缺血和 PE 是脑卒中患者活动的绝对禁忌证，但呼吸功能不全通常不是禁忌证，因为坐位和直立姿势能够改善通气功能。

大多数脑卒中患者需要物理治疗、职业治疗、语言治疗和神经心理学评估的多种不同组合。对工作年龄的患者应进行更彻底的检查，以确定其工作能力和局限性。通过早期的多学科康复治疗，可以减轻脑卒中的长期不良预后。康复是一个复杂的过程，包括恢复、替代和代偿。让患者和家属参与进来是至关重要的，因为康复的结果与患者的积极性密切相关。加强社会应对能力和促进融入社区，通过家庭成员的参与可以更好地实现。

卒中单元的医务人员应该制订中长期计划，包括转到康复单元、早期支持性出院、家庭护理和门诊康复。早期支持性出院特别适用于轻度或中度脑卒中症状的患者，由流动康复小组在患者家中提供康复服务，从而缩短住院时间并改善预后，可将死亡的概率降低 20%[189]。此外，需要讨论病假时间、驾驶能力和其他医疗法律问题。社会工作者在这些方面发挥着关键作用。卒中单元应与地区医疗机构签订明确的合同，确保患者及时转入到相应的机构或门诊康复中心，出院时有家庭支持，并有一系列的二级预防措施。

高龄、被忽视、抑郁、脑卒中严重程度、并发症、认知功能障碍和缺乏社会支持联系是已知的影响康复的因素。然而，在早期通常很难评估患者是否会恢复独立生活并回家。因此，除了明显治疗无望的患者外，所有的患者都应该得到积极的治疗，并提供康复服务，直到可以决定进一步的康复活动水平。卒中单元的医务人员应该每周定期开会，由多学科团队讨论每个患者。以患者和亲属为对象的脑卒中信息传单和网络资源，以及在卒中单元定期组织的护士主导的信息会议，都受到患者和亲属的热烈欢迎和高度评价。

十、积极参与脑卒中研究和教育

脑卒中治疗的进步需要积极的研究工作和高质量的教育。不同的卒中中心研究状况不同，这取决于他们自己的兴趣和当地的条件。有明确的证据表明，参与临床研究的患者比未参与此类研究的患者有更好的结局[190]。像加拿大脑卒中网络这样的国家网络，有助于改善患者的日常护理治疗，促进研究，并可能为研究筹资。多国网络可能更有成效，在筹资机会和拥有大样本量方面更具竞争力。卒中单元的领导者应该在国内和国际上建立良好的联系。所有卒中单元应以脑卒中研究平台为目标，聘请研究协调员协助工作。工作人员应参加 RCT 研究并申请研究经费。此外，卒中单元在培育下一代脑卒中专业人才方面发挥着重要作用。

十一、当生命终结时，请记住器官捐赠

尽管在过去的几十年里，所有脑卒中类型的死亡率都有了令人欣喜的下降，最显著的是在 IS 患者中，但仍有相当一部分脑卒中患者死亡[191]。12% 的蛛网膜下腔出血患者在到达医疗机构前就已经死亡[192]，超过 40% 在 1 个月内死亡[191]。ICH 患者 1 个月的死亡率约为 40%[191]。在 IS 患者中，大面积 MCA 梗死和基底动脉闭塞患者的早期死亡率较高，1 个月内死亡率为 11%[191]。所有脑卒中患者，除一些极端病例外，在最初几天都应积极治疗[193]，包括重症监护治疗。不应匆忙做出放弃抢救和退出治疗的决定，如需做出决定，最好由资深脑卒中医生经过深思熟虑后提出建议。早期放弃抢救的决定可能会对死亡率产生独立的影响，并为部分患者带来皮格马利翁效应（Pygmalion effect）[194]。这些决定必须

清楚地传达给护理人员和患者亲属。不幸的是，大多数国际脑卒中治疗指南没有明确提及放弃抢救或退出治疗的内容。

大约 80% 的器官捐献来自急性脑损伤导致脑死亡的患者，超过一半来自脑卒中患者，SAH 是最主要的来源。目前，捐赠几乎没有绝对禁忌证。绝对禁忌证主要是传染性疾病和靶器官衰竭。在没有严重持续感染并且血流动力学稳定的患者，死亡后角膜可以移植，脑死亡后内脏器官可以移植[195]。年龄不再是绝对禁忌证。所有治疗无望的脑卒中患者都必须考虑器官捐赠的问题。卒中单元和神经重症监护医生、护士应定期接受器官移植相关的培训，并应随时提供一份简单明了的移植文件和一名联系人（移植协调员）。通过改善护理路径和提高机构内部的认识，脑死亡 ICH 患者的器官捐赠数量可以显著增加[196]。

此外，如何安排以及在何处对治疗无望患者进行临终关怀是一个至关重要的问题。如果判断患者可能在几天内死亡，则应在同一科室的单人病房内进行临终关怀。

结论

有高度可信的循证医学证据支持卒中单元模式。卒中单元治疗具有良好的成本 - 效益，并能减少致死致残的可能性，以及对机构护理的长期需求。这些益处并不限于任何特殊的脑卒中患者亚群。所有脑卒中患者，无论年龄、性别、严重程度或脑卒中类型，都能从卒中单元治疗中获益。这种获益的效果是持久的，最长可达 5～10 年。因此，所有脑卒中患者都应住院治疗，进行全天候（7d/24h）的急性期治疗，除非患者在开始溶栓治疗后被转到介入中心取栓，或其病情需要其他治疗（如重症监护室或明确表示有充分理由退出治疗）。专业的卒中单元可以进行一系列的干预措施，如快速彻底的诊断检查，生命支持治疗，并发症的早期预防、识别和治疗，进行早期活动，全面的康复治疗，从而带来更好的功能恢复。卒中单元还应该致力于持续的教育和科研活动。

声明

我们感谢 Anu Eräkanto 女士的技术支持。

第 56 章　急性脑卒中患者的重症监护
Critical Care of the Patient with Acute Stroke

John M. Picard　Christian Schmidt　Kevin N. Sheth　Julian Bösel　著

汪佩涵　殷　欢　兰怡然　周晨希　王　娜　译　　袁　江　孙　强　陈　俊　王云甫　校

本章要点

- 机械通气和镇静。
- 脑水肿和颅内压升高。
- 血压和血糖管理。
- 神经功能监测。
- 体温管理。

- 大血管病变性脑卒中。
- 基底动脉闭塞。
- 大面积小脑梗死。
- 脑出血。
- 脑静脉系统血栓形成。

一、重症脑卒中患者护理的一般原则

严重的急性脑卒中患者，即颅内大血管闭塞或血管破裂的患者，面临着严重残疾甚至死亡的威胁，因此需要进行监护。急性脑卒中患者的重症监护主要发生在神经危重症监护病房（neurocritical care unit，NCCU）或其他类型的重症监护病房，但也可能出现在急诊科或血管造影室等。

（一）脑卒中患者的初步评估

对严重的脑卒中患者初步临床评估应关注以下问题：①重要生理功能（气道、肺功能、心率、血压）；②神经系统症状，神经功能缺损的严重程度基于有效的脑卒中评估量表；③症状出现的时间，是否需要特定的治疗方案；④血常规、凝血功能及电解质检查。采取何种紧急措施取决于脑卒中的类型（缺血性和出血性）。因此，适当的神经影像学检查不能延误。此外，应避免采取有可能干扰进一步治疗方案的措施（例如，在符合溶栓条件的患者进行中心静脉置管）。

（二）辅助检查和内部转运

本书其他章节详细讨论了脑卒中患者的诊断及其适应证。一般而言，进一步的检查必须仔细权衡危重症患者在内部转运过程中所承受的潜在风险。有些检查可能需要使用移动呼吸机或者兼容 MRI 的呼吸机，而严重肺功能障碍的患者可能不易耐受这类呼吸机的使用。此外，转运过程中监测措施不如 ICU 充分，在危急情况下进行干预的选择可能有限。在转运危重患者检查前，应当评估转运过程中可能出现的风险。如果转运可能出现风险，就应该终止这些检查，而选择不需要转运患者的检查。本章后面会给出最佳的神经监测，可能有助于减少转运。

如果诊断或治疗程序需要转运患者，必须进行仔细的准备。医生必须考虑转运过程中药物的使用及转运中适当的监测；在转运过程中需要正确固定各类导管，如关闭脑室外引流管以避免过度引流。携带必要的急救药物，避免治疗延误。转运过程有可能需要进一步的镇静，有利于获得高质量的检查结果。然而，为减少后期对患者的临床评估的影响，在这些情况下应首选短效镇静药。在所有的诊断过程中，病情危重的脑卒中患者都必须有一名医生陪同。

（三）临床检查

神经重症监护内的患者应每天至少进行 3 次完整的临床检查，在疾病的超急性期或特定情况下，甚至更频繁（即每 5 分钟～1 小时）。觉醒水平是检查的重点；然而，由于镇痛药和镇静作用，神经系统检查可能经常受限于评估瞳孔和脑干反射、疼痛刺激下的运动反应、反射状态和病理反射。此外，应该注意评估患者的警觉、对语言刺激的反应、跟踪和注视，对简单命令理解的能力。神经功能恶化的第一个迹象可能是精神状态的变化，其他迹象包括有颅内压升高和脑疝引起的症状，如脑干反射的丧失，需要立即识别。新发的运动障碍或病理反射可能提示梗死面积的扩大。呼吸机参数的改变，如在稳定的镇静水平下，需要从辅助通气切换到完全控制的机械通气，表明可能出现脑干功能的丧失。除了常规的临床监测，包括心肺听诊，腹部触诊及听诊，还需要仔细检查患者（水肿、脱水迹象、皮肤损伤、伤口）。此外，必须定期检查呼吸机设置、血气分析、实验室检查资料、体温、尿量和中心静脉压。

（四）肺功能和机械通气

维持足够的氧合对急性脑卒中患者是必需的，因为缺氧可能对缺血性半暗带造成损害。避免低碳酸血症和高碳酸血症同样重要，因为前者可能导致脑血管收缩和继发性缺血，后者因为在静息条件下，脑血管已经最大限度地扩张，高碳酸血症可能导致供应健康脑组织的脑小动脉的血管舒张，会引起 ICP 升高并从病变部位的血管盗血。严重脑卒中患者需要保证气道安全和维持机械通气，这可能是将患者转移到 NCCU 的主要原因之一。20 世纪 90 年代的几项研究表明，需要机械通气的脑血管病患者预后非常差，由此机械通气有效性存有质疑[1-4]，而其他研究表明，这些患者中有相当一部分，即使是长期机械通气的患者，也能有良好的预后[5, 6]。值得注意的是，在这些研究中，机械通气几乎一直只是疾病严重程度的一个指标，既没有对其进行详细描述，也没有被视为一种潜在的治疗工具。最近的研究探索了气管插管在机械取栓中的应用[7, 8]，以及早期气管切开术在需要机械通气的脑卒中患者中的应用[9]，将在后面讨论。

如今，几项研究的证据表明，在特定的 NCCU 患者中进行机械通气治疗可以改善预后，随着脑血管病患者的治疗选择越来越多，以及机械通气技术的进步，对严重的脑卒中患者停止呼吸支持的理由是：明显无效的或患者有明确意愿的。因为在疾病的急性期，病情变化和预后不清楚，所以当在有需要时，应当立即开始气道管理和机械通气。虽然普通 ICU 的气道和通气管理的基本原则也大多适用于 NCCU 的患者，但 NCCU 中脑卒中的患者需要做一些更具体的考虑。

脑卒中可损伤神经功能导致呼吸衰竭。各种严重的脑血管损伤的中枢神经系统，如幕上和幕下急性缺血性或出血性脑卒中、蛛网膜下腔出血、脑静脉和脑静脉窦血栓形成（cerebral venous and sinus thrombosis，CVST）及其后遗症如脑积水和（或）ICP 增加，均可导致呼吸衰竭。呼吸中枢，即脑桥和延髓与自主神经中枢之间的复杂连接，以及它们与膈神经和上运动神经元的连接，可以在各个层面上受到影响。这并不一定（仅仅是）导致驱动呼吸或呼吸节律的丧失，也可能是保护性气道反射和气道通畅的丧失，从而影响通气。脑卒中患者插管和通气的主要原因是意识水平（level of consciousness，LOC）下降、舌咽肌张力丧失、保护性反射丧失、吞咽困难并伴有误吸风险（框 56-1）。特定的病理呼吸模式（如潮式呼吸、丛集式呼吸、比奥呼吸）已被建议用于病变部位的诊断。然而，这种相关性在临床中不大一致。

框 56-1　中枢性呼吸衰竭的发病机制

呼吸驱动受损

- 脑桥或延髓病变
- 颅内压升高 / 疝导致脑干压迫
- 神经递质失衡 / 弥漫性脑功能障碍
- 交感神经兴奋

气道受损和通气不足

- 脑干吞咽中心病变，吞咽困难，舌咽肌张力丧失
- 网状结构病变 / 双侧丘脑 / 大半球病变 / 脑积水，随后出现昏迷和保护性气道反射的丧失
- 呕吐、吞咽困难、误吸
- 神经源性肺水肿

通气动力学受损

- 高位（C_5 以上）脊髓缺血，副颈部呼吸肌无力

　　然而，在疾病发展过程中，呼吸功能可因各种病理条件的发展而进一步受到损害，包括低通气相关性肺不张或顽固性肺炎、LOC 下降、癫痫发作、危重症多发性神经病变和脑卒中相关的免疫抑制。研究表明，大约有 10% 的脑卒中患者接受机械通气[2]。其中机械通气率的差异与病因不同有关；Mayer 等发现，5% 的 AIS 患者、26% 的 ICH 患者和 47% 的 SAH 患者接受了机械通气[2]，而 Gujjar 及同事发现 AIS 发生率为 6%，ICH 发生率为 30%[10]。Berrouschot 等对 218 例 AIS 需要机械通气的 54 例患者中发现，90% 的患者因神经功能恶化需要机械通气，10% 的患者因心肺损伤需要机械通气。发生呼吸衰竭的临床征兆为呼吸频率超过 35 次 / min，呼吸困难、大汗和呼吸异常；需通过简易的肺功能评定方式，即经皮脉搏血氧仪评估动脉血氧饱和度（arterial saturation of oxygen，SPO$_2$）。在怀疑呼吸系统损害时，建议增加动脉采血频次进行血气分析。一旦出现肺功能障碍或误吸风险的临床迹象，或 SPO$_2$ 低于 90%，动脉 PaO$_2$ 值低于 60mmHg，动脉 PaCO$_2$ 值超过 60mmHg，或两者兼有，应立即气管插管（框 56-2）。关于观察大面积脑梗死（large hemispheric infarction，LHI）患者的前瞻性观察研究建议：将格拉斯哥昏迷量表小于 10 或呼吸衰竭作为插管指征，将既往合并高血压及梗死面积大于 2/3 大脑中动脉供血区域作为需要机械通气的额外预测指标[11]。无创通气是通过固定头部，应用鼻罩、口鼻面罩或鼻导管给氧，或插入口咽或鼻咽管进行通气，无创通气几乎适用于所有脑卒中患者呼吸症状恶化的初期，无效时才考虑插管。对于病情较轻的脑卒中患者，这些无创通气措施可能已经足够，之后才考虑双水平气道正压无创通气。但是无创通气必须定期确认患者是否清醒并配合，当失去气道保护反射或出现其他插管指征时必须迅速予以插管。

　　气管插管会诱导出现低血压或血压的波动。在脑自动调节受损继发脑灌注压降低的情况下，气管插管对脑血管病是有损害的。合并基础疾病、平均动脉压小于 70mmHg、年龄大于 50 岁、在药物诱导插管时使用丙酚或插管时过量使用芬太尼，均可导致患者出现低血压[12]。因此，血管活性较低的依托咪酯可能更适合于脑血管病患者的诱导，但可能诱发非癫痫的肌肉抽搐。氯胺酮作为一种替代的诱导

框 56-2　机械通气的指标

- 经鼻罩或面罩给氧后 PO$_2$<70mmHg
- PCO$_2$>60mmHg（除慢性阻塞性肺疾病和慢性二氧化碳升高的患者除外）
- 肺活量<500～600ml
- 呼吸衰竭的临床体征（呼吸急促、使用副肌）
- 严重呼吸性酸中毒
- 气道保护（呕吐和吞咽反射缺失，意识水平下降）

PCO$_2$. 二氧化碳分压

剂，有升高颅内压的可能，但未得到完全证实。与其他镇静药相反，氯胺酮没有抑制反而具有激活循环系统的作用。因此，它可引起心动过速和高血压，对于这类患者需要谨慎使用。快速诱导插管（rapid sequence induction，RSI）包括使用起效快的肌松药琥珀胆碱，以达到良好的插管条件（即声门全开）。据报道，去极化的琥珀酰胆碱可引起小幅度的，如创伤性脑损伤（traumatic brain injury，TBI）相关的颅内压升高，并可导致癫痫发作、横纹肌溶解和高钾血症。近 50 项高质量的研究的分析发现，非去极化肌肉阻滞药罗库溴铵与琥珀胆碱非常相似[13]，可能是严重的脑卒中患者 RSI 的首选药物；同时应尽量避免使用肌松类药物。任何用于插管的药物都应该是短效的。在机械通气期间，持续的镇静和镇痛是必要的。

　　脑卒中患者的最佳通气管理尚未明确。通气模式和参数应根据 ICU 原则设置。框 56-3 包含了对初始呼吸机设置的建议，必须结合临床状态和血气分析结果。

框 56-3　机械通气参数的初始设置

- FiO$_2$ 为 0.6
- Vt 为 6ml/kg 理想（= 预测）体重（IBW）：
- IBW 男性 =50+{2.3×［身高（英寸）-60］}
- IBW 女性 =45.5+{2.3×［身高（英寸）-60］}
- RR 为 35/min
- PEEP 为 5～7cmH$_2$O
- P plat 为 30cmH$_2$O
- I：E 为 1：2

I：E. 吸气：呼气；PEEP. 呼气末正压；RR. 呼吸频率

氧合提供给大脑必不可少的营养物质，是机械通气的主要目标。重要的是要组织的氧合，而不是血氧含量。非低氧血症的患者应避免缺氧。有充分的证据表明，高氧与氧自由基形成、脂质过氧化等引起的组织损伤有关。此外，高氧引起的高氧相关脑血管收缩可能会破坏脑灌注，这在理论上可能导致继发性缺血发生[14, 15]。因此，维持正常血氧是合理的，而不需要过高的血氧水平。改善氧合除了增加吸气氧浓度百分比（FiO2）或通气程度，还可以通过减少呼吸肌做功、治疗感染、控制发热，减少躁动、谵妄及抽搐，抗惊厥药控制癫痫发作、镇静药降低 CMRO2 来实现。正常血碳酸水平是 NCCU 患者一个更重要目标，因为在大脑自动调节完整的情况下，PaCO2 通过 pH 在两个方向进行变化，在影响脑血流方面发挥着显著的作用（脑损伤患者中通常不是这样，但这一点很难确定）。高碳酸血症引起的 pH 下降，脑血管舒张，CBF 增加，ICP 升高；低碳酸血症引起的 pH 升高，脑血管收缩，CBF 降低，均会增加继发性缺血的风险。PaCO2 的波动可能有害，这取决于波动的程度和持续时间、特定的神经系统疾病及损伤的阶段（急性和亚急性）。在脑部损伤患者中，将允许性高碳血症作为肺保护性通气应用于治疗急性呼吸窘迫综合征可能是不合理的，如果需要进行该操作，需要神经系统监测。过度通气可短暂用于诱导低碳酸血症和高 pH 来快速处理升高的 ICP；如果长期或预防性应用，会导致 TBI 患者更高的死亡率[16, 17]，亦可导致 SAH 和脑出血患者并发脑缺血相关事件[18]。增加呼气末正压理论上导致胸腔压力升高，导致脑静脉回流减少，从而增加 ICP。另外，心输出量减少和 MAP 降低（潜在的降低 CPP），会导致 CBF 减少和脑氧合水平间接导致 ICP 升高。然而，部分患者对 PEEP 升高的 ICP 反应差异很大，可能取决于肺和心室顺应性，而肺顺应性正常或较差的患者没有表现出相关的颅内压危象（TBI 和 SAH[19]）。在 NCCU 的脑卒中患者中，PEEP 升高并没有转化为显著的 ICP 变化（但导致 MAP 降低，进而导致 CPP 降低）[20]。此外，PEEP 对于实现充分的氧合是必要的，这是维持脑完整性的主要先决条件，不应受限于 ICP 的潜在变化。到目前为止，使用 PEEP 不会导致脑损伤患者死亡率的增加。实际上，需要改善氧合的 NCCU 脑卒中患者必要时可以予以较高的

PEEP，但需要监测 ICP 和 CPP 的变化，实现合理的平衡，如提高 MAP。

为提高氧合而改变 I∶E 比值为 1∶1 甚至更高，可能会减少脑静脉回流导致颅内压升高，但是这一假设未能在合并缺血性脑卒中、脑出血和脑外伤的通气患者中尚未证实[21, 22]。如已患肺部疾病，如慢性阻塞性肺疾病、肺炎或 ARDS，可能需要侵入性的呼吸装置。肺保护措施包括降低潮气量、降低吸气压力和较高的 PEEP，可以应用于脑卒中患者；但与 NCCU 其他疾病患者比较，这点常被忽视[24]。

理论上，较高的 PEEP 会导致较高的胸腔压力，脑静脉回流会减少，从而可能促进 ICP 升高。此外，PEEP 可通过降低 MAP 来影响 CPP。在最近一项针对 SAH 患者的研究中，PEEP 逐步升高至 20cmH2O（14.7mmHg）才会导致中心静脉压升高、MAP 及区域 CBF 显著降低[25]。然而，CBF 的减少导致的 MAP 的变化是由于脑血管自动调节紊乱造成的，而 MAP 的正常后可使 CBF 恢复到基线值。同样，高达 12mmHg 的 PEEP 并没有增加急性脑卒中患者的 ICP[20]。总之，只要保持 MAP，PEEP 的应用似乎是安全的。但是监测 MAP、ICP 和 CPP 是可取的。

NCCU 的脑卒中患者，即使他们仍处于昏迷状态都不应延迟脱离呼吸机。脱机的最佳方法是连续还是不连续尚不清楚（普通 ICU 患者）。然而，不连续的脱机方法包括连续的自主呼吸试验，也包括唤醒试验。这可能造成脑损伤患者应激激素释放增加[26]和颅内压升高，尤其是初始就存在颅高压的患者[27]。在一项小型随机对照研究中，对机械通气的严重脑卒中患者采用适应性支持通气模式，逐步脱机的方法，机械通气时间减少[28]。

不需要呼吸机支持且循环稳定的患者可以考虑拔管。一个核心问题是，经典的拔管标准需要患者是清醒且配合的，但 NCCU 患者可能出现失语、构音不全、失用症、躁动、谵妄或 LOC 下降。所以经典的拔管标准不能预测 NCCU 患者拔管失败的可能，脑血管病患者的拔管失败率为 15%～35%，远高于非神经 ICU 患者[9-31]。但是对于不符合经典拔管标准的 NCCU 患者，应延迟拔管，尤其是意识水平方面，会导致并发症出现，如呼吸机相关性肺炎（ventilator-associated pneumonia，VAP）和 ICU 住院时间延长（length of stay，LOS）；而过早或过晚拔管的患者再

插管率似乎没有差异[32]。昏迷不应该是让这类患者停止脱机或拔管的唯一原因。应该特别注意NCCU患者中常见的吞咽困难[33]。内镜吞咽试验不需要脑卒中患者过多配合，故有助于指导是否拔管[34]。

10%～15%的ICU患者在住院期间接受了气管切开术，而NCCU患者的这一比例约为35%[35]。这可能说明NICU患者不一定合并肺功能损害，而气管切开是为了更好地保护患者气道和处理分泌物。严重脑卒中患者气管切开术的最佳时间尚未得到研究证实[36]。一项回顾性研究表明，在ICU患者中，神经科、神经外科患者最快的脱离呼吸机[37]。两项回顾性研究调查了ICH患者需要气管切开术的预测因素，发现血肿位置、血肿体积、脑积水、中线移位、GCS和COPD是其预测因素[38, 39]。回顾性研究脑血管患者气管切开术的最佳时间点的研究表明[5, 40]，早期接受气管切开术的患者，通气时间和ICU-LOS减少。但是目前唯一的前瞻性随机试验并未发现NCCU脑卒中患者早期气管切开术（第3天与插管后第7～14天）可以获益[41]。然而，预实验SETPOINT指出早期气管切开术是安全可行的，并且减少了镇静需求。目前，多中心随机试验SETPOINT2正在研究通气性脑卒中患者的早期气管切开术是否能在功能恢复方面获益[8]。

在早期NCCU患者气管切开术的潜在益处清楚之前，如果拔管试验失败或不能执行拔管，如果患者需要机械通气超过1周，则可以考虑行气管切开术。

（五）镇静和镇痛

所有在ICU接受治疗的患者都暴露于各种压力因素中，包括焦虑、不熟悉的听觉和视觉刺激、对疾病的顾虑和睡眠障碍；脑卒中患者也不例外。疼痛、呼吸功能不全、心血管损害和脓毒症等疾病构成了进一步的应激因素。此外，通过气管插管进行机械通气、侵入性的诊疗过程同样带来压力，这就需要适当的镇静和镇痛。镇静和镇痛的不足会导致患者躁动和抵抗，从而导致代谢增加和耗氧量增大，可继发性脑损伤。镇静和镇痛的目标是缓解疼痛、减少焦虑和躁动。在NCCU治疗脑卒中患者，需要更多地给予关注，包括CPP的稳定，降低ICP，补偿受损的自动调节功能，避免癫痫发作，更好的配

合神经检查，预防昏迷和谵妄，尤其是脑损伤患者更易发生上述事件，镇静和镇痛的风险包括循环紊乱、免疫抑制、胃肠道（gastrointestinal tract，GIT）疾病、深静脉血栓形成、肺栓塞、危重症获得性周围神经病和肌病、长时间昏迷和谵妄。如果情况允许，可以减少甚至停止镇静药物。重要的是，不要使用镇静药来治疗疾病，如疼痛、癫痫、发热、感染或精神障碍这一类可以使用特定药物治疗的疾病。如何在脑卒中血管内治疗中镇静，这个相当有争议的问题在下文叙述。

在过去的20年里，镇静治疗在ICU的作用经历了相当大的变化。这些措施包括整体减少镇静药的剂量，镇静深度，强调镇痛，制订方案和镇静评分，以及"药物假期"和每天"唤醒试验"的实施。这些措施还很少在NCCU患者中进行研究，值得我们去考虑。以患者为导向、基于方案的镇静带来了好处，如减少ICU-LOS，减少机械通气时间，降低了ICU患者的死亡率[42-44]。在镇痛基础上的镇静措施（只有在必要时才使用镇静药）已经在两个分别纳入了215名[45]及162名[46]NCCU患者的研究中作为个体化治疗的一部分，上述两个研究中有很多是SAH患者。这些研究发现镇痛治疗可以减少镇静药物的使用，可以增加患者无痛感的时间，临床上有更好的操作性和更佳的评价患者的神经系统症状。现代的麻醉及镇静评分，在NCCU患者中仍然没有实用性。前述广泛使用的RAMSAY评分在最近的部分研究中已经显示了不足，并且大部分被证实更有效的里士满躁动镇静评分（Richmond agitation sedation score，RASS)[47]及镇静躁动评分（Sedation-agitation scale，SAS）评分替代[48]。RASS和SAS在一小部分NCCU患者相关的研究中证实是有效的[46, 49]。镇痛效果通过无意识痛觉评分（nociception coma scale，NCS）以区分NCCU内昏迷患者的最小植物状态和最小认知状态[50]。

尽管整体支持证据不是很足，我们认为RASS、SAS及NCS评分是在指导NCCU中脑卒中患者的镇痛及镇静方面可能是可行及有效的。日常的唤醒实验存在一系列矛盾的地方，NCCU患者可能出现IPC的增加[27]、应激性激素的释放[26]及其他的安全问题，如局部脑组织的缺氧[51]。同样，在最近纳入了413位普通ICU患者的研究并未证实上述研究发现的获

益[52]。因此，我们建议只有在一些脑损伤程度可以允许及需要采取紧急的治疗措施的情况下，才可对镇静的脑卒中患者进行唤醒实验；如果合并了其他的生理异常，持续缓慢的减少镇静药物的使用或者早期进行了气管切开，会进一步限制上述实验。

1. 苯二氮䓬类药物　苯二氮䓬类药物是世界范围内 ICU 使用最多的维持镇静的药物，作用机制主要为促进 GABA 受体的激活。它的效力、持续时间和作用、分布和代谢（包括活性代谢物）各不相同。它们的优点包括好的精确性、较少的循环不良反应，抗焦虑与抗惊厥作用，以及减少对抗。患者的年龄、嗜酒史及服药史均可影响苯二氮䓬类药物活性的强度及持续时间，尤其是老年患者对苯二氮䓬类药物的清除变慢。苯二氮䓬类药物以及它们活性代谢物的不断持续聚集，可能引起镇静过度、镇静药耐受、撤药反应及谵妄，这些对 NCCU 患者都是不利的。单剂量使用咪达唑仑，可以达到起效快、作用时间短（清除半衰期为 1.5～2.5h）。然而累积及长时间使用，尤其在老年患者、肥胖患者、白蛋白水平降低患者或者肾功能减退患者中，常引起药物的聚集和过度镇静的现象。同时，长时间苯二氮䓬类药物后使用解毒药氟马西尼也会带来包括戒断综合征和惊厥等风险。苯二氮䓬类药物尽管在一些特定的情况下是有效的，但是在 NCCU 中应该避免长时间应用或者与其他镇静药联合应用以减少剂量。

2. 丙泊酚　丙泊酚是一种静脉使用，起效快、持续时间短的常用镇静药，甚至在长时间使用后仍然保持上述特点。它的作用机制目前还未完全阐明，丙泊酚的主要优点有效果好、作用时间短暂、可以降低颅内 ICP 及抗惊厥的作用。常见的不良反应主要包括严重的低血压和心动过缓，这些不良反应在 NCCU 的脑血管患者中可能带来严重的后果。而长时间大剂量的利用丙泊酚可引起高乳酸血症及高甘油三酯血症，因为它是以磷脂乳剂的形式使用的（每毫升含热量 1.1kcal）。关于丙泊酚输注综合征引起的威及生命的横纹肌溶解症的报道，主要发生在儿童中，严格按照推荐的剂量及使用时间使用对 NCCU 成年患者来说不是一个主要的问题。

比较丙泊酚与咪达唑仑效果的研究发现两者皆有稳定性好、安全及镇静效果好的特点[53-56]。它们主要的区别如下：①丙泊酚有更高的低血压发生率；②使用丙泊酚的患者苏醒的更快，也导致镇静效果减退的更快。咪达唑仑用于难治性癫痫持续状态的效果较好，有病例报道丙泊酚也有同样的治疗潜能[57]。另外，两者的抗癫痫效果无明显差异[58]。

3. 氯胺酮　作为 NMDAR 激动药，氯胺酮具有很强的镇痛作用及诱导分离麻醉。由于它的致幻作用，可能会潜在引起梦魇及幻觉，最好与镇静药联合应用，尽管异构体 –S- 氯胺酮发生上述不良反应的可能性相对较小。氯胺酮与其他镇静药不同，具有拟交感活性，可导致心输出量增加，支气管扩张，反而对需要循环的稳定脑卒中患者比较适宜。氯胺酮的应用存在一定的争议，尤其需要长期使用的 NCCU 患者，因为可引起 ICP 的明显增高。然而，最近的研究发现，如果患者联合应用了其他镇静药（咪达唑仑或丙泊酚）并通过控制机械通气维持 $PaCO_2$，它仍可安全用于 ICP 升高的患者[59, 60]。实验证据表明氯胺酮可减少皮质扩展的去极化，而皮质扩展的去极化在脑卒中后的继发损伤中处于中心环节。

4. α_2 激动药和其他镇静药　有部分药物单独应用于 NCCU 中脑血管疾病患者，并无镇静效果或者在疾病急性期满足不了镇静需求，但是作为镇静药物的补充或者在疾病急性期以后应用具有较好的效果。这些药物中包括了 α_2 激动药，可减轻患者的应激状态，而不能深度镇静。在美国及其他很多国家中，右美托咪定是 ICU 及 NCCU 中广泛使用的镇静药。在欧洲也被推荐应用，但是在脑血管疾病的急性期，右美托咪定的应用受到限制，因其对大脑自我调节能力造成影响（尚有争议）。右美托咪定具有麻醉的成分，在普通 ICU 患者中，相对于传统的镇静药，其导致谵妄及辅助通气时间更少。DahLIA（Dexmedetomidine to Lessen ICU Agitation）研究发现 74 名研究者中，与使用安慰剂的患者相比，使用右美托咪定的患者增加了 7d 内的脱机时间（中位数 17h，$P=0.01$），并且在次要事件如拔管的时间（$P<0.001$）及谵妄恢复中可以明显获益（$P=0.01$）[61]。在一项对 28 个研究的 Meta 分析及系统评价中发现，与安慰剂、标准的镇静药物及阿片类药物相比，右美托咪定可以明显减少谵妄的发生率，然而它明显增加了心动过缓及低血压的发生率[62]。需要注意的是，Meta 分析中的随机对照研究包括了部分未明确诊断的手术患者（心脏手术或非心脏手术），在

DahLIA 研究纳入的 74 名患者中, 只有 6 名患者 (4 名右美托咪定组, 2 名对照组) 通过 APACHE II 评分被归类为非手术的神经内科患者 [63], 以及它们是否是急性缺血性脑卒中患者还未明确。在 NCCU 患者中使用右美托咪定的效果只在一个样本量较少的研究中探索过, 未发现明显的不良反应, 但是镇静效果也不足 [64]。因此, 有待进一步研究探索右美托咪定在 NCCU 患者及 AIS 患者的作用。

相比于右美托咪定, 可乐定是另外一个中枢性特异性相对较低, 但作用较强的激动药, 尽管它可能只被发现有降血压的作用, 但被推荐用于轻度镇静, 或者作为辅助治疗的一部分以减少镇静药物的剂量, 以及减少的撤药综合征。可乐定有导致心动过缓及低血压的不良反应。其他一些作为补充治疗或者应用于一些特殊情况的药物包括巴比妥应用于降低 (短暂) ICP 或者治疗难治性癫痫, 抗精神病药物用于控制幻觉。吗啡 (组胺能镇静药组分) 应用于应激所致的呼吸急促。镇静吸入性麻醉药异氟醚和七氟醚, 可以在手术室外用于 ICU 患者的长时间镇静, 潜在优势包括作用好、蓄积较少、抗惊厥与镇痛组分及可能的脑心肺保护作用 [65, 66]。不良反应包括低血压、心动过缓, 对瞳孔反射的影响及潜在扩血管引起 ICP 升高的作用。吸入性镇静药应用于 NCCU 患者目前仍在研究中。两个在脑血管病 [67] 和 SAH 患者 [68] 中进行的样本量较少的前瞻性观察性研究结果目前比较可观, 但是仍需进一步的研究探索吸入性镇静药对 NCCU 脑卒中患者的利弊。

5. 镇痛药　首先必须强调的是镇静不能替代充分镇痛。几乎每一个 ICU 患者在某些时期会经历疼痛, 疼痛的治疗依赖疼痛的病因和程度。非阿片类 (对乙酰氨基酚、阿司匹林) 或者非甾体抗炎药物 (吲哚美辛、布洛芬、双氯芬酸) 的止痛效果在一些情况下可能是足够的, 但是仍然有大多数患者需要阿片类药物以充分控制疼痛 [46, 69]。

常用的阿片类药物主要包括三种, 分别是芬太尼、舒芬太尼及超短效的瑞芬太尼。芬太尼的镇痛效果是吗啡的 150 倍以上, 一般在静脉应用 5min 达到最大的镇痛效果, 然而芬太尼容易在脂肪组织中蓄积, 半衰期也长达 4h。它在体内的再分布可引起明显的停药后的反跳现象, 甚至可导致呼吸抑制。芬太尼一般与咪达唑仑或者丙泊酚联合应用, 持续静脉泵入的使用剂量在 0.7～10.0μg/ (kg·h), 或者间断应用, 剂量在每 0.5～1 小时 0.35～1.5μg/kg。

舒芬太尼的镇痛效果接近吗啡的 1000 倍, 它的半衰期比芬太尼明显缩短 (清除半衰期约为 1h), 因此是很多神经 ICU 的镇痛用药。舒芬太尼另外还有镇静的作用, 可以减少镇静药物的用量, 持续静脉泵入的剂量为 0.15～0.75μg/ (kg·h)。

瑞芬太尼是一个超短效的阿片类药物, 在神经镇痛及神经 ICU 的应用越来越广。它的镇痛效果约为吗啡的 500 倍, 并且在所有的阿片类药物中半衰期最短、分布的体积最小及清除率最高。长时间静脉滴注时, 静脉滴注即时半衰期仍然保持稳定 (清除半衰期为 6～14min)。上述特征使瑞芬太尼非常适用于神经 ICU 患者, 可以常规的评估患者的神经病理状态。瑞芬太尼镇痛基础上的镇静使预期苏醒及苏醒后神经系统评估成为可能 [46, 49]。

长期使用阿片类药物后一个常见的并发症是胃肠道动力不足导致的肠梗阻, 可预防性使用导泻药物。尽管应用芬太尼与舒芬太尼一般对心血管影响较小, 但低血压与心动过缓也可能发生, 尤其在大剂量静脉应用情况下。探索瑞芬太尼对颅内压作用的研究发现, 应用瑞芬太尼通常可以减少 ICP, 对脑 CPP 影响较小 [69], 然而, 上述三种药物对脑血流动力学的影响目前仍未确定 [70, 71]。

(六) 液体、电解质平衡

液体和电解质紊乱在 ICU 患者中比较常见, 这可能是由于: ①缺血或出血性神经损伤引起的交感反应; ②液体和电解质交换的紊乱; ③营养素失衡; ④利尿药与其他药物 (尤其是渗透性药物) 的使用。交感神经刺激可以引起肾血流量减少, 因此激活肾素 - 血管紧张素系统, 进而增加醛固酮的分泌, 导致钠潴留及钾的排泄。中枢神经系统的损伤也可以引起抗利尿激素 (antidiuretic hormone, ADH) 的分泌, 导致水钠潴留及尿量减少, 或者尿崩症 (抗利尿激素分泌不足综合征引起)。最后, 脑钠的释放与脑耗盐综合征相关。

液体失衡可以通过 (最好是下面特征的结合) 以下进行评估: ①临床观察; ②评价液体摄入及排出量; ③通过中心静脉置管测量或脉冲轮廓连续心输出量 (pulse contour continuous cardiac output analysis,

PiCCO）分析评估中心静脉压；④评估血浆渗透压、尿渗透压及血钠浓度。Na^+ 是细胞外液的主要电解质，大概构成了渗透压的 90%。水和钠的交换之间具有密切的联系，血钠浓度及水合状态可以提供诊断及治疗的信息。等渗性液体容量不足是最常见的类型，治疗可选择肠内或者静脉应用等渗液体。维持出入量的平衡及监测中心静脉压有助于判断所需的液体量，在左心衰竭的患者中，胸部影像、心脏超声、PiCCO 均可避免潜在的液体过量。

在高钠血症或低钠血症状态下，治疗方案要根据患者的水合状态进行调整。低钠血症是 NCCU 患者中最常见的电解质紊乱，快速进展及严重的低钠血症（低于 110mmol/L）可引起痫性发作、昏迷及脑水肿，鉴别诊断包括抗利尿激素分泌不足综合征及脑耗盐综合征。早期正确的诊断低钠血症是非常重要的，这两种状况下液体管理在方法是不一样的。尽管 SIADH 是由 ADH 的过度分泌导致水的潴留、高血容量，继发多尿、尿钠排出。而脑耗盐综合征 CSWS 是与 BNP 的释放有关，导致利尿、钠尿增多进而导致血容量不足。因此，治疗 SIADH 主要通过限制水的摄入，相反 CSWS 的治疗需要水钠的摄入。上述两个综合征的鉴别诊断需要正确的评估水合状态、计算尿量、血浆与尿液渗透压和它们的比值，以及尿钠浓度。严格的限制液体的摄入在 NCCU 患者中可能并不可行，例如那些 SAH 患者需要维持等量体液的情况下。而且，上述两种综合征是两个独立的病理过程还是一个功能的病理生理机制导致的两种不同表现，目前仍有一定的争议，部分学者对 CSWS 的概念表示明显的质疑[72, 73]。

在中枢性尿崩症的患者中，需要每次皮下或者肌内注射 5~10U 垂体后叶加压素，每天重复 2~3 次，或者分 2 次使用 2~4μg 其类似物，去氨加压素可以明显减少尿崩。关于液体管理的细节问题可在普通的重症监护教材中找到。

（七）营养

AIS 患者的营养不良问题被低估且未得到充分治疗，发生率为 6.1%~62%，发生率的差异巨大的原因是营养评估方法不同[74, 75]。AIS 的营养不良可导致住院时间的延长、功能预后不良及脑卒中后 3~6 个月死亡率增加[76, 77]。脑卒中患者常见的吞咽困难，与营养不良密切相关，因此，应尽早通过饮水试验［一次性饮用 30 盎司（约 850g）水，判断是否出现呛咳］或纤维内镜评估患者的吞咽功能。吞咽困难的患者，必须考虑使用经鼻胃管肠内营养（nasogastric tube，NGT）或经皮内镜胃造口术 / 空肠造口术或者鼻胃管（percutaneous endoscopic gastrostomy/jejunostomy，PEG/J）提供营养。最近的一项观察性研究发现，AIS 患者（n=34 623）超过一半（53%）需要进行 PEG，一般在 7d 后可以通过外科置入营养管。年龄是最重要的早期 PEG 置管的决定因素，85 岁及以上患者接受 PEG 置管的比例是年轻患者（18—54 岁）的 1.7 倍[78]。目前 AHA 建议为肠内营养应该在入院 7d 内启动，并且优先于肠外营养，在脑卒中患者考虑 PEG/J 前，NGT 可使用 2~3 周[79]。对神经危重患者的营养支持的额外建议可以在神经重症监护协会关于该主题的综述中找到[77]。

（八）血压控制

何时及如何管理脑卒中患者的血压在本书及下文中有详细说明。

1. 降低高血压 临床上有很多药物用于治疗高血压（表 56-1），本部分将描述重症监护室常用的静脉用降压药的作用方式及对颅内压与脑血流量的影响，理想的非口服的降压药物需具有作用时间短暂、对心脏及颅内压影响较少，例如拉贝洛尔、艾司洛尔和尼卡地平一般更受青睐[80]。

2. 外周血管扩张药 血管扩张药可引起动静脉平滑肌的扩张，导致压力感受器受到刺激引起的心动过速。这类药物对脑血管的影响表现在，脑血流量增加及颅内压增高。在急性脑卒中患者中，脑组织受损区域的血管已经明显舒张，这类药物的使用可导致未受损域的血管明显舒张，进而出现脑血流量的重新分布（盗血现象），进一步加重脑缺血。尽管此病理现象并未在临床研究中观察到，但是大部分的医疗机构还是避免使用这类药物。

NCCU 中最常使用的血管扩张药为肼苯嗪，与其他需要持续输注的血管扩张药（硝普钠和硝酸甘油）相比，肼苯嗪的起效时间更慢，弹丸式注射 1 次的作用时间约 4h。肼苯嗪对急性脑卒中患者的作用很少被探讨过。

表 56-1　在神经重症监护病房接受治疗的患者中常用的抗高血压药物

药　物	剂　量	起效时间	药效时间	建　议
肾上腺素能抑制药				
拉贝洛尔	每 10min 注射 20～80mg 最大剂量达 300mg；0.5～2.0mg/min 输注	5～10min	3～6h	适用于缺血性及出血性脑卒中，禁用于急性心力衰竭
艾司洛尔	250～500μg/（kg·min）注射，50～100μg/（kg·min）输注	1～2min	10～30min	适用于脑卒中与主动脉夹层，禁用于心动过缓、房室传导阻滞、心力衰竭及支气管痉挛
血管扩张药				
尼卡地平	5～15mg/h 输注	5～10min	0.5～4h	适用于脑卒中，禁用于急性心力衰竭、冠心病及主动脉狭窄
依那普利	每 6 小时输注 1.25～5mg	15～30min	6～12h	适用于急性左心衰竭，禁用于急性心肌梗死与低血压
肼苯嗪	10～20mg 推注	10～20min	1～4h	适用于子痫，禁用于心动过速与冠心病
非诺多泮	0.1～0.3μg/（kg·min）输注	<5min	30min	适用于高血压危象，包括脑卒中，禁用于青光眼、心动过速及门脉高压
利尿药				
呋塞米	20～40mg 推注	2～5min	2～3h	禁用于低钾血症、子痫、嗜铬细胞瘤

3. 抗肾上腺素能药物　可乐定可激活延髓 α_2 肾上腺能抑制神经元，减少交感神经系统的信号。交感神经信号降低可引起血压下降、心率降低及心输出量减少。可乐定同时还具有镇静及镇痛作用[81, 82]。可乐定可以口服、皮下注射及静脉内使用。但是急性撤药可导致反跳性高血压，其对 CBF 的影响目前未知，Ter Minassian 等观察到应用可乐定后 MAP 及 CPP 明显降低，但在这个研究中，可乐定引起 3 例患者的 ICP 短暂性升高[83]。可乐定是否影响脑血管与 CO_2 的反应，目前仍有一定的争议，有两个研究报道其可降低脑血管对 CO_2 的反应[84]，而另一个研究报道则相反[85]。

拉贝洛尔是一种 α 和 β 受体拮抗药，它可通过降低系统性的血管抵抗来降低 MAP，同时通过 β 受体的阻滞作用以避免反射性的心动过速。拉贝洛尔可持续静脉内使用，增加了其在 ICU 中的实用性。该药物对 ICP 影响较小，因此在 NCCU 中，拉贝洛尔比艾司洛尔（一种选择性的 β_1 受体拮抗药）更受欢迎[80, 86]。

4. Ca^{2+} 通道阻滞药　Ca^{2+} 通道阻滞药可舒张血管（动脉比静脉更显著），降低心率与心肌收缩力，减少房室结的传导。这些作用可导致心肌抑制、房室传导阻滞、心动过缓、心力衰竭，甚至心脏骤停。硝苯地平和尼卡地平是临床上最常用的 Ca^{2+} 通道阻滞药，既往的脑卒中指南未推荐舌下含服硝苯地平，因为舌下含服可导致它的作用时间延长，以及引起血压急剧下降[87]。

尼卡地平是一种强效的血管扩张药，它对 CBF 的影响目前尚未明确，尽管它对心血管及 ICP 的影响较小[80, 86]。Akopov 等发现，在 75 位合并慢性心脑血管疾病与高血压的患者中，尼卡地平对局部 CBF 及总 CBF 的变化无持续的影响[88]。Abe 等发现，尼卡地平可以中度增加局部 CBF[89]，Halpern 及同事比较了术后高血压静脉应用硝普钠与尼卡地平的安全性与有效性[90]，研究纳入了 137 例患者，静脉应用尼卡地平降压更加迅速 [（14±1）min vs.（30±3.5）min]，并且尼卡地平需要调整剂量的频率也更低，其他的研究也发现了类似的现象[91, 92]。但是 NCCU 患者并不推荐像上述一样使用硝普钠，因长期使用硝普钠可使颅内压升高及其不良反应增加[80]。尼卡地平是

NCCU 中控制血压的首选药物[80]，在缺血性脑卒中研究较多。

5. 血管紧张素转换酶抑制药 目前已开发出多种血管紧张素转换酶抑制药，其中依那普利是唯一可以静脉使用及应用于 NCCU 患者的药物。依那普利对无颅内病变及一侧颈内动脉狭窄超过 70% 的患者 CBF 无明显影响[93]。上述发现及依那普利不良反应较少的特点，表明它是治疗急性脑卒中患者高血压的一个很合适药物，唯一重要的禁忌证是肾动脉狭窄。5min 静脉滴注 1.25mg，也可持续静脉滴注，1d 不超过 10mg。

6. 维持或升高血压 使用儿茶酚胺类药物前应根据病因（如心律不齐或者血容量不足）进行治疗。应该注意到急性心肌缺血导致的心力衰竭常可引起急性低血压，在其他措施启动前排除上述可能。其他导致严重低血压包括血容量不足、脓毒血症、镇静药及降压药过量引起的医源性低血压。应补充晶体液，通过出入量来精确计算评估体液稳态，也常通过中心静脉压监测评估液体量，然而，我们应注意单纯依据中心静脉压来决定治疗方案可能会带来误差，如果使用 CVP 监测，CVP 的目标值为 8~12cmH_2O。长时间严重的低血压可使用 PiCCO 提供有用的参数以指导治疗。儿茶酚胺只有在液体量已经足够、心输出量增加，以及全身外周阻力最优的情况下使用。所有的儿茶酚胺类药物都可增加心肌耗氧量及诱发引起心律失常。目前无研究探讨急性脑卒中患者应用不同儿茶酚胺类药物的有效性与安全性，亦无确切的指导意见。去甲肾上腺素是一种很强的升压药，可以明显增加全身外周血管阻力，如脓毒性休克期，多巴酚丁胺可以增加心输出量，肾上腺素是心血管复苏中首选的儿茶酚胺类药物，我们将在下面的章节中讨论升压药物的具体治疗选择问题。

（九）侵入性系统监测

1. 中心静脉置管 在以下情况需要中心静脉置管：①如果不能获得外周静脉通路时；②需要使用的药物刺激外周静脉或外渗后可引起组织坏死时；③病情不稳定患者需要多条静脉管道给药时。尽管 CVP 在单独使用时不可靠，但是使用 CVP 估计血管内容积状态评估仍然很普遍。一般情况下，CVP 的

目标值通常在 8~12cmH_2O。在脓毒症中，建议测量中心静脉的氧饱和度评估动静脉氧耗和组织氧合情况。在超急性脑卒中患者中，很少需要中心静脉置管。

股静脉、颈内静脉、颈外静脉和锁骨下静脉均可用做中心静脉通路。每种方法都有其自身的优势和劣势。一些重症监护医生避免对可能存在颅高压的患者进行颈静脉置管，因为它可能会影响脑静脉的回流。颈静脉穿刺可能会误入颈动脉，但气胸的发生率是相当低的。锁骨下静脉穿刺发生气胸的风险增加，但是该静脉不塌陷，因此可以在休克或低血容量的情况下使用。虽然股静脉穿刺置管相对容易，但这种方法只应作为最后的手段来使用，主要是因为有感染的风险。所有中心静脉管道的位置，除了股静脉置管外，其他置管在使用前，应在胸片上确认其位置。

2. 动脉置管 外周动脉插管的主要适应证是连续的直接血压测量及抽血和血气分析的通道，特别是对那些外周静脉不适合反复抽血的患者。桡动脉是最常用的。在尝试桡动脉插管之前，应确认可以触摸到尺动脉的脉搏。另外，亦可以用多普勒超声对尺动脉进行评估。

3. 脉搏波形分析 很多 ICU 已经使用脉搏波形分析取代肺动脉导管来监测心输出量。它的优点是微创，同时减少了严重并发症的风险。对于已经有中心静脉置管的患者，该系统只需要增加一条中心动脉导管。PiCCO 利用经肺热稀释技术和脉搏波型轮廓分析技术，计算心输出量（PCCO）、心搏量变化、胸腔内血容量（ITBV）和血管外肺水（EVLW）。带有 Vigileo 监护仪的 Edwards FloTrac 传感器是另一种不需要热稀释或染料稀释的方法，而是根据动脉波形特征和患者的人口统计资料进行计算。通过这两种方法，可以连续监测心功能，相比于单独使用 CVP 带来的不准确性，可以更好地估计容积状态。已经有一些关于使用脉搏轮廓分析来指导血管痉挛患者使用提升血压和扩容治疗的报道[94]，更多的研究将随后进行。

4. 侵入性颅内压监测 ICP 监测对于在疾病过程中存在 ICP 增加风险的患者来说是非常重要，尤其是昏迷或镇静的患者，其临床评估受到影响。ICP 监测减少了对神经放射学检查的需求，并且可以评估

各种治疗方法的有效性。根据 ICP 和 MAP，CPP 的计算方法如下：CPP=MAP-ICP。ICP 的传感器大多被插入在患侧大脑半球，因此很容易识别 ICP 的增加。大多数关于神经监测的研究都是在 TBI 患者中进行的。来自脑卒中患者的数据非常少。因此，对脑卒中患者神经监测的建议是根据 TBI 数据提出的，包括目标 ICP 和 CPP 的阈值。总的来说，关于 ICP 监测的临床意义的证据仍然是有争议的。Chestnut 的一项研究比较了按照两个方案进行治疗的 324 名 TBI 患者的结果：一个包括有创 ICP 监测，另一个基于临床和影像检查。主要结果是生存时间、意识障碍、3 个月和 6 个月时的功能状态及 6 个月时的神经心理状态。两组之间的主要结果没有明显差异。两组患者在重症监护室的 LOS 的中位数相似（压力 – 监测组为 12d，影像 – 临床检查组为 9d；P=0.25），但影像 – 临床检查组在重症监护室进行脑部特殊治疗（如高渗液体使用和过度通气）的天数高于压力 – 监测组（4.8 vs. 3.4，P=0.002）。但两组中严重不良事件的发生相似。因此，对于严重外伤性脑损伤的患者来说，将 ICP 维持在 20mmHg 或更低水平的监测组并没有显示出比基于影像 – 临床检查组更优越，但是监测组节省了大量的治疗和转运费用，因此可以认为是有利的。这些研究结论是否可以指导严重的脑卒中患者的治疗上仍不确定，但一些研究发现 ICP 的增加与死亡率的增加和不良后果有关，因此间接地强调了 ICP 监测对脑损伤患者的直观意义[95, 96]。此外，ICP 监测可以减少对神经危重症患者有潜在危害的神经影像学转运，并有利于开展有针对性的控制脑水肿治疗。

目前，脑室内、脑实质内或通过硬膜外导管及蛛网膜下腔均可进行 ICP 监测。

(1) 脑室内置管：多年来，脑室内置管（intraventricular catheters，IVC）或脑室外引流是唯一可靠的 ICP 监测方法，被认为是测量 ICP 的金标准。现在，EVD 和实质内 ICP 监测都被推荐用于这一目的。EVD 在 1953 年首次被提出，除了可以进行 ICP 的监测，同时还可以进行 CSF 的引流。因此，它们主要应用于 HS 伴脑室内出血。IVC 大多通过皮肤切口后经非优势半球后额叶钻孔进入，将导管推进 5～8cm 直至引流出 CSF。CSF 可以通过一个三通阀进行引流。CSF 的引流量可以通过调整引流袋的高度来调节。

外耳道通常作为估计引流袋高度的参考点。同时进行 ICP 监测和 CSF 引流是一个常见错误，这种情况下测量的 ICP 等于大气压。因此，必须暂停引流后才能获取准确的测量值。ICP 测量的准确性可能会因 IVC 管腔内的血块、碎片或空气而受到影响。

IVC 的主要并发症是感染，在不同的研究中其实际发生率差异很大（0%～32%）[97, 98]，可能主要是由于脑室造瘘术相关感染（ventriculostomy-related infections，VRI）的定义不同。Bota 及同事[97] 分析了 638 名脑室外引流患者的临床、实验室和微生物学数据，脑室内感染的发生率为 9%。Lozier[99] 发现 CSF 培养阳性的发生率为 8.8% 的综述数据一致。由于对 VRI 的定义缺乏共识，部分作者采用基于阳性培养物、临床症状和实验室结果异常来进行定义，而部分作者仅采用基于 CSF 阳性培养物来进行定义[98]。而 CSF 的葡萄糖水平、CSF 蛋白和标准实验室参数，如外周白细胞计数，这些数据的价值同样受到质疑[100, 101]。新的方法如鞘内 IL-6 水平，其参考价值还需要更大患者数据进行评估[102]。

导致 IVC 相关感染的风险的几个因素仍不明确，包括脑室内导管放置的时间和预防性抗生素的使用。在 2016 年神经重症监护学会发布的一份共识声明中，建议在有足够证据表明存在 VRI 风险的情况下，在临床情况允许的情况下尽早拔除 IVC。此外，在 EVD 置管前预防性使用 1 次抗生素（证据质量低）。最后，建议在 EVD 放置期间避免使用抗生素，因为这种做法可能会增加耐药和艰难梭菌结肠炎的风险[98]。

IVC 的另一并发症是插入部位的脑实质或硬膜下出血，其发生率可以忽略不计。

在拔除 IVC 之前，必须观察 CSF 引流及吸收情况，应停止引流 24h，并密切监测 ICP 值。拔管的前提是确保 ICP 增加小于 15～20mmHg。引流的 CSF 数量是判断 CSF 吸收是否通畅及是否需要进行外引流的重要指标；当引流袋高于在外耳道上方 20cm 时，如果 CSF 排出量小于 250ml/d，表明 CSF 吸收充分。对于早期脑积水患者，可使用连续颅脑 CT（cranial computed tomography，CCT）来判断夹闭试验是否成功。

(2) 硬脑膜外置管：硬脑膜外 ICP 监测是创伤最小的方法，但是也最容易出现假象。Bruder 及同事发现硬膜外和脑室内 ICP 值之间并不一致[103]。他们得出结论，硬脑膜外置管 ICP 监测并不适用。

(3) 脑实质内微型传感器：使用尖端导管行实质内 ICP 测量是一种替代脑室导管的方法。实质内 ICP 监测探头对脑组织造成的损伤较小，并且感染率较低。而在其他实验和临床研究中亦提出了关于零点漂移和耐用性的问题[104-108]。目前可使用的压力传导技术包括光纤、压电、气动系统。光纤系统的基础是一个感应光反射变化的装置，该装置由一个压力敏感的膜片组成。它们具有相对较好的零点漂移和灵敏度稳定的特性。基于硅芯片的压电系统比光纤传感器更坚固[109]。Spiegelberg-ICP 监测系统是由一根顶部有气囊球的导管进行测量的。气囊球内的压力相当于周围的压力，由一个外部应变计传感器进行转换，这种设计允许该系统在体内自动调零。

现在，通过脑室内或脑实质内监测 ICP 是最准确和最可靠的方法。其他设备，如蛛网膜下腔、硬膜下腔或硬膜外腔监测器的准确性较低，不推荐使用。

5. 多模态神经监测　在大面积缺血性脑卒中中，进行多模态神经监测（multimodality neuromonitoring，MNM）的理由是保护梗死部位邻近或对侧半球健康的脑组织，避免这些组织因脑水肿扩大而受到影响。在颅内出血患者中，脑部监测可用于识别由再出血引起的继发性脑损伤，血肿和周围水肿的占位效应，以及 SAH 后的血管痉挛。MNM 的主要目标是在出现不可逆转的继发性脑损伤之前发现病情恶化[110-118]，监测治疗措施的效果[119-121]，以及预测结果[122,123]。广泛的脑部监测在临床结果方面的益处尚未确定，在早期的研究中，对恶性 MCA 梗死患者的 ICP 监测可以预测临床结果，但对 ICP 的升高的治疗没有帮助[124]。同时作者指出，在大多数情况下，脑疝的临床症状先于 ICP 的升高。但是，这一研究的患者都选择保守治疗，ICP 的升高后并未行去骨瓣减压手术。随着新的治疗策略的出现和评估，MNM 变得越来越有意义。除了 ICP 和 CPP 外，MNM 还包括测量脑组织氧压（brain tissue oxygen pressure，PtiO₂）、脑微透析、测量 CBF 和连续 EEG 监测等方法。

PtiO₂ 使用一个微型探针进行测量，探针通常放置在额叶白质或是感兴趣的区域，如梗死的缺血半暗带或邻近血肿的部位。该探针可以同时测量大脑温度、pH、组织的氧分压和二氧化碳分压及 ICP。测量的组织表面约为 $17mm^2$。测量值取决于导管的定位：氧气水平在神经元密集的区域（如大脑皮质）最高，在白质最低，但是这些经验大多数来源于 TBI 创伤性脑损伤或 SAH 患者。作为对 ICP 和 CPP 测量的补充，PtiO₂ 监测逐渐用于严重脑卒中患者。正常的数值通常是白质 20mmHg，灰质 35～45mmHg。

大脑微透析技术同样需要在脑组织内放置一个小导管（直径 0.65mm）。它可以分析来自脑组织细胞外液的各种物质，如葡萄糖及其代谢产物乳酸和丙酮酸，神经递质谷氨酸，以及在神经元细胞衰亡过程中从膜磷脂中释放出来的甘油。此外，还可以使用高效液相色谱进行事后分析。在有氧条件下，葡萄糖将被代谢为丙酮酸和 ATP；相反，在缺氧时，代谢产物是乳酸。因此，乳酸 / 丙酮酸比值是缺氧或缺血的敏感指标。检测缺血的另一个敏感参数是谷氨酸，中等水平的谷氨酸表明缺血处于可逆状态，而过高水平的谷氨酸和增加的甘油则表明神经元发生了不可逆损伤。细胞外环境的这些变化通常先于 ICP 的升高或新发的神经功能障碍。尽管经过 20 多年的研究，微透析的要求很高，而且还没有在 NCCU 的日常工作中建立起来。

可以通过各种技术估计 CBF，包括 TCD 超声检查、Xe-CT、SPECT、O-15-PET、CTP 和 PW MRI。除 TCD 外，其他方法都不能提供连续监测。放置热扩散探针可根据组织的散热能力持续评估区域脑灌注。其他系统通过激光多普勒流速仪可以测量 ICP 和 CBF 的变化。但是两者都还未充分验证。

连续 EEG 监测通常用于检测（非惊厥性）癫痫发作，监测巴比妥类药物治疗期间的爆发抑制，评估镇静水平或预测预后[125]。随着数字脑电图和定量脑电图分析的出现，脑电图监测的意义明显增大。cEEG 监测和定量 EEG 分析对于预测 SAH 患者的血管痉挛[126,127]，以及检测低灌注或预测恶性 MCA 脑卒中的预后具有重要价值[128,129]。期待有更多的无创的神经监测方法，当然亦需要在严重脑卒中患者中进行研究[130]。

（十）颅内压升高的治疗

ICP 治疗的主要目标是尽量减少或尽可能消除由脑组织移位和局部压迫引起的继发性缺血性损伤和

机械损伤。在某种程度上，目前关注重点已经从ICP转向CPP。因供血动脉最大限度地扩张，脑的自动调节功能持续受损，故CPP下降会导致脑缺血区的低灌注（图56-1和图56-2）。

1. 基本措施　颅高压患者的最佳血压值目前仍不明确，但重要的是避免持续低血压，因低血压可加

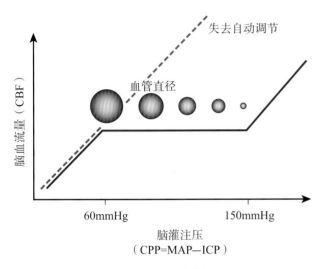

▲ 图 56-1　大脑血流的自我调节

大脑血管床能够在平均动脉血压为60～150mmHg时保持恒定的CBF。当CPP下降或上升时，这种"自动调节"现象是通过动脉阻力的减少（血管扩张）或增加（血管收缩）实现的。如果自动调节功能受损（虚线），CBF会随CPP被动变化。ICP. 颅内压；MAP. 平均动脉压

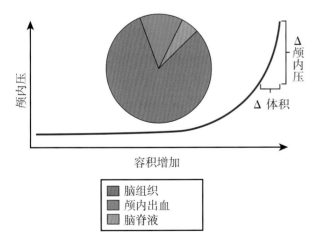

▲ 图 56-2　大脑的顺应性

脑组织水肿的增加，需要颅腔内血管内血液和脑脊液的补偿性减少，才能维持平衡。当有限的代偿机制失效后，颅内压迅速上升，即使颅内容积（Δ 体积）的小幅增加也会使颅内压（Δ 颅内压）大幅提高。在这种情况下，即使是脑水肿的小幅减少，也会使颅内压急剧下降

剧缺血性的脑损伤，特别是在自主调节紊乱的患者中尤为重要。通常要将CPP保持在60～70mmHg以上。在TBI患者中，对自动调节参数进行连续评估，获取个体适合的CPP（best-CPP）[131]。Steiner及同事在一组114名头部受伤者研究中发现，6个月的预后与CPP和best-CPP之间的差异相关。best-CPP原则很有价值，但需要更多前瞻性的数据。

通过注射晶体液避免低血容量是维持血压的最简单方法，有中心静脉置管的患者，CVP可能需要保持在8mmHg以上。对于外周阻力下降的患者，可能需要使用升压药物。

抬高床头15°～30°可以增加脑静脉回流和CSF的吸收，从而降低ICP。同时这种体位会影响心脏的静脉回流，降低动脉压力。Meixensberger等发现CPP或脑组织氧压在这种体位时没有明显变化，但ICP明显降低[132]。Moraine及同事发现当患者的头侧抬高至30°时，ICP没有变化；然而，当抬高到45°时，ICP值出现下降[133]。同时，随着头侧从0°抬高至45°时，CBF逐渐下降，研究者将这种变化主要归因于动静脉压力梯度的变化。

必须指出的是，上述所有的研究只是针对严重头部损伤患者。在一项对18名急性脑卒中患者的研究中，比较了头部位置从水平改变到30°时的ICP、MAP和CPP值。ICP轻度降低（有统计学意义），但MAP降幅度更大，所以ICP的轻度下降是以CPP大幅下降为代价的[134]。在最近的一项包括11 093名急性脑卒中患者（85% 为缺血性）的多中心随机对照试验中，发现平卧位的患者和将头部抬高至至少30°持续24h的患者相比，残疾结果（90d的改良Rankin量表）并无明显差异[135]。因此，我们建议最佳的头部定位应根据患者情况决定，根据CPP监测结果，同时以吞咽和呼吸情况，目前大多数ICU将所有患者的头部抬高30°不应作为常规。

2. 具体治疗方法

(1) 渗透疗法：渗透治疗剂是低分子量的高渗溶液，增加血浆渗透压，从而在血液和脑组织之间形成渗透梯度。完整的血脑屏障对渗透压梯度至关重要。渗透性物质通过受损的血脑屏障转移可以逆转渗透梯度，加重脑水肿（反弹效应）。渗透治疗后健康半球的体积缩小更明显；这可能会增加两个半球之间的压力梯度，加重脑组织移位和脑疝。增加压

力梯度仅仅是一个病理生理模型，没有在任何动物实验或临床研究中得到证实。有限的几项临床试验的结论不一致[136-138]。

甘露醇是最常用的渗透治疗剂。除了从间质和细胞间隙吸取水分外，它还可以改善血液的流变性。初始甘露醇会导致血容量增加，从而降低血细胞比容和提高 MAP。如果有完整的自动调节功能，CPP 的增加会导致脑血管收缩，脑血容量减少，最终 ICP 降低。其有效性在几项对头部受伤的患者进行的研究中被证实[139]。Manno 等[137]研究了 7 名半球梗死的患者，在给予单剂量甘露醇期间使用连续和顺序 MRI，发现中线结构移动没有变化，神经系统无恶化（3 名患者的 GCS 改善，2 名患者的瞳孔对光反应恢复）。

Bereczki 及同事的 Cochrane 分析探讨甘露醇对 AIS 和 HS 患者的有效性，三项随机研究比较了甘露醇与安慰剂或开放对照在 AIS 或非创伤性 ICH 患者中的效果[140, 141]。基于这三项试验（包括 21 名和 128 名 ICH 患者，以及 77 名缺血性脑卒中患者），结果显示甘露醇无益亦无害。因此，甘露醇在急性脑卒中患者中的应用仅基于实验性研究或头部创伤患者。

然而，这些试验并不是为了研究甘露醇在降低缺血性脑卒中的合并恶性及占位性脑水肿的疗效。这种特定情况下，一些病例描述了通过使用甘露醇有效降低 ICP。10 例患者 14 次的治疗中，8 例半球梗死合并水肿的病例中，单剂量 40g 甘露醇可有效降低了 ICP 升高，持续时间长达 4h[142]。同样，在另一项观察性研究中，甘露醇有效地降低了 ICP，同时在同侧和对侧半球的 CPP 和脑组织氧压增加。尚未有长期结果的研究，但这些数据表明，甘露醇可以有效处理急性 ICP 升高，并在进一步的干预措施（如偏侧颅骨切除术）开始之前提供时机[143]。但是急性肾功能损害的患者应慎用甘露醇[144]。

高渗盐水在治疗头部创伤后的颅高压在一些研究中被证实有效[145]。Gemma 及同事在 50 名患者的选择性幕上手术中，使用 7.5% 的高渗盐水或 20% 的甘露醇引起 ICP 下降幅度相当[146]。一项类似的研究中，Schwarz 及同事比较了高渗盐水 – 羟乙基淀粉（HS-HES）和甘露醇组合的效果；这两种物质都能有效降低 ICP[142]。与此相反，Qureshi 等在 TBI（n=8）或术后水肿（n=6）的患者中，输注 3% 盐水 / 醋酸盐后，ICP 出现有利的下降趋势，但在非创伤性 ICH（n=8）或 AIS（n=6）的患者中没有观察到 ICP 下降[147]。然而，这一结果在后来的研究中无法重现。随后的一项研究 8 名脑卒中（标准甘露醇治疗无效）合并 ICP 升高的患者使用高渗盐水治疗的效果，在 15min 内使用 75ml 10% 的盐水治疗，所有病例的 ICP 都出现下降；在输液结束 20min 后，ICP 下降幅度最大（平均 9.9mmHg），同时未发现任何不良反应[148]。

最近的回顾性研究探讨 3% 高渗盐水对 AIS 和 ICH 的有效性，目标是血钠 145～155mmol/L。Wagner 等[149]发现，与历史对照组相比，使用高渗盐水治疗的自发性 ICH 患者的水肿体积更小，ICP 危象更少，死亡率更低。同样，Hauer 等[150]发现脑血管病患者，包括半脑梗死（＞2/3MCA 区域）、ICH＞30ml、动脉瘤性 SAH，在使用上述高渗盐水治疗时，ICP 危象的频率较低，死亡率也较低。在这两项研究中，高渗盐水输注的不良反应包括心律失常、肺水肿、以及心、肝、肾功能障碍。因此，在充血性心力衰竭和肝硬化等容量负荷较大的状态下，应谨慎使用高渗盐水[144]。此外，关于高渗盐水的不良反应，Froelich 等[151]发现，使用 3% 的高渗盐水导致血清钠水平超过 155mmol/L，与血肌酐和血尿素氮水平升高有关，与不良反应包括感染、深静脉血栓或肾衰竭无关。

高渗盐水的最佳浓度仍有争议，创伤性脑损伤患者实施了从 3% 到 23.4% 的多种浓度高渗盐水的方案[152]。Koenig 等一项回顾性研究[153]发现，在使用 23.4% 生理盐水的病例中，有 75% 的小脑幕切迹疝患者发生了逆转，团注 1h 的血钠浓度上升≥5mmol/L（P=0.001）或血钠绝对值≥145mmol/L（P=0.007）可以用于预测有效性；同时，57% 的病例还使用了甘露醇，18% 的病例需要进行偏侧颅骨切除术。结论是，虽然脑疝的预后普遍较差（32% 的患者出院），但使用 23.4% 的生理盐水可以提供更多其他治疗的时机。Ryu 等[154]建议避免出现低钠血症，是一种更安全、可能更有效的方法。最近的神经重症监护学会指南[144]指出，虽然没有大规模的比较有效性或前瞻性随机研究来比较渗透治疗方案，但甘露醇和高渗盐水似乎都是安全治疗选择。甘露醇和高渗盐水应在有临床证据的情况下才可用于减轻脑水肿和组织移位（不推荐预防性使用）。

　　无论采用哪种药物，一旦开始高渗治疗，都需要密切的实验室监测，每 6 小时抽 1 次血。当使用甘露醇时，应计算渗透压间隙以指导剂量和治疗时间。渗透间隙是测量的渗透压和计算的渗透压之间的差值 $[(1.86 \times Na^+K) + (葡萄糖/18) + (BUN/2.8) + 10]$。应以血浆渗透压和血钠的测量来指导高渗盐水的使用[144]。对于 LHI 和即将发生脑疝的患者，最初常用的高渗治疗是每 3 小时交替使用 1g/kg 的 20% 甘露醇溶液（最好通过中心静脉滴注 30min，或大口径外周静脉注射）和 23.4% 盐水注射液（中心静脉）进行注射。甘露醇给药应保持血钠大于 160mmol/L、血浆渗透压大于 320mOsm/L 或组织渗透压差值大于 20。如果血钠超过 160mmol/L，应暂停使用高渗盐水。

　　(2) 过度通气法：过度通气引起 $PaCO_2$ 降低，引起血管收缩，从而降低 CBF、脑血容量，最终导致 ICP 下降。这种效果通常在发生于增加约 10% 的潮气量后的几分钟内，PCO_2 目标是 30～35mmHg。过度通气的适用性主要受到以下因素的限制：①脑血管收缩导致脑组织缺血；② CSF 中 pH 升高会在数小时内由脉络丛平衡，但是血液 pH 的平衡则需要数天。意味着过度通气的效果可能只持续几小时，之后脑血管就会恢复正常。在这个阶段终止过度通气会导致血液和 CSF 中 $PaCO_2$ 的增加，最终导致脑血管扩张引起反弹。

　　过度通气是一种短期干预的治疗方案，可以控制突然的 ICP 升高，为明确诊断或其他治疗措施争取时间。基于以上原则使用，ICP 反弹的风险极小。但是大量证据表明过度通气可能对脑组织氧合、代谢和血流产生有害影响，并且对治疗效果不利，因此不建议脑卒中患者长期进行过度通气[155]。

　　(3) 巴比妥类药物：巴比妥类药物的主要作用是降低脑代谢和 CBF；这些变化的机制尚不清楚，但有人推测是增强 GABA 与其受体的结合及对脑血管的直接影响[156]。巴比妥类药物对 ICP 的影响似乎存在质疑。Schwab 及同事研究发现 60 例 AIS 患者中有 50 例 ICP 降低，只有 5 名（8%）使用巴比妥类药物的患者最终存活[157]。Cormio 等的研究中 67 名严重头部受伤的患者中有 57 人的 ICP 降低，但是 67 名患者中有 27 人的 ICP 仍然高于 20mmHg[158]。另一研

究包含 21 名大面积 MCA 梗死后 ICP 升高的患者中，通过巴比妥酸盐治疗，每个病例的 ICP 都暂时降低了，但这种效果与脑氧压力的降低和 CPP 的降低有关[143]。

　　由于巴比妥酸昏迷有几种潜在的偶尔严重的不良反应（明显的动脉低血压、心肌损害、电解质紊乱、肝功能损害、易于感染），所以这种治疗只能作为最后的短暂疗法，同时要对动脉血压进行有创监测，并定期评估血电解质和肝酶水平。巴比妥类药物应通过单独的静脉管道缓慢输注。硫喷妥钠和戊巴比妥是 NCCU 中常用的巴比妥类药物。建议初始使用 1.5～3.5mg/kg 的硫喷妥钠进行弹丸式注射，只有在观察到 ICP 明显降低时才继续应用。巴比妥类药物的效果是根据 EEG 上出现的爆发抑制来进行监测的。血浆的巴比妥类药物浓度并不可靠。

　　(4) 糖皮质激素：先前有大量研究探讨了糖皮质激素在脑卒中的应用，包括缺血性和出血性脑卒中。Cochrane 系统评价认为，急性脑卒中后使用糖皮质激素对发病率和死亡率都没有益处[159]。可能有发生非致命性不良反应的倾向，包括胃肠道出血、高血糖和感染。神经重症监护学会指南目前建议不要使用类固醇治疗脑卒中相关的脑水肿[144]。

　　(5) 偏侧颅骨切除术：减压手术主要是基于机械挤压方面的考虑。大脑向外延伸以减轻对中线结构的压力。这可以使 ICP 下降，减少脑室压迫和中线结构移动。CBF 得到恢复，从而增加组织供氧。通过这种方式，可以避免对病变周围正常组织造成二次损伤。一些脑卒中动物模型提供了证据，证明减压手术可以改善脑灌注，减少梗死的体积[160, 161]。

　　关于减压手术的临床研究已经在大脑中动脉"恶性"梗死的和 TBI 中进行。偶尔也有在 CVST、SAH、颅内感染性等患者中进行。最近大量证据表明，减压手术能有效地降低 ICP 及死亡率，并改善大面积缺血性脑卒中中的预后[162-164]。

（十一）体温管理

　　正常人的体温为 37℃，昼夜波动 0.6℃。一般测量核心体温，包括外耳道、食管、直肠或膀胱。在 NCCU 中还需要测量脑温，尽管很少这样做。目标温度管理（targeted temperature management, TTM）需要在神经重症患者中预防高热（发热）、控制并维持正

常体温和治疗低体温（therapeutic hypothermia，TH）。

低体温被定义为轻度（32～34℃）、中度（28～32℃）或深度（<28℃）。核心体温的降低会降低全身的需氧量。相应的二氧化碳的产生、血钾水平和碳水化合物的代谢也会减少。一些研究表明，在局灶性脑缺血的动物模型中，中度低温具有显著的神经保护作用[165-167]。潜在神经保护机制包括降低兴奋性氨基酸水平[168, 169]，稳定血脑屏障和神经细胞胞膜[170]，降低脑代谢等，最终抑制脑水肿的形成[171]。

深度低温已在胸科手术中常规开展，在神经外科手术中也偶尔用于脑部保护。在原发性脑损伤包括脑卒中，TH 的益处是值得怀疑的。在 LHI 患者中发现，低温可以明显降低 ICP[172-174]，但不如偏侧颅骨切除术有效[175]。尽管有这些发现，在功能恢复方面的好处还没有被证实[176]。在神经重症监护协会最近发表的一份指南中，关于 TTM 对 ICU-LOS、ICP 负担和神经系统结果的影响的证据不明确，没有提供关于 TTM 时机的具体建议。

在实验性脑卒中研究中，高热与梗死面积增加和预后不良有关[178, 179]。一项对幕上 ICH 患者的回顾性研究发现，发热的比例很高，尤其是脑室出血的患者。发热的持续时间与预后不良有关，似乎是一个独立的预后因素[180]。对实验性脑缺血研究揭示了高热导致预后恶化的多种可能机制，其中包括神经递质的释放增强，氧自由基的产生，血脑屏障广泛破坏，局灶性脑缺血半暗带中破坏性的去极化增加，能量代谢恢复受阻，蛋白激酶的抑制增强，细胞骨架蛋白溶解[181]。基本的病理生理学原理可能也适用于 ICH 患者。体温升高应积极寻找感染性病灶，应以保持体温低于 37.5℃为目标。经常使用的药物是对乙酰氨基酚，用降温毯进行外部降温也可能有效。一些中心采用血管内或表面冷却反馈装置，将体温维持在所需水平。

正常体温控制，通过反馈装置降低和（或）维持核心体温在 36.0～37.4℃，被广泛认为是抑制发热的一种方法。在 ICP 控制方面也可能有额外的好处。在一项研究中，与既往对照组相比，预防性地使用体温控制被证明可以降低严重创伤性脑损伤患者的 ICP 变化[182]。最近的指南推荐使用正常体温控制减少对常规治疗无效的发热患者，包括低温（4℃）静脉注射、冷海绵浴、直接在腋下 / 腹股沟处使用冰袋、通风、水或空气循环毯，以及冰盐水胃肠灌洗 / 膀胱灌注。在 TH 和正常体温控制中，快速输注 4℃的生理盐水是一种有效的温控技术[177]。

格列本脲是新型控制脑水肿的方法。格列本脲是一种第二代磺酰脲类药物，可抑制磺酰脲受体 1（sulfonylurea receptor 1，Sur1）。最初用于治疗 2 型糖尿病，但格列本脲已被重新用于靶向 Sur1- 瞬时受体电位美拉汀 4（target Sur1-transient receptor potential melastatin 4，Trpm4）通道，这一通道在由于缺血导致损害的中枢神经细胞表现出转录上调。在临床前研究模型中，用格列本脲阻断可以减少脑水肿和死亡，可以减少 MMP-9 的分泌，从而减少出血性转化[183]。Kunte 等[184] 回顾性研究，脑卒中后有从入院继续口服磺酰脲类药物至出院的糖尿病患者中，NIHSS 下降≥4 分或出院 NIHSS 评分为 0 分的患者比例为 36%，而对照组（服用不同糖尿病药物者）只有 7%（OR=7.4，95%CI 1.5～37，P=0.007）。此外，82% 继续服用磺酰脲类药物的患者功能独立（mRS≤2），而对照组只有 57%（OR=3.4，95%CI 1.1～11，P=0.035）。最后，在另一项研究中，使用磺酰脲类药物治疗的患者在院内死亡（0% vs. 10%，P=0.027）和出血性转化（0% vs. 11%，P=0.016）均体现出优势[185]。对上述研究进行基线特征调整后，结果仍有意义。

新型用于脑卒中患者的格列本脲静脉注射制剂（RP-1127）已经研制成功，降低非糖尿病患者发生低血糖的风险，并能更快地达到治疗水平（不同于口服制剂摄入 1～2h 后才到达峰值水平）。I 期临床试验确定 3mg/d 的剂量引起低血糖的可能极低，能达到治疗效果且无严重不良反应[189]。一项名为 GAMES-Pilot（格列本脲在恶性水肿和脑卒中中的优势）的 IIa 期临床试验招募了 10 名 18—80 岁的患者，基线 DWI 病变体积为 82～210cm³。总体而言，该药物的耐受性良好。与对照组的二次分析显示，ADC 和 T_2 FLAIR 信号（分别是早期细胞毒性水肿和后期血管性水肿的标志物）在 24h 后有明显不同，表明 RP-1127 减轻了血管性水肿的形成[190]。进一步的分析显示，与既往对照组相比[190]，接受 RP-1127 治疗的患者的 MMP-9 水平明显降低，与对照组相比，接受 RP-1127 治疗的受试者的临床预后（mRS 为 0～4 分）明显提高（90% vs. 50%，P=0.049）[191]。

最后，一项名为 GAMES-RP 的 II 期双盲随机对照试验评估了 86 名受试者，主要结果是 90d 后 mRS≤4 且未进行减压性偏侧颅骨切除术的比例[192]。90d 后，接受 RP-1127 治疗的受试者和对照组达到主要结果的比例相同，分别为 41% 和 39%（P=0.12）。接受 RP-1127 治疗的患者在 72～96h 的中线移位明显降低（4.6mm vs. 8.5mm，P=0.0006），24～72h 血浆 MMP-9 水平也明显减少（211ng/ml vs. 346ng/ml，P=0.006）。总的来说，格列本脲通过阻断 Sur1-Trpm4 通道，在控制脑水肿（中线移动）、减少出血性转变（MMP-9 变化），以及功能预后和死亡率方面表现出优势。一项名为 CHARM 的 Ⅲ 期试验目前正在招募，以评估实验性药物 BIIB093（格列本脲）与安慰剂相比，以 mRS 评价 LHI 患者在第 90 天的功能预后（ClinicalTrials.gov Identifier：NCT02864953）。

（十二）抗癫痫治疗

由于研究设计、诊断标准、随访时间、研究人群和监测程度的不一致，急性脑卒中患者中癫痫发作的发病率差别巨大。但是数据显示，出血性脑卒中患者癫痫发生率较高[193-196]。在 ICH 后的前 7d 内，多达 16% 的患者表现为临床癫痫发作，多达 31% 的患者会在脑电图上表现为病性放电[194,195,197]。在一项研究中，ICH 的累计皮质与出血后 24h 内癫痫发生率直接相关[193-196]（小量出血是一独立危险因素）[198]。AIS 的癫痫发生率发病率为 2%～8.6%[193,194,196,199]。与 ICH 类似，皮质位置缺血似乎增加了癫痫发作的风险，而且，在一项研究中，相对于小血管或大血管病变的缺血性脑卒中，心源性梗死导致的癫痫发生率更高[195]。临床上的癫痫发作通常是部分性发作，或泛化为全面性发作。在神经系统症状波动或精神情绪状态的与脑损伤的程度不对称患者，需要考虑到非惊厥性癫痫发作的可能。脑卒中急性期癫痫复发的风险尚不清楚。有酗酒史的 ICH 患者发生癫痫持续状态的风险增加[198]。MRI 研究的数据表明，长时间的癫痫发作诱发脑水肿，可能增加 ICP[132]。癫痫相关的脑血管扩张会增加氧气和代谢底物的需求，进而加重脑缺血。Vespa 等研究，出血后的非惊厥性癫痫发作与中线移位增加有关[193]。AIS 溶栓后的癫痫发作的临床事件比较少见（约 1.3%）。基线数据包括男性、NIHSS≥10、发热均与癫痫发作相关，其中癫痫发作是预后不良的独立预测因素（2～3 倍）[200]。

关于脑卒中后预防性应用抗癫痫药物的效用，目前的数据有限。一项关于抗癫痫药物对脑卒中后癫痫发作的一级和二级预防的 Cochrane 综述发现，只有一项试验符合研究纳入标准，即随机或"准随机"对照试验，参与者被分配到治疗组或对照组（安慰剂或未服药）[201]。Gilad 等[202] 将 72 名参与者随机分配到丙戊酸治疗组或安慰剂组，用于自发性非动脉瘤性、非创伤性 ICH 后癫痫发作的一级预防，主要结果（1 年内癫痫发作）无统计学差异；与安慰剂相比，丙戊酸组的早期癫痫发作（出血后＜14d）的发生率较低（不显著），与安慰剂组相比，丙戊酸组在次要结果（NIHSS 评分）表现出了统计学的优势，反映了丙戊酸的神经保护、神经重塑效应。在一项小型的前瞻性研究中，对脑叶 ICH 患者预防性使用抗癫痫治疗可减少癫痫发作[198]。但是在 AIS 中缺乏类似的前瞻性研究。因此，在目前的缺血性或出血性脑卒中的管理指南中，不推荐预防性使用抗癫痫药物[79,203]。然而，苯二氮䓬类药物作为一线治疗被用于控制癫痫发作及癫痫持续状态。在急诊室或 NCCU 使用的二线抗癫痫药物包括苯妥英/磷苯妥英、拉科酰胺、左乙拉西坦、苯巴比妥和丙戊酸，每一种药物都有自己的风险及优势。在难治性或超难治性癫痫状态的情况下，需要持续输注麻醉药（咪达唑仑、丙泊酚、戊巴比妥、硫喷妥、氯胺酮或异氟醚）。关于进一步的管理，请参考当前机构或协会的具体指南，如欧洲神经学会联合会（http://www.efns.org）或神经重症监护协会提供的指南[204]。

（十三）预防深静脉血栓和肺栓塞

AIS 和 ICH 患者的早期院内死亡的自身原因包括脑水肿、缺血性脑卒中再发或出血增加，还包括并发症，如肺栓塞[205-207]。急性脑卒中后肺栓塞的发生率在不同的研究中表现出很大的差异[208]。在尸检报告中，肺栓塞的发生率在 0% 到 46%。Widjicks 等研究发现，50% 的猝死与肺栓塞有关[209]；在其他病例中，临床诊断标准是突然出现的呼吸困难、胸痛或心动过速。应用 MR 直接血栓成像的研究报道，接受阿司匹林和压力袜治疗的脑卒中偏瘫患者中，DVT 的发生率很高（17.7%）[210]。

可以通过水化和早期活动来降低 DVT 和肺栓塞的风险，尽管早期活动对许多 NCCU 患者不实际。

弹力袜对手术患者有效；然而，随机试验的证据并不支持常规使用弹力袜来降低急性脑卒中后 DVT 的风险[211]。对 AIS 患者的研究表明，使用低分子量肝素可以减少深静脉血栓和肺栓塞的发生率，而不增加 ICH 的风险[208, 212, 213]。然而，目前的指南没有明确推荐对深静脉血栓或肺栓塞高风险的 AIS 患者使用小剂量皮下肝素或 LMWH，目前获益未能完全证实[79]。由于担心引发 ICH 患者的再出血，起病数日内不建议使用预防措施，或对 DVT 高危患者以常规剂量的半量进行预防。研究建议可考虑间歇性地使用气动加压装置预防深静脉血栓[79]。Boeer 及同事的一项小型的随机试验中，比较了 HS 患者早期与晚期应用小剂量皮下肝素的情况。与在发病后第 4 天和第 10 天开始治疗的患者相比，在 ICH 发病后第 2 天开始预防的患者组的肺栓塞明显减少，各组均无再出血的病例。因此，建议在神经系统稳定的患者中，低剂量肝素可以在 ICH 发病后第 2 天开始使用[214]。其他指南建议在第 3 天和第 4 天后开始使用[215]。同时建议对部分凝血活酶（PTT）或抗 Xa 因子进行监测。

此前，一项大型、多中心、随机对照研究证实了间歇充气加压装置（intermittent pneumatic compression, IPC）对减少缺血和出血性脑卒中患者深静脉血栓的研究。主要终点为随机 30d 内超声检测到的近端静脉深静脉血栓或任何症状性深静脉血栓，1438 例患者中，使用 IPC 的 122 例（8.5%）和未使用 IPC 组 174 例（12.1%）发现血栓；绝对风险降低 3.6%（95%CI 1.4~5.8）。使用预防性肝素或 LMWH 后在各组相似（两组均为 17%）；作者认为，IPC 是一种降低深静脉血栓风险的有效方法，并可能改善脑卒中后无法行动的患者的生存[216]。

一项小型研究调查了使用血管收缩药的 ICU 患者，皮下注射 LMWH 的生物利用度。与未使用血管收缩药患者或术后患者对比，使用血管收缩药的患者血浆中的 Xa 因子活性较低，无法充分防止静脉血栓的发生。这可能是由于药物诱导的肾上腺素能血管收缩导致的皮下组织灌注受损所致。这些结果表明，使用血管收缩药的患者可能需要不同的给药方式来预防静脉血栓[217]。

（十四）血糖管理

有 43%~68% 的患者发生脑卒中后高血糖[218]。一些大型临床试验发现，脑卒中后高血糖与死亡率增加和预后不良之间相关[218-220]。可能的机制包括继发于无氧糖酵解的组织酸中毒、乳酸酸中毒和自由基的产生[221, 222]。

此外，在一项包括重症手术患者在内的研究中，van den Berghe 及同事发现，强化胰岛素治疗保持血糖水平在 80~110mg/dl 之间，可将院内死亡率从 10.9% 降低到 7.2%[223]。这主要是降低脓毒性导致的多器官衰竭。然而，该团队后续的研究中，强化胰岛素治疗对生存率无影响，反而低血糖事件增加 5~6 倍[224]。因为安全原因，随后的实验提前终止[225]。强化胰岛素治疗组的严重低血糖率高于常规组（17% vs. 4.1%），严重不良事件率（10.9% vs. 5.2%）。一项更大的随机试验比较了 ICU 患者的常规和强化血糖控制（80~110mg/dl）（NICE-SUGAR 试验），结果显示强化血糖控制组的死亡率增加[226, 227]。最近一项针对严重脑损伤患者的微透析研究，严格的血糖控制可能与诱发脑代谢危机，脑代谢危机的定义是葡萄糖低于 0.7mmol/L，乳酸 / 丙酮酸比率大于 40，同时与死亡率的增加有关[228]。最近，关于脓毒症休克管理的指南主张血糖上限为 ≤180mg/dl，而不是上述的 ≤110mg/dl[229]。

迄今为止最大的脑卒中血糖管理的随机试验发现，未使用胰岛素治疗的轻度 – 中度血糖升高（中位数为 137mg/dl）的患者与使用强化胰岛素治疗使血糖水平达到 72~126mg/dl 的患者在死亡率和功能结局方面没有区别[229a]。因此，目前的指南不建议在中等血糖水平的脑卒中患者中常规使用胰岛素输注，而是建议将血糖降低到 140~180mg/dl 范围[79, 203]。

二、各类脑梗死的具体治疗

（一）大脑中动脉大面积梗死

大多数患者中，仅接受药物治疗的严重的大脑中动脉梗死（"恶性"大脑中动脉梗死）或大脑中动脉 + 大脑前动脉和（或）大脑后动脉梗死（也称为 LHI）基本是一个可预测的梗死类型[230, 231]。在发病初期的数小时内，半球大面积梗死的患者神志通常会完全清楚，部分患者也可能会表现为轻度嗜睡。在幕上大面积脑梗死早期，基本不会出现双侧运动受累的相关体征、昏迷、姿势异常及瞳孔异常。多数患者在发病 24h 内出现与脑水肿的发生是相符合的神经功能恶化（图 56-3）。这些患者表现为不同程度的意识障碍，从嗜睡直到昏迷。瞳孔增大和瞳孔对光反射消失（最初只发生在梗死一侧，后发展为双侧），并出现恶心、呕吐、姿势和呼吸方式异常，这均是脑疝即将形成的迹象。如果监测 ICP 会发现在病情恶化初期出现中度升高（20mmHg）。值得注意的是，ICP 没有显著升高时也可发生脑疝和脑干移位。在发病 24～48h，颅内压继续升高、脑水肿进一步加重。当 ICP 超过 30mmHg 时提示预后不良，应进行紧急减压手术降低 ICP[124]。

脑梗死发病数小时内即发生神经功能恶化的患者中，大部分患者最终死亡。在 LHI 的发展中，高死亡率通常与某些特征有关，如远端颈内动脉闭塞，大脑中动脉干近端闭塞导致全部大脑中动脉支配区梗死，包括基底节、累及整个大脑半球大脑中动脉 + 大脑前动脉区域大面积梗死，在发病 6h 内，神经功能迅速恶化并伴意识丧失[230]。

脑水肿的程度在主要取决于梗死灶的大小和位置，但也存在一些个体差异。一般认为，中青年患者对颅内占位性病变的代偿能力较脑萎缩的老年患者差，当然，这也是有争议的。

LHI 在急诊科被认为是一种危及生命的情况，需要及时给予积极的干预。在气道、呼吸和循环稳定后，进行初步的诊断评估及迅速转运患者到 NCCU。如果需要，可在急诊科进行早期再灌注治疗。建立静脉通路，持续血压监测、心电图和脉搏、血氧饱和度是常规重症监护措施的一部分，在右侧大面积脑梗死患者中，通常会发生神经源性心律失常。虽然呼吸障碍在初期并不常见，但发病 24h 出现呼吸频率增快，提示脑水肿的加重和脑干功能障碍。大面积半球梗死继发于 LOC 受损、呼吸功能下降、咽反射丧失和吞咽困难而导致呼吸衰竭的风险较高，多数患者需要呼吸支持。脑为了获得足够的氧，应进行面罩吸氧，使 PO_2 大于 90mmHg。气管插管和机械通气的适应证在本章前面已经讨论过。

1. 溶栓和血管内治疗　近年来，由于 rt-PA 静脉溶栓和大血管闭塞机械取栓应用增加，治疗方法得到显著发展。LVO（包括大脑中动脉 MCA 区域梗死）的介入治疗有两种再通方法，多项试验分别明确了 rt-PA 和机械取栓在治疗急性大血管闭塞发病 3～4.5h 和 24h 的作用[232]。关于急性血管再通的细节在本文其他地方有介绍[233, 234]（见第 53 章和第 67 章）。初步证据证明，严重的 AIS 患者从 NCCU 中受益[235]，24% 的严重的 AIS 可能需要进一步重症监护治疗[236]，行溶栓及取栓后的治疗更加需要神经重症监护。

2. 动脉溶栓、取栓术

(1) 气道和镇静：近年来，血管内脑卒中治疗（endovascular stroke treatment，EST）选择经口鼻插管全身麻醉（general anesthesia，GA）或者非插管清醒镇静（conscious sedation，CS）一直存在争议。尽管 GA 存在可能的缺点，如治疗延迟、低血压和无意的过度通气导致低碳酸血症造成脑血管收缩[237]。

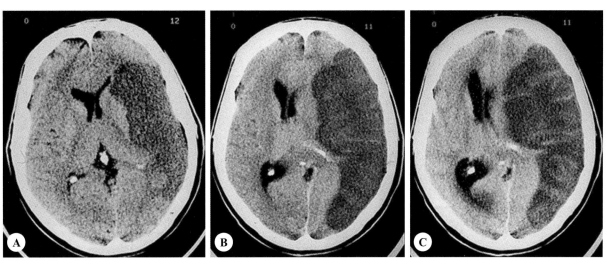

▲ 图 56-3　（从左至右）大脑中动脉完全梗死水肿形成过程

Gravel 等[238] 最新的系统综述和 Meta 分析认为，与 GA 相比，前循环 AIS 患者在非全身麻醉下机械取栓治疗后 3 个月功能预后和死亡率下降中更优，但是该研究基于的是回顾性研究，其中大多数病情较重的患者在最初都接受了 GA 下治疗。

已有三项随机对照试验，给出了完全不同的结果。单中心的 SIESTA（镇静 vs. 插管在脑卒中血管内治疗）试验包括 150 例前循环急性脑梗死且 NIHSS 评分大于 10 分的患者。患者在取栓过程中被随机分为两组，一组是插管的 GA 组，一组是无插管的 CS 组。主要终点是术后 24h 早期神经功能改善（NIHSS 评分至少相差 4 分），次要终点为术后 3 个月改良 Rankin 量表评分、死亡率及围术期手术可进行性和安全性指标。150 例患者中，24h NIHSS 评分变化组间差异无统计学意义（均数差 =-0.4，95%CI –3.4～2.7，P=0.82）。在次要终点，GA 组术后低体温、延迟拔管、肺炎等并发症发生率明显高于 CS 组。3 个月时 mRS 评分（0～2 分）中，GA 组（37%）较 CS 组（18.2%）好（P=0.01）。故本研究结果不支持 CS 的使用优势[8]。在单中心 AnStroke 试验（脑卒中麻醉）也得出了类似的结论，90 例接受 EST 的患者同样随机分配到 GA 或 CS 组，在 3 个月时改良 Rankin 量表评分的主要终点，如术中血压较基线下降、血糖、$PaCO_2$、时间间隔、再通成功程度、24h NIHSS 评分、梗死体积或院内死亡率方面差异无统计学意义[239]。单中心全身或局部麻醉在动脉内治疗中（general or local anesthesia in intra arterial therapy，GOLIATH）试验共纳入 128 例患者，随机分为 GA 或 CS 组，通过比较 EST 前后 MRI 扫描评估梗死体积变化的主要终点，各组梗死体积增长差异无统计学意义，GA 组再灌注成功率明显更高，并且在 3 个月 mRS 评分结果似乎有更好的趋势[240]。

目前关于 EST 的随机研究不能显示 CS 或 GA 的优势。如果基于指征的情况下，GA 并未显示不利。这一方向可能需要进一步的研究。对于有经验的神经麻醉团队及标准化中心来说，首选 GA 是可行的。同时，在 CS 下先开始治疗，在需要紧急插管时和必要时（剧烈躁动、呼吸衰竭、深昏迷或腱反射消失）转为 GA 似乎也是合理的[241]。这种方法得到了最近一项来自 HERMES 试验及数据 Meta 分析的支持，该研究得出结论，血管内取栓术后不良结局与 GA 有关，但是与标准治疗相比，GA 仍然有效（3 个月后功能预后改善），GA 患者和未采用标准治疗的患者均有改善，因此，对于需要麻醉的患者不应停止血管内治疗[242]。

如需插管，应优先使低血压诱导剂的药物（如依托咪酯），以避免潜在的 CPP 下降及由此导致的缺血半暗带继发性损伤[241]。总而言之，麻醉技术和药物使用的最终决定应考虑到每位患者的既往病史、临床表现、生命体征及体格检查[243]。

在 EST 中用于镇静和镇痛的药物存在很大差异，并且几乎没有数据支持一种药物优于另一种药物。关于各种药物的选择和剂量的信息可以在神经科学协会的麻醉学和重症监护（society for neuroscience in anesthesiology and critical care，SNACC）建议中找到[243]。最近的研究已经检查了右美托咪定于 EST 期间在 CS 和监测麻醉护理（monitored anesthesia care，MAC）中的使用。右美托咪定作为一种 α_2 肾上腺素能激动药，与传统镇静药相比，具有更低的呼吸抑制风险，因此可能非常适合非插管患者的 CS。Whalin 等的一项回顾性研究对 216 例接受 EST 的患者使用右美托咪定镇静，GA 组血压的变化更大[244]，诱导后出现低血压更多（54% vs. 28%，P<0.001），使用血管升压药更多（79% vs. 58%，P<0.001）。正如作者所强调的那样，这项研究的一个潜在局限性是与 GA 组比较，使用右美托咪定进行镇静的患者通常年龄大，脑卒中严重程度轻。但当仅用 NIHSS 评分进行评估脑卒中严重程度时，发现右美托咪定与良好的预后相关。另一项研究比较了右美托咪定和丙泊酚用于 MCA 闭塞的 AIS 血管内治疗时[245]。结论是右美托咪定组的低血压发作频率和血管升压药的使用显著升高，但在 DWI 梗死增长、30d 的功能结局和死亡率方面没有发现显著差异。最后，近期的一项回顾性研究分析了 86 例主要接受 GA 进行血管内治疗的患者结果显示，在麻醉诱导后仅接受吸入性药物的患者出院时 mRS 明显升高，进一步强调了现有麻醉技术的异质性[246]。上述相互矛盾的数据强调了需要进行前瞻性研究来评估各种镇静药物在 EST 期间的疗效。

（2）神经功能监测：干预前后对 AIS 患者进行监测神经功能非常重要，其目的是尽量减少与原发性病相关的发病率和死亡率，预防或减少继发性脑损伤。最近发表的无创性神经监测研究报道探讨了经颅超声（transcranial ultrasonography，TCU）、诱发电位（evoked potentials，EP）、EEG、近红外光谱（nearinfrared spectroscopy，NIRS）、双频指数（bispectral index，BIS）等多种模式在包括脑卒中在内的严重脑损伤中的应用[130]。TCU、EEG 和体感诱发电位（somatosensory EP，SSEP）是最好的监测方法，但其他方法，如 BIS 和 NIRS 很有前景，需要更多的研究。无创性神经监测的优点包括可重复性、可调性、成本较低和相对易于执行。理想情况下，无创性神经监测将被用来替代或补充有创性的措施，如探针或导管，其总体目标是以多模态的方式合成实时数据，改善患者预后和进一步研究病理生理过程[130]。

（3）血流动力学管理：血压管理是急性脑卒中治疗中的一个关键问题。过高和过低血压都与脑卒中后预后不良相关[247, 248]。急性期控制血压的理论原本是为了降低严重出血性转化的风险，特别是在溶栓后，防止进一步的心血管损伤，并最终减少脑水肿的形成。积极降压可能会对脑灌注产生负面影响，特别是在缺血半暗带区域，继发缺血性损伤的加重。需要注意的是大部分患者的血压在脑卒中后几小时内会自发下降。镇静药物的使用可能会增加重症监护患者的这种情况。一项关于急性脑卒中积极控制血压的系统评价未能提供证据表明这将影响患者的预后[249]。最新的数据表明，增加心输出量而不是提升血压，可能是增加脑灌注更有效的手段[250]。在缺乏确凿循证数据的情况下，当收缩压或舒张压分别超过220mmHg 和 120mmHg，或存在其他可能需要降低血压的医学因素，如心功能不全、心肌梗死、主动脉夹层或肺水肿时，建议谨慎启动降压治疗[87, 251, 252]。IVT 后收缩压控制必须小于 180mmHg 的患者，以及因血流动力学病因导致的脑卒中患者，血压控制需要特别谨慎。不推荐使用特定的降压药物。为了更好地控制血压，强烈建议在急性期静脉应用降压药物。不建议舌下含服硝苯地平，因为可能产生急剧的降压效果。一项随机对照试验（CHHIPS）研究在缺血性和出血性脑卒中发病后 36h 急性期内收缩压高于 160mmHg 水平时开始的降压情况，主要终点：2 周时的死亡或依赖，结果试验组 61%（69）和安慰剂组 59%（35）（RR=1.03，

95%CI 0.80～1.33，P=0.82）。尽管与安慰剂[21mmHg（17～25mmHg）vs. 11mmHg（5～17mmHg），P=0.004]相比，试验组患者（RR=1.22，0.33～4.54，P=0.76）在最初 24h 内收缩压下降明显更大，但没有证据表明急性期积极降压会导致早期神经功能恶化（RR=0.91，0.69～1.12，P=0.50）。但 3 个月时死亡率减半（9.7% vs. 20.3%，HR=0.40，95%CI 0.2～1.0，P=0.05）。然而由于样本量小，只能被认为是初步结果[253]。Li 等[254]最近的一项研究中，随机选取 320 例入院 BP≥160/95mmHg 的急性脑梗死患者在起病 48h 内，分为降压组（单用氨氯地平 5mg/d 或厄贝沙坦 150mg/d），对照组不用降压药物。14d 时，在死亡率、显著依赖生存状态（significant dependent-survival status，SDS）（Barthel 指数≤60）或死亡率 / 残疾率（mRS≥3）方面均无显著差异；而降压组（4.4% vs. 11.9%，P=0.014）的心脑血管事件复发率（cardio-cerebral vascular events，RR-CVE）显著降低。6 个月时，降压治疗组 SDS、死亡率 / 残疾率、RR-CVE 均明显降低（P=0.033，0.018，0.030）。6 个月各组间的死亡率无显著性差异。

关于早期降压治疗的其他临床研究结果并不一致。Bösel 的一项研究发现[255]，在急性出血性和缺血性脑卒中中，除 EST 干预成功外，强化降压无明显益处。SCAST 试验使用坎地沙坦与安慰剂对急性脑梗死收缩压大于 140mmHg 的患者进行研究，坎地沙坦组血压显著降低，但在 6 个月时 mRS 评分或 6 个月内的复合终点（发生血管死亡、心肌梗死或脑卒中），组间差异无统计学意义[256]。同样，CATIS[257]和 ENOS[258]试验发现，分别在 2 周 / 出院或 90d 时，随机接受降压治疗或不接受治疗 / 安慰剂的急性脑卒中患者（ENOS 包括缺血性和出血性）的预后无显著差异。但是，大多数的这些研究并不完全适用于大的 MCA 脑卒中，在研究人群中其百分比有时很难估计。

溶栓或取栓术的情况下，血流动力学管理是 NCCU 入院的常见原因，也是急诊科或血管介入治疗组面临的挑战，已经进行了大量研究，得出了各种不同的结论。AHA 和脑卒中联盟已经为溶栓患者的血液管理提供了建议[79, 252]；然而，在取栓期间和取栓后的血压管理不够明确。对于未溶栓的患者，建议血压目标小于 220/120mmHg，以确保对半暗带

进行最佳灌注。然而，上述的允许性的高血压可能不适用于血供重建和血栓取栓术后，在这种情况下，低血压通常与镇静有关，理论上造成了半暗带低灌注的风险。Davis 等[259] 的一项回顾性研究发现，最低收缩压与 EST 时使用 GA 之间存在相关性（r=-0.7，P<0.001），并发现收缩压大于 140mmHg 是良好神经功能预后的独立预测因子。然而，最近的前瞻性研究中，在分析血压范围内的变化时，EST 期间低血压与不良的神经预后之间的相关性并没有确定。如前所述，SIESTA 和 GOLIATH 试验的二次分析均评估了接受 GA 或 CS 治疗的 EST 患者的预后，为术中血压的作用提供了一些见解。在 SIESTA 试验中，收缩压目标设置为 140～160mmHg，研究人员进一步研究该试验数据，以确定 GA 和 CS 期间的血压变化与取栓后功能预后的关系，特别是 24h 和 3 个月 mRS、NIHSS 的改善[260]。研究人员发现，从基线到不同干预阶段（再通前、再通后和干预后）的收缩压、舒张压和平均动脉压的差异与 24h NIHSS 变化和 3 个月时 mRS 变化之间无相关性。再通前给予丙泊酚和去甲肾上腺素的剂量与 24h NIHSS 改善的减少有关。GOLIATH 研究一个类似的事后分析，旨在维持 MAP>70mmHg 和 SBP≥40mmHg，接受 CS 治疗的 EST 患者的均值和收缩压显著高于接受 GA 治疗的患者，BP 变化更小，需要使用更少的血管升压药，但任何与血压相关的参数与功能结局（90d 的 mRS）之间并无显著关联[261]。综上，EST 期间的血压值和波动可能受麻醉方法和镇静药物选择的影响，在短期（术后 24h）或长期（3 个月）中，如果通过遵循收缩压变化方案，似乎不会显著影响神经功能预后。

最近的一些回顾性研究集中在 EST 再通术前、术中和术后的血压。Maïer 等[262] 发现，1332 例接受 EST 治疗的急性脑梗死患者中发现了最高的死亡率，其基线收缩压（EST 前）值较低和较高，呈 J 型或 U 型关系。Mulder 等[263] 和 McTaggart 等[264] 发现了类似的关系。多项额外研究评估了再通前 EST 期间的血压，普遍结论是收缩压大于 140mmHg 是一个合理的目标参数[246,265,266]。最后，对再通成功后血压的研究表明，收缩压目标小于 140mmHg 可能是理想的[267-272]。

关于急性脑梗死后大脑自动调节功能受损在神经系统结果中的作用已经有很多推测。从病理生理学角度来看，大脑失去自动调节可能导致过度灌注或低灌注，而 ICP 在超急性期基本保持不变，MAP 将是 CPP 的唯一决定因素[232]。多项研究表明，缺血性脑卒中后，大脑的自我调节受到严重影响。Reinhard 等通过 TCD 对 45 例急性 MCA 脑卒中患者进行两个时间间隔（发病后 48h 内及第 5～7 天）的动态脑自我调节（dynamic cerebral autoregulation，dCA）评估[273]；研究发现，随着时间的推移，双侧大脑半球的自我调节能力均会恶化，但患侧的更严重，较差的自我调节与较大的梗死面积显著相关。自我调节的异常与不良的临床结果相关。此外，在 Petersen 等的研究中，利用同时测量血压和血流速度使用指脉 / 动脉导管和 TCD 评估，显示患侧和非患侧大脑半球的平均相移（自我调节标记）在（4.1±1）d 有明显差异。这种差异在脑卒中后第 2 周 [（9.75±2.2）d] 不再显著，提示 dCA 最终恢复正常[274]。其他的研究提出了相互矛盾的结论。Panerai 等利用 MRI 和 TCD 评估 11 例急性脑梗死患者和对照组的研究显示，脑卒中患者的自我调节功能受损，但该组受影响的半球和未受影响的半球之间没有显著差异[275]。而从病理生理学的角度来看，识别急性的临床环境中的自我调节具有挑战性，可能不容易实现。

总体而言，血压管理在缺血性脑卒中急性期的作用仍存在争议。进一步研究确定心输出量增加对脑灌注的影响可能会提供治疗的方式转变。在溶栓的情况下，有血压管理指南[79,252]。EST 过程中，在介入治疗前后（成功再通后可允许或达到更低的值），收缩压目标为 140～160mmHg 似乎最为合理，以避免严重的血压变化[241]。此外，血压管理应根据每个患者的病史、临床表现、血供重建结果和合并症进行个体化治疗。

(4) 偏侧颅骨切除术：对于不能通过溶栓或 EST 进行血供重建的恶性大脑中动脉综合征，最有效的治疗方法是去骨瓣减压术，这在本书的单独章节中讨论[276]（见第 78 章）。在临床严重的半球综合征中，随机试验偏侧颅骨切除术的适应证是：①全或次全 MAC 梗死伴或不伴邻近区域梗死；②至少部分累及基底节；③至少与 LOC 有关的嗜睡；④患者或代理人的知情同意。手术应在脑卒中发病后 48h 内进行，不能因使用其他抗水肿治疗方法而延误，也不能等到颅内压增高或有脑疝的迹象。

三、体温管理

（一）中度低温治疗

低温理论上提供了神经保护作用，可能有助于控制 ICP。由于急性脑卒中患者很少在症状出现后 12h 内进行低温治疗，因此在缺血性脑卒中的低温病例研究中很少考虑神经保护。这些研究主要集中在低温对减少脑水肿和控制 ICP 的影响上。

最初，使用降温毯表面降温，在暴露的皮肤上涂上酒精，或在腹股沟、腋窝、颈部应用冰袋来诱导低温。然而，这种方法需要医务人员和护理人员的密集努力来进行诱导和维持目标体温，并且温度的控制并不容易。血管内冷却技术[277]使用一根中央导管，一个输注管腔和另一个管腔末端位于导管远端的三个球囊，通过闭环管道系统灌注无菌的生理盐水溶液，该导管连接到放置在患者床边的移动温度管理装置。该装置由温度可调的水浴槽组成，生理盐水通过泵进行循环。导管插入股静脉后进入下腔静脉，初步结果提示在（3±1）h 后达到目标温度，并与目标温度的偏差最小（21%＞0.2℃、10%＞0.3℃）[277]。表面冷却技术也有了相当大的进步。有多种冷却垫设备可以使用，将设备连接到患者身上后灌注冷液，可以很好地控制温度。此外，还出现了许多诱导低温治疗的方法（冷却的生理盐水、冷却垫、冷却头盔、冷却鼻腔管等）。目前还没有足够的数据来阐明对脑卒中患者的有利设备和技术。血管内冷却是否优于表面冷却的目前仍缺乏证据。

Schwab 及同事在 1998 年首次报道了中度低温（33℃）治疗严重 MCA 梗死患者。低温诱导开始于症状发作后平均 14h，并维持 72h。死亡率为 44%，幸存者预后良好，平均 Barthel 指数为 70，尽管所有患者都符合"恶性"MCA 梗死的诊断标准。虽然低温显著降低了颅内压，但在复温时观察到 ICP 继发升高，部分超过最初的 ICP 水平，甚至需要予以额外的渗透疗治疗[172]。复温期时一个关键是代谢的需求可能超过氧气的供给，复温后 ICP 的反弹可能是低温诱导的高代谢反应，类似于低温诱导的体外循环手术后。Schwab 及同事在一项多中心观察性研究中报道了类似的结果，该前瞻性研究针对 50 例接受中度低温（33℃）治疗的至少累及全部 MCA 的脑梗死患者；死亡率为 38%，8% 的患者死于低温；30% 的患者死于复温，原因是颅内压无法控制的升高；脑卒中后 4 周和 3 个月，神经功能预后中位值 NIHSS 评分为 28 分，mRS 为 2.9 分[278]。De Georgia 等报道了在发病 12h 内接受中低温（33℃）治疗的急性脑卒中患者（NIHSS，18.2±4.4），研究平均 DWI 病变增加（初始 MRI 与 3~5d MRI 相比）；低温组（$n=12$）的为（90.0±83.5）%，对照组（$n=11$）为（108.4±142.4）%，无差异不显著；两组在 30~37d NIHSS 和 mRS 评分相似；认为靶向低温治疗是可行和安全的，但还需要进一步的研究[279]。

低温会影响到每个器官系统。室性异位心律和心室颤动限制了低温的程度，一般只发生在低于 30℃ 的情况下。在 Schwab 等的一项研究中，肺炎是中度低温唯一严重不良反应[172]。多中心试验中，中度低温最常见的并发症是血小板减少（70%）、心动过缓（62%）和肺炎（48%）；4 例（8%）患者因严重凝血功能障碍、心力衰竭或不可控的 ICP 死亡[278]。EuroHYP-1 多中心Ⅲ期临床试验，将清醒 AIS 患者的全身降温至目标体温 34.0~35.0℃ 加上最佳药物治疗与单用最佳药物治疗进行比较，由于无法招募到足够 1500 名患者而过早停止[280]。

偏侧颅骨切除术虽然是被认为是占位性 MCA 梗死中被认为是首选的治疗方法，但是相当多的幸存患者合并残疾，低温能否作为偏侧颅骨切除术的替代甚至辅助治疗受到关注。

在一项研究中，对 36 例严重 AIS 患者采用偏侧颅骨切除术（$n=17$）或中低温治疗（$n=19$）。两组患者年龄、NIHSS 基线评分、性别、颅脑 CT 结果、LOC、治疗时间相似。偏侧颅骨切除术的死亡率为 12%，中度低温治疗的死亡率为 47%；1 例接受中度低温治疗的患者死于治疗并发症（败血症），3 例死于复温期时发生的颅内高压危象；在 AIS 脑卒中患者中，偏侧颅骨切除术比中低温治疗的死亡率和并发症发生率更低[175]。

在一项小型试验中，Els 等研究了低温治疗的额外益处，他们将 25 例 MCA 梗死患者随机分为两组，一组行偏侧颅骨切除术，另一组同时进行偏侧颅骨切除术和轻度低温（35℃）治疗 48h[281]。联合组的死亡率有降低的趋势（6 个月后死亡率为 8%），证实其安全性和可行性。最近发表了一项关于联合疗法的多中心随机试验 DEPTH-SOS，评估了恶性的 MCA 梗死患者早期偏侧颅骨减压术加中度 TH（33 ± 1）℃与单纯偏侧颅骨切除术的死亡率和功能结局的差异[282]；与标准治疗相比，偏侧颅骨切除术后早期进行中度低温并不能改善死亡率和功能预后，反而可能造成严重损害（低温组严重不良事件发生率为 80%，标准治疗组为 43%，P=0.005）[283]。综上所述，不推荐采用低温联合偏侧颅骨切除术治疗。

目前，临床应用低温治疗主要是基于早期的神经保护作用，而非潜在降低脑水肿和 ICP。如上所述，迄今为止对 AIS 患者低温治疗的研究并未集中在神经保护方面。有希望的数据最初来自两项包括心脏骤停患者的研究[284, 285]。这些研究的积极结果导致将低温被纳入目前的复苏指南。然而，最近的一项研究进一步阐明了获益所需的低温程度。Nielsen 等发现[286]，与院外心脏骤停的 939 名昏迷幸存者的目标体温 36℃相比，目标体温 33℃的低温并没有带来益处。上述发现再次提醒，即在急性脑损伤的情况下，控制正常体温是否在预防发热（相对应 TH）方面是否更有希望。目前招募的脑损伤患者预防发热的影响（INTREPID）试验旨在评估患者的短期和长期神经功能预后，这些患者被随机分配到目标温度管理预防发热或发热后治疗，如果出现这种情况，可遵循（ClinicalTrials.gov Identifier：NCT02996266）。

（二）急性基底动脉闭塞

基底动脉闭塞（basilar artery occlusion，BAO）通常是灾难性的脑卒中类型，预后不良。如果不进行治疗，几乎无存活或自理的可能。及时的血管再通对于患者存活和减少残疾至关重要。BAO 临床表现包括突发或波动性吐词不清，球麻痹，严重运动障碍如四肢瘫痪、眼肌麻痹和构音障碍，并伴有意识水平下降，60% 以上的患者伴随前驱症状，但为非特异性的，如恶心、耳鸣、听力下降和眩晕等，这也是诊断延误的原因[287]。Schoenwille 等的前瞻性多中心 BASICS 登记研究，分别为比较了基底动脉闭塞患者 IVT 后的抗栓治疗（n=183）与 IVT 后动脉内治疗（n=121），直接动脉内治疗（intra-arterial therapy，IAT）（n=288）[288, 289]。在 IAT 和 IVT 的直接比较中，轻中度患者在 IAT 治疗时预后不良的风险更高，而严重损伤患者在 IAT 或 IVT 治疗时预后相似。对于轻中度患者，IAT 与 IVT 组的结果相似，但在 IVT 组中，与 IAT 组相比，严重损伤患者预后更好。尽管与 IVT（67%）相比，IAT 的再通率（72%）略高，但与先兆症状的严重程度相关的生存率是相同的。分析的 592 例患者中，有 402 例（68%）在 1 个月的随访中预后较差，214 例（36%）患者死亡。

因此，作者得出了两个主要结论：第一，治疗效果主要取决于脑卒中的严重程度。轻中度的患者，IAT 治疗比 IVT 治疗效果更差。在分析所有被评估的患者时，作者发现 IAT 后再通的机会稍高，因此有一个良好的结果。第二，随着时间的推移，对治疗产生良好反应的机会可能会减少，因此在等待 IAT 时，IVT 的启动不应该被推迟。因此，能 24h 开展神经介入的中心应该考虑血管内治疗。可以考虑使用 PTA、支架取栓或血栓抽吸装置[290]。然而，没有神经介入的中心应立即开始 IVT[291]。Möhlenbruch 等[292]的研究表明，在 24 例额外使用静脉和（或）动脉内溶栓（21/24）和经皮腔内血管成形术 / 永久支架放置（7/24）的患者中，使用自扩张回收支架的 BAO 患者再通率较高（75%）。包括因动脉粥样硬化性狭窄而需置入颅内支架的患者，再通率为 87.5%。Liu 等在一项研究也提出了类似的强烈建议，即急性 BAO 患者从取栓术中获益，而不是单独的 IVT，该研究在完成前被中断[293]。据报道，单独动脉内溶栓，再闭塞率为 17%[294]。早期再闭可能是上文讨论的 BASICS 注册中的一个理由，尽管再通率显著提高，但存活率并没有因为 IAT 而升高。

由于脑干可能不容易缺血，并且预后较差，所以基底动脉闭塞的再通治疗还没有确定的时间窗；然而，对于症状出现后 12h 以上或已经出现脑干反射完全丧失的患者进行积极治疗似乎是不合理的。

Strbian 等的一项前瞻性单中心研究评估了广泛基线的 BAO 溶栓后功能结局的影响[295]。在这项研究中，184 例患者进行了分析，175 例（95.1%）患者接受了 IVT 治疗；其中 97% 的患者接受全剂量肝素伴 AT 的联合治疗。只有当 rt-PA 溶栓存在禁忌时才进行血管内，手术 13 例（7.1%）患者进行了机械再通。该研究方案建议，突然发病时，溶栓时间可达 12h。临床症状加重的患者，时间窗为发病 48h。采用后循环急性脑卒中预后早期 CT 评分（pc-ASPECTS）评估基线缺血程度。在分析中，184 例患者中 132 例（72%）pc-ASPECTS≥8。基线 pc-ASPECTS<8 的患者大多数（96%）3 个月预后较差，这其中 94% 证实在血管再通有 51.5%。相比之下，半数 pc-ASPECTS≥8 及 73.2% 血管再通的患者获得了良好的预后。在这些患者中，起病 - 治疗时间（onset-treatment-time，OTT）无论是作为一个连续变量，还是作为一个分类变量均与预后不良相关。在分析所有被评估的患者时，pc-ASPECTS<8 与不良预后独立相关。

作者由此得出一个主要结论，在缺乏广泛的基线缺血情况下，在不依赖治疗时间的情况下，长达 48h 的 BAO 再通可以在 50% 的患者中获得良好的结局。对疑似急性 BAO 患者，直接进行 CT 和 CTA，立即使用 rt-PA 进行 IVT，并开始血管造影并准备 EST。鉴于 LOC 下降，大多数急性 BAO 患者在 NCCU 行气管插管保护气道。术后的评估包括神经系统检查，重点是觉醒水平及脑神经和运动系统评估，通常采用轻中度的刺激。急性 BAO 患者容易出现合并吞咽困难，当能够肠内营养时，应立刻开始给药和鼻饲饮食。大多数患者需要由吞咽病理学家通过可视化内镜进行吞咽评估，以排除无症状误吸。MRI 有助于判断脑干梗死程度。在某些情况下，患者可能会出现双侧脑桥梗死，导致四肢瘫痪、水平凝视性麻痹和闭锁综合征（意识保留，除了用于交流的垂直眼运动以外，所有自主运动丧失）。通常情况下，患者需要长期的康复和支持，因此应与患者监护人进行关于护理目标的讨论，并决定是否进行气管切开术和放置 PEG 管。如果气管切开术和 PEG 等侵入性措施与护理目标明显不一致，那么可考虑临终关怀。

（三）小脑梗死

小脑梗死占 AIS 的 2%～10%。由于小脑梗死后水肿体积不断增大，继发神经功能恶化可导致脑干受压和脑积水。临床上判断确定哪种小脑梗死患者会继发颅内高压并不简单，预后因素包括梗死的大小、出血转化和侧支循环。

因此，对于 CT 扫描有颅后窝压力增高的患者，应在 SU 或 NCCU 内监护治疗。尽管小脑梗死患者临床状况可能看起来很稳定，甚至有所改善，但病情恶化可能在数分钟内发生。意识障碍虽然在发病后前 3d 最为严重[296]，但最初 2 周内任何时间都可能出现意识水平的恶化。

目前尚未有对照研究评估枕下减压颅骨切除术（suboccipital decompressive craniectomy，SDC）对小脑梗死的疗效。通过严密的临床监测和频繁的 CT 来评估梗阻性脑积水的严重程度是必要的。患者一旦出现意识水平迅速下降，SDC（是否切除梗死的小脑组织）都立即必须考虑（见第 78 章）[276]。单纯的脑室引流术是一种暂时的措施，术中必须注意手术可能导致脑疝，尽管很少见。Neugebauer 等回顾了所有关于占位性小脑梗死患者的研究，共包括 750 例患者。尽管治疗方法不一致，但分析表明，保守治疗的死亡率为 42.9%，在进展为昏迷的患者中，死亡率为 85%；手术治疗可以获得更高生存率：单独 EVD 治疗的患者生存率为 81.6%，单独 SDC 治疗的患者生存率为 76.8%，同时使用 EVD 和 SDC 治疗的生存率为 77.5%[297]。值得注意的是，关于手术干预的最佳时机，单纯脑室引流、SDC 或两者联合的益处，目前缺乏前瞻性数据，也没有普遍的共识[297]。在不考虑其他预后因素的情况下，成功接受手术的占位性小脑梗死患者的临床结果基本是良好的。两项关于小脑梗死患者 SDC 的回顾性研究发现了相似的长期生存率。在一项包括 57 例接受双侧 SDC 治疗的患者研究中[298]，平均随访 4.7 年后生存率为 60%；在这些幸存者中，8% 患有严重残疾（mRS 为 4～5 分），40% 的患者有独立生活能力（mRS 为 0～2 分）；同时发现，额外的脑干梗死与预后不良相关。在另一项研究中[299]，所有组 EVD、SDC 或两者同时治疗占位性小脑梗死后 3 年的生存率在所有组间相似，为 60.7%。幸存者中，51.8% 的 mRS≤3；出院时的年龄和 mRS 是最明显的预后预测因素；虽然死亡率仍然很高（40%），幸存者合并严重残疾（mRS≥3），但 SDC 仍然是占位性小脑梗死的一线治疗方法，可以挽救生命。

1. 自发性颅内出血的治疗　经年龄调整后，全球出血性脑卒中（HS=ICH）的患病率约为 117/10 万人。在发达国家出血性的约占 1/5，而在发展中国家，这一比例要高得多（约 40%）。据估计，仅 2013 年，脑出血就造成全球伤残率约为 1000/10 万，脑出血在发达国家死亡率为 22/10 万，在发展中国家为 72/10 万[300]。在所有幸存者中，约 20% 在 6 个月后恢复功能性独立。因此，ICH 是一种威胁生命的疾病，高致残率、高死亡率，对社会经济产生重大负面影响。

ICH 评分（或 Hemphill 评分）是评估脑出血和估计死亡率最广泛使用的评分，以体积、年龄、位置、LOC 和脑室积血作为预测指标[301]。目前有新的评分系统加入了基于 CT 成像等附加因素[302]；虽然有助于预测血肿的增长，但在临床方面，并未显示出明显优于 ICH 评分的优势[303]。在预后和预测方面，过早的限制治疗，如拒绝心肺复苏或姑息治疗被认为是脑出血预后不良的独立危险因素[304]。

大部分 ICH 患者需要插管和机械通气的重症监护[10]。在那些需要重症监护的患者中，在 NCCU 治疗的脑出血患者与普通 ICU 治疗的患者相比，在降低死亡率方面有更好的预后[305, 306]。因此，建立 NCCU 和进一步推进神经重症监护在总体上是可取的，可能具有重要的社会经济意义。对于其他不需要重症监护的 ICH 患者，专门的神经卒中单元护理同样降低了死亡或残疾的风险[307]。

近年来已完成了几个旨在提高脑出血患者 ICH 护理水平的临床试验。由于外科手术的作用仍备受争议，并且迄今尚未发现对脑出血预后具有明确和实质性影响的医学治疗方法。因此，在一些发达国家，只有轻微的病死率下降趋势，应归因于更专业的护理[308-311]。三个主要的病理生理因素被认为是脑出血患者长期预后和重症监护治疗的重要因素：（继发性）血肿扩大、灶周水肿、脑室内积血（脑室内出血）。

首先，由于脑出血是一个动态过程，约 1/3 的患者在症状出现后的第 1 小时内发生血肿扩大[312, 313]。血肿扩大是由持续出血或复发出血（或两者皆有）尚不明确，但继发性血管破裂可能在其中起作用[314]。血肿的增大可能受到多个因素的影响，如脑出血的潜在原因、血流动力学、凝血状态等。影像学表现［如斑点征（spot sign）或岛征（island sign）］与出血增加有关[315, 316]。随着每毫升血肿量的增加，死亡或残疾的风险显著增加[317]，因此减少血肿扩大一直是科学研究的焦点，成为潜在的治疗目标。

在出血后数天，由于血脑屏障破裂和炎症导致血肿周围水肿[318-320]。有人提出，早期水肿的形成主要是由凝块凝结和随后的血液成分挤压造成的。随后促凝和抗凝蛋白，特别是凝血酶，可能触发免疫级联反应，从而导致炎症细胞浸润。从降解血红蛋白中释放游离铁似乎是随后神经元损伤的一个主要因素[321-324]。血肿周围水肿的加重在最初几天最明显，但可持续长达 2 周。关于脑出血相关性脑水肿的预后和病理生理学意义仍存在争议。水肿体积与预后差无关，但占位效应增加和神经功能恶化相关[321, 322]。病灶周围水肿可能导致颅内压升高，但是颅内压升高本身并不一定是直接死亡的原因。神经科医生普遍认为，占位性水肿和颅内压升高都构成威胁，除昏迷患者外应予以治疗。然而，这与长期预后并没有明确的关联[325-328]。

几乎一半的脑出血患者都会出现脑室积血。丘脑或基底节出血的患者更易出现这种情况。脑室内积血量似乎与预后不良和死亡率相关。并发脑积水被确定为早期死亡的独立预测因子[329, 330]。针对 ICH 的治疗策略主要针对血肿扩大本身，防止原发和继发性占位效应和炎症级联造成的潜在有害后果。必须监测脑积水的发展情况，并采取适当的措施，如及时放置脑室外引流管 EVD。迄今为止，外科手术（开颅手术、血肿清除术、减压术）和微创手术（内镜下清除术，联合 rt-PA 内镜下清除术）治疗脑出血均未显示出令人信服的疗效，下面介绍相关和研究过的治疗方法。

2. 脑出血的药物治疗

（1）止血：由于血肿扩大提示预后更差，防止血肿扩大是治疗目标。凝血块的形成本质上依赖于血浆凝血级联及其与细胞及亚细胞血液成分（主要是血小板）的相互作用。这些过程可以被各种条件调节，特别是通过药物调节。止血在脑出血治疗中的重要性将在以下章节中描述。

（2）抗凝治疗：由于 ICH 患者的凝血状态可能同时影响脑出血的进展和早期再出血的发生率，因此及时评估和纠正干扰凝血的因素是至关重要的。现在许多患者接受华法林或其衍生物，新型口服抗凝药物（"新型"或更精确的"非维生素依赖"口服抗凝血药），或肝素及低分子肝素，用于静脉或动脉血栓及血栓栓塞事件的二级预防。此外，相当大比例的患者（通常是短期）联合服用抗凝药和抗血小板药物。例如，有心房颤动病史的患者可能正在服用抗凝药物进行脑卒中一级预防，也可能在冠心病支架植入术前服用抗血小板药物。在这些患者中，当由于脑出血而需要逆转抗凝时，就会出现治疗困境，但仍然存在高风险的栓塞情况（例如需要使用华法林的机械二尖瓣患者出现脑出血）。

大约 15% 的脑出血与抗凝药物的使用有关[331]。然而，只有 0.3%～0.6% 服用华法林的患者患有脑出血，危险因素包括年龄、超过有效治疗范围内的 INR 和血管性白质脑病。在使用人工瓣膜的患者中，没有抗凝治疗的血栓栓塞并发症的年风险（5%～10%）可转化为 2 周风险的 0.2%～0.4%。当在脑出血后重新开始抗凝治疗时，必须权衡上述血栓栓塞风险和再出血风险[214, 332]。

普通肝素抗凝可以通过测量延长活化部分凝血酶时间来监测，应该用硫酸鱼精蛋白逆转：每 100 单位肝素应给予 1mg 鱼精蛋白，并调整到最后一次使用肝素的时间；30～60min：0.5～0.75mg/100U；60～120min：0.375～0.5mg/100U；>120min：0.25～0.375mg/100U[215, 333]。在选择应用模式时，必须考虑肝素（90min）和鱼精蛋白（7min）的不同半衰期。LMWH 在临床实践中越来越多地应用于抗凝治疗。然而，目前还没有统一有效或特异性的拮抗药来逆转出血并发症。类似剂量鱼精蛋白可用于使用 LMWH 的患者。然而，逆转可能是不完全的[334]。

当 INR>1.4 时，应静脉注射 4 因子 PCC 或新鲜冷冻血浆快速逆转因苯丙香豆醇或华法林治疗而延长的凝血酶原时间。有证据表明 PCC 在 INR 正常化的时间和可能影响血肿扩张方面优于 FFP[335]。2018 年 Cochrane 一项研究关于 PCC 在临床的效果仍然不完全清楚[336]。然而，PCC 相对于 FFP 的实际优势似乎很明显：PCC 不需要交叉匹配，可以立即获取，而且与 FFP 相比，应用时的需要的输注容量较小。因此，可以避免容量过度负荷和在某些情况下心力衰竭患者。由于处理方式不同，PCC 的感染风险可能较低。在少数情况下，FFP 可能出现严重的免疫现象，如速发型过敏反应或输血诱导的肺损伤（transfusion-induced lung injury，TRALI）[336]。此外，不同批次的 FFP 凝血因子浓度存在差异，使其有效程度不可完全预测。由于应用 FFP 或 PCC 而引起的不良血栓栓塞事件大致相似[336]。PCC 中因子的剂量和组成可能因产品而异，细节应从制造商处获

得。对于 FFP，可以应用以下近似值：10ml/kgBW 可将 INR 从 4.2 降到 2.4，INR 从 3.0 降到 2.1，INR 从 2.4 降到 1.8；将 INR 从 4.2 降低到 1.4 大约需要 40ml/kgBW。治疗必须与维生素 K_1 联合使用（即 10mg 静脉滴注，q24h，连续 4d）。应用 FFP 和 PCC 后 15min 后应重新评估 INR，由于苯丙香豆醇的半衰期（7d）和华法林的半衰期（24h）比维生素 K 依赖因子的要长[214, 215]，故需要重复检测。2016 年，与神经危重症护理协会合作发布了脑出血抗血栓药物逆转指南[337]。

几项大型试验开始对比华法林与 NOAC 在非瓣膜性心房颤动患者预防脑卒中的疗效，新型抗凝药包括比加群（Ⅱ 因子抑制药）、阿哌沙班、依度沙班和利伐沙班（Ⅹa 因子抑制药）等[338-341]。目前，这些药物被广泛使用，而维生素 K 拮抗药的使用逐渐减少。与华法林相比，使用 NOAC 有很多优点，大出血发生的可能性（包括 ICH 在内）明显较低，即使发生出血，其基线血肿量也较小[342]，但是部分研究认为 NOAC 相关性 ICH 的预后与华法林相关性 ICH 基本相同[343]，但在一些研究中却发现 NOAC 相关性 ICH 预后较好[344]。常规凝血试验（INR，aPTT）并不足以完全检测和评估 NOAC 的抗凝活性。监测达比加群的试验包括体外凝血时间、凝血酶时间和血凝素试验。对于利伐沙班和阿哌沙班，可以检测抗因子 Ⅹa 水平。但是上述实验室检测在临床开展并不顺利。幸运的是，目前这些药物已经有了针对性的拮抗药。伊达鲁单抗可用于逆转达比加群的抗凝作用，FDA 批准的 Andexanet α 可于逆转抗 Ⅹa 因子药物的抗凝作用[345, 346]。伊达鲁珠单抗是达比加群的特异性抗体，而 Andexanet α 是 Ⅹa 因子的重组形式，作为抗 Ⅹa NOAC 的诱导受体。如果无法使用这些药物，可以尝试照说明书使用 PCC 或 FFP，但效果可能不够。Aripazine 是一种正在研究的可逆转 NOAC 抗凝血作用的新型药物[344, 347]。

考虑到血肿增大对预后的影响，故针对血肿增大似乎是一个治疗靶点。因此，在 ICH 和 SAH 中尝试使用各种止血药物，包括重组活化因子Ⅶ（recombinant activated factor Ⅶ，rFⅦa）、氨甲环酸、ε- 氨基己酸和抑肽酶。rFⅦa 最初是为血友病患者大出血而研发的止血药物，rFⅦa 通过与组织因子结合，作用于组织损伤和血管壁破坏的局部部位。rFⅦa 可

产生少量的凝血酶并以激活血小板。而在大剂量时，rF Ⅶa 直接激活活化血小板表面的 X 因子，导致凝血酶增多和凝血加速。与安慰剂相比，应用 rF Ⅶa 治疗脑出血已被证明可以减少血肿扩大，但在更大的 Ⅲ 期临床试验中，并没有显示出优势，并且导致血栓栓塞事件的发生率显著增加[348, 349]。FAST 试验的事后分析表明，特定群体可能受益于 rF Ⅶa 的治疗。对于年龄在 70 岁以下、ICH<60ml、IVH<5ml 的患者，在 2.5h 内接受 rF Ⅶa 治疗可改善预后[350]。但是其可行性和高成本遭到了质疑。rF Ⅶa 应用于血肿扩张高风险的 ICH 患者（CT 提示"斑点征"）的未发表的数据承认了斑点征的预测价值，但未能证明其对血肿增长有任何影响[351]。综上所述，目前不建议常规使用 rF ⅦA。

氨甲环酸是一种相对低成本的赖氨酸合成衍生物，通过可逆地阻断纤溶酶原上的赖氨酸结合位点，具有抗纤溶作用。它广泛用于某些患有大出血的患者群体，并与大量输血方案结合使用[352]。TICH-2 试验研究纳入在 2000 多名自发性 ICH 患者，对比在发病 8h 内应用氨甲环酸组与安慰剂组之间的差异，在 ICH 后 3 个月，两组患者的功能表现无显著差异。氨甲环酸组早期死亡率和严重不良事件降低[353]。但是，这项研究可能不足以表明氨甲环酸的获益。目前一项亚组分析，用于分析氨甲环酸对影像学上"斑点征"阳性患者的影响[352]。

(3) 重启抗凝时机：某些脑出血患者，合并机械性心脏瓣膜、心房颤动或合并 DVT，或存在血栓栓塞不良事件高风险，这些患者均需要抗凝。重启抗凝的时机必须仔细权衡那些可导致 ICH 复发的危险因素（出血位于脑叶、高龄、GRE 或磁化率加权 MRI 上微出血的存在及数量，载脂蛋白 Eε2 或 ε4）及患者潜在的血栓栓塞风险。目前仍缺乏结论性的数据，而越来越多的证据表明，重启抗凝是可行的，并可获益，特别是对心房颤动患者，在降低死亡率及功能恢复方面。但是重启抗凝的时机仍不清楚[354-357]。对于心源性栓塞高风险的患者，指南总结如下：在使用 FFP 或 PCC 抗凝和平均停用华法林 7～10d 的情况下，5% 的患者发生了栓塞事件；7～10d 抗凝后再次出血发生率为 0.8%。这些数据表明，对于心源性栓塞高危患者，使用 FFP 或 PCC 逆转抗凝似乎是安全的，并且在 14d 内重启华法林抗凝似乎也

是安全的。对于所有其他血栓栓塞高风险（如心房颤动）的患者，重启抗凝似乎是有益的，但应推迟至少 1 个月[203]。一些统计发现重启华法林的最佳时间是 10 周，但重启抗凝必须针对患者进行个体化分析[359, 360]。如行左心耳结扎术或心房颤动射频消融术，腔静脉过滤器预防 DVT 的肺栓塞患者可考虑应用 NOAC（而不是华法林）治疗。

(4) 抗血小板治疗：相当大比例的 ICH 患者使用抗血小板药物，作为如脑卒中、冠心病的心血管并发症的二级预防[361]。对 APT 的研究，包括阿司匹林、氯吡格雷或其他药物（也包括联合用药），研究这些药物对血肿扩大、死亡率和预后的影响，但是结论比较矛盾。在 CHANT 研究中，抗血小板药物的使用与血肿扩大或临床预后无关，但其他研究结果恰恰相反[362-365]。尤其是抗凝联合 APT 似乎是有害的[366]。当评估 ICH 患者使用抗血小板药物时，权衡是否继续使用该药物需要考虑所有心血管合并症，如冠心病和当前的支架植入。值得注意的是，阿司匹林是不可逆地阻断血小板功能，因此其作用在很大程度上依赖于血小板的再循环（血小板的寿命为 7～10d）。

2019 年 5 月发表的随机试验（restart or stop antithrombotics randomised trial，RESTART）随机选择 537 名正在使用抗血栓（抗血小板或抗凝）治疗或预防闭塞性血管病的成人，出现 ICH 时重新开始或停止抗血小板治疗，特定药物包括阿司匹林、双嘧达莫或氯吡格雷。2 年随访后，268 名接受抗血小板治疗的患者中有 12 人（4%）脑出血复发，而 268 名未使用抗血小板药物的患者中有 23 人（9%）脑出血复发（P=0.060）。此外，在大出血性事件和大血管闭塞性事件中，两组差异很小（无统计学意义）。因此得出结论，在这类人群中 ICH 复发的风险可能非常低，而抗血小板药物在闭塞性血管病的二级预防中可获益[367]。在输注血小板方面，最近发表的 PATCH 多中心随机试验得出结论，输注血小板对口服抗 APT 的 ICH 患者的治疗效果不如常规治疗。输注血小板组 3 个月死亡或残疾的概率显著高于常规治疗组[368]。

(5) 血压管理：ICH 患者常出现严重的高血压。高血压高峰可能导致血管破裂出血（通常称为"典型出血"），但脑出血也可能导致高血压（如疼痛、紧张、ICP 升高等）。目标血压的选择可能受个体因

素的影响，如基线血压、高血压史、出血原因、年龄和 ICP 水平。必须权衡两个主要病理生理学方面。一方面，降压是为了防止血肿扩张或再出血，如出血是由动脉瘤或动静脉畸形引起的。另一方面，从理论上讲，积极降低血压有诱发出血附近水肿区缺血的风险，并会对其他可能需要更高血压的器官产生进一步的损害，如慢性高血压肾脏的结构改变（高血压肾病）。

关于这两项原则的研究已经发表。仍有几个问题没有得到部分解答：高血压是促进血肿扩大，还是仅是旁观效应？降低血压一定能改善患者的预后吗？由于脑出血后大脑自动调节功能受损，过度积极的降压会降低 CPP，从而加重脑损伤，最终加重患者的预后吗？通过对人类 MRI 和 SPECT 的研究指出，ICP 升高与大血肿边缘组织存在继发性缺血风险的关系，最终结论不一致 [369-372]。目前关于脑出血自动调节功能的数据有限。一项 PET 研究中，Powers 等发现，MAP 降低 15%［平均（142±10）～（119±11）mmHg］并没有导致 CBF 的减少 [373]。

另一项 SPECT 研究报道，血肿周围区的自动调节功能在脑出血急性期似乎是完整的；然而，MAP 下降超过 20% 后，双侧大脑半球的整体 CBF 显著下降 [374]。脑卒中多合并慢性高血压，其脑自动调节功能曲线可能随之改变。在正常人群中，MAP 在 50～120mmHg 时，CBF 可保持稳定，这一健康个体可耐受的 MAP 水平对于慢性高血压患者来说，就存在脑灌注不足的风险，对于 ICP 升高的高血压患者也是如此。基于 TBI 患者的数据和一项 ICH 患者的研究指出，目前建议维持 CPP 在 50～70mmHg 以上 [203]。当出现低血压时，可以使用各种具有不同作用机制的药物。在选择药物时必须考虑不同药物的作用机制，考虑到药物对大脑的自我调节功能的影响，升高 ICP，引起局部窃血现象，或发挥其他多效作用。国际指南推荐不同的药物，尽管目前还不清楚 ICH 的最佳降压药物，但在上述的综合管理部分中提到了一些合适的降压药物。

近年来，研究血压管理的两个主要随机试验是 INTERACT2 [375] 和 ATACH-Ⅱ [376]，在 INTERACT2 试验中，约 2800 名轻中度脑出血患者早期（发病后 6h，随机分组后 1h）积极降低收缩压低于 140mmHg，与基于指南缓慢降低收缩压的标准治疗（BP < 180mmHg）

进行了比较。在干预组中，只有 1/3 的患者能够达到收缩压小于 140mmHg。而这些患者的功能预后得到中度改善。顺序分析显示，积极的血压治疗可降低 mRS 评分（OR=0.87，P=0.04）。在死亡率、再出血发生率或安全终点方面没有差异 [375]。

ATACH-Ⅱ 研究中，1000 名轻中度脑出血患者被随机分为收缩压目标为 110～139mmHg（干预组）和 140～179mmHg（标准治疗组）的两组。应用尼卡地平降压后 4.5h 内达到目标血压。与 INTERACT2 相比，降压效果及达到目标血压时间更短，部分甚至超过了目标值。在中期分析后，由于无效而停止登记。作者认为对脑出血患者的血压控制，以控制收缩压 110～139mmHg 为目标与以控制收缩压 140～179mmHg 为目标进行比较，发病率或死亡率并不会降低。在强化治疗组中，肾脏不良事件的发生率稍高。这两项主要试验结果不同的一个可能原因是在 ATACH-Ⅱ 中使用了单一且短效的降压药。同时 Meta 分析无法解释这些差异。此外，ATACH-Ⅱ 对照组的血压特征与 INTERACT2 干预组的血压特征相似，而 ATACH-Ⅱ 干预组低于 120mmHg 以下的降压目标，这可能解释了观察到的肾脏不良影响 [377-381]。

总之，现有证据证实早期将血压降低到 140mmHg 似乎是安全的，并可能改善预后；但过度降压可能有肾脏和神经血管损害影响 [381, 382]。在撰写本文时，ICH ADAPT Ⅱ 试验仍在招募中。该研究预计将于 2023 年完成。同时，目前还不清楚这些血压试验的结果是否适用于所有重症的脑出血患者，因此迫切需要对这一人群进行试验。

(6) 神经外科手术：自发性脑出血手术在本书的单独一章中有涉及（见第 72 章），因此在此仅作简要介绍 [383]。治疗自发性脑出血的手术仍存在争议。对于幕下脑出血，手术是对小脑出血和即将发生脑干压迫患者的常见治疗，尽管从未有过随机对照试验的明确证据。对于幕上脑出血，一项 Meta 分析显示，年轻患者（50—69 岁），GCS 大于 9 分，血肿体积为 20～50ml，并且在脑出血发病 8h 内进行手术，则可能从血肿清除术中获益 [384]。STICH 试验未能证明血肿清除术有显著的益处 [385, 386]。然而，研究设计问题和研究组之间的交叉使得解释特别困难。脑出血的微创手术在亚洲很常见。手术方法包括影像下引导、立体定向引流、其他形式的神经内镜手术。与其他手术方法相比，一些研究表明微创血肿清除术效果更好[384]。在 MISTIE Ⅰ、MISTIE Ⅱ 和 ICES 试验中，无论是否采用血肿内溶栓似乎都是安全的[387, 388]。但是最近发表的 MISTIE Ⅲ 试验未能证明微创手术联合局部溶栓对中重度脑出血的好处[389]。SWITCH 研究目前正在研究偏侧颅骨切除减压术的价值，在撰写本文时已招募了 100 名患者。预计调查结果将于2020 年公布。

(7) 脑室内出血和脑积水：成人孤立性脑室内出血很少见，其发生可能是由于脑室内血管病理机制，如脉络丛破裂、血管畸形[390]。大多数情况下，IVH 是继发于 ICH（约 40%）或 SAH（约 20%）。其症状可能类似于 SAH（急性严重头痛、脑膜刺激征、意识水平下降），而运动障碍通常较轻或不存在。与继发性 IVH 相比，iIVH 的预后是良性的[391]。相比之下，继发性 IVH 的死亡率更高。脑室内血液的有无、数量、脑室内血液吸收时间和脑积水的发展是不良预后的独立预测因素[329, 392, 393]。血液分解产物可能导致无菌性脑膜炎和脑积水[329, 394]。多种病理机制促进IVH 后脑积水的发生发展。首先，凝血块对第三脑室和第四脑室的机械性阻塞导致脑脊液流通梗阻（梗阻性脑积水）。其次，脑膜对脑脊液重吸收功能障碍引起脑积水。最后，脑脊液存在炎症依赖性的过度分泌[395]。通常，头痛和觉醒水平的下降是脑积水发展的主要症状及体征。治疗上可以选择 EVD，可迅速降低颅内压，预防脑疝的发生。通常，EVD 位于出血侧。如果室间孔闭塞，则可能需要双侧放置引流管。通常需要持续引流，直到脑室内血凝块溶解，脑脊液循环恢复正常。虽然 EVD 是一种挽救生命的手段，但并不加速凝血块溶解，同时也不降低吸收不良性脑积水的发生。因此，脑室内溶栓被认为是一种加速脑室内凝血块溶解、缩短脑室外引流时间、降低交通性脑积水的严重程度和发生率、降低脑室出血相关死亡率的有效手段（图 56-4）。

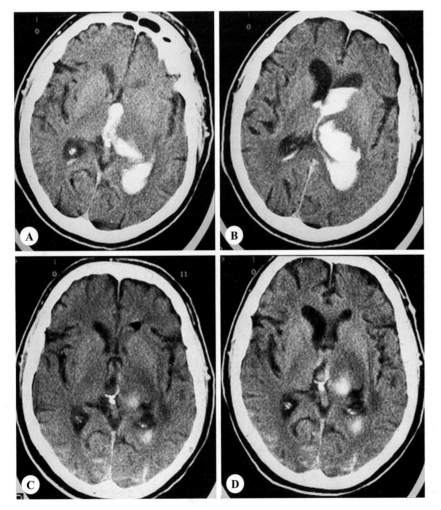

◀ 图 56-4 基底节出血伴脑室出血后的脑室内溶栓

rt-PA 作为脑室内溶栓治疗的时间过程。上排：治疗前；下排：治疗后

多个相关研究正在进行，其中 CLEAR-IVH Ⅲ 的研究结果最终在近期公布[396]。CLEAR-IVH Ⅲ 试验是一项随机、双盲、安慰剂对照的多中心研究，比较了继发性脑室出血使用脑室溶栓与安慰剂（生理盐水）的效果。患者每 8 小时接受 12mg rT-PA，第 180 天 rT-PA 组的死亡率低于安慰剂组（HR=0.6）；与安慰剂组相比，更多患者存活但存在严重的功能障碍。使用 rT-PA 时，严重不良事件（如脑室炎）发生率较低，两组症状性出血的发生率几乎相同。从 CLEAR-IVH Ⅲ 试验可以得出结论，脑室外引流及脑室内溶栓的应用降低了患者死亡率，但未必能改善功能预后。积极的溶栓策略、治疗更年轻患者、治疗大量脑室内出血患者，提高这类患者的预后，还需要等待研究的结果[396]。在脑室内凝血块分解和脑脊液循环恢复后，仍有一部分患者由于脑积水重吸收不良需要行脑脊液分流术。Staykov 等[397]研究指出，当脑脊液机械性梗阻被清除，积极的脑室外引流术后行脑室内溶栓联合腰椎引流是有效的。采用这种联合方法的患者可以尽快脱离脑脊液引流，同时出血并发症会降低 24%。但是功能预后和其他安全性无显著差异。

(8) 脑水肿：脑血肿周围的水肿及其影响在之前讨论过。没有一种传统策略如渗透疗法（如甘露醇）或类固醇是用来治疗脑水肿可以获益[398]，其他方法还在研究之中。急性脑卒中的高热与预后不良和死亡率增加有关，一项包括脑出血在内的回顾性研究分析了高热的发生率。特别是脑室出血患者，发热持续时间与预后不良相关[180]。发热影响预后的潜在机制包括神经递质的释放、氧自由基、血脑屏障的破坏、缺血去极化和能量代谢的损伤、蛋白激酶的抑制和细胞骨架蛋白的水解[181]，这些均会导致水肿。体温的升高首先应该排查感染性的原因。应通过药物和物理干预治疗将体温控制在 37.5℃以下。最有效的是血管内或表面冷却装置。目前，严格的温度控制和（或）低体温对脑出血的预后影响尚未得到证实，大规模的低温随机试验失败。针对脑出血，一项使用历史对照的小型试验研究表明，亚低温是可行的，可能减少血肿周围水肿[399]。另一种减少血肿周围水肿的潜在方法可能是应用高渗盐水（Wagner 等[149]）。目前正在研究的其他医学方法包括针对炎症［如芬戈莫德、去铁胺（iDEF 试验）等］。

(9) 预防深静脉血栓形成：脑出血存在运动障碍，其血栓形成和血栓栓塞风险随之增加[400]。因此，预防 DVT 至关重要。CLOTS 试验表明，仅使用弹力袜进行预防基本上是无效的；VICTORIAh 和 CLOTS Ⅲ 试验证实了在腿部使用特殊装置 IPC 可以显著降低深静脉血栓的发生率，是一种可行的选择[216, 401]。该装置可以在能够在安全使用 LMWH 等药物（如脑出血停止后 24～48h）预防血栓形成前起到预防 DVT 的作用。

(10) 脑静脉窦血栓形成：不到 1% 的脑卒中是由 CVST 引起的。CVST 在年轻女性中更为常见。每年发病率高达 1.32～1.57/10 万人[402-404]。CVST 通常预后良好。约 80% 的患者功能预后恢复良好，mRS 只有 0～1 分[405]。报道的死亡率不一，死亡率最高可达 33.3%，但在美国（最有可能适用于其他发达国家）死亡率为 4%～5%，住院死亡率为 2%[406, 407]。对于一部分患者来说，CVST 可能并不是一种良性疾病，这些患者通常需要重症监护[408]。发病急性期，死亡常与由脑水肿、梗死和实质出血引起的脑疝有关，其他因素如癫痫持续状态或肺栓塞也可能导致死亡率增高。致命性的危险因素包括男性、年龄大于 37 岁、以昏迷为首发症状、脑出血、脑深静脉血栓形成和其他恶性合并症[409]。因临床症状多样且不典型，故快速明确确诊较为困难，导致治疗延误，从发病到确诊的中位时间约为 1 周[409]。大多数患者（约 80%）表现为头痛，可能类似于偏头痛、紧张型头痛、丛集性头痛，甚至伴雷击样头痛[410, 411]。癫痫发作也很常见（约 40%）[412]，以及局灶性神经体征和症状，如偏（轻）瘫、失语、感觉受损、精神状态改变甚至昏迷。

CVST 的主要治疗方法是抗凝。对于药物效应学来讲是合理的，但目前缺乏数据和确切的证据。Cochrane 的一篇综述表明，抗凝治疗可降低死亡率（67%）和残疾（54%），但是无统计学意义[412]。最近，LMWH 可能比普通肝素更受青睐，因为其安全性、肝素诱导的血小板减少率更低，以及抗凝作用波动较小；然而，支持这种选择的证据极少[413, 414]。除抗凝外，重症 CVST 的保守治疗包括气道管理和机械通气、癫痫治疗、体温控制和颅内压管理。

关于脑水肿，渗透治疗存在争议，因可能对血液的流变学产生影响，但在发生脑疝时，使用渗透治疗是合理的。腰椎穿刺、类固醇（自身免疫导致的 CVST）或碳酐酶抑制药似乎没有治疗作用[409]。因此，抗凝仍然是治疗和预防脑水肿的主要方法。对即将发生脑疝的 CVST 患者，偏侧颅骨切除减压术可获得良好的功能预后，但目前还缺乏证据支持这种治疗。而越来越多的证据表明，偏侧颅骨切除术可以降低 CVST 死亡率并预防残疾，50%～77% 的手术患者获得良好预后，预后不良相关的因素包括男性、年龄大于 50 岁、中线移位大于 10mm、基底池完全受压；但是即使存在双侧瞳孔固定和散大的患者也可从偏侧颅骨切除术中获益。因此，目前的指南建议在即将脑疝的情况下行偏侧颅骨切除减压术[415-418]。

对于血管内机械治疗，包括取栓和溶栓，应作为最后手段，谨慎用于重症患者。无论是血管内溶栓还是机械取栓治疗目前都不能证明可以获益，因此随机研究（TO-ACT）被提前取消。Dentali 等报道了血管内治疗有较高的血管再通率（＞90%），但约 10% 的患者出现了严重的出血并发症[419]。Siddiqui 等一项 Meta 分析，包含了 185 例接受机械取栓的患者，71% 接受了机械取栓联合溶栓治疗，2/3 发生了颅内出血，近 50% 患者出现昏迷，常见的并发症是出血（10%）和死亡（12%），但最终 84% 的患者预后良好[420]。对于大多数国家来讲，目前的指南中明确推荐这类治疗的证据还不够确凿，血管内机械取栓和溶栓仍然是治疗的最后手段。对于部分年轻女性，尽管初始的影像提示病情危重，但积极联合治疗可以带来良好远期预后。

结论

表 56-2 总结了选定的结论及建议。

重症监护治疗的重大发展改善了危重脑卒中患者的护理和预后。强有力的证据表明，与普通 ICU 相比，在脑卒中专科病房或神经重症监护病房治疗预后更好[35]。最近的研究提供了更结构化的指南，包括血压管理、渗透治疗、低温和控制正常体温的作用，以及急性缺血性脑卒中和脑出血患者抗凝治疗的逆转和重启。随着静脉溶栓、脑卒中血管内治疗及新研究的脑出血患者微创血肿溶栓的出现，急性缺血性脑卒中和脑出血患者可用的治疗方法显著增多。因此，越来越多致命性的神经损伤的患者是可以在合并轻至中度残疾的情况下存活下来。对于这类病情复杂的急性期患者，其管理工作落在了神经重症监护室和 NCCU 工作人员的身上，而正在进行的研究将继续阐明急性缺血性脑卒中和脑出血后的最佳护理措施。

表 56-2 选定的结论及建议

方面 / 脑卒中类型	结论 / 建议	推荐类别	证据水平
综合管理			
急性脑卒中的初步评估	建议 AIS 的主要目标是完成必要的临床监测、血液检测和影像检查，以实现 60min 内的 DNT 时间。另外，确定是否需要脑卒中血管内治疗或诊断脑出血应遵循类似的时间框架。评估应包括使用严重程度评分（如 NIHSS、Hunt-Hess/WFNS、ICH 评分）	I	B-NR
	完善血液学、凝血和生物化学（包括肌钙蛋白）的实验室检测；在静脉注射阿替普酶之前，完善血糖监测是必需的	I	B-R/B-NRᵃ
	建议给急性缺血性脑卒中患者完善基线心电图检查，但是不应延误静脉注射阿替普酶	I	B-NR
	对急性缺血性脑卒中患者及时完善脑部影像学检查（在大多数情况下用非增强 CT）是至关重要的；建议在到达急诊室的 20min 内完成普通 CT 检查	I	B-NR
	对于符合机械取栓标准并怀疑为大血管闭塞（NIHSS≥10 是最佳预测指标）、无肾损害史的患者，在获得血清肌酐之前进行头颈部血管 CT 造影是合理的	IIa	B-NR

（续表）

方面 / 脑卒中类型	结论 / 建议	推荐类别	证据水平
急性脑卒中的初步评估	对距最后正常时间在 6～24h 内的前循环大血管闭塞的急性缺血性脑卒中患者，建议进行 CTP、DW MRI 或 PW MRI，帮助筛选适合机械取栓的患者	I	A
气道和呼吸	在 AIS（可能也在其他脑卒中类型）中，应保持血氧饱和度＞94%	I	LD
	在 AIS 中（可能也有其他类型的脑卒中），无缺氧患者不建议吸氧	III：无获益	B-R
	对于有呼吸衰竭、意识水平下降、球麻痹和保护性反射丧失的脑卒中患者，及时提供气道支持（如有需要可气管插管）和通气辅助	I	C-EO
胃肠道营养	应通过临床和（或）内镜吞咽试验评估吞咽功能，发现吞咽困难可放置鼻胃管	IIa	B-NR/C-EO[a]
	脑卒中发作后可使用鼻胃管喂养 2～3 周，然后可考虑放置经皮胃造瘘	IIa	C-EO
	急性脑卒中入院 7d 内应开始肠内营养	I	B-R
	对于营养不良或有营养不良风险的患者，给予营养补充剂是合理的	IIa	B-R
感染	应筛查感染（如肺部或尿路感染），发现后立即给予适当的抗生素治疗	I	A
	不推荐对脑卒中患者预防性使用抗生素	III：无获益	B-R
	考虑到导管相关尿路感染的相关风险，不建议常规放置膀胱导尿管	III：有害	C-LD
深静脉血栓预防	对于无禁忌证的卧床脑卒中患者，除了常规治疗（阿司匹林和补液）外，还推荐间歇性气动压缩治疗（IPC）	I	B-R
	没有证据支持对 AIS 患者使用普通肝素(UFH) 或低分子肝素[a]。如果使用，该治疗应开始于脑出血后和血肿稳定后 24～48h[b]	IIb	A[a]，B[b]
血糖	将脑卒中患者的血糖控制在中等水平（140～180mg/dl），这是可行和推荐的[a]。应避免超过 180mg/dl 的高血糖和低血糖（＜60mg/dl）[b]，并随时纠正	IIa[a]，Ib	C-LD
体温	应当找出发热（温度＞38℃）的原因并治疗，建议使用退热药物	I	C-EO
	诱导低温治疗 AIS 尚不明确，低温联合去骨瓣切除术是有害的	IIb	B-R
癫痫发作	脑卒中后癫痫发作和癫痫持续状态应及时治疗，并应根据患者的具体发作特点选择抗癫痫药物	I	C-LD
	不建议预防性使用抗癫痫药物	III：无获益	B-R
监测	推荐使用专门的综合脑卒中护理（脑卒中病房），包括康复治疗	I	A

具体管理

急性缺血性脑卒中	对于有静脉溶栓适应证但血压升高的患者，在溶栓前将血压将至 185/110mmHg 以下，并在溶栓后 24h 内将血压维持在 180/105mmHg 以下	I	B-NR
	对于血压≥220/120mmHg，未接受静脉溶栓的患者，在急性缺血性脑卒中最初的 48～72h 内启动或重新启动降压治疗的获益尚不确定。在脑卒中发病后最初 24h 内血压降低 15% 可能是合理的	IIb	C-EO

（续表）

方面 / 脑卒中类型	结论 / 建议	推荐类别	证据水平
急性缺血性脑卒中	对于接受机械取栓的患者，在手术期间和术后 24h 维持血压≤180/105mmHg 是合理的 [a]。也建议通过液体或血压依赖维持使收缩压>140mmHg [b]	Ⅱa [a]，Ⅱb [b]（SNACC）	B-NR [a]，B [b]（SNACC）
	需要评估溶栓的潜在不良反应，如脑出血、全身出血或血管源性水肿。如果出现不良反应，必须立即停止溶栓，诊断完善，给予具体治疗	Ⅰ	B-NR
	根据急性缺血性脑卒中患者危险因素、操作技术性能及其他临床特点的个体化评估，选择血管内治疗的麻醉方法是合理的。但是需要更多随机试验数据	Ⅱa	B-R
	不建议早期为了预防脑卒中复发、阻止神经功能恶化、改善急性缺血性的结局，而使用抗凝治疗急性缺血性脑卒中患者	Ⅲ：无获益	A
	单侧大脑中动脉闭塞的脑梗死患者≤60 岁，即使接受药物治疗后 48h 内仍有神经功能恶化，去骨瓣减压切除术是合理的，因为这样可以降低 50% 死亡率，并改善 55% 的功能结局 [a]。对年龄≥60 岁的患者，颅骨减压术可能降低 50% 死亡率，但功能结局的改善远低于较年轻的患者（11%）[b]	Ⅱa [a]，Ⅱb [b]	A [a]，B-R [b]
	对于易发生脑积水和脑干压迫的占位性小脑卒中患者，脑室置管引流和枕下减压术可以挽救生命并改善预后，应该考虑	Ⅰ	B-NR
脑出血	对于收缩压升高>200mmHg（或平均动脉压>150mmHg）的患者应积极降压，对于收缩压>180mmHg（或平均动脉压>130mmHg）的患者应适当降压，目标血压为 160/90mmHg，在理想的 ICP/CPP 监测下，保持脑灌注压>60mmHg。对于收缩压在 150～220mmHg 的患者，积极降压至 140mmHg 可能是安全的	Ⅱa	B
	严重凝血障碍或严重血小板减少的患者应分别接受适当的凝血因子替代治疗或血小板治疗	Ⅰ	C
	因口服抗凝药物导致 INR 升高的患者，应停止服用抗凝药物，给予维生素 K（如果是服用华法林）和凝血酶原复合物或新鲜冰冻血浆以使凝血正常	Ⅰ	C
	凝血酶原复合物作为一种替代选择是合理的，因为它的并发症可能比新鲜冰冻血浆更少，尽管尚未显示出预后的益处。新型口服抗凝药物的凝血检测难以普遍开展，而常规的凝血功能可能不可靠	Ⅱa	B
	rFⅦa 并不能替代所有的凝血因子，虽然 INR 可能会降低，但体内凝血可能不能恢复。因此，rFⅦa 通常不被推荐作为脑出血口服抗凝药物逆转的唯一药物	Ⅲ	C
	虽然 rFⅦa 可以限制非凝血性脑出血患者继发性血肿的扩大，但没有被证实的临床获益，同时血栓栓塞事件的增加。因此，它不被推荐用于所有的患者	Ⅲ	A
	在脑室出血和脑积水导致意识水平下降时，脑室外引流是合理的	Ⅱa	B
	虽然通过脑室内置管给予 rt-PA 加速脑室内出血引流且并发症发生率较低，但其疗效尚不确定，目前认为这治疗是实验性的	Ⅱb	B
	对于大多数脑出血患者来说，通过开颅或微创手术清除血肿的获益是不确定的	Ⅱb	B，C

（续表）

方面 / 脑卒中类型	结论 / 建议	推荐类别	证据水平
脑出血	对于特定的患者，如持续的中线移位和临床进展恶化，小脑出血导致脑干压迫和脑积水，以及浅表脑叶血肿>30ml 的患者，可以考虑手术清除	I，IIb	B
	目前的预测方法可能存在偏差，因为未能考虑到放弃治疗和放弃抢救指令的影响。在大多数先前没有放弃抢救指令的脑出血患者，建议在脑出血发生后早期进行积极的全面护理，并将新的放弃抢救指令推迟到至少住院第 2 天	IIa	B
脑静脉窦血栓形成	脑静脉窦血栓的基本治疗应包括使用普通肝素或低分子肝素的抗血栓治疗，即使存在静脉源性脑出血	IIa	B
	对于伴有脑水肿、占位性脑出血和(或)颅内压升高的严重静脉窦血栓患者，应尽早考虑行去骨瓣切除术。但不包括脑出血的引流	IIa	C

a 和 b 表示特定的结论 / 建议与条目的其他部分具有不同的推荐级别、证据水平。推荐级别、证据水平是基于 AHA 的分类
更多细节请参阅本书前页中的 "AHA 证据箱索引"

AIS. 急性缺血性脑卒中；DNT. 就诊到开始溶栓治疗的时间；NIHSS. 美国国立卫生研究院脑卒中量表；WFNS. 世界神经外科医生联盟量表；ICH. 脑出血；CTP. CT 灌注；DW MRI. 弥散加权 MRI；PW MRI. MRI 灌注；MRI. 磁共振成像；INR. 国际标准化比值；rFVIIa. 重组活化凝血因子VII；rt-PA. 重组组织型纤溶酶原激活物

这些选定的结论 / 建议对应于本章的一些相关部分，并基于当前的证据和指南，其中大部分是改编自 Powers WJ,Rabinstein AA,Ackerson T,et al.2018 Guidelines for the early management of patients with acute ischemic stroke:a guideline for healthcare professionals from the American Heart Association/American Stroke Association.Stroke.2018;49:e46–e99.Hemphill JC,Greenberg SM,Anderson CS,et al.Guidelines for the management of spontaneous intracerebral hemorrhage:a guideline for healthcare professionals from the American Heart Association/American Stroke Association.Stroke.2015;46:2032–2060.

第 57 章　急性脑缺血的药理学改变
Pharmacologic Modification of Acute Cerebral Ischemia

Nicole R. Gonzales　James C. Grotta　著

黄丽琴　张　倩　焦雯钰　朱柯东　罗佳颖　但　亮　文婷婷　何志伟　吕　晨　译

高　萌　张振涛　张兆辉　校

本章要点

- 理想的细胞保护剂应成本低廉、使用简单，以便在紧急情况下使用。
- 在脑缺血事件发生过程中和发生后进行干预能够改善预后。
- 急性缺血性脑卒中临床研究的转化，面临的挑战包括脑卒中病理的标准化、样本量估计、最佳治疗时间、细胞保护与再灌注的耦合、药物剂量和选择适当的预后指标等。
- 脑卒中的临床试验设计需要转换思维模式，是证明细胞保护的问题最小化。
- 自上一版以来的新概念包括机械取栓成功再通、使用灌注成像方法指导机械取栓和延迟静脉注射阿替普酶、利用移动卒中单元在缺血的第 1 小时内进行静脉注射阿替普酶或其他疗法、有关小分子 RNA、环状 RNA、非编码 RNA 及其介导细胞保护的新信息。
- 尽管到目前为止还不确定细胞保护疗法是否对脑卒中患者有效，但对心搏骤停后低温治疗的人体研究表明，脑卒中后进行细胞保护是可能实现的。

使用药物治疗急性缺血性脑卒中有望减轻脑损伤及因此而导致的残疾，但药物治疗的有效性需要在设计周到的临床试验的重要临床预后中被证实。药物治疗在全世界大多数脑卒中患者的护理中很常见。理想情况下，治疗方法应该具备低发病率、低治疗成本和低复杂性的特点，以便在复杂各异的应急站中快速且广泛地投入使用。

一、背景：临床前和临床细胞保护

（一）细胞保护的定义和作用

缺血性脑卒中的药物治疗可以根据大脑动脉闭塞时生理事件发生的顺序和位置分为几大类，尽管这些生理事件在大多复杂的生物系统中常存在时空重叠。在某些情况下，预处理是可行的。缺血预处

理，即在低于损伤阈值的情况下给予伤害性刺激，能够在随后的有害事件发生时诱导保护作用。缺血预处理的机制是当前研究的重点，其中 Toll 样受体[1] 和星形胶质细胞介导的机制可能起一定作用[2]。越来越多的证据表明，缺血级联的基因组反应可以被重新编程[1]，由此引入了高危患者预防性缺血性脑卒中治疗的概念（如进行血管内治疗或外科手术的缺血性脑卒中围术期风险的患者）。

第二类疗法以动脉管腔内发生的事件为治疗靶点，即闭塞动脉再通和受损脑组织血流再灌注。这种治疗方式的技术原型是溶栓剂、纤溶剂和抗凝血药。在迄今为止的脑卒中治疗方法中，以闭塞动脉再通这种方法最为成功。比起快速开通闭塞的责任动脉，其他针对后续事件的治疗对结果的影响可能

会小得多，甚至于在没有同时对损伤组织进行再灌注的情况下，想要进一步改善治疗几乎不可能。我们可以从再灌注药物的临床前和临床开发研究中学到很多东西，而这些经验教训将纳入本章内容。鉴于这种治疗方法在其他章节中有详细的讨论，在此便不作进一步具体说明。

第三类药物治疗主要针对动脉闭塞对血管壁、神经元、神经胶质和神经元环境的影响。尽管该疗法通常被称为神经保护，但这种治疗方法实际上具有广泛的靶点，其中大多为非神经元的，所以更合适的称呼术语应该是细胞保护。这类方法存在一个共同之处，即都是通过防止因缺血事件导致的最初受损的组织发展为细胞死亡，从而改善预后。尽管想要挽救已经发生了不可逆损伤的细胞不太可能，但对于损伤结果不确切的脑组织而言，这种疗法可能在细胞水平上缓和脑组织的生理紊乱。这种类型的药物治疗是本章的主题。

最后一类脑卒中相关药物治疗旨在通过以组织损伤后恢复期事件作为靶点，增强脑功能的恢复。这类疗法是另一章的主题。

细胞保护概念的提出主要基于缺血后迟发性细胞损伤的原理。脑血流完全中断数分钟即可造成神经元不可逆损伤，如发生心搏骤停时。然而，大多数急性局灶性脑缺血发生时，无血流状态仅出现在缺血区域的核心区。周围较大的半暗带区域因血流减少而导致功能异常，如果未予以及时纠正，将导致永久性的细胞损伤，而如果血栓溶解或侧支循环供应使得半暗带血流恢复，则可能恢复脑功能。

已证明良好的侧支循环与结局的改善密切相关。DAWN 和 DEFUSE3 研究显示，在特定患者（DWI 或 CTP 与临床评估不匹配的醒后脑卒中和 Trevo 神经介入治疗的晚就诊脑卒中患者）可以延长其血管内治疗的时间窗至 24h [3, 4]。良好的侧支循环可以保障细胞保护药物输送到受威胁的组织。因此，侧支血流和半暗带的存在与否对于细胞保护试验和延迟再灌注试验都是重要的考量因素；然而，迄今为止，细胞保护的临床试验未能考虑侧支循环的存在与否。

很明显，缺血是一个过程而不是瞬间事件，因此，在临床发病后就存在着改变缺血过程和改变最终临床结局的可能。同样，实验模型中显示，细胞保护治疗成功的关键在于必须在缺血发作后几分钟内开始。以往的临床试验失败的可能原因就是因为治疗延迟，因此并未显示较好的治疗效果。

细胞保护的概念在临床领域并不新鲜。多年来，人们已经知道低温可以减少缺血性神经元损伤。全脑缺血和局灶性脑缺血的动物模型证实了低温的有益作用。低温在治疗心搏骤停导致的脑缺血性损伤方面的有益作用也已在人类身上得到证实 [5, 6]；然而，靶向降温的最佳深度、诱导方法和理想的患者人群仍不确定 [7-11]。尽管存在这些不确定性，但低温疗法的临床前和临床评估首次证明了在实验室中可以很容易证实的低温对大脑细胞的保护作用同样可以使人类受益。

（二）细胞保护的靶点：缺血级联反应

脑缺血体内和体外模型系统的一个主要成就是对缺血级联的认识。构成大脑对损伤的生理反应和这个级联反应的细节将在其他章节详细讨论。这个级联的每一步都有可能成为治疗干预的潜在目标。有几个变量可能影响缺血级联的病理生理过程，从而影响损伤的严重程度；最重要的就是血流减少的程度，再灌注发生前的持续时间，缺血性的分布（即全身或局部），共病（如糖尿病或高血压），以及再灌注的充分性（如果假设再灌注发生）。然而，许多事件似乎都遵循一个可预测的顺序，这些事件将在第 5 章至第 7 章中进行讨论。

（三）临床前脑卒中模型

由于模拟人类脑缺血动物模型具有可复制、模型制作相对简单的特点，大量的临床前研究采用这种动物模型来测试针对缺血级联每个步骤的细胞保护疗法的疗效。虽然缺血造成的脑损伤的一般性质在物种间是相同的，但其严重程度和其他特征不仅在物种之间，而且在不同的品系之间和品系内部也可能有所不同，这取决于年龄、性别、大小和共病等因素。为保持此类研究结果的可重复性，研究人员必须仔细选择麻醉药及小心控制缺血期间和缺血后的生理变量。生理变量的标准化是动物脑卒中模型与人类脑卒中的重要区别，人类脑卒中在严重程度和其他表型特征上存在很大差异。从广义上讲，这些模型可以分为全前脑缺血模型（反映了心搏骤停引起的脑损伤类型）和局灶缺血模型（类似于人类缺血性脑卒中发生的情况）。这些模型存在许多排列。

（四）细胞保护疗法的临床前试验

然而，尽管细胞保护药物在动物脑卒中模型中有显著的积极作用（除了心搏骤停后的低温这一情况），但这种脑卒中治疗方法的临床试验结果都是中性（无作用）或阴性（有害）。在我们讨论这个难题之前，我们先处理几个已经被证明能够有效地帮助细胞保护疗法在临床前模型中取得积极结果的一般问题。无论是在实验室还是在临床上，关注这些问题对于神经保护药物取得积极成果是非常重要的。

1. 生理监测的必要性 核心温度、血糖浓度、pH、氧合、血压、脑血流量和侧支循环都对脑缺血后的预后有重要影响。如果这些变量在实验室中没有得到控制，就会出现脑卒中严重程度的变化，导致试验结果不一致。例如，在大脑中动脉闭塞的实验中，如果不监测脑血流，对照组和治疗组的动物可能存在不同程度的缺血性损伤。因此，结果的差异可能是由于模型不一致，而不是由待测试的疗法导致的。血管闭塞的位置、数量或血压水平的微小差异都可能会对大脑低灌注的深度和分布产生重大影响。另一个例子是，一些药物如谷氨酸拮抗药可以降低脑温度。除非对这种效果进行监测，否则低体温的神经保护作用可能会错误地归因于药物。

2. 以缺血半暗带为治疗靶点 因为细胞保护治疗的目的是阻断尚未死亡的脑组织中的缺血级联反应，因此最符合逻辑的是，它们应该在存在相对广泛的缺血半暗带的局灶性脑缺血动物模型中进行实验。缺血半暗带可被定义为，血流灌注减少至维持正常组织功能阈值以下导致组织功能受损，但如果恢复再灌注或给予细胞保护干预就能够被挽救而存活的组织[12, 13]。这种"半暗带水平"低灌注区常见于大脑中动脉闭塞模型中，大脑中动脉闭塞模型有相当广泛的皮质受累，并且损伤程度是中度的，是较典型的可逆闭塞模型。脑缺血半暗带也与时间有关；在动脉闭塞后，它会在几分钟到几小时内逐渐消失，成为不可逆损伤的"核心"，或成为能够自发改善其灌注和功能的区域（"良性低灌注区"）。无论是在实验室还是在临床，具有广泛的缺血半暗带组织的脑卒中最有可能对细胞保护剂产生反应，反之亦然，造成不可逆损害的脑卒中是最不可能发生反应的。临床相关的缺血半暗带测定现在是可行的，

正如 DAWN 和 DEFUSE3 试验所证明的。

3. 再灌注损伤 在过去的 5 年里，EVT 对于缺血性脑卒中的治疗具有革命性的意义，关于如何识别及为患者提供治疗的相关基础设施也在不断发展。然而，尽管血管内治疗的有效性得到了证实，但许多成功再通时具有良好影像特征或时间曲线的患者仍会出现严重的残疾。此外，少数患者会发生再灌注损伤，这可能与脑水肿恶化和出血性转化相关。图 57-1 展示了再灌注损伤的机制。我们可以预见，尽管随着更多的中心拥有能够提供血管内治疗的技术和人员，并且使患者再通成功，但仍会有越来越多的患者预后没有得到改善。这一组患者将是靶向细胞保护应用的理想人群。

主血管再通但缺乏再灌注，这一现象被称为无复流现象[14]。无复流现象在心血管相关文献中已被广泛描述，但这一现象也见于多个器官，包括大脑[15, 16]。脑缺血无复流现象的机制包括微血栓形成或微炎症机制[17, 18]。一些有希望的治疗靶点包括 IL-1[19]、IL-6[20]、蛋白酶活化受体 -1[21] 和鞘氨醇 -1-磷酸信号通路[22]。此外，小分子 RNA 和非编码 RNA 成为了缺血性脑卒中的新的治疗靶点和生物标志物[23, 24]，并且已被用于对其他疾病治疗的评估[25]。

4. 下游靶点 很多脑缺血的早期事件，如谷氨酸释放和细胞内 Ca^{2+} 超载等几乎在脑卒中后立即发生，即使在脑卒中发生后 1～2h 就使用细胞保护剂进行干预，也很难阻断这些早期事件。脑缺血的晚期事件如一氧化氮和自由基产生、炎症因子、转录因子、半胱天冬蛋白酶的激活等可能是细胞保护治疗更好的靶点。

5. 多模式治疗 对缺血级联的理解使我们能够针对每一个步骤设计细胞保护疗法。这引出了一种新的概念，即采用多模式治疗方式。仅针对其中一个过程的治疗不太可能产生治疗上的"全垒打"。细胞保护的多模式方法在临床上可能比使用单一药物更有效。针对特定神经递质通路的药物的临床试验的阴性或中性结果（尽管这些结果在动物模型中有效）表明，我们需要更有效地干预来检测临床疗效，这可能只有通过同时针对多个通路才能实现。然而，这种临床研究将是复杂的，并且更难以用我们现有的范例来设计和实施。在临床应用之前，剂量、效益和各种候选组合的相互作用必须在动物模型中得到验证。

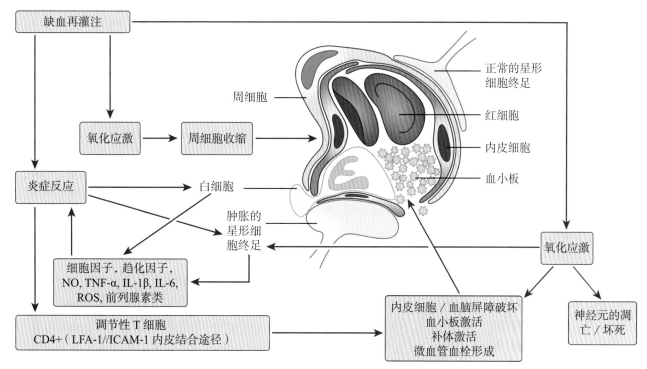

▲ 图 57-1 缺血再灌注损伤神经血管机制的模型

在缺血后再灌注过程中，ROS 过量产生引起氧化应激。氧化应激损伤内皮细胞，导致内皮下细胞外基质暴露于血流中。这种暴露会触发微血管中血小板的黏附和活化，导致血栓形成。受损的内皮细胞释放金属蛋白酶，攻击基底膜，导致血脑屏障渗漏。受损的内皮细胞与调节性 T 细胞和活化的白细胞相互作用，加剧血管内血栓形成。活化的星形胶质细胞和小胶质细胞释放出大量的炎性因子，包括细胞因子、趋化因子、一氧化氮、TNF-α、IL-1β、IL-6、ROS、前列腺素类等。随后的炎症反应引起高度的细胞毒性，增强缺血半暗带区神经元的死亡。此外，氧化应激引起周细胞持续收缩，导致微血管腔狭窄。激活的星形胶质细胞末端肿胀的压迫使管腔狭窄进一步恶化。NO. 一氧化氮；TNF-α. 肿瘤坏死因子 α；IL. 白细胞介素；ROS. 活性氧；LFA-1. 淋巴细胞功能相关抗原 -1；ICAM-1. 细胞间黏附分子 -1［引自 Bai J, Lyden PD. Revisiting cerebral postischemic reperfusion injury: new insights in understanding reperfusion failure, hemorrhage, and edema. *Int J Stroke*. 2015;10(2):143–52.］

6. 早期药物干预可能促进神经功能恢复 大脑可塑性和功能恢复依赖于突触发生、树突树突化、营养因子和祖细胞。这些修复过程的时间和数量可能受到更早的神经递质功能、炎症和基因表达的影响，并且可能是神经保护药物治疗的目标。

用于测试神经保护药物的啮齿动物脑卒中模型的结果通常是通过脑卒中发作后几天内梗死体积的组织学定量来测量的。这些措施可能会遗漏药物对恢复的额外积极作用或对修复过程的抑制作用。评估脑卒中后几周内的行为结果，可以更准确地描述神经保护剂在急性损伤和延迟恢复的复杂相互作用中的疗效。

7. 动物模型的相关性 尽管同样的药物在动物模型中有积极的结果，但关于这种神经保护药物在临床试验中的获益不明显的文章也有很多[26, 27]。这种矛盾现象又衍生出一个问题，即脑卒中的动物模型，特别是啮齿类动物模型，是否能反映人类脑卒中过程中发生的情况。事实上，在大多数实验室研究中使用的幼年无脑回啮齿动物的大脑对缺血性损伤或神经保护药物的反应可能与人类大脑不同。然而，产生不可逆损害所需的灌注程度和持续时间的阈值在啮齿动物和人类中是相似的[28, 29]。因此，通过动物模型的数据可以预测脑卒中患者溶栓试验的阳性结果。此外，最近的临床前研究表明，在设计临床前和临床试验时，应考虑到性别差异对潜在治疗的效果和反应[30]。尽管啮齿动物和人类的大脑之间存在生理上的差异，但神经保护药物的临床和实验室测试的结果差异很可能更依赖于我们在实验室测试药物的方式和我们设计出什么样的临床试验来在临床上测试药物。

这一猜想已在一项临床前神经保护研究的综述中得到证实，该综述比较了已进入临床试验的干预措施与仅在实验室测试的药物的实验功效[31]。没有证据表明临床使用的药物比那些只在动物模型中测试的药物更有效。这篇综述的结果强调了临床前开发阶段试验设计质量的重要性，因为它为转化临床试验提供了基础。如果临床试验所基于的前提不可靠，即使是设计最完善的临床试验也注定要失败。

脑卒中治疗学术行业圆桌会议（stroke therapy academic industry roundtables，STAIR）是关于转化脑卒中研究的共识会议，讨论了如何协调实验室研究和临床研究，以实现实验室结果的成功转化[32-34]。关于使实验室研究更可靠的一些会议建议如下。

(1) 在永久性和短暂性脑缺血模型中评估大多数药物。

(2) 提供合适的剂量反应曲线。

(3) 确定疗效与毒性之间的治疗指标；狭窄的指数表明临床效用不大。

(4) 探索获益的时间窗口。

(5) 采用盲法评估结果并仔细监测潜在的混杂生理变量进行研究。

(6) 在即刻和后期对结果进行组织学和功能上的检测。

(7) 确保临床前研究遵循临床试验的治疗意向模型——动物不应该仅仅因为它们是"数据异常值"而被排除在分析之外等。

(8) 在进行临床试验之前，一种药物应该在多个实验室和多个模型中具有一致的阳性结果。比较与阳性对照的获益幅度可能有助于确定相对疗效。

(9) 在多脑回物种中试验一类新药物。

最近，STAIR X 更新了建议以优先考虑具有多效性治疗，这个建议针对侧支的细胞保护描述了关于治疗开始时间（住院前或住院中，血栓切除前或血栓切除后）的不同策略，还包括了对临床前模型血栓切除及临床和影像学生物标志物的建议[35]。在接下来的讨论中，我们将描述在未来的临床试验设计中我们需要做的一些重要的事情，以实现在实验室中的成功。

（五）未来临床试验设计中需要阐明的重要问题

1. 脑卒中标准化　随着治疗时间的推移，实验室和临床试验之间最大的差异在于标准化的脑卒中生理、严重程度、类型、位置、灌注和可逆性。我们已经强调，控制生理变量在检测脑卒中实验模型的治疗效果中的重要性。对于有多种潜在疾病的患者，如肺病（缺氧）、心脏病（低血压、心排血量减少）、糖尿病（血糖和乳酸水平升高）、老年和相关动脉粥样硬化（侧支循环减少）及感染（发热）的患者，这种控制更难实现。在任何临床试验中，这些已知会影响结果的潜在疾病的分布必须在治疗组之间进行平衡。

脑卒中预后的最重要的决定因素是脑卒中的严重程度，表现为临床神经功能缺失[36]。这种缺失可以用不同脑卒中标准来量化。在任何脑卒中试验的治疗组中，脑卒中严重程度分布和水平的可比性是至关重要的。大多数有轻微神经功能缺失的患者可以自行恢复，而那些有严重缺失的患者往往无法存活。因此，临床谱系中这些极端的患者在分析中会产生干扰，因为他们的数据最不可能显示有效治疗和对照组之间的差异。现在大多数试验使用基线脑卒中量表来排除最轻微或最严重的脑卒中患者，并确保治疗组在脑卒中严重程度的关键变量上很好地平衡。然而，关于阈值应该是多少还存在争议。

在治疗目标方面，可逆性损伤或半暗带的存在可能也很重要。能够确定区分不可逆损伤核心和潜在可挽救缺血半暗带的成像阈值是 EVT 最终能够在选定患者中证明临床疗效的部分原因。在过去，在临床试验中影像学对亚组分析或分层是有用的。然而，技术的进步使得它可以用来识别那些最可能对治疗有反应的患者，特别是在较晚的时间窗口[3, 4]。

在开始大规模的Ⅲ期疗效试验之前，应在多阶段Ⅱ期研究中解决脑卒中标准化和选择关键疗效试验的最佳患者组等问题。

2. 样本量　正如在对已经进行的部分临床试验的讨论中所见，大多数临床试验都难以测试出微小的临床获益。如果考虑到在大约 300 名患者的试验中，在脑卒中发作 3h 内给予 t-PA 产生了 12%～15% 的良好结果的绝对差异[37]，那么细胞保护药物的试验（很可能产生比 t-PA 小得多的效果）将必须是较大样本量才能达到显著性效应。随后的疗效试验，如甘氨酸拮抗药 Gavestinel 的神经保护研究（GAIN International）[38]，静脉注射镁在急性脑卒中中的疗效试验（intravenous magnesium efficacy in acute stroke trial，IMAGES）[39]和脑卒中 – 急性缺血性 NXY 治疗试验（stroke-acute ischemic NXY treatment，SAINT）检测出 5% 的结果差异[40]，这是一个更现实的预期治疗效果。

3. 时间　迄今为止，临床试验的最大缺陷是与动物研究相比开始治疗的时间大大推迟了。钙通道阻滞药和谷氨酸拮抗药试验就是很好的例子。测试这些化合物的临床试验招募了脑卒中发作后 6~12h 的患者，但在实验室中，这些药物只有在缺血 1h 左右开始使用才会起作用，大概是因为它们针对的是在血流中断后立即发生的事件。设计试验允许延迟治疗有很多原因，主要的原因包括积累大量发病 1~3h 内患者进行试验较为困难，治疗患者数目太少使得市场中无利可图。然而，这些都是实际上而不是生物学上的原因，我们迄今为止的经验告诉我们，必须更加关注疾病的生物学才能取得成功。因此，临床试验应该反映临床前研究确定的时间窗。尽可能在脑卒中发作后更快地治疗患者。这一概念首先由美国 NINDS 成功的 t-PA 试验（在发病 90~180min 内给予治疗）得到证明[37]，随后的研究将 3h 内 t-PA 的使用和随机分配与细胞保护剂治疗结合起来[41]。正如 FAST MAG 试验中所做的那样，我们现在正处于这样一个阶段，即在救护车上现场使用一种潜在的 CP 药物[42]。现场给药需要评估 CP 在缺血性和出血性脑卒中中的安全性。最近，在德国引入这一概念后，移动卒中单元在美国、加拿大和澳大利亚迅速普及。这些单位配备了具有脑卒中识别和治疗专业知识的医生和护士，并配备了 CT，可以在首次识别现场实现快速识别和治疗急性缺血性或出血性脑卒中患者。初步数据显示，在 MSU 接受阿替普酶治疗的患者中，有 40% 患者在症状出现后的第一个"黄金小时"内接受该药治疗[43]。因此，MSU 也提示了在脑卒中发作后几分钟内使用 CP 药物治疗 AIS 患者的潜力。

（六）细胞保护与再灌注相结合

除了快速给药的实际问题外，将细胞保护与静脉阿替普酶或 EVT 结合使用还有其他理论上的优点。从逻辑上讲，再通治疗将允许细胞保护剂更大程度地渗透到靶组织中。此外，如前所述，再灌注的后果之一可能是导致称为"再灌注损伤"的第二波病理事件，这可能是细胞保护剂的靶点。

自本章最近一次更新以来，该领域最大的变化之一是证实了在选定的患者群体中使用支架回收器机械取栓是有效的。EVT 治疗的成功为重新审视细胞保护疗法提供了依据。尽管 EVT 在临床结果中有益处，但仍有相当比例的患者残疾。因此，再通与细胞保护的结合具有非常现实的意义。此外，尽管再通成功，但仍存在再灌注失败的问题。

1. 剂量　尽管不良反应限制了给药的剂量，使得人类难以达到在动物中具有保护作用的药物的血药浓度，但是已经通过临床试验从 I 期进展到大型的 III 期疗效试验检验了几种细胞保护药物的作用。

2. 更敏感的预后指标　动物脑卒中模型通常依赖于组织学结果，而人类的临床试验则基于功能表现。哪个指标更敏感？更重要的是，哪个对患者更重要？显然，患者更感兴趣的是他们的身体功能表现，而不是 MRI 或 CT 扫描显示什么。

另一个问题涉及测量最佳功能结果的方法。由于细胞保护治疗对预后的影响可能比再通治疗更微小，因此在评估细胞保护的临床试验中，也应考虑认知功能、生活质量、患者偏好和资源利用等因素作为疗效的衡量指标。这个问题仍然是不确定的，因为没有一种测量方法能反映患者的总体临床状况。任何用于测量结果的量表都必须经过验证，以反映真实的功能缺失，必须了解其在脑卒中患者中的整个范围和分布，必须建立其通过重复测量和不同检验人员之间的可靠性。

二、临床细胞保护治疗试验

到目前为止，许多细胞保护药物已进入关键的 III 期疗效试验阶段（表 57-1）。不幸的是，在整个神经保护的文献中，尽管临床前研究产生了令人鼓舞的结果，但在许多结果为中性或阴性的临床试验中，大部分研究都"未能证明其有效性"。造成这种差异的原因是多方面的，并已在前文中讨论过。许多随后的试验通过更严格的试验设计，解决了以前试验中的不足，包括特定患者的选择标准（确保脑卒中位置和严重程度的同质性），分层随机化算法（治疗时间），缩小治疗窗口和药代动力学监测。目前的试验也纳入了毒性和结果的生物替代标志物，如血清药物水平和神经成像。最后，为挽救损伤组织，研究者正在研究如何优化多模式治疗和耦合细胞保护-再灌注策略。在本章的其余部分中，我们将聚焦个别的治疗策略，有时，我们还为追踪一个特别的药

表 57-1 细胞保护临床试验

药　名	阶　段	最长治疗时间窗（h）	足够的检测能力[a]	足　量	剂量限制性不良反应	结　局[a]	推荐分级，证据水平
钙拮抗药							
尼莫地平	3	6～48	+	未知	低血压	中性	Ⅲ，A
尼卡地平	2	12		未知	低血压	中性	Ⅲ，C
谷氨酸拮抗药							
塞福太	3	6～12	+	否	神经心理	有害	Ⅲ，A
右啡烷	2	48		是	神经心理	中性	Ⅲ，B
阿替加奈（Cerestat）	3	6～24	+	是	高血压	有害	Ⅲ，B
AR-R15696AR	2	12		是	神经心理	中性	Ⅲ，B
Neu2000[b]	*2*	*8*			*无*	*未知*	*无*
镁离子							
IMAGES	3	12	+	是	无	中性	Ⅲ，A
FAST-MAG	3	2	+	是	无	中性	
AMPA 拮抗药							
YM872	2b	3～6	+	未知	未知	中性	Ⅲ，A
ZK200775	2	24		未知	镇静	有害	Ⅲ，B
间接谷氨酸调节剂							
伊利罗地	3	未知	未知	未知	未知	有害	Ⅲ，B
Gavestinel	3	6	+	是	无	中性	Ⅲ，A
西帕曲近	2	12		未知	神经心理	有害	Ⅲ，B
磷苯妥英	2/3	4	+	未知	无	中性	Ⅲ，B
BMS-204352	3	6	+	未知	无	中性	Ⅲ，B
利法利嗪	2	未知		未知	低血压	中性	Ⅲ，B
罗吡唑	3	4～8	+	否	心血管	中性	Ⅲ，A
NA-1	*3*	*12*		否		*未知*	*无*
其他神经递质调节剂							
曲唑酮	2	未知	未知	未知	未知	中性	Ⅲ，B
Repinotan	3	6	+	是	未知	有害	Ⅲ，B
ONO-2506	2/3	6	+	未知	未知	未知	Ⅲ，B

（续表）

药　名	阶　段	最长治疗时间窗（h）	足够的检测能力 [a]	足　量	剂量限制性不良反应	结　局 [a]	推荐分级，证据水平
阿片类拮抗药							
纳洛酮	2	8～60		未知	否	中性	Ⅲ，B
盐酸钠美芬	3	6	+	未知	否	中性	Ⅲ，B
GABA 受体激动药							
氯镁噻唑	3	12	+	是	镇静	中性	Ⅲ，A
安定	3	12	+	未知	未知	中性	Ⅲ，B
自由基清除剂							
替拉扎特	3	6	+	未知	否	有害	Ⅲ，A
依布硒啉	3	48	+	未知	未知	未知	Ⅲ，B
依达拉奉	3	72			否	有益	Ⅱb，B
NXY-059	3	6	+	是	否	中性	Ⅲ，A
尿酸	2/3	4.5			否	中性	无
抗炎药							
恩莫单抗	3	6	+	是	发热	有害	Ⅲ，B
LeukArrest	3	12		未知	未知	中性	Ⅲ，B
IFN-β	1	24		未知	未知	未知	Ⅲ，B
UK-279276	2	6		未知			Ⅲ，B
二甲胺四环素	2	24		未知	未知		Ⅲ，B
洛伐他汀	1	24				NA	Ⅲ，B
FK-506	2	12		未知	未知	未知	Ⅲ，B
类固醇	2	48		未知	感染	有害	Ⅲ，B
芬格莫德	2	4.5		未知	无	有益	无
IL-1 受体拮抗药	2	5		未知	无	中性	无
膜稳定剂，营养因子							
格列本脲	1	10			无	NA	Ⅲ，B
GM1	3	72	+	未知	无	中性	Ⅲ，A
脑活素	2	12～24		未知	无	中性	Ⅲ，B
胞磷胆碱	3	24	+	未知	无	中性	Ⅲ，A
白蛋白	3	5		是		中性	Ⅲ，B
EPO	3	6		未知	未知	有害	Ⅲ，B

（续表）

药 名	阶 段	最长治疗时间窗（h）	足够的检测能力[a]	足 量	剂量限制性不良反应	结 局[a]	推荐分级，证据水平
bFGF	2/3	6	+	未知	低血压	有害	Ⅲ，B
G-CSF	2	9	未知	未知		有害	Ⅲ，B
低温疗法	1	5~24		是	肺炎，心律失常，低血压	NA	Ⅲ，B
咖啡醇	2	4		是	无	NA	Ⅲ，B
PAR-1 激动药	2	*Unclearc*			无	NA	无
氧							
DCLHb	2	18		未知	高血压，肾病	有害	Ⅲ，B
HBO	2/3	24		未知	未知	中性	Ⅲ，B
NBO	2	9	未知	未知		有害	Ⅲ，B
TSC	2	2				*NA*	无

斜体字代表自上次出版以来新增的内容

a. 仅与已完成Ⅱb 期或Ⅲ期疗效试验相关的临床结果

b. 同时也是一种自由基清除剂

c. 方法表明符合当地标准护理条件的患者可进行静脉阿替普酶和（或）机械取栓

IMAGES. 急性脑卒中患者静脉注射镁的疗效研究；FAST-MAG. 脑卒中的现场治疗 – 镁；AMPA.α- 氨基 –3– 羟基 –5– 甲基 –4– 异噁唑丙酸；GABA.γ- 氨基丁酸；NA. 不适用；IFN. 干扰素；IL. 白细胞介素；GM1. 遗传标记 GM（单唾液酸神经节苷脂）；EPO. 促红细胞生成素；bFGF. 碱性成纤维细胞生长因子；G-CSF. 粒细胞集落刺激因子；PAR. 蛋白酶激活受体；DCLHb. 双阿司匹林交联血红蛋白；HBO. 高压氧；NBO. 常压氧；TSC. 藏红花酸二钠盐

剂提供历史依据。我们强调这些试验在试验设计和这些制剂的生物效应（或缺乏生物效应）方面的经验。

（一）钙通道阻滞药

钙通道阻滞药是第一个被临床评估用于脑卒中细胞保护的实用药物。有几种钙通道在脑缺血中发挥作用。突触前电压激活的 N 型钙通道主要局限于神经元并调节神经递质的释放。普遍存在的电压门控 L 型钙通道在平滑肌中触发兴奋 – 收缩耦联并调节血管舒缩张力。这些 L 型钙通道对二氢吡啶类化合物敏感，如尼莫地平和尼卡地平。通过 NMDAR 介导的钙内流通道是配体和电压依赖性的。其他类型的钙通道有不同的活化或失活特性，或类似于 L 型通道，但对二氢吡啶不敏感。据报道，许多钙通道阻滞药可优先拮抗脑血管平滑肌，并对失活状态下的钙通道具有高亲和力，如缺血半暗带去极化环境中发现的钙通道[44]。这种选择性的相互作用可能有利于这些药物的神经保护潜能。

尼莫地平是脑卒中中应用最广泛的钙通道阻滞药。尼莫地平的细胞保护作用是由于其能够阻断钙内流和防止细胞内钙的过度积累，从而启动细胞死亡的最终共同途径。尼莫地平在蛛网膜下腔出血、头部损伤、心搏骤停及急性局灶性脑缺血的临床试验中都有研究[45]。

至少在 29 个随机安慰剂对照试验检测过口服尼莫地平治疗缺血性脑卒中的疗效。一些早期的研究发现，尼莫地平治疗在死亡率和神经功能方面有显著差异；然而，随后更大规模的研究和后来的 Meta 分析未能发现这种益处[46, 47]。实际上，一些研究在安慰剂治疗的患者中显示出更好的结果，这种情况被认为是口服和静脉给药引起的低血压[48]。

在对 22 项钙通道阻滞药试验进行的最广泛的

Meta 分析中，研究了 6800 多名患者，即使是在接受早期（在脑卒中发作后 12h 内）治疗的亚组中，并没有显示任何有益的治疗效果[46]。此外，仅限于"高质量"试验的 Meta 分析显示，钙通道阻滞药在统计学上具有显著的负面作用。对"低质量"和"中等质量"试验的类似分析发现，钙通道阻滞药对结果没有影响。事实上，这项荟萃分析的结果促使尼莫地平在脑卒中的早期应用（VENUS）试验的过早终止，该试验旨在确定脑卒中发生 6h 内给予尼莫地平治疗的有效性[49]。对 454 例患者进行中期分析显示尼莫地平无效果；然而，在缺血性脑卒中亚组中，尼莫地平治疗的患者 3 个月后不良结局增加（RR=1.4，95%CI 1.0～2.1）。

基于现有证据，钙通道阻滞药通常不被认为能有效地改善缺血性脑卒中中的预后，甚至可能导致预后恶化。这种效益不佳或不利作用可能是由于血管平滑肌细胞抑制引起的低血压。在血管最大舒张状态下阻断 L 型钙通道，缺血区域内的自我调节功能受损，可导致相对低血压和血流分流至非缺血区域的盗血现象，从而进一步减少缺血半暗带的灌注[50]。钙通道阻滞药效益不佳还有另一种解释，神经递质释放是兴奋性毒性级联反应中的近端事件，具有即时效应；因此，该药物因任何情况延迟给药都可以妨碍其理论上可预防细胞坏死的功效。实际上，延迟或延长使用 L 型钙通道阻滞药可能诱导凋亡细胞死亡，因为适度增加 Ca^{2+} 可抑制凋亡[51]。而这种机制可能掩盖了这些药物的其他保护作用。其他受体亚型（如 N 型）的超早期拮抗可能通过抑制神经递质释放而避免出现不良的低血压，可能更有利于缺血半暗带区域的恢复。这些药物已在动物模型中显示出细胞保护作用，但由于这些多肽类药物的血脑屏障通透性较差，至今还未在人体中进行广泛研究[52]。评价这些研究时都强调了尽快开始治疗的重要性，即在损伤后几小时内开始治疗，而不是在一些研究中允许的 24h 或 48h 治疗窗口期。此外，还强调必须有足够的样本量，以证明适度的效益[53]。

（二）谷氨酸拮抗药

NMDA 受体拮抗药是第一类从实验室开发到人体测试的急性脑卒中治疗药物，它采用了现代临床试验设计的原则，主要用于相对早期的脑卒中的治疗。当实验人员观察到缺氧或缺血性损伤可以导致脑兴奋性神经递质谷氨酸水平升高时，他们首次认识到 NMDA 拮抗药在脑卒中中的潜在效用。缺血性脑损伤的兴奋性神经递质毒性理论暗示了谷氨酸通过配体门控受体（NMDA 和 AMPA 受体）是细胞死亡的关键媒介。

NMDA 受体的复杂结构为治疗性拮抗提供多个位点。竞争性的 NMDA 拮抗药直接结合到 NMDA 受体的谷氨酸位点以起到抑制谷氨酸的作用。非竞争性拮抗药以使用依赖性的方式阻断 NMDA 相关的离子通道。NMDA 受体上其他易受拮抗作用的位点有甘氨酸位点和多胺位点。这些竞争性和非竞争性 NMDA 拮抗药的原型已经在治疗脑卒中的 III 期临床试验中进行了研究。

CGS19755（selfote）是一种竞争性的 NMDA 受体拮抗药，可缓解动物脑卒中模型中的神经元损伤[54-56]。selfotel 的 II 期研究显示，其给药方案受剂量相关的神经精神不良事件的限制，包括幻觉、躁动、意识混乱、构音障碍、共济失调、谵妄、偏执和嗜睡。在美国和欧洲进行的 III 期平行研究因疗效-毒性比不良而被暂停[57]。selfotel 组中出现神经功能恶化或意识水平降低的患者比例较高，8d 和 30d 的死亡率也较高。在脑卒中亚型亚组分析中，selfotel 组和安慰剂组的患者在功能和最终结局上没有差异。

我们可以从这些试验中得出结论，selfotel 不是一种有效的细胞保护剂，但可能对严重脑卒中患者产生潜在的神经毒性作用。selfotel 试验显示了细胞保护剂失效的一个重要根源，即狭窄的治疗指数。动物模型表明，血浆 selfotel 水平为 40μg/ml 时具有细胞保护作用。然而，脑卒中患者的最高耐受水平仅为靶细胞保护浓度的一半（21μg/ml），甚至这些"亚治疗"水平也会产生显著的神经和精神作用[58]。

一项研究评估了非竞争性 NMDA 拮抗药 CNS1102（阿替加奈，Cerestat）的作用，比较低剂量（3mg/粒，0.5mg/h，总计 9mg）和高剂量（5mg/粒，0.75mg/h，总计 14mg）及安慰剂的作用[59]。AIS 患者在症状出现 6h 内被随机分配到三个治疗组中的一个。对于 3h 内的患者，没有进行脑卒中严重程度的评估或综合征的评定，也没有进行分层随机化程序。当 II 期数据分析显示阿替加奈队列中死亡率增加时，III 期入组被提前终止。对现有的 III 期数据（628 例患者）的分析显示，根据改良 Rankin 量表评分，三组患者的 90d 预后无差异。90d 死亡率差异不显著，但高剂量组 120d 死亡率略有增加。根据这一证据，在脑卒中发作后 6h 内给予阿替加奈无效，高剂量则可能有害。

Mg^{2+} 因其作用机制多样、成本低、易给药、治疗指数宽、血脑屏障通透性好、安全性好等优点，在理论上是一种理想的细胞保护剂。Mg^{2+} 内源性作用可以被作为 NMDA 受体离子通道的电压依赖性阻滞药和缺血诱导谷氨酸释放的抑制药[60]。除了这些抗兴奋毒性作用，Mg^{2+} 可以拮抗所有类型的电压门控钙通道，促进血管舒张，增强线粒体钙超载缓冲，防止 ATP 消耗，抑制炎症反应和钙介导的细胞内酶的激活[60-62]。

初步研究表明了 Mg^{2+} 在 AIS 患者中的安全性和耐受性[61, 63]。MgCl 的临床前评估的低血压或低血糖并不是重要的问题。报道的大多数不良事件是首次脑卒中的预期并发症，与服用安慰剂的患者报告的不良事件没有差异。对 4 个 II 期临床试验的系统性回顾显示，治疗组死亡或功能性依赖终点评分减少了 8%[64]。

IMAGES 研究组进行了一项大型 III 期试验，对发病 12h 以内发病的患者给予 MgSO$_4$[65]。2589 例患者在急性脑卒中后 12h 内被随机分到静脉注射 MgSO$_4$ 组或安慰剂组。主要的统计结果为第 90 天死亡或残疾的共同 OR，疗效数据集包括 2386 名患者。Mg^{2+} 没能改善主要转归（OR=0.95，95%CI 0.80～1.13，P=0.59）。

将实验疗效转化为临床现实的最大障碍之一是延迟使用潜在的细胞保护疗法。最近的镁给药试验就是专门针对这个问题设计的。脑卒中治疗镁的现场管理（FAST-MAG）试验研究是一项开放标签的评估，以评估在现场确定的脑卒中患者经过医务人员启动的镁治疗的安全性和可行性[42]。从症状出现到治疗的平均时间只有 29min，这是迄今为止报道的最短的发病到治疗间隔。超过 2/3 的患者有良好的功能预后。

FAST-MAG III 期临床试验是一项多中心、随机、安慰剂对照试验，旨在评估现场给予超急性 Mg^{2+} 治疗（脑卒中发作后 2h 内给予）的疗效。由于患者在神经影像学检查前就被医务人员识别出来，缺血性脑卒中（73%）和出血性脑卒中（23%）都被包括在内，这项研究纳入了 1700 名受试者（843 名安慰剂，857 名使用镁剂）。从已知的患者最后正常时间到药物开始的间隔时间是 45min。74% 的患者在发病 1h 内开始治疗，25% 的患者在 1～2h 内开始治疗。分析基于治疗时间分层。主要终点是 90d mRS 评分的变化，两组间没有差异[66]。

总之，尽管竞争性和非竞争性 NMDA 拮抗药的临床前研究表明它们可以有效保护缺血半暗带区，但迄今为止的临床研究结果令人失望。试验设计缺乏强制的治疗时间分层和脑卒中患者同质性的选择标准，这可能促成了这些结果。与钙通道阻滞药一样，通过阻断谷氨酸诱导的损伤来实现神经保护意味着中断几乎在缺血开始后立即触发的损伤；因此，从发病到治疗的时间必须短。在所有动物研究中都可以看到这一小时间窗，但除了 FAST-MAG 试验外，所有这些药物的临床试验都忽略了时间窗问题。

更重要的是，NMDA 拮抗药的负面临床结果可能归因于需要限制剂量使用的苯环利定样不良反应，这种不良反应阻碍了脑组织达到治疗药物水平。对 NMDA 拮抗药的临床明显神经毒性的理解涉及 NMDA 受体功能减退的相关作用。NMDA 拮抗药已被证明可在成年啮齿动物的大脑内诱导空泡变性，这意味着其可能具有不可逆转的损伤作用[67, 68]。分子实验表明，一种间接的复杂网络干扰是 NMDA 受体功能低下的原因。NMDA 受体对皮质下抑制神经元的阻断作用可以解除谷氨酸能和胆碱能皮质投射的抑制作用。这种去抑制状态，加上同时刺激非 NMDA 谷氨酸受体，可能导致神经毒性增强。同时应用 GABA 药物或 α 肾上腺素能药物似乎可减轻兴奋性毒性损伤[70]。最后，一个未成熟啮齿类动物的模型实验表明，在突触发生期间给予 NMDA 拮抗药可在大脑中引起弥漫性凋亡变性[71]。

这些复杂的相互作用表明，使用针对特定神经递质功能的药物可能会出现问题。人们已经在尝试开发应对策略来抑制谷氨酸诱导的损伤，同时避免 NMDA 受体直接拮抗的毒性。一些具有这种特性的药物已经在 II 期和 III 期试验中进行了测试，包括多胺位点阻滞药、甘氨酸拮抗药、AMPA 受体拮抗药、突触前谷氨酸释放抑制药、离子通道阻滞药和 GABA 激动药。

（三）间接作用于谷氨酸的药物

NA-1（Tat-NR2B9c）可以破坏突触后密度蛋白

（PSD-95）的蛋白 – 蛋白相互作用，PSD-95 是一种突触后支架蛋白，与 NMDA 谷氨酸神经毒性信号通路有关 [72]。重要的是，NA-1 在细胞内发挥作用，而不是直接阻断 NMDA 受体的突触活性 [73]。NA-1 的细胞保护作用已在脑卒中的灵长类模型中和在一项对血管内动脉瘤修复术后的医源性脑卒中患者的 II 期试验中得到证实 [74, 75]。目前正在评估 NA-1 在接受血管内治疗的受试者中的安全性和有效性。脑卒中血栓切除术（ESCAPE-NA-1）试验是一项缺血性脑卒中患者的 III 期研究，研究对象为接受血管内血栓切除术并且梗死核心小、侧支循环良好的患者 [76]。

GV150526（Gavestinel）是 NMDA 受体复合物的甘氨酸位点拮抗。尽管统计能力足以检测出哪怕是微小的差异，但是两项大型 III 期随机、安慰剂对照试验未能证明 Gavestinel 的有效性。GAIN 美洲试验随机分配 1367 名患者在脑卒中发作 6h 内接受治疗或安慰剂，并允许符合条件的患者同时接受静脉 t-PA 治疗 [77]。患者按年龄和初始脑卒中严重程度被随机分层。美国国立卫生研究院脑卒中量表的平均评分为 12 分，治疗时间的中位值为 5.2h。Gavestinel 组和安慰剂组在死亡率和 3 个月转归方面没有显著差异。

GAIN 国际试验招募了 1804 名脑卒中发生 6h 内的患者，并采用了与 GAIN 美洲试验相同的给药方案和分层随机化模式 [38]。主要疗效指标结合 3 个月 Barthel 指数生存，仅在缺血性脑卒中人群中进行分析（721 例给予 Gavestinel，734 例给予安慰剂）。次要指标为 BI、NIHSS 评分、mRS、3 个月内死亡和 3 个月内的神经状态的整体统计检验。与安慰剂相比，当基线 NIHSS 评分和年龄作为协变量时，Gavestinel 对主要或次要结果指标没有影响。小的不良事件（肝功能值的短暂增加和静脉炎）在 Gavestinel 组更常见，但严重不良事件的发生率没有显著差异。

由于几个原因，大型 Gavestinel 试验的中性结果令人并不满意，首先，临床试验模拟了在缺血 6h 后仍表现出神经保护作用的实验模型。其次，这些试验纳入了足够数量的患者，排除了 Gavestinel 的临床显著益处，这一点曾被用来反驳之前的试验。第三，这些试验根据基线脑卒中严重程度和年龄对患者进行了适当分层，这些因素可能会导致治疗组和安慰剂组的失衡，从而混淆结果。第四，神经保护剂达

到了"超治疗"水平，不良反应极小且可耐受。因此，与其他谷氨酸活性调节剂不同，Gavestinel 的剂量不受"治疗"剂量不耐受性的限制。

Gavestinel 临床试验中性结果的原因尚待确定。有效拮抗谷氨酸的时间窗口可能仅仅在 6h 以内，或者动物梗死体积缩小的神经保护作用在临床试验中并不能转化为功能性结果的改善。然而，同样可能的是，对 Gavestinel 的预期过高，因为只有阳性的临床前结果被公布。轻微的有益作用仅在精心设置的标准化的脑卒中模型中可见，这些模型需避免脑卒中患者的异质性，而在脑卒中患者需要更强的疗效才能达到临床意义。

2- 羟基 –5–（2，3，5，6– 四氟 –4– 三氟甲基苄胺）– 苯甲酸（Neu2000）是一种非竞争性的 NMDA 受体拮抗药，具有清除自由基的活性 [78]。Neu2000 是磺胺吡啶衍生物，具有双重潜在的细胞保护作用。Neu2000 在 AIS 再通患者中的安全性和最佳的神经保护作用（SONIC 研究）是一项随机、双盲、安慰剂对照的 II 期临床试验，旨在评估 Neu2000 是否安全，与单独 EVT 相比是否能改善预后 [79]。阻断谷氨酸激活的 AMPA 受体是细胞保护的另一个目标，与 NMDA 受体拮抗相比有几个优势。AMPA 受体与 NMDA 受体共存于皮质神经元上，但也存在于白质中的少突胶质细胞上 [80]。这些受体对钠的渗透性更强，可以介导快速突触传递和去极化，从而促进 NMDA 受体的激活。AMPA 拮抗的有利特性包括皮质和皮质下区域的潜在保护作用，以及 NMDA 受体和电压门控钙通道的二次激活的减少作用。一种很有前途的 AMPA 拮抗药，即 YM872，在 AMPA 受体上表现出高亲和力的竞争活性，同时对 NMDA 受体、NMDA 受体上的甘氨酸位点和 kainate 受体表现出低亲和力。

在两个同时进行的 YM872 临床试验中，AMPA 受体拮抗药治疗缺血性脑卒中（ARTIST）试验基于中期分析无效，登记被提前终止 [81, 82]。这些多中心、随机、双盲、安慰剂对照试验的设计是为了"填补"过去神经保护试验留下的空白：再灌注和神经保护联用策略，以及有效性的生物标志物的使用。ARTIST+ 试验比较了 YM872+t-PA 与安慰剂 +t-PA 的疗效。采用标准方案 t-PA 治疗的急性半球缺血性脑卒中和中度至重度功能缺失的患者是合格的。计

划入组患者 600 例，入组患者 400 余例。于 t-PA 输注结束前开始给药，持续给药 24h。主要疗效 – 转归指标包括神经功能和残疾量表。

第二个试验是 ARTIST MRI，评估了 YM872 在发病 6 小时内应用于脑卒中患者的安全性和潜在疗效，并使用 MRI 作为预后的替代指标。用液体衰减反转恢复法（FLAIR）比较 DWI 基础病灶体积与 T2 加权成像最终病灶体积，观察 YM872 对病灶生长的影响。放弃这些精心设计的试验令人失望。目前还没有计划对 YM872 进行进一步的调查。

另一项 AMPA 拮抗药 ZK200775 的脑卒中试验研究重点介绍了神经疗法的生物监测方法[83]。这个剂量发现试验使用血清 S-100B 和神经元特异性烯醇化酶浓度分别作为胶质细胞和神经元损伤的外周标志物。该研究发现，在最高剂量组（525mg/48h）开始治疗 48h 后，平均 NIHSS 评分结果显著恶化。在控制脑卒中严重程度的多元回归分析中，这种神经功能恶化与血清 S-100B 水平高于预期的升高有关，而神经元特异性烯醇化酶无明显升高。尽管这些数据表明是神经胶质细胞而不是神经元发生损伤，但少突胶质细胞对神经元稳态至关重要，而神经胶质细胞损伤可能导致神经元功能障碍。这些结果为谷氨酸拮抗药的潜在毒性提供了确切的证据，先前的临床试验已提示这种毒性作用与剂量呈明显相关性。这些标志物可能在未来的细胞保护和毒性试验中成为有用的替代标志物。

谷氨酸释放抑制药是一组异质性药物，包括抗惊厥药和抗抑郁药。这些药物的作用机制是阻断离子通道。虽然在临床前研究中，其中一些治疗方法已被证实可以减少梗死体积，但只有在脑缺血发作时才发挥细胞保护作用[84-86]。当这些药物进行临床评估时，西帕曲近（Sipatrigine）受到无法忍受的神经精神不良反应的限制[87]。在中期分析显示安慰剂和磷苯妥英（Fosphenytoin）在任何功能或残疾结果之间没有差异后，静脉注射磷苯妥英的 I～II 期临床试验被提前终止[88]。

BMS-204352（MaxiPost）是一种钙敏感的 K^+ 通道激活剂，可引起神经元超极化，减少钙内流和谷氨酸释放[89]。一项钾通道开放脑卒中试验（POST）的 III 期试验中，对 1978 例中重度皮质脑卒中患者（NIHSS 评分 6～20）在发病 6h 内进行治疗，试验结果表明，BMS-204352 与安慰剂相比没有显示任何显著的有益效果[88]。

芦贝鲁唑（Lubeluzole）是一种苯并噻唑类化合物，在局灶性脑缺血动物模型中作为神经保护剂出现[90-92]。芦贝鲁唑保护缺血半暗带有几种可能的机制。首先，芦贝鲁唑可能通过阻断非 L 型钙通道来抑制谷氨酸释放，从而使梗死周围区域的神经元活性恢复正常[93]。此外，芦贝鲁唑对钠通道的阻断和牛磺酸释放的抑制提示它可能降低梗死周围区的渗透调节应激[94]。最后，芦贝鲁唑下调谷氨酸诱导的 NOS 通路，减轻 NO 相关的神经毒性[95]。

一项 III 期随机、多中心、双盲、安慰剂对照试验采用了低剂量方案来测试芦贝鲁唑对 AIS 患者的疗效。选择低剂量方案的部分原因是考虑到高剂量方案的心脏毒性。然而，需要注意的是，低剂量方案产生的平均血浆浓度低于在动物中建立的最低神经保护水平[96]。

3 个大规模、多中心、双盲、安慰剂对照、随机的 III 期临床试验中，低剂量芦贝鲁唑在脑卒中患者中的应用产生了相互矛盾的结果。在欧洲和澳大利亚的临床试验中，725 例患者被随机分配并在发病 6h 内接受治疗，所有安慰剂和芦贝鲁唑治疗的患者的总死亡率、不良事件率和临床结果相似[97]。然而，一项意外的事后分析发现，以临床整体印象评分来衡量治疗效果，芦贝鲁唑治疗可降低轻、中度脑卒中患者的死亡率。在北美的试验中，721 名患者在中至重度大脑半球脑卒中发作 6h 内接受治疗（NIHSS 评分 > 7）[98]。主要结局指标，即 12 周死亡率，在实验组和对照组之间无显著差异；然而，在控制了适当的协变量后，患者在 3 个月时的功能恢复程度（BI 评分）和残疾（mRS）评估结果明显更倾向于芦贝鲁唑而不是安慰剂。根据全球检验统计数据，使用芦贝鲁唑的患者预后良好的概率要高 38%。该研究还证实了低剂量方案的安全性，提示低剂量芦贝鲁唑在心脏相关并发症或不良事件方面与安慰剂相比没有显著差异。

第三项试验评估了低剂量芦贝鲁唑的疗效，将 1786 名患者随机分配到治疗组，根据治疗时间（0～6h 和 6～8h）进行分层[99]。在试验期间，目标脑卒中人群（核心脑卒中组）是在 Meta 分析结果的基础上确定哪些患者可能从治疗中获益。核心脑卒中组为缺血性脑卒中患者（不包括 75 岁及以上并在 6h 内接受治疗的严重脑卒中患者）。仅在核心脑卒中组中采用主要疗效分析。芦贝鲁唑对核心脑卒中组的死亡率和 12 周功能状态均无显著影响。在非目标人群中也发现了类似的中性结果，包括所有在发病 6～8h 内接受治疗的患者和 75 岁或以上的严重脑卒中患者。最常见的不良反应是发热、便秘和头痛。接受芦贝鲁唑治疗的患者出现了更多的心脏不良反应，包括心房颤动和 QT 间期延长，但这种较高的发生率与死亡率的增加无关。

最后，在一项特意联用 t-PA 的试验中，芦贝鲁唑是第一个被评估为具有潜在神经保护作用的药物。在症状出现 3h 内符合条件并接受静脉 t-PA 的患者按照 1：1 的比例被随机分组，分别接受芦贝鲁唑或安慰剂治疗[100]，t-PA 输注结束前 1h 开始输注芦贝鲁唑。由于与先前试验同时进行的芦贝鲁唑Ⅲ期试验结果为阴性，试验被终止（终止前已有 89 例患者被纳入试验）。在入组患者（计划人群的 45%）中，分别在症状出现后平均 2.5h 和 3.2h 给予 t-PA 和芦贝鲁唑治疗。在死亡、脑出血、严重不良事件或功能结局（BI）方面，芦贝鲁唑和安慰剂之间没有显著差异。这些结果证明了超早期神经保护与溶栓结合的安全性和可行性；然而，过早的终止试验导致了此项研究没有足够的说服力来检测它的有效性。

一项对涉及 3510 例患者的 5 项随机试验的系统评价发现，在随访结束时，没有证据表明给予任何剂量的芦贝鲁唑可以降低死亡或依赖（需辅助）的概率（OR=1.03，95%CI 0.91～1.19）[101]。然而，在任何给定剂量下，芦贝鲁唑都与心脏传导障碍的显著加重相关。

芦贝鲁唑试验未能显示出疗效有几个原因。与许多其他药物一样，从脑卒中发作到给药的时间很可能太长，无法有效抑制谷氨酸的释放和发挥作用。虽然已有报道将有效治疗的时间窗延长至 6h，但其他动物模型仍然未能复刻缺血后 30min 以上开始使用的芦贝鲁唑治疗的疗效。北美和欧洲试验结果的差异可能部分是由于开始药物治疗时间的不同。在北美试验中，平均间隔时间为 4.7h。尽管欧洲的试验没有报道类似的平均值，但超过 80% 的患者在 4h 后接受治疗，这可能是导致疗效下降的原因。此外，限制剂量的不良反应，主要是心脏的不良反应，导

致了一个狭窄的治疗指数，从而导致血清药物水平低于动物研究中报道的最低神经保护水平。尽管芦贝鲁唑和 t-PA 的联合试验需要在 4h 内进行治疗，但因其试验早期终止时的样本量较小，故该研究不足以检测疗效。

（四）其他神经递质调节器

5- 羟色胺激动药可能通过与突触前和突触后 5- 羟色胺 1A（5-HT1A）受体结合产生的多种作用来发挥细胞保护作用。这一受体的激活主要是通过打开 G 蛋白耦联 K^+ 通道引起神经元膜超极化[102]。突触前血清素受体的激活可能导致谷氨酸释放的减少[103]。这些药物可以抑制细胞凋亡[104]。

Repinotan（BAY x 3702）是一种 5-HT1A 亚型的血清素激动药，它的神经保护功效、安全性和耐受性已经受到评估。一项双盲、安慰剂对照的Ⅲ期疗效试验比较了 Repinotan 与安慰剂在中重度脑卒中患者发病 6h 内的疗效（NIHSS 评分 8～23），可惜的是，试验结果未能证明 Repinotan 具有临床疗效[105]。

ONO-2506 是一种神经递质调节剂。其作用机制是调节谷氨酸转运体的摄取能力和 GABA 受体的表达[106]。一项关于 ONO-2506 的安全性和有效性的研究被终止了，该研究招募了放射学证实的皮质梗死发病 6h 内脑卒中的患者。但研究细节尚未公布[88]。

虽然在二期评估中没有观察到总体的治疗效果，但一项亚组分析表明，Nalmefene 可能在年轻患者（<70 岁）中会产生有益的治疗效果[107]。在二期数据的基础上，一项旨在研究 60mg Nalmefene 的安全性和有效性的三期试验被设计出来，让研究对象口服 10mg Nalmefene 丸剂超过 15min 以后，再静脉输入 50mg Nalmefene 超过 23.75h[108]。368 例患者被随机分配并在脑卒中发生后 6h 内接受治疗。该研究发现，在任何计划的分析中，包括对年轻患者和溶栓治疗患者的二次分析，Nalmefene 治疗对患者 3 个月的预后没有显著影响。

对于阿片类拮抗药试验的中性结果，有几种可能的解释。与其他兴奋性毒性的上游调节剂一样，延迟治疗可能不能提供神经保护作用，因为级联反应中的关键步骤在治疗时就已经发生了。此外，试验设计并没有强制招募足够数量的患者到最有可能获得益处的亚组（如年轻患者、中度至重度神经功能

缺失患者和符合溶栓治疗条件的患者），这导致了试验缺乏说服力和有效性。最后，由于没有进行药代动力学研究，因此剂量是否充足尚不清楚。

增强 GABA 诱导的抑制作用可能是细胞保护的一个有用的靶点。氯美噻唑（Clomethiazole）是一种 GABA 激动药，理论上可通过增强对 GABA 受体水平的抑制来防止过度兴奋性神经递质造成的损伤[109]。GABA 受体的激活增加 Cl⁻ 电导和膜超极化，从而抑制了神经元的去极化和兴奋性[110]。

氯美噻唑急性脑卒中研究（clomethiazole acute stroke study，CLASS）以随机、安慰剂对照的方式对发病后 12h 内接受氯甲噻唑治疗并伴有中度至重度脑缺血脑卒中的患者进行了评估[111]。对 1353 例患者的疗效分析显示，BI 评估中氯美噻唑在实现功能独立性方面的差异为 1.2%。而镇静是最常见的不良事件，导致 15.6% 的患者停止治疗。亚组分析发现氯美噻唑在两个重叠的患者分组中具有显著的有益作用，这两个分组分别为患有严重基线神经功能缺失的患者和那些被归类为全前循环脑卒中的患者。这确定了脑卒中综合征的分类和治疗之间的相互作用。在全前循环脑卒中患者中，氯美噻唑治疗的患者中有 40.8% 达到了相对的功能独立，而安慰剂治疗的患者中有 29.8% 达到了相对的功能独立，这表明脑卒中最严重的患者可能有更大的半暗带，可以通过细胞保护治疗进行挽救。

氯美噻唑急性脑卒中治疗缺血性脑卒中的研究（clomethiazole acute stroke study in ischemic stroke，CLASS-I）旨在验证先前 CLASS 试验所产生的假设，即氯美噻唑对大面积缺血性前循环脑卒中患者治疗有效[112]。有较高皮质功能障碍、视野和运动障碍的缺血性脑卒中患者在发病 12h 内被随机分配服用安慰剂或氯美噻唑进行治疗。研究结果表示尚无证据证实美噻唑治疗对疗效判定的结局变量有影响，包括 NIHSS 评分、BI 评分、mRS 评分和 30d 病变体积。

尽管有足够的试验设计、适当的患者选择和足够的血浆药物浓度，但氯美噻唑仍缺乏治疗效果。与其他试验一样，缺乏疗效很可能是由于治疗时间窗口延长或基于啮齿类动物数据的人类药代动力学预测不足。

总之，大量针对谷氨酸和其他神经递质功能的药物已经在临床前研究中显示出了疗效，但在临床试验中却没有。一个主要因素是不良反应，但即使是在已经达到治疗剂量范围的研究中，如 GAIN 和 CLASS 试验，结果也是中性或负面的。在临床前研究中有一个反复出现的主题，即在缺血后早期进行治疗时可以获益。然而，在随后的临床试验中，允许有一个更大的治疗时间窗口。目前，这一策略所剩下的最大希望是可以提供快速治疗的临床试验[113]。

（五）自由基清除剂、黏附分子阻滞药、类固醇和其他抗炎策略

ROS 中间体在缺血组织损伤中发挥作用，是细胞保护的另一个靶点。自由基清除物影响缺血过程的后期。

在缺血半暗带中产生的过氧亚硝酸盐是一种有毒的自由基。尿酸是一种过氧亚硝酸盐清除剂，在 URICO-ICTUS 试验中发现尿酸与阿替普酶联合使用对人体是安全的[114]。用尿酸治疗显示出潜在的细胞保护信号；然而，由于预算限制，该试验被提前叫停。在对 URICO-ICTUS 试验中 45 例近端血管闭塞患者进行了亚组分析后，这些患者同时接受静脉阿替普酶和机械血栓取栓，并随机接受尿酸或安慰剂治疗。除接受尿酸治疗的患者外，接受静脉溶栓后取栓的患者与单纯静脉 /EVT 治疗相比，其功能预后有所改善[115]。但这仍然需要进行更大规模的试验来证实这些发现。

甲磺酸替拉扎特（Tirilazad mesylate）是一种 21- 氨基类固醇自由基清除剂和有效的膜脂过氧化抑制药，在局灶性脑缺血和蛛网膜下腔出血模型中显示出神经保护的作用[116, 117]。该药物可以保护微血管内皮，维持完整的血脑屏障和大脑的自身调节机制。但是，它对脑实质的渗透能力是有限的，这可能也是迄今为止临床试验证实其对脑卒中治疗的效果不理想的原因[118]。目前来说，尚不清楚血脑屏障通透性是否需要进行细胞保护[119]；然而，吡咯嘧啶（Pyrrolopyrimidines）作为一种较新的抗氧化剂，可以显著改善血脑屏障通透性，在缺血后治疗窗口期为 4h 的局灶性脑缺血的动物模型中成功的证实了自身的神经保护作用[118]。

一项关于在脑卒中发作 6h 内开始替拉扎特治疗的Ⅲ期随机试验，在对 660 名患者进行了预先计划的中期分析后，该试验提前终止[120]。原因在于扎特起效的中位时间为4.3h，这使得结果显示预后良好的患者比例并无显著差异。在这项试验中，药物缺乏功效的部分原因是剂量不足，尤其是在女性身上。第二项替拉扎特试验采用了更高剂量的方案[121]。在欧洲同时进行的一项安全试验中，尽管在男性和女性中死亡率和依赖率都有下降的趋势，但该试验仍被提前终止。一篇系统评价纳入了涉及1700多名患者的6项随机对照试验的结果，还纳入了两项结果为阴性的欧洲大型试验中未发表的数据[122]。该文章发现，替拉扎德实际上提高了20%的死亡率和致残率。目前尚不清楚，替拉扎德是否缺乏神经保护的作用，而且还会导致特定人群脑卒中患者的病情恶化。这些结论的潜在原因包括临床前研究中有争议的结果[123]、延迟的药物治疗（脑卒中发作3h后治疗的患者占75%）、血栓性静脉炎引起全身炎症状态，以及血脑屏障通透性不足。最后，自由基的产生可能在脑卒中患者的康复中起着积极的作用。

依布硒是另一类（有机硒）抗氧化剂，可能通过多种机制抑制脂质过氧化，这些机制包括抑制花生四烯酸级联反应中的脂氧合酶、阻断被激活的白细胞产生超氧阴离子[124]、抑制诱导性NOS[125]及类谷胱甘肽抑制膜脂过氧化[126]。

一项单次随机疗效试验表明，早期使用依布硒治疗，即在缺血性脑卒中发作48h内口服依布硒（平均治疗时间29.7h），可改善AIS的结局[127]。但两组在死亡率方面无显著差异。意向治疗分析表明，依布硒在治疗1个月时取得了更好的预后，但在3个月时仅观察到改善的趋势。虽然依布硒组中轻度损伤的患者比安慰剂组略多，但差异并不显著，而且在中重度损伤的患者中也显示出了依布硒的疗效。与安慰剂组相比，24h内给予依布硒治疗显著提高了格拉斯哥预后量表良好恢复的可能性（42% vs. 22%，P=0.038），而24h后给药治疗显示组间无显著差异。依布硒治疗的患者报告不良事件的可能性稍高，但发生率与安慰剂组无显著差异。基于这一充分的动力试验结果，依布硒被认为是安全的且可能有效。2002年完成了一项共394名患者的多中心Ⅲ期依布硒试验，然而结果并未公布。这些研究已向日本监管机构提交用于脑缺血注册；然而，由于审查员认为疗效不够，该药未能获批使用[128]。

在脑缺血再灌注过程中产生自由基，并参与脑卒中后神经元的损伤。依达拉奉（MCI-186）是一种自由基清除剂，其神经保护机制包括抑制内皮细胞损伤、延迟神经元死亡和预防缺血后水肿[129, 130]。2003年日本发表了一项关于依达拉奉的多中心随机临床试验。患者在症状出现后72h内随机分配给依达拉奉或安慰剂。在3个月时，依达拉奉组的mRS的功能结局显著改善（P=0.0382）[131]。自2001年以来，依达拉奉在日本被批准作为一种神经保护剂，用于治疗出现症状后24h内的急性脑梗死[130]。一项包含496名参与者的三项试验的Cochrane评价报道称，与对照组相比，依达拉奉似乎增加了神经功能有明显改善的患者比例（RR=1.99，95%CI 1.60～2.49）[132]。欧洲一项Ⅱ期随机对照安全性研究表明，在血浆浓度达到预定目标水平时，一种新的依达拉奉配方和剂量方案具有安全性和耐受性。该结果将为进一步试验提供更实际的治疗方案[133]。

在短暂性和永久性局灶性脑缺血啮齿动物模型中证实几种硝酮自由基捕获剂（自旋捕获剂）具有神经保护作用[134, 135]。NXY059［4-（叔丁基亚甲基）苯 -1, 3- 二磺酸 N- 氧化物］是一种具有自由基捕获特性的硝基化合物。

SAINT Ⅰ [136]是一项包含1722名AIS患者的随机、双盲、安慰剂对照试验，患者在脑卒中发作后6h内被随机分配接受输注安慰剂或静脉注射NXY-059治疗72h，主要结局是90d时的mRS。所有患者均在有指征时接受标准护理，包括静脉注射阿替普酶。

使用NXY-059的患者中，约96%的患者NXY-059血浆浓度大于150μmol/L。主要结果分析为阳性。在纳入疗效分析的1699名受试者中，与安慰剂相比，NXY-059显著改善了mRS评分的总体分布（P=0.038）。所有量表类别的改善OR为1.20（95%CI 1.01～1.42）。两组不良事件发生率和死亡率相似。虽然对残疾的影响是中度的，但它被认为与神经保护作用相一致。事后分析的一个生物学信号证明NXY-059具有神经保护作用。该信号显示，在使用阿替普酶的患者中，使用NXY-059显著降低了颅内出血的发生率[137]。

这些激动人心的发现和成果将在SAINT Ⅱ被验证。根据SAINT Ⅰ的结果，对SAINT Ⅱ的方案进行了修改，包括将样本容量从1700个患者增加到3200

个，这将提供在 SAINT I 中观察到的至少 80% 的功效来检测 1.2 的 OR 值（跨越 mRS 的所有截止点）。此外，计划对 NIHSS 评分的分析方法和脑出血的前瞻性分析进行修订[40]。对 3195 例患者（NXY-059 组 1588 例，安慰剂组 1607 例）进行疗效分析发现两组的死亡率和不良事件发生率相似。在 NXY-059 组和安慰剂组之间，mRS 的得分分布没有差异（P=0.33，OR=0.94，95%CI 0.83～1.06）。对 mRS 评分的分类分析证实了缺乏益处，将 mRS 评分分为 0～1、2～3、4～6 的 OR 为 0.92（95%CI 0.80～1.06）。没有证据表明任何次要终点有效。两组中 44% 的患者使用阿替普酶。然而，治疗组间有症状或无症状性出血的发生率没有差异。作者的结论是，在出现症状后 6h 内使用 NXY-059 对 AIS 的治疗无效。最后，SAINT 试验的汇总分析发现，不仅在总体人群中，而且在重要的预先指定的亚组中，如脑卒中后早期治疗或提供阿替普酶，都是中性结果[138]。

SAINT II 研究人员考虑了两项试验的矛盾结果是否可能与 SAINT II 中阿替普酶使用率较高有关。然而，在这两项试验中都没有发现使用阿替普酶和 NXY-059 的疗效之间存在相互作用的证据。与其他神经保护药物相比，尽管 NXY-059 在临床前阶段进行了严格的测试[40]。然而，在回溯过去时研究人员发现了临床前阶段的危险信号，包括在动物模型中缺乏益处和对给药时机的顾虑[139]。虽然 SAINT II 的结果不尽人意，但它们强调了在神经保护剂的临床前试验和临床试验设计方面的许多改进机会。

介导缺血和再灌注相关的脑损伤的复杂的炎症过程是细胞保护下游的理想靶点。细胞因子、炎症相关酶（NOS）、内皮细胞相互作用、白细胞活化和基因转录因子的调节已经在实验模型和一些临床试验中进行了研究。

在 SCIL-STROKE（缺血性脑卒中的皮下 IL-1 受体拮抗药）的一项随机对照 II 期试验中，80 例患者皮下给予 IL-1 受体拮抗药，其中大多数人也接受了静脉滴注阿替普酶。IL-1Ra 降低了已知的与不良临床结果相关的炎症标志物、具有良好的耐受性且没有显著的不良反应。同时，需要进一步研究溶栓和不溶栓的临床疗效[19]。

芬戈莫德具有多种免疫调节作用，并被美国 FDA 批准用于复发缓解型多发性硬化。芬戈莫德在 AIS 中被证实是安全有效的，也对脑出血患者进行了评估[140]，并发现同时静脉给予阿替普酶也是安全的[141]。中国的一项研究共纳入了 46 例患者，将症状发生后 4.5～6h 的颈内动脉或 MCA 近端闭塞患者随机分为两组，分别接受静脉阿替普酶联合芬戈莫德或不联合芬戈莫德。接受芬戈莫德联合阿替普酶治疗的患者在 24h 内改善了临床结果，更大程度地减轻了灌注损伤。结果表明，芬戈莫德可以通过促进再灌注和维持侧支血流来提高阿替普酶在延迟窗口期的疗效[22]。

恩莫单抗是一种鼠源抗细胞间黏附分子 –1 单克隆抗体，并在脑卒中患者中进行了 III 期试验。一项 III 期试验比较了恩莫单抗与安慰剂在 625 名症状出现后 6h 内接受治疗的缺血性脑卒中患者的疗效[142]。第 1 次给药后，96.6% 的患者达到了目标血浆药物水平，并在整个治疗过程中维持了足够低的药物水平。与安慰剂相比，恩莫单抗治疗与更严重的残疾和更高的死亡率相关。这种消极的治疗效果在治疗的第 5 天是明显的，并通过调整年龄和脑卒中严重程度得到证实。恩莫单抗治疗的患者前 90d 的平均死亡风险比安慰剂治疗的患者高 43%。

关于恩莫单抗的负面作用有几种可能的解释。首先，恩莫单抗是一种与实验模型中使用的不同类型的抗体。小鼠抗 ICAM 抗体可能导致了内源性黏附分子的上调，并引发了一种矛盾的炎症反应。已有证据证明，所有接受恩利莫单抗治疗的患者都产生了抗小鼠抗体[143]。随后设计了一个实验模型来模拟产生负面结果的临床试验[144]。首先，将这种小鼠抗体应用于大鼠，可以导致宿主产生对抗该蛋白的体液反应，包括补体、中性粒细胞和微血管系统的激活；其次，与临床试验相比，临床前模型没有像临床试验中给予延迟治疗 6h 或连续 5d 给药。最重要的是，动物研究表明在永久性缺血模型中没有治疗益处。只有少数患者（4%～24%）出现自发性再灌注；因此，大多数入组患者与和治疗效益相关的短暂性缺血模型没有可比性。因此，未来免疫调节治疗的合理方法将是开发一种人源化的抗黏附分子策略，并修订（更短的）剂量方案结合溶栓治疗。

为此，研究人员开发一种针对人 CD18 的人源化免疫球蛋白 G1 抗体（Hu23F2G 或罗维珠单抗，LeukArrest）用于阻断白细胞浸润，同时避免恩莫单抗因致敏引起的并发症。一项Ⅲ期试验招募了脑卒中发作 12h 内的患者，允许同时使用 t-PA，并且给药频率低于恩莫单抗。这三组患者要么在入组时接受单剂治疗，要么在入组时接受第一剂，60h 后再接受第二剂，要么接受安慰剂治疗[145]。罗维珠单抗的Ⅲ期试验在中期无效分析确定如果继续进行该试验，治疗不太可能带来显著效益后终止[145]。迄今为止，这项试验的数据仍未发表。

免疫调节剂 IFN-β 已在少数临床前试验中评估。它对多发性硬化症患者的不良反应为急性脑卒中的临床试验中更快地推进提供了机会。虽然 IFN-β 提供神经保护的确切机制尚未明确，但可能的机制包括减少中性粒细胞浸润、减少血脑屏障破坏[146]和促进可能由 NF-κB 介导的细胞生存因子的激活[147]。然而，AIS 的临床前数据是有限的和相互矛盾的[148-150]。一项在症状出现 24h 内给予 IFN-β1a 的随机对照剂量递增Ⅰ期试验已经完成[88]。研究人员分别给予 5 名患者不同剂量梯度（有效：安慰剂为 4:1）并进行持续 7d 的研究，每天给药剂量分别为 11μg、22μg、44μg、66μg 和 88μg，研究结果尚未公布。

白细胞活化是炎症过程中另一个可能被阻断的事件。CD11b/CD18 受体重组蛋白抑制药（UK-279276）可以阻断中性粒细胞活化，并在局灶性脑缺血动物模型中具有神经保护作用[151]。通过抑制中性粒细胞治疗急性脑卒中（acute stroke therapy by inhibition of neutrophils，ASTIN）研究是一项适应性的Ⅱ期剂量反应发现、概念验证研究，旨在确定 UK-279276 是否能改善 AIS 患者的康复。研究人员采用贝叶斯序列设计，实时疗效数据采集，使用双盲、随机、自适应方法分配到 15 个剂量（剂量范围为 10～120mg）或安慰剂中的 1 个及提前终止疗效来连续评估剂量反应是否有效或无效。主要终点是斯堪的纳维亚脑卒中量表从基线到第 90 天的变化。966 例急性脑卒中患者（887 例缺血性脑卒中，204 例与阿替普酶联合治疗）在症状出现后 6h 内接受治疗。由于 UK-279276 没有治疗作用，试验因无效而提前终止。作者得出结论，UK-279276 耐受性良好且没有严重的不良反应，但它并没有改善 AIS 患者的康复。适应性的设计促成了无效导致的早期终止[152]。

许多靶向缺血 - 兴奋毒性级联反应的其他"下游"事件的有希望的新策略正在被开发，如介导坏死和

凋亡细胞死亡的钙依赖性酶促反应。理论上，由于这些过程在级联反应中发生"较晚"，治疗时间窗可能会更长。几种重要的酶被认为是神经保护的潜在靶点[153-158]。然而，这些大型蛋白复合物无法跨越血脑屏障，限制了临床开发。

米诺环素是四环素类的二代半合成药物，是一种安全且易于获得的化合物，具有抗炎作用，如抑制小胶质细胞的激活[159]和其他炎症介质的产生[160]。此外，米诺环素可能抑制 MMP 的活性，降低血脑屏障的通透性。米诺环素的神经保护作用已在动物模型中得到证实，即使治疗延迟时间长达 4h[160]，也被证明与低温一样具有神经保护作用[161]，并且可以延长缺血脑卒中模型中 t-PA 治疗的时间窗[162]。米诺环素似乎是一种理想的神经保护候选药物，因为它具有既定的安全性、良好的中枢神经系统渗透性、广泛的可用性和低廉的成本。有趣的是，在雌性啮齿类动物中，与性别相关的治疗反应可能没有减少梗死面积[163]，这一报道强调了今后研究中需要考虑的一个重要的试验设计要点。

现有一项对 152 例患者的开放标签、评估者 - 盲法研究的结果报道[164]。在脑卒中发作后 6～24h 内给予口服 200mg 米诺环素 5d。74 名患者服用米诺环素，77 名患者服用安慰剂。米诺环素治疗患者的 NIHSS、mRS 和 BI 评分均有显著改善。不良事件和出血转化率在治疗组间没有差异。该试验确实存在一些局限性，包括伪随机设计和开放标签治疗。此外，安慰剂组在这个特殊的试验中表现得异常糟糕。尽管如此，这些发现支持临床前数据，这表明米诺环素在 AIS 治疗中的潜在益处。

两项用于 AIS 患者的二甲胺四环素临床试验提前终止，其中一项无效[165]，另一项不能满足入组要求[166]。MINOS 试验评估了四种不同的静脉注射二甲胺四环素的剂量（3～10mg/kg）在 AIS 患者中的安全性和耐受性[167]。结果表明，每天服用 3～10mg/kg 剂量连续使用 3d 是安全的，并且达到了实验模型中已被证明具有神经保护作用的浓度。在此基础上继续开展一项疗效试验是有必要的，但截至本次更新，还没有进行任何实验注册。

理论上，皮质类固醇可能会中断脑卒中期间发生的炎症级联反应。虽然在实验模型中糖皮质激素显著减少脑卒中规模，但使用不同给药途径、剂量

和地塞米松治疗持续时间的试验未能证明类固醇的有益作用[168, 169]。一项随机实验比较了发病 48h 内使用类固醇与安慰剂的效果，针对此随机实验的系统综述得出的结论是没有足够的、合理的证据证明缺血性脑卒中后应该使用皮质类固醇[170]。从脑卒中发作到用药的显著延迟可能是负面结果的罪魁祸首。此外，类固醇的不良作用可能是由类固醇的转录基因组活动介导的，这限制了它们的临床应用[171]。

对 3- 羟基 -3- 甲基戊二酰辅酶 A（HMG CoA）还原酶抑制药（他汀类药物）的多效性研究的兴趣日益浓厚，揭示了一种潜在的神经保护作用。神经保护的可能机制包括改善内皮功能、增加内皮 NOS 活性、抗氧化作用、促进新生血管形成和抗炎特性。

神经保护与他汀治疗急性恢复试验（neuroprotection with statin therapy for acute recovery trial，NeuSTART）是第一个评估洛伐他汀在脑卒中早期使用疗效的临床试验[172]。NeuSTART 是一项 1B 期剂量递增和剂量探索研究，在该研究中，缺血性脑卒中患者在症状出现 24h 内接受增加剂量的洛伐他汀治疗。主要的安全问题是发生肌毒性或肝毒性。共纳入 33 例患者，剂量在 1～8mg/kg。无临床肝病或肌病升高发生。NeuSTART 确定洛伐他汀 3d 的最大耐受剂量为 8mg/(kg·d)，以便在未来的疗效试验中继续参考[173]。

人血清白蛋白是一种具有神经保护特性的多功能蛋白，即使在可逆性缺血 4h 后给予仍有效[174]。人们推测其神经保护功能的几种机制，可能包括抑制脂质过氧（抗氧化剂）、维持微血管完整性、抑制内皮细胞凋亡[175]、血液稀释，以及动员受损神经元恢复所需的游离脂肪酸[176]。虽然非白蛋白血液稀释试验尚未证实其益处，但这些试验旨在测试血液稀释的有效性，而不是细胞保护本身。

来自急性脑卒中白蛋白（albumin in acute stroke，ALIAS）试验的初步结果促成了一项 AIS 患者白蛋白的多中心、随机、安慰剂对照疗效试验。ALIAS-Part2 试验是一项Ⅲ期试验，在 AIS 患者中，以 2g/kg 的剂量静脉给药 2h 以上，与给予安慰剂等容生理盐水进行比较。ALIAS-Part2 实验的主要变化是给药时机在开始输注研究药物在脑卒中发作 5h 内。患者接受了标准的治疗，包括在适当的时候同时进行静脉或动脉内溶栓治疗。主要转归是 90d 的良好结局，定义为 mRS 评分为 0 或 1 或 NIHSS 评分为 0 或 1，或两者均为。估计登记人数为 1100 名患者；然而，在 841 名患者入组后，该研究因无效而提前终止。白蛋白组和生理盐水组患者的主要结局无差异［186 例（44%）vs. 185 例（44%），RR=0.96，95%CI 0.84～1.10，根据基线 NIHSS 评分和溶栓层调整］。轻至中度肺水肿和症状性颅内出血在给予白蛋白的患者中更为常见。尽管在整个试验过程中，给药白蛋白的患者的预后良好率保持在 44%～45%，但给药生理盐水的患者的累积预后良好率稳步上升，从 31% 上升到 44%[177]。我们假设了几个原因来解释结果，包括治疗窗口在 5h，临床前模型的差异表明白蛋白与临床方案相比更具有神经保护作用，以及在参与研究的 3.5 年间脑卒中护理能力可能改善[177]。后者尤其重要，因为有良好组织的脑卒中护理已被证明可以改善预后[178]。

（六）膜稳定剂和营养因子

SUR1 以其在 KATP 通道形成中的作用而闻名，它与缺血性星形胶质细胞中的非选择性阳离子通道 NC（Ca-ATP）有关，该通道由 SUR1 调节。NC（Ca-ATP）因 ATP 耗竭而打开，打开后导致细胞毒性水肿和细胞坏死，中枢神经系统缺血或损伤后，该通道在神经元、星形胶质细胞和毛细血管内皮细胞中上调。SUR1 拮抗药格列本脲已被证明在多种缺血性脑卒中模型中具有显著的获益，并且治疗机会窗口较大（缺血性损伤后 4～6h）[180]；不过，格列本脲的作用机制可能与脑水肿的减轻有关，而不是直接的细胞保护作用。

格列本脲治疗恶性水肿和脑卒中的优势试验（GAMES-PILOT）研究是一项前瞻性研究，使用 RP-1127（注射格列本脲）治疗 10 名 DWI 损伤体积大小在 82～210cm³ 的患者，来确定招聘和治疗症状发作在 10h 内的严重脑卒中患者的可行性[181]。3mg/d 的剂量耐受性良好，并且该研究计划进行额外的评估。格列本脲治疗恶性水肿和脑卒中的优势试验 - 补救药物（GAMES-RP）试验是一项Ⅱ期随机、前瞻性、双盲研究，评估 RP-1127 与安慰剂相比，在有可能发展为恶性水肿的严重前循环缺血性脑卒中患者中的疗效。主要转归为第 90 天 mRS≤4，无须进行去骨瓣减压术。由于资金问题，该研究在 240 名计划患者中只有 86 名纳入后被停止。静脉注射格列本脲耐受性良好，但在主要结果测量中没有差异[182]。

由于研究力度不足，格列本脲对恶性脑水肿发展中的潜在作用仍不清楚。2018 年，一项旨在评估静脉注射 BIIB093（Glibenclamide）治疗大脑半球梗死（CHARM）后严重脑水肿疗效和安全性的Ⅲ期研究开始招募 680 名参与者。CHARM 的设计是为了确定与使用安慰剂的大脑半球梗死患者相比，BIIB093 是否在第 90 天有体现在 mRS 测试结果上的功能改善[183]。

Rhapsody 试验是一项Ⅱ期试验，目的是确定 PAR1 激动药 3K3A-APC 的最大耐受剂量，在 110 名接受静脉注射阿替普酶、EVT 或两者都接受的患者中进行。MTD 是 3K3A-APC 测试的最高剂量，540μg/kg，估计毒性率为 7%，目前需要进一步评估以确认其安全性和确定其临床疗效[21]。

单唾液酸神经节苷脂 GM-1 可以限制兴奋性毒性，促进神经修复和再生。在一项对 792 名急性脑卒中患者的研究中，接受 GM-1 治疗 3 周的患者比接受安慰剂治疗的患者恢复得更好的趋势并不显著[184]。事后分析显示，在 4h 内治疗的亚组患者中，神经病学结局偏向 GM-1，具有统计学意义。两者在死亡率方面没有差异，而且该药也没有明显的不良反应。Cochrane 的一项 Meta 分析报道称，没有足够的证据得出神经节苷脂对急性脑卒中有益的结论。此外，由于在神经节苷脂治疗后有散发 Guillain-Barré 综合征的病例，故使用时应谨慎[185]。

脑活素是一种由游离氨基酸和具有生物活性的小肽组成的化合物，是无脂脑产物被酶分解的产物。尽管作用机制尚不清楚，但实验模型已经证明了其神经保护作用[186]。最近报道了一项安慰剂对照、双盲临床试验的结果，119 例急性缺血性大脑半球脑卒中患者随机接受阿替普酶＋脑活素治疗或在症状出现 3h 内开始溶栓治疗 1h 后给予安慰剂的联合治疗。阿替普酶与脑活素联合使用是安全的，但在 90d 内没有显示出结果的改善[187]。该研究的目的是检测出 20% 的差异，这对于神经保护剂来说可能是不现实的。

缺血期间能量衰竭和磷脂酶激活导致细胞膜破裂，最终导致神经元死亡。胞苷 -5′- 二磷胆碱（胞磷胆碱）是磷脂酰胆碱生物合成的限速中间体，可被整合到受损神经元的膜中，并可能阻止膜分解成可生成自由基的脂类副产物。胞二磷胆碱在包括局灶性脑缺血在内的多种中枢神经损伤模型中均显示出神经保护作用[188]。然而，神经保护能力的程度是

中等的，如果在损伤发生 3h 后才开始治疗，这种能力就丧失了[189]。尽管在实验模型上做了大量的工作，但胞二磷胆碱的确切作用机制仍然不清楚。不过部分学说认为其机制是受损脑内磷脂酰胆碱合成的增加和磷脂酶 A2 的抑制。在缺血期间，胆碱的供应是有限的，膜磷脂被水解，为神经递质合成提供胆碱的来源。这种自我同类相食最终导致胆碱能神经元的死亡。此外，有证据表明胞二磷胆碱降低了局灶性脑缺血后无活性的酶原和其他参与凋亡细胞死亡的蛋白的表达[190]。

AIS 的一项口服胞磷胆碱临床试验的综合分析报道显示，25.2% 的胞磷胆碱治疗患者实现了 3 个月恢复（NIHSS 评分＜1，mRS 评分＜1，BI 值＞95），而安慰剂治疗的患者达到了 20.2%[191]。使用最高剂量（2000mg）胞二磷胆碱治疗的患者在恢复方面的差异最大。

胞磷胆碱治疗 AIS 是一项国际、随机、多中心、安慰剂对照研究（ICTUS 试验），该研究于 2006 年开始登记，以证实汇总分析中注意到的疗效结果。该研究招募了 2600 名计划患者中的 2298 名（1148 名分配给胞磷胆碱组，1150 名分配给安慰剂组），患者在症状出现 24h 内出现中度至重度前循环脑卒中。主要结局指标是 3 个月时的总体恢复情况，基于包括 NIHSS、mRS 和 BI 在内的整体测试分析。在第 3 次中期分析时，基于 2078 名患者的完整数据，该试验因无效而停止。最终的随机分析基于 2298 例患者的数据。两组的整体恢复情况相似（OR=1.03，95%CI 0.86~1.25，P=0.364）。作者再次概述了 Meta 分析结果与 ICTUS 之间存在差异的几个原因，包括 10 年间脑卒中患者管理得到改善的差异，老年患者有更严重的脑卒中，以及 ICTUS 中静脉阿替普酶的使用增加[192]。

EPO 是细胞因子受体超家族成员之一，通过激活 EPO 受体介导机体对缺氧的生理反应。星形胶质细胞和神经元在缺氧时都会产生 EPO，这种糖蛋白已被证明可以穿过血脑屏障[193]。EPO 受体激活的总体结果是细胞增殖、凋亡抑制和成红细胞分化[194]。EPO 还可提供抗氧化活性和抵抗谷氨酸毒性[195, 196]。一项初始安全性和随后的概念验证研究表明，静脉注射 EPO 是安全的，并能够进入脑卒中患者的大脑。此外，使用 EPO 治疗可改善 1 个月时的临床结局[197]。一项Ⅱ/Ⅲ期随机对照试验招募了

522 名患者，在症状出现 6h 内，评估了 3d 高剂量静脉注射 EPO 治疗对 90d 功能性结局（BI）的影响。超过 60% 的患者接受阿替普酶治疗。两组间的主要结局或任何其他结局参数均无差异。EPO 组的总死亡率为 16.4%，安慰剂组的总死亡率为 9%（OR=1.98，95%CI 1.16～3.38，P=0.01）脑卒中后未发现任何特殊的意外死亡机制，这引起了安全方面的担忧，尤其对于是接受溶栓治疗的患者。

由于 EPO 具有刺激红细胞生成和促进血液凝固的潜力，一种 EPO 的改良版本 Lu AA24493 或氨甲酰化 EPO 已在 I 期试验中开发和研究。一项进一步评价安全性和药代动力学的后续研究已经完成，但结果尚未报道[198]。

营养因子也是潜在的细胞保护剂，尽管它们的作用可能在恢复阶段更显重要。bFGF 是一种多肽，对脑神经细胞、胶质细胞和内皮细胞具有营养作用，并可能阻止抗凋亡蛋白（如 Bcl-2）的下调[199]。

一项双盲、安慰剂对照的临床试验比较了两种剂量的 bFGF（5mg 或 10mg）与安慰剂[200]。急性、中重度脑卒中患者（NIHSS 评分>6）在发病 6h 内随机分配接受单次 24h 灌注 bFGF 或安慰剂。一项中期疗效分析预测显著的获益只有一个理论上的机会，该试验在纳入计划的 900 名患者中的 286 名后终止。低剂量组出现了不显著的良好预后趋势，而高剂量组出现了不显著的不利情况。事后分析进一步提示低剂量方案的疗效更佳。剂量依赖的不良事件包括白细胞增多和相对低血压。一项多中心、II/III 期的 bFGF 对照试验在中期分析显示，使用该药物治疗的患者死亡率显著升高后停止[201]。目前 bFGF 的进一步研究未见报道；然而有人提出，在较晚的时间窗口内给予 bFGF 可能有利于脑卒中的恢复，因此我们需要对该药剂进行进一步的评估[202]。

粒细胞集落刺激因子是一种集落刺激激素。它是一种糖蛋白、生长因子或细胞因子，由许多不同的组织产生，以刺激骨髓产生粒细胞和干细胞。在急性脑卒中中，G-CSF 已被证明具有神经保护、抗凋亡和抗炎作用。在慢性脑卒中中，G-CSF 可改善脑卒中后数周的神经功能，诱导神经发生，增强可塑性和骨髓干细胞动员。一项 II 期随机、双盲、安慰剂对照试验于 2007 年完成，该试验评估了 AX200（G-CSF）与安慰剂在症状出现 12h 内的急性脑卒中患者中的安全性和耐受性。经 MRI 证实的 MCA 梗死患者以 1:2 的比例随机分配接受安慰剂或四种不同递增剂量 AX200（总剂量 30μg/kg、90μg/kg、135μg/kg、180μg/kg）的静脉注射[88]。共招募了 44 名患者。G-CSF 和安慰剂的血栓栓塞并发症相似，严重不良事件在两组间分布均匀[203]。基于这些发现，AXIS2（AX200 治疗缺血性脑卒中，即一项多国、多中心、随机、双盲、安慰剂对照 II 期试验）对 328 名患者 135μg/kg 静脉注射 72h 的疗效进行了评估。G-CSF 在临床结果或影像学生物标志物方面均未提供任何显著的益处[204]。

许多新型神经保护剂以肽的形式存在，特别是营养因子和抗炎剂，不能穿过血脑屏障。动物模型已经证明，当蛋白制剂共轭到一个传递载体时，其输送能力和神经保护作用得到了增强。这种增强的传递机制包括通过结合和生物素化重新合成神经治疗蛋白，形成与转导结构域相连的融合蛋白。增强型药物输送系统有几个好处：首先，它们可以使神经治疗药物的输送成为可能，因为这些药物无法进入大脑；其次，神经保护可以在较低的全身剂量下实现，从而允许使用以前有剂量限制性不良反应的药物；最后，药物与血脑屏障传递载体的结合可能会减少其在外周器官的分布。

（七）低温疗法

轻度到中度（29～35℃）全身低温对神经的保护作用已在大量的全脑和局灶性脑缺血动物模型中得到证实[205-210]。低温对神经的保护作用机制是多方面的，如恢复神经递质平衡[211, 212]、减少脑代谢[213]、保护血脑屏障[208]、抑制凋亡[214]和减轻炎症反应[215, 216]。推测低温疗法在多个实验室和动物模型中表现出很好的治疗效果是由于它通过多种途径起作用，这些途径共同的作用比更精确的靶向疗法有更大的效果。许多与低温有关的临床问题在动物研究中都取得了不同程度的成功：诱导的最佳机制、目标温度、治疗时间窗、治疗持续时间、复温、安全性、寒战阈值的降低和益处的持久性。

在低温对脑保护作用的广泛研究中，得出了几条基本原则[207]。首先，低温应用于缺血期间（缺血内）比再灌注后（缺血后）更有保护作用。其次，缺血后低温治疗的效果取决于缺血发作到诱导低温的间隔时间、达到目标温度的时间及治疗时间的长短。

第三，低温治疗整体缺血 – 再灌注比局灶缺血更有效，治疗短暂性局灶缺血比永久性局灶缺血更有效，这表明低温治疗与溶栓或取栓再通结合可能是最有益的。表 57-2 对成人缺血性脑卒中患者低温治疗的临床试验进行了总结[217]。两项大型试验已经确定了心搏骤停后低温治疗的神经保护作用和安全性[5, 6]。尽管关于如何及何时使用治疗的问题一直存在，但这些研究也首次证明了神经保护可以在人类身上实现。

冷却治疗急性缺血性脑损伤（cooling for acute ischemic brain damage，COOLAID）研究组完成了两项对严重 MCA 梗死 AIS 患者进行低温治疗的临床试验。第一项研究使用表面冷却[218]，第二项研究使用血管内冷却低温（目标：31～33℃），在发病后 5h 内（静脉 t-PA 后）或 8h 内（血管内溶栓后）表面降温[219]。这两项试验都证明了可行性，但不能回答有关安全性和有效性的问题。

治疗脑卒中 t-PA 窗较长（ICTuS-L）的血管内冷却试验是一项 I 期试验，旨在验证血管内冷却联合静脉阿替普酶的安全性。此外，通过对发病后 3～6h 静脉滴注阿替普酶的患者进行追踪记录，也将评估低温溶栓治疗时间窗的延长。ICTuS-L 采用了积极的抗寒战方案，包括丁螺环酮和哌嗪。ICTuS-L 始于 2003 年，但在 2008 年，SITS-ISTR 和 ECASS III 均显示，在症状出现后 3～4.5h 接受治疗的患者，静脉溶栓是有效的。因此研究人员选择提前结束 ICTuS-L 研究以便分析。ICTuS-L 共纳入 59 例患者，其中 28 例随机分为低温组，30 例随机分为常温组。1 例患者因肺炎退出治疗。总的来说，接受阿替普酶治疗者和未接受阿替普酶治疗者的严重不良事件发生率相当。低温患者发生肺炎的频率高于正常体温患者[220]。

ICTuS-L 试验证实，在清醒的脑卒中患者中，结合积极的抗寒战方案，血管内导管低温治疗可以安全地与溶栓治疗相结合，这促成了 ICTuS2/3 的进一步研究。设计 ICTuS2/3 是为了研究低温治疗的临床疗效，进一步阐明联合溶栓的安全性，并证实治疗方案的改变成功地限制了肺炎的发生。这项研究计划分两个阶段进行：II 期（ICTuS2）的目标人群包括 400 名患者，这些患者也将被纳入 1600 名患者的 III 期疗效研究（ICTuS3）中。在资金筹募期间，EVT 的疗效也被证实，但由于 ICTuS2 中的患者人群重叠，指导委员会在 400 名计划患者中纳入 120 名后停止了

试验。基于较小的样本量，ICTuS2 证实了静脉注射阿替普酶的 AIS 患者血管内低温治疗的安全性，而为降低肺炎风险而进行的方案调整似乎没有起作用[221]。

低温仍然是最有效的临床前神经保护研究之一，但在 AIS 患者的全身低温治疗中尚未显现出这种效果。全身低温治疗的缺陷（如冷却的起始时间和不良反应）可能限制了它在 AIS 中的应用[222]。局部低温与 EVT 结合可能解决这些问题，目前正在进行评估[223, 224]。

（八）咖啡因醇

一种咖啡因和乙醇（咖啡因醇）的新组合已经证明比许多其他实验和临床相关药物在实验室的测试中更能有效地保护神经[225]。单独来看，咖啡因没有任何作用，而乙醇反而增加了梗死的体积。这种联合的保护机制仍在很大程度上未知，可能是由于咖啡因和乙醇对神经递质系统之间兴奋 – 抑制平衡的协同作用，推测对腺苷和 NMDA 受体的拮抗及 GABA 的增强与这种神经化学作用有关，咖啡因醇用于急性缺血是药物联合协同作用的典型例子。咖啡因和乙醇还有其他的优点：便宜，容易获得，并且能够非常快速有效地进入大脑组织。

为了使 AIS 患者血浆中的药物水平与在动物身上产生治疗效果的水平相当，一项开放标签、剂量递增试验研究确定了最佳剂量（咖啡因 5～10μg/ml，乙醇 30～50mg/dl），并且患者临床可耐受，无任何明显不良反应[226]。

在短暂性局灶性脑缺血模型中，将咖啡因醇与 35℃低温联合治疗比单独使用咖啡因醇或低温治疗具有更大的神经保护作用。第二项临床试验旨在验证在症状出现后 5h 内静脉注射 t-PA 的 AIS 患者同时使用咖啡因醇和轻度全身低温的可行性和安全性，该试验已经完成[227]。20 例 AIS 患者给予咖啡因醇（8～9mg/kg 咖啡因 +0.4g/kg 乙醇静脉注射 2h，症状出现后 4h 内开始）和低温（症状出现后 5h 内开始，持续 24h，再复温 12h）治疗，对符合条件的患者给予阿替普酶静脉注射。所有患者均服用咖啡因醇，大多数达到了目标血液水平。18 例患者尝试通过血管内（n=8）或表面（n=10）途径冷却。13 名患者达到目标温度；平均发病时间为 9h43min。死亡 3 例中，1 例因症状性出血，1 例因恶性脑水肿，1 例因其他医学并发症死亡。没有任何不良事件归因于咖啡因醇。至此，咖啡

表 57-2 治疗性低温在成人缺血性脑卒中中的临床试验

研究	患者数：低温治疗/对照组	缺血发作到诱导低温时间 (h)	持续时间 (h)	目标温度 (℃)	达到目标温度 (℃) 的时间	低温治疗方式	并发症	临床预后
Abou-Chebl 等 (2004)[248]	18/0	未标明	未标明	32.0	3.2	全身皮肤	低血压、心动过缓、低钾血症、发热、心律失常、MI、小脑幕切迹疝、ICH、凝血功能障碍、胰腺炎	未标明
Berger 等 (2002)[249]	12/0	16.3	未标明	33.0	未标明	全身皮肤	未标明	未标明
Bi 等 (2011)[250]	31/62	6.0	24.0	未标明	0.28	选择性皮肤降温：头颈部	症状性 ICH、出血、肺炎	BI, mRS, NIHSS
Chen 等 2016[251]	26/0	8.0	0.17	未标明	未标明	选择性血管内	肺炎、早期神经功能恶化、血管痉挛凝血功能障碍、DVT、黑便	未标明
De Georgia 等 (2004)[219]	18/22	8.6	24.0	33.0	1.3	全身血管	症状性出血性转化、DVT、肺炎、肺水肿、心源性休克、心动过速	mRS, NIHSS
Els 等 (2006)[252]	12/13	未标明	48.0	35.0	2.0	联合降温	心动过缓	mRS, NIHSS
Georgiadis 等 (2001)[253]	6/0	28.2	67.0	34.5	3.0	全身血管	肺炎、低血压、心动过缓、心律失常、低钾血症	未标明
Georgiadis 等 (2002)[254]	19/17	24.0	71.0	33.0	4.0	联合降温	肺炎、心律失常、低钾血症、心动过缓、血小板减少症	未标明
Geurts 等 (2017)[255]	16/6	4.5	24.0	34.0, 34.5, 35.0	未标明	联合降温	肺炎、UTI、神经退化、ICH、高血压、心动过速、低钾血症、低钠血症	mRS, NIHSS
Hemmen 等 (2010)[220]	28/30	6.0	24.0	33.0	2.3	全身血管	ICH、肺炎、DVT	mRS, NIHSS
Hoedemaekers 等 (2007)[256]	50/0	未标明	未标明	多个温度	未标明	五种方式	低血压、心律失常	未标明

（续表）

研　究	患者数：低温治疗/对照组	缺血发作到诱导低温时间(h)	持续时间(h)	目标温度(℃)	达到目标温度(℃)的时间	低温治疗方式	并发症	临床预后
Hong 等 2014[257]	39/36	3.0	48.0	34.5	6.3	联合降温	心动过缓，低血压，肺炎，低钾血症，肺水肿	mRS
Horn 等 2013[258]	20/0	5.4	12.1	33.0	1.1	联合降温	出血性转化，肺炎，心动过缓，低血压	mRS, NIHSS
Kammersgaard 等 (2000)[259]	17/56	3.3	6.0	未标明	未标明	全身皮肤	未标明	SSS
Kollmar 等 (2009)[260]	10/0	2.1	4.0	未标明	0.87	全身血管	未标明	NIHSS
Krieger 等 (2001)[218]	10/9	6.2	47.4	32.0	3.5	全身皮肤	肺炎，发热，脓毒血症，MI，脑疝，CHF，心动过缓，低血压，黑便，腹股沟血肿，ICH	mRS
Lyden 等 (2016)[221]	63/57	3.0	24.0	33.0	≤6	联合降温	肺炎	BI, mRS, NIHSS
Martin-Schild 等 (2009)[227]	20/0	5.0	24.0	33.0~35.0	≤2.5	联合降温	神经退化，心动过缓，心搏骤停，新发脑干脑卒中	mRS, NIHSS
Mihaud 等 (2004)[261]	12/0	10.1	448.8	32.0~33.0	14.5	全身皮肤	低血压，血小板减少症，高纤维蛋白血症，肺炎	BI, NIHSS, mRS
Neugebauer 等 (2019)[262]	26/24	未标明	72.0	33.0	未标明	联合降温	肺炎，心血管事件，神经系统事件	BI, GCS, mRS, NIHSS
Ovesen 等 (2013)[263]	17/14	未标明	24.0	33.0	14.9	联合降温	肺炎，无症状出血性转化，心动过缓，心律失常，气胸，呼吸衰竭，MI	mRS
Peng 等 2016[264]	11/15	未标明	未标明	未标明	未标明	选择性血管内	未标明	NIHSS
Piironen 等 (2014)[265]	18/18	6.0	12.0	35.0	4.5	联合降温	肺炎，心律失常，症状性ICH，症状性脑水肿，CHF，急性MI	BI, mRS, NIHSS

（续表）

研　究	患者数：低温治疗/对照组	缺血发作到诱导低温时间（h）	持续时间（h）	目标温度（℃）	达到目标温度（℃）的时间	低温治疗方式	并发症	临床预后
Poli 等（2014）[266]	10/10	未标明	0.5~1.0	未标明	未标明	全身或表浅血管内	未标明	mRS
Schwab 等（1998）[267]	25/0	14.0	未标明	33.0	未标明	联合降温	肺炎，败血症综合征，无症状血小板减少症，心律失常，心动过缓	BI，SSS
Schwab 等（2001）[268]	50/0	22.0	55.0	32.0~33.0	6.5	全身皮肤	血小板减少，心动过缓，肺炎	mRS，NIHSS
Steiner 等（2001）[269]	15/0	未标明	72.0	32.0~33.0	未标明	全身皮肤	肺部感染，败血症综合征，心律失常，凝血功能障碍，胰腺炎	未标明
Su 等（2016）[270]	16/17	42.0	未标明	33.0~34.0	未标明	全身血管	出血性转化，心律失常，低血压，肺炎，DVT，急性肝损伤，急性肾损伤，凝血病，GIB	mRS
Wu 等（2018）[223]	45/68	5.7	0.17	未标明	未标明	选择性血管内	ICH，肺炎，UTI，凝血功能障碍	mRS

缺血发作到诱导低温的时间，低温持续时间，目标温度和到目标温度的时间均以报道的平均值进行描述

MI. 心肌梗死；ICH. 颅内出血；BI.Barthel 指数；mRS. 改良 Rankin 量表；NIHSS. 美国国立卫生研究院脑卒中量表；DVT. 深静脉血栓；UTI. 泌尿道感染；SSS. 斯堪的纳维亚脑卒中量表；CHF. 充血性心力衰竭；GCS. 格拉斯哥昏迷量表；GIB. 胃肠道出血

因醇的可行性得到了证实，但需要一个大型的前瞻性安慰剂对照随机研究来进一步评估咖啡因醇与其他细胞保护策略联合使用或不联合使用的有效性。

（九）血液代用品和氧疗

从人类血红蛋白中提取的化合物具有双重特性，它们可能通过改善组织氧合来保护神经，也可能由于其低黏度而增加灌注。几种无细胞血红蛋白溶液正在临床评估中，但由于担心潜在的过敏和感染并发症以及肾毒性，研发过程十分谨慎。双螺旋交叉连接血红蛋白（diaspirincross-linked hemoglobin，DCLHb）是从储存的红细胞中提取的人类血红蛋白，经过热处理后与阿司匹林交联以防止分离。它的氧亲和力与血液的氧亲和力相似，可能是由于血红蛋白与内皮细胞 NO 结合，它也有轻微的升压作用。这种药物在维持梗死核心区血流和氧合方面可能效果显著。从而使梗死核心区保持在"半暗带"状态，直到通过自发或治疗性溶栓最终再灌注。

一项多中心、随机、单盲 II 期安全性和剂量探索试验随机分配 85 名患者接受 DCLHb 或生理盐水治疗[228]，入组的患者为前循环 AIS 患者，并在症状出现 18h 内。患者在接受 DCLHb 后平均动脉血压迅速升高。DCLHb 的升压作用不伴有并发症和过度升压以致需要降压治疗。但与对照组相比，接受 DCLHb 治疗的患者发生了更严重的不良事件和死亡。

反式西红花酸钠（trans-sodium crocetinate，TSC）已被证明能增加大脑中的氧气扩散。TSC 已经在三种动物模型中进行了临床前评估：失血性休克、心肌梗死和脑卒中[229]。在临床上，TSC 已被发现可以增强中枢神经系统肿瘤对放射治疗的敏感性。基于在临床前研究中已经观察到缺血性和出血性脑卒中动物模型的临床结果得到了改善[230, 231]，研究者计划进行一项用于评估 TSC 在院前环境中的安全性和有效性临床试验。该试验计划在救护车送医途中，将160 名参与者随机分为 TSC 组或安慰剂组[232]。

在啮齿类动物缺血 30min 内给予常压高氧（normobaric hyperoxia，NBO）可保护皮质[233]。在急救过程中，NBO 治疗比高压氧（hyperbaric oxygen，HBO）治疗更容易实施，可以由现场急救人员进行，因为其简单、低成本且安全。一项 II 期随机对照试验招募了 85 名患者，以比较 NBO 治疗 AIS 患者（症状出现后 9h 内）与标准药物治疗的安全性和有效性，但之后该试验因倾向于对照组的死亡，导致死亡比例失衡被终止。死亡没有归因于治疗[234]。

高压氧治疗可能会增加缺血半暗带的氧气输送，从而延长潜在可抢救组织的功能活动。在高于大气环境压力的条件下给予 100% 的氧气，会增加血液中物理溶解的氧气量。虽然高压氧治疗在大多数动物模型中显示对预后和减少梗死体积有益，但在少数动物模型中并没有作用[240-242]，关于高压氧治疗在临床和实验性局灶性脑缺血中的神经保护潜力仍存在争议。增加自由基生成和脂质过氧化是高压氧治疗的理论风险，可能抵消其神经保护机制的作用。人类对缺血性脑卒中和高压氧治疗的经验产生了相似的矛盾结果[243, 244]。

结论

鉴于大多数细胞保护的临床试验都显示了中性的结果，鼓励继续进行神经保护的临床研究变得越来越难。过去的临床试验存在很多问题，导致不能显示治疗效果。

然而，尽管没有得到令人满意的实验结果，但因此而放弃对细胞保护疗法的研究为时尚早。相反，临床试验设计需要进行范式转换，在证明细胞保护方面最大限度地规避已知问题。同时，尽管目前开展院前治疗还存在一定的困难，但可以实施相应的措施以最大限度清除障碍，包括使用流动脑卒中病房对患者进行紧急治疗[245]。此外，EVT 的成功开启了神经保护作为辅助治疗提高脑卒中后恢复的可能性。动物的再灌注模型是与 EVT 最相关的方法。此外，EVT 试验已经表明侧支血流和缺血半暗带成像对患者的选择是可行的，并可能在未来的 CP 试验中发挥有利的作用。尽管这将减少目标人群，但经验表明，集中于最有可能受益的患者的临床试验是成功确立一种新的急性脑卒中治疗的有效性的关键组成部分。

在进行更多的、大型的 III 期研究之前，临床研究人员和资助机构必须就如何开展未来的试验达成共识。需要解决的重要问题包括坚实的临床前数据、目标患者群体、更短的治疗时间窗、适应性试验设计和探索不同的结果测量和生物标志物[246]。

第58章 其他脑卒中病因的治疗
Treatment of "Other" Stroke Etiologies

Brett L. Cucchiara　Scott E. Kasner　著
刘秀峰　胡梅　译　曾玮琪　常丽英　校

本章要点

- 脑卒中有多种特有但少见的病因，其中一些病因有特定的治疗方法。
- 对于大多数由不常见原因引起的脑卒中，随机试验提供的证据很少，治疗主要依赖于临床经验。
- 少见原因的脑卒中在年轻人和那些无传统血管病危险因素的人群中更为常见。
- 本章主要阐述炎症性和非炎症性血管病、血液病、偏头痛相关脑卒中、线粒体疾病和脑静脉血栓形成等少见病因。

与典型病因，如动脉粥样硬化血栓形成、心源性栓塞和小血管闭塞性脑梗死不同，少见或其他确定的原因的脑卒中通常需要采取不同的治疗方法。这些不常见的脑卒中病因多种多样，但可以大致分为血管性、血液相关性和其他疾病（框58-1至框58-3）。这些疾病的临床表现、病理生理学和诊断标准将在本书其他章节讨论，而本章将讨论已提出的针对这些疾病的具体治疗方案。由于这些脑卒中病因相对罕见，大多数公认的治疗方法都没有经过随机临床试验，而是由观察性或描述性研究的有限数据支持。

一、血管性疾病

颅外和颅内动脉易受多种非动脉粥样硬化性疾病的影响而导致脑卒中（框58-1）。在年轻脑卒中患者中，这些非动脉粥样硬化性血管病较为普遍，占脑卒中的20%～30%[1-4]。这些疾病可进一步分为炎性和非炎性。

（一）非炎性血管病

1.动脉夹层[5,6]　颈内动脉和椎动脉的夹层可能继发于严重的头部和颈部创伤，但也可能呈自发性或在轻微创伤后发生。许多潜在的结缔组织疾病似乎是自发性夹层的危险因素，包括肌纤维发育不良、马方综合征、Ehlers-Danlos综合征（Ⅳ型）、成骨不全和其他胶原蛋白异常形成的遗传性疾病[7-11]。目前，这些潜在疾病均无特异性治疗，尽管其中一些疾病可能与一些需要定期监测的系统性疾病有关，在某些情况下需要对一些患者进行干预。此外，识别Ehlers-Danlos等疾病很重要，因为需要避免在这种人群中实行血管内手术，对于这些人群而言，手术风险极高。

缺血性脑卒中可能由颅外或颅内夹层引起。然而，颅内夹层也可能导致蛛网膜下腔出血。颅外颈动脉夹层和椎动脉夹层的临床表现不同，但其治疗方法似乎是相同的。

在急性缺血性脑卒中发病的前4.5h内，无论患者病史或检查是否提示夹层，都应考虑进行溶栓治疗[12]。理论上，夹层会增加血管壁出血的风险，然而这个观点尚未被研究证实。相反，多个病例显示静脉注射组织凝血酶原激活物后未发生夹层特有的并发症，并且发现t-PA的疗效与其他有着更常见脑

框 58–1 少见的血管病

非炎性血管病

* 夹层
* 肌纤维发育不良
* 蛛网膜下腔出血后血管痉挛
* 可逆性脑血管收缩综合征
* 放射性血管病
* 烟雾病
* 遗传性疾病
  – 同型半胱氨酸尿症，Fabry 病，CADASIL

炎性血管病

* 孤立性中枢神经系统血管炎
* 颞（巨细胞）动脉炎
* 胶原血管病
  – 结节性多动脉炎、Churg-Strauss 血管炎、系统性红斑狼疮、韦格纳肉芽肿病、过敏性紫癜、类风湿关节炎、冷球蛋白血症、Takayasu 病
* 感染性动脉炎
  – 梅毒、结核、细菌和真菌感染、水痘 – 带状疱疹病毒、人类免疫缺陷病毒
* 毒物相关动脉炎
  – 安非他明、可卡因、苯丙醇胺、LSD、海洛因
* 肿瘤相关动脉病变

CADASIL. 皮质下梗死伴白质脑病的常染色体显性遗传性脑动脉病；LSD. 麦角酸二乙酰胺

框 58–2 能导致脑卒中的血液系统病变

凝血障碍

* 遗传性疾病
  – 凝血因子 V Leiden 突变、凝血酶原 G20210A 突变、蛋白 C 缺乏症、蛋白 S 缺乏症、抗凝血酶 III 缺乏，其他因素缺乏
* 获得性疾病
* 弥散性血管内凝血
* 抗磷脂抗体综合征
* 因子过量、缺乏或功能障碍
  – 纤维蛋白原异常、肾病综合征、肝病、妊娠、阵发性睡眠性血红蛋白尿、医源性原因

红细胞疾病

* 血红蛋白病
  – 镰状细胞病、血红蛋白 SC 病
* 真性红细胞增多症

血小板疾病

* 原发性血小板增多症
* 黏性血小板综合征

框 58–3 脑卒中的其他不常见原因

* 偏头痛相关脑卒中
* 线粒体脑病，乳酸酸中毒和脑卒中样发作
* 非典型栓塞
  – 脂肪栓塞、肿瘤栓塞、空气栓塞、胆固醇栓塞
* 脑静脉血栓形成

卒中病因的患者相当[13, 14]。在符合机械取栓条件的大血管闭塞患者中，采用取栓治疗的颈动脉颅外段夹层患者的结局与其他脑卒中病因的患者相似[15, 16]。因此，即使患者存在夹层，如果其他条件符合，也应进行取栓手术。在颈动脉因夹层而闭塞的急性串联闭塞的情况下，单独取栓可成功实现颈动脉的再通；在这种情况下是否应另外进行急诊血管成形术和支架置入术尚不确定[17, 18]。

关于预防夹层患者脑卒中复发的最佳方法一直存在很大争议。从机制上讲，与夹层相关的脑卒中可能是血栓栓塞或血流动力学改变的结果，但血栓栓塞可能是主要的机制[19]，约一半的夹层相关脑卒中患者在 TCD 监测中可检测到微栓子信号[20]。多年来，在诊断夹层相关脑卒中后推荐使用肝素或低分子量肝素进行早期抗凝治疗[21-24]，因为在血管损伤后的最初几天，二次脑卒中的风险最大[25-27]。有人

提出，与溶栓一样，急性夹层相关性脑卒中发生后立即行抗凝治疗可能会导致血管壁出血，但这一观点从未得到证实。Cochrane 数据库对 36 项研究（均为观察性研究）中的 1285 名颈动脉夹层患者的系统回顾和汇总分析表明，与抗凝治疗相比，抗血小板治疗的死亡或残疾风险增加的趋势不明显（OR=1.77，95%CI 0.98~3.22，P=0.06）[5]。抗凝治疗组和抗血小板治疗组之间的脑卒中复发率无显著差异（抗凝治疗组为 1.87%，抗血小板治疗组为 2%）。由于纳入研究的非随机性及大型观察性研究报道的脑卒中发生率差别较大（范围为 0.3%~10%），这些数据受到严重限制[6, 28-30]。近期，CADISS 试验[31, 32]已完成，该研究是目前唯一一项旨在解决夹层患者脑卒中复发的预防问题的随机对照试验。CADISS 在症状发作 7d 内，

随机对 250 名受试者给予抗血小板或抗凝治疗。抗血小板方案由入组研究人员自行决定，其中 56% 的患者使用单抗，44% 使用双抗。患者接受随机化的平均时间为症状出现后 3.7d，治疗持续 3 个月，之后由主治医师自行决定是否继续抗栓治疗。在 3 个月随访时，抗血小板组 126 例受试者中有 3 例发生同侧缺血性脑卒中，而抗凝组 124 例受试者中有 1 例再发同侧缺血性脑卒中，但抗凝组有 1 例出现 SAH 伴脑积水，两组间无明显差异。在 1 年随访时，抗血小板组有 4 例再发同侧的脑卒中，而抗凝组有 2 例。两组间血管狭窄或持续闭塞的情况无差异。在这项研究和早期的观察性研究中，大多数脑卒中复查发生在首次脑卒中症状出现的早期，因此抗栓治疗的选择可能会受到脑卒中时间到开始用药时间的影响。CADISS 的证据表明，大多数夹层患者应接受抗血小板治疗，双联抗血小板治疗可能适用于高危人群（发病和就诊之间的间隔较短，发病时有缺血症状）。

夹层通常随着时间推移而愈合，患者通常会接受至少 3 个月的抗栓治疗。3 个月的治疗时间是武断的，一些作者建议在改变治疗方案之前应复查影像学检查，以确认夹层血管是否再通[26, 33]。夹层完全愈合的患者和随访影像学检查显示完全和持续闭塞的患者风险较低，如果最初使用双抗，就没必要长期抗栓（如双重抗血小板）治疗。对于残留管腔不规则和狭窄的夹层，是否需要长期积极的抗血栓治疗尚不清楚，但鉴于即使在这些患者中脑卒中复发的风险较低，通常更倾向于改用单一的抗血小板药物。目前没有可靠的数据表明在首次脑卒中几个月之后是否应该继续长期使用或无限期的抗血小板治疗；在做出此决策时，可能会考虑到复发性夹层的风险。5%～40% 的夹层患者可能会出现夹层动脉瘤（经常被误称为"假性动脉瘤"）；在 CADISS 研究中，有 16% 的受试者影像学检查可以观察到这种情况[23, 32, 34-39]。这些是血栓的潜在来源并构成动脉破裂风险。因此，提倡积极的治疗方法，如结扎载瘤动脉、搭桥手术和支架植入[40-45]。然而，长期观察数据表明，与夹层动脉瘤相关的并发症风险非常低，通常不需要积极干预。一项纳入了 3 个系列病例的研究报道，对 89 名患者和 109 处动脉瘤开展随访，平均随访时间为 3～6.5 年。研究没有发现动脉瘤破裂的病例，只有 3 例出现二次缺血性脑卒中，但脑卒中

均与动脉瘤无关[39, 46, 47]。在这些患者中，大多数患者均接受了几个月的早期抗凝治疗加长期抗血小板治疗，或者仅接受抗血小板治疗。

由夹层引起的缺血性脑卒中大多数是由早期血栓栓塞所致，少数可能是血流动力学受损所致[48, 49]。这种情况下，患者预后可能更差，尽管目前尚无前瞻性研究，但在这种情况下患者偶尔会被建议接受血管重建手术，如支架置入术或外科手术[48, 50, 51]。由于手术风险超过了药物治疗的长期脑卒中风险，因此不需要对夹层后无临床症状的持续血管狭窄进行常规治疗[52]。

颅内段的血管夹层可能导致缺血性脑卒中或 SAH。当发生 SAH 时，抗凝治疗是禁忌，治疗方案同动脉瘤所致的 SAH。发生缺血性脑卒中时，治疗原则可能与颅外段血管夹层相同，但该观点尚未得到研究证实。由于出血可能是灾难性的，因此一定要保持谨慎和警惕。有人提出，可通过颅外 - 颅内动脉搭桥术治疗出现缺血的颅内夹层，从而避免使用抗凝治疗，但缺乏关于该治疗方法的研究数据。至少有 1 例颅内动脉夹层患者在动脉溶栓后行急诊颅外 - 颅内动脉搭桥术的病例的报道[54]。

有些夹层不会出现任何症状，因此被认为无法识别。因此，有些夹层被认为可能预后良好，无须接受治疗。遗憾的是，目前还没有可靠的方法来识别这些低风险患者，不建议仅仅对患者进行观察而不给予任何治疗。

患有颅颈部动脉夹层的患者应避免可能会导致颈部突然旋转或伸展的活动。然而，目前还没有可靠的数据来确定这些患者的活动限度。对于夹层患者在脑卒中后康复期间，不需要因为这个顾虑对其物理疗法进行不同的管理。

2. 肌纤维发育不良 肌纤维发育不良是一种非炎性动脉性疾病，主要累及颅外段脑动脉、肾动脉、内脏动脉和髂动脉。约 1/3 的 FMD 患者有颅内囊状动脉瘤。FMD 通常是常规血管造影偶然发现的，有时会导致脑卒中。当 FMD 被认为是缺血性脑卒中的一个原因时，尽管可通过局部动脉粥样硬化和原位血栓形成的途径导致脑卒中，更多的则是由于形成动脉夹层而导致脑卒中[55-62]。高血压在 FMD 患者中很常见，必须对其积极控制以预防心血管和脑血管动脉粥样硬化的发展。当 FMD 患者出现高血压时，

应进行肾动脉的检查以区别 FMD 引起的继发性高血压和肾动脉狭窄引起的高血压，若为后者，可通过肾动脉血管成形术进行有效治疗[63]。

FMD 所致缺血性脑卒中急性期治疗与一般患者相似。目前没有证据表明 FMD 患者对溶栓治疗或机械性取栓反应性不同。

FMD 虽然是良性疾病，但由于其自然史信息的缺乏，其预防脑卒中的最佳治疗尚不确定。在一组 79 例 FMD 患者的研究中，只有 1 例老年患者在受累动脉区域发生脑卒中，并且是在首次诊断后 18 年发生[59]。另外 2 例老年患者在诊断后约 4 年和 11 年时在与受累血管无关的区域发生脑卒中。这 3 例患者均未接受治疗，在接受抗栓药物治疗的患者中未出现脑卒中或短暂性脑缺血发作。因此，即使没有治疗，与 FMD 相关的脑卒中风险也相对较低，并且在年轻患者中，FMD 往往是偶然发现的，其脑卒中发生风险更低。此外，在没有其他病因的 FMD 脑卒中患者中，抗栓治疗可以降低脑卒中的风险。在大多数情况下，每年的脑卒中风险（1%～2%）低于抗凝治疗引起的出血风险，所以抗血小板治疗优于抗凝治疗[64-66]。除非合并有明显动脉粥样硬化疾病或显著高脂血症的证据，否则不需要使用他汀类药物治疗。

对于引起症状性局灶性颈动脉狭窄的 FMD 患者，提倡外科手术和血管内治疗。由于 FMD 通常与动脉粥样硬化相关，因此出现动脉粥样硬化的有症状的颈动脉狭窄患者，可能应该像 FMD 是偶然发现的异常一样去进行治疗[67]。既往的研究在没有合并动脉粥样硬化的情况下，尝试对 FMD 相关的血管狭窄进行血管内球囊扩张术，但结果不一[55, 60, 68-73]。严重并发症发生率为 3%～6%，与单独药物治疗或完全不治疗相比，可能没有任何潜在的获益。FMD 的血管成形术和（或）支架置入术也已在许多病例中成功实施，并且被广泛使用，尽管这种方法的有效性在脑卒中预防中尚未得到证实[74-82]。FMD 相关颅内动脉瘤的术前评估与其他颅内动脉瘤相似。

FMD 的一种特殊亚型是颈动脉球，其影像学表现为颈动脉蹼。虽然数据仅限于少数的病例，但既往研究表明，该类患者接受药物治疗后脑卒中复发率较高，手术切除受累区域可能对患者有益。在一项纳入 25 例非洲裔加勒比患者的一个系列研究中，20 例接受抗血小板治疗的患者中有 6 例（30%）出现复发性脑卒中，相比之下，接受手术切除的 7 例患者中没有 1 例脑卒中复发[83]。在一项系统性文献回顾中，共有 157 例确诊患者，其中接受药物治疗的 45 例患者中有 25 例出现复发性脑卒中（接受抗血小板药物和抗凝药物治疗的患者中发生率相似），而接受颈动脉手术或支架置入术治疗的 42 例患者中无一例脑卒中复发[84]。但是，这些数据明显受到选择性报道和发表偏倚的限制。

3. 蛛网膜下腔出血后血管痉挛 在动脉瘤性 SAH 幸存者中，症状性血管痉挛是脑卒中和死亡的主要原因。虽然血管痉挛类似于一个动态收缩过程，但有证据表明它主要是一种增生性动脉疾病。血管腔受损可能导致大脑自身调节受损，继而出现血管痉挛，最终导致缺血。这种非动脉粥样硬化性血管病及其治疗已在正文的其他部分进行了大量讨论（见第 29 章），此处不再赘述。

4. 可逆性脑血管收缩综合征 可逆性脑血管收缩综合征包括一些与脑血管张力失调相关的相互关联的疾病，最终导致中大动脉血管收缩[85]。患者可能会出现闪电样头痛、SAH、脑出血或缺血性脑卒中。许多血管活性药物已被确定为 RCVS 的可能诱因[86-97]（框 58-4）。应注意这些药物并详细记录这些药物的使用情况，如果患者曾经接受过这些药物的治疗，应永久停用。极少数情况下，RCVS 继发于潜在疾病，包括嗜铬细胞瘤、类癌、高钙血症、卟啉症，或血管及神经外科手术后[85]。应注意这些情况，并酌情实施特定的治疗。

框 58-4 与可逆性脑血管收缩综合征相关的药物

拟交感神经药物
- 苯丙醇胺、伪麻黄碱、苯丙胺和苯丙胺衍生物、可卡因、含麻黄的草药补充剂、异美汀

血清素能药物
- 5- 羟色胺选择性再摄取抑制药、舒马曲坦、麦角胺

其他
- 溴隐亭、麦角乙脲、他克莫司、环磷酰胺、促红细胞生成素、静脉注射免疫球蛋白、甘草

由于缺乏随机对照治疗试验，RCVS 的最佳治疗方案尚不确定。未经干预自行恢复的情况非常常

见[98]。必须避免使用可能导致血管收缩的药物，因为 RCVS 患者头痛的频率较高，所以曲坦类药物和麦角类药物应尽量避免。有证据表明，钙通道阻滞药尤其是尼莫地平和维拉帕米，能够发挥在治疗动脉瘤性 SAH 后血管痉挛中相似的作用，可用于治疗 RCVS[98-102]。如果使用钙通道阻滞药，应注意合并广泛节段性血管狭窄的患者，此类药物的使用可能导致脑灌注降低，并诱发缺血。动脉内给予钙通道阻滞药已被证实能够改善 RCVS 和重度进行性神经功能恶化患者[103, 104]。基于类固醇对动物实验中诱导的血管收缩具有疗效，短疗程大剂量类固醇被视为一种治疗方案，但在 139 例 RCVS 应用激素患者的回顾性病例系列研究中，结果却不尽人意[98, 102, 105]。鉴于缺乏临床获益和可能造成损害的证据，类固醇一般不应用于 RCVS 治疗。硫酸镁常用于产后 RCVS 患者，作用机制与改善围产期中枢神经子痫情况类似[106]。

通常需要进行随访、复查影像学以确认血管收缩是否缓解，从而确定治疗持续时间。TCD 可作为一种无创监测和随访手段，在对早期出现血流速度升高尤为有用[107-109]。

5. 放射性脑血管病 头颈部癌症的放疗通常会对神经系统产生延迟毒性。毒性的主要结果是脑组织坏死，其主要的致病机制是血管内皮损伤[110, 111]。此外，较大血管通常表现为在不典型部位受到纤维化和动脉粥样硬化的影响[112-115]。颈动脉颅外段和椎动脉颅外段、大脑动脉环血管和微血管系统均可能受到影响，受影响程度具体取决于辐射范围和辐射剂量[116]。微血管疾病往往特别隐匿，并且是进行性的。据报道，使用肝素和华法林等抗凝治疗对一小部分放射性神经系统疾病患者有益[110]，但该方法尚未得到验证，风险及获益比未知。抗血小板治疗和他汀类药物对此类疾病的作用尚未得到研究。对于大血管病变，有报道称血管成形术（有或无支架植入术）和颈动脉内膜剥脱术是一种可行的治疗方案[117-121]。血管内治疗可能更适合用于放射性颈动脉病变，因为局部瘢痕形成和放射引起的软组织损伤通常使得动脉内膜剥脱术的手术范围难以控制。然而，一项纳入了包含 533 例患者共 27 项非随机研究的 Meta 分析比较了在接受颈部放疗的情况下，颈动脉内膜剥脱术与颈动脉支架置入术这两种方法在围术期脑卒中方面无差异，在接受 CEA 治疗的患者中，长期脑血管事件发生率较低[122]。鉴于纳入的研究具有观察性、非随机性，应谨慎解读这些数据。在接受 CAS 治疗的放射性血管病患者中，晚期再狭窄的风险很大，范围为 10%～40%[122]。对于放射诱发的颅内疾病患者，已有脑 - 硬脑膜 - 肌肉血管融通术联合颞浅动脉 - 大脑中动脉分支吻合术的报道[123]。

6. 烟雾病 烟雾病是一种少见的特发性动脉病，表现为颈内动脉末端进行性狭窄和闭塞，并在大脑底部形成异常血管网。一些系统性疾病可能会出现类似的血管改变，包括重度动脉粥样硬化、神经纤维瘤病、唐氏综合征、血红蛋白病、血栓前疾病、放射治疗、头部创伤及炎症或感染性疾病，这种情况下通常被称为"类烟雾病"或烟雾综合征，而不是烟雾病[124, 125]。烟雾病患者容易发生缺血性脑卒中、脑出血、动脉瘤形成而继发 SAH。缺血性脑卒中在儿童中往往多见，而在成人中出血更常见，但这不是一成不变的。癫痫也常见于烟雾病，发生率约占烟雾病患者的 5%[126, 127]，通常与基础脑血管疾病有关。烟雾病可通过药物和手术治疗，但其严格的评估受到疾病罕见性的限制。建议同时对合并的血管危险因素进行管理，如高血压或吸烟，以防止进一步的血管损伤。此外，在类烟雾病中，治疗上应尽可能针对潜在的病因。

烟雾病缺血性脑卒中最初应采取与其他缺血性脑卒中一样的支持性治疗。尚未对其超急性期 t-PA 静脉注射治疗进行评估，由于烟雾病有脑出血倾向，建议谨慎溶栓。抗血小板治疗经常用于预防急性和慢性复发性脑血栓 / 脑栓塞事件，但该方法尚未在烟雾患者群中进行正式评估。此外，尚无关于抗血小板药物选择的具体依据，双嘧达莫具有血管扩张作用，它可能具有潜在的益处，但尚无试验证实。尚未对华法林抗凝治疗的效果进行研究，但由于存在脑出血风险，在烟雾病患者中应慎用华法林。

其他血管扩张药，尤其是钙通道拮抗药，可改善烟雾病的短暂性脑缺血症状，并可适度预防脑卒中。皮质类固醇对一些有脑水肿或血管炎症的患者有作用。然而，有大量数据反对使用类固醇来治疗典型的缺血性脑卒中[128-132]，所以激素的使用有待商榷。此外，炎症在烟雾病的病理生理学中并不起主要作用，所以也反对类固醇的经验性使用。

烟雾病所致脑出血的药物治疗与常见脑出血的治疗相似，以支持治疗为主。与高血压性脑出血一样，外科手术仍存在争议[133, 134]，因为烟雾病引起的脑实质内出血的部位往往较深，所以手术的获益可能有限。此外，烟雾病相关动脉瘤破裂引起的 SAH 的内科治疗也与常见的动脉瘤的治疗相似。因为烟雾病的异常血管网极易受到手术操作的影响，所以手术方面的治疗方案则大有不同。此外，动脉瘤往往位于异常部位或后循环，使得手术入路复杂。血管内治疗因为颈内动脉末端闭塞而无法进入，故在处理前循环动脉瘤方面作用有限。由于脑灌注已经受损，SAH 后血管痉挛可能导致烟雾病的残疾率和死亡率增加。因此，早期检测血管痉挛至关重要，但由于颅内大血管闭塞，TCD 超声的无创性诊断可能不可靠。当怀疑存在血管痉挛时，应采用血管造影术进行诊断，并按照上文概述进行积极治疗。提高血压、补充血容量和补液疗法及尼莫地平对烟雾病血管痉挛治疗效果仍不明确。

一些烟雾病患者的病情相对良性，仅表现为轻微、短暂的症状，保守药物治疗可能就足够了[135]。然而，在大多数患者中，这些药物的疗效有限，应考虑更积极的手术治疗。有时在无症状患者中会偶然发现烟雾病。在日本对 40 名此类患者进行的一项小型观察性研究发现，34 名未经手术治疗的烟雾病患者的年脑卒中风险为 3.2%，6 名接受了手术治疗的患者未发生脑卒中，这表明即使在没有症状的患者中，积极的手术治疗也可能使患者获益[136]。

外科血供重建手术有两个关键目标：①改善局部脑血流量，预防缺血并发症；②缓解深部烟雾状侧支血管的压力和（或）流量，从而降低出血风险。在一些系列和小型非对照研究中，直接搭桥（如 STA-MCA 吻合）、间接搭桥（脑 - 硬膜 - 动脉血管融通术和脑 - 硬脑膜 - 肌肉血管融通术）或两者联合是有效的治疗方法[137-145]。一项关于儿科烟雾病患者的系统性回顾纳入了 1448 例接受了手术治疗的患者，其中 73% 的病例仅采用间接搭桥治疗，围术期患者脑卒中发生率为 4.4%[146]。在绝大多数接受手术治疗的患者中，脑缺血的症状有所改善，但缺乏系统的长期随访以及与未治疗对照组的比较，限制了获益的结论。目前评估手术治疗烟雾病疗效的唯一一项随机试验是日本成人烟雾病试验，该试验纳入了 80 例由于烟雾病导致颅内出血的患者，他们被随机分配为接受直接搭桥手术或药物治疗。主要结果指标是引起显著残疾的不良事件的组合（在随机分配到医疗组的患者中，复发性出血、脑卒中或导致显著残疾或死亡的内科疾病，或由于进展性脑缺血而需要外科搭桥术）。在手术组中观察到这些不良事件比例的下降（随访 5 年时，14% vs. 34%，$P=0.06$）[147]。一些对早期烟雾病实施血管成形术和支架置入术的病例报道已发表，这种手术方式的成功率不稳定且疗效持续时间也不确定[148-152]。本文其他部分已详细描述了这些外科技术及其在烟雾病治疗中的重要性（见第 40 章）。

7. 高同型半胱氨酸血症和同型半胱氨酸尿症 同型半胱氨酸升高会导致内皮损伤和血管平滑肌细胞增殖，从而导致早期的动脉粥样硬化[153, 154]。此外，同型半胱氨酸可能会干扰内源性凝血机制，促进血栓形成[155, 156]。补充叶酸、吡哆醇（维生素 B_6）和氰钴胺（维生素 B_{12}）可降低同型半胱氨酸。

同型半胱氨酸尿症是一种由胱硫醚合成酶遗传缺陷引起的罕见常染色体隐性遗传性疾病。这种缺陷导致血同型半胱氨酸水平升高和尿中同型半胱氨酸排泄增加，这与包括血管性疾病和血栓栓塞事件在内的许多临床疾病相关。大多数患者在幼时出现临床症状，但血管事件通常发生在成年早期。治疗的目的是通过补充维生素 B_6、维生素 B_{12} 和叶酸使同型半胱氨酸水平恢复正常。对于补充维生素无反应的患者，则可以在维生素治疗的基础上加上限制蛋氨酸和补充胱氨酸的饮食方案。另外，甜菜碱也被用作辅助治疗[157]。一项多中心观察性研究表明，与历史对照相比，采用积极的降同型半胱氨酸治疗的同型半胱氨酸尿症患者的血管事件发生率显著减少[158]。

与同型半胱氨酸尿症的情况相反，补充维生素在中度高同型半胱氨酸血症和血管疾病患者中的作用尚不明确。虽然高同型半胱氨酸血症似乎与缺血性脑卒中风险独立相关，但尚不确定这是否是血管疾病的病因或后果[153, 154]。对照试验显示，降低同型半胱氨酸对血管功能的指标有改善；然而，这些指标可能与临床血管事件无关[159, 160]。两项关于维生素预防脑卒中的大型随机试验 VISP 和 VITATOPS 研究已经完成，它们评估了维生素治疗在预防脑卒中后复发性血管事件中的作用。VISP 试验将 3680 例脑卒中患者随机分配为补充高剂量（每天剂量 25mg 维生素 B_6，0.4mg 维生素 B_{12}，2.5mg 叶酸）或低剂量（200μg 维生素 B_6，6μg 维生素 B_{12}，20μg 叶酸）维生素组[161]。同型半胱氨酸水平平均降低 2μmol/L，但在任何血管终点事件方面无治疗获益。VISP 试验的亚组分析侧重于理论上最有可能从治疗中获益的患者[162]。在这项分析中，为了排除维生素 B_{12} 吸收不良（低水平）患者和在研究之外接受维生素 B_{12} 补充（非常高水平）的患者，排除了基线时维生素 B_{12} 水平较低和非常高的患者。在其余 2155 例患者中，与低剂量维生素补充剂相比，高剂量维生素补充剂可使脑卒中、冠状动脉事件或死亡的终点事件相对减少 21%（$P=0.05$）。VITATOPS 将 8164 例脑卒中 /TIA 患者随机分配至安慰剂组或维生素补充组（每天剂量 25mg 维生素 B_6，500μg 维生素 B_{12}，2mg 叶酸）[163]。在中位数为 3.4 年的随访期内，维生素组 15.1% 的患者发生了脑卒中、心肌梗死或血管性死亡事件，而安慰剂组为 16.6%（$RR=0.91$，95%CI 0.82～1.00，$P=0.05$）。维生素治疗与脑卒中（$RR=0.92$）和血管性死亡（$RR=0.86$）的减少相关，但与心肌梗死（$RR=1.03$）无关。维生素治疗未观察到不良事件。

与上述二级预防试验相比，中国脑卒中一级预防试验研究了降低同型半胱氨酸对高血压患者首次脑卒中的影响。共有 20 702 名有高血压但没有脑卒中病史的受试者被随机分为叶酸 0.8mg 加依那普利组和单用依那普利组。接受叶酸治疗组的脑卒中风险降低（2.2% vs. 3.4%，$HR=0.79$，95%CI 0.68～0.93）[164]。

一项旨在探讨降低同型半胱氨酸能否减少脑卒中的 Meta 分析显示，补充维生素可减少总体脑卒中事件（4.3% vs. 5.1%，$RR=0.90$，95%CI 0.82～0.99）[165]。几项大型随机对照试验和 Meta 分析评估了维生素治疗在冠状动脉疾病或其他血管疾病患者中的作用，并调查了心肌梗死或死亡的其他结局。这些分析均未显示出降低同型半胱氨酸治疗的益处[166-169]。似乎在没有广泛服用谷类进行叶酸强化治疗的人群中，使用同型半胱氨酸预防脑卒中的获益最大。但在此类人群中，降低同型半胱氨酸不太可能产生实质性获益；然而，这个治疗方案在同型半胱氨酸水平较高或没有接受叶酸强化的地区可能是合理的。

8. 法布里病 法布里病是一种伴 X 染色体性连锁遗传的溶酶体 α 半乳糖苷酶缺乏性疾病，可导致血管内皮中的脂质沉积，并导致大脑、心脏、皮肤和肾脏血管发生进行性病变[170]。脑动脉的病变通常在年轻男性 40 多岁时出现临床症状，偶尔也在老年女性中发生[171]。颅内椎 - 基底动脉系统延长扩张，可能是缺血性脑卒中的直接原因，但也会出现心源性栓塞和进行性小血管闭塞性病变伴深部脑组织梗死[170, 172, 173]。在年轻脑卒中患者中，法布里病可能被漏诊。对包括 8302 例患者的 9 项研究的 Meta 分析表明，法布里病可能是占年轻人 1% 的脑卒中病因，以及该人群 3%～5% 的隐源性脑卒中病因[174]。

抗血小板药物有助于预防当前血管病变相关的缺血性事件[175]，但在重组 α 半乳糖苷酶成为静脉注射药物之前，该疾病本身无法治愈。酶替代疗法对替代结果指标有改善作用。在一项针对 58 名法布里病患者的随机对照试验中，每隔 1 周给予静注 α 半乳糖苷酶，持续 20 周[176]。治疗组患者中，仅 31% 患者在 20 周后出现新的微血管内皮脂质沉积，而安慰剂组为 100%（$P<0.001$）。此外，向所有受试者提供 6 个月开放标签治疗后，既往安慰剂组的所有患者和既往输注了重组 α 半乳糖苷酶 A 的 98% 患者体内微血管内皮脂质沉积均被清除[177]。然而，尽管如此，酶替代疗法对临床结局的获益仍不确定，小型随机试验未提供令人信服的脑卒中或心脏事件减少的证据，观察性数据表明尽管进行了酶治疗，脑卒中的风险却仍然很高[178-184]。重组 α 半乳糖苷酶输注的主要不良反应为发热和寒战，可能发生在 25%～50% 的患者中，但可通过减缓输注速率、对乙酰氨基酚和羟嗪的预处理将其降至最低。

（二）炎症性血管病

细胞介导和抗体介导的免疫反应紊乱很少导致脑血管疾病。血管炎是一组异质性疾病，炎症导致血管狭窄、闭塞或坏死，这可能导致脑缺血、梗死或出血[185]。血管炎可能是原发病（孤立性中枢神经系统血管炎），也可能继发于全身炎症性疾病、感染、中毒或肿瘤。免疫抑制可能是治疗的关键（表 58-1）。

表 58-1 用于炎性血管病治疗的免疫抑制药物

药　物	适应证	给药方案	不良反应	证据水平
泼尼松或甲泼尼龙	IACNS	诱导：0.5~2mg/(kg·d) 口服 或：对于急性或严重病例，静脉注射可高达 1000mg/d 减量：3~12 个月内耐受 维持：口服 5~10mg/d	感染、库欣样特征、肾上腺功能不全、行为/情绪变化、骨质减少、糖尿病等	Ⅱa，C
	GCA			Ⅱa，C
	CVD- 相关			Ⅱa，C
	?感染相关			Ⅱb，C
	?毒素相关			Ⅱb，C
	?肿瘤相关			Ⅱb，C
环磷酰胺	IACNS	诱导：1~2mg/(kg·d)，口服 或对于急性重症病例，每月静脉注射 750mg/m² BSA； 减量：可耐受 3~12 个月； 维持：无复发症状的最低剂量； 考虑改用硫唑嘌呤	骨髓抑制、感染、恶性肿瘤、恶心/呕吐、脱发、出血性膀胱炎、腹泻、皮疹	Ⅱa，C
	CVD- 相关			Ⅱb，C
硫唑嘌呤 [a]	IACNS	诱导：不用作诱导治疗； 维持：开始1mg/(kg·d) 口服，每 4 周增加 0.5mg/(kg·d) 至最大量 2.5mg/(kg·d)	骨髓抑制、感染、肝毒性、恶心/呕吐、腹泻	Ⅱa，C
	GCA			Ⅱa，C
	CVD- 相关			Ⅱa，C
甲氨蝶呤 [b]	GCA	诱导和维持：每周 10mg 口服	骨髓抑制、肝毒性、肾毒性、恶心/呕吐、疲劳、发热/寒战	Ⅱb，A
	CVD- 相关			Ⅱb，C

a. 用作环磷酰胺的替代药物
b. 与皮质类固醇联合使用
有关更多详细信息，请参阅之前中的"循证分类"
IACNS. 孤立的中枢神经系统血管炎；GCA. 巨细胞（颞）动脉炎；CVD. 胶原血管病；BSA. 体表面积

1. 孤立性中枢神经系统血管炎　孤立性中枢神经系统血管炎（isolated angitis of the central nervous system，IACNS）仅累及脑和脊髓，并且完全无任何全身性疾病表现。IACNS 的症状可能包括头痛、痫性发作、脑卒中和多灶性脑病。在该疾病的早期报道中，预后普遍较差，但免疫治疗可能改变疾病的病程。皮质类固醇和环磷酰胺可改善临床和血管造影结果，但由于 IACNS 极为罕见，尚未进行随机临床试验。Calabrese 和 Mallek 对 8 例病例进行了描述和回顾[186]，观察到所有未接受治疗的患者几乎均死亡或残疾，而 4 例接受类固醇治疗的患者（共 13 例）和联用类固醇和环磷酰胺治疗的 10 例患者（共 13 例）情况有所改善。在梅奥诊所对 101 例患者开展的系列研究中，最初接受泼尼松单药治疗的 42 例患者中有 34 例（81%）反应良好，而接受环磷酰胺治疗的 47 例患者中有 38 例（81%）反应良好（其中大多数患者还接受了类固醇治疗）[187]。类固醇和环磷酰胺的平均治疗持续时间约为 10 个月。101 例患者中的 26 例（26%）出现复发，需要调整治疗方案。相反，其他研究者发现[188, 189]，单用皮质类固醇疗效时间短，需与环磷酰胺联合治疗才能获益。两种药物的具体剂量尚不明确，并且各中心使用的剂量也存在差异。对于诱导治疗，推荐起始时泼尼松或泼尼松龙 1~2mg/(kg·d)，在 3~12 个月逐渐减量，直至最小剂量为 5~10mg/d。一些中心起始时采用静脉注射类固醇，如甲泼尼龙，每天 1g，持续 1~6d[187]。环磷酰胺可以 1~2mg/(kg·d) 的剂量口服或以 750mg/m² 体表面积或每 3~6 个月静脉注射 15mg/kg[185, 190]，静脉注射可能比口服环磷酰胺更安全。这两种药物最严重的不良反应均为感染、癌症

（尤其是膀胱）和不孕[191]。患者可能需要每 3～6 个月进行一系列神经系统检查、神经精神测试、脑脊液检查和（或）MRI 检查。不需要连续复查血管造影。如果病情缓解或稳定，环磷酰胺可在几个月内逐渐停药。缓解期可长期使用免疫抑制药，包括硫唑嘌呤 1～2mg/(kg·d)、甲氨蝶呤 20～25mg/ 周或吗替麦考酚酯 1～2g/d[191]。这些治疗方案的评估仅追踪到用药后数年，时间相对较短，其长期疗效尚不清楚。复发的患者可能需要长期治疗。一项包括 12 名患者的研究发现，主要累及小血管的患者复发率较高，而累及中等血管的患者无复发，表明小血管炎患者可能需要更长周期或更积极的治疗[192]。另一方面，有数据表明，以小血管炎为主的受试者 MRI 表现为明显的软脑膜增强，而脑血管造影正常者更可能表现为良性病程，单用类固醇有良好反应[191, 193]。临床上通常根据每例患者的临床反应进行经验性药物剂量滴定。服用环磷酰胺或硫唑嘌呤的患者需要监测白细胞计数，明确有无骨髓抑制。此外，必须增加口服补液来尽量降低出血性膀胱炎的风险。尤其是静脉注射环磷酰胺时，可能需要止吐药来控制恶心的症状。最后，尚需监测和治疗激素诱导的糖尿病，并应预防肺孢虫感染（甲氧苄啶 80mg 和磺胺甲噁唑 400mg，每天 1 次）和骨质疏松症（每天维生素 D800U 和钙 1200mg；对于骨折风险非常高的患者，也可以考虑使用双膦酸盐）。

除个别病例报道外，尚未在 IACNS 中对其他免疫调节方法进行研究，包括其他化疗药物、血浆置换、静脉注射免疫球蛋白和利妥昔单抗。同样，抗血栓药物在 IACNS 中的作用尚未得到评估。

2. 淀粉样血管炎和脑淀粉样血管病相关炎症 淀粉样血管炎和脑淀粉样血管病相关炎症代表了不同但有相关性的疾病，前者为透壁性，通常为肉芽肿性血管炎，后者为血管周围炎症，发生在含有 β 淀粉样蛋白沉积的血管周围和血管内[194-196]。由于报道的病例数量较少，治疗方法不明确，但一般治疗与 IACNS 相似。尽管病情可能经常复发，但许多患者似乎对单独使用类固醇治疗反应迅速、良好，在一个包含 12 名患者的小型系列研究中，在 3 年的随访中有 3 名患者复发[197]。

3. 颞（巨细胞）动脉炎 颞（巨细胞）动脉炎是一种全身性炎性血管病，对于 50 岁以上的脑卒中

患者，都应该鉴别此病[198]。在确诊前通常需要做出治疗决定。当考虑此病时，应进行单侧颞动脉活检。皮质类固醇是主要的治疗方法，可在活检前开始使用，如果在活检前 10～14d 内进行治疗，不会影响活检结果[198, 199]。对于出现急性视力丧失的患者，一些学者主张立即使用大剂量（每天高达 1000mg）的甲强龙静脉注射 3～5d[200, 201]，而其他学者认为类固醇激素静脉冲击与口服治疗相比没有益处，且费用和风险更高[202, 203]。Chevalet 等对 164 例单纯颞动脉炎患者进行了一项随机临床试验，比较了三种给药方案：240mg 甲强龙（intravenous pulse of methylprednisolone，IVMP）静脉冲击，随后口服泼尼松 0.7mg/(kg·d)（第 1 组）；直接口服泼尼松 0.7mg/(kg·d)（第 2 组）；240mg IVMP，随后口服泼尼松 0.5mg/(kg·d)（第 3 组）[204]，起始治疗后 6 个月开始逐渐减少类固醇剂量。1 年时，三组之间在临床症状、实验室结果或类固醇相关不良反应方面无显著差异。相比之下，Mazlumzadeh 等在 27 例颞动脉炎患者中进行了一项随机临床试验，比较了为期 3d IVMP[15mg/(kg·d)]与安慰剂的疗效。所有患者还接受了 40mg/d 泼尼松治疗。发现 IVMP 组的患者能够更快地将类固醇剂量减量，并且在停止类固醇治疗后症状能持续缓解[205]。此外，Chan 等对 100 例颞（巨细胞）动脉炎导致的急性视力丧失患者进行了一项回顾性队列研究，发现与口服类固醇组（13%）相比，静脉注射类固醇组（40%）更可能改善视力[206]。基于这些数据，静脉注射类固醇的作用仍有些不确定，并且一些学者建议仅将大剂量静脉注射类固醇用于在口服类固醇治疗时临床症状加重的患者[207, 208]。

无论是否使用静脉类固醇，都应每天口服泼尼松维持治疗，起始剂量为 40～80mg 每天（0.5～1.0mg/kg）[209]，然后进行递减。维持治疗的目的是预防后续的缺血事件，应根据患者的临床反应、红细胞沉降率和 C 反应蛋白水平逐渐减量。关于治疗的持续时间和减量的速度有很大的争议。然而，在一项涉及 90 名患者的队列研究中，停止治疗的时间对症状复发没有影响[210]。一种合理的方法是治疗 4 周，直至临床体征和症状消失。红细胞沉降率和 C 反应蛋白水平恢复正常，然后逐渐减少类固醇剂量，每 1～2 周减少总日剂量的 10% 或更少[211]。如果在逐渐减量期间症状复发或 ESR 或 C 反应蛋白水平升高，

泼尼松剂量应增加 20～40mg/d，持续 2～3 周，然后逐渐减量。应注意类固醇不良反应，如糖尿病、高血压、骨质疏松、髋关节缺血性坏死、白内障和胃肠道出血。使用类固醇期间建议补充钙（1200mg/d）和维生素 D（800U/d）[211]。双磷酸盐适用于骨密度降低的患者。在同时应用阿司匹林治疗时，应使用质子泵抑制药来保护胃黏膜。

已证明托珠单抗（一种 IL-6 受体拮抗药）可提高长期无类固醇治疗的颞动脉炎患者的缓解率。在一项纳入 251 例患者的试验研究中，56% 每周服用托珠单抗的患者在 1 年时症状持续缓解，53% 的患者每隔 1 周服用托珠单抗（均给予 26 周的泼尼松减量治疗），而 14% 的患者仅给予 26 周的泼尼松减量治疗，18% 的患者单独给予 52 周的泼尼松减量治疗[212]。在单用泼尼松组，严重不良事件更常见。由于托珠单抗是一种比较新的治疗方案，因此托珠单抗在颞动脉炎治疗中的确切作用尚不确定。然而，类固醇不良反应较大（或存在发生此类不良反应的高风险）和类固醇逐渐减量相关复发症状的患者中，启动托珠单抗治疗是合理的。

其他免疫抑制药治疗颞动脉炎的经验有限。目前有三项随机对照试验中对甲氨蝶呤进行了研究，对上述研究合计 161 例患者的数据进行了 Meta 分析[213]。所有患者最初均接受类固醇治疗。加用甲氨蝶呤可显著降低第 1 次和第 2 次复发的风险。估计需要治疗以防止首次复发的患者数量为 3.6 名，防止第 2 次复发的患者数量为 4.7 名。甲氨蝶呤组和安慰剂组的不良事件（包括典型类固醇不良反应）总体发生率无差异。因此，考虑加用甲氨蝶呤治疗降低复发风险是合理的，但甲氨蝶呤不能降低类固醇不良反应发生率。一项纳入 31 例颞动脉炎和（或）风湿性多肌痛患者的随机试验显示，应用硫唑嘌呤可降低皮质类固醇的使用剂量[214]。基于这些有限的数据，硫唑嘌呤的作用仍不明确，但是当需要使用类固醇替代药物且不能耐受甲氨蝶呤时，可以考虑使用硫唑嘌呤。一项小型开放试验表明，应用环孢素 A 的获益并不优于单用类固醇[215]。已在 44 例颞动脉炎患者的随机试验中进行了 TNF-α 抑制药英夫利昔单抗的试验，结果发现应用该药无效，并且感染率更高[216]。

在颞动脉炎相关脑卒中患者中，虽然尚未进行随机试验，但可以使用抗血小板治疗降低血管事件的复发率。两项小型观察性研究证实，颞动脉炎患者接受抗血栓治疗可显著降低缺血性事件的发生率[217, 218]。

4. 胶原血管病相关的脑血管炎 系统性血管炎包括结节性多动脉炎（polyarteritis nodosa，PAN）、干燥综合征、变应性肉芽肿性血管炎、韦格纳肉芽肿、过敏性紫癜、冷球蛋白血症、系统性红斑狼疮、硬皮病和类风湿关节炎，每种疾病都以其他器官系统受累为特征[219-231]。累及的神经系统症状在这些疾病中表现各不相同，通常不如其他系统症状明显，但在一些疾病中也可能是首发症状。此外，神经系统症状很少由脑血管炎或脑炎引起，而常常与心脏栓塞（如非细菌性血栓性心内膜炎）、高凝状态（如抗磷脂抗体综合征）或动脉粥样硬化（由于肾血管性高血压或类固醇诱导的糖尿病）相关[232, 233]。总体而言，脑部疾病的治疗是由全身性疾病的治疗决定的，通常包括皮质类固醇和其他免疫抑制药[219, 234]。尽管已进行了系统治疗，但当诊断脑血管炎且症状持续存在时，可能需要更积极的治疗，如 IACNS，但尚缺乏支持这些方法的数据。

5. 感染相关的脑血管炎 在血管炎的继发性病因中，感染性病因包括脑膜血管性梅毒、结核性脑膜炎、其他细菌性（肺炎链球菌、奈瑟菌）脑膜炎、真菌（曲霉菌、念珠菌、球孢子菌、隐球菌、组织胞浆菌和毛霉菌）脑膜脑炎、脑囊虫病、水痘-带状疱疹病毒脑炎、人类免疫缺陷病毒和丙型肝炎病毒[235-268]。建议针对这些疾病的病原体进行特定治疗，治疗后可能改善脑血管造影结果[241]，但不一定能改善临床病程[269, 270]。免疫抑制方案常用于持续性血管病变的患者[241, 269, 271]，尽管该方法的有效性尚未得到证实。抗血小板药物、抗凝和溶栓在感染相关血管病中的作用也尚不确定，由于存在血管坏死及血脑屏障破坏，增加了脑出血的风险，因此建议谨慎使用[272]。

6. 毒物相关的脑血管炎 与脑血管炎有关的毒物包括可卡因、苯丙胺、海洛因、麦角酸二乙胺和吸入性挥发性溶剂（吸胶毒），这些可能导致的损害更像是 SAH 后的血管痉挛，而不是真正的炎症性血管炎[273-278]。其他拟交感神经药物（包括麻黄碱和苯丙醇胺）可能具有相似的作用[279-281]。有研究表明，在药物相关的急性缺血性脑卒中（尤其是可卡因）中，可能同时发生血管痉挛和血栓形成[282]。在这种情况下，可在发病的前几小时内溶栓，在随后的病程中抗血小板治疗[283]。

尚无特异性治疗能改善这种血管病变，但肯定的是应该尽快去除致病因素[278]。应密切监测和治疗患者的停药症状。由于许多非法药物滥用者也会酗酒，因此对于出现酒精戒断症状或体征的患者，需注意开始使用苯二氮䓬类药物的阈值应该较低。

尚未确定甲基苯丙胺使用者合并持续性血管炎的理想疗法，其中部分原因是血管炎的发病机制尚不清楚。类固醇疗法已在一些患者中短期使用，但几乎没有证据表明该治疗可以获益[278]。已提倡将钙通道阻滞药用于治疗患有血管痉挛 / 血管炎的可卡因使用者，但尚无关于疗效的确切数据。

长期的脑卒中二级预防应包括停用已确定的滥用药物。尽管在药物滥用情况下，关于脑卒中的数据有限，但对于缺血性脑卒中患者可行抗血小板治疗。

7. 肿瘤相关性脑血管炎 血管病很少使系统性肿瘤的病程复杂化。癌性或淋巴瘤性脑膜炎及血管内淋巴瘤可能会影响颅内中小动脉，这些患者的预后相当差。类固醇、姑息性化疗和放疗可能为炎性血管病患者带来短暂获益，但在某些情况下，这些治疗会导致症状的急剧恶化[284-287]。

二、血液病

缺血性脑卒中可能与多种遗传性和获得性血栓前状态相关，包括红细胞或血小板功能异常、凝血因子或内源性纤维蛋白溶解（框 58-2）。这些疾病不常见，但在年轻脑卒中患者中占比较高，当未发现其他病因时应考虑这些疾病[1, 2, 288, 289]。

（一）血栓前疾病

1. 凝血系统缺陷 凝血因子 V Leiden、凝血酶原 G20210A 和亚甲基四氢叶酸还原酶（methylenetetrahydrofolate reductase，MTHFR）C677T 基因突变与高凝状态相关，尤其是在静脉血栓形成方面。已发表的 Meta 分析表明，这些遗传变异与动脉事件（如缺血性脑卒中）之间的关系较小，并且更多发生于年轻患者[290, 291]。脑卒中还与蛋白 C、蛋白 S 和抗凝血酶

Ⅲ 的遗传缺陷相关，这些缺陷不太常见，但可能与更高的脑卒中事件复发率有关；由于这些因素在肾病综合征、肝病和妊娠中可能不会出现，因此也可能发生获得性缺陷。此外，还发现血栓形成倾向与使用口服避孕药、全身性炎症性疾病和恶性肿瘤相关。如前所述，高同型半胱氨酸血症也可能诱发血栓形成。

在急性缺血性脑卒中情况下，这些潜在遗传性或获得性疾病可能无法被识别，可能会给予患者溶栓或抗血栓治疗[292]。慢性抗凝治疗可被推荐用于确诊为血栓前状态的脑卒中幸存者的二级预防，但这仍然存在争议，指南建议可考虑抗血小板或抗凝治疗[293, 294]。存在蛋白 C 或蛋白 S 缺陷的罕见患者最初不应接受华法林治疗，除非同时给予肝素，因为这样诱发短暂高凝状态的风险很小[295]。由于 V 因子、凝血酶原 G20210A 和 MTHFR C677T 基因突变与动脉事件有一定的关系，所以在这些患者中使用抗血小板治疗进行二级脑卒中预防是合理的，除非患者发生了多次血栓事件。

2. 抗磷脂抗体综合征 抗磷脂抗体综合征可能继发于全身性疾病或单独发生。在一些研究，但并非所有研究中，它们的存在可能会被其他疾病或药物混淆，因此可能是动脉和静脉发生血栓栓塞的独立风险因素[296-305]。aPL 导致血栓形成的机制尚不确定，但似乎会干扰内源性抗凝血药、蛋白 C 和血小板稳态。aPL 相对常见，在正常人群中发生率高达 10%[306, 307]。区分单独存在抗磷脂抗体和 aPL 综合征很重要，aPL 综合征的特征是血管血栓形成和中至高滴度抗磷脂抗体或至少间隔 12 周的 2 次独立检查显示狼疮抗凝物阳性[308]。

在急性发作时，t-PA 已被用于治疗 aPL 所致的脑卒中[292]。但如果 aPL 的存在使部分凝血活酶时间假性升高，那就会对此类患者是否适合溶栓治疗产生影响。仅当患者接受肝素或具有已知的出血倾向（如因子缺乏）时，PTT 升高才是静脉注射 t-PA 使用的排除标准[309]。aPL 的情况不同，因 aPL 导致 PTT 假性升高的患者仍应考虑进行溶栓治疗。从理论上讲，在 aPL 综合征患者中发现的抗 t-PA 抗体[310]可能会减弱溶栓的作用，但其临床意义尚不清楚。

脑卒中或其他血栓栓塞事件患者的预防方法包括抗血栓和免疫调节治疗。作为华法林与阿司匹林

治疗复发性脑卒中研究（WARSS）的一部分，前瞻性抗磷脂抗体脑卒中研究（APASS）专门探讨了 aPL 在大量非心源性脑卒中患者中的作用[311]。在 APASS 中，1770 例患者在抗血栓治疗开始前进行了 aPL 检测，41% 被检测为 aPL 阳性[312]。在 2 年随访期间，是否存在 aPL 的患者之间血栓闭塞事件的发生率无差异。此外，接受华法林或阿司匹林治疗的患者之间这些事件的发生率无差异。本研究有几个局限性。首先，WARSS/APASS 的患者大部分年龄较大（平均年龄 62 岁），有典型的动脉粥样硬化危险因素，并且大多为腔隙性脑梗死。第二，仅检测了 1 次 aPL，故不清楚符合 aPL 标准的患者比例。第三，绝大多数 aPL 阳性患者仅存在低至中等滴度抗体（仅 0.2% 的患者存在高滴度阳性免疫球蛋白 G 抗心磷脂抗体）。APASS 的结果强调，具有典型动脉粥样硬化性危险因素、单一血栓事件和仅 1 次检测阳性 aPL 的老年患者应单独使用抗血小板治疗。这个结果不应用于符合 aPL 标准的患者。

在一项对 147 例 aPL 患者的回顾性研究中，101 例患者在平均 6 年的随访期内发生了血栓栓塞复发事件[313]。与接受阿司匹林治疗或低抗凝水平的患者相比，接受华法林治疗以维持 INR≥3.0 的患者的相对复发风险显著降低。在本研究中，皮质类固醇、硫唑嘌呤和环磷酰胺对血栓事件无明显影响。同样，一项对 61 例患者进行了平均 77 个月随访的研究显示，当凝血酶原比值（患者与对照组）维持在 1.5～2.0[314] 时，华法林降低了约 75% 的复发率，阿司匹林的治疗效果并不优于未经治疗的效果，泼尼松可能增加了血栓发作的风险。最近，两项随机对照试验分别纳入 114 例和 109 例患者，比较了高强度华法林（目标 INR 为 3.0～4.0 或 4.5）和中等强度华法林（目标 INR 为 2.0～3.0）治疗 aPL 的效果[315, 316]。这两型研究发现，高强度华法林没有任何获益，也没有出血并发症。基于这些数据，建议接受华法林治疗的 aPL 患者的目标 INR 为 2.0～3.0。

直接口服抗凝血药（阿哌沙班、利伐沙班、达比加群、依度沙班）治疗已经在许多适应证中取代了华法林治疗。然而，目前的数据表明，它们在治疗 aPL 综合征方面仍劣于华法林。在利伐沙班抗磷脂综合征试验（trial on rivaroxaban in antiphospholipid syndrome，TRAPS）中，在三种抗体阳性的 aPL 综合征（抗 β$_2$- 糖蛋白 -1、抗心磷脂抗体及狼疮抗凝物阳性）患者中，将每天 20mg 利伐沙班与目标 INR 为 2.5 的华法林进行比较[317]。主要终点为血栓栓塞事件、大出血和血管性死亡的复合事件。由于利伐沙班组的不良事件发生率较高（19% vs. 3%，P=0.01），该试验在 120 名患者平均随访约 1.5 年后提前终止。随后的一项试验招募了 190 名发生了血栓性事件的 aPL 综合征患者（但不需要三种抗体阳性），并将其随机分为利伐沙班组和华法林组[318]。在 3 年随访时，利伐沙班治疗的患者中有 12% 发生了血栓事件的复发，而华法林治疗的患者中有 6% 发生血栓事件复发（RR=1.8，95%CI 0.7～4.8）。两组脑卒中的发生率存在特别显著的差异（10% 利伐沙班 vs. 0% 华法林，P＜0.001）。

与其他免疫抑制药相比，有一些证据表明羟氯喹在 aPL 中可能有益，尤其是在系统性红斑狼疮患者中[319]。在接受抗凝治疗后仍有 aPL 和复发性血栓事件的患者，或在同时存在系统性红斑狼疮的患者中使用该药是合理的。对于接受了标准治疗的难治性复发血栓事件的患者，也可考虑利妥昔单抗。

恶性抗磷脂综合征是指 aPL 患者在短时间内（通常＜7d）累及多器官系统的罕见但显著的血栓事件。这种情况与预后不良相关，需要积极治疗。由于疾病的罕见性，治疗完全基于临床经验[320]。应立即开始静脉注射肝素，持续 7～10d，然后转为口服抗凝血药。建议使用大剂量类固醇来减少坏死组织中细胞因子的释放。血浆置换术和（或）静脉注射免疫球蛋白用于治疗致病性 aPL。如果在这些干预后仍出现病情进展，则应考虑使用环磷酰胺或利妥昔单抗进行更积极的免疫抑制治疗[321]。

3. 弥散性血管内凝血 弥散性血管内凝血是由凝血系统失衡所致，通常发生在恶性肿瘤、败血症、手术 / 产科并发症或创伤的情况下。微循环中形成纤维蛋白和血小板血栓，阻碍组织灌注[322]。同时，游离血小板耗尽并形成纤维蛋白降解产物，导致全身溶解状态。缺血性脑卒中和脑出血均继发于 DIC[322-324]。

治疗应尽可能针对潜在或可能诱发 DIC 的疾病。当缺血性血栓栓塞事件为主要事件时，可以用肝素或低分子肝素抗凝治疗，但该方法尚未得到证实；根据一项小型随机试验，低分子肝素可能优于普通肝素[325-328]。对于未接受全剂量抗凝治疗且无活动性出血的患者，应使用预防性剂量的低分子肝素或普通肝素预防静脉血栓栓塞。由于血小板计数低、凝血因子耗竭和出血风险增加，DIC 所致缺血性脑卒中患者可能不宜溶栓治疗，由于缺乏临床数据，这一说法也只是推测。

急性血栓事件后，如果基础疾病无法治疗，应进行长期的预防性治疗以避免慢性 DIC 发生。慢性 DIC 通常对口服华法林抗凝反应不佳，因此首选静脉注射肝素或低分子量肝素[325, 326]。

当发生颅内或全身性出血时，应通过替换消耗的凝血因子和血小板来控制出血。新鲜冷冻血浆可用于 PT/PTT 延长或纤维蛋白原水平降低的患者，冷沉淀可用于新鲜冷冻血浆给药后纤维蛋白原水平持续下降的活动性出血患者[329]。应避免抗血栓治疗。对于常规治疗效果不佳的难治性 DIC 和出血患者，重组因子Ⅶa 和人凝血酶原复合物是其他可能的治疗方法[329, 330]。

（二）镰状细胞病

镰状细胞病的主要症状很少表现为脑卒中，但 10%～20% 的患者可能会出现脑卒中[331, 332]。即使是在重度脱水或缺氧的情况下，镰状细胞病也极少出现脑卒中。镰状细胞病会引起进行性非动脉粥样硬化性大动脉血管病变，在少数情况下，可能演变为类烟雾病[333, 334]。镰状细胞危象期间血液黏度升高可能会损害灌注，细胞聚集物直接阻塞微血管也可能导致梗死。合并贫血可能导致代偿性小动脉血管扩张和脑血流量增加，从而可能增加脑出血的风险[335]。

镰状细胞病所致脑卒中的早期治疗包括紧急常规输血或血浆置换，通过这两种治疗方式可将镰状血红蛋白（sickle hemoglobin, HbS）的比例降至 30% 以下，但这种治疗方法是基于共识并没有明确证据[336]。一般急性期的支持性治疗目标是维持正常的血容量、体温和血糖。尽管数据有限，但在镰状细胞病患者出现急性缺血性脑卒中时，溶栓治疗相关的症状性出血风险似乎并未大幅增加。在一项观察性研究中，61 例镰状细胞病患者中有 3 例（4.9%）在 t-PA 后出现症状性出血，而 290 例匹配对照组中有 9 例（3.2%）出现症状性出血，这一差异并不明显（P=0.45）[337]。因此，对符合标准的镰状细胞病患

者给予 t-PA 溶栓治疗是合理的。尽管数据有限，早期给予抗血小板治疗也适用于典型的急性缺血性脑卒中病例。在某些情况下，颈动脉颅外段闭塞与动脉夹层一样，可能导致镰状细胞病患者发生脑卒中，在这种情况下，可以考虑使用更积极的双联抗血小板治疗[338]。

输血治疗可以更好预防镰状细胞病所致的脑卒中。镰状细胞贫血脑卒中预防试验（stroke prevention trial in sickle cell anemia, STOP）是一项随机临床试验，旨在探讨长期输血治疗是否能降低 130 例高危儿童的脑卒中风险[339]。如果 TCD 超声显示颈内动脉颅内段或大脑中动脉的流速超过 200cm/s，则患者被定为高风险。输血是为了 HbS 浓度保持在总血红蛋白的 30% 以下。63 名接受输血治疗的儿童中只有 1 名出现脑卒中，而接受标准治疗的 67 名儿童中有 11 名出现脑卒中（P<0.001）。这项研究将脑卒中风险降低了 92%，由于产生了巨大获益而试验提前终止。基于本研究，强烈建议将输血作为高危儿童脑卒中的一线预防，并建议将其作为已发生脑血管事件的儿童和成人的二级预防。长期二级预防的 HbS 最佳浓度存在争议，范围为 30%～60%[340-342]。最佳镰状细胞贫血脑卒中预防（STOP2）试验评估了输血治疗的最佳持续时间[343]。本试验入组了 79 例镰状细胞病患者，这些患者没有脑卒中病史，TCD 检查发现血流速度升高，接受了至少 30 个月的输血治疗后 TCD 速度恢复正常。将患者随机分配至继续输血治疗组和停止输血治疗组。在停止输血治疗的 41 例患者中，14 例患者再次出现 TCD 血流速度增快，2 例患者出现脑卒中。38 名继续输血治疗的患者均未发生这些事件。此外，在研究结束时，继续输血组 8% 的患者出现了经 MRI 证实的无症状性梗死病灶，而停止输血治疗的患者中该比例为 28%（P=0.03）[344]。

MRI 显示无症状性脑梗死的儿童也可能从输血治疗中获益。在无症状性脑梗死输血试验（silent cerebral infarct transfusion trial, SIT）中，随机接受输血治疗的无症状性脑梗死儿童的脑梗死复发率低于接受标准治疗的儿童[345]。

作为短期或预防性治疗，输血可分为简单输血或交换输血。简单输血是直接输注浓缩红细胞，以降低 HbS 的相对比例。所需的血液单位数量基于患者的输注前 HbS 和总血细胞比容水平及总循环血量

的估计值。简单输血的短期风险为容量超负荷和高黏度；因此，它最适合已经严重贫血、容量不足或两者都有的患者。交换输血可以在不增加血细胞比容的情况下降低 HbS 水平。这可以通过手动或使用单采设备自动执行，两种方法都需去除约 2U（约 1L）的血液，并根据初始 HbS 水平和患者体型替换约 4U 的浓缩红细胞和生理盐水。从长远来看，交换输血的耐受性可能优于简单输血，并且铁超标的风险较低，但治疗费用更昂贵，需要的血液量更多。血源性感染不常见，其风险会随着长期输血治疗而增加。无论采用哪种方法，输血都会出现同种异体免疫，使用与特定抗原（Kell 血型和 Rh 抗原 C 和 E）表型匹配的红细胞可最大限度地避免这种情况[346]。在一项以输血治疗来进行脑卒中二级预防患者的回顾性研究中，14 例接受初次简单输血治疗的患者中有 8 例（57%）出现脑卒中复发，而 38 例接受交换输血的患者中有 8 例（21%）出现脑卒中复发[347]。鉴于观察结果的非随机性，必须谨慎解读这些数据。

羟基脲是一种化学制剂，可增加胎儿血红蛋白浓度，并改善红细胞存活率[348]。经近红外光谱测定，它还可以增加脑部氧合指数[349]。多项研究表明，使用羟基脲治疗可降低 TCD 血流速度，这表明羟基脲可以预防脑卒中[350-352]。在一项双盲临床试验中，299 例频繁出现镰状细胞病疼痛危象（无脑卒中病史）的患者被随机分配接受羟基脲或安慰剂治疗，并平均随访 21 个月[353]。羟基脲初始剂量为 15mg/(kg·d)，每 12 周增加 5mg/(kg·d)，除非出现骨髓抑制（中性粒细胞计数＜2000/mm³、血小板计数＜80 000/mm³ 或血红蛋白＜4.5g/dl）。如果发生骨髓抑制，则停止治疗，直至血细胞计数恢复，然后以较低剂量重新开始治疗。研究中的最大剂量为 35mg/(kg·d)。在接受治疗的患者中，疼痛危象发生率的中位数为 2.5 次/年，而在接受安慰剂治疗的患者中，疼痛危象发生率的中位数为 4.5 次/年（P＜0.001）。羟基脲治疗也延长了危象的间隔时间。因为疼痛危象的发生机制可能与脑卒中的发病机制相似，但该研究规模太小，即使结果令人鼓舞，仍未解决治疗对脑卒中风险的影响。在一项镰状细胞综合征（镰状细胞病和珠蛋白生成障碍性贫血）患者的长期前瞻性观察性研究中，与未接受羟基脲治疗的患者相比，羟基脲治疗的致死性脑卒中发生率较低（2% vs. 5%）[354]。羟基

脲在大龄儿童和成人中的获益似乎也扩展至年龄非常小的儿童[355]。在 35 名有脑卒中病史的儿童中进行的一项小型前瞻性研究表明，在长期复发性脑卒中的预防中，羟基脲加放血疗法可能与慢性输血疗法和铁螯合疗法一样有效[356]。然而，在一项比较这两种二级脑卒中预防策略的多中心随机试验中，66 例分配至输血和螯合治疗的患者中没有一例脑卒中复发，而 67 例分配至羟基脲加放血治疗的患者中有 7 例脑卒中复发[357]。因此，虽然羟基脲对镰状细胞病患者有益，但在有脑卒中病史的患者中，羟基脲不能替代输血治疗。羟基脲的主要不良反应是可逆的、剂量相关的骨髓抑制。

镰状细胞病引起的类烟雾病应按照与烟雾病相似的方式进行治疗[358-361]。尽管仍存在争议，骨髓或造血干细胞移植可用于治疗高危镰状细胞病的患者，并可降低脑卒中复发的风险[362-364]。

三、其他疾病

（一）偏头痛相关脑卒中

流行病学证据表明，偏头痛患者，尤其是先兆偏头痛患者脑卒中风险增加[365]。偏头痛和脑卒中之间的关系复杂且可能是互为因果。皮质扩散抑制是一种缓慢扩散的皮质去极化波，伴有短暂性脑血流量增加，随后出现更长时间的相对低灌注，这是偏头痛先兆的基础，也可能出现于无先兆的偏头痛[366, 367]。包括微栓子、内皮功能受损和凝血异常在内的多种共同机制可能导致脑缺血和皮质扩散抑制[368-374]。脑缺血本身可能触发皮质扩散抑制，一旦触发，由皮质扩散抑制引起的相对低灌注可能导致或加重缺血。区分这些不同因素在每个患者中的相对作用可能不切实际。鉴于此，加上缺乏针对并发偏头痛的脑卒中治疗或预防脑卒中复发的数据，使用溶栓和抗血栓药物治疗此类脑卒中似乎是合理的。

应避免使用诱发脑血管收缩的药物治疗偏头痛，包括麦角类和曲普坦类药物，因为它们可能会进一步减少脑缺血区域的脑血流量或诱发脑卒中复发[375-378]。尚不清楚偏头痛预防治疗是否会降低脑卒中复发的风险。口服钙通道拮抗药广泛用于偏头痛脑卒中的预防，包括维拉帕米或氨氯地平。但是，缺乏这种方法的证据。所有偏头痛患者，尤其是发生过脑卒

中的患者，都需要戒烟并积极治疗常见的血管危险因素。此外，流行病学证据表明口服避孕药的偏头痛患者的脑卒中风险大约增加了 8 倍，在发生偏头痛相关脑卒中或者采用替代避孕方案后应停止使用这些药物[379, 380]。

（二）线粒体脑肌病伴高乳酸血症和脑卒中样发作

线粒体呼吸链复合体遗传异常可能导致 MELAS 综合征。尽管微血管中的平滑肌细胞功能可能也发生改变，但脑卒中通常归因于代谢性能量衰竭，而并非血管机制[381]。虽然没有有效的具体治疗方法，但已提出了一些可能的治疗方案。支持性治疗适用于所有患者，包括去除可能加重线粒体功能障碍的全身性疾病因素，如低氧血症、酸中毒和感染。应避免使用可能会加重线粒体功能的药物，包括巴比妥类、丙戊酸、他汀类、氨基糖苷类和利奈唑胺（框 58-5）[382, 383]。使用改变线粒体代谢的药物来限制产生过量乳酸。最常使用的药物辅酶 Q_{10} 可降低较高的乳酸/丙酮酸比值[384]，但其临床作用尚不确定。一项在 30 名受试者中进行的随机、盲法交叉试验，比较了应用辅酶 Q_{10}（1200mg 每天 1 次）与安慰剂 60d 的治疗，结果显示辅酶 Q_{10} 对有氧运动能力和运动后乳酸生成增加影响较小，但其他临床结果无明显变化[385]。一项早期、较小规模的试验表明，辅酶 Q_{10} 补充可能对肌肉力量有益[386]。辅酶 Q_{10} 耐受性良好，无显著不良反应，因此对于 MELAS 患者可以经验性使用。二氯乙酸钠可能降低乳酸和丙酮酸，早期报道提示可能有临床获益[387]。然而，一项小型随机对照试验纳入了 30 名患者，将二氯乙酸钠与安慰剂进行了比较，结果显示该药物有很大的周围神经毒性，无临床获益证据[388]。几篇报道表明，L- 精氨酸可能通过改善内皮功能障碍和组织灌注，在 MELAS 患者的治疗中发挥作用[389-391]。在一项纳入 24 例 MELAS 患者的研究中，静脉滴注 L- 精氨酸可以减轻急性脑卒中样发作期间发生的神经系统症状，长期口服 L- 精氨酸补充剂可以降低后续发作的频率和严重程度[392]。由于缺乏对照安慰剂组，必须谨慎分析这些观察结果。在单个病例报道中报道了可能有益的其他药物，包括大剂量皮质类固醇、艾地苯酮和维生素 K_3（甲萘二酚二磷酸钠）、维生素 C、核黄素、烟酸、硫胺素和吡哆醇[393-397]。

框 58-5　可能与线粒体功能恶化有关的药物

- 丙戊酸
- 抗逆转录病毒药物
- 氨基糖苷类
- 利奈唑胺
- 他汀类
- 二甲双胍
- 丙泊酚
- 挥发性麻醉药
- 布比卡因

（三）脑静脉血栓形成

脑静脉血栓形成是一种罕见但重要的脑卒中原因，该病因是可治性的。在儿童中，CVT 常与感染有关，最常见于患有中耳炎、鼻窦炎、扁桃体炎或咽炎的儿童，需要早期给予适当的抗生素。在成人中，大多数病例与感染无关，但通常涉及系统性疾病[398]。CVT 的一些不常见但具有一定可治性的病因包括重度脱水、恶性肿瘤、骨髓增生性疾病、高凝状态和炎症性肠病，需要对这些系统性疾病进行治疗。许多成人病例与妊娠和产褥期相关，分娩后更应该接受治疗。口服避孕药也是危险因素，应停用[380, 399, 400]。约 20% 的病例病因不明[401]。

CVT 的对症处理应包括癫痫发作、代谢紊乱、脑水肿和颅内压升高的治疗。癫痫发作后应用抗癫痫药反应良好。脑水肿可采用甘露醇、甘油、乙酰唑胺、右旋糖酐、巴比妥类药物或皮质类固醇进行药物治疗，但对各个药物的优点存在较大的争议[401-403]。尤其是在开始使用溶栓或抗血栓药物时，重复静脉注射甘露醇或甘油脱水可治疗颅内压升高。乙酰唑胺往往对症状相对较轻的患者最有用，对重度脑水肿患者中作用不大。皮质类固醇在 CVT 中的作用未经证实，并且可能会增加全身感染的风险。巴比妥类药物也存在一些问题，会影响医师对神经系统功能的观察，并可能导致严重的低血压。在非常严重的情况下，可考虑腰椎穿刺、分流或手术减压[398]。在许多患者的长期随访中发现，在即将发生脑疝的情况下进行去骨瓣减压术能带来良好的结局[404-406]。然而，这些有创操作可能会限制抗血栓或溶栓药物的使用，这些抗血栓或溶栓治疗更可能缓解静脉高压和随之而来的脑水肿。另一方面，在一组接受去骨瓣减压术的 4 例患者中，术后 12h 重新开始使用半剂量肝素，24h 恢复使用全剂量肝素，未发生出血[405]。

血栓形成的治疗选择包括抗凝、药物溶栓、取栓或保守治疗。抗凝治疗在 CVT 治疗中的作用长期存在争议。抗凝可防止进一步血栓形成，从而防止静脉梗死（包括轻度和出血性）的发生。然而，对于 CVT 引起的出血性静脉梗死患者，抗凝治疗可能会增加脑出血的风险。一些专家赞成仅在没有影像学和脑脊液证据的出血患者中使用肝素抗凝，而其他专家态度更积极，甚至建议在有出血性梗死的患者中使用肝素。CVT 是在随机对照临床试验中少见的脑卒中原因之一。Einhaupl 和他的同事[407]计划研究 60 例 CVT 患者，随机分配他们接受肝素静脉滴注（调整为 PTT80～100s）或安慰剂盐水输注。由于应用肝素组的结局具有显著的统计学意义，该研究仅入组 20 例患者后就提前终止。在治疗后 3 个月，10 名接受肝素治疗的患者中有 8 名完全康复，其余 2 例有轻微残留症状。相比之下，安慰剂组中只有 1 例患者完全恢复，6 例患者存在残留症状，3 例患者死亡（P<0.01）。此外，患者接受肝素治疗 3d 后获益明显。Einhaupl 等还进行了一项回顾性分析，旨在评估肝素在伴有出血性静脉梗死的 CVT 中的作用，研究共纳入 43 名患者，接受肝素治疗的患者死亡率为 15%，未接受肝素治疗的患者死亡率为 69%。在 60 例 CVT 患者中进行了那屈肝素（一种低分子量肝素）的临床试验。与普通肝素相比，那屈肝素效果不明显，也没有减少不良事件的发生：治疗组为 13%，安慰剂组为 21%。没有出现与那屈肝素相关的症状性脑出血[408]。综上所述这两项试验表明 LMWH 绝对死亡或依赖的风险降低了 13%（95%CI 30%～3%）[409]。尽管一项小型随机试验和一项前瞻性观察性研究表明 LMWH 的疗效更好，但 UFH 和 LMWH 的疗效是否存在差异仍不明确[410, 411]。基于这些结果，即使存在出血性梗死，也建议大多数 CVT 患者进行早期抗凝治疗[412]。在一项多中心、前瞻性、观察性的国际脑静脉和硬脑膜窦血栓形成研究（international study on cerebral vein and dural sinus thrombosis，ISCVT）中，超过 80% 的患者即刻启动了抗凝治疗[413]，这个事实也印证了上述观点。

溶栓治疗是比肝素更积极的干预手段，但其作用仍不明确。据报道，静脉溶栓治疗在少数 CVT 系列病例中提供获益，但数据有限[414, 415]。尽管尚未发表对照试验，但在硬脑膜窦血栓形成中局部注射 u-PA 或 t-PA 已被广泛应用[416]。在大多数报道的局部溶栓病例中，可连续输注相对较低剂量的溶栓剂（t-PA，1～2mg/h）。机械溶栓，尤其是使用流变溶栓术（Angiojet catheter；Boston Scientific, Marlborough,MA）的报道越来越多，通常与药物溶栓联合使用[417-422]。大多数病例还同时使用静脉注射肝素治疗。在 40 例上矢状窦血栓形成患者的非随机研究中，20 例患者中的 16 例（80%）经局部 u-PA 治疗后恢复正常，而另外 20 例患者中只有 9 例（45%）经肝素治疗后恢复正常（P=0.019），需要注意的是该研究在纳入溶栓组患者时，对治疗前的条件有更严格的要求[423]。一篇对 72 项研究进行了系统回顾的综述报道了 169 名接受药物溶栓治疗的患者，其中包括大约 30% 的出血性梗死患者，发现出血并发症的发生率相对较低（5% 的脑出血伴有神经功能恶化，2% 的颅外出血需要输血），大多数患者预后良好。然而，一项由 20 名接受药物和机械溶栓治疗的患者（70% 的患者有出血性梗死）组成的前瞻性病例系列研究发现，症状性出血的风险更高（25%），这说明了既往病例报道中存在发表偏倚的可能[424]。脑静脉血栓形成溶栓或抗凝治疗（TO-ACT）试验将 63 例重度 CVT 受试者随机分为溶栓和（或）机械取栓的血管内治疗组和标准抗凝组[425, 426]。两组之间预后没有差异，分别有 65% 和 66% 的患者预后良好。由于肝素在大多数病例中疗效明显，溶栓治疗应留给尽管有足够抗凝但病情恶化的患者，或因多个静脉窦广泛血栓形成而病情迅速恶化的患者，以及与血栓部位相关的预后较差的深静脉系统血栓形成的患者[413, 427, 428]。

在静脉注射肝素和（或）溶栓早期治疗后，通常需继续口服抗凝药，但治疗的持续时间尚未明确。从既往治疗史上看，华法林一直在这种情况下被使用，尽管直接口服抗凝药的使用越来越多，因为它更方便并且可能具有更好的安全性。一项研究在 120 例 CVT 患者中对华法林与达比加群效果进行了比较，发现这两种药物的疗效和安全性相似[429]。

关于抗凝治疗的时间问题，建议对于那些有短暂诱发因素的患者，继续口服抗凝 3～6 个月，对于无诱因的 CVT 患者，继续口服抗凝治疗 6～12 个月[412]。一些专家建议进行 MRI 和 MR 静脉造影，以确定静脉系统是否重新恢复了血流，进而决定何时停止抗凝治疗。但是 CVT 后许多受试者的 MR 静脉造影一直表现为异常，可能使得这种策略复杂化。对于有潜在持续性高危血栓形成倾向或既往有静脉血栓栓塞的患者，可能需要终身抗凝治疗[412, 430]。在与妊娠或产褥期相关的 CVT 女性中，许多专家建议在妊娠期间进行预防性抗凝治疗[401]。如果在既往妊娠期间发生 CVT，则通常建议在下次妊娠期间和产后 8 周内皮下注射 LMWH。如果既往 CVT 为产后发生，则仅在分娩后 4～8 周使用抗凝药。

第59章　脑出血和脑室出血的内科治疗
Medical Therapy of Intracerebral and Intraventricular Hemorrhage

Jimmy V. Berthaud　Lewis B. Morgenstern　Darin B. Zahuranec　著

秦文静　童艳飞　译　　余　樱　常丽英　校

本章要点

- 脑出血（ICH）患者应在专科病房进行治疗，重点是监测病情变化，避免出现发热、高血糖或低血糖及深静脉血栓等并发症。
- ICH后，血压降至目标收缩压低于140mmHg可能是安全的，但目前尚未证实可降低死亡率和致残率。
- 对于大多数幕上ICH，开颅术和血肿清除术的适应证仍不明确。对于有占位效应或脑积水的小脑出血，外科血肿清除术可以挽救生命。
- 生命支持治疗的局限性可能会影响ICH的预后。临床医师应警惕所提供的支持治疗的早期局限性，并尽可能地确保治疗目标符合患者和家属的期望和选择。

血使人感到恐惧。虽然急性出血在CT扫描上是白色而不是红色的，但它通常提醒社区急诊科医师迅速致电三级转诊中心转运患者。转诊中心的医师接到电话后，经常会疑惑转诊中心到底能为患者做哪些社区医院做不到的。好消息是，尽管目前没有治疗ICH和脑室出血（intraventricular hemorrhage，IVH）的"灵丹妙药"，但重症监护治疗可能会降低死亡率并改善预后。手术治疗仍存在争议，任何一家拥有良好重症监护病房和神经科和（或）神经外科的医院都能提供很多的治疗方案。

本章节将探讨成人自发性ICH和IVH的内科治疗。流行病学、临床表现、影像学和外科治疗在本书的其他章节介绍。ICH或IVH的管理始于社区医院，包括及时识别、转运及分诊急性脑卒中患者。在急诊科，当头部CT检查确定是自发性ICH时，应立即寻找病因并着手缓慢控制血压和评估脑水肿情况。警惕脑积水和并发症至关重要，康复治疗和营养支持也很重要。

本章首先介绍急性ICH或IVH患者的急诊科管理，讨论ICH或IVH专科病房的实用性及重症医学治疗的重要性。之后介绍脑水肿、脑积水和脑室引流术，还探讨了急性期新型疗法的应用、溶栓药物的使用及血块的清除；随后介绍血肿扩大和预防这一严重并发症的措施，以及患者对手术治疗的选择；最后将讨论抗凝药相关性脑出血和预后的预测因素。原发性IVH很少见[1]。一项研究报道原发性IVH仅占所有IVH的3%[2]。因此，我们将ICH和IVH作为一个整体进行讨论。本章中的建议引自AHA/ASA制订的ICH指南，应注意证据类别和推荐级别[3]。正文之前列有证据类别和推荐级别的完整解释。

一、急诊科管理

框59-1总结了初步处理ICH或IVH患者的步骤。首先应关注需要紧急治疗的气道、呼吸和循环问题。脑干损伤或意识障碍的患者可能存在气道或呼吸障碍。如第56章所述，这些并发症可通过气道管理

（对疑似创伤的患者提供充分的颈椎保护）和气管插管进行治疗。应注意，在被送至急诊科之前长时间不动的患者可能会出现横纹肌溶解症和肾衰竭。此外，基线严重程度评估应作为 ICH 患者初步评估的一部分，如美国国立卫生研究院脑卒中量表和 ICH 评分（Ⅰ级推荐，B 级证据）[3]。ICH 评分[4, 5] 是经过验证的被广泛用于评估 30d 死亡风险的评分系统，不过它可能低估了未放弃治疗的患者的康复潜力[6]。

框 59-1　疑诊脑出血患者的急诊注意事项

- 确保气道、呼吸和循环正常
- 询问既往病史，包括近期头部创伤、高血压、肿瘤、动静脉畸形、动脉瘤、抗血栓药物使用、凝血功能障碍或化疗史
- 预约头部 CT
- 采集并送检标本，包括全血细胞计数、凝血酶原时间、部分凝血活酶时间、生化和尿液药物筛检
- 对于 CT 确定为脑出血且不合并颅高压者，如果初始收缩压≤220mmHg，则将血压降至收缩压 140～160mmHg；如果初始收缩压＞220mmHg，降压幅度为 15%～20%
- 申请神经内科和神经外科会诊
- 如果 CT 显示蛛网膜下腔出血或非典型部位出血，或者没有明确的高血压病史，应怀疑动脉瘤或 AVM
- 密切观察患者的病情变化；如果出现病情恶化，应立即复查 CT
- 治疗发热、高血糖或低血糖

二、重症医学治疗的重要性

（一）卒中单元和重症监护病房

ICH 或 IVH 患者应该在专科病房接受治疗，专科病房的医务人员熟知重症监护的流程和神经损伤治疗。这应该包括神经科护士定时对患者进行神经系统查体，及时识别病情变化以便采取紧急措施防止病情恶化（Ⅰ级推荐，B 级证据）[3]。在许多医疗机构中，这意味着 ICH 患者应入住 ICU；然而，在有条件立即获得更高级别治疗的情况下，不伴有呼吸困难或颅高压的 ICH 患者也可以在专门的卒中单元接受治疗。建议专科病房提供治疗的证据来自于卒中单元的数据，一些证据表明在卒中单元中 ICH 患者比其他类型的脑卒中患者获益更多[7-9]。有关 ICH 的研究中，Ronning 等[8] 随机将 121 名 ICH 患者分配到急性卒中单元或普通内科病房，结果表明卒中单元患者的 30d 死亡率更低（卒中单元为 39%，普通内科病房为 63%）。一项观察性研究也证实应该将患者分配到神经科 ICU 而不是普通 ICU，在这项研究中未在神经科 ICU 的患者有更高的死亡率（OR=3.4，95%CI 1.7～7.6）[10]。在有全天重症监护人员的 ICU 中，患者的死亡率更低（OR=0.39，95%CI 0.2～0.7）。专科病房不仅能为神经症状恶化的患者提供抢救治疗，还可以帮助预防并发症、避免进一步损害已受损的神经元。

将 ICH 患者转运到三级医院还是留在当地医院，需要综合考虑。尽管在专科病房治疗能有预期的获益，但也有研究表明转运到三级医院的患者预后更差[11]。不过，并非所有的研究均得出这一结论[12, 13]，而且这些分析几乎都受到未确定的疾病严重程度的干扰。其中一些转诊可以通过使用远程医疗对 ICH 患者进行初步临床评估来实现。对于缺乏 ICH 诊断和手术治疗能力的医院，应当与其区域的三级医院共同制订协议，以确定哪些患者可以在当地医院治疗，哪些患者应该转运，要同时兼顾到患者因素、当地医院能力、地理位置和家庭因素。

（二）发热

发热是 ICH 患者预后不良的独立预测因素[14]。对所有脑卒中患者常规预防性使用对乙酰氨基酚并不能够改善预后[15]，但有充分的证据表明，发热会导致脑卒中患者的病情恶化[14, 16, 17]。对于体温升高的患者，应努力寻找感染源。建议立即使用对乙酰氨基酚和体外降温装置（冰毯）以维持正常体温。但是，目前还没有证据证明这种治疗方法能够改善预后。然而，目前的指南建议，ICH 后治疗发热可能是合理的[3]（Ⅱb 级推荐，C 级证据）。

（三）血糖升高

血糖升高与 ICH 的不良预后相关[18]，但何种程度的高血糖能导致预后不良及能提示脑损伤的严重程度，目前尚不明确。静脉注射 rt-PA 治疗缺血性脑卒中后，血糖升高可诱发继发性 ICH[19]。受损的脑组织对低血糖的不良影响特别敏感，研究发现，以正常血糖（如＜110mg/dl）为目标的强化胰岛素治疗增加了神经重症患者低血糖的发生率[20]。对于缺

血性脑卒中，尝试控制血糖一直是研究的热门领域，然而目前并没有证实这是有益的[21]。SHINE 研究是一项前瞻性、随机、适应性设计的临床试验，旨在探讨强化降糖与标准降糖治疗对急性缺血性脑卒中患者预后的影响[22]。SHINE 试验未纳入 ICH 病例，在中期分析发现强化治疗有害且 90d 功能预后无差异，该试验因无效而提前终止[22]。因此，基于现有证据，不能推荐血糖的具体目标值，但建议密切监测血糖以避免发生严重的高血糖和低血糖（Ⅰ级推荐，C 级证据）[3]。

（四）高血压

虽然出血急性期降压治疗理论上可以防止血肿扩大，但一些学者担心这可能会导致出血周围区域缺血更严重。以狗为研究对象的实验数据首次表明，将平均动脉压降至大脑自动调节的正常范围内不会对局部脑血流量或 ICP 产生不利影响[23]。PET 也未能显示人体脑血肿周围的组织缺氧。Powers 等[24] 对急性脑出血患者进行了降压的对照试验并测量了外周和全脑血流量，发现两者均未下降。这些表明降压可能是安全的，基于部分数据随后进行了几项大规模临床试验。

INTERACT2 试验证实了降压的安全性并能改善预后[25]。这项研究随机抽取了 2839 位患者，其中 68% 来自中国，入组患者均在出现自发性 ICH 后 6h 内被随机分组。强化治疗组（目标收缩压＜140mmHg）与指南推荐的标准治疗组（目标收缩压＜180mmHg，OR=0.87，95%CI 0.75～1.01，P=0.06）比较，死亡或致残率下降了 3.6%（52% vs. 55.6%）。该试验由临床医师选择使用降压药物。两个治疗组的死亡率和安全性没有差异[25]。治疗组的平均收缩压是 150mmHg（139～150mmHg），对照组的平均收缩压是 164mmHg（155～164mmHg）[25]。然而，事后分析发现在 1h 内更大幅度的 SBP 降低≥20mmHg 且维持 7d 的患者，90d 的残疾率和死亡率更低[25]。ATACHⅡ 研究是一项多国参与的大型随机对照试验，旨在确定强化降压（SBP 目标值为 119～139mmHg）与标准降压（SBP 目标值为 140～179mmHg）的疗效[26]。遗憾的是，在中期分析发现两个治疗组之间的功能结局无差异后，这项研究因无效而提前终止。治疗组的平均收缩压是 129mmHg（113～145mmHg），对照组的平均收缩压

是 141mmHg（126～156mmHg）[26]。此外，强化降压组在治疗 7d 后出现了不良的肾损害事件[26]。本研究中，超过 50% 的患者入院时格拉斯哥昏迷量表为 15 分，不到 10% 的患者出血量大于 30ml。因此，难以确定具有不良临床和影像学特征的患者是否能从强化降压中获益。值得注意的是，ATACHⅡ 对照组与 INTERACT2 治疗组的血压水平基本相同，这可以解释这些研究之间的部分差异。

值得关注的是，大多 ICH 患者的头部 MRI 存在远离出血部位的阳性弥散信号。一项包含 118 位 ICH 患者的研究发现，22.9% 的患者在 ICH 后第 1 个月内出现急性缺血的阳性弥散信号[27]。虽然血压下降与这些异常信号有关，但绝大多数的弥散异常病灶很小且无症状。2015 年 AHA/ASA 指南推荐，对于 SBP 在 150～220mmHg 且无急性降压禁忌的 ICH 患者，目标收缩压低于 140mmHg（Ⅰ级证据，A 级推荐），但是值得注意的是，该建议是在 INTERACT2 之后、ATACHⅡ 之前提出的[3]。

当 ICP 升高时，需要更高的 MAP 来驱动脑灌注压。降压药物的选择可能很重要[28]。静脉注射拉贝洛尔[29] 或尼卡地平可平稳降压，适合在没有这些药物相关的心脏禁忌证的患者中使用。拉贝洛尔的起始剂量为 10～20mg，静脉推注持续 1～2min。剂量可增至 20～80mg，每 10～15 分钟重复 1 次，或必要时可使用起始剂量为 0.5～2mg/min 持续泵入。最大剂量为 300mg/d。尼卡地平的起始剂量为 5mg/h，可每 5～15 分钟增加 2.5mg/h，最大剂量为 15mg/h。理论上，硝酸酯类可因其血管扩张特性而加重脑水肿，在有其他药物选择的情况下，一般应避免使用。然而，基于更多最新的临床试验数据，这一担忧可能需要重新探讨。ENOS 试验分析了在缺血性脑卒中或 ICH 后 48h 内使用硝酸甘油透皮贴剂降压的安全性和有效性。在 ICH 的亚组分析中，硝酸甘油在总体人群中是安全的，但并没有改善 90d 的功能结局。在 6h 内随机接受治疗的 61 例患者中，可能存在功能结局的获益，但考虑到样本量较小和亚组分析的局限性，该结果仍需要证实[30]。

（五）深静脉血栓形成

预防深静脉血栓形成至关重要，但必须权衡预防治疗与早期血肿扩大的风险。在一项包括缺血性

脑卒中和 ICH 的前瞻性随机试验中，使用间歇充气加压长袜进行机械预防可降低 DVT 的风险，并有降低死亡率的趋势[31]。逐级加压弹力袜过去一直被认为是机械预防的另一种选择，然而近期进行的关于其在脑卒中中有效性的随机试验显示出好坏参半的结果。CLOTS1 研究表明，与未治疗组相比，弹力长袜在预防 DVT 方面无效[32]。随后的一项研究表明，弹力长袜在预防近端 DVT 方面优于短袜[33]。解释这些明显不同的结果具有挑战性，多个协会关于使用逐级加压弹力袜的不同建议证明了这一点[34, 35]。然而，几项研究现已证实，间歇加压长袜可有效预防 DVT。CLOTS3 试验是一项最大的随机对照试验，确定了间歇充气加压装置的安全性和有效性[36]。基于这些研究，活动能力下降的 ICH 患者应立即使用充气加压长袜（Ⅰ级证据，A 级推荐）[3]。使用逐级加压弹力袜以减少 DVT 或改善预后并未获益（Ⅲ级证据，A 级推荐）。颅内出血停止后，可在随后的 1～4d 内加用静脉血栓预防剂量的皮下肝素（Ⅱb 级证据，B 级推荐）[3]。虽然缺血性脑卒中研究表明，依诺肝素可能比皮下普通肝素更有益，但本研究未纳入 ICH 患者[37]，因此我们在 ICH 患者中使用皮下普通肝素。

（六）类固醇

两项随机试验研究了类固醇在 ICH 中的作用[38, 39]，均未能证明对 ICH 患者有益。事实上，在一项研究中[38]，接受类固醇治疗的患者比未接受类固醇治疗的患者有更多的感染并发症。目前 AHA/ASA 指南不推荐使用糖皮质激素治疗 ICH 中的 ICP（Ⅲ级证据，B 级推荐）。

（七）抗惊厥药

ICH 后早期癫痫发作很常见，3%～17% 的患者会出现[40]。然而，没有前瞻性随机试验支持 ICH 后预防性使用抗惊厥药[41, 42]，一些观察性研究表明预防性使用抗惊厥药可能是有害的[43, 44]。最近的一项观察性研究表明，在未经调整的分析中，预防性抗惊厥治疗（主要使用左乙拉西坦）与更差的功能结局相关，但在调整临床和人口统计学因素后，这种相关性不再存在[45]。由于预防性抗惊厥药通常在更严重的病例中使用，因此尚不确定在一些研究中观察到的更差的结局是否由残余混杂因素所致；这需要进行随机试验以确定抗惊厥药的任何效果。鉴于

缺乏确切的数据显示抗惊厥药的获益及对可能的危害的考虑，仍不推荐常规预防性使用抗惊厥药（Ⅲ级证据，B 级推荐）[3]。然而，应低频维持以便进行持续脑电图监测，来评估不明原因的意识改变患者的非惊厥性癫痫发作（Ⅱa 级证据，C 级推荐）[3, 40]。如果出现癫痫发作，治疗方案包括静脉注射负荷剂量的苯妥英钠 10～20mg/kg，随后每天维持苯妥英钠 4～7mg/kg；或者，如果存在药物相互作用，可以静脉注射负荷剂量的左乙拉西坦 20mg/kg，随后 500～1500mg，每天 2 次[46]。静脉注射负荷剂量的拉考沙胺 200～400mg，随后 100～200mg，每天 2 次，是一种可考虑使用的新型抗惊厥药[47]。

（八）其他治疗

第 56 章讨论了气道管理和机械通气的问题。应监测危重患者的感染情况，必要时应使用适当的抗生素。定时改变体位可减少压疮。尽管仍不确定抑酸剂的预防效果，胃肠道出血是 ICU 住院期间高压下的潜在并发症之一。一项随机试验的 Meta 分析表明，如果早期（48h 内）使用肠内营养，则可不需要预防性使用抗组胺（H_2）药[48]。建议在最初 24h 后进行早期康复（Ⅱa 级证据，B 级推荐）[3]。AVERT 试验是一项探讨脑卒中发病后 24h 内超早期活动有效性和安全性的随机对照试验，该试验纳入了缺血性和出血性脑卒中患者，入组患者分别接受标准卒中单元治疗和超早期活动治疗。结果提示超早期康复并不能改善脑卒中后 90d 的预后[49]。值得注意的是，治疗组中只有 14% 是 ICH 患者。一项亚组分析发现，就 90d 的功能结局而言，ICH 患者可能更容易受到超早期活动的不利影响。因此，在进一步研究之前，ICH 患者在最初 24h 内应避免早期活动。然而，目前的指南明确建议 ICH 患者可以接受多学科的康复治疗（Ⅰ级证据，A 级推荐）[3]。除治疗 ICP 外，应避免使用镇静药，可使患者更积极地参与康复治疗，并观察和处理任何神经功能变化。

三、防止血肿扩大

造成 ICH 致残和死亡的主要原因是早期血肿扩大，已证明血肿扩大发生在早期，通常在首次出血后的数分钟至几小时内。与凝血功能正常的患者比较，凝血功能障碍患者血肿扩大的风险更高且出

现的更晚。Fujii 等首次报道了有关脑血肿扩大的研究[50]。他们观察到，在入院 24h 内复查影像学检查时 14% 的 ICH 患者出现血肿扩大。Kazui 等[51] 报道，在 3h 内接受影像学检查的 74 名患者中，36% 的患者在复查影像学时发现血肿扩大。即使在 6h 后，仍有 17% 的患者出现血肿扩大，但 24h 后就没有一例出现血肿扩大了。Brott 等[52] 对 ICH 患者进行了在急诊科就诊时、1h、20h 的头部 CT 检查，发现 103 例受试者中有 26% 在入院后 1h 内出血量增加超过 33%，另有 12% 的患者在 1h 和 20h 的 2 次 CT 扫描之间出现血肿扩大[52]。

两项试验研究了用于治疗血友病等出血性疾病的重组因子Ⅶa 在预防急性 ICH 血肿扩大方面的作用。第一项是纳入了 399 例患者的关于剂量探索的随机、对照Ⅱb 期试验[53]。与安慰剂组比较，接受 rFⅦa 治疗组血肿扩大的发生率、严重残疾率和死亡率明显下降。rFⅦa 治疗组的血栓栓塞并发症增多，出血量的绝对减少值非常小（4.5ml）。不幸的是，关键的 3 期试验显示，rFⅦa 治疗组与安慰剂组患者的功能结局或死亡率均无差异，并且 rfⅦa 组患者的动脉血栓栓塞事件发生率更高[54]。值得注意的是，这项试验的事后探索性分析表明，早期接受治疗亚组的患者可能获益[55]。基于此，FASTEST 试验是一项Ⅲ期、随机、双盲对照试验，目前计划研究 ICH 出血量 <60ml 伴少量或不伴 IVH 的患者在症状发生 2h 内使用 rFⅦa 的情况。在得出结论之前，AHA/ASA 指南明确指出 rFⅦa 不应用于未经选择的患者（Ⅲ级证据，A 级推荐）[3]。目前，美国 FDA 批准的使用 rFⅦa 的唯一适应证是已知因子缺乏的出血预防和出血治疗。

确定出血是否停止的一种可能方法是通过增强 CT 成像。Becker 等[56] 发现，ICH 患者对比剂外渗提示出血仍在增加。对比剂外渗也可通过 MRI 显示，与血肿扩大具有相同的相关性[57]。CTA 可能是最容易进行的急性血管成像检查，CTA 上持续出血被标记为"斑点征"[58]。这一发现表明，有影像学证据支持持续出血的患者可能适合局部或全身促凝治疗。既往临床试验已报道重组因子Ⅶa 在发病 6h 内出现"斑点征"的 ICH 患者中的应用。SPOTLIGHT 和 STOPⅡ 试验旨在预测哪些 CTA"斑点征"的患者会出现明显的血肿扩大，并且随后能受益于使用重组因子Ⅶa 的急性止血治疗。然而，结果显示治疗组

和对照组之间的结局无显著差异。两项试验的 Meta 分析中也证实了类似的结果，早期止血治疗并不能改善结局[59]。这两项研究的招募工作进展缓慢。此外，出现血肿扩大的概率低于预期。

还有一些研究探讨了其他几种控制持续出血损害的方法。尽管理论上很有吸引力，但迄今为止进行的有限研究中，血小板输注并未显示出死亡或功能结局上的获益[60]。PATCH 试验将接受抗血小板治疗的 ICH 患者随机分为血小板输注组和标准治疗组。血小板输注组中死亡或不良结局的可能性增加（OR=2.05）[61]。值得注意的是，本研究排除了可能接受手术的患者。最近的 AHA/ASA 指南提示血小板输注的有效性尚不确定（Ⅱb 级证据，C 级推荐）[3]。基于该试验的结果，在未经选择的接受抗血小板治疗的 ICH 患者中，给予血小板输注不能获益。

氨甲环酸是一种抗纤维蛋白溶解剂，此前已在创伤性出血中进行了研究，并显示可降低死亡率和全因死亡率。早期使用氨甲环酸被证明是有效的[62, 63]。TICH-2 试验是一项双盲、随机、安慰剂对照的Ⅲ期优效性试验，研究了在 8h 内使用该药以减少 90d 死亡和致残率[64]。在亚组分析中探讨了 CTA 上的"斑点征"。结果显示血肿扩大略有减少（校正后 OR 值 =0.80，P=0.03），但对主要结局没有影响（90d mRS 的序贯分析），因此不推荐这种治疗[64]。

四、脑水肿、脑积水和脑室出血的管理

ICH 或 IVH 主要的死亡原因是脑水肿和脑积水。有针对这些疾病的治疗方法，但正如本文所述，它们的疗效好坏参半。

（一）脑水肿

脑水肿是广为知晓的 ICH 并发症，目前尚不明确水肿是由于急性占位损伤或血液毒性作用引起。一个有趣的发现是，与自发性 ICH 患者比较，溶栓相关 ICH 患者的脑水肿要少得多[65]，这提示凝血过程中的某些因素可能直接导致脑水肿的发生。在发病 48h 左右，以及可能在出血后 2～3 周的第二个峰值期间，占位效应和中线偏移达到高峰[66]。尽管抗水肿治疗在动物模型中成功地控制了 ICP[67]，但是这些药物的治疗价值尚未在人体研究中得到证实。目前已有几项治疗 ICH 患者脑水肿的随机试验。第一

项试验将 216 位患者随机分为静脉注射甘油组或安慰剂组[68]，结果发现两组患者 6 个月死亡率或功能结局无差异。一项类似的 ICH 血液稀释与最佳药物治疗比较的试验，未能证明血液稀释治疗的优势[69]。ICH 中铁沉积、脑水肿和神经元损伤之间的关系已经阐明[70, 71]。铁螯合剂去铁胺治疗急性 ICH 的初步试验证明了其安全性和耐受性[72]，并且一项更大规模的研究已经完成。甲磺酸去铁胺治疗 ICH 患者的试验是一项前瞻性、安慰剂对照、无效设计、双盲的 Ⅱ 期临床试验，其中 294 例患者被随机分配接受 3d 甲磺酸去铁胺或生理盐水输注。90d 时，两组的主要结局指标改良 Rankin 量表为 0～2 的患者无差异[73]。该研究还发现治疗组内急性呼吸窘迫综合征的发生率增加。这项试验的结果不足以支持开展 Ⅲ 期研究。因此，没有足够的证据支持在 ICH 的急性治疗中使用这种药物。

动物模型还表明，过氧化物酶体增殖物激活受体 –γ 激动药可通过促进巨噬细胞介导的血肿吸收等机制促进血肿吸收，并减少 ICH 后继发性损伤[74, 75]。关于吡格列酮（一种 PPAR-γ 激动药）的初步人体研究已经开始，但仍需进行更多工作以确定这些药物的安全性和有效性[76]。

（二）脑积水和脑室出血

脑积水是 ICH 或 IVH 预后不良的独立预测因素[72, 73]。脑室内血凝块导致脑脊液循环受阻或各种原因引起的交通性脑积水可能会引发脑积水。治疗方法为脑室造瘘术，将脑室系统的 CSF 和血液引流到体外，同时也能监测 ICP。对于脑积水和意识障碍患者（Ⅱa 级证据，B 级推荐）或大量 IVH、GCS≤8 或发生小脑幕疝的患者（Ⅱb 级证据，C 级推荐）应考虑脑室引流[3, 77, 78]。引流管通常设置在耳上 15cm 处，以便引流。感染风险随时间的推移而增加。因此，目前的脑室外引流管预先涂有抗生素，除非有临床指征，无须常规采集 CSF 标本[79]。既往队列研究表明，使用抗生素涂层的脑室外引流管可降低脑室相关感染的发生率[80]。在压力恢复正常（＜20cmH_2O）之前，引流管应保留。

通常，IVH 量大时，脑积水会变为慢性，患者会依赖于引流。应恰当选择脑室造瘘转为体内分流术的时机。如果在仍有太多血的情况下，将脑室外引流转为体内分流，则存在血凝块堵塞分流的风险。然而，等待时间太长会增加脑室炎的风险。一般来说，当 CSF 外观上显示血已清除且 CSF 蛋白水平已朝正常范围下降时，在经过 7～10d 的试验后，对于无法维持正常 ICP 的患者，应考虑分流术。

观察性研究表明，与保守治疗相比，CSF 体外引流可以将死亡和不良预后风险降低 25%[81]。遗憾的是，目前还没有任何试验可以指导我们治疗脑积水。当然，脑积水是一种可治疗的疾病，它会导致意识水平下降，从而使患者看起来病情更严重。这种现象可能会导致生命维持治疗的提前终止，并错过干预和救助 ICH 患者的机会[82]。

IVH 治疗的一种引人深思的可能性是溶解脑室系统中的血凝块，以改善脑积水并加速血液的再吸收。既往观察性和小型随机研究的有利结果促使近期完成了一项更大规模的脑室内血凝块溶解试验。CLEAR Ⅲ 试验[83] 是一项多中心、双盲、Ⅲ 期临床试验，这项试验在脑室外引流患者中比较了脑室内注射 t-PA（1mg，每 8 小时 1 次，最多给药 12 次）与安慰剂的疗效。6 个月时评定的主要指标为 mRS 评分≤3 分，两个治疗组之间没有差异（48% vs. 45%，P=0.554）[84]。根据现有证据，目前不建议使用这种治疗。

（三）颅内压监测

脑水肿和脑积水是 ICP 升高的两个原因。ICP 必须维持在 20cmH_2O 以下。为了实现这一目标，应持续评估 ICP 升高的根本原因。如果无法去除根本原因（如手术清除血肿），建议按照第 56 章中的详细讨论进行 ICP 升高的管理。

两种试验性疗法有望将来用于治疗脑水肿和 ICP 升高。在动物模型中，低温可显著降低 ICP。研究显示，在经历过心脏骤停的患者中，用低温来改善神经功能结局的方法取得了令人满意的结果[84, 85]。低温的一个潜在风险是凝血功能障碍，因此在该疗法被提倡用于治疗 ICH 之前必须进行更多的研究。另一种治疗方法是偏侧颅骨切除术和硬膜成形术。这种治疗包括切除大部分颅骨，在硬脑膜上做一个大切口，这样肿胀的脑组织不会在封闭的颅腔内增加组织压力。去骨瓣减压术已被证明能挽救恶性大脑半球缺血性脑卒中患者的生命[86]。一系列小型非随机研究表明，对选择的 ICH 患者可能有益，但结果仍不明确[87-89]。一项单中心前瞻性随机对照试验在40 例血肿体积≥60ml 的 ICH 患者中比较了偏侧颅骨切除术联合血肿清除术与单纯血肿清除术的疗效，显示 6 个月时良好预后率更高（根据格拉斯哥预后量表），但基于本研究的样本量较小和单中心性质，这些结果应谨慎解读[90]。

五、手术患者的选择

多项观察性研究和随机对照试验探讨了 ICH 的手术治疗。据报道，最能通过血肿清除术获益的是溶栓相关性 ICH 的手术清除。在一项观察性研究中，接受手术治疗患者的 30d 生存率为 65%，而接受药物治疗患者的生存率为 35%（P＜0.001）[91]。对于自发性出血患者，症状发作较长时间后手术治疗似乎并不能改善预后。早期手术的目标是降低死亡率和改善功能结局[92]。一项对 20 名在症状发作 24h 内接受治疗的患者进行的随机研究发现，接受药物治疗的患者预后改善的趋势并不显著[93]。

在一项随机试验中，34 例自发性幕上 ICH 患者在症状发作 12h 内接受药物治疗或手术治疗，结果发现，药物组和手术组的死亡率分别为 24% 和 19%（差异无统计学意义）[94]。功能结局无变化。当研究人员在试验中加入另一种手术方式，在症状发作 4h 内进行手术时，发现术后早期再出血是一个问题[95]。图 59-1 演示了一例成功清除血肿的案例和一例清除术后再发血肿的病例。显然，残余血肿量与不良预后直接相关[94]，这表明如果早期手术能够很好止血时，手术可能会获益。

iSTICH 是一项 27 个国家多国合作的试验，采用

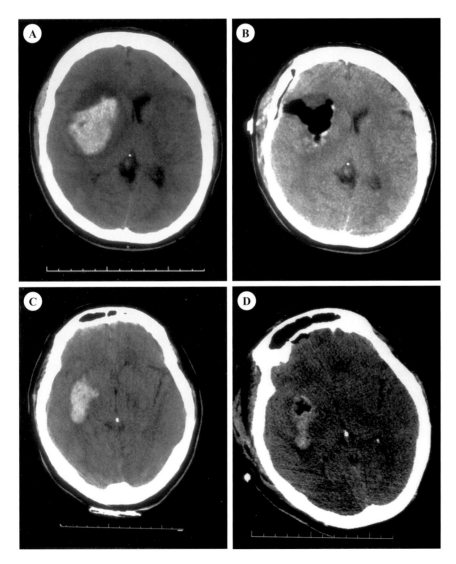

◀ 图 59-1　**2 例颅内血肿患者在症状发作 4h 内通过开颅术清除血肿**

A 和 B. 1 例手术成功清除血肿患者的头部基线 CT（A）和术后 24h CT 扫描（B）。血肿腔内的低密度区为可吸收的明胶海绵（可吸收性明胶海绵）和空气，随后会被吸收。C 和 D. 一例手术清除血肿后再出血患者的头部基线 CT 扫描（C）和术后 24h CT 扫描（D）

随机对照设计以确定手术清除血块是否安全有效[96]。研究发现，接受手术治疗的患者与接受最佳药物治疗的患者并无差异。该研究有几个因素可能降低了手术治疗的成效。这项研究仅在外科医生不确定是否能从手术中获益的患者中进行纳入和随机分组治疗，而不是所有符合条件的受试者。治疗组之间存在许多交叉，可能最大的问题是手术在发病后很晚（24h）进行。在 iSTICH 的亚组分析中，血肿位于脑表面 1cm 内的患者手术治疗效果优于药物治疗。第二项针对这些浅表血肿的 iSTICH 试验已完成，发现在该亚组中也未获益[97]。然而，第二项研究中许多患者频繁交叉和晚期手术也是需要关注的问题。尽管 iSTICH 和其他研究的结果均为阴性，但仍可能有一组 ICH 患者从手术中获益，尽管确定这些患者仍是一个挑战。

早期研究者尝试归纳幕上手术在自发性 ICH 中相对有价值的证据，得出的结论往往是这些证据不足以提供任何明确的建议[98, 99]。使用患者的原始数据进行的一项 Meta 分析发现，症状发作后早期手术（<8h）、中度出血量（20～50ml）、轻度至中度功能缺损（格拉斯哥昏迷量表在 9～12 分）和中年患者（50—69 岁）与手术血肿清除术的预后改善显著相关[100]。许多临床医生认为由于占位效应导致的临床症状恶化是外科手术的适应证，但这尚未在随机试验中得到证实。

在最新版本的 AHA/ASA ICH 指南中，认为大多数 ICH 患者手术治疗的有效性不确定（Ⅱb 证据，C 级推荐）[3]。对于深部出血，立体定向和内镜法比开颅术对组织破坏的影响更小，但可能无法及时清除足够的血肿量（Ⅱb 级证据，B 级推荐）[3]。立体定向联合局部溶栓治疗可能具有前景，但根据先前发表的指南这点未经证实（Ⅱb 级证据，B 级推荐）[3]。然而，微创手术一直是近期研究的一个热点领域。

MISTIE 试验研究了 ICH 中基于微创导管联合 rt-PA 溶栓清除颅内血肿操作的应用[101, 102]。MISTIE Ⅲ 是一项Ⅲ期随机、对照、开放、盲终点试验，其中 506 例患者随机接受影像引导的 MISTIE 治疗与标准内科治疗[103]。ICH 量大于等于 30ml 的受试者被纳入临床试验。主要结局是在 365d 时，获得良好功能结局也就是 mRS 评分为 0～3 分的患者比例。总体而言，MISTIE 组中 44% 的患者在 365d 时达到了主要疗效指标，而标准内科治疗组为 42%。在调整意向治疗人群中分析该数据时，差异无统计学意义（调整后的绝对风险差异为 4%，95%CI −4～12，P=0.33）[103]。研究者发现，在最终目标血肿量小于或等于 15ml 的亚组患者中，结局可能更好。截至目前，由于该试验尚未达到其主要终点，在确定改变目前的临床方案之前，需要对微创手术进行进一步研究。

对于幕下出血患者，手术适应证不同。小脑出血患者可能在发病后的前 3 周内的任何时间快速出现脑干压迫综合征。因此，建议对脑干受压、神经功能恶化或脑室梗阻性脑积水患者进行手术清除血肿（Ⅰ级证据，B 级推荐）[3]。不建议在手术前放置脑室外引流管治疗第四脑室梗阻和脑积水（Ⅲ级证据，C 级推荐）。如果在脑干受压早期、脑疝发生前进行手术，患者恢复良好。

六、抗凝药相关脑出血的特殊注意事项

在本节中，我们首先讨论与传统抗凝药华法林相关的出血，然后分别介绍新型口服抗凝药。华法林相关性 ICH 的死亡率高于非华法林相关性 ICH，这可能是由于初始出血量更大和早期血肿扩大的风险更高所致[105-107]。当务之急是确保出血停止。应紧急给予维生素 K（虽然这需要时间），并补充维生素 K 依赖性凝血因子（Ⅰ类证据，C 级推荐）[3]。新鲜冰冻血浆是逆转华法林的传统"金标准"。然而，理论上凝血酶原复合物浓缩物（prothrombin complex concentrate，PCC）具有输注量小、无须血型匹配等优点。非随机研究表明使用 PCC 可能更快地促使 INR 恢复正常，但关于死亡率的结果好坏参半[108-110]。一项前瞻性随机研究表明，与 FFP 治疗华法林相关大出血相比，4F-PCC4 在使 INR 恢复正常方面不亚于 FFP，并且安全性相似，尽管本研究中仅 12% 的患者患有 ICH[111]。Steiner 等[112]进行了一项前瞻性、随机、开放、盲终点试验，以比较 FFP 和 4F-PCC 在维生素 K 相关 ICH 患者中的安全性和有效性。在中期安全性分析发现 FFP 组血肿扩大增加后，该试验被终止。PCC 组中 3h 内达到抗凝逆转主要终点的患者数量更多（OR=30.6，95%CI 4.7～197.9，P=0.0003）[112]。为了使 INR 低于 1.3，83% 接受 FFP 治疗的患者也接受了 PCC[112]。尽管没有明确数据显示 PCC 治疗患者的功能结局更好，但这项研究存在

争议，如果可以用于华法林相关性 ICH，则应优先选择 4F-PCC 而非 FFP。

FDA 批准几种新型直接口服抗凝药（direct oral anticoagulants，DOAC）用于治疗心房颤动或静脉血栓栓塞。达比加群、阿哌沙班、利伐沙班和依度沙班均已在治疗心房颤动的非劣效性试验中与华法林进行了对比试验[113-116]。这四种 DOAC 的颅内出血风险均低于华法林。这种较低的出血风险必须与以下事实进行权衡：精确监测或逆转这些药物抗凝作用的方法仍在开发中[117]。尽管在进行这些药物的最初临床试验时没有专门的逆转剂，但与华法林相比，DOAC 的致命或危及生命的出血风险似乎更低[116, 118, 119]。这表明缺乏逆转剂的理论担忧不会转变为额外的死亡率。

目前有特定的逆转剂为接受 DOAC 期间发生 ICH 的患者提供治疗。第一种新型口服抗凝药逆转剂依达赛珠单抗（泰毕安）于 2015 年获得 FDA 批准用于逆转达比加群。在 RE-VERSE AD 试验[120] 中，对严重出血或需要紧急手术的患者使用该逆转剂进行了研究，发现其有很好的药理逆转作用。极少数研究参与者出现了严重的不良事件[120]。Andexanet α 是一种可用于逆转 Xa 因子抑制药的药物，最近获得 FDA 批准用于接受利伐沙班或阿哌沙班治疗的患者。ANNEXA-4 试验是一项前瞻性、开放性、单组队列研究，旨在评估急性大出血患者使用 Andexanet 的有效性和安全性[121]。研究者发现，82% 的患者在 12h 内有良好或极好的止血效果。10% 的患者在 30d 随访期间发生了血栓事件，其中大多数是缺血性脑卒中或分类不明确的脑卒中[121]。FDA 于 2018 年 5 月批准该逆转剂用于治疗阿哌沙班和利伐沙班相关出血。Ciraparantag（PER977）作为依度沙班的一种可能逆转剂目前正在研究中，该 DOAC 尚无 FDA 批准使用的特定逆转剂。此逆转剂的安全性和有效性首先通过一项 I 期研究进行探讨[122] 54.5% 的受试者出现轻微不良事件。此外，没有证据表明使用这种逆转剂会导致血栓前状态。

2016 年神经重症监护学会和危重症医学会发表共识推荐逆转新型口服抗凝药[123]。由于标准实验室检测的不可靠性，ICH 后是否给予逆转剂取决于最后一次给药的时间及肾功能和（或）肝功能。对于服用达比加群的患者，建议使用依达赛珠单抗，如果

无法获得依达赛珠单抗，则可以使用 4F-PCC 替代。对于接受利伐沙班或阿哌沙班的患者，在本共识发表时，Andexanet α 尚未获得 FDA 批准[123]。因此，尽管 Andexanet 可作为替代药物，仍优先推荐使用 4F-PCC。在获得进一步的比较数据之前，可根据当地的可用药和成本决定使用靶向逆转剂（依达赛珠单抗或 Andexanet）或 4F-PCC4 来逆转 DOAC。DOAC 相关性 ICH 也可考虑其他治疗方案。降压是合理的，可降低血肿扩大的风险[124]。如果短时间内服药，可考虑使用活性炭[123, 124]。

七、脑出血后重启抗血栓药物治疗

首次 ICH 后是否使用抗血栓药物（抗血小板或抗凝治疗）是一个重要问题，因为许多 ICH 患者也存在缺血性脑卒中和心肌梗死的风险[125]。尤其是与非脑叶出血相比，脑叶出血的复发风险约为 5 倍[126, 127]。此外，根据先前 Meta 分析的数据，皮质表面的铁质沉积使 ICH 的风险增加了 4 倍[127]。缺血性血管事件与复发性出血的相对风险在个体中存在很大差异，一些患者可能存在非常高的复发性缺血事件风险。

脑微出血的存在可能有助于对 ICH 的复发风险进行分层[128]，然而有助于判断抗血栓治疗是安全或禁忌的微出血数量和位置的精确值尚未确定。为了解决这一问题，已经发表了许多研究，但尚未就重启或停止抗血栓治疗达成共识[129]。重启或停用抗血栓药物随机试验是一项前瞻性、开放性、盲终点、随机临床试验，旨在研究既往接受过抗血栓治疗的 ICH 患者重启或停用抗血栓药物治疗的影响[130]。该临床试验在 5 年期间纳入 537 例患者，他们被分为重启或停止抗血栓治疗。约 40% 的入组患者患有脑叶 ICH。有趣的是，重启抗血小板治疗组 ICH 的复发风险（4%）在数值上低于停止抗血小板治疗组（9%），但这一差异无统计学意义（校正后 OR=0.51，95%CI 0.12～1.03，P=0.060）[130]。然而，这些结果表明对 ICH 后重启抗血小板药物治疗风险的担忧可能被夸大了，但仍需进一步研究。

对于缺血性脑卒中高风险患者来说，这一问题尤其具有挑战性，如机械性心脏瓣膜或心房颤动的患者。对非瓣膜性心房颤动和 ICH 患者的决策分析表明，只有复发性出血风险较低（如深部 ICH）且

缺血性脑卒中风险较高的患者应在 ICH 后接受抗凝治疗[131]。基于 DOAC 在临床试验中的 ICH 风险低于华法林，其可能是心房颤动和既往 ICH 患者的一个理论上具有吸引力的选择。然而，由于既往 ICH 患者被排除在这些研究之外，因此尚不清楚 DOAC 的 ICH 低风险是否覆盖那些已知既往患有 ICH 的患者。

几项观察性研究探讨了症状性 ICH 后重启抗凝治疗的风险[132-136]。Majeed 等对 234 名患者进行了一项回顾性队列研究，在权衡缺血性和出血性事件风险后，估算出恢复华法林治疗的最佳时间为 ICH 后 10～30 周[133]。Murthy 等进行了一项 Meta 分析，通过总结八项观察性研究探讨了恢复抗凝治疗与 ICH 复发和血栓栓塞风险的相关性。他们发现，ICH 后恢复抗凝（主要是维生素 K 拮抗药）与血栓栓塞事件减少相关（汇总 RR=0.34，95%CI 0.25～0.45），而 ICH 的复发率未增加（汇总 RR=1.01，95%CI 0.58～1.77）[134]。他们无法解释是否适用于患有脑叶出血或脑淀粉样血管病的患者，因为这些患者的复发风险较高[137]。然而，Biffi 等进行的另一项研究涵盖了 ICH 部位和类型的数据，发现恢复口服抗凝治疗与良好的功能结局及降低脑卒中全因死亡率相关[136]。在该研究中，脑叶和非脑叶 ICH 患者及可能或很可能患有脑淀粉样血管病的患者均获得良好的结局[136]。然而，所有这些研究都是基于观察性数据而非随机试验，其结果可通过其他混杂因素解释（例如，如果主治医生建议在预后较好的患者中重启抗凝治疗）。ENRICH-AF 等随机试验旨在指导高危心房颤动和既往 ICH 患者进行适当的治疗[138]。

在新的随机试验得出结论之前，ICH 后是否及何时重启抗凝治疗仍是一个具有挑战性的临床判断，应在权衡患者的出血和缺血性事件风险的基础上进行个体化决策。Watchman 装置可能是一些可耐受短期抗凝治疗的心房颤动和 ICH 患者的一种有吸引力的替代选择[139]。

八、预后预测因素和终止生命维持治疗

许多研究人员已经开发了对 ICH 后死亡或残疾的风险进行分层的预测模型。虽然各种预后模型中包含的具体因素各不相同，但大多数模型中的常见预测因素包括年龄、临床症状严重程度（如格拉斯哥昏迷量表或 NIHSS）和血肿体积[4, 140-142]。值得注意

的是，所有这些预后模型均描述了一组患者的平均情况，它们不一定能够预测任何一个个体的未来。

Becker 等[143] 提出了终止 ICH 患者生命支持治疗的作用。他们发现，医疗支持的水平是结局的最重要预测因素，终止生命支持治疗可能会造成结局数据的偏倚，并可能导致自我应验的预测。随后的研究表明，对于 ICH 患者自我应验的预测可能需要更细致的考虑。一项对 109 例 ICH 患者进行的前瞻性观察性研究显示，有全面重症监护治疗计划的患者 30d 死亡率远低于 ICH 预测模型中的死亡率（观察组 20%，预测值为 50%）。1/3 的受试者有良好至中度残疾的结局，尽管 21.5% 的患者在 90d 时有重度残疾（mRS 为 5 分）[6]。有关神经重症监护病房患者的另一项单中心研究（包括 ICH 和其他颅内出血）发现，终止维持生命的治疗可能会导致一些患者住院期间死亡，但统计模型预测这些患者中的大多数可能在 12 个月时有严重残疾或死亡（mRS 为 4～6 分）[144]。确定 ICH 患者合适的个体化治疗仍然具有挑战性，它需要在神经科学预测模型的不精确性和患者对残疾后生存的态度之间进行平衡。

几项研究发现，在自发性 ICH 后，不具代表性的少数族裔不太可能接受终止生命维持治疗。Ormseth 等分析了 ICH（ERICH）人种 / 人种变异队列的数据，研究了不同民族 / 种族在选择积极治疗与仅采取舒适性治疗之间的差异。他们发现，在非白种人群中实施舒适治疗的频率较低[145]。Fraser 等进行了一项回顾性研究，以确定社会经济和种族差异如何影响 ICH 的治疗决策的目标。结果发现较低的 GCS 评分、较大的脑室内出血体积和人种是启动舒适治疗的独立预测因素[146]。这些结果表明，在讨论是否终止生命维持治疗时，应考虑文化差异。

早期 ICH 后不施行心肺复苏（do-not-resuscitate，DNR）的医嘱非常常见，25%～35% 的 ICH 患者在入院第 1 天内存在 DNR 医嘱[147, 148]。Hemphill 等[148] 发现，尽管数据受到个别患者因素的影响，频繁使用 DNR 医嘱的医院 ICH 患者的结局更差。AHA/ASA 指南建议临床医生不要在最初 24h 内为 ICH 患者制订新的"不施行复苏"医嘱（Ⅱa 级证据，B 级推荐）[3]。需要更好的方法来帮助医生和患者家属共同做出抉择，决定给予 ICH 患者的合适的医疗支持

水平。ICH 后的生活质量指标是重要的恢复指标，应用来指导未来的临床试验结果。

结论

虽然 ICH 是一种灾难性的疾病，但重症监护治疗可以使结果大不相同。许多治疗是"支持性"的，但也是重症急救的，必须紧急开始。治疗 ICH 患者的虚无主义方法正在迅速消失。未来的手术、神经保护和防止血肿扩大策略的研究可能会继续彻底改变 ICH 的治疗方法。

在此期间，应关注 ICH 患者的内科治疗和预防并发症。治疗发热和调节血糖很重要。ICH 或脑室内出血患者应由训练有素的人员在专科病房进行治疗和护理。预防肺炎、脑炎和深静脉血栓形成等并发症十分必要。这些内科治疗和并发症的防治对 ICH 患者来说是很有价值的。

第 60 章　脑卒中患者的康复与康复研究
Rehabilitation and Recovery of the Patient with Stroke

Bruce H. Dobkin　著

付姝洁　蔡烈松　译　　郑聪　徐峻峰　校

本章要点

- 神经系统康复主要关注的是减轻身体和认知功能的损伤、减轻功能障碍及让患者可以参与更多的日常生活。
- 康复策略的设计主要利用了以下几个基本原理：伤后神经适应、学习、记忆。
- 技能的重新学习依赖于经历和训练诱导的突触重组和行为代偿。
- 应该提前预见并处理许多可能阻碍康复进展的可预防、可逆的医疗并发症。
- 专注、逐步加大难度、任务相关的大强度的训练可以明显促进认知、语言和运动技能的康复效果。
- 尽管绝大部分有关行走、自理能力、运动方面的重要康复进展发生在脑卒中后的最初 2~3 个月中，但通过额外练习所需要的运动技能，以及在脑卒中后的任何时候进行锻炼，都可以使速度、耐力、准确性和力量得到进一步提升。
- 康复训练的效果可以通过以下几种方法进行增强：心理练习、机器人辅助、非侵入性的脑刺激、虚拟现实环境。潜在的增强方法包括靶向学习能力或树突及轴突生长分子机制的药物、可以用于重新连接神经环路或调控环路激活的细胞疗法。

一、获益机制

在脑卒中后的前 1~3 个月，损伤和残疾的减少通常被称为自然恢复。在脑卒中开始后的 3~4 周，解决水肿、血肿、离子通量、细胞和轴突生理功能障碍、跨突触的细胞分裂、神经递质功能障碍，以及和免疫级联及再生相关基因表达和神经发生等问题，可能有助于恢复生物活动，使收益期增加数月。例如，在分子和电生理学研究中各种生物适应性、对人类的功能神经成像研究均显示，练习和技能学习会诱导出依赖于活动的可塑性[2,3]。通过残留的代表运动、感觉和认知的灵活神经元突触连接，以及神经网络，患者通过经验驱动或训练诱导的改变来

获益。近年来，与实践技能相结合的直接促进或调节这些途径的新模式已经进入临床试验，包括重复经颅磁刺激或经颅直接皮质刺激，可能作用于学习和记忆靶点的药物，以及可作用于神经调节和组织修复的药物、载体和细胞干预。

康复方法还强调对持续存在严重的损伤和残疾的补偿策略。患者需要开发一种新技能去完成目标（例如弯腰拿到杯子或减少单肢站立的负重时间），这需要他们改变环境，使任务更容易，或者改变他们对执行特定任务的期望。大多数补偿性方法都需要学习，所以收益可能反映在经验依赖的可塑性上。

对于人类康复策略的最佳训练时间和强度是不确定的。尽管面对退化的运动系统，重复练习的好

处是有限的，但更密集的以任务为导向的练习似乎可以提高这些任务的学习表现[4]。大多数患者接受不超过几个月的正式住院和门诊再培训。强化康复通常相当于不到 20h 的身体活动，职业治疗或言语治疗。这种练习强度所带来的恢复，可能不能达到患者平时活动所需的行走速度及与人的正常沟通能力。

基于这些减轻脑卒中后损伤和增加日常功能的潜在机制，在过去 5 年里，每年发表了大约 300 项康复干预的随机临床试验（检索自 2019 年 1 月的 PubMed）。此外，10 个国家的研究小组还发布了基于过去试验的脑卒中康复共识指南[5]。

二、评估损伤、残疾、活动能力和生活质量

脑卒中康复所特有的结果测量强调反映自我护理和社区相关活动变化的顺序量表。Barthel 指数和功能独立性测量法通常用于日常生活能力评估中的独立性水平的半定量化，这反映了护理工作的负担。在住院康复治疗时，大多数患者有中度残疾，BI 为 40～60 或 FIM 总分为 40～80，平均为 60（表 60-1）。这些量表并不能反映良好的运动功能、执行一项技能的质量和时间，也不能反映是否能使用受影响的上肢来执行一项任务。BI 得分 100 分或 FIM 运动得分 60 分以上的患者通常是可以自理的，可以自己吃饭、洗澡、穿衣，从床上和椅子上起来，屋内范围的行走，上下楼梯。最高分数并不意味着他们可以做饭、独居和与公众见面，但他们通常可以自理。出院时 BI 小于 60 表明出院后回家自理的可能性较低。

运动障碍与残疾评分之间存在着普遍的关系。Fugl-Meyer 运动评估是一个有上限效应的顺序量表，反映了针对重力的选择性运动和协同运动。它经常用于康复干预试验。近期研究表明，许多患者在出现四肢偏瘫后 2 周内获得的初始 Fugl-Meyer 运动评分，可用于预测脑卒中后 3～6 个月的评分。通过这个量表，大多数患者将恢复大约 70% 的初始选择性运动控制[6]。NIHSS 评分也描述了住院脑卒中患者康复期间观察到的神经损伤的严重程度，但它对 3 个月后 ADL 的增加的变化不太敏感。

在 Wolf 运动功能测试和行动研究手臂测试等临床试验中反映出受影响手臂各个方面功能的恢复。研究者们采用标准化的手臂 / 手 / 手指任务，并根据完成程度进行计时或评级。要测量活动中手臂的运

表 60-1　全国首次脑卒中住院患者入院康复结果报道（419 823 例患者，医疗康复统一数据系统）（2013 年）

单项得分（0～7 分）	入院时	出院时
自理能力（6 项，最多 42 项）	20	30.4
括约肌（2 项）	7.7	10.2
移动能力（3 项）	8.3	13.8
运动能力（2 项）	3.7	8.1
沟通能力（2 项）	8.9	10.9
社会认知（3 项）	12	15.3
总分	60.6	88.7
患者特征		
年龄（年）	70	
发病时间（d）	12	
持续时间（d）		13.5
生活场所（%）		
社区		78
养老院		7.1
医院		9.6

FIM 量表：1= 完全不能自理，4= 最小帮助，7= 完全独立

动能力或走路时腿部的运动能力，需要昂贵的动作捕捉系统和高超的专业技术，但加速计等可穿戴式传感器及像 Kinect（微软公司）这样带有红外摄像头和投影仪的设备越来越多地找到量化用途。此外，最近的一个双摄像头系统可以通过简单地设置，提供自动识别的头部、躯干、手臂、手和手指的 3D 运动学分析；基于深度学习的方法，使用卷积神经网络架构，自动分析图像数据，以量化坐位时多关节的运动力。

试验中经常使用步数计数器来比较基线和移动干预后的最终步行活动量。在捕捉偏瘫患者低于 0.8m/s 的缓慢行走速度时，步行计数器佩戴在小腿上比佩戴在腰部或手腕上更准确。带有加速计、陀螺仪、蓝牙和其他功能的可穿戴传感器已经开始提供连续的步行速度测量，如距离、步数和时空特征，每一回合行走的姿势和摆动的时间对称性[7]。大多数步行计数器都是为实验室设计的，但它们应该更适

用于社区患者步态和手臂功能的监测，并远程提供测量结果。通过远程数据进行患者行为强化，传感器可以作为远程康复、自我管理和强化治疗依从性的工具[8]。

与健康相关的生活质量，包括患者对身体功能及精神、心理社会和情绪状态的感知，通常是通过脑卒中影响量表来测量的。这个有 64 项的自评工具（简化为 16 项）评估了 8 个方面，包括力量、手部功能、ADL、工具性 ADL、移动性、沟通、记忆、情感、思考和参与。自评可能高估或低估了关于锻炼和活动的基本能力。

服务组织

自理能力较强的患者通常从急症医院出院到家中接受家庭保健或门诊治疗[9]。在脑卒中后的前 2 周，通常是发病后的 5d，在美国高达 20% 的患者被转到康复医院住院治疗。这些患者必须有医生和护士的持续监督，有足够的毅力参加每天至少 3h 的康复治疗，并有足够的社会心理支持。更进一步的还需要有足够的学习动机和认知。不符合这些标准的患者可以在专业护理机构接受治疗。在美国，脑卒中急性康复治疗单元的平均住院时间从 21 世纪初的 20d 和 20 世纪 80 年代的 4～6 周下降到大约 14d。在美国，这种由于保险覆盖的住院治疗时间的缩短可能导致因康复需求入院的更大的选择性，以及更多神经功能中度受损患者和更少神经功能严重受损患者。日本、瑞士和许多其他国家允许在康复病房住院约 60d。

住院康复治疗越早（残疾程度相似的患者发病 20d 内对比发病后 20～60d），效果越好。最近的试验没有显示在发病 24h 内开始运动相关治疗有任何优势[10]。在每周的会议中，康复团队会讨论住院康复期间的住院时间长短，重新评估患者实现合理功能目标的进展情况，这通常包括行走 150 英尺（约 45.72m）的能力，上厕所能力，以及自己进食的能力。患者出院时通常需要医疗设备，如轻型轮椅、拐杖、踝足矫形器（anklefoot-orthosis，AFO）和浴缸凳，以及后续的社区护理。

康复中心的环境可以改善预后，部分原因在于它注重预防与活动不便相关的并发症，注重功能活动的再训练，注重家庭生活能力训练，注重训练强度，注重情绪障碍的早期识别，以及组织门诊定期随访。

社区流动性、烹饪和清洁技能、休闲活动、社会隔离及对护理人员的支持，对于脑卒中后 2 年的幸存者来说，往往仍然存在问题。临床医生应在慢性护理期间回访询问患者的器械性 ADL 和活动能力。在美国，专注于保持或更好地恢复经过特殊训练的技能的门诊随访治疗，已经纳入了医疗保险。这种门诊随访在很多关于脑卒中后 1 年以上进行的随机对照试验中被证实可以提高患者的功能恢复。

三、与康复相关的医疗并发症

在住院康复期间，大约 1/3 的患者有尿路感染、尿潴留、肌肉骨骼疼痛或抑郁。高达 20% 的患者出现皮疹，血压不稳，水电解质血糖紊乱。约 10% 的患者有一过性中毒性代谢性脑病、肺炎、心律失常、压疮或血栓性静脉炎。高达 5% 的患者有肺栓塞、癫痫、胃肠出血、心力衰竭或其他并发症。出院之后，肠和膀胱功能障碍、疼痛引起的痉挛和其他并发症都需要持续保持警惕。在一份共识声明中回顾了常见并发症治疗的证据水平[11]。

（一）膀胱功能障碍

在脑卒中后的第 1 周，高达 60% 的患者会出现尿失禁，但在没有接受特定药物治疗的情况下，出院时这一比例往往会下降到 25% 以下。在研究中，大约 18% 的脑卒中后 6 周出现失禁的患者在 1 年后仍然如此。大约 40% 的患者在急性脑卒中和康复护理期间发生尿路感染。膀胱控制能力的持续缺乏通常是由逼尿肌不稳定或逼尿肌 – 括约肌协同失调所致。

在尿潴留量大于 250ml 的患者中，使用无菌间歇导尿可能会降低感染的风险，尽管这一说法几乎没有证据。会阴的清洁可以减少因粪便污染而感染的风险。大多数伴脑卒中后尿失禁的患者，要么是膀胱小，无法抑制排尿反射，意识到充满时已经来不及在小便池、坐便器或者马桶中排空。定时排尿是一个好办法。尿动力学检查不是住院常规检测，它可以检测出是膀胱排空障碍还是异常尿潴留，这可以使药物的选择更合理。睡前使用抗胆碱能药物，如 5mg 奥昔布宁可以扩大膀胱充盈量并减少夜间的急迫性尿失禁。药物可以减少男性的出口梗阻，前列腺手术可能更适合稳定的门诊患者。

（二）肌肉骨骼和中枢性疼痛

脑卒中后疼痛很常见，可能会限制患者参与治疗。中枢性疼痛可能成为残疾的主要来源，特别是在丘脑 - 顶叶脑卒中后，但受到影响的患者不到 5%。有些患者需要复查确定疼痛或感觉减退是否为脑卒中后的严重并发症或另一次脑卒中的预兆。

在不同的研究中，5%～50% 的患者会出现偏瘫侧手臂的肩痛。疼痛可使患肢的肌张力进一步增高，并可能导致屈肌和伸肌痉挛，使患肢姿势异常。物理治疗、止痛药、消炎药、偶尔的局部麻醉药或类固醇注射可以减少大部分肌肉韧带疼痛。肩部的吊带或固定手腕和手指的矫形器也可以防止进一步的并发症。

一些小样本的随机对照试验提示，加巴喷丁、卡马西平、拉莫三嗪、三环抗抑郁药、普瑞巴林、巴氯芬可能对中枢疼痛引起的烧灼感或过敏反应有效。

（三）抑郁症

在基于社区的 Framingham 研究中，脑卒中后 6 个月的患者中有 47% 诊断为抑郁症，但在年龄和性别匹配的对照组中，25% 的人同时被诊断为抑郁症。在一项平均年龄为 73 岁的瑞典脑卒中人群的队列研究中，出院时严重抑郁的发生率为 25%，脑卒中后 3 个月为 30%，1 年为 16%，2 年为 19%，3 年为 29%[12]。在脑卒中后 3 个月，抑郁与 ADL 依赖性和社会隔离相关。发病前抑郁是脑卒中后严重抑郁的一个重要危险因素。脑卒中后抑郁会导致患者在康复治疗期间感觉缺乏动力、疲劳、缺乏活力、绝望、睡眠不好和反复出现的消极思想，这会限制康复治疗的进展。康复期间的咨询可能会降低抑郁症的风险，特别是当患者担心成为他人的负担时。

一项对 52 个相对小的试验进行的 Meta 分析表明，与不治疗相比，选择性血清素再摄取抑制药（氟西汀、舍曲林、西酞普兰等）在脑卒中后任何时间出现的依赖、残疾、损伤、焦虑和抑郁都有一定的益处。这些药物的不良反应较小，作用各不相同[13]。晚上服用 10～25mg 的三环类抗抑郁药可能会减轻失眠和抑郁，但它们的抗胆碱能作用可能会产生一些不良反应。老年人在日间服用哌醋甲酯 5～10mg bid，有时会对情绪和注意力产生迅速的影响。在亚急性和慢性脑卒中人群中，每周 3～5 天、每次持续时间至少 30min 的运动似乎可以减轻抑郁[14]。

（四）疲乏

20%～40% 的社区居民描述了偏瘫性脑卒中后的疲乏症状。疲乏指的是倦怠、精力不足、缺乏动力、耐力受损和嗜睡。它可能是情绪障碍、心理和生理障碍、残疾、药物不良反应、心血管亚健康状态和疾病的表现。疲乏感还可来源于重复运动后的力量减弱。通过改善睡眠障碍，调理和加强锻炼，安排好活动后的休息时间，口服选择性血清素再摄取抑制药、抗抑郁药或兴奋药，均对疲乏感的改善有一定疗效。

（五）吞咽困难

吞咽障碍可引起营养不良、脱水和吸入性肺炎。脑卒中和任何相关的毒性代谢性脑病都可引起嗜睡、注意力不集中、判断力差、控制能力或舌头和脸颊的敏感性受损。这些问题常损害吞咽的口腔阶段。患者不能将食物聚集成团，食物残留在两颊中，吞咽反射可能延迟，食物残渣聚集在舌下部和会咽部。此外，患者还可能因服用了过多的食物或液体，这些食物或液体在触发吞咽反射之前进入气道。吞咽缓慢、咳嗽或吞咽后声音嘶哑，血尿素氮水平升高，这些因素都可能导致吞咽困难。需要鼻饲管的风险因素和预测因素包括高龄、入院时脑卒中的严重程度、病变部位（额叶）、脑卒中急性期的吞咽功能障碍[15]。纤维内镜下吞咽评估可以识别吞咽困难。一项视频荧光透视改良吞钡研究提供了关于吞咽阶段的安全性和有效性的最佳信息。一项 MBS 研究使用了少于一茶匙的薄钡，同样的增厚钡，以及用钡涂层的饼干进行吞咽功能测试，有助于记录口腔、咽部和食管阶段的问题。治疗师可以同时评估头部和颈部位置的变化对吞咽的影响。在住院康复期间，一项异常的 MBS 研究结果显示，与不使用吸引器的患者相比，使用吸引器患者患肺炎的风险更大。可能是由于胃反流、误吸口腔分泌物，胃管放置错误等因素，鼻饲管和胃造口术并不能明显降低误吸的风险。

治疗方法包括代偿性头部重新定位（如颈部弯曲

或头转向一侧）、舌头和吮吸训练、双吞咽、声门上咳嗽。有限的试验显示了经颅磁刺激和电刺激咽部肌肉的潜在价值。很少有高水平的试验证据支持任何一种疗法。如果在住院康复出院后仍有吞咽困难，胃造口术或胃空肠造口管是一个很好的营养入口。

（六）性功能障碍

脑卒中后人们会保持性欲，但许多性活跃的男性和女性都经历了性功能障碍。发病前由糖尿病、药物、血管疾病和心理原因引起的性功能障碍，在发病后可因新的神经功能障碍、活动能力下降、疼痛和多重用药而加重。这可以在配偶的帮助下进行性咨询和教育。如果没有心绞痛，服用西地那非和相关药物，男性的假体可以帮助治疗勃起功能障碍。

（七）睡眠紊乱

在康复期间，失眠、睡眠呼吸暂停和白天过度嗜睡会影响注意力，甚至影响学习。药物、疼痛、焦虑、抑郁和长期的不良睡眠习惯都会导致睡眠不足。在睡眠呼吸障碍期间，氧饱和度下降事件次数与脑卒中后 1 个月和 12 个月的功能恢复评分较差相关。

在康复治疗的第 1 周或第 2 周，可以使用短效安眠药，如替马西泮和唑吡坦，夜间非麻醉性镇痛药，并用舒服的姿势躺在床上。夜尿次数超过 2 次就会影响患者夜间的睡眠，因此可以在晚餐后避免喝水，并服用减少膀胱逼尿肌活动的药物。褪黑激素可能有助于纠正颠倒的昼夜睡眠周期。对于门诊患者，多导睡眠检查和考虑持续气道正压可能是必要的。

（八）肌肉痉挛

脑卒中后一些不明原因的机制改变了神经膜的性质，并在形态学和生理学上重组了脊髓回路，导致高渗、阵挛、痉挛，有时甚至挛缩。然而，伴随上运动神经元综合征的轻瘫、迟钝和疲劳通常比高渗更严重地导致损伤和残疾。我们难以定量痉挛和测量功能后果，因此研究和测试药物也很困难。最常用的是改良 Ashworth 量表，但顺序量表评分只不过是对被动运动对抗的临床检查的延伸。姿势、环境温度、昼夜变化和药物可以导致不同检查的显著差异。此外，上运动神经元损伤后，关节、韧带、肌腱和肌肉的特性会随着麻痹而改变，关节拉伸功能也会随之改变。

适度对抗运动的小型试验并没有显示有提高痉挛的风险。事实上，阵挛和痉挛常常随着腿部或手臂负重的增加而减轻。然而，过度的对抗训练、只弯曲手臂（如在执行卷曲）或只伸展腿可能会驱动屈肌或伸肌姿势，使手臂或腿产生肌张力障碍。

在偏瘫患者中，通常可以通过保持关节肌肉和软组织的正常长度，帮助患者在休息和运动时避免异常的屈伸肌模式来处理病理性肌张力增加的问题。明显的痉挛应更积极地治疗，因为这会导致脑卒中患者难以保持会阴卫生，增加护理的难度，更容易形成压疮。

没有研究提供令人信服的证据证明脑卒中后使用全身抗痉挛药物对功能性运动的控制有好处，但运动范围、肢体疼痛和手臂、手或脚的屈肌姿势可能会改善。巴氯芬和替扎尼定往往是一线药物，其次是丹曲林或氯硝西泮等苯二氮䓬类药物。每 2 周左右可逐渐增加剂量。肌内注射肉毒杆菌毒素可减轻局部痉挛症状约 3 个月，特别是手臂和手的屈肌姿势和马蹄内翻足的位置。这些药物可能会提高改良 Ashworth 量表的评分，但它们很少能提高关节周围的扭曲或肢体的实际使用。注射后应进行物理或作业疗法，保持运动范围。值得注意的是，在脑卒中发作后不久进行注射并不能阻止上肢中屈肌张力的后期发展。想要提高运动范围，可以考虑延长腘绳肌、跟腱、脚趾或手指、腕屈肌。

四、实践概述

神经康复治疗能改善预后吗？人们最好问，对于明确定义的损伤和残疾，具体的干预措施是否真的有效。下面讨论的较新的 RCT 指出，与没有重点的、渐进的再训练干预相比，许多认知和物理干预措施明显改善了结果。广泛的物理干预措施的稳健性差异很大，部分与脑卒中康复临床试验的局限性有关。一个加拿大联盟正在进行的对 1400 多个运动和 300 个认知康复试验的回顾（www.EBRSR.com）发现，大多数可信度不高（平均约 35 个受试者），并且往往高估干预的效果大小。

（一）认知康复

障碍是由失语症和忽视及注意力、视觉、记忆和执行功能的减退引起的。包括尾状核、基底节区或丘脑在内的额皮质下回路的病变可能导致背外侧前额叶皮质的传入神经切断，损害工作记忆、判断和解决问题的能力、技能和创造性思维。神经心理测试有助于确定这些问题。少量的随机对照试验表明，针对失语症、失用症和视觉空间康复的特定干预措施具有疗效[16]。应监测患者近期血管性痴呆或阿尔茨海默病的发展情况，以了解脑卒中诱发的神经网络中断所掩盖的情况。

（二）记忆障碍

在康复过程中，编码和提取新信息至关重要。然而，高达 30% 的脑卒中患者有记忆障碍。基于社区的研究报道称，15%～30% 的患者在 3 个月至 1 年内出现痴呆，33% 的患者在 5 年内痴呆[17]。记忆障碍的认知修复旨在训练补偿策略，如排练、视觉意象、语义阐述和记忆辅助，如笔记本、日记日历和电子信息设备。一般来说，脑卒中患者具有良好的程序或运动学习能力。多奈哌齐、加兰他敏或美金刚胺可能改善一些血管性痴呆患者的记忆和认知功能。

（三）视觉空间和注意障碍

在新脑卒中后的中度障碍患者中，有多达 1/3 的人存在视觉忽视。脑卒中后 10d 出现病感失认症、视觉忽视、触觉消失、运动缺乏或听觉忽视的患者 1 年后 BI 值最低。无论哪一侧脑卒中，恢复最快的是前 2 周，大多数患者视力忽视在 3 个月后改善。许多人通过正式测试发现更细微的损伤。

对左侧注意力不集中的治疗旨在将注意力吸引到左侧，分散右侧的注意力，将空间坐标移到左侧，并增加唤醒。视觉空间再训练的行为干预已经被用来改善左侧注意力。这些技术包括在左侧放置一个红丝带之类的刺激来固定注意力，然后逐渐撤回左侧的空间线索，对左侧的物理刺激进行感官意识的工作，用棱镜透镜来转移焦点中心，以及帮助空间组织的任务。基于计算机的视觉扫描训练增加进入视野的扫视眼动，扫描结合躯干旋转，通过左臂运动自我提示，或警告提示音来增加空间意识，这些都提高了左半球意识测试的分数。其中一些技术可能比传统的作业疗法更好。这些干预措施并不一定能改善 ADL 期间的左半注意力[18]。在一项小型随机对照试验中，多巴胺激动药罗替戈汀确实改善了预后[19]。

（四）言语和语言障碍

哥本哈根脑卒中研究报道称，881 名患者中有 38% 在入院时患有失语症，20% 的患者在斯堪的纳维亚脑卒中量表中被评为严重[20]。近一半的重度失语症患者在脑卒中发作后早期死亡，一半的轻度失语症患者在 1 周内痊愈。只有 18% 的社区幸存者在急性和康复出院时仍患有失语症。95% 的轻度失语症患者在 2 周后达到了他们康复的最佳水平，中度失语症患者恢复时间为 6 周，重度失语症患者恢复时间为 10 周。根据评分系统，只有 8% 的严重失语症患者在 6 个月后完全康复。社交能力没有被衡量。这一脑卒中的自然病程并不意味着失语症患者在脑卒中发作后数月甚至数年的时间内在理解和表达方面不能改善。

对于失语症患者，言语治疗师试图找到绕过或弥补语言理解和表达障碍的方法。干预措施大多针对一种综合征。视觉和语言暗示技术包括图片匹配和完成句子任务。当患者接近预期的反应时，采用频繁的重复和积极的强化措施。针对特定语言和语言障碍的各种方法已经发展出来，并且是适度有效的[21, 22]。例如，对理解力良好的非流利失语症患者进行旋律音调治疗，可以提高表达能力。视听语言刺激可以增加运动性失语患者言语的流畅性。与行为相关的大量练习，每天至少 3h，持续 10d，同时限制使用非语言交流，并在小组环境中强化适当的反应，可能比强度较低的正式治疗更有效地改善理解和命名技能。事实上，渐进式挑战性练习的强度和特异性可能是测试特定疗法疗效的最重要因素。电脑和平板电脑的应用程序是众多的，提供了各种形式的练习，特别是对命名性失语。一些小型试验也尝试了重复经颅磁刺激和经颅直流电刺激方案来减轻命名性失语，其中一些稍微改善了词汇发现，其他的则没有效果[23]。

在为数不多的应用安非他命、吡拉西坦、美金刚、胆碱能和多巴胺能药物的患者中进行临床试验，加上语言训练，表明对特定的语言障碍有一定的疗效，但还没有被广泛使用。

五、运动康复

感觉运动障碍、行动能力障碍和其他 ADL 可以通过至少 5 种常规方法来治疗。有证据表明，重复练习对上肢和下肢功能功能恢复有疗效[24]。

1. 以任务为导向的再训练强调运动学习，通过循序渐进、反复练习具有挑战性的任务，不断塑造与人需求相关的四肢运动。

2. 以障碍为导向的训练，以提高力量、运动、运动的自主控制、平衡和协调功能。

3. 对于严重的损伤，康复流派（如 Bobath）的感官促进技术，可以限制痉挛和发展协同运动。

4. 替代动作的补偿训练，辅助设备的使用，以及环境适应，可以减轻障碍，并在感觉缺失时发挥作用。

5. 进行选择性肌肉群强化和健身训练。

移动性培训

1. 步行获益的自然病程　在哥本哈根脑卒中研究中[25]，急性期及康复期治疗后出院的患者中，22% 的幸存者不能行走，14% 在辅助下行走，64% 独立行走。在那些最初不能行走的人中，约有 80% 在 6 周内达到了最佳步行功能，95% 的人在 11 周内达到了最佳步行功能。在最初依靠物理辅助行走的患者中，80% 在 3 周内达到最佳功能，95% 在 5 周内达到最佳功能。依靠他人的幸存者中有 34% 能够独立行走，而最初需要帮助的幸存者中有 60% 能够独立行走。下床活动的恢复与腿部剩余力量直接相关。一般来说，能够在重力作用下弯曲髋关节和伸展偏瘫下肢的患者将能够在没有人帮助的情况下行走。图 60-1 为同一队列住院康复患者损伤后恢复数据。

2. 干预　通过定位、踝关节夹板、所有关节有节奏的缓慢旋转和伸展来维持瘫痪腿的活动范围，并尽可能快地负重。这些锻炼也有助于防止过度肌肉高张性。教导患者和家属进行协助。头部和躯干的稳定性及用受影响的上肢进行伸手和抓握要尽早开始，以便能够控制头部和躯干进行转移和站立。髋部、膝盖和脚踝的屈曲可以通过垫子练习来加强。激发肌肉的协同作用是 Bobath 技术特别有用的地方。一旦患者有足够的耐力和稳定性，在治疗师的帮助下，在双杠或半杠上站立以控制麻痹腿，步态训练即可开始。治疗师专注于步态周期中最显著的偏离正常的情况，如髋关节绕行、骨盆下降、膝盖过伸或屈肌让位、踝关节背屈不足和脚趾爪抓。物理治

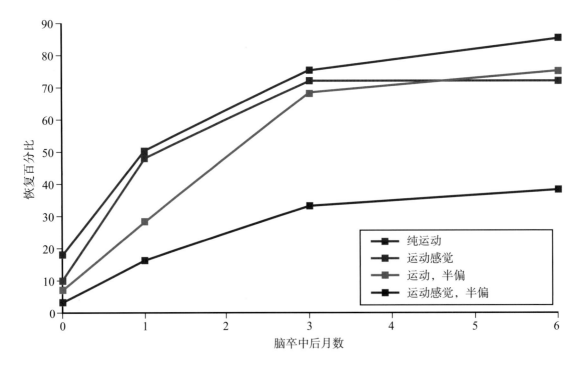

▲ 图 60-1　按发病时损伤程度分组的脑卒中患者行走能力的恢复情况

引自 Patel A, Duncan P, Lai S, et al. The relation between impairments and functional outcomes post stroke. *Arch Phys Med Rehabil*. 2000;81:1357–1363.

疗师还鼓励在初始站立时脚跟着地，瘫痪的腿承受更大的重量，在站立结束时蹬开，在晚期站立时至少有 5°～10° 的髋关节伸展，以及更长的步长。集中精力在中位腿与另一条腿同时摆动的时机上，可以帮助养成更对称的步伐和对偏瘫腿更好的脚趾间隙。

不能控制脚踝运动的偏瘫患者，他们的脚在步态中倾向于翻转，或者他们缺乏足够的膝盖控制来防止膝盖弹回，这部分患者可以安装聚丙烯 AFO。步态的住院治疗逐渐从双杠发展到使用辅助设备（如四支点杖）增加行走距离，然后是爬楼梯和在不平整的地面上进行户外行走。轻型下肢外骨骼的开发取得了进展，它带有可以操纵患肢控制膝关节和弯曲髋关节、膝关节的制动器，可用于截瘫，并已开始用于严重的偏瘫。

目前，还没有商用设备（如 ReWalk 和 Ekso 双侧腿部外骨骼）的试验提供有效的有力证据。

3. 有目标的培训　在现实世界任务中，通过辅助逐渐完成具有挑战性的运动，并给予反馈，已经成为轻中度偏瘫患者最常用的训练策略。

跑步机步行是一种任务导向的步行方式。身体重量支持跑步机训练（Body-weight-supported treadmill training，BWSTT）允许治疗师使用不同水平的重量支持来逐渐负荷受影响的腿，并在不同的跑步机速度下练习步法。步伐模式得到了物理和语言提示的帮助，以优化步伐周期的时间、运动学和动力学参数。更好地控制感觉输入的机会被认为可以改善步行节奏和增加脊髓运动池残余下行运动输出的激活。小样本量的试验表明 BWSTT 对于亚急性和慢性慢行者，可能优于常规治疗或不干预，但在设计良好的随机对照试验中，与同等数量的地面行走或侧重于平衡和增强的家庭监督治疗（一种以障碍为导向的方法）相比，结果没有差异 [4, 26]。此外，重量支持的跑步机训练，加上使用 Lokomat（Hocoma）的机电辅助步进，似乎最好的效果与同样强度的更传统的地面训练相同 [27]。尽管改变跑步机训练来改善步态模式和独立性似乎是有目标的培训，但跑步机或机器人步进器的训练环境可能与地面行走差异太大，并且神经功能的恢复取决于运动神经残留了多少，故此项训练能带来运动功能的恢复可能是有限的。

一项在住院脑卒中患者康复期间进行的国际多中心试验发现，在没有任何其他特定干预的情况下，

简单地向患者及其治疗师反馈患者每天步行 10m 的速度，可使出院时的步行速度提高 24% [28]。因此，对康复成果的相关反馈可能是获得收益的关键动力。腓神经刺激可能会改善足部间隙，并略微提高行走速度；但随机对照试验显示，这种改善并不比佩戴 AFO 大 [29]。在音乐的时间元素的引导下进行有节奏的踏步练习，也可以提高步行速度和步态中站立和摆动阶段的对称性 [30]。旨在通过虚拟现实和运动游戏改善平衡和步态的研究迄今为止显示出了显著的效益 [31]。

4. 强化健身训练　无论是脑卒中后的早期还是晚期，选择性双侧肌肉加强和锻炼，以改善身体健康是康复的核心 [32]。高达 85% 的脑卒中幸存者都处于不适应状态，部分原因是他们久坐不动。久坐会导致失用性肌萎缩。他汀类药物引起的肌病也可能诱发近端肌无力，即使在肌肉酶正常的情况下，通过仔细检查也可以发现。双侧髋关节和膝关节屈肌和伸肌的无力只有在停止服用他汀类药物 8～16 周后再进行锻炼才能得到改善。

加强臀部和膝盖的肌肉，可以通过对抗重量、弹力带、在游泳池及固定的横卧自行车上的阻力练习来实现。有氧运动对那些有足够运动能力的人是可行的，例如控制骑自行车或在跑步机上行走。临床医师应鼓励患者在安全的条件下，不断增加每天步行的时间、距离和速度，既可提高活动能力和体能，又可减少脑卒中复发的概率。

六、上肢和日常生活能力

在住院康复过程中，治疗师强调 ADL 任务。在门诊治疗期间进行社区和休闲活动。对首次脑卒中并接受了急性期治疗后进行康复训练人群的前瞻性研究表明，60%～70% 的患者恢复了 ADL，尽管大多数患者没有恢复到发病前的水平。值得注意的是，ADL 量表通常没有考虑到受影响的手臂和手是否被用来执行任务。

（一）自然史

使用 BI 和 SSS，哥本哈根研究对急性和康复住院患者住院前后和 6 个月的恢复情况进行了分级。在同一康复医院内，所有需要康复的患者平均住院 35d（S.D.41）。其中，11% 的人有严重障碍，11% 的人

有中度障碍，78% 的人有轻微或没有障碍。20% 为重度残疾，8% 为中度残疾，26% 为轻度残疾，46% 为无残疾。轻度脑卒中患者的 ADL 评分在 9 周内趋于稳定，中度脑卒中患者在 13 周内趋于稳定，重度脑卒中患者在 17 周内趋于稳定，重度脑卒中患者在 20 周内趋于稳定。对于最初接受美国康复住院治疗的患者，如果只有运动障碍，65% 的人在 15 周前达到 BI 超过 95 分，如果有感觉运动缺失，在 26 周前达到该水平，但是只有 10% 的感觉运动和偏视（sensorimotor and hemianoptic，SMH）障碍的人在 18~30 周前达到如此高的分数[33]；然而，100% 患者的运动障碍患者在 14 周时的 BI 高于 60，75% 的 SM 缺陷患者在 23 周时的 BI 高于 60，60%SMH 丧失的患者在 29 周时 BI 能够超过 60。

在哥本哈根脑卒中研究中，上肢的功能恢复是通过使用 BI 分值来评估患肢的进食和梳洗。在 9 周内，95% 的患者达到了最佳功能。对于轻度瘫痪，这是在脑卒中发作 6 周后达成的，对于重度瘫痪患者，在 11 周时达到最佳功能。脑卒中后最初几周内耸肩或外展患肩的能力可能比协同手功能更好地预测预后。脑卒中发作数周后手部或近端肌肉没有活动的患者，通常不能用那只手独立进食和穿衣[34]。那些在最初几周内有一些手指和手腕随意伸展的患者，经过练习后，在 12 个月后或更长时间手部协调能力可能会有所改善。

（二）一般干预措施

作业疗法确实可以改善 ADL，但不一定要涉及受影响的上肢[35]。为了尝试改善上肢功能，重点是通过视觉和手动指导患者完成部分任务，然后在整个任务中频繁给予积极反馈。协同运动可能代表皮质和脊柱运动模块的分化和合并，可以被引发或在必要时被抑制。节省能量及促进独立穿衣、梳洗、洗澡和如厕的技术涉及重新学习如何在使用健侧手臂时有补偿地执行任务，以及使用患侧手臂的适应性策略。如果出现肩膀半脱位或疼痛，治疗师还可以提供手臂吊带或电刺激，加压手套可以减轻手部水肿，如果仰卧和按摩不能减轻，可以使用夹板外固定。在家中可能需要辅助设备，如扶手、栏杆、坡道、环境控制和建筑变化，加宽门口以允许轮椅进入。

（三）任务导向方法

早期尝试使用患肢可能会增加随后的康复效果。强迫使用患肢并逐渐形成各种功能运动可能会更快的使患肢融入日常活动。这种方法被发展为约束诱导运动疗法（constraint-induced movement therapy，CIMT），这一直是许多临床试验在不同康复阶段的重点[36]。

CIMT 的首个随机试验评估了脑卒中后 3~9 个月，能够伸展数根手指和手腕至少 10° 的受试者[37]。与不干预相比，CIMT 有显著更好的结果。干预包括每天 6h 的监督下上肢治疗，外加在未受影响的手上全天戴手套，持续 2 周。其他试验表明，更短的正式治疗时间和更少的约束可能同样有效。

在一项针对慢性脑卒中患者的对照试验中，根据社区的腕部加速度测量数据，与强度较小的上肢任务相关练习相比，非常高强度的练习确实提高了运动能力，但并没有转化为对患肢的更多日常使用[38]。在多学科综合手臂康复评估（interdisciplinary comprehensive arm rehabilitation evaluation，ICARE）试验中，一组患者平均接受的主动治疗是其他组患者的 2 倍多，但结果是相同的[39]。在一项大多数患者在发病后 30d 内进入的随机试验中，功能力量训练（治疗师强调在目标导向的功能活动期间重复、渐进的对抗训练）等同于运动性能治疗（治疗师提供反馈和动手指导)[40]。很可能这些不同的策略在内容上过于相似，任何一个特定的策略都不能证明比别的更好。

其他培训和强化策略 机器人和其他机电辅助训练设备使伸手的表现得到了适度的改善，这与力量的增加有关，通常是在练习的平面或最常用的关节上，但还没有证实比传统疗法更好[41]。不太确定的是 ADL 和手的功能使用可以得到改善[42]。不增加练习时间的试验通常会对手臂功能的增益产生负面的结果。与机器人步进器不同的是，通过上肢机电设备进行康复可能需要额外的策略来促进技能学习的迭代过程，例如通过开关设备进行练习。

肌电图触发的神经肌肉刺激反馈可在中重度障碍的患者中适度增加腕伸肌力量并使患者短期受益[43]。有研究表明，功能性电刺激可以预防或减轻偏瘫后半脱位引起的肩痛。周围神经在训练过程中通过感觉刺激增强传入，改善慢性脑卒中患者的运动控制和手部功能[44]。商业矫形器放置在手腕上，旨在电刺激体表肌肉进行抓握或钳状运动，如果有足够的肩肘运动，可以改善瘫痪手的使用。在各种良好设计的脑卒中后试验中，针灸并没有改善运动功能及患者的 ADL[45]。

虚拟现实系统增加了关于手掌在空间中的位置的反馈，这代表了一种潜在的强大的练习形式，通过使用速度、轨迹和到达动作的准确性等参数，提供了运动表现和结果的反馈[46]。然而，最近对手臂 / 手的试验却没有发现这一系统的益处[47]。双上肢动作耦合练习，在尝试肢体功能之前的心理练习，以及镜像疗法[48]（可以使患者感觉偏瘫手臂似乎在移动），这些疗法在一些患者身上有疗效[49]。但一种新进的实践范式的效果往往等同于另一种范式。我们的各项临床试验也正在评估最佳的训练方式、每天训练强度、总训练时间和最佳的结果衡量标准（对变化的敏感性和对有用动作的相关性）。

硬膜外皮质刺激初级运动皮质并不能改善慢性偏瘫患者的运动控制[50]。重复的 TMS 和 tDCS 使手臂或手的功能在小型试验中得到了适度的改善，这些试验大多是在参与者不超过轻度到中度的运动控制丧失的情况下进行的。非侵入性皮质刺激与机器人治疗的结合，以最大限度地提高技能学习的赫布可塑性[51, 52]。迄今为止，rTMS 和 tDCS 在减轻障碍和残疾方面的有效性证据是有限的，还需要更强的实验证据支持。

（四）药物治疗

在一些小型临床试验中，安非他明、哌醋甲酯、左旋多巴和氟西汀在改善力量或运动控制方面有一定作用，但不一定能改善 ADL。最近报道的罗匹尼罗和安非他明的有力试验显示没有收益[53]，而氟西汀的一项大型试验显示，改良 Rankin 量表并没有比安慰剂有更多的益处[54]。一项早期的临床试验发现，在脑卒中后的第 1 周内，每天服用 20mg 的氟西汀可以改善患者的运动功能[55]。

临床医生可以考虑以患者个体为中心（N-of-1）的药物辅剂试验来提高运动获益。这种方法可能值得在一些有感觉运动功能的患者中进行积极的康复治疗，在这些患者中，运动控制限制了行走或上肢使用的增益。

实验分子和细胞干预将在第 61 章和第 62 章中讨论。

结论

住院患者康复团队提供的环境和对功能增益的关注，比一般医疗护理带来更好的结果。患者可能会在一开始通过自发过程改善，但重要的收获可能与外部刺激驱动的内在生物机制有关，特别是正式、渐进的运动实践。渐进困难或复杂的任务导向的练习和问题解决与强化范式可能是成功的运动和认知再训练改善的关键因素。康复效果与主题、频率和足够的持续时间相关，这些参数对康复训练效果的影响是正在研究的内容。

为了提高运动表现，应该让患者深度参与，以提高患者的选择性运动能力、运动控制、技能、力量、耐力和整体健康。这种训练方法可能导致与脊髓、脑干和大脑半球的活动依赖性可塑性相关的突触和形态学改变。某些药物干预可能有助于推动经验诱导的学习和特定任务的神经适应，但迄今为止的临床试验只提供了有限的证据支持。生物干预，如细胞疗法和树突和轴突再生在动物模型中显示出一定的疗效（见第 62 章）。这些神经网络重新连接和神经调节策略需要相关的康复干预来产生临床疗效。具有神经康复专业知识的医生可以帮助治疗师从基础神经科学、认知神经科学、临床神经医学、临床综合中制订训练模式，研究设计和结果研究。

第61章　促进脑卒中康复的干预措施
Interventions to Improve Recovery after Stroke

Sook-Lei Liew　David J. Lin　Steven C. Cramer　著

刘　杰　蔡烈松　译　　谭　旸　杨韵颖　徐峻峰　校

本章要点

- 神经康复是一种不同于脑卒中再灌注等急性期治疗的策略，它们的生物靶点不同。神经修复的目标是提高幸存大脑神经元的功能，而不是挽救已受损的组织，并且时间窗是以几天到几周而不是几小时为单位来衡量。
- 有许多基础实验和临床试验致力于脑卒中后的康复治疗，包括药物、生物制剂、脑电刺激、物理治疗、基于认知和基于病变部位的治疗。
- 在脑卒中后数天至数周后引入以修复为基础的疗法，以扩大先天修复机制；在脑卒中后数月到数年提供的疗法主要是刺激脑的可塑性。
- 基于修复的疗法在依赖于经验的大脑可塑性的基础上改善行为结果：药物可能会激发大脑进行修复，但也需要行为强化才能获得最大收益。与再灌注和预防性脑卒中疗法相比，这是一个重要的区别，其中患者无须执行任何特定行为即可使药物起作用。
- 以修复为基础的治疗不是一刀切的计划，单一治疗不太可能改善所有梗死范围或行为缺陷的结局。研究表明，这种疗法有个体化的未来：基于大脑结构和功能、遗传学和生活方式因素的测量，类似于目前在许多其他医学领域所做的工作。

一、脑卒中后康复的生物学改变提示治疗的靶点

新发脑卒中会启动多种生物途径，其中包括急性缺血级联反应及随之而来的免疫事件，一系列细胞和分子事件参与了组织的修复。

大量研究试图揭示脑卒中后的神经修复机制。动物实验发现脑卒中可导致许多基因表达改变，包括生长因子释放等生长相关事件、Nogo和MAG等生长抑制药水平的增加、毛细血管生长、轴突发芽、突触形成和胶质细胞激活。这些变化在病灶周围出现，并在脑卒中后的最初几周达到峰值[1-3]。使用非侵入性神经成像和神经生理学方法进行的临床试验已经确定了与临床前研究结果一致的脑卒中康复机制[4]，行为改善伴随着皮质功能重新分布[5-7]脑活动区域的变化、大脑半球内及半球间的连接网络变化[8-12]，以及相关的大脑结构变化[13, 14]。与损伤脑区相连的正常脑区的功能可能会被抑制，这一过程被称为神经功能联系不能[15, 16]，对这一问题的解决可促进神经康复。综上所述，这些脑卒中后事件表明神经修复是潜在的治疗靶点。

二、神经康复与脑卒中急性期的治疗方式不同

区分神经康复与脑卒中急性期的治疗方式十分

重要[17]。脑卒中急性期治疗以神经保护或再灌注（t-PA 静脉溶栓或血管内取栓）为基础，有以分钟 – 小时为单位的严格时间窗，目标是溶解 / 去除血栓，是挽救缺血半暗带。相比之下，神经康复通常有一个以天、周或更长时间为单位的时间窗，目标是促进大脑恢复。与去除新鲜血栓相比，促进大脑恢复是一个更复杂的治疗目标，这会影响临床试验设计。关键研究总结如表 61-1 所示。

表 61-1　关键脑卒中康复研究的总结

研究名称	n	脑卒中后开始治疗的时间	治疗分组	主要结果
药物 FLAME[24]	118	5~10d	A 组：氟西汀（20mg/d） B 组：安慰剂	实验组的 FM 分数在第 90 天时高于对照组

1. 从研究对象的基线状态到实验的第 90 天，这期间研究以外的治疗可能会影响实验的结果，该研究没有对此进行评估。
2. 本研究中所采用的随机化方法并没有确保两组入组对象的基线均衡，这将对研究中的主要测量指标产生影响。因此，实验组的基线评估中 FM 评分就高于对照组，这使得对研究结果的解释难度增加。
3. 这是一项获得了阳性结果的研究，即脑卒中患者运动障碍功能的恢复能缓解患者的抑郁。

研究名称	n	脑卒中后开始治疗的时间	治疗分组	主要结果
FOCUS[25]	3127	2~15d	A 组：氟西汀（20mg/d） B 组：安慰剂	6 个月时两组的 mRS 评分没有差异

1. 处于脑卒中康复期的入组人群并不能从某个一成不变的治疗方法中获益，往往需要采用具有差异性个体化的多种方法治疗。
2. 由于本研究中测量的主要指标缺乏粒度，因此限制了对阴性结果的解释。
3. 本研究纳入的人群非常广，采用二分法进行研究人群的基线测量，因此随着时间的推移，研究者无法评估患者行为能力的变化。所有结果都是患者报告的（没有进行现场检测核实），现实中通过发送电子邮件完成问卷调查。然而，这种研究设计对于药物开发的当前阶段来说可能还不够成熟。

研究名称	n	脑卒中后开始治疗的时间	治疗分组	主要结果
左旋多巴联合理疗对脑卒中后运动功能恢复的影响[31]	53	3 周至 6 个月	A 组：理疗前口服帕金宁 B 组：理疗前口服安慰剂	观察组中患者肢体功能恢复优于对照组

本研究的优势在于：对住院患者进行每天个体化治疗，而且通过精心安排使得理疗与药物的血药峰浓度相匹配，达到理想的疗效。

研究名称	n	脑卒中后开始治疗的时间	治疗分组	主要结果
DARS[252]	593	5~42d	A 组：常规治疗前口服帕金宁 B 组：常规治疗前口服安慰剂	观察组中能独立行走比例为 41%，对照组为 45%

本研究中不一致的药物摄入和按照方案提供的治疗，基于临床发现的脑卒中诊断务实的研究设计在药物开发的当前阶段可能为时过早。

研究名称	n	脑卒中后开始治疗的时间	治疗分组	主要结果
运动疗法 EXCITE[97]	222	3~9 个月	A 组：强制性诱导运动治疗 B 组：日常护理	在 12 个月的时候，Wolf 运动功能测试结果显示，观察者经强制性诱导运动治疗后疗效显著

1. 这是一项获得阳性结果的Ⅲ期研究，该研究表明，一项促使康复的治疗具有降低患者残疾的潜力。
2. 由于本研究中两组的治疗强度不匹配，因此很难断定组间差异是由治疗内容造成的，还是由治疗强度的差异造成的。

研究名称	n	脑卒中后开始治疗的时间	治疗分组	主要结果
VECTORS[108]	52	10d（从入院到住院康复治疗）	A 组：高强度的约束诱导运动疗法 B 组：标准强度的约束诱导运动法 C 组：对照组（日常护理作业治疗）	在 90d 时，B 组和 C 组的 ARAT 评分是相等的，并且 A 与 B、C 相比，其改善程度要小得多

1. 治疗的强度越高，治疗效果并不一定越好。
2. 实施干预的时机是治疗效果的一个复杂的调整因素。

（续表）

研究名称	n	脑卒中后开始治疗的时间	治疗分组	主要结果
LEAPS[121]	408	2 个月	A 组：脑卒中后 2 个月进行跑台步行训练 B 组：脑卒中后 6 个月进行跑台步行训练 C 组：脑卒中后 2 个月的家庭锻炼	所有组之间没有差异

1. 这项研究中有 52% 的患者表现出步行功能的改善；所有从脑卒中后第 1 天开始服用同一种药片。这种药疗效肯定，期间所采取的干预措施推广。
2. 脑卒中后 2 个月或 6 个月开始的高强度训练会促进患者功能的恢复。
3. 本研究使用的特定形态的终点（步态测量）是一种优势，即步态测量既提供评估治疗效果的粒度，又与治疗内容（步态治疗）直接一致。
4. 使用治疗强度匹配的主动对照组有助于比较两种合理的治疗方案。
5. 使用滑动二分法治疗脑卒中有其优势，成功的定义因基线缺陷的严重程度而异。
6. 在研究流程之外提供的治疗是对结果的共同而复杂的解释。

皇后广场上肢神经康复计划[102]	224	慢性脑卒中（中位数：18 个月）	A 组：共计 90h 治疗，其中包括 3h 的个体化作业治疗和理疗	治疗后患者上肢功能在统计和临床上均获得了重要改善，并且这种改善至少持续 6 个月

1. 即使是慢性脑卒中患者，高剂量治疗也产生了巨大获益。
2. 上肢功能大幅度改善，无不良事件或受试者退出，表明有广泛的实用性。
3. 基线检查时的整体功能很高（Barthel 指数为 19/20），这引起了大家的兴趣去了解本研究的效果是否在更严重的患者中也是阳性。
4. 本研究虽然缺乏对照组，但在慢性期不太可能有很多实质性的自发恢复。

VARobotics[134]	127	脑卒中后不到 6 个月	A 组：机器人治疗 B 组：剂量匹配，非机器人，上肢治疗 C 组：常规护理	获益很小并且各组之间未见明显差异

本研究中的受试者有严重的基线缺陷；在这类人群中，治疗效果往往有限。

RATULS[135]	770	1～260 周	A 组：机器人辅助治疗 B 组：重复性上肢功能任务疗法 C 组：常规护理	各组之间的获益并没有明显的差异

1. 使用滑动应答器分析解决受试者之间基线缺陷的差异。
2. 本研中登记脑卒中后 1～260 周的患者，这意味着该研究治疗大脑状态具有很强的异质性。
3. 实用的研究设计可能阻碍了假设检验。

EXPLICIT[147]	159	脑卒中后小于 14d	对于预后良好的患者 A1：改良约束诱导运动疗法 A2：日常护理 对于预后不良的患者 B1：神经肌肉刺激 B2：日常护理	12 周时，ARAT 评分 A1＞A2，但不是 26 周，此时 B1=B2

基于预后进行的分层治疗选择揭示了修复疗法的反应差异。

（续表）

研究名称	n	脑卒中后开始 治疗的时间	治疗分组	主要结果
远程康复与临床治疗[104]	124	脑卒中后 3～36周	A：居家进行远程康复治疗 B：出院后治疗	正如非劣效性试验中所假设的那样，两组之间FM得分在统计学和临床上无显著差异

1. 以家庭为基础的远程医疗对改善脑卒中后的预后相当有效，并且可以增加康复护理的机会。
2. 整体方法将二次脑卒中预防与康复治疗相结合。
3. 远程康复组支持使用游戏驱动治疗的依从率为98.3%。
4. 结果引起了人们对经济分析的兴趣。

研究名称	n	脑卒中后开始 治疗的时间	治疗分组	主要结果
脑刺激 NICHE[164]	167	3～12个月	A：治疗前先对对侧运动皮质进行1Hz（低频）经颅磁刺激（TMS） B：假TMS前的治疗	两组的FM评分都有所改善，但A和B之间的对侧运动皮质反应率没有差异

1.TMS刺激的最佳频率、脑靶点和脑卒中后时间可能需要个体化。
2. 两组中的大多数患者在治疗后都表现出显著的功能改善。

研究名称	n	脑卒中后开始 治疗的时间	治疗分组	主要结果
EVEREST[179]	164	≥4个月	A：硬膜外电刺激同侧运动皮质的治疗 B：单独治疗	两组应答率（4.5点FM和0.21点手臂运动能力测试增益）没有差异：A（32%）和B（29%）

阳性的临床前研究需要保留皮质刺激时的运动诱发反应，但EVEREST研究没有[247]；事后分析发现，在保留运动诱发反应的情况下，A有更高的应答率（67%）。

研究名称	n	脑卒中后开始 治疗的时间	治疗分组	主要结果
经颅直流电刺激治疗脑卒中后失语[175]	74	>6个月	A：左颞叶tDCS言语治疗 B：假刺激言语治疗	A>B中正确对象命名的更改

1. 通过功能性MRI扫描确定的皮质刺激目标，确保刺激集中在功能完整的皮质上，并强调使用大脑功能测量来个性化恢复性治疗细节的实用性[253]。
2. 采用无效设计，对异质人群有用：该研究没有提供证据表明tDCS方案无效。该治疗方案无效，值得进一步研究。

正在研究的基于修复的治疗

许多仍在研究当中的修复疗法应用广泛的策略，旨在促进脑修复[17-22]。总结于框61-1中，目前大多数已完成临床试验。

三、药物

许多促进脑卒中康复的药物正在研究中，大多数是针对大脑特定神经递质的小分子。许多药物具有通过血脑屏障运输的优势[23]。研究最多的两种脑卒中康复药物以5-羟色胺和多巴胺为靶点。

（一）5-羟色胺

许多小型研究表明，选择性5-羟色胺再摄取抑制药可促脑卒中后神经康复。关于氟西汀用于急性缺血性脑卒中后的运动恢复（fluoxetine for motor recovery after acute ischemic stroke，FLAME）研究[24]是一项双盲、安慰剂对照实验研究，该研究招募了发生缺血性脑卒中后10d内非抑郁症偏瘫/偏瘫患者。患者被随机分配至氟西汀（3个月，20mg/d）组或安慰剂组。氟西汀组的患者在主要终点（至第90天的手臂/腿部Fugl-Meyer运动评分的变化）上表现出显著的运动功能改善（$P=0.003$）。

氟西汀对急性脑卒中预后的影响（effects of fluoxetine on functional outcomes after acute stroke，FOCUS）[25]是安慰剂对照试验，该试验将3127名

框 61-1　研究中的修复疗法

药物

- 包括 SSRI、兴奋药、左旋多巴、美金刚胺、马拉韦罗

生物制剂

- 生长因子：EPO、hCG、BDNF、G-CSF、b-FGF、OP-1
- 单克隆抗体：抗 MAG 抗体、抗 Nogo A 抗体
- 干细胞：间充质间质细胞和神经干细胞

作业疗法

- 包括职业、物理和言语语言治疗，约束诱导运动疗法，机器人疗法、远程康复

认知疗法

- 包括心理意象、环境丰富、棱镜适应

脑刺激

- 包括经颅磁刺激、经颅直流电刺激、脑深部刺激、迷走神经刺激

病变旁路

- 包括脑机接口，神经转移手术

SSRI. 选择性 5- 羟色胺再摄取抑制药；EPO. 促红细胞生成素；hCG. 人绒毛膜促性腺激素；BDNF. 脑源性神经营养因子；G-CSF. 粒细胞集落刺激因子；b-FGF. 碱性成纤维细胞生长因子；OP-1. 成骨蛋白 1；MAG. 髓磷脂相关糖蛋白

临床诊断为脑卒中的患者随机分组，在 6 个月前 2～15d 服用氟西汀 20mg/d 或安慰剂，在主要终点（6 个月）通过改良 Rankin 量表评估预后，发现两组没有显著差异。

这项研究有几个缺陷可能导致了结果偏倚。首先，纳入了一个极其异质的人群，即有任何神经功能缺损和任何严重程度的患者均被纳入研究组，脑梗死范围可能很小或很大，可以位于大脑的任何部位，并产生任何严重程度的症状。基于修复的疗法不太可能是一刀切的，而是在与治疗机制一致的特定亚群中发挥最大价值。其次，FOCUS 研究实用的研究设计，即基线测试使用了二分量表问卷（如能够举起双臂或不举起双臂），这缺乏准确度，也阻碍了受试者随时间变化的测量，研究结果由患者报告（未进行现场测试），并使用邮寄问卷进行评估。将这种研究设计应用在脑卒中康复临床研究中可能还是为时过早。第三，FOCUS 主要依据改良 Rankin 量表，该量表只有七个级别，并不能有效概括所有残

疾情况。

其他研究描述了 SSRI 对情绪和焦虑的有利影响。这十分重要，因为约有 31% 的患者会在脑卒中后产生抑郁，累积发病率为 55%，并且脑卒中后抑郁导致脑卒中后复发风险更高、生活质量更差、功能结果更差、认知功能更差和死亡率更高[26]。Robinson 等进行了一项多中心随机对照试验[27]，选取 176 名非抑郁脑卒中患者（脑卒中发病后 3 个月内），随机分为 SSRI 艾司西酞普兰组、问题解决疗法组、安慰剂组。与 SSRI 艾司西酞普兰或问题解决疗法这两个积极研究组的患者相比，随机分配至安慰剂组的患者更有可能出现主要结局（$P < 0.001$），即严重或轻微抑郁。同样，在 FOCUS 研究中[25]，SSRI 氟西汀显著（22%）降低了抑郁的患病率。在一项亚组分析中，随机接受 SSRI 的患者在 12 个月时的认知状态更佳[28]。一项单独的亚组分析发现，使用 SSRI 或问题解决疗法时，广泛性焦虑障碍的发生率较低[29]。

总之，这些研究表明 SSRI 可能不会改善所有脑卒中患者的功能结果，但可能对目标亚群有用，如特征与药物作用机制一致的患者。SSRI 也可能有助于改善脑卒中后的情绪和焦虑。

（二）多巴胺

多巴胺是一种对关键脑功能（包括学习、可塑性、奖励、动机和运动）非常重要的单胺类儿茶酚胺神经递质[30]。一项双盲、安慰剂对照研究[31]将 53 名脑卒中发作后 6 个月内的患者随机分配至每天息宁（Sinemet）或安慰剂联合物理治疗 3 周。治疗结束后 3 周，通过 Rivermead 运动评估，主要终点（躯干/腿和手臂运动状态的改善）在息宁组中显著更好。

相比之下，多巴胺脑卒中增强康复（dopamine augmented rehabilitation in stroke，DARS）试验[32]是一项多中心、双盲、安慰剂对照试验，593 名无法独立行走的患者在脑卒中后 5～42d 时随机入组，并在康复治疗前给予卡比多巴或安慰剂治疗。研究发现两组在主要终点上无差异（干预 8 周后能独立行走）。本研究具有一些实用主义的设计色彩，入组对象药物使用方式及康复治疗方案并不统一，因此，该研究的结果可信性可能不高。

（三）安非他明

研究表明脑卒中后动物对有多个单胺能靶点的安

非他明有良好的反应。在小型临床研究中也表现出积极作用[33, 34]。一项纳入 71 例脑卒中后 5~10d 的患者的随机、双盲、安慰剂对照试验，即安非他明亚急性治疗和脑卒中康复（subacute therapy with amphetamine and rehabilitation for stroke，STARS）研究[35]并未发现获益。该研究对纳入患者随机分为两组，分别进行了 5 周安非他明（每周 2 次）或安慰剂治疗，并使用手臂 / 腿 Fugl-Meyer 运动评分 3 个月后运动恢复程度作为主要终点。该研究证明，虽然安非他命安全性尚可，但未改善主要结局。本研究使用同一位治疗师进行所有物理治疗，同一位检验员评估研究结果，减少了方差并增加了研究能力。最近一项规模较小的试验也没有发现安非他明对运动恢复有利[36]。

（四）其他药物

关于胆碱能通路对神经康复是否有作用目前研究较少。Luria 发现胆碱能药物可增强脑损伤后的恢复[37]。虽然在脑卒中相关的啮齿类动物[38]及非人灵长类动物[39]实验中是支持这一结论的，但是临床试验中的数据不足。

许多作为修复剂的其他小分子，如肌苷[40]、烟酸[41, 42]、HMGCoA 还原酶抑制药[43]、sigma-1 受体激动药[44]、美金刚[45]，以及靶向细胞外基质的药物（如软骨素酶 ABC）[46]正在进行神经康复相关的早期研究。GABA 受体[47, 48]或谷氨酸受体兴奋性调节剂[49]取得了可喜的临床前期实验结果。美国 FDA 已经批准了钾通道阻滞药 4– 氨基吡啶的缓释制剂，以改善多发性硬化症患者的行走能力。同时，该药物在脑卒中患者中的使用也是安全的[50]。一项在脑卒中发生后 24h 内开始使用胞磷胆碱的安慰剂对照随机临床试验因无效而终止[51]。

最近的研究提高了人们对马拉韦罗的关注度。马拉韦罗是 FDA 批准的用于治疗 HIV 的 C-C 趋化因子受体抑制药（C-C chemokine receptor 5，CCR5）。CCR5 在炎症反应期间可将白细胞募集到损伤组织处，并且当 CCR5 功能降低时记忆改善。脑卒中后梗死周围皮质神经元 CCR5 表达增加。这些发现已在单侧运动皮质局灶血栓性脑卒中的小鼠模型和脑卒中患者中得到验证[52]，其中 CCR5 表达的敲低与早期和持续改善前肢运动恢复相关。同时观察到梗死

体积无变化，这是基于修复治疗的典型表现。通过给予马拉韦罗可降低 CCR5 活性，这改善了脑卒中后功能恢复，无论脑卒中后 24h/21d，这是一个具有高临床影响的时间窗。同一报告中的一项人类遗传学研究表明，CCR5 中自然发生功能缺失突变的患者在脑卒中后表现出更强的神经功能和认知功能恢复，进一步支持了 CCR5 活性降低可改善脑卒中后行为恢复的观点。鉴于马拉韦罗应用广泛且具有良好的安全性，其能否改善脑卒中康复尚需进一步研究。

四、生物制剂

（一）生长因子

生长因子是刺激细胞生长、分化和存活的信号蛋白。它们在脑卒中后数周内脑内含量明显升高[53]，通过包括诱导神经发芽和新突触形成、抑制细胞凋亡、促干细胞增殖及血管生成、调节免疫功能在内的机制来驱动神经修复。因此，提高关键生长因子含量是促进脑卒中康复的一种治疗途径[54]。临床前研究表明，在脑卒中发作的几天内注射生长因子，例如脑源性神经营养因子可以促进神经康复[55]。

目前，人类对生长因子的研究主要聚焦在非脑卒中环境下的造血因子。粒细胞集落刺激因子在临床前表现良好。AX200 缺血性脑卒中（AXIS）研究[56]发现，44 名患者在脑卒中后 12h 内给予 G-CSF 是安全、可行的，并有良好耐受性；这些安全性研究结果已在一项针对 60 名患者的单独研究中得到重复[57]。AXIS-2 研究[58]采用多中心、随机、安慰剂对照设计，在 328 名起病<9h 的脑卒中后患者中比较了 AXIS 研究采用的中等 G-CSF 剂量（135μg/kg）与安慰剂，发现 G-CSF 在主要终点、90d 的改良 Rankin 量表评分上与安慰剂没有差异。

临床前研究表明，在脑卒中后（如 24h 后）给予 EPO 可改善脑卒中预后[59]。其他研究发现在脑卒中后 1~7d，连续给予生长因子、表皮生长因子[60]或 β-hCG[61]，随后给予 EPO，可能通过增加神经干细胞水平改善预后。在一项急性脑卒中（BETAS）的非对照安全性试验研究中[62]，这种 β-hCG 联合 EPO 的方法直接应用于临床，通过在脑卒中后第 1~2 天连续给予三种剂量的 hCG，随后在脑卒中后 7~8d 开始给予三种剂量的 EPO，最终并未发现药物有安全性问题。在一项包含了 167 名患者随机安慰剂对照

研究中，通过在脑卒中后 48h 开始接受两中剂量的 EPO，证实了 EPO 的安全性[63]。

继于 BETAS 研究的 REGENESIS 研究是一项随机、安慰剂对照、双盲研究[64]。同 BETAS 研究治疗方案类似，采用 hCG-EPO 序贯疗法。尽管 REGENESIS 试验在脑卒中后 7～8d 启动 EPO，但仍因担心急性脑卒中神经保护试验[65]而被监管机构搁置。随后研究者调整 Regensis 试验为一项安全治疗剂量范围研究，并且由于资金紧张，该研究主要在印度进行。在招募 96 名受试者后，赞助商提前终止了报名。治疗组在安全性或主要终点 NIHSS 评分到第 90 天的变化方面没有差异。

由于血脑屏障低通透性，常规摄入方法难以将外源性生长因子运输至脑内目标靶点。鼻内或颅内注射给药，或者通过基因修饰的干细胞，或者开发受体激动药是目前提高药物脑内浓度的主要研究方向[66-68]。

（二）单克隆抗体

在中枢神经系统中，如髓鞘相关糖蛋白（myelin-associated glycoprotein，MAG）和 Nogo-A 等抑制性分子，可破坏神经细胞的生长环境，这些分子的水平在脑卒中后增加，可能产生不利于神经恢复的分子环境[69, 70]。临床前研究表明，单克隆抗体是针对细胞信号通路的免疫蛋白质，可用于中和这些抑制性 CNS 信号，促进损伤后轴突生长。GSK249320 是一种人源化 IgG1 单克隆抗体，具有靶向 MAG 的失能 Fc 区。一项研究[71]将 42 名脑卒中患者随机分为安慰剂组和静脉注射三剂 GSK249320 组，在脑卒中发作 24～72h 后开始干预。实验结果发现 GSK249320 组没有出现药物安全性问题，并且 GSK249320 明显改善了脑卒中患者的行走速度。随后的一项 Ⅱ 期临床试验纳入了 134 名脑卒中患者，随机分为最高剂量 GSK249320 与安慰剂组，并于脑卒中 24～72h 内使用相关药物。尽管使用抗体后导致游离血清 MAG 水平降低，但是两组在从基线水平及第 90 天（主要终点）的步速变化没有差异[72]。

（三）干细胞

有关促进脑卒中恢复的细胞治疗策略研究越来越多。候选细胞可以来源于胚胎细胞、成人细胞（如骨髓）、转化的肿瘤细胞等。细胞培养可以使细胞暴露于利于生长的环境中，例如高浓度的关键生长因子，或者使细胞增加靶基因的表达。培养后的细胞可以通过静脉或动脉注射，或者通过神经外科手术，在某些情况下利用生物支架植入脑内。外源性干细胞可能通过多种机制改善脑卒中预后，这些机制包括直接取代脑卒中后受损的神经元功能，分泌细胞因子、生长因子和细胞外基质蛋白以促进幸存下的脑组织生长，改变全身免疫环境。几种类型的细胞治疗在临床前研究中似乎是有效的，并且正在进行相关临床转化研究。大量证据支持骨髓间充质干细胞的疗效，其中 Meta 分析发现 46 项临床前脑卒中研究中有 44 项发现 MSC 优于安慰剂治疗[73]。细胞疗法的临床试验在本卷的其他地方进行了回顾。

细胞疗法可能会出现其他治疗类型中不常见的复杂问题。由于这些是活细胞，其细胞特性和功能的一致性可能在存储期间发生变化，因此在临床使用前必须确认这些特性[74]。一些干细胞在给药后持续存在数月或数年，需要对其远期效应进行评估。同时一些患者和研究人员对使用来自某些组织的细胞有伦理上的顾虑[75]。

五、运动疗法

（一）康复治疗

跨学科康复治疗是脑卒中后几天、几周和几个月的护理标准，包括物理、职业和言语治疗。康复疗法利用目标导向的活动来促进康复，在脑卒中后各个时间点（亚急性和慢性期）对患者均可产生积极影响。充分的证据表明，使用基于运动治疗的康复干预可降低死亡率并提高功能独立性[76]。

运动治疗对于促进脑卒中后神经可塑性至少有两种作用。首先，作为一种独立疗法，这些干预措施利用神经可塑性机制来加强存活的神经通路并促进邻近区域的功能重新分布。其次，大量临床前文献表明，基于活动的干预措施增强了许多类型的基于修复治疗的益处，脑卒中恢复建立在依赖于经验的可塑性之上，而基于活动的疗法提供了关键的经验。

大量证据表明，脑卒中后运动疗法的高剂量（更大剂量和持续时间）[77-81]和强度[77, 82, 83]与改善预后相关，言语治疗也是如此[84]。最近的两项试验在慢性期引入额外的康复治疗后，结果没有发现差异[85, 86]。然而，其他学者认为，这些研究比较了各种剂量都太低的治疗。康复治疗的质量也很重要，当治疗具有挑战性、激励性和参与性时，效果会增加[87-90]。不幸的是，许多患者在临床实践中没有接受高剂量/高强度治疗[91-95]。例如，在最近的一项美国研究中，接受住院脑卒中康复治疗的患者平均每个治疗周期只接受23次功能性手臂康复[91]。脑卒中后活动疗法的实施时机也很重要。

（二）高强度运动治疗

目前针对该治疗方法有多个正在进行的临床研究。

- 约束诱导运动疗法是一种以运动为基础的疗法，其重点是克服脑卒中患者患侧手习得性失用，以改善运动功能。该研究认为运动疗法可以改善轻偏瘫患者的运动功能[96]。在进行CIMT治疗时，患者健侧手受到约束，而患侧手需要进行复杂的运动治疗。CIMT对中度手臂运动障碍患者的长期疗效得到肢体约束诱导治疗评估（extremity constraint induced therapy evaluation，EXCITE）试验[97]的支持。该试验是一项单盲随机研究，纳入222名脑卒中后3~9个月内遗留有中度手臂运动障碍的患者。受试者随机接受常规护理或2周的CIMT，每天6h。1年时，在主要终点、Wolf运动功能测试（完成任务的时间减少52%）和运动活动日志（受影响手臂使用的数量和质量增加76%~77%）中都发现了显著的结果，良好的获益持续2年[98]。EXCITE试验的局限性表现为该试验为强化治疗与非积极干预相比较。此外，有资格接受这种干预的脑卒中患者比例尚不确定，因为患者需要患肢具有中等运动能力才能参与CIMT。然而，EXCITE是唯一一个基于Ⅲ期修复的阳性脑卒中临床试验。CIMT的简化形式可能也很有用[99]，而且总体方法已扩展到其他领域，如语言[100, 101]。
- 一个以临床为基础的门诊项目可以改善手臂运动状态。最近对224例慢性脑卒中患者进行的一项研究（中位时间是脑卒中后18个月）表明，为期3周的高质量、高强度的运动康复治疗，每周5天，每天治疗6h，在治疗结束后的6个月，Fugl-Meyer上肢测量有明显改善[102]。这表明，及时在症状稳定的脑卒中恢复期给予高强

度的康复可以产生良好的效果。
- 家庭远程康复是提供高强度运动治疗的有效方法。远程康复是通过通信技术提供康复服务[103]，具有潜在优势，包括增加农村地区治疗师的机会、减少对交通的需求、使用游戏来激发动力。最近的一项研究[104]发现远程康复在改善脑卒中后运动功能有效性方面与临床治疗相当。这项随机、评估者盲法、非劣效性临床试验随机分配了124名受试者，使其在家中或诊所接受36次（每次70min，超过6周）手臂运动治疗，治疗强度、持续时间和频率匹配跨组。两组的治疗均由有执照的职业/物理治疗师直接监督。受试者在脑卒中后平均18.7周入组。远程康复的依从性为98.3%，患者每个治疗周期手臂康复次数平均约为1031次。两组均在手臂运动状态方面显示出临床和统计学上的显著改善，并且发现远程康复不劣于临床治疗。

这三个临床研究提示运动疗法前景辽阔。其他研究也有相似的结论[105, 106]。结果的进一步验证需结合健康经济分析。

基于运动的疗法的优点包括：①它们可以在各种环境中进行（如诊所或家庭[107]）；②不良事件一般不常见且轻微；③与许多药物、生物疗法或设备相比，监管问题很小；④在脑卒中后早期或晚期引入治疗均有显著益处。另一方面，研究基于运动的疗法的一个挑战是确定适当的控制，因为这些疗法具有个人动机、社会互动和复杂的身体活动的元素。对于如此复杂的干预，特定的患者目标、信念及与临床医生的关系可能至关重要。早期开始高强度的运动疗法可能是有害的，运动疗法的时机也很重要。两项试验发现，在脑卒中后过早地进行强化干预可能会对结果产生不利影响。

脑卒中康复过程中的早期约束诱导运动（very early constraint induced movement during stroke rehabilitation，VECTORS）试验[108]是一项单点、单盲、对照临床试验，将52名中重度运动障碍患者随机分为2组，在急性住院康复患者入院期间进行基于CIMT的研究干预，以代替作业疗法。患者被随机分为标准CIMT、高强度CIMT或模拟常规OT的对照治疗。患者在登记时平均为脑卒中后10d。主要终点是脑卒中发作后90d手臂运动功能的变化，各组之

间存在显著差异。令作者惊讶的是，与其他两组相比，高强度 CIMT 组的受试者表现出明显较少的收益。VECTORS 强调了干预时间作为治疗效果的调整因素所产生的相互作用。该试验还强调了在基于活动的试验中纳入剂量匹配对照组的价值。最后，在减少手臂运动损伤和残疾方面，标准 CIMT 与类似剂量的常规疗法（如作业疗法）一样有效，至少在某些情况下，基于活动的治疗剂量可能比治疗内容的细节更重要[109]。

AVERT 试验[110] 研究了早期、高强度、基于活动的治疗。避免随机 2104 名患者接受早期活动（脑卒中后 24h 内）或常规护理。早期动员组比常规护理组提前约 4.8h 接受基于活动的治疗，每天多进行 3 次治疗。早期动员组的 3 个月预后（改良 Rankin 量表）不如对照组的常规护理组。与 VECTORS 类似，AVERT 研究强调了脑卒中后治疗时机的重要性。

早期引入更多基于活动的治疗的不良结果可能是因为过度需求会损伤最初脑卒中后幸存下来但仍然脆弱的大脑成分，或者是因为过早的高需求只会阻碍最佳可塑性。另一项针对 104 名患者的试验[111]没有发现在脑卒中发病 72h 内采用更高剂量的活动疗法的不良反应（或益处）。另一项试验将 101 名脑卒中发病后 2 周内出现严重缺陷的患者随机分为 30min 的手臂康复、30min 的腿部康复或对照干预，发现每天额外 30min 的运动疗法是安全的，并且确实显著增加了行为增益，尤其是针对腿部时[77]。这两项研究表明，早期治疗的某些时间窗或剂量水平即使无效，也可能是安全的。早期大剂量治疗的安全性和实用性可能因患者的大脑生理状态而异。与许多其他医学领域目前所做的大脑结构和功能的直接研究类似，基于个体患者评估的更个性化的康复治疗方案，有助于确定大剂量康复治疗对哪些患者是安全而有效的。

1. 活动疗法计算机界面的选择　参与上述远程康复研究的游戏可以促进患者参与医疗保健[112]，并激励患者进行愉快的游戏行为，包括与治疗相关的运动[113]。这很重要，因为患者对脑卒中康复的依从性可能会受到限制[114, 115]。促进活动的游戏可以通过几种不同的人机界面进行基于治疗的治疗，包括虚拟现实和增强现实。虚拟现实可以定义为计算机生成的游戏环境，并且可以通过多种方式实现，例如使用鼠标和计算机屏幕，或使用沉浸式耳机。最近对 1019 名参与者的 37 项试验进行的回顾性 Cochrane 评价表明，虚拟现实可能有益于改善上肢功能，但证据仍然不足，而且尚不清楚虚拟现实的哪些特征对影响康复最重要[116]。增强现实可以被定义为将计算机生成的对象引入现实世界[117]（如 Pokémon Go），这种方法可以极大地促进具有高任务生态的特定功能活动的训练。

实施虚拟现实和增强现实游戏来推动康复治疗仍处于早期阶段。简单地提供虚拟现实游戏并不能自动提高训练效果。一项研究发现[118]，与娱乐活动相比，非沉浸式虚拟现实对慢性脑卒中患者 10 次 1h 训练后手臂功能的改善并不比娱乐活动更好。另一项研究发现[119]，当虚拟现实训练与亚急性脑卒中患者的传统训练方法进行比较时，额外的基于上肢活动的训练对手臂功能有同等的影响。计算机界面的最佳选择可能因患者及其治疗目标而异。一项对慢性脑卒中患者的研究发现[120]，当使用增强和非沉浸式虚拟现实模式玩同一游戏时，得分不同，可能是由于虚拟现实模式增加了视觉空间需求。认知需求水平影响运动表现和运动学习，游戏和计算机界面的个性化选择可以用来调节基于活动的治疗效果。

2. 针对下肢的活动疗法　脑卒中后运动体验应用（locomotor experience applied post-stroke，LEAPS）试验[121] 是针对脑卒中后步态的研究，这是一个非常受关注的终点，因为它通常受到脑卒中的影响，被偏瘫患者列为重中之重[122]，并且与生活质量[123] 及社会参与直接相关[124]。参与者被随机分组，从脑卒中后 2 个月开始进行体重支撑跑步机训练组，从脑卒中后 6 个月开始进行 BWSTT 组，或者从脑卒中后 2 个月开始进行家庭锻炼组。共完成 36 个疗程，每个疗程持续 90min。主要结果是，52% 的受试者在脑卒中后 1 年的功能行走能力得到改善，与治疗组之间没有显著差异。LEAPS 提供的证据表明，脑卒中发作数月后，当标准护理不再提供物理治疗时，许多患者的功能状态仍然可以通过治疗干预得到改善。研究设计的一个优势是使用了干预强度相匹配的积极对照组。LEAPS 是依赖特定模式终点的研究之一，这种方法可能对恢复性治疗具有特殊价值[125-127]。LEAPS 还使用滑动二分结果，使用不同的标准来定义不同损伤程度的患者预后的差异，这种方法有助于解决脑卒中后出现的高异质性[71, 128]。

3. 机器人技术　机器人是一种机械装置，由计算机引导，在其环境中感知或移动[129, 130]。机器人设备具有潜在的优势，如一致的输出、可编程性、游戏应用程序的实用性、精确测量患者行为的能力，以及改善治疗师与患者比例的潜力[131]。

机器人器械的临床疗效差异较大，但总体上是有利的。由于选择机器人、研究人群、治疗方案和机器人辅助模式等研究之间的主要差异，泛化是困难的[129, 130, 132, 133]。一项机器人试验[134]纳入了平均脑卒中后 4.6 年的 127 名患者。采用多中心随机对照设计，入选者随机接受机器人辅助的上肢康复治疗组，采用高强度、重复的近端和远端手臂运动（在 12 周内进行 36 次 1h 的疗程）；使用常规康复方法的剂量匹配和强度匹配的比较治疗组；或者是常规的康复护理组。在 12 周时，三组之间未发现显著差异。

在最近的脑卒中后上肢的机器人辅助训练（robot assisted training for the upper limb after stroke，RATULS）研究[135]中也发现了类似的结果，这是一项实用、随机、评估者盲对照试验，将 770 名脑卒中患者随机分为机器人辅助训练、基于重复功能性任务实践或常规护理的增强上肢治疗计划。采用应答者分析，治疗成功的定义（ARAT 评分增加）因基线严重程度不同而异，两组之间的手臂功能增加没有差异。在脑卒中后 1～260 周的患者均符合参与的条件，这表明该研究纳入了脑生物学状态非常不同的患者。该研究设计在纳入标准和常规护理对照组的使用方面是务实的，可能阻碍了假设检验，强调在机器人脑卒中康复研究中采用务实的方法可能为时过早。在上述两项研究中，研究人群的基线运动障碍平均严重，在这两个人群中，高活动行为治疗增益很难评判。

机器人和其他神经技术辅助的干预对各种脑卒中严重程度的患者都有很好的潜力，但最大的益处可能需要制订个体化的方案，更高的剂量可能需要用于更严重的患者[136]。机器人疗法还应用于许多其他的研究，包括下肢缺陷、小儿人群[137]、活动限制（残疾）[138]、感官障碍[139]，或作为一项结果测量工具[140, 141]。最近的一项 Meta 分析[142]表明，机器人疗法对上肢康复中治疗针对的关节产生了微小而具体的效果，但没有普遍的效应。另一项研究[143]发现，机器人治疗可以改善日常生活活动和手臂功能，但

设备和治疗方案的变化使一切变得复杂化。机器人治疗面临的挑战包括确定最佳人群和方案，注意人的问题（如疲劳），考虑对象的承受能力和生态学，以及确定最佳的辅助类型[129, 130, 132, 144, 145]。必须考虑患者接受这些设备作为治疗选择，尽管一项脑卒中研究发现，大多数患者在暴露于传统和机器人疗法之后，更喜欢基于机器人的疗法，但必须考虑患者是否能够接受这些设备作为治疗选择[145]。

4. 功能性电刺激　神经肌肉电刺激（neuromuscular electrical stimulation，NMS）有时作为基于活动的治疗的辅助手段有效，并使用表面电极递送低振幅电流以刺激受累肌肉，如手臂、腿部或咽部。这被认为是向皮质感觉运动区域提供感觉反馈，从而促进神经恢复。肌电图触发的神经肌肉管理系统（electromyography-triggered NMS，EMG-NMS）读取患者自身的微量肌肉信号，当这些信号被激活时，触发神经肌肉管理系统以加强运动[146]。解释脑卒中后可塑性（Explaining PLastICITy after stroke，EXPLICIT）试验[147]根据预后对患者进行分层。预后良好者随机分为 3 周改良 mCIMT 干预组和常规治疗组；预后不良的患者随机分为 3 周肌电刺激组（EMGNMS）或常规治疗组。在预后良好的患者中，mCIMT 在改善手臂功能方面优于常规治疗，但在预后不良的患者中，EMG-NES 与常规治疗无差异。其他数据支持脑卒中后使用 NMS 的有效性[148]。

（三）认知疗法

虽然大部分已发表的研究和当前的评论都针对自愿运动，但认知缺陷是脑卒中后残疾的主要来源。此外，认知功能障碍直接影响许多大脑功能，如运动、语言、步态等。因此，增强认知功能可以改善脑卒中后的预后。认知康复通常用于治疗脑卒中后的认知障碍[76]，并且已经研究了许多策略。例如，运动想象可能有助于提高运动表现。人们早就知道，在精神上练习运动技能的运动员可以提高飞镖、羽毛球和高尔夫等运动的表现[149]。与此一致，越来越多的证据表明，心理意象作为基于活动的治疗的辅助手段可能有助于改善手臂和步态的恢复[150]。建立在镜像神经元系统的神经生物学基础上的其他疗法将运动观察作为运动或失语症治疗的辅助手段。其他认知策略包括专注于音乐的策略、提高执行功能

和记忆力的策略及实时神经反馈。

镜像疗法或棱镜适应疗法显示出有希望的初步证据。该技术使用简单的设备将患者的注意力集中在被忽视的半场上。镜像疗法通常作为基于活动的疗法的辅助手段提供，可以改善运动功能并减轻疼痛[151]，并且还可能改善功能状态[152]。需要更大规模、更严格的试验加以验证。

长期以来，人们一直认为环境强化可以改善健康动物的大脑功能、结构和行为状态[153]。在脑卒中动物模型的研究中，脑卒中后早期提供环境强化治疗[154]并结合活动治疗[155]，展现了不错的疗效。近期对脑卒中患者进行环境强化治疗的早期研究也显示出了希望[156]，但是将这种可能的治疗方法应用于临床还很困难[157]。

（四）脑刺激

大脑是一个产生电活动的器官，因此可以通过电磁途径实现对大脑功能的调节。以电抽搐疗法为形式的脑刺激比所有其他形式的治疗更有效，仍然是治疗抑郁症的金标准[158]。

1. 经颅磁刺激 经颅磁刺激是一种局灶性脑刺激方法。TMS 的关键创新在于通过使用磁脉冲在大脑中产生电磁响应来刺激大脑皮质，而不是使电流通过颅骨。在头皮上放置一个绝缘的刺激线圈，该线圈发出一个磁脉冲，在下方皮质的神经元中诱发动作电位。运动皮质上的单一 TMS 脉冲产生短暂的对侧肌肉抽搐，通过作为运动诱发电位的 EMG 测量。大多数其他皮质区域的 TMS 暂时干扰刺激区域的行为输出。使用单脉冲 TMS 的神经生理学测量，特别是 MEP 阳性或阴性状态，可能有助于对脑卒中后患者进行分层[159-161]。

在其他模式下进行 TMS 可能会影响皮质功能，并可能具有治疗价值。重复 TMS 涉及多个 TMS 脉冲的传输。高频 rTMS（如 5~20Hz）可增加皮质兴奋性，这具有潜在风险。在低频（如 1Hz）时，rTMS 通常会降低皮质兴奋性，如果特定皮质区域内的过度活动被视为脑卒中恢复的障碍，这可能会引起人们的兴趣[162, 163]。NICHE 试验[164]（将抑制性 rTMS 引导至对侧半球）是一项假对照随机研究，研究了在治疗 60min 前，对对侧运动皮质进行 18 次低频 rTMS 治疗，每周 3 次，持续 6 周，利用手臂运动

FM 量表测量以判断感觉运动损伤的恢复情况。脑卒中后 3~12 个月的患者被随机分为活动性 rTMS 组或假对照组，他们接受相同的治疗，但假对照组使用假 rTMS 而不是真正的 rTMS。治疗后 6 个月，两组患者的运动功能均得到改善，但两组之间没有显著差异，这表明应用于对侧半球的抑制性 rTMS 对运动功能改善没有任何额外益处。

在脑卒中后推荐的参数范围内使用 rTMS 是安全的[165]，可能会改善选定的行为[166]。Cochrane 综述得出结论，目前的证据不支持常规使用 rTMS 来改善脑卒中后的功能，这可能是由于试验和小样本量之间的异质性[165]，尽管最近的 Meta 分析更为有利[167]。将不同人群，rTMS 参数或治疗方案的研究分组在一起，使 Meta 分析变得复杂；与此一致，针对 rTMS 研究的 Meta 分析（重点是手臂运动恢复）确实发现了显著的益处[168]。与许多恢复性疗法一样，其面临的挑战包括确定目标人群、最有可能受益的伤害模式、理想的治疗方案（如最佳刺激频率）、最佳脑刺激目标、脑卒中后最佳时间及加强行为的最佳方法[169]。

2. 经颅直流电刺激 经颅直流电刺激使电流通过头皮、颅骨和脑膜以刺激大脑，通常不能被察觉。小电流（通常 1~2mA）通过连接到两个或更多生理盐水或凝胶表面电极的电池驱动装置输送到头皮。电流不足以产生动作电位，而是改变神经元的静息膜电位。和 rTMS 一样，tDCS 可以改变皮质兴奋性，阳极 tDCS 通常增加皮质兴奋性，阴极 tDCS 降低皮质兴奋性[166, 170]。在脑卒中患者中，tDCS 被发现是安全的，一些[166, 171]（虽然不是全部[172]）研究表明它具有改善某些行为的潜力，如运动恢复。Cochrane 通过综述广泛的 tDCS 研究发现，tDCS 改善脑卒中后功能的有效性的证据有限[173]。然而，与 rTMS 一样，对 tDCS 研究集中于手臂运动恢复的 Meta 分析的确发现了显著获益[174]。在一项双盲、随机研究中[175]，60 名因急性脑卒中而入院的吞咽困难患者被随机分配至病灶对侧的阳极 tDCS 组或假 tDCS 组，进行 4 个疗程的治疗。一项单独的研究[176]发现，活动性 tDCS 显著改善了吞咽困难的早期恢复。

3. 其他形式的脑刺激 其他几种形式的脑刺激正在研究中，包括深部脑刺激。迷走神经刺激可能通过调节关键神经递质系统的活动来增强大脑可塑

性[177]。在慢性脑卒中研究中，迷走神经刺激与康复相结合的随机试验证明了其安全性和可行性[178]，随后的随机试验发现迷走神经刺激的运动恢复明显优于假刺激。在慢性脑卒中患者的 Ⅲ 期 EVEREST 试验中，将硬膜外皮质刺激结合康复与单独康复进行比较时，没有观察到显著的益处[179]。

（五）病旁变路

另一种恢复自主运动控制的策略是绕过脑卒中引起的病变。因此，在最严重的情况下，皮质网络完好无损，但皮质脊髓传出束被破坏，幸存的皮质中的神经活动仍可用于驱动运动。一种策略是使用对侧半球来驱动对侧肌肉的运动，这些肌肉被转位以移动受脑卒中影响的肢体。在 36 名因脑损伤而患有慢性手臂麻痹的患者中，包括 9 名脑卒中患者，随机接受 C_7 神经转移加康复治疗的患者手臂运动状态的改善非常大，明显大于随机接受单独康复治疗的患者观察到的变化[180]。

脑 – 机接口　一种更常见的绕过病变的方法是通过脑 – 机接口技术（brain-computer interface，BCI），这是一种基于计算机的系统，通过获取、分析大脑信号，并将其转换为命令，然后转发到执行所需操作的输出设备（例如，用于移动的机器人手臂，用于点击通信的计算机光标）[181, 182]。一些脑机接口系统是侵入性的，通过将电极直接植入大脑并解码神经信号来控制机械臂的运动[183]。

侵入性较小的方法使用头皮脑电图等技术来记录大脑信号，尽管这种方法会降低神经信息的精度。另一种常见的方法是在受试者做出选择或决定（如开始运动）时捕捉与事件相关的罗兰迪音乐节律，这会触发神经运动假体或功能性电刺激等设备的激活[184, 185]。非侵入性 BCI 也试图通过训练患者通过反馈强化产生正常的大脑活动模式，或将神经活动直接与预期动作的感觉反馈联系起来，从而提高康复效果。对慢性脑卒中患者的初步研究显示出良好的效果。例如，与对照组相比，使用上肢矫形器进行的 EEG-BCI 训练组在 FM 手臂运动评分方面产生了适度但显著的提高[186]；脑机接口组的行为改善与功能 MRI 显示的脑激活适应性变化相关，认为 BCI 可能诱发临床有效的神经可塑性变化。最近的另一项研究表明，使用 EEG 驱动外骨骼，利用对侧半球的信号开启和停止患手运动，可以显著改善手臂功能[187]。值得注意的是，这项研究考虑到了未受影响的大脑半球发出的信号，并且可以在家中进行治疗。

六、脑卒中后基于修复的临床试验的原则

（一）时间是修复疗法的一个重要因素

在脑卒中后的最初几天和几周内，大脑的生物学会迅速发展，因此在此期间引入的疗法除了剂量研究外，还需要考虑时间窗研究。事实上，随着时间的推移，一些疗法会产生双峰效应。例如，GABA 激动药或 NMDA 受体阻滞药如果在脑卒中后数小时内给药可能是有利的[188, 189]，但如果在数天后开始给药则有害[190-192]；VEGF[193]、AMPA 受体信号[49]、MMP[194]、免疫调节剂可能正好相反[195, 196]。

对于一些恢复性治疗，通过实验性脑卒中动物的研究已经确定了一个关键时期，即在特定时间窗口内引入治疗可以提供治疗益处，而当治疗延迟时，这种益处会消失或减少[197]。这类似于正常大脑发育的关键时期[198-201]。因此，随着康复相关神经生物学的发展，与修复相关的治疗可以在一个时间点显示出疗效，但在以后的时间点则不会[60, 202-207]。因此，除其他考虑因素外，康复治疗的选择取决于脑卒中后何时引入治疗。其他基于修复的疗法不受时间窗的限制，可以提供给从脑卒中发作数月到数年的慢性期患者。

（二）神经修复依赖于经验

Feeney 等[208]的经典研究表明，只有在药物与训练相结合的情况下，刺激药物才能改善啮齿类动物实验性脑卒中后的运动结果。因此，越来越多的证据表明，当治疗与伴随训练相结合时，恢复性治疗产生的最佳行为效果。随后的一些研究支持了这一结论，这些研究涵盖了各种各样的恢复性治疗[40, 155, 209-224]。多种形式的治疗刺激大脑回路，培养临床有用的可塑性；伴随训练通常有助于最大限度地发挥这种治疗产生的可塑性增强潜力。

随着基于修复的疗法越来越受到关注，鉴于这些经历会影响治疗效果，因此应更多地关注与感兴趣的疗法同时发生的患者的疗法、经验和培训。另一个问题是，患者经历脑卒中后恢复的社会心理环境

也可能是与经历相关的关键协变量[225]。关键点可能包括此类经历的时间、内容、剂量和强度。因此，整个医疗保健系统[226]在急性后康复治疗护理方面的巨大差异可能是解释恢复性脑卒中试验结果的一个因素。

（三）特定模式的测量方法有助于评估修复疗法的效果

特定模式的措施对于测量针对特定神经系统的基于修复的疗法的效果很有用[125]。因此，如果改善特定系统的功能，如运动或语言，则可以使用特定模式最好地检测这些与目标电传导一致的行为改善情况。潜在神经系统被脑卒中破坏的行为比潜在大脑系统仍然可以接受基于修复的治疗的行为更不可能对治疗产生反应。例如，作为对基于修复的治疗的反应，脑卒中部分保留语言系统但完全破坏运动系统的患者可能表现出失语减少但偏瘫没有变化。

特定模式测量的示例包括用于手臂运动状态的Fugl-Meyer 量表，用于腿部运动状态的步态速度测量，用于失语症的修订后的 Western Aphasia Battery，用于患侧忽略的线路取消测试。许多特定模式的终点已成功纳入临床试验，并且确实已成为监管部门批准的基础[126]。特定模式测量与全局结果测量形成对比，后者提供单一分数来捕获所有脑神经系统组合的输出。全球结果测量的例子包括美国国立卫生研究院脑卒中量表、改良 Rankin 量表和脑卒中影响量表。特定模式的结果和全局结果对于脑卒中恢复研究和临床实践都很重要。

特定模式的终点为测量基于修复的治疗对目标神经系统的影响提供了更大的力度。全局模式的终点可用于在单一测量中提供对治疗效果的广泛评估，但它并没有提供关于个体神经系统对修复治疗的反应恢复的见解。这些问题延伸到研究自发脑卒中恢复，因为不同的神经系统和行为在脑卒中后恢复到不同程度和不同的速度[125, 227-229]。

（四）基于修复的疗法不能从一刀切的方法中获益

患者分层是最大化修复疗法效果的关键。脑卒中是由中枢神经系统梗死引起的，不论大小和脑部位置，不论严重程度和行为缺陷。当使用以修复为基础的疗法来促进神经可塑性以获得更好的结果时，宣称"脑卒中"已经发生的价值是有限的。相反，它也有助于了解脑损伤的位置和梗死所伴随的

脑功能扰动的细节。脑卒中患者在很多关键协变量方面存在显著差异，这些协变量可以显著影响神经可塑性和基于修复的治疗效果，包括神经损伤的位置和大小[230-232]、锥体束或弓状束损伤的范围、情感障碍[233, 234]（特别程度的抑郁症状），以及脑功能测量[235-238]，例如通过 TMS 测量大脑连通性或神经生理完整性。基因变异性的测量可以帮助判断恢复性治疗的可能性，如 5- 羟色胺[239, 240]或多巴胺[241, 242]药物、基于活动的治疗[243]、NMS[244]或大脑刺激[245]。因为行为状态是神经状态的弱的标志，单凭行为表现型通常在预测患者的自我改善或对基于修复的治疗的反应方面价值不大。相反，像神经损伤和神经功能这样的指标，通常结合起来对预测恢复有更大的价值[160, 230, 246-248]。

以修复为基础的疗法对靶向患者有利，这些患者的生物学特性与干预措施最一致，因此最有可能产生良好反应。这不是一个新概念。近期的血管内治疗试验在一定程度上是阳性的，因为每一项使用影像学标准仅入组可能从治疗中获益的患者，即生物学状态、大血管闭塞与研究中的治疗适当匹配的患者。心绞痛的治疗决策基于通过压力测试、冠状动脉造影或其他手段对患者进行分层。呼吸困难的治疗决策基于采用肺活量测定或动脉血气检测等技术分层的患者。

同样，当在脑卒中后引入基于修复的治疗时，使用指示患者的生物状态与治疗一致的措施来为患者选择疗法将是最有效的。如上所述，已经确定了若干候选措施，需要进一步验证。

基于修复的试验中的一个相关问题是对治疗效果的定义有一定的灵活性，也就是说，成功的定义与脑卒中的严重程度有关。这种方法关注这样一个事实，即神经可塑性和行为增益的潜力因患者而异，因此对治疗益处的期望也可能不同。

（五）修复疗法临床试验中的问题

鉴于基于神经修复的临床试验的原则，我们如何才能最好地设计临床试验，从而优化脑卒中后患者的恢复机会？处理脑卒中后时间的影响可能会使基于修复的临床试验复杂化。关键问题已被总结[249]，包括患者治疗部位随时间的变化，以及心理社会因素的影响。

处理伴随经验的问题也会使基于修复的试验复杂化。OT、物理治疗和言语治疗可以影响恢复，并且通常作为脑卒中恢复试验期间的标准护理提供，在不同患者和地点以不同的方式提供[226]。例如，在 LEAPS[121] 试验中，功能性步行能力是主要终点，81.9% 的参与者在研究程序之外接受了物理治疗（平均 25 次这样的疗程）。已经提出了解决这个问题的几种选择，包括限制外部治疗[108]，尽管患者可能不依从，这可能会减慢招募速度；或是测量外部治疗的数量，用作数据分析中的协变量[250]；限制进入此类治疗相对标准化的医疗保健系统。

在基于修复疗法的研究中，试验设计正在逐渐进步，例如，使用非劣效性[104] 或无效设计[175]。目前正在应用这些技术以确保患者在基线时与关键协变量相匹配。

务实的试验也在进行中，但在许多情况下可能为时过早。实用主义试验旨在评估干预措施在现实生活中的有效性，并实现最大的外部有效性。实用主义试验主要是第四阶段试验，当一系列第二阶段和第三阶段试验显示有效时进行。Patsopoulos 写道，实用试验[251] "旨在测试日常临床环境中的所有干预措施，以最大限度地提高适用性和可推广性"。FOCUS 试验[25] 是一项实用试验，将 3127 名临床诊断为脑卒中的患者随机分为氟西汀组或安慰剂组，未发现改良 Rankin 量表评分的分布差异。FOCUS 试验建立在有限的 2 期试验数据基础上，纳入了一个极其异质的脑卒中人群。DARS 试验有一些实用的特点，在康复治疗前将 593 名患者随机分为 Sinemet 组或安慰剂组，在独立行走方面没有发现差异[252]。DAR 建立在有限的 2 期试验数据基础上，其实用性特征与不一致的伴随物理治疗相关。在基于修复的临床试验领域，阳性早期试验的缺乏表明，在一个非常大型的实用试验中，将普遍性作为主要目标进行评估还为时过早。

总之，这些发现强调了基于修复的疗法的 II 期试验的必要性，该试验确定目标患者亚组，评估最佳治疗剂量和时机，了解与伴随的经验 / 培训相关的问题，并根据需要确定合适的生物标志物。

第 62 章　促进脑卒中康复的细胞疗法
Enhancing Stroke Recovery with Cellular Therapies

Nikunj Satani　Kaushik Parsha　Sean I. Savitz　著
詹雪春　译　张钊源　高　萌　徐峻峰　校

本章要点

- 在过去的 15 年里，人们对细胞疗法非常感兴趣。细胞疗法既可以作为一种潜在的癌症治疗手段，也可以用来治疗包括脑卒中在内的多种神经系统疾病。大量的临床前研究提供了关于细胞疗法促进脑卒中后恢复的机制、疗效和临床上应用可能性的重要证据。
- 细胞疗法的细胞可以从多种来源获得，包括胚胎、出生过程相关组织和成人组织。
- 越来越多的证据表明，在许多不同类型的细胞疗法中，不是直接的组织替代和修复，而是旁分泌和免疫调节机制在起作用。有益的主要介质可能是细胞疗法分泌的一系列生物因子（包括微粒）。细胞疗法的全身给药甚至可能导致外周器官内的生物变化，从而促进脑卒中后的抗炎和促再生反应。
- 多项临床试验表明，各种类型的细胞疗法对急性、亚急性和慢性脑卒中患者是安全的。这些试验采用了不同的给药方式，包括静脉注射、动脉内注射和脑内注射。一些随机、安慰剂对照的Ⅲ期临床试验提示细胞疗法治疗脑卒中可能是有效的。
- 这一新兴领域的进一步工作应侧重于更好地定义作用机制，在选定的急性、亚急性和慢性脑卒中患者中进行更多的临床试验，并应用临床相关生物标志物监测治疗效果和追踪患者体内的标记细胞。

一、细胞疗法的定义

细胞疗法是指运用在体内或体外都能达到预期效果的具有生物活性的细胞材料进行治疗疾病的方法。20 多年来在神经系统疾病的动物模型中发现的具有治疗活性的为外源性给药准备的细胞种类和数量不断增加[1, 2]。细胞疗法作为一种潜在的神经疾病治疗方法始于 20 世纪 90 年代，当时它是通过移植方法来治疗某些神经退行性疾病的。第一个临床试验是对帕金森病患者进行胎儿组织移植[3]。一些进行移植治疗的帕金森病患者随着时间的推移表现出持续的症状改善，不再需要多巴胺药物治疗。这些研究结果虽然是初步的，但是却证实了移植细胞组织治

疗神经系统疾病的可能性。因此，当发现骨髓和脐带中含有各种不同类型的细胞，而这些细胞在一系列脑卒中、创伤性脑损伤、脊髓损伤、多发性硬化和神经退行性疾病的动物模型中能够减少损伤并促进恢复时，细胞治疗领域就朝着完全不同的方向发展。其中一些细胞疗法具有真正干细胞的特性，而另一些则是祖细胞、未成熟和（或）成熟细胞类型的异构集合。这些细胞疗法促进脑卒中恢复的机制与细胞移植完全不同，这些机制需要在预期用途的背景下理解。

二、机制、基本原理和时间窗口

目前，临床应用的用于治疗脑卒中的几乎所有

类型的细胞疗法都在开发中。它们不是作为细胞替代治疗的来源，而是会在外周器官内和（或）大脑内释放调节其他内源性宿主细胞的生物因子。许多类型的细胞疗法释放与脑修复、免疫调节和细胞存活相关的生长因子和细胞因子（图 62–1）[1, 4–6]。

用一个基于大量临床前研究的新兴模式来解释细胞疗法的全身给药如何促进脑卒中恢复。这些研究显示免疫细胞在循环系统、肺和脾脏中的调节。这些变化重新编程外周免疫细胞，改变免疫细胞进入大脑的过程，并导致抗炎物质和促再生因子的释放，最终改变大脑内的微环境并恢复内环境平衡（图62–2）。某些类型的细胞疗法释放生物活性微粒，例如体积比细胞小得多的外质体，可以在体内循环并直接穿过血脑屏障进入大脑促进内源性修复（图

62–2）[7, 8]。因此，在全身给药的情况下应用某些类型的细胞疗法有很强的生物学依据。细胞疗法的给药时间取决于预期的目标。有广泛的证据表明，缺血性脑卒中的急性 / 亚急性期可能是细胞疗法临床应用的重要窗口。在脑卒中后的几天到几周内，患者脑内和外周发生多个相互关联的强烈的炎症反应。在同一时期，有一系列分子信号事件导致血管生成、神经发生和轴突发芽[9]。此外，梗死周围区域和远离梗死的区域发生了分子和细胞水平上的神经可塑性。某些类型细胞疗法的作用是调节炎症反应和（或）可能促进和放大许多在此期间运行的修复机制。在亚急性至慢性脑卒中期间，细胞疗法的时间窗口并不明确，可能取决于预期目标、细胞类型和传递途径（图 62–3）。

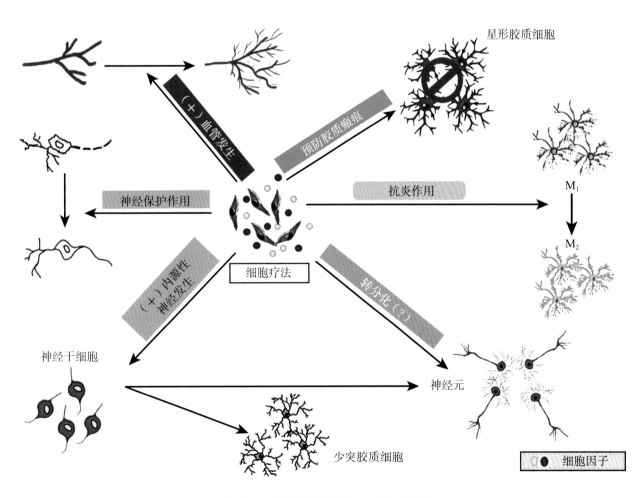

▲ 图 62–1　细胞疗法在脑卒中中的作用机制

不同类型的细胞疗法可以通过几种机制改善脑卒中后的恢复。不同类型的细胞疗法释放直接影响局部内源性修复反应、促进神经保护和调节炎症 / 免疫反应的生物因子。某些类型的细胞疗法可能会激活内源性细胞，释放促进修复和保护的生物因子（引自 Suhas Bajgur and Kaushik Parsha.）

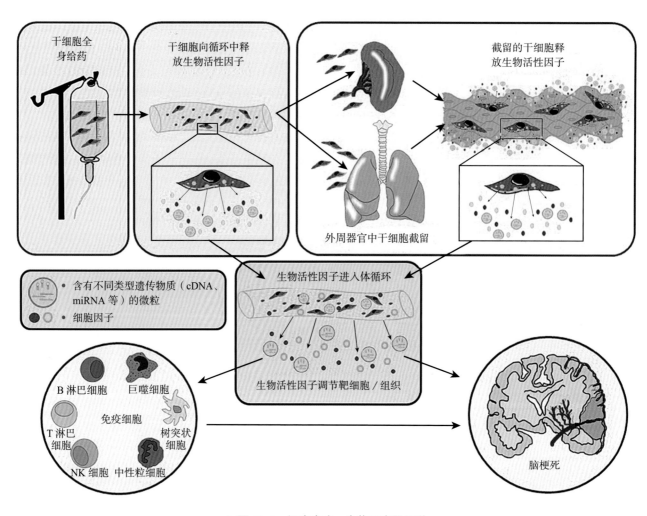

▲ 图 62-2　细胞疗法：生物反应器假说

某些类型细胞疗法的全身给药如何促进大脑修复的潜在机制。干细胞给药后，外周器官在体内充当生物反应器，并释放各种生物活性因子。在外周循环中，当被截留在肺和脾等外周器官中时，某些类型的细胞疗法可能会释放生物活性因子，如微粒和细胞因子。含有不同类型遗传物质的微粒可以直接改变免疫细胞，甚至可能穿过血脑屏障，直接影响脑实质细胞。这些生物活性因子调节大脑以增加神经发生和血管生成，修复血脑屏障，并将小胶质细胞的表型从 M_1 炎症表型改变为 M_2 抗炎表型（引自 Nikunj Satani，Suhas Bajgur and Kaushik Parsha.）

在脑卒中的慢性期，即症状出现数月后，细胞疗法的潜在治疗应用也正在以几种不同的方式进行研究（图 62-3）。给药途径主要涉及立体定向颅内给药，目的是在梗死周围放置治疗细胞。20 世纪 90 年代，在帕金森病患者的胎儿移植方法之后，有初步临床试验研究慢性脑卒中患者的神经细胞颅内传递[10, 11]。现在的颅内临床研究设计的目的是植入细胞以刺激局部内源性修复途径并提供局部营养和细胞外基质支持，与之不同的是，这些试点试验的目标是在梗死腔中移植神经细胞。目前由行业赞助的慢性脑卒中细胞治疗平台主要包括直接注射由 San Bio 赞助的改良骨髓基质细胞或胎儿源性神经胎儿细胞（ReNeuron 和 Neuralstem）。其他由研究者发起的研究也在日本和其他地方研究直接颅内注射骨髓基质细胞。

从本章一开始就必须指出，移植细胞修复丢失的神经回路的概念对于任何神经系统疾病来说仍处于临床前发展的早期阶段[12]。虽然这种脑卒中治疗的概念存在一些生物学和逻辑上的挑战和障碍[12]，但仍有一些有前景的临床前研究[13]。

三、不同的细胞类型及其分类

在各种细胞疗法中，有不同种类的细胞：胚胎细胞、胎儿细胞、出生相关细胞和成人细胞。所有这些都作为潜在的脑卒中新疗法在开发中（图 62-4）。

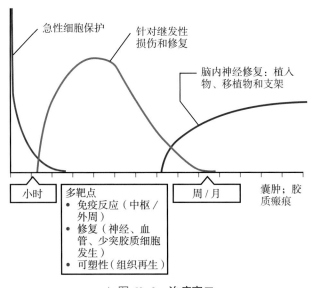

▲ 图 62-3　治疗窗口

可以设想不同的时间窗为脑卒中的细胞治疗提供不同的机制靶点［引自 Savitz SI. Cell therapies: careful translation from animals to patients. *Stroke*. 2013;44(6 suppl 1):S107–S109; Copyright©American Heart Association, Inc 版权所有］

越来越多的动物试验数据表明，来自一系列组织的细胞疗法可以改善脑卒中啮齿类动物模型的神经系统预后。在这么多的研究中，关于成人源性细胞疗法的研究在过去的 15 年中激增，当时发现骨髓中含有间充质基质细胞、造血干细胞和其他类型的细胞，这些细胞即使是通过静脉注射给药也能在啮齿动物脑卒中模型中发挥治疗作用[14]。随后，一系列来自骨髓、脐带、脂肪和其他组织的纯化细胞类型或混合细胞类型已被证明可以改善啮齿类动物和其他脑卒中动物的神经系统预后[15-17]。

四、给药途径

除了各种各样的细胞类型外，还有其他几种细胞给药途径可供选择。静脉途径易于操作，是细胞疗法的首选方法，同时是促进细胞在全身循环的最有效方法。例如，在脑卒中急性至亚急性时期的一些细胞疗法的目的是让细胞针对脑卒中后的免疫反应。

用于修复神经系统疾病的细胞来源

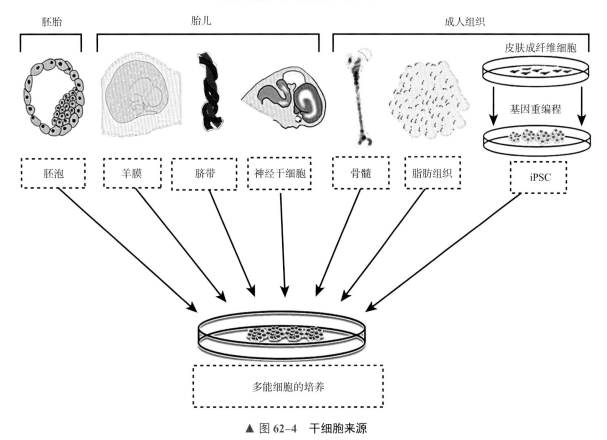

▲ 图 62-4　干细胞来源

已从多种来源分离和培养了细胞疗法，用于缺血性脑卒中和其他神经系统疾病的实验研究（引自 Suhas Bajgur and Kaushik Parsha.）

例如，脐带细胞、骨髓来源的多能成体祖细胞、HSC 甚至神经干细胞可能通过靶向脾脏在脑卒中和创伤性脑损伤模型中发挥其主要治疗作用。如果脾脏和其他免疫相关器官是某些细胞疗法的主要目标，那么静脉注射可能是最佳途径。此外，超过 10 年的研究一致表明，静脉注射骨髓间充质干细胞可改善脑卒中[18, 19]和其他急性神经系统疾病后的神经系统预后，但这些细胞是否大量进入中枢神经系统仍存在争议[20-22]。甚至有研究证明，脐带细胞不需要进入大脑就能发挥治疗作用[23]。MSC 和脐带细胞都可能促进恢复，因为它们释放到循环中的因子表明，作用的关键介质不是细胞本身而是它们的产物（图 62-2）。所有这些研究都支持静脉给药途径作为几种细胞疗法的首选方法[24]。

因为动脉内给药将治疗细胞选择性地靶向大脑内的损伤区域，以较低的剂量向大脑集中输送更多的细胞，绕过外周器官中的细胞滞留，一些研究人员也在探索动脉内给药途径。总的来说，与任何其他给药途径相比，IA 可以更好地控制细胞输送，并以较低的剂量覆盖大脑内更大的表面积。然而，对于小细胞类型，一旦细胞通过中枢神经系统，IA 给药仍可能导致细胞迁移到体循环和其他器官。我们的研究表明，与静脉注射相比，对于较小体积的细胞，IA 不会对各种不同的生物学终点产生更大的影响[25]。IA 给药也存在一些风险。大细胞的 IA 输送可导致微血管堵塞和脑血流量的局灶性减少，从而导致缺血性损伤。这种风险取决于细胞大小、注射的细胞数量、细胞的黏附性、涉及的靶动脉和输注速率[26-28]。在大量临床前研究中，各种成像模式包括 MRI、SPECT 和生物发光成像等用于追踪注射细胞的踪迹[29]。可以使用这种技术评估注射细胞的定位和生存能力，从而优化动脉内给药途径[29]。此外，通过生物工程或分选表面黏附分子表达增加的特定细胞，可以提高移植细胞动脉内输送的效率[29]。

与全身给药途径相比，立体定向注射可确保将细胞放置在病灶区域，而且对于可能不希望迁移到 CNS 之外的此类细胞而言，立体定向注射是首选途径。关于颅内给药途径是否是一种首选方法，是否优于全身给药途径，有各种不同的观点。决定使用哪种给药途径需要了解预期效果、细胞的计划轨迹和放置、涉及的细胞类型。研究表明，颅内给药的

效果明显优于全身给药，并且这些注射细胞不会导致肿瘤或神经系统恶化，有明确的安全性数据。此外还有其他正在研究的给药途径，包括鞘内注射和鼻内给药。

五、从基础向临床转化的步骤指导

认识到细胞疗法成为未来脑卒中治疗新方法的巨大潜力，学术界的研究人员与行业领袖及监管机构的成员召开了一个名为干细胞作为脑卒中治疗的新模式（stem cells as an emerging paradigm for stroke，STEPS）会议的会议。经过四次会面，该小组的主要目标是讨论如何成功地将细胞疗法从动物研究转化为临床试验。这些会议遵循 STAIR 会议的形式，并为任何有兴趣开发脑卒中细胞疗法的人制订了一系列指南[30-33]。这些会议强调了定义剂量反应、治疗时间窗、最佳给药途径、给药装置的生物相容性、康复背景下的细胞治疗发展及与共病和药物的相互作用的重要性。细胞疗法特有的一个特别关注点是确保细胞产物具有免疫表型和其他分子生物学方法的充分特征。应在治疗意图的背景下理解作用机制。该细胞产品是作为细胞替代 / 跨种植方法开发的，还是作为内皮修复和免疫反应的旁分泌 / 调节剂开发的呢？如果细胞是异基因的，临床试验中需要免疫抑制药，或者细胞本身是否会调节免疫系统，从而不需要或甚至禁用抑制药吗？

六、不同的细胞类型系列

在本部分中，我们将重点介绍正在开发的针对脑卒中的特定细胞疗法。

（一）成人来源组织

1. 骨髓 骨髓包含许多不同类型的干细胞，包括 HSC、骨髓基质细胞、MAPS 和内皮祖细胞。

（1）单核细胞：单核细胞是不同类型细胞的混合物，包含骨髓中大部分不同的干细胞，但主要包含许多不同髓系、淋巴系和红系谱系的未成熟和成熟细胞类型。10 多年前 MNC 首次在缺血性心脏病等疾病中检测出[34]。许多试验表明，MNC 可以改善心脏病患者的预后，而其他研究尚未证实其有益效果[35-39]。MNC 是一种很有吸引力的细胞疗法，因为它们可以在骨髓穿刺后迅速从患者中分离出来，不

需要培养，因此被批准对患有急性至亚急性疾病的患者的自体应用。对于脑卒中，世界上许多不同的实验室，包括我们自己的实验室，都发现骨髓来源的MNC可以减少炎症过程，并上调各种修复机制，改善神经系统的预后，例如在啮齿动物脑卒中模型中的神经发生[40-44]。在绵羊脑卒中模型中，MNC减少了病变大小、淋巴细胞浸润和轴突变性[45]。基于这些涉及小型和大型动物模型的研究，我们启动并完成了一项Ⅱa期试验，在急性缺血性脑卒中患者中研究自体骨髓MNC[46]。在该试验中，我们发现，在缺血性脑卒中后24~72h，MNC对患者是安全的。与历史队列相比，MNC治疗与神经功能改善相关，并与皮质脊髓束白质完整性的改善相关[47]。还有其他几项小型临床试验对亚急性和慢性脑卒中患者的MNC进行了研究[48, 49]，还有一项针对脑卒中后7天以上患者的随机试验，与对照组相比，没有证据表明Barthel指数的神经预后有所改善[50]。

(2) 间充质干细胞：在MNC中，有一种更为特殊的间充质细胞群体居住在骨髓的基质室中，被称为"骨髓基质细胞"。这些细胞是类似成纤维细胞的细胞，容易黏附在塑料上，因此很容易在培养中分离。它们表现出形态和功能的异质性，可能与组织来源和培养方案的差异有关。骨髓基质细胞是一种MSC，可以从许多组织中分离出来，在一系列医学疾病中发挥多种治疗作用，并根据CD105、CD73、CD90标志物的表达及缺乏CD45、CD34、CD14标志物表达进行鉴定。骨髓间充质干细胞具有低免疫原性和强大的免疫调节活性，增加宿主对骨髓间充质干细胞作为同种异体现成产品的耐受性[51, 52]。大量研究表明，当通过脑内、静脉内或颈动脉内途径输送MSC时，可促进动物模型脑卒中后的恢复[53]。三篇优秀的综述描述了世界各地关于MSC在脑卒中动物模型中治疗效果的各种研究[54-56]。MSC已被证明即使在脑卒中后30d给药也能减少神经功能缺损，并在脑卒中模型中对从小鼠到大鼠，甚至灵长类动物的一系列物种产生益处。几项Meta分析显示，在世界各地不同实验室的临床前模型中，MSC的影响范围很大[18, 19]。这项对过去20年发表的临床前研究的全面系统综述和Meta分析表明，MSC可改善脑卒中后的功能预后[19]。即使在不同的剂量、不同的给药途径和不同的细胞传代数情况下，这些细胞提供

的功能效益也是显著的[19]。此外，Meta分析表明，在动物模型中，即使在脑卒中后30d后给予这些细胞产生的功能效益也是显著的，这可能意味着患者的治疗窗口至少是以月为单位[19]。

(3) 多能成体祖细胞：骨髓中还含有具有多能再生特性的干细胞，这些干细胞可能比MNC更原始[57]。2001年，Reyes等[58]描述了从骨髓中分离出的MAPC，其表达胚胎干细胞标志物，并显示出广泛的分化能力，包括上皮细胞、内皮细胞、神经细胞、肌细胞、造血细胞、成骨细胞、肝细胞、软骨细胞和脂肪细胞系。MAPC在强大的免疫调节特性方面与MSC具有相似的特征，但具有不同于MSC的表型，其基因和蛋白质表达模式也不同[59]。在大鼠脑卒中模型中，与生理盐水和环孢素A治疗的对照动物相比，缺血损伤1周后立体定向或静脉注射MAPC（被Athersys公司命名为Multistem）可显著改善运动结果[60]。在这些研究中，没有证据表明MAPC分化为神经元。在我们随后的研究中，静脉注射MAPC治疗恢复了脾脏质量，提高了脾脏中调节性T细胞数量，增加了抗炎性IL-10，并减少了脾细胞释放的炎性IL-1β[61]。此外，MAPC促进了脾脏完整动物的脑卒中恢复；然而，与生理盐水对照组相比，它们对没有脾脏的动物的恢复没有影响[61]。因此，MAPC通过免疫调节脾脏介导的炎症反应，为脑卒中后的脑修复创造了更有利的环境。在MASTERS试验中，发现MAPC在每次注射12亿个细胞时是安全的，与安慰剂治疗相比，脑卒中后1年的神经功能改善，炎症细胞因子信号传导和全身CD3 T细胞群减少[62]。MASTERS试验首次在人类身上验证了关于急性脑卒中患者静脉输送干细胞的一些关键的临床前机制见解。

2. 脂肪 研究还表明，脂肪组织中含有多能干基质细胞，干细胞密度可能是骨髓的500~1000倍。脂肪组织的原代培养物是造血细胞、周细胞、内皮细胞和平滑肌细胞的异构集合。培养物中的几代产生的基质细胞显示出与MSC一致的细胞表面标记[63, 64]。基质细胞可以从人体脂肪组织中培养出来，因此被作为脑卒中的潜在的治疗方法正在研究中[65-68]。在缺血性脑卒中大鼠模型中进行的概念验证研究表明，人脂肪间充质基质细胞能促进功能恢复，减少缺血性脑损伤，促进血管发生和突触形成，

可以安全使用[69]。同一组的另一项研究也显示，在接受脂肪来源的 MSC 治疗 14d 后，其功能恢复良好，凋亡减少，细胞增殖、神经发生、少突树突发生、突触发生和血管生成均增加[65]。此外，这些骨髓间充质干细胞在改善高血糖脑卒中大鼠的脑修复方面也很有效，这些大鼠的高血糖通常会增加病变的大小[70]。这些细胞已被用于小型 II 期安全性临床试验[71]。

3. 牙齿干细胞 牙髓是干细胞的另一个来源，它与神经系统中的其他干细胞有相似之处，可以分化成不同的神经细胞类型。脑内注射牙髓干细胞通过类似于其他类型细胞疗法的旁分泌机制改善啮齿动物脑卒中模型的功能恢复[17, 72]。牙髓细胞刺激内源性神经发生和血管生成[73]。

（二）出生来源组织

脐带血细胞：脐血含有丰富的祖细胞，并且包含其他几种不同类型包括红细胞和血小板在内的细胞。已经进行了大量动物研究来评估脐带血细胞（umbilical cord blood cells，UCBC）在治疗急性缺血性脑卒中中的疗效[15, 74, 75]。研究可根据所研究的细胞类型进行划分：①包括各种类型的白细胞（造血干细胞）和祖细胞（造血干细胞、粒细胞和祖细胞）；②脐带血间充质干细胞，通过培养基培养过程从脐带血或脐带本身获得的基质细胞（华顿胶）[76]；③通过从细胞中选择特定的祖细胞子集获得的富集 UCB 细胞群 MNC 组分，如 CD_{34}^+ 或 CD_{133}^+ 细胞[77]。

大多数探索 UCBC 在脑缺血中的应用的初步研究都使用了脐血中的 MNC 部分，而最近的研究则研究了 MSC 或其他特定亚群，如 CD_{34}^+ 或 CD_{133}^+ 细胞[78, 79]。绝大多数研究表明，注射 UCBC 对神经行为有积极影响。然而，有一些研究报道在脑卒中模型中使用 UCBC 没有积极作用[80]。就像骨髓细胞一样，目前尚不清楚哪种细胞亚群是最佳的，哪种细胞能最大限度地提高阳性结果。以宿主血液 / 免疫细胞及受损脑细胞为代表，受益机制可能涉及各种细胞类型与宿主环境的复杂相互作用。然而，某些脐带血细胞亚群在脑卒中后的有益作用中起着关键作用[81]。

许多最初的研究显示，注射的细胞植入了脑卒中大脑的受损区域。随后的研究表明，相对于给药细胞的数量，大脑中的细胞数量可能较低，细胞替代不能解释观察到的受益程度[23]。UCBC 可能与骨髓细胞类似，在外周和中枢水平调节脑卒中后的炎症反应。研究还表明，UCBC 迁移到脾脏，从而改变循环炎症反应[82, 83]。UCBC 除了具有抗炎作用外，还可以促进梗死周围区域的血管生成和神经发生。这些细胞还具有神经保护作用，有助于挽救梗死区周围的神经元群。目前的证据表明，细胞显示的有益作用是分泌 / 旁分泌作用的结果[84]。这些细胞释放抑制炎症、增强神经保护和血管生成的细胞因子[85]。最近的研究表明，UCBC 通过抑制 NF-kB 和 NLRP3 炎性反应减轻大鼠脑卒中模型中的缺血性损伤[86]。给药 UCBC 后的脑转录组分析显示，与血脑屏障通透性相关的转录物表达上调，免疫细胞的浸润和激活减少，从而进一步下调凋亡基因[87]。此外，转录组显示 UCBC 疗法将小胶质细胞 / 巨噬细胞表型调节为有益的 M_2 表型[87]。另一项临床前研究试图研究多次给药的效果，结果显示多次给药比单次给药没有额外的益处[88]。这反映出需要更多的研究来理解脑卒中后的治疗窗口。

在设计临床试验时，一部分转化问题已经得到了解决。一项研究显示，当以（2×10^5）～（5×10^7）的剂量给药 UCBC 时已显示出积极的结果，故 UCBC 细胞的阈值剂量为 10^6 个细胞[74]。一项研究研究了单次与多次静脉注射 UCB-MSC 的疗效，得出的结论是，多次给药并不优于一次性给药[89]。文献表明，目前尚不清楚理想的脑卒中后注射 UCBC 的时间，但大多数研究报道显示，在脑卒中后 24～72h 内注射 UCBC，行为结果良好[90, 91]。一项研究甚至表明，如果在脑卒中后 30d 内使用脐带源性细胞，可以获得良好的结果[92]。一项使用同种异体的 UCBC 的 I 期非盲临床试验评估了脑卒中后 3～9d 单次静脉滴注的安全性和可行性[93]。UCBC 耐受性良好且无任何不良事件，治疗后 3 个月，改良 Rankin 量表和美国国立卫生研究院脑卒中量表均有改善[93]。

胎盘：人胎盘源性贴壁细胞（placenta-derived adherent cells，PDAC）是一种来源于正常人胎盘组织的间充质样细胞群。在几项动物研究中，静脉注射可以改善结果，其机制似乎与骨髓和脐带细胞非常相似[94, 95]。

1. 胎儿源性

(1) 胚胎组织：研究表明，将胚胎干细胞注射到脑卒中对侧大脑会导致 ESC 迁移到缺血性病变。然而，已有研究文献清楚地表明，在啮齿类动物脑卒中模型中注射预分化的 ESC 会导致畸胎癌[96]。因此，使用预分化 ESC 作为脑卒中治疗目前不是一种选择。

(2) 神经干细胞：NSC 是一组外胚层祖细胞，可分化为如神经元、星形胶质细胞或少突胶质细胞等神经亚型。成人大脑特定区域（与侧脑室相邻的脑室下区[97-99] 和齿状回的颗粒下区[100, 101]）中神经发生的识别，激发了对 NSC 生物学和潜在应用的丰富而深入的研究。NSC 有助于神经母细胞的产生，神经母细胞可能在成人学习和记忆及脑病变（包括脑卒中）后的细胞修复和补充过程中发挥作用。因此，NSC 作为不同神经细胞类型的天然前体，被认为是非常有吸引力的神经系统疾病（如缺血性脑卒中）的候选治疗药物。NSC 可以来源于胚胎内细胞团的外胚层细胞及胎儿大脑。事实上，大多数研究 NSC 作为细胞治疗剂的初步工作都使用胚胎和胎儿脑组织。此外，NSC 也来源于成人成纤维细胞诱导的多能干细胞。这些细胞因其自身的双重优势及不存在伦理问题而受到广泛研究[102]。

在过去的 20 年里，NSC 在缺血性脑卒中的动物模型中得到了广泛的研究，并显示了令人鼓舞的结果，从而启动了早期人类临床试验。因为是它们打算修复或替换的细胞的天然前体，NSC 被认为是非常有前途的细胞治疗剂。NSC 在受损区域具有天然的优势，因此具有更大的存活、移植潜力，并具有调节局部环境的能力。在动物脑卒中模型中研究的神经干细胞可分为以下类型：①胚胎干细胞衍生的神经干细胞（ESC-NSC）[103, 104]；②培养的胎儿神经干细胞[105-107]；③诱导的多能干细胞衍生的神经干细胞（iPSC-NSC）[13, 108]。为了更好地控制生长、产量和临床试验的可测量性，一些接受研究的 NSC 进行了基因改造[109]。一项对 37 项使用 NSC 进行缺血性脑卒中动物模型研究进行的 Meta 分析和系统评价表明，NSC 能显著改善缺血性脑卒中的功能和结构预后[110]。

大多数研究是通过脑内立体定向注射 NSC。通过比较 IA、侧脑室和皮内给药的不同给药途径后发现 NSC 能通过所有给药途径并迁移到皮质[111]。这项研究证实神经干细胞在移植后 7d 内从注射道沿着胼胝体迁移，并在植入后 14d 内广泛重新填充到病灶周围区域[112]。尽管各种研究报道了一些注射细胞的植入和存活，但其主要作用机制可能仍然是旁分泌效应。NSC 与神经血管单位的许多细胞类型相互作用，这可能导致各种在免疫调节和神经保护中发挥作用的生长因子表达增强，如神经生长因子、脑源性神经营养因子、睫状神经营养因子和胶质细胞源性神经营养因子[113, 114]。某些类型的 NSC 可以减轻脑内炎症，调节小胶质细胞的激活，并限制脱髓鞘[114]。在过去几年中，甚至有研究表明，移植的 NSC 诱导内源性神经发生[107, 115]，并可能通过旁分泌效应促进白质修复和重塑[105, 115]。静脉注射 NSC 也可能通过其对外周免疫反应的直接影响，至少部分地促进恢复[116]。尽管如此，许多研究者的目标仍然是使用 NSC 替代脑细胞[13]。

(3) 羊膜细胞：羊膜（amniotic membrane，AM）是一种无血管组织，形成了胎膜的最内层，已被证明是多潜能细胞的来源[117-119]。研究表明，许多类型的羊膜衍生细胞具有干细胞特征[120-123] 和免疫调节特性[124, 125]。因此，羊膜来源的细胞已经在脑卒中模型中进行了研究。在脑卒中模型中，它们通过可能与其他细胞疗法的旁分泌效应重叠的机制，类似地减少运动缺陷，改善行为结果[126, 127]。

(4) 可诱导多能干细胞：可诱导多能干细胞（inducible pluripotent stem cells，iPS）应该作为细胞中单独的类别来讨论。技术进步使体细胞重新编程，使其行为类似于胚胎干细胞成为可能，这种重新编程的细胞被称为 iPS。启动这一再生医学领域的典型例子是做了开拓性工作的山中伸弥，他将皮肤成纤维细胞转化为 iPS 细胞[128]。将体细胞转化为多能干细胞是干细胞领域的一场重大革命。虽然 iPS 细胞的应用可能会在 1d 内产生各种不同的自体脑细胞，治疗受伤的大脑可能需要这些细胞，但目前，iPS 的潜在致瘤性和免疫原性备受关注[129, 130]。脑卒中后，如果将 iPS 细胞自身注射到大脑中，可能会导致肿瘤[131]。然而，来自 iPS 的神经细胞已被证明可以通过旁分泌效应，甚至可能通过宿主整合，促进脑卒中动物模型的恢复[108, 132, 133]。

七、细胞外囊泡

虽然在接受细胞疗法后与脑实质细胞之间的相互作用和（或）交流及负责功能恢复的机制尚不完全

清楚，但旁分泌假说被广泛认为是促进恢复的主要因素[134]。根据旁分泌假说，细胞治疗释放针对脑损伤和修复起关键作用的生物因子。最近的证据表明，给药细胞释放的细胞外囊泡（extracellular vesicles，EV）与细胞本身具有相似的生物活性[135]。EV 是细胞衍生的膜结合实体，包含细胞质成分[136]。十多年来，这些 EV 已被证实在心血管领域有再生潜力，并取得了令人鼓舞的结果[137-139]。这些 EV 可以作为载运营养因子、封装蛋白质以及重要的遗传物质，如微 RNA（miRNA）和 RNA[135, 136]。根据大小和细胞内来源，EV 可分为三个主要亚型：外泌体、微泡（microvesicles，MV）（也称为微粒子）、凋亡小体[136]。2013 年，Xin 等证明，单用 MSC 释放的外泌体全身给药可促进大鼠脑卒中后的功能恢复[7]。同一组研究表明，静脉注射 MSC 产生的富含外泌体的 EV 可显著改善大鼠缺血性脑卒中模型的轴突可塑性和神经轴突重塑[8]。从那时起，许多其他研究表明，不同类型细胞衍生的 EV 对功能恢复具有积极作用[140-143]。来自 MSC、内皮祖细胞、树突状细胞及 NSC 的非修饰 EV 通过免疫调节机制在脑卒中患者中具有治疗潜力[144]。事实上，在猪缺血模型中给予 NSC 显示出功能改善后[145]，同一组研究人员证实，来源于 NSC 的 EV 改善了神经组织的存活，并在猪脑卒中模型中产生了功能益处，这提示 EV 可以介导细胞治疗的有益效果[140]。尽管越来越多的证据显示 EV 有助于脑卒中康复，但目前还没有已知的临床试验表明 EV 可用于治疗人类脑卒中患者[146]。在 EV 转化为临床试验之前还有许多的问题需要解决。这些问题包括确定 EV 的来源、分离和储存技术、EV 的质量控制、给药剂量、了解是否存在任何潜在毒性和效力问题，以及最重要的给药途径[144]。

八、临床试验

综述

大多数研究细胞疗法治疗脑卒中的临床试验都是自体骨髓来源细胞的早期试点研究。

1. 骨髓单个核细胞研究　基于广泛的动物研究[2]，我们对急性缺血性脑卒中后 24～72h 的患者进行了自体骨髓 MNC 的 Ⅰ 期试验。所有患者均接受限定的骨髓穿刺，然后静脉重新输注分离的 MNC。研究设计遵循已发表的关于脑卒中动物模型中 MNC 的

数据。患者在静脉注射镇静状态下进行骨髓穿刺，并在细胞分离后 3～6h 内，在一个符合药品生产质量管理规范（good manufacturing production，GMP）的设施中通过静脉滴注接受自己的 MNC。第一批 10 名患者的安全性结果于 2011 年公布，在随后又招募了 15 名患者后，因为没有与该研究明确相关的严重不良事件，该研究停止[46]。我们对 25 名注射了 MNC 的患者进行的研究表明，没有出现与 MNC 治疗相关的严重不良事件。二次分析还显示，与历史对照组相比，接受治疗的患者的平均 90d mRS 降低了 1 个百分点[47]。巴西的研究人员也一直在进行 BM-MNC 的临床试验，但采用的是通过向颈动脉或大脑中动脉注射给药，并在脑卒中数月后开始对患者进行安全性调研。在发现这种动脉内注射的方法在更多慢性病患者中是安全的之后，他们在一项 20 名患者的研究中报道了其安全性。在该研究中，患者均在脑卒中后 3～7d 内进行动脉内 MNC 注射[147]。通过锝标记和 SPECT，他们还发现，在输注后数小时内，MNC 确实会迁移到大脑中。西班牙的研究人员还对脑卒中后 5～9d 的患者进行了一项小规模的 10 例患者研究，发现注射是安全可行的[48]。同一研究小组于 2015 年开始了一项针对低剂量和高剂量 MNC 的后续研究，以研究 MNC 对脑卒中患者的安全性和疗效。这项研究的重点是研究脑卒中后 6 个月的功能结果[148]。此外，在印度有几项小型研究报道了脑卒中后 7～30d[49]患者及慢性缺血性脑卒中患者静脉注射自体 BM-MNC 的安全性[149]。然而，在后续的由同一组印度研究人员进行的多中心 Ⅱ 期随机平行试验中，使用 Barthel 指数，在脑卒中后 7～30d 内对患者注射 MNC 没有显示出功能改善[50]。

2. 骨髓基质细胞研究　作为更同质的干细胞群体，骨髓基质细胞也在脑卒中患者中进行了安全性研究。许多已发表的涉及患者自体骨髓细胞应用的临床研究是在亚洲研究人员的领导下针对慢性脑卒中患者进行的。第一项试点研究是在韩国完成的一项开放性临床试验。研究人员从 MCA 梗死患者中采集骨髓，用胎牛血清分离、纯化获取 MSC，并通过静脉注射重新注入细胞[150]。5 名患者在脑卒中后 4～5 周接受了 500 万个自体 MSC，另有 500 万个细胞在脑卒中后 7～9 周接受。截至 1 年后，未报道任何不良反应。这项研究之后发表了一篇后续研究报

道，描述了同一批患者的长期随访和更多患者的登记，共有 16 名研究患者和 36 名对照组。对两组进行盲法随机分组，并进行盲法结果评估。对照组患者除接受标准护理外，未接受任何其他干预。两组之间的不良事件或死亡率没有统计学差异[151]。在日本，12 名患者在脑卒中后 36～133d 内，静脉注射自体 MSC。该试验与韩国的研究不同的是，MSC 是用患者自己的血清培养的。MSC 的剂量也存在差异：每位患者 $0.6 \times 10^8 \sim 1.6 \times 10^8$ 个细胞。在最开始的 3～12 个月内，未报道与研究相关的不良事件。此外，在印度，12 名事先已经脑卒中 3～12 个月的患者被分为两组：6 名患者作为对照，另外 6 名患者接受静脉注射自体 MSC[153]。两组在入组后 24 周内临床上没有显著差异。对慢性脑卒中患者静脉滴注异基因耐缺血 MSC 的 I / II 期研究表明，这些 MSC 是安全的，并且表现出行为改善[154]。目前，各国正在进行更大规模的随机试验，以确定自体骨髓来源的 MSC 是否能改善脑卒中的预后。

总的来说，迄今为止的试验证明了从脑卒中患者中制备自体 MSC 的安全性和可行性，但注射前细胞生长所需的时间不允许在脑卒中后的急性或亚急性期应用。关于 MSC 在脑卒中后如此晚的时间点治疗效果的研究非常有限，这就提出了一个问题，即自体 MSC 是否是一种实用的选择，或者这种细胞是否需要在培养的早期传代中使用。细胞传代和特定的细胞培养条件，包括血清的使用，可能会对 MSC 治疗各种神经系统疾病的潜在疗效产生影响。这些问题需要在未来脑卒中临床试验的设计中加以考虑。

3. 乙醛脱氢酶亮细胞　干细胞也可以通过酶的表达从骨髓中分离出来。例如，表达高水平乙醛脱氢酶的细胞群，也被称为乙醛脱氢酶亮（ALDH^{br}）细胞，可以通过流式细胞术轻松地从患者的骨髓中分离出来。这些细胞包含造血细胞、内皮细胞和间充质祖细胞，能参与组织修复，被允许自体应用[155, 156]。ALDH^{br} 细胞群也已从人脐带血、动员的外周血和骨骼肌来源中分类。在动物脑卒中模型中，颈动脉内输注 ALDH^{br} 细胞可减少神经功能缺损（未发表数据）。这些细胞的作用机制可能与其他类型的细胞疗法非常相似，都是通过释放多种细胞因子实现的[157]。慢性心力衰竭患者经心内膜注射自体骨髓来源的 ALDH^{br} 细胞和严重肢体缺血患者经肌内

注射 ALDH^{br} 细胞是安全的[158, 159]。基于动物模型研究和其他临床条件下显示的安全性，Cytomedix 赞助了一项临床试验，研究颈动脉内注射 ALDH^{br} 细胞治疗 MCA 缺血性脑卒中患者。该临床试验是一项 I / II 期双盲安全性和有效性研究，其中症状出现后 11～17d 的患者被随机分为研究干预组或假对照组。干预组进行骨髓采集，2d 后接受颈动脉远端注射 ALDH^{br} 细胞。假手术组接受模拟采集和模拟血管造影。为了保留终点的盲法，需要两组盲法和非盲法团队。在招募了 48 名患者后，一项调整大小的分析确定，mRS 的主要终点没有差异。这说明在脑卒中亚急性期，ALDH^{br} 细胞是可以安全地从骨髓中获取并通过同侧颈动脉内注射传输[160]。虽然治疗组的 MRI 小病灶的发生率较高，但在亚急性缺血性脑卒中患者的颈动脉内输注这些细胞不会导致临床不良事件。该研究为脑卒中的未来动脉内细胞治疗试验的设计和实施提供了框架[160]。该试验是迄今为止研究脑卒中患者动脉内输送自体干细胞的最先进的研究[160]。

4. 异基因 Multistem 细胞试验　Multistem 是 Athersys 公司的多能成体祖细胞（multipotent adult progenitor cells，MAPC）的商品名，来源于骨髓。已经有研究证明，通过静脉注射该细胞可以调节免疫反应，保护细胞免受各种器官损伤，并促进各种疾病的修复。在动物模型中，Multistem 通过减少致炎信号和增强来自脾脏的抗炎信号来增强脑卒中后的恢复[161, 162]。Multistem 治疗的动物在大脑内的基因表达中显示出明显的变化，这些变化有利于神经发生和其他脑修复机制。这些研究的临床前数据有助于形成一个模型假说，即某些类型的细胞疗法如何促进脑卒中恢复（图 62-2）。在动物研究的基础上，Athersys 公司进行了一项 II 期随机临床试验，对急性脑卒中后 24～48h 的患者进行 Multistem 的研究。这是首次在急性缺血性脑卒中患者中通过静脉内给药研究同种异体干细胞产品的试验。该试验首先作为剂量递增研究开始，其中发现可以安全地注射 12 亿个细胞而不会引起严重的不良事件[62]。主要疗效终点是 mRS 的二分法结果。两组均未出现剂量限制性毒性，对照组与治疗组之间也没有任何过敏反应或明显的不良事件[62]。尽管该试验在主要疗效终点方面没有显示出统计学上的显著差异，但与安慰剂组

相比，干细胞治疗组在 1 年后取得了更好的疗效。此外，在预先指定的亚组分析中，有几个一致的信号表明，在脑卒中后 24～36h，使用 Multistem 治疗的患者在减少不良事件和改善预后方面具有治疗效果。Multistem 还显著减少炎症细胞因子和 CD-3 T 细胞，在急性脑卒中后 24～36h 给药效果更为显著。这项试验的结果高度表明，脑卒中后的早期时间窗可能更适合针对炎症反应。因此，2018 年开始了两项 III 期试验，即 MASTERS-2 和 TREASURE，招募缺血性脑卒中后 18～36h 的患者。

5. 脑内注射干细胞的临床试验　在过去几年中，细胞治疗平台已经出现，就是通过对慢性脑卒中患者颅内给药推进新的干细胞治疗。ReNeuron 已经开发出一种名为 CTX0E03 的永生神经干细胞，这是一种来源于胎儿脑组织的细胞系，传染了 cmycERTAM[109]。

脑卒中后脑内注射 CTX0E03 可减少啮齿动物模型的神经功能缺损[163-165]。CTX0E03 细胞通过旁分泌机制发挥治疗作用（图 62-5）。基于这些动物研究，ReNeuron 公司进行了 PISCES 研究（脑卒中干细胞的初步研究），这是一项 I 期剂量递增研究，旨在研究单次给予 CTX0E03 立体定向植入的安全性。在脑卒中后至少 6 个月入组的 11 名患者中，所有患者的 NIHSS 评分中位数均为 7（偏瘫至少为 2 分）[166]。在所有患者 12 个月的长期随访数据中，未报道细胞相关或免疫不良事件，不良事件与植入程序或共病有关[166]。12 个月时，与预处理基线相比，大多数患者的 NIHSS 中位数下降了 3 分，痉挛程度也持续下降[166]。对脑卒中后 8～12 周接受治疗的稳定上肢轻瘫患者进行了一项称为 PISCES II 的 IIa 期单臂研究，该研究选择了一个时间窗口来优化这种细胞类型的

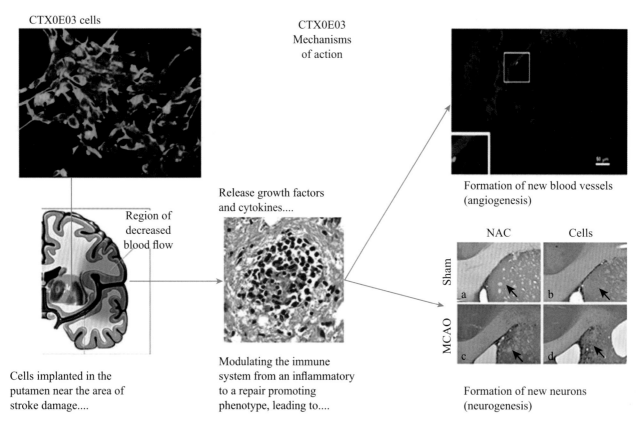

▲ 图 62-5　**Mechanisms of action after intracerebral injection of stem cells. CTX0E03 cells exert their therapeutic effects by paracrine mechanisms. They release growth factors and cytokines, which modulate the immune system from an inflammatory to a pro-regenerative phenotype; this leads to improved angiogenesis and neurogenesis**

MCAO. Middle cerebral artery occlusion; NAC. N-acetylcysteine. [Reproduced with permission from Mary Ann Liebert, Inc. from Sinden JD, Hicks C, Stroemer P. Human neural stem cell therapy for chronic ischemic stroke: charting progress from laboratory to patients. *Stem Cells Dev.* 2017;26(13):942. Copyright © John D. Published by Mary Ann Liebert, Inc., New Rochelle, NY.]

潜在治疗窗口。该研究的主要终点显示了强烈的阳性结果，总体上肢动作研究量表（action research arm test，ARAT）得分显示出持续的改善，35% 的患者的 mRS 应答率至少提高了 1 个百分点，Barthel 指数也显示出持续的改善。由于 PISCES Ⅱ 的积极数据，一项 Ⅱ b 期（PISCES Ⅲ）研究已经开始。PISCES Ⅲ 是一项随机、安慰剂对照试验，在美国对脑卒中后 6 个月至 2 年的患者进行研究。PISCES Ⅲ 特别针对中度或中重度残疾（mRS 为 3 分或 4 分）和一些残存手臂运动的受试者。

San Bio 公司还在美国对 18 名患者进行了 1/2a 期剂量递增安全试验，研究转基因骨髓基质细胞的植入情况。SB623 细胞是转染 Notch1 胞内结构域（NICD）表达质粒的骨髓基质细胞，已被证明可促进啮齿动物脑卒中模型的功能改善[167]。SB623 细胞在形态和细胞表面标志物方面与 MSC 相似，与亲代 MSC 相比，NICD 转染增强了 MSC 的一些免疫调节和促血管生成特性。在临床试验中，将从健康供体制备的异基因骨髓细胞植入梗死邻近区域[168, 169]。研究表明，脑卒中后 7～36 个月且有固定运动障碍的患者进行 SB623 细胞移植后，欧洲脑卒中量表评分、NIHSS 评分、Fugl-Meyer（F-M）总分和 F-M 运动量表评分显著改善[168, 169]。疗效指标在 12 个月时达到稳定，此后没有下降。总之，在稳定的慢性脑卒中患者中植入 SB623 细胞是安全的，并伴随着临床结果的改善[168, 169]。San Bio 公司的缺血性脑卒中的异基因细胞疗法以改善运动能力（allogeneic cell therapy for ischemic stroke to improve motor abilities，ACTISIMA）是一项 Ⅱ 期随机试验，研究了 SB623 细胞对在过去 6 个月至 5 年内经历缺血性脑卒中并继续患有慢性运动障碍的患者的影响。然而，其主要疗效终点的研究结果是中性的，与一项针对创伤性脑损伤慢性残疾患者的平行假对照研究相比，在该研究中，接受治疗的患者在 Fugl-Meyer 评分上表现出显著改善[170]。为什么这两项试验显示了不同的结果，这对于研究干细胞在慢性脑卒中中的应用具有重要意义。

九、未来发展方向

随着某些类型的细胞疗法进入临床试验的后期阶段，以及新型的细胞疗法进入临床试验，需要解决几个关键领域来推进该领域。

（一）标志细胞和生物分布成像

细胞疗法应用中的一个关键问题是追踪给药后细胞迁移到体内的位置。各种成像技术可用于动物研究[171, 172]；然而，对脑卒中患者的研究很少。目前已经使用了三种主要的成像方式：MRI、SPECT 和 BLI[29]。超顺磁性氧化铁标记的 MSC 在大鼠脑卒中模型中被成功地用 MRI 追踪，并且显示出高度的动物间变异性[28, 29]。MRI 的一个关键限制是对比度的稀释，因为细胞分裂或移植细胞的吞噬作用[29]。SPECT 能全身成像，其分辨率较低，但灵敏度和特异性较高。因为用放射性同位素跟踪细胞，由于这些放射性同位素的半衰期，SPECT 成像窗口非常短。大多数患者研究是由巴西的研究人员进行的，他们使用 SPECT 研究用 ^{99m}Tc 放射性标记的骨髓 MNC 的生物分布[173-175]。在这些研究中，少量全身给药的细胞迁移到受伤的大脑，但更多的细胞迁移到肺、肝和脾等周围器官。为了使任何成像最有效，跟踪器要么在细胞分裂时补充能量，要么在细胞死亡后立即退化。实现这两个目标的唯一可能方法是使用报告基因。大多数基于报告基因的追踪仅限于在啮齿类动物中使用 BLI。因此，这些方法证明，在未来，成像可以安全地应用于监测脑卒中患者的细胞治疗。

（二）生物标志物的更替

在开发脑卒中康复治疗方法方面的一个主要问题是缺乏经过验证的生物标志物。新的可以提供生物、化学或成像数据，从而指示恢复性事件的发生的技术已经出现。最近，研究人员首次完成了一项纵向研究，通过结合容量测定、皮质厚度和 DTI 测量，成功追踪脑卒中后边缘系统的微观和宏观结构变化[176]。这项研究为脑卒中后认知和精神损害的机制提供了有价值的见解。另一项前瞻性研究检测了细胞移植后 6 个月的脑代谢物[177]。这项创新性研究为通过量化病变代谢物来评估治疗效果提供了一种手段。最近的研究还发现了几种潜在的血清和脑脊液生物标志物，如水通道蛋白 -4、神经丝轻链、GAP-43 和脑特异性鞘脂，用于预测脑卒中后的恢复，但要将其作为诊断标志物，还需要做大量工作[178-181]。在接下来的几年里，我们希望看到这一领域的重大进展，以了解细胞疗法对脑卒中患者的生物学效应。

（三）与其他治疗方式的结合

由于细胞疗法正被应用于促进脑卒中恢复，因此，结合正在研究的其他治疗方法来评估其效果以促进脑卒中恢复可能会变得越来越重要。细胞疗法如何影响或受到超出常规康复护理（如更密集的运动训练）的新型康复模式的影响尚不清楚。同样，细胞疗法将如何影响非侵入性脑刺激或其他涉及机器人或药理学方法的新兴方法的应用，或与之相互作用，将需要进行正式研究，其中一些可以在尝试对患者进行研究之前在动物模型中进行探索。对住院期间接受早期强化康复治疗的缺血性脑卒中患者的回顾性分析显示，他们的日常生活活动能力有所改善[182]。其他康复方法，如迷走神经刺激疗法，也已成功用于改善运动预后[183]。新的康复方法面临的一个主要挑战是监测患者出院后的进展情况。为了克服这一障碍，可穿戴传感器已被用于远程记录和评估康复进展、运动分析及临床评估[184-186]。然而，迫切需要标准化这些治疗模式和测量活动，以准确评估功能结果。标准化的建议也将作为医生和职业治疗师的指导方针，并将为慢性脑卒中患者提供一个更有效的康复模式。

（四）理解生物反应器假说

有充分证据表明，脑卒中患者的细胞治疗通过与不同外周器官和循环中的常驻细胞相互作用，改变了对损伤的整体免疫反应。本质上，这些细胞充当生物反应器，可以调节脑卒中后炎症，提供细胞保护，并增强大脑修复[187]。有几项研究评估了给药细胞与外周器官的相互作用；然而，具体机制仍有待探索。注射细胞与外周器官的相互作用释放出哪些蛋白质、营养因子，甚至微小 RNA 和 EV 呢？这些释放的因子对神经保护和修复有显著作用吗？如果是肯定的答案，它们也会改变大脑的内部环境，为慢性脑卒中患者提供一个更有利于神经再生的环境吗？这些问题在临床前模型中的探索很差，未来的努力应该集中在研究这些机制上。

（五）细胞外囊泡治疗脑卒中方面的研究

有越来越多的临床前试验研究 EV 在脑卒中治疗中的作用[8, 140-143]。这是一个有趣的新的治疗选择，因为考虑到大小的差异，EV 的不良反应可能比细胞还要少。此外，EV 体积较小，可以通过动脉内给药，而不存在动脉闭塞的风险。为了确定 EV 的安全性和有效性，在临床前研究中对 EV 进行了广泛研究后，需要进行正式的临床试验。

（六）慢性脑卒中的细胞治疗

脑卒中的特点是急性炎症反应，这种反应在最初的缺血事件后很长时间内仍在持续。最近的一项 Ⅰ/Ⅱ 期临床研究显示，在首次脑卒中事件发生后 6 个月，使用同种异体 MSC 安全有效[154]。考虑到大量长期残疾的慢性脑卒中患者，我们建议进行更多的临床研究，以了解细胞疗法是否也能调节慢性脑卒中患者的炎症反应。

（七）临床前研究的推进

细胞疗法的疗效被大量临床前试验一致性证明[19]。虽然急性脑卒中临床试验已经越来越普遍，但仍有必要在脑卒中后的不同时间点进行更多的临床试验。为此，最新的 STEPS4 会议推荐了新的指导方针，以推进和加速临床试验的临床前研究[188]。最重要的建议包括未来的临床前研究应该匹配目标患者群体，将大型多中心临床前试验与合资企业相结合，需要开发更好的效力分析，在完成其他额外需要的临床前研究的同时加快 Ⅱ 期临床试验的启动[188]。最近发表的一项研究还表明，阿司匹林等常用处方药物可以调节细胞分泌体的释放[189]。因为大多数脑卒中患者都为了二级预防而服用处方药物，因此需要更多的研究来确定药物与细胞的相互作用。在设计和进行临床试验时，研究细胞与药物相互作用的新研究将有助于确定有应答者与无应答者。

（八）连续给药

大多数临床前和临床试验都集中在给予脑卒中患者注射单次剂量的细胞。在临床前和临床研究中，连续给药的研究很少。多次给药细胞会对脑卒中产生更大的益处吗？多剂量给药有助于创造一个持续的促进再生的环境？未来的研究应侧重于研究多种细胞类型进行连续给药，以帮助治疗急性和慢性脑卒中。

第 63 章　脑卒中二级预防的抗血小板治疗
Antiplatelet Therapy for Secondary Prevention of Stroke

Thalia S. Field　Mar Castellanos　Babette B. Weksler　Oscar R. Benavente　著

王　倩　蔡烈松　译　　王嘉玲　徐峻峰　校

本章要点

- 抗血小板药物是非心源性脑卒中二级预防的金标准。
- 阿司匹林、阿司匹林加双嘧达莫或氯吡格雷、替格瑞洛、西洛他唑是可选择的治疗药物。
- 阿司匹林联合氯吡格雷不应用于长期脑卒中二级预防。
- 为预防轻度脑卒中或高危短暂性脑缺血发作后早期脑卒中复发，阿司匹林联合氯吡格雷或阿司匹林联合替格瑞洛优于单药治疗。如果给药超过 21d，这种双重抗血小板治疗会产生过高的出血风险。

脑卒中是仅次于缺血性心脏病的全球第二大死因，同时也是全球成人残疾调整生命年的第六大主要原因[1]。缺血性脑卒中的主要机制是心源性、血栓栓塞性和小血管疾病，其余的是由于不寻常的机制或被归类为隐源性。

在短暂性脑缺血发作或脑卒中的初次发作后，脑缺血往往会复发。最常见的是，脑缺血是由在颅外或脑内动脉受损血管表面形成的血栓栓塞引起的。患病动脉壁上血小板的局部活化在动脉典型的高流量条件下引发血栓形成，因为活化的血小板不仅聚集在一起，而且同时直接催化凝血酶的产生。这些血栓通常被认为是"白色凝块"。也就是说，它们主要由血小板和一些纤维蛋白组成。这些在动脉粥样硬化斑块上形成的富含血小板的血栓可能直接阻塞小动脉或栓塞到脑内末端动脉中，产生血管阻塞，从而导致神经功能障碍。

由于血小板活化与脑动脉缺血发作存在因果关系，因此对 TIA 或脑卒中患者使用减少或阻断血小板依赖的早期止血步骤的疗法，从而来预防脑缺血的进一步发作。

脑卒中预防可分为一级预防和二级预防，分为早期和晚期。风险因素管理在脑卒中的一级预防中至关重要。例如，控制高血压与脑卒中发病减少 30%～40% 相关。在某些人群中使用抗血小板药物可能在一级预防中发挥作用。

然而，尽管使用了多种抗血栓疗法来进行脑卒中的二级预防，但风险降低的效果并不理想。在大多数大型临床试验中，这一比例仅为 15%～20%[2, 3]。无论是增加抗血小板治疗还是抗凝治疗（或两者同时使用）的强度，都具有增加脑内和全身出血风险的重要不良反应，并抵消了净治疗益处。抗血小板药物在减少缺血性脑卒中复发方面的成功进一步体现了这样一个事实，即在抗血小板治疗期间出血发生比例比在抗凝治疗期间少见。

与动脉血栓相比，静脉血栓在血管淤滞的条件下形成，主要由纤维蛋白和红细胞组成，并且对血小板活化的依赖性要小得多。因此，抗凝治疗比抗血小板治疗更能预防静脉血栓形成，包括脑静脉血栓形成[4]。对于与心房颤动相关的心源性脑卒中也是如此。然而，导致动脉血栓和静脉血栓的因素之间的区别并非绝对。例如，由于血小板在催化凝血酶生成中所起的突出作用，止血的血小板依赖性阶段和凝血因子依赖性阶段在相当程度上是相互混合的。

此外，联合抗血小板和抗凝血药在脑缺血的长期二级预防并不能带来更好的效果，因为当同时抗血小板功能和凝血功能药物以有效剂量联合使用时，脑内和颅外出血的发生率明显增高[4]。

一、抗血小板治疗中的血小板生理学

许多研究表明，脑卒中风险增加的人群存在过度活跃的血小板，在动脉疾病的情况下正常的血小板活化也会产生血栓栓塞的风险。这为抗血小板治疗二次降低脑卒中风险提供了病理生理学基础。要了解使用特定抗血小板药物的基本原理，首先要考虑血小板如何调节正常止血。止血被定义为对血管损伤的适当生理反应，可迅速控制失血。相反，血栓形成是过度或不适当的血液凝固。需要将血小板止血功能与血小板促血栓功能进行对比，即血小板如何在动脉血管疾病的情况下促进不适当的血凝块形成。由于血小板在止血和血栓形成过程中都与血管壁相互作用，因此动脉内膜的状态是血小板行为的重要决定因素。正常血管内皮是非血栓形成的，并通过多种机制防止血小板与其及其他血小板或白细胞相互作用，包括前列腺素和一氧化氮的分泌、抗凝血药硫酸乙酰肝素和 ADP 的表面表达代谢酶，促进顺畅、非湍流的血流。

（一）血小板在止血中的正常功能

正常血小板在从骨髓中的巨核细胞释放后循环7～10d，在此期间它们缺乏细胞核，并且几乎不能合成蛋白质。最新鲜的血小板是最有止血活性的。血液中血小板具有相对较长的寿命，故而允许每天可以有效地服用几种抗血小板药物。循环中的血小板通常不相互作用，不与其他血细胞相互作用，也不与正常血管内皮的表面相互作用。然而，如果血管受伤并且内皮连续性被破坏，血小板会在几秒钟内经历一系列快速的协调激活变化，从而迅速导致止血血小板栓塞。这种初级止血栓塞可防止损伤部位出血，而不会阻塞通过血管的血流（图 63-1）。

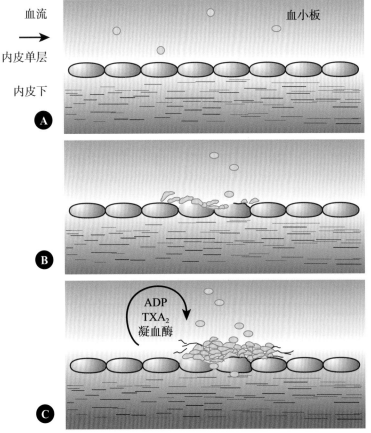

◀ 图 63-1 血小板和原发性止血栓形成：动脉损伤后原发性止血的事件序列

A. 正常动脉内皮上的血流，血小板与血管壁无相互作用；B. 破坏动脉内皮的损伤后，血小板立即黏附在损伤部位暴露的内皮下，形成血小板单层，改变形状，展开，并开始释放血管活性物质；C. 几分钟内，活化的血小板聚集在第一层铺展的血小板上，聚集在一起并释放出血管活性介质，如 ADP 和血栓素 A_2，并催化生成凝血酶，使纤维蛋白链形成（用波浪线表示）并稳定血小板栓

这些激活步骤从单个血小板黏附到受损血管壁开始，其中血小板的形状从平坦、不反应的圆盘变成散布在表面上的"多刺球"。接下来是聚集，其中额外的血小板在血小板原始扩散层的顶部加入块或团块，阻止失血。在此过程中，现在活化的血小板从储存颗粒中释放血管活性物质，包括黏附糖蛋白、促凝血剂、血小板活化激动药、酶和炎症介质（表63-1）。此外，一旦血小板被激活，血管活性脂质，如血栓素 A_2（thromboxane A_2，TXA_2）和白三烯，就会迅速合成和释放。其中许多物质要么召集其他血小板，要么产生血管收缩，这些功能有助于在损伤部位迅速止血。最重要的是，活化血小板的表面膜高效地催化凝血酶的产生，从而活化血小板用于启动、增强和定位纤维蛋白形成，进一步放大血栓形成潜力及参与凝块稳定。

（二）血管损伤初期，血小板反应的参与者

在止血和血栓形成中，血小板活化的主要信号是内皮的局部损伤，这导致血栓前成分暴露于血液中，通常位于内皮下基质中。正常、完整的内皮显示出许多抗血栓形成功能并排斥血小板，而内皮下则富含胶原蛋白和黏附分子等血栓前物质，包括血管性血友病因子、血小板反应蛋白和纤连蛋白。此外，由血流湍流、高脂血症、炎症或动脉粥样硬化引起的细微内皮功能障碍（血管内衬的内皮单层没有任何物理不连续性）也可以激活血小板。此外，一旦被激活，血小板本身会通过释放血管活性介质和催化凝血酶形成来募集额外的血小板；相反，凝血酶是一种有效的血小板活化剂。因此，血小板激活是一个指数和交互的过程，而不是线性的过程。

（三）介导血小板活化的血小板膜成分

血小板活化涉及血小板膜形态和生化状态的变化，包括黏附受体的构象变化、黏附蛋白的结合、细胞内颗粒内容物的动员、与细胞骨架的相互作用、信号传导的启动和血小板-血小板相互作用。黏附糖蛋白血小板黏附受体介导血小板与底物蛋白的附着，是对正常止血很重要的黏附受体，从而指出预防血栓形成的潜在治疗靶点，包括 GP I a（一种胶原蛋白受体）、GP I b、vWF 的受体、GP II b/III a 复合物（纤维蛋白原、纤连蛋白和 vWF 的主要受体）、GP IV（一种血小板不可逆活化所必需的血小板反应蛋白受体）、GPV 和 GPIX、αvβ3（一种玻连蛋白、纤维蛋白原和纤连蛋白的受体）。除了 GP II b/III a 外，这些受体在静息血小板上均具有功能，GP II b/III a 则需要血小板活化后导致该复合物结合纤维蛋白原的构象变化。

许多作为这些受体配体的黏附性 GP 共享肽序列 RGD（R，精氨酸；G，甘氨酸；D，天冬氨酸）直接参与细胞间黏附。

（四）血小板黏附

血小板与其他血小板、血管损伤暴露的内皮下层或活化的内皮细胞的黏附是血小板活化序列中的第一个主要步骤。血小板黏附由 GP I b-V-IX 的复合

表63-1　血小板衍生的血管活性介质

致密颗粒含量	ADP、ATP、Ca^{2+}、5-羟色胺
α 颗粒含量	黏附蛋白：纤连蛋白、纤维蛋白原、血小板反应蛋白、玻连蛋白
	凝血因子：血管性血友病因子、因子V、因子X
	生长因子：FGF、PDGF、TGF-β
	膜蛋白：P-选择素、淀粉样前体蛋白
	其他：白蛋白、免疫球蛋白G、抗菌蛋白、血小板抑制剂激活剂-1
溶酶体	酸性水解酶、中性蛋白酶、弹性蛋白酶、补体激活酶、肝素酶
过氧化物酶体	过氧化氢酶
脂质介质（未预先形成）	前列腺素内过氧化物、血栓素 A_2、前列腺素 D_2、12-羟基二十碳四烯酸、异前列腺素

物介导，该复合物以高剪切速率与基质 vWF 结合，也是凝血酶的结合位点，因此可放大血小板对凝血酶的反应 [5, 6]。GP I b-V-IX 是主要参与由异常剪切应力引起的血小板活化，例如在因动脉粥样硬化而变窄的动脉中发现。复合物或 vWF 的 GP I bα 组分的构象变化可以诱导这两种分子之间的相互作用。vWF 与胶原蛋白的结合会在 vWF 中引起小的构象变化，从而使其与 GP I b 结合。此外，vWF 与 GP I b 的结合导致血小板内 GP I b-V-IXGP 复合物的重新分布，将复合物与细胞骨架连接并激活调节肌动蛋白聚合和 GP IIb/IIIa 复合物活化的磷酸化酶。因此，抑制血小板黏附应具有抗血栓作用。阻断 GP I b-V-IX 功能的肽作为新型抗血小板药物正在开发中。GP I b-V-IX 以不依赖血栓素的方式激活是阿司匹林"抗性"的一部分，这一点与动脉粥样硬化危险因素的存在有关。GP I b 的缺失或功能障碍是一种罕见的涉及软组织出血的血小板疾病的特征，即 Bernard-Soulier 综合征。在低剪切下，GP IIb/IIIa 复合物还通过结合纤维蛋白原参与血小板与表面的黏附。

（五）血小板聚集

聚集是血小板活化过程中与氧敏感动脉床中闭塞性血管事件的发病机制最相关的步骤。在聚集过程中，活化的血小板聚集在初始的血小板黏附层上，这些血小板沉积在损伤部位或病变血管壁上。这些主要由血小板和纤维蛋白组成的白色血栓可能是暂时的，也可能通过进一步的纤维蛋白沉积而变得稳定，形成更大的凝块病灶，其中红细胞和白细胞也被困住。在正常止血过程中，这种血小板栓塞可以在不阻碍血流的情况下阻止受损微血管的出血，但在病变血管中（例如，在动脉粥样硬化或血管炎或照射后），过多的血小板栓塞形成会阻塞脑血管系统，导致 TIA 或脑卒中。

1. 血小板膜受体聚集 最重要的聚集膜受体是整合素 GP IIb/IIIa，即一种血小板和巨核细胞特有的双分子膜复合物。所有已知途径的血小板聚集取决于血小板激动药诱导的 GP IIb/IIIa 构象变化 [7, 8]。由不同配体独立触发的三种主要生理途径可以激活 GP IIb/IIIa 复合物；一个通路被花生四烯酸激活，导致 TXA₂ 形成；第二个由 ADP 激活；第三个由凝血酶激活（图 63-2）[9-11]。所有这些信号通路汇聚在

最终共同机制中，以产生 GP IIb 的构象变化 /IIIa 暴露高亲和力的纤维蛋白原结合位点。因此，活化的 GP IIb/IIIa 复合物显著增加了纤维蛋白原的结合，与细胞骨架蛋白和信号激酶［如 pp60（csrc）］结合，形成受体簇，并被磷酸化。所有这些功能都有利于血小板 - 血小板相互作用。外部信号（如激动药驱动）和内部信号（即激酶 / 磷酸酶驱动）都参与了这个激活过程。

因为血小板活化的最终共同途径需要 GP IIb/IIIa 复合物，所以复合物的治疗性阻断会抑制所有进一步的血小板活化。相反，仅抑制三种途径之一的药物，例如阿司匹林抑制血栓素途径或氯吡格雷抑制 ADP 途径，并不能阻止 GP IIb/IIIa 活化。直接阻断 GP IIb/IIIa 复合物功能的药物因此对血小板功能具有深远的抑制作用，目前用于治疗急性心肌缺血。单克隆抗体阿昔单抗（ReoPro）、依替巴肽（Integrilin）等肽及替罗非班（Aggrastat）等肽模拟物（在静脉内给药时可抑制 GP IIb/IIIa 功能）的开发，使得抗血小板治疗在急性心脏介入治疗中取得了高度成功。这些 GP IIb/IIIa 抑制药在短时间内与肝素和阿司匹林联合使用，可防止早期血栓形成并阻止冠状动脉成形术和支架置入后的血管再闭塞。不幸的是，迄今为止，在许多临床试验中，使用口服 GP IIb/IIIa 抑制药长期预防心脏血栓形成并不成功，这些药物的使用伴随着更高的血栓形成或出血率。一项测试阿昔单抗治疗急性脑卒中安全性的临床试验已经发表。事实上，始于 2000 年的 Lotrafiban（一种口服 GP IIb/IIIa 抑制药）和肝素用于预防心脑血管事件的阻断糖蛋白 IIb/IIIa 受体以避免血管闭塞（blockage of the glycoprotein IIb/IIIa receptor to avoid vascular occlusion，BRAVO）研究由于过量而不得不中止血栓的发生。

2. 多个独立的聚合途径 血小板聚集的三种独立生化途径中的每一种都为治疗干预提供了单独的潜力。一种主要途径涉及花生四烯酸的代谢，花生四烯酸在血小板活化过程中从膜磷脂中释放出来（图 63-2，左中图）。

该途径对阿司匹林和其他非甾体抗炎药敏感。各种血小板激动药与受体结合激活磷脂酶 C 以将膜结合的磷脂酰肌醇裂解为肌醇 1，4，5- 三磷酸（inositol 1，4，5-triphosphate，IP₃）和二酰基甘油。IP₃ 反过来释放储存的 Ca^{2+}，允许激活血小板磷脂酶 A_2，从

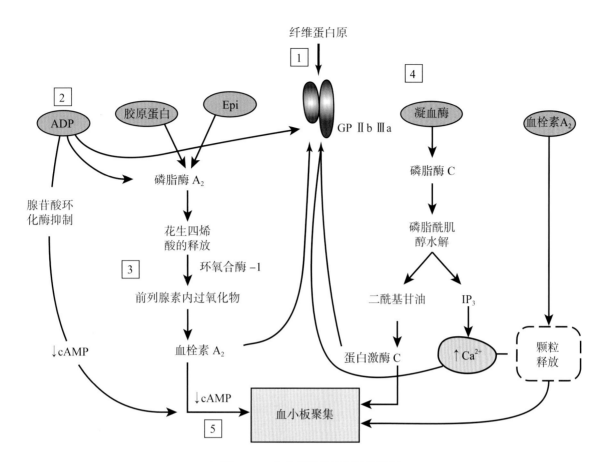

▲ 图 63-2　血小板活化途径及其抑制

血小板表面的特异性跨膜 G 蛋白连接受体（描绘为椭圆形）通过与其特异性配体的结合而被激活，并启动不同的血小板活化途径，这些途径集于 GP 的构象激活。Ⅱb/Ⅲa 受体复合物以增加纤维蛋白原结合。这些途径导致花生四烯酸途径的激活、磷脂酰肌醇的水解、血小板内 Ca^{2+} 浓度的增加、血小板颗粒中血管活性物质的释放、血管活性脂质的合成和血小板聚集。抗血小板药物抑制特定激活机制的机制（方框中的数字）：①阻断 GPⅡb/Ⅲa 功能，因此，阻断纤维蛋白原结合和血小板聚集；②阻断 ADP 受体；③抑制环氧合酶中阻断花生四烯酸代谢和预防血栓素 A_2 的产生；④阻断凝血酶作用和凝血酶受体活化；⑤维持高血小板内 cAMP，从而防止血小板聚集。未描述血栓素 A_2 合酶或血栓素 A_2 受体功能的抑制，因为具有这些活性的药物在临床上没有用处。ADP. 腺苷二磷酸；Epi. 肾上腺素；GP. 糖蛋白；cAMP. 环磷酸腺苷；IP$_3$. 肌醇 1，4，5- 三磷酸

而从膜磷脂中释放酯化的花生四烯酸。血小板中的酶 cyclooxygenase-1 迅速将释放的花生四烯酸转化为 PG 内过氧化物，后者异构化为 TXA_2，即一种有效的血小板激动药和血管收缩药。TXA_2 从血小板扩散并与血小板表面的特异性七跨膜受体结合，发出进一步激活磷脂酶 C 的信号。同时，释放的二酰基甘油激活蛋白激酶 C，蛋白激酶 C 易位至血小板质膜并触发 GPⅡb/Ⅲa 的激活，暴露其纤维蛋白原结合位点，从而允许血小板聚集和分泌血小板颗粒内容物（图 63-2）。阿司匹林不可逆地与 cyclooxygenase-1 结合，在循环血小板的整个生命周期中阻止 TXA_2 的形成，因为血小板无法合成新的环氧酶蛋白。

不能产生 TXA_2 的血小板仍然可以通过 ADP 依赖性和凝血酶依赖性激活途径被激活。血小板聚集可以通过 ADP 的两个相互作用的 ADP 受体启动，ADP 由血小板释放或来源于血小板外来源（如红细胞），即使在阿司匹林存在的情况下也是如此[10, 11]。凝血酶作用于几种特定的蛋白酶激活的膜受体，这表明磷脂酶 C 的激活和不可逆的血小板聚集及不依赖于花生四烯酸代谢的释放反应[9]。同样，由白细胞或受干扰的磷酸胆碱衍生物血小板激活因子激活血小板内皮细胞也对阿司匹林敏感。这些用于血小板聚集的单独途径的存在可被视为代表避免出血的故障安全或冗余机制。

（六）血小板释放反应

血小板储存颗粒中血管活性成分的释放通常伴随着血小板活化、血小板聚集增强、局部凝块形成加速、血管收缩和伤口愈合的开始。在该过程中，不仅会发生预先形成的 GP 介质、ADP、血管活性胺、生长因子、Ca^{2+} 和血清素释放到血液中或出现在细胞膜表面，而且在血小板活化过程中还会合成和释放短寿命的脂质介质。释放反应的程度可以通过抗血小板药物来调节。

血小板中存在几种富含参与凝血、细胞间相互作用和伤口修复的物质的颗粒（表 63-1）。不同的颗粒类型（致密颗粒、α 颗粒、溶酶体和过氧化物酶体）可以在形态上进行区分，并且在功能上也可以通过它们的内容物及其释放容易程度来表征。例如，弱血小板刺激，如 ADP、ATP、血清素和钙（所有这些都参与增强不可逆的血小板聚集）释放致密颗粒的内容物。相比之下，释放 α 颗粒内容物需要强烈的刺激：纤维蛋白原、纤连蛋白、vWF、PDGF、表皮生长因子、TGF-β、血小板因子 -4 和 β- 血栓球蛋白。α 颗粒还含有白蛋白、免疫球蛋白、抗菌蛋白和补体抑制药。α 颗粒的膜含有 P-选择素和淀粉样前体蛋白；在血小板活化时，P-选择素被转移到血小板表面，在那里介导细胞与白细胞的相互作用，并在炎症反应中起重要作用。血小板溶酶体是最后释放的颗粒类型，含有酸性水解酶、中性蛋白酶、弹性蛋白酶、激活补体的酶和肝素酶。过氧化物酶体含有过氧化氢酶。

一般来说，致密体和 α 颗粒成分的释放通常伴随血小板聚集，但也可能发生在黏附于受损内皮或内皮下的血小板中，即使没有形成血小板聚集。

（七）血管活性脂质介质的血小板合成

与从血小板颗粒中释放预先形成的蛋白质或胺相比，血管活性脂质介质不被血小板储存，而是在血小板激活时迅速合成和释放。这些脂质中的大多数是花生四烯酸的氧化代谢物，当激动药与血小板膜受体相互作用时，花生四烯酸会从膜磷脂中调动。释放的花生四烯酸是产生类花生酸和羟基化脂肪酸的几种不同代谢途径的底物。TXA_2 是花生四烯酸通过类花生酸途径代谢的主要血小板产物，它的合成在血小板活化时非常迅速（在几秒钟内发生）。TXA_2

的 G 蛋白连接的七种跨膜受体存在于血小板、白细胞和血管细胞上[12]。这些受体结合 TXA_2 及其具有相似血管收缩特性的内过氧化物前体。通过 TXA_2 受体的信号转导启动血小板活化并引起血管收缩。

血小板还通过涉及脂氧合酶的单独酶途径从花生四烯酸合成羟基化脂肪酸。血小板中该途径的主要产物是 12-羟基二十碳四烯酸（12-hydroxyeicosatetraenoic acid，12-HETE），它是一种炎症介质，对白细胞具有趋化作用，可刺激血管平滑肌增殖，并可被白细胞转化为额外的炎症介质 di-HETE。与活化血小板快速合成 TXA_2 相比，12-HETE 的产生在很长一段时间内连续发生。花生四烯酸、异前列腺素的非酶促血管活性代谢物也通过氧化形成，它们可以使血管或血小板 NO 失活。

不同细胞类型之间的相互作用可以通过跨细胞代谢产生额外的花生四烯酸产物，从而产生并非由单一细胞类型单独产生的产物。因此，血小板释放的花生四烯酸可以通过附近的白细胞或内皮细胞转化为其他血管活性产物。如前所述，白细胞可以将 12-HETE 转化为具有趋化和炎症特性的各种 di-HETE。内皮细胞可以将血小板衍生的花生四烯酸或内过氧化物转化为前列环素，前列环素是一种抗血小板物质，是一种血管扩张药。同样，内皮细胞释放的内过氧化物可以被正常或阿司匹林处理的血小板转化为 TXA_2。

（八）血小板活化如何促进血液凝固

血小板对胶原蛋白、TXA_2 和凝血酶等强激动药有反应，加速了原发性止血栓的形成和凝血的催化，有效地定位在活化的血小板表面。通过为促凝酶关键复合物的组装提供特定位点、受体、促凝血因子和脂质辅助因子，活化的血小板表面显著加快了局部凝血酶的生成速度，使液体中的反应速度提高了 200 000 倍以上阶段。此外，活化的血小板本身有助于凝血因子，如从其颗粒释放的凝血因子 V 和因子 X，以及抗纤溶因子，如 PAI-1。由于凝血酶是血小板活化、释放反应和 TXA_2 形成的强烈刺激物，因此在血管损伤部位最初产生的微量凝血酶直接刺激血小板进一步活化并促进凝血。从活化的血小板中脱落的微粒也催化凝血酶的产生。血小板还通过释放纤维蛋白交联蛋白因子 XⅢ 和支持凝块收缩参与凝块的稳定。

（九）血小板参与纤溶和溶栓

在纤维蛋白溶解的过程中，血凝块被蛋白酶纤溶酶溶解，从而切割不溶性纤维蛋白。血小板既促进又抑制纤溶，纤溶产物可影响血小板功能[13]。活化的血小板表面通过定位纤溶酶原并促进其活化而有利于纤溶。因此，血小板通过 GPⅡb/Ⅲa 复合物结合纤溶酶原和纤溶酶原激活物（u-PA 和 t-PA）。从血小板颗粒中释放出来，然后出现在血小板表面的血小板反应蛋白也与纤溶酶原结合并增强结合的纤溶酶原的活化。因为纤溶酶在表面上比在液相中更有效地形成，所以活化的血小板提供了促进纤维蛋白溶解的替代表面。因此，与游离型纤溶酶原相比，血小板结合型纤溶酶原更容易被 t-PA 或链激酶激活，这表明血小板可以增强局部纤维蛋白溶解的机制。反过来，低浓度的纤溶酶会增强血小板活化，而高浓度的纤溶酶会抑制血小板活化[14]。

血小板还含有并分泌两种纤溶拮抗药，PAI-1 和 α_2 抗纤溶酶。这些不同的血小板活性的净效应是富含血小板的血栓抵抗纤维蛋白溶解和溶栓作用，并且血小板在治疗性溶栓过程中被激活[15]。

（十）限制血小板活化的生理机制

对于临床实践，介导血小板活化的多种途径并存意味着仅抑制一种途径的药物，例如，阿司匹林抑制环氧合酶，从而阻断 TXA_2 形成（只能部分阻断血小板活化）。因此，血小板活化的多种途径的存在可以防止出血但允许血栓形成。正常血管中存在几种限制血小板活化程度的自然机制。这些机制也是血管舒张的：①血浆 ADP 酶和内皮细胞外 ADP 酶，它们将 ADP 代谢为腺苷，即一种血管扩张药和血小板活化抑制药；②前列环素是内皮细胞释放的花生四烯酸的血管扩张药代谢物，可刺激血小板腺苷酸环化酶，提高血小板内环磷酸腺苷水平，阻断钙释放，抑制血小板聚集和分泌；③ NO 由内皮细胞、血小板和单核细胞通过 NO 合酶产生[16, 17]。

NO 刺激血小板鸟苷酸环化酶并提高环磷酸鸟苷的水平，从而抑制血小板活化。它还通过刺激血管壁中的 cGMP 来放松血管平滑肌。NO 由 L- 精氨酸形成，这种氨基酸已被证明可抑制血小板聚集。在动脉血管疾病中，很明显 NO 介导的机制减弱了。目

前，作为临床抗血栓药物的可溶性 ADPases 和 NO 合酶刺激剂或 NO 供体的开发正在积极进行，但此类药物尚未进入临床试验开发阶段。

（十一）血小板活化是止血和炎症之间的联系

活化的血小板将白细胞募集到血管损伤部位，产生炎症反应，有助于在止血后修复受损组织，但促进血管疾病的动脉粥样硬化进展。从血小板释放的许多物质对中性粒细胞（12–HETE）、单核细胞（PF-4、PDGF）或两者都有直接趋化作用。血小板蛋白酶从血浆 C5 中释放趋化补体片段 C5a，并增强 C3 活化，增强白细胞功能。易位到活化血小板表面膜的血小板 P- 选择素介导血小板和白细胞之间的相互作用，包括初始白细胞在血管内皮上滚动，并且 P- 选择素还增强白细胞活化。活化的血小板仍然涂有 P- 选择素，这允许在血小板栓附近产生持久的炎症作用，而 P- 选择素在活化的内皮上的显示是一种短暂的现象。然而，内皮的激活会诱导血小板血栓形成[18]。

血小板释放的黏附蛋白促进炎症和止血；因此，它们会导致血栓形成。vWF、纤维蛋白原、血小板反应蛋白和 PDGF 的循环水平在炎症期间升高，并且在患有闭塞性血管疾病的患者中长期升高。血小板聚集释放的生长因子对白细胞、平滑肌细胞和内皮细胞具有趋化作用，并且在伤口愈合期间刺激平滑肌细胞和成纤维细胞的细胞分裂。这些因素中包括 TGF-β。血小板是循环 TGF-β 的主要来源，其在活化时释放。TGF-β 刺激基质蛋白的合成，基质蛋白是动脉粥样硬化病变的组成部分。因为这些生长因子也可以由黏附在异常血管壁上的单个血小板释放，它们可以刺激血管壁中的过度增殖反应，从而有利于血供重建后的再狭窄和动脉粥样硬化的进展。血小板富含胆固醇，在血小板活化过程中也会释放胆固醇，并可以掺入动脉壁。因此，抑制血小板颗粒内容物释放的抗血小板治疗具有潜在的抗动脉粥样硬化和直接抗血栓形成的价值。

二、有闭塞性脑卒中风险患者的血小板功能

（一）导致血小板活化的因素

有闭塞性脑卒中风险的患者通常具有活化的血小板[19, 20]。血小板的高反应性很可能反映了血小板与异常血管表面之间的相互作用。最常见的动脉粥

样硬化，还有血管炎、感染、创伤或先天性异常，都可能导致血管内皮功能障碍。高血压、高胆固醇血症、吸烟、糖尿病和炎症等脑卒中危险因素会导致血小板反应性增加和内皮行为异常，从而增加动脉血栓形成的风险[21]。此外，伴随动脉粥样硬化或高血压动脉变化的血流湍流（如内皮功能障碍、僵硬的血管壁、动脉粥样硬化斑块或改变的压力梯度）在内皮没有实际破裂的情况下进一步促进血小板反应性增加。高水平的血小板活化标志物与颈动脉壁增厚有关。

血浆因子也可能导致脑卒中倾向患者的血小板反应性增加。与年龄增长和压力相关的较高水平的循环儿茶酚胺有助于血小板反应性。儿茶酚胺是弱的直接血小板激动药，但可通过其他激动药增强血小板聚集，对抗前列环素和 NO 等天然抗血小板因子的作用，并抵消阿司匹林的部分抗血小板功效。已观察到急性心肌梗死、脑卒中和猝死的昼夜节律，其中发病率高峰出现在清晨，患者醒来后不久[22, 23]。血小板聚集在醒后不久即达到最强，而这与血浆中儿茶酚胺和游离脂肪酸中的含量升高相关[23]。服用阿司匹林的患者早晨心血管事件的减少表明血小板参与了这一过程。

在以压力为特征的临床环境中，儿茶酚胺水平升高，血浆纤维蛋白原和 vWF 因子Ⅷ也升高，这有助于血小板活化[24]。升高的血浆纤维蛋白原本身是脑卒中的独立危险因素，已知会增加血小板[25]。近期感染也可能导致脑缺血复发的风险[26]。在老年人中，冬季脑卒中发病率的季节性上升可能反映了较高的感染发病率[24, 27]。

（二）血小板计数的作用

高血小板计数可能但不一定代表脑卒中风险因素。在血小板更新持续增强的情况下，巨核细胞大小的代偿性增加可能导致比平时"更年轻"、更大且更具有止血活性的血小板释放。已发现年轻血小板大于平均水平，产生更多的促血栓因子，并响应于较低浓度的激动药而聚集。高血小板是 MI 后死亡和复发性血管事件的危险因素[28]。急性脑卒中患者的血小板体积大于年龄和性别匹配的对照受试者，高血小板体积可能持续数月[29]。

在骨髓增生性疾病中，血小板往往非常大，血小板数量增加的程度甚至超过血小板计数；因此，血小板数量低估了总血小板质量。较大的血小板质量可能导致在这些疾病中观察到的较高的血栓形成风险。骨髓增生性疾病中的高血小板计数与血栓形成风险增加有关，包括脑血栓形成，化疗降低血小板计数似乎可以降低这些疾病中脑卒中和血栓形成的风险[30]。低剂量阿司匹林治疗也可降低骨髓增生性疾病患者的脑卒中风险，尤其是在血小板计数正常的情况下。相反，例如，伴随炎症或脾切除术后的继发性血小板增多症通常与血栓形成或脑卒中的较高风险无关。

（三）脑卒中患者血小板反应性的慢性变化

然而，脑卒中患者血小板反应性升高是否仅仅反映了身体对组织损伤的炎症反应，这个问题显然被否定了。血小板活化的增加不仅可能在急性脑卒中后数月内出现，而且可能在脑缺血发作之前长期存在。在成人中，60% 的患者在发生急性事件后，已证明动脉粥样硬化性脑卒中后血小板聚集性增加会持续至少 3～9 个月；这一时间远远超出了解决脑组织损伤典型急性炎症变化所需的时间[21]。心脏栓塞引起的脑卒中后未观察到血小板聚集性的类似变化，即使脑组织损伤可能很广泛。急性脑缺血后血小板聚集的长期增加与较差的结果相关。在一些不寻常的情况下，氧化应激与慢性血小板活化有关。在家族性脑卒中中，患有脑卒中的婴儿可以表现出慢性血小板高反应性，这种反应不会被 NO 阻断；这些婴儿缺乏血浆酶谷胱甘肽过氧化物酶，因此血液抗氧化能力低，这会抵消 NO 对血小板的保护作用[31]。然而，在大多数成人缺血性脑卒中病例中，氧化应激和血小板高反应性之间没有这种简单的相关性。

脑卒中易发患者血小板反应性增加的病理后果清楚地表明，更多并不是更好。在正常动脉中，止血可以迅速控制出血，受损区域很快就会得到精确修复，而在病变动脉床中，即使这种正常的止血反应也可能导致动脉血栓形成的不良后果。这种止血和血栓形成之间的不平衡似乎在易受甚至暂时闭塞的血管中尤其如此，如大脑的末端动脉。此外，正常血小板对伤口修复的贡献同样对脑卒中易发患者有害，其中血小板衍生介质会促进血管细胞过度增殖，从而加速内膜增生和血管变窄[21, 32]。

三、预防脑卒中的抗血小板药物

血小板活化的连续步骤对不同的药物干预很敏感。主要影响血小板聚集和介质释放的抗血小板药物倾向于阻断血小板引发的血栓形成，而不会过多地抑制止血，因此，出血并发症的可能性较小。阻断血小板黏附（血管表面血小板活化的初始步骤）或 GPⅡb/Ⅲa 复合物及所有聚集途径的抗血小板药物在预防血栓形成方面非常有效。然而，到目前为止，它们可以继续造成不可接受的出血风险，特别是在大脑中。只有凝血酶、因子Ⅹa 或两者的直接抑制药阻断血小板催化凝血酶生成的能力。此类药物长期用于脑缺血二级预防可能会造成重大出血风险，并且尚未测试用于预防非心源性脑卒中。

目前用于脑卒中二级预防的抗血小板药物包括阿司匹林、氯吡格雷、替格瑞洛、双嘧达莫、西洛他唑及这些药物的各种组合（表 63-2）。在血小板不是产生血管闭塞性动脉栓子的主要因素的临床环境中，抗凝血药是脑卒中二级预防的有效形式。此类情况中最重要的是与非瓣膜性 AF 和瓣膜性心脏病相关的心源性脑卒中。其他相对独立于血小板的脑卒中重要原因是溃疡性动脉粥样硬化斑块释放的胆固

表 63-2　抗血小板药物的作用

项　目	对血小板的影响	药　物
抑制膜 GPⅠb 受体	阻断 GPⅠ-Ⅴ-Ⅸ功能，防止粘连和聚集	S- 亚硝基 -AR545C[a]
抑制膜 GPⅡb/Ⅲa 受体	防止纤维蛋白原弯曲 防止血小板 - 血小板相互作用	阿昔单抗 RGD 肽类似物 去整合素
抑制膜 ADPP2Y12 受体	防止 ADP 绑定 防止 ADP 介导的聚集 减少 GPⅡb/Ⅲa 激活	噻氯匹定、氯吡格雷、替格瑞洛 AR-C69931MX[b]
抑制膜 ADPP2Y1 受体	防止 ADP 绑定 防止钙动员	腺苷 3'- 磷酸、5'- 磷酸硫酸盐[b]
ADP 的分解代谢	防止 ADP 介导的聚集 促进分解	可溶性重组 CD39[a]
环氧合酶 -1 的抑制	防止 TXA_2 代 抑制花生四烯酸介导的血小板聚集和分泌	阿司匹林（不可逆作用） 非甾体抗炎药（竞争效应）
刺激腺苷酸环化酶	提高血小板 cAMP，防止聚集和分泌	依前列醇 鱼油，ω_3- 脂肪酸[a]
抑制磷酸二酯酶	一旦升高，保持升高的 cAMP	双嘧达莫、西洛他唑 甲基黄嘌呤[a]
刺激鸟苷酸环化酶	提高血小板 cGMP，防止聚集和分泌	NO、NO 供体（如 S- 亚硝基谷胱甘肽、硝酸甘油）
抑制钙流	防止钙动员 减少聚集和分泌	Ca^{2+} 通道阻滞药[a] 局部麻醉药[a] β 受体阻滞药[a]
抑制凝血酶的产生或作用	抑制聚集和分泌 抑制促凝血活性	肝素、水蛭素 抗凝血酶肽[b]

a. 弱的或辅助作用

b. 正在开发中

ADP. 二磷酸腺苷；Ca^{2+}. 钙离子；cGMP. 环磷酸鸟苷；NO. 一氧化氮；TXA_2. 血栓素 A_2

醇栓子、卵圆孔未闭、心内附壁血栓中富含纤维蛋白的栓子、炎症性疾病中"稳定"的心脏瓣膜赘生物、珠蛋白生成障碍性贫血和镰状细胞病[28, 30, 33-37]，这些原因加起来约占脑缺血发作的 15%。即使在其中一些情况下，如果单独使用抗凝血药不足以或患者还存在脑卒中的动脉粥样硬化危险因素，抗血小板药物也可能在脑卒中预防中发挥作用。

（一）阿司匹林

1. 阿司匹林抗血小板作用的机制 人们早就知道阿司匹林会延长出血时间。出血时间延长与血小板聚集减少有关，这在 20 世纪 60 年代首次得到证实。1971 年，阿司匹林首次被证明通过不可逆的乙酰化影响血小板功能，从而使血小板酶环氧合酶 -1 失活，从而阻止分子氧添加到花生四烯酸中形成 PGendoperoxides G_2 和 H_2 和阻止内过氧化物下游形成 TXA_2[38-40]。由于血小板不合成蛋白质，依赖于 TXA_2 活性的血小板功能在血小板的寿命期间受到抑制。环氧合酶的单独过氧化物酶功能不参与类花生酸的合成，不受阿司匹林的影响。极小剂量的阿司匹林会在体内迅速（几分钟内）阻断血小板环氧合酶[41]。血小板动力学的某些特性有利于阿司匹林的深远而持久的作用。血小板循环 7~10d，但一旦接触阿司匹林，它们就永远无法产生 TXA_2。

因为每天只有大约 10% 的循环血小板被骨髓巨核细胞释放的新血小板所取代，所以每天服用 1 次阿司匹林几乎可以完全抑制血小板环氧合酶。因此，即使在脑缺血患者中，对血小板功能的抑制作用也不需要持续高浓度的阿司匹林。

与血小板相比，血管内皮中的其他细胞、肾或肺上皮中的细胞及单核细胞能够快速再合成环氧合酶。因此，阿司匹林对血小板以外细胞中类花生酸合成的抑制作用要短得多。此外，这些其他组织还合成环氧合酶 2，即一种由炎症刺激和细胞因子诱导的相关异构体。血小板既不含有也不合成环氧合酶 2。环氧合酶 2 也受到阿司匹林的抑制，但由于环氧合酶 2 在许多细胞类型（即单核细胞、血管内皮和平滑肌）中的快速再合成，这些细胞的类二十烷酸净生成受阿司匹林的抑制较不持久[42]。就血管床而言，每天服用 1 次阿司匹林可选择性地抑制血小板功能，通常不会损害血管壁血管保护性 PG，如前列环素和 PGE_2 的生成。

2. 阿司匹林的药代动力学 口服后，阿司匹林迅速从胃和小肠上部吸收，单次给药后 30min 达到血浆峰浓度。它在肝脏中迅速脱乙酰化成水杨酸。尽管水杨酸盐几乎没有或没有抗血小板功效，但它确实通过调节 NFκB 调节的基因而具有独立的抗炎作用。口服阿司匹林 3h 后，血浆乙酰水杨酸盐水平可忽略不计。然而，由于阿司匹林暴露会在几分钟内使血小板环加氧酶失活，因此即使是循环血小板短暂暴露于阿司匹林也会导致环加氧酶完全失活并抑制血小板功能。静脉注射阿司匹林起效更快[43]。

每小时口服 1mg 阿司匹林（第 1 次通过肝脏时完全脱乙酰化的剂量）在大约 12h 内完全抑制血小板环氧合酶，因为通过门静脉循环的血小板遇到足够的新吸收的阿司匹林来抑制其环氧合酶[44]。在临床中研究表明，162mg 的初始剂量可完全阻断成人的血小板环氧合酶，而 81mg/d（一种儿科用的阿司匹林片剂）可保持完全抑制[45]。每天 1 次服用 30mg，持续数天也能产生与持续 1 周相同的净效应，因为阿司匹林的抗血小板作用会随着时间的推移而累积[46, 47]。肠溶阿司匹林的作用与普通阿司匹林相似，只是起效稍慢[48]。

3. 阿司匹林剂量反应效应 阿司匹林的抗血小板作用通常在 81~325mg/d 时达到最大，并且更高的剂量不会进一步抑制血小板功能[41]。只有在血小板更新速度非常快的人中，才需要更高或更频繁的剂量才能完全发挥作用。TXA_2 合成必须减少 95% 才能实现阿司匹林对血小板功能的完全抑制作用[44]。阿司匹林于 1980 年被美国 FDA 批准用于预防 TIA 和脑卒中，并于 1985 年用于预防不稳定型心绞痛和 MI 的二级预防；推荐剂量为 50~325mg/d。

在这些剂量下，至少 60% 的个体的出血时间延长至基线时间的 2 倍左右；大剂量的阿司匹林不会进一步延长出血时间。事实上，由于血管环加氧酶的抑制作用，非常高的剂量可能会略微缩短出血时间。阿司匹林延长出血时间与胃刺激或胃肠道出血的相关性较差。停用阿司匹林后，无论服用何种剂量，出血时间都会在 1~2d 内恢复正常。伴随饮酒可进一步延长阿司匹林引起的出血时间延长并减慢恢复速度，这一因素可能导致阿司匹林使用者胃肠道出血的发生率。

一旦停止阿司匹林，血小板聚集和 TXA_2 形成在 $7\sim10d$ 内恢复到正常水平，$1\sim2d$ 滞后后的线性动力学可能反映了巨核细胞环氧合酶的乙酰化，导致阿司匹林受损的血小板在前 2d 释放。在脑卒中高危患者中，如有严重颈动脉狭窄的患者，曾尝试将阿司匹林剂量调整高达 1300mg/d，但获得的数据并未显示比 325mg 剂量的临床疗效更好[44-51]。

非甾体抗炎药以一种可逆的竞争性的方式抑制血小板环氧合酶，因此它们的抗血小板作用都依赖于维持高血药浓度。因此，它们的抗血小板活性持续时间相对较短。然而，非甾体抗炎药（如布洛芬或萘普生）与低剂量阿司匹林合用可通过竞争降低阿司匹林对血小板环氧合酶的不可逆影响，并可能削弱阿司匹林的抗血小板功效[47]。

相比之下，"昔布类药物"环氧合酶 2 抑制药没有阻断阿司匹林乙酰化血小板环氧合酶 1 的能力，因此不会降低阿司匹林的抗血小板作用。目前尚无关于心血管事件和脑卒中发生率的确切数据，特别是在同时服用阿司匹林和环氧合酶 2 抑制药的患者中，尽管在一些研究中报道指出仅服用后者的患者 MI 发生率较高，显然还需要更多信息进一步证实。

（二）阿司匹林对血小板功能影响的范围和限度

阿司匹林对血小板活化的影响都源于对环氧合酶的抑制。这些作用包括阻断 TXA_2 的产生，完全抑制花生四烯酸诱导的血小板聚集，释放反应减少，反映在血小板对胶原蛋白和肾上腺素的反应减弱和减慢，以及血小板聚集减少到低剂量 ADP。相反，阿司匹林不影响血小板黏附、延长缩短的血小板寿命、减少血小板中血管生长因子的分泌或阻断凝血酶诱导的血小板活化。因为 TXA_2 是血小板产生的主要类二十烷酸，是血小板聚集和释放的强烈刺激物和强大的血管收缩药，所以之前列出的所有阿司匹林诱导的血小板活化变化都与阻断血小板活化的 TXA_2 途径有关。

因为凝血酶以不依赖环氧合酶的方式影响血小板，所以凝血酶对血小板的活化不受阿司匹林的抑制。即便如此，据报道使用阿司匹林（325～500mg/d）可减少体外和体内血小板依赖性凝血酶的生成[52]。阿司匹林对凝血酶生成的抑制作用在已知患有高胆固醇血症的患者中较弱，而对处于高凝状态并表现

为 TXA2 生成增加的患者中增强。据推测，阿司匹林的抗凝血作用可能涉及血小板膜蛋白的乙酰化，但机制尚不清楚。阿司匹林诱导的凝血酶生成障碍的临床相关性仍有待评估。

阿司匹林对花生四烯酸代谢的脂氧合酶途径影响很小或没有影响；因此，血小板产生的 12-HETE 没有改变。阿司匹林也不会改变非酶促形成的环氧二十碳三烯酸和异前列腺素的产生。

1.阿司匹林抵抗　尽管阿司匹林在心血管疾病的二级预防中具有良好的疗效[2, 3]，但在服用阿司匹林的患者中复发性血管事件并不少见。在常规治疗剂量的阿司匹林处方下，冠心病、脑卒中和外周血管疾病综合征的复发定义了所谓的临床阿司匹林抵抗或阿司匹林治疗失败。这可能伴有也可能不伴有生化阿司匹林抵抗，这是一种持续的血小板活化现象，通过血小板功能测试测量，尽管开的处方是常规治疗剂量的阿司匹林[53]。而根据临床定义，阿司匹林抵抗的发生率估计为 12.9%，范围为 10.9%～17.3%，具体取决于剂量，生化耐药的估计发生率范围从低至 5.2% 至高达 60%，具体取决于所研究的人群和使用的血小板功能测定[54]。一些研究试图量化临床和药理学耐药性，但报道的数据受到内部和外部有效性问题的阻碍，包括样本量小、不同血小板功能测试之间缺乏一致性、不同剂量方案和不依从性，以及关于测量稳定性的信息不足时间。此外，没有一种可用的血小板聚集测定法被令人信服地证明可以预测临床事件，并且不同测定法之间的结果也不一致。目前，没有标准化的定义或测试可用于量化任一类型的阿司匹林耐药性。然而，很明显，对阿司匹林给药的反应存在个体生化差异，这可能是治疗失败和继发性血管临床事件的原因。研究阿司匹林耐药现象所涉及的机制对于开发更准确的血小板功能测试及其结果与临床事件发生的相关性是必要的。

(1) 测量阿司匹林对血小板的影响：由于血小板活化导致血小板形状和聚集的变化及不同血小板成分的释放，因此检查这些变化和（或）分析血液和尿液中的血小板代谢产物是确定血小板代谢产物程度的基础。血小板功能[55, 56]可以通过不同的体内和体外测试进行评估。

- 体内测试
- TXA_2 通路终产物的测量。TXA_2 代谢物（包括

血清血栓素 B_2 和尿 11- 脱氢血栓素 B_2 ）的分析已用于确定阿司匹林耐药性。然而，这些测试似乎反映了单核细胞 / 巨噬细胞对 TXA_2 合成及花生四烯酸的环氧合酶 -2 连接途径的贡献，但没有具体反映血小板活性。尿液中 11- 脱氢血栓素 B_2 的水平高度依赖于肾功能，血样采集、储存和处理过程中的离体血小板活化也可能干扰这些测试的结果[57-59]。

– P- 选择素在血小板膜上的表达。当血小板被激活和脱粒时，P- 选择素移动到质膜；因此，血小板表面增加的 P- 选择素表达表明血小板活化。然而，选择素也在所有血细胞类型中表达，这是一个事实，当该标志物用于评估阿司匹林疗效时，会导致数据相互矛盾[60]。此外，测试并不容易，因为它需要昂贵的设备和仔细控制的测试条件[61]。

– 血浆中可溶性 P- 选择素的分析。由于血小板活化，血浆 P- 选择素水平增加；因此，该标志物可用于确定血小板状态[49, 61]。该测试操作简单，但相对昂贵。此外，由于其稳定性，样品可以长期储存。然而，关于血小板膜上 P- 选择素表达作为血小板活化标志物的有效性的相同担忧也适用于血浆中 P- 选择素的分析。

• 体外测试

– 光学血小板聚集试验。这些测试测量在没有红细胞和血流的情况下，由添加各种底物（包括花生四烯酸、ADP、胶原蛋白、肾上腺素和凝血酶）引起的血小板聚集引起的血浆光学变化。血小板聚集的诱导导致溶液的浊度降低，因为血小板交联并聚集在一起。血小板聚集的量与允许透过溶液的光量直接相关。阿司匹林几乎可以完全抑制由花生四烯酸和胶原蛋白诱导的血小板聚集，但受 ADP 和肾上腺素诱导的血小板聚集仅被部分抑制。此外，血小板聚集对温度和 pH 的变化很敏感，因此必须在样品采集后数小时内进行。此外，这些测试与血小板功能的其他指标间没有很好的相关性。最后，虽然这些测试是迄今为止使用最广泛的测试，但这些测试的技术困难，需要专门的实验室环境，故不适宜用于常规临床实践[55, 62, 63]。

– PFA-100（Dade-Behring Inc.）。PFA-100 是一种全血即时血小板聚集仪，其功能是通过毛细管以高剪切速率切入并通过涂有胶原蛋白膜的小狭缝孔吸取血液样本。涂膜中含有肾上腺素或胶原蛋白（一种 ADP 血小板激动剂）[64, 65]。鉴于测量是在红细胞存在和高剪切率下进行的，因此可以认为它比血小板聚集测定法更具临床相关性，后者是在没有红细胞和血流的情况下进行测定的。血小板堵塞狭缝孔的时间（以秒为单位，报道为闭合时间）与血小板活性成反比。193s 的闭合时间值被认为是正常的，超过 300s 的闭合时间被认为是未闭合的[64, 65]。该测试易于执行，只需要少量血液（800μl），相当快速，并且具有良好的灵敏度和重现性。然而，PFA-100 测试相当昂贵，取决于血浆 vWF 和血细胞比容水平，并且必须在采血后 4h 内进行测试。

– 阿司匹林快速分析仪（Accumetrics Inc.）。另一种用于测量血小板诱导聚集的即时、易于使用和快速的测试是阿司匹林快速分析仪（以前称为 Ultegra 快速血小板功能分析仪）。与 PFA-100 不同，快速检验仅用于检测因暴露于抗血小板药物（包括阿司匹林、氯吡格雷和 FP Ⅱ b/Ⅲ a 抑制药）而导致的血小板功能障碍。阿司匹林快速分析仪最初使用由金属阳离子和没食子酸丙酯组成的专有血小板激动药，但最近已被花生四烯酸激动药取代（Accumetrics Inc, Verify Now Aspirin Assay package insert, San Diego, CA; 2004）。血小板聚集检测基于血小板在纤维蛋白原包被的珠子上的凝集，通过光学比浊法检测。通过阿司匹林快速分析仪测量的响应单剂量阿司匹林的血小板抑制与 PFA-100（$r^2=0.73\sim0.86$）和传统光学血小板聚集（$r^2=0.902$）的测量值具有很好的相关性[66]。血小板反应性表示为阿司匹林反应单位（aspirin response units, ARU），阿司匹林抵抗的截止值为 550ARU。该测试最重要的限制与它的诊断标准有关，因为这些标准是与仅在单次 325mg 阿司匹林剂量后对肾上腺素反应的光聚集相比而设定的[59]。

(2) 阿司匹林耐药机制：已经提到并研究了与阿司匹林抵抗有关的几个因素，但到目前为止，导致这种现象的确切机制尚不清楚。

由于缺乏对治疗的依从性低剂量的阿司匹林或同时服用非甾体抗炎药（如布洛芬、萘普生和消炎痛）生物利用度降低，这些药物似乎通过阻断阿司匹林与环氧合酶的结合来拮抗阿司匹林的抗血小板作用（1个结合位点），可以解释在某些情况下药物缺乏疗效。事实上，据报道，约10%的门诊患者服用阿司匹林或噻氯匹定后，对药物的依从性不高，并且在重复测试中显示出对血小板聚集的抑制作用降低[67, 68]。

通过刺激未被阿司匹林阻断的替代途径激活血小板功能，例如红细胞诱导的血小板活化，刺激血小板上的胶原蛋白、ADP、肾上腺素和凝血酶受体，以及通过不受抑制的途径生物合成血栓素阿司匹林也被认为是阿司匹林无反应的一个可能原因[69]。

存在增加血管风险的合并症，如吸烟习惯、高脂血症、缺血性心脏病、人工心脏瓣膜或动脉炎，也解释了服用阿司匹林的患者脑卒中复发的原因。在一项大型研究中，因缺血性脑卒中连续入院的患者中有5.7%被归类为阿司匹林无反应者，因为他们在脑卒中时一直服用阿司匹林。这些患者的相关特征包括显著的高脂血症、缺血性心脏病和较低剂量的阿司匹林，这表明闭塞性血管疾病风险因素较高的个体可能从阿司匹林中获益较少[70]。

此外，随着时间的推移，一些患者似乎会出现阿司匹林抵抗。在一项研究中，服用阿司匹林的脑卒中后患者每隔6个月重复测试1次以观察阿司匹林对血小板聚集的影响[71]，最初测试的结果显示，306名患者中有75%的患者阿司匹林达到最大抑制作用，25%有部分抑制作用，但在重复测试中，只有33%的人继续表现出良好的抑制作用。增加阿司匹林剂量后，大约2/3的效果降低的人恢复了最大的抑制作用，但这种改善只是暂时的。患者被提醒在测试当天服用阿司匹林，但在这项研究中既没有直接评估服药依从性，也没有直接评估血脂状况。总体而言，大约8%的患者表现出对阿司匹林的抵抗，即使是在1300mg/d时也是如此。有趣的是，8名患者在随访期间发生了脑卒中，所有这些患者之前都曾在至少1次研究访问期间被归类为阿司匹林抵抗。

最后，遗传因素似乎也与阿司匹林耐药有关。几种单核苷酸多态性与血小板功能和血栓形成的变化有关，包括环氧合酶-1基因的多态性、血小板和内皮细胞上环氧合酶-2mRNA的过表达、编码GPⅢa基因的血小板同种抗原A1/A2，以及与血小板GPⅠa/Ⅱa胶原蛋白受体基因密度增加相关的纯合807T（873A）多态性可能导致阿司匹林抵抗和血管事件风险增加[72]。然而，这些多态性对阿司匹林抗血栓形成作用的影响仅基于血小板功能的测量；因此，需要研究来充分描述这些多态性的普遍性，尤其是阐明它们的存在是否会影响临床结果。

(3) 阿司匹林抵抗和脑卒中复发：关于接受阿司匹林治疗的患者缺血性脑卒中复发率的数据很少。Grotemeyer等[73]研究了174名每天接受1500mg阿司匹林治疗的脑卒中后患者的阿司匹林耐药率，这些患者接受了为期2年的随访。174名患者中有29名发生了主要血管事件：16名患者（9.2%）发生了MI，13名（7.5%）发生了第2次脑卒中。作者指出，在29名发生重大事件的患者中，只有4.4%（114名中的5名）属于阿司匹林反应组，而次要阿司匹林无反应组的这一比例为40%（60名中的24名）（$P < 0.0001$）。然而，没有提供关于反应组与无反应组不同主要血管事件发生率的具体数据。

如前所述，在Bornstein等的研究中[70]，连续4年住院的2231名缺血性脑卒中患者中有129名（5.7%）被发现在已经服用阿司匹林的同时发生了复发性缺血性脑卒中。作者发现，服用较高剂量阿司匹林的患者脑卒中的平均时间较长，因此建议在二级预防中使用每天500mg或更多的剂量。此外，对阿司匹林耐药的患者与年龄、性别、首次缺血性脑卒中日期和阿司匹林剂量相匹配的对照组的比较表明，这些患者更常患有具有统计学意义的高脂血症和缺血性心脏病，这证实了充分控制与脑卒中相关的血管危险因素，与阿司匹林摄入量无关。Eikelboom等[58]分析了5年期间488名MI、脑卒中或心血管死亡患者尿液中11-脱氢血栓素B_2的水平。虽然11-脱氢血栓素B_2的基线尿浓度在MI患者和死于心血管原因的患者中显著升高，但随后发生脑卒中的病例患者与其匹配的对照组之间的水平没有显著差异。MI、脑卒中或心血管死亡的复合结局的调整概率随着基线尿11-脱氢血栓素B_2浓度每增加四分位数而增加，最高四分位数患者的风险比最低四分位数患者高1.8倍。类似的关联与MI和心血管死亡有关，但与脑卒中无关。Andersen 等[74] 使用 PFA-100 系统分析了总共 202 名急性心肌梗死患者的阿司匹林耐药性，这些患者被随机分配到阿司匹林 160mg/d（n=71）、阿司匹林 75mg/d 和华法林（INR 为 2.0～2.5）（n=58），或单独使用华法林（INR 为 2.8～4.2）（n=73）。尽管作者报道了阿司匹林抵抗患者组在 4 年内的血管事件发生率较高，包括 MI、脑卒中和血供重建手术，但结果没有统计学意义。文章未提供有关阿司匹林抵抗组脑卒中复发率的单独数据。使用相同的系统评估血小板功能，Grundmann 等[75] 报道 35 名脑卒中复发患者中有 12 名（34%）有阿司匹林抵抗的证据，而没有进一步脑血管事件的患者没有生化阿司匹林抵抗的证据。Gum 等[76] 使用血小板聚集分析了一组 326 名预期稳定的心血管患者接受阿司匹林 325mg/d 至少 7d，并平均随访 679d 的血小板功能。临床终点包括死亡、心肌梗死或脑血管意外的复合终点。在所研究的患者中，17 名（5.2%）通过光聚集被归类为对阿司匹林耐药，309 名（94.8%）被归类为对阿司匹林敏感。在随访期间，与对阿司匹林敏感的患者相比，阿司匹林抵抗与死亡、心肌梗死或脑卒中风险增加相关（24%～10%，HR=3.12，95%CI 1.10～8.90，P=0.03）。然而，尽管存在一致的趋势，但阿司匹林抵抗与包括脑卒中在内的个别临床事件之间的关联并未达到统计学意义（12% 阿司匹林抵抗 vs. 1% 阿司匹林敏感，P=0.09）。

最近，小皮质下脑卒中二级预防（secondary prevention of small subcortical strokes，SPS3）试验[77] 的事后分析表明，与继续服用阿司匹林的腔隙性脑卒中患者相比，在阿司匹林中加用氯吡格雷并没有减少血管事件。仅在随机化后服用阿司匹林。双联抗血小板组的脑卒中年复发风险为 3.1%，而阿司匹林组为 3.3%（HR=0.91，95%CI 0.59～1.38）；然而，在接受双重抗血小板治疗的患者中，全身性大出血显著增加（HR=2.7，95%CI 1.1～6.9）[78]。

尽管有这些数据，但阿司匹林抵抗与脑卒中复发及其他心血管事件之间的关联仍不确定。由于所用血小板功能测试和研究人群的差异，研究之间的比较很困难。

(4) 阿司匹林抵抗的治疗管理：因为阿司匹林抵抗似乎是一个多因素的现象，临床血管问题需要解决不同的因素。事件发生在已经用这种药物治疗的患者身上。治疗依从性及对与脑血管事件相关的血管危险因素的充分控制可能会增加阿司匹林给药的疗效[70, 71]。然而，增加阿司匹林剂量的决定必须单独考虑。事实上，最近有报道称，在糖尿病患者中，高剂量的阿司匹林似乎既不有效也不安全[79]。

在阿司匹林耐药的情况下，不同抗血小板药物之间的关联似乎是最好的治疗方法。事实上，阿司匹林耐药患者的血小板对 ADP 的敏感性增加，这种激动药的血浆水平也增加。此外，那些对阿司匹林对花生四烯酸途径的影响敏感性非常低的患者似乎对 P2Y12 血小板 ADP 受体拮抗药氯吡格雷高度敏感[80]，这表明这两种药物的结合可能对血小板作用产生更大的影响。为了澄清这个问题，几项临床试验测试了阿司匹林和氯吡格雷联合在脑卒中二级预防中的功效[81, 82]。然而，最近的一些数据似乎表明存在氯吡格雷抵抗[83] 甚至阿司匹林 – 氯吡格雷双重抵抗[84-86]，这值得进一步研究。现已发现每天不同剂量的阿司匹林和 400mg 缓释双嘧达莫（extended-release dipyridamole，ERDP）的组合在脑卒中的二级预防中比单独使用阿司匹林更有效[87, 88]。然而据报道，25mg 阿司匹林和 200mg ERDP 的组合每天 2 次在脑卒中二级预防中与每天 75mg 氯吡格雷同样有效。这些临床试验的设计和结果将在本章的另一部分讨论。

最后，通过与阿司匹林不同的机制改变血小板聚集的新抗凝血药的给药对于在接受阿司匹林治疗时脑卒中复发的患者来说是一种替代方案。

2. 阿司匹林毒性 胃肠道刺激和出血是阿司匹林众所周知的不良反应，可导致大出血或致命性出血，部分是通过直接刺激作用，部分是通过阻断胃黏膜中保护性 PG 的产生。风险随着剂量和使用时间的增加而增加[2, 3, 44]。在一项纳入 16 项临床试验的超过 55 000 名受试者的 Meta 分析中，重新检查阿司匹林作为抗血栓药物的主要中枢神经系统毒性，出血性脑卒中的发生血管事件二级预防的研究表明，使用阿司匹林可降低每 10 000 人发生 137 次心肌梗死和 39 次缺血性脑卒中的绝对风险，而这被 12 次出血性脑卒中的绝对风险增加所抵消[89]。这些都是统计学上显著的影响（在每种情况下），P＜0.001。出血性脑卒中的风险不取决于阿司匹林的剂量。因此，在后来的更集中的分析中，如抗血小板试验合作组织的分析[2, 3]，在服用阿司匹林的患者中清楚地观察到出血性脑卒中的真正增加。然而，这种不良反应比广泛血管疾病患者预防性服用阿司匹林时 MI 和缺血性脑卒中的减少要小得多。

（三）氯吡格雷和其他噻吩并吡啶类

1. 作用机制　吡啶类药物〔如噻氯匹定（Ticlid）和一种密切相关的化合物氯吡格雷（Plavix，Iscover），以及最近的替格瑞洛〕已作为抗血小板药物进行了临床测试，这些药物在化学和功能上与之前的抗血小板药物类别无关[90]。这些药物阻止 ADP 与血小板上一种特定类型的嘌呤能受体（P2Y12）结合，因此抑制 ADP 介导的血小板活化和 Gi 蛋白与血小板膜的结合[11]。因此，噻吩并吡啶可防止纤维蛋白原受体 GP Ⅱ b/Ⅲ a 的活化，至其高亲和力形式，但不抑制 ADP 诱导的钙通量或血小板形状的变化。噻氯匹定和氯吡格雷具有相似的抗血小板作用，但效力和药代动力学不同[90]。噻氯匹定因其特异质性不良反应、严重的粒细胞减少和血栓性血小板性紫癜现在很少使用。

噻吩并吡啶类药物比阿司匹林更能延长出血时间，并且延长时间与剂量有关[90]。当噻氯匹定或氯吡格雷与阿司匹林合用时，对出血时间的影响是累加的。噻吩并吡啶类药物导致的出血时间延长可以通过皮质类固醇的给药来逆转，尽管抗血小板作用不会逆转。在紧急情况下（例如，当需要对服用噻吩并吡啶的患者进行紧急手术时）可以通过去氨加压素或推注剂量的地塞米松（20mg）迅速逆转出血时间的延长。氯吡格雷比噻氯匹定更有效，能迅速见效，更安全；因此，它在临床实践中迅速取代噻氯匹定。

除了减少 ADP 和纤维蛋白原与血小板膜的结合外，噻吩并吡啶还减少血小板与人造表面的黏附，减少血小板在动脉粥样斑块上的沉积[91]，并使异常短的血小板存活恢复正常。相反，它们不影响血小板花生四烯酸代谢或减少 TXA_2 合成。噻吩并吡啶还降低血浆纤维蛋白原水平和血液黏度并增强红细胞变形能力，这表明可能具有有益的流变学特性[90]。它们可能通过作用于血管嘌呤能受体来对抗几种血管收缩药的作用，如内皮素和 TXA_2[92]。在许多不同的实验性血栓形成系统，这些药物已被证明可以减少血栓形成并改善结果，无论血小板在血栓形成的

发病机制中是否重要。对药物的反应没有性别或年龄差异。

2. 药代动力学和剂量　氯吡格雷以 75mg/d 的剂量口服给药。氯吡格雷在体内阻断 ADP 介导的血小板活化过程；然而，它是一种在体外无活性的前药，这表明其抗血小板活性取决于药物代谢物。前药被肝脏代谢激活。氯吡格雷在第 1 次通过肝脏时转化为活性代谢物，因此，当使用负荷剂量（300mg）时，会在数小时内产生抗血小板功效。停药后抗血小板作用可持续长达 1 周，因为其对循环血小板的作用不可逆且活性代谢物被缓慢清除。

3. 氯吡格雷抵抗　尽管抗血小板药物剂量充足且依从性适当，但氯吡格雷抵抗的概念已成为缺血事件持续发生的可能解释。耐药性是用于反映未能在体外抑制血小板功能的术语，治疗失败反映患者在接受治疗时发生复发事件。不同人群中氯吡格雷无反应的发生率被描述为在 4%～30%。不同研究之间反应差异的原因取决于用于评估血小板聚集的技术。此外，无反应者的定义没有标准化或验证[93, 94]。

氯吡格雷耐药的潜在机制是多方面的，可分为两大类：①外在机制，即涉及 CYP3A4 的药物相互作用；②内在机制，即 P2Y12 受体和 CYP3A 的多态性。

关于药物相互作用，任何与 CYP3A4 相互作用（抑制或增加）的药物都可能阻止氯吡格雷转化为其活性代谢物。在这些药物中，除普伐他汀外，他汀类药物可能会干扰氯吡格雷代谢。此外，已显示接受奥美拉唑（一种 CYP2C19 抑制药）的患者的抗血小板活性降低。然而，其他研究尚未证实这一观察结果。

肝细胞色素 P_{450} 系统中的多态性与过多的血管事件有关。携带 CYP2C19 等位基因（包括 *2 和 *3 等位基因）功能丧失的患者转化为活性代谢物的速率可能降低，从而导致血小板抑制降低。与非携带者相比，功能丧失等位基因的携带者发生重大血管事件的风险显著增加[95, 96]。FDA 发布了一个黑框警告，警告说氯吡格雷对携带两个功能丧失等位基因（代谢不良）的患者可能会降低疗效，并建议这些患者接受更高剂量的氯吡格雷或其他抗血小板药物。最近对 5059 例急性冠状动脉综合征或 AF 患者的数据分析表明，与安慰剂相比，对氯吡格雷的反应是一致的，

无论 CYP2C19 功能丧失携带者状态如何[97]。因此，功能丧失变异体可能不会直接改变氯吡格雷的疗效和安全性。正在进行研究，评估在 CYP2C19 功能丧失患者中使用更高剂量氯吡格雷或替代抗血小板药物（如替格瑞洛或西洛他唑）的策略。因为替格瑞洛是一种不需要代谢的直接作用药物，CYP2C19 多态性对其不产生影响。

目前，氯吡格雷抵抗的管理是一个挑战，并且没有标准化的指南。在获得新数据之前，谨慎的做法似乎是避免与可能影响氯吡格雷代谢的肝细胞色素 P_{450} 具有众所周知的作用的药物相互作用。

（四）脑卒中一级预防中的抗血小板药物

阿司匹林与对照在脑卒中、心肌梗死或血管性死亡一级预防中的作用已在六项主要试验中进行了研究 [英国医生研究（british doctors study，BDS）[98]、美国医师研究（US physicians study，PHT）、血栓预防试验（thrombosis prevention trial，TPT）[99]、高血压最佳治疗研究（hypertension optimal treatment study，HOT）[100]、初级预防项目（primary prevention project，PPP）和女性健康研究（women's health study，WHS）][101] 及 Meta 分析 [3, 102]。没有其他抗血小板药物被广泛研究用于脑血管疾病的初级预防。

在抗血栓试验者合作（antithrombotic trialists' collaboration，ATTC）的 Meta 分析中，这些对 95 000 名患者进行随访并在 660 000 患者 / 年的试验中显示，总体事件减少了 12%，阿司匹林的获益虽小但显著。每年有 0.51% 的事件发生，而对照组为 0.57%（RR=0.88，95%CI 0.82～0.94）。作者将此效应主要归因于非致死性 MI 减少 23%，每年发生 0.18% 的事件，而对照组为 0.23%（RR=0.77，95%CI 0.67～0.89）。在减少血管性死亡方面没有显著益处，两组每年发生 0.19% 的事件（RR=0.97，95%CI 0.87～1.09）。亚组分析显示，阿司匹林组对脑卒中一级预防没有益处，每年的事件发生率为 0.20%，而对照组为 0.21%（RR=0.95，95%CI 0.85～1.06）。将这些事件细分为致命性和非致命性脑卒中或缺血性和出血性脑卒中时，没有显著差异。阿司匹林组的主要颅外出血增加（0.10% vs. 0.07%，RR=1.54，95%CI 1.30～1.82，P＜0.0001）[3]。

1. 女性　六项试验中的三项包括女性：PPP、

HOT 和 WHS。WHS 共有 39 876 名受试者，占女性受试者的 74%。WHS 的结果显示，阿司匹林组对致命性或非致命性 MI 的一级预防没有益处［198 次事件 vs. 对照组的 193 次事件（RR=1.02，95%CI 0.67～0.97）］。然而，阿司匹林确实对脑卒中产生了显著的保护作用，事件减少了 17%，即总共 221 起事件，而对照组为 266 起（RR=0.83，95%CI 0.69～0.99，P=0.04）。缺血性脑卒中发生率在阿司匹林组有 170 个事件，而对照组为 266 个（RR=0.76，95%CI 0.63～0.93，P=0.009），但获益因出血性脑卒中，为 51 个 vs. 41 个事件（RR=1.24，95%CI 0.82～1.87，P=0.31）[101]。

65 岁或以上的患者占研究人群的 10%，但经历了 30% 的事件。对该亚组的分析发现，干预组的心肌梗死、缺血性脑卒中和血管性死亡显著减少，而需要输血的胃肠道出血增加与之相抵消。

2. 糖尿病　糖尿病患者经历 MI 和脑缺血的发生率是年龄和性别匹配的患者的 2～5 倍。在独立的前瞻性试验、其他一级预防试验的亚组分析和 Meta 分析中，研究了阿司匹林在这一易感患者群体一级预防中的作用。

预防动脉疾病和糖尿病进展（prevention of progression of arterial disease and diabetes，POPADAD）试验是一项基于人群的前瞻性试验，在糖尿病患者中使用抗血小板药物预防脑卒中和其他血管性死亡，但发现阿司匹林在血管事件的一级预防中没有益处。共有 1276 名 1 型或 2 型糖尿病和无症状性外周血管疾病（由踝臂指数为 0.99 或更低）的患者以 2×2 的方式随机分配到阿司匹林或安慰剂和抗氧化剂或安慰剂组。在超过 6.7 年的随访中，两组间原发性血管事件的数量没有显著差异，阿司匹林组为 116 例，对照组为 117 例（HR=0.98，95%CI 0.76～1.26）。在脑卒中亚组中没有观察到显著的益处，当患者按性别或年龄大于或小于 60 岁[103]进行细分时也没有观察到差异。

日本用阿司匹林治疗糖尿病的动脉粥样硬化一级预防（Japanese primary prevention of atherosclerosis with aspirin for diabetes，JPAD）试验招募了 2539 名无动脉粥样硬化病史的糖尿病患者。患者被随机分配至每天服用阿司匹林（81～100mg），中位随访时间为 4.37 年。关于 MI、脑卒中和外周血管疾病的主要终点，组间没有显著差异（阿司匹林组 13.6 事件/1000 患者·年，对照组 17.0；HR=0.80，*P*=0.16）。致死性和非致死性缺血性脑卒中的发生率没有显著差异，大出血的复合发生率也没有显著差异[104]。

JPAD 和 POPADAD 的血管事件发生率远低于预期，POPADAD 的作者认为这可能是由于他汀类药物的使用。正在进行的阿司匹林和辛伐他汀联合治疗糖尿病心血管事件预防试验（aspirin and simvastatin combination for cardiovascular events prevention trial in diabetes，ACCEPT-D），旨在招募 5000 多名患者，可能会进一步阐明阿司匹林与安慰剂在每天服用辛伐他汀的糖尿病患者中初级预防中的作用[105]。

3. 阿司匹林预防早期脑卒中复发 两项大型研究［CAST（20 655 名患者）[106] 和 IST（19 435 名患者）[107]］证实，缺血性卒中后 48 h 内服用阿司匹林可减少脑卒中复发。在 CAST，患者被随机分配接受 160mg/d 的阿司匹林或安慰剂，在脑卒中后 48h 内开始（在某些情况下，早至 6h）并持续 4 周。5.3% 的阿司匹林治疗患者和 5.9% 接受安慰剂的患者发生死亡或复发性非致死性脑卒中，这意味着绝对风险显著降低（0.68%，2*P*=0.03），换句话说，每治疗 1000 名患者中减少了 7 次脑卒中的发生。缺血性脑卒中的绝对风险降低（0.47%，2*P*=0.01）被少量出血性脑卒中（0.21%，2*P*>0.1）所抵消，即每 1000 名接受治疗的患者中有 2 人发生[106]。

IST 检验了 300mg/d 阿司匹林、皮下普通肝素或两种药物一起预防脑卒中复发的安全性和有效性；治疗在第 1 次缺血事件发生后 48h 内开始，持续 14d。IST 中的阿司匹林治疗使复发性缺血性脑卒中绝对减少 1.1%（2*P*<0.001），但出血性脑卒中风险并未增加，尽管其他出血风险显著增加。肝素的使用显著增加了出血性脑卒中或致命性颅外出血的风险，尽管它确实降低了复发性缺血性脑卒中的风险，但这种益处被出血性脑卒中的同等增加所抵消。脑卒中后早期在 CAST 或 IST 中使用阿司匹林不会改变 6 个月时的功能状态。

后来的一项分析结合了来自 CAST 和 IST 的数据，以评估缺血性脑卒中后早期使用阿司匹林对降低缺血性脑卒中复发风险和出血性脑卒中风险之间平衡的影响[108]。在检查的所有治疗亚组中，绝对风险降低约每 1000 人中有 7 次复发性缺血性脑卒中

（使用阿司匹林的复发性脑卒中为 1.6%，未使用阿司匹林的为 2.3%；2*P*<0.01）。早期阿司匹林治疗的益处在不同年龄或性别、意识水平、CT 结果、血压、脑卒中亚型、预后类别或同时使用肝素的患者中无统计学意义。AF 和没有事先 CT 扫描的治疗分配（发生在 9000 名患者中，或 22%）都没有改变阿司匹林治疗的净收益。服用阿司匹林的人的风险降低是相似的，无论他们是否也接受了肝素。总体而言，在没有进一步脑卒中的情况下，每 1000 人中死亡人数绝对减少了 4 人，出血性脑卒中平均增加约每 1000 人中 2 人。在接受阿司匹林治疗的患者中，出血性脑卒中或出血性转化的发生率为 1.0%，而安慰剂组的发生率为 0.8%（2*P*=0.07）。需要输血的颅外出血在接受阿司匹林的患者中更为常见，尤其是在同时接受肝素的患者中（服用阿司匹林加肝素的患者为 1.8%，单独服用阿司匹林的患者为 0.9%；每 1000 名接受治疗的患者中有 9 人发生过度出血；2*P*=0.0001）。大多数出血病例是非致命的。事实上，在 800 名在出血性脑卒中后无意中随机分配接受阿司匹林的患者中，没有证据表明存在净危害，包括进一步的脑卒中和死亡。这项对 CAST 和 IST 数据的 Meta 分析的结论是，急性缺血性脑卒中后早期开始使用低剂量阿司匹林可以明显减少复发性缺血性脑卒中，这对广泛的患者具有净益处。特别令人感兴趣的是，在没有事先进行 CT 扫描的情况下开始阿司匹林治疗的患者中也观察到了这种益处，这些患者的颅内出血发生率可能更高。男女患者、老年患者、心房颤动患者和高血压患者均受益。作者还得出结论，与先前报道的长期抗血小板治疗的每月收益相比，在第 1 次事件发生后 1 个月内早期使用阿司匹林可进一步减少脑卒中或死亡。

在脑卒中和 TIA 预防早期复发的快速评估（fast assessment of stroke and tia to prevent early recurrence，FASTER）试验中，轻度脑卒中或 TIA 患者在症状出现后 24h 内接受抗血小板治疗。所有入组患者在研究期间每天接受 81mg 阿司匹林，如果患者在研究入组前未服用过阿司匹林，则接受 162mg 负荷剂量。他们被随机分配接受安慰剂或 300mg 氯吡格雷负荷剂量，然后立即每天服用 75mg 氯吡格雷，或立即接受安慰剂或 40mg 辛伐他汀，然后在晚上每天服用 40mg。该研究的主要终点是 90d 内的总脑卒中

（缺血性和出血性）。尽管由于在心血管预防中广泛使用他汀类药物导致未能以预定的最低入组率招募患者，该试验提前终止，但该试验性研究的结果显示，同时接受阿司匹林和氯吡格雷治疗的患者，脑卒中复发率有所降低。事实上，接受氯吡格雷治疗的患者中有 7.1% 在 90d 内发生脑卒中，而安慰剂组为 10.8%（RR=0.7，95%CI 0.3～1.2；绝对风险降低 –3.8%，95%CI –9.4～1.9；P=0.19）。尽管氯吡格雷的出血并发症发生率增加，但作者得出结论，在轻度脑卒中或 TIA 患者中，在发病 24h 内将这种药物加到阿司匹林中可能会降低脑卒中复发的风险。这些数据来自一项试点研究，因此不能作为临床效用的证明，但它们确实为开展大型临床试验提供了有力的支持。

CHANCE 试验将中国 5170 名患者在轻度脑卒中（美国国立卫生研究院脑卒中量表评分≤3）或高危 TIA 发作后 24h 内随机分配至联合治疗组氯吡格雷和阿司匹林治疗（氯吡格雷负荷剂量 300mg，然后 75mg/d，连用 90d，前 21d 再加上 ASA 75mg/d）或 ASA+ 安慰剂（75mg/d，共 90d）。90d 内的主要结局（缺血性和出血性脑卒中）从单独使用 ASA 的 11.7% 降低到双抗血小板组的 8.2%（HR=0.68，95%CI 0.57～0.81，P<0.001）。治疗组之间的全身或颅内出血率没有差异[109]。在中国和 CHANCE 人群中实施最佳二级预防策略和脑卒中后护理可能与西方规范不同。脑卒中亚型、环境或遗传因素的比例差异，特别是亚洲人 CYP2C19 多态性的较高患病率，可能会影响氯吡格雷联合阿司匹林的获益风险比。CHANCE 的结果与之前在不同人群中进行的研究一致[110]。

NIH-NINDS 发起的 POINT 试验中的血小板导向抑制（NCT00991029）将类似的来自 10 个国家（包括欧洲和北美）患者纳入 CHANCE[111]。每天接受 50～325mg 阿司匹林的患者在症状出现后 12h 内被随机分配到 600mg 氯吡格雷负荷剂量后每天 75mg 组或安慰剂组。与 CHANCE 的一个重要区别是氯吡格雷加阿司匹林的双重治疗持续 90d，而 CHANCE 仅给予 21d。主要结局，即 90d 时缺血性脑卒中、MI 或血管性死亡的复合结果，在双重治疗组中较低，但这被较高的严重出血率所抵消。在治疗的前 7～30d，双重组合在预防缺血性结局方面的益处是显著的，

而大出血的风险仅在 8～90d 期间变得更大。

由于 CHANCE 和 POINT，目前的指南[112]建议在未接受 t-PA 治疗的高危 TIA 或轻微非心源性缺血性脑卒中（NIHSS 评分≤3）的患者出现症状后 24h 内开始使用阿司匹林加氯吡格雷的双重抗血小板治疗，双联治疗应持续 21d，然后恢复为单药治疗，但不适用于血风险增加的患者。

（五）非心源性脑卒中二级预防中的抗血小板药物

1. 抗血小板药物与华法林比较 迄今为止，大型试验未能证明华法林在非心源性脑卒中二级预防方面优于阿司匹林。已经研究了各种 INR 目标；颅内狭窄的具体指征已经研究，高危主动脉粥样硬化的指征目前正在研究中。

可逆性缺血试验（stroke prevention in reversible ischemia trial，SPIRIT）中的脑卒中预防在一项开放随机试验中比较了每天 30mg 阿司匹林与高目标剂量调整华法林（INR 目标为 3.0～4.5）。在 14 个月内，共有 1316 名患者入组。由于华法林组的出血并发症发生率较高，该研究提前终止：INR 每增加 0.5，出血事件就会增加 1.46 倍（95%CI 0.96～2.13）。华法林组的主要全身和颅内出血发生率为 8.1%，阿司匹林组为 1.0%（HR=9.3，95%CI 4.0～22）。缺血性事件（包括血管性死亡、非致死性缺血性脑卒中和非致死性心肌梗死）的数量在两组之间没有显著差异（两组均为 4.1%，HR=1.03，95%CI 0.6～1.75）[113]。

更保守的 INR 目标也未能显示出华法林的益处。WARSS 在 2206 名无心源性栓塞源、围术期脑卒中或需要手术干预的颈动脉狭窄的患者中进行了调整华法林剂量，使 INR 目标在 1.4～2.8 的患者与每天 325mg 阿司匹林的患者比较，发现两组在死亡、复发性脑卒中或大出血之间没有存在显著差异。70.7% 的患者每天 INR 保持在目标范围内，16.3% 的 INR 值低于治疗水平[114]。

在欧洲和澳大利亚的可逆性缺血试验（European and Australasian Stroke Prevention in Reversible Ischemia Trial，ESPRIT）中，将 INR 目标为 2.0～3.0 的华法林与每天 30～325mg 阿司匹林进行了比较。在另一组中，将阿司匹林与 200mg 每天 2 次双嘧达莫进行比较。采用随机、开放的治疗方法，采用盲法评估结果事件。在首次事件发生后的 6 个月内，

共有 1068 名脑卒中或 TIA 患者入组。在发现联合抗血小板治疗比阿司匹林单药治疗更有效后，华法林与阿司匹林单药治疗组提前终止。患者有 70% 的时间在 INR 目标范围内，中位 INR 为 2.57。与华法林相比，阿司匹林组的非致死性脑卒中、心肌梗死、血管性死亡或大出血的主要结局发生率没有显著差异，阿司匹林组的事件发生率为 18%，阿司匹林组的事件发生率为 19%。华法林组（HR=1.02，95%CI 0.77~1.35）。华法林组缺血性脑卒中发生率出现无统计学意义的下降趋势（7.6% vs. 10.0%，HR=0.76，95%CI 0.51~1.15），这与该组中显著较高的大出血率相抵消（8.4% vs. 3.4%，HR=2.56，95%CI 1.48~4.43）。事后分析发现联合抗血小板组和华法林组之间无显著差异（HR=1.31，95%CI 0.98~1.75）[115]。

WASID 试验在 569 名颅内狭窄 50%~99% 的患者中比较了每天大剂量阿司匹林（1300mg）与剂量调整的华法林的 INR 目标为 2.0~3.0 的二级脑卒中预防。脑卒中复发率无显著差异：1.8 年随访期间，阿司匹林组复发率为 22.1%，华法林组为 21.8%（HR=1.04，95%CI 0.73~1.48）。由于接受华法林的患者不良事件发生率很高，包括死亡（阿司匹林组 4.3% vs. 华法林组 9.7%，HR=0.46，95%CI 0.23~0.90，P=0.02）、大出血（3.2% vs. 8.3%，HR=0.39，95%CI 0.18~0.84，P=0.01），以及 MI 和猝死（2.9% vs. 7.3%，HR=0.40，95%CI 0.18~0.91，P=0.02）。华法林患者有 63% 的随访时间处于目标范围内[34]。

ARCH 试验将近期脑卒中、TIA 或外周栓塞和主动脉粥样硬化厚度≥4mm 且没有其他已确定栓子来源的患者随机分配给阿司匹林（75~150mg/d）和氯吡格雷（75mg/d）联合治疗组与调整华法林（目标 INR 为 2~3）剂量治疗组[28]。该试验采用前瞻性、开放标签、盲法终点（prospective,open-label,blinded-endpoint，PROBE）设计，招募了 349 名受试者，但由于招募过慢而提前停止。中位随访 3.4 年（范围 1~8 年）后，两组间缺血性脑卒中、MI、血管死亡、外周栓塞或脑出血的主要复合终点的复发无显著差异（7.6% 抗血小板 vs. 11.3% 华法林，校正后 HR=0.76，95%CI 0.36~1.61）。单独的复发性缺血性脑卒中发生率没有差异（6.4% vs. 5.1%）。双重抗血小板治疗组有 4 例大出血（包括 2 例非致死性 ICH），

华法林组有 6 例（包括 1 例致死性 ICH）。由于预算限制，该研究无法包括单抗血小板组。对于具有这种脑卒中机制的患者，哪种抗血栓策略是理想的仍然不确定。

2. 抗血小板药物作为单一疗法和联合使用以预防继发性脑卒中　由于常用的抗血小板药物通过不同的机制发挥作用，因此在评估它们组合的益处方面付出了很多努力。阿司匹林是一种不可逆的环氧合酶 -1 抑制药，进而抑制 TXA_2 的形成。双嘧达莫通过抑制血小板磷酸二酯酶 E_5 增加 cAMP。氯吡格雷是一种噻吩并吡啶 P2Y12-ADP 受体阻滞药。

几项比较替代抗血小板治疗的大型试验表明，与阿司匹林相比，氯吡格雷或阿司匹林和双嘧达莫联合用于脑卒中的长期二级预防有一定的益处。在直接比较中，主要由于耐受性问题，阿司匹林和双嘧达莫的联合用药未能证明优于氯吡格雷。除了较高的成本和耐受性问题外，与阿司匹林相比，这些替代品优势微乎其微，使阿司匹林仍然是二级预防中最常用的一线抗血小板药物。在二级预防方面，阿司匹林和氯吡格雷的联合用药尚未被证明优于阿司匹林单药治疗，但仍在研究特定适应证，包括皮质下脑卒中和指数事件后立即进行的短期二级预防。

(1) 阿司匹林：在 ATTC 的 Meta 分析中，阿司匹林与 23% 的脑卒中、心肌梗死和血管性死亡的综合事件减少相关。在二级预防试验中，阿司匹林与 22% 的脑卒中减少相关（每年 2.08% vs. 2.54%，RR=0.78，0.61~0.99，P=0.002）。阿司匹林组的出血性脑卒中没有显著增加。

阿司匹林已被证明对缺血事件的二级预防有效，剂量为 30~1300mg/d[2, 3, 46, 116]。较高剂量会导致胃肠道不适、消化性溃疡病和胃肠道出血的发生率增加。

(2) 阿司匹林加双嘧达莫：欧洲脑卒中预防研究（European Stroke Prevention Study，ESPS）-2 将缺血性脑卒中或 TIA 患者随机分配到四组之一，在其指标事件发生后 3 个月内每天给药 2 次：安慰剂、25mg 阿司匹林、200mgERDP 或阿司匹林和双嘧达莫（阿司匹林 -ERDP，相同剂量和配方）。共对 6602 例患者进行了为期 2 年的随访。安慰剂组的脑卒中率为 15.8%。阿司匹林和双嘧达莫均与脑卒中发生率降低独立相关（分别为 12.9%：OR=0.79，95%CI 0.65~0.97；13.2%：OR=0.81，95%CI 0.67~0.99）；

联合治疗组的效果最为显著（9.9%：OR=0.59，95%CI 0.48～0.73），阿司匹林单药治疗和联合治疗组的脑卒中相对风险降低（relative risk reduction，RRR）分别为23%和3%。联合组超过2年的随访[87]。

在ESPRIT试验中，阿司匹林单药治疗与阿司匹林-ERDP进行了比较，其结果与ESPS2的结果相呼应。已经讨论过的另一个分支检查了华法林的二级预防。在脑卒中或TIA的6个月内，患者被随机分配到每天2次30～325mg阿司匹林联合或不联合200mg ERDP组。总共对2739名患者进行了平均3.5年的随访。阿司匹林的中位剂量为75mg，尽管44%的人服用了30mg。12.6%的阿司匹林组和10.3%的联合组发生了主要缺血事件（血管性死亡、非致死性缺血性脑卒中和非致死性MI）。联合组主要缺血事件的绝对风险降低了7%（阿司匹林：HR=0.81，95%CI 0.65～1.01；阿司匹林-ERDP：HR=0.88，95%CI 0.69～1.02）。尽管更大比例（34%）的联合组停止治疗主要是由于头痛，两组的大出血发生率无显著差异（RR=1.03，95%CI 0.84～1.25）[88]。

(3) 氯吡格雷：有缺血事件风险的患者中的氯吡格雷与阿司匹林（Clopidogrel versus Aspirin in Patients at Risk of Ischemic Events，CAPRIE）试验研究了氯吡格雷的效果。共有19 185名有脑卒中、心肌梗死或外周血管疾病病史的患者被随机分配至每天75mg氯吡格雷或325mg阿司匹林组。在平均1.91年的随访中，阿司匹林组的非致死性脑卒中、非致死性心肌梗死和血管性死亡的年发生率为5.83%，氯吡格雷组为5.32%（RRR=0.087，95%CI 0.003～0.165，P=0.043）。然而，在脑卒中亚组中，这一趋势并不显著。阿司匹林组的年血管事件发生率为7.71%，氯吡格雷组为7.15%（RRR=0.073，95%CI -0.057～0.187，P=0.26）。组间大出血率无显著差异[117]。

(4) 阿司匹林加双嘧达莫与氯吡格雷：在有效避免二次脑卒中的预防方案（Prevention Regimen for Effectively Avoiding Second Strokes，PRoFESS）试验之前，一项旨在测试阿司匹林-双嘧达莫对氯吡格雷二级预防脑卒中的非劣效性的研究，比较两种方案疗效的唯一方法是通过间接比较它们在先前针对阿司匹林的试验中的表现。在一项2×2析因双盲试验中，20 332名患者被随机分配到每天75mg氯吡格雷或每天2次25～200mg阿司匹林-ERDP联合替

米沙坦或安慰剂组。平均随访时间为2.5年。阿司匹林-双嘧达莫组9%的患者和氯吡格雷组8.8%的患者发生复发性脑卒中（HR=1.01，95%CI 0.92～1.11）。脑卒中、心肌梗死和血管死亡的发生率为13.1%（HR=0.99，95%CI 0.92～1.07，RRR=1%，95%CI 7%～8%）。阿司匹林-双嘧达莫组的主要出血率（包括ICH）较高（HR=1.15，95%CI 1.00～1.32）。阿司匹林-双嘧达莫的停药率高于氯吡格雷（29.1% vs. 22.6%，6.5%差异，95%CI 5.3%～7.7%），最常见的原因是头痛（表63-3）[118]。

（六）心源性脑卒中二级预防中的抗血小板药物

口服抗凝血药仍然是心源性脑卒中二级预防的首选治疗方法。然而，当口服抗凝血药有禁忌或患者选择或依从性限制治疗选择时，抗血小板治疗提供了一种替代方案。

几项试验和Meta分析表明，华法林在预防非瓣膜性AF脑卒中方面优于联合抗血小板治疗。一项包含28 044名患者的29项试验的Meta分析发现，华法林组的脑卒中减少64%，而抗血小板组（95%CI 0.06～0.35）的脑卒中减少率为22%（95%CI 0.49～0.74），RRR为39%（95%CI 0.22～0.52）。厄贝沙坦预防心房颤动患者血管事件的氯吡格雷试验（atrial fibrillation clopidogrel trial with irbesartan for prevention of vascular events，ACTIVE）-W在6706名患者中比较了华法林与阿司匹林-氯吡格雷联合用药，由于华法林组的明显获益（每年3.93%）而提前终止事件［发生率与对照组的5.60%相比（RR=1.44，95%CI 1.18～1.76，P=0.0003）][119]。

ACTIVE-A试验纳入了因出血风险、医生判断或患者偏好而被认为不适合华法林治疗的心源性脑卒中患者。在平均随访3.6年的7554名患者中比较了阿司匹林和氯吡格雷联合与阿司匹林和安慰剂对脑卒中二级预防的影响。大部分患者无脑血管病史，氯吡格雷组13.2%的患者和13%的对照组患者有脑卒中或TIA病史。氯吡格雷组每年发生重大血管事件的发生率为6.8%，而对照组为每年7.6%（RR=0.89，95%CI 0.81～0.98）。风险降低主要是由于缺血性脑卒中显著降低，氯吡格雷组和对照组每年的发病率分别为1.9%和2.8%（RR=0.68，95%CI 0.57～0.80）。然而，这种治疗益处因全身性

表 63-3　测试抗血小板药物预防继发性脑卒中的随机临床试验

项　目	完成年份	样本量	干　预	结　果
ESPS-2	1996	6602	阿司匹林 25mg bid vs. 双嘧达莫 200mg bid vs. 阿司匹林 – 双嘧达莫 25/200mg bid vs. 安慰剂	阿司匹林 – 双嘧达莫与安慰剂：24%RRR 阿司匹林 – 双嘧达莫与阿司匹林：13%RRR 主要结局：脑卒中 / 死亡
CAPRIE	1996	19 185	阿司匹林 325mg vs. 氯吡格雷 75mg	氯吡格雷与阿司匹林：9%RRR 主要结局：脑卒中 / 心肌梗死 / 血管性死亡
MATCH	2004	7599	氯吡格雷 75mg vs. 阿司匹林 + 氯吡格雷	无显著差异 主要结局：脑卒中 / 心肌梗死 / 血管性死亡
ESPRIT	2006	2739	阿司匹林 30～325mg vs. 阿司匹林 / 双嘧达莫 30～325mg/200mg bid	阿司匹林 + 双嘧达莫与阿司匹林：20%HR 主要结局：血管性死亡、脑卒中、大出血
CHARISMA	2006	15 603	阿司匹林 75～162mg vs. 阿司匹林 + 氯吡格雷 75mg qd	无显著差异 主要结局：心肌梗死、脑卒中、血管性死亡
PRoFESS	2008	20 332	阿司匹林 – 双嘧达莫 25～200mg bid vs. 氯吡格雷 75mg	无显著差异 主要结局：脑卒中

在 PCI-CURE 和 TRITON-TIMI[38] 试验中，阿司匹林 – 氯吡格雷联合用于预防经皮冠状动脉介入治疗患者的血管事件及在 CURE 和 CREDO 试验中的急性心肌梗死的良好结果促使人们对在其他类型的血管中研究这种组合的兴趣疾病。bid. 每日 2 次；qd. 每日 1 次

和 ICH 发生率而大大降低。氯吡格雷组和对照组的大出血年发生率分别为 2% 和 1.3%（RR=1.57，95%CI 1.29～1.92），颅内出血率分别为 0.4% 和 0.2%（RR=1.87，95%CI 1.19～2.94）[120]。

四、抗血小板药物的组合

（一）阿司匹林和噻吩并吡啶

鉴于阿司匹林和噻吩并吡啶类药物有很大差异由于有多种作用方式，人们对将这些药物联合起来提高抗血小板活性产生了相当大的兴趣。特别是，最近阿司匹林和氯吡格雷的同时使用显著增加。

缺血性脑卒中　近期短暂性脑缺血发作或缺血性脑卒中（management of atherothrombosis with clopidogrel in high-risk patients with recent transient ischaemic attack or ischaemic stroke，MATCH）的高危患者中使用氯吡格雷治疗动脉粥样硬化血栓形成的试验中比较了氯吡格雷（75mg/d）和安慰剂与阿司匹林氯吡格雷（75mg/d、75mg/d）。共有 7599 名既往脑卒中或 TIA 且至少有一种其他血管危险因素的患者被随机分配并随访 18 个月。近 1/3 的人在他们的指数事件发生 1 个多月后被随机分配。两组的所有缺血性脑卒中均无显著差异（两组均为 11%；RRR=0.066，

95%CI –0.07～0.185，P=0.324），综合终点也无差异非致死性脑卒中、非致死性心肌梗死或血管性死亡的发生率（两组均为 12%；RRR=0.059，95%CI –0.071～0.173，P=0.360）。阿司匹林 – 氯吡格雷组的大出血和危及生命的出血发生率（1.3% vs. 2.6%；AR 增加，1.3%；95%CI 0.6～1.9）显著增加，尽管死亡率没有增加[82]。

用于高动脉粥样硬化血栓形成风险和缺血稳定、管理和避免的氯吡格雷（Clopidogrel for High Atherothrombotic Risk and Ischemic Stabilization, Management, and Avoidance, CHARISMA）试验将 15 603 名有血管疾病史或多种血管危险因素的患者随机分配至每天阿司匹林（75～162mg）和安慰剂或阿司匹林 – 氯吡格雷联合治疗组（75～162/75mg）。入组前 5 年，27% 的患者有脑卒中史，10% 的患者有 TIA 病史。对照组的心肌梗死、脑卒中或血管死亡率为 7.3%，阿司匹林组为 6.8%（RR=0.93，95%CI 0.83～1.05，P=0.22）。既往脑卒中亚组的缺血事件减少趋势不显著（HR=0.13，95%CI）。氯吡格雷组非致死性缺血性脑卒中发生率没有显著降低（2.1% 对照，1.7% 氯吡格雷；RR=0.81，95%CI 0.64～1.02，P=0.07），所有非致死性脑卒中显著降低（2.4%

对照，1.9% 氯吡格雷；RR=0.79，95%CI 0.64～0.98，P=0.03）。双联抗血小板治疗与严重和致命出血的无显著增加及中度出血的显著增加相关（1.3% 对照，2.1% 氯吡格雷；RR=1.62，95%CI 1.27～2.08，$P<0.001$）。在无症状亚组中，除了该组严重出血的显著增加外，缺血事件和血管死亡也出现了意想不到的增加。这一现象还有待进一步解释。目前提出的解释包括该组糖尿病患者的比例较高，以及因药物不依从性导致血小板过度聚集的理论风险[121]。

SPS3 试验将 3020 名近期患有腔隙性脑卒中（通过 MRI 验证）的患者随机分配至每天 325mg 的 ASA+ 安慰剂或每天 75mg 的 ASA+ 氯吡格雷。主要结果是任何复发性脑卒中（缺血性和出血性）。平均随访 3.4 年后，联合治疗并未降低脑卒中风险（每年 2.5% vs. 每年 2.7%）（HR=0.92，95%CI 0.72～1.16）。双联抗血小板治疗增加大出血和全因死亡率的风险分别为（HR=1.97，95%CI 1.41～2.71，$P<0.001$）和（HR=1.52，95%CI 1.14～2.04，$P<0.004$）。死亡率过高的原因尚未阐明[77, 122]。

在 SAMMPRIS 试验中，有症状的颅内大动脉狭窄≥70% 的患者被随机分配接受经皮支架置入术与最佳药物治疗，包括 90d 阿司匹林联合氯吡格雷后续单独阿司匹林治疗，并积极控制血压、高胆固醇血症和改变生活方式[123]。尽管药物治疗组的事件减少，但鉴于没有单血小板药物对照组，使用双联抗血小板治疗是否显著降低了事件发生率尚不清楚。因此，双重抗血小板治疗对症状性颅内狭窄的作用仍不确定。

根据 MATCH、CHARISMA 和 SPS3 试验的结果，阿司匹林 – 氯吡格雷的组合不应作为长期二级脑卒中预防的常规方案。

（二）颈动脉内膜切除术和颈动脉支架置入术中的抗血小板治疗

根据阿司匹林和颈动脉内膜切除术试验的结果[49]，建议接受颈动脉内膜切除术的患者接受 81～325mg 阿司匹林。最近的数据表明，在接受该手术的患者术前阶段，双重抗血小板治疗在减少血管事件方面可能比单独使用阿司匹林更有效。在一项包括 100 名患者在颈动脉内膜切除术前被随机分配接受阿司匹林和氯吡格雷或安慰剂的研究中，氯吡

格雷和阿司匹林的联合使血小板对 ADP 的反应降低了 8.8%，同时使那些术后有 20 个以上栓子的患者的 RR 降低了 10 倍。此外，这种风险的降低并未显著增加出血并发症的风险[124]。最近，Markus 等也有报道称，氯吡格雷 – 阿司匹林联合治疗在减少近期诊断为有症状的颈动脉狭窄患者的无症状栓塞方面比单独使用阿司匹林更有效[125]。据报道，双重抗血小板治疗可减少微栓塞信号（microembolic signals，MES）的数量（R=39.8%，95%CI 13.8%～58.0%，P=0.0046）及第 2 天（RRR=61.6%，95%CI 34.9%～77.4%，P=0.0005）和第 7 天每小时的 MES 频率（R=61.4%，95%CI 31.6%～78.2%，P=0.0013）随机化。此外，接受氯吡格雷 – 阿司匹林组的脑卒中和 TIA 发生率也较低：单药治疗组有 4 例复发性脑卒中和 7 例 TIA，而双药治疗组无脑卒中和 4 例 TIA。

关于联合噻吩并吡啶和阿司匹林对接受颈动脉支架术患者的疗效，双重抗血小板治疗似乎也与较低的缺血事件发生率有关。在 Bhatt 等的一项研究中，将在单个中心接受该手术的 139 名连续患者的氯吡格雷 – 阿司匹林结果与接受噻氯匹定阿司匹林的 23 名相似患者的结果进行比较[121]。累积 30d 死亡率、脑卒中、TIA，或接受 ADP 拮抗药（氯吡格雷或噻氯匹定）和阿司匹林的患者 MI 为 5.6%。接受氯吡格雷 / 噻氯匹定和阿司匹林治疗的患者中没有发生支架血栓形成病例，但未接受 ADP 拮抗药治疗的 5 名患者中有 1 人确实发生了支架内血栓形成。双联抗血小板治疗并未增加出血事件的发生率。当比较噻氯匹定或氯吡格雷与阿司匹林的相关性时，接受氯吡格雷 – 阿司匹林治疗的患者的 30d 死亡率、脑卒中、TIA 或 MI 显著高于接受噻氯匹定 – 阿司匹林治疗的患者（4.3% vs. 13%，P=0.01）。尽管这些数据可能表明在 CAS 患者中使用氯吡格雷 – 阿司匹林与低缺血事件发生率相关，并且在这一高危人群中氯吡格雷可能优于噻氯匹定，但这些是一项小型非盲研究的结果，所以要谨慎看待结果。Dalainas 等[126]报道了一项研究的结果，该研究比较了两组 50 名患者，每组 50 名患者被随机分配接受 24h 肝素联合 325mg 阿司匹林或 250mg 噻氯匹定每天 2 次联合 325mg 阿司匹林治疗。肝素组在第 30 天的神经系统并发症发生率明显更高（16% vs. 2%，$P<0.05$）；两组治疗的出血并发症或血栓形成 / 闭塞率无显著差异。

与接受经皮冠状动脉介入治疗的患者的建议相似，所提供的数据支持对接受 CAS 的患者进行双重抗血小板治疗。关于双重抗血小板治疗的持续时间，似乎在围术期之后，延长这种治疗的时间也可能对接受 CAS 的患者有益[127]，尽管需要额外的研究来确定最佳持续时间。

五、其他抗血小板药物

目前的数据表明，替格瑞洛、西洛他唑、三氟柳和特鲁曲班可能是阿司匹林、氯吡格雷和双嘧达莫的有效替代品。

（一）替格瑞洛

与氯吡格雷一样，替格瑞洛与 P2Y12 受体结合，但不需要代谢激活，因此不受 CYP2C19 等位基因功能丧失的影响。它已被评估为长期二级脑卒中预防和预防早期脑卒中复发。与氯吡格雷相反，替格瑞洛只是血小板功能的可逆抑制药。

在 PLATO 试验中，18 624 名急性冠状动脉综合征（ST 或非 ST 段抬高 MI）患者被随机分配接受替格瑞洛（180mg 负荷后 90mg 每天 2 次）与氯吡格雷（300～600mg 负荷剂量后每天 75mg）症状出现后 24h 内。1 年时的主要终点是血管性死亡、心肌梗死和脑卒中的复合终点，替格瑞洛组发生率为 9.8%，氯吡格雷组为 11.7%（HR=0.84，95%CI 0.77～0.92，$P<0.001$）。在脑卒中发生率方面，各组之间没有差异（1.5% vs. 1.3%，HR=1.2，95%CI 0.91～1.52）。尽管替格瑞洛与颅内出血过多相关，但在大出血方面总体上没有差异［所有颅内出血 0.3% vs. 0.2%，HR=1.87（0.98～3.58），$P=0.06$；ICH0.2% vs. 0.1%，$P=0.1$］[128]。

随后在 SOCRATES 试验中研究了替格瑞洛（180mg 负荷剂量，随后 90mg 每天 2 次）与阿司匹林（300mg 负荷，随后 100mg 每天 1 次）单药治疗在预防轻度脑卒中或 TIA 后 24h 内随机分组的患者 90d 内发生脑卒中、MI 和死亡的复合早期复发的有效性[129]。替格瑞洛并未显示出优于阿司匹林的总体益处，但亚组分析显示，在随机分组前服用阿司匹林的患者脑卒中复发率较低，这表明如果将替格瑞洛和阿司匹林联合使用可能会获益。

这产生了用替格瑞洛和 ASA 治疗的急性脑卒中或短暂性脑缺血发作预防脑卒中和死亡（acute stroke or transient ischemic attack treated with ticagrelor and asa for prevention of stroke and death，THALES）研究[130]。11106 名患者有轻微脑卒中或高危 TIA 的患者（来自亚洲和欧洲的比例大致相同）与入组患者相似，在氯吡格雷和阿司匹林或单独使用阿司匹林的 CHANCE 和 POINT 试验中，尽管脑卒中稍微严重（NIHSS≤5 分），被随机分配到替格瑞洛 180mg 负荷，然后每天 2 次 90mg 加阿司匹林，第 1 天 300～325mg，然后每天 75～100mg 或安慰剂和阿司匹林，持续 30d。替格瑞洛 – 阿司匹林组脑卒中或死亡的发生率为 5.5%，而阿司匹林组为 6.6%（HR=0.83，CI 0.71～0.96，$P=0.02$）。严重出血为 0.5% vs. 0.1%（$P=0.001$）。

根据 PLATO、SOCRATES 和 THALES 的结果，替格瑞洛单药治疗似乎是一种有效的脑卒中二级预防药物，但可能不比阿司匹林或氯吡格雷好。在急性轻度脑卒中或 TIA 患者中，短期使用替格瑞洛和阿司匹林联合治疗在预防脑卒中早期复发方面优于单药治疗，但可能没有氯吡格雷联合阿司匹林的优势。

（二）西洛他唑

西洛他唑是一种磷酸二酯酶 3′ 抑制药，可能对预防小血管疾病特别有用。

在 CSPS-2 中，西洛他唑与阿司匹林进行了比较，这是一项日本随机、盲法非劣效性试验，用于对 2757 名近期脑卒中患者进行二级预防。在过去 26 周内发生梗死的 20—79 岁患者（发病后 28d 内随机分配 31%）被分配到西洛他唑 100mg 每天 2 次与阿司匹林 81mg 每天 2 次。在平均 29 个月（SD16）的随访中，所有复发性脑卒中发生率显著降低（2.8% vs. 3.7%，HR=0.74，95%CI 0.56～0.98），主要终点在西洛他唑组。

与阿司匹林相比，西洛他唑组的大出血次数也更少（每年 0.77% vs. 每年 1.78%，HR=0.46，0.30～0.71；8 次脑出血 vs. 27 次脑出血，$P=0.026$），但西洛他唑有显著性差异较高的不良反应（头痛、腹泻、心悸、头晕、心动过速）和导致停用西洛他唑药物的不良反应发生率[131]。

在涉及 10 505 名患者的亚太国家进行的 20 项随机对照试验的 Meta 分析中，与安慰剂、阿司匹林或氯吡格雷相比，西洛他唑单药治疗可减少长期复发性缺血性脑卒中（OR=0.68，CI 0.57～81，$P<0.0001$）及出血性脑卒中、死亡和全身出血，但头痛和心悸增加[132]。

非亚洲人群的长期脑卒中预防和预防早期脑卒中复发需进行进一步评估。

（三）特鲁曲班

口服血栓素拮抗药特鲁曲班于 2011 年进行了抗血小板活性测试，与阿司匹林相比没有任何优势。它还没有被进一步开发用于预防脑卒中。

（四）抗血小板药物和非甾体抗炎药的相互作用

非甾体抗炎药是全球最常用的药物之一[133, 134]。同时接受抗血小板药物和非甾体抗炎药的患者可能需要预防性抗溃疡治疗，包括质子泵抑制药、米索前列醇或两者兼有，以预防毒性风险增加的胃病。

美国胃肠病学会的指南将年龄超过 65 岁、服用大剂量 NSAID 或既往有胃肠道溃疡病史同时接受阿司匹林治疗的患者确定为 NSAID 胃肠道毒性的高风险患者[135]。高风险患者应考虑使用质子泵抑制药、米索前列醇或两者进行预防性治疗[136]。关于药物选择或剂量的最佳治疗策略尚不清楚。尚未证明使用 H_2 受体拮抗药[136] 或肠溶阿司匹林可预防胃肠道出血[137-139]。幽门螺杆菌阳性的患者应在开始 NSAID 治疗之前进行治疗。

六、抗血小板和脑微出血

尽管已经清楚地证明了抗血小板药物对脑卒中二级预防的益处，但也有充分的证据表明使用抗凝药物会增加出血并发症的风险。脑微出血在 T_2 加权 GRE MRI 序列中被识别的小出血的残留物，是含铁血黄素在大脑中的沉积物。它们目前被认为是小动脉疾病的证据，因为它们与脑白质疏松症有关，并且经常在复发性缺血性和出血性脑卒中患者中观察到。此外，已发现先前使用抗血栓药物是 CMB 存在的独立危险因素[140]。

同时接受抗血小板治疗的 CMB 患者发生 ICH 的风险可能增加，已经发生了相当大的争论。自发性 ICH 患者的 CMB 患病率高出 10 倍以上。有证据表明大叶和非大叶 ICH 与 CMB 的分布存在地形关联，这表明 CMB 和 ICH 具有共同的病因学基础，即

CMB 代表即将发生 ICH 的指标。两项具有基线和后续 T_2^* 加权 MRI 的前瞻性研究报道了有关 CMB 对 ICH 未来发展的意义的数据。在 Fan 等的研究中[141]，对 121 名急性缺血性脑卒中患者进行平均 27 个月的随访。其中 36% 被发现有 CMB，5 例患者在随访期间出现 ICH（均服用抗栓药物）。5 名患者中有 4 名在基线 MRI 研究中患有 CMB，在 2 例中，ICH 位于发现 CMB 的相同部位。Greenberg 等[142] 研究了 94 名原发性脑叶 ICH 的连续幸存者，这些幸存者已接受 GRE MRI 序列研究。在 15.6 个月的无脑卒中间隔后进行第 2 次 MRI 的 34 名患者中有 17 名被发现有新的 CMB，作者发现这些与随后出现症状性 ICH 的风险增加有关（3 年累积风险 19%，42%，对于有 0、1～3 或 ≥4 个 CMB 的受试者为 67%；$P=0.02$）。Wong 等的一项病例对照研究[110] 调查了中国人群中阿司匹林使用者中无症状 CMB 是否是 ICH 的危险因素。比较了 21 名 ICH 患者和 21 名没有 ICH 的对照。19 名 ICH 患者（90%）存在 CMB，而对照组中只有 7 名患者（33%）存在 CMB（$P<0.001$）。此外，ICH 患者组的 CMB 数量也显著增加（平均 CMB 数量，13 vs. 0.2，$P<0.001$）。CMB 患者也有较高的复发性缺血性脑卒中风险[143]，使用抗血小板药物可能会降低该风险。因此，需要更大规模的研究来证实这些数据。尽管接受抗血小板药物治疗的 CMB 患者发生 ICH 的风险增加[144]，但基于检测 CMB 的抗血栓治疗的建议目前并不合理。

结论

有效的脑卒中一级预防主要取决于危险因素的正确管理。然而根据目前的数据，对于 65 岁以上缺血性事件风险超过颅内或颅外出血风险的女性，可以考虑将阿司匹林用于一级预防。在男性或糖尿病患者的脑卒中一级预防中，阿司匹林并未显示出显著益处[145, 146]。

抗血小板药物是目前非心源性脑卒中二级预防的金标准。目前没有抗凝血药在动脉粥样硬化性脑卒中二级预防中的适应证。阿司匹林（50～325mg/d）因其成本较低而被普遍使用，但氯吡格雷和阿司匹林 – 双嘧达莫也是可接受的选择。氯吡格雷比阿司匹林耐受性更好，并且在非脑血管事件中提供更大的益处。阿司匹林 – 双嘧达莫在预防脑卒中复发方

面优于单独使用阿司匹林，但是它可能比阿司匹林 –
氯吡格雷的耐受性更差。目前尚无阿司匹林 – 双嘧
达莫加氯吡格雷或阿司匹林 – 氯吡格雷长期联合用
于动脉粥样硬化性血栓形成或腔隙性脑卒中的适应
证[147]。如果在轻微脑卒中或高危 TIA 后双抗服用
21d，则使用阿司匹林 – 氯吡格雷或阿司匹林 – 替格

瑞洛联合用药可以更好地预防脑卒中复发。对阿司
匹林和氯吡格雷的耐药性测试尚未标准化，其结果
尚未得到验证。因此，不应根据这些测试的结果来
选择抗血小板药物。未来的研究领域包括西洛他唑
的作用，以及基于 MRI 上存在 CMB 的抗血小板治
疗的改进。

第64章 心源性栓塞性脑卒中的二级预防
Secondary Prevention of Cardioembolic Stroke

Karen L. Furie   Shadi Yaghi   Muhib Khan   著

许卫攀 万 梅 毛如雪 薛晓婕 译   董望梅 刘雅芳 匡良洪 校

本章要点

- 心源性栓塞性脑卒中（CES）是缺血性脑卒中按病因分类的主要类型之一，占全部缺血性脑卒中的20%。
- 目前已有的技术能够让我们远程监测心律并识别阵发性心房颤动。
- 房性心脏病是 CES 的危险因素之一，对于房性心脏病需进一步研究，尤其是在隐源性脑卒中患者中。
- CLOSE、Gore-REDUCE、DEFENSE-PFO 和 RESPECT 试验表明，在特定的患者中，对卵圆孔未闭进行器械封堵对于预防脑卒中复发优于药物治疗。
- 新型口服抗凝药在预防非瓣膜性心房颤动患者缺血性脑卒中方面显示出与华法林同等或更好的疗效，扩大了这一患者群体的治疗选择。
- 新型口服抗凝药逆转剂是有效的。

心源性栓塞性脑卒中（cardioembolic stroke，CES）是一种主要的脑卒中亚型，占全部缺血性脑卒中的1/5[1, 2]。先进成像技术能够快速识别潜在的心源性栓子来源。由于潜在的心脏疾病在脑卒中发生前就很明显，抗栓治疗也非常有效，因此心源性脑栓塞是脑卒中最可预防的因素之一。

通过全面的心脏评估，至少有 30% 的缺血性脑卒中患者能够确定心源性栓子的潜在来源[3, 4]。然而，潜在的心源性栓塞常常与其他心血管疾病的危险因素并存[5-7]。在过去的 20 年里，更新更好的无创心脏影像技术逐步发展，发现新的潜在性心源性栓子，CES 发生率的上升也证实了这一点。脑卒中登记汇总数据显示，1988—1994 年期间 CES 的发生率为 20%（范围 17%～28%）[1, 6, 8-11]，而 1995—2001 年期间的数据显示，CES 的发生率更高，为 25%（范围 16%～38%）[12-16]。

CES 由多种心脏疾病引起，每种疾病都有其自然病程，并且对抗栓治疗有着不同反应（图 64-1）。起源于心脏和主动脉近端的栓子成分是多样的。血栓可能由不同比例的血小板和纤维蛋白、胆固醇碎片、肿瘤颗粒或者细菌簇组成，这些成分的发生发展过程和对抗栓治疗的反应都是独特的，所以要分别考虑每种 CES 的栓塞来源。因此，CES 不是单一的疾病，而是多种病因的综合征。

与心源性栓塞相关的缺血性脑卒中发生率差异很大。心源性栓塞的来源根据其脑卒中的潜在风险分为"主要风险来源"（脑卒中风险已经明确）或"次要风险来源"（脑卒中风险尚未完全确定）（表 64-1）。主要风险的心源性栓塞来源会带来持续性的栓塞风险和很高的复发风险，通常需要抗栓治疗来预防脑卒中。相反，次要风险的栓塞来源也可以引起脑卒中，但是栓塞风险很低或者不明确，而且往往是巧合而非因果，因此，抗栓治疗只适用于特定病例。

一、心房颤动

心房颤动是最常见的心律失常，发病率占美国总人口的 0.7%～0.9%（250 万人）[17, 18]。其患病率随年龄增长而增加，65 岁时约为 5%，80 岁时约为 10%。心房颤动的发病率在男性和女性中大致相同，患者的平均年龄约为 75 岁[17, 18]（图 64-2）。

首次出现的心房颤动有不同的发展方式。部分有自限性，不复发，这种情况被称为"孤立性心房颤动"。部分能自行转复窦性心律再复发的模式，称

为"阵发性心房颤动"。如果持续 7 天以上，则称为"持续性心房颤动"。这些心房颤动的定义是由 ACC/AHA/ESC 提出的[19]。需要注意的是，心房颤动的持续时间可因病理生理的改变或治疗而发生变化。心房颤动可以进一步分为瓣膜性心房颤动和非瓣膜性心房颤动。瓣膜性心房颤动是指继发于累及瓣膜（通常是二尖瓣）的结构性心脏病的心房颤动；非瓣膜性心房颤动指没有结构性瓣膜性心脏病证据的心房颤动，可通过超声心动图进行筛查[19]。

非瓣膜性心房颤动占缺血性脑卒中病因的 25%[6, 20, 21]。高龄是主要危险因素，70 岁以上缺血性脑卒中患者中超过 1/3 的患者都有心房颤动病史[22]。高龄（平均年龄 70 岁）的非瓣膜性心房颤动患者发生缺血性脑卒中的风险增加了 5 倍（每年 1%～5%），心房颤动合并风湿性二尖瓣狭窄患者发生缺血性脑

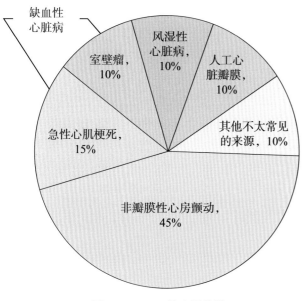

▲ 图 64-1　CES 的病因分类

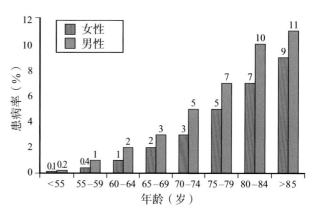

▲ 图 64-2　不同年龄、性别心房颤动的患病率

表 64-1　不同部位的心源性栓塞来源

	心　房	瓣　膜	心　室
主要风险来源	左侧心房纤颤	二尖瓣狭窄	左心室血栓（活动或突出）
	左侧心房血栓	人工心脏瓣膜	近期前壁心肌梗死
	心房黏液瘤	感染性心内膜炎 钙化	非缺血性扩张型心肌病
	心房扑动	消耗性心内膜炎	
次要风险来源	卵圆孔未闭	二尖瓣脱垂	左心室壁局部异常
	房间隔瘤	钙化性主动脉瓣狭窄	充血性心力衰竭
		二尖瓣环巨大兰伯氏赘生物	室壁运动异常
		弹力纤维瘤	

卒中的风险增加了约 18 倍[23]。心房颤动患者约占 CES 的一半，此类患者通常年龄较大，大脑中动脉栓塞所致的大面积脑梗死患者首个 30 天内的死亡率较高[24, 25]（表 64-2）。

与心房颤动相关的脑卒中可归因于左心房来源的血栓栓塞[26]，其发病机制复杂。血栓最常见于左心耳（left atrial appendage，LAA）[27]，是血液淤滞、内皮功能障碍和高凝状态的结果。血液淤滞是由心动周期中有组织的机械收缩丧失、左心耳排空减少所致，这可以从 LAA 血流速度下降得到证明[28]。此外，心房颤动能够促进高凝状态，与凝血生物标志物和血小板活化有关[29]。

然而仅有心房颤动并不一定促使血栓形成，其他因素也可能起作用，这是因为其他相关的心血管疾病和年龄也会影响心房颤动患者脑卒中的发生风险，同时也影响左心耳血栓的形成。这种可变风险反映在孤立性心房颤动患者众多的脑卒中风险上，而在其他"高风险"病症中并没有观察到。影响血栓形成因素的时间变化可以解释不同心房颤动患者甚至每个患者体内栓塞的间歇性。心房颤动中的栓塞事件是间歇性的，有时可间隔数年。在这些患者的心耳中可能存在血栓形成和抑制之间的平衡。这一平衡受到心房大小、心耳血流速度和凝血因子的影响，因此，不同心房颤动患者抑制心耳血栓所需抗栓治疗的类型和强度可能不同，而且随着时间的推移，同一患者的抗栓治疗策略也可能不同。总之，复杂的电生理和血栓栓塞进程导致了心房颤动栓塞事件的发生。

心房颤动患者缺血性脑卒中的总发病率约为每年 5%。然而，脑卒中的发生率差异很大，"孤立性心房颤动"的年轻患者的脑卒中发生率为 0.5%，而那些既往有短暂性脑缺血发作或脑卒中的患者，其脑卒中发生率为 12%。这种变化取决于同时存在的心血管疾病[26, 30, 31]。因此，正确识别脑卒中发生率较高和较低的心房颤动患者对制订预防性抗栓治疗策略很重要[22]。已有不同的评分系统用来预测个体的脑卒中风险。

CHADS2 评分是最广泛、最可靠的分层方案，可以根据脑卒中的风险将心房颤动患者区别开来[32]。这一方案已在一个独立的队列研究中得到验证。CHADS2 首字母缩略词含义如下。

- C = 充血性心力衰竭（1 分）。
- H = 高血压（1 分）。
- A = 75 岁以上（1 分）。
- D = 糖尿病（1 分）。
- S2 = 脑卒中或 TIA 病史（2 分）。

表 64-3 显示了在一个大型队列研究中基于 CHADS2 评分的每年脑卒中风险。CHADS2 评分仅适用于既往有脑卒中或 TIA 且无其他危险因素患者的二级预防[32]。而 CHA2DS2-VASc 评分，加入了血管疾病、年龄＞65 岁和女性三个因素，可以进一步完善 CHADS2 的风险计算[33, 34]。

得分计算如下。

- C = 充血性心力衰竭（1 分）。
- H = 高血压（1 分）。
- A2 = 年龄≥75 岁（2 分）。
- D = 糖尿病（1 分）。
- S2 = 脑卒中或 TIA 病史（2 分）。

表 64-2 心房颤动相关的脑卒中风险

研　究	平均年龄（岁）	心房颤动患者年脑卒中率（%）	非心房颤动患者年脑卒中率（%）	相对风险增加
Framingham（美国）（Wolf 等，1991）[23]	70	4.1	0.7	×6
Shibata（日本）（Nakayama，1997）23a	65	5.0	0.9	×6
Reykjavik（冰岛）（Onundarson，1987）23b	52	1.6	0.2	×7

AF. 心房颤动
引自 epidemiologic studies.

表 64-3　CHADS2 脑卒中危险分层评分

CHADS2 得分 *	风　险	脑卒中年发生率（%）
0	低	0.5
1	低	1.5
2	中	2.5
3	高	5
4	高	6
5～6	极高	7

*CHADS2（充血性心力衰竭、高血压、年龄 75 岁以上、糖尿病）评分和验证

引自 Gage BF, Waterman AD, Shannon W, Boechler M, Rich MW, Radford MJ. Validation of clinical classification schemes for predicting stroke: Results from the national registry of atrial fibrillation. *JAMA* 2001;285:2864–2870. Level of Evidence Class I.

- V = 血管性疾病（既往有心肌梗死、外周动脉疾病、主动脉斑块）（1 分）。
- A = 年龄 65—74 岁（1 分）。
- Sc = 性别女性（1 分）。

根据 CHA2DS2-VASc 评分计算脑卒中风险见表 64-4[33, 34]。

心房颤动患者急性脑卒中后 2 周内脑卒中复发的短期风险约为 5%，这一数值远低于以前的估计[35]。抗凝治疗的目的是预防缺血性事件，但也要尽量减少与抗凝治疗有关的出血风险。在这方面，建立了 HAS-BLED 评分，用于预测抗凝治疗患者的出血风险。

得分计算如下。

- H= 不受控制的高血压（>160mmHg）（1 分）。
- A= 肾 / 肝功能异常（肾或肝损害各 1 分，最多 2 分）。
- S= 脑卒中（既往史，腔隙性脑梗死）（1 分）。
- B= 有出血史或出血倾向（贫血）（1 分）。
- L=INR 不稳定（如在治疗窗内的时间，60%）（1 分）。
- E= 老年人（>65 岁）（1 分）。
- D= 同时服用药物 / 酗酒（抗血小板药物或非甾体抗炎药物 1 分，酗酒 1 分，最多 2 分）。

基于该评分每 100 例患者出血事件的估计风险见表 64-5[36, 37]。

表 64-4　CHA2DS2-VASc 脑卒中危险分层评分

CHA2DS2-VASc 得分 *	风　险	脑卒中年发生率（%）
0	低	0
1	低	1.3
2	中	2.2
3	中	3.2
4	高	4
5	高	6.7
6	极高	9.8
7	极高	9.6
8	高	6.7
9	极高	15.2

*. CHA2DS2-VASc（充血性心力衰竭、高血压、65 岁以上、糖尿病、血管疾病和性别）评分和验证

引自 Lip GY, Nieuwlaat R, Pisters R, Lane DA, Crijns HJ. Refining clinical risk stratification for predicting stroke and thromboembolism in atrial fibrillation using a novel risk factor-based approach: The Euro Heart Survey on atrial fibrillation. *Chest*. 2010;137:263–272.

Ⅱa 类证据水平

表 64-5　HAS-BLED 抗凝出血风险评分

HAS-BLED 得分 *	出血风险发生率（% 每 100 个患者）
0	1.2
1	2.8
2	3.6
3	6.0
4	9.5
5	7.4

*. HAS-BLED（高血压、肾 / 肝功能异常、脑卒中、出血史或出血体质、不稳定的 INR、老年人、同时服用药物 / 酒精）评分和验证

引自 Pisters R, Lane DA, Nieuwlaat R, de Vos CB, Crijns HJ, Lip GY. A novel user-friendly score (HAS-BLED) to assess 1-year risk of major bleeding in patients with atrial fibrillation: The Euro Heart Survey. *Chest*. 2010;138:1093–1100.

Ⅱb 类证据水平

（一）心房颤动的长期监测

如上所述，脑卒中复发的风险高，及时诊断心房颤动，并提供有效的脑卒中预防治疗势在必行。阵发性心房颤动（paroxysmal AF，PAF）是实现这一目标的主要障碍，被认为是引起隐源性脑卒中的病因之一[38]。短暂无症状的 PAF 事件可能仍然无法被传统的筛查方法检测发现。最近的新技术使得脑卒中后数月甚至长达数年的有创和无创心律监测成为可能[39]。这些监测措施的诊断率很高（平均 11.5%，95%CI 8.9%～14.3%），能够在大量隐源性脑卒中患者中检测到心房颤动[39-42]。CRYSTAL-AF 研究显示使用插入式心脏监护仪（insertable cardiac monitor，ICM）对心房颤动的检测率高。ICM 组患者 6 个月时心房颤动检出率为 8.9%（HR=6.4，95%CI 1.9～21.7，P<0.001），12 个月时心房颤动检出率为 12.4%（HR=7.3，95%CI 2.6～20.8，P<0.001），而对照组患者 6 个月时心房颤动检出率为 1.4%，12 个月时心房颤动检出率为 2.0%[43]。

（二）"房性心脏病"是 CES 的病因之一

对起搏器患者无症状脑卒中和心房颤动评估（Asymptomatic Stroke and Atrial Fibrillation Evaluation in Pacemaker Patients，ASSERT）的研究表明，亚临床心房颤动短暂发作（>6min）与脑卒中/系统性栓塞风险（HR=2.49，95%CI 1.28～4.85，P=0.007）之间存在关联[44]。在这项研究中，亚临床心房颤动与脑卒中或系统性栓塞之间没有时间关联。这对心房颤动是所有心律失常患者脑卒中的直接原因这一概念提出了挑战，并认为心房功能障碍或"心脏病"可能是其直接原因，而心房颤动可能只是一种表现[45]。事实上，有学者认为心脏磁共振增强成像检测到心房纤维化的改变可能是心房颤动发展的前兆，并可能形成潜在的血栓底物，从而导致栓塞事件的发生[46]。

最近的研究表明，缺血性脑卒中可发生在无心房颤动心电图特征的房性心脏病患者中[47]。例如，左房扩大已被证实与首次缺血性脑卒中[48]、复发性栓塞性脑卒中[49]、非腔隙性脑梗死[50] 的风险增加有关，这些均与心房颤动无关。此外，研究表明，心电图上 V_1 导联 P 波终末电位（$PTFV_1$）增加的左心房异常表现，也被证明与缺血性脑卒中和脑梗死有

关。此外，心房功能障碍的血清标志物也有类似的相关性。例如，N 端 B 型钠尿肽前体（NT-proBNP）是心房损伤的标志物，在一些流行病学和基于人群的队列研究中，被证实与缺血性脑卒中发生有关[51, 52]，尤其是与栓塞相关的事件[53]。由于这些生物标志物也与心房颤动有关，但是这些研究中的患者并没有接受持续监测，尚不清楚这些关联是否是由亚临床心房颤动所介导的，因此需要更多的研究来解释这个问题[49]。

然而，房性心脏病患者可能是抗凝治疗受益的群体之一。WARSS 的回顾性分析表明，虽然华法林在预防非心源性栓塞性脑卒中患者的脑卒中复发或死亡方面并不优于阿司匹林[54]，但在 NT-proBNP＞750pg/ml（房性心脏病的生物标志物）的患者中，与阿司匹林相比，使用华法林后脑卒中或死亡的风险更低（HR=0.30，95%CI 0.12～0.84）[55]。另外，NAVIGATE-ESUS 研究显示，与阿司匹林相比，利伐沙班并不能降低不明原因栓塞性脑卒中患者的脑卒中复发风险（HR=1.07，95%CI 0.87～1.33，P=0.52），反而有更高的主要出血风险（HR=2.72，95%CI 1.68～4.39，P<0.001）[56]。NAVIGATE-ESUS 的回顾性分析显示，在中至重度左房扩大患者中，利伐沙班的疗效优于阿司匹林（HR=0.26，95%CI 0.07～0.94）[57]。抗栓药物预防房性心脏病患者不明原因脑卒中（AtRial Cardiopathy and Antithrombotic Drugs In prevention After cryptogenic stroke，ARCADIA）的研究正在对不明原因脑卒中患者进行随机试验，并利用其生物标志物之一（NT-prBNP＞250pg/ml，严重左房扩大，或 $PTFV_1$＞5000μV×ms）对阿哌沙班与阿司匹林进行比较，以研究阿哌沙班是否能降低该人群脑卒中或死亡的风险[58]。此外，预示脑卒中风险增加的心房生物标志物的临界值尚不清楚，将在 ARCADIA 试验中进行研究[59]。

（三）心房颤动患者的脑卒中预防策略

通过随机对照临床试验，抗凝治疗预防非瓣膜性心房颤动脑卒中的疗效已得到充分证实。综合分析表明，与未经治疗的患者相比，华法林抗凝治疗可以减少 64% 的缺血性脑卒中，疗效分析表明华法林治疗获益显著。华法林预防致残性脑卒中有效率为 59%，非致残性脑卒中有效率为 61%。使用华法

林一级预防脑卒中的绝对危险度降低（absolute risk reduction，ARR）为每年 2.7%（预防 1 次脑卒中需要治疗 1 年的人数为 37 人），二级预防脑卒中的 ARR 为每年 8.4%（NNT=12）[60]。当仅考虑缺血性脑卒中时，调整剂量华法林组的 RRR 为 64%（95%CI 54%～77%）。此外，在这些试验中，接受抗凝治疗的老年心房颤动患者（目标 INR 为 1.5～4.0）的主要出血发生率每年仅增加 0.3%～2.0%。口服抗凝药的老年心房颤动患者其主要出血风险与抗凝强度、患者年龄及 INR 波动有关[61]。

阿司匹林（剂量范围为 50～1300mg/d）预防心房颤动患者脑卒中的疗效已在 8 项临床试验中进行了验证，其中包括 4876 名参与者。对比单独使用阿司匹林与安慰剂或不使用阿司匹林，阿司匹林可降低 19%（95%CI 1%～35%）的脑卒中发生率。一级预防的 ARR 为每年 0.8%（NNT=125），二级预防的 ARR 为每年 2.5%（NNT=40）。如果仅考虑缺血性脑卒中，阿司匹林可使脑卒中减少 21%（95%CI 1%～38%）。当考虑所有抗血小板药物时，脑卒中减少了 22%（95%CI 6%～35%）[60]。

临床试验比较了华法林和其他维生素 K 拮抗药与不同剂量的阿司匹林（8 个）、其他抗血小板药物（3 个）及阿司匹林联合低剂量华法林（2 个）的疗效。在比较调整剂量华法林与单独抗血小板治疗的 11 个临床试验中，华法林可减少 37% 的脑卒中（95%CI 23%～48%）[60]。在依贝沙坦和氯吡格雷预防心房颤动血管事件（ACTIVE-W）的研究中，抗凝治疗优于氯吡格雷联合阿司匹林（RRR=40%，95%CI 18%～56%）[62]。调整剂量华法林的颅内出血风险是阿司匹林的 2 倍，然而，绝对风险增加很小（每年 0.2%）[60]。

毫无疑问，华法林对预防心房颤动患者的脑卒中非常有效，对特定的患者相对安全。阿司匹林的益处较小，可能是通过减少这些患者的非心源性栓塞性脑卒中而实现。预防性抗栓治疗策略选择基于危险分层（表 64-3 和表 64-4）。不建议对未经筛选的心房颤动患者进行长期抗凝治疗，因为大多数患者即使未经治疗也不会发生脑卒中。脑卒中风险相对较低的心房颤动患者并不能从使用华法林中获益，因为 ARR 很小（每年 1%），在这些患者中，可能不需要抗凝治疗。有高血压、既往 TIA 或脑卒中、心

室功能障碍病史的心房颤动患者，其缺血性脑卒中风险明显升高（高于 7%），如果接受抗凝治疗，其脑卒中率将显著降低[63]。

高危患者抗凝治疗获益明显。对于 75 岁及以下的高危患者，目标 INR 为 2.5（范围为 2.0～3.0）是有效和安全的；对于 75 岁以上的患者，选择稍低的目标（INR 为 2.0～2.5）以尽量减少出血并发症。年龄小于 60 岁的"孤立性心房颤动"患者因其脑卒中风险较小，不需要长期抗凝治疗，可以选择阿司匹林抗栓治疗。

PAF 的病因与持续性或永久性心房颤动类似，占所有心房颤动病例的 25%～60%[64]。流行病学数据表明，PAF 患者脑卒中的风险介于持续性心房颤动患者和窦性心律患者之间。然而，如果对脑卒中危险因素进行控制，PAF 的脑卒中风险与持续性心房颤动相似[65]。PAF 患者抗栓治疗的风险获益比尚未在临床试验中得到评估，因此，这些建议是基于心房颤动研究的间接数据，所以 PAF 患者的治疗方法应该与持续性心房颤动患者相同[64]。

（四）华法林联合抗血小板药物

与单独使用口服抗凝药相比，联合使用口服抗凝药和抗血小板药物对 CES 二级预防的风险和益处尚未明确。Turpie 等研究年轻的人工瓣膜患者，发现接受联合治疗患者较单纯口服抗凝药患者发生栓塞事件明显减少，而脑出血的发生率没有显著增加（脑出血；分别为 7 例和 3 例）[66]。然而，鉴于只有少数事件的发生和研究患者的年龄较为年轻，这些结论不能推广到其他的患者群体（即患有脑血管疾病的老年人）。

最近的 Meta 分析比较了不同人群中华法林联合抗血小板药物与单独使用华法林的效果，发现华法林联合抗血小板药物显著增加了脑出血风险（尤其是在老年人群中），而对于有缺血性脑卒中病史的老年患者，联合治疗的风险获益高于患有人工瓣膜病的年轻患者[67, 68]。对于植入冠状动脉洗脱支架术后需要双联抗血小板药物治疗的患者来说，这成为一个主要问题，由于心房颤动的存在，患者也有抗凝治疗的指征。WOEST 研究解决了这个特殊的困境，发现三联疗法出血并发症的风险最高，建议需要抗凝治疗的冠状动脉支架患者使用氯吡格雷和华法林[69]。

（五）新型抗凝剂

虽然华法林在预防心房颤动患者系统性栓塞方面非常有效，但由于治疗窗口小、多种药物相互作用及需要长期监测 INR 的问题，让其使用受到限制[70]。因此，由于口服抗凝药在心房颤动患者中的局限性，需要研发比华法林更安全、治疗窗口更宽的抗血栓药物。

最近，3 种新的口服抗凝药达比加群、利伐沙班、阿哌沙班和艾多沙班已经获得美国 FDA 批准，可用于非瓣膜性心房颤动患者（表 64-6）[63,71]。

1. 达比加群 达比加群酯是一种前体药物，可转化为达比加群，后者是凝血酶 II a 因子的直接竞争性抑制药。长期抗凝治疗的随机评价（RE-LY）比较了两种双盲、固定剂量的达比加群（110mg 或 150mg，每天 2 次）对至少一种脑卒中危险因素（既往脑卒中或 TIA，左心室分数 <40%，心功能 NYHA 分级 II 级及以上，年龄 ≥75 岁，或年龄 65—74 岁合并糖尿病、高血压或冠状动脉疾病）心房颤动患者的疗效。主要结果是脑卒中或系统性栓塞，次要结果包括脑卒中、系统性栓塞和死亡。主要安全性终点是大出血。净临床获益被定义为脑卒中、系统性栓塞、肺栓塞、心肌梗死、死亡或大出血[72]。

对于脑卒中或系统性栓塞的主要终点，达比加群 110mg 每天 2 次（每年 1.53%）和达比加群 150mg 每天 2 次（每年 1.11%）均不低于华法林（每年 1.69%）；同时，达比加群 150mg 每天 2 次优于华法林（RR=0.66，95%CI 0.53～0.82）。与华法林相比，达比加群 110mg 每天 2 次（RR=0.31，95%CI 0.17～0.56）和达比加群 150mg 每天 2 次（RR=0.26，95%CI 0.14～0.49）出血性脑卒中风险更低。

在 RE-LY 研究中，达比加群 110mg 每天 2 次（2.71%，RR=0.80，95%CI 0.69～0.93）比华法林（每年 3.36%）的主要出血事件发生率更低；达比加群 150mg 每天 2 次（3.11%，RR=0.93，95%CI 0.81～1.07）的出血事件发生率与华法林相似[73]。达比加群 150mg 每天 2 次（每年 1.51%）的胃肠道出血发生率高于华法林（每年 1.02%）或达比加群 110mg 每天 2 次（每年 1.12%，$P<0.05$）[73]。华法林的致命性出血发生率（1.80%）和颅内出血发生率（0.74%）均高于服用达比加群 110mg 每天 2 次（1.22% 和 0.23%）和达比加群 150mg 每天 2 次（1.45% 和 0.30%）[72]。

值得注意的是，FDA 只批准了达比加群 150mg 每天 2 次和在肌酐清除率降低（15～30ml/min）患者中 75mg 每天 2 次的剂量。这一决定在医学界引起了争议，因为 110mg 每天 2 次的剂量在加拿大和欧洲都获得批准[73]。此外，如前所述，110mg 每天 2 次的剂量在出血事件方面显示出更好的安全性[72]。75mg 每天 2 次的剂量仅在药代动力学和药效学模型方面获得批准[73]。FDA 对这一争议的回应是，在肾功能正常的情况下，150mg 每天 2 次的剂量优于华法林[74]。

达比加群的抗凝效果很难评定。检测活化部分凝血活酶时间、内源性凝血酶电位滞后时间、凝血酶时间和蝰蛇毒凝血时间可供参考[75]。蝰蛇毒凝血时间可用于临床检测凝血酶活性，其时间受凝血酶抑制药影响[75]。

2. 利伐沙班 利伐沙班是一种 Xa 因子直接抑制药。利伐沙班与华法林治疗非瓣膜性心房颤动（Rivaroxaban versus Warfarin in Non valvular Atrial Fibrillation，ROCKET-AF）的研究是一项随机双盲临床试验，随机选择利伐沙班（20mg/d）或华法林治疗中高危的非瓣膜性心房颤动患者[76]。主要疗效终点是缺血性和出血性脑卒中及系统性栓塞。

表 64-6　预防心房颤动患者脑卒中的新型抗凝药

药　物	靶　点	用　法	起效时间（h）	半衰期（h）	解毒剂
阿哌沙班	Xa 因子	每天 2 次	3	12	是
利伐沙班	Xa 因子	每天 1 次	3	9	是
达比加群	凝血酶	每天 2 次	1～2	12～17	是
艾多沙班	凝血酶	每天 1 次	1～2	10～14	是

利伐沙班组每年有 1.7% 的受试者达到主要疗效终点，而华法林组每年有 2.2% 的受试者达到主要疗效终点（HR=0.79，95%CI 0.66～0.96，P<0.001）。主要安全性终点是大出血事件和临床相关非大出血事件。利伐沙班组和华法林组的主要安全终点分别为每年 14.9% 和 14.5%（HR=1.03，95%CI 0.96～1.11，P=0.44）。利伐沙班组的颅内出血发生率（0.5% vs. 0.7%，P=0.02）和致死性出血发生率（0.2% vs. 0.5%，P=0.003）均低于华法林组[76]。

J-ROCKET AF 是一项前瞻性、随机、双盲Ⅲ期的临床试验[77]。这项研究评估了利伐沙班 15mg 每天 1 次（中度肾损害患者每天 10mg）与调整剂量华法林的安全性。J-ROCKET 研究的主要安全终点是利伐沙班和华法林首次出现大出血事件或临床相关的非大出血事件。利伐沙班组和华法林组分别发生 11 例和 22 例出血事件（每 100 例患者每年发生 1.26 例和 2.61 例，HR=0.48，95%CI 0.23～1.00）[77]。

利伐沙班的药效可通过凝血酶原时间、内源性凝血酶电位和抗凝血酶活性来衡量[78]。血栓弹力成像也可用于检测凝血酶抑制药的活性，以用于紧急决策，如急性脑卒中患者的静脉溶栓治疗[79]。有报道称凝血酶原复合物浓缩物可以逆转利伐沙班的药效[80]。由于这些逆转策略的临床疗效尚未得到充分评估，因此需要谨慎对待。

3. 阿哌沙班　阿哌沙班是一种 Xa 因子直接竞争性抑制药。AVERROES 研究是一项随机、双盲的临床试验，比较了阿哌沙班和阿司匹林对不适合或不愿接受维生素 K 拮抗药治疗的非瓣膜性心房颤动患者的疗效和安全性[81]。

试验剂量为 5mg 每天 2 次（94%）或 2.5mg 每天 2 次（6%）。阿司匹林的剂量为 81mg（64%）、162mg（27%）、243mg（2%）、324mg（7%），由研究人员自行决定。当中期分析发现阿哌沙班在预防脑卒中或系统性栓塞方面优于阿司匹林（每年 1.6% vs. 3.7%，HR=0.45，95%CI 0.32～0.62），并且主要出血发生率相似（每年 1.4% vs. 1.2%，HR=1.13，95%CI 0.74～1.75）时，研究终止。阿哌沙班在预防致残性或致死性脑卒中方面优于阿司匹林（每年 1% vs. 2.3%，HR=0.43，95%CI 0.28～0.65）。包括脑卒中、系统性栓塞、心肌梗死、血管原因死亡或主要出血事件在内的综合结果的净临床效益支持阿哌沙班优

于阿司匹林（每年 5.3% vs. 7.2%，HR=0.74，95%CI 0.6～0.9）[81]。

ARISTOTLE 研究是一个Ⅲ期临床试验，比较了阿哌沙班和华法林对心房颤动或心房扑动患者预防脑卒中（缺血性或出血性）或系统性栓塞的疗效[82]。试验剂量为 5mg 每天 2 次和 2.5mg 每天 2 次，调整华法林剂量使 INR 达到 2.0～3.0。此外，如果有临床需要，两组患者均允许每天服用多达 162mg 的阿司匹林。

在阿哌沙班组中，1.27% 的患者发生了脑卒中或系统性栓塞，而华法林组为 1.60%（HR=0.79，95%CI 0.66～0.95）。阿哌沙班的非劣效性（P<0.001）和优效性（P=0.01）均得到证实[82]。与缺血性或不确定性脑卒中相比（减少 8%），出血性脑卒中明显减少（减少 49%）。次要终点显示阿哌沙班组死亡率（3.52% vs. 3.94%，HR=0.89，95%CI 0.80～0.99，P=0.047）和大出血发生率（2.13% vs. 3.09%，HR=0.69，95%CI 0.60～0.80，P<0.001）更低[82]。

4. 艾多沙班　艾多沙班是一种口服 Xa 因子抑制药，其 50% 通过肾代谢，每天服用 1 次。ENGAGE-TIMI48 研究随机选取 21105 名中高危非瓣膜性心房颤动患者，分别服用华法林、低剂量艾多沙班（30mg/d）或高剂量艾多沙班（60mg/d）[83]。主要疗效终点是脑卒中或系统性栓塞。大出血是主要安全终点。华法林组系统性栓塞和脑卒中的发生率为 1.5%，而高剂量艾多沙班组为 1.2%（HR=0.79，97.5%CI 0.63～0.99，P<0.001），低剂量艾多沙班组为 1.6%（HR=1.07，97.5%CI 0.87～1.31，P=0.005）。华法林组大出血发生率为 3.4%，高剂量艾多沙班组为 2.8%（HR=0.80，95%CI 0.71～0.91，P<0.001），低剂量艾多沙班组为 1.6%（HR=0.47，95%CI 0.41～0.55，P<0.001）[83]。

5. 逆转剂　伊达鲁珠单抗是一个单克隆抗体片段，它可以结合达比加群并中和其活性。一项前瞻性队列研究调查了 90 名服用达比加群后出现严重出血或需要紧急手术的患者。5g 的伊达鲁珠单抗能在几分钟内逆转达比加群的抗凝血作用，在 72h 内发生 1 次血栓事件[84, 85]。

Andexanetα 是一种重组 Xa 诱导蛋白。对 67 名因使用 Xa 因子抑制药而出现大出血的患者使用 Andexanet 治疗，79% 的受试者在 12h 止血恢复，

18% 的受试者在 30 天内发生血栓事件[86, 87]。

（六）新型口服抗凝药的比较

抗凝药之间没有直接的比较，然而，这些新型口服抗凝药的一些特点能使它们相互区别开来。

服用达比加群期间心肌梗死发生率略高于华法林[88]。此外，达比加群和利伐沙班的胃肠道出血发生率均高于华法林[72, 76]。与华法林相比，阿哌沙班并不会增加胃肠道出血的发生率[82]。与华法林相比，达比加群（150mg，每天 2 次）可降低出血性和缺血性脑卒中的发生率[72]。阿哌沙班除了减少出血和缺血性脑卒中，也可减少全身出血[82]。

对于服用华法林依从性差的患者不应换用新型口服抗凝药，因为漏服短效抗凝药可能比漏服华法林危害更大，因为后者的半衰期可达数天[89]。喜欢每天 1 次用药或者对每天 2 次用药依从性差的患者可以服用利伐沙班。肝功能不全的患者不应使用新型抗凝药，因为这三种药物都会不同程度地经过肝代谢。

从理论上讲，逆转心房颤动和维持窦性心律可能降低脑卒中的风险。心房颤动的心律管理随访研究（Atrial Fibrillation Follow-up Investigation of Rhythm Management，AFFIRM）比较了心房颤动患者随机分为节律控制和心率控制策略治疗的结果[90]。这项研究的目的之一是描述两组患者脑卒中发生率的差异。AFFIRM 研究的目的是对比仅使用心率控制的患者和使用节律控制、药物治疗和抗凝治疗患者的死亡率。心率控制组和节律控制组主要终点死亡率无显著差异（$P=0.078$）[90]。随访 5 年，两个治疗组中 94% 的患者均未出现缺血性脑卒中[91]。治疗方式对缺血性脑卒中的发生无显著影响。

（七）左心耳封堵术在心房颤动预防脑卒中方面的应用

研究表明，心房颤动患者中超过 90% 的血栓来源于 LAA[92]，LAA 结构和功能与心房颤动患者的脑卒中风险有关。例如，LAA 峰值血流速度降低与血流停滞风险的增加、血栓形成和脑卒中风险增加相关。此外，越来越多的证据表明 LAA 的形态可能有助于心房颤动患者的风险分层[92]。虽然经食管超声心动图是评估 LAA 结构和功能的金标准，但研究表明，这些可以通过直接或间接的心脏成像技术，如

心脏 CT 或心脏 MRI 来评估[92]。因此，LAA 封堵已成为心房颤动患者的重要治疗靶点。

一些 LAA 封堵器已经在心房颤动患者中进行脑卒中预防测试，但大多数证据来自使用 WATCHMAN LAA 封堵器的研究。PROTECT AF 研究纳入 707 名心房颤动患者，随机分配到 WATCHMAN 组（$n=463$）和华法林组（$n=244$），主要疗效终点是脑卒中（缺血性或出血性）、系统性栓塞或心血管死亡，平均随访 2.3 年[93]。这项研究显示，WATCHMAN 组主要疗效终点发生率低于华法林组（RR=0.71，95%CI 0.44%～1.30%），但心包积液发生率较高（5%）[93]。随后进行了前瞻性随机评估（PREVAIL 研究），对比观察 WATCHMAN LAA 封堵器在心房颤动患者和长期华法林治疗患者中的疗效。研究共纳入 407 名患者，随机分为 WATCHMAN 组和华法林组（2:1），主要疗效终点是脑卒中、系统性栓塞或心血管死亡。经过 18 个月的随访，两组之间事件发生率相似（WATCHMAN 组为 6.4%，而华法林组为 6.3%），未达到预先设定的非劣效性标准[94]。此外，随访过程中观察到的并发症发生率低于 PROTECT AF 研究。最近公布了两项研究的五年随访数据，WATCHMAN 组与华法林组的主要终点发生率（HR=0.82，$P=0.27$）和脑卒中及系统性栓塞发生率（HR=0.91，$P=0.87$）均相似。另一方面，WATCHMAN 组缺血性脑卒中和系统性栓塞发生率无显著升高（HR=1.71，$P=0.080$），但出血性脑卒中、术后出血（HR=0.20，$P=0.0022$）和全因死亡（HR=0.59，$P=0.027$）均显著减少。虽然 WATCHMAN 组患者的缺血事件发生率较高令人担忧，但两组患者的脑卒中 / 系统性栓塞的总体发生率相似，WATCHMAN 显著降低了出血并发症，这使得 WATCHMAN 有希望成为一个替代方案，用于有出血风险的患者，在这种情况下，6 周的口服抗凝药物治疗以及后续 6 个月的双联抗血小板治疗（WATCHMAN 植入后）被认为是安全的[95]。

由于 WATCHMAN 研究并没有选择有大出血风险的患者，因此需要更多的研究来进一步调查 WATCHMAN 在这个患者群体中的获益，并研究与直接口服抗凝血药相比，其是否同样有效。

二、心肌病

心肌病是继心房颤动之后心源性脑卒中的第二

大常见病因，其脑卒中相对风险增加了 3 倍[96]。

射血分数是衡量左心室功能的可靠指标，正常值在 50%～70%。EF 下降会导致左心室充盈压升高和每搏输出量降低，从而导致全身血流量减少。每搏输出量降低会造成左心室内血液相对停滞并促进血栓形成，从而增加血栓栓塞事件的风险。心肌病能分为扩张型或肥厚型。当室壁厚度增加并伴有左心室舒张内径增大时，则会出现扩张型心肌病。

在使用阿司匹林或华法林治疗充血性心力衰竭患者中，每年的总脑卒中风险在 1%～4%[97, 98]。左心室功能障碍研究（Study of Left Ventricular Dysfunction，SOLVD）阐明了栓塞性脑卒中风险与心室功能恶化之间的关系[97]。SOLVD 研究发现，华法林和阿司匹林均降低了心力衰竭患者的死亡率或住院率，但只有华法林减少了心力衰竭恶化引起的死亡。左心室 EF 降至 28% 以下时，栓塞性脑卒中的风险是 EF 为 35% 时的 2 倍，较低 EF 值的患者也可以单独服用阿司匹林（SAVE 试验中的 RRR 为 56%）[99]且无出血并发症。

华法林和阿司匹林治疗慢性心力衰竭（Warfarin and Aspirin Therapy in Chronic Heart Failure，WATCH）研究比较了左心室功能不良患者使用阿司匹林 160mg/d、氯吡格雷 75mg/d 和华法林（INR 为 2.5～3.0）的疗效[100]。两组之间主要终点即首次发生死亡、非致命性心肌梗死或非致命性脑卒中的时间没有显著差异（P=0.57）[100]。虽然华法林组非致命性缺血性脑卒中的发生率低于阿司匹林组，但该组出血并发症发生率高于阿司匹林组[100]。

华法林与阿司匹林治疗心脏射血分数降低患者（warfarin versus aspirin in patients with Reduced Cardiac Ejection Fraction，WARCEF）研究是一项随机、双盲、多中心临床试验，该研究比较了华法林（INR 为 2.5～3.0，目标为 2.75）与阿司匹林（325mg/d）对左室射血分数≤35% 患者的全因死亡率和脑卒中（缺血性和出血性）的疗效。两组的主要复合终点没有显著差异（P=0.40）[101]。

根据这些研究结果，心房颤动患者和曾发生过血栓栓塞（系统性或肺栓塞）或有左心室血栓的严重心力衰竭患者应给予口服抗凝治疗（INR 为 2.0～3.0）。此外，一些脑卒中影像学提示有心源性栓塞证据的高危患者可以考虑抗凝治疗。围产期心

肌病会导致左心室功能障碍和心力衰竭，发病率为 1/4000～1/1000[102, 103]。它与血栓栓塞风险增加有关，是最常见的严重并发症，占 6.6%[103]。由于存在较高的血栓栓塞风险，建议在妊娠期和产后前 2 个月对围产期心肌病患者进行抗凝治疗，肝素和普通肝素在妊娠期间是安全的。

心肌炎也可导致心肌病，发病率为 22/10 万。大约 20% 的心肌炎患者可能发展为扩张型心肌病，如果这些患者发生脑卒中，可以考虑进行抗凝治疗[104, 105]。缺血性左室壁瘤会增加血栓栓塞的风险，然而，在没有明确有血栓证据的情况下，抗凝的疗效尚不清楚，因此建议进行个体化治疗。临床决定应考虑个体化差异，并就风险与获益与患者进行充分沟通。

三、心肌梗死

心肌梗死幸存者的脑卒中发生率大约是每年 1%～2%，脑卒中风险在心肌梗死后 3 个月内升高[107, 108]。

心肌梗死后长期使用抗凝药可以降低 75% 的脑卒中发生率，但是，该数值仅代表每年 1% 的 ARR。与此同时，抗凝治疗（INR 为 2.5～4.5）会使脑出血的风险增加 10 倍，或每年增加 0.4%[109]。除此之外，ICH 的死亡率和致残性均高于缺血性脑卒中。总之，我们使用抗凝药治疗 1000 名未经筛选的心肌梗死幸存者，可以防止每年大约 10 例脑卒中，而在接受治疗的 1000 名患者中，有 4 名患者会出现致残性或致命性脑出血，因此，净获益很小。阿司匹林降低了既往心肌梗死患者的脑卒中发病率（RRR=30%），但 ARR 非常小（＜0.5%）。由于净获益很小，不推荐未经筛选的心肌梗死幸存者口服抗凝药来预防脑卒中。

然而有研究证实，一些有高缺血性脑卒中风险的既往心肌梗死患者可以从抗凝治疗中获益。前壁心肌梗死患者比其他部位的心肌梗死患者有更高的脑卒中风险[110]。心肌梗死后左心室血栓形成会导致更高的栓塞性脑卒中发病率（心肌梗死后 6～12 个月为 5%～10%）[111]。20% 的心肌梗死患者可能发生左室附壁血栓，累及心尖的前壁心肌梗死发生左室壁血栓的风险高达 40%，附壁血栓的形成仅限于梗死区[112]。

简而言之，当出现心室血栓时，抗凝药可将脑卒中风险降低 60%。因此，在检测出心室血栓后需

要 3~6 个月的抗凝治疗。慢性血栓（6 个月以上）的栓塞风险较低，只有在血栓活动期或血栓突出的患者才需要进行抗凝治疗[113]。

总之，未经筛选的急性心肌梗死患者口服抗凝药（INR 为 2.5~4.8）并没有实质性益处。既往有心肌梗死和心房颤动或急性左室血栓的患者发生栓塞性脑卒中的风险很高，推荐这些患者接受抗凝治疗（INR 为 2.0~3.0）以预防脑卒中。现有证据显示，左心室血栓患者应口服抗凝治疗至少 6 个月，然后进行超声心动图检查以对患者的左心室血栓情况进行再评估。

四、心脏瓣膜病

在心脏瓣膜置换术之前，以风湿性二尖瓣疾病为代表的心脏瓣膜病会造成很高的系统性栓塞风险。目前，几乎所有先天性或后天性心脏瓣膜病患者都需接受人工心脏瓣膜置换术。因此，对于大多数瓣膜性心脏病患者，抗栓治疗策略取决于瓣膜置换术后的血栓栓塞风险。有关先天性瓣膜病患者抗栓治疗的数据有限，所有的建议均基于临床经验。

巨大兰伯赘生物（giant Lambl's excrescence，GLE）和瓣膜束异常原因不明（肿瘤性、错构瘤性或修复性），其外观呈叶状或柄状，主要起源于左侧瓣膜表面（主动脉多于二尖瓣）。GLE 的栓塞风险难以量化，但似乎与大小和活动性成正比。药物治疗通常是首先使用抗血小板药物，如果出现复发性脑缺血事件，对于较大（超过 1cm）的活动性病变，可以考虑抗凝治疗或手术切除[115, 116]。

（一）风湿性二尖瓣疾病

在所有先天性瓣膜疾病中，风湿性二尖瓣疾病发生系统性栓塞的风险最高。系统性栓塞的发生率每年在 2%~5%[117]。因此，可以推测风湿性二尖瓣病患者一生中至少有 1/5 的概率会出现系统性栓塞症状[117]。二尖瓣狭窄的栓塞风险高于二尖瓣反流，若合并心房颤动其栓塞风险可增加约 7 倍[117]。此外，风湿性心脏病患者发生系统性栓塞的风险随着年龄的增长而增加，EF 值降低的患者发生系统性栓塞的风险更高。出现首次栓塞事件后，30%~65% 的患者会出现复发性栓塞，超过一半的复发性栓塞发生在第 1 年内，大多数患者发生在前 6 个月[117]。

尽管长期抗凝治疗效果未在该人群进行随机试验研究，但观察性研究已经证实抗凝治疗在减少系统性栓塞事件方面的有效性。鉴于这些数据，所有患有风湿性二尖瓣疾病和心房颤动的患者均应进行长期抗凝治疗。由于复发率高，风湿性心脏病和缺血性脑卒中患者也应接受抗凝治疗。建议抗凝治疗目标 INR 为 2.5，如果在充分抗凝的情况下出现复发性栓塞，目标 INR 应增加至 3.0，或加用阿司匹林 81mg/d。

（二）人工心脏瓣膜

系统性栓塞严重威胁到心脏瓣膜置换术患者。机械人工心脏瓣膜患者的栓塞发生率很高，即使在接受正规抗凝治疗的患者中，每年栓塞发生率也有 2%[118]。人工主动脉瓣栓塞发生率约为每年 0.5%，人工二尖瓣栓塞发生率为每年 1%，同时具有人工主动脉瓣和二尖瓣的患者每年栓塞发生率为 1.5%[118]。二尖瓣病变如位置异常、多叶瓣或球形瓣其栓塞发生率更高。心房血液淤滞是血栓形成的危险因素，受瓣膜类型和位置、是否合并心房颤动和是否植入心室起搏器的影响。心房颤动和左心房扩大在二尖瓣疾病患者中更常见[118]。

推荐所有机械人工瓣膜患者长期抗凝治疗以预防栓塞性脑卒中和瓣膜血栓形成。此外，对于接受二尖瓣生物瓣膜置换术的患者，也建议在术后 3 个月内进行抗凝治疗，3 个月后可口服阿司匹林替代抗凝治疗，前提是患者没有心房颤动、左心房扩大（超过 55mm）、植入心室起搏器、心房血栓或血栓栓塞的证据[119]。对于接受主动脉瓣生物瓣置换术的窦性心律患者可能不需要抗凝治疗，因为脑卒中率相对较低。

既往研究认为，机械瓣膜的抗凝治疗目标 INR 是 3.0~4.5。现在人们认为，主动脉机械瓣膜术后维持 INR 为 2.0~3.0，二尖瓣机械瓣膜术后目标 INR 维持在 2.5~3.5 同样有效。华法林联用抗血小板药物（如阿司匹林）可进一步降低二尖瓣机械瓣膜栓塞风险，但这种治疗策略可能会增加出血的风险（加用阿司匹林后主要是轻微出血）。

人工瓣膜患者抗栓治疗预防脑卒中成功与否受假体类型、左心房血液淤滞状态、基础心血管疾病和抗栓治疗耐受性所影响。最佳或合适的抗凝强度，以及患者是否需要联用抗血小板药物，取决于前面提到的一些风险因素和瓣膜类型。

目前的建议如下：对接受主动脉瓣机械瓣（圣犹达医疗 / 双叶瓣或美敦力球倾斜圆盘机械瓣）置换的窦性心律患者，应使用口服抗凝药维持 INR 在 2.0～3.0，对接受二尖瓣机械瓣（倾斜瓣和双叶机械瓣）置换的患者，维持 INR 在 2.5～3.5。如果患者出血风险较低，建议加用抗血小板（低剂量阿司匹林）药物治疗[119]。

直接口服抗凝血药预防人工瓣膜患者血栓栓塞的安全性和有效性尚不清楚。评估心脏瓣膜置换术后患者口服达比加群酯安全性和药代动力学的 II 期临床研究（RE-ALIGN）将 252 名机械二尖瓣或主动脉瓣患者随机分为两组，分别以 2∶1 的比例接受达比加群或华法林治疗，由于中期安全性分析确定达比加群组患者存在过度风险，并且无益处，该研究被提前终止[120]。达比加群与华法林治疗生物瓣膜置换术后心房颤动的对比研究（Dabigatran Versus Warfarin After Bioprosthesis Valve Replacement for the Management of Atrial Fibrillation Postoperatively，DAWA）旨在评估达比加群在生物瓣二尖瓣和（或）主动脉瓣置换术及心房颤动患者中的疗效和安全性，由于入组率太低，该研究被提前终止。一项小型试点研究显示，用药 90 天时，华法林组 1 名患者（8.3%）出现心内血栓，1 名患者（8.3%）出现缺血性脑卒中，达比加群组 1 名患者（6.7%）出现可逆性缺血性神经功能缺损，华法林组有两名患者（16.7%）发生出血，达比加群组有一名患者（6.7%）发生出血，这一结果为未来的研究提供了假设，以比较达比加群与华法林在生物人工心脏瓣膜患者这一群体中的疗效[121]。对纳入 ARISTOTLE 研究的 104 名生物瓣膜患者（阿哌沙班 *n*=55 和华法林 *n*=49）的亚组分析显示，阿哌沙班和华法林在任何终点方面的事件发生率均无差异[122]。纳入 48 例生物人工心脏患者（*n*=191，占总试验人群的 0.9%）的 ENGAGE AF-TIMI 研究结果显示，高剂量或低剂量艾多沙班组的脑卒中或系统性栓塞发生率与华法林组相似（E60 vs. 华法林：HR=0.37，95%CI 0.10～1.42，*P*=0.15；E30 vs. 华法林：HR=0.53，95%CI 0.16～1.78，*P*=0.31）[123]。

尽管这些结果令人振奋，但仍缺乏随机对照试验来验证直接口服抗凝血药在生物瓣膜和机械瓣膜患者中的有效性。因此，目前指南仍推荐这些患者口服华法林预防血栓栓塞[124]。

在接受充分抗凝治疗的患者中，脑卒中的发生率约为每年 1%，大多数栓子较小，只留下轻度功能缺陷。当接受抗凝治疗的患者发生脑卒中时，通常应进行经食管超声心动图以寻找感染性瓣膜赘生物、血栓、自发性回声和心房血栓。如果怀疑左心房栓塞，可以提升抗凝治疗强度，但如果脑卒中归因于脑血管疾病或瓣膜相关血栓，可加用抗血小板药物[119]。

五、感染性心内膜炎

在抗生素出现之前，瓣膜感染或心内膜炎造成非常高的脑栓塞发生率（70%～90%），而随着抗生素的出现，脑栓塞发生率逐渐降低（12%～40%）[126]。基于血培养结果的特异性抗生素治疗仍然是心内膜炎的一线治疗方法[126-128]。由于早期脑出血的发生率较高，而且不能降低先天性瓣膜性心内膜炎的栓塞发生率，抗凝治疗仍存在争议或禁忌。但是如果中断抗凝治疗，机械人工瓣膜患者发生栓塞的风险可能更高[128]。考虑到栓塞和颅内出血的风险，关于人工瓣膜心内膜炎患者抗凝治疗的持续时间和强度仍存在争议[128]。人工瓣膜心内膜炎也可能会造成脑栓塞，栓塞部位可能会出现感染的微小病灶（尤其是金黄色葡萄球菌）或形成易发生脑出血的微动脉瘤。人工瓣膜心内膜炎患者在抗凝治疗上进退两难，缺血性脑卒中的风险必须与脑出血的风险相平衡。我们建议仔细评估患者的瓣膜类型和位置，以及是否存在心房颤动，以衡量缺血和出血的风险。例如，如果患者因心内膜炎发生大面积缺血性脑卒中，抗凝治疗会增加脑出血的风险，此时可能需要延迟或不进行抗凝治疗。此外，颅内血管成像有助于风险分层，它可以显示破裂风险高的隐匿性真菌性动脉瘤，在开始抗凝治疗前，应尝试治疗这些动脉瘤[128]。

早期手术通常用于心力衰竭、未能控制的感染和预防复发性栓塞事件[129]。最近，感染性心内膜炎的手术率有所增加，患者临床预后有所改善，特别是与全身栓塞相关事件发生减少[130]，但是这种方式在进行推广前需要在更大的随机对照试验中进行验证，然后才能成为治疗的标准。

六、卵圆孔未闭

卵圆孔未闭（PFO）发生率增高，部分归因于心脏成像技术的进步。多个病例对照研究证实 PFO 都与脑卒中有关，尤其是在没有其他明确脑卒中病因的年轻人中。PFO 是一个潜在的反常栓塞通道[131-133]，然而，它与脑卒中的关系、预后及治疗的意义尚不明确。在大约有 18% 正常对照组中，超声心动图发现房间隔有分流[134]，尤其是在收缩早期或 Valsalva 动作诱发活动期间（如咳嗽）[135]。经食管超声心动图可以直接显示卵圆窝和 PFO 的大小，是诊断 PFO 的 "金标准"。TCD 超声检查可以检测到绕过肺毛细血管进入脑循环的注射微泡，这一结果与大多数经食管超声心动图证实的 PFO 有关[136]。尸检发现 PFO 孔径的大小为 1～9mm，分流量取决于 PFO 的大小和心房压差[137]。

现有几项研究表明，在患有 TIA 或缺血性脑卒中的年轻患者中，PFO 的发病率逐渐增加（约 40%，范围 32%～48%）[138]，尤其是那些不明原因缺血性脑卒中的患者，其患病率超过 50%[138]。PFO 发病率差异之大一定程度上反映了观察者对房间隔异常的诊断能力。在患有脑缺血的年轻人中，PFO 的发生率增加了 2～3 倍，而在没有脑卒中传统风险因素的年轻人中 PFO 与不明原因脑卒中明显相关。在老年脑卒中患者中，PFO 的患病率较低，可能是因为 PFO 作为独立风险因素被其他更容易导致脑卒中的因素所掩盖[139]。PFO 与缺血性脑卒中明显相关，通常见于 55 岁以下的患者中[140]。由于 PFO 在正常人群中也很常见，所以确定 PFO 与脑卒中的相关性十分重要。因此，PFO 合并房间隔瘤（atrial septal aneurysm，ASA）的患者可能构成脑卒中风险增加的一个亚组[141]。ASA 是指卵圆窝内的房间隔膜持续 15mm 的节段性弯曲，超出房间隔平面 11～15mm，或者是相同距离两侧的阶段性偏移[141]。因此，ASA 可能是通过 PFO 右向左分流形成原位血栓的基质，随后通过 PFO（从右侧至左侧循环）。

PFO 相关的脑卒中机制被认为与反常栓塞有关。当起源于静脉系统或右心室的栓塞物质绕过肺血管分流进入体循环时，就会发生反常栓塞。然而，这种机制只在少数病例中得到了证实，在这些病例

中，检测到有栓子通过 PFO。在脑卒中和 PFO 患者中很少发现静脉血栓栓塞来源[142, 143]。患者未发现静脉栓塞来源并不能不排除反常栓子，因为在许多情况下，人们对骨盆或下肢深静脉血栓形成认识不足。脑卒中的另一个潜在机制是 PFO 或 ASA 局部血栓形成[143]。在一项纳入 503 名脑卒中患者的前瞻性研究中，根据 TOAST 标准，隐源性脑卒中患者 PFO 的比例为 34%，PFO-ASA 的比例为 14%，而已知脑卒中原因的患者 PFO 或 PFO-ASA 的比例分别为 12% 和 4%（$P<0.001$）[144]。该研究还比较了 131 名年轻患者（55 岁以下）和 372 名老年患者（55 岁以上），结果发现年轻患者中 PFO 合并 ASA 与不明原因脑卒中的关系较其他已知的脑卒中原因更为密切（$P<0.049$）。年龄（$P<0.001$）高于已知脑卒中亚型。

PFO 患者的脑卒中机制尚不清楚，由于缺乏前瞻性数据，脑卒中复发的风险亦不确定。研究表明 PFO 患者脑卒中复发率在 1%～2%[145, 146]。一项对 581 名接受阿司匹林治疗的不明原因脑卒中患者进行的前瞻性研究表明，随访 4 年时，PFO 患者（$n=216$）脑卒中复发的风险为 2%，PFO 合并 ASA 患者（$n=51$）为 15%，而不存在 PFO 或 ASA 的患者为 4%。该研究中只有 10 例患者仅患有 ASA，并且该组中未见复发性脑卒中。研究结果显示，PFO 合并 ASA 的患者其脑卒中风险显著增加（RR=4，95%CI 1～12）。PFO 单独存在时，无论其大小如何，均不影响脑卒中的风险[146]。

2002 年，WARSS 的子研究（即 PICSS）结果公布。630 名患者首先接受经食管超声心动图检查，其中 PFO 患者占 34%，然后随机分为华法林（INR 为 2.0）和阿司匹林两组。结果显示，两组之间的脑卒中发生率相似。分析 PFO 与所有或不明原因脑卒中的相关性发现，PFO 并不会改变事件发生率。程度较重的 PFO 患者或 PFO 合并 ASA 患者（占总数的 12%）使用华法林没有获益[138]。

因此，可以合理地推测，通过手术或装置关闭 PFO 可以预防反常性栓塞患者的脑卒中复发。自 2012 年以来，已经公布了三项主要的临床试验结论，即 CLOSURE I、RESPECT 和 PC，它们比较了药物治疗与装置封堵 PFO 的疗效[147-149]。CLOSURE I 研究使用 STARFLEX 装置，而 RESPECT 和 PC 试

验使用 AMPLATZER 装置。这些试验的初步结果显示两种方法的疗效没有任何显著差异，出现这一结果的主要原因之一就是人群复发的风险较低。然而，最近发表的 CLOSE、Gore-REDUCE 和 DEFENSE-PFO 试验结果表明，与药物治疗相比，封堵 PFO 患者获益更大[150-152]。此外，RESPECT 试验延长随访时限后也发现，与药物治疗相比，封堵 PFO 也有潜在获益[153]。

几项 Meta 分析结果显示封堵 PFO 对缺血性脑卒中复发的疗效优于药物治疗（PFO 封堵术 0.53/ 每 100 个患者年 vs. 药物治疗 1.1/ 每 100 个患者年，OR=0.43，95%CI 0.21～0.90，RRR=50.5%，ARR=2.11%，NNT=46.5/3.7 年）[154]。然而，封堵 PFO 和药物治疗对全因死亡率的影响未见明显差异（0.18/ 每 100 个患者年 vs. 0.23/ 每 100 个患者年，OR=0.73，95%CI 0.34～1.56）。封堵 PFO 后术后并发症更多，尤其是新发心房颤动的发生率更高（1.3/ 每 100 个患者年 vs. 0.25/ 每 100 个患者年，OR=5.15，95%CI 2.18～12.15），但心房颤动多为一过性，72% 的患者在 45 天内自行复律。高危 PFO（较大分流和合并房间隔瘤）及影响大脑皮质的脑卒中患者往往从封堵 PFO（PFO 闭合 0.51/ 每 100 个患者年 vs. 药物治疗 1.43/ 每 100 个患者年，OR=0.39，95%CI 0.16～0.96，RRR=61.0%，ARR=3.3%，NNT=30/3.7 年）中获益更多。但是，低风险 PFO 患者封堵 PFO 和药物治疗之间的获益没有差异（0.96/ 每 100 个患者年 vs. 1.3/ 每 100 个患者年，OR=0.79，95%CI 0.43～1.43）[154, 155]。

考虑对隐源性脑卒中患者进行 PFO 封堵时，筛选患者十分重要。反常栓塞风险（Risk of Paradoxical Embolism，RoPE）评分是一种有用的评估工具，可以预测 PFO 相关的不明原因脑卒中的风险。这是一个满分为 10 分的量表，包括 5 个非年龄因素（糖尿病、高血压、吸烟、既往 TIA 或脑卒中，以及神经影像学检查中是否存在皮质脑卒中）及年龄因素（最多 5 分），每符合一项评分因素，即减去 1 分。当 RoPE 评分≤5 时，认为不明原因脑卒中和 PFO 患者的复发性脑卒中风险较高。但是，不建议仅依靠 RoPE 分数来评估不明原因脑卒中患者是否需要封堵 PFO[156, 157]。

对于隐源性脑卒中的年轻患者，可以考虑封堵 PFO，但应由心脏影像专家、心脏电生理专家、结构心脏病专家和血管神经科专家组成的多学科团队讨论决定。每一位考虑封堵 PFO 的患者都应对阵发性心房颤动、高凝状态和任何潜在的脑卒中机制进行全面评估，并应制订综合性计划用于术前、围术期和术后管理[158]。

七、主动脉弓疾病

主动脉弓疾病是一个容易被忽视但有可能导致严重栓塞性脑卒中的来源[159]。主动脉栓塞事件可能被错误地归类为隐源性脑卒中，除非进行经食管超声心动图检测主动脉弓的情况。升主动脉或近端斑块厚度为 4mm 的患者发生脑梗死的可能性是对照组的 7 倍（14.4% vs. 2%，P＜0.001）[159, 160]。对于非活动性主动脉斑块，他汀类药物治疗可能具有预防脑卒中的保护作用，但阿司匹林或华法林的疗效仍不确定[161]。

主动脉弓相关脑损伤研究（Aortic Arch Related Cerebral Hazard，ARCH）试图回答这个问题，但由于招募缓慢，并且无法检测两种治疗策略（阿司匹林＋氯吡格雷与华法林）的疗效差异，试验提前停止。阿司匹林＋氯吡格雷和华法林患者的主要复合终点（脑梗死、心肌梗死、周围性栓塞、血管性死亡或颅内出血）分别为 7.6%（13/172）和 11.3%（20/177）（P=0.2）[162]。

结论

心源性栓塞至少占缺血性脑卒中的 20%。通过现代超声心动图和长期心律监测，越来越容易检测到来源于心脏的栓子。而常见的临床困境是，检测到"次要风险来源"的心源性栓子是否会导致特定患者发生脑卒中。长期口服抗凝药在预防"严重"心脏异常（包括心房颤动）患者、接受人工心脏瓣膜治疗的患者及心肌梗死或心肌病导致的心内血栓患者的复发性脑卒中方面非常有效。在不久的将来，安全性和有效性更高的新型抗血栓药物将取代华法林，成为预防心源性栓塞性脑卒中的替代药物。

所用证据类别和级别的定义

第 I 类：有证据和（或）普遍同意该程序或治疗是有用和有效的条件。

第 II 类：对某一程序或治疗的有用性 / 有效性存

在相互矛盾的证据和（或）意见分歧的情况。

第Ⅱa 类：证据或意见的偏向有利于该程序或治疗。

第Ⅱb 类：证据或意见不能很好地确定该程序或治疗的有用性 / 有效性。

第Ⅲ类：有证据和（或）普遍同意该程序或治疗无效 / 有效，在某些情况下可能有害的情况。

治疗建议

证据水平 A：来自多个随机临床试验或 Meta 分析的数据。

证据水平 B：来自单一随机试验或非随机研究的数据。

证据水平 C：专家、案例研究或护理标准的共识意见。

第 65 章　脑卒中相关的临床试验设计

Design of Stroke-Related Clinical Trials

Adriana Pérez　Jordan Elm　Jeffrey L. Saver　著

毛如雪　万　梅　许卫攀　薛晓婕　译　　黄　申　刘雅芳　匡良洪　校

本章要点

- 试验需遵循均衡原则。
- Ⅱ期试验可以减少在Ⅲ期试验中无效治疗的数量。
- 常用的结果衡量指标有美国国立卫生研究院（NINDS）脑卒中量表评分（NIHSS）和改良 Rankin 量表评分。
- 妥善计划的自适应设计在保证研究数据的完整性和有效性的同时，允许中途修改试验设计。
- 没有哪一种单一的数据分析方法和样本量估计方法是适用于所有试验的。方法的选择取决于假定的结果分布和研究关注的问题。
- 4 个需要不同的检验效能计算和分析计划的假定受益结果的治疗模式，分别是：①神经保护作用，即对各种程度的脑卒中患者皆有轻微的效果；②早期血管再通作用，即对各种程度的脑卒中患者皆有实质效果；③后期血管再通作用，即对各种脑卒中患者有效，但对恢复全部功能的作用有限；④预期之外的健康转变效果。
- 汇总多个临床试验数据时，个体参与者数据的 Meta 分析优于研究水平数据的 Meta 分析。
- 进行脑卒中临床试验需遵守国际通用的法规、指南和伦理道德。
- 在急性脑卒中研究中，知情同意的例外情况可能是有用的。

　　分析已开展的有关临床试验的文献，本章阐述了与脑卒中预防和治疗相关临床试验的设计、分析、数据管理、伦理和监管等方面问题。临床试验被定义为"对一组个体进行干预并进行后续结果测量的试验，同时干预的结果将与未干预的结果进行比较"[1]。

一、何时进行脑卒中相关试验

　　进行随机临床试验的伦理层面需要权衡治疗可被患者接受，但治疗结果仍存在不确定性。如果潜在受试者或临床医生一致认为治疗是有益的（或有害的），那么随机化就变得不切实际，甚至不符合伦理

规范。例如，在完成最初的阳性试验后，因为阿替普酶对发病后 4.5h 内的缺血性脑卒中患者有良好的作用，所以此时不能拒绝在符合条件的患者中使用阿替普酶[2, 3]。因此，这排除了在符合条件的患者中使用安慰剂的情况。出于伦理方面的考虑，也会排除要求个体暴露于脑卒中相关危险因素的试验，例如吸烟，将不吸烟的受试者被随机分配到吸烟组或不吸烟组作为干预。

二、预防试验的类型

　　一级预防试验是对从未发生脑卒中的受试者进行干预评估。单纯的一级预防试验目前很少见，因

为合格的受试者必须带有某种疾病相关症状。评价针对血管危险因素（如高血压或高脂血症）药物疗效的一级预防性试验，通常设定包括脑卒中、心肌梗死和（或）血管原因导致的死亡作为复合终点。预防试验也可能为一级和二级预防试验的混合试验。例如，颈动脉血供重建内膜剥脱术对比支架置入术的临床研究（Carotid Revascularization Endarterectomy Versus Stenting Trial，CREST）是一项具有里程碑意义的脑卒中预防性试验，它比较了 CAS 与 CEA 治疗颈动脉疾病的疗效，纳入了两个试验群体，一个是既往脑卒中患者，另一个是有症状患者[4]。

二级预防试验针对既往有短暂性脑缺血发作或脑卒中的受试者进行干预评估，其目的是预防脑卒中复发和其他血管事件的再发。例如，针对 POINT 的纳入标准为 TIA 或轻型脑卒中患者[5, 6]。另一项二级预防性试验的纳入标准为：近期缺血性脑卒中患者，推定患者为脑栓塞，但无动脉狭窄、腔隙性或明确的心源性栓塞[7]。一项在 33 国进行的跨国二级预防试验的纳入标准为：非严重缺血性脑卒中或高危 TIA 患者，未接受静脉或动脉溶栓治疗，并且未被认为发生心源性栓塞性脑卒中[8]。

三、治疗试验

治疗性脑卒中试验评估针对已发生脑卒中患者的治疗方法，旨在改善脑卒中患者的预后，而不是预防首次或复发性脑卒中。这些试验大致可分为：①急性脑卒中试验，评估脑卒中发生后急性期治疗方法，以避免脑卒中进展及并发症的发生，并降低脑卒中后残疾或死亡的概率；②脑卒中康复试验，评估亚急性期到慢性期治疗方法的脑卒中康复试验，以增强神经修复或代偿功能，提高脑卒中后相关功能的恢复。美国国立神经系统疾病和脑卒中研究所开展的 rt-PA 研究[2]和 ECASSⅢ[3]旨在减少脑卒中后残疾，其中死亡被归类为最严重的残疾。由改良 Rankin 量表定义的三项急性脑出血患者的试验（INTERACT2、ATACH-2、DEFUSE3）采用死亡或严重残疾作为主要结局[9-11]。针对脑卒中后住院患者的护理人员，设计了很多结构化培训方案（TRACS）的随机对照试验，以日常生活活动能力为衡量指标，旨在减少脑卒中后残疾，减轻护理人员的负担和患者的护理费[12, 13]。

四、临床试验分期

临床试验大致分为早期探索性研究和最终确定性研究，不同时期会有不同的目标和分析要求。对于药物试验而言，尽管各期的命名和定义通常没有标准化，但在药物开发中有三个公认的时期：Ⅰ期为药代动力学、毒理和可行性的研究，Ⅱ期为确定无效性、扩展可行性和初步安全性，Ⅲ期为疗效的确定。对于与医疗器械相关的试验而言，其设计更为多变，但大致可以分为两个阶段：先导试验阶段[14]和关键阶段[15, 16]。可以设计单次试验来无缝衔接这些阶段。此外，药物在获得美国 FDA 或国际监管机构的批准上市后，可以进行上市后监督研究（称为药物的Ⅳ期临床研究），尤其是如果此类研究是监管机构批准的条件之一时。Ⅳ期临床研究评估药物治疗的长期效果，评估在广泛的临床实践中，是否获得Ⅲ期临床试验所表现出来的药物效果，监测罕见的药物不良反应，并可用于成本效益分析。

（一）Ⅰ期

Ⅰ期试验确定了对人体无高毒性的药物剂量、给药途径及临床药理。剂量探测的一般范围取决于所治疗疾病的严重程度。在癌症化疗的研究中，基础疾病普遍是致命的，相对来说较高水平的次致命的不良反应在治疗药物中是可以接受的。在这种情况下，Ⅰ期临床试验的目的是发现最大耐受剂量（maximum tolerated dose，MTD）。发生不可接受的毒性称为剂量限制毒性（dose-limiting toxicity，DLT）；因此，MTD 由 DLT 决定，MTD 为低于 DLT 的一个剂量水平。

大量脑卒中证据表明，脑血管病导致一定的致残率和死亡率，而不是统一的致命结果，进而具有严重毒性的药物剂量难以被接受。因此，对于将药物剂量增加至 MTD 的必要性目前尚无共识。相反，在Ⅰ期临床试验的初始阶段摸索药物毒性的剂量范围，往往是基于在动物实验中发现对脑卒中治疗的有效剂量，或对人类其他疾病的有效剂量。Ⅰ期临床研究选择的上限将是针对治疗的，其可能取决于以下因素，如该药物是否用于轻型脑卒中患者的长期预防（此情况下，即使极少发生的毒性事件也不被接受），或者该药物是否用于重型脑卒中患者的重度残疾或死亡的短期预防（此情况下，高毒性是可接受的）。此外，在脑卒中的 I 期临床研究中，对于 DLT 以下的不同毒性水平的标准定义也不太明确。一项由 NINDS 资助的 I 期研究旨在确定人血清白蛋白作为近期发生缺血性脑卒中受试者的神经保护药的 MTD[17]。由神经病学和心脏病学专家组成的安全评估委员会根据预先制订的指南对受试者每个剂量水平的记录进行评估，以确定在发病后 72h 内是否发生了严重的不良事件。DLT 是由委员会的每个成员审查每个剂量水平下所有受试者的结果图表，达成共识后确立。

在 I 期剂量递增试验中，初始最低剂量的选择各不相同。在癌症试验中，一种常见的方法是从导致啮齿类动物 10% 死亡率（LD_{10}）的 1/10 剂量开始。在脑卒中试验中，当毒性反应难以接受时，起始剂量可能是在实验动物中引起最大疗效剂量的 1/10 开始。每次剂量增加的百分比较小。经典的递增序列是"3+3"修订的 Fibonacci 方案，在该方案中，每个剂量治疗 3 名患者，如果未观察到毒性反应，则递增到下一个剂量，如果观察到毒性反应，则再测试另外 3 名患者。连续再评估方法（continual reassessment method，CRM）[18] 是 I 期研究的另一种设计，通过频数或 Bayesian 方法，利用所有先前接受过测试的患者信息，选择信息量最大的剂量用于下一个患者的测试。模拟研究表明，与 Fibonacci 方法相比，使用 CRM 方法可以更快地达到 MTD，从而减少受试者面临高剂量的风险[18]。例如，评估铁螯合剂甲磺酸去铁胺治疗的试验是一项 I 期剂量探索试验，使用的是一种对每 3 名患者持续重新评估的算法[19]。

（二）II 期

II 期试验是 I 期早期药代动力学、显著毒性反应研究与 III 期大型关键疗效试验之间的重要桥梁。II 期研究并不针对治疗效果得出明确的结论，但常用来证明昂贵且耗时的 III 期研究是否合理。II 期研究主要排除了明显无效的治疗，它们评估无效性、不良反应、毒性、治疗管理的后勤保障和项目试验成本[20]。Palesch 等[21] 解释了治疗性脑卒中试验的无效设计方面的问题。在 II 期脑卒中预防试验中，当未来 III 期研究的主要结果（新发脑卒中或死亡）需要

数年才能确定时，可采用生理学或替代性结果（如危险因素减少）作为主要结果。在 II 期治疗性试验中，当判断生物标志物具有较少的随机变异性且允许的样本量小于更多可变的临床终点时，可将生物标志物替代或辅助结果（如脑成像中梗死进展或出血进展的减少）[22, 23] 用作主要结果。如果某一特定药物的作用机制不存在此类生物标志物，治疗性 II 期脑卒中试验将使用与计划进行的 III 期试验相同的临床结果指标。II 期试验被进一步非正式归类为 II A 期和 II B 期，其中 II A 期试验较为初步，II B 期试验则更有力地确定了特定剂量的准备情况和进入已定 III 期试验的方法。

使用单臂设计和夸大的 I 型错误水平，可以使 II 期研究比 III 期研究采用更小的样本量、更少的时间和更少的资源。以历史数据作为参考的单臂 II 期研究的优势在于，与具有相同误差和效应量参数的随机、内部对照研究相比，它所需的样本量更小。单臂设计的一个关键假设是，伴随而来的疾病治疗和结局未随着时间的推移而改变，因此历史对照是当前患者的准确表征。另一个关键要求是，在新试验中，应与历史对照中相同的方式收集相同的测量结果。例如，在两项 NINDS rt-PA 研究试验中，历史对照数据和新实验都使用了一个共同来源的改良 Rankin 量表[24]，对患者存在的所有疾病的残疾情况进行了评分，而不仅仅是检查者推断的脑卒中所致的疾病[25]，美国国立卫生研究院脑卒中量表是根据"给提供项目进行打分"来收集数据的，而不是因为希望受试人员基于疾病知识有不同的反应，从而进行鼓励重复测试[26]。一些较新的试验更改了 Rankin 和（或）NIHSS 的说明，以使测量更具体地针对当前的脑卒中或病理生理预期，但这也会造成得分与之前的试验不具有直接可比性。如果历史对照的有效性不确定，则试验中必须包括一个同期对照组，但单臂设计和夸大的 I 型错误水平仍将导致 III 期设计中样本量的减少[21, 27]。一项已完成的 II 期脑卒中治疗试验，静脉和动脉内联合应用 t-PA[28]，前后对比被认为有价值后，才进入到 III 期试验[29, 30]。

II 期试验中也可用于从一组剂量中选出可耐受剂量，或从一组治疗剂量中选出"最佳"的剂量[31]。在一项肌萎缩侧索硬化症的研究中，研究者将剂量选择研究与 II 期无效性研究相结合[32]，该设

计可能适用于脑卒中剂量研究的设计。Bayesian 剂量发现研究也可能适用，并已在几个 II 期试验中使用，包括通过抑制中性粒细胞进行急性脑卒中治疗（ASTIN）[33] 试验和阿加曲班联合 rt-PA 治疗急性缺血性脑卒中（ARTSS-2）[34] 试验。Bayesian 剂量预测试验需要就先验知识水平达成一致意见，或更频繁地使用中性先验知识；确认是否可以快速评估结果，以及评估研究者减少偏倚的能力[35, 36]。

当受试者受限于新疗法的开发速度时，II 期设计尤其具有吸引力。成功的 II 期研究不能保证成功的 III 期试验[37, 38]。但是，使用 II 期设计可以减少无效的 III 期研究的数量，并可以全面降低长期试验成本[21, 39, 40]。

（三）III 期

在一项随机的 III 期临床试验中，无论其是预防性的还是治疗性的，每个受试者都被随机分配到干预组或对照组（安慰剂、常规治疗、针对该疾病的最佳药物治疗等）。一项设计良好、执行良好、随机、盲法、平行对照的 III 期临床试验是治疗与临床效果之间关联强度的最终证据（或缺乏证据）[1]。

考虑到新疗法的不良反应更少或成本更低，证明一种疗法与另一种当前疗法一样有益可能是有意义的。要证明一种疗法与另一种疗法的等效性或非劣效性，需要采用专门的方法来设计和分析[41-43]。

五、预后指标

所有临床试验在开展前，首先要明确界定待研究的问题和预期的疗效。大多数一级和二级预防试验通常使用以下几种预后指标：①新发脑卒中；②新发非致命性脑卒中；③新发非致死性心肌梗死；④血管性猝死。需要在几年内进行长期随访，以观察到足够多的结局事件。

预防试验必须获取充足的信息以弄清新发脑卒中和（或）血管性猝死，并尽量低成本保证试验进行。一种常见的方法是使用经验证的简短筛查访谈来确定症状的发生，以及阳性筛查（即详细的体格检查和影像学检查）和由中央临床事件盲审专家委员会进行的事件审查。无症状脑卒中的验证[44] 和 ACAS 中的短暂性脑缺血发作或脑卒中算法[45] 是大型脑卒中试验中常用的工具，用于识别潜在的脑卒中事件。

上报的潜在脑卒中事件分为脑卒中或假性脑卒中，由中央事件委员归类脑卒中亚型，对分配疗法设盲。脑卒中事件的判断和分类代价高、耗时长。在选择性试验中，尤其在 II 期，预防研究也可能采用影像学结果，因为影像学结果发生的频率高于临床事件，例如发生新的隐匿性脑梗死或白质高强度进展[46, 47]。

急性脑卒中治疗试验通常以脑卒中发生后 3～6 个月的功能状态作为主要预后指标，因为此时间节点反映了脑卒中指标恢复后的最终功能状态。此外，长期随访除了产生额外的费用，也不能提供重要的附加信息。急性脑卒中试验中最常见的预后指标是改良 Rankin 量表[24]，这是一种 7 级整体残疾量表，涵盖了从无症状到死亡的全部功能预后。然而，没有一种预后指标可以衡量脑卒中恢复后的各个方面。在 NINDS rt-PA 脑卒中研究中，研究者采用四种预后指标将受试者分为预后良好（轻度或无残疾）或预后不良，即改良 Rankin 量表[24]、Barthel 指数[48]、NIHSS[49] 和 Glasgow 预后量表[50]。这四种预后指标结合起来形成了一个整体的预后指标[2, 51]。NINDS 公共数据要素项目使用了这些量表的验证版及其他一些强烈推荐的量表[52]。影像学结果也常作为辅助或替代预后指标，例如急性脑出血治疗试验中的血肿增长和新型血管内取栓装置试验中的动脉再灌注[22, 53]。如果一项试验计划使用新的预后指标或在一个新的人群中使用现有的预后指标，那么该预后指标在使用之前，应该在类似受试者中得到验证[54, 55]。

康复治疗试验通常采用主要预后指标量表作为疗效量表，评估通过干预措施特定功能区域的恢复情况[56]，如运动功能的 WolfMotor 运动功能测试[57]、痉挛状态的改良 Ashworth 量表[58]、语言功能的费城命名测试[59] 和偏侧空间注意的行为注意障碍测试[60]。

脑卒中常用的生活质量测量包括对一般健康相关生存质量的评估，如 EQ-5D 评分[61]，以及对脑卒中特定生存质量评估，如脑卒中专用生存质量量表（SS-QOL）[62] 和脑卒中影响量表（SIS）[63]。这些指标通常被用作次要预后指标，但在特定的环境下，例如在家庭支持的替代方法的试验中，它们被用作主要预后指标[61, 64]。

六、III 期纳入和排除标准

纳入和排除标准用于筛选研究对象。研究者可能希望通过排除那些可能不会因研究治疗而使研究结果发生改变的受试者，来给出一种治疗"成功"的结果，例如那些年龄较大或 NIHSS 评分较高、脑成像上大面积不可逆梗死，或其他某些脑卒中亚型的受试者。如果怀疑有危险因素的患者治疗疗效甚微或无疗效，而没有危险因素的患者从治疗中获益可观，那么就意味着治疗与危险因素的相互作用。如果预计与治疗没有相互作用（无论有无危险因素的患者都有望从治疗中获益，无论如何进行治疗分配，有危险因素的患者会比无危险因素的患者疗效差），那么就没有充分的理由排除这些受试者。

　　进入试验的标准越苛刻，结果就越不具有普遍性。排除具有特定脑卒中亚型的潜在受试者或仅纳入大型专科诊所的患者的试验可能无法提供适用于所有脑卒中患者研究数据。如果治疗看起来有效，比试验人群更广泛的患者可能在未明确真正疗效的情况下接受治疗。过于严格的入组标准可能会限制老年人和更有可能患有合并症的患者入组，而他们却最需要新的脑卒中预防或治疗方法。处于预后不良风险较高的潜在受试者也是治疗的潜在"反应者"。

　　表 65–1 显示了 NINDS t-PA 脑卒中研究发表的数据[65]。预后良好的受试者比例随着年龄的增长和 NIHSS 评分的增加而降低。但相较于安慰剂组，t-PA 治疗组预后良好比例更高（在年龄 –NIHSS 亚组中为 14/16）。在 NIHSS 评分最高的年龄最大的患者中，任何一组都没出现良好疗效（轻度或无残疾），但只有 74% 的 t-PA 治疗的患者和 86% 的安慰剂治疗组的患者经历严重残疾或死亡（数据未显示）[65]。

　　为了尽量减少数据缺失的问题，需要排除可能阻碍试验进程的受试者或无法配合药物研究的潜在受试者。因此，脑卒中试验应该排除非脑卒中原因濒临死亡的患者，如癌症晚期患者。

七、随机分组

　　随机分组是一种将受试者随机分配到临床试验不同治疗组的方法。简单的随机化分组类似于通过掷硬币的方式决定受试者分配到哪一个治疗组。采用交替分配方式决定受试者为治疗组或对照组不属于随机化分组。为了确保随机化，通常在许多样本统计分析包中可用的随机数发生器。但简单的随机化可能会导致与疗效有关的危险因素不平衡，尤其

表 65–1　基线 NIHSS 评分、年龄和治疗组在 3 个月时预后良好比例

变　量	预后良好患者比例	
	t-PA	安慰剂组
年龄≤60 岁		
基线 NIHSS 评分		
0～9（n=46）	59	42
10～14（n=35）	38	18
5～20（n=49）	41	27
>20（n=26）	22	12
年龄 61—68 岁		
NIHSS 评分		
0～9（n=44）	60	37
10～14（n=28）	25	25
5～20（n=39）	0	25
>20（n=30）	7	0
年龄 69—75 岁		
NIHSS 评分		
0～9（n=41）	50	54
10～14（n=45）	39	27
5～20（n=40）	26	0
>20（n=35）	8	0
年龄>75 岁		
NIHSS 评分		
0～9（n=46）	67	36
10～14（n=28）	27	15
5～20（n=43）	23	6
>20（n=49）	0	0

预后良好：3 个月时 NIHSS 评分为 0 分或 1 分。年龄分类和 NIHSS 基线代表每个变量范围的四分位数
NIHSS. 美国国立卫生研究院脑卒中量表；t-PA. 纤溶酶原激活物
引自 the National Institute of Neurological Disorders and Stroke t-PA Study Group. Generalized efficacy of t-PA for acute stroke: subgroup analysis of the NINDS t-PA Stroke Trial. *Stroke* 1997;28:2119–2125 (Table 3 adapted here). [127]

对于小到中等量的样本量的试验[1]。

分层随机化分组有助于公平选定与疗效相关的关键患者信息，如基线 NIHSS 评分、年龄、临床研究中心和（或）其他基线变量。受试者在随机分组前先分层，再在每一层内进行随机分组。分层有助于避免人为因素导致的治疗组之间的优势差异。分层也可以提高统计分析的精确度，但分层变量必须包含在初始试验分析中[1]。

随着分层变量应用的增加，随机化分组的组数亦迅速增加。在根据脑卒中发病时间（早期、晚期）、临床研究中心（8 个地点）、NIHSS 评分（3 级）和年龄（3 级）进行时间分层的试验中，可将实验随机分成 144（$2 \times 8 \times 3 \times 3$）个组。由于分组较多和每组的样本量较小，受试者不均匀地被分配到各层内的治疗组，从而导致治疗的总体不平衡和精确度的下降。因此，一个复杂的随机分组方案亦可能导致随机化中出现更多的误差。

多数治疗试验和预防试验都有足够的样本量，除了在 1～2 个有影响的变量上，否则一般没有分层的必要。一旦每个治疗组的受试者人数超过 50 人，统计精确度几乎不会再提高。分层随机化分组的最大优势是体现在当每个治疗组受试者人数≤20 的情况下[66]。如果总体样本量较小，并且担忧按临床研究中心分层可能导致治疗组间样本分配严重失衡，可以考虑使用一个综合多个变量且可靠的临床指标，尽管这类指标对脑卒中患者不是特别适用。另一种选择是最小化统计方法，即在确定每个参与者的入组标准后，尽可能平衡治疗组间样本分配的一种统计学方法[67]。

区组随机分组使两个治疗组的比例得以均衡，通常为 50%。因此，区组可以防止护理时间出现的不平衡，确保在试验的早、中、晚期每个治疗组都有同等数量的病例。如试验设计成四个区组，将四位受试者随机分配到两个治疗组，每组两人。所选择的单位组数应该足够大，让研究者很难猜测下一步治疗计划，或者组数大小很随机，让研究者很难预测到组数的范围。无论哪种情况，在试验结束前区组随机化分组的标准均对研究者设盲[1]。

盲法或脱敏可以减少在试验期间对患者的管理和对试验结果评估方面的偏倚。在一项单盲研究中，试验结束前受试者或研究者对治疗任务一无所知。

在更严格的双盲研究中，受试者和研究者均不清楚治疗计划。在非盲试验中，结果的评估者清楚治疗计划，在挑选新发脑卒中患者作为受试者及分配改良 Rankin 量表的分值时，会产生偏倚。即使评分没有偏倚，一项非盲试验的结果也会被怀疑。如果治疗不能使用盲法（如手术与照护），让治疗不在场的人评估疗效或使用独立的裁判者可减少偏倚。当总体死亡率作为疗效时，对做出同样结果的所有治疗组更难判断是否存在偏倚。

在 WARSS 中[65]，许多接受华法林治疗的受试者需要进行周期性剂量调整。为了维持试验的盲测性，协调中心为阿司匹林安慰剂组的受试者编造了临床上看似合理的数值，模拟华法林治疗组的变化频率和用药方法。试验室向研究者发出指令，要求对一些随机选择的患者，改变其安慰剂剂量。

八、招募

提前规划有助于及时招募研究对象，特别是要求在最短时间内完成从入院到治疗的急性脑卒中的治疗试验中。在 NINDS t-PA 脑卒中研究中，运用了很多改进方法，研究者为每个急诊科室设计了流程图，并让流程中的相关人员（CT 技术人员、试验室技术人员、护士、药剂师、神经科医生、急诊科医生和工作人员）知晓如何快速招募患者的方法[68]。招募的另一个重要方式是提前指定参与社区。在急性脑卒中试验中，虽然通过社区的招募通常收效甚微，但社区对营造信任气氛很重要，特别是需要非知情同意（exception from informed consent，EFIC）实验者的情况下，社区不可或缺。对于选定的急性脑卒中的治疗试验，为快速进行试验干预可让入组和研究治疗在入院前就开始[69]。

对于预防性试验，特别是非急性患者组，社区可以大幅度增加招募人员数量，增加人群的可信度。多位专家已达成共识确定了有助于克服社区参与研究调查的障碍的方案[70]。虽然有越来越多的文献介绍了非急诊临床试验中部分参与者的招募情况，但很少有研究对上述招募情况进行评估或与其他招募策略进行比较。

九、坚持治疗与试验相结合的后续行动

通过简化研究程序、病例报告表和对受试者的

要求，收集足够的信息便于与受试者保持密切联系，在随机化分组之前向患者及其家庭提供关于试验及试验要求的说明，增加了治疗的依从性。在长期的脑卒中预防试验中，让受试者在随机化分组之前进行一个"磨合"期，在期间参与一些类似于随机分组阶段进行的活动，以降低受试者进入试验后成为"非顺从者"的可能性；然而，试验结果也可能缺少普适性。"磨合"期不适用于急性脑卒中的治疗试验，因为该试验必须尽量减少等待治疗的时间。

在脑卒中预防和治疗试验的所有阶段中，应鼓励所有受试者完成最后一次试验随访，即使他们不再服用研究药物或不再接受治疗干预，以减少结果数据的遗漏。在一次性剂量的急性脑卒中试验中的受试者不完成治疗的可能性极小，但随访的完成度对试验的完整性仍然至关重要。

治疗依从性评估

如果治疗是减少脑卒中危险因素的一项教育干预措施或运动康复计划，那么应通过过程监测（如参加会议的次数）或学历、态度和信仰的变化来评估受试者对该方案的依从性。如果实验室检查是适用、可靠且可负担的，对用药依从性的最准确评估可能是测量服药后的血液、唾液或尿液相关指标的情况。对就诊前服药物依从性差的受试者，实验室测量可能无法反映真实的依从性水平。有些试验使用回收药物的药丸数或通过微型电子设备安装在药丸瓶盖的方法以便计量药丸容器打开的次数来进行评估。Morisky 等[71]建议比起数药片的方法，提出一组就服药依从性的简短问题更能衡量依从性的好坏。该方法已在帕金森病治疗试验中得到验证，但在脑卒中试验中这种方法的适用性尚待验证[39]。漏访次数、漏交表格和漏填表格的计算也有助于监测治疗的依从性。

十、数据分析

意向处理分析：临床试验的一个指导原则是使用意向处理分析（intent-to-treat，ITT）。当使用 ITT 分析时，所有进行随机分组的受试者都被纳入最初分组进行分析，不管他们是否退出或违背协议，这就是一个随机的纳入过程。在一项手术试验中，在 ITT 分析下，所有随机分配到手术组的受试者将全在手术组进行分析，所有分配到医疗组的受试者将在医疗组进行分析，而不考虑实际接受了什么治疗。ITT 被用来减少纳入偏倚对研究结果的干扰，例如，如果只有较健康的患者进入手术组并确实接受了手术，那么只考虑接受手术的患者将产生一个倾向于阳性结果的偏倚。

被称为"修改的 ITT 分析"、"按实际完成治疗分析"或"治疗分析"等分析方法用于剔除终止治疗、不遵守协议或随访不完全的受试者的分析。这些被称为敏感性分析二次分析，在 ITT 分析之外，也是有用的；如果结果与全试验数据集的分析一致，说明解释是清楚的。如果结果不一致，应以 ITT 分析为主。

有时在确定一项试验的重要生物学解释分析之前，必须随机分配受试者进行治疗，而一些登记的患者不会参与评估。例如，募集的具有脑卒中症状的患者会最终诊断为脑卒中或假性脑卒中。如果预期治疗仅对脑卒中有效，那么假性脑卒中会增加对结果的干扰，模糊治疗差异。在这种情况下，可以预先将患者指定为两个分析群体：①所有 ITT 分析入组受试者，提供广泛人群的治疗效果的评估；②入组后确定的特定目标受试者。使用并列人群或序贯入住的初级人口的研究设计需要得到监管和（或）供资机构的预先批准[72, 73]，ITT 中形成的患者缺失数据将在数据缺失部分给予解释。

在临床试验的标准文本中总结了分析治疗效果的一般方法[1]。标准的时间事件法，如分析新发脑卒中或主要血管事件的时间，可用于预防试验，其结果是二元的［无脑卒中发生或新发脑卒中、无血管疾病发生或新发脑卒中、心肌梗死（是 / 否）或血管疾病死亡］。当治疗试验的结果是二元或连续的，将分别用卡方检验和 t 检验来评估干预。当一组结局（即功能性残疾、神经功能缺损、与健康相关的生活质量）相关时，同时分析这些结局指标可能会增加确定治疗效果的可靠性，但降低了临床对多个不同测量结果维度的疗效的认识。

复合终点和全面试验：复合终点经常用于预防试验。设计复合结果时，如果出现一组主要结果中的任何一项结果，就认定受试者的治疗结果为失败[74]。例如，在医学预防试验中，常见的复合终点是出现任何非致命性脑卒中、非致命性心肌梗死或血管性死亡。全面统计检验是一种在急性脑卒中试验中已经使用的方法，允许使用几种不同、相关的结局测试方法，同时需要将多个有序量表和多个连续量表结合起来[2, 51, 75-77]。当结果测度为二元时，全面检验被报道为 OR 或转换为 RR[78]。

移动二分法和有序分析法（"移位分析法"）：由于脑卒中是导致不同程度功能障碍和死亡的疾病，许多脑卒中结局指标是有序的，包括急性脑卒中试验[24, 25, 79]中最常用的结局指标 mRS。mRS 是由 0（一点症状都没有）到 5（重残）和 6（死亡）的有序量表[24]。早期脑卒中试验将 mRS 分为两组；例如，0~1 的分数（无残疾结局，治疗成功）和 2~6 的分数（残疾或死亡，治疗失败），或者使用其他二分法。用这种二分化有序结局简化了计算，但舍弃了已收集的治疗效果的重要信息，可能会降低研究结果的效力。此外，对于所有入组受试者，在序列结局量表中使用单一、统一的切点可能是种不敏感的方法，因为初始预后良好的受试者可能接受的益处 / 危害都集中在量表的最佳结局端，而初始预后不良的患者可能集中在结局量表的中间部分。"移动二分法"又称应答者分析，根据每个患者在入组时的预后，确定序列尺度上成功切点的点位[79-81]。随着预后的改变，调整切点，可以比基线预期更敏感地评估治疗效果；然而，移动二分法与简单二分法一样[82]，仍然舍弃了序列结果获得的重要结果信息。有序分析（"转换分析"）分析了治疗在整个序列结果量表范围内如何改变结果，如 mRS[80, 83]。最近的试验使用了基于 Cochran-Mantel-Haenszel 检验的移位分析来分析这个序列量表，这种特殊形式称为 van Elteren 检验，可以用来调整基线分层变量，或者使用扩展的 Wilcoxon 秩和检验，或者使用有序回归模型[84, 85]。

如果需要对多个协变量进行调整，则优先采用有序回归模型[84, 85]。

两个模拟研究比较了二分法、顺序法与连续变量统计法，一个使用来自急性脑卒中试验的数据［脑卒中试验协作的优化分析（OAST）][81]，另一个使用来自创伤性脑损伤 IMPACT[86] 的数据。模拟结果表明，16 个统计检验中，除在某些情况下，有序分析法（移位分析）更有效。Saver 和 Gornbein[52] 在脑卒中随机临床试验中提出了 4 种治疗模式：①神经保护作用，指对各种程度的脑卒中患者皆有轻微的效果；②早期血管再通作用，指对各种程度的脑卒中患者皆有实质效果；③后期血管再通作用，指对各种脑卒中患者有效，但对恢复全部功能的作用有限；④预期之外的健康转变效果。他们发现移位分析对模式①和④更有效，mRS 的二分化对模式②和③更有效。

最近，在 11 个急性脑卒中溶栓治疗、血管内再灌注、血压调节和偏侧颅骨切除术的试验或 Meta 分析中，将效用加权与有序 mRS 和二分类 mRS 进行比较时，报道了效用加权 mRS（UW-mRS）的统计特性。UW-mRS 与 mRS 有序分析法的统计效能相当，在检测治疗效果方面优于二分类分析[87]。图 65-1 示意图显示了使用 mRS 的不同方法，包括复合结果。国际研究人员发现，随着脑卒中后时间的推移，mRS 类别之间和 mRS 类别内部的效用值具有高度的变异性[88]，UW-mRS 在模拟后并没有捕捉到每个 mRS 健康状态下效用的个体变异[89]，因此考虑到 UW-mRS 作为主要结局的有效性，以及 UW-mRS 作为效用权重的解释性，使用时需要慎重[88]。

聚类方法：在对聚类数据进行分析时，在受试者之间存在相关或关联的情况下，会产生特殊的分析问题。例如，临床试验评估医院、诊所或救护车

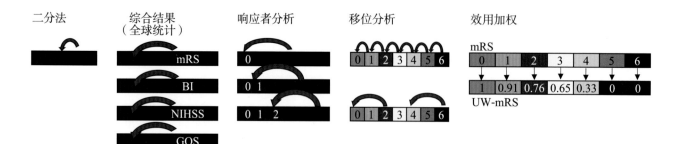

▲ 图 65-1　急性脑卒中治疗试验中顺序结果量表不同统计分析模式

mRS. 改良 Rankin 量表；BI.Barthel 指数；NIHSS. 美国国立卫生院脑卒中量表；GOS. Glasgow 预后量表

服务实践的变化，其中随机化的单位是医院或服务
多个患者的救护车，而不是随机对应的单个患者（如
INSTINCT 试验）[90]。医院和区域不同，患者和医护
人员服务实践可能也存在系统性差异。因此，未经
聚类调整的方差低估了试验中的真实方差，可能导
致错误地拒绝无效假设和出现虚假的治疗效果。应
在聚类随机试验中实施聚类分析[41]。

基线协变量的调整：除非研究的一个治疗部门
的大多数受试者有危险因素，而另一个治疗部门的
大多数受试者没有危险因素，否则可以通过在治疗
效果的模型试验中纳入危险因素，对治疗组之间的
轻中度失衡进行统计调整。如果危险因素的失衡影
响了治疗效果，疗效显然被片面地人为增强了。如
果在调整危险因素后仍增强了治疗效果，那么这种
失衡并不是人为地夸大治疗效果。这种事后分析产生
的一个问题是，许多被测变量可能会导致积极的治疗
结果，使最终结果可信性较差。调查人员可以通过预
先指定变量作为协变量来避免这种“数据清洗”[91]。

在第 2 次 NINDS rt-PA 脑卒中研究（第二部分）
中，调整预先指定的分层变量后，获得有益结局的
OR 值为 1.7（95%CI 1.2～2.6）。对两组患者的年龄、
体重、脑卒中前服用阿司匹林 3 个变量（$P<0.05$）
进行随机分组后协方差分析。分析结果显示 t-PA 的
获益更大（OR=2.0，95%CI 1.3～3.1）[2]。

多重比较：在临床试验中，必须在揭盲和开始
数据分析之前指定主要结果。没有预先指定的方法
来控制分析的多样性而进行结果的测定，可能出现
假阳性结果。因此，在大多数脑卒中试验中，需预
先指定一个主要结局。当存在多个主要结局时，控
制多重检验的质量最保守的方法是控制每个比较中
的 I 类错误水平，简单的控制方法称为 Bonferroni 校
正[92]。但当招募人群或者治疗的各种可能的预期结
果之间变异较大时，也可使用更复杂的方法[73, 93, 94]
评估。例如，当检验一个总体假设和一个亚组假设
时（如所有脑卒中患者和基线 NIHSS 状态严重的患
者），在总体比较上放松 I 类错误（如 0.04），而在
专门亚组上减少 I 类错误（如 0.01）是一种方法[93]。
MCPs 是另外一种更复杂的多重比较过程，基于前一
个端点的结果，对多个端点的 I 类错误阈值（α）进
行调整[73]。

分组分析与交互作用：试验完成后，往往进行

多重分析，以确定治疗中是否存在明显受益或有害
的患者分组。为避免偏倚，亚组应为“适当”，即在
治疗前，由基线测量的特征决定。在 NINDS rt-PA 脑
卒中研究中，根据溶栓治疗后 24h 的 CT 扫描和基线
收集的临床资料，确定每名受试者脑卒中后 7～10 天
的脑卒中亚型。rt-PA 可通过其血栓形成特性和潜在
的出血不良反应影响 24h 的 CT 影像。这种脑卒中后
随机分类的患者分组不会构成一个“适当的”亚组。

检验的亚组越多，分析越有可能出现 I 类错误，
即单独偶发差异。为了防止偏倚和 I 类错误，应事
先根据明确的理由对亚组进行事先定义，试验开始
前在协议中事先指定，并保持适宜的亚组数量。先
验亚组比已知研究结果后定义的亚组受偏倚的影响
小（事后）。亚组分析需要对多重比较调整，因此
随着亚组分析的增多，影响减少。此外，为了防止
偏倚和增大 I 类错误，特别是在事后假设的检验中，
应通过亚组群体间的交互检验来评估亚组效应的存
在，即在亚组群体内进行治疗效应检验。如果治疗
在一个亚组中是有害的，但在另一个亚组是有益的，
或者治疗受益的程度在亚组之间不同，则治疗与亚
组变量之间可能存在交互作用[95]。一般来说，交互
作用是在 0.1 而不是 0.05 的 I 型错误水平上进行测试
的，因为大多数研究的设计没有足够的能力来测试
交互作用的影响。

在血栓预防试验中，Meade 和 Brennan[96] 对患
者进行了亚组分析，重点检测在预防脑卒中方面可
能获益最大的亚组。研究者对交互作用进行了分析，
结果显示基线收缩压 145mmHg 及以上、接受阿司匹
林治疗的受试者比接受安慰剂的血压水平相近受试
者脑卒中风险更高，而对血压水平较低的受试者则
具有保护作用（交互作用 $P=0.006$）。NINDS t-PA 脑
卒中研究[97] 中的时效处理交互作用（图 65-2）提供
了协变量交互作用治疗的另一个例子。

十一、缺失数据

在临床试验中，特别值得关注的是，仅使用那
些有完整结果的参与者的数据可能导致偏倚风险。
因为提供数据的受试者可能会出现与未提供数据的
受试者不同的结局，这种偏倚会对整体治疗效果产
生误导性指示。因此，完全顺从的受试者的亚群不
是原始的随机样本。缺失数据的模式（如退出率、撤

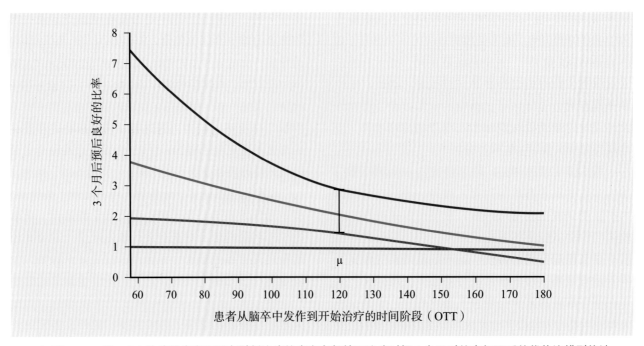

▲ 图 65-2 用 rt-PA 治疗的患者和用安慰剂治疗的患者在起效至治疗时间 3 个月时的良好预后的优势比模型估计
（OTT）有 95%CI，调整基线后的美国国立卫生研究院脑卒中量表评分，使用 rt-PA 治疗的患者在治疗 3 个月后比
安慰剂治疗的患者有更大的优势（OR＞1）OTT 范围 58～180min，平均（μ）为 119.7min［引自 Marler JR, Tilley
BC, Lu M, et al. Early stroke treatment associated with better outcome. *Neurology*. 2000;55:1649–1655.］

回时间和撤回原因）可能在治疗组之间存在差异，增加了更多的偏倚，特别是当治疗组之间数据缺失量不一样时。如果相当比例的（如＞20%）主要结局数据未观察到，无论采用何种统计方法处理缺失数据，整个研究的完整性和质量都可能受到质疑。当数据缺失时，可以使用多种统计方法执行 ITT 分析[98-100]。纵向临床试验中处理缺失数据主要有两种模式：间歇模式（如受试者未到门诊引起的数据缺失）和单一模式（受试者放弃试验或失去联系）。缺失数据有以下分类。

1. 完全随机缺失（missing completely at random, MCAR）：由于纯粹的巧合而缺失的数据，与期待结果及患者的基线特征无关。例如，预定参加的当天发生地震，诊所意外关闭，因此无法确定 NIHSS。

2. 随机缺失（missing at random，MAR）：由于研究中已观察并记录的受试者自身特点而缺失的数据。例如，年龄大可能会使患者更有可能无法返回最终结果访问，而一项研究中 NIHSS 的缺失程度，在开始时完全可以根据受试者年龄来解释。

3. 非随机缺失（MNAR 或不可忽略）：由于未观测期待结果造成数据缺失。如 3 个月 NIHSS 评分缺失，是因为以 NIHSS 评分衡量的受试者神经功能状况恶化到无法去诊所，这样的数据缺失属于干扰随机变量。

在统计上，MCAR 和 MAR 数据并不存在问题，标准统计方法可以以最小或无偏倚的方式使用，因为缺失的数据被视为观测数据的代表性样本[98, 100]。如果缺失了的数据超过一定的比例，这种方法就会降低统计的效力。

对于 MAR 数据的统计分析，建议分析前采用多重插补法，因为该方法在插值中增加了一些不确定性（变异性），使得方差估计更加合理[100, 101]。如果满足其他所有假设，MAR 数据可以用重复测量分析法或生存分析法进行分析，不需要插补数据。不可忽略的缺失（MNAR）数据比较麻烦，建议在几个模型假设下进行敏感性分析[98-100]。在以死亡或再发脑卒中等事件为主要结局且为 MNAR 的临床试验中，采用假设 MAR 和纳入失联的受试者可能引起偏倚；由此，针对生存数据的多重插补方法有了用武之地[100, 102]。MNAR 的有序数据已经被建模，包括治疗失败 / 死亡的评分[100]。对于退出者，处理缺失数据的方法取决于其缺失原因[103]。当主要结局缺失的原因未知时，最保守的方法是假设是 MNAR[98, 100]，或者缺失数据使用最坏的结局[104]。

在 WARSS 中[65]，试验结束时评估了 2206 名受试者中 2173 人的主要结果（反复缺血性脑卒中或因任何原因死亡）。对于剩余的 33 个，采用了事先指定的分层归责程序，具体针对不同类型的损失进行后续和假设[65]。一位资深临床医生对治疗任务一无所知，将结果缺失的受试者分为三类，并做出了以下决定。

1. 终点显著：假定终点发生在受试者失访时（n=1）（MNAR）。

2. 因与研究无关的原因而缺失的数据（例如受试者带着女儿搬到波多黎各）：在失访之日对受试者进行试验（即在指定的日期之后，受试者的结果被认为是未知的，而在该日期之后，受试者没有及时提供信息）（n=20）（MAR 或 MCAR）。

3. 可能与研究有关的数据缺失（MNAR）（例如，发生 TIA 后，一名受试者失联）。对于这类受试者，考虑到基线协变量（n=12），采用多重归责的方法将某一值按时间归入结果。在使用多重归责的 12 名受试者中，2 人的主要结果已确定，10 人无随访结局[105]；然而，尚未报道此方法的敏感性分析。

十二、自适应设计

概念：在自适应设计中，积累的数据用于调整研究设计，同时保持对研究人员设盲及研究数据的有效性和完整性。自适应设计可能会使试验过程自变量因变量同时发生变化，例如改变标准以增加受益人群，增加新的治疗方法，放弃较差的治疗方法，或改变样本量。我们已经设计了使用 2 期试验的参与者从 2 期到 3 期的无缝试验，增加 3 期试验的样本量，或者例如应用于缺血性脑卒中的 1 期到 2 期的试验方式[106]。自适应设计可以在有效或无效的有力证据面前允许早期终止。从严谨性出发，所有潜在的适应性都必须在试验方案中预先指定。自适应试验的设计要求在各种场景下对试验操作参数（检验效能和 I 类错误水平）进行全方位的适应性调整进行模拟。FDA 的指导文件描述了减少自适应设计降低试验可信度的方法[107]。一般来说，不应在迄今为止观察到的结果衡量指标存在差异的地方对设计进行更改。

中期分析：大多数脑卒中试验参与者是按招募顺序纵向跟踪的。试验期间进行的中期分析有助于确保参与者的参与性。因为有大量的证据证明因疗效而提早停止试验，意味着控制组可以更早地获得有效的治疗，花更少的时间接受无效的治疗，并防止资源浪费。如果一种新型药品或装置正在受试，审批时间可能会缩短。中期分析使研究者和统计学家能够评估对参与者累计率和用于样本量估计的参数所做的假设，并允许考虑适应性设计。

图 65-3 提供了三个停止试验的准则示例[1]。Peto 等[108] 和 O'Brien 和 Fleming[109] 在他们早期的研究中使用了最保守的准则，而导致测试的最终 I 类错误水平接近计划的总体 I 类错误水平（0.05）。Pocock[110] 用的是次保守的准则，最后的 I 型错误水平远远小于 0.05，可能不为研究者所接受。

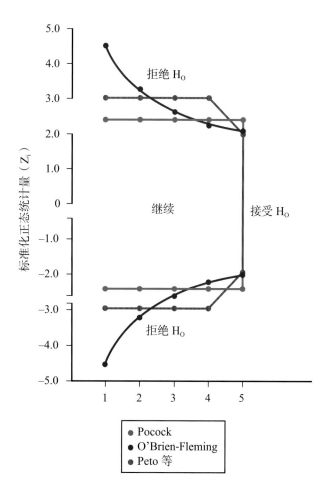

▲ 图 65-3　停止临床试验的指南

引自 Friedman LM, Furberg CD, DeMets DL. *Fundamentals of Clinical Trials*. 3rd ed. New York: Springer-Verlag, 1998.

随机截断法起源于制造业的质量控制领域，指的是如果发现一定数量的不良品，就会拒收整批产品；如果不良率达到了某个数字，该批次剩下的部分就不会被检查。在临床试验中，随机截断法或条件效能法决定了进一步研究是否能提供具有统计学意义的结果。这些无效分析是与有效分析分开完成的，并且经常使用一种 B-statistic[111] 或 Bayesian 预测来实现，这种能力来源于主观的先验信息。Bayesian 预测也可用于实验的早期终止，如最近在 DAWN 试验中脑卒中患者进行取栓治疗来挽救脑卒中患者[112]。中期分析，无论是正式的还是非正式的，都应该在试验方案中充分描述。

十三、样本量

有许多商业和免费的、用户友好的共享软件包[113-115]，可采用各种方法计算样本量大小。使用样本量计算软件要求选择使用单侧或双侧检验，确定研究中 I 类错误的水平，或研究的统计检验效能，在原假设和备择假设下结果的预期分布，以及相应的估计方差。在更复杂的设计中，统计学家可能需要模拟样本量。

单侧或双侧检验：单侧检验仅需较小的样本量就能达到相同的检验效能。在第 2 阶段，可能采用单侧检验来减小样本量。在第 3 阶段，研究者一般设计试验来了解治疗组的结果是否优于对照组，这需要进行双侧检验。一个例外是颅内外搭桥术研究，研究者设计了一个单侧检验来比较手术和最佳医疗护理。研究人员假设，如果试验表明手术并不优于最佳医疗护理[116]，那么由于手术成本的原因，未来不推荐手术。

检验效能和 I 类错误水平：在大型多中心 3 期脑卒中试验中，检验效能（1–β）通常被设定为 90% 或更高，以允许对负面结果或治疗效果的缺失进行解释。如果研究人员能接受更多的 I 类错误，检验效能可以低至 80%（即缺失假设治疗效果的 20%）。I 类错误水平（将实际无效的治疗效果认定为有效的可能性）通常为 0.05，但如果将多组进行比较，I 类错误水平可设置为更小的值。在 2 期研究中，可容忍的 I 类错误往往要大得多（0.15 或 0.2），但通常将检验效能设定为 85%，如果无效假设不能被拒绝，治疗将在第三阶段进一步测试[21]。

基于脑卒中预后分布的样本量：将这些方法应用于脑卒中的临床试验需要考虑脑卒中预后的预期分布。在治疗性脑卒中试验中，结局指标往往设为连续变量或有序变量，以增加检验效能，减少所需样本量。在考虑不同类型脑卒中治疗的四种结果的模式时，当治疗收益相对平均地累积在不同程度的残疾中或出现预期外的健康状态转变，使用 mRS 作为有序结局，则需要最小的样本量[25, 117]。当治疗效益聚集在一个可预先预测的特定健康状态时，在使用聚焦于信息健康状态转换的 mRS 二分类时，需要最小的样本量[117]。

如果结果分布呈现高度偏态的 J 型或 U 型，那么使用顺序变量或连续变量分析的收益是不确定的。图 65-4 展示了一个使用 Barthel 指数的例子[118]。这种 J 型或 U 型分布并不适合转换成一个更少偏度或更正态的分布。在研究开始前，根据感兴趣的问题，将 J 型或 U 型分布分为成功或失败，并在分布中选择一个值或切点，可增强检验效能，减小样本量[117, 118]。

等效试验或非劣效性试验的样本量：等效或非劣效性试验的样本量由能够发现两种治疗方法的极小差异的可信区间的下限决定。许多软件包能进行等效性研究和非劣效性研究的样本量估计[113-115]。患者失访对等效性和非劣效性试验有不利影响。虽然大量的失访人为地降低了试验找到真正更好治疗方案的可能性，但同样也人为地夸大了非劣效性或等效性试验的机会，给出非劣效性或等效性试验的虚假结论[42]。

退出和转入样本量的调整：在计算样本量时，必须考虑退出者（停止正在治疗的患者）和转入（患者更换为与原分配不同的研究治疗组）。通过预期的退出或转入比例扩大样本量，可能会低估实际所需的样本规模。使用公式 1/（1–R）[2]，其中 R 为退出率或转入率，或两者结合，适当扩大样本量[1]。

十四、群体水平的 Meta 分析个体水平的 Meta 分析

Meta 分析是指对两个或两个以上单个研究结果进行统计组合[119]。当单个研究为随机临床试验时，Meta 分析可以比较相同或非常相似的干预措施的效果，并估计研究的总体方向、规模和一致

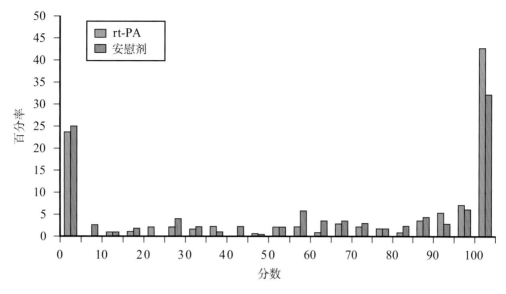

▲ 图 65-4 使用 **rt-PA3 个月和安慰剂对比（NIHSS）**

引自 the public data set of the National Institute of Neurological Disorders and Stroke recombinant tissue-type plasminogen activator stroke study. Figure available under a Creative Commons 4.0 share freely with attribution license to the UCLA Stroke Program. [2]

性 [120]。根据假设的有效性，Meta 分析可能提供更多的效力来检测真正的治疗效果或衡量可能存在的偏倚 [121]。在几个小型、早期试验的 Meta 分析中，神经保护药胞二磷胆碱在急性脑卒中中显示了实质性的益处，但一项大型、多中心的试验并未证实这种作用。如果纳入的试验使用相同的治疗和设计方案，Meta 分析结果可能会提供比单个小型或规模适中的随机临床试验更强力的证据。如果纳入的研究包括已发表和未发表的试验，并且发表偏倚较小，则 Meta 分析更为可靠。群体层面的 Meta 分析汇总各试验的试验组级数据。个体层面的 Meta 分析，通常称为汇集分析，从每个试验中汇总个体层面的数据，由于允许对个体患者特征进行多变量调整，因而更加精确 [122-124]。汇集分析需要众多研究者的密切合作，新的合作的出现，既对拓展研究有益但也是一个挑战，合作带来的限制包括与数据标准化有关的成本、所需时间和无法消除系统性研究相关的偏倚。

十五、试验方案、程序手册和统计分析计划

一项试验有三个关键文件，即试验方案、程序手册和统计分析计划（SAP）。所有这些都对试验管理至关重要。试验方案为试验提供了蓝图。由制度

审核部门审查和批准该试验方案及进行修改，必要时，由 FDA 或其他监管当局进行审查和批准。由于试验方案的修改需要制度审核部门和监管机构进行正式的修订审查和核准，因此，试验方案应列出研究设计的主要内容，这些内容将在研究进行期间相对恒定。更详细、精细的研究过程描述（特别是可能频繁地修改和细化的部分），最好在程序手册（manual of procedures，MOP）中加以记录。程序手册的内容包括研究工具（如数据收集表格）、完成研究的详细说明、病例报道表格及其他数据的收集、随访、试验流程等。程序手册记录了在现场进行试验的研究者对提出问题的回答，以便在一段时间内对同一问题的回答保持一致。试验方案和程序手册提供了足够的细节，允许没有参加试验的试验者在另一个环境中复制试验。统计分析计划在数据锁定和揭盲之前，以预先指定的方式记录计划的主次、附加分析和缺失数据的处理方法和其他分析方法。

培训

保证试验质量的一个重要方面是培训为试验收集数据的人员。一些试验，如 mRS 和 NIHSS [26]，制订了脑卒中结局判断的视频培训和测量程序。为保持 NIHSS 测量的一致性，需要在试验过程中经常对

试验者进行复查。

十六、规则及指南

国家和国际法规：在美国，负责脑卒中相关临床试验监管的两个主要联邦机构是美国卫生与公众服务部（Department of Health and Human Services，DHHS）和美国 FDA。联邦法规适用于所有临床研究和涉及 FDA 监管内容的研究。根据资金来源或调查目的，还可使用其他条例和政策（如国际统一人类使用药品注册技术要求会议[125]、美国退伍军人事务部和卫生保健组织认证联合委员会制订的《良好临床实践》）或欧洲药品管理局和其他监管机构的条例和政策[72]。联邦法规对所有由联邦资金资助或在以下机构进行的临床试验进行管理：①获得国家资金；②具有联邦项目范围内的保证；③有人类受试者的试验性药物研究。任何涉及跨州运输或销售的药物、生物制品或医疗器械的临床试验，都需要事先提交 FDA 批准或获得 FDA 豁免审查的决定。

伦理学与人体试验对象的保护：在脑卒中治疗的临床试验中，当一项脑卒中试验治疗受试者需要紧急执行时，知情同意程序可能很难执行。1996 年为了在紧急情况下进行研究，制订了允许在 EFIC 下初步登记的标准[126]。根据 EFIC，当受试者及其合法授权的代表因危及生命的紧急医疗条件而无法提供知情同意，或如已进行由 IRBs 监督的社区协商和公开披露程序，则可进行实验性干预。当患者入选 EFIC 试验时，在入组并开始试验后，应尽快告知患者本研究的情况，并在试验中征得其明确的知情同意，以便继续参加试验。

Part B 介入治疗
Interventional Therapy

Joseph P. Broderick 著

张新凯 王嘉玲 译   曹学兵 校

在 2014 年末和 2015 年初，就在本书上一次出版之前，提出或发表了几项急性缺血性脑卒中血管内治疗试验的积极成果。这些试验使用了几个基于脑成像和血栓回收技术进展的设计理念来诊断和治疗因大动脉闭塞引起的缺血性脑卒中，演示了所有患者的颅内血管闭塞，从到达医院到行腹股沟穿刺的时间掌控，以及最新的支架回收器和其他血栓回收技术的使用。这些试验的数据彻底改变了大血管闭塞导致缺血性脑卒中的治疗方法，并引起全球范围内急性缺血性脑卒中治疗指南的迅速变化，而这些指南已在实践中迅速实施。这些试验中的大多数患者在发病后 6h 内被随机分组，并在发病后 8h 内进行血管内手术。Hermes 及其合作者对这些试验进一步行汇总分析，结果表明血管内血栓切除术的益处存在于未接受 t-PA 治疗的患者及接受过的患者，并与患者年龄和临床脑卒中严重程度无关（NIHSS 为 0～5 分的受试者除外，这些受试者被排除在试验之外）。同时 EVT 的有效性也与更快的再灌注有关。

自 2015 年以来，在脑成像的推动下，快速变化的步伐仍在继续。DAWN 和 DEFUSE Ⅲ 试验表明，EVT 还可以使通过 MRI 或 CT 确定的存在可挽救脑组织的患者，尤其使起病 6～24h 出现临床症状缺损的患者受益。这些结果发表于 2017 年底和 2018 年初，再次显著改变了缺血性脑卒中的治疗方法。CTP 和 MRI 灌注成像已迅速成为开展 EVT 的医疗中心的标配，并且还扩展到那些尚未开展 EVT 的医院，以决定患者是否可以留在初诊医院评估患者或应转运到其他医院行 EVT。更重要的是，这些试验证明了

在至少 24h 内对选定患者行 EVT 存在获益，这极大地改变了应急管理部门如何评估患者并将患者运送到具有成像和认证资质可进行 EVT 的医院的过程。使用 MRI 和 CT 成像的其他试验也表明，对于超过 4.5h 的选定的患者，t-PA 可以获益，这扩大了治疗选择，但使分诊和决策进一步复杂化。最后，随着各种抽吸装置、支架回收器及各种显示出相似结果的技术的结合，血栓清除技术正在不断发展。

但许多问题仍未得到解答，包括：① EVT 能否使有轻度症状缺损但有大动脉闭塞可进行 EVT 的患者受益；② EVT 能否使有较大的缺血区但有大量潜在可挽救脑组织的患者获益；③在静脉注射 t-PA 时间窗口内，不先使用 IV t-PA 的血管内治疗是否与 IV t-PA 之后的血管内治疗一样有效，以及适用于哪些患者；④是否可以通过更好的装置限制远端栓塞和使用其他药物获得更好的远端再灌注来改善血管内治疗；⑤由于只有少数符合 IV t-PA 资格的急性脑卒中患者可以接受快速血管内治疗，是否可以提供比单独使用 IV t-PA 更好的持续再灌注疗法；⑥是否可以安全地加快 IV t-PA 的给药速度，或者在院前和早期医院环境中证明神经保护的功效，以增加再灌注带来益处的可能性；⑦是否可以限制与再灌注有关的症状性出血转化；⑧对于那些局灶性脑缺血严重到即使在 30～60min 再灌注也没有益处的患者，再灌注治疗的生物学限制是什么。

然而，血管内治疗面临的下一个主要挑战并不是太多新的试验，而是如何使用分诊系统在地方区域内来实施这一科学体系，该系统不仅能够让最多的患者在正确的时间接受正确的治疗，并且还会降

低我们国家卫生系统的运行成本、经济负担。这种分诊系统不应导致出于财务和市场份额考虑而间歇性使用的血管内治疗医疗中心的激增（目前美国正在发生这种情况），这也没有真正全面的脑卒中中心所需的"一应俱全"。血管内治疗应该在有高度组织和培训的脑卒中团队、明确规范和实施的脑卒中护理流程、训练有素的脑血管介入医师、一流的神经重症监护和仔细的结果监测的医院进行。创伤救治模式可能是医疗系统未来需要从中学习的最佳方法，但如何做到这一点的细节需要新的研究、区域应急医疗服务组织和政治技巧。脑卒中分诊的变化几乎肯定也会对脑内和蛛网膜下腔出血的治疗产生影响，这些脑卒中亚型患者的近期治疗进展也表明，综合性脑卒中中心对于任何类型的严重脑卒中患者的管理都很重要。

颅内和颅外血管闭塞性疾病的血管内治疗从包括正在进行的 CREST-2 试验在内的随机试验中受益匪浅。血供重建技术和方法的不断进步，例如通过高速血流逆转进行脑栓塞保护的经颈动脉血供重建（transcarotid artery revascularization，TCAR），继续推动我们在当前试验中探索未知领域的边界。尽管临床试验往往需要很多年的时间，但它们已成为解决临床问题的标准，这对未来来说是个好兆头。目前 CREST-2 试验正在讨论对无症状颈动脉狭窄患者的危险因素进行更积极的医疗管理是否可以避免对大多数患者采用介入性方法进行血管重建。

最后，颅内动脉瘤和血管畸形的介入方法也在不断发展。正如在本篇章节中概述的那样，目前有越来越多的技术选择，但与缺血性脑卒中的再灌注治疗或血管闭塞性疾病的血供重建不同，来自随机试验的数据仍然太少，无法指导何时应该进行干预及在明确指示干预时采用哪种技术。

伴随着影像、介入技术和护理过程方面的进步，在应用这些改变和脑卒中护理的新方法时，我们仍需要继续以患者及其家属的需求作为关注的焦点。

第66章　颅内外血管闭塞性病变的血管内治疗
Endovascular Therapy of Extracranial and Intracranial Occlusive Disease

Maxim Mokin　Elad I. Levy　著

刘感哲　操基清　译　　曾玮琪　经　屏　校

本章要点

- CREST 研究显示，颈动脉血管成形术和支架置入术存在更高的脑卒中风险，颈动脉内膜切除术则存在更高的心肌梗死风险。
- CAS 预后的影响因素包括年龄、性别、斑块形态、斑块位置和主动脉弓的解剖结构。
- 使用栓塞保护装置已成为临床研究试验和临床实践的常规。
- 若条件允许，大多数症状性颈动脉狭窄患者应在缺血事件发生后的第 1 周内接受 CAS。
- 颈动脉蹼是颈动脉窦管腔内的隔膜样结构。当单纯药物治疗无效时，可能需要对其进行支架置入治疗。
- 椎动脉颅外段狭窄的血管内治疗通常是在药物治疗效果不佳的患者中进行。
- SAMMPRIS 试验显示，与单纯药物治疗相比，经颅内血管成形术和支架置入治疗的症状性颅内动脉狭窄患者有着更高的围术期并发症发生率。然而，在 Wingspan 支架系统上市后的监测（WEAVE 试验）中，血管内治疗的并发症发生率有所下降。

颈内动脉起始段狭窄是颅外段血管发生动脉粥样硬化病变最常见的部位[1]。包括血管成形术和支架置入术在内的颈动脉颅外段狭窄血管内治疗方案的有效性已在部分患者中得到充分证实。多个经注册的临床实验中心提供了大量关于颈动脉血管成形术和支架置入术在有症状（6 个月内发生颈动脉狭窄导致的脑卒中或短暂性脑缺血发作事件）和无症状（超过 6 个月或偶然发现）患者中的安全性和有效性数据。在过去 10 年中，随着颈动脉狭窄的血管内治疗技术不断发展，围术期和术后管理得到优化，新的支架和栓子保护技术被引入，加上对斑块特征的无创成像，提高了围术期的安全性，降低了并发症的发生率[2]。

与 CAS 相比，对椎动脉颅外段动脉粥样硬化病变的血管成形术应用较少，该术式通常只适用于药物治疗失败的伴有症状的患者。由于进行椎动脉颅外段血管成形手术的例数远远少于 CAS，因此没有专门为椎动脉设计的装置。

对于颅内动脉重度狭窄的患者，颅内支架置入术最初被认为是一种能够替代药物的安全有效的治疗方法。据估计，这类患者年脑卒中风险高达 20%[3, 4]。然而，与最优药物治疗方案相比，如果直接进行颅内支架置入术，手术相关不良事件的发生率明显高于预期。而接受最佳药物治疗的患者脑卒中发生率远低于预期[5]。对于症状性颅内动脉狭窄患者，如亚满意血管成形术等替代血管内治疗的方法的有效性还有待确定[5]。

在本章中，我们将介绍颅外和颅内闭塞性病变血管内治疗的现状。回顾此类治疗现有的适应证、安全性和有效性数据，并讨论这一领域的新技术的发展。

一、颈动脉狭窄

在症状性和无症状的颈动脉狭窄患者中，CAS 是一种使用的越来越多的微创血管内治疗手段，CAS 能够替代开放性手术（颈动脉内膜切除术）治疗颈动脉狭窄。一项对 1998—2008 年美国住院患者的回顾显示，接受 CAS 治疗的患者比例从 3% 增加到 13%[6]。CAS 的使用率的变化与随机试验的结果存在相关性：在 2004 年发表有利于 CAS 的数据之后（在发表 SAPPHIRE 之后[7]），CAS 手术量不断增加。然而，在 2006 年发表的有利 CEA 研究（EVA-3S[8] 和 SPACE[9]）之后，CAS 手术量有所减少。最近，一项关于美国参加医疗保险人群接受 CEA 和 CAS 的研究表明，2007—2014 年，CAS 手术量有所下降[10]。应该注意的是，美国医疗保险和医疗补助服务中心（Center for Medicare and Medicaid Services，CMS）目前限制了无症状颈动脉狭窄患者 CAS 的适应证，只允许 CAS 在某些符合临床试验条件的患者中应用。

（一）颈动脉狭窄与脑卒中风险

通过比较 CEA 与单纯药物治疗降低缺血性脑卒中风险的效果，颈动脉血管成形术的有效性首次得到了证实。在 NASCET 研究中，重度狭窄（70%～99%）的患者行 CEA 获益最大，2 年后同侧脑卒中绝对风险降低 17%[11]。狭窄程度为 50%～69% 的患者，其同侧脑卒中绝对风险降低 6%[12]。而症状性狭窄程度低于 50% 的患者行 CEA 手术则没有任何获益。

另一项随机试验评估了 CEA 对无症状颈动脉狭窄患者的获益，ACAS 研究 1662 例无症状颈动脉狭窄（狭窄率≥60%）的患者[13]，他们被随机分为 CEA 组或药物治疗组，并接受抗血小板药物和脑卒中危险因素管理。外科手术患者 5 年脑卒中或死亡风险为 5.1%，内科治疗患者 5 年脑卒中或死亡风险为 11%。

对于接受 CEA 治疗的患者，患者的解剖和生理特征与围术期并发症（包括脑卒中和心肌梗死）的高风险相关（表 66-1）。解剖特征包括对侧颈动脉闭

塞、既往 CEA 史或颈部放疗史、颈动脉发育不良、病变解剖位置极低或极高，使 CEA 在技术上具有挑战性[12, 14, 15]。生理特征包括严重的内外科共病[12, 15]，这使得微创的 CAS 成为更安全的选择。CAS 最先开始仅在被认为 CEA "高风险" 的患者中进行。随着随机试验的数据证明两种血管成形方法的临床等效性，CAS 在临床实践中开始普及。下面对既往一些关于比较颈动脉血管成型术 CAS 和 CEA 安全性和疗效的随机试验进行回顾和讨论。表 66-2 总结了 CAS 在颅外颈动脉狭窄患者中应用的证据[16]。

表 66-1　颈动脉内膜切除术的高危特征

特　征	解　释
高位或低位病变	高位病变延伸至 C_2 以上，低位病变位于锁骨附近。脑神经损伤风险增加（最常见的是Ⅶ、Ⅹ、Ⅻ）
既往放疗史	手术入路更具挑战性
颈部手术史	手术入路更具挑战性
既往 CEA 手术史	手术入路更具挑战性
"抵抗" 或不能活动的颈部	由于关节炎或严重肥胖，无法旋转或伸展颈部。手术入路更具挑战性
对侧颈动脉闭塞	无法耐受夹闭
串联颅内病变，如颅内动脉重度狭窄	不能通过开放式手术治疗
生理特征，如严重 COPD、Ⅲ～Ⅳ 级充血性心力衰竭、近期心肌梗死、射血分数 <30%	围术期心脏和肺部并发症风险增加

（二）颈动脉血管成形术 / 支架置入术与颈动脉内膜切除术的随机试验

比较了颈动脉内膜切除术与支架置入术疗效的 CREST 研究被认为是一项里程碑式的试验，该试验比较了两种手术方式对颈动脉粥样硬化性疾病（有症状狭窄 >50%，无症状狭窄 >60%）的治疗效果[17]。CREST 研究是一项随机对照试验，在美国 108 个中心和加拿大 9 个中心实施，采用了盲法对患者结局

表 66-2 AHA/ASA 颅外颈动脉疾病患者血管内治疗指南

指 南	建议分类、证据水平
CAS 被认为是症状性狭窄≥50% 的患者 CEA 的替代方案	I，B
如果没有早期血供重建的禁忌证，有症状的颈内动脉狭窄患者在缺血事件发生后 2~7 天内进行 CAS 治疗是合理的，而不应延迟干预。2018 年的指南中引入了这一建议	IIa，B-NR
无症状患者行 CAS 手术应评估患者共病情况和预期寿命	I，C
对于老年患者，CEA 可能更可取。对于年轻患者，CAS 的风险相当于 CEA。2014 年的指南中引入了这一新建议	IIa，B
建议在 CAS 后至少 30 天进行双重抗血小板治疗	I，C
在 CAS 期间使用栓塞保护装置有助于降低脑卒中风险	IIa，C
不建议使用颈动脉超声对颅外颈动脉系统进行常规、长期随访检查（这是一项新建议）	III，B
2011 年的指南认为无创检查是合理的	
重复血管成形术或支架置入术对于快速进展的再狭窄是合理的，这表明易进展为颈动脉完全闭塞	IIa，C

有关更多详细信息，请参阅前面的"循证分类"

引自 Brott TG, et al. Circulation. 2011;124:e54–e130, [17] Kernan WN, et al. *Stroke* 2014;45(7):2160–2236, [88] and Powers WJ, et al. *Stroke* 2018;49(3):e46–e110. [57]

进行判定，有着严格的认证程序；所有手术参与者都必须接受颈动脉支架置入经验评估和操作培训[18]。研究委员会评估了 427 名参与试验的申请者，只有 224 名术者被纳入随机阶段。严格的要求可确保每个选定的术者都有资格执行 CEA 或 CAS，并确保了术者的经验，以避免之前公布的试验中出现的质疑。例如，在 EVA-3S 试验中，8 名外科医生必须在入组前 1 年至少进行了 25 次 CEA 手术，而 CAS 手术所需的手术量要少得多，只有 5 次手术就可以加

入试验。在 EVA-3S 试验中，术者有限的 CAS 经验被解释为本试验 CAS 组异常高的围术期并发症风险的潜在因素（CAS 组 30 天内脑卒中或死亡风险为 9.6%)[18]。

在 CREST 纳入的 2522 名患者中，支架置入组和内膜剥脱组 4 年内主要终点事件（围术期脑卒中、心肌梗死或因任何原因死亡或 4 年内任何同侧脑卒中）的发生率无显著差异（分别为 7.2% 和 6.8%，P=0.51)[17]。在围术期，两种手术的死亡率相似（CAS 为 0.7%，CEA 为 0.3%，P=0.18）。CAS 组脑卒中风险较高（CEA 组为 4.1% vs. 2.3%，P=0.01），CEA 组心肌梗死风险较高（CAS 组 2.3% vs. 1.1%，P=0.03）。

随后对 CREST 数据的分析表明，围术期的大多数脑卒中是轻型脑卒中（依据美国国立卫生研究院评分≤8 的标准，其中 81% 脑卒中的 NIHSS≤8），中位数为 2[19]。对脑卒中时间进一步分析，发现了一项重要的结果；大多数与 CAS 相关的脑卒中发生在手术当天（CAS 组 29 例，CEA 组 9 例）。之后，两种手术方式之间的脑卒中发生率无显著差异。严重的脑卒中的发生率很低，占所有患者的 0.6%，主要发生在手术后的几天（中位数为手术后 3 天）。包括颅内出血在内的并发症可能与高灌注综合征相关。

CREST 结果显示患者年龄与脑卒中风险有很强的相关性[17]。主要终点事件的危险比阐明了年轻患者行 CAS 和老年患者行 CEA 的安全性和有效性。对于大约 70 岁的患者，两种手术都同样安全。对 CREST 数据进行更详细的分析证实了高龄患者行 CAS 的脑卒中风险增加[20]。在年轻和高龄患者中，CEA 的脑卒中风险保持相对不变。这种年龄与 CAS 和 CEA 相关的脑卒中风险的关联性对于有症状性和非症状性的患者都是适用的。

对另外三项随机试验（EVA-3S、SPACE 和 ICSS）的 Meta 分析也证实了年龄对颈动脉血管成形术的影响[21]。来自 3433 例症状性颈动脉狭窄患者的数据显示，年龄是患者接受 CAS 治疗发生主要终点事件（脑卒中和死亡）的强预测因素。根据意向治疗分析，在 70 岁以下的患者中，两种治疗方式对 6 个月主要终点事件的预测风险相似（CAS 为 5.8%，CEA 为 5.7%）；而接受 CAS 治疗的老年患者 6 个月主要终点事件风险增加了 1 倍（CAS 为 12%，CEA 为 5.9%）。

然而，年龄与 CAS 相关脑卒中风险的关联性存在争议。其他研究表明，围术期脑卒中风险的增加继发于不利的主动脉弓解剖，如 Ⅱ 型、Ⅲ 型和牛角弓（左颈总动脉和头臂动脉共干），这在老年患者中更常见[22, 23]。在一组经过严格筛选的老年患者中，其中包括 80 多岁的高龄患者，CAS 的并发症发生率较低[22, 23]。年龄通常被认为是 CEA 的高危特征[24]。然而，与 CAS 类似，在严格筛选的无主要心血管并发症的老年患者组中，CEA 的安全性可与年轻患者相当[25]。

目前尚不清楚性别对 CAS 患者结局的影响，这是另一个正在探索的问题。在 CREST 的设计中，招募对象中 40% 设定为女性，以提供关于男性和女性之间的治疗差异及主要终点事件（脑卒中、心肌梗死或死亡）的数据[17]。试验完成后，所有入组的患者中，35% 是女性。根据预先设定的分析发现，性别对 CAS 和 CEA 的 4 年内主要终点事件的发生率没有影响[17]。进一步的亚组分析显示，女性 CAS 患者围术期事件发生率高于 CEA 患者（6.8% vs. 4.3%，$P=0.047$）[26]。这种差异主要是围术期女性的脑卒中发生率较高（CAS 为 5.5%，CEA 为 3.7%，$P=0.013$）。尽管对其他随机试验的 Meta 分析没有证实性别对 CEA 和 CAS 的短期结果造成影响[21]，CREST 试验仍强调有必要对这个结果开展进一步研究。

SPACE 试验是一项在欧洲开展的多中心随机研究，目的是比较 CEA 与 CAS 治疗效果。2001—2006 年间，该研究共纳入了 1183 例颈动脉狭窄率≥50% 的症状性患者（根据 NASCET 标准[11]）。研究发现 CAS 和 CEA 术后 30 天同侧缺血性 / 出血性脑卒中或死亡的发生率分别为 6.8% 和 6.3%（非劣性 $P=0.09$）。2 年的随访结果显示，两个治疗组的同侧缺血性脑卒中或死亡的发生率相似[27]。

术后经颈动脉多普勒超声检查确认的再狭窄率≥70% 的患者在 CAS 组中更常见（10.7% vs. 4.6%，$P=0.0009$）[27]。再狭窄常常出现在治疗后的 6 个月内（在 CAS 或 CEA 后的所有再狭窄病例中，发生在术后 6 个月内占比为 52%）。在 2 年随访期间，54 例 CAS 后再狭窄的病例中，只有 2 例出现神经系统症状。

对 SPACE 数据的亚组分析表明，随着年龄的增长，CAS 组并发症的发生率（同侧脑卒中或死亡）增加（分别为 $P=0.001$ 和 $P=0.534$）[28]。与 CREST 研究结果相似，68 岁是一个能够将 CAS 高风险人群与低风险人群划分的阈值。CEA 组显示，不同年龄组并发症的发生率相近。

（三）症状性颈动脉重度狭窄患者的内膜剥脱术与支架置入术

EVA-3S 试验旨在比较 CAS 和 CEA 对狭窄率≥60% 的症状性颈动脉狭窄患者的效果[8]。在纳入 527 名患者后，由于 CAS 组 30 天脑卒中或死亡风险较高（9.6% vs. CEA 组 3.9%，$P=0.01$），试验因安全原因而终止。

该试验始于 2000 年，最初并未强制要求使用栓塞保护装置。2003 年，因为未使用栓塞保护装置的 CAS 围术期脑卒中风险显著增加，比使用栓塞保护装置的 CAS 高 3.9 倍，试验安全委员会建议停止未使用栓塞保护装置的 CAS[29]。对 EVA-3S 研究数据的分析也证实了栓塞保护装置在减少围术期并发症方面发挥了重要作用[30]。在"使用保护装置"进行支架置入的病例中，术后 24h 以内和术后 30 天内脑卒中或死亡率均显著降低。近端和远端保护装置的安全性相同。

（四）无症状颈动脉狭窄的血管成形术和药物治疗试验

CREST-2 是美国 NINDS 赞助的一项研究，由两个独立的多中心、随机、对照试验组成，试验目的是比较血管成形术联合强化药物治疗与单纯强化药物治疗对无症状颈动脉重度狭窄患者的治疗效果（ClinicalTrials.gov Identifier，NCT02089217）。在第一项试验中，患者被随机分为 CEA 组和单纯药物治疗组。在第二项试验中，对无症状狭窄患者的药物治疗与 CAS 进行了比较。这项里程碑式的试验预计将在 2020 年完成 2480 名患者的入组。它将为血管成形与药物治疗的疗效提供最高级别的证据，并将指导未来无症状颈动脉颅外段狭窄的治疗。这项研究的主要结果是随机分组后 44 天内的脑卒中和死亡，以及此后长达 4 年的同侧脑卒中。它还将帮助回答其他重要的临床问题，如严重无症状颈动脉狭窄对认知功能的影响，以及年龄、性别和其他危险因素对治疗结果的影响。

（五）颈动脉蹼

颈动脉蹼是管腔内的隔膜样结构，可能被误认为是局灶性夹层或斑块破裂（图 66-1）。这些病变可以在颈动脉窦部出现，但在颈动脉超声成像中可能会被遗漏，最好通过 CT 或脑血管造影进行诊断[31, 32]。使用 NASCET 标准通常会导致对狭窄程度误估计为＜50%。然而，根据颈动脉蹼的自然病史和抗血小板治疗、抗凝或 CAS 的长期疗效的有限数据，目前尚不清楚病变的最佳治疗策略。一项针对 24 名颈动脉蹼患者的单中心研究（根据 NASCET 标准，所有患者的狭窄程度均＜50%）显示，29% 的患者出现附壁血栓，32% 出现脑卒中 / TIA 复发，结局令人担忧[33]。66% 的患者最终接受了 CAS 治疗，围术期并发症的风险为 0%。在 CAS 的中位随访 4 个月期间，没有复发性脑卒中或短暂性脑缺血发作。同样，另一项多中心研究显示 24 名接受 CAS 治疗的症状性颈动脉蹼患者在中位数为 12 个月的随访期间，无复发性缺血事件的发生[34]。

（六）栓塞保护装置

在早期对 CAS 安全性和有效性评估的试验中，栓塞保护装置的使用非常有限。越来越多的证据表明，在使用此类装置后，颈动脉支架置入术的安全性得到了改善，目前栓塞保护装置已常规应用于研究和临床实践中。

栓塞保护装置的证据来自两项系统性研究，这些研究比较了使用保护装置和不使用保护装置实行 CAS 的安全性。Kastrup 等[35] 对 3433 例接受颈动脉支架置入术患者的数据综述表明，与使用保护装置进行颈动脉支架置入相比，无保护下进行颈动脉支架置入术导致脑卒中或死亡的风险增加了 3 倍。最近的一项对 23 461 例支架置入术的系统分析证实了栓塞保护装置对接受 CAS 的症状性和非症状性患者均有获益[36]。

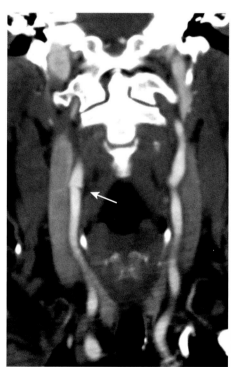
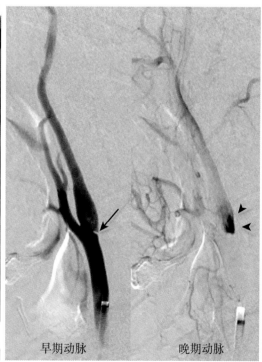
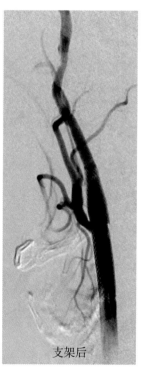

早期动脉　　　　　晚期动脉　　　　　支架后

▲ 图 66-1　症状性颈动脉蹼支架置入术

一名年轻女性发生颈动脉蹼狭窄＜50%，经 CTA（左图，箭）诊断，并经 DSA（中间图，箭）确认。请注意，血管造影动脉晚期显示，对比剂在血管蹼远端持续淤滞，表明血栓形成的潜在来源（中间图，箭头）。尽管进行了双重抗血小板治疗和随后的抗凝，但她在住院期间在同一血管区域发生了两起新的脑卒中事件，因此进行了颈动脉血管成形术和支架置入术（右图）。这种病变的支架置入术在技术上非常简单，可以解释文献中报道的非常低的并发症发生率

两种主流栓塞保护装置分别为远端过滤器（"远端保护"）和血流停止或血流逆转装置（"近端保护"）。远端过滤器置于病变远端，即颈内动脉较高的位置，通过捕获血管成形术和支架置入过程中脱落的斑块碎片，从而起到保护伞的作用（图 66-2）。有多家公司可以生产远端过滤器，孔径和形状各不相同，但设计都基本相同。这些装置使用方便，并且允许在支架置入过程中保持脑灌注。远端过滤器的局限性包括与血管壁贴合不完全，可能会导致一些碎栓从滤网中逸出，并导致栓塞的并发症，以及在颈内动脉弯曲的情况下难以展开和回收（图 66-3）。

近端保护装置通过置入和充盈两个球囊（一个在颈外动脉，另一个在颈总动脉）来阻断或逆转血流（图 66-4），从而避免任何斑块碎片流向颅内循环。由于在手术过程中颈内动脉的血流被阻断，一些没有通过对侧颈动脉或后循环获得足够侧支代偿供血的患者可能会发生缺血，无法耐受手术。例如，在一个评估 Mo.Ma 近端保护装置的登记册中（Invatec，Roncadelle，Italy），8% 的患者出现暂时性阻断不耐受，需要间歇性球囊放气或替代性脑保护装置[37]。

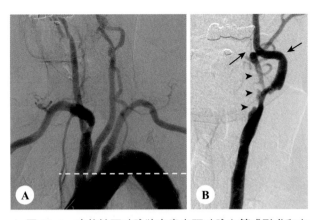

▲ 图 66-3　症状性颈动脉狭窄患者颈动脉血管成形术和支架置入术的解剖学挑战

A. 血管造影主动脉弓前后位视图显示Ⅲ型主动脉弓（无名和左颈总动脉起源于主动脉弓下缘以下，如虚线所示），表明经股颈动脉支架置入术在技术上困难，围术期并发症风险高。B. 左侧颈内动脉血管造影 AP 视图，左颈总动脉广泛的溃疡斑块，导致 50% 以上的狭窄。左侧颈内动脉（箭）内的两个 90° 折角使得远端栓塞保护装置（过滤器）的使用具有挑战性。颈外动脉发育不良和颈总动脉远端的广泛斑块溃疡（箭头）妨碍了近端栓塞保护装置的使用。本例最好采用颈动脉内膜切除术

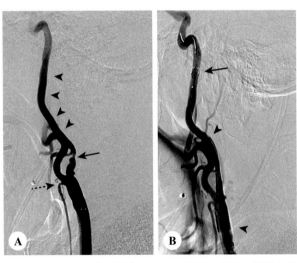

▲ 图 66-2　颈动脉血管成形术和支架置入术的远端栓塞保护示例

A. 血管造影侧视图，显示颈内动脉开口的局限性重度狭窄（箭）。注意颈部 ICA（箭头）相当笔直，便于放置远端过滤器。虽然近端颈外动脉不存在疾病，但如果使用近端保护装置，甲状腺上动脉（虚箭）的早期分出可能会干扰血流的完全阻断。这种情况最好用远端保护装置。B. 术中造影显示滤网成功地放置在远端 ICA 内（箭）。滤网内未见透亮影，提示没有明显的栓塞碎片。成功置入了一枚闭环式支架（箭头表示支架的近端和远端）

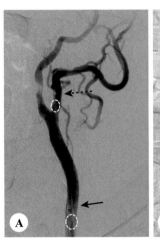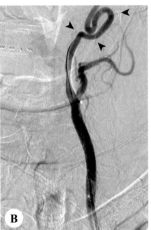

▲ 图 66-4　颈动脉血管成形术和支架置入术的近端栓塞保护示例

A. 血管造影，前后视图显示颈内动脉次全闭塞。将 Mo.Ma 血流阻断装置（Invatec，Roncadelle，Italy）置入颈总动脉，远端球囊标记位于颈外动脉近端（虚箭）中，近端球囊标记位于颈总动脉（箭）。两个气球充盈后，血流受阻（未实际充气，虚线圆圈用于示意）。B. 待血流阻断，将支架沿导引导丝（在支架内可见）送到位并释放。请注意，颈部远端 ICA（箭头）极其曲折，因此无法使用远端过滤器。此外，在接近闭塞的情况下使用远端保护装置通过"未被保护"的病变会增加斑块破裂的风险

研究表明，近端保护可能比远端保护更有效地预防 CAS 围术期的栓塞并发症[38-40]。在这些研究中，常使用 DWI 成像或 TCD 超声监测的脑栓塞作为主要终点。尽管两种保护措施的临床事件发生率相似，但需要考虑脑栓塞与认知障碍之间的潜在关联[41]，仍需进行进一步的研究评估 CAS 期间栓塞保护的最佳方法。

除了经股动脉行 CAS 方法外，还包括直接经颈动脉穿刺或小切口进入。在近端解剖结构有困难的情况下，这种方法绕过了主动脉弓和近端颈总动脉，避免了操作过程中发生栓塞事件的风险。对 12 项试验共纳入 739 例颈动脉介入治疗结果的综合分析显示，高达 96% 的成功率和较低的并发症发生率令人印象深刻[42]。脑卒中、心肌梗死和死亡的发生率分别为 1.1%、0.1% 和 0.4%。

选择 CAS 栓塞保护装置的类型时，应考虑一些因素（表 66-3）。颈外动脉发育不良或狭窄可能会影响远端球囊的放置，从而妨碍近端保护装置的使用。病变远端颈动脉的严重迂曲可能会给远端保护装置的输送和着陆造成困难。不规则的巨大溃疡斑块使得远端保护装置通过困难，增加了斑块破裂的风险。最后，对于 II 型或 III 型主动脉弓更适合直接经颈动脉穿刺入路。

表 66-3　颈动脉血管成形术和支架置入术的高危特征

特　征	解　释
II 型或 III 型弓、牛角弓、开口狭窄	手术途径困难，围术期脑卒中风险增加
病变迂曲，血管扭曲	支架置入不良
既往消化道出血史	双重抗血小板治疗增加出血并发症的风险
对支架过敏	永久性支架置入会引发过敏反应，内膜增生导致支架内狭窄
严重对比剂过敏	围术期并发症风险增加

经颈动脉血管成形术通过高速血流逆转进行脑栓塞保护，提供了一种使用远端滤器或近端血流阻断以外的 CAS 替代方法。颈动脉支架置入术血流逆转的安全性和有效性研究（Safety and Efficacy Study

for Reverse Flow Used During Carotid Artery Stenting Procedure，ROADSTER）共纳入了 208 名患者（约 26% 症状性，约 75% 非症状性），研究报道手术成功率为 99%[43]，而脑卒中总发生率仅为 1.4%，这是迄今为止所有 CAS 前瞻性临床试验报道的最低水平。1 例患者因脑神经损伤而出现短暂性声音嘶哑。

（七）支架

用于 CAS 的自膨式支架包括两种类型：开环支架和闭环支架。开环支架棱骨之间连接不完整，增加了支架的顺应性，可用于颈动脉分叉成角较大或迂曲的血管。未覆盖组织面积大于闭环支架；因此，理论上栓子碎片逃逸到循环中的风险更高，尤其是在使用开环支架治疗所谓"不稳定"[如斑块内出血和（或）斑块表面溃疡]斑块时。而闭环支架设计棱骨之间完全连接，相对只有一个小的未覆盖区。

闭环支架与开环支架和围术期神经系统并发症风险的关系仍存争议。对 10 个欧洲中心的 1684 名患者连续数据的回顾分析表明，在接受 CAS 治疗的患者中没有显示出特定支架的优势[44]。对仅包括症状性颈动脉狭窄患者的 SPACE 试验结果的分析显示，接受闭环支架治疗的患者同侧脑卒中或同侧脑卒中死亡率显著降低（5.6% vs. 11%，$P=0.029$）[45]。由于混杂因素较多（如受保护或未受保护的 CAS、栓塞保护装置的类型、症状性和非症状性、病变的分布），这些混杂因素都可以影响临床结局，因此应该谨慎解析此类分析的结果。例如，在 SPACE 试验中，大多数使用闭环支架的病例没有使用栓塞保护装置[45]。相反，开环支架组超过一半的患者使用了脑保护装置。目前还没有以随机方式比较两种颈动脉支架的试验。

（八）再狭窄率

在对 CREST 数据的二次分析中，评估 CAS 后的再狭窄率，并与 CEA 进行比较（通过多普勒超声检查，将血管狭窄率≥70% 定义为再狭窄）[46]。在 CEA 和 CAS 后的 2 年随访期内，这两个比率相似（Kaplan-Meier 比率分别为 6.3% 和 6.0%）。无论干预类型或症状如何，女性、糖尿病和血脂异常都预示着再狭窄的发生率增加。有趣的是，吸烟者 CEA 后再狭窄的发生率较高，而 CAS 术后则没有。然而，另一项研究表明吸烟者 CAS 后再狭窄的风险增加[47]。既往颈部放疗、多处支架置入和狭窄病变过长是再狭窄的其他风险因素[48, 49]。这类患者可以通过无创检查（通常包括颈动脉多普勒超声）对再狭窄病变进行更密切的监测，从而获益。

早期的研究表明，由于较高的再狭窄率和在无保护的状态下斑块碎片逃逸到循环中的风险高，临床实践或研究中不再对颈动脉狭窄进行单独球囊血管成形术。例如，在 1992—1997 年间进行的血管内治疗与外科治疗的随机试验 CAVATAS 研究中，血管内治疗组的大多数患者仅接受球囊血管成形术（76% 的患者接受单纯球扩，24% 接受支架置入）[50]。在这项研究中，与单纯球囊血管成形术相比，支架置入患者再狭窄的风险显著降低[47]。1 年内再狭窄（血管狭窄率≥70%）累计发生率分别为 13%（支架置入）和 25%（单纯球囊血管成形术）。在 5 年的随访中，两种治疗方式再狭窄的发生率分别为 17% 和 36%。

不同试验之间再狭窄率的直接比较应谨慎进行。临床试验中使用的再狭窄定义通常是基于颈动脉多普勒速度阈值，但该阈值可能存在显著差异。在对冠状动脉再狭窄率的分析中可以找到关于这个问题的更详细讨论[46]。

（九）症状性颈动脉狭窄患者的血供重建时机

2011 年的脑卒中指南建议在缺血事件发生后 2 周内对症状性颈动脉狭窄进行血供重建[16]。该指南的依据研究了手术干预时机与脑卒中风险降低之间的关系的 ECST 试验和 NASCET 的汇总分析中显示的早期 CEA 的获益情况[51]。在最初的缺血事件发生后 2 周内进行 CEA 可使脑卒中绝对风险降低 30%，而延迟 CEA 超过 4 周则可使脑卒中风险降低近 1/3。行 CAS 的最佳时机尚未得到很好的诠释，也没有得到充分的研究。

牛津血管研究是一项基于人群的前瞻性研究，对英国 91 105 名患者的所有脑卒中和 TIA 进行了分析，提供了大量关于复发性脑卒中风险和易患因素的数据[52]。该研究表明，在缺血事件发生后 30 天内发生的所有复发性脑卒中中，近一半发生在首次脑卒中后 24h 内。另一组数据来自观察性研究的

汇总分析，结果显示首次 TIA 后 2 天内脑卒中风险高达 10%，首次 TIA 后 30 天内脑卒中风险高达 13%[53]。这些研究包括不同脑卒中病因的患者，因此研究结果不能直接应用于颈动脉狭窄患者，但表明了颈动脉血供重建的最佳时间窗仍待进一步研究。

对瑞典血管登记数据的分析表明，患者接受超早期 CEA（定义为在缺血事件后 2 天内接受治疗）后，不良事件的风险增加，而在发病后第 3 天接受治疗是安全的（与平均风险相当）。在超早期与后期进行 CAS 所采取的安全保障措施是类似的；然而，这一结论的研究受到患者异质性和群体规模小的限制，应谨慎解释[54-56]。例如，Setacci 等[54]的研究仅包括短暂性脑缺血发作或轻型脑卒中的患者，而 Zaidat 等[56]的分析则包括中重度脑卒中和症状波动的患者。

在 2018 年更新的缺血性脑卒中患者早期管理指南中，血供重建的时机建议出现了较大的改变，如果没有禁忌证阻止早期开展血管成形术，建议轻型非致残性脑卒中患者在发病后 48h～7 天接受手术[57]。该建议根据在缺血事件发生后的最初几天内，症状性颈动脉狭窄导致复发脑卒中的风险最高这个事实制订。

二、椎动脉颅外段狭窄

颈动脉狭窄的血管内治疗一直是临床研究的热门，与此不同，对于椎动脉颅外段病变的流行病学、危险因素和治疗策略的关注要少得多。后循环缺血的症状常常被错误地解释为周围性眩晕或心脏病，导致识别不足和误诊[58-60]。由于后循环血管管径较小、不对称和迂曲，椎动脉颅外段狭窄的成像比前循环更具挑战性[61]。

通常将椎动脉分四个节段（V$_{1\sim4}$）来描述其解剖结构。V$_1$ 段是最近端的一段，从椎动脉起点开始，在横突孔入口处结束，而 V$_4$ 段是连接对侧椎动脉形成椎 - 基底动脉连接的最远一段。V$_1$ 节段，特别是椎动脉开口，是动脉粥样硬化闭塞性疾病最常见的部位[62, 63]。

对椎动脉开口狭窄的长期生存率和自然病史进行评估的研究表明，与之相关的脑卒中或死亡风险较高。Thompson 等[64]观察到，椎动脉开口狭窄的

症状性脑卒中患者的 5 年生存率为 67%，而对照组（有脑卒中但血管造影显示无椎动脉开口狭窄的患者）的 5 年生存率为 89%。Moufarrij 等[65] 进行的一项研究也发现了类似的结果，这类患者 5 年生存率为 60%，而对照组为 87%。表 66-4 总结了支持对椎动脉颅外段狭窄患者进行血管内介入治疗的证据。

表 66-4　AHA/ASA 椎动脉颅外段病变患者选择和治疗指南

指　南	建议分类，证据水平
后循环缺血的患者，可能是血供重建的目标人群，基于导管的血管造影可用于确定椎动脉病理改变	IIa, C
对于椎动脉血供重建术后状态良好的患者，1 个月、6 个月和每年的连续无创成像是合理的	IIa, C
尽管有最佳的药物治疗，但当患者出现症状时，可以考虑椎动脉狭窄支架置入术	IIb, C

对近期两项回顾性研究（牛津血管研究和 St. George 研究）的 Meta 分析发现，在通过 MR/CTA 诊断椎动脉狭窄而且合并后循环缺血症状的患者中[66]，有椎动脉颅外段狭窄的患者在 90 天内发生脑卒中的风险为 16%，而无椎动脉颅外段狭窄的患者 90 天内发生脑卒中的风险仅为 7%。

血管成形术和支架置入术

对药物难以控制症状的患者通常需要进行椎动脉颅外段狭窄的血管内治疗。关于椎动脉狭窄到何种程度需要接受血管内介入治疗，到目前还没有形成共识。迄今为止，还没有任何随机试验充分评估有症状的椎动脉颅外段狭窄患者血管内治疗是否优于药物治疗。

上文提到的 CAVATAS 是一项混合试验，分别纳入了颈动脉和椎动脉狭窄的患者。但颈动脉狭窄患者（n=504）与椎动脉狭窄患者（n=16）数量不成比例，限制了研究结论的解释和推广[49, 67]。在经过随机分组的椎动脉狭窄病例中，颅外狭窄 15 例，颅内

狭窄 1 例。研究未显示血管内治疗比药物治疗更有优势。但需要考虑的是，随机分配到血管内治疗组的 8 例患者，接受支架治疗只有 2 例，而另外 6 例接受了球囊血管成形术。椎动脉颅外段狭窄的球囊血管成形术因存在较高的再狭窄率和夹层风险而不再被认为是现代治疗的标准操作[68-70]。

近期一项综述评估了血管内治疗症状性椎动脉颅外段狭窄的安全性和长期疗效，研究纳入了 993 名患者（98.7% 接受支架置入术，1.3% 仅接受球囊血管成形术）[72]。累计数据显示，围术期缺血事件发生率非常低，在干预后 30 天内，脑卒中发生率为 1.1%，TIA 发生率为 0.8%。手术成功率达 99.3%（定义为残余狭窄＜20%），这对于介入手术来说是一个非常令人印象深刻的结果。大多数病变位于椎动脉起始段（72%）。在 21 个月的随访期内，TIA 患者的椎-基底动脉脑卒中发生率为 1.3% 和 6.5%。该综述显示，药物洗脱支架的再狭窄率（11.2%）低于裸金属支架（30%）。

经股动脉和经肱动脉入路均可用于实施椎动脉支架置入术（图 66-5）。由于椎动脉管径较小，通常不使用远端栓塞保护装置。椎动脉近端的严重弯曲或广泛钙化会使支架的准确定位和输送更具挑战性。目前，还没有专门为治疗椎动脉狭窄设计的装置。椎动脉成形术中常常使用为心脏或外周设计的支架和球囊。

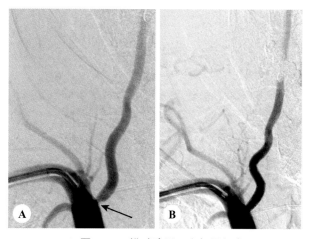

▲ 图 66-5　椎动脉开口支架置入术

A. 经肱动脉入路、前后位、右锁骨下动脉血管造影，显示 1 例近期发生后循环脑卒中且对侧椎动脉发育不良患者的右椎动脉开口严重狭窄（箭）；B. 放置球囊式支架后，椎动脉开口的狭窄完全解除

三、颅内动脉粥样硬化

随着无创颅内动脉成像技术的发展，颅内动脉粥样硬化性疾病（intracranial atherosclerotic disease，ICAD）在临床实践中越来越受到重视。ICAD 最常见于西班牙裔、非裔美国人和亚裔患者群体[73-75]。在某些亚洲人群中，脑卒中患者发生颅内大动脉闭塞性疾病的比例高达 50%[75, 76]。

WASID 试验是一项里程碑式的研究，该研究确立了抗血小板药物（阿司匹林）在治疗症状性 ICAD 方面优于抗凝血药（华法林）[77]。该研究发现，与阿司匹林相比，华法林治疗不良事件发生率显著增加，而在预防再发脑卒中或死亡方面没任何益处。重要的是，该试验的预设分析有助于确定狭窄动脉供血区域内脑卒中风险最高的患者，并为 ICAD 的支架试验奠定了基础。

WASID 试验随机纳入 3 个月内发生缺血事件（脑卒中或 TIA）的患者，通过血管造影证实了（包括前循环和后循环）狭窄率为 50%～99% 的颅内动脉是缺血事件发生的责任血管。合并颈动脉颅外段狭窄的患者被排除在外。该研究的重要发现是狭窄的严重程度与随后的脑卒中风险相关，其中狭窄率≥70% 的患者在狭窄动脉供血区域发生脑卒中的风险高于狭窄率<70% 的患者。另一个重要发现是确定干预的最佳时间，早期随机分组的患者（≤17 天）出现复发性脑卒中的风险最高。ICAD 位置与脑卒中风险增加无关。

（一）支架置入和强化药物治疗预防颅内动脉狭窄复发性脑卒中的研究

SAMMPRIS 研究针对复发性脑卒中风险最高的人群，该研究招募了经血管造影证实颅内动脉狭窄为 70%～99%，而且近期出现了短暂性脑缺血发作或非致残性脑卒中的患者[5, 78]。患者被随机分为单纯药物治疗组和血管内支架治疗组。该研究的假设是，支架置入术与强化药物治疗相结合的管理能在 2 年的随访期内预防主要终点事件（脑卒中或死亡）的发生。据估计，药物组和血管成形术 / 支架置入组的主要终点事件（脑卒中或死亡）分别为 24.7% 和 16.1%。

根据 WASID 数据分析，仅强化药物治疗就可使主要事件的相对风险降低 15%，而采取干预措施则可使主要事件的预期相对风险降低更多（35%）。该数值是根据前瞻性多中心 Wingspan 支架（Stryker Neurovascular，Fremont，CA，USA;formerly Boston Scientific，Natick，MA，USA）注册（SAMMPRIS 中使用的支架类型）的结果估计的[4]。在该研究中，支架置入用于治疗症状性颅内动脉重度狭窄（70%～99%），并展示了令人振奋的结果。

在 SAMMPRIS 试验中，采用了积极的内科治疗方案，包括使用他汀类药物管理低密度脂蛋白胆固醇，使用降压药物控制血压，以及制订戒烟、减肥和改变生活方式的计划[5, 78]。在研究期间，抗血小板方案包括阿司匹林（325mg/d）和氯吡格雷（75mg/d），在入组 90 天内服用。这种双重抗血小板方案确保了试验组及对照组的管理完全相同，因为在接受颅内支架置入术的患者中，需要服用这两种药物 90 天以预防支架内血栓形成。

为了获得参加 SAMMPRIS 试验的资格，术者需要向试验委员会提交至少 20 例以前的颅内血管成形术和支架置入病例。根据试验方案，手术包括逐步、缓慢地对 Gateway 球囊进行充盈，以预扩张病变。然后泄球囊并退出，把 Wingspan 支架定位准确后释放。如果支架置入后发现明显残余狭窄，则进行球囊后扩张。

这项试验的设计是为了证明血管内介入治疗优于单纯的药物治疗，两组患者的登记人数均为 382 人。然而，在接受血管成形术和支架置入术的患者脑卒中和死亡率显著升高，该研究的安全委员会建议 SAMMPRIS 的注册研究停止。对 2008—2011 年间接受随机分组的 451 例患者进行分析显示，支架置入组术后 30 天脑卒中或死亡率为 14.7%，药物治疗组为 5.8%（P=0.002）[5]。在整个研究随访期间，血管成形术和支架置入组的主要终点事件发生率仍显著高于药物组（药物组随访时间为 32 个月）：第 1 年为 12.6% vs. 19.7%，第 2 年为 14.1% vs. 20.6%，第 3 年为 14.9% vs. 23.9%[79]。

（二）Wingspan 支架系统上市后研究

美国 FDA 最初批准在症状性颅内狭窄中使用 Wingspan 支架的适应证包括狭窄程度≥50%，以及 1 次脑卒中复发症状。2012 年，FDA 对 Wingspan 支架的审查更新了其说明书上使用的标准，新标准现在包括狭窄程度≥ 70% 和相应血管区域的 2 次复发性脑卒中。Wingspan 支架系统上市后监测（WEAVE 试验）是 FDA 授权的一项上市后研究，旨在评估 Wingspan 支架的安全性[80]。在完成对入组的前 152 例患者（符合修改后说明书的使用标准）中期分析后，该试验提前终止。这些患者的不良事件发生率低于预期（围术期脑卒中、出血和死亡的发生率为 2.6%）。平均靶动脉在基线检查时狭窄比为 83%，治疗后为 28%。

（三）SAMMPRIS 研究的经验教训

SAMMPRIS 血管成形术和支架置入术中的大多数脑卒中事件发生在术后 24h 内，这促使对症状性 ICAD 血管内治疗后围术期脑卒中并发症的类型和机制进行详细分析[81]。对造影记录和术后 MRI 的回顾表明，局部穿支缺血性脑卒中是最常见的围术期脑卒中类型（可能继发于移位的斑块碎片，即所谓的"雪犁"效应），而远端症状性栓塞性脑卒中并不常见。其他常见的脑卒中类型包括脑实质内出血（可能继发于再灌注出血）和蛛网膜下腔出血（由于导丝穿孔）。

对 SAMMPRIS 试验结果的质疑包括术者经验不足对血管成形术和支架置入组手术并发症高的影响，这与我们在本章前面讨论的 EVA-3S 颈动脉支架置入试验类似[82]。然而，对术者培训背景和使用 Gateway 球囊和 Wingspan 支架的经验分析未能证明围术期脑卒中发生率与单个术者经验之间存在任何联系[83]。WEAVE 试验中颅内支架置入术的不良事件发生率远低于之前报道的，这表明血管内治疗对症状性 ICAD 患者有潜在价值。优化患者选择、严格遵守适应证、术者经验或其他因素是否在该手术在临床上的安全性方面发挥关键作用，仍有待确定。

（四）颅内动脉粥样硬化性疾病治疗的未来方向

尽管 SAMMPRIS 试验清楚地表明，高级别证据支持给予症状性 ICAD 患者积极的危险因素管理加抗血小板治疗优于颅内支架置入术。但问题仍然在于，对于那些在强化药物治疗下仍出现复发性脑卒中症状的患者，下一步应该如何进行治疗。据报道，30 天内脑卒中和死亡的风险为 5.8%，1 年内为 12.6%，这数据令人担忧。SAMMPRIS 试验的事后分析评估了血流动力学标志物的影响，如影像上是否存在"分水岭"（交界区梗死）和侧支循环不良，以及药物组复发脑卒中的比率[84]。该分析显示，侧支循环不良

和基线脑卒中的患者存在血流动力学异常而无栓塞风险，在单用药物治疗的情况下，复发性脑卒中风险高。这一发现有助于证实严重颅内狭窄患者能够通过血管内治疗获益。

确定哪种颅内狭窄具有"血流动力学意义"的最佳方法仍有待确定。目前可用的成像技术包括 TCD、高时间分辨率 CT 和 MRA 及数字减影血管造影。在血管成形术或支架置入术之前和之后，使用压力导丝（其中探头在血管造影期间穿过狭窄区域）来测量血流，是此类测试中最具侵入性的，能够提供非常精确的测量[85]（图 66-6）。然而，目前尚不确定这种诊断方式应用的安全性。单纯的较满意血管成形术（不含支架）已成为颅内支架术的替代方案（图 66-7）。

理论上的好处包括减少内膜损伤和再灌注出血的风险，因为亚满意血管成形术的目标是部分恢复血管直径。即使用一个尺寸较小的球囊实现部分再通，也会导致血流的显著增加，因为血流与血管半径的四次方成正比（Poiseuille 定律）。研究表明，这种技术比颅内支架手术的安全性高，围术期 30 天的脑卒中风险约为 5%[86, 87]。然而，目前还缺乏较满意血管成形术与强化药物治疗的直接比较。需要进一步研究无创影像学在识别高危脑卒中患者、追踪药物治疗和动脉内介入治疗中的作用。

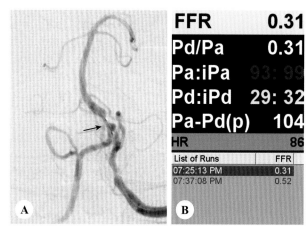

▲ 图 66-6　颅内狭窄的 FFR 测量

A. 导管造影，左椎动脉造影显示 FFR 导丝穿过严重的椎基底交界处的狭窄（箭）；B. 在亚满意血管成形术前后的 FFR 过程内记录（FFR 值分别为 0.31 和 0.52），血管成形术后较高的比率（0.52）表明狭窄区域近端与远端记录的压力值之间的差异较小。Pd. 远端（冠状动脉内）压力；Pa. 近端（主动脉）压力；iPa. 瞬时近端（主动脉）压力；iPd. 瞬时远端（冠状动脉）压力；HR. 心率

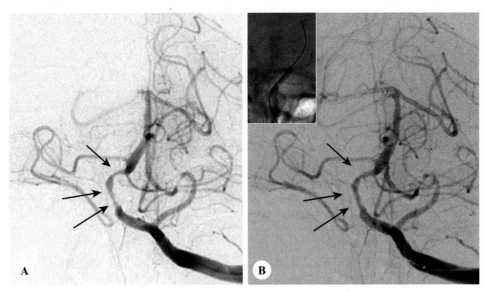

▲ 图 66-7　颅内动脉粥样硬化性疾病的较满意的血管成形术

A. 诊断性数字减影血管造影、前后视图、左椎动脉造影，显示一名脑干脑卒中复发患者在接受双重抗血小板方案时椎 - 基底动脉交界处严重狭窄（箭）；B. 使用大小为基底动脉直径 50% 的球囊进行温和的亚满意血管成形术，狭窄程度仅得到中度改善（箭）。插图显示了通过微导丝传送的充盈球囊。因为血流与（血管）半径的四次方成正比（Poiseuille 定律），狭窄程度的轻微改善导致血流显著增加

第 67 章　急性缺血性脑卒中的血管内治疗

Endovascular Treatment of Acute Ischemic Stroke

Reza Jahan　Jeffrey L. Saver　著

刘感哲　操基清　王群丰　译　　袁宇浩　经　屏　校

本章要点

- 急性大血管闭塞缺血性卒中（LVO-AIS）是导致残疾和死亡的一个主要原因。
- 静脉注射 tPA 在 20 年前被批准用于治疗 AIS，但用于治疗 LVO-AIS 的再通率很低。
- 五项大型随机试验发现血管内机械取栓联合静脉注射 t-PA 的疗效明显优于单纯静脉注射 t-PA。
- 基于现有的证据，AHA/ASA 指南推荐影像学检查证实为颅内大血管闭塞，发病 6h 以内，NIHSS 评分＞6 分且 ASPECTS＞6 分的 18 岁以上患者给予静脉注射 rt-PA 联合机械取栓治疗。
- 大脑中动脉远端血管（M_1 段以外）、后循环和大脑前动脉闭塞，以及串联闭塞、低 ASPECTS 评分和儿童患者给予机械取栓是否获益尚不明确，针对这部分患者需进一步开展研究。
- 尽管指南推荐支架取栓作为一线治疗，但在某些情况下，包括抽吸式血栓切除术在内的其他技术也可能适用。
- 其他包括缩短发病 – 再通时间，血栓清除将梗死区域血流恢复到脑梗死溶栓治疗（TICI）2b～3 级，以及发展更多的综合脑卒中中心开展 MT 在内的建议，都能争取患者达到最佳预后。

一、历史回顾

大血管闭塞（large vessel occlusion，LVO）导致的急性缺血性脑卒中是一种常见的致死致残性脑部疾病。LVO 阻塞了近端颅内大动脉，包括颈内动脉、大脑中动脉的 M_1 段、椎动脉和基底动脉[1-3]。相比中小血管闭塞，LVO 减少更多脑区的血流。因此，急性大血管闭塞缺血性卒中（Large vessel occlusion acute ischemic stroke，LVO-AIS）患者呈现出更严重的缺损症状、更差的功能结局、更多的住院费用和更高的死亡率[4]。事实上，尽管 LVO 缺血性脑卒中仅占全部脑卒中的 39%，但却产生了缺血性脑卒中后 62% 的功能残疾和 96% 的死亡。

LVO 的血栓负荷大，药物溶栓无法迅速溶解，单纯静脉溶栓的再通率远远低于中小血管闭塞，因此 LVO-AIS 患者单纯给予静脉溶栓治疗（intravenous thrombolysis，IVT）获益不大[1, 6-9]。据估计，MCA M_1 段和 BA 闭塞的再通率为 30%，颅内 ICA 闭塞的再通率为 10%[7]。相当于每 11 名接受静脉溶栓治疗的 LVO-AIS 患者仅有 1 名避免功能残疾[1]。

在过去的 35 年中，动脉溶栓、机械取栓和直接抽吸的血管内再通治疗（endovascular recanalization therapy，ERT）技术先后发展成为 IVT 的补救或替代治疗方法[10, 11]。ERT 的目的是使闭塞的血管快速再通实现脑组织的再灌注，尽可能挽救缺血半暗带。然而，早期研究发现，与单纯静脉溶栓相比，动脉溶栓和使用第一代取栓装置的取栓治疗并无明显获益[12-14]。其局限性在于，患者到达后启动治疗的时间过长，三项研究中有两项并未使用影像成像确认闭塞血管，另外，早期血管内治疗方法恢复再灌注率低。2012 年，以取栓支架为代表的第二代装置对改善 ERT 起到了关键作用，提高了符合条件的 LVO 患者的再灌注率，相比第一代取栓装置有更好的临床结局[15, 16]。最近优化治疗流程的临床研究（包括缩短发病到动脉穿刺的时间，先进的影像学评估，以及高效的取栓支架和抽吸装置）已经证明给 ERT 带来实质性效果，成为符合条件的 LVO 患者的标准治疗策略[17]。本章全面回顾了最近的临床研究，并讨论了 AIS 血管内治疗的现状。

二、机械取栓术

血管内技术及装置

最初 AIS 血管内治疗的工作是动脉溶栓。从那时起，AIS 的血管内治疗技术有了巨大的进步，先后出现第一代机械取栓装置（如 Merci）和第二代机械取栓装置（取栓支架和抽吸导管）（图 67-1）。事实上，ERT 的成功在很大程度上归功于器械的进步[18, 19]。下面简要回顾第二代取栓装置的特征及在血管内再通治疗中的应用。

1. 取栓支架 目前常用的取栓支架包括 Solitaire FR（Medtronic Neurovascular，Irvine，CA）、Trevo ProVue（Stryker Neurovascular，Kalamazoo，MI）、EmboTrap Ⅱ（Cerenovus，J&J Medical Devices，New Brunswick，NJ）和 Penumbra 3D 取栓器（Penumbra，Alameda，CA）（图 67-1）。第一个开发的取栓支架是 Solitaire（Medtronic Neurovascular，Irvine，CA）[16, 20]。Solitaire FR 的独特之处是具有开放的网眼，可卷曲，从而在血管内可与血栓更好的嵌合（图 67-1）。Trevo ProVue（Stryker Neurovascular）在传统的闭环设计上增加不透射线标记，便于观察支架展开形态。EmboTrap 装置（Cerenovus，J&J Medical Devices）独特的设计将具有高径向力的内部支架和具有较低径向力的外部花瓣状网架整合在一起（图 67-1）。当装置展开时，其内部支架在血栓内形成一个通道，缺血半暗带的血流立即恢复，而外部网状结构则有很大的网眼，以最大限度地承载支架内的血栓量。Penumbra 3D 取栓器（Penumbra，Alameda，CA）与上述取栓支架不同，它的结构设计使与血管壁接触面积最小化，从而避免损伤血管。拥有更强的血栓捕捉能力。

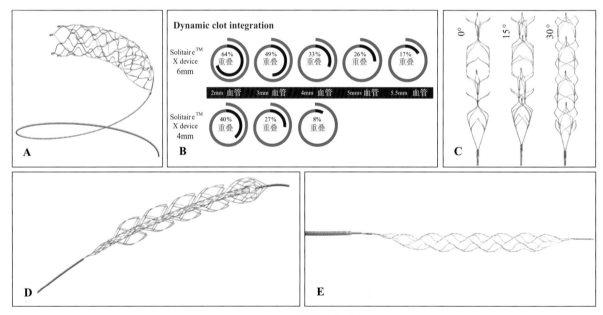

▲ 图 67-1 机械取栓装置

A. Solitaire 装置（Medtronic Neurovascular，Irvine，CA）；B. Solitaire 的独特设计，采用开放式网眼设计，当放置在小于支架直径的血管内时，支架卷曲，可与血栓更好地嵌合；C. Penumbra3D 取栓器（Penumbra，Alameda，CA）；D. EmboTrap Ⅱ 装置（Cerenovus，J&J Medical Devices，New Brunswick，NJ）；E. Trevo ProVue（Stryker Neurovascular，Kalamazoo，MI）

无论支架如何设计，输送技术都是先用微导管穿过血栓体，然后将支架导入微导管（图 67-2）。再回撤微导管，释放取栓支架。通过取栓支架的径向力将血栓压在血管壁上，血流恢复。此外，取栓支架的主体与血栓嵌合，锁定血栓并将其取出。通常情况下，在释放后和取栓前需等待 5min，使支架主体充分展开，与血栓牢固嵌合。随后，将支架和微导管作为一个整体回撤到导引导管中，清除血栓。在器械回撤过程中，用泵或手动注射器对导引导管进行负压抽吸，协助血栓完整取出，尽量减少栓子逃逸。为了进一步减少栓子逃逸，有人建议使用球囊导引导管[21, 22]。导引导管远端的球囊在充盈后阻止前向血流，然后，在回收过程中使用负压抽吸，血流逆转，最大限度地减少远端栓塞。一些临床研究已经显示出球囊导引导管的优势；然而，目前还没有进行任何随机对照研究来证实这一点[23-25]。

中间导管的应用极大限度地减少了取栓支架在捕获血栓后的移行距离，并减少栓子逃逸的可能，尤其是进入大口径血管，如从大脑中动脉进入颈内动脉，取栓技术得到了进一步改进。例如，大口径中间导管在微导丝和微导管的引导下，可以前送至闭塞部位，并接触血栓近端。然后移除微导管释放

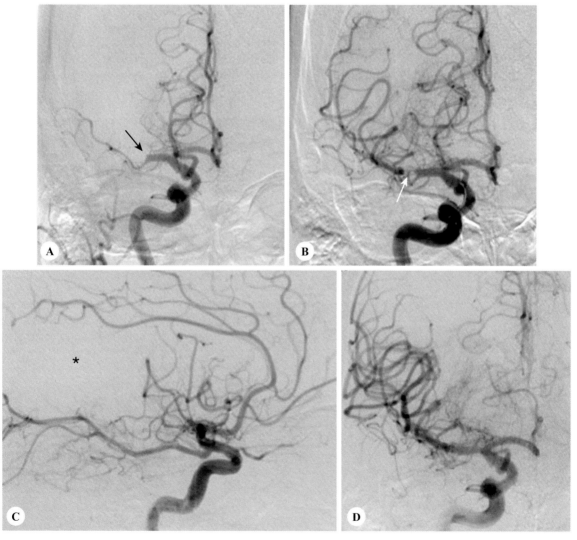

▲ 图 67-2　支架取栓过程

A. 右侧颈总动脉造影的前后位视图显示急性右侧大脑中动脉 M₁ 段闭塞（黑箭）；B. 右侧颈内动脉造影的前后位视图显示在释放取栓支架后前向血流恢复，M₁ 段明显的血流充盈缺损（白箭）是血栓被压在血管壁上的地方，有前向血流通过；C. 单次取栓后的右侧颈内动脉造影侧位视图显示大脑中动脉前额支重新开放，但后额支和顶支仍闭塞（星）；D. 第 2 次使用支架取栓后右颈内动脉造影前后位视图显示大脑中动脉完全再通

取栓支架。在负压抽吸下拉出取栓支架，中间导管留在原位，以备再次取栓时使用。这项技术被称为"Solumbra"技术，因为它起源于 Solitaire FR 取栓支架与 Penumbra 抽吸导管[26, 27]。

2. 抽吸式血栓切除术　随着导管技术的进步，大口径的抽吸导管可以推进到颅内血栓处，直接抽吸已成为可能。通过在血栓的近端进行抽吸，血栓被吸入导管腔内，实现血流再灌注。一般来说，应该使用血管能够容纳的最大的抽吸导管。这项技术最早是由 Penumbra 公司开发的，一同开发的还有他们的抽吸导管系列。此后，其他设备制造商的大型颅内抽吸导管也获得了美国 FDA 的批准。最近，一种替代技术已被使用，即把导管直接推进到血栓的近端进行抽吸（图 67-3），让血栓在导管顶端啮合。然后缓慢撤出导管，保持抽吸，以确保血栓在取出过程中不会脱离。同时也对导引导管的侧口进行抽吸，以防止血栓在进入导引导管中时逃逸。这种技术被称为直接抽吸技术（a direct aspiration first-pass technique，ADAPT）[26, 28]。

三、前循环

（一）早时间窗

2015 年，5 项随机对照研究结果提示与单纯的标准药物治疗相比，再灌注治疗疗效确切。随后，LVO 患者的标准治疗方案加入了取栓支架[29-33]。不久，另外三个研究也报道了类似的结果[34-36]。各项研究的标准治疗包括对所有符合 IVT 的患者（约 85% 的入选患者）进行静脉溶栓治疗，对所有不符合 IVT 的患者（约 15% 的入选患者）给予阿司匹林治疗。这些研究的入选标准在不同的细节方面有所不同，但所有研究纳入对象都是前循环 LVO 的患者，这些患者大多在最后已知正常时间（last known well time，LKWT）的 6h 内，同时非增强 CT 或脑部 MRI 上无大面积梗死的证据（表 67-1）。所有 8 项研究都显示，与单纯的内科治疗相比，ERT 联合内科治疗均有明显获益，这在所有大样本量的研究中都具有统计学意义（表 67-2）。

值得注意的是，参加这些研究的患者年龄是典型 AIS 的发病年龄段，平均年龄为 65—70 岁，入选时具有极其严重的神经功能障碍，依据美国国立卫生研究院脑卒中量表的标准，基线 17 分（表 67-2）。所有的研究均采用无创血管成像（即 CTA 或 MRA）来筛选颅内动脉 LVO 的患者。在这 8 项研究中，从 LKWT 到动脉穿刺的中位时间为 208～269min（即为 3h28min～4h29min）。

在进行完整的血管造影评估的 7 项研究中，66%～88% 的患者实现了满意的再灌注［脑梗死溶栓治疗（Thrombolysis in Cerebral Infarction，TICI）2b～3］。

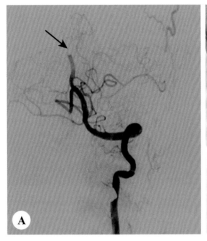
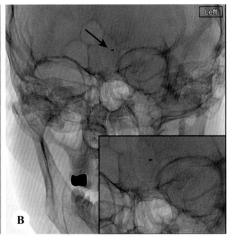
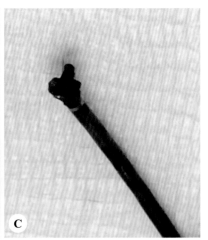

▲ 图 67-3　抽吸式血栓切除术

A. 左椎动脉造影的前后位视图显示该急性缺血性脑卒中患者的基底动脉远端（箭）完全闭塞。B. 颅骨未剪影的图像显示大口径导管的尖端（箭），它已被推进到基底动脉血栓的近端。右下角的插图是一个高倍放大图，显示大口径导管尖端的位置。对大口径导管进行抽吸，以吸住血凝块。然后，在保持抽吸和血凝块啮合的同时，将导管回撤到近端椎动脉的导引导管中（ADAPT 技术）。C. 取出后，可以看到血栓被吸入大口径导管的尖端

表 67-1　缺血性脑卒中随机血管内试验的选择标准

	SWIFT PRIME	EXTEND IA	MR CLEAN	REVASCAT	EXCAPE	THRACE	PISTE	THERAPY
符合 rt-PA 条件的患者	是	是	是	是	是	是	是	是
时间窗	仅限符合条件的 IV rt-PA	仅限符合条件的 IV rt-PA	发病 6h 内	发病 8h 内	发病 12h 内	仅限符合条件的 IV rt-PA	仅限符合条件的 IV rt-PA	仅限符合条件的 IV rt-PA
接受 IV rt-PA 的百分比	100%	100%	89%	73%	75%	100%	100%	100%
影像学标准	ASPECTS 6~10	核心梗死<70ml[a]; 错配比>1.2[a]; 错配体积>10ml[a]	没有基于 ASPECTS 或早期梗死征象的排除	ASPECTS 6~10	ASPECTS 6~10 多时相 CIA 显示良好的侧支循环	排除有肿块效应导致中线移位的梗死患者	排除非对比 CT 显示涉及 MCA 区域>1/3 的脑梗死患者	排除非对比 CT 显示涉及 MCA 区域>1/3 的脑梗死及血栓长度>8mm
血管闭塞	颅内 ICA 或 M$_1$	颅内 ICA 或 M$_1$、M$_2$	颅内 ICA 或 M$_1$、M$_2$ 或 A$_1$、A$_2$	颅内 ICA 或 M$_1$	颅内 ICA 或 M$_1$（或 M$_2$ 等量）（即两个 M$_2$ 均闭塞）	颅内 ICA、M$_1$ 或基底动脉上 1/3	颅内 ICA 或 M$_1$、M$_2$	颅内 ICA 或 M$_1$、M$_2$
等待对 rt-PA 的响应	否	否	否	否	否	否	否	否
预先指定时间指标	是	否	否	是	是	是	是	否
主要终点	以 90 天的 mRS 测量，残疾程度减少	24h 时的再灌注和早期神经系统结果（NIHSS 降低 8 点或 3 天降低 0~1）	以 90 天的 mRS 测量，残疾程度减少	以 90 天的 mRS 测量，残疾程度减少	以 90 天的 mRS 测量，残疾程度减少	90 天功能独立性（mRS 为 0~2 分）	90 天功能独立性（mRS 为 0~2 分）	90 天功能独立性（mRS 为 0~2 分）

a. 使用自动灌注软件进行评估

ASPECTS. Alberta 脑卒中计划早期 CT 评分; CT. 计算机断层扫描; CTA. 计算机断层扫描血管成像; ICA. 颈内动脉; MCA. 大脑中动脉; mRS. 改良 Rankin 量表; NIHSS. 美国国立卫生研究院脑卒中量表; rt-PA. 重组组织型纤溶酶原激活物

荷兰开展的急性缺血性脑卒中血管内治疗多中心随机临床试验（MR CLEAN）因未按要求完成双视角的血管造影，因此结论阐释有限（表 67-2）。所有的研究均显示脑卒中后 90 天功能独立（mRS 为 0～2 分）与满意的再灌注相关[37]；ERT 的症状性出血率与药物治疗相似，而 ERT 的死亡率低于药物治疗。最重要的是，所有的研究均显示 ERT 改善脑卒中后 90 天的总体残疾结局，总体残疾水平（平均 mRS 评分）较低，达到功能独立（mRS 为 0～2 分）的概率更高。这也是第一个完成计划招募的试验[29]。2014 年秋季举办的一次科学会议首次公布了该研究的阳性结果。为此，其他研究提前查看已有数据，在得出类似结果后结束招募并公布结果。在所有 8 个研究中，MR CLEAN 从 LKWT 到开始 IVT 的时间最短，但从 LKWT 到开始 ERT（动脉穿刺）的时间第二长。因此，MR CLEAN 可能招募了最大比例的"滴注和转运"的患者，即在外院接受 IVT 后转移到取栓医院。招募对象为静脉溶栓治疗后仍血管闭塞的患者，他们被随机分组。MR CLEAN 实验中 ERT 患者在脑卒中后 90d 的功能独立率相对较低，这可能反映了在发生大面积梗死后才进行干预。

个别研究的某些方面值得一提。MR CLEAN 是 5 项试验中规模最大的研究，同样，采用 Solitaire FR 装置进行血管重建与最佳药物治疗前循环大血管闭塞性急性脑卒中的随机试验（Randomized Trial of Revascularization with Solitaire FR Device versus Best Medical Therapy in the Treatment of Acute Stroke Due to Anterior Circulation Large Vessel Occlusion Presenting within Eight Hours of Symptom Onset，REVASCAT），由于该研究的独特设计，从最后已知的 LKWT 到 ERT 开始的时间间隔是最长的。即在使用阿替普酶 30min 后，必须通过影像学证实存在合乎标准的大动脉闭塞，以排除药物治疗再灌注患者[32]。在支架取栓试验中，EVASCAT 显示 ERT 患者在脑卒中后 90 天功能独立率与 MR CLEAN 相似，都比较低。相反，在缩短时间的支架取栓试验中，包括缩短从 IVT 到 ERT 开始，以及从 LKWT 到 ERT 开始的时间，脑卒中后 90 天的功能独立率要高得多[37]。

5 项试验中的 3 项通过 LKWT 开始的早期时间来确定可能有挽救组织的患者，同时对部分患者进行影像学筛选。EXTEND IA 只招募了在 CTP 上

有大量可挽救的脑组织和小的核心梗死组织的患者。可能是由于这个原因，EXTEND IA 显示 ERT 患者在脑卒中后 90 天达到功能独立的比率最高，患者接受 ERT 和药物治疗之间功能独立达到显著性差异。SWIFT PRIME 采用了类似的半暗带成像策略，尽管它允许患者使用 CT 或 MR。前 1/3 的入组患者必须证实有实质性的可挽救的半暗带，并鼓励在剩余的入组患者中继续证实。与 EXTEND-IA 类似，SWIFT PRIME 显示 ERT 患者在脑卒中后 90 天达到功能独立的比率明显较高，达到功能独立的比率在 ERT 组和药物治疗组之间有显著性差异。ESCAPE 研究在大多数入组患者中采用了侧支循环成像评估。当进行多时相 CTA 时，必须存在中度至良好的侧支循环（定义为 MCA 动脉期＞50% 的充盈），才能入组。ESCAPE 研究强调快速的成像采集和分析，快速将患者转运到血管造影室，以及快速进行 ERT 手术，在所有的研究中实现了从到达急诊科后开始 ERT 手术的最短时间。在 ESCAPE 研究中，虽然在 8 项研究中从发病到入组的允许时间窗最长，但在选择患者时要考虑到是否有受良好的侧支循环保护的缺血半暗带，并迅速进行 ERT，这可能是 ESCAPE 试验中 ERT 患者达到功能独立比率高的原因。

1. 随机对照试验的患者个体水平数据 Meta 分析　为了更准确地评估治疗效果及解决各亚组间治疗效果的异质性问题，最佳方案是通过 Meta 分析个体患者层面的数据，即通过更大的样本量及对患者个体特征的调整（与研究层面的 Meta 分析不同）来实现。最大的 ERT 与药物治疗随机对照研究的数据 Meta 分析[38, 39]是来自于多个血管内治疗缺血性脑卒中试验的高效再灌注评估（Highly Effective Reperfusion evaluated in Multiple Endovascular Stroke Trials，HERMES）协作组的一系列论文，最初分析了前 5 个，后来分析了所有 7 个以支架取栓为主的随机对照研究[39, 40]。

第一项分析汇总了 5 项研究的患者数据，共纳入了 1287 名患者，其中 634 名分配到血管内取栓加药物治疗组，653 名分配到单纯的药物治疗组。汇总分析发现，ERT 在脑卒中后 90 天内显著降低了患者的残疾程度（校正后 cOR=2.49，95%CI 1.76～3.53，$P<0.0001$），增加了脑卒中后 90 天的功能独立性

表 67-2　缺血性脑卒中随机干预试验结果汇总

	SWIFT PRIME	EXTEND IA	MR CLEAN	REVASCAT	EXCAPE	THRACE	PISTE	THERAPY
患者数量	196	70	500	206	316	414	65	108
年龄（均值）	IA: 65 Crtl: 66	IA: 69 Crtl: 70	IA: 66 Crtl: 66	IA: 66 Crtl: 67	IA: 71 Crtl: 70	IA: 66[a] Crtl: 68[a]	IA: 67 Crtl: 64	IA: 67 Crtl: 70
中位数 NIHSS	IA: 17 Crtl: 17	IA: 17 Crtl: 13	IA: 17 Crtl: 18	IA: 17 Crtl: 17	IA: 16 Crtl: 17	IA: 18 Crtl: 17	IA: 18 Crtl: 14	IA: 17 Crtl: 18
发病至 IV rt-PA（中位数，min）	IA: 110 Crtl: 117	IA: 127 Crtl: 145	IA: 85 Crtl: 87	IA: 117 Crtl: 105	IA: 110 Crtl: 125	IA: 150 Crtl: 153	IA: 120 Crtl: 120	IA: 108 Crtl: 102
发病至腹股沟穿刺时间（中位数，min）IA 组	224	210	260	269	208	250	209	227
使用支架取栓（%）IA 组	100	100	97	100	86	83	68	13
IA 组的 mTICI2b 评分（%）	88	86	59	66	73	69	87	70
90 天 mRS 为 0~2 分（%）	IA: 60 Crtl: 35	IA: 71 Crtl: 40	IA: 33 Crtl: 19	IA: 44 Crtl: 28	IA: 53 Crtl: 29	IA: 53 Crtl: 42	IA: 51 Crtl: 40	IA: 38 Crtl: 30
sICH（%）	IA: 0 Crtl: 3	IA: 0 Crtl: 6	IA: 8 Crtl: 6	IA: 2 Crtl: 2	IA: 3.6 Crtl: 2.7	IA: 2 Crtl: 2	IA: 0 Crtl: 0	IA: 9.3 Crtl: 9.7
死亡率	IA: 9 Crtl: 12	IA: 9 Crtl: 20	IA: 21 Crtl: 22	IA: 18 Crtl: 15	IA: 10 Crtl: 19	IA: 12 Crtl: 13	IA: 21 Crtl: 12	IA: 12 Crtl: 23.9

a. 中位年龄

Crtl. 对照；IA. 动脉内；IV. 静脉内；mTICI. 脑缺血改良溶栓疗法；mRS. 改良 Rankin 量表；rt-PA. 重组组织型纤溶酶原激活物；sICH. 症状性颅内出血

（46.0% vs. 26.5%，OR=2.35，95%CI 1.85～2.98，$P<0.0001$）。在脑卒中后 90 天将残疾程度至少降低一个 mRS 级别所需的治疗人数是 2.6，而另外 1 例患者实现功能独立所需的 NNT 是 5.0。

ERT 的获益在众多患者亚组中是一致的，在任何基线特征的患者中，如年龄、性别、NIHSS、颅内闭塞部位、接受或不接受静脉注射阿替普酶、ASPECTS 评分、发病到随机化的时间及是否有串联颈动脉闭塞，都没有看到治疗效果的异质性。尽管调整后的 cOR 值对 50 岁以下的患者、ASPECTS 或 NIHSS 评分较低的患者及 M_2 段闭塞的患者来说并不显著，但在几个亚组中，干预的效果是显著的，包括 80 岁以上的患者、随机化在症状发生后 300min 以上的患者、未接受静脉注射阿替普酶的患者。

总的来说，HERMES 研究表明，血管内取栓给 LVO 患者带来实质性获益。在每 100 名接受 EVT 治疗而非单纯的最佳药物治疗的患者中，38 名患者的残疾程度较低，其中 20 名患者实现了功能健全。血管内取栓的症状性颅内出血发生率并不比最佳药物治疗高。较低的死亡率在 EVT 治疗组与最佳药物治疗组之间未达到统计学意义（15.3% vs. 18.9%，校正后 OR=0.73，95%CI 0.47～1.13，$P=0.16$）。

2. 抽吸血栓切除术与支架取栓术的比较 支架取栓术与单纯的药物治疗已经进行了广泛的比较，因为在 8 项 ERT 与药物治疗的研究中，有 7 项将取栓支架作为 AIS-LVO 的唯一或最常用的 ERT 策略。相比之下，只有一项 ERT 与药物治疗的对比试验侧重于抽吸式血栓切除术，评估 Penumbra 系统在急性缺血性脑卒中治疗中的安全性和有效性的随机对照研究（THERAPY）[35]。THERAPY 研究招募经 t-PA 治疗的 ICA、M_1 和 M_2 闭塞的患者，他们可以在 LKWT 的 4.5h 内进行随机分组（表 67-1）。不同的是，它要求 CTA 显示目标血栓长度为 8mm 或更大，从而选择那些单纯用静脉注射 t-PA 不太可能再通的大血栓负荷患者。当第一个阳性的取栓支架随机对照研究发表后，THERAPY 的入组工作被提前停止，计划的 692 名患者中只有 108 名随机入组。在主要终点上，血管内治疗组有 38% 达到功能独立，IVT 组有 30%，$P=0.52$。对于次要终点，即脑卒中后 90d 更低的残疾水平，OR 为 1.76（95%CI 0.86～3.59，$P=0.12$）。因此，THERAPY 研究显示了抽吸式血栓

切除术给患者带来获益，尽管它没有统计学差异；此外，研究结论表明治疗效果不如支架取栓。

因为支架取栓已成为 LVO 患者的标准治疗方法，进一步的研究比较了抽吸取栓与支架取栓，而不是单独的药物治疗。在有 381 名患者参加的接触性抽吸与支架取栓成功再灌注（ASTER）试验中，第 1 次选用抽吸装置的再灌注率明显低于第 1 次选用支架：实质性再灌注（TICI 2b～3），63% vs. 68%；完全再灌注（TICI 3），29% vs. 36%[41]。使用补救装置后，最终的实质性再灌注率（TICI 2b～3）是相似的：85% vs. 83%。第 1 次采用抽吸法比第 1 次采用支架取栓法在脑卒中后 90 天达到功能独立（mRS 为 0～2 分）的比率低，分别为 45% vs. 50%。

在有 270 名患者参加的直接抽吸与支架取栓作为第一种方法的比较研究（Comparison of Direct Aspiration versus Stent Retriever as a First Approach Study，COMPASS）研究中，第一种指定的器械策略的再灌注率相似，抽吸与支架取栓的实质性再灌注（TICI 2b～3）比例分别为 83% vs. 81%[42]。使用补救装置后，两者最终的实质性再灌注率（TICI 2b～3）相似，为 92% vs. 89%。从到达介入室到实现实质性再灌注的时间，采用抽吸先行的策略要快 6min。在脑卒中后 90 天实现功能独立性（mRS 为 0～2 分）方面，抽吸与支架取栓的效果相当，分别为 52% 和 50%。

总的来说，抽吸式血栓切除术与单纯的药物治疗相比、与支架取栓相比的试验结果表明，抽吸式技术与支架取栓相比，实现再灌注的例数可能略少，但速度可能略快，而在使用补救设备后，两种策略的最终再灌注率同样非常好。

3. 支架取栓和抽吸法联合血栓切除术与单纯的支架取栓或抽吸术的比较 在两项随机试验中评估了同时使用取栓支架和抽吸装置与单一技术优先策略的一线使用情况[41, 43]。在 Penumbra Separator 3D 取栓器试验中（图 67-1），在 198 名随机患者中，联合使用取栓支架加抽吸装置比单独使用抽吸装置更容易实现实质性再灌注（TICI 2b～3），即 82% vs. 70%[43]。在 ASTER2 试验中，在 405 名随机患者中，联合使用取栓支架加抽吸装置比单独使用取栓支架取更容易实现实质性再灌注（TICI 2c～3），即 65% vs. 58%[41]。这些结果表明，结合使用取栓支架对目标血栓的控制，以及接触性抽吸对血栓的额外牵引，

实现再灌注的概率要高于单独使用任何一种设备。

（二）晚时间窗

前 8 项 ERT 与药物治疗的随机试验都是在脑卒中发病后较短时间内入组的，大多数被分配到血栓切除术组的患者在 LKWT 后 6h 内开始手术。在发病后早期治疗患者，可确保绝大多数患者仅存在 1 个小的不可逆的核心梗死组织和 1 个大的但仍可挽救的半暗带组织。然而，在 LKWT 后就诊较晚的患者中，尽管一些患者已经梗死完全，没有大量可挽救的组织（"快速进展者"），但仍有部分患者仅呈现小的核心梗死区和大的可挽救的半暗带（"缓慢进展者"）[44, 45]。有助于延缓这部分患者梗死进展的生理机制包括更强大的侧支循环和对缺血更好的耐受性。另外一部分患者，包括醒后脑卒中患者，脑卒中很可能是最近发生的，而不是最后观察到患者正常的时间。因此，患者在 LKWT 后 6h 以上，在组织窗指导下而非时间窗指导下选择 EVT 是可行的。通过多模态 CT 和 MRI 成像技术显示梗死核心和缺血半暗带，可以有效地识别出进展缓慢的患者，使其可能从超时间窗的再灌注治疗中获益[46, 47]。两项随机试验比较了 LKWT 后 6h 以上经影像学筛选的 ERT 与药物治疗的患者，证实了 ERT 获益[48, 49]。

研究对象为 LKWT 后 6~24h 近端前循环闭塞的患者的 DAWN 试验比较了给予血管内血栓切除术加标准药物治疗与标准药物治疗的疗效，这些患者在多模态 CT 或 MRI 上有临床 - 影像不匹配，提示存在确切的半暗带[49]。入组的 80 岁及以上的患者中，要求 NIHSS≥10 分，核心梗死区体积＜21ml，有临床 - 影像不匹配。入组的 80 岁以下的患者中，要求 NIHSS≥10 分，核心梗死区体积＜31ml，或者 NIHSS≥20 分，核心梗死区体积在 31~50ml，有临床 - 影像不匹配。由于中期分析显示出确切的疗效证据，提前终止了试验招募。在入组的 206 例患者中，两个治疗组的入组 NIHSS 中位数均为 17 分；入组 ERT 治疗组的核心梗死体积中位数为 7.6ml，入组药物治疗组的核心梗死体积中位数为 8.9ml。从 LKWT 到随机分组所需时间，ERT 治疗组的中位数为 12.2h，药物治疗组的中位数为 13.3h。

主要疗效结局方面，采用加权 mRS 评估脑卒中后 90 天的生活质量，ERT 治疗组显著高于药物治疗组（5.5 vs. 3.4，优势的后验概率＞0.999）。对于次要终点，即脑卒中后 90 天的功能独立（mRS 为 0~2 分），ERT 治疗组显著高于药物治疗组（49% vs. 13%，优势的后验概率＞0.999）。在安全性方面，在脑卒中后 90 天内，症状性脑出血或全因死亡率没有显著的组间差异。

研究对象为 LKWT 后 6~16h 近端前循环闭塞同时多模态 CT 或 MRI 显示低灌注 - 核心梗死区不匹配（存在缺血半暗带）患者的 DEFUSE3 试验比较了给予血管内血栓切除术加标准药物治疗与单纯标准药物治疗的疗效[48]。如果患者影像学显示核心梗死区体积＜70ml，半暗带 / 核心梗死区不匹配体积≥1.8ml，半暗带体积≥15ml，则符合入组条件。由于中期分析显示出确切的疗效证据，提前终止了试验招募。在入组的 182 例患者中，ERT 治疗明显改善了患者在脑卒中后 90 天的 mRS 评分（未经调整 cOR=2.77，95%CI 1.63~4.70，P＜0.001）；增加了脑卒中后 90 天的功能独立性（mRS 为 0~2 分）（45% vs. 17%，P＜0.001）。在安全性方面，不同治疗组发生症状性脑出血没有差异，而 ERT 治疗组的脑卒中后 90 天全因死亡率往往较低，分别为 14% vs. 26%。

DAWN 和 DEFUSE-3 试验的结果均证实，利用多模态 CT 或 MR 影像筛选，在 6~24h 时间窗内一部分存在缺血半暗带的患者可从血管内再灌注治疗中获益。值得注意的是，这些晚时间窗、影像学筛选的患者给予 ERT 治疗得到的获益程度与早期治疗（不到 6h）患者相当，甚至某些方面超过了后者。晚期获益的一个原因是晚时间窗试验中单纯药物治疗患者的功能结局非常差，在 DAWN 和 DEFUSE3 中，单纯药物治疗组在脑卒中后 90 天内实现功能独立（mRS 为 0~2 分）只有 13%，而早时间窗治疗试验的 HERMES Meta 分析中单纯药物治疗组患者在脑卒中后 90 天内实现功能独立（mRS 为 0~2 分）为 27%。几种病理生理学机制能解释晚时间窗接受药物治疗的患者预后不佳[50]。第一，晚时间窗单纯药物治疗患者通过再灌注挽救半暗带组织的可能性要小得多；另外，晚时间窗不适合静脉注射 t-PA；因此，药物治疗的再灌注率低。此外，晚时间窗患者发生血栓自溶的可能性也很小。招募研究对象设定为 LKWT 后 6h 以上则排除了早期通过自发溶解实现再通的患者，试验对象中有更多的不能自发再通的患者。第二，试验的招募需要有临床和影像学上的指征，侧支代偿不足而有进展性梗死的风险，因而试验对象中因缺少再灌注出现大面积脑梗死的患者更多。

四、临床实践指南的建议

基于早时间窗和晚时间窗试验的阳性结果，全球临床实践指南推荐 ERT 治疗前循环 LVO-ALS 患者。临床实践指南在不同地区和国家得到了一致的认可，适用于与试验中登记的患者非常匹配的患者，但对于证据水平不高的推荐，存在细微差异。我们在此简要回顾了美国的指南，欧洲、中国、韩国、南美洲和其他许多地区也发布了类似的指南[51-54]。

AHA/ASA 指南对两类患者使用支架取栓的 ERT 给予了最高级别的推荐（Ⅰ类，证据水平 A）[17]。第一，符合以下所有标准的早时间窗就诊的患者：①脑卒中前 mRS 为 0~1 分；② ICA 或 MCA M_1 段的 LVO；③年龄≥18 岁；④ NIHSS 评分≥6 分；⑤ ASPECTS 评分≥6 分；⑥在 LKWT 后 6h 内启动血管内治疗（动脉穿刺）。第二，6~16h 的晚时间窗内就诊的影像学筛选符合 DAWN 或 DEFUSE 3 试验的纳入标准的患者。

AHA/ASA 指南还推荐了以下内容，但推荐级别较低：① LKWT 后 16~24h 内出现前循环 LVO 且符合 DAWN 纳入标准的患者，采用取栓支架进行 ERT（Ⅱa 级，证据水平 B-R）；② LKWT 后 6h 内就诊的患者，采用抽吸装置进行 ERT（Ⅰ级，证据水平 B-R）。此外，该指南建议，MCA-M_2 和 M_3 段闭塞的患者（Ⅱb 级，证据水平 B-R）；ICA 或 MCA M_1 段闭塞且脑卒中前 mRS 评分>1，ASPECTS 评分<6，或 NIHSS 评分<6 的患者（Ⅱb 级，证据水平 B-R）；大脑前动脉、椎动脉、基底动脉或大脑后动脉闭塞的患者（推荐级别Ⅱb 级，证据水平 C-LD）采用取栓支架进行 ERT 存在一定的合理性，但不一定推荐[17]。

五、后循环

大约 15% 的缺血性脑卒中是由后循环闭塞引起的。后循环脑卒中与前循环脑卒中存在几个方面不同。后循环脑卒中的预后较差，基底动脉闭塞缺血性脑卒中的死亡率高达 50%[55-57]。此外，后循环脑卒中的临床症状与前循环不同。前循环脑卒中出现的症状往往与血管的突然闭塞相关。后循环脑卒中出现的症状可能是逐渐进展的，而非突发严重的临床缺损[58, 59]。这给准确界定症状出现的时间与重建灌注的时限评估带来了困难。由于后循环脑卒中的临床试验未统一使用核心梗死区/半暗带或侧支循环评估，使得发病时间与组织学时间更加难以确定，情况更加复杂。此外，后循环脑卒中患者存在严重颅内大动脉病变的概率很高[60]；因此，后循环脑卒中比前循环脑卒中更易出现颅内动脉硬化伴原位血栓形成。单纯溶栓药物可能实现闭塞病变的部分再通，但血栓再次形成的可能性很高，从而需要采取额外的辅助策略，包括血管成形术和支架植入术[11, 61, 62]。

根据文献报道，血管内治疗最早应用于后循环脑卒中是 1982 年开展的动脉内溶栓治疗 BA 闭塞[63]。1997 年，Mitchell 等报道了一项非随机试验，该研究评估了动脉内给予尿激酶治疗后循环脑卒中患者的疗效和安全性[64]。作者认为，后循环开展动脉内溶栓治疗是安全可行的，能够使相当多的患者实现再通，而且再灌注与生存率显著相关。在此试验后，澳大利亚于 1996 年开展了动脉内给予尿激酶治疗后循环脑卒中的随机研究[65]。由于招募进度缓慢和尿激酶退出市场，该试验于 2003 年 6 月终止。在研究终止前只招募了 16 名患者，因此无法从这些早期的溶栓研究中得出明确的结论。

近期采用支架取栓的随机试验显示发病 24h 内的前循环 LVO-AIS 患者给予 ERT 疗效确切且安全[39, 48, 49]。遗憾的是，这些研究结果并不直接适用于急性 BA 闭塞的患者，因为接受 ERT 治疗的患者中只有很少为后循环脑卒中。2002 年，研究者在荷兰启动了基底动脉国际合作研究（Basilar Artery International Cooperation Study，BASICS）[66]。这是一项前瞻性的国际观察性注册研究，研究对象是经影像学（CTA、MRA 或传统数字减影血管造影）证实为 BA 闭塞（BA 近端、中端或远端完全闭塞）急性缺血性脑卒中患者。主要终点事件为脑卒中后 30d 的不良结果（mRS 评分为 4 分或 5 分或死亡）。在这个主要分析中，研究对象根据治疗方案分为三组：只接受抗血栓药物（即接受抗血小板药物或全身抗凝），IVT+ERT，或只接受 ERT（溶栓、机械血栓切除术、支架或这些手术的组合）。由于 IVT 是预定初始治疗方案，因此同时接受 IVT 和 ERT 的患者被纳入 IVT 组。BASICS 招募了 619 例患者，分别为接受 AT 治疗的 183 例，接受 IVT 治疗的 121 例和接受 ERT 治疗的 288 例。入组接受 IVT 治疗的 121 例患者中仅接受 IVT 治疗为 80 例，额外接受 ERT 治疗为 41 例。而入组接受 ERT 治疗的 288 例患者中只接受了药物溶栓治疗为 179 例，接受药物溶栓治疗的同时还接受了机械血栓切除术为 79 例，只接受了机械血栓切除术为 30 例。入组时依据基线脑卒中严重程度分为重度或轻中度。出现昏迷、四肢瘫痪或闭锁状态的患者被纳入重度脑卒中，而任何低于重度脑卒中纳入标准的患者被纳入轻中度脑卒中。全部入组患者中，592 例完成了 1 个月的随访。另有 27 例患者因未被分配到任何治疗组而没有进行分析，因为出现昏迷（n=26）或四肢瘫痪（n=1）。脑卒中后 1 个月这 27 例患者 26 例死亡，另外幸存 1 例（曾有昏迷）mRS 评分为 5 分。另外，入组接受治疗的 592 例患者中，脑卒中后 1 个月 402 例（68%）结局不佳，其中 214 例（36%）死亡。对年龄、NIHSS 评分、治疗时间、小脑卒中、BA 闭塞位置和糖尿病（6 个因素）进行调整后，接受 IVT 治疗与接受 AT 治疗的轻中度脑卒中患者得到的不良结局没有差异（RR=0.94，95%CI 0.60～1.45），接受 ERT 治疗与 AT 治疗的轻中度脑卒中患者得到的不良结局也没有差异（RR=1.29，0.97～1.72）。同样，各治疗组重度脑卒中患者得到的结果也没有差异，尽管接受 IVT（RR=0.88，0.76～1.01）治疗或接受 ERT（RR=0.94，0.86～1.02）治疗得到的不良结局风险略低于接受 AT 治疗的不良结局风险。对性别、有无前驱症状、高脂血症、吸烟状况及外周动脉或冠状动脉疾病史进行调整后，各治疗组之间的 RR 无明显影响。但调整这 6 个因素后，在 ERT 与 IVT 的直接比较中，轻中度脑卒中患者接受 ERT 治疗有较高的不良结局风险（RR=1.49，95%CI 1.00～2.23）。IVT 组包括只接受 IVT 或 IVT 加 ERT 的患者。但 IVT 组较好的结局并不归因于除 IVT 外还接受 ERT 的患者。事实上，这些患者的神经功能缺损普遍比只接受 IVT 的患者更差。相反，重度脑卒中患者在接受 ERT 或 IVT 治疗时，结果相似（RR=1.06，95%CI 0.91～1.22），与接受 AT 治疗相比结果更好；死亡或残疾的绝对风险为 19%（IVT）和 10%（ERT），低于接受 AT 治疗的风险。

值得注意的是，由于该研究是观察性的，并且具有非随机研究的局限性，因此在解释本研究结果时应谨慎。该研究没有为所有进入研究的患者指定一个特定的治疗方案。临床医生选择特定治疗方案的原因并不清楚，可能会依据患者神经功能缺损的严重程度而有所倾向。那些被认为预后较差的患者可能倾向更积极的治疗，从而可能影响了 ERT 组的结果。此外，对严重神经功能障碍的患者只进行 AT 治疗，可能是采取更姑息的治疗方法。结果解释时未考虑因临床恶化或对治疗缺乏反应而交叉到另一个治疗组的情况。由于大多数接受 AT 和 IVT 治疗的 BA 闭塞患者都是根据无创血管成像（而不是血管造影）做出诊断，因而存在 CTA 或 MRA 的假阳性情况，这就导致了 AT 和 IVT 组的偏差。

以上结果显示对于急性 BA 闭塞的患者来说，目前仍然缺乏一种成熟的治疗方案，同时也挑战了通常认为的 ERT 治疗优于 IVT 治疗的假设，并指出有必要进行评估 IVT 治疗和 ERT 治疗的 RCT。

2015 年，中国的研究者进行了一项血管内介入与标准药物治疗（BEST）急性基底动脉闭塞的随机试验[67, 68]。该试验是一项多中心、随机、前瞻性、开放对照的临床研究，在中国的 28 个中心进行了盲法结果评估。患者被随机分配到（1∶1）接受血管内治疗（EVT）加标准药物治疗（干预组）或单纯标准药物治疗（对照组）。在干预组和对照组中，如果患者在 LKWT 的 4.5h 内符合 IVT 的标准，则接受静脉注射阿替普酶。在干预组中，血管内治疗与静脉注射阿替普酶同时或在静脉阿替普酶开始后不久进行。主要的终点事件是脑卒中后 90d mRS 评分不超过 3 分，在意向治疗的基础上进行评估。主要的安全终点事件是脑卒中后 90d 的死亡率。

该研究于 2015 年 4 月启动，由于跨组率高和有效招募困难，故于 2017 年 9 月提前终止。对照组中，65 例患者中有 14 例（22%）最终接受了血管内治疗，因为随机化之后，尽管提供了知情同意书，但患者的家属不接受单纯的标准药物治疗。干预组中，66 例患者中有 3 例（5%）只接受了标准的药物治疗。研究终止时，共入组 131 例患者，其中干预组 66 例，对照组 65 例。

对该研究主要终点事件分析发现脑卒中后 90d

mRS 评分为 0~3 分的患者比例无明显差异（干预组 42%，对照组 32%，*P*=0.23，校正后 OR=1.74，95%CI 0.81~3.74）。对该研究次要终点事件分析发现 mRS 评分为 0~2 的患者比例或脑卒中后 90 天 mRS 评分分布存在差异。

与接受 ERT 或单纯标准药物治疗的患者相比，在符合方案集分析的人群和按实际治疗的人群中，接受机械血栓切除术治疗的患者在脑卒中后 90 天实现 mRS 为 0~3 分和功能独立（mRS 为 0~2 分）都明显提高。另外，脑卒中后 90 天 mRS 评分的总体分布也明显改善，在符合方案集的人群和按实际治疗的人群中，干预组比对照组更有利。

尽管本研究的主要分析没有产生阳性结果，但对实际接受治疗的患者与未接受血栓切除术的患者进行的二次分析显示，即使调整了年龄和基线脑卒中严重程度，EVT 的预后也明显更好。然而，众所周知，使用按实际治疗的人群或符合方案集的人群会带来选择偏差，因为不遵守治疗方案的患者和跨组治疗的患者可能会出现与实际治疗无关的不同预后。这显然阻碍了任何不完全基于意向治疗原则的关于疗效的明确结论[69]。

总之，BEST 研究未提供证据表明接受 EVT 加标准药物治疗与接受单纯标准药物治疗在改善神经预后方面存在差异。但试验结果很可能受到非均衡性的干扰，包括对指定研究治疗的依从性差，以及由于研究的早期终止而导致的样本量减少。

在荷兰发起的随机 BASICS（https://clinicaltrials.gov/ct2/show/NCT01717755）研究结果于 2020 年 5 月 13 日在欧洲脑卒中组织 - 世界脑卒中组织大会上公布。该试验是一项比较 ERT 加最佳药物治疗（best medical management，BMM）与单纯 BMM 对 LKWT<6h 后循环脑卒中患者的疗效和安全的国际多中心 RCT 试验。患者根据随机化原则、IVT 的使用和 NIHSS（<20 vs. >20）评分对研究对象进一步分层。预估样本量需入选 300 例患者，其中至少 46% 的患者使用 ERT 加 BMM，至少 30% 的患者使用 BMM，主要终点事件是脑卒中后 90 天 mRS 低于 3 分。

入组 300 例患者接受随机分组（154 例接受 ERT+BMM，146 例单独接受 BMM），无失访。两组患者的人口统计学特征相似：NIHSS 中位数为 21 分和 22 分，平均年龄为 66.8 岁和 67.1 岁（ERT+BMM 和 BMM）。主要终点事件（mRS<3）在 ERT+BMM 组为 44.2%，而 BMM 组为 37.7%；未达到统计学意义（RR=1.18，95%CI 0.92~1.50）。次要终点事件包括良好的临床结局（mRS 为 0~2 分）也无显著差异。在亚组分析中，脑卒中严重程度（NIHSS>10 分）明显有利于 ERT+BMM（NIHSS<10 分的情况则有利于 BMM）；接受 IVT 的患者更倾向于 ERT+BMM。安全终点事件（72h 内的 sICH 和脑卒中后 90 天死亡率）在两组之间无差异。

由于单纯 BMM 治疗的结果好于预期，接受 ERT 治疗的 BAO 患者存在 6.5% 的有限风险差异，而且该试验未显示 LKWT 后<6h 的患者接受 ERT 治疗的获益达到统计学意义。作者的结论是，BAO 和中度至重度神经功能缺损（NIHSS>10 分）的患者接受 ERT 治疗可能有效；相反，轻度神经功能缺损（NIHSS<10 分）的患者接受 BMM 治疗可能是最佳选择。

目前针对 BA 闭塞患者还有一项随机试验正在进行。在中国启动的血管内治疗基底动脉闭塞的临床试验（https://clinicaltrials.gov/ct2/show/NCT02737189），该研究的受试者是 24h 内因基底动脉闭塞而出现缺血性脑卒中的患者，计划总样本量为 318 例。

AHA/ASA 的最新指南指出，经过筛选的 VA、BA 或 PCA 闭塞的 AIS 患者在 6h 内行支架取栓可能是合理的，但获益尚不明确（Ⅱb，证据水平 C-LD）[17]。

六、急性缺血性脑卒中再灌注时间与临床结局

IVT 治疗急性缺血性脑卒中的临床试验已经充分证实，阿替普酶溶栓治疗有效，当阿替普酶在症状出现后较晚开始使用时，治疗效果会减小，超过 4.5h 则获益消失[70-72]。第一代取栓装置的 RCT 数据也证实 AIS 的早期血管内治疗具有较强的时间依赖性[73, 74]。最近，HERMES 研究利用 5 项随机试验的汇总数据，评估了延迟治疗与功能结果、死亡率和 sICH 的相关性[72]。该研究采用了两种方法。首先，对血管内治疗组与药物治疗组进行比较，以意向性治疗的方式分析了时间与不同治疗策略所得结果的差异性。其次，在血管内治疗实现有效再灌注的患者（定义为 mTICI 2b~3）中评估了时间与结果的相

关性。这项分析评估了两个时间，即发病 – 治疗（从 LKWT 到有效再灌注的时间）和到达急诊到治疗时间（从到达 ED 到有效再灌注的时间）。此外，直接到达和转院的患者都被包括在症状出现到治疗的时间分析中。然而，对到达急诊到治疗的时间分析仅限于直接到达的患者（因为转院患者在外院接受治疗后，往往会出现到达急诊到治疗时间短、症状出现到治疗时间长的矛盾现象）。

血管内治疗组 mRS 评分显示时间延误与残疾程度有关，但药物治疗组 mRS 评分无类似改变。随着症状出现到预期动脉穿刺时间的延长，血栓切除术的获益程度有所下降：3h cOR 为 2.79（95%CI 1.96～3.98），低残疾评分的绝对风险为 39.2%；6h cOR 为 1.98（95%CI 1.30～3.00），绝对风险为 30.2%；8h cOR 为 1.57（95%CI 0.86～2.88），绝对风险为 15.7%。此外，功能独立的概率（mRS 为 0～2 分）下降：3h OR 为 2.83（95%CI 2.07～3.86），绝对风险为 23.9%（95%CI 12.5%～35.2%）；6h OR 为 2.32（95%CI 1.56～3.44），绝对风险为 18.1%（95%CI 5.7%～30.5%）；8h OR 为 2.03（95%CI 1.03～3.99），绝对风险为 14.3%（95%CI 0.1%～28.5%）。预估治疗获益较低，95%CI 首次超过 1.0 且无统计学意义；症状开始时间 – 预期动脉穿刺时间为 7h18min。良好结局（mRS 为 0～1 分）、症状性出血和脑实质血肿没有显示出时间与治疗的相互关系。

研究人员发现一个有趣的现象，即治疗效果并没有因为症状出现，到达急诊室的时间而有明显的改变。然而，到达急诊室 – 股动脉穿刺开始的时间却能观察到明显的疗效获益。这一观察结果有几个可能的原因。其一，到达急诊室后经过入排标准筛查，可能排除了轻型脑卒中，而临床和影像排除了晚期和大面积脑梗死患者。因此，入选标准基本上排除了那些进展非常缓慢或非常快的患者。其二，记录脑卒中的发病时间不准确。虽然患者到达急诊室时间一般都准确地记录在医疗记录中，但脑卒中发病时间往往不能准确地记录[75]。

随机入组为血管内治疗组的 634 例患者中，563 例患者给予血栓切除术，其中 390 例患者的 mTICI 评分记录下来，达到有效再灌注，成为数据分析的对象。结果发现，症状发现 – 有效再灌注的时间延迟与脑卒中后 3 个月残疾程度的增加相关。分析整

个 mRS 评分的结果，症状发现 – 有效再灌注的时间每延迟 9min，接受治疗的每 100 例患者中出现 1 例残疾结局更差（mRS 评分高出 1 级或更多）。当症状出现 – 有效再灌注时间延迟 180～480min，脑卒中后 3 个月达到功能独立（mRS 为 0～2 分）的概率从 64.1% 下降到 46.1%。到达取栓医院急诊室 – 有效再灌注的时间延迟，与结局不良相关性更大。鉴于不同的 mRS 评分结果，到达急诊 – 有效再灌注时间每延迟 4 分钟，接受治疗的每 100 例患者中出现 1 例残疾结局更差。死亡率、脑出血和脑实质血肿的比率并未随着有效再灌注时间的延长而呈现显著变化。

HERMES 研究为治疗时间与血管内有效再灌注的疗效相关性提供了额外的证据；然而，HERMES 研究规模不大，仅有 563 名患者接受了血栓切除术，对常规临床实践的可推广性并不明确。为了满足大型临床数据集分析的需要，Jahan 等利用美国全国范围内的 GWTG-Stroke 注册表，分析了治疗时间与血管内有效再灌注的疗效相关性[76]。该研究的分析对象为 LKWT- 动脉穿刺的时间为 8h 以内的有记录的前循环 LVO（ICA 或 MCA 近段）患者。符合目标血管部位、治疗时间窗和本研究其他标准的 7044 例患者纳入了分析对象，最终 231 家医院的 6756 例患者（95.9%）记录了所有研究基线协变量成为研究对象。

分析显示，较早的 ERT 与更好的结局明显相关，包括出院时的独立行走、出院回家、脑卒中后 3 个月的功能独立和无残疾，以及更低的并发症，包括院内死亡和脑出血。在接受治疗的每 1000 例患者中，当症状出现 – 穿刺的时间每减少 15 分钟，更多的患者达到出院时独立行走（绝对可能性增加，1.14%，95%CI 0.75%～1.53%），12 名（95%CI 8～15）出院回家（绝对可能性增加，1.15%，95%CI 0.78%～1.52%），10 名（95%CI 6～14）出院时没有残疾（绝对可能性增加，0.98%，95%CI 0.57%～1.39%），9 名（95%CI 5～14）出院时功能独立（绝对可能性增加，0.91%，95%CI 0.45%～1.36%）。对于不良事件，在每 1000 名接受治疗的患者中，症状发生到穿刺的时间每减少 15 分钟，就会减少 2 例（95%CI 0～4）脑出血（绝对可能性减少，–0.22%，95%CI –0.40%～–0.03%），减少 8 例（95%CI 5～11）出院前或出院后的死亡（绝

对可能性减少，–0.77%，95%CI –1.07%～–0.47%）。

这些结果与之前关于 ERT 治疗时间和功能结局之间关系的研究一致。利用美国 GWTG-Stroke 登记进行的研究比以前的研究规模大得多，反映了不同医院的数据，包括美国大多数经认证的综合脑卒中中心，具有常规实践的普遍性，而 RCT 的数据可能无法做到。这些研究结果支持应该努力缩短脑卒中患者到达医院和开始 ERT 的时间。

AHA/ASA 脑卒中第三阶段的目标，是一项旨在改善脑卒中患者治疗的国家质量改进计划，该计划首次设定了 EVT 及时治疗的目标。主要目标如下：在 50% 或更多的急性缺血性脑卒中患者，直接到达的患者达到急诊 – 使用取栓装置的时间（到达后到第 1 次使用血栓清除装置）在 90min 内；转院的患者达到门诊 – 使用取栓装置的时间在 60min 内。次要目标：针对急性缺血性脑卒中的 EVT，提倡采用 12 个关键的最佳实践策略来缩短从进入急诊 – 使用取栓装置的时间（框 67-1）。

框 67-1　目标：脑卒中Ⅲ期——12 个减少急性缺血性脑卒中血管内治疗从进入急诊到使用设备时间的关键最佳实践策略

- 快速使用阿替普酶
- 快速采集和解读 CTA/MRA
- 快速获取和解读附加的成像
- 预先通知并迅速启动神经介入治疗团队
- 神经介入团队的快速到位
- 附在图表、夹板或床上的计时器或时钟
- 直接转运到神经血管成像室
- 直接从脑成像室转运到神经血管造影室
- 可进行血管内治疗的神经血管造影套件
- 基于团队的方法
- 麻醉通路和治疗方案
- 及时的数据反馈 CT/MR

七、急性缺血性脑卒中救治体系的组织

LVO 型急性缺血性脑卒中对 ERT 的需求呈现资源密集型，这对医疗保健系统是一个重大挑战。这一点尤其正确，因为这是一个时间紧迫的紧急情况，需要多组织协作、专家技能和优势资源来防止长期残疾和死亡。这对整个救治系统及如何最好地提供

再灌注治疗具有重要意义。目前已提出几种模式来协调紧急医疗服务、初级脑卒中中心和综合脑卒中中心（comprehensive stroke centers，CSCs）之间的救治，包括直接到 CSC 和转运到 CSC。HERMES 研究者对两者进行了比较，发现直接到 CSC 方式与转运到 CSC 方式相比，症状出现到再灌注的时间明显更快（中位数为 251min vs. 345min，$P<0.001$）[39, 72]。随后的前瞻性试验显示[77, 78]，直接到达患者的预后更好。近期的一项 Meta 分析报道称，与转院患者相比，直接来院患者的功能结局改善明显[79]，而症状性出血和死亡率相似。有充分的证据支持直接到 CSC 而不是转运到 CSC，目前 ASA 指南[80] 提出以下建议，当一个区域内明确有几家可以静脉注射阿替普酶的医院时，若院前脑卒中严重程度评分提示患者存在 LVO，到达可进行血管内血栓切除术的医院的额外交通时间不应超过 15min。若几家医院可供选择，并且转运时间相近时，脑卒中的紧急救治应寻求能够提供最高水平脑卒中治疗的机构。

八、未来方向

（一）轻型脑卒中

AHA/ASA 目前的指南对中、重型 AIS（NIHSS≥6 分）患者行 ERT 的推荐级别为 1A 级[17]。HERMES Meta 分析发现，在 5 个主要试验入组的患者中，NIHSS 评分的高低没有影响疗效，然而 ERT 在轻型脑卒中中的优越性并没有得到证实，因为这些试验很少有患者是以低 NIHSS 评分入选的[39]。轻型脑卒中不代表良好预后，约有 1/3 的轻型脑卒中患者在 90 天后仍有残疾，不能出院回家，或在出院时仍不能独立行走[81-84]。出现这种情况可能是由于部分症状较轻的大血管闭塞的患者存在良好的侧支循环，但后期有进展导致不良结局的风险。这促使人们考虑对低 NIHSS 评分患者行血栓切除术[85]。2017 年，有一项多中心队列研究的结果，从四个临床登记研究中提取了 CSC 中连续收治的 AIS 患者的数据[86]。这些前循环 LVO 轻型脑卒中（NIHSS<8 分）的患者，在急性期接受 ERT 联合最佳药物治疗（病例组）或单纯药物治疗（对照组）之间进行比较。在 301 例患者中，170 人接受了急诊 ERT 加最佳药物治疗，131 人将最佳药物治疗作为一线治疗，只有在临床症状加重时才接受 ERT。药物治疗组有

24 例患者（18.0%）因临床症状加重而最终接受了补救性 ERT。63.5%（n=191）的患者获得了良好的预后，主要结局在两组之间没有统计学差异，相对于药物治疗组，血管内治疗组未经调整的 OR 值为 1.15（95%CI 0.72～1.86）。

需要更多的随机对照试验来评估对轻型 LVO 患者进行 ERT 是否获益。更多细节可以从 IN EXTREMIS MOSTE（https://clinicaltrials.gov/ct2/show/NCT03796468）和计划开展的 ENDOLOW 试验（https://clinicaltrials.gov/ct2/show/NCT04167527）中获取。前者是一项即将进行的 NIHSS≤5 的 LVO 患者 ERT 的多中心随机试验。

（二）远端闭塞

据估计，LVO 仅占所有 AIS 的 7%～13%[87-89]。这使得大量人群可能不符合 ERT 的条件，包括 ACA、PCA 或 MCA M₂ 段的远端闭塞的患者。远端闭塞的患者症状较轻，同时在较小的血管中进行操作，手术风险较高[90, 91]。此外，有些病例临床症状严重，最初近端的血栓迁移到远端动脉，而远端闭塞患者的评估更困难，治疗的获益有限。与此同时，设备和技术的进步使介入医生能够在较小的远端动脉中安全地行血管内再通治疗[92-94]。

在 HERMES Meta 分析中，没有充分讨论远端闭塞的获益问题[39]。5 项试验中的 3 项将入选范围限定为近端闭塞的患者，其余两项试验共入组了 94 名 MCA M₂ 段闭塞的患者，MCA M₃ 或 M₄ 段均未入组。在 HERMES 中，M₂ 闭塞两者疗效没有统计学差异；然而，该分析没有确认该亚组患者是否获益，90 天 mRS 疗效无统计学差异（校正后 cOR=1.28，95%CI 0.51～3.21）。这些试验没有包括孤立的大脑前动脉闭塞的患者；由于没有纳入后循环患者，因此 HERMES 中没有 PCA 闭塞的数据。

2018 年，Grossberg 等[88] 报道了一个为期 5 年的数据分析，其中 69 名远端闭塞性 AIS 患者接受了 ERT 治疗。45 例患者的主要治疗部位为远端闭塞；在 23 名患者中，在成功治疗近端 LVO 后，治疗远端闭塞被视为一种救援策略，还有 1 例患者同时接受了初始治疗和补救治疗。最常用的治疗方法是支架取栓（n=37，54%）、动脉内 rt-PA（n=36，52%）和直接抽吸（n=31，45%）。成功再灌注 57

例（83%）。有 3 例症状性出血（4%），其中 2 例患者接受了静脉注射 rt-PA。这个出血率与前文提到的几项里程碑式血栓切除术的症状性出血发生率差不多（2%～8%）[39]。在 90 天时，21 例患者（30%）的 mRS 评分为 0～2 分，14 例患者（20%）死亡。回顾性研究证实了血管内治疗远端闭塞的技术是可行的，具有合理的安全性和可接受的影像学结果。

由于没有令人信服的证据支持或反对远端闭塞患者的治疗，因此需要更多前瞻性、多中心、随机对照研究来评估 ERT 在 AIS 患者这一亚组中的安全性和有效性。2019 年 AHA 指南指出，对于 MCA M₂ 或 M₃ 段闭塞（Ⅱb，证据水平 B-R）或 ACA 或 PCA 闭塞的患者，使用支架取栓可能是合理的（Ⅱb，证据水平 C-LD）[17]。

（三）大面积脑梗死

既往认为大面积脑梗死的患者不适合行取栓治疗，因而随机对照试验均排除了此类患者[39, 48, 49]。5 个试验中有 3 个需要 CT 的 ASPECTS 评分为 6～10 分[31-33]，而 EXTEND IA、DAWN 和 DEFUSE 3 需要使用自动化软件进行灌注成像评估，以排除大面积脑梗死患者[30, 48, 49]。现在这种观点越来越受到质疑。2017 年，ETIS 研究对前循环 LVO 且 DWI-ASPECTS≤6 的患者进行了机械取栓[95]。主要终点是 90 天 mRS 评分≤2 的良好预后。

218 例患者中，145 例（66%）在机械取栓结束时成功再灌注；与未恢复灌注患者相比，再灌注患者的良好预后率（38.7% vs. 17.4%，P=0.002）增加，3 个月死亡率降低（22.5% vs. 39.1%，P=0.013）。两组间的 sICH 发生率没有差异（13.0% vs. 14.1%，P=0.83）。在 DWI-ASPECTS 评分为 0～4 的患者中，成功再灌注和未恢复再灌注的患者（13.0% vs. 9.5%，P=0.68）的良好预后均较低，死亡率较高（45.7% vs. 57.1%，P=0.38）。一般来说，成功的再灌注与临床良好预后密切相关。与未恢复灌注的患者相比，成功再灌注的患者出现良好预后、早期神经功能改善的比率增加，3 个月死亡率降低。然而，在 DWI-ASPECTS 为 0～4 的亚组患者中，成功的再灌注与良好的预后无关，但不会增加 ICH 或 3 个月死亡率。以上研究表明，大的 DWI 病变体积不应妨碍患者接受再灌注治疗，包括血管内再通术。

需要更多的随机对照研究来评估血管内再通治疗在大面积脑梗死患者中的获益。目前，正在进行三项前瞻性试验，以研究大面积脑梗死患者的血管内再通治疗；TENSION（https://clinicaltrials.gov/ct2/show/study/NCT03094715）、IN EXTREMIS LASTE（https://clinicaltrials.gov/ct2/show/NCT038 11769?term=LASTE&rank=2）和 TELSA（https://clinicaltrials.gov/ct2/show/NCT03805308）。证实这些患者行血管内再通治疗仍可获益，代表血管内再通治疗的目标人群可大幅增加。2019 年的指南指出，如果腹股沟穿刺可以在 6h 内完成，那么大面积脑梗死患者的血管内再通治疗可能是合理的（ASPECTS<6）（Ⅱb，证据水平 B-R）[17]。

（四）串联闭塞

串联闭塞被定义为前循环的颅内动脉闭塞，同时伴有同侧近端颈动脉重度狭窄或闭塞，它们约占 LVO 导致 AIS 的 10%～20%。HERMES 研究有 122 例串联闭塞的患者，疗效支持血管内再通治疗（cOR=2.95，95%CI 1.38～6.32）；疗效与单纯的颅内动脉闭塞患者行血管内治疗相当（P=0.17）[39]。然而，由于近端颈动脉病变的治疗方法的各不相同（近端病变不干预或血管成形术或支架置入术），无法对串联闭塞患者的最佳治疗方法做出任何结论。因此，无法得出关于治疗串联病变的最佳技术策略。

急诊颈动脉支架置入术和颅内血栓切除术是治疗串联闭塞的方法之一。然而，这种方法的安全性尚不确定，主要是因为围术期需要应用抗栓药物，这可能会增加出血并发症的风险，尤其是接受过 IVT 的患者。2019 年，串联病变血栓切除术（Thrombectomy In TANdem lesions，TITAN）研究报道了急诊颈动脉支架置入术结合机械血栓切除术的有效性和安全性[97, 98]。TITAN 国际合作汇集了来自 18 个综合脑卒中中心的非随机血栓切除术的数据，这些数据针对 2012 年 1 月—2016 年 9 月期间接受急诊血栓切除术的所有前循环串联闭塞患者[98]。颅外 ICA 病变的治疗由术者自行决定，有下面四组治疗策略：①使用抗栓药物的急诊支架植入术；②不使用抗栓药物的急诊支架植入术；③不使用支架的急诊球囊血管成形术；④不进行干预。符合条件的患者接受 IVT。主要的终点指标是 90 天 mRS 为 0～2 分。

在纳入研究的 482 例患者中，256 例（53%）属于治疗组 1，66 例（13.7%）属于治疗组 2，52 例（10.8%）属于治疗组 3，108 例（22.5%）属于治疗组 4。与第 4 组相比，第 1 组的再通率显著增高（83% vs. 60%，P<0.001），与第 2 组（73%，P=0.07）和第 3 组（69%，P=0.83）相比，再通率无显著差异。当联合采用颈内动脉手术和颅内血栓切除术治疗的患者（第 1 组、第 2 组和第 3 组）与单独采用颅内血栓切除术治疗的患者（第 4 组）相比，采用颈内动脉手术治疗的成功再通率显著增高（79.4% vs. 60%，P<0.001）。

90 天时，第 1 组的良好预后率显著高于第 4 组（58% vs. 42%，P=0.007）。第 1 组患者疗效也优于第 2 组（44%，P=0.07）和第 3 组（40%，P=0.84），但这些差异并无统计学意义。当联合颈内动脉手术和颅内血栓切除术（第 1 组、第 2 组和第 3 组）治疗的患者与单独采用颅内血栓切除术治疗的患者（第 4 组）进行比较时，采用颈内动脉手术治疗的患者 90 天的良好预后更高（校正后 OR=1.42，95%CI 0.83～2.41）。然而，这种差异没有达到统计学意义。四个治疗组的 sICH 发病率和 90 天死亡率相似。

这项研究表明，对于 AIS 患者的串联病变，近端颈动脉病变使用抗栓药物的急诊支架置入术联合颅内血栓切除术可能是最好的治疗策略，尽管这一结果的获益没有达到统计学意义。此外，该研究表明，即使与静脉注射 rt-PA 联合使用抗栓药物，也不会增加 sICH 的发生率。

综上所述，对于串联闭塞患者的最佳治疗方法，目前尚无明确结论。2019 年 AHA 指南指出，对串联病变进行 ERT 是合理的（Ⅱb，证据水平 B-R），但最佳治疗策略仍不确定[17]。需要进一步的前瞻性随机试验来验证串联病变患者的最佳治疗策略。

（五）儿童患者

儿童 AIS 很少见，可能与发病率和死亡率有关[99]。儿童（非新生儿）缺血性脑卒中的年患病率 1/10 万～2/10 万[100, 101]。已发表的关于儿童 AIS 中 ERT 的研究很少。接受血栓切除术治疗的儿童总数尚不清楚，治疗相关并发症和不良结局文献报道也很少。因此，儿童血管内血栓切除术的真正安全性尚不清楚。此外，儿童人群的介入治疗面临特殊的挑战，包括动脉细小（腹股沟和脑动脉），对比剂剂量限制，辐射暴露总量的限制。进一步的安全问题还包括将导管或其他装置引入血管，从而导致儿童 AIS 的动脉病变（如急性炎症或慢性血管狭窄或烟雾病），这种情况引起了人们的关注。如果儿童比成人脑卒中恢复更好的假设是正确的，那么干预措施的风险效益比也不同。

由于招募受试者困难，一项评估儿童患者 IVT 安全性的前瞻性 RCT 失败[102]。这一失败揭示了脑卒中儿童随机分组的困难，以及在为成年人提供强有力的治疗效果的证据方面可能缺乏临床均衡性。由于缺乏随机数据，Sporns 等报道了欧洲和美国脑卒中中心治疗 LVO 脑卒中患儿的实际经验[103]。这是一项从 2000 年 1 月 1 日—2018 年 12 月 31 日进行的回顾性观察性多中心队列研究，分析了 27 个欧洲和美国脑卒中中心的影像学数据。研究人群包括在研究期间接受血管内再通治疗的缺血性脑卒中患儿（年龄＜18 岁）。

纳入研究 73 例儿童，49% 的女孩，中位年龄 11.3 岁（范围为 0.7～18.0，IQR=7.0～15.0），PedNIHSS 评分中位数 14.0（IQR=9.2～20.0）。16 例患者（22%）在血栓切除术前接受 IVT。从发病到再通的中位时间为 4.0h（IQR=3.0～6.9）。63 例儿童（86%）接受了前循环血管闭塞开通治疗，10 例儿童（14%）接受了后循环血管闭塞开通治疗。87% 的患者成功再通（mTICI 2b～3）。6 个月后 mRS 评分中位数为 1.0

（IQR=0～1.6），24 个月后为 1.0（IQR=0～1.0）。未报道动脉夹层、围术期血栓形成或穿刺部位并发症等血管并发症，有一个 sICH。

研究表明，ERT 治疗儿童 LVO 缺血性脑卒中是可行的，并发症发生率低，长期良好预后率高。这项探索性分析为脑卒中患儿血栓切除术的可行性和安全性提供了更多的依据。然而，需要更多的研究来证实。目前的 AHA 指南指出，如果存在持续性致残性神经功能缺损和经影像学证实的 LVO，对儿童患者进行血管内介入治疗是合理的[104]。

结论

既往 LVO 缺血性脑卒中的治疗方案非常有限，现在可以用血管内再通技术进行治疗，不仅可以提高再通率，还可以降低致残率。自 ERT 在 2015 年成为 LVO 缺血性脑卒中的治疗标准以来，人们提出了多种策略来持续改善 ERT 的使用和疗效。DAWN 和 DEFUSE 3 的成功将治疗时间窗延长至 24h。技术的改进已使 MCA M$_2$、ACA 和 PCA 的远端血管闭塞和串联病变的治疗成为可能。这些治疗策略的获益仍有待证实，目前正在进行临床试验，以验证这些策略的可行性和获益。ERT 未来将扩展到疗效尚未证实的儿童，轻型脑卒中和梗死核心面积较大的人群。这种治疗方法的改进代表着为实现脑卒中患者良好的功能预后迈出了坚实的一步。

第68章　颅内动脉瘤的血管内治疗
Endovascular Treatment of Intracranial Aneurysms

Miklos Marosfoi　Emanuele Orrù　Margarita Rabinovich　Sarah Newman　Neil V. Patel　Ajay K. Wakhloo　著

李欢欢　译　付　朋　李　俊　朱先理　校

本章要点

- 血管内治疗已经成为大多数破裂及未破裂颅内动脉瘤的主要治疗方式，目前已发展出多种具有较高安全性和有效性的治疗模式、器械和材料。
- 对于破裂的颅内动脉瘤，目前的资料已表明，血管内治疗比外科开颅手术夹闭更安全有效。
- 所有未破裂的后循环和前循环＞7mm 的动脉瘤都应予以治疗。目前资料显示，血管内治疗优于外科手术夹闭动脉瘤。
- 对于未破裂的颅内小动脉瘤的处理仍然是在个案的基础上进行讨论，要考虑到患者的临床表现、年龄、合并症，最重要的是动脉瘤的大小和位置。
- 在支架、动脉瘤颈桥接植入物或球囊的辅助下，复杂的动脉瘤也可经血管内介入弹簧圈栓塞。
- 血流导向装置是动脉瘤血管内治疗方式进步的典范，并引入了载瘤动脉重建的概念。

一、历史回顾

近几十年来，神经介入的出现为颅内动脉瘤提供了安全有效的治疗。无论采用何种方法，其主要目的都是防止动脉瘤破裂或再破裂，并减轻由大型或巨大动脉瘤造成的占位效应。历史上，开颅动脉瘤夹闭一直是破裂和未破裂颅内动脉瘤的标准治疗方法，但随着影像学和血管内装置技术的改进，确立了血管内介入以择期或急诊治疗这些病变的重要作用。1964 年，Luessenhop 和 Velasquez 首次尝试通过血管内治疗进行颅内动脉瘤闭塞，他们通过在后交通动脉瘤瘤颈部，扩张微导管尖端以栓塞动脉瘤[1]。尽管技术上未获得成功，但这一开创性的手术为脑血管疾病的治疗带来了根本性的转变。同时代的 Luessenhop 和 Velasquez 研究了其他技术在颅内动脉瘤闭塞中的潜在作用，如应用金属丝和电流促进瘤内血栓形成[2-4]。冷战时期的 Fedor Serbinenko 最终在这个新领域取得了革命性的成功。他的灵感来自 1959 年在莫斯科红场的胜利日庆祝活动中看到拴着的氦气球，Serbinenko 发明了第一个血流引导腔内球囊导管[5, 6]。在不久之后的 1970 年，他首次通过使用可解脱的球囊导管进行了颅内动脉瘤栓塞[7, 8]。

1974 年，Serbinenko 在 Burdenko 神经外科研究所的这一创新，发表在《神经外科杂志》，从此这一消息传到了西方[9]。Serbinenko 的技术立刻吸引了全世界的好奇，包括法国神经放射学家 Gerard Debrun，他发明了一种乳胶球囊闭塞装置[10]。在随后的 15 年里，可解脱球囊栓塞动脉瘤经历了一段时间的发展，但该技术有很多严重的局限性[11-13]。如果球囊与动脉瘤壁没有适当的贴壁，球囊可能破裂或泄漏移位，致使颅内动脉瘤复发或再通；在动脉瘤内形成瓣膜，导致颅内动脉瘤迅速充盈，动脉瘤内压力升高而破裂；阻塞载瘤血管，或在载瘤血管内形成血栓；或者动脉瘤的闭塞不全。球囊过大也可能使动脉瘤破裂，引起蛛网膜下腔出血（SAH）。

可解脱铂金弹簧圈于 1989 年推出，它不仅克服了可解脱球囊的不足之处，还代表了颅内动脉瘤介入治疗的根本转变。微弹簧圈作为血管闭塞装置在周围介入放射中已经使用多年，但它们不适合精密的颅内血管介入手术，因为它们一旦放置在血管中，就不能重新定位，或以可控的方式解脱。1991 年，Guido Guglielmi 发表了两篇关键文章，描述了一种新型电解微弹簧圈分离（guglielmi detachable coils，GDC）系统，允许手术者控制的微圈的释放，从而可以在不满意的微圈构型的情况下进行多次重新定位 [14, 15]。首次使用 GDC 的 15 名患者，其动脉瘤闭塞率在 70%～100%，无重大围术期并发症 [15]。GDC 治疗后循环动脉瘤的首个多中心试验显示，其并发症率和死亡率为 7%，明显优于类似纳入病例数相似的可解脱球囊的研究报道，后者的并发症率和死亡率高达 20% [16, 17]。

自从第一个可解脱弹簧圈的问世，颅内血管病血管内治疗发展的速度越来越快。1993—2008 年，经血管内治疗的动脉瘤数量增加了 1 倍多，而经手术夹闭治疗的动脉瘤数量则保持相对不变。血管内治疗的增加改善了患者的预后、缩短了住院时间，降低了死亡率 [18-20]。最初，微弹簧圈栓塞仅限于治疗大多位于大动脉的分叉处瘤颈狭窄的动脉瘤。自 20 世纪 90 年代末以来，辅助装置如颅内球囊和支架的发展使该技术得以扩展，用于治疗宽颈、侧壁和复杂的分叉动脉瘤 [21-24]。血流导向装置（flow diverter，FD）支架是目前国际上最新发展起来的一种治疗颅内动脉瘤的血管内治疗技术。血流导向的概念是基于颅内动脉瘤是血管壁发生病理改变的结果，而不是孤立发生的动脉瘤。血流导向装置的优点，是促进血管内动脉瘤闭塞和血管壁重建 [25-27]。

二、血管内治疗颅内破裂出血动脉瘤的证据

颅内破裂出血动脉瘤的血管内治疗的主要目的，是避免动脉瘤再破裂出血，如果不进行治疗，20% 的 SAH 患者在 2 周内会发生动脉瘤再破裂出血，具有非常高的致死率和致残率 [28]。虽然在可解脱弹簧圈发展后不久，血管内治疗就得到了广泛的

应用，但没有数据可以将其结果与手术治疗的结果进行比较。国际蛛网膜下腔动脉瘤试验（International Subarachnoid Aneurysm Trial，ISAT）是第一个对照血管内弹簧圈治疗与显微外科夹闭治疗破裂动脉瘤的安全性和有效性的大规模、前瞻性、随机试验 [29]。这项国际研究的主要终点是残疾（改良 Rankin 量表≥3 分）或治疗后 1 年死亡。患者入组登记开始于 1994 年，2143 名患者随机接受血管内治疗后于 2002 年停止登记，原因是 1 年后血管内治疗组的致死致残率均显著降低（相对风险降低 22.6%，绝对风险降低 6.9%）。超过治疗 1 年后，与夹闭组相比，血管内治疗组的绝对风险降低率增加到 7.4%，并且生存优势持续了 7 年（https://paperpile.com/c/HrUZVl/BlQzP）[30]（图 68-1）。长期研究，包括 ISAT 试验 10 年随访数据表明，在急性破裂出血的颅内动脉瘤的治疗中：与夹闭相比，弹簧圈栓塞具有更良好的临床结果和更低的围术期并发症率 [31]（图 68-2）。弹簧圈栓塞的再通率显著高于夹闭（分别为 20% 和 1%）[32, 33]。据报道，根据动脉瘤的大小、颈宽和位置不同，使用可解脱弹簧圈治疗动脉瘤的再通率在 4%～60% [33, 34]。

治疗 1 年内再出血的风险为 0%。动脉瘤夹闭治疗的患者的再出血率为 0.03%，而使用弹簧圈治疗的患者为 0.2%～1.9%，其中一半的再出血发生在首次治疗后 3 天内 [30, 35, 36]。弹簧圈治疗的晚期再出血风险较低（0.1%），颅内动脉瘤术后即刻闭塞程度是再出血的最强预测因素。弹簧圈治疗组晚期再出血率仍高于夹闭组 [37]。对术后残留或复发的动脉瘤进行再治疗，其并发症率（1.1%）和死亡率（0%）较低 [38]。

由于动脉瘤栓塞术后再通的风险，几项研究表明严格的随访是必要的，并且数字减影血管造影被推荐为血管内治疗术后 3 个月、6 个月、18 个月监测动脉瘤再通情况的标准随访方法，由于晚期再出血与不良预后相关，复发的动脉瘤要及时治疗 [33, 34, 39-42]。增强磁共振血管成像是一种颇受欢迎的方法，目前已被广泛接受，其特异性和敏感性接近 90%，可以检测残余 / 复发动脉瘤 [43]。然而，反复 MRA 检查可能与齿状核、基底节和黑质中的钆积聚有关，尽管没有任何已知的临床后果 [44]。影像学检查对新生动脉瘤形成的监测也是必要的，在长期随访中，高达 8% 的患者可能会发生这种情况 [45]。

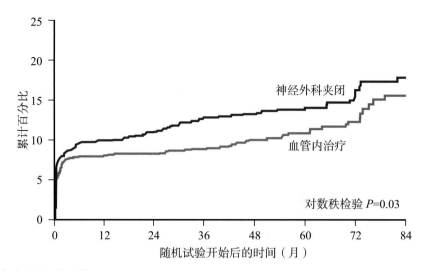

每年面临风险（死亡）的人数

血管内治疗	1073(85)	974(3)	887(5)	717(8)	541(4)	373(5)	215(6) 103
神经外科夹闭	1070(105)	944(10)	842(16)	663(3)	503(3)	340(7)	192(3) 98

▲ 图 68-1　**Kaplan-Meier** 所记录的国际蛛网膜下腔动脉瘤试验的外科和血管内治疗长达 7 年的累积死亡率

经许可转载，引自 Molyneux AJ, Kerr RS, Yu LM, et al. International subarachnoid aneurysm trial (ISAT) of neurosurgical clipping versus endovascular coiling in 2143 patients with ruptured intracranial aneurysms: a randomised comparison of effects on survival, dependency, seizures, rebleeding, subgroups, and aneurysm occlusion. *Lancet*. 2005;366(9488):809–817.

三、血管内治疗颅内未破裂动脉瘤的证据

目前关于颅内未破裂动脉瘤治疗的建议，主要基于两项国际颅内未破裂动脉瘤（International Studies on Unruptured Intracranial Aneurysms，ISUIA）的研究结果[46,47]。这些研究评估了未治疗患者的颅内动脉瘤的自然病程，并确定了通过开颅手术或血管内治疗未破裂动脉瘤的并发症率和死亡率。动脉瘤在 50—60 岁的女性中更为常见。吸烟史是动脉瘤性蛛网膜下腔出血最显著的危险因素，虽然有学者认为高血压在动脉瘤破裂中可能有一定的作用，但目前尚未证实。目前的研究的结论是，在没有自发性蛛网膜下腔出血病史的患者中，位于颈内动脉、前交通动脉、大脑前动脉或大脑中动脉 7mm 或更小的动脉瘤破裂风险较小，破裂风险为每年 0.05%（图 68-3）。与上述动脉瘤大小和位置相似，但有蛛网膜下腔出血病史的患者，破裂出血的可能性升高 10 倍（每年 0.5%）。动脉瘤大小是无自发性蛛网膜下腔出血病史患者破裂的重要预测因子，并且大动脉瘤（RR=11.6）和巨大动脉瘤（RR=59）破裂的风险

较高。无论有或没有蛛网膜下腔出血，各种大小和位置的后循环动脉瘤和后交通动脉瘤破裂的风险更高。在血管内治疗队列中，最严重的并发症是术中出血（2%）和脑梗死（5%）。动脉瘤完全闭塞率为 55%，动脉瘤部分闭塞率为 24%，动脉瘤未闭塞率为 18%。在手术队列中，最常见的并发症是动脉瘤破裂出血（6%）、颅内出血（4%）和脑梗死（11%）。在开颅手术队列中，有或无自发性蛛网膜下腔出血病史不同位置动脉瘤的患者的 1 年并发症率和死亡率分别为 10.1% 和 12.6%。在血管内治疗队列中，有或无自发性蛛网膜下腔出血病史不同位置动脉瘤的患者的 1 年并发症率和死亡率分别为 7.1% 和 9.8%[47]。有或没有自发性蛛网膜下腔出血病史的患者 1 年神经功能不良的总发生率（认知功能障碍，mRS 评分 3~5 分）在开颅手术组为 9.5% 和 9.9%，血管内治疗组为 7.1% 和 6.4%。最近，来自日本的未破裂脑动脉瘤研究（Unruptured Cerebral Aneurysm Study，UCAS）证实动脉瘤破裂风险的增加与大小有关，>7mm 的病变破裂风险显著增加[48]。此外，该研究报道了前交通和后交通动脉形状不规则的动脉瘤破裂风险增加。

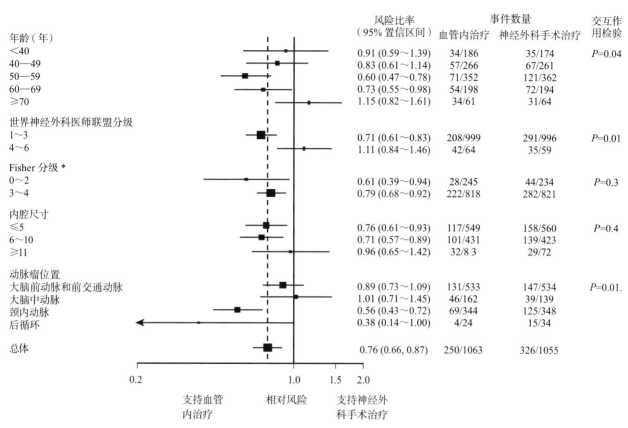

	风险比率 （95% 置信区间）	事件数量		交互作 用检验
		血管内治疗	神经外科手术治疗	
年龄（年）				
<40	0.91 (0.59～1.39)	34/186	35/174	P=0.04
40—49	0.83 (0.61～1.14)	57/266	67/261	
50—59	0.60 (0.47～0.78)	71/352	121/362	
60—69	0.73 (0.55～0.98)	54/198	72/194	
≥70	1.15 (0.82～1.61)	34/61	31/64	
世界神经外科医师联盟分级				
1～3	0.71 (0.61～0.83)	208/999	291/996	P=0.01
4～6	1.11 (0.84～1.46)	42/64	35/59	
Fisher 分级 *				
0～2	0.61 (0.39～0.94)	28/245	44/234	P=0.3
3～4	0.79 (0.68～0.92)	222/818	282/821	
内腔尺寸				
≤5	0.76 (0.61～0.93)	117/549	158/560	P=0.4
6～10	0.71 (0.57～0.89)	101/431	139/423	
≥11	0.96 (0.65～1.42)	32/8 3	29/72	
动脉瘤位置				
大脑前动脉和前交通动脉	0.89 (0.73～1.09)	131/533	147/534	P=0.01.
大脑中动脉	1.01 (0.71～1.45)	46/162	39/139	
颈内动脉	0.56 (0.43～0.72)	69/344	125/348	
后循环	0.38 (0.14～1.00)	4/24	15/34	
总体	0.76 (0.66, 0.87)	250/1063	326/1055	

0.2　1.0　1.5　2.0

支持血管　相对风险　支持神经外
内治疗　　　　　　科手术治疗

Fisher 分级：衡量 CT 扫描上出血量和出血位置的指标

▲ 图 68-2　对于破裂的脑动脉瘤，手术治疗与血管内治疗相比，1 年后死亡或依赖的优势比

来自国际蛛网膜下腔动脉瘤试验的亚组分析显示。CI. 可信区间［经许可转载，引自 Molyneux AJ, Kerr RS, Yu LM, et al. International subarachnoid aneurysm trial (ISAT) of neurosurgical clipping versus endovascular coiling in 2143 patients with ruptured intracranial aneurysms: a randomised comparison of effects on survival, dependency, seizures, rebleeding, subgroups, and aneurysm occlusion. *Lancet*. 2005;366(9488):809–817.］

ISUIA 和 UCAS 的研究都得出相同的结论，即 <7mm 的颅内动脉瘤具有相对良性的自然史，治疗可能并不能有更多获益。这些数据使得制订这类动脉瘤的治疗计划特别具有挑战性，因为它需要对风险效益比进行个案评估。患者的年龄、家族病史、危险因素、动脉瘤的位置和形态，以及患者的偏好等，都必须考虑在内。不论是否决定治疗，都应积极控制可改变的危险因素，如吸烟、高血压等[49]。在 ISUIA 试验于 2003 年发表后，血管内技术已经取得了很大的发展，现在介入治疗颅内微小动脉瘤并发症率（定义为 mRS 评分 2 分或 mRS 评分术前 >1 分，治疗后 30 天内随访无增加）和死亡率分别为 1.7% 和 1.4%[50]。2.6% 的患者出现新的永久性神经功能障碍。对于内科治疗的未破裂的小动脉瘤，需要定期进行无创影像随访以评估其形态变化或生长情况，从而调整对其治疗的建议[51, 52]。

四、颅内动脉瘤血管内治疗的技术

在先前描述的具有里程碑意义的临床试验中，绝大多数动脉瘤是以螺旋形第一代微弹簧圈进行血管内治疗。为了将弹簧圈输送到动脉瘤囊中，手术者仅可以依靠为数不多的几种导引导管、微导管和微导丝。技术的不断进步使得当今已经发展出具有不同尺寸、适形性、刚度分布和形状特征的多种类型的弹簧圈。新一代柔软、可操纵且易于可视化的微导管和微导丝，提高了抵达目标病变的可控性。这使得越来越多的复杂动脉瘤能够更安全、更彻底地闭塞[53]。特别是，现在可以通过将弹簧圈栓塞与辅助装置（如球囊和支架）相结合，来进行血管内

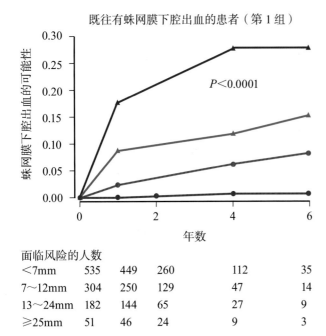

既往有蛛网膜下腔出血的患者（第 1 组）

$P<0.0001$

面临风险的人数					
<7mm	535	449	260	112	35
7～12mm	304	250	129	47	14
13～24mm	182	144	65	27	9
≥25mm	51	46	24	9	3

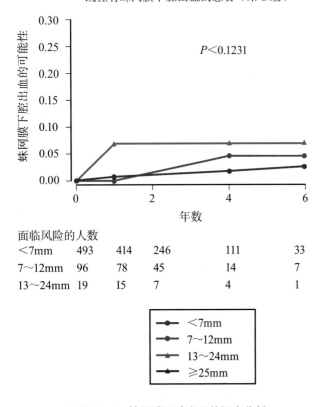

既往有蛛网膜下腔出血的患者（第 2 组）

$P<0.1231$

面临风险的人数					
<7mm	493	414	246	111	33
7～12mm	96	78	45	14	7
13～24mm	19	I5	7	4	1

- ●— <7mm
- ●— 7～12mm
- ▲— 13～24mm
- ▲— ≥25mm

▲ 图 68-3 蛛网膜下腔出血的概率分析

根据颅内未破裂动脉瘤的国际研究，蛛网膜下腔出血的概率与既往有无蛛网膜下腔出血史有关。由于样本量较小，巨大动脉瘤组被排除在蛛网膜下腔出血患者的分析之外［引自 Wiebers DO, Whisnant JP, Huston J 3rd, et al. Unruptured intracranial aneurysms: natural history, clinical outcome, and risks of surgical and endovascular treatment. *Lancet*. 2003;362(9378):103–110.］

治疗解决颅内宽颈动脉瘤（颈部尺寸＞4mm 或瘤颈比＜2）。开创性的血流导向装置的临床应用，使以前无法治疗或只能通过牺牲载瘤血管结合或不结合颅外血管搭桥术的病变得到治疗。

现代平板 DSA 设备可提供具有高空间分辨率和对比度的图像，同时减少辐射剂量。先进的血管造影成像设备可以用于术前计划的颅内动脉瘤解剖结构的 3D 重建，以及用于术后即刻评估的高分辨率锥形束 CT [54–59]。虽然在过去 10 年里这些进展产生了累积效应，尚未在长期随访的大型随机对照试验中得到证实，但从越来越多的单个或多中心报道中，可以见到这些技术在临床上产生的积极影响。

（一）弹簧圈

动脉瘤栓塞时，需要在动脉瘤囊内放置微导管，以便在动脉瘤内放置可解脱的弹簧圈。通常连续使用多个规格逐渐减小的弹簧圈，直到在 DSA 上可见弹簧圈形成致密的栓塞，并且证明动脉瘤内没有血流。在弹簧圈栓塞术后的几天内，巨噬细胞和成纤维细胞渗入动脉瘤的顶端，内皮细胞开始在颈部增殖，最终在动脉瘤顶端形成血管化的纤维结缔组织瘢痕，瘤颈部完全内皮化 [60–62]。在操作技术上，97% 的破裂动脉瘤破裂和 94% 的未破裂动脉瘤可成功获得栓塞。动脉瘤破裂的并发症率为 8.6%，未破裂动脉瘤的并发症率为 7.7%，这些并发症大多为微导管周围凝块形成，或弹簧圈与血流之间的界面形成的血栓栓塞（7.3%）有关，也有因微导管或弹簧圈引起动脉瘤 / 载瘤动脉的穿孔导致术中破裂出血（2%）[40, 63]。据报道，术中动脉瘤破裂出血后的死亡率（16.7%）高于血栓栓塞症后的死亡率（4.1%）。在破裂的动脉瘤中，血栓栓塞并发症和术中破裂的发生率分别为 13.3% 和 3.7%，这可能是由于在已发生自发性蛛网膜下腔出血患者中，不积极进行术中抗凝所致 [64]。

多个大宗系列研究报道引起了人们的关注，应用弹簧圈治疗的动脉瘤闭塞的持久性有限，报道的复发 / 再通率为 21%，需要再次治疗的病例为 10.3% [65, 66]。这在大型宽颈或部分血栓形成的颅内动脉瘤中发生率较高 [33, 34, 67]。动脉瘤破裂出血、高血压、吸烟、动脉瘤直径和瘤颈大小，以及与弹簧圈填充密度、术后即刻动脉瘤闭塞的程度，是颅内动脉瘤栓塞术后再通和再生长的风险增加的相关因素[39, 68-74]。第二代弹簧圈有更好的填充密度，从而降低了再通率。为了降低术后复发率及再通率，目前已经开发了各种表面活性涂层弹簧圈（如聚乙醇酸乳酸弹簧圈、聚乙醇酸/聚乳酸生物聚合物改性基质弹簧圈），但更大规模的随机研究发现，与裸铂金弹簧圈相比，复发率无显著差异（裸铂金弹簧圈为 14.6%，涂层弹簧圈为 13.3%）[75-78]。动脉瘤再通和再生长的临床意义还不是很清楚，尽管 CRAT 研究表明，在最初表现为自发性蛛网下腔出血的患者中，动脉瘤术后即刻闭塞程度是随后复发风险的有力预测因素[36]。因此，在弹簧圈栓塞后，必须进行 DSA 或增强 MRA 的系统性随访[36, 79-82]（图 68-4）。

尽管弹簧圈栓塞技术取得了进步，但形态复杂、宽颈的颅内动脉瘤仍然难以治疗，因为它们的形状难以可靠地将弹簧圈固定在动脉瘤中，并存在弹簧圈脱出进入载瘤动脉，或因病变未达到充分闭塞而复发的风险。这些挑战促使了辅助栓塞技术和装置的发展。

（二）球囊辅助弹簧圈栓塞技术

球囊是首先引入血管内治疗宽颈和复杂颅内动脉瘤（球囊辅助弹簧圈或"重塑"技术）的辅助装置[83, 84]。这项技术需要在颅内动脉瘤瘤颈部放置一个微球囊，然后在颅内动脉瘤内放置一个微导管，以便进行弹簧圈输送。在弹簧圈展开过程中，球囊的间歇性充盈为弹簧圈提供了支撑，并避免了弹簧圈向载瘤动脉突出。间歇性充盈（通常在 1～2min 间隔内）可避免载瘤血管闭塞时间过长，充盈时间由侧支血流、侧支/穿支是否可覆盖暂时阻断的载瘤动脉供血区、大脑的治疗区域决定（图 68-5）。建议在应用球囊辅助时使用肝素抗凝，以防止血流停止/中断时可能造成的血栓栓塞症并发症。在术中动脉瘤破裂的情况下，球囊也可以暂时使血流停止，从而控制出血和加速颅内动脉瘤的栓塞[85-87]。

在未破裂的颅内动脉瘤中，比较球囊辅助和单纯弹簧圈栓塞的数据显示，两种技术的血栓栓塞率相似（分别为 5.4% 和 6.2%）。球囊辅助组的术中破

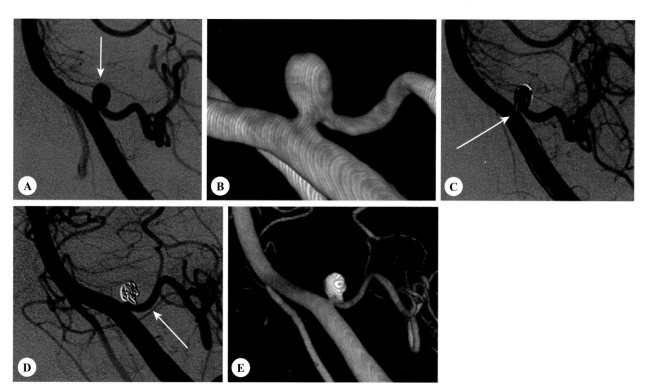

▲ 图 68-4 动脉瘤置入微弹簧圈前后的影像检查

A. 椎动脉 DSA 侧位显示小脑后下动脉动脉瘤（箭）；B. 3D DSA 显示动脉瘤细部结构和所累及的 PICA；C. 通过微导管置入微弹簧圈进行栓塞（箭）；D. 术后随访 DSA 显示动脉瘤完全闭塞，PICA 通畅（箭）；E. 2 年随访 3D DSA 显示稳定的动脉瘤闭塞和通畅的 PICA。DSA. 数字减影血管造影；PICA. 小脑下后动脉

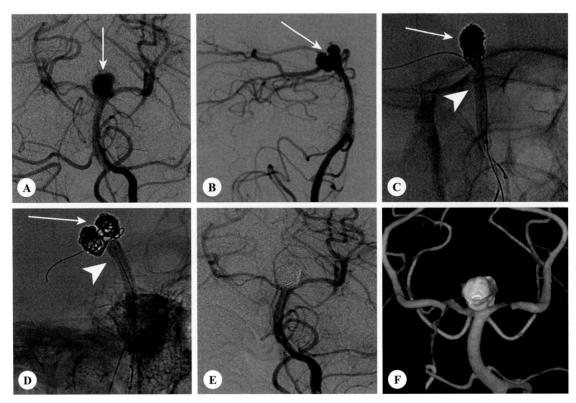

▲ 图 68-5　球囊辅助弹簧圈栓塞前后血管检查

A 和 B. 左侧椎动脉的正位和侧位 DSA 显示宽颈、双叶的基底动脉分叉部破裂动脉瘤（箭）；C 和 D. 在填塞弹簧圈（箭头）时，将超顺应性球囊（箭）在载瘤动脉中充盈，以阻止弹簧圈进入基底动脉。完成瘤内填塞后，将球囊放空萎陷并在手术结束时取出；E. 取下微导管前 DSA 复查显示动脉瘤完全闭塞；F. 随访 6 个月，3D DSA 显示动脉瘤稳定、完全闭塞。DSA. 数字减影血管造影

裂发生率略高（3.2% 比 2.2%），但总体并发症发生率相似（球囊辅助组为 2.3%，单纯弹簧圈栓塞组为 2.2%）。与球囊辅助相关的死亡率略高（1.4% 与弹簧圈栓塞 0.9% 相比）[88, 89]。

在既往有破裂史的颅内动脉瘤，没有显示出两种方法之间的任何重大差异。血栓事件发生率在球囊辅助组为 11.3%，单纯弹簧圈组为 12.7%，术中破裂发生率为 4.4%。球囊辅助组的并发症率和死亡率分别为 2.5% 和 1.3%，而单纯弹簧圈组的并发症率和死亡率分别为 3.9% 和 1.2%。因此，尽管球囊辅助治疗的颅内动脉瘤的形态更加复杂，但这种技术在治疗破裂和未破裂动脉瘤方面的安全性和有效性与仅用弹簧圈治疗相当[88, 89]。

（三）支架辅助弹簧圈栓塞技术

与球囊辅助弹簧圈栓塞相似，支架辅助弹簧圈栓塞（stent-assisted coiling，SAC）也有助于克服弹簧圈治疗宽颈、大型和梭形动脉瘤的局限性（https://paperpile.com/c/HrUZVl/UGvev+6Cczh+KnQ67+7zmSt+iyMCv）[25, 41, 90-92]（图 68-6）。在支架辅助弹簧圈栓塞中，支架置于动脉瘤瘤颈处，将弹簧圈限制在动脉瘤瘤腔内，避免其向载瘤动脉突出。微导管可以在支架放置之前或之后放置在动脉瘤内。

最初，这项技术的适用性有限，因为只有冠状动脉支架可用。这些植入物往往太硬，无法在曲折的颈部和颅内血管中应用。基于对这些欠佳装置应用后早期得到令人鼓舞的临床观察结果，几家医疗器械制造商设计了专用于神经血管的支架系统，并迅速在临床实践中得到了广泛的应用。

颅内支架的使用带来了新的血液学问题，因为它的使用需要围术期和术后进行双重抗血小板治疗，以避免植入物血栓形成。传统的抗血小板方案是基于阿司匹林和氯吡格雷的组合。最近，替格瑞洛也被证明是氯吡格雷的有效替代品[93]。这些治疗要求限制了应用支架辅助弹簧圈技术对未破裂动脉瘤的

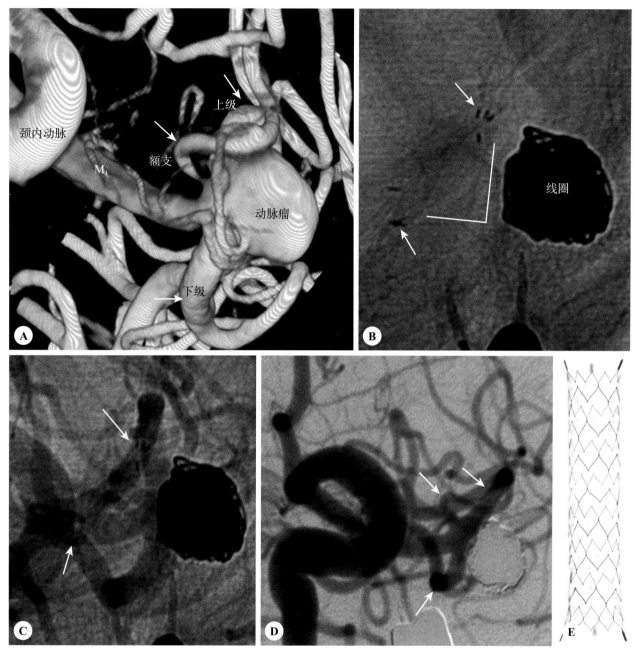

▲ 图 68-6　支架辅助弹簧圈栓塞前后血管检查

A. 3D DSA 重建的大型宽颈 MCA "三分叉" 处动脉瘤，该动脉瘤累及额支（箭）和 M_2 上下分支（SD、ID）；B. 支架辅助弹簧圈栓塞术，并将半开环支架（箭，白线）从 SD 段放置到 M_1 段，覆盖动脉瘤颈和额干；C. 使用弹簧圈栓塞完全闭塞动脉瘤的术后 DSA 随访；D. 随访 12 个月，DSA 显示大脑中动脉三分叉各支（箭）通畅，动脉瘤未复发；E. 展示新一代半开环颅内支架（Neuroform Atlas 支架系统）。DSA. 数字减影血管造影；MCA. 大脑中动脉（图片由 Stryker Neurovascular，Fremont，CA 提供）

治疗，因为当需要行脑室外引流或外科手术干预时，双抗会增加蛛网膜下腔出血患者的出血风险。随着经验的增长，支架辅助弹簧圈已越来越多地被成功地应用于特定的破裂动脉瘤中[94]。

在大规模研究中，支架辅助弹簧圈显示出很高的技术成功率，但存在严重的颅内出血（11%）和血栓栓塞事件（6%）的风险。在接受治疗的受试者中，死亡率为 3.5%（所有蛛网膜下腔出血患者为 16%，择期接受治疗的患者为 1.5%）。随访时完全闭塞率为 59%，复治率为 8.3%，支架内狭窄发生率为

3.4%[95-97]。一项大型的单中心回顾性研究表明，支架辅助弹簧圈与单纯弹簧圈栓塞相比，永久性神经系统并发症的发生率更高（前者为 7.4%，后者为 3.8%）。手术相关死亡率：支架辅助弹簧圈组为 4.6%，单纯弹簧圈栓塞组为 1.2%[98]。与单纯弹簧圈栓塞不同，支架辅助弹簧圈栓塞表现出更高的颅内动脉瘤进展性闭塞率。支架辅助弹簧圈栓塞组的动脉瘤再通率也较低，单纯弹簧圈和支架辅助弹簧圈栓塞组的血管造影复发率分别为 33.5% 和 14.9%[98, 99]。由于相关死亡率和并发症率稍高，支架辅助弹簧圈栓塞应仅用于无法用其他方法治疗的动脉瘤。

目前有多种具有不同特性的神经血管支架（如开环式和闭环式设计，编织和激光雕刻），可以使手术者根据具体情况选择最合适的支架。

最近获得美国 FDA 批准的瘤颈桥接装置是一种支架类产品，旨在进一步提高极其复杂的颅内动脉瘤栓塞治疗的安全性和可行性。PulesRider 装置（J&J Cerenovous, Irvine, CA）是为治疗宽颈分叉动脉瘤而设计的。这种自我膨胀的镍钛合金装置有 "T" 和 "Y" 两种构型，可安装在分叉分支或动脉瘤囊内，并为弹簧圈提供支撑（图 68-7）。在一项纳入 34 名受试者的小型研究中，所有的植入物都成功地送达了病变处，在复杂的基底动脉尖动脉瘤患者中，有 3 例（8.8%）发生了永久性神经事件。在 12 个月的随诊血管造影中，90% 的受试者实现了完全或接近完全的动脉瘤闭塞[100, 101]。

Comaneci（Rapid Medical, Yokneam, Israel）是一种临时支架，可以在动脉瘤瘤颈部间歇性地扩张和折叠（类似于球囊辅助中的球囊），其优点是在放置弹簧圈过程中保持血液流动。一个小型单中心系列报道的早期结果显示，该装置的安全性和有效性可以接受，13.7% 的病例有瘤颈部残留，3.5% 的患者有神经系统并发症[102]。

总而言之，支架辅助弹簧圈栓塞能够以较低的再通率和再治疗率治疗更复杂的动脉瘤。由于围术期出血和血栓事件的风险增加，以及随访期间并发症率的增加，尤其是在破裂的动脉瘤中，应谨慎选择。

（四）血流导向装置

在 FDA 批准 GDC 之前，研究人员已经探索了治疗脑动脉瘤的血流导向概念[21, 25, 103-110]。这一概念包含两个现象：①通过在动脉瘤入口处产生阻抗/阻力，阻断从载瘤动脉到动脉瘤囊的流体动量传递，动脉瘤囊内产生血流停滞，使稳定的血栓形成并最终形成瘢痕；②血流导向装置作为可以在动脉瘤颈/载瘤动脉交界处形成新的内皮化的支架，导致血管壁重塑。这一概念的具体体现是血流导向装置，即编织管状支架样植入物，具有精确的孔隙度和网孔密度（孔密度），一旦放置在跨越动脉瘤颈部的载瘤动脉中，就会促进动脉瘤内自发性血栓的形成，而不需要在瘤囊内放置弹簧圈（图 68-8 至图 68-10）。与弹簧圈栓塞术不同的是，随着时间的推移，弹簧圈的压缩会导致动脉瘤的复发，而血流导向则显示出进行性的血栓形成并愈合动脉瘤。这种渐进性愈合在临床应用前的研究中得到了证实[111, 112]。与支架辅助弹簧圈栓塞中使用的支架相似，血流导向装置需要双抗来避免植入物的血栓形成和血管壁血凝块形成的血栓。

用 Pipeline 治疗无法用弹簧圈栓塞或治疗失败动脉瘤的试验（Pipeline for Uncoilable or Failed Aneurysms, PUFS）是使用血流导向装置（PED; Medtronic, Minneapolis, MN）进行的多中心单臂临床试验，该研究对象为直径≥10mm，瘤颈≥4mm 位于颈内动脉岩骨段到垂体上动脉起始部的颅内动脉瘤。这项研究的结果确定了动脉瘤血管导向治疗的安全性和有效性，并使 FDA 批准了第一个血流导向装置[113]。该研究纳入的动脉瘤平均直径为 18.2mm。1 例 PED 植入失败，技术成功率高（99.1%）。每个动脉瘤平均植入 3 个 FD（1~15 个），采用可伸缩方式植入。5.6% 的患者发生同侧严重脑卒中或神经系统死亡（脑死亡）。随访 6 个月，73.6% 的动脉瘤完全闭塞，载瘤动脉无明显狭窄。术后进行了血管造影随访，颅内动脉瘤的闭塞率随着时间的推移而逐渐增加，在 1 年、3 年和 5 年分别为 86.8%、93.4% 和 95.2%[114]。在受试者 5 年的随访中有 96% 的 mRS 为 2 或更低，死亡率为 3.7%，在治疗后的 6 个月内没有神经系统死亡和出血或缺血事件的报道。没有看到动脉瘤的再通。

第二个也是最大的血流导向装置临床试验，治疗大型或巨型宽颈动脉瘤的超越颅内动脉瘤栓塞术系统关键试验（Surpass Intracranial Aneurysm Embolization System Pivotal Trial, SCENT）纳入了 180 例受试患者，扩大了血流导向装置治疗动脉瘤的适应证，使其可以应用于颈内动脉末端的大型和巨大型动脉瘤，FDA 于 2019 年批准了 Surpass Streamline FD 的应用（Stryker Neurovascular，Fremont，CA）[115]。与金属覆盖率约为 70% 的 PED 相比，该种植体具有更高的金属覆盖率，因此可以成功地使用单个血流导向装置来实现有效的动脉瘤闭塞[116, 117]。

该研究在 12 个月的随访中，66% 的受试者报道了进行性动脉瘤闭塞和治愈，平均使用了 1.1 个血流导向装置。严重同侧脑卒中或神经系统病死率为 8.3%。

最近的 PREMIER 研究将血流导向装置的适应证扩大到 12mm 或更小的颈内动脉或椎动脉未破裂的宽颈动脉瘤[118]。1 年血管造影随访显示 76.8% 的受

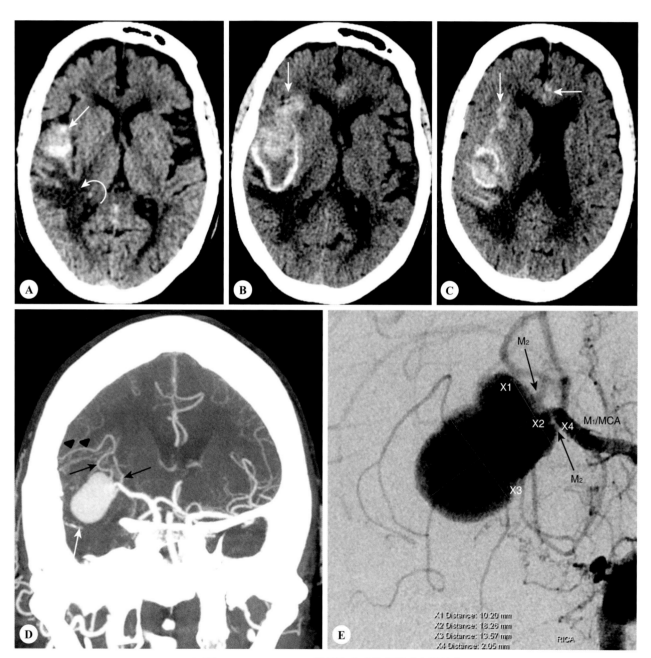

▲ 图 68-7　PulesRider 装置治疗动脉瘤前后血管检查

A. CT 显示部分血栓形成和钙化的巨大右侧 MCA 分叉动脉瘤（箭）伴局灶性水肿（弯箭）；B 和 C. 1 年后随访 CT 显示动脉瘤明显增大、破裂伴蛛网膜下腔出血（箭）和侧脑室轻度阻塞性脑积水；D. CTA 显示动脉瘤的复杂结构（白箭），累及 M₂ 分支起点（黑箭）和 MCA 分支（箭头）；E. 术前右颈内动脉 DSA。MCA. 大脑中动脉；CTA. CT 血管造影

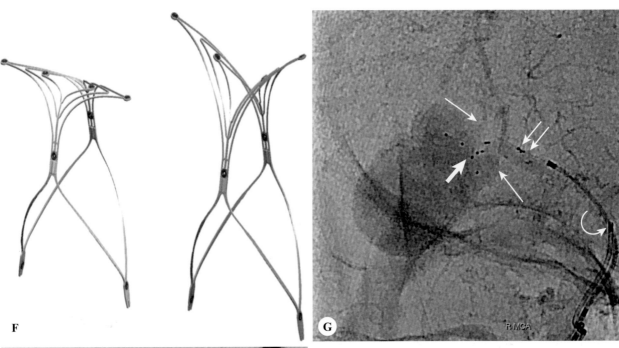

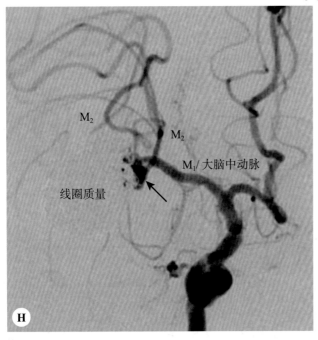

▲ 图 68-7（续） **PulesRider** 装置治疗动脉瘤前后血管检查

F. T 型和 Y 型自膨式完全可回收的镍钛合金 PulseRider 支架；8 个红色标记是不透射线的，在透视下引导植入动脉瘤或血管内（图片由 J&J Cerenovus, Irvine, CA 提供）；G. T 型支架已通过动脉瘤囊内的微导管定位（短箭），覆盖 2 个 M_2 起始处，以在弹簧圈栓塞期间保护双侧 M_2（长箭）。在分离前，支架的近端固定在 M_1 节段内（双箭），第二根导管正通过 PulseRider 推送到动脉瘤中进行弹簧圈栓塞术（弯箭）。H. 在应用 PulseRider 和弹簧圈栓塞术后，随访的 DSA 显示有小的动脉瘤颈残留物（箭），并保留了流入 M_2 远端分支的血流通畅

试者动脉瘤完全闭塞。主要并发症率和死亡率合计为 2.1%。随着血流动力学和生物力学性能的改善，以及更便捷的材料置入操作和材料表面工艺的改善，新一代的血流导向装置目前正在更大的患者群体中进行临床研究，以进一步优化动脉瘤闭塞率，同时减少血栓栓塞事件和双抗药物服用时间[119-121]。总之，目前血流导向治疗的不良临床事件发生率与支架辅助弹簧圈栓塞相似或更低，但治疗成功率更高[116]。

具体地说，在使用第一代 PED 的大型 Meta 分析中，血流导向装置治疗术后 30 天内的并发症包括蛛网膜下腔出血（3%）、脑实质内出血（3%）和穿支梗死（3%）。30 天后，蛛网膜下腔出血、脑实质内出血和缺血性脑卒中的发生率略有下降（分别为 2%、2% 和 3%）。穿支闭塞在后循环的动脉瘤中比在前循环中更常见。患者发生整体缺血性脑卒中的风险约为 6%[27]。

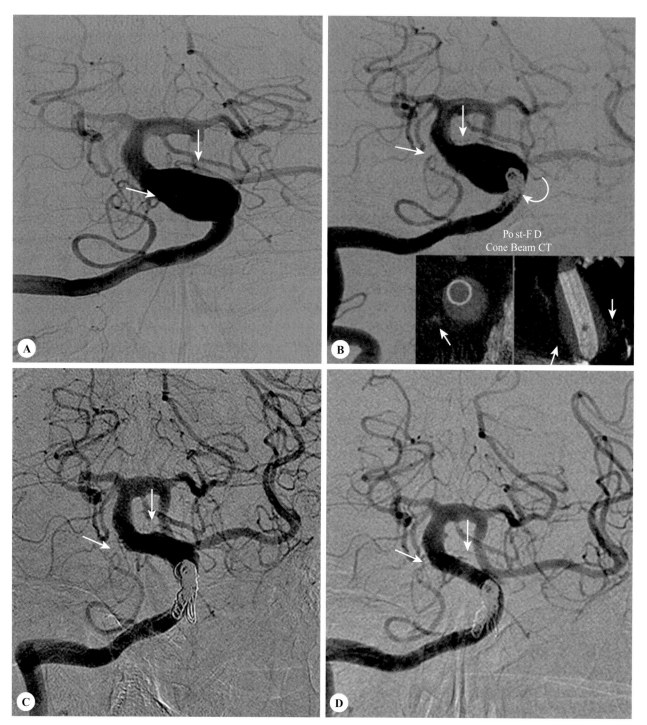

▲ 图 68-8 血流导向装置治疗动脉瘤（例 1）

A. 男性患者，症状性基底动脉主干梭形动脉瘤，累及小脑前下动脉（箭）和椎 - 基底动脉交界处；B. 弹簧圈闭塞左侧椎动脉以防止内漏（弯箭）和置入一个 5mm×50mm 的血流导向装置（锥形束 CT，小箭示置入）；C 和 D. 在 3 个月和 14 个月的随诊血管造影术中，动脉瘤内进行性血栓形成，并伴有基底动脉干的重塑和保留的双侧 AICA（小箭）。注意先前闭塞的左侧颈内动脉，继发扩大的左侧后交通动脉供血大脑中动脉。未被血流导向装置覆盖的远端基底动脉主干和左侧 P1 段仍扩张（经许可转载，引自 Wakhloo AK, Lylyk P, de Vries J, et al. Surpass flow diverter in the treatment of intracranial aneurysms: a prospective multicenter study. *AJNR Am J Neuroradiol.* 2015;36:98-107.）

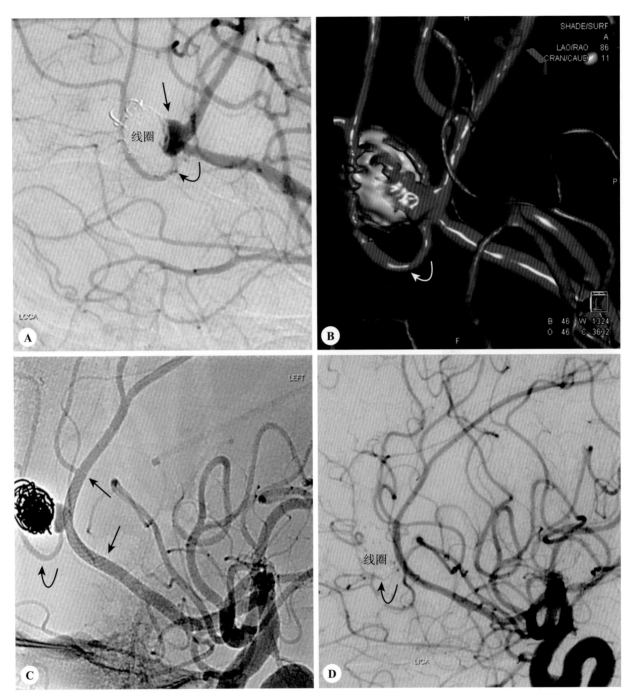

▲ 图 68-9　血流导向装置治疗动脉瘤（例 2）

A. 既往弹簧圈栓塞胼周动脉瘤复发并破裂出血（箭）；B. 3D DSA 显示胼周动脉前支起源于动脉瘤瘤颈部（弯箭）；C. 置入血流导向装置管（箭）覆盖动脉瘤及分支血（弯箭）；D. 随访 6 个月，DSA 显示动脉瘤完全闭塞，额支通畅，尽管内径明显减小。DSA. 数字减影血管造影

　　由于血流导向装置的应用增加，临床经验的提高，并发症主要体现在两个方面：①急性或延迟性动脉瘤破裂；②血流导向装置放置在动脉瘤远端后不久，同侧脑实质内出血[26, 113, 122-125]。因为患者接受双抗治疗预防血栓并发症，急性或延迟性动脉瘤破裂，虽然罕见（约 1%），但通常是致命的。尽管学者们已经提出了几种可能导致血流导向术后动脉瘤破裂的因素，但具体机制仍不清楚。这种特殊的并发症仅见于较大的动脉瘤（＞10mm）。鉴于这种类型动脉瘤总体的破裂风险较高，可能是这类动脉瘤的自

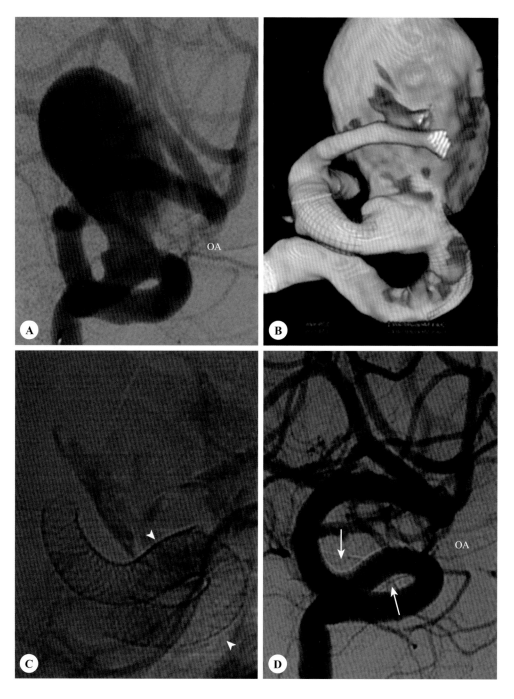

◀ 图 68-10　血流导向装置治疗动脉瘤（例 3）

A. 右侧颈内动脉 DSA 显示床突旁部分血栓和钙化的大动脉瘤；B. 3D DSA 显示动脉瘤和用于术前计划血流导向装置放置的虚拟图；C. 使用 2 个血流导向装置（箭头）进行处理；D. 随访 6 个月，DSA 显示动脉瘤完全闭塞，部分轻度内膜增生（箭）。OA. 眼动脉；DSA. 数字减影血管造影

然病史与动脉瘤闭塞所需的特定"潜伏期"相结合的结果。这一现象在支架辅助弹簧圈栓塞中也有报道 [48, 94]。有学者提出一种理论性假设，动脉瘤快速但不完全的血栓形成，会引起动脉瘤壁上的炎性变化及随后管壁变薄，从而导致动脉瘤破裂 [122, 126, 127]。另一种尚有争议的解释是，血流导向装置导致动脉瘤内血流动力学异常而产生了喷流，导致局部压力和剪切力升高 [128, 129]。然而，目前尚需更多的研究来充分阐明这种现象的发病机制。为了预防这一并

发症，一些手术者倾向于在使用血流导向装置之前，用弹簧圈对大型动脉瘤进行次全栓塞。然而，目前还没有确凿的研究可以说明这种策略是否具有更好的安全性。

同侧远端脑实质内出血是另一个值得关注的并发症，发生的概率为 8.5% [130]，这种并发症在接受双抗的患者中可能相当严重和难以处理，因为通常要进行手术减压。迟发性同侧脑实质内出血的机制尚不清楚，但与动脉瘤的大小或位置无关。其中一

个有说服力的解释是，脑实质内出血是脑梗死后的出血性转化。尸检研究表明，血管内无定形异物很可能来自某些医用材料的亲水性涂层[131]。在某研究报道的一个案例中，从脑实质血肿清除术中提取到该物质，表明这些材料可导致出血性脑梗死。最近，对 PED 治疗后迟发性同侧脑实质内出血后病例进行的尸检显示，所有病例都有聚乙烯吡咯烷酮（一种用于介入设备的亲水性涂层材料）栓[132]。

对接受 PED 治疗的近 1000 个动脉瘤的分析显示，死亡率为 2.2%，脑卒中 / 短暂性脑缺血发作的发生率为 3.9%，出血性并发症的风险为 3.4%；这些数据与 SAC 相当[133]。这些并发症的发生率显著低于颅内动脉瘤自发性破裂的风险，大动脉瘤和巨大动脉瘤每年的发病率和死亡率分别为 1%～7% 和 11%～27%[48]。在研究血流导向装置的生物和血流动力学方面的快速进展，最终将引领提高血流导向装置技术的进一步发展和完善预防并发症的措施。载瘤血管重塑的疗效非常令人鼓舞，可能会彻底改变动脉瘤的治疗方式。

（五）动脉瘤内血流导向装置

动脉瘤内血流导向装置的发明是为了治疗宽颈分叉动脉瘤，这项技术于 2011 年首次应用于临床[134]。该技术的基本概念与血流导向相似：放置在动脉瘤囊内的装置扰乱血流，诱发颅内动脉瘤血栓形成，最终导致动脉瘤沿瘤颈部 / 载瘤动脉交界内皮化而被排除在循环之外。基于近十年的临床经验，这项技术可实现动脉瘤的栓塞且手术时间短，由于此方法在载瘤血管内没有留置材料，因此不需要双抗，使其适用于破裂和未破裂的动脉瘤的治疗。目前，FDA 只批准了一种材料，即 Woven EndoBridge（WEB；MicroVention，Aliso Viejo，CA），它近年来已经历了数次迭代。虽然最初它是为分叉动脉瘤设计的，但该装置已越来越多地用于治疗侧壁动脉瘤，并取得了令人鼓舞的结果[135]。

WEB 是一种自膨式编织镍钛金属丝网，在完全展开后可膨胀为球形。即使在形状不规则的动脉瘤中也能适应瘤壁。WEB 通过微导管类似于弹簧圈导入动脉瘤囊内，确认定位合适后，再与其传送导丝电热解脱分离。最新一代的植入物 WEB 17 由单一网状层组成，可以通过小直径微导管输送，使小至 3mm 的动脉瘤得到更安全的治疗（https：//paperpile.

com/c/HrUZVl/VxwPy+e0cwi）[136, 137]（图 68-11）。

在 WEBCAST 和法国的观察研究中报道的 1 个月的并发症率和死亡率分别为 2.7% 和 0%[138]。在最近一项 963 个使用 WEB 17 治疗的分叉部宽颈动脉瘤的 Meta 分析中，由于医源性动脉瘤穿孔而导致的术中蛛网膜下腔出血发生率为 0.83%，血栓栓塞症并发症的发生率为 5.61%[139-141]。在 6 个月的随访中血管造影结果，特别是使用第一代装置者，提示 WEB 进行性压缩的风险可能高达 60%，从而导致瘤颈部再通，存在动脉瘤复发的远期风险[142]。远期随访（26 个月）显示在 84% 的动脉瘤中，69% 的动脉瘤完全闭塞，16% 的动脉瘤颈部残留。在 7% 的动脉瘤中观察到动脉瘤不完全闭塞。8% 的患者需要使用弹簧圈和（或）支架进行再次治疗。累积并发症率不到 3%，死亡率约为 1%。进行了血管造影随访的患者 83.3% 获得了动脉瘤完全闭塞[139-141]。在一项包含三个前瞻性多中心研究中报道，其再治疗率相似，9.3% 的患者在 2 年的随访期内需要再治疗[140]。

尽管动脉瘤内血流阻断是治疗破裂和未破裂脑动脉瘤的一种越来越常用的技术，但还需要进一步的临床和临床前研究，以了解发生在栓塞材料 / 载瘤动脉界面的确切愈合过程和动脉瘤闭塞的长期稳定性。

（六）液体栓塞剂

早期的脑动脉瘤腔内栓塞术是在透视下直接将氰基丙烯酸酯注射到动脉瘤腔内[143]。在剪切力作用下变形的液体很容易与动脉瘤的形状相符，从而达到完全闭塞的目的。然而，即使从早期经验来看，发生蛛网膜下腔出血、载瘤动脉闭塞，或液体栓塞物碎裂而产生的载瘤动脉远端栓塞的风险也是不可接受的，因此使用液体栓塞剂治疗颅内动脉瘤并不广泛。脑动脉瘤多中心欧洲 Onyx 试验（Cerebral Aneurysm Multicenter European Onyx，CAMEO）是一项前瞻性、非随机、多中心研究，旨在调查乙烯 – 乙烯醇（Onyx，Medtronic，Minneapolis，MN）治疗脑动脉瘤的安全性和有效性[144]。结果表明，与手术或材料相关的永久性神经系统并发症率或死亡率为 10%，9.3% 的患者发生载瘤动脉闭塞。在一项单中心研究中，对用于将栓塞剂注入未破裂的颈内动脉宽颈动脉瘤的 Onyx 和辅助装置进行了改进，载瘤动脉闭塞或狭窄率为 13.6%[145]。一项较大的单中心

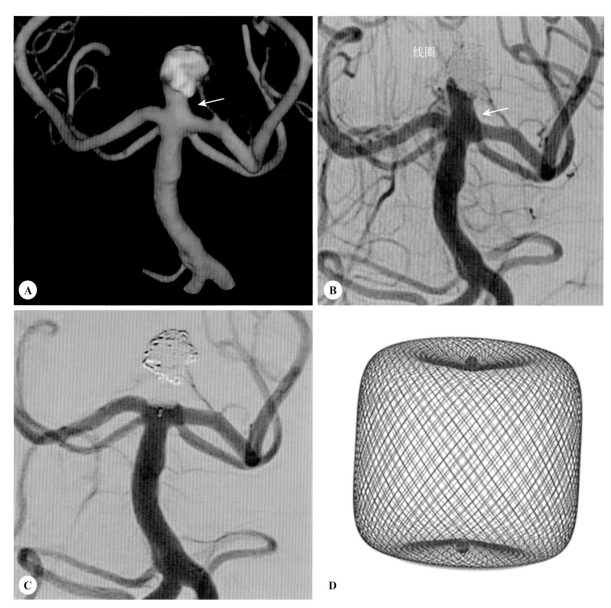

▲ 图 68-11　**WED 装置治疗动脉瘤前后血管检查**

A 和 B. 既往破裂和弹簧圈栓塞的基底动脉顶端动脉瘤（箭）治疗 3 个月后随访的 3D 和 2D DSA 前后位影像，可见弹簧圈显著压缩导致动脉瘤复发；C. 在放置 WEB 装置后几分钟进行前后位 DSA 造影，显示动脉瘤未见对比剂充盈；D. WEB 材料的图示

研究随访 5 年结果显示再通率为 4.6%～12.5%，永久性并发症率为 7.2%～8.3%[146, 147]。这些研究中的死亡率相似，约为 3%。所有应用液体栓塞剂疗法的主要难点是在注射过程中保持动脉瘤囊内材料的稳定性，以防止栓塞并发症或继发于栓塞物泄漏而导致的邻近穿支动脉闭塞。尽管在绝大多数颅内动脉瘤中使用液体栓塞剂并不常见，但必须指出的是，与动静脉畸形相关的动脉瘤和远端创伤性或细菌性动脉瘤，用液体栓塞剂治疗的效果往往很好[148-150]。

五、未破裂动脉瘤的术前准备

未破裂动脉瘤进行血管内治疗需要完整的病史、体格检查和现有的影像检查。鉴于目前 CT 和 MRA 可获得优良的影像质量，通常不需要诊断性 DSA 来确定治疗的适应证，后者只是作为栓塞术的第一阶段。如果在横断面成像上存在不清楚的非常小的动脉瘤（通常在 2～3mm 范围内），由于 DSA 具有更好的空间分辨率，可以用来明确诊断[151, 152]。

动脉瘤的大小、位置和形态都是制订最佳治疗策略的关键因素。尽管对于应用双抗没有具体的指导方案，但在应用支架辅助弹簧圈或血流导向装置治疗时，大多数医生常规采用的方案包括每天81mg阿司匹林，每天1次氯吡格雷75mg，或每天2次替卡格雷60mg或90mg，或普拉格雷每天1次10mg。该方案通常在手术前3～5天开始，并至少维持6个月，根据后续的成像结果决定停止使用一种药物。很少使用抗凝治疗以防止细小穿支血管闭塞，尤其是在治疗基底动脉干动脉瘤时。

六、破裂动脉瘤的术前准备

80%的非创伤性蛛网膜下腔出血病例继发于颅内动脉瘤破裂出血[153]。近一半的患者在最初的30天内死亡，46%的幸存者将遭受长期残疾[154, 155]。对患者病情状况进行评估可使用世界神经外科医生联合会SAH分级和Hunt-Hess量表[156, 157]。头部CT平扫可作为明确SAH及评估SAH程度的首选影像检查[158]。建议所有确诊为SAH的患者在被转移到具有专门神经危重护理服务的中心之前或之后接受CTA，因为在绝大多数病例中都能发现颅内动脉瘤[159, 160]。对于罕见的CTA阴性的动脉瘤性蛛网膜下腔出血病例，应行头部6血管DSA及3D旋转血管造影术，以排除CTA不能显示的病变，如颈动脉虹吸段血泡样动脉瘤或颅内椎动脉夹层，以及其他不常见的出血原因，如动静脉畸形或硬脑膜动静脉瘘。

七、术中处理

手术应在全身麻醉和气管插管的情况下进行，以维持呼吸道畅通，并确保准确的影像采集和导管导航[161]。

选择性病例需要使用肝素IV抗凝，以维持激活凝血时间为250～300s。在动脉瘤性蛛网膜下腔出血的病例中，可以在放置第一个弹簧圈后开始使用肝素[162, 163]。这降低了微导丝、微导管或第一个弹簧圈穿透动脉瘤破裂发生灾难性再出血的风险。如果术中动脉瘤破裂，麻醉医生需及时用硫酸鱼精蛋白逆转肝素，并在止血的同时尽可能降低血压以减轻蛛网膜下腔出血。

对于需要支架辅助弹簧圈或血流导向治疗的SAH患者，或在无法预见支架放置的选择性病例中，可以在置入前给予基于体重的负荷剂量依替巴肽静脉注射。在口服或经鼻胃管给予负荷剂量的阿司匹林（325mg）、替卡格雷（180mg）或氯吡格雷（300mg）后，应持续输注维持剂量的依替巴肽6h。

八、术后处理

在手术结束时，在止血前可以在血管造影机上进行锥形束CT扫描获得术后即刻影像，以监测出血情况，若术中动脉瘤破裂，可评估血肿的大小和位置，在SAH病例中，可监测是否发生脑积水及其进展。

建立动脉通路最常用的部位是股总动脉。动脉穿刺是围术期并发症的重要原因之一，既有出血性（血肿、假性动脉瘤、动静脉瘘），也有缺血性（夹层、血管闭塞）。虽然止血的"黄金标准"是手动压迫，但封堵器的使用越来越多，特别是在手术需要大口径导管以及术前和术中使用肝素和抗血小板药物之后。某纳入30项试验中4000名接受经皮冠状动脉介入治疗的患者的Meta分析表明，与传统的手动压迫相比，封堵器缩短了止血时间，而不会显著减少并发症发生率或住院时间[164]。在过去的3年里，越来越多的神经介入手术已经成功地通过桡动脉路径完成，从而降低了与通路相关的并发症发生率，增加了患者的舒适度和满意度。桡动脉比股总动脉小得多，可能难以纳入各种大口径导管，因此在一定程度上限制了可以通过这一途径进行的手术的数量[165]。对动脉穿刺点妥善止血后，应在血管造影室结束麻醉并拔出气管插管，然后密切监测患者状况，再转运到重症监护病房。术后，对神经系统和动脉穿刺部位的密切观察和评估十分重要。

结论

综上所述，目前可用于颅内动脉瘤的血管内治疗方法包括仅使用弹簧圈进行动脉瘤内填塞，以及结合球囊和支架等辅助装置。血流导向装置代表了治疗方式的转变，动脉瘤完全闭塞率很高。动脉瘤内血流阻断装置的应用正迅速推广。治疗未破裂动脉瘤的适应证仍须个体化讨论，需要综合临床表现、患者年龄、合并症，以及最重要的是动脉瘤的大小和位置。成像技术和材料的进步将血管内治疗扩展到前所未有的境界，以前无法通过手术或血管内治疗处理的动脉瘤得以获得治疗。应对各种新兴的动脉瘤治疗技术进行随机研究，以检验其安全性和有效性。

第 69 章　脑和脊髓动静脉畸形介入治疗

Interventional Therapy of Brain and Spinal Arteriovenous Malformations

Patrick Nicholson　Timo Krings　著

赵沃华　译　　赵沃华　朱先理　校

本章要点

- 虽然未破裂脑动静脉畸形（AVM）的出血风险接近 2%，但曾发生破裂的 AVM 的破裂概率相当高。因此，破裂 AVM 大多数给予治疗，而未破裂 AVM 是否需要治疗仍存在争议。
- 脑 AVM 可在出血时表现出症状，但无出血时，也可因动脉盗血、静脉淤血、血流动力学紊乱和占位效应等引起神经缺失症状和体征。这些特点往往有特征性脑血管造影表现，易于辨认和靶向性治疗。
- 血管内治疗在过去的数年中有相当大的进步。但是，对包括供血动脉、血管巢和引流静脉在内的血管构筑的完全理解，仍然是进行安全血管内治疗的基础。
- 脑面动静脉体节综合征和脑增殖性血管病是类似于弥散性脑 AVM 的疾病，但它们有单独的自然史，有与其他软膜脑 AVM 不同的治疗方法。
- 脊髓软膜 AVM 是罕见的血管病变，可因出血、静脉淤血，或罕见地以占位效应等引起症状。
- 血管内治疗对瘘型 AVM 的治疗效果要优于血管巢型 AVM。
- 部分靶向性栓塞可降低后期出血风险，但并不能完全消除出血风险。

医学的一个基本原则是在治疗疾病之前理解疾病。但遗憾的是，对于脊髓和脑动静脉畸形（AVM），发病机制和自然史知之甚少。因此，很难自信地给出治疗指南，特别是对于偶然发现的 AVM。许多不同的分类方法有助于理解动静脉分流方面的知识缺乏。对于更复杂的情况，治疗前风险评估中诊断工具的进步，以及持续改进的治疗策略（导管及栓塞材料和技术）也进一步改变了我们处理这些血管畸形的方法。

我们将本章分为两个主要部分，第一部分讲述脑 AVM，第二部分讲述脊髓 AVM。我们仅讨论软膜 AVM（该 AVM 发自正常供应脑组织的动脉和引流正常脑组织的静脉）的血管内治疗。我们将在其他章节单独讨论硬膜（包括脑和脊髓）动静脉瘘。

一、脑动静脉畸形

（一）血管畸形总体分类

在考虑软膜脑 AVM 血管内治疗时，基于大小、静脉引流方式和是否邻近重要区域的分类方法的作用有限，有如下三个理由：首先，这种分类不能预测单个患者特定 AVM 的自然史；其次，不能预测血管内技术治疗脑 AVM 的风险；第三，也不能提高对此种疾病的理解。

考虑到最后一点，一种基于血管畸形病因学的分类方法在总体评价血管畸形方面显得更加有用，而 AVM 只是血管畸形的一个亚型。病因学分类考虑了血管畸形起源的血管树，以及血管畸形起始时机和触发事件。第一个决定因素是血管畸形开始的血管树部分。在血管新生中，动、静脉在早期就已经分化，畸形可在沿血管树的任何部位发生：从动脉端至动脉 – 毛细血管、静脉连接包括小静脉、静脉和硬膜窦，以及淋巴系统[1]。第二个决定因素是在血管结构中触发畸形起始的时机。血管新生期早期打击（如生殖细胞突变）可影响更多细胞，导致体节性分布的缺陷，而晚期打击（如发生于胎儿期或甚至出生后的体节突变）产生更加局限的缺陷（如血管新生期局部重塑失败）[2]。最后，激发事件，包括内生性（即遗传性）或外生性（即环境性）、外伤性或感染性等，一定程度上增加了对脑血管畸形进行分类的方案的复杂性[3]。虽然血管畸形疾病谱可能更加具有连续性，而不是截然不同的疾病类型，这种方法基于上述假设，有助于从病因学角度定义血管畸形。

1. 自然史 能够预测自然史的分类方法首先需要将出血和未出血 AVM 区分开来，大多数情况下可由临床病史回顾来完成。在无症状患者中，能够分辨陈旧出血信号的 T_2 加权 GRE 序列或 SWI，有助于鉴别那些罕见的无临床表现的出血。

脑 AVM 出血风险有大量研究。1983 年，Graf 等发表了后期出血风险的研究结果，20 年内未破裂 AVM 出血风险为 37%，而破裂 AVM 为 47%[4]。Crawford 等发现类似 20 年累计出血风险（未破裂和破裂 AVM 分别为 33% 和 51%）；而他们将高龄作为主要风险因素，>60 岁的患者，9 年内破裂风险为 90%[5]。这两个研究都表明年出血风险大约为 2%，这也被 Brown 等于 1988 年的研究所证实，Brown 等仅研究了未破裂 AVM[6]。Brown 等认为脑 AVM 出血后发生永久性致残和致死风险分别是 29% 和 23%。Ondra 于 1990 年研究发现未破裂脑 AVM 的年出血风险略高，为 5%，年死亡率为 1%（相当于所有出血患者的 25%），年致残率 2.7%（所有出血患者的 50% 以上）[7]。1997 年，在 Mast 的前瞻性研究中，之前曾破裂脑 AVM 年出血风险为 17%，而对于未破裂 AVM，年出血风险为 2%[8]。他们发现男性、深部静脉引流和之前曾发生出血是后期出血的主要决定因素。最近，ARUBA 研究告诉我们更多有关未破裂脑 AVM 信息，未破裂脑 AVM 预估年破裂风险为 2.2%[9]。

由于有较高的再出血风险，大多数医生都同意有必要对出血软膜 AVM 进行治疗，而对于未出血软膜 AVM 需要进一步细分，以选择需要治疗的患者，

也就是说，只有治疗风险低于自然史风险的患者，才需要治疗。出血仅仅是脑 AVM 一个方面的表现，症状性未出血 AVM 同样可明显影响患者生活质量。在我们的临床实践中，我们对有症状而未出血 AVM，根据其血管构筑（即 AVM 内或与之相关的血管结构）相关的病理生理进行甄别。瘘型软膜 AVM（特别是从小儿就开始发病），由于其高流量瘘，导致意识活动发育迟缓、心功能不全，以及后期发生痴呆。这些病变需要治疗[10]。在这些病例中，血管内治疗能减少动静脉分流（图 69-1）。静脉淤血（图 69-2 和图 69-3）可因高流入（瘘型 AVM）或低流出（引流静脉继发性狭窄或栓塞）（图 69-4 和图 69-5）而产生，可合并认知功能下降、局部神经功能缺失和癫痫。介入治疗可用于这些因静脉淤血性水肿导致有较高继发出血风险的患者[11]。即使静脉淤血表现目前尚不明显，引流静脉长段软膜走行提示存在一定程度的静脉引流受限，可能影响一大片脑实质区域，增加静脉淤血和继发癫痫风险[12]。有长段走行的软膜引流静脉的患者，发生癫痫的可能性明显增加[12]。而与之相反，短的静脉走行直接引流入硬脑膜静脉窦，不会影响正常软膜引流。在 MRI 上需仔细检查血管巢周围胶质化的征象，有这种血管构筑的患者可能发生癫痫。对于上述患者（伴长段软膜引流静脉的癫痫患者），血管内治疗可减少对正常软膜引流的干扰，有望降低抽搐发生频率或严重程度。对于伴血管巢周围胶质化的癫痫患者，血管内治疗不会改变抽搐发生频率或严重程度，不建议血管内治疗。占位效应相对罕见，可由大的静脉扩张或血管巢压迫重要结构引起。占位效应可导致癫痫、神经功能缺失，甚至脑积水[13]。动脉盗血和偏头痛及局灶性神经功能症状等临床表现有关，大多数是暂时性的[14]。随着影像方法的发展，如功能 MRI 和灌注 MR 或 CT 检查，有可能去判断特定患者的症状是否与盗血相关，如症状不能缓解，可通过血管内治疗减少动静脉分流。

2. 遗传因素 理解脑 AVM 的遗传学基础[15]是个很活跃的研究领域，包括候选基因筛查、全基因组关联分析和全外显子组测序。我们团队最近发表了在偶发脑 AVM 中发现的遗传学改变[16]。我们特别发现许多软膜 AVM 与 KRAS 通路中的体细胞突变有关。体细胞突变是非种系细胞中发生的不遗传

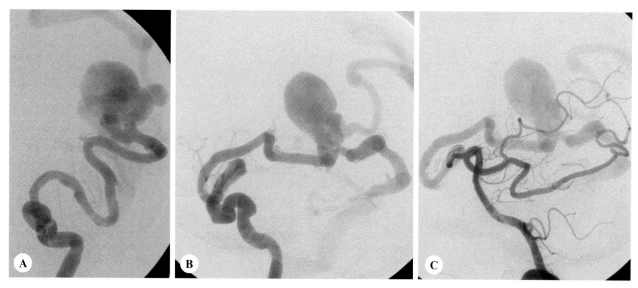

▲ 图 69-1　高流量瘘型软膜动静脉畸形

常在儿童早期发病，可导致发育迟缓或心功能不全，需要治疗。多发瘘口瘘型软膜动静脉畸形是遗传性出血性毛细血管扩张症的特征

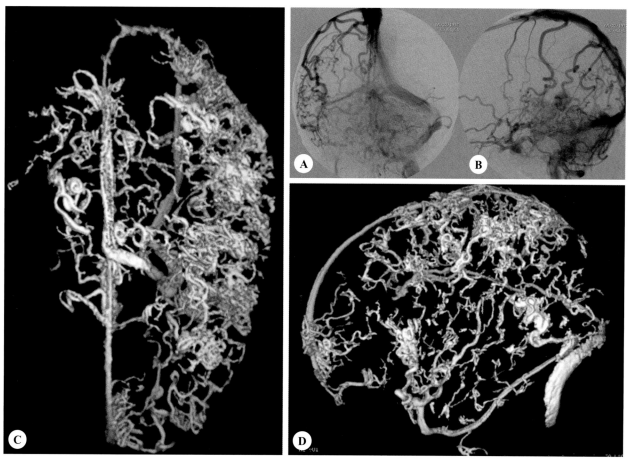

▲ 图 69-2　治疗后 Galen 静脉畸形患者严重永存静脉淤血
椎动脉造影前后位（A）和侧位（B），3D 旋转血管造影的 3D 表面重现技术重建（C 和 D）

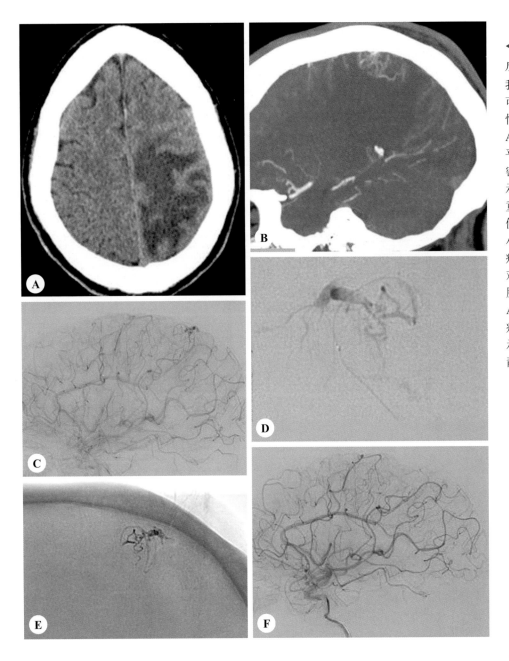

◀ 图 69-3 静脉淤血及治疗

尽管为未破裂动静脉畸形，我们认为进展性静脉狭窄也可使患者病情恶化。在这种情况下，治疗这种未破裂 AVM 是合理的。A 和 B. CT 平扫轴位（A）和增强最大密度（B）投影法矢状位显示继发于未破裂 AVM 的严重左侧额顶叶水肿；C. 左侧颈内动脉造影侧位，显示小的左侧顶叶 AVM；D. 治疗中微导管超选造影放大观，显示血栓形成的引流静脉；E. 栓塞后蒙片显示闭塞 AVM 血管巢的胶铸型；F. 治疗后左侧 ICA 侧位造影，显示 AVM 完全闭塞。AVM. 动静脉畸形；ICA. 颈内动脉

突变。生殖细胞突变发生于非体细胞，可转移至后代。Hong 等独立地发现，在脑和脊髓 AVM 患者中有 BRAF（一种编码 B-Raf 蛋白的基因）和 KRAS 通路突变。这些早期发现可能打开针对特定突变进行靶向治疗的大门[17]。

3. 血管造影分析 脑 AVM "部分靶向性栓塞"的理论基础是软膜 AVM 特定的血管构筑特征可认为是容易出血的 "薄弱点"[18-20]。虽然这个原则并没有被随机前瞻性研究所证实，我们依然应用了 30 年。治疗有这些薄弱点的患者时，我们可以得出跟自然史相比更好的随访结果[21]。这些血管构筑薄弱点包

括血管巢内动脉瘤和静脉扩张，以及静脉狭窄[19]。最先提出脑 AVM 特定脑血管造影特征使其更容易发生出血的团队是 Brown 等，他们在 1988 年发现，单纯脑 AVM 的年出血风险为 3%，而伴随动脉瘤的为 7%[6]（图 69-6）。Meisel 等发现，在 662 例脑 AVM 患者中，305 例有血管巢内动脉瘤，与无动脉瘤脑 AVM 相比，出血发生风险明显增高（$P<0.002$）[22]。在多伦多 759 例脑 AVM 中，有动脉瘤患者的后期出血风险增高（$P=0.015$）[23]。然而，鉴别血管巢内动脉瘤或者血管巢内静脉扩张是很困难的。因此，两者在大多数研究中常合并为一组。静脉狭窄也是可

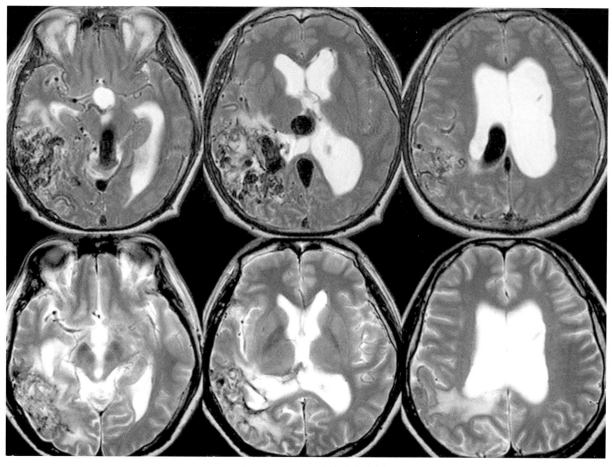

▲ 图 69-4　罕见动静脉瘤病例

在罕见病例中，病灶本身的占位效应，或如同此例中扩张的引流静脉压迫重要结构（第三脑室的中脑导水管）引起脑积水（上排）。随着部分栓塞和放射手术治疗，引流静脉缩小，占位效应缓解，相应脑积水缓解（下排）

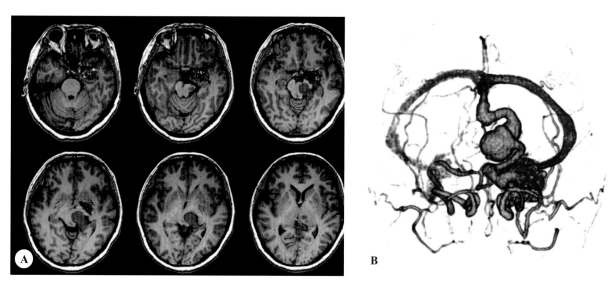

▲ 图 69-5　未破裂左侧海马动静脉畸形

注意扩张（外侧中脑周围）引流静脉，压迫左侧脑桥和左侧丘脑引起明显占位效应。此患者表现为进行性右侧偏瘫，因未破裂 AVM 压迫重要结构。展示的是增强 T₁ 加权 MRA（A）和旋转血管造影表面重现后 3D 图像（B）。AVM. 动静脉畸形；MRA. 磁共振血管造影

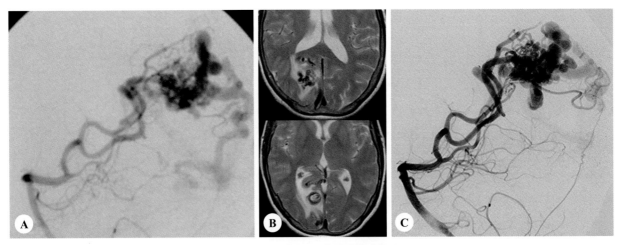

▲ 图 69-6　生长的血管巢内动脉瘤

2010 年椎动脉造影侧位（A）和 2018 年椎动脉造影侧位（C），显示脑动静畸形新发增大的朝向下方的动脉瘤。此动脉瘤可见于磁共振序列 T$_2$ 横断面图像（B），显示动脉瘤扩大，周围水肿增加。我们认为血管巢内动脉瘤是所谓的血管造影上的薄弱点，预示患者会发生出血（译者注：原著分图号引见及所述标识有误，已修改）

能发生 AVM 破裂的独立的脑血管造影薄弱点（图 69-7）。静脉狭窄可能形成因素包括高流量血管壁改变，重塑失败，或者动脉化诱导的剪应力。狭窄的静脉流出通路能够导致 AVM 不同区域的压力不平衡，从而诱发 AVM 进一步破裂。除了这两个血管构筑危险因素外，其他导致出血增加的危险因素包括单一深静脉引流、高龄和男性患者[24]。

为决定 AVM 的治疗计划，脑血管造影必须包括以下方面：是否有血流相关动脉瘤，供血动脉的性质和数量，畸形团不同分区的数量，位于畸形团内或附近的动脉或静脉扩张，以及静脉引流的特点等。在动脉端，典型血流相关动脉瘤发自主要供血动脉的分叉处。这些动脉瘤产生是由于剪应力增加后的血管重塑，常在 AVM 治疗后消退[25]。虽然这样的动脉瘤不是血管内治疗的禁忌证，神经介入医生也必须特别注意，因为导向导管比远端血管更容易进入动脉瘤，而不是远端血管。在脑血管造影中要评估供血动脉的数量和性质，以这些特征决定最好的血管内治疗通路。伴单一大的供血动脉的 AVM 同多量小的扩张供血动脉的 AVM 相比，更适合于成为介入治疗靶点[26]。

有两种类型供血动脉。一种直接供血动脉终止于 AVM；另一种间接供血动脉，供应正常皮质，但也从这些正常动脉上，发出小的"过路"血管供血 AVM。直接供血动脉是安全的血管内治疗靶点，而

过路血管栓塞剂进入远端正常血管的风险非常大。另外，液体栓塞剂可向注射点近端反流，导致非靶点栓塞。根据栓塞剂、微导管、栓塞技术和手术者技术的不同，反流可达微导管头端近端 1cm。因此，液体栓塞剂安全的栓塞点只能是微导管头端越过供应正常脑组织的血管。在有过路血管的情况下，这是不可能做到的，即使微导管起初弧形嵌入供血动脉内，也可能在注射液体栓塞剂过程因压力向回弹跳而进入正常供血动脉内。

从动脉端转到 AVM 血管巢本身，脑血管造影需要鉴别血管巢内动脉瘤和静脉扩张，不同区域的数目，以及性质（血管巢型或者瘘型）。

最后，对于 AVM 的静脉端，脑血管造影需要鉴别每个区域引流静脉的数量，是否存在深静脉系统引流（出血风险更高，手术治疗更困难），以及限制静脉流出的狭窄。目前，传统数字减影血管造影需要获得的这些信息，对于治疗计划是必需的。我们的经验是，静脉入路治疗只适合于有单一引流静脉的脑 AVM。

（二）治疗理念

脑 AVM 的治疗取决于是破裂还是未破裂。

1. 未破裂脑动静脉畸形　在我们中心，未破裂 AVM 的治疗是经过所有相关工作人员参与的多学科讨论后进行的个性化治疗。在 ARUBA 研究发表后，未破裂 AVM 的选择性治疗在很多中心都有所减少。

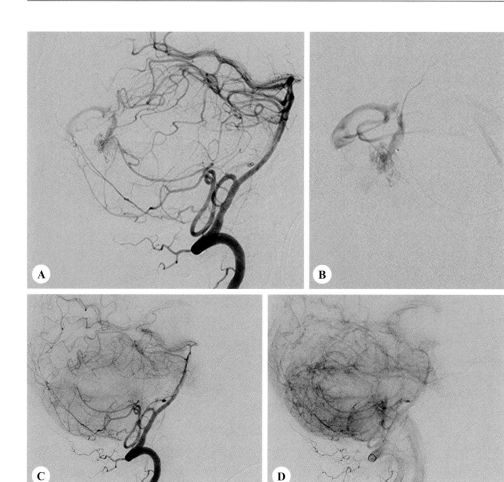

◀ 图 69-7　静脉狭窄和胶栓塞

A 和 B. 椎动脉造影侧位（A），显示小脑动静脉畸形，主要由小脑后下动脉远端分支供血。在椎动脉造影上可见明显的静脉狭窄，也见于微导管超选造影（B）。静脉狭窄引起动静脉畸形反向压力增高，导致先前的出血。C 和 D. 经治疗后，AVM 完全栓塞，无残余动静脉分流。静脉狭窄预示动静脉畸形发生破裂，也是血管造影上局部薄弱点

ARUBA 研究是目前未破裂脑 AVM 唯一前瞻性、多中心、平行、非双盲随机对照研究[9]。该研究的一级终点包括出现任何原因的死亡或症状性脑卒中（定义为与影像学发现相关的新的神经系统体征）。该研究 6 年的中期分析报道显示，干预治疗组的 114 例病例，有 35 例（30.7%）达到一级终点，而在药物治疗组 109 例患者，只有 11 例（10.1%）达到一级终点。发表于 2014 年的 ARUBA 研究的结论是，对于未破裂脑 AVM 患者，为了预防脑卒中发生，单纯药物治疗优于干预治疗。由此很多学者推荐对所有未破裂 AVM 均推荐保守治疗。我们认为这种思路太简单，未破裂 AVM 的治疗需要更加精细的考量。这是因为虽然 ARUBA 研究是个随机对照研究，但也有局限性和潜在的偏差。ARUBA 研究的局限性在别处已有充分的讨论。例如，ARUBA 研究包括了各种不同级别的 AVM，而我们只需要对特定级别的 AVM 进行治疗。同样，所有不同的治疗方法（手术、血管内治疗和放射手术）放在一起评估，限制了其结果

应用于任何一个特定治疗方法。任何与治疗后新发 CT 或 MRI 表现有关的"症状"这个一级终点的选择也有争议。30.7% 患者达到一级终点，这对于选择患者进行干预治疗的中心要更多见。另外，短暂神经功能症状常会出现于 AVM 治疗后，但 ARUBA 研究定义的一级终点是短暂性还是永久性是不明确的。这样，由于一级终点细节的缺乏，使结果有利于保守治疗组。临床研究应该比临床日常工作更详细地记录的不良反应和结果，该研究结论显示，二组差异显著，内科疗效更好。最后，ARUBA 研究的最初目的是在 5~7 年随访 800 例患者。经过期中分析后，研究终止，只有 223 例患者，平均随访 33 个月。很明显，与干预治疗相关的风险更可能发生于短的时间段，从而产生潜在的对干预治疗组不利的偏差。我们团队已经发表的研究认为显微手术切除 AVM 和 ARUBA 结果之间存在严重不同[27]，进一步证实这是个有缺陷的研究，不能盲目地得出对所有脑 AVM 不干预治疗的结论。

我们认为特定亚组的病例特别需要干预治疗。

- 儿童患者（同成年患者相比有更高的生存期出血风险），特别是高流量瘘可导致高心输出量心力衰竭。这类患者没有进入 ARUBA 研究。
- 未破裂但有症状的患者，其病理生理机制已在前文讨论。
- 保守治疗期间出现影像学改变（如新发水肿、新生动脉瘤）。

2. 破裂动静脉畸形 由于破裂 AVM 再破裂风险很高，大多数医生建议需要积极治疗。在第 1 次住院时就可予以开颅显微手术或者介入栓塞治疗。对于血管构筑上有"薄弱点"，再出血风险相对较高的患者更是需要治疗（图 69-8）。因此，在我们中心，所有破裂 AVM 均在初次入院治疗计划前进行全面的诊断性脑血管造影检查。一旦患者从第 1 次出血中恢复，如果没有"薄弱点"，常给予患者药物治疗，并在基于患者自身情况下，讨论下一步治疗方案。脑 AVM 传统的血管内治疗包括经动脉途径以 N- 丁基氰基丙烯酸酯（N-butyl cyanoacrylate，NBCA）栓塞，后者通常称为胶。应用胶栓塞，软膜脑 AVM 通过血管内方法，无论其血管构筑，有大约 20% 可能达到治愈性栓塞[28-30]。新型栓塞材料，如 Onyx 的应用，使特定脑 AVM 的治愈性栓塞的概率更高。对于有小的、单一供血动脉和仅一个分区的直接供血的 AVM，适合经动脉栓塞达到治愈性效果。由于这样的 AVM 如进行放射手术或开放手术均可达到良好效果，我们会对每一个特殊 AVM 患者进行多学科讨论，既尊重患者个人意愿，也考虑临床表现的特殊性。另外一个新兴的血管内治疗 AVM 的方法是通过静脉端，即经静脉途径。支持这一技术的医生认为对于那些单纯经动脉途径无法治愈性栓塞的病例，经静脉途径可能达到治愈性栓塞。我们的经验是，约 10% 脑 AVM 可通过经静脉途径栓塞，我们仅对无其他好的治疗方法和 AVM 小并伴单一引流静脉时才应用这一方法（图 69-9）。

大多数情况下，血管内治疗用于在放射治疗或开颅手术前减小 AVM 体积，在破裂 AVM 急性期和亚急性期处理局部薄弱点，以及考虑行放射手术的未破裂 AVM，或者栓塞那些开颅手术难以达到的分区。一旦考虑 AVM 的治疗，治疗团队就要对完全清除 AVM 的路径达成一致，团队成员包括放射手术医生、神经血管外科医生、神经内科医生及神经介入医生。我们认为，不能在没有如何处理可能残留的方案的情况下，仅部分治疗一个 AVM。

一旦决定血管内治疗，我们就按照预先设定的目标进行，包括可能仅部分靶向性栓塞。在其他情况下，治愈性栓塞是目标。这个理念是基于超过 600 例 AVM 患者的治疗结果，与文献报道的保守治疗的病例相比，部分栓塞明显降低出血发生率[21]。初次治疗前患者年出血发生率为 0.062（95%CI 0.03～0.11），开始治疗后观察到年出血发生率 0.02（95%CI 0.012～0.030）[21]。考虑针对局部薄弱点，我们认为这些数值反映选择性清除 AVM 特定薄弱分区的益处，能在进行放射治疗前给予早期保护（放射治疗的效果需要时间，但其完全闭塞效果更佳）。这样的情况下，可在 AVM 达到完全闭塞前确保 AVM 不出血。在其他情况下，治疗目的可能是在开颅手术前清除开颅手术难以达到的分区，在放射手术前减小 AVM 的体积。对于后一情况，神经介入医生主要针对 AVM 周边区域，而对于前一情况，神经介入医生与团队其他医生一起确定栓塞靶点。对于联合治疗（血管内 + 放射治疗，血管内 + 开颅手术），每个过程的风险是累加的，只有事先确定治疗目标，栓塞治疗才有意义。在大多数情况下，目标达成应在最多 2～3 次血管内治疗。

3. 液体栓塞材料 对于大多数血管巢型软膜 AVM，首选液体栓塞材料，并在全身麻醉下进行。我们通常选择 5F 或 6F 导引导管，放置于颈内动脉或 VA 远端。血流导向微导管，或在微导丝导引下，或在供血动脉内注入少量对比剂，在路图或透视引导下，进入血管巢。微导管头端放置于远端无正常脑供血动脉处，或脑正常供血动脉恰好位于微导管头端的近端。验证微导管位置正确后，向血管巢内注入液体栓塞材料，仔细避免过度静脉端弥散。根据栓塞剂和血管巢（瘘型或血管巢型）的类型，有不同的注射技术和栓塞剂选择。当使用 Oynx 替代胶作为栓塞剂时，经动脉栓塞技术有很多改进。如特定病例可使用"高压锅技术"[31]。应用此技术时，将头端可离断微导管放置于靠近 AVM 血管巢近端位置。另一根微导管送入同一根供血动脉内，送入弹簧圈、Onyx 或胶，固定头端可离断微导管。此技术可通过第一根可离断头端的微导管，应用更高压力

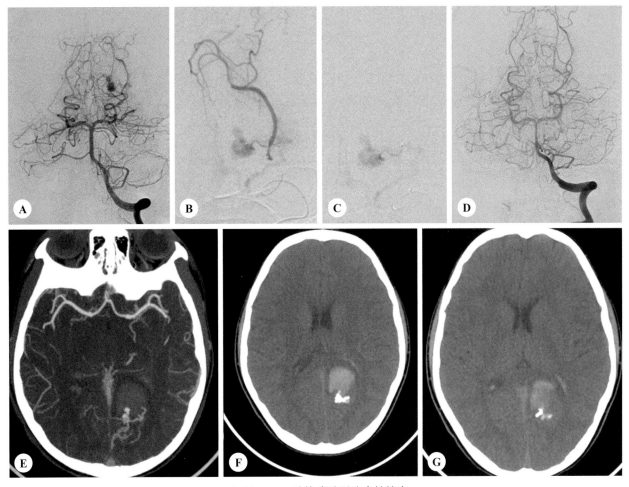

▲ 图 69-8　动静脉畸形治愈性栓塞

此患者为左侧大脑后动脉供血动静脉畸形，表现为急性枕叶出血。CTA（E）可见突向血肿的局灶性血管巢内动脉瘤，表示是出血的可能原因。此血管巢内动脉瘤也可见于左侧椎动脉造影（A 和 B），以及微导管超选造影（C）。此动脉瘤是急性期治疗的靶点。此例中，AVM 在急性期以胶完全闭塞（D），在 CT 上可见动脉瘤内胶铸型（F 和 G）（同时未见治疗后梗死）

注入 Onyx。一些中心已经发表了应用此技术成功的病例报道，较传统单纯胶栓塞，有更高的 AVM 闭塞率（图 69-10）。

液体栓塞剂的选择长期有争议。作者个人经验及已发表的数据显示，应用 Onyx 有更高的完全闭塞率（40%～60%），但治疗相关永久致残和致死风险也要明显升高（8%～12%）[32-34]。平稳治疗后患者清醒，监护 24h，之后就可以考虑出院。

4. 颗粒 / 微弹簧圈 / 弹簧圈　仅闭塞载瘤动脉近端，而不将栓塞材料浸润入动静脉瘘处，或仅达到动静脉瘘处（也就是说，栓塞材料未达到静脉端），通过软膜硬膜吻合，血管巢将重新开放，并诱导大量的血管新生。这种情况应该避免血管内治疗。另

外，大量新生血管导致无法将原始血管巢和邻近供应正常脑组织的动脉区分开来。作者认为，弹簧圈和微弹簧圈不适合于血管巢型 AVM。只有在特定单一动静脉瘘，才可以应用这些栓塞材料。否则，颗粒（特别是直径太大的颗粒）会引起动脉近端闭塞，导致后续血管新生。另外，颗粒也不能导致软膜脑 AVM 的稳定栓塞，在操作结束前应用颗粒，能使栓塞结果更加具有"美观性"，而不是随着时间推移预期 AVM 将栓塞。

（三）特殊治疗考虑

1. 血管相关动脉瘤　Redekop 指出对于总体脑 AVM 人群，伴有近端血流相关动脉瘤的患者，同无动脉瘤患者相比，出血发生率并没有明显区别[35]。

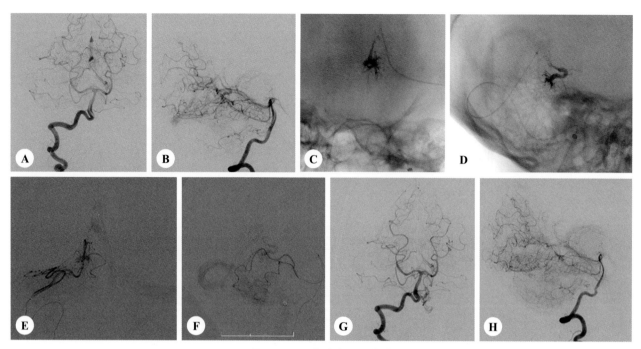

▲ 图 69-9　经静脉途径栓塞病例

66 岁患者曾发生出血，右侧椎动脉造影后前位（A）和侧位（B）显示上蚓部动静脉畸形。此患者表现为出血，患者和医生均未考虑放射手术治疗。开颅手术也不合适，故选择血管内治疗。微导管超选造影（E 和 F）可见多量过路血管，这也是小脑蚓部动静脉畸形的典型表现。动脉途径不安全，因此选择静脉途径（C 和 D）。栓塞后造影（G 和 H）显示 Onyx 铸型，小脑上动脉完整，血管巢完全栓塞

同样，根据我们的经验，近端血流相关动脉瘤基本不会是出血位点。因此，没有证据表明与 AVM 有关的未破裂近端动脉瘤需要治疗，我们会先处理 AVM，再处理近端供血动脉瘤（只有在 AVM 闭塞后仍持续存在时）。我们从没观察到 AVM 栓塞后近端动脉瘤破裂。但是，在伴血流相关动脉瘤脑 AVM 血管内治疗过程中，手术者必须小心，避免微导管进入血流相关动脉瘤，引起破裂出血。

2. 瘘型动静脉畸形　虽然大多数 AVM 有瘘和血管巢两种成分，但一种特殊类型仅有单纯瘘型软膜动静脉分流，称为软膜单通道巨动静脉瘘，需要引起关注。这是在 ARUBA 研究中没有展现的罕见疾病，研究的结果也不适用于此类患者。这种类型的 AVM 在儿童更多见，需怀疑是否伴随遗传性出血性毛细血管扩张症和 RAS 病（RASA1 突变）等遗传疾病[36]。HHT 是一种常染色体显性遗传病，有不同的外显和表达。在 HHT 中脑软膜动静脉瘘是高流量、单通道巨动静脉瘘。供血动脉直接引流至明显扩张的静脉球，常只有单支供血动脉。因静脉超负荷，有典型的静脉淤血表现，并表现出相应症状。相关

的脑血管造影异常包括静脉扩张、静脉狭窄、软膜反流、静脉缺血、钙化和伴发的动脉瘤。典型患者常 <16 岁，有发生于婴儿早期的倾向。在我们的 31 例患者中，除了 2 例，其余均 <6 岁[10]。AVF 常位于幕上区和幕下区皮质内，深部少见。在大多数患者中，表现症状为脑内出血，头颅增大、杂音、认知障碍、心功能不全、癫痫、扁桃体脱垂和脑积水等也可出现。

在我们的临床实践中，治疗包括选择性用胶栓塞动静脉瘘，通过供血动脉将胶推送至静脉端，形成蘑菇样的胶塞子，闭塞单通道动静脉瘘。也可以使用弹簧圈选择性闭塞动静脉瘘瘘口。用胶栓塞的一个主要问题是难以控制的胶进入静脉，引起继发性静脉闭塞和出血，我们为减少这一风险，用稀释的胶混以钽粉，在邻近静脉球的位置注入，微导管头端紧贴血管壁[10]。在选择性病例中，在用胶栓塞前，可应用弹簧圈降低血流。

3. 脑增殖性血管病　我们引入"脑增殖性血管病"（cerebral proliferative angiopathy，CPA）这一术语，是为了描述一种与"典型"软膜 AVM 在形态、血管构

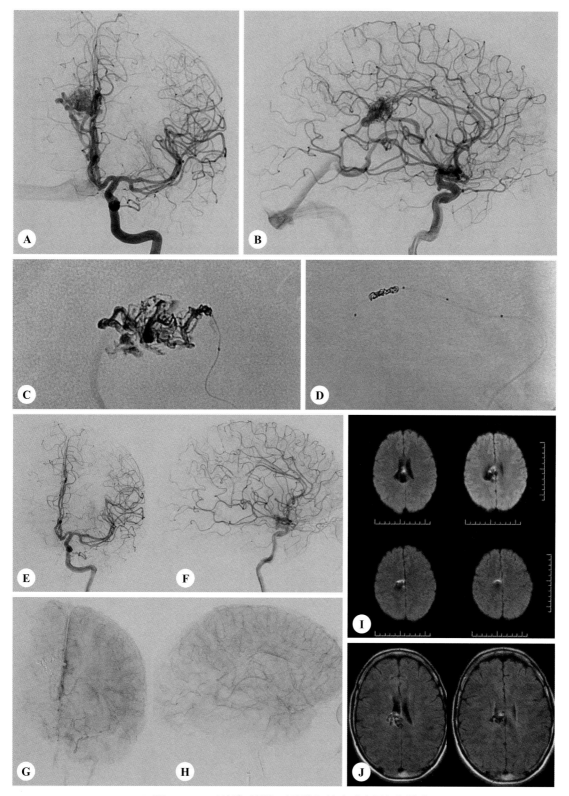

▲ 图 69-10 动静脉畸形经动脉途径栓塞"高压锅"技术

38 岁女性，未破裂扣带回 AVM，伴药物治疗无效的严重头痛。选择血管内治疗。供血动脉相对较粗，选择经动脉途径"高压锅"技术。脑血管造影前后位（A）和侧位（B）显示 AVM 血管巢。第二根微导管放置于供血动脉近端用于填塞弹簧圈。经头端可解脱微导管注入 Onyx 胶进行栓塞（C）。术中造影放大像显示头端可解脱微导管的远端放置在 AVM 血管巢内（D）。脑血管造影动脉期（E 和 F）和静脉期（G 和 H），提示 AVM 血管巢完全栓塞。术后 MR DWI（I）和 FLAIR 成像（J）提示无术后梗死。患者术后症状消失。AVM. 动静脉畸形

筑、组织学、可能的病理生理机制、流行病学、自然史和临床症状上均不同的一类特殊类型。

从血管构筑和形态学角度，CPA 用以与"典型"脑 AVM 鉴别最关键的特征是无主要供血动脉或血流相关动脉瘤，伴供血动脉近端狭窄，多量经硬膜供血至正常和异常组织，大直径（可分布于脑叶甚至半球），伴毛细血管扩张，以及只有中度扩张静脉（与血管巢的尺寸相比）（图 69-11）。另外，如果 MRI 上在血管腔隙之间夹杂正常脑组织也要怀疑此种"假脑 AVM"。PW MRI 提示血管巢内血流增加，MTT 延长，提示毛细血管和静脉扩张，在受累半球可见低灌注区。典型脑 AVM 上 MTT 延长提示动静脉瘘不同，血管巢周围区域也没有如同 CPA 中那么严重的低灌注。低灌注可诱导形成血管新生。与医源性缺血后经硬膜供血是异常需求的正常反应不同，CPA 的经硬膜供血是异常需求的异常反应。在病理上，CPA 的

特征是在异常血管腔之间混杂正常脑实质。CPA "血管巢"内的脑组织是有功能的，与毛细血管扩张症异常血管腔之间的脑组织类似。患者（典型为年轻男性）常无急性神经功能缺失或出血，但常伴癫痫表现、头痛和进行性神经功能缺失。有很高的概率发生脑卒中样症状、TIA 和与出血无关的神经功能缺失。这些都支持 CPA 是与缺血有关，而不是与出血有关的疾病。栓塞这些畸形有极高的神经功能缺失的风险，这是因为上述特殊组织病理学特点，正常脑组织很可能被栓塞。由于此种疾病的主要病理生理机制是缺血（本身可能是多因素的，因为不充分的血管新生、"盗血"现象、供血动脉狭窄和毛细血管壁受累等），常采取能够增加皮质血供的治疗（如颅盖骨钻孔）[37]。另外，发现这种疾病的单个（或多个）遗传触发因素可能会使我们未来能够给予无创的靶向治疗。

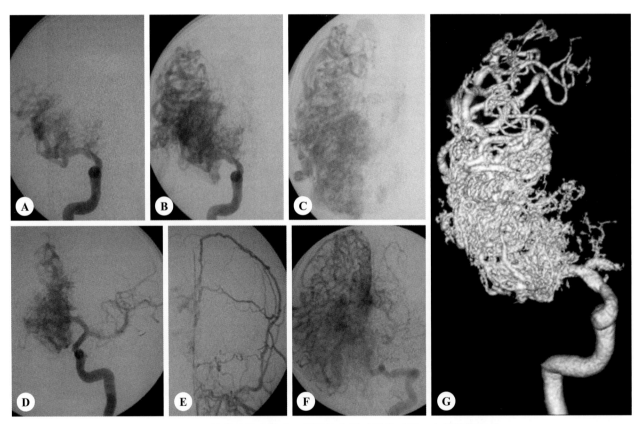

▲ 图 69-11 脑增殖性血管病，易误认为脑动静脉畸形，血管造影正位

A 至 C. 右侧颈内动脉造影的动脉早期、动脉晚期和静脉早期；D. 左侧 ICA 造影；E. 左侧颈外动脉造影；F. 左侧椎动脉造影；G. 3D 旋转血管造影。11 岁女性患儿，头痛起病，左侧额顶叶大的血管巢，血管腔隙间夹杂正常脑实质。动脉早期未见主要供血动脉，而是由多量不同的动脉分支供血。动态造影显示对比剂持续存在，几乎无明显静脉早期。经硬脑膜供血证实此为增殖性病变，椎动脉造影提示其他皮质区弥散性血管新生

4. 脑面动静脉体节综合征 这种脑、眼眶〔视网膜和（或）球后病变〕和上颌面部相关的 AVM 最初以 Bonnet-Dechaume-Blanc 和 WyburnMason 命名。这种有趣的联系的解释是，发自特定人胚节段（体节）的神经嵴和中胚层细胞最终位于头部的同一片区域，在这些细胞迁移前发生的体细胞突变最终呈体节分布。这样，节段性分布的脑、骨和面部组织受累，因此命名为脑面动静脉体节综合征（cerebrofacial arteriovenous metameric syndrome，CAMS）[38]。根据受累结构的不同，CAMS 有不同的症状：CAMS1 是前脑中线组（嗅组），累及丘脑、胼胝体、垂体和鼻；CAMS2 是前脑外侧组（视组），累及视神经、视网膜、顶-颞-枕叶、丘脑和上颌；CAMS3 是菱脑组（听组），累及小脑、脑桥、岩骨和下颌。CAMS3 位于复杂的脑节段性分布和相对简单的脊髓体节的交汇处，因此会有移行性特征。更严重的遗传损伤可导致区域叠加，形成完全前脑表现型（CAMS1+2）或双侧受累。产生最终病变的损伤发生于迁移之前，也就是在发育的第四周之前[2]。由于部分细胞幸免，疾病谱可不完整，导致无视网膜、脑或面部受累及的病例。视网膜 AVM 常是 CANS 的早期表现，有趣的是，在部分病例的随访中可见完整综合征的其他表现。

在 CAMS 中，颅内 AVM 常见。特定发现可将 CAMS 中的 AVM 同"典型"AVM 鉴别。CAMS 中 AVM 血管巢是小血管的丛集，其间混杂正常脑组织，有一定程度的血管新生，动静脉分流体积相对较小。可见经硬膜动脉供血。脑 AVM 进行性增大是独有的特征，只见于 CAMS，提示 CAMS 中 AVM 并不是受累及节段的静态过程。多病灶是 CAMS 中 AVM 的典型特征。虽然 CAMS 中脑 AVM 很常见，但常无临床变化，发现时常无症状。罕见地表现为因脑出血或蛛网膜下腔出血导致的急性神经功能症状，也常表现为无颅内出血的进行性神经功能恶化，常在体积增大之后发生。大约 25% 的 CAMS 相关 AVM 在疾病过程中发生出血。这种 AVM 的治疗具有挑战性。我们建议对于受影响的有症状的患者进行靶向性栓塞，排除薄弱的血管构筑因素，或在最少功能影响区降低动静脉分流。因其大小、部位及其自然史，CAMS 相关脑 AVM 常难以治愈[2]。

（四）血管内治疗的适应证和禁忌证

在我们临床实践中，考虑到上述注意事项和要点，对于破裂脑 AVM 的血管内治疗的指征包括：①超急性期破裂脑 AVM，脑血管造影示血管囊样扩张（假性动脉瘤）内对比剂滞留，提示假瘤，有较高再出血概率；②亚急性期破裂脑 AVM，伴血管巢内动脉瘤；③无法手术切除的亚急性期破裂 AVM，伴静脉狭窄；④老年患者无法手术切除的 AVM，伴深部静脉引流。

未破裂 AVM 的适应证：①对于任何年龄的软膜巨动静脉瘘，减轻静脉淤血，特别是脑尚在发育中（也就是说儿童）；②体积过大不适合首选放射手术治疗的未破裂 AVM，作为减小病变体积的辅助治疗；③未破裂脑 AVM，引起的症状的靶点通过介入治疗能达到；④无法手术切除的未破裂脑 AVM，有血管构筑上的危险因素，特别是还存在其他危险因素（如年龄、男性、深部静脉引流）。

血管内治疗没有真正的"禁忌证"，所有的 AVM 均可做到部分栓塞。但是，有很多病例表明单纯部分栓塞毫无意义，对于无血管构筑上的危险因素的未破裂 AVM，特别是老年患者，更适用这一观点。

最后，神经介入医生要小心下列血管构筑特征，考虑其他治疗策略，包括过路供血血管、血流相关动脉瘤和弥散性血管巢型 AVM。

二、脊髓动静脉畸形

脊髓 AVM 难以依据脑 AVM 同样的特征进行分类，因为脊髓 AVM 相对于脑 AVM 而言很罕见。然而，与脑血管畸形类似，脊髓也有单纯动脉病变（动脉瘤、夹层）、动静脉病变（如 AVM）和单纯静脉病变（血管瘤）。另外，也可以区分局灶性（如单独脊髓 AVM）和节段性病变，后者类似于 CAM 综合征[2]。最后，遗传性疾病（如 HHT 也有相关的脊髓神经血管表型）也可与非遗传病变鉴别[36]。基于以治疗为导向，我们应用于本章中的分类方案的依据是血管构筑和多种病理生理机制。为理解这些分类的原则，我们简要回顾一下脊髓的血管供应。

（一）脊髓供血

节段动脉供应脊髓血供，包括椎体、椎旁肌肉、硬膜、神经根和脊髓。根动脉是节段动脉背侧干的第一个分支。脊椎骨由直接发自节段动脉和根动脉的中央前、后动脉供血。每个节段有脊髓根动脉分支供应硬脊膜和神经根，称为根脊膜动脉。从根动脉上发出根髓动脉和（或）根软膜动脉，伴随神经前根或后根，到达脊髓前表面或后表面，在此处形成脊髓前、后动脉系统。在成人患者，不是所有腰动脉或肋间动脉均有根髓动脉发出，特定患者根髓动脉发出的位置是不可预知的[39]。脊髓前、后动脉组成脊髓表面纵向吻合系统。脊髓前动脉沿脊髓前沟走行，典型者起自两侧的椎动脉，而典型成对的脊髓后外侧动脉起自椎动脉寰前段，或发自小脑后下动脉。这三个动脉系统从颈延髓交界处，走行至脊髓圆锥，但并不供应整个脊髓。它们被不同（也不可预知！）节段水平发出的根髓动脉和根软膜动脉加入。最熟知的前根髓动脉是大根髓动脉（也称为 Adamkiewicz 动脉）。前根髓动脉分支以非常典型的方式到达脊髓。升支在前表面中线处沿根动脉方向走行。降支是在胸腰椎水平较粗的一支，在到达前纵裂入口处形成发夹样弯曲。

脊髓动脉内在血管网发自脊髓前动脉，供应灰质和一侧或两侧的脊髓中央部[40]。根软膜血管网发自脊髓后外侧动脉，通过穿通支，供应脊髓周围部（白质）。一小部分前外侧血供来自脊髓前动脉。脊柱和脊髓有多量吻合：节段动脉间硬膜外联系能代偿根动脉近端闭塞，而硬膜内，脊髓前、后动脉均是在不同节段水平有供血动脉加入的纵向吻合系统。另外，脊髓前、后动脉在圆锥水平通过"篮状"吻合彼此连接，由脊髓软膜血管网彼此连接的固有动脉形成横向吻合。脊髓静脉引流通过放射状对称的固有脊髓静脉和小的浅表软膜静脉，引流至位于脊髓前、后方的浅表纵行正中吻合脊髓静脉[41]。利用硬膜内阻挡反流的机制，静脉可沿神经根到达硬膜外静脉丛、脊柱外静脉和静脉丛[42]。

（二）自然史

首发症状时，血管巢型脊髓 AVM 患者相比较瘘型 AVM 患者而言更年轻[43]。我们报道的脊髓 AVM 患者，首发症状时血管巢型脊髓 AVM 患者平均年龄 24 岁，而瘘型患者 43 岁。81% 血管巢型表现为出血，而瘘型只有 22%。而更多的瘘型患者表现为进展性脊髓病（61% vs. 19%）。治疗（栓塞、手术或联合治疗）

后，完全闭塞在瘘型（72%）比在血管巢型（27%）更多见。如未治疗，以出血为首发症状的总体再出血率为每年 4.8%，部分治疗后为每年 2.9%，完全治疗后为 0%。

（三）血管构筑分类

脊髓动静脉分流病变如同脑部一样，可以区分为只由硬膜动脉（或根脊膜动脉）供血而在正常情况下不供应脑（或脊髓），以及在正常情况下供应脑或脊髓（软膜 AVM）。硬脊膜动静脉瘘（由根脊膜动脉供血）在本书其他章节讨论，我们只讨论由脊髓供血动脉（根软膜动脉或根髓动脉）供血的脊髓软膜动静脉瘘[39]。

就血管巢而言，脊髓软膜 AVM 既有血管巢型，也有瘘型。瘘型软膜 AVM 可进一步分为有高流量瘘的巨动静脉瘘和低流量瘘的微动静脉瘘。血管巢型 AVM 进一步分为局灶型和弥散型。由于 AVM 本身的位置（脊髓内或脊髓周围）取决于其供血血管（主要由根软膜动脉供血的典型 AVM 常位于脊髓周围），我们不用这一造影学特征对脊髓 AVM 进一步分型。

1. 瘘型动静脉畸形 瘘型 AVM 在一些分类中称为髓周动静脉瘘或硬膜内动静脉瘘，是位于脊髓表面的直接动静脉瘘，位于脊髓内很罕见。供血动脉为根髓动脉或根软膜动脉，以此点与硬脊膜动静脉瘘鉴别。引流静脉为髓周浅静脉。动脉化静脉可经枕骨大孔至颅后窝。根据供血动脉大小、分流流量和引流形式，瘘型 AVM 可细分为两种亚型。微动静脉瘘是小的 AVM，供血动脉和引流静脉均未明显扩张，流量低。巨动静脉瘘有大量扩张的供血动脉，流量高。后者常见于 HHT。HHT 中脊髓 AVF 多为典型巨动静脉瘘，有高流量。在 MRI 上，直接引流至明显扩张静脉球的动静脉瘘也很容易鉴别[36]。供血动脉可以是脊髓前、后动脉，或者两者均有。多支供血动脉在同一部位汇合，引流至静脉球。巨动静脉瘘患者均表现有静脉扩张、狭窄和软膜反流。

2. 血管巢型动静脉畸形 局灶型血管巢型 AVM 局限于脊髓。由根髓动脉和根软膜动脉（也就是由供应脊髓的动脉）供血，引流至脊髓静脉。其流量高，但常比巨动静脉瘘型 AVM 低。血管巢型 AVM（有时也称为丛状、球形或小球形 AVM）是最常见的脊髓 AVM，血管巢与脑 AVM 类似。这种 AVM 常位于脊髓内，但浅表血管巢也可至蛛网膜间隙。由于在脊髓前、后动脉供血系统间有大量吻合，这些 AVM 的动脉供血来自脊髓前、后动脉系统。静脉引流至扩张的脊髓静脉。

弥散型血管巢型 AVM 不局限于脊髓内。和脑的对应病变类似，这种亚型也称为脊髓动静脉体节综合征（spinal arteriovenous metameric syndrome，SAMS）（之前称为 Cobb 综合征或青少年脊髓 AVM）。SAMS 累及整个脊髓体节，患者表现为同一体节的脊髓、神经根、骨、椎旁皮下组织和皮肤组织的多发动静脉瘘。SAMS 可根据受累的第 1～31 脊椎节段来命名。

（四）病理生理分类

如同脑 AVM，脊髓 AVM 分类也可基于病理生理机制和临床表现。脊髓 AVM 主要的病例生理机制包括静脉淤血和出血[44]。仅在罕见病例可表现为占位效应和盗血。急性症状与静脉自发性栓塞有关。如果 AVM 的初始表现不为急性出血，则症状不特异。患者可主诉感觉减退或感觉异常、无力或广泛背部和肌肉疼痛。进展性感觉或运动症状可缓慢发展，随着时间推移部分改善后也可急性恶化。血管巢型 AVM 在年龄小的儿童和青少年就可表现症状，而瘘型 AVM 常在成人才表现症状，因好发于髓周部位，后者常表现为蛛网膜下腔出血。血管巢型 AVM 可仅因静脉淤血表现症状，可表现为实质内出血和（或）蛛网膜下腔出血。巨动静脉瘘在大多数病例表现为急性四肢瘫 / 瘫痪的出血脊髓病，也可为脊髓蛛网膜下腔出血和静脉淤血[45]。

（五）治疗理念

由于缺乏自发性预后的数据，症状性脊髓 AVM 的治疗途径并不明确。另一方面，也不清楚治疗能否提高患者的预后。这从 Bicetre 的系列病例[46]和我们最近的系列病例均有体现[43]。与脑 AVM 相比，脊髓 AVM 有一些根本性区别。首先，由于急性出血罕见，因此超急性期治疗很罕见[47]。而脊髓 AVM 出血一旦发生，我们常等待大约 6 周，直至脑血管痉挛缓解或血肿吸收。第二，脑 AVM 需要完全治疗，避免再出血风险，而脊髓 AVM 不是如此，部分治疗也足够明显改善预后，特别是对于那些 AVM 完全清除可能造成神经功能缺失的病例。特别是未破裂脊髓

AVM，因静脉淤血而不是出血产生症状[48]，治疗的目的是减少流量，而不是追求"脑血管造影上好看"的图像，后者有很高的治疗相关致残率风险[49]。第三，作者的观点认为，放射手术治疗无法用于脊髓血管畸形，血管内治疗和开放性手术适合大多数病例。对于需要治疗的脊髓动静脉瘘，手术是当然的选择，特别是血管内治疗路径过长（位于终丝的动静脉瘘）或因解剖因素难以达到的情况下。第四，重点指出血管内治疗改变脊髓动静脉瘘的自然史，常不需要完全栓塞病变。第五，虽然用于脑 AVM 的不同液体栓塞材料的理念和应用发生了很大改变，这些不同栓塞剂并没有在脊髓 AVM 中起作用。脊柱内存在大量吻合网，使液体栓塞剂如 Onyx 的应用更加危险。其次，需要形成一个塞子，使栓塞剂向前弥散而不能有（危险）反流。另外，相对迂曲的解剖也使很多可以用于脑 AVM 栓塞的微导管不能用于脊髓 AVM 栓塞。基于这些原因，注射胶仍是脊髓 AVM 栓塞的主要方法。最后，鉴别瘘型和血管巢型 AVM 在选择血管内治疗时也很重要。

1. 瘘型动静脉畸形 瘘型 AVM 栓塞的目的是闭塞瘘口。可靠的方法是连同动脉最远端和静脉最近端一起栓塞。可以应用液体栓塞剂或弹簧圈完成。最重要而困难的要点是明确动脉终止和静脉起始的部位。动脉太靠近近端的栓塞导致侧支循环填塞后继发吻合血管网的重新开放，也有脊髓血供不适当栓塞的风险。另一方面，单纯静脉栓塞使瘘口仍开放，可导致出血。提示动脉和静脉的转换点的特点包括静脉的动脉瘤样改变（常是破裂点）、大的静脉球（典型地出现于高流量单通道瘘）和血管管径的细微改变。脑血管造影 3D 重建能帮助明确瘘口[50]。特别是锥形束技术在血管造影室的应用，能使选择性脊髓动脉造影的患者得到多不平面 CT 样重建图像。需要小心鉴别正常脊髓动脉（因流入瘘口的血流影响很难显示）。在开始治疗前，必须进行完整的脊髓血管造影评估脊髓前、后动脉可能的吻合。当选择液体栓塞剂时，因栓塞剂可发生反流，必须确定安全点（特别在小瘘中）。微导管头端和相邻脊髓前动脉系统距离过短对患者有很大风险。另外，微导管头端在太近端时，栓塞剂不容易到达静脉段，只形成近端动脉闭塞[51]。在这样的情况下，我们常选择开放性手术[52]。

高流量巨动静脉瘘需筛查合并的遗传性疾病，如 HHT，采用与单通道脑 AV 瘘类似的技术。在瘘型 AVM，扩张的供血动脉使微导管超选至瘘口相对容易。使用高浓度胶，将其经远端动脉注入至近端静脉球，以形成蘑菇样的胶塞子，闭塞单通道瘘，目的是栓塞瘘口区域。特别推荐经脊髓后动脉供血支闭塞瘘口后，再通过其他供血支造影来验证。由于静脉球的体积常较大，栓塞后会进一步增大（发生于闭塞后头 24h），会产生脊髓压迫。这种罕见情况需要手术减压。考虑到这种情况，在瘘口处置入弹簧圈，分几个阶段逐步减少血流（以及相应减少静脉球体积），是可选择的治疗策略。

2. 血管巢型动静脉畸形 对于血管巢型 AVM，液体栓塞剂（少见的情况下用颗粒）可用于填塞血管巢，即使部分栓塞也可以改善患者自然史，因此在大多数情况下，在治疗前由于了解其病理生理机制，可采取个性化治疗策略。大多数血管巢型 AVM 因出血产生症状，可鉴别局部薄弱点，采取靶向性治疗[47]。另一方面，对于因静脉淤血才产生症状的病例，治疗目的是尽量减少分流量。对于瘘型 AVM，第一步是进行完整的血管造影，了解侧支循环、主要供血动脉、不同分区的数目和有无重叠分区。同时，3D 重建有助于显示局部薄弱点。血管造影必须包括静脉期，血管巢内小阜（假

性动脉瘤）内对比剂滞留是破裂点的典型征象。考虑脊髓血管的解剖学特征，进行栓塞最安全的血管通路是脊髓后动脉[53]。由于广泛吻合血管网，脊髓前动脉轴的供血区也能经脊髓后动脉达到。如果应用颗粒治疗，需要稀释，注射缓慢，直到静脉滞留发生。Theron 报道 5 例达到了稳定闭塞。同样，我们也有数例应用这一通路的患者，达到完全而稳定的闭塞。液体栓塞剂的主要优点是稳定，但其并发症率相对较高（大宗病例报道中大约 10%），完全闭塞很少达到。在弥散性血管瘤（SAMS 或青少年血管瘤、Cobb 综合征），基本不可能达到完全栓塞或切除[54]。对于这些病例，我们同样采取部分靶向性栓塞以减少分流区，以及闭塞可能的局部薄弱点。

（六）血管内治疗的适应证和禁忌证

脊髓 AVM 的治疗能改善有症状性患者的预后，而在无症状患者，其作用较不明确。在多数患者中血管内治疗有作用，但只有微导管安全到位时才能采用。手术对于很多病变也是好的选择，我们常采取多学科合作的方式处理脊髓 AVM（如同我们处理脑 AVM）。"安全"意味着需要对脊髓血管构筑充分理解，这也是这些罕见疾病的治疗需要在特定中心进行的原因所在。

第70章　硬脑膜动静脉畸形

Dural Arteriovenous Malformations

Sean P. Polster　Julián Carrión-Penagos　Greg Christorfordis　Issam A. Awad　著

王军民　译　　付　朋　朱先理　校

本章要点

- 硬脑膜动静脉畸形 / 瘘（DAVM/F）由两部分组成：其一是位于硬脑膜内的病理性动静脉短路或动静脉瘘；其二是动静脉瘘引起的继发性脑静脉回流障碍。
- 大多数 DAVM/F 属于后天获得，可继发于高凝状态、开颅手术和外伤等因素。进行完整评估时应考虑潜在的血液高凝状态。
- DAVM/F 通常由邻近硬脑膜静脉窦的颈外动脉分支供血。
- DAVM/F 可直接引流至硬脑膜静脉窦，或反流至软脑膜 / 皮质静脉，也可两者皆有。DAVM/F 的静脉引流方式决定了出血风险和静脉淤血相关的临床症状。逆向引流是引发出血、局灶性神经功能缺损症状和抽搐发作的主要因素。
- 治疗方案包括观察、立体定向放射治疗、显微手术切除 / 阻断、血管内栓塞（经动脉或经静脉入路），或上述方法的联合。

硬脑膜动静脉畸形（dural arteriovenous malformations，DAVM）也称硬脑膜动静脉瘘或动静脉分流，是位于硬脑膜内的异常动静脉短路，由硬脑膜动脉与硬脑膜静脉或静脉窦直接沟通。这一点与通常所说的动静脉畸形截然不同，其动静脉分流位于脑实质内。DAVM 好发于硬脑膜静脉窦的窦壁附近或窦壁内，并且静脉窦常常先有窦内血栓。DAVM 的瘘口位于硬脑膜内，可直接引流至静脉窦，或先反流至皮质静脉（软脑膜静脉），再引流入静脉窦。DAVM 可发生于任何静脉窦，海绵窦和横窦 - 乙状窦最易受累。

DAVM 这一概念长期令人困惑。一方面是由于存在多种不同的命名，另一方面源于认识不足，无法区分原发的硬脑膜动静脉分流和继发的其他改变。有人认为硬脑膜动静脉分流、硬脑膜动静脉瘘或硬脑膜动静脉瘘型畸形比 DAVM 这一名称更合适[1]。

DAVM 与其他脑内血管病变最大的区别在于其动静脉分流完全位于硬膜内（图 70-1）。它们好发于主要的静脉窦附近，由硬脑膜动脉、颅内动脉的硬脑膜支或头皮动脉穿过骨孔供应硬膜的血管参与供血，向邻近的静脉窦和（或）其他的硬膜静脉、皮质静脉引流。DAVM 的发生机制尚存在争议，但大多数属于后天获得性疾病[2]。DAVM 的临床表现复杂多样，可无任何症状，也可出现头痛、耳鸣、杂音、脑神经病变、抽搐发作、痴呆、颅高压或因静脉淤血引起的局灶性神经功能缺损症状[3-7]，还可能出现致命性的颅内出血[8]。目前，对于特定的病变，虽然难以预测其风险，但是病变的部位（如海绵窦、颅前窝或天幕）和静脉引流模式（如引流至静脉窦或存在皮质静脉引流）与临床表现紧密相关[9-11]。伴有出血的病变通常具有显著的高发病率和高死亡率。对于大

硬脑膜动静脉畸形

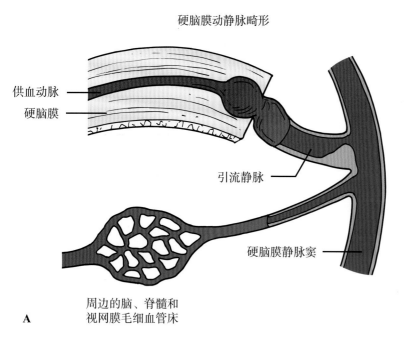

供血动脉
硬脑膜

引流静脉

硬脑膜静脉窦

周边的脑、脊髓和
视网膜毛细血管床

A

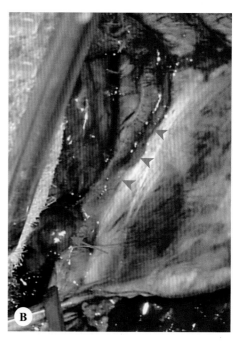

B

▲ 图 70-1　硬脑膜动静脉畸形

A. 硬脑膜动静脉畸形，DAVM 是位于硬脑膜内的动静脉分流，主要有硬脑膜动脉供血，通常位于大的静脉窦附近，伴皮质静脉反流者有较高的出血风险；B. DAVM 栓塞术后行开颅手术的显微镜下照片，可见位于枕下天幕上的动脉化的静脉血管（箭头）和静脉瘤结构（箭）。DAVM. 硬脑膜动静脉畸形

多数未破裂 DAVM，虽然主张保守治疗，但对于某些具有高风险特征的病变，是明确需要治疗的，并应根据病变特点谨慎选择血管内介入、显微手术和（或）立体定向放射治疗。

一、临床表现

DAVM 占颅内血管畸形的 10%～15%，在幕上血管畸形中占比 6%、幕下占比 35%[12]。好发于 30—50 岁，女性多见，但男性患者出血发生率高[13]。少数 DAVM 发病于出生后早期，被认为是先天性疾病。这些通常与复杂的先天性异常、罕见的白内障或 Galen 静脉畸形（DAVM 的一种特殊形式）等有关[14]。在这些病例中，常常伴有硬脑膜静脉窦的严重畸形，与 DAVM 相关的硬脑膜区域存在静脉流出道闭锁。绝大多数的 DAVM 则发病于出生后，被认为是后天性疾病[15, 16]。病变好发于主静脉窦附近（50% 位于横窦 - 乙状窦，15% 位于海绵窦，10% 位于天幕，8% 位于上矢状窦）。已知或可疑的病因包括创伤、炎症、高凝状态和肿瘤。最近的多项回顾性研究表明，DAVM 存在血液高凝状态[17]。这些病因的共同特点在于促成静脉窦内血栓形成，继而引起静脉血流动力学的改变（流出受限和静脉高压），导致在发育过程中已经退化的动静脉沟通重新开放，并出现明显分流。动静脉分流进而产生虹吸效应，从硬脑膜动脉、颅内动脉和头皮动脉募集血液供应病理性的硬脑膜组织。最终，病理改变进展至引流静脉端（包括动脉血反流至皮质静脉）。

DAVM 的临床表现各异，有的症状轻微，有的出现致命性的出血，与病变的部位、供血来源和静脉引流均相关。起病可隐匿，或缓慢进展，也可突然起病。头痛、耳鸣或杂音等良性症状通常与硬脑膜和（或）邻近静脉窦内的充血有关。严重的神经功能后遗症与 RLVD 有关[18]。静脉高压可引起大量相关的神经功能缺损表现或癫痫发作（非出血性神经功能缺损），具体取决于受累的大脑区域[19-21]。动脉化的皮质静脉可能出现明显的扩张，易导致皮质静脉出血。出血也可出现在静脉淤血的脑组织内，同样也可以由 RLVD 引起，并且这种出血可以出现在瘘口的远隔部位。

DAVM 的眼部表现包括静脉高压引起的视觉和凝视障碍，还包括眼眶和眼球静脉高压引起的眶周肿胀、静脉淤滞性视网膜病变和青光眼等。有些

DAVM 还会出现颅高压症状，如视盘水肿[6, 22]。与 DAVM 相关的头痛是多因素的，通常源于硬脑膜的充血，还可能是由颅高压引起。

DAVM 还可能引起脑脊液循环的动力学改变[5]。扩张的静脉结构可表现为占位性病变，阻碍 CSF 循环通路，引起脑积水。此外，硬脑膜的静脉高压将导致 CSF 吸收减少，从而导致颅内压升高和视盘水肿。这种情况多见于高流量的瘘引流入大的静脉窦，同时伴有硬脑膜静脉窦的流出梗阻。颅前窝和天幕切迹的瘘很少直接引流至硬脑膜静脉窦，其常常伴有 RLVD，并且通过皮质静脉流入静脉窦。它们更有可能因 RLVD 导致严重的神经功能后遗症，包括局灶性神经功能缺损和出血。文献中尚未有在没有 RLVD 的情况下，出现 DAVM 出血的病例。出血通常因动脉化的皮质静脉破裂引起。DAVM 一旦出血，预后不佳，死亡率和严重致残率达 30% 以上[23]。

二、病理生理学和病变演变

大多数 DAVM 属于获得性，但确切的病因和发病机制尚不清楚[15, 16]。多数学者认为与血栓形成、外伤、开颅手术或慢性炎症等因素诱发的硬脑膜内异常的血管增生有关。据推测，某些因素诱发静脉窦血栓形成后，将导致静脉窦周边隐匿性的动静脉沟通开放。有文献记载，DAVM 可继发于经血管造影证实的静脉窦血栓形成和静脉回流受阻。静脉窦血栓形成后，起初微小的动静脉沟通开始缓慢扩张，并在静脉高压的作用下逐步开放，最终演变为明显的动静脉瘘。动静脉沟通是逐渐进展还是自行退化，决定了病变的最终走向和结构异常。当存在 RLVD 时，DAVM 不但会引起局部皮质的脑血流量减低，并且预示会出现出血、局灶性神经功能缺损和（或）癫痫发作等[24]。

外伤和开颅手术也可诱发 DAVM[25, 26]。此外，还与慢性感染、血管性疾病和肿瘤相关，这些因素都会引发血液高凝状态[27]。同时，很多 DAVM 没有明确的诱因。当无法确定可能的诱因时，可以尝试通过病变部位解剖结构的改变去反推。学者认为，在不同的因素作用下，DAVM 的发生发展可能遵循一个共同的致病机制，并存在某些解剖结构和基因易感性[28, 29]。最近的实验研究表明，DAVM 不同临床特点之间的关联，可能与静脉回流受阻和静脉高压导致的血管异常增生有关[30]。在临床上，通过对动静脉瘘患者进行高凝状态的扩大筛查，证实了高凝状态与 DAVM 之间的关联[31, 32]。在一项 17 名 DAVM 患者的回顾性研究中，通过实验室检查和临床资料对患者进行高凝状态评估，并分析其与 DAVM 的相关性，发现 88% 的 DAVM 患者存在高凝状态。这项研究中，扩大筛查的项目涵盖实验室检查和临床资料等，具体清单见框 70-1。此外，在另一项 116 名 DAVM 患者的研究中发现，DAVM 患者中与易栓症相关的基因，其基因突变频率高于普通人群[33]。

框 70-1　血液高凝状态标志物

实验室检查

- 凝血酶原基因突变 G20210A
- 抗磷脂抗体（包括狼疮抗凝血因子、抗心磷脂抗体、抗 β_2 糖蛋白 1 抗体和抗磷脂酰丝氨酸抗体）
- 同型半胱氨酸水平异常
- 蛋白 C 或蛋白 S 缺乏
- APC 抵抗 / 凝血因子 V 基因 *Leiden* 突变
- 凝血因子 VIII 升高
- 抗凝血酶 III 缺乏症

临床情况

- 恶性肿瘤病史
- 既往静脉血栓栓塞事件史（深静脉血栓形成、肺栓塞或静脉窦血栓形成）

自 DAVM 被发现以来，其自然病程多变，可表现为下面几种类型。

某些病变可以一直没有症状，或者长时间内症状轻微且稳定，复查血管造影显示病变无明显进展。有的病变会自发地好转和退化，临床上只需要对症处理，缓解患者的症状[10, 34-36]。发生在海绵窦区的病变容易出现这种情况，据报道，多达 40% 的患者可出现病变自发消失。与之相比，有些 DAVM 则表现为病变进展，出现供血动脉或引流静脉的增生和扩张[14, 18]。随着病灶的增长，会不断募集来自硬脑膜的供血动脉。这种从各处募集供血动脉的机制目前尚未阐明。其结果将导致硬脑膜动脉增粗，同时，一些在发育过程中退化的原始血管会再次出现。在有些 DAVM 中，还会出现静脉端的病理性进展。病变的硬脑膜内持续进展的动静脉分流会导致邻近皮质静脉高压，直至出现 RLVD。在动脉端的压力传导下，静脉端可能会发生扭曲，最终演变为静脉扩张或瘤样结构，有的患者会因此导致出血。据统计，在伴有出血的 DAVM 病例中，如果合并有皮质静脉反流，前 2 周内再出血的风险为 35%[37]。

（一）影像学诊断

经导管血管造影是诊断 DAVM 最灵敏和最特异性的方法[38]。对于怀疑 DAVM 的患者，需要进行双侧颈内动脉、双侧椎动脉和双侧颈外动脉的造影，因为脑膜中动脉和枕动脉是 DAVM 最常见的供血动脉。对于怀疑斜坡和枕骨大孔区的 DAVM，还需要做主动脉弓造影，可以发现其他上行的供应颈部肌肉和咽部的血管参与供血。造影图像应从动脉早期一直观察至静脉期。数字减影技术、图像放大和必要的超选脑血管造影会极大提高诊断灵敏度。脑血管造影为我们提供了 DAVM 的空间构筑和血流动力学信息，帮助我们识别供血动脉，以及分析它的静脉引流方式。

其他的影像学检测方法可以发现 DAVM 的间接征象。CT 和 MRI 可作为辅助检查手段，帮助分析患者的临床表现。这些检测可以发现病变部位的硬脑膜增厚、皮质静脉迂曲、因静脉高压引起的脑实质内继发改变。近年来，MRA 也被用于 DAVM 的诊断和随访[39]。当临床上高度怀疑 DAVM 时，需提醒放射科医师，以最大限度地提高 MR 的诊断灵敏度。目前，这些辅助检查方法特异度不高，当没有发现 DAVM 时，并不能完全排除这一诊断，并且在诊断和治疗方面，这些检查也不能提供足够的病变特征等信息。但是，对于低风险的 DAVM 患者，MRI 和 MRA 可作为一种筛查手段，也可以作为血管造影的辅助手段，对 DAVM 的某些病变特征（如皮质静脉的扩张和变化，静脉高压的恢复）进行随访检查和评估。

最新的专家共识和指南建议，所有基于临床表现和（或）无创性影像学检查发现的疑似颅内 DAVM 的患者，均应进行完整的高分辨率 DSA 检查，对疾病进行确诊和危险分层（Ⅰ类推荐，C 级证据）[40]。当临床上高度怀疑 DAVM 时，CT 或 MR 阴性并不能排除这一诊断。

（二）病变分类

DAVM 的分类旨在判断预后和指导治疗，随着时间的推移而不断发展。有的分类系统强调病变的部位（如横窦 - 乙状窦区、海绵窦区、上矢状窦区 DAVM），有的则侧重静脉引流方式。基于解剖部位的分类可以更好地帮助我们分析患者的临床表现，但是在判断预后、评估干预的必要性和可行性方面则有所欠缺。随后的分类都纳入了诊断性脑血管造影的相关信息[41-43]（表 70-1）。综合分析病变部位、血管构筑特点和临床症状将有助于全面认识 DAVM 的临床特点和预后，以及指导治疗。

表 70-1　硬脑膜动静脉畸形的分类

类　型	Djindjian	Cognard	Borden
Ⅰ	引流至静脉窦，窦的血流方向正常	引流至静脉窦，窦的血流方向正常	引流至静脉窦或硬脑膜静脉
Ⅱ	引流至静脉窦，出现了邻近窦和皮质静脉的逆向引流	引流至静脉窦，出现了逆向引流： 1. 只有窦的逆向引流 2. 窦的血流方向正常，只有皮质静脉的逆向引流 3. 静脉窦和皮质静脉均有逆向引流	引流至静脉窦或硬脑膜静脉，伴皮质静脉反流
Ⅲ	引流入皮质静脉	直接引流入单个或多个皮质静脉，但无皮质静脉扩张	直接引流至皮质静脉
Ⅳ	引流入静脉湖	直接引流至皮质静脉，并伴皮质静脉扩张，扩张的皮质静脉直径>5mm，直径是引流静脉的 3 倍以上	
Ⅴ		引流至脊髓髓周静脉	

注：畸形（Ⅱ～Ⅴ型）从最小到最严重

最基本的 DAVM 分类方式，主要关注两个关键因素：既往有出血史和（或）存在皮质静脉引流。当出现两者中的任何一种情况时，都提示疾病的自然病程更易进展，应考虑进行干预和治疗。更详细的分类方式则可以对病变进行进一步的细分。Djindjian 等提出的针对 DAVM 的分类方法是目前最受认可的一种 [44]。该分类方法将病变分为表 70-1 中的 4 种类型。其中只有 I 型 DAVM 属于良性病变，其他类型都会不同程度地进展。自 Djindjian 分型提出以来，学者们一直试图将 DAVM 的一些特征与出血和神经功能并发症之间的相关性联系起来 [8, 11, 18, 45]。

随着血管内治疗技术的不断发展，出现了新的病变风险预测手段和治疗方法。Cognard 等 [41] 提出了一个新的分类系统，作为 Djindjian 等分型的改良版 [44]。他们完全按照静脉引流方式进行分类，将 DAVM 分为 5 种类型（表 70-1）。按照该种分类，I 型 DAVM 的特点是血液引流至静脉窦，窦的血流方向正常（图 70-2）。II 型引流至静脉窦，但出现了逆向引流（图 70-3）。这类病变又可细分为 3 种亚型：II a 型只有静脉窦的逆向引流，逆向引流至单个或多个静脉窦；II b 型静脉窦的血流方向正常，只有皮质静脉的逆向引流；II c 型静脉窦和皮质静脉均有逆向引流。III 型血液直接引流入单个或多个皮质静

脉，但无皮质静脉扩张（图 70-4）。IV 型血液直接引流至皮质静脉，并伴皮质静脉扩张，扩张的皮质静脉直径 >5mm，直径是引流静脉的 3 倍以上（图 70-5）。V 型为血液引流至脊髓髓周静脉（图 70-6）。通过对临床资料进行相关性分析，得出如下结论：I 型 DAVM 为良性病变，通常不需要治疗，只需对症处理；II a 型推荐经动脉入路栓塞；II b 型和 II a+b 型通常需要同时采用经动脉入路和经静脉入路达到治愈性栓塞；对于 III～V 型病变，可通过经动脉入路栓塞达到完全封闭瘘口的目的，有时也需要通过经静脉入路栓塞，并且通常需要联合开颅手术消除危险的皮质静脉引流。

Borden 等根据 DAVM 引流静脉出现的位置，提出了新的分类方法 [42, 43]。这种分类方式只有 3 种类型，因其分类简单，广受青睐（表 70-1）。在 98 例患者的 102 例颅内 DAVM 中，Cognard 分型和 Borden 分型对疾病的预后价值已经被证实和肯定 [45]。

根据我们目前对伴有 RLVD 的 DAVM 患者的自然病史的认识，可以将其大致分为两类 [23, 46]。在一项纳入了 85 例 Borden II 型和 III 型患者的研究中，Soderman 等发现，在 32 例有出血史的患者中，年出血发生率为 7.4%；而在 53 例无出血史的患者中，年出血发生率仅为 1.5% [23]。这表明伴有 RLVD 且合并

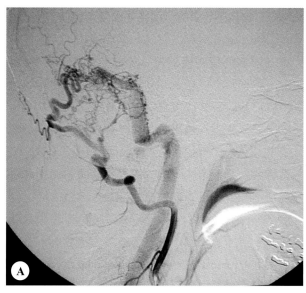
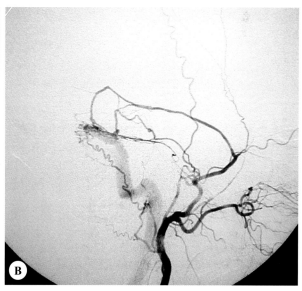

▲ 图 70-2　**Cognard I 型硬脑膜动静脉畸形**

35 岁女性诉右侧耳后杂音，13 年前有头部外伤史。A. 右侧枕动脉超选造影（侧位），可见远端动脉分支通过许多细小的瘘口直接引流至横窦，窦内的血流是顺行引流，使该病变表现为"良性"病变；B. 右侧颈外动脉超选造影（侧位），可见脑膜中动脉和耳后动脉也参与供血

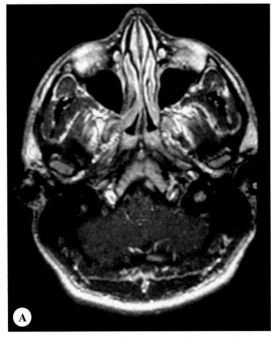
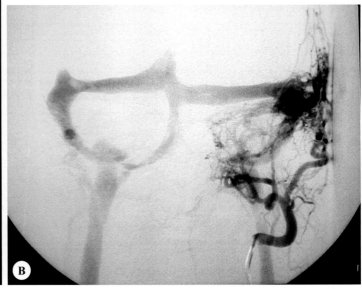

▲ 图 70-3　Cognard Ⅱ 型硬脑膜动静脉畸形

22 岁男性出现癫痫发作，既往无头部外伤史。A. 轴位 MRI T₁ 增强显示小脑后 / 下面血管增多影；B. 左侧颈外动脉造影（正位）。动脉期出现静脉早显，可见血流跨中线逆向充盈至对侧静脉窦。供血动脉主要来自脑膜中动脉和耳后动脉分支

既往出血史的患者，其出血发生率更高。Gross 等发现，在 Borden Ⅱ 型和 Ⅲ 型患者中，既往没出过血的情况下，年出血率为 10%，非出血性神经功能症状发生率为 20%；而在既往出过血的情况下，年出血率高达 46%[47]。Strom 等也得出了类似的结果，因此认为，在伴有 RLVD 的 DAVM 患者中，如果是无症状的，其风险可能没有之前认为的那么高[46]。基于此，Zipfel 等建议 Borden Ⅱ 型和 Ⅲ 型患者分为无症状型和有症状型，以便更准确地预测预后[48]。但是，这并不表示无症状型的伴 RLVD 病变是良性的，而是提示我们，与既往有出血史和局灶性神经功能症状的 DAVM 患者相比，干预的紧迫性更低。

三、治疗

（一）治疗适应证

DAVM 的治疗通常是为了消除 RLVD，防止（进一步）出血或（进行性）神经功能缺损，也可以缓解眼部相关症状（包括青光眼、静脉淤滞性视网膜病变、眼肌麻痹、视盘水肿）和其他血流相关性症状（包括搏动性杂音、耳鸣或疼痛）。动静脉瘘的闭塞通常可以达到上述两个目的，但并非对所有患者都可行或者合理；因此，对于某些病变，采取姑息性治疗也是可取的。但是，在 DAVM 没有治愈的情况下，需要密切监测和随访，即使是良性的病变，将来也可能发展为具有危险结构的复杂病变。

Borden 分型和其他的分型都强调了皮质静脉引流是影响病变进展和神经功能症状的决定性因素。这一结构特征，也是评估治疗合理性和手术风险的主要因素。无症状且没有 RLVD 结构的 DAVM，可以采取影像学动态随访，以早期识别新出现的危险结构[47, 49]。在对 68 例 Borden Ⅰ 型和 Ⅱa 型 DAVM 患者的随访研究中，Satomi 等发现只有 1 例患者出现了出血，并且当时患者已出现了 RLVD[49]。伴有 RLVD 的病变需要进行干预，对于出现临床症状的病例更应紧急干预[23, 37]。2015 年发表在神经介入外科杂志（Journal of Neurointerventional Surgery）上的一份标准报告推荐了如下的治疗指南[40]（框 70-2）。由于 DAVM 的临床表现和自然病史变化多端，应根据多种因素个体化制订治疗方案，包括患者的年龄、合并症、临床症状的严重程度、拟定治疗的风险[50]。

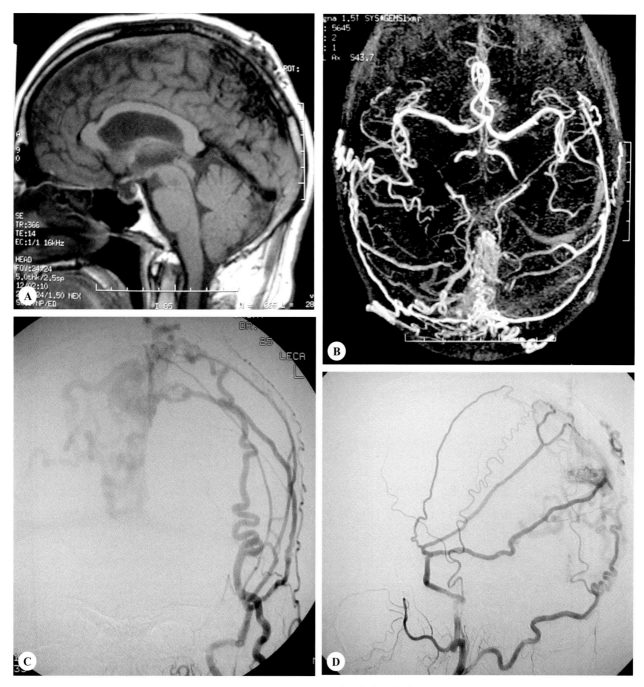

▲ 图 70-4 Cognard Ⅲ 型硬脑膜动静脉畸形

54 岁男性出现癫痫发作，患者还注意到头皮上的搏动性肿块。A. 矢状位 MRI T_1 平扫显示顶枕部显著的血管流空影，代表扩张的皮质静脉；B. MRA 重建图像，颈外动脉（双侧）的大量分支汇聚在靠近矢状窦的中线附近；C 和 D. 左侧颈外动脉造影（正位，斜位）。动静脉分流表现为中线右侧明显显影的皮质静脉和右侧横窦早显。供血动脉来自颞浅动脉、脑膜中动脉和枕动脉

（二）治疗方式

不伴危险因素的病变最好选择保守治疗，缓解患者的症状。治疗方式包括安慰、医疗咨询、生物反馈疗法和颈静脉按摩等[51]。在老年人中应谨慎采用颈静脉按摩，需警惕患者同时存在颈动脉疾病或诱发血管迷走性晕厥。非甾体抗炎药可能对伴有隐痛和搏动性耳鸣的患者有效，卡马西平可以缓解痉挛性疼痛，短期使用皮质类固醇可能对眶后不适有

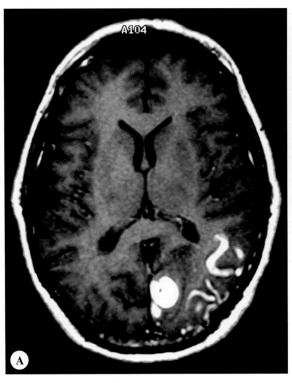

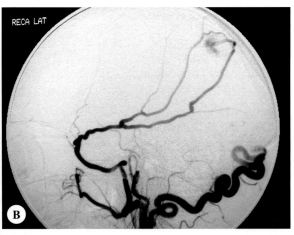

▲ 图 70-5 Cognard Ⅳ 型硬脑膜动静脉畸形

54 岁男性表现为性格改变，伴间歇性视力障碍，患者还注意到头皮上的搏动性肿块。A. 轴位 MRI T_1 平扫可见显著增粗的皮质静脉，高信号代表血流缓慢，大脑镰旁后方可见静脉曲张（湖）；B. 右侧颈外动脉造影（动脉早期），可见脑膜中动脉和枕动脉显著增粗，静脉曲张内静脉早显

特殊疗效。当 DAVM 患者出现痛性痉挛（三叉神经痛）症状时，不能采用经皮卵圆孔穿刺等治疗方法，有可能导致灾难性的出血。经综合评估认为患者能从干预中获益，计划进行治疗时，也要慎重选择治疗方式，包括显微手术、血管内介入治疗、放射治疗或联合治疗。多学科讨论有助于明确治疗目的，并确保选择最有效和风险最小的干预措施，无论是单一的治疗还是联合治疗。

1. 血管内介入治疗 DAVM 可采用经动脉入路、经静脉入路和动静脉联合入路进行治疗。当 DAVM 同时存在众多且细密的来自颈外动脉、颈内动脉和椎动脉的供血动脉时，很难通过单纯的经动脉入路实现影像学治愈，除非在治疗过程中栓塞材料能通过瘘口的沟通向静脉端铸型[52-54]。

经动脉入路栓塞已广泛应用于 DAVM 的治疗[14, 55, 56]。漂浮导管的使用增强了颗粒、胶和液体栓塞材料的应用性能，对栓塞材料聚合时间的掌控也极大提高了该技术的安全性和有效性[52, 57-59]。在 70% 的 DAVM 病例中，可以通过经动脉入路栓塞实现影像学治愈或显著的疗效[60, 61]。但是，有些 DAVM 通过单纯的经动脉入路栓塞，有时不能完全闭塞和治愈，可能是因为供血动脉来源广泛，或栓塞后有的

瘘口静脉端未铸型，又重新招募新的供血动脉。尽管如此，它可以有效地缓解症状，并可以作为治愈性开颅手术的辅助治疗手段[62-64]。此外，姑息性的经动脉入路栓塞联合放射治疗，能够起到联合治疗的作用，达到治愈的目的[59, 65]。

动脉端的栓塞有时可能会造成一种病变已经"治愈"的假象，但 DAVM 可能还在继续进展，出现新的危险结构，如皮质静脉反流（即使患者没有复发症状）。保守治疗和姑息性治疗的 DAVM 需要严密监测和动态的影像学随访，早期发现新出现的 RLVD，此时可能并没有新出现的临床症状。MRI/A 等无创性检查可用于定期复查，尽管这些检查方法会遗漏细微的新发皮质静脉反流，可能导致灾难性的后果。根据临床资料和病变特点，可以每年进行 1 次 MR 复查，每隔几年复查脑血管造影，如果患者出现了临床症状或 MR 上有新的皮质静脉反流迹象，应提前复查造影。即使病变已经表面上被液体栓塞剂完全治愈，仍可再通（图 70-7），甚至引起致命性的出血[66]。因此，通过动脉入路栓塞，即使病变已经表面上完全闭塞，在术后的几个月，仍需复查造影以确定病变治愈。

经静脉入路栓塞 DAVM 已取得良好的治疗效

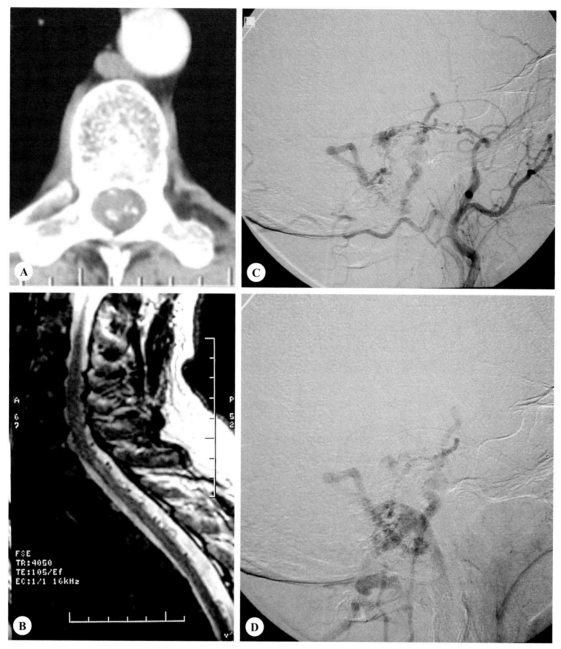

▲ 图 70-6　Cognard Ⅴ型硬脑膜动静脉畸形

54 岁男性，有慢阻肺等多系统疾病，表现为无法解释的渐进性行走困难，行胸部 CT 评估肺功能。A. CT 增强（轴位），意外发现椎管内异常的血管强化影；B. 颈椎矢状位 MRI T₂ 平扫，脊髓背侧可见明显的血管流空影，代表明显的静脉引流；C 和 D. 左侧颈外动脉造影（侧位）可见枕骨大孔和斜坡区 DAVM，向脊髓髓周静脉引流（C，早期；D，晚期）。CT. 计算机断层扫描；MR. 磁共振；DAVM. 硬脑膜动静脉畸形

果 [51, 67, 68]。这种方法的目的是闭塞瘘的静脉端，通常还会闭塞邻近的静脉窦。如果受累的静脉窦已充分动脉化且失去了正常的引流功能，闭塞 DAVM 的静脉端通常是可以耐受的（图 70-8）。皮质静脉反流多发生于病变段的硬膜和静脉窦，当闭塞 DAVM 的静脉端时，反流至皮质静脉的通路也会继发闭塞。

经静脉入路在治疗海绵窦区 DAVM 中有特殊疗效（经岩下窦入路），在某些情况下，可能还需要联合经动脉入路栓塞 [60]。在一组 28 例海绵窦区 DAVM 患者中，25 例患者通过岩下窦入路和静脉途径栓塞获得长期治愈 [69]。在有些病例中，可以通过眼上静脉穿刺或切开到达海绵窦 [70, 71]。

框 70–2　Standards and Guidelines for Intervention

- Dural arteriovenous malformations (DAVMs) with cortical venous reflux or a prior hemorrhage should be considered high risk and treated promptly. These DAVMs can evolve to create neurologic symptoms including overt hemorrhage, venous hypertensive encephalopathy, or other neurologic manifestations. In properly selected patients with favorable anatomy endovascular approaches are preferred. Direct open surgical treatment in combination with endovascular embolization or alone should be considered for high-risk DAVMs not amenable to endovascular interventions alone. Stereotactic radiosurgery can be considered as an adjunctive and/or complementary treatment for aggressive/symptomatic DAVMs. *(Class I; level of evidence C)

- Low risk DAVMs with symptoms can be considered for treatment only if associated with very low treatment-related risk given the benign natural history of nonaggressive lesions. *(Class IIb; level of evidence C)

- Non-aggressive asymptomatic DAVMs (i.e., incidental, without cortical venous reflux) do not warrant intervention. These patients should be monitored clinically and with noninvasive imaging on a routine basis. (A key exception would be when a symptomatic DAVMs becomes asymptomatic. This could represent a venous outflow thrombosis [potential alteration in shunt angioarchitecture]) warranting re-evaluation with DSA. *(Class I; level of evidence C)

- Stereotactic radiosurgery is an effective and safe treatment modality. Ideally for DAVMs that have a compact shunt zone/target and in patients who are not good candidates for more invasive approaches. *(Class I; Level of Evidence C)

(Size of treatment effect [Classes I–III] and estimates of certainty [Levels A–C]).
Data from Lee SK, Hetts SW, Halbach V, et al. Standard and guidelines: Intracranial dural arteriovenous shunts. J Neurointerv Surg. 2017;9:516–523.

经静脉入路闭塞横窦 – 乙状窦区 DAVM 可能比开颅手术治疗更加安全 [72]。当闭塞横窦 – 乙状窦时，一定要仔细确认 Labbe 静脉是逆向引流，否则闭塞横窦 – 乙状窦可能造成严重后果 [53]。然而，对于许多 DAVM，如幕切迹和颅前窝 DAVM，这些部位的 DAVM 通常也十分危险。有时，需要首先通过开颅手术进行暴露，然后穿刺静脉窦或动脉化的静脉血管，通过填塞弹簧圈或注射液体胶实现经静脉入路

闭塞 [73]。极少数情况下，经静脉入路栓塞会引发广泛的静脉血栓形成或血流动力学改变，导致反常的临床状况恶化或出血。

有时，DAVM 可能会在血管内治疗闭塞的静脉窦附近复发，这可能表明闭塞的窦壁内动静脉交通的重建（图 70-8），或者窦内机化的血栓再通。这种情况可以采用开颅手术的方式，切除闭塞的静脉窦，并切断动脉化的皮质静脉与窦的连接（图 70-9）。

2. 显微外科治疗　开颅手术通常适用于血管内治疗后持续存在的 RLVD 或 DAVM 复发，或者没有安全可用的血管内治疗通路。开颅手术的目的包括切除或者阻断异常的动静脉交通和相关的 RLVD，以及电凝或者切除病变的硬脑膜。在瘘口处切断静脉引流可以阻止病变的进展，电凝和切除病变的硬脑膜能够防止病变的复发。切除 DAVM 时有可能会产生严重的出血。尤其是在手术刚开始时，病变暴露不够完全，严重出血的风险较大。因此，手术应分步小心进行，从切皮开始，每一步都要严格止血，时刻准备应对和控制潜在的出血。病变周围的动脉和静脉血管，血流动力学可能都发生了较大的改变，出现不同寻常的出血。术前全面的评估血管造影和意向性的辅助栓塞将减少出血的风险。

止血技术和显微外科技术应贯穿于整个手术过程 [57]。仔细确认后，可借助冲洗式双极切除病变的硬脑膜。有时，可采用永久动脉瘤夹串联夹闭病变硬膜，再予以切断。对于扩张的静脉，可借助临时动脉瘤夹临时阻断，确认对邻近的皮质引流无影响时，再予以电凝和切断。术中定向多普勒超声能有效识别皮质静脉回流情况和是否完全闭塞。有时，可以识别一些散在的动静脉交通，切除这些动静脉交通可显著减少皮质静脉充血。

术中直接穿刺大的曲张静脉，并填入弹簧圈，可成功阻断其血流 [73]。还有报道称，可通过开颅和直接的静脉窦穿刺建立通路，进行弹簧圈和胶的联合栓塞 [74]。当节段性的静脉窦已动脉化和侧支引流已经建立后，手术切除不会出现静脉性梗死 [75]。在某些特色病例中，相比于切除 DAVM，在靠近瘘口处夹闭引流静脉和广泛地电凝硬脑膜，可能更加适合 [76]。对于很多较难暴露的岩骨和乙状窦病变，可采用乙状窦前入路 [77]。图像引导导航对于皮瓣设计、DAVM 和皮质静脉反流的定位十分有帮助。我

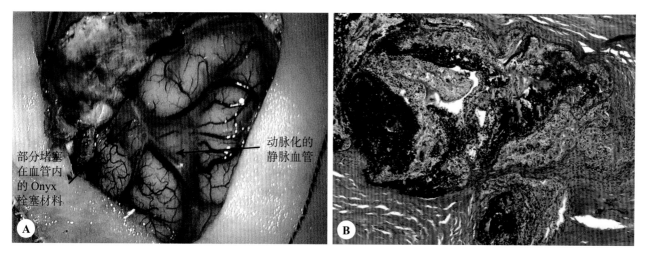

▲ 图 70-7　经动脉入路栓塞后复发的硬脑膜动静脉畸形

A. 有恶性肿瘤病史的中年男性，表现为左侧颞叶脑出血。发现了硬脑膜动静脉畸形（DAVM），由脑膜中动脉供血，伴皮质静脉反流，比较轻易地通过 Onyx 栓塞完全治愈。治愈的标志包括瘘口静脉端的铸型，以及颅内外血管造影和选择性血管造影均未见 DAVM 显影。患者恢复良好，仅有局灶性癫痫发作，药物治疗后控制。在常规的血管造影复查中，显示 DAVM 复发，包括动静脉分流引流至皮质静脉。在开颅手术中，动脉化的皮质静脉（箭）被切断，DAVM 附着的硬脑膜被切除。B. 切除的硬脑膜行组织病理切片，显示 Onyx（黑色）铸型周围出现了血管重建

们发现，CTA 最适合于定位与栓塞区域和相邻静脉窦相关的瘘口区域，以实现最佳的图像引导导航。对于复杂病变，术中血管造影有助于确保病变完全切除。术后应进行 DSA 复查，以确认 DAVM 完全切除。

3. 放射外科治疗　放射外科治疗的目的是硬化和闭塞病理性硬脑膜内的动静脉交通，导致 DAVM 血栓形成[78]。与开颅手术和血管内介入不同，立体定向放射外科的治疗效应较慢，DAVM 的闭塞通常在治疗后的数月才显现。因此，SRS 通常适用于不需要紧急治疗的病变，即无 RLVD 或既往出血史的病变。在一项 22 名患者的小样本研究中，3 年的治愈率为 51%，采用 Kaplan-Meier 生存分析预估的 5 年生存率为 80%[79]。海绵窦区 DAVM 在 SRS 治疗后有较高的闭塞率，但这可能与该区域 DAVM 中常见的自然消退相混淆[79]。Gross 等在 558 例 DAVM 的文献回顾中发现，SRS 治疗的闭塞率为 71%，并指出在无 RLVD 和海绵窦区的 DAVM 中治愈率更高[80]。在病变闭塞之前，出血的风险持续存在，尤其是在含 RLVD 的病例中[80, 81]。多数情况下，与血流动力学相关的 DAVM 症状（耳鸣、结膜水肿）通常能通过放射外科治疗得到很好的缓解[79, 82]。

对于残留或复发性的病变，放射外科也可作为辅助治疗手段，尤其是在血管内栓塞治疗之后。在一组病例中，放射外科联合经动脉入路栓塞，在中位随访 12 个月后，95% 的患者症状得到了改善，87% 的患者得到了影像学治愈[83]。Oh 等在他们的病例中也观察到类似的结果，血管内栓塞联合 SRS，可以使 DAVM 的治愈率达到 83%[65]。当 DAVM 不合适进行血管内栓塞治疗时，单纯的放射外科治疗也是有效的，但是症状改善的起效时间较长。在横窦 - 乙状窦区 DAVM 中，采用类似的治疗策略，96% 的患者症状消除或显著改善，在放射治疗平均 21 个月后复查 DSA，65% 的患者得到影像学治愈或近完全闭塞[63]。SRS 治疗后可能出现出血、眼球突出、结膜水肿加重、听力丧失、非出血性神经功能障碍和脑神经麻痹等并发症，但并不常见，并且往往是暂时的[84, 85]。放射外科治疗的其他并发症还包括邻近脑组织的放射性坏死，可能会在治疗数月或数年后导致抽搐发作或局灶性的神经功能缺损，这种情况即使在 DAVM 成功治愈很久之后仍可能会出现。虽然放射外科的理想治疗参数和最终的作用仍在不断摸索和发展，但它在 DAVM 多模态治疗中的地位已经确立（图 70-10）。放射治疗前对于病变硬脑膜的定位和靶区勾画，最好通过 CTA 和 MRI 结合确定。

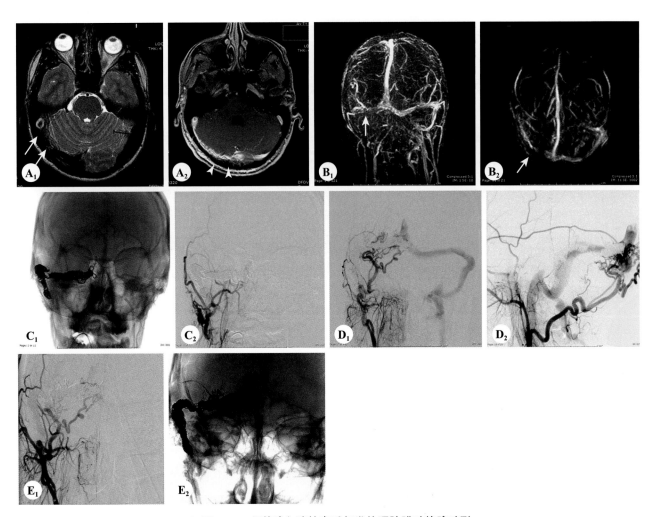

▲ 图 70-8　经静脉入路栓塞后复发的硬脑膜动静脉畸形

29 岁女性表现为渐进性的头痛和视力障碍。A_1. 轴位 MRI T_2 平扫显示右侧横窦和乙状窦异常流空影（箭）；A_2. T_1 增强显示右测横窦边缘异常强化（箭头），表明瘘口连接处；B_1 和 B_2. MRV 显示右侧横窦缺乏正常的血流信号，窦旁血管影突出（箭）；经静脉入路治疗，常规行右侧横窦和乙状窦弹簧圈填塞（C_1），颈外动脉造影（C_2）证实动静脉瘘消失；D_1 和 D_2. 6 个月后复查血管造影显示 DAVM 复发，右侧枕动脉供血丰富（右侧颈外动脉超选造影）；采用 Onyx 经枕动脉行动脉入路栓塞后，行右侧颈外动脉造影（E_1），透视像（E_2）显示横窦 / 乙状窦内致密的弹簧圈影和枕动脉供血分支内的 Onyx 铸型

4. 综合治疗策略　对于偶然发现的 DAVM，必须仔细辨认和评估那些容易导致不良临床结局的危险特征和结构。所有疑似 DAVM 的患者都需要进行完整的血管造影检查，除非患者不适合进行治疗性干预。应特别注意是否存在 RLVD，以及静脉循环中是否存在静脉曲张或静脉瘤等改变。在没有这些危险结构的情况下，应该采取观察治疗。对于不合并 RLVD 和既往侵袭性表现史的无症状 DAVM，进行预防性的干预和治疗是合理的。对于这类病变，可采用 MRI 进行动态随访，早期发现皮质静脉扩张，而对于新出现或变化的临床症状，或无创性影像学

检查发现的可疑病变时，需要进行 DSA 检查。应每隔几年进行 1 次 DSA 复查，尤其是颅前窝或天幕切迹处的 DAVM，因为它们相比于其他部位，更易出现 RLVD。对于无症状和偶然发现的伴有 RLVD 的 DAVM，应明确进行预防性的治疗[70]，并且必须以完全消除 RLVD 和病变为目的。应结合病变的具体部位、分类、患者的症状和健康状况来决定干预方式，无论是单一的还是联合治疗。如果治疗未能完全消除 RLVD，则需要进行进一步的治疗或对病变进行严密随访。

并非所有的硬脑膜静脉窦血栓形成都会导致

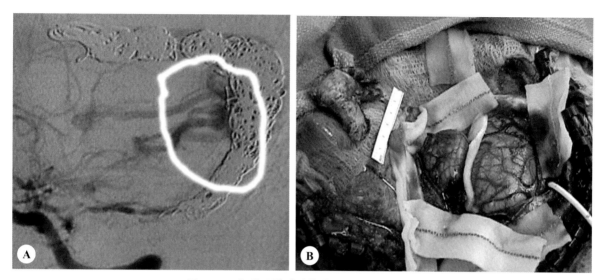

▲ 图 70-9　复发硬脑膜动静脉畸形的开颅手术治疗

A. 48 岁男性，DAVM 血管内治疗 2 年后症状复发，血管造影显示先前闭塞的窦壁内动静脉交通重建；B. 通过手术切除闭塞的窦段，并且切断动脉化的皮质静脉，最终治愈

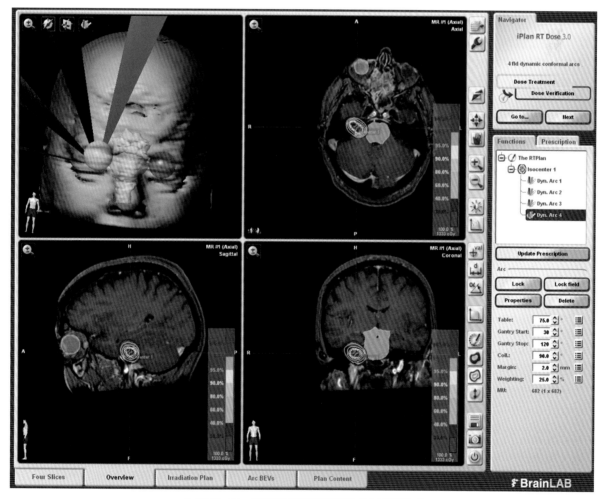

▲ 图 70-10　硬脑膜动静脉畸形的放射外科治疗

岩尖硬脑膜动脉畸形的放射外科定位，患者表现为致残性耳鸣和搏动性杂音，但没有皮质静脉反流。将靶点定义为岩尖处的病理性硬脑膜，90% 等剂量线边缘剂量为 16Gy。治疗 6 个月后症状逐渐缓解，2 年后复查血管造影证实病变闭塞

DAVM，除非出现临床症状或体征（如颅内杂音或搏动性耳鸣），以及（或）MRI 的特点（闭塞的静脉窦周围出现显著增粗的硬脑膜动脉或静脉）提示瘘的存在，否则可能不需要进行有创性的 DSA 检查。由于许多静脉窦血栓需要进行抗凝治疗，因此，如果怀疑 DAVM，又存在上述不确定性的情况下，应该进行 DSA 明确诊断。一旦发现伴有 RLVD 的 DAVM，应停止抗凝治疗，并采取治疗消除 DAVM，或者至少消除 RLVD。我们认为，在伴有皮质静脉反流的DAVM 中，抗凝治疗是禁忌。

对于出过血的 DAVM，需要对其进行干预，这一点是毫无争议的。然而，由于 DAVM 首次出血后的预后不佳，导致许多患者直接死亡，或恢复很差，不适合进一步治疗和干预。同时，大量的临床证据表明，在 DAVM 被干预之前，许多患者因局灶性神经功能症状逐渐进展，导致死亡和严重残疾。因此我们建议，对于出过血的病例，应进行紧急和可靠的治疗。在这种情况下，姑息性治疗是不够的。

对于表现为疼痛或搏动性耳鸣的病变，其评估和治疗的方式与偶发病变类似。在没有 RLVD 的情况下，对症治疗通常是足够的。有些患者的症状干扰到正常生活，但没有 RLVD，可以考虑进行姑息性治疗（通过减少血流控制无法忍受的疼痛或杂音，或治疗进展性的青光眼和其他海绵窦综合征）。当然，治疗方式的选择需要综合考虑个体化治疗方式的内在风险及其合理性。每种治疗方式都存在相应的风险，总体而言，开颅手术的风险最高，血管内介入和放射外科治疗的风险相对较小。这些风险需要根据病变的具体部位和特点、患者的总体健康状况和其他的干预指征，在每个病例中综合进行权衡。仅针对疼痛或搏动性耳鸣，尚缺乏明确的治疗手段。我们认为，如果这类 DAVM 没有合并 RLVD，进行确定性的治疗是不合理的。

对于与眼肌麻痹相关的病变，需要根据具体情况进行评估。通常，痛性眼肌麻痹会自然消退，许多病变在血管造影后自行消失。在有些病例中，眼肌麻痹可能是进展性的，或与青光眼、视网膜病变和视力丧失有关。在这种情况下，处理与之相关的DAVM 至关重要。姑息性治疗可能可以使视觉症状稳定。同样，不应冒任何风险去根治 DAVM，而且通常不必要，除非患者的症状持续加重或存在 RLVD。

对于与颅高压和视盘水肿相关的病变，需要进行特别考虑。DAVM 的姑息性治疗或根治性治疗通常（但并非总是）会使视盘水肿逆转，并且使视觉症状得到稳定。在有的情况下，不宜对 DAVM 进行处理。颅高压可以通过腰大池 – 腹腔分流术治疗。由于脑室较小，脑室 – 腹腔分流术可能不适合，并且在皮质静脉和室管膜下静脉动脉化的情况下，手术可能带来较大风险。视神经管减压也被用于进行性视盘水肿和无法手术的 DAVM。这种情况下，经静脉入路栓塞几乎不可能，因为它可能进一步影响颅内静脉流出。

总而言之，出血和神经功能缺损是根治性治疗DAVM 的绝对适应证，而其他的临床症状很少作为治疗适应证，除非病变简单可控或存在易引发不良临床结局的危险因素。安慰患者、对症治疗和姑息性的病变治疗通常就足够了。对于具有引发不良临床结局危险因素的 DAVM，应采取更明确的治疗策略。鉴于 DAVM 的临床表现各异，每一例病变可能包含各种血管构筑特点和病理生理学改变，治疗方案需要通过个体化管理策略制订。应仔细和全面地进行影像学诊断，以便识别具有易出血倾向的DAVM。治疗方面，应从现有的对症治疗、姑息性治疗、经动脉 / 静脉入路血管内介入、开颅手术和放射外科治疗等多模态治疗策略中进行个体化选择。DAVM 的治疗最好委托给在该领域具有丰富诊疗经验的多学科团队，该团队应擅长各种治疗方法。最后，我们应重视引起 DAVM 发展的潜在危险因素。通常，DAVM 是隐匿性恶性肿瘤或高凝状态的首发临床表现。除了解决 DAVM 本身，还需要对这些潜在因素保持警惕，并进行筛查。鉴于 DAVM 和血液高凝状态的高度相关性，我们建议对患者进行相关的实验室检查和临床特征筛查，以排除血液高凝状态，因为这可能会影响临床治疗决策。

Part C　外科治疗
Surgical Therapy

Arthur L.Day　著

张新凯　王嘉玲　译　　曹学兵　校

基于导管（输送与支撑）的神经血管内技术取得的巨大进步，极大地改变了开放性脑血管手术在脑卒中治疗中的作用，神经外科医生必须及时地适应这些转变。当下，许多神经外科医生已经承担了开放外科和神经血管内外科医生的双重角色。与开放手术相比，通过专注于完全不同的、基于导管的技术能力，动脉瘤、动静脉畸形、瘘管和搭桥的开颅手术数量显著减少，这种转变有可能使神经外科工作人员"失去技能"，并削弱其整体专业知识和成果。在许多情况下，尽管开放手术有望获得更好的结果和长期结局，但血管内治疗方法可能会被选择，因为医患双方都没有接受开放手术所需的成功经验或相关培训。为了应对这种困境，需要在少数的综合性脑卒中中心，将接受开放式手术治疗的患者及想要学习这种手术技能的受训者进行集中学习培训。

Blackburn 及其同事撰写的关于动脉瘤手术的章节反映了治疗各种破裂和未破裂动脉瘤的精确手术方法。关于是否需要治疗及血管内还是开放性方法是最适合个体患者或病变的争论，没有详细讨论，而且这个问题在个体机构中可能会因其现有的专业知识而有所不同。这类决定最好由多学科团队做出，通常是在两种技术都具备且专业素养较高的大型中心，由他们根据病变和患者的表现特点来选择治疗方法。

在 Mooney、Russin 和 Spetzler 关于颅骨和脊柱AVM 的手术管理的章节中，讨论了 Spetzler-Martin分级系统及其修订版。新的系统将等级分为三类：A类包括 Spetzler-Martin Ⅰ 级和 Ⅱ 级 AVM；B 类包括Spetzler-Martin Ⅲ 级 AVM；C 类包括 Spetzler-Martin Ⅳ

级和 Ⅴ 级 AVM。建议对所有 A 类 AVM 进行显微外科切除，不建议术前栓塞。根据报道，该组的手术发病率为 1%～2.5%。B 类 AVM 代表一个异质性群体，更有可能从多模式治疗中获益。C 类 AVM 患者在最好的情况下，手术的发病率和死亡率在 20%～30%，除了少数例外情况外，建议采取保守治疗。已经开发了一种改良小脑 AVM 分级系统，它将术前的神经系统状况、是否需要紧急手术、患者年龄和深静脉引流作为最关键的因素。一般来说，急性期在不根除 AVM 的情况下进行颅内高压管理是更可取的。

ARUBA 试验比较了未破裂 AVM 处理和不处理的情况。该试验最明显的局限性是用于 AVM 治疗的显微手术切除的代表性较差。治疗组中的大多数患者接受栓塞或放射治疗作为唯一的治疗方法，这些治疗方法过去有充分记录表明，其与外科切除相比能显著降低闭塞率。文中列出的许多外科手术系列表明，显微外科手术切除的结果远远优于 ARUBA 试验中的结果。

脊髓血管畸形是一种异质且复杂的病理集合。文中概述了更新后的脊柱 AVM 和 AVF 的分类和管理系统。针对病变类型和位置的治疗策略可以在大多数患者中取得可接受的神经系统功能结局。

正如 Polster、Carrión-Penagos 和 Awad 所概述的，自发性脑室内出血是一个重要的临床问题；当血肿扩大时，脑室解剖结构会压迫邻近的结构，并可能阻塞脑脊液通路，对颅内压产生不利影响。大多数IVH 病例是由实质 / 深部高血压出血延伸而来，其他原因包括动脉瘤或 AVM 破裂扩大。到急诊科就诊的脑室出血扩大的患者往往意识水平下降，预后较差。STICH 试验发现，55% 的 IVH 患者有脑积水，而只有 11% 的脑积水和 IVH 患者有良好的结局。

IVH 的典型治疗方法是对伴发的脑积水进行评估。如果存在脑积水，通常会行脑室外引流，然后只要没有发现出血的潜在结构性原因，则考虑使用 rt-PA 进行脑室内溶栓治疗。检验脑室溶栓获益最大的研究是 CLEAR 试验。然而，除了那些积极清除 IVH（即达到＞80% 的血肿减少）的大型梗阻性 / 铸型 IVH 患者，CLEARⅢ期临床试验并没有显示大多数使用溶栓剂治疗的患者与安慰剂相比在功能结局上有明显的获益。

Rossitto、Mocco 和 Kellner 都充分证明了手术在自发性脑出血治疗中的作用，但仍存在争议。去颅骨减压伴或不伴血栓清除可能会提高生存率，但尚未证明能改善功能结局。高强度神经重症监护管理 / 控制血压升高、凝血障碍、癫痫发作、气道和伴有 EVD 的 ICP 升高仍然是早期管理的主要内容。三项主要随机临床试验（STICHⅠ–2005、STICHⅡ–2013 和 MISTIEⅢ–2019）及大约 15 项其他随机临床试验的次要结果和 Meta 分析表明，当应用各种微创的血凝块清除方法时，一些患者在某些情况下可能获益，获得功能独立的机会比药物治疗和开颅手术增加 1 倍。

与没有潜在结构性原因的自发性 ICH 患者相比，动脉瘤和 AVM 相关的 ICH，患者住院死亡率低、出院概率高。

脑海绵状血管畸形具有良性的自然史，现在对其病理和遗传类型有了更深层次的理解。正如 Strickland、Russin 和 Giannotta 所阐明的那样，手术是有效的，但通常没有必要，除非病变位于关键部位或表现为频繁和复发性出血或癫痫发作。影像引导下的放射外科手术对这些病变的疗效是值得怀疑的。特定的脑干 CCM 可以通过显微手术切除，效果很好。脑静脉畸形很少需要手术，而在切除 CCM 的过程中，如果遇到这些病变，应予以保留，特别是出现在颅后窝时。

NASCET 清楚地证明了颈动脉内膜剥脱术优于药物治疗症状性高级别病变。Neira 和 Connolly 提供了Ⅰ类证据，并描述了此后几年进行的许多试验，旨在阐明在具有新的药物、先进的神经重症监护能力及先进的神经血管内技术的现代环境下，CEA 是否仍然优于药物治疗或颈动脉支架术。ACSTⅡ报道称，与延期手术组相比，前期 CEA 组的所有脑卒中或死亡的总体 5 年风险分别为 6.4% 和 11.8%。直到术后大约 2 年才看到 CEA 的益处，在延迟组中每年约有 4% 的患者最终接受了 CEA。CREST-2 对 CEA 和支架置入进行了评估，比较了无症状高级别颈动脉狭窄患者的颈动脉血供重建和强化药物治疗与单独的药物治疗。CAS 的复合脑卒中 – 心肌梗死死亡率为 11.8%，与 CEA 的 9.9% 无显著差异。10 年随访的同侧脑卒中率相似。在对特定终点和亚组进行更深入的分析后，发现 CEA 对于 70 岁或以上的患者更为出色。支架组的围术期 30 天脑卒中或死亡率明显较高，但 CEA 组的 30 天 MI 发生率明显更高。在 1 年的生活质量评估中，围术期脑卒中导致的疲乏无力明显高于心肌梗死。后一点极大地影响了当今的临床实践，促使大多数患者，甚至是 70 岁以上的患者，转向 CEA。

Stapleton、Behbahani 和 Amin-Hanjani 讨论了 EC-IC 搭桥手术的作用，该手术旨在在脑血管血流动力学显著狭窄 – 闭塞性疾病中增加血流。EC-IC 搭桥增加血流量是烟雾病的公认治疗方法，但在动脉粥样硬化闭塞性疾病的治疗中作用非常有限。然而，在计划牺牲血管以避免脑缺血的情况下，其替换和保留血流的作用被广泛接受，所以这种手术通常用于治疗更大、更复杂的动脉瘤和肿瘤。

Maragkos、Thomas 和 Ogilvy 描述了大面积梗死或出血后进行去骨瓣减压术的证据。恶性大脑中动脉梗死的去骨瓣减压术增加了生存的可能性，但与严重残疾率增加有关，尤其是 60 岁以上的患者。在临床恶化的大面积占位性小脑梗死中，根据是否有脑积水选择脑室造瘘术伴 / 不伴枕下颅骨切除减压术是有效的。对于自发性脑出血或蛛网膜下腔出血，去骨瓣减压不是首选治疗方法，但可以考虑，同时联合或不联合血块切除来治疗难治性 ICP 升高。在小脑出血中，大的血肿（＞3cm）、基底池和脑干受压及因脑积水导致临床恶化的患者经常进行手术血肿清除和（或）EVD 置入。如果考虑去骨瓣减压术，应及早进行手术，以防止继发性神经损伤和脑疝。

总之，尽管血管内技术正在取代许多神经血管病变的开放手术，但对于许多患者来说，CEA 仍然是治疗颈动脉狭窄的最佳选择。EC-IC 搭桥仍用于烟雾病患者和大血管闭塞的治疗。动脉瘤手术仍然是必要的，而且通常更可取，尤其是在有压迫性神经病变的年轻患者（脑神经 Ⅱ、Ⅲ 0 和血管内治疗可能无法治愈）中。迄今为止已公布的 15 项试验部分界定了脑出血患者手术的作用，但在制订护理标准之前，来自 CLEAR Ⅲ 和 MISTIE Ⅲ 试验的强有力的 Ⅰ 类证据仍需等待（希望在未来 2～4 年内）。脑卒中外科领域的快速发展需要血管神经外科医生的快速适应，他们未来需要集中在更少、更大的医疗中心以保持优秀的技能。

第 71 章　前循环和后循环动脉瘤的手术治疗
Surgery of Anterior and Posterior Aneurysms

Spiros L. Blackburn　Mark J. Dannenbaum　Christopher S. Ogilvy　Arthur L. Day　著

林爱龙　王声播　译　　朱先理　校

- 许多动脉瘤不能通过血管内方法安全或确切治疗。与血管内介入治疗相比，外科夹闭安全和耐久的特点早已确立，并且具有复发率和再出血率较低的优势。手术仍然是动脉瘤治疗的重要方法。掌握手术方法和治疗是任何综合动脉瘤管理策略的重要组成部分。
- 前循环动脉瘤三个最常见的好发部位是：大脑中动脉分叉部、前交通动脉复合体内和颈内动脉 – 后交通动脉交界处。可通过翼点开颅并对外侧裂解剖分离而进行有效地显露动脉瘤并夹闭之。更近端的颈内动脉动脉瘤也可能需要辅以前床突切除、暴露颈动脉以完全显露动脉瘤并将其夹闭。
- 远端大脑胼周动脉瘤或胼胝体边缘动脉瘤可通过额叶纵裂入路抵达。
- 基底动脉尖（分叉处）动脉瘤可以通过翼点 / 经外侧裂或前颞下入路到达，通常取决于外科医生的熟悉程度和病灶与后床突的解剖关系。
- 椎动脉和近端的小脑后下动脉动脉瘤最好通过远外侧枕下入路。

　　Willis 环可分为前部和后部，其分支供应大脑的不同区域（图 71-1）。前部（前循环）供应大脑的大部分，包括颈内动脉（ICA）其分支，以及到大脑前动脉（anterior carotid artery，ACA）和大脑中动脉（middle carotid artery，MCA）的末端。后循环包括椎动脉（vertebral artery，VA）和基底动脉（basilar artery，BA）及其分支，供应脑干、小脑，并通过大脑后动脉（posterior cerebral arteries，PCA）供应枕叶。两支后交通动脉（posterior communicating arteries，PCom）跨接颈内动脉到大脑后动脉，将前循环后循环连接起来。前交通动脉联系右侧和左侧前循环系统。

　　脑动脉瘤可分为囊状和梭状两种。囊状动脉瘤是目前最常见的动脉瘤，它发生在血管弯曲和分支发出的血流动力学应力点[1]（图 71-2）。囊状动脉瘤沿血管的可预测部位（分支点）发生，通常易于夹闭或栓塞而不影响分支和周围的血流。相反，梭状动脉瘤通常是动脉薄弱或夹层的结果，伴有或不伴有动脉硬化、感染或创伤。由于整个血管周径均出现病理性改变，因此通常不适于简单的夹闭或栓塞治疗。囊状动脉瘤常见于前循环，梭状动脉瘤常见于椎 – 基底动脉系统。

一、前循环

　　前循环动脉瘤可以通过开颅（夹闭）和血管内（栓塞）方法治疗。由于血管内技术和设备的不断进步，包括血流导向和新近的动脉瘤囊内扰流诱发血栓等，治疗选择标准也在不断变化[2]，在为每个病变确定最安全的治疗方式时，应考虑治疗方式的利弊及永久治愈的最佳机会（图 71-3）。手术夹闭相对于血管内

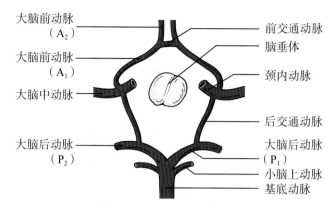

▲ 图 71-1　**Willis** 环：前后循环

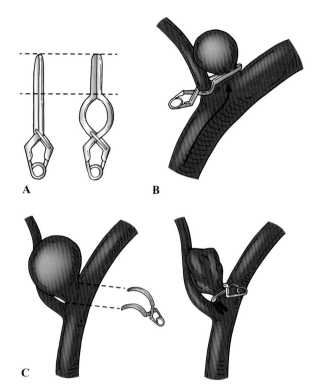

▲ 图 71-3　动脉瘤夹闭的常用方法

A. 直型和成窗动脉瘤夹；B. 成窗动脉瘤夹跨过动脉分支夹闭动脉瘤颈；C. 小弯动脉瘤夹应用于动脉瘤颈部，穿过瘤颈和分支血管之间的空隙置夹，使动脉瘤萎缩。需注意，应彻底解剖动脉瘤的颈部与动脉瘤顶，以使动脉瘤夹叶片完全贴合载瘤动脉，降低动脉瘤复发的风险

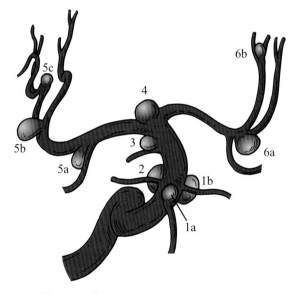

▲ 图 71-2　前循环动脉瘤的常见位置和标准命名

1a. 眼动脉动脉瘤；1b. 垂体上动脉动脉瘤；2. 后交通动脉瘤；3. 脉络膜前动脉瘤；4.ICA 分叉动脉瘤；5a. 前颞动脉瘤；5b. 典型大脑中动脉分叉动脉瘤；5c.M₂ 段动脉瘤；6a. 前交通动脉瘤；6b. 大脑前动脉远端动脉瘤（胼周 / 胼缘动脉交界处）

栓塞的优点包括：①较低的复发率和再治疗率；②较低的再出血率；③侧支保护与重建（如前脉络膜动脉瘤）；④急性脑神经减压（如后交通动脉瘤引起动眼神经麻痹）；⑤不需要抗凝或抗血小板治疗；⑥在动脉瘤破裂时能够夹闭动脉瘤；⑦手术清除相关脑出血或硬膜下出血；⑧不受血管内通路、颈动脉疾病或血管迂曲的限制。

当需要进行显微外科治疗时，理想情况下应由有经验的外科医生进行，并常规有效地使用颅底入路。图 71-4 显示了治疗前循环动脉瘤的主要方法，即翼点开颅术。

二、颈内动脉

ICA 的蛛网膜下腔发生动脉瘤的部分可以被人为地划分为四个区段：眼动脉段、交通段、脉络膜段及颈动脉分叉终末段。每个区段都与 ICA 分支或穿支相关。

（一）眼动脉段动脉瘤

1. 解剖和术语　典型的情况下，眼动脉段（ophthalmic segment，OphSeg）是 ICA 蛛网膜下腔段中最长的，从颈内动脉穿过硬脑膜进入蛛网膜下腔的硬脑膜环开始，到后交通动脉起源处结束。眼动脉段有两个主要分支，它们都起源于硬膜环上方。第一个、最大、最著名的是眼动脉（ophthalmic artery，OphArt），它为同侧视神经提供了大部分的血液供应。典型者起源于 ICA 的背侧或背内侧表面，在血管穿出海绵窦处，位于在视神经外侧下方。多条穿支血管也起源于此段，其中最大的称为垂体上动脉

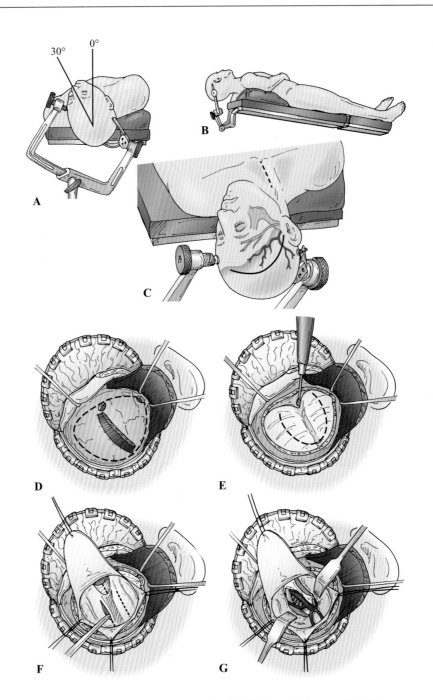

▲ 图 71-4 **翼点入路：手术体位和头部固定，头皮切口，显露颅底**

A. 设计好手术切口后，将头颅固定在透 X 线的三点头架上，以使手术野和术者的视线不被阻挡，对于复杂的动脉瘤，预先放置股动脉导管。B. 将头部置于略高于心脏水平的位置，适当旋转以将手术野置于理想位置。头顶略微指向下方，以使额叶和颞叶受到重力的牵引自然分离，减少术中牵拉。应使用术中诱发电位监测手术过程中的脑缺血情况，以及在术中临时阻断载瘤动脉时，指导巴比妥类药物的用量。C. 头皮切口（实线）从中线弯曲延伸至颧骨，止于发际线后约 1cm。为了控制近心端血流，可预先标记好颈动脉分叉区（虚线），并纳入手术无菌消毒区。D. 颞肌切口：筋膜间解剖分离扩大对颅底的暴露，头皮向前反折，不贴附于颞肌，颞肌分离并向后向牵开。现在可以更容易地看到颅底、眶顶和外侧裂深部，对脑组织几乎无牵拉。E. 去除眶顶的蝶骨嵴，形成一直延伸到眶上裂的光滑平坦的蝶骨表面。以环绕蝶骨嵴为圆心半圆形（虚线）切开硬脑膜。F. 在大脑外侧浅静脉的额侧，从外侧向内侧解剖打开大脑外侧裂。当大脑过度膨隆时，可以轻轻牵拉额叶，打开颈动脉和脚间池（短虚线）。对于典型的大脑中动脉分叉动脉瘤，可以通过颞上回入路（长虚线），特别是伴有颞叶血肿的时候。G. 外侧裂充分解剖分离后，可以看到颈内动脉全长和大脑中动脉前床突到膝部弯曲以上。无论如何都要尽可能保留外侧裂和蝶顶窦的静脉，以尽量减少静脉血流淤滞

（superior hypophyseal artery，SupHypArt）。这些穿支供给海绵窦周围的硬脑膜，脑垂体上部和垂体柄，视神经和视交叉的后部。它们通常起源于眼动脉段的内侧或腹内侧面，通常在后交通动脉起源之前沿 ICA 的第二个内侧至外侧弯曲。

在这里，动脉瘤分为三种类型，主要取决于动脉瘤颈与该节段动脉分支的关系（图 71-5）：①眼动脉动脉瘤起源于 ICA，位于眼动脉起点的远端，指向视神经背侧或背内侧；②垂体上动脉瘤与眼动脉无关联，而是在其起源处并入内侧穿支，小的垂体上动脉瘤通常起源于 ICA 的下内侧表面，并在称为颈

动脉腔的小蛛网膜下腔憩室内向硬脑膜扩张，由于内侧空间是有限的，增大的病灶最终会扩展到鞍膈上方的上内侧到鞍上空间；③背侧变异型动脉瘤较少见，它起源于 ICA 的背侧，远端不在眼动脉起源处。动脉瘤与任何动脉分支点无关，某些是由眼动脉段内急转弯形成的锐角产生的血流动冲击的结果，另一些最初出现在颈动脉背侧表面的水泡，水疱较小的时候出血，并迅速扩张成梭形病变，表明它们可能起源于动脉夹层（图 71-6）。

2. 手术入路　通过适当的暴露和对鞍旁和血管解剖的深入了解，大多数眼动脉病变是可夹闭的，

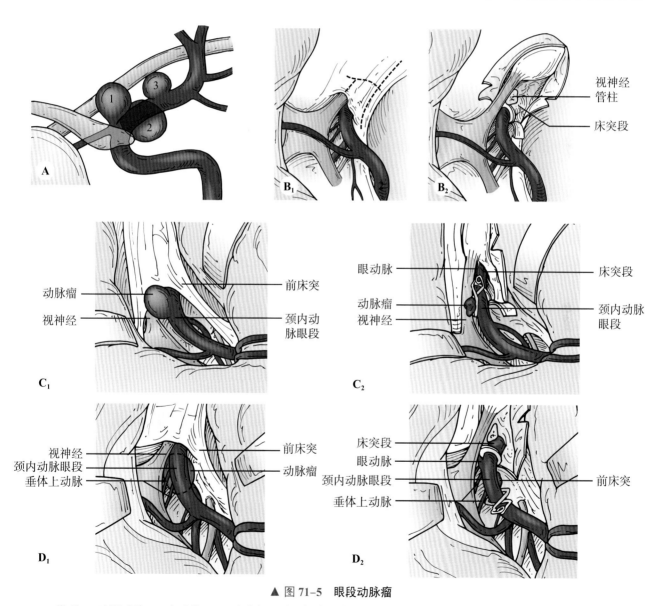

▲ 图 71-5　眼段动脉瘤

A. 类型：1 为眼动脉，2 为垂体上，3 为背侧变异。切除前床突，B_1 为虚线标记了的前床突上的硬脑膜切口，以及切开镰状韧带的部位（以松解视神经）；B_2 为向下切除视神经管柱（OSt）可分开并显露颈内动脉床突段（ClinSeg），必要时可用于控制近心端血流。C_1 和 C_2. 眼动脉动脉瘤。D_1 和 D_2. 垂体上动脉动脉瘤（夹闭前后手术视图）

对大脑或视路损伤的风险较低。颈动脉结扎术由于牺牲载瘤动脉后发生脑卒中的风险较高，视路系统减压效果不佳，并且不能保证动脉瘤完全血栓形成，应作为次要选择。弹簧圈、支架和血流导向装置的血管内治疗正越来越多地应用于这些病变，虽然其创伤较小，但当视路系统受压时，这些技术并不能有效地减压，并且与夹闭相比，有相当大的再通率。

对 ICA、其分支和硬膜反折处的良好显露是外科治疗此段动脉瘤的必要条件，通常须暴露颈内动脉近心端以备控制近端血流。为安全而准确地夹闭动脉瘤，通常需要显露颅底，包括切除前床突（anterior clinoid process，ACP），特别是对于较大的动脉瘤。在某些病例，需要推移视神经以显露动脉瘤颈近端，所以在解剖动脉瘤周边之前，应先切开镰状韧带。一旦 ACP 被磨除至视神经柱，可使用小弯夹或侧斜夹，平行于 ICA 的方向放置动脉瘤夹，完全夹闭 OphArt 动脉瘤的颈部，动脉瘤随后即会萎缩塌陷，从而达到对视路减压的效果。垂体上动脉动脉瘤通常最好用成窗动脉瘤夹进行夹闭，令动脉瘤夹成窗部跨越 ICA 后，平行于 ICA 进行夹闭，瘤夹叶片范围应包括后交通动脉到硬脑膜环。在放置动脉瘤夹前，必须确认后交通动脉、前脉络膜和垂体上动脉以避免误夹。在有脉动性血流时，夹闭颈动脉背侧水泡状动脉瘤是非常危险的，最好的处理方法是暂时孤立病损段血管，然后用包裹的方法，以动脉瘤夹固定包裹材料来保护这段广泛脆弱的血管壁（图 71-6）。

（二）交通段（后交通动脉）动脉瘤

1. 解剖学和术语 ICA 的交通段始于后交通动脉的起点，止于前脉络膜动脉（anterior choroidal，AChor）的起点。由于其长度较短，这一段只会发生一个动脉瘤，传统上称为后交通动脉瘤（图 71-7），流经该节段的血流动力学压力会产生一个潜在的动脉瘤部位，该部位可能在小脑幕下方向后侧方指向动眼神经，或在小脑幕上方指向后外侧的颞叶钩回。

2. 手术入路 手术体位和开颅范围与脉络膜前动脉、ICA 分叉处和近端大脑中动脉动脉瘤手术相似[4]。从外侧向内侧解剖，打开外侧裂，直到充分

暴露 ICA 和 MCA 的 M_1 段。如果动脉瘤位于小脑幕上指向外侧，必须小心打开外侧裂，以免动脉瘤底从颞叶附着处撕脱造成术中破裂出血。对于指向后下方的小脑幕下动脉瘤，部分瘤颈部可能被小脑幕切迹的基底硬膜遮盖，尤其是当眼段颈内动脉段较短或 ACP 较长时，在这种情况下可能必须移除前床突以确保对动脉瘤颈充分地暴露和控制近端 ICA 的能力。后交通动脉瘤总是出现在后交通动脉起源的远端。小心地将后交通动脉从动脉瘤壁上轻轻分离，动脉瘤夹叶片应避免影响后交通动脉通畅及前丘脑穿支、ICA 穿支和脉络膜前动脉的通畅。

（三）脉络膜段（脉络膜前动脉）动脉瘤

1. 解剖学和术语 ICA 的脉络膜段（choroidal segment，ChorSeg）开始于前脉络膜动脉的起点，结束于颈动脉末端分叉的底部，其后分为大脑前和中动脉。这一小段位于交通段的上部和稍外侧，具有与前述类似的血流冲击力。这部分唯一命名的分支是脉络膜前动脉，通常在后交通的远端和侧面几毫米处发出。动脉最初沿视神经束向外侧延伸，然后向后延伸，经常发出分支，供应基底神经节、内囊、外侧膝状体和脑干的各个部分。主干延伸至视束的后方下方，然后进入脉络膜裂隙供给脉络膜丛。在多达 30% 的病例中，该动脉呈双干，即分为二支平行的同名动脉。

2. 手术入路 脉络膜前动脉动脉瘤的手术入路与后交通动脉动脉瘤的手术入路相同，包括颞肌切口、颅骨骨窗大小、颅底骨切除的程度、分离大脑外侧裂的方法。脉络膜动脉动脉瘤通常是小而薄壁的，占所有颅内囊状动脉瘤的 3%～5%。在术中开始对动脉瘤进行暴露的过程中，手术者必须意识到动脉瘤可能附着在颞叶上，因此需要在外侧裂额叶侧进行解剖分离，直到能看清楚动脉瘤和颞叶内侧面的关系。可以控制载瘤动脉近端后，必须确定脉络膜前动脉的数量和走行，并将其与动脉瘤颈部分离。与后交通动脉不同的是，脉络膜前动脉至关重要而不可有一丝疏忽，即使短暂的阻断血流也是不能耐受的。必须避免夹闭或损伤此动脉，否则会导致基底节、内囊或脑干梗死。

（四）颈内动脉分叉动脉瘤

1. 解剖与术语 ICA 分叉动脉瘤发生于该动脉的

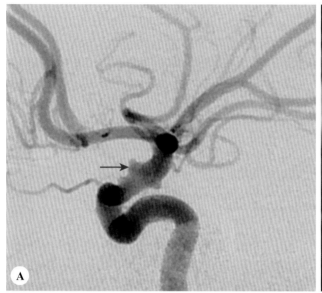

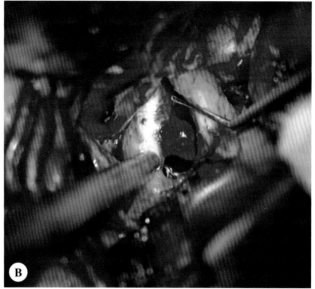

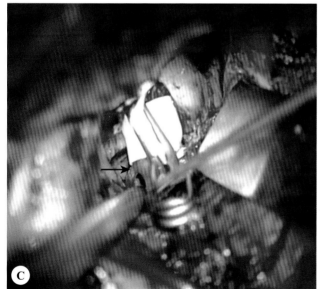

▲ 图 71-6　背侧变异性眼段动脉瘤

A. 颈内动脉血管造影，侧位图显示眼段两个小的不规则突起，远端较大的被认为是蛛网膜下腔出血的原因（红箭）。B. 术中视图，前床突切除后，可见血疱动脉瘤。吸引器指向颈内动脉眼段。以有角度的剥离子轻轻牵拉右侧视神经。动脉瘤很脆弱，没有典型的动脉瘤颈。C. 以 Gore-Tex（白色）包裹动脉瘤以加固血管壁。紧邻包裹材料远端是右侧前脉络膜动脉的起点，完好保留（黑箭）

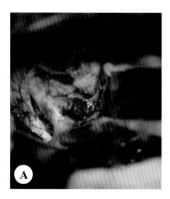

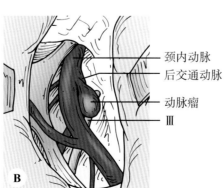

颈内动脉
后交通动脉

动脉瘤
Ⅲ

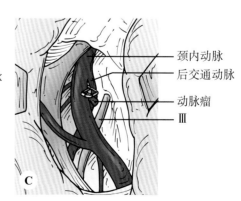

颈内动脉
后交通动脉

动脉瘤
Ⅲ

▲ 图 71-7　交通段动脉瘤：夹闭前后的手术

末端，并作为终末颈动脉血流的直接延伸指向前穿质。根据该部位血管的迂曲程度，ICA 分叉动脉瘤可能指向前上、正上或后上，也可能位于大脑前动脉的内侧面，或大脑中动脉的外侧面。豆纹动脉穿支，通常独立于动脉瘤颈发出，总是被推向后方移位，并经常黏附于扩张动脉瘤的后壁。

2. 手术入路 ICA 分叉动脉瘤的开颅和颅底骨切除过程与后交通动脉和脉络膜前动脉动脉瘤非常相似。最好采用颞筋膜间肌切口以尽量减少组织牵拉而足以清楚地显露此区域。从外侧向内侧解剖分离大脑外侧裂，在 MCA 的前下谨慎地解剖直到显露颈内动脉，操作时须避免对动脉瘤的干扰。应广泛解剖蛛网膜以打开基底池，获得对载瘤动脉的近端控制（理想情况下刚好在脉络膜动脉的远端），并进一步减轻对大脑的牵拉。需要在动脉瘤远侧的大脑前动脉和大脑中动脉解剖游离几毫米，以备需要时，可以在这些主干上进行临时夹闭。Heubner 回返动脉经常与这些穿支一起，在动脉瘤后表面由内侧向外侧走行，脉络膜前动脉也在附近，从动脉瘤基底后方从前向后延伸。最理想的方法是将直夹或小弯动脉瘤夹平行于大脑前 - 大脑中平面的轴，同时将穿支轻轻移向后方以妥善夹闭动脉瘤颈而不损伤邻近的这些血管（图 71-8）。

（五）前交通动脉瘤

1. 解剖与术语 近端 ACA（A_1 段）从 ICA 末端分叉处开始，在视交叉和神经上方向内侧略向前延伸至半球间裂，并在它与对侧的前交通动脉连接的地方结束。在大多数情况下，约 40% 的患者两个 A_1 段直径不相等（5% 的患者有严重发育不全或完全不发育），85% 的双侧 A_1 不等径者患有 AComArt 动脉瘤。另有几个小的穿支起源于 A_1 段，供应穹窿、视交叉、下丘脑前部、内囊前支和其他透明隔区结构。

前交通动脉通常为单干的血管，但在多达 25% 的情况下，会遇到二干、三干、成窗等变异。前交通动脉瘤通常源于优势侧（管径较粗侧）A_1 段的直接延伸点，主侧 A_1 将血流输送到两侧大脑前动脉的远端，该动脉瘤是由于交通动脉上的血流应力增加而产生的。主侧 A_1 延伸至交通段的角度决定了动脉瘤的指向。前交通动脉的后上表面通常发出至少一个穿支供给前下丘脑区域。

远端（A_2）ACA 始于 AComArt，在半球间裂内走行，供应大脑半球的内侧 1/3 和胼胝体。在大多数情况下，A_2 段的大小是相等的，并且只供应同侧半球。这种模式的常见变异及其发生率如下：不成对的 A_2，也称为奇动脉（2% 的病例），胼胝体中位动脉或第三支 A_2（10% 的病例）。大脑前动脉的第一个分支通常是 Heubner 回返动脉，典型的情况下源于 AComArt 远端的 A_2 外侧面，平行于同侧 A_1，向尾状核的前部分、壳核、苍白球、内囊供血。

2. 手术入路 前交通动脉瘤是临床上最常见的成人囊状动脉瘤，占男性动脉瘤的 40%～50%。大多数前交通动脉瘤发生于 A_1 优势段，由于该血管的直接延伸，动脉瘤通常指向对侧大脑半球（图 71-2）。图 71-9A 和 B 显示了夹闭前交通动脉区动脉瘤的手术体位和骨窗范围。由于动脉瘤的位置和视野方向比其他前循环病变更靠前，所以入路额叶部分必须更低、更广，以尽量减少暴露时对额叶的牵拉。筋膜

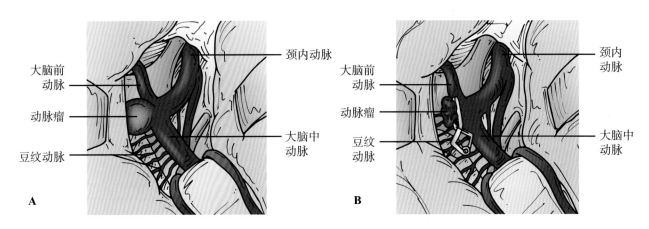

▲ 图 71-8 颈内动脉分叉动脉瘤：夹闭前后手术

A（左图标注）：大脑前动脉、动脉瘤、豆纹动脉、颈内动脉、大脑中动脉

B（右图标注）：大脑前动脉、动脉瘤、豆纹动脉、颈内动脉、大脑中动脉

间剥离和颞肌向下牵开有助于形成更低的额下入路角度。

选择左侧还是右侧入路主要取决于 A_1 优势侧、动脉瘤底的指向、是否有明显的脑实质内血肿或其他前循环动脉瘤。从优势 A_1 侧入路解剖显露前交通动脉瘤在技术上更容易、更安全，在解剖显露动脉瘤的过程中，术者始终控制优势 A_1 和动脉瘤的基底部，而动脉瘤的顶部（破裂点）指向对侧。从非优势 A_1 侧入路进行前交通动脉瘤手术的指征有：出现另一个同侧前循环动脉瘤，或在该侧有较大血肿。与 A_1 不对称无关的动脉瘤，特别是那些双侧颈内动脉造影都能显示的动脉瘤，或指向上方者，可采用非优势半球（右侧）侧入路。

切除嗅束内侧的直回通常有助于解剖显露，并能更好地显示 A_2 段。

随后的解剖分离根据动脉瘤指向不同而不同。对于指向前下的动脉瘤，动脉瘤顶部可能会粘连于视神经或视交叉上，使暴露和控制对侧 A_1 变得危险。这种类型的动脉瘤通常背向室间隔和下丘脑穿支，最好采用平行于前交通动脉前表面的直或小弯动脉瘤夹子闭合瘤颈。对于指向更上方的动脉瘤，其顶部位于半球纵裂内。这种类型的动脉瘤与室间隔区穿支有更密切的联系，最好使用一个短的成窗动脉瘤夹，跨过同侧 A_2，并平行于前交通的后表面和上表面夹闭动脉瘤颈，同时小心地避免对侧 A_2 和穿支血管受损。

（六）大脑前动脉远端动脉瘤

1. 解剖和术语　在典型的情况下，两条大脑远端前动脉（也称为 A_2，或胼周动脉）最初向背侧走行，然后紧贴半球间裂基部绕过胼胝体膝部。胼缘动脉起源于膝附近的胼周动脉，并在扣带沟内走行，向大脑近半球发出几个粗大的皮质分支。

2. 手术入路　大脑前远端动脉瘤（distal anterior cerebral aneurysms，DACA）占颅内动脉瘤总数的 2%～4%，最常发生在胼胝体膝部附近的胼周动脉和胼缘动脉之间的分叉点（图 71-9A，右图）。不太常见的是，远端动脉瘤会发生在奇动脉 A_2 段的分叉处，奇动脉 A_2 段分叉形成了两条胼胝体周动脉。图 71-9D 显示了典型 DACA 动脉瘤的术中所见、头皮切口和开颅皮瓣。在大多数情况下，骨瓣应伸展到

冠状缝前，以便解剖显露胼胝体膝部周围的胼周动脉。骨窗后缘应位于使术者可以在没用明显牵拉脑组织的情况下进入半脑间裂，显露动脉瘤远侧的胼胝体周动脉。沿着胼胝体周动脉瘤向前解剖分离，直到显露动脉瘤，并控制动脉瘤近端的载瘤动脉，然后置入动脉瘤夹并夹闭动脉瘤。术中导航是颇为有益的辅助工具，可以引导术者到达预定的位置。额顶部大脑汇入上矢状窦的皮质静脉有时会限制手术入路，但必须小心保护好这些静脉，以避免发生静脉性梗死和出血。

（七）大脑中动脉动脉瘤

1. 解剖与术语　MCA 始于 ICA 的末端分叉处，供给以大脑侧裂为中心的大脑半球的外侧 2/3。血管最初沿外侧走行，平行于蝶骨嵴，位于脑外侧深裂的蝶骨腔内。在脑岛阈水平，它一个急转弯（膝部）向后和向上进入深裂的脑岛室。

MCA 可分为 4 段，包括：①位于颈动脉分叉处至膝之间的 M_1 段；② M_2 段在脑岛深面之上走行；③ M_3 段为走行于岛盖的大脑外侧裂到达大脑表面；④ M_4 段为皮质支。M_1 段通常在靠近膝部的近端分成两个分支，形成一个较长的前分支（主干）和较短的后分支（上分支和下分支）。前分叉段从其后上表面发出纹状体血管，并在其前下表面形成前颞支。外侧豆纹回返支偶尔起源于分叉后的 M_1 段或 M_2 主干的近端部分，大约 20% 的有临床意义的囊状颅内动脉瘤起源于 MCA。这些病变可分为三种类型：近端、典型分叉、远端。大多数是起源于主干直接延伸方向的典型的分叉动脉瘤，动脉瘤可指向外侧、前方、略低于其两个分支和膝部，瘤底朝外侧及颞叶（图 71-10）。少数起源于 M_1 膝部近端，如粗大的主干 – 颞前动脉分叉、较短的分叉前 M_1 部分（相应的长分叉后主干横跨动脉瘤）或豆纹状动脉。更少见的还有起源于 MCA 更远端，通常源于 M_1 膝部以外的更远端分叉，或此后的二级或三级分叉。当动脉瘤膝部更远端时，或许应考虑可能是感染性或创伤性动脉瘤。

2. 手术入路　大多数 MCA 动脉瘤的最佳入路为翼点开颅术，稍微加宽骨窗以扩大外侧裂显露的长度。某些经验丰富的外科医生已经成功地使用经眉入路来治疗小型未破裂动脉瘤，但在大多数情况下并不推荐[5-7]。头皮切口应保留颞浅动脉的优势支，

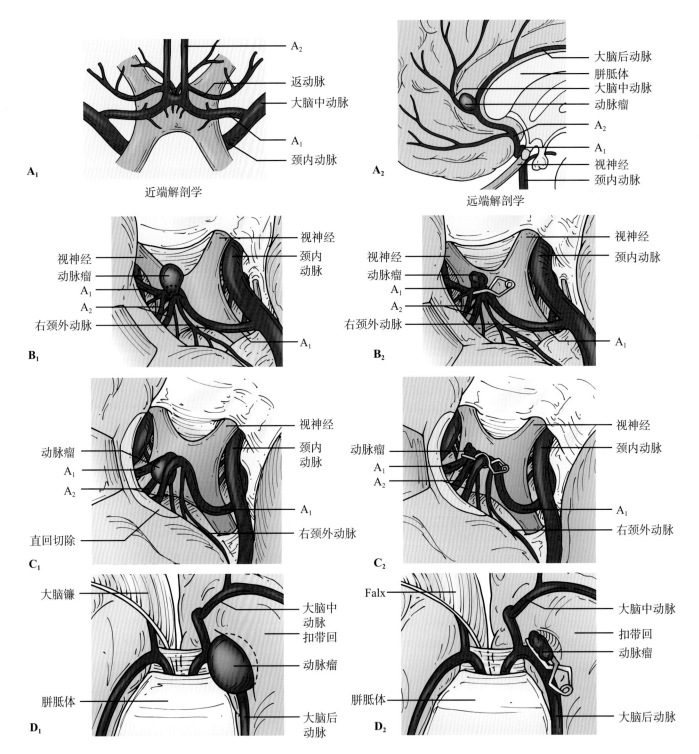

▲ 图 71-9　大脑前动脉动脉瘤

A_1. 近端 ACA 解剖，包括 A_1、AComArt 和 A_2 段；A_2. ACA 绕胼胝体的中线矢状面。典型的胼周动脉动脉瘤位于其与胼缘动脉的分叉点；术者视角下指向前下的动脉瘤夹闭前（B_1）和（B_2）夹闭后 AComArt；指向上方的动脉瘤夹闭前（C_1）和夹闭后（C_2）。D_1 和 D_2. 大脑前动脉远端动脉瘤，夹闭前后的手术视野。值得注意的是，该入路不同于 AComArt 动脉瘤，采用经半球间入路，因此可以看到远端大脑前动脉和胼胝体

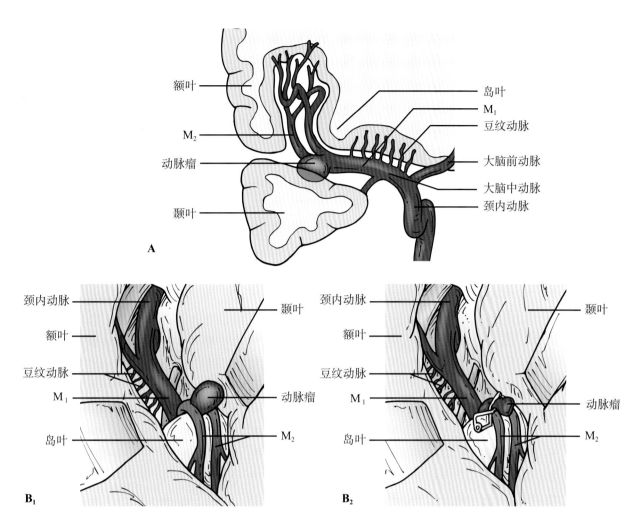

▲ 图 71-10　大脑中动脉分叉动脉瘤

A. 正面图：典型的分岔。动脉瘤起源于 M_1 段的末端，并向外侧延伸，通常进入颞叶。M_2 分支从膝部开始，急转向后方和上方，进入外侧裂的岛室。B_1 和 B_2. 动脉瘤夹闭前后的手术视图

以备将来用作旁路供体血管使用。之后可能会通过三种基本的方法显露动脉瘤：①由外至内经外侧裂（打开外侧裂并沿离 M_2 主干近端探查动脉瘤）；②由内至外经外侧裂（在 ICA 内侧打开大脑外侧裂，沿主干向外侧解剖，直至探查到动脉瘤）；③经皮质（经颞上回）。无论选择何种方法，只要有可能，都应保留大脑外侧和蝶顶静脉，以减少额颞叶表层静脉充血和脑肿胀。

　　侧裂入路的方法在美学上更有吸引力，因为它们遵循大脑的天然解剖层面。由内至外的侧裂入路优点，是可以在接近动脉瘤之前就可以在近端控制 M_1，而由外至内的侧裂入路的对脑组织牵拉较小，降低了穿支血管损伤的风险。颞上回入路不需要牵拉大脑，并且操作迅捷，对于典型的伴有明显颞叶

血肿的 MCA 分叉动脉瘤尤其适用。当脑组织张力较高时，应及早进入血肿，并通过轻柔地抽吸将血肿清除，注意不要扰乱动脉瘤附近的血块。脑组织一经减压，就应进入外侧裂，从蛛网膜下腔进一步解剖分离。经皮质入路的缺点是对正常颞叶结构造成创伤（这可能会增加术后癫痫的风险），以及动脉瘤附近血凝块过早清除可能会诱发动脉瘤再出血。

　　对于典型的分叉型大脑中动脉瘤，解剖大脑外侧裂的入点比其他动脉瘤稍靠后（蝶骨嵴后 3～4cm）。一旦遇到 M_2 分支，就会在动脉瘤指向面的对侧向MCA 近端（也就是说，如果动脉瘤指向颞侧的，主干就会在额叶侧）解剖分离，直到遇到 M_1 膝部和分叉。一旦能够在近端控制载瘤动脉，就可以更广泛地打开外侧裂获得更清楚的暴露，而不会过度牵拉

脑组织。

广泛打开外侧裂后，对典型的 MCA 分叉动脉瘤夹闭时，最好以弯曲或直夹，在两个主干之间置入并夹闭动脉瘤。动脉瘤颈部通常呈球茎状，此处往往有动脉硬化，这使得在某些情况下很难完美地放置动脉瘤夹。大多数豆纹动脉在动脉瘤起点之前的近端发出，但也有一些血管发源于其远端，并在返回走行过程中可能黏附在动脉瘤壁上，夹闭动脉瘤时应避免并无意中将其一并置于瘤夹叶片中。

近端 MCA 动脉瘤在一定程度上埋藏在岛叶下方，与豆纹动脉起源关系密切，使其暴露和夹闭更加困难。在这个区域使用超长叶片的动脉瘤夹特别危险，瘤夹叶片必须避开所有的穿支血管。术后立即出现的任何神经功能缺损不能归因于迟发性脑血管痉挛，如果无法解释术中操作，应再次手术检查是否将穿支血管夹闭或扭结。

远端 MCA 动脉瘤通常完全位于大脑外侧裂的岛室内，很少或不与豆纹动脉相关。在这个位置，动脉瘤通常指向更上方，使得破裂后形成的脑内血肿更可能发生在额叶，而不是来自典型分叉部位的脑出血（它总是产生颞叶血肿）。当解剖显露这些病变时，必须注意哪条主干有动脉瘤，保持在外侧裂的安全一侧，远离动脉瘤直到能控制载瘤动脉近端。

三、后循环

后循环动脉瘤，包括椎动脉和基底动脉及其分支，约占所有颅内动脉瘤的 15%[8]，最常见的是发生于基底动脉顶端的基底动脉尖动脉瘤，其次为椎动脉小脑后下动脉区域。较小的后循环动脉瘤（＜1cm）的破裂率明显高于前循环动脉瘤[9, 10]。

目前，大多数后循环动脉瘤的主要治疗方法是通过血管内途径[10-12]。后循环动脉瘤，尤其是基底动脉尖动脉瘤，与前循环动脉瘤相比，手术入路更长，手术通道更狭窄，术中破裂时对载瘤动脉的近端控制可能更困难。由于技术难度增加，与血管内治疗相比，围术期和术后结果往往不理想。如果需要考虑手术治疗，应该只能由富有颅后窝和颅底入路经验的外科医生进行[13-18]。

（一）基底动脉尖动脉瘤

1. 解剖和术语 基底动脉尖是指基底动脉末端

分叉处，包括 PCA 和小脑上动脉的起点和近端部分。基底动脉末端分叉最常位于脑桥与中脑交界处，在大多数患者中，位于鞍背 1cm 以内。BA 的上部 5mm 是多个穿支的来源，通常起源于该血管的后侧面，供应中脑腹内侧或中线附近的脑桥；其他外侧旋支终止于桥外侧、大脑脚和后穿质。从 P_1 段的上后部（从 BA 分叉到后交通动脉的起源）起的穿支血管被称为后丘脑穿支，它们供应脚间窝、乳头体、大脑脚和中脑后部。来自后交通动脉的穿支血管被称为前丘脑穿支，它们供应丘脑、内囊后肢、下丘脑、丘脑底肌、黑质、红核及动眼神经核和滑车核[19]。

2. 手术入路 基底动脉尖区域的囊状动脉瘤包括源自基底末端分叉、PCA-SCA 连接处或 P_1 远端连接 PComArt 处的动脉瘤（图 71-11）。

基底端动脉瘤术中的主要困难是，如果在解剖显露过程中动脉瘤发生破裂，缺乏控制动脉瘤近端载瘤动脉的方法。大多数 BA 尖动脉瘤指向上方（图 71-12），动脉瘤颈所处水平与后床突的关系位置影响了手术入路的选择。当动脉瘤指向后方时，动脉瘤颈的后下侧面，以及任何位于后方的穿支动脉都被 BA 挡住。同样，指向前方的动脉瘤常黏附于

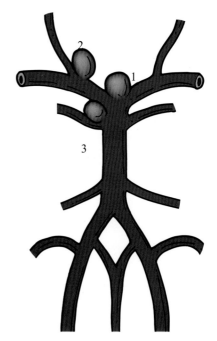

▲ 图 71-11 后循环：基底动脉顶端囊状动脉瘤的类型

1. 基底动脉尖动脉瘤；2. P_1 段大脑后 - 交通动脉交界处动脉瘤（PCAPCom）；3. 小脑上 - 大脑后动脉交界处动脉瘤（SCA-PCA）

鞍背。对于大多数孤立的基底动脉顶端动脉瘤，右侧入路是首选，只要牵开非主侧额叶和（或）颞叶即可。如果存在左侧动眼神经麻痹或右侧肢体瘫痪，以及基底动脉动脉瘤和左侧前循环动脉瘤同时存在，并且 BA 动脉瘤侧位朝向左侧的患者，宜采用左侧入路。

Yasargil 等首先提出的经外侧裂入路（图 71-13）用于该部位的病变[20]，因为颅底分叉通常位于颅内 ICA 的 1～2cm 范围内。这种方法的优点是大多数神经外科医生都熟悉它，对颞叶牵拉较少，术中操作对动眼神经的损伤较少。这种方法也可以在同一手术中同时夹闭前循环动脉瘤。然而，手术视野较深、较窄，后床突或 ICA 及其分支或穿支可能进一步阻挡视野。其他缺点包括在最后夹闭动脉瘤时，操作空间和置夹方向有限，对载瘤动脉近端进行临时夹闭更困难，特别是在椎动脉分岔位置比较低时，近端临时夹闭阻断血流实际上可能根本不可能。Dolenc 等为了克服标准的外侧裂入路这两大困难，进行了一些改良[21]。在经典的外侧裂入路基础上，他切除了眶后外侧壁和眶顶，同时切除视神经管和眶上裂，并从硬膜外切除 ACP，环行切开 ICA 周围的硬膜环，将 ICA 和视神经推向内侧。切开海绵状窦外侧壁的硬脑膜，向外侧牵开动眼神经。如果基底动脉分叉较低，还可以去除后床突以增加对动脉瘤区域的暴露。

3. 前颞下手术入路　Drake 设计的外侧颞下入路曾是基底动脉尖动脉瘤手术治疗的主要方法[22, 23]。虽然最初伴有颞叶挫伤或血肿的发生率较高，但随后对前颞下入路的改良可降低颞叶或其静脉结构的损伤发生率[24]（图 71-14）。该入路的主要优点是从侧面观察 BA 尖和动脉瘤，改善了位于动脉瘤背面的后穿支的显露和保护。这种入路还可以将动脉瘤夹在平行于动脉瘤在载瘤动脉的发出平面置入以彻底夹闭动脉瘤，这对于瘤颈膨大或宽基动脉瘤来说是一个很大的优势。此外，与经外侧裂路径相比，术中解剖分离和置入动脉瘤夹的手术空间更大，目标术野和骨窗的距离更短。主要的缺点是术后动眼神经损伤发生率较高，无法夹住大多数并发的前循环动脉瘤，增加了观察对侧穿支的难度，以及存在颞叶损伤的风险。

由于后床突、斜坡和岩尖的硬脑膜及骨质的阻挡，位置较低的 BA 顶动脉瘤难以显露[20, 22, 25, 26]。硬膜外切除内侧岩尖并结合前颞下入路可比前颞下入路更多地显露 1～1.5cm 的 BA[27-29]。当基底动脉分叉特别高时，颞肌会阻碍手术显微镜自下向上的观察。在这种情况下，可以切除颧弓，使颞肌向下方翻转，以便于从上方经小脑幕切迹观察，而无须进一步牵开颞叶[30]。

4. 颞极入路　颞极或颞前入路在许多方面是翼点经外侧裂入路和前颞下入路的结合（图 71-15）。Drake[22, 23] 首先称之为"一半加一半"的入路，Sano[30] 也描述了这种方法并建议使用术语"颞极"

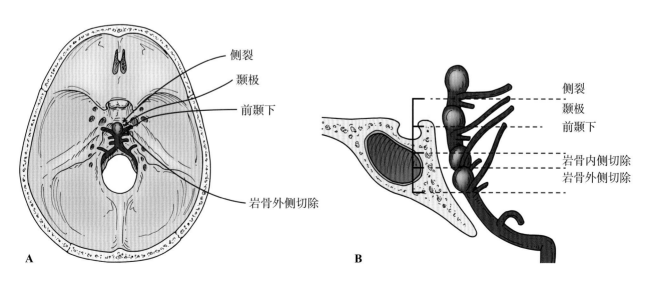

▲ 图 71-12　基底动脉尖动脉瘤的手术入路，动脉瘤和后床突的关系

基底动脉尖动脉瘤的三种主要手术入路如下：①经外侧裂入路（额颞或翼点）；②前颞下入路；③颞极经外侧裂入路

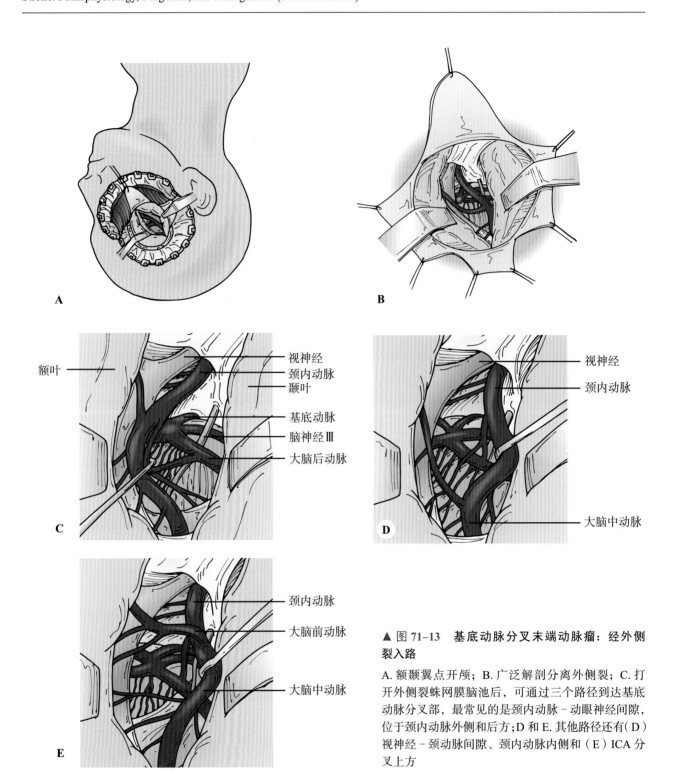

A

B

额叶 ——

视神经
颈内动脉
颞叶

基底动脉
脑神经Ⅲ
大脑后动脉

C

视神经

颈内动脉

大脑中动脉

D

颈内动脉

大脑前动脉

大脑中动脉

E

▲ 图 71-13　基底动脉分叉末端动脉瘤：经外侧裂入路

A. 额颞翼点开颅；B. 广泛解剖分离外侧裂；C. 打开外侧裂蛛网膜脑池后，可通过三个路径到达基底动脉分叉部，最常见的是颈内动脉 - 动眼神经间隙，位于颈内动脉外侧和后方；D 和 E. 其他路径还有（D）视神经 - 颈动脉间隙、颈内动脉内侧和（E）ICA 分叉上方

来表述，Sundt[31] 并将其称为一种改良的翼点（前颞）入路。与经外侧裂入路一样，颞极入路从翼点开颅开始，但会更大范围地将颞骨下部分和前部切除。彻底打开外侧裂后，将连接蝶顶窦的桥静脉电凝并切断，将颞尖轻轻向后和外侧牵开，以显露小脑幕切迹。这种入路的主要优点是颞极向后侧牵开，

特别是将外侧裂解剖分离时，与传统的颞下入路相比，引起颞叶肿胀的情况较少[24, 32]。和颞下路径一样，可以从侧面观察和解剖动脉瘤后壁，同时向前方观察的视野有助于显示对侧 P1 段和解剖动脉瘤颈对侧。此外，可以同时夹闭发生于前循环的动脉瘤。工作空间明显大于翼点经外侧裂入路。缺点是必须

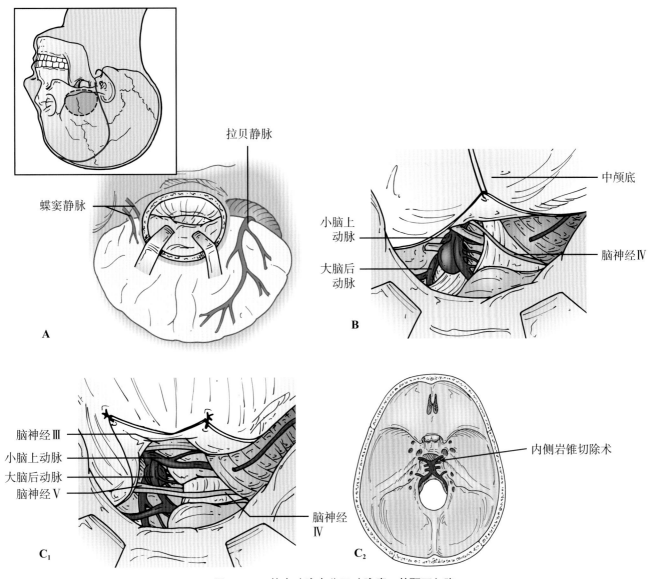

拉贝静脉

蝶窦静脉

A

中颅底

小脑上
动脉

大脑后
动脉

脑神经Ⅳ

B

脑神经Ⅲ
小脑上动脉
大脑后动脉
脑神经Ⅴ

脑神经
Ⅳ

C₁

内侧岩锥切除术

C₂

▲ 图 71-14　基底动脉尖分叉动脉瘤：前颞下入路

A. 颞叶牵开；在以蝶顶静脉和拉贝静脉之间，将颞叶前部和中部平缓地弧形缓慢抬高，露出小脑幕切迹前部。B. 小脑幕后切缘、基底动脉尖视图。C₁ 和 C₂. 内侧岩锥切除后，经小脑幕切缘、基底动脉尖视图

牺牲颞极的大静脉，并且这样处理有时会产生一些问题。当基底动脉分叉特别高时，眶颧骨开颅入路或切断颧弓可以有助于显微镜从下向上的视线不被阻挡[25, 30]。硬膜外切除蝶骨大、小翼可进一步减少颞叶牵拉及随后的静脉水肿程度[27, 33]。

5. 大脑后远端动脉和小脑上动脉动脉瘤　与发生于基底动脉尖或靠近基底尖的动脉瘤相比，发生于 SCA 和 PCA 远端的动脉瘤要少得多。多数表现为梭形夹层、动静脉畸形等血流相关的动脉瘤，或亚急性细菌性心内膜炎相关的霉菌性动脉瘤。由于输入和输出血管在动脉瘤的两端，所以通常需要牺牲载

瘤动脉。血管内治疗通常需要牺牲动脉瘤近端的载瘤血管，而这段血管可能含有重要的穿支血管。夹闭术的优点是可以精确地闭塞动脉瘤起源处的载瘤血管，从而更容易地保留穿支血管。

对这些病变采取精准的手术入路，取决于动脉瘤所处的节段及其与相应脑池的位置关系。许多位于环池前部的 SCA 或 PCA 远端动脉瘤可以通过前颞下入路，可以依靠小脑幕对后颅窝的自然间隙进行显露。当 PCA 动脉瘤位于离环池较远、接近四叠体池时，可以采用枕下小脑半球间入路而可以良好地显露手术野（图 71-16）。

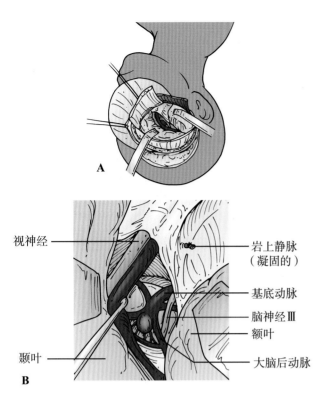

▲ 图 71-15 **基底动脉尖分叉动脉瘤：颞极入路（也称为颞前入路或"一半加一半"入路）**

A. 已完成额颞翼点开颅术，并充分解剖分离了外侧裂；B. 电凝切断蝶顶静脉，将颞极向后外侧牵开。在颈内动脉的后方进入基底动脉尖端（图中以吸引器牵开）。BA. 基底动脉；CN. 脑神经；ON. 视神经；PCA. 大脑后动脉；SPV. 岩上静脉

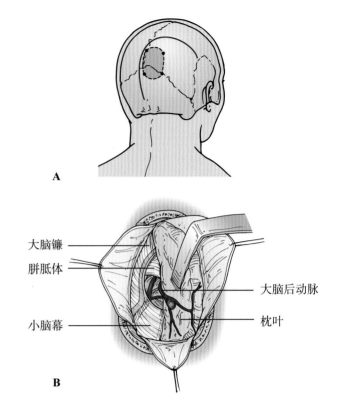

▲ 图 71-16 **大脑后动脉远端动脉瘤：后纵裂入路**

A. 头皮切口和骨窗显露上矢状窦和横窦，并暴露枕叶。枕极向外侧和向上牵开以暴露小脑幕。大脑后动脉进入胼胝体压部后方的距状沟。可以向远侧或近侧追踪该血管，直到中脑的后外侧面，可以见到动脉瘤。B.PCA. 大脑后动脉；Occip lobe. 枕叶；Tent. 小脑幕

　　PCA 中段动脉瘤的手术显露非常困难，因为其位置高于颞叶下表面，如果不切除海马旁回，这种入路是不可行的。此外，在不损伤 Labbé 静脉的情况下，牵开后颞叶将其抬高非常困难且具有一定危险，常伴有颞叶静脉梗死或出血。在这种情况下，可采用经颞下回（经颞角）经脑室（经颞角）入路，然后分开脉络膜裂显露该血管段。

　　三叉神经出脑桥处后方极远端的 SCA 动脉瘤，也可通过外侧枕下开颅或外侧小脑上入路进入，类似于用于三叉神经痛微血管减压的入路（图 71-17）。

　　6. 基底动脉主干瘤 基底干动脉瘤非常少见，解剖学上定义为起源于椎 - 基底交界处和 SCA 之间，也可能发生在小脑前下动脉的起点，与第Ⅵ对脑神经密切相关，但大多数发生在夹层或侧壁血疱样动脉瘤，无分支关联。这些动脉瘤的手术入路可采用前颞下入路结合内侧岩骨切除术，或远外侧枕下颅骨切除术并上外侧延伸。在某些情况下，可以考

虑切断牺牲或不牺牲静脉窦的外侧岩骨乙状窦前入路，但手术空间和视野通常很有限。由于手术入路的困难，只要有可能，首选应该是血管内治疗这些病变。

　　（二）椎动脉干和小脑后下动脉动脉瘤

　　1. 解剖和术语 椎动脉从枕骨大孔侧面入硬脑膜，然后向前、向上、向内侧走行到延髓腹侧，在桥髓交界处合并入 BA。小脑后下动脉是其主要的命名分支，它通常起源于 VA 的颅内部分，大约在枕骨大孔上方 1cm，离椎 - 基底动脉交界近端 1cm。VA 可分为三个产生动脉瘤的区域：独立于 PICA 的 VA 干、VA-PICA 交界处和 PICA 周围部分。那些发生在 VA 独立于 PICA 起源的病例几乎都是动脉夹层，通常最好的治疗方法是通过血管内或手术牺牲掉同侧 VA。然而，VA-PICA 交界处动脉瘤通常为囊状，可以夹闭或栓塞而不影响 PICA。

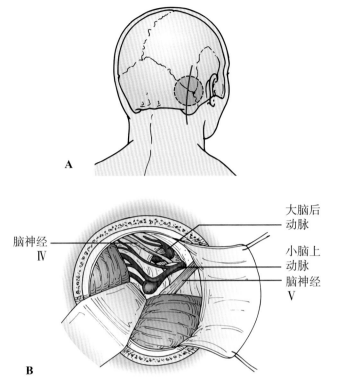

▲ 图 71-17　小脑上动脉远端动脉瘤：外侧小脑上入路
A. 切开头皮切口，打开骨窗沿着横窦和乙状窦暴露小脑上表面和外侧面；B. 沿着小脑幕和岩尖，向内下方牵开小脑，直到显露小脑上动脉与三叉神经相邻处。CN. 脑神经；PCA. 大脑后动脉；SCA. 小脑上动脉

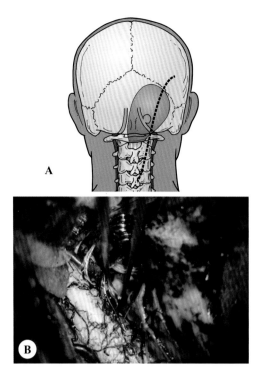

▲ 图 71-18　小脑后下动脉瘤：远外侧枕下入路
A. 切口位于后正中线和乳突中间的垂直旁正中平面，并在两端弯曲以产生更宽广的术野，尤其是向外侧和下方。切除同侧枕骨大孔和 C_1 后弓的骨性边缘，切除内侧枕骨髁，以便于进入枕骨大孔前外侧和显露脑干。B. 打开硬脑膜并引流小脑延髓池后，将同侧小脑扁桃体向上和向内牵开，以暴露后组脑神经、椎动脉进入硬膜部位（镊子右侧）和 PICA 起点。注意脑神经之间 PICA 动脉瘤的夹子

2. 手术入路　大多数 VA 和 VA-PICA 交界处动脉瘤最好采用远外侧枕下开颅术并切除 C_1 后弓（图 71-18）。患者的头部摆放成 3/4 的俯侧卧位。它可广泛显露颈髓连接区域，并有助于显露 VA 近端颅内段，而仅需轻微甚至不需要牵开脑干。开颅骨窗向外侧暴露同侧乙状窦，向下延伸至中线。切除枕骨大孔同侧骨缘和同侧 C_1 后弓，尽可能多地切除后枕骨髁，以方便经枕骨大孔显露脑干的前外侧缘[34]。明确显露动脉瘤颈后，平行于 PICA 放置动脉瘤夹，有时可用成窗动脉瘤夹跨过 PICA 的起点夹闭动脉瘤。

（三）小脑后下动脉远端动脉瘤

1. 解剖学和术语　PICA 根据其与延髓和小脑的关系可分为五节和两襻环。各节段及其远端为：①延髓前段，从 VA 上 PICA 的起点延伸至下橄榄突；②延髓外侧段，从下橄榄隆凸部至舌咽、迷走、副神经根起始处；③扁桃体延髓段，接续上段延伸至扁桃体中部水平部位（包括尾襻）；④膜帆扁桃体段，延伸至小脑皮质表面（包括颅襻和脉络膜点）；⑤皮质段，延伸至小脑蚓部和大脑半球。这种外科解剖分类方案是手术计划和决定是否可能牺牲 PICA 的关键概念。近端（延髓前和外侧段）均有脑干穿支，移行（扁桃体延髓段）段可能有或无对脑干的穿支供血的血管。颅襻和脉络膜点以外的远端部分通常可以被阻断而不会影响脑干的血液供应。然而，在此处阻断 PICA 仍可引起不同范围的小脑梗死，这取决于来自同侧 AICA 和 SCA 及对侧 PICA 的代偿。

2. 手术入路　近端外周 PICA 动脉瘤最好通过远外侧枕下开颅术并切除 C_1 弓。对于发生于脑干后方的远端 PICA 动脉瘤，标准的枕下正中线开颅术和 C_1 弓切除通常就足够了。对于那些位于扁桃体下方的动脉瘤，牵拉这些结构可能提高动脉瘤术中破裂的风险，软膜下切除部分扁桃体可利于显露术野。充分

显露动脉瘤颈后，即可直接置动脉瘤夹以夹闭瘤颈。

术中必须保留 PICA 的近端部分，如果其近端血流可能受到动脉瘤夹的影响，或者近端 VA 必须阻断，必须考虑采用弥补或代偿措施以减小局部血流供应。如动脉瘤切除后进行端到端血管吻合，或以颞浅动脉或枕动脉吻合搭桥，或阻断近端 PICA 联合以远端 PICA-PICA 或枕动脉 –PICA 吻合的血流逆转（图 71–19）。

许多外周 PICA 动脉瘤含动脉夹层，在不牺牲血管的情况下无法安全重建。即使脑干穿支不存在血流被阻断的风险，也有可能出现大面积的小脑梗死。如果可能，应通过增加远端血流来预防。

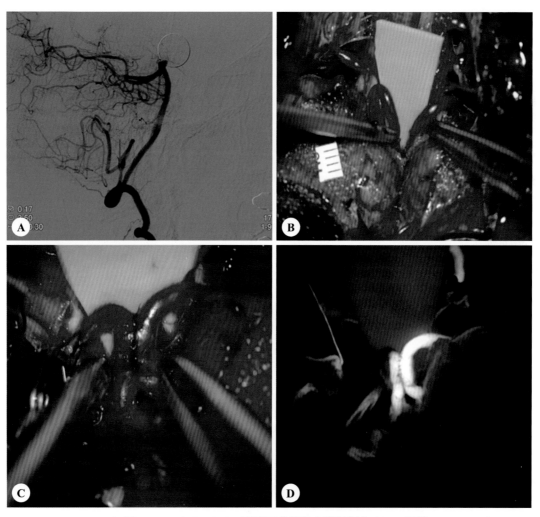

▲ 图 71–19　**PICA-PICA 旁路手术以安全地阻断右 PICA 近端**

A. 右椎动脉侧向血管造影。在 PICA 前段（红箭）中，可见 PICA 起源的远端一个梭形夹层 PICA 动脉瘤。B. 脑干、小脑和左右 PICA 的背侧视图，左右侧 PICA 已经松解以进行吻合（外科医生的视角：脚朝上，头朝下，吸引器在右侧 PICA，枪状镊在左侧 PICA，标尺靠在右小脑扁桃体上）。C. 吻合已经完成，现在左侧 PICA 供应两个远端 PICA 段。在 PICA-PICA 吻合口近端的右侧 PICA 上可见一个动脉瘤夹。D. 术中 ICG 显示从左侧 PICA 流入吻合口，当两个 PICA 上升到扁桃体上段时，远端充盈。现在可以使用动脉瘤夹安全地孤立动脉瘤病变段，而在远端保持正常血流。PICA. 小脑后下动脉

第72章 脑出血手术
Surgery for Intracerebral Hemorrhage

Christina P. Rossitto　J Mocco　Christopher P. Kellner　著
宋　健　译　　宋　健　朱先理　校

本章要点

- 自发性幕上脑出血手术仍有争议。
- 位于幕下脑出血巨大血肿或压迫脑干的血肿建议外科干预。
- 已有强有力的术前数据建议外科干预对患者有利。
- 微创手术的研究已有积极结果，但仍需在严格的随机临床研究中进一步评估。
- MISTIE Ⅲ 期研究中首要终点为阴性（对于 1 年中的神经功能状态）。但和 1 年中的药物治疗相比，次终点倾向于清除血肿（治疗后≤15ml）可有效改善神经功能。

一、历史回顾

脑卒中亚型里脑出血最具破坏性，40% 的患者在出血 1 个月后死亡，75% 的患者在出血 6 个月后死亡或重度残疾。15% 的脑卒中患者为脑出血。全球每年会有 200 万例出血[1-3]，其主要风险因素包括高龄、男性、高血压、过量服药、酗酒、高盐饮食及影响内皮完整性的遗传因素[4]。12%～20% 脑出血患者是口服抗凝药物的患者。由于老年人群广泛使用抗血小板药物预防血栓性心血管疾病，抗凝药导致的脑出血发生率随着人口老龄化加剧而升高[5]。

自发性脑出血的外科干预效果仍存在争议。在多种方式的手术效益评估中，其主要研究并未显示出外科干预后的直接获益。然而，次要结果和 Meta 分析倾向于一些患者可能在某些情况下获益，这导致脑出血手术效果受到持续关注。在撰写本章时，大量外科临床研究仍在进行中。2015 年 AHA 关于脑出血管理的最新指南得出结论：对于大多数幕上脑出血，手术的有用性尚不明确。在病情恶化情况

下[5]，幕上脑出血手术可视为挽救生命的措施。关于手术在幕下脑出血患者中的效益，作者推断早期手术适用于脑室梗阻所致的脑积水和（或）脑干受压。

脑出血手术史的研究主要包括 3 项大型的随机临床研究，它们评价了不同患者组的不同手术形式：2005 年完成的 STICH Ⅰ、2013 年发表的 STICH Ⅱ 和 2019 年发表的 MISTIE Ⅲ[6-8]。虽然这些研究的主要结果均为阴性，但在可能从手术获益的患者类型上显示出了有用信息，这有助于建立手术成功的循证医学指标，并推进任何医学领域所有临床研究的手术培训、监督、质量评估和质量维护。

脑出血患者护理途径因技术的进步使医疗系统所有方面都得以改善。患者的成像方式、AI 驱动的快速影像评估、跨学科沟通、神经导航、微创器械、非侵入性血肿清除、重症监护管理和神经康复的改善导致在脑出血患者中更可能改善神经功能状态。目前脑出血手术在患者亚组中起主要作用，因为脑出血手术需要很强的病理生理学推理、临床前实验支撑及来自随机临床研究的证据（某些组可能获益），

使得主要作用的拓展研究将继续进行。随着对疾病的不断了解和技术的不断进步，脑出血手术将在该类患者的管理中发挥显著作用。

二、血肿清除的病理生理学原理

在脑出血疾病管理中，病理生理学依据和临床前研究可确定有效的手术策略。自发性脑出血导致的脑实质进行性出血通常是由单一出血点引起，出血导致血肿向外的力量受到周围脑实质顺应性或弹力的相互作用。当出血点的外向力与血肿周围脑实质的内向力相平衡时，血肿稳定且出血源有凝块形成。

脑实质内血肿的快速形成启动了损伤的双相过程。原发性损伤发生在出血后数分钟至数小时，是与血肿扩大的占位效应相关的机械损伤结果，导致血肿周围区域脑组织的兴奋性中毒和细胞凋亡。理论上，清除颅内积血可降低血肿周围大脑所受的机械应力。在混合与不混合血红蛋白的情况下，向大鼠尾状核注射琼脂糖的临床前研究支持以下观点：初始损伤仅由占位效应发生，存在出血情况时会产生额外炎症损伤[9]。

继发性损伤在数天至数周后产生，其程度与初始血肿量有关。因此，认为血液成分与脑实质直接接触及血肿扩大引起的初始损伤将导致继发性损伤的发生。已知这种迟发性损伤包括多个平行病理机制，包括血液毒性、高代谢、兴奋毒性、扩散性抑制和导致血脑屏障破坏的氧化应激反应、水肿、功能障碍和细胞死亡。迟发性损伤在影像学上被描述为脑出血后水肿，与预后不良有相关性，研究已显示水肿随着血肿清除而减轻。有一些证据显示，清除血肿可通过减少脑出血后水肿在一定程度上减轻继发性损伤[10]。另外，脑出血后水肿的减轻与手术清除血肿体积相关。

动物体内和体外的临床前数据倾向于早期血肿清除和改善预后之间的正向关系。尽管有详尽的临床前数据和生理学依据，但在人体中早期外科处理的作用仍有争议。一项较早的研究是在大鼠尾状核中扩张微球囊 10min，然后放气，与让其在尾状核原处停留 24h 相比，证实早期快速去除占位效应能够改善局部脑血流量和神经预后状态。在兔和狗中进行的其他脑出血外科干预研究中，证明在 6h、12h、18h 和 24h 进行外科干预后可降低神经预后状态的时

间依赖性和减轻血肿周围继发性损伤[11-13]。关于脑出血的早期手术可改善预后的临床证据，对包括开放和微创清除研究的患者水平 Meta 分析进行随机对照研究数据表明，在这些研究中 8h 内清除血肿可改善患者的临床预后，而在 8h 后清除则不能[14]。然而，临床上早期手术干预可能会增加风险。一项比较超早期 4h 内手术与 12h 内手术的临床研究被迫终止，因超早期组的 4 例患者发生再出血后其中 3 例死亡。这表明该早期时间点止血相对困难。此外，在 3 项主要手术研究中（STICH I、STICH II 和 MISTIE III）未观察到时间依赖性的预后状况。现代微创清除术理论上可改善腔内可视性和止血，但这仍有待证实。

三、脑出血手术简史

与评价脑出血外科干预的研究非常相似，过去 60 年的脑出血手术史在很大程度上一直表现为阴性研究。探索开放或微创手术治疗脑出血获益的研究分别可追溯到 20 世纪 60 年代和 20 世纪 80 年代。McKissock 等于 1961 年报道了第 1 例幕上血肿引流术的对照研究[15]。对 180 例患者进行了一项随机对照研究，这些患者随机接受开颅血肿清除或保守治疗。结论是未证实外科干预能在死亡率或发病率上获益[15]。Auer 等于 1989 年发表了第一项针对脑出血微创手术的随机对照研究[16]，本研究对 100 例自发性脑出血患者进行内镜血肿清除术与保守治疗的比较。发现 6 个月时手术组有更低的死亡率（42% vs. 70%，$P < 0.01$）和更好的预后率（40% vs. 25%，$P < 0.01$），特别是在围术期发生皮质下出血的患者中[16]。

1997 年，Prasad 等对脑出血手术治疗进行了一项里程碑意义的 Meta 分析。研究共分析了 4 项随机试验的 373 篇文章[17]。Meta 分析得出的结论是，对于原发性幕上颅内血肿患者，内镜下清除是一种有前景的外科干预方式，但需要进行严格的随机研究。2003 年，SICHPA 立体定向抽吸研究显示溶栓辅助抽吸未能改善预后[14, 18]。

2005 年，STICH I 证明，早期手术范式在总体功能性收益上并不优于保守治疗。这项大型、国际随机对照研究将来自 27 个国家 83 家中心的 1033 例患者随机分配至脑出血早期手术组和保守治疗组，按照预后结果进行分层。良好预后组的良好预后定义为 6 个月时通过邮件问卷调查获得的 Glasgow 昏

迷量表上的良好恢复或中度残疾。对于预后较差组，预后良好还包括重度残疾程度较高的组。其余 468 例随机分配接受早期手术的患者中，122 例（26%）的预后良好，而 496 例随机分配接受保守治疗的患者中，118 例（24%）的预后良好（OR=0.89，95%CI 0.66~1.19，P=0.414）[6]。这些结果得出结论，与保守治疗相比，自发性幕上脑出血的早期手术未显示总体获益。本研究的亚组分析确定了多种临床表现特征，这些临床特征与 STICH I 预后改善相关，包括 GCS>9 分和血肿部位距皮质表面≤1cm。

根据对 STICH I 的优劣性分析，人们又后续设计了 STICH II。本研究于 2013 年发表，随机抽取了来自 27 个国家 78 家中心的 601 例患者，对意识清醒的浅叶脑出血患者进行早期血肿清除术加药物治疗或保守治疗。在本研究中，297 例早期手术组患者中的 174 例（59%）出现预后不良，而 286 例初始保守治疗组患者中的 178 例（62%）出现预后不良〔绝对差值为 3.7%（95%CI –4.3~11.6），OR=0.86（0.62~1.20），P=0.367〕，导致对关于功能上的研究结果为阴性。本研究的作者得出结论，对于自发性表浅脑出血患者，早期手术具有较小但有临床意义的生存优势[7]。

根据单中心微创研究的成功和 STICH I 的不良预后，MISTIE 研究将立体定向穿刺和溶栓作为一种手术策略进行了研究[10]。2016 年，MISTIE II（微创手术加 rt-PA 用于脑出血手术）取得的初始数据倾向于在预后神经功能状态上手术组比药物组改善约 16%。MISTIE II 研究中采用的内镜下引流排空术[10, 19]，称为术中立体定向计算机断层扫描引导的内镜手术（intraoperative stereotactic computed tomography-guided endoscopic surgery，ICES），也显示了有前景的安全性数据[20]。然而，有着充分把握度的 MISTIE III 研究在选定的患者中未发现 MISTIE 手术的功能获益。但是，多个次终点获益良好，包括 MISTIE 手术的死亡率，以及在更彻底的清除血肿后改善患者 1 年预后情况（手术后残存血肿≤15ml）[8, 21]。估计 1 年内的全因死亡率相差 6%~8%，MISTIE 组显著低于标准医疗组（严重程度 Cox 回归风险比为 0.67，95%CI 0.45~0.98，P=0.037）。清除程度与 mRS 为 0~3 分相关（OR=0.68，95%CI 0.59~0.78，P<0.0001），在治疗结束

时达到血肿剩余量≤15ml 手术目标的患者比例的比较中，显示在 mRS 量表 0~3 分里 1 年的风险差异增加 10.5%（95%CI 1.0~20.0，P=0.03）。作者的探究表明这些次级分析是具有探索性的。

多年以来，多种方式的微创脑出血清除术层出不穷，可能最大化提升 MISTIE III 结果所提示的清除百分比和功能情况关系。与 MISTIE 所需的长时间溶栓引流相比，主动清除技术有可能在手术过程中实现血肿的及时清除，并且不需要 t-PA 给药。因为这些技术能够快速缓解占位效应并解决出血问题，所以可能不需要确认血肿是否稳定，从而增加了符合手术清除的患者数量。通过早期手术缓解血肿扩大可能会挽救一些患者，使其不扩大，从而导致临床病情严重恶化。在不同的患者亚组中进行的早期和超早期脑出血清除系列研究表明，微创脑出血清除术可以在超早期患者人群中安全进行，尽管这还有待对照研究的明确证实[22]。

四、现代微创清除术

（一）评估微创清除术研究的 Meta 分析

自 1989 年以来，已有 16 项随机临床研究评估了各种脑出血的微创清除，产生了不同结果。一些研究表明，在某些条件下脑出血清除可以在神经功能和（或）死亡率方面获益，而其他研究则没有。因此，在本部分中，我们将重点讨论微创清除术的 Meta 分析，这些研究有助于形成后续临床研究结构。

2009 年，Gregson 等报道了一项患者层面的 Meta 分析，该分析来自 8 项已发表的脑出血手术研究的数据，其中一些包括微创手术清除术的数据，总共有 2186 例患者[14]。作者分析了血肿位置、是否存在脑室内出血、出血体积、就诊时的 GCS 及年龄。他们发现在 8h 内清除的患者（OR=0.59，95%CI 0.42~0.84），年龄 50—69 岁（OR=0.71，95%CI 0.54~0.94），呈现 GCS≥9（OR=0.54，95%CI 0.37~0.77），以及出血体积为 20~50ml（OR=0.69，95%CI 0.54~0.89）在研究时间点出现死亡或依赖的可能性较低。

2012 年，Zhou 等进行了一项研究层面的 Meta 分析，只关注专门进行微创脑出血清除术的患者[23]。作者确定了 12 项 RCT，涉及 1955 例接受 MIS 脑出血清除术的患者。在研究结束时，依赖或死亡的主要结果的 OR 为 0.54（95%CI 0.39~0.76）。作者根据

各个 RCT 的纳入标准进行了亚组分析，特别考察了年龄、血肿体积、入院时 GCS 和清除时间。他们表明，微创清除术的获益似乎适用于年龄在 30 岁以上、血肿在 25～40ml、GCS9 分或更高，以及所有研究中的清除时间。这些亚组的 Meta 分析受到了个别研究的纳入和排除标准的异质性的限制。

2018 年，Xia 等进行了一系列系统性回顾，对传统开颅手术与 MIS 脑出血清除的 RCTs 进行了 Meta 分析[24]。此研究证明，与常规开颅手术相比，微创脑出血清除的功能获益（OR=1.99，95%CI 1.21～3.28），但有趣的是，微创脑出血病例中再出血的发生率比常规开颅手术低（OR=0.43，95%CI 0.26～0.72）。手术治疗再出血发生率的降低可能是微创脑出血清除术相比于传统开颅术的优势之一。

Scaggiante 等更新了 Zhou 等进行的 Meta 分析。加入了自 2012 年以来的 5 项随机对照研究，比较微创脑出血清除与药物处理[25]。研究发现，死亡或中 / 重度残疾的首要结果复合 OR 值为 0.46（CI 0.36～0.57）。作者还进行了亚组分析，证明内镜下清除和立体定向溶栓治疗均能降低死亡或残疾的概率，OR 值分别为 0.40（CI 0.25～0.66）和 0.47（CI 0.29～67）。同时还显示，在清除时间<24h 和<72h 进行的两项研究中，都出现了治疗效果。

综上所述，这些 Meta 分析证明了 15 项 RCT 中，微创脑血肿清除比药物处理提高了大约 2.2 倍的功能独立机会。微创清除也比开颅术提高了 2.3 倍的功能独立机会。在 Scaggiante 等的研究中，与药物治疗相比，立体定向溶栓术和内镜下清除术均改善了疗效，而且治疗效果在 24h 内和 72h 内进行的清除术中都是持续存在的。

（二）简述现代微创技术

立体定向溶栓与导管引流。在 MISTIE 研究评估的这一程序中，幕上自发性脑出血患者在入院时进行 CT 检查，病情稳定后进行药物治疗，直到首次 CT 扫描后至少 6h 进行重复 CT 扫描[19]。如果使用 ABC/2 方法，稳定性扫描显示血肿尺寸增加<5ml，并且 CTA 未显示斑点征，则没有活动性出血的证据，患者有指征进行溶栓治疗。如果血肿不稳定，可每 6 小时重复进行 1 次 CT，直至稳定。然后将患者送入手术室，进行全身麻醉。穿刺轨迹的选择是为了避免穿过功能区并沿着血肿长轴排列。对血肿进行定位，使患者的体位与计划的穿刺轨迹相适应。用高速钻或麻花钻打一个孔。在立体定向引导下将 14F 剥离式插管置入血肿直径的中间 2/3 处。然后取出导引器，用 10ml 注射器轻轻吸出血肿的液体成分。通过套管将外部脑室引流导管插入至顶端。去除套管，将引流管从皮肤穿出，固定好并与引流系统连接。然后进行术后 CT 检查，以确认导管的位置和无不良事件发生。放置 3h 后通过导管注射 1mg 阿替普酶，随后用 3ml 生理盐水冲洗。每 8 小时给药 1 次，直至 9 次，每 24 小时进行 1 次 CT 扫描。该技术在 MISTIE Ⅱ 和 MISTIE Ⅲ 研究中得到了评估，并可能在未来的研究中进一步评估[8, 19]。

（三）颅内血肿穿刺术

颅内血肿穿刺术是立体定向溶栓的一种形式，将一次性 YL-1 型颅骨穿刺针经颅骨钻孔，进入血肿内[26]。根据需求，可将两根或多根针头插入同一血肿内。这种技术在中国普遍使用，并且已得到很好的研究，有很好的效果。之后放置针头，进行头部 CT 扫描以确认针头在血肿内的位置。6h 后，注射尿激酶并允许在腔内停留 2h，然后允许其被动排出。尿激酶每天注射 3 次。在每次注射前，通过针头吸出溶解后的血肿液。该方案持续 3～5 天，每天进行 1 次 CT 检查，以监测清除进展和新发出血。2009 年，Wang 等发表了一项来自中国的随机对照研究，评估了 377 名血肿体积为 25～40ml 且 GCS 为 9 分或以上的患者，他们被随机分配到颅骨穿刺组或药物治疗组[27]。该研究证明，颅骨穿刺有显著的统计学意义，在出血后 3 个月，40.9% 的手术患者 mRS 为 3～6 分，63% 的药物治疗组 mRS 为 3～6 分。

（四）内镜清除术

内镜清除术包括将一个立体定向引导的鞘管（通常为 19F 或直径 6.3mm）置入血肿内，通过鞘管将内镜置入血肿中，使用可能通过内镜管道引入的辅助抽吸装置[28, 29]。内镜清除血肿是在血管造影室或手术室内进行的，通常使用钻孔超声和术中 CT，在手术完成前评估血肿清除百分比。鞘管沿血肿长轴放置，同时避开脑功能区。该手术可在无液体或充满液体的腔体中进行。神经内镜在儿科和耳鼻肿瘤、神经外科和颅底手术中得到了很好的发展，因此，许多外科医生熟悉该技术。通过一个双极烧灼装置可以对出血的血管进行灼烧，该装置可通过内镜的管道使用。如果手术是在造影室或手术室内进行，则可用术中超声或 CT 扫描，以确定是否达到手术目标。通常在术后第 1 天进行 CT 检查，以确认未发生再出血，并得出最终血肿清除百分比（图 72-1）。

多项随机临床研究对内镜下清除血肿的变化进行了评估，包括 Auer 等发表的研究和 ICES 组的 MISTIE II 研究[16, 20]。Kellner 等概述了一种进行微创内镜清除术的技术，称为立体定向脑出血水下抽血（stereotactic ICH underwater blood aspiration，SCUBA）技术，并报道了 100 例患者 6 个月的 mRS。目前正在进行多项临床研究[28, 30]，评估带有辅助抽吸装置的内镜下血肿清除包括一项名为 Apollo/Artemis 的脑出血患者微创内镜手术（Minimally Invasive Endoscopic Surgery with the Apollo/Artemis in Patients with Brain Hemorrhage，INVEST）单臂可行性研究，招募 50 例患者[31]，以及一项招募 500 例患者的随机临床研究，即微创神经抽吸装置（Minimally Invasive Neuro Evacuation Device，MIND）研究。

（五）内镜辅助颅内血肿清除

内镜下颅内血肿清除涉及一个直径 2~3cm 的小骨窗，立体定向放置一个鞘管或端口，通常直径约 1cm，作为通道，向下置入一个薄内镜和其他神经外科器械，执行抽吸、烧灼和冲洗任务。在标准神经外科手术中使用的抽吸和双相电极烧灼术可与内镜介导的血肿清除术一样，一些研究小组报道使用一种结合灌洗、抽吸和烧灼的器械。Nagasaka 完善了内镜辅助技术，主要在充满空气的腔内进行轻度灌洗，然后在发现出血动脉时根据需要增加灌洗，称之为"平衡灌洗"策略[32]。

（六）Endoport 技术辅助颅内血肿清除

Endoport 介导的血肿清除与内镜辅助的颅内血肿清除类似，即使用管状牵引器接触血肿。该技术在手术室通过开颅手术进行。使用外镜或显微镜代替内镜，以同轴的方式进行可视化说明。它允许使用与神经外科手术中常用的吸引和双极灼烧相同的手术技术，因此从理论上讲，外科医生熟练这种方法的培训时间要比其他需要掌握的新技术方法要短（图 72-2）。

运用这种技术的多例数、多中心研究由 Labib 等报道，共包含了 39 例患者。报道显示，所有患者的血肿体积减少 90% 以上，围术期 GCS 评分的中位数从 10 分改善至 14 分，63% 的患者在随访结束时 mRS 评分达到 3 分或者更好[33]。一项早期微创清除颅内出血（Early Minimally Invasive Removal of Intracerebral Hemorrhage，ENRICH）的随机研究正在进行中，招募多达 300 例患者以评估这种方式下的

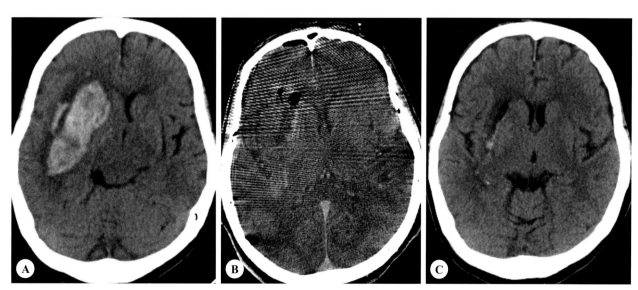

▲ 图 72-1　内镜消除术前后头部 CT

A. 术前头部 CT 可见右侧基底核 60ml 脑出血；B. 在血管造影室内进行术中锥形束 CT 检查，显示血肿清除顺利，手术成功；C. 术后第 1 天 CT 显示血肿几乎完全清除

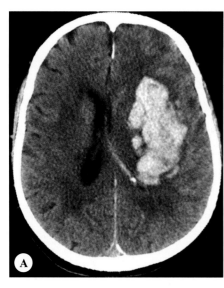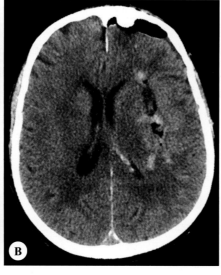

◀ 图 72-2　Endoport 技术辅助颅内血肿消除前后头颅 CT

A. 术前头部 CT 可见左侧基底节脑出血，体积为 65ml；B. 在 Endoport 技术辅助血肿清除后，立即进行 CT 检查证实血肿清除彻底

微创清除。

（七）手术患者的评估、成像和早期管理

脑出血的体征和症状与缺血性脑卒中相似。脑出血的初始症状包括呕吐、收缩压＞220mmHg、头痛、癫痫发作和意识水平下降。稳定后迅速进行神经影像学检查，以确定患者是哪种形式的脑卒中，以及是否需要进行紧急神经外科干预，进而考虑为脑积水放置室外引流管或进行减压或血肿清除[34]。

CT 和 MRI 都适合于初步评价。MRI 可提供更细微的特征变化，而 CT 则更容易获取[35]。确认脑出血临床表现为高密度肿块的实用方法是 CT 影像，可阐明血肿体积、位置和其他脑室内或蛛网膜下腔出血。血肿体积可以用 ABC/2 方法计算，或在有条件的情况下，用人工智能图像评估软件自动计算，该软件还可以为治疗小组成员预警。脑出血血肿形状和密度的另外几个标志物可以预测血肿扩大的可能性和预后情况[36-38]。因此，快速、准确地评估血肿的体积，对于微创外科（血肿体积和位置严格纳入标准）干预非常重要。

血管成像通常与初始成像一起获得，在缺血性脑卒中的情况下影像学可评估是否存在潜在血管病变或者在脑出血情况下可评估是否存在大血管闭塞。在基底节和丘脑区更易发生高血压性脑出血，而在与脑出血相关的淀粉样血管病变患者中更易发生在脑叶区域。与动脉瘤破裂相关的脑出血更多是可能发生在与半球间或裂隙连接的蛛网膜下腔。与动静脉畸形有关的出血可能与出血处或周围的异常血管有关，CT 发现可能包括异常的钙化。斑点征是 CTA 的一种征象，代表对比剂的持续外渗，表明动脉撕裂的动态出血。它是原发性脑出血患者血肿扩大和院内死亡率的强烈预测指标[1]。

最新的 AHA 指南中概述，对于幕上病变进行外科干预的作用仍有争议。无论有无血肿清除，减压都可提高生存率，但未有证据表明减压可改善神经功能的预后。因此，稳定血压、抗凝血药的逆转、抽搐（如果发作）的治疗、对未保护气道的患者进行插管，以及必要时使用脑室外引流控制颅内压是早期治疗的主要手段。与家庭成员、法定授权代表及患者（如果可能）如实进行术前讨论是为了尽早确定护理目标。对于有血肿占位效应的患者，可以考虑手术治疗，达到减压或清除血肿从而避免形成脑疝的目的。尽管这种干预措施可能挽救患者的生命，却无法改善神经功能预后。如果考虑手术，最重要的是在知情同意书上说明关于手术整体获益的争议，以及建议进行手术的理由。

接受手术的患者可能会给予某些药物治疗，而这些药物治疗在某些非手术患者中不适用或禁忌。具体而言，使用阿司匹林或氯吡格雷的患者很可能会接受抗血小板逆转治疗，包括服用 DDAVP 和血小板输注。有明确的随机研究证据表明，非手术患者输注血小板不利于结果，但手术患者在手术过程中出血的风险会增高，因此在大多数情况下进行血小板逆转[39]。鉴于围术期癫痫发作风险增加，无论是否发生抽搐，患者都可能接受抗癫痫药物治疗。患者在插管时也可给予类固醇激素治疗，以减少气道软组织的肿胀；或在某些情况下，患者可逐渐开始类固醇减量，以减轻与外科干预相关的脑水肿。类固醇激素不是非手术治疗的适应证，即使使用也不能使患者获益[5]。

五、手术患者的术后管理

临床上，脑出血患者术后内科并发症很常见，因为同时患有内科疾病[40, 41]。2020 年，对 100 例进行微创内镜脑出血清除的研究报道了肺炎（24%）、急性肾损伤（9%）、脑室炎（5%）、无症状性再出血（4%）、缺血性脑卒中（3%）、癫痫发作（2%）及手术部位感染（1%）等并发症[30]。发生感染的风险因素包括插管、呼吸困难、肺水肿和深静脉血栓形成。

接受手术的患者存在术中和术后再出血的风险。因此，外科医生可能会被要求严格控制血压。必须仔细考虑严格监控血压（低于 130mmHg）的风险和获益，可能会使一些脑出血患者面临脑卒中或急性肾损伤的风险[42]。

考虑到脑出血患者的深静脉血栓风险，行动不便或有运动障碍的患者应从入院当天开始进行间歇性气动按压以预防静脉血栓栓塞[5]。一般情况下，深静脉血栓的药物预防治疗也被探索性用于脑出血中，对 1000 例患者数据的 4 项研究进行 Meta 分析发现，肺栓塞发生率降低（1.7% vs. 2.9%，RR=0.37，95%CI 0.17～0.80），而死亡率、深静脉血栓发生率或血肿扩大无显著差异[43]。因此，可能存在一些必须权衡风险获益。神经外科术后，患者深静脉血栓形成和相关并发症的风险可能会增加，因此深静脉血栓药物预防可在脑出血术后实施。通常在术后第 1 天或第 2 天中，如果第 2 次术后头部 CT 显示无额外出血，可开始皮下注射普通肝素或依诺肝素治疗。

手术后再出血风险是一种已知的并发症，特别是在接受超早期或早期手术干预的患者中。这种术后高风险要求医护团队保持警惕，以维持血压参数，在有持续脑室外引流的情况下管理颅内压，并根据神经系统检查到的变化，确定是否发生需要再次手术的症状性再出血。

随着血肿清除或手术减压，理论上在临床过程的急性期后，继发于血肿周围组织水肿的严重迟发性神经功能衰退的风险可能会降低。即使没有明显

的占位效应，脑水肿加重仍可导致术后脑出血患者神经系统恶化，应在鉴别诊断中予以考虑。

在危重患者和术后患者中，早期运动已被证明能够改善结局指标，包括 ICU 治疗时间和住院时间，以及长期死亡率和预后神经功能状态[44, 45]。这些原则同样适用于脑出血手术患者，他们应尽快通过康复理疗进行干预。

六、替代诊断和相关管理

（一）与使用抗凝血药相关的脑出血

每年有 0.3%～0.6% 口服抗凝血药患者发生抗凝血药相关的颅内出血，其中大多数为脑出血[46]。常用的口服抗凝血药包括维生素 K 拮抗药和直接口服抗凝血药，其中包括达比加群、利伐沙班、阿哌沙班和依度沙班。2018 年对 141 311 例脑出血患者中开展一项回顾性队列研究证实，既往使用华法林或直接口服抗凝血药的住院死亡率较未使用抗凝血药者升高[47]。

脑出血患者的维生素拮抗药逆转最好通过静脉注射维生素 K 和 4 因子 PCC 来实现[48]。达比加群逆转是通过 idarucizumab 完成的，这是一种针对达比加群的人源化抗体的 Fab 片段，形成复合物通过肾清除[49]。Andexanetα 是一种重组的人凝血因子 X a 变体，可与利伐沙班、阿哌沙班和依度沙班特异性结合和分离[49, 50]。非特异性逆转治疗包括 PCC、活化 PCC 和 rF Ⅶa。

如果可能，建议在神经外科手术之前进行紧急逆转。INR 具体目标尚不清楚，研究采用的目标范围为从 <1.3 到 <1.5。如果使用了口服抗凝药物，并且没有逆转剂，最近一次给药是在 2h 内，则可以使用活性炭，也可以使用 PCC。如果可能，最好过 4 个药物半衰期后手术。每种口服抗凝药物的半衰期不同，范围为 7～14h。

（二）动脉瘤破裂后的脑出血

10%～38% 的蛛网膜下腔出血继发于动脉瘤性脑出血[51]。动脉瘤性脑出血的蛛网膜下腔出血患者更有可能存在初始临床状况较差，并且在治疗前再次出血。脑出血的颅内动脉瘤风险因素包括大脑中动脉和大脑前动脉中的前循环[52]。在蛛网膜下腔出血的情况下，较大的动脉瘤尺寸也与脑出血相关[51]。当中等水平的脑出血伴有动脉瘤破裂时，应考虑动

脉瘤夹闭术，以便手术期间血肿清除或用开颅去骨瓣减压。

（三）动静脉畸形引发的脑出血

动静脉畸形的年出血风险为 0.9%～4%[53]。尽管动静脉畸形相关的脑出血不如抗凝相关或继发于动脉瘤破裂的脑出血常见，但它们也是脑出血的重要原因，因为它们通常影响年轻患者[54]。与无动静脉畸形的脑出血相比，动静脉畸形引发脑出血的住院死亡率较低，并且出院情况较好。此外，即使进行了脑出血严重程度的指标校正（如 GCS 评分及血肿大小和位置）之后[55]，动静脉畸形相关性出血与出院时有更好的步行能力相关。这种类型的出血行积极干预是更合适的方式。紧急进行血管造影以评估可能需要紧急干预的动脉瘤。如果必须减压，通常在不清除血肿的情况下进行骨性减压，因为当存在血肿和颅内压升高时，在血管造影照片上无法识别动静脉畸形的范围。如果在未切除动静脉畸形的情况下尝试清除血肿，清除凝块后有可能发生出血；此时，须完全切除动静脉畸形才能达到止血。在术前血管造影不能充分了解动静脉畸形的情况下，理论上会增加在试图急性切除术后，残留部分动静脉畸形的可能性，需要在将来进行再次的手术。

（四）缺血性脑卒中出血性转化后的脑出血

缺血性脑卒中的出血性转化发生在 2%～7% 接受 t-PA 治疗的患者和约 4.4% 接受血栓切除术的患者中[56-58]。出血性转化的危险因素包括高龄、大面积梗死、血管重建时间、脑卒中严重程度、血压、高血糖、血小板减少、肾衰竭和抗凝血药[59]。潜在脑卒中的出血性转化是大多数微创清除术研究的排除标准，通常不在临床上进行。当为了挽救生命而必须进行手术时，通常进行减压而不清除血肿，以尽量减少引起异常梗死组织进一步出血或再出血的机会。

七、小脑出血的外科治疗

自发性小脑出血有着更高的发病率和死亡率，占所有脑出血中的 5%～10%[60]。小脑出血的死亡率范围在 18%～75%[61]。AHA/ASA 国际指南建议，对于最大尺寸超过 3cm 的小脑出血，有脑干受压或继发于脑室受压的脑水肿时，应进行外科血肿清除术[5]。2019 年对 578 例小脑脑出血患者进行 Meta 分析表明，与保守治疗相比，手术血肿清除总体上与神经功能改善没有关系。然而，＞12～15ml 的血肿体积范围，手术清除与更大的存活可能性相关（体积≥15cm³，74.5% vs. 45.1%，$P<0.001$；校正后风险差异 =28.2%，95%CI 24.6%～31.8%，$P=0.02$）[62]。

目前自发性小脑出血手术干预的标准是枕骨下去骨瓣减压术（suboccipital craniectomy，SOC），同时硬膜敞开减压或者硬膜减张缝合。考虑到与 SOC 相关的并发症（包括脑脊液漏、感染和手术时间过长）发生率为 30%，一些外科医生建议进行微创小脑脑出血血肿清除术是 SOC 的一个实用替代方案[60]。

八、快速发展领域中的未来方向

事实证明，脑出血是最具挑战性的临床疾病之一，数十年的临床研究都产生了阴性结果。然而，随着对该疾病病理生理学的新认识，药物开发或早期临床研究的进行以减少对血肿周围区域的损伤。人工智能驱动下的影像分析技术已逐步应用于临床，帮助治疗团队获取脑出血状态、大小和位置的信息，以便更快地提供治疗。基于影像和临床特征的人工智能赋能的预后预测技术也已开发出来。毫无疑问，与其他医学领域一样，人工智能算法将在不久提高预测预后的速度和准确性，并指导脑出血的治疗决策。

尽管近期研究评估脑出血手术治疗的结果为阴性，但随着时间的推移，从该领域研究中已充分显示，有证据表明患者选择、程序技术和技术发展的结合将对脑出血患者提供合理治疗选择。若外科干预脑出血被证明是有益的，那外科医生将成为脑出血治疗的主体，同时可发展其他疗法，其中可能包括新型疗法、干细胞输送、纳米粒子定时药物递送或其他尚未发现的治疗方法。

第73章　脑室出血的处理
Management of Intraventricular Hemorrhage

Sean P. Polster　Julián Carrión-Penagos　Issam A. Awad　著

汪志忠　盛柳青　译　　朱先理　校

本章要点

- 自发性脑室出血（IVH）最常见于脑实质性、深部高血压出血的延伸。其他原因可能包括动脉瘤样破裂出血延伸，最常见的是前交通动脉部位，以及后循环动脉瘤样破裂或动静脉畸形引起的第四脑室出血。

- IVH 是一个独立而重要的临床问题，会影响预后。脑室扩张合并邻近结构受压或脑脊液通路阻塞可能会对颅内压产生不利影响，这可能需要干预。

- 清除脑室系统积血的研究一直在进行中，其中最大的临床试验是"血栓溶解：加速分解吸收"。病例在纳入 CLEAR 试验之前，需要通过计算机断层血管成像和（或）磁共振平扫 / 血管成像进行检查，以排除结构性血管病变（动脉瘤、AVM、烟雾、动脉夹层）、肿瘤或出血性梗死。如果是为了检查 IVH 病因或进行溶解血肿的治疗，就必须进行这些病因学检查。

- IVH 的典型治疗方案是根据是否有血肿相关的脑积水来衡量的，如果存在脑积水，应放置脑室外引流。此外，使用 rt-PA 的脑室内溶栓可以直接进入血栓内，以加速溶解，并保持脑室外引流导管的通畅，以控制 ICP。

- CLEAR Ⅲ 试验结果显示，与安慰剂相比，溶栓剂治疗 IVH 的功能状况并没有显著改善。然而，在梗阻 / 铸型较大的 IVH 患者及积极清除 IVH 的患者中，治疗结局有所改善（即血肿量减少＞80%，必要时可使用多根导管）。

出血扩展至脑室的出血性脑卒中称为脑室出血（intraventricular hemorrhage，IVH）。典型的情况下，IVH 继发于高血压、血管病变或肿瘤导致的脑实质出血扩大延伸至脑室系统。这通常发生在 30%～50% 的脑出血中，大多数与深而大的血肿有关。到急诊室就诊的患者脑室扩张，通常会出现意识水平下降和预后较差的情况。以前的研究已经报道了与 IVH 患者 30 天死亡率的升高相关[1-3]，脑室出血量是影响脑出血整体预后的重要因素[4]。脑室系统中血肿的存在扰乱了脑脊液的循环，导致颅内压升高，最终

降低了脑灌注压。此外，脑室系统中的血肿可能对脑室周围结构造成压迫效应，导致周围组织水肿和梗阻性脑积水。STICH 试验发现，55% 的 IVH 患者有脑积水，只有 11% 的脑积水和 IVH 患者有良好的预后[5]。

在本章，我们将讨论原发性和继发性 IVH，分别发生在无脑实质内出血和脑实质内出血延伸扩大到脑室的情况。后者可能由高血压、淀粉样血管病、血管畸形、肿瘤或其他结构性或血管性病变所致。我们将讨论 IVH 的自然病史、临床特征、诊断方法、

治疗和预后。CLEAR 临床试验的结果使人们更深入地理解了 IVH，并为改善其结果提供了一个基本的知识框架。其他引起 IVH 的原因，如新生儿生发基质出血不在本章讨论范围内。

一、原发性脑室出血

没有明显脑实质出血的自发性 IVH 是极其罕见的，应该及时进行彻底的诊断性检查。通常，无脑出血的 IVH 是由与脑室系统室管膜表面的隐匿性血管畸形所致。罕见有脑室周围肿瘤或破裂的脑室内动脉瘤导致原发性 IVH 的报道。远端豆纹动脉或脉络膜动脉微小动脉瘤，以及与烟雾病血管病变导致出血也有报道 [6-9]。许多原发性 IVH 患者没有明确的血管疾病，出凝血功能障碍或药源性出血也应纳入考虑范围。

最常见发生自发性出血的脑肿瘤，是恶性星形细胞瘤或转移瘤（黑色素瘤、甲状腺、绒毛膜癌和肾细胞肿瘤）[10]。较少见的肿瘤包括室管膜瘤 [11]、室管膜下瘤 [12]、脉络丛乳头状瘤 [13]、脑室内脑膜瘤 [14, 15]、侵入第三脑室底部的垂体瘤 [16]、神经细胞瘤 [17]、颗粒细胞肿瘤 [18] 和颅咽管瘤，以及在罕见病例报道中报道的其他肿瘤。

二、高血压性脑出血与脑室出血

1/3～1/2 的深部自发性脑出血延伸到脑室系统。高血压导致小血管病变，是深部脑出血的主要危险因素。基底节区的小穿支动脉长期暴露在高血压下，这些小动脉与其主干成 90° 角分出，缺乏承受血压变化所需的支撑结构，使其容易发生血管重塑并最终出血，所形成血肿破入其供血的脑实质结构 [19]。这些小血管供应壳核、尾状核、丘脑、脑桥和中脑，是慢性高血压引起的深部自发性脑出血最常见的部位（图 73-1）。当脑出血量大及在脑室附近的出血可能导致 IVH。

高血压是一种可干预的危险因素，使脑卒中的风险增加 2～4 倍。以控制高血压为目标人群的一级预防策略可以将脑出血的病残率降低 39%[20]。导致脑实质出血的其他危险因素还包括中到严重的酗酒和抗凝治疗 [21]。

三、动脉瘤性脑室出血

高达 45% 的动脉瘤破裂病例可见 IVH。在前交通动脉、基底动脉顶端和其他后循环动脉瘤破裂后，血液从蛛网膜下腔延伸到脑室系统更为常见。动脉

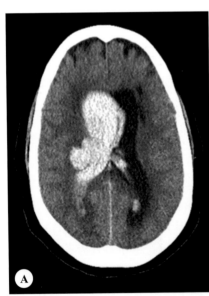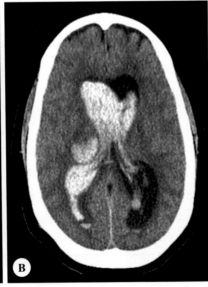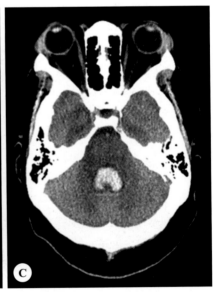

▲ 图 73-1 深部自发性脑室出血

一位 58 岁女性，因右侧丘脑深部出血并扩大至脑室出血，左侧肢体瘫痪。急诊治疗应包括控制血压和纠正凝血障碍。随后应进行脑室外引流，以控制梗阻性脑积水引起的颅内压升高，并有可能促进血肿清除。第一根引流管应放置在左侧（铸型较小）侧脑室，以便于控制颅内压。在确保出血已经稳定和排除动脉瘤、AVM 等血管疾病之后，强烈建议在右侧（更多铸型）侧脑室放置第二根引流管，以进行血肿溶解

瘤破裂后出现 IVH 和高 IVH 量与神经状况恶化和预后较差有关[22, 23]。IVH 也被纳入预测蛛网膜下腔出血后脑血管痉挛的 Fisher 分级中；然而，仅有部分分析结果表明，IVH 与迟发性脑缺血或脑梗死有关[23]。动脉瘤性 IVH 后期需要脑室腹腔分流术的可能性较高（高达 50%）[24]。

高达 50% 的小脑后下动脉动脉瘤破裂伴有 IVH[25]，并且细致的病例分析表明，位于后循环的动脉瘤比位于前循环的动脉瘤更容易引起 IVH[22]。颅后窝动脉瘤破裂蛛网膜下腔出血可能导致第四脑室扩张、脑积水和脑干受压。

四、血管畸形与脑室出血

累及脑室壁的动静脉畸形出血可引起 IVH，这些血管畸形通常与深静脉引流有关（图 73-2）。回顾性研究表明，深部引流与出血有关，此类患者中 25% 可并发脑内出血[26]。AVM 数据库的前瞻性分析显示，16% 的初始出血为 IVH，31% 脑出血合并 IVH[27]。脑室周围海绵状血管瘤和经脑静脉引流的硬脑膜动静脉瘘也可引起 IVH 但发生较少。

五、脑室出血的自然廓清

研究表明，在正常情况下，脑脊液中几乎没有纤溶活性，但出血后可以检测到纤维蛋白降解产物。脑脊液中的纤溶是由血浆中的主要纤溶蛋白纤溶酶完成的。纤溶酶原是纤溶酶的前体形式，作为正常的血液成分被输送到脑脊液中。纤溶酶原由 t-PA 转化为纤溶酶。血管破裂血液进入脑室系统或蛛网膜下腔的同时，血管内皮细胞释放的 t-PA 被排放入到脑脊液中。其他血液成分（如白细胞和血小板）会释放纤溶酶原激活酶，帮助溶解脑室内血肿。炎性软脑膜释放到脑脊液中的抑制因子可调节血凝块分解速度[28]。脑脊液中的纤溶蛋白在最初出血后的第 3 天或第 4 天消失。这些蛋白的持续存在可能预示着活动性出血[29]。脑脊液中的纤溶作用的研究主要是在蛛网膜下腔出血的状况下进行的，发生 IVH 后的廓清机制可能与此相似。红细胞从脑室中清除可通过纤溶作用或吞噬作用实现，纤溶作用在出血数小时内开始，2～10d 达到高峰，吞噬作用由软脑膜和蛛网膜颗粒中的巨噬细胞参与完成[28]。一项对 17

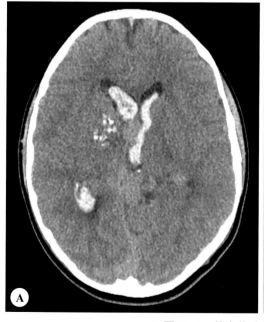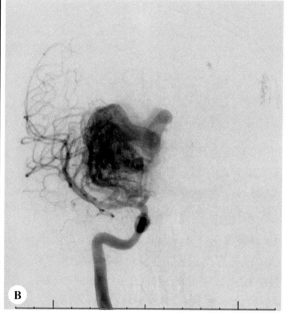

▲ 图 73-2　基底节动静脉畸形破裂导致脑室出血

在这个病例中，动静脉畸形的存在很容易在非灌注的 CT 中被识别出来。然而，如果脑实质出血掩盖了其基本影像特征，出血病因可能就不那么明显了。应考虑对所有 IVH 进行病因学筛查，特别是在计划对 IVH 进行溶解血肿或其他手术的情况下。CLEAR Ⅲ试验的亚组分析显示，筛查的 IVH 病例中 11% 有潜在的血管畸形。因此，所有患者都需要 CTA 和（或）MRI/A 形式的病原学筛查，以便对病变进行适当分类，以指导适当 / 安全的干预

名患者的观察研究表明，脑室内血凝块的溶解遵循一级动力学，血凝块的绝对溶解速度与最大血凝块体积直接相关。研究人员估计每天血凝块消退率为 10.8%，并得出结论，链激酶系统似乎在首次出血后 24~48h 达到饱和[30]。

（一）临床特征

IVH 引起的症状是由于颅内压升高引起的，包括突然头痛、恶心、呕吐和意识状态改变，并同时伴有脑实质出血后其他临床表现。这些症状可以是突发的，也可以是进行性加重的。高血压病史在 IVH 患者很常见。IVH 也可以出现局灶性神经功能缺损，如脑神经麻痹或偏瘫，但不是很常见。抽搐发作并不常见，与脑实质血肿所处的位置有关。大量 IVH 后，如果脑室没有扩张，ICP 维持在正常范围内，可表现为无症状或轻微症状[31]。由动脉瘤性或 AVM 破裂引起的急性第四脑室扩张，与发病初始时 Glasgow 昏迷量表评分低、进行性神经功能恶化和预后不良有关[32]。继发性脑内出血症状通常与蛛网膜下腔出血，或脑实质出血及其解剖位置有关。

脑室内的血凝块可能导致急性梗阻性脑积水，可能导致神经恶化。血液成分阻塞蛛网膜颗粒，是 IVH 导致交通性脑积水的迟发性后果。血液存在于第三和（或）第四脑室，并且存在 SAH，则发生脑积水的风险更高[33]。脑出血扩大导致的继发性 IVH 合并急性脑积水是不良预后的另一个独立因素，与年龄、脑出血量和初始 GCS 无关[34, 35]。

（二）诊断

IVH 的诊断通常使用 CT，但从历史上看，IVH 分级仅是参照正常脑室大小进行的定性诊断，以某种参照尺度来进一步确定 IVH 的程度。由于不同的阅片者对影像上的体积测量变化差异较大，人们设立了改良 Graeb 评分（modified Graeb score，mGS）（图 73-3A）以进行半定量的评分，经过验证，它较准确地测量 IVH 体积并推测预后。mGS 可以量化每个脑室的容积，随着时间的推移，可以更准确地测量 IVH 容积，并且与治疗结果有很好的相关性[36]（图 73-3B）。在出血性脑卒中中，IVH 的严重程度是一个独立的预后不良风险附加因素。

影响深层解剖（壳核、尾状核）的 ICHS 通常与长期高血压引起的小穿支血管病变有关。大叶性脑出血通常是年龄相关性淀粉样血管病的结果。两者都可以扩大进入脑室系统。如果没有明显的出血来源，应该仔细检查脑室周围区域，以确定或排除体积较小的脑出血可能为其主要原因。CT 扫描不能确定 IVH 病因的病例需要血管成像检查。研究发现，血管造影术可以检测到血管病变，如动静脉畸形出血或动脉瘤破裂可占 IVH 病例的 56%~65%[37, 38]（图 73-4）。引起原发性 IVH 的其他原因是硬脑膜动静脉瘘和烟雾病，它们最常见的出血部位是脑室[39, 40]。

（三）治疗

IVH 患者可能会在急诊室就出现意识水平下降，以及与主要出血来源有关的局灶性神经症状。

在 IVH 的治疗过程中没有明确的控制血压目标。降低高血压可降低血肿扩大的风险，但应同时考虑维持脑灌注压。过度降压可能会导致血肿附近组织的脑缺血。AHA 发布的脑出血血压管理指南适用于 IVH。这些指南建议将 150~220mmHg 的收缩压降至 140mmHg（Ⅰ 类，证据 A 级），这不仅安全且可能会改善功能结局（Ⅱa 类，证据 B 级）[41]。发作后最初几小时内降至 140mmHg 以下未能降低病残率或死亡率，并可能增加肾不良反应的风险[42]。

近年来，研究人员试图通过各个临床试验建立脑出血中控制血压的目标。

急性脑出血强化降压试验（Intensive Blood Pressure Reduction in Acute Cerebral Hemorrhage trial，INTERACT）及其后续试验（INTERACT2）的结果表明，在发病 6h 内 SBP 降至 <180mmHg 或 <140mmHg 后，两组患者在 72h 内的神经功能恶化程度无明显差异。这些试验没有显示死亡率或严重残疾的降低[43, 44]。急性脑出血降压治疗 -2（ATACH-2）试验的目标是将 SBP 降至 110~139mmHg，其结果表明，在总体死亡、残疾或血肿扩大方面没有发现显著差异，但确实显示肾损伤有统计学意义的增加[45]。

凝血功能障碍与 ICH 扩大有关，这可能导致 IVH。因此，应确诊后立即纠正。使用华法林可使脑出血风险增加 7~10 倍，并与发作后 72h 内血肿扩大有关[46, 47]。尽管维生素 K 拮抗药导致出血并发症的风险与 INR>4 相关，但一个大型队列研究发现 ICH 大多发生在治疗性 INR 水平范围内[48]。同一项研究发现，在入院后 4h 内将 INR 控制在 1.3 以下可以避免血肿扩大。

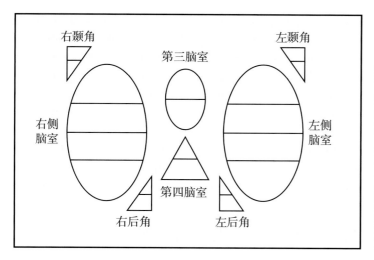

每个脑室的分数

血液百分比	右颞角	右侧脑室	右后角	左颞角	左侧脑室	左后角	第三脑室	第四脑室
无	0	0	0	0	0	0	0	0
≤25%	1	1	1	1	1	1	2	2
25%～50%	1	2	1	1	2	1	2	2
50%～75%	2	3	2	2	3	2	4	4
75%～100%	2	4	2	2	4	2	4	4
延伸	1	1	1	1	1	1	1	1

A

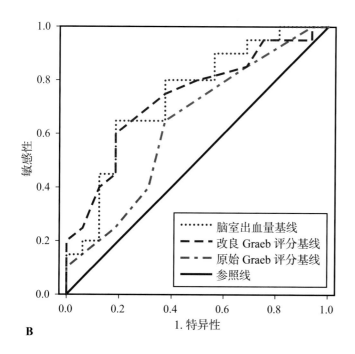

B

▲ 图 73-3　改良 Graeb 评分

A. 已证明改良 Graeb 评分表作为脑室出血的客观半定量指标不仅可靠，而且还可推测预后；B.IVH 基线的特征曲线、oGS 和 mGS 预测 180d 预后不良。基线 IVH 的曲线下面积为 0.74（95%CI 0.58～0.91）。mGS 的 AUC 为 0.74（95%CI 0.57～0.90）。OGS 的 AUC 为 0.63（95%CI 0.45～0.82）（引自 Morgan TC, Dawson J, Spengler D, et al. The modified Graeb Score: an enhanced tool for intraventricular hemorrhage measurement and prediction of functional outcome. *Stroke*. 2013;44:635–641. https://www.ahajournals.org/doi/10.1161/STROKEA HA.112.670653. ）

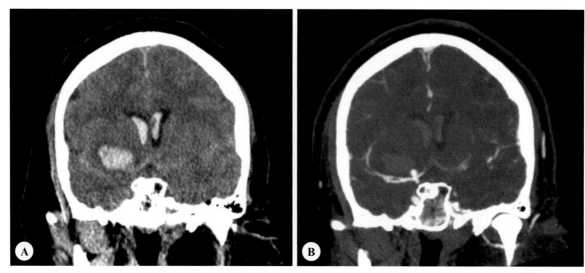

▲ 图 73-4　动脉瘤导致的脑室出血
A. 头颅 CT 显示蛛网膜下腔、实质内和脑室出血；B. CTA 显示颈内动脉末端（分叉处）动脉瘤破裂

目前，维生素 K、新鲜冰冻血浆、凝血酶原复合物和重组激活因子Ⅶ等药物被广泛应用于逆转凝血功能异常。与香豆素相关的颅内出血患者的 INR 正常化试验比较了 VKA 相关性脑出血患者使用维生素 K 加Ⅳ因子 PCC 或 FFP，入院时 INR 为 2 或更高；在接受 PCC 治疗的患者中，67% 的患者在 3h 后 INR 达到 1.2 或更低，而 FFP 组的 INR 为 9%（ P=0.0003 ）。由于影响 FFP 组的治疗组之间的血肿扩大有显著差异，试验停止（ P=0.023 ）[49]。在 90 天时，PCC 组有 9% 的患者死亡，而 FFP 组的死亡率为 36%。PCC 组有更多的患者出现血栓栓塞并发症。这项试验无法确定更快地 INR 逆转是否会对临床获益[50]。

在一项Ⅱ b 期试验中首先评估了 rFⅦa 在自发性 ICH 中的使用，该试验显示，与安慰剂相比血肿扩大显著减少。急性出血性脑卒中（Factor Seven for Acute Hemorrhagic Stroke，FAST）Ⅲ期临床试验研究未能证明其对功能结果或死亡率的益处。rFⅦa 治疗与更多血栓栓塞事件相关[51-53]。计划进行另一项试验以评估 rFⅦa 在 ICH 中的作用，重点是对 ICH 体积较大的病例进行早期干预（NCT03496883）。

尽管已经发表了关于在紧急情况下逆转直接口服抗凝血药的研究，但尚未对 ICH 进行具体的分析或试验。需要进一步的研究来提出可以逆转服用 DOAC 患者的凝血障碍的药物以避免血肿扩大，并提供有关病残率和死亡率的数据。

脑出血患者血小板活性降低与 IVH 和更差的临床结果有关[55]。自发性脑出血相关的抗血小板治疗（PATCH）试验显示，脑出血后 6h 内的血小板输注低于在发病前接受抗血小板治疗的患者的标准治疗[56]。在紧急情况下，输血可用于 ADP 受体阻滞药，如氯吡格雷，但证据有限。在拟接受手术干预时，现有共识更倾向于血小板输注，但其证据水平较低。

（四）放置脑室外引流管

目前，对于发生 IVH 相关性脑积水并伴有神经状况恶化的治疗，外科医生应该考虑放置 EVD 导管。EVD 可以引流脑脊液和降低颅内压，但单靠这种方法并不一定能改善临床结果，也不一定能避免后期脑脊液分流[57, 58]。

EVD 导管常被血凝块堵塞，给 ICP 的治疗带来困难。EVD 本身并不能改善 IVH 相关的病残率或意识水平下降[32, 57]，既不能改变脑室大小、脑水肿，也不能改变脑室内血栓引起的炎症[59]。尽管先前的研究表明，单独使用 EVD 导管并不能改善脑室内血液凝块的吸收和廓清[60]，长时间使用导管与脑室造口相关感染之间存在直接联系[61]，最近的一项 Meta 分析显示，长时间使用导管实际上可能与较低的感染率有关[62]。频繁的导管操作也与增加的感染率无关[62]。导管堵塞的常规处理是移除闭塞的导管并更换位置插入第二根导管，避免 EVD 与血栓接触以防止随后的闭塞。但对于脑室外引流管反复堵塞闭塞的病例，这些干预措施可能是徒劳的。

IVH 治疗应针对出血的根本原因（例如夹闭 / 栓塞动脉瘤、切除动静脉畸形或肿瘤、控制血压、纠正凝血功能障碍）和脑室外引流，如前所述。在一项纳入 74 例严重蛛网膜下腔出血患者的研究中，18 例全脑室系统铸型合并脑室扩大的患者，通过额叶皮质切开和术后尿激酶冲洗进行了脑室内血肿清除。但是，这些患者均未获良好的结果[63]。虽然有进行第四脑室 IVH 减压和清除血凝块的病例报道，但除非导致脑干压迫，目前不推荐采用这种方法替代标准的 EVD 置入[64]。

（五）经脑室外引流溶栓

溶栓剂促进对 IVH 清除的作用最初是在动物试验上获得证实的。研究显示此方法可以快速清除血块，恢复脑室大小，预防脑积水，恢复脑脊液正常流动[65-67]。随后的临床系列研究报道也表明对患者采用 IVT 可获得同样疗效。对因动脉瘤、动静脉畸形、慢性高血压性小动脉疾病、创伤或新生儿发生基质出血等继发 IVH 的患者，可通过 EVD 导管将尿激酶或 rt-PA 注入脑室系统[68-76]。促进脑室内血凝块清除的目的，是为了防止 IVH 对脑室系统和周围脑实质产生有害影响。

一项系统的综述比较了 1990—1998 年发表的 IVH 患者保守治疗、单纯 EVD 置管引流、EVD 加溶栓剂清除脑室内血栓的研究结果和存活率。结果表明，接受 EVD 和溶栓剂治疗的患者病死率和不良结局发生率较低[77]。小型临床试验比较了脑室内纤溶和单独使用 EVD（表 73-1）。这些结果表明，脑室内纤溶有效地加速了 IVH 中的凝块清除，而不会增加新的出血风险。

上述研究促成了血栓溶解加速 IVH（CLEAR-IVH）试验，该临床试验评估了多次注射小剂量 rt-PA 以促进 IVH 中血凝块溶解和廓清的安全性和有效性[78, 79]。CLEAR-IVH Ⅱ 期试验纳入了 48 例自发性幕上脑出血患者（≤30ml），合并第三和第四脑室阻塞的 IVH，排除了幕下出血、妊娠、ICH、继发于任何血管病变（如动脉瘤、动静脉畸形）的 IVH、肿瘤或不可纠正的凝血功能障碍。在 CT 检查明确诊断后，进行脑室外引流并控制 ICP，患者随机接受 rt-PA3mg/3ml 或安慰剂治疗。在 EVD 放置后 6h 进行 CT 扫描，以证实血肿未继续扩大及脑室引流管位置正确，直到证实血肿稳定后才开始使用 rt-PA 或安慰剂。如果存在导管创道出血或血肿扩大，则需要在注射溶栓或生理盐水前，再次复查 CT 扫描以证明血肿保持稳定不再继续扩大。如果更换脑室外引流导管，则需间隔 24h 以上才能给药以避免诱发出血经脑室外引流管注入溶栓剂或安慰剂，直到 CT 显示血肿消融吸收。在给药后 24h 内不允许操作导管或放置新导管，每天检查凝血功能，以确保患者没有凝血机制障碍或血小板功能障碍。这个规则后来也用于 CLEAR Ⅲ 和 Mistie 试验[80]（图 73-5）。

表 73-1　脑室溶栓治疗脑室出血的临床研究概况

研究人口，年份	患者数目	脑室出血的病因	纤溶物	主要研究成果
Todo 等[69]，单中心，1991	10（6 人接受 IVT）	高血压性脑出血与动脉瘤破裂	尿激酶	静脉溶栓治疗可改善血栓消退和患者预后
Rainov 和 Burkert[91]，单中心，1995	21（16 人接受 IVT）	高血压性脑出血	尿激酶	与单纯静脉引流相比，IVT 是安全的
Akdemir 等[71]，单中心，1995	16（7 人接受 IVT）	高血压性脑出血，凝血病，动脉瘤破裂	尿激酶	在 IVT 组中，恢复良好 2 例，遗留中等残疾 3 例，死亡 2 例
Tung 等[92]，单中心，1998	21（10 人接受 IVT）	高血压性脑出血	尿激酶	IVT 是安全的，可以改善预后
Coplin 等[93]，单中心，1998	40（22 人接受 IVT）	高血压性脑出血占多数	尿激酶	IVT 致使血栓清除更快，死亡率更低，结果更好
Naff 等[74]，多中心，2000	20（16 人接受 IVT，8 人随机）	高血压性脑出血占多数	尿激酶	IVT 与比预期更好的 30 天存活率有关

（续表）

研究人口，年份	患者数目	脑室出血的病因	纤溶物	主要研究成果
Findlay 和 Jacka[94]，单中心，2004	30（21 接受 IVT）	动脉瘤破裂	rt-PA	IVT 加速了 IVH 的清除，使 ICP 正常化，减少了 EVD 导管阻塞（更换次数更少）
Naff 等[60]，多中心，2004	12（7 人接受 IVT）	高血压性脑出血	尿激酶	IVT 和女性性别对血栓消退率有有利影响
Varelas 等[95]，单中心，2005	20（10 人接受 IVT）	动脉瘤破裂	rt-PA	IVT 有利于（不显著）较短的住院时间、较低的死亡率、较好的 GOS 和 MRS。减少对分流器更换的需求（显著）
Torres 等[96]，单中心，2008	28（14 人接受 IVT）	高血压性脑出血	尿激酶	IVT 可防止导管堵塞，加速 IVH 清除，降低 IH 率和死亡率
Huttner 等[76]，单中心，2008	135（27 人接受 IVT）	高血压性脑出血	rt-PA	IVT 加速了凝块溶解，减少了对 EVD 更换和永久分流的需求。IVT 不影响长期结果
Ducruet 等[97]，单中心，2010	30（13 人接受 IVT）	高血压性脑出血	t-PA	IVT 患者的凝块消退更快，但血肿周围水肿增加，无菌性脑膜炎和分流依赖的发生率更高
Bartek 等[98]，单中心，2011	9	高血压性脑出血（6），动脉瘤破裂（3）	rt-PA	IVT 有利于快速清除血栓和减少分流置换
Dunatov 等[99]，单中心，2011	97（48 人接受 IVT）	高血压性脑出血	rt-PA	IVT 是安全的，有利于较低的 mRS 和 GOS 得分
Naff 等[80]，多中心，2011	48（26 人接受 IVT）	高血压性脑出血	rt-PA	与安慰剂相比，IVT 是安全的
Hallevi 等[100]，单中心，2012	29（18 人接受 IVT）	高血压性脑出血	t-PA	IVT 可降低 IVH 患者的炎症反应
King 等[101]，单中心，2012	16（7 人接受 IVT）	高血压性脑出血	尿激酶	IVT 有利于血栓溶解，在结果上没有差异
Litrico 等[102]，单中心，2013	19（11 人接受 IVT）	动脉瘤破裂	rt-PA	IVT 加速血栓消退
Gerner 等[103]，单中心，2014	28（14 人接受 IVT）	动脉瘤破裂	rt-PA	IVT 不会减少分流依赖，也不会影响功能结果
Kramer 等[104]，单中心，2014	12（6 人接受 IVT）	动脉瘤破裂	t-PA	IVT 加速了 SAH 和 IVH 的消退
Hanley 等[81]，多中心，2017	500（249 人接受 IVT）	高血压性脑出血	t-PA	IVT 是安全的，但不能改善功能结果

EVD. 脑室外引流；GOS. Glasgow 预后量表；ICH. 脑出血；ICP. 颅内压；IH. 颅内出血；IVH. 脑室内出血；IVT. 脑室内溶栓；mRS. 改良 Rankin 量表；rt-PA. 重组组织型纤溶酶原激活物；SAH. 蛛网膜下腔出血

引自 van Solinge TS, Muskens IS, Kavouridis VK, et al. Fibrinolytics and intraventricular hemorrhage: a systematic review and meta-analysis. *Neurocrit Care*. 32(1):262–271.

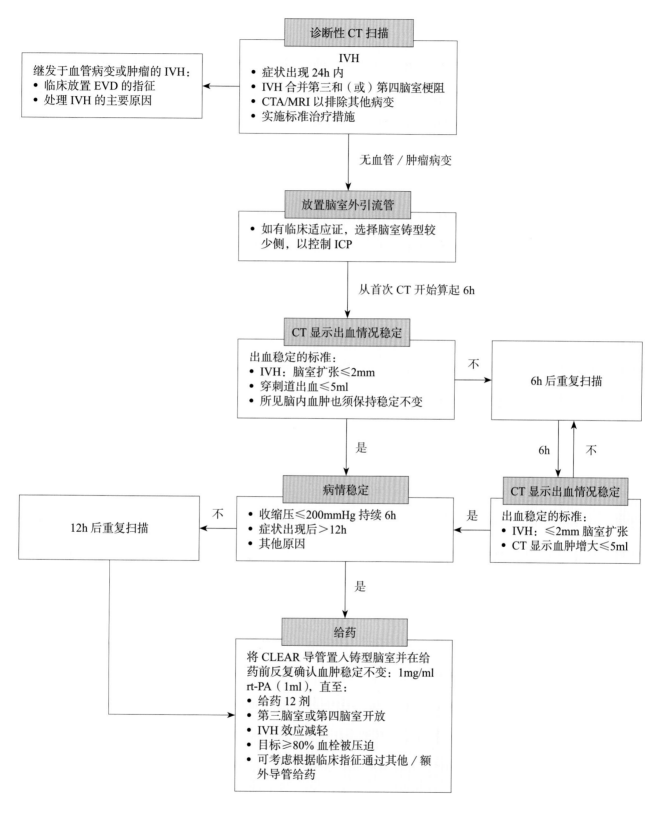

▲ 图 73-5　脑室出血治疗决策建议流程

重点考虑从 CLEAR 试验中学到的关于脑室内溶栓安全性和最佳效益的经验教训。IVH. 脑室出血；EVD. 脑室外引流；
CTA. 电脑断层血管造影；MRI. 磁共振成像；ICP. 颅内压；rt-PA. 重组组织型纤溶酶原激活物

在 CLEAR Ⅱ 期试验中，脑室内纤溶与血凝块消融吸收更快和脑室外引流置管时间更短相关。接受 rt-PA 治疗的患者，发生颅内再出血或导管穿刺道出血更多，但死亡和脑室炎的发生率低于预期。这项试验表明，对 IVH 患者进行脑室内纤溶是安全的[80]。

CLEAR Ⅲ 试验是一项随机、双盲、安慰剂对照的多中心国际试验，500 名 IVH 并有血凝块的患者随机接受 rt-PA 或安慰剂治疗。试验纳入和排除标准含有 Ⅱ 期试验的标准（这些标准在试验方案中有进一步的详细说明）。每 8 小时给予患者多达 12 剂 rt-PA 或安慰剂，每天进行 CT 扫描以评估血肿消退情况。停止给药的时机为在第三和第四脑室开放后、IVH 占位效应减轻、80% 的血块消融吸收或达到 12 剂给药时（图 73-6）。该试验的主要结果是在 180 天时用改良 Rankin 量表评估临床疗效。0~3 分为效果良好，患者具有独立自理的功能[81]。

在 CLEAR Ⅲ 试验中，使用 rt-PA 进行脑室内溶栓，并不能改善 IVH 患者的功能结果。rt-PA 确实降低了 180 天的死亡率。在初始 IVH 体积＞20ml 的病例中，特别有脑室铸型的病例，通过 IVT 治疗，大约一半的病例的 mRS 获得改善。研究发现，清除血块的体积越大，mRS 达到 3 分或更低的病例数越多，因此建议清除越多 IVH，患者获益可能也会更多[81]（图 73-7）。

对 IVH 病例放置两根或更多导管，可以改善对颅内压 /CPP 的管理，而在这种情况下，由单根外引流导管控制可能较为困难[81, 82]，应该尽可能多地引流脑室内积血[81]。基于既往对脑室内纤溶的进一步

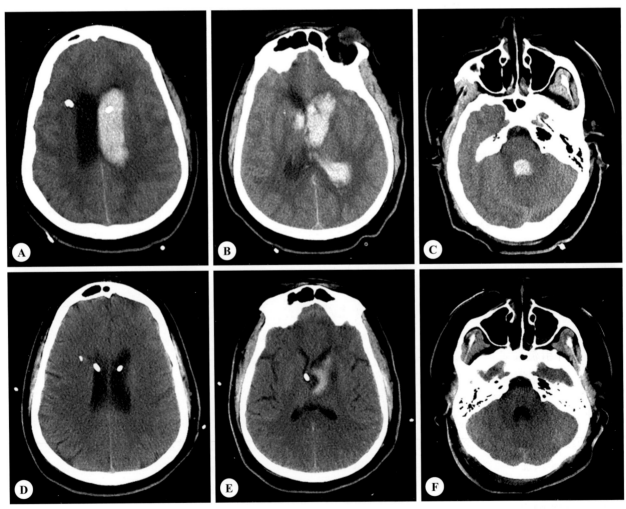

▲ 图 73-6　**CLEAR 试验对比**

A 至 C：纳入 CLEAR 试验患者，最初放置右侧脑室外引流以控制颅内压，随后对左侧铸型的脑室放置导管。D 至 F：给予 2 剂 rt-PA 后，达到试验方案终点，第三和第四脑室积血清除，铸型脑室积血清除率＞80%

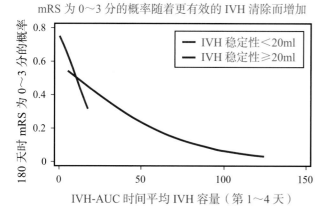

mRS 为 0～3 分的概率随着更有效的 IVH 清除而增加

AOR95%CI 0.93（0.87, 1.00），P=0.08，平均时间的每立方厘米的凝块大小（IVH＜20ml）
AOR95%CI 0.96（0.94, 0.98），P＜0.001，平均时间的每立方厘米的凝块大小（IVH≥20ml）
（根据年龄、GCS、ICH 位置和 ICH 稳定性进行调整）

▲ 图 73-7　CLEAR Ⅲ 试验

脑室出血清除越有效，mRS 为 0～3 分的概率就越高。这在初始 IVH 体积较小和较大均证实此结果，IVH 廓清越理想，功能获益越大，两者具有相关性。AUC. 曲线下面积；CI. 可信区间（引自 the CLEAR Ⅲ Trial）

深入研究，将更积极地清除 IVH、潜在的 ICH 凝块，可能会改善这种灾难性疾病的预后。

（六）从脑室出血试验中吸取的教训

1. 脑室出血后脑脊液炎症与感染的关系　在 CLEAR 试验期间使用脑室外引流治疗 IVH 的过程中，感染率非常低。在我们机构，我们建议使用浸渍抗生素的导管，在引流管到位时静脉注射抗生素，通常是头孢唑林，每天采集脑脊液样本，进行葡萄糖、蛋白质、细胞计数和细菌培养。除了密切观察临床状况外，还应结合这些化验结果评估是否有感染迹象，根据这些迹象可能会做出导管更换、鞘内万古霉素给药、导管拔除和（或）全身使用广谱抗生素的决定。

任何外引流导管的放置都有感染的风险，但考虑到令人困惑的血肿相关炎症和采样误差，有时难以仅使用炎症标志物以确定感染。脑脊液白细胞（white blood cell，WBC）计数在第 1～3 天达到峰值，WBC 计数升高与血肿体积较大相关。脑室内溶栓剂的使用进一步增加了脑脊液白细胞计数，并在第 7 天恢复到基线水平。这些炎性变化似乎不会对临床结果造成不利影响[83]。

我们机构的标准是对脑脊液白细胞计数进行趋势分析，并将培养结果作为早期感染的关键决

定因素。感染过程通常表现为白细胞升高，并呈持续走高趋势，而炎症反应的脑脊液白细胞绝对值会各有不同。

2. 全身抗凝作用　CLEAR-IVH Ⅱ 期试验的亚组分析评估了脑室内 rt-PA 的全身效应，发现没有全身凝血功能的影响，也没有与全身抗凝预防深静脉血栓药物形成叠加的效果。因此，在我们机构，在证实 ICH/IVH 稳定后 24h 开始，每天 2 次常规皮下注射肝素 5000U，或者在导管放置、拔出或操作之后开始。

3. 重点教训和未来方向　从 CLEAR 试验中学到的教训，证明以安全的微创手术治疗 IVH 至关重要。基于放置脑室外引流导管的治疗基础是出血稳定。认为适合进行 MIS 操作和溶栓治疗的病例，在放置初始 EVD 后，需要 2 次相隔 6h 以上的 CT 扫描显示血肿稳定不变。此外，病因筛选至关重要，因为使用典型的出血部位和危险因素将 IVH 归类为非血管源性（AVM、动脉瘤、烟雾病等），已经被证明是不够的。CLEAR Ⅲ 试验的亚组分析显示，纳入筛查的 IVH 病例中，有 11% 存在血管畸形。因此，所有患者都需要接受 CTA 和（或）MRI/A 以进行病因学筛查，正确地对病变进行分类，并制订适当、安全的干预措施[84]。脑室注射 rt-PA 后，拔除或更换导管的时间也应推迟至少 24h。

较大的 IVH 和一个或双侧侧脑室的完全铸型可能需要对两个脑室均进行置管，这可能会提高血肿清除率。导管的偏侧性与侧脑室清除率相关，但与第三或第四脑室清除率无关。为了尽快引流清除血肿（即达到＞80% 清除的目标），这可能是必要的，并且将是未来 IVH MIS 试验的研究内容。80% 清除阈值是指功能结果出现 mRS 为 0～3 分的可能性更大，这是 CLEAR Ⅲ 的一个关键发现。

（七）脑室出血的其他手术干预

自 CLEAR 和 MISTIE 试验以来，人们对 ICH/IVH 直接干预的兴趣越来越大。已经启动了多项直接清除 / 溶解血肿的临床试验，特别是考虑到血肿清除的阈值已经确定，改善了功能结果并降低了死亡率。其中一项试验是使用超声溶栓对自发性脑出血进行微创清除，旨在使用 rt-PA 和超声波溶解 ICH 或 IVH。MISTIE 和 CLEAR 试验中接受 rt-PA 治疗的

患者也被用作该研究的对照组。研究人员发现，接受 rt-PA 和超声溶栓治疗的 9 名患者中，有 7 名在 30 天时 NIHSS 评分有所改善，并且血凝块消退速度更快[85]。

在正在进行的早期微创清除脑出血（Early MiNimally-invasive Removal of ICH，ENRICH）试验（使用微创手术治疗脑出血的早期外科血肿清除术）中，在预定的创道上使用微创导管导引器，可用于早期（<24h）血块清除。这项研究目前已经招募了超过半数（300 名使用 NICO 脑通路系统患者）的病例，根据（非盲目）改良 Rankin 量表（Clinicaltrials.gov，NCT02880878）评估了在 180 天内功能改善的初步结果。其他研究也在进行中，如使用 Artemis 吸引装置的 MIND（NCT03342664）（Penumbra Inc.）和并使用阿波罗设备（Penumbra Inc.）的 INVEST（NCT02654015）在接下来的几年里有望达到有类似的目标。在中国进行的一项更大规模的试验中，MISICH（NCT02811614）旨在评估内镜、立体定向抽吸和开颅手术，登记目标为 900 名患者，目标完成日期为 2020 年年中。这些试验的结果将需要与 MISTIE 和 CLEAR 的基准安全性和有效性及目前正在计划的其他试验进行比较。

（八）预后

IVH 相关死亡率为 25%～50%。老年、有潜在凝血障碍、GCS≤8 分、出现脑积水的患者死于 IVH 的风险较高[37, 86]。此外，继发性 IVH 的死亡风险比原发性 IVH 高[87-89]。一项对 50 名 ICH 和 IVH 患者的研究表明，第三脑室的初始容量与不良预后显著相关，第四脑室血肿量大与不良预后有明显相关性，IVH 总体积和侧脑室血肿体积与预后无关[90]。

基线时的 mGS 不仅有助于量化 IVH 的量，而且也是一个结果预测指标（图 73-3A 和 B）。mGS 每增加 1U，不良结果的概率就增加 12%[36]。

目前还没有外科手术或内科治疗可以帮助 IVH 获得更好的长期结果。CLEAR Ⅲ 试验表明，IVH 较大、血肿量清除率越高（>80%）、严格遵守方案和使用 1 根以上导管的患者可能受益于 IVT。

第74章 脑与脊髓动静脉畸形的手术治疗
Surgical Management of Cranial and Spinal Arteriovenous Malformations

Michael A. Mooney　Jonathan J. Russin　Robert F. Spetzler　著

郭东生　郭阳　译　马卓然　郭东生　校

本章要点

- 回顾脑动静脉畸形的病理生理学、自然病程、临床表现。
- 讨论脑动静脉畸形分类系统及其对手术治疗决策的影响。
- 探讨小脑动静脉畸形的独特特征。
- 脑动静脉畸形显微切除术的技术细节。
- 脊髓动静脉畸形的分类与治疗建议。

脑、脊髓的动静脉畸形（AVM）显微手术复杂多样。虽然小的、浅表脑 AVM 可以通过常规显微手术基本全切（类似脑肿瘤的整块切除），但伴有深静脉引流及位于功能皮质的大型脑 AVM 仍属最具有挑战性的神经外科手术之一。脑、脊髓 AVM 区别于本领域其他病变，其安全有效的全切需要更为细致的手术计划、显微手术技术及术后护理。本章节概括了神经外科医生处理这些病变时面临的挑战，并提供治疗这类危险疾病的方法。本章回顾脑与脊髓 AVM 的解剖及手术注意事项、分类、显微手术原则，并提供一些复杂病变的相关病例。

一、脑动静脉畸形

（一）定义与发病机制

脑 AVM 是血液由动脉系统直接向静脉系统分流而不经过毛细血管床，导致血管连接紊乱的脉管病变。AVM 一般偶发，但也可出现在患有某些确诊为遗传性疾病和家族性疾病的患者身上。虽然其确切发病机制未明[1, 2]，但最新的文献提示，KRAS 基因发生体细胞突变时，也会形成一种 MAPK/ERK 通路

的信号蛋白，其在散发性 AVM 中扮演重要角色[3]。血管内皮细胞中激活的 KRAS 突变诱发了血管生成基因和下游蛋白的紊乱，如 VEGF 和 Notch，该过程以前被认为利于 AVM 的进展和维持。事实上，已证实 VEGF 与 Notch 信号通过调节周细胞来影响血管壁形态与结构，这种影响效应在 AVM 生物学与临床演变过程中扮演重要角色[4]。

（二）自然史

脑 AVM 占所有导致脑卒中病因的 1%～2%，是儿童与青少年人群发生出血性脑卒中最多见的病因[5-8]。脑 AVM 在未筛选人群中患病率约为 18/10 万，发病率约为每年 1/10 万[6, 9-11]。AVM 病灶清除不全的患者终生面临发生出血性脑卒中风险，每次发生 AVM 相关出血时，有 10% 致死率及 30%～50% 患病率[12]。已有很多针对未治疗 AVM 患者长期出血总体风险的研究。大多数研究报道 AVM 患者颅内出血的年发生率为 2%～4%，但是报道的比率差别很大，为 2%～32.6%[13-17]。最近一份系统回顾和 Meta 分析报道脑 AVM 的年出血率为 3%[18]。有约 2% 脑 AVM

会发生破裂，再破裂率为 4.5%。有报道称，发生破裂后第 1 年再出血率为 6%～15%[18]。但是，每一例 AVM 的出血风险差异很大并取决于多种因素，包括病变的位置、形态及血管结构特点等。

已知多种变量与出血风险增加有关，包括 AVM 位置较深或位于幕下、脑室周围、深静脉引流、小型 AVM、静脉引流受损、单一引流静脉、伴有一个巢内动脉瘤或多个相关动脉瘤、供血动脉压力偏高、后循环参与供血等[12, 19-26]。一份最近的 Meta 分析报道，AVM 出血显著风险因素包括既往有出血史、AVM 位置深、极深部静脉引流、伴发相关动脉瘤，与之前发表的研究不同之处在于，小型 AVM（＜3cm）和高龄并不会增加出血风险[18]。

（三）临床表现

多数脑 AVM 患者（52%）会发生出血[18]。这些出血常导致急性而剧烈的头痛发作，以及意识丧失、恶心、呕吐、神经功能障碍、癫痫。脑 AVM 患者也可发生癫痫、头痛、局灶性进行性神经功能障碍，新生儿可能发生充血性心力衰竭[6]。占位效应、炎症、血流动力学紊乱（如盗血综合征）、周边毛细血管网扩张等还可引起未破裂 AVM 发生一切其他症状[8]。神经影像学技术的进步，例如图像分辨率的提高，能够更好地诊断及评估脑 AVM。得益于 CT、MRI、MRA 的广泛应用，许多偶然发现的 AVM 得以诊断[9]。由于脑 AVM 临床表现差异巨大，与保守治疗相比，确定哪些患者可从干预中获益显得非常重要。

（四）病变分类

目前已提出许多基于手术风险的 AVM 分类方法，其中最常用的风险分级系统是 Spetzler-Martin 分级系统[27]。Spetzler-Martin 分级系统于 1986 年首先提出，根据病变大小、部位（是否累及功能区）、是否伴有深静脉引流对脑 AVM 分类（表 74-1）。Spetzler-Martin 分级为Ⅰ～Ⅴ级，随着分级的增加，手术风险也逐级增加。回顾性研究和前瞻性研究都证实 Spetzler-Martin 分级系统在临床上是一种实用、可靠的分类系统[28-32]。

据报道 Spetzler-Martin 分级系统Ⅰ级病变的患者良好预后占 92%～100%。大约 95% 的Ⅱ级 AVM 患者达到优良预后[27-29]。Spetzler-MartinⅢ级病变患者预

表 74-1 根据 Spetzler-Martin 评分量表和补充评分量表中变量的评分系统

变 量	Spetzler-Martin 评分		补充评分	
	标 准	评 分	标 准	评 分
AVM 大小	＜3cm	1		
	3～6cm	2		
	＞6cm	3		
深部引流静脉	否	0		
	是	1		
功能区	否	0		
	是	1		
年龄			＜20 岁	1
			20—40 岁	2
			＞40 岁	3
未破裂			否	0
			是	1
弥漫性			否	0
			是	1
分级	总（1～5）		总（1～5）	

AVM. 动静脉畸形

经许可转载，改编自 Lawton MT, Kim H, McCulloch CE, et al. A supplementary grading scale for selecting patients with brain arteriovenous malformations for surgery. *Neurosurgery.* 2010;66:702–713.

后的报道差异很大，其预后优良率为 68%～96%[28, 29]。对于 Spetzler-MartinⅣ级和Ⅴ级 AVM 患者，报道分别有 71%～75% 和 50%～70% 的患者预后良好[27-30, 33]。由于Ⅲ级病变患者手术效果的巨大差异，人们试图对Ⅲ级病变再进行细分，以期更好地评估手术风险。第一个亚分类包括ⅢA 和ⅢB 级[34]。ⅢA 级包括所有直径＞6cm、发生于非功能区且无深静脉引流的 AVM，ⅢB 级包括所有传统 Spetzler-MartinⅢ级病变的剩余部分。依据改进分类方案，ⅢA 级和ⅢB 级术后预后不良率分别为 4.5% 和 30%[34]。作者根据结果建议对ⅢA 级病变进行显微手术切除，或在显微

手术切除后进行栓塞，而对ⅢB 级病变推荐进行放射外科治疗。Spetzler-MartinⅢ级 AVM 分类的第二种修改是，根据病变大小（S）、静脉引流（V）和功能区（E）对该级别内的每种 AVM 进行评估[35]。小型 AVM（S1V1E1）、中型 / 深部 AVM（S2V1E0）和中型 / 涉及功能区 AVM（S2V0E1）因手术导致新发的神经功能障碍或死亡的风险分别为 2.9%，7.1% 和 14.8%[35]。该研究包括了 174 例 AVM 患者，但没有涉及分级为 S3V0E0 的 AVM。

Spetzler 和 Ponce 在 2011 年发表了 Spetzler-Martin 分类系统的修订版，建议将 AVM 等级分为三类[36]。A 类包括 Spetzler-MartinⅠ级和Ⅱ级 AVM，B 类包括 Spetzler-MartinⅢ级 AVM，C 类包括 Spetzler-MartinⅣ级和Ⅴ级 AVM（图 74–1）。所有 A 级 AVM 都建议采用显微外科手术切除，术前栓塞也可作为一种治疗选择，但考虑到目前血管内治疗的风险不建议采用。据报道，A 类 AVM 的手术致残率为 1%～2.5%，并随着随访时间的延长会有所下降[27, 28, 36, 37]。之前尝试过的亚分类已证明 B 类 AVM 代表了一类异质群体。作者建议针对 B 类病变采用个体化干预治疗，并考虑多种治疗方法。在最好的情况下，C 类 AVM 患者的手术致死和致残率为 20%～30%[27, 28]。除少数病例外，对于 C 类 AVM 多数推荐保守治疗。对于反复出血或进行性神经功能障碍的患者，可以考虑手术治疗。C 类 AVM 相关的动脉瘤也应考虑进行显微外科手术或血管内治疗。

为了提高预测准确度，Spetzler-Martin 分级量表也进行了一些补充。Lawton 等发表了一系列经显微手术治疗的 AVM 病例，并比较了 Spetzler-Martin 分级量表与补充分级量表的预测准确性[38]。补充分级量表包括患者的年龄、AVM 的弥散性、是否存在深穿支动脉供血、是否发生过破裂（表 74–1）。作者发现补充分级量表提供了更好的手术风险分层，并能在 Spetzler-Martin 分级和补充分级级别不匹配的情况下调整治疗决策。低级别病变（补充分级评分总分为 2～4 分）往往有良好的术后预后（91%～100% 神经功能不变或改善），而补充分级评分总分为 5 分和 6 分的病变预后稍差（分别为 78.9% 神经功能不变，72.9% 神经功能改善）。补充分级评分总分高于 7 分的患者预后明显较差，因此作者建议将补充分级评分≤6 分作为指导治疗决策的临界值。

尽管由于评估复杂性的增加，补充量表转换到临床应用决策上稍微有些麻烦，但它确实突出了 AVM 治疗和预后的几个关键特征。此外，已在多中心队列研究中证实补充量表可以可靠地预测术后神经系统的预后，这进一步支持其在治疗复杂 AVM 患者时的使用[39]。

（五）手术治疗注意事项

1. 破裂动静脉畸形　破裂的 AVM 的最初治疗方式取决于患者的临床表现。破裂的 AVM 可导致急性颅内高压危象。在一般情况下，在急性期处理颅内高压时最好不切除 AVM。在大多数病例中，内科治疗、脑室外引流、部分血块清除或去骨瓣减压术，或以上几种方法的结合，都足以控制颅内压。而考虑一期切除 AVM 仅在特定情况下，例如 AVM 在术前影像学上清晰可见、供血动脉和引流静脉可识别、在急诊手术中易于到达、有合适的仪器设备等。在这些罕见的情况下，在紧急干预时考虑切除动静脉畸形是合理的。然而，出血后延期干预的好处使急诊 AVM 切除术仅是个例，而不是常规。大多数紧急干预措施是基于快速获得的大脑 CT 扫描，但这不足以准确描绘畸形血管的结构。CTA 越来越普及，它提供的静态图像可以帮助识别急性颅内出血患者是否存在 AVM。但是 CTA 不能确定 AVM 的血流量，哪些静脉引流，或者是否有深小的穿支动脉参与供血。完整的全脑血管数字减影血管造影对于评估 AVM 的治疗是非常必要的。延期 AVM 切除可以对患者和病变进行准确和完整的评估。此外，延期处理可使颅内出血液化，往往会在 AVM 附近留下空腔。通过这个空腔处理病变不需要处理新鲜的血块。延期手术还可以让患者神经功能恢复，以便在尝试干预之前对神经功能进行更好的评估。资深术者（R.F.S.）习惯在初始出血后大约 2 周再进行显微手术干预。此类干预应在发病后的 3 个月内进行，因为在这段时间后，血肿腔提供的通路将消失。

2. 未破裂动静脉畸形　未破裂的脑 AVM 患者的手术治疗通常需要筛选。完整的术前评估和患者宣教对于手术成功非常重要。任何关于未破裂 AVM 治疗的讨论都必须在 ARUBA 试验的背景下考虑[40]。尽管对 ARUBA 试验的全面讨论超出了本章的范围，但需要指出该试验存在的局限性和不足之处[41, 42]。

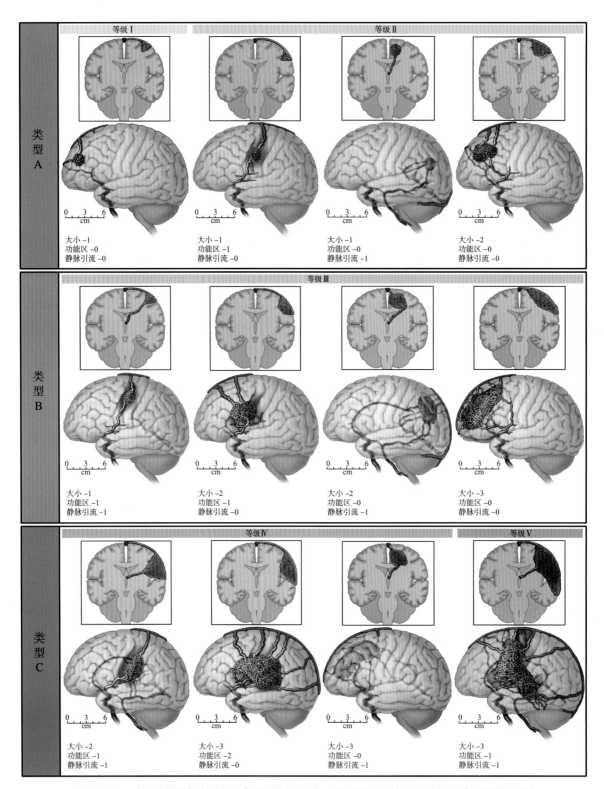

▲ 图 74-1　每类动静脉畸形分级变量组合（大小、是否累及功能区和是否伴有深静脉引流）

Spetzler-Martin 分级系统对小型 AVM（＜3cm）的评分为 1 分，对中等大小 AVM（3～6cm）的评分为 2 分，对大型 AVM（＞6cm）的评分为 3 分。邻近脑功能区得分为非功能区（0 分）或位于功能区（1 分）。深静脉引流评分为仅浅表引流（0 分）或包括大脑深部静脉引流（1 分）。每个特征的分数相加以确定等级。在 Spetzler and Ponce 描述的这个系统中[36]，A 级包括 Spetzler-Martin I 级和 II 级，B 级包括 Spetzler-Martin III 级，C 级包括 Spetzler-Martin IV 级和 V 级［引自 Spetzler RF, Ponce FA. A 3-tier classification of cerebral arteriovenous malformations. *J Neurosurg*. 2011;114(March):842–849.］

ARUBA 试验是一项前瞻性、多中心、随机对照试验，用于比较未破裂 AVM 的干预效果与药物治疗效果。符合条件的患者年龄为 18 岁或以上，既往无出血或介入治疗，并且 AVM 被认为适合完全切除[40]。在筛选的 1740 名患者中，726 名合格，226 名患者在最终试验终止前被随机化。主要结局指标为死亡或症状性脑卒中，次要结局指标为临床功能受损，在改良 Rankin 量表中定义为≥2 分。

治疗措施包括当地 ARUBA 研究人员认为合适的所有神经外科手术、血管内治疗或放射治疗（单次或多次），以实现 AVM 完全去除。在干预组中，5 例采用神经外科手术治疗，30 例采用介入栓塞治疗，31 例采用放射治疗，28 例采用多方式治疗。干预组和保守治疗组平均随访时间均为 33 个月。在随机接受治疗的 114 例患者中有 35 例（30.7%）达到了主要结局指标，在保守治疗组的 109 例患者中有 11 例（10.1%）达到了主要结局指标。在 30 个月时，接受干预的 52 名患者中有 24 名（46.2%）达到了次要结局指标，在保守治疗的 53 名患者中有 8 名（15.1%）达到了次要结局指标。在 36 个月时，44 名接受治疗的患者中有 17 人（38.6%）达到了次要结局指标，保守治疗组的 43 名患者中有 6 人（14%）达到了次要结局指标。作者通过随访 33 个月未破裂的 AVM 患者得出结论，保守治疗在预防死亡或脑卒中方面优于干预[40]。

ARUBA 试验与本章关系密切，其最明显的局限性是，在其治疗组中显微手术切除作为 AVM 患者治疗选择的代表性较差。治疗组的大多数患者都采用栓塞或放疗作为唯一的治疗方法，但神经外科文献充分证明，与手术切除相比，这些治疗方法 AVM 去除率明显更低[43]。正如前文许多手术病例报道，已发表文献中的显微手术切除的效果远优于 ARUBA 试验，这引起了人们对试验设计、治疗决策和不良结果的密切关注。

根据这些结果，所有神经外科医生计划采用显微手术切除 AVM 前，都必须彻底了解这些挑战性的病变所要求的显微手术治疗策略，并致力于为患者实现最好的疗效。

3. 显微手术技术　暴露供血动脉和引流静脉的最佳途径往往决定 AVM 切除术式的选择。在进行暴露时，外科医生应尽量扩大切口，同时避免不必要的皮质结构暴露。在任何可能的情况下，在开始切除病变之前，应广泛地剥离 AVM 周围的蛛网膜。蛛网膜的解剖有助于识别进入病灶的供血动脉，以及必须保存的穿支血管（图 74-2）。术中吲哚菁绿血管造影术可帮助阐明畸形血管团的解剖结构。当动静脉畸形的解剖与术前影像相印证，就可以对动静脉畸形的供血血管进行电凝和切断。切开最好与供血动脉的方向平行进行。由于皮质供血血管常常脆弱，使用双极电凝烧灼时可能出血，导致血管缩进周围脑组织内，导致颅内出血的危险。有时最好采用夹闭方式处理这些血管。在病灶的动脉供血被切断后，引流静脉经常塌瘪，不再动脉化。术中吲哚菁绿血管造影可重复进行，以确认引流静脉不再先于其他皮质静脉充盈。引流静脉在畸形被切除之前最后被电凝和分离。AVM 被切除后，可以通过控制性升高血压以帮助识别病灶腔内可能出血的危险区域。

当在功能区切除 AVM 时，术者必须紧贴病灶进行切除。相反，在非功能区切除病灶时，在病灶与解剖平面之间留一薄层皮质是有益的。这种技术有利于识别供血动脉，并使病灶处理更安全。术中导航可以帮助在保留皮质裂隙下紧贴病灶进行切除。

当 AVM 畸形血管团延伸至半球间裂、大脑外侧裂或基底池时，对参与供血的穿支血管的医源性损伤的风险随之增加。必须特别注意畸形血管团的结构，并在牺牲血管前进行彻底解剖，以防止出现并发症。在这些病例中，术中血管造影尤其有助于术者对手术中解剖结构的辨认和评估畸形切除情况。

（六）半球深部动静脉畸形

以往认为深部白质内的动静脉畸形的手术具有很高的致死率与致残率，因此不适宜手术切除。然而，最近的研究挑战了传统的思维，通过手术治疗基底节区、丘脑和岛叶的 AVM 取得了比预期更好的效果[44]。对于这类 AVM，患者的选择尤其重要，最好的效果出现在有出血且病灶小而紧凑的年轻患者中。据报道，这些病变的评估最好使用上文所述补充分级系统。虽然 Spetzler-Martin 分级量表中包括了病变大小，但在考虑切除风险时，补充分级系统对深部 AVM 的其他三个重要特征进行了更全面的评估[38]。对于不符合手术标准的深部动静脉畸形患

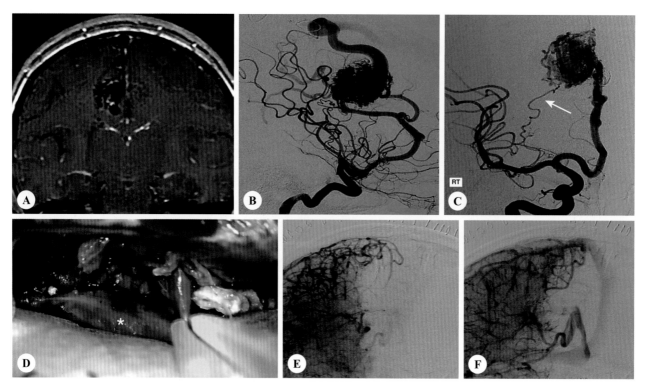

▲ 图 74-2　对侧半球间入路切除额叶矢状窦旁动静脉畸形

A. 冠状位 T_1 加权 MRI 显示 Spetzler-Martin Ⅱ 级动静脉畸形；B 和 C. 侧位（B）和前后位（C）术前血管造影图像显示其主要有右侧大脑前动脉的胼周动脉和胼缘动脉供血，在前后视图（C，箭）上可以很好地显示病灶深部扩张的豆状动脉分支参与供血；D. 对侧半球间入路的术中照片，显示在切除结束时用双极电凝切断主要引流静脉（星）；E 和 F. 术后血管造影术的（E）动脉期和（F）静脉期，前后位视图显示 AVM 完全闭塞（经许可转载，引自 Barrow Neurological Institute, Phoenix, Arizona.）

者，应考虑保守治疗，而不是多模式治疗。不幸的是，这些部位放射治疗的并发症率往往高于其他部位 [45-47]。此外，这些病变通常由深部动脉供血，这使其并不适合栓塞。

（七）颅后窝动静脉畸形

以往人们认为颅后窝 AVM 比幕上 AVM 有更恶性的自然病程，然而尸检数据显示，颅后窝 AVM 的很大一部分是无症状的，两组之间可能没有显著差异 [48]，但是颅后窝 AVM 患者比幕上动静脉畸形患者更易发生出血 [6, 19, 24, 49, 50]。对于手术决策而言，颅后窝畸形分为三种：小脑 AVM、脑干 AVM 和涉及两个位置的 AVM。脑干 AVM 可细分为累及软脑膜 AVM 和未累及软脑膜的 AVM。对于与软脑膜表面有接触的病变可考虑手术切除；若病变未累及软脑膜表面，则可观察或采用分次放射治疗。位于小脑和脑干的病灶，可采用观察、手术切除，以及仅切除位于小脑的病变，残余部分再分次放射治疗。

最近，我们与加州大学旧金山分校合作，总结治疗小脑 AVM 患者的经验 [51, 52]（表 74-2）。有趣的是，这些病变有几个与幕上 AVM 区别的特征。我们分析手术不良预后的危险因素发现，最显著的差异是小脑 AVM 的大小对神经功能预后几乎没有影响。这可能是由于与幕上空间相比，幕下空间的大小原本就十分有限。这一结果表明，原有的分级系统在评估小脑动静脉畸形方面缺乏实用性。因此，我们提出一套改良小脑 AVM 分级系统，将术前神经功能、是否需要紧急手术、患者年龄和深静脉引流作为主要关键的因素纳入其中（表 74-3）。

颅后窝 AVM 需要特别注意病变所累及的血管解剖。对于涉及脑干的血管畸形，必须个体化治疗，注意白质纤维束解剖和可能的神经功能障碍。目前文献表明，尽管手术处理颅后窝 AVM 具有挑战性，但仔细筛选的病例可以通过手术获得良好的临床结果 [49, 53-55]。

表 74-2　小脑动静脉畸形治疗患者的初始表现总结

变　量	数值（%）
患者总数	120
平均年龄（岁）	45
年龄范围（岁）	4.3—83
男性患者	48（40）
青少年患者	16（13）
首诊表现为出血的患者	85（71）
急诊手术	45（38）
功能区	22（18）
伴发相关动脉瘤	40（33）
静脉引流	
浅部	45（39）
深部	72（62）
位置	
仅小脑半球	73（62）
小脑蚓部	22（19）
深部核团	19（16）
小脑脚	3（3）
小脑扁桃体	1（1）
AVM 平均大小（cm）	2.3
AVM≥3cm	36（30）

AVM. 动静脉畸形

改编自 Nisson PL, Fard SA, Meybodi AT, et al. The unique features and outcomes of microsurgically resected cerebellar arteriovenous malformations. *World Neurosurg.* 2018;120:e940–e949.

（八）动静脉畸形合并动脉瘤

据报道动静脉畸形合并动脉瘤的发病率为 3%～60%，平均为 10%[19, 56-58]。一般认为伴发脑动脉瘤的动静脉畸形出血的风险高于无伴发动脉瘤的动静脉畸形[59, 60]。高流量条件下 AVM 更易发生出血，目前尚不清楚这种较高的风险是与动脉瘤的存在有关，还是与 AVM 的血管结构有关。一般畸形血管团内动脉瘤需与动静脉畸形一起进行治疗，在 AVM 直接供血动脉上的动脉瘤通常会随着动静脉畸形治疗

而消退。但大脑动脉环上的近端动脉瘤消失的可能性较小，经常需要独立于 AVM 的处理和随访[60]。当保守治疗一个未破裂 AVM 时，若其直接供血动脉上有伴发动脉瘤，该动脉瘤需要单独治疗。治疗方案包括观察、姑息性栓塞、血管内治疗或手术切除。当伴有大脑动脉环动脉瘤或供血动脉动脉瘤的 AVM 患者出现出血时，首先要确定出血是来自于 AVM 还是动脉瘤。动脉瘤破裂主要导致蛛网膜下腔出血，而 AVM 破裂则多发生于脑实质内。如果确定是动脉瘤导致出血，就应该首先处理动脉瘤，AVM 可以同时处理或择期处理；反之，如果确定 AVM 是导致破裂出血原因，则首先处理 AVM，动脉瘤可以同时处理或择期处理。如果无法确定出血的原因，则应同时治疗两个病灶，优先治疗再破裂风险较高的动脉瘤。

（九）动静脉畸形的多方式治疗

当考虑采用多种干预措施治疗 AVM 时，外科医生必须评估这些干预措施的附加风险。低级别（如 Spetzler-Martin 分级 I 级和 II 级）AVM 在显微手术切除后有很好的疗效，目前不推荐对这些病变进行多模式治疗。中级（如 Spetzler-Martin 分级 III 级）病变应考虑采用多模式治疗方式。通过使用多模式治疗，中级 AVM 的清除率和闭塞率已达到 80% 以上[35, 37, 61]。在接受多模式治疗的 III 级 AVM 患者中，轻度神经功能障碍占 14%～29%，重度神经功能障碍占 5%～6%，死亡率为 0%～1%。较高的致残率似乎与中等级别病变的大小增加有关，而不是由于存在深部引流或位于功能区[61, 62]。对高级别病变（如 Spetzler-Martin 分级 IV 和 V 级）进行干预时应考虑采用多模式治疗。通过多模式治疗，Spetzler-Martin IV 级病变（80%）的治愈率优于 V 级病变（50%）[63]。由于 AVM 部分清除或闭塞不能显著降低未来出血的风险，在干预之前，需要考虑 Spetzler-Martin V 级病变相对较低的清除率和闭塞率。

（十）妊娠期动静脉畸形的管理

尽管有相互矛盾的报道，但目前普遍认为妊娠期脑动静脉畸形的出血风险并没有显著增加[64-66]。鉴于一些研究报道出血率较高，可以考虑在妊娠前治疗动静脉畸形。如果是偶然在妊娠期间诊断发现 AVM，应保守治疗，分娩后重新评估可行的治疗方式。没有报道经阴道分娩 AVM 出血率比剖腹产高[64, 67, 68]。

表 74–3　改进的小脑动静脉畸形分级系统

风险等级	分数 [a]	风险评估	% 预后不良风险（病例数）	死亡风险 [b]	
				围术期	总　计
1	0～1	低	33%（16/49）	0%（0/49）	0%（0/49）
2	2～3	中	62%（24/39）	3%（1/39）	8%（3/39）
3	4～5	高	83%（24/29）	7%（2/29）	17%（5/29）

a. 评分按照下列危险因素：术前神经功能障碍（是 =2 分，否 =0 分），紧急手术（是 =1 分，否 =0 分），深静脉引流（是 =1 分，否 =0 分）和年龄≥60 岁（是 =1 点，否 =0 分）

b. 围术期死亡风险包括术后 30 天内发生的死亡，总死亡率风险包括近期随访时发生的任何死亡

AVM. 动静脉畸形；Periop. 围术期

经许可转载，引自 Nisson PL, Fard SA, Walter CM, et al. A novel proposed grading system for cerebellar arteriovenous malformations. *J Neurosurg*. 2020; 132:1105–1115.

患者在妊娠期 AVM 出血应积极治疗，在讨论干预措施时应注意妊娠期 AVM 再出血率升高[65, 69]。在对孕妇的 AVM 进行管理时，应尽早邀请产科会诊。

（十一）围术期管理

所有患者在干预治疗前都应该经内科医生评估。术中血压应维持在基线附近。外科医生可酌情使用利尿药、抗癫痫药和糖皮质激素。切除病变后诱导升高血压可以帮助识别术野中再出血风险区域。拔除插管时应注意防止血压升高。术后 24h 内血压应严格维持在正常范围内。手术 24h 后开始预防深静脉血栓。术中或术后应进行造影以确认 AVM 完全切除。

（十二）脑动静脉畸形治疗总结

脑动静脉畸形是一种异质性病变。目前的分类系统为破裂和未破裂 AVM 的治疗提供了临床决策基础。对于低级别 AVM，主要推荐的治疗方法是显微手术切除。中级 AVM 应考虑采用多方式治疗。高级别 AVM 应保守处理，除非患者出现进行性神经功能障碍或多发性出血。当治疗较高级别的 AVM 时通常需要多方式治疗。仅部分清除 AVM 并不能有效防止出血，尽管它可以减轻因盗血而引起的局部缺血症状。如前文所示的病例，ARUBA 试验中的评估方式非常重要，未破裂 AVM 患者需要经过评估后再行治疗。

二、脊髓动静脉畸形

脊髓动静脉畸形包括脊髓内和脊髓周围广泛的血管病变。之前的分类体系下脊髓 AVM 被分为 4 类（Ⅰ～Ⅳ）[70–78]，作者根据病变的位置建立了独立的分类系统，以区分这些病变的手术治疗建议[77]（表 74–4）。下面会比较这个改进分类系统与以前的系统的差别，并推荐新分类系统用于评估和治疗决策。

（一）硬脊膜外动静脉瘘

硬脊膜外动静脉瘘是神经根动脉分支与硬膜外静脉丛之间异常连接的结果。当硬膜外静脉扩张引起神经根或脊髓受压时（图 74–3），这种类型的动静脉瘘通常会出现症状。盗血和静脉高压也可导致症状的出现。以前的分类系统没有明确包括这类瘘，可能是因为这是非常罕见的病变。血管内治疗是这些病变的一线治疗，手术切除仅限于栓塞后需要减压的情况。

（二）硬脊膜内背侧动静脉瘘

硬膜内背侧 AVF 由硬脊膜神经根硬膜袖套处的神经根动脉和脊髓引流静脉之间的异常连接组成（图 74–4）。脊髓引流静脉的动脉化可引起充血性脊髓病，也称为 Fox-Aalajouanine 综合征。这些瘘以往被归类为 Ⅰ 型硬膜 AVF。

这些动静脉瘘可采用血管内或显微手术治疗[79]。手术治疗更加安全并持久[73, 80–83]。血管内治疗和显微手术治疗都需要细致的脊髓血管造影来描绘瘘口的解剖结构，以及正常的脊髓灌注。硬膜内背侧 AVF 最好的处理方法是后侧入路显露。制订仔细的手术计划，通过微创单侧半椎板切开术来切除病变。打开硬脊膜，将切口在神经根的上方和下方略微延伸，然后使用手术显微镜来辨认动脉化的静脉，这通常

表 74-4　脊髓动静脉畸形的分类和治疗建议

脊髓动静脉畸形类型 [a]	治疗建议
硬脊膜外 AVF	介入治疗或联合治疗
硬脊膜内背侧 AVF	外科手术治疗
硬脊膜内腹侧 AVF	
小型	外科手术治疗
中型	外科手术治疗
巨大型	联合治疗
硬脊膜内、外 AVM	联合治疗
髓内 AVM	
紧凑型	外科手术或联合治疗
弥漫型	外科手术或联合治疗
脊髓圆锥 AVM	联合治疗

AVF. 动静脉瘘；AVM. 动静脉畸形

a. 引自 Kim LJ, Spetzler RF. Classification and surgical management of spinal arteriovenous lesions: arteriovenous fistulae and arteriovenous malformations. Neurosurgery. 2006;59(5 Suppl 3):S195–201; discussion S3–13.

可以找到它在神经根硬脊膜袖套处的病理连接。术中吲哚菁绿或其他类型的血管造影成像可用于协助确认瘘口及其闭塞程度。使用双极电凝的切断硬脊膜套引流静脉可完全闭塞瘘口。闭塞瘘口前后的静脉压力测定也可用于确定瘘口是否完全离断。

（三）硬脊膜内腹侧动静脉瘘

硬膜内腹侧 AVF 位于蛛网膜下腔，由脊髓前循环动脉和静脉之间的异常引流沟通形成（图 74-5）。这些瘘根据流量大小可分为 A、B、C 型，其中 A 型为小型，B 型为中型，C 型为巨大型。高流量瘘可导致盗血和静脉充血性脊髓病，以前被归类为 Ⅳ 型 AVF。

A 型和大多数 B 型 AVF 可以通过单纯手术切除，通常不需要介入治疗，因为如果要进行介入治疗，则必须置管到脊髓前动脉，这种情况风险可能很高。同时，一些 B 型和大多数 C 型病变应考虑血管内治疗，以减少血流灌注并缓解症状，手术切除可作为栓塞的辅助手段[84-86]。这些病变的手术入路应最大限度地暴露脊髓前动脉。手术成功取决于术者在瘘口闭塞过程中识别并保留正常脊髓前动脉分支的能力。前、外侧和后外侧入路都是治疗这些病变的选择[87, 88]。在某些情况下，需要行减压手术以更好暴露，这时必须进行脊柱固定和融合。

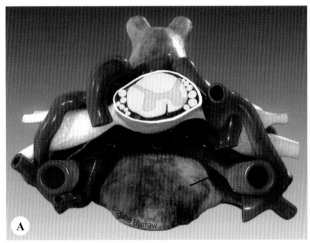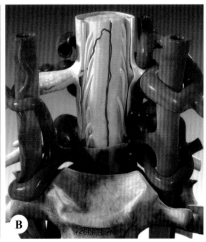

▲ 图 74-3　硬膜外血管异常

A. 轴位图显示沿左椎动脉穿支的硬膜外动静脉畸形（箭）；B. 前后位视图说明硬膜外静脉充血可对邻近神经根和脊髓产生症状性肿块压迫效应［经 Lippincott, Williams & Wilkins 许可转载，引自 Barrow Neurological Institute, Phoenix, Arizona. Figure legend from Kim LJ, Spetzler RF. Classification and surgical management of spinal arteriovenous lesions: arteriovenous fistulae and arteriovenous malformations. *Neurosurgery*. 2006;59(5 Suppl 3):S195–S201, discussion S3–13.］

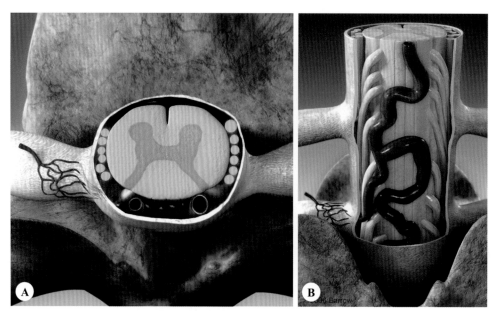

▲ 图 74-4 硬脊膜内背侧动静脉畸形

A. 硬脊膜内背侧动静脉畸形的轴位图显示沿右侧神经根上有异常的神经根供血动脉，由细小分支组成的网状血管在硬脊膜神经根袖套的瘘口处结合；B. 后前位视图显示冠状静脉丛扩张。除了静脉流出道阻塞（未显示）外，这些静脉的动脉化还会产生静脉高压。可通过血管内或显微外科方法在瘘口处离断来消除病变 [经 Lippincott，Williams & Wilkins 许可转载，引自 Barrow Neurological Institute, Phoenix, Arizona. Figure legend from Kim LJ, Spetzler RF. Classification and surgical management of spinal arteriovenous lesions: arteriovenous fistulae and arteriovenous malformations. *Neurosurgery*. 2006;59(5 Suppl 3):S195–S201, discussion S3–13.]

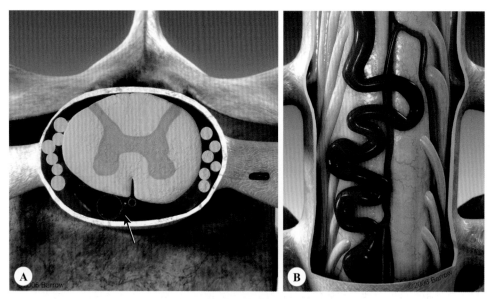

▲ 图 74-5 硬膜内腹侧动静脉畸形

A. 轴位图显示硬膜内腹侧动静脉畸形，源自中线的脊髓前动脉和冠状静脉丛之间的异常瘘口连接（箭）；B. 前后位视图显示了位于脊髓前下侧面的瘘口。在 A 型病变的近端和远端，脊髓前动脉的走行是正常的 [经 Lippincott，Williams & Wilkins 许可转载，引自 Barrow Neurological Institute, Phoenix, Arizona. Figure legend from Kim LJ, Spetzler RF. Classification and surgical management of spinal arteriovenous lesions: arteriovenous fistulae and arteriovenous malformations. *Neurosurgery*. 2006;59(5 Suppl 3):S195–S201, discussion S3–13.]

（四）硬膜外 – 硬膜内动静脉畸形

硬膜外 – 硬膜内 AVM 通常涉及多个分散节段，常见于 Ⅲ 型、青少年或异染色体 AVM（图 74-6）。这些复杂的病变可累及皮肤、肌肉、骨骼、脊髓和神经根。Cobb 综合征是一种相关的疾病，以皮肤病变和所在节段血管畸形为特征。

硬膜外 – 硬膜内 AVM 的治疗具有挑战性。首选治疗方法是血管内治疗，只有对症治疗无效和在极少数情况下才进行手术切除。尽管有完全切除的病例报道，但大多数病例治疗的目标是缓解症状、处理盗血、静脉高压和解决占位效应[89, 90]。在必须手术的情况下，手术成功依赖个体化、多学科的处理方法。

（五）髓内动静脉畸形

髓内动静脉畸形位于脊髓实质内，可有单支或多支供血动脉和引流静脉。根据病变的血管构筑，

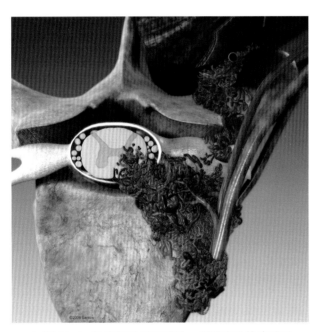

▲ 图 74-6　轴位图显示硬膜外 – 硬膜内动静脉畸形

这些危险的病变可累及整个脊柱节段的软组织、骨、椎管、脊髓和脊神经根。多种结构的受累使这类疾病极难治疗。虽然有治愈的报道，但治疗的主要目标通常是缓解症状［经 Lippincott，Williams & Wilkins 许可转载，引自 Barrow Neurological Institute, Phoenix, Arizona. Figure legend from Kim LJ, Spetzler RF. Classification and surgical management of spinal arteriovenous lesions: arteriovenous fistulae and arteriovenous malformations. *Neurosurgery*. 2006;59(5 Suppl 3):S195–S201, discussion S3–13.］

这些 AVM 被细分为弥散型病变和紧凑型病变（图 74-7 和图 74-8）。髓内动静脉畸形以前被划分为 Ⅱ 型或血管球型动静脉畸形。髓内 AVM 的大小和亚分类是治疗成功的重要因素，小型紧凑型 AVM 通常更有利于血管内栓塞或手术切除。

手术切除是髓内 AVM 的主要治疗方法，在大多数病例中血管内栓塞被认为是一种辅助或挽救性治疗[78, 91]（图 74-9）。同时，术前栓塞对于复杂的、多分支供血的或弥散性 AVM 是有益的。髓内 AVM 常采用后侧或后外侧入路，同时，必须考虑主要供血动脉的来源，在某些情况下首选前方入路。显微外科手术切除这些病变应紧贴 AVM 平面。AVM 中延伸到脊髓实质的血管襻最好在畸形血管团的自然边界处离断。这种技术有助于避免因"追逐"血管进入正常组织而造成神经功能损伤的风险。术中吲哚菁绿血管造影术的使用方式类似于脑动静脉畸形切除，可用于描绘畸形血管团的解剖结构。术后需要脊髓血管造影术以证实手术切除是否完全。手术中应使用运动和感觉诱发电位监测患者术前神经功能基线的变化。较大的病变可以通过分期手术处理。根据作者的经验，大约 90% 的病例可以实现完全的手术切除[78]。

（六）脊髓圆锥动静脉畸形

脊髓圆锥动静脉畸形呈弥散性，通常由多支起源于脊髓后动脉和前动脉的血管供血（图 74-10）。静脉充血、盗血、出血和占位效应均可引起相应症状。特殊的是，这类病变的患者可以同时出现上、下运动神经元性瘫的病理表现。

推荐采用血管内治疗和显微手术相结合的方法治疗脊髓圆锥 AVM。通常采用后方或后外侧入路进行显露。脊髓圆锥 AVM 常见较大的静脉扩张，当进行显微切除时，对这些静脉造成的占位效应进行充分的神经减压至关重要。如前所述处理腹侧 AVF，术中早期辨认并保留脊髓前、后动脉分支是手术成功的关键。根据作者的经验，脊髓圆锥 AVM 比脊髓其他部位 AVM 更容易复发，建议密切随访。

（七）脊髓动静脉畸形总结

脊髓血管畸形是一种复杂的异质性病变。本章概述了脊髓动静脉畸形和动静脉瘘更新的分类系统和处理建议。尽管这些病变具有挑战性，但仍可以通过适当的治疗策略以达到神经功能改善。

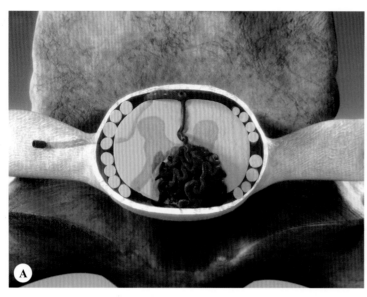
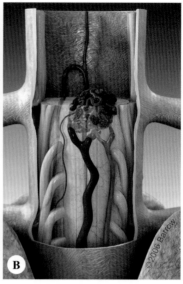

▲ 图 74-7　致密型髓内动静脉畸形

A. 轴位图显示致密型髓内动静脉畸形，在此图中，可识别出来自脊髓前动脉的供血动脉，注意 AVM 的离散、紧凑程度；B. 后前位视图显示来自脊髓后动脉的供血支供血，并再次强调这种脊髓 AVM 的致密性。脊髓表面可见部分 AVM。手术切除是治疗的主要手段。术前栓塞仅适用于部分病例。AVM. 动静脉畸形［经 Lippincott，Williams & Wilkins 许可转载，引自 Barrow Neurological Institute, Phoenix, Arizona. Figure legend from Kim LJ, Spetzler RF. Classification and surgical management of spinal arteriovenous lesions: arteriovenous fistulae and arteriovenous malformations. *Neurosurgery*. 2006;59(5 Suppl 3):S195–S201, discussion S3–13. ］

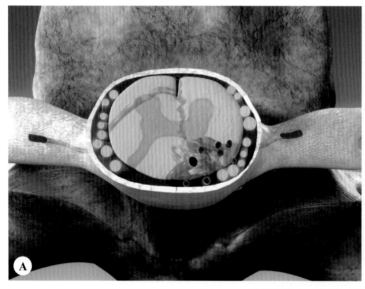
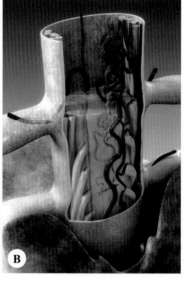

▲ 图 74-8　弥散性髓内动静脉畸形

A. 轴位图显示弥散性髓内动静脉畸形，在 AVM 的脊髓实质内动脉环之间掺杂有正常脊髓神经组织，AVM 的一部分也沿着软脊膜表面和蛛网膜下腔走行；B. 后斜位视图显示 AVM 在脊髓内外的环路。AVM 的脊髓实质内部分之间可见正常的神经组织。这一观点强调了这些病变的弥散性特征。AVM. 动静脉畸形［经 Lippincott，Williams & Wilkins 许可转载，引自 Barrow Neurological Institute, Phoenix, Arizona. Figure legend from Kim LJ, Spetzler RF. Classification and surgical management of spinal arteriovenous lesions: arteriovenous fistulae and arteriovenous malformations. *Neurosurgery*. 2006;59(5 Suppl 3):S195–S201, discussion S3–13. ］

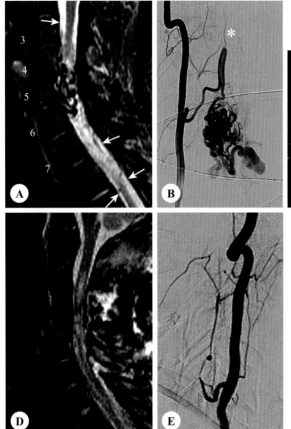

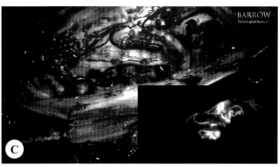

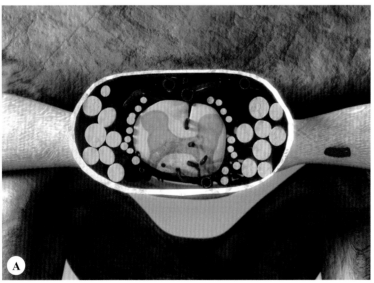

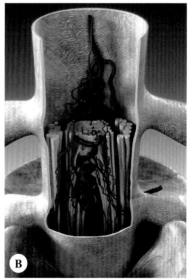

▲ 图 74-9 颈部后正中入路手术治疗弥散性髓内动静脉畸形

A. 术前矢状位 T_2 加权 MRI 显示以 C_5 椎体为中心的髓内 AVM，箭示受累静脉充血扩张；B. 术前血管造影图像，右椎动脉造影，显示主要由脊髓前动脉（星）密分支供血；C. 术中照片显示 AVM 病灶位于 C_5 水平颈神经根腹侧，插图为切除前的吲哚菁绿血管造影，能更好地显示病变；D. 术后 T_2 加权 MRI；E. 右侧椎动脉造影的侧位像，显示 AVM 已完全消除。患者神经功能状态同术前（引自 Barrow Neurological Institute, Phoenix, Arizona.）

▲ 图 74-10 脊髓圆锥动静脉畸形

A. 轴位图显示脊髓圆锥部位动静脉畸形及脊髓前后动脉发出的供血支和引流静脉，注意 AVM 与马尾神经分支的距离；B. 后面观视图显示了这些病变血管构筑的复杂性，脊髓前、后动脉、神经根动脉、前后引流静脉同时受累，AVM 的一部分可以包括直接动静脉分流（瘘），也可以包括真正的 AVM 血管团部分。在血管内治疗和（或）外科手术治疗时，识别参与供血的脊髓前动脉和后动脉的过路分支至关重要。AVM. 动静脉畸形［经 Lippincott，Williams & Wilkins 许可转载，引自 Barrow Neurological Institute, Phoenix, Arizona. Figure legend from Kim LJ, Spetzler RF. Classification and surgical management of spinal arteriovenous lesions: arteriovenous fistulae and arteriovenous malformations. *Neurosurgery*. 2006;59(5 Suppl 3):S195–S201, discussion S3–13.］

缩略语

AVF	arteriovenous fistula	动静脉瘘
AVM	arteriovenous malformation	动静脉畸形
CT	computed tomography	计算机断层扫描
VEGF	vascular endothelial growth factor	血管内皮生长因子

披露和财务支持 作者没有相关披露。

声明

作者感谢巴罗神经学研究所神经科学出版物
（Neuroscience Publications at Barrow Neurological
Institute）的工作人员协助准备手稿。

第 75 章　脑海绵状血管畸形及脑静脉异常的外科处理

Surgical Management of Cavernous Malformations and Venous Anomalies

Ben A. Strickland　Jonathan J. Russin　Steven L. Giannotta　著

刘　暌　刘　征　译　谭　旸　朱先理　校

本章要点

- 脑海绵状血管畸形是不含脑组织的"桑葚样"血管病变。
- CCM 最常见临床表现为癫痫、出血及神经功能缺失。
- 3 个基因位点与 CCM 发病机制有关：7q CCM1（KRIT1），7p CCM2（MGC4607，OSM，Malcavernin），以及 3q CCM3（PDCD10，TFAR15）。
- 散发性病变（CCM1 基因型），比家族性病变（CCM3 基因型）具有更良性的自然病史。
- 当 CCM 引起复发性、症状性出血且可以手术时，应考虑手术治疗。
- 有人认为立体定向放射外科治疗是手术无法抵达的症状性 CCM 的一种替代选择。
- 激光消融的疗效尚待考证，可作为症状性病变治疗的一种选择。
- 静脉血管瘤引流正常脑组织，故不应切除。

脑海绵状血管畸形又称为海绵状瘤、海绵状血管瘤，是一种血管错构瘤。传统上描述病变为"桑葚样"外观，其内不含神经组织。这种病变在血管造影时通常是隐匿的，约占所有中枢神经系统血管异常病变的 10%[1]。历史上对脑血管畸形的分类有多种，目前被广泛接受的 McCormick 分型包括动静脉畸形、静脉畸形、海绵状畸形和毛细血管畸形[2]。CCM 可以发生在中枢神经系统的任何部位。临床上在对 CCM 患者诊治时必须了解其自然病史和家族遗传史。本章对该病的自然病史、流行病学、遗传学、病变部位和治疗方案选择等方面进行讨论。

一、自然病史

了解自然病史可能是 CCM 管理中最重要的环节。起病形式包括癫痫、出血、头痛、局灶性神经功能缺失，以及影像学检查时偶然发现[3]。脑干和脊髓的病变更易引起神经功能缺失，而幕上病变常表现为头痛或癫痫[4]。虽然大量的研究旨在明确 CCM 的自然病史，确切地说，是确定每年发生出血的风险，但不同文献报道各异，结论存在很大的不确定性[4, 5]。其主要原因在于对出血的定义模棱两可，因为几乎所有的 CCM 影像学上都会存在一些出血产物的证据。一些研究将影像学发现病灶内存在急性出血产物作为破裂出血的证据，而另一些研究则将破裂出血定义为症状性出血，无论有无病灶外出血证据。

根据目前最大的一项回归模型统计结果，非脑干 CCM 的年出血风险为 0.3%～6.3%，脑干 CCM 的风险为 2.8%～32.3%[6]。既往 CCM 出血史患者再发出血风险高[7-9]，CCM 出血危险因素还包括病变位于脑干[10]、病灶体积大[9]，以及伴有发育性静脉异常（developmental venous anomaly，DVA）[11]。症状性出血事件在出血后 2 年内再次出血的风险增加，但此后的再出血风险逐步降低，Barker 等将这一现象称为"时间聚集性"[6, 12]。出血后完全恢复的概率约为 38.8%/人年（28.7%～48.8%），完全恢复或轻微残疾的概率为 79.5%/人年（74.3%～84.8%），出血死亡率为 2.2%[6]。相比家族性与散发性患者，年龄不是出血的独立危险因素。关于症状性出血是否有性别倾向还存在争议，一些报道表明女性患者出血的风险更大[13]。

虽然癫痫发作是 CCM 最常见的表现，但文献显示致痫灶与病灶并不是完全吻合[6]。CCM 内没有功能性脑组织，癫痫发作的原因可能是病变占位效应、血肿增大、多次微出血后红细胞崩解产生的含铁产物、瘢痕形成或脑软化等[4, 5, 14]。诊断为无症状 CCM 的患者抽搐发作的风险在 1.5%～4.3%/人年[6]。如果有新发抽搐症状的患者，以后再次发作的风险约为 5.5%/人年[9, 15]。没有证据表明抽搐发作会增加 CCM 出血的风险。

二、流行病学

由于无创性影像学检查手段的日益普及，CCM 的患病率比早期的预估值要高很多。根据大量的尸检和 MRI 研究，目前数据表明 CCM 的年发病率为 0.15～0.56/10 万人，患病率为 0.34%～0.53%[1, 9, 14, 16]。尽管没有明显的性别倾向，但有症状的患者中男性好发年龄为 11～30 岁，而女性则为 31～60 岁[1]。几乎没有证据表明 CCM 在妊娠期间出血风险增加[17]。CCM 部位分布概率与神经组织体积成正比，即大多数发生在大脑半球，依次是小脑幕下和脊髓[18]。

CCM 可分为散发性或家族性，其中家族遗传患者只占约 6%[1]。家族性和散发性 CCM 患者临床表现相似，尽管前者具有多发倾向[8]。家族性 CCM 在西班牙裔人群中更为常见，估计占该人群总 CCM 的 50%，而在非西班牙裔人群中该数据为 10%～20%[19, 20]。

三、病理生理学

CCM 通常被描述为"桑葚样"病灶，其特征为衬有内皮细胞的窦状管腔，管腔缺乏成熟的血管结构如紧密连接、基底膜、外膜，病灶内没有神经组织。造成这种外观的原因是腔内血流缓慢导致反复的血栓形成、再通和钙化[21]（图 75-1）。通常来讲，CCM 与侵袭性病变不同，基本没有明显占位和推挤压迫效应。由于频繁地微出血，导致病灶周围脑组织含铁血黄素沉积及胶质瘢痕形成，并有大量巨噬细胞浸润。有证据表明，内皮细胞紧密连接功能失调、血脑屏障破坏致使红细胞得以进入脑实质，从而形成在大体标本和影像上可见的含铁血黄素沉积[22]。

四、遗传因素

迄今为止，已经确定有 3 个基因位点与家族性 CCM 发生相关：CCM1/KRIT、CCM2/MGC4607 和 CCM3/PDCD10[23, 24]。家族性 CCM 中至少有一个基因发生功能缺失突变，从而导致多灶性病变[25]。

CCM1/KRIT 的突变检出率最高，为 60%，而 CCM2 和 CCM3 分别为 20% 和 15%[26]。目前已知前述基因在维持血管内皮细胞之间的连接完整性上发挥一定的作用，但具体的分子功能仍需进一步阐明[27]。不同位点的临床外显率也存在差异，CCM2 的外显率为 100%，CCM1 为 88%，而 CCM3 为 63%[28]。家族遗传性 CCM 约占 20%，为常染色体显性遗传，病灶多发[28]。散发性 CCM 约占 80%，常常伴有发育性静脉畸形，但通常为单一病灶[29]。CCM1、CCM2、CCM3 病例中可遗传的基因突变为独立危险因素，但并不足以导致 CCM 发生，而体细胞突变所产生的"二次打击"突变，才是 CCM 发生的原因[30]。

新诊断的 CCM 患者应考虑做进一步基因检测，除了询问常见的表现症状如头痛、抽搐发作或脑卒中以外，应详细调查其家族史。对于临床高度怀疑为家族性变异的 CCM 病例，应采用二代基因测序方法筛查 CCM1～3 对应的基因突变，然后进行基因缺

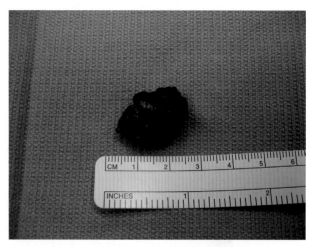

▲ 图 75-1 手术切除的海绵状血管畸形的大体形态（肉眼观呈"桑葚样"）

失 / 复制分析。目前对无症状的家庭成员的筛查一直存在争议，并没有达成统一共识[23]。

五、影像学诊断

由于其血流速度慢并缺乏动静脉分流，CCM 血管造影无法发现病变[31]，因此需要其他的影像检查来进行准确的诊断。CT 平扫能够显示与病变相关的出血和钙化，但在特异性和敏感性方面尚有局限性[31]。增强 CT 扫描或 CTA 能够更好地显示相关的血管病变，如 AVM 或 DVA，但是没有 MRI 准确。

常规 MRI 序列是诊断症状性 CCM 的首选检查，特异性和敏感性接近 100%[32]。反复出血后红细胞降解产物（含铁血黄素）沉积在 CCM 周围，形成一个特征性的外周晕环。由于磁敏感效应，与 T_2 加权自旋回波或快速自旋回波序列相比，含铁血黄素环在 T_2 加权 GRE 序列表现为低信号[31, 33]（图 75-2），所以 T_2 GRE 序列在 CCM 诊断中具有最高的准确性，使其成为"金标准"[9, 34]。T_2 GRE 序列的敏感性需要考虑含铁血黄素的"开花"效应，否则可能会对病变的实际大小产生误判。

六、保守治疗

考虑到各种因素，大多数 CCM 患者可以采取保守治疗。进行保守治疗与手术切除取舍评估时，需要考虑患者的主诉、神经功能、CCM 的位置、手术切除的难易程度和症状的持续时间。偶然发现的病变更适合进行动态观察，可以每年进行影像学复查以确定病灶大小和形状变化的"活跃"程度。影像学检查没有发现突破病灶的出血时，大多数偶然发现的病变表现为良性自然病史。对于病灶大小或形状上发生变化而没有相关症状的患者应该延长随访时间。

对于那些有明确出血但没有症状或只有轻微症状和体征的患者，是否选择手术治疗要充分考虑病变的部位及患者对疾病的心理承受能力。如果已经有症状性出血而选择保守治疗的患者，发生再出血的风险是首要关注的因素。考虑到再出血风险升高的自然病史，多数人倾向选择更激进的手术治疗。

以抽搐为首发症状者早期最好选用药物治疗。顽固性癫痫患者，如果脑电图监测确定病变即为致痫灶，则考虑手术切除。

七、手术治疗

手术切除仍然是 CCM 最终的主要选择。适应证包括顽固性癫痫、进行性加重的神经功能缺损、病灶内出血或出血突破病灶，以及反复发作的出血。畸形灶内出血的特征是复查影像显示 CCM 内出血腔扩大（图 75-3）。灶外出血则是出血突破到畸形灶外（图 75-4）。

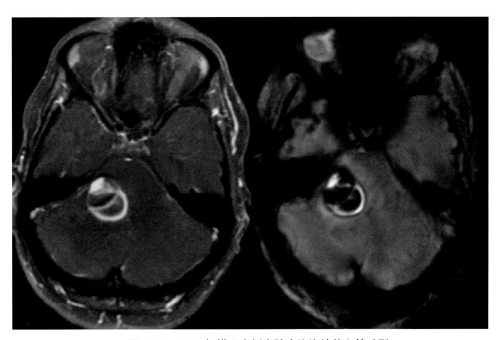

▲ 图 75-2　**MRI 扫描示右侧小脑中脚海绵状血管畸形**

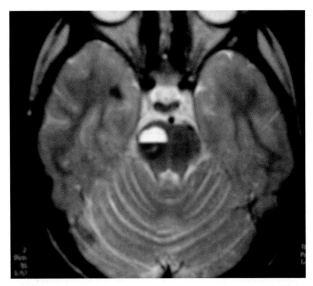

▲ 图 75-3 脑海绵状血管畸形灶内出血，没有突破病灶周围白质

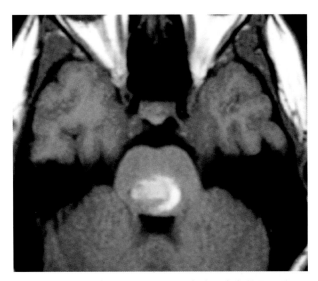

▲ 图 75-4 病灶外出血，出血突破至病变范围以外

症状性 CCM 的手术入路选择取决于病变位置及相关功能。需要考虑如白质纤维走行、邻近的血管或神经结构（神经核团）、从软脑膜表面到病变的最短距离、是否容易进入等因素。对显微外科技术来讲，无论病变所处位置如何，操作基本都是相似的。术前规划需要精心策划手术入路，必要时可以借助立体定向路径规划。术中常规应用体感和运动诱发电位监测。

手术路径确定后，入点做锐性小切口并平行于纤维束，保障手术安全的前提下可适当扩大切口；使用锐利或圆钝剥离子分离解剖病灶周围，仅当出

血妨碍操作时采用电凝止血。

如果病变位于重要功能区，在沿病灶外剥离前应先行囊内减压以减少占位效应。此时，穿刺并清空各个分腔是一个很好的策略。病变减压后，需辨认含铁血黄素边界以便进行锐性剥离。手术野以外的病变可通过锐性解剖或双极烧灼使其皱缩，然后从周围的脑组织轻轻剥离。在高风险区域，避免依赖过度的烧灼来建立分界。病变切除后，用圆钝剥离子进行轻柔地探查，以确保显微镜下完全切除，手术残腔彻底止血以降低局部缺血风险。

不少病例会在术后马上出现新的神经功能缺失或原有症状加重，但其中大多数会随着时间的推移而改善[35]。术前改良 Rankin 量表较佳，以及单次症状性出血事件的患者神经功能预后良好[36]。在脑干病变中，脑桥因脑神经核之间的距离相对较大，手术的风险比中脑和延髓要小，获益更大。

八、立体定向放射外科

立体定向放射外科在 CCM 治疗中的作用仍存在广泛争议，因为临床研究中很难界定主要终点目标[37]。仅很少数的学者支持 SRS 用于治疗位于功能区、反复出血的 CCM。SRS 治疗脑干 CCM 的常见论据是 SRS 可能降低出血的"时间聚集性"。显而易见，SRS 并不能在影像学上完全消除 CCM。并且，经过照射的 CCM 仍有可能继续扩大和出血[38, 39]。此外，SRS 对功能区具有与剂量和靶点相关的可预测并可测量的不良反应[40]，同时 CCM 的发生本身被证实与电离辐射有关，这使问题更加复杂[41, 42]。

SRS 支持者认为其适用于显微手术不易切除的和反复出血性疾病，因为随着时间的推移，辐射所致的瘢痕会降低再出血的风险。采用 CCM 边缘等效剂量 SRS 治疗后随访 12～18 年发现术后年出血风险降至约 1%，不过这一结论与随访时间长短有关[7, 43-45]。在上述研究中，SRS 仅用于重要功能区并反复出血的病例，这些病例治疗前出血率高达32.5%，有 13.5%～26% 的病例因辐射效应而引发新的神经功能缺损[44]，低至 12Gy 的照射剂量仍可使高达 18.4% 的病例出现放射损伤[46]。因此，SRS 治疗的风险 / 获益与经验丰富的外科医生手术结果相比，在出血预防或抽搐控制方面，SRS 明显不如显微手术。

九、立体定向激光消融

立体定向激光消融（stereotactic laser ablation, SLA）作为开放手术消除致痫灶的替代方法，其原理是在 MRI 热成像引导下的组织凝固[47]。目前已经得到 SLA 对于症状性 CCM 的初步治疗结果，在发表的所有研究系列中，手术适应证为难治性癫痫。在 83% 有影像学证实病灶萎缩的患者中，80% 以上 Engel 分级达到或优于 IC。但迄今为止，这些研究尚无长期随访结果[47, 48]，也没有出血性并发症的报道。

该治疗的局限性在于 CCM 中的静态血液产物会影响基于 GRE 的热成像，降低 MRI 热成像 - 解剖对应关系，从而影响安全性[47]。SLA 控制 CCM 继发癫痫的效果与开放手术效果相似，并且优于 SRS，但是要广泛推广还为时尚早。

十、静脉异常

发育性静脉异常是最常见的脑血管畸形，人群患病率为 2%～3%[49, 50]。虽然在其起源上存在争议，但普遍认为是在宫内发育过程中由于血流动力学的生理需求而产生的解剖变异[51]。这些病变通常被偶然发现或与 CCM 伴发（图 75-5），有时 DVA 发生动脉化形成动静脉畸形而被称为"混合型"[52]。据估计，约 40% 的 CCM 会伴发 DVA[53]。无创影像学检查如 CTA、增强 CT 或 MRI 即可做出明确诊断，而几乎无须脑血管造影，除非怀疑有 AVM 可能[49, 54]。当出血灶附近未发现 CCM 时，应考虑 AVM 可能。DAV 血管造影可表现为正常的循环时相、正常的动脉期和毛细血管期，但是在静脉晚期，成簇的扩张髓静脉呈伞状汇入一个粗大引流静脉，形成典型的"海蛇头征"[55]。与 AVM 不同，没有早期静脉引流，血管造影特征不会随时间而改变[52]。

当不与 CCM 或 AVM 伴发时，DVA 可因偶发的局部狭窄引起静脉高压或静脉血栓形成而产生相关的症状[55]。DVA 血栓形成导致静脉梗死或出血在临床上罕见。对于其治疗，抗凝和手术减压均有报道[56]，而且抗凝治疗效果优于手术干预。在大多数

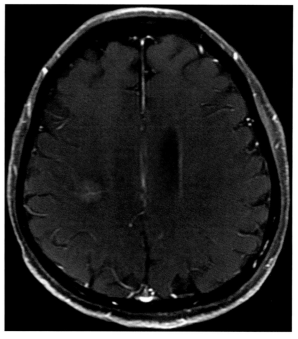

▲ 图 75-5　右侧额叶海绵状血管畸形伴静脉异常

出血病例中，邻近的 CCM 通常是主要原因[57]。由于 DVA 参与正常脑组织引流，切除后可能导致梗死或其他相关并发症。如果切除 AVM 或 CCM 术中发现相关的 DVA，应采取预防措施予以保留[55, 58]。

大量 DVA 与抽搐发作相关性研究结果表明，DVA 极少与致痫灶的部位相对应[59]。另外，切除其他相关的血管畸形而保留 DVA，抽搐发作就可以得到很好的控制[57, 60]。退一步讲，即使抽搐发作与 DVA 相关，也应选择药物治疗，而不采取外科干预[59]。

结论

CCM 的自然史是变化多端、因人而异的，因此要根据患者临床特征制订个体化治疗方案。显微手术切除仍然是治疗症状性 CCM 的金标准。偶然发现的病变、轻微内出血或首次出血者可选择保守观察。SRS 的作用还不太明确，可作为外科难以处理病变的备选手段。目前还没有发现可以预测病变侵袭性行为的生物标志物。作为一个独立的临床诊断，DVA 表现为良性生物学行为，不需要外科干预，如果有出血应仔细排查潜在 AVM 或相关的 CCM。

第76章 症状性和非症状性颈动脉狭窄患者行颈动脉内膜剥脱术的适应证

Indications for Carotid Endarterectomy in Patients with Asymptomatic and Symptomatic Carotid Stenosis

Justin A. Neira　E. Sander Connolly　Jr.　著

别毕洲　叶建锋　译　　朱先理　校

本章要点

- 颅外颈动脉狭窄大约占缺血性脑卒中病因的 8%。
- 诊断颅外颈动脉狭窄的方法包括颈动脉双功能多普勒超声、MRA、计算机断层血管成像和常规血管造影术。每种检查方式都有一定的优缺点，因此，通常会使用两种模式进行互相对比确认。
- 颅外颈动脉狭窄的内科治疗包括阿司匹林、他汀类药物、血压和血糖控制，以及常规脑血管疾病风险预防。这种内科治疗方法须应用于所有的患者，无论是否接受手术。
- 症状性颈动脉狭窄患者，颈动脉内膜剥脱术适应于重度狭窄（70%～99%）患者和中度狭窄（50%～69%）男性患者。
- 对于非症状性颈动脉狭窄的患者，狭窄程度＞60% 的男性患者适应于行颈动脉内膜剥脱术。
- 在颈动脉内膜剥脱术风险较高的情况下（既往颈动脉内膜剥脱术，颈部放疗病史，颈动脉分叉较高），以及有极大心脏风险的患者，应考虑颈动脉支架植入术。

颅外段颈动脉狭窄的治疗是过去几十年脑血管神经科和神经外科研究最多的课题之一。尽管进行了多项高质量的多中心研究，但对这种相当常见的疾病选择适当的治疗方法时，仍存在一定程度的不确定性。人群研究表明，仅颅外段颈动脉狭窄就至少占缺血性脑卒中的 8.0%[1]。此外，≥65 岁的成年人中，有 5%～10% 的人被发现有轻度（50%）或更严重的颈动脉狭窄[2]。考虑到仅在美国每天约有 2160 人脑卒中，就能理解合理治疗颈动脉疾病的重要性了[2]。

本章将讨论颅外颈动脉狭窄的诊断和治疗方案。在此过程中，我们将回顾相关文献，为当前关于颈动脉疾病最佳治疗的临床决策提供信息。

一、诊断

鉴于颈动脉狭窄极大地增加了脑卒中的风险，识别和诊断狭窄是很重要的，尤其是非症状的患者。事实上，非症状性颈动脉狭窄预示着每年发生神经系统事件（短暂性脑缺血发作、一过性黑矇或脑卒中）的风险为 2%～5%（对于 50%～80% 的狭窄）和 1.7%～18%（对于超过 80% 的狭窄）[3]。非症状颈动脉狭窄的病例通常在常规医学筛查中，通过发现颈动脉杂音才获诊断。然而，作为一种筛查方式，听诊颈动脉杂音具有较高的非特异性和不敏感性。

只有大约 1/3 的有杂音的患者被发现有血流动力学上的显著狭窄，而从另一方面看，有明显狭窄的患者，只有一半被发现有杂音[4]。因此，颈动脉狭窄的诊断需要更先进的技术，这就提出了通用颈动脉狭窄筛查的价值的问题。虽然颈动脉疾病是导致脑卒中的重要因素，但相对较低的患病率和较高的治疗风险导致美国预防服务工作组建议不要在普通人群中进行颈动脉筛查[5, 6]。因此，颈动脉专项体检也许应只针对那些被认为有高危因素的患者，如吸烟者、血管病患者和任何有症状的人群。

由于狭窄的严重程度与神经系统事件的风险直接相关，因此对狭窄程度的评估至关重要[3]。此外，某些斑块特征，如斑块溃疡和斑块内出血的程度可能与增加的风险有关[7, 8]。为此，使用的任何诊断技术都必须能够提供足够的分辨率，根据这些特征对患者进行适当的风险分层。颈动脉狭窄的检查主要包括颈动脉双功多普勒超声、CTA、MRA 和常规数字减影脑血管造影，每种方法各有优缺点（图 76-1）。

鉴于其低成本和无创性的特点，颈动脉超声常常是评价颈动脉疾病的首选检查。颈动脉狭窄用灰阶、彩色和频谱多普勒超声评估斑块的状况、收缩期峰值血流速度、颈内动脉与颈总动脉收缩期峰值血流速度比、颈内动脉舒张末期血流速度（图 76-1A）。狭窄分级为＜50%、50%～69%、≥70%、次全闭塞、完全闭塞[9, 10]。除了对狭窄程度的评估，还可采用其他技术（如微泡造影超声）来评估斑块的

特征，如溃疡表面积和斑块破裂；然而，这样的研究还没有成为常规[7]。微泡超声造影的一个主要缺点是，不同技术人员检查结果存在差异和不正确的声音处理风险，这突出了机构质量评估和标准化的重要性[11, 12]。

MRI 和 MRA 可以对狭窄的血管进行详细的评估，它对软组织具有较高的分辨率，从而可以评估斑块易损性特征[13, 14]（图 76-1B）。然而，低场强 MRI 的信噪比较低、检查费用较高，某些医院无法开展使 MRI 的广泛应用存在某些困难[12, 14]。

CTA 已被常规用于显示颈动脉狭窄的特征（图 76-1C）。CTA 可以显示颈动脉全程的详细影像，并能呈现颈动脉分叉位置和其他邻近结构而为手术计划提供相关解剖信息。然而，CTA 需要对比剂并存在电离辐射。此外，CT 上的钙化伪影会导致对狭窄的评估欠准确[12]。

数字减影脑血管造影被称为评估颈动脉狭窄的"金标准"，但它是有创检查，需要注射对比剂，并存在辐射暴露的风险、发生脑卒中的风险，由于上述替代方案的存在，已较少作为颈动脉疾病的常规检查[12]（图 76-1D）。

鉴于诊断和斑块定性的最佳方式存在一些争议，按照我们的惯例，可以使用不止一种非侵入性方式来进行确诊。

二、治疗方案

无论是有症状性的还是非症状性的患者，一旦

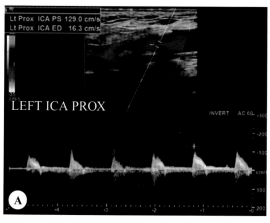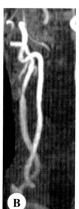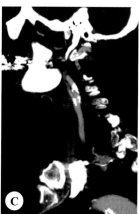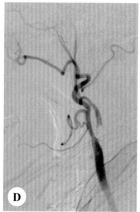

▲ 图 76-1　颅外颈动脉诊断成像方式

A. 颈动脉双功能彩色多普勒超声；B. 颈部磁共振非增强性血管成像；C. 颈部 CT 增强血管成像；D. 常规诊断性脑血管造影

诊断出颈动脉狭窄，就必须考虑各种治疗方案。选择包括单纯的内科治疗、颈动脉内膜切除术和颈动脉支架植入术。幸运的是，有大量文献报道了多个前瞻性随机试验，这些结果有助于为临床决策提供信息。

三、药物治疗

对症状性和非症状性颈动脉狭窄病例的药物治疗的讨论是至关重要的，无论患者的情况是否需要手术干预。使用目前可用的药物治疗，包括较新的抗血小板药物、β 受体拮抗药、血管紧张素转换酶抑制药和他汀类药物，可以从整体上改善这些患者的心血管病。这种一般性的心血管疾病的改变还是值得关注的，因为颈动脉狭窄患者伴发其他心血管事件的发生率很高[15]。在一项关于非症状性颈动脉狭窄的研究中，发现重度狭窄患者的年心脏事件和心脏死亡率分别为 8.3% 和 6.5%[16]。为此，除了降低血压外，还应力求戒烟和血糖控制，这既有益于整体健康，也对减少脑卒中的发生有特别的贡献。

阿司匹林已被广泛用于颈动脉狭窄患者的治疗，并已成为治疗颈动脉狭窄的主要药物。支持阿司匹林的部分证据来源于服用低剂量阿司匹林的患者，最终接受 CEA 的结果比未服用阿司匹林的患者有所改善。自 20 世纪 90 年代以来，来源于最终接受 CEA 的患者中服用低剂量阿司匹林的预后比未服用阿司匹林的更好[17]。此外，发现低剂量阿司匹林在预防围术期心脑血管事件（脑卒中、心肌梗死和死亡）方面优于高剂量阿司匹林长达 3 个月[18]。基于现有文献，2016 年，美国预防服务工作组更新了其关于在所有患者中使用阿司匹林预防心血管事件的建议。最终确定低剂量阿司匹林（≤100mg）确实使非致命性脑卒中减少了 14%。当所有剂量的阿司匹林都包括在内时，这种减少并不明显，尽管在这两种情况下非致死性心肌梗死都有所减少。在降低心血管死亡率方面未发现显著差异[19]。因此，无论患者最终是否接受手术，低剂量阿司匹林仍是治疗颈动脉狭窄患者的主要药物。

在新的抗血小板和抗凝血药时代，出现了抗血小板和抗血栓双重治疗的问题。对阿司匹林和其他药物的多种组合进行了调查，结果喜忧参半。与单用阿司匹林相比，症状性的颅内或颅外颈动脉狭窄患者在同时服用阿司匹林和氯吡格雷时，其 TCD 超声发现微栓子减少[20]。ESPS-2 和 ESPRIT 研究都发现，与阿司匹林或双嘧达莫单独用于脑卒中二级预防相比，联合服用阿司匹林和双嘧达莫在先前的脑卒中二级预防中有显著的益处[21, 22]。CHARISMA 试验在症状性的患者中证实了这些发现。这项试验评估了氯吡格雷联合阿司匹林，与单独使用阿司匹林在 15 603 名所有类型动脉粥样硬化血栓事件风险患者中的使用情况。它发现，对于症状性的患者，联合治疗有相对的好处，这并不延伸到非症状性的"高风险"患者[23]。一项对美国当前实践模式的研究在一定程度上反映了这些发现：接受 CEA 的 6 名患者中，有 1 名在 CEA 之前服用氯吡格雷，而且更有可能在手术前出现症状性狭窄[24]。

除抗血小板药物外，他汀类药物已成为治疗颈动脉狭窄的主要药物。SPARCL 试验的亚组分析发现，与服用安慰剂的患者相比，服用阿托伐他汀的有症状的颈动脉狭窄患者脑卒中风险降低了 33%[25]。这些数据的结果影响深远，因为许多比较药物干预和 CEA 的里程碑式临床试验并没有统一使用他汀类药物。基于目前的证据，很难将颈动脉狭窄的最佳药物治疗与 CEA 进行严格的比较。正在进行的 CREST-2 试验旨在更好地评估这一关键问题，其结果仍有待确定，但在这些结果出来之前，在很大程度上应该以现有的大型随机试验结果来指导决策[26, 27]。

四、颈动脉血供重建

多年来，许多高质量的随机对照试验评估了 CEA 的风险和益处。这些研究一直是这种疾病手术决策的基础。一般来说，这些研究是根据症状的有无进行分类的，下文也以这种方式进行讨论。

（一）颈动脉内膜切除术——症状性

在 20 世纪 90 年代，为了评估 CEA 对症状性颈动脉狭窄患者的获益与否，发表了 3 个重大的前瞻性多中心随机研究。尽管目前在外科和内科治疗上都有更多的进步，但这些研究仍然为当前的临床决策提供了重要的信息。

1. 北美症状性颈动脉内膜切除术试验　NASCET

专门针对症状性颈动脉狭窄的患者，将他们随机分为 CEA 组和非手术治疗组[28, 29]。所有患者均接受了"最佳药物治疗"，包括所有患者每天服用阿司匹林（不同的剂量），以及必要时服用降压药、降脂药和降糖药。虽然没有对手术技术方法做硬性的规定，但是所有中心都要求在 30 天内脑卒中或死亡的风险低于 6%。对于狭窄程度达到或超过 70% 的患者，因为已经见到 CEA 获益的结果，试验被提前终止。在这一亚组中，研究提前终止前，共纳入了 659 名患者。对于手术患者，30 天的脑卒中死亡率为 5.8%，而非手术患者为 3.3%。然而，在 2 年的随访中，CEA 组同侧脑卒中的累积风险为 9%，而非手术患者为 26%（绝对风险降低 17%，相对风险降低 65%）。值得注意的是，CEA 的益处在 3 个月时开始显现，因为在这一时间间隔内，5.8% 的围术期风险变得低于未手术的风险。

该实验继续对狭窄程度为 50%～69% 的症状性颈动脉狭窄患者进行试验，结果于 1998 年公布。共有 858 例狭窄程度为 50%～69% 的患者随机接受 CEA 或药物治疗。在 5 年的随访中，CEA 组同侧脑卒中发生率为 15.7%，而药物组为 22.2%。在 5 年的时间里，需要治疗以防止同侧脑卒中的患者人数被确定为 15 人。该研究表明行 CEA 对于"中度"颈动脉狭窄患者有一定程度的长期益处，尽管不如颈动脉狭窄程度为 ≥70% 的患者。

2. 欧洲颈动脉手术试验　在这项试验中，2200 名症状性颈动脉狭窄患者被随机分配到外科或内科治疗[30]。这些患者还根据狭窄程度分为三个亚组：轻度（<30%）、中度（30%～69%）和重度（70%～99%）。值得注意的是，这项研究中阿司匹林的使用并不统一。考虑到中期结果，这项研究被提前终止。对于轻度狭窄的患者，术后同侧脑卒中的发生率在手术患者和非手术患者之间没有差别。然而，手术组在术后 30 天内死亡或脑卒中的风险为 2.3%。对于重度狭窄患者，尽管在手术后 30 天内有 7.5% 的同侧脑卒中或死亡风险，但长期随访证明了 CEA 的益处。3 年后，CEA 组发生脑卒中的风险为 2.8%，而非手术组为 16.8%。3 年后 CEA 患者致残或致命脑卒中的风险为 6%，非手术患者为 11%。当中度组的研究进行到完成时，发现手术对于狭窄程度 <70%～80% 的患者没有显著的益处[31]。

3. 退伍军人症状性颈动脉狭窄实验　退伍军人症状性狭窄试验（Veterans Affairs Symptomatic Stenosis Trial，VASST）评估了症状性颈动脉狭窄 >50% 的男性患者的结果，这些患者被随机分为 CEA 组（n=91）和最佳药物治疗组（n=98），与单纯最佳药物治疗组比较[32]，所有患者均服用阿司匹林 325mg；高血压、高脂血症、糖尿病和心肺疾病按需治疗。在 12 个月的随访中，CEA 组脑卒中或逐渐加重的 TIA 发生率为 7.7%，而药物治疗组为 19.4%。正如 ECST 和 NASCET 中所见，这一益处在狭窄程度超过 70% 的患者亚组中更为显著（CEA 组为 7.9%，药物治疗组为 25.6%）。狭窄范围在 50%～59% 的患者在结果上没有显著差异。值得注意的是，其围术期脑卒中发病率和死亡率为 5.5%，低于其他两个试验。

4. 汇总分析　鉴于上述三项试验的高质量和相似的研究设计，从试验的汇总后分析中收集了更多的信息。2003 年 1 月，Rothwell 等发表了这样一项研究，该研究结合了上述三项试验的数据，并评估了 5 年的结果，从而分析了总计 35 000 名患者的随访数据[33]。值得注意的是，在对数据的回顾中，他们发现 NASCET 和 VASST 之间的狭窄测量是相似的，但这些研究中 50% 的狭窄程度相当于 ECST 中 65% 的狭窄程度。因此，该汇总分析采用标准化后的狭窄程度。随后，他们发现对于症状性颈动脉狭窄 <30% 的患者，手术增加了 5 年内同侧脑卒中的风险。对于狭窄程度为 30%～49% 的患者，5 年内脑卒中发生率没有差异。尽管在随访的前 2 年脑卒中风险增加，但在 5 年时，在 50%～69% 狭窄的患者略微获益。正如每项研究单独发现的那样，CEA 对颈动脉狭窄程度为 70% 或更大的次全闭塞患者获益非常明显，这种获益在随访 1 年时开始显现，在随访 3 年时达到峰值，但在 8 年的随访中这种获益仍然持续存在[33]。

5. 症状性颈动脉内膜剥脱术的其他考虑因素　在考虑对症状性颈动脉狭窄进行手术治疗时，还出现了一些关于患者亚组的其他几个问题。这几个问题是存在缺血症状、性别和对侧狭窄等现象时，理想的手术时机是什么。

关于手术时间安排，另一项 NASCET 和 ECST 数据的汇总后分析提供的证据表明，在 TIA 或轻度脑卒中的前 2 周内进行 CEA 可改善患者的预后。对于狭窄程度为 50%～69% 的患者尤为如此，如果手术延迟超过 2 周，则没有任何获益[34]。

对上述大型试验的汇总分析还表明，CEA 对男性的获益大于女性。总的来说，尽管有症状性颈动脉狭窄，但女性患同侧脑卒中的风险似乎较低，同时似乎有较高的围术期风险。然而，在狭窄程度为 70%～99% 的亚类中行 CEA，随访 5 年，男性和女性脑卒中的绝对风险降低的结果没有显著差异。然而，CEA 并没有为狭窄程度在 50%～69% 女性患者带来益处，除了那些具有特殊高危因素的女性[35]。

另一个引起关注的问题是，伴有对侧重度狭窄或闭塞的症状性颈动脉狭窄患者接受 CEA 的手术风险。患有对侧颈动脉重度狭窄或闭塞的患者，比没有对侧狭窄的患者具有更高的围术期风险。然而，对侧颈动脉完全闭塞的患者接受药物治疗发生同侧脑卒中的可能性，是对侧颈动脉重度狭窄或轻至中度狭窄患者的 2 倍。因此，尽管对侧颈动脉严重狭窄或闭塞患者的围术期脑卒中和死亡风险较高，但行 CEA 的患者似乎仍比单纯药物治疗的患者具有更好的预后[36]。

（二）颈动脉内膜切除术——非症状性

与症状性颈动脉狭窄一样，目前非症状性颈动脉狭窄的手术适应证很大程度上依赖于三项精心设计的前瞻性随机多中心试验。

1. 退伍军人事务部合作研究小组 退伍军人事务部（Veterans Affairs，VA）的研究随机选择了 444 名狭窄程度≥50% 的非症状性颈动脉狭窄男性患者进行最佳的药物治疗，包括阿司匹林加 CEA 或不加 CEA[37]。在大约 5 年的随访中，手术组的脑卒中或 TIA 发生率为 8%，而药物组为 20.6%。然而，在两组中脑卒中和死亡的综合比值没有差异。

2. 非症状性颈动脉粥样硬化研究 共有 1662 名非症状性颈动脉狭窄（狭窄程度≥60%）的患者被随机分配到最佳药物治疗组或 CEA 组[38]。所有患者按指示每天接受阿司匹林治疗和其他风险因素管理。该研究提示，手术患者脑卒中或死亡的 5 年风险为 5.1%，最佳药物治疗组为 11%。这项研究证实可以以低于 3% 的围术期脑卒中发病率和死亡率进行颈动脉内膜切除术[39]。

3. 非症状性颈动脉手术实验 ASCT 是三项试验中最大的一项，共纳入了 3120 名狭窄程度≥60% 的患者[40]。患者接受了早期 CEA 或延迟 CEA 直至症状出现。其他药物治疗没有标准化，遵患者的主治医师决定。与 ACAS 相似，30 天围术期脑卒中或死亡风险为 3.1%。早期 CEA 组与延期手术组的总体脑卒中或死亡的 5 年风险分别为 6.4% 和 11.8%。值得注意的是，在延期组中，每年大约有 4% 的患者最终接受了 CEA。此外，两组间 CEA 的获益直至手术后大约 2 年才显现出来。基于狭窄程度的分析显示，手术获益情况与既往研究相同。

4. 非症状性颈动脉狭窄行颈动脉内膜切除术的其他考虑因素 与 CEA 治疗症状性颈动脉狭窄一样，维持较低的围术期并发症发生率至关重要。事实上，根据 ACST 和 ACAS 研究的结果表明，这两项研究的并发症发生率都约为 3%，似乎需要更低的手术并发症发生率才能看到 CEA 对非症状颈动脉狭窄患者所带来的好处[41]。有人认为，即使围术期并发症发生率仅轻微增加 1%～2%，也可能抵消手术所带来的任何获益[42, 43]。因此，通常建议在具有低围术期并发症发生率、手术例数较多的医疗中心进行此类手术。

对非症状 CEA 的在不同性别获益情况，也进行了研究。与症状性颈动脉狭窄一样，CEA 对男性的获益似乎大于女性。ACAS 和 ACST 的 Meta 分析表明，CEA 对非症状性颈动脉狭窄的女性不会产生明显的获益。尚不清楚这种获益是否会在更长的随访间隔后变得明显[44]。然而，这些发现提出了一个问题，即非症状颈动脉狭窄的女性患者，是否应该接受 CEA。

对侧颈动脉狭窄对非症状颈动脉狭窄患者的影响也是一个问题。尽管对侧颈动脉严重狭窄或闭塞的症状性颈动脉狭窄患者，接受 CEA 比使用药物治疗效果更好，但这一发现通常并不适用于非症状性患者。在 ACAS 研究的亚组分析中，接受 CEA 治疗的对侧闭塞的无症状患者，在 5 年内同侧脑卒中风险增加 2%（无获益），而对侧未闭塞的无症状患者则风险降低 6.7% 而获益[45]。

（三）颈动脉支架

随着神经介入放射学适应证的增加，关于 CAS

作为 CEA 替代治疗方案的价值仍存在争议。多年来，这场争论引发了多项比较支架置入术和 CEA 的随机对照试验。值得注意的是，目前还没有比较支架和单独药物治疗的随机对照试验。相反，大多数研究被设计成比较 CAS 和 CEA 的非劣效性试验。

2001 年发表了 WALLSTENT 试验的结果，该试验将接受 CEA 狭窄程度为 60%～99% 的症状性颈动脉狭窄患者与接受 WALLSTENT 支架植入的患者进行了比较。支架组患者 1 年同侧脑卒中手术相关死亡率共为 12.1%，而 CEA 患者为 3.6%。支架组的脑卒中风险为 3.7%，而 CEA 组仅为 0.9%。此外，支架组和 CEA 组的 30 天脑卒中或死亡率分别为 12.1% 和 4.5%[46]。与 CEA 组相比，围术期高发病率可能归因于临床医生在特定支架使用方面缺乏经验。然而，这些发现引起了很大的关注，为了证实以上观点，已经进行了多次试验。

2004 年发表的 SAPPHIRE 试验确实提供了一些支持 CAS 的证据。然而，由于该研究特别关注那些被认为是 CEA "高风险" 的患者，这不仅是由于解剖学因素，还包括药物因素，因此对本研究的观点存在质疑。总之，该研究将 334 名 "高危" 患者随机分为支架组或 CEA 组。研究人群包括狭窄程度 ≥50% 的有症状患者和狭窄程度 ≥80% 的无症状患者。某些被认为 CEA 风险过高的患者被植入了支架。在 1 年的随访中，发现 CAS 的主要终点事件不劣于 CEA，主要终点事件包括围术期死亡、脑卒中、30 天内的心肌梗死及 31 天～1 年内的同侧脑卒中或死亡[47]。根据试验结果，美国 FDA 批准了试验中使用的支架装置，用于症状性颈动脉狭窄的高危患者。

2006 年发表了两项试验：SPACE 和 EVA3-S[48, 49]。SPACE 将 1183 名症状性颈动脉狭窄的患者随机分配至支架组或 CEA 组。主要终点事件是从随机分组到术后 30 天的同侧缺血性脑卒中或死亡率，支架组和 CEA 组分别为 6.84% 和 6.34%。他们得出的结论是，该研究未能证明 CAS 劣于 CEA，尽管 CEA 组有轻微优势但没有统计学意义。EVA3-S 专注于非症状性颈动脉狭窄患者。共有 1453 名患者被随机分组并随访 5 年。主要复合终点事件是 30 天内的死亡、脑卒中、心肌梗死或 1 年内的同侧脑卒中。对于这一主要终点事件，发现 CAS 不劣于 CEA（分别为 3.8% 和 3.4%）。

比较 CAS 和 CEA 的最大、最引人注目的研究是 CREST 试验，该试验最初发表于 2010 年，长期随访发表于 2016 年。在这项试验中，2502 名颈动脉狭窄患者（47% 无症状，53% 有症状）被随机分为 CEA 组和 CAS 组。评估的主要终点事件是脑卒中、心肌梗死或 30d 内死亡或 10 年内任何同侧脑卒中（尽管中位随访时间为 2.5 年）的总发生率。这一终点事件的结果 CAS 为 11.8%，CEA 为 9.9%，差异无统计学意义。此外，10 年随访的同侧脑卒中发生率相似。然而，通过对特定终点事件和亚组的深入分析，阐明了 CEA 和 CAS 之间的重要差异。发现 CEA 对年龄 ≥70 岁的患者更有优势。最值得注意的是，支架组围术期 30d 的脑卒中或死亡率明显较高，但 CEA 组 30d 的 MI 发生率明显较高[50, 51]。此外，在 1 年的生活质量评估中，围术期脑卒中导致的生活能力下降程度明显高于 MI。这一点是 CREST 最重要的经验教训之一，并且极大地影响了当今的临床实践，促使绝大多数患者（其中大多数年龄超过 70 岁）选择 CEA。

ICSS 比较了症状性颈动脉狭窄患者的支架置入术和 CEA，初步结果于 2010 年发表，完整的随访结果于 2015 年发表。初步分析的主要结果是 120 天脑卒中、死亡或 MI 发生率。共有 1713 名患者入组。对于上述主要结果，CEA 的发生率为 5.2%，而支架植入术的发生率为 8.5%。对于 120 天的致残性脑卒中或死亡，CEA 和支架植入术的发生率分别为 3.2% 和 4.0%。根据中期结果分析，该研究得出结论，CEA 是需要血供重建的症状性颈动脉狭窄患者的首选治疗方案[52]。在最后 5 年的随访中，致命性或致残性脑卒中的数量相等（6.4%CAS，6.5%CEA）。CAS 组的任何脑卒中发生率较高（15.2% vs. 9.4%），但大多数情况下都不会降低患者的生活能力。因此，这项研究得出结论，随着时间的推移，CAS 和 CEA 之间的结果是相似的。

2016 年发表的 ACT I 将 1453 名 79 岁或以下非症状性颈动脉狭窄 70%～99% 的患者分配到 CAS 或 CEA。值得注意的是，他们认为这些患者手术风险不高，CAS 和 CEA 的随机化不是 1:1，而是 3:1。与 CREST 相似的结果显示，对于 30 天内死亡、心肌梗死、1 年内同侧脑卒中的总发生率，CAS 并不劣于 CEA。虽然支架植入后 30 天内脑卒中率和死亡率增加（2.9% vs. 1.7%），但并不显著。CAS 组和 CEA

组的 5 年无脑卒中总生存率分别为 93.1% 和 94.7%（P=0.44）[53]。

对比较 CAS 和 CEA 的 5 个主要随机临床试验（ACT I、CREST、EVA-3S、ICSS、SAPPHIRE）进行 Meta 分析，统计分析了 6526 名患者。围术期死亡、脑卒中、心肌梗死或非围术期同侧脑卒中的综合风险在不同人群之间没有差异。正如从单项试验中预期的那样，CAS 患者整体同侧脑卒中的风险更高（OR=1.50），但脑卒中发生率的增加主要归因于轻微脑卒中。冠状动脉病变与心肌梗死的风险显著降低（OR=0.45）。由此得出结论，CAS 和 CEA 的综合围术期风险相似，但 CEA 在预防长期总体（致残性和非致残性）脑卒中方面更具优势[54]。

根据上述试验的结果，鉴于 CEA 总体脑卒中发生率较低，目前对于大多数患者通常仍倾向于进行 CEA 治疗。然而，考虑到支架植入术在围术期心肌梗死的发生率较低，对于心肌梗死风险特别高的患者，CAS 可能是首选治疗方式。此外，根据 CREST 的结果，老年患者通常避免使用 CAS，因为与 CEA 相比，老年患者支架植入的风险似乎更高。

结论

缺血性脑血管病仍然是当今最常见的神经系统疾病之一，其中约 8% 的疾病继发于颅外颈动脉狭窄。鉴于我们目前用于治疗颈动脉狭窄的药物和手术方式既有显著的益处，又有明确的风险，因此了解每种治疗的合理适应证至关重要。这些缺陷在很大程度上是因为这些研究没有严格地将手术治疗与药物（包括使用大剂量他汀类药物）进行严格的比较。然而，这些研究为我们当前的诊疗提供了有助于决策的信息（图 76-2）。最主要的问题是，决策大多依靠患者的症状。显然，症状性的患者应该与非症状性的患者采取不同的治疗措施。

当考虑对症状性的患者进行 CEA 时，应在并发症发生率低于 6% 的专科进行，这十分重要。此外，研究还表明，某些手术获益在治疗一定时间后才显现，因此理想情况下，患者的预期寿命应该至少为 3~5 年。对于狭窄程度在 70%~99% 的男性和女性，均需行 CEA 治疗。在 50%~69% 症状性颈动脉狭窄的类别中，男性首选 CEA，但不推荐用于女性，因为女性更倾向于药物治疗。如果症状性颈动脉狭窄 <50%，则不推荐 CEA，患者应接受药物治疗。此外，如果有手术指征，应在症状出现后 2 周内进行手术[55]。

对于非症状性的患者的手术与否尚未确定。但确定的是，所有的患者都应该接受药物治疗。如果考虑手术治疗，预期寿命应至少为 5 年。对于非症状性颈动脉狭窄患者的 CEA，院内并发症应 <3%。根据这些数据，CEA 似乎最适用于 75—79 岁以下且狭窄程度 >60% 的男性患者[55]。目前，CEA 是否适用于非症状性颈动脉狭窄的女性尚不清楚。

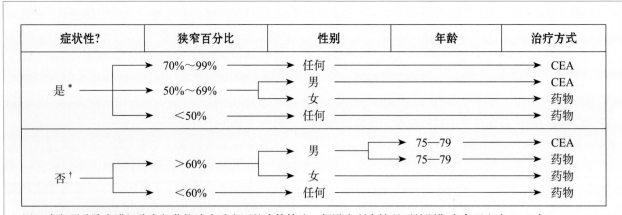

用于确定颈动脉内膜切除术与药物治疗适应证的决策算法，假设在所有情况下的预期寿命至少为 3~5 年。
*. 假设机构并发症率为 6% 或更低
†. 假设机构并发症发生率为 3% 或更低

▲ 图 76-2　确定 CEA 与药物治疗适应证的决策算法（假设在所有情况下预期寿命至少为 3~5 年）

尽管 CEA 比支架植入术更受青睐，但对于 CEA 风险较高的病例（既往 CEA、颈部辐射、分叉较高）或心脏并发症风险极高且无法在局部麻醉下使用 CEA 的患者，应考虑使用颈动脉支架植入，因为 CAS 的围术期 MI 发生率较低。

虽然目前临床遵循上述的一般实践原则，但仍有正在进行的实验研究，如 CREST-2，在当今医学发展状况下，它将更好地提供关于 CEA 效用的信息。因此，临床决策也将继续进步。然而，就目前而言，如果使用得当，CEA 的获益似乎是持久的。

第77章　颅外－颅内搭桥术治疗脑缺血
Extracranial-Intracranial Bypass for Cerebral Ischemia

Christopher J. Stapleton　Mandana Behbahani　Sepideh Amin-Hanjani　著

万　丽　君　万　锋　译　　付　朋　万　锋　校

本章要点

- 颅外－颅内搭桥术能有效增加大脑中动脉的血流量。
- 颅外－颅内搭桥术最初用于治疗动脉粥样硬化性脑血管闭塞疾病（如颈内动脉闭塞），但前瞻性随机试验未能证明术后此类患者脑卒中风险的降低。
- 动脉硬化性脑血管闭塞患者，如果有明显的血流动力学障碍且最大程度的药物治疗失败后，还是可以选择性地考虑进行搭桥术。
- 颅外－颅内搭桥术多用于治疗烟雾病患者。尽管缺乏其预防缺血性脑卒中的随机对照试验，但观察数据强烈支持搭桥术对烟雾病的治疗作用。
- 在复杂动脉瘤或颅底肿瘤的手术中，如果计划阻断血管，搭桥术可用于保留供血和防止脑缺血。

颅外－颅内（extracranial-intracranial，EC-IC）搭桥术是一种将颅外血管直接与颅内循环进行微血管吻合以避免脑缺血的手术方法。这项手术最早于20世纪60年代提出[1]。搭桥作为血液流向大脑的新通道，有两个主要功能：血流量增加和血流替代[2]。在动脉粥样硬化闭塞性疾病和烟雾病中，血流量增加改善低灌注脑组织脑血流[3]。在处理需要牺牲血管的复杂血管性或肿瘤性疾病时，搭桥术发挥血流替代作用，以重建远端的脑血流。在本章中，我们将讨论与血流量增加和血流替代相关的颅外－颅内搭桥术的适应证、患者选择和术式选择。

一、历史背景

颅外－颅内搭桥术的概念诞生于1951年，当时 C.Miller Fisher 提出这样的血管重建技术可以改善症状性完全性颈动脉闭塞患者的脑血流[3]。十多年后，随着手术显微镜[4]的发展和显微外科技术的重大进步，脑血管外科兴起为血管重建手术提供了机遇[5]。1963年，Woringer 和 Kunlin[6] 利用大隐静脉移植进行了颈部颈动脉－颅内颈动脉搭桥术，1964年，Pool 和 Potts[7] 对巨大动脉瘤进行了大脑前动脉颅内搭桥术。在这些早期报道之后，搭桥手术在治疗脑缺血疾病中的作用日益凸显[1, 8-12]。Yasargil 在 1967 年与瑞士苏黎世的 Krayenbuhl 教授和 Vermont 大学的 Donaghy 教授合作进行了第 1 例颞浅动脉至大脑中动脉（superficial temporal-artery-to-middle-cerebral-artery，STA-MCA）搭桥手术[1]。由此脑血管搭桥手术例数激增，科学评估其手术技术、适应证、患者选择及预后显得尤为必要。在评估颅内外搭桥术对脑缺血的疗效时，主要关注的是前循环的血供重建，STA-MCA 吻合是主要的搭桥方式。

二、增加血流量作用

（一）动脉硬化性狭窄－闭塞疾病的搭桥手术

1977 年一项前瞻性随机试验评估在前循环脑缺血患者中，EC-IC 搭桥术，尤其是 STA-MCA 吻合术联合药物治疗是否优于单独药物治疗[13]。该试验包括 1377 名在入组后 3 个月内出现缺血性症状的患者，或有大脑中动脉近端狭窄或闭塞，或有 C₂ 椎体上方的颈内动脉狭窄，或是颅外颈内动脉闭塞。1985 年公布的结果显示，在围术期（30 天）或长期随访（平均 55.8 个月）期间，两组患者的结局在统计学上没有显著差异。随访显示，EC-IC 搭桥组和药物治疗组的复发脑卒中风险分别为 31% 和 29%。这项研究结果直接导致 EC-IC 搭桥术的数量急剧下降。然而，随后对研究方法的分析强调指出研究设计和实施的局限性，提示脑缺血疾病治疗中完全放弃 EC-IC 搭桥术的结论尚不成熟[14, 14a]。这些局限性包括登记过程中可能存在的选择偏差、STA-MCA 搭桥提供的旁路血流量是否足够的问题，最重要的是，在研究登记的患者选择中缺乏血流动力学评估。此外还存在选择偏倚：大量患者在试验之外接受了手术，这部分受试者实际是被选择性地实施了搭桥手术，而不是基于试验设计的可能从搭桥术获益的纳入标准。如果可能获益患者经过系统评估和选择进行手术，而不是被直接纳入试验，可以避免这种类型的偏倚导致错误研究结果。此外，尽管该研究报道了 96% 的搭桥通畅率，但 STA-MCA 搭桥相对于更大口径、更高流量搭桥的适用性受到质疑。最后，该试验设计最主要的缺陷是在选择入组患者时缺乏血流动力学评估，需要进一步研究证实。鉴于 STA-MCA 搭桥手术旨在改善血流，可以认为只有血流动力学受损的个体才能从手术中获益。而且，由于同侧侧支内在循环代偿在患者之间存在显著差异，一些患者会在脑血管闭塞情况下具有血流动力学的代偿，而另一些则会经历血流动力学损害。因此，在 ICAO 患者的特定亚组，如血流动力学储备较差并导致缺血损害的患者，针对性地进行血供重建可能会有效降低后续脑卒中的风险。之后的研究开始评估这一特定亚组的搭桥疗效[15-21]。

3% 的老年人出现单侧动脉粥样硬化性 ICAO。高达 10% 的短暂性脑缺血发作和 15%～20% 的同侧颈内动脉区域脑卒中可归因于 ICAO。尽管进行了最大努力的医疗管理，但颈动脉闭塞后患者患同侧缺血性脑卒中的 2 年风险为每年 5%～8%[20]。血流动力学评估在 ICAO 术后的预后价值已在许多前瞻性研究中得到检验，这些研究使用了多种方法来测量脑血流动力学储备。慢性脑血管功能不全状态，如 ICAO，可分为三个血流动力学损害阶段：在 I 期，自动调节代偿性血管舒张仍能维持正常的 CBF 和氧摄取分数；II 期血流动力学衰竭，也被称为"穷困"（勉强）灌注，其特征是自动调节代偿功能衰竭，导致 CBF 降低，脑代谢代偿功能增强；在 III 期血流动力学衰竭时，CBF 和 OEF 均降低至缺血，最终导致梗死[22]。

为了获得慢性脑血管功能不全患者的血流动力学状态，需要能够区分 CBF、代偿血流和血管解剖的影像模式。此类成像包括 PET、SPECT、Xe-CT、CTP、MRI 技术和脑血管造影[17, 19, 23]。有了这些成像技术，脑血管储备受损的程度可以通过在术前使用血管扩张性实验进一步明确。对血管扩张性试验的反应可分为三个主要脑血管反应性类型，并且认为与血流动力学的三个损害阶段相一致。第一个类型与 I 期血流动力学损害对应，当与对侧半球（被认为有正常反应）相比，或与之前确定的正常值相比时，显示出对试验的反应降低；第二种表现为对血管扩张试验缺乏血流增加反应，与 II 期血流动力学损害对应；第三种表现为"矛盾"的血流减少，也称为盗血现象，与 III 期血流动力学损害相一致[23]。

2003 年，St Louis 颈动脉闭塞研究（St Louis Carotid Occlusion Study，STLCOS）对 81 例有症状的 ICAO 患者进行了一项盲法的前瞻性纵向队列研究，该研究表明，PET 上同侧 OEF 增加所显示的 II 期血流动力学损害是患者脑卒中的独立危险因素[20]。在 42 例 OEF 正常的患者和 39 例 OEF 增加的患者中，同侧缺血性脑卒中的 2 年风险分别为 5.3% 和 26.5%。STLCOS 似乎可以确定后续脑卒中高风险患者的亚组，因此可以作为血管重建的候选方案，以改善术后半球 OEF 并降低脑卒中风险。

2006 年，在一项多中心、前瞻性、随机对照试验中，日本 EC-IC 试验（Japanese EC-IC Trial，JET）研究小组发表了初步数据，支持血管重建在 2 年后减少后续脑卒中的作用，该试验对 196 名有症状的脑动脉闭塞性疾病和血流动力学上脑缺血表现的患者进行了研究 [23a]，试验使用乙酰唑胺激发前后的成对 CBF SPECT 研究，评估血流动力学损害。196 名患者被随机均分为最大药物治疗组和 EC-IC 搭桥手术联合药物治疗组。中期结果显示，手术治疗组复发脑卒中和死亡的发生率低于单纯药物治疗组（药物组为 23.1%，手术组为 15.2%，P=0.046），但该试验的最终结果未发表在英文文献中。

2011 年颈动脉闭塞手术研究（Carotid Occlusion Surgery Study，COSS）对同侧大脑半球完全性 ICAO 和 OEF 升高患者进行了前瞻性随机对照试验，由于无效性分析显示手术无益且药物组和手术组之间的事件发生率无显著差异（22.7% vs. 21%），该试验进行不久即终止 [24]。该研究比较了 STA-MCA 搭桥术和单纯内科治疗，主要结局为 30 天脑卒中和死亡，以及 2 年内同侧缺血性脑卒中。尽管血管移植搭桥术的长期通畅率达到 96%，术后初期脑卒中的发生率显著降低、随访 PET 时 OEF 降低、脑血流动力学改善，但 STA-MCA 血管移植搭桥在考虑同侧 2 年脑卒中复发时未能显示整体优势。这在一定程度上是由于药物治疗在预防复发性脑卒中方面的有效性（在药物组对比预期的 22.7% 发生率和 40% 的预计事件发生率结局更好），以及相对较高的 14.4% 的 30 天围术期事件发生率。

作为对 COSS 试验的回应，美国神经外科医生协会（American Association of Neurological Surgeons，AANS）和神经外科医生协会（Congress of Neurological Surgeons，CNS）的脑血管部发表了一篇评论，对 STA-MCA 旁路治疗脑缺血性疾病的方法和设计局限性及效用进行了阐述 [24a]。其中强调，与最初 STLCOS 研究中采用的检测标准相比，COSS 中使用的 PET 成像标准有所变化，这在选择合适的血流动力学受损最严重的患者时是有潜在问题的 [25]。此外，在 COSS 中 30 名外科医生总共进行了 93 次搭桥手术。与之相关的是围术期脑卒中风险的因素，具有大量手术经验的外科医生进行搭桥手术可以显著降低围术期发病率；如果 COSS 患者的围术期事件发生率接近 8%，则手术显示出明显的获益。无论 COSS 总体结果如何，在 30 天的围术期后，搭桥手术患者的脑卒中事件发生率显著降低，约为 6%，而药物组约

为 20%。因此，在 COSS 中进行更长时间的随访（例如 5 年）可能会显示手术的获益。最后，有人指出，COSS 未能评估症状难治、姿势或血压依赖的严重血流动力学损害的患者。在他们的结论中，AANS/CNS 脑血管分部支持对适当选择的患者、在围术期发病率较低的医院进行 EC-IC 搭桥手术。欧洲神经外科医生协会（European Association of Neurological Surgeons，EANS）脑血管分部在一篇发表的评论中也认同了这一观点 [26]。

继 COSS 之后一系列关于 EC-IC 搭桥的研究发表之后，Kuroda 等于 2014 年发表了一项前瞻性但非随机的研究，以评估 STA-MCA "双" 吻合术在一组因闭塞性颈动脉疾病导致 CBF、CVR 降低和 OEF 升高的患者中的获益 [27, 28]。通过 SPECT 评估患者，以确定同侧 MCA 区域 CBF 和 CVR 降低的亚组，然后通过 PET 成像评估 OEF。对患者进行双重吻合，使用 STA 的两个分支与两个受体 MCA 血管进行吻合，以最大限度地增加血流。在 25 名手术患者中，与 11 名接受药物治疗的患者相比，手术组的同侧脑卒中年发生率为 0.7%，而药物组为 6.5%（P=0.0188）。基于这些结果，作者得出结论，STA-MCA 双吻合术有可能降低血流动力学受损患者再次发生同侧脑卒中的风险。

为了研究 EC-IC 搭桥更综合的终点，2014 年进行了颈动脉闭塞和神经认知（Randomized Evaluation of Carotid Occlusion and Neurocognition，RECON）随机评估试验，作为 COSS 的辅助研究进行。RECON 的目的是在症状性 ICAO 和 PET 测量 OEF 增加的患者中，确定 EC-IC 搭桥手术后 2 年内与最佳药物治疗相比，神经认知功能是否可以改善 [29]。在这项辅助研究中，招募了 89 名 COSS 试验中的患者。在 OEF 增加的患者队列中，13 名患者被随机分为手术组，16 名患者被分为药物组。在控制了年龄、受教育程度和抑郁情绪等因素后，药物和手术组之间的 2 年认知变化没有差异（P=0.9）。RECON 得出结论，搭桥手术后没有明显的神经认知功能改善。

总的来说，根据目前已有证据，只有在反复发生脑缺血和多个脑血流动力学参数异常的患者，并且经过最大程度药物治疗失败之后，可能从 EC-IC 搭桥术获益（图 77-1）。而且，这一获益的前提被认为是需要在围术期并发症足够低的单位进行手术。

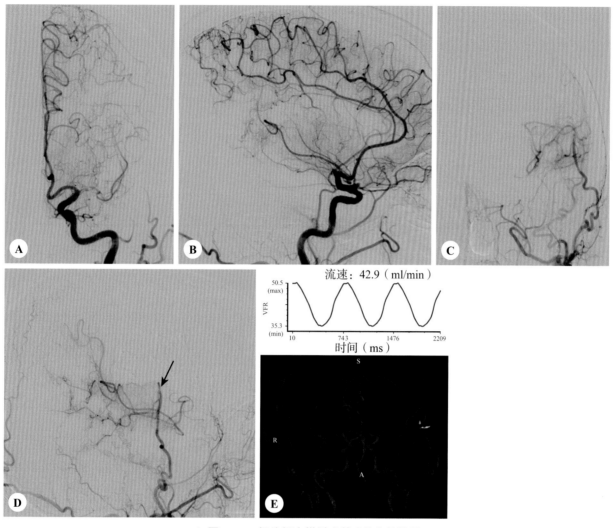

▲ 图 77-1　颅外颅内搭桥术前后的血管造影

A 和 B. 症状性左侧颅内动脉粥样硬化性疾病患者的术前前后位（A）和侧位（B）血管造影；C 和 D. 术后前后位（C）和侧位（D）血管造影显示颞浅动脉－大脑中动脉搭桥成功（黑箭表示吻合位置），MCA 区域充盈增加；E. 具有 NOVA 的术后 QMRA 显示 STA-MCA 搭桥血管的体积流速为 42.9ml/min。MCA. 大脑中动脉；NOVA. 无创最优血管分析；QMRA. 定量磁共振血管造影；VFR. 血流分数

（二）烟雾病搭桥术

烟雾病是一种影响颅内血管系统的进行性疾病，随着时间的推移发生 ICA 狭窄和闭塞，导致 TIA 或脑卒中。Suzuki 和 Takaku 在 1969 年的文章中对烟雾病的进展阶段进行了如下定义：第一阶段，ICA 二分叉处狭窄；第二阶段，ACA 和 MCA 扩张，ICA 二分叉处狭窄，烟雾血管开始形成；第三阶段，ACA、MCA 和 ICA 二分叉处变窄，伴烟雾血管侧支的进展；第四阶段，ACA 和 MC 纤细，ICA 二分叉闭塞；第五阶段，ACA、MCA 和 ICA 进行性闭塞，烟雾血管减少；第六阶段，ICA 消失，ECA 侧支循环进展，

烟雾血管消失[30]。这种进行性缺血病理生理过程，通常表现为儿童缺血性脑卒中和成人的缺血性或出血性脑卒中。

对于缺血性烟雾病，搭桥手术的适应证可以包括缺血性改变、短暂性脑缺血发作和血流动力学损害，即使在没有临床症状时亦然[31-34]。上文的成像技术可用来评估血流动力学损害和减少 / 缺失的 CVR。EC-IC 搭桥在烟雾病中的有效性证据来自多个观察试验[35-38]。血供重建已被证明在预防未来脑卒中和神经功能降低等方面有益[39]（图 77-2）。儿童和成人之间的治疗时机和搭桥方式存在差异。鉴于该

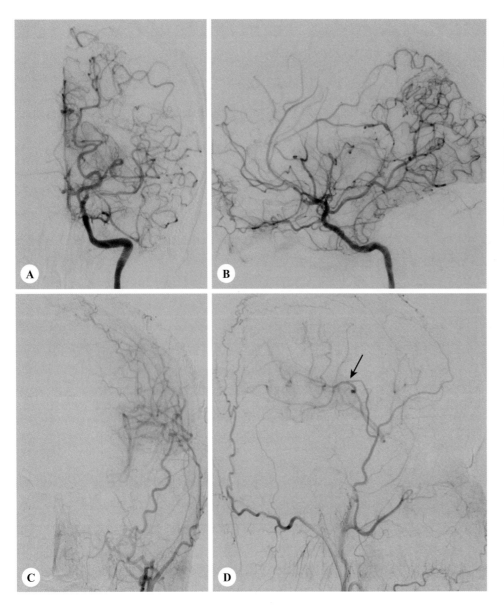

◀ 图 77-2　烟雾病搭桥术前后血管造影

A 和 B. 症状性左侧烟雾病患者的术前前后位（A）和侧位（B）血管造影；C 和 D. 术后前后位（C）和侧位（D）血管造影显示颞浅动脉 - 大脑中动脉搭桥成功（黑箭表示吻合位置），MCA 区域充盈增加。MCA. 大脑中动脉

疾病在儿童人群中的进行性进展特点，支持在没有临床症状的情况下对血流动力学损害进行早期干预。此外，在儿童人群中，除了直接搭桥外，还可以使用间接血供重建为缺血区域提供替代性血流 [40-45]。间接搭桥术需要将周围组织（如颞肌、硬脑膜或骨膜）放置在脑表面，从而允许新血管从 ECA 供体（如脑膜动脉）血管生成到脑组织。根据手术中使用的组织，称为硬脑膜血管脑贴敷术或颞肌贴敷术。可以在直接 STA-MCA 搭桥手术基础上进行间接贴敷手术，在儿童人群中，间接搭桥手术通常代替直接搭桥手术。在儿童单用间接搭桥已被证明具有长期获益。在成人直接搭桥或直接加间接搭桥的组合是最强的血供重建策略 [36-38, 46]。

在成年人群中出现出血性脑卒中时，患者可以从直接 STA-MCA 搭桥术获益 [47]。搭桥术后复发出血性脑卒中减少的数据主要来自 2014 年发表的日本成人烟雾病试验 [47]。在这项多中心、前瞻性、随机研究中，80 名在 1 年内经历过颅内出血的烟雾病患者被随机分入保守治疗或 EC-IC 搭桥组，随访 5 年。主要结局为所有不良事件，次要结局为再出血。与非手术组的 34.2% 相比，手术治疗组的表现明显更好，不良事件发生率为 14.3%。主要结局的 Kaplan-Meier 累积曲线显示，手术组每年发生不良事件的风险为 3.2%，而非手术组每年发生不良事件的风险为 8.2%。对次要结局的相同分析显示，手术组每年再出血率为 2.7%，而非手术组每年再出血率为 7.6%。

这些结果被最近的研究重复、证实，进一步强调了 EC-IC 搭桥在烟雾病人群中的益处，尤其是在成年人群中[48-50]。

（三）急性脑卒中紧急搭桥术

虽然在急性脑卒中的情况下紧急 EC-IC 搭桥的处理显示积极的结果，但目前一般认为急性脑缺血是紧急搭桥的相对禁忌证。这种现象主要是由于围术期脑卒中进展和现有脑卒中出血转化的风险。总的来说，随着血管内血供重建治疗的不断进展，EC-IC 搭桥在大血管闭塞引起的急性缺血中的作用已被边缘化[51]。因此，该手术仅适用于有溶栓和血管内治疗禁忌证、血管内治疗失败和急性缺血性脑卒中后半暗带持续的患者。近年来，多家医院公布了他们对这一特定患者群体的经验，其中病例数最多的是 Horiuchi 等对 58 例连续患者的回顾性分析[52]。作者分别对有症状的 19 例 ICA 狭窄和 39 例 MCA 狭窄或闭塞患者进行紧急 EC-IC 搭桥术，得出结论，69% 的患者术后神经功能有所改善，74.1% 的患者预后良好。不良预后与侧支循环不足和搭桥术后新发梗死有关。因此，对于少数不适合血管内血供重建术、有小面积脑梗死、影像上显示持续的半暗带有发展为梗死风险的患者，紧急 EC-IC 搭桥可作为最后的治疗手段。

（四）血管痉挛搭桥术

在动脉瘤破裂发生蛛网膜下腔出血时，患者可能会发生影像学上或临床表现的血管痉挛。蛛网膜下腔出血后血管痉挛引起的迟发性缺血损伤仍然是致病和致死的主要原因。在动脉瘤破裂后有许多方法被用来治疗血管痉挛，包括诱导性高血压、高血容量、血液稀释、尼莫地平，以及血管内技术，如动脉内血管扩张药注射和血管成形术[53, 54]。理论上，在动脉瘤破裂后发生 SAH 的患者中，治疗血管痉挛的另一种方法是通过直接血管搭桥恢复低灌注区的脑血流。

1986 年，Batjer 和 Samson 报道了 11 名接受了 STA-MCA 搭桥术的动脉瘤破裂并产生 SAH 相关的症状性血管痉挛的患者。8 名患者的神经功能在 24h 内得到改善，6 名患者的神经功能缺损得到改善或消失[55]。自此报道之后，其他研究组报道了一系列小宗病例的治疗效果，显示 STA-MCA 搭桥术在动脉瘤破裂后 SAH 治疗血管痉挛的有效性。然而，在最近的文献中，药物和血管内治疗的成功率超过了手术，

STA-MCA 搭桥术不再作为治疗选择。

（五）后循环

后循环搭桥血供重建术很少被应用，具有较高的致残率和死亡率，存在更多的技术挑战，文献中的研究也很少。随着神经血管内手术的成熟，后循环搭桥手术的实用性下降。然而，在某些情况下，有通过枕动脉（occipital artery，OA）或 STA 进行搭桥手术的指征。

与前循环形成鲜明对比的是，后循环的影像研究具有固有的局限性，这使得常规的血流动力学评估和流向研究更加困难。与后循环供应的大脑区域邻近的颅骨往往会产生成像伪影。鉴于这些局限性，定量磁共振血管造影（quantitative magnetic resonance angiography，QMRA）可用于评估后循环血流量。这项技术依赖于相差 MR 来测量血管的特定体积流率，并且可评估后循环血流动力学状态[56]。一项观察性椎－基底动脉血流评估和短暂性脑缺血发作和脑卒中风险（Vertebrobasilar Flow Evaluation and Risk of Transient Ischemic Attack and Stroke，VERiTAS）研究表明，根据 QMRA 的测定，存在流量损害的椎－基底动脉闭塞性疾病患者发生脑卒中的风险更高[57, 58]。在 VERiTAS 研究中，远端后循环血流正常的患者在 12 个月和 24 个月时无脑卒中复发的生存率分别为 96% 和 87%，而远端血流少的患者无脑卒中复发的生存率分别为 78% 和 70%[58]。因此，QMRA 流量评估可确定最有可能从血管重建中获益的 VBI 患者亚群。

与前循环 STA-MCA 搭桥术相比，后循环搭桥术的成功率要低得多，因为它涉及手术风险、通畅性和技术挑战。最常进行的后循环 EC-IC 搭桥术使用小脑后下动脉、大脑后动脉或小脑上动脉作为受体血管。OA-PICA 搭桥术的通畅率为 88%～100%，平均死亡率为 4%；STA-PCA 和 STA-SCA 搭桥术的通畅率为 78%～90%，平均死亡率为 12%，严重并发症高达 20%[59, 60]。尽管在这一系列报道中部分患者的情况有所改善，但在神经功能状况差或有合并症的患者中，因为显著的致病率和死亡率，还是要慎重考虑后循环搭桥。因此，需要在仔细考虑风险与获益后，在个体化基础上，对于进行了最大程度药物治疗后仍然存在症状性血流动力学损害且不适合血管内治疗的患者，可以考虑实施。

三、血流替代

脑血管的侧支循环一定程度上保证了在不产生临床后果的前提下牺牲受累血管（载瘤动脉或肿瘤包绕动脉）的自由。例如，尽管在牺牲受累血管情况下 30% 的患者可能会发生脑卒中，大多数患者却是可以耐受颈内动脉闭塞的。在侧支血供不足以代偿牺牲血管的情况下，可以考虑 EC-IC 搭桥术。这样的情况包括计划处理牺牲载瘤血管的复杂动脉瘤和包绕血管的复杂肿瘤[61, 62]。

在计划牺牲血管之前，通过仔细研判来区分可安全依赖侧支循环的患者和需要血流替代的患者。血管内球囊闭塞试验（balloon occlusion testing, BOT）可被用于识别高危患者，在试验期间，可以根据神经学、血管造影、脑电图和灌注指标中的一种或多种来研究患者对暂时性血管闭塞的反应。BOT 最常用于评估患者对 ICA 闭塞的耐受性。基于临床指标或包括脑电图、体感诱发电位或灌注成像在内的各种生理性指标，判断测试结果是否可以耐受。以电生理变化作为亚临床 BOT 失败的衡量标准，STA-MCA 搭桥术提供的血流量通常是足够替代的。然而，对于表现出临床症状的患者，通常需要更大流量的血管搭桥，可能需要桡动脉或静脉移植。少数专家主张无论 BOT 结果如何，在所有病例中都进行血管重建，因为担心 BOT 假阴性的可能，而且年轻患者可能会随着时间的推移会出现对侧流量相关动脉瘤[63]。在更远端血管闭塞的情况下，如 MCA 闭塞，BOT 的实施更困难，由于末端血管区域缺乏侧支循环，需常规考虑搭桥手术。

在任何搭桥手术中，当决定进行血管重建时，外科医生要根据血流替代流量要求确定最合适的供体血管[64-66]。最常用的供体血管是 STA，可用于前循环和后循环。STA 的血流量最好是通过术中直接流量测量来确定[67]；根据其直径和灌注区域的需求，STA 可输送高达 100ml/min 的血流。如果需要更高的血流量，可以考虑采集桡动脉、大隐静脉或大小合适的尸体静脉移植物[68]。使用此类移植物的困难是需要在两个不同的部位进行吻合，增加手术时间，以及移植物通畅性和通畅时间的降低。可以通过手术中测量待孤立血管中的血流量和评估 STA 中的血流量来最终决定移植物。在血流量足够的情况下，STA 作为更简单的选择优先使用。否则，必须进行中间移植，并且可以根据术中血流测量的信息优化移植物的选择[64-66]。

在被牺牲的血管与健康的颅内血管距离非常接近的情况下，可以使用颅内 – 颅内动脉搭桥代替 EC-IC 搭桥。在这种情况下，血管以侧 – 侧方式吻合来维持供体血管中的血流，同时向受体血管的远端区域提供血流。例如，在用于孤立 PICA 梭形动脉瘤时，行 PICA-PICA 搭桥手术。颅内 – 颅内搭桥术不需要获取供体血管，这是其明显优势；然而缺点是在搭桥失败时，使供体血管灌注区域处于危险之中。

四、外科技术

（一）体位

头部用颅骨钉架固定在完全侧向位置。将头发剃光，使用多普勒超声绘制 STA 的两个分支，即前（额）和后（顶叶）分支[69]。

（二）颞浅动脉剥离术

STA 的后支通常通过线性切口暴露，除非血管造影显示后支不明显。在这种情况下，切口可以直接在前支上，但切口还可能位于前额；或者，可以在发际线后面形成一个半圆皮瓣，从皮瓣的下表面解剖前支。

表皮和真皮的切口用微针尖单极沿着 STA 分支体表投影的中点较低的位置开始。以这种方式切开皮肤可以减少皮肤边缘的出血，而调低电极功率可以防止皮肤边缘坏死或伤口愈合不良。STA 在皮下组织下和颞肌筋膜表面的帽状腱膜下疏松层可见其分支。手术的目的是分离 8～10cm 的 STA，以及其周围的少量袖套层组织[69]。

（三）颅骨切开术

单极电刀 T 形或十字形切开颞肌筋膜和肌肉，然后用牵拉钩将肌肉牵开。在血管的近端和远端颅骨钻孔，形成骨瓣，小心保护 STA 分支。硬脑膜以十字形切开，然后再补充切开形成多个三角形硬膜，将硬膜瓣向外固定，露出大脑表面。

（四）受体血管的准备

检查大脑表面是否有合适的皮质 MCA 受体分支。最重要的考虑因素是受体血管的大小，1.5mm

或更大的血管是最佳的。其他潜在的考虑因素是血管的位置（远离开颅边缘）和方向。打开覆盖受体血管的蛛网膜，准备 1cm 长度的血管用于吻合。从该区域的血管发出的小穿支用双极电凝，以游离局部血管，还可以防止在临时血管夹闭时血液回流到吻合部位。较大的穿支可通过在吻合期间用临时血管夹阻断来防止回血。

（五）供体血管的准备

在近端放置临时夹后，将 STA 动脉从远端周围的组织袖带中分离出来，并横切以准备吻合。用肝素盐水通过冲洗切割端 STA 移植物。通过 STA 分支切割端自由流动的血流，被称为"截流"，可以用定量微血管超声流量探头（Charbel Micro-Flow Probe）测量，代表血管的载流能力[70]。

（六）吻合术

在吻合的最后准备中，用显微剪刀将 STA 切割成 45° 角，形成鱼嘴。使用记号笔对血管外壁进行着色，通过对比可以更容易地看到管腔，并且出于相同目的标记受体血管上的切口线。将临时 Sugita 夹从近端放置，然后再向远端放置在受体血管上，并用细刀片切开血管。将鱼嘴样的供体 STA 放置在受体旁边，以测量所需切口的确切长度。

将 10-0 尼龙缝线作为放置在切口顶端的锚定缝线。一旦供体 STA 被锚定，缝合线以紧密的间隔在吻合口的每一侧缝合，防止出现吻合口漏。在最后缝合之前，用肝素盐水冲洗管腔。吻合完成后，释放 MCA 上的临时夹。将 STA 近端夹也释放，如果切口有渗出，用棉球轻轻按压吻合部位。对缝合带密切关注，很少会需要额外的缝合线来控制吻合口漏。再次在旁路的 STA 上测量血流。"截流指数"（搭桥流量与初始截流的比率）是预测搭桥功能的敏感指标[70]（图 77-3 和 77-4）。

（七）关闭

在硬脑膜开口上覆盖一块硬脑膜修补片。还纳骨瓣并扩大骨孔以容纳 STA 血管，避免血管上的任何扭结或压力。将肌肉松弛拉近，并且小心地缝合皮肤以避免损伤近端 STA 主干。

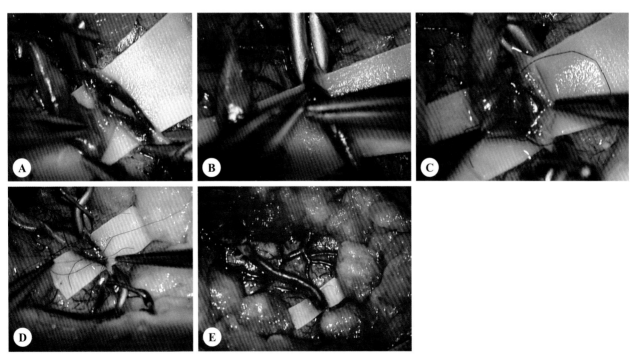

▲ 图 77-3　颞浅动脉 – 大脑中动脉旁路吻合术的步骤

A. 将颞浅动脉切断并形成鱼嘴。将临时夹放置在受体血管上，用锋利的刀切开动脉，并用显微剪延长；B. 将 10-0 尼龙缝合线放置在顶点；C. 在吻合口的前侧进行连续缝合（或间断缝合）后，从管腔内部检查缝合线，然后再从另一侧进行；D. 吻合口的另一侧通过连续缝合或间断缝合完成；E. 目视检查吻合口，并用流量探头测量已完成的搭桥移植物中的血流量，以确认血管是否通畅

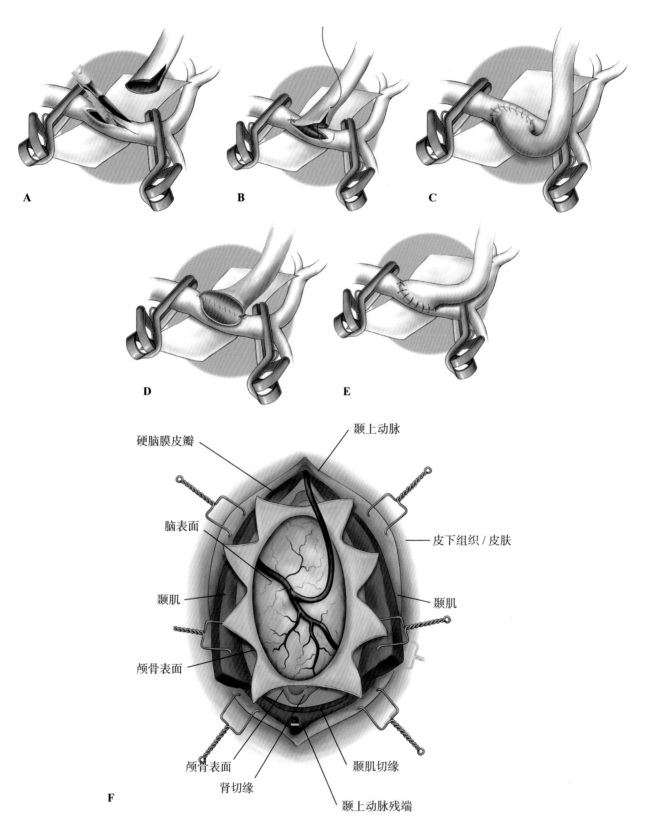

▲ 图 77-4　颞浅动脉 - 大脑中动脉旁路吻合术的步骤

A. 将颞浅动脉切断并形成鱼嘴。将临时夹放置在受体血管上，用锋利的刀切开动脉，并用显微剪延长；B. 将 10-0
尼龙缝合线放置在顶点；C. 在吻合口前侧进行连续缝合（或间断缝合）后；D. 在从另一侧进行缝合之前，从管腔的
内部检查缝合线；E. 吻合口的另一侧通过连续缝合或间断缝合完成；F. 目视检查吻合口，并用流量探头测量已完成
的搭桥移植物中的血流量，以确认血管是否通畅

结论

自 20 世纪 60 年代引入 EC-IC 搭桥手术治疗脑缺血以来，许多研究试图明确从该手术中最有可能受益的患者群体。文献中现有的证据不支持在患有动脉粥样硬化性脑血管闭塞性疾病的患者中常规进行 EC-IC 搭桥手术。然而，深入分析显示可以在这些患者的合适亚组中进行 EC-IC 搭桥手术，这些患者尽管进行了最大程度的药物治疗，但仍存在难治性症状，脑血管血流动力学储备严重减少，并可以在保证围术期并发症足够低的前提下进行外科血运重建。

在烟雾病的治疗中，搭桥术已被证明在预防缺血性或出血性脑卒中方面具有良好的疗效。可以根据具体情况评估搭桥术在其他疾病中的应用，如在动脉瘤的血流替代搭桥。

第78章 去骨瓣减压术治疗脑梗死和颅内出血

Decompressive Craniectomy for Infarction and Intracranial Hemorrhages

Georgios A. Maragkos Ajith J. Thomas Christopher S. Ogilvy 著

陈迎春 尧小龙 马卓然 译 朱先理 曹学兵 校

本章要点

- 大脑中动脉区次完全性或完全性脑梗死患者，发生占位效应的脑水肿和颅内压升高的风险较高。基于临床和影像学检查，可得出恶性大脑中动脉梗死的诊断。患者若出现严重的大脑半球综合征、意识水平下降、呼吸活动减弱、至少 2/3 的大脑中动脉区域（包括基底节）的神经影像显示明确梗死，则发生恶性脑水肿的风险很高。

- 药物治疗尚未在临床试验中被证明有效，但对于因颅内压升高而恶化的患者，还可以考虑进行去骨瓣减压术。

- 恶性 MCA 梗死的去骨瓣减压术增加了生存概率，但与严重残疾率的增加相关，特别是 60 岁以上的患者。因此，在向患者和家属告知潜在的结果后，应根据患者个人情况决定是否进行手术。

- 对于伴有临床症状恶化的大面积占位性小脑梗死，如果存在脑积水，应考虑行脑室外引流。否则，可以考虑枕下减压去骨瓣减压术伴或不伴梗死灶切除术，具体取决于患者的特定临床表现。

- 在小脑出血中，手术血肿清除和（或）放置 EVD 常用于大（>3cm）血肿、基底池和脑干受压，以及因脑积水而临床恶化的患者。

- 去骨瓣减压术不是自发性脑出血或蛛网膜下腔出血的首选治疗方法。然而，可以考虑将其用于治疗这些疾病中难治性 ICP 升高。如果考虑去骨瓣减压术，手术应尽早进行，以防止继发性神经损伤和脑疝。如果在自发性脑出血中考虑去骨瓣减压术，则考虑进一步进行血肿清除也是合理的。

脑缺血和脑梗死常伴有亚急性脑水肿的形成而危及生命。由于血肿自身的占位效应，可进一步加重脑水肿的形成。无论病因如何，这些占位效应都可能导致小脑幕裂孔或枕骨大孔脑疝、死亡或严重的神经功能障碍。因此，临床医生应该警惕这种可能性，并迅速有效地做出反应。本章讨论急性、占位性恶性大脑中动脉梗死、大面积小脑梗死、脑内和小脑内出血及蛛网膜下腔出血的去骨瓣减压术。

缺血性脑卒中后发生占位效应的病理生理学基础是局部脑水肿，导致占位性脑肿胀。脑水肿定义为脑实质含水量异常增加，它分为细胞毒性水肿、血管源性水肿和间质性水肿。细胞毒性水肿是细胞损伤和肿胀的结果，与氧供应减少、细胞能量代谢障碍和细胞膜离子泵障碍有关。血管源性水肿与血管和血脑屏障通透性异常增加有关。间质水肿是由脑脊液再吸收减少引起的急性脑积水所致的。细胞毒性水肿是严重缺血性脑卒中脑水肿的主要组成部分，但与其发生、发展相关完整的机制目前尚不完全清楚[1-4]。无论其原因如何，脑水肿都会导致颅内占位效应，导致脑组织移位、邻近脑结构受压、颅内压急剧升高，以及脑血流下降等潜在损害，并伴有缺氧和细胞能量代谢障碍。

一、恶性大脑中动脉梗死

大脑中动脉或颈内动脉完全或接近完全闭塞导致的大面积半球脑卒中占所有幕上脑梗死的1%～10%[5, 6]（图78-1）。这些病例的特点是随后出现脑水肿和占位效应，通常在症状出现后的第2～5天出现[7-11]。尽管进行了最大限度的治疗，但大量脑水肿的形成可能会导致病情迅速恶化、意识下降，最终导致约80%的患者出现经小脑幕裂孔疝或枕骨大孔疝和死亡[12]。为了凸显其严重性和重要性，人们创造了恶性大脑中动脉梗死（middle cerebral artery infarction，mMCAI）一词[5]。

（一）病理生理学

mMCAI中的脑水肿是一种逐渐加重的过程，它依次导致占位效应、ICP增加和脑灌注压降低，导致进一步的脑组织损伤，从而加重脑水肿。治疗目标始终是在脑疝和不可逆脑损伤发生之前，打破这种恶性循环。各种医疗措施旨在最大限度地减少大脑的代谢需求，同时优化血液供应和氧合[13, 14]。尽

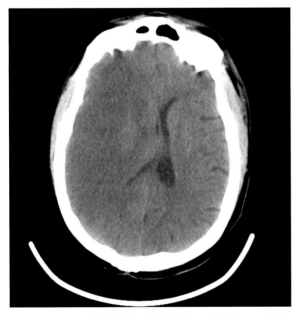

▲ 图78-1　右侧大脑中动脉区域梗死患者的CT平扫

图中显示，梗死几乎包括整个右侧MCA区域，有广泛的水肿，脑沟消失，中线移位（＞5mm）。患者的临床表现为完全性左侧肢体偏瘫和进行性意识丧失，提示恶性大脑中动脉梗死。MCA. 大脑中动脉

管在怀疑脑水肿时，通常会采用多种保守治疗方式，但尚未证明它们对mMCAI结果有显著益处，因此在采取更积极的治疗措施之前，它们主要用作桥接治疗模式[13-21]（表78-1）。

尽管幸存者的神经功能缺损和功能残障率很高，但去骨瓣减压术被认为是提高mMCAI生存率的唯一治疗选择[15]。DC的基本理念是去除部分颅骨，为膨胀的大脑提供空间，尽量减少大脑移位，防止ICP升高和继发性脑组织损伤[22, 23]。然而，去除颅内压升高因素会导致总体脑组织肿胀适度增加，以及反射性动脉高压的丧失，使大脑灌注基本保持不变。

（二）诊断

尽管诊断"恶性脑梗死"一词于1996年提出[5]，但对该疾病的诊断标准仍没有共识。对恶性病程的早期预测可以为临床决策提供信息，以便及时进行手术干预。然而，大多数MCA梗死患者不会出现恶性病程，仅通过保守治疗即可恢复。目前，mMCAI的诊断基于早期和严重的神经功能缺损、进行性意识下降、影像学结果，提示有大面积梗死和少量缺血半暗带[5, 24]（框78-1）。

mMCAI患者通常在病程早期出现严重的神经症状，包括重度偏瘫、凝视、较严重的皮质功能障碍，如多种形式的偏盲、视觉空间缺陷，如果涉及优势半球，则出现完全性失语。值得注意的是，美国国立卫生研究院脑卒中量表[25]可能低估了非优势半球的梗死。当涉及优势半球时，NIHSS评分通常高于16～20分，当涉及非优势半球时，NIHSS评分通常高于15～18分[25-28]。老年患者病程可能会更长，这是因为存在脑萎缩和颅腔内的代偿空间[29]。

mMCAI的一个显著特征是形成脑水肿和颅内压升高。早期症状包括头痛、呕吐和视盘水肿。通常在最初的24～48h，Glasgow昏迷量表低于14分，或NIHSS第1a项得分至少为1分[5, 26, 27, 30]，随后出现意识恶化。这通常与呼吸运动减弱有关，需要插管辅助呼吸[26]。脑卒中后早期恶化的其他原因包括侧支循环衰竭、脑卒中复发、梗死后出血、抽搐发作、代谢紊乱、感染和药物，应排除所有这些不利因素[29]。

如果CT显示的低密度变化超过大脑中动脉区域的50%，包括基底节，则支持mMCAI的诊断[26-28, 31, 32]。

表 78-1　脑卒中大脑和小脑水肿的治疗建议和证据水平

治疗建议	建议分类和证据水平
大范围幕上脑梗死的患者有并发脑水肿和颅内压升高的高风险。应迅速与患者（如果可能）和护理人员讨论护理方案和可能的结果。医疗专业人员和护理人员应以患者为中心，尊重其偏好选择，共同做出医疗决策，特别是在考虑预后和手术治疗及护理局限性方面	I，C
有严重梗死的患者合并脑水肿的风险很高。建议采取积极措施降低脑水肿的风险，并在脑卒中发病后的几天内密切监测患者的神经系统恶化的征象。应考虑将有恶性脑水肿风险的患者，尽早转移到具有神经外科专业的机构	I，C
在单侧 MCA 梗死，患者≤60 岁，内科治疗后仍在 48h 内发生神经系统体征恶化者，去骨瓣减压术与硬膜减张缝合术是合理的，因为它将死亡率降低了约 50%，在术后 12 个月时，55% 的手术幸存者为中等残疾（能够行走）或更好（mRS 为 2～3 分），18% 患者实现功能独立（mRS 为 2 分）	II，A
在单侧 MCA 梗死，患者>60 岁，内科治疗后仍在 48h 内发生神经系统体征恶化者，可以考虑进行去骨瓣减压术与硬膜减张缝合术，因为它降低了约 50% 的死亡率，在术后 12 个月 11% 的手术幸存者为中度残疾 [能够行走（mRS 为 3 分）]，没有达到功能独立（mRS≤2 分）	II，B
虽然去骨瓣减压术的最佳触发因素尚不清楚，但对因脑水肿而意识水平下降的患者，施行手术是合理的，可作为选择性标准	II，A
推荐将脑室外引流术用于治疗小脑梗死后的梗阻性脑积水。根据梗死范围、神经系统状况、脑干受压程度和内科药物治疗的有效性等因素，可同时或者随后进行去骨瓣减压术	I，C
小脑梗死患者，如果已经进行了最大限度的内科药物治疗，仍因脑干受压而出现神经功能恶化，应进行枕下去骨瓣减压术伴硬脑膜减张缝合术。如果条件许可且有适应证，应同时进行脑室外引流术治疗阻塞性脑积水	I，B
在考虑对小脑梗死进行枕下去骨瓣减压术时，通知家属并告知小脑梗死后接受枕下颅骨切除术后可以获得较好的结果	II，C

MCA. 大脑中动脉；mRS. 改良 Rankin 量表

引自 Powers WJ, Rabinstein AA, Ackerson T, et al. 2018 Guidelines for the early management of patients with acute ischemic stroke: a guideline for healthcare professionals from the American Heart Association/American Stroke Association. *Stroke*. 2018;49:e46–e110.

框 78-1　患有急性大脑中动脉梗死、恶性病程高风险和早期（< 48h）偏侧切除术的患者

- 年龄 18—60 岁
- 严重的大脑中动脉综合征：严重偏瘫，头眼分离凝视，视野缺损，完全性失语症（优势半球梗死）
- 美国国立卫生研究院脑卒中量表评分>15 分（非优势半球梗死）或>20 分（优势半球梗死）
- 意识水平：美国国立卫生研究院第 1a 项得分≥1 分或 Glasgow 昏迷量表<14 分
- 症状发作后 48h 内意识水平恶化和（或）呼吸减弱
- 神经影像学：大脑中动脉区域≥2/3 的明确梗死，至少部分包括基底节、大脑前动脉或大脑后动脉等其他的梗死区域（CT 或 MRI 使用 DWI 和 PWI），以及（或）DWI 病灶体积>145ml，和（或）ADC（MRI）>82ml

同侧大脑前动脉或大脑后动脉梗死进一步支持诊断，但不是必需的 [32]。MRI 显示大范围梗死，特别是 DWI 或表观弥散系数标测，可以更好地预测恶性病程 [33, 34]。

1. CT　CT 目前已在大多数机构中广泛应用，是急性脑卒中的首选诊断方法。症状发作后的前几小时，灰质内出现细微的密度下降改变，与周围白质对比呈较暗或等密度。早期的改变表现为皮质、灰质、白质信号相同，以及豆状核和岛状带的丧失，早期水肿导致脑沟消失，随后出现白质低密度，导致梗死区清晰可见。由于广泛的脑梗死，随后的脑水肿，可导致颅内占位效应，中线结构移位，呈现邻近脑结构受压迫征象，最终导致脑疝。

CT 扫描对预测患者住院早期的恶性病程有帮

助（图 78-1）。早期（5h 内）低密度延伸超过 50% 的 MCA 区域，是预测 mMCAI 继发水肿形成和发展的一个重要的预后因素，敏感性达 61%，特异性达 94%（阳性预测值 85%，阴性预测值 83%）[25, 35, 36]。ASPECTS 评分≥7 分的患者极有可能发展成 mMCAI（50% 的敏感性，86% 的特异性）[37]。如果还存在 ACA、PCA 或 ICA 梗死，也是推测预后较差的可靠性指标，但诊断 mMCAI 并不需要这些指标 [36, 38, 39]。此外，症状出现后的第 1 天，如果存在中线偏移＞3.9mm，以及松果体的任何水平位移，已被证明与高死亡率密切相关 [40, 41]。

值得注意的是，常规 CT 成像的总体预测值太低，无法可靠地预测恶性病程。使用如 CTA 和 PCT

等 CT 多模式成像，可能对诊断有额外的支持价值（图 78-2）。超过 2/3 的 MCA 区域早期参与 PCT 标测可以预测 mMCAI，敏感性为 92%，特异性为 94%[42]。PCT 还可评估血脑屏障的通透性，这可能表明水肿形成的血管源性成分 [43]。CTA 可评估侧支循环，得分＜2 分是恶性脑水肿的独立预测因素 [44]。

2. MRI　MRI 序列，包括 DWI 和 ADC，可以更早、更准确地预测急性 MCA 梗死中危及生命的脑水肿。在一项回顾性研究中，在症状出现后 14h 内，DWI 上病灶体积＞145ml 可预测恶性病程，具有 100% 的敏感性和 94% 的特异性 [34]。同样，在发病 6h ADC 中，病变体积＞82ml 对预测 mMCAI 有 87% 的敏感性和 91% 的特异性 [33]。随后的一项前瞻

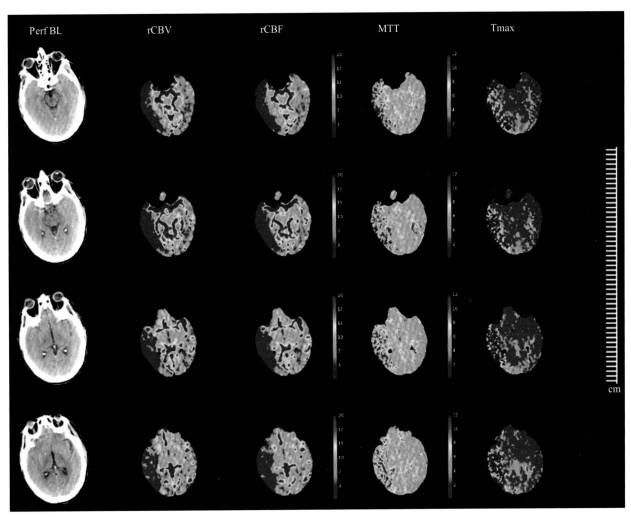

▲ 图 78-2　在已知右侧 M₁ 闭塞的情况下进行 CTP

在灌注彩色图上，整个右侧大脑中动脉区域的脑血容量（脑血容量＜30%，体积：125ml）和 rCBF 减少，MTT 和 T~max~（＞6.0s，体积 137ml）增加几乎匹配，与几乎不存在的半暗带相一致（不匹配体积 12ml）。此系列影像对恶性病程具有高度预测性。CTP. CT 灌注；MTT. 平均通过时间；T~max~. 校正弥散后的理想达峰时间

性多中心研究显示，这些方法的 PPV 较高，但 NPV 较低（分别为 88% 和 52%）[45]。至于在老年患者存在脑萎缩时，Goto 等证明了脑梗死体积超过 7.8%，预测 mMCAI 的敏感性为 86%，特异性为 87%[46]。

在 DWI 上检测到较大的梗死体积是相当准确的，应及时采取早期措施处理即将形成的水肿。然而，这并不能解释这种模式预测 mMCAI 的敏感性欠理想。因此，梗死体积在 72～82ml 的患者应在症状出现后 6～12h 重复进行 CT 扫描，尤其是如果他们患有严重脑卒中（NIHSS＞18 分）[33, 45, 47]。

3. 核素成像 SPECT 和 PET 可以提供 CBF 的定量测量，以确定梗死组织（缺血核心）的实际大小和低灌注、可修复的半暗带的边界。通常，mMCAI 显示出较小的半暗面积。FMZ-PET 可用于定义缺血核心区，其中不可逆的神经元损伤的特征是示踪剂积累减少。在 FMZ-PET 中，症状出现 24h 后，恶性水肿形成的患者比良性病程的患者缺血核心区更大，CBF 更低，缺血半暗带体积更小[48, 49]。使用 ^{99m}Tc-ECD 的早期（6h）SPECT 显示明显的活动缺陷，预测侵袭性水肿形成的敏感性为 82%，特异性为 99%，比 CT 改变或临床特征更准确[50]。另一项研究，使用 ^{99m}Tc DTPA SPECT 测量症状出现 36h 后血脑屏障的破坏，证明 DTPA 分布的程度与患者后期的脑疝显著相关[51]。这些发现表明，这些模式可以相当准确地预测恶性梗死的发展。然而，PET 和 SPECT 研究仅在专业研究机构适用，可能不太适合在日常临床中拟接受有创治疗的患者。

（三）治疗方式

1. 非手术治疗 mMCAI 保守治疗措施的目的，是通过增加 CPP 提升组织供氧和尽可能减少脑组织代谢。一般措施包括充足的氧气供应，维持适当的血压，保持最佳的身体和头部位置。治疗脑水肿的具体措施包括深度镇静、巴比妥类药物、缓冲液、低温、提升血渗透压疗法、类固醇和控制性过度通气。然而，在 mMCAI 中使用这些疗法存在争议[13, 14, 16]；没有足够的证据支持这些措施是有益的，它们甚至可能是有害的[17-21, 52]。

对于 mMCAI 相关脑水肿临床状况恶化的患者，应用高渗疗法是合理的[15]。然而，关于这种治疗的益处的数据有限（建议Ⅱa级）。高渗疗法需要完整的血脑屏障才能发挥作用，而在梗死区域附近可能

不是这样。建议谨慎应用，因为高渗疗法可能会使正常脑组织收缩到比梗死更大的程度，从而可能加剧脑组织移位。过度通气是快速减轻 mMCAI 脑水肿的有效措施。然而，其作用机制是脑血管收缩，如果低碳酸血症持续时间过长或严重，可能会导致缺血恶化[53]。因此，如果需要应用过度通气，应该快速诱导至 PCO_2 达到 30～34mmHg 的目标，并尽可能维持较短的时间[15]。

相反，目前不推荐在治疗梗死导致的脑水肿中使用低体温或巴比妥类药物[15]。虽然之前较小型的研究的数据显示了低温或巴比妥类药物治疗存在一定效果[54]，但最近对 6 项随机对照试验的 Meta 分析表明，这些措施对脑卒中结局没有显著影响[55]。重要的是，最近一项比较去骨瓣减压术后中度低温（33℃，持续 72h）和标准治疗的 RCT 发现，长期功能结果没有差异，但低温组的不良事件发生率显著增高，并因安全问题提前终止[56]。也没有证据表明皮质类固醇对 mMCAI 的脑水肿有效。由于其潜在的感染性并发症，它们被禁止用于脑卒中的治疗[15]（表 78-1）。

目前，格列本脲是一种用于治疗糖尿病的磺酰脲类药物，在实验室和临床试验中显示了减少脑卒中脑水肿的前景[57, 58]。该药物针对梗死相关脑水肿中磺酰脲受体 1- 瞬时受体电位美拉他汀 4（SUR1-TRPM4）通道。SUR1-TRPM4 与水通道蛋白 -4 共同组装，介导星形胶质细胞肿胀，并与脑内皮细胞中重组组织纤溶酶原激活和出血转化导致的 MMP-9 分泌有关[57]。格列本脲似乎可以阻止这些作用，并在恶性水肿和脑卒中（Glyburide Advantage in Malignant Edema and Stroke，GAMES）临床试验中显示了格列本脲的优势，包括中线移位、功能结局和死亡率[58]。

2. 脑室外引流 脑室外引流在急性缺血性脑卒中或颞叶血肿中的作用尚不明确，很少有研究。不建议将脑室外引流作为恶性脑水肿的暂时措施或治疗方式。事实上，在单侧恶性水肿的情况下，ICP 测量值可能会产生误导。缺血性脑卒中引起的占位效应和脑疝是由于局部压力增加，通常是局部颞叶水肿。尽管 ICP 仅略有升高，但仍有一些患者出现脑疝并死亡。在这种情况下，通过脑室引流进行 ICP 监测可能会误导单侧恶性脑水肿患者的治疗。

3. 去骨瓣减压术 DC 是治疗梗死性水肿的重要措施，因为这是唯一一种在内科治疗失败时被证明

有潜在益处的方法（图 78-3）。选择单侧或双侧去骨瓣减压术，取决于脑水肿的位置和程度，以及中线移位的程度。一般来说，单侧去骨瓣减压术适用于单侧半球水肿和中线移位，而双侧去骨瓣减压术则是弥漫性脑水肿而无中线移位病例较好的选择。

在这个过程中，剃光头，标志中线，对手术区域头皮消毒，标记手术切口，并在切皮前向切口局部浸润注射 1% 利多卡因与肾上腺素。可采用反向问号切口，从耳屏前 1cm 开始，后耳上方延伸，向前弯曲转到发迹。或者，以旁矢状线和与之垂直形成的 T 形切口，来保护枕动脉。采用头皮夹止血，颞筋膜用单极电凝切开。将颞肌掀离颅骨并固定在手术视野外。颅骨暴露后，钻孔并形成额颞部骨瓣。去除骨瓣范围必须足够大，以防止脑组织通过骨窗引起的硬膜切口脑疝。骨瓣大小与 ICP 的减少程度直接相关[59]。骨瓣的前后直径应在 14～15cm[60]，无论如何不能 <10cm，否则就会发生硬膜切口蘑菇样脑疝，增加了颅骨骨窗边缘对脑组织的剪切力和静脉受压变形，以及可能发生去骨瓣减压术相关出血[61]。

双侧去骨瓣减压术过程总体上与之相似，皮肤切口可作为单一的冠状切口或双侧反问号切口。另一种方法是沿上矢状窦从发线到顶点在中线上做一

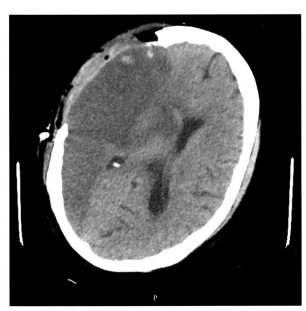

▲ 图 78-3　大脑中动脉梗死右侧去骨瓣减压术后，CT 平扫展示预期的术后变化

右侧大脑中动脉大区域出现不连续轻度斑片状梗死后出血性转化，演变为梗死区和与整个右大脑中动脉区域相关的明显脑肿胀，包括高达 8mm 的中线向左移位

个直切口，再以 120° 的角度弧形达到每侧耳后。然后，在上矢状窦上方留下一条 3cm 宽的颅骨条，成为两个额颞顶骨联合型颅骨骨折。这形成所谓的"郁金香头皮切口"和"花篮开颅术"，在上面矢状窦上保留的骨性条带是篮子的"把手"。

对于单侧和双侧去骨瓣减压术，在移除骨瓣后必须进行硬膜切开，否则无法有效降低 ICP[62-64]。硬膜切开术可以以十字形、曲线形、狭缝形或星状方式进行，但应始终足够大，以允许整个半球作为一个整体侧向膨胀[60]。在任何情况下，打开颞部硬脑膜对于防止颞叶压迫脑干都至关重要。打开硬脑膜减张后，硬脑膜的修补可以使用自体或同种异体移植，可以是阔筋膜、颅骨骨膜、牛心包、胶原基质或合成替代物。使这种材料在膨出的脑组织上形成一个宽松的补片。或者，硬脑膜可以保持开放，但颞肌和盖骨之间可能会形成粘连，这使得后续的颅骨修补术更加困难，也存在某种潜在的危险[65]。使用硬脑膜修补术的其他好处包括，恢复正常的脑脊液循环和防止脑脊液漏。一些作者还主张增加颞下屏障，以防止粘连，这些粘连以后将在颅骨修补术中加以清理[60]。

在某些情况下可能需要切除部分脑组织，该手术将以颞叶或额叶的部分或解剖性脑叶切除术来完成。是否有必要实施这种措施，应根据具体情况来考虑，通常是用于伴有恶性脑水肿的大量坏死组织，或者当由于严重的组织移位和缺损处的脑组织疝出而无法闭合头皮时。对于手术时瞳孔扩大的患者，通常会进行颞叶切除术。如果在药物治疗失败后迅速进行减压，脑组织切除的需求将显著减少[60]。在大多数情况下，切除颅骨和硬脑膜切开术足以缓解颅内压升高[65]。然而，若存在指征，脑叶切除术仍可能获得良好的结果[66]。

取下骨瓣后，可将其储存在腹部皮下囊袋或经认证的组织库中，直至用于颅骨修补术。腹部皮下储存可能会出现如骨瓣吸收、横纹肌溶解症[67]或感染等并发症，并且需要额外的切口来储存和取回骨瓣。另一方面，在经过认证的库中储存可能会非常困难或昂贵。另一种选择是丢弃骨瓣，在颅骨重建时使用合成植入物，由聚醚醚酮（polyetheretherketone，PEEK）、多孔聚乙烯、丙烯酸或钛制成。最初的脑肿胀通常在脑卒中后 3～4 周消退，之后的任何时候都可以修复颅骨缺损（颅骨成形术），通常越早越好。通常，

DC 和颅骨成形术之间的实际间隔为 4 周～12 个月，在此期间，患者应戴上软头盔，以防止未受保护的大脑受到任何潜在的创伤[68]。

4. 并发症 所有外科手术都容易出现并发症，DC 也不例外。最常见的并发症是 26% 的患者出现皮下积液，14%～29% 的患者出现脑积水[68]。还有可能发生伤口和颅骨感染及伤口裂开。在 DC 后的急性期，由于减压后的大脑处于反应性充血状态，脑水肿恶化是一个令人担忧的问题[62]。出于同样的原因还可能发生灌注突破性出血。如果颅窗面积过小，骨缺损处有脑疝和嵌顿的风险，这可能导致脑梗死的进一步加重。接受 DC 治疗的患者也容易出现环钻综合征［下沉皮瓣综合征（sinking skin flap syndrome，SSFS）］，该综合征表现为与 ICP 降低相关的严重直立性头痛，几乎所有病例都可以通过颅骨修补得以缓解[69]。如果不加以处理，SSFS 可能会发展为反常的脑疝、昏迷和死亡。仔细的术前计划和正确的手术技巧对于预防上述大多数并发症至关重要。

颅骨成形术的病残率尚未得到充分研究，不同研究的差异很大。据报道，颅骨成形术后有多达 12% 的患者出现远期骨瓣吸收，其中一半需要手术移除并用合成植入物替换[70]。这种现象的发生率在受污染和随后接受辐射消毒的骨瓣，以及储存在腹部的骨瓣中较高。其他并发症包括血肿和术后伤口感染，据报道感染率高达 7%～16%[71-76]。如果 DC 和颅骨成形术之间时间间隔较短，可以减少头皮收缩和开裂、颞肌萎缩和 SSFS 的发生率[60]。

（四）科学证据

自 1905 年，77 岁的 Harvey Cushing 首次描述了去骨瓣减压术[77]，并于 1956 年首次用于治疗恶性脑梗死以来，去骨瓣减压术一直被用于治疗难治性脑水肿，并产生了极好的治疗效应[78]。截至 2009 年，已经发表了 100 多个研究，以及三项随机对照试验，共 1800 多名 mMCAI 患者[79]。

1. 动物实验研究 几种缺血性脑卒中的动物模型提供了证据，证明去骨瓣减压术可以改善脑灌注，减少梗死体积，并显著降低死亡率[80-85]。使用 MCA 血管内闭塞技术，Forsting 等证明[80]，在局灶性脑缺血大鼠模型中，DC 后死亡率绝对值降低 35%。此外，

与对照组相比，MCA 闭塞后 1h 行去骨瓣减压术的动物的平均梗死体积明显减少 84%，24h 行去骨瓣减压术的动物的平均梗死体积明显减少 63%[23]。

Engelhorn 等[83, 84]比较了 MCA 闭塞后局灶性脑缺血大鼠模型的再灌注和去骨瓣减压术的结果。他们发现，大脑中动脉闭塞后 1h、4h 和 12h，开颅手术的梗死体积分别显著减少 57%、52% 和 33%。这些结果与早期再灌注后的结果相当，可能是由于开颅术后侧支循环的改善[85]。有趣的是，再灌注和去骨瓣减压术的联合治疗并不明显优于单独治疗[20, 21]。

2. 观察性研究 大量已发表的病例系列和报道都是回顾性的，患者数量较少，使用的对照组往往是回顾性的，由于患者更为高龄、优势半球病变更多、共病不同、保守治疗概念大不相同而无法直接比较，而且手术技术、降温模式和持续时间、伴随疗法和患者监测方面还存在差异。然而，最重要的是，在这些研究中，纳入标准差异很大，因为恶性 MCA 梗死尚无公认的定义。

3. 随机对照研究 到目前为止，已经发表了几项关于去骨瓣减压术治疗恶性 MCA 梗死的随机对照试验（表 78-2）：HeADDFIRST 试验[86]、DESTINY 试验[27]、DECIMAL 试验[28]、HAMLET 试验[26]。这些试验的结果都分别在 2007—2012 年间发表。此外，前瞻性研究的结果汇总分析于 2007 年发表，包括来自 DESTINY 和 DECIMAL 的所有患者，以及来自 HAMLET 的 23 名 18—60 岁的患者，他们在脑卒中发作后 48h 内接受了早期去骨瓣减压术治疗[87]。

此外，2007 年和 2009 年分别完成了 DEMITUR 和 HeMMI 试验[88]。DEMITUR 尚未以书面论文的形式发表。由于受试者招募缓慢，再加上其他减压试验结果的公布，HeMMI 试验的招募被终止，导致样本量小，可能不足以检测任何显著性[88]。此外，2013 年发布了针对占位性脑卒中的减压手术加低温（DEcompressive Surgery plus hypoTHermia for Space-Occupying Stroke，DEPTH-SOS）的 RCT 方案，这项研究正在进行中[89]。

为了研究 60 岁以上患者行去骨瓣减压术的有效性，德国 DESTINY II 试验于 2009—2012 年进行，并于 2014 年发表[90]。另一项 2012 年发表的 RCT 研究，虽然也包括 80 岁以下的患者，但是由于一些伦理和方法上的缺陷，其结果需要谨慎解释[91]。

在这些主要的随机对照试验发表后，发表了几

表 78-2 恶性大脑中动脉梗死去骨瓣减压术的随机对照试验

项目名称，研究年度	病例数量	年龄，纳入标准	终点，结果
DECIMAL，2007	38	年龄范围 18—55 岁 • 梗死后 24h 内的 DC • NIHSS≥16，包括项目 1a 中得分≥1 • CT 显示 50%MCA 区域受累 • DWI 梗死体积>145cm^3	1. 获益，6 个月（0~4）时 mRS：没有显著差异 2. 死亡率：−52.8%ARR
DESTINY，2007	32	年龄范围 18—60 岁 • 梗死后 48h 内的 DC • NIHSS>18（非主侧）和>20（主侧半球） • NIHSS 项目 1a 的意识下降至≥1 • ≥2/3 的 MCA 梗死，包括部分基底节 • 由代理人签署的书面知情同意书	1. 获益 6 个月（0~4）时 mRS：没有显著差异 2. 死亡率：在术后 30 天、6 个月和 12 个月随访，明显获益
HAMLET，2009	64	年龄范围 18—60 岁 • 梗死后 96h 内的 DC • NIHSS≥16（非主侧）和≥21（主侧） • 基于 GCS 标准的意识下降（非主侧病变的 GCS<13，或主侧病变睁眼和运动评分<9） • 2/3 的 MCA 区域受累，CT 显示水肿 • 由代理人签署的书面知情同意书	1. mRS 获益 6 个月（0~4）时获益 mRS：没有显著差异 2. 死亡率：−38%ARR
DECIMAL，DESTINY，HAMLET 集合分析 2007	93	年龄范围 18—80 岁 • 参加 HAMLET、DECIMAL 或 DESTINY 试验	1. mRS 获益，1 年（0~4）：75%DC vs. 24% 对照组（51%ARR） 2. mRS 获益 1 年（0~3）的有利 mRS：43%DC vs. 21% 对照组（23%ARR） 3. 死亡率：22%DC vs. 71% 对照（−50%ARR）
Zhao 等，2012	47	年龄范围 18—80 岁 • 48h 内 DC • 意识下降（GCS<9，言语<6） • CT 显示 2/3MCA 区域受累，伴有脑水肿 • 由代理人签署的书面知情同意书	1. 获益 6 个月（0~4）时 mRS：巨大的进步 2. 60—80 岁亚组：显著改善
DESTINY II，2014	112	年龄>60 • 48h 内随机化 • 恶性 MCA 梗死 • 无脑出血	1. 获益 6 个月（0~4）时 mRS：38%DC vs. 18% 对照组（P=0.04） 2. mRS 为 3 分：7% vs. 3% 3. mRS 为 4 分：35% vs. 15% 4. mRS 为 5 分：28% vs. 18%
HeADDFIRST，2014	26	年龄范围 18—75 岁 • 96h 内随机化 • NIHSS≥18，第 1a 项<2 • CT 上的单侧、完全 MCA 梗死 • ≥4mm 松果体移位和意识水平恶化或≥7.5mm 的前间隔移位	1. 21 天死亡率：21%DC vs. 40% 对照组 2. 180 天死亡率：36%DC vs. 40% 对照组

DECIMAL. 去骨瓣减压术治疗恶性大脑中动脉梗死；DESTINY. 减压手术治疗大脑中动脉恶性梗死；HAMLET. 大脑中动脉梗死后的半颅骨切除术；HeADDFIRST. 梗死相关肿胀试验恶化后的颅骨去除术和硬脑膜切开术；DC. 去骨瓣减压术；NIHSS. 美国国立卫生研究院脑卒中量表；CT. 计算机断层扫描；DWI. 弥散加权成像；MCA. 大脑中动脉；GCS. Glasgow 昏迷量表；ARR. 绝对风险降低；mRS. 改良 Rankin 量表

篇综述和 Meta 分析。Agarwalla 等在 2014 年发表的综述 [92]，在很大程度上为 2018 年最新脑卒中指南提供了依据 [15]。一般认为，大面积梗死的患者被认为有患进展性脑水肿的风险，应尽早与患者家属讨论，并可主动转移到有能力紧急执行 DC 的医疗机构 [15]。对文献的其他系统性综述和再评估，为当前指南提供了详细信息并考虑纳入其结果 [93-95]。

4. 中青年患者 根据 2018 年指南，年龄 <60 岁的单侧 MCA 梗死患者病情恶化尽管进行了药物治疗，但如果在 48h 内发生神经功能恶化，仍应进行硬脑膜减张的 DC，因为它可以降低近 50% 的死亡率，55% 的外科幸存者达到中度残疾（能够行走）或更好（mRS 评分 2 分或 3 分），18% 在 12 个月时能独立（mRS 评分 2 分）[15]。

对三项欧洲随机对照试验的汇总分析表明，在 mMCAI 发病 48h 内接受 DC 治疗的 60 岁以下患者的死亡率显著降低（12 个月时 ARR=50%）[87]。通过对纳入标准、梗死面积和 DC 发生时间的研究异质性之间的敏感性分析，这种有益的影响仍存在 [94, 95]。进一步的 Meta 分析（包括最近的随机对照试验）表明，43% 接受去骨瓣减压术的患者（22/51）在 12 个月时 mRS 评分优于 3 分，相当于中度残疾和具备行走能力，而只有 21% 接受保守治疗（9/42，P=0.045）的患者能恢复到这种程度。排除失访患者后，55% 的手术幸存者（22/40）和 75% 的非手术幸存者（9/12，P=0.32）的 mRS 为 2～3 分。14% 的外科患者（7/51）和 2% 的非外科患者（1/42）实现了功能独立性，即 12 个月 mRS 评分 ≤2 分。在幸存者中，18% 的手术患者和 8% 的非手术患者实现了生活功能独立（分别为 7/40 和 1/12）[15, 87, 92-95]。

这些结果得到了 2009 年之前所有非随机数据的汇总分析的证实 [79]。研究表明，去骨瓣减压术住院死亡率从保守治疗的 66.5% 降至 18.7%（-47.8%）。排除没有随访的患者会在一定程度上降低这种影响，死亡率降低了 25.1%（50.0%～24.9%）。对 370 名患者的分析显示，患者死亡率降低更为明显：早期死亡率为 81.1% vs. 12.6%（-68.5%），6 个月后死亡率为 82.1% vs. 17.8%（-64.3%）。此外，在非随机研究中，所有接受减压手术的患者中，31.7% 的患者在结果访视时没有或仅有轻度至中度残疾（mRS 评分 0～3 分，GOS 评分 4～5 分，Barthel 指数为 60 或更高），

而接受保守治疗的患者仅为 12.2%（+19.5%）。仅考虑个别患者数据，41.5% 的患者在减压手术后没有或仅轻度至中度残疾，而保守治疗后为 0%（+41.5%）。

总之，对于 18—60 岁的患者，去骨瓣减压术在受影响最严重的病例中最有效。它将死亡的概率降低到一半左右，死亡率的降低在统计学上差异非常显著。然而，幸存者可能表现出神经功能障碍（mRS>2 分）。手术增加了 mRS≤3 分的患者的存活概率；然而，应与患者或其家属适当讨论 DC 相关的风险和期望。

5. 老年患者 年龄 >60 岁老年人单侧 MCA 梗死患者，尽管接受了药物治疗，但在症状出现后 48h 内发生神经功能恶化者，可以考虑使用硬脑膜减张的 DC（根据最新指南）[15]。超过 60% 的 mMCAI 患者年龄在 50 岁以上，超过 40% 的患者年龄在 60 岁以上 [96]。

为了评估 60 岁以上患者早期去骨瓣减压术的效果，2014 年进行了 DESTINY II 试验 [90]。该研究表明，如果在症状出现后 48h 内进行手术，12 个月死亡率可降低近 50%（保守治疗组为 76%，DC 组为 42%）。然而，尽管死亡率显著降低，但 60 岁以上患者 DC 后的功能结果比年轻患者差得多。存活 12 个月的手术后患者中，11% 的患者（47 例 DC 患者中的 3 例）的 mRS 得分为 3 分（中度残疾，有行走能力），而保守治疗的幸存者中，20% 的患者（15 例非外科患者中的 3 例）的 mRS 得分为 3 分。重要的是，两组患者均未获得独立生活的能力（mRS 为 0～2 分）。总的来说，在 6 个月时死亡或严重致残（mRS 为 4～6 分）DC 患者为 62%，非手术患者为 82%。12 个月时，这些数字分别上升到 94% 和 95%。

虽然 DESTINY II 仍然是该组患者最有力的证据，但 DESTINY I、DECIMAL 和 HAMLET 随机对照试验的亚组分析，并未表明 50 岁或以上患者的预后比年轻患者差 [87]。然而，纳入这些试验的年龄限制是 60 岁。相反，Zhao 等对随机对照试验中 60—80 岁的患者进行的亚组分析显示 [91]，与非手术患者相比，DC 患者在 12 个月时的死亡率显著降低（18.8% vs. 69.2%，P=0.01），但 mRS 评分 3 分或以下（中度残疾 / 行走能力）方面没有统计学上的显著差异（12.5% vs. 0%，P=0.49）。这证实了 DESTINY II 的研究结果 [87, 91] 及一些回顾性研究、综述和 Meta 分

析的结果[94, 95, 97-99]。因此，老年患者应在个体化基础上慎重考虑去骨瓣减压术，重点是早期与患者和家属讨论治疗期望[15]。

6.功能结局 对功能结局的评估仍然是一个有争议的问题。以运动能力为重点的 BI、GOS 和 mRS 等标准结果指标，可能无法解释所有功能的缺陷，尤其是优势半球梗死患者的认知障碍和沟通能力。此外，有利结果和不利结果之间的区分方法也存在争议[100]。许多医生强烈反对将 mRS 评分不超过 2 分视为有利结果。另一方面，大多数医生认为治疗恶性 MCA 梗死等危及生命和严重致残疾病的患者，mRS 评分为 3 分可以被认为是一个良好的结果。人们还一致认为，mRS 为 5 分显然是不合理的。因此，讨论主要与 mRS 评分为 4 分的存活组患者有关。在这组患者中，"有利"和"不利"这两个词可能会产生误导，应该根据"可接受"和"不可接受"来考虑，同时应该由患者及其近亲或护理人员决定哪种情况可以"接受"，哪种情况不可以。事实上，一项试图从患者和护理人员的角度确定恶性 MCA 梗死存活后的结局的系统性回顾报道显示，尽管存在中度严重残疾，但大多数（76.6%）患者对自己的生活表示满意（mRS 评分为 4 分）[101, 102]。相反，一项针对瑞典医护人员的研究表明，向他们呈现了 mMCAI 病例接受 DC 治疗的结果后，大多数参与者无法接受基于随机对照试验结果[103]。对生活质量的评估以及对回顾性研究中一致性的质疑，可能会有助于解决这一问题，但始终须牢记，mMCAI 可能导致患者死亡。

7.生活质量 对于恶性 MCA 梗死后患者的生活质量，目前只有很少的报道研究药物治疗和去骨瓣减压术的效果。对现有证据的系统回顾和队列研究均表明，恶性 MCA 梗死的大多数幸存者的平均生活质量与其他类型脑卒中患者相当[104, 105]。接受 DC 治疗后的 mMCAI 患者的精神生活质量与普通人群相当，而身体生活质量更差。大多数护理人员（64%）的日常生活负担沉重。16% 的患者出现严重抑郁症状，与年轻患者相比，60 岁以上的患者生活质量较低。然而，大多数患者和护理人员坚持他们的去骨瓣减压术的决定（分别为 79% 和 65%）。重要的是，手术侧是否为优势大脑半球并没有以任何方式影响生活质量。这些数据虽然是回顾性的且有明显局限性，

但表明 DC 对许多患者来说是一个合理的选择，尤其是另一种结局可能是死亡的情况。

8.手术时机 Gupta 等在回顾性和非对照病例系列中的 138 名患者中发现，手术时间、脑疝征象的存在及其他血管区域的其他病变，不是预后不良的独立预测因素[106]。随机试验表明，在症状出现后 48h 内进行去骨瓣减压术的益处最大；然而，在这些试验中，48h 后随机分配接受治疗的患者人数太少，无法得出明确的结论。此外，与 48h 内治疗的患者相比，对照组的死亡率较低（36% vs. 78%），这可能是 HAMLET 实验治疗 48h 后缺乏疗效的原因[26]。因为死亡率较低可能是由于时间窗滞后的选择效应，延迟的去骨瓣减压术不能视为无效[87]。一些研究表明，与后期手术相比，如果在脑卒中发病后不到 24h 内进行去骨瓣减压术，尤其是当存在脑疝迹象时，结果会有所改善[107, 108]。另一方面，在其他病例系列和非随机研究中，治疗时间对结果没有影响[109, 110]。Kamran 等最近进行的一项回顾性研究，纳入了症状出现后 48h 以上接受 DC 治疗的 mMCAI 患者，与接受早期手术的患者，比较两者的预后，发现两个亚组之间没有显著差异[111]，梗死增长率较高和（或）颞叶受累的患者更有可能早期接受手术。然而，目前还没有以良好的随机对照试验提供的 I 类数据，以证明推迟手术时间是否降低了手术减压的效果。根据目前的指南，脑水肿引起的意识减退是尽早进行 DC 的合理手术指征[15]。

二、小脑占位性梗死

在 8%～39% 的大面积小脑梗死患者中，占位性水肿是常见但又常被忽视的并发症，尤其是影响小脑后下动脉区域或多动脉区域的梗死。水肿形成的时间各不相同，但在大多数情况下，在脑卒中发作后的第 2～4 天达到高峰[107, 112-118]。颅后窝容积的狭窄使得代偿空间有限，因此可迅速发展成危及生命的并发症，它们包括：①由于第四脑室阻塞导致阻塞性脑积水；②直接压迫中脑和脑桥；③小脑上蚓部通过小脑幕切迹向上疝出；④小脑扁桃体经枕骨大孔向下疝出[114, 115, 119-123]。

（一）临床症状和体征
脑干受压的临床症状和体征通常表现为同侧外

展神经麻痹、面部无力，最终出现 Horner 综合征。随着压迫的继续，患者将失去意识，并在数小时内昏睡，可能会表现出瞳孔和脑桥压迫后的去脑强直姿势。最终，在扁桃体疝形成前的短暂时间内，由于延髓受压而出现呼吸紊乱和停止[113-119, 124]。

（二）手术指征

小脑水肿引起的占位效应可通过两种方式引起临床症状：一是小脑组织肿胀可能直接挤压脑干，引起神经症状；二是，占位效应可能导致中脑导水管受压，从而导致阻塞性脑积水，并产生后续一系列的不良后果。鉴于上述两种病理生理机制，保守治疗难以奏效。因此，外科手术是此类病例的首选治疗方法。然而，在什么时候开始手术和最佳手术方式仍然有争议。此外，目前仍缺乏关于脑室造瘘术（通过室外引流或内镜下第三脑室造瘘）、枕下后窝减压手术（枕下减压开颅术）的前瞻性或随机试验研究。

根据最新的指南，对于患有小脑卒中症状性梗阻性脑积水的患者，应紧急进行脑室外引流术作为首要处理[15]。脑室外引流术是治疗急性阻塞性脑积水公认的一线治疗方法，有可能有效缓解症状而无须其他措施[92, 121]。对于这些病例，SDC 仅用于尽管进行了脑室引流但临床状况继续恶化的病例[15, 121]。但是这种逐步升级的措施，过去被认为可能会诱发小脑蚓上疝而具有某种危险。在幕下有占位效应，脑室外引流又降低了幕上压力时，诱发小脑蚓上疝的风险是客观存在的[125]。然而，一些系统的文献回顾已经发现很少存在小脑蚓上疝的病例，只存在于没有枕下减压的情况下进行积极的脑脊液引流时[92, 121]。因此，如果小脑梗死导致水肿或占位效应恶化，应该警惕这一潜在并发症，同时进行保守的脑脊液引流和随后的颅后窝减压手术[15]。

相反，如果最大限度的保守治疗无法控制症状，建议对脑干压迫伴局灶性神经缺损的患者立即采取枕下开颅减压术[15]。可根据每个病例的具体情况考虑再进一步切除梗死组织，以确保脑干充分减压[120, 121, 126, 127]。可以直接切除脑卒中坏死组织，因为梗死组织没有血液供应。因此，可以一直切除直到看见组织有出血时停止。对大面积小脑梗死患者来说，枕下减压手术可以挽救生命[92, 118, 123, 128]。如果

小脑梗死同时还有脑积水，那么后者也是脑干受压的危险因素之一，应行去骨瓣减压术，但如果存在适应证且可以安全施行，也可以同时进行脑室外引流术[15, 115, 129]。

大多数临床医生都同意，意识完全清醒、临床状况稳定的患者，应在密切监测下接受保守治疗[121, 123]。根据现有数据，对于大面积小脑梗死患者，建议使用 MRI 进行密切监测、复查神经影像以发现是否将出现脑干梗死。几项研究已经证实，对于意识水平逐渐下降的患者，应考虑尽早行枕下减压或脑室外引流术[92]。对于因占位效应而病情恶化，而非伴有脑干梗死的患者，建议进行早期手术干预，因为脑干受压、阻塞性脑积水和脑疝通常可以通过枕下开颅术逆转甚至预防。

（三）手术技巧

如果决定行枕下开颅去骨瓣减压术，患者应俯卧，用头架将头部固定于置中略屈曲位[130]。备皮范围从枕骨中部到上颈椎的中线处，然后从枕外隆起处向下至第二颈椎行垂直正中线切口。皮肤和皮下组织为相对无血管的解剖层面，在中线用单极电凝分离解剖皮下筋膜层，然后向两侧扩大切开筋膜至上颈椎棘突，分离肌肉与棘突和枕骨，显露枕骨大孔和 C_1 后弓，须注意保护 C_1 两侧的椎动脉，避免损伤风险[130]。充分显露后，在横窦下方进行开颅手术，并向侧面扩大骨窗，打开枕骨大孔，使小脑扁桃体减压。可以考虑额外切除寰椎后弓，尤其是小脑扁桃体明显突出于枕骨大孔下方时。在这种情况下，切除寰椎后弓应在开颅切除枕骨之后，以防开颅时手术器械意外"滑脱"的情况下保护脊髓[130]。骨窗形成之后，再将软组织从寰椎后弓上剥离，使用咬骨钳去除 C_1 的后弓。为了最大限度地发挥减压效果，硬脑膜应沿小脑和延髓上方的区域以 Y 形打开。在这一步之后，某些神经外科医生建议可切除梗死区域的坏死组织。可进行硬脑膜减张修补术，或在颈项筋膜严密缝合的情况下，不缝合硬脑膜以产生假性脑膜膨出而缓解颅后窝压力。该手术并发症可能有椎动脉损伤、大出血、硬膜外和硬膜下血肿及硬膜下水瘤[131]。

（四）临床结果

当考虑对小脑梗死行枕下开颅减压术时，有理

由告知家属，小脑梗死术后的预后可能良好[15]。手术减压术后的临床结果通常优于 mMCAI[126, 132]，可能由于小脑患者手术减压效果较好，导致缺乏 RCT 探讨恶性小脑梗死手术治疗的益处[127]。

总的来说，与保守治疗相比，手术治疗对短期病残率和死亡率的改善有显著的临床意义[128]。在 2013 年的一项系统回顾中，接受 SDC 和（或）脑室外引流术治疗的患者存活率约为 80%，而保守治疗的患者存活率为 57%[71]。手术后的总体功能结果良好，大约一半的患者没有或仅有轻度残疾（mRS 为 0～1 分），大约 40% 的患者有中度残疾（mRS 为 2～3 分），1/10 的患者有重度残疾（mRS 为 4～5 分）[71]。Ayling 等在 2017 年进行的一项 Meta 分析中，纳入了 11 项研究含 283 名接受 SDC 治疗的小脑梗死患者，该分析结果显示，在中位随访 9 年后，功能独立性（mRS 为 0～2 分，GOS 为 4～5 分）的合并事件发生率为 72%，死亡率为 20%。敏感性分析显示，60 岁以下的患者死亡的可能性较小，同样接受脑室外引流术和坏死脑组织切除术的患者也不太可能死亡[133]。然而，应谨慎解释这些结果，因为它们完全基于回顾性观察研究。

重要的是，对幸存者的长期结果知之甚少。之前的两项长期随访回顾性研究表明，脑卒中后 4 年，40% 的患者死亡，38% 的患者仍然功能独立（mRS 为 0～2 分），年龄和存在脑干梗死是独立的负面预后因素[126, 132]。最近对 22 例因占位性小脑梗死接受 SDC 治疗的患者进行的一项回顾性研究发现，术后 1 年，32% 的患者已死亡，而 55% 的患者存活，无严重残疾（mRS 为 0～3 分）[134]。该研究证实脑干梗死和双侧小脑梗死并存与不良预后相关。

三、小脑出血

自发性小脑出血约占所有脑内出血病例的 5%～10%，占小脑卒中的 15%[135-139]。成人 SCH 最常见的原因是长期高血压，导致血管壁发生变性改变，容易破裂。其他原因包括淀粉样血管病、肿瘤出血、动静脉畸形、海绵状畸形，以及罕见的遗传性疾病，如 CADASIL[140-143]。与大面积小脑梗死（由于水肿形成）的缓慢进展性 ICP 增加相反，即使是少量的小脑内出血也能迅速导致占位效应[144, 145]。因此，在大多数情况下，早期即可出现头痛、呕吐和意识丧失等颅内压升高的症状。高血压性小脑出血通常发生在供应齿状核的穿支血管中，并可延伸至半球白质、脑干和第四脑室，导致危及生命的并发症[146-151]。压迫中脑导水管或四脑室内出血可导致阻塞性脑积水，而直接压迫脑干、向下或向上经小脑幕疝是危险的并发症，可迅速致死。总的来说，出血越少，血肿越小，脑干结构就越有可能不受影响，预后越好。

（一）手术适应证和手术方法

目前的建议是，直径＞30mm 的小脑出血，以及任何与脑干压迫或脑积水相关的 SCH，应行急诊手术清除[152]。几项非随机研究表明，这些患者在手术减压后会有更好的结果[142, 149, 153-155]。鉴于手术治疗可挽救大型血肿的患者，不太可能进行 RCT 来比较手术和保守治疗的效果[152]。这些患者更可能出现昏迷。然而，如果在脑干不可逆损伤之前尽早清除血肿，即使是昏迷患者也可以显著改善功能，获得良好的结果[136, 156-160]。相反，如果患者神志清楚且血肿较小，就可以进行药物保守治疗[140, 161]。在任何情况下，试图通过脑室外引流术控制小脑出血的 ICP 都是禁忌证[152]，因为它不足以改善临床状况并可能有害，可能导致小脑蚓上疝[155]。

小脑血肿通常通过标准的枕下开颅术清除，患者处于俯卧或侧卧位[162]。必要时应进行寰椎后弓切除和硬脑膜减张修补术，以在出现脑水肿占位效应的情况下实现充分减压。手术暴露范围取决于血肿的位置和大小，以及是否存在第四脑室或脑干的严重压迫。如果需要进入小脑蚓部或两侧的小脑半球，可以行正中线枕下开颅术，而如果血肿仅局限在一侧小脑半球内，则可以行旁正中枕下开颅术。最近的一项回顾性研究显示，在 GCS 最差的患者中，通过切除 C_1 后弓进行减压和血肿清除，可有最大获益[163]。其他血肿清除的技术方法也在研究中，但尚未普及。Li 等的报道称，对第四脑室 1 级压迫患者，以内镜血肿清除的效果优于 DC，对第 2 级和第 3 级压迫患者以立体定向抽吸血肿和溶栓药物对血肿消融也显示出良好前景[164]。

（二）临床结果

无论采用何种治疗方法，由于 SCH 的位置和快速恶化的可能性，其死亡率高达 20%～50%[146, 150, 165]。

虽然许多回顾性研究表明，小脑较大的出血、脑积水或脑干压迫的患者可能会从手术治疗中受益[152, 154, 155]，但其治疗结局是否能有改善尚有争议。几项研究表明，减压手术可以降低死亡率，但幸存者往往终身残疾，仍然依赖他人照顾[166-168]。幸存者的功能结局差异很大，无至轻度残疾者（mRS 为 0~1 分）占 20.7%~78.7%，6.4%~39.5% 为中度残疾（mRS 为 2~3 分），14.9%~48.3% 为严重残疾（mRS 为 4~5 分）。最近的一项回顾性研究表明，经手术治疗的 GCS 为 9~13 分和血肿 >10ml 的患者，在降低死亡率和病残率方面都有所获益[169]。然而，对患者选择治疗的方法，存在明显的选择偏倚。此外，关于长期结果的数据几乎不存在。预后较差的影响因素有：血肿大小和中线位置、是否存在脑室内出血、脑积水、脑干损伤和继发性出血，而术前 GCS 并不是一个可靠的预后指标[145, 150, 151]。

四、其他颅内出血

（一）脑实质内出血

到目前为止，对于自发性脑实质内出血的外科治疗尚无共识。血肿清除的基本原理是预防脑疝、降低 ICP、降低血肿压迫效应和细胞毒性，以及相关的继发性水肿形成。在具有里程碑意义的 STICH 外科试验，以及脑叶脑出血（STICH II）外科试验中，研究早期出血清除后的结果[170, 171]，虽然 STICH 结果显示对轻度昏迷和距离皮质表面 1cm 范围内的脑叶出血患者有潜在益处，但 STICH II 中该亚组的具体评估，未能证明在死亡率或致残率方面有统计学意义的益处。然而，这些研究的普适性受到了质疑，因为存在即刻脑疝风险的患者基本上被排除在外，而且从保守治疗到手术治疗的交叉率很高[152]。

类似于恶性 MCA 梗死，不仅病变体积，而且随后的水肿形成都促进了 IPH 的占位效应和颅内压升高。血液周围水肿在 IPH 后立即发生，通常在第 3 天或第 4 天左右达到峰值，但其持续时间各病例有所不同，可能会持续 2 周[172]。最近的回顾性研究表明，DC 可能在减轻 IPH 引起的水肿和占位效应方面发挥作用[173-175]。在这些研究中，患者的 GCS 大多较低，中线明显移位。两个较小的队列研究表明，在死亡率和功能结果方面，手术患者比匹配的保守治疗对照组获益更多[173]。最近的一项系统性研究表明，DC 是安全的，可能确实会改善自发性 IPH 的预后[174]。然而，结论性证据仍有待观察，迄今为止，IPH 的外科治疗仍然存在争议。

（二）蛛网膜下腔出血

只有几项涉及极少数患者的研究探讨将去骨瓣减压术用于治疗蛛网膜下腔出血中难治性颅内压增高，所获研究结果均不相同[176-179]。早期减压手术似乎更有益，影像上没有缺血征象的患者似乎受益最大[176, 180]。最近的一项 Meta 分析表明，在分级较差的动脉瘤性蛛网膜下腔出血患者中使用 DC 可能获益[181]。汇总后数据显示，DC 后生存率为 72%，39% 的患者没有严重的神经功能缺损（mRS 为 0~3 分）。有趣的是，原发性（早期）DC 比继发性（延迟）减压可导致更低的致残率和死亡率。然而，应谨慎考虑这些结果，因为它们来自高度异质性和非受控的研究。

结论

在临床实践中，虽然有大量证据表明 DC 对患者群体的影响，但应用于个体患者时的情况较为复杂。

(1) 恶性 MCA 梗死：对于伴有水肿形成的中度脑梗死患者，减压手术可显著降低死亡率。然而，幸存者可能有严重残疾。因此，应尽早与患者和（或）其家人讨论治疗目标和期望，并根据具体情况决定是否手术。

(2) 老年患者：在 60 岁以上的患者中，减压对死亡率有类似的影响，但会导致幸存者更严重的残疾。证据基础较弱。

(3) 延迟手术：如果在脑卒中发作后 48h 以上进行减压，由于早期受影响最严重的病例已经因死亡被排除。因此，总的来说，存活率更好，DC 对预后的影响更小。证据基础也较弱。

(4) 小脑梗死：在这种情况下，脑室造瘘术和（或）颅后窝减压术对生存率有类似的益处，在无明显神经损伤的情况下，恢复的概率更高。因此，手术适应证更强，而且由于手术的显著优势，所以随机证据总是较弱。

附录 AHA 循证分类
AHA Evidence-Based Classifications

附表 –1 推荐意见的应用分类和证据水平

治疗效果的高低 →

	I 类	IIa 类	IIb 类	III 类无益或III 类有害		
	• 获益>>>风险 • 操作/治疗应当实施/给予	• 获益>>风险 • 需要有针对该主题的另外的研究，实施操作/使用治疗是合理的	• 获益≥风险 • 需要较宽主题的另外的研究；注册资料会有帮助 • 操作/治疗可以考虑		操作/试验	治疗
				COR III：无益	没有帮助	证明无益
				COR III：有害	过多成本有/无获益或有害	对患者有害
A 级 评估多个群体* 来自多个随机临床试验或 Meta 分析的数据	• 操作或治疗是有用/有效的推荐 • 充分的证据来自多个随机试验或 Meta 分析	• 支持治疗或操作有用/有效的推荐 • 来自多个随机试验或 Meta 分析有矛盾的证据	推荐的有用/有效性没完全确立 来自多个随机试验或 Meta 分析有更多矛盾的证据	• 操作或治疗是无用/无效和可能有害的推荐 • 充分的证据来自多个随机试验或 Meta 分析		
B 级 评估的有限人口* 来自单个随机试验或非随机研究的数据	• 操作或治疗是有用/有效的推荐 • 证据来自单个随机试验或非随机研究	• 支持治疗或操作有用/有效的推荐 • 来自单个随机试验或非随机研究的一些矛盾的证据	推荐的有用/有效性没完全确立 来自单个随机试验或非随机研究的更多矛盾的证据	• 操作或治疗是无用/无效和可能有害的推荐 • 证据来自单个随机试验或非随机研究		
C 级 评估的人群非常有限* 只有专家、案例研究或护理标准的一致意见	• 操作或治疗是有用/有效的推荐 • 仅为专家意见、病例研究或诊疗标准	• 支持治疗或操作有用/有效的推荐 • 仅为有分歧的专家意见、病例研究或诊疗标准	推荐的有用/有效性没完全确立 仅为有分歧的专家意见、病例研究或诊疗标准	• 操作或治疗是无用/无效和可能有害的推荐 • 仅为专家意见、病例研究或诊疗标准		
写推荐的提示短语†	• 应当推荐 • 是适应证 • 是有用/有效/有益的	• 是合理的 • 可能是有用/有效/有益的	• 可以考虑 • 可能是合理的 • 有用性/有效性不明/不清楚/不确定	COR III：无益	COR III：有害	
比较效果的短语†	• 参照治疗 B，治疗 A/策略 A 被推荐/是指征 • 应优先于治疗 B 选择治疗 A	• 参照治疗 B，治疗 A/策略 A 可能被推荐/是指征 • 优先于治疗 B 选择治疗 A 是合理的		• 不推荐 • 不是指征 • 不应实施 • 是无用/无益/无效的	• 潜在有害 • 引起与过多发病率/死亡率相关的危害 • 不应实施	

治疗效果的确定性（精度）的估计

附框 –1　证据分类	
治疗效果的大小	**治疗效果的确定性**
• Ⅰ类：获益>>>风险。操作 / 治疗应当实施 / 给予 • Ⅱa 类：获益>>风险。实施操作 / 使用治疗是合理的 • Ⅱb 类：获益≥风险。操作 / 治疗可以考虑 • Ⅲ类：无益 / 有害。操作 / 治疗无用 / 无效和可能有害	• A 级：数据来自多个随机临床试验或 Meta 分析 • B 级：数据来自单个随机试验或非随机研究 • C 级：仅为专家的共识意见、病例研究或诊疗标准

改编自 Sacco RL,Adams R,Albers G,et al.Guidelines for prevention of stroke in patients with ischemic stroke or transient ischemic attack:a statement for healthcare professionals from the American Heart Association/American Stroke Association Council on Stroke. *Stroke*. 2006;37:577–617.